E. Erdmann (Hrsg.) Klinische Kardiologie

Springer
*Berlin*
*Heidelberg*
*New York*
*Barcelona*
*Hongkong*
*London*
*Mailand*
*Paris*
*Singapur*
*Tokio*

# Klinische Kardiologie

## Krankheiten des Herzens, des Kreislaufs und der herznahen Gefäße


Herausgegeben von E. Erdmann

Gemeinsam mit
D.J. Beuckelmann M. Böhm P. Hanrath J. Meyer G. Steinbeck

Unter Mitarbeit von
F.M. Baer D.J. Beuckelmann M. Böhm A. Bockisch J. Crnac J. vom Dahl
H. Darius H.J. Deutsch F. Diet U. Dorwarth E. Erdmann F.A. Flachskampf
M. Flesch A. Franke A. Gerth R. Haberl P. Hanrath K.M. Heinroth G. Heusch
B. Hinzpeter E. Hoffmann R. Hoffmann U.C. Hoppe W. Hort G. Klever-Deichert
K. La Rosée K. Lackner U. Laufs K.W. Lauterbach J. Meyer S. Mohr-Kahaly
U. Müller-Werdan M. Näbauer G. Nickenig C. Reithmann T. Remp H.J. Rupprecht
W. von Scheidt H. Schicha H. Schmidt P. Schnabel C.A. Schneider G. Schumacher
R.H.G. Schwinger G. Steinbeck P. Steinbigler C. Stellbrink P.M. Suter P. Theissen
W. Vetter M. Vogt T. Voigtländer E. Voth K. Werdan

Wissenschaftliches Lektorat: R.N. Waubke



5., vollkommen überarbeitete und erweiterte Auflage

Mit 764 Abbildungen und 312 Tabellen

Springer

*Prof. Dr. med. Erland Erdmann*
Universität zu Köln, Medizinische Klinik III
Joseph-Stelzmann-Straße 9
50924 Köln

ISBN 3-540-66725-3 Springer-Verlag Berlin Heidelberg New York

Die Deutsche Bibliothek – CIP-Einheitsaufnahme
Klinische Kardiologie : Krankheiten des Herzens, des Kreislaufs und der herznahen Gefäße / Hrsg.: Erland Erdmann. – 5. vollkommen überarb. und erw. Aufl. – Berlin ; Heidelberg ; New York ; Barcelona ; Hongkong ; London ; Mailand ; Paris ; Singapur ; Tokio : Springer, 2000
ISBN 3-540-66725-3



Springer-Verlag Berlin Heidelberg New York
ein Unternehmen der BertelsmannSpringer Science+Business Media GmbH

Printed in Germany



Einbandgestaltung: de'blik, Berlin
Satz: MEDIO, Berlin
Gedruckt auf säurefreiem Papier SPIN: 10676015 22/3134 – 5 4 3 2 1 0

Meinem Lehrer der Inneren Medizin,

*Herrn Professor Dr. med. Gerhard Riecker,*

gewidmet, der die *Klinische Kardiologie* 1975 begründete
und dem ich die Freude an wissenschaftlicher Arbeit verdanke.

# Vorwort zur 5. Auflage

Prof. Dr. med. Gerhard Riecker hat 1975 die erste Auflage der *Klinischen Kardiologie* herausgegeben. Damals umfaßte dieses Werk etwas mehr als 400 Seiten und war gedacht, „in einer auf die praktischen Bedürfnisse ausgerichteten Form für Studierende und Ärzte" die klinische Kardiologie darzustellen. Inzwischen ist dieses Werk in der 5. Auflage auf weit über 1000 Seiten angewachsen – entsprechend dem raschen Wissenszuwachs in unserem Fach. G. Riecker hat mir die Herausgeberschaft nach seiner Emeritierung übertragen. Neue Autoren wurden dazugewonnen, das Buch ist schon fast ein Nachschlagewerk geworden. Besonders dankbar bin ich allen Kollegen, die sämtliche Kapitel neu verfaßt bzw. aktualisiert haben, daß sie sich ausnahmslos wieder bereit erklärt haben, weiterhin an der *Klinischen Kardiologie* mitzuarbeiten. Das Ergebnis ist hervorragend, die Breite, aber auch die Spezialisierung in unserem Fach ist unübersehbar. Trotz der notwendigen Beschränkung auf das Wesentliche sind pathophysiologische Aspekte, ohne die ein Verständnis der kardiovaskulären Inneren Medizin kaum möglich ist, nicht zu kurz gekommen. Dafür bin ich allen Autoren besonders dankbar.

Auch wenn man sich heute vieles aus dem Internet holen kann und oft die spektakuläre und aktuelle Nachricht dort zuerst bekommt, so bleibt doch ein Fachbuch, geschrieben von denen, die die Übersicht haben, nach meiner festen Überzeugung auch heute noch unverzichtbar. Wenn wir es in dem vorliegenden Werk geschafft haben, sehr verehrte Leserinnen und Leser, daß Sie gerne in die *Klinische Kardiologie* schauen und dort eine einleuchtende Erkärung oder weiterführende Meinung finden, dann hätte sich unsere Arbeit gelohnt. Auf Vollständigkeit wurde bewußt verzichtet (zum Beispiel auf die Darstellung seltener Anomalien des Herz-Gefäß-Systems), da hier elektronische Medien und dort abrufbare kardiologische Journale Vorteile haben. Sehr dankbar wären wir unseren ärztlichen Lesern für Kritik und Ergänzungsvorschläge.

Unser besonderer Dank gilt dem Springer-Verlag und dem unermüdlichen Lektor, Herrn Dr. med. R.N. Waubke, der uns permanent hilfreich zur Seite stand. Möge die hier dargestellte wertende Erfahrung der Autoren bei der Erlangung des notwendigen Fachwissens dienlich sein.

*Erland Erdmann*
für die Autoren

# Vorwort zur 4. Auflage

Die vorliegende Neuauflage steht in der Tradition eines Werkes, das sich für den täglichen Gebrauch in Klinik und Praxis im deutschsprachigen Raum etabliert hat. Gerade in der Kardiologie werden unsere diagnostischen und therapeutischen Möglichkeiten in immer kürzeren Zeitabständen durch neue Methoden und Techniken wesentlich bereichert und verfeinert. Zunehmend gewinnen in unserem Fachgebiet die interventionellen Verfahren an Bedeutung. Dabei fällt auf, daß der Zeitraum zwischen dem interessanten Forschungsergebnis aus dem Labor und der praktischen Anwendung immer kürzer wird. Auch das Verständnis vieler Krankheitsbilder wandelt sich ständig durch neue Erkenntnisse aus der Molekularbiologie, der Immunologie, der Pathophysiologie und Pathobiochemie. Deshalb bestand die dringliche Notwendigkeit einer neuen Auflage der *Klinischen Kardiologie.*

Für die jetzt erfolgte grundlegende Überarbeitung konnten wir einige herausragende neue Autoren gewinnen.

Das Ergebnis ist ein Buch, das für jeden Internisten und Kardiologen in Klinik und Praxis nützlich sein sollte. Gleichermaßen scheint es geeignet für alle Studenten und Kollegen, die sich in der Weiterbildung befinden und sich am gesicherten Wissen in der Kardiologie orientieren wollen. Gegenüber der 3. Auflage wurden 5 neue Kapitel hinzugefügt. Sie betreffen die kardiologische Beurteilung des präoperativen Risikos, Herzerkrankungen in der Schwangerschaft, Synkope, Tumoren des Herzens, kardiales Trauma und kardiologische Aspekte der Herztransplantation. Neueste Erkenntnisse zur Genexpression bei Kardiomyopathien und bei chronischer Herzinsuffizienz stehen, ebenso wie die aktuellen Forschungsergebnisse zur akuten kardiovaskulären Insuffizienz und zum Schock, stellvertretend für die Aktualität und Kompetenz dieses Buches.

Unter Verzicht auf Vollständigkeit wurden nur die für die praktische klinische Kardiologie wichtig erscheinenden Kapitel aufgenommen. Dementsprechend kann auch diese Neuauflage keinen lexikalischen Anspruch erheben. Statt dessen wurde Wert auf straffe Ordnung, knappe Darstellung und Beschränkung auf das klinisch Wesentliche gelegt. Für kritische Anregungen und Ergänzungsvorschläge unserer Leser sind wir sehr dankbar.

Bücher dieser Art werden ihren Wert dann behalten, wenn für die Praxis wichtige Inhalte in leicht lesbarer und ansprechender Art vor dem Hintergrund einer wertenden Erfahrung der Autoren dargestellt sind. Das straffe Konzept dieses Buches und seine klare Gliederung beruhen auf dem mit großem Einsatz tradierten Grundkonsens kompetenter Autoren. Sie sind aber auch das Ergebnis einer engen und fruchtbaren Zusammenarbeit mit dem Springer-Verlag. Dafür bedanken wir uns besonders bei Herrn Dr. Udo Lindner und Herrn Dr. W. Wiegers, die mit hohem persönlichen Engagement die Realisierung dieser Neuauflage ermöglichten.

Köln und München
im Frühjahr 1996

Für Herausgeber und Autoren
*E. Erdmann*
*G. Riecker*

# Kurzes Vorwort zur 4. Auflage

# Inhaltsverzeichnis

## Sektion III Koronare Herzkrankheit und Herzinfarkt

## Sektion V Akute und chronische Herzinsuffizienz

### *Akute Herzinsuffizienz*



### *Chronische Herzinsuffizienz*

## Sektion VIII Entzündliche Herzerkrankungen und Kardiomyopathie

## Sektion IX Angeborene Herzfehler

## Sektion XII Begutachtung und ökonomische Aspekte in der Kardiologie

# Mitarbeiterverzeichnis


*Priv.-Doz. Dr. F. M. Baer*
Klinik III für Innere Medizin der Universität zu Köln,
Joseph-Stelzmann-Str. 9, 50924 Köln

*Prof. Dr. D. J. Beuckelmann*
Klinik III für Innere Medizin der Universität zu Köln,
Joseph-Stelzmann-Str. 9, 50924 Köln

*Prof. Dr. M. Böhm*
Klinik III für Innere Medizin der Universität zu Köln,
Joseph-Stelzmann-Str. 9, 50924 Köln

*Prof. Dr. Dr. A. Bockisch*
Klinik für Nuklearmedizin, Universität Essen,
Hufelandstr. 55, 45122 Essen

*Dr. J. Crnac*
Klinik III für Innere Medizin der Universität zu Köln,
Joseph-Stelzmann-Str. 9, 50924 Köln

*Prof. Dr. J. vom Dahl*
Universitätsklinikum Aachen, Med. Klinik I,
Pauwelsstr. 30, 52057 Aachen

*Prof. Dr. H. Darius*
II. Med. Klinik und Poliklinik der Johannes-Gutenberg-Universität Mainz,
Langenbeckstr. 1, 55101 Mainz

*Priv.-Doz. Dr. H.J. Deutsch*
Klinik III für Innere Medizin
der Universität zu Köln,
Joseph-Stelzmann-Str. 9, 50924 Köln

*Dr. F. Diet*
Klinik III für Innere Medizin der Universität zu Köln,
Joseph-Stelzmann-Str. 9, 50924 Köln

*Dr. U. Dorwarth*
Med. Klinik I der Universität München,
Klinikum Großhadern,
Marchioninistr. 15, 81377 München

*Prof. Dr. E. Erdmann*
Klinik III für Innere Medizin der Universität zu Köln,
Joseph-Stelzmann-Str. 9, 50924 Köln

*Priv.-Doz. Dr. F.A. Flachskampf*
Medizinische Klinik II,
Universität Erlangen-Nürnberg,
Östliche Stadtmauer 29, 91054 Erlangen

*Dr. M. Flesch*
Klinik III für Innere Medizin
der Universität zu Köln,
Joseph-Stelzmann-Str. 9, 50924 Köln

*Dr. A. Franke*
Universitätsklinikum Aachen, Med. Klinik I,
Pauwelsstr. 30, 52057 Aachen

*Dr. A. Gerth*
Med. Klinik I der Universität München,
Klinikum Großhadern,
Marchioninistr. 15, 81377 München

*Prof. Dr.R. Haberl*
Med. Klinik I der Universität München,
Klinikum Großhadern,
Marchioninistr. 15, 81377 München

*Prof. Dr. P. Hanrath*
Universitätsklinikum Aachen, Med. Klinik I,
Pauwelsstr. 30, 52057 Aachen

*Dr. K.M. Heinroth*
Univ. Klinik und Poliklinik für Innere Medizin III,
Martin-Luther-Universität Halle-Wittenberg,
Ernst-Grube-Str. 40, 06097 Halle

*Prof. Dr. G. Heusch*
Zentrum für Innere Medizin, Universitätsklinikum
Essen, Hufelandstr. 55, 45147 Essen

*Dr. B. Hinzpeter*
Institut für Gesundheitsökonomie, Medizin
und Gesellschaft an der Universität zu Köln,
Gleueler Str. 176–178, 50935 Köln

*Priv.-Doz. Dr. E. Hoffmann*
Med. Klinik I der Universität München,
Klinikum Großhadern,
Marchioninistr. 15, 81377 München

*Priv.-Doz. Dr. R. Hoffmann*
Universitätsklinikum Aachen, Med. Klinik I,
Pauwelsstr. 30, 52057 Aachen

*Dr. U. C. Hoppe*
Klinik III für Innere Medizin der Universität zu Köln,
Joseph-Stelzmann-Str. 9, 50924 Köln

*Prof. Dr. W. Hort*
Institut für Pathologie,
Heinrich-Heine-Universität Düsseldorf,
Moorenstr. 5, 40225 Düsseldorf

*G. Klever-Deichert*
Institut für Gesundheitsökonomie, Medizin
und Gesellschaft an der Universität zu Köln,
Gleueler Str. 176–178, 50935 Köln

*Dr. K. La Rosée*
Klinik III für Innere Medizin der Universität zu Köln,
Joseph-Stelzmann-Str. 9, 50924 Köln

*Prof. Dr. K. Lackner*
Radiologischen Klinik der Universität zu Köln,
Joseph-Stelzmann-Str. 9, 50924 Köln

*Dr. U. Laufs*
Klinik III für Innere Medizin der Universität zu Köln,
Joseph-Stelzmann-Str. 9, 50924 Köln

*Prof. Dr. K.W. Lauterbach*
Institut für Gesundheitsökonomie, Medizin
und Gesellschaft an der Universität zu Köln,
Gleueler Str. 176–178, 50935 Köln

*Prof. Dr. J. Meyer*
II. Med. Klinik und Poliklinik
der Johannes-Gutenberg-Universität Mainz,
Langenbeckstr. 1, 55101 Mainz

*Priv.-Doz. Dr. S. Mohr-Kahaly*
II. Med. Klinik und Poliklinik der Johannes-Gutenberg-Universität Mainz, Langenbeckstr. 1, 55101 Mainz

*Priv.-Doz.Dr. U. Müller-Werdan*
Univ. Klinik und Poliklinik für Innere Medizin III,
Martin-Luther-Universität Halle-Wittenberg,
Ernst-Grube-Str. 40, 06097 Halle

*Dr. M. Näbauer*
Med. Klinik I der Universität München,
Klinikum Großhadern,
Marchioninistr. 15, 81377 München

*Priv.-Doz. Dr. G. Nickenig*
Klinik III für Innere Medizin der Universität zu Köln,
Joseph-Stelzmann-Str. 9, 50924 Köln

*Dr. C. Reithmann*
Med. Klinik I der Universität München,
Klinikum Großhadern,
Marchioninistr. 15, 81377 München

*Dr. T. Remp*
Med. Klinik I der Universität München,
Klinikum Großhadern,
Marchioninistr. 15, 81377 München

*Priv.-Doz. Dr. H. J. Rupprecht*
II. Med. Klinik und Poliklinik
der Johannes-Gutenberg-Universität Mainz,
Langenbeckstr. 1, 55101 Mainz

*Prof. Dr. W. von Scheidt*
Med. Klinik I der Universität München,
Klinikum Großhadern,
Marchioninistr. 15, 81377 München

*Prof. Dr. H. Schicha*
Klinik und Poliklinik für Nuklearmedizin
der Universität zu Köln,
Joseph-Stelzmann-Str. 9, 50924 Köln

*Dr. H. Schmidt*
Univ. Klinik und Poliklinik für Innere Medizin III,
Martin-Luther-Universität Halle-Wittenberg,
Ernst-Grube-Str. 40, 06097 Halle

*Priv.-Doz. Dr. P. Schnabel*
Klinik III für Innere Medizin der Universität zu Köln,
Joseph-Stelzmann-Str. 9, 50924 Köln

*Priv.-Doz. Dr. C. A. Schneider*
Klinik III für Innere Medizin der Universität zu Köln,
Joseph-Stelzmann-Str. 9, 50924 Köln

*Prof. emerit. Dr. G. Schumacher*
Klinik für Herz- und Kreislauferkrankungen,
Deutsches Herzzentrum München, Lazarettstr. 36,
80636 München

*Priv.-Doz. Dr. R.H.G. Schwinger*
Klinik III für Innere Medizin
der Universität zu Köln,
Joseph-Stelzmann-Str. 9, 50924 Köln

*Prof. Dr. G. Steinbeck*
Med. Klinik I der Universität München,
Klinikum Großhadern,
Marchioninistr. 15, 81377 München

*Dr. P. Steinbigler*
Med. Klinik I der Universität München,
Klinikum Großhadern,
Marchioninistr. 15, 81377 München

*Priv.-Doz. Dr. C. Stellbrink*
Universitätsklinikum Aachen, Med. Klinik I,
Pauwelsstr. 30, 52057 Aachen

*Dr. P.M. Suter*
Medizinische Poliklinik, Universität Zürich,
Rämistr. 100, 8091 Zürich/Schweiz

*Dr. P. Theissen*
Klinik und Poliklinik für Nuklearmedizin
der Universität zu Köln,
Joseph-Stelzmann-Str. 9, 50924 Köln

*Prof. Dr. W. Vetter*
Department für Innere Medizin,
Medizinische Universitätsklinik,
Rämistr. 100, 8091 Zürich/Schweiz

*Dr. M. Vogt*
Klinik für Herz- und Kreislauferkrankungen,
Deutsches Herzzentrum München, Lazarettstr. 36,
80636 München

*Dr. T. Voigtländer*
II. Med. Klinik und Poliklinik der Johannes-Gutenberg-Universität Mainz, Langenbeckstr. 1, 55101 Mainz

*Dr. E. Voth*
Klinik und Poliklinik für Nuklearmedizin
der Universität zu Köln,
Joseph-Stelzmann-Str. 9, 50924 Köln

*Prof. Dr. K. Werdan*
Univ. Klinik und Poliklinik für Innere Medizin III,
Martin-Luther-Universität Halle-Wittenberg,
Ernst-Grube-Str. 40, 06097 Halle

*Dr. R. N. Waubke*
Prinz-Karl-Straße 48
82319 Starnberg

# Sektion I
# Untersuchungsmethoden

F.M. Baer, H.J. Deutsch, E. Erdmann, K.M. Heinroth, K. Lackner, K. La Rosée, W. von Scheidt, H. Schicha, H. Schmidt, R.H.G. Schwinger, P. Theissen, E. Voth, K. Werdan

# Allgemeine Untersuchungsmethoden

1

R.H.G. Schwinger



Die Diagnose und Behandlung von Krankheiten des Herz-Kreislauf-Systems setzt die Erfassung und Dokumentation der Vorgeschichte, des aktuellen Beschwerdebildes und der körperlichen Untersuchung des Kranken mit den Methoden der bettseitigen Untersuchung voraus. Erst hieran anschließend sind dann weiterführende, ggf. apparative Untersuchungen anzuschließen.

Nur aus der Gesamtbeurteilung können diagnostische und therapeutische Überlegungen gezogen werden. Hierbei ist es ganz wesentlich, den korrekten Untersuchungsgang, insbesondere den Weg zu invasiven Untersuchungen nur nach der gründlichen körperlichen Untersuchung, einzuhalten.

Es folgen stichpunktartige Aufzählungen, die das praktische Vorgehen erleichtern sollen, bezüglich der Einzelheiten und Grundlagen wird auf die weiterführende Literatur verwiesen.

## 1.1 Anamnese

Sowohl die Familienanamnese, die Eigenanamnese und bei besonderen Situationen auch die Fremdanamnese (z. B. zur Synkopenabklärung) gibt wesentliche diagnostische Informationen:

Familienanamnese (z.B. beim arteriellen Hochdruck); Erbleiden (z.B. bei angeborenen Herz- und Gefäßanomalien); Kindheitsentwicklungen; Schulfähigkeit; Geburten; Vorkrankheiten, speziell: eitrige Tonsillitis, fieberhafter Gelenkrheumatismus, Infektionskrankheiten, katarrhalische Infekte, allergische Hauterscheinungen; Angaben über das zeitliche Auftreten einer Blausucht, einer verminderten körperlichen Leistungsfähigkeit, von Beinschwellungen, von Atemnot, von Herzrhythmusstörungen etc.; Berufsanamnese; Lebensweise; Rauchgewohnheiten; Alkoholkonsum; Medikamente, speziell: Abführmittel, entwässernde Pharmaka, Digitalispräparate etc.; psychosoziale Anamnese; Ergebnisse früherer Untersuchungen.

## 1.2 Aktuelles Beschwerdebild

Eine Vielzahl kardialer Erkrankungen äußert sich in ganz charakteristischen, in der Anzahl eher wenigen Symptomen. Die bei Herz-Kreislauferkrankungen führenden Symptome beinhalten die Dyspnoe, Thoraxschmerzen oder -sensationen, die Synkope, Kollapszustände, Palpitationen, periphere Ödeme, Husten, Hämoptysen und Leistungsschwäche. Die Zyanose, peripher oder zentral, ist hierbei häufiger ein Zeichen als ein Symptom vom Patienten angegeben; insbesondere bei kongenitalen Vitien ist der Zeitpunkt des Auftretens wesentlich. Im folgenden werden einige dieser Symptome kursorisch und stichpunktartig aufgeführt.

Grundlage der Beurteilung der Leistungsfähigkeit herzkranker Patienten gibt die Einteilung nach der New York Heart Association, in der 4 Schweregrade unterschieden werden. Ausgangspunkt hierbei ist die Dyspnoe während schwerer oder körperlicher Tätigkeit bzw. in Ruhe (Tabelle 1-1).

### 1.2.1 Dyspnoe/Atemnot

*In Ruhe (Ruhedyspnoe).* Diese tritt auf beim klinischen Schweregrad IV chronischer Herzkrankheiten, bei fortgeschrittener respiratorischer Insuffizienz im Gefolge primärer Lungenkrankheiten, bei psychisch ausgelöster Tachypnoe und Dyspnoe, bei Lungenembolie.

**Tabelle 1-1.** Einteilung der Leitungsfähigkeit herzkranker Patienten nach der New York Heart Association

| Funktionelle Klassifizierung | Objektiver Befund |
|---|---|
| I. Herzerkrankung ohne körperliche Einschränkung bei gewohnter Leistungsfähigkeit. Alltägliche körperliche Belastung verursacht keine inadäquate Erschöpfung, Rhythmusstörungen oder Angina pectoris. | A. Keine objektiven Hinweise für eine Herz-Kreislauf-Erkrankung |
| II. Patienten mit Herzerkrankung und leichter Einschränkung der gewohnten körperlichen Leistungsfähigkeit. Keine Beschwerden in Ruhe, alltägliche körperliche Belastung verursacht Erschöpfung, Rhythmusstörungen, Luftnot oder Angina pectoris. | B. Objektive Hinweise für minimale Herz-Kreislauf-Erkrankung |
| III. Patienten mit Herzerkrankung und höhergradiger Einschränkung der gewohnten körperlichen Leistungsfähigkeit. Keine Beschwerden in Ruhe, geringe körperliche Belastung verursacht Erschöpfung, Rhythmusstörungen, Luftnot oder Angina pectoris. | C. Objektive Hinweise für mäßig- bis hochgradige Herz-Kreislauf-Erkrankung |
| IV. Patienten mit Herzerkrankungen. Beschwerden bei allen körperlichen Aktivitaten und teilweise in Ruhe | D. Objektive Hinweise für schwere Herz-Kreislauf-Erkrankung |

*Während körperlicher Belastung (Belastungsdyspnoe).* Die Ursachen sind hier kardialer und pulmonaler Genese, Übergewicht, Trainingsmangel, Anämie.

*Nächtliche Anfälle von Atemnot.* Sie entsprechen dem sog. Asthma cardiale, z. B. Linksherzinsuffizienz, Mitralstenose.

*Orthopnoe.* Die Orthopnoe ist zumeist bedingt durch akute oder chronische Lungenstauung.

*Seufzeratmung.* Angaben über das Empfinden, „nicht durchatmen zu können" oder „gelegentlich tief Luft holen zu müssen" (Seufzeratmung) deuten hingegen eher auf nichtorganische, psychosomatische Zusammenhänge hin.

### 1.2.2 Herzrhythmusstörungen

*Herzklopfen, Palpitationen.* Hier ist ein verstärktes Empfinden des Herzschlages gemeint, meistens jedoch regelmäßig und normofrequent. Mögliche Ursachen: Trainingsmangel, Anämie, Hyperthyreose, im Gefolge psychischer Erregung, bei gesteigerter Propriozeptivität, aber auch im Verlaufe von Hochdruckkrisen, bei Herzfehlern (z. B. Aorteninsuffizienz höheren Schweregrades) und nach Applikationen herzwirksamer Pharmaka oder Suchtmittel (z. B. Digitalis, Koffein).

*Herzjagen, Herzrasen.* Dies bezeichnet eine schnelle regelmäßige oder unregelmäßige (arrhythmische) Herzschlagfolge, die meist situativ oder anfallsweise als supraventrikuläre paroxysmale Tachykardie oder durch ventrikulär entstandene Heterotopien in Erscheinung tritt (s. Kap. 21). Seltener verursacht durch eine paroxysmale Vorhoftachykardie (z. B. Digitalisüberdosierung) oder bei Tachyarrhythmia absoluta (meist durch Vorhofflimmern, -flattern). Schnelle regelmäßige Herzschläge, Sinustachykardien sind oft Folgen anderer Erkrankungen z. B. fieberhafter Erkrankungen oder Hyperthyreose.

*Herzpausen oder „ausgelassene Herzschläge" oder „Herzstolpern".* Dabei weist die Abhängigkeit von körperlicher Belastung auf organische Ursachen hin.

### 1.2.3 Thoraxschmerzen oder thorakales Mißempfinden

Die Entscheidung, ob geschilderte Thoraxschmerzen oder thorakales Mißempfinden kardiale Ursachen hat, ist oft nur nach weitergehenden Untersuchungen definitiv zu klären. Die Beschreibung der Thoraxschmerzen bzw. die Umstände, bei denen diese auftreten, gibt aber wesentliche diagnostische Hinweise, ob es sich mit hoher Wahrscheinlichkeit um Schmerzen kardialer oder nichtkardialer Ursachen handelt.

Thoraxschmerzen, obwohl eine der Manifestationen kardialer Erkrankungen, treten auf bei Erkrankungen zahlreicher intrathorakaler Strukturen, so z. B. der Aorta, der Pulmonalarterien, der Pleura, des Mediastinums, des Ösophagus oder des Diaphragmas. Bauchmuskel- und Hautschmerzen im weitesten Sinne können als Brustschmerzen vom Patienten angegeben werden. Ein dritter wesentlicher Punkt hierbei ist die Schmerzsensation bei Erkrankungen, die abdominelle Organe betreffen, so z. B. Magenschmerzen, Pankreasentzündungen oder Entzündungen der Gallenblase. Obwohl eine Vielzahl dieser Beschwerden nur nach weiteren Untersuchungen, insbesondere Laboruntersuchungen oder technischer Untersuchungen, in ihrer Zuordnung definitiv geklärt werden kann, so kann doch die zeitliche Zuordnung und die Angabe des Schmerzcharakters wesentliche Informationen geben.

Hierbei sollte der Patient aufgefordert werden, die Thoraxschmerzen zu charakterisieren, insbesondere sind folgende Informationen wesentlich:

Lokalisation, ggf. Ausstrahlung, Schmerzcharakter, Intensität, Provokation des Schmerzes, zeitliches Auftreten, Schmerzdauer, Schmerzfrequenz, möglicherweise Manöver, die zur Schmerzbeendigung führen. Dabei ist auch die Beobachtung der Körpergestik des beschreibenden Patienten wesentlich, hierbei sei v. a. auf das Levine-Zeichen verwiesen; hierbei führt der Patient die geballte Faust zur Herzgegend. Dies ist ein Hinweis auf die koronarischämische Ursache eines Thoraxschmerzes. Im folgenden sind stichpunktartig Beispiele für kardiale und nichtkardiale Thoraxschmerzen aufgeführt:

*Typische Angina pectoris (im Gefolge einer Koronarinsuffizienz).* Symptome: Brustenge, retrosternales Brennen, Schmerzen in der Herzgegend mit Ausstrahlung meist in die linke Schulter und Radialsegment des linken Armes, Hals und Unterkiefer beiderseits, weniger häufig auf die rechte vordere Brusthälfte und rechte Schulter; belastungsabhängig, Kälteauslösung, Besserung durch Nitropräparate. Im Ruhezustand auftretende Angina-pectoris-Anfälle lassen an Hochdruckkrisen oder Koronarspasmen denken!

*Retrosternaler Dauerschmerz.* Verdacht auf Myokardinfarkt, Perikarditis; Differentialdiagnose: Refluxösophagitis bei Hiatushernie oder Achalasie; inkomplette spontane Ösophagusruptur (Boerhaave-Syndrom).

*Atypische Angina pectoris.* Insbesondere sind zu nennen: „early morning angina" (beim Aufwachen, Aufstehen, verschwindet beim Umhergehen), „walk through angina" (Belastungsschmerz, der beim Weitergehen verschwindet), „Prinzmetal-Angina" (Schmerzanfälle in Ruhe, typischer EKG-Befund), Roemheld-Syndrom (Auslösung von pektanginösen Beschwerden nach Mahlzeiten, sog. gastrokardialer Symptomkomplex).

*Plötzlich auftretender, bedrohlicher Schmerz.* Ein Zerreißschmerz über der vorderen Brustwand und am Rücken zwischen den Schulterblättern spricht für eine Dissektion der Aortenwand (Differentialdiagnose: Perforation eines Sinus-Valsalvae-Aneurysmas).

*Thoraxschmerzen.* Schmerzen, die supraklavikular rechts lokalisiert sind, werden beim Aneurysma bzw. bei entzündlichen Prozessen im Bereich der Aorta ascendens beobachtet.

*Nichtkardiale Ursachen.* Auf nichtkardiale Ursachen deuten Angaben über „Stechen in der Brust", „Bruststiche" oder über messerstichartige Brustschmerzen hin; häufig ist dieser Schmerztyp in der Gegend der linken Brustwarze und im Bereich der seitlichen Thoraxwand genau vom Patienten lokalisierbar; tritt er im Liegen und mit Ausstrahlung in den Rücken auf, ist an vertebragene Wurzelreizsymptome zu denken; eine Abhängigkeit von der Inspiration ist auf eine Pleuritis sicca verdächtig (z. B. Lungenembolie), wird aber auch als Begleiterscheinung einer Pleurodynie (z. B. bei Coxsackie-Virusinfektion), bei myositischen Prozessen im Bereich der Thoraxwand, nach Rippenfraktur und im Sternokostalbereich beim Tietze-Syndrom beobachtet. Abgrenzung nichtkardialer Schmerzursachen paravertebral: Nucleus-pulposus-Hernie, Kompression eines Wirbelkörpers, Tumoren im Wirbelkanal, Spondylitis ankylopoetica, Tumoren im Mediastinalbereich, M. Scheuermann, Tendomyose etc.

Die Angabe und Dokumentation des Schmerzcharakters, der Schmerzlokalisation, der Schmerzdauer, Verstärkungsfaktoren, Auslösefaktoren und deren entsprechende Begleitumstände geben somit wesentliche Informationen, die die Thoraxschmerzen als eher kardiale oder nichtkardiale Ursachen deuten lassen.

## 1.2.4 Synkopen

Synkopen bezeichnen kurzzeitige, reversible Anfälle von Bewußtlosigkeit, die meist ihre Ursache in einer Minderperfusion des Gehirnes haben. Die Ursachen hierfür können sehr unterschiedlich sein. Auch hier gibt die Beschreibung der Umstände, unter denen diese auftreten, wesentliche Hinweise.

Häufiges Auftreten, z. B. mehrmals täglich oder bei bestimmten Situationen, kann auf Adams-Stokes-Anfälle hinweisen oder auf kardiale Herzrhythmusstörungen. Auftreten von Synkopen bei Änderung der Blickrichtung kann z. B. auf hypersensitiven Karotissinus hinweisen. Insgesamt kommen zahlreiche Ursachen in Frage:

- kardial bedingt (s. unten),
- psychogene Ohnmacht,
- intermittierende zerebrale Durchblutungsstörung,
- Arzneimittelnebenwirkungen (z. B. Novocain, Nitrate, Phentolamin).

### Synkopen kardiozirkulatorischer Genese

Am häufigsten treten sie als Adams-Stokes-Anfall im Gefolge einer bradykarden oder einer extrem tachykarden Herzrhythmusstörung auf, aber auch bei hochgradiger valvulärer Aortenstenose (meist belastungsabhängig), beim Subclavian-steal-Syndrom, durch einen Kugelthrombus vor einer stenosierten Mitralklappe, beim seltenen Vorhofmyxom, beim hypersensitiven Karotissinussyndrom, als Lach-, Husten- oder Miktionssynkope und im Gefolge einer akuten arteriellen Hypotension bei Hypovolämie oder bei Orthostase, speziell bei der sog. „postural hypotension".

Klinisch bedeutungsvoll sind ferner intermittierende zerebrale Durchblutungsstörungen kardialer Genese

(z. B. Herzinsuffizienz, arterielle Embolie bei Mitralstenose oder nach Myokardinfarkt) und bei Stenosierung der A. carotis interna, die mit anfallsweisem asystematischem Schwindel, vorübergehendem Bewußtseinsverlust oder neurologischen Herzsymptomen einherzugehen pflegen.

**Synkopen bei peripheren vestibulären Läsionen**
Wenig bekannt ist, daß Anfälle mit plötzlichem Hinstürzen ohne oder mit sehr kurzem Bewußtseinsverlust bei peripheren vestibulären Läsionen (z. B. beim M. Ménière oder bei den rezidivierenden Vestibulopathien im Intervall) vorkommen können. Diese Anfallssyndrome werden als vestibulär-zerebrale Synkopen bezeichnet. Im Sturz haben die Patienten oft für Bruchteile von Sekunden ein heftiges Schwindelgefühl, z. T. als Drehschwindel, öfter aber als Seitwärtsschwindel mit Scheinbewegungen der Umwelt. Typisch ist ferner die Kombination mit peripheren vestibulären Störungen wie Spontannystagmus, kalorischer Unter- oder Übererregbarkeit und mit vestibulären Schwindelanfällen (Kuhl 1980).

**Vagusbedingte Synkopen**
Bei der genuinen Glossopharyngeusneuralgie können aufgrund der engen Beziehungen zwischen dem N. glossopharyngeus und dem N. vagus durch Husten oder Niesen vagokardiale bzw. vagopulmonale Synkopen ausgelöst werden, die als laryngealer Schwindel oder als flüchtige Ohnmacht schon von Charcot beobachtet worden sind (Schrader 1977).

**Synkopen anderer Genese**
Kurzfristige Störungen des Bewußtseins werden nicht selten als Schwindel verkannt, wobei v. a. epileptische Äquivalente (Absencen, Aura) und vagale oder kardiale Synkopen zu erwägen sind, gelegentlich aber auch somnolente Episoden bei Medikamenten- oder Drogenabusus vorliegen. „Drop attacks“ (Basilarisinsuffizienz), kataplektische Zustände (Narkolepsie) sowie tetanische Anfälle gehen ohne Bewußtseinsverlust einher. Nicht selten müssen psychopathologische Syndrome wie vegetative Neurosen, hypochondrische Beschwerden, Phobien, manchmal auch kinästhetische Mißempfindungen abgegrenzt werden (Bohnert 1977).

Abgrenzung von psychiatrischen und hirnorganischen Ursachen sowie von endogenen Ursachen (z. B. Porphyrie, Durchgangssyndromen bei Überwässerung, Disequilibriumsyndrom, Hyperkalzämie, Hypoglykämie) und exogenen Intoxikationen!

## 1.2.5 Schmerzen im Bereich der Extremitäten

Schmerzen im Bereich der Extremitäten können Folge primär kardialer Erkrankungen, z. B. Embolien bei Endokarditis oder Zeichen einer generalisierten Durchblutungsstörung sein, z. B. bei Claudicatio intermittens, die auch zur Erkrankung der Koronararterien führen kann, oder aber ein unspezifisches Zeichen darstellt. Vieldeutig und diagnostisch nur in Verbindung mit anderen Symptomen wegweisend sind: Angaben über Müdigkeit, Mattigkeit, Kopfdruck oder kardialen Mißempfindungen, Schweregefühle in den Beinen, Wadenkrämpfe, kalte Hände und Füße, sowie Hitzewallungen.

Diese Symptome können Folgen eines Mißverhältnisses zwischen $O_2$-Angebot und $O_2$-Bedarf in der Peripherie sein, Ursache z. B. bei Herzinsuffizienz für die verminderte Belastbarkeit.

Bei Haltungsschmerz und Ruheschmerz: Abgrenzung thrombophlebitischer Ursachen, Polyneuropathie, Weichteilrheumatismus, vertebragene Wurzelreizsyndrome (Lumbosakralbereich).

## 1.2.6 Ödeme

Hier ist v. a. die Lokalisation ein hilfreiches ethiologisches Kriterium. Auftreten von Ödemen v. a. abends, in den Extremitäten und beidseits kann dabei einen Hinweis auf eine chronisch venöse Insuffizienz oder auf eine Herzinsuffizienzsymptomatik darstellen. „Daß die Füße nicht in die Schuhe passen“, wird hierbei häufig angegeben. Periphere Ödeme sind dabei in der überwiegenden Zahl der Patienten vergesellschaftet mit einer Gewichtszunahme.

Kardiale Ödeme sind generell symmetrisch. Ödeme lassen sich am besten über dem distalen Drittel des Schienbeines nachweisen. Statt mit dem Zeigefinger an dieser Stelle hart einzudrücken, was dem Patienten Schmerzen bereitet, legt man besser den Zeigefinger nur mit leichtem Druck auf und führt für ca. 5 s eine leicht drehende Bewegung durch. In dieser Zeit fließt das Ödem in die Nachbarschaft ab, und an der Druckstelle ensteht eine Delle, die man sehen und tasten kann. Beim Bettlägerigen findet sich das Ödem am Kreuzbein.

Finden sich Ödeme sowohl in den Beinen wie im Abdomen, können Herzinsuffizienz (Rechts- wie Linksherzinsuffizienz) sowie Lebererkrankung hierfür verantwortlich sein. Anasarka bezeichen generalisierte Ödeme als Folge einer schweren Herzinsuffizienz, eines nephrotischen Syndroms oder können auch bei Leberzirrhose auftreten. Finden sich die Schwellungen v. a. im Gesicht und in den Augenlidern, so ist dies charakeristisch für das nephrotische Syndrom, eine akute Glomeronephritis, angioneurotische Ödeme, Hinweis auf eine Hyperproteinämie oder auf ein Myxödem. Finden sich Ödeme nur auf einer Extremität, so ist dies häufig Folge einer venösen Thrombose oder eines Lymphabflußhindernisses.

Tritt die Dyspnoe vor dem Ödem auf, so ist die zugrunde liegende Ursache meistens eine linksventrikuläre Pumpfunktionsstörung, Folge einer Mitralstenose oder Folge einer chronischen Lungenerkrankung mit sekundärer pulmonalarterieller Hypertonie.

Ödeme und Höhlenergüsse sind vieldeutige Symptome; bei gleichzeitiger kardialer Grundkrankheit und Nachweis eines erhöhten zentralen Venendrucks deuten sie auf eine kardiale Genese hin.

Abgrenzung gegen Lymphödem, Becken- und Beinvenenthrombose, gegen zahlreiche andere Ursachen generalisierter Salz-Wasser-Retention.

### 1.2.7 Husten

Husten ist ein häufiges Symptom kardiopulmonaler Erkrankungen. Neben den zahlreichen pulmonalen oder infektbedingten Ursachen findet sich Husten bei kardiovaskulären Erkrankungen v. a. bei pulmonalvenöser Hypertension, Lungenödem, Lungenembolie und bei Kompression des Trachiobronchialsystems, z. B. bei Aortenaneurysma.

! Husten infolge einer pulmonalvenösen Hypertension nach Linksherzinsuffizienz oder bei Mitralstenose ist meist trocken, tritt als Reizhusten auf. Einsetzen bei körperlicher Belastung oder nächtliches Husten ist häufig ein Frühsymptom einer Linksherzinsuffizienz (Stauungslunge!), auch medikamentös induziert (ACE-Hemmer).

Auch der Auswurf kann Hinweise auf die zugrunde liegende Erkrankung geben:

So ist der rötlich tingierte Auswurf häufig bei Lungenödem zu finden, klarer, weißer Auswurf häufig bei viralen Infektionen der Lunge.

#### Hämoptysen

Die Expektoration von Blut oder Sputum findet sich

- bei akutem pulmonalem Ödem als Folge von Herzfehlerzellen in den gestauten Lungengefäßen,
- bei Ruptur von gedehnten endobronchialen Gefäßen, die als Kollateralen zwischen pulmonal- und bronchialvenösem System fungieren (z. B. bei Mitralstenosen),
- nach Nekrosen und hämorrhagischen Infarkten im Bereich der Alveolen (z. B. bei Lungeninfarkt),
- nach Ulzerationen im Bereich der Mukosa der Bronchialschleimhaut oder bei Lungentuberkulose; auch exzessiver Hustenreiz vielfältigster Ursachen kann zu geringen Hämoptysen führen,
- bei Lungentumoren,
- bei Bronchiektasen.

## 1.3 Körperliche Untersuchung

Da sowohl nichtkardiale Erkrankungen Einfluß auf die Funktion des Herz-Kreislauf-Systems haben können, aber v. a. auch kardiale Erkrankungen extrakardiale Manifestationen zeigen können, ist neben der Untersuchung des Herzens und des Herz-Kreislauf-Systems auch eine generelle körperliche Untersuchung wesentlich. Die Untersuchung des Herz-Kreislauf-Systems beinhaltet Inspektion und Palpation des arteriellen und venösen Pulses, sowie die Inspektion und körperliche Untersuchung des Thorax und die Auskultation des Herzens (O'Rourke et al. 1994; Mattleman et al. 1983).

### 1.3.1 Inspektion und Befunderhebung

Die Beobachtung des Kranken hinsichtlich seines Bewußtseinszustandes, seines Ernährungszustandes, seines Körperbaues, seiner körperlichen Belastbarkeit, Haltung, Bewegung und Sprache, Hautfarbe, Behaarung, Pigmentverteilung, Atmung, Venenfüllung, sichtbarer Pulsationen, trophischer Störungen etc. liefert eine Vielzahl wertvoller Informationen, die den Schweregrad der Krankheit und den Leidenszustand des Patienten vermitteln und darüber hinaus spezielle diagnostische Hinweise geben.

Die kardiologische Diagnostik bedient sich des gesamten Kataloges der Körperuntersuchung; einigen Krankheitszeichen kommt allerdings eine besondere Aussagekraft zu:

- Zyanose,
- Uhrglasnägel und Trommelschlegelfinger,
- Raynaud-Syndrom,
- akrale Nekrosen,
- abnorme Pulsationen,
- Füllungszustand und Pulsationen der V. jugularis,
- Dyspnoe,
- Herz- und Gefäßgeräusche etc.

#### Zyanose

*Zentrale Zyanose.* Die Blaufärbung der Wangen, Lippen, Schleimhäute, der Konjunktiva und des Nagelbettes wird als zentrale Zyanose bezeichnet; ihr liegt – mit Ausnahme der seltenen Fälle mit einer Methämoglobinämie – eine arterielle Hypoxämie entweder als Folge einer alveolären Minderbelüftung der Lunge (z. B. chronischer Lungenstauung, beim Lungenemphysem) oder eine Beimischung venösen Blutes in den arteriellen Kreislaufabschnitt (z. B. Rechts-links-Shunt bei Fallot-Tetralogie) zugrunde.

*Periphere Zyanose.* Eine Verlangsamung des Blutstromes in der Endstrombahn (z. B. bei chronischer Herzinsuffizienz, im Schockzustand) bewirkt eine vermehrte prozentuale Extraktion des Blutes an Sauerstoff, die arteriovenöse $O_2$-Differenz wird größer, der $O_2$-Gehalt des Venenblutes ist erniedrigt; demzufolge sind die (venenreichen) Hautpartien des Körperstammes, Lippen und Akren flächenhaft livide verfärbt: periphere Zyanose.

*Lokalisierte Zyanosen.* Sie treten z. B. an den Akren, Unterschenkeln, Lippen auf und sind Ausdruck örtlicher vasomotorischer Reaktionen (z. B. auf Kältereiz bei lokaler Stauung oder im Rahmen eines postthrombotischen Syndroms), somit also ohne Aussagewert hinsichtlich kardialer Funktionen oder allgemeiner Kreislaufperfusion (Livedo racemosa, Raynaud-Syndrom).

### Uhrglasnägel und Trommelschlegelfinger

Sie sind die häufigsten Begleitsymptome einer chronischen und höhergradigen arteriellen Hypoxämie pulmonaler (z.B. Asthma bronchiale) oder kardialer Genese (z.B. primär zyanotische angeborene Herzfehler).

### Hauttemperatur

Kalte Akren (Hände, Wangen, Nase, Stirn) mit Tachykardie, peripherer Zyanose und Hypotonie: Schocksyndrom (sog. kalte hypotone Tachykardie). Ausnahmen: normale oder erhöhte Hauttemperatur in der frühen Phase des septischen Schocks.

*Abgrenzung:* lokale arterielle Durchblutungsstörungen, Raynaud-Syndrom, vasomotorisch bedingte Herabsetzung der Hauttemperatur.

### Arterielle Pulsationen

Die Inspektion und Palpation des arteriellen Pulses wird an den oberflächlichen Arterien (A. radialis, A. brachialis, A. femoralis, A. carotis etc.) durchgeführt (Abb. 1-1).

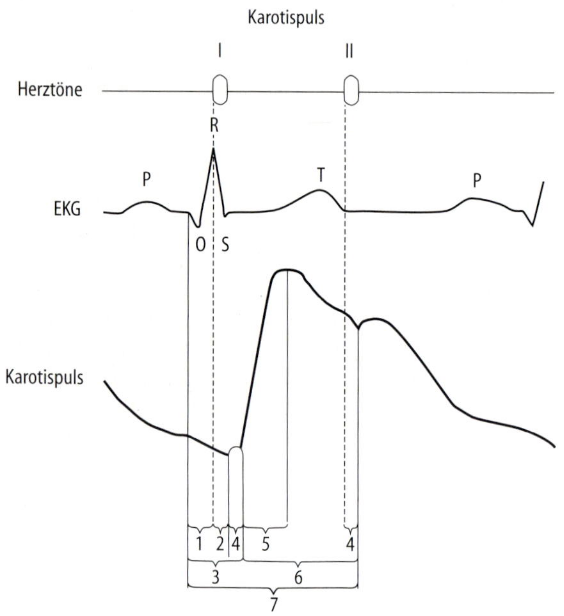


**Abb. 1-1.** Herzschall, EKG und Karotisphygmogramm
1 = Umformungszeit (Beginn der Q-Zacke bis zum Beginn des 1. Herztons): 0,04–0,07 s
2 = Druckanstiegszeit (Beginn des Hauptsegments des 1. Herztons bis zum Steilanstieg des Karotisphygmogramms – zentrale Pulswellenlaufzeit (4): Beginn des 2. Herztons (aortales Segment) bis zur Inzisur
3 = Anspannungszeit: Umformungszeit + Druckanstieg: 0,07–0,11 s
4 = zentrale Pulswellenlaufzeit (Verspätung des Karotisphygmogramms gegenüber den Vorgängen im Herzen): 0,02–0,03 s
5 = Pulskurvenanstiegszeit (Beginn des Steilanstiegs bis zum Gipfel)
Pulskurvenanstiegszeit nach Duchosac ($<0{,}045$ s$=(t_{Pmax}-t_{Pmin})\ \frac{1}{2}$)
6 = Austreibungszeit (Pulskurvenanstieg bis zur Inzisur), frequenzabhängig bei 60 Schlägen/min 0,28–0,34 s
7 = Systolendauer

Dabei ist die Pulswelle schneller als das strömende Blut. Ist nicht nach jeder Herzaktion eine Pulswelle zu tasten, z. B. nach Extrasystolen bzw. bei zu kleiner Auswurfmenge, so spricht man von „frustraner Herzaktion" oder peripherem Pulsdefizit (Herzaktion minus Pulsfrequenz pro Minute). Physiologisch findet sich eine respiratorische Arrhythmie, d. h. höhere Frequenz, während der Inspiration im Vergleich zur Exspiration (verstärkt bei Sportlern).

#### Pulsqualitäten

Die Palpation der peripheren Arterien soll im Seitenvergleich durchgeführt werden.

Eine Zunahme des Gefäßwiderstandes oder der arteriellen Steifigkeit, wie z. B. bei der arteriellen Hypertonie oder mit zunehmendem Alter oder ein erhöhtes Herzzeitvolumen (Aorteninsuffizienz), führt zu einer größeren Pulsamplitude und einem steileren Anstieg der Pulswelle (*Pulsus altus*). Zudem findet sich bei Aorteninsuffizienz ein schneller Puls, also *Pulsus celer et altus*.

Verminderte Pulsationen (*Pulsus parvus*) im Bereich der Carotiden finden sich v. a. bei Patienten mit arteriosklerotischen Veränderungen der Halsschlagadern sowie bei Erkrankungen des Aortenbogens, z. B. Aortendissekation, Aortenaneurysma und Takayasu-Erkrankung. Bei Patienten mit fixierter Obstruktion des linksventrikulären Ausflußtraktes, wie z. B. bei Aortenstenosen, findet sich ein verlangsamter Anstieg des Karotispulses; ein sog. *Pulsus tardus* mit verminderter Maximalamplitude und zeitlicher Verzögerung der Systole. Der *Pulsus parvus et tardus* findet sich bei Patienten mit vermindertem Schlagvolumen und verzögertem systolischem Druckaufbau, wie z. B. bei schwerer Aortenstenose. Bei Aorteninsuffizienz findet sich hingegen ein sehr steiler schneller Druckaufbau, gefolgt von einem abrupten Druckabfall bei hoher Frequenz (s. oben).

Der *Pulsus alternans*, ein Wechsel zwischen kräftig gefülltem und schwach gefülltem Puls, ist ein charakeristisches Zeichen bei Patienten mit schwer eingeschränkter linksventrikulärer Pumpfunktion. Beim Pulsus alternans ist die Herzfrequenz regelmäßig.

Dies unterscheidet ihn vom *Pulsus bigeminus*; dieser findet sich v. a. bei Patienten mit vorzeitiger ventrikulärer Herzmuskelkontraktion z. B. ventrikulärer Herzrhythmusstörung.

Der *Pulsus paradoxus* bezeichnet eine verstärkte Reduktion des arteriellen Pulses während der tiefen Inspiration (mehr als 20 mmHg). Der Pulsus paradoxus ist dabei eine Verstärkung eines normalen Phänomens; der systolische arterielle Druck fällt nach Inspiration aufgrund des verminderten Schlagvolumens und des intrathorakalen negativen Druckes an der Aorta. Häufig findet sich der *Pulsus paradoxus* bei Patienten mit kardialer Tamponade sowie bei Patienten mit chronisch obstruktiver Perikarditis; er findet sich aber auch bei Patienten mit Lungenemphysem, Bronchialasthma, hypervolämischer Schock. Ein inspiratorischer Anstieg des arteriellen Blutdruckes kann bei Patienten mit hypertropher obstruktiver Kardiomyopathie gefunden werden.

Die Unterdrückbarkeit der Radialispulse gilt als erster Hinweis auf die Höhe des arteriellen Blutdrucks (z. B. bei arteriellem Hochdruck, bei Schockzuständen).

Man drückt mit dem Zeige- und Ringfinger gegen die Arterie und palpiert mit dem Mittelfinger. Je nach Stärke des notwendigen Druckes, um eine Kompression zu erreichen, unterscheidet man einen harten Puls (Pulsus durus z. B. bei Hypertonie) von einem weichen Puls (Pulsus mollis z. B. bei Fieber, postinfektiöser Herzinsuffizienz).

### ■ Abnorme Pulsationen

Abnorme Pulsationen finden sich zudem bei einer Vielzahl von Erkrankungen:

- pulsierende Parenchymstrumen (z. B. bei Hyperthyreose), Pulsationen in der Supraklavikulargrube (z. B. bei a.v.-Fistel und Aneurysma der A. subclavia), der sichtbare Herzspitzenstoß (bei Linksherzhypertrophie), systolische Hebungen der vorderen Brustwand, oft mit einem Herzbuckel (frz. „voussure") vergesellschaftet (bei angeborenen Herzfehlern mit Rechtsherzhypertrophie), diskrete pulssynchrone Dehnungen sichtbarer Körperarterien (z.B. infolge arteriosklerotischer Wandveränderungen der A. temporalis, A. radialis, A. tibialis posterior oder Venen (z.B. der V. jugularis bei Trikuspidalinsuffizienz);
- fehlende Radialispulse (bestimmte Formen des Aortenbogensyndroms mit Abgangsstenosen oder Verschluß der Arteria subclavia und ihrer distalen Aufzweigungen);
- verminderte oder fehlende Pulsation der Arteria femoralis (Stenosen im Bereich der Aorta, der A. poplitea im Bereich der Oberschenkelarterien, der Fußpulse (A. tibialis posterior und A. dorsalis pedis) im Unterschenkel-Fuß-Bereich. Danach Klassifikation der obliterierenden Arteriopathien in Beckentyp, Oberschenkeltyp und distalen Typ);
- arterieller Hochdruck im Bereich der oberen Körperhälfte und verminderte Arterienpulse der unteren Extremitäten: Verdacht auf Aortenisthmusstenose oder Stenosen im Bereich der Bauchaorta;
- palpabler, nicht immer pulsierender Tumor im Abdomen: Verdacht auf Aneurysma der Bauchaorta;
- abnorm lokalisierte Pulsationen im Bereich arteriovenöser Fisteln und Aneurysmen (z. B. Ciminto-Shunt bei Patienten im Dauerdialyseprogramm), in Form des positiven (venösen) Leberpulses bei Trikuspidalinsuffizienz und als arterielle Pulsationen interkostal bei Aortenisthmusstenose;
- palpable und schmerzhafte Verdickung einer Temporalarterie bei Arteriitis cranialis.

### ■ Füllungszustand und Pulsation der V. jugularis

Bedeutende Information über die rechtsventrikuläre Herzfunktion kann durch Inspektion des Jugularvenenpulses,

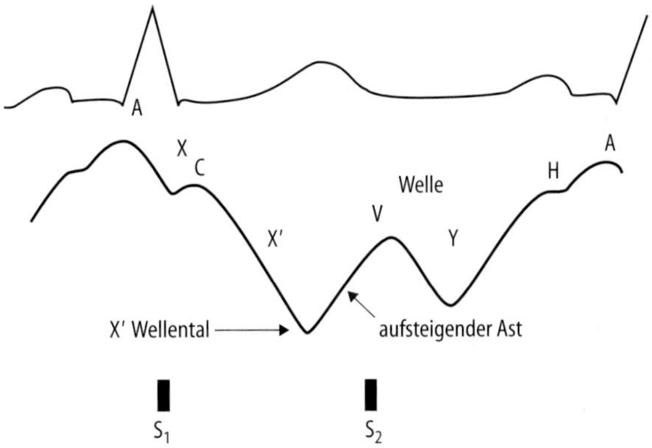


**Abb. 1-2.** Normaler venöser Jugularpuls. Die V-Welle bildet sich während der Systole aus und ihre Höhe reflektiert den Füllungszustand und die Elastizität des rechten Vorhofs. Zwischen dem Y-absteigenden Ast und dem Beginn der A-Welle befindet sich eine Periode mit relativ langsamer Füllung, hier liegt die Diastole. Die H-Welle reflektiert ebenso die Steifigkeit des rechten Vorhofs. $S_1$ und $S_2$ bezeichen den 1. und 2. Herzton. Bei schwerer Trikuspidalklappeninsuffizienz findet sich praktisch keine X'. Der Jugularvenenpuls scheint „ventrikularisiert". Bei Vorhofflimmern findet sich keine H-Welle. (a-Welle rechts-arteriale Systole, v-Welle: ventrikulare Systole, c-Welle: Übertragung des arteriellen Pulses bzw. der links-ventrikularen, isovolumetrischen Phase der Systole mit Höhertreten des geschlossenen TK, Y-Tal: RV-Füllung, TK offen, X-Tal: RA-Erschlaffung, H-Welle: langsame RA/RV-Füller

bei in 45° geneigter Position des Patienten, erhalten werden (Abb. 1-2); besonders bei Inspektion der rechtsseitigen Jugularvene. Wenn man die Vena jugularis nach oben ausstreicht, steigt die Blutsäule vom Herz her nur bei Herzinsuffizienz nach, so daß sich die Vene erneut füllt. Ein erhöhter Jugularvenendruck bei erhöhten rechtsarteriellen Drücken, z. B. bei Herzinsuffizenz mit der Compliance des rechten Ventrikels, Perikarderkrankungen, Hypervolämie, Obstruktion der V. cava superior.

Bei einer Steigerung des zentralen Venendruckes bleibt die Füllung der V. jugularis auch im Sitzen erhalten, dabei ist das Gärtner-Zeichen (Entleerung der Handrückenvenen bei Anheben des Unterarmes über Vorhofhöhe) positiv. Ein hepatojugularer Reflux weist auf eine verminderte Dehnbarkeit des Niederdrucksystems hin (z. B. im Gefolge einer Rechtsherzinsuffizienz oder bei venöser Einflußstauung extrakardialer Ursache). Mögliche Ursachen einer venösen Einflußstauung: Rechtsherzinsuffizienz, tumoröse oder entzündliche Medialstinalprozesse, Trikuspidalstenose, Constrictio pericardii (Panzerherz), Pericarditis exsudativa, substernale Struma (Tauchkropf), Thrombose der V. cava superior.

Vergrößerte Amplitude der a-Welle (präsystolische Welle) der V. jugularis: Formen der pulmonalen Hypertonie, Pulmonalstenose, Links-rechts-Shunt auf Venen-, Vorhof- oder Ventrikelebene (Lungenvenentransposition, Vorhofseptumdefekte, Ventrikelseptumdefekte) mit sekundärer Rechtsherzhypertrophie, Trikuspidalstenose, Trikuspidalatresie, kammersystolische Venenpulsation: verläßliches Symptom einer Trikuspidalinsuffizienz (angeboren oder erworben), ggf. mit einem positiven Leberpuls vergesellschaftet.

Kurzzeitiger systolischer Venenkollaps trotz erhöhten venösen Füllungszustandes bei Constrictio pericardii.

*Kußmaul-Zeichen.* Fehlender Abfall oder Anstieg des Jugularvenendruckes bei Inspiration; häufig bei Pericarditis constrictiva oder restriktiver Kardiomyopathie, selten bei Rechtsherzinfarkt, hochgradiger TI, meist nicht bei Perikardtamponade.

#### Thorax und Abdomen

Die Untersuchung des Thorax beginnt mit der Beobachtung der Atemfrequenz und Atemtiefe. Zudem gibt die Thoraxform wichtige Informationen, wie z. B. Faßthorax bei Verdacht auf Emphysem oder Kyphoskoliose bei Patienten mit Cor pulmonale oder Brustveränderungen bei Marfan-Syndrom.

**■ Dyspnoe (abnorm vermehrte Atemarbeit)**
Siehe auch Beschwerdebild.

*Belastungsdyspnoe.* Sie ist ein Frühsymptom bei Belastungsinsuffizienz des Herzens und bei Mitralstenose.
*Ruhedyspnoe.* Diese tritt auf beim Schweregrad IV der chronischen Herzinsuffizienz. Abgrenzung: primär pulmonale Ursachen, Lungenembolie.
*Orthopnoe.* Eine Orthopnoe findet sich anfallsweise in Form des Asthma cardiale und generell bei allen Zuständen mit chronischer Lungenstauung (z. B. Mitralstenose, Linksherzinsuffizienz, Hypervolämie), oft mit begleitender Bronchialobstruktion (verlängertes Exspirium). Abgrenzung: Bronchialasthma.

*Cheyne-Stokes- und Biot-Atmung.* Diese Formen zeigen sich im Gefolge zerebraler Durchblutungsstörungen, bei Linksherzinsuffizienz, pharmakologisch induzierter Atemdepression, Wernicke-Enzephalopathie.

*Kußmaul-Atmung.* Die Kußmaul-Atmung ist zu beobachten im Coma diabeticum und bei metabolischen Azidosen anderer Ursache (z. B. bei fortgeschrittener Niereninsuffizienz).

## 1.4 Untersuchung des Herzens

### 1.4.1 Inspektion

Siehe Inspektion Thorax und Abdomen.

Stichpunktartig: Atemfrequenz; Atemtiefe; Hautveränderungen, z. B. Spider naevi (z. B. bei Leberzirrhose); Erweiterung der peripheren Venen; Umgehungskreisläufe, z. B. bei Obstruktion der V. cava; Thoraxmuskulatur, ggf. Auffälligkeit der oberen im Vergleich zur unteren Extremität in bezug auf Entwicklung der Muskulatur; Kyphoskoliose (Cor pulmonale); Pectus carinatum (Marfan-Syndrom);

Pectus excavatum (z. B. bei Marfan-Syndrom oder Homocysteinurie, Ehlers-Danlos-Syndrom, Hunter-Hurler-Syndrom, selten bei Patienten mit Mitralklappenprolaps).

### 1.4.2 Palpation

#### Kardiale Pulsationen/ Herzspitzenstoß

Der Herzspitzenstoß liegt beim Gesunden – falls tastbar – medial der Medioklavikularlinie (MCL). Bei einer Herzvergrößerung wird er lateralwärts und nach caudal in den 5. ICR verlagert. Prominente Pulsationen deuten auf eine Herzvergrößerung des linken wie auch des rechten Ventrikels hin. Ein großes Schlagvolumen, z. B. bei Aorteninsuffizienz, erkennt man an einem sichtbaren Herzspitzenstoß außerhalb der Medioklavikularlinie im 5. oder 6. Interkostalraum. Auch die Halsschlagadern pulsieren verstärkt, das Gesicht ist gerötet.

Außerhalb der Medioklavikularlinie (MCL): Zeichen einer Linksherzhypertrophie (z. B. Aorteninsuffizienz, Mitralinsuffizienz). Innerhalb der MCL und in Form der epigastrischen Pulsation: bei Rechtsherzhypertrophie (z. B. Formen der pulmonalen Hypertonie, Pulmonalstenose; s. auch Schweizer 1972). Ganz selten sind systolische Einwärtsbewegungen im Apexbereich bei konstriktiver Perikarditis zu sehen.

Hebende Herzaktion über dem Sternum: meist bei Rechtsherzhypertrophie (z. B. Pulmonalstenose), selten auch bei Herzwandaneurysma im Bereich der Vorderwand der linken Kammer (z. B. nach Myokardinfarkt).

Kardiale Pulsationen können mit Hilfe des Apexkardiogrammes dokumentiert werden; dieses fand (vor der Einführung der Echokardiographie) Anwendung zur Untersuchung z. B. bei Mitralvitium.

#### Palpables Schwirren

Ein palpables Schwirren entspricht einem „tastbaren lauten Herzgeräusch" und ist meist organisch bedingt. Es kann zu finden sein:

- im Bereich des Aortenauskultationspunktes sowie über beiden Karotiden und Jugulum: bei valvulärer Aortenstenose. Abgrenzung: Karotisstenose, Aneurysma im Bereich von Aorta ascendens und Arcus aortae, Knotenstruma, Hyperthyreose;
- im 3.–4. ICR parasternal links: Ventrikelseptumdefekt, selten bei koronarer a.v.-Fistel und nach Perforation eines Sinus-Valsalvae-Aneurysmas;
- an der Herzspitzenregion: spätdiastolisch bei Mitralstenose;
- infraklavikulär links: Ductus arteriosus Botalli persistens;
- im 2. ICR parasternal links: Pulmonalstenose, ggf. Durchflußgeräusch bei großem Vorhofseptumdefekt;

- Mitte Sternum: Subaortenstenose und valvuläre Aortenstenose höheren Schweregrades; Gefäßschwirren bei arteriellen Gefäßstenosen.

Abgrenzung eines palpablen Schwirrens gegen das Hautemphysem (häufig Folge von Rippenfrakturen, z. B. nach transthorakaler Herzmassage).

### 1.4.3 Perkussion

Die Unterscheidung von absoluter (von innen – sternal – nach außen) und relativer (von außen nach innen) Herzdämpfung ist praktisch ohne diagnostischen Wert. Eine Ermittlung der Herzkonfiguration auf perkutorischem Wege ist unsicher und hat durch die Echokardiographie an Bedeutung verloren. Sie erscheint zu klein bei Lungenemphysem, zu groß hingegen bei flachem Thorax. Im Rahmen der kardialen Diagnostik ist die Perkussion der Lungen zur Erkennung eines Stauungsergusses im Pleuraraum oder Ascites diagnostisch wertvoll.

### 1.4.4 Auskultation

Trotz aller technischer Entwicklungen (TTE, TEE, NMR etc.) hat die Auskultation des Herzens und der angrenzenden Gefäße ihre Bedeutung behalten – sie kann durch die Phonokardiographie objektiviert werden. Dabei bietet die Auskultation den Vorteil, alle Frequenzen simultan wahrzunehmen; zudem kann sich das Ohr auf das „wesentliche", d. h. die Klangmelodie, konzentrieren, es erlaubt aber nur eingeschränkt eine zeitliche Zuordnung. Bei der Phonokardiographie werden mit Filter selektiv hohe bzw. niedrige Frequenzen (35–400 Hz) dargestellt, die zeitliche Zuordnung gelingt mit Hilfe der simultanen EKG-Aufzeichnung.

Die Auskultation des Herzens kann im Bereich der Apex begonnen werden, wo der 1. Herzton besonders laut ist; dann folgen die Regionen entlang der linksseitigen Thoraxwand in Richtung der rechtssternalen Auskultationspunkte (Abb. 1-3, 1-4); den Abschluß bildet die Auskultation der Karotiden. Diese Technik erleichtert auch die Diskrimination zwischen der Systole und Diastole, da besonders im Bereich der Apex der 1. Herzton laut ist. Die Auskultation sollte bei normalem Atemmanöver, während der Exspiration sowie nach forcierter Exspiration durchgeführt werden. Wichtig dabei ist es, die Aufmerksamkeit immer an einer Auskultationssequenz zu orientieren, z. B. Systole, Diastole, 1. und 2. Herzton (Abb. 1-3, 1-4). Außer bei Pulmonalis-Vitien hört man alle Herzfehler am besten bei maximaler Exspiration.

#### Beurteilungskriterien

Auskultationspunkt (Punctum maximum, P. m.), Extratöne (systolisch, diastolisch), Herzgeräusche (systolisch, diastolisch, kontinuierlich) und ihre Fortleitung in die

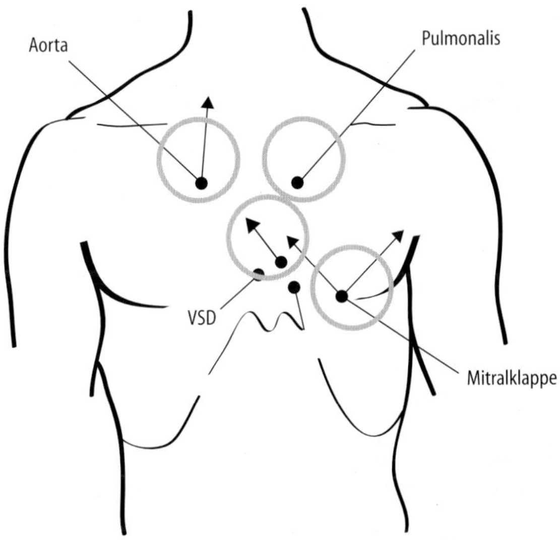


**Abb. 1-3.** Darstellung der Auskultationsregionen, über denen mit maximaler Intensität Herzgeräusche wahrgenommen werden können. Die Auskultation bezieht sich hierbei nicht auf fixe Auskultationspunkte, sondern nur um Regionen, in deren Bereich die maximale Intensität vermutet werden kann. Dargestellt sind die Punkte für Aorta, Pulmonalklappe, Mitralklappe und Ventrikelseptumdefekt

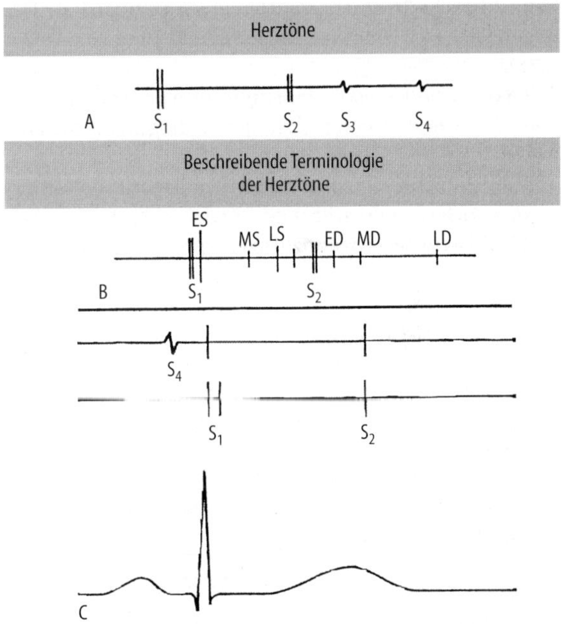


**Abb. 1-4.** Wir unterscheiden den 1., den 2., den 3. und 4. Herzton. Physiologischerweise findet sich bei der Auskultation nur ein 1. und ein 2. Herzton. Zusätzliche Herztöne werden nach ihrer zeitlichen Zuordnung zur Systole und Diastole als frühsystolisch (ES), mittsystolisch (MS), spätsystolisch (LS), frühdiastolisch (ED), mittdiastolisch (MD), spätdiastolisch (LD) oder präsystolisch bezeichnet. Der 1. Herzton besteht aus 2 Komponenten; beide Anteile haben die gleiche Klangintensität. Der Anteil koinzidiert mit dem Schluß der Mitralklappe, der 2. Anteil entsteht wahrscheinlich durch Schluß der Trikuspidalklappe. Bei Rechtsschenkelblock kann der 1. Herzton leicht gespalten erscheinen. Der 2. Herzton ist deutlich hörbar, atemabhängig und gespalten. Er bezieht sich auf den Schluß der Aorten- und Pulmonalklappen

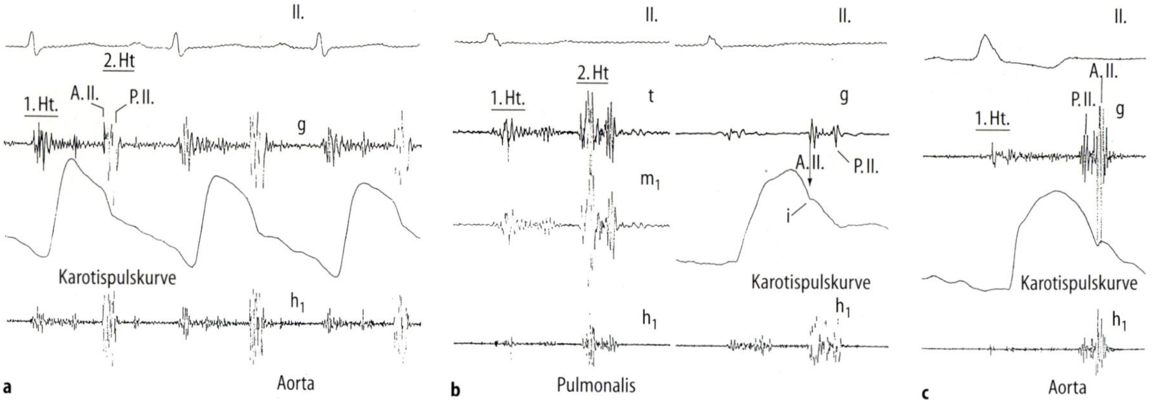


**Abb. 1-5 a–c.** Spaltung des 2. Herztons. **a** Physiologische Spaltung des 2. Herztons bei einem jugendlichen Patienten ohne Herzfehler. 0,03 s nach QRS-Beginn mittel- bis niederamplitudiger, mittelfrequenter 1. Herzton. Hochamplitudiger 2. Herzton mit Spaltung in 2 μm 0,03 s voneinander getrennte gleichhochamplitudige Anteile, von denen der 2. nach der katakroten Inzisur der Karotispulskurve einfällt und damit dem Pulmonalsegment zuzuordnen ist. Der erste Anteil, der 0,02 s vor der katakroten Inzisur einfällt, ist damit dem aortalen Segment zuzuordnen. **b** Breite Spaltung des 2. Herztons bei pulmonaler Hypertonie. 1. Herzton mittel- bis niederamplitudig, 2. Herzton gespalten in 2 μm 0,08 s voneinander entfernte Segmente, die beide mittelamplitudig sind und von denen das 2. höheramplitudig ist als das 1. Anhand der katakroten Inzisur in der Karotispulskurve (i) läßt sich der 1. Anteil des 2. Herztons, der in etwa gleichzeitig mit der Inzisur einfällt, als der aortale identifizieren und der 2., der wesentlich später einfällt, als der pulmonale. Niederamplitudiges, vorwiegend mittel- bis niederfrequentes Geräusch in der 1. Hälfte der Systole. (t = 35 Hz, tieffrequent; $m_{1/2}$ = 70 Hz/140 Hz, mittelfrequent; g = 140 Hz, breites Band: gehörähnlich; $h_{1/2}$ = 250 Hz/400Hz, hochfrequent). **c** Paradoxe Spaltung des 2. Herztons. 1. Herzton niederamplitudig, 2. Herzton gespalten in 2 μm 0,05 s voneinander getrennte Segmente, von denen das 2. mit der Inzisur (i) in der Karotispulskurve zusammenfällt und deshalb als das aortale zu indentifizieren ist. Beim Patienten liegt ein Linksschenkelblock vor

benachbarten Stromabschnitte; ferner perikardiale Reibegeräusche (Grundlagen s. Holldack 1974; Schweizer 1972).

*Auskultationspunkt (Punctum maximum).* Je nach Lage des P. m. ergeben sich folgende diagnostische Hinweise:

- Herzspitzenregion und vordere Axillarlinie (verstärkt in Linkslage und während körperlicher Belastung): Mitralstenose, Mitralinsuffizienz;
- Mitte Sternum und 4. ICR parasternal links: Aorteninsuffizienz;
- 2. ICR parasternal rechts mit Fortleitung in die Karotiden: valvuläre Aortenstenose;
- Mitte Sternum mit Fortleitung zum 2. ICR parasternal rechts: fixierte oder hypertrophische Subaortenstenose;
- 2. und 3. ICR parasternal links: die häufigsten angeborenen Herzfehler (Vorhofseptumdefekt, Ventrikelseptumdefekt, Pulmonalstenose);
- infraklavikulär links: Ductus arteriosus Botalli persistens;
- interskapulär, paravertebral links: Aortenisthmusstenose;
- Jugulum: Aneurysma der thorakalen Aorta;
- paraumbilikal: Nierenarterienstenose;
- unteres Abdomen, Mitte: Stenosen und Aneurysmen der Bauchaorta;
- ferner: arterielle Gefäßgeräusche über stenosierten Gefäßabschnitten, vornehmlich der Extremitäten (A. brachialis, A. femoralis, A. poplitea) und des Halses (A. carotis communis bzw. externa oder interna, Truncus brachiocephalicus).

### Herztöne

Der 1. Herzton kann vor der tastbaren Pulsation im Bereich der A. carotis wahrgenommen werden und unterscheidet sich vom 2. Herzton, der unmittelbar nach dem Peak der Karotispulsdruckkurve erscheint. Der 1. Herzton setzt sich aus dem Schluß der Mitral- und Trikuspidalklappe zusammen.

Der 2. Herzton ist am lautesten im Bereich der 2. und 3. Interkostalregion rechts und entlang der Sternalgrenze. Der 2. Herzton ist physiologischerweise gespalten. Der erste Abschnitt resultiert aus dem Schluß der Aortenklappe, der zweite Abschnitt aus dem Schluß der Pulmonalklappen. Der Pulmonalanteil liegt normalerweise hinter dem aortalen Anteil. Das Aortensegment des 2. Herztones liegt 0,04 s vor der Inzisur der Karotispulskurve (Abb. 1-5)

#### 1. Herzton

Der 1. Herzton ist verstärkt bei Mitralstenose, Hyperthyreose, sympathikotoner Reaktionslage, Bradykardie; abgeschwächt bis fehlend bei Mitralinsuffizienz, Herzinsuffizienz, Hypertonie, Aortenvitien, bei PQ-Verlängerung, im Schock; gespalten bei Schenkelblock (meist Rechtsschenkelblock), künstlichem Schrittmacher, Links-rechts-Shunt (seitendifferente Schlagvolumina!), Klappeninsuffizienz.

#### 2. Herzton

Zu unterscheiden sind:

- Aortenklappenschlußton:
  - verstärkt bei arterieller Hypertonie, postextrasystolischen Herzschlägen, sympathikotoner Reak-

tionslage, sklerosierenden Prozessen im Bereich der Aorta ascendens oder der Aortenklappen; abgeschwächt bei arterieller Hypotonie, bei valvulärer Aortenstenose, höhergradiger Aorteninsuffizienz, Linksherzinsuffizienz.

- Pulmonalklappenschlußton:
  - verstärkt bei allen Formen pulmonaler Hypertonie (prä- und postkapillar), bei erhöhtem pulmonalem Durchflußvolumen (z. B. Vorhofseptumdefekt); abgeschwächt bei Pulmonalstenose.
- *Spaltung der 2. Herztöne* (von der Respiration abhängig und physiologisch):
  - abnorm weite Spaltung bei Rechtsschenkelblock, linksventrikulären Extrasystolen, Vorhofseptumdefekt;
  - atemfixierte Spaltung bei Vorhofseptumdefekten;
  - paradoxe Spaltung (Pulmonalanteil geht dem Aortenanteil zeitlich voran) beim Linksschenkelblock, transvenösem Herzschrittmacher, bei hochgradiger valvulärer Aortenstenose und Aortenisthmusstenose sowie bei erheblicher Volumenbelastung des linken Ventrikels (großes Pendelvolumen bei Aorteninsuffizienz).

### Extratöne

Folgende Extratöne sind möglich:

- *Frühsystolischer Klick* („ejection click"); pathologische Verstärkung des Nachsegmentes des 1. Herztones:
  - bei Aortenstenose, Aortenklappensklerose, Aortenaneurysma, Hypertonie, Aorteninsuffizienz, Pulmonalstenose, pulmonaler Hypertonie, angeborenen Vitien mit Links-rechts-Shunt, Eisenmenger-Reaktion, M. Ebstein, Hyperthyreose.
- *Meso- und spätsystolischer Klick:*
  - Er kann Folge einer abgelaufenen Perikarditis sein (sog. perikarditischer Extraton), in anderen Fällen folgt diesem Extraton ein Geräusch und ist hier Hinweis auf eine Mißbildung des Mitralsegels mit kammersystolischem Prolaps eines aneurysmatisch erweiterten Mitralsegels mit begleitender (meist hämodynamisch geringgradiger) Mitralinsuffizienz.
- *3. Herzton:*
  - Dieser ist von dumpfem Klangcharakter und tritt protodiastolisch auf (Vancheri u. Gibson 1989): Bei Jugendlichen ist er physiologisch, bei Zuständen mit rasch erfolgender Kammerfüllung (z. B. Mitralinsuffizienz) oder bei verminderter Dehnbarkeit eines Ventrikels (z. B. bei Herzinsuffizienz) pathologisch.
- *Vorhoftöne:*
  - Sie sind gewöhnlich leise und niederfrequent und Folgesymptom eines erhöhten enddiastolischen Drucks in der nachgeschalteten Kammer (z. B. Aortenstenose, Kardiomyopathien).
- *Mitralöffnungston* (nieder- bis mittelfrequent, am häufigsten bei Mitralstenose):

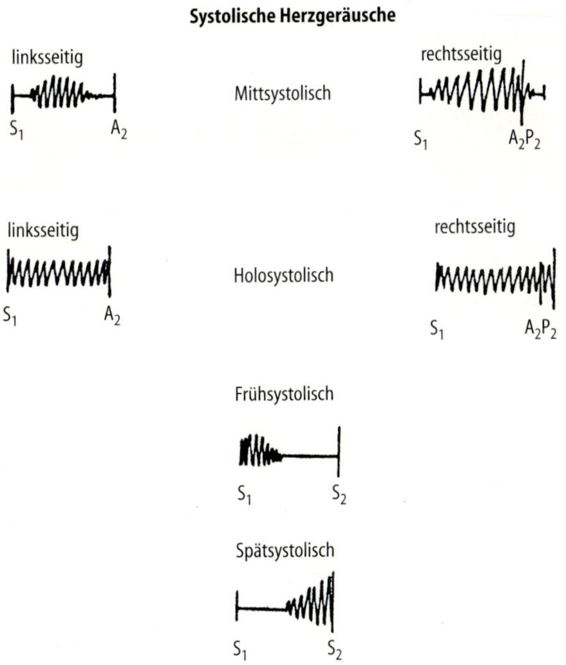


**Abb. 1-6.** Systolische Herzgeräusche werden unterteilt nach ihrem zeitlichen Auftreten als mittsystolisch, holosystolisch und spätsystolisch. Aus der Zuordnung der Länge des Geräusches zum aortalen Anteil des 2. Herztones läßt sich eine linksseitige bzw. rechtsseitige Geräuschkomponente unterscheiden

  - Er fällt 0,07–0,12 s nach Beginn des 2. Herztones ein. Abgrenzung vom protodiastolischen Extraton bei Perikardverkalkungen bzw. Perikarderguß (selten!).

### Herzgeräusche

Nach der zeitlichen Zuordnung zum 1. und 2. Herzton unterscheiden wir systolische und diastolische Geräusche (Abb. 1-4). Als Charakteristika sind: Lautstärke, Punctum maximum, Fortleitung, Frequenz, zeitliche Zuordnung zu den Herztönen, die Geräuschart (crescendo, decrescendo, spindelförmig, bandförmig) sowie das Verhalten in der dynamischen Auskultation (Inspiration, Exspiration, Hocke → Stand, Valsalva, ggf. Amylnitrit) anzugeben. Akzidentelle Geräusche, d. h. Geräusche ohne (kardial-organischen) Krankheitswert (z. B. bei Anämie, Tachykardie, Hyperthyreose etc.) sind meist systolisch, niederfrequent und leise (1/6–2/6). Diastolische Herzgeräusche sind fast immer pathologisch, d. h. sie haben organische Ursachen.

Erst die Verknüpfung vom Auskultationsmaximum, Fortleitung und zeitlichem Auftreten eines Geräusches während des Herzzyklus ermöglicht eine anatomische und physiologische bzw. pathophysiologische Zuordnung (s. auch Burch 1971; Holldack 1974; Michel 1964).

### Lautstärke

Gebräuchlich ist die Einteilung der Lautstärke in 6 Stufen:

**Tabelle 1-2.** Sensitivität, Spezifität eines positiven/negativen prädiktiven Wertes bei der dynamischen Herzauskultation (hämodynamische Auswirkungen: Stehen; LV-Volumen ↓, Herzfrequenz ↑. Hocke; LV-Volumen ↑, arterieller Blutdruck ↑. Valsalva; LV-Volumen ↓↓, Herzfrequenz ↑. Handgrip; Herzfrequenz ↓; arterieller Blutdruck ↑. Amylnitrit; LV-Volumen ↓, Herzfrequenz ↑, arterieller Blutdruck ↓. (Nach Lembo et al. 1988)

| | | Intensität | Sensitivität [%] | Spezifität [%] | Vorhersagewert positiv | negativ |
|---|---|---|---|---|---|---|
| Rechtsseitiges Vitium cordis | Inspiration | ↑ | 100% | 88% | 67 | 100 |
| | Exspiration | ↓ | 100% | 88% | 67 | 100 |
| Hypertrophe Kardiomyopathie | Valsalva | ↑ | 65% | 96% | 81 | 92 |
| | Hocke → Stand | ↑ | 95% | 84% | 59 | 98 |
| | Stand → Hocke | ↓ | 95% | 85% | 61 | 99 |
| | Handgrip | ↓ | 85% | 75% | 46 | 95 |
| Mitralinsuffizienz | Handgrip- | ↑ | 68% | 92% | 84 | 81 |
| | Amplitude | ↓ | 80% | 90% | 84 | 87 |

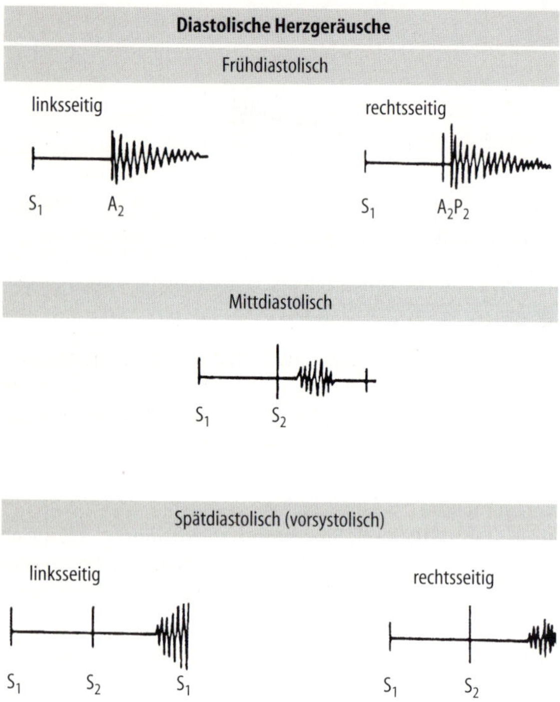


**Abb. 1-.7** Die frühdiastolischen Herzgeräusche können nach ihrer zeitlichen Zuordnung zum aortalen bzw, pulmonalen Anteil des 2. Herztons als links- bzw. rechtsseitig unterteilt werden. Die Einteilung in früh-, mitt-, oder spätdiastolisch richtet sich nach der Zuordnung zum 1. und 2. Herzton

- 1/6: sehr leise, vom Geübten gerade noch wahrnehmbar,
- 2/6: leise, jedoch sofort erkennbar,
- 3/6: mittellaut, durch die aufgelegte Hand auskultierbar,
- 4/6: laut, noch proximal des aufgelegten Handrückens auskultierbar,
- 5/6: sehr laut,
- 6/6: Distanzgeräusch, ohne Stethoskop hörbar,
- (5/6 und 6/6: Geräusche sind meist auch als Schwirren tastbar).

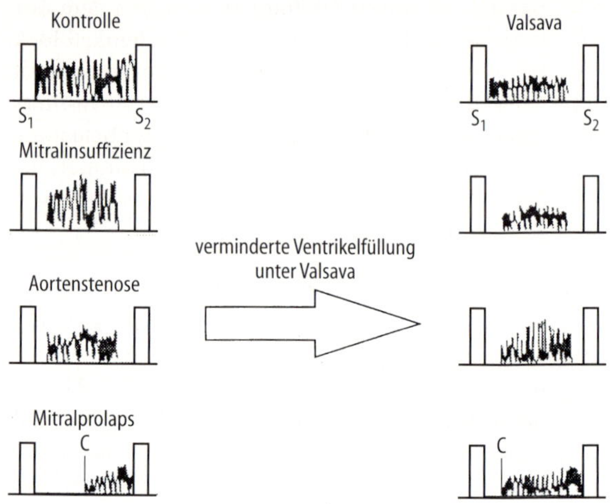


**Abb. 1-8.** Dynamische Herzauskultation

## Systolische Geräusche

Man unterscheidet proto-, meso-, spät- und holosystolische Geräusche (Abb. 1-6). Beispiele für ein holosystolisches Geräusch sind die Mitralinsuffizienz mittleren und höheren Schweregrades, die Trikuspidalinsuffizienz und lauter und ohrnähe der Ventrikelseptumdefekt. Spätsystolische Geräusche werden u. a. bei leichtgradigen Formen einer Mitralinsuffizienz gehört.

Klappenstenosen der aortalen oder pulmonalen Ausflußbahn (z. B. valvuläre Aorten- oder Pulmonalstenose) oder ein vermehrter Blutdurchfluß durch diese Klappen (z. B. bei Aorteninsuffizienz, beim Vorhofseptumdefekt) führen zu Geräuschen von Crescendo-descrescendo-Charakter (Spindelform im Schallbild!), die in Abhängigkeit vom Schweregrad der Stenose mit einem Intervall vom 1. Herzton beginnen (sog. Intervallgeräusche), ihr Geräuschmaximum in der Mitte der Systole oder sogar erst spätsystolisch erreichen und vor bzw. mit Beginn des 2. Herztones enden; Fortleitung dieser systolischen Stenosegeräusche in die angrenzenden Gefäßstämme (z. B. bei der valvulären Aortenstenose in die Karotiden).

Verstärkung des systolischen Geräusches bei Trikuspidalinsuffizienz während Inspiration; Verstärkung des systolischen Geräusches bei hypertrophischer obstruktiver Kardiomyopathie während Valsalva-Manöver.

## ■ Diastolische Geräusche

*Hochfrequentes, protodiastolisches Geräusch.* Bei der Aorten- und Pulmonalinsuffizienz (Abb. 1-7).

*Niederfrequentes Geräusch nach Mitralöffnungston.* Bei Mitralstenose, Abgrenzung zum *Austin-Flint-Geräusch* ist zu beachten.

*Präsystolisches Crescendogeräusch.* Bei Mitralstenose mit noch erhaltenem Sinusrhythmus.

*Diastolische Durchflußgeräusche.* Bei Mitral- und Trikuspidalinsuffizienz und bei Links-rechts-Shunts (z. B. Vorhofseptumdefekt, Lungenvenentransposition; Reddy et al. 1985).

*Kontinuierliches (systolisch-diastolisches) Geräusch (Maschinengeräusch).* Es tritt am häufigsten beim Ductus arteriosus Botalli persistens, bei koronaren a.v.-Fisteln, nach Perforation eines Sinus-Valsalvae-Aneurysmas und bei pulmonalen a.v.-Fisteln auf.

*Herzsynchrone Reibegeräusche.* Sie haben meist perikardialen Ursprung (Pericarditis fibrinosa bzw. Pericarditis sicca z. B. im Verlauf einer Coxsackie-Virusinfektion, im Rahmen eines Dressler-Syndroms, im Verlauf einer urämischen Intoxikation, beim invasiven Bronchialkarzinom etc.). Die Geräusche sind meist hochfrequent, wie „Lederknarren" und bei vornübergebeugtem Thorax sowie exspiratorisch am lautesten.

*Graham-Steel-Geräusch.* Frühdiastolisches Geräusch bei Pulmonalinsuffizienz.

*Dock-Geräusch.* Seltenes diastolisches Geräusch bei Stenosen des LAD, am lautesten ICR 2/3.

*Austin-Flint-Geräusch.* Mittdiastolisches oder präsystolisches Geräusch bei Aorteninsuffizienz und normaler Mitralöffnung ohne Mitralöffnungston! Punctum maximum: Apex. Im Gegensatz zur organischen Mitralstenose nimmt das Austin-Flint-Geräusch nach Amylnitrit-Inhalation ab (LV-Volumen $\downarrow$, Herzfrequenz $\uparrow$, RR $\downarrow$).

### Dynamische Herzauskultation

Die dynamische Herzauskultation bezeichnet eine Technik, bei der die Änderung der Blutfüllung bzw. der intrathorakalen Drucksituation durch physiologische oder pharmakologische Manöver den Klangcharakter, sowohl der Herztöne wie auch der Herzgeräusche, verändert (Abb. 1-8, Tabelle 1-2). Diese verändern sich z. B. bei tiefer In- oder Exspiration, unter Valsalva-Bedingungen, nach ventrikulären Extrasystolen, unter isometrischen Bedingungen sowie als Folge vasoaktiver Medikation, z. B. unter Amylnitrit oder Phenylephrin.

## Literatur


Bohnert B (1977) Die anamnestische Analyse des Symptoms Schwindel. Dtsch Med Wochenschr 102: 869

Burch GE (1971) A primer of cardiology, 4th edn. Lea & Febiger, Philadelphia

Chatterjee K (1997) Bedside evaluation of the heart: The physical examination. Cardiology. Lippcott, Philadelphia

Holldack K (1974) Lehrbuch der Auskultation und Palpitation, 8. Aufl. Thieme, Suttgart

Kuhl W (1980) Vestibulo-zerebrale Synkopen. Dtsch Med Wochenschr 105: 41

Lembo NJ, Dell'Italia LJ, Crawford MH, O'Rourke RA (1988) Bedside diagnosis of systolic murmurs. N Engl J Med 318: 1572–1578

Mattleman SJ, Hakki A, Iskandrian AS, Segal BL, Kane SA (1983) Reliability of bedside evaluation in determining left ventricular function: Correlation with left ventricular ejection fraction determined by radionuclide ventriculography. J Am Coll Cardiol 1: 417–420

Michel D (1964) Die angeborenen Herzfehler (Auskultation, Phonokardiographie, Differentialdiagnose). Springer, Berlin Göttingen Heidelberg

O'Rourke, RA, Silverman ME, Schlant RC, Alexander RW (eds) (1994) General examination of the patient. Hurst's The heart, 10: 217–251. McGraw-Hill, New York

Reddy PS, Salerni R, Shaver JA, O'Rourke RA (eds) (1985) Normal and abnormal heart sounds in cardiac diagnosis: Part II: Diastolic sounds. Current problems in cardiology. Year Book Medical Publishers, Chicago

Schrader A (1977) Der Gesichts- und Kopfschmerz aus der Sicht des Neurologen. Laryngol Rhinol Otol (Stuttgart) 56: 287

Schweizer W (1972) Einführung in die Kardiologie. Huber, Bern Stuttgart Wien

Vancheri F, Gibson D (1989) Relation of third and fourth heart sounds to blood velocity during left ventricular filling. Br Heart J 61: 144–148

# Elektrokardiographie

2

K.M. Heinroth, K. Werdan



Die Ableitung eines Elektrokardiogramms (EKG) gehört zur kardiologischen Basisdiagnostik.

Da hier nur die Grundzüge der EKG-Auswertung abgehandelt werden können, sei in bezug auf detaillierte Fragestellungen auf entsprechende Monographien (Zipes u. Jalife 1995; Mengden 1992; Csapo u. Kalusche 1998; Heinecker u. Gonska 1992; So 1996; Fisch 1992; Lindner u. Dubin 1995; Schuster u. Trappe 1999) sowie die Empfehlungen der amerikanischen kardiologischen Gesellschaften (AHA/ACC 1992) verwiesen.

## 2.1 Ableitungen

### 2.1.1 Oberflächen-EKG

Während einer Herzaktion treten typische elektrische Potentialveränderungen auf. Diese elektrische Aktivität der Herzmuskulatur läßt sich an der Körperoberfläche – theoretisch an beliebiger Stelle – ableiten und nach entsprechender Verstärkung auf Direktschreibern, Kathodenstrahloszillographen, LCD-Monitoren u. ä. registrieren. !

Eine Standard-EKG-Ableitung umfaßt üblicherweise 12 Ableitungsstellen: 3 bipolare Extremitätenableitungen nach Einthoven, 3 unipolare Extremitätenableitungen nach Goldberger und 6 bipolare Brustwandableitungen nach Wilson. Dabei erfassen die Extremitätenableitungen elektrische Vektoren in der Frontalebene und die Brustwandableitungen elektrische Vektoren in der Horizontalebene. Für spezielle Fragestellungen können zusätzlich erweiterte bipolare Brustwandableitungen nach Wilson sowie die 3 Brustwandableitungen nach Nehb registriert werden.

#### Bipolare Standardableitungen nach Einthoven

Bei den bipolaren Ableitungen nach Einthoven werden jeweils die Spannungsunterschiede zwischen zwei Extremitäten gemessen (Abb. 2-1a). Diese Ableitungsstellen entsprechen den Eckpunkten eines in der Frontalebene gelegenen gleichseitigen Dreiecks – dem Einthoven-Dreieck – dessen ungefährer Mittelpunkt sich auf das Herz projiziert. Die Anlage der Elektroden erfolgt proximal der Handgelenke bzw. der Knöchel mit standardisierter Elektrodenkennzeichnung:

- rechter Arm – rot,
- linker Arm – gelb,
- linkes Bein – grün,
- rechtes Bein – schwarz (Erdung).

Daraus ergeben sich durch entsprechende Verschaltung:

| | | | |
|---|---|---|---|
| Ableitung I | rechter Arm (–) | ⇒ | linker Arm (+) |
| Ableitung II | rechter Arm (–) | ⇒ | linkes Bein (+) |
| Ableitung III | linker Arm (–) | ⇒ | linkes Bein (+) |

#### Unipolare Extremitätenableitungen nach Goldberger

Für die unipolaren Ableitungen nach Goldberger werden dieselben Elektrodenpositionen wie bei der Einthoven-Ableitung benutzt. Dabei werden die Potentialschwankungen jeder einzelnen Extremität mit einer differenten Elektrode gegenüber einer indifferenten Elektrode abgeleitet (Abb. 2-1b). Die indifferente Elektrode wird ohne

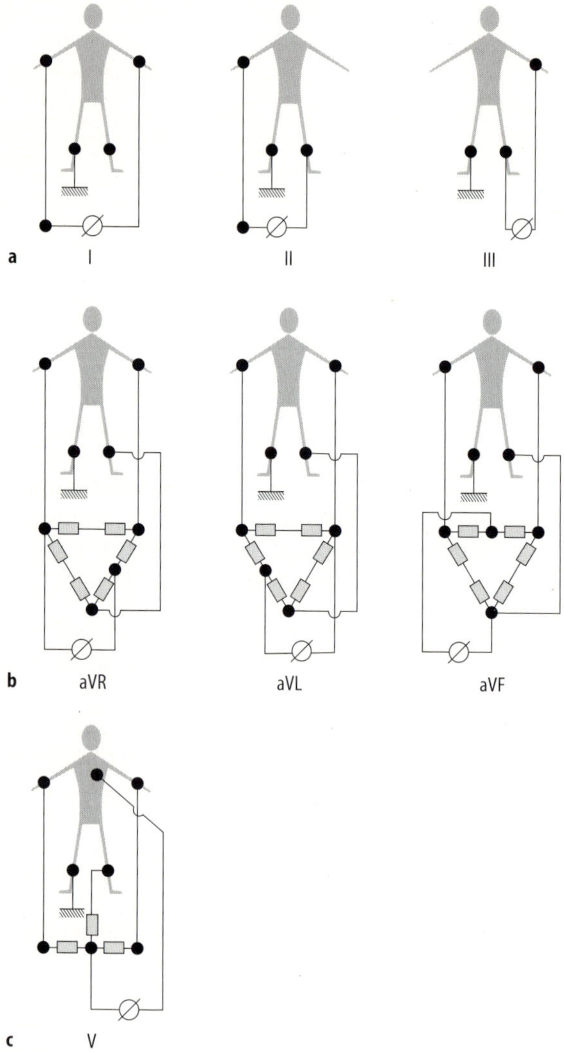


**Abb. 2-1a–c** [s. Kap. 1]. Elektrodenschaltung der Ableitungen: nach Einthoven (**a**), Goldberger (**b**) und Wilson (**c**)

Widerstände durch Zusammenschluß der beiden nicht exponierten Extremitäten gebildet, die differente Elektrode ist durch Widerstände von der indifferenten Elektrode abgeschaltet.

Die so erhaltenen unipolaren Ableitungen projizieren sich in ihrer Achse vom Mittelpunkt des Einthoven-Dreiecks in die jeweiligen Ecken dieses Dreiecks (Abb. 2-2). Die Goldberger-Ableitungen werden als „vergrößerte" („augmented") unipolare Extremitätenableitungen wie folgt benannt: aVR (rechter Arm), aVL (linker Arm) und aVF (linker Fuß).

### Cabrera-Kreis

Aus den bi- und unipolaren Extremitätableitungen ergeben sich ausschließlich in der Frontalebene liegende Ableitungsachsen, die im Cabrera-Kreis (s. unten: Abb. 2-6) zusammengefaßt werden.

### Unipolare Brustwandableitungen nach Wilson

Die unipolaren Brustwandableitungen stellen elektrische Potentialänderungen in der Horizontalebene dar. Dabei wird jeweils eine differente Brustwandelektrode gegen die indifferente Elektrode (Zusammenschluß der 3 Extremitätenableitungen über Widerstände von je 5 kΩ, entsprechend dem elektrischen Nullpunkt) abgeleitet (Abb. 2-1 c, 2-3).

Die Elektroden werden auf der Brustwand wie folgt angelegt:

| | |
|---|---|
| $V_1$: | 4. ICR rechts parasternal |
| $V_2$: | 4. ICR links parasternal |
| $V_3$: | in einer gedachten Linie zwischen $V_2$ und $V_4$ (Höhe 5. Rippe) |
| $V_4$: | 5. ICR in der Medioklavikularlinie (MCL) links |
| $V_5$: | von $V_4$ ausgehend horizontal nach links dorsal in der vorderen Axillarlinie |
| $V_6$: | von $V_4$, $V_5$ weiter horizontal nach dorsal in der mittleren Axillarlinie |

Zusätzlich zu diesen Standardableitungen gibt es erweiterte Wilson-Ableitungen linkspräkordial:

| | |
|---|---|
| $V_7$: | von $V_5$, $V_6$ weiter horizontal nach dorsal in der hinteren Axillarlinie |
| $V_8$: | von $V_6$, $V_7$ weiter horizontal dorsal in der Scapularlinie |
| $V_9$: | von $V_7$, $V_8$ weiter horizontal dorsal paravertebral links |

und rechtspräkordial:

| | |
|---|---|
| $V_{3R}$: | Spiegelbildlich rechts zu $V_3$ |
| $V_{4R}$: | Spiegelbildlich rechts zu $V_4$ |
| $V_{5R}$: | Spiegelbildlich rechts zu $V_5$ |

Die rechtspräkordialen Ableitungen können in dieser Weise analog den linksseitigen Ableitungen bis $V_{9R}$ abgeleitet werden. Die Ableitung $V_{4R}$ hat bei der Lokalisationsdiagnostik eines Hinterwandinfarktes besondere Bedeutung: eine ST-Hebung >1 mV mit positivem T weist auf einen proximalen RCA-Verschluß hin, ein positives T ohne ST-Hebung auf einen distalen RCA-Verschluß, wohingegen ein negatives T einen RCX-Verschluß anzeigen kann (Wellens u. Conover 1992).

Werden die Wilson-Ableitungen in andere ICR versetzt, so ist dies wie folgt anzugeben: beispielsweise $V_{2C2-3}$ entspricht der Ableitung $V_2$ in den ICR zwischen der 2. und 3. Rippe versetzt.

### Bipolare Brustwandableitungen nach Nehb

Für die bipolaren Ableitungen nach Nehb werden die Extremitätenelektroden in folgender Weise auf der Brustwand plaziert: 1 = rote Elektrode (rechter Arm) über der 2. Rippe rechts parasternal, 2 = grüne Elektrode (linkes Bein) über dem Herzspitzenstoß und 3 = gelbe Elektro-

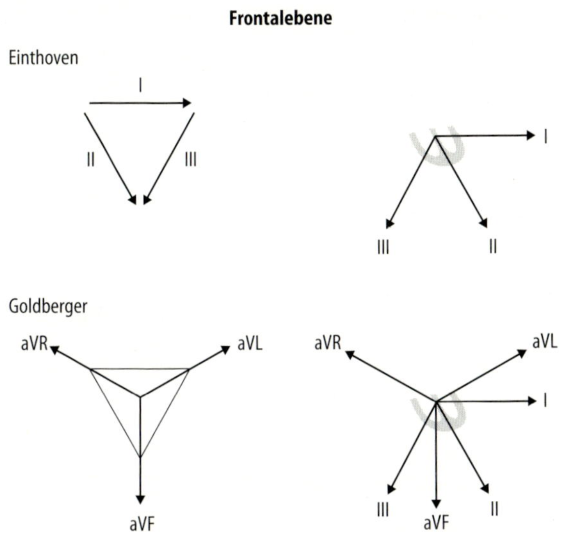


**Abb. 2-2.** Achsenrichtung der Einthoven- und Goldberger-Ableitungen in der Frontalebene. Die Zusammenfassung der beiden Systeme wird als Cabrera-Kreis bezeichnet. (Nach Mengden 1992)

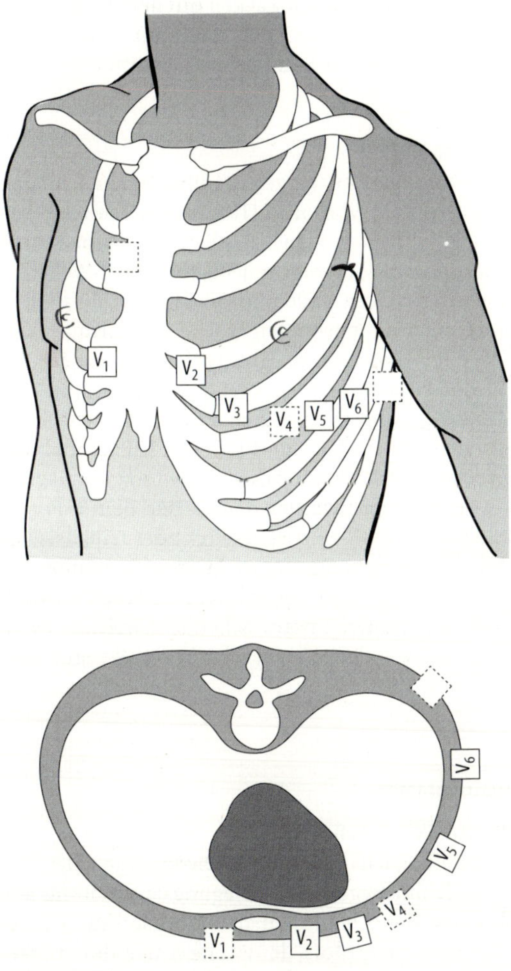


**Abb. 2-3** Elektrodenposition der Wilson-Brustwandableitungen ($V_1$–$V_6$)

de (linker Arm) in Höhe der grünen Elektrode in der hinteren Axillarlinie links.

Entsprechend Ableitung I wird eine dorsale (NehbD), entsprechend Ableitung II eine anteriore (Nehb A) und entsprechend Ableitung III eine inferiore (Nehb J) Ableitung nach folgendem Schema registriert:

| | | | |
|---|---|---|---|
| Nehb A | 1 (–) | ⇒ | 2 (+) |
| Nehb J | 3 (–) | ⇒ | 2 (+) |
| Nehb D | 1 (–) | ⇒ | 3 (+). |

Diese Nehb-Ableitungen werden nur selten eingesetzt, insbesondere Ableitung Nehb D kann jedoch zur Beurteilung von Potentialveränderungen der Hinterwand, z.B. bei einem Hinterwandinfarkt, hilfreich sein.

Bipolare Ableitungen finden darüber hinaus beim kontinuierlichen EKG-Monitoring auf der Intensivstation oder dem Notarztwagen sowie bei der Aufzeichnung eines Langzeit-EKG Anwendung.

## 2.1.2 Intrakardiales EKG

Durch die Entwicklung der Herzkathetertechnik wurde die intrakardiale Ableitung der elektrischen Aktivität des Herzens möglich, darüber hinaus können auch von implantierten Herzschrittmachern und Defibrillatoren intrakardiale Elektrokardiogramme erhalten werden (Csapo u. Kalusche 1998; Steinbeck 1983; Zipes u. Jalife 1995; Rostock 1993; Prystowsky u. Klein 1994; Gonska 1999; Josephson u. Seides 1979). **!**

Die differenzierte Ableitung intrakardialer elektrischer Signale aus den verschiedenen Herzhöhlen ermöglicht eine exakte Untersuchung des elektrischen Erregungsablaufes in Reizbildungs- und -leitungssystem und Myokard und erlaubt eine genaue Beurteilung von Herzrhythmusstörungen hinsichtlich Ursprung und Mechanismus.

Zur Beurteilung der Sinusknotenfunktion kann die Sinusknotenerholungszeit durch abrupte Beendigung einer atrialen Overdrive-Stimulation bestimmt werden. Durch die Verfügbarkeit des His-Bündel-Elektrokardiogramms können atrioventrikuläre Überleitungsstörungen lokalisiert werden. So lassen sich prognostisch günstige suprahisäre (Verlängerung des AH-Intervalls) von prognostisch ungünstigen infrahisären (Verlängerung des HV-Intervalls) atrioventrikulären Überleitungsstörungen differenzieren sowie duale AV-Knoten-Leitungseigenschaften als Voraussetzung für AV-Knoten-Reentrytachykardien nachweisen. In Verbindung mit einer programmierten intrakardialen Stimulation lassen sich Refraktärzeiten, antegrade und retrograde Leitungskapazitäten der einzelnen Strukturen des Reizbildungs- und -leitungssystems bestimmen, akzessorische Leitungsbahnen verifizieren und tachykarde Rhythmusstörungen auf Vorhof- und Ventrikelebene zu diagnostischen Zwecken auslösen und terminieren. Mittels spezieller steuerbarer Mappingkatheter können Rhythmusstörungen hinsichtlich ihres Ursprunges lokalisiert werden.

Eine neue Dimension erlangte die intrakardiale Elektrokardiographie mit der Möglichkeit, zahlreiche supraventrikuläre (AV-Knoten-Reentrytachykardien, AV-Reentrytachykardien bei akzessorischer Leitungsbahn, Vorhofflattern, atriale Tachykardien) als auch ventrikuläre Rhythmusstörungen durch eine Hochfrequenz-Katheterablation kurativ zu behandeln.

Eine detaillierte Übersicht über den Ablauf einer elektrophysiologischen Untersuchung sowie die Durchführung einer Katheterablation findet sich in Sektion IV „Rhythmusstörungen des Herzens".

### Technik des intrakardialen EKG

Für die bipolare Ableitung intrakardialer EKG bei gleichzeitiger Stimulationsmöglichkeit werden meist 4polige Ringelektrodenkatheter verwendet. Die intrakardialen Signale werden über einen Bandpass (Unterdrückung von Frequenzen unter 40 und über 500 Hz) gefiltert und nach entsprechender Verstärkung auf einem Monitor dargestellt. Neben der Ableitung des 12-Kanal-Oberflächen-EKG können mit modernen elektrophysiologischen Systemem 10 und mehr Kanäle simultan registriert werden.

Die Positionierung der intrakardialen Elektrodenkatheter erfolgt unter Durchleuchtung, möglichst unter Verwendung eines biplanen Systems, an standardisierten Ableitpositionen:

- rechter Vorhof:
  - 4poliger Katheter im hohen rechten Atrium (HRA) oder 20–24poliger Halo-Katheter zirkulär entlang der Crista terminalis;
- linker Vorhof:
  - indirekt über 10- bis 12poligen Katheter im Koronarvenensinus (CS) oder direkt via transseptaler Punktion vom rechten Vorhof aus mit 4poligem Katheter;
- rechter Ventrikel:
  - 2- bis 4poliger Katheter im rechtsventrikulären Apex (RVA) oder rechtsventrikulären Ausflußtrakt (RVOT);
- His-Bündel:
  - 4- bis 8poliger Katheter an His-Position (His-Bündel-EKG, HBE) am Trikuspidalklappenring.

Darüber hinaus können mittels spezieller steuerbarer Mappingkatheter im Prinzip von fast jeder beliebigen Stelle des Herzens lokale Potentiale abgeleitet werden.

## 2.2 Normales EKG

### Oberflächen-EKG

Im Oberflächen-EKG lassen sich ein Vorhofteil (Elektroatriogramm = Erregungsausbreitung und -rückbildung in den Vorhöfen), die atrioventrikuläre Überleitung und ein Kammerteil (Elektroventrikulogramm = Erregungsausbreitung und -rückbildung in den Kammern) differenzieren (Abb. 2-4). Nach Einthoven werden die dabei registrierten Zacken mit den Buchstaben P für die Vorhoferregung, QRS für die Kammererregung sowie T und U für die Kammerrepolarisation bezeichnet.

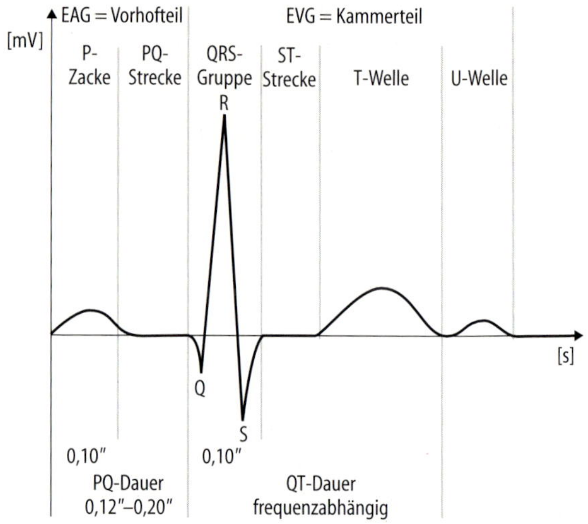


**Abb. 2-4.** Terminologie der normalen EKG-Kurve

### Intrakardiales EKG

Das *intrakardiale EKG* (abgeleitet über einen Katheter im hohen rechten Vorhof = HRA, einen Katheter am His-Bündel = HBE und einen Katheter im rechtsventrikulären Apex = RVA) zeigt mit Beginn der P-Welle im Oberflächen-EKG ein A′-Potential in HRA (früheste atriale Erregung am Sinusknoten) sowie mit geringer Verspätung ein A-Potential in HBE (entsprechend der Erregung des basalen rechten Vorhofs). Mit Beginn des QRS-Komplexes im Oberflächen-EKG stellt sich im intrakardialen EKG in HBE und RVA ein V-Potential dar (entsprechend der Erregung des basalen sowie apikalen rechten Ventrikels). Zwischen dem A- und dem V-Potential läßt sich im HBE eine weitere bi- oder triphasische Deflektion abgrenzen: sie entspricht dem His-Bündel-Potential. Abzugrenzen ist das His-Bündel-Potential vom Potential des rechten Tawara-Schenkels, welches weniger als 35 ms vor dem V-Potential im HBE registriert werden kann.

## 2.2.1 Elektroatriogramm

### Oberflächen-EKG: P-Welle

Die P-Welle entsteht durch die Depolarisation der beiden Vorhöfe mit Beginn der Erregungsausbreitung am Sinusknoten: der Anfangsteil der P-Welle durch Erregung des rechten Vorhofs, der zweite Anteil durch Erregung des linken Vorhofs. Die normale Dauer der P-Welle beträgt bis 0,10 s bei einer Amplitude von 0,1–0,25 mV.

Die P-Welle ist gewöhnlich in allen Ableitungen positiv außer in III, $V_1$ und den rechtspräkordialen Ableitungen.

Die Repolarisation der Vorhöfe ist normalerweise im Oberflächen-EKG nicht erkennbar, da sie vom höheramplitudigen QRS-Komplex überdeckt wird.

#### Intrakardiales EKG: A´-Potential

Mit Beginn der P-Welle läßt sich im HRA das A´-Potential des Sinusknotengebietes als frühestes atriales Potential ableiten. Das A-Potential (basaler rechter Vorhof) wird ca. 20–40 ms später im His-Bündel-EKG dargestellt. Die Zeitdifferenz zwischen dem Beginn der P-Welle im Oberflächen-EKG und dem A-Potential im His-Bündel-EKG kann mit Einschränkungen (Josephson u. Seides 1979) als intraatriale (strenggenommen nur rechtsatriale) Leitungszeit interpretiert werden, dabei gelten 28±17 ms als Normalwert (Csapo u. Kalusche 1998).

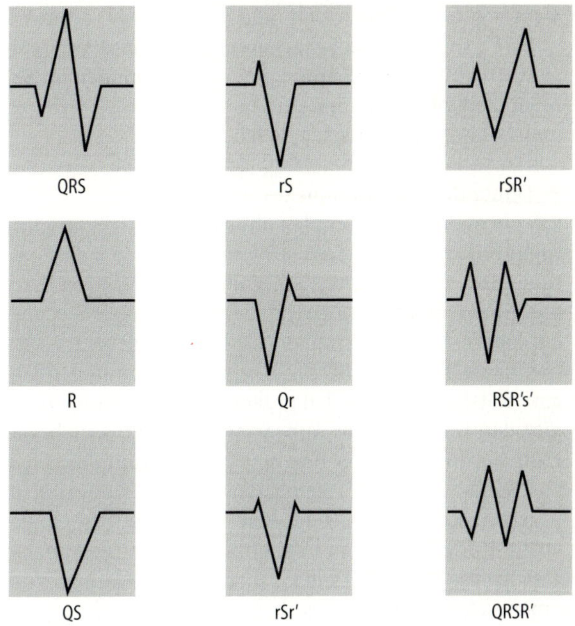


**Abb. 2-5.** Einige wichtige Sonderformen der QRS-Komplexe. (Nach Mengden 1992)

### 2.2.2 Atrioventrikuläre Überleitung

#### Oberflächen-EKG: PQ-Intervall

Das PQ-Intervall wird von Beginn der P-Welle bis zum Beginn des QRS-Komplexes gemessen. Die normale PQ-Zeit beträgt frequenzabhängig 0,12–0,20 ms.

#### Intrakardiales EKG: AV-Intervall

Im intrakardialen EKG unterteilt sich die atrioventrikuläre Überleitung – AV-Intervall – in ein AH- und ein HV-Intervall. Das AH-Intervall repräsentiert im wesentlichen die Erregungsleitung durch den AV-Knoten, das HV-Intervall charakterisiert die Überleitung vom His-Bündel auf das Ventrikelmyokard. Als Normalwerte werden 60–125 ms für das AH-Intervall und 35–55 ms für das HV-Intervall angegeben (Josephson u. Seides 1979).

### 2.2.3 Elektroventrikulogramm

#### Oberflächen-EKG

**QRS-Komplex**

Der QRS-Komplex charakterisiert die Depolarisation der Kammern und kann auch beim Gesunden je nach Ableitung verschiedene Variationen zeigen (Abb. 2-5). Die Nomenklatur ist wie folgt festgelegt:

- initiale Negativität: Q-Zacke
- initiale Positivität: R-Zacke
- Negativität nach einer Positivität: S-Zacke
- zweite Positivität: R′-Zacke
- zweite Negativität nach vorheriger Positivität: S′-Zacke

Große Amplituden werden mit Großbuchstaben (Q, R, S), kleine Amplituden mit Kleinbuchstaben (q, r, s) bezeichnet. Ausschließlich negative Komplexe werden mit QS angegeben.

**Q-Zacke**

Eine normale Q-Zacke in den Extremitätenableitungen hat nicht mehr als 1/4 der Amplitude der folgenden R-Zacke und dauert nicht länger als 0,03 s (in aVL gelegentlich bis 0,04 s). In $V_1$–$V_3$ treten normalerweise keine Q-Zacken auf. Eine breite Q-Zacke in III kann beim $S_I$-$Q_{III}$-Typ, verursacht durch eine Drehung des Herzens im Uhrzeigersinn, gefunden werden. Pathologische Q-Zacken können im Gefolge eines Myokardinfarktes (sog. „Pardeé-Q“) oder durch eine Muskelhypertrophie, z. B. im Rahmen einer hypertroph-obstruktiven Kardiomyopathie oder bei einem Cor hypertonicum auftreten (s. dazu Abschn. 2.3.2 „Pathologisches EKG“).

**R-Zacke**

Die R-Zacke entspricht dem elektrischen Hauptvektor (s. Abschn. 2.2.4 „Lagetyp“). Präkordial nimmt sie von $V_1$–$V_5$ in der Größe zu, bei $V_6$ wieder ab, wobei große interindividuelle Unterschiede bestehen. Das Verhältnis von R-Zacke zu S-Zacke wird in den präkordialen Ableitungen als R/S-Quotient angegeben. Dieser nimmt von $V_1$ (<1) bis $V_5$ zu, wobei der Wert 1 bei $V_2$–$V_4$ überschritten wird (Übergangs- oder Transitionszone). Die Amplitude der R-Zacke kann bei Kammerhypertrophie vergrößert oder bei einem Perikarderguß pathologisch verringert sein (s. Abschn. 2.3.2 „Pathologisches EKG“).

**S-Zacke**

Die S-Zacke ensteht durch die terminale Depolarisation der Ventrikel mit meist posteriorem und gering kranialem Vektor. So finden sich tiefe S-Zacken (bis 2,0 mV) in $V_1$-$V_3$ sowie kleine S-Zacken in I, aVL und $V_6$. Gelegentlich auftretende Knotungen oder Kerbungen im Bereich der Übergangszone sind bei normaler QRS-Dauer meist ohne pathologischen Wert.

#### Dauer des QRS-Komplexes

Ein normaler QRS-Komplex ohne intraventrikuläre Leitungsstörung dauert 0,08 s; Werte über 0,10 s sind pathologisch und Ausdruck einer intraventrikulären Erregungsausbreitungsstörung, zu deren Charakterisierung der obere Umschlagspunkt (OUP) herangezogen werden kann. Der OUP ist der Beginn der terminalen Negativitätsbewegung in den präkordialen Ableitungen. Er gibt den Umschlag der Aufwärts- in eine Abwärtsbewegung an und wird von Beginn des QRS-Komplexes bis zur Spitze von R (R′) gemessen. Ein OUP >0,03 s in $V_1$ bzw. >0,055 s in $V_6$ zeigt eine verzögerte Erregungsausbreitung im rechten bzw. im linken Ventrikel an. Ist gleichzeitig die QRS-Dauer ≥ 0,12 s, so spricht man von einem kompletten Rechts- bzw. Linksschenkelblock (s. Sektion IV „Rhythmusstörungen des Herzens“), wenngleich der Begriff „Block“ nicht ganz korrekt ist: eine Differenzierung zwischen einem tatsächlichen Leitungsblock oder einer ausgeprägten Leitungsverlangsamung ist anhand des Oberflächen-EKG nicht möglich.

#### Amplitude des QRS-Komplexes

Je nach Lagetyp variiert die QRS-Amplitude in den Extremitätenableitungen. Die Summen aus S in $V_1$ und R in $V_5$ oder $V_6$ bzw. R in $V_1$ und S in $V_5$ liegen normalerweise <3,5 mV bzw. <1,05 mV (Sokolow-Lyon-Indices). Eine präkordiale Hochvoltage kann physiologisch bei Kindern und Jugendlichen sowie bei asthenischem Habitus gefunden werden. Eine pathologische Hochvoltage, neben der Überschreitung des Sokolow-Lyon-Index durch weitere Kriterien definiert, deutet auf eine Kammerhypertrophie hin (s. dort).

Eine QRS-Amplitude von <0,5 mV in den Extremitäten- bzw. <1,0 mV in den präkordialen Ableitungen gilt als Niedervoltage; ist die QRS-Amplitude hauptsächlich in den Extremitätenableitungen vermindert, spricht man von einer peripheren Niedervoltage (meist extrakardiale Ursachen, z. B. Lungenemphysem).

#### ST-Strecke

Die ST-Strecke repräsentiert den Zustand der vollständigen Kammerdepolarisation und verläuft in den Extremitäten- sowie den linkspräkordialen Ableitungen isoelektrisch, wohingegen rechtspräkordial meist eine leichte konvexbogige Anhebung gefunden wird. Erhöhter Sympathikotonus und eine Sinustachykardie können zu einer aszendierenden ST-Senkung, häufig in Verbindung mit einer T-Abflachung, führen, ohne daß dieser Befund pathologischen Wert hat. Bei Sinusbradykardie können aus der S-Zacke hervorgehende ST-Hebungen als Kennzeichen des Vagotonie-EKG beobachtet werden. Horizontale oder konvexbogig aus der R-Zacke hervorgehende ST-Hebungen sowie horizontale oder deszendierende ST-Senkungen >0,1 mV sind als pathologisch zu werten.

#### T-Welle

Die T-Welle entsteht durch die Repolarisation der Ventrikel, ihre Dauer geht in die Bewertung der QT-Dauer ein. Der Vektor der T-Welle ist außer in Ableitung III konkordant zum Vektor des QRS-Komplexes. In $V_1$ kann die T-Welle isoelektrisch oder negativ sein, bei Frauen bis zum 35. Lebensjahr auch in $V_2$. Die Amplitude der T-Welle sollte 1/8 bis 2/3 der R-Zacke betragen.

#### QT-Dauer

Die QT-Dauer charakterisiert die elektrische Kammersystole und wird vom Beginn der Kammerdepolarisation (Beginn der Q-Zacke) bis zum Ende der Kammerrepolarisation (Ende der T-Welle) gemessen. Für spezielle Fragestellungen (QT-Variabilität, QT-Dispersion) kann zwischen der $QT_{end}$- (bis Ende T-Welle) und der $QT_{apex}$- (bis Peak der T-Welle) Zeit unterschieden werden. Die QT-Dauer ist frequenzabhängig, so daß neben der absoluten QT-Dauer eine relative QT-Zeit (anhand eines Nomogramms ermittelt, Normwert: 80–120%) oder eine korrigierte QT-Zeit ($QT_c$, berechnet nach der Bazett-Formel) angegeben wird (Bazett 1920):

$$QT_c = \frac{\text{unkorr. QT [s]}}{\sqrt{\text{RR [s]}}}.$$

Die *QT-Dispersion* kennzeichnet die Differenz zwischen der kürzesten und der längsten im Oberflächen-EKG meßbaren QT-Zeit und ist für rhythmologische Fragestellungen relevant.

#### U-Welle

Nicht obligat kann der T-Welle eine flach abgerundete Erhebung – die U-Welle – folgen, wobei die Abgrenzung zur T-Welle mitunter schwierig ist. Positive U-Wellen oder TU-Verschmelzungswellen (biphasische Wellen mit T-Abflachung) können bei Hypokaliämie auftreten. Biphasische und negative U-Wellen können bei Kammerhypertrophie oder im Rahmen einer Ischämiereaktion gefunden werden.

### Intrakardiales EKG

Intraventrikulär können Lokalpotentiale der Kammerdepolarisation abgeleitet werden. Durch die eingangs erwähnte Filterung werden nur schnelle Amplitudenänderungen erfaßt, so daß intrakardial keine langsamen Signale, wie z. B. die T-Welle, registriert werden. Durch ein sogenanntes Mapping kann intraventrikulär der Ort der frühesten Kammererregung aufgesucht werden, der für die Diagnostik ventrikulärer Rhythmusstörungen bedeutsam ist.

## 2.2.4
## Lagetypen

### Frontalebene

Der Lagetyp ergibt sich aus Richtung des Hauptvektors der Kammerdepolarisation, im wesentlichen in der *Frontalebene*. Die Bestimmung des Lagetyps erfolgt durch Beurteilung dieses Hauptvektors in den Extremitätenableitungen. Die Lagetypen sind nach Winkelgraden $\alpha$ eingeteilt und wie in Abb. 2-6 dargestellt definiert. Die Abb. 2-7 veranschaulicht einige Beispiele für häufige Lagetypen anhand der Vektorschleife und dem zugehörigen EKG-Bild. Der Hauptvektor der Kammererregung wird durch die mittlere QRS-Achse der Extremitätenableitungen charakterisiert. Diese mittlere QRS-Achse wird anhand der Schätzung der Nettofläche des QRS-Komplexes in allen 6 Extremitätenableitungen ermittelt. So läßt sich durch Zuordnung des geschätzten Hauptvektors zu einer in 30°-Schritten vorgenommenen Abstufung (Abb. 2-6) der Lagetyp in der Frontalebene festlegen (So 1996).

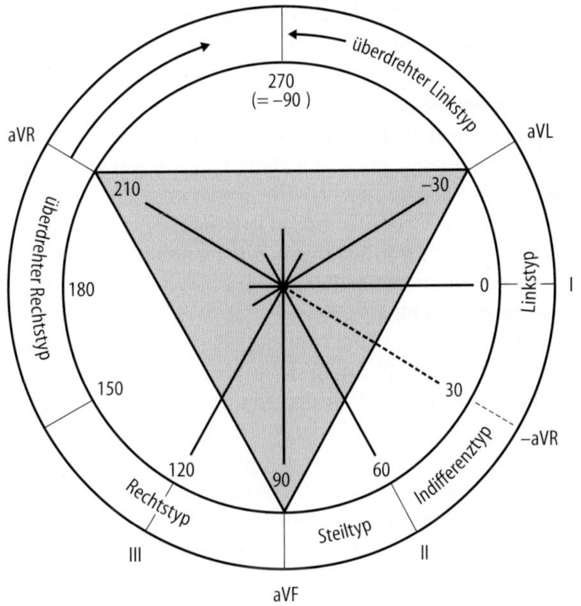


**Abb. 2-6.** Lagetypen: Definition

### Horizontalebene

Liegt der Hauptvektor durch Rotation des Herzens nach anterior in der Horizontalebene, also senkrecht zur Frontalebene, so spricht man von einem Sagittaltyp. In den Extremitätenableitungen finden sich nur geringe QRS-Amplituden, meist liegt hier ein $S_IQ_{III}$-Typ oder $S_IS_{II}S_{III}$-Typ vor, wobei die maximale QRS-Amplitude in den nach anterior oder posterior gerichteten Brustwandableitungen gefunden wird. Dieser Lagetyp ist typisch für eine Rechts-

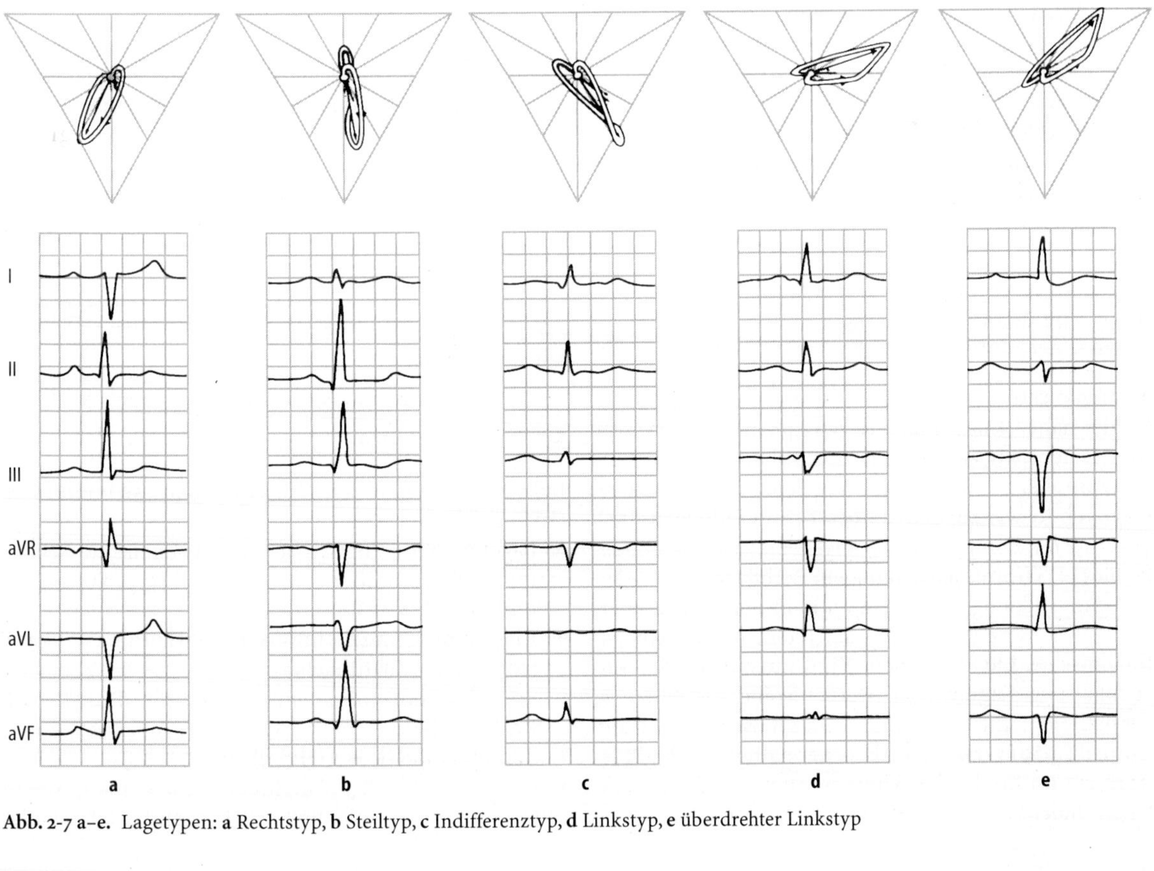


**Abb. 2-7 a–e.** Lagetypen: **a** Rechtstyp, **b** Steiltyp, **c** Indifferenztyp, **d** Linkstyp, **e** überdrehter Linkstyp herzbelastung im Rahmen eines Emphysems, eines chronischen Cor pulmonale oder einer Lungenembolie.

#### Lagetyp und Alter

Mit zunehmendem Lebensalter wandert der Lagetyp eines Menschen entgegen dem Uhrzeigersinn, hauptsächlich bedingt durch die Änderung der Massenverhältnisse beider Ventrikel zueinander sowie durch anatomische Veränderungen. Altersunabhängig sind sowohl ein überdrehter Rechtstyp ($\alpha>150°$) als auch ein überdrehter Linkstyp ($\alpha<-30°$) als pathologisch einzustufen. Im Neugeborenenalter besteht ein Rechtstyp, der sich im Säuglingsalter zu einem Steil- oder Mittellagetyp wandelt. Von der Kindheit bis zum Erwachsenenalter geht der Lagetyp in einen Indifferenztyp oder einen Linkstyp über, letzterer kann ab dem 4. Lebensjahrzehnt häufiger auftreten. Bei über 70jährigen weicht der Hauptvektor häufig nach links kranial und posterior ab; ein Rechtstyp ist in diesem Alter pathologisch.

#### Lagetyp und Anatomie

Astheniker und Emphysematiker haben aufgrund eines Zwerchfelltiefstandes häufig einen Steil- oder gar Rechtstyp. Bei Pyknikern, Adipositas, Aszites, Gravidität und anderen Ursachen eines Zwerchfellhochstandes liegt meist ein Linkstyp vor.

#### Lagetyp und Atmung

Besonders bei Jugendlichen beeinflußt die Atemlage die Orientierung des elektrischen Hauptvektors. Bei tiefer Inspiration (Zwerchfell tiefer) kann der Hauptvektor nach rechts (Steiltyp) abweichen, tiefe Exspiration (Zwerchfell höher) führt zu einer Linksabweichung (Linkstyp). Davon abzugrenzen ist ein Schlag-zu-Schlag-Wechsel des Lagetyps z. B. bei Perikarderguß.

### 2.2.5 Besonderheiten des EKG: Kinder, Hochleistungssportler, Herztransplantierte, Situs inversus

#### Kindliches EKG

Kinder haben eine erhöhte Herzfrequenz (130–140/min im 1. Lebensjahr, ca. 100/min im 6. Lebensjahr) mit Verkürzung aller Zeitintervalle. Unter dem Einfluß neurovegetativer Schwankungen können beim kindlichen EKG gekerbte rSr-Komplexe in $V_1$ (angedeuteter Rechtsschenkelblock), ST-Streckensenkungen, T-Abflachungen oder Erregungsbildungsstörungen (z. B. in Form akzelerierter junktionaler Rhythmen) auftreten, so daß ein pathologisches EKG bei einem Kind nur mit großer Zurückhaltung diagnostiziert werden sollte. Als Referenz für pathologische EKG-Befunde im Kindesalter wird auf Gutheil (1989) verwiesen. Als sicher pathologisch gilt jedoch ein im Kindesalter klinisch selten auffälliger totaler AV-Block.

#### EKG bei Hochleistungssportlern

Hochleistungssportler weisen häufig eine z. T. ausgeprägte Sinusbradykardie auf. Atrioventrikuläre Leitungsverzögerungen im Sinne eines AV-Blocks I. Grades (Inzidenz ca. 6%; Csapo u. Kalusche 1998), sowie selten AV-Blockierungen II. Grades Typ Wenckebach, können bei Ausdauersportlern gefunden werden, ebenso ein inkompletter Rechtsschenkelblock, der sich nach Ende des Leistungssportes zurückbilden kann.

#### EKG nach orthotoper Herztransplantation

Bei einer orthotopen Herztransplantation werden die posterioren Vorhofanteile des Empfängerherzens einschließlich unterer und oberer Hohlvene sowie der Pulmonalvenen belassen, so daß der Patient nunmehr zwei Sinusknoten besitzt. Bei intaktem eigenen Sinusknoten können somit im Oberflächen-EKG zwei voneinander dissoziierte P-Wellen imponieren, wobei der Sinusknoten des Spenderherzens als Schrittmacherzentrum fungiert. Nach der Herztransplantation beobachtete Veränderungen wie neu aufgetretener kompletter oder inkompletter Rechtsschenkelblock, QT-Zeit-Verkürzungen, Linksabweichungen des QRS-Vektors oder eine Verminderung der präkordialen EKG-Amplitude scheinen nicht primär durch eine neue anatomische Achse des Herzens bedingt zu sein, sondern Folge mechanischer oder thermischer Traumatisierung des Spenderherzens und des Altersunterschiedes zwischen Spender und Empfänger (Villa et al. 1994).

#### EKG bei Situs inversus

Resultierend aus der Lage des elektrischen Hauptvektors von links kranial nach rechts caudal finden sich in I und aVL ausschließlich negative Ausschläge. In den Brustwandableitungen ist die QRS-Amplitude klein und nach links abnehmend. Vertauscht man die Armelektroden und leitet man die Brustwand mit $V_2$–$V_1$–$V_{3R}$ bis $V_{6R}$ ab, erhält man ein „normales EKG-Bild".

## 2.3 EKG-Auswertung

### 2.3.1 Auswertungskriterien

Bei der Auswertung eines EKG (Standard: 50 mm/s) sollten beurteilt werden:

- Lagetyp: physiologisch bei Erwachsenen sind Rechtstyp, Steiltyp, Indifferenztyp und Linkstyp; akute Lagetypwechsel;
- Rhythmus (Sinusrhythmus, Ersatzrhythmus, Parasystolie, Herzschrittmacher);
- Frequenz (normofrequent 60–100/min, Tachykardie, Bradykardie);
- Zeitintervalle (P, PQ, QRS, QT);
- Vorhof – P-Welle: Amplitude (≤0,25 mV), Breite (≤0,10 s), mono- oder biphasisch, positiv oder negativ;

- AV-Überleitung – PQ-Zeit: Verkürzung (<0,12 s), Verlängerung (>0,20 s), AV-Synchronizität, Überleitungsverhältnis, Präexzitation;
- Ventrikel – QRS-Komplex:
  - Erregungsausbreitung: QRS-Morphologie, QRS-Amplitude, QRS-Breite (≤0,10 s), OUP, Transitionspunkt,
  - Erregungspersistenz: ST-Strecke isoelektrisch, Hebung/Senkung,
  - Erregungsrückbildung: T-Welle dis-/konkordant, überhöht, abgeflacht, terminal/präterminal negativ, U-Welle,
  - Kammererregungsdauer: $QT_c$-Zeit;
- Rhythmusstörungen (s. Sektion IV „Rhythmusstörungen des Herzens").

## 2.3.2 Pathologisches EKG

### Störungen des Vorhofteils

**Fehlende normale P-Welle**

Bei Sinusarrest, Sinusknotenexitblock und Vorhofflimmern fehlen die P-Wellen im Oberflächen-EKG. Nicht im Oberflächen-EKG erkennbar können P-Wellen weiterhin bei AV-junktionalem Rhythmus, typischer AV-Knoten-Reentrytachykardie (AVNRT), ventrikulärer Tachykardie, aber auch bei ausgeprägter Sinustachykardie oder paroxysmaler supraventrikulärer Tachykardie sein. Hier kann eine intrakardiale Ableitung Klarheit schaffen. Im Falle eines Vorhofflatterns findet man P-Wellen mit einer Frequenz von 250–350/min, anhand deren Orientierung zwischen typischem (negativ in II, III, aVF; „Sägezahnform") und atypischem Vorhofflattern unterschieden werden kann. Überwiegend negative P-Wellen finden sich bei Situs inversus cordis, linksatrialem Rhythmus, Koronarvenensinusrhythmus, atypischer AVNRT und ektopen atrialen Rhythmen. Im Gegensatz zum Vorhofflattern lassen sich ektope atriale Tachykardien hinsichtlich ihres Ursprungs anhand der P-Wellen-Konfiguration nur unzureichend lokalisieren, auch hier schafft eine intrakardiale Ableitung Klarheit.

**P-dextroatriale (P-pulmonale)**

Eine Hypertrophie des rechtes Atriums kann sich im Oberflächen-EKG anhand folgender Veränderungen des ersten Teils der P-Welle zeigen: spitze, überhöhte P-Welle (>0,25 mV) in II, III und aVF; positiver, spitz hoher Anfangsteil von P in $V_1$ und $V_2$; kleines P in $V_5$ und $V_6$. Da diese Veränderungen primär den Anfangsteil der P-Welle betreffen, der zweite Anteil der P-Welle jedoch vom linken Atrium bestimmt wird, läßt sich normalerweise keine Verbreiterung der P-Welle finden.

**P-congenitale**

Angeborene Vitien mit exzessiver rechtsatrialer Dilatation (z. B. M. Ebstein, Trikuspidalstenose) können zu ausgeprägten Befunden analog einem P-dextroatriale führen, z. T. auch mit Verbreiterung der P-Welle.

**P-sinistroatriale (P-mitrale)**

Eine Hypertrophie oder Dilatation des linken Atriums führt zu Veränderungen des zweiten Anteils der P-Welle: doppelgipfliges (verstärkte Ausprägung des linksatrialen Anteils) und verbreitertes P (>0,10 s) in I, II, aVL, $V_5$ und $V_6$ ohne Amplitudenzunahme und biphasisches P mit flachem positiven und breitem negativen Teil in $V_1$ und $V_2$. Ein P-sinistroatriale kann erstes EKG-Zeichen einer linksatrialen Belastung sein. Beträgt das Produkt aus Amplitude (in mV) und Dauer (in s) des negativen Anteils der P-Welle in $V_1$ (Morris-Index) mehr als 0,04 mVs, so ist eine linksatriale Überlastung wahrscheinlich. Die Verbindung von P-sinistroatriale mit einem Rechts- oder Steiltyp kann auf eine Mitralstenose hinweisen.

**P-biatriale (P-cardiale)**

Sind beide Vorhöfe überlastet, so findet sich im Oberflächen-EKG eine Kombination aus den für ein P-dextro- und sinistroatriale typischen Veränderungen: doppelgipfliges, verbreitertes P in I, II, aVL, $V_5$ und $V_6$ mit in III und aVF zusätzlich überhöhtem ersten Anteil der P-Welle sowie biphasisches P mit überhöhtem, spitz positivem ersten Anteil und breitem, negativem zweiten Anteil in $V_1$ und $V_2$.

### Störungen der AV-Überleitung

Störungen der AV-Überleitung werden in Sektion IV „Rhythmusstörungen des Herzens" besprochen.

### Störungen des Kammerteils

**Hypertrophie-EKG**

Eine Hypertrophie eines oder beider Ventrikel führt zu typischen EKG-Veränderungen aufgrund folgender Prozesse:

- Änderung des Lagetyps durch Abweichung der elektrischen Hauptachse zur überlasteten (hypertrophierten) Seite;
- Vergrößerung der QRS-Voltage durch Zunahme der Ventrikelmasse und Verringerung des Abstandes zwischen Ventrikel und Thoraxwand;
- Erregungsausbreitungsstörungen durch Leitungsverzögerungen infolge Zunahme der Wanddicke, Ventrikeldilatation oder degenerativer Myokardveränderungen (Fibrose, relative Myokardischämie) mit Verspätung des OUP über dem betroffenen Ventrikel (s. Kapitel 38);
- Erregungsrückbildungsstörungen (ST-T-Veränderungen), initial in Form reversibler Repolarisationsstörungen, im fortgeschrittenen Stadium als irreversible Schädigung des hypertrophierten Ventrikelmyokards zu werten.

Generell charakterisieren hypertrophiebedingte EKG-Veränderungen länger andauernde pathologische Zustände, die zu einer Ventrikelbelastung führen.

*Linksventrikuläre Hypertrophie.* EKG-Kriterien einer linksventrikulären Hypertrophie sind:
- Linkstyp oder überdrehter Linkstyp,
- $R_I \geq 1{,}5$ mV, $S_{III} \geq 1{,}0$ mV, $R_I + S_{III} \geq 2{,}5$ mV;
- $(R_I + S_{III}) - (R_{III} + S_I) \geq 1{,}7$ mV (Lewis-Index);
- Verspätung des OUP in $V_5, V_6 > 0{,}055$ s; Differenz zwischen OUP in $V_6$ und OUP in $V_1 \geq 0{,}032$ s;
- $S_{V1} + R_{V5,V6} \geq 3{,}5$ mV (Sokolow-Lyon-Index);
- $R_{V5}, V_6 \geq 2{,}6$ mV, $S_{V1} \geq 2{,}5$ mV;
- $R_{aVL} \geq 1{,}1$ mV, bei überdrehtem Linkstyp $\geq 1{,}6$ mV;
- $R_{aVF} \geq 2{,}0$ mV bei Steiltyp,
- bei Patienten ohne Digitalistherapie: Erregungsrückbildungsstörungen.

*Rechtsventrikuläre Hypertrophie.* EKG-Kriterien einer rechtsventrikulären Hypertrophie sind:
- (Steiltyp), Rechtstyp, überdrehter Rechtstyp, Sagittaltyp;
- $R_{V1} \geq 0{,}7$ mV, $S_{V1} \leq 0{,}2$ mV, R/S-Relation in $V_1$ oder $V_2 \geq 1$;
- $S_{V5}, V_6 \geq 0{,}7$ mV, $_{RV5,V6} \leq 0{,}5$ mV, R/S-Relation in $V_5$ oder $V_6 \leq 1$;
- $R_{V1} + S_{V5} \geq 1{,}05$ mV (Sokolow-Lyon-Index);
- $(R_I + S_{III}) - (S_I + R_{III}) \geq 1{,}5$ mV;
- Verspätung des OUP in $V_1 > 0{,}03$ s, Differenz zwischen OUP in $V_6$ und OUP in $V_1 \leq 0{,}008$ s;
- ST-Senkung in $V_1$–$V_3$;
- T-Negativierung in $V_1$–$V_3$;
- rS-Zacken in $V_1$–$V_5$, $V_6$.

Aussagekräftigste Veränderung für die EKG-Diagnose „Hypertrophie" ist die Amplitudenzunahme der R- und S-Zacken, wobei in 10–15% der Fälle mit falsch-positiven Diagnosen (Jugendliche, Astheniker) zu rechnen ist. Bei Vorliegen eines kompletten Linksschenkelblocks werden häufig mehrere EKG-Kriterien einer linksventrikulären Hypertrophie erfüllt. Da diese Veränderungen jedoch ausschließlich durch die linksventrikuläre Erregungsleitungsstörung und nicht durch eine Hypertrophie geprägt werden, ist die EKG-Diagnose einer zusätzlichen LV-Hypertrophie beim Linksschenkelblock nicht möglich.

*Biventrikuläre Hypertrophie.* Bei der biventrikulären Hypertrophie können sich die nach rechts bzw. links orientierten Potentiale gegenseitig aufheben. In der Regel überwiegen jedoch die EKG-Kriterien des muskelstarken linken Ventrikels; seltener sind sowohl Zeichen der links- wie auch der rechtsventrikulären Hypertrophie vorhanden.

Dennoch lassen bei sicheren Zeichen einer linksventrikulären Hypertrophie folgende EKG-Zeichen eine zusätzliche Rechtsherzhypertrophie erkennen:
- Steiltyp bis Rechtstyp;
- R/S-Relation in $V_1 \geq 1$;
- R/S-Übergang nach $V_5/V_6$ verlagert;
- Diskordante T-Welle in $V_1$–$V_3$, II, III, aVF;
- inkompletter Rechtsschenkelblock.

Bei sicheren Zeichen einer rechtsventrikulären Hypertrophie sprechen folgende EKG-Zeichen für eine zusätzliche Linksherzhypertrophie:
- Linkstyp;
- inkompletter Linksschenkelblock;
- R/S-Übergang nach $V_1/V_2$ verlagert;
- gleichzeitig hohe R- und S-Zacken in $V_1$–$V_4$;
- Diskordante T-Welle in I, $V_5$ und $V_6$.

## EKG bei intraventrikulärer Erregungsausbreitungsstörung

*Schenkelblock.* Entsprechend der Aufzweigung des ventrikulären Erregungsleitungssystems in einen rechten sowie einen linksanterioren und linksposterioren Schenkel entstehen im EKG bei Leitungsverzögerung oder Leitungsblockade in einer oder mehreren Leitungsbahnen typische „Blockbilder".

*Rechtsschenkelblock.* Beim Rechtsschenkelblock liegt eine Leitungsverzögerung oder -blockierung des rechten Tawara-Schenkels vor.

Kriterien des kompletten (vollständigen) Rechtsschenkelblockes sind:
- QRS-Dauer $\geq 0{,}12$ s;
- $V_1$ ($V_2$): QRS-Komplex M-förmig aufgesplittet (rsr′, rsR′, rSR′), OUP $> 0{,}05$ s;
- I, aVL, ($V_5$), $V_6$: breites plumpes S.

Das isolierte Vorliegen eines Rechtsschenkelblockes hat prognostisch keine Relevanz. Bei gleichzeitigem Vorliegen einer kardialen Grunderkrankung (Koronare Herzkrankheit, Cor pulmonale) wird die Prognose durch diese bestimmt. Ein Rechtsschenkelblock in Verbindung mit einer ST-Elevation in $V_1$–$V_3$ (Brugada-Di-Brugada-Syndrom) ist hingegen mit einer hohen Inzidenz des plötzlichen Herztodes assoziiert.

Ein inkompletter Rechtsschenkelblock wird im allg. diagnostiziert bei einer QRS-Dauer von $\leq 0{,}11$ s und einer M-förmigen Aufsplitterung des QRS in $V_1$ (oder in $V_2$) mit Verspätung des OUP. Allerdings kann eine rSr′-Morphologie auch bei Patienten mit normaler Erregungsleitung über den rechten Tawara-Schenkel vorkommen. Daher wurden eine Reihe zusätzlicher Kriterien zur Diagnose eines inkompletten Rechtsschenkelblocks vorgeschlagen, z. B. das Verhältnis der S-Amplitude in $V_1$ und $V_2$ (Mauric et al. 1993). Zu Einzelheiten sei auf EKG-Lehrbücher verwiesen.

*Linksschenkelblock.* Ein Linksschenkelblock ist eine in der Regel schwere Störung der intraventrikulären Erregungsausbreitung, die durch eine deutliche Leitungsverzögerung oder Unterbrechung des linken Tawara-Schenkels verursacht ist.

Kriterien des kompletten (vollständigen) Linksschenkelblockes sind:
- QRS-Dauer $\geq 0{,}12$ s;
- $V_5$, $V_6$, I, aVL: breite, geknotete träge R-Zacke („abgebrochener Zuckerhut") und ST-Senkung mit negativem T;

- $V_5, V_6$: OUP >0,055 s;
- $V_5, V_6$: fehlendes Q.
- $V_1, V_2$, III, aVF: breites tiefes S.

Das Vorliegen eines kompletten Linksschenkelblockes weist nahezu immer auf eine kardiale Erkrankung hin und ist deshalb ungünstiger als ein RSB zu bewerten.

*Inkompletter Linksschenkelblock.* Die Definition des inkompletten Linksschenkelblocks ist nicht einheitlich. Meist wird darunter eine QRS-Dauer von 0,10 bis 0,11 s mit Verspätung des OUP in $V_5/V_6$ sowie Verbreiterung und Knotung der R-Zacke in I, aVL, $V_5$ und $V_6$ ohne septales Q in diesen Ableitungen verstanden.

Der linke Schenkel besteht zumindest funktionell aus einem anterioren und einem posterioren Schenkel. Eine isolierte Leitungsverzögerung oder -blockierung nur eines dieser Schenkel wird als linksanteriorer (LAH) bzw. linksposteriorer (LPH) Hemiblock bezeichnet. Der QRS-Komplex ist bei linksanteriorem bzw. linksposteriorem Hemiblock nicht verbreitert.

*Linksanteriorer Hemiblock.* Die EKG-Kriterien eines linksanterioren Hemiblocks sind:
- überdrehter Linkstyp mit einem QRS Winkel $\alpha < -30°$;
- überproportionale R-Amplitudenzunahme in aVL, während sich in $V_5, V_6$ die R-Zacken reduzieren und die S-Zacken in II, III, aVF, evtl. $V_5, V_6$, dominieren.

*Linksposteriorer Hemiblock.* Die EKG-Kriterien eines linksposterioren Hemiblocks sind:
- Rechtstyp oder überdrehter Rechtstyp;
- kleine R-Zacke und tiefe S-Zacke in I, aVL und deutliche S-Zacke in $V_5, V_6$.

Die schwierige Diagnose eines linksposterioren Hemiblocks wird erleichtert, wenn das abrupte Auftreten eines Rechtstyps oder überdrehten Rechtstypes bei vorher vorhandenem Linkstyp beobachtet wird.

*Mehrfache Blockierungen.* Von einem *bifaszikulären Block* spricht man, wenn 2 Tawara-Schenkel betroffen sind: linksanteriorer und linksposteriorer Hemiblock (LAH+LPH), linksanteriorer Hemiblock und Rechtsschenkelblock (LAH+RSB) bzw. linksposteriorer Hemiblock und Rechtsschenkelblock (LPH+RSB).

Ein *trifaszikulärer Block* liegt vor, wenn alle 3 Schenkel gleichzeitig betroffen sind; es resultiert funktionell ein AV-Block III. Grades.

## 2.3.3 EKG bei Myokardinfarkt

Ein akuter Myokardinfarkt kann im EKG anhand typischer Veränderungen von QRS-Komplex, ST-Strecke und T-Welle erkannt werden (Abb. 2-8) und erlaubt in

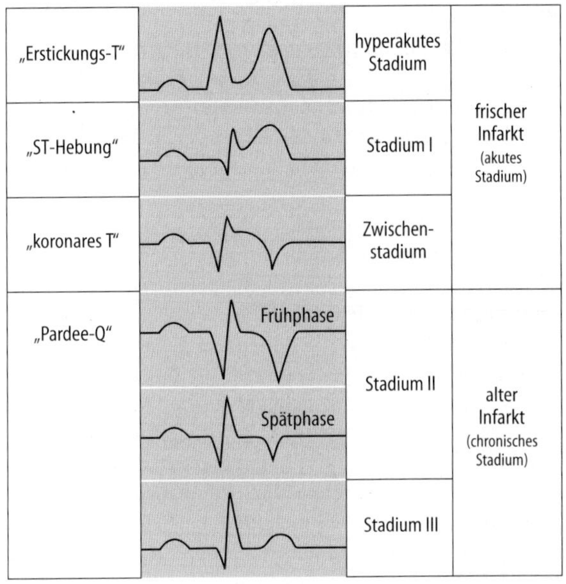


**Abb. 2-8.** EKG-Stadien im Verlauf des Herzinfarkts

Verbindung mit entsprechender Klinik die Diagnosestellung. Dabei lassen sich anhand des EKG mehrere Infarktstadien abgrenzen, in zeitlicher Abfolge durch ein „Erstickungs-T", gefolgt von einer ST-Elevation, Entwicklung eines „koronaren" (terminal negativen) T und Verbleib eines „Pardee-Q" (s. unten) gekennzeichnet. Bei Verdacht auf posteriore oder inferiore Ischämie sollten unbedingt die rechtspräkordialen Ableitungen mit aufgezeichnet werden!

Initial führt die akute Myokardischämie nur zu einer funktionellen Myokardstörung. Aus der zunächst subendokardialen Ischämie resultiert ein von subendokardial nach epikardial gerichteter Ischämievektor, der eine flüchtige Überhöhung der T-Welle hervorruft („Erstikkungs-T"). Bedingt durch die anhaltende Ischämie entsteht ein Verletzungsstrom mit zum ischämischen Myokard gerichteten Läsionsvektor, resultierend in einer ST-Elevation. Im Akutstadium eines transmuralen Infarktes geht diese plateauförmige oder konvexbogige ST-Hebung aus der absteigenden R-Zacke unter Einbeziehung der T-Welle hervor. Das Zwischenstadium ist bei einer sich ausbildenden transmuralen Ischämie (Ischämievektor zeigt vom Zentrum der Ischämie weg) durch eine T-Inversion mit Ausbildung eines terminal negativen „koronaren" T gekennzeichnet. Ausdruck der sich ausbildenden Myokardnekrose sind Veränderungen des QRS-Komplexes: Die Nekrose führt zu einer Reduktion des Partialvektors der betroffenen Region, die sich als R-Amplituden-Reduktion, Ausbildung oder Verstärkung vorhandener Q-Zacken („Nekrosevektor") bis hin zum völligen R-Verlust mit Ausbildung von QS-Komplexen manifestieren kann.

#### Pardee-Q

Kriterien für ein infarkttypisches Q („Pardee-Q“) sind:

- Breite mindestens 0,03 s in den präkordialen bzw. 0,04 s in den Extremitätenableitungen;
- Tiefe mindestens 1/4 der folgenden R-Zacke (in III, aVF, $V_2$-$V_6$) oder 1/2 von R in aVL.

#### Erschwerte Infarktdiagnostik

Die Infarktdiagnose kann bei Schenkelblockierungen, WPW-Syndrom oder Ventrikelhypertrophie schwierig sein: negative δ-Wellen bei einem WPW können Q-Zacken vortäuschen, ausgeprägte septale Q-Zacken bei einer hypertroph-obstruktiven Kardiomyopathie sind ebenfalls für die Infarktdiagnostik nicht verwertbar. Bei Linksschenkelblock sind QS-Komplexe in $V_1$-$V_3$ nicht infarktverdächtig, wohl aber in $V_5$ und $V_6$. Andererseits kann ein neu aufgetretener Linksschenkelblock infarktbedingt sein. Aufgrund des Linksschenkelblockbildes bei Schrittmacherpatienten mit rechtsventrikulärer Stimulation kann anhand des EKG ohne Eigenaktionen keine Infarktdiagnostik vorgenommen werden (Werdan 1998).

#### Lokalisation und Rhythmuswirkungen

Zur Infarktlokalisation sei auf Kapitel 17f. „Koronare Herzerkrankung“ und Treese et al. (1992) sowie Csapo und Kalusche (1998) verwiesen. Infarktbedingte Rhythmusstörungen, insbesondere ventrikuläre Tachyarrhythmien oder AV-Blockierungen, werden im Sektion IV „Rhythmusstörungen des Herzen“ besprochen.

### 2.3.4 EKG bei Elektrolytveränderungen

Typische EKG-Veränderungen finden sich bei Störungen des Kalium- und Kalziumhaushaltes; Störungen des Natrium-, Magnesium- oder Chloridhaushaltes zeigen im EKG keine spezifischen Veränderungen.

#### Hypokaliämie

Eine Hypokaliämie führt aufgrund von Repolarisationsstörungen mit zunehmendem Schweregrad von einer T-Abflachung, ST-Senkung, verstärkter U-Welle mit TU-Verschmelzungswellen über deutliche ST-Senkungen mit T-Negativierung bis hin zu biphasischen (negativ-positiven) TU-Wellen mit prominenter U-Welle, insbesondere in I, II, aVL, $V_2$ und $V_3$. Die QT-Zeit wird nicht alteriert, wenngleich ihre Bestimmung bei einer TU-Verschmelzungswelle schwierig ist. Sowohl Ausmaß als auch Geschwindigkeit der Hypokaliämie haben Einfluß auf das EKG-Bild. Zu diesen Repolarisationsstörungen kommen bei ausgeprägter Hypokaliämie vermehrt supraventrikuläre und ventrikuläre Extrasystolen (auch Kammertachykardien und Kammerflimmern).

#### Hyperkaliämie

Bei Hyperkaliämie imponieren spitz-hohe, schmalbasige T-Wellen („zeltförmiges“ T); mit steigenden Kaliumspiegeln können ST-Senkungen und ein Verschwinden der U-Welle hinzukommen. Schwere Hyperkaliämien (>6,5 mmol/l) führen zur Abflachung der P-Welle (bis hin zum Sinusarrest), PQ-Zeit-Verlängerungen (AV-Block I. Grades) und QRS-Komplexverbreiterungen. Präfinal können junktionale oder ventrikuläre Ersatzrhythmen mit bizarr verbreiterten QRS-Komplexen auftreten, die in einen diastolischen Herzstillstand münden können. Auch hier spielt neben der absoluten Höhe des Kaliumspiegels die Anstiegsgeschwindigkeit sowohl für die EKG-Veränderungen als auch für die Prognose eine Rolle.

#### Hypokalzämie

Wesentlichste EKG-Veränderung durch eine Hypokalzämie ist die Verlängerung der QT-Dauer durch Verlängerung der Plateaudauer des Aktionspotentials.

#### Hyperkalzämie

Diametral zur Hypokalzämie verkürzt eine Hyperkalzämie die QT-Dauer, ohne daß jedoch eine feste Korrelation zwischen der QT-Zeit-Verkürzung und dem Kalziumplasmaspiegel vorliegt. Hohe Kalziumspiegel können supraventrikuläre und ventrikuläre Ektopien hervorrufen.

### 2.3.5 EKG bei Perikardveränderungen

#### Akute Perikarditis

Bei akuter Perikarditis findet man ST-Hebungen in allen Ableitungen (außer aVR). Diese sind Ausdruck einer Außenschichtschädigung und erklären sich aus einem während maximaler Kammererregung von der Innenschicht zur geschädigten Außenschicht gerichteten Vektor (s. auch Kapitel 43ff. „Entzündliche Herzerkrankungen“). Diese ST-Hebungen bilden sich nach einigen Tagen zurück, nicht selten kommt es zu einer T-Abflachung oder T-Negativierung, die insbesondere bei chronischem Verlauf mit einer konstriktiven Perikarditis persistieren kann.

#### Konstriktive Perikarditis

Neben der T-Negativierung und den ST-Senkungen finden sich bei der konstriktiven Perikarditis gekerbte p-Wellen („p en plateau“) und in ca. 25% der Fälle Vorhofflimmern.

#### Perikarderguß

Ein größerer Perikarderguß führt häufig zu einer peripheren und zentralen Niedervoltage. Differentialdiagnostisch kann eine periphere Niedervoltage bei Lungenemphysem, Myxödem, Amyloidose oder Myokardinfarkt auftreten, eine zentrale Niedervoltage findet sich auch bei linksseitigem Pleuraerguß, Pneumothorax, Pneumonie, Adipositas und Zwerchfellhochstand. Bei großem, meist chronischem Perikarderguß kann durch das freie Schwingen des Herzens in der Perikardflüssigkeit ein elektrischer Alternans auftreten.

### 2.3.6
### EKG bei sonstigen kardialen Erkrankungen

Die Abb. 2-9 zeigt häufige EKG-Veränderungen und deren Differentialdiagnose.

Zu typischen EKG-Veränderungen spezieller Krankheitsbilder wird auf folgende Kapitel verwiesen:

- Akutes und chronisches Cor pulmonale: s. Kapitel 41,
- Kardiomyopathien: s. Kapitel 43ff.

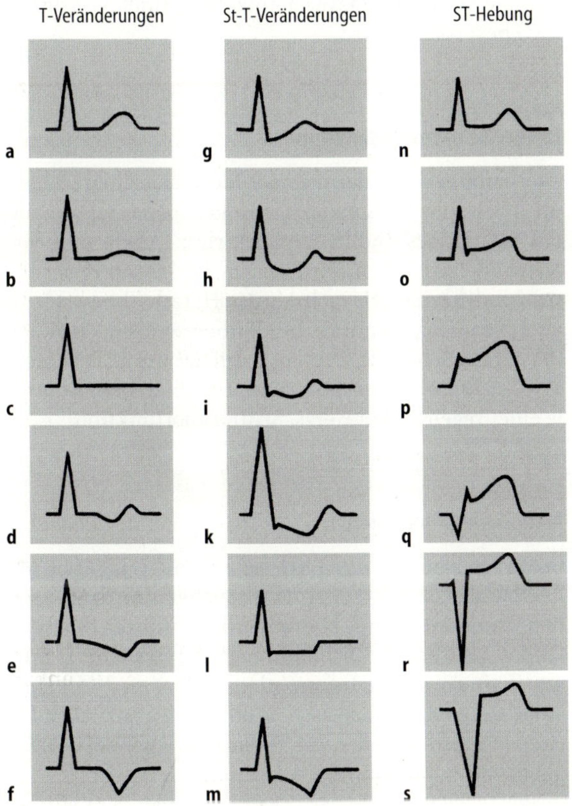


**Abb. 2-9.** EKG-Differentialdiagnose: Beispiele (nach So 1993). ***T-Veränderungen*:** **a** Normalbefund, **b** T-Abflachung, **c** isoelektrisches T (**b** und **c** oft funktionell), **d** biphasisches T (funktionell oder Koronarinsuffizienz), **e** präterminal negatives T, **f** terminal negatives T (**e** und **f** z. B. Koronarinsuffizienz); **ST-T-Veränderungen: g** aszendierende ST-Senkung und abgeflachtes T (oft funktionell), **h** muldenförmige ST-Senkung und abgeflachtes T (z. B. Digitalisierung), **i** leicht deszendierendes ST und präterminal negatives bzw. biphasisches T (z. B. Hypokaliämie), **k** deszendierende ST-Senkung und präterminal negatives bzw. biphasisches T, hohes R, **l** horizontale ST-Senkung und negatives T, **m** deszendierende ST-Senkung und spitz negatives T (**k–m** z. B. Koronarinsuffizienz); ***ST-Hebung*:** **n** geringe ST-Hebung bei normalem R (z. B. Vagotonie), **o** ST-Hebung beginnend vom aufsteigenden Schenkel von S, T positiv, normales R (z. B. akute Perikarditis), **p** deutliche ST-Hebung (monophasische Deformierung), beginnend vom absteigenden Schenkel von R, T positiv, R eher klein (z. B. Herzinfarkt, 2-Stadium), **q** ST-Hebung, R klein oder nicht vorhanden, T positiv, Q groß (z. B. Aneurysma bei Herzinfarkt), **r** ST-Hebung deutlich (keine monophasische Deformierung), R klein, tiefe S-Zacke, T positiv (z. B. Linkshypertrophie), **s** ST-Hebung deutlich (keine monophasische Deformierung), R kann fehlen, T positiv, QRS>0,11 s (z. B. Linksschenkelblock)

- Herzrhythmusstörungen: s. Kapitel 21ff.
- Schrittmacher-EKG: s. Kapitel 25,

## 2.4
## Spezielle EKG-Verfahren

### 2.4.1
### Ösophagus-EKG

Durch Einführen einer Elektrodensonde in den Ösophagus (meist transnasal) können aufgrund der topographischen Nähe große Vorhofpotentiale abgeleitet werden. Dabei wird die Sonde zunächst bis in den Magen vorgeschoben und unter EKG-Kontrolle zurückgezogen, bis adäquate atriale Potentiale abgeleitet werden können (ca. 40 cm ab Zahnreihe). Bei im Oberflächen-EKG nicht abgrenzbaren Vorhoferregungen kann das Ösophagus-EKG zur Differentialdiagnose von Rhythmusstörungen (Vorhofflattern, Kammertachykardie, AVRT, AVNRT) hilfreich sein.

### 2.4.2
### „Surface Mapping"

Das Prinzip des „surface mapping" („body surface potential mapping") besteht in der Ableitung zahlreicher Potentiale von der Körperoberfläche (bis zu 100 und mehr Elektroden) mit dem Ziel, kleinere regionale Störungen des Myokards, die im Standard-EKG nicht sichtbar sind, zu identifizieren. Die Vielzahl der erhaltenen Ableitungen wird in unipolarer Ableitung oder nach spezieller computerisierter Aufarbeitung dargestellt. Aufgrund der Komplexität der Auswertung sowie des hohen zeitlichen Aufwandes hat sich dieses Verfahren im klinischen Alltag nicht durchsetzen können.

### 2.4.3
### Spätpotentiale

Siehe auch Kapitel 21ff. „Rhythmusstörungen des Herzens".

Spätpotentiale sind hochfrequente, niederamplitudige Signale am Ende des QRS-Komplexes, die ihren Ursprung in Regionen geschädigten Ventrikelmyokards mit verlangsamter Leitung haben. Da deren Amplitude im Oberflächen-EKG sehr gering ist, können Spätpotentiale nur bei hoher Verstärkung und mit speziellen Verfahren zur Rauschunterdrückung abgeleitet werden. Dies erfolgt durch eine Signalmittelungstechnik („signal-avereged electrocardiography", SAECG) in der Zeitdarstellung oder durch Frequenzanalyse mittels schneller Fourier-Transformation (Fast-Fourier-Transformation, FFT).

#### Technik der Spätpotentialanalyse

Mit 3 bipolaren Oberflächenelektroden werden ca. 200 Herzaktionen mit ca. 1000facher Verstärkung über einen

Hochpass-Filter (25 oder 40 Hz; Reduktion der hochamplitudigen niederfrequenten Anteile) abgeleitet.

Nach entsprechender Analyse (s. oben) werden die gefilterte QRS-Dauer, die LAS (low-amplitude signal)-Dauer unter 40 µV und RMS („root-mean-square“)-Voltage der letzten 40 ms beurteilt (Abb. 2-10). Die Definition pathologischer Spätpotentiale ist bisher wenig standardisiert. Als abnormal gelten bei einem 40 Hz Bandpass eine gefilterte QRS-Dauer >114 ms, eine RMS-Voltage der letzten 40 ms <20 µV und eine LAS-Dauer unter 40 µV >38 ms; bei einem 25 Hz Bandpass eine gefilterte QRS-Dauer >114 ms, eine RMS-Voltage <25 µV und eine LAS-Dauer >32 ms (Prystowsky u. Klein 1994).

Besondere Bedeutung hat die Spätpotentialanalyse für die Risikostratifizierung von Postinfarktpatienten erlangt: Der Nachweis von Spätpotentialen in dieser Patientengruppe gilt als unabhängiger Prädiktor für das Auftreten anhaltender ventrikulärer Arrhythmien (Brachmann et al. 1993). Nach heutigem Kenntnisstand sollten zur nichtinvasiven Risikostratifizierung mehrere Verfahren (Echokardiographie, Langzeit-EKG mit Herzfrequenzvariabilitätsanalyse, Spätpotentialanalyse) eingesetzt werden.

**Indikationen**

Mögliche Indikationen zur Spätpotentialanalyse sind:

- Risikostratifizierung nach abgelaufenem Myokardinfarkt;
- Risikostratifizierung von Patienten mit nicht anhaltenden ventrikulären Tachykardien;
- Risikoabschätzung für den plötzlichen Herztod bei eingeschränkter linksventrikulärer Pumpfunktion;
- Nachweis einer Abstoßungsreaktion nach Herztransplantation.

Die Sensitivität der Methode ist sehr hoch, falsch negative Ergebnisse sind extrem selten. Bei normaler Ventrikelfunktion und in Abwesenheit einer koronaren Herzerkrankung ist die Spezifität jedoch geringer, was bei der Interpretation von Spätpotentialanalysen beachtet werden muß.

### 2.4.4 Herzfrequenzvariabilität

Die Analyse der Herzfrequenzvariabiliät kann über wenige Minuten oder standardisiert über 24 Stunden vorgenommen werden. In der Kardiologie findet meist die 24-h-Analyse Anwendung (Brachmann et al. 1993), so daß die Herzfrequenzvariabilität im Komplex Langzeit-EKG besprochen wird.

## 2.5 Langzeitelektrokardiogramm

Die Langzeitregistrierung von Elektrokardiogrammen, oft nach ihrem Entwickler Holter benannt, umfaßt ein vielseitiges Indikationsspektrum: Abklärung von Schwindelzuständen, Verifizierung und Quantifizierung von bradykarden wie tachykarden Herzrhythmusstörungen, Ischämiediagnostik bei koronarer Herzkrankheit (ST-Streckenanalyse), Risikostratifizierung nach akutem Myokardinfarkt (Herzfrequenzvariabilität) oder Kontrolle einer regelrechten Herzschrittmacherfunktion.

### 2.5.1 Technische Grundlagen

Die Aufzeichnung des EKG erfolgt mit tragbaren Magnetbandkassetten- oder Festspeicherrekordern: „golden standard“ sind kontinuierliche Aufzeichnungen, früher verwendete diskontinuierliche Systeme führen regelhaft zu einem Informationsverlust und erlauben keine detailierte Analyse wesentlicher zusätzlicher Untersuchungsmethoden, wie ST-Streckenanalyse, Herzfrequenzvariabilität und QT-Variabilität.

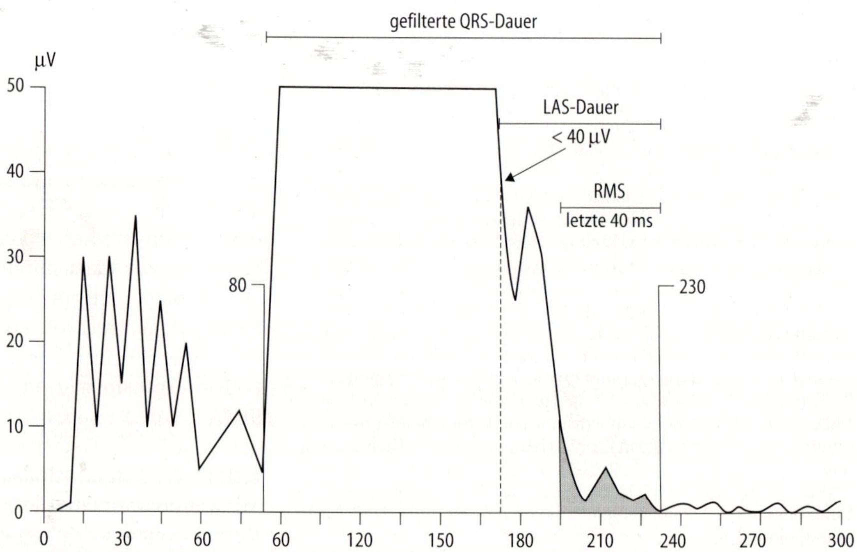


Abb. 2-10. Parameter der Spätpotentialanalyse

Aufgrund der heute verfügbaren leistungsfähigen Computer-Analysesysteme ist die Auswertung von Langzeit-EKG zeitsparender geworden. Dennoch ersetzen diese Computer-Auswertungen nicht die Kontrolle durch einen erfahrenen Untersucher.

### 2.5.2 Praktische Durchführung

Durch Anlage von 5 thorakalen Elektroden werden 2 zueinander orthogonale EKG-Ableitungen aufgezeichnet. Meist werden eine linkspräkordiale Ableitung CM5 (2.ICR re parasternal zu 5. ICR links medioklavikular) sowie eine „modifizierte Ableitung II" (2. ICR links subklavikulär zum Xiphoid) registriert. Für eine ST-Streckenanalyse erweisen sich eine mehr vertikale Ableitung zwischen oberem Sternaldrittel und unterem Sternaldrittel (oder Ansatz der 4. Rippe parasternal links) bzw. eine Ableitung von der vorderen Axillarlinie der 6. rechten Rippe zum gleichen Ableitpunkt auf der linken Seite (CC 5) als günstig.

Wesentlich für das Erzielen artefaktarmer Langzeit-EKG-Aufzeichnungen ist das sorgfältige Anlegen der Langzeit-EKG-Elektroden (eine entsprechende Vorbehandlung der Haut kann den transkutanen Widerstand von ca. 50 kΩ auf weniger als 5 kΩ reduzieren).

Entscheidend für eine Zuordnung möglicher Herzrhythmusstörungen oder ST-Streckenveränderungen zu einer entsprechenden Symptomatik ist weiterhin die exakte Führung eines Protokolls durch den Patienten mit Angabe von jeweiliger Tätigkeit, subjektivem Befinden, aufgetreten der Symptomatik und eingenommener Medikation.

### 2.5.3 Auswertung

Nach Auslesen des Speichermediums nehmen moderne Langzeit-EKG-Systeme eine Computeranalyse mit vorläufiger Klassifizierung pathologischer Befunde vor. Diese Computeranalyse muß von einem erfahrenen Auswerter validiert und gegebenenfalls korrigiert werden. Die Befundung erfolgt im wesentlichen nach folgenden Gesichtspunkten:

- Herzfrequenzverhalten (minimale, maximale, mittlere Herzfrequenz), Beurteilung der zirkadianen Rhythmik;
- Grundrhythmus, abweichende (intermittierende) Rhythmen;
- Art, Häufigkeit, Ausmaß von Erregungsbildungs-, Erregungsleitungs- und Erregungsrückbildungsstörungen.

Dabei ist nach Möglichkeit der Bezug zum Patientenprotokoll anzugeben.

#### Rhythmusanalyse

Auftretende Sinusbradykardien, Ersatzrhythmen, AV-Blockierungen oder Asystolien sind anhand des Zeitpunktes ihres Auftretens sowie nach Zuordnung zum Patientenprotokoll zu bewerten (Indikationen zur Schrittmachertherapie s. Sektion IV „Rhythmusstörungen des Herzens"). Ventrikuläre Rhythmusstörungen werden hinsichtlich Anzahl, Häufigkeit und Morphologie charakterisiert (isolierte VES, Bigemini, Couplets, Triplets, Salven, anhaltende Tachykardien; monomorph, polymorph). Generell sind alle wesentlichen rhythmologischen Befunde als EKG-Ausdruck zu dokumentieren: Asystolien >2 s Dauer, AV-Blockierungen, supraventrikuläre Extrasystolen, Vorhofflimmern/-flattern, komplexe ventrikuläre Extrasystolen, Kammertachykardien/-flattern und -flimmern.

Das Langzeit-EKG ist ebenfalls zur Diagnostik von Herzschrittmacherdysfunktionen geeignet. Dies setzt jedoch eine genaue Kenntnis des implantierten Schrittmachers voraus; eine vorübergehende Programmierung auf unipolare Stimulation ist für die sichere Erkennung von Schrittmacherspikes sehr hilfreich.

#### ST-Streckenanalyse

Mit Hilfe der ST-Streckenanalyse lassen sich ischämiebedingte Repolarisationsstörungen im Tagesverlauf erfassen. So läßt sich bei typischer Angina-pectoris-Symptomatik, insbesondere in Ruhe, auch bei nicht eindeutigem Belastungs-EKG (ggf. auch bei unauffälligen nuklearmedizinischen Befunden) eine Myokardischämie nachweisen, wenn die ST-Senkung mit den im Patientenprotokoll dokumentierten Beschwerden korreliert. Andererseits können bei bekannter koronarer Herzerkrankung stumme Myokardischämien im Alltag nachgewiesen werden, hierbei findet die ST-Streckenanalyse bei der Therapiekontrolle einer suffizienten antiischämischen Medikation Anwendung. Darüber hinaus kann die ST-Streckenanalyse bei dem Verdacht auf eine Prinzmetal-Angina diagnostisch wertvoll sein.

Bei der Beurteilung von ST-Streckenveränderungen ist wie beim Ruhe-EKG zu beachten, daß Veränderungen der ST Strecke auch durch Leitungsblockierungen, Elektrolytstörungen, WPW-Syndrom, Kammerhypertrophie, Digitalismedikation und weitere Bedingungen auftreten können. Hinzu kommen beim Langzeit-EKG lage- und bewegungsbedinge Artefakte.

Eine vorliegende Myokardischämie wird anhand der Anzahl relevanter Episoden (ST-Senkung ≥0,1 mV) beurteilt, wobei eine Episode mindestens 60 s anhalten sollte (Samek 1990).

Die Spezifität der ST-Streckenanalyse ist bei bekannter koronarer Herzerkrankung ausreichend hoch; in der Primärdiagnostik der koronaren Herzerkrankung ist das Belastungs-EKG jedoch überlegen.

#### Herzfrequenzvariabilität

Die Analyse der Herzfrequenzvariabilität charakterisiert den Einfluß von Sympathikus und Parasympathikus auf die Herzfrequenzregulation. Eine eingeschränkte Herzfrequenzvariabilität als Ausdruck einer autonomen Dys-

**Tabelle 2-1.** Herzfrequenzvariabilität (HRV): ausgewählte Parameter der Analyse im Zeit- und Frequenzbereich

| Variable | Einheit | Beschreibung |
|---|---|---|
| Analyse im Zeitbereich („time domain analysis“) | | |
| SDNN | ms | Standardabweichung aller NN-Intervalle |
| SDANN | ms | Standardabweichung der Mittelwerte der NN-Intervalle aller 5-min-Segmente der gesamten Aufzeichnung |
| ASDNN | ms | Mittelwert der Standardabweichungen der NN-Intervalle aller 5-min-Segmente der gesamten Aufzeichnung |
| pNN50 | % | Zahl der Paare aufeinanderfolgender NN-Intervalle der gesamten Aufzeichnung, die mehr als 50 ms voneinander abweichen, dividiert durch die Gesamtzahl aller NN-Intervalle |
| RMSSD | ms | Quadratwurzel des Mittelwertes der Summe der mittleren quadratischen Abweichung aufeinanderfolgender NN-Intervalle |
| Analyse im Frequenzbereich („frequency domain analysis“) | | |
| LF-Power | $ms^2$ | Energiedichte im niedrigen Frequenzbereich von 0,04–0,15 Hz |
| HF-Power | $ms^2$ | Energiedichte im hohen Frequenzbereich von 0,15–0,4 Hz |
| Total-Power | $ms^2$ | Varianz aller NN-Intervalle |

funktion ist ein etablierter Prognoseparameter in der Kardiologie. So haben Patienten nach einem Myokardinfarkt mit einer eingeschränkten Herzfrequenzvariabilität (SDNN <50 ms, s. unten) ein höheres Letalitätsrisiko im Vergleich zu den Patienten, bei denen die Herzfrequenzvariabilität nicht eingeschränkt ist (Bigger et al. 1988; Kleiger et al. 1987). Auch für Patienten mit schwerer kongestiver Herzinsuffizienz (≥ NYHA III) konnte eine eingeschränkte Herzfrequenzvariabilität als prognostisch ungünstiger Parameter gezeigt werden (Jiang et al. 1997). Eine deutliche Einschränkung der HRV kann weiterhin Folge einer Polyneuropathie (z. B. im Rahmen eines Diabetes mellitus) sein; bei herztransplantierten Patienten ist die HRV nahezu aufgehoben.

Für die Analyse der Herzfrequenzvariabilität ist eine hochauflösende Aufzeichnung aufeinanderfolgender RR-Intervalle erforderlich. Die Analyse kann im Zeitbereich („time domain analysis“) durch einfache statistische Methoden oder im Frequenzbereich („frequency domain analysis“) mittels schneller Fourier-Transformation oder parametrischer Methoden erfolgen. Zur Bedeutung wichtiger Standardparameter s. Tabelle 2-1.

Als Referenzwerte für die einzelnen Parameter können gelten:

SDNN: 141±39 ms; SDANN: 127±35 ms; ASDNN: 54±15 ms; RMSSD: 27±12 ms; pNN50: 3,24±0,37%; lnTP: 9,83±0,51; lnLF: 6,45±0,68; lnHF: 5,05±0,83 und Verhältnis LF/HF: 1,41±0,51 (Bigger et al. 1995).

## 2.6 Telemetrie

Durch die Telemetrie ist eine drahtlose EKG-Überwachung von Patienten möglich. Erforderlich sind patientenseitig ein EKG-Gerät mit Sendeteil sowie klinikseitig eine Empfangsstation, auf der die EKG-Daten kontinuierlich dargestellt werden. Anwendung findet dieses Verfahren u. a. bei der Überwachung von Risikopatienten im Krankenhaus. Diese „on-line“-Überwachung ermöglicht ein sofortiges Reagieren auf pathologische EKG-Veränderungen, wie z. B. akute Myokardischämien, Brady- oder Tachyarrhythmien.

### 2.6.1 Telefonische EKG-Überwachung

Wesentliche Indikationen für die telefonische EKG-Überwachung umfassen die Diagnostik unklarer Synkopen oder Schwindelzustände, die Überwachung von Risikopatienten nach Myokardinfarkt und die Therapiekontrolle unter antiarrhythmischer Medikation.

Der Patient zeichnet mit einem speziellen Aufnahmegerät die präkordialen und die Extremitätenableitungen nach Einthoven auf und kann diese EKG-Daten nach Herstellen einer Telefonverbindung zur überwachenden Klinik übertragen. Dort wird das EKG auf einem Computer gespeichert und durch einen Kardiologen befundet, der aus dem EKG entsprechende diagnostische und therapeutische Schritte ableiten kann.

Neben dieser patientengebundenen Überwachung gewinnt die telefonische EKG-Übertragung im Rahmen des Notarztdienstes zusehens an Bedeutung (Werdan 1998). Hierbei kann durch die schnelle und sichere EKG-Infarktdiagnose durch einen erfahrenen Kardiologen die zeitliche Verzögerung vom Eintreffen des Patienten im Krankenhaus bis zur Einleitung einer Lysetherapie (Kereiakes et al. 1992; Weaver et al. 1993) oder interventioneller Therapieverfahren (Akut-PTCA) reduziert werden.

## Literatur

AHA/ACC (1992) Guidelines for Electrocardiography. J Am Coll Cardiol 19: 473–481
Bazett H (1920) An analysis of the time relations of the electrocardiograms. Heart 7: 353–370
Bigger-JT J (1996) Power law behavior of RR-interval variability in healthy middle-aged persons, patients with recent acute myocardial infarction, and patients with heart transplants. Circulation 93: 2142–2151
Bigger-JT J, Kleiger RE, Fleiss JL et al. (1988) Components of heart rate variability measured during healing of acute myocardial infarction. Am J Cardiol 61: 208–215
Brachmann J, Schweizer M, Hilbel T, Kübler W (1993) Stellenwert neuer Verfahren zur Diagnoseverbesserung bei ventrikulären tachykarden Arrhythmien. Internist 34: 417–442
Csapo G, Kalusche D (1998) Konventionelle und intrakardiale Elektrokardiographie. Novartis, Wehr/Baden
Fisch C (1997) Electrocardiography and vectorcardiography. In: Braunwald E (ed) Heart disease. A textbook of cardiovascular medicine. Saunders, Philadelphia, pp 116–160
Gonska BD (1999) Interventionelle Therapie von Herzrhythmusstörungen. Thieme, Stuttgart New York
Gutheil H (1989) Kinder-EKG. Thieme, Stuttgart New York
Heinecker R, Gonska BD (1992) EKG in Klinik und Praxis. Thieme, Stuttgart New York
Jiang W, Hathaway WR, McNulty S et al. (1997) Ability of heart rate variability to predict prognosis in patients with advanced congestive heart failure. Am J Cardiol 80: 808–811
Josephson ME, Seides SF (1979) Clinical cardiac electrophysiology. Lea & Febinger, Philadelphia
Kereiakes DJ, Gibler WB, Martin LH, Pieper KS, Anderson LC, and the Cincinnati Heart Project Study Group (1992) Relative importance of emergency medical system transport and the prehospital electrocardiogram on reducing hospital time delay to therapy for acute myocardial infarction. A preliminary report from the Cincinnati Heart Project. Am Heart J 123: 835–839
Kleiger RE, Miller JP, Bigger-JT J, Moss AJ (1987) Decreased heart rate variability and its association with increased mortality after acute myocardial infarction. Am J Cardiol 59: 256–262
Lindner UK, Dubin DB (1995) Schnellinterpretation des EKG – Ein programmierter Kurs. Springer, Berlin Heidelberg New York Tokio
Mauric AFF, Samani NJ, de Bono DP (1993) When should we diagnose incomplete right bundle brunch block? Eur Heart J 14: 602–606
Mengden HJ (1992) Elektrokardiographie. Forum Cardiologicum. Boehringer, Mannheim
Prystowsky EN, Klein GJ (1994) Cardiac arrhythmias. An integrated approach for the clinician. McGraw-Hill, New York
Rostock KJ (1993) Herzrhythmusstörungen in Theorie und Praxis. Akademie-Verlag, Berlin
Samek L (1990) Langzeitspeicher-EKG. In: Roskamm H, Reindell H (Hrsg) Herzkrankheiten. Pathophysiologie, Diagnostik, Therapie. Springer, Berlin Heidelberg New York Tokio, S. 641
Schuster H-P, Trappe H-J (1999) EKG-Kurs für Isabel.Enke, Stuttgart
So CS (1996) Praktische Elektrokardiographie. Thieme, Stuttgart New York
Steinbeck G (1983) Differentialdiagnose der Herzrhythmusstörungen. In: Lüderitz B (Hrsg) Herzrhythmusstörungen. Handbuch für Innere Medizin, Bd IX/1. Springer, Berlin Heidelberg New York Tokio, S 485–548
Treese N, Erbel R, Pop T, Meyer J (1992) Elektrokardiographische Infarktlokalisation. Ein Beitrag zur EKG-Nomenklatur. Dtsch Med Wochenschr 117: 789–794
Villa AE, deMarchena EJ, Myerburg RJ, Castellanos A (1994) Comparisons of paired orthotopic cardiac transplant donors and recipient electrocardiograms. Am Heart J 127: 70–74
Weaver WD, Cerqueira M, Hallstrom AP et al., for the Myocardial Infarction Triage and Intervention Project Group (1993) Prehospital-initiated vs hospital-initiated thrombolytic therapy – the myocardial infarction and intervention trial. JAMA 270: 1211–1216
Wellens HJJ, Conover MB (1992) The ECG in emergency decision making. Saunders, Philadelphia
Werdan K (1998) Akute Koronarsyndrome: Herzinfarkt und instabile Angina pectoris. In: Madler C, Jauch K-W, Werdan K (Hrsg) Das NAW-Buch. Praktische Notfallmedizin. Urban & Schwarzenberg, München, S 385–439
Zipes DP, Jalife J (1995) Cardiac Electrophysiology. From cell to bedside. Saunders, Philadelphia

# Kapitel 3

# Mechanokardiographie und Reflexdiagnostik 3

H. Schmidt, K. Werdan



Mechanokardiographische Verfahren dienen zur Registrierung der kardiovaskulären Schallphänomene, zur Klassifizierung von Herztönen und -geräuschen (Phonokardiographie) sowie zur Diagnose von pathologischen Funktionszuständen des Herzens. Die Methoden der Reflexdiagnostik werden zur Risikostratifizierung und zur exakten Charakterisierung kardialer Erkrankungen angewendet.

## 3.1 Phonokardiographie

### 3.1.1 Technik (Fueting 1981; Tavel 1985)

Die Registrierung eines Phonokardiogramms (PKG) erfolgt nach vorausgegangener sorgfältiger Auskultation.

! Für die Schallschreibung werden Körperschallmikrophone bevorzugt, bei denen die Schallschwingungen direkt von der Brustwand durch eine Pelotte aufgenommen und auf einen Kristall (mechanisch-elektrischer Wandler) übertragen werden. Die Aufzeichnung erfolgt auf einem Mehrkanalschreiber, bei gleichzeitiger Registrierung einer EKG-Ableitung und ggf. der Karotispulskurve, des Apexkardiogramms oder der Venenpulskurve (Abb. 3-1).

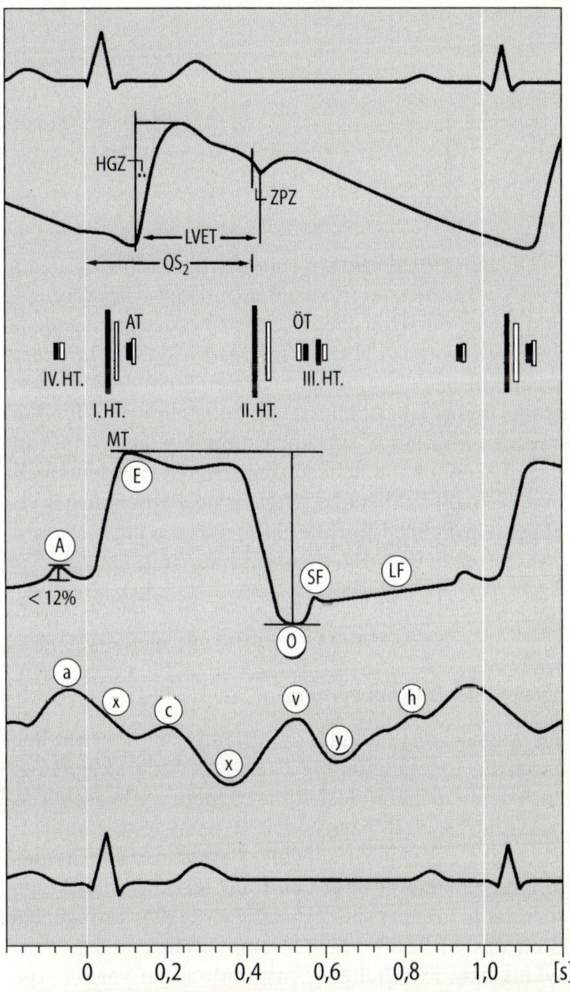


**Abb. 3-1.** Zeitliche Korrelation von EKG, Karotispulskurve, Phonokardiogramm, Apexkardiogramm und Venensphygmogramm (*von oben nach unten*). Mod. nach Tavel (1985). Phonokardiogramm: Mitral- (*M, schwarz*) bzw. - Trikuspidalkomponente (*T, weiß*) des 1., 3. und 4. Herztons (*HT*) sowie des Öffnungstons (*ÖT*). Aorten- (*A, schwarz*) bzw. Pulmonalkomponente (*P, weiß*) des 2. Herztons und des Austreibungstons (*AT*). Weitere Erläuterungen s. Text

**Tabelle 3-1.** Funktionsphonokardiographie. *HT* Herzton

| | Manipulation | Veränderung |
|---|---|---|
| Akzidentelles Systolikum | Aufrichten | Geräuschintensität ↓ |
| | Amylnitrit | 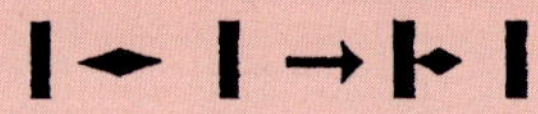 |
| Mitralklappenprolaps | Linksseitenlage, Sitzen, Stehen | 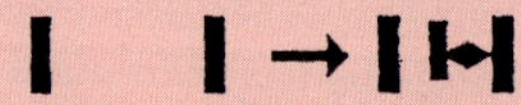 |
| | Valsalva (Preßphase) | 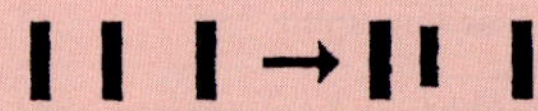 |
| | Amylnitrit | 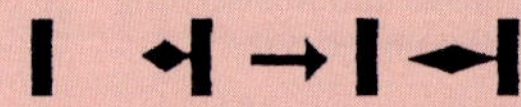 |
| Rechtskardiale Geräusche | Inspiration, Anheben der Beine | Geräuschintensität ↑ |
| Mitralvitien | Linksseitenlage | Geräuschintensität ↑ |
| Aorteninsuffizienz | Vorwärtsneigen des Oberkörpers | 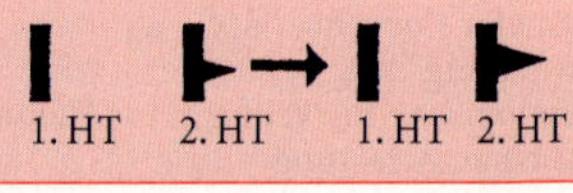 |

Die bei der Herzaktion entstehenden Schwingungen liegen zwischen 20 Hz (unterste Hörbarkeitsgrenze) und etwa 800 Hz, wobei v. a. die Geräuschphänomene unterhalb von 250 Hz von Interesse sind. Da im Herzschallbild Schwingungen niedriger Frequenz (f) eine große Intensität haben, ist die Darstellung hoher Frequenzen erschwert. Um auch diese als leiser empfundenen Schallphänomene zu registrieren, werden Hoch- bzw. Tiefpaßfilter benutzt (Holldack u. Rautenburg 1991). Allgemein üblich sind die Filtersysteme nach Mass u. Weber (1952): t=35 Hz, $m_1$=75 Hz, $m_g$=140 Hz, $m_2$=140 Hz, $h_1$=250 Hz, $h_2$=400 Hz.

### 3.1.2 Ableitpunkte und Auswertung

Die Aussage des Phonokardiogramms wird wesentlich durch die Abnahmepunkte determiniert, die sich primär nach dem Auskultationsbefund richten: 2. ICR rechts parasternal; links parasternal 2. ICR, 3. ICR (Erb-Punkt), 4. ICR und 5. ICR; Apex (palpabler Herzspitzenstoß); Apex in Linksseitenlage; über den Karotiden. Je nach Fragestellung (s. unten) sind zusätzliche Registrierungen in Höhe des 5. ICR über dem Sternum, während des Atemzyklus bzw. in gehaltener Inspiration, bei vornübergeneigtem Körper in tiefer Exspiration (Aorteninsuffizienz) sowie Provokationsmaßnahmen (Tabelle 3-1) hilfreich. Die Bestimmung von Zeitintervallen zwischen 2 Tönen bzw. Tonsegmenten erfolgt jeweils von Beginn der Töne bzw. Tonsegmente bis zum Beginn des zweiten (s. auch Abb. 3-1 und 3-2, Tabelle 3-1; Juchems 1973).

### 3.1.3 Schallphänomene

Im PKG werden *Herztöne* (niederfrequente maximale Amplitude von ~50 Hz) und *-geräusche* (meist f>100 Hz) unterschieden.

#### 1. Herzton (S1)

- Entstehung:
  Multifaktoriell; Mitral- (M1-) und Trikuspidal- (T1-) Klappenschließungsbewegung zumindest mitbeteiligt (Tavel 1985).
- Ableitpunkt:
  4. ICR links parasternal, Apex.
- Frequenz:
  Niederfrequentes Vorsegment, höherfrequentes Hauptsegment (getrennte M1- und T1-Komponenten) und niederfrequentes Nachsegment.
- Identifikation:
  Gesamtdauer 0,10–0,12 s; Vorsegment 0,03 s, Hauptsegment im Mittel 0,06 s nach Beginn der Q-Zacke, QM1-Dauer invers zur PQ-Zeit.
- Pathologische Befunde:
  (Abb. 3-2 und 3-3; Tavel 1985): Der paukende 1. Herzton bei Mitralstenose fehlt bei stark immobilisierten Klappensegmenten. Bei höhergradiger Mitralinsuffizienz im Gefolge eines Mitralklappenprolaps kann der normalerweise bei Mitralinsuffizienz abgeschwächte 1. Herzton verstärkt sein. Die QM1-Dauer ist bei Mitralstenose proportional zum Schweregrad über 0,07 s verlängert.

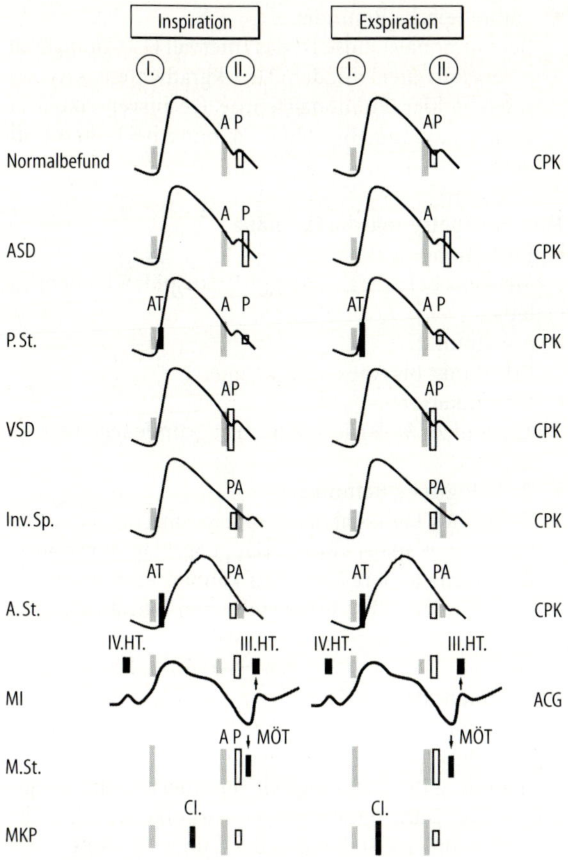


**Abb. 3-2.** Identifizierung von Herztönen und Tonkomponenten während Inspiration und Exspiration mittels Karotispulskurve (*CPK*) und Apexkardiogramm (*ACG*). *A* Aorten-, *P* Pulmonalkomponente des 2. Herztons; *MÖT* Mitralöffnungston; *Cl* Click; *ASD* Vorhofseptumdefekt; *P.St.* Pulmonalstenose; *VSD* Ventrikelseptumdefekt; *Inv.Sp.* invertierte Spaltung; *A.St.* Aortenstenose; *MI* Mitralinsuffizienz; *M.St.* Mitralstenose; *MKP* Mitralklappenprolaps. Weitere Erläuterungen s. Text

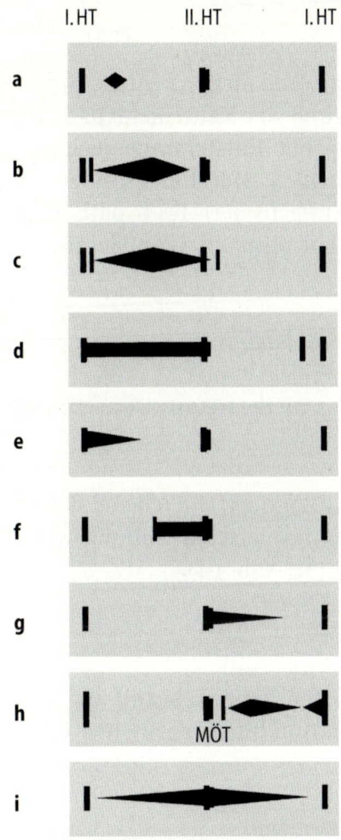


**Abb. 3-3a–i.** Charakteristische Herzgeräusche. **a** Funktionelles oder akzidentelles Systolikum; **b** spindelförmiges Systolikum bei valvulärer Aortenstenose mit Aortenöffnungston; **c** spindelförmiges Systolikum mit Pulmonalöffnungston bei valvulärer Pulmonalstenose; **d** bandförmiges Holosystolikum bei Mitral- und Trikuspidalinsuffizienz sowie bei Ventrikelseptumdefekt; **e** frühsystolisches Decrescendogeräusch bei Mitral- und Trikuspidalinsuffizienz; **f** bandförmiges Spätsystolikum bei Mitral-(Trikuspidal)klappenprolaps mit Insuffizienz; **g** Decrescendodiastolikum bei Aorteninsuffizienz; **h** Mitralstenose mit Mitralöffnungston und Diastolikum mit präsystolischem Crescendo; **i** kontinuierliches Geräusch bei offenem Ductus Botalli. Weitere Erläuterungen s. Text

## 2. Herzton (S2)

- Entstehung:
  Hervorgerufen durch Aorten- und Pulmonalklappenschluß bei abrupter Abbremsung des Blutflusses.
- Ableitpunkt:
  Aorten-(A2) und Pulmonalklappenschluß (P2) über gesamtem Präkordium; normaler P2 überwiegend (95%) auf 2. und 3. ICR links parasternal beschränkt; auch hier A2>P2; über Apex nur A2 zu registrieren.
- Frequenz:
  Höhere Frequenz (100–150 Hz) als 1. Herzton.
- Identifikation:
  Unterscheidung von A2 und P2 durch Inzisur der Karotispulskurve (Inzisur folgt A2 nach 0,01–0,05 s; Abb. 3-2), atemabhängige physiologische Spaltung im Inspirium bis 0,08–0,10 s.
- Pathologische Befunde:
  (Abb. 3-2, 3-3; Rahko 1993; Tavel 1985): Neben einer geänderten Tonintensität, z. B. mit Ausstrahlung von P2 bis Apex, spielt v. a. eine abnorm weite, fixierte und invertierte (anstelle von „paradoxe") Spaltung eine wesentliche Rolle (in 2/3 der Fälle beim kompletten Linksschenkelblock).

### Vitien mit Spaltungen des 2. Herztons

- Vorhofseptumdefekt:
  Spaltung in Exspiration im Mittel 0,05 s (0,03–0,08 s), mit einer Atemvariabilität von weniger als 0,02 s.
- Ventrikelseptumdefekt:
  Weite (0,06 s), atemvariable Spaltung möglich.
- Pulmonalstenose (valvulär und subvalvulär):
  Bis 0,09–0,12 s weite Spaltung mit unterschiedlicher Atemvariabilität, korreliert mit dem Druckgradienten
- Mitralinsuffizienz:
  Weite Spaltung durch verfrühten Aortenklappenschluß (Abb. 3-3; Tavel 1985).
- Pericarditis constrictiva:
  Vorübergehende Spaltungszunahme während der ersten Inspirationsaktionen durch Verkürzung von QA2.

### 3. Herzton (S3)

- Entstehung:
  Anbranden der Füllungswelle an die Ventrikelwand mit abrupter Abbremsung der Ventrikelexpansion in früher Diastole; gleicher Entstehungsmechanismus bei physiologischem 3. Herzton (Kinder, Jugendliche, schlanke Erwachsene) und pathologischem 3. Herzton (z. B. Mitralinsuffizienz, Herzinsuffizienz).
- Ableitpunkt:
  Apex und Apex/Linksseitenlage.
- Frequenz:
  Dumpfer Klangcharakter, niederfrequent (20–70 Hz; t, $m_1$).
- Identifikation:
  Beginn im Mittel 0,15 (0,10–0,24) s nach A2; Dauer 0,04–0,05 s; Koinzidenz mit rascher Füllungswelle des Apexkardiogramms (SF, Abb. 3-1).

### 4. Herzton (S4)

- Entstehung:
  Vibrationen innerhalb der Ventrikelwand bei der durch die Vorhofkontraktion hervorgerufenen Kammerexpansion.
- Ableitpunkt:
  Apex und Apex Linksseitenlage.
- Frequenz:
  Häufig bei Gesunden (v. a. Jüngeren) mit geringer Intensität (niederfrequent) zu registrieren (t, angedeutet in $m_1$), seltener auskultierbar.
- Identifikation:
  Beginn 0,14 s nach Einsetzen der P-Welle, Dauer 0,04 s.
- Pathologische Befunde:
  Ein als pathologisch zu wertender, hörbarer, höherfrequenter 4. Herzton entsteht durch eine verstärkte Vorhofkontraktion in einem Ventrikel mit verminderter Dehnbarkeit und erhöhtem Füllungsdruck. Er geht in der Regel mit einer überhöhten A-Welle im Apexkardiogramm (Abb. 3-5) und einem relativ kurzen P-S4-Intervall (s. unten) einher (Tavel 1985).

### Weitere Herztöne

#### Aorten- und Pulmonalöffnungston (-dehnungston, „ejection click")

- Entstehung:
  Pathologisch verstärktes Nachsegment des 1. Herztons, koinzidierend mit dem vollständigen Öffnen pathologisch veränderter Pulmonal- und Aortenklappen inklusive der Klappenringe.
- Ableitpunkt:
  parasternal 2. ICR rechts und 2. ICR links (Pulmonalton).
- Identifikation:
  Auftreten unmittelbar nach M1/T1 bis 0,09 s nach M1; koinzidierend mit dem Beginn des raschen Steilanstiegs der Karotispulskurve und dem E-Punkt des Apexkardiogramms.
- Pathologische Befunde:
  Bei Pulmonalstenose ist das Intervall Q-Öffnungston invers korreliert mit dem Druckgradienten: 0,11–0,15 s bei milder Pulmonalstenose (rechtsventrikulärer Druck <100 mmHg) und 0,06–0,10 s bei höhergradiger).

#### Mitt- und spätsystolische Extratöne

- Entstehung:
  Meistens bei Mitral- und ggf. Trikuspidalklappenprolaps.
- Ableitpunkt:
  Erb-Punkt bis Apex.
- Identifikation:
  Abstand zu S1 variiert je nach zugrundeliegender Ursache.
- Pathologische Befunde:
  Dem Klick kann dabei ein spätsystolisches Geräusch folgen (s. Kap. 72 „Mitralklappenprolapssyndrom"). Zahlreiche andere Ursachen können in seltenen Fällen einen mitt- bis spätsystolischen Extraton hervorrufen (s. Tabelle 5.1 in Tavel 1985).

#### Mitralöffnungston (MÖT)

- Enstehung:
  Der MÖT entsteht bei Mitralstenose durch die Anspannung der pathologisch veränderten Mitralsegel bei ihrer Schwingung von der vorhofkonvexen in die vorhofkonkave Stellung in der frühen Diastole.
- Frequenz:
  Nieder- bis mittelfrequent.
- Ableitpunkt:
  Verbindungslinie zwischen Apex und unterem Sternalrand.
- Identifikation:
  Registrierung:, koinzidierend mit dem 0-Punkt des Apexkardiogramms; Auftreten 0,02–0,11 s, im Mittel 0,07 s, nach A2.
- Pathologische Befunde:
  Nach erfolgreicher Mitralkommissurotomie verschwindet der MÖT häufig. Bei kombiniertem Mitralvitium weist das Fehlen eines MÖT auf die Dominanz der Mitra linsuffizienz hin (Tavel 1985, Holldack u. Rautenburg 1991, Holldach u. Gahl 1991).

#### Trikuspidalöffnungston (TÖT)

- Entstehung:
  TÖT bei Trikuspidalstenose, auch bei intakter Trikuspidalklappe bei Herzfehlern mit erhöhtem Fluß durch die Trikuspidalklappe, z. B. Vorhofseptumdefekt.
- Ableitpunkt:
  Links und rechts parasternal in Höhe 4.–5. ICR
- Identifikation:
  Rund 0,10 s nach P2, Koinzidenz mit dem 0-Punkt des rechtsseitigen Apexkardiogramms (Abb. 3-5).

**„Tumor-plop"**

- Entstehung:
  Bei Myxomen im linken und rechten Vorhof; kann leicht mit MÖT verwechselt werden (Myxomdiagnose durch Echokardiogramm).
- Ableitpunkt:
  Apex.
- Identifikation im PKG:
  Frühdiastolischer (0,08–0,13 s nach A2) Ton.

**Summationsgalopp**

Verschmelzung von 3. und 4. Herzton bei Tachykardie, häufig bei gleichzeitig bestehender verlängerter PQ-Dauer.

**Diastolische Extratöne bei Pericarditis constrictiva.**

- Enstehung:
  Das abrupte Abbremsen der Ventrikelexpansion durch die Perikardfesselung koinzidiert mit einem frühdiastolischen Extraton.
- Identifikation im PKG:
  0,06–0,17 s, im Mittel 0,11 s nach A2.
- Pathologische Befunde:
  In seltenen Fällen finden sich früh- bis mittdiastolische Extratöne bei Perikarditis und großen Perikardergüssen, bei Aorteninsuffizienz, bei Mitral- und Aortenklappenprolaps (Holldack u. Rautenburg 1991, Tavel 1985).

**Herzgeräusche**

(Siehe Holldack und Rautenburg 1991, Tavel 1985, Juchems 1973).

■ **Einteilung**

- organische Geräusche: Schallschwingung, die unmittelbar an einer organisch fixierten Anomalie des Herzens, der großen Gefäße oder der Herzklappen auftritt (systolisches Geräusch bei Aortenstenose),
- funktionelle Geräusche: Schallerscheinung kardialer oder extrakardialer Ursache, die auf eine anomale Herzfunktion zurückzuführen ist, ohne daß organische Veränderungen am Geräuschentstehungsort vorliegen (z. B. Austin-Flint-Geräusch, s. unten),
- akzidentelle Geräusche: harmlose, physiologische, prognostisch günstige Schallerscheinungen, die weder auf strukturelle Anomalien des Herzens oder der Klappen, noch auf eine das Herz-Kreislauf-System betreffende Allgemeinerkrankung zurückzuführen sind.

■ **Entstehungsmechanismus**

Turbulenzen des Blutflusses bei hohen Flußgeschwindigkeiten durch normale oder abnormale Öffnungen, bei normalen Flußgeschwindigkeiten durch verengte Öffnungen.

■ **Geräuschfrequenz, -intensität und -klangcharakter**

Das Frequenzspektrum wird im wesentlichen durch die Flußgeschwindigkeit des Blutes bestimmt; hohe Flußgeschwindigkeit (kleine Öffnung, hoher Druck): hochfrequentes Geräusch („blasend"); geringere Flußgeschwindigkeit bei größeren Öffnungen: niederfrequentes Geräusch („rauh").

■ **Klassifizierung der Geräusche**

- Nomenklatur: Einteilung in proto-, meso- und spätsystolische/-diastolische sowie holo- bzw. pansystolisch/-diastolische Geräusche (den gesamten Zeitraum ausfüllend, Abb. 3-3) (Tavel 1985, Holldack und Rautenburg 1991).

■ **Systolische Geräusche**

- Mittsystolische Austreibungsgeräusche:
  Diese entstehen beim Fluß durch Aorten- und Pulmonalklappe und haben einen spindelförmigen Charakter. Sie treten auf bei:
  - mindestens 50% aller Herzgesunden (höchste Inzidenz bei Kindern und Jugendlichen) als funktionelle und akzidentelle Geräusche,
  - valvulärer Aortenstenose: lautes, rauhes Systolikum mit Intensitätsmaximum in 2. Systolenhälfte (Intervall Q-Intensitätsmaximum >0,24 s bei höhergradiger Stenose; <0,20 s: geringe Stenose oder funktionelles Geräusch) mit Fortleitung in die Karotiden,
  - hypertrophischer obstruktiver Kardiomyopathie: Intensitätsmaximum mit oder nach dem ersten Gipfel der Karotispulskurve (Abb. 3-4), zusätzlich typischer Befund im Apexkardiogramm (Abb. 3-5),
  - valvulärer Pulmonalstenose: mit zunehmendem Schweregrad Verlagerung des Intensitätsmaximums in 2. Systolenhälfte; Geräusch überdauert A2; Pulmonalöffungston, der bei subvalvulärer Stenose fehlt,
  - Vorhofseptumdefekt (Registrierung 2. und 3. ICR links parasternal, hier ist das Systolikum Folge einer relativen Pulmonalstenose,
  - Fallot-Tetralogie: s. Tavel (1985).
- Pansystolische Regurgitationsgeräusche:
  Diese entstehen durch den Rückfluß durch Mitral- bzw. Trikuspidalklappe oder durch einen Septumdefekt, sind bandförmig, hochfrequent (>200 Hz) und langanhaltend oder haben Decrescendocharakter. Sie sind zu hören bei:
  - Mitralinsuffizienz: meistens bandförmiges Geräusch (Maximum kurz vor 2. Herzton). Sehnenfadenruptur bei Mitralklappenprolaps mit Ausbildung einer hochgradigen Mitralinsuffizienz.
  - Trikuspidalinsuffizienz: ebenfalls Pansystolikum; Intensitätszunahme des Geräusches bei Inspiration.
  - Ventrikelseptumdefekt: band- oder spindelförmiges Holosystolikum (Registrierung 3. und 4. ICR links parasternal). Bei Auftreten einer pulmonalen Hypertonie Geräuschverkürzung und Qualitätsänderung.

**Abb. 3-4.** Veränderungen der Karotispulskurve bei Aorteninsuffizienz (*AI*), Aortenstenose (*AS*), Mitralinsuffizienz (*MI*), hypertrophisch-obstruktiver Kardiomyopathie (*HOCM*). *NB* Normalbefund, *AT* Austreibungszeit, • Halbgipfelzeit. Weitere Erläuterungen s. Text

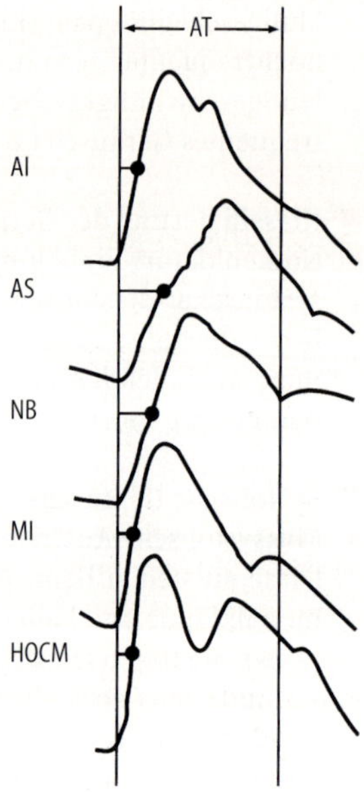


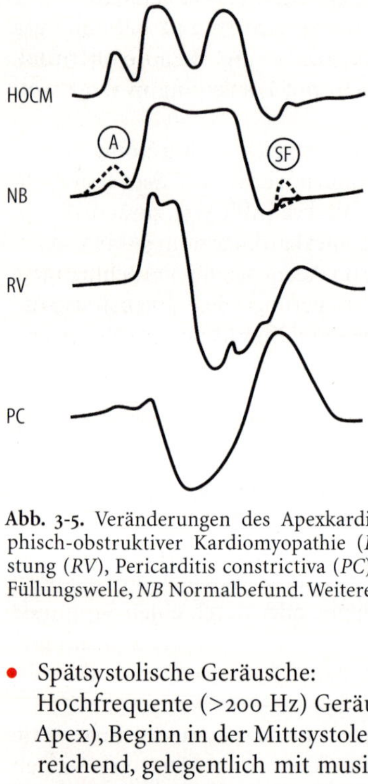


**Abb. 3-5.** Veränderungen des Apexkardiogramms bei hypertrophisch-obstruktiver Kardiomyopathie (*HOCM*), Rechtsherzbelastung (*RV*), Pericarditis constrictiva (*PC*). *A* A-Welle, *SF* schnelle Füllungswelle, *NB* Normalbefund. Weitere Erläuterungen s. Text

- Spätsystolische Geräusche:
  Hochfrequente (>200 Hz) Geräusche (Registrierung Apex), Beginn in der Mittsystole, bis A2 oder darüber reichend, gelegentlich mit musikalischem Klangcharakter; Aortenisthmusstenose s. Sektion IX, Kap. 57.

**Diastolische Geräusche**
Sie treten auf bei/als:

- Aorteninsuffizienz: hochfrequentes Decrescendodiastolikum, unmittelbar im Anschluß an A2 beginnend;
- valvuläre Pulmonalinsuffizienz: niederfrequentes Geräusch mit Crescendo-Decrescendo-Charakter, kurz nach P2 beginnend und deutlich vor dem 1. Herzton endend. Pulmonalinsuffizienz bei pulmonalem Hochdruck: hochfrequentes Decrescendogeräusch bis zum 2. Herzton;
- Graham-Steel-Geräusch: relative Pulmonalinsuffizienz bei Vorhofseptumdefekt;
- Mitralstenose: niederfrequentes Geräusch (<150 Hz) bei organisch verengter Klappe oder abnorm gesteigertem Durchfluß. Die Dauer der ersten Geräuschkomponente korreliert mit dem Schweregrad der Stenose;
- Trikuspidalstenose: ähnlicher Geräuschbefund wie bei Mitralstenose; Registrierung am linken unteren Sternalrand; Intensitätszunahme im Inspirium: Venenpulskurve hilft bei Unterscheidung von Mitralstenose;
- Austin-Flint-Geräusch (Tavel 1985, Emi et al. 1993): mitralstenoseähnliches Diastolikum bei Aorteninsuffizienz, trotz Fehlens einer organischen Mitralstenose; Registrierung: Apex; niederfrequent, rumpelnd; erst mit rascher Füllungswelle des Apexkardiogramms beginnend.

Bezüglich weiterer Ursachen eines diastolischen Geräusches s. Tavel (1985).

**Kontinuierliche und extrakardiale Geräusche.**

- Kontinuierliche Geräusche:
  Sie beginnen in der Systole und reichen oft bis in die Diastole. Sie entstehen durch einen kontinuierlichen Blutfluß aus einem Hochdrucksystem (systemischer Kreislauf) in ein Niederdrucksystem (Venen, Pulmonalkreislauf) sowie an stark eingeengten Arterien und Pulmonalgefäßen mit persistierender Druckdifferenz: z. B. offener Ductus arteriosus Botalli; in das rechte Herz rupturiertes Sinus-Valsalvae-Aneurysma, s. auch Tavel (1985, Tabelle 6.2) und Schwammenthal et al. (1993).
- Perikardiales Reiben:
  Es findet sich bei Entzündungen des Epi- und Perikards, z. B. als Pericarditis epistenocardica bei Myokardinfarkt, ist oft streng lokalisiert und variiert in seiner Intensität mit der Körperhaltung.
- Nonnensausen:
  Kontinuierliches Geräusch am Zusammenfluß der Jugularvenen im Bulbus jugularis, zu registrieren über der V. jugularis am Hals; bei Erwachsenen bei Anämie, bei Kindern auch ohne Anämie.
- Kardiorespiratorische Geräusche:
  Diese treten extrakardial und systolisch auf, Intensitätsmaximum späte Systole, Registrierung: Apex oder medial davon.

**Phonokardiographie bei prothetischem Herzklappenersatz**
Die Implantation von prothetischen Herzklappen führt, je nach Klappentyp, zu charakteristischen Schallphänomenen. Änderungen dieser Befunde – erste Registrierung unmittelbar postoperativ – können einen Hinweis

auf eine Klappendysfunktion geben, die sich dann mittels Dopplerechokardiographie objektivieren läßt (z. B. neu auftretendes Diastolikum bei Nahtinsuffizienz einer in Aortenposition implantierten Klappe; neu auftretendes oder Zunahme eines bestehenden Systolikums bei Dysfunktion einer in Mitralposition implantierten Klappe (s. auch Abb. 45-1 auf S. 580 in Markewitz u. Werdan 1998).

**Funktionsphonokardiographie (Holldack u. Rautenberg 1979)**

- Definition:
  Veränderung des Auskultations- und Phonokardiogrammbefundes durch Änderung der Körperhaltung, körperliche Belastung, Atmung und Einwirkung bestimmter Pharmaka. Hierbei können charakteristische Auskultationsbefunde provoziert oder in ihrer Intensität verändert werden. Ähnliche Schallphänomene unterschiedlicher Ursache lassen sich auf diese Weise besser klassifizieren und akzidentelle von organischen Geräuschen abgrenzen (Tabelle 3-1).
- Registrierung während Inspiration:
  Intensitätszunahme nur von Geräuschen aus dem rechten Herzen (z.B. Pulmonal- und Trikuspidalinsuffizienz).
- Valsalva-Manöver:
  Technik in Tavel 1985. Anwendung: siehe Tabelle 3-1. Einsatz der oben genannten Methoden zur Diagnostik von:
  - Mitralklappenprolaps (Weis et al. 1995): Mittsystolischer Klick wandert nach vorne; Spätsystolikum: früherer Beginn, längere Dauer, Intensitätsabnahme (Preßphase).
  - Hypertrophische obstruktive Kardiomyopathie: Während der Preßphase Intensitätszunahme des Systolikums, fast alle anderen Töne und Geräusche werden hierbei leiser.
  - Unterscheidung von Geräuschen mit Entstehung im rechten Herzen (Intensitätszunahme unmittelbar nach Preßende; s. oben) von denen aus dem linken Herzen durch zeitlichen Ablauf der Intensitätsänderungen (Beispiel: Pulmonalstenose/-insuffizienz vs. Aortenstenose/-insuffizienz; Trikuspidalinsuffizienz vs. Mitralinsuffizienz).
- Amylnitrit-Test:
  Technik s. Tavel (1985) und Tabelle 3-1. Für folgende Untersuchungen eignet sich der Amylnitrit-Test:
  - Abgrenzung akzidenteller von organischen Geräuschen: bei 90% aller systolischen akzidentellen Geräusche kommt es zu einer beträchtlichen Vergrößerung der Geräuschamplitude.
  - Mitralklappenprolaps: mittsystolischer Klick wandert nach vorn, Intensitätsabnahme; Spätsystolikum: früherer Beginn, längere Dauer.
  - Differenzierung ähnlicher Geräusche aufgrund der Intensitätsänderungen, z. B. Ventrikelseptumdefekt (↑) vs. Pulmonalstenose (↓), Aortenstenose (↑) vs. Mitralinsuffizienz (↓).
  - Vorsicht bei höhergradigen Vitien und koronarer Herzkrankheit!

## 3.2 Karotispulskurve (CPK)

### 3.2.1 Technik

Zur Technik s. Tavel (1985) und Urbaszek (1992).

### 3.2.2 Normaler Kurvenverlauf

Nach einer kleinen Vorschwingung erfolgt der Steilanstieg der Kurve (Abb. 3-4), der in den Kurvengipfel übergeht, evtl. gefolgt von einem 2. Gipfel. Der abfallende (katakrote) Schenkel endet mit der Inzisur (Aortenklappenschluß); diese kann von einer Nachschwankung gefolgt sein. Gegenüber der Herzaktion tritt die CPK um die zentrale Pulswellenlaufzeit (Tabelle 3-2) verzögert auf. Bei simultaner Registrierung von EKG, Phonokardiogramm und CPK kann die Systole in verschiedene Zeitintervalle (Tabelle 3-2) eingeteilt werden.

### 3.2.3 Anwendung

Die Registrierung der CPK ist sinnvoll zur Identifizierung von Herztönen (Abb. 3-2 und 3-4), von Konturänderungen bei Vitien sowie zur Bestimmung der systolischen Zeitintervalle (Tavel 1985).

### 3.2.4 Identifizierung von Herztönen

Zum Beispiel Differenzierung der (A2-) und P2-Komponente des 2. Herztones, z. B. bei invertierter Spaltung (Abb. 3-2).

### 3.2.5 Konturveränderungen bei Vitien

Konturänderungen (Abb. 3-4, Tavel 1985) sind zu beobachten bei valvulärer Aortenstenose („Hahnenkammphänomen" Abb. 3-4, Verlängerung von HGZ >0,055 s und LVET >0,36 s), bei hypertrophischer obstruktiver Kardiomyopathie (HGZ verkürzt und LVET häufig verlängert; bei höhergradiger intraventrikulärer Obstruktion doppelgipflige Kurve), bei Mitralinsuffizienz (verkürzte HGZ und LVET) und bei Aorteninsuffizienz (HGZ verkürzt und gekerbter Gipfel: Pulsus bisferiens, Inzisur verstrichen).

*Bestimmung der systolischen Zeitintervalle:* s. Abschn. 3.7 „Systolische und diastolische Zeitintervalle".

**Tabelle 3-2.** Systolische Zeitintervalle

| Zeitintervall | Abkürzung | Normwert [s] | Definition |
|---|---|---|---|
| Zentrale Pulswellenlaufzeit | ZPZ | 0,02–0,04 | A2 bis Inzisur |
| Anspannungszeit, „preejection period" | PEP | 0,08–0,11 | Beginn Q-Zacke bis Beginn Steilanstieg CPK minus ZPZ; oder $QS_2$ minus LVET |
| Umformungszeit | P-I | 0,05–0,06 | Beginn Q-Zacke bis Beginn 1. Herzton |
| Druckanstiegszeit | | 0,03–0,04 | Anspannungszeit minus Umformungszeit |
| Austreibungszeit, „left ventricular ejection time" | LVET | 0,28–0,34[a] | Beginn Steilanstieg CPK bis Inzisur |
| Pulskurvenanstiegszeit, Gipfelzeit | | 0,06–0,11[a] | Beginn Steilanstieg CPK bis Kurvengipfel; häufig nicht exakt ausmeßbar (Gipfellokalisation); besser: |
| Halbgipfelzeit | HGZ | 0,02–0,04[a] | Zeitdauer, bis CPK die Hälfte ihres Gipfels erreicht hat |
| Systolendauer | $QS_2$ | 0,37–0,42[a] | Beginn Q-Zacke bis Beginn A2 |

[a] Werte frequenzabhängig, Angaben bezogen auf 60/min; für andere Herzfrequenzen gilt: korrigierte Wert (Tavel 1985):

$$Frequenzkorrigierter\ Wert = \frac{Messwert}{\sqrt{RR-Interval}}[s]$$

## 3.3 Apexkardiogramm (ACG, Ventrikelsphygmogramm)

### 3.3.1 Technik

Zur Technik s. Tavel (1985).

### 3.3.2 Normaler Kurvenverlauf

Den normalen Kurvenverlauf zeigt Abb. 3-5.

### 3.3.3 Anwendung

Das ACG ist geeignet zur Erfassung der Änderung der Kurvenform der Herzerkrankungen; Nachweis einer Rechtsherzbelastung sowie zur Identifizierung von Herztönen (Abb. 3-5).

### 3.3.4 Pathologische Kurvenform bei Herzerkrankungen

Änderungen der Kurvenform bei Herzerkrankungen (s. auch Abb. 3-5):

- Eine überhöhte A-Welle findet sich bei vermehrter Steifigkeit des linken Ventrikels mit erhöhtem linksventrikulär-enddiastolischen Druck (Henein u. Gibson 1994).
- Bei kombiniertem Mitralvitium spricht eine überhöhte A-Welle gegen eine höhergradige Stenosekomponente.
- Schnelle Füllungswelle: Verstärkung bei Mitralinsuffizienz, Abschwächung bei Mitralstenose.
- Hypertrophische obstruktive Kardiomyopathie: hohe A-Welle und mittsystolische Unterbrechung der Auswärtsbewegung und Doppelgipfligkeit der Kurve.

### 3.3.5 Rechtsherzbelastung

Ein rechtsventrikuläres Sphygmogramm läßt sich bei Erwachsenen in der Regel nur bei Rechtsherzbelastung registrieren, z. T. auch in der üblichen Region des linksventrikulären Spitzenstoßes (Abb. 3-5).

### 3.3.6 Handgrip-Apexkardiogrammtest

Auf entsprechende Literatur wird hingewiesen (Manolas 1993).

## 3.4 Kardiokymogramm

Die computergestützte Kardiokymographie dient zum Nachweis ischämiebedingter Kontraktionsstörungen des Herzens im Rahmen von Belastungstests und in Kombination mit einem 24-h-EKG. !

Die Technik ist bei Scherhag et al. (1997) beschrieben worden. Ein normales CKG ist in Abb. 3-6a dargestellt. Das pathologische CKG, z. B. anläßlich einer Ergometerbelastung, ist durch eine meso- bis spätsystolische oder holosystolische Aufwärtsbewegung charakterisiert

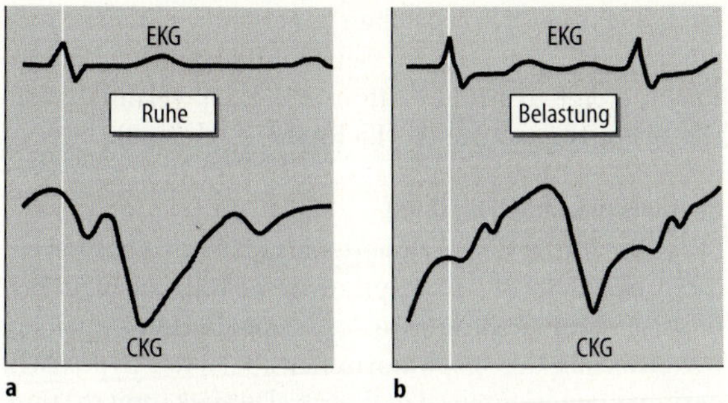


**Abb. 3-6a, b.** Kardiokymographie (CKG). **a** Normales CKG-Muster in Ruhe; **b** pathologische Belastungsreaktion mit einer pansystolischen Auswärtsbewegung des Herzens (in der Registrierung: Aufwärtsbewegung). In Anlehnung an Gehring et al. (1994)

(Abb. 3-6), welche den pathologischen Kontraktionsablauf des linken Ventrikels bei Koronarischämie widerspiegelt (Abb. 3-6) und in der Erholungsphase wieder verschwindet. Das standardisierte Belastungs-CKG ist hinsichtlich des Nachweises einer koronaren Herzkrankheit in seiner prognostischen Wertigkeit anscheinend dem Belastungs-EKG und der Belastungsangina zumindest ebenbürtig (Schmücker et al. 1995).

## 3.5 Venensphygmographie (Venenpulskurve)

### 3.5.1 Technik

Zur Technik s. Tavel (1985).

### 3.5.2 Normaler Kurvenverlauf

Normaler Kurvenverlauf (Abb. 3-7):

- a-Welle: Kontraktion des rechten Vorhofs;
- c-Welle: Folge des Trikuspidalklappenschlusses;
- x-Tal („systolischer Kollaps"): durch c-Welle unterbrochen; hervorgerufen zunächst durch Vorhofrelaxation und weiterhin durch die systolische Abwärtsbewegung der Ventilebene des Herzens;
- v-Welle: venöser Blutzufluß zum rechten Vorhof bei geschlossener Trikuspidalklappe;
- y-Tal („diastolischer Kollaps"): kleiner als x-Tal, hervorgerufen durch Entleerung des Vorhofs nach Öffnung der Trikuspidalklappe;
- h-Welle (nur bei relativ langsamer Herzfrequenz): passive Venendehnung am Ende der Ventrikelfüllung.

### 3.5.3 Anwendung

Die Anwendung zeigt Abb. 3-7. Die Variabilität der Kontur sowie der Amplitudenverhältnisse der Wellen und

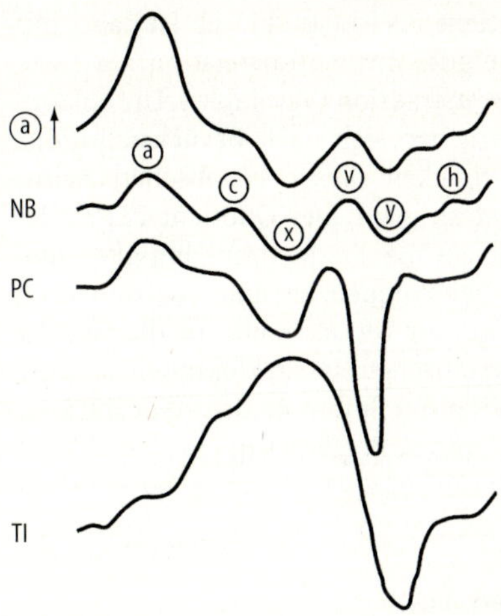


**Abb. 3-7.** Veränderungen des Venensphygmogramms bei überhöhter a-Welle (*a*↑), Pericarditis constrictiva (*PC*) und Trikuspidalinsuffizienz (*TI*). *NB* Normalbefund. Weitere Erläuterungen s. Text

Täler schränken die Aussagekraft der Untersuchung ein. Die Venenpulskurve erlaubt Aussagen zu:

- überhöhter a-Welle: bei Rechtsherzbelastung (z. B. Pulmonalstenose, pulmonale Hypertonie) sowie bei Trikuspidalstenose.
- Trikuspidalinsuffizienz: ausgeprägte v-Welle, die den größten Teil der Systole ausfüllen kann, gefolgt von einem tiefen y-Tal;
- Pericarditis constrictiva: verfrühte v-Welle mit tiefem y-Tal und raschem diastolischem Anstieg.

## 3.6 Spezielle mechanographische Methoden

Polymechanokardiographie (Fueting 1981) und Echophonokardiographie erweitern das diagnostische Spektrum bei der Abklärung von Herzgeräuschen und pathologischen Herztönen (Rhodes et al. 1993). Weitere Verfahren haben bisher keine breite Anwendung erfahren: intrakardiale Phonokardiographie (Holldack u. Rautenburg 1979), Ösophagusphonokardiographie (Holldack u. Rautenburg 1991), kontinuierliche Spektralanalyse von Herzgeräuschen (Chen 1996) und Computeranwendung in der PKG sowie bei der Bestimmung der systolischen Zeitintervalle (Tavel 1985).

## 3.7 Systolische und diastolische Zeitintervalle

### Systolische Zeitintervalle

Durch Bestimmung der Anspannungszeit und der Austreibungszeit (Tabelle 3-2) sowie des Quotienten PEP/LVET lassen sich die Funktion des linken Ventrikels sowie Funktionsveränderungen bei Herzerkrankungen und unter dem Einfluß von inotropen Pharmaka abschätzen, insbesondere im intraindividuellen Verlauf.

Vor allem der Quotient aus PEP und LVET ist dabei hilfreich; er zeigt eine gute inverse Korrelation zur linksventrikulären Auswurffraktion (Tavel 1985). Die entsprechenden Indizes ergeben sich nach Berücksichtigung der Frequenzabhängigkeit dieser systolischen Zeitintervalle (Bischoff et al. 1987). Der Quotient PEP/LVET zeigt allenfalls eine geringe Frequenzabhängigkeit und kann demzufolge bei Frequenzen unter 90/min auch frequenzunkorrigiert zur Verlaufskontrolle dienen. Die Bestimmung der systolischen Herzzykluszeiten hat trotz der hohen Sensitivität durch ihre niedrige Spezifität infolge Abhängigkeit von z. B. Herzfrequenz, Geschlecht, und körperlicher Position an Bedeutung verloren (Bischoff 1987).

### Diastolische Zeitintervalle

Diastolische Zeitintervalle s. Scott et al. (1989), Tavel (1985).

## 3.8 Reflexdiagnostik

### Baroreflexsensitivität (BRS)

Die Baroreflexsensitivität charakterisiert die Fähigkeit des autonomen Nervensystems, den vagalen Tonus nach Blutdrucksteigerung zu erhöhen und konsekutiv den Sympathikotonus zu senken. Zur Messung dieser Größe existieren zwei Verfahren: die invasive Phenylephrinbolusmethode und die nichtinvasive Berechnung des α-Index.

Die Baroreflexsensitivität nach der Bolus-Phenylephrin-Methode wird folgendermaßen bestimmt: Der Patient erhält eine intravenöse Injektion von 150 µg Phenylephrin, die in 50 µg- oder 100-µg-Schritten bis zu einer Maximaldosis von 500 µg erhöht werden kann. Ziel ist es, den systolischen Blutdruck um mindestens 15 mmHg zu erhöhen und dabei den Rückgang der Herzfrequenz bzw. die Verlängerung des Herzintervalls zu registrieren (Ansprechzeit ca. 30 s). Der Test kann bis zu 3mal mit der optimalen Phenylephrindosis nach Normalisierung auf die Ausgangswerte wiederholt werden. Die Baroreflexsensitivität wird als Quotient Herzintervalländerung/Änderung des systolischen Blutdrucks berechnet. Eine Verlängerung des Herzintervalls von <3 ms/mmHg nach Anstieg des systolischen Blutdrucks wird als pathologisch eingestuft.

Als nichtinvasive Methode zur Kalkulation der Baroreflexsensitivität dient die Berechnung des α-Index mit Hilfe der Spektralanalyse der Variationen von Herzfrequenz und systolischem Blutdruck (s. auch Maestri et al. 1998; Pitzalis et al. 1998).

Da die Entstehung des plötzlichen Herztodes nach Myokardinfarkt durch das autonome Nervensystem getriggert wird, kann durch Applikation der Phenylephrin-Bolus-Methode eine Prognoseabschätzung erfolgen: Patienten mit reduziertem vagalen Tonus (verminderte Baroreflexsensitivität) haben ein höheres Risiko, von einem kardialen Ereignis betroffen zu werden. Dieses Risiko steigt in Kombination mit einer verminderten Herzfrequenzvariabilität (La Rovere et al. 1998).

### Chemoreflexsensitivität (CRS)

Die Stimulation der peripheren arteriellen Chemorezeptoren führt sowohl zu respiratorischen als auch zu kardiovaskulären Reflexantworten. Deshalb unterscheiden wir zwischen der respiratorischen (peripher hypoxisch, peripher hyperkapnisch und zentral hyperkapnisch) und der kardialen Chemoreflexsensitivität (Technik, Normwerte, klinische Anwendung s. Schmidt et al. 1999).

Die respiratorische Chemoreflexsensitivität kann zur Risikostratifizierung bei Patienten mit Herzinsuffizienz benutzt werden. Zur Bestimmung dieses Parameters inhaliert der Patient für einige Atemzüge reinen Stickstoff, da die Reizung der peripheren arteriellen Chemorezeptoren durch einen Abfall des Sauerstoffpartialdrucks im arteriellen Blut erfolgt. Dabei werden kontinuierlich das Atemminutenvolumen, der $O_2$-und $CO_2$-Gehalt der Inspirations-und Exspirationsluft, die Sauerstoffsättigung des arteriellen Blutes, ein EKG und der Blutdruck aufgezeichnet. Der dabei erreichte höchste Anstieg des Atemminutenvolumens (gemittelt über 2 Atemzüge) wird gegen die im Intervall niedrigste Sauerstoffsättigung aufgetragen. Die Chemoreflexsensitivität ergibt sich als Regressionsgerade zwischen Atemminutenvolumen und Sauerstoffsättigung.

Eine erhöhte hypoxische CRS ist bei einem Teil der Patienten mit chronischer Herzinsuffizienz mit einer erhöhten Inzidenz von ventrikulären Tachykardien verbunden (Chua et al. 1997).

Auch die kardiale CRS könnte prognostische Bedeutung besitzen (Hennersdorf et al. 1997). Die Anwendung dieses Index ist allerdings dadurch limitiert, daß seine Berechnung stark vom Atemmuster des Patienten abhängt (Schmidt et al. 1999).

### Literatur


Bischoff KO, Müsch M, Bucher P, Graben N, Hager W (1987) Die systolischen Zeitintervalle (STI) und ihre Abhängigkeit von der Herzfrequenz. Herz Kreisl 19: 149–151

Chen D, Pibarot P, Honos G, Durand LG (1996) Estimation of Pulmonary Artery Pressure by Spectral Analysis of the Second Heart Sound. Am J Cardiol 78: 785–789

Chua TP, Ponikowski PP, Webb-Peploe K et al. (1997) Clinical characteristics of chronic heart failure patients with an augmented peripheral chemoreflex. Eur Heart J 18: 480–486

Emi S, Fukuda N, Oki T et al. (1993) Genesis of the Austin Flint murmur: relation to mitral inflow and aortic regurgitant flow dynamics. J Am Coll Cardiol 21: 1399–1405

Fueting F (1981) Polymechanokardiographie – Grundlagen und klinische Anwendung. Studienreihe „Kardiologische Diagnostik". Boehringer Mannheim, Mannheim

Gehring J, Koenig W, Donner M et al. (1994) Diagnostische Wertigkeit der Belastungskardiokymographie (CKG) im Vergleich zur Belastungselektrokardiographie (EKG). Perfusion 7: 240–249

Guerrero JE, Munoz J, De La Calle B, Valero R, Alberca MT (1992) Right ventricular systolic time intervals determined by means of a pulmonary artery catheter. Crit Care Med 20: 1529–1537

Henein MY, Gibson DG (1994) Abnormal subendocardial function in restrictive left ventricular disease. Br Heart J 72: 237–242
Hennersdorf M, Perings C, Kristovic M et al. (1997) Chemoreflex- und Baroreflexsensitivität bei Patienten mit überlebtem plötzlichem Herztod. Z Kardiol 86: 196–203
Holldack K (1979) Lehrbuch der Auskultation und Palpation, 9. Aufl. Thieme, Stuttgart
Holldack K, Rautenburg H-W (1991) Phonokardiographie – Einführung in die Mechanokardiographie unter Einbeziehung der Echokardiographie. Thieme, Stuttgart
Holldack K, Gahl K (1991) Auskultation und Perkussion, Inspektion und Palpation. Thieme, Stuttgart New York
Juchems R (1973) Klinische Phonokardiographie. Studienreihe „Kardiologische Diagnostik". Boehringer Mannheim, Mannheim
La Rovere MT, Bigger Jr JT, Marcus FI, Mortara AM, Schwartz PJ (1998) Baroreflex sensitivity and heart rate variability in prediciton of total cardiac mortality after myocardical infarction. Lancet 351: 478–484
Maass H, Weber, A (1952) Herzschallregistrierung mittels differenzierender Filter. Eine Studie zur Herzschallnormung. Cardiologie 21: 773–776
Maestri R, Pinna GD, Mortara AM, La Rovere MT, Tavazzi L (1998) Assessing baroreflex sensitivity in post-myocardical infarction patients: comparison of spectral and phenylephrine techniques. JACC 31: 344–351
Manolas J (1993) Vergleich von Handgrip-Apexkardiogramm-Test und Belastungs-EKG zur Erfassung von Patienten mit koronarer Herzkrankheit. Herz 18: 256–266
Markewitz A, Werdan K (1998) Der Patient mit Herzschrittmacher, implantierbarem Cardioverter/Defibrillator oder künstlichen Herzklappen. In: Madler C, Jauch KW, Werdan K (Hrsg) Das NAW-Buch. Praktische Notfallmedizin, 2. Aufl. Urban & Schwarzenberg, München Wien, S 572–583
Marshall M (1984) Praktische Doppler-Sonographie. Springer, Berlin Heidelberg New York Tokio
Nuutila P, Irjala K, Saraste M, Seppälä P, Viikari J (1992) Cardiac systolic time intervals and thyroid hormone levels during treatment of hypothyroidism. Scand J Clin Lab Invest 52: 467–477
Pitzalis MV, Mastropasqua F, Passantino A et al. (1998) Comparison between noninvasive indices of baroreceptor sensitivity and the phenylephrine method in postmyocardial infarction patients. Circulation 97: 1362–1367
Rahko PS, Shaver JA, Salerni R (1993) Reversed closure sequence of the mitral and tricuspid valves in congestive heart failure. J Am Coll Cardiol 21: 1114–1123
Rhodes J, Udelson JE, Marx GR et al. (1993) A new noninvasive method for the estimation of peak dP/dt. Circulation 88: 2693–2699
Scherhag AW, Pfleger S, Ceconi C et al. (1997) Evaluation of signal-averaged cardiokymography for the detection of ischaemic left ventricular dysfunction. Int J Cardiol 59 : 305–312
Schmidt H., Heinroth K, Werdan K (1999) Autonomic dysfunction in critically ill patients. In: Vincent JL (ed) Yearbook of intensive care and emergency medicine. Springer, Berlin Heidelberg New York Tokio: 519–536
Schmidt H, Opitz H (1999) Die kardiale Chemoreflexsensitivität in Abhängigkeit von verschiedenen Formen der Atmung. Z Kardiol: 88(9): 683–685
Schmücker G, Mitusch R, Stierle U et al. (1995) Nichtinvasive Diagnostik der koronaren Herzerkrankung mit Kardiomyographie: Einsatz der Signalmittlungstechnik. Z Kardiol 84: 146–153
Schwammenthal E, Hasfeld M, Karbenn U, Breithardt G (1993) Systolic-diastolic shunt murmur in ventricular septal rupture after myocardial infarction. Am Heart J 126: 221–225
Scott MJ, Randolph PH, Leier CV (1989) Reproducibility of systolic and diastolic time intervals in normal humans: An important issue in clinical cardiovascular pharmacology. J Cardiovasc Pharmacol 13: 125
Tavel ME (1985) Clinical phonocardiography and external pulse recording. Year Book Medical Publishers, Chicago
Urbaszek W (1992) Systolische Zeitintervalle (STI). In: Urbaszek W, Eichstädt H, Moderson D (Hrsg): Kardiovaskuläre Funktionsdiagnostik. G. Fischer, Jena Stuttgart, S 228–236
Weis AJ, Salcedo EE, Stewart WJ, Lever HM, Klein AL, Thomas JD (1995) Anatomic explanation of mobile systolic clicks: implications for the clinical and echocardiographic diagnosis of mitral valve prolapse. Am Heart J 129: 314–320

# Langzeitblutdruckmessung

4

R.H.G. Schwinger



Auch wenn die punktuelle Blutdruckmessung immer noch die bei weitem häufigste Methode zur Kreislaufdiagnostik darstellt, auf der auch die WHO-Definition der arteriellen Hypertonie beruht, kommen der 24-h-Langzeitblutdruckregistrierung und der Blutdruckselbstmessung eine wachsende Bedeutung zu. Einblicke in die individuelle Blutdruckhöhe lassen sich durch eine Vielzahl von Einzelmessungen (Gelegenheitsblutdruck), durch die Selbstmessung des Blutdruckes und die 24-h-Blutdruckmessung gewinnen.

## 4.1 Voraussetzungen

Der Selbstmessung des Blutdrucks kommt wahrscheinlich eine höhere diagnostische (und prognostische) Aussage als der Gelegenheitsblutdruckmessung in der Praxis zu, da der „blutdrucksteigernde Effekt“ (Mancia et al. 1987) des Arztes und seiner Umgebung („Praxishypertonie“) entfällt. Unter physiologischen wie auch unter pathophysiologischen Bedingungen liegen erhebliche individuelle, tageszeitliche, psychogene, aktivitäts- und hormonabhängige Schwankungen der meßbaren Blutdrücke vor. Die 24-h-Langzeitblutdruckmessung hat einen hohen prädiktiven Wert und korreliert weit besser als punktuelle Blutdruckmessungen mit der echokardiographisch bestimmten Linksherzhypertrophie.

### 4.1.1 Intraindividuelle Blutdruckvariabilität

Die Geschichte der arteriellen Hypertonie als Erkrankung beginnt im 20. Jahrhundert nach der Entwicklung der unblutigen Blutdruckmessung nach Riva-Rocci im Jahre 1896. Erst diese unblutige Meßmethode ermöglichte die Untersuchung einer Großzahl von Patienten. Aus physiologischen und epidemiologischen Untersuchungen ist die hohe intraindividuelle Variabilität des Blutdruckes bekannt. Aus der Datenlage ist eine strenge Grenzlinie zwischen pathologischen und normalen Blutdruckwerten nicht primär erkennbar. Daher wurden Grenzbereiche definiert aufgrund von Daten zur prognostischen Wertigkeit bestimmter Blutdruckwerte wie systolische und diastolische Blutdruckhöhe, Blutdruck in Abhängigkeit vom Alter, Belastungsblutdruck, 24-h-Blutdruck oder Blutdruck aus der Patientenselbstmessung. Hieraus abgeleitet zeigt sich, daß der Wert des Blutdrucks auch von der Meßmethode und der Untersuchungssituation abhängig ist. Zudem gilt es, Abhängigkeiten von unterschiedlichen endogenen und exogenen Faktoren wie Lage, Aktivitätszustand, Tageszeit und hormonelle Einflüsse abzuwägen. Aus dieser Vielzahl der Gründe sind Einzelwerte nur Momentaufnahmen und repräsentieren daher zwangsläufig nur unzureichend das wirkliche Blutdruckverhalten, besonders über einen längeren Zeitraum.

### 4.1.2 Problematik der Einzelwertmessungen

In der Diagnostik der arteriellen Hypertonie kommt der Arztmessung die Rolle eines Klinikparameters zu. Erst bei wiederholten Meßwerten über 140 und/oder über 90 mmHg oder bei Verdacht bzw. Vorliegen eindeutiger hypertensiver Endorganschäden sollte eine ambulante 24-h-Blutdruckmessung zur Beurteilung des Schweregrades der arteriellen Hypertonie, des Tag-Nacht-Rhythmus

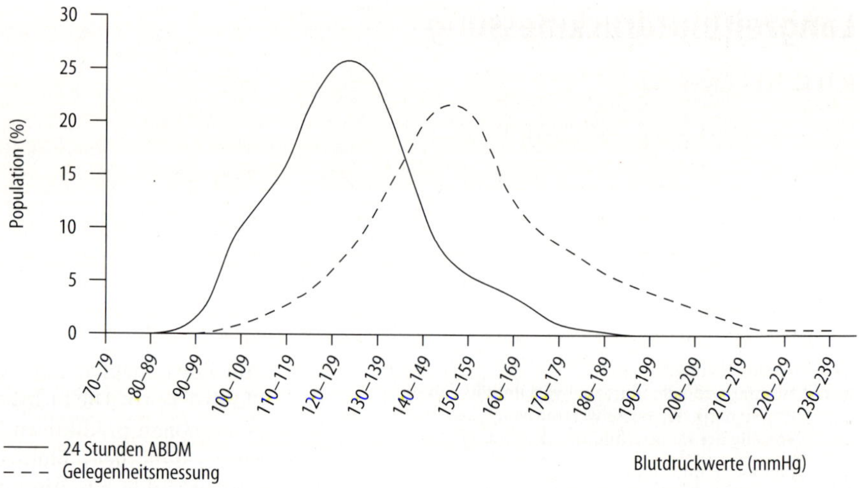


**Abb. 4-1.** Populationsverteilung für systolische Blutdruckwerte. Vergleich der Meßwerte von Gelegenheitsblutdruckmessungen (gestrichelt) mit den 24-h-Durchschnittswerten (durchgezogene Linie) aus Langzeitmessungen. (Nach Palatini und Pessina 1990; mit Erlaubnis)

und der Blutdruckspitzen durchgeführt werden. Punktuelle Arztmessungen sind hier von geringerer Aussagekraft („Praxishypertonie", „Weißkittelhypertonie"), dies zeigt auch der Vergleich der Gelegenheitsmessung mit der 24-h-Blutdruckmessung (Abb. 4-1). Folgeerkrankungen resultieren wahrscheinlich eher aus der Höhe aller täglich vorkommenden Blutdruckwerte, und somit der Gesamtbelastung. Dieser Erkenntnis wurde schon länger Rechnung getragen, indem man Selbstmessungen propagierte, um den wahren Blutdruck durch die wiederholten und häufigen Messungen besser zu erfassen. Die in den letzten Jahren möglich gewordene automatische ambulante, nichtinvasive 24-h-Blutdruckmessung (ABDM) gibt wahrscheinlich den besten diagnostischen (und prognostischen) Einblick. Eine weitere Bedeutung der 24-h-Blutdruckmessung liegt darin, daß auch die nächtlichen Werte, die niedriger sein müssen. erfaßt werden können, die natürlich ebenfalls für die Gesamtbelastung von Bedeutung sind.

### 4.1.3 Vorteile der Langzeitblutdruckmessung

Die geringe Aussagekraft von Arztmessungen zur Abschätzung des antihypertensiven Effektes hängt mit der hohen Variabilität der einzelnen Gelegenheitsmessungen zusammen. Diese physiologisch und meßtechnisch bedingte Variabilität liegt oft über der tatsächlich erzielten Blutdrucksenkung, so daß antihypertensive Einwirkungen im Bereich von 10/5 mmHg (systolisch zu diastolisch) bei Patienten häufig nicht erfaßt werden und so fälschlicherweise ein Therapieversagen angenommen werden kann. Ziel war es daher, durch eine Erhöhung der Anzahl der Messungen die Genauigkeit und den prädiktiven Wert der Blutdruckveränderung im zeitlichen Profil zu erhöhen und so die medikamentöse Therapie optimaler anzupassen. Hierzu eignet sich die ambulante 24-h-Blutdruckmessung wie auch die Blutdruckselbstmessung durch den Patienten. Dabei ist die ambulante 24-h-Blutdruckmessung (ABDM) weniger für die kurzfristige Therapiekontrolle einsetzbar (geringere Patientenakzeptanz, wirtschaftliche Überlegungen).

Zur Beurteilung der weiteren Therapieplanung sind also die Komponenten Arztmessung, punktuelle Datenerhebung, die Selbstmessung sowie auch die ambulante 24-h-Blutdruckregistrierung zu unterscheiden. Als obere Normgrenze für die Selbstmessung gilt nach neueren Untersuchungen 135/85 mmHg entsprechend den WHO-Grenzen von 140/90 mmHg für die Gelegenheitsblutdruckmessung beim Arzt (Sakuma et al. 1997). Die Blutdruckselbstmessung nimmt unter prognostischen Gesichtspunkten eine Zwischenstellung ein; allerdings ist hiermit keine Beurteilung des nächtlichen Blutdruckes und nur eine geringe Aussage über die Blutdruckvariabilität unter der Vielzahl alltäglicher Belastungen möglich.

Die Einführung der ambulanten 24-h-Blutdruckmessung in die breite Patientenversorgung hat das Verständnis der Blutdruckregulation und Dysregulation deutlich verbessert. So konnten in einer großen Patientenserie methodisch einfach Informationen über die Variabilität des Blutdruckprofils während der Tag- und Nachtphase erhalten werden.

## 4.2 Methoden und Geräte

Es sind eine Vielzahl von Geräten zur 24-h-Blutdruckmessung im Handel erhältlich. Diese Geräte zeichnen sich durch eine zunehmend geringe Geräuschentwicklung und ein niedriges Gewicht aus (250–400 g). Die Registrierung geschieht auskultatorisch oder oszillometrisch, bei manchen Geräten auch mit beiden Methoden.

Die auf dem deutschen Markt befindlichen Geräte mußten bis Ende 1995 seitens der Physikalisch-Technischen Bundesanstalt Berlin/Braunschweig (PTB) validisiert sein, auch unterliegen die Langzeitrekorder wie die herkömmlichen Blutdruckmeßgeräte der „Medizinischen Geräte-Verordnung" (MedGV). Durch beide Vorgehensweisen wird ein exaktes Meßergebnis sichergestellt. Seit 01.01.1996 ist anstelle des PTB-Verfahrens die „Europäische Regel" (CEN) getreten, die eine Überprüfung der Meßgenauigkeit durch den Gerätehersteller selbst regelt. Als zusätzliches unabhängiges Bewertungskriterium ist ein derzeit noch zu erarbeitendes „Gütesiegel" der Hochdruckliga vorgesehen.

Als Meßabstände werden im Normalfall tags Intervalle von 15 und 20 min und nachts Intervalle zwischen 30 und 40 min gewählt. Zur Beurteilung der 24-h-Blutdruckmessung sind mindestens 60 auswertbare Messungen pro 24 h notwendig. Damit wird abhängig von der Quote fehlerhafter Messungen eine höhere Zahl von automatischen Messungen erforderlich. Auf die Vermeidung des häufigsten Fehlers durch Armbewegungen des Patienten während der Messung ist bei Anlage der Apparatur hinzuweisen (Krönig 1996).

Wichtig ist, daß der Patient die Möglichkeit besitzt, in besonderen Situationen das Gerät durch Knopfdruck zu aktivieren. Dies ist besonders interessant bei Geräten, die zusätzlich ein EKG aufzeichnen oder EKG-getriggert arbeiten.

In der Praxis hat es sich bewährt, die Patienten zu bitten, ein 24-h-Protokoll auszufüllen. Hier können besondere Ereignisse, Medikamenteneinnahme bzw. der Tagesablauf und die Tagesaktivität des Patienten angegeben werden.

Die erhaltenen Meßdaten der Blutdruckregistrierung können ausgedruckt werden. Zudem ist eine statistische Erfassung der Meßwerte in der Nacht- bzw. Tagesperiode möglich. Wesentlich ist dabei die Angabe der Prozentualereignisse, z. B. wie oft systolische Grenzwerte über 140 mmHg und diastolische Grenzwerte über 90 mmHg überschritten werden.

Die einwandfreie Funktion des Gerätes kann durch Vergleichsmessungen des Blutdruckgerätes mit einer konventionellen Blutdruckmessung durch das anlegende Personal überprüft werden.

Insgesamt kann von einer sehr guten Übereinstimmung der erhaltenen Meßdaten mit z. B. invasiv gemessenen Blutdruckwerten aber auch mit der Blutdruckregistrierung nach Riva-Rocci festgestellt werden.

## 4.3 Indikationen

Die Indikation für die Blutdruckselbstmessung sowie die diskontinuierliche Langzeitblutdruckmessung umfaßt diagnostische Untersuchungen und Untersuchungen zur Therapiekontrolle z. B. zur antihypertensiven Einstellung der Patienten.

Die Hauptindikationen sind:

- Schweregrad der Hypertonie,
- Blutdruckkontrolle in der Dosistitrationsphase,
- Langzeitkontrolle der arteriellen Hypertonie,
- Verbesserung der Compliance,
- Alternative bei fehlender Verfügbarkeit der ambulanten 24-h-Messung.

**Indikationen zur ambulanten 24-h-Blutdruckmessung (ABDM)**

**A) Diagnostische Untersuchung:**

- diastolischer Blutdruck der Gelegenheitsblutdruckmessung > 105 mmHg ohne Organschäden
- diastolischer Blutdruck der Gelegenheitsblutdruckmessung 90–104 mmHg mit Organschäden
- Diskrepanz von Selbstmessung und Praxisblutdruck systolisch > 20 mmHg und diastolisch > 10 mmHg (v. a. „Weißkittelhypertonie")
- Hinweise auf sekundäre Hypertonie
- Hinweise auf schlafbezogene Atmungsstörungen
- Verdacht auf krisenhafte Blutdruckanstiege
- Hochdruckpatienten im Wechselschichtdienst
- Hinweis auf erhöhte Nachtwerte und/oder einen aufgehobenen zirkadianen Rhythmus, z. B. bei renaler Hypertonie einschließlich der diabetischen Nephropathie, renovaskulärer Hypertonie, Nierenarterienstenose, endokrinen Hochdruckformen, Schwangerschaftshypertonie und Präeklampsie, Diabetes und Hypertonie, Zustand nach Nieren- und Herztransplantationen, Schlafapnoesyndrom, Asthma bronchiale, zerebro- und kardiovaskulären Komplikationen (z. B. Apoplexie)

**B) Therapiekontrolle:**

- unzureichende Senkung des Praxisblutdrucks trotz gesicherter Compliance
- unzureichende Regression der Organschädigung trotz guten Praxisblutdrucks
- Dokumentation einer guten nächtlichen Blutdrucksenkung,
- Zuordnung unerwünschter Nebenwirkungen einer antihypertensiven Therapie zu den Blutdruckwerten
- Beurteilung der Wirksamkeit eines eingesetzten Antihypertensivums

Dabei kann festgehalten werden, daß die kontinuierliche, nicht invasive Langzeitblutdruckmessung v. a. indiziert ist, wenn relative Blutdruckveränderungen untersucht werden sollen. So sind auch der Schellong-Test, schlafmedizinische Fragestellungen, wissenschaftliche Untersuchungen und Therapiestudien als Indikationen anzusehen.

## 4.4 Definition Hypertonie

Die Diagnose arterielle Blutdruckerhöhung stützt sich dabei nicht auf einzelne Blutdruckwerte. Die WHO-Definition besagt, daß eine Hypertonie dann vorliegt, wenn bei 3maliger punktueller Messung an verschiedenen Tagen (zu gleicher Tageszeit) innerhalb von 2 Wochen in sitzender Körperhaltung und nach 15 min Ruhe, reproduzierbar systolische Werte über 140 mmHg und diastolische Werte über 90 mmHg gemessen werden. Dabei ist

**Tabelle 4-1.** Manschettengrößen zur korrekten Blutdruckmessung. Die angegebenen Längen sind Mindestmaße. (Nach Deutsche Liga zur Bekämpfung des hohen Blutdruckes e. V. Deutsche Hypertonie Gesellschaft 1998)

| Patient | Oberarm-umfang [cm] | Gummiteil der Manschette Breite · Länge [cm] |
|---|---|---|
| Kleinkind | | 5 · 8 |
| Kind | | 8 · 13 |
| Erwachsener | unter 33 | 12–13 · 24 |
| | 33–41 | 15 · 30 |
| | über 41 | 18 · 36 |

**Tabelle 4-2.** Einteilung der Hypertonie im Erwachsenenalter (>18. Lebensjahr) nach Joint National Committee VI und ergänzt nach „Guidelines for the Management of Hypertension. 1999" (WHO)

| | Systolisch [mmHG] | | Diastolisch [mmHG] |
|---|---|---|---|
| Optimal | < 120 | und | < 80 |
| Normal | < 130 | und | < 85 |
| Hochnormal | 130–139 | oder | 85–89 |
| Hypertonie | | | |
| Stadium 1 | 140–159 | oder | 90–99 |
| Stadium 2 | 160–179 | oder | 100–109 |
| Stadium 3 | ≥ 180 | oder | ≥ 110 |
| Isoliert systolisch | ≥ 140 | oder | < 90 |

v. a. darauf zu achten, daß die Nichtanwendung breiterer Blutdruckmanschetten bei größerem Armumfang (ca. 33 cm: Manschettenbreite 15 cm; ab 42 cm: Manschettenbreite 18 cm) zu falsch-hohen Blutdruckwerten führen kann (Tabelle 4-1). Die derzeit erhältlichen Geräte für die Blutdruckmessung am Handgelenk sind für einen Umfang zwischen 13,5 und 19,5 cm geeignet.

Die initiale Blutdruckmessung erfolgt nach 5 min Sitzen in Ruhe an beiden Armen, sowie im Liegen und im Stehen. Die Korotkow-Phase 5, völliges Verschwinden des Geräusches, wird zur Festlegung des diastolischen Blutdruckwertes verwendet. Die Korotkow-Phase 4, Leisewerden der Geräusche, werden dagegen bei folgenden Patientengruppen angewandt: Schwangere, Blutdruckmessung unter Belastung, Hyperthyreose.

### 4.4.1 Klassifikation von Blutdruckwerten

Tabelle 4-2 gibt die Klassifikation der Blutdruckwerte für Erwachsene älter als 18 Jahre wieder, die keine antihypertensive Medikation einnehmen und klinisch gesund sind. Fallen systolische und diastolische Blutdruckwerte in unterschiedliche Kategorien, so gilt die höhere Klasse zur Einschätzung des Blutdruckniveaus des Patienten.

Von verschiedenen nationalen und internationalen Fachgesellschaften wurden Definitionen und Klassifikationen der Blutdruckeinteilung vorgenommen. Wohl am wichtigsten ist die Definition des US-amerikanischen „Joint National Committee" (Nr. 6, veröffentlicht 1997; Tabelle 4-2) sowie die „Guidelines for the Management of Hypertension 1999". Hierbei wird arterielle Hypertonie definiert als systolischer Blutdruck von 140 mmHg oder größer und/oder einem diastolischen Blutdruckwert von 90 mmHg oder größer bei Personen, die keine antihypertensive Medikation einnehmen und bei denen der Blutdruck anhand von Einzelmessungen erhoben wurde; die isolierte systolische Hypertonie ist definiert als Blutdruck über 140 mmHg bei einem diastolischen Blutdruck von unter 90 mmHg.

Vor allem zur Therapieentscheidung (Tabelle 4-3) zeigt sich eine große Bedeutung von weiteren kardiovaskulären Risikofaktoren und von bereits eingetretenen hypertoniespezifischen bzw. typischen Endorganschäden, wie z. B. Linksherzhypertrophie, Nephrosklerose, zentrale Arteriosklerose, periphere arterielle Verschlußkrankheit, Myokardinfarkt, Herzinsuffizienz, Augenhintergrundveränderungen etc.

### 4.4.2 Zielkriterien

Entsprechend der neuen Richtlinien zur Therapie der arteriellen Hypertonie sind als Zielkriterien das Erreichen eines optimalen oder normalen Blutdruckes festgelegt worden. Dies bedeutet einen systolischen Blutdruck unter 130 mmHg und einen diastolischen Blutdruck unter 85 mmHg bei jungen Hypertonikern, Hypertonikern mittleren Lebensalters sowie bei Patienten mit Diabetes mellitus. Bei älteren Hypertonikern wird als Blutdruckzielwert 140/90 mmHg angegeben. Bei grenzwertigen Blutdrucksituationen kann eine Langzeitblutdruckmessung, eine Selbstmessung über längere Zeiträume bzw. eine Ergometriebelastung angezeigt sein. Die Langzeitblutdruckmessung hat sich der Gelegenheitsblutdruckmessung in der Praxis eindeutig als überlegen gezeigt. Dies zeigt auch die bereits oben angegebene bessere Korrelation mit Langzeitschäden (Tabelle 4-4).

### 4.4.3 Selbstmessung

Die Blutdruckselbstmessung, wie auch die Werte der ambulanten 24-h-Blutdruckmessung, ergeben deutlich niedrigere Blutdruckwerte im Vergleich zur Arztmessung (Abb. 4-2). Dies ist v. a. Folge der situativen Blutdruckerhöhung, „Weißkitteleffekt". Der Unterschied zwischen Arzt- und Selbstmessung steigt dabei mit dem Schweregrad der arteriellen Hypertonie an und kann im Einzelfall bis zu 50 mmHg betragen. Abb. 4-3

Tabelle 4-3. Antihypertensive Behandlung gemäß Blutdruck und Risikokategorie nach Joint National Committee VI

| Blutdruck [mmHg] | Risikogruppe A (keine weiteren Risikofaktoren, keine hypertensiven Organschäden, keine symptomatischen kardiovaskulären Erkrankungen) | Risikogruppe B (mindestens 1 Risikofaktor, aber kein Diabetes, keine hypertensiven Organschäden, keine symptomatischen kardiovaskulären Erkrankungen) | Risikogruppe C (hypertensive Organschäden/ sympomatische kardiovaskuläre Erkrankungen und/oder Diabetes, mit oder ohne weiteren Risikofaktor) |
|---|---|---|---|
| Hochnormal (130–139/85–89) | Nichtmedikamentöse Therapie | Nichtmedikamentöse Therapie | Pharmakotherapie [b] |
| Stadium 1 (140–159/90–99) | Nichtmedikamentöse Therapie bis zu 12 Monaten | Nichtmedikamentöse Therapie [a] bis zu 6 Monaten | Pharmakotherapie |
| Stadium 2+3 (≥ 160/≥ 100) | Pharmakotherapie | Pharmakotherapie | Pharmakotherapie |

[a] Für Patienten mit mehreren Risikofaktoren sollten Pharmaka als initiale Therapie gemeinsam mit nichtmedikamentösen Verfahren in Betracht gezogen werden.
[b] Für Patienten mit Herzinsuffizienz, Niereninsuffizienz oder Diabetes mellitus.

| Risikofaktoren | Hypertensie Organschäden/ symptomatische kardiovaskuläre Erkrankungen |
|---|---|
| • Rauchen<br>• Fettstoffwechselstörungen<br>• Diabetes mellitus<br><br>• Alter > 60 Jahre<br>• Geschlecht: Männer, postmenopausale Frauen<br><br>• Familienanamnese mit kardiovaskulären Erkrankungen bei Frauen < 65 oder Männer < 55 Jahren | • Herzerkrankungen<br>– linksventrikuläre Hypertrophie<br>– Angina pectoris/ vorangegangener Myokardinfarkt<br>– vorangegangene koronare Revaskularisation<br>– Herzinsuffizienz<br>• Schlaganfall, TIA oder PRIND<br>• Nierenerkrankung<br>• PAVK<br>• Retinopathie |

Tabelle 4-4. Korrelation von systolischer und diastolischer Blutdruckhöhe und linksventrikulärer Herzhypertonie. Vergleich der Korrelationskoeffizienten von Praxismessung, ambulanter 24-h-Messung und Blutdruckselbstmessung mit linksventrikulärer Herzhypertrophie. Verbesserung der Korrelationskoeffizienten bei Durchführung einer ambulanten 24-h-Blutdruckmessung bzw. einer Blutdruckselbstmessung im Vergleich zur Praxis- oder Arztmessung

| | Arztmessung | | Ambulante 24-h-Messung | | Blutdruckselbstmessung | |
|---|---|---|---|---|---|---|
| Literatur | systolisch | diastolisch | systolisch | diastolisch | systolisch | diastolisch |
| Deveraux et al. (1993), | 0,24 | 0,20 | 0,50 | 0,39 | | |
| Kleinert et al. 1984 | 0,22 | 0,07 | | | 0,45 | 0,4 |

gibt ein Schema zum differenzierten Einsatz von Arztmessung, 24-h-ABDM und Blutdruckselbstmessung wieder.

## 4.5 Normalwerte der 24-h-Blutdruckmessung

Zur Langzeitblutdruckmessung eignen sich zum einen die Selbstmessung durch den Patienten und zum anderen die ambulante 24-h-Blutdruckmessung (ABDM). Mehrere größere epidemiologische Untersuchungen befassen sich mit dem Problem der Normalwerte bei unbehandelten normo- und hypertensiven Populationen. Die hieraus ersichtlich vorgeschlagenen oberen Grenzwerte liegen unter 135/85 mmHg und entsprechen den oberen Grenzwerten an den Tagesmittelwerten der ambulanten 24-h-Blutdruckmessung. Die Normalwerte (Tabelle 4-5) der ambulanten Blutdruckregistrierung tagsüber liegen unter 135/85 mmHg, während des Schlafes unter 120/70 mmHg (Pickering et al. 1995). Diese Werte sollen einem Gelegenheitsblutdruck von 140 mmHg äquivalent sein, wobei eine altersabhängige Steigerung von 10 mmHg zwischen dem 2. und 7. Lebensjahrzehnt angenommen werden kann.

Bei der überwiegenden Anzahl der Versuchspersonen fällt der Blutdruck um ca. 10–20% in der Nachtphase (Abb. 4-4); dieser Abfall hängt v. a. mit dem Schlaf- und Wachrhythmus zusammen. Diese Periodik ist in-

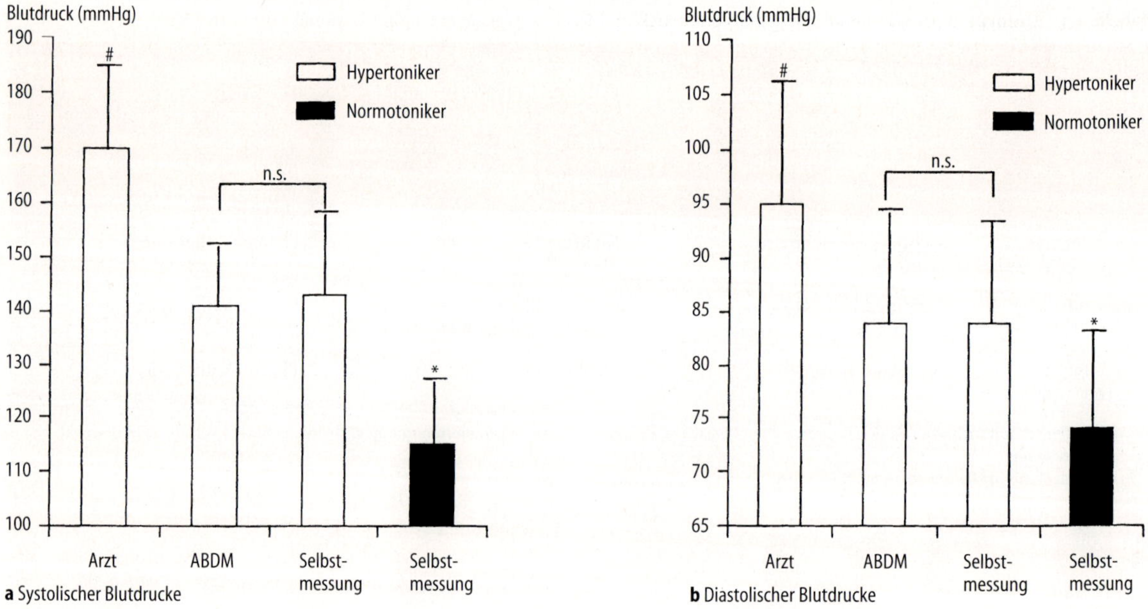


**Abb. 4-2.** Vergleich von Praxismessung, ambulanter 24-h-Messung und Selbstmessung bei Patienten mit arterieller Hypertonie und hypertensiver Herzkrankheit. Zusätzlich sind Selbstmeßwerte eines normotensiven, gesunden Kontrollkollekivs dargestellt, die mit dem gleichen Heimblutdruckgerät ermittelt wurden. Es ist offentsichtlich, daß die WHO-Definitionen für normale Praxiswerte nicht auf Selbstmeßwerte übertragbar sind
# Praxis vs. ABDM und Selbstmessung;
* Selbstmessung Hypertoniker vs. Normotoniker
(Nach Mengden et al. 1998)

**Abb. 4-3.** Differenzierter Einsatz von Arztmessung, ambulanter 24-h-Messung (ABDM) und Blutdruckselbstmessung bei arterieller Hypertonie

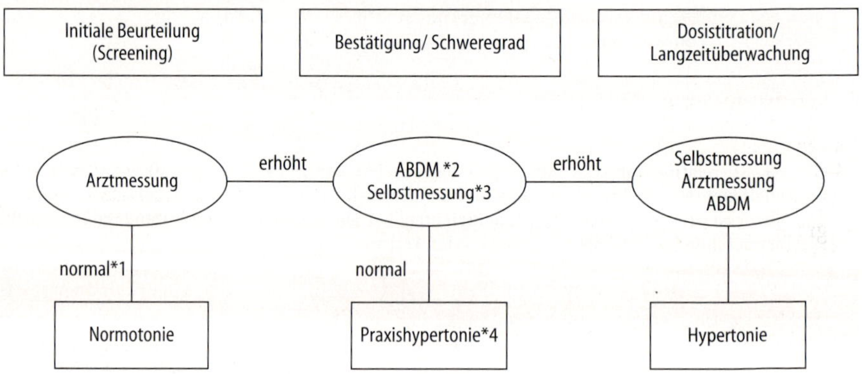


*1 Gemäß Empfehlung der WHO < 140/ 90 mmHg, keine Endorganschäden.
*2 Empfohlene Normwerte: Tagesmittelwerte < 135/ 85 mmHg; „blood pressure load" < 25 Prozent über 140/ 90 mmHg (Nach Mengden et al. 1998).
*3 Empfohlene Normwerte. Mittelwerte < 135/ 85 mmHg über eine 14tägige Meßperiode (morgens und abends; vor Medikamenteneinnahme).
*4 Bei fehlenden Endorganschäden.

vers bei Patienten während der Nachtschichtphase. Zur Beurteilung der 24-h-Blutdruckmessung wird eine Unterteilung in Tag- und Nachtperiode vorgenommen. Die Tagesperiode umfaßt die Zeitspanne zwischen 7.00 Uhr (±2 h) bis 22.00 Uhr (±2 h) und die Nachtperiode eine Zeitspanne von ca. 8 h.

### 4.5.1 Standardisierte Auswertung

Die Feststellungen der Deutschen Hochdruckliga haben Eingang gefunden in den von der Hochdruckliga empfohlenen Befundbogen (Abb. 4-5). Die standardisierte Auswertung der Rekorder-Aufzeichnungen sollte folgende Angaben inklusive Standardabweichung und Stichprobenumfang liefern:

- Tagesmittelwert: Soll 135/85 mmHg,
- Schlafmittelwert (möglichst bezogen auf Schlafzeitabschnitte): Soll 120/70 mmHg,
- Frühmorgenwert,
- Ausmaß des frühmorgendlichen Druckanstiegs,
- 24-h-Gesamtwert: Soll 130/80 mmHg,
- prozentuale und absolute Differenz zwischen Tages- und Nachtmittelwerten,

Tabelle 4-5. Normwerte der 24-h-Blutdruckregistrierung. (In Anlehnung an Middeke et al. 1998)

| Mittlerer 24-h Wert | Tagblutdruckwert (7.00–22.00 Uhr) | Nachtblutdruckwert (22.00–7.00 Uhr) |
|---|---|---|
| Normoton bis 130/80 mmHg | Normoton bis 135/85 mmHg | Abfall von systolisch und diastolisch > 10%, normoton 120/70 mmHg, 86/48 mmH wurde als Grenze zur Hypotonie im Schlaf vorgeschlagen |

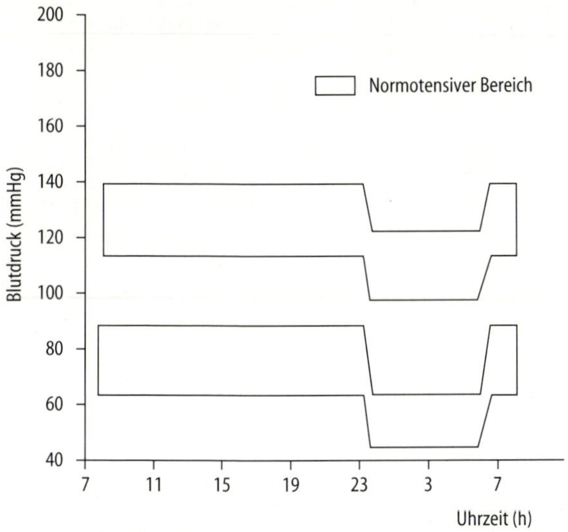


Abb. 4-4. Normotensiver Bereich während der 24-h-Blutdruckregistrierung. Eingezeichnet ist die Fläche für die Normalbereiche für den systolischen wie auch den diastolischen Blutdruck im 24-h-Blutdruckprofil. Zu beachten ist die Absenkung während der Nachtperiode

- graphische Darstellung der Einzelmeßwerte für systolischen und diastolischen Blutdruck sowie Pulsfrequenz: Soll tagsüber < 25% der Werte über 140/90 mmHg (= Obergrenze der Einzelwerte der WHO).

### 4.5.2 Tag-Nacht-Rhythmik

Dabei ist zu beachten, daß der nächtliche Blutdruckabfall, das sog. Dipphänomen, sowohl bei normotensiven wie auch bei hypertensiven Patienten auftreten kann. Der nächtliche Blutdruckabfall geht verloren bei Patienten mit v. a. sekundärer Hypertonie, z. B. bei Phäochromozytom, bei Niereninsuffizienz, bei Eklampsie, bei älteren hypertensiven Patienten und bei der akzelerierten oder malignen Hypertonie. Für ein normales nächtliches Blutdruckprofil wird eine mindestens 7- bis 10%ige Reduktion gegenüber den Tagesdurchschnittwerten gefordert. Mit der Aufhebung der Tag-Nacht-Rhythmik ist möglicherweise ein generell erhöhtes kardiovaskuläres Risiko verbunden. Bei aufgehobenem Tag-Nacht-Rhythmus muß daher im Zweifelsfall nach einer sekundären Hypertonie gesucht werden (Middeke et al. 1994; Polónia et al. 1995), insbesondere dann, wenn sich die Herzfreqenz und der Blutdruck in der Nacht gegenläufig verhalten).

Zusätzlich bestehen Hinweise, daß in dieser Gruppe häufiger subklinische cerebrovaskuläre Folgeschäden sowie häufig eine erhöhte linksventrikuläre Muskelmasse vorzufinden sind. Weitgehend aufgehoben ist die Tag-Nacht-Periodik bei Patienten nach Herztransplantation, d. h. die Nachtwerte sind formal stärker erhöht und der frühmorgendliche Druckanstieg ist nicht sonderlich ausgeprägt. Möglicherweise als Folge einer späteren Reinnervation zeigt sich in der Folgezeit eine erneute Tag-Nacht-Rhythmik.

Die Abb. 4-6 gibt Beispiele für verschiedene Blutdruckprofile wieder. Die eingezeichneten Flächen geben den Normalbereich an. Dargestellt sind ein Blutdruckprofil für einen normotensiven Patienten mit erhaltener Tag-Nacht-Periodik und Absenkung der nächtlichen systolischen wie auch diastolischen Blutdruckwerte um mehr als 10%; die „Weißkittelhypertonie" zeichnet sich durch eine erhöhte Blutdruckamplitude mit zeitlicher Koinzidenz während der Arztmessung aus, das 24-h-Blutdruckprofil zeigt normotone systolische wie auch diastolische Werte mit einer erhaltenen Tag-Nacht-Periodik und einer normalen Nachtabsenkung; die Borderlinehypertonie zeigt ein Grenzverhalten sowohl im systolischen wie auch diastolischen Bereich mit nur ungenügender Nachtabsenkung.

Die nächtliche Hypertonie zeichnet sich durch eine fehlende Nachtabsenkung und erhöhte systolische wie auch diastolische Werte im Nachtbereich aus; Patienten mit systolischer wie auch diastolischer Hypertonie können eine erhaltene Tag-Nacht-Periodik mit Abfall der nächtlichen Werte aufweisen („dipper"), der nächtliche Abfall kann bei Patienten mit arterieller Hypertonie auch fehlen („non-dipper"); findet sich nur ein Anstieg der systolischen Blutdruckwerte bzw. nur der diastlischen Werte, liegt eine systolische bzw. isolierte diastolische Hypertonie vor.

### 4.5.3 Minimale und maximale Werte

Neben den Durchschnittswerten aller systolisch bzw. diastolisch ermittelten Blutdruckwerten ist als weiteres Zielparameter die minimale und maximale Blutdruckhäufigkeit über 140 mmHg systolisch bzw. 90 mmHg diastolisch anzugeben. Die Schwellenwerte für die Nachtperiode liegen 10–20% tiefer. Die hierbei zu ermittelnden Normwerte sollten nicht häufiger als bei 25% aller

Abb. 4-5. Befundbogen nach den Empfehlungen der Hochdruckliga. Obligate Angaben werden von fakultativen Angaben unterschieden. Obligate Angaben betreffen die Mittelwerte der Tages- und Nachtperiode. Fakultative Angaben betreffen das Frühmorgenintervall und die Blutdruckvariabiltät

**24-Stunden**
**Blutdrucklangzeitmessung**
**Befundbericht**

**Name:** **Vorname:** **geb.:**
**Datum:** **Reg.Nr.:** **stat./ amb.**

| | | |
|---|---|---|
| **A) obligate Angaben:** | | **Normbereich/ Zielwert** |
| **Erfolgsquote:** .......% (% primär erfolgreicher Messungen) | | (> 90%) |
| **Gesamt -BD-MW:** | ......./.......mmHg (syst./ diast.) | (aus....validisierten Messungen, Ziel: > 50 Werte) |
| **Tages-BD-MW:** | ......./.........mmHg | (< 135/ 85 mmHg) |
| **Nacht-BD-MW:** | ......./.........mmHg | (< 120/ 70 mmHg) |

(intakte Tag-Nacht-Rhythmik: Absenkung um mind. 10% gegenüber dem Tages-BD-MW,-[ ] Schlafzeit-bezogen/ [ ] standardisierte Auswertung)

**☐ „ Non-Dipper"- /☐ „Dipper"-Konstellation**

| | | |
|---|---|---|
| **b) fakultative Angaben:** | | |
| **Prozentuale Häufigkeit der Tages-Einzelwerte:** | | |
| >140 mmHg syt. | .......% | (< 25 %) |
| > 90 mmHg diast. | .......% | (< 25 %) |
| **Frühmorgen-BD-MW:** | ......./........mmHg | (< 135/ 85 mmHg ?) |
| **Tages-BD-Variabilität:** (= SD des Tages-MW) | ......./.........mmHg | (< 17/ 13 mmHg ?) |
| **Nacht-BD-Variabilität:** (= SD des Nacht-MW) | ....../........mmHg | (13/ 10 mmHg ?) (? bisher nicht standardisiert) |

**Beurteilung:** (incl. therapeutischer Konsequenzen):

**Datum** **Unterschrift des Arztes**

Messungen überschritten werden. Ein größeres prozentuales Auftreten von Spitzenwerten sowie ein aufgehobener Tag-Nacht-Rhythmus bzw. eine Schwankung um weniger als 10% muß als pathologisch angesehen werden. Einschränkend muß festgehalten werden, daß bisher keine vergleichenden Untersuchungen unter Einbeziehung von Blutdruckselbstmessung, Arztmessung und ABDM der Patienten mit gesicherter hypertensiver Endorganschädigung existieren.

In zahlreichen Untersuchungen konnte festgestellt werden, daß kein signifikanter Unterschied zwischen Tagesmittelwert der ABDM zu den Blutdruckselbstmessungen existiert. Es besteht eine bessere Korrelation hochdruckbestimmter Organschäden zu 24-h-Blutdruckwerten als zu Ergebnissen der Blutdruckselbstmessung. Es liegen ausreichend Belege dafür vor, daß ein Fehlen des Blutdruckabfalls in der Nacht zu einer höheren Rate von Organschäden und Endpunkten führt als die mittleren Tageswerte erwarten lassen (O'Brien et al. 1988; Ohkubo et al. 1997; Perloff et al. 1983, Verdecchia et al. 1994). Die prognostische Bedeutung der Selbstmessung bzw. der 24-h-Blutdruckregistrierung im Vergleich zur Arztmessung spiegelt sich auch in den höheren Korrelationskoeffizienten zwischen Blutdruckhöhe und linksventrikulärer Hypertrophie wider.

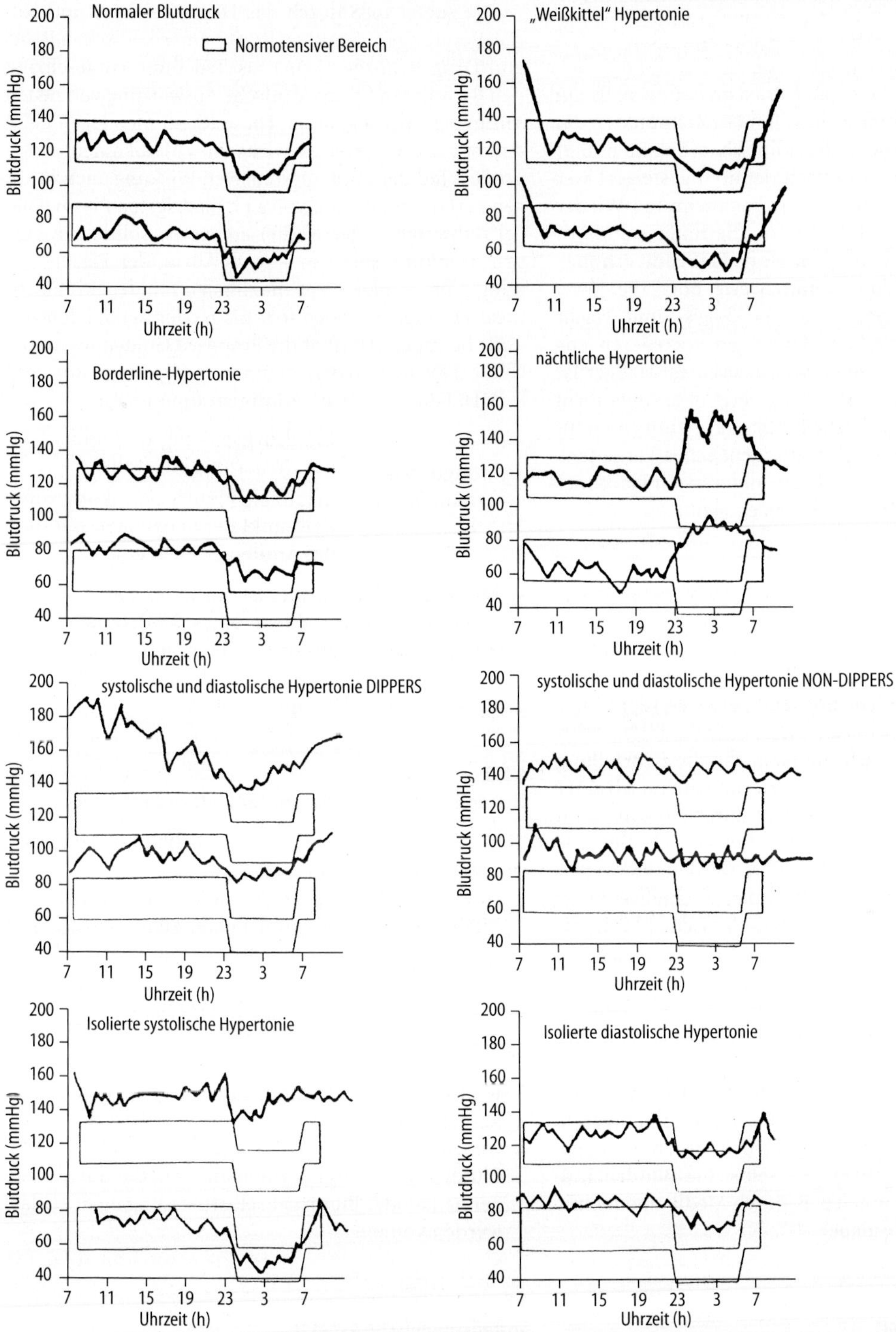


**Abb. 4-6.** 24-h-Blutdruckprofile für die systolischen und diastolischen Blutdruckwerte. Die eingezeichneten Flächen geben den Normalbereich an. Dargestellt sind ein Blutdruckprofil für einen normotensiven Patienten mit erhaltener Tag-Nacht-Periodik und Absenkung der nächtlichen systolischen wie auch diastolischen Blutdruckwerte um mehr als 10%; die „Weißkittelhypertonie" zeichnet sich durch eine erhöhte Blutdruckamplitude mit zeitlicher Koinzidenz während der Arztmessung aus, das 24-h-Blutdruckprofil zeigt normotone systolische wie auch diastolische Werte mit einer erhaltenen Tag-Nacht-Periodik und einer normalen Nachtabsenkung; die Borderline-Hypertonie zeigt ein Grenzverhalten sowohl im systolischen wie auch diastolischen Bereich mit nur ungenügender Nachtabsenkung; die nächtliche Hypertonie zeichnet sich durch eine fehlende Nachtabsenkung und erhöhte systolische wie auch diastolische Werte im Nachtbereich aus; Patienten mit systolischer wie auch diastolischer Hypertonie können eine erhaltene Tag-Nacht-Periodik mit Abfall der nächtlichen Werte aufweisen (DIPPER), der nächtliche Abfall kann bei Patienten mit arterieller Hypertonie auch fehlen (NON-DIPPER); findet sich nur ein Anstieg der systolischen Blutdruckwerte bzw. nur der diastolichen Werte, liegt eine systolische bzw. isolierte diastolische Hypertonie vor

## 4.6
## Reproduzierbarkeit

Die konventionelle Arzt- oder Praxismessung stellt nur eine Momentaufnahme zu bestimmten Zeitpunkten dar. Die Reproduzierbarkeit der klinisch erhobenen Blutdruckwerte kann ganz einfach dadurch gesteigert werden, daß der Durchschnittswert aus mehreren Wiederholungsmessungen gebildet wird, die unter standardisierten Bedingungen mit demselben Meßgerät erhoben werden. Die Tagesdurchschnittswerte oder die jeweiligen Durchschnittswerte für die Tages- und Nachtperiode bei wiederholten Messungen korrelieren eng und bilden dadurch ein reproduzierbares Meßgerüst. Die 24-h-Blutdruckregistrierung zeigt allerdings nicht vollständig deckungsgleiche Profile, da es zum einen für den Patienten schwierig ist, ein identisches Verhaltensmuster zu wiederholen und zum anderen ein Placeboeffekt durch die Blutdruckmessung entsteht.

## 4.7
## Klinische Relevanz

Da ein konventioneller „Gelegenheitsdruck" ein schlechter Indikator für Endorganschäden ist und der Gelegenheitsblutdruck nicht notwendigerweise repräsentativ für die Blutdruckwerte eines Patienten im 24-Stundenverlauf ist, setzt sich immer mehr die Beurteilung nach einer 24-h-Blutdruckregistrierung oder nach einer Selbstmessung im Langzeitverlauf durch. So kann zum einen der sogenannte Weißkitteleffekt durch die 24-h-Blutdruckregistrierung demaskiert werden, aber auch durch das Bloßlegen einer fehlenden Nachtabsenkung, z. B. erhöhte diastolische oder pathologische Blutdruckwerte, erkannt werden. Zusätzlich gibt es Hinweise darauf, daß das Ausmaß der Variabilität des Blutdrucks selbst zusätzlich zur durchschnittlichen Blutdruckhöhe einen signifikanten, unabhängigen Risikofaktor für die Entwicklung von Endorganschäden darstellt.

Neben der Senkung der absoluten Blutdruckwerte ist es somit auch ein Ziel, die Blutdruckvariabilität im 24-h-Verlauf zu senken. Dies kann z. B. nicht durch therapeutische Eingriffe geschehen, die selbst die Blutdruckvariabilität erhöhen können z. B. durch Medikamente mit sehr kurzer Wirkungsdauer.

### 4.7.1
### 24-h-Durchschnittswert

Einer der bedeutendsten und wesentlichsten Aspekte der 24-h-Blutdruckregistrierung ist die Reproduzierbarkeit des 24-h-Durchschnittswertes. Er eignet sich daher zur Beurteilung der Wirksamkeit einer Pharmakotherapie in diesem Zeitintervall. Der Ausdruck Through-peak-Verhältnis wurde als eine weitere Information über die Wirkdauer blutdrucksenkender Medikamente in die Therapieentscheidung eingeführt. Der Ausdruck wurde zuerst 1988 durch das Herz-Kreislauf- und Nieren-Beratungskommittee der US-amerikanischen Food-and-Drug-Behörde (FDA) als Teil ihrer vorgeschlagenen Richtlinien für die klinische Auswertung von neuen Antihypertensiva geprägt. Diese Richtlinien legen nahe, daß ein antihypertensiv wirksames Medikament einen großen Teil der antihypertensiven Wirkung auch in Gegenwart der im Verlauf von 24 h niedrigsten Plasmaspiegel („through" oder Nadir) aufweisen sollte. Die Blutdrucksenkung sollte so – nach Abzug der Placebowirkung – im Vergleich zur maximalen Blutdrucksenkung (peak) wenigstens noch 50% bis 2/3 der maximalen Wirkung betragen (Draft of the Proposed Guidelines for the Clinical Evaluation of Antihypertensive Drugs. Rockeville, MD: Food and Drug Administration 1988).

$$\text{through-peak-Verhältnis} = \frac{\text{Blutdrucksenkung am Ende des Dosierungsintervalles}}{\text{maximale Blutdrucksenkung zum Zeitpunkt der maximalen Wirkung des Antihypertensivums}}$$

Die angegebene Formel ist ein Index dafür, wie gut der antihypertensive Effekt eines Medikamentes im Verlauf des Dosierungsintervalls erhalten bleibt (Abb. 4-7). Hohe Werte kennzeichnen einen langanhaltenden, gleich wirksamen Therapieeffekt.

### 4.7.2
### Therapiekontrolle durch Langzeitblutdruckmessung

Eine Therapiekontrolle durch 24-h-Blutdruckmessung ist insbesondere dann indiziert, wenn

1. trotz guter Compliance des Patienten und adäquater Medikation eine unzureichende Senkung des Gelegenheitsblutdruckes in der Praxis und bei der Selbstmessung nachweisbar ist,
2. die erfolgreiche Senkung erhöhter Blutdruckwerte in der Nacht belegt werden muß,
3. eine Regression von Organschäden nach 6–12 Monaten trotz guter Einstellung des Gelegenheitsblutdrukkes fehlt und
4. Nebenwirkungen (z. B. Schwindel durch übermäßige Blutdrucksenkung) vorhanden sind, die durch Gelegenheits- oder Blutdruckselbstmessung nicht geklärt werden können.

## 4.8
## Sozioökonomische Aspekte

Die Verbesserung der Grundlage für die Therapieentscheidung der antihypertensiven Medikation durch die 24-h-Langzeitblutdruckmessung sowie durch die Langzeitblutdruckkontrolle ist eindeutig. Durch die ABDM sind neben den Einzelwertbestimmungen auch Mittelwertbestimmungen sowie im Tagesverlauf Schwankungen des Blutdruckprofiles als Beurteilungskriterium weiter heranzuziehen. So kann die antihypertensive Medi- !

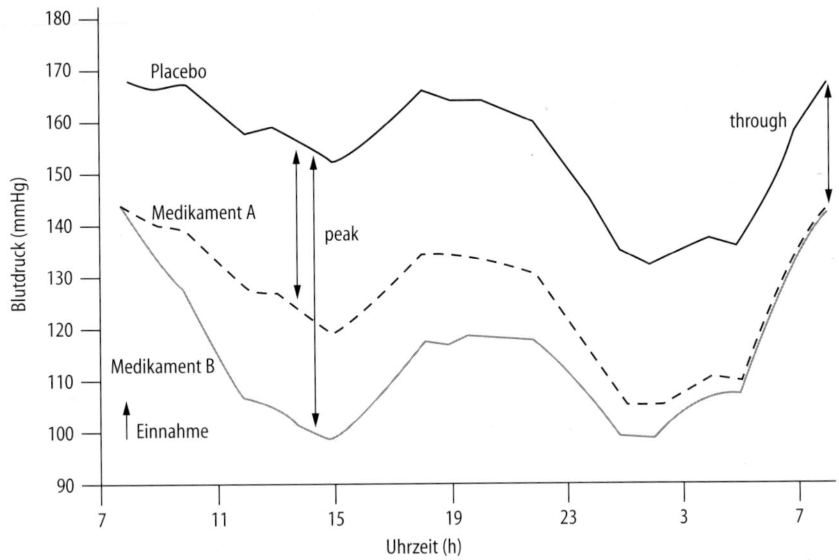


**Abb. 4-7.** Berechnung des Through-peak-Verhältnises für zwei Antihypertensiva, die in der täglichen Einmalangabe eine Blutdrucksenkung über 24 h ermöglichen. Medikament A: Through-peak-Verhältnis 75%, Medikament B: 45%

kation auf ihre Effektivität besser überprüft werden und z. B. durch die Langzeitblutdruckselbstmessung der Patient aktiv in das Behandlungsgeschehen mit einbezogen werden.

Größere Untersuchungen haben ergeben, daß bei etwa 20–25% derjenigen Patienten, die als Hypertoniker galten, die Diagnose nach Erstellung eines 24-h-Blutdruckprofils nicht mehr aufrechterhalten werden konnte (Anlauf et al. 1995; Heintz et al. 1995; Höfling u. von Hoyningen-Huene 1992). Unnötige Hochdruckbehandlung und damit mutmaßlich induzierte Nebenwirkungen konnten somit durch die Erweiterung des methodischen Armentariums vermieden werden. Andererseits zeigt die 24-h-Blutdruckmessung immer wieder, daß Patienten, die aufgrund von Einzelmessungen als geringgradige Hypertoniker eingestuft werden, nach der Blutdrucklangzeitmessung als wesentlich schwerwiegender erkrankt angesehen werden müssen (Heintz et al. 1995). Eine effektive antihypertensive Therapie bedeutet dabei eine drastische Reduktion der Folgekosten von Schlaganfall, Herz- und Nierenerkrankungen.

## Literatur


„1993 Guidelines for the management of mild hypertension: memorandum from a World Health Organization/International Scociety of Hypertension meeting." Guidelines Sub-Committee (1993) J Hypertens 11: 905–918

„1999 World Health Organization – International Society of Hypertension Guidelines for the Management of Hypertension." Guidelines Sub-Committee (1999) J Hypertens 17: 151–183

Anlauf M, Baumgart P, Franz I et al. (1995) Ambulante 24-h-Blutdruckmessung (ABDM). Herz Kreisl 27: 3–6

Arzneimittelkommission der Deutschen Ärzteschaft (1998) Empfehlungen zur Therapie der arteriellen Hypertonie. AVP (1998), Sonderheft 9

Deutsche Liga zur Bekämpfung des hohen Blutdruckes e. V. (1998) Deutsche Hypertonie Gesellschaft: Merkblatt: Empfehlungen zur Selbstmessung des Blutdrucks. Heidelberg

Devereux RB, James GD, Pickering TG (1993) What is normal blood pressure? Comparison of ambulatory pressure level and variability in patients with normal or abnormal left ventricular geometry. Am J Hypertens 6: 211 S–215 S

Elliott HI (1995) Blutdruckkontrolle über 24 Stunden. Bedeutung für Diagnose und Therapie in der Praxis. Science Press, Philadelphia

Heintz B, Lemmer B, Sieberth H-G (1995) 24-Stunden-Blutdruckmessung. Wie? Wann sinnvoll? Wann unnötig? Dtsch Ärztebl 21: C986–C991

Höfling B, Hoyningen-Huene K von (1992) Die ambulante automatische 24-Stunden-Blutdruckmessung. Steinkopff, Darmstadt

Joint National Committee on Prevention, Detection, Evaluation and Treatment of High Blood Pressure (1997) The Sixth Report of the Joint National Committee on prevention, detection, evaluation and treatment of high blood pressure. Arch Intern Med 157: 2413–2446

Kleinert HD, Harshfield GA, Pickering TG et al. (1984) What is the value of home blood pressure measurement in patients with mild hypertension? Hypertension 6: 574–578

Krönig B (1996) ABDM – aktuelle technische Entwicklung. Nieren-Hochdruckkrankh 8: 327–332

Mancia G, Parati G, Pomidossi G et al (1987) Alerting reaction and rise in blood pressure measurement by physician and nurse. Hypertension 9/2: 209–215

Mengden T, Kraft K, Vetter H (1998) Verbesserung der Langzeitkontrolle der arteriellen Hypertonie mit Blutdruckselbstmessung. Dtsch Ärztebl 95/H. 45: A 2833–2842

Middeke M, Klüglich M (1994) Nocturnal blood pressure in normotensive subjects and those with white coat, primary, and secondary hypertension. Br Med J 308: 630–632

Middeke M (1998) Ambulante 24-Stunden-Blutdruckmessung (ABDM). DMW 123: 1426–1430

O'Brien E, Sheridan J, O'Malley K (1988) Dippers and non-dippers. Lancet 2: 397

Ohkubo T, Imai Y, Tsuji I et al. (1997) Prediction of mortality by ambulatory blood pressure monitoring vs. screening blood pressure measurements: a pilot study in Ohasama. J Hypertens 15: 357–364

Palatini P, Pessina AC (1990) A new approach to define the upper normal limits of ambulatory blood pressure. J Hypertens 8 (Suppl 6): S 65

Perloff D, Sokolow M, Cowan RM (1983) The prognostic value of ambulatory blood pressure. JAMA 249: 2793–2798

Pickering T, for an American Society of Hypertension ad hoc panel (1995) Recommendations for the use of home (self) and ambulatory blood pressure monitoring. Am J Hypertens 9: 1–11

Polónia J, Santos AR, Gama GM, Barros H (1995) Accuracy of twentyfour-hour ambulatory blood pressure monitoring (night-day values) for the diagnosis of secondary hypertension. J Hypertens 13: 1738–1741

Sakuma M, Fukao A, Satoh H, Hisamichi S, Abe K (1997) Proposal of reference values for home blood pressure measurement. Prognostic criteria based on a prospective observation of the general population in Oshama, Japan. Am J Hypertens 10: 409–418

Sixth Report (1997) of the Joint National Committee on Prevention, Detection, Evaluation, and Treatment of High Blood Pressure.“ National Institutes of Health, National Heart, Lung and Blood Institute, NIH Publication No 98-4080

Verdecchia P, Porcellati C, Schillaci G et al. (1994) Ambulatory blood pressure – an independent predictor of prognosis in essential hypertension. Hypertension 24: 793–801

# Belastungsuntersuchungen 5

R.H.G. Schwinger



Belastungsuntersuchungen in der klinischen Praxis bezeichnen in der überwiegenden Mehrheit die Untersuchung des EKG, die Messung der Atemgase in Form der Spiroergometrie sowie die Laktatdiagnostik unter Ruhe- und Belastungsbedingungen. Belastungsuntersuchungen sind sowohl diagnostisch wie auch prognostisch wichtige Untersuchungsmethoden, besonders zur Aufdeckung der ischämischen Herzerkrankung.

## 5.1 Meßgrößen

Erstmals waren es Pfeil und Siegel, die 1928 ST-Veränderungen bei Patienten mit chronisch stabiler Angina beschrieben (Pfeil 1928). Bereits in den 20er Jahren machte Reindel Belastungsuntersuchungen von sich selbst. Die erste systematische Definition der Belastungs-EKG-Untersuchung dürfen wir Rosenkranz u. Drews (1964) verdanken, die das Ableitungssystem $V_2/V_4/V_6$ vorschlugen, welches sich inzwischen weitgehend durchgesetzt hat.

Die möglichst objektive Beurteilung, d. h. die Messung von körperlicher Leistungsfähigkeit und Leistungsbeeinträchtigung gehört neben diagnostischen Aspekten v. a. im Rahmen der kurativen Medizin zu den Aufgaben der ärztlichen Begutachtung, Arbeits-, Rehabilitations- und Sportmedizin. Hierbei ist es von Bedeutung, Leistungseinbußen aufgrund von Erkrankungen einzelner Organe oder Organsysteme, die zuvor diagnostiziert wurden, hinsichtlich ihrer Bedeutung für die körperliche Gesamtleistungsfähigkeit eines Patienten zu beurteilen. Dies gilt z. B. bei einer kombinierten Störung des kardiopulmonalen Systems. Hier gilt es während der Begutachtung pulmonal und kardial bedingte Leistungseinbußen zu differenzieren. Hierzu sind die gängigsten Untersuchungsverfahren die Ergometrie, Lungenfunktion und Spiroergometrie. Die während der Belastungsuntersuchung wesentlichen Parameter, die auch in der Praxis erhoben werden können, sind die Leistungsfähigkeit, die Herzfrequenz und der Blutdruck.

### 5.1.1 Beurteilungskriterien

Die Durchführung einer Belastungsuntersuchung, insbesondere jedoch die Interpretation ihrer Ergebnisse, erfordert einige Grundkenntnisse über die physikalisch-technischen Voraussetzungen einerseits und über die physiologischen Anpassungserscheinungen unter Belastungsbedingungen andererseits.

Wesentliche Determinanten, um die physiologische Anpassung an Belastungssituationen zu beurteilen, sind:

- intrazelluläre Energiebereitstellung, Substrat- und Enzymkonzentrationen;
- adäquate Herzarbeit (Herzschlagvolumen, Herzfrequenz);
- adäquate periphere Zirkulation;

- genügend Sauerstoff und Energietransportträger im Blut;
- adäquates Ventilations- zu Perfusionsverhältnis;
- funktionsfähige Atemmuskulatur und -mechanik;
- intakte zerebrale Regulation dieser physiologischen Atmungs- und Herz-Kreislauf-Parameter.

## 5.2 Physikalisch-technische Voraussetzungen

Bei der Belastungsuntersuchung wird von dem Untersuchten eine Leistung gefordert, diese wird in Watt (W) gemessen. Nicht standardisierbare Untersuchungsverfahren, wie z. B. Kniebeugetests, Treppenlaufen etc., sollten angesichts der heute verfügbaren technischen Möglichkeiten keine Verwendung mehr finden.

! Die mechanische Leistung ist dabei nicht identisch mit dem Energieumsatz, da nur ein verhältnismäßig geringer Anteil der umgesetzten Energie direkt in mechanische Leistung transformiert wird. Bei der Fahrradergometrie in liegender Position sind dies rund 25%, bei der Fahrradergometrie im Sitzen ca. 20%. Das Verhältnis von umgesetzter Energie zur erbrachten mechanischen Leistung wird als Wirkungsgrad ($\eta$) bezeichnet.

Bei der Laufbandergometrie mit horizontaler Bandeinstellung wird keine Höhe überwunden, rechnerisch ergibt sich somit ein Wirkungsgrad von Null. Tatsächlich wird natürlich bei jedem Schritt und damit jeder Hebung des Körperschwerpunktes Leistung erbracht, dies ist nur technisch schwer erfaßbar. Der Wirkungsgrad ist daher für verschiedene Belastungsformen unterschiedlich. In der Höhe des Wirkungsgrads drückt sich kein Qualitätskriterium für bestimmte Ergometrieformen aus, sondern nur die jeweilige Schwierigkeit, die erbrachte Leistung korrekt zu erfassen. Dies muß berücksichtigt werden, wenn die Ergebnisse verschiedener ergometrischer Verfahren miteinander verglichen werden sollen. Das ist letztlich nur indirekt über die Ermittlung des Energieverbrauchs möglich, der am günstigsten durch die Bestimmung der Sauerstoffaufnahme (Spiroergometrie) erfolgt.

Da Energie nicht verloren sondern nur umgewandelt werden kann, ist es möglich, indirekt über die Sauerstoffaufnahme den Energieverbrauch einer bestimmten Leistung, d. h. Arbeit pro Zeit, zu ermitteln.

Um eine weitere Standardisierung zu erreichen, ist es wesentlich, Verfahren der körperlichen Belastung zu wählen, bei denen die Leistung mehr oder minder exakt ermittelt werden kann.

## 5.3 Belastungsverfahren

### Verschiedene Ergometrieverfahren in der kardiopulmonalen Funktion

Physikalisch wird die Leistung (P) definiert als Kraft (F) mal Weg (s) pro Zeit (t) bzw. Arbeit (w) pro Zeit, wobei die Kraft in Newton (N), der Weg in Meter (m), die Zeit in Sekunden (s) und die Arbeit in Joule (J) gemessen wird.

Kraft (Newton; N) = Masse × Beschleunigung.
Arbeit (Joule; J) = Kraft × Weg (N · m).
Leistung (Watt; W) = Arbeit/Zeit ($N \cdot m \cdot s^{-1}$).

**Verschiedene Ergometrieverfahren in der kardiopulmonalen Funktion**

- Statische Belastung:
  - isometrische Belastung („handgrip")
- dynamische Belastung:
  - Kletterstufe
  - Ergometer
  - Armkurbel
  - Fahrrad (sitzend/liegend)
  - Laufband
  - 6 oder 12 min Gang auf der Ebene
- Frequenzstimulation mit rechtsatrialer, ösophagealer Schrittmachersonde
- pharmakologische Belastung:
  - Frequenzstimulation mit Isoproterenol
  - Nachlasterhöhung mit Angiotensin
  - koronare Blutumverteilung mit Dipyridamol
  - positive Chronotropie und Inotopie mit Dobutamin
- Kälteprovokation
- Hypoxämietest

Die verschiedenen ergometrischen Belastungsformen der dynamischen Belastung (s. oben) lassen eine gut definierbare, quantifizierbare und reproduzierbare Meßgröße erhalten. Diese berechnet sich bei den verschiedenen Belastungsvarianten wie folgt:

*Kletterbelastung:* Leistung (W) = G×H×F ($kg \cdot m \cdot min^{-1}$)

G = Körpermasse in kg, H = Stufenhöhe in m, F = Steigefrequenz in $min^{-1}$.

*Laufbandergometer:* Die Leistungssteigerung kann über eine Modifikation der Laufbandgeschwindigkeit und zusätzlich über den Steigungswinkel definiert werden.

Leistung (W) = $G \cdot n \cdot \sin \alpha$

G = Körpermasse in kg, n = Laufbandgeschwindigkeit, $\alpha$ = Steigungswinkel.

*Fahrradergometrie:* Wichtig ist hierbei, daß die Tretgeschwindigkeit konstant gehalten wird, so daß sich die Leistung aus Bremskraft und Umlaufgeschwindigkeit errechnet.

Leistung (W) = $M \cdot w = M \cdot 2p \cdot n \cdot 60^{-1}$.

M = Bremsdrehmoment in Nm, w = Winkelgeschwindigkeit, n = Umdrehungszahl in $min^{-1}$.

### 5.3.1 Kletterstufe

In Deutschland fand besonders die von Kaltenbach und Klepzig angegebene Kletterstufe, bei der auch die Arme und damit ein größerer Anteil der Muskulatur eingesetzt werden, eine relativ weite Verbreitung. Trotz der Vorteile (billige Geräte, geringe Muskelermüdung) haben sich diese Verfahren nicht durchgesetzt, da sie keine qualitativ gleichwertige Registrierung von Blutdruck und EKG zulassen, wie die Fahrradergometrie, die heute als Standardverfahren gelten kann. Letztere Aussage gilt speziell für den deutschen und europäischen Bereich.

### 5.3.2 Laufbandergometrie

Insbesondere in den USA hat die Laufbandergometrie („treadmill") weite Verbreitung gefunden. Die Begründung hierfür liegt darin, daß das Laufen die physiologischere Belastungsform darstellt, und durch den Einsatz einer höheren Muskelmasse eine bessere kardiale Ausbelastung erlaubt. Allerdings lassen sich Blutdruck und EKG bei diesem Verfahren unter Belastungsbedingungen schlechter registrieren. Dieser Nachteil wird z.T. dadurch ausgeglichen, daß Protokolle durchgeführt werden, bei denen der Proband gegen einen Neigungswinkel bergan geht und dadurch Oberkörper und Arme relativ ruhiggestellt werden. So geht jedoch ein Teil der Vorteile der Laufbanduntersuchungen, insbesondere der größere Muskeleinsatz, wieder verloren. Gebräuchliche Belastungsverfahren in den USA kombinieren die Erhöhung der Geschwindigkeit mit einem Anstieg des Neigungswinkels, z. B. in Form der Protokolle nach Balke (1959) bzw. nach Bruce (1971).

### 5.3.3 Fahrradergometrie

Mit Hilfe der Fahrradergometrie ist es möglich, eine relativ hohe kardiopulmonale Ausbelastung zu erreichen, bei der eine weitgehend optimale Registrierungsbedingung für EKG und Blutdruck erhalten bleibt. Diese Form der Belastungsuntersuchungen hat sich weitgehend durchgesetzt. Neben dieser, v. a. in der klinischen Medizin eingesetzten, Belastungsuntersuchung sind sportartspezifische Testformen zu unterscheiden, die in speziellen Zentren angewandt werden.

Die Fahrradergometrie kann im Sitzen oder in liegender Position durchgeführt werden. Der Vorteil der sitzenden Position besteht darin, daß so eine höhere Ausbelastung erreicht wird, da beim Treten zusätzlich zur Beinmuskulatur das Körpergewicht eingesetzt werden kann. Der Vorteil der liegenden Position liegt in der zusätzlichen Durchführbarkeit weiterer invasiver Meßverfahren z. B. Einschwemmkatheter bzw. Verfahren, die eine besonders gute Fixierung des Oberkörpers erfordern, wie z. B. die Streß-Echokardiographie. Von Nachteil ist anzusehen, daß die Belastung subjektiv stärker empfunden wird und die Möglichkeit, adäquat hohe Pulsfrequenzen zu erreichen, entsprechend geringer ist. Dies liegt daran, daß das Körpergewicht nicht für die Belastung mit eingesetzt werden kann und so ein höheres Maß an Beinarbeit erforderlich wird.

Ein Vorteil der Liegendergometrie besteht in der schnellen und sicheren Reaktion auf eventuell auftretende kardiovaskuläre Zwischenfälle. Da die Untersuchung an sich allerdings ein sehr niedriges Risiko birgt, ist dieser Vorteil nicht ausschlaggebend. Hinzu kommt, daß Komplikationen in Form von Lungenödemen fast ausschließlich bei Untersuchungen im Liegen beobachtet werden, und zwar durch die ungünstige hämodynamische Bedingung (hoher arterieller Druckanstieg durch großen Krafteinsatz, größerer venöser Rückstrom). Der Wirkungsgrad der Belastung ist im Liegen etwas höher als im Sitzen. Damit sind auch die $O_2$-Aufnahme und die Pulsfrequenz bei Liegendbelastung mit gleicher Wattstufe niedriger als im Sitzen, der Blutdruck ist aber höher (siehe Belastungsblutdruck).

### 5.3.4 Armdrehkurbelergometrie

Die Armdrehkurbelergometrie hat einen Vorteil, wenn Probanden nicht oder schlecht über die Beine belastbar sind, beispielsweise bei orthopädischen Erkrankungen (Kniegelenkarthrose). Für die Praxis empfiehlt sich die Benutzung eines Liegendergometers, das bei sitzender Position des Probanden auch mit den Armen bedient werden kann. Hierdurch können hinreichend hohe Herzfrequenzen erreicht werden. Allerdings ist hierbei keine Blutdruckmessung möglich.

### 5.3.5 Spiroergometrie

Neben einem Ergometrieaufbau – meist das Fahrradergometer – werden ein Pneumotachograph sowie Sauerstoffsensor und Kohlendioxidsensor benötigt, die heute oft integriert in handliche Masken dem Probanden/Patienten angelegt werden. Die Auswertung erfolgt meist rechnergestützt.

### 5.3.6 Wesentliche Meßgrößen

- Inspiratorisches Minutenvolumen, $V_I$ (l/min),
- exspiratorisches Minutenvolumen, $V_E$ (l/min),
- Totraumventilation, $V_D$ (l/min),
- alveoläre Ventilation, $V_{alv}$ (l/min),
- Atemzugvolumen, Tidalvolumen, $V_T$ (l),
- Atemfrequenz ($min^{-1}$),
- Herzfrequenz ($min^{-1}$),

- alveolärer Sauerstoffpartialdruck, c (mmHg),
- alveolärer Kohlendioxidpartialdruck, $p_AOCO_2$ (mmHg).

### 5.3.7 Errechnete Größen

Physiologische Totraumventilation $V_D/V_E$ (20–30, maximal 35% in Ruhe), $\dot{V}O_2$ (l/min), $\dot{V}CO_2$ (l/min), für die es wie für $\dot{V}O_{2\ max}$ (l/min) entsprechende Normwertanhaltszahlen gibt, sowie der respiratorische Quotient (RQ) werden kontinuierlich registriert. Die anaerobe Schwelle wird mit der sog. V-slope-Methode bestimmt, d. h. der Punkt, an dem es zu einer Überschneidung der steiler werdenden $\dot{V}CO_2$-Kurve mit $\dot{V}O_2$ und Übergang des linearen zum exponentiellen Anstieg von $V_E$ im Vergleich zu $\dot{V}O_2$ kommt. Der so erhaltene Meßwert korreliert sehr gut mit der direkten Laktatbestimmung im Blut.

### 5.3.8 Weitere Meßgrößen

- Sauerstoffpuls: $\dot{V}O_2$/Herzfrequenz, Normwert 11–17, bei Sportlern bis 21 ml.
- Atemäquivalent: $V_E/\dot{V}O_2$, Norm 20–25, pathologisch >35. Dieser Wert spiegelt die Ökonomie der Atemarbeit wieder.

## 5.4 Belastungsphysiologie

### 5.4.1 Leistungsfähigkeit

Eine dynamische Belastungssituation führt zu einer beschleunigten Herzfrequenz aufgrund der verminderten vagalen Reize, zu einem Anstieg der Ventilation und zu einer Zunahme des venösen Rückstroms als Folge der sympathoadrenergen Vasokonstriktion. Bei Normalpersonen steigt bei antizipierter Belastung die kardiale Auswurfleistung bereits vor der Belastungssituation. Die hämodynamische Leistungsfähigkeit hängt v. a. von der zur Verfügung stehenden Muskelmasse und deren Ausprägung ab. Die Zunahme der Herzleistung erfolgt dabei in der Frühphase über Nutzung der frequenzinduzierten Kontraktionskraftzunahme (Schwinger et al. 1993), durch Nutzung des Frank-Starling-Mechanismus und generell über eine Erhöhung der Herzfrequenz (Spätphase).

Mit zunehmender Belastungssituation nimmt der Blutfluß in der Muskulatur zu; die Sauerstoffausschöpfung steigt mehr als um das dreifache, der periphere Gesamtwiderstand fällt, systolischer Blutdruck, mittlerer Blutdruck und die Pulsfrequenz steigen an. In der Belastungssituation kann im Bereich der Pulmonalgefäße ein ca. 6-fach erhöhtes Schlagvolumen aufgenommen werden ohne wesentliche Erhöhung des pulmonalarteriellen, des rechtsarteriellen oder des pulmonal kapillaren Blutdruckes.

### 5.4.2 Erholungsphase

Während der Ruhe-/Erholungsphase kehren die hämodynamischen Veränderungen innerhalb von wenigen Minuten wieder auf ihren Ausgangswert zurück. Dies ist v. a. Folge einer vagalen Reaktivierung. Diese Gegen-Regulation ist v. a. ausgeprägt bei Patienten mit trainierter Muskulatur, sie ist deutlich abgeschwächt bei Patienten mit chronischer Herzinsuffizienz.

### 5.4.3 Energiegewinnung

Über 3 verschiedene Synthesewege kann Energie gewonnen werden (Abb. 5-1). Die bedeutendste Energiequelle ist die aerobe Verbrennung, wobei angesichts der Dauer der Ergometrie von durchschnittlich 10–20 min nur die Kohlenhydratverbrennung, kaum die Fettverbrennung eine Rolle spielt. Der Muskel verfügt über einen relativ geringen Anteil an energiereichen Phosphaten zur anae-

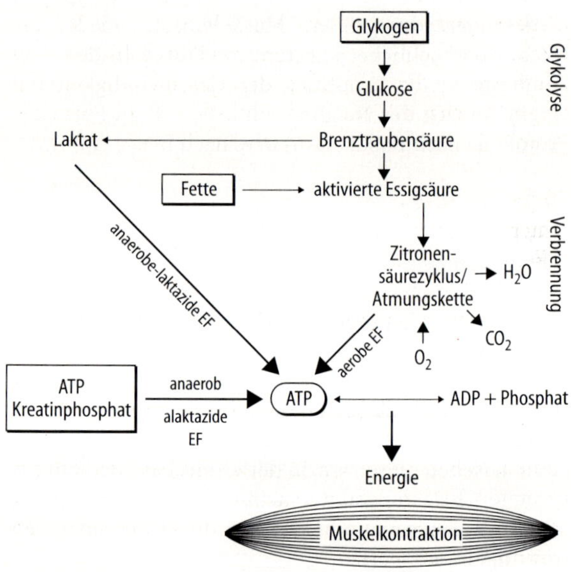


**Abb. 5-1.** Biochemische Grundprozesse bei den verschiedenen Formen der Energiefreisetzung (*EF*) zur Muskelkontraktion. Sämtliche Energie entstammt der Aufspaltung von ATP zu ADP und Phosphat. Ist das vorhandene ATP erschöpft, so kann es anaerob-alaktazid durch die Aufspaltung von Kreatinphosphat resynthetisiert werden. Die hieraus gewonnene Energie reicht nur für 5–8 s. Ist eine Belastung über längere Zeit erforderlich, so wird aerob durch Verbrennung von Fetten und Kohlenhydraten (Glykogen, Glukose) sehr viel Energie gewonnen, die zu einer Resynthese des ATP benutzt wird. Unter besonderen Bedingungen (sehr hohe Belastungen, bei statischer Arbeit) ist eine Verbrennung nicht möglich. In diesem Fall kann anaerob-laktazid durch die Aufspaltung des Glykogens bzw. der Glukose (Glykolyse) Energie zur Resynthese des ATP gewonnen werden. Das Endprodukt dieser Aufspaltung stellt das Laktat dar. (Nach Rost et al. 1996)

roben Energiebereitstellung (anaerob-alaktazide Energiebereitstellung), die maximal für 5–8 s ausreicht und gleichfalls ergometrisch keine Bedeutung hat. Auf dem Weg der Aufspaltung von Glukose zu Laktat kann anaerob Energie bereitgestellt werden (anaerob-laktazide Energiebereitstellung). Dabei ist die Kenntnis der anteiligen Energiegewinnung aus Kohlenhydratverbrennung und Milchsäurebildung für das Verständnis der Leistungsbewertung im Belastungstest von entscheidender Bedeutung.

### Sauerstoffaufnahme

Mit zunehmender Belastungsintensität besteht ein wachsender Energiebedarf, der sich in Form der unter Belastung linear ansteigenden $O_2$-Aufnahme zeigen läßt. Die Mehrleistung von 1 W am Fahrradergometer erfordert jeweils eine Steigerung der $O_2$-Aufnahme von 12 ml/min. Geht man von einem mittleren Ruheumsatz entsprechend einer $O_2$-Aufnahme von 3,5 ml pro kg Körpergewicht aus, so bedeutet dies für einen 70 kg schweren Menschen eine Ruhesauerstoffaufnahme von ca. 250 ml/min. Hiernach errechnet sich die $O_2$-Aufnahme für eine bestimmte Leistung nach folgender Gleichung:

$$\dot{V}O_2\ (\text{ml/min}) = 250 + 12 \cdot W\ (\text{ml/min}).$$

Eine Leistung von 100 W am Fahrradergometer erfordert somit eine $O_2$-Aufnahme von ca. 1450 ml/min. Dabei kann von einer Konstanz des Wirkungsgrades ausgegangen werden, d. h. diese $O_2$-Aufnahme ist unabhängig von Lebensalter, Geschlecht oder Trainingszustand usw.

### ■ Blutlaktatspiegel

Interessant ist dabei nicht die $O_2$-Aufnahme für sich allein, sondern die Beziehung zu anderen respiratorischen und metabolischen Größen. Während die $O_2$-Aufnahme linear ansteigt, kommt es ab ca. 60–70% der maximalen Leistung zu einem überproportionalen Anstieg der Ventilation (Atemfrequenz, Atemminutenvolumen). Somit wird die Atmung unökonomischer. Das pro Liter aufzunehmenden Sauerstoff erforderliche Atemminutenvolumen, der sog. Atemäquivalenzwert, steigt als Ausdruck einer zunehmenden Azidose überproportional an. Gleichzeitig erhöht sich die $CO_2$-Abgabe überproportional, der respiratorische Quotient (RQ) wird größer 1.

Diese relative Veränderung bezeichnet das Überschreiten der sog. respiratorischen Schwelle und damit den Übergang von einer rein aeroben zu einer zunehmenden anaeroben Belastungssituation. Dieser Bereich wird deshalb auch als aerob-anaerobe Schwelle bezeichnet Dies ist der Punkt, an dem der Blutlaktakspiegel steigt, das Atemminutenvolumen exponentiell gegenüber $\dot{V}O_2$ steigt, die $\dot{V}CO_2$ eine größere Anstiegssteilheit gegenüber $\dot{V}O_2$ bekommt und damit auch der respiratorische Quotient und geringgradig der endexspiratorische $p_AO_2$ ansteigt: dies wird als anaerobe

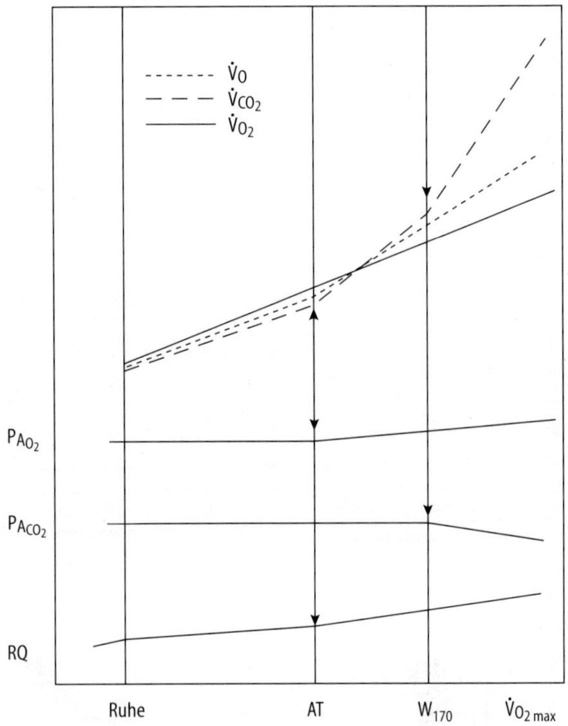


**Abb. 5-2.** Veränderungen ventilatorischer Meßparameter in Ruhe und bei unterschiedlichen, körperlichen Belastungsstufen

Schwelle bezeichnet. Die anaerobe Schwelle markiert so den Wendepunkt des $\dot{V}$CO2 zu $\dot{V}O_2$-Verhältnisses und bezeichnet somit einen theoretischen Punkt während der dynamischen Belastung (Abb. 5-2), wenn das Muskelgewebe als zusätzlichen Energielieferanten die anaerobe Metabolisierung nutzt.

Der Anstieg des Laktatwertes nach Überschreiten von 50–60% der maximal möglichen Belastung gilt für untrainierte Normalpersonen. Mit zunehmenden weiteren Belastungssteigerungen nimmt die laktatinduzierte Azidose zu. Laktat wird im Serum durch ein Bicarbonat-Puffersystem neutralisiert; dies bedarf einer erhöhten $CO_2$-Abatmung, in deren Gefolge es zu einer reflexinduzierten Hyperventilation kommt. In dieser Belastungssituation reicht die metabolische Kapazität des Zitronensäurezyklus nicht mehr aus, um alles in der Gykolyse anfallende Pyruvat der Verbrennung zuzuführen.

Diese erzwingt beim Erreichen entsprechender Grenzwerte einen Abbruch der Belastung. Die Abb. 5-3 zeigt die sog. Laktat-Leistungs-Kurve. Während die $O_2$-Aufnahme linear mit der Belastungsintensität ansteigt, findet sich in den unteren 50% der Belastungsintensität zunächst keine wesentliche Zunahme der Laktatkonzentration, die aber dann ab dem Schwellen- oder aerob-anaeroben Übergangsbereich drastisch ansteigt. Während sich der leistungsfähige (trainierte) vom leistungsschwachen (untrainierten) Kreislauf gleicher Belastungsstär-

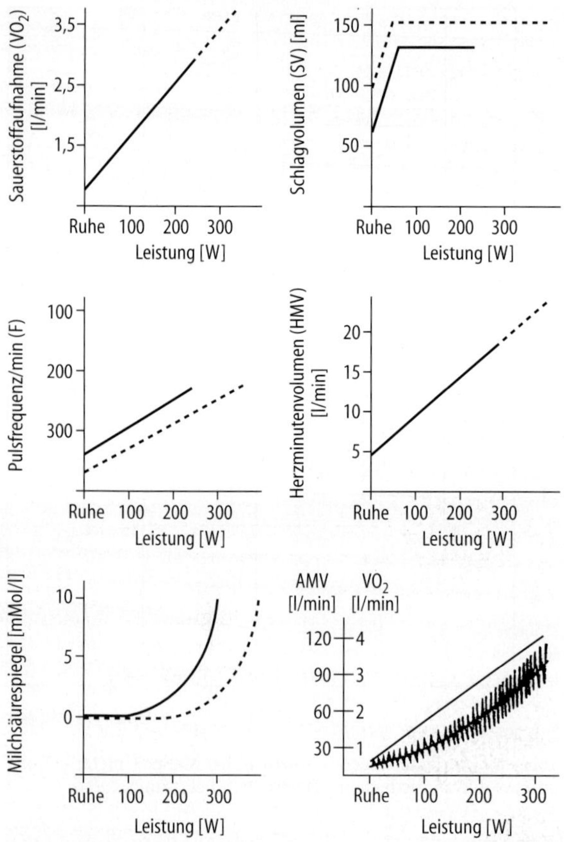


**Abb. 5-3.** Schematische Darstellung des Verhaltens wichtiger Stoffwechsel- und Kreislaufgrößen bei ansteigender Belastung während Fahrradergometrie, dargestellt anhand der Werte eines untrainierten (*durchgezogene Linie*) und eines trainierten (*unterbrochene Linie*) jungen Mannes. Der Trainierte zeichnet sich gegenüber dem Untrainierten durch eine niedrigere Herzfrequenz und einen niedrigeren Milchsäurespiegel sowie ein höheres Schlagvolumen bei gleicher Belastung aus. Sauerstoffaufnahme und Herzminutenvolumen unterscheiden sich für eine gegebene Belastung nicht, lediglich im Maximalbereich erreicht der Trainierte höhere Werte. *Unten links* findet sich die Laktatleistungskurve, die beim Trainierten nach rechts verschoben ist. Die Atmungskurve (*unten rechts*) zeigt, daß sich der Schwellenbereich auch in einem überproportionalen Anstieg der Ventilation ausdrückt. (Nach Rost et al. 1996)

ke hinsichtlich der $O_2$-Aufnahme nicht unterscheidet, kommt es als Folge körperlichen Trainings zu einer deutlichen Verschiebung der Laktatleistungskurve nach rechts.

Hierin drückt sich die verbesserte aerobe enzymatische Kapazität aus, der „Flaschenhals" des Eingangs in den Zitronensäurezyklus wird gewissermaßen erweitert. Die metabolische Schwelle läßt sich dabei über die Laktatbestimmung eindeutiger definieren als durch die respiratorische Schwelle. Auch der apparative Aufwand zur Bestimmung der Laktatschwelle ist deutlich geringer als für die technisch aufwendige Spiroergometrie. Letztere dürfte aus klinischer Sicht heute ihre vorrangige Bedeutung in der Definition pulmonaler Erkrankungen besitzen.

**Zunahme des Herzminutenvolumens**

Die Zunahme der $O_2$-Aufnahme erfordert eine entsprechende Steigerung der Kreislaufleistung. Für eine Steigerung um 1 l/min ist eine Zunahme des Herzminutenvolumens (HMV) um 6 l erforderlich, der sog. „exercise factor".

Dieser Wert ist allerdings von der Körperhaltung und vom Lebensalter abhängig, im Sitzen und bei älteren Menschen ist für gleiche Belastung das HMV jeweils um ca. 1–2 l niedriger als bei jüngeren Menschen bzw. bei Untersuchung im Liegen (Bevegard 1960).

Die Steigerung des Herzminutenvolumens erfolgt über das Schlagvolumen bzw. die Pulsfrequenz. Eine Erhöhung des Schlagvolumens ist bei Belastung im Sitzen nur bis zu 50% des Ausgangswertes möglich, da der Ventrikel nicht beliebig vergrößert werden kann. Entscheidend für die Steigerung des Minutenvolumens ist also die Herzfrequenz. Da der leistungsfähige (trainierte) Kreislauf ein höheres Schlagvolumen aufweist als der leistungsschwache (untrainierte), kommt er für gleiche Belastungsintensität mit einer niedrigeren Herzfrequenz aus. Die maximale Herzfrequenz kann dabei abgeschätzt werden nach der Formel 220 minus Alter bei einer Standardabweichung von 10–12 Schläge/Minute. Diese altersbezogene maximale Herzfrequenz ist ein in der Praxis nützlicher Parameter.

### 5.4.4 Spiroergometrie

Bei Patienten mit Herzinsuffizienz und Einschränkung des HZV-Anstiegs unter Belastung findet sich ein früherer Anstieg des Laktats als Ausdruck einer niedrigeren anaeroben Schwelle. Bei einigen kongenitalen Herzfehlern mit Zyanose (z. B. Pulmonalstenose, Ebstein-Anomalie) kommt es zu einem verzögerten Anstieg von $\dot{V}O_2$ in der kardiodynamischen Belastungsphase mit Verringerung des $\dot{V}O_{2\,max}$. Bei Patienten, z. B. mit Lungenembolie steigt die $\dot{V}O_2$ unter Belastung nicht adäquat an.

Die häufig vorgefundene Adipositas führt zu einer reduzierten maximalen Leistung aber praktisch normaler $\dot{V}O_{2\,max}$ und anaerober Schwelle bezogen auf Größe und Gewicht des Probanden. Bezogen auf die erbrachte Leistung ist die $\dot{V}O_2$ zu hoch, bedingt durch zusätzlichen $O_2$-Verbrauch für die Bewegung der erhöhten Körpermasse während der Arbeitsleistung.

Die Spiroergometrie eignet sich nicht dazu, klinische Diagnosen zu erstellen, sondern sie dient in erster Linie zur Objektivierung der Beschwerdesymptomatik als quantifizierbare, pathologische Werte. Dabei werden Leistungseinbußen festgehalten oder Leistungsveränderungen objektivierbar (z. B. für Begutachtungen oder im Rahmen von sport-, arbeits- oder rehabilitationsmedizinischen Untersuchungen; Fedderson 1995).

## 5.5 Apparative Voraussetzungen für die Fahrradergometrie

### 5.5.1 Ergometer

Zur Verfügung steht der mechanisch gebremste oder drehzahlunabhängige wirbelstromgebremste Ergometer. Die drehzahlunabhängigen Geräte haben dabei den Vorteil, daß bei höherer Belastung die Leistung über die gedrehte Tretfrequenz gesteigert werden kann bei entsprechend geringerem Widerstand und damit niedrigerem Krafteinsatz. Dies ist von Vorteil, wenn Personen untersucht werden, bei denen die Kraft zum limitierenden Faktor wird und damit eine ausreichende kardiale Ausbelastung verhindert, also speziell bei älteren Menschen und/oder Kindern. Meist werden heute in der ärztlichen Untersuchung drehzahlunabhängige Geräte verwendet.

Neben dem Fahrradergometer und dem EKG-Gerät ist eine kontinuierliche Registrierung des EKG am Monitor, ein Blutdruckmeßgerät sowie ein Defibrillator mitsamt den entsprechenden Hilfsmitteln und Materialien zur kardiopulmonalen Reanimation notwendig.

### 5.5.2 EKG-Gerät

Anwendung finden Dreikanalgeräte mit den Ableitungen $V_2$, $V_4$, $V_6$ nach Rosenkranz u. Drews (1964). Heute werden häufig auch Sechskanalableitungen durchgeführt.

Neueste Untersuchungen zeigen, daß zusätzliche Registrierungspunkte im Bereich der rechtspräkardialen Ableitungen zu den 6 Standardableitungen linkspräkardial die Sensitivität der Ergometrie zur Diagnose der koronaren Herzerkrankung erhöhen (Michaelides 1999).

### 5.5.3 Ableittechnik

Wesentlich ist die sorgfältige Hautpräparation und gute Elektrodenfixierung. Die Mehrzahl der Autoren empfiehlt, aus Routine die Registrierung der konventionellen Brustwandableitung mit einer modifizierten Extremitätenableitung. Die Meßgrößen EKG (50 mm/s Papiervorschub) sowie Herzfrequenz und Blutdruck sollen jeweils in den letzten 30 s einer jeden Belastungsstufe erhoben werden.

### 5.5.4 Blutdruckmeßgerät

Bei dem Blutdruckmeßgerät kann es sich um ein traditionelles Riva-Rocci-Gerät handeln. Wenn häufige Belastungsuntersuchungen erfolgen, empfiehlt sich jedoch ein halbautomatisches Meßsystem. Dies hat den Vorteil der mechanischen Entlastung durch ein Pumpsystem, zum anderen ist für weniger erfahrenes Hilfspersonal die Auskultation unter Belastungsbedingungen schwierig.

### 5.5.5 Sicherheitsausrüstung

Die notwendigen Voraussetzungen zur Durchführung einer kardiopulmonalen Reanimation sind zu erfüllen. Hierzu gehören Defibrillator, Infusionsmedium, Notfallmedikamente, jederzeit abrufbare ärztliche Hilfe.

## 5.6 Indikationen/Kontraindikation zur Durchführung einer Ergometrie

### 5.6.1 Indikationen

Die wesentlichste Indikation zur Durchführung einer Ergometrie ist die Abklärung und Beurteilung des Verdachts einer koronaren Herzerkrankung (s. unten). Diese Untersuchung wird hierbei zum einen aus diagnostischen Überlegungen, aber auch zur Verlaufsbeobachtung und zur Beurteilung der Prognose und Einschätzung der Therapieeffektivität unter medikamentöser bzw. nach interventioneller Therapie durchgeführt. !

**Indikationen zur Durchführung eines Belastungstests**

1. **Abklärung einer koronaren Herzerkrankung**
   - Diagnosesicherung bei der Abklärung von Angina-pectoris-Beschwerden
   - Prognoseabschätzung bei stabiler Angina-pectoris-Symptomatik
   - Verlaufskontrolle nach einem Myokardinfarkt
   - Beurteilung belastungsabhäniger, symptomatischer Herzrhythmusstörungen
   - Therapiekontrolle einer medikamentösen Behandlung
   - Therapiekontrolle nach revaskularisierenden Maßnahmen
   - Screening von Männern über 40 Jahren mit mehr atherogenen Risikofaktoren
   - präoperative kardiovaskuläre Risikoabschätzung
2. **Eignungstest**
   - sportmedizinische Beurteilung:
     - Leistungssport
     - Koronarsportgruppen
     - Rehabilitationsmedizin
   - arbeitsmedizinische Beurteilung:
     - Risikogruppen (Personenverkehr, Flugmedizin, Feuerwehr, Polizei etc.)
3. **Graduierung anderer Erkrankungen**
   - Verlaufs-/Therapiekontrolle von Patienten mit
     - Herzinsuffizienzsymptomatik
     - Herzklappenerkrankungen
     - arterieller Hypertonie
     - pulmonalen Erkrankungen

Als generelle Screeningmethode ist dabei die Ergometrie für asymptomatische Patienten unter 40 Jahren ohne Risikofaktoren ungeeignet. Die Ausnahmen hierbei stellen Personengruppen dar, die aufgrund der Berufsausübung prinzipiell eine Gefährdung anderer darstellen können, z. B. Piloten, Feuerwehrmänner, Polizeibeamte und Personen im öffentlichen Berufsverkehr. Belastungsuntersuchungen werden auch zur präoperativen Risikoabschätzung und in der Rehabilitation sowie in der Begutachtung durchgeführt.

In diesem Zusammenhang sind die Begriffe Leistungsfähigkeit und Belastbarkeit zu unterscheiden. Unter Leistungsfähigkeit wird die maximale Leistungskapazität des Gesunden verstanden, wobei sich mehr oder minder alle an der Energiebereitstellung beteiligten Systeme gleichzeitig einem Maximum nähern und die Belastung aufgrund des Erreichens einer physiologischen Grenze abgebrochen wird. Unter Belastbarkeit wird die symptomlimitierte Leistungsfähigkeit unter pathologischen Bedingungen verstanden, dann, wenn die krankhafte Einschränkung eines der Kettenglieder im Rahmen der Energiebereitstellung zum Abbruch führt.

Die wesentlichen Indikationen zur Durchführung einer Belastungs-EKG-Untersuchung sind in der Übersicht (s. oben) dargestellt.

### 5.6.2 Kontraindikationen

Hierbei ist zu fordern, daß der zu erwartende Nutzen der Belastungsuntersuchung für den Probanden/Patienten das Untersuchungsrisiko rechtfertigen muß. Hierbei ist in der Praxis eine strengere Indikationsstellung als in der Klinik anzulegen, da die notfallmäßige Logistik in der Klinik umfangreicher verfügbar ist. Die Indikationsstellung und die Entscheidung zum Abbruch der Untersuchung hängen damit auch von der Erfahrung des Untersuchers und der Möglichkeit ab, bei Komplikationen adäquat Sofortmaßnahmen einleiten zu können.

CAVE

Als generelle Kontraindikationen können Erkrankungen des Herz-Kreislauf-Systems gelten mit erheblicher Beeinträchtigung der kardiopulmonalen Funktion. Hierzu gehören schwerwiegende Herzrhythmusstörungen, eine maligne arterielle Hypertonie sowie schwere pulmonale Hypertonie. Dekompensierte Herzklappenvitien oder Kardiomyopathien und eine instabile Angina pectoris sind ebenfalls Ausschlußkriterien. Eine Aortenklappenstenose stellt eine relative Kontraindikation dar, insbesondere ist Vorsicht geboten bei verkalkten Aortenklappenstenosen. Belastungsuntersuchungen bei Patienten mit symptomatischer Herzinsuffizienz werden heute gelegentlich zur Beurteilung der Therapieeffektivität durchgeführt.

**Weitere Kontraindikationen**

- ST-Senkung und -Hebung als Ausdruck einer akuten Ischämie in Ruhe,
- akuter Myokardinfarkt,
- Angina pectoris in Ruhe,
- akute Myokarditis oder Perikarditis,
- Stauungsherzinsuffizienz,
- bedrohliche Herzrhythmusstörungen,
- Hypertonie mit einem systolischen Wert über 220 mmHg und/oder einem diastolischen Wert über 120 mmHg,
- frische thromboembolische Prozesse,
- hochgradige Aortenklappenstenose,
- Cor pulmonale.

## 5.7 Belastungsschemen

Laufbandergometrie und Fahrradergometrie sind die beiden Methoden, mit denen die Belastungsstufen am genauesten dosiert werden können. Die Laufbandergometrie stellt dabei die physiologischste Belastungsform dar. Die Fahrradergometrie ist sowohl im Sitzen als auch im Liegen möglich. In sitzender Position, mit der der Patient eher vertraut ist, gelingt es leichter, eine Ausbelastung ohne vorzeitige muskuläre Erschöpfung zu erreichen. Die Belastung im Liegen bietet dabei den Vorteil einer störungsfreieren EKG- und Blutdruckregistrierung. Zudem sind zusätzliche Untersuchungen, wie z. B. Rechtsherzkatheter, im Liegen besser möglich, und Komplikationen können in der Notfallsituation rascher angegangen und beherrscht werden.

Die meisten Protokolle beginnen bei einer Belastung von 25 W und steigern um 25 W jeweils nach 2 min. Jüngere Patienten können dabei bei 50 W beginnen. Die Registrierung der Zielparameter sollte jeweils in der 2. Hälfte der 2. Belastungsminute liegen.

### 5.7.1 Einstufentest

Der Einstufentest (rektanguläre Belastung), z. B. die Durchführung einer Belastungsintensität von 1 W pro kg Körpergewicht oder generell 100 bzw. 150 W über 6–8 min, findet sich teilweise in der Arbeitsmedizin, um eine generelle Beurteilung der Belastbarkeit eines bestimmten Kollektivs verfügbar zu haben. Für die kardiologische Untersuchung ist aus verständlichen Gründen dieses Schema wenig geeignet, da auffällige Symptome bereits bei geringeren Belastungen auftreten und damit eine Gefährdung darstellen können, während andererseits die gewählte Belastung nicht ausreichend sein kann, um einen pathologischen Prozeß, z. B. eine koronare Durchblutungsstörung, aufzudecken.

Die wichtigste klinische Indikation für den Einstufentest ist zur Zeit der Nachweis des Anstrengungsasthmas. Bei stufenförmiger Belastungssteigerung haben die Bronchien die Möglichkeit, sich zu adaptieren; die nachzuweisende Belastungsdyspnoe bleibt aus. Aus diesem Grund wird als Suchtest für das Anstrengungsasthma am günstigsten eine einstufige Belastung von 6–8 min Dauer so gewählt, daß die Pulsfrequenz auf 160–170 ansteigt, d. h. eine Belastung möglichst hoher Intensität, die die genannte Zeit durchgehalten werden kann. Die

Begründung hierfür liegt im Auslösemechanismus des Anstrengungsasthmas, der in der Abkühlung der Bronchialschleimhaut besteht. Ist die Belastung zu kurz bzw. zu wenig intensiv, bleibt dieser Effekt aus. Optimal ist dabei der Einsatz einer möglichst großen Muskelmasse, um ein Maximum an Ventilation zu erreichen. Dieser Test wird daher besser am Laufband als auf dem Fahrradergometer ausgeführt.

### 5.7.2 Mehrstufentest

Für die kardiologische Praxis eignet sich am besten der stufenförmige Test (Tabelle 5-1), da hierbei das Risiko gewissermaßen ausgetestet werden kann. In der stufenförmigen Ergometrie ist ein Zeitraum von ca. 5–6 min notwendig, um den Kreislauf von Ruhe bis zu einer maximalen Leistung zu stimulieren. Bei geringeren Intensitätssprüngen reichen auch kürzere Belastungszeiten von 2–3 min pro Stufe aus. Werden gleichzeitig spiroergometrische Funktionen bestimmt, so wird eine mindestens dreiminütige Belastungsdauer empfohlen, um eine adäquate Einstellung der Atemparameter zu gewährleisten. In der kardiologischen Praxis hat sich ein Stufenprotokoll mit einer Belastungsdauer von ca. 2 min bewährt.

Als für die kardiologische Praxis minimale Belastungszeit hat sich die Dauer von 2 min erwiesen. Noch geringere Zeiten von 1 min lassen die Zielparameter nicht hinreichend erfassen. So ist die Messung des Blutdrucks in 1-minütigen Abständen problematisch, der Meßvorgang kann dann die zu messende Größe beeinflussen. Geht man von diesen Überlegungen aus, so eignet sich für die Belastung bei Patienten mit relativ geringer Leistungsbreite am besten ein Schema, das, wenn auch in etwas komplizierterer Form, prinzipiell von der WHO angegeben wurde (Lange-Andersen et al. 1971).

### 5.7.3 WHO-Schema

Belastungssteigerung um jeweils 25 W alle 2 min, ausgehend von 25 oder 50 W, bei Registrierung der Zielparameter in jeweils der zweiten Hälfte der zweiten Belastungsminute.

Die Einhaltung dieses oder eines anderen stufenförmigen Schemas ist wesentlich, um zum einen die Ergebnisse der Belastungsuntersuchung intra- und interindividuell vergleichbar zu halten, zum anderen aber auch aus Sicherheitsgründen. In der Praxis ist häufig zu beobachten, daß mit einer variablen Eingangsstufe in Abhängigkeit von der individuellen Leistungsfähigkeit des Probanden/Patienten ausgegangen wird. Hierdurch besteht einerseits ein erhöhtes Risiko, andererseits sind die Ergebnisse dann nicht mehr vergleichbar, wenn der Patient später unter anderen klinischen Ausgangsbedingungen nach einem differenten Belastungsschema untersucht wird.

Mit dem sog. WHO-Schema läßt sich bei den meisten Patienten eine hinreichende Ausbelastung erzielen. Bei sehr leistungsfähigen Probanden, speziell bei Sportlern, würde sich aber eine zu lange Belastungsdauer ergeben. In der Sportmedizin hat sich daher für solche Personen das sog. BAL-Schema eingebürgert (BAL Bundesausschuß für Leistungssport), wobei von 50, oder bei männlichen Sportlern auch von 100 W, ausgegangen und die Leistung alle 3 min um jeweils 50 W gesteigert wird. Bei Kindern sind Leistungssteigerungen in absoluten Größen weniger günstig, da diese je nach Körpermasse des Kindes eine sehr unterschiedliche Bedeutung haben können. Wir belasten deshalb Kinder mit einer Steigerung von 0,5 W/kgKG.

## 5.8 Beurteilung der Belastungsuntersuchung und Abbruchkriterien

### 5.8.1 Beurteilungsgrößen

- Erbrachte Leistung,
- Ruheherzfrequenz, Belastungsherzfrequenz,
- Ruheblutdruck, Belastungsblutdruck,
- Ruhe-EKG, EKG unter Belastung.

Bei 3poliger Aufzeichnung sind die Ableitungen $V_2$, $V_4$ und $V_6$ zu bevorzugen. Dies insbesondere, da Rückbildungsstörungen am deutlichsten in diesen Ableitungen ausgeprägt sind, die das höchste Potential aufweisen.

**Tabelle 5-1.** Empfohlene Untersuchung für die Fahrradergeometrie

| Anwendungsgebiete | Belastungsbeginn | Steigerung |
|---|---|---|
| • Praxis, Klinik, Begutachtung, Arbeitsmedizin, Nuklearmedizinische Untersuchung | 50 W | 25 W/2 min |
| – bei erhöhter Leistungsfähigkeit | 75–100 W | 25 W/2 min |
| – bei reduzierter Leistungsfähigkeit | 25 W | 25 W/2 min |
| • Pneumologie | | |
| – Steady-state-Bedingungen, Rechtsherzkatheter | 25 (50) W | 25 W/5 min |
| • Pädiatrie | 1 W/kg KG | 0,5 W/kg KG für 3 min |
| • Sportmedizin | 50 W (Frauen) | 50 W/2 oder 3 min |
| | 100 W (Männer) | Im Bereich der Ausbelastung Steigerung um 25 W |

Die Ableitung $V_2$ läßt darüber hinaus Phänomene beurteilen, die sich rechtspräkardial darstellen. Durch die Einbeziehung weiterer Ableitungen, insbesondere typischer Hinterwandableitungen, wie die Ableitung III bzw. aVF, ist keine wesentliche weitere Information zu erwarten. Dies gilt auch für Ischämien im Bereich der Hinterwand. Die Annahme, diese würden sich unter Belastung besonders gut in den typischen Hinterwandableitungen zeigen, trügt.

Die Ischämie unter Belastung ist unspezifischer Natur und zeigt sich unabhängig von ihrer Lokalisation am deutlichsten in der Ableitung, die auch die höchste R-Zacke aufweist. Wünschenswert ist eine 12 Kanal-Registrierung am Ende jeder Belastungsstufe. Neueste Untersuchungen weisen darauf hin, daß die zusätzlichen rechtspräkardialen Ableitungen zur Standard-12-poligen Ableitung ($RV_3$, $RV_4$ und $RV_5$) die Sensitivität der Belastungsuntersuchung zur Diagnose einer koronaren Herzerkrankung signifikant erhöht (Michaelides et al. 1999).

Neben diesen üblicherweise bestimmten Parametern hat sich die Benutzung eines sehr einfachen Hilfsmittels, der sog. Borg-Skala (Tabelle 5-2) bewährt. Bei dieser Skala handelt es sich um eine Bewertung des subjektiven Belastungsempfindens („received perception of exertion", RPE), die von der einfachen Formel RPE = Herzfrequenz/10 ausgeht. Eine Belastung, die den Puls auf 130 ansteigen läßt, wird i. allg. als „etwas anstrengend" empfunden und mit dem RPE-Wert 13 belegt. Die Skala ermöglicht eine einfache zahlenmäßige Erfassung des subjektiven Belastungsempfindens, unabhängig von sonstigen Parametern, wie der Herzfrequenz, auch dann, wenn diese beispielsweise medikamentös verändert wird.

Als weiteres Hilfsmittel hat sich, ausgehend von Erkenntnissen der Sportmedizin, die heute sehr einfach durchführbare Laktatbestimmung auch in der Praxis bewährt. Die genannten Parameter werden teilweise oder vollständig jeweils in der letzten Minute jeder Belastungsstufe erhoben.

**Tabelle 5-2.** Borg-Skala zur Abschätzung einer Belastung nach subjektivem Empfinden des Schweregrades der thorakalen Symptome. (In Anlehnung an ESC Working Group on Exercise Physiology, Physiopathology and Electrocardiography 1993)

| Grad | Symptome (Brustschmerzen) |
|---|---|
| 0 | Gar keine |
| 0–5 | Extrem schwach (gerade wahrnehmbar) |
| 1 | Sehr schwach |
| 2 | Schwach (leicht) |
| 3 | Gemäßigt |
| 4 | Etwas stark |
| 5 | Stark (schwer) |
| 6 | |
| 7 | Sehr stark |
| 8 | |
| 9 | |
| 10 | Extrem stark (fast maximal) |
| | Maximal |

## 5.8.2 Abbruchkriterien

### Ausbelastungskriterien

Die Abbruchkriterien für ein Belastungs-EKG sind:

- ST-Streckenhebung > 0,05 mV Extremitätenableitung, 0,1 mV Brustwandableitung
- ST-Streckensenkung > 0,1 mV Extremitätenableitung, 0,2 mV Brustwandableitung
- heftiger Angina-pectoris-Anfall (auch ohne EKG-Veränderungen)
- systolischer Blutdruckanstieg > 230 mmHg
- systolischer Blutdruckabfall > 20 mmHg
- periphere/muskuläre Erschöpfung
- Rhythmusstörungen
- Vorhofflimmern oder Vorhofflattern
- höhergradige AV-Blockierungen
- Erreichung der Ausbelastungskriterien
- gehäufte Extrasystolen, polymorphe VES-, R- auf T-Phänomene, Bigeminus
- neu aufgetretener Schenkelblock

Die maximale Leistungsfähigkeit kann unter Berücksichtigung von Lebensalter, Geschlecht und Körperdimension bestimmt werden. Die maximale Leistungfähigkeit des Mannes beträgt im Alter von 20–30 Jahren 3 W/kgKG, um dann mit zunehmendem Alter um jeweils 1% pro Lebensjahr oder 10% pro Lebensjahrzehnt abzunehmen. Die Maximalleistung der Frau kann mit 2,5 W/kgKG angenommen werden. Sie ist geringer aufgrund der geringeren Körpermasse sowie aufgrund des geringeren Muskelanteils. Die Maximalleistung nimmt mit 0,8% pro Jahr bzw. 8% pro Lebensjahrzehnt bei Frauen ab. !

Bei Abweichung vom Normalgewicht kann die erreichte Leistung zum einen auf das Istgewicht, zum anderen auf das Sollgewicht bezogen werden. Wenn ein Proband mit 10% Übergewicht eine um 10% unter dem Sollwert liegende Leistung erreicht, so zeigt die Beziehung auf das theoretische Normalgewicht, daß die Leistungsminderung nur durch das Übergewicht und nicht durch eine potentielle Herz-Kreislauf-Schwäche bedingt ist. Beim Kind ist die Leistungsfähigkeit mit durchschnittlich 3,3 W/kgKG relativ höher als die des Erwachsenen (Abb. 5-4).

Danach errechnet sich die Leistung eines 80 kg schweren Mannes im Alter von 55 Jahren mit

$3 \cdot 80 - 30\% = 160$ W,

die einer 55jährigen Frau mit einem Gewicht von 60 kg mit !

$2{,}5 \cdot 60 - 24\%$, also ca. 110 W.

Diese Verhältnisse setzen Normalgewicht voraus, da die zugrundeliegenden Daten an normalgewichtigen Personen erhoben wurden. Bei einem Übergewicht, das durch erhöhte Fettmasse entsteht, kommt es zu einer

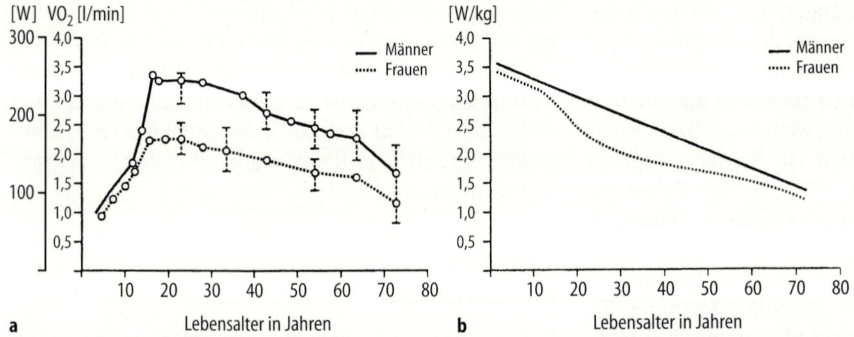


**Abb. 5-4a,b.** Entwicklung der Leistungsfähigkeit in Abhängikeit vom Lebensalter (für untrainierte Personen). **a** Absolute maximale Leistungsfähigkeit [W] bzw. maximale Sauerstoffaufnahme pro Liter (nach Hollmann 1980). Die Maximalleistung steigt bis zum Erreichen des Erwachsenenzustandes an und fällt nach dem 30. Lebensjahr in etwa wieder linear ab. Die maximale Leistungsfähigkeit der Frau liegt niedriger, der altersabhängige Abfall der Leistungsfähigkeit ist geringer. **b** Gewichtsbezogene Leistungsfähigkeit. Kinder haben eine Leistungsfähigkeit, die relativ über derjenigen der Erwachsenen liegt (3,3 W/kg Körpergewicht). Beim männlichen Geschlecht nimmt diese Leistungsfähigkeit linear ab, sie liegt im Alter von 20–30 Jahren bei 3 W/kg und vermindert sich dann weiter um ca. 1% pro Lebensjahr. Mädchen vor der Pubertät weisen eine geringfügig niedrigere gewichtsbezogene Leistungsfähigkeit auf, sie vermindert sich mit der Pubertät auf 2,5 W/kg. Durch das geringere Körpergewicht der Frau sind die gewichtsbezogenen Leistungsunterschiede zwischen beiden Geschlechtern kleiner als die der Absolutwerte. (Nach Rost et al. 1996)

entsprechenden Verminderung der relativen körperlichen Leistung.

Grundsätzlich kann eine Belastungsuntersuchung als *Maximal-* oder *Submaximaltest* durchgeführt werden. Wenn vorzeitige Symptome zum Abbruch zwingen, liegt ein *symptomlimitierter Belastungstest* vor. Bei Maximaltests wird eine maximale Ausbelastung der energiebereitstellenden Systeme angestrebt. Die diagnostische Aussagekraft eines Belastungstests ist um so größer, je höher die Ausbelastung erfolgt. Eine möglichst hohe Ausbelastung wird man dann anstreben, wenn die maximale Leistungsfähigkeit bestimmt oder der Verdacht auf eine koronare Herzkrankheit bestätigt oder widerlegt werden soll. Je höher die Ausbelastung, um so größer wird die Wahrscheinlichkeit, auch diskrete Durchblutungsstörungen aufzudecken.

Nicht immer ist die Durchführung einer Maximalbelastung erforderlich. Wenn es beispielsweise darum geht, bei bekannter Grunderkrankung, z. B. bei einer bekannten und definierten koronaren Herzkrankheit, das empfehlenswerte Maß an körperlicher Belastung im Rahmen einer Bewegungstherapie anzugeben, ist eine submaximale Belastung ausreichend.

Eine Ausbelastung kann definitionsgemäß angenommen werden, wenn mindestens 85% der altersentsprechenden maximalen Herzfrequenz von 220 minus Lebensalter erreicht werden. Wird eine doppelte Standardabweichung der Maximalfrequenz von 20 Schlägen angenommen, kann diese Grenze bereits bei einer Herzfrequenz von 200 minus Lebensalter als erreicht angesehen werden. Weitere objektive Kriterien für die Ausbelastung sind ein Überschreiten des Laktatwertes von 6,0 mmol/l bzw. eines RQ-Wertes in der Spiroergometrie von 1,2. Eine submaximale Ausbelastung kann angenommen werden, wenn wenigstens eine Herzfrequenz von 180 minus Lebensalter erreicht wird.

### Eingeschränkte Leistungsfähigkeit

Wird keine maximale Ausbelastung erreicht, so kann die Leistungsfähigkeit auch auf submaximalen Stufen bewertet werden. Für die Praxis hat sich hierbei das Verfahren der Bestimmung der pulsbezogenen Leistungsfähigkeit in Form der PWC („physical working capacity“) bewährt. Die PWC130 stellt die Leistung bei einem Puls von 130 dar. Da die Pulsfrequenz von 130 im allgemeinen nicht auf einer bestimmten Belastungsstufe erreicht wird, erfolgt eine graphische oder rechnerische Interpolation aus den Belastungsstufen, bei denen gerade die unter bzw. über 130 liegenden Pulsfrequenzwerte im Test erreicht werden.

Eine Extrapolation aus niedrigeren Pulsfrequenzwerten auf die Zielgröße ist dagegen wenig sinnvoll, sie führt häufig zu erheblichen Fehlbeurteilungen. Als Bezugsgrößen finden neben der PWC130 auch die Pulsfrequenzen 150 bzw. 170 (PWC150, PWC170) Anwendung. Da die Pulsfrequenz 170 bei Erwachsenen bereits die Kriterien der Ausbelastung erfüllt, kommt sie nur bei Kindern zum Einsatz. Für Menschen im mittleren und höheren Lebensalter eignet sich in besonderem Maße die PWC130.

**Normwerte für die PWC („physical working capacity“):**

- Männer:
  - $PWC_{130}$=1,5 W/kgKG,
  - $PWC_{150}$=2,0 W/kgKG,
- Jungen:
  - $PWC_{170}$=2,5 W/kgKG,
- Frauen:
  - $PWC_{130}$=1,25 W/kgKG,
  - $PWC_{150}$=1,6 W/kgKG,
- Mädchen:
  - $PWC_{170}$=2,0 W/kgKG.

Diese Werte sind altersunabhängig, d. h. der 20jährige sollte ebenso wie der 70jährige bei einem Puls von 130 die Leistung von 1,5 W/kgKG erreichen. Der sich hierin scheinbar ausdrückende Widerspruch zum altersbedingten Leistungsabfall löst sich auf, wenn man berücksichtigt, daß die Herzfrequenz von 130 für den jüngeren Menschen nur eine verhältnismäßig geringe Belastung, für den älteren oft schon eine maximale Ausbelastung darstellt.

Bei der Beurteilung der pulsbezogenen Leistungsfähigkeit ist zu berücksichtigen, daß diese Methode nur sinnvolle Werte ergibt, wenn ein physiologisches Herzfrequenzverhalten angenommen werden kann. Bei pathophysiologisch (chronotrope Inkompetenz) oder pharmakologisch (β-Rezeptorenblocker) bedingten Veränderungen der Herzfrequenz eignet sich diese Methode nicht. Hier können andere submaximale Bezugsgrößen zugrunde gelegt werden, beispielsweise die Leistung bei der Laktat- oder respiratorischen Schwelle (PWCAÄS) bzw. eine auf eine bestimmte Belastungsempfindung bezogene Leistung (z. B. die Leistung bei einem RPE-Wert von 13 nach der Borg-Skala, PWCRPC13).

Das grundsätzliche Verhalten der maximalen aeroben Leistungsfähigkeit zeigt (Abb. 5-4). Danach steigt die maximale Leistungsfähigkeit absolut bis zur 3. Lebensdekade an, um dann mit zunehmendem Alter wieder abzufallen. Die gewichtsbezogene Betrachtung macht deutlich, daß Kinder zwar absolut weniger leistungsfähig sind, bei relativer Betrachtung unter Bezugnahme auf das Körpergewicht ist ihre Leistungsfähigkeit jedoch sogar höher als die der Erwachsenen.

### 5.8.3 Risiken der Belastungsuntersuchung

Bei einem unselektierten Patientengut liegt die Mortalität unter 0,01% und die Morbidität unter 0,05%. In einer Untersuchung mit 151941 Tests innerhalb von 4 Wochen nach akutem Myokardinfarkt war die Mortalität 0,03%. 0,09% hatten einem Reinfarkt. Patienten mit lebensbedrohlichen Rhythmusstörungen wurden von Yang et al. untersucht. 2,2% entwickelten dabei ventrikuläre Tachyarrhythmien, die eine Kardioversion, eine kardiopulmonale Reanimation oder Antiarrhythmikagabe indizierten. Dabei traten die Rhythmusstörungen v. a. bei Patienten mit vorbehandelter antiarrhythmischer Therapie auf. Im Gegensatz zu diesen Hochrisikogruppen kann die Durchführung der Ergometrie bei Niedrigrisikopatienten als sehr sicher angesehen werden.

Die Durchführung der Belastungsuntersuchung sollte dabei erst nach einer eingehenden körperlichen Untersuchung (Auskultation des Herzens; cave: Aortenklappenstenose) sowie nach Erhebung der Anamnese durchgeführt werden. Zudem hat es sich als hilfreich erwiesen, unter Ruhebedingungen eine 12-Kanal-EKG-Registrierung zu dokumentieren. Patienten nach instabiler Angina pectoris sollten wenigsten 48–42 h symptomfrei vor einer Ergometrie sein. Nach unkompliziertem Myokardinfarkt sollte die Ergometrie nicht vor 4–6 Tagen stattfinden. Generell ist zu beachten, daß Patienten mit kritischer Obstruktion des linksventrikulären Ausflußtraktes ein erhöhtes Risiko während der Belastungsuntersuchung haben.

### 5.8.4 Blutdruckverhalten

Der Messung des Blutdrucks unter Belastungsbedingungen kommt aus verschiedenen Gründen eine wichtige Bedeutung zu:

Ein unter Belastung zu gering oder zu hoch ansteigender Blutdruck kann eine wichtige Indikation für einen Belastungsabbruch darstellen. Die Blutdruckmessung ist somit ein Sicherheitsfaktor in der Ergometrie.

Die Messung des Belastungsblutdrucks macht weitgehend von psychologischen Faktoren unabhängig, die den Gelegenheitsblutdruck bestimmen, da unter Belastung die Hämodynamik vom „Verbraucher", der Muskulatur, bestimmt wird.

Die Blutdruckmessung unter Belastung gibt wichtige prognostisch-diagnostische Aussagen zum einen hinsichtlich des Blutdruckverhaltens selbst, speziell der Ausprägung bzw. Entwicklung einer Hypertonie, aber auch hinsichtlich von blutdruckunabhängigen oder mittelbar abhängigen kardiovaskulären Erkrankungen.

Die Messung des Belastungsblutdrucks ermöglicht die Einstellung einer eventuell notwendigen antihypertensiven Behandlung nicht nur in Körperruhe, sondern auch unter Belastungsbedingungen.

Die Kenntnis des Belastungsblutdrucks ist für die Beratung des körperlich aktiven, d. h. sporttreibenden Hypertonikers von Bedeutung.

#### Systolischer Blutdruck

Mit hinreichender Sicherheit kann während der Belastungssituation nur der systolische Blutdruck erfaßt werden. Unter normaler Belastung steigt der Blutdruck linear mit der Belastung an (Abb. 5-5).

#### Diastolischer Blutdruck

Mit ansteigender Belastungsintensität zeigt der indirekt gemessene diastolische Druck eine Tendenz zum Abfall. Bei hohen Leistungsstufen und insbesondere nach Belastung finden sich häufig sogar Korotkoff-Geräusche selbst dann, wenn der Manschettendruck völlig abgelassen wird (Nullphänomen). Der Vergleich mit der direkten Messung ergibt, daß es sich hierbei um einen Artefakt durch die hohe Strömungsgeschwindigkeit unter körperlicher Belastung handelt. Die direkte Messung zeigt unter den Bedingungen der Fahrradergometrie stets eine ansteigende Tendenz auch des diastolischen Wertes, wenngleich auch in geringerem Maße, als dies für den systolischen Druck beobachtet wird.

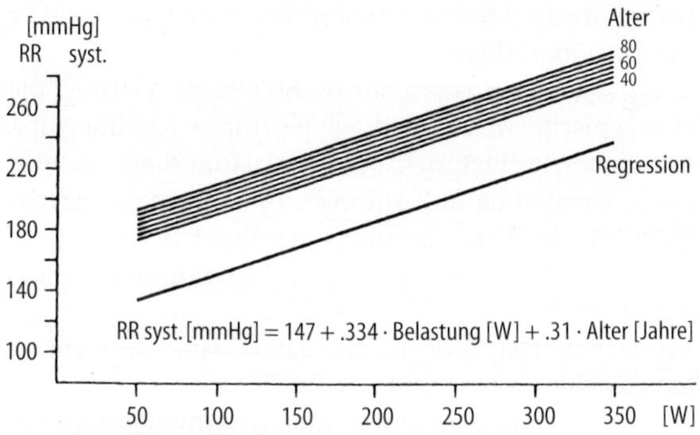


**Abb. 5-5.** Obergrenzen für den systolischen Blutdruck in Abhängigkeit von Lebensalter und Belastungsintensität (nach Heck et al. 1984). Die Regressionsgerade bezieht sich auf sämtliche Lebensalterstufen, die oben angegebenen Geraden geben die 2σ-Streuung in Abhängigkeit vom Lebensalter an

Daraus kann nicht geschlossen werden, daß die indirekte Messung des diastolischen Belastungsdrucks unterbleiben kann. Wenn eine Fehlmessung erfolgt, so geschieht dies im Sinne eines zu niedrigen Wertes. Ein auffälliges Ansteigen des diastolischen Belastungsdrucks über Werte von 120 mmHg kann nicht als Fehlmessung interpretiert werden. Nach der Literatur soll dies überzufällig häufig mit dem Vorliegen schwerer koronarer Dreigefäßerkrankungen einhergehen (Sheps et al. 1979). Aus diesem Grund wird im Gegensatz zu anderen Autoren (z. B. Franz 1979) in unserem Arbeitskreis zur Bewertung des Belastungsblutdrucks im allgemeinen lediglich der systolische Druck zugrunde gelegt.

### Übermäßiger Blutdruckanstieg

In der Literatur werden verschiedene Erfahrungswerte im Bezug auf die maximale systolische und diastolische Blutdruckamplitude während einer Belastungsstufe bis zu 100 W angegeben. So sollte systolisch der Blutdruck nicht über 200 mmHg (diastolisch nicht über 120 mmHg) ansteigen.

Ganz entscheidende Bedeutung kommt dem Blutdruckanstieg zur Beurteilung als Abbruchkriterium zu. Hierbei ist die Gesamtrisikokonstellation des Patienten zu beurteilen. So ist das Risiko bei älteren Patienten mit kardiovaskulären Gesamterkrankungen und cerebrovaskulären Erkrankungen höher einzuschätzen als bei jungen, sonst gesunden Sportlern mit mäßiger Hypertonie und unauffälligem Gefäßsystem. Wir empfehlen, bei Patienten mit erhöhtem kardiovaskulärem oder cerebrovaskulärem Risikoprofil einen Abbruch der Untersuchung bei Überschreiten von 230 mmHg systolisch bzw. 120 mmHg diastolisch.

Zahlreiche Untersuchungen zeigen, daß ein unter Belastung evident werdender Hypertonus eine prognostische Indikatorfunktion für einen sich später entwickelnden Hypertonus wiedergibt. Allerdings konnte bisher keine Beziehung zwischen Häufigkeit des Auftretens von Herz-Kreislauf-Komplikationen mit einer reinen Belastungshypertonie hergestellt werden.

Eine „Belastungshypertonie" stellt somit keine behandlungsbedürftige Situation per se dar, sie weist jedoch darauf hin, daß der Untersuchte sich bemühen sollte, der Entwicklung einer Hypertonie durch Ausdauertraining und, falls erforderlich, durch Normalisierung seines Körpergewichts, vorzubeugen. Überhöhte Belastungsdrücke sollten nur dann therapiert werden, wenn sie eine potentielle Gefährdung bedeuten, z. B. bei gleichzeitiger koronarer Herzkrankheit.

### Zu geringer Blutdruckanstieg

Unfähigkeit, den systolischen Blutdruck über 120 mmHg systolisch oder gar ein Abfall mehr als 10 mmHg innerhalb der ersten 15 s oder aber ein Abfall des systolischen Blutdrucks unter den Ausgangswert sind ein Indikator für eine inadäquate Zunahme der kardialen Auswurfleistung aufgrund einer linksventrikulären Pumpfunktionsschädigung oder aber aufgrund eines exzessiv reduzierten systemvaskulären Widerstandes. Diese Reaktion zeigt sich überzufällig häufig auch bei Patienten mit Dreigefäßerkrankung oder Hauptstammstenose.

Andere Ursachen hierfür sind eine Kardiomyopathie, Herzrhythmusstörungen, vasovagale Reaktion, linksventrikuläre Ausflußtraktobstruktion, Überdosierung mit Antihypertensiva u. a. Dabei ist wesentlich zu unterscheiden zwischen einem Abfall des Blutdrucks in der post-Belastungsphase und einem Abfall oder der Unfähigkeit, den Blutdruck während der Belastungssituation anzuheben. Nach Bruce (1971) wird als Belastungshypotonie angegeben, wenn der Blutdruck in zwei aufeinanderfolgenden Belastungsstufen um weniger als 10 mmHg ansteigt oder sogar fällt. Dieses Blutdruckverhalten sollte zum Belastungsabbruch führen. Nach den Befunden von Irving u. Bruce (1977) ist in solchen Fällen eine um den Faktor 50 (!) höhere Rate an Kammerflimmern während der Ergometrie zu erwarten als bei regulärer Drucksteigerung.

Auch prognostisch ist dieser Befund wesentlich. Nach den gleichen Autoren ist bei kardialen Patienten mit zu geringer Drucksteigerung im nächsten Jahr eine um den Faktor 15 höhere Inzidenz eines plötzlichen Herztodes anzunehmen. Nach Morris et al. (1978) weist ein zu geringer Belastungsblutdruck bei Koronarpatienten mit großer Wahrscheinlichkeit auf das Vorliegen einer Mehrgefäßerkrankung hin.

### Bedeutung der Belastungsdruckmessung

Zusammenfassend kommt dem Belastungsblutdruck eine wichtige Bedeutung für Belastungstests als Abbruchkriterium sowie eine diagnostische und prognostische Bedeutung zu.

Der Hauptvorteil der Belastungsdruckmessung liegt in ihrer Unabhängigkeit von psychischen Faktoren, die die Blutdruckmessung in Ruhe im Sinne des White-coat-Hochdrucks beeinträchtigen. Bei Normalisierung eines !

solchen Praxishochdrucks unter Belastungsbedingungen ist im allgemeinen von einer situativen Druckregulationsstörung und nicht von einer echten Hypertonie auszugehen. Umgekehrt ist bei normalem Druck in Ruhe, aber zu hohem Blutdruckanstieg unter Belastung, eine Tendenz zu einer labilen oder sich später entwikkelnden Hochdruckkrankheit anzunehmen.

Im Zweifelsfall kann die Belastungsblutdruckmessung durch die 24-h-Blutdruckmessung ergänzt werden. Diese hat im Vergleich zur Belastungsdruckmessung den Nachteil, daß die im Tagesverlauf auftretenden Belastungen nicht standardisiert sind. Auf der anderen Seite wird ein größeres Spektrum erfaßt und ein Einblick in die Dynamik des Blutdruckverhaltens im 24-h-Ablauf gegeben. Beide Verfahren sind daher nicht austauschbar, sie ergänzen sich jedoch (Völker 1990).

### 5.8.5 Brustschmerzen

Charakteristische Brustschmerzen, insbesondere wie sie der Patient nach anderen Belastungssituationen typischerweise kennt, sind als Hinweis auf Vorliegen einer Angina pectoris zu werten. Gewöhnlich zeigt sich die Angina pectoris Beschwerdesymptomatik nach dem Erscheinen von signifikanten ST-Streckenveränderungen und ist häufig in Gesellschaft mit einem Anstieg des diastolischen Blutdrucks. Die Abbruchkriterien einer dynamischen Ergometriebelastung sind in Abb. 5-5 abgebildet.

### 5.8.6 EKG-Verhalten

Neben Erregungsbildungsstörungen können im Prinzip alle EKG-Phänomene, die bereits in Ruhe vorhanden sein können, auch unter Belastungsbedingungen erst produziert werden, also Erregungsbildungs-, Ausbreitungs- und Rückbildungsstörungen. Dabei ist auch zu bemerken, daß sowohl das Auftreten wie auch das Verschwinden von Erregungsbildungs-, Ausbreitungs- und Rückbildungsveränderungen zu beurteilen ist. Ausgangspunkt jeglicher Belastungs-EKG-Beurteilung ist die Analyse des Ruhe-EKG unter Einbeziehung der klinischen Gesamtsituation und der Medikation (Digitalis).

#### EKG-Veränderungen, die unter Belastungssituation verschwinden

Dies sind insbesondere vagoton bedingte Rhythmusveränderungen, wie ausgeprägte Sinusbradykardie, Ersatzrhythmen, AV-Überleitungsstörungen, aber auch Rhythmusstörungen in Form von Extrasystolen, oder Rückbildungsstörungen. Häufig findet sich die Annahme, daß EKG-Phänomene, die während Belastung verschwinden, dadurch als harmlos eingeordnet werden können. Auch pathologisch bedeutsame Extrasystolen, wie etwa im Rahmen einer Myokarditis, können unter Belastungsbedingungen durch die höhere Sinusfrequenz gewissermaßen „überfahren" werden. Die ausgeprägte Rückbildungsstörung in Form der Giant-T-Negativierung, die sich typischerweise für die hypertrophe Kardiomyopathie findet, richtet sich unter Belastungsbedingungen meist vollständig auf. Die Annahme einer geringeren Relevanz von Veränderungen, die unter Belastung verschwinden bzw. der Nachweis ihrer Harmlosigkeit gilt sicher für die vagotonen Veränderungen, die sich gerade beim trainierten Sportler häufig finden und die nicht selten zu Fehldiagnosen führen. Im allgemeinen gilt somit, daß EKG-Phänomene, die unter Belastung verschwinden, oft als weniger schwerwiegend einzuordnen sind als solche, die unter Belastung auftreten. Dies gilt jedoch überwiegend nur für ischämisch bedingte Phänomene. Die Aussage muß in jedem Einzelfall überprüft werden.

#### EKG-Phänomene, die unter Belastung auftreten

Es handelt sich hierbei um:

- Herzrhythmusstörungen,
- Erregungsleitungsstörungen,
- Erregungsrückbildungsstörungen.

Tabelle 5-3 gibt die normalen EKG-Veränderungen während einer Belastungssituation wieder.

#### Ventrikuläre Rhythmusstörung

Der Stellenwert des Auftretens von ventrikulären Extrasystolen ist stark umstritten. Von zahlreichen Autoren werden VES im Belastungs-EKG ohne sonstige Symptome zu den Normalbefunden gerechnet. Allein die Belastungssituation mit sympatoadrenerger Stimulierung erhöht dabei das Auftreten von ventrikulären Extrasystolen. Die erhöhten Spiegel an Katecholaminen während der Belastungsphase beschleunigen die Erregungsausbreitung, verkürzen die Refraktärperiode und verstärken Nach-Potentiale.

Weitere Faktoren, die zum vermehrten Auftreten von Rhythmusstörungen unter Belastung beitragen können, sind metabolische Veränderungen z. B. die Azidose unter der Belastungssituation und belastungsinduzierte Ischämien. Ihr Auftreten nimmt mit zunehmendem Lebens-

**Tabelle 5-3.** Normales Elektrokardiogramm während Belastung. (Nach Wolthuis et al. 1979)

| | |
|---|---|
| P-Welle | Amplitudenzunahme, evtl. Verbreiterung, keine Änderung des P-Vektors |
| PQ-Dauer | Geringe Verkürzung |
| R-Zacke | Amplitudenzunahme (linkspräkordial) |
| QRS-Dauer | Unverändert |
| S-Zacke | Zunahme der negativen Amplitude (rechtspräkordial); terminaler QRS-Vektor dreht sich nach rechts und oben |
| J-Punkt | Senkung bis 0,1 mV |
| ST-STrecke | Rasch ascendierend verlaufende Senkung, Steigung der ST-Strecke nimmt unter Belastung zu (5,4-8,8 mV/s) |
| T-Welle | Abflachung, oft bis zur isoelektrischen Linie |

alter zu. Das Auftreten von ventrikulären Extrasystolen liegt um 5% bei asymptomatischen Probanden ohne Herzerkrankungen und korreliert nicht mit einer erhöhten kardialen Mortalitätsrate. Ohne signifikante ST-Streckenveränderungen ist das Auftreten von ventrikulären Extrasystolen kein sichtbarer Hinweis auf das Vorliegen einer koronaren Herzerkrankung. Es handelt sich vielmehr um ein unspezifisches Zeichen, das bei Patienten mit oder ohne koronare Herzerkrankung gefunden werden kann. Dabei ist zu bemerken, daß ventrikuläre Herzrhythmusstörungen v. a. während der Erholungsphase auftreten, da es hier zu einem weiteren Anstieg von Plasmakatecholaminen kommt und gleichzeitig ist in der unmittelbaren Erholungsphase die vagale Stimulation hoch.

Das Auftreten von höhergradigen Rhythmusstörungen, v. a. „R-auf-T"-Phänomen, muß als bedeutsam angesehen werden, wobei im Einzelfall aufgrund des klinischen Hintergrundes zu entscheiden ist, wie groß die zugebilligte Bedeutung ist.

Sonstige Rhythmusstörungen sind im Vergleich zu Extrasystolen unter Belastung wesentlich seltener zu beobachten. Paroxysmale Tachykardien, sei dies in Form supraventrikulärer Tachykardien oder eines paroxysmalen Vorhofflimmerns, werden in der Vorgeschichte zwar oft als durch körperliche Belastung und Sport ausgelöst angegeben, dies läßt sich jedoch selten in der Fahrradergometrie reproduzieren. Die Ursache hierfür liegt in dem beschriebenen Fehlen von mechanischen Faktoren, die bei der Auslösung solcher Rhythmusstörungen eine wichtige Rolle spielen.

Im Vergleich zur Langzeit-EKG-Registrierung liegt die Häufigkeit des Auftretens von Rhythmusstörungen in der Belastungs-EKG-Untersuchung deutlich niedriger.

Ventrikuläre Tachykardien unter Belastung sind stets Ausdruck einer organischen Herzkrankheit. Eine Verlängerung der frequenzbezogenen QT-Dauer (QTc) über 0,44 s während der Belastung weist ebenfalls auf eine mögliche komplexe Arrhythmie hin (Löllgen et al. 1986)

#### Vorhofflimmern

Patienten mit Vorhofflimmern zeigen einen überproportionalen Anstieg der ventrikulären Frequenz; 60–70% der Zunahme tritt dabei während der ersten Minuten der Belastungssituation auf. Die adäquate Frequenzkontrolle unter Pharmakotherapie mit Herzglykosiden, β-Blockern bzw. $Ca^{2+}$-Antagonisten kann unter der Ergometriebedingung getestet werden.

#### Sick-sinus-Syndrom

Patienten mit Sick-sinus-Syndrom haben eine niedrigere Herzfrequenz unter submaximaler und maximaler Belastungssituation.

#### Linksschenkelblock

Die häufigste unter Belastungsbedingungen auftretende Erregungsleitungsstörung ist der belastungs- bzw. frequenzabhängige Linksschenkelblock. Die Ursache ist eine meist diskrete Schädigung des linken Schenkels, die bei niedriger Frequenz bzw. in Ruhe noch eine normale Überleitung erlaubt. Der Linksschenkelblock setzt dabei im allgemeinen schlagartig ein, es werden jedoch auch Fälle mit einer sukzessiven Verbreiterung des Kammerkomplexes beobachtet. Die Ursache kann ischämischer Natur sein. Ist eine koronare Herzkrankheit (KHK) oder eine sonstige Schädigung (Karditis, Kardiomyopathie, Zustand nach Herzoperation) nicht nachweisbar, muß von einer primär degenerativen Schädigung ausgegangen werden. Der längerfristige Verlauf zeigt in solchen Fällen meist eine Tendenz zur Verlagerung der Blockierung auf niedrigere Herzfrequenzen bis zum Auftreten eines kompletten Linksschenkelblocks bereits in Ruhe.

Bei Patienten mit vorbestehendem Linksschenkelblock weist das Ruhe-EKG bereits eine ST-Senkung auf. Eine belastungsinduzierte ST-Senkung zeigt sich bei den meisten Patienten mit komplettem Linksschenkelblock und hat keine prognostische Bedeutung, unabhängig vom Ausmaß der ST-Senkung. Im Gegensatz hierzu ist das Neuauftreten eines Linksschenkelblockes während der Belastung sicher pathologisch.

#### Rechtsschenkelblock

Belastungsabhängige ST-Senkungen in V1–V4 treten häufig bei Patienten mit komplettem Rechtsschenkelblock auf und sind nicht als pathologisch zu werten. Bei Vorliegen eines Rechtsschenkelblockes ist die Sensitivität der Belastungs-EKG-Untersuchung deutlich reduziert. Ganz selten tritt während der Belastungssituation ein Rechtsschenkelblock neu auf.

#### Erregungsleitungsstörungen

Störungen bzw. Verzögerungen der Erregungsleitungen, die unter Belastung auftreten, sind stets als pathologische Phänomene zu betrachten, wenngleich über die Ursache häufig keine Aussage gemacht werden kann. Diese Erregungsleitungsstörungen betreffen SA-Blockierungen, AV-Blockierungen und Blockbilder.

Dabei kann die Belastungsuntersuchung insbesondere zur Beurteilung einer AV-sequenziellen Schrittmacherimplantation nützlich sein. Patienten mit Leitungsstörungen können dabei unter Belastung eine höhergradige Blockierung aufweisen, dies stellt dann eine Indikation zur Schrittmacherimplantation dar.

#### WPW-Syndrom

EKG-Veränderungen im Sinne eines WPW-Syndroms können zum einen erst unter Belastung ausgelöst werden, teilweise können sie hierunter auch verschwinden. Dem letzteren Befund kommt dabei besondere Bedeutung zu. Ein Verschwinden eines typischen WPW-Bildes unter Belastung bzw. bei höheren Herzfrequenzen belegt, daß das accessorische Bündel nicht in der Lage ist, hohe Frequenzen überzuleiten (verlängerte effektive Refraktärzeit). Wenn bei einem solchen Patienten paroxysmale Tachykardien bestehen, kann von einer relativen Harmlosigkeit ausgegangen werden, da nicht die Gefahr besteht, daß hieraus bei einem Vorhofflimmern infolge einer schnellen Überleitung Kammertachykardien mit hohen Frequenzen entstehen. Dem WPW-Syndrom kommt aus der Sicht der Belastungsuntersuchung auch deshalb Bedeutung zu, weil es eine Ursache für das Auftreten von falsch-positiven Rückbildungsstörungen sein kann.

### Erregungsrückbildungsstörung

Erregungsrückbildungsstörungen treten im Belastungs-EKG meist als ST-Senkungen (aszendierend, parallel, deszendierend, muldenförmig) auf oder, wesentlich seltener, in Form von ST-Hebungen, ferner in Form von mit oder ohne ST-Streckenveränderungen einhergehenden T-Negativierungen oder -Positivierungen.

## Pathologisches EKG während Belastung

*ST-Senkung* (Ischämiereaktion)
→ horizontal, deszendierend:
J-Senkung > 0,1 mV und
ST-Senkung > 0,1 mV zwischen 0,06 und 0,08 s nach J;

→ langsam aszendierend:
ST-Strecke 0,06-0,08 s nach J > 0,2 mV unter der isoelektrischen Linie;

- J-Punkt-Senkung;
- Senkung um mehr als 0,2 mV wahrscheinlich pathologisch.

*ST-Hebung*
- pathologisches Kriterium: > 0,1 mV;
- Differentialdiagnose;

→ ohne vorausgegangenen Infarkt:
proximale RIVA-Stenose;
Koronarspasmus (Prinzmetal-Angina);

→ nach abgelaufenem Infarkt:
segmentale Wandbewegungsstörungen (A-, Hypo-, Dyskinesie, Aneurysma).

## ST-Senkung

Das pathologische Belastungs-EKG (Löllgen et al. 1983; s. oben; Abb. 5-6) ist gekennzeichnet durch eine horizontale, deszendierende ST-Streckensenkung, der J-Punkt sollte mehr als 0,1 mV und die ST-Strecke zwischen 60 und 80 ms nach dem J-Punkt ebenfalls mehr als 0,1 mV absenken. Bei verzögert aszendierender ST-Strecke sollte die ST-Strecke 60–80 ms nach dem J-Punkt mehr als 0,2 mV absenken. Eine J-Punktsenkung mehr als 0,2 mV gilt ebenfalls als pathologisch. Eine St-Streckenhebung gilt bei mehr als 0,05 mV als pathologisch und kann ohne vorausgegangenen Infarkt eine Stenose des proximalen Riva oder Hauptstammes entsprechen, bzw. kann eine Prinzmetal-Angina zugrunde liegen. Bei vorausgegangenem Infarkt kann eine ST-Streckenhebung für

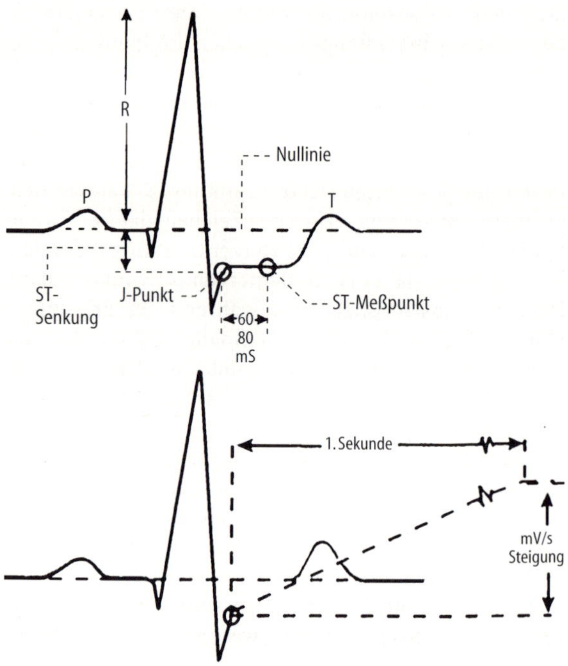


**Abb. 5-6.** Meßpunkte im EKG für die Bewertung der Ischämiereaktion während Belastung (oben). Der untere Teil erläutert die Auswertung der Steigung der ST-Strecke. (Mod. nach Samek et al. 1984)

eine segmentale Wandbewegungsstörung bzw. Aneurysmareaktion sprechen. Ab 0,2 mV Senkung sollte die Belastung abgebrochen werden.

Das wichtigste elektrokardiographische, insgesamt sicher auch ergometrische Beurteilungskriterium überhaupt, ist das Auftreten von ST-Senkungen unter Belastung.

Nicht selten werden ST-Senkungen nicht während, sondern erst nach Belastung beobachtet. Treten charakteristische parallele ST-Senkungen 4–6 min nach Belastung auf, so ist diese Spätreaktion sehr häufig der Ausdruck einer schweren koronaren Dreigefäßerkrankung und sollte besonders ernst genommen werden.

### ST-Hebung und T-Inversion

ST-Streckenhebungen sind wesentlich seltener als Senkungen: Sie werden vorwiegend bei Zustand nach Herzinfarkt gesehen im Rahmen einer ausgeprägten linksventrikulären Dysfunktion bzw. eines Vorderwandaneurysmas. Bei fehlender Infarktanamnese kann eine ST-Hebung v. a. auf eine koronare Ischämie in dem entsprechenden Lokalisationsbereich bezogen werden (Fuller u. Morahed 1987), bei der Hebung im Bereich von $V_4$ somit v. a. auf eine LAD-Stenose.

Die Inversion eines positiven T unter Belastung in ein negatives ohne gleichzeitige Veränderungen der ST-Strecke kann nicht per se als pathologisch bewertet werden. Allerdings finden sich bei einer solchen Beobachtung in 20% der Fälle signifikante koronare Verände-

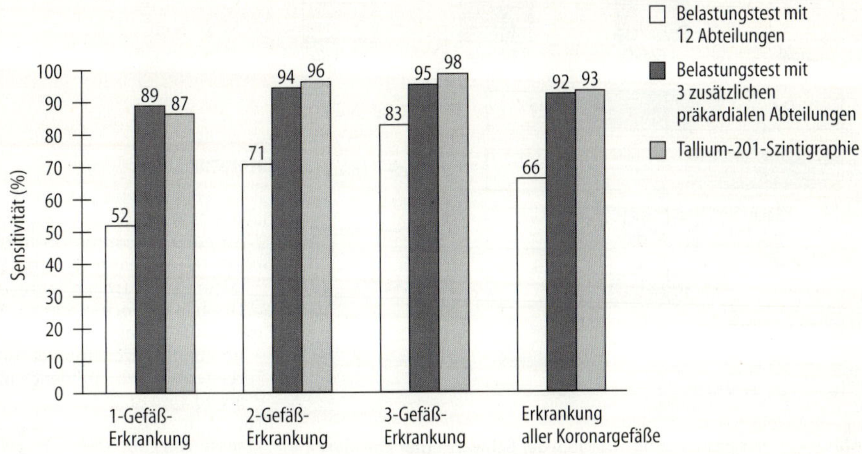


**Abb. 5-7.** Verbesserte Erkennung der Koronargefäßerkrankung durch einen Belastungstest mit rechts-präkardialer Ableitung. Sensitivität des Standardbelastungstests mit einem 12-Ableitungselektrokardiogramm, Belastungstest mit 3 zusätzlichen präkardialen Ableitungen und Thallium-201-Szintigraphie zur Erkennung einer 1-, 2-, oder 3-Gefäßerkrankung und der Erkrankung aller Koronargefäße. (Nach Michaelides et al. 1999)

rungen (Robb u. Seltzer 1975). Die Positivierung einer negativen T-Welle ist gleichfalls vor dem jeweiligen klinischen Hintergrund zu beurteilen. Bei beschwerdefreien jugendlichen Personen kann dies als Normalisierung einer in Ruhe bestehenden Sympathikotonie bewertet werden.

Bei einem Patienten nach Herzinfarkt, speziell Vorderwandinfarkt, ist dieser Befund dagegen häufig mit einer ST-Hebung verbunden und dann Ausdruck einer Vorderwanddyskinesie bzw. eines Vorderwandaneurysmas (Becker et al. 1974). Neueste Untersuchungen zeigen, daß durch zusätzliche Ableitung der rechtspräkordialen Ableitungspunkte zu den Standardableitungen die Sensitivität der Belastungsuntersuchung signifikant gesteigert werden kann (Abb. 5-7).

### 5.8.7 Prognose und Ergometrie

Die Prävalenz eines pathologischen Belastungs-EKGs bei mittelalten asymptomatischen Männern liegt zwischen 5 und 12%. Dabei ist die Wahrscheinlichkeit des Auftretens von kardialen Erkrankungen, Myokardinfarkt, Angina pectoris beim Vorliegen einer pathologischen Ergometrie um das 9-fache erhöht.

Vor Durchführung einer Herzkatheteruntersuchung sollte eine Ergometrie bei Patienten mit Verdacht auf koronare Herzerkrankung stattfinden. Patienten mit sehr guter Belastbarkeit haben eine gute Prognose unabhängig von der Anatomie der zugrundeliegenden Herzerkrankung. Vereinfachend kann zusammengefaßt werden, daß bei asymptomatischen Patienten eine geringe ST-Senkung keine wesentliche Verschlechterung der Prognose bedeutet; diese ist bei stärkerer ST-Senkung mehr als 0,15 mV ungünstig beeinflußt. Die Prognose wird weiter ungünstiger, wenn eine Angina pectoris hinzukommt und wenn eine bradykarde Belastungsreaktion auftritt (negative chronotrope Reaktion). ST-Senkungen unter Belastung nach einem Infarkt verschlechtern zudem die Prognose ebenfalls.

### 5.8.8 Sensitivität/Spezifität der Ergometrie

CAVE

Je geringer die Vortestwahrscheinlichkeit einer Erkrankung in einer bestimmten Patientengruppe, desto wahrscheinlicher sind falsch-positive Testergebnisse. Dies führt zu der Tatsache, daß falsch-positive Belastungs-EKG bei Frauen wesentlich häufiger sind als bei Männern. Bei Frauen liegt die Rate falsch-positiver Befunde zwischen 20 und 30%.

Die Abb. 5-8 zeigt, daß bei deszendierenden ST-Senkungen in 99% der Fälle eine signifikante koronare Herz-

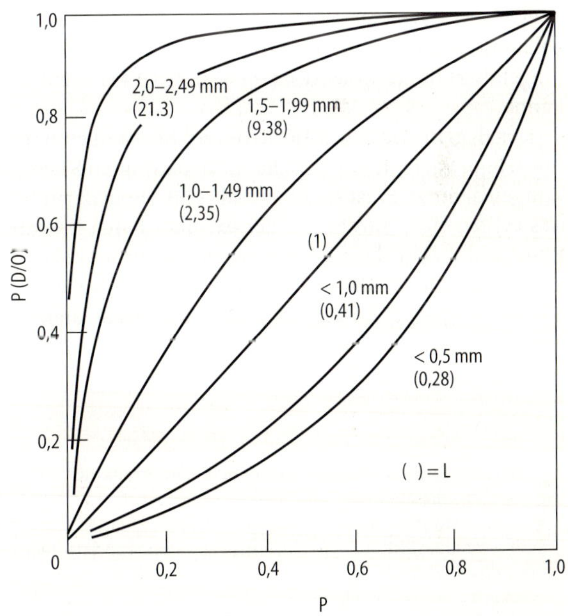


**Abb. 5-8.** Wahrscheinlichkeitsdiagramm zur Bestimmung einer ischämischen Reaktion im Belastungs-EKG anhand der ST-Streckensenkung. Wahrscheinliches Risiko vor dem Test (Abszisse) (0–11%, P (Wahrscheinlichkeit) 0–1,0), Post-Testwahrscheinlichkeit für das Vorliegen einer Erkrankung (Ordinate). Bei bekannter Vortestwahrscheinlichkeit kann aus den Kurven bei gegebener ST-Senkung die Nachtestwahrscheinlichkeit abgelesen werden. (L = Wahrscheinlichkeitsquotient, engl. „likelihood ratio"). (Nach Rifkin et al. 1977)

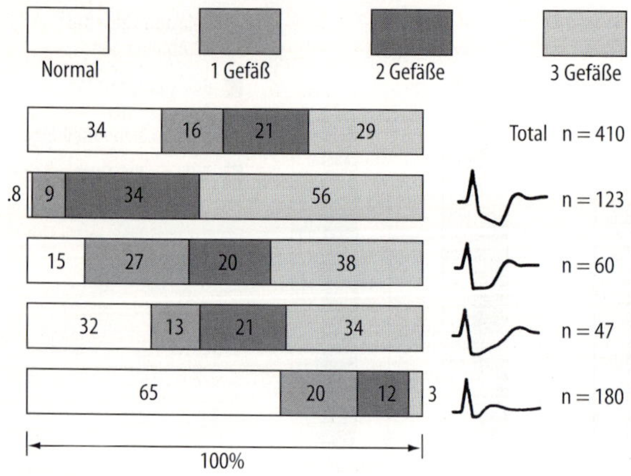


**Abb. 5-9.** Zusammenhang zwischen der Schwere einer koronaren Herzkrankheit und der Ausprägung von Rückbildungsstörungen im Belastungs-EKG. (Nach Goldschlager et al. 1976)

krankheit anzunehmen ist, darunter in 56% der Fälle eine koronare Dreigefäßerkrankung. Bei ausgeprägten parallelen ST-Senkungen liegt immerhin noch in 85% der Fälle eine KHK vor. Ausgeprägte Rückbildungsstörungen lassen also mit einem hohen Wahrscheinlichkeitsgrad auf eine schwere KHK schließen (Abb. 5-9). Andererseits finden sich bei aszendierenden ST-Senkungen nur in 1/3 der Fälle signifikante koronare Veränderungen (Robb u. Seltzer 1975). Nach Silber (1984) kann die Sensitivität des Belastungs-EKG bei der Dreigefäßerkrankung mit 90% angegeben werden, d.h. nur 10% der Fälle werden übersehen, bei Zweigefäßerkrankungen mit 70%, bei Eingefäßerkrankungen mit 50%, d. h. jede zweite koronare Eingefäßerkrankung wird im Belastungs-EKG nicht erkannt.

Der Begriff der falsch-positiven ST-Senkungen wird meist äquivalent mit nichtischämisch bedingten ST-Senkungen benutzt. Er ist somit irreführend, wenn darunter das Fehlen einer kardialen oder extrakardialen Erkrankung als Ursache der ST-Senkungen verstanden wird.

Die Gründe für das Vorliegen einer falsch-positiven ST-Senkung sind in der folgenden Übersicht angegeben.

**ST-Streckensenkung ohne koronare Herzerkrankung**

- Hämodynamisch relevante Aortenklappenerkrankung (Stenose/Insuffizienz)
- Mitralklappenprolaps
- höhergradige Mitralklappeninsuffizienz (Volumenbelastung)
- Kardiomyopathien
- hypertensive Dysregulation, linksventrikuläre Hypertrophie
- Präexzitationssyndrom
- Anämie
- Hypoxie
- Hyperventilation
- Ruhetachykardie
- Hyperglykämie
- Hypokaliämie
- Myxödem
- Medikamente (z. B. Digitalis, Diuretika, α-Methyldopa)

## Literatur


Balke B, Ware R (1959) An experimental study of physical fitness of Air Force personnel. US armed Force Med J 10: 675

Becker H, Hoffmann K, Schaefer G, Kaltenbach M (1974) Das Belastungs-Elektrokardiogramm bei Zustand nach Herzinfarkt. Dtsch Med Wochenschr 99: 2079–2088

Bevegard S, Holmgren A, Johnson B (1960) The effect of body position on the circulation at rest and during exercise with special reference to the influence of the stroke volume. Acta Physiol Scand 49: 279

Bruce R (1971) Exercise testing for patients with coronary heart disease. Am Clin Res 3: 323–332

ESC Working Group on Exercise Physiology, Physiopathology and Echocardiography (1993) Guidelines for cardiac exercise testing. Eur Heart J 14: 969–988

Fedderson CO (1995) Spiroergometrie. Internist 36: 29–34

Feil H, Siegel ML (1928) Electrocardiographie changes during attacks of angina pectoris. Am J Med Sci 175: 255

Franz J (1979) Untersuchungen über das Blutdruckverhalten während und nach Ergometrie bei Grenztwerthypertonikern im Vergleich von Normalpersonen mit Patienten mit stabiler Hypertonie. Z Kardiol 68: 107–115

Fuller T, Morahed A (1987) Current review of exercise testing: Application and interpretation. Clin Cardiol 10: 189–200

Goldschlager N, Selzer A, Cohn K (1976) Treadmill stress tests as indicators of presence and severity of coronary artery disease. Ann Intern Med 85: 277–286

Heck H, Rost R, Hollmann W, Anlauf M, Bock K (Hrsg) (1984) Normwerte des arteriellen Blutdruckverhaltens während fahrradergometrischer Belastung. Blutdruck unter körperlicher Belastung. Steinkopff, Darmstadt, S 49–61

Irving J, Bruce R (1977) Exertional hypotension and postexertional ventricular fibrillation in stress testing. Am J Cardiol 39: 849–851

Lange-Andersen K, Sheperd R, Denolin H, Varnauskaus H, Maseroni R (1971) Fundamental of exercise testing. World Health Organization, Geneva

Löllgen H, Just H, Mengden H-J (Hrsg) (1983) Belastungs-EKG. Vom EKG zur Diagnose. Thieme, Stuttgart, S 79–116

Löllgen H, Wollschläger H, Schönrich G et al. (1986) Ventricular arrhythmias and Q-Tc interval during stress-ECG. Herz 11: 303–308

Michaelides AP, Psomadaki ZD, Dilaveris PE et al. (1999) Improved detection of coronary artery disease by exercise electrocardiography with the use of right precordial leads. N Engl J Med 340: 340–345

Morris S, Philipps J, Jordan J, McHenry P (1978) Incidence and significance of decrease in systolic blood pressure during graded treadmill exercise testing. Am J Cardiol 41: 221

Rifkin RD, Hood WB (1977) Bayesian analysis of electrocardiographic exercise stress testing. N Engl J Med 297: 681–686

Robb G, Seltzer F (1975) Appraisal of the double two test. A long term follow up study of 3325 men. JAMA 234: 722–727

Rosenkranz K, Drews A (1964) Über eine modifizierte Ableitungsmethode zur Registrierung von Burstwandelektrokardiogrammen während dosierter körperlicher Belastung. Z Kreislauf Forsch 53: 615

Rost R, Erdmann E, Riecker G (Hrsg) (1996) Belastungsuntersuchungen. Klinische Kardiologie. Springer, Berlin Heidelberg New York Tokio, S 47–63

Samek L, Roskamm H (Hrsg) (1984) Belastungs-EKG. Springer, Berlin Heidelberg New York Tokio (Handbuch der Inneren Medizin. IX: Herz/Kreislauf, Teil 3. S 277–331)

Schwinger RHG, Böhm M, Müller-Ehmsen J et al. (1993) Effect of inotropic stimulation on the negative force-frequency-relationship in the failing human heart. Circulation 88: 2267–2276

Sheps D, Ernst J, Briex F, Meyerburg R (1979) Exercise-induced increase in diastolic pressure indicator of severe coronary artery disease. Am J Cardiol 43: 708–712
Silber S (1984) Stellenwert des Belastungs-EKG. Diagnostik 17: 16
Völker K (1990) Das Blutdruckverhalten im statischen Stufentest und im ambulanten 24-h-Profil in Beziehung zur Blutdruckreaktion im Fahrradergometertest sowie das ANP-Verhalten bei unterschiedlichen Belastungsbedingungen. Habilitationsschrift, DSHS Köln
Wolthuis RA, Froehlicher VF, Hopkirk A, Fischer JR, Keiser N (1979) Normal electrocardiographic waveform characteristic during treadmill exercise testing. Circulation 60: 1028–1035

# Echokardiographie

6

K. La Rosée, H. J. Deutsch



Der Ausdruck „Echokardiographie“ oder „Ultraschallkardiographie (UKG)“ steht für mehrere Untersuchungsmodalitäten, die den Ultraschall bzw. reflektierte Schallwellen („Echos“) zur Erhebung morphologischer und funktioneller Befunde in der Kardiologie nutzen. Unterschieden wird zwischen der zweidimensionalen (2D) Schnittbilddarstellung, der eindimensionalen M-Mode-Darstellung, die die Bewegung kardialer Strukturen in zeitlicher Auflösung graphisch dokumentiert, sowie der Doppler- und Farbdopplerechokardiographie, die Richtung und Geschwindigkeit des Blutflusses darstellt.

Die echokardiographische Untersuchung setzt sich meist aus der Kombination aller 3 genannten Modalitäten zusammen. Im echokardiographischen Befund wird Stellung genommen zur Größe und Funktion der Herzhöhlen sowie der herznahen Gefäße, zur Morphologie und Funktion der Herzklappen und ggf. zum Vorhandensein intrakavitärer oder parakardialer Strukturen. Die Erhebung des Ultraschallbefundes erfolgt entweder nichtinvasiv von transthorakal (transthorakale Echokardiographie, TTE) oder semi-invasiv von transösophageal (transösophageale Echokardiographie, TÖE (TEE))

## 6.1 Physikalisch-technische Grundlagen

Die höchsten Töne, die ein menschliches Ohr wahrnehmen kann, liegen bei einer Schallfrequenz von 20.000 Hz. Als Ultraschallwellen werden Frequenzen bezeichnet, die über dem vom Menschen hörbaren Bereich liegen. Die in der Echokardiographie genutzten Schallfrequenzen liegen für Erwachsene üblicherweise bei 2,0–5,0 MHz, während sie bei Kindern bei 3,5–10 MHz liegen. Die Wahl der Frequenz ist abhängig von 2 sich gegenseitig invers beeinflussenden Determinanten der Bildqualität, der Auflösung und der Eindringtiefe. Je höher die Frequenz (= je kürzer die Wellenlänge), desto besser die Auflösung. Andererseits erfordert eine größtmögliche Eindringtiefe in den Thorax eine möglichst geringe Frequenz (= große Wellenlänge). So erfolgt eine Erhöhung der Eindringtiefe (beim Erwachsenen) mit Einsatz geringerer Frequenzen immer auf Kosten der Auflösung.

### 6.1.1 Bildgebung mittels Ultraschall

Die Abb. 6-1 zeigt stark vereinfacht die Prinzipien der Bildgebung durch Ultraschall. Der Schallwandler, der seitlich eines experimentellen Wasserbeckens angebracht ist, enthält einen Piezokristall. Wird an diesen zeitlich begrenzt Spannung angelegt, gerät er in Schwingung und erzeugt damit einen Ultraschallimpuls.

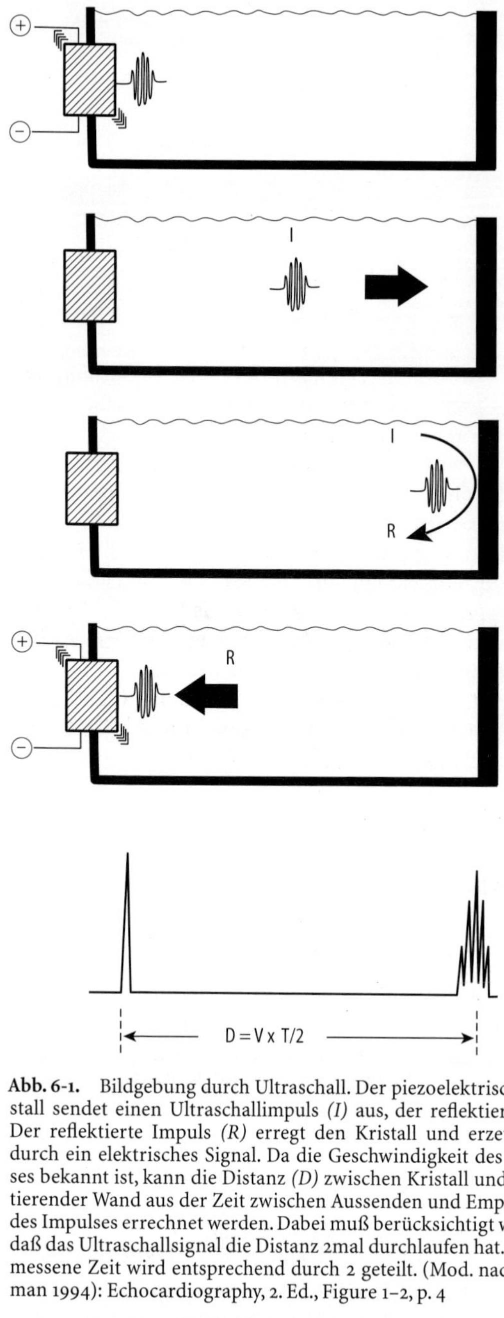


**Abb. 6-1.** Bildgebung durch Ultraschall. Der piezoelektrische Kristall sendet einen Ultraschallimpuls *(I)* aus, der reflektiert wird. Der reflektierte Impuls *(R)* erregt den Kristall und erzeugt dadurch ein elektrisches Signal. Da die Geschwindigkeit des Impulses bekannt ist, kann die Distanz *(D)* zwischen Kristall und reflektierender Wand aus der Zeit zwischen Aussenden und Empfangen des Impulses errechnet werden. Dabei muß berücksichtigt werden, daß das Ultraschallsignal die Distanz 2mal durchlaufen hat. Die gemessene Zeit wird entsprechend durch 2 geteilt. (Mod. nach Weyman 1994): Echocardiography, 2. Ed., Figure 1–2, p. 4

Die Ultraschallwellen durchqueren das Becken, solange das Medium (hier Wasser), in dem sie sich mit Schallgeschwindigkeit ausbreiten, eine homogene Dichte aufweist. Sobald der Ultraschall auf eine Grenzfläche trifft (gegenüberliegende Wand des Beckens), wird der Schall ähnlich dem Licht absorbiert, gestreut oder reflektiert (im konkreten Fall hier reflektiert).

Ob Ultraschall an einer Grenzfläche reflektiert wird oder nicht, hängt vom Unterschied der akustischen Impedanzen der beiden Medien (im Beispiel Wasser und Glas) ab. Physikalisch vereinfacht ist die akustische Impedanz eines Mediums eine Funktion seiner Dichte. Je größer nun der Unterschied der jeweiligen akustischen Impedanzen (Dichten) von 2 aneinandergrenzenden Medien ist, desto mehr auf die Grenzfläche treffender Ultraschall wird reflektiert. Das bedeutet, daß die Menge an Energie, die reflektiert wird, direkt proportional zur Größe des Dichteunterschiedes des angeschallten Objekts und des umgebenden Mediums ist. Ein bekanntes Beispiel dafür ist der Schallschatten eines Gallenblasensteins. Der Dichteunterschied zwischen Gallenflüssigkeit und Gallenstein ist so groß, daß ein Großteil der Schallenergie am Gallenstein reflektiert wird und somit das distal davon gelegene Gewebe nicht abgebildet werden kann.

Der Piezokristall wandelt elektrische Energie nicht nur in Ultraschallimpulse um, sondern er wandelt umgekehrt auch auf ihn auftreffenden Ultraschall in ein elektrisches Signal um. Wenn nun einerseits die Zeit gemessen wird, die der Ultraschall braucht, um den Schallwandler zu verlassen und als „Echo" wieder zu ihm zurückzukehren, und andererseits die Geschwindigkeit des Schalls durch das Medium bekannt ist, dann kann die Entfernung zwischen Schallwandler und Grenzfläche berechnet werden. Je länger das Echo in den Bergen auf sich warten läßt, desto weiter muß die meinen Ruf reflektierende Felswand entfernt sein.

Wird auf einem Oszilloskop die Amplitude des elektrischen Signals als Funktion der Zeit dargestellt (d. h. beide Wände des Wasserbeckens als „spikes" mit einem definierten räumlichen Abstand), so erhält man hierdurch eine Information über die räumliche Beziehung von Grenzflächen zueinander im A-Mode (A = Amplitude). Der A-Mode eignet sich somit zur Streckenmessung z. B. in der Orbitadiagnostik (oder als Einparkhilfe am Heck eines Autos).

Um die Bewegung eines Objektes darstellen zu können, müssen innerhalb kürzester Zeit viele kurze Ultraschallsignale abgegeben werden. Hierdurch wird die Ortsveränderung einer Grenzfläche und damit eines „spikes" sichtbar gemacht. Ein Schallimpuls dauert etwa 1 ms. Die Repetitionsfrequenz dieser kurzen Impulse ist bei den verschiedenen Gerätetypen unterschiedlich und liegt durchschnittlich bei 1000 Impulsen/s. Gemeinsam ist allen Geräten, daß der Schallwandler etwa 90% der Zeit als Empfänger und nur 10% der Zeit als Schallquelle arbeitet.

Wird nun die Menge des reflektierten Schalls nicht als Amplitude, sondern als Helligkeit eines Punktes sichtbar gemacht, so entsteht der sog. B-Mode (B = „brightness"). Starke Signale sind aus diesem Grund im A-Mode höher und im B-Mode heller. Viele nebeneinandergesetzte Piezokristalle erzeugen durch unterschiedlich helle Bildpunkte auf nebeneinanderliegenden „Schallstrahlen" auf diese Weise ein zweidimensionales Abbild des Gewebes (B-Bild).

Ein entsprechendes Bild im A-Mode dagegen würde nur ein nicht zu interpretierendes Chaos eines „Amplitudenwaldes" darstellen. Beschränkt man sich wieder

**Abb. 6-2.** A-, B- und M-Mode-Echokardiographie. (*A* „amplitude", *B* „brightness", *M* „motion"). Die Reflexion von Ultraschall an Grenzflächen kann durch „spikes" oder durch Lichtpunkte dargestellt werden. Die Höhe des „spikes" und die Helligkeit eines Punktes ist abhängig von der Amplitude des reflektierten Signals. Wird die Bewegung von Grenzflächen nur mit einem B-Mode-Schallstrahl in Abhängigkeit von der Zeit abgebildet, so entsteht der M-Mode. Die Echtzeitdarstellung fächerförmig vom Schallwandler ausgehender B-Mode Scan-Linien ergibt das B-Bild (2D-Bild). *RV* rechter Ventrikel; *IVS* interventrikuläres Septum; *LVPW* linksventrikuläre Posterolateralwand; *AML* anteriores Mitralsegel; *PML* posteriores Mitralsegel

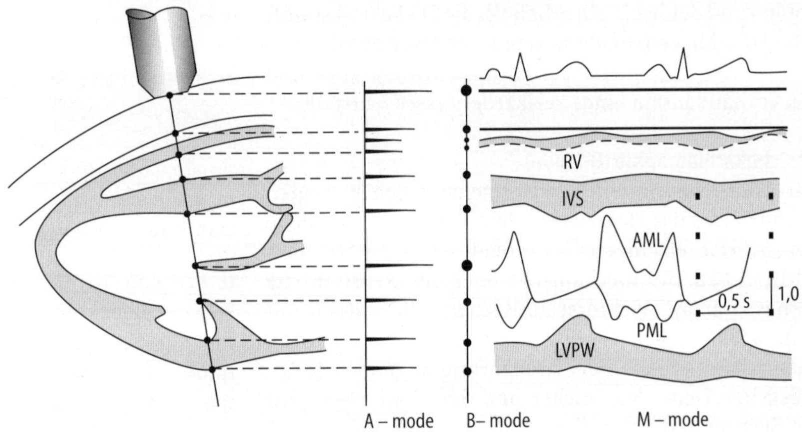


auf einen einzigen „Schallstrahl" und damit auf die Aneinanderreihung unterschiedlich heller Bildpunkte auf einer Linie, bewegt man daraufhin das durchschallte Medium (Gewebe) und läßt den entstandenen Tanz der Bildpunkte kontinuierlich von einem Schreiber auf eine mit definierter Geschwindigkeit sich abspulende Papierrolle schreiben, so entsteht das Bild des sog. M-Modes (M = „motion"). Auf diese Weise kann z. B. die Bewegung der Mitralklappe auf einem zu definierenden Schallstrahl in exakter zeitlicher Auflösung auf Papier festgehalten werden (Abb. 6-2).

## M-Mode-Echokardiographie

Die M-Mode-Echokardiographie war die erste klinisch genutzte sonographische Darstellungsart des Herzens. Die außerordentlich abstrakt anmutenden Kurven sind häufig für Berührungsängste mit der Methode „Echokardiographie" verantwortlich zu machen. Die Zeiten der anatomischen Orientierung und der Befunderhebung allein anhand von Ultraschall-„strahlen", die durch das Herz gelegt wurden, sind seit der Einführung des B-Bildes in den klinischen Alltag allerdings vorbei. Der heutige Untersuchungsgang sieht vor, zunächst über das B-Bild die optimale Position des Schallkopfes bezüglich Schallfenster und anatomischer Strukturen zu finden. In einem zweiten Schritt wird über einen „Cursor" im bewegten zweidimensionalen Bild ein M-Mode-„Strahl" definiert und dann erst in den M-Mode umgeschaltet. Durch simultane Bildanordnung auf dem Monitor hat der Untersucher dabei die Möglichkeit, die korrekte Position des „Schallstrahls" im zweidimensionalen Bild zu kontrollieren.

Die M-Mode-Echokardiographie erlaubt damit, die Dynamik der kardialen Bewegung relativ zum Schallkopf graphisch darzustellen und meßbar zu machen. Abstands- und Entfernungsmessungen erfolgen in streng definierten Anlotungsebenen, um eine reproduzierbare quantitative Auswertung zu ermöglichen. Entscheidend ist hierbei, daß nur in streng vertikaler Richtung vermessen wird, da andernfalls keine Zeitgleichheit für die Meßpunkte besteht. Unerläßlich ist die Ableitung des simultanen Monitor-EKG für die exakte Zuordnung der Meßpunkte zum elektrokardiographischen Herzzyklus auf dem mitgeschriebenen Ausdruck. Grundsätzlich wird im M-Mode bei der Abstandsmessung nach der „Leading-edge-Methode" vorgegangen. Es wird dabei von der Vorderkante eines Echos bis zur Vorderkante der anderen Echolinie gemessen. Die Notwendigkeit hierzu ergibt sich durch die scharfe Grenzzeichnung an schallkopfnahen Grenzlinien, während die Hinterkante einer Struktur aufgrund von Grenzzonenreflexen häufig überzeichnet und letztlich unscharf sein kann. Konsequenterweise wird somit die Weite der Aortenwurzel von der Außenkante der schallkopfnahen Wand bis zum Endothel der schallkopffernen gemessen.

Damit wird der Innendurchmesser plus die Dicke der schallkopfnahen Aortenwurzelwand angegeben (Abb. 6-3). Mit Hilfe der M-Mode-Echokardiographie werden im Rahmen der Standarduntersuchung die Größe der Herz-

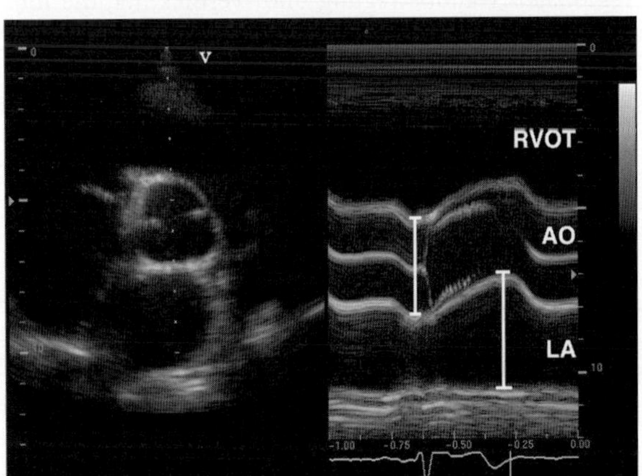


**Abb. 6-3.** „Leading edge-Methode". B-Bild-Darstellung und entsprechender M-Mode der Aortenklappe und des linken Vorhofs in der parasternalen kurzen Achse. Gemessen wird von der Vorderkante einer Grenzfläche bis zur Vorderkante der nächsten. *AO* Aorta; *LA* linker Vorhof; *RVOT* rechtsventrikulärer Ausflußtrakt

höhlen und der herznahen Gefäße, die Dicke und systolische Wanddickenzunahme repräsentativer Myokardanteile, die Bewegung von Aorten- und Mitralklappe und das Vorhandensein eines Perikardergusses beurteilt.

### 2D-Echokardiographie (B-Mode)

Zur Aufzeichnung eines zweidimensionalen bewegten Schnittbildes des Herzens werden heute 2 verschiedene Abtastverfahren eingesetzt, die beide ein sektorförmiges Bild ergeben: der mechanische oder der elektronische („Phased-array"-)Sektorscan. Mechanische Systeme mit halbkugelförmiger Ankopplungsfläche verwenden mechanisch rotierende oder kreisförmig angeordnete Impulsgeber. Dem Untersucher und dem Patienten wird die Bewegung des Schallwandlers durch ein leichtes Vibrieren bewußt. In „Phased-array-Scannern" werden parallel angeordnete Piezokristalle zeitlich versetzt angesteuert. Die Ankopplungsfläche des (meist leichteren und kleineren) Schallkopfs ist plan. Heute dominieren elektronische Scanner aufgrund der breiteren Möglichkeiten der empfangsseitigen Signalverarbeitung als auch des parallelen Betriebs verschiedener Techniken (z. B. Simultanaufzeichnung B-Bild, M-Mode, Doppler). Der Sektorscanner bietet im Gegensatz zum Linearscanner (rechteckiges Bild) die Möglichkeit, kleine Schallfenster (Interkostalräume) zu nutzen. Allerdings wird dieser Vorteil mit einer inhomogenen, im Nahfeld und in der Tiefe abnehmenden Darstellungsqualität erkauft.

Neben der räumlichen Auflösung ist die zeitliche Auflösung wichtige Determinante der Bildqualität des bewegten B-Bildes. Als Standardauflösung gilt eine Bildrate von 25 Bildern/s. Mit neueren Geräten sind Bildraten von bis zu 160 Bildern/s möglich.

Im Rahmen der Standarduntersuchung ist die durch das B-Bild gewonnene Information als zum größten Teil qualitativ zu werten. Wichtige Beurteilungskriterien sind die linksventrikuläre Funktion einschließlich der regionalen Wandbewegung und -verdickung, die morphologische Veränderung von Klappen (Sklerose, Verkalkung), die Weite der herznahen Gefäße sowie das Vorhandensein eines Perikardergusses.

### Dopplerechokardiographie

#### Dopplerprinzip

Durch die Messung der Laufzeiten von Schallwellen entstehen Ultraschallbilder in der M-Mode- und in der B-Mode-Darstellung. Die Dopplerechokardiographie (benannt nach dem Physiker C.J. Doppler) dagegen verwendet Ultraschall, um die Geschwindigkeit und die Richtung der Blutströmung zu messen.

Das Prinzip des Dopplereffekts ist in Abb. 6-4 und 6-5 dargestellt. Schall mit einer definierten Frequenz $f_t$, der auf eine unbewegte Struktur trifft, wird mit der gleichen Frequenz $f_r$ reflektiert ($f_r=f_t$).

Bewegt sich jedoch die die Schallenergie reflektierende Struktur auf den Schallkopf zu, dann ist die reflektierte Frequenz größer als die ausgesandte ($f_r>f_t$). Bewegt sich der Reflektor vom Schallkopf weg, wird umgekehrt die reflektierte Frequenz kleiner als die ausgesandte Frequenz ($f_r<f_t$). Die Differenz zwischen den beiden Frequenzen $f_r$ und $f_t$, also die Frequenzänderung, wird als Dopplerverschiebung $f_v$ bezeichnet:

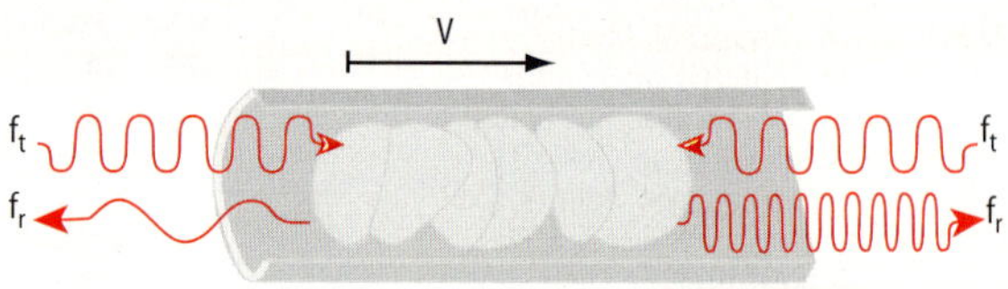


**Abb. 6-4.** Erythrozyten bewegen sich im Gefäß mit der Geschwindigkeit *v (Pfeil)* und ändern bei Reflexion die Frequenz des auftreffenden Schalls. $f_t$ transmittierte Frequenz; $f_r$ reflektierte Frequenz

$$f_v=f_r-f_t$$

Hier bedeuten:

$f_v$ Dopplerverschiebung,
$f_r$ reflektierte Frequenz,
$f_t$ transmittierte Frequenz.

Diese Differenz zwischen 2 Ultraschallfrequenzen liegt im hörbaren Bereich und wird bei der Untersuchung unmittelbar akustisch wiedergegeben. Reflektoren des durch den Schallkopf ausgesandten Schalls sind im Bereich der kardiovaskulären Diagnostik die Erythrozyten. Damit wird bei der Dopplerechokardiographie der Blutfluß und dessen Geschwindigkeit (hohe Geschwindigkeit = große Frequenzänderung = hohe Tonhöhe) hörbar.

Ist die Dopplerverschiebung bekannt, so kann die Geschwindigkeit des bewegten Reflektors nach folgender Gleichung berechnet werden:

$$f_v = \frac{2f_t \cdot v \cdot \cos\theta}{c}$$

$$v = \frac{f_v \cdot c}{2f_t \cdot \cos\theta}$$

Hier bedeuten:

v Geschwindigkeit des bewegten Objekts,
c Schallgeschwindigkeit im Gewebe,
θ Winkel zwischen Schallstrahl und Blutfluß.

Die Sendefrequenz eines Ultraschallkopfes ($f_t$) ist konstant und die Schallgeschwindigkeit im Körpergewebe ist relativ konstant, so daß vereinfacht gilt:

$$v = \frac{f_v}{2\cos\theta}$$

Strenge Proportionalität zwischen der Dopplerverschiebung (häufig auch Doppler-Shift genannt) und der Strömungsgeschwindigkeit besteht danach nur bei einem Anschallwinkel von 0° oder 180° (cos 0=1, cos 180=1). Dementsprechend wird sich ungeachtet der tatsächlichen Blutströmungsgeschwindigkeit bei einem 90°-Winkel zwischen Schallstrahl und bewegtem Erythrozyten immer eine Geschwindigkeit von 0 m/s er-

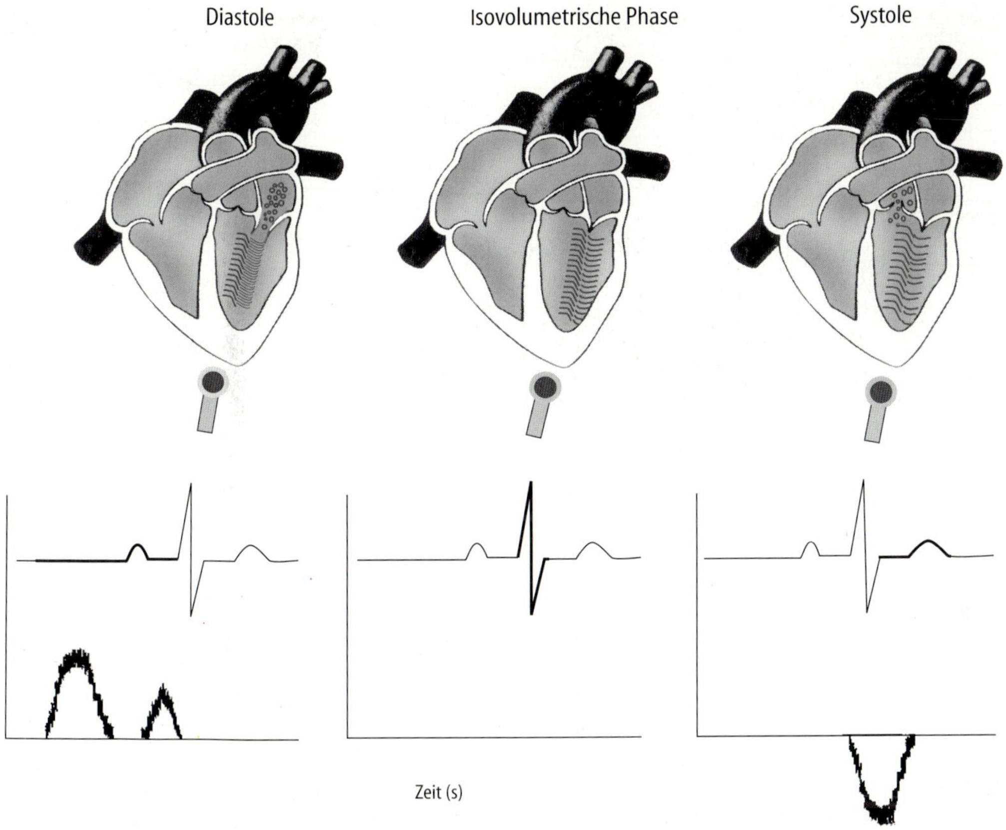


**Abb. 6-5.** Prinzip der Dopplerverschiebung am Beispiel von Mitral- und Aortenklappenfluß. Ein während der Diastole auf die Verbindung von Aorten- und Mitralring gerichteter Schallstrahl wird durch in Richtung des Schallkopfs bewegte Erythrozyten (Mitralfluß) reflektiert. Die Frequenz des reflektierten Schalls ist größer als die des ausgesandten und deshalb wird das Geschwindigkeits-Zeit-Spektrum oberhalb der Nullinie dargestellt (zunächst frühdiastolischer passiver Einstrom, dann spätdiastolischer Vorhofkontraktions-assoziierter Einstrom). Während der isovolumetrischen Phase sind Aorten- und Mitralklappe geschlossen, so daß im linken Ventrikel kaum Flußbewegungen stattfinden. In der Systole wird der Ultraschall von Erythrozyten reflektiert, die sich vom Schallkopf weg in Richtung linksventrikulärer Ausflußtrakt und Aorta ascendens bewegen. Da nun die Frequenz des reflektierten Schalls kleiner als die des ausgesandten ist, wird die Spektralkurve unterhalb der Nullinie abgebildet. (Mod. nach Schlandt, R: Hurst's The Heart, 9. Ed. 1998, fig. 14–24, p. 433. Mit freundlicher Genehmigung der McGraw-Hill Companies)

rechnen (cos 90=0). Ziel muß also sein, den Winkel zwischen Bewegung und Schall möglichst klein zu halten.

Bei einer Abweichung von 20° ist der dadurch entstehende Fehler noch vernachlässigbar. Ist die Winkelabweichung jedoch >30°, so werden inakzeptabel falschniedrige Werte ermittelt (Abb. 6-6). In die Software des Ultraschallgeräts integrierte mathematische Winkelkorrekturen sind zwar verfügbar, haben sich in der Echokardiographie, im Gegensatz zur Messung von Geschwindigkeiten in Arterien und Venen, jedoch nicht bewährt. Die Aufzeichnung der gemessenen Geschwindigkeit v erfolgt simultan mit dem Audiosignal in einem Geschwindigkeits-Zeit-Diagramm.

### ■ CW-(„Continuous-Wave"-)Doppler

Wird durch 2 separate Schallwandler (in einem Schallkopf), einen für Sendung und einen für Empfang, kontinuierlich Ultraschall auf bewegte Objekte abgestrahlt, so können sämtliche Blutströmungsgeschwindigkeiten, die sich im Strahlengang befinden, in einem gemeinsamen Spektrum dargestellt werden. Eine Strömung auf den Schallkopf zu wird oberhalb, eine Strömung vom Schallkopf weg unterhalb der Nullinie im Geschwindigkeits-Zeit-Diagramm angegeben. Mit Hilfe der in die Geräte integrierten Software kann die Maximalgeschwindigkeit ($V_{max}$) oder durch Einzeichnen der Hüllkurve das Geschwindigkeits-Zeit-Integral (VTI) aller instantanen Geschwindigkeiten angegeben werden. Nicht die exakte Lokalisation der Geschwindigkeiten kann auf diese Weise bestimmt werden, sondern nur die maximale und mittlere Geschwindigkeit auf der gesamten akustischen Achse. Der große Vorteil des CW-Dopplers liegt in der Möglichkeit, auch sehr hohe Geschwindigkeiten erfassen und messen zu können.

### ■ PW-(„Pulsed-Wave"-)Doppler

Mit Hilfe des gepulsten Dopplers hingegen ist es möglich, die gemessenen Geschwindigkeiten im Gewebe durch einen Meßpunkt auf dem Schallstrahl („sample volume"), der im 2D-Bild festgelegt werden kann, genau zu

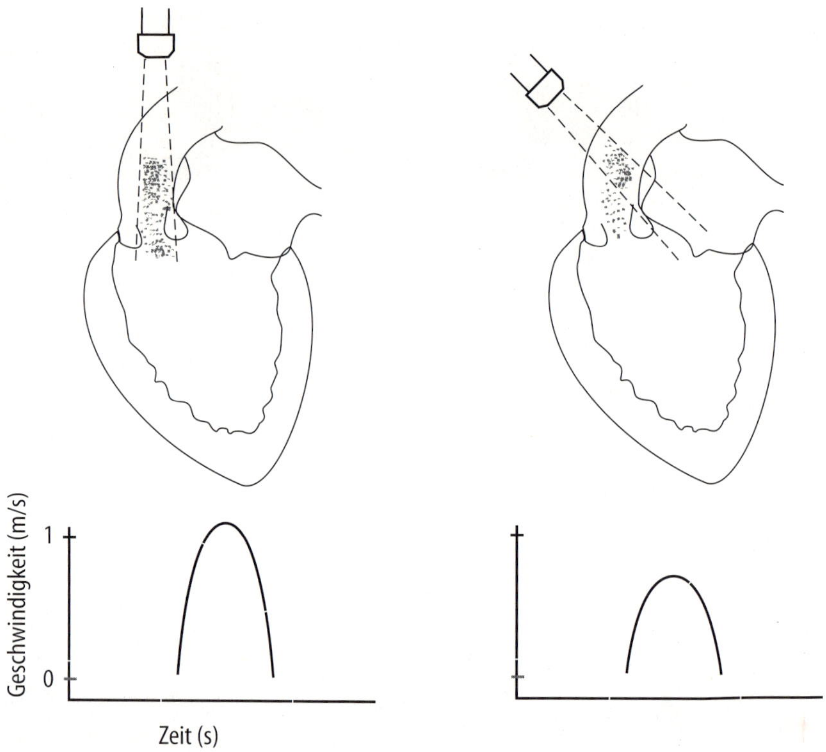


**Abb. 6-6.** Abhängigkeit der dopplerechokardiographisch bestimmten Flußgeschwindigkeit vom Anschallwinkel am Beispiel der Aortenklappe. Wird der Ultraschallstrahl nicht parallel zur Blutströmungsrichtung ausgerichtet, so wird die wahre Geschwindigkeit unterschätzt (mod. nach Hagan AD, DeMaria AN: Clinical Applications of Two-Dimensional Echocardiography and Cardiac Doppler. Boston: Little, Brown; 1989. Aus: Schlandt R, Hurst's The Heart, 9. Ed, 1998, fig. 14–25, p. 433. Mit freundlicher Genehmigung der McGraw-Hill Companies)

lokalisieren. Dagegen ist es hier technisch nicht möglich, hohe Geschwindigkeiten, wie sie bei einer valvulären Stenose auftreten können, zu messen.

Für den PW-Doppler wird nur ein Schallwandler benötigt, der ähnlich wie bei den bildgebenden Verfahren nur kurze Schallimpulse abgibt und dann für definierte Perioden auf Empfang geschaltet wird. Frühe Empfangsperioden analysieren schallkopfnahe Geschwindigkeiten, späte schallkopfferne in der Tiefe des Gewebes. Durch die Positionierung des „sample volumes" wird also der Zeitpunkt der Empfangsperiode definiert.

Liegt das „sample volume" schallkopfnah, so können kurz hintereinander Schallimpulse ausgesandt werden (= hohe Pulsrepetitionsfrequenz, PRF), da die benötigten Empfangsperioden sehr kurz sind. Muß andererseits in der Tiefe des Gewebes auf das zu analysierende Echo lange gewartet werden (= späte Empfangsperiode), dann können nur weniger Impulse pro Zeiteinheit abgestrahlt werden (niedrige PRF). Die PRF muß jedoch mindestens doppelt so groß sein wie der zu messende Doppler-Shift (sog. Nyquist-Grenze), so daß die Analyse gerade von hohen Geschwindigkeiten in der Tiefe problematisch wird.

Zu veranschaulichen ist dieses Phänomen am besten durch den Vergleich mit einer Film-Aufzeichnung (Bilder/s ≙ PRF) eines beschleunigten Speichenrades (beschleunigte Erythrozyten). Bis zu einer gewissen Geschwindigkeit (Nyquist-Grenze) wird die Drehrichtung des Rades korrekt wiedergegeben, dann scheinen sich die Speichen rückwärts zu drehen, bis das Rad dann scheinbar stehen bleibt.

Das sog. „aliasing" tritt beim „Umklappen" der Kurven im Geschwindigkeits-Zeit-Diagramm auf. Beim Überschreiten des Geschwindigkeitsmeßbereichs (der Nyquist-Grenze) kommt es zur paradoxen Registrierung, indem die entsprechenden Strömungssignale invertiert auf der Gegenseite der Nullinie zur Darstellung kommen. Dies kann in Grenzen dadurch korrigiert werden, daß bei Geschwindigkeiten wenig unterhalb der Nyquist-Grenze die Nullinie verschoben wird. Allerdings geschieht dies auf Kosten der Analyse von Flüssen in die Gegenrichtung.

### ■ HPRF-(„High-Pulse-Repetition-Frequency"-)Doppler

Um im PW-Doppler auch über der Nyquist-Grenze liegende Geschwindigkeiten messen zu können, kann die maximal meßbare Frequenz durch das Einrichten eines zweiten „sample volume" auf der halben Wegstrecke über eine Erhöhung der Pulsrepetitionsrate verdoppelt werden. Das zugehörige Dopplerdiagramm differenziert jedoch nicht zwischen beiden Meßbereichen, und somit kann die räumliche Zuordnung der gemessenen Geschwindigkeiten Probleme bereiten. Je mehr Meßorte auf der Wegstrecke zum eigentlichen Meßort zugefügt werden, um die PRF zu erhöhen, desto näher kommt der HPRF-Doppler den Eigenschaften des CW-Dopplers.

### ■ Farbkodierter PW-Doppler

Um die Ausdehnung eines Insuffizienzjets an inkompetenten Herzklappen abzuschätzen, kann man mit Hilfe des tiefenselektiven PW-Dopplers und dessen systematischer Positionierung über einer Fläche mit vielen Meßpunkten ein sog. „Mapping" durchführen. Durch die Farbdopplerechokardiographie wird das aufwendige Verfahren des Mappings vereinfacht und dadurch in Echtzeit sehr viel übersichtlicher gemacht. In einem frei im 2D-Bild zu wählenden Sektor analysieren flächendeckend verteilte Meßvolumina simultan die Blutströmungsrichtung, die Blutströmungsgeschwindigkeit und die Blutströmungsqualität (laminar/turbulent). Die gemessenen Doppler-Shifts werden nun aber nicht als Geschwindigkeits-Zeit-Spektren, sondern als mittlere Geschwindigkeiten kodierende Farbpunkte direkt im 2D-Bild dargestellt. Die Farbkodierung erfolgt nach folgendem Schema:

| | |
|---|---|
| Rot | Blutströmung mit Richtung auf den Schallwandler hin. |
| Blau | Blutströmung vom Schallwandler weg. (BART-Kodierung: „blue away, red towards"). |
| Hell/Dunkel | Je dunkler die jeweilige Farbe, desto langsamer die Blutströmungsgeschwindigkeit, je heller, desto höher die Geschwindigkeit. |
| Gelbgrün/ Mosaikmuster | Turbulenzen des Blutflusses und Blutströmungsgeschwindigkeiten über der Nyquist-Grenze. |

Die Farbkodierungen sind von Gerät zu Gerät etwas unterschiedlich und auch vom Anwender nach Geschmack zu variieren. Dennoch gilt die genannte Kodierung als allgemein anerkannte Leitlinie.

Als Charakteristikum des PW-Dopplers tritt beim Farbdoppler ebenso das Problem des sog. „aliasing" auf. Bei Überschreiten der Nyquist-Grenze kommt es dabei zum Umschlagen der roten Farbkodierung in die blaue und umgekehrt. Die Kenntnis dieses Phänomens ist v.a. bei mehr oder weniger laminaren Strömungen wichtig. Es darf in diesem Fall nicht als Flußumkehr fehlgedeutet werden, sondern muß als lokal höhere Geschwindigkeit interpretiert werden (z. B. rotkodierte Strömungsbeschleunigung im linksventrikulären Ausflußtrakt, während die systolische Blutströmung im übrigen LV-Kavum „korrekt" blau kodiert ist).

In der Praxis entsteht hierbei nur selten ein Problem, da die Farbkodierung in den betroffenen Regionen meist durch die gleichzeitig auftretende turbulente Strömung in ein zweifelsfrei interpretierbares Gelbgrün-/ Mosaikmuster übergeht (Abb. 6-7).

Erfahrungsgemäß bereitet dem Ungeübten die Zuordnung eines im bewegten Bild farblich kodierten Flußphänomens zur jeweiligen Phase des Herzzyklus große Schwierigkeiten. Um die Analyse der Flüsse zu vereinfachen, kann die zeitliche Auflösung vergrößert werden. Dies geschieht durch eine „slow-motion"- oder Bild-für-Bild-Wiedergabe von im Gerät zu speichernden Zyklen des 2D-Bildes mit den überlagerten farbkodierten Flußbildern. Durch die Zuordnung zum mitgeschriebenen Monitor-EKG sind diastolische von systolischen Flüssen klar zu unterscheiden.

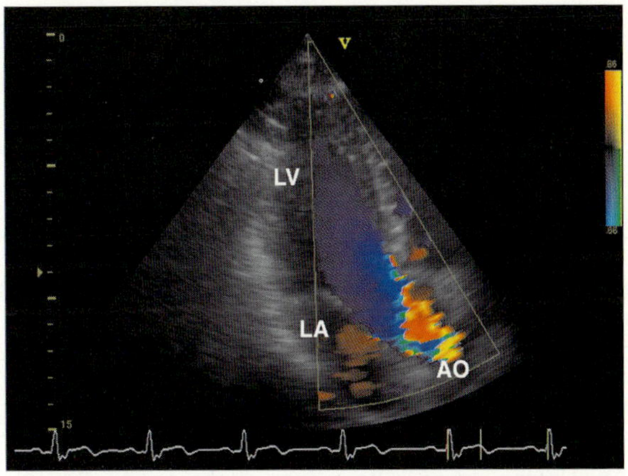


**Abb. 6-7.** Farbdopplerdarstellung des Flusses im linksventrikulären Ausflußtrakt (apikaler 3-Kammer-Blick). Der *blau* kodierte systolische Fluß vom Schallkopf weg „kippt" im linksventrikulären Ausflußtrakt bei Flußbeschleunigung in einen *rot* kodierten Fluß um („aliasing"), bevor die Turbulenzen in Höhe der Aortenklappe *gelbgrün* dargestellt werden

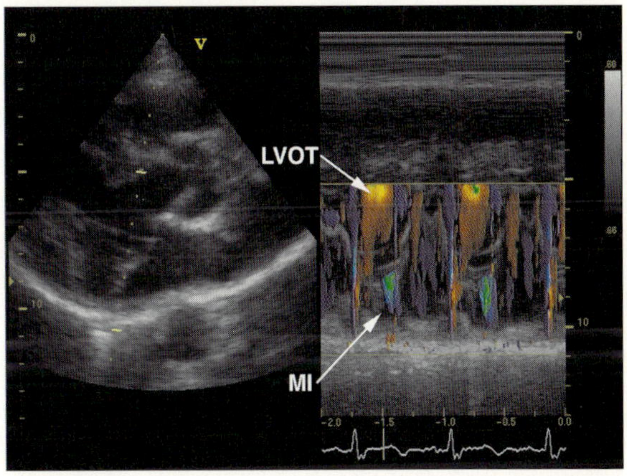


**Abb. 6-8.** Farbdoppler-M-Mode-Darstellung einer spätsystolischen Mitralinsuffizienz bei Mitralklappenprolaps beider Mitralsegel. Der *Pfeil im unteren Abschnitt des Bildes* zeigt das turbulente Flußmuster der Mitralinsuffizienz *(MI)*, der *Pfeil im oberen Abschnitt* geringgradige Turbulenzen im linksventrikulären Ausflußtrakt *(LVOT)*

Eine noch sehr viel genauere zeitliche und auch räumliche Auflösung wird im Gegensatz zum Flächendoppler im 2D-Bild durch den Farbdoppler-M-Mode (linearer Farbdoppler) erreicht. Die entlang der Ausbreitungsrichtung nur eines Schallstrahls (und nicht eines Sektors) analysierten Flüsse werden in unmittelbarer Beziehung zur entsprechenden anatomischen Struktur abgebildet (Abb. 6-8).

## 6.2 Transthorakale echokardiographische Standarduntersuchung

### 6.2.1 Monitor-EKG

Eine simultane EKG-Registrierung mit eindeutiger R-Zacken-Definition ist für alle Untersuchungsmodalitäten der Echokardiographie unerläßlich. Bei sämtlichen Aufzeichnungen (Video, Ausdrucke) muß eine zeitliche Zuordnung zum Herzzyklus möglich sein.

### 6.2.2 Dokumentation (nach Erbel et al. 1997)

#### Monitorbild

Auf dem Monitorbild sollten folgende Informationen enthalten sein: Patientenidentifikation, fortlaufende Untersuchungsnummer, Untersucher, Untersuchungsdatum, Institution.

#### Archivierung

Die Untersuchung sollte in den entscheidenden Sequenzen, vorzugsweise nach einem festgelegten Schema im bewegten wie auch im stehenden Bild, auf Videoband (Super-VHS-Bänder) dokumentiert werden. Im Rahmen der Entwicklung zum „digitalen Echolabor" ist abzusehen, daß künftig die digitale Speicherung auf Bildplatte zum Standard werden wird. Die alleinige Dokumentation von Schnittbildern und M-Mode-Aufzeichnungen ist nicht ausreichend und damit abzulehnen. Die immer noch weit verbreitete Unart, die echokardiographische Untersuchung nur auf Video-Prints festzuhalten, erschwert intrainstitutionell die Ausbildung und Qualitätskontrolle und führt häufig zu unnötigen und den Patienten belastenden Doppeluntersuchungen.

#### Befundbericht

Für einen Befundbericht läßt sich folgende Minimalanforderung formulieren:

**Tabelle 6-1.** Nomenklatur der qualitativen Auswertung in der 2D-Echokardiographie. (Nach Erbel et al. 1997)

| | | | | | |
|---|---|---|---|---|---|
| **Klappenmorphologie:** | | | | | |
| | Morphologie unauffällig | | | | |
| Aortenklappe | Sklerosiert | | Verkalkt | Mit Auflagerung | Öffnung eingeschränkt |
| Mitralklappe | Verdickt | | Mit Auflagerung | Prolaps | Öffnung eingeschränkt |
| Pulmonalklappe | Verdickt | | Mit Auflagerung | | |
| Trikuspidalklappe | Verdickt | | Mit Auflagerung | Prolaps | Öffnung eingeschränkt |
| **Ventrikelmorphologie:** | | | | | |
| | Morphologie unauffällig | | | | |
| LV-Globalfunktion | Normal | | Hyperdynam | Leicht eingeschränkt | Stark eingeschränkt |
| LV regionale Wandbewegungsstörung | Hyperkinesie | | Hypokinesie | Akinesie | Dyskinesie, Thromben |
| **Wandabschnitte:** | | | | | |
| Septum | Vorderwand | Apex | Anterolateral- | Posterolateral- | Hinterwand |

**Tabelle 6-2.** Befundbogen mit Normwerten zur Auswertung der M-Mode-Echokardiographie. (Mod. nach Erbel et al. 1997)

| Lokalisation | Parameter | Befund | Referenzbereich bzw. Grenzwerte |
|---|---|---|---|
| Rechter Ventrikel | Enddiastolischer Durchmesser (RVEDD) | | 0,5–1,6 cm/m²<br><26 mm |
| Linker Ventrikel | Enddiastolischer Durchmesser (LVEDD) | | 2.3–3.2 cm/m²<br>33–56 mm |
| Verkürzungsfraktion | | | >25% |
| Interventrikuläres Septum | Enddiastolische Wanddicke (IVSd) | | 0,7–1,2 cm |
| Posterolateralwand | Enddiastolische Wanddicke (LWPWd) | | 0,6–1,2 cm |
| Aorta ascendens | Enddiastolischer Durchmesser (AO) | | <4,0 cm |
| Linker Vorhof | Endsystolischer Durchmesser (LA) | | <4,0 cm |

**Tabelle 6-3.** Befundbogen mit Normwerten zur Auswertung der Dopplerechokardiographie. (Mod. nach Erbel et al. 1997)

| Lokalisation | Dopplermessungen | | Befund | Referenzbereich bzw. Grenzwert | |
|---|---|---|---|---|---|
| Aortenklappe | $V_{max}$ | m/s | | 0,9–1,8 | |
| | $\Delta P_{max}$ | mmHg | | – | |
| | $\Delta P_{mean}$ | mmHg | | – | |
| | AÖF | $cm^2$ | | >2,6 | |
| Mitralklappe | $V_{max}$ | m/s | | 0,6–1,4 | |
| | $\Delta P_{mean}$ | mmHg | | – | |
| | E-Gipfel | m/s | | 0,6–1,4 | |
| | A-Gipfel | m/s | | 0,4–1,0 | |
| | E/A | | | 1,0–2,5 | |
| | DZ (DT) | ms | | 150–240 | |
| | MÖF | $cm^2$ | | >3,5 | |
| Trikuspidalklappe | $V_{max}$ | m/s | | 0,4–0,8 | |
| | $\Delta P_{max}$ | mmHg | | – | |
| | $\Delta P_{mean}$ | mmHg | | – | |
| | PA-Druck (= PRV syst) | mmHg | | <30 | |
| Pulmonalklappe | $V_{max}$ | m/s | | 0,5–0,9 | |
| | $\Delta P_{max}$ | mmHg | | – | |
| | AZ | ms | | >110 | |
| **Semiquantifizierung von Regurgitationen (FDE, PW-Doppler)** | | | | | |
| | | Grad I (geringgradig) | | Grad II (mittelgradig) | Grad III (hochgradig) |
| Aortenklappeninsuffizienz | | | | | |
| Mitralklappeninsuffizienz | | | | | |
| Trikuspidalklappeninsuffizienz | | | | | |
| Pulmonalklappeninsuffizienz | | | | | |
| **Shuntvitien** | | | | | |
| | | Links/rechts | | Rechts/links | |
| Vorhof | | | | | |
| Ventrikel | | | | | |
| Sonstige | | | | | |

*$V_{max}$* maximale Strömungsgeschwindigkeit; *$V_{mean}$* mittlere Strömungsgeschwindigkeit; *$\Delta P_{max}$* maximale Druckdifferenz; *$\Delta P_{mean}$* mittler Druckdifferenz; *AÖF* Aortenklappenöffnungsfläche; *MÖF* Mitralklappenöffnungsfläche; *E* frühdiastolischer Einstrom; *A* atrialer Einstrom; *DZ* (*DT*) Dezelerationszeit; *AZ* Akzelerationszeit; *PA-Druck* pulmonalar terieller Druck; *PRV* syst rechtsventrikulärer systolischer Druck.

- Angaben zur Patientenidentifikation: Name, Geburtsdatum, Echo-Nr., Datum der Untersuchung, Untersucher.
- Angabe der klinischen Diagnose und der Fragestellung/Indikation.
- Angabe zur Qualität der abgeleiteten Echokardiogramme (= Schallbarkeit):
  1 schlechte Echoqualität,
  2 zufriedenstellende Echoqualität,
  3 gute Echoqualität.
- Qualitative und quantitative Befundbeschreibung (Tabellen 6-1 bis 6-3).
- Zusammenfassende Beurteilung/Interpretation der Befunde.

### 6.2.3 Applikationsorte

Die typischen Applikationsorte und Schnittebenen sind in den Abbildungen 6-9 und 6-10 dargestellt. Jeder Schall-

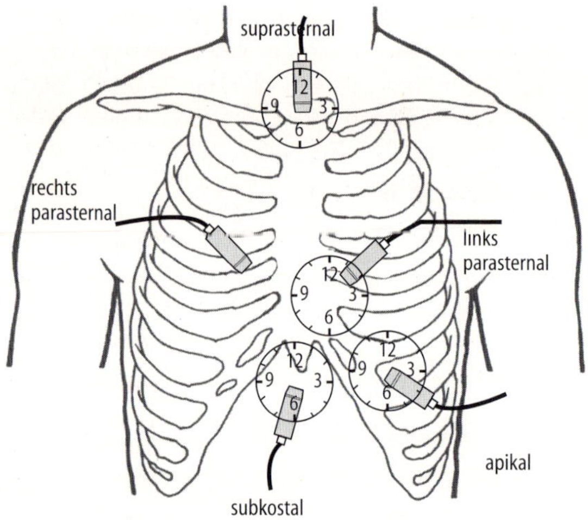


Abb. 6-9. Thoraxregionen, von denen aus das Herz echokardiographisch untersucht werden kann. Eingezeichnet ist das jeweilige „Thoraxzifferblatt" zur Ausrichtung der Schallkopfmarkierung und damit zum Auffinden der Standardschnittebenen nach den Angaben im Text

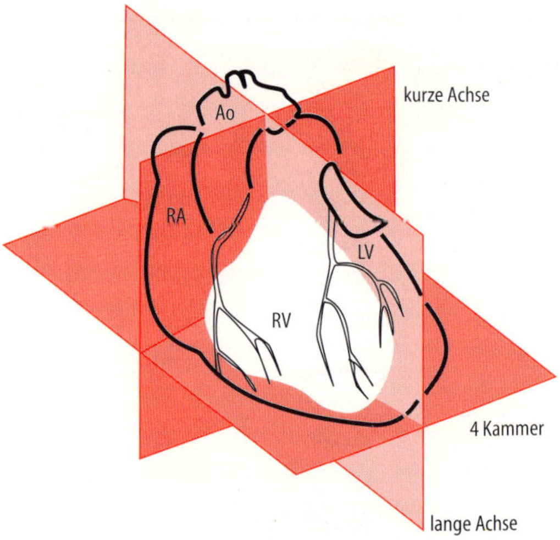


**Abb. 6-10.** Die 3 in der transthorakalen Echokardiographie genutzten Standardschnittorientierungen: 4-Kammer-Ebene (apikal oder subkostal), kurze Achse (parasternal, subkostal), lange Achse (parasternal, apikal)

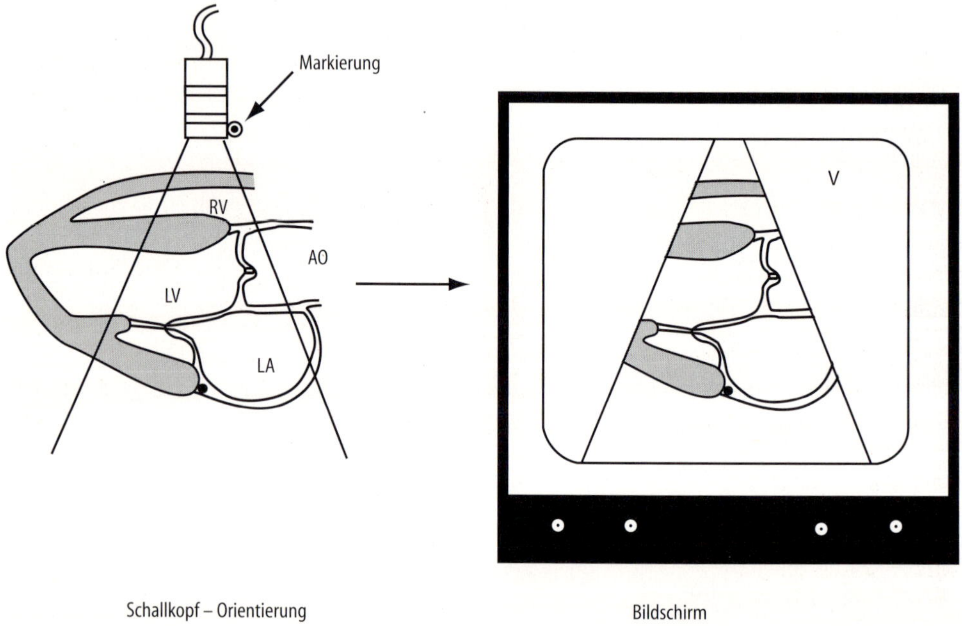


**Abb. 6-11.** Beziehung zwischen der Transducer-Markierung und dem resultierenden Monitorbild. Eine der Ausrichtung der Transducer-Markierung entsprechende Markierung findet sich standardmäßig rechts neben dem Sektorbild (meist Firmenlogo). (Mod. nach Henry et al. Report of the American Society of Echocardiography Committee on Nomenclature and Standards in Two-dimensional Echocardiography. Circulation 62: 212, 1980. Mit freundlicher Genehmigung von Lippincott Williams & Wilkins)

kopf ist mit einer Markierung versehen, die die Orientierung der Schnittführung darstellt (Abb. 6-11). Stellt man sich auf dem Thorax das Zifferblatt einer Uhr vor, so kann die Ausrichtung der Schallkopfmarkierung in den einzelnen Schnittebenen als Anhalt wie folgt angegeben werden.

Parasternale lange Achse: 10 Uhr (rechte Schulter).
Parasternale kurze Achse: 1 Uhr (linke Schulter).
4-/5-Kammer-Blick apikal: 3–4 Uhr.
2-Kammer-Blick apikal: 12–1 Uhr.
3-Kammer-Blick apikal: 10–11 Uhr.
Subkostaler 4-Kammer-Blick: 3 Uhr.
Subkostale kurze Achse: 12–1 Uhr.
Suprasternal: 2–3 Uhr.

### 6.2.4
### Lage des Patienten

Um ein möglichst günstiges Schallfenster zu erreichen, sind für die parasternalen und apikalen Anlotungsebenen folgende Lagerungsbedingungen zu empfehlen.

1. Oberkörperhochlagerung 20°–30°, dadurch Verminderung der Überlagerung des Herzens durch die Lunge.
2. Linksseitenlagerung 30°–90°, dadurch Annäherung des Herzens an die Thoraxwand.
3. Lagerung des Kopfes auf dem linken Oberarm, dadurch Erweiterung des Interkostalraumes und Bewegungsfreiheit des Untersuchers links lateral.

Die suprasternale Ableitung erfolgt in Rückenlage mit erhöhtem Oberkörper bei Reklination des Kopfes. Von subkostal erreicht man die besten Ergebnisse in leichter Linksseitenlage oder in Rückenlage bei Beugung von Hüft- und Kniegelenken. Die rechtsventrikuläre Größenbestimmung im linksparasternalen M-Mode erfolgt in Rückenlage des Patienten.

### 6.2.5
### Untersucherposition

Entweder sitzt der Untersucher auf der linken Seite des ihm zugewandten Patienten und führt den Schallkopf mit der linken Hand oder er sitzt auf der rechten Seite des von ihm abgewandten Patienten und greift mit dem rechten Arm über den Patienten. Welche Untersucherposition angewandt wird, ist meist von der Tradition in der jeweiligen Institution abhängig. Vorteil der erstgenannten, dem Patienten zugewandten Position ist die Möglichkeit, daß der Patient den Untersuchungsgang am Monitor mitverfolgen kann. Für den Untersucher ist diese Position bei der dynamischen Streßechokardiographie auf dem zur Seite kippbaren Halbsitzendergometer von Vorteil, weil zum einen der untersuchende Arm nicht den relativ weiten und unbequemen Weg über Liege und Patient nehmen muß und weil zum anderen die Beinbewegung des Patienten den Untersucher nicht stört.

### 6.2.6
### Geräteeinstellung

Um die technischen Möglichkeiten eines Echokardiographiegerätes kennenzulernen, muß ähnlich viel Zeit und Geduld wie beim Kennenlernen eines neuen Computerprogramms aufgebracht werden. Die verschiedenen Gerätetypen bieten die verschiedensten Einstellungsmöglichkeiten, die verwirrenderweise teilweise von Hersteller zu Hersteller unterschiedlich benannt werden. Mit dem „gain“ kann die Amplitudenverstärkung des Signals (= Helligkeit des Bildpunktes) und mit „depth“ die Eindringtiefe ins Gewebe eingestellt werden. Grundsätzlich sollte mit einer möglichst geringen Verstärkung gearbeitet werden, da durch zu helle Bildpunkte die Auflösung des Bildes leidet (häufiger Anfängerfehler).

Die Eindringtiefe sollte so gewählt sein, daß der zur Verfügung stehende Sektor für die zu untersuchende Struktur voll genutzt wird. Einstellungsmodalitäten wie „compression“, „reject“, „TGC“ (tiefenselektive Helligkeit) und „LGC“ (seitenselektive Helligkeit) betreffen das sog. „post-processing“, d. h. die Verarbeitung von Ultraschallrohdaten zu einem interpretierbaren und für das Auge angenehmen Bild. Die Feinheiten dieser Einstellungen kann man sich nur durch die praktischen Untersuchungserfahrungen aneignen.

### 6.2.7
### Untersuchungsgang

#### Parasternale lange Achse

Die richtige parasternale Schallkopfposition definiert kein Lehrbuch, sondern sie wird wie alle anderen Ableitpositionen auch von den anatomisch vorgegebenen Schallbedingungen des zu untersuchenden Patienten definiert. Anhalt sollte der 3.–5. Interkostalraum (ICR) links möglichst Sternum-nah sein. Der Schallkopf wird senkrecht aufgesetzt. Die Schallebene auf dem Thoraxzifferblatt orientiert sich an einer Verbindungslinie zwischen 10 Uhr und 4 Uhr. Das abgeleitete B-Bild ist gut eingestellt (Abb. 6-12), wenn

1. das Septum möglichst waagrecht zur Darstellung kommt,
2. die Aortenklappentaschen mit dem diastolischen Aortenklappenmittelecho sichtbar sind,
3. am linken Bildrand nicht die Herzspitze durch einen Schrägschnitt durch den linken Ventrikel vorgetäuscht wird (Vermeiden des „Apexfehlers“).

Letzteres wird durch eine geringe Drehung des Schallkopfs im oder gegen den Uhrzeigersinn korrigiert. Häufig gelingt die waagrechte Abbildung des Septums nur ungenügend. In diesem Fall sollte versucht werden, von einem ICR höher aus zu beschallen. Falls dies durch Überlagerung der Lunge nicht möglich sein sollte, muß man sich bewußt sein, daß bei einem zu steil gestellten Ventrikel keine konventionellen M-Mode-Messungen möglich sind. Neueste Geräte sind nun in der Lage, die M-Mode-Ebene nicht nur im Verlauf der Schall-Scan-Linien zu definieren, sondern die ideale Ebene aus dem digitalisierten B-Bild frei zu wählen („anatomical M-mode“).

#### ■ Parasternale lange Achse: B-Bild

Durch die qualitative Beurteilung des B-Bilds kann zu Folgendem Stellung genommen werden:

- globales und segmentales Kontraktionsverhalten,
- Myokardhypertrophie,
- myokardiale Texturstörungen (Amyloidose, HOCM),
- Morphologie von Aorten- und Mitralklappe,
- intrakavitäre Raumforderungen,

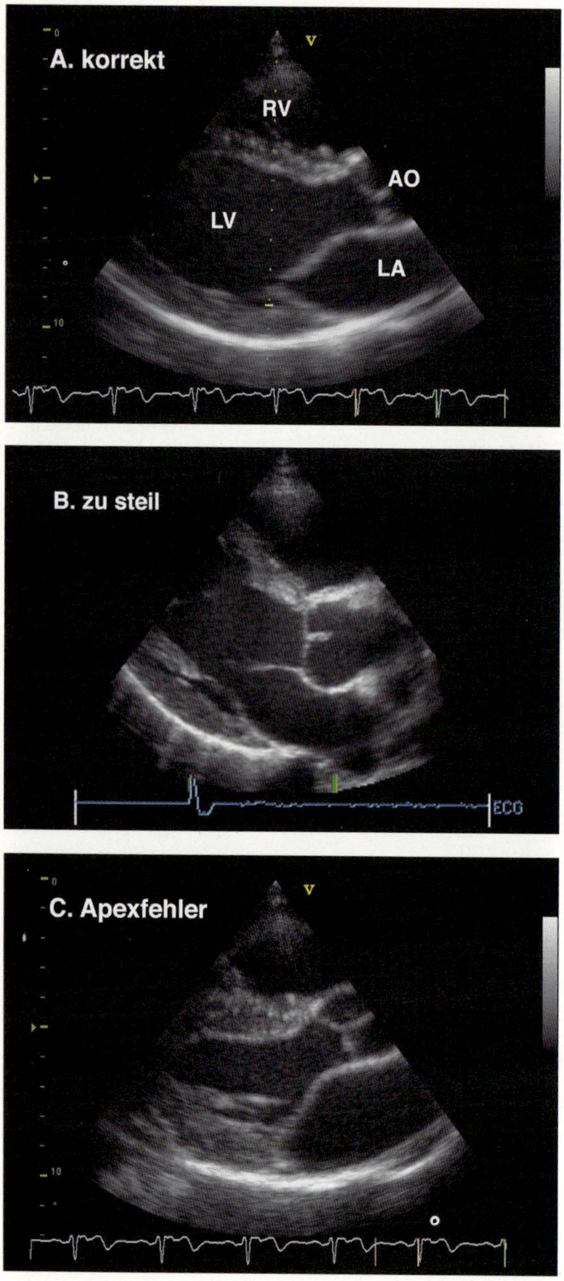


**Abb. 6-12a–c.** Parasternale lange Achse: **a** korrekt eingestellt, **b** zu steil gestellt, **c** Apexfehler

- Größe von rechtem und linkem Ventrikel,
- Größe von Aortenwurzel/Aorta ascendens und linkem Vorhof,
- Perikarderguß.

**Parasternale lange Achse: M-Mode**

Die parasternale lange und die parasternale kurze Achse sind die typischen Projektionen der M-Mode-Echokardiographie, da die untersuchten Grenzflächen quer zum Schallstrahl verlaufen. Nachdem die parasternale kurze Achse mit Drehung des Schallkopfs um 90° im Uhrzeigersinn (von 10 Uhr nach 1 Uhr auf dem „Thoraxzifferblatt") exakt an derselben Stelle abgeleitet wird wie die lange Achse, werden auch dieselben anatomischen Strukturen abgebildet. Der Längsschnitt des linken Ventrikels und des Bulbus aortae in der langen Achse wird durch Drehen des Schallkopfs zu einem Kurzachsenschnitt mit annähernd kreisrunder Darstellung des Ventrikels und der Aorta.

*Linker Ventrikel.* Unterschiedliche Auffassungen existieren zu der Frage, aus welcher Anlotungsebene heraus eine M-Mode-Aufzeichnung des linken Ventrikels erfolgen sollte. Die Empfehlung, grundsätzlich nur die Kurzachsendarstellung zur M-Mode-Vermessung der enddiastolischen/endsystolischen Wanddicke von Septum und Posterolateralwand und des enddiastolischen/endsystolischen linksventrikulären Durchmessers heranzuziehen, stammt aus einer Zeit, in der die simultane Darstellung von M-Mode und B-Bild technisch noch nicht realisiert war. Im sog. „Minor sweep" wurde damals in der kurzen Achse eine Schwenkbewegung des Schallkopfs von der Aortenwurzel über die Mitralklappenebene in die Papillarmuskelregion durchgeführt.

In der kurzen Achse war dieser „sweep" am einfachsten abzuleiten und Ableitungsfehler konnten am leichtesten anhand des M-Mode-Verlaufs erkannt werden. Da heute jedoch in allen gängigen Geräten eine simultane Darstellung von M-Mode und B-Bild gegeben ist und als obligat gilt, ist die Vermessung aus dem M-Mode der parasternalen Längsachse in Höhe der Chordae tendineae die am weitesten verbreitete Methode.

Trotzdem empfiehlt sich die vergleichende Messung auch in der kurzen Achse. Anlotungsfehler werden häufig durch unterschiedliche Meßergebnisse in der kurzen im Vergleich zu denen der langen Achse erst bewußt. Voraussetzungen für eine korrekte Messung des linken Ventrikels im M-Mode (Abb. 6-13):

1. Das Septum sollte im B-Bild (parasternale lange Achse) horizontal verlaufen.
2. Die M-Mode-Schnittebene muß auf Septum und Posterolateralwand exakt senkrecht stehen.
3. Ein B-Mode-Bild, aus dem die Schnittrichtung eindeutig nachvollziehbar ist, muß simultan registriert sein.
4. Der M-Mode-Cursor soll unterhalb der Spitze des anterioren Mitralsegels in Höhe der Chordae tendineae plaziert werden.
5. Das Endokard des Septums und der Posterolateralwand müssen im M-Mode mit klaren Grenzlinien identifizierbar sein.

Nach den Empfehlungen der American Society of Echocardiography (ASE, Sahn et al. 1978) und gemäß den „Qualitätsleitlinien in der Echokardiographie" (Deutsche Gesellschaft für Kardiologie, Erbel et al. 1997) werden bei Beginn des QRS-Komplexes die enddiastoli-

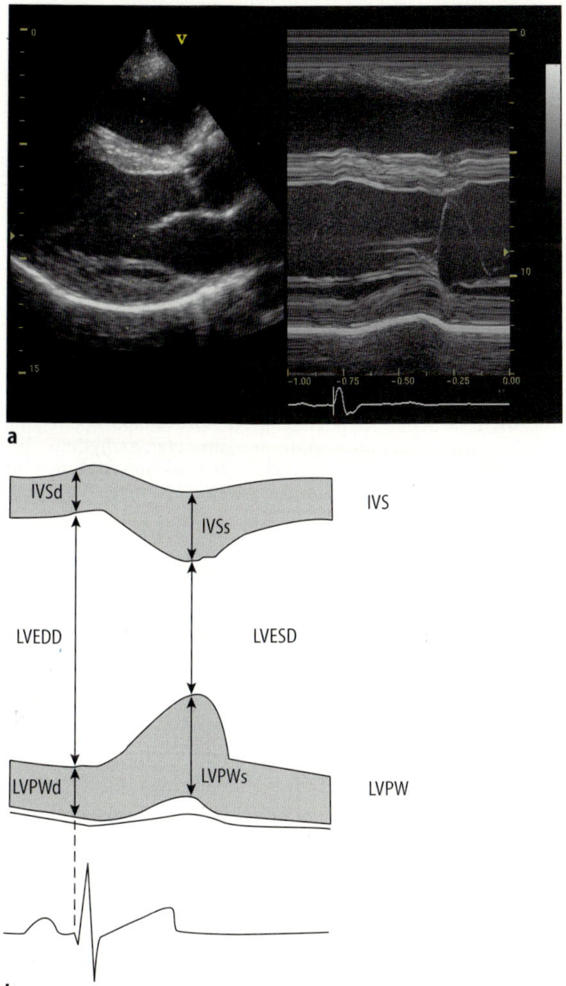


**Abb. 6-13a, b.** Vermessen des linken Ventrikels im M-Mode der parasternalen langen Achse. **a** Originalregistrierung, **b** schematische Darstellung. *IVSd* enddiastolische Septumdicke; *LVEDD* linksventrikulärer enddiastolischer Diameter; *LVPWd* linksventrikuläre enddiastolische Dicke der Posterolateralwand; *IVSs* systolische Septumdicke; *LVESD* linksventrikulärer systolischer Diameter; *LVPWs* linksventrikuläre systolische Dicke der Posterolateralwand

sche Septumdicke (IVSd), der linksventrikuläre Durchmesser (LVEDD) und die Dicke der Posterolateralwand (LVPWd) nach der „leading edge"-Methode bestimmt. Unter Umständen kann die Endokardabgrenzung der Posterolateralwand zwischen den Echos der posterioren Chordae und den myokardialen Binnenechos der Posterolateralwand im M-Mode Schwierigkeiten bereiten. In diesem Fall achte man auf die M-Mode-Linie mit der größten systolischen Anstiegssteilheit („die steilste Echolinie").

Der Zeitpunkt der durch den Beginn des QRS-Komplexes definierten End-Diastole geht der mechanischen Systole um etwa 35 ms voraus. Hieraus wird verständlich, warum definitionsgemäß die echokardiographische End-Diastole nicht mit der maximalen Weite des linksventrikulären Durchmessers gleichgesetzt werden kann.

Der Meßzeitpunkt der der diastolischen Messung unmittelbar folgenden Systole wird nicht durch das EKG definiert. Der Nadir der systolischen Einwärtsbewegung des Septums wird aufgrund der früheren Erregung vor der maximalen anterioren Bewegung der Posterolateralwand erreicht. Man hat sich darauf geeinigt, bei normaler Septumbewegung den Nadir der systolischen Septumbewegung als echokardiographische Endsystole zu definieren. Bei abnormer Septumbewegung wird zum Zeitpunkt der maximalen anterioren Bewegung der Posterolateralwand gemessen.

Zusammengefaßt ist die echokardiographische Endsystole definiert als der Zeitpunkt der frühesten maximalen Einwärtsbewegung der im M-Mode dargestellten Ventrikelwände. Gemessen werden, wie in der Diastole, die systolische Septumdicke (IVSs), der linksventrikuläre systolische Durchmesser (LVESD) und die systolische Dicke der Posterolateralwand (LVPWs).

Zum Abschätzen der globalen linksventrikulären Funktion kann aus dem Quotienten (LVEDD-LVESD)/LVEDD die Verkürzungsfraktion („fractional shortening", FS) angegeben werden. Beim Vorliegen einer globalen Funktionsstörung kann dieser Parameter zur Verlaufsbeurteilung hilfreich sein. Er sollte über 25% liegen.

Allerdings muß bei diesem Wert berücksichtigt werden, daß er nur den Funktionsstatus der basal gelegenen Myokardabschnitte und auch dort nur einen Ausschnitt der myokardialen Zirkumferenz repräsentiert. Regionale Pumpfunktionsstörungen, so ausdehnt sie z. B. bei großem Vorderwandspitzenaneurysma auch sein mögen, werden von der Verkürzungsfraktion nicht erfaßt. In diesem Fall könnte sogar eine kompensatorische basale Hyperkinesie vollends in die Irre führen.

Typische, im M-Mode gut darstellbare pathologische Veränderungen sind:

- Vergrößerung des linken Ventrikels, wie bei dilatativer Kardiomyopathie,
- asymmetrische Septumhypertrophie, wie bei hypertropher obstruktiver Kardiomyopathie (HOCM),
- Störungen der Septumbewegung, wie die paradoxe Septumbewegung nach Herzoperation unter Einsatz der Herz-Lungen-Maschine,
- Kontraktionsstörungen des basalen anterioren Septums oder der basalen Posterolateralwand,
- Perikarderguß mit Separation von Epi- und Perikard.

*Rechter Ventrikel.* Wegen der V-förmigen anatomischen Struktur des rechten Ventrikels, der Atemvariabilität, der meist schrägen Anlotung und der von der Lage des Patienten abhängigen Variabilität des zu messenden Größendurchmessers besitzt die M-Mode-Vermessung des rechten Ventrikels nur beschränkte Aussagekraft. Falls es die Schallbedingungen in Rückenlage zulassen, wird zur Größenabschätzung deshalb enddiastolisch in Rückenlage und in Exspiration gemessen. Der M-Mode-Strahl liegt am Übergang von den Mitralsegeln zu den Chordae (wie bei der Messung des linksventrikulären Diameters).

*Aortenwurzel, Aortenklappe.* Der M-Mode-Strahl wird durch das Aortenklappenmittelecho plaziert, so daß das parallelogrammartige Bewegungsmuster der Aortenklappenseparationen abgebildet wird. Die Messung der Aortenwurzelweite erfolgt enddiastolisch durch senkrechte Verbindung der Vorderkante der anterioren Aortenwand zur Vorderkante der posterioren Aortenwand (Leading-edge-Methode; Abb. 6-4). Fragt der Herzchirurg vor Aortenklappenersatz nach der Weite der Aortenwurzel, so ist anzugeben, nach welcher Methode der Aortenwurzeldurchmesser gemessen wurde („leading edge" oder „inner edge"). Bei vergrößertem Aortenwurzeldurchmesser kommen Aortenvitien, eine arteriosklerotische Dilatation der Aorta ascendens oder ein Sinus-Valsalvae-Aneurysma in Betracht.

Für die Routineuntersuchung werden die Separationsbewegungen der rechtskoronaren (in unmittelbarer Beziehung zum *rechts*ventrikulären Ausflußtrakt) und der akoronaren Aortenklappentasche qualitativ beurteilt. Liegt das Aortenklappenmittelecho nicht mittig zwischen anteriorer und posteriorer Aortenwurzelwand, so liegt möglicherweise eine bikuspide Aortenklappe vor (Abb. 6-14). Eine reduzierte Klappenöffnung kann auf ein erniedrigtes Herzzeitvolumen (Abb. 6-15) und eine Aortenstenose hinweisen. Zu einer mesosystolischen Schließungsbewegung kommt es bei der hypertroph obstruktiven Kardiomyopathie (mesosystolische Zunahme des Gradienten mit Abnahme des ausgeworfenen Volumens).

*Linker Vorhof.* Die Größe des linken Vorhofs wird endsystolisch an der Stelle seines größten Durchmessers gemessen. Die Dicke der posterioren Aortenwand geht aufgrund des Vorgehens nach der Leading-edge-Methode

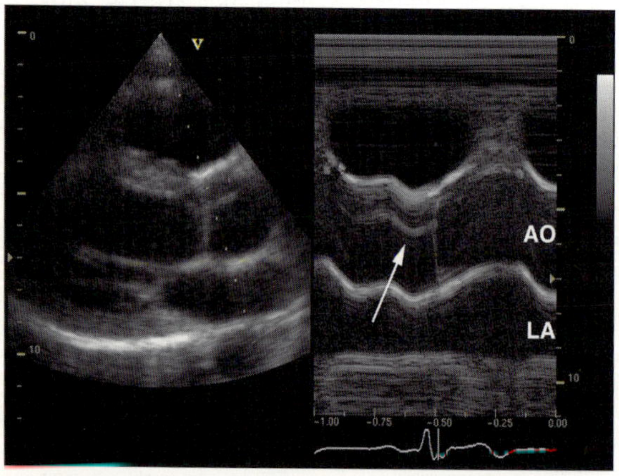


**Abb. 6-14.** Bikuspide Aortenklappe in B-Bild und M-Mode: Das diastolische Aortenklappenmittelecho liegt exzentrisch (*Pfeil*), nicht mittig (vgl. dazu Normalbefund in Abb. 6-3)

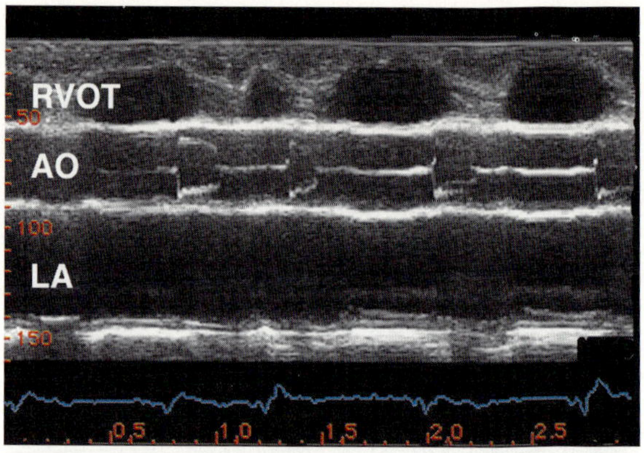


**Abb. 6-15.** M-Mode-Aufzeichnung der Aortenklappenbewegung bei dilatativer Kardiomyopathie und absoluter Arrhythmie bei Vorhofflimmern. Die Öffnungszeit der Aortenklappe ist kurz und wegen des wechselnden Füllungszustands des linken Ventrikels von Öffnung zu Öffnung unterschiedlich lang

mit in die Messung ein. Die Hinterwand des linken Vorhofs ist häufig als breiter echodichter Saum abgebildet, der die Identifikation des Endokards erschwert. Die eigentliche Hinterwand tritt als stärkste Echolinie hervor, wenn während der Aufzeichnung die Verstärkung („gain") kurz zurückgenommen wird.

Zu einer Vergrößerung des linken Vorhofs kommt es bei Mitralvitien und bei einer Einschränkung der systolischen und/oder diastolischen linksventrikulären Funktion.

*Mitralklappe.* Die M-Mode-Darstellung der Mitralklappenbewegung und die Möglichkeit einer differenzierten morphologischen wie auch funktionellen Diagnostik hat einen wichtigen, wenn nicht den wichtigsten Beitrag zur breiten Akzeptanz der Echokardiographie in den ersten Jahren der klinischen Anwendung geleistet. Waren Echokardiographie-Lehrbücher in der Anfangszeit Interpretationshilfen abstrakter M-Mode-Diagramme, so sind moderne Lehrbücher eher Farbatlanten (z.T. als CD-ROM-Version mit bewegten Bildern) von relativ einfach zu interpretierenden 2D-Ultraschallbildern mit hoher räumlicher Auflösung, sowie Doppler- und Farbdopplerechokardiogrammen. Im Zuge dieser technischen Fortentwicklung der Methode hat die Funktionsdiagnostik der Mitralklappe mittels Bleistift und Lineal am M-Mode-Ausdruck nur noch historische Bedeutung. Die Mitralstenose beispielsweise wird heute nicht mehr aus dem verminderten „EF-slope" diagnostiziert. Sie ist vielmehr eine morphologische Diagnose des B-Bilds in Verbindung mit der Doppler-/Farbdopplerechokardiographie.

Die Ableitung des Bewegungsmusters von vorderem (septalem) und hinterem (muralem) Mitralsegel erfolgt durch die Mitralsegelspitzen. Wie in Abb. 6-16 dargestellt, werden die Umkehrpunkte der M-förmigen Bewegung des anterioren Mitralsegels mit den Buchstaben D-E-F-A-C gekennzeichnet. E-Punkt (E wie „early")

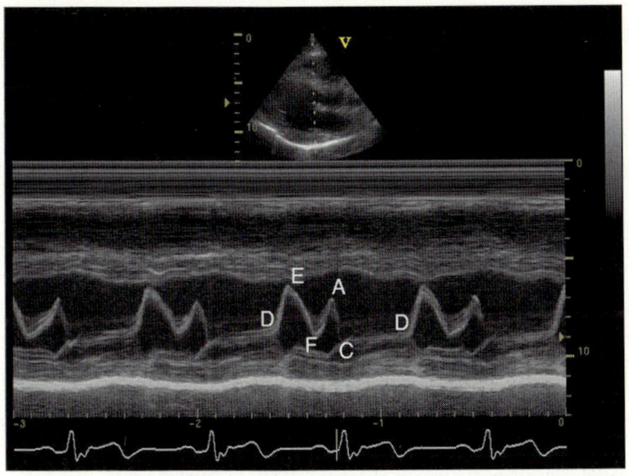


**Abb. 6-16.** M-Mode-Aufzeichnung des Mitralklappenbewegung in Höhe der Mitralsegelspitzen (s. Text)

und A-Punkt (A wie „atrial“) bezeichnen das Maximum der frühdiastolischen (E) und der spätdiastolischen (A, durch Vorhofkontraktion ausgelösten) Öffnungsbewegung in Analogie zur „E-Welle“ und „A-Welle“ als frühdiastolisches und atriales Einstromprofil über der Mitralklappe in der Dopplerechokardiographie. Der systolische Klappenschluß heißt CD-Strecke. Der Abstand zwischen einer horizontalen Linie durch den tiefsten Punkt der Septumbewegung (= maximale systolische Einwärtsbewegung des Septums) und der Horizontalen durch den E-Punkt der Mitralbewegung wird als ES-Abstand bezeichnet.

Eine kleine DE-Amplitude bei vergrößertem ES-Abstand kann auf eine eingeschränkte linksventrikuläre Funktion hinweisen. Bei der orientierenden Beurteilung der linksventrikulären Funktion (z. B. auf der Intensivstation) kann dieser Parameter sehr hilfreich sein. Andere Ursachen eines vergrößerten ES-Abstands, wie die Mitralstenose oder auch die Aorteninsuffizienz müssen berücksichtigt werden.

Zwei pathologische Veränderungen im mitralen M-Mode sind auch heute noch für Veränderungen der Mitralklappenmorphologie und der Mitralklappenbewegung diagnostisch wegweisend. Beide betreffen Veränderungen der CD-Strecke. Bei der hypertroph obstruktiven Kardiomyopathie (und gelegentlich auch bei ausgeprägter konzentrischer Hypertrophie infolge einer hypertensiven Herzerkrankung) kommt es zu einer systolischen septumwärts gerichteten Bewegung des anterioren und meist auch des posterioren Mitralsegels.

Die resultierende systolische Anhebung der CD-Strecke wird als SAM („systolic anterior movement“) bezeichnet. Der Mitralklappenprolaps ist gewissermaßen durch eine dem „SAM“ spiegelbildliche Veränderung gekennzeichnet. Der Ausdruck „Hängemattenphänomen“ steht für die typische meso- bis spätsystolische Dorsalbewegung der beiden Segel. Die CD-Strecke wird in der mittleren bis späten Systole U-förmig Richtung Posterolateralwand verformt (Abb. 6-17).

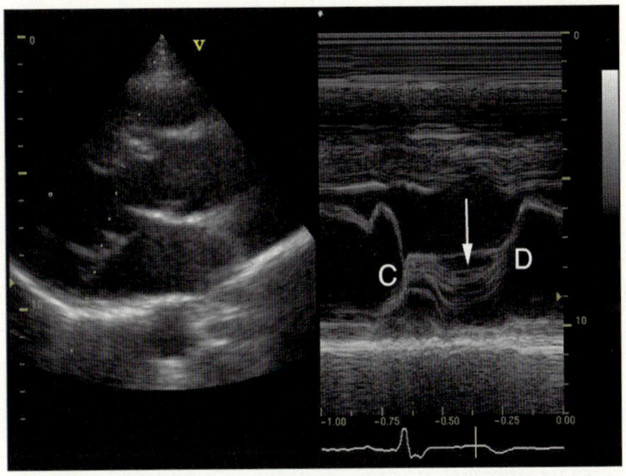


**Abb. 6-17.** M-Mode-Aufzeichnung der Mitralklappenbewegung. Mitralklappenprolaps beider Mitralsegel. „Hängemattenphänomen“: Meso- bis spätsystolische U-förmige Verformung der CD-Strecke nach posterior *(Pfeil)*

## Parasternale lange Achse: Farbdoppler

Durch die zu den Schallwellen senkrecht verlaufende intrakardiale Blutströmung eignen sich die parasternalen Achsen eigentlich nicht für Flußanalysen. Dennoch sollte in der parasternalen langen Achse orientierend der Farbdoppler eingesetzt werden, um einen Hinweis auf ein Aorten- oder Mitralvitium nicht zu übersehen. Gerade exzentrisch verlaufende Regurgitationsjets sind farbdopplerechokardiographisch in dieser Ableitung häufig besonders gut darzustellen (Abb. 6-18).

Auch systolische Turbulenzen wie bei HOCM oder bei der Aortenstenose lassen sich orientierend darstellen. Bei Vorliegen einer Aortenklappeninsuffizienz jedoch spielt die Breite des Regurgitationsjets auf Höhe der Aortenklappe (vena contracta) eine wichtige Rolle zur Abschätzung des Schweregrades. Ein auf den Schallkopf zukommender und deshalb im parasternalen Fenster gut darstellbarer Jet kann bei Ventrikelseptumdefekt gefunden werden. Allerdings muß man sich auf der

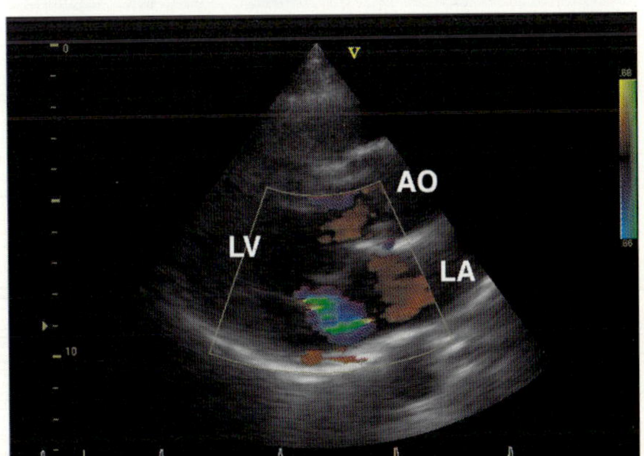


**Abb. 6-18.** Parasternale lange Achse. Geringgradige, exzentrische Mitralinsuffizienz in der späten Systole bei Mitralklappenprolaps (Farbdopplerbefund des in Abb. 6-17 gezeigten Mitralklappenprolaps)

Suche nach einem Shuntvitium vor Augen halten, daß in der langen Achse nur das anteriore Septum zur Abbildung kommt. Insofern muß das Septum auch in der kurzen Achse und in den apikalen Achsen nach einer entsprechenden Turbulenz abgesucht werden.

### Parasternale kurze Achse

Wird der Schallkopf unter Beibehaltung des senkrechten Aufsetzens an der Stelle des optimalen längsparasternalen Bildes im Uhrzeigersinn um 90° (bis 110°) gedreht (Markierung bei etwa 1 Uhr des Thoraxzifferblatts), so stellt sich ein Kurzachsenschnitt des linken Ventrikels dar. Im Unterschied zu einem parasternalen Längsachsenschnitt lassen sich 4 parasternale Querachsenschnitte (Kurzachsenschnitte) abbilden. Es handelt sich um Kurzachsenschnitte in Höhe

1. der Herzbasis (der Aortenklappe),
2. der Mitralklappe,
3. der Papillarmuskeln und
4. des apikalen linken Ventrikels (Abb. 6-19).

Die genannten Schnitte erhält man durch Kippen des Schallkopfs stufenweise von kranial nach kaudal. Der apikale Kurzachsenschnitt ist gelegentlich einen Interkostalraum tiefer besser abzuleiten.

*Parasternale kurze Achse in Höhe der Aortenklappe.* Entsprechend der Möglichkeit, den linken Ventrikel im M-Mode der langen Achse wie auch der kurzen Achse zu vermessen, kann auch in der kurzen Achse ein M-Mode von Aortenwurzel und linkem Vorhof abgeleitet werden. Waren im B-Bild der längsparasternalen Ebene nur Anschnitte der rechtskoronaren und der akoronaren Aortentasche zu erkennen, so sind im entsprechenden diastolischen Kurzachsenschnitt alle 3 Taschen als „umgekehrter Mercedesstern" oder „Y" abgebildet. Die Basis der linkskoronaren Tasche grenzt rechts auf dem Echobild an den pulmonalarteriellen Hauptstamm und an den linken Vorhof an. Die akoronare Tasche hat unmittelbare anatomische Beziehung zum rechten Vorhof, zum interatrialen Septum und zum linken Vorhof und ist links abgebildet (Abb. 6-20).

In dieser Projektion kann versucht werden, systolisch die Aortenklappenöffnungsfläche zu planimetrieren, wobei diese Methode zur Quantifizierung einer Aortenstenose selbst bei guten Schallbedingungen meist

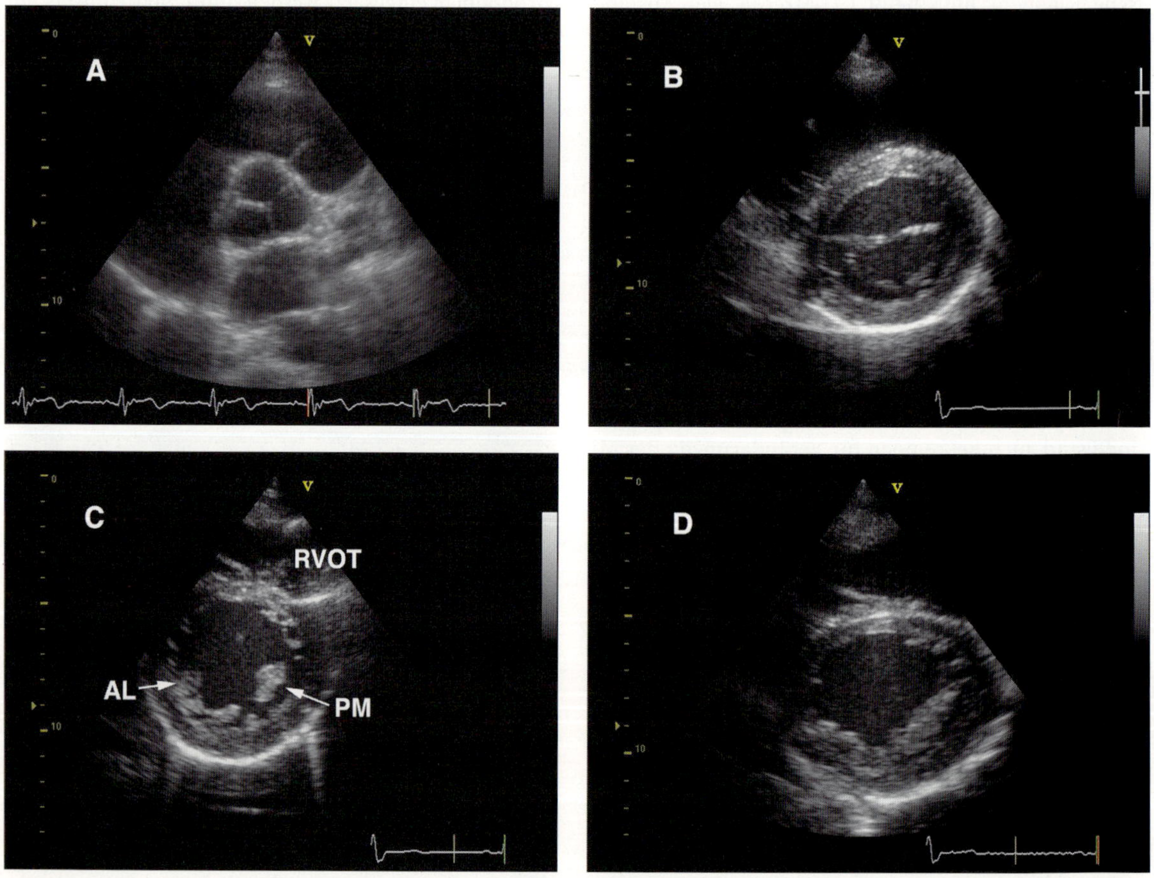


**Abb. 6-19a–d.** Die 4 parasternalen Kurzachsenschnitte: **a** auf Höhe der Aortenklappe, **b** auf Höhe der Mitralklappe, **c** auf Höhe der Papillarmuskeln (*AL* anterolateraler Papillarmuskel, *PM* posteromedialer Papillarmuskel), **d** auf Höhe der apikalen Anteile des linken Ventrikels

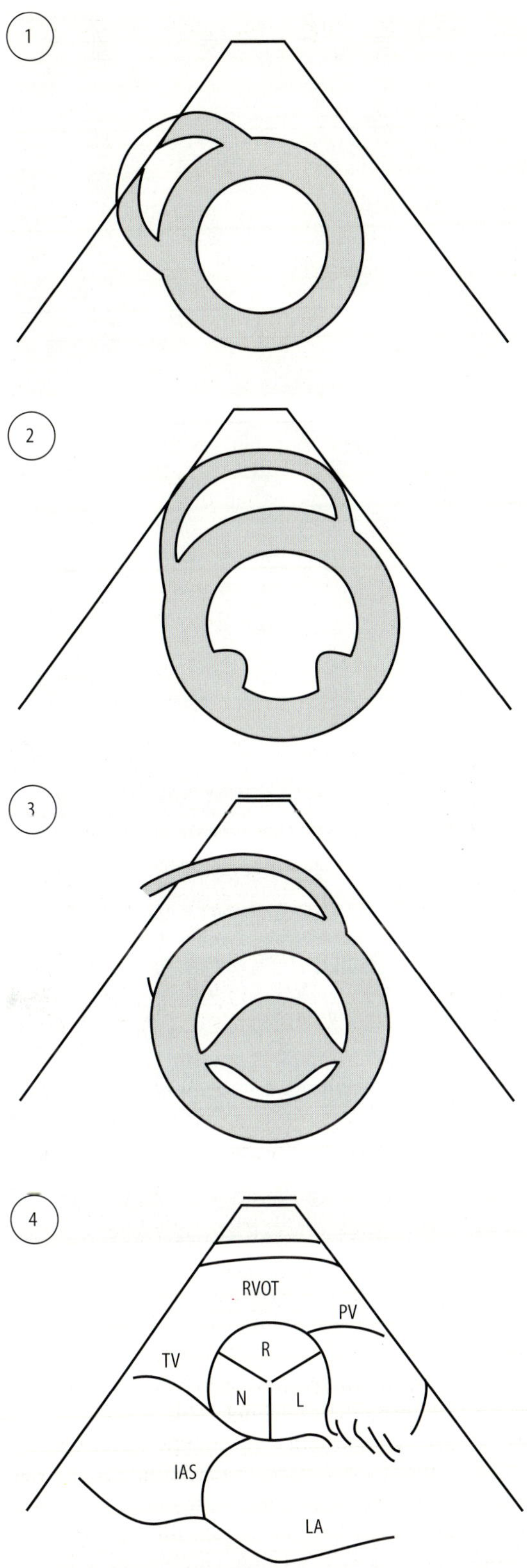


**Abb. 6-20.** Schematische Wiedergabe des parasternalen Kurzachsenschnittes auf Höhe der Aortenklappe. *N* akoronare Tasche; *L* linkskoronare Tasche; *R* rechtskoronare Tasche; *PV* Pulmonalklappe; *TV* Trikuspidalklappe; *LA* linker Vorhof; *RA* rechter Vorhof; *IAS* interatriales Septum; *RVOT* rechtsventrikulärer Ausflußtrakt

nur ungenaue Ergebnisse liefert. Das Vorhandensein einer bikuspiden Aortenklappe kann in Verbindung mit einem exzentrischen Mittelecho im M-Mode aus dieser Projektion im B-Bild diagnostiziert werden.

Linkslateral kommen die Pulmonalklappe und der pulmonalarterielle Hauptstamm, rechtslateral das interatriale Septum und die Trikuspidalklappe zur Darstellung.

*Parasternale kurze Achse in Höhe der Mitralklappe.* Durch Kippen des Schallkopfs nach kaudal erhält man bei korrektem Anschallwinkel einen kreisrunden Querschnitt des linken Ventrikels mit Darstellung der Mitralklappe („Fischmaul"). Neben der M-Mode-Aufzeichnung der Mitralklappenbewegung ist in dieser Projektion im Bereich der geringsten Mitralklappenseparation diastolisch die Planimetrie der Mitralklappe bei Verdacht auf Mitralklappenstenose möglich. Da die Planimetrie der Mitralstenose bei ausreichenden transthorakalen Schallbedingungen eine durchaus gute Aussagekraft hat, sollte sie in jedem Fall versucht werden.

*Parasternale kurze Achse in Höhe der Papillarmuskeln.* Für die korrekte Ableitung des linksventrikulären Kurzachsenschnitts müssen zusätzlich zu den bereits bei der Beschreibung der parasternalen langen Achse angegebenen Voraussetzungen folgende Bedingungen erfüllt sein:

- Der linke Ventrikel sollte sich möglichst kreisrund darstellen.
- Die Papillarmuskeln sollten etwa bei 5 Uhr und 7 Uhr liegen.
- Der M-Mode-Cursor sollte die Posterolateralwand in der Mitte zwischen den Papillarmuskeln treffen.

Ist der korrekte Anlotpunkt zur Ableitung der langen Achse gefunden, so sind im Regelfall auch die Bedingungen für die Darstellung in der kurzen Achse bereits erfüllt. Der häufigste Fehler ist ein zu weit kaudal aufgesetzter Schallkopf. In der parasternalen langen Achse wird dadurch der Ventrikel nicht senkrecht zum Schallstrahl (horizontaler Verlauf des interventrikulären Septums) dargestellt, sondern zu „steilgestellt". Hierdurch kann die M-Mode-Ebene nur schräg durch den Ventrikel gelegt werden, wodurch der linksventrikuläre Innendurchmesser falsch-groß gemessen wird. Ein in der kurzen Achse zu tief angeschallter Ventrikel stellt sich nicht kreisrund sondern eiförmig oval dar. Die M-Mode-Aufzeichnung ergibt dementsprechend falsch-große Werte bezüglich der Ventrikelgröße.

Die kurze Achse in Höhe der Mitralklappe schneidet auf Höhe des membranösen Übergangs von der AV-Klappenebene zum linksventrikulären Myokard und kann daher nicht zur Kontraktionsbeurteilung herangezogen werden. Es ist ein häufiger Fehler, in dieser Projektion Hypo- oder Akinesien zu beschreiben. Dagegen eignet sich der Kurzachsenschnitt in Höhe der Papillarmuskeln und der apikale Kurzachsenschnitt ganz besonders zur Beurteilung der globalen sowie der regionalen Wandbewegung. Die Perfusionsgebiete aller 3 Koronararterien sind in diesen Schnitten repräsentiert. Einschränkend tritt bei Patienten mit kleinem Thoraxquerdurchmesser allerdings häufiger das Problem der Überlagerung der linksventrikulären Vorderwand durch Lungengewebe auf.

**Parasternale kurze Achse: Doppler/Farbdoppler**

Anders als in der parasternalen langen Achse kommt der Doppler-/Farbdopplerechokardiographie in der kurzen Achse eine wichtige (nicht nur orientierende) Bedeutung zu. Auf der Höhe Aortenklappe/linker Vorhof kann zum einen ein Reflux über der Trikuspidalklappe dargestellt und semiquantitativ beurteilt werden, zum andern eine Stenosierung und/oder Inkompetenz der Pulmonalklappe (Abb. 6-21).

Orientierend kann bei Aortenklappeninsuffizienz die Breite des Regurgitationsjets auf Höhe der Aortenklappe abgeschätzt werden. Da in der parasternalen kurzen Achse das interatriale Septum relativ schallkopfnah zur Darstellung kommt, ist es gelegentlich möglich, einen Vorhofseptumdefekt mittels Farbdoppler darzustellen. Bei Verdacht auf Rechtsherzbelastung sollte neben der subkostalen Anlotung (meist günstigerer Winkel der Flußrichtung eines Shunts) diese Ableitung stets versucht werden.

### Apikaler 4-, 5-, 2-, 3-Kammer-Blick

Zur korrekten Anlotung im 4-Kammer-Blick wird der Schallkopf tangential etwa in Höhe des Herzspitzenstoßes aufgesetzt. Die Schallebene orientiert sich an der Darstellung von Mitralklappe, Trikuspidalklappe und den 4 Herzhöhlen. Die Schallkopfmarkierung auf dem Thoraxzifferblatt ist hierzu auf etwa 3–4 Uhr zu drehen. Wird der Schallkopf zu steil aufgesetzt, werden die Vorhöfe abgeschnitten, wird er sehr flach aufgesetzt, so ent-

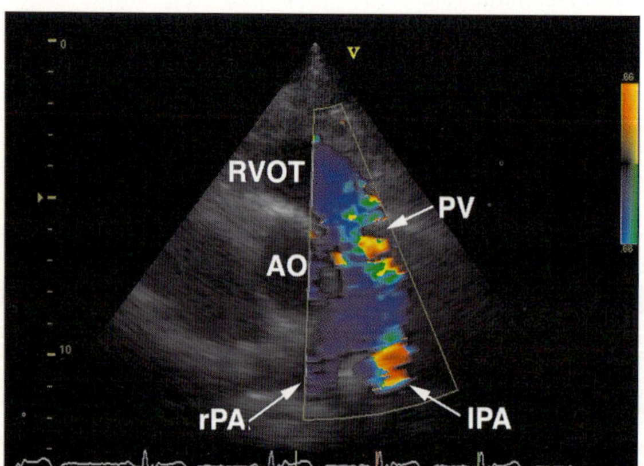


**Abb. 6-21.** Farbdopplerdarstellung des Blutflusses im rechtsventrikulären Ausflußtrakt *(RVOT)*, über der Pulmonalklappe (PV) und im pulmonalarteriellen Hauptstamm bis zur Aufzweigung in linke *(lPA)* und rechte *(rPA)* Pulmonalarterie

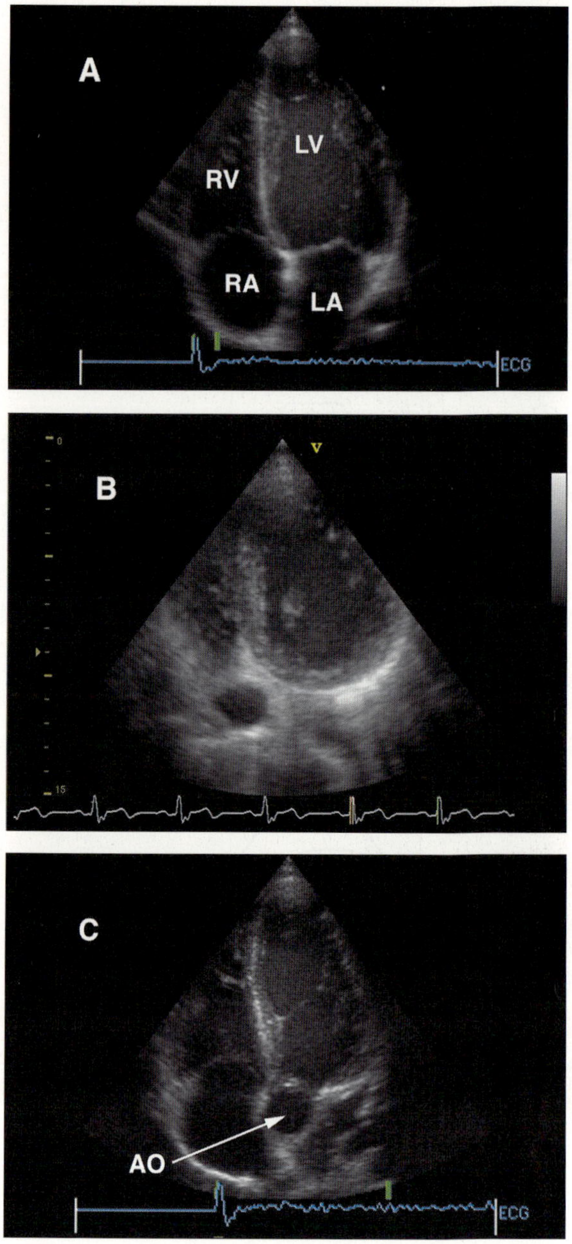


**Abb. 6-22a–c.** Apikaler 4-Kammer-Blick: **a** korrekte Anlotung, **b** zu steile Anlotung, **c** 5-Kammer-Blick bei sehr tangentialer Anlotung

steht der sog. 5-Kammer-Blick. Hier wird der Bulbus aortae als 5. „Kammer" bezeichnet (Abb. 6-22).

Um eine zu mediale oder zu laterale Ableitung zu vermeiden, sollte in unmittelbarer Schallkopfnähe der Apex des linken Ventrikels dargestellt sein. Der Cursor sollte sich entlang der Längsachse des linken Ventrikels positionieren lassen. Wie bei allen Längsschnitten ist es wichtig, die *größt*mögliche Silhouette des linken Ventrikels einzustellen (im Gegensatz zum *kleinst*möglichen Querschnitt in den kurzen Achsen). Das wird apikal dadurch erreicht, daß von dem am weitesten kaudal gelege-

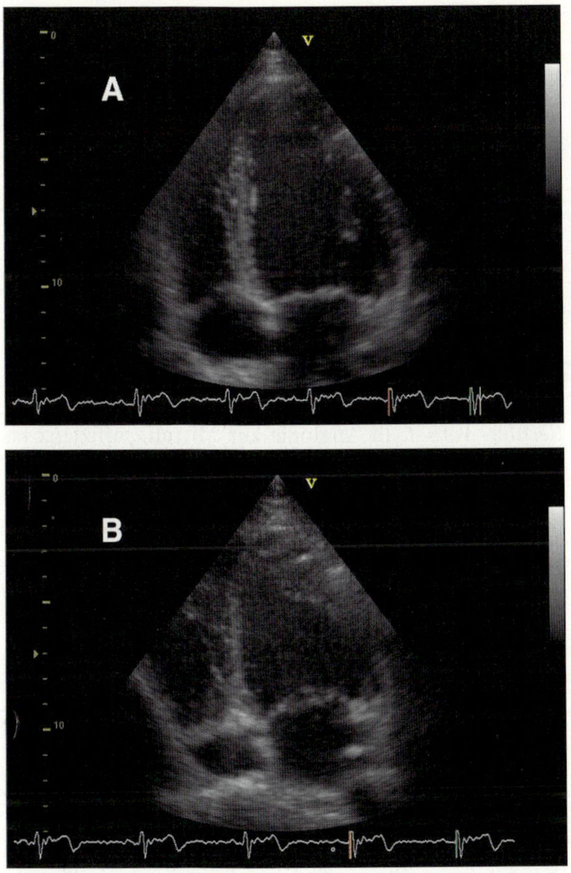


**Abb. 6-23a, b.** Apikaler 4-Kammer-Blick: **a** korrekt angelotet, **b** einen Interkostalraum zu hoch (bei demselben Patienten, Tiefeneinstellung unverändert). Eine Planimetrie des linken Ventrikels im Fall **b** würde falsch-niedrige Werte ergeben

nen Interkostalraum angelotet wird, von dem aus noch eine 4-Kammerdarstellung möglich ist (Abb. 6-23).

Ausgehend vom 4-Kammer-Blick läßt sich durch Drehung des Schallkopfs um etwa 90° gegen den Uhrzeigersinn der 2-Kammer-Blick einstellen (12–1 Uhr auf dem Thoraxzifferblatt) (Abb. 6-24). Er ist gekennzeichnet durch das Ausblenden der rechten Herzabschnitte.

Beim Weiterdrehen des Schallkopfes (ca. 11 Uhr) gelangt man zum 3-Kammer-Blick, häufig auch RAO-Äquivalent (gleicht der entsprechenden angiographischen Projektion des LV) oder apikale lange Achse genannt (Abb. 6-25). Anatomisch ergibt sich eine um 90° gedrehte Darstellung der parasternalen langen Achse, wobei sich hier die Apexregion besser abbilden läßt.

### Apikaler 4-, 5-, 2-, 3-Kammer-Blick: (B-Bild)

Durch die qualitative Beurteilung des B-Bildes kann zu Folgendem Stellung genommen werden:

- segmentale Kontraktionsstörungen,
- Aneurysma,
- symmetrische/asymmetrische Myokardverdickung,
- Klappenmorphologie,
- intrakavitäre Raumforderungen.

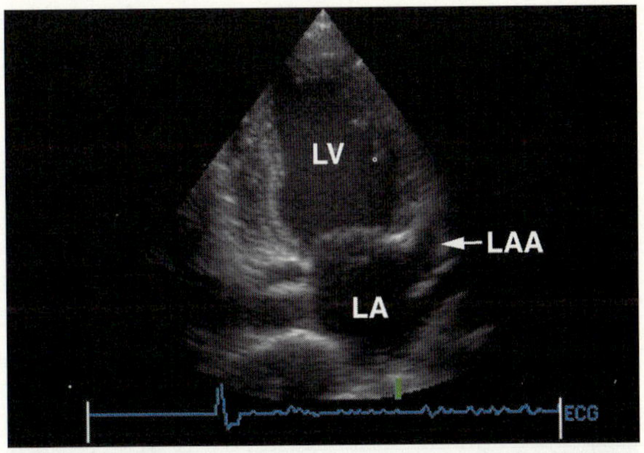


**Abb. 6-24.** Apikaler 2-Kammer-Blick mit der Darstellung von linkem Ventrikel *(LV)*, linkem Vorhof *(LA)*, linkem Vorhofohr *(LAA)* und Mitralklappe

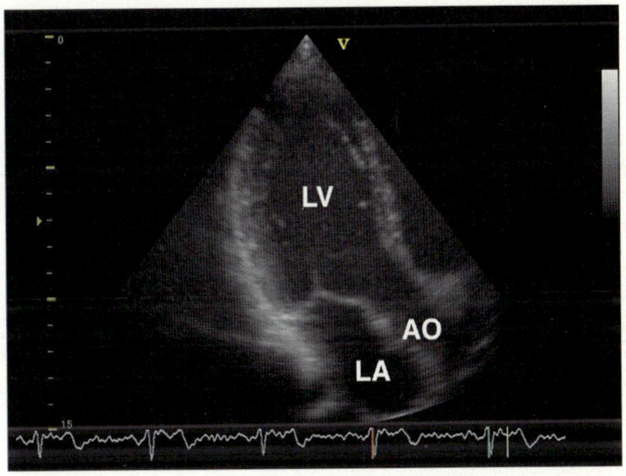


**Abb. 6-25.** Apikaler 3-Kammer-Blick mit der Darstellung von linkem Ventrikel *(LV)*, linkem Vorhof *(LA)*, Mitralklappe und Aortenwurzel *(AO)*

### Apikaler 4-, 5-, 2-, 3-Kammer-Blick: (Farb-)dopplerechokardiographie

Voraussetzung für die exakte Darstellung von Blutströmungsgeschwindigkeiten ist, daß die Blutflußrichtung idealerweise im 0°/180°-Winkel auf den Schallkopf zu bzw. vom Schallkopf weg verläuft. Diese Bedingung ist im Gegensatz zur parasternalen Anlotung bei apikaler Anlotung gegeben. Da die Frage nach der Relevanz eines Klappenvitiums echokardiographischer Alltag ist, sollen im Folgenden die Grundzüge der Dopplerechokardiographie besprochen werden, obwohl sie nicht unbedingt Teil der „Basis"- oder Standarduntersuchung sind. Der Einsatz der (Farb-) Dopplerechokardiographie hat grundsätzlich gezielt nach der klinischen Fragestellung zu erfolgen.

*Linker Ventrikel.* Der diastolische mitrale Einstrom in den linken Ventrikel bei frei beweglicher Mitralklappe wird rotkodiert dargestellt (Abb. 6-26), der systolische Ausstrom entlang des Septums blaukodiert (Abb. 6-7). Im 5-Kammer-Blick kommt es typischerweise im Be-

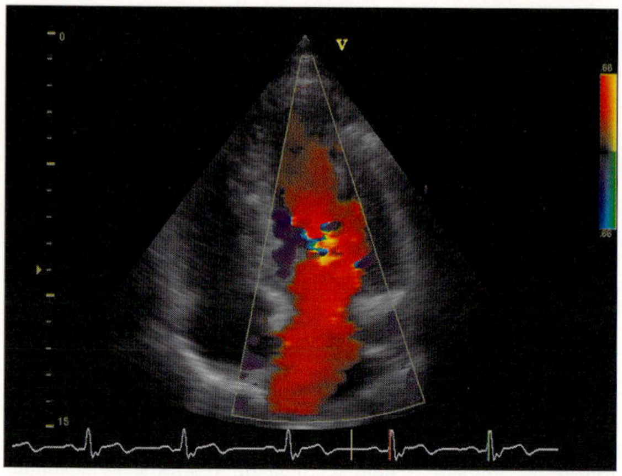


**Abb. 6-26.** Apikaler 4-Kammer-Blick. Farbdopplerdarstellung des diastolischen, auf den Schallkopf zu fließenden Einstroms vom linken Vorhof in den linken Ventrikel. Auf der Höhe der Mitralklappe geringgradig turbulenter Fluß (physiologisch)

reich des basalen Septums, des LVOT und der Aortenklappe durch Flußbeschleunigung zum Farbumschlag nach rot oder gelbgrün. Dies bedeutet nicht eine Flußumkehr, sondern an diesen Stellen überschreitet die Flußgeschwindigkeit die Nyquist-Grenze und es kommt damit zum Phänomen des „aliasing" (rote Farbe). Ein diastolischer intraventrikulärer turbulenter Fluß deutet auf eine Mitralstenose, ein systolischer auf eine intraventrikuläre Obstruktion wie bei HOCM hin. Intrakavitäre Raumforderungen wie z. B. ein Spitzenthrombus lassen sich manchmal besser abgrenzen, wenn sie vom farblich kodierten Fluß „umspült" werden.

*Linker Vorhof.* Bei kompetenter Mitralklappe ist im linken Vorhof der systolische/diastolische rot kodierte Einstrom aus den Lungenvenen zu sehen (Abb. 6-27). Eine

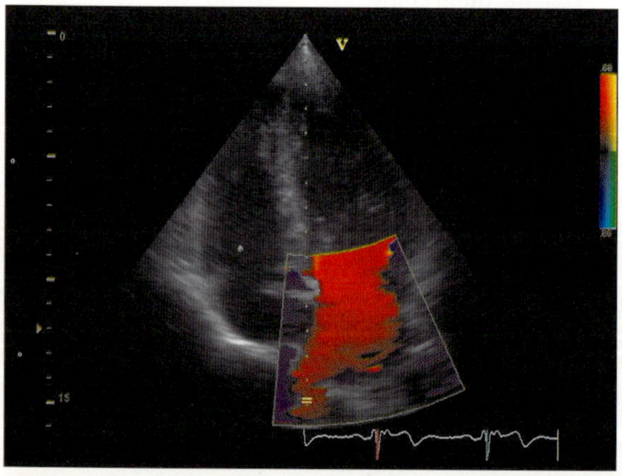


**Abb. 6-27.** Apikaler 4-Kammer-Blick. Farbdopplerdarstellung des Einstroms der rechten oberen Pulmonalvene in den linken Vorhof. Das „sample volume" des PW-Doppler ist etwa 1 cm vor der Mündung in die Pulmonalvene gelegt. Dies ist die günstigste Lokalisation zur Ableitung eines pulmonalvenösen Geschwindigkeit-Zeit-Profils

Mitralinsuffizienz läßt sich systolisch durch eine blau/gelbgrüne Farbfahne semiquantitativ nach 3 Schweregraden (1–3) klassifizieren.

*Rechter Ventrikel.* Im Gegensatz zum linken Ventrikel gelingt von apikal beim rechten Ventrikel auch bei noch so tangentialer Anlotung (etwa analog dem 5-Kammer-Blick) die Darstellung des Ausflußtrakts nicht. Der Ausflußtrakt liegt hoch retrosternal und ist nur von parasternal schallbar. Somit sind farbdopplerechokardiographisch im rechten Ventrikel nur die (seltene) Trikuspidalstenose oder ein Ventrikelseptumdefekt zu diagnostizieren.

*Rechter Vorhof.* In Analogie zur Mitralinsuffizienz ist eine Trikuspidalinsuffizienz durch eine blau/gelbgrüne Farbwolke, die ihren Ursprung an den Schließungsrändern der beiden sichtbaren Trikuspidalsegel hat, gekennzeichnet. Eine geringgradige Trikuspidalinsuffizienz ist als physiologisch zu bewerten. Im Bereich der Einmündung der V. cava inferior ist häufig eine atemabhängige Turbulenz zu beobachten. Es handelt sich hierbei um den physiologischerweise manchmal turbulenten Einstrom aus der V. cava inferior.

### Apikaler 4-, 5-, 2-, 3-Kammer-Blick: CW-/PW-Doppler

*Mitralklappe.* Zur Erfassung des diastolischen Einstromprofils über der Mitralklappe wird das „sample volume" des PW-Dopplers in Höhe der Mitralsegelspitzen gelegt. Dies kann aus allen apikalen Schnittebenen heraus erfolgen. Bei Sinusrhythmus erfolgt im gesunden Herzen der diastolische Einfluß in den linken Ventrikel in 2 Phasen (Abb. 6-28):

- frühdiastolischer, druckpassiver Einstrom = E-Welle,
- spätdiastolischer Einstrom infolge Vorhofkontraktion = A-Welle.

Die Analyse des diastolischen Mitralprofils kann erfolgen zur Quantifizierung einer Mitralstenose (Bestim-

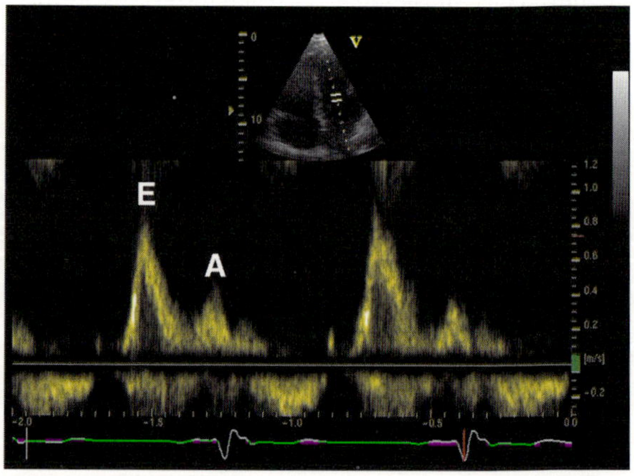


**Abb. 6-28.** Normales PW-Dopplerprofil über der Mitralklappe. E-Welle größer als A-Welle

mung der „pressure half time" mittels CW-Doppler) oder zur Erfassung einer diastolischen Ventrikelfunktionsstörung.

*Aortenklappe/linksventrikulärer Ausflußtrakt.* Für die Doppleruntersuchung zur hämodynamischen Quantifizierung einer Aortenklappenstenose eignen sich von apikal der 5-Kammer-Blick und der 3-Kammer-Blick (apikale lange Achse). Da letzterer die Aortenklappe und Anteile der Aorta ascendens darstellt, fällt es in dieser Projektion oft besonders leicht, den Dopplerstrahl (CW-Doppler) oder das „sample volume" ggf. unter Zuhilfenahme des Farbdopplers an der Flußrichtung auszurichten.

Wichtig ist, daß eine Aortenklappenstenose aus mindestens 2 Anlotungsebenen heraus (möglich sind apikal, rechts-parasternal, suprasternal, subkostal) dopplerechokardiographisch untersucht werden sollte, um die maximale Flußgeschwindigkeit in der Stenose zu bestimmen. Die Berechnung der Aortenklappenöffnungsfläche nach der Kontinuitätsgleichung erfordert die Ermittlung der systolischen Maximalgeschwindigkeit ($V_{max}$ oder alternativ VTI = „velocity time integral", s. Abschn. 6.4.4 „Klappenöffnungsfläche") über der Aortenklappe mittels CW-Doppler (Abb. 6-29) und die Bestimmung der maximalen Strömungsgeschwindigkeit ($V_{max}$ oder VTI) im LVOT mittels PW-Doppler (regionaler Fluß) (Abb. 6-30). Gelegentlich ist es möglich, die prästenotische und die intrastenotische Geschwindigkeit simultan mit einem CW-Profil abzuleiten.

Die eindeutige Differenzierung zwischen systolischem Ausstrom und einer etwaigen Mitralinsuffizienz ist bei der Diagnostik der Aortenklappenstenose und in ganz besonderem Maße bei Verdacht auf hypertroph obstruktive Kardiomyopathie (HOCM) notwendig.

Dies ist zum einen orientierend durch die simultane Kontrolle des B-Bildes, zum anderen durch die Auswertung des Dopplerprofils und des mitlaufenden EKG möglich. Der systolische Ausstrom über LVOT und Aortenklappe beginnt erst nach dem Ende des QRS-Komplexes (verzögert durch die der Austreibungsphase vorangehende isovolumetrische Kontraktion). Dagegen beginnt der gleichgerichtete systolische Reflux über einer inkompetenten Mitralklappe viel früher, nämlich vor Ende von QRS, unmittelbar mit dem Ende des diastolischen Mitralflusses (Abb. 6-31).

Zur genauen Quantifizierung und Lokalisation des intraventrikulären Gradienten bei HOCM empfiehlt sich ein ventrikuläres „mapping" entlang der basalen Anteile des verdickten interventrikulären Septums mittels PW-Doppler. Dies kann im 4-Kammer-Blick oder im 3-Kammer-Blick geschehen. Eine vorangehende Farbdoppler-

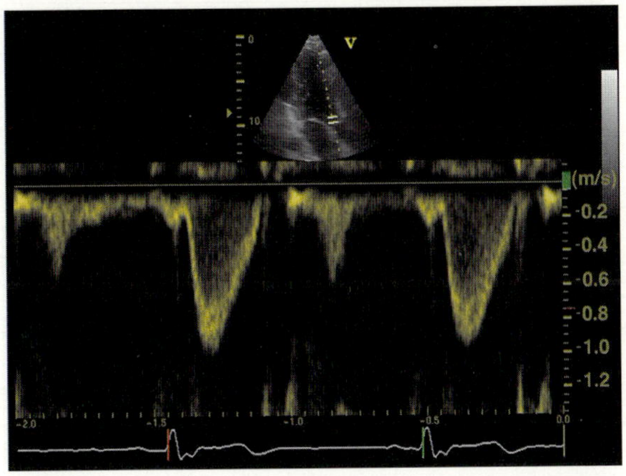


**Abb. 6-30.** PW-Dopplerprofil des Blutströmung im linksventrikulären Ausflußtrakt zur Ermittlung der prästenotischen Geschwindigkeit bei valvulärer Aortenstenose (apikaler 3-Kammer-Blick): $V_{max}$ 0, 95 m/s, VTI 17 cm

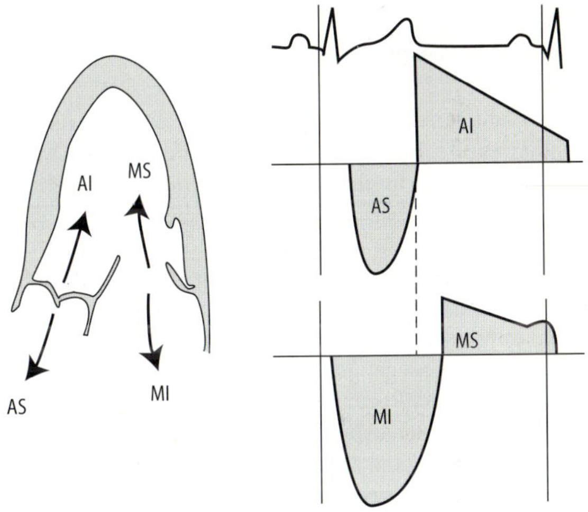


**Abb. 6-31.** Schematische Darstellung der zeitlichen Zuordnung der Flüsse bei verschiedenen Vitien (apikaler 5-Kammer-Blick). Bei der Mitralinsuffizienz *(MI)* beginnt der Fluß deutlich früher in der Systole als bei der Aortenklappenstenose *(AS)*. *MS* Mitralstenose; *AI* Aorteninsuffizienz

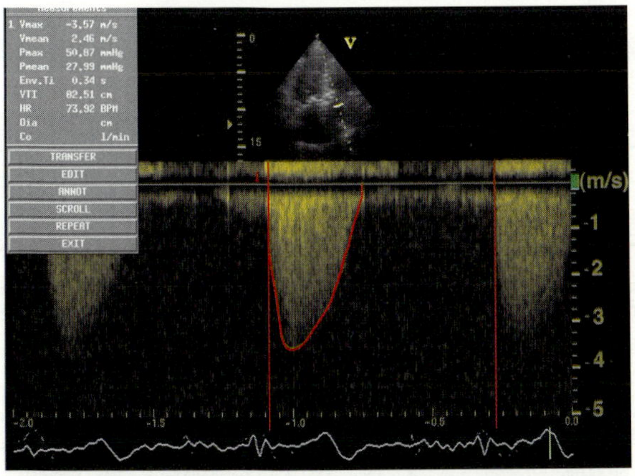


**Abb. 6-29.** CW-Dopplerprofil über der Aortenklappe bei Aortenklappenstenose im apikalen 3-Kammer-Blick. Durch Umfahren der Hüllkurve ergibt sich: $V_{max}$ 3, 6 m/s, $V_{mean}$ 2,5 m/s; $\Delta p_{max}$ 51 mmHg, $\Delta p_{mean}$ 28 mmHg; VTI 83 cm

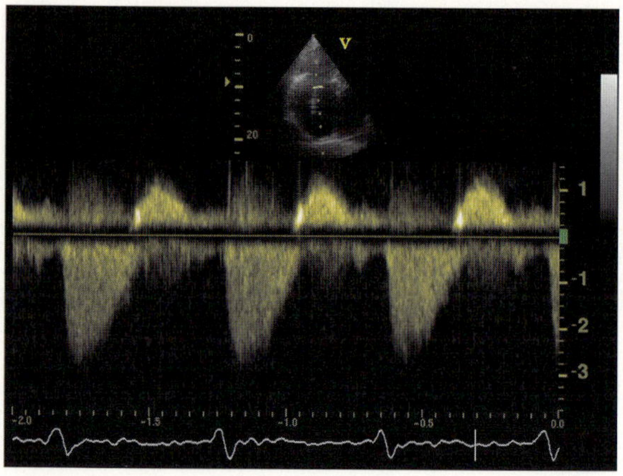


**Abb. 6-32.** CW-Dopplerprofil der Flußgeschwindigkeit über der Trikuspidalklappe bei Trikuspidalinsuffizienz. Zu dem errechneten maximalen systolischen Druckgradienten von etwa 30 mmHg ($V_{max}$ 2,75 mmHg) muß bei diesem Patienten bei bestehender Globalherzinsuffizienz, stehenden Halsvenen und einer Weite der V. cava inferior von 4 cm ein geschätzter rechtsatrialer Druck von etwa 20 mmHg addiert werden, um den pulmonarteriellen Druck abzuschätzen (30 mmHg + 20 mmHg = 50 mmHg). Invasiv wurde ein systolischer pulmonalarterieller Druck von 53 mmHg gemessen

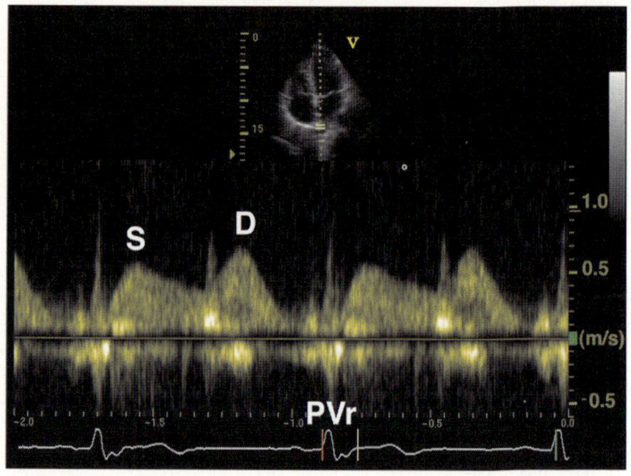


**Abb. 6-33.** Normales PW-Dopplerprofil der rechten oberen Lungenvene im apikalen 4-Kammer-Blick bei einem 23jährigen Probanden. *S* S-Welle (systolisch), *D* D-Welle (diastolisch), *PVr* pulmonalvenöse reverse Welle. Ein S/D-Verhältnis <1 ist bei Jugendlichen und jungen Erwachsenen physiologisch

darstellung erleichtert das Auffinden des maximalen Gradienten im LVOT. Das Dopplerprofil bei HOCM ist gekennzeichnet durch ein spätsystolisches Maximum, weshalb es als „säbelscheidenförmig" beschrieben wird.

*Trikuspidalklappe.* Bei Vorhandensein einer Trikuspidalinsuffizienz kann durch CW-Dopplermessung (Dopplerstrahl durch die Koaptation der beiden darstellbaren Trikuspidalklappensegel gelegt) die systolische Maximalgeschwindigkeit der Regurgitation bestimmt werden. Durch Addition des geschätzten rechtsatrialen Drucks zum errechneten Gradienten über der Trikuspidalis läßt sich der rechtsventrikuläre systolische Druck und damit eine etwaige pulmonale Hypertonie abschätzen (Abb. 6-32).

*Lungenvenen.* Durch die stetig verbesserte Bildqualität des B-Bilds und des Farbdopplers hat in den letzten Jahren die dopplerechokardiographische Darstellung und Quantifizierung des pulmonalvenösen Flusses an Bedeutung gewonnen. Im 4-Kammer-Blick läßt sich die rechte obere Lungenvene häufig schon im B-Bild am Dach des linken Vorhofs gut darstellen. Zur exakten Lokalisation ist die Erfassung des rotkodierten, auf den Schallkopf zukommenden Einstroms in den Vorhof mittels Farbdoppler hilfreich (Abb. 6-27). Für die Ableitung des Pulmonalvenenprofils sollte das „sample volume" etwa 1 cm weit in das Lumen der rechten oberen Lungenvene gelegt werden (Abb. 6-33).

Bedeutung hat die Darstellung des Lungenvenenflusses bei der Quantifizierung der Mitralinsuffizienz, der Abschätzung des linksatrialen Druckes (bzw. des linksventrikulären enddiastolischen Füllungsdrucks) und bei der Diagnostik diastolischer Ventrikel-Funktionsstörungen (s. Absch, 6.4.6 „Diastolische Funktion")

## Subkostales Fenster

### ■ Subkostales Fenster: B-Bild

Über den Standarduntersuchungsgang hinausgehend kann bei begründetem klinischem Verdacht (z. B. Rechtsherzinsuffizienz) im subkostalen Fenster die V. cava inferior dargestellt werden. Die Untersuchung erfolgt hierzu in Rückenlage mit angewinkelten Beinen. Der Schallkopf wird unterhalb des Xiphoids sehr tangential mit etwas Druck aufgesetzt, wobei die Markierung etwa nach 3 Uhr gerichtet ist. Schallkopfnah kommen Leberanteile zur Darstellung, weiter distal eine 4-Kammer-Darstellung des Herzens, proximal die rechten Herzabschnitte und distal die linken (Abb. 6-34).

Zentriert man nun durch einen Schwenk des Schallkopfs auf den rechten Vorhof und dreht ihn dann gegen den Uhrzeigersinn nach etwa 12 Uhr, so ist die Mündung der V. cava inferior zu sehen. Gleichzeitig werden in die Cava mündende Lebervenen sichtbar (Abb. 6-35). Wird der Schallkopf aus der 3-Uhr-Position im Uhrzeigersinn gedreht, ergibt sich ein Kurzachsenschnitt des

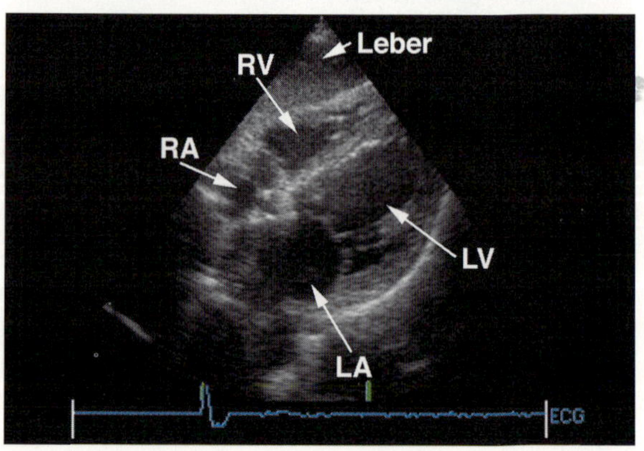


**Abb. 6-34.** Subkostaler 4-Kammer-Blick mit Leberanschnitt

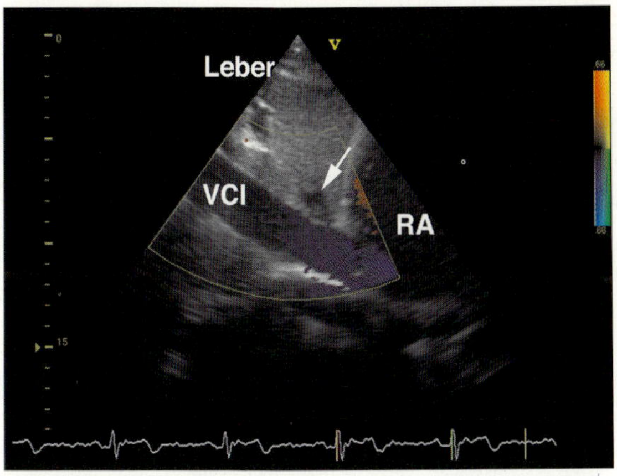


**Abb. 6-35.** Subkostale Darstellung der Mündung der V. cava inferior *(VCI)* in den rechten Vorhof *(RA)*. Die Farbdopplerdarstellung ergibt *blauen*, vom Schallkopf weg gerichteten Fluß aus der V. cava. Ein retrograder Fluß wäre *rot* kodiert. Im Mündungsbereich läßt sich der Anschnitt einer Lebervene abgrenzen (*Pfeil*)

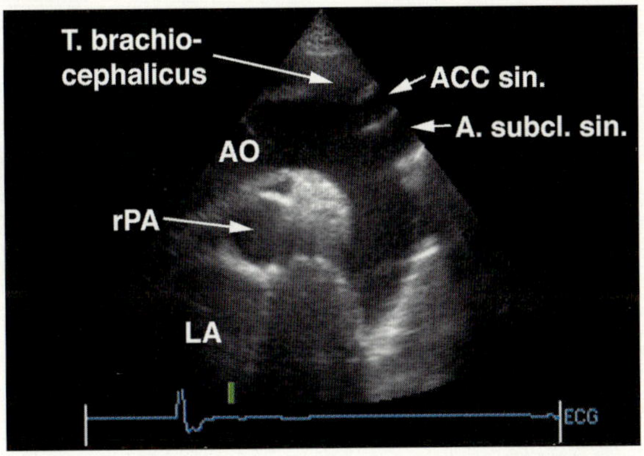


**Abb. 6-36.** Aortenbogen *(AO)* im suprasternalen Fenster. *rPA* rechte Pulmonalarterie, *LA* linker Vorhof, *ACC sin.* A. carotis communis sinistra; *A. subcl. sin.* A. subclavia sinistra

linken Ventrikels. Bei beatmeten Patienten ist dieser Schnitt häufig die einzige Möglichkeit, die linksventrikuläre Funktion zu beurteilen. Das subkostale B-Bild erlaubt Aussagen zu

- einem Perikarderguß (Echo-geführte Perikardpunktion/-drainage),
- der Weite und Atemvariabilität der V. cava inferior,
- der globalen und regionalen linksventrikulären Kontraktion.

**Subkostales Fenster: Farbdoppler**
In der die Mündung der V. cava inferior darstellenden Schnittebene deuten systolische Turbulenzen (gelbgrün) im rechten Vorhof, die bis in die V. cava reichen, auf eine hochgradige Trikuspidalinsuffizienz hin. Diastolische (häufig atemabhängige) Turbulenzen im Mündungsbereich der V. cava inferior sind physiologisch. Das subkostale Fenster ist die einzige Schnittebene, in der das interatriale Septum annähernd horizontal verläuft und somit ein Links-Rechts-Shunt direkt dem Schallkopf entgegenfließt. Bei Verdacht auf einen Vorhofseptumdefekt sollte aus diesem Grund immer die subkostale Farbdopplerdarstellung erfolgen.

#### Suprasternales Fenster

**Suprasternales Fenster: B-Bild**
Nur relativ selten besteht die Indikation zur suprasternalen Anlotung des Herzens. Sie kann herangezogen werden zur Beurteilung der Aorta ascendens, des Aortenbogens einschließlich des Abgangs der großen Halsgefäße, des Anfangsteils der Aorta descendens und der rechten Pulmonalarterie (Abb. 6-36). Die suprasternale Anlotung erfolgt in Rückenlage des Patienten bei leicht nach hinten überstrecktem Kopf. Die Markierung des im Jugulum angekoppelten Schallkopfs zeigt nach etwa 2–3 Uhr. Hilfreich zum Auffinden des Aortenbogens ist häufig die Farbdopplerdarstellung. Beurteilt werden

- die Weite der einsehbaren Anteile der Aorta,
- die Wandstruktur der Aorta (Dissektionsmembran),
- die Weite der rechten Pulmonalarterie bei Verdacht auf Lungenembolie (ggf. auch Vorhandensein eines okkludierenden Thrombus).

**Suprasternales Fenster: CW-/PW-/Farbdoppler**
Die Aorta ascendens ist links im Monitorbild durch rot kodierten und entsprechend die Aorta descendens durch blau kodierten Fluß im Farbdoppler gekennzeichnet. Gelegentlich ist von suprasternal die Darstellung eines persistierenden Ductus Botalli durch ein turbulentes Strömungssignal zwischen Pulmonalarterie und Aorta descendens möglich. Bei Vorliegen einer Aortenisthmusstenose gelingt insbesondere bei jüngeren Patienten durch das Aufsuchen von turbulentem Fluß mittels Farbdoppler und einer daran orientierten CW-Dopplermessung die Bestimmung des Gradienten. Auch bei der Aortenklappenstenose kann bei guter Schallbarkeit von suprasternal der transvalvuläre Gradient mittels CW-Doppler abgeleitet werden.

## 6.3 Bestimmung der linksventrikulären Funktion

### 6.3.1 Regionale Wandbewegungsstörungen

Zur Lokalisation von regionalen Wandbewegungsstörungen ist es notwendig, eine einheitliche Terminologie zur Beschreibung von Wandabschnitten zu verwenden. Dies hat besonders durch die Einführung der Streßechokardiographie in den echokardiographischen Alltag an Bedeutung gewonnen. Hier kann den einzelnen linksventrikulären Wandabschnitten orientierend die Versorgung durch ein Koronargefäß zugeordnet werden. Es wird unterschieden zwischen anteriorem Septum, Vorderwand, Anterolateralwand, Poste-

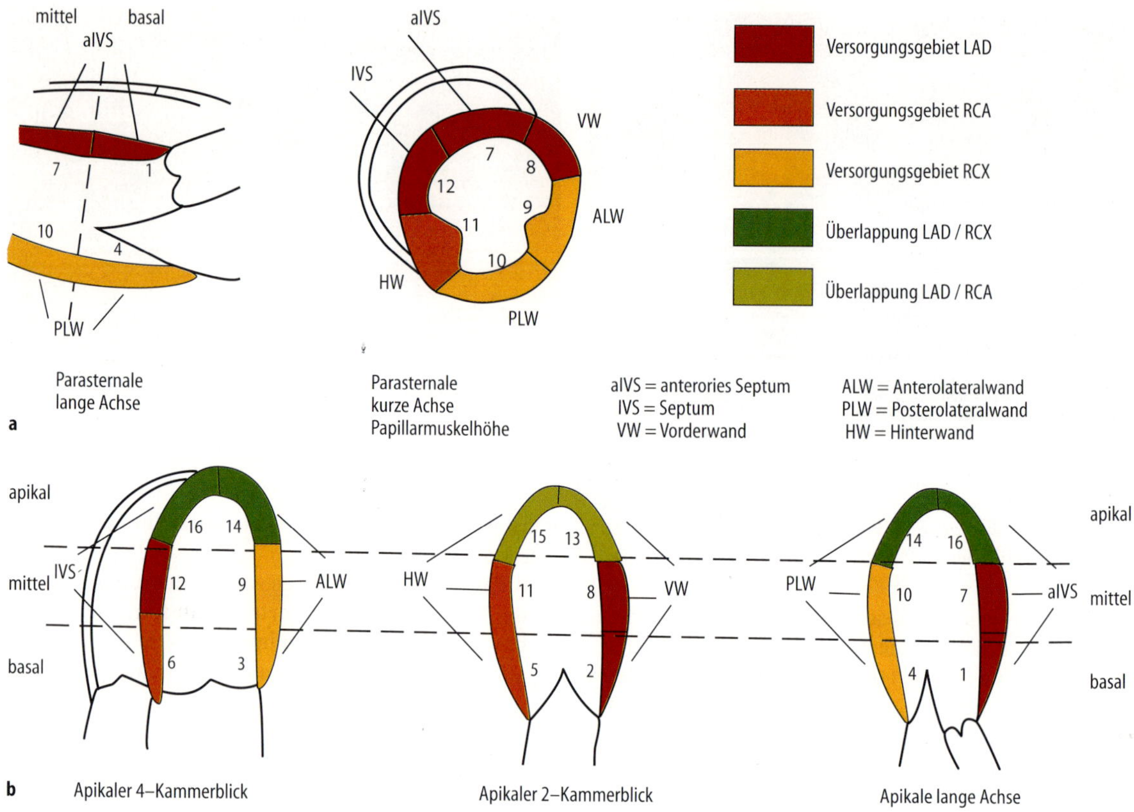


**Abb. 6-37.** Segmenteinteilung des linken Ventrikels a) in basale, mittlere und apikale Segmente und b) in anteriores Septum *(aIVS)*, Septum *(IVS)*, Vorderwand *(VW)*, Anterolateralwand *(ALW)*, Posterolateralwand *(PLW)* und Hinterwand *(HW)*. Die segmentbezogene Koronararterienversorgung und deren Überlappungsbereiche sind als grober Anhalt farblich gekennzeichnet. Zusätzlich ist das numerische Segmentmodell der American Society of Echocardiography angegeben. (Nach Schiller et al. 1989)

rolateralwand, Hinterwand und inferiorem Septum. Je nach Entfernung zur AV-Klappenebene spricht man von basalen, mittleren oder apikalen Wandanteilen (Abb. 6-37).

Nach dieser Einteilung lassen sich theoretisch 6×3 verschiedene Segmente des linken Ventrikels definieren. Gemäß den Empfehlungen der American Society of Echocardiography werden apikal nur das Septum, die Vorderwand, die Anterolateralwand und die Hinterwand beschrieben, so daß durch Zusammenfassung von anteriorem Septum und inferiorem Septum zum einem und Zusammenfassung von apikaler Hinterwand und apikaler Posterolateralwand zum anderen insgesamt nicht 18, sondern 16 Segmente definiert sind (16-Segment-Modell des linken Ventrikels).

Klassifiziert man die 16 Segmente im Hinblick auf ihr Kontraktionsverhalten

1 Normokinesie,
2 Hypokinesie,
3 Akinesie,
4 Dyskinesie,
5 Aneurysma (Abb. 6-38)

und dividiert die Summe der Kontraktionsbewertungen durch die Anzahl der beurteilbaren Segmente (im Idealfall 16), erhält man den sog. Wandbewegungsindex oder „wall motion score index" (WMSI).

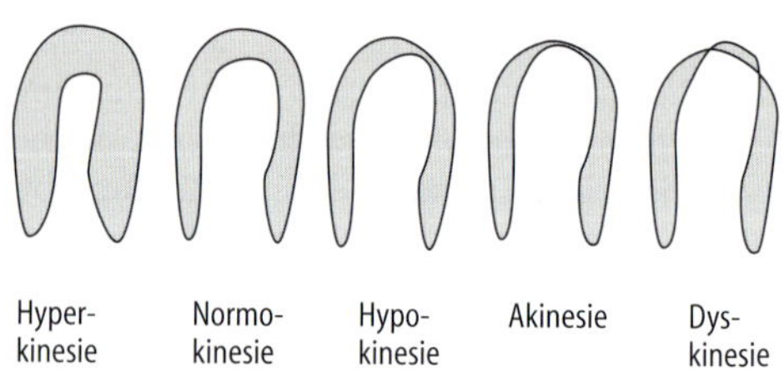


**Abb. 6-38.** Beschreibung des regionalen Kontraktionsverhaltens

## 6.3.2 Globale systolische Funktion

### Fractional Shortening

Das „fractional shortening" (FS, fraktionelle Verkürzung oder Verkürzungsfraktion) ist ein methodisch einfach zu erhebender Parameter der systolischen Funktion. Der nach der Formel

$$FS = (LVEDD - LVESD)/LVEDD$$

meist schon von der Auswertesoftware des Ultraschallgerätes berechnete Wert sollte bei normaler globaler

Pumpfunktion größer als 25% sein. Entscheidende Limitation dieses Parameters ist, daß vom Kontraktionsverhalten des basalen anterioren Septums und der basalen Posterolateralwand auf die Funktion des gesamten Ventrikels geschlossen wird. Damit ist seine Anwendung sinnvoll bei Herzerkrankungen, die den gesamten Ventrikel uniform betreffen, nicht aber beim Vorhandensein segmentaler Kontraktionsstörungen.

#### ES-Abstand

Ein orientierender, indirekter Hinweis auf ein niedriges Herzzeitvolumen kann der Abstand zwischen dem E-Punkt der Mitralklappenbewegung und dem systolisch einwärts bewegten Septum (ES-Abstand) im parasternalen M-Mode Echokardiogramm sein (Abb. 6-16). Dieser Abstand sollte bei global normaler linksventrikulärer Funktion kleiner als 1 cm sein, wenn in streng vertikaler Richtung gemessen wird. Nicht anwendbar ist dieser Parameter bei Vorliegen einer Mitralstenose (eingeschränkte Mitralsegelbeweglichkeit) und Aorteninsuffizienz (diastolischer Reflux entlang des anterioren Mitralsegels).

#### Ejektionsfraktion

Mit Ejektionsfraktion wird das Auswurfvolumen in Prozent des enddiastolischen linksventrikulären Volumens bezeichnet. Die von vielen Geräten auf dem Boden von M Mode-Daten nach Teichholz errechnete Ejektionsfraktion (EF) hat sich für wissenschaftliche wie auch für klinische Fragestellungen nicht bewährt und sollte nicht als „Ejektionsfraktion“ auf dem Befundbericht erscheinen.

Die „American Society of Echocardiography“ empfiehlt zur Volumetrie aus dem zweidimensionalen Bild die „modified Simpsons rule“ (biplane Scheibchensummationsmethode), die sich in vielen Studien, gemessen am traditionellen „golden standard“ Radionuklidventrikulographie, bewährt hat. Der irregulären Form des linksventrikulären Kavums wird dadurch Rechnung getragen, daß der Ventrikel rechnerisch mit einer bestimmten Anzahl paralleler Scheibchen gleicher Dicke ausgefüllt wird. Die Fläche der einzelnen Scheibchen wird definiert durch per Hand oder neuerdings auch rechnergestützt („automated border detection“) nachgezeichnete Endokardkonturen im 4-Kammer-Blick und, im 90°-Winkel dazu, im 2-Kammer-Blick. Somit wird jedes Scheibchen als flacher Zylinder mit elliptischem Querschnitt aufgefaßt. Durch Summation der Scheibchenvolumina erhält man das diastolische und systolische Ventrikelvolumen. Hieraus kann nach

$$EF=(EDV-ESV)/EDV \cdot 100\%$$

die Ejektionsfraktion (EF) errechnet werden, wobei EDV für das enddiastolische Volumen und ESV für das endsystolische Volumen steht. Die notwendige Auswertesoftware für die einfache Anwendung der biplanen Scheibchensummationsmethode ist in den meisten modernen Echokardiographiegeräten verfügbar.

Voraussetzung für alle aus dem B-Bild abgeleiteten Volumenberechnungen ist eine Bildqualität, die es (dem Untersucher oder dem Rechner) erlaubt, die Endokardgrenzen nachzuzeichnen.

Einschränkend muß bei allen Versuchen, echokardiographisch erhobene Befunde zu quantifizieren, betont werden, daß die Echokardiographie letztlich eine qualitativ beurteilende oder allenfalls semiquantitative Untersuchungsmethode ist. Sie ist somit in hohem Maße von der Erfahrung des Untersuchers abhängig. Der erfahrene Untersucher beurteilt die linksventrikuläre Funktion unter Einbeziehung von indirekten Hinweisen wie der Öffnungsbewegung der Mitralklappe (ES-Abstand), der Öffnungsbewegung und -zeit der Aortenklappe, der Größe des Ventrikels oder Vorhandensein eines volumenbelastenden Vitiums. In einigen Studien konnte belegt werden, daß die visuelle Abschätzung der Ejektionsfraktion durch erfahrene Untersucher gute Korrelationen mit angiographischen und radionuklidventrikulographischen Messungen ergeben (Stamm et al. 1982; Amico et al. 1989). Für wissenschaftliche Studien allerdings ist die visuelle Klassifikation meist unbrauchbar.

Die Deutsche Gesellschaft für Kardiologie (Erbel et al. 1997) empfiehlt, die linksventrikuläre Globalfunktion nach den Kategorien „normal“, „hyperdynam“, „leicht eingeschränkt“ und „stark eingeschränkt“ zu klassifizieren. Eine visuell abgeschätzte und nicht volumetrisch gemessene Ejektionsfraktion muß im Befundbericht eindeutig als solche gekennzeichnet sein.

Das Herzzeitvolumen ist das Produkt aus Schlagvolumen und Herzfrequenz. Das Schlagvolumen wird entweder durch die oben beschriebene Volumetrie im 2D-Bild oder mit Hilfe der Dopplerechokardiographie über das Geschwindigkeits-Zeit-Integral und den Durchmesser des linksventrikulären Ausflußtrakts bestimmt (siehe „Hämodynamik“).

## 6.4 Hämodynamik

Verschiedene hämodynamische Parameter müssen heute nicht mehr über invasive Kathetertechniken bestimmt werden. Die Möglichkeiten der nichtinvasiven Bestimmung basieren auf der Einführung der Dopplertechnik in die Echokardiographie, insbesondere auf der simultanen Darstellung von B-Bild und Dopplersignal. Dabei darf aber nicht außer acht gelassen werden, daß auch das B-Bild und die M-Mode-Ableitung indirekte Hinweise auf eine hämodynamisch relevante Funktionsstörung geben können (Tabelle 6-4).

### 6.4.1 Bernoulli-Gleichung

Ausgehend vom Phänomen des Doppler-Shifts mißt die Dopplerechokardiographie Blutströmungsgeschwindigkeiten in den Herzkammern und in den großen

Tabelle 6-4. Morphologische Zeichen hämodynamischer Störungen. (Mod. nach Oh et al. 1994)

| M-Mode/2D-Befund | Hämodynamische Störung |
|---|---|
| „Flattern" der Mitralklappe, Einschränkung der Öffnungsbewegung | Aortenklappeninsuffizienz |
| Mesosystolische Schließungsbewegung der Aortenklappe | Dynamische Obstruktion des LVOT |
| mesosystolischer Pulmonalklappenschluß | Pulmonale Hypertonie |
| Dilatierter RV und septal von rechts imprimierter LV (D-Form) endsystolisch | Erhöhter systolischer RV-Druck (Druckbelastung) |
| Erweiterung und fehlende Atemvariabilität der V. cava inferior | Erhöhter RA-Druck |
| Permanente Vorwölbung des interatrialen Septums in Richtung | |
| – RA | Erhöhter LA-Druck |
| – LA | Erhöhter RA-Druck |
| Diastolische Verkleinerung oder Kollaps von RA und RV | Perikardtamponade |

Gefäßen. Aus Blutströmungsgeschwindigkeiten können mittels der vereinfachten Bernoulli-Gleichung

$$\text{Druckgradient } dP = 4 \cdot (V_2)^2$$

Druckgradienten errechnet werden, wobei $V_2$ die maximale intrastenotische Geschwindigkeit ist. $V_1$, die maximale Geschwindigkeit proximal einer Stenose, die prästenotische Strömungsbeschleunigung und die visköse Reibung (Parameter der nicht vereinfachten Bernoulli-Gleichung) können in den meisten klinischen Situationen vernachlässigt werden. Eine erwähnenswerte Ausnahme hiervon ist eine subaortale Strömungsbeschleunigung mit Werten >1 m/s. Die vereinfachte Bernoulli-Gleichung würde bei gleichzeitig vorliegender Aortenklappenstenose zu einer Überschätzung des Gradienten an der Aortenklappe führen.

### 6.4.2 Schlagvolumen und Herzminutenvolumen

Ein Strömungsvolumen ganz allgemein errechnet sich aus dem Produkt der durchströmten Fläche, der Strömungsgeschwindigkeit und der Dauer der Strömung. Da die Strömungsgeschwindigkeit sich während einer Auswurfperiode ändert, müssen die einzelnen Geschwindigkeiten des Dopplerspektrums summiert, d. h. integriert werden, um den Gesamtfluß während der Auswurfperiode zu bestimmen. Die Summe der Geschwindigkeiten wird Geschwindigkeits-Zeit-Integral genannt („velocity time integral", VTI) und wird von der Auswertesoftware des Geräts bestimmt auf dem Boden der manuell oder neuerdings auch automatisch umfahrenen Hüllkurve des Dopplerspektrums. Das Schlagvolumen (SV) errechnet sich somit aus dem Produkt von durchströmter Fläche (A) und Geschwindigkeits-Zeit-Integral (VTI).

$$\text{Schlagvolumen} = A \cdot VTI,$$

wobei die Bestimmung der durchströmten Querschnittfläche A anhand der Durchmesserbestimmung (D) des betreffenden Herz- oder Gefäßabschnittes und die Umrechnung auf die Fläche entsprechend

$$A = (D/2)^2 \cdot \pi = D^2 \cdot 0{,}785$$

erfolgt. Hierbei wird vereinfachend eine kreisrunde Querschnittsfläche angenommen. Das Herzminutenvolumen erhält man durch Multiplikation des Schlagvolumens mit der Herzfrequenz HF:

$$\text{Herzminutenvolumen} = A \cdot VTI \cdot HF.$$

Praktisch wird das Schlagvolumen über das Strömungsvolumen im linksventrikulären Ausflußtrakt bestimmt. Im 2D-Bild oder im M-Mode (parasternale Längsachse) wird die systolische Weite des Aortenrings (Ansatz der rechtskoronaren und akoronaren Tasche – Innendurchmesser) gemessen. Das korrekte Ausmessen des Aortenklappenrings (ggf. Mittelung aus mehreren Werten) ist von entscheidender Bedeutung, da bereits geringe Abweichungen wegen des Quadrierungsschrittes bei der Flächenberechnung zu einer drastischen Verzerrung der Volumenberechnung führen können. Das „sample volume" des PW-Dopplers wird entweder im 5-Kammer-Blick oder in der apikalen langen Achse in Höhe des Aortenklappenrings positioniert (bei Aortenklappenstenose 5 mm proximal davon) und mit Hilfe der Auswertesoftware die VTI als die Summe der Geschwindigkeiten (cm/s) während der Auswurfzeit (s) errechnet.

Bei Kompetenz der Klappen und fehlenden intrakardialen Shunt-Verbindungen kann die Bestimmung des Schlagvolumens nicht nur im linksventrikulären Ausflußtrakt, sondern prinzipiell auch an der Pulmonalklappe sowie den Atrioventrikularklappen erfolgen.

Die meßtechnischen Voraussetzungen sind allerdings an Mitralklappe, Trikuspidalklappe und Pulmonalklappe ungünstiger als im linksventrikulären Ausflußtrakt. Dennoch wird durch die Tatsache, das Schlagvolumen grundsätzlich an verschiedenen anatomischen Orten bestimmen zu können, die Möglichkeit eröffnet, die Regurgitationsfraktion bei einer Herzklappeninsuffizienz wie auch das Ausmaß intrakardialer Kurzschlußverbindungen zu berechnen. So errechnet sich die Regurgitationsfraktion im Falle eines Patienten mit Mitralinsuffizienz aus der Differenz von diastolischem transmitralem Einstrom und effektivem aortalem Auswurf. Beim Vorhofseptumdefekt läßt sich das Shuntvolumen oder das Shunt-Verhältnis $Q_p/Q_s$ aus dem Pulmonal- und Aortenfluß (in RVOT und LVOT) abschätzen.

Die Bestimmung der vorgenannten Größen ist sicherlich nicht Bestandteil einer echokardiographischen „Standarduntersuchung", sondern bedarf einer gezielten Fragestellung. Voraussetzung für einen sinnvollen Einsatz sind zum einen gute Schallbedingungen zur Bestimmung der jeweiligen Durchmesser und zur Ableitung des Dopplerspektrums und zum anderen viel praktische Übung, die v. a. durch die Validierung der ermittelten Meßwerte im Vergleich mit der invasiven Diagnostik gewonnen werden kann.

## 6.4.3 Druckgradienten

Eine dopplerechokardiographisch bestimmte Blutströmungsgeschwindigkeit spiegelt die Geschwindigkeit zum Zeitpunkt der Maximalgeschwindigkeit wider. Man spricht hier von einer instantanen („momentbezogenen") Messung und dementsprechend von einem daraus errechneten maximalen instantanen Gradienten. Demgegenüber wird invasiv meist der Peak-to-peak-Gradient bestimmt, der sich im Falle der Aortenklappenstenose aus der Differenz zwischen maximalem linksventrikulärem Druck und dem maximalen systolischen Aortendruck ergibt. Diese Druckdifferenz ist nicht instantan, da der maximale Aortendruck mit deutlicher zeitlicher Verzögerung gegenüber dem maximalen linksventrikulären Druck erreicht wird. Als Konsequenz wird der invasiv gemessene Gradient immer kleiner als der dopplerechokardiographisch bestimmte sein.

Idealerweise müßte sowohl im Katheterlabor als auch im Echokardiographielabor der mittlere Gradient als der Durchschnitt der Druckgradienten über die gesamte Flußzeit angegeben werden. Dazu ist allerdings die invasive simultane Druckmessung im linken Ventrikel und in der Aorta notwendig. Es konnte gezeigt werden, daß auch der mit der echokardiographischen Auswertesoftware nach Umfahren der Dopplerspektrumhüllkurve bestimmte mittlere Gradient gut mit dem invasiv gemessenen Peak-to-peak-Gradienten korreliert. Dopplerechokardiographisch gewonnene Druckgradienten korrelieren insgesamt gut mit invasiv gemessenen Gradienten im linken oder rechten Ausflußtrakt, über einer Mitralstenose und einer Pulmonalarterienstenose sowie über Klappenprothesen.

## 6.4.4 Klappenöffnungsfläche

### Kontinuitätsgleichung

Die Kontinuitätsgleichung besagt, daß durch jeden Querschnitt einer durchströmten Röhre die gleiche Flüssigkeitsmenge fließt. Je enger der Querschnitt der Röhre, um so höher ist die Strömungsgeschwindigkeit. Anders gesagt, der Fluß (Querschnittsfläche × Geschwindigkeit) ist proximal und distal einer Stenose gleich („was hereinfließt, muß auch wieder herauskommen"). Das Produkt aus Querschnittfläche $A_1$ und Geschwindigkeits-Zeit-Integral $VTI_1$ vor der Stenose muß demnach gleich dem Produkt aus der Querschnittsfläche $A_2$ und dem Geschwindigkeits-Zeit-Integral $VTI_2$ in der Stenose sein (Abb. 6-39):

$$A_1 \cdot VTI_1 = A_2 \cdot VTI_2.$$

Das VTI vor der Stenose wird mit dem PW-Doppler (regionaler Fluß) und in der Stenose mit dem CW-Doppler (hohe Geschwindigkeit bzw. Maximalgeschwindigkeit) bestimmt. Die Fläche $A_1$ erhält man bei guten Schallbedingungen durch Planimetrie der prästenotischen Querschnittsfläche oder auf dem Boden des im B-Bild oder M-Mode gemessenen Durchmessers (D) der prästenotischen Querschnittfläche nach

$$A = (D/2)^2 \cdot \pi = D^2 \cdot 0{,}785.$$

Insgesamt ergibt sich für die Berechnung einer Klappenöffnungsfläche $A_2$:

$$A_2 = A_1 \cdot \frac{VTI_1}{VTI_2}.$$

Für die Berechnung der Aortenklappenöffnungsfläche (AÖF) nach der Kontinuitätsgleichung heißt dies konkret

$$AÖF = D^2_{LVOT} \cdot 0{,}785 \cdot \frac{VTI_{LVOT}}{VTI_{Aorta}}.$$

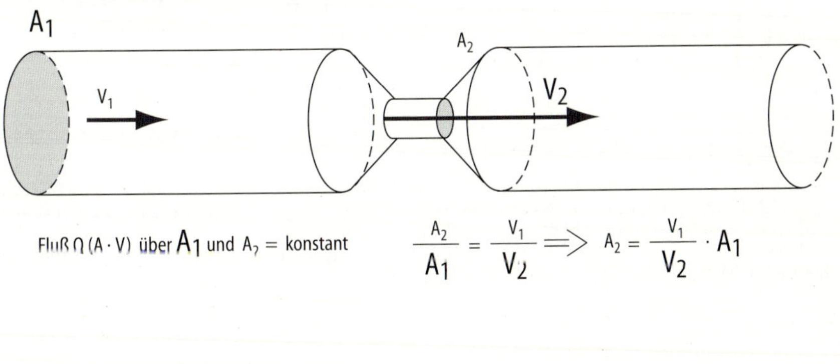


**Abb. 6-39.** Schematische Darstellung zur Anwendung der Kontinuitätsgleichung. Vereinfachend steht V statt VTI für die Flußgeschwindigkeit (s. Text)

Das Schlagvolumen in der Stenose muß danach genauso groß sein wie das unmittelbar proximal der Klappe im Ausflußtrakt. Da die Flußdauer im LVOT und über die Aortenklappe gleich ist, ist der Quotient der Geschwindigkeits-Zeit-Integrale etwa gleich dem Quotienten der maximalen Geschwindigkeiten. Aus diesem Grund kann die Kontinuitätsgleichung vereinfacht werden, wodurch allerdings praktisch nur das Umfahren der Hüllkurve entfällt.

$$\text{AÖF} = D^2_{LVOT} \cdot 0{,}785 \cdot \frac{V_{LVOT}}{V_{Aorta}}.$$

Um tatsächlich die Maximalgeschwindigkeit zu erfassen, muß das intrastenotische Strömungsprofil von möglichst vielen Schallwandlerpositionen (apikaler 5-Kammer-Blick, apikale lange Achse, rechts-parasternal in Rechtsseitenlage, subkostal, suprasternal) aus aufgezeichnet werden. Mindestens zwei verschiedene Positionen (präferentiell apikal und rechts parasternal) sind obligatorisch. Dadurch wird erreicht, den tatsächlichen Winkelfehler auch eines exzentrisch verlaufenden Stenosejets möglichst klein zu halten. Dopplerechokardiographische Fehlbestimmungen der Aortenklappenöffnungsfläche beruhen meist auf einer unzureichenden Abgrenzbarkeit des Geschwindigkeit-Zeit-Spektrums, auf der unpräzisen Bestimmung der Dimension des linksventrikulären Ausflußtrakts und einer Verwechslung des aortalen Strömungssignals mit einem Mitralinsuffizienzjet.

**Druckabfallhalbwertszeit**

Mit Hilfe der Druckabfallhalbwertszeit („Pressure-Half-Time" PHT) kann in Ergänzung zur Planimetrie in der parasternalen kurzen Achse (B-Bild) die Öffnungsfläche einer Mitralstenose (MÖF) bestimmt werden. Sie ist die Zeit in Millisekunden, in der der frühdiastolische Druckgradient zwischen linkem Vorhof und linkem Ventrikel auf die Hälfte seines ursprünglichen Wertes absinkt. Dies ist nicht zu verwechseln mit der Zeit, in der die Geschwindigkeit des diastolischen Flusses auf die Hälfte abgesunken ist, da zwischen der Geschwindigkeit und dem über die Bernoulli-Gleichung errechneten Druckgradienten keine lineare Beziehung besteht (Abb. 6-40).

Empirisch wurde gefunden, daß die PHT bei einer MÖF von 1,0 $cm^2$ bei 220 ms liegt. Bei noch längerem Zeitbedarf ist die MÖF kleiner. Es gilt die Formel

$$\text{MÖF} = 220/\text{PHT}\ (\text{cm})^2$$

Die Bestimmung der MÖF erfolgt über die Auswertesoftware des Echokardiographiegerätes, indem eine Tangente an den diastolischen Geschwindigkeitsabfall der E-Welle im Dopplerspektrum angelegt wird. Die Druckabfallhalbwertszeit und die Mitralöffnungsfläche werden dann automatisch berechnet.

## 6.4.5 Intrakardiale Drücke

Die Geschwindigkeit eines Klappeninsuffizienz-Jets repräsentiert den Drucksprung über der Klappe und kann aus diesem Grund zur Bestimmung intrakardialer Drücke herangezogen werden. Klinische Bedeutung hat dies v. a. bei der Abschätzung des rechtsventrikulären systolischen Druckes und damit auch des systolischen Pulmonalarteriendruckes. Die Geschwindigkeit eines Trikuspidalinsuffizienz-Jets, gemessen mit dem CW- oder PW-Doppler, spiegelt den systolischen Druckunterschied zwischen rechtem Ventrikel und rechtem Vorhof wieder.

Über die Bernoulli-Gleichung wird zunächst die gemessene Maximalgeschwindigkeit in einen Druckgradienten umgerechnet. Zu dem errechneten Gradienten muß in einem zweiten Schritt der geschätzte rechtsatriale Druck addiert werden, da der Regurgitations-Jet, bildlich gesprochen, vom rechtsatrialen Druck „gebremst", also vermindert wird. Vorausgesetzt es liegt keine Obstruktion des rechtsventrikulären Ausflußtrakts vor, so ist der systolische pulmonalarterielle Druck gleich dem errechneten rechtsventrikulären systolischen Druck (Tabelle 6-5).

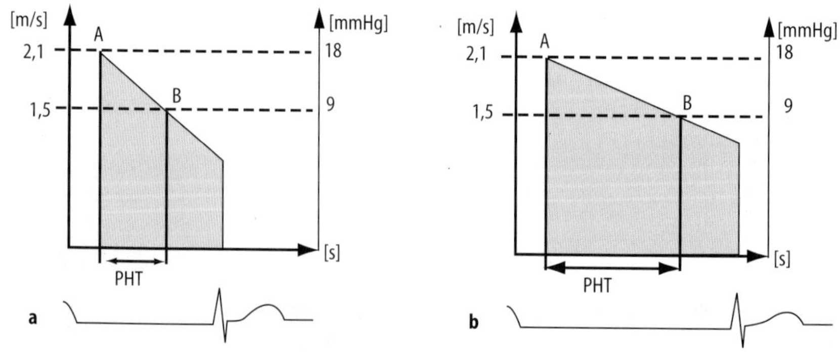


**Abb. 6-40a, b.** Berechnung der Druckabfallhalbwertszeit („pressure-half-time"; PHT) durch Anlegen einer Tangente an den diastolischen Geschwindigkeitsabfall der E-Welle. Die Mitralstenose ist bei **a** weniger ausgeprägt als bei b, weil die PHT bei **b** deutlich länger ist. Die maximale Geschwindigkeit und die dem halben Druck entsprechende Geschwindigkeit sind gleich. Durch Integration aller instantanen Geschwindigkeiten (Umfahren der Hüllkurve) wird sich in **b** eine höhere mittlere Geschwindigkeit und hieraus ein größerer mittlerer Druckgradient ergeben

**Tabelle 6-5.** Dopplerabschätzung intrakardialer Drücke. (Mod. nach Oh et al. 1994)

| Meßwert | Abschätzung |
|---|---|
| $[(V_{max}$ Trikuspidalinsuffizienz$)^2 \cdot 4]$ + geschätzter RA-Druck | – Systolischer rechtsventrikulärer Druck,<br>– Systolischer pulmonalarterieller Druck |
| [(Enddiastolische Geschwindigkeit Pulmonalinsuffizienz$)^2 \cdot 4]$ + + geschätzter RVEDP (= RA-Druck) | Enddiastolischer pulmonalarterieller Druck |
| SBP – $[(V_{max}$ Mitralinsuffizienz$)^2 \cdot 4]$ | Linksatrialer Druck (LVEDP) |
| DBP – [(enddiastolische Geschwindigkeit Aorteninsuffizienz$)^2 \cdot 4]$ | Enddiastolischer linksventrikulärer Druck |

*RA* rechtsatrial; *RVEDP* rechtsventrikulärer enddiastolischer Füllungsdruck; *LVEDP* linksventrikulärer enddiastolischer Füllungsdruck; *SBP* (invasiv gemessener) systolischer Blutdruck; *DBP* (invasiv gemessener) diastolischer Blutdruck.

Dementsprechend kann auch der pulmonalarterielle enddiastolische Druck durch Addition des enddiastolischen Druckgradienten einer Pulmonalklappeninsuffizienz mit dem rechtsventrikulären enddiastolischen Druck (gleich dem geschätzten rechtsatrialen Druck) abgeschätzt werden.

Die Geschwindigkeit eines Mitralinsuffizienz-Jets läßt auf die systolische Druckdifferenz zwischen dem linken Ventrikel und dem linken Vorhof rückschließen. Ist der systolische Blutdruck bekannt (z. B. durch invasive Messung auf der Intensivstation), so läßt sich aus der Differenz von systolischem Blutdruck und dem Gradienten über der Mitralklappe der linksatriale Druck abschätzen. Genauso läßt sich durch die Differenz des diastolischen Blutdrucks und des enddiastolischen Druckgradienten über der Aortenklappe bei Vorliegen einer Aortenklappeninsuffizienz auf den linksventrikulären enddiastolischen Füllungsdruck (LVEDP) rückschließen. Die klinisch häufig hilfreiche Abschätzung des LVEDP kann auch mittels diastolischen Füllungsparametern des mitralen Einstroms und des Pulmonalvenenflusses erfolgen.

## 6.4.6 Diastolische Funktion

Bei etwa 1/3 aller Patienten mit der klinischen Diagnose einer Herzinsuffizienz findet sich keine Einschränkung der systolischen Funktionsparameter. Es ist davon auszugehen, daß bei einem Großteil dieser Patienten eine diastolische Funktionsstörung vorliegt, und daß alle Patienten mit einer systolischen Funktionsstörung auch eine diastolische Dysfunktion aufweisen. Pathophysiologisch spricht man von einer diastolischen Dysfunktion, wenn eine ausreichende Füllung des linken Ventrikels nur unter Inkaufnahme eines erhöhten linksatrialen und damit pulmonalkapillären Druckniveaus erfolgen kann.

Auf dem Boden echokardiographischer Parameter, insbesondere dopplerechokardiographischer Parameter, kann zwar nicht „die diastolische Funktion" beschrieben und schon gar nicht quantifiziert werden, aber es kann auf dem Boden des beschreibbaren Füllungsverhaltens des linken Ventrikels eine Abschätzung der diastolischen Funktion vorgenommen werden. Diese Abschätzung ist deshalb von großer klinischer Relevanz, weil die zur Beschreibung von Druck-Volumen-Beziehungen ansonsten notwendige Herzkatheteruntersuchung sehr aufwendig ist und sich für die klinische Routine und Verlaufskontrollen nicht eignet (Flachskampf 1998).

Hinweise auf eine diastolische Funktionsstörung im B-Bild können eine linksventrikuläre Hypertrophie, eine systolische Funktionsstörung, eine Vergrößerung des linken Vorhofs oder ein Perikarderguß sein.

### Mitralflußprofil

Das Füllungsverhalten wird dopplerechokardiographisch über das mitrale Einstromprofil beurteilt. Hierzu wird in einer apikalen Schnittebene die Meßzelle des gepulsten Dopplers zwischen die Spitzen der Mitralsegel gelegt. Im Dopplerspektrum, das grundsätzlich mit einer Geschwindigkeit von 100 mm/s geschrieben sein sollte, kann die frühdiastolische Füllungsphase (E-Welle) von der spätdiastolischen Füllungsphase (A-Welle) infolge Vorhofkontraktion abgegrenzt werden. Bestimmt werden hieraus (Abb. 6-41):

- Verhältnis der Maximalgeschwindigkeiten von E- und A-Welle,
- Dezelerationszeit der E-Welle (Zeit vom Erreichen der Maximalgeschwindigkeit bis zur Kreuzung mit der Nullinie einer an die Dezeleration angelegten Tangente),
- isovolumetrische Relaxationszeit (Zeit vom Aortenklappenschluß bis zur Mitralklappenöffnung, gemessen mit CW- oder PW-Doppler zwischen Ein- und Ausflußtrakt),
- Dauer der A-Welle.

Eine entscheidende Einschränkung bei der Erhebung diastolischer Funktionsparameter besteht bei Patienten mit Vorhofflimmern. Durch den Wegfall der Vorhofkontraktion und die Variabilität der frühsystolischen Vorhoffüllung ist eine Schweregradbestimmung der diastolischen Funktionsstörung hier nicht möglich. Ganz allgemein muß sich der Untersucher darüber im Klaren sein, daß nicht nur das Vorliegen einer Relaxationsstörung oder einer Compliancestörung zu einer Abwei-

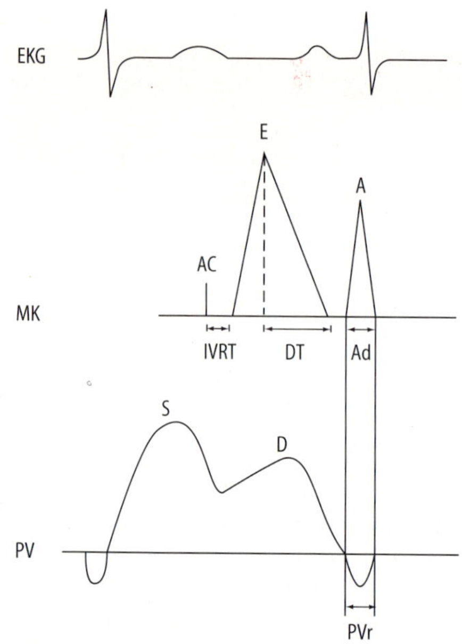


**Abb. 6-41.** Schema zur Bestimmung der für die Untersuchung der diastolischen Funktion wichtigen dopplerechokardiographischen Parameter am Beispiel eines schematisierten Normalbefundes. Mitralklappenflußprofil *(MK): E* E-Welle; *A* A-Welle; *AC* Aortenklappenschluß; *IVRT* isovolumetrische Relaxationszeit; *DT* Dezelerationszeit; *Ad* Dauer der A-Welle. Pulmonalvenöses Flußprofil *(PV): S* S-Welle; *D* D-Welle; *PVr* reverse pulmonalvenöse Welle

chung vom „Normalen" (Tabelle 6-6) führen kann, sondern daß die zu beurteilenden Strömungsgeschwindigkeiten und -zeiten von Alter, Herzfrequenz und auch der Nachlast abhängig sind. Aus diesem Grund können die hier orientierend angegebenen Normbereiche weder bei Jugendlichen und jungen Erwachsenen noch bei Tachykardie zur Anwendung kommen.

## Relaxationsstörung

Ein E/A-Verhältnis <1 deutet auf eine Relaxationsstörung als klinisch frühe Form der diastolischen Funktionsstörung hin. In der Regel verlängern sich gleichzeitig die isovolumetrische Relaxationszeit und die Dezelerationszeit.

## Pseudonormalisierung

Unter Pseudonormalisierung versteht man die Normalisierung des transmitralen Flußmusters bei Erhöhung des pulmonalkapillären und linksatrialen Druckes. Auch Dezelerationszeit und isovolumetrische Relaxationszeit normalisieren sich, wenngleich die hämodynamische Situation einer im Vergleich zur alleinigen Relaxationsstörung fortgeschrittenen diastolischen Funktionsstörung entspricht. Dieses Phänomen hat die Methode der (doppler)-echokardiographischen Abschätzung der diastolischen Funktion in Mißkredit gebracht. Die Pseudonormalisierung als Relaxationsstörung und beginnende Restriktion kann vom tatsächlich normalen Füllungsprofil auf 2 Arten unterschieden werden. Zum einen kann versucht werden, die Relaxationsstörung durch Valsalva-Manöver (Vorlastsenkung) zu demaskieren. Das pseudonormale E>A wird dadurch vorübergehend zu E<A. Eine ganz wesentliche Hilfe zur Unterscheidung pseudonormal/normal ist das pulmonalvenöse Flußprofil der Füllung des linken Vorhofs. Es kann von apikal in der rechten oberen Lungenvene 5–10 mm stromaufwärts abgeleitet werden. Das Auffinden des geeigneten Ableitungsortes wird häufig ganz wesentlich durch die Darstellung des pulmonalvenösen Flusses im Farbdoppler erleichtert (Abb. 6-27). Die zusätzliche Verwendung eines lungengängigen Echo-Kontrastverstärkers ist bei nicht eindeutig abgrenzbarem Dopplerspektrum empfehlenswert. Unterschieden wird zwischen (manchmal 2-gipfeliger) S-Welle (systolisch), D-Welle (diastolisch) und reverser pulmonalvenöser Welle (PVr). Bei zunehmendem Grad der diastolischen Dysfunktion reduziert sich die S-Welle (und damit auch das S/D-Verhätnis), die sich umgekehrt proportional zum systolischen Druck im linken Vorhof verhält. Für die oben genannte klinisch wichtige Unter-

**Tabelle 6-6.** Differenzierung der diastolischen Funktionsstörung anhand von Grenzbereichen der Meßwerte. (Nach Oh et al. 1997)

| Parameter | Normal | Relaxationsstörung | Pseudonormal | Restriktion |
|---|---|---|---|---|
| MK-Profil | 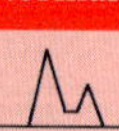 | 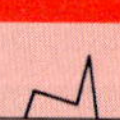 | 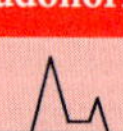 | 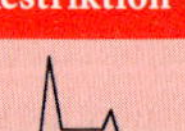 |
| PV-Profil | 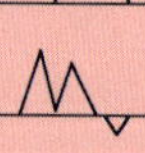 | 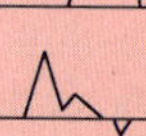 | 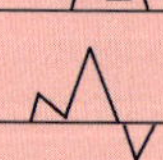 | 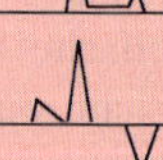 |
| DT (ms) | 160–240 | >240 | 160–200 | <160 |
| IVRT (ms) | 60–110 | >110 | 60–110 | <60 |
| E/A | 1–1,5 | <1 | 1–1,5 | >2 |
| PVr/Ad | ≤1 | ≤1 | >1 | >>1 |
| S/D | ≥1 | ≥1 | <1 | <<1 |

*Beachte:* Die angegebenen Richtwerte gelten für Patienten, die älter als 30 Jahre sind. *MK-Profil* Mitralklappenflußprofil; *PV* pulmonalvenöses Flußprofil; *DT* Dezelerationszeit; *IVRT* isovolumetrische Relaxationsstörung; *E/A* Verhältnis Maximalgeschwindigkeit E-Welle zu A-Welle; *PVr/Ad* Verhältnis der Dauer der pulmonlavenösen reversen Welle zur Dauer der transmitralen A-Welle; *S/D* Verhältnis der Geschwindigkeit der pulmonalvenösen S-Welle zur Geschwindigkeit der pulmonalvenösen D-Welle.

scheidung zwischen normalem und pseudonormalem Mitralflußprofil ist die Größe und v. a. Dauer der reversen pulmonalvenösen Welle von entscheidender Bedeutung. Ist die Dauer der pulmonalvenösen reversen Welle größer als die Dauer der mitralen A-Welle, so ist von einem erhöhten Füllungsdruck (>15 mmHg) im linken Ventrikel und somit von einem pseudonormalen Mitralflußprofil auszugehen.

**Restriktives Muster**

Steigt der linksatriale Druck weiter an, so kommt es schließlich zum restriktiven Muster des Mitralflußprofils. Es ist gekennzeichnet durch eine hohe, spitze E-Welle (E/A >2, Dezelerationszeit <160 ms) und eine niedrige, kurzdauernde A-Welle. Die isovolumetrische Relaxationszeit ist stark verkürzt. Der pulmonalvenöse reverse Fluß ist deutlich vermehrt und länger als der spätdiastolische mitrale Fluß (A-Welle). Pathophysiologisch ist dies Ausdruck eines Endstadiums der diastolischen Dysfunktion mit hoher Vorlast und sehr steifem Ventrikel.

**Unterscheidung Konstriktion – Restriktion**

Liegt ein restriktives Mitralflußprofil vor, so sollte auf eine etwaige Atemvariabilität der maximalen mitralen E-Welle (und pulmonalvenösen D-Welle) geachtet werden. Bei Konstriktion (Perikarditis konstriktiva, Perikarderguß) kommt es zu einem inspiratorischen Absinken der maximalen E- (und D-) Geschwindigkeit und zu einem exspiratorischen Anstieg. Mehr als 10% atembedingte Variation gilt als pathologisch. Das korrespondierende klinische Phänomen des „pulsus paradoxus" ist seit langem bekannt. Genau umgekehrt verhalten sich die Flußgeschwindigkeiten an der Trikuspidalklappe. Inspiratorisch steigt die Maximalgeschwindigkeit der trikuspidalen E-Welle und exspiratorisch sinkt sie ab. Dabei ist beim Trikuspidalprofil wie beim Mitralprofil die kontinuierliche Lagekontrolle der Meßzelle notwendig, da sonst durch Atemexkursionen des Thorax verschobene Meßorte des PW-Dopplers eine nicht vorhandene Atemvariabilität vortäuschen können. Letztlich besteht auch noch die Möglichkeit, mittels PW-Doppler den Fluß in einer Lebervene zu bestimmen. Die Betonung eines Flußes auf den Schallkopf zu während Exspiration spricht für das Vorliegen einer Konstriktion, während ein vorwiegend inspiratorischer Fluß eher für eine Restriktion spricht.

## 6.5 Kontrastechokardiographie

### 6.5.1 Methodik

Durch die intravenöse Applikation von Ultraschallsignalverstärkern erscheint das fließende Blut im B-Bild echodicht transformiert. Nicht-lungengängige Kontrastmittel färben dadurch das Lumen der V. cava superior, der rechten Herzabschitte und der Pulmonalarterie an. Lungengängige Kontrastmittel kontrastieren mit geringer zeitlicher Latenz (Lungenpassage) auch den linken Vorhof und den linken Ventrikel.

### 6.5.2 Indikation

Als Hauptindikation für ein nicht lungengängiges Kontrastmittel gilt die Suche nach einem offenen Foramen ovale oder einem intrakardialen Shuntvitium. Darüber hinaus werden Doppler- und Farbdopplersignale deutlich verstärkt, so daß die Gradientenbestimmung an allen 4 Herzklappen in Zweifelsfällen wesentlich vereinfacht wird. Praktisch spielt dies v. a. bei der Abschätzung des Drucks in der Pulmonalarterie mittels Gradientenbestimmung bei Trikuspidalinsuffizienz und, im Falle von lungengängigem Kontrastmittel, bei der Gradientenbestimmung der Aortenstenose eine Rolle.

### 6.5.3 Kontrastmittel

Gebräuchliche nichtlungengängige Kontrastmittel sind reinjiziertes Blut, aufgeschüttelte Kochsalzlösung, Cardiogreen®, Gelatinelösung (Gelifundol®) und Echovist®. Letzteres ist neben den neueren lungengängigen Kontrastverstärkern Levovist® und Optison® das einzige für diese Indikation zugelassene Mittel. Die Nebenwirkungsrate der Kontrastechokardiographie ist gering, von bleibenden Schäden wurde bisher nicht berichtet. Mikrokavitationen („bubbles"), die bei Shuntvitien von rechts nach links im Sinne eines gekreuzten Shunts übertreten, können zu flüchtigen neurologischen Symptomen (<15 min) führen. Besondere Vorsicht ist deshalb bei zyanotischen Vitien geboten. Größere Lufteinschlüsse im Kontrastbolus müssen unbedingt vermieden werden.

### 6.5.4 Durchführung

Injektionsort sollte eine periphere Armvene sein (vorzugsweise rechter Arm bei Linksseitenlagerung, bei der Suche nach einer persistierenden linken oberen Hohlvene linker Arm). Möglich ist auch die Applikation über einen zentralen Venenkatheter. Die nicht lungengängigen Kontrastmittel müssen, um ausreichend kontrastgebend zu sein, aufgeschüttelt werden. Dazu hat es sich bewährt, auf einen 3-Wege-Hahn eine volle und eine entleerte Spritze zu stecken, um durch mehrmaliges kräftiges Injizieren der vollen in die leere Spritze eine Durchmischung und Mikrobläschenbildung zu induzieren. Ein Bolus von 2 bis maximal 10 ml eines nicht lungengängigen Signalverstärkers ist meist ausreichend, um den rechten Vorhof und Ventrikel homogen anzufärben. Die Registrierungen erfolgen von apikal und subkostal, gelegentlich auch von parasternal.

### 6.5.5 Interpretation

Bei der Frage nach einem offenen Foramen ovale wird der Patient bei vollständiger Anfärbung des rechten Vorhofs zu einem kräftigen Hustenstoß oder zu einem Valsalva-Manöver aufgefordert. Durch rechtsatriale Druckerhöhung kommt es bei Vorliegen eines offenen Foramen ovale dann zum Übertritt von Kontrastbläschen in den linken Vorhof.

Im Falle des Valsalva-Manövers geschieht dies typischerweise zum Zeitpunkt des Lösens der Bauchpresse. Ein Kontrastechokardiogramm zum Nachweis eines Foramen ovale ist als positiv zu werten, wenn innerhalb der ersten 3 Herzaktionen nach Hustenstoß oder Valsalva linksatrial/linksventrikulär Bläschen zu sehen sind (Abb. 6-42).

Ein späterer Bubble-Nachweis im Bereich des linken Herzens ist auf intrapulmonale Shunts zurückzuführen, die so gut wie immer vorhanden sind. Bedeutungsvoll ist der Nachweis eines Foramen ovale, wenn der frühe Übertritt deutlich ist(„Bläschenwolke"). Zur sicheren Beurteilung sind bis zu 3 Injektionen notwendig (Erbel et al. 1997).

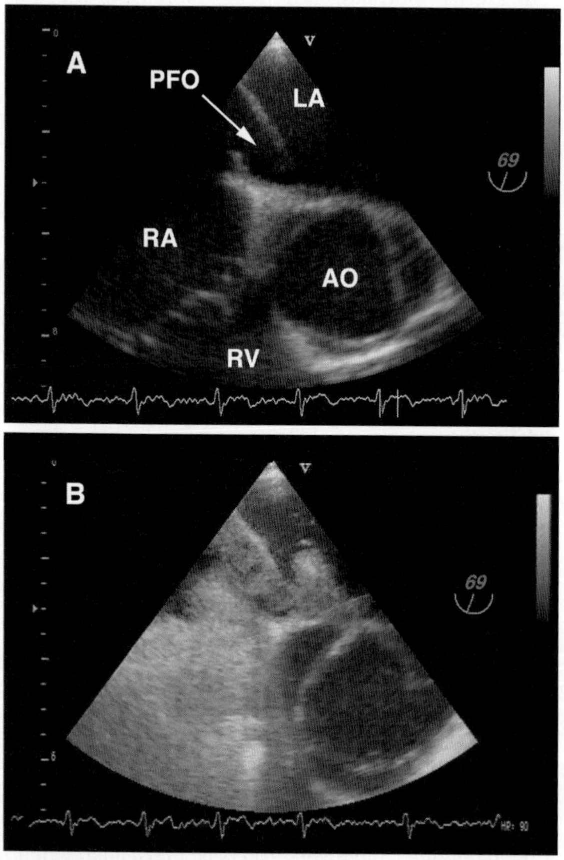


**Abb. 6-42a, b.** Transösophageale, multiplane Darstellung eines offenen Foramen ovale (PFO): **a** nativ und **b** mit Übertritt von „Kontrast-Bubbles" von rechtsatrial *(RA)* nach linksatrial *(LA)*, ausgelöst durch Valsalva-Manöver

Bei Verdacht auf ASD oder VSD ist auf die Effekte des positiven Kontrasteffekts (Kontrastmittelübertritt von rechts nach links) und des negativen Kontrasteffekts (Auswaschphänomen, Kontrastmittelaussparung in den rechten Herzhöhlen durch Shuntfluß) zu achten.

Durch lungengängige Kontrastmittel werden der linke Vorhof und der linke Ventrikel kontrastiert. Die relativ kontrastbläschenspezifische Eigenschaft, außer der eingestrahlten Ultraschallfrequenz (z. B. 1,7 MHz) auch harmonische Frequenzen, insbesondere die doppelte Frequenz (3,4 MHz), zu reflektieren, macht man sich beim „second harmonic imaging" zunutze. Die Kontrastdarstellung des Blutes wird dadurch deutlich verstärkt, wohingegen die Echogenität des Gewebes eher abgeschwächt ist.

Durch Hinzunahme von Farbdopplertechniken kann eine klare Abgrenzung von Myokard einerseits und Cavum andererseits erreicht werden. Die Verstärkung von Dopplersignalen durch lungengängige Kontrastmittel kann insbesondere bei schwierigen Ableitungsverhältnissen des Aortenklappenflußprofils sehr hilfreich sein.

## 6.6 Transösophageale Echokardiographie

Durch die unmittelbare anatomische Lagebeziehung zwischen Ösophagus, linkem Vorhof, Aortenbogen und Aorta descendens einerseits und Magen und linkem Ventrikel andererseits ergeben sich von transösophageal bei Einsatz hochfrequenter (5 oder 7,5 MHz) Schallköpfe weitgehend konstitutionsunabhängig sehr gute Anschallbedingungen mit hoher Detailauflösung.

Von transösophageal (im Vergleich zum transthorakalen Zugangsweg) besonders gut beurteilbare Strukturen sind der linke Vorhof, das interatriale Septum, die Einmündung der Lungenvenen, die Mitralklappe, die Aortenklappe, die Aortenwurzel, der pulmonalarterielle Hauptstamm, die rechte Pulmonalarterie, die V. cava superior, der distale Aortenbogen und die Aorta descendens bis etwa in Höhe des Zwerchfells.

Problematisch ist dagegen oft die Darstellung der Trikuspidalklappe, der Pulmonalklappe, der distalen Aorta ascendens, des proximalen Aortenbogens und der Herzspitze.

### 6.6.1 Vorbereitung/Untersuchungstechnik

Eine schriftliche Einverständniserklärung muß vorliegen. Der Patient sollte mindestens 4 h vor der Untersuchung nüchtern sein und anamnestisch müssen Schluckstörungen oder sonstige Erkrankungen des Ösophagus (Ösophagusvarizen!) und der Kardia ausgeschlossen sein.

Der Schallkopf ist in die Spitze eines dem Gastroskop ähnlichen Gerätes integriert. Er kann durch 2 Steuerungsräder am Sondengriff nach links-rechts und dorsal-ventral anguliert werden. Zur Vermeidung von Verletzungen sollten diese Räder, die den Sinn haben, die Ankopplungsbedingungen und den Anschallwinkel z.B. von gastral durch Ventralflexion zu optimieren, nur in Ausnahmefällen und dann nicht bei Bewegung der Sonde arretiert werden.

## 6.6.2 Indikationen

Die Indikationen für die transösophageale Echokardiographie sind in der nachfolgenden Übersicht aufgeführt. Die häufigste Fragestellung ist die Emboliequellensuche, gefolgt von der Frage nach Endokarditis. Von entscheidender diagnostischer Bedeutung ist die transösophageale Untersuchung bei Mitralklappenerkrankungen (native Klappe und Kunstklappe), beim Thrombusnachweis im linken Atrium und linksatrialen Vorhofohr, beim Vorhofseptumdefekt und offenem Foramen ovale, bei Klappenvegetationen und Klappenringabszeß sowie bei der Aortendissektion.

**Indikationen zur transösophagealen Echokardiographie (nach Erbel et al. 1997)**

- Schlecht beschallbarer Patient und wichtige diagnostische Fragestellung:
  Endokarditis, kardiale Emboliequellen, künstliche Herzklappen
- Aortenerkrankungen:
  Aortendissektion, Aortenaneurysma, Thrombenbildung
- Angeborene Herzfehler
- Erworbene Herzfehler
- Intraoperative Kontrolle von Klappenrekonstruktionen/angeborenen Herzfehlern
- Synkopenabklärungen
- Thoraxtrauma
- Lungenembolie
- Intraoperatives Monitoring zur Ischämiedetektion
- Mediastinaltumoren
- Perioperative Komplikationen

## 6.6.3 Schnittebenen

Die ersten transösophagealen Sonden waren auf herkömmliche Gastroskope montierte, miniaturisierte „Phased-array“-Schallköpfe. Zunächst konnten nur transversale Schnittbilder durch monoplane Sonden erzeugt werden. Mit der Entwicklung der biplanen Technik konnten auch die senkrecht dazu stehenden longitudinalen Ebenen abgeleitet werden.

Durch geschicktes Angulieren des Schallkopfs ist es möglich, auch viele dazwischen liegende Ebenen darzustellen. Die für den Patienten häufig schmerzhafte Angulation ist seit der Entwicklung multiplaner Sonden, die durch Rotation des Schallkopfs alle Ebenen zwischen der Transversalebene (0°), der Longitudinalebene (90°) und der gespiegelten Transversalebene (180°) ableiten können, so gut wie nicht mehr notwendig.

### Monoplan

Die Transversalebenen der monoplanen Darstellung bilden den Ausgangspunkt auch jeder multiplanen Untersuchung. Die Einhaltung eines standardisierten Untersuchungsablaufs ist empfehlenswert, da ein festes Schema vor dem Auslassen einer vielleicht erst im Nachhinein wichtigen Einstellung bewahrt. Dies ist angesichts der semi-invasiven und deshalb nicht beliebig oft wiederholbaren Technik von besonderer Bedeutung. Die transversalen Schnittebenen können in 3 Hauptgruppen eingeteilt werden: die transgastralen Schnitte, der 4-Kammer-Blick und die basalen Kurzachsenschnitte (Abb. 6-43).

#### Transgastraler Kurzachsenschnitt

Um die Sonde im Magenfundus zu plazieren, muß sie etwa 45 cm (ab Zahnreihe) vorgeschoben werden. Zur luftfreien Ankopplung ist daraufhin eine Ventralflexion (größeres Steuerungsrad im Uhrzeigersinn) notwendig. Zur Darstellung kommt so ein Querschnitt des linken Ventrikels auf Höhe der Papillarmuskeln (Abb. 6-44).

Um ein tangentiales Anschallen zu vermeiden, muß darauf geachtet werden, daß der linke Leberlappen zwischen dem Herzen und dem Schallkopf sichtbar wird. Der anterolaterale Papillarmuskel und die Vorderwand liegt schallkopffern, der posteromediale und die Hinterwand schallkopfnah. Durch die Anlotung von dorsal (ösophageal) ist die Orientierung also spiegelbildlich im Vergleich zum Kurzachsenschnitt von anterior (parasternal). Der transgastrale Schnitt eignet sich besonders für ein intraoperatives Monitoring der linksventrikulären Funktion.

#### 4-Kammer-Blick

Durch schrittweises Zurückziehen der Sonde werden zunächst Anteile des Mitralklappenhalteapparates, dann im Bild quer verlaufend der Sinus coronarius und schließlich der 4-Kammer-Blick dargestellt (Abb. 6-45). Schallkopfnah ist der linke Vorhof abgebildet. Die Funktion der Mitralklappe wird doppler- und farbdopplerechokardiographisch untersucht, wobei distal zunächst der Bereich der posteromedialen Kommissur und bei weiterem Rückzug dann die anterolaterale Kommissur der Mitralklappe geschnitten wird.

Durch weiteres Verschieben der Sonde nach kranial (was formal ein Verlassen der 4-Kammerebene bedeutet) ist das linke Vorhofohr als häufiger Sitz von linksatrialen Thromben und die Mündung der linken Pulmonalvenen beurteilbar (Abb. 6-46).

Die Doppleruntersuchung des Flusses in der linken oberen Pulmonalvene hat Bedeutung für die Abschätzung der diastolischen Funktion und des Schweregrades einer Mitralinsuffizienz. Meanderförmig werden durch Drehen und Zurückschieben der Sonde die übrigen Vor-

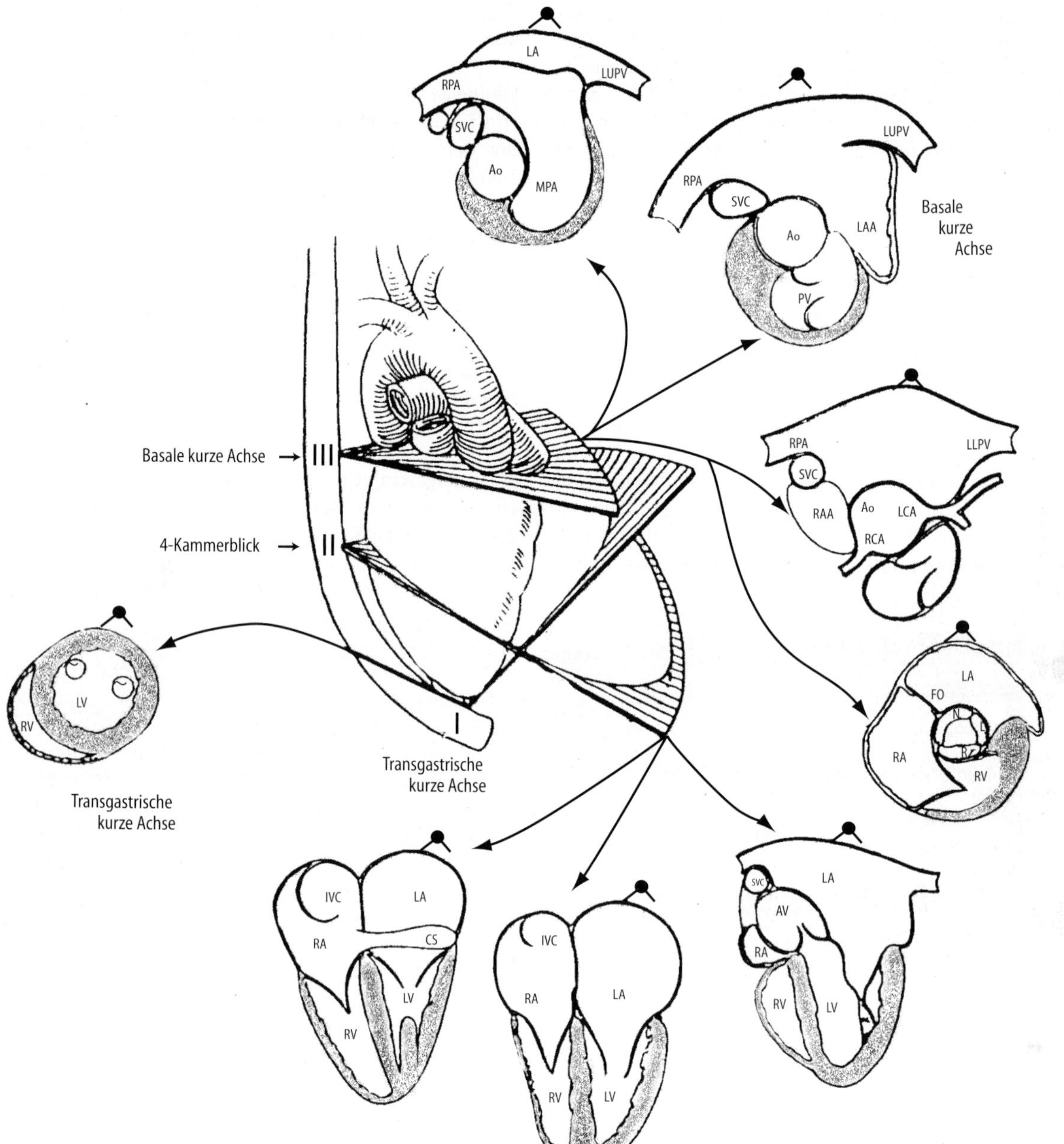


**Abb. 6-43.** Schematische Darstellung der 3 transversalen Schnittebenen des Herzens in der transösophagealen Echokardiographie. Die hier bei den basalen Kurzachsenschnitten abgebildete Differenzierung der 3 Aortenklappentaschen und die Abgrenzung des Abgangs des Hauptstamms der linken Koronararterie ist nur durch entsprechende Angulation oder in der multiplanen Darstellung (30–50°) möglich. *PM* posteromedialer Papillarmuskel; *AL* anterolateraler Papillarmuskel; *CS* Koronarsinus; *IVC* V. cava inferior; *SVC* V. cava superior; Pulmonalvenen: *LLPV* linke untere, *LUPV* linke obere, *RLPV* rechte untere, *RUPV* rechte obere; Aortenklappe *(AV)*: *N* nichtkoronare Tasche, *L* linkskoronare Tasche, *R* rechtskoronare Tasche; *FO* Fossa ovalis; *PV* Pulmonalklappe; *RAA* rechtes Herzohr; *LAA* linkes Herzohr; *LCA* linke Koronararterie; *RCA* rechte Koronararterie. (Mod. nach Seward JB et al. Transesophageal echocardiography: technique, anatomic correlations, implementation and clinical applications. Mayo Clin Proc 1998; 63: 649–680. Mit freundlicher Genehmigung)

hofanteile nach Thromben abgesucht. Ist das Blut v. a. im Vorhof stärker echogebend und bildet es nebelschwadenartige Formationen, so spricht man von spontanem Echokontrast.

Er wird verursacht durch aggregierte korpuskuläre Blutbestandteile bei langsamem Blutfluß (z. B. infolge Mitralstenose). Auf dem Bildschirm links der Mitralklappe werden in einem 5-Kammer-Blick der LVOT und die Aor-

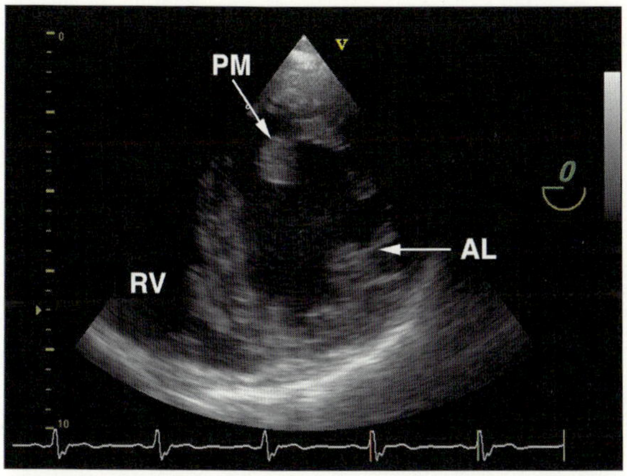


**Abb. 6-44.** Transgastrische kurze Achse auf Höhe der Papillarmuskeln. Schallkopfnah der Übergang Hinterwand/Posterolateralwand mit dem posteromedialen Papillarmuskel *(PM)*, schallkopffern die Vorderwand/Anterolateralwand mit dem anterolateralen Papillarmuskel *(AL)*

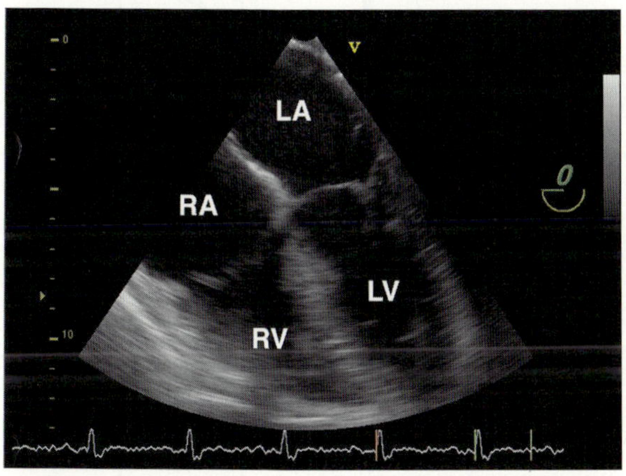


**Abb. 6-45.** Transösophagealer 4-Kammer-Blick

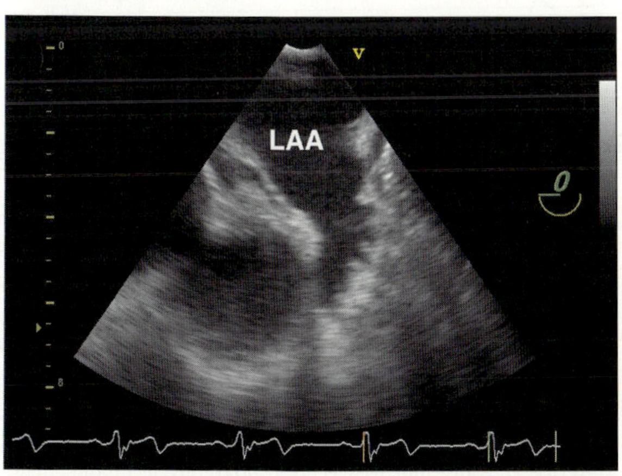


**Abb. 6-46.** Transösophageale, monoplane Darstellung des linken Herzohrs

tenklappe abgebildet (Abb. 6-47). Wird die Aortenklappe als Leitstruktur im Bild zentriert, führt ein erneuter geringer Rückzug zu den basalen Kurzachsenschnitten.

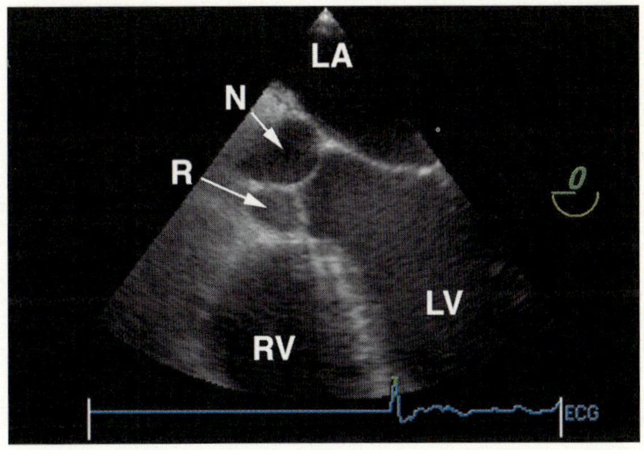


**Abb. 6-47.** Aortenklappe und linksventrikulärer Ausflußtrakt in der transösophagealen, monoplanen Darstellung. *N* akoronare Tasche, *R* rechtskoronare Tasche

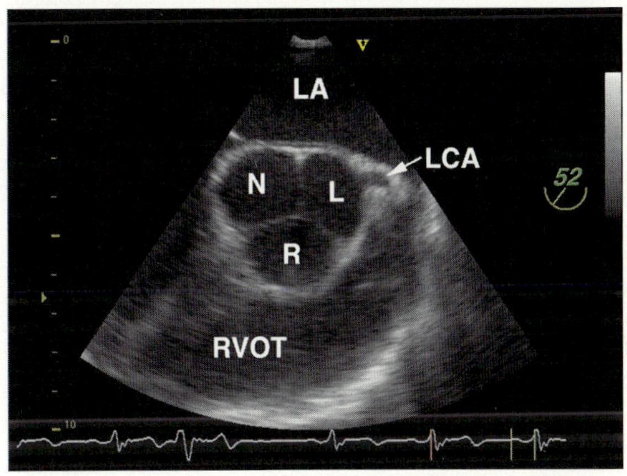


**Abb. 6-48.** Aortenklappe. Multiplane Darstellung von transösophageal. *N* akoronare Tasche; *L* linkskoronare Tasche; *R* rechtskoronare Tasche

### Basale Kurzachsenschnitte

Etwa 25–30 cm distal der Zahnreihe wird die Aortenklappe im Querschnitt abgebildet. Da sie in der monoplanen Darstellung etwas schräg angeschnitten wird, sind meist die rechtskoronare (nahe dem distal gelegenen RVOT) und die akoronare Aortenklappentasche (nahe dem linken Vorhof), nicht aber die linkskoronare Tasche klar abzugrenzen (Abb. 6-47). Um die linkskoronare Tasche (Planimetrie der Aortenklappenöffnung) und bei geringem Rückzug auch den Abgang der linken Koronararterie sichtbar zu machen, ist meist die multiplane Technik (30–50°) notwendig (Abb. 6-48).

Wird die Sonde weiter zurückgezogen, liegt im Nahfeld zunächst der luftgefüllte rechte Hauptbronchus, der eine Bildgebung der anterior gelegenen Strukturen (distale Aorta ascendens) unmöglich macht. Fortgesetzter Rückzug erlaubt die Darstellung des Truncus pulmonalis (mit Anteilen der Pulmonalklappe) und partiell der schallkopfnahen Pulmonalarterienbifurkation (Abb. 6-49).

Lateral der Aorta ascendens, im Bild bei etwa 10 Uhr, liegt die V. cava superior. Wird sie in der Bildmitte zen-

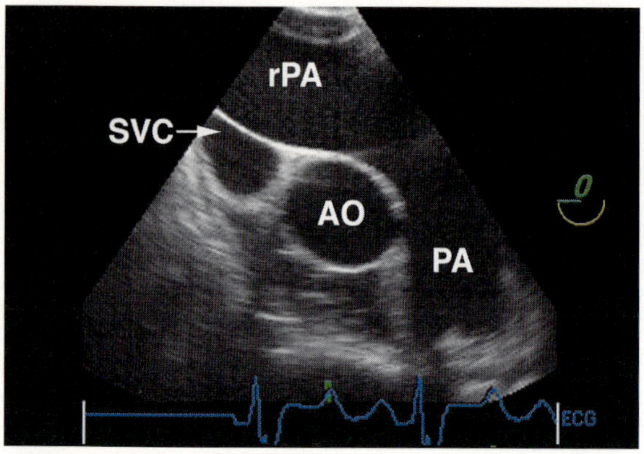


**Abb. 6-49.** Aorta ascendens *(AO)*, pulmonalarterieller Hauptstamm *(PA)*, rechte Pulmonalarterie *(rPA)* und V. cava superior *(SVC)* in der monoplanen transösophagealen Darstellung. Die rechte Pulmonalarterie ist deutlich erweitert (3,1 cm im Durchmesser; Normalbereich bis 1,1 cm/$m_2$). Bei dem Patienten liegt ein hämodynamisch bedeutsamer Vorhofseptumdefekt vom Sekundumtyp vor

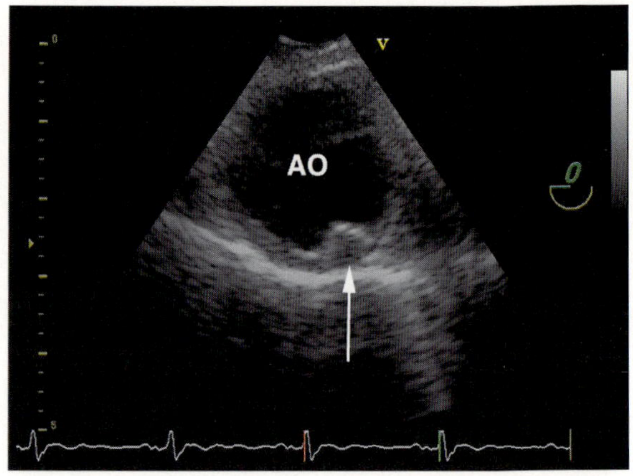


**Abb. 6-50.** Aorta descendens (*AO*) mit atheromatöser Plaque (*Pfeil*) in der monoplanen, transösophagealen Darstellung

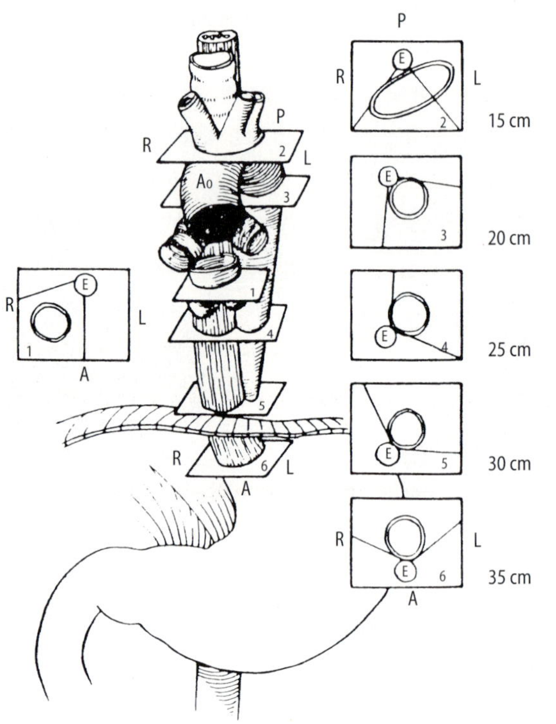


**Abb. 6-51.** Anatomische Lagebeziehungen zwischen Aorta (*AO*), Trachea und Ösophagus (*E*). Gezeigt sind Transversalschnitte der thorakalen Aorta in unterschiedlicher Höhe: Aortenwurzel (*1*); Aortenbogen (*2*); obere (*3*), mittlere (*4*) und untere (*5*) Aorta thoracalis descendens; obere Aorta abdominalis (*6*). Der Ösophagus liegt auf Höhe des Aortenbogens posterior und auf Höhe des Zwerchfells anterior der Aorta. Zwischen Aorta ascendens und Ösophagus liegen die Trachea und der rechte Hauptbronchus. Der distale Anteil der Aorta ascendens und der proximale Aortenbogen sind aus diesem Grund nicht einsehbar. *A* anterior; *P* posterior; *L* links; *R* rechts; *cm* Angabe zur Distanzbestimmung ab der Zahnreihe. (Mod. nach Seward JB et al. Transesophageal echocardiography: technique, anatomic correlations, implementation and clinical applications. Mayo Clin Proc 1998; 63: 649–680. Mit freundlicher Genehmigung)

triert und die Sonde mit ihr als visuelle Leitstruktur nach kaudal vorgeschoben, so wird die Einmündung der V. cava superior in den rechten Vorhof abgebildet. Beim weiteren Vorschieben kommen schallkopfnah kurz vor der Einmündung der V. cava superior in den rechten Vorhof die rechte obere und untere Lungenvene und deren Einmündung in den linken Vorhof zur Darstellung. Häufig ist die Hinzunahme der Farbdopplerechokardiographie zur eindeutigen Abgrenzung der Lungenvenenmündungen v. a. im Hinblick auf den Ausschluß einer fehlmündenden Lungenvene hilfreich. Auf dieser Höhe läßt sich anterior der V. cava superior das rechtsatriale Vorhofohr abgrenzen.

Beim weiteren Vorschieben sollte das Vorhofseptum mit der fossa ovalis in der Bildmitte eingestellt werden. Kontrastmittelgabe kann in dieser Position bei Valsalva-Manöver oder Hustenstoß ein offenes Foramen ovale aufdecken (Abb. 6-42). Weiter kaudal lassen sich die Trikuspidalklappe (anteriores und septales Segel) und der rechte Ventrikel beurteilen.

Beim Übergang von der 4-Kammerebene in die transgastrische Ebene wird bei zentriertem rechtem Ventrikel links am Bildrand die Mündung der V. cava inferior sichtbar. An der Einmündung findet sich nicht selten eine flottierende, faden- oder netzartige Struktur unterschiedlicher Länge, das sog. Chiari-Netz. Es handelt sich hierbei um ein embryonales Relikt ohne pathologische Bedeutung.

## Thorakale Aorta

Eine Drehung der Sonde um 180° auf transgastrischer Ebene bringt die Aorta descendens unmittelbar schallkopfnah zur Darstellung. Unter Zentrierung des Aortenverlaufs in der Bildmitte kann die Aorta descendens bis zum in monoplaner Darstellung quer und schließlich tangential geschnittenen Aortenbogen verfolgt werden (Abb. 6-50).

Damit können alle Anteile der Aorta thoracalis bis auf wenige Zentimeter der distalen aszendierenden Aorta und des proximalen Aortenbogens, die im Schallschatten der Trachea und des rechten Hauptbronchus liegen, mit hoher Detailauflösung eingesehen werden.

Zur Lokalisation pathologischer Befunde (z. B. „entry“ oder „reentry“ bei Aortendissektion) ist zum einen die Zentimeterangabe der Schallkopfposition von der Zahnreihe (Zentimetereinteilung auf der Sonde) notwendig. Zum anderen muß man sich vor Augen halten, daß der Ösophagus anterior der Aorta auf Höhe des Zwerchfells und posterior der Aorta auf Höhe des Aortenbogens liegt. Somit sind Angaben zu rechts-links und anterior-posterior nur eingeschränkt unter Zuhilfenahme einer Schemazeichnung (Abb. 6-51) möglich.

## Untersuchungsablauf

Der hier propagierte Untersuchungsablauf (Abb. 6-52) sei noch einmal in Stichpunkten zusammengefaßt:

- Einführen der Sonde in den Magenfundus, transgastrische Ebene, Rückzug 4-Kammer-Blick,
- Mitralklappe,
- linker Vorhof,
- linkes Herzohr,
- linke obere Lungenvene,
- Vorschieben linker Vorhof,
- LVOT,
- Rückzug Aortenklappe
- Aorta ascendens,
- Truncus pulmonalis
- rechte Pulmonalarterie,
- Vorschub V. cava superior,
- rechte Lungenvenen,
- rechter Vorhof,
- interatriales Septum,
- Trikuspidalis,
- V. cava inferior,
- rechter Ventrikel,
- Drehung zur Aorta descendens,
- Rückzug über Aorta thoracalis,
- Aortenbogen.

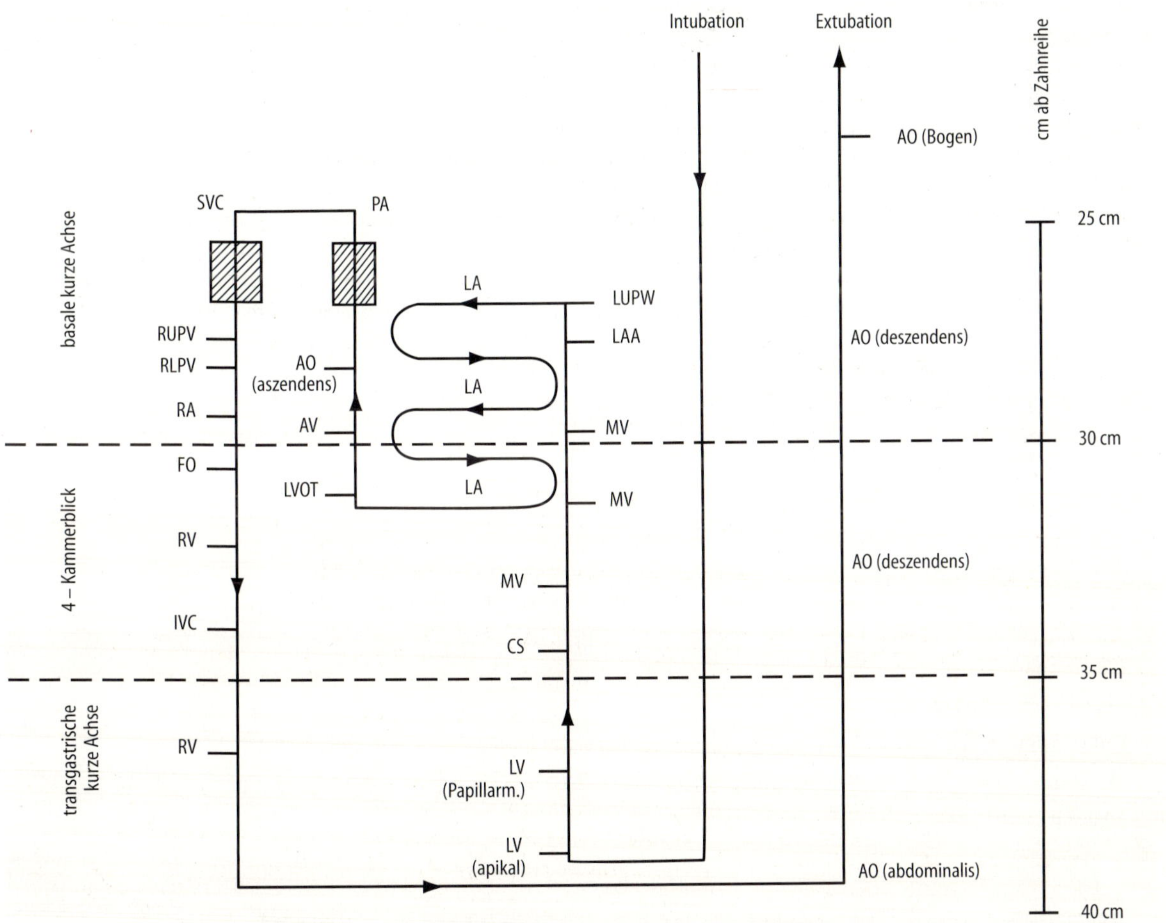


**Abb. 6-52.** Schematische Darstellung eines möglichen transösophagealen Untersuchungsablaufs. *CS* Koronarsinus; *MV* Mitralklappe; *RUPV* rechte obere Pulmonalvene; *LAA* linkes Vorhofohr; *LVOT* linksventrikulärer Ausflußtrakt; *AV* Aortenklappe; *AO* Aorta; *PA* pulmonalarterieller Hauptstamm; *SVC* V. cava superior; *RUPV* rechte obere Pulmonalvene; *RLPV* rechte untere Pulmonalvene; *FO* Fossa ovalis; *IVC* V. cava inferior. Die beiden schraffierten Bereiche stellen die „blinde“ Region im Bereich der distalen Aorta descendens dar (Trachea, rechter Hauptbronchus)

Im Gegensatz zu dem hier vorgestellten Ablauf empfehlen einige Autoren ein schrittweises Untersuchen aller Abschnitte von kranial nach kaudal. Das hat für den Patienten den Vorteil, daß die Sonde nicht mehrmals zurück- und wieder vorgeschoben wird.

Erfahrungsgemäß prägt sich der an anatomischen Zusammenhängen orientierte Untersuchungsablauf jedoch schneller ein und die für die Gesamtbeurteilung oft entscheidenden Informationen zu Größe und Funktion von linkem Ventrikel und linkem Vorhof werden richtungsweisend an den Anfang der Untersuchung gestellt.

Der Patient empfindet v. a. den initialen Schluckakt häufig als unangenehm, wohingegen alle weiteren Sondenbewegungen kaum ins Gewicht fallen.

**Biplan/multiplan**

Bei Verwendung einer biplanen Sonde ist es möglich, für die verschiedenen transversalen Schnittführungen eine korrespondierende longitudinale Schnittführung anzugeben. Durch die weite Verbreitung der multiplanen Technik und die dadurch möglich gewordene fast beliebige Schnittführung ist das Angeben einer „repräsentativen Schnittführung" bei einer Unzahl von möglichen Schnitten nicht sinnvoll. Deshalb sollte so vorgegangen werden, daß ausgehend von einem festgelegten monoplanen Untersuchungsablauf in der 0°-Stellung einzelne anatomische Strukturen im Bild zentriert werden und dann diese Strukturen in allen Ebenen zwischen 0° und 180° bei im Ösophagus weitgehend unbewegter Sonde dargestellt werden. Um die Übersichtlichkeit auch für einen Betrachter der Video-Aufzeichnung im Nachhinein zu gewährleisten, muß vor dem Einstellen einer neuen Schnittebene der Schallkopf wieder in die 0° Position gebracht werden.

### 6.6.4 Nachbetreuung, Nebenwirkungen und Komplikationen

Nach Rachenanästhesie muß der Patient noch weitere 2 h wegen Aspirationsgefahr nüchtern bleiben. Bei Sedierung darf kein Fahrzeug geführt werden. In einer großen europäischen Multicenter-Studie wurden die Komplikationen der transösophagealen Echokardiographie untersucht (Daniel et al. 1991). Danach sind Komplikationen selten und schwerwiegende Komplikationen eine Rarität (Tabelle 6-7).

Festzuhalten bleibt jedoch, daß die transösophageale Untersuchung nur von einem Arzt mit Erfahrungen in der Echokardiographie und auch der Notfallversorgung durchgeführt werden darf. Auf eine Assistenz zum Monitoring der Vitalzeichen und ggf. zur Verabreichung von Medikamenten darf nicht verzichtet werden.

## 6.7 Neue Methoden

### 6.7.1 Myokardkontrastechokardiographie

Die Möglichkeit der selektiven Kontrastierung vom Myokardarealen durch intrakoronare Applikation eines Kontrastmittels ist zwar seit langem bekannt, fand aber aufgrund der Notwendigkeit eines invasiven Vorgehens

**Tabelle 6-7.** Nebenwirkungen (*NW*) der transösophagealen Echokardiographie bei 10.419 Untersuchungen. (Nach Daniel et al. 1991)

| NW | Anzahl (n) |
|---|---|
| Abbruch wegen Würgereiz | 65 |
| **Pulmonale Probleme** | |
| – Bronchospasmus | 6 |
| – Hypoxie | 2 |
| **Kardiale Komplikationen** | |
| – ventrikuläre Tachykardie | 3 |
| – Vorhofflimmern | 3 |
| – AV-Block III. Grades | 3 |
| – Angina pectoris | 3 |
| **Blutungen** | |
| – pharyngeale Blutungen | 1 |
| – Blutung bei Ösophagustumor | 1 |
| Erbrechen | 5 |
| TEE-Sondendefekt | 2 |

keine breite klinische Anwendung. Derzeit wird in experimentellen und klinischen Untersuchungen geprüft, inwieweit auch die nichtinvasive myokardiale Perfusionserfassung mittels Ultraschall und pulmonalkapillargängigen periphervenös applizierbaren Mikrobläschen als Tracer reproduzierbare Ergebnisse liefert.
An lungengängigen Kontrastmitteln sind momentan Levovist® (palmitinsäureverkapselte Luftbläschen) und Optison® (albuminverkapselte Perfluoropentanbläschen) verfügbar. Wenn auf diese Weise auch relative Unterschiede in der Myokardperfusion in gewissen Grenzen gezeigt werden können, so beschränken sich die Versuche zur Quantifizierung des absoluten Blutflusses doch bisher nur auf wenige experimentelle Ansätze. Durch neue Methoden der Bildgebung und -verarbeitung („intermittent imaging", „second harmonic imaging", Power-Doppler, Harmonic-power-Doppler) und durch die Entwicklung neuer Kontrastmittel ist in den nächsten Jahren mit einer Entwicklung zu rechnen, die eine sinnvolle Alternative zur szintigraphischen Perfusionsdarstellung hervorbringen könnte (v. Bibra 1998).

### 6.7.2 Myokarddoppler

Beim Myokarddoppler-Imaging wird mittels Dopplertechnik nicht die Blutflußgeschwindigkeit sondern die Bewegungsgeschwindigkeit des Myokards mit hoher zeitlicher und räumlicher Auflösung analysiert. Dabei können die myokardialen Bewegungen, wie in der konventionellen Dopplertechnik auch, prinzipiell auf 2 Arten abgebildet werden: entweder in gepulster Dopplertechnik als Geschwindigkeits-Zeit-Spektrum oder in Echtzeitdarstellung als zweidimensionales Farbdopplerbild. Es gelten dabei die gleichen Prinzipien der Farbkodierung wie beim die Blutströmungsrichtung kodierenden Farbdopplerbild. Blau/rot steht für die transducerbezogene Bewegungsrichtung und die Farbhelligkeitsgrade für die semiquantitative Geschwindigkeitsangabe. Durch die einfache zeitliche Zuordnung lassen sich schnelle Änderungen der Gewebegeschwindigkeiten besonders gut in der M-Mode-Darstellung abbilden. Die mit verwirrend vielen verschiedenen Kürzeln bezeichnete Methode (DTI, TDI, TDE, GDE) eignet sich zur Erkennung und Quantifizierung von Wandbewegungsstörungen. Damit ergeben sich neue Beurteilungsmöglichkeiten bei diastolischen Funktionsstörungen, bei Myokardischämie, bei Asynchronie der myokardialen Bewegung, bei der Frage nach vitalem Myokard oder bei akzessorischen Leitungsbahnen. Gleichzeitig ermöglicht die Technik eine verbesserte Abgrenzung der rechtsventrikulären Wand und pathologischer intrakardialer Strukturen wie Thromben oder Herztumoren. Abzuwarten bleibt, ob sich durch die vergleichende Messung regionaler Geschwindigkeitsvektoren im 4-Kammer-Blick eventuell auch die Aussagekraft der Streßechokardiographie erhöhen lassen wird.

### 6.7.3 „Tissue Harmonic Imaging"

Vielleicht die bedeutsamste Fortentwicklung der echokardiographischen Technik in der jüngsten Vergangenheit ist die Entwicklung des „tissue harmonic imaging". Bereits in kürzester Zeit hat sie sich für die klinische Routine bewährt. Ursprünglich eigentlich für die Kontrastechokardiographie entwickelt, verbessert dieses Bildgebungsverfahren auch die Myokarddarstellung ohne Applikation von Ultraschallkontrastmitteln. Wahrscheinlich nutzt das Tissue Harmonic Imaging die harmonischen Signalanteile, die durch die nichtlineare Ausbreitung von Ultraschall im Gewebe entstehen (Becher et al. 1998).

Harmonische Schwingungen betragen das doppelte, 3fache usw. der emittierten Grundfrequenz. Mit Breitbandschallköpfen können dann die fundamentalen (z. B. 1.7 MHz) und harmonische Frequenzen (z. B. 3.4 MHz) detektiert werden. Auch wenn der theoretisch-technische Hintergrund der enormen Verbesserung der Bildqualität noch nicht als vollständig geklärt gilt, so sprechen die Ergebnisse besonders bei schlecht schallbaren Patienten durch die Abnahme von Rausch- und Clutter-Artefakten und die dadurch verbesserte Abgrenzbarkeit des Endokards gerade in den als Problemzonen bekannten Bezirken der Standardschnittebenen (laterale Segmente im apikalen 4-Kammer-Blick, anteriore Segmente im apikalen 2-Kammer-Blick) bereits beeindruckend für sich.

### 6.7.4 „Acoustic Quantification und Color Kinesis"

Die qualitative Beurteilung der segmentalen Wandbewegung bei Patienten mit koronarer Herzkrankheit ist eine der schwierigsten echokardiographischen Aufgabenstellungen. Ihre diagnostische Wertigkeit ist dementsprechend stark von der Erfahrung des Untersuchers abhängig. In besonderem Maße betrifft dies die Streßechokardiographie. „Color kinesis" steht für eine farbkodierte automatische Erkennung der Endokardbewegung. Diese Ultraschalltechnik ist eine Weiterentwicklung der „acoustic quantification", die aus den Rohdaten der Ultraschallsignale die Endokard-Blut-Grenze detektiert (Mor-Avi et al. 1997). Dieses Verfahren arbeitet gleichzeitig (on-line) mit der Bildakquisition. Bei einer Bildrate von 25 Hz, also alle 40 ms, wird der Endokard-Blut-Grenze in jedem neuen Bild eine neue Farbe zugeordnet. Auf diese Weise dokumentiert das endsystolische Bild den Ablauf der Kontraktion. Die Breite eines einzelnen Farbstreifens repräsentiert das Ausmaß der Endokardbewegung und die Breite des Farbstreifens insgesamt das gesamte Ausmaß der systolischen Einwärtsbewegung. Nicht möglich ist eine Erfassung der Wanddickenzunahme, da dies eine zusätzliche Epikarderkennung voraussetzen würde.

Es existieren verschiedene Modelle zur quantitativen oder semiquantitativen Auswertung der farbkodierten Einwärtsbewegung des Myokards, die methodisch allerdings einen erheblichen Aufwand bedeuten und daher bisher wissenschaftlichen Untersuchungen vorbehalten sind. Als Online-Hilfe bei der Erkennung von Wandbewegungsstörungen hat sich das Verfahren für den sich in die Beurteilung von Wandbewegungsstörungen Einarbeitenden als didaktisch sinnvoll erwiesen.

### 6.7.5 Dreidimensionale Rekonstruktion

Die konventionelle Schnittbildtechnik verlangt vom Untersucher eine mentale räumliche und zeitliche Integration der einzelnen Schnittbilder, um sich ein Bild von der kardialen Anatomie machen zu können, das diagnostisch auch bei komplexen Pathologien verwertbar ist.

Darüber hinaus erfordern Größen-, Volumen- und Massenbestimmungen geometrische Näherungsmodelle, die den komplexen räumlichen Verhältnissen des Herzens nur ungenügend gerecht werden. Unter verschiedenen Techniken zur dreidimensionalen Darstellung des Herzens hat sich die Datenakquisition mittels transsösophagealer multiplaner Technik in der klinischen Anwendung durchgesetzt. EKG- und atmungsgetriggerte kegelförmige Datensätze werden durch computergesteuerte Rotation der Schallebene um 180° in definierten Schritten erzeugt.

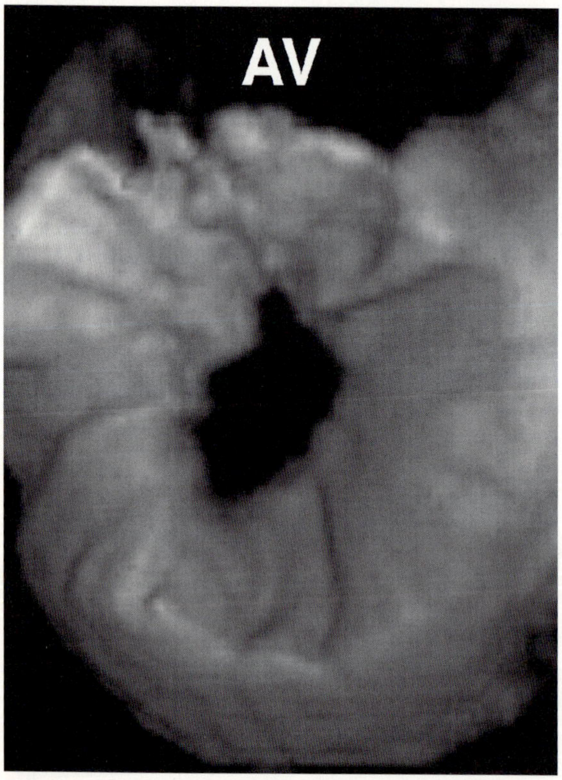


**Abb. 6-53.** Dreidimensionale Rekonstruktion eines Vorhofseptumdefekts von linksatrial gesehen. *AV* Aortenklappe und proximale Aorta ascendens

Die eigentliche dreidimensionale Rekonstruktion erfolgt in einem zweiten Schritt Offline mit einem Computersystem. Es können dann beliebige Schallebenen durch die abgebildete Struktur gelegt werden oder unter Verwendung von Schattierungsalgorithmen dreidimensionale Oberflächenstrukturen dargestellt werden.

Die Einsatzgebiete der dreidimensionalen Echokardiographie sind zum einen die Volumetrie und die Bestimmung der Myokardmasse und zum anderen die räumliche Darstellung der kardialen Anatomie. Letzteres betreffend können z. B. vor einem klappenerhaltenden herzchirurgischen Eingriff Details der Mitralklappenmorphologie beurteilt werden. Das gleiche gilt auch für kongenitale Fehlbildungen des Herzens (Abb. 6-53). Computertechnische Fortschritte verkürzen zunehmend den zeitlichen Rekonstruktionsaufwand, und es existieren bereits erste positive Erfahrungen mit einer von transthorakal einsetzbaren „real-time" 3D-Sonde. Darüber hinaus ist die Möglichkeit der Verarbeitung von Farbdopplerdaten zur räumlichen Abbildung von Regurgitationsjets sowie die Darstellung von Perfusionsterritorien durch Echokontrastmittel absehbar.

## Literatur


Amico AF, Lichtenberg GS, Reisner SA, Stone CK, Schwartz RG, Meltzer RS (1989) Superiority of visual versus computerized echocardiographic estimation of radionuclide left ventricular ejection fraction. Am Heart J 118: 1259–1265

Becher H, Tiemann K (1998) Verbesserung der Endokarderkennung mittels modifizierter transthorakaler Echokardiographie unter Verwendung der zweiten harmonischen Schwingungen (Tissue Harmonic Imaging). Herz 23: 467–473

Bibra H von (1998) Physikalische Grundlagen und Limitationen der Myokard-Kontrastechokardiographie. In: Bibra H von, Gehring J (Hrsg) Echokardiographische Diagnostik bei koronarer Herzkrankheit, 2. Aufl. Steinkopff, Darmstadt, S 165–178

Daniel WG, Erbel R, Visser CA et al. (1991) Safety of transoesophageal echocardiography. A multicenter survey of 10,419 examinations. Circulation 83: 817–821

DeMaria AN, Blanchard DG (1998) The Echocardiogram. In: Alexander RW, Schlant RC, Fuster V (eds) Hurst's The Heart, Arteries and Veins, McGraw-Hill, New York, pp 415–517

Erbel R, Kneissel GD, Schweizer P, Lambertz HJ, Engberding R (1997) Qualitätsleitlinien in der Echokardiographie, erstellt für die klinische Kommission der Deutschen Gesellschaft für Kardiologie. Z Kardiol 86: 387–403

Flachskampf FA (1998) Diastolische Ventrikelfunktion. In: Bibra H von, Gehring J (Hrsg) Echokardiographische Diagnostik bei koronarer Herzkrankheit, 2. Aufl. Steinkopff, Darmstadt, S 27–40

Hagan AD, De Maria AN (1989) Clinical applications of two-dimensional echocardiography and cardiac Doppler. Little, Brown, Boston

Henry WL, DeMaria A, Gramiak R et al. (1980) Report of the American Society of Echocardiography Committee on Nomenclature and Standards in Two-dimensional Echocardiography. Circulation 62: 212–217

Mor-Avi V, Vignon P, Lang RM (1997) Color kinesis: One step beyond acoustic quantification. In: Pérez JE, Lang RM (eds) Echocardiography and cardiovascular function: Tools for the next decade. Kluwer Academic Publ, Dordrecht Boston London, pp 189–220

Oh JK, Appleton CP, Hatle LK et al. (1997) The noninvasive assessment of left ventricular diastolic function with two-dimensional and doppler echocardiography. J Am Soc Echocardiogr 10: 246–270

Oh JK, Seward BS, Tajik AJ (1994) The echo manual, 1st edn. Mayo Foundation, Rochester/MN
Sahn DJ, DeMaria A, Kisslo J, Weyman A (1978) Recommendations regarding quantitation in M-mode echocardiography: Results of a survey of echocardiographic measurements. Circulation 58: 1072–1083
Schiller NB, Shah PM, Crawford M, DeMaria A, Devereux R, Feigenbaum H, Gutgesell H, Reichek N, Sahn D, Schnittger I (1989) Recommendations for quantification of the left ventricle by two-dimensional echocardiography. American Society of Echocardiography Committee on Standards, Subcommittee on Quantitation of Two-Dimensional Echocardiograms. J Am Soc Echocardiogr 2: 358–367
Seward JB, Khandheria BK, Oh JK et al. (1988) Transesophageal echocardiography: technique, anatomic correlations, implementation, and clinical applications. Mayo Clin Proc 63: 649–680
Stamm RB, Carabello BA, Mayers DL, Martin RP (1982) Two-dimensional echocardiographic measurement of left ventricular ejection fraction: prospective analysis of what constitutes an adequate determination. Am Heart J 104: 136–144
Weyman AE (1994) Principles and practice of echocardiography, 2nd edn. Lea & Febiger, Philadelphia

# Kapitel 7

# Dopplersonographie der Gefäße

7

R. Wacker, W. von Scheidt



Die Dopplersonographie stellt ein nichtinvasives apparatives angiologisches Untersuchungsverfahren des arteriellen und venösen Systems dar, welches gefahrlos bei jedem Patienten durchgeführt werden kann und gut reproduzierbare Ergebnisse mit hohem Aussagewert bei günstigem Zeit- und Kostenfaktor liefert (Büdingen et al. 1982; Fischer u. Wuppermann 1985; Kappert 1987; Marshall 1984; Ruland u. Bosiers 1988).

Auf dem Dopplereffekt basierend, geht diese Methode auf den österreichischen Physiker und Mathematiker Christian Doppler (geb. 1803 in Salzburg, gest. 1853 in Venedig) zurück (Eden 1986; Hach 1987; White 1982). Der 1842 formulierte und 1843 veröffentlichte Dopplereffekt (Doppler 1843) beinhaltet die bei allen Wellenvorgängen zu beobachtende Erscheinung, daß die Frequenz und die Wellenlänge beeinflußt werden, wenn Schallquelle und Beobachter sich relativ zueinander bewegen. Seit Anfang der 60er Jahre findet die Dopplersonographie in der klinischen Gefäßdiagnostik Anwendung (Franklin et al. 1961).

## 7.1 Methodik

Die zu untersuchenden Gefäßabschnitte werden mit einer etwa 10 mm dicken Sonde in einem Winkel von etwa 45° beschallt (Abb. 7-1). Die Sonde enthält als Energiequelle einen piezoelektrischen Kristall, welcher Schallwellen mit einer Frequenz von 2–10 MHz aussendet. Da die Schallwellen von Luft (und auch von Knochen) in der Ausbreitung gehindert werden, ist die Anwendung eines Kontaktgels zur Erlangung eines luftfreien Hautkontakts notwendig. Die Eindringtiefe in das biologische Gewebe beträgt bei einer Sendefrequenz von 4 MHz maximal um 8 cm und bei 8 MHz maximal um 4 cm. Die Anwendung höherer Frequenzen bringt also eine geringere Eindringtiefe, dafür jedoch eine höhere Empfindlichkeit mit sich.

Das zugrundeliegende physikalische Prinzip ist eine Frequenzverschiebung DF bei Grenzflächenbewegung. Die ausgesandten Ultraschallwellen erfahren eine partielle Reflexion an Grenzflächen. Bei Beschallung von Blutgefäßen stellen insbesondere die Erythrozyten die Grenzflächen dar.

Da die Erythrozyten im Gefäßsystem im Fluß sind (Grenzflächenbewegung), kommt es zu einer zeitlichen Änderung des Abstandes zwischen Schallquelle und Schallempfänger und somit zu einer Änderung der von der Schallquelle ausgestrahlten Frequenz (Dopplereffekt): die Frequenz des reflektierten Ultraschalls ist höher als die ausgesandte Frequenz, wenn die Grenz-

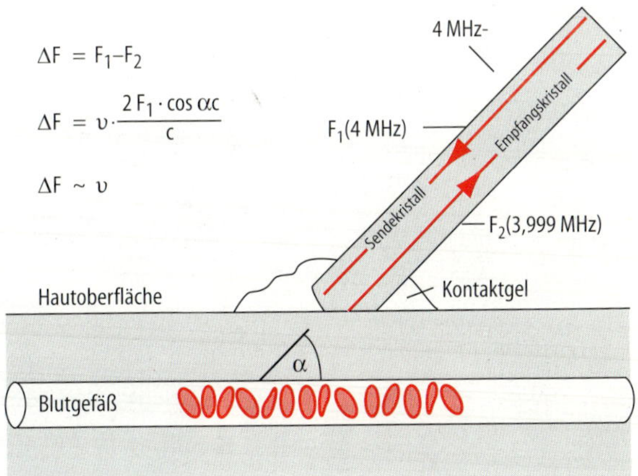


**Abb. 7-1.** Prinzip der dopplersonographischen Untersuchungsmethode: Die durch die Bewegung der beschallten Erythrozyten bedingte Frequenzverschiebung ΔF ist proportional der Erythrozytenfließgeschwindigkeit v. *ΔF* Frequenzverschiebung; $F_1$ ausgesandte Frequenz; $F_2$ empfangene Frequenz; *v* Erythrozytenfließgeschwindigkeit; *α* Winkel zwischen Gefäßachse und Schallstrahlachse; *c* Schallgeschwindigkeit im Gewebe (ca. 1500 m/s)

flächenbewegung in Richtung auf die Schallquelle erfolgt, und niedriger bei Bewegung von der Schallquelle weg. Die Frequenzverschiebung läßt sich physikalisch ausdrücken als

$$\Delta F = \nu \cdot \frac{2F_1 \cdot \cos\alpha}{c}$$

wie in Abb. 7-1 näher erläutert wird (s. auch Abschn. 7.3).

Über ein in derselben Sonde angebrachtes Empfangskristall werden die reflektierten Schallwellen aufgefangen. Die resultierende Differenz DF (Dopplerfrequenz)

$$\Delta F = F_1 - F_2$$

wird optisch in Kurvenform (Hämotachygramm) und akustisch (Lautsprecher) wiedergegeben und erlaubt eine Aussage über die Blutströmungsgeschwindigkeit und deren Änderung (z. B. Zunahme der Geschwindigkeit im Bereich einer Gefäßstenose) sowie über die Blutströmungsrichtung und deren Änderung (z. B. Strömungsumkehr in der A. supratrochlearis bzw. A. supraorbitalis bei ipsilateralem A.-carotis-interna-Verschluß). Positive Ausschläge im Hämotachygramm werden (bei Normalpolung) für auf die Dopplersonde zufließende Blutströme gefunden, negative Ausschläge entsprechend für von der Sonde wegfließende Ströme.

## 7.2 Dopplertechniken

In Abhängigkeit von der apparativen Ausstattung läßt sich die doppersonographische Diagnostik in folgende Techniken einteilen:

### 7.2.1 Continuous-wave-Doppler (CW-Doppler)

Hierbei werden Ultraschallwellen kontinuierlich ausgesandt und nach Reflexion an den Erythrozyten kontinuierlich registriert. Empfangen wird ein Signal, bestehend aus allen im Strahlengang liegenden Dopplerfrequenzen.

Zu unterscheiden ist zwischen nichtdirektionalen Geräten und direktionalen Geräten. Erstere können lediglich die Blutströmung nachweisen und sind zur arteriellen Druckmessung ausreichend. Die direktionalen Geräte können darüber hinaus die Blutströmungsrichtung feststellen und diese graphisch aufzeichnen sowie unter Verwendung zweier Lautsprecher akustisch wiedergeben. Weiter geben sie Aufschluß über die Blutströmungsge-

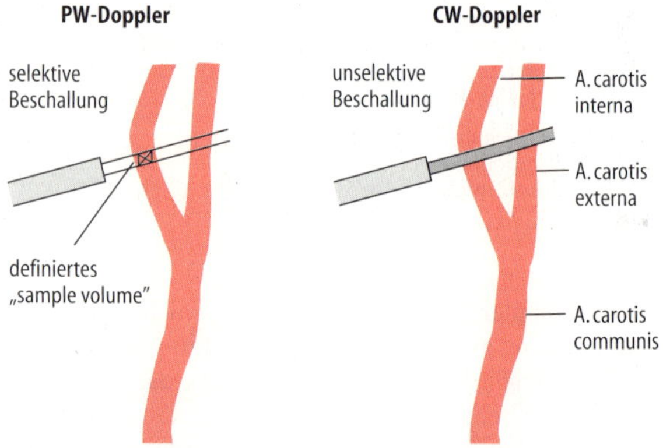


Abb. 7-2. Gegenüberstellung von gepulstem(PW-)Doppler und Continuous-wave-(CW-)Doppler

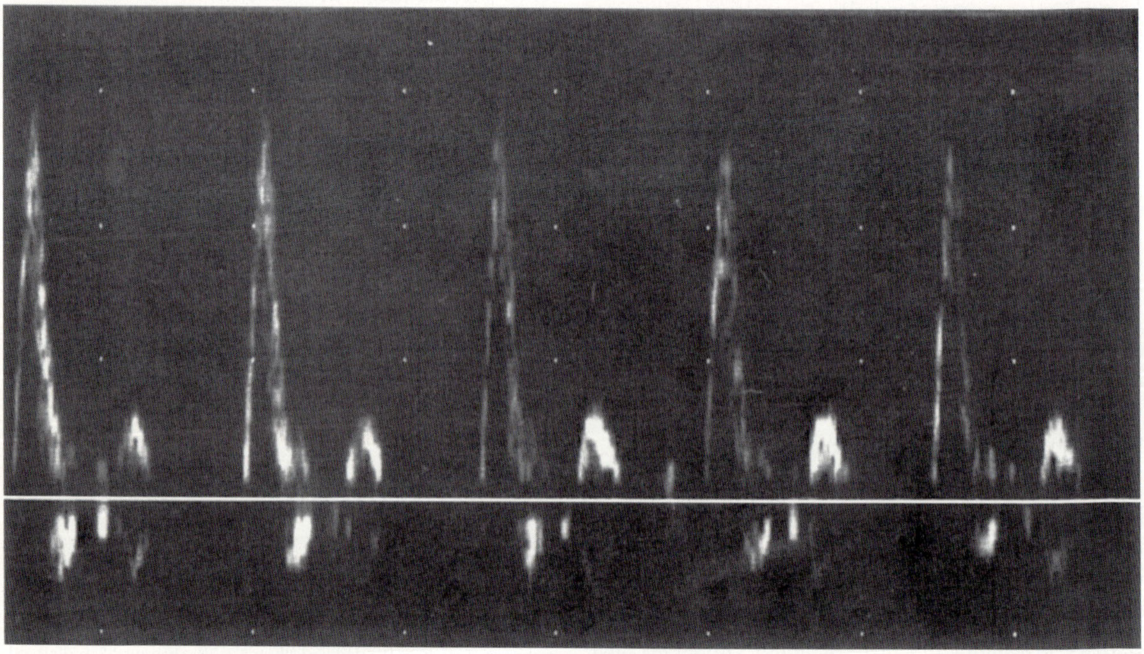

Abb. 7-3. Beschallung einer Muskelarterie im PW-Dopplerverfahren (Normalbefund)

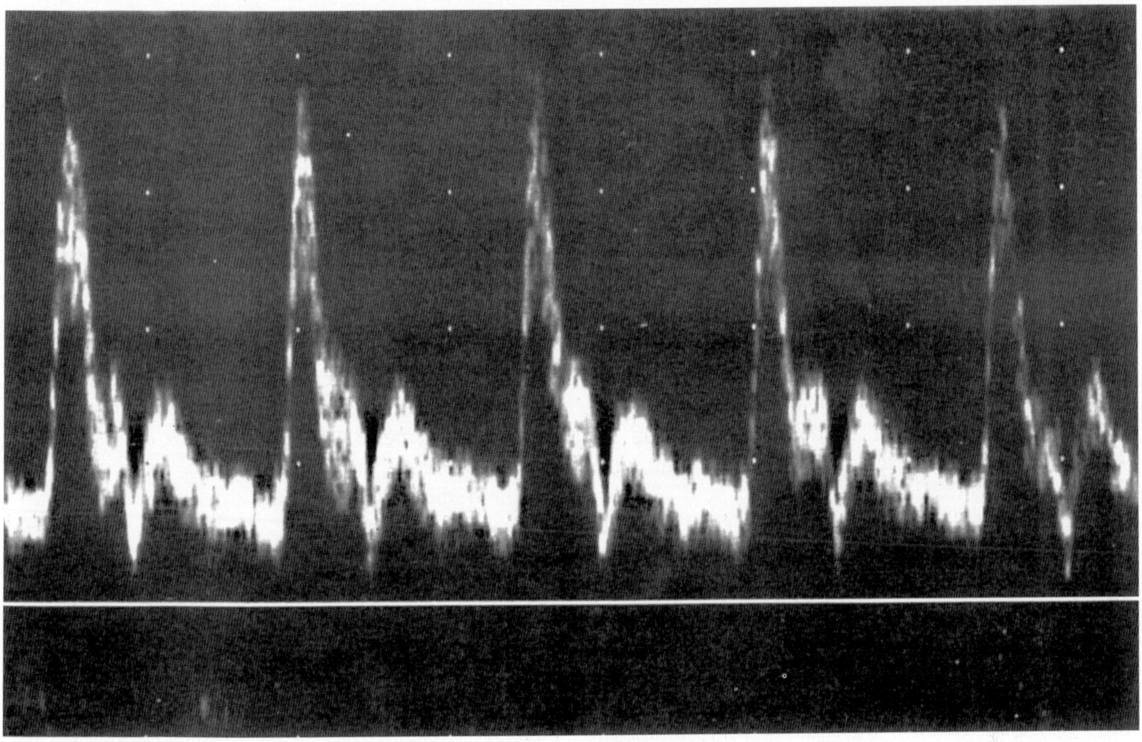

Abb. 7-4. Beschallung einer Hirnarterie (A. carotis interna) im PW-Dopplerverfahren (Normalbefund)

schwindigkeit. Sie finden Anwendung bei der Abklärung stenosierender oder okkludierender Gefäßprozesse.

### 7.2.2 Gepulster Doppler (PW-Doppler)

Die Ultraschallwellen werden intermittierend gesendet und in einem einstellbaren zeitlichen Abstand empfangen. Da die Schallausbreitungsgeschwindigkeit im Gewebe annähernd konstant ist (sie beträgt für weiche Gewebe im Durchschnitt 1540 m/s), lassen sich somit Dopplerfrequenzen aus definierter Gewebstiefe gewinnen; anders ausgedrückt, können definierte Gewebsareale selektiv untersucht werden im Gegensatz zum unselektiven Summenbild beim CW-Doppler. So können Strömungsgeschwindigkeitsprofile im Gefäßquerschnitt gewonnen werden (s. Abb. 7-2 bis 7-4).

### 7.2.3 Duplexsonographie

Die Duplexsonographie stellt die Kombination eines zweidimensionalen Real-time-Sonographiebildes (B-Bild) und der Dopplersonographie mittels gepulstem Dopplerverfahren (PW-Doppler) dar (Abb. 7-5). Bei der Farbduplexsonographie ist das B-Bild kombiniert mit dem Farbdopplerverfahren. Die Ultraschallfrequenz des B-Bildes liegt im 5- bis 10 MHz-Bereich (Nahfelddiagnostik). Die gepulste Dopplersonographie erlaubt unter optischer Kontrolle (B-Bild) die Positionierung des „sample volume" in beliebig auswählbare Gefäßregionen.

Da bei der Duplexsonographie weitgehend die Festlegung des Schalleinfallwinkels a möglich ist, wobei die Einstellung auf 45° anzustreben ist, kann die absolute Strömungsgeschwindigkeit bestimmt werden. Unter Anwendung der in Abb. 7-1 angegebenen Formel (nach v aufgelöst) wird die Berechnung der Fließgeschwindigkeit v möglich:

$$v = \Delta F \cdot c / 2F_1 \cdot \cos\alpha$$

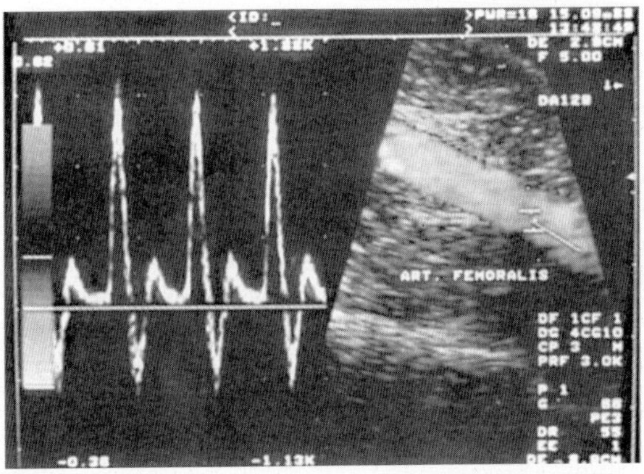


Abb. 7-5. Untersuchung einer Arterie (A. femoralis) mit dem Verfahren der Duplexsonographie

Die Farbduplexsonographie erlaubt über die mittels PW-Doppler zu erhaltende punktuelle Messung der Strömungsgeschwindigkeit hinaus eine flächenhafte, farbkodierte Wiedergabe von Strömungsgeschwindigkeiten und -richtung. Hierbei wird verschiedenen Strömungsrichtungen und -geschwindigkeiten eine bestimmte Farbe zugeteilt. Strömungen auf den Schallkopf zu werden rot kodiert, Strömungsrichtungen vom Schallkopf weg werden blau kodiert. Schnellere Strömungen werden durch hellere Farbe wiedergegeben, Turbulenzen werden durch eine Gelb-grün-Zumischung angezeigt.

Die Bedeutung der Duplexsonographie liegt in der kombinierten Beurteilungsmöglichkeit der Morphologie von Gefäßwand, -inhalt und -umgebung einerseits sowie der Funktion, d. h. Blutflußinformationen wie Strömungsnachweis, -geschwindigkeit und -richtung andererseits.

Hierbei ermöglichen die modernen, elektronischen Schallköpfe eine simultane Darstellung von B-Bild und Dopplerverfahren. Die Duplexsonographie erlaubt eine schnelle, B-Bild-gesteuerte Gefäßdetektion und stellt diesbezüglich eine wesentliche Vereinfachung dar. Insbesondere bei nicht hochgradigen Gefäßstenosierungen, die mittels CW-Doppler nicht detektierbar sind, bietet
! die Duplexsonographie wesentliche morphologische und funktionelle Informationen. Fehlerquellen und Limitationen der Duplexsonographie umfassen Fehlinterpretationen bei flüchtiger oder unerfahrener Untersuchung, Artefakte (Reverberationsecho) sowie die Schallauslöschung an verkalkten Plaques mit dann fehlender morphologischer Beurteilbarkeit und fehlender Flußinformation.

Bei filiformen Gefäßstenosen ist das Restlumen häufig nicht ausreichend darstellbar, die Dopplersignale können suboptimal oder fehlend sein. Die genauere Stenosequantifizierung bleibt der CW-Doppleruntersuchung mit Frequenzspektrumanalyse vorbehalten.

Die Duplexsonographie erfordert einen über die konventionelle Dopplersonographie weit hinausgehenden apparativen und damit finanziellen Aufwand.

### 7.2.4 Transkranielle Dopplersonographie

Hierbei wird mit Anwendung einer auf die Schläfe aufgesetzten 2-MHz-Dopplersonde transossär der Fluß der A. carotis interna und der Aa. cerebri media, anterior und posterior beurteilt (Aaslid 1986). Mit Hilfe des gepulsten Dopplerverfahrens ist die Strömungsgeschwindigkeitsmessung möglich. Nicht nur Stenosierungen und Gefäßverschlüsse, sondern auch Vasospasmen können nachgewiesen werden.

## 7.3 Untersuchung des arteriellen Systems

### 7.3.1 Indikationen

Der dopplersonographischen Untersuchung sind insbesondere folgende arterielle Gefäßabschnitte durch Direktbeschallung zugänglich: A. carotis communis interna und externa, A. vertebralis, A. subclavia, A. axillaris, A. brachialis, A. radialis, A. ulnaris, A. femoralis, A. poplitea, A. tibialis posterior, A. dorsalis pedis.

Mit Hilfe der Dopplersonographie kann eine Aussage zu folgenden Fragestellungen gewonnen werden:

- Nachweis einer Blutströmung,
- Gefäßverlauf,
- Fließrichtung,

**Tabelle 7-1.** Auswahl von Indikation zur dopplersonographischen Untersuchung der Arterien

| Indikation | Fragestellung |
|---|---|
| TIA, PRIND oder Apoplexie | Karotisstenose? Karotisverschluß? |
| Karotisströmungsgeräusch | Stenose? Ausmaß der Einengung? |
| Schwindelsymptomatik | Karotis- oder Vertebralisgefäßprozeß? |
| Zustand nach Karotisdesobliteration | Freie Gefäßdurchgängigkeit nach Operation? |
| Koronare Herzerkrankung | Stenosen auch in anderen Gefäßprovinzen? |
| Geplanter größerer operativer Eingriff | Hämodynamisch bedeutsame Karotisstenosen? |
| Claudicatio intermittens | Lokalisation der Okklusion? Schweregrad? |
| Akute Extremitätenarterienembolie | Gefährdung der Extremität? |
| Zustand nach Gefäßverletzung | Ausbildung einer arteriovenösen Fistel |
| Geplante Shuntanlage zur Hämodialyse | Gefäßverhältnisse an den Unterarmen? |
| Arteriitis temporalis | Verschluß der Temporalarterie? |
| Hyperthyreose | Ausmaß der Hyperzirkulation? |
| Verdacht auf offenen Ductus arteriosus Botalli | Bestätigung durch diastolischen Rückfluß? |
| Aortenklappeninsuffizienz | Ausmaß des diastolischen Rückflusses? |
| Aortenisthmusstenose | Ausmaß der Druckdifferenz? |
| Idiopathische hypertrophe Subaortenstenose | Bestätigung durch mittsystolische Inzisur? |
| Blutdruckdifferenz an den Oberarmen | Subclavian-steal-Syndrom? |

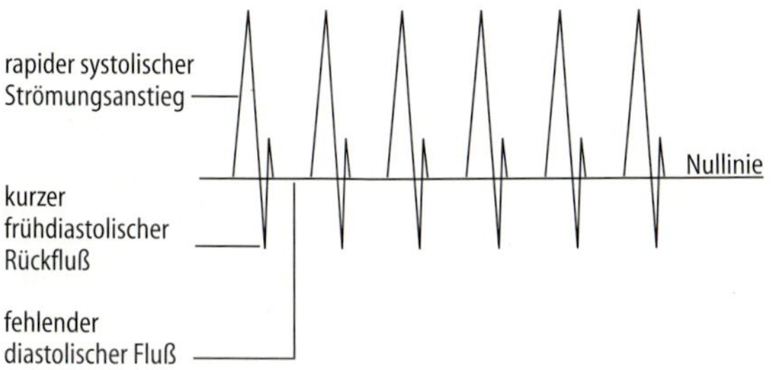


**Abb. 7-6.** Hämotachygramm (schematisch) einer Muskelarterie (Normalbefund)

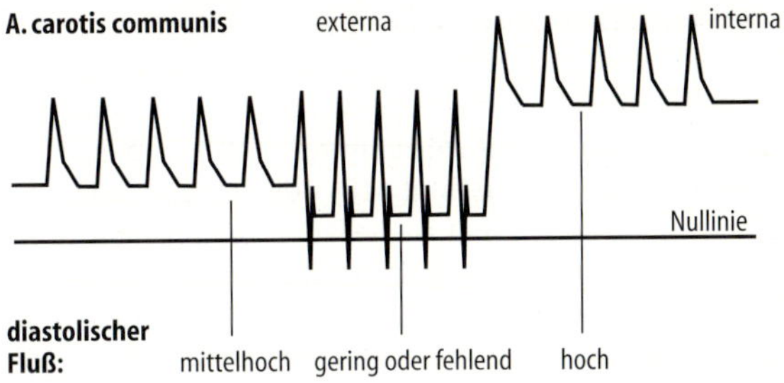


**Abb. 7-7.** Hämotachygramm (schematisch) der extrakraniellen Karotiden (Normalbefund)

- Fließeigenschaften,
- Höhe des systolischen Blutdrucks distal einer Blutdruckmanschette.

Daraus ergeben sich eine Reihe von Indikationen zur doppersonographischen Untersuchung der Arterien, welche in Tabelle 7-1 zusammengefaßt sind.

Wie oben erwähnt, werden die bei der Gefäßbeschallung resultierenden Dopplerfrequenzen als akustisches Signal und in Form eines Kurvenbildes (Hämotachygramm) wiedergegeben. In Abb. 7-6 ist der Normalbefund eines Hämotachygramms einer Muskelarterie, registriert durch direktionale Dopplersonographie, schematisch dargestellt. Charakteristisch sind (auch durch Seitenvergleich bestätigte) physiologische Höhe der Kurvenausschläge (keine Flußbeschleunigung oder -verminderung, rapider systolischer Strömungsanstieg), fehlender holodiastolischer Fluß und kurzer frühdiastolischer Rückfluß („dip").

### Extrakranielle Hirnarterien

Eine große Bedeutung hat die Dopplersonographie bei der Untersuchung der extrakraniellen Hirnarterien. Im Mittelpunkt steht die Beurteilung der Karotisbifurkation und der A. carotis interna, da die Diagnosestellung von Internastenosen oder -verschlüssen von großer klinischer Tragweite ist und therapeutische Konsequenzen nach sich zieht. Aber auch über den Gefäßverlauf sind Aussagen möglich, z. B. mit dem Nachweis von Kinking und Coiling.

Die hirnversorgenden Arterien A. carotis interna und A. vertebralis sind dadurch charakterisiert, daß sie im Gegensatz zu den Muskelarterien keinen peripheren Gefäßwiderstand besitzen und daher physiologischerweise einen positiven holodiastolischen Fluß aufweisen. Die A. carotis externa hingegen ist eine Muskelarterie und zeigt allenfalls einen geringen holodiastolischen Fluß. Die A. carotis communis besitzt als „Summenkurve" im Hämotachygramm einen mittelhohen holodiastolischen Fluß. Abbildung 7-7 gibt schematisch ein über den Karotiden abgeleitetes Hämotachygramm wieder. Der Einsatz der Duplexsonographie oder zumindest eines bildgebenden Verfahrens (B-Bild) ist an der Karotisbifurkation und an dem Internagefäß diagnostisch besonders bedeutsam, weil die Morphologie der Gefäßwände und die Oberflächenstruktur eventueller Plaques sichtbar werden.

Neben der Direktbeschallung der Karotiden, wobei die Gefäße vom Communisabgang bis zum Kieferwinkel mit der Dopplersonde sorgfältig abgetastet und auf Strömungsanomalien untersucht werden, wird ergänzend die Untersuchung der supraorbitalen Arterien vorgenommen (indirekte Karotisdiagnostik): Die A. supraorbitalis und A. supratrochlearis stellen ein Anastomosengebiet zwischen Interna- und Externakreislauf dar (Keller et al. 1973).

Physiologischerweise überwiegt an dieser „Wasserscheide" der Druck der Internaströmung, so daß bei Beschallung der Supraorbitalarterien ein orthograder (auf die Sonde zufließender) Blutstrom erfaßt wird.

Die Duplexsonographie der extrakraniellen Hirnarterien sowie auch anderer arterieller Gefäßterritorien ermöglicht die Gewinnung der nachfolgend genannten Informationen über die Morphologie von Gefäßwand und -inhalt:

- *Arteriosklerose*:
  - Intimaverdickung/Plaque:
  - weiche Plaque (atheromatös, fibrös),
  - harte Plaque (kalzifiziert),
  - Plaquekomplikationen:
  - Ulzeration,
  - Thrombus (flottierend, nichtflottierend),
  - Stenosen, Verschlüsse;
- Aneurysma:
  - Aneurysma spurium (nach Punktion),
  - Aneurysma verum,
  - Aneurysma dissecans;
- *Arteriitis;*
- *arteriovenöse Fistel;*
- *externe Kompression, Hämatom;*
- *anatomische Varianten:*
  - Kinking,
  - Coiling.

Hierbei ist die Domäne der Duplexsonographie die Erkennung lokaler, nicht stenosierender Wandveränderungen, insbesondere die Beurteilung von arteriosklerotischen Plaques. Arteriosklerosekomplikationen wie ulzerierte Plaques oder flottierende bzw. nichtflottierende thrombotische Plaqueauflagerungen sind erkennbar.

Frische Thrombosierungen können jedoch aufgrund ihrer z. T. nur sehr geringen Echogenität übersehen werden oder nur sehr schwer erkennbar sein. Die fehlende Darstellbarkeit einer Arterie mittels CW-Doppler kann technisch oder lagebedingt sein oder einem Gefäßverschluß entsprechen. Hier ist die Duplexsonographie hilfreich in der direkten Gefäßdarstellung sowie dem PW- oder Farbdopplernachweis eines fehlenden Flusses im Gefäßlumen als Nachweis des Gefäßverschlusses. Die möglichen morphologischen Informationen der Duplexsonographie im Bereich der extrakraniellen Hirngefäße sind in Abb. 7-8 wiedergegeben.

Die Abb. 7-9 zeigt die Duplexsonographie einer harten Plaque im Bereich der A. carotis communis. Für die A. carotis communis sowie die Karotisgabel weist die Duplexsonographie bei erfahrenem Untersucher eine der Angiographie vergleichbare Genauigkeit auf.

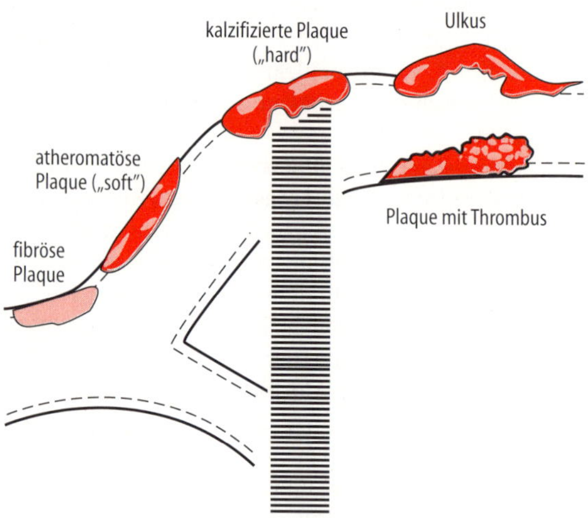


**Abb. 7-8.** Schematische Darstellung duplexsonographisch erkennbarer Gefäßwandveränderungen im Bereich der Karotisgabel und A. carotis interna. Aus Ruland (1993)

### Andere Arterien

Die Vertebralarterien lassen sich zum einen am Subklaviaabgang, zum anderen okzipital im Bereich des gewundenen Verlaufs am Atlas auffinden. Das akustische Dopplersignal der Vertebralarterie ist in der Regel leiser und niederfrequenter als das der A. carotis interna; das Hämotachygramm zeigt einen niedrigeren Maximalausschlag.

Die A. subclavia ist der Beschallung supra- und infraklavikulär zugänglich. Die übrigen Arterien der oberen Extremitäten erreicht man unschwer an den üblichen Palpationsstellen.

Die Aorta abdominalis entzieht sich der Untersuchung mit konventioneller dopplersonographischer Technik aufgrund der auf ca. 8 cm begrenzten Eindringtiefe.

Die oben aufgezählten Untersuchungsregionen der unteren Extremitäten sind in Rückenlage erreichbar, mit Ausnahme der A. poplitea, welche in Bauchlage bei leicht angewinkeltem Kniegelenk unter Verwendung eines Unterschenkelpolsters beschallt wird. Mit Hilfe der Duplexsonographie gelingt in der Regel (bei großen Beinumfängen durch die Eindringtiefe limitiert) die lückenlose Darstellung der Oberschenkelarterien von der distalen A. iliaca externa über die A. femoralis superficialis bis zur A. poplitea, so daß diese nichtinvasive Methode bei der Diagnostik der arteriellen Verschlußkrankheit zunehmend bedeutsam wurde.

### Komplikationen nach arteriellen Punktionen

Komplikationen nach arteriellen Punktionen sind eine diagnostische Domäne der Duplexsonographie. Punktionsbedingte Komplikationen umfassen die arteriovenöse Fistel, das Aneurysma spurium, die Arteriendissektion, Thrombosierung und Hämatombildung. Das Aneurysma spurium im Sinne einer kompletten Gefäßwandperforation mit Durchtrennung aller Wandschichten und einer durch eine Pseudokapsel gedeckten periarteriellen Blutung ist in den Abb. 7-10 und 7-11 dargestellt.

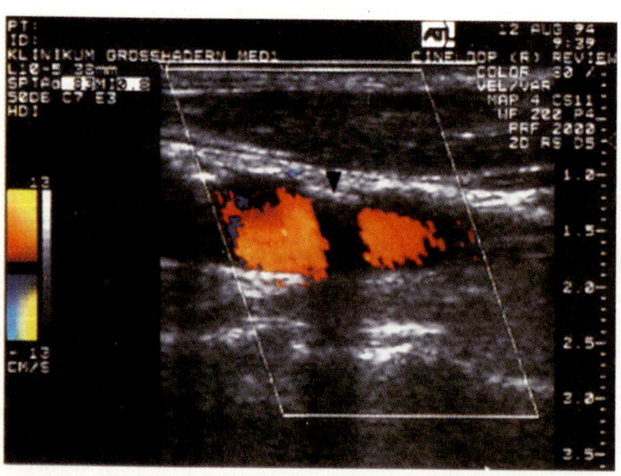

**Abb. 7-9.** Farbduplexsonographie. Harte Plaque (*Pfeil*) im Bereich der A. carotis communis rechts mit Schallauslöschung. Keine poststenotischen Turbulenzen bei fehlender stenosierender Wirksamkeit

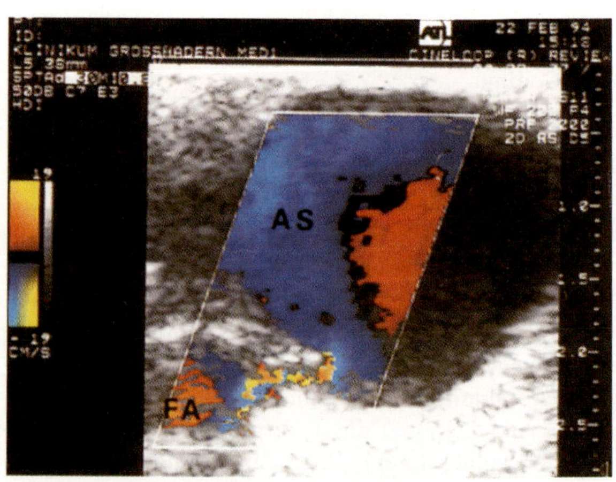


**Abb. 7-10.** Farbduplexsonographie. Postpunktionelles Aneurysma spurium (*AS*) der Arteria femoralis rechts (*FA*), das über den offenen Stichkanal (*gelb-grüne Turbulenz*) gefüllt wird

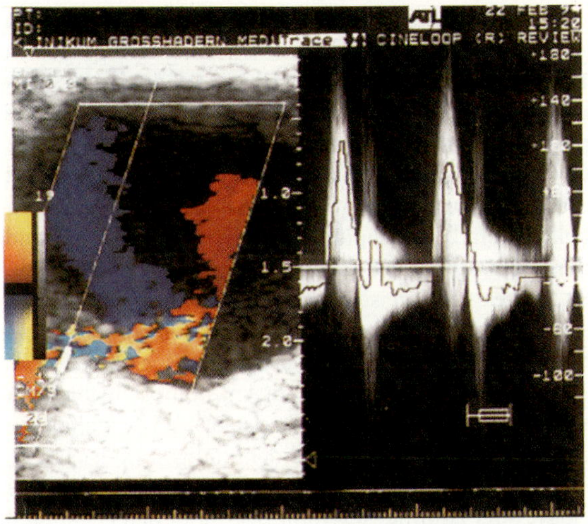

**Abb. 7-11.** Duplexsonographie (Farbduplex *links*, PW-Doppler *rechts*) eines postpunktionellen Aneurysma spurium der A. femoralis. Gleiche Patientin wie Abb. 7-10. Die PW-Dopplersonographie zeigt eine systolische Flußgeschwindigkeit in das Aneurysma hinein

Die arteriovenöse Fistel läßt sich dopplersonographisch als systolisch-diastolischer Dauerfluß zwischen Arterie und Vene erkennen und duplexsonographisch lokalisieren.

### Exakte lokale Blutdruckmessung

Unter Anwendung der Dopplersonde als empfindlichem Stethoskop sind exakte systolische Blutdruckmessungen möglich. Eine an Oberarm, Unterarm, Oberschenkel oder Wade angelegte Blutdruckmanschette wird auf übersystolische Werte aufgeblasen. Beim Ablassen zeigt im Moment des ersten auftretenden akustischen Dopplersignals das Manometer jenen systolischen Blutdruck an, welcher am Ort des distalen Manschettenrandes herrscht.

Es lassen sich Drücke bis unterhalb von 50 mmHg messen, insbesondere auch an nicht mehr palpablen Arterienabschnitten. Bedingt durch die zur Peripherie hin zunehmende Blutdruckamplitude der muskelstarken Arterien, kommt es zu einer kontinuierlichen Zunahme des arteriellen systolischen Blutdrucks mit zunehmender Entfernung vom Herzen. Folglich lassen sich bestimmen ein physiologischer Druck*gradient*:

Oberarmdruck–Knöcheldruck ≤ 0 mmHg,

oder ein physiologischer Druck*quotient*:

$$\frac{\text{Knöcheldruck}}{\text{Oberarmdruck}} \geqq 1$$

## 7.3.2 Periphere arterielle Verschlußkrankheit

Wie oben dargelegt, ist die Beschallung der Extremitätenarterien überall dort möglich, wo die Gefäße ausreichend oberflächennah verlaufen. Die maximale Eindringtiefe liegt bei etwa 8 cm bei Verwendung einer 4-MHz-Sonde.

Wird ein stenotisches Arteriensegment direkt beschallt, so werden im Stenosebereich eine systolische und diastolische Strömungsbeschleunigung vorgefunden bei gleichzeitigem Wegfallen des frühdiastolischen Rückflusses („dip"). Unmittelbar distal der Stenose findet sich eine Zone des turbulenten Rückflusses, weiter distal stellt sich wieder eine laminare, jedoch systolisch verminderte Strömung ein. In Abb. 7-12 ist dies anhand eines schematisch dargestellten Hämotachygramms erläutert.

Eine Quantifizierung der Stenosierung ist durch eine Bestimmung des poststenotischen systolischen Druckes als Korrelat für die Höhe des systolischen Flusses möglich. Hierbei wird die Dopplersonde als Stethoskop eingesetzt. Eine arterielle Verschlußkrankheit der unteren Extremität ist beim Vorliegen eines Druckquotienten ≤0,9 bzw. eines Druckgradienten ≥10 mmHg anzunehmen. In Tabelle 7-2 sind die hämodynamischen Schweregrade der arteriellen Verschlußkrankheit der unteren Extremität den entsprechenden systolischen Knöcheldrücken gegenübergestellt.

Die Dopplersonographie ermöglicht so eine die klinische Einteilung nach Fontaine ergänzende Klassifizierung mit Bestimmung des hämodynamischen Schweregrades (Martin et al. 1979). Durch Messung der Dopplerdrücke in verschiedenen Höhen (Poplitealbereich, Fußpulsbereich) kann eine Unterscheidung in eine Verschlußkrankheit vom Oberschenkeltyp, Unterschenkeltyp, akralen Typ und Mehretagentyp getroffen werden.

Werden an den unteren Extremitäten stark überhöhte systolische Drücke gemessen (Druckgradient ≤ −40 mmHg),

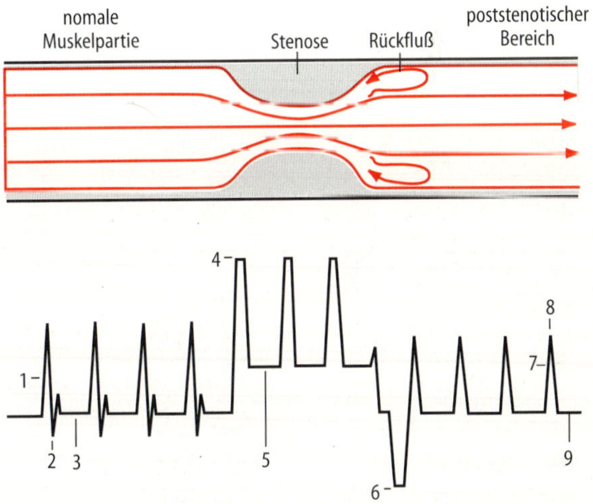


**Abb. 7-12.** Dopplersonographischer Nachweis einer Arterienstenose: Prästenotisch: *1* rapider systolischer Strömungsanstieg, *2* kurzer frühdiastolischer Rückfluß; *3* fehlender diastolischer Fluß. Im Stenosebereich: *4* systolische Strömungsbeschleunigung; *5* diastolische Strömungsbeschleunigung. Poststenotisch: *6* turbulenter Rückfluß. *7* verlangsamter systolischer Strömungsanstieg; *8* verminderter systolischer Fluß; *9* fehlender frühdiastolischer Rückfluß

**Tabelle 7-2.** Festlegung des Schweregrades einer arteriellen Verschlußkrankheit nach dopplersonographisch gemessenen systolischen Knöcheldrücken, gültig bei einem normotonen Brachialarteriendruck

| Dopplersonographisch ermittelter systolischer Knöcheldruck | Hämodynamischer Schweregrad | Klinisches Stadium der Verschlußkrankheit |
|---|---|---|
| ≧100 mmHg | Gute Kompensation | Stadium I–II |
| 60–100 mmHg | Mittelgradige Kompensation | Stadium II–III |
| ≦60 mmHg | Schlechte Kompensation | Stadium III–IV |
| ≦40 mmHg | Ischämiebedingte Gefährdung der Extremität | Stadium III–IV |

so ist von einer mangelnden Komprimierbarkeit der Arterien infolge einer Gefäßwandverkalkung (Mediasklerose) auszugehen.

Die genaue Lokalisation einer Stenosierung oder eines Gefäßverschlusses ist durch Anwendung der Duplexsonographie möglich (Jager et al. 1985).

### 7.3.3 Erkrankungen der extrakraniellen Hirnarterien

Die Dopplersonographie erfaßt mit großer Zuverlässigkeit Stenosen und Verschlüsse sowie Anomalien im Gefäßverlauf der extrakraniellen Hirnarterien (Büdingen et al. 1982).

Karotisstenosen mit einer Gefäßlumeneinengung ab etwa 40% sind der dopplersonographischen Diagnostik zugänglich.

Es gibt direkte und indirekte Untersuchungskriterien. Zu den ersteren zählen die akustischen und graphisch aufgezeichneten (Hämotachygramm) Signale im Stenoseareal, im poststenotischen und mit Einschränkung im prästenotischen Gefäßbereich. Neben dem Klangcharakter des akustischen Signals kommt der systolischen und diastolischen Flußhöhe eine große Bedeutung zu. In Tabelle 7-3 sind die dopplersonographischen Befunde und deren Bewertung bei Karotisstenosen zusammengefaßt.

Indirekte Hinweise auf okkludierende Internaprozesse sind aus dem Augeninnenwinkelfluß bei Beschallung der supraorbitalen Arterien erhältlich. Wie oben bereits erwähnt, findet sich an diesem Anastomosengebiet zwischen Interna- und Externakreislauf im Normalfall ein orthograder Blutstrom. Bei hochgradigen Internastenosen oder Internaverschlüssen sind ipsilateral retrograde Flüsse oder zumindest „Nullflüsse" über den genannten Augenarterien zu verzeichnen, s. auch hierzu Tabelle 7-3. In Abb. 7-13 ist schematisch eine höhergradige A.-carotis-interna-Stenose dargestellt.

Bei Untersuchungen der Vertebralarterien, welche am besten subokzipital gelingt, ist bei fehlendem Fluß von einer Aplasie oder einem Verschluß auszugehen. Ein

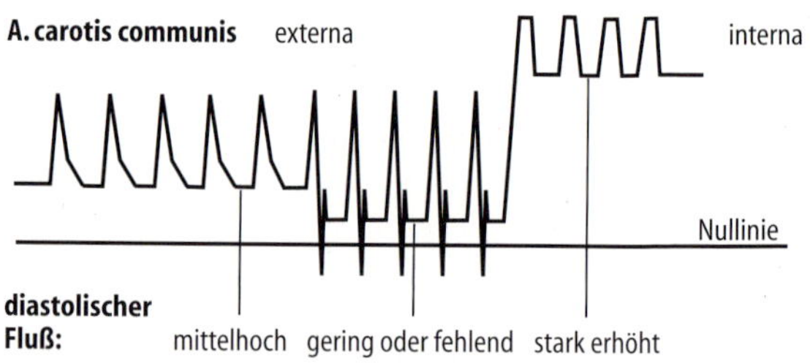


**Abb. 7-13.** Hämotachygramm (schematisch) der Karotiden mit höhergradiger Carotis-interna-Stenose

**Tabelle 7-3.** Dopplersonographische Diagnostik von Karotisstenosen

| | Karotisströmungsgeräusch | Akustisches Dopplersignal im Stenosenbereich | Hämotachygramm im Stenosenbereich | Hämotachygramm poststenotisch | Augeninnenwinkelfluß ipsilateral |
|---|---|---|---|---|---|
| Normalbefund | nein | weich, rein | unverändert | unverändert | orthograd |
| Geringgradige Stenose (bis 50%) | meist nein | verschärft, etwas höherfrequent | mäßige Zunahme des systolischen und diastolischen Flusses | wie prästenotisch | orthograd |
| Mittelgradige Stenose (50–80%) | ja | verschärft, rauh, höherfrequent, turbulent zischend | stärkere Flußzunahme | wie prästenotisch | meist noch orthograd |
| Hochgradige Stenose (80–95%) | ja | hochfrequent, oft turbulent | sehr starke Flußzunahme | Fluß niedriger als prästenotisch | verminderter orthograder Fluß, „Nullfluß" oder retrograder Fluß |
| Filiforme Stenose (95–99%) | meist ja | zischend, oft intensitätsgemindert | extreme Flußzunahme | oft kaum noch auffindbar | „Nullfluß" oder retrograder Fluß |
| Gefäßverschluß | nein | kein Signal | kein Signal | kein Signal | „Nullfluß" oder retrograder Fluß |

im Seitenvergleich um mindestens 50% verminderter systolischer Fluß im Subokzipitalbereich bedeutet eine Vertebralarterienhypoplasie, eine Abgangsstenose oder eine Gefäßeinengung im Verlauf durch die Foramina intervertebralia.

### 7.3.4 Subclavian-steal-Syndrom

An das Vorliegen eines Subclavian-steal-Syndroms muß insbesondere bei Registrierung differenter Blutdruckwerte an den oberen Extremitäten und bei Auffälligkeiten im Fluß der Subklaviaarterien gedacht werden.

Dopplersonographisch findet sich bei Ruhebedingungen in Abhängigkeit vom Ausmaß der zugrundeliegenden proximalen Subklaviaflußbehinderung ipsilateral ein verminderter systolischer Vertebralisfluß, ein Vertebralispendelfluß oder beim Subklaviaverschluß eine komplette Strömungsumkehr der A. vertebralis. Dieser rückwärts gerichtete Fluß kann durch einen Arbeitsversuch mit dem gleichseitigen Arm gesteigert werden. Umgekehrt führt das suprasystolische Aufblasen einer Blutdruckmanschette am ipsilateralen Arm zu einer Verminderung des subokzipitalen retrograden Vertebralisflusses; letzterer kommt nach Beseitigung der Blutsperre überschießend zunehmend zur Darstellung.

## 7.4 Untersuchung des venösen Systems

### 7.4.1 Indikationen

Wie bereits im Abschnitt „Untersuchung des arteriellen Systems" dargelegt, ist dopplersonographisch Aufschluß über die Blutströmung, insbesondere über anatomischen Verlauf, Richtung und Eigenschaften des Flusses, erhältlich. Die Dopplersonographie des venösen Systems findet überwiegend im Rahmen der Phlebothrombosediagnostik Anwendung. Darüber hinaus läßt sich die Funktion der Venenklappen beurteilen. Auch ist eine Aussage über die Perforansvenen möglich. Tabelle 7-4 gibt die Indikationen zur dopplersonographischen Untersuchung des venösen Systems zusammenfassend wieder.

Das venöse akustische Dopplersignal ist im Gegensatz zum arteriellen abhängig von In- und Exspiration und hat kein pulssynchrones Auftreten. Bedingt durch die intraabdominale Druckerhöhung bei Inspiration, kommt es inspiratorisch zu einer Behinderung des Venenflusses, kenntlich an einer Abnahme der Strömung im Hämotachygramm bis zum endinspiratorischen Strömungsstop; exspiratorisch nimmt der Fluß wieder zu. Beim Valsalva-Manöver schließlich sistiert der Venenfluß völlig, um nach Beendigung überschießend zur Darstellung zu kommen (Abb. 7-14).

Intakte Venenklappen verhindern einen nach distal gerichteten venösen Fluß. Durch Venenkompression proximal der Dopplersonde läßt sich daher kein rückwärtiger Fluß provozieren. Venenkompression distal der Dopplersonde führt bei freiem Venensystem zu einem verstärkten venösen Abfluß.

Der Klangcharakter des venösen Dopplersignals ist weich und erinnert an das Heulen des Windes.

**Tabelle 7-4.** Auswahl von Indikationen zur dopplersonographischen Untersuchung der Venen

| Indikation | Fragestellung |
|---|---|
| Schmerzhafte Beinschwellung | Phlebothrombose? Lokalisation? |
| Lungenembolie | Phlebothrombose? |
| Thrombolysetherapie bei Venenthrombose | Persistierende Thrombose? |
| Geplante Punktion einer tiefen Vene | Strömungsverlauf? |
| Varikose der unteren Extremität | Ausmaß des Venenklappendefekts? Perforansvenen? |
| Geplante Varizenoperation | Tiefes Venensystem durchgängig? |

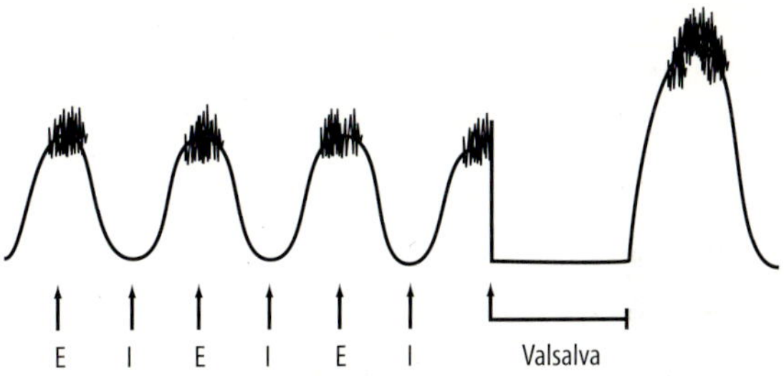


**Abb. 7-14.** Hämotachygramm (schematisch) einer Femoralvene (Normalbefund). Inspiratorische Flußabnahme, Sistieren des Flusses bei Valsalva-Manöver, überschießender Fluß nach Beendigung des Valsalva-Versuchs. *E* Expiration; *I* Inspiration

**Venen der unteren Extremitäten**

Die Untersuchung der V. femoralis und (repräsentativ für die Unterschenkelvenen) der V. tibialis posterior erfolgt in Rückenlage. Die Venen sind in unmittelbarer Nachbarschaft zu den zugehörigen Arterien leicht aufzufinden. Die V. poplitea wird in Bauchlage bei leicht abgewinkeltem Kniegelenk (Unterschenkelpolster) beschallt. Geprüft wird das Flußmuster bei normaler Atemtätigkeit, bei forcierter Atmung, während eines Valsalva-Manövers und bei vorsichtiger Venenkompression proximal und distal der Dopplersonde. Während physiologischerweise in der V. femoralis in einem sehr hohen Prozentsatz (bei verstärkter Atmung sogar in jedem Fall) der Blutfluß atemmoduliert ist, findet man in der V. poplitea beim Gesunden nur in höchstens ca. 75% der Fälle einen atemabhängigen Fluß.

Dieses Phänomen ist auf eine Dämpfung der Venendruckschwankung mit zunehmender Entfernung vom

Zwerchfell und auch auf die Venenklappen der Poplitealregion zurückzuführen. Wertvolle Hilfe bei der Thrombosediagnostik leisten daher die geschilderten Kompressionstests.

Ein weiteres Anwendungsgebiet der dopplersonographischen Venendiagnostik stellt die Untersuchung des oberflächlichen Venensystems der unteren Extremitäten dar. So kann die Länge der Refluxstrecke einer insuffizienten V. saphena magna bestimmt und die Funktionsfähigkeit der Perforansvenen geprüft werden.

**Venen der oberen Extremitäten**

Auch die Venen des Schultergürtels und der oberen Extremitäten weisen die charakteristischen Flußkriterien und die Modulierbarkeit durch Atmungsmanöver und Kompression auf.

Die bildgebenden Verfahren lassen die Gefäßwände und den Gefäßinhalt sichtbar werden. Somit sind Gestalt, Ausdehnung und Echodichte intravenöser Thromben beurteilbar. Rückschlüsse auf Lysierbarkeit (Thrombosealter) bzw. auf Lyseerfolg (verbleibende Thromben) sind möglich.

## 7.4.2 Phlebothrombose

Beim akuten thrombotischen Verschluß einer tiefen Extremitätenvene (untere wie obere Extremität) läßt sich auch bei forcierter Atmung ein venöses Dopplersignal weder im Verschlußbereich noch proximal davon ableiten. Später kommt es durch den stark erhöhten Venendruck, der distal der Venenokklusion herrscht, zur Ausbildung von Kollateralen bzw. auch zur partiellen Rekanalisation der thrombotisch verschlossenen Gefäßstrecke. Nun ist über dem Thrombosegefäß ein pathologischer Fluß nachweisbar (Abb. 7-15).

Dieser für eine Phlebothrombose typische Fluß ist ein nicht atemabhängiger Dauerfluß und kann durch Valsalva-Manöver nicht oder zumindest nicht wesentlich beeinflußt werden. Durch vorsichtige manuelle Kompression des herzfern der Thrombose gelegenen Gliedmaßenabschnitts läßt sich keine oder im Vergleich zur gesunden kontralateralen Extremität nur eine deutlich abgeschwächte Venenflußsteigerung auslösen. Mehrere parallel verlaufende Venensignale mit unterschiedlich hohen Flüssen entsprechen Kollateralgefäßen.

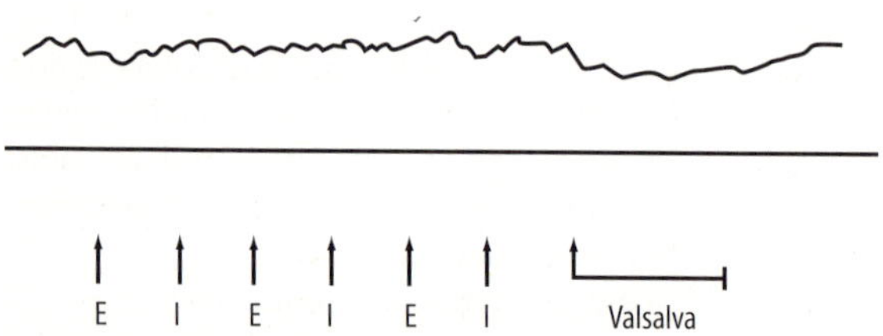


**Abb. 7-15.** Hämotachygramm (schematisch) bei Femoralvenenthrombose: fehlende Atemabhängigkeit des Venenflusses, fehlendes Reagieren auf ein Valsalva-Manöver. *E* Expiration; *I* Inspiration

Eine sichere Aussage über das Thrombosealter ist mit der konventionellen Dopplersonographie ebenso wenig möglich wie eine Angabe über die genaue Thromboselokalisation und -ausdehnung. Zur Beantwortung dieser Fragestellung werden die bildgebenden Verfahren zugezogen (Habscheid u. Wilhelm 1988).

Unterschenkelvenenthrombosen lassen sich nicht hinreichend sicher diagnostizieren. Die Thrombosediagnostik mit Hilfe der Dopplersonographie ist in Tabelle 7-5 erläutert.

Die Duplexsonographie erlaubt den direkten Thrombusnachweis im venösen Gefäßlumen. Hierbei ist jedoch zu beachten, daß sehr frische Thromben echofrei sein können und daher evtl. im B-Bild übersehen werden. Hier gewährleistet die Farbduplexsonographie durch den Nachweis eines fehlenden Flußsignals die Diagnosestellung.

! Darüber hinaus ist mittels Farbduplexsonographie die Detektion nichtokkludierender, umspülter Thrombosen im Becken- und Oberschenkel-, z. T. auch im Unterschenkelbereich möglich. Thrombosen im Rahmen von zentralen Venenkathetern in der V. jugularis interna bzw. der V. subclavia können erkannt werden.

Die Thrombosekriterien der konventionellen Doppler- und der Duplexsonographie sind:

- nicht komprimierbare, verdickte Vene (B-Bild);
- direkter Thrombusnachweis (B-Bild, cave: echofreier oder -armer frischer Thrombus);
- fehlender Fluß (PW- und/oder Farbdoppler);
- gestörte oder aufgehobene Atemvariabilität des Flusses (CW- und/oder PW-Doppler).

Wesentliche Bedeutung kommt der sog. Kompressionssonographie mittels B-Bild zu. Hierbei kann durch externe Kompression mit dem Schallkopf die Vene aufgrund der thrombotischen Verlegung nicht, wie üblich, komprimiert werden. Fehlende Komprimierbarkeit und farbduplexsonographischer Nachweis eines fehlenden Flusses erlauben auch bei nicht vorhandener Echogenität einer frischen Thrombose den sicheren diagnostischen Nachweis.

**Tabelle 7-5.** Dopplersonographischer Nachweis tiefer Venenthrombosen

| Pathologisches Strömungsmuster | Verdachtsdiagnose |
|---|---|
| In V. femoralis einseitig | Beckenvenenthrombose ipsilateral |
| In V. femoralis beidseitig | Cava-inferior-Thrombose |
| In V. poplitea und in V. femoralis | Oberschenkel-Becken-Venenthrombose |
| In V. subclavia | Subklaviavenenthrombose |
| In V. brachialis | Brachioaxillarvenenthrombose |

## Literatur

Aaslid R (1986) Transcranial Doppler sonography. Springer, Wien New York

Büdingen HJ, Reutern GM von, Freund HJ (1982) Doppler-Sonographie der extrakraniellen Hirnarterien. Thieme, Stuttgart New York

Doppler C (1843) Über das farbige Licht der Dopplersterne und einiger anderer Gestirne des Himmels. Abhandlungen der Königlichen Böhmischen Gesellschaft der Wissenschaften 2: 465

Eden A (1986) The beginnings of Doppler. In: Aaslid R (ed) Transcranial Doppler sonography. Springer, Wien New York

Fischer M, Wuppermann T (1985) Einführung in die Doppler-Sonographie. Periphere Gefäße und hirnversorgende Arterien. Urban & Schwarzenberg, München Wien Baltimore

Franklin DL, Schlegel W, Rushmer RF (1961) Blood flow measured by Doppler frequency shift of back-scattered ultrasound. Science 134: 564

Habscheid W, Wilhelm T (1988) Diagnostik der tiefen Beinvenenthrombose durch Real-time-Sonographie. Dtsch Med Wochenschr 113: 586

Hach W (1987) Das Lebensbild des Johann Christian Doppler. Dtsch Med Wochenschr 112: 1314

Jager KA, Phillips DJ, Martin RL, Hanson C, Roederer GO, Langlois YE, Ricketts HJ, Strandness DE jr (1985) Noninvasive mapping of lower limb arterial lesions. Ultrasound Med Biol 11/3: 515

Kappert A (1987) Lehrbuch und Atlas der Angiologie. Huber, Bern Stuttgart Toronto

Keller H, Baumgartner G, Regli F (1973) Carotisstenosen und -okklusionen. Diagnose durch perkutane Ultraschall-Doppler-Sonographie an der A. supraorbitalis oder A. supratrochlearis. Dtsch Med Wochenschr 92: 1691

Marshall M (1984) Praktische Doppler-Sonographie. Springer, Berlin Heidelberg New York Tokio

Martin M, Müller-Scholtes GM, Auel H (1979) Die systolische Blutdruckmessung mit Hilfe der Ultraschall-Doppler-Technik bei Gesunden und Verschlußkranken. VASA 8/1: 4

White DN (1982) Johann Christian Doppler and his effect – a brief history. Ultrasound Med Biol 8/6: 583

# Röntgenuntersuchungen

8

K. Lackner



Die Abbildung des Herzens erfolgt entweder in Form statischer Aufnahmen mit morphologischer Information oder durch zeitlich hochaufgelöste Aufnahmeserien (Angiokardiographie), die neben der morphologischen Bildinformation auch funktionelle Aussagen zulassen. Die statischen Aufnahmen ermöglichen es, aus morphologischen Befunden indirekt funktionelle Aussagen über eine gestörte Hämodynamik des Herzens abzuleiten. Darüber hinaus wird von der radiologischen Diagnostik erwartet, klinisch relevante, nichtkardiale Begleiterkrankungen nachzuweisen oder auszuschließen. Ausgehend von den Befunden der Thoraxübersichtsaufnahmen erfolgt durch die Magnetresonanztomographie (MRT) oder Computertomographie (CT) eine Differenzierung der diagnostischen Aussage. Die Durchleuchtungsuntersuchung des Herzens und der Lungen hat ihre frühere Bedeutung fast vollständig verloren.

## 8.1 Untersuchungsverfahren

### 8.1.1 Thoraxübersichtsaufnahme

Die Thoraxübersichtsaufnahmen werden üblicherweise im Stehen nach tiefer Inspiration in Atemstillstand angefertigt. Neben einer Aufnahme im dorsoventralen Strahlengang, bei der die ventrale Brustwand dem Aufnahmesystem anliegt, erfolgt eine zweite Aufnahme im seitlichen Strahlengang, bei der die linke laterale Brustwand des Patienten dem Aufnahmesystem anliegt. Diese Aufnahmepositionen werden bevorzugt, um das Herz im Strahlengang filmnah abzubilden.

Ein geringer Objekt-Film-Abstand und kurze Belichtungszeiten sind Voraussetzungen für eine konturscharfe Darstellung des Herzens. Mit zunehmendem Abstand des Herzens vom Röntgenfilm verstärken sich Vergrößerungseffekte, die die Bildinterpretation stören können. Die Röhrenspannung beträgt 110–150 kV (Hartstrahltechnik), um kurze Schaltzeiten zu gewährleisten und damit Bewegungsartefakte zu minimieren. Außerdem wird durch die Hartstrahltechnik der Anteil niederenergetischer Röntgenstrahlung im Spektrum der Bremsstrahlung reduziert. Die niederenergetischen Strahlungsanteile sind unerwünscht, da sie nur im Objekt absorbiert werden, also zur Strahlenbelastung, aber nicht zur Bildgebung beitragen.

Thoraxübersichtsaufnahmen in analoger Röntgentechnik haben eine hohe räumliche Auflösung im Hochkontrastbereich (ca. 5 Linienpaare/mm) und eine vergleichsweise geringe Dichteauflösung. In der Summationsbildtechnik des Filmbildes wird die zweidimensionale Verteilung der Strahlungsintensität nach der Objektpassage registriert. In Strahlungsrichtung ergibt sich auf dem Filmbild ein Schwärzungswert als Summeneffekt der im Strahlengang angetroffenen Objektdichten. Daher sind im Röntgenbild kleine Strukturen mit niedriger Röntgenabsorption hinter größeren Strukturen mit höherer Röntgenabsorption nicht abgrenzbar (Überlagerungseffekt).

Röntgenaufnahmen am liegenden Patienten (Bettaufnahmen) weisen aufnahmetechnische Besonderheiten auf, die bei der Bildinterpretation berücksichtigt werden müssen. In der Regel wird bei diesen Aufnahmen kein Streustrahlenraster eingesetzt. Hierdurch vermindern sich die räumliche Auflösung und der Bildkontrast. Der im Vergleich zur Standardtechnik verminderte Abstand zwischen Röntgenröhre und Objekt verursacht im Filmbild einen Vergrößerungseffekt. Da Patienten im Liegen in der Regel vor der Belichtung der Aufnahmen nicht so tief inspirieren wie Patienten, die im Stehen geröntgt werden, ergibt sich bei Bettaufnahmen durch die Zwerchfellposition eine Querlagerung und Vergrößerung des Herzens. Außerdem erscheint auf Bettaufnahmen die im Stehen basal betonte Lungenperfusion ausgeglichen.

Die analogen Aufnahmesysteme werden in zunehmendem Maße durch digitale Aufnahmesysteme ersetzt. Hierbei handelt es sich um die Speicherfolienradiographie, die Selenradiographie und die Bildverstärkerradiographie. Insbesondere die Speicherfolienradiographie und die Selenradiographie werden zunehmend in der klinischen Routinediagnostik eingesetzt. Sie haben eine im Vergleich zum Filmbild wesentlich größere Dynamik. Hierdurch können Bildinformationsverluste als Folge von Fehlbelichtungen fast vollständig vermieden werden.

Da die Röntgenübersichtsaufnahmen den geringen Densitätsunterschied zwischen fließendem Blut und Myokard nicht auflösen, ermöglichen sie nur eine Beurteilung von Größenänderungen der Herzhöhlen, die in der Projektion herzrandbildend dargestellt werden. Im Strahlengang befindliche, nicht randbildende, überlagernde Herzhöhlen sind schlecht oder gar nicht abgrenzbar. Für ihre Beurteilung ist die Anfertigung einer zweiten Aufnahme im seitlichen Strahlengang erforderlich. Um der komplexen Anatomie des Herzens gerecht zu werden, wurden früher Thoraxübersichtsaufnahmen im schrägen Strahlengang (RAO und LAO) angefertigt. Diese Vorgehensweise ist heute nicht mehr gerechtfertigt, da mehrere Schichtbildverfahren zur Verfügung stehen, die eine ausreichende Darstellung der individuellen morphologischen Verhältnisse des Herzens ermöglichen.

Häufig wird die Thoraxübersichtsaufnahme des Herzens im seitlichen Strahlengang mit einem Bariumbreischluck zur Markierung des Ösophagus kombiniert. Hierdurch wird die Unterscheidung zwischen einer Einengung des Retrokardialraums durch eine Vergrößerung des linken Vorhofs von einer projektionsbedingten Überlagerung des Retrokardialraums durch einen vergrößerten linken Ventrikel erleichtert. Dieses Vorgehen ist entbehrlich geworden, da auf Röntgenaufnahmen in guter Aufnahmetechnik die weiter kranial gelegene retrokardiale Verdichtung durch den vergrößerten linken Vorhof von der zwerchfellnah gelegenen retrokardialen Verdichtung durch den linken Ventrikel unterschieden werden kann. Außerdem behindert die Magen-Darm-Passage des oral aufgenommenen Kontrastmittels eine eventuell notwendige weiterführende Diagnostik (Herzkatheteruntersuchung, CT-Untersuchung).

Mit der Kymographie sollte die eingeschränkte Funktionsdiagnostik der statischen Thoraxübersichtsaufnahmen ergänzt werden. Für dieses Verfahren besteht keine Indikation mehr, da heute für die Diagnostik von Wandbewegungsstörungen und für die Diagnostik von Volumenänderungen durch Rückstau oder Shuntvolumina geeignetere Methoden zur Verfügung stehen. Auch für die früher häufig eingesetzte Durchleuchtungsuntersuchung des Herzens und der Lungen gibt es kaum noch Indikationen.

Für den Nachweis der diaphragmalen Bewegungsstörungen infolge einer Phrenikusparese mit Zwerchfellhochstand ist die Durchleuchtungsuntersuchung sinnvoll einzusetzen. Auch für den Nachweis pathologischer Kippbewegungen nichtbiologischer künstlicher Herzklappen oder einer Sondendislokation bzw. -penetration und eines Kabelbruches nach Schrittmacherimplantation ist die Durchleuchtung in Verbindung mit durchleuchtungsgezielten Aufnahmen hilfreich.

### 8.1.2 Computertomographie (CT)

Die CT ist als radiologisches Schichtbildverfahren mit hohem Weichteilkontrast bereits früh auf ihre Anwendungsmöglichkeiten in der Herzdiagnostik überprüft worden. Bei diesem Aufnahmeverfahren registriert an Stelle des Röntgenfilms ein Detektor die Intensität der Röntgenstrahlung nach der Objektpassage quantitativ. Röntgenröhre und Detektor sind entweder mechanisch gekoppelt und drehen sich während der Messung auf einer Kreisbahn um den Patienten oder das Detektorsystem ist feststehend, so daß aus jeder Röhrenposition unterschiedliche Einzeldetektoren angesprochen werden. Pro Winkelgrad einer vollständigen Rotation wird ein fächerförmiger, auf die Untersuchungsschicht kollimierter Röntgenstrahl gepulst. Die im Detektor registrierten quantitativen Meßwerte entsprechen der Intensität der hier auftreffenden Röntgenstrahlung und sind die Grundlage für die EDV-gestützte Bildberechnung der Schichtbilder. Die Schichtdicke ist wählbar und liegt üblicherweise zwischen 1 und 8 mm. Mit dem Vorschub des Patienten durch die Aufnahmeebene ergibt sich als Untersuchungsergebnis eine Serie sequentieller Schichtbilder, die im Atemstillstand gemessen werden. Die Meßzeiten liegen bei Einzelschichttechnik etwa im Bereich von 1 s.

Mit der Spiral-CT wurde es möglich, im Atemstillstand des Patienten ein größeres Objektvolumen in einer Schichtbildserie abzubilden. Bei der Spiral-CT wird während einer kontinuierlichen Messung der Patient langsam durch die Meßebene gefahren. Hierdurch werden spiralförmig angeordnete dreidimensionale Datensätze gewonnen, die durch Interpolation zu horizontalen Schichtbildern verrechnet werden. Bei modernen Geräten kann die Meßzeit auf 500 ms gesenkt werden. Da auch diese Meßzeit zu lang ist, um Bewegungsartefakte durch die Herzpulsation in ausreichendem Maße zu eliminieren, können Datenerfassung und Bildberechnung auch EKG-getriggert erfolgen. In Abhängigkeit von der Anzahl der Datenakquisitionen erhöht sich hierbei die zeitliche Auflösung der berechneten Bilder, allerdings auch die Strahlenbelastung für den Patienten. Die intravenöse Injektion eines jodhaltigen Kontrastmittels ist erforderlich, um die Lumina der Herzhöhlen mit ausreichendem Kontrast vom Myokard der Herzwände abgrenzen zu können. Je nach Untersuchungstechnik und Untersuchungsvolumen werden Dosierungen von 100–250 ml Kontrastmittel erreicht.

Neben der Darstellung der Herzmorphologie sind computertomographisch eine Beurteilung der Lungengefäße mit Nachweis einer Lungenstauung oder eines vermehrten Lungendurchflusses möglich. Nach intravenöser Kontrastmittelgabe sind Füllungsdefekte der Gefäße z. B. durch eine Thrombose oder Embolie auch in der Notfallsituation darstellbar.

Die Elektronenstrahltomographie („electron beam tomography", EBT) ist eine spezielle computertomographische Geräteentwicklung für die Herzdiagnostik. Bei diesem Gerät erzeugt ein Linearbeschleuniger einen Elektronenstrahl, der elektromagnetisch fokussiert und über mehrere, hintereinander angeordnete großvolumige Anodenringe geführt wird. Die von dem Elektronenstrahl in den Anodenringen erzeugten Röntgenquanten durchstrahlen den Patienten. Ihre Intensität wird nach der Patientenpassage von Detektoren gemessen. Mit der Elektronenstrahltomographie werden minimale Meßzeiten von 50 ms erreicht. Die zeitliche Auflösung von bis zu 17 Bildern/s reicht aus, um die Wandkinetik optisch und quantitativ auswerten zu können. Auch myokardiale Perfusionsanalysen sind technisch möglich.

### 8.1.3 Magnetresonanztomographie (MRT)

Bei der MRT wird das Relaxationsverhalten von Protonen analysiert, das gemessen werden kann, wenn Protonen, die sich wie magnetische Dipole verhalten, in einem homogenen äußeren Magnetfeld durch Hochfrequenzwellen aus ihrer Neutralposition ausgelenkt werden. Die longitudinale (T1-) und die transversale (T2-) Relaxationszeit sind die wichtigsten Parameter für die bildgebende MR-Diagnostik. Daneben haben eine Reihe weiterer physikalischer Bedingungen Einfluß auf das Signalverhalten wie Blutfluß, Molekülbindung der Protonen, Temperatur, Perfusion, Diffusion, Oxygenierung und pH-Wert.

Durch den Einsatz paramagnetischer Kontrastmittel kann das örtliche Magnetfeld konzentrationsabhängig verändert werden, so daß das kontrastmittelabhängige Signalverhalten als Perfusionsindikator oder als Hinweis auf ein pathologisches Diffusionsverhalten diagnostisch genutzt werden kann. Der Bildkontrast hängt von den gewählten Aufnahmeparametern ab und kann in weiten Bereichen variieren. Da die Form der Molekülbindungen das lokale Magnetfeld und damit die Resonanzfrequenz beeinflußt, ist über eine Analyse der gemessenen Resonanzfrequenzen eine begrenzte Aussage über Metabolitkonzentrationen im Gewebe möglich (Spektroskopie).

Gegenüber der CT hat die MRT den Vorteil, bereits ohne Kontrastmittelgabe einen ausreichenden Signalkontrast zwischen strömendem Blut und Myokard oder Gefäßwand zu registrieren. Außerdem ist die MRT nicht durch den Einsatz ionisierender Strahlung belastet. Bei den in der bildgebenden Diagnostik eingesetzten Feldstärken ist die MRT nach bisheriger Erfahrung ohne Nebenwirkungen oder biologische Risiken. Beachtet werden müssen allerdings mögliche Fehlfunktionen von Schrittmachern, thermische Effekte an ringförmig angeordneten Stromleitern durch Strominduktion und Dislokationen ferromagnetischer Materialien im Magnetfeld.

In der Zusammenstellung von Schellock u. Kanal (Raven Press) findet sich eine Auflistung der mechanischen Effekte unterschiedlichster Implantate im Magnetfeld. Im Zweifel sind die mechanischen Effekte leicht dadurch zu überprüfen, daß das Verhalten baugleicher Implantate im Magnetfeld des Untersuchungsgerätes untersucht wird. Induktionseffekte sind schwieriger abzuschätzen, da sie von der Lage ringförmiger Stromleiter im Haupt- oder Gradientenfeld beeinflußt werden.

Die Aufnahmesequenzen mit kurzen Meßzeiten sind bisher mit einer reduzierten räumlichen Auflösung verbunden. Bei hohem Anspruch an die räumliche Auflösung muß die Datenakquisition EKG-getriggert erfolgen. Eine zusätzliche Atemtriggerung verlängert zwar die Meßzeit, reduziert aber Inkongruenzen der Datensätze durch respiratorische Patientenbewegungen.

Für die morphologische und funktionelle Bildanalyse werden überwiegend schnelle Gradientenechosequenzen eingesetzt. In Atemstillstand erlauben k-Raum segmentierte Datenakquisitionen die Abbildung einer Schicht in unterschiedlichen Herzphasen. In Form einer Multislice-Multiphase-Serie sind Volumenänderungen der Herzhöhlen, das Ausmaß der Wandbewegungen und Myokarddickenänderungen in der Zeit quantitativ auswertbar. Nach bolusförmiger Kontrastmittelgabe können Signalintensitätsänderungen des Myokards als Parameter der Myokardperfusion quantitativ erfaßt werden, wobei Messungen unter pharmakologischer Belastung (Dipyridamol, Dobutamin) besondere Bedeutung haben. Der durch Herzklappenerkrankungen gestörte Blutfluß führt zu Dephasierungen der angeregten Blutprotonen, die sich im Gradientenechobild als intraluminäre Signalverluste bei Klappenstenosen (Jet) und Klappeninsuffizienzen (Regurgitationsvolumen) in Abhängigkeit vom Schweregrad des Vitiums darstellen.

Im Gegensatz zur CT erlaubt die MRT eine freie Wahl der Schichtebenen, so daß entsprechend der individuellen topographischen Verhältnisse präzise in der longitudinalen oder transversalen Herzachse gemessen werden kann und die Bildqualität nicht durch sekundäre Rekonstruktionsalgorithmen beeinflußt wird.

## 8.2 Topographie

### 8.2.1 Thoraxübersichtsaufnahme

Bei der topographisch-anatomischen Analyse des konventionellen Röntgenbildes muß beachtet werden, daß es sich hierbei um ein Summationsbild handelt. Hieraus ergibt sich eine eingeschränkte Differenzierbarkeit überlagernder Strukturen. Die Dichteauflösung ist zu gering, um Myokard und blutgefüllte Herzhöhlen voneinander trennen zu können. Damit ermöglicht die Projektionsradiographie fast ausschließlich eine Herzrandanalyse und läßt nur indirekte Schlüsse auf Veränderungen des Herzbinnenraums und der einzelnen Herzhöhlen zu (Abb. 8-1).

Im dorsoventralen Strahlengang wird der rechte Herzrand im Normalfall vom rechten Vorhof gebildet. Bei tiefer Inspiration und schlanken Patienten kann die Einmündung der V. cava inferior in den rechten Vorhof sichtbar werden. Oberhalb des rechten Vorhofs wird der rechte Mediastinalrand von der V. cava superior gebildet. In Abhängigkeit von der individuellen Anatomie oder einer Erweiterung der Aorta kann die Aorta ascendens rechts mediastinal randbildend werden.

Der linke Herzrand wird zwerchfellnah vom linken Ventrikel gebildet. Sowohl an der Herzspitze als auch im rechten kardiophrenischen Winkel findet sich parakardiales Fettgewebe, das bei stärkerer Ausprägung im Röntgenbild mit einem Ventrikelaneurysma oder Tumor verwechselt werden kann. Kranial schließen sich am linken Herz- und Mediastinalrand die A. pulmonalis sowie die Lungenvenen an, gefolgt vom „aortopulmonalen Fenster“ zwischen der Aorta und A. pulmonalis.

In Abhängigkeit von den anatomischen Bedingungen gelingt es teilweise, das rechte oder linke Herzohr abzugrenzen. Auch die Differenzierung von Pulmonalarterien oder Lungenvenen im Hilusbereich bereitet im Summationsbild Schwierigkeiten. Auf digitalen Thoraxübersichtsbildern oder gut belichteten analogen Röntgenaufnahmen sind die Gefäßkontinuität bis zur A. pulmonalis bzw. der Verlauf der Lungenvenen in Richtung auf den Einmündungsbereich im linken Vorhof zu differenzieren.

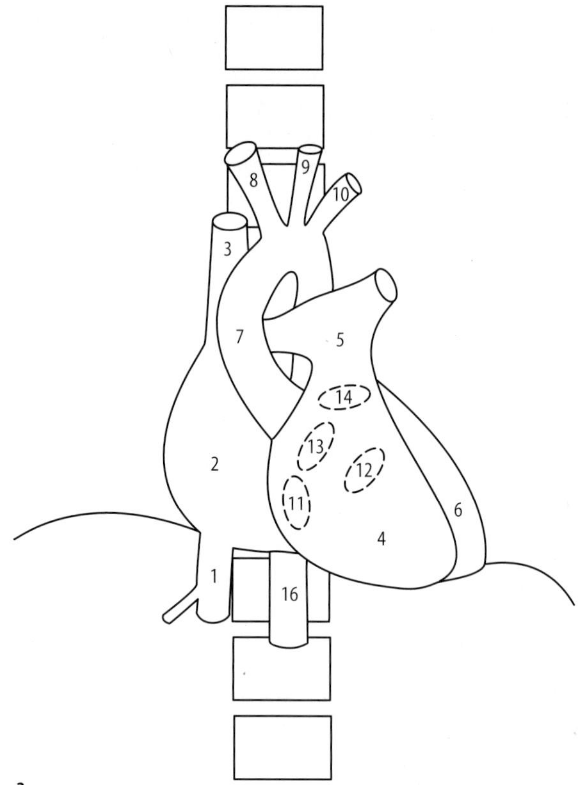


a

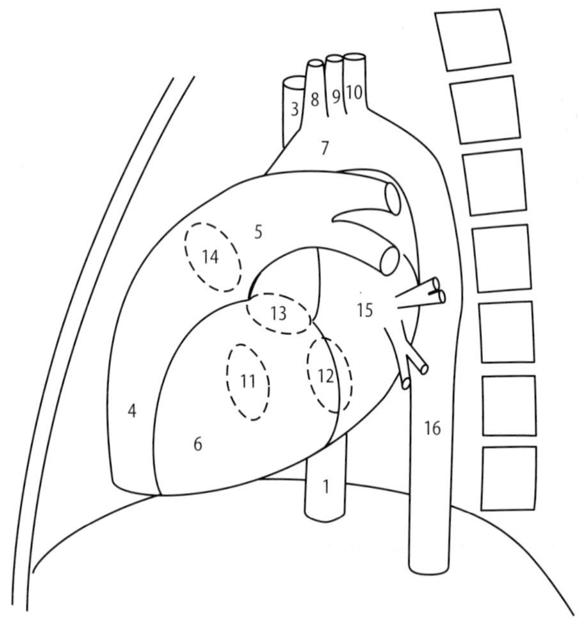


b

**Abb. 8-1a–b.** Schematische Darstellung der Projektion von Herzhöhlen, Herklappen und großen Gefäßen im Thoraxübersichtsbild. **a** Dv-Projektion, **b** Seitenbild (*1* V. cava inferior, *2* rechter Vorhof, *3* V. cava superior, *4* rechter Ventrikel, *5* Truncus pulmonalis, *6* linker Ventrikel, *7* Aorta ascendens, *8* Truncus brachiocephalicus, *9* A. carotis communis sinistra, *10* A. subclavia sinistra, *11* Position der Trikuspidalklappe, *12* Position der Mitralklappe, *13* Position der Aortenklappe, *14* Position der Pulmonalklappe, *15* linker Vorhof, *16* Aorta descendens)

Im seitlichen Strahlengang wird der vordere Herzrand retrosternal vom Ausstromtrakt des rechten Ventrikels gebildet. Hieran schließt sich ein kurzer Abschnitt des postvalvulären Anteils der A. pulmonalis an, die sich dann mit der Aorta thoracalis ascendens überlagert. Der hintere Herzrand wird vom linken Vorhof gebildet. Bei tiefer Inspiration kommt unmittelbar supradiaphragmal ein kurzer Abschnitt der V. cava inferior zur Darstellung. Die Hinterwand des linken Ventrikels liegt dem Diaphragma auf. Prävertebral ist der deszendierende Anteil der thorakalen Aorta abzugrenzen.

Ein vergrößerter rechter Vorhof verbreitert den rechten Herzrand im dorsoventralen Strahlengang nach rechts (über ein Drittel des Hemithorax). Eine Vergrößerung des rechten Ventrikels kann im dorsoventralen Strahlengang zu einer Verbreiterung des Herzens nach links oberhalb der Kontur des linken Ventrikels führen. Am besten erkennt man die Vergrößerung des rechten Ventrikels durch die Erweiterung seines Ausstromtraktes auf der Aufnahme im seitlichen Strahlengang an der retrosternalen Verdichtung. Die Vergrößerung des linken Vorhofs führt auf der Aufnahme im dorsoventralen Strahlengang zu einer Verbreiterung des Herzens nach links oberhalb der Ventrikelkontur („Herzbucht"). Bei erheblichen Volumenzunahmen des linkenVorhofs wird dieser als „Kernschatten" unterhalb der Trachealbifurkation erkennbar und kann sogar den rechten Herzrand bilden.

Durch die Dilatation des linken Vorhofs kann der Bifurkationswinkel der Trachea vergrößert sein (>75°). Im seitlichen Strahlengang verursacht der vergrößerte linke Vorhof eine Verdichtung des Retrokardialraums und eine Impression des Ösophagus von ventral. Die Verdichtung des Retrokardialraums ist bei einer Vergrößerung des linken Vorhofs weiter kranial lokalisiert als bei einer Dilatation des linken Ventrikels, der im seitlichen Strahlengang unmittelbar supradiaphragmal zur Darstellung kommt. Die Vergrößerung des linken Ventrikels wird im dorsoventralen Strahlengang an einer supradiaphragmalen Verbreiterung des Herzens nach links erkennbar. Im seitlichen Strahlengang kann der vergrößerte linke Ventrikel den dorsalen Herzrand bilden. Er stellt sich weiter kaudal dar als der linke Vorhof, überlagert teilweise das Diaphragma und überragt die dorsale Kontur der V. cava inferior um mehr als 18 mm. Der Ösophagus wird durch eine Vergrößerung des linken Ventrikels nicht beeinflußt.

Das Erscheinungsbild der Lungengefäße im konventionellen Röntgenbild wird von den Flußvolumina und intravasalen Drücken beeinflußt. Bei Vitien mit Links-rechts-Shunt oder einer Hypervolämie stellen sich die Pulmonalgefäße bis in den subpleuralen Raum kaliberstark und aufgrund des vergrößerten Füllungsvolumens mit erhöhter Röntgenabsorption dar. Im Verlauf einer pulmonalarteriellen Hypertonie kommt es zu einer zentralen Erweiterung der Pulmonalarterien mit Kalibersprung zu den peripheren Pulmonalarterien. Bei pulmonaler Minderperfusion (Pulmonalklappenstenose, Rechtsherzinsuffizienz, Perikarderguß/-tamponade) nehmen die Durchmesser der Pulmonalgefäße ab. Aufgrund der reduzierten Gefäßfüllung erhöht sich die pulmonale Strahlentransparenz im Röntgenbild. Lokalisiert können derartige Veränderungen auch als Folge einer Pulmonalarterienembolie beobachtet werden (Abb. 8-2).

Die Pleura ist als feine Linie in den Abschnitten abgrenzbar, in denen sie projektionsbedingt längerstreckig orthograd durchstrahlt wird, so daß sich als Summationseffekt eine linienförmige Verdichtung ergibt. Bei einem Pleuraerguß erhöht sich durch die pleurale Flüssigkeitsansammlung die Röntgenabsorption. Bei Aufnahmen im Stehen wird ein frei auslaufender Pleuraerguß als eine nach kranial auslaufende und nach medial konkav begrenzte Verdichtung des Pleuraraums abgebildet. Pleuraergüsse können atypische Verdichtungsmuster hervorrufen, wenn der Erguß subpulmonal, interlobär oder paramediastinal lokalisiert ist oder wenn der Pleuraraum durch Verklebungen keinen freien Verteilungsraum für den Pleuraerguß dar-

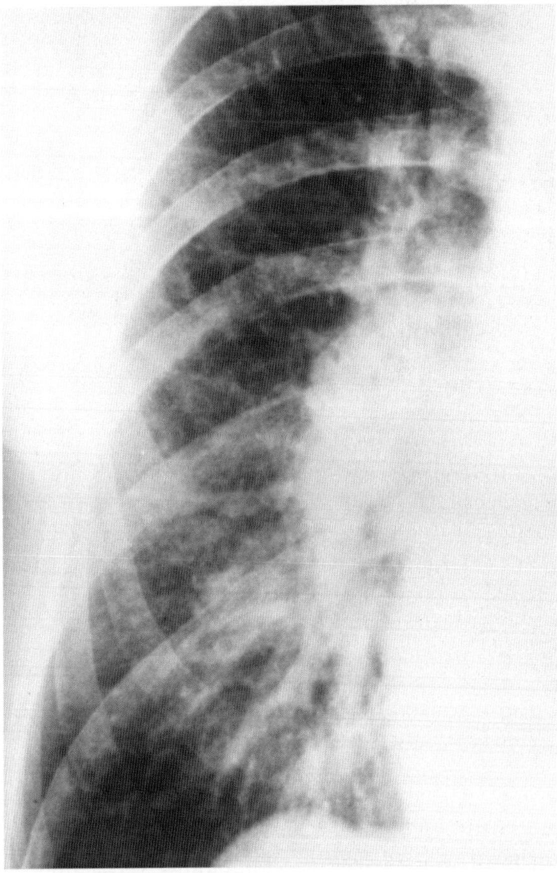

**Abb. 8-2a.** Veränderungen der Pulmonalarterien im Röntgenübersichtsbild. Vorhofseptumdefekt mit Links-rechts-Shunt. Erweiterung der Pulmonalgefäße, die bis weit in die Lungenperipherie zu verfolgen sind. Erhöhte Röntgenabsorption der Lungenperipherie aufgrund der Hypervolämie

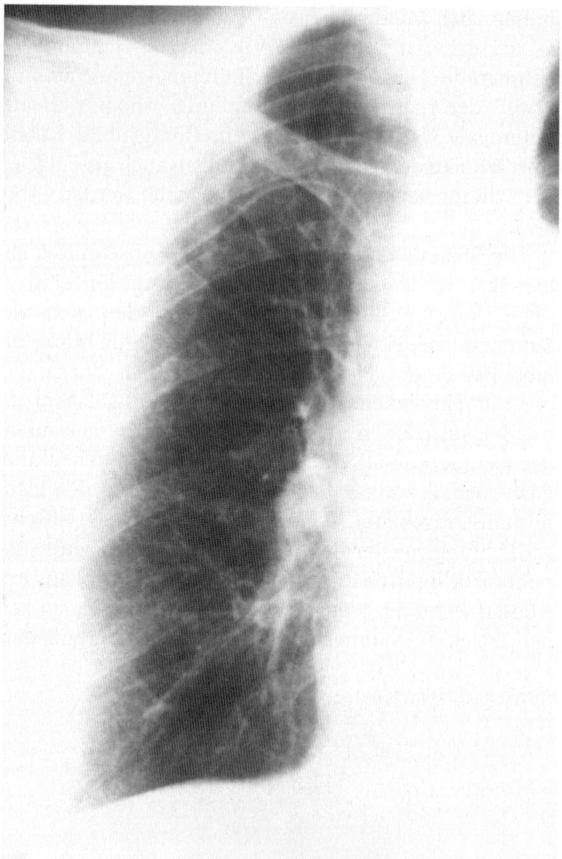

b

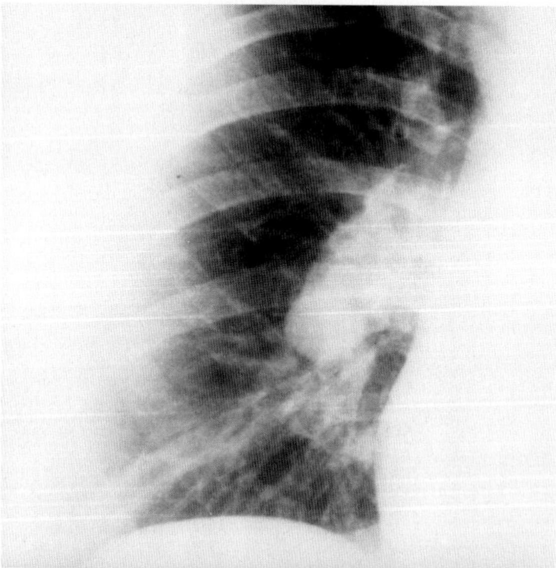

c

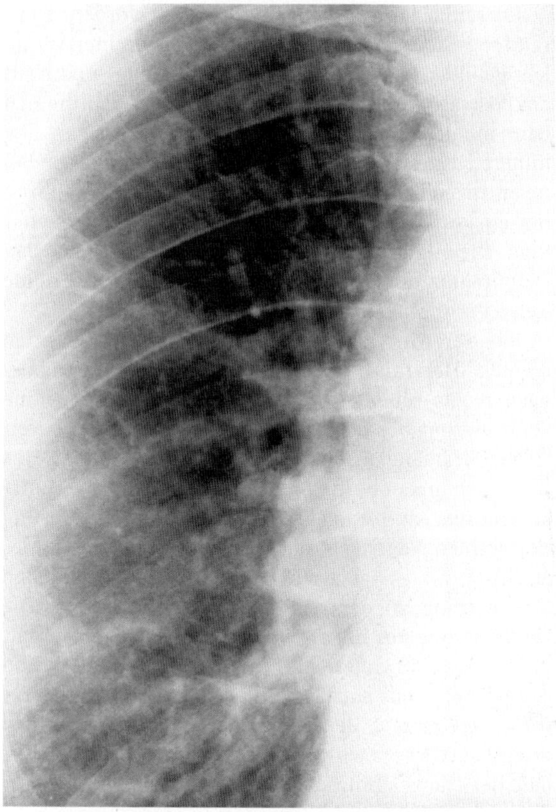

d

Abb. 8-2b–d. Veränderungen der Pulmonalarterien im Röntgenübersichtsbild. **b** Lungenembolie, schmalkalibrige Pulmonalarterien, erhöhte Strahlentransaprenz der Lungenperipherie aufgrund der Minderperfusion. **c** Pulmonalarterielle Hypertonie, Erweiterung der zentralen Pulmonalarterien mit Kalibersprung auf Höhe der Pulomalarterienäste des mittleren Lungendrittels. **d** Linksherzinsuffizienz mit pulmonalvenöser Drucksteigerung. Erweiterung der hilusnahen Pulmonalgefäße mit Kaliberzunahme der Lungenvenen am oberen Hiluspol

stellt. Hierbei können pseudotumoröse Verdichtungen entstehen, die nach Resorption des Ergusses wieder verschwinden („vanishing tumor“).

Das gesunde Perikard ist auf der Röntgenübersichtsaufnahme nicht abgrenzbar. Ein Perikarderguß führt erst bei größeren intraperikardialen Flüssigkeitsvolumina zu Veränderungen des röntgenologischen Herzbildes. Ähnlich wie beim Pleuraerguß sinkt bei Röntgenaufnahmen im Stehen die Hauptmenge des Ergusses in den zwerchfellnahen Abschnitt des Perikards. Dies führt zu einer dem Diaphragma breitbasig aufsitzenden Verdichtung, die bei größeren Ergußvolumina eine stumpfwinklige Begrenzung zwischen Perikard und Diaphragma aufweist. In Abhängigkeit von der Flüssigkeitsqualität und dem Absorptionsverhalten des Perikardergusses (Transsudat, Exsudat, Hämorrhagie) kann bei guter Belichtung der Röntgenaufnahme das Herz als „Kernschatten“ in der durch den Perikarderguß vergrößerten Herzsilhouette abgrenzbar werden.

## 8.2.2 Schichtbildverfahren

CT und MRT bilden die individuelle Herzanatomie in einer überlagerungsfreien Schichtbildserie mit ho-

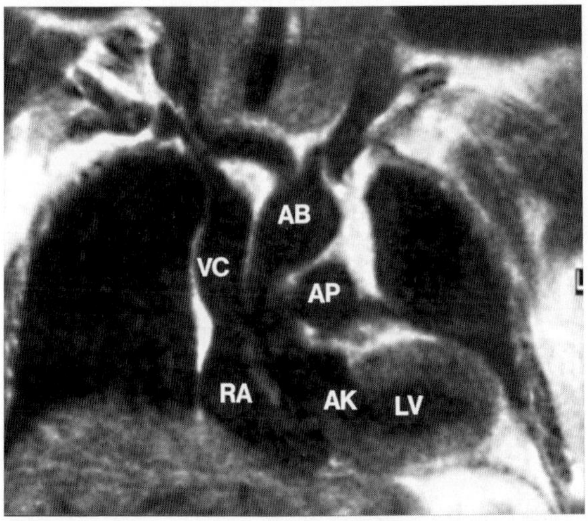


a

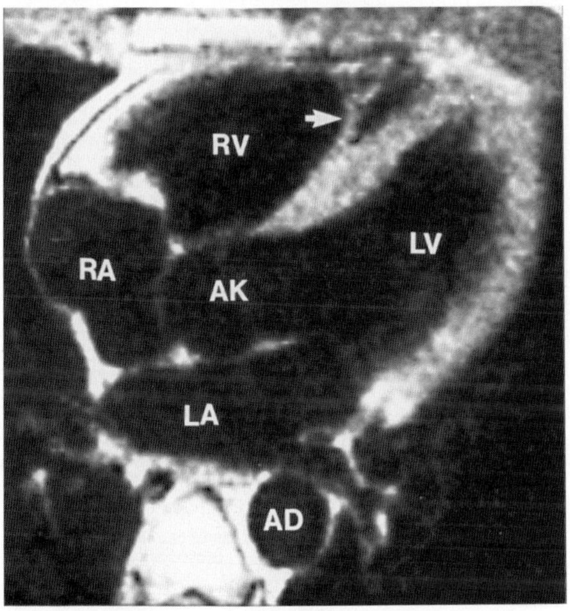


b

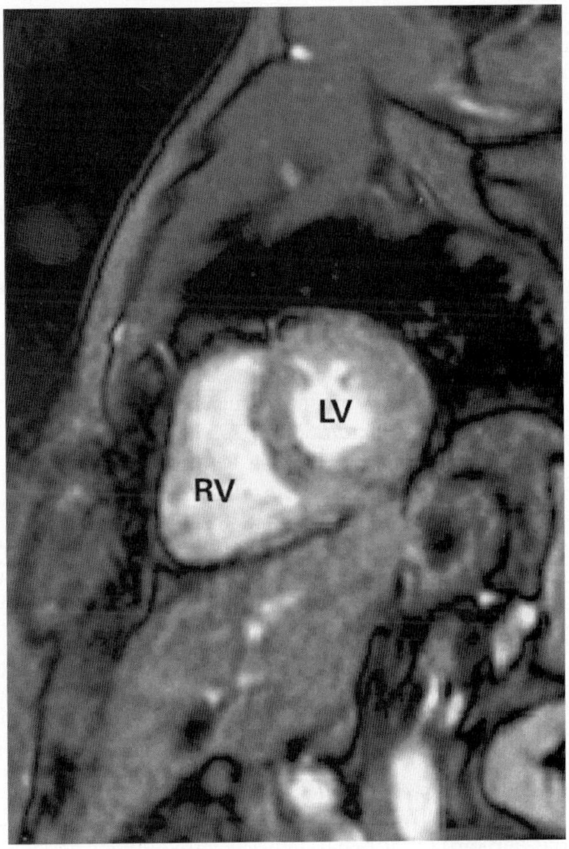


c

**Abb. 8-3a–c.** MRT des Herzens, Normalbefund. **a** Koronare Schicht, **b** transversale Schicht, **c** doppelangulierte Schicht in der kurzen Herzachse (Gradientenechobild). (*VC* V. cava superior, *RA* rechter Vorhof, *RV* rechter Ventrikel, *LA* linker Vorhof, *LV* linker Ventrikel, *AK* Aortenklappenebene, *AP* Pulmonalarterie, *AB* Aortenbogen, *AD* Aorta thoracalis descendens, → Trabecula septomarginalis)

hem Weichteilkontrast ab (Abb. 8-3). Aufgrund der langen Meßzeit ergeben sich bei der computertomographischen Darstellung Bewegungsartefakte, die die anatomische Detailauflösung herabsetzen und einer quantitativen funktionellen Auswertung entgegenstehen. Lediglich bei Einsatz der EBT oder der EKG-getriggerten CT ist ein Teil der auf die lange Datenakquisition zurückzuführenden Artefakte auszugleichen. Auch bei der MRT kann die Datenakquisition EKG- und atemgetriggert erfolgen, um die räumliche und anatomische Detailauflösung zu optimieren. Die EKG-getriggerte MRT erreicht je nach Meßtechnik eine zeitliche Auflösung der Einzelbilder von 4–60 ms.

Während bei der CT die Datenerfassung in transversalen Schichtebenen oder in Form eines spiralförmig akquirierten dreidimensionalen Datensatzes erfolgt, ist die MRT in der Wahl der Schichtebenen frei, so daß die Abbildungsebene an die individuellen anatomischen Verhältnisse angepaßt werden kann.

Die Lage der Vorhöfe und ihre Beziehungen zur V. cava oder zu den Lungenvenen sind mit beiden Verfahren gut zu beurteilen. Der anatomisch rechte Vorhof ist durch die Einmündung der V. cava definiert. Herzohr und Vorhofseptum sind gut abgrenzbar. Distanzmessungen und volumetrische Auswertungen sind insbesondere mit der MR-Tomographie möglich. Verlauf, Mündungsverhältnisse und Lumenweite des Sinus coronarius sind gut darstellbar.

Auch wenn die AV-Klappen bei gesunden Klappensegeln nicht regelmäßig abgrenzbar sind, ist die AV-Klappenebene in der CT als Verbindungslinie zwischen dem Sulcus coronarius und dem Trigonum fibrosum dextrum zu identifizieren.

Der schmale membranöse und breite muskuläre Teil des Ventrikelseptums sind in den Schichtbildern zu differenzieren. Der anatomisch rechte Ventrikel zeigt eine unregelmäßige Trabekularisierung mit der Trabecula septomarginalis im Spitzenbereich sowie eine dreizipflige AV-Klappe, die Anheftungen am Septum aufweist. Der rechte Ventrikel hat ein Infundibulum, das dem linken Ventrikel fehlt. Der anatomisch linke Ventrikel weist eine regelmäßigere und feinere Trabekularisierung auf und zeigt 2 große, in den Schichtbildern gut identifizierbare Papillarmuskeln.

Die Zuordnung der großen Gefäße ergibt sich aus ihrem Verlauf und aus den Versorgungsbereichen ihrer Seitenäste. Es ist daher erforderlich, die Gefäße in der Schichtbildserie bis in ihre Seitenäste zu verfolgen, um Fehlinterpretationen, die sich aus der Analyse von Einzelbildern ergeben können, zu vermeiden.

Sowohl computertomographisch als auch magnetresonanztomographisch sind die Koronararterien in ihren proximalen Gefäßdritteln identifizierbar. Für eine sichere Diagnostik von Gefäßstenosen oder Einschränkungen der Durchflußvolumina sind die Schichtbildtechniken bisher in der Routine nicht geeignet. Das größere methodische Entwicklungspotential hat wahrscheinlich die MRT.

Das gesunde Perikard ist in der CT und der MRT in den Bereichen gut abgrenzbar, in denen es auf der einen Seite von epimyokardialem Fettgewebe und auf der anderen Seite von mediastinalem Fett- und Bindegewebe abgegrenzt werden kann. Fettgewebe wirkt wie ein biologisches Kontrastmittel. In den Abschnitten, in denen das Perikard unmittelbar dem Myokard aufliegt, gelingt keine sichere Abgrenzung des Perikards im Schichtbild.

## 8.3 Druckbelastung

Bei einer Druckbelastung entsteht ohne myokardiale Vorschädigung unabhängig von der Ursache eine konzentrische Hypertrophie des druckbelasteten Ventrikels. Da hierdurch die äußere Herzform kaum verändert wird, ist diese Diagnose im Röntgenbild nicht zu stellen. Die CT und die MRT zeigen auch auf nicht EKG-getriggerten Bildern eine Myokardhypertrophie insbesondere bei Druckbelastungen des linken Ventrikels (Abb. 8-4). Mit der MRT besteht die Möglichkeit, die Muskelmasse exakt zu bestimmen. Die Thoraxübersichtsaufnahme ergibt oft nur indirekte Hinweise auf die Ursache einer Druckbelastung und ist für die Stadieneinteilung eines Klappenvitiums ungeeignet. Poststenotische Dilatationen der Aorta ascendens und der A. pulmonalis oder Klappenverkalkungen weisen als indirekte Zeichen auf die zugrunde liegenden Klappenvitien hin. Häufig findet sich jedoch bei Stenosierungen der Aorten- und Pulmonalklappe ein normaler Befund im Röntgenbild.

Bei der Aortenisthmusstenose ergibt sich eine im Röntgenbild erkennbare Deformierung des Aortenbogens mit einer Einziehung der Aortenkontur auf Höhe der Stenose und einer Erweiterung der A. subclavia sinistra, die als eines der Kollateralgefäße zu einer Verbreiterung des links paratrachealen Mediastinums führt (Abb. 8-5). Als Folge des Kollateralkreislaufs können durch die Dilatation der Interkostalarterien Rippenusuren entstehen. Bei der Aortenisthmusstenose kann durch die freie Wahl der Schichtebene MR-tomographisch eine direkte Darstellung des Aortenbogens erfolgen, aus der sich ein-

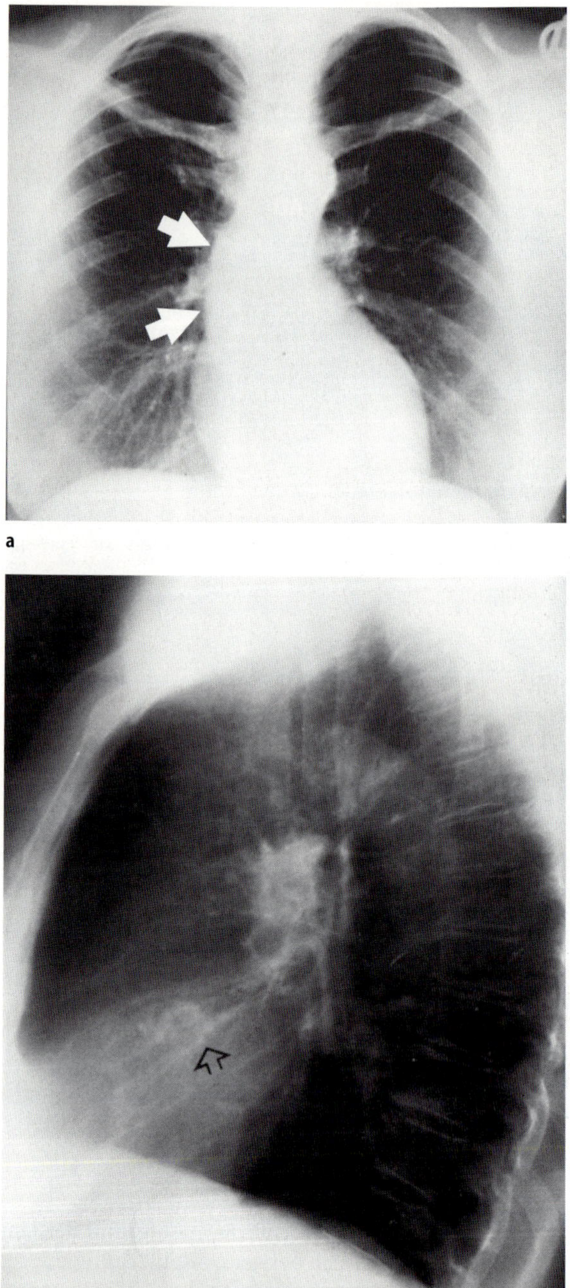

a

b

**Abb. 8-4a,b.** Aortenklappenstenose mit Klappenverkalkung. **a** Thoraxübersichtsaufnahme dv mit Nachweis der poststenotischen Dilatation der Aorta ascendens (▶▶). **b** Thoraxübersichtsaufnahme im seitlichen Strahlengang Nachweis der Aortenklappenverkalkungen (▶)

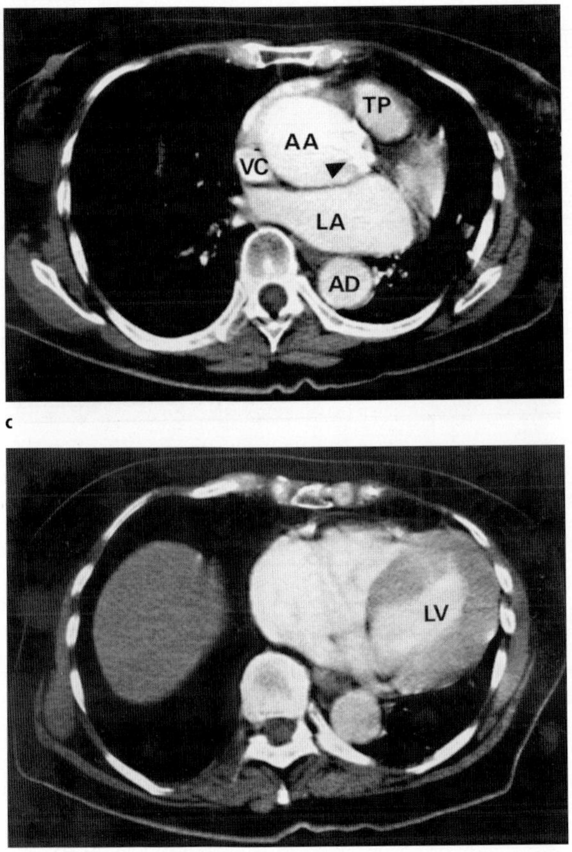


c

d

Abb. 8-4c,d. Aortenklappenstenose mit Klappenverkalkung. **c** Spiral-CT ohne EKG-Triggerung. Anschnitt der Aortenklappenverkalkung (▶) (*VC* V. cava superior, *AA* Aorta ascendens mit poststenotischer Dilatation, *TP* Truncus pulmonalis, *LA* linker Vorhof, *AD* Aorta thorakalis descendens). **d** Spiral-CT, Schnittebene auf Höhe des linken Ventrikels (*LV*) mit Nachweis der konzentrischen Hypertrophie des linken Ventrikels

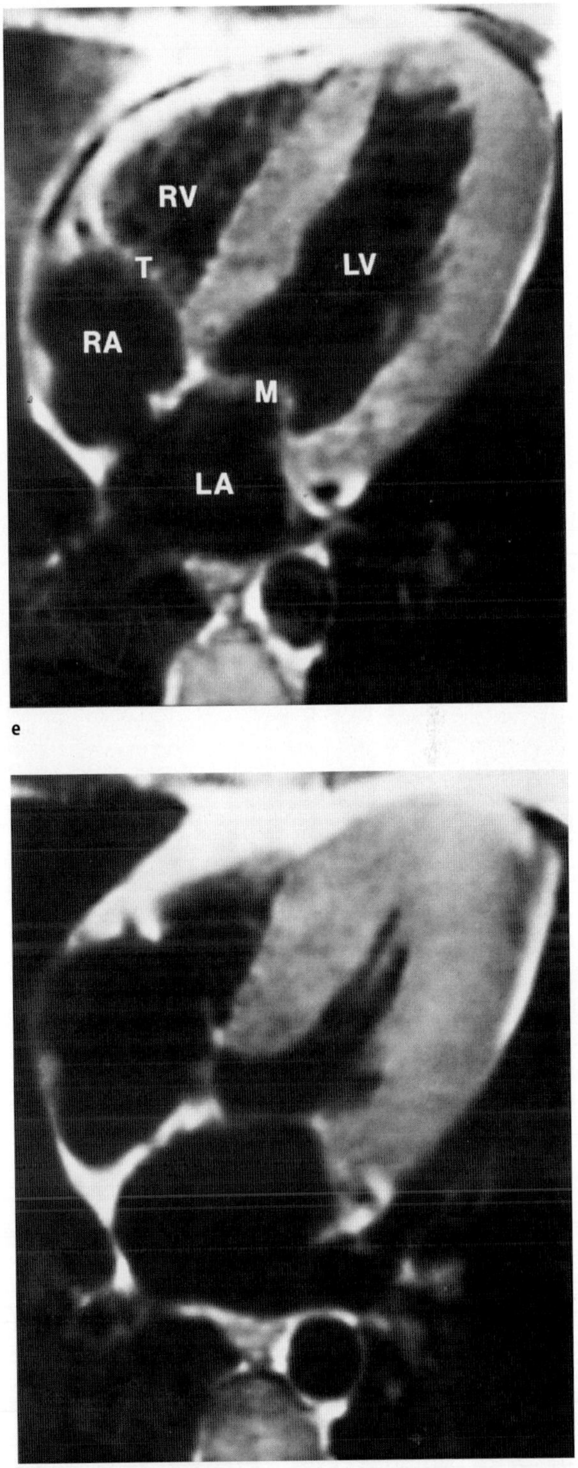


e

f

Abb. 8-4e,f. Aortenklappenstenose mit Klappenverkalkung. **e** Magnetresonanztomogramm, Schichtebene in der langen Herzachse (Diastole) (*RA* rechter Vorhof, *T* Trikuspidalklappe, *RV* rechter Ventrikel, *LA* linker Vorhof, *M* Mitralklappe, *LV* linker Ventrikel mit konzentrischer Myokardhypertrophie. **f** Magnetresonanztomogramm (Systole). Symmetrische systolische Myokarddickenzunahme

deutig Lage und Ausmaß der Stenosierung sowie deren Beziehung zu den Arcusarterien ergibt.

Bei fortgeschrittenen Formen der pulmonalarteriellen Hypertonie entwickelt sich ein im Röntgenbild nachweisbarer Kalibersprung zwischen den zentralen und peripheren Pulmonalarterien beider Lungen.

Für den direkten Nachweis einer Herzklappenstenose bietet die MRT methodisch wesentlich günstigere Voraussetzungen als die Projektionsradiographie und die CT. Im Gradientenechobild ergibt sich in Blutflußrichtung hinter der Klappenstenose durch Verwirbelungen ein Signalverlust, der dem Stenosegrad proportional ist und dessen geometrische oder volumetrische Auswertung für die Stadieneinteilung des jeweiligen Vitiums herangezogen werden kann (Abb. 8-6). Auch mit Phasenkontrastbildern ist eine quantitative Beurteilung der Flußbeschleunigung in Klappenstenosen möglich.

Die Mitralklappenstenose, alle Formen der pulmonalarteriellen Hypertonie und die Pulmonalklappenstenose verursachen eine Druckbelastung und Myokardhy-

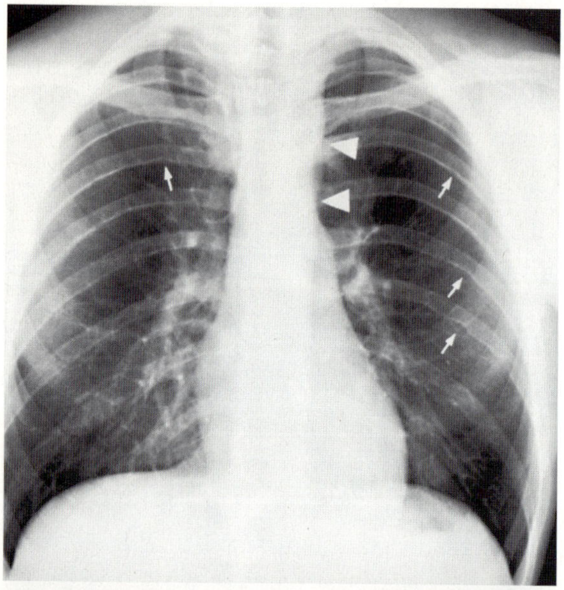

a

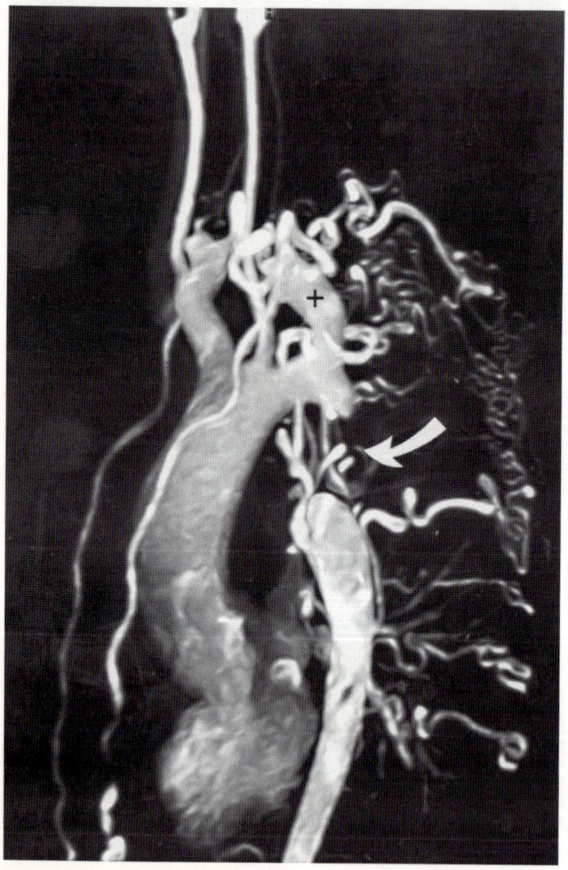


b

**Abb. 8-5a, b.** Aortenisthmusatresie. **a** Thoraxübersichtsaufnahme mit Deformierung des Aortenbogens und supraaortaler Verbreiterung des Mediastinums links paratracheal durch die A. subclavia sinistra (▶) Rippenusuren. **b** Kontrastmittelgestützte MR-Angiographie mit Nachweis einer segmentalen Atresie der Aorta (▶) distal des Abgangs der A. subclavia sinistra *(+)*. Erweiterung der A. thoracica interna und der Interkostalarterien beidseitig im Rahmen der Kollateralkreisläufe

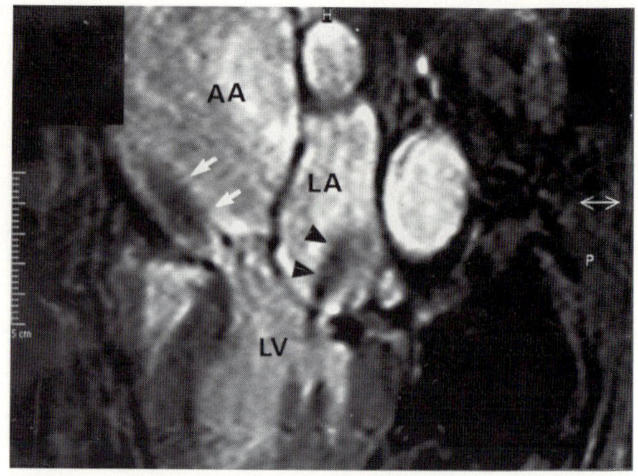


**Abb. 8-6.** Aortenklappenstenose und Mitralklappeninsuffizienz. Magnetresonanztomogramm des Herzens, Gradientenechobild in Systole. Ausgehend von der Aortenklappe Signalverlust in der Aorta ascendens (← ←). Ausgehend von der Mitralklappe Signalverlust im linken Vorhof (▶▶). (*LV* linker Ventrikel, *LA* linker Vorhof, *AA* Aorta ascendens)

pertrophie des rechten Ventrikels (Abb. 8-7). Aufgrund der im Vergleich zu dem linken Ventrikel geringen Myokardmasse und der unregelmäßigen endokardialen Begrenzung sind der Nachweis und die Quantifizierung der rechtsventrikulären Hypertrophie schwieriger als bei der Diagnostik der linksventrikulären Hypertrophie.

## 8.4 Volumenbelastung

Eine Volumenbelastung führt zu einer Dilatation der betroffenen Herzhöhlen, evtl. in Kombination mit einer exzentrischen Hypertrophie. Das Röntgenbild ist in der Regel in der Lage die Dilatation der betroffenen Herzhöhlen zu dokumentieren, wobei zu beachten ist, in welchen Projektionen die einzelnen Herzhöhlen randbildend dargestellt werden, damit eine klare anatomische Zuordnung der beobachteten Herzerweiterungen erfolgen kann. Für eine weitergehende Differentialdiagnostik ist die Analyse begleitender vaskulärer Veränderungen unerläßlich.

Bei einem Vitium mit Links-rechts-Shunt oder einer Hypervolämie findet sich neben den kardialen Veränderungen auch eine Erweiterung der Lungengefäße bis in den subpleuralen Raum (Abb. 8-2). Sekundäre Gefäßveränderungen als Folge eines lange bestehenden erhöhten Lungendurchflusses können Ursache einer pulmonalarteriellen Hypertonie sein, die zu entsprechenden Veränderungen (Kalibersprung der Pulmonalarterien) im Röntgenbild führt.

Die MRT weist bei Volumenbelastungen des Herzens die exzentrische Hypertrophie direkt nach und ermöglicht eine Quantifizierung der Myokardmasse. Bei Klappeninsuffizienzen führt die Regurgitation durch Verwirbelungen im Gradientenechobild zu einem Signalverlust in Richtung des Rückflusses (Abb. 8-6). Bei einseiti-

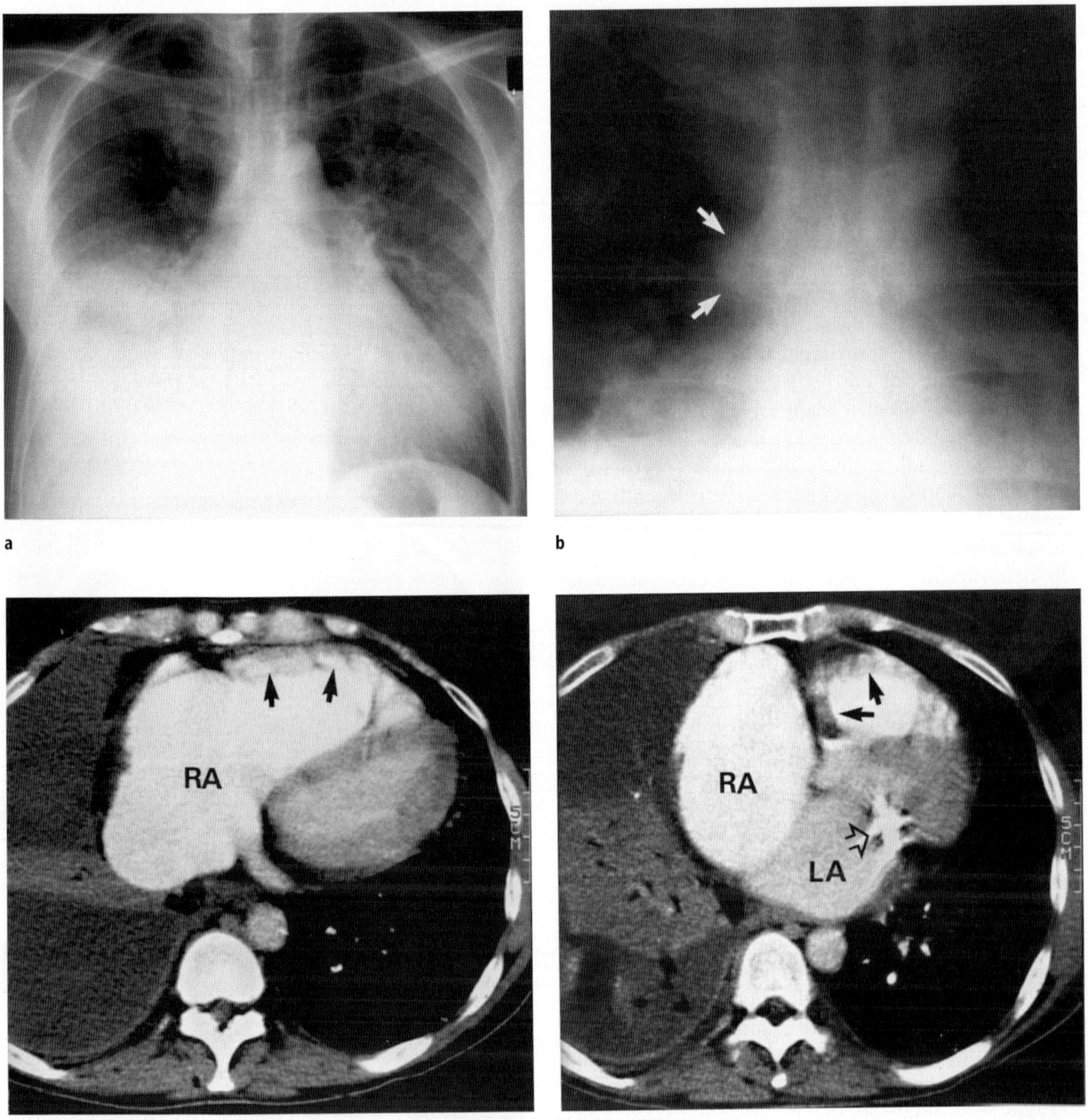


**Abb. 8-7a–d.** Mitralklappenstenose mit Rechtsherzinsuffizienz und relativer Trikuspidalklappeninsuffizienz. **a** Im Thoraxübersichtsbild Vergrößerung des linken Vorhofs und Erweiterung der A. pulmonalis mit entsprechender Konturänderung des linken Herzrandes. Der dilatierte rechte Vorhof ist gegen den ausgedehnten rechtsseitigen Pleuraerguß nicht abgrenzbar. **b** Im Krankheitsverlauf als Ausdruck einer Rechtsherzinsuffizienz Dilatation der V. azygos (➤➤). **c** Spiralcomputertomographie mit Nachweis der Myokardverbreiterung des rechten Ventrikels (➤➤). Rechter Vorhof (*RA*) und Sinus coronarius erweitert. **d** Auch in Höhe des Truncus pulmonalis computertomographischer Nachweis der Myokardhypertrophie des rechten Ventrikels (➤➤). Mitralklappenverkalkung (▶). Linker Vorhof (*LA*) ebenso wie der rechte Vorhof (*RA*) erweitert

ger Klappeninsuffizienz kann aus den unterschiedlichen ventrikulären Schlagvolumina das Ausmaß der Klappeninsuffizienz quantitativ bestimmt werden. Durch quantitative Blutflußanalysen in der A. pulmonalis und Aorta ascendens kann das Shuntvolumen ebenfalls berechnet werden. Bei Septumdefekten und Shuntvitien gelingt es mit der MRT, entweder im morphologisch hoch aufgelösten Spin-Echobild den Septumdefekt direkt als Kontinuitätsunterbrechung zu identifizieren oder im Gradientenechobild einen vom Septumdefekt ausgehenden intraluminären Signalverlust darzustellen, der sich in Richtung des Druckgefälles ausbreitet.

Fehleinmündende Lungenvenen können mit der CT abgebildet werden. In der Darstellung der Pulmonalgefäße des mittleren und peripheren Lungendrittels ist die CT der MRT bisher überlegen.

## 8.5 Perikarderkrankungen

Ein Perikarderguß verursacht in der Thoraxübersichtsaufnahme ab einer Ergußmenge von etwa 200 ml eine Verbreiterung der Herzsilhouette. Diese ist bei frei auslaufendem Perikarderguß und Röntgenaufnahme im Stehen zwerchfellnah betont. Akut entstandene intraperikardiale Flüssigkeitsansammlungen führen häufig zu einer spitzwinkligen Begrenzung der Herzaußenkontur zum Diaphragma. Chronische intraperikardiale Flüssigkeitsansammlungen weisen in der Regel eine stumpfwinklige Begrenzung des Perikards zum Diaphragma auf, da sich das Perikard an das zusätzliche intraperikardiale Volumen adaptiert hat (Abb. 8-8).

Die Qualität der intraperikardialen Flüssigkeit kann mit Röntgenverfahren nicht differenziert werden. Auf gut belichteten Röntgenaufnahmen ist gelegentlich das normal große Herz innerhalb der intraperikardialen Flüssigkeitsansammlung als „Kernschatten" abgrenzbar. Die hämodynamische Relevanz einer ergußbedingten Steigerung des intraperikardialen Drucks kann in der Röntgenaufnahme durch eine Erweiterung der V. cava superior und der V. azygos sichtbar werden. Eine Reduzierung der Lungenperfusion führt zu einer erhöhten Strahlentransparenz der Lungenperipherie und einer Kaliberabnahme der Pulmonalgefäße.

Mit der CT und MRT sind auch kleinere, z. T. noch physiologische intraperikardiale Flüssigkeitsansammlungen darstellbar. Auch abgekapselte Perikardergüsse, die u. U. zu mehrdeutigen Befunden im Röntgenbild führen, sind computertomographisch und MR-tomographisch sicher zu diagnostizieren. Ein hämorrhagischer Perikarderguß wird in der CT dadurch nachweisbar, daß die Röntgenabsorption der perikardialen Flüssigkeit in Abhängigkeit vom Ausmaß der Blutbeimengung ansteigt. In der MRT weisen Transsudat und Exsudat eine niedrige Signalintensität im T1-gewichteten und eine hohe Signalintensität im Gradientenechobild auf. Hämorrhagische Ergüsse sind aufgrund der paramagnetischen Eigenschaften des Hämoglobins und seiner Abbauprodukte bei T1-Wichtung im Spinechobild signalreich und im Gradientenechobild signalarm.

Entzündliche Veränderungen des Perikards führen in der akuten Phase in der CT und MRT zu einer geringfügigen Verbreiterung des parietalen Perikards. Nach intravenöser Kontrastmittelgabe läßt sich mit beiden Verfahren die perikardiale Hyperämie nachweisen.

Bei einer Pericarditis constrictiva finden sich im Röntgenbild gelegentlich Perikardverkalkungen. Diese bilden spangenförmige oder grobschollige Kalkstrukturen, die in der Regel auf Höhe der AV-Klappenebene und über dem rechten Ventrikel am stärksten ausgeprägt sind. Als Folge der diastolischen ventrikulären Füllungsbehinderung werden auch im Röntgenbild Vorhofvergrößerungen nachweisbar. Es können jedoch

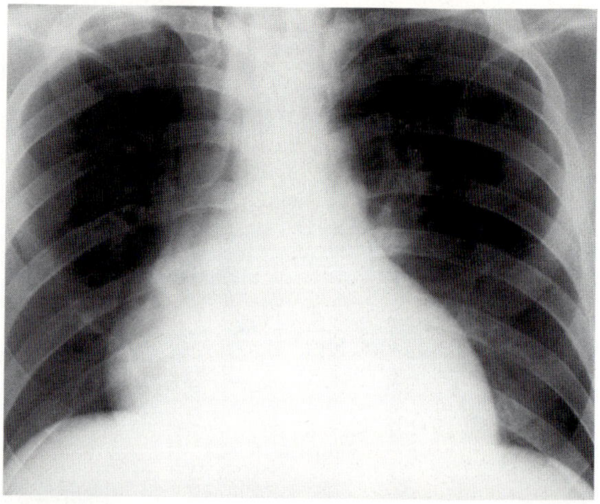

a

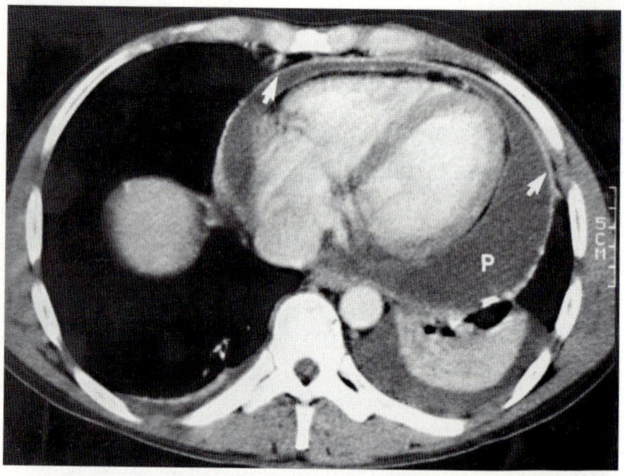


b

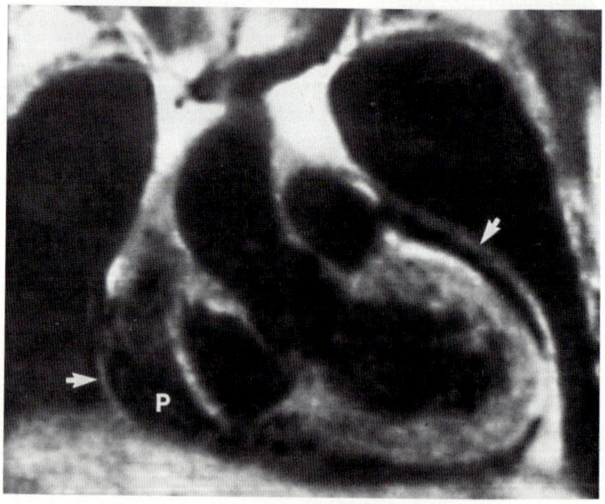


c

**Abb. 8-8a–c.** Perikarderguß. **a** In der Thoraxübersichtsaufnahme Verbreiterung des „Herzschattens", verminderte pulmonale Gefäßdarstellung und erhöhte Strahlentransparenz der Lungen als Ausdruck der Minderperfusion. **b** Spiral-CT mit direktem Nachweis des Perikardergusses (P) und Abhebung des parietalen Perikards (➛➛), das nach Kontrastmittelgabe ein Enhancement aufweist. **c** In der MRT ist der Perikarderguß (P) bei T1-Wichtung signalarm. Das parietale Perikard (➛➛) ist von der Herzwand abgedrängt und gut abgrenzbar

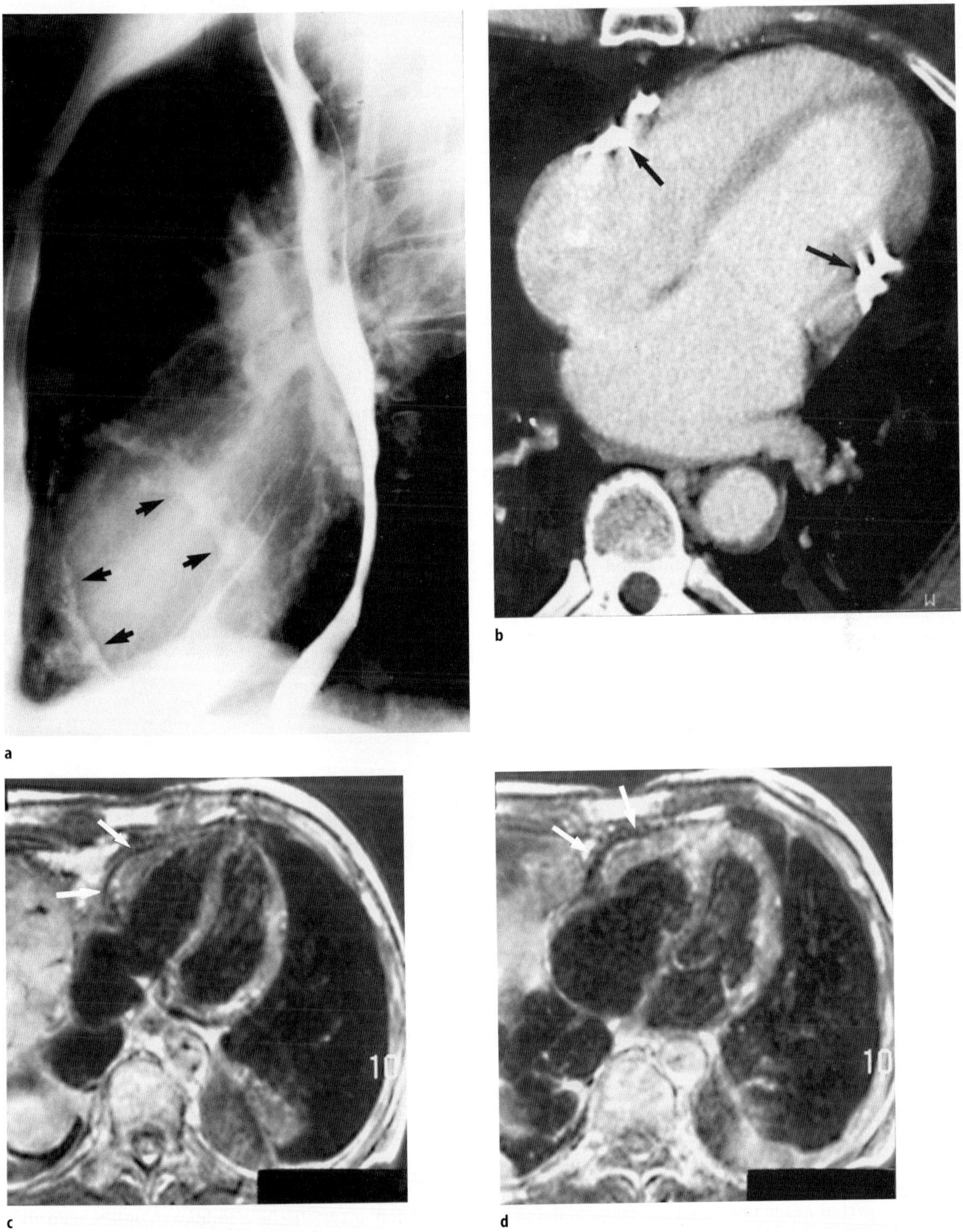


auch bei erheblicher Perikardkonstriktion im Röntgenbild Normalbefunde vorliegen.

Computertomographisch gelingt der sicherste Nachweis oder Ausschluß perikardialer Verkalkungen (Abb. 8-9). Eine Perikardverbreiterung, eine tubuläre Umformung der Ventrikel und eine Vorhofvergrößerung sind weitere Zeichen einer konstriktiven Perikarditis. Sowohl

**Abb. 8-9a–d.** Pericarditis constrictiva calcaria. **a** Im seitlichen Thoraxübersichtsbild Nachweis grobscholliger Perikardverkalkungen (➛➛). **b** Computertomographisch Nachweis der perikardialen Verkalkung (➛➛) mit hoher Röntgenabsorption. Tubuläre Umformung der Ventrikel. Erweiterung der Vorhöfe. **c** Magnetresonanztomographisch Darstellung der Perikardverbreiterung (➛➛) sowie der tubulären Umformung der Ventrikel und Erweiterung des rechten Vorhofs. **d** In der MRT sind die fibrosierten und verkalkten Anteile des Perikards signalarm (➛➛)

computertomographisch als auch magnetresonanztomographisch lassen sich darüber hinaus Dilatationen des Sinus coronarius, der V. cava und der Lebervenen nachweisen. Für die differentialdiagnostische Abgrenzung gegenüber einer restriktiven Kardiomyopathie ist der direkte Nachweis perikardialer entzündlicher oder postentzündlicher Veränderungen durch die CT oder MRT wegweisend. Nur in Ausnahmefällen bestehen Perikardkonstriktionen ohne radiologisch nachweisbare morphologische Veränderungen des Perikards oder der Herzhöhlen.

Vom Perikard ausgehende Zysten, Tumorinfiltrationen des Perikards oder die seltenen primären Perikardtumoren führen im Röntgenbild bei größerer Befundausdehnung zu parakardialen Verdichtungen, die nur durch CT oder MRT in ihrer vollständigen Ausdehnung abzugrenzen und z. T. artdiagnostisch differenzierbar sind. Zysten sind im Computertomogramm glatt begrenzt, weisen wasseräquivalente Dichtewerte auf und zeigen kein Enhancement nach Kontrastmittelgabe. Sie sind im T1-gewichteten MR-Bild signalarm und weisen im T2-gewichteten Bild eine hohe homogene Signalintensität auf. Auch Lipome sind aufgrund ihres in CT und MRT gewebstypischen Signalverhaltens sicher zu klassifizieren. Andere solide primäre oder sekundäre Perikardraumforderungen weisen im CT- und MR-Bild nativ und nach intravenöser Kontrastmittelgabe ein uncharakteristisches Signalverhalten auf.

## 8.6 Kardiomyopathie

### 8.6.1 Dilatative Kardiomyopathie

Bei der dilatativen Kardiomyopathie werden im konventionellen Röntgenbild Erweiterungen der Herzhöhlen in unterschiedlichem Ausmaß beobachtet. Häufig wird das Bild von der Dilatation des linken Ventrikels bestimmt. Die Breite möglicher Röntgenbefunde reicht jedoch von fast normal konfigurierten Herzen bis zur Erweiterung aller Herzhöhlen. Das Auftreten von pulmonalen Stauungszeichen ist davon abhängig, ob der linke Ventrikel von der Kardiomyopathie stärker betroffen und in seiner Funktion höhergradig eingeschränkt ist als der rechte Ventrikel (Abb. 8-10).

In der CT lassen sich die unterschiedlichen Größenverhältnisse der betroffenen Herzhöhlen auch in nicht EKG-getriggerten Aufnahmeserien artefaktarm darstellen, da die eingeschränkten Wandexkursionen bei der dilatativen Kardiomyopathie nur geringe Bewegungsartefakte der Bilder verursachen. Das Ventrikelmyokard weist im Gegensatz zu den umschriebenen postischämischen Myokardläsionen eine gleichmäßige Breite auf. Mit hoher Sensitivität werden computertomographisch auch kleinere intrakavitäre Thromben als wandständige Füllungsdefekte dargestellt.

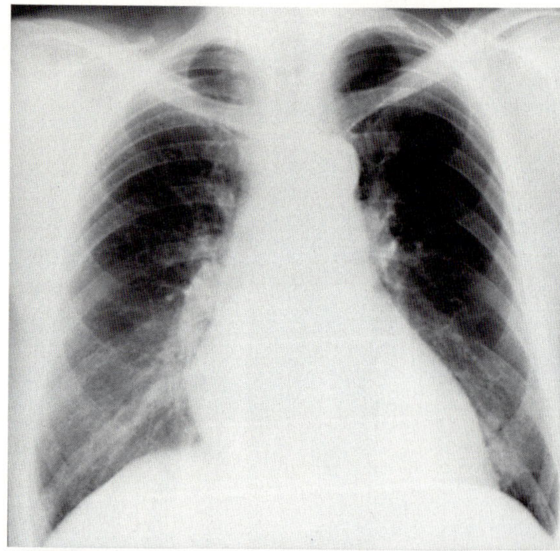

a

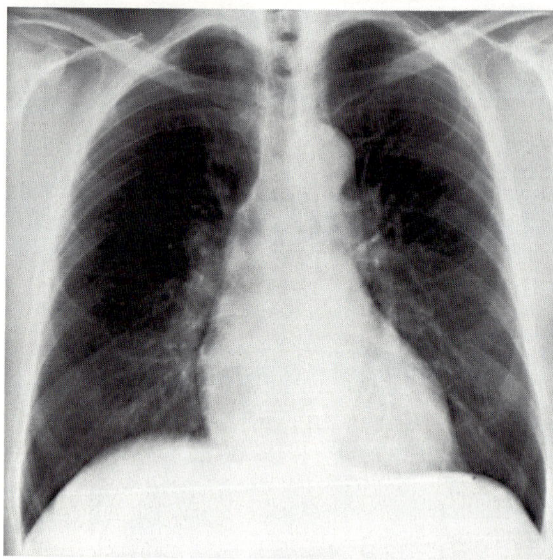

b

**Abb. 8-10a, b.** Dilatative Kardiomyopathie. **a** Im Thoraxübersichtsbild Erweiterung aller Herzhöhlen mit Betonung des linken Ventrikels, Lungenstauung und interstitielles Lungenödem. **b** Befundkontrolle nach 2 Jahren, Abnahme der Herzgröße, Persistenz einer geringen Erweiterung des linken Ventrikels, Rückbildung der Lungenstauung und des interstitiellen Lungenödems

Über die morphologischen Befunde der CT hinausgehend ermöglicht die MRT eine quantitative Auswertung der Myokardmasse und Ventrikelvolumina. Ejektionsfraktionen, systolische Wanddickenänderungen und Schlagvolumina lassen sich für den rechten und für den linken Ventrikel bestimmen.

### 8.6.2 Restriktive Kardiomyopathie

Die Thoraxübersichtsaufnahmen zeigen keine für die restriktive Kardiomyopathie spezifischen Befunde.

Computertomographisch können bei der Amyloidose Myokardverbreiterungen beobachtet werden. Konfiguration und Größe der Ventrikel sind hierbei normal. Die Vorhöfe können wie bei der konstriktiven Perikarditis vergrößert sein.

Die MRT erweitert die computertomographischen morphologischen Befunde um die ventrikulären Funktionsdaten und ist darüber hinaus in der Lage, größere myokardiale Granulome bei der Sarkoidose als signalintensive Läsionen im T2-Bild darzustellen. Bei der Hämochromatose ist die myokardiale Signalintensität aufgrund verkürzter T2-Relaxationszeiten herabgesetzt. Dies ist die einzige Form der Kardiomyopathie, bei der eine Veränderung der myokardialen Relaxationszeiten diagnostisch wegweisend ist.

### 8.6.3 Obstruktive Kardiomyopathie

Bei der obstruktiven Kardiomyopathie ist die Herzkonfiguration im Röntgenbild entweder normal oder es zeigt sich aufgrund der Myokardverbreiterung eine geringe Linksbetonung der Herzkontur auf Ventrikelebene. Sowohl computertomographisch als auch magnetresonanztomographisch können die symmetrischen oder asymmetrischen, meist linksventrikulären Myokardverbreiterungen dargestellt und quantifiziert werden (Abb. 8-11). Die MRT kombiniert dabei die morphologischen Bildinhalte mit quantitativen Daten der Ventrikelfunktion und ermöglicht gleichzeitig den Nachweis einer häufig begleitenden Mitralinsuffizienz. Zusätzlich kann mit dieser Methode in Abhängigkeit vom Ausmaß der Obstruktion die Beschleunigung der Strömungsgeschwindigkeit im Ausstromtrakt des linken Ventrikels gemessen werden.

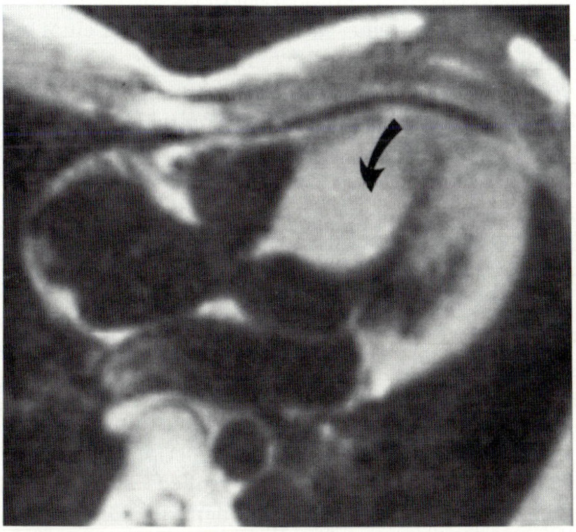

**Abb. 8-11.** Hypertrophe obstruktive Kardiomyopathie, im T1-gewichteten MR-Bild Nachweis der septalen Myokardverbreiterung (➛) mit Einengung des linksventrikulären Ausflußtraktes

## 8.7 Kardiale Tumoren

Die Thoraxübersichtsaufnahme hat keine Bedeutung für den Tumornachweis. Selten weisen Herztumoren Verkalkungen auf, die im Röntgenbild nachweisbar sind und von anderen kardialen Verkalkungen (Perikard, Herzklappen, Anulus fibrosus, Koronararterien, Aneurysma) differenziert werden müssen. Tumoren, die aufgrund ihrer Größe und Lage Klappenöffnungen einengen, können zu Veränderungen der Herzkonfiguration führen, die denjenigen der Klappenstenosen entsprechen. Gelegentlich führen Herztumoren bei wandüberschreitendem Wachstum zu einer irregulär konfigurierten, nicht durch ein Vitium oder eine Kontraktionsinsuffizienz erklärbaren Herzverbreiterung.

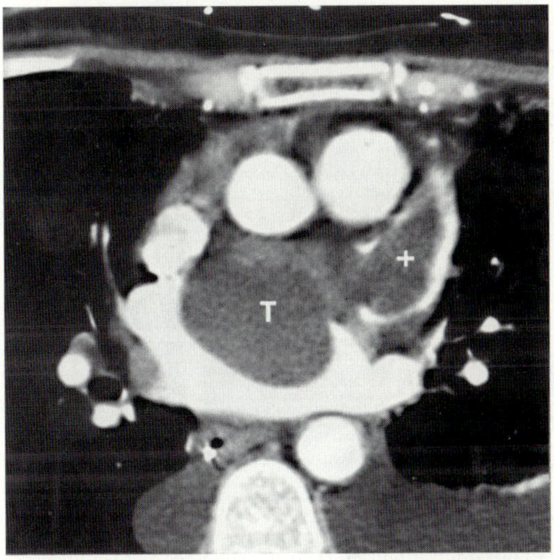


a

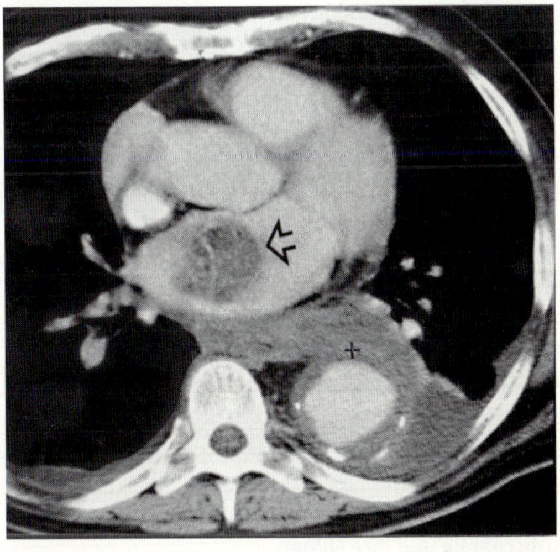


b

**Abb. 8-12a,b.** Kardiale Raumforderungen. **a** Thrombus (*T*) im erweiterten linken Vorhof mit Thrombusanteil im linken Herzohr (+). **b** Myxom (▶) im linken Vorhof. Notfallaufnahme wegen eines thorakalen, gedeckt perforierten Aortenaneurysmas (+)

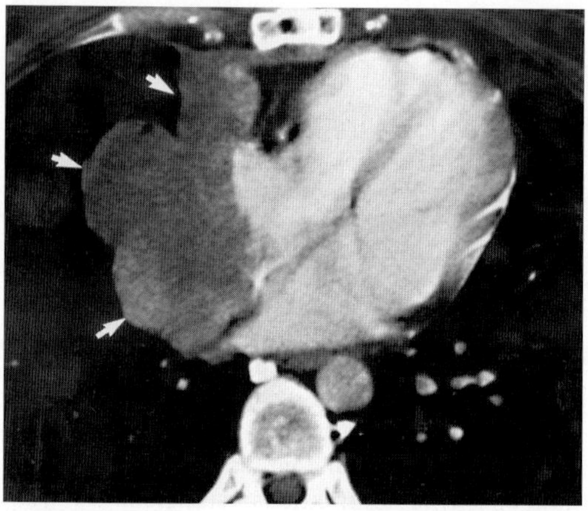

c

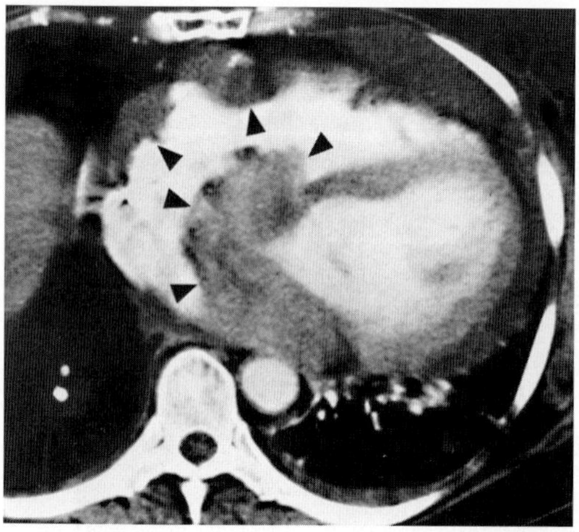

d

**Abb. 8-12c,d.** Kardiale Raumforderungen. **c** Perikardmesotheliom (➛➛) mit Infiltration und Deformierung des rechten Vorhofs. **d** Herz-CT bei zustand nach Herztransplantation, Non-Hodgkin-Lymphom (▶▶) mit Ausbildung von Raumforderungen des rechten Vorhofs, des Vorhofseptums, der Trikuspidalklappenebene und der linksventrikulären Hinterwand

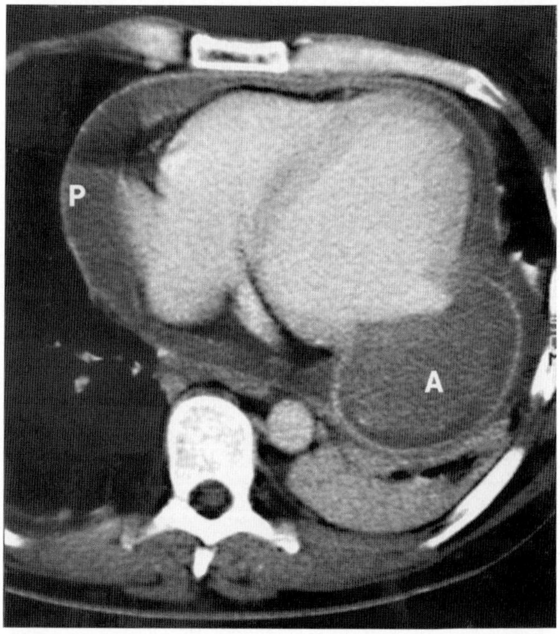


**Abb. 8-13.** Herz-CT nach linksventrikulärem Hinterwandinfarkt mit Ausbildung eines ausgedehnten weitgehend thrombosierten Aneurysmas (*A*). Begleitender Perikarderguß (*P*)

Als der Echokardiographie nachgeschaltete Verfahren ermöglichen die CT und MRT einen direkten Tumornachweis mit Darstellung der Tumorlokalisation und der Infiltration kardialer Strukturen (Abb. 8-12). Mit beiden Verfahren läßt sich der Vaskularisationsgrad der Raumforderung beurteilen. Computertomographisch sind die niedrige Röntgenabsorption der Myxome und die noch niedrigere Röntgenabsorption lipomatöser Tumoren charakteristisch.

## 8.8 Myokardischämie und ihre Folgen

In der Thoraxübersichtsaufnahme werden die Folgen einer myokardialen Perfusionsstörung durch die indirekten Zeichen einer ventrikulären Kontraktionsinsuffizienz sowie durch Form- und Größenänderungen der betroffenen Herzhöhlen erkennbar. Ein Aneurysma der linksventrikulären Vorderwand wird in der Thoraxübersichtsaufnahme frühzeitig als umschriebene Vorwölbung der linksseitigen Ventrikelkontur sichtbar. Da sich die Hinterwandaneurysmen des linken Ventrikels nach kaudal entwickeln, sind diese in der Thoraxübersichtsaufnahme durch Überlagerungen mit dem Diaphragma und dem oberen Abdomen verdeckt und nur selten abgrenzbar (Abb. 8-13).

Verkalkungen der Koronararterien (Abb. 8-14), einer Aneurysmawand, einer Myokardschwiele oder eines parietalen Thrombus sind differentialdiagnostisch von anderen kardialen Verkalkungen zu unterscheiden. Als Zeichen einer linksventrikulären Kontraktionsinsuffizienz werden in Korrelation mit den pulmonalvenösen Drücken Veränderungen an den Lungengefäßen und im Lungeninterstitium beobachtet. Zu Beginn einer pulmonalvenösen Drucksteigerung ist im Röntgenbild eine Kaliberzunahme der Oberlappenvenen zu erkennen. Dieser Effekt verstärkt sich mit zunehmenden pulmonalvenösen Drücken und wird in der weiteren Entwicklung durch eine beginnende interstitielle Flüssigkeitseinlagerung überlagert (Abb. 8-15).

Eine retikuläre oder diffuse, nicht sehr ausgeprägte Transparenzminderung der Lungenperipherie mit zunehmender Konturunschärfe der großen Gefäße ist Zeichen eines interstitiellen Lungenödems im Röntgenbild. Die Tatsache, daß ein interstitielles Lungenödem in einer Thoraxübersichtsaufnahme nachweisbar ist, ohne daß entsprechende klinische Untersuchungsbefunde be-

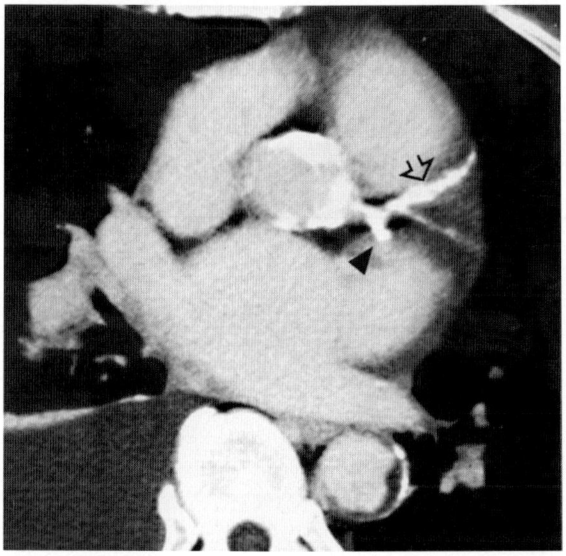

**Abb. 8-14.** Koronarsklerose. Computertomographischer Nachweis ausgedehnter Verkalkungen des Aortenklappenrings sowie des Hauptstamms, des LAD (➣) und des RCX (▶) der linken Koronararterie

stehen, unterstreicht die Bedeutung der Röntgenaufnahme des Thorax bei Patienten mit Herzinsuffizienz (Abb. 8-16). Im weiteren Verlauf des interstitiellen Lungenödems entstehen subpleurale Septumlinien (Kerley-B) bzw. radiär angeordnete Septumlinien (Kerley-A).

Mit dem Übergang des interstitiellen Lungenödems in ein alveoläres Lungenödem werden im Röntgenbild fleckförmige, 3–5 mm große Verdichtungen in der Lungenperipherie sichtbar, die durch Überlagerung mehrerer flüssigkeitshaltiger Alveolen entstehen und durch Konfluenz im Summationsbild auch zu flächenhaften Lungenverdichtungen führen können. In fortgeschrittenen Stadien sind die Veränderungen durch ein alveoläres Lungenödem bildmorphologisch nicht von begleitenden pneumonischen Infiltraten (Stauungspneumonie) zu unterscheiden. In diesen Fällen sind die klinischen Untersuchungsbefunde wegweisend.

Orthograd getroffene Bronchusabschnitte können durch das peribronchiale Ödem eine Bronchuswandverdickung aufweisen. Als Folge der endsystolischen Restblutvermehrung des linken Ventrikels kann eine Herzvergrößerung nach links entstehen. Der linke Vorhof ist aufgrund der Steigerung des ventrikulären Füllungsdrucks ebenfalls geringfügig dilatiert. Die Ausprägung der pulmonalen Stauungszeichen im Thoraxbild wird durch das Ungleichgewicht der Ventrikelfunktion mit einer ausgeprägteren Kontraktionsinsuffizienz des linken Ventrikels bestimmt. Bei symmetrischer Funktionseinschränkung beider Ventrikel bilden sich im Röntgenbild keine pulmonalen Stauungszeichen aus. Insofern darf es nicht überraschen, daß sich nur eine unbefriedigende Korrelation der Röntgenzeichen einer linksventrikulären Kontraktionsinsuffizienz mit der

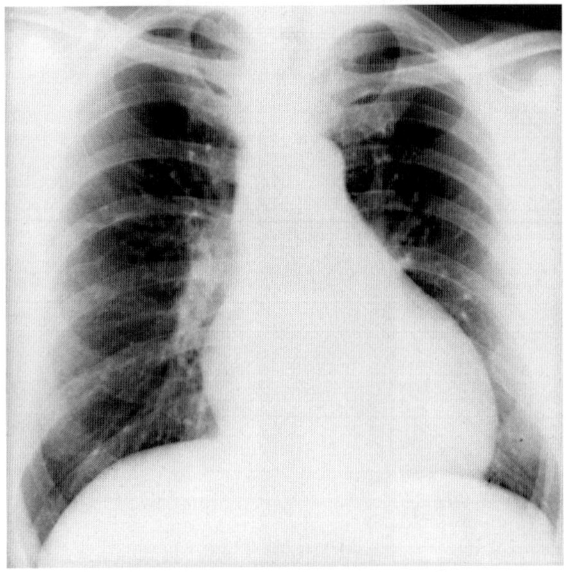

a

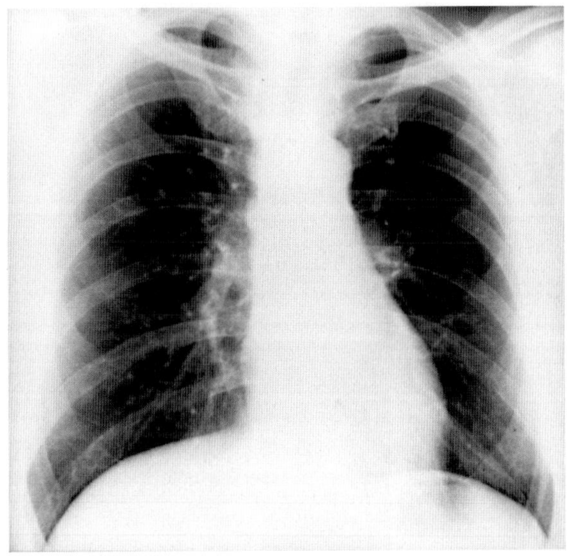

b

**Abb. 8-15a, b.** Kontraktionsinsuffizienz des linken Ventrikels. **a** Dekompensation. Im Übersichtsbild Nachweis der Erweiterung aller Herzhöhlen, überwiegend des linken Ventrikels, Dilatation der hilusnahen Lungengefäße, insbesondere Erweiterung der Lungenvenen am oberen Hiluspol. Interstitielles Lungenödem. **b** Rekompensation. Normalisierung der Herzgröße, der Pulmonalgefäße, der Feinstruktur und der Strahlentransparenz der Lungenperipherie

NYHA-Klassifikation oder quantitativen linksventrikulären Funktionsparametern ergibt.

Noch schwieriger als der radiologische Nachweis einer Linksherzinsuffizienz ist die Diagnostik der Rechtsherzinsuffizienz im Thoraxübersichtsbild. Als Folge der rechtsventrikulären Kontraktionsinsuffizienz wird im Röntgenbild eine Dilatation des rechten Ventrikels im Seitenbild sichtbar. Hieraus kann sich eine relative Trikuspidalinsuffizienz entwickeln, die im Thoraxbild an einer Dilatation des rechten Vorhofs nachweisbar wird.

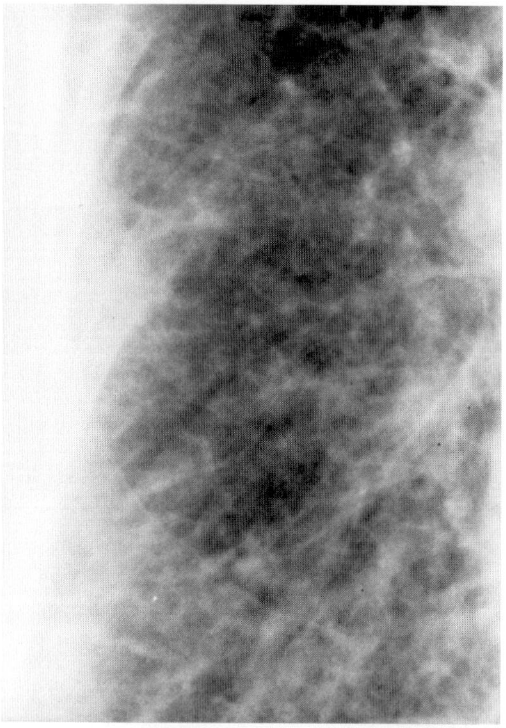

a

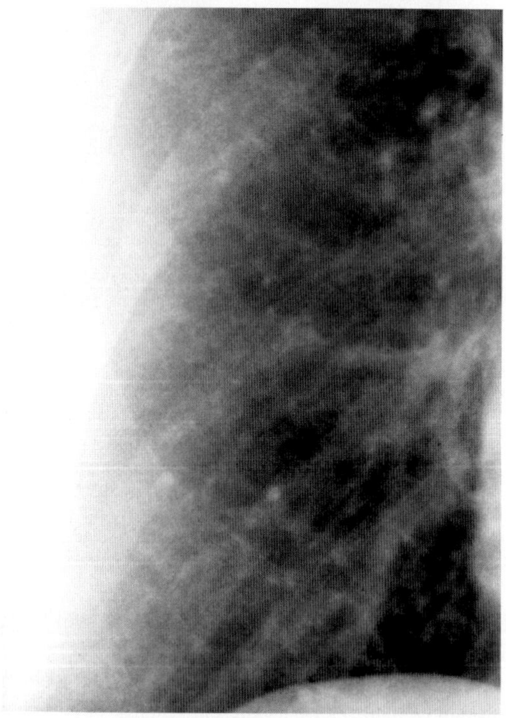

b

**Abb. 8-16a, b.** Interstitielles Lungenödem. **a.** Das interstitielle Lungenödem ist im Übersichtsbild am retikulären Verschattungsbild der Lungenperipherie sowie den annähernd horizontal verlaufenden Kerley-Linien erkennbar. **b** Nach Resorption des interstitiellen Lungenödems Normalisierung der Feinstruktur und Strahlentransparenz der Lungenperipherie

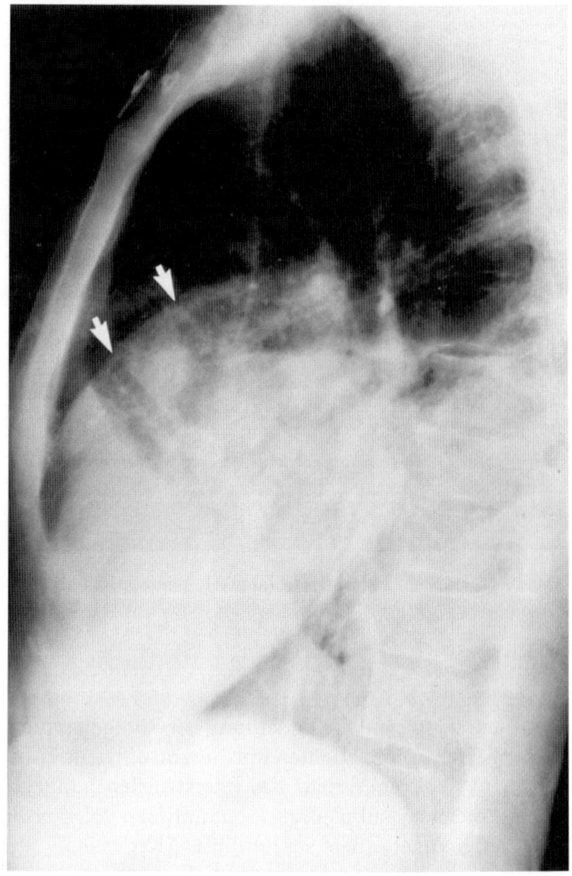

a

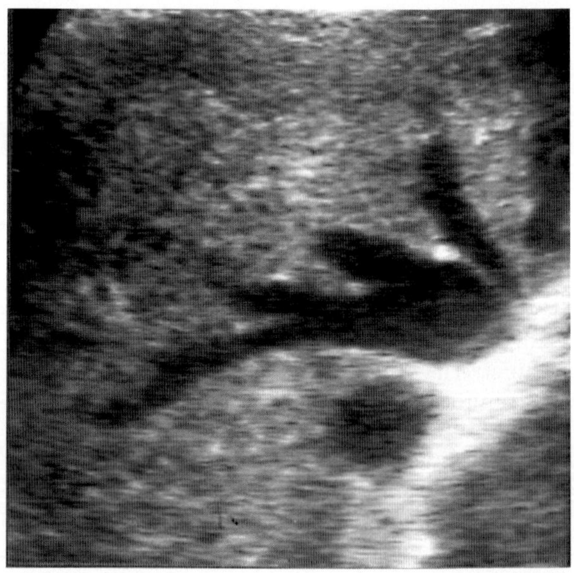

b

**Abb. 8-17a,b.** Rechtsherzinsuffizienz. **a** Das seitliche Thoraxübersichtsbild zeigt die Einengung des Retrosternalraums durch die Erweiterung des rechtsventrikulären Ausflußtraktes (➤➤). Pleuraerguß dorsobasal. **b** B-Bild-sonographische Darstellung der dilatierten Lebervenen

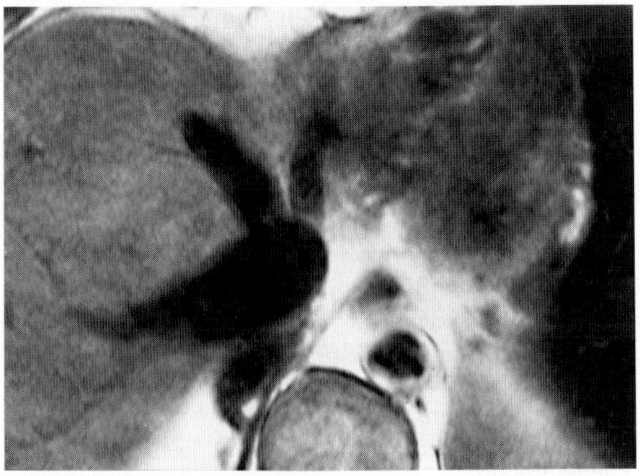

c

Abb. 8-17c. Rechtsherzinsuffizienz. c MR-tomographische Darstellung der dilatierten Lebervenen und V. cava

Als Ausdruck einer venösen Drucksteigerung sind im Röntgenbild gelegentlich Erweiterungen der V. cava oder der V. azygos erkennbar. Erst mit Schichtbildverfahren ist die Dilatation des Sinus coronarius und der Lebervenen nachzuweisen (Abb. 8-17). In der Regel ist eine Rechtsherzinsuffizienz mit einem Pleuraerguß vergesellschaftet. Ein Zwerchfellhochstand kann Ausdruck einer Stauungsleber sein.

Die CT ist nicht das Verfahren der ersten Wahl für die Diagnostik einer akuten oder chronischen myokardialen Ischämie. Computertomographisch werden ischämische Myokardveränderungen oder Zeichen einer ventrikulären Kontraktionsinsuffizienz meist bei Patienten nachgewiesen, die wegen einer nicht kardiologischen Fragestellung untersucht werden. Bei frischen Ischämien sind mit speziellen Untersuchungstechniken – methodisch optimal in Form der EBT – myokardiale Perfusionsunterschiede durch die differente Kontrastmittelkinetik in gesunden und ischämischen Myokardabschnitten nachzuweisen. Myokardverschmälerungen, Myokardverkalkungen, Aneurysmen oder parietale Thromben des linken Ventrikels werden computertomographisch frühzeitig erfaßt (Abb. 8-18).

Da computertomographische Untersuchungen in Rückenlage durchgeführt werden, finden sich die ersten Zeichen eines interstitiellen Lungenödems und Hinweise auf eine pulmonale Perfusionsumverteilung mit einem anderen Verteilungsmuster als in den Röntgenaufnahmen, die im Stehen angefertigt werden. Computertomographisch sind in Rückenlage die ersten Ödemzeichen in den dorsalen subpleuralen Lungenabschnitten erkennbar. Bei Lagewechsel des Patienten läßt sich nach einer kurzen Wartezeit eine entsprechende Umverteilung des Ödems nachweisen. Computertomographisch sind frühzeitig kleine Pleura- oder Perikardergüsse zu erkennen. Darüber hinaus finden sich als Zeichen einer Rechtsherzinsuffizienz eine Dilatation des Sinus coronarius und der V. cava sowie der Lebervenen und der V. azygos. Atypisch gelegene und weitgehend thrombosierte Aneurysmen können bei der Echokardiographie übersehen werden und sind in der CT nachweisbar.

Die MRT bietet methodisch die größte Befundbreite in der Diagnostik kardialer Veränderungen als Folge einer Myokardischämie. Neben der Bewertung der auch computertomographisch nachweisbaren morphologischen Veränderungen (Wanddicke, Myokardnarbe, Aneurysma, parietaler Thrombus) ermöglicht die MRT quantitative Aussagen über die Herzfunktion und eine Beurteilung der Myokardvitalität. Sie erlaubt eine morphologische Analyse der zentralen Koronargefäße sowie

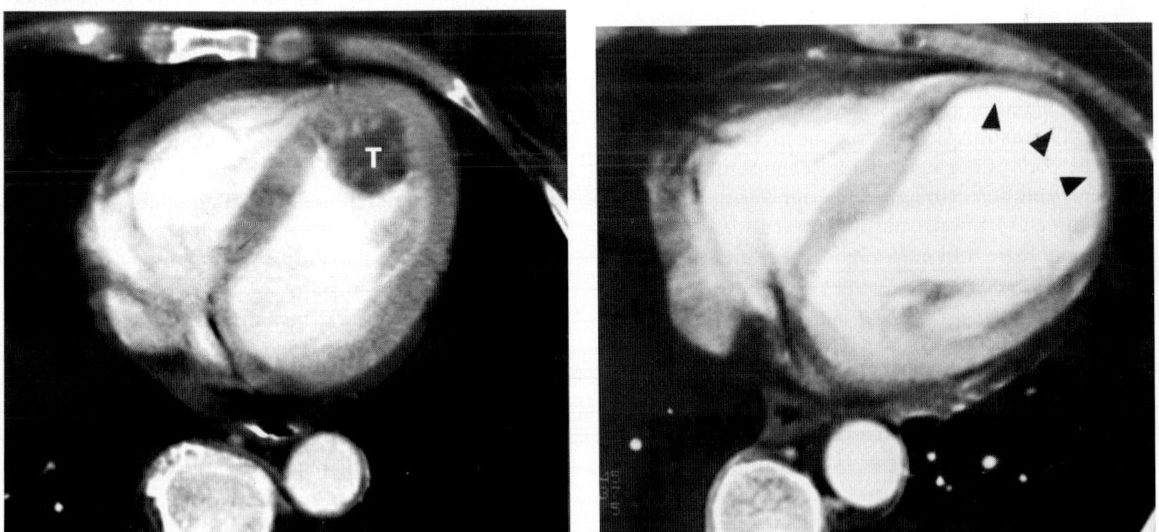


a b

Abb. 8-18a, b. Herz-CT nach linksventrikulärem Vorderwandinfarkt. a Parietaler Thrombus (*T*) in Anlagerung an die links-ventrikuläre Vorderwand. b Aneurysma der linksventrikulären Vorderwand. Ventrikelerweiterung und Wandverschmälerung (▶▶) im Bereich des linksventrikulären Vorderwandaneurysmas eine quantitative Beurteilung der koronaren Flußreserve unter peripherer Vasodilatation. Ventrikuläre Wandbewegungsanalysen können quantitativ ausgewertet werden. Dies schließt auch die Analyse der systolischen Wanddickenänderung ein. Alte und frische Myokardischämien können durch unterschiedliche myokardiale Perfusionsmuster nach bolusförmiger Kontrastmittelinjektion differenziert werden. Morphologisch findet sich in einem frischen Infarkt bei T2-Wichtung aufgrund des Ödems eine hohe Signalintensität.

Bis zu einem Infarktalter von 6 Wochen wird in der Ischämiezone nach intravenöser Kontrastmittelgabe (Gadolinium) eine Kontrastmittelanreicherung beobachtet. Frische Thromben haben in der Regel eine mittlere Signalintensität bei T1-Wichtung und eine hohe Signalintensität in T2-gewichteten Bildern. Die Signalintensität nimmt in T1- und T2-Wichtung mit zunehmendem Alter und Organisationsgrad des Thrombus ab. Sowohl für die myokardiale Perfusionsanalyse als auch für die Darstellung der zentralen Abschnitte der Koronargefäße eignen sich schnelle Gradientenechosequenzen oder Episequenzen.

Die Myokardspektroskopie ist technisch aufwendig und methodisch anfällig. Da bei der Spektroskopie im Vergleich zur Protonenbildgebung nur ein schwaches Signal registriert wird, müssen relativ große Meßvolumina gewählt werden. Hierdurch werden derzeit bei der In-vivo-Myokardspektroskopie Myokardspektren durch Signale aus dem strömenden Blut überlagert. Sowohl in tierexperimentellen als auch in klinischen Untersuchungen läßt sich phosphorspektroskopisch ein ATP-Verlust als Ausdruck der irreversiblen Myokardschädigung nachweisen.

## 8.9 Kongenitale Fehlbildungen

Die bisweilen komplexen anatomischen Varianten und Fehlbildungen kongenitaler Herzfehler sind in der Regel mit der Thoraxübersichtsaufnahme nicht vollständig zu analysieren. Aus der morphologischen Beurteilung des Herzens und der großen Gefäße im Röntgenbild ergeben sich erste Hinweise auf die zu Grunde liegende Pathomorphologie und auf mögliche Veränderungen der Lungenperfusion. Ein Situs inversus läßt sich im Röntgenbild diagnostizieren (Herzlage, Position des Magenfundus und der Leber). Die CT eignet sich zur Darstellung von Abgangs- und Verlaufsvarianten der großen Gefäße und gröberen pathomorphologischen Befunden des Herzens. Sie wird jedoch durch Bewegungsartefakte bei nicht EKG-getriggerter Datenakquisition in ihrer Aussage so weit eingeschränkt, daß sie bei den genannten Fragestellungen in der Regel nicht als primäres Verfahren eingesetzt wird. Bessere methodische Voraussetzungen für die Analyse der pathomorphologischen und funktionellen Verhältnisse bei kongenitalen Vitien bietet die MRT, da sie morphologische Bildinformationen auf Vorhofebene, Ventrikelebene und im Bereich der großen Gefäße mit der Darstellung normaler und pathologischer Blutflüsse kombiniert.

## 8.10 Radiologische Differentialdiagnostik des Thoraxschmerzes

Neben der akuten Myokardischämie kommen eine Reihe weiterer Krankheitsbilder als Ursache thorakaler Schmerzen infrage, die mit bildgebenden Untersuchungsverfahren diagnostizierbar sind.

### 8.10.1 Pneumothorax

Ein Pneumothorax entsteht spontan, meist als Folge vorbestehender pulmonaler oder pleuraler Erkrankungen oder in Folge eines Traumas, worunter auch die iatrogenen Pneumothoraces zu subsumieren sind. Während der einseitige Spontanpneumothorax ohne Begleiterkrankung der kontralateralen Lunge in der Regel keine oder nur eine geringe klinische Symptomatik verursacht, kann durch einen Spannungspneumothorax eine lebensbedrohliche Situation entstehen. Bei einem Spannungspneumothorax baut sich im Pleuraraum durch einen Ventilmechanismus ein Überdruck auf, durch den das Mediastinum in den gesunden Hemithorax verschoben wird. Hierdurch kann die V. cava abgeknickt werden und es entsteht durch die intrathorakale Drucksteigerung eine Behinderung des venösen Zustroms zum Herzen. Dies führt klinisch zu Tachypnoe, Tachykardie, Zyanose und Blutdruckabfall.

Für den radiologischen Nachweis eines Pneumothorax ist es von Bedeutung, ob der Patient im Stehen oder im Liegen untersucht wird, da sich die Luft bei freier Verteilungsmöglichkeit jeweils am höchsten Punkt des Pleuraraums sammelt. Durch den Teil- oder Totalkollaps einer Lunge wird die Pleura visceralis als feine Organgrenzlinie im Röntgenbild sichtbar. Die Lungengefäße entfernen sich mit zunehmender pleuraler Lufteinlagerung von der Thoraxwand (Abb. 8-19). Durch den Ventilationsverlust der teil- oder totalkollabierten Lunge nimmt deren Strahlenabsorption zu, so daß bei weitgehendem Lungenkollaps eine Verdichtung der betroffenen Lungenanteile entsteht.

In der Thoraxübersichtsaufnahme im dorsoventralen Strahlengang ist das Zurückweichen der Lunge von der lateralen Thoraxwand am besten in den Interkostalräumen erkennbar, da hier die Beurteilung nicht durch überlagernde Skelettanteile erschwert wird. Eine Röntgenaufnahme im seitlichen Strahlengang ist für die Fragestellung nach einem Pneumothorax ohne Bedeutung, da sich in dieser Projektion beide Lungen überlagern. Bei einer Röntgenaufnahme in Exspiration verkleinert sich das pulmonale Restvolumen, so daß die Pleuragrenze durch die Erhöhung der Röntgenabsorptionen in der Lunge und die Verschiebung der Volumenrelatio-

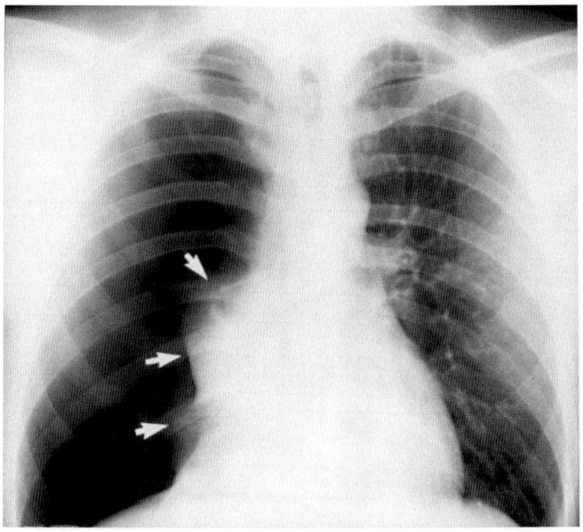

**Abb. 8-19.** Pneumothorax rechts. Totalkollaps der rechten Lunge (➤➤). Keine Lungenstruktur in der Peripherie des rechten Hemithorax

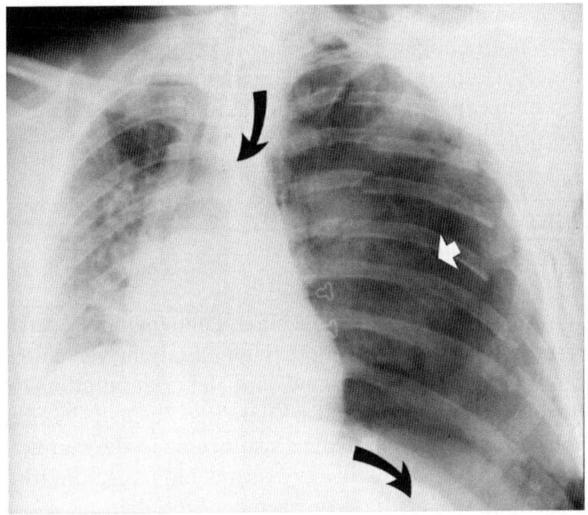

**a**

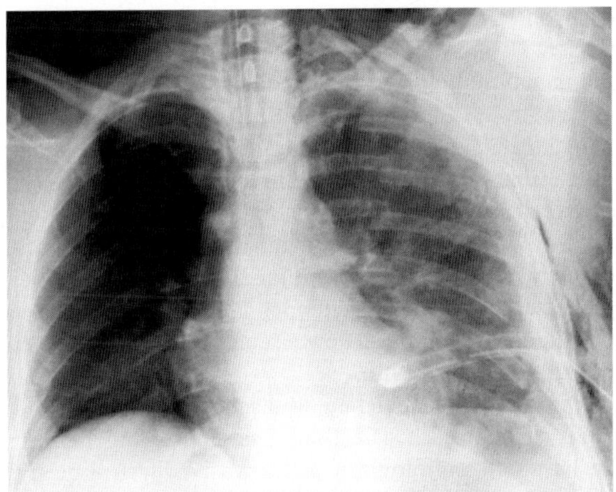

**b**

**Abb. 8-20a,b.** Spannungspneumothorax links. Zustand nach linksseitiger Rippenserienfraktur. **a** Kollaps der linken Lunge. Die Pleura visceralis wird im Interkostalraum sichtbar (▶). Als Ausdruck des Spannungspneumothorax Rechtsverlagerung des Mediastinums und Kaudalverlagerung des linken Diaphragmas (➤). **b** Nach Platzierung einer linksseitigen Bülau-Drainage Entfaltung der linken Lunge und Normalposition des Mediastinums und des linken Diaphragmas

nen leichter identifizierbar wird. In der Regel bildet sich der Pneumothorax bei Aufnahme im Stehen zuerst in den apikalen Lungenanteilen ab. Durch pleurale Vorerkrankungen sind jedoch beliebige Abweichungen von dieser Regel denkbar.

Sero-, Hämato- oder Pyopneumothorax sind dadurch gekennzeichnet, daß die jeweilige intrapleurale Flüssigkeit mit der Luft im Pleuraspalt einen Luftflüssigkeitsspiegel bildet, der radiologisch leicht nachweisbar ist und dessen Konfiguration von der Körperhaltung und dem gewählten Strahlengang bei der Röntgenaufnahme abhängt. Bei einer Kammerung des Pleuraraums kommen in der Regel mehrere Luftflüssigkeitsspiegel zur Abbildung.

Ein Spannungspneumothorax ist radiologisch an einer Mediastinalverlagerung zur gesunden Lunge und an einer Kaudalverlagerung des Zwerchfells auf der erkrankten Seite erkennbar (Abb. 8-20). Die Position der lufthaltigen Trachea ist ein guter Indikator für die Beurteilung der Mediastinalposition.

Bei größeren Mediastinalverschiebungen kommt es zusätzlich zu einer radiologisch nachweisbaren Positionsänderung des Herzens. Sollte das Diaphragma im Röntgenbild durch pulmonale oder pleurale Begleiterkrankungen nicht abzugrenzen sein, läßt sich das Tiefertreten des Zwerchfells bei einem Spannungspneumothorax auch an der Kaudalverlagerung subdiaphragmaler Strukturen ablesen. Hier ist linksseitig auf die Position des lufthaltigen Magenfundus und der linken Kolonflexur und rechtsseitig auf die Leberposition zu achten.

Bei Röntgenaufnahmen im Liegen bestehen aufgrund der intrapleuralen Luftverteilung und Überlagerungen schlechte Abbildungsbedingungen für den Nachweis eines Pneumothorax. In der Regel sammelt sich die intrapleurale Luft bei Rückenlage der Patienten unter der vorderen Brustwand und wird im ventrodorsalen Strahlengang von den dorsalen, noch relativ gut entfalteten Lungenabschnitten überlagert. Eine Abhebung der Pleura visceralis von der lateralen Thoraxwand wird in dieser Aufnahmetechnik erst bei weitgehendem Lungenkollaps erkennbar. Das Zurückweichen der Unterlappen aus den lateralen Pleurarecessus, führt zu einer in dieser Aufnahmetechnik gut nachweisbaren erhöhten Strahlentransparenz der kostophrenischen Winkel. Mit Schrägaufnahmen, deren Strahlengang annähernd tangential zur vorderen Thoraxwand verläuft, ist die ventral gelegene intrapleurale Luft früher nachweisbar als mit den Röntgenaufnahmen im ventrodorsalen Strahlengang.

Die CT ist das Röntgenverfahren, mit dem auch kleinste Pneumothoraces nachweisbar sind. Häufig werden sie computertomographisch als Zufallsbefund nachgewiesen. In einigen Fällen gelingt mit der CT in einem Untersuchungsgang auch die Darstellung der dem Pneumothorax zugrunde liegenden pulmonalen oder pleuralen Vorerkrankung.

### 8.10.2
### Lungenembolie

Die klinische Symptomatik einer Lungenembolie variiert mit dem Ausmaß der durch eine Embolie verschlossenen Lungenstrombahn und kardialer oder pulmonaler Begleiterkrankungen. Neben klinischen Zeichen einer respiratorischen und kardialen Insuffizienz ist die thorakale Schmerzsymptomatik wegweisend. Ein Lungeninfarkt entwickelt sich erst 12–24 h nach der Embolie.

Auf der Thoraxübersichtsaufnahme können Befunde nachweisbar sein, die auf eine Lungenembolie hinweisen. Für den Ausschluß einer Lungenembolie ist die Röntgenaufnahme jedoch ungeeignet. Eine Erweiterung der zentralen Pulmonalgefäße mit Kalibersprung zur Lungenperipherie, eine erhöhte Strahlentransparenz der durch die Lungenembolie minderperfundierten Lungenareale, ein Zwerchfellhochstand durch den Volumenverlust des embolisierten Lungenabschnitts oder durch die reflektorisch eingeschränkte Inspirationstiefe bei Pleuraschmerz, ein begleitender Pleuraerguß und Zeichen eines Cor pulmonale weisen auf das Vorliegen einer Lungenembolie hin.

Die genannten Zeichen sind jedoch fakultativ und nicht obligatorisch. Die Diagnose einer Lungenembolie läßt sich radiologisch nichtinvasiv durch eine CT absichern. Die Embolien sind computertomographisch in den hilusnahen Pulmonalarterien und den Gefäßen des mittleren Lungendrittels nach intravenöser Kontrastmittelgabe als intraluminäre Füllungsdefekte nachzuweisen (Abb. 8-21). Außerdem ist computertomographisch der Nachweis von Veränderungen des rechten Ventrikels und des rechten Vorhofs durch die pulmonalarterielle Widerstandserhöhung (Cor pulmonale) möglich.

Die Pulmonalisangiographie hat dort, wo moderne CT-Geräte zur Verfügung stehen, ihre Bedeutung bei der Diagnostik der Lungenembolie verloren. Sie wird in der Regel als digitale Angiographie mit oder ohne Subtraktionstechnik durchgeführt, wobei der Katheter in der V. cava superior, in rechtsseitigen Herzhöhlen oder in der Pulmonalarterie distal der Pulmonalklappe plaziert werden kann. Embolien stellen sich angiographisch als Füllungsdefekte der Pulmonalgefäße bis in die Lungenperipherie dar.

Darüber hinaus läßt sich ähnlich der Perfusionsszintigraphie in der Parenchymphase ein Kontrastierungsdefizit der minderperfundierten Lungenareale dokumentieren. Die Perfusionsszintigraphie der Lunge hat eine hohe Sensitivität für den Nachweis von pulmonalen

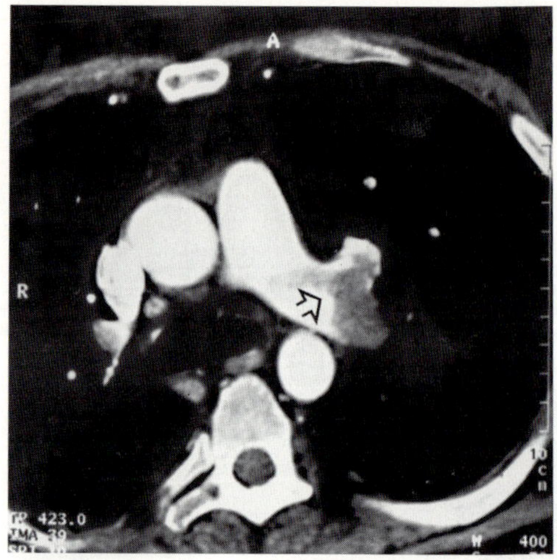


a

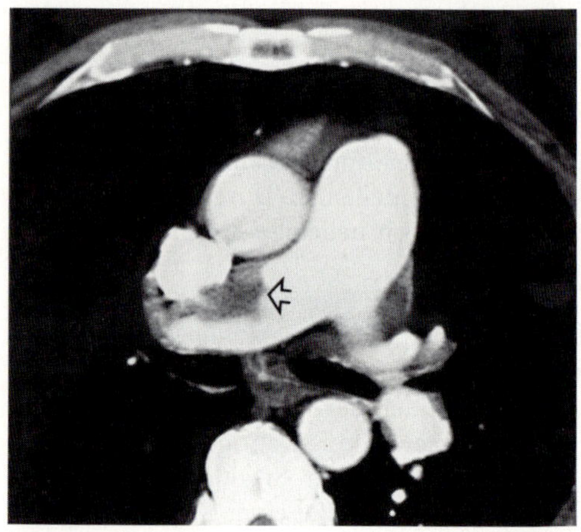

b

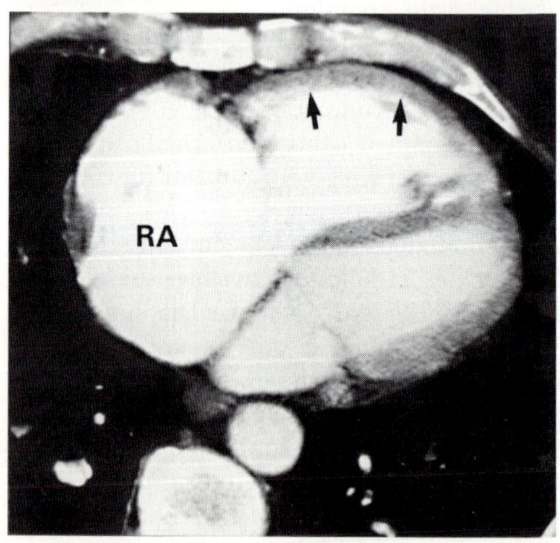


c

**Abb. 8-21a–c.** Rezidivierende Lungenembolien, pulmonalarterielle Hypertonie. **a** Computertomographische Darstellung des Embolus (➤) in der A. pulmonalis sinistra. **b** Embolus (➤) in der A. pulmonalis dextra, Hauptstamm der A. pulmonalis als Folge der pulmonalarteriellen Hypertonie dilatiert. **c** Dilatation und Myokardhypertrophie (⇨⇨) des rechten Ventrikels, Erweiterung des rechten Vorhofs (*RA*)

Perfusionsstörungen. Ihr Nachteil besteht darin, daß die Perfusionsstörung nicht Folge einer Lungenembolie sein muß, sondern auch bei anderen Lungenerkrankungen (Pneumonie, Atelektase, Tumor) beobachtet wird. Zur Steigerung der Spezifität wird die Perfusionsszintigraphie in der Emboliediagnostik mit einer Ventilationsszintigraphie kombiniert. Auch bei dieser Vorgehensweise ist die Sensitivität hoch, die Spezifität jedoch eingeschränkt.

Mit der transösophagealen Echokardiographie sind Embolien im Truncus pulmonalis und den zentralen Lungenarterien in Real-time darstellbar, so daß eine Einschätzung, ob der Thrombus frei im Lumen flottiert, wandadhärent ist oder sich bereits durch Fragmentation oder Rekanalisation eine Rückbildung der Symptomatik ergibt, möglich ist.

Ein mit zeitlicher Latenz entstehender Lungeninfarkt ist auf eine Ischämie mit hämorrhagischer Nekrose zurückzuführen, wobei sich die Hämorrhagie als flächenhafte Verdichtung im weiteren Verlauf relativ rasch zurückbildet, während eine Infarktpneumonie nur verzögert im Verlauf von Wochen resorbiert wird oder narbig abheilt, wobei u. U. pleuranahe pseudotumoröse Veränderungen persistieren, die in Unkenntnis der Anamnese und der Röntgenvorbefunde als peripherer Lungentumor fehlinterpretiert werden können.

### 8.10.3 Pancoast-Tumor

Periphere Bronchialkarzinome verursachen bei lungenüberschreitender Infiltration der Pleura, der Interkostalnerven oder der Rippen eine u. U. heftige Schmerzsymptomatik. Der radiologische Nachweis erfolgt durch die Thoraxübersichtsaufnahme, die den thoraxwandständigen peripheren Lungentumor darstellt. Eine bessere anatomische Zuordnung und detailliertere Information über die Infiltration der Thoraxwand ermöglichen die CT und die MRT. Mit der MRT ist die makromorphologische Tumorinfiltration aufgrund der hohen Weichteilkontraste und variablen Schichtebenen am sichersten abzuschätzen.

### 8.10.4 Rippenfraktur

Rippenkontusionen oder -frakturen verursachen ebenso wie osteolytische Metastasen eine auf die Thoraxwand projizierte Schmerzsymptomatik, deren Klärung den Einsatz radiologischer Verfahren erfordert. Hierbei stellt die Röntgenzielaufnahme am Bucky-Tisch mit Markierung des Schmerzpunktes die Basisdiagnostik dar. In der Mehrzahl der Fälle sind auf diese Weise Frakturen und Osteolysen mit ausreichender Sicherheit diagnostizierbar. Die projektionsradiographische Abbildung einer Rippenfraktur hängt vom Frakturverlauf und der Richtung des Strahlengangs ab.

Nicht oder nur leicht dislozierte Frakturen können übersehen werden, wenn überlagernde Skelettstrukturen eine Knochenintegrität vortäuschen. In Ausnahmefällen sind daher Aufnahmen in unterschiedlichen Projektionen für den Frakturausschluß erforderlich.

### 8.10.5 Ösophagitis/Ösophagusruptur

Eine Ösophagusruptur oder Ösophagitis verursachen retrosternale Schmerzen. Als Komplikation einer Ösophagusruptur können ein Mediastinalemphysem und eine Mediastinitis entstehen. Die Diagnose einer Ösophagitis wird endoskopisch gestellt. Nur bei auf die Submukosa und die Muscularis propria übergreifenden entzündlichen Veränderungen ergeben sich in der radiologischen Kontrastdarstellung des Ösophagus Konturunregelmäßigkeiten sowie eine Störung des normalerweise linear und glatt begrenzten Schleimhautreliefs.

Bei der radiologischen Kontrastdarstellung einer Ösophagusruptur wird der Kontrastmittelaustritt in das Mediastinum dokumentiert. Wegen der lokalen Unverträglichkeit bariumhaltiger Kontrastmittel darf in diesen Fällen nur wasserlösliches Kontrastmittel eingesetzt werden.

### 8.10.6 Aortenaneurysma

Während das unkomplizierte dilatative Aortenaneurysma in der Regel asymptomatisch ist oder allenfalls durch Verdrängung von Nachbarstrukturen Symptome hervorrufen kann, ist das akute Aneurysma dissecans meistens mit einer heftigen Schmerzsymptomatik verbunden.

Die Thoraxübersichtsaufnahme ermöglicht lediglich die Darstellung indirekter Zeichen eines thorakalen Aortenaneurysmas. Hierbei handelt es sich im wesentlichen um eine umschriebene oder generalisierte Gefäßdilatation und um den Nachweis von Doppelkonturen im Aortenverlauf (Abb. 8-22). Für die Ausschlußdiagnostik einer Aortendissektion ist die Thoraxübersichtsaufnahme ungeeignet. Die transösophageale Endosonographie, CT und MRT haben eine ähnliche diagnostische Wertigkeit und die Angiographie bei der Frage nach einem Aortenaneurysma verdrängt (Abb. 8-23).

In der klinischen Notfallsituation einer akuten Aortendissektion, in der auch der Zeitverlauf zwischen Diagnosestellung und Einsatz der Therapie die Prognose mitbestimmt, entscheidet die individuelle Kliniksituation sowie die Verfügbarkeit von Personal und Geräten darüber, ob primär eine transösophageale Endosonographie oder eine CT durchgeführt wird. Wegen der längeren Untersuchungszeiten und der schlechteren Überwachbarkeit des Patienten in der MRT wird dieses Untersuchungsverfahren in der Notfallsituation nicht eingesetzt, obwohl grundsätzlich zwischen CT und MRT übereinstimmende Befunde hinsichtlich der aortalen

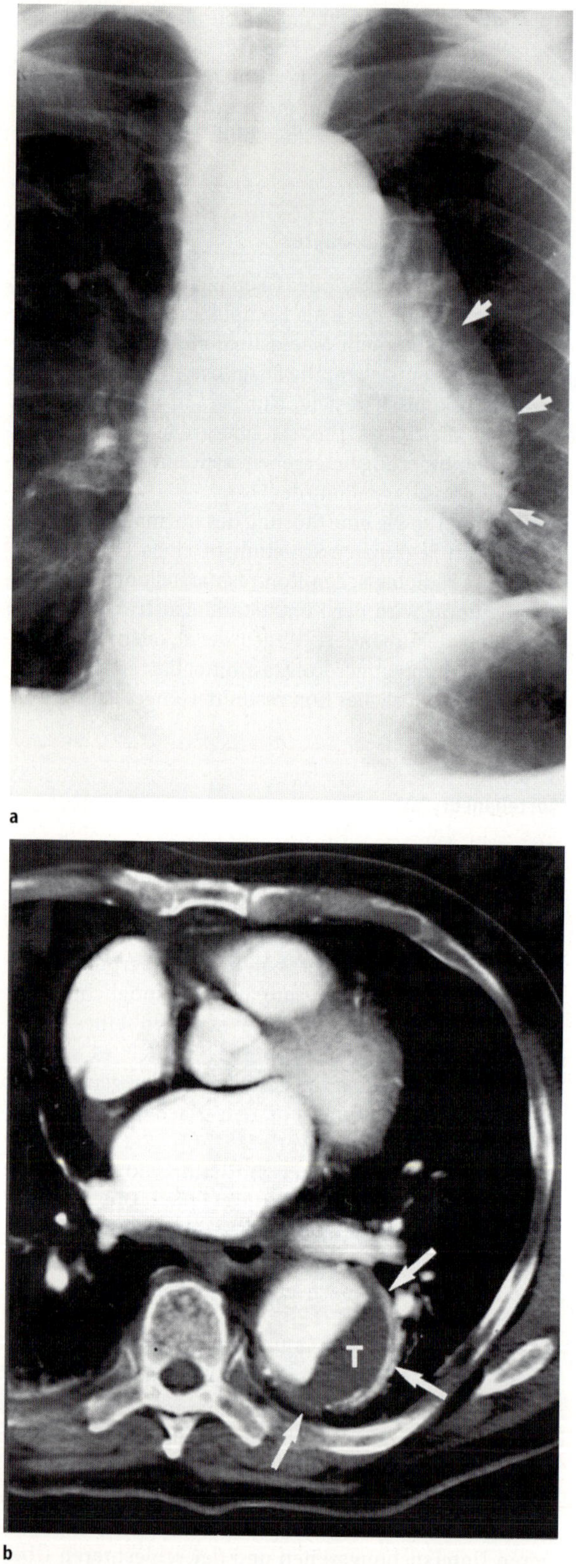


**Abb. 8-22a,b.** Dilatatives Aneurysma der deszendierenden thorakalen Aorta. **a** Erweiterung der deszendierenden thorakalen Aorta (→→), die zu einer retrokardialen pseudotumorösen Verdichtung führt. **b** Computertomographische Darstellung des Aneurysmas (→→) mit parietalem Thrombus (*T*)

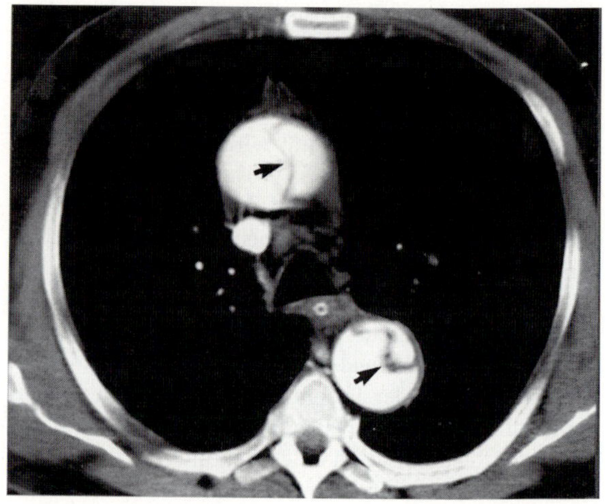

**Abb. 8-23.** Aneurysma dissecans, computertomographischer Nachweis der Intimaabhebung (→→) im Bereich der Aorta ascendens und descendens

Durchmesserveränderungen, parietalen Thromben, Intimaabhebungen sowie Blutungen in die Aortenwand, das Perikard oder Mediastinum bestehen.

### 8.10.7
### Veränderungen der Wirbelsäule

Dorsale Thoraxschmerzen können von Prozessen ausgehen, die Beziehung zu nervalen oder ossären Strukturen der Brustwirbelsäule und der angrenzenden Rippen haben. Fortgeschrittene osteolytische oder osteosklerotische Veränderungen sind auch auf der Röntgenübersichtsaufnahme sichtbar, wobei insbesondere auf die Darstellung der Bogenwurzeln im sagittalen Strahlengang zu achten ist. Die CT und die MRT sind die sensitivsten Verfahren im Nachweis primärer und sekundärer Knochentumoren, da sie einerseits auch kleinere Spongiosadestruktionen erfassen (CT) und andererseits bereits kleine Tumorinfiltrationen des Knochenmarks nachweisen (MRT). Dies gilt in gleicher Weise für die Diagnostik entzündlicher Wirbelsäulenveränderungen.

Bei der Spondylodiszitis ist hierbei neben den entzündlichen Knochendestruktionen und den entzündungsbedingten Veränderungen der Zwischenwirbelräume auf epidurale und paravertebrale Abszedierungen zu achten. Frühstadien einer Osteomyelitis oder Spondylodiszitis lassen sich magnetresonanztomographisch durch den Nachweis eines Knochenmarködems und eines pathologischen Enhancements nach intravenöser Kontrastmittelgabe nachweisen.

## 8.11
## Thoraxdiagnostik bei Patienten auf der Intensivstation

Bei der Interpretation von Thoraxübersichtsaufnahmen, die bei Patienten auf der Intensivstation angefertigt wurden, ist zu berücksichtigen, daß sie wegen der fehlenden

Rastertechnik eine geringere räumliche Auflösung haben als Thoraxübersichtsaufnahmen, die mit einem Rasterwandstativ oder vergleichbaren Systemen angefertigt wurden. Aufgrund des verkürzten Fokusobjektabstandes werden die Objektstrukturen vergrößert wiedergegeben.

Unabhängig von der klinischen Symptomatik werden in regelmäßigen Zeitintervallen bei fast allen Patienten der Intensivstation Thoraxübersichtsaufnahmen angefertigt, da auf diese Weise therapierelevante pathologische Veränderungen erfaßbar sind, die u. U. noch keine klinische Symptomatik verursacht haben. Dies gilt insbesondere bei beatmeten Patienten für die Entwicklung eines Pneumothorax und für das Entstehen einer Atelektase, eines Pleuraergusses und infiltrativer Lungenveränderungen. Daneben hat die Röntgendiagnostik die Aufgabe, den korrekten Verlauf und die korrekte Position von Kathetern, Tuben, Kanülen und Sonden zu überprüfen.

## 8.11.1 Aufnahmetechnische Besonderheiten

Bei der Interpretation von Röntgenaufnahmen des Thorax, die auf der Intensivstation angefertigt wurden, sind folgende aufnahmetechnischen Besonderheiten zu beachten:

- Die eingeschränkte Inspirationstiefe von Patienten, die im Sitzen oder Liegen geröntgt werden müssen, vermindert die pulmonale Strahlentransparenz und reduziert die einsehbaren Lungenabschnitte.
- Der kleine Fokusfilmabstand von einem Meter und die Lagerung der Aufnahmekassette im Rücken des Patienten führen zu Vergrößerungseffekten, die insbesondere bei der Beurteilung der Herzgröße und Mediastinalbreite beachtet werden müssen.
- Aufnahmen, die ohne Streustrahlenraster angefertigt werden, verlieren durch den Streustrahleneffekt an Konturschärfe und Kontrast.
- Die in der Regel leistungsschwächeren fahrbaren Röntgengeräte erfordern zur Erzeugung einer ausreichenden Filmschwärzung längere Belichtungszeiten als sie bei Untersuchungen mit einem Thoraxwandstativ erforderlich sind. Hierdurch werden Bewegungsunschärfen verursacht, die nicht mit einem Ödem oder Infiltrat verwechselt werden dürfen.
- Aufnahmen bettlägeriger Patienten sind schwer einstellbar, so daß durch Schrägpositionen Bildbefunde entstehen können, die nicht mit pathologischen Veränderungen verwechselt werden dürfen (Mediastinalbreite, Trachealverlauf, Herzgröße, Gefäßverlauf).

## 8.11.2 Flächenhafte Lungenverdichtungen

Als Ursache flächenhafter Lungenverdichtungen kommen Veränderungen der Thoraxwand (Hämatom, Tumor), der Pleura (Exsudat, Transsudat, Empyem, Hämatom, Tumor) oder der Lunge (Pneumonie, Atelektase, Tumor) in Frage. Die Differentialdiagnose wird wesentlich durch die Anamnese und die klinische Symptomatik beeinflußt. Solide und liquide Veränderungen der Thoraxwand und der Pleura können bei interkostalem Zugang auch sonographisch nachgewiesen und differenziert werden. Das Ausmaß von Einblutungen in die Thoraxwand, das Mediastinum oder die Lunge ist computertomographisch am sichersten nachzuweisen.

Die Bildmorphologie von Pleuraergüssen weicht von der üblichen Darstellungsform auf Röntgenaufnahmen, die im Stehen angefertigt wurden, ab. Bei Röntgenaufnahmen, die im Liegen angefertigt wurden, sammelt sich die pleurale Ergußflüssigkeit am tiefsten Punkt des Pleuraraums, also dorsal paravertebral. Dies führt bei Röntgenaufnahmen im ventrodorsalen Strahlengang zu einer flächenhaften Transparenzminderung der basalen Lungenanteile, die mit zunehmendem Ergußvolumen den gesamten Hemithorax einnehmen können. Eine Begrenzung der pleuralen Verdichtung durch anatomische Lungengrenzen besteht in diesen Aufnahmen nicht. Der radiologische Befund darf nicht mit dem einer entzündlichen Lungenerkrankung verwechselt werden. Die Qualität der Ergußflüssigkeit ist anhand der Thoraxübersichtsaufnahmen nicht zu differenzieren und damit erst nach einer Punktion festzulegen.

Die Diagnostik einer Pneumonie spielt bei den oft multimorbiden und in ihrer Resistenzlage herabgesetzten Patienten einer Intensivstation eine wesentliche Rolle. Dies gilt insbesondere für die nosocomialen Pneumonien. Eine Zuordnung früher infiltrativer Lungenveränderungen zum interstitiellen oder intraalveolären Raum ist radiologisch unter den Aufnamebedingungen einer Intensivstation nicht immer möglich.

Die CT ist der Thoraxübersichtsaufnahme im Frühnachweis und in der topographischen Zuordnung von Lungeninfiltraten überlegen (Abb. 8-24). Fortschreitende Pneumonien führen durch konfluierende Verdichtungen des Alveolarraums über Subsegment- und Lobärinfiltrate zu großflächigeren Lungenverdichtungen, die mit zunehmender Größe morphologisch immer besser von atypischen Pneumonieformen unterschieden werden können. Als Komplikationsmöglichkeit pneumonischer Infiltrate muß radiologisch auf eine Abszedierung geachtet werden.

Während computertomographisch die entzündliche Nekrose des Lungengewebes frühzeitig an dem umschriebenen Densitätsverlust erkennbar ist, wird auf der Thoraxübersichtsaufnahme ein Abszeß erst dann diagnostizierbar, wenn es über einen Drainagebronchus oder über eine externe Fistel zu einem Austausch des liquiden Abszeßinhaltes gegen Luft gekommen ist oder eine Besiedlung mit gasbildenden Bakterien vorliegt, so daß pathologische Luftansammlungen in der Abszeßhöhle erkennbar werden.

Bei Atelektasen handelt es sich um nicht belüftete Lungenareale, die in ihrer kleinsten nachweisbaren

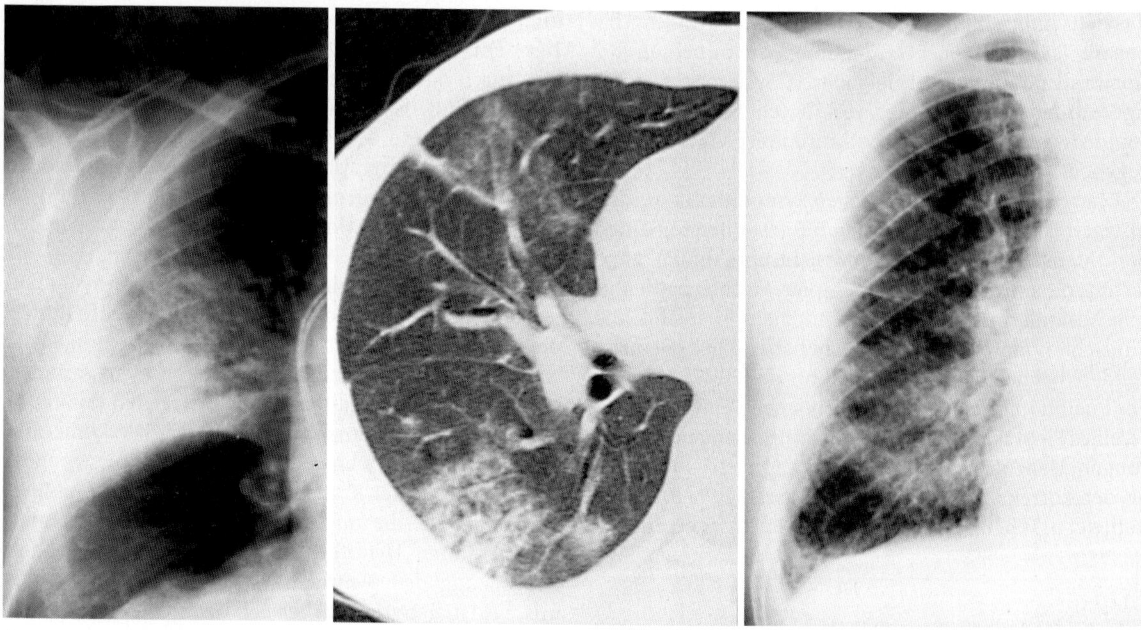

a b c

Abb. 8-24a–c. Pneumonische Infiltrationen. a Beginnende Lobärpneumonie des rechten Oberlappens mit flächenhafter konfluierender Verdichtung des Alveolarraums, die nach kaudal durch das Interlobium begrenzt wird. b Beidseitige atypische pneumonische Infiltrate die ein retikuläres und mikronoduläres interstitielles Verdichtungsmuster aufweisen. c Atypische interstitielle pneumonische Infiltrate im Computertomogramm mit Befall des rechten Ober- und Unterlappens

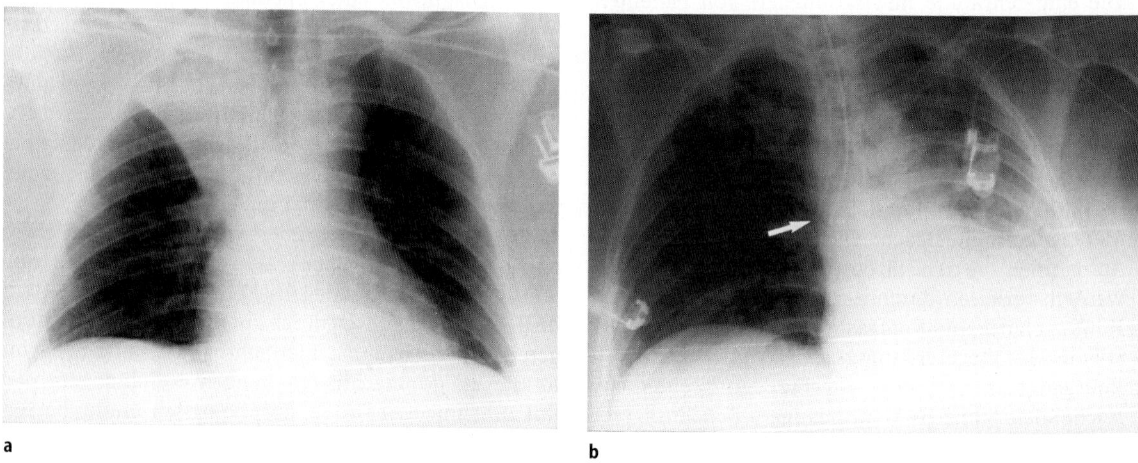

a b

Abb. 8-25a,b. Lungenatelektasen. a Oberlappenatelektase rechts mit Kranialverlagerung des Interlobärspalts, flächenhafter Verdichtung und Volumenreduktion des rechten Oberlappens bei zentraler Bronchusobstruktion durch Schleimpfropf. b Entwicklung einer Lungenatelektase links bei Fehlintubation (Tubusspitze im rechten Hauptbronchus ). Beginnende flächenhafte Lungenverdichtung links, Linksverlagerung des Herzens und Kranialverlagerung des linken Diaphragmas

Form – den Plattenatelektasen oder Dystelektasen – im Subsegmentbereich liegen. Bei zentraler Ursache der Belüftungsstörung können Atelektasen aber auch die ganze Lunge betreffen.

Bei Obturationsatelektasen ist ein Bronchusverschluß Ursache der nachgeschalteten pulmonalen Belüftungsstörung (Abb. 8-25). Bei Kompressionsatelektasen erfolgt eine Belüftungsstörung durch Kompression der Lunge und peripheren Bronchien (häufigste Ursache: Pleuraerguß). Den Kontraktionsatelektasen liegt eine narbige Schrumpfung postentzündlich veränderter Lungenareale mit konsekutiver Lumeneinengung der betroffenen Bronchien zugrunde.

Im Gegensatz zu Pneumonien entwickeln sich Atelektasen rasch innerhalb von Stunden. Als beispielhaft sei die rasche Entwicklung einer Atelektase bei Tubusfehllage oder Bronchusverschluß durch einen endobronchialen Schleimpfropf genannt. Das flächenhaft verdichtete atelektatische Lungenareal verkleinert gegenüber dem Normalbefund das Lungenvolumen. Bei Pneumonien findet sich im Gegensatz hierzu ein normales oder sogar erhöhtes Lungenvolumen. Aus der Volumenreduktion des minderbelüfteten Lungenareals ergeben sich Atelektasezeichen wie die Verlagerung von Interlobärsepten, ein Zwerchfellhochstand, eine Mediastinalverlagerung oder eine kompensatorische Überblähung benachbarter Lungenabschnitte. Falls die Atelektase frühzeitig erkannt wird und die Lunge ohne entzündliche Begleitreaktionen ist, kommt es nach Beseitigung der Ursache der Atelektase zu einer raschen Befundnormalisierung.

### 8.11.3 Interstitielle Lungenverdichtungen

Das röntgenologische Bild interstitieller Lungenveränderungen ist durch retikuläre oder mikronoduläre Lungenverdichtungen charakterisiert. Da es sich insbesondere bei initialen Befunden um feine Linien und punktförmige Verdichtungen handelt, sind hohe Anforderungen an das Auflösungsvermögen des Aufnahmesystems zu stellen. Unter den Bedingungen einer Bettaufnahme sind interstitielle Lungenveränderungen – falls überhaupt – erst spät nachweisbar. Die höchste Empfindlichkeit im Nachweis interstitieller Lungenveränderungen hat die CT, die neben den retikulären und mikronodulären Veränderungen auch milchglasartige pulmonale Verdichtungen darstellen kann, bevor diese in der Projektionsradiographie sichtbar werden. Häufigste Ursache interstitieller Lungenveränderungen sind Ödeme, interstitielle Pneumonien, Pneumokoniosen und Fibrosen.

Während das interstitielle Lungenödem im Röntgenbild zu nur geringen schleierartigen oder milchglasartigen Verdichtungen führt, finden sich bei dem intraalveolären Lungenödem fleckförmige und bei zunehmender Ausprägung u. U. auch flächenhafte Lungenverdichtungen, die röntgenmorphologisch nicht immer von bronchopneumonischen Infiltraten zu trennen sind. Bei einem Lungenödem auf dem Boden einer Linksherzinsuffizienz mit pulmonalvenöser Drucksteigerung finden sich neben den radiologischen Veränderungen durch die interstitielle pulmonale Flüssigkeitseinlagerung Erweiterungen der hilusnahen Lungengefäße, wobei der Verlauf der Lungenvenen im Übersichtsbild am oberen Hiluspol betont, aber nicht immer eindeutig zu identifizieren ist.

Indirekte Zeichen einer Umverteilung der Lungenperfusion sind aus Röntgenaufnahmen der Intensivstation nicht abzuleiten. Aus der Synopse von kardialen, vaskulären und pulmonalen Veränderungen ist das Lungenödem auf dem Boden einer Linksherzinsuffizienz im Röntgenbild als einziges ätiologisch zuzuordnen.

Auch in der frühen Phase eines ARDS („adult respiratory distress syndrome") finden sich innerhalb der ersten 24 h die radiologischen Zeichen eines interstitiellen Lungenödems perihilär oder in der Lungenperipherie. Während der ersten Wochen des Krankheitsverlaufs

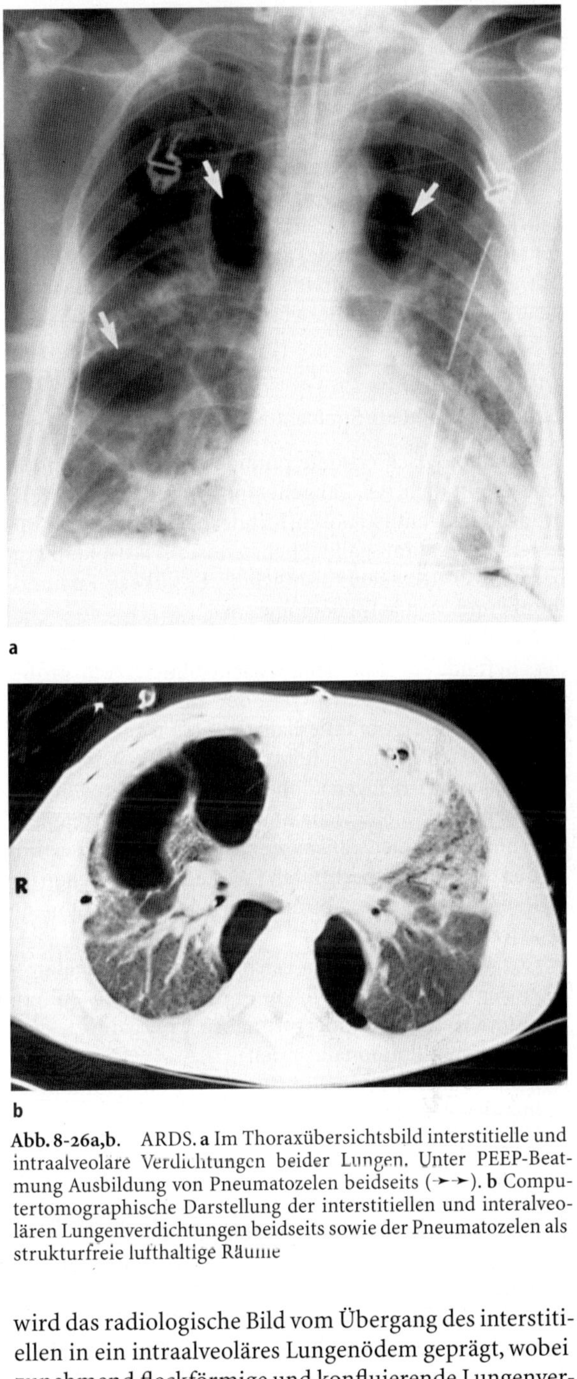


**Abb. 8-26a,b.** ARDS. **a** Im Thoraxübersichtsbild interstitielle und intraalveolare Verdichtungen beider Lungen. Unter PEEP-Beatmung Ausbildung von Pneumatozelen beidseits (➛➛). **b** Computertomographische Darstellung der interstitiellen und interalveolären Lungenverdichtungen beidseits sowie der Pneumatozelen als strukturfreie lufthaltige Räume

wird das radiologische Bild vom Übergang des interstitiellen in ein intraalveoläres Lungenödem geprägt, wobei zunehmend fleckförmige und konfluierende Lungenverdichtungen beobachtet werden (Abb. 8-26). Die Ödemzeichen werden im weiteren Verlauf durch Verdichtungen aus Zellproliferationen, Atelektasen und Fibrosierungen überlagert.

Unter Beatmung mit positivem endexspiratorischem Druck (PEEP) kann es zu einem raschen Befundwandel in den auf der Intensivstation angefertigten Thoraxbildern kommen. Durch PEEP-Beatmung wird in den entfaltbaren Lungenanteilen das intraalveoläre Luftvolumen vergrößert, so daß sich die Strahlentransparenz der

Lunge erhöht. So entsteht eine Umverteilung eines Lungenödems von den zentralen Abschnitten in die Lungenperipherie und eine Auflockerung pulmonaler Infiltrate. Soweit keine Bronchusobstruktionen durch Schleimbildung vorliegen, sind die leicht erweiterten lufthaltigen Bronchien bis zur Lungenperipherie zu verfolgen.

Durch Ventileffekte (Airtrapping) können unter Überdruckbeatmung umschriebene peripher überblähte Lungenanteile (Pneumatozele) auftreten. Diese Veränderungen sind reversibel, können aber durch Einreißen der Pleura einen Pneumothorax verursachen.

### 8.11.4
### Pathologisch erhöhte Strahlentransparenz der Lunge

Eine pathologisch erhöhte pulmonale Strahlentransparenz ergibt sich bei Lungenemphysem, Pneumatozele, bronchialen Ventilstenosen, Minderperfusion nach Lungenembolie, Pulmonalklappenstenose, Trikuspidalklappenstenose, Rechtsherzinsuffizienz, Exsikkose, Pneumothorax und Mediastinalemphysem.

Die Diagnose einer Lungenembolie bereitet anhand der Befunde in Röntgenübersichtsbildern oft große Schwierigkeiten. Die Mehrzahl der Patienten mit einer Lungenembolie weist innerhalb der ersten 24 h nach der Embolie einen normalen Röntgenbefund des Thorax auf. Innerhalb von 1–2 Tagen können bei ausgeprägten Befunden folgende radiologische Emboliezeichen auftreten:

- erhöhte Strahlentransparenz in den minderperfundierten Lungenabschnitten (Westermark-Zeichen),
- Kalibersprung oder Abbruch von betroffenen Segment arterien,
- Cor pulmonale mit dem Zeichen einer pulmonalarteriellen Hypertonie (Dilatation der zentralen Pulmonalarterien mit Kalibersprung im Übergang zu den peripheren Pulmonalarterien),
- ipsilateraler Zwerchfellhochstand durch Volumenverlust des betroffenen Lungenabschnitts als Folge der Minderperfusion und reflektorischen Bronchuskonstriktion oder einer reduzierten Inspirationstiefe aufgrund der pleuralen Schmerzsymptomatik,
- Plattenatelektasen durch endobronchiale Schleimbildung und Verlust an Surfactant Faktor distal der Embolie.

Im weiteren Verlauf können Pleuraergüsse entstehen. Die Ausbildung eines hämorrhagischen Lungeninfarktes erfolgt erst mit größerer zeitlicher Verzögerung. Gelegentlich heilen Lungeninfarkte unter Ausbildung eines pleuranahen Pseudotumors aus, der nicht mit einem peripheren Bronchialkarzinom verwechselt werden darf.

### 8.11.5
### Pathologische Luftansammlungen

Der Pneumothorax ist die häufigste Ursache einer radiologisch nachweisbaren intrathorakalen pathologischen

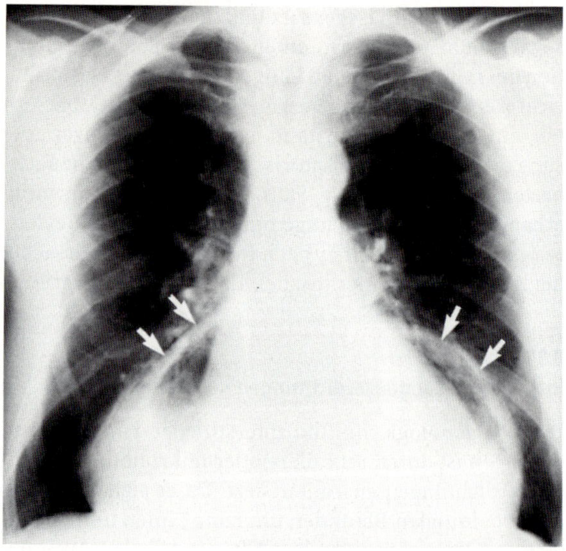

**Abb. 8-27.** Pneumoperikard. Im Zuge der perkutanen Entlastung eines Perikardergusses intraperikardialer Lufteintritt mit Demarkierung des parietalen Perikards (➛➛) im Thoraxübersichtsbild

Luftansammlung. Die freie Luft im Pleuraraum führt zu einer Abhebung der Pleura visceralis von der lateralen Thoraxwand, die im Röntgenbild an der fehlenden pulmonalen Gefäßzeichnung zwischen Thoraxwand und Pleura visceralis erkennbar ist. Verlagerungen des Zwerchfells nach kaudal und des Mediastinums zur gesunden Seite weisen auf einen Spannungspneumothorax hin, der unmittelbar entlastet werden muß.

Da ein beginnender Pneumothorax nicht immer eine klinisch wegweisende Symptomatik verursacht, muß nach ärztlichen Eingriffen wie Punktionen der V. subclavia, Pleurapunktionen und Lungenpunktionen radiologisch das Auftreten eines Pneumothorax ausgeschlossen werden.

Bei Röntgenaufnahmen, die auf der Intensivstation angefertigt wurden, können gelegentlich Hautfalten Befunde hervorrufen, die bildmorphologisch denen eines Pneumothorax ähneln. Dieses Risiko ist bei kachektischen Patienten besonders groß. Die sorgfältige Beachtung der pulmonalen Gefäßverläufe schützt jedoch vor Fehlinterpretationen. Schwierig ist ein Pneumothorax auf Röntgenbildern zu diagnostizieren, die bei liegenden Patienten im ventrodorsalen Strahlengang belichtet wurden. In dieser Situation sammelt sich die Luft im Pleuraraum am höchsten Punkt, unmittelbar hinter der vorderen Brustwand.

Bei einem Pneumomediastinum handelt es sich um pathologische Luft im Mediastinum, die auf der Röntgenaufnahme dadurch erkennbar wird, daß die mediastinalen Leitstrukturen wie Herzbeutel, große Gefäße, Trachea und Ösophagus von Luft umgeben sind, die als natürliches, negatives Kontrastmittel die äußeren Organkonturen markiert. Gelegentlich tritt ein Pneumomediastinum als Folge einer Überdruckbeatmung auf.

Außerdem wird es nach Thoraxverletzungen oder operativen Thoraxeingriffen sowie Eröffnung des Ösophagus, der Trachea, der Bronchien beobachtet.

Als Pneumoperikard wird eine intraperikardiale Luftansammlung bezeichnet, die im Röntgenbild daran erkennbar ist, daß durch die intraperikardiale Luft das parietale Perikard aus seinem unmittelbaren Kontakt zum viszeralen Blatt gelöst und bildlich abgrenzbar wird (Abb. 8-27). Eine operative Eröffnung, Punktion oder posttraumatische Zerreißung des Perikards ist Voraussetzung dafür, daß Luft nach intraperikardial eindringen kann.

## 8.11.6 Fremdmaterialien

Auf Thoraxbildern von Patienten der Intensivstation werden häufig Fremdmaterialien abgebildet, die bei der Bildanalyse und Befundung beachtet werden müssen. Extern angebrachte EKG-Ableitungen oder Nahtmaterial nach thoraxchirurgischen Eingriffen wie Sternalcerclagen sind einfach zu erkennen. Sternalcerclagen sind daraufhin zu überprüfen, ob sie allseits geschlossen sind, da durch Bruch des Nahtmaterials u. U. die Sternumstabilität in Frage gestellt wird und ggf. eine Migration von metallhaltigem Fremdmaterial zu befürchten ist.

Schwieriger sind nach herz- oder thoraxchirurgischen Eingriffen abgebrochene Nadelspitzen oder Tupfer zu identifizieren. Intraoperativ eingesetzte Tupfer oder Mullplatten sind üblicherweise mit einem Metallfaden markiert, der im Röntgenbild je nach Lage oder Konfiguration meist aufgeknäuelt erscheint (Abb. 8-28).

Bei Beatmung über einen transoralen, transnasalen oder transtracheostomalen Tubus ist die Röntgenaufnahme daraufhin zu überprüfen, ob durch einen ausreichenden Abstand der Tubusspitze von der Trachealbifurkation eine seitengleiche Ventilation sicher gestellt ist. Der Abstand der Tubusspitze von der Trachealbifurkation sollte ca. 5 cm betragen, damit auch bei Kopfbewegungen durch Tiefertreten des Tubus keine einseitige Lungenventilation entstehen kann.

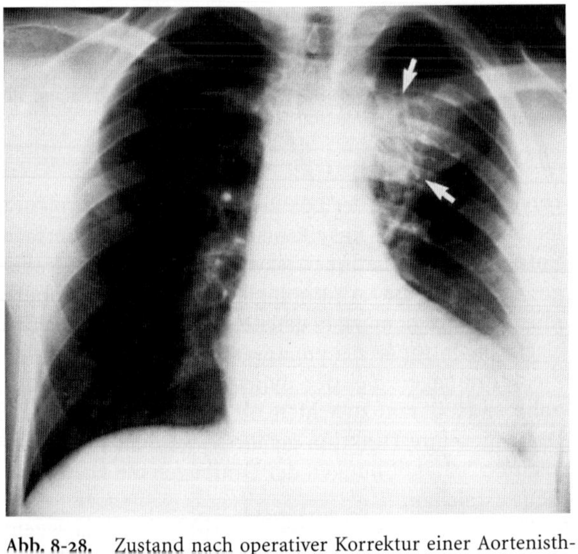

Abb. 8-28. Zustand nach operativer Korrektur einer Aortenisthmusstenose mit Nachweis einer Mullkompresse (→→) paramediastinal, die mit einem Metallfaden markiert war

Magensonden sind in der Regel ausreichend röntgendicht, um in ihrem typischen transösophagealen Verlauf auf der Thoraxübersichtsaufnahme erkennbar zu sein. Die Spitze der Magensonde kann, falls sie nicht selbst röntgendicht ist, nach Injektion von Kontrastmittel radiologisch lokalisiert werden, so daß auch ihre intragastrale Position dokumentiert werden kann.

Fehlpositionen von Magensonden im Tracheobronchialsystem werden selten beobachtet. Zentralvenöse Katheter werden in der Regel über periphere Armvenen, die V. jugularis oder die V. subclavia vorgeführt. In Abhängigkeit von der Beschaffenheit des Katheters sind Perforationen der V. cava oder der Wand des rechten Vorhofs möglich. Dies ist der Grund für die Empfehlung, die Katheterspitze außerhalb der Perikardumschlagsfalte im mittleren Drittel der V. cava superior zu plazieren.

In Ausnahmefällen ist jedoch z. B. zur Registrierung der $O_2$-Sättigung eine Position der Katheterspitze im kranialen Abschnitt des rechten Vorhofs zu akzeptieren. Hierbei ist zu beachten, daß der Katheter intraatrial durch die mechanische Reizung der Vorhofwand Extrasystolen auslösen kann. Die Thoraxübersichtsaufnahme nach Plazierung eines zentralvenösen Katheters dient nicht nur dem Nachweis des korrekten Katheterverlaufs und der Dokumentation der Position der Katheterspitze, sondern auch dem Ausschluß von eingriffsbedingten Komplikationen (Abb. 8-29).

Durch Fehlpunktionen größerer Venen oder Arterien können ausgedehnte Hämatome im Bereich der oberen Thoraxapertur und Einblutungen in das Mediastinum, die Brustwand oder die Pleura entstehen. Eine Verletzung der Pleura kann Ursache eines Pneumothorax sein. Klinisch besteht keine ausreichende Kontrolle über den korrekten oder einen fehlerhaften Katheterverlauf, da Blut auch dann aspirierbar sein kann, wenn der Katheter die Venenwand durchstoßen hat und seine Spitze mediastinal lokalisiert ist. Blutungen oder Infusionslösungen, die in solchen Fällen in das Mediastinum einlaufen, führen im Röntgenbild zu einer Mediastinalverbreiterung. Der Vergleich mit präinterventionellen Voraufnahmen ist für eine frühzeitige Diagnose wesentlich.

Als häufigste Fehlposition der zentralvenösen Katheter sind Sondierungen der V. jugularis interna, der V. azygos, des Sinus coronarius und der Vv. hepaticae zu nennen. Als Folge einer anatomischen Variante kann ein zentralvenöser Katheter in einer links descendierenden V. cava superior oder in einer V. cava sinistra persistens angetroffen werden.

Eine seltene Fehlposition betrifft die V. thoracica interna. Pulmonaliskatheter dienen der Registrierung hä-

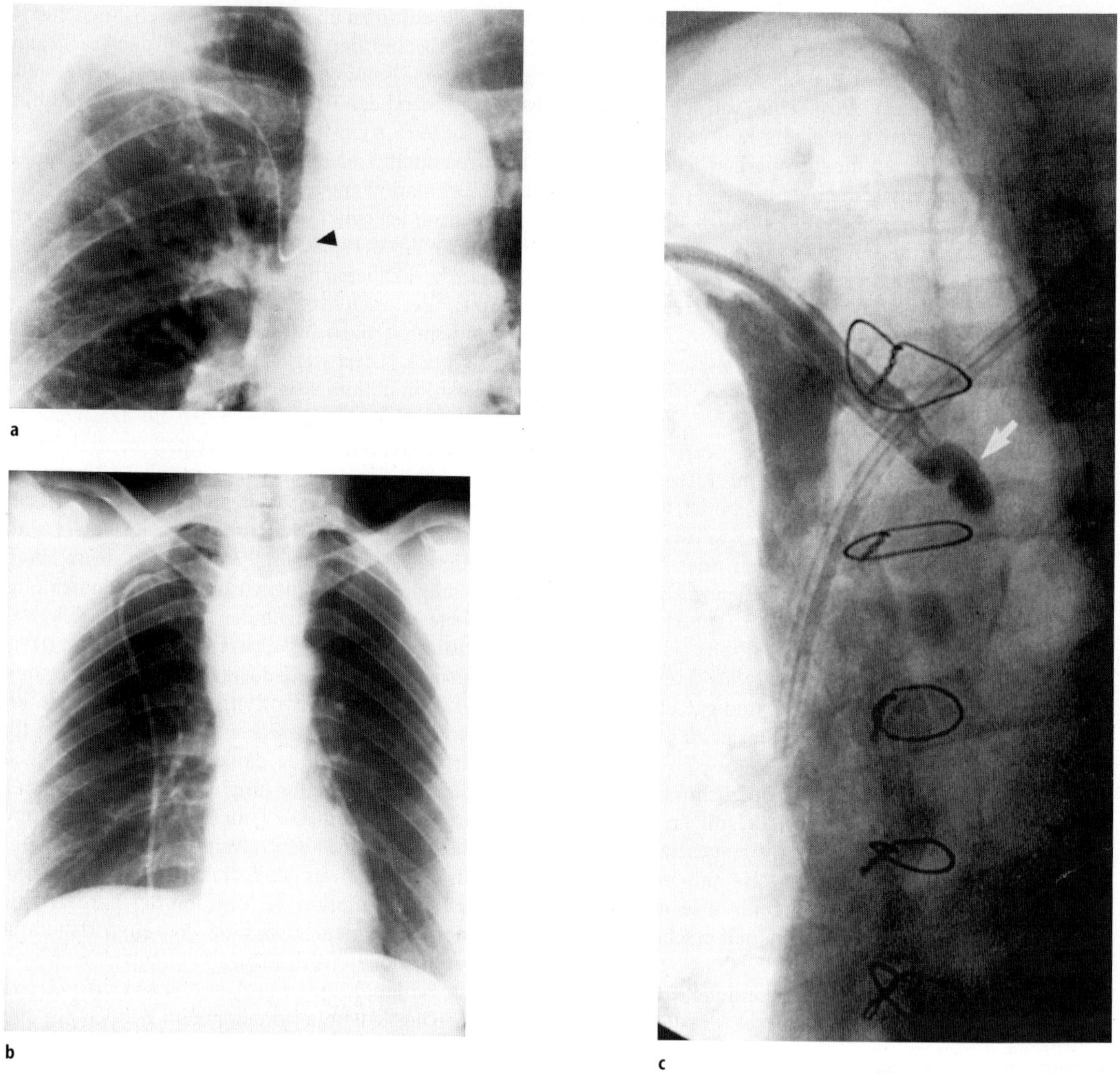


**Abb. 8-29a–c.** Fehlposition von zentralvenösen Kathetern. **a** Katheterspitze des von rechts eingeführten Subclaviakatheters in der V. azygos (➤). **b** Nach Plazierung eines zentralvenösen Katheters pathologische Mediastinalbreite durch eine mediastinale Einblutung aus der A. subclavia. **c** Perforation der V. brachiocephalica dextra durch einen von rechts eingeführten zentralvenösen Katheter. Bei Kontrastmittelinjektion. Kontrastmittelaustritt nach mediastinal (←). Von links wurde ein korrekt verlaufender doppellumiger Venenkatheter eingeführt

modynamischer Funktionsdaten und ermöglichen die Messung des Lungenkapillarverschlußdrucks. Der Katheter wird über einen venösen Zugang bis in die Pulmonalarterie vorgeführt. Nach der Verschlußdruckmessung wird die Spitze des Pulmonaliskatheters in der Regel in den zentralen Abschnitten der A. pulmonalis plaziert.

Gelegentlich müssen intravasale Katheterfragmente meist aus den zentralen Venen, den Herzhöhlen oder der Lungenstrombahn nichtoperativ durch interventionelle Verfahren (kathetergeführte Drahtschlingen) gefaßt und extrahiert werden (Abb. 8-30).

Pleuradrainagen sind in der Regel ausreichend röntgendicht, um in ihrem Verlauf im Röntgenbild beurteilbar zu sein. Die gewünschte Positionierung der Drainagen ergibt sich aus der Lokalisation und Art der pleuralen Luft – oder Flüssigkeitsansammlung. In schwierigen Entscheidungssituationen ist die Beziehung der Drainage zur intrapleuralen Pathologie erst computertomographisch ausreichend zu beurteilen. Dies gilt auch für den Nachweis intraparenchymatöser Fehlplazierungen von Pleuradrainagen. Bei der Beurteilung der Röntgenaufnahmen ist darauf zu achten, ob durch Abknickung der Drainagen ihre Funktion gefährdet ist oder durch Dislokation Seitenöffnungen der Drainagen die Hautoberfläche erreichen.

Nach kardiochirurgischen Eingriffen finden sich zahlreiche pleurale, mediastinale und perikardiale Drainagen sowie epikardiale Schrittmachersysteme, die an ih-

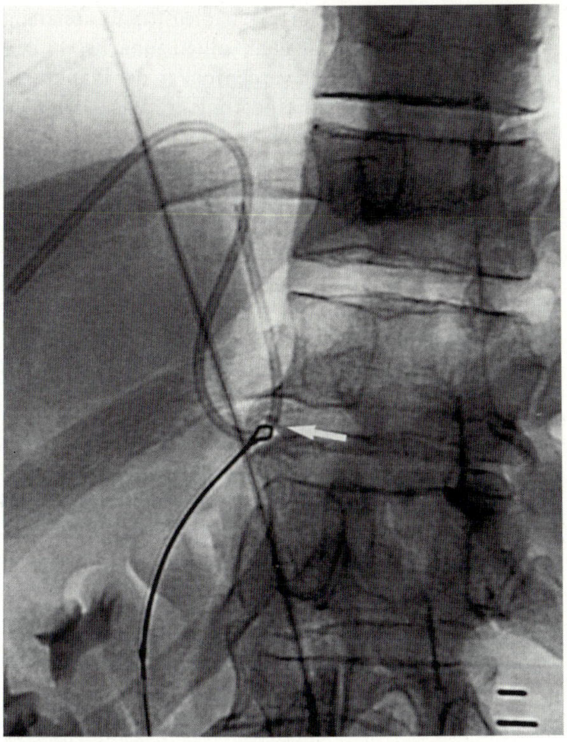

Abb. 8-30. Extraktion eines abgeschnittenen Katheterfragments mit einem Schlingenkatheter (←).über einen perkutanen transvenösen Zugang

ren retrosternalen Metallzuführungen erkennbar sind. Die Positionshöhe einer intraaortalen Ballongegenpulsation (IABP) ist radiologisch an einer kleinen Metallmarkierung an der Spitze des Systems in Projektion auf die Aorta thoracalis descendens ablesbar. Die Beziehung dieser Metallmarkierung zum Aortenbogen und den Arcusarterien muß beschrieben werden.

Nach Implantation permanenter Schrittmacher ist der anatomisch regelrechte Verlauf der Schrittmacherkabel sowie die korrekte Position der Kabelspitze im Vorhof und/oder Ventrikel zu überprüfen. Bei Kabelbrüchen finden sich im Röntgenbild Kontinuitätstrennungen sowie unter Durchleuchtung pathologische Schleuderbewegungen. Perforationen der Elektrodenspitzen sind auf der Röntgenübersichtsaufnahme nur dann zu diagnostizieren, wenn die Perforation in tangential getroffenen Herzrandbereichen erfolgt ist.

In der Regel ist die Diagnose radiologisch nur durch eine Durchleuchtungsuntersuchung zu stellen, bei der während der Drehung des Patienten im Strahlengang überprüft wird, ob die Sondenspitze in irgendeiner Patientenposition den Herzrand überragt. Computertomographisch läßt sich in der Regel die exakte Position der Elektrodenspitzen dokumentieren (Abb. 8-31).

Passagere herzunterstützende Systeme wie Links- und Rechtsherzbypass oder eine extrakorporale Membranoxygenierung sind an zu- und ableitenden Schlauchsystemen im Röntgenbild erkennbar, die sich auf die

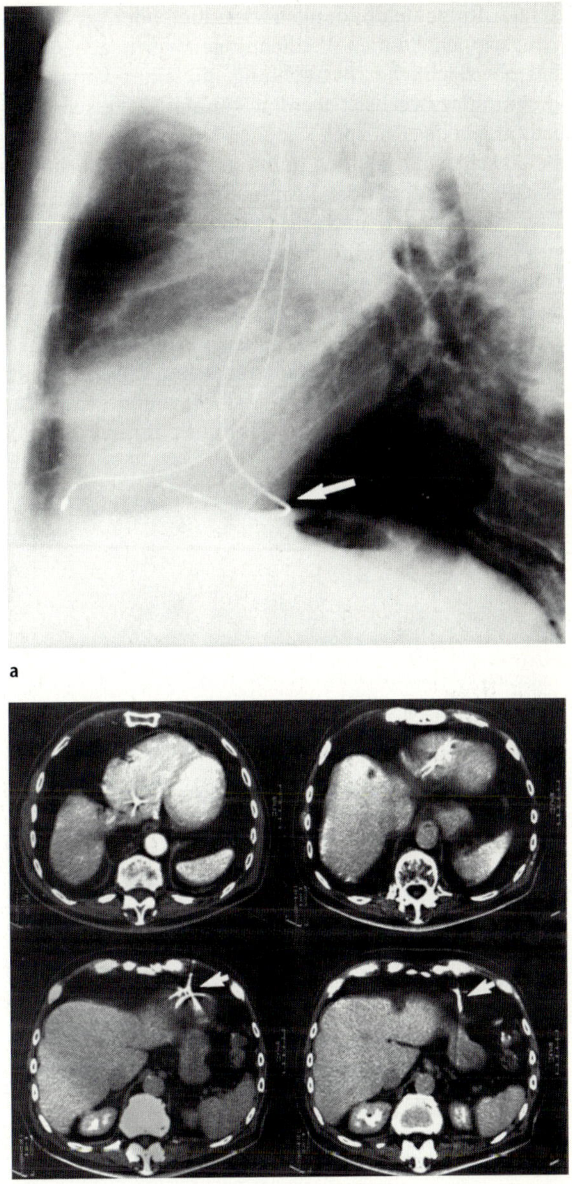

a

b

Abb. 8-31a,b. Schrittmacherfehlposition. **a** Die seitliche Thoraxübersichtsaufnahme zeigt die Position eines Schrittmacherkabels im Sinus coronarius (←). **b** Computertomographischer Nachweis der Schrittmacherpenetration durch die Vorderwand des rechten Ventrikels. Extrakardiale Position der Elektrodenspitze (←)

entsprechenden Herz- oder Gefäßabschnitte projizieren. Ihr exakter anatomischer Verlauf läßt sich allein anhand der Thoraxübersichtsaufnahme im sagittalen Strahlengang nicht nachvollziehen.

## 8.11.7 Thoraxskelett

Bei der vollständigen Befunderfassung einer Thoraxübersichtsaufnahme ist auch der Skelettbefund zu beachten. Rippenfehlbildungen wie Gabel- oder Verschmelzungsrippen können Verdichtungen verursachen, die bei oberflächlicher Betrachtung mit einer Lungenverdichtung verwechselt werden können. Atypische Verkalkungen des Knorpel-Knochen-Übergangs der 1. Rippe täuschen gelegentlich pulmonale Raumforderungen vor. Nach Trauma oder Reanimationen ist auf das Vorliegen von Rippen- und Sternumfrakturen zu achten. Eine Halsrippe als Fehlbildung kann neben entzündlichen oder tumorösen Veränderungen der oberen Thoraxapertur Ursache arterieller oder venöser Zirkulationsstörungen sein.

Die zugrundeliegenden anatomischen Varianten oder größere Raumforderungen sind oft bereits auf der Thoraxübersichtsaufnahme erkennbar. Konsekutive arterielle Durchblutungsstörungen, die oftmals abhängig von der Armposition auftreten, sollten zunächst duplexsonographisch verifiziert werden, ehe in der Planung einer operativen Korrektur eine Angiographie erfolgt. Venöse Einstrombehinderungen im Bereich des Mediastinums oder der oberen Thoraxapertur führen frühzeitig zu einer typischen klinischen Symptomatik in Form einer oberen Einflußstauung, die jedoch im Röntgenbild des Thorax kein spezifisches Korrelat hat.

Der kausale Zusammenhang zwischen der klinischen Symptomatik und der radiologisch nachgewiesenen Raumforderung im Bereich der oberen Thoraxapertur und des oberen Mediastinums ist in der Regel erst durch eine ergänzende computertomographische oder magnetresonanztomographische Untersuchung zu beweisen.

# Kapitel 9

# Kardiovaskuläre Magnetresonanztomographie 9

P. Theissen, F. M. Baer



## 9.1 Methodik

### 9.1.1 Prinzip

Nach der Entdeckung des Phänomens der Kernspinresonanz durch Purcell und Bloch 1946 entwickelte sich aus dieser Eigenschaft der Atomkerne mit ungerader Protonenzahl, wie von Wasserstoff, Kohlenstoff und Phosphor, die außer einem magnetischen Moment auch einen Eigendrehimplus, Spin, besitzen und im Magnetfeld auf definierte Weise auf die Einstrahlung von Radiofrequenzwellen reagieren, eine der wichtigsten chemischen Analysemethoden.

Durch die Entwicklung von Ganzkörpermagneten und dem System von Gradientenspulen zur Ortskodierung der Kernspinresonanzsignale konnten in den 70er Jahren erstmals magnetresonanztomographische Aufnahmen des Menschen, beruhend auf den Kernspineigenschaften der Wasserstoffkerne, aufgezeichnet werden. Nach Ausrichtung des Eigendrehimpulses im äußeren Magnetfeld eines Kernspintomographen rotieren bzw. präzedieren die magnetischen Momente eines Teils der Wasserstoffkerne entsprechend der Feldrichtung des Magneten und addieren sich zu einem meßbaren magnetischen Moment.

Durch Einstrahlung eines Radiofrequenzimpulses (hochfrequenter elektromagnetischer Puls) wird das beschriebene Spinsystems angeregt (bzw. in einen Zustand höherer Energie versetzt), indem die Präzessionsachse der Spins gleichförmig ausgelenkt und die Präzessionsfrequenz aller Spins in Phase gebracht wird.

Nach Beendigung des Radiofrequenzimpulses kehrt das Spinsystem des angeregten Gewebes unter Energieabgabe in Form einer schwachen elektromagnetischen Welle in den Grundzustand zurück.

Das Erreichen des Grundzustandes wird durch gewebespezifische Zeitkonstanten, der T1- und der T2-Relaxationszeit, beschrieben. Hierbei gibt die T1-Zeit an, wie schnell die Wasserstoffkerne eines bestimmten Gewebes zu dem ursprünglichen magnetischen Moment zurückkehren, und die T2-Zeit, wie schnell die Phasenkohärenz der Spins verlorengeht.

### 9.1.2 Kardiale Bildgebung

Die Art und Weise der Anwendung von Radiofrequenzimpulsen z. B. mit der Spinecho- und der Gradientenechotechnik ermöglicht es, Tomogramme mit T1- oder T2-Wichtung und mit verschiedenen Bildinformationen zu erzeugen. So wird normal fließendes Blut in der Spinechotechnik signallos, also schwarz abgebildet, in der Gradientenechotechnik aber signalreich, also hell bzw. weiß. Die Gabe des Kontrastmittels Gadolinium-DTPA verkürzt die T1-Relexationszeit, wodurch im T1-Bild Strukturen mit vermehrter Gadoliniumanreicherung signalintensiviert zur Abbildung kommen.

Bei der Anwendung auf dem kardiovaskulären Sektor können durch EKG-Triggerung statische und dynamische Magnetresonanztomographie-(MRT-)Aufnahmen von Herz und Gefäßen erstellt werden. Hierbei bieten die neueren sog. Turbotechniken bzw. die Echoplanartechnik die Möglichkeit, Bilder in nur 100 ms oder noch kürzerer Zeit zu akquirieren (Chien u. Edelmann 1992; Higgins u. Sakuma 1996).

Durch das unterschiedliche Verhalten von stationären und sich bewegenden Spins bzw. Wasserstoffteilchen unter Einfluß des äußeren Magnetfeldes und der Radiofrequenzimpulse erlauben MRT-Aufnahmen eine visuelle, aber auch eine quantitative Aussage zum Blutflußverhalten.

### 9.1.3
### Artefakte, Implantate

Zwar erzeugen Metalle im kernspintomographischen Bild Artefakte, deren Ausdehnung und Orientierung von den gewählten Aufnahmeparametern abhängen, diese Artefakte sind aber bei den in den letzten 10–15 Jahren verwendeten Materialien ohne oder mit nur geringem Eisenanteil nur von untergeordneter Bedeutung. Es kommt zudem zu keinen dislozierenden Kräften, so daß Metalle z. B. in aktuell gebräuchlichen Gefäß- oder Markierungs-Clips, Kunstklappen oder Gelenkimplantaten keine Kontraindikation zur MRT darstellen (Shellock 1992).

CAVE

Hingegen stellen traumatisch eingedrungene Eisenmetalle, inbesondere in Augennähe, und elektronische Implantate wie Herzschrittmacher oder Insulinpumpen eine Kontraindikation für die MRT dar. Die bezüglich der Kontraindikationen häufiger genannte Klaustrophobie ist bei Sedierung mit Diazepamderivaten kein Hinderungsgrund für eine kernspintomographische Untersuchung.

## 9.2
## Vergleich mit anderen bildgebenden Verfahren

### 9.2.1
### Aussagefähigkeit der MRT

In zunehmendem Maße gründet sich die Diagnostik bei erworbenen und angeborenen kardiovaskulären Vitien auf nichtinvasive Untersuchungsmethoden. Die Rolle der MRT zur Bewertung von kardialer Morphologie und Funktion ist aus verschiedenen Gründen sowohl als Konkurrenz als auch als Ergänzung zur Echokardiographie zu sehen. Besonders wegen der allgemeinen Verfügbarkeit und der größeren Vertrautheit mit der Echokardiographie kommt die MRT derzeit nur dann zum Einsatz, wenn diagnostische Informationen mit der Echokardiographie nicht oder nur unzureichend zu erheben sind.

Die MRT hat eine Reihe von Eigenschaften, die für die Beurteilung verschiedener kardiovaskulärer Veränderungen vorteilhaft sind:

1. gute Weichteildiskriminierung bei hohem Kontrast zwischen Blut und kardiovaskulären Strukturen,
2. unterschiedliche Bildwichtungen, die eine Gewebecharakterisierung ermöglichen (z. B. Ödem, Fettgewebe, Narbe; Semelka et al. 1992),
3. übersichtliches, großes Gesichtsfeld in frei wählbaren Schnittrichtungen,
4. 3D-Bildgebungstechnik mit reproduzierbarer Quantifizierung kardialer Volumina und Muskelmassen ohne geometrisches Modell (Semelka et al. 1990),
5. Cine-Techniken zur visuellen Bewertung der Ventrikelfunktion,
6. Flußsensitives MRT-Signal zur Bestimmung der Blutflußgeschwindigkeit.

Diese Punkte sind z. B. für die Diagnostik von Ventrikelfunktion, Klappenvitien und Gefäßstenosen hilfreich (Higgins u. Sakuma 1996; Rebergen et al. 1993). Nur der kombinierte Einsatz von morphologisch orientierter Spin-Echo-Technik (SE; s. auch Abb. 9-4 a) und funktionell orientierter Gradienten-Echo-Technik (GE; s. auch Abb. 9-4 c) erlaubt die adäquate Untersuchung des kardiovaskulären Systems mit der MRT.

Durch die Fortentwicklung der MRT sind heute schnelle Bildsequenzen, wie „Turbo-Sequenzen" oder die „Echo-Planar-Technik" (EPI), ebenfalls in Form der SE- und GE-Technik auf den Routinegeräten einsetzbar (Chien u. Edelman 1992). Die Untersuchungszeiten lassen sich dadurch erheblich verkürzen und erlauben dennoch eine umfassende Untersuchung (Chien u. Edelman 1992; Higgins u. Sakuma 1996; Rebergen et al. 1993). Zudem ist durch schnelle Sequenzen, z. B. in Atemstillstand, die Reduktion von Bewegungsartefakten möglich (Manning et al. 1993).

Derzeit werden die Möglichkeiten der MRT hauptsächlich auf morphologischem Sektor der kardiovaskulären Diagnostik genutzt. Durch intensive Forschungsarbeiten rückt zur Zeit jedoch mehr und mehr die MRT-Funktionsdiagnostik in den Vordergrund (Higgins u. Sakuma 1996).

Beim Vergleich der MRT mit den konkurrierenden bildgebenden Verfahren Echokardiographie (transthorakal und transösophageal, TTE, TEE), Computertomographie (CT) und Angiographie sowie der funktionellen Szintigraphie des Myokards mit der Single-Photonen-Emissions-Computertomographie (SPECT) und der Positronen-Emissionstomographie (PET) müssen hinsichtlich der Einbindung in diagnostische Schemata außer der spezifisch kardiologischen Fragestellung auch der technische Entwicklungsstand vorhandener MRT-Geräte und lokale Gegebenheiten, wie z. B. entsprechende Erfahrungen bezüglich Technik und Beurteilung, sowie die interdizplinäre Zusammenarbeit zwischen Leistungserbringer und Kardiologen berücksichtigt werden.

### 9.2.2
### MRT vs. Echokardiographie

Die transthorakale Echokardiographie steht wegen der einfachen Handhabung und der universellen Verfügbarkeit zur Erfassung der Pathomorphologie in der Reihenfolge der bildgebenden Verfahren an erster Stelle, insbesondere als Suchmethode bei unklarer kardialer Symptomatik. Die TEE besitzt wegen der besseren Anschallverhältnisse-zumal mit multiplanen Sonden bei gezielten Fragestellungen-Vorteile gegenüber der TTE. Deshalb dürfte die MRT derzeit am ehesten in Konkurrenz zur TEE stehen, wobei nicht zuletzt Verfügbarkeit und Belastung für den Patienten (endoskopische Technik gegenüber Liegen im Magneten der MRT) die Wahl des entsprechenden Verfahrens beeinflussen.

Obwohl die MRT in vielen Bereichen vergleichbare Informationen über Morphologie und Funktion liefert (Baer et al. 1992), ist zu berücksichtigen, daß sie im Vergleich zur Echokardiographie weniger gut verfügbar und nicht direkt am Patientenbett einsetzbar ist, dafür aber durch standardisierte Akquisition lückenloser 3D-Datensätze deutlich weniger untersucherabhängig ist. Insbesondere Verlaufskontrollen zur quantitativen Erfassung von Morphologie und Funktion von Ventrikeln sowie großer Gefäße sind hierdurch zuverlässiger.

Bei problematischen Anschallverhältnissen (Emphysem, eingeschränktes Schallfenster bei Kindern ab dem Schulalter im TTE, veränderte Morphologie oder Reverbrationsartefakten z. B. durch prothetische Klappen) erlaubt die MRT eine sicherere Beurteilung und Schweregradbestimmung von Klappeninsuffizienzen und von morphologischen Zusammenhängen bei komplexen Vitien.

Der echokardiographischen Diagnostik überlegen ist die MRT bei der Darstellung von peri- und parakardialen Veränderungen, der Beurteilung des rechtsventrikulären Myokards sowie der Koronargefäße (Manning et al. 1993; Sechtem et al. 1986).

### 9.2.3
### MRT vs. CT

Auch gegenüber der CT bietet die MRT bezüglich der kardiovaskulären Diagnostik einige Vorteile: z. B. ist bei vielen Untersuchungen kein Kontrastmittel erforderlich. Bei speziellen Fragestellungen wie Gewebedifferenzierung oder Ischämienachweis im Rahmen von Perfusionsuntersuchungen, steht mit Gadolinium-DTPA aber auch ein nebenwirkungsarmes, iodfreies Kontrastmittel zur Verfügung.

Durch den höheren Weichteilkontrast bei zusätzlich unterschiedlichen Wichtungen sind die Möglichkeiten der MRT zur Gewebedifferenzierung ausgeprägter. Hinzu kommt die freie Wahl der Schnittebenen und die präzisere Erfassung der Anatomie durch die Darstellung der Bewegung der kardialen und vaskulären Strukturen bei der dynamischen MRT, was besonders wichtig ist bei kardialen Raumforderungen, Gefäß- und Perikardveränderungen (Nienaber et al. 1993; Sechtem et al. 1986).

Durch die gleichzeitige Erfassung von kardialen Funktionsabläufen sowie des Blutflusses sind im Gegensatz zur CT quantitative Funktionsparameter wie z. B. Flußraten mit der MRT quantifizierbar. Durch die neue Bauart der MRT-Geräte (kleinere bzw. offene Magnetsysteme), den Einbau von MRT-tauglichen Anästhesie- und Überwachungseinrichtungen (EKG, Pulsoxymeter, Videokamera) und die schnelleren Bildsequenzen konnten die Zugänglichkeit zum Patienten und seine Überwachung verbessert sowie die Untersuchungszeiten verkürzt werden (Ausschluß einer thorakalen Dissektion bzw. eines Aneurysmas typischerweise 15 min; bei Zusatzfragen bis 60 min). Hierdurch sind die Limitationen im Vergleich mit der CT in letzter Zeit geringer geworden.

Trotzdem wird bei instabilen Patienten mit überwiegend morphologischer Fragestellung hauptsächlich wegen der kurzen Untersuchungzeiten und der meist besseren Logistik zunächst die Spiral-CT angewendet. Der primäre Einsatz der MRT ist auf jeden Fall bei stabilen Patienten mit Verdacht auf Aortenveränderungen und z. B. der postoperativen Verlaufskontrolle von Aortendissektion oder Isthmusstenose wegen der zusätzlichen Erfassung von funktionellen Daten angezeigt.

### 9.2.4
### MRT vs. Angiographie

Herzkatheter und selektive Angiographie als typische Projektionsverfahren können und müssen durch morphologische Informationen aus der MRT ergänzt werden. Durch eine vorherige MRT kann z. B. die Kontrastmittelmenge und Durchleuchtungszeit besonders bei komplexen Fragestellungen durch vorherige exakte Planung des invasiven Untersuchungsablaufes reduziert werden. Manchmal kann sogar auf eine Herzkatheteruntersuchung verzichtet werden, wenn prä- oder postoperativ eine Klärung der anatomischen Gegebenheiten mit der MRT gelingt.

Insbesondere bei der Darstellung der herznahen Gefäße ist die MRT mit den neueren angiographischen Techniken sowie gezielter Bildnachverarbeitung in der Lage, dem Herzkatheter äquivalente Aufnahmen zu erzeugen. Dies gilt im Ansatz sogar schon für die Herzkranzgefäße, deren proximale Abschnitte auch bezüglich der Beurteilung von Stenosen mit der MRT-Angiographie abgebildet werden können (Manning et al. 1993; Schmidt et al. 1999).

Bei der Bestimmung von Funktionsparametern wie Volumina und Ejektionsfraktionen wird bei der Herzkatheteruntersuchung im Gegesatz zur MRT auf geometrische Modellberechnungen zurückgegriffen (Semelka et al. 1990). Diese Näherungslösungen sind für den klinischen Gebrauch zwar ausreichend, für wissenschaftliche Zwecke, z. B. zur Erfassung von Medikamentenwirkungen, stellt die MRT aber den Referenzstandard dar.

Obwohl die MRT die Messung der Blutflußgeschwindigkeit und Erfassung von Druckgradienten ähnlich wie bei der Echokardiographie nichtinvasiv erlaubt (Rebergen et al. 1993), ist die Druckmessung weiterhin eine Domäne des Herzkatheters, insbesondere wenn kombinierte Vitien oder pulmonale Druckerhöhungen vorliegen. Die Darstellung der myokardialen Morphologie ist im Gegensatz zur MRT mit der Herzkatheterdiagnostik nicht möglich.

Bei para- oder perikardialen Veränderungen kann mit der Herzkatheteruntersuchung zwar eine kardiale Funktionsveränderung erfaßt werden, im Gegensatz zur MRT läßt sich die zugrundeliegende Morphologie jedoch nicht sicher beurteilen.

### 9.2.5
### MRT vs. SPECT und PET

Die Untersuchung von Mikrozirkulation und myokardialem Stoffwechsel sowie Vitalität ist eine Domäne der Myokardszintigraphie mit SPECT und PET. Demgegenüber erlaubt die morphologisch und funktionell orientierte MRT ähnlich wie die Echokardiographie eine indirekte Erfassung der Auswirkung von Perfusionsstörungen auf die myokardiale Kontraktionsfunktion (Wandbewegung und Wanddickenzunahme) und auf die Morphologie (Wanddicke), ggf. auch unter pharmakologischer Belastung (Akins et al. 1987; Baer et al. 1998; Higgins u. Sakuma 1996; White et al. 1988).

In der Vitalitätsdiagnostik hat sich allerdings im direkten Vergleich zwischen der PET und SPECT und dem funktionellen Vitalitätsnachweis mit der Dobutamin-MRT kein Vorteil für die szintigraphischen Untersuchungstechniken nachweisen lassen. Im Gegenteil, die Vorhersage der Erholung der LV-Funktion nach Revaskularisation war mit der MRT genauer als mit MIBI-SPECT und FDG-PET (Baer et al. 1998).

Die direkte Erfassung der lokalen myokardialen Perfusion mit MRT wird derzeit noch durch die Art der Kontrastmittel limitiert, von denen außer dem Mangan keines in die Myozyten aufgenommen wird bzw. keines streng intravasal bleibt. Die Phosphor-31-Kernresonanzspektroskopie (KSS) ermöglicht einen nichtinvasiven Ansatz zur Beschreibung von weiteren Teilaspekten des Myokardstoffwechsels (Phosphokreatin (PCr)- und ATP-Konzentrationen).

Die KSS, die wegen des komplizierten Meßverfahrens bisher noch nicht in der Routine einsetzbar ist, besitzt für die Diagnostik von vitalem Myokard jedoch ein wichtiges Potential (Camacho et al. 1988; Yabe T et al. 1995).

Derzeit kann die MRT oder die KSS die Myokardszintigraphie mit SPECT oder PET allerdings nicht ersetzen. Die KSS besitzt ihren Platz zur Zeit bei pathophysiologischen Modelluntersuchungen des Myokardstoffwechsels.

## 9.3
## MRT bei primär morphologischer Fragestellung

### 9.3.1
### Perikarderkrankungen

Wegen seines fibrösem Bindegewebes ist das normale Perikard im SE-Bild signalarm und dadurch in allen Abschnitten gut abgrenzbar. Hingegen läßt sich ein Perikarderguß auf Gradienten-Echo-Bildern auf Grund seiner hohen (hellen) Signalintensität vom Perikard abgrenzen (Sechtem et al. 1986). Durch die Möglichkeit der Gewebecharakterisierung, der Erfassung lokalisierter Perikardergüsse und der genauen Messung der Perikarddicke läßt sich ein seröser Perikarderguß von einer konstriktiven Perikarditis unterscheiden.

Die MRT liefert Informationen über Ausmaß und Ausdehnung der Perikardverdickung, deren Auswirkung auf die Myokardfunktion und das Blutflußverhalten sowie über das Kontrastmittelverhalten auch über Aspekte der entzündlichen Floridität (Theissen et al. 1997).

Perikardiale Verkalkungen sind zwar mit der CT wegen ihrer hohen Dichte besser erkennbar, können jedoch auch magnetresonanztomographisch an Hand ihrer sehr signalarmen Struktur diagnostiziert werden (s. auch Kap. 53 „Perikarderkrankungen").

### 9.3.2
### Herztumoren

In erster Linie ermöglicht die gute Unterscheidbarkeit von Perikard, Myokard und Herzhöhlen auf MRT-Bildern die Abgrenzung tumoröser Raumforderungen. Eine Verbesserung des Kontrastes und Aussagen zur Vaskularisation können durch die Applikation des Kontrastmittels Gadolinium-DTPA erreicht werden (Semelka et al. 1992). Da Herztumoren überwiegend sekundäre Manifestationen extrakardialer Tumoren sind, ist ein bildgebendes Verfahren mit großem Gesichtsfeld, das auch extrakardiale Strukturen einbeziehen kann, von Vorteil.

Der Vorteil der MRT gegenüber der CT ist die Möglichkeit der bewegten Darstellung (Bildschleifen- bzw. Ci-

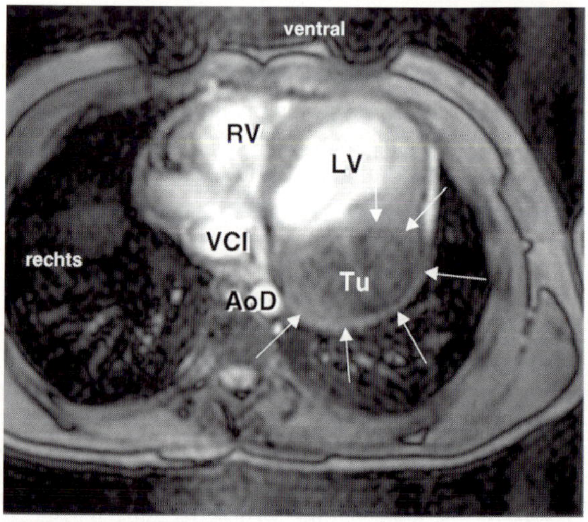


**Abb. 9-1.** Transversales Gradientenechobild eines Myokardfibroms des linken Ventrikels. In der Posterolateralwand des linken Ventrikels gelegene gekapselte Raumforderung (→) mit typischerweise relativ signalarmer, inhomogener Abbildung in allen Wichtungen; rechter/linker Ventrikel *(RV/LV)*, untere Hohlvene *(VCI)*, Aorta descendens *(AoD)*, rechter Vorhof *(RA)*

ne-Darstellung der verschiedenen Phasenbilder während des Herzzyklus), die eine bessere Abgrenzung von normalen und pathologischen Strukturen erlaubt (Abb. 9-1.).

Der Vergleich der Signalintensität in verschiedenen Bildsequenzen und nach Kontrastmittelgabe ist hilfreich, um maligne, stark vaskularisierte Raumforderungen von Lipomen, perikardialem Fett, perikardialen Zysten und lokalisierten Ergüssen zu unterscheiden (Semelka et al. 1992; Theissen 1997). So gelingt mit der MRT z. B. eine Differenzierung zwischen Myxom (Abb. 9-2.) und Thrombus (Abb. 9-3.) an Hand typischer Signalcharakteristika. Verschiedene Studien zeigen, daß der gleichzeitige sichere Ausschluß sowie die zuverlässige Erfassung von kardialen und parakardialen Tumoren in Kombination mit der Möglichkeit der Gewebecharakterisierung die entscheidenden Vorteile der MRT bilden.

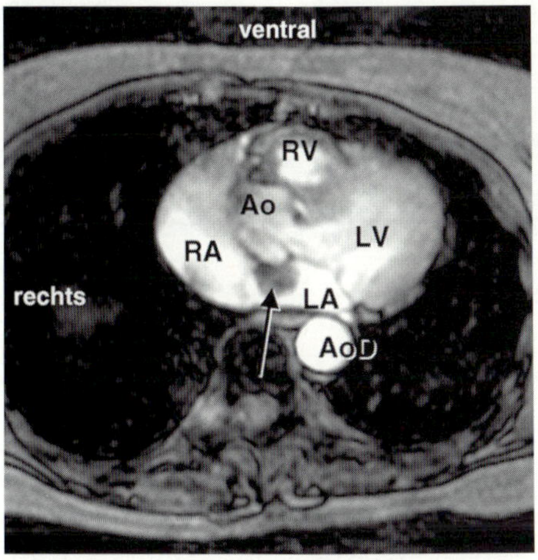


**Abb. 9-2.** Transversales Gradientenechobild eines linksatrialen Myxoms. Unterhalb der Aortenwuzel *(Ao)* findet sich im linken Vorhof *(LA)* das Myxom (→; Tumorausdehnung 20 mm) mit Ursprung vom kranialen Teil des Vorhofseptums. Die unregelmäßige, sehr signalarme Darstellung der Myxom gilt als pathognomonisch. rechter/linker Ventrikel *(RV/LV)*, rechter/linker Vorhof *(RA/LA)*, Aorta descendens *(AoD)*

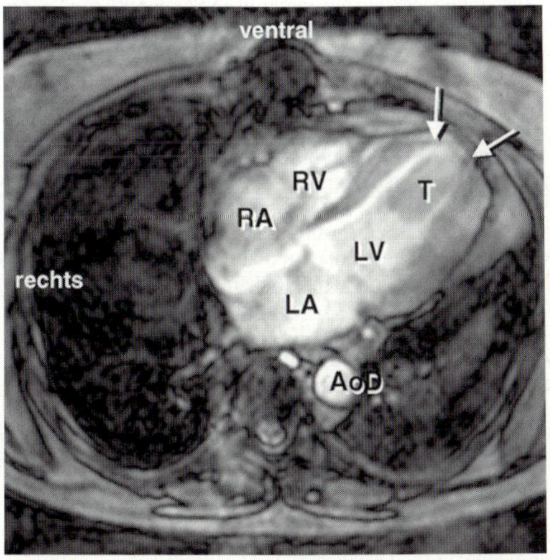


**Abb. 9-3.** Transversales Gradientenechobild eines flottierenden Thrombus *(T)* im Spitzenbereich des linken Ventrikels *(LV)* bei chronischem Vorderwandinfarkt erkenntlich an der myokardialen Wandverdünnung (→), rechter Ventrikel *(RV)*, rechter/linker Vorhof *(RA/LA)*, Aorta descendens *(AoD)*

### 9.3.3
### Aortenerkrankungen

Mit der MRT ist die gesamte thorakale und abdominelle Aorta einsehbar (Nienaber et al. 1993). Darüber hinaus lassen sich die Abgänge der Halsgefäße darstellen. Die CT erfordert den Einsatz ionisierender Strahlen und iodhaltiger Kontrastmittel. Zudem ist im Gegensatz zur MRT eine Darstellung von Blutfluß und der Bewegung einer Dissektionsmembran nicht möglich. Stehen MRT, TEE und CT zur Verfügung, wird man sich beim instabilen Patienten, der unmittelbar untersucht werden muß, für die transösophageale Echokardiographie als primärem Verfahren entscheiden.

Allerdings ermöglichen die neueren schnellen MRT-Sequenzen eine Verkürzung der Aufnahmezeiten, und das Patienten-Handling ist in den jetzt kleineren und besser zugänglichen Magneten erheblich vereinfacht. Bei Verlaufsuntersuchungen, bei denen lediglich der Durchmesser der Aorta interessiert, ist die CT der MRT gleichwertig. Bei allen anderen Indikationen bezüglich der primären Diagnostik von Aortenerkrankungen, aber auch der stets notwendigen postoperativen Nachsorge, ist die MRT als Verfahren der ersten Wahl anzusehen (s. auch Kap. 79).

### 9.3.4
### Angeborene kardiovaskuläre Vitien

Bei angeborenen Herzfehlern ist die Definition der kardiovaskulären Pathoanatomie die wichtigste diagnostische Aufgabe. Die zunehmenden Langzeiterfolge von operativen Korrekturen und Palliativoperationen in den letzten 20–30 Jahren zwingen zu einer präzisen prä- und postoperativen Diagnostik dieser Vitien. Hierbei müssen insbesondere auch die funktionsorientierten Gesichtspunkte eingeschlossen werden, um die Langzeitergebnisse bewerten zu können.

Bei Säuglingen und Kleinkindern ist der Einsatz der Echokardiographie wegen des weiten akustischen Fensters besonders effektiv. Da sich bei älteren Kindern und Erwachsenen das echokardiographische Schallfenster verengt, stellt die MRT eine attraktive, nichtinvasive Alternative zur vollständigen Darstellung der kardialen und suprakardialen Strukturen und ihrer Funktionen dar, insbesondere im Vorfeld einer erforderlichen Herzkatheteruntersuchung.

Die MRT besitzt durch die kombinierte Anwendung von Spin-Echo-Sequenzen zur Darstellung der kardialen Anatomie und Gradienten-Echo-Sequenzen für Funktionsbeurteilungen und Flußmessungen Vorteile gegen-

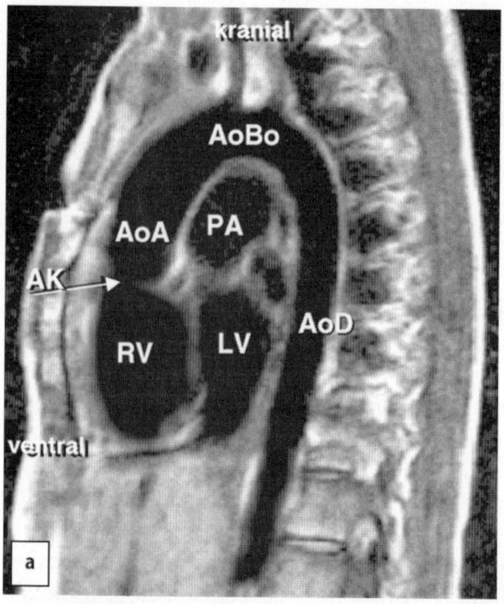


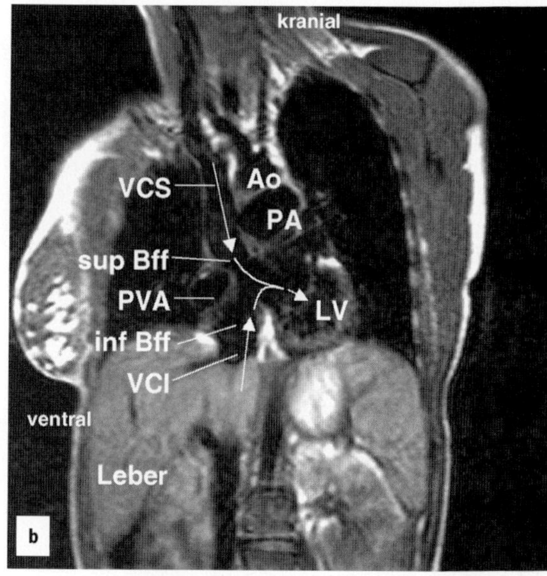


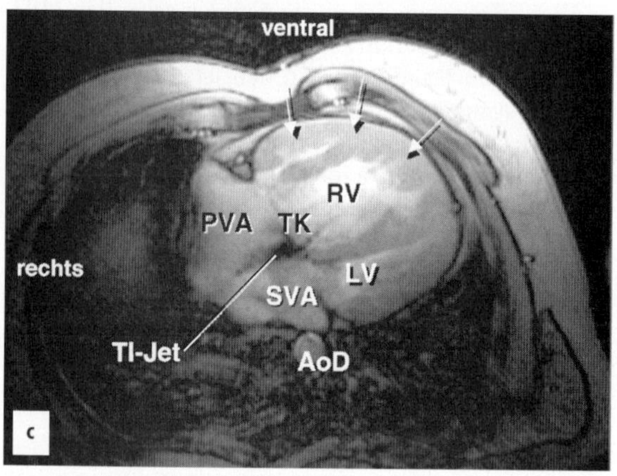


**Abb. 9-4a–c.** MRT-Bilder einer 12-jährigen Patientin mit d-Transposition der großen Gefäße *(d-TGA)* und Vorhofumkehroperation nach Mustard im Alter von etwa 1/2 Jahr. **a** Schräg sagittales Spinechobild mit Darstellung der gesamten Aorta thorakalis und ihres Ursprunges aus dem rechten Ventrikel *(RV)* als Charakteristikum der d-TGA. Angedeutet erkennbar ist auch die Aortenklappe zwischen RV und Aorta aszendens *(AoA)*. Gut erkennbar ist die Transpositionsstellung der anterior liegenden Aorta und der dorsal liegenden Pulmonalarterie *(PA)*, welche aus dem linken Ventrikel entspringt *(LV)*. Aortenbogen *(AoBo)*; Aorta descendens *(AoD)*. **b** Schräg koronales Spinechobild mit Darstellung der Verhältnisse im Bereich der Vorhofumkehr bzw. des postoperativen Vorhofsitus: Nach Entfernung des Vorhofseptums wird bei der sog. Mustard-Operation in den dann gemeinsamen Vorhof ein „hosenförmiger" („trouser-shaped") Kunststoffflicken so eingesetzt, daß die Enden des oberen und unteren Baffle-Schenkels (Hosenbeine; *sup/inf Bff*) mit der Mündung der oberen und der unteren Hohlvene *(VCS/VCI)* anastomosiert werden und der Hosenbund mit dem Rand der Mitralklappenöffnung. Es wird somit ein zusätzliches Kompartiment im gemeinsamen Vorhof gebildet, welches das systemvenöse Blut aus den Hohlvenen, das bei d-TGA-Patienten ursprünglich über den rechten Ventrikel und die Aorta wieder in den Systemkreislauf gelangt, postop. dem linken Ventrikel zuführt und damit dem Pulmonalkreislauf. Der so entstandene neue Vorhof wird systemvenöser Vorhof genannt (*SVA*, s. Abb. 9-4c). Der umgebende Raum des ursprünglich gemeinsamen Vorhofes läßt nach Einfügen eines Erweiterungsflickens antrolateral in die Vorhofwand den Durchtritt für das dorsal mündende pulmonalvenöse Blut frei, welches nach ventral und über die Trikuspidalklappe in den rechten Ventrikel fließt. Hierdurch ergibt sich als zweites, postoperatives Vorhofkompartiment der pulmonalvenöse Vorhof *(PVA)*. Pulmonalarterie *(PA)*; Aortenbogen *(Ao)*. Die gezeigte schräg koronale Darstellung ist äquivalent der entsprechenden Ansicht im Herzkatheter und erlaubt die Erfassung von PVA- und SVA-Stenosen. Letztere entstehen zumeist an den Anastomosen der Baffle-Schenkel mit den Hohlvenen. **c** Das transversale Gradientenechobild der TGA-Patientin zeigt die Charakteristika der Anpassung des rechten Ventrikels *(RV)* an seine Funktion als Systemventrikel: Dilatation und Myokardhypertrophie *(Pfeile)*. Relativ häufig wird eine Trikuspidalinsuffizienz geringen Ausmaßes beobachtet. Das vorliegende systolische Gradientenechobild zeigt die Trikuspidalinsuffizienz anhand des schwarz/signalarm dargestellten Regurtitationsjets *(TI-Jet)*, welcher von der Trikuspidalklappe *(TK)* ausgeht und sich in den PVA ausdehnt. Zudem ist deutlich erkennbar, daß bei den TGA-Patienten nach Mustard-Operation das systemvenöse Blut über den neu gebildeten SVA in den linken Ventrikel *(LV)* gelangt

über allen anderen Untersuchungsmethoden, einschließlich Angiographie, um eine definitive Diagnose angeborener kardiovaskulärer Anomalien zu stellen (Abb. 9-4.).

Hierbei werden die hämodynamischen Informationen durch lückenlose Erfassung der dynamischen kardialen Abläufe von Vorhöfen und Ventrikeln ohne geometrische Modellannahmen gewonnen. Mit der Flußmessung können wie mit der Echokardiographie Gradienten über Klappenstenosen oder verengten Conduits bestimmt werden (Rebergen et al. 1993).

Hiermit ist ebenfalls eine Abschätzung von Shuntvolumina und des „cardiac index" möglich. Die MRT liefert einzigartige komplexe Einblicke bei angeborenen Herzfehlern durch Beurteilung von:

a) intra- und extrakardialer Anatomie und Funktion (Abb. 9-4 a und c),
b) anatomischen und funktionellen Zusammenhängen zwischen kardialen und vaskulären Anomalien,
c) viszeroatrialen Situs,
d) Anomalien der thorakalen Aorta,
e) Pulmonalarterien und
f) postoperativer Anatomie (Abb. 9-4 b).

Der Vorteil der MRT ist darin begründet, daß einerseits keine Beschränkung der Messungen durch ungünstige Schallfenster oder ungünstige Lage der interessierenden Strukturen zum Schallstrahl existiert und andererseits Schnittebene und Gesichtsfeld der Zielstruktur angepaßt werden können (Gomes et al. 1990).

Die umfassende Diagnose insbesondere komplexer Anomalien im Bereich von Vorhöfen, Ventrikeln und der großen Gefäße sowie die postoperative Untersuchung von Patienten mit komplizierten suprakardialen Operationen bei zyanotischen Herzvitien ist bereits heute eine Domäne der MRT.

Zur Zeit sind die wichtigsten klinischen Indikationen der MRT bei angeborenen Vitien:

1. intra- und extrakardiale Morphologie bei komplexen Vorhof- und Ventrikelanomalien,
2. Erfassung der rechtsventrikulären Ventrikelfunktion,
3. Beurteilung von Veränderungen der thorakalen Aorta, von Pulmonalarterien und -venen,
4. Diagnose von Situsanomalien,
5. Verlaufskontrolle der Patienten nach verschiedenen korrigierenden und palliativen Eingriffen (z. B. bei aortopulmonalen Shunts).

## 9.3.5 Herzklappenerkrankungen

Die dreidimensionale Erfassung der kardialen Anatomie macht die MRT hervorragend geeignet, um die Volumina geometrisch unregelmäßig geformter Herzhöhlen exakt zu bestimmen (Chien u. Edelman 1992; Higgins u. Sakuma 1996; Semelka et al. 1990). Diese Eigenschaft kann dazu benutzt werden, Ventrikelfunktion und Regurgitationsvolumina bei Klappeninsuffizienzen zu bestimmen.

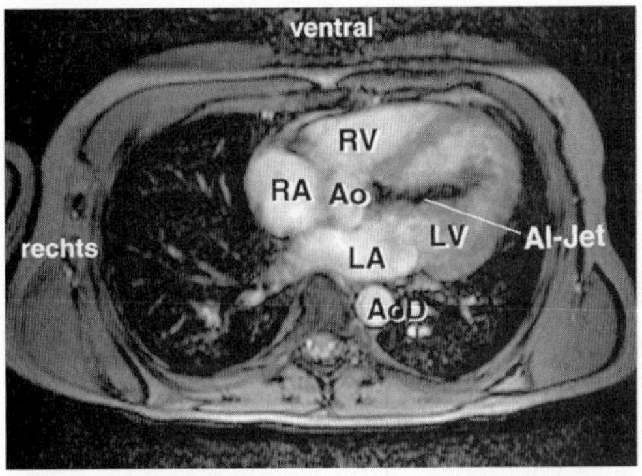


**Abb. 9-5.** Transversales, diastolisches Gradientenechobild eines Patienten mit mittelgradiger Aortenklappeninsuffizienz. Ausgehend von der Aortenklappe *(Ao)* findet sich der schwarze/signalarme Regurtitationsjet *(AI-Jet)*, welcher sich durch den turbulenten Reflux im linken Ventrikel darstellen und vom laminar fließenden, umgebenden Blut *(signalintensiv/weiß)* abgrenzen läßt. Ausdehnung bzw. Volumen des Regurtitationsjets läßt eine zuverlässige Klassifikation des Insuffizienzgrades zu. Rechter Ventrikel *(RV)*, rechter/linker Vorhof *(RA/LA)*, Aorta descendens *(AoD)*

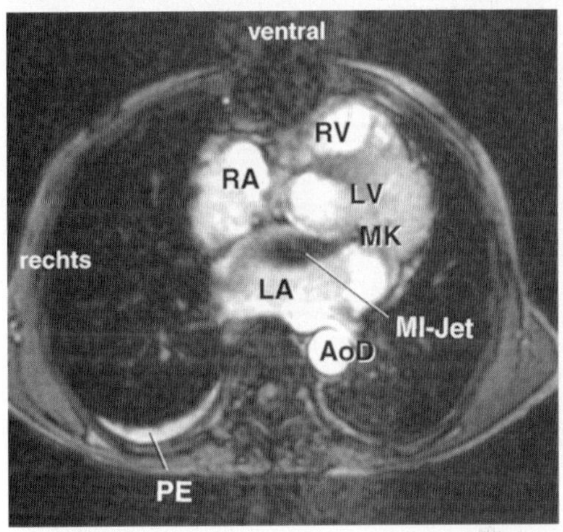


**Abb. 9-6.** Transversales, systolisches Gradientenechobild eines Patienten mit mittelgradiger Mitralklappeninsuffizienz: Der vorliegende Schnitt auf Höhe des Oberrandes der Mitralklappe *(MK)* zeigt den von der Mitralklappe ausgehenden Regurtitationsjet im kranialen und ventralen Anteil des erweiterten linken Vorhofes *(LA)* als signalarme, schwarze Zone *(MI-Jet)*. Ausflußtrakt von rechtem und linkem Ventrikel *(RV/LV)*; rechter Vorhof *(RA)*, Aorta descendens *(AoD)*; kleiner Pleurererguß rechtsseitig *(PE)*

Die Flußsensitivität der MRT führt außerdem dazu, daß der Regurgitationsfluß, ausgehend von den Herzklappen, zur Abschätzung des Schweregrades einer Klappeninsuffizienz quantifiziert werden kann (Higgins u. Sakuma 1996; Abb. 9-5 und 9-6.).

Schließlich erlaubt die quantitative Flußmessung mit GE-Sequenzen eine Bestimmung des Druckgradienten bei Stenosen (Rebergen et al. 1993). Auch die Untersuchung von Patienten mit prothetischen Klappen (z. B. bei Klappenabszessen oder paravalvulärem Leck) ist möglich, da diese entweder keine ferromagnetischen Materialanteile enthalten oder nur geringe Beimischungen, so daß weder eine Gefährdung des Patienten noch eine wesentliche Störung im Bild zu befürchten sind (Shellock 1992; Abb. 9-7a, b).

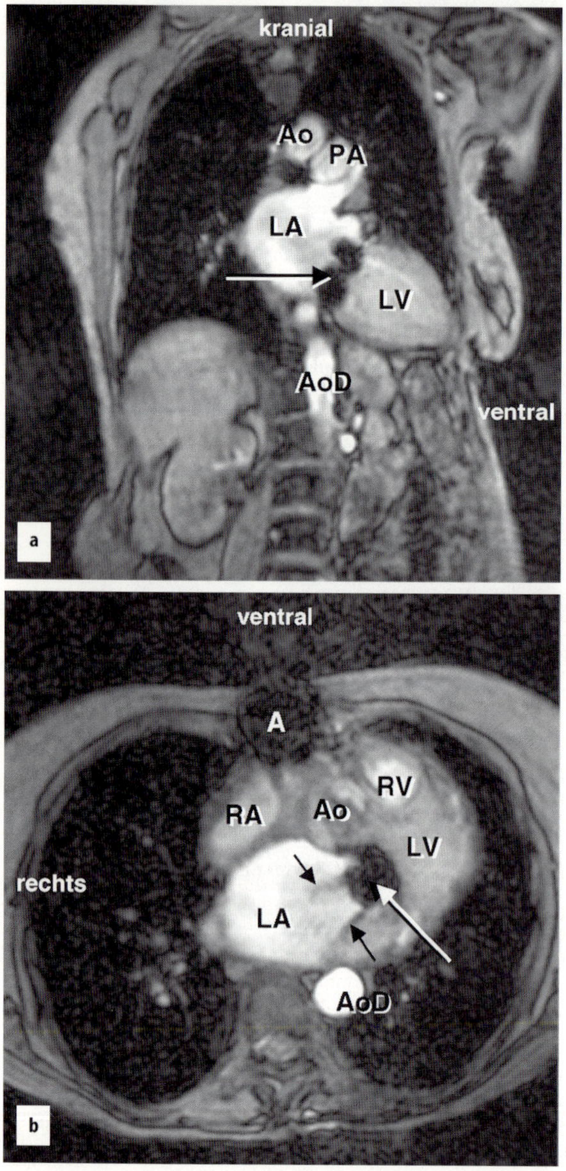


**Abb. 9-7a, b.** Schräg sagittales und transversales Gradientenechobild eines Patienten mit Zustand nach Implantation einer Mitralklappenprothese: Die prothetische Klappe ist am unregelmäßige, signallose/schwarze Artefakt in Vitralklappenposition zwischen linkem Vorhof *(LA)* und linkem Ventrikel *(LV)* erkennbar *(große Pfeile)*. Das systolische, transversale Gradientenechobild zeigt zwei sehr umschriebene signalarme Regurtitationsjets ausgehend von der prothetischen Klappe im linken Vorhof, die den physiologischen Reflux dieser Klappe darstellen *(kleine schwarze Pfeile)*. Zudem findet sich in der ventralen Thoraxwand der signalarme Metallartefakt der Sternaldrahtcerclage nach medianer Sternotomie *(A)*. Rechter Ventrikel *(RV)*; rechter Vorhof *(RA)*; Aorta *(Ao)*; Pulmonalarterie *(PA)*; Aorta descendens *(AoD)*. Die Erfassung einer schräg koronalen und einer transversalen Ebene sind erforderlich zum sicheren Ausschluß einer Nahtdehiszenz in allen Teilen des Klappenringes

## 9.4 Magnetresonanztomographie bei primär funktioneller Fragestellung

### 9.4.1 Koronare Herzerkrankung

Prognosestellung und adäquates Management von Patienten mit koronarer Herzerkrankung hängen von der Kenntnis der morphologischen und funktionellen Gegebenheiten des einzelnen Patienten ab. Daher müssen Diagnoseverfahren bei Patienten mit koronarer Herzerkrankung Informationen über die Koronarmorphologie und über funktionelle Gesichtspunkte wie z. B. systolische Wanddickenzunahme und Myokardperfusion ermöglichen.

Die aktuellen technischen Entwicklungen der Magnetresonanztomographie erlauben, insbesondere aufgrund von neuen schnelleren Bildsequenzen, kürzere Meßzeiten bei gesteigerter zeitlicher Auflösung. Durch diese Verbesserungen können Koronarmorphologie sowie Ventrikelfunktion und Myokardperfusion beurteilt werden (Chien u. Edelman 1992; Higgins u. Sakuma 1996).

Obwohl weitere technische Entwicklungen notwendig sind, ist es schon gegenwärtig möglich, in einer einzigen MRT-Untersuchung die morphologischen und funktionellen Hauptaspekte der koronaren Herzerkrankung zu untersuchen:
- Stenosen von Kranzarterien und Bypässen,
- segmentale Wanddicke und systolische Wanddickenzunahme in Ruhe und unter Belastung,
- segmentale Beurteilung von Perfusion und Stoffwechsel des linksventrikulären Myokards.

#### Gefäße

Mit konventionellen Spinecho- und Gradientenechoaufnahmen können nur die proximalen Abschnitte der Kranzgefäße abgebildet werden. Stenosen entziehen sich einer sicheren Beurteilung. Die Durchgängigkeit von aortokoronaren Bypässen kann mit diesen konventionellen Sequenzen zwar festgestellt werden (Theissen et al. 1989), allerdings lassen sich Bypass-Stenosen nicht definitiv nachweisen.

Im Gegensatz dazu ermöglichen neue schnelle Aufnahmesequenzen in Kombination mit Atemstillstand oder Navigatorecho und Fettsuppression die nichtinvasive Darstellung der proximalen und mittleren Abschnitte der Koronararterien (Abb. 9-8 a, b und 9-9 a, b). Vergleiche mit der konventionellen Koronarangiographie zeigen derzeit schon eine gute Beurteilbarkeit von Koronarstenosen mit der MR-Angiographie (Higgins u. Sakuma 1996; Manning et al. 1993; Schmidt et al. 1999). Weitere Untersuchungen sind jedoch notwendig, bevor die MR-Angiographie klinisch einsetzbar ist, um

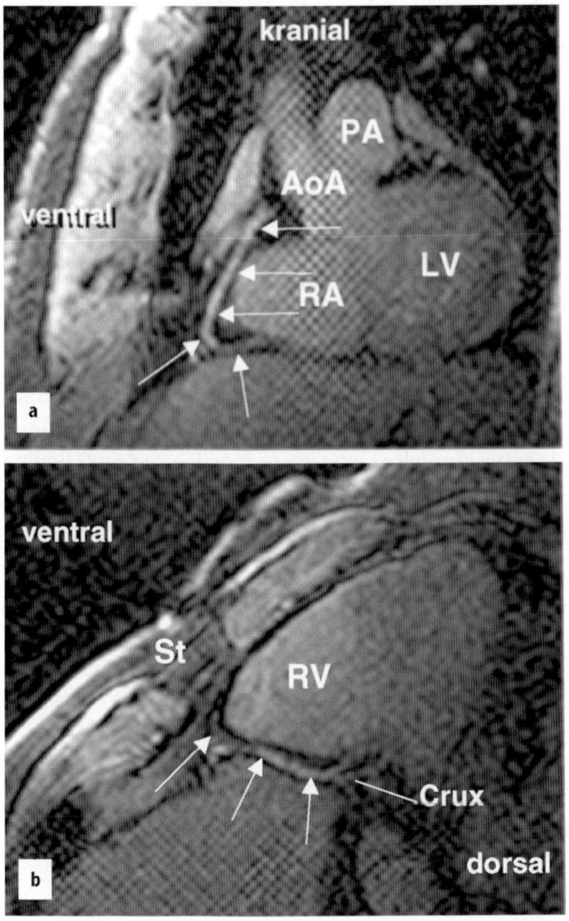


**Abb. 9-8a, b.** Schräg koronale Gradientenechobilder, die in Atemstillstandtechnik und mit Fettsuppression angefertigt wurden (Manning et al. 1993).**a** Rechte Kranzarterie *(RCA)* vom Ursprung aus der Aortenwurzel *(Ao)* im Verlauf in der rechten AV-Grube (→). **b** Übergang der RCA auf den diaphragmalen Abschnitt des Herzens, bis zur Verzweigung an der Crux cordis abgebildet; rechter Ventrikel *(RV)*, linker Vorhof *(LA)*

Stenosen der Koronargefäße routinemäßig zu diagnostizieren.

## Chronischer Myokardinfarkt

Als zusätzlicher Aspekt bei koronarer Herzerkrankung kann mit MRT die Ausdehnung eines akuten Infarktes erfaßt werden. Die Region des akuten Myokardinfarktes stellt sich magnetresonanztomographisch an Hand einer Signalanhebung im T2-gewichteten Bild oder im T1-gewichteten Bild nach Gabe von Gadolinium-DTPA dar (van Rossum et al. 1990). Nach Applikation von Gadolinium-DPTA ist die Erfassung der Infarktausdehnung genauer, da diese in den nicht kontrastmittelunterstützten T2-Aufnahmen durch die ödematöse Komponente überschätzt wird.

Obwohl der klinische Einsatz der MRT im Vergleich zum zentralen nichtinvasiven diagnostischen Verfahren in der Kardiologie, der Echokardiographie, gering ist, stellt die MRT die derzeit zuverlässigste Methode zur Untersuchung von linksventrikulärer Morphologie und Funktion dar (Semelka et al. 1990).

## Ischämiediagnostik

Mit der standardisierten Erfassung eines lückenlosen 3D-Datensatzes des linken Ventrikels ermöglichen die neuen, schnellen Gradienten-Echo-Sequenzen Aufnahmen inklusive pharmakologischer Belastungsuntersuchung innerhalb von 30 min. Sie bilden die Grundlage für eine standardisierbare, quantitative Auswertung von globaler und regionaler Ventrikelfunktion, gerade auch in der postinterventionellen Kontrolle (Higgins u. Sakuma 1996; Semelka et al 1990).

Zur Ischämiediagnostik bietet die MRT zwei verschiedene Ansätze: Durch den Nachweis regionaler Wandbewegungsstörungen unter Dobutaminbelastung kann eine Myokardischämie indirekt bestimmt werden (Higgins u. Sakuma 1996).

**Abb. 9-9a, b.** Schräg transversales Gradientenechobild des Hauptstammes und der LAD der linken Kranzarterie bei einem Patienten mit LAD-Stenose (**a**): Kernspintomographisch ist die Stenose an der unregelmäßig konfigurierten Signalminderung im Verlauf des LAD (→, *LAD-Stenose*) erkennbar. Deutlich erkennbar ist auch der Hauptstamm *(LCA)* mit seinem Ursprung aus der Aortenwurzel *(AoA)*. Ebenfalls mit abgebildet ist die deutlich erkennbare Vena cordis magna *(V. cordis m.)*. **b** Entsprechendes konventionelles LCA-Koronarangiogramm mit der LAD-Stenose (⇨)

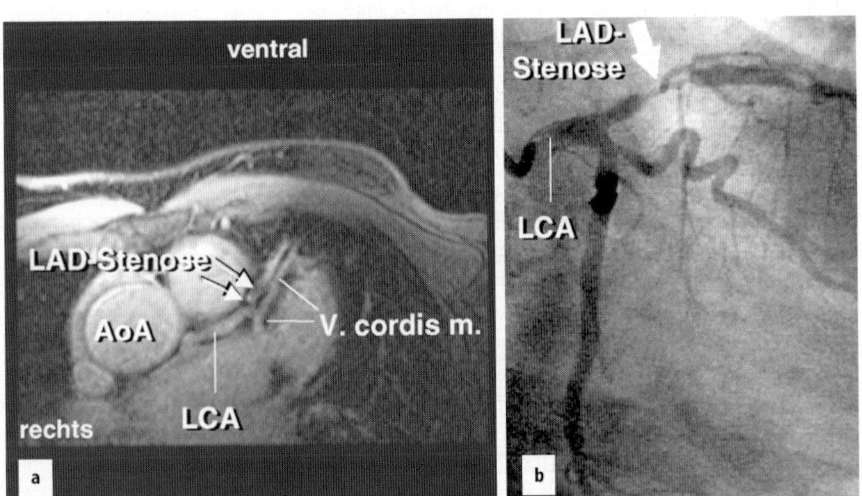

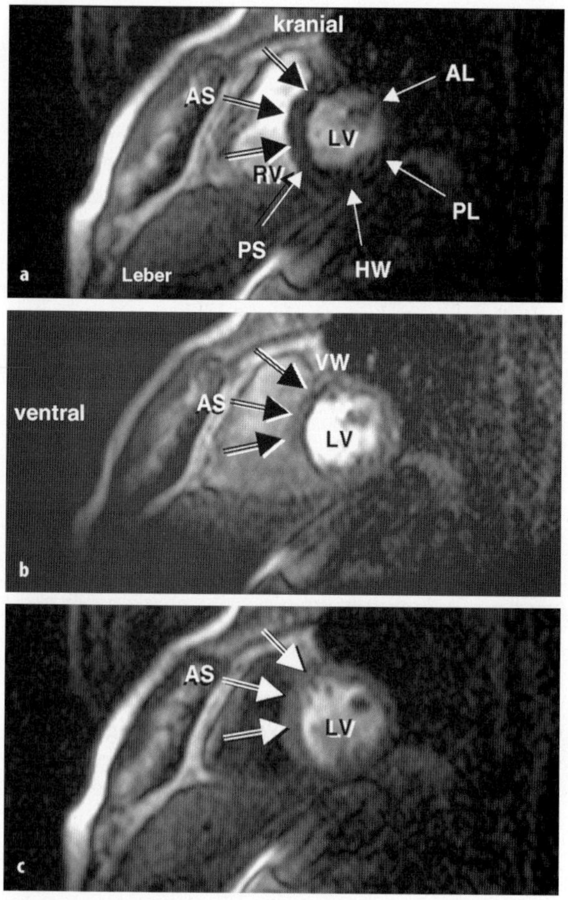


**Abb. 9-10a, b.** Drei koronal angulierte Kurzachsenbilder aus einer dynamischen Serie von Turbo-Gradienten-Echo-Aufnahmen (Diastole, keine Segmentierung) nach Bolusgabe von Gadolinium-DTPA und unter Dipyridamolbelastung bei einem Patienten mit stenosierter LAD. **a** zeigt die Phase, in der der Kontrastmittelbolus das Myokard noch nicht erreicht hat, und das wegen des zuvor applizierten Sättigungspulses noch signalarm *(dunkel)* erscheint (→). In **b** hat das Kontrastmittel auch die Koronargefäße erreicht. Die in den Myokardsegmenten von Hinterwand, posteriorem Septum und Lateralwand auftretende gleichmäßige Signalintensivierung (→) zeigt normale Perfusionsverhältnisse an. Hingegen bleibt das Ischämieareal von anterioren Septum und Übergang zur Vorderwand *(Doppelpfeile)* noch signalarm. Infolge der verminderten und verzögerten Perfusion dieser Segmente findet sich hier erst verspätet eine Signalintensivierung des Myokards. **c** zeigt nach Revaskularisation eine normalisierte Perfusion im Bereich anteriores Septum/Vorderwand unter Belastung. Rechter/linker Ventrikel *(RV/LV)*

Die Erfassung von Parametern der Myokardperfusion unter Ruhebedingungen und bei Belastung ist dagegen noch eine experimentelle Methode. Sie basiert auf schnellen MRT-Sequenzen, mit denen die Passage eines Kontrastmittels durch das Myokard verfolgt und während einer pharmakologischen Belastung die Minderversorgung ischämischer Myokardareale im MRT-Bild dargestellt werden kann (Higgins u. Sakuma 1996; Theissen 1997).

Nach Gabe von Gadolinium-DTPA ist in einem Myokardsegment mit verminderter Perfusion die Signalintensivierung im T1-gewichteten Bild verringert und verlangsamt (Abb. 9-10a–c).

Für eine notwendige Quantifizierung der Perfusion an Hand der relativen Signalintensitätsänderungen im Myokard sind die derzeit verfügbaren Kontrastmittel, die Bolustechnik und die Auswertemethoden aber noch nicht optimiert.

Von künftigen Kontrastmittelentwicklungen werden Substanzen erwartet, die entweder intravasal verbleiben oder die, wie Technetium-Isonitril, intrazellulär akkumulieren. Ein weiterer aktueller Ansatz zur Erfassung einer myokardialen Minderperfusion ist die In-vivo-Messung der Blutflußgeschwindigkeit in den Koronararterien selbst. Unter Gabe von Vasodilatatoren wie Dipyridamol oder Adenosin scheinen hiermit Informationen über die koronare Flußreserve möglich zu sein (Higgins u. Sakuma 1996).

### Vitalitätsdiagostik

Zur Vitalitätsdiagnostik kann die als Zeichen des chronischen, transmuralen Infarktes auftretende myokardiale Wandverdünnung mit der MRT quantifiziert werden (Abb. 9-11a, b; Akins et al. 1987; Yabe et al. 1995). Eine Wandverdünnung stellt auch bei der Autopsie das typische Zeichen einer irreversiblen Myokardnarbe dar. Darüber hinaus erlaubt die MRT die Bestimmung der Ausdehnung eines Aneurysmas, die Darstellung von regionalen Wandbewegungsstörungen sowie die Erfassung von linksventrikulären Thromben (Abb. 9-3).

### Bestimmung vitalen Myokards

Als angemessene Entscheidungsgrundlage zu Revaskularisierungsmaßnahmen muß bei Patienten mit der Anamnese eines chronischen Infarktes die Menge von vitalem Myokard erfaßt werden. In Tierstudien wurden hierzu sowohl MRT-Kontrastmittel, welche den T1-Kontrast (Gadolinium- und Manganverbindungen) und solche die den T2-Kontrast anheben (Dysprosium), auf ihre Fähigkeit geprüft, zwischen Narbe und vitalem Myokard zu unterscheiden (Higgins u. Sakuma 1996).

Nach Gabe des jeweiligen Kontrastmittels schienen auf Grund von Signalintensitätsunterschieden in entsprechenden Tiermodellen vitales Myokard und Narbe in Übereinstimmung mit der histologischen Validisierung differenzierbar. Beim Menschen ist derzeit nur Gadolinium-DPTA als MRT-Kontrastmittel zugelassen, mit dem die Ergebnisse der Tierversuche bisher allerdings noch nicht nachvollzogen werden konnten.

Bei der Frage nach der Erfassung vitalen Myokards konnten Autopsiestudien zeigen, daß bei einer Myokarddicke <6 mm eine transmurale Narbe vorliegt. Die MRT erlaubt hierzu eine genaue und umfassende Quantifizierung der myokardialen Wanddicke und Wanddickenzunahme (Abb. 9-11; Akins et al. 1987; Semelka et al. 1990; Yabe et al.1995). Die Hypothese, daß verdünntes Myokard eine chronische Narbe anzeigt, wurde an Hand einer Vergleichsstudie zwischen Gradientenecho-MRT

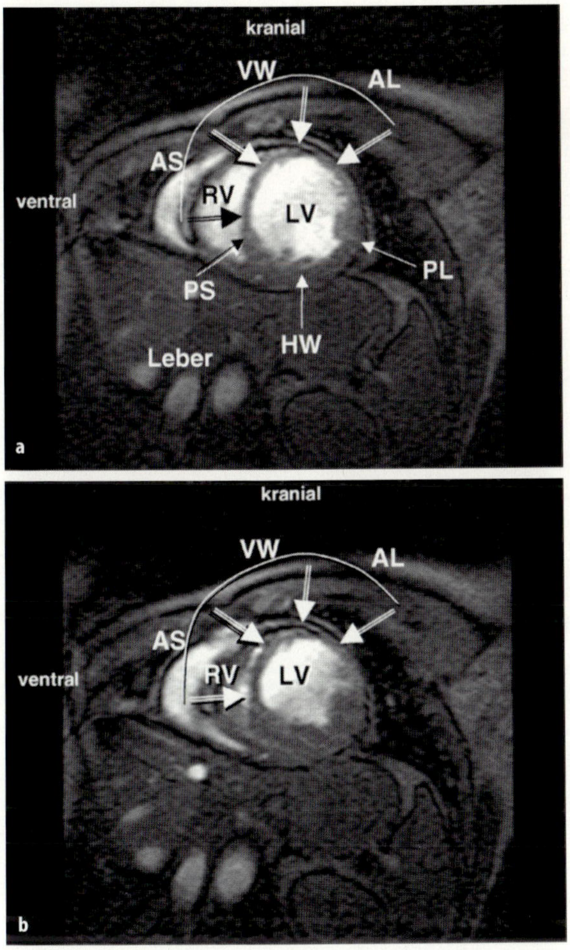


**Abb. 9-11a, b.** Koronal angulierte Turbogradientenechobilder eines Patienten mit chronischem Infarkt der Vorderwand bis nach antrolaterial *(AL)* und des anterioren Septums reichend. Die starke Verdünnung des Myokards der Vorderwand *(AW)* und die geringer ausgeprägte Verdünnung des Septums *(AS)* ist im enddiastolischen Bild (**a**) sichtbar (→). An Hand des endsystolischen Bildes unter Low-dose-Dobutamin (**b**) ist die avitale Narbenzone der VW im Infarktbereich erkennbar, wobei im Gegensatz zur diaphragmalen und lateralen Wand *(gepunktete Pfeile)* keine wesentliche systolische Wanddickenzunahme zeigt. Rechter/linker Ventrikel *(RV/LV)*

und F-18-FDG-PET bei Patienten mit bekanntem chronischem Infarkt bestätigt.

Es konnte gezeigt werden, daß Regionen mit einer enddiastolischen Wanddicke von <5,5 mm eine relative FDG-Aufnahme von <50% aufweisen. Bei der Auswertung der akinetischen Myokardsegmente bezüglich der enddiastolischen Wanddicke im Vergleich zum PET ergab sich ein positiver Vorhersagewert für vitales Myokard von etwa 90%. Die Sensitivität einer Wandverdünnung war 72% und die Spezifität 89% (Baer et al. 1992, 1995).

Zudem unterstützt auch der positive Befund einer kontraktilen Reserve von >1 mm unter einer niedrig dosierten Infusion von Dobutamin das Vorhandensein von vitalem Myokard. Der Nachweis einer myokardialen Kontraktionsreserve unter niedrig dosierter Dobutamingabe resultierte in einer weiteren Steigerung von Sensitivität und Spezifität. Verglichen mit einer FDG-Aufnahme von mehr als 50% bei der PET betrug die Vorhersagegenauigkeit bezüglich der Erfassung vitaler Myokardsegmente bei dobutamininduzierter kontraktiler Reserve in der MRT >90% (Baer et al. 1992, 1995, Bücker et al. 1998).

Dies wurde bestätigt durch den Vergleich zwischen den präinterventionellen Aussagen zur segmentalen Myokardvitalität und der postinterventionellen Ergebnisse mit der MRT. Es erwies sich die im MRT beobachtbare kontraktile Reserve unter niedrig dosierter Dobutamingabe (Abb. 9-11a, b) als genauer Vorhersageparameter für eine myokardiale Funktionsverbesserung nach erfolgreicher Revaskularisation. Der positive prädiktive Wert des prätherapeutischen Dobutamin-MRT betrug dabei 96% (Baer et al. 1998).

Zusammengefaßt ist die MRT also offenbar in der Lage, aufgrund a) des morphologischen Parameters der enddiastolischen Wanddicke und b) des funktionellen Parameters der dobutamininduzierten systolischen Wanddickenzunahme, eine zuverlässige Angabe bezüglich der Myokardvitalität und der Erholungsfähigkeit des Myokards nach Revaskularisierung zu erlauben. !

Vergleichende Angaben u. a. zu Sensitivitäten und Spezifitäten bezüglich der Ischämie- und Vitalitätsdiagnostik mit verschiedenen Verfahren finden sich in Tabelle 9-1.

### 9.4.2 Myokardstoffwechsel

Die Phosphor-31-Magnetresonanzspektroskopie (MRS) liefert einen Teilaspekt des myokardialen Stoffwechsels, indem der Status der energiereichen Phosphate (Phosphokreatin und ATP) nichtinvasiv erfaßt werden kann. Experimentell gestattet die MRS In-vivo-Aufschlüsse über den Energiestoffwechsel des Myokards unter Ischämiebedingungen und während inotroper Stimulation (Camacho et al. 1988).

Mit der MRS ließ sich eine Belastungsischämie an Hand eines Abfalls des Verhältnisses von Kreatinphosphat zu ATP nachweisen und die erhaltene Vitalität des Myokards nach Infarkt durch den Nachweis energiereicher Phosphate belegen (Camacho et al. 1988; Yabe et al. 1995). Wegen des lang dauernden, schwierigen Meßverfahrens und der noch beschränkten Ortsauflösung ist die MRS derzeit auf klinisch-wissenschaftliche Fragestellungen beschränkt.

## 9.5 Zukünftiger Einsatz der MRT

Die MRT-Verfahren haben sich als wertvolle Bereicherung der nichtinvasiven, bildgebenden Diagnostik bei Patienten mit kardiovaskulären Erkrankungen erwiesen.

**Tabelle 9-1.** Vergleich von MRT, Echokardiographie und Myokardszintigraphie zur Ischämie- und Vitalitätsdiagnostik bei der koronaren Herzerkrankung

| | Sensitivität [%] | Spezifität [%] | Routinefestigkeit | Untersucherabhängigkeit | Kosten |
|---|---|---|---|---|---|
| a) Ischämiediagnostik | | | | | |
| Dobutamin-MRT | 80–90 | 80–100 | — | + | - |
| Dobutamin-Echo | 70–85 | 75–100 | - | — | + |
| SPECT (Tl, Tc-MIBI, Belastung) | 85–95 | 80–90 | ++ | ++ | + |
| b) Vitalitätsdiagnostik | | | | | |
| Dobutamin-MRT („low dose") | 80–95 | 85–95 | + | + | - |
| Dobutamin-Echo („low dose") | 80–90 | 85–95 | + | — | + |
| Tl-SPECT, Tc-MIBI-SPECT | 85–95 | 75–85 | ++ | ++ | + |
| FDG-PET | 90–100 | 85–95 | ++ | ++ | — |

Echokardiographie (Echo), $^{201}$Thallium (Tl), $^{99m}$Technetium-Isonitril (Tc-MIBI), Fluordesoxyglukose (FDG); ungünstig → günstig: — → - → + → ++.

Ihr Nutzen bei angeborenen Herzfehlern, aortalen Erkrankungen, tumorösen Raumforderungen und Perikarderkrankungen ist unstrittig. In Fällen mit echokardiographisch unvollständiger Information ist die MRT als Zusatzuntersuchung auch bei Patienten mit Herzklappenerkrankungen zur Bestimmung des Schweregrades indiziert.

Bei weiteren Verbesserungen der technischen Möglichkeiten ist davon auszugehen, daß die MRT gerade auch bei Patienten mit koronarer Herzerkrankung klinisch eine zunehmende Rolle spielen wird.

Hierbei könnte man sich eine kombinierte MRT-Untersuchung zur Vitalitäts- und Ischämiediagnostik vorstellen, wobei linksventrikuläre Funktion, Mikrozirkulation mit weiterentwickelten Kontrastmitteln in Ruhe und bei Belastung sowie eine MRT-Angiographie zur Beurteilung der Koronargefäße eingeschlossen werden. Ob die nichtinvasive Bestimmbarkeit der energiereichen Phosphate des Myokards mit der MRS in Zukunft eine Rolle in der Routinediagnostik der koronaren Herzerkrankung spielen kann, bleibt abzuwarten.

Vielversprechende Ansätze mit der Möglichkeit intravaskuläre Ballonkatheter mit der MRT darzustellen und beim Vorschieben zu verfolgen zeigen, daß zukünftig auch interventionelle Maßnahmen unter MRT-Kontrolle erfolgen könnten (Bücker et al. 1998).

## 9.6 Zusammenfassung der Indikationen

Der Einsatz der MRT für die verschiedenen kardiovaskulären Fragestellungen kann derzeit wie folgt zusammengefaßt werden:

- MRT indiziert bei:
  - Gefäßveränderungen (Aorta, Pulmonalarterien),
  - kongenitalen Vitien,
  - kardialen/parakardialen Tumoren,
  - Perikarderkrankungen,
  - intrakardialen Thromben;
- MRT möglich bei:
  - Klappenviten,
  - koronarer Herzerkrankung (Vitalitäts- und Ischämiediagnostik),
  - postinfarziellen Komplikationen;
- MRT im wissenschaftlich-experimentellen Stadium bei der:
  - Darstellung der Koronargefäße,
  - Erfassung der myokardialen Perfusion,
  - Erfassung des myokardialen Stoffwechsels.

## Literatur

Akins EW, Hill JA, Sievers KW (1987) Conti CR. Assessment of left ventricular wall thickness in healed myocardial infarction by magnetic resonance imaging. Am J Cardiol 59: 24–28

Baer FM, Smolarz K, Jungehülsing M et al. (1992) Chronic myocardial infarction: assessment of morphology, function, and perfusion by gradient echo magnetic resonance imaging and 99mTc-methoxyisobutyl-isonitrile SPECT. Am Heart J 123: 636–645

Baer FM, Theissen P, Schneider CA et al. (1998) Dobutamine magnetic resonance imaging predicts contractile recovery of chronically dysfunctional myocardium after successful revascularization. J Am Coll Cardiol 31: 1040–1048

Baer FM, Voth E, Schneider CA et al. (1995) Comparison of low-dose dobutamine-gradient-echo magnetic resonance imaging and positron emission tomography with [18F-fluorodeoxyglucose in patients with chronic coronary artery disease. A functional and morphological approach to the detection of residual myocardial viability. Circulation 91: 1006–1015

Bonow RO, Dilsizian V, Cuocolo A, Bacharach SL (1991) Myocardial viability in patients wich chronic coronary artery disease and left ventricular dysfunction: Thallium-201 reinjection vs. 18F-fluorodeoxyglucose. Circulation 83: 26–37

Bücker A, Adam G, Neuerburg JM et al. (1998) Echtzeit-MR mit radialer k-Raumabtastung zur Überwachung angiographischer Interventionen. Fortschr Röntgenstr 169/5: 542–546

Camacho SA, Lanzer P, Toy BJ et al. (1988) In vivo alterations of high-energy phosphates and intracellular pH during reversible ischemia in pigs: a 31P magnetic resonance spectroscopy study. Am Heart J 116: 701–708

Chien D, Edelman R (1992) Fast magnetic resonance imaging. In: Higgins CB, Hricak H, Helms CA (eds) MRI of the body. Raven, New York, pp 175–198

Gomes AS, Lois JF, Williams RG (1990) Pulmonary arteries: MR imaging in patients with congenital obstruction of the right ventricular outflow tract. Radiology 74: 51–57

Higgins CB, Sakuma H (1996) Heart disease: Functional evaluation with MR imaging. Radiology 199: 307–315

Manning WJ, Li W, Boyle NG, Edelman RR (1993) Fat-suppressed breath-hold magnetic resonance coronary angiography. Circulation 87: 94–104

Nienaber CA, Kodolitsch Y von, Nicolas V et al. (1993) The diagnosis of thoracic aortic dissection by noninvasive imaging procedures. N Engl J Med 328: 1–9

Rebergen SA, van der Wall EE, Doornbos J, de Roos A (1993) Magnetic resonance measurement of velocity and flow: technique, validation, and cardiovascular applications. Am Heart J 126: 1439–1456

Schmidt M, Theissen P, Crnac J et al. (1999) Klinischer Nutzen der Magnetresonanztomographie zur Darstellung von Koronarstenosen – ein Vergleich mit der Koronarangiographie und der Myokardszintigraphie. DMW (im Druck)

Sechtem U, Tscholakoff D, Higgins CB (1986) MRI of the abnormal pericardium. AJR 147: 245–256

Semelka RC, Shoenut JP, Wilson ME, Pellech AE, Patton JN (1992) Cardiac masses: Signal intensity features on spin-echo, gradient-echo, gadolinium-enhanced spin-echo, and turboflash images. JMRI 2: 415–420

Semelka RC, Tomei E, Wagner S et al. (1990) Interstudy reproducibility of dimensional and functional measurements between cine magnetic resonance studies in the morphologically abnormal left ventricle. Am Heart J 119: 1367–1373

Shellock FG (1992) MRI biologic effects and safety considerations. In: Higgins CB, Hricak H, Helms CA (eds) MRI of the body. Raven, New York, pp 233–265

Theissen P (1997) MRI in cardiovascular diseases with indications for contrast media. Imaging Decisions MRI 1: 2–14

Theissen P, Sechtem U, Langkamp S et al. (1989) Nichtinvasive Beurteilung aortokoronarer Venenbrücken mit Kernspintomographie. Nuklearmedizin 28: 234–242

Van Rossum AC, Visser FC, Van Eenige MJ et al. (1990) Value of gadolinium-diethylene-triamine pentaacetic acid dynamics in magnetic resonance imaging of acute myocardial infarction with occluded and reperfused coronary arteries after thrombolysis. Am J Cardiol 65: 845–851

White RD, Holt WW, Cheitlin MD et al. (1988) Estimation of the functional and anatomic extent of myocardial infarction using magnetic resonance imaging. Am Heart J 115: 740–748

Yabe T, Mitsunami K, Inubushi T, Kinoshita M (1995) Quantitative measurements of cardiac phosphorus metabolites in coronary artery disease by 31P magnetic resonance spectroscopy. Circulation 92: 15–23

# Kapitel 10

# Nuklearmedizinische Untersuchungsmethoden

10

H. Schicha, E. Voth



Nuklearmedizin beinhaltet regional differenzierende Funktionsdiagnostik auf nichtinvasive Weise. Hiermit wird ausgenutzt, daß die Bioverteilung radioaktiv markierter Tracer oder Pharmaka durch Messung ihrer gewebsdurchdringenden γ-Strahlung von außen registriert werden kann. Konkret bedeutet dies, daß z. B. der Fettsäurestoffwechsel (mit $^{123}$I-markierten Fettsäuren), der Glukosestoffwechsel (mit $^{18}$F-Fluorodesoxyglukose) oder die Mikrozirkulation (z. B. mit $^{201}$Tl-Chlorid oder mit $^{99m}$Tc-Methoxy-isobutylisonitril) regional differenziert in verschiedenen Myokardabschnitten durch nichtinvasive Messung von außen erfaßt werden kann.

## 10.1 Prinzipien

Veränderungen des Metabolismus oder der Mikrozirkulation gehen mit krankhaften Veränderungen der Morphologie, z. B. der Koronararterien, der Ventrikelwanddicke oder der Kontraktion, nicht immer parallel. Die Ursachen hierfür sind vielfältig und betreffen einerseits methodische Einschränkungen der Untersuchungsmethode, die als „goldener Standard" für die koronare Herzkrankheit angesehen wird, die Koronarangiographie. Andererseits sind z. B. Kollateralen zu berücksichtigen, die trotz hochgradiger Koronarstenosen zu einem normalen Verteilungsmuster der Mikrozirkulation führen können.

Schließlich aber können Einschränkungen von Perfusions- und Stoffwechselreserve auftreten, ohne daß morphologisch wesentliche Veränderungen am Herzen festzustellen sind. Andererseits ist z. B. die durch bildgebende Verfahren festgestellte Akinesie einer Ventrikelwand nach Infarkt nicht beweisend für eine Narbe bzw. für eine fehlende Vitalität dieses Wandabschnittes, wie man mit geeigneten nuklearmedizinischen Verfahren nachweisen kann (z. B. $^{18}$F-FDG mit PET).

Hieraus wird klar, daß die Ergebnisse nuklearmedizinischer Funktionsdiagnostik komplementär zu den morphologisch orientierten, bildgebenden Verfahren zu bewerten sind. Sofern methodische Fehler oder Fehlinterpretationen sowohl beim bildgebenden Verfahren (z. B. Koronarangiographie) als auch beim funktionsorientierten nuklearmedizinischen Verfahren (z. B. Myokardszintigraphie) auszuschließen sind, haben diskrepante Befunde eine biologisch-medizinische Bedeutung.

Die Bedeutung übereinstimmender und diskrepanter Befunde richtig einzuschätzen, beinhaltet die richtige und kritische Anwendung nuklearmedizinischer Verfahren in der Kardiologie. Hierbei ist selbstverständlich eine Kooperation von Kardiologen und Nuklearmedizinern erforderlich, wobei beide Partner grundlegende Kenntnisse über Prinzipien, Aussagefähigkeit und Einschränkungen sowie Fehlermöglichkeiten der jeweiligen Verfahren kennen sollten.

Ein wesentlicher Vorteil aller nuklearmedizinischen Verfahren (z. B. Gehirn, Myokard, Schilddrüse, Niere) ist, daß physiologische und pharmakologische Belastungsstudien regelhaft durchführbar und auswertbar sind. Dies ist für Parameter der Organfunktion von besonderer Bedeutung, da sich krankhafte Veränderungen bei Erkrankungen der unterschiedlichen Organe im Frühstadium erst bei Belastungstests zeigen (Einschränkung der Perfusionsreserve, der Stoffwechselreserve, der Funktions- bzw. Leistungsreserve).

Nuklearmedizinische Herzdiagnostik betrifft eine große Palette unterschiedlicher Verfahren. Viele Verfahren wurden inauguriert, konnten sich in der Routinediagnostik aber nicht durchsetzen. Andere Verfahren sind überwiegend für grundlegende oder klinisch-wissenschaftliche Fragestellungen interessant. Auf sie soll hier nicht eingegangen werden.

Im folgenden soll auf die in Praxis und Klinik mehr oder weniger allgemein verfügbaren nuklearmedizinischen Untersuchungsverfahren von klinischer Relevanz in der Kardiologie eingegangen werden, wobei wegen der zunehmenden Verbreitung der Positronen-Emissions-Tomographie (Schwaiger et al. 1996) auch diese berücksichtigt werden soll. Übersichten zur nuklearmedizinischen Herzdiagnostik finden sich bei Büll et al. 1996, Hör et al. 1997 sowie Schicha u. Schober 2000.

## 10.2 Geräte

### 10.2.1 Gammakamera

Das Standardgerät zur gleichzeitigen Registrierung der räumlichen und zeitlichen Aktivitätsverteilung im Körper ist die Gammakamera (Abb. 10-1). Bei der „planaren" Aufnahmetechnik werden Szintigramme in verschiedenen Sichten aufgenommen. Typische Akquisitionssichten für die Herzdiagnostik sind z. B. die anteriore, LAO 45°, ggf. LAO 70° und links-laterale Sicht. Typische Akquisitionszeiten pro Sicht sind 5–10 min. Während dieser Zeit muß der Patient ruhig unter der Gammakamera liegen.

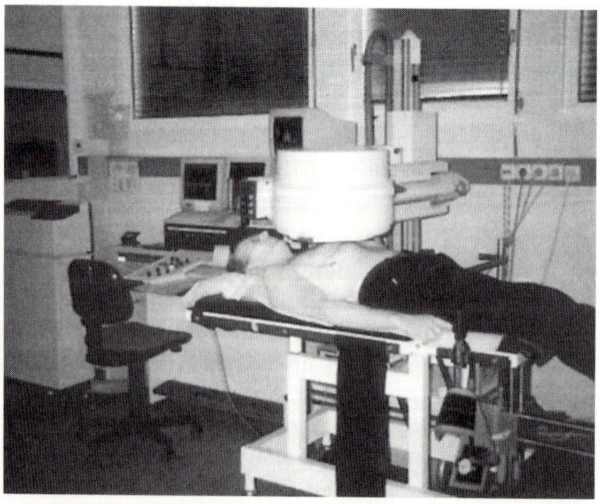

Abb. 10-1. Kleinfeld-Gammakamera mit Rechner zur Radionuklidventrikulographie (RNV)

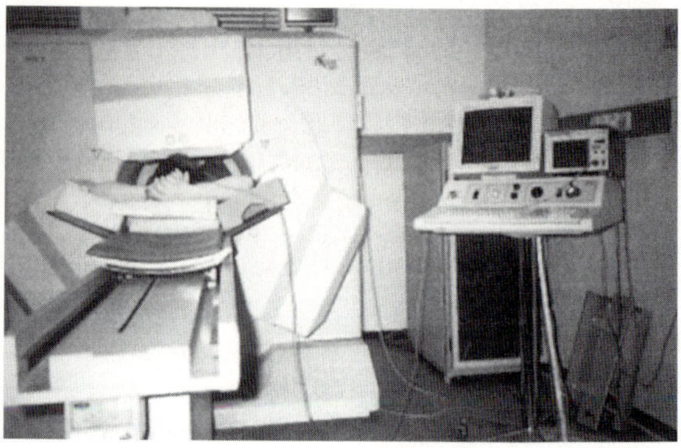

Abb. 10-2. 3-Kopf-SPECT-Gammakamera

### 10.2.2 Single-Photonen-Emissions-Computertomographie (SPECT oder SPET)

Seit etwa 10–15 Jahren werden auch in der konventionellen Nuklearmedizin (Verwendung von γ-Strahlern) tomographische Verfahren eingesetzt. Inzwischen ist bei praktisch allen Untersuchungsmethoden, die die Abbildung des linksventrikulären Myokards zum Ziel haben (Perfusion, Stoffwechsel, Rezeptoren, Antikörper), die tomographische Untersuchungstechnik „state of the art".

Die planare Aufnahme wird hier allenfalls als zusätzliche „Übersichtsaufnahme" akzeptiert, reicht aber wegen der schlechteren Auflösung und insbesondere wegen der Überlagerung der einzelnen Abschnitte des Myokards nicht aus.

Die Tomographie mit konventionellen γ-Strahlern (Single-Photonen-Emissions-Computertomographie: SPECT oder SPET) ist auf einem hohen technischen Stand. Inzwischen werden Mehrkopf-Systeme mit zwei oder 3 Kamerameßköpfen (Abb. 10-2) eingesetzt oder Ringsysteme mit zahlreichen Detektoren. Durch Rotation um den zu untersuchenden Patienten werden Szintigramme aus allen Blickwinkeln angefertigt (typischerweise in 3- bis 6°-Schritten).

Aus den akquirierten Datensätzen werden dann über verschiedene mögliche Rekonstruktionsverfahren dreidimensionale Bilder bzw. tomographische Schnitte in beliebigen Schnittrichtungen angefertigt. Zusätzlich kann hierbei eine EKG-Triggerung erfolgen, was die Auflösung (enddiastolische und endsystolische Bilder) verbessert.

### 10.2.3 Positronen-Emissions-Tomographie (PET)

Bei der Positronen-Emissions-Tomographie (PET; Abb. 10-3) werden nicht konventionelle, Einzelphotonen emittierende Strahler benutzt (wie $^{99m}$Tc oder $^{201}$Tl), son-

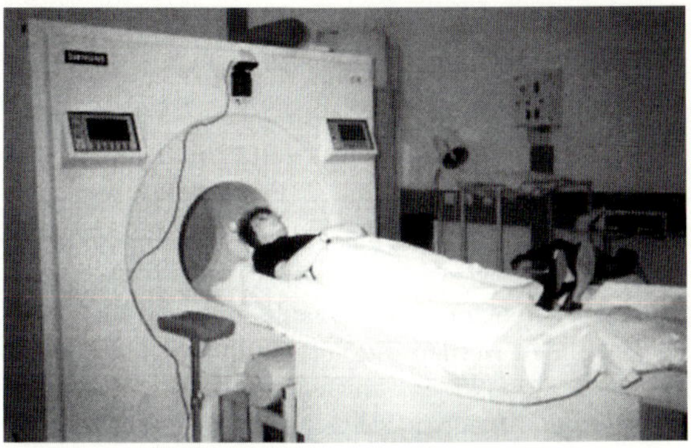

**Abb. 10-3.** PET-Scanner (Klinik für Neurologie und Max-Planck-Institut für Neurologische Forschung, Direktor: Prof. Dr. W.D. Heiß)

dern Positronenstrahler. Positronen rekombinieren innerhalb kurzer Zeit mit jeweils einem Elektron unter Aussendung von zwei γ-Quanten mit einer Energie von 511 keV (Vernichtungsstrahlung), die in entgegengesetzter Richtung (Winkel 180°) gleichzeitig emittiert werden.

Durch Registrierung beider Quanten unter Berücksichtigung der zeitlichen Koinzidenz gelingt die Ortsbestimmung und eine Rekonstruktion von Tomogrammen. Derartige PET-Scanner bestehen typischerweise aus einem oder mehreren Ringsystemen, die entweder stationär oder rotierend den zu untersuchenden Körperbereich erfassen.

## 10.2.4 Eigenschaften von SPECT und PET

Vorteile und Nachteile der Positronen-Emissions-Tomographie gehen aus Tabelle 10-1 hervor. Da die PET eine Quantifizierung von Perfusion oder metabolischer Umsätze bei hoher räumlicher Auflösung und ohne wesentliche Schwächungsartefakte zuläßt, wird PET allgemein als goldener Standard im Vergleich unterschiedlicher nuklearmedizinischer Methoden angesehen. PET ist allerdings noch nicht allgemein verbreitet. PET-Scanner stehen in der Bundesrepublik zur Zeit an etwa 50 Standorten zur Verfügung.

Eine kostengünstige Alternative zu einem echten PET-Scanner bietet eine koinzidenzfähige Mehrkopf-Gammakamera. Vorteil eines solchen Systems ist neben den niedrigeren Anschaffungskosten die universelle Verwendbarkeit, da hiermit neben PET-Untersuchungen auch konventionelle Szintigraphien (planar oder SPECT) durchgeführt werden können.

Nachteile ergeben sich aus der im Vergleich zum Ringsystem schlechteren Detektierbarkeit kleiner Läsionen sowie der fehlenden Möglichkeit, Untersuchungen mit hoher zeitlicher Auflösung durchzuführen, z. B. Untersuchungen mit kurzlebigen Positronenstrahlern oder dynamische Untersuchungen zur quantitativen Messung von Perfusion und Stoffwechselprozessen. Inwieweit bzw. bei welchen Fragestellungen koinzidenzfähige Mehrkopf-Gammakameras PET-Ringsysteme ersetzen können, ist derzeit noch Stand der Forschung (Schwaiger u. Ziegler 1997).

### Prozeßrechner

Alle SPECT-Kameras oder PET-Scanner sind mit speziellen, angepaßten Prozeßrechnern verbunden. Moderne Prozeßrechner verfügen über 3D-Rekonstruktionsprogramme und 3D-Darstellungen. Quantitative bzw. semiquantitative Auswerteprogramme verschiedener Organe, so auch des Myokards, sind von den verschiedenen Herstellern in diesen Rechnern implementiert.

Da die Entwicklung dieser Programme aufwendig ist und Änderungen schwierig sind, ist der Nutzer meist auf die vorhandenen Auswerteprogramme angewiesen, und die Möglichkeiten von Modifikationen, die sich aus speziellen Fragestellungen ergeben, sind oft nur gering. Eine absolute Quantifizierung wie mit PET ist mit SPECT noch nicht möglich (Tsui et al. 1998).

### Radionuklidventrikulographie (RNV)

Für die Radionuklidventrikulographie (RNV) ist die planare Akquisitionstechnik nach wie vor ausreichend und auch die angemessene Methode. Bei der RNV erfolgt

**Tabelle 10-1.** Vergleich einiger Eigenschaften der nuklearmedizinischen Untersuchungstechniken SPECT (z. B. $^{201}$Tl, $^{99m}$Tc-MIBI) und PET (z. B. $^{18}$F-FDG)

| Parameter | PET | SPECT |
|---|---|---|
| Auflösung | 5–7 mm (<5 mm, Hirn) | 18–23 mm (<10 mm, Hirn) |
| Effizienz | 1 | 0,1 (bis 1,0) |
| Schwächungskorrektur | Üblich (Transmissionsscan) | Zur Zeit rechnerisch eingeschränkt möglich (homogene Absorptionskoeffizienten) |
| Absolute Quantifizierung | Möglich und z. T. üblich | Nur relativ und eingeschränkt |
| Kinetik | Erfaßbar | Kaum möglich |
| Radiopharmaka | Nahezu beliebig, physiologisch | Begrenzt, unphysiologisch |

die Datenakquisition EKG-getriggert („multiple-gated blood pool akquisition", MUGA). Bei hoher zeitlicher Auflösung ist auch hier bei besonderen Fragestellungen eine tomographische Datenakquisition möglich.

### 10.2.5 Weitere Geräte

Weitere Geräte zur nuklearmedizinischen Herzdiagnostik sind „Sondengeräte" mit einer oder mehreren Meßsonden. Diese kleinen, kompakten und im Gegensatz zu Gammakameras leicht mobilen Geräte werden z. B. auf Intensivstationen eingesetzt, um Funktionsparameter des linken Ventrikels zu erfassen („nuclear stethoscope"; dePuey et al. 1998).

Wegen der Konkurrenz der Echokardiographie haben diese Geräte nur eine begrenzte Verbreitung erlangen können. Sie gestatteten mit geringem Aufwand die kontinuierliche Erfassung von globalen linksventrikulären Funktionsparametern über mehrere Stunden, z. B. bei akut Erkrankten oder während oder nach Interventionen.

## 10.3 Radiopharmaka

Radiopharmaka setzen sich aus einem Radionuklid und einem Funktionsträger zusammen. Das Radionuklid dient aufgrund seiner gewebsdurchdringenden γ-Strahlung durch Messung von außen dem nichtinvasiven Nachweis der Verteilung des Funktionsträgers im Körper, z. B. im Myokard. Der Funktionsträger dient dem Nachweis bzw. der quantitativen regionalen Erfassung von Funktionsprozessen, z. B. der Perfusion oder des Stoffwechsels des Myokards. Hierzu sind geeignete myokardaffine Pharmaka oder Tracer erforderlich.

Tabelle 10-2 gibt einen Überblick über die wichtigsten in der Herzdiagnostik benutzten Radiopharmaka. Längerlebige Radionuklide (z. B. $^{201}$Tl) können wegen der hiermit verbundenen größeren Strahlenexposition nur in geringerer Aktivität appliziert werden, andererseits werden Lagerhaltung und Verfügbarkeit erleichtert.

Kurzlebigere (z. B. $^{123}$I) Radionuklide können in höherer Aktivität bei dennoch niedriger Strahlenexposition appliziert werden, jedoch ergibt sich das Problem einer fehlenden Möglichkeit der Lagerhaltung. Dies bedeutet, daß für jeden Patienten das kurzlebige Radionuklid gezielt bestellt werden muß. Dies macht dann unvorhergesehene Untersuchungen von Notfällen schwierig.

Verbunden werden die Vorteile kürzer- und längerlebiger Radionuklide beim Generatorsystem. Das meist verwendete Radionuklid in der Nuklearmedizin ist $^{99m}$Tc. Das Mutternuklid dieses Generatorsystems, $^{99}$Mo, weist mit 66 h physikalischer Halbwertszeit (HWZ) die erforderliche längere Haltbarkeit für eine Lagerhaltung auf, das regelmäßig eluierte $^{99m}$Tc gestattet bei einer kurzen physikalischen HWZ von nur 6 h die Applikation relativ hoher Aktivitäten (und damit einer guten Impulsausbeute) bei dennoch niedriger Strahlenexposition des Patienten.

$$^{99}\text{Mo}\ \frac{\beta-\text{Strahlung}}{\text{HWZ}=66\text{h}}\ ^{99m}\text{Tc}\ \frac{\gamma-\text{Strahlung}}{\text{HWZ}=6\text{h}}\ ^{99}\text{Ru}$$

Die Verwendung von $^{99m}$Tc erfordert die Markierung der zur Szintigraphie verschiedener Organe eingesetzten Radiopharmaka vor Ort. Hierzu stehen meist fertige „Markierungstrockenkits" zur Verfügung. Je nach Stabilität der Verbindung sind Maßnahmen zur Qualitätskontrolle erforderlich.

Durch Absorption und Streuung der γ-Strahlung kommt es zu einer Schwächung. Diese ist sowohl für die planare Szintigraphie wie auch für SPECT und PET von Bedeutung. Die Halbwertschichtdicken für verschiedene, häufig benutzte Radionuklide für Wasser bzw. Gewebe liegen zwischen 3,6 cm für $^{201}$Tl bis 8,0 cm für die Vernichtungsstrahlung bei Positronenemittern. Da bei PET jedoch beide 511-keV-Quanten nachgewiesen werden müssen, sind Schwächungseffekte trotz der hohen γ-Energie bei PET ausgeprägter als bei SPECT oder der planaren Szintigraphie.

**Tabelle 10-2.** Einige übliche Radiopharmaka zur Herzdiagnostik. Bezüglich der zahlreichen möglichen PET-Radioparmaka sei auf die spezielle Literatur verwiesen, z. B. Münch et al. 1996; Schwaiger et al. 1996

| Nuklid | HWZphys. | Radiopharmakon | Anwendung |
|---|---|---|---|
| $^{99m}$Tc | 6 h | – RBC/-HSA<br>– MIBI/-Tetrofosmin<br>– Phosphonat | Radionuklidventrikulographie<br>Perfusion, Vitalität,<br>Infarkt |
| $^{201}$Tl | 73 h | – Chlorid | Perfusion, Vitalität |
| $^{123}$I | 13 h | – MIBG<br>– Fettsäuren | Adrenerge Innervation<br>Metabolismus |
| $^{111}$In | 67 h | – Antimyosin-AK | Nekrose |
| $^{18}$F | 1,8 h | – FDG | Metabolismus, Vitalität |

*h* Stunden; *RBC* „red blood cells"; *HSA* Humanserumalbumin; *MIBI* Methoxy-isobutyl-isonitril; *MIBG* Metaiodbenzylguanidin; *AK* Antikörper; *FDG* Fluordeoxyglukose; $HWZ_{phys.}$ physikalische Halbwertszeit

## 10.4 Verfahren

### 10.4.1. Radionuklidventrikulographie (RNV)

Bei der RNV wird das Blut radioaktiv markiert, entweder die Erythrozyten (In-vivo- oder In-vitro-Markierung der Eigenerythrozyten) oder das Plasma (Humanserumalbumin). Die Markierung erfolgt meist mit $^{99m}Tc$.

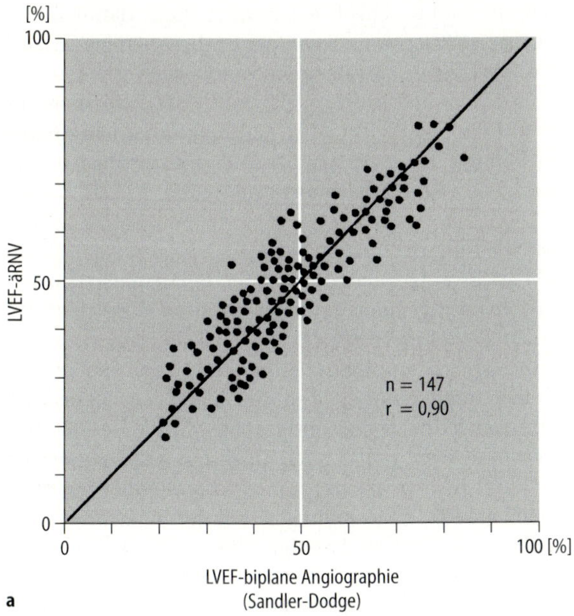


a

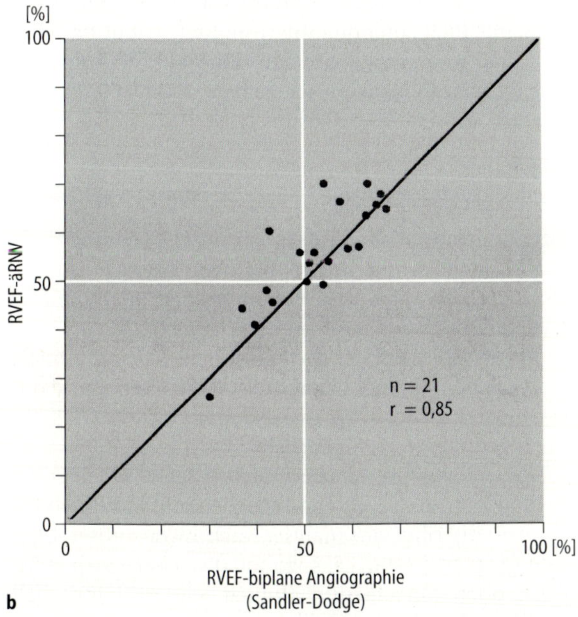


b

**Abb. 10-4 a, b.** Bestimmung der LVEF (**a**) und RVEF (**b**) mit der Radionuklidventrikulographie im Äquilibrium (äRNV = MUGA) und Vergleich mit der biplanen Angiokardiographie. (Aus Schicha et al. 1987)

Die Untersuchung basiert auf der dynamischen Sichtbarmachung der Blutpools der Ventrikel, ähnlich wie bei der Cineventrikulographie. Die Akquisition erfolgt EKG-getriggert mit einer Auflösung von 16–50 Szintigrammen pro Herzzyklus.

Dabei werden verschiedene Akquisitionsverfahren unterschieden: z. B. Frame-mode oder List-mode sowie eine Akquisition in der ersten Tracerpassage (First-pass-RNV) oder im Steady state (Äquilibrium-RNV; dePuey et al. 1998).

Die Akquisitionsdauer bei der First-pass-RNV dauert nur 30 s, die bei der Äquilibrium-RNV 3–10 min.

Bei der Äquilibrium-RNV besteht der Vorteil, daß nach Markierung des Blutes beliebig viele Messungen innerhalb einiger Stunden vorgenommen werden können. Dies betrifft z. B. die Registrierung bei stufenweiser und maximaler Belastung und nach Interventionen.

Folgende Parameter können mit der RNV gemessen werden:

- enddiastolisches Volumen,
- endsystolisches Volumen,
- Schlagvolumen und Herzzeitvolumen,
- Ejektionsfraktion,
- Regurgitations- und Shuntfraktion (etwa ab 10%),
- regionale Motilität (quantitativ),
- systolische und diastolische Zeit-Volumen-Parameter.

Entsprechend dem Akquisitionsmodus handelt es sich hierbei um gemittelte Werte über 5 bis mehrere hundert Herzzyklen. Die Parameter können meist ohne Probleme in Ruhe und bei oder nach Belastung für den linken Ventrikel erhalten werden. Die Auswertung für den rechten Ventrikel ist dagegen schwieriger (Abb. 10-4).

Vorteil der RNV gegenüber der Echokardiographie ist die Untersucherunabhängigkeit, damit die geringe Observer-Variabilität, die bessere Möglichkeit der Quantifizierung und Automatisierung der Auswertung und damit bessere Reproduzierbarkeit insbesondere bei quantitativen Therapie- und Verlaufsstudien sowie regelmäßig auswertbare Ergebnisse auch bei Belastung. Mobile Untersuchungsgeräte („nuclear stethoscope") machen einen auch flexiblen Einsatz auf Intensivstationen möglich.

### 10.4.2 Myokardszintigraphie mit Thallium

Die Myokardszintigraphie mit $^{201}Tl$ beruht auf der Tatsache, daß der Organismus das $Tl^{+}$-Ion mit dem $K^{+}$-Ion verwechselt. Nach intravenöser Injektion reichern sich etwa 5–6% im Myokard überwiegend über das Na-K-ATPase-System an. Die Extraktionsrate in Ruhe liegt bei 80%, bei Belastung etwa bei 60%.

Dies bedeutet, daß die Tl-Anreicherung bei Belastung nicht im gleichen Maße wie die Koronarperfusion ansteigt. Wegen seiner größeren Muskelmasse wird vorzugsweise der linke Ventrikel dargestellt. Der rechte Ventrikel ist bei Belastung schwach sichtbar, in Ruhe dagegen kaum. Eine deutliche Darstellung des rechten Ventrikels ist Hinweis auf eine rechtsventrikuläre Hypertrophie. Eine erhöhte Lungenaktivität nach Belastung ist ein Zeichen für eine Linksherzinsuffizienz mit Lungenstauung.

### Redistribution

Charakteristisch für die Tl-Myokardszintigraphie ist das „Rückverteilungsphänomen" (Redistribution). Dies bedeutet, daß nach einer Belastungsuntersuchung während der anschließenden Ruhepause von 3–4 h $^{201}$Tl vom Myokard in andere Organe wie Muskulatur und Magendarmkanal gelangt, und sich später entsprechend der „Ruhedurchblutung" des Myokards und seiner Muskelmasse erneut ein Gleichgewicht der Aktivitätsverteilung im Myokard einstellt.

Dies macht man sich beim Untersuchungsprotokoll in der Weise zunutze, daß der Patient mit einer einzigen Injektion von $^{201}$Tl-Chlorid (74 MBq = 2 mCi) ohne erneute Tl-Injektion nach einer 3- oder 4stündigen Wartezeit (die abhängig vom Protokoll genau eingehalten werden muß) erneut in Ruhe szintigraphiert wird. Diese „Redistributionsszintigraphie" weist aber im Vergleich zu einer wahren „Ruheszintigraphie" Nachteile auf. Bei prolongierter Ischämie kann nach 3 oder 4 h noch eine $^{201}$Tl-Minderspeicherung bestehen, die nicht auf einen narbigen Defekt zurückzuführen ist.

### Redistributionsanalyse

Der Vorteil der Redistributionsanalyse bei der Thallium-Myokardszintigraphie ist die Möglichkeit einer quantitativen bzw. semiquantitativen Analyse des „Wash-out-Verhaltens" bzw. der „Redistribution". Dies bedeutet, daß unabhängig von visuell erkennbaren Perfusionsdefekten ein unmittelbarer Impulsratenvergleich von Belastungs- und Redistributionsszintigramm möglich ist. Dieser gestattet es, globale Ischämien des linksventrikulären Myokards zu erkennen, wenn visuell keine oder nur geringfügige Speicherminderungen zu erkennen sind.

Durch die quantitative Redistributionsanalyse kann das Vorliegen einer Ischämie zusätzlich untermauert und damit die Diagnose sicherer gemacht werden. In anderen Fällen ist das durch Redistributionsanalyse nachgewiesene ischämische Areal größer als im Bild (Szintigramm).

Die Möglichkeit der quantitativen Redistributionsanalyse mit unmittelbarem regional differenzierendem Vergleich der Aktivitätsaufnahme des Myokards nach Belastung und später nach Redistribution ist bei der neuerdings vermehrt eingesetzten Myokardszintigraphie mit $^{99m}$Tc-markierten Radiopharmaka aufgrund der fehlenden Redistribution nicht gegeben.

Die Myokardszintigraphie erfolgt grundsätzlich am nüchternen Patienten, sowohl nach Belastung als auch nach Redistribution. Auch eine kleine Zwischenmahlzeit sollte, soweit klinisch vertretbar, nicht erlaubt werden. Dies kann zu einer vermehrten Aktivitätsanreicherung in Leber und Magendarmkanal führen, was mit Überlagerungen der Hinterwand, einer verminderten Aktivitätsaufnahme des Myokards sowie Störungen der Tl-Redistribution verbunden ist.

### Halbwertszeit

Da $^{201}$Tl kein Generatornuklid ist, muß es von Fall zu Fall bestellt werden. Die physikalische HWZ beträgt 73 h, die biologische HWZ etwa 10 Tage, damit die effektive HWZ etwa 2,3 Tage. Wegen dieser langen effektiven HWZ ist die Strahlenexposition des Patienten relativ hoch, weshalb, im Vergleich mit $^{99m}$Tc, eine nur geringe Aktivität appliziert wird. Man war daher von Anfang an bemüht, einen Ersatz für $^{201}$Tl auf der Basis $^{99m}$Tc-markierter Radiopharmaka zu erhalten.

### Durchführung der Untersuchung

Soll nicht eine Belastungs- oder Belastungs-/Redistributionsszintigraphie erfolgen, sondern eine reine Ruheszintigraphie, so erfolgt die Injektion am sitzenden Patienten (reduzierte Leberdurchblutung) und die Untersuchung beginnt etwa 30 min später. Gegebenenfalls kann auch die Ruheszintigraphie durch Redistributionsaufnahmen 3–4 h nach Injektion ergänzt werden, z. B. zum Nachweis einer Ruhe-Ischämie oder bei speziellen Vitalitätsfragestellungen. Bei der Belastungsuntersuchung beginnt die Szintigraphie etwa 8–10 min nach Injektion, wobei die Injektion von $^{201}$Tl 1–2 min vor dem voraussichtlichen Belastungsende erfolgt.

Die Tl-Myokardszintigraphie wird heute mit SPECT einschließlich einer quantitativen Redistributionsanalyse (Abb. 10-6) vorgenommen. Eine SPECT-Aufnahme dauert etwa 30 min.

## 10.4.3
## Myokardszintigraphie mit $^{99m}$Tc-markierten Radiopharmaka

Vor gut 10 Jahren wurde als Ersatz für $^{201}$Tl das mit $^{99m}$Tc-markierbare myokardaffine Methoxy-isobutyl-isonitril (MIBI), später auch das $^{99m}$Tc-Tetrofosmin, in die Myokarddiagnostik eingeführt.

Von Vorteil bei $^{99m}$Tc-markierten Radiopharmaka sind die höheren applizierbaren Aktivitäten und damit die bessere Bildqualität insbesondere bei SPECT sowie die regelmäßige Verfügbarkeit.

Von Nachteil ist aufgrund der weitgehend fehlenden Redistribution die fehlende Möglichkeit einer quantitativen Redistributionsanalyse. Nach intravenöser Injektion (200–700 MBq, ca. 5–20 mCi) reichern sich $^{99m}$Tc-MIBI oder -Tetrofosmin ähnlich wie $^{201}$Tl innerhalb weniger Minuten im Myokard an, mit 2–4% der applizierten Aktivität jedoch etwas weniger. Im Gegensatz zu $^{201}$Tl kommt es aber praktisch nicht zu einer Rückverteilung, sondern die Aktivitätsverteilung im Myokard

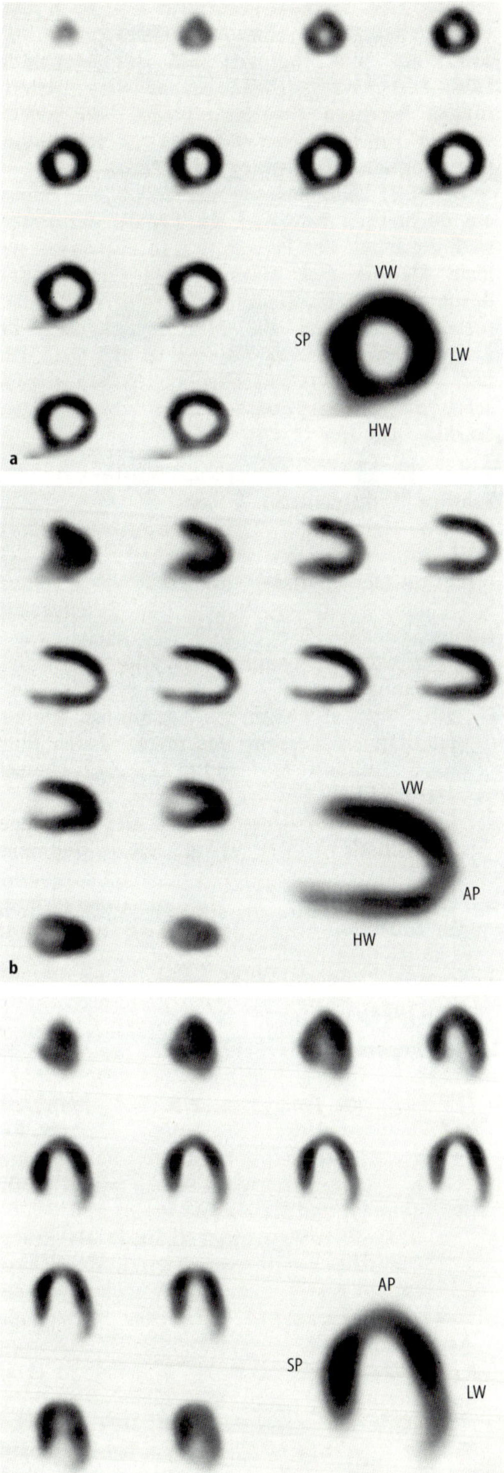


**Abb. 10-5 a–c.** Myokard-SPECT mit $^{99m}$Tc-MIBI. Normalbefund mit Dipyridamolbelastung und Injektion von 400 MBq $^{99m}$Tc-MIBI. **a** Kurzachsenschnitte, **b** vertikale Langachsenschnitte, **c** horizontale Langachsenschnitte. *VW* Vorderwand; *HW* Hinterwand; *SP* Septum; *LW* Lateralwand; *AP* Spitze. Bei einem Normalbefund sind Belastungs- und Ruheszintigramm hinsichtlich der Aktivitätsverteilung praktisch identisch

verbleibt nahezu unverändert über mehrere Stunden. Daher ist hier, anders als bei $^{201}$Tl, eine kombinierte Belastungs-Redistributions-(Ruhe-)Untersuchung mit einer einzigen Injektion des Radiopharmakons nicht möglich.

Andererseits können aus diesem Grunde, im Gegensatz zu $^{201}$Tl, unterschiedliche Untersuchungsprotokolle benutzt werden. Ein allgemein akzeptiertes Standard-Protokoll existiert nicht.

### Durchführung der Untersuchung

Da Ruhe- und Belastungsuntersuchung nach separaten Injektionen durchgeführt werden, können sie auch in beliebiger Reihenfolge erfolgen. Sollen Ruhe- und Belastungs-Szintigraphie an einem Tag innerhalb weniger Stunden vorgenommen werden, so staffelt man die Aktivität (z. B. erste Untersuchung 300 MBq und zweite Untersuchung 900 MBq). Ansonsten ist ein Zwei- oder Mehrtageprotokoll zweckmäßiger, wenn das Ergebnis nicht innerhalb eines Tages vorliegen muß.

Die Untersuchung wird wie bei $^{201}$Tl am nüchternen Patienten durchgeführt. Die Injektion erfolgt wegen der etwas geringeren Extratraktionsrate 2–3 min vor dem voraussichtlichen Belastungsende. Die Szintigraphie wird 1–2 h später vorgenommen, wobei sich aber auch bei nüchternen Patienten häufig Probleme mit überlagernder Magendarmaktivität (Ausscheidung über die Gallenblase) ergeben. Man versucht, dies zu beschleunigen, indem der Patient 15–30 min vor der Szintigraphie eine fettreiche Mahlzeit erhält (Eigelb, Sahne, Schokolade). Die SPECT-Aufnahme dauert etwa 20–30 min (Abb. 10-5).

### Auswertung

Eine „quantitative“ Auswertung ist in der Weise möglich, daß die Impulsraten verschiedener Myokardabschnitte miteinander verglichen werden (z. B. Maximum 100%). Ähnlich wie beim $^{201}$Tl bedeuten Abweichungen nach unten um 20% eine Minderung von Perfusion oder Muskelmasse und eine starke Verringerung um mehr als 50% eine Narbe. Ein quantitativer Vergleich der Impulsraten zwischen Belastungs- und Ruheuntersuchung wie beim $^{201}$Tl im Sinne einer quantitativen Redistributionsanalyse ist aber nicht möglich.

## 10.4.4 Myokardszintigraphie mit Glukose und PET

Die Möglichkeiten, unterschiedliche physiologische Marker (O-15, C-11, N-13) mit verschiedenen für Physiologie und Pathophysiologie des Myokards relevanten Metaboliten zu markieren, sind sehr vielfältig. Im folgenden soll lediglich auf die klinisch relevante und etablierte Methode der PET-Untersuchung des Myokards mit $^{18}$F-Fluorodesoxyglukose ($^{18}$F-FDG) eingegangen werden, da sie sich in der Routine bereits durchgesetzt hat, wo PET möglich ist.

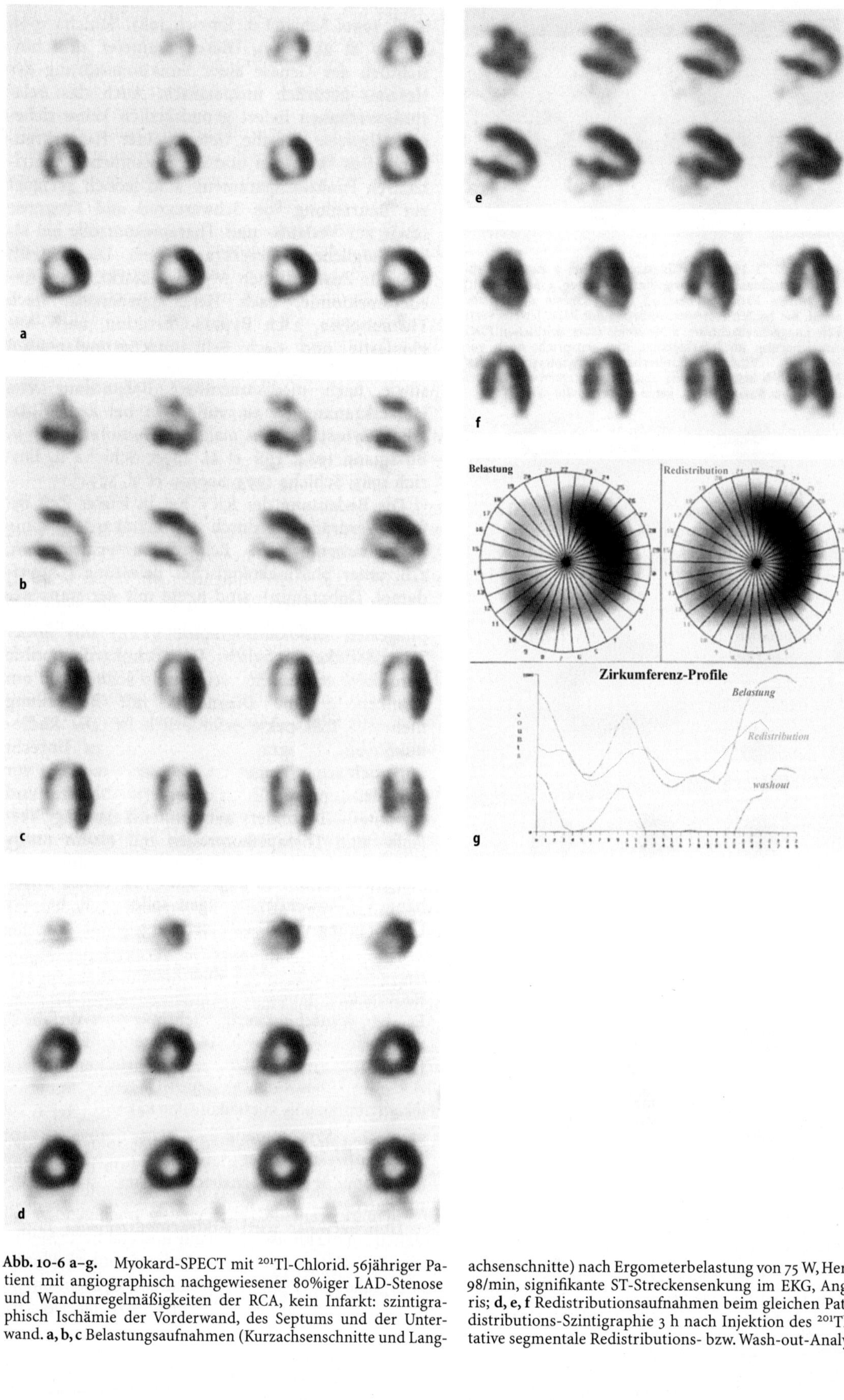


**Abb. 10-6 a–g.** Myokard-SPECT mit $^{201}$Tl-Chlorid. 56jähriger Patient mit angiographisch nachgewiesener 80%iger LAD-Stenose und Wandunregelmäßigkeiten der RCA, kein Infarkt: szintigraphisch Ischämie der Vorderwand, des Septums und der Unterwand. **a, b, c** Belastungsaufnahmen (Kurzachsenschnitte und Langachsenschnitte) nach Ergometerbelastung von 75 W, Herzfrequenz 98/min, signifikante ST-Streckensenkung im EKG, Angina pectoris; **d, e, f** Redistributionsaufnahmen beim gleichen Patienten, Redistributions-Szintigraphie 3 h nach Injektion des $^{201}$Tl; **g** quantitative segmentale Redistributions- bzw. Wash-out-Analyse

### Vitalitätsnachweis

$^{18}$F-Fluorodesoxyglukose wird wie Glukose von den Zellen aufgenommen und phosphoryliert, im Gegensatz zur Glukose wird aber die phosphorylierte Fluorodesoxyglukose nicht weiter metabolisiert (Gropler 1994). Ganz im Vordergrund der Myokard-PET mit FDG steht der Vitalitätsnachweis. Diese Methode gilt als „golden standard", wenn es um den Nachweis von Narbe bzw. Restvitalität geht. Als Nachweisgrenze für eine noch relevante Vitalität gilt eine Aktivitätsaufnahme von mehr als 50%, bezogen auf das Maximum (Abb. 10-7).

Weitergehende quantitative Auswertungen betreffen Umsatzmessungen, die jedoch weniger von klinischer Relevanz als von pathophysiologischer Bedeutung sind (3-Kompartment-Modell, Patlak-Plot).

### Insulinstimulation

Die FDG-PET des Myokards wird heute überwiegend unter Insulinstimulation (endogen oder exogen) durchgeführt. Insulin führt zu einer Steigerung des Glukosestoffwechsels bzw. der FDG-Anreicherung im Myokard. Während bei niedrigen Insulinspiegeln bevorzugt ischämisches Myokard FDG speichert, kommt es unter Insulinstimulation zur Darstellung des gesamten vitalen Myokards, was die Lokalisation pathologischer Befunde erleichtert. Zur Vorbereitung einer FDG-PET erhält der Patient 1 h vor Untersuchungsbeginn 50 g in Flüssigkeit gelöste Glukose oral. Falls postprandial hohe Serumglukosespiegel auftreten (Diabetiker), kann durch i.v.-Injektion von Insulin der myokardiale Glukosestoffwechsel und damit die FDG-Anreicherung gesteigert werden.

Alternativ kann auch die Insulin-Glukose-Clamp-Technik mit Infusion von Insulin und Glukose angewandt werden (Gropler 1994). Die PET-Untersuchung einschließlich Transmissions-Scan zur Schwächungskorrektur dauert etwa 60 min.

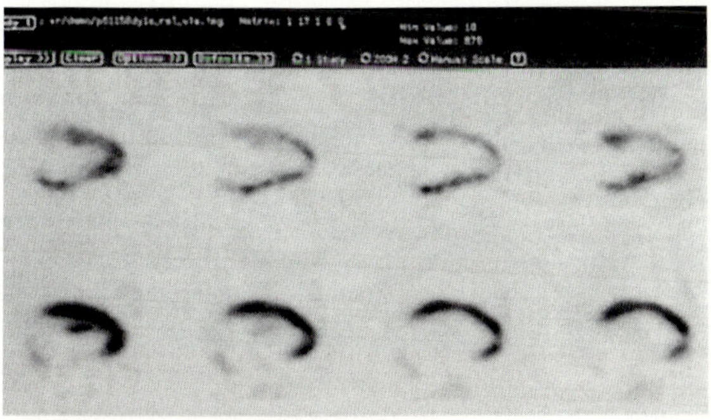

**Abb. 10-7.** $^{18}$F-FDG-PET-Untersuchung bei zwei Patienten mit durchgemachtem Hinterwandinfarkt (über 3 Monate alt). Bei beiden Patienten bestand eine Akinesie der Hinterwand. Bei beiden Patienten Abbruch der RCA. Jeweils vertikale Langachsenschnitte. *Oben:* Nachweis einer deutlichen FDG-Anreicherung im Infarktgebiet, dies entspricht noch vorhandener Vitalität („hibernating" = „winterschlafendes" Myokard). *Unten:* kein Nachweis einer signifikanten FDG-Anreicherung im Infarktgebiet, keine Restvitalität

### 10.4.5 Sonstige Myokarduntersuchungen

Weitere Untersuchungen mit Positronenemittern oder konventionellen $\gamma$-Strahlern haben sich bisher in der Routinediagnostik nicht etabliert. Sie können an dieser Stelle auch nicht alle aufgezählt werden.

Unter den Positronenemittern können beispielhaft genannt werden (Geltman 1994; Melin et al. 1994; Münch et al. 1996; Schwaiger et al. 1996):

- N-13-Ammoniak, O-15 Wasser, Rb-82, Rb-81, alle zur quantitativen Messung des myokardialen Blutflusses (ml/min/100 g Gewebe) sowie der Flußreserve. Diese Untersuchung wird an einigen PET-Zentren als Routinemethode durchgeführt (meist mit N-13-Ammoniak);
- C-11-Palmitat oder F-18-markierte Fettsäuren zur Untersuchung des Fettsäurestoffwechsels;
- C-11-Acetat zur Untersuchung des aeroben Stoffwechsels, damit der Vitalität, sowie des Blutflusses;
- O-15-Sauerstoff zur Untersuchung des Sauerstoff-Metabolismus;
- C-11-Norepinephrin als Neurotransmitter;
- rezeptoraffine Substanzen, z. B. C-11-CGP 12177 zur Untersuchung der $\beta$-Rezeptoren.

Unter konventionellen Radionukliden sind zu nennen (DePuey et al. 1998; Münch et al. 1996):

- $^{123}$I-markierte Fettsäuren, z. B. Iodophenylpentadekansäure, $\beta$-methylphenylpentadekansäure zur Untersuchung des Fettsäurestoffwechsels. Anwendung bei/nach Infarkt, Reperfusion, Ischämie, Kardiomyopathien u. a.;
- $^{123}$I-Metaiodbenzylguanidin (MIBG) als Tracer des sympathischen Nervensystems. Abweichungen wurden gefunden bei Kardiomyopathie, koronarer Herzkrankheit, arterieller Hypertonie, Arrhythmie und Schilddrüsenfunktionsstörungen;
- $^{111}$In-markierte Antimyosin-Antikörper bei der Infarkt- und Myokarditisdiagnostik sowie zur Feststellung einer Abstoßung nach Herztransplantation;
- $^{99m}$Tc-Phosphonate (sonst benutzt zur Skelettszintigraphie), um akute Infarkte nachzuweisen. Verschiedene Schwächen der Methode (Latenz bis zum positiven Nachweis, geringe Spezifität u. a.) haben dazu geführt, daß sich diese Methode zumindest in Europa nicht verbreiten konnte.

Zahlreiche weitere Radiopharmaka wurden in der nuklearmedizinischen Herzdiagnostik eingesetzt. Beliebig viele Substanzen sind denkbar, die, markiert mit unterschiedlichen Radionukliden, Aufschluß geben können über Perfusion bzw. Mikrozirkulation, Vitalität, verschiedene Stoffwechselprozesse, Nekrosen und Entzündungen des Myokards sowie über das Verhalten unterschiedlicher Rezeptoren. Eine größere klinische Bedeutung haben die unter Abschn. 10.4.5 genannten Verfahren bisher nicht erlangt.

## 10.5 Klinische Fragestellungen

### 10.5.1 Funktionsdiagnostik des rechten und linken Ventrikels

Mit Hilfe der First-pass- oder Äquilibrium-RNV lassen sich volumenabgeleitete Parameter und die regionale Wandfunktion insbesondere des linken Ventrikels, mit Einschränkung auch des rechten Ventrikels, erfassen (DePuey et al. 1998; Schicha et al. 1987). Diese Parameter sind hinsichtlich der Genese einer Funktionsstörung des Herzens natürlich unspezifisch. Auch das Belastungsverhalten liefert grundsätzliche keine sicheren Hinweise auf die Genese einer Herzerkrankung.

Das Verfahren und die gewonnenen ventrikulären Funktionsparameter sind jedoch geeignet zur Beurteilung von Schweregrad und Prognose sowie zur Verlaufs- und Therapiekontrolle bei allen möglichen Herzerkrankungen. Dies trifft z. B. für Zustand nach Myokardinfarkt, nach Aneurysmektomie, nach Herzklappenersatz, nach Thrombolyse, nach Bypassoperation, nach Angioplastie und nach Schrittmacherimplantation sowie nach medikamentöser Behandlung von Herzerkrankungen zu, zudem bei kardiotoxischen Zytostatika bei malignen Tumoren.

#### RNV vs. Echokardiographie

Die Bedeutung der RNV hat in letzter Zeit infolge Verdrängung durch die Echokardiographie abgenommen. Auch Belastungsuntersuchungen, z. B. unter pharmakologischer Belastung (Dobutamin), sind heute mit der Echokardiographie, speziell in transösophagealer Technik (TEE), mit hoher Zuverlässigkeit möglich.

Die Echokardiographie wird dann vorzuziehen sein, wenn schnell und am Krankenbett eine Diagnostik mit Beurteilung mehrerer Teilaspekte erforderlich ist. Die Radionuklidventrikulographie wird heute zu Unrecht nur noch selten eingesetzt. Sie bietet dann Vorteile, wenn möglichst observerunabhängig und quantitativ, besonders auch unter Belastung, Verlaufs- und Therapiekontrollen von einem unabhängigen Beobachter, erfolgen sollen.

### 10.5.2 Nachweis einer koronaren Herzkrankheit (KHK)

Es ist wünschenswert, nichtinvasive Verfahren zum Nachweis oder Ausschluß einer koronaren Herzkrankheit bei nicht symptomatischen Patienten zur Verfügung zu haben. Es existiert eine größere Gruppe von Patienten, die bei diskreter oder atypischer Symptomatik eine behandlungswürdige KHK aufweisen, oder bei denen ohne vorherige Symptomatik ein lebensbedrohliches Infarktereignis auftritt.

Üblicherweise wird nuklearmedizinische Funktionsdiagnostik (wie auch sonst Funktionsdiagnostik) dann mit Gewinn eingesetzt, wenn bei morphologisch gesicherter Diagnose das Ausmaß der durch die bekannte Krankheit hervorgerufenen Funktions- oder Perfusionsstörung festgestellt werden soll.

Problematisch wird der Einsatz solcher funktionsorientierter Verfahren (bei einer morphologisch orientierten Diagnostik als goldener Standard) dann, wenn sie zum Nachweis oder Ausschluß einer Erkrankung eingesetzt werden, da sie hinsichtlich der Genese mehr oder weniger unspezifisch sein müssen. Dieses trifft auch auf die differentialdiagnostische Frage : „KHK: ja oder nein" für die Myokardszintigraphie zu (Tabelle 10-3).

#### Prävalenz

Hier ist das Bayes-Theorem, ggf. als sequentielles Bayes-Theorem, anzuwenden.

Tabelle 10-4 zeigt Beispiele für niedrige, hohe und mittlere Prävalenzen einer KHK. Aus den Beispielen wird deutlich, daß bei hoher Prävalenz einer KHK das normale Belastungsmyokardszintigramm trotz hoher Sensitivität und relativ hoher Spezifität hinsichtlich des negativen prädiktiven Wertes nicht ausreicht, um dem Patienten eine invasive Diagnostik, d. h. Koronarangiographie, zu ersparen. Dieses trifft umgekehrt auch für die niedrige Prävalenz zu: Hier ist das pathologische Myokardszintigramm hinsichtlich seines positiven prädiktiven Wertes nicht geeignet, als Screeningmethode zu dienen, die der Koronarangiographie Patienten zuführt.

Wie fast alle diagnostischen Tests, die eine Ja/Nein-Antwort zum Ziel haben, ist die Myokardszintigraphie

**Tabelle 10-3.** KHK-ja/nein-Sensitivität verschiedener nichtinvasiver Belastungsverfahren zum Nachweis einer KHK. Die Spezifitäten liegen zwischen etwa 70 und 90%. Die entsprechenden Werte sind bei einem selektierten „Problemkrankengut" schlechter, ebenso bei anderen Fragestellungen (z. B. Ausdehnung einer KHK). (Aus Schicha u. Voth 1994)

| Methode | Eingefäßerkrankung | Mehrgefäßerkrankung | Infarkt |
|---|---|---|---|
| | [%] | [%] | [%] |
| EKG | 35–45 | 84–92 | – |
| RNV | 30–40 | 90–95 | 90–95 |
| Echokardiographie | 76–82 | 80–100 | 90–100 |
| Myokardszintigraphie | 84–92 | 70–94 | 95–100 |

**Tabelle 10-4.** Prädiktive Werte (pW, Voraussagewerte) der Myokardszintigraphie bei unterschiedlichen Prävalenzen (Symptomen). Angenommene Sensitivität und Spezifität jeweils 90%

| | | RP | FP | RN | FN |
|---|---|---|---|---|---|
| Prävalenz 90% | 90 Kranke | 81 | – | – | 9 |
| (Typische AP) | 10 Gesunde | – | 1 | 9 | – |
| | pW | 81/82 = 99% | | 9/18=50% | |
| Prävalenz 10% | 10 Kranke | 9 | – | – | 1 |
| (Nichtanginöse Beschwerden) | 90 Gesunde | – | 9 | 81 | – |
| | pW | 9/18=50% | | 81/82=99% | |
| Prävalenz 50% | 50 Kranke | 45 | – | – | 5 |
| (Atypische AP) | 50 Gesunde | – | 5 | 45 | – |
| | pW | 45/50=90% | | 45/50=90% | |

*AP* Angina pectoris, *R* richtig, *F* falsch, *P* positiv, *N* negativ.

bei dieser Fragestellung nur in einem Bereich mittlerer Prävalenz (z. B. zwischen 25 und 65%) sinnvoll, d. h. mit ausreichend verwertbaren Ergebnissen anzuwenden.

Die Prävalenz der KHK ist abhängig von:

- Alter und Geschlecht,
- Risikofaktoren,
- genetischer Disposition,
- Symptomatik,
- Ergebnis des Belastungs-EKG,
- (ggf. Ergebnis der Belastungsechokardiographie).

Eine mittlere Prävalenz der KHK haben z. B. Frauen mittleren Alters mit atypischer Angina und pathologischem Belastungs-EKG oder Männer mittleren Alters ohne Symptomatik mit pathologischem Belastungs-EKG (Diamond u. Forrester 1979).

### Spezifität

Hierbei ist zu berücksichtigen, daß dann, wenn die Myokardszintigraphie in einem wesentlichen Prozentsatz als entscheidendes Selektionskriterium für die Koronarangiographie benutzt wird, die Spezifität aufgrund der besonderen Patientenselektion scheinbar absinkt. Dies liegt daran, daß in diesem Krankengut Patienten mit normalem Myokardszintigramm nicht koronarangiographiert werden, dagegen Patienten mit pathologischem Myokardszintigramm. Damit kommt es für den die Koronarangiographie durchführenden Kardiologen zu einer scheinbaren Erhöhung der Rate falsch-positiver Befunde. Ursache hierfür ist nicht die beschränkte Spezifität der Methode allgemein, sondern die besondere Selektion des Krankengutes, das einer Koronarangiographie unterzogen wird.

Dies ist auch die Ursache (neben Fehlinterpretationen und einer zu weiten Indikationsstellung), warum die Myokardszintigraphie aufgrund ihrer nennenswerten Rate falsch-positiver Befunde bei koronarangiographierten Patienten oft generell ein schlechtes Ansehen bei Kardiologen hat.

Vor dieser nicht gerechtfertigten pauschalen Fehleinschätzung bewahren eine richtige Durchführung der Untersuchung und eine richtige Interpretation der Ergebnisse der Myokardszintigraphie (d. h. regelmäßige gemeinsame Besprechungen und Kooperation zwischen Kardiologen und Nuklearmedizinern), sowie auch die Beachtung der Tatsache, daß es sich bei Patienten mit mittlerer Prävalenz um ein selektiertes Problemkrankengut handelt. Schließlich ist zu beachten, daß sich unter den aufgrund der Myokardszintigraphie nicht koronarangiographierten Patienten eine hohe Anzahl richtig normaler Befunde befindet.

### Auswahl der Untersuchungsverfahren

Unter den verschiedenen Verfahren und Untersuchungsprotokollen zur Myokardszintigraphie sind bei der genannten Fragestellung (KHK, ja oder nein?) verschiedene Vorgehensweisen denkbar (Büll et al. 1996; Schicha u. Schober 2000):

- konventionelle Belastungs-Redistributions-Szintigraphie mit $^{201}$Tl in SPECT-Technik mit quantitativer Redistributionsanalyse;
- Belastungs-Szintigraphie mit $^{99m}$Tc-MIBI oder $^{99m}$Tc-Tetrofosmin. Bei einem normalen Ergebnis Verzicht auf eine Ruheszintigraphie.

Das $^{99m}$Tc-Untersuchungsprotokoll hat den Vorteil der besseren SPECT-Qualität wegen der Benutzung höher $^{99m}$Tc-Aktivitäten, verbunden mit einer geringeren Strahlenexposition des Patienten (die aber wegen des meist höheren Lebensalters keine nennenswerte Rolle spielt).

Von Nachteil ist hierbei die fehlende Möglichkeit, die quantitative Redistributionsanalyse bei grenzwertigen Befunden in die Beurteilung und Interpretation mit einfließen zu lassen. Außerdem ist bei mittlerer Prävalenz der KHK häufiger ein pathologischer Befund im Belastungs-Myokardszintigramm zu erwarten, so daß dann anschließend noch ein Ruheszintigramm erforderlich ist.

Insgesamt halten sich Vorteile und Nachteile beim Vergleich zwischen $^{201}$Tl- und $^{99m}$Tc-MIBI- bzw. $^{99m}$Tc-Tetrofosmin-Myokardszintigraphie etwa die Waage, so daß an unterschiedlichen Orten unterschiedliche Strategien verfolgt werden.

### 10.5.3 Ischämiediagnostik bei bekannter KHK

Häufig besteht bei bekanntem koronarmorphologischem Befund die Frage, in welchen Gefäßprovinzen Ischämien auftreten und wie ausgedehnt diese sind. Dies kann Bedeutung haben, wenn durch Angioplastie eine führende Gefäßstenose beseitigt werden soll. Neben dem Stenosegrad, der angiographisch oft schwer abzuschätzen ist, kann hiermit auch die Effektivität von Kollateralen, die angiographisch oft nicht zu beurteilen ist, erfaßt werden („Responder-" und „Non-Responder-Kollateralen").

Daß die Myokardszintigraphie bei Mehrgefäßerkrankung und bei unterschiedlichen Stenosegraden an unterschiedlichen Koronargefäßen nicht geeignet ist, die hämodynamische Signifikanz auch der geringsten Koronarstenose festzustellen, ist offensichtlich. Daher ist die Anzahl myokardszintigraphisch ischämischer Gefäßprovinzen in diesem Fall zwangsläufig immer niedriger als die der koronarangiographisch festgestellten morphologischen Stenosen.

#### Risikostratifizierung

Eine weitere Indikation zur Myokardszintigraphie bei bekannter KHK sowie bei Zustand nach Myokardinfarkt besteht in der Risikostratifizierung. Untersuchungen an großen Patientenkollektiven haben gezeigt, daß das Ergebnis der Myokardszintigraphie gut mit der Prognose korreliert. Insbesondere haben Patienten mit unauffälliger Myokardszintigraphie trotz Vorliegens einer KHK eine extrem günstige Prognose. Untersuchungen an insgesamt 7500 Patienten (5500 mit $^{201}$Tl-, 2000 mit $^{99m}$Tc-MIBI untersucht) ergaben ein Risiko für einen Herztod oder für einen Myokardinfarkt von 1%/Jahr (Bonow 1997).

Eine kürzlich erschienene Studie (Boden et al. 1998) verglich bei Patienten mit akutem Non-Q-Wave-Myokardinfarkt eine invasive Strategie (Angiographie, Revaskularisation) mit einer konservativen Vorgehensweise (medikamentöse Therapie, Ischämiediagnostik mittels Ergometrie und Myokardszintigraphie, Angiographie und Revaskularisation nur bei Ischämienachweis).

Bezüglich der Endpunkte Tod und erneuter Myokardinfarkt zeigte sich die konservative Vorgehensweise bis ein Jahr nach Myokardinfarkt der invasiven Strategie als überlegen.

#### Auswahl des Verfahrens

Hinsichtlich der Auswahl des Verfahrens ($^{201}$Tl-, $^{99m}$Tc-MIBI- oder $^{99m}$Tc-Tetrofosmin-Myokardszintigraphie) wird auf die Vorteile und Nachteile im vorangegangenen Abschn. 10.5.2 verwiesen. Auch bei der Beurteilung von Ausdehnung und Ausmaß von Ischämien bietet $^{201}$Tl den Vorteil der quantitativen Redistributionsanalyse. Diese ist hilfreich bei der Beurteilung diffuser (globaler) Ischämien, z. B. bei Mehrgefäß-KHK. Andererseits dürfte bei regionalen Fragestellungen (z. B. „culprit lesion", hämodynamische Wirksamkeit bei Eingefäß-KHK) die MIBI/Tetrofosmin-Szintigraphie aufgrund des besseren Abbildungsqualität Vorteile bieten.

### 10.5.4 Vitalitätsdiagnostik

Unter den verschiedenen Schweregraden einer gestörten regionalen Ventrikelfunktion spielt insbesondere das „winterschlafende" („hibernating") Myokard eine wichtige Rolle. Hier wird mit allen üblichen morphologischen bzw. bildgebenden Verfahren Funktionslosigkeit nachgewiesen, zusätzlich kann eine reduzierte Perfusion vorliegen mit Minderbelegung im Ruhe-Myokardszintigramm mit $^{201}$Tl- oder $^{99m}$Tc-MIBI/Tetrofosmin.

Der noch nachweisbare $^{18}$F-FDG-Stoffwechsel in solchen Arealen beweist die noch vorhandene Vitalität. Entsprechende Untersuchungen haben ergeben, daß eine funktionelle Reversiblität (z. B. durch Angioplastie oder Bypass-Operation) eng korreliert ist mit dem Nachweis von FDG in diesen Arealen. FDG-PET ist daher nach wie vor der „golden standard" für die Vitalitätsdiagnostik (Schwaiger et al. 1996).

Allerdings haben in letzter Zeit umfangreiche Untersuchungen mit der konventionellen $^{201}$Tl- und $^{99m}$Tc-MIBI-Myokardszintigraphie ergeben, daß die FDG-PET-Ergebnisse in dieser Hinsicht in etwa 80–90% mit konventionellen SPECT-Verfahren erreicht werden können. Voraussetzung ist allerdings, daß die Basis nicht eine Belastungs-Redistributions-Untersuchung ohne herzwirksame Medikation, wie z. B. bei $^{201}$Tl, ist, sondern eine reine Ruheuntersuchung unter antianginöser Medikation. Diese kann als „Reinjektionsszintigraphie" nach der Redistributionsszintigraphie durchgeführt werden. Besser ist jedoch die separate Untersuchung am einem anderen Tag, entweder mit $^{201}$Tl- oder mit $^{99m}$Tc-MIBI (Bax et al. 1997).

Die Ergebnisse hinsichtlich der Vitalität stimmen bei dieser Vorgehensweise bei Infarkt der Vorderwand in etwa 90% mit dem „golden standard" FDG-PET überein, bei Infarkt der Hinterwand dagegen nur in etwa 70%. Ursache hierfür sind wahrscheinlich Schwächungsartefakte der Hinterwand bei SPECT, die bei PET durch Transmission und Schwächungskorrektur vermieden werden können.

Zukünftige technische Weiterentwicklungen der SPECT-Kameras werden zeigen, ob eine Verbesserung der Vitalitätsdiagnostik der Hinterwand auch hier durch eine Schwächungskorrektur durch Transmissionsmessung möglich ist.

### 10.5.5 Diagnostik des akuten Infarkts

Akute Infarkte wurden bereits vor Jahren mit knochenaffinen Radiopharmaka ($^{99m}$Tc-Phosphonate) untersucht (DePuey et al. 1998). Die Sensitivität ist hoch, jedoch besteht eine Latenzzeit von 8–12 h zwischen dem Auftreten des Infarktes und einem positiven Szintigramm mit einem Maximum nach 1–3 Tagen. Außerdem ist die Anreicherung im akuten Infarkt nicht spezifisch und kommt auch vor bei älterem Infarkt, Herzwandaneurysma, instabiler Angina pectoris ohne Infarkt, Perimyokarditis, bakterieller Myokarditis, Herztrauma, nach Kardioversion, nach Strahlentherapie und bei kardialen Metastasen.

**Eingeengte Indikation**
Wegen der fehlenden Spezifität und insbesondere wegen der Latenzzeit bis zum positiven szintigraphischen Nachweis kann sich die Indikation zur Infarkt-Szintigraphie allenfalls auf diagnostische Problemfälle mit primär pathologischem EKG (z. B. Schenkelblock, WPW-Syndrom, Schrittmacher) oder erhöhten Enzymwerten (kürzliche Herzoperation) beschränken. Allerdings läßt sich nach intrakoronarer Gabe des Radiopharmakons ein akuter Infarkt schon innerhalb 1 h nachweisen, so daß dieses Verfahren für kontrollierte Therapiestudien im Rahmen einer ohnehin durchgeführten invasiven Diagnostik eingesetzt wurde.

Ähnliches trifft auch für die Anwendung von $^{111}$In-markiertem Antimyosin bei der Infarktdiagnostik zu. Dieses Radiopharmakon wird auch in der Diagnostik der Myokarditis und von Kardiomyopathien und bei der Abstoßung nach Herztransplantation eingesetzt.

### 10.5.6 Zukünftige Entwicklungen

Zukünftige Entwicklungen betreffen die Einführung neuer Radiopharmaka (rezeptoraffine, metabolische Substanzen) und gerätetechnische Verbesserungen. Aufgrund von PET-Untersuchungen ist zu prüfen, welche Substanzen für welche klinischen bzw. klinisch-wissenschaftlichen oder grundlegenden Fragestellungen in der Kardiologie relevant sind.

Anschließend ist eine Übertragung der PET-Ergebnisse auf SPECT zu prüfen und entsprechende konventionelle Radiopharmaka sind einzuführen. Wahrscheinlich wird in Zukunft der Einsatz von Rezeptorsubstanzen (z.B. $^{123}$I-MIBG) eine Rolle spielen. Andererseits ist die Einführung eines mit $^{99m}$Tc-markierten Glukoseanalogons wünschenswert, nicht nur für die Herzdiagnostik.

## 10.6 Vorbereitung und Durchführung

Die Vorbereitung des Patienten wurde teilweise bereits erwähnt. Bei den meisten myokardszintigraphischen Verfahren ist es erforderlich, daß der Patient vollständig nüchtern ist. Es kommt sonst zu einer erhöhten Aktivitätsanreicherung im Magendarmkanal einschließlich Leber und zu einer verminderten Aktivitätsanreicherung im Myokard. Hierdurch kann die Beurteilbarkeit des Myokards eingeschränkt sein, insbesondere der Hinter- bzw. Unterwand. Auch in der Wartezeit zwischen Belastungs- und Redistributions-Szintigraphie bei der Anwendung von $^{201}$Tl ist vollständige Nüchternheit geboten.

### 10.6.1 Indikation und Auswahl des Verfahrens

Zur Vorbereitung gehört auch eine eindeutige Indikationsstellung. Die Auswahl des Untersuchungsverfahrens, einschließlich Belastungsart und -höhe, richtet sich nach der klinischen Fragestellung. Auch das Absetzen von herzwirksamen Medikamenten ist von der klinischen Fragestellung abhängig. So müssen bei der Frage nach einer KHK (Vorfelddiagnostik, KHK: ja oder nein?) antianginöse Substanzen wie β-Blocker, Ca-Antagonisten und Nitrate ausreichend lange vorher abgesetzt werden, während Digitalispräparate und Antiarrhythmika weiter zu nehmen sind.

Bei der Vitalitätsdiagnostik nach Infarkt ist dagegen entscheidend, daß antianginöse Medikamente während der Untersuchung weiter genommen werden.

Die Belastungsart richtet sich nach den besonderen Gegebenheiten. Wie in der Kardiologie wird auch bei der nuklearmedizinischen Herzdiagnostik die konventionelle Fahrradergometrie bevorzugt, jedoch gibt es hier regionale Unterschiede.

Bei Vorliegen von Kontraindikationen gegenüber einer fahrradergometrischen Belastung oder bei unzureichender Belastbarkeit können auch in der nuklearmedizinischen Herzdiagnostik pharmakologische Belastungen eingesetzt werden, entweder mit Vasodilatatoren (Dipyridamol, Adenosin) oder mit β-Mimetika (Dobutamin, Arbutamin; Leppo 1996). Hier bestehen für die Dipyridamol-Belastung zur Zeit die größten klinischen Erfahrungen. Die Schrittmacherstimulation als Belastung erscheint für ein nichtinvasives Verfahren und die Routinediagnostik zu aufwendig.

### 10.6.2 Notfallbereitschaft

Belastung und Notfallbereitschaft erfolgen in gleicher Weise wie in der Kardiologie. Ob die Untersuchung gemeinsam mit einem Kardiologen bzw. Internisten vorgenommen wird, hängt von den speziellen regionalen Gegebenheiten ab. Sinnvoll ist die Ableistung des ohnehin erforderlichen klinischen Jahres für Nuklearmediziner vor Beginn der nuklearmedizinischen Facharztweiterbildung z. B. in einer kardiologischen Abteilung.

Ansonsten sind in Kliniken Absprachen mit der Anästhesiologie bzw. Kardiologie für Notfälle erforderlich. EKG-Monitoring und Notfallgerät, wie Defibrillator, sowie eine entsprechend ausgestattete Notfallapotheke sind erforderlich. Schwierigkeiten kann das Vorgehen in der Praxis bereiten. Dieses darf aber nicht dazu führen, wie es häufig geschieht, daß der Patient in diesem Falle wegen der Befürchtung von Komplikationen nicht ausreichend belastet wird.

## 10.7 Fehlermöglichkeiten

Wie bei allen Belastungs-Funktionsuntersuchungen in der Medizin ergeben sich vielfältige Fehlermöglichkeiten auch z. B. bei der Myokardszintigraphie. Fehler können infolge biologischer und technischer Unzulänglichkeiten auftreten (Iskandrian et al. 1996; Schicha u. Voth 1994).

### 10.7.1 Biologische Artefakte

Biologisch-medizinische „Unzulänglichkeiten“ sind:

- unzureichende Belastung (scheinbar falsch-negativer Befund),
- nicht abgesetzte effektive antianginöse Medikation (scheinbar falsch-negativer Befund),
- Koronarspasmen oder Mikroangiopathien (scheinbar falsch-positiver Befund),
- andere Herzerkrankungen, die zu Aktivitätsspeicherminderungen führen, wie z. B. Kardiomyopathien, Mitralklappenprolaps, Linksschenkelblock (scheinbar falsch-positiver Befund; Knapp et al. 1993).

### 10.7.2 Technische Artefakte

Technisch bedingte Artefakte können bei der empfindlichen und fehleranfälligen SPECT zu falsch-positiven und falsch-negativen Ergebnissen führen (Schicha u. Voth 1994):

- Nicht korrekte Einstellung des Energiefensters, unzureichende Homogenitätskorrektur, Abweichung des Rotationszentrums, zu großer Rotationsradius, Benutzung eines falschen Filterverfahrens. Diese Fehler sind bei Berücksichtigung der vorgeschriebenen Maßnahmen zur Qualitätssicherung vermeidbar.
- Bewegungsartefakte durch Bewegung des Patienten während der SPECT-Aufnahme. Durch Darstellung der Originaldaten im „Cine-mode“ lassen sich retrospektiv Bewegungsartefakte meist erkennen und ggf. sogar korrigieren.
- Schwächungsartefakte, die nicht nur bei der planaren Szintigraphie, sondern auch bei SPECT auftreten. Durch Überlagerung von Mammae, Zwerchfell oder Anteilen des Magendarmkanales kann es zu Speicherminderungen insbesondere im Bereich der Hinterwand kommen. Das Resultat sind falsch-positive Hinterwanddefekte, die, weil sie nach Belastung und Redistribution bzw. in Ruhe auftreten, dann fälschlicherweise als durchgemachte Infarkte gewertet werden.
- Extrakardiale Aktivitätsanreicherungen können zu Überlagerungen führen und dann die Beurteilung v. a. der Hinterwand erschweren oder unmöglich machen. Dieses betrifft z. B. eine Aktivitätsanreicherung in Magendarmkanal einschließlich Leber und Gallenblase, was durch ein entsprechendes Untersuchungsprotokoll aber meist vermeidbar ist.
- Eine nicht korrekte Schnittführung bei der Festlegung der Myokardbegrenzungen und Schnittachsen stellt eine weitere Fehlermöglichkeit dar, insbesondere hinsichtlich des Septums. Durch die geringere Wanddicke des oberen Septumabschnitts und eine zusätzlich falsche Schnittführung kann es zur Fehlinterpretation eines Speicherdefektes im basisnahen Septumabschnitt kommen, dann meist sowohl nach Belastung als auch nach Redistribution bzw. in Ruhe.

## 10.8 Strahlenexposition von Patienten und Personal

### 10.8.1 Exposition des Patienten

Die Strahlenexpositionen bei den üblichen und hier beschriebenen nuklearmedizinischen Verfahren zur Herzdiagnostik sind in Tabelle 10-5 angegeben (Büll et al. 1996; Schicha u. Schober 2000). Hierbei ist von Bedeutung, daß bei schwerwiegenden Erkrankungen und einem Patientenalter von z.B. mehr als 50 Jahren die Höhe der Strahlenexposition auf ein extrapoliertes Strahlenrisiko keinen nennenswerten Einfluß besitzt.

Hier sind auch wiederholte Untersuchungen ohne Bedenken durchführbar, wenn sie klinisch indiziert sind. Zurückhaltung ist dagegen bei Kindern und jüngeren Menschen zu empfehlen, insbesondere bei der Myokardszintigraphie mit $^{201}$Tl, die zu einer relativ hohen effektiven Dosis führt.

### 10.8.2 Exposition des Personals

Probleme bereitet häufig auch das Verhalten des Personals auf kardiologischen Stationen, wenn nuklearmedizinisch untersuchte „strahlende“ Patienten wieder auf Station sind. Umfangreiche Untersuchungen haben ergeben, daß ein Risiko für das Personal hiermit nicht verbunden ist.

Aus Vorsorgegründen sollte das Personal allerdings angewiesen werden, am Tage der Untersuchung selbst

**Tabelle 10-5.** Mittlere Strahlenexpositon als effektive Dosis in Millisievert (mSv) bei Applikation typischer Aktivitäten (MBq)

| Radiopharmakon | | Typische Aktivität | Effektive Dosis |
|---|---|---|---|
| | | [MBq] | [mSv] |
| $^{99m}Tc$ | – RBC/HSA | 750 | 7,5 |
| | – MIBI, Tetrofosmin (R) | 400 | 3,2 |
| | – MIBI, Tetrofosmin (R+B) | 1500 | 12 |
| | – phosphonat | 400 | 2,5 |
| $^{111}In$ | – Antimyosin-AK | 100 | 25 |
| $^{123}I$ | – MIBG | 200 | 2,8 |
| | – Fettsäuren | 200 | 2,5 |
| $^{201}Tl$ | – Chlorid | 75 | 17 |
| $^{18}F$ | – FDG | 370 | 7,5 |

Es handelt sich lediglich um Anhaltswerte, da abhängig von der klinischen Fragestellung die applizierten Aktivitäten variieren können und da abhängig von der verwandten Substanz (z. B. bei Fettsäuren) und von Stoffwechselstörungen (z. B. Ausscheidungsstörungen) Unterschiede bei der effektiven Dosis auftreten können. *RBC* „red blood cells"; *HSA* Humanserumalbumin; *MIBI* Methoxy-isobutyl-isonitril; *MIBG* Metaiodbenzylguanidin; *AK* Antikörper; *FDG* Fluordeoxyglukose; *R* Ruhe; *R+B* Ruhe und Belastung.

keine aufwendigen pflegerischen Maßnahmen vorzunehmen und ggf. vorhandene Urinableitungen entweder (nach Rücksprache mit dem Nuklearmediziner) abzuschirmen oder möglichst bald zu entleeren. Bei einer Entfernung von 2–3 m zum Patienten besteht praktisch keine erhöhte Strahlenexposition gegenüber der natürlichen Umgebungsstrahlung, so daß in diesem Falle auch Schwangere tätig werden können: Betreten des Zimmers, Bringen von Essen und Medikamenten, kurzfristiger Aufenthalt nahe am Patienten.

## 10.9 Interpretation und Kooperation

Aus dem in den oberen Abschnitten Gesagten wird deutlich, daß die Anwendung nuklearmedizinischer Verfahren für den Kardiologen und auch für den Nuklearmediziner zwei Risiken birgt:

1. Bei fehlenden Kenntnissen des Kardiologen über Aussagemöglichkeiten und Limitierungen nuklearmedizinischer Verfahren in der Herzdiagnostik besteht die Gefahr, daß der Patient bei den unterschiedlichen möglichen Fragestellungen einer nicht adäquaten nuklearmedizinischen Untersuchungsmethode zugeführt wird. Überinterpretationen (Speicherdefekt in der Hinterwand ohne durchgemachten Infarkt) werden der Methode angelastet.
2. Unzureichende Kenntnisse des Nuklearmediziners hinsichtlich des kardiologischen Problems (z. B. KHK, ja oder nein? Ischämiediagnostik? Vitalitätsdiagnostik?) können ebenfalls zum Einsatz der nicht adäquaten Untersuchungsmethode führen. Unzureichende Vorinformationen und mangelhafte Kenntnisse über Fehlermöglichkeiten können zu Fehlinterpretationen führen.

Darüber hinaus müssen sich beide Partner darüber im klaren sein, daß durch die Selektion (bevorzugte Koronarangiographie bei solchen Patienten, die ein pathologisches Myokardszintigramm aufweisen) der invasiv tätige Kardiologe neben richtig-positiven Befunden im Falle negativer Koronarbefunde ausschließlich falsch-positive szintigraphische Befunde selektiert hat. Dies ist von beiden Seiten zu berücksichtigen (Bayes-Theorem) und nicht der Methode zur Last zu legen.

Eine richtige Indikationsstellung, die richtige Auswahl des Verfahrens, die adäquate Belastungsart, die Berücksichtigung von Fehlermöglichkeiten und schließlich die integrierte Interpretation des nuklearmedizinischen Befundes im Kontext aller bekannten Befunde ist nur bei einer engen Kooperation zwischen Kardiologen und Nuklearmedizinern möglich.

Dies beinhaltet auch ggf. die Revision von myokardszintigraphischen Befunden im Rahmen gemeinsamer Befundbesprechungen und hieraus resultierend die gesetzlich vorgeschriebene ständige Validisierung nuklearmedizinischer Verfahren; andererseits aber auch die Überprüfung von Koronarangiogrammen, sofern erforderlich. Erfolgt dies in kollegialer und selbstkritischer Weise durch beide Seiten, so sind nuklearmedizinische Verfahren in der Kardiologie mit Nutzen für den Patienten einsetzbar.

Kernspintomographie (KST) und Kernspinspektroskopie (KSS) werden häufig parallel mit nuklearmedizinischen Verfahren bei unterschiedlichen Fragestellungen in der Herzdiagnostik eingesetzt. Da sich ein gesondertes Kapitel hiermit beschäftigt, wird an dieser Stelle hierauf nicht eingegangen. Inwieweit die Belastungs-Echokardiographie (ggf. mit Dobutamin und/oder als TEE) eine Konkurrenz für die unterschiedlichen Verfahren der Myokardszintigraphie werden kann, ist abzuwarten.

Die zitierte Literatur orientiert sich weniger an Originalarbeiten und Erstbeschreibern, sondern vielmehr an Übersichtsarbeiten, nuklearmedizinischen Büchern und neueren Publikationen zum Thema.

## Literatur

Bax JJ, Wijns W, Cornel JH, Visser FC, Boersma E, Fioretti PM (1997) Accuracy of currently available techniques for prediction of functional recovery after revascularization in patients with left ventricular dysfunction due to chronic coronary artery disease: comparison of pooled data. J Am Coll Cardiol 30: 1451–1460

Boden WE, O'Rourke RA, Crawford MH et al. (1998) Outcomes in patients with acute non-Q-wave myocardial infarction randomly assigned to an invasive as compared with a conservative management strategy. Veterans Affairs Non-Q-Wave Infarction Strategies in Hospital (VANQWISH) Trial Investigators. N Engl J Med 338: 1785–1792

Bonow RO (1997) Diagnosis and risk stratification in coronary artery disease: nuclear cardiology vs. stress echocardiography. J Nucl Cardiol 4: S172–S178

Büll U, Kleinhans E, Reske SN (1996) Herz-Kreislauf-System. In: Büll U, Schicha H, Biersack H-J, Knapp WH, Reiners C, Schober O (eds) Nuklearmedizin, 2. Aufl. Thieme, Stuttgart New York, S 203–246

DePuey EG, Port S, Wackers FJ et al. (1998) Nonperfusion applications in nuclear cardiology: report of a task force of the American Society of Nuclear Cardiology. J Nucl Cardiol 5: 218–231

Diamond GA, Forrester JS (1979) Analysis of probability as an aid in the clinical diagnosis of coronary-artery disease. N Engl J Med 300: 1350–1358

Geltman EM (1994) Assessment of myocardial fatty acid metabolism with 1-11C-palmitate. J Nucl Cardiol 1: S15–S22

Gropler RJ (1994) Methodology governing the assessment of myocardial glucose metabolism by positron emission tomography and fluorine 18-labeled fluorodeoxyglucose. J Nucl Cardiol 1: S4–S14

Hör G, Krause BJ, Tillmanns HH (1997) Kardiologische Nuklearmedizin. Ecomed, Landsberg

Iskandrian AE, Nallamothu N, Heo J (1996) Nonatherosclerotic causes of myocardial ischemia. J Nucl Cardiol 3: 428–435

Knapp WH, Bentrup A, Schmidt U, Ohlmeier H (1993) Myocardial scintigraphy with thallium-201 and technetium-99m-hexakismethoxyisobutylisonitrile in left bundle branch block: a study in patients with and without coronary artery disease. Eur J Nucl Med 20: 219–224

Leppo JA (1996) Comparison of pharmacologic stress agents. J Nucl Cardiol 3: S22–S26

Melin JA, Vanoverschelde JL, Bol A, Heyndrickx G, Wijns W (1994) The use of carbon 11-labeled acetate for assessment of aerobic metabolism. J Nucl Cardiol 1: S48–S57

Münch G, Ziegler S, Nguyen N, Hartmann F, Watzlowik P, Schwaiger M (1996) Scintigraphic evaluation of cardiac autonomic innervation. J Nucl Cardiol 3: 265–277

Schicha H, Schober O (2000) Nuklearmedizin Basiswissen und klinische Anwendung, 4. Aufl. Schattauer, Stuttgart

Schicha H, Voth E (1994) Qualitätssicherung in der Kardiologie: Nuklearmedizin. Z Kardiol 83 (Suppl 6): 27–36

Schicha H, Tebbe U, Voth E, Sciagrà R, Schultz W, Neuhaus G (1987) Rechtsventrikuläre Auswurffraktion – Vergleich verschiedener Methoden der Angiographie und der Äquilibrium-Radionuklidventrikulographie. Nuklearmedizin 26: 39–45

Schwaiger M, Ziegler S (1997) PET mit Koinzidenzkamera vs. Ringtomograph, Fortschritt oder Rückschritt? Nuklearmedizin 36: 3–5

Schwaiger M et al. (1996) Indikationen für die klinische Anwendung der Positronen Emissions Tomographie in der Kardiologie. Positionsbericht der Arbeitsgruppe PET Kardiologie der Deutschen Gesellschaft für Nuklearmedizin und des Arbeitskreises Nuklearkardiologie der Deutschen Gesellschaft für Kardiologie. Z Kardiol 85: 453–468

Tsui BM, Frey EC, LaCroix KJ et al. (1998) Quantitative myocardial perfusion SPECT. J Nucl Cardiol 5: 507–522

# Kapitel 11

# Angiographie und Sondierung des Herzens und der herznahen Gefäße 11

F. M. Baer



## 11.1 Herzkatheteruntersuchung

### 11.1.1 Historische Aspekte

Schon 1733 beschrieb Steven Hales die mechanischen Grundlagen der Blutzirkulation und führte direkte Messungen des Blutdrucks durch. Fast 200 Jahre später gelang Forsmann (1904–1979) mit einem Ureterkatheter im Selbstversuch (1929) die erste Sondierung des rechten Herzens. Ohne daß es zu diesem Zeitpunkt gelang die Herzhöhlen fluoroskopisch darzustellen, zeigte dieser Selbstversuch, daß der Mensch die Sondierung des Herzens ohne Schaden übersteht.

In den frühen 40er Jahren wurden weitere systematische Untersuchungen durchgeführt. Cournand und Richards, später auch Dexter, Bing und andere griffen die Kathetertechnik wieder auf und bestimmten systematisch die physiologischen und pathophysiologischen Größen des Herz-Kreislauf-Systems. Forsmann, Cournand und Richards wurden 1956 für ihre Pionierleistung in der Herzkatheterdiagnostik mit dem Nobelpreis ausgezeichnet.
Die erste retrograde Linksherzkatheteruntersuchung wurde nach Punktion der A. ulnaris von Zimmermann und Mitarbeitern 1950 durchgeführt. Diese Technik wurde durch die von Seldinger 1953 beschriebene Methode der perkutanen arteriellen Punktion und Austausch des Katheters über einen Führungsdraht deutlich erleichtert.

1959 gelang Sones unbeabsichtigt die erste selektive Koronarangiographie. Nach einer Ventrikulographie sprang der Katheter beim Rückzug über die Aortenklappe unbeabsichtigt in das Ostium der rechten Kranzarterie. Diese wurde mit der Absicht einer Aortographie mit einem Kontrastmittelbolus dargestellt. Sones, Amplatz und später Judkins gaben zusammen mit anderen durch Entwicklung spezieller Kathetertypen, die heute noch Anwendung finden, wesentliche Impulse für den routinemäßigen Einsatz der selektiven Koronarangiographie durch perkutane Zugänge über die großen Arm- und Beinarterien.

Schrittweise wurde in den 60er und 70er Jahren die Herzkatheteruntersuchung in ihrem Ablauf standardisiert.

Die Zahl der Herzkatheteruntersuchungen in Deutschland hat sich von 1979 bis 1997 von 28.561 auf 487.240 pro Jahr erhöht und spiegelt die zunehmende Bedeutung dieser Untersuchungsmethode in klinischer wie auch in wirtschaftlicher Hinsicht bei einem Kostenvolumen von ca. 780 Mio. DM pro Jahr wieder.

### 11.1.2 Patientengut

Aus der Gruppe der invasiv untersuchten Patienten stellen heute die Patienten mit koronarer Herzerkrankung mit ca. 71% die größte Gruppe. Der Anteil von Patienten mit erworbenen oder angeborenen Vitien liegt bei etwa 8%. Die verbleibenden Patienten (ca. 22%), leiden an einer Kardiomyopathie (6%), einer hypertensiven Herzkrankheit oder anderen seltenen Krankheiten.

Bei den Patienten mit invasiv gesicherter koronarer Herzkrankheit wurde bei ca. 24% die Indikation zur operativen Myokardrevaskularisation und bei 34% die Indikation zur Katheterintervention gestellt. Bei den Patienten mit invasiv abgeklärtem Vitium wurde in 59% der Fälle die Indikation zur operativen Korrektur gestellt (Bericht über Struktur und Leistungszahlen der Herzkatheterlabors in der Bundesrepublik Deutschland für 1996).

### 11.1.3 Untersuchungsparameter

Die Herzkatheteruntersuchung bietet ein sehr breites Spektrum an Untersuchungsparametern von der reinen Druckmessung bis hin zur Kontrastdarstellung der Koronargefäße.

Durch intra- und extrakardiale Druckmessungen mittels flüssigkeitsgefüllter Kathetersysteme, Ermittlung hämodynamischer Funktionsgrößen des Herzens sowie Kontrastmittelinjektionen in die Herzhöhlen (Ventrikulographie), der Herzkranzgefäße (Koronarangiographie) und der herznahen großen Gefäße (Aortographie, Pulmonalisangiographie) lassen sich die folgenden Befunde erheben.

#### Drücke

Arterielle, atriale und ventrikuläre Drücke (systolisch, diastolisch, Mitteldruck). Druckgradienten, Druckkurvenkontur (Formanalyse) und Druckamplitude, ggf. Druckmessung in Ruhe und unter Belastung (Handgrip-Test, Liegendergometer) sowie unter pharmakologischer Stimulation (z.B. Amylnitrit, Nitroglyzerin, Sauerstoff und Sympathomimetika).

Berechnung kardialer und hämodynamischer Funktionsgrößen: Erfassung von Herzminutenvolumen, Herzindex und Schlagvolumen (Indikatorverdünnungstechniken (Thermodilution) und Oxymetrie (Ficksche Methode)), von intra- und extrakardialer $O_2$-Sättigung und des Säure-Basen-Status. Ermittlung von Kreislaufwiderständen, Shuntvolumina und Klappenöffnungsflächen sowie Bestimmung der Kontraktilität (Inotropie-Indizes), der ventrikulären Dehnbarkeit (Compliance) und bei speziellen Fragestellungen Messung der Koronardurchblutung (Fremdgasmethoden, Koronardoppler).

#### Gefäßdiagnostik

- **Sondierung des Herzens und der herznahen Gefäße:** Erfassung von aortopulmonalen, arteriovenösen, interventrikulären und interatrialen Shuntverbindungen, von arteriellen und venösen Fehleinmündungen, Gefäßstenosen und abnormen Gefäßverläufen, von Ventrikel- und Vorhofdimensionen.

Die Angiokardiographie (additive Kontrastmittelapplikation) erlaubt darüber hinaus die Erfassung abnormer Verläufe und Kaliber der großen Gefäße, von Fisteln, Aneurysmen und Stenosen. Weiterhin lassen sich Shunts feststellen und es gelingt die Bestimmung ventrikulärer Volumengrößen (enddiastolisch, endsystolisch, Auswurffraktion) und Regurgitationsvolumina bei Mitralklappen- und Aortenklappeninsuffizienzen. Die selektive Einbringung von Kontrastmittel in die Koronararterien (Koronarangiographie) erlaubt eine Beurteilung der Koronarmorphologie.

#### Diagnostische Koronarangiographie

Kardiovaskuläre Erkrankungen sind in den industrialisierten Ländern die häufigste Krankheits- und Todesursache. Ihre Behandlung hat durch die enormen Entwicklungen der invasiven Kardiologie in den letzten Jahren einen großen Wandel erfahren. Die selektive Koronarangiographie ist die z. Z. zuverlässigste diagnostische Methode, die verbunden mit einem geringen Risiko (Komplikationsrate <1‰) die Indikationsstellung für weitere therapeutische Maßnahmen (medikamentös-konservativ, interventionell (Ballondilatation, Stentimplantation etc), operativ (Bypassoperation, Herztransplantation, transmyokardiale Laserrevaskularisation)) ermöglicht.

Die zuverlässige und risikoarme Durchführung der Herzkatheteruntersuchung verlangt neben einer optimalen Ausbildung des Untersuchers eine laufende Optimierung der Gerätetechnik. Neue technische Entwicklungen liegen im Ersatz der Filmtechnik durch digitale Bildverarbeitung und Speicherung auf der Basis von DICOM-Standards.

## 11.2 Indikationen zur Herzkatheterdiagnostik

Wie bei jedem operativem Eingriff liegt auch der Entscheidung zur Herzkatheteruntersuchung ein sorgfältiges Abwägen von Risiken einerseits und Nutzen für den Patienten andererseits zugrunde. Der Patient muß über den Eingriff genau informiert werden und hierzu sein schriftliches Einverständnis geben. Ferner muß klar sein, ob der Eingriff aus diagnostischen und/oder therapeutischen Gründen durchgeführt wird und ob aus dem Untersuchungsergebnis Erkenntnisse für die weitere Therapie zu erwarten sind. In letzterem Fall ist die therapeutische Konsequenz darzulegen, die in einer Verbesserung der Symptomatik oder einer günstigen Beeinflussung der Prognose bestehen kann.

Die Indikationen zur Herzkatheterdiagnostik sind sehr vielfältig. Ganz allgemein dient die Herzkatheteruntersuchung zur:

- Diagnosesicherung,
- genauen Erfassung morphologischer Veränderungen,
- Bestimmung des Schweregrades einer kardialen Erkrankung,
- Identifizierung kardiovaskulärer Begleiterkrankungen.

Die Notwendigkeit für eine Herzkatheteruntersuchung ergibt sich bei folgenden Situationen:

- vor einem herzchirurgischen Eingriff,
- vor einem kathetertherapeutischen Eingriff,
- bei nichtinvasiv nicht eindeutig abklärbaren kardialen Krankheitszuständen,
- im Rahmen der intensivmedizinischen Überwachung und Therapiesteuerung.

### 11.2.1 Nichtinvasive Voruntersuchungen

Die Indikationsstellung zur Herzkatheteruntersuchung sollte grundsätzlich in Kenntnis nichtinvasiver Untersuchungsverfahren, die möglicherweise zu einer Vereinfachung des Vorgehens und zu einer besseren Planung des Untersuchungsablaufes (z. B. bei kongenitalen Vitien) beitragen, erfolgen. Mit der funktionellen und morphologischen Information z. B. aus echokardiographischen oder magnetresonanztomographischen Untersuchungen kann eine Herzkatheteruntersuchung zielgerichtet und damit risikoärmer ohne die Erfassung redundanter Informationen durchgeführt werden.

### 11.2.2 Koronare Herzkrankheit

Die Bestimmung des Ausmaßes und des Schweregrades einer koronaren Herzerkrankung ist die häufigste Indikation zur Durchführung einer Herzkatheteruntersuchung bei Erwachsenen. Die angiographisch gewonnene Information ist entscheidend für die Planung des weiteren therapeutischen Vorgehens bei Patienten mit typischer und atypischer Angina-pectoris-Symptomatik.

Darüber hinaus können Folgen eines abgelaufenen Herzinfarktes, z. B. ein ischämisch bedingter Papillarmuskelabriß mit Mitralklappeninsuffizienz oder eine schwere linksventrikuläre Funktionsstörung nach Ausbildung eines Herzwandaneurysmas, erfaßt werden.

### 11.2.3 Instabile Angina pectoris

Einen wichtigen Stellenwert hat die Herzkatheterdiagnostik auch bei der instabilen Angina pectoris, dem Präinfarktsyndrom und dem akuten Myokardinfarkt. Durch eine frühzeitige Erfassung der zugrundeliegenden Gefäßmorphologie kann eine katheterinterventionelle Revaskularisierung des Myokards als Alternative zur thrombolytischen Therapie erfolgen. Die Entscheidung zur primär thrombolytischen Therapie oder notfallmäßigen Herzkatheterdiagnostik hängt von der Logistik (Transportzeit des Patienten zu einem Herzzentrum mit 24stündiger Interventionsbereitschaft und kardiochirurgischem Hintergrund) sowie von individuellen Risikofaktoren des Patienten ab (z. B. Kontraindikation für eine Lysetherapie).

### 11.2.4 Myokardiale Erkrankungen

Auch bei Patienten mit myokardialen Erkrankungen liefert die Herzkatheterdiagnostik wertvolle Informationen. Mit ihr läßt sich eine koronare Herzerkrankung als Ursache für die Symptomatik ausschließen und das Ausmaß der Funktionsstörung des kardiomyopathischen Ventrikels festlegen. Darüber hinaus ist auch eine differenzierte Diagnostik von diastolischen und systolischen Funktionsstörungen möglich.

### 11.2.5 Herzklappenerkrankungen

Die Quantifizierung von Klappeninsuffizienzen, die Erfassung einer aktiven Myokarditis mit Hilfe der endomyokardialen Biopsie und die Funktionskontrolle des kardiovaskulären Systems unter Gabe von spezifischen Pharmaka sind weitere Indikationen für eine Herzkatheterdiagnostik. Bei Patienten mit Herzklappenerkrankungen lassen sich die Befunde nichtinvasiver Untersuchungstechniken (Echokardiographie, Magnetresonanztomographie) bestätigen und durch invasiv erhobene Befunde, z.B. Druckmessungen, erweitern.

Abgesehen von wenigen präoperativen Situationen mit klaren Diagnosen, wie beispielsweise einem Vorhofmyxom bei jungen Patienten oder einer akuten Endokarditis der Mitral- oder Aortenklappe, liegt die Nutzen-Risiko-Relation einer präoperativen Herzkatheterdiagnostik eindeutig auf Seiten des zusätzlichen invasiven Vorgehens. Bei einer Herzklappenläsion lassen sich zusätzliche quantitative Daten, z. B. über die hämodynamischen Konsequenzen einer Regurgitation gewinnen, die in Kenntnis der nichtinvasiven Diagnostik erst eine vollständige Abschätzung des operativen Risikos erlauben und damit auch eine zielgerichtetere und besser planbare operative Strategie.

## 11.2.6
## Kongenitale Herzfehler

Die Rolle der Herzkatheteruntersuchung bei bestimmten kongenitalen Herzfehlern ist weniger gut definiert, da durch Echokardiographie, Dopplertechniken und Magnetresonanztomographie die kardiale Anatomie und Funktion hervorragend analysiert werden kann. Die Durchführung einer additiven Herzkatheterdiagnostik ist bei diesen Patienten nur sinnvoll, wenn zusätzliche hämodynamische Informationen (z. B. Shuntgröße oder pulmonalvaskulärer Widerstand) für die Planung des operativen Vorgehens wichtig ist oder aber der Verdacht auf eine zusätzliche Koronaranomalie besteht.

Eine tabellarische Auflistung der Indikationen für die diagnostische Koronarangiographie, adaptiert an die Richtlinien des American College of Cardiology (ACC) und der American Heart Association (AHA), findet sich in Übersicht 11-1.

**Übersicht 11-1.** Indikationen für die Herzkatheterdiagnostik
Die Indikationen sind adaptiert an die überarbeiteten Richtlinien der ACC/AHA-Kommission von 1987 und 1993 (Ross et al. 1987)

Asymptomatische Patienten
- *Akzeptierte Indikationen:*
  1. Verdacht auf koronare Herzerkrankung basierend auf nichtinvasiven Untersuchungen
  2. Bestimmte Berufsgruppen (Piloten, Busfahrer)
  3. Zustand nach erfolgreicher Reanimation bei Herzstillstand
- *Mögliche Indikation:*
  1. Nichtinvasiver Ischämienachweis bei Patienten ohne hohes Risiko
  2. Patienten mit multiplen kardiovaskulären Risikofaktoren
  3. Abgelaufener Myokardinfarkt und Ischämienachweis
  4. Zustand nach Herztransplantation
  5. Zustand nach Bypassoperation oder Ballondilatation mit positivem Ischämienachweis
  6. Vor operativen Eingriffen bei positivem Ischämienachweis

Symptomatische Patienten
- *Akzeptierte Indikationen:*
  1. Keine Beschwerdefreiheit unter medikamentöser Therapie
  2. Instabile Angina
  3. Prinzmetal-Angina
  4. Angina der Stadien CCS I und II mit folgenden Befunden:
     a) Pathologisches Belastungs-EKG
     b) Zustand nach Myokardinfarkt oder bekannter arterieller Hypertonus mit EKG-Veränderungen
     c) Nebenwirkungen einer medikamentösen Therapie
     d) Berufsbedingt notwendige Diagnosesicherung
     e) Rezidivierendes Lungenödem
  5. Vor gefäßchirurgischen Eingriffen bei Angina-pectoris-Symptomatik und/oder nichtinvasivem Ischämienachweis
  6. Nach erfolgreicher Reanimation bei Herzstillstand
- *Mögliche Indikationen*
  1. Auftreten von Angina pectoris in folgenden Kollektiven:
     a) Frauen unter 40 Jahren mit positivem Ischämienachweis (nichtinvasiv)
     b) Männer unter 40 Jahren
     c) Patienten unter 40 Jahren nach Myokardinfarkt
     d) Patienten, die sich einem großen allgemeinchirurgischen Eingriff unterziehen müssen.
  2. Angina pectoris der Stadien CCS III oder IV unabhängig von einer Verbesserung der Symptomatik unter Therapie
  3. Patienten, bei denen eine Risikostratifizierung durch nichtinvasive Tests nicht möglich ist.

Atypische Angina pectoris unklarer Ursache
- *Akzeptierte Indikationen:*
  1. Ischämienachweis mit nichtinvasiven Tests
  2. Hinweise auf linksventrikuläre Funktionsstörung
- *Mögliche Indikationen:*
  1. Patienten, bei denen eine koronare Herzerkrankung durch nichtinvasive Tests nicht ausgeschlossen werden kann.
  2. Ausgeprägte Beschwerdesymptomatik trotz negativer nichtinvasiver Testung.

Akuter Herzinfarkt, Präinfarktsyndrom
- *Akzeptierte Indikationen:*
  1. Patienten, bei denen kurzfristig eine Herzkatheterdiagnostik durchgeführt werden kann.
  2. Patienten, bei denen Kontraindikationen für eine Lysetherapie oder eine Therapie mit Glykoprotein-IIB/IIIA-Rezeptorenblockern bestehen.
- *Mögliche Indikationen:*
  1. Nach thrombolytischer Therapie, wenn die Beschwerdesymptomatik persistiert.

Abgelaufener Herzinfarkt (nach 6 h)
- *Akzeptierte Indikationen:*
  1. Wiederholte postinfarzielle Angina-pectoris-Symptomatik
  2. Verdacht auf Septumruptur oder ischämisch bedingte Mitralinsuffizienz
  3. Verdacht auf linksventrikuläres Pseudoaneurysma
- *Mögliche Indikation*
  1. Nach thrombolytischer Therapie des akuten Infarktes bei beschwerdefreiem Patienten
  2. Linksherzinsuffizienz oder Hypotonie unter Medikation
  3. Rezidivierende ventrikuläre Tachykardien oder Kammerflimmern
  4. Kardiogener Schock
  5. Myokardinfarkt durch Koronarembolie

Postinfarktphase (bis 8 Wochen nach Entlassung)
- *Akzeptierte Indikation*
  1. Ruheangina mit minimaler Belastbarkeit
  2. Linksherzinsuffizienz
  3. Rezidivierende Angina pectoris
  4. Ventrikuläre Arrhythmien
  5. Nichtinvasiver Ischämienachweis
  6. Nicht-Q-Zacken-Infarkt
- *Mögliche Indikation:*
  1. Leichte Angina-pectoris-Symptomatik
  2. Fehlende Symptomatik aber jünger als 50 Jahre
  3. Hohes Aktivitätsniveau oder körperliche Belastungen
  4. Abgelaufener Infarkt oder Angina-pectoris-Symptomatik mehr als 6 Monate vor dem aktuellen Myokardinfarkt
  5. Thrombolytische Therapie bei Infarkt

Herzklappenerkrankungen
- *Akzeptierte Indikationen:*
  1. Vor Herzklappenoperation bei Erwachsenen mit thorakaler Beschwerdesymptomatik und EKG-Veränderungen
  2. Vor Klappenchirurgie bei männlichen Patienten über 35 Jahre
  3. Vor Klappenchirurgie bei Frauen nach der Menopause
- *Mögliche Indikationen:*
  1. Bei Männern unter 35 oder Frauen über 40 Jahren, wenn ein Aorten- oder Mitralklappenersatz geplant ist.
  2. Vorhandensein multipler Risikofaktoren für KHK
  3. Erneuter Klappenersatz wenn die Koronarangiographie mehr als ein Jahr zurückliegt
  4. Bei Endokarditis mit Koronarembolisationen

Kongenitale Herzerkrankungen
- *Akzeptierte Indikationen:*
  1. Angina-pectoris-Symptomatik
  2. Verdacht auf Koronaranomalien
  3. Männlicher Patient über 40 Jahre oder Frauen nach der Menopause
- *Mögliche Indikationen:*
  1. Vorhandensein einer kongenitalen Herzerkrankung mit häufig begleitenden Koronaranomalien

Verschiedene Indikationen
- *Akzeptierte Indikationen:*
  1. Erkrankungen der Aorta, bei denen das Vorhandensein und das Ausmaß einer koronaren Herzerkrankung Einfluß auf die Therapiestrategie hat
  2. Linksherzinsuffizienz ohne erkennbare Ursache
  3. Angina pectoris verbunden mit einer hypertrophen Kardiomyopathie bei Patienten über 35 Jahren oder Frauen nach der Menopause
- *Mögliche Indikationen:*
  1. Dilatative Kardiomyopathie
  2. Zustand nach Thoraxtrauma (Contusio cordis)
  3. Männliche Patienten über 35 Jahre oder Frauen nach der Menopause, vor kardiochirurgischem Eingriff
  4. Prospektive Organspender (Herztransplantation)
  5. Kawasaki-Syndrom zur Erfassung koronarer Aneurysmen

### 11.2.7 Neuere Untersuchungsmethoden zur Darstellung der Koronargefäße

Im Rahmen der schnellen Weiterentwicklung der invasiven Koronardiagnostik in den letzten Jahren ist das Spektrum von Untersuchungsmethoden zur Beurteilung der Herzkranzgefäße im klinischen und experimentellen Bereich erweitert worden. Zu den modernen invasiven Untersuchungstechniken gehören die Angioskopie zur Beurteilung der Gefäßwandoberfläche, die intravasale Doppleruntersuchung zur Bestimmung von Flußgeschwindigkeiten und die intravaskuläre Ultraschalldiagnostik (IVUS). Mit IVUS gelingt es, sowohl die Konturen des Gefäßlumens als auch den strukturellen Aufbau der Gefäßwand darzustellen. Eine detaillierte Beschreibung dieser neuen Methoden und ihrer speziellen Indikationen erfolgt in Kap. 12.

## 11.3 Therapeutische Katheterindikation

**Therapeutische Koronarangiographie**

! Die Aufdehnung von Engstellen (Stenosen) in Herzkranzarterien (Ballondilatation oder perkutane transluminale Koronarangioplastie (PTCA)) ist die am häufigsten durchgeführte therapeutische Intervention im Rahmen von Herzkatheteruntersuchungen.

Von der Erstanwendung im Jahre 1977 durch Andreas Grüntzig bis heute sind Methoden der Aufdehnung und Wiedereröffnung von Gefäßen ständig weiterentwickelt worden. Dabei haben eine erhebliche Verbesserung des Materials und ständig wachsende Erfahrung der durchführenden Ärzte zu einer Ausweitung der Indikationsstellung geführt, deren Grenzen einschließlich der intrakoronaren Bestrahlungstherapie (Brachytherapie) noch nicht absehbar sind. Im Jahre 1996 wurden mehr als 125.000 PTCA-Prozeduren in Deutschland durchgeführt.

Ende 1998 waren es schon über 150.000 Interventionen, was den enormen Bedarf katheterinterventioneller Eingriffe unterstreicht. In dieser Zahl sind allerdings nicht nur die durchgeführten Ballondilatationen, sondern auch die Anwendung alternativer Methoden enthalten. Die Katheterinterventionen zur Revaskularisation des Herzens bei koronarer Herzerkrankung haben, gemessen an der Zahl der Indikationsstellungen, die aortokoronaren Bypassoperationen um fast das Doppelte überflügelt.

Damit einher gehen aber auch eine Vielzahl von bisher nicht gelösten Problemen, z. B. die immer noch hohe Restenoserate nach Ballondilatation. In diesem Zusammenhang wird auf Kap. 19.4 verwiesen.

Seit der Einführung der Ballondilatation (PTCA) durch Andreas Grüntzig (Grüntzig et al. 1979) ist die interventionelle Koronartherapie ständig weiterentwickelt worden. Damit einher ging eine Ausweitung der Indikationsstellung, die erleichtert wurde durch die Einführung von steuerbaren Kathetersystemen, die Entwicklung neuer Ballons mit wesentlich kleinerem Profil und flexiblerem Material, die zunehmende Erfahrung der Untersucher und die Einführung von speziellen Techniken wie Atherektomie, Rotablation, Laserung und Stentimplantation.

Weiterhin wurden eine Reihe zusätzlicher interventioneller Techniken für Spezialindikationen entwickelt (Klappendilatation, Shuntverschluß, Katheterablation). Im einzelnen können derzeit bei folgenden Patienten therapeutische Kathetertechniken zum Einsatz kommen:
- Patienten mit koronarer Eingefäßerkrankung,
- Patienten mit koronarer Mehrgefäßkrankheit,
- Patienten mit instabiler Angina pectoris,
- Patienten im akuten Myokardinfarkt,
- Patienten mit Klappenstenosen (Pulmonalstenose, Mitralstenose und Aortenklappenstenose),
- Patienten mit Aortenisthmusstenose,
- Patienten mit Shuntvitien (ASD II, offener Ductus botalli),
- Patienten mit pulmonalarteriovenösen Fisteln,
- Patienten mit der Notwendigkeit einer intravasalen/intrakardialen Fremdkörperbergung.

### 11.3.1 Instabile Angina pectoris

Eine Indikation zur katheterinterventionellen Therapie ergibt sich bei Patienten mit chronisch-stabiler Angina pectoris, die auf eine medikamentöse Therapie unzureichend ansprechen, oder Patienten mit instabiler Angina pectoris, wenn eine gute linksventrikuläre Funktion besteht und eine hämodynamisch relevante Koronararterienstenose (mehr als 50% Durchmesserreduktion) vorliegt, die für eine Ballondilatation geeignet ist. Bei Patienten mit hämodynamisch relevanten Koronararterienstenosen und atypischer oder fehlender Symptomatik ist ein objektiver Hinweis auf eine Myokardischämie durch ein Belastungs-EKG, eine Streßechokardiographie oder eine Myokardszintigraphie zu fordern.

### 11.3.2 Mehrgefäßerkrankungen

Durch Einführung von steuerbaren Kathetersystemen und von Ballonkathetern mit kleinerem Profil sowie der Möglichkeit der Stentversorgung werden heute auch Patienten mit komplexen Koronarstenosen und Mehrgefäßerkrankungen einer interventionellen Therapie unterzogen.

Weiterhin werden interventionelle Maßnahmen in zunehmendem Maße bei symptomatischen Patienten mit Mehrgefäßerkrankungen angewendet. Günstige Voraussetzung hierfür sind eine ausreichende linksventrikuläre Funktion sowie umschriebene Koronararterienstenosen mit guter Erfolgsaussicht für eine Dilatation. Koronararterien, die nicht länger als 3 Monate verschlossen sind und bei denen aufgrund der Koronaranatomie der Verlauf des distalen Gefäßes abgeschätzt werden kann, können mit einer Erfolgsrate von 60–70% rekanalisiert werden.

Voraussetzung für eine solche Rekanalisation ist der Nachweis, daß der Gefäßverschluß für die Symptomatik des Patienten wesentlich mitverantwortlich ist. Auch unter medikamentöser Therapie asymptomatisch oder leicht symptomatische Patienten mit hoch-positivem Belastungstest können einer interventionellen Therapie unterzogen werden. Das Therapieziel bei diesen Patienten besteht nicht in der Beseitigung der Beschwerdesymptomatik, sondern in einer Reduktion der mit der koronaren Herzerkrankung verbundenen Komplikationsrate.

In Betracht kommen Patienten mit hoch-positivem Belastungs-EKG oder Patienten nach Myokardinfarkt mit hochgradigen Stenosen von Gefäßen mit großem Versorgungsgebiet.

### 11.3.3 Akuter Myokardinfarkt

Auch der akute Myokardinfarkt stellt eine Indikation zur interventionellen Therapie dar. Bei Patienten, die innerhalb der ersten 6 h nach Symptombeginn interventionell behandelt werden mit dem Ziel, das verschlossene Infarktgefäß zu rekanalisieren, kann die Ventrikelfunktion verbessert und die Überlebensrate erhöht werden. Der Wert der primären PTCA bei der Therapie des akuten Myokardinfarktes wird aber noch kontrovers diskutiert und kommt aus logistischen Gründen nur für diejenigen Infarktpatienten in Betracht, die innerhalb eines kurzen Zeitraumes ein Herzzentrum erreichen können (Weaver et al. 1997).

### 11.3.4 Stenosen von Bypassgefäßen

Während der ersten 7–8 Jahre nach koronarer Bypassoperation entwickeln etwa 50% der Patienten eine erneute Angina-pectoris-Symptomatik. Als Gründe hierfür kommen neu aufgetretene Stenosen in den nativen Kranzgefäßen, Stenosen in den Bypassgefäßen sowie Stenosen im Anastomosengebiet zwischen Bypassgefäß und nativem Kranzgefäß in Betracht. Die Dilatation von Stenosen im Bypass selbst oder im aortalen Anastomosenbereich ist von einer hohen Restenosierungsrate (40–50%) gefolgt. Stenoseregionen in älteren Bypassgefäßen können darüber hinaus sehr brüchig sein und distale Embolisierungen hervorrufen.

Auch Patienten, bei denen bereits eine aortokoronare Bypassoperation durchgeführt wurde und neue hochgradige Koronararterienstenosen aufgetreten sind, können – auch wenn ein möglicher Gefäßverschluß einen kardiogenen Schock zur Folge hätte- einer Ballondilatation unterzogen werden und zwar unter der Voraussetzung, daß das Risiko einer erneuten Operation größer ist als das Risiko einer PTCA.

In diese Kategorie fallen auch Patienten, deren Operationsrisiko aufgrund von Begleiterkrankungen inakzeptabel hoch ist. Das Lebensalter selbst stellt keine grundsätzliche Kontraindikation gegen eine Koronarangioplastie dar. Da die Operationsletalität im höheren Lebensalter deutlich ansteigt, sind auch diejenigen älteren Patienten (über 80 Jahre) mit Mehrgefäßerkrankungen Kandidaten für eine PTCA, bei denen nicht alle Koronarstenosen für eine Ballondilatation geeignet sind, eine inkomplette Revaskularisation aber die schwere Angina-pectoris-Symptomatik lindern kann.

### 11.3.5 Aortenisthmus-, Aorten- und Pulmonalklappenstenosen

Die Ballonvalvuloplastie wurde Anfang der 80er Jahre zuerst in der Pädiatrie zur Behandlung von Aortenisthmusstenosen und Pulmonalklappenstenosen eingesetzt. Die erste Valvuloplastie bei erwachsenen Patienten mit erworbener Aortenklappenstenose wurde 1986 durchgeführt (Cribier et al. 1998).

Während die Ballonvalvuloplastie der Aortenklappenstenose als Ultima ratio-Methode bei nicht operationsfähigen Patienten im hohen Lebensalter (80 Jahre und älter) anzusehen ist, ergeben sich insbesondere bei Pulmonalklappenstenosen und ausgesuchten Mitralklappenstenosen nach Ballonvalvuloplastie gute Langzeitergebnisse. Damit ist im Gegensatz zur Aortenklappenstenose die Kathetervalvuloplastie bei Mitralstenose eine Alternative zur chirurgischen Therapie geworden.

Die Valvuloplastie der Mitralklappe ist insbesondere sinnvoll bei Patienten mit hohem Operationsrisiko oder solchen Patienten, die eine Operation ablehnen; weiterhin bei Frauen im gebärfähigen Alter, bei denen eine Klappenprothese mit der Notwendigkeit der Antikoagulation während der Schwangerschaft bekanntlich Probleme aufwerfen kann.

Bei Patienten mit Aortenisthmusstenose erscheint eine Ballondilatation, ggf. mit additiver Stentimplantation, eine vertretbare Option, wobei allerdings wegen der Seltenheit der Erkrankung größere Fallzahl- und Langzeitkontrollen ausstehen. Bei Patienten mit kongenitalen Herz- und Gefäßmißbildungen (z. B. pathologische intrapulmonale Shuntverbindungen, offener Ductus Botalli, Vorhof-Septum-Defekte) kann durch Einbringen von Coils interventionell ein Shuntverschluß erreicht werden oder durch Implantation von Verschlußdevices (z. B. Schirmchen) ein Vorhof-Septum-Defekt verschlossen werden (Beekman et al. 1999).

### 11.3.6 Fremdkörperentfernung

Eine weitere therapeutische Katheterindikation ist die Fremdkörperentfernung. Insbesondere in Zusammenhang mit intensivmedizinischen Maßnahmen kommt es mitunter zur Einschwemmung von Fremdkörpern (Verweilkatheter, Schrittmachersonden, Dialysekatheter) ins Gefäßsystem. Durch spezielle Bergekatheter (Schlingen, Körbchen) gelingt es meist unter Vermeidung chirurgischer Maßnahmen solche Fremdkörper einzufangen und zu entfernen.

## 11.4 Technik der Herzkatheteruntersuchung

### 11.4.1 Vorbereitung des Patienten

Die diagnostische Herzkatheteruntersuchung kann sowohl ambulant als auch stationär durchgeführt werden. Bei der stationären Untersuchung wird der Patient im Regelfall am Vortag der Untersuchung stationär aufgenommen, um diagnostische Vorbereitungen zu treffen (s. Übersicht 11-2) und ein Aufklärungsgespräch mit dem Untersucher zu ermöglichen. Der Patient geht dann am nächsten Tage nüchtern in die Untersuchung, welche am wachen Patienten vorgenommen wird. Indikationen für die stationäre Durchführung einer Herzkatheteruntersuchung sind in Übersicht 11-3 aufgeführt.
Bei der ambulanten Herzkatheterdiagnostik, die nur für einen Teil der Patienten geeignet ist (s. Übersicht 11-4), werden die Voruntersuchungen sowie das Aufklärungsgespräch schon im Rahmen vorhergehender ambulanter Termine durchgeführt, und der Patient kommt morgens nüchtern zum Herzkatheterlabor.

**Übersicht 11-2.** Vorbereitung zur Herzkatheteruntersuchung

- Allgemein:
  - Anamneseerhebung
  - Körperliche Untersuchung
  - Labordiagnostik (Blutgruppe, Blutbild, Gerinnungsstatus, Elektrolyte, Harnstoff, Kreatinin und CK)
  - Thoraxröntgenuntersuchung
  - Elektrokardiogramm
  - Ergometrie bei stabiler Angina pectoris
  - Aufklärungsgespräch
  - Einverständniserklärung
  - Rasur der Zugangsstelle
- Fakultativ:
  - Erweiterte Ischämiediagnostik mit Streßechokardiographie oder Myokardszintigraphie
  - ST-Streckenanalyse im 24-h-EKG

**Übersicht 11-3.** Indikationen für die stationäre Durchführung der Herzkatheterdiagnostik – Patienten mit hohem Risiko für katheterassoziierte Komplikationen

- *Koronare Herzkrankheit*
  1. Instabile Angina, Präinfarktsyndrom
  2. Kurz zurückliegender Myokardinfarkt
  3. Möglicherweise ischämiebedingtes Lungenödem
  4. Verdacht auf Hauptstammstenose
- *Linksherzinsuffizienz*
  1. NYHA-Klassen III und IV
  2. Ausgeprägte Rechtsherzinsuffizienz
- *Herzklappenerkrankungen*
  1. Verdacht auf schwere Aortenstenose
  2. Verdacht auf schwere Aorteninsuffizienz
- *Kongenitale Vitien*
  1. Verdacht auf ausgeprägte pulmonale Hypertonie
  2. Ausgeprägte Rechtsherzinsuffizienz

**Übersicht 11-4.** Ungeeignete Patienten für ambulante Herzkatheterdiagnostik wegen eines erhöhten Monitoring-Bedarfs

1. Schwere periphere arterielle Verschlußkrankheit
2. Geistig retardierte, verwirrte oder kachektische Patienten
3. Patienten unter Langzeitantikoagulation oder bekannte Gerinnungsstörung
4. Medikamentös nicht kontrollierte arterielle Hypertonie
5. Schlecht eingestellter Diabetes mellitus
6. Zustand nach Schlaganfall (<1 Monat)
7. Niereninsuffizienz (Kreatinin über 2 mg/dl)

Eine Prämedikation ist im allgemeinen nicht notwendig, lediglich vor der Koronarangiographie werden 0,8–1,6 mg eines Glyzeroltrinitrats sublingual appliziert.

### 11.4.2 Durchführung

Nach örtlicher Betäubung werden die Femoralgefäße (Judkins-Technik), die Kubitalgefäße (Sones-Technik) oder die A. radialis punktiert. Während früher die Sonden direkt über den Führungsdraht eingeführt wurden (mögliche Gefäßschädigungen durch mehrfachen Katheterwechsel), lassen sich heute beliebig viele Sonden über ein Einführungsbesteck (Schleuse) einführen, das einmal gelegt wird und bei Punktion der A. femoralis auch über 24 h belassen werden kann. Dadurch können Punktionskomplikationen wie Einblutung in die Leiste und Ausbildung von Gefäßfisteln deutlich reduziert werden.

Die Punktion wird durch Beachtung einiger Richtlinien erleichtert. Der Fuß der zu punktierenden Extremität soll nach außen rotiert und das Bein im Hüftgelenk leicht abduziert sein. Die A. femoralis wird mit den Fingerspitzen der nicht punktierenden Hand ca. 1 cm distal des Leistenbandes ertastet und kann gegen den Femurkopf komprimiert werden. Die V. femoralis läßt sich etwa 1–2 Querfinger medial dieses Strangs auffinden. Die Punktion der A. femoralis erfolgt unmittelbar distal des tastenden Fingers. Die Nadel wird in einem 45°-Winkel eingeführt; bei erfolgreicher Punktion ist das Blut bei aufgesetzter Spritze entweder gut aspirierbar bzw. spritzt bei der arteriellen Punktion pulssynchron aus der Nadel.

Ein flexibler Führungsdraht wird nun vorsichtig in die Arterie eingeführt. Ein zu hoher Widerstand beim Vorführen spricht für einen intramuralen oder extravasalen Verlauf des Drahtes oder für das Eindringen in einen Seitenast. Im Zweifelsfall muß die Drahtposition unter Durchleuchtung kontrolliert werden. Bei anatomischen Hindernissen der Drahtpassage (Kinking, Verkalkungen der Femoralgefäße) stehen besonders flexible und gleitfähige Führungsdrähte, die unter Durchleuchtung vorgeführt werden, zur Verfügung.

## 11.4.3 Kathetermaterial und Katheterformen

Heute werden ausnahmslos Einmalkatheter verwendet, die für die verschiedenen diagnostischen Eingriffe in unterschiedlicher Größe und Form der Katheterspitze zur Verfügung stehen.

### Kathetermaterial

Die Oberflächenbeschaffenheit zeichnet sich durch eine glatte, nicht thrombogene Eigenschaft und die Wandstruktur durch eine gute Weiterleitung von distalen Drehbewegungen auf die Katheterspitze aus.

Unter stationären Bedingungen werden üblicherweise 6-F-Katheter eingesetzt, während unter ambulanten Bedingungen hauptsächlich 5-F-Katheter Verwendung finden, da wegen des kleineren Stichkanals eine kürzere Kompression und Immobilisierung ausreicht und der Patient nach 3–4 h bereits wieder aufstehen kann. Aufgrund der geringeren Eigenstabilität der dünneren 5-F-Katheter sowie der Passage eines geringeren Kontrastmittelvolumens pro Zeiteinheit ist die Untersuchung technisch etwas schwieriger als bei der Verwendung von 6-F- oder größeren Kathetern.

Ähnliches gilt auch für den Einsatz sog. Multi-purpose-Katheter, die den Vorteil besitzen, daß beide Koronarostien mit demselben Katheter sondiert werden können, so daß kein Katheterwechsel erforderlich ist und die Kosten der Untersuchung damit niedriger liegen.

### Katheterformen

#### ■ Sones-Technik

Der Sones-Katheter hat im Unterschied zu den Judkins-Kathetern ein Endloch und 4 kleine Seitenlöcher. Der Zugangsweg ist die A. radialis oder die A. brachialis. Bei Verwendung der A. radialis muß vor der Punktion die ausreichende Funktion eines Kollateralkreislaufs über die A. ulnaris überprüft werden (Allen-Test: nach manueller Kompression beider Arterien und mehrfachem Faustschluß muß nach Freigabe der A. ulnaris innerhalb von 10 s eine Normalisierung der Hautfarbe der ganzen Hand zu beobachten sein).

Die A. brachialis wird entweder operativ freigelegt oder perkutan punktiert. Der Katheter wird über eine Schleuse in die A. brachialis eingebracht. Hier werden 10.000 Einheiten Heparin zur Vermeidung einer Thrombenbildung über den Katheter injiziert. Der Sones-Katheter wird dann in die aszendierende Aorta vorgeführt. Im Unterschied zur Judkins-Technik wird der gleiche Katheter für die Darstellung der linken und rechten Herzkranzarterie sowie für die Lävokardiographie verwendet.

#### ■ Amplatz-Technik

Eine Alternativmethode zur Judkins-Technik stellt die Amplatz-Technik dar. Mit den speziell geformten Kathetern für die rechte und linke Koronararterie gelingt die selektive Darstellung der Koronargefäße häufig auch in den Fällen, in denen mit dem Judkins-Katheter das Ostium der Kranzarterie nicht intubiert werden kann.

#### ■ Multi-purpose-Katheter-Technik

Der Multi-purpose-Katheter dessen Spitze im Gegensatz zum Sones-Katheter etwas kürzer ist, kann als Alternative zum Sones-Katheter verwendet werden. Die Katheterisierung beider Kranzarterien wird ähnlich wie in Sones-Technik mit dem gleichen Katheter durchgeführt.

## 11.4.4 Röntgenausrüstung

Heute verwendet man entweder monoplane (eindimensionale) oder multiplane (zweidimensionale) Röhrensysteme mit unterschiedlichen seitlichen und kraniokaudalen Variationsmöglichkeiten, um über verschiedene Angulationen eine optimale Darstellung des Herzkranzgefäßes bzw. der unterschiedlich gelegenen koronaren Läsionen zu erreichen. Diese Optimierung ist insbesondere wegen der zunehmenden Bedeutung interventioneller Therapieverfahren und Zunahme ihrer Komplexität von besonderer Wichtigkeit.

Nur speziell für die kardiale Angiographie entwickelte Anlagen erfüllen die Voraussetzungen, die eine für die Diagnostik und interventionelle Maßnahmen ausreichend hohe Bildqualität und Projektionsvielfalt garantieren. Biplane Anlagen sind bei komplexen angeborenen Herzfehlern, insbesondere im Kindesalter, erforderlich. Bei erworbenen Herzfehlern sowie bei interventionellen Verfahren haben biplane Anlagen den Vorteil, daß sie gleichzeitig unterschiedliche Projektionen für die Durchleuchtung und Bilddokumentation erlauben und darüber hinaus Kontrastmittel sparen.

#### Strahlenbelastung

Zur Reduktion der Strahlenbelastung und zur Verbesserung der Bildqualität müssen alle technischen Möglichkeiten ausgeschöpft werden, z. B. Einstellung variabler Nutzstrahlenfelder mit Tiefenblenden und zusätzliche Kupferfilter.

#### Generatoren

Auf leistungsfähige, hochstabilisierte Röntgengeneratoren (möglichst Hochfrequenzröntgengeneratoren) kann nicht verzichtet werden. Nur sie ermöglichen mit hoher Leistung auch in extremen Projektionen oder bei adipösen Patienten eine gute Bildqualität, mit ausreichenden Bildkontrast. Neben der Filmaufzeichnung der Angiographie muß eine simultane Fernsehaufzeichnung (Videodarstellung zur sofortigen Wiedergabe) vorhanden sein, die schnellen Bild-Vor- und Rücklauf sowie Standbildprojektion (Navigatorbild) erlaubt.

#### Darstellungstechniken und Archivierung

Derzeitiger Stand der Technik und bei Neueinrichtungen von Katheterlabors zu fordern sind digitale Registrier- und Darstellungstechniken. Für die Aufnahmetechnik gilt, daß sowohl bei der Cine- als auch bei der digitalen Aufnahmetechnik eine Mindestbildfrequenz von 12,5 Bildern/s eingehalten werden muß. Die alleinige Archivierung auf Videobändern (VHS, S-VHS) ist aufgrund des eminenten Qualitätsverlustes unzureichend. Als Speichermedien kommen prinzipiell Cinefilm und Bildplatten, bei neu eingerichteten Katheterlabors auch kostengünstige digitale Speichermedien (CD-ROM) in Betracht.

Bei der digitalen Bildverarbeitung und Speicherung sind zum jetzigen Zeitpunkt noch die unterschiedlichen DICOM-Standards problematisch, die teilweise das gewohnte Höchstmaß an Bildqualität und Kompatibilität der Filmtechnik noch nicht erreicht haben.

### 11.4.5 Druckaufnahmesystem

Eine wesentliche Basisinformation zur Beurteilung der Physiologie und Pathophysiologie der Herzfunktion liefert die Registrierung und Analyse der Druckabläufe in den verschiedenen Kreislaufabschnitten. Die Druckregistrierung geschieht prinzipiell über flüssigkeitsgefüllte Katheter mit einem amplituden- und frequenzgetreuen Aufnahmesystem am Ende der Flüssigkeitssäule oder aber durch Verwendung eines Kathetertipmanometers.

### 11.4.6 Sauerstoffsättigung

Die Bestimmung des $O_2$-Gehalts des Blutes als weiterer Parameter der kardiozirkulatorischen Funktion erfolgt durch unterschiedliche Meßmethoden aus Blutproben, die aus definierten Abschnitten des Herzens und der herznahen Gefäße entnommen werden.

### 11.4.7 Lävokardiographie

Die Lävokardiographie (linksventrikuläre Angiographie) wird mit einem sog. Pigtailkatheter durchgeführt, der an seinem Ende ringförmig gebogen ist und neben einem Endloch mehrere Seitenlöcher besitzt (Abb. 11-1) . Der Katheter wird mit einem Führungsdraht versehen in die Aorta thorakalis descendens vorgeführt und nach Entfernen des Führungsdrahtes an den Druckmonitor angeschlossen. Bei guter Druckregistrierung wird der Katheter über den Aortenbogen zur Aortenklappe hin vorgeschoben.

Die retrograde Überwindung der Aortenklappe gelingt häufig, wenn der Katheter mit leichtem Druck auf der Klappe ein wenig im Uhrzeigersinn gedreht wird und der Patient dabei einatmet; ggf. kann der Pigtailkatheter mit einem Führungsdraht versteift werden. Gelingt die Passage der Aortenklappe so nicht, kann ein Führungsdraht über den Katheter eingeführt werden und zunächst mit Hilfe dieses ca. 5 cm aus dem Pigtailkatheter herausragenden Drahtes die Aortenklappe passiert werden. Der Katheter wird dann über den Draht in den linken Ventrikel vorgeschoben und zunächst der linksventrikuläre Druck gemessen. Bei einem enddiastolischem Druck oder einem pulmonalem Kapillardruck unter 35 mmHg kann eine Lävokardiographie durchgeführt werden, wobei die Kontrastmittelmenge bereits bei einem enddiastolischen Druck über 25 mmHg deutlich reduziert werden muß.

Der Katheter wird an eine Kontrastmittelpumpe angeschlossen und das Kontrastmittel mit einer Flußgeschwindigkeit von etwa 10–15 ml/s in einer Gesamtmenge von 30–60 ml (je nach Funktion und Größe des Ventrikels und der Schlußfähigkeit der Mitralklappe) injiziert. Die Lävokardiographie wird üblicherweise in 30° rechtsanteriorer Schrägposition (RAO) und 60° linksanteriorer Schrägprojektion (LAO) während der Inspirationsphase gefilmt. Sie liefert Informationen über die Ventrikelgröße, die regionale und globale Myokardfunkti-

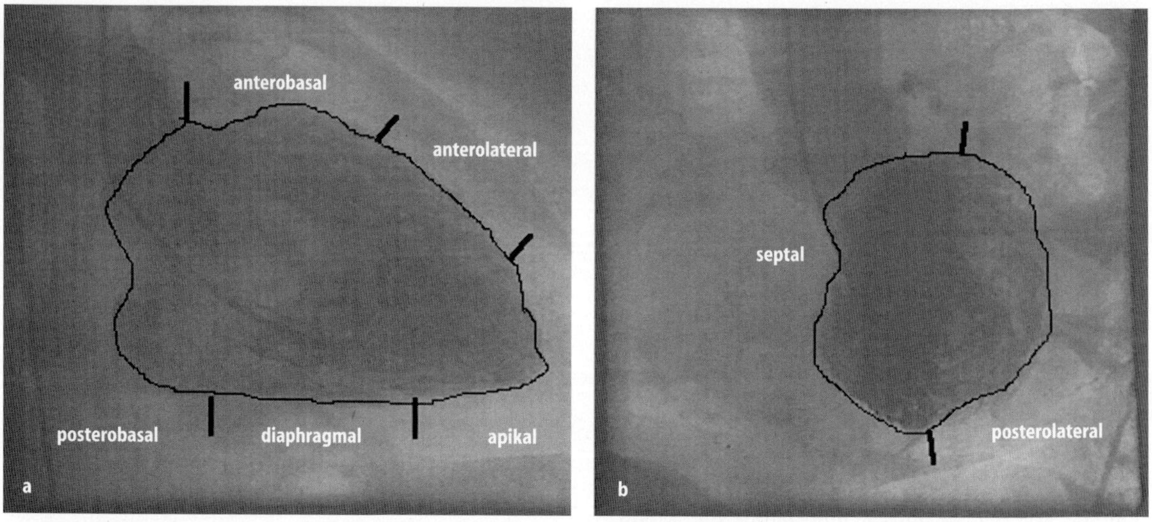


**Abb. 11-1a, b.** Darstellung der Wandsegmente des linken Ventrikels: **a** Rechtsschrägeposition (RAO 30°), **b** Linksschrägeposition (LAO 60°)

on, eine Ausflußbahnobstruktion und über das Ausmaß einer Mitralklappeninsuffizienz.

### 11.4.8 Aortographie

Bei der Aortographie wird das Lumen der Aorta und der aus ihr entspringenden großen Gefäße dargestellt. Indikationen zur Aortographie im Rahmen einer Herzkatheteruntersuchung sind die ätiologische Abklärung einer Erkrankung der Aorta, die Feststellung von Art, Ausmaß und Lokalisation morphologischer Veränderungen der Aorta, vorbekannte Anomalien der Aorta, die angeborene oder erworbene Herzfehler begleiten können (z. B. offener Ductus arteriosus und Aortenisthmusstenose, Aortenanomalien).

Vor Durchführung einer Aortographie sollte abgeklärt werden, wie weit die Fragestellung durch nichtinvasive Untersuchungsverfahren (Kernspintomographie, transösophageale Echokardiographie, Computertomographie) beantwortet werden kann. Um eine optimale Darstellung des Aortenlumens zu erzielen, ist eine hohe Injektionsgeschwindigkeit erforderlich. Hierzu wird i. allg. ein 6-F-High-flow-Pigtailkatheter verwendet, der ca. 2 cm über der Aortenbasis plaziert wird. Unter Verwendung der Cine-Angiographie werden die meisten Veränderungen der thorakalen Aorta am besten in der LAO 45–70°-Projektion dargestellt.

Bei Aortenaneurysmata wird eine zweite Projektion (multiplane Anlage) benötigt. Hier erlaubt die posterior-anteriore Projektion den besten Vergleich mit der Röntgenthoraxaufnahme.

Eine Geschwindigkeit der Kontrastmittelinjektion von etwa 25 ml/s ist bei erwachsenen Patienten notwendig. Das Injektionsvolumen liegt zwischen 40 und 60 ml und ist abhängig vom Grad der Aortendilatation und dem Kontrastmittel-Run-off, der z. B. bei Aorteninsuffizienz erhöht ist. Neben der Erfassung von Aortenaneurysmata und Aortendissektionen ist die Aortographie wichtig bei der Darstellung von Bypassgefäßen, falls deren selektive Sondierung nicht gelingt.

### 11.4.9 Dextrokardiographie

Die Angiographie des rechten Herzens und des kleinen Kreislaufes kommt nur selten zur Anwendung: z. B. bei der Ebstein-Anomalie, der Pulmonalatresie, der Trikuspidalinsuffizienz und bei der Fallot'schen Tetralogie.

### 11.4.10 Pulmonalisangiographie

Mit Hilfe der selektiven Pulmonalisangiographie lassen sich pulmonalembolische Ereignisse, Pulmonalarterienstenosen und Anomalien des Pulmonalkreislaufs (Shuntgefäße) sowie das Ausmaß einer Pulmonalklappeninsuffizienz darstellen.

### 11.4.11 Koronarangiographie

Die Darstellung der Koronararterien mit Hilfe von Röntgenstrahlen und selektiver Kontrastmittelgabe dient der Erfassung von Stenosen und Koronaranomalien als Grundlage für eine interventionelle oder operative Therapieplanung. !

Für die am häufigsten durchgeführte perkutane transfemorale Koronarangiographie (Judkins-Technik) werden ca. 0,035–0,038 Inch dicke Führungsdrähte mit geradem Verlauf oder J-förmig gebogener Spitze verwendet, die in aller Regel problemlos über geschlängelt verlaufende Beckenarterien oder arteriosklerotisch veränderte Gefäßbezirke vorgeführt werden können.

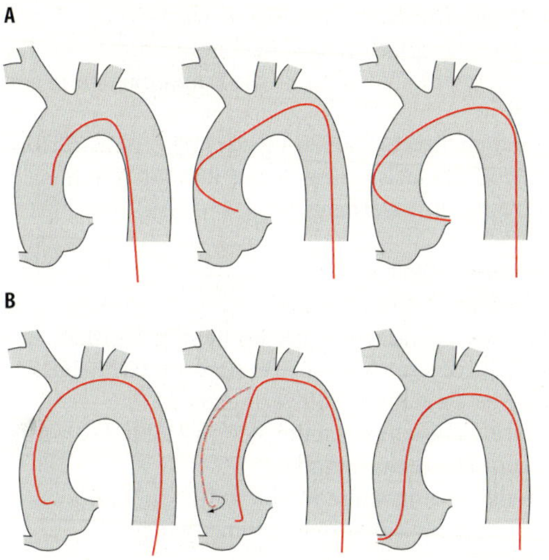


**Abb. 11-2.** Darstellung der selektiven Intubation der Koronarostien mit der Judkins-Technik (*A*) und der Sones-Technik (*B*). In Abhängigkeit von der Weite des Aortenbogens und der Lage des Koronarostiums kommen unterschiedliche Kathetergrößen und Formen zur Anwendung

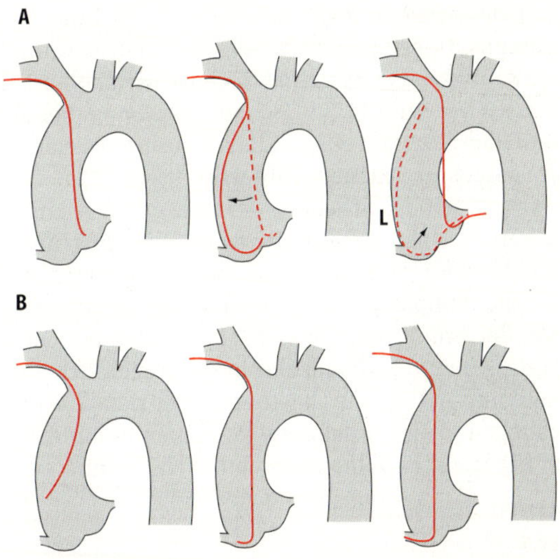


Die Katheter sind mit Polyethylen oder Polyuretan beschichtet und enthalten in ihrer Wand ein feines Drahtgeflecht zur besseren Steuerbarkeit. Um sich der Anatomie des Aortenbogens und der Lumenweite der Aorta ascendens anpassen zu können, gibt es verschiedene Bogengrößen von 3,5–6 cm (Abb. 11-2).

In den meisten Katheterlabors wird der Katheter an eine Hahnbank angeschlossen, die aus 3 hintereinander geschalteten Dreiwegehähnen besteht. Diese Anordnung erlaubt dem Untersucher, in einem geschlossenen System schnell zwischen einer Druckregistrierung, dem Spülen des Katheters sowie der Injektion von Kontrastmittel zu wechseln und dabei die Sterilität zu bewahren. Alternativ zu der Hahnbank kann ein Y-Konnektor verwendet werden, der eine freiere Handhabung des Katheters erlaubt.

### 11.4.12
### Komplikationen

Herzkatheteruntersuchungen haben ein geringes aber nicht zu vernachlässigendes Risiko. Es ist abhängig von der Erfahrung des Untersuchers und der Schwere der zugrundeliegenden Erkrankung.

! Die aus einem Bericht der Society of Cardiac Angiography stammenden Erfahrungen an über 50.000 Patienten bezüglich durchschnittlicher Komplikationsraten sind in Übersicht 11-5 zusammengefaßt (Johnson et al. 1989).

**Übersicht 11-5.** Komplikationen der Herzkatheteruntersuchung

- *Sterblichkeit 0,14%*
  Bei Vorliegen einer Hauptstammstenose, bei eingeschränkter linksventrikulärer Funktion (EF unter 30%), bei Patienten im klinischen Stadium NYHA IV und bei Patienten mit mehreren Herzkrankheiten liegt die Sterblichkeit etwa um den Faktor 10 höher. Jenseits des 65 Lebensjahres steigt die Sterblichkeit um das Dreifache an.
- *Myokardinfarkt 0,07%*
  Das Infarktrisiko ist insbesondere bei Patienten mit instabiler Angina pectoris, nicht transmuralem Infarkt und insulinpflichtigem Diabetes mellitus bis 2,6% erhöht.
- *Zerebrale Ischämie 0,07%*
  Bei Risikopatienten bis zu 0,2%; sie entsteht hauptsächlich auf embolischem Wege durch thrombotisches Material von Katheter oder Führungsdraht oder durch die artefizielle Injektion von Luft, seltener durch Loslösen einer arteriosklerotischen Plaque.
- *Lokale Gefäßkomplikationen 0,57%*
  Bei der Sones-Technik vorwiegend thrombotischer Gefäßverschluß, dessen Auftreten von der Dauer der Untersuchung, der Zahl der verwendeten Katheter und der Qualität der Arteriennaht abhängig ist. Bei der Judkins-Technik treten vaskuläre Probleme vorwiegend an der Punktionsstelle auf und zwar in Form einer Thrombose, eines Aneurysma spurium, einer AV-Fistel oder eines Hämatoms, das sich bis in den Retroperitonealraum erstrecken kann.
- *Perforation des Herzens oder der großen Gefäße*
  Eine Perforation des Vorhofes, der Aorta ascendens oder des Koronarvenensinus mit Ausbildung einer Herzbeuteltamponade ist eine wesentliche Komplikation bei der transseptalen Technik (0,8%). Eine katheterbedingte Perforation der Aorta, der A. iliaca, A. subclavia und der großen Hohlvenen tritt selten auf, meist durch Vorführen des Katheters gegen einen mechanischen Widerstand.
- *Vagale Reaktionen*
  Durch Angst und Schmerz können vagale Reaktionen ausgelöst werden und führen zu Übelkeit, Erbrechen, Abfall von Blutdruck und Herzfrequenz. Insbesondere bei Patienten mit schwerer koronarer Herzkrankheit, Aortenstenose und eingeschränkter linksventrikulärer Funktion können sich hieraus lebensbedrohliche Folgen ergeben.
- *Allergische Reaktion durch Freiwerden pyrogener Substanzen*
  Kontrastmittelallergie; bei wichtiger Indikation kann durch eine medikamentöse Vor- und Nachbehandlung mit Kortikoiden und Antihistaminika eine allergische Reaktion unterdrückt werden.

Trotz eines breiten Spektrums an Komplikationsmöglichkeiten liegt die Komplikationshäufigkeit bei der Herzkatheteruntersuchung weit unter 1%, und die meisten Komplikationen sind passagerer Natur. Die Komplikationshäufigkeit bei der Sones-Technik wird höher angegeben als bei der Judkins-Technik (Faktor 3,6 bei den Todesfällen), was am ehesten damit zusammenhängt, daß diese Technik seltener geübt wird.

Da es seit der Erhebung dieser Komplikationshäufigkeiten zu einer weiteren Perfektion des Instrumentariums und der Untersuchungstechnik gekommen ist, dürften die Komplikationsraten heute eher niedriger liegen. Mit der Einführung einer flächendeckenden Qualitätskontrolle wird es demnächst möglich sein, sich über die Zahl und Art der durchgeführten Herzkatheteruntersuchungen sowie die dabei aufgetretenen Komplikationen in bezug auf einzelne Herzzentren zu orientieren.

## 11.5 Spezielle Untersuchungsmethoden

### 11.5.1 Einschwemmkathetertechnik

#### Untersuchungsparameter

Die Katheterisierung des rechten Herzens ist mit Einführung des Swan-Ganz-Thermodilutionskatheters im Jahre 1970 erheblich verbessert worden. Mit diesem Katheter können der zentralvenöse Druck (ZVD), der rechtsatriale Druck (RAP), der rechtsventrikuläre Druck, der Pulmonalarteriendruck (PAP) der pulmonale Kapillardruck (PCP) und das Herzminutenvolumen (HZV) gemessen werden.

Der pulmonale Kapillardruck entspricht dem linksatrialen Druck, bei Nichtvorliegen einer Mitralklappenerkrankung auch dem linksventrikulären enddiastolischen Druck (LVEDP), auch linksventrikulärer Füllungsdruck genannt. Der pulmonale Kapillardruck ist somit ein Maß für eine Funktionsstörung des linken Ventrikels und für den Grad einer Lungenstauung. Der zentralvenöse Druck zeigt dagegen die Funktion des linken Ventrikels nur unzuverlässig an. Der pulmonale Kapillardruck kann deutlich erhöht sein, ohne daß der zentralvenöse Druck wesentlich verändert ist.

#### Durchführung

Die Durchführung einer Einschwemmkatheteruntersuchung ist indiziert bei der Verlaufskontrolle hämodynamischer Größen, z. B. bei Myokardinfarkt, akutem Cor pulmonale, differenzierter Katecholamintherapie, zur Druckmessung bei pulmonaler Hypertonie und zur Feststellung von Kurzschlußverbindungen.

Der Swan-Ganz-Katheter wird über eine venöse Schleuse perkutan in eine mediale Kubitalvene, die Vena jugularis interna, Vena jugularis externa, Vena subclavia oder Vena femoralis eingeführt. Für eine länger dauernde Drucküberwachung eignen sich besonders die Vena jugularis interna und die Vena subclavia. Das Einführen des Katheters erfolgt in Seldinger-Technik ohne Röntgenkontrolle. Die Katheterposition wird durch Druckanalyse gesichert. Gelegentlich gelingt es nicht, den Katheter vom rechten Ventrikel in die Pulmonalarterie vorzuführen.

Bleiben mehrere Plazierungsversuche ohne Erfolg, sollte die Katheterisierung unter Röntgendurchleuchtung durchgeführt werden.

#### Anwendungsrichtlinien

Die folgenden Richtlinien sollten bei der Anwendung des Swan-Ganz-Katheters berücksichtigt werden, um technische Probleme und eine Fehlinterpretation bei der Messung der Druckwerte zu vermeiden:

- der Druckaufnehmer sollte sich in Höhe des mittleren Thoraxniveaus befinden,
- die Kalibrierung sollte in einem für die Pulmonalisdruckwerte physiologischen Bereich liegen,
- das System muß frei von Luftblasen und Blutkoageln sein,
- die Katheterspitze darf nicht spontan in eine PCP-Position vorrutschen,
- die Messung sollte in Endexspiration erfolgen.

#### Befundinterpretation

Die mit dem Swan-Ganz-Katheter gewonnen Meßwerte sind bei verschiedenen Krankheitszuständen häufig in charakteristischer Weise verändert. Sie weisen allerdings z. T. erhebliche Phasenverschiebungen und Dämpfungen auf, die sich nur bei Kenntnis der physiologischen Zusammenhänge korrekt analysieren lassen.

### 11.5.2 Sondierung des Sinus coronarius

Die Sondierung des Sinus coronarius hat in der klinischen Routine keine wesentliche Bedeutung, ist aber im Rahmen von Messungen der Koronardurchblutung, von oxymetrischen Analysen und metabolischen Untersuchungen sowie speziellen elektrophysiologischen Untersuchungen von Interesse (s. Übersicht 11-6).

**Übersicht 11-6.** Indikation zur Katheterisierung des Sinus coronarius

- *Messung der Koronardurchblutung des linken Ventrikels:* Fremdgasverfahren (z. B. Argon), Thermodilution, Dopplerflow
- *Oxymetrie:*
  - Koronararteriovenöse Fisteln, pharmakologische und ergometrische Belastungsprüfung
  - Metabolische Messung: Bestimmung des $O_2$-Verbrauchs des linken Ventrikels, Analyse von Metaboliten
- *Elektrophysiologische Untersuchungen:*
  - Elektrodenplazierung im Sinus coronarius

Sie erfolgt zweckmäßigerweise mittels end- und seitenständiger Katheter, durch die störungsfreie Blutentnahmen auch bei Anliegen der Katheterspitze an der Innenwand des Sinus coronarius möglich sind. Als Zugangswege eignen sich die rechte Vena femoralis und die linke Vena cubitalis.

Bei Aufsuchen des Sinus coronarius durch die Vena femoralis ist meist zunächst eine sigmaförmige Schlaufenbildung im rechten Vorhof erforderlich, um dem Katheter die notwendig Richtungsweisung in das Ostium des Sinus coronarius zu verleihen. Vorzuziehen ist die Sondierung vom linken Arm aus, da sie bei fehlender Notwendigkeit einer Schlaufenbildung technisch einfacher durchzuführen ist. Bei der Blutabnahme ist darauf zu achten, daß die Öffnungen des Katheters ausreichend tief im Sinus coronarius plaziert sind und daß das Blut langsam aspiriert wird, um ein retrogrades Ansaugen von Blut aus dem rechten Vorhof zu vermeiden.

Ferner ist darauf zu achten, daß der Katheter nicht zu tief eingeführt wird, da sonst Positionierungen mit Sinus- bzw. Venenverschlußdrücken und der Gefahr myokardialer Läsionen auftreten können.

## 11.5.3 Messung der Koronardurchblutung

Die Messung der Koronardurchblutung bzw. der Myokarddurchblutung hat in der klinischen Routinediagnostik keine Bedeutung. Da sie aber wichtige Einblicke in die Physiologie und Pathophysiologie des Koronarkreislaufs gibt, werden die derzeit am häufigsten eingesetzten Verfahren kurz beschrieben:

- Fremdgasmethode, Argon, Stickoxidul,
- Thermodilutionsverfahren,
- Dopplerkatheter,
- radioaktive Techniken.

### Fremdgasmethode

Bei Verwendung der Argonmethode mit gaschromatographischer Analyse von Argon im arteriellen und koronarvenösen Blut ist neben der exakten Bestimmung der Ruhekoronardurchblutung und des Ruhekoronarwiderstandes eine sehr genaue Messung der unter dem Einfluß eines Koronardilatators maximal erreichbaren Koronardurchblutung mit Ermittlung der Koronarreserve möglich.

Das Verfahren ist für den Patienten nicht oder minimal belastend. Eine Argonaufsättigung mit simultanen Blutentnahmen dauert 5 min, die anschließende Bestimmung der maximal erreichbaren Koronardurchblutung nach vorheriger Injektion eines geeigneten Koronardilatators, z. B. Dipyridamol oder Adenosin insgesamt 20–25 min. Die Argonanalyse selbst ist zeitaufwendiger und dauert ca. 2–3 h für eine Doppelbestimmung der Koronardurchblutung.

### Thermodilutions- und Dopplerkatheter

Durchblutungsmessungen mit Thermodilutions- und Dopplerkathetern sind einfacher, schneller und ermöglichen punktuelle oder kontinuierliche Registrierungen, die bei geeigneter Datenverarbeitung sofort vorliegen. Die Koronarreserve des linken Ventrikels ist definiert als das Verhältnis des Koronarwiderstandes unter Ausgangsbedingungen zum Koronarwiderstand unter maximaler Koronardilatation.

Der koronare Widerstand repräsentiert die reziproke Leitfähigkeit des Koronargefäßsystems und entspricht dem Quotienten aus dem koronaren Perfusionsdruck und der Koronardurchblutung des linken Ventrikels. Demzufolge hat die quantitative Bestimmung der Koronarreserve neben der Ermittlung der Koronardurchblutung stets auch die Änderung des koronaren Perfusionsdrucks zu berücksichtigen. Der koronar wirksame Perfusionsdruck wird als Differenz zwischen dem mittleren diastolischen Aortendruck und dem mittleren diastolischen Druck im linken Ventrikel in mm Quecksilbersäule (mmHg) angegeben.

Die Indikation zur Messung der Koronarreserve betrifft insbesondere Patienten mit Angina-pectoris-Symptomatik und normalem Koronarangiogramm, Syndrom X, Immunvaskulitis, systemischen Kollagenosen, essentieller Hypertonie, Kardiomyopathien und anderen Erkrankungen, bei denen durch den Nachweis einer signifikanten Einschränkung der Koronarreserve der Nachweis einer koronaren Mikrozirkulationsstörung möglich ist.

Hochgradige Einschränkungen der Koronarreserve finden sich außer bei der koronaren Herzkrankheit auch beim Lupus erythematodes, bei der progressiven Sklerodermie und der chronisch rheumatoiden Arthritis.

## 11.5.4 Transseptale Sondierung des linken Ventrikels

### Indikation

Wenn die Aortenklappe retrograd nicht passiert werden kann, der linksventrikuläre Druck aber aus diagnostischen Gründen gemessen werden sollte, ist die Sondierung des linken Ventrikels mittels transseptaler Punktion möglich. Diese Prozedur ist bei 5% der Patienten mit hochgradiger Aortenstenose und bei Patienten mit Kippscheibenprothesen in Aortenposition notwendig. Bei Patienten mit Aortenklappenbioprothese ist die retrograde Sondierung des linken Ventrikels möglich.

### Durchführung

Die transseptale Punktion wird mit einem 70 cm langen, 8-F-Brockenbrough-Katheter unter Durchleuchtung in frontaler und streng lateraler Projektion durchgeführt. Der Brockenbrough-Katheter wird zunächst mit Hilfe eines Führungsdrahtes bis in die proximale V. cava superior vorgeführt, der Führungsdraht entfernt, der Katheter gespült und der venöse und im Rückzug der rechtsatriale Druck registriert.

Die Katheterspitze wird dann auf die Fossa ovalis ausgerichtet, und im Falle eines offenen Foramen ovale gleitet der Katheter spontan in den linken Vorhof und es erscheint die charakteristische linksatriale Druckkurve mit einem gegenüber dem rechten Vorhof gewöhnlich etwas höheren Mitteldruck. Die Position des Katheters im linken Vorhof kann durch eine zusätzliche Bestimmung der $O_2$-Sättigung gesichert werden. Wenn das Foramen ovale verschlossen ist, muß mit der Nadel punktiert werden.

Dies wird unter Druck- und Durchleuchtungskontrolle durchgeführt, indem die Nadel ca. 1 cm aus dem am Vorhofseptum angestemmten Katheter herausgeführt wird. Ist der linke Vorhof erreicht, erscheint die linksatriale Druckkurve. Dann wird der Katheter unter kontinuierlicher Druckkontrolle über die Nadel langsam ca. 1–2 cm weiter in den linken Vorhof vorgeführt, die Nadel entfernt, der Katheter gespült und der linksatriale Druck registriert. Danach wird der Katheter transmitral in den linken Ventrikel vorgeschoben.

#### Komplikationen

Als Komplikationen bei der transseptalen Punktion können eine Perforation der rechtsatrialen oder linksatrialen Wand und eine Penetration des Koronarsinus oder der Aortenwand vorkommen. Eine Fehlpunktion durch die dünne Nadel führt in der Regel nicht zu Problemen. Die Fehlpassage des Katheters über die Nadel in die oben erwähnten Strukturen kann jedoch mit einer Herzbeuteltamponade und dem Tod des Patienten verbunden sein.

### 11.5.5 Pharmakologische Funktionsprüfung

Parameter der linksventrikulären Funktion, die im Rahmen der Ventrikulographie gewonnen werden (z. B. Auswurffraktion) oder mittels Druckkurvenanalyse ermittelt werden (dP/dT), beziehen sich auf die Ruhefunktion des Myokards. Da Erkrankungen des Herzens nicht unbedingt mit einer gestörten Ruhefunktion einhergehen müssen, liegt es auf der Hand, das Messungen der Funktionsreserve geeignet sind, Herzmuskelerkrankungen zu erfassen, die unter Ruhebedingungen nicht manifest werden (Mudge et al. 1976).

Diesem Zweck können Funktionsprüfungen dienen, die v. a. dann aussagefähig sind, wenn sie in genügend großen Normalkollektiven standardisiert wurden. Zu den Funktionsprüfungen gehören:

- Volumenbelastung,
- Angiotensininfusionstest,
- Induktion einer Extrasystole (postextrasystolische Potenzierung der Myokardkontraktion),
- Hand-grip-Test,
- Dobutamintest,
- Nitroglyzerintest,
- Propranololtest.

## 11.6 Analyse und Bewertung

### 11.6.1 Rechtsherzkatheteruntersuchung

Die bei der Rechtsherzkatheteruntersuchung gewonnenen Meßwerte sind bei verschiedenen Krankheitszuständen häufig in charakteristischer Weise verändert. Ziel dieser Untersuchung ist es deshalb, die Drücke im rechten Herzen, den Pulmonalarteriendruck (PA-Druck) und den pulmonalen Kapillardruck (PCP-Druck) zu messen. Gleichzeitig erfolgen Blutentnahmen zur Messung der $O_2$-Sättigung (Oxymetrie) zum Nachweis von Shuntvitien und zur Bestimmung des Herzzeitvolumens (HZV).

Alle Messungen und Blutentnahmen sollten in kurzem zeitlichem Abstand durchgeführt werden, so daß bei gleichbleibender Herzfrequenz und konstantem Blutdruck die Ergebnisse nicht verfälscht werden.

#### Bestimmung des Herzminutenvolumens

In der Praxis des Herzkatheterlabors sind 2 Methoden zur Bestimmung des HZV von Bedeutung: die Oxymetrie und die Kälteverdünnung (Thermodilution).

##### Oxymetrie

Die Oxymetrie beruht auf dem 1870 von Adam Fick angegebenen Prinzip, daß die Aufnahme einer Substanz durch ein Organ gleich dem Produkt aus dem Blutfluß durch dieses Organ und der arteriovenösen Konzentrationsdifferenz dieser Substanz ist. Nach diesem Prinzip kann die Pumpleistung des Herzens berechnet werden, indem der $O_2$-Verbrauch des Körpers ($VO_2$) durch die Differenz des arteriellen und venösen $O_2$-Gehalts (CA $O_2$–CV $O_2$) dividiert wird.

Da eine genaue Messung des $O_2$-Verbrauchs für die Routinediagnostik im Herzkatheterlabor zu aufwendig ist, ermittelt man den $O_2$-Verbrauch aus Tabellen, in denen er pro Quadratmeter Körperoberfläche nach Alter und Geschlecht angegeben ist. Dieser Wert gilt jedoch nur für den Ruheverbrauch. Zur Ermittlung des $O_2$-Verbrauchs (ml $O_2$/min) eines Patienten wird der Tabellenwert mit der Körperoberfläche, die man nach Größe und Gewicht aus einem Nomogramm ablesen kann, multipliziert. Der $O_2$-Gehalt des Blutes (C) wird aus der $O_2$-Sättigung (in %) und der Hämoglobinkonzentration (Hb), gemessen in g/100 ml, ermittelt. Da 1 g Hämoglobin 1,34 ml $O_2$ bindet (Hüfner-Zahl), gilt:

$C\,O_2\,(O_2\text{-Gehalt}) = \text{ml}\,O_2/100\,\text{ml Blut} = SO_2 \times Hb \times 1{,}34.$

Der $O_2$-Gehalt wird im arteriellen (CA $O_2$) und gemischtvenösen (CV $O_2$) Blut (aus der Pulmonalarterie, da erst hier ausreichend Durchmischung gewährleistet ist) bestimmt. Demnach errechnet sich das HZV nach dem Fickschen Prinzip folgendermaßen:

$$\text{HZV (l/min)} = \frac{O_2-\text{Verbrauch (ml/min)}}{SA\,O_2 - SV\,O_2 \times Hb \times 1{,}34 \times 10}$$

oder vereinfacht:

$$HZV = \frac{VO_2}{CA\,O_2 - CV\,O_2}.$$

Die oxymetrische Bestimmung des HZV ist nur im Steady state möglich. Kurzfristige Änderungen des HZV können mit dieser Methode nicht erfaßt werden. Außerdem ist diese Methode nur so genau, wie der Tabellenwert mit dem tatsächlichen $O_2$-Verbrauch übereinstimmt. Hier sind im Einzelfall (z. B. aufgeregter Patient) erhebliche Abweichungen möglich.

### Thermodilutionsmethode

Zur raschen Bestimmung des HZV und insbesondere zur Messung von Änderungen des HZV unter Belastung verwendet man im allgemeinen Indikatorverdünnungsmethoden, wobei heute ganz überwiegend die Kälteverdünnung (Thermodilution) angewendet wird. Das Prinzip dieser Methode ist, einen Kältebolus (meist 10 ml auf 4° gekühlte Kochsalzlösung) rasch in den rechten Vorhof zu injizieren. Die Änderung der Bluttemperatur wird dann über einen Thermistor in der Pulmonalarterie gemessen.

Es ist leicht vorstellbar, daß der Indikator (Kälte) die Meßzelle (den Thermistor) um so rascher passiert, je größer das HZV ist. Die Auswertung des Temperaturverlaufes (der Indikatorverdünnungskurve) am Thermistor erfolgt über einen direkt mit der Meßzelle verbundenen Rechner, der das HZV sofort in l/min angibt.

Diese Methode hat gegenüber der Oxymetrie 2 wesentliche Vorteile: Die Datengewinnung ist sehr viel rascher (ca. 15–30 s) und es ist zur Messung kein Steady state des $O_2$-Verbrauchs erforderlich, so daß auch kurzfristige Änderungen des Herzzeitvolumens (z. B. unter körperlicher Belastung) gemessen werden können.

### Fehlerquellen

Mögliche Fehlerquellen bei der Bestimmung des HZV nach der Thermodilutionsmethode entstehen durch eine unvollständige Mischung von Blut und Injektat, wenn z. B. das proximale Katheterlumen versehentlich im rechten Ventrikel liegt oder der an der Katheterspitze befindliche Thermistor in die PCP-Position wandert, bzw. in den rechten Ventrikel zurückgefallen ist.

#### Messungen des zentralvenösen Drucks (ZVD)

Der ZVD ist ein Maß für den rechtsventrikulären Füllungsdruck und wird zur Abschätzung des intravasalen Volumens herangezogen. Bei gestörter rechtsventrikulärer Funktion spiegelt der ZVD das intravasale Lumen nicht mehr korrekt wieder. Nur bei regelrechter Funktion beider Ventrikel korreliert der ZVD mit dem pulmonalen Kapillardruck. Hingegen besteht bei Patienten mit koronarer Herzkrankheit und eingeschränkter linksventrikulärer Funktion (Ejektionsfraktion <40%), bei Patienten mit Herzklappenerkrankungen und bei Patienten mit pulmonaler Hypertonie zwischen beiden Größen keine Beziehung mehr. Zur Beurteilung der linksventrikulären Funktion ist in diesen Fällen die Messung des pulmonalen Kapillardrucks (PCP) notwendig.

#### Messungen des pulmonalen Kapillardrucks (PCP)

Da es zwischen dem linken Vorhof und den Lungenkapillaren keine Klappen gibt, stellt der PCP eine phasenverschobene, gedämpfte Version des linken Vorhofdrucks dar. Während der Diastole besteht (bei nicht stenosierter Mitralklappe) zwischen Lungenvenen, linkem Vorhof und linkem Ventrikel ein Druckangleich. Der PCP entspricht dann dem linksventrikulären Füllungsdruck. Der Übergang vom Pulmonalarteriendruck zum PCP ist an 2 Merkmalen zu erkennen:

- aus einer eingipfligen arteriellen Druckkurve wird eine doppelgipflige Wellenform (A-Welle und V-Welle);
- der Gipfel der Druckwelle (V-Welle) ist hinter der T-Welle des EKG.

#### Diastolischer Pulmonalarteriendruck

Bei normalem pulmonalem Gefäßwiderstand korreliert der diastolische Pulmonalarteriendruck eng mit dem mittleren PCP, den er in liegender Position des Patienten in der Regel nur um 1–2 mmHg überschreitet. Er kann unter dieser Voraussetzung anstelle des PCP zur Abschätzung des linksventrikulären Füllungsdrucks herangezogen werden.

Bei erhöhtem pulmonalem Gefäßwiderstand überschreitet der diastolische Pulmonalarteriendruck den PCP um mehr als 5 mmHg und kann deswegen nicht mehr als Maß für den linksventrikulären Füllungsdruck verwendet werden. Dies ist z. B. bei der primär-pulmonalen Hypertonie, der thromboembolisch bedingten pulmonalen Hypertonie, der Eisenmenger-Reaktion, der arteriellen Hypoxie und gelegentlich bei einer chronischen Linksherzinsuffizienz sowie bei chronisch obstruktiver Lungenerkrankung der Fall.

## 11.6.2 Linksherzkatheteruntersuchung

Druckgradientenmessungen sowie maschinelle Kontrastmittelinjektion in den linken Ventrikel (Lävokardiogramm) oder die Aortenwurzel (Aortographie) erlauben eine qualitative und quantitative Beurteilung von Klappeninsuffizienzen, Klappenstenosen und kombinierten Herzklappenfehlern. Auch valvuläre, subvalvuläre oder supravalvuläre Stenosen können unterschieden werden.

Bei der Lävokardiographie sind globale und regionale Kontraktionsstörungen zu erkennen. Es lassen sich Ventrikelgrößen und Funktionsparameter errechnen. Ferner können während der Lävokardiographie ein systolischer Mitralklappenprolaps oder eine Papillarmuskelhypertrophie gesehen werden. Auch Anomalien des Ventrikelseptums bzw. hypertrophische obstruktive und nicht obstruktive Kardiomyopathien lassen sich identifizieren.

### Analyse des linksventrikulären Angiogramms

Das linksventrikuläre Kavum stellt sich nach der Kontrastmittelinjektion als ovaler oder elipsoider Hohlraum dar. Das Septum ist nicht trabekularisiert, die Papillarmuskeln sind während der Systole in rechtsanteriorer Schrägprojektion als längliche Füllungsdefekte im diaphragmalen und anterioren Wandabschnitt sichtbar. Füllungsdefekte in der linksventrikulären Kontur werden meist durch Thromben hervorgerufen, die in hypokinetischen, akinetischen oder dyskinetischen Bezirken gelegen sind. Bei unregelmäßig begrenzter Thrombusoberfläche oder flottierenden Anteilen besteht ein hohes Embolierisiko.

Zur Ermittlung der globalen linksventrikulären Funktion wird die Ejektionsfraktion bestimmt. Hierzu wird aus der digitalen Endlosschleife des Lävokardiogramms der erste Sinusschlag, dem bei guter Kontrastmittelanfärbung des Ventrikels keine Extrasystole vorangegangen war, zur Analyse ausgewählt. Die Enddiastole wird mit Hilfe der Vorhofkontraktion, die Endsystole nach dem visuellen Eindruck des kleinsten Ventrikelvolumens definiert. Beide Konturen werden als „region of interest" (ROI) mit Hilfe entsprechender Mausbewegungen umrandet.

Mit Hilfe eines Computerprogramms wird dann nach der Flächen-Längen-Methode das linksventrikuläre enddiastolische (EDV) und endsystolische Volumen (ESV) bestimmt und die Ejektionsfraktion (EF) nach folgender Formel berechnet:

$$EF = (EDV-ESV) : EDV.$$

Die Wandbewegungsstörungen werden qualitativ (visuell) in Hypokinesie, d. h. reduzierte Wandbewegung während der Systole, Akinesie, d. h. aufgehobene Kontraktion (fehlende Endokardeinwärtsbewegung während der Systole) und Dyskinesie, d. h. paradoxe systolische Auswärtsbewegung des Endokards, definiert. Ein Ventrikelaneurysma stellt eine systolische Ausbeulung der Herzwand dar, manchmal verbunden mit einer Dyskinesie (Abb. 11-3).

Das Ausmaß der Wandbewegungsstörungen schlägt sich sowohl auf das endsystolische Volumen, auf das Schlagvolumen wie auch auf die Ejektionsfraktion nieder. Eine Hypokinesie hat dann, wenn die nicht betroffene kontralaterale Wand in ihrer Kontraktion normal ist, eine Erhöhung des endsystolischen Volumens sowie eine Reduktion von Schlagvolumen und Ejektionsfraktion zur Folge. Schlagvolumen und Ejektionsfraktion können jedoch normal sein, wenn die übrigen Wandabschnitte die segmentale Hypokinesie durch eine hyperkontraktile Funktion kompensieren.

Mit zunehmender Wandbewegungsstörung bis zum Extremfall einer Dyskinesie steigt das endsystolische Volumen weiter an und fallen Schlagvolumen und Ejektionsfraktion stärker ab. Sind mehr als 40% der linksventrikulären Zirkumferenz akinetisch, entwickeln sich gewöhnlich die Zeichen einer Linksherzinsuffizienz.

Aus der Differenz des ventrikulographisch und durch Thermodilution bestimmten HZV läßt sich das Regurgitationsvolumen bei insuffizienten Aorten- und Mitralklappen annäherungsweise berechnen.

### Druckmessung und Analyse der Druckkurven

Druckmessungen können nach entsprechender Positionierung eines geeigneten Katheters in allen Abschnitten des Herz-Kreislauf-Systems durchgeführt werden, wobei sich Druckgradienten an stenosierten Klappen oder Gefäßabschnitten durch kontinuierliche Druckregistrierungen in Form von Rückzugskurven erfassen lassen. Nach Möglichkeit sollten neben Rückzugskurven auch simultane Registrierungen des prä- und poststenotischen Drucks angestrebt werden, insbesondere bei Mitralstenose und begleitendem Vorhofflimmern. Normalwerte für Drücke und Gefäßwiderstände sind in Tabelle 11-1 aufgeführt.

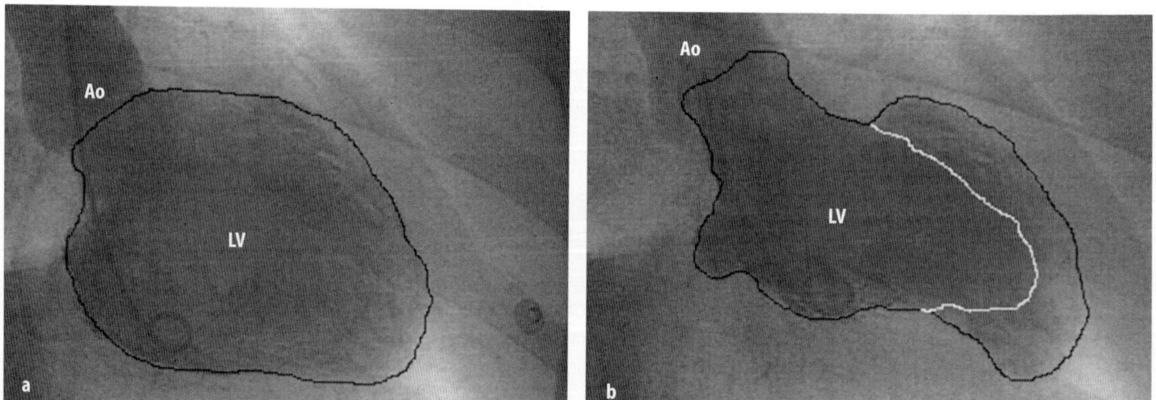


**Abb. 11-3a, b.** Aneurysma des linken Ventrikels in RAO-30°-Projektion. Das kontrastmittelgefüllte Kavum des linken Ventrikels *(LV)* ist für Diastole (**a**) und Systole (**b**) *schwarz umfahren*. In der Systole zeigt sich eine Aussackung der Herzvorderwand als Folge eines Myokardinfarkts. Die *weiße Kontur* kennzeichnet die systolische Abgrenzung des linksventrikulären Kavums eines normokontraktilen linken Ventrikels

**Tabelle 11-1.** Normalwerte für Drücke und Gefäßwiderstände

| Drücke | Mittelwert [mmHg] | Schwankungsbereich [mmHg] |
|---|---|---|
| **Rechter Vorhof** | | |
| a-Welle | 6 | 2–7 |
| v-Welle | 5 | 2–7 |
| Mitteldruck | 3 | 1–5 |
| **Rechter Ventrikel** | | |
| Systole | 25 | 15–30 |
| Enddiastole | 4 | 1–7 |
| **Pulmonalarterie** | | |
| Systole | 25 | 15–30 |
| Enddiastole | 9 | 4–12 |
| Mitteldruck | 15 | 9–19 |
| **Pulmonalkapillärer Druck** | | |
| Mitteldruck | 9 | 4–12 |
| **Linker Vorhof** | | |
| a-Welle | 10 | 4–16 |
| v-Welle | 12 | 6–21 |
| Mitteldruck | 8 | 2–12 |
| **Linker Ventrikel** | | |
| Systolischer Druck | 130 | 90–140 |
| Enddiastolischer Druck | 8 | 5–12 |
| **Aortaler Druck** | | |
| Systolischer Druck | 130 | 90–140 |
| Enddiastolischer Druck | 70 | 60–90 |
| Mitteldruck | 85 | 70–105 |
| **Gefäßwiderstände** | **Mittelwert dyn (dyn · s · cm$^{-5}$)** | **Schwankungsbreite (dyn · s · cm$^{-5}$)** |
| Systemischer Gefäßwiderstand | 1100 | 700–1600 |
| Totaler pulmonaler Widerstand | 200 | 100–300 |
| Pumonalkapillärer Widerstand | 70 | 20–130 |

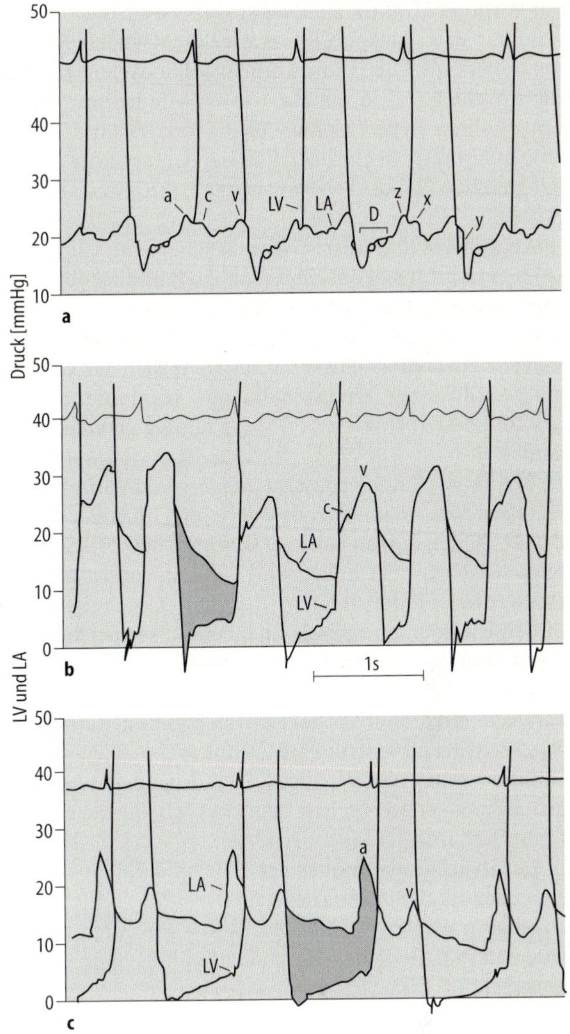


**Abb. 11-4a–c.** Simultane Registrierung des linken Vorhof- und Ventrikeldrucks. **a** Normalbefund: Die Diastole der Vorhofkurve beginnt mit einer schnellen Ventrikelfüllungswelle, die durch den *y*-Abstieg zum Ausdruck kommt, gefolgt von der Phase der langsamen ventrikulären Füllung (*D*). Hier verlaufen Vorhof- und Ventrikelkurve deckungsgleich und trennen sich im *z*-Punkt, dem die Vorhofkontraktion mit leichtem Druckanstieg unmittelbar vorausgeht (*a*). Während der isometrischen Ventrikelkontraktion erfährt die Vorhofkurve einen geringen Anstieg (*z*), gefolgt vom *x*-Abstieg der Vorhofkurve. **b** Bei Mitralstenose und Sinusrhythmus verlaufen Vorhof- und Ventrikelkurve getrennt, was dem Druckgradienten an der stenosierten Mitralklappe entspricht. Der Druckgradient ist zum Zeitpunkt der Vorhofkontraktion am höchsten (*a*) und der *y*-Abstieg abgeflacht als Zeichen der verlangsamten Ventrikelfüllung über die stenosierte Klappe. **c** Bei der Mitralstenose und absoluter Arrhythmie fehlt die a-Welle der Vorhofkontraktion, der *y*-Abfall ist ebenfalls stark verlangsamt und der Druckgradient als *schattierte Fläche* erkennbar

### Vorhofdruckkurven

Die Vorhofkontraktion entspricht in der Druckkurvenregistrierung der a-Welle. Die Ventrikelkontraktion bildet sich als v-Welle ab (Abb. 11-4). Während bei der rechten Vorhofkurve die a-Welle in der Regel höher als die v-Welle ist, beobachtet man bei der linken Vorhofkurve eine umgekehrte Dominanz der beiden Druckspitzen.

### ■ Rechtsatrialer Druck

Der rechtsatriale Druck, der dem zentralvenösen Druck entspricht, nimmt während der Inspiration ab und während der Exspiration zu. Die Kontur der rechtsatrialen Druckkurve ist doppelgipflig, mit einer a-Welle infolge der Vorhofkontraktion und einer kleineren v-Welle während der Ventrikelkontraktion. Der rechtsatriale Mitteldruck liegt zwischen 2 und 7 mmHg, die a-Welle bei 2–10, die v-Welle bei 2–10 mmHg. Die a-Welle ist bei rechtsventrikulärer Hypertrophie und anderen Zuständen mit eingeschränkter rechtsventrikulärer Compliance (z. B. konstriktive Perikarditis) sowie bei Trikuspidalstenose erhöht.

Als weiteres charakteristisches Zeichen einer konstriktiven Perikarditis beobachtet man ein frühdiastolisches „Dip“ und eine Plateauelevation des Drucks in der mittleren und späten Diastole. Eine erhöhte a-Welle findet sich auch bei der AV-Dissoziation, wenn sich der Vorhof bei geschlossener Trikuspidalklappe kontrahiert; hierbei können Druckwerte von 15–25 mmHg erreicht werden.

Gelingt die Katheterpassage vom rechten Vorhof über ein offenes Formamen ovale oder einen Vorhofseptumdefekt in den linken Vorhof, so kann die Druckdifferenz zwischen dem linken und rechten Vorhof gemessen werden. Findet sich eine deutliche Druckdifferenz mit einem höheren linksatrialen Druck, so spricht dies gegen einen großen Vorhofseptumdefekt.

Bei gleichen Mitteldrücken in beiden Vorhöfen kann entweder ein großer Vorhofseptumdefekt oder eine herabgesetzte rechtsventrikuläre Compliance vorliegen. Die Differenzierung dieser beiden Zustände gelingt durch Registrierung der phasischen Druckkurven, die bei einem Vorhofseptumdefekt identisch sind.

Ein Druckgradient über der Trikuspidalklappe wird entweder durch Rückzug des Katheters vom rechten Ventrikel zum rechten Vorhof bestimmt oder durch simultane Messung in beiden Herzhöhen mittels Swan-Ganz-Katheter.

## Linksatrialer Druck

Bei Mitralregurgitation ohne begleitende Mitralstenose beobachtet man eine überhöhte v-Welle (Ventrikularisierung) und einen raschen Druckabfall während der frühen Diastole (y) und einen langsamen Anstieg des Drucks in der späten Diastole. Im Gegensatz dazu haben Patienten mit Mitralstenose einen langsamen y-Abfall, und der Vorhofdruck fällt während der ganzen Diastole. Bei Mitralstenose und erhaltenem Sinusrhythmus ist die a-Welle erhalten, der y-Abfall jedoch ebenfalls verlängert.

### Ventrikeldruckkurve

Bei einer Aortenstenose überschreitet der systolische linksventrikuläre Druck den Aortendruck. Die Druckkurve ist eher symmetrisch und der Gipfelpunkt in Abhängigkeit vom Schweregrad der Aortenstenose verspätet. Verschiedene Möglichkeiten der Druckgradientenmessung sind in Abb. 11-5 dargestellt.

Die Druckkurve bei hypertrophischer obstruktiver Kardiomyopathie ist eher mehrphasig (schneller Steilaufstieg, gefolgt von einer flacheren Phase und eventu-

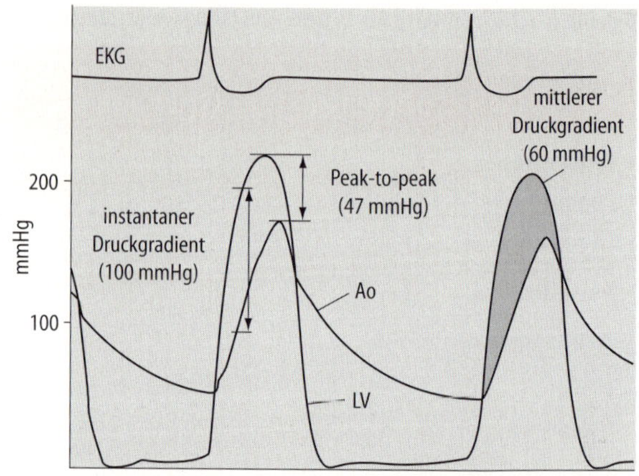


**Abb. 11-5.** Verschiedene Methoden, den Druckgradienten zwischen linkem Ventrikel and Aorta zu beschreiben. Der Peak-to-peak-Gradient (47 mmHg) beschreibt die Differenz zwischen maximalem Druck in der Aorta *(Ao)* und maximalem Druck im linken Ventrikel *(LV)*. Der maximale instantane Druckgradient (100 mmHg) charakterisiert die größte Druckdifferenz zwischen Ao und LV, die zum gleichen Zeitpunt (normalerweise in der frühen Systole) gemessen werden kann. Der mittlere Druckgradient *(schattierte Fläche)* zwischen Ao und LV ist das Integral der systolischen Druckdifferenz (60 mmHg) zwischen AO und LV. (Mod. nach Bashore et al. 1990)

ell nochmalige steile Phase bei Ausbildung der Obstruktion). Durch einen gut kontrollierten Rückzug läßt sich der Druckgradient lokalisieren und quantifizieren. Die Differenzierung zwischen einer valvulären, supra- und infravalvulären Stenose bzw. einer intraventrikulären Obstruktion ist somit möglich.

Der linksventrikuläre enddiastolische Druck steigt zunächst (in der Phase der isovolumetrischen Kontraktion) steil an, wird dann flacher und vereinigt sich mit der linken Vorhofkurve im Z-Punkt (s. Abb. 11-4), der dem LVEDP (linksventrikulärer enddiastolischer Druck) entspricht. Der LVEDP ist erhöht bei myokardialer Insuffizienz, bei Volumenüberlastung (Aorten- und Mitralinsuffizienz) und bei Compliance-Störungen (Hypertrophie, restriktive Veränderungen).

Eine Differenz zwischen dem Druck im linken Vorhof und dem LVEDP tritt insbesondere bei der Mitralstenose aber auch bei der Mitralinsuffizienz infolge des hohen diastolischen Blutflusses über die Mitralklappe auf. Außerdem kann eine solche Druckdifferenz bei großem Links-rechts-Shunt nachgewiesen werden.

### Abgeleitete Parameter der LV-Funktion

Eine differenzierte Beurteilung der Ventrikel- und Myokardfunktion erlauben diverse aus den Druckregistrierungen und der linksventrikulären Angiographie abgeleitete Größen. Zu diesen zählen die isovolumetrischen Geschwindigkeitsindizes (Tabelle 11-2), auxotone Volumen- und Geschwindigkeitsparameter sowie Funktionsgrößen der Ventrikelgeometrie wie Masse, Volumen und Dehnbarkeitsindizes (Tabelle 11-3). Die Zuverlässigkeit sol-

**Tabelle 11-2.** Normalwerte isovolumetrischer Geschwindigkeitsindizes

| Parameter | Normalwerte |
|---|---|
| $dp/dt_{max}$ | 1690 ± 90 [mmHg/s] |
| $dp/dt_{min}$ | 1303 ± 79 [mmHg/s] |
| $t\text{-}dp/dt_{max}$ | 61 ± 5 [ms] |
| $dp/dt_{max}/IP$ | 35 ± 4 [l/$ |

*$dp/dt_{max}$* maximale Druckanstiegsgeschwindigkeit im linken Ventrikel;
*$dp/dt_{min}$* =maximale Druckabfallsgeschwindigkeit;
*$t\text{–}dp/dt_{max}$* Zeitintervall vom Beginn der Ventrikelkontraktion bis zum Erreichen von $dp/dt_{max}$;
*$dp/dt_{max}/IP$* Quotient aus maximaler Druckanstiegsgeschwindigkeit und dem isovolumetrischen Druck zum Zeitpunkt von $dp/dt_{max}$.
Zu den isovolumetrischen Geschwindigkeitsindizes gehören: maximale Druckanstiegsgeschwindigkeit im linken Ventrikel ($dp/dt_{max}$), Zeitintervall vom Beginn des Ventrikeldruckanstiegs bis zum Erreichen von $dt/dt_{max}$ ($t\text{–}dp/dt_{max}$),Quotient aus maximaler Druckanstiegsgeschwindigkeit und dem isovolumetrischen Druck (IP) zum Zeitpunkt von $dp/dt_{max}$ ($dp/dt_{max}/IP$), isovolumetrische Kraft-Geschwindigkeits-Biehungen ($V_{ce}$-IP-Kurven) mit Ermittlung von $V_{ce^-max}$ und $V_{max}$. Diese Größen gelten als Parameter der Kontraktilität des linken Ventrikels. Aus simultan registrierten intraventrikulären Drücken und Lävokardiogrammen lassen sich diastolische Druck-Volumen-Beziehungen des linken Ventrikels sowie Aussagenüber die linksventrikuläre Dehnbarkeit (Compliance) herleiten.

**Tabelle 11-3.** Normalwerte ventrikulärer Dehnbarkeitsindizes

| Parameter | Normalwerte |
|---|---|
| dp/dV | 0,151 ± 0,008 [mmHg/ml] |
| dV/dp | 6,78 ± 1,02 [ml/mmHg] |
| dV/dp · V | 0,079 ± 0,009 [l/mmHg ] |
| LFMS | 508 ± 98 (relative Einheiten) |
| $dp/dt_{diast}$ | 32 ± 4 [mmHg/s] |

*dp* spätdiastolischer Druckanstieg im linken Ventrikel;
*dV* spätdiastolischer Volumeneinstrom;
*dp/dV* Steifigkeitsindex;
*dV/dp* Dehnbarkeitsindex (Volumendehnbarkeit);
*LMFS* linear muscle fiberstretch = "$t_{diast}$ x (dV · d/3 V · dp);
*$dp/dt_{diast}$* spätdiastolische Druckanstiegsgeschwindigkeit im linken Ventrikel.

cher Parameter ist an eine phasen- und frequenzgetreue Druckregistrierung gebunden und ist am ehesten durch die Verwendung eines Kathetertipmanometers zu erreichen.

Diastolische Dimensionen, Druckvolumenbeziehung und Dehnbarkeit lassen sich durch folgende Parameter beschreiben:

- diastolische Volumina und Volumenänderung,
- diastolische Drücke und Druckänderungen,
- diastolische Wanddicken und Muskelmasse,
- diastolische Masse-Volumen-Relation,
- diastolische Dehnbarkeitsindizes.

Systolische, globale Kontraktionsstörungen des linken Ventrikels lassen sich durch folgende Parameter beschreiben:

- Pumpgrößen (Herzindex, Schlagvolumenindex),
- isovolumetrische Geschwindigkeitsindizes,
- auxotone Parameter (Auswurffraktion),
- endsystolische Druckvolumenbeziehungen,
- systolische Masse-Volumen- zu Wandspannungsbeziehungen.

Regionale Kontraktionsstörungen des linken Ventrikels lassen sich durch folgende Parameter beschreiben:

- regionale Wandbewegung (Achsen- und Hemiachsenänderungen),
- regionale Wanddicken und Wanddickenänderungen,
- regionale Auswurffraktion,
- regionale Myokardrelaxation.

Als Parameter der auxotonen Kontraktion (Tabelle 11-4) bzw. zur Beschreibung der Pumpfunktion des Herzens werden Herzminutenvolumen und Herzindex herangezogen, welche nach der Indikatorverdünnungstechnik oder aus der Ventrikulographie errechnet werden können. Das Schlagvolumen ergibt sich aus der Differenz der planimetrisch ermittelten enddiastolischen und endsystolischen Volumina, der Schlagvolumenindex errechnet sich aus Schlagvolumen/Quadratmeter Körperoberfläche, der Schlagarbeitsindex (LVSWI) läßt sich nach folgender Formel ermitteln:

$$LVSWI = \frac{SV \times (LVESP - LVEDP) \times 1{,}36}{100 \times BSA}$$

Hier bedeuten:

SV Schlagvolumen in ml,
LVESP linksventrikulärer endsystolischer Druck in mmHg,
*LVEDP* linksventrikulärer enddiastolischer Druck in mmHg,
*BSA* Körperoberfläche (in $m^2$, errechenbar aus Größe und Gewicht).

**Tabelle 11-4.** Normalwerte auxotoner Volumen und Kontraktilitätsparameter

| Parameter | Normalwerte |
|---|---|
| HZV | 7,17 ± 0,49 [l/min] |
| HI | 3,97 ± 0,23 [l/min/$m^2$] |
| SV | 107 ± 6 [ml] |
| SVI | 58 ± 4 [ml/$m^2$] |
| AF | 70–72% |

*HZV* Herzzeitvolumen,
*HI* Herzindex;
*SV* Schlagvolumen;
*SVI* Schlagvolumenindex;
*AF* Auswurffraktion.

Die Auswurffraktion (EF) wird in Prozent angegeben und beschreibt das Schlagvolumen bezogen auf das enddiastolische Volumen. Sie stellt einen einfachen und wesentlichen Parameter der kontraktilen Funktion des linken Ventrikels dar, der von der Vorlast weitgehend unabhängig ist, aber von der Nachlast beeinflußt wird.

## Shuntdiagnostik

Zur Lokalisationsdiagnostik und quantitativen Shuntvolumenberechnungen von Links-rechts-Shunts und von Rechts-links-Shunts werden vornehmlich oxymetrische sowie Indikatorverdünnungsmethoden eingesetzt. Während die Indikatorverdünnungstechniken bei kleinem Shunt sensitiver sind als die Oxymetrie, können sie für die Shuntlokalisation bei Links-rechts-Shunts nicht eingesetzt werden. Grundsätzlich ist ein Links-rechts-Shunt von einem Rechts-links-Shunt zu unterscheiden, wobei beide Shuntformen auch parallel in Form eines gekreuzten Shunts vorliegen können.

*Links-rechts-Shunt.* Die Bestimmung von Links-rechts-Shunts erfolgt durch

- die vergleichende oxymetrische Bestimmung der $O_2$-Sättigung oder des $O_2$-Gehalts in verschiedenen Etagen des rechten Herzens,
- die Registrierung einer frühen Rezirkulation (verzögerter Indikatordurchgang) in einer Indikatorverdünnungskurve (Kälte, Farbstoff) nach Indikatorinjektion in die Pulmonalarterie.

*Lokalisation.* Zur Lokalisationsdiagnostik der Shunts werden aus verschiedenen Katheterpositionen des rechten Herzens (rechte und linke Pulmonalarterie, Pulmonalarterienhauptstamm, Ausflußtrakt des rechten Ventrikels, rechte Ventrikelspitze, rechter Vorhof: mitte, oben, unten; obere Hohlvene vorhofnah und vorhoffern, untere Hohlvene) Blutproben entnommen und die $O_2$-Sättigung gemessen. Bei Auftreten eines $O_2$-Sättigungssprungs kann sehr genau auf den Ort des Shunts geschlossen werden.

Gleichzeitig gibt die Differenz der $O_2$-Sättigungen zwischen den zentralen Hohlvenen und dem rechtskardialen Shuntzuflußgebiet einerseits sowie zwischen den zentralen Hohlvenen und der arteriellen Seite andererseits ein brauchbares Maß zur quantitativen Ermittlung eines Links-rechts-Shunts.

*Nachweis.* Während mit der Oxymetrie eine genaue Lokalisationsdiagnostik sowie darüber hinaus auch eine hinreichend genaue quantitative Beurteilung eines Links-rechts-Shunts möglich ist, dient die Erkennung einer frühen Rezirkulationswelle in einer Indikatorverdünnungskurve vornehmlich dem Existenznachweis eines Links-rechts-Shunts.

Die frühe Rezirkulation im abfallenden Schenkel der Indikatorverdünnungskurve kommt dadurch zustande, daß der rechtskardial injizierte Indikator nach linkskardialer Ankunft wieder in das rechte Herz gelangt (Links-rechts-Shunt) und erneut nach links zirkuliert, so daß der normalerweise harmonisch abfallende Schenkel der Indikatorverdünnungskurve auf ein erhöhtes Niveau abknickt und dort mit früher Zirkulationswelle persistiert (Abb. 11-6).

Mittels separater Extrapolation und Planimetrie der beiden Indikatorverdünnungskurven (Verhältnis der verlängerten Hauptkurvenfläche zur shuntbedingten Kurvenfläche) kann der Shuntanteil (bei Shunts unter 50%) am kleinen Körperkreislaufvolumen ermittelt werden.

## Rechts-links-Shunts

Die Bestimmung von Rechts-links-Shunts erfolgt:

- durch Angiographie bzw. Ventrikulographie,
- durch Registrierung einer verfrühten Indikatorpassage vor und während eines Valsalva-Preßversuches mittels Indikatorverdünnungstechniken,
- mittels Oxymetrie durch Auffinden eines Sättigungsabfalls im linken Herzen.

*Berechnung von Shuntvolumina.* Aus dem Verhältnis der Vorwelle (verfrühte Indikatorpassage) zur Hauptkurve ist prinzipiell eine Abschätzung des quantitativen Shuntvolumens möglich. Dabei werden die Flächen der beiden Kurven planimetriert und mit einander verglichen. Routinemäßig erfolgt die quantitative Ermittlung von Shuntvolumina aber über die Berechnung der pulmonalen und systemischen Flüsse. Dabei wird die normale physiologische Aufnahme von Sauerstoff als Indikator benutzt.

Das Herzminutenvolumen berechnet sich dabei nach folgender Gleichung:

$$\text{HZV (l/min)} = \text{VO}_2\ \text{(ml/min)/CA O}_2\ \text{(ml/min)} - \text{CV O}_2\ \text{(ml/min)}.$$

Dabei sind $VO_2$ die $O_2$-Aufnahme in ml/min, CA $O_2$ der arterielle $O_2$-Gehalt und CV $O_2$ der gemischtvenöse $O_2$-Gehalt. Das arterielle Blut wird aus einer beliebigen Arterie, das venöse aus der Pulmonalarterie entnommen. Im Falle eines Shunts innerhalb des Herzens oder zwischen den großen Gefäßen besteht eine Differenz zwischen pulmonalem und systemischem Blutfluß. Beide werden nach folgenden Formeln berechnet:

$$\text{Pulmonaler Blutfluß (QP)} = \text{VO}_2\text{:CPVO}_2\text{–CPAO}_2.$$
$$\text{Systemischer Blutfluß (QS)} = \text{VO}_2\text{:CSAO}_2\text{–CMVO}_2.$$

Dabei sind $CPVO_2$ und $CPAO_2$ der $O_2$-Gehalt des pulmonalvenösen bzw. pulmonalarteriellen Blutes und $CSAO_2$ und $CMVO_2$ der $O_2$-Gehalt des systemarteriellen bzw. gemischtvenösen Blutes. Hieraus kann die Shuntberechnung erfolgen.

Beim Links-rechts-Shunt mischt sich arterielles mit venösem Blut. Der pulmonale Blutfluß ist um das Shuntvolumen erhöht:

$$QP = QS + QL{\rightarrow}R$$
$$\text{Links-rechts-Shunt } QL{\rightarrow}R = QP - QS.$$

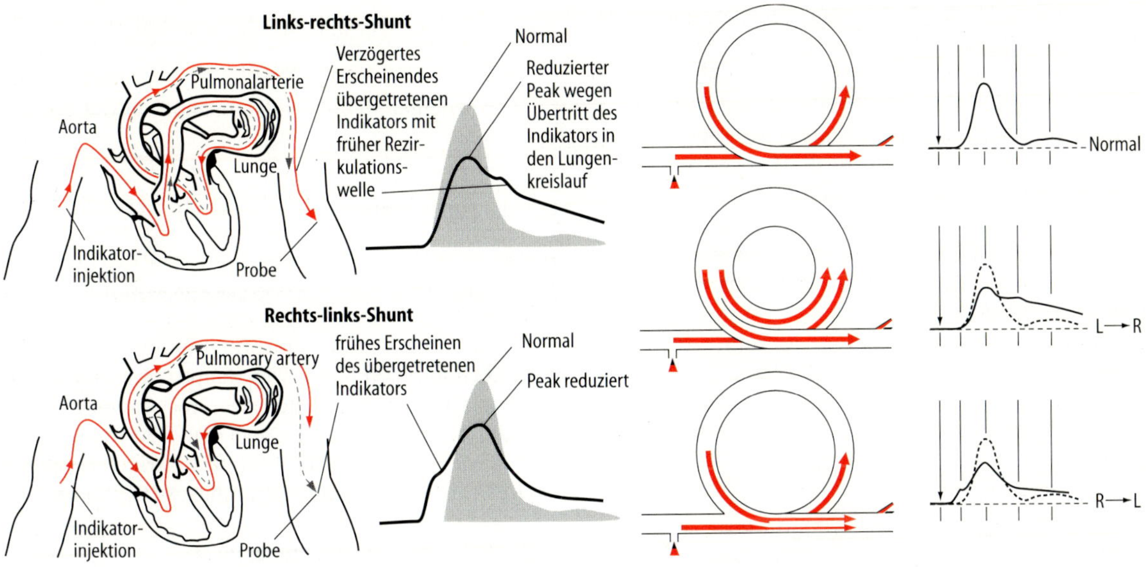


**Abb. 11-6.** Indikatorverdünnungstechnik zur Erfassung von Links-rechts- und Rechts-links-Shunts. (Aus: Kern et al. 1995). Links-rechts-Shunt (erhöhter pulmonaler Blutfluß): Die Indikatorsubstanz verschwindet nicht schnell, sondert rezirkuliert über die Kurschlußverbindung zum Pulmonalkreislauf. In Abhängigkeit vom Shuntvolumen rezirkuliert eine konstante Fraktion der Indikatorsubstanz. Dies führt 1) zu einer Abnahme der maximalen Indikatorkonzentration und 2) zu einem verlangsamten Abfall der Indikatorverdünnunskurve. Rechts-links-Shunt (reduzierter pulmonaler Blutfluß): Ein Teil der Indikatorsubstanz gelangt direkt unter Umgehung des Pulmonalkreislaufs über die Kurzschlußverbindung in den systemischem Kreislauf. Dies führt 1) zu einem frühen Anstieg und einer Stufenbildung im aszendierenden Anteil der Indikatorverdünnungskurve und 2) zu einer Abnahme der maximalen Indikatorkonzentration

Umgekehrt addiert sich beim Rechts-links-Shunt das Shuntvolumen zum pulmonalen Blutfluß hinzu:

$$QS = QP + QR \to L$$
$$QR \to L = QS - QP$$

Das Verhältnis pulmonaler zu systemischer Blutfluß kann aus den Sättigungen des pulmonalvenösen ($SO_2PV$), pulmonalarteriellen ($SO_2$ PA), systemarteriellen ($SO_2SA$) und gemischtvenösen ($SO_2MV$) Blutes bestimmt werden.

$$QP/QS = -VO_2/CPVO_2-CPAO_2:CSAO_2-CMVO_2:VO2.$$

Der $O_2$-Gehalt ($C\ O_2$) = $O_2$-Sättigung ($SO_2$) × $O_2$-Kapazität (CAP)+ physikalisch gelöster $O_2$.

Da der Anteil des gelösten Sauerstoffs nur sehr gering ist, kann er vernachlässigt werden.
Dann gilt:

$$QP/QS = SO_2SA \times CAP-SO_2MV \times CAP/SO_2\ PV \times CAP - SO_2\ PA \times CAP$$

oder

$$QP/QS = SO_2SA-SO_2MV/SO_2PV-SO_2\ PA.$$

Wenn kein Rechts-links-Shunt vorliegt, dann gilt:

$$QP/QS = SO_2SA-SO_2MV/SO_2SA-SO_2\ PA.$$

Ein QP/QS-Verhältnis von 1:1 zeigt an, daß entweder kein Shunt oder aber ein bidirektionaler Shunt gleicher Größenordnung vorliegt. Ein QP/QS-Verhältnis von 2:1 bedeutet, daß ein Links-rechts-Shunt in Höhe des systemischen Blutflusses besteht, also der Shuntanteil am pulmonalen Blutfluß 50% beträgt. Ein Verhältnis QP:QS=3:1 bedeutet, daß der Links-rechts-Shunt 2mal so groß ist wie der systemische Blutfluß.

Ein QP/QS-Verhältnis von weniger als 1:1 zeigt einen Rechts-links-Shunt an (ein QP/QS-Verhältnis von 0,7:1 bedeutet, daß der pulmonale Blutfluß 30% unter dem systemischen Blutfluß liegt bzw. ein Rechts-links-Shunt von 30% vorliegt).

### Berechnung von Klappenöffnungsflächen

Während bei normalem Herzminutenvolumen und normaler Herzfrequenz der Schweregrad von Klappenstenosen gut mit dem Druckgradienten korreliert, kann bei erhöhten und herabgesetztem Herzzeitvolumen und bei Tachykardie der Druckgradient allein zu Fehleinschätzungen führen. Die errechnete Klappenöffnungsfläche kann dann als zusätzlicher Baustein für die differentialtherapeutische Entscheidung zwischen konservativem Vorgehen und operativem Klappenersatz dienen.

Bei einer Klappenstenose ist der Druck, der notwendig ist, um einen Blutfluß über die Klappe zu gewährleisten, abhängig vom Schweregrad der Obstruktion und der Höhe des Blutflusses. Mit Hilfe der Gorlin-Formel, die auf Beobachtungen am isolierten Herzen basiert, läßt sich die Klappenöffnungsfläche (KÖF) näherungsweise berechnen.

$$KÖF = \frac{Q}{K \cdot \sqrt{\Delta P}}$$

Dabei ist Q der Blutfluß, K eine Konstante und ΔP der mittlere Druckgradient über der Klappe.

Über die Aortenklappe findet der Blutfluß nur während der Systole statt. Es wird daher der mittlere systolische Blutfluß in die Formel eingesetzt. Dies geschieht nach folgendem Prinzip: die Zeit des Herzzyklus, während der die Aortenklappe geöffnet ist, wird anhand der aortalen Druckkurve gemessen. Diese Zeitspanne ist die systolische Austreibungszeit. Sie wird mit der Herzfrequenz multipliziert, um zur systolischen Austreibungsperiode zu gelangen.

Das Herzminutenvolumen in ml/min wird durch diese Zahl dividiert, um den mittleren systolischen Blutfluß zu erhalten. Der mittlere systolische Druckgradient wird aus den Druckkurven im linken Ventrikel und in der Aorta berechnet. Die Konstante K für die Aortenklappe beträgt 44,3.

$$\text{AÖF} = \frac{\text{mittlerer systolischer Blutfluß}}{44{,}3 \cdot \sqrt{\Delta P}}$$

Hier bedeutet *AÖF* Aortenklappenöffnungsfläche.

**Mitralklappe**

Bei der Berechnung der Mitralklappenöffnungsfläche, die nach dem selben Prinzip durchgeführt wird, sind einige Gesichtspunkte zu beachten, um bei der Anwendung der Gorlin-Formel nicht zu einer falschen Einschätzung zu kommen. Bei gleichzeitigem Vorliegen einer relevanten Mitralinsuffizienz verliert die Gorlin-Formel ihre Gültigkeit. Das Herzminutenvolumen ist dann nicht mehr mit dem Blutfluß über der Mitralklappe identisch, der die Summe aus dem Herzminutenvolumen und dem Regurgitationsvolumen darstellt.

Eine Berechnung der Klappenöffnungsfläche würde unter diesen Umständen zu einer Überschätzung des Schweregrades der Mitralstenose führen. So wäre, wenn z. B. Regurgitationsvolumen und Herzminutenvolumen gleich groß wären, die errechnete Klappenöffnungsfläche halb so groß wie die reale. Weiterhin müssen der Druckgradient über der Klappe und das Herzminutenvolumen möglichst zeitgleich bestimmt werden, da sich der Druckgradient mit dem Quadrat des Blutflusses ändert. So würde eine 40% Zunahme des Herzminutenvolumens hervorgerufen z. B. durch den Untersuchungsstreß zu einer Verdopplung des Druckgradienten führen.

Zu beachten ist aber auch, daß bei einem kleinen Druckgradienten z. B. weniger als 5 mmHg, die Berechnung der Klappenöffnungsfläche ungenau wird. Unter diesen Umständen sollte die Mitralklappenöffnungsfläche während einer Steady-state-Belastung bestimmt werden, während der der Gradient aufgrund des höheren Blutflusses über die Mitralklappe größer ist.

Die Konstante für die Berechnung der Klappenöffnungsfläche der Mitralklappe beträgt 37,7. Die diastolische Einstromzeit zur Berechnung des mittleren diastolischen Blutflusses wird aus der linksventrikulären Druckkurve ermittelt.

$$\text{MÖF} = \frac{\text{mittlerer diastolischer Blutfluß}}{37{,}7 \cdot \sqrt{\Delta P}}$$

Hier bedeutet *MÖF* Mitralklappenöffnungsfläche.

## 11.7 Koronarangiographie

### 11.7.1 Anatomie und Darstellung der linken Kranzarterie

Die linke Kranzarterie entspringt im oberen Anteil des linken aortalen Sinus. Der Hauptstamm der linken Kranzarterie verläuft hinter dem rechtsventrikulären Ausflußtrakt und hat eine Länge von 0–10 mm. Er teilt sich gewöhnlich in den Ramus interventrikularis anterior (RIVA) und den Ramus circumflexus (RCX) auf.

#### Ramus interventrikularis anterior (RIVA)

Der RIVA verläuft in der vorderen Interventrikulargrube auf die Herzspitze zu und u. U. um die Spitze herum. Er gibt septale und diagonale Äste (RD) ab. Die septalen Äste treten ins interventrikuläre Septum ein. Das interventrikuläre Septum ist das Myokardareal mit der dichtesten Gefäßversorgung. Den Septumästen, insbesondere dem ersten, kommt bei der Kollateralversorgung eine wichtige Funktion zu.

#### Diagonale Äste (RD)

Die diagonalen Äste (RD) gehen in anterolateraler Richtung aus dem RIVA ab; sie variieren in ihrer Anzahl und in ihrer Größe ganz erheblich. Bei einem Drittel der Patienten teilt sich der Hauptstamm der linken Kranzarterie statt in 2 in 3 Hauptäste. In diesen Fällen entspringt zwischen RIVA und RCX ein sog. Ramus intermedius (RIM), der dann einen Verlauf analog den diagonalen Ästen nimmt.

#### Ramus circumflexus (RCX)

Der RCX entspringt aus dem Hauptstamm der linken Kranzarterie und verläuft entlang der linken Atrioventrikular-Grube. Bei 80–90% der Patienten ist der RCX ein nicht dominantes Gefäß. In diesen Fällen werden das posteriore interventrikuläre Septum und die diaphragmale Region des linken Ventrikels von der rechten Kranzarterie (RCA) versorgt. Gewöhnlich gibt der RCX 1–3 marginale Äste (RMS) ab, die die freie Wand des linken Ventrikels nach lateral hin versorgen.

#### Hauptstamm

Zur Intubation des Hauptstamms der linken Kranzarterie wird bei normal großen Patienten und unveränderter Aorta ein speziell geformter Judkins-Katheter mit einer Bogengröße von 4 cm benutzt, der zusammen mit dem Führungsdraht bis in die deszendierende Aorta thorakalis vorgeführt wird. Dann wird der Draht entfernt und der Katheter zur Druckregistrierung an die

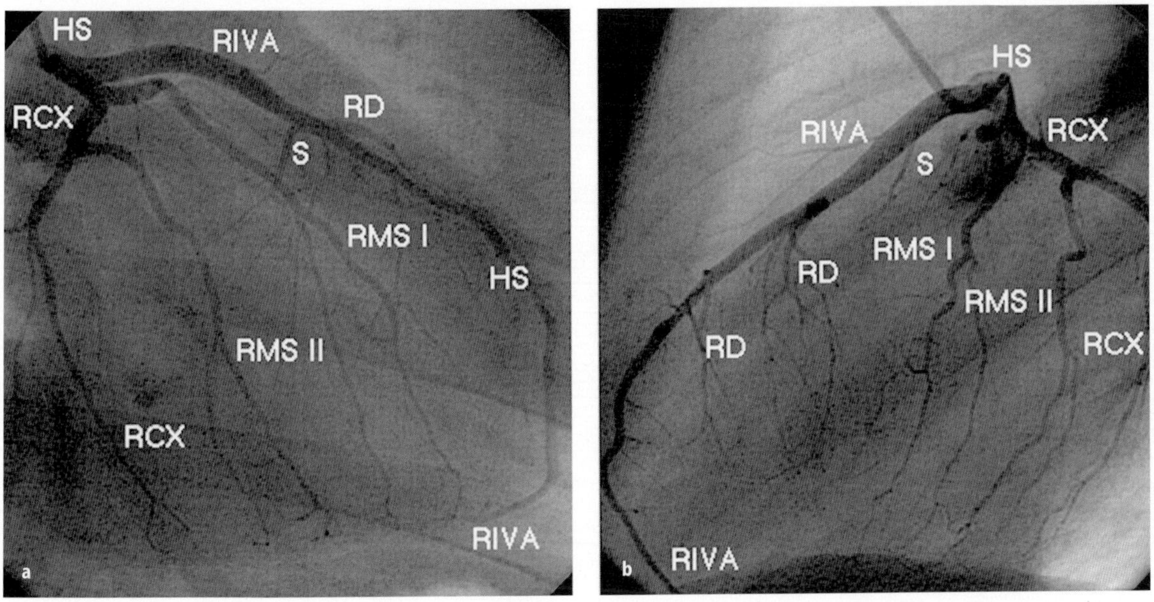


**Abb. 11-7a,b.** Anatomie der linken Koronararterie. **a** RAO 30°/kaudal 20°, **b** LAO 90°. Darstellung der linken Kranzarterie und ihrer Äste in 2 Projektionen. Der Ramus intraventrikularis anterior *(RIVA)* greift weit um die Herzspitze herum und gibt septale Äste *(S)* und kleine Diagonaläste *(RD)* ab. Der Ramus circumflexus *(RCX)* gibt 2 kräftige Marginaläste *(RMS I und II)* ab

Hahnbank angeschlossen. Zur Entfernung von kleinen Thromben und Luft wird Blut aspiriert und der Katheter dann mit ca. 5 ml heparinisierter Kochsalzlösung gespült. Anschließend wird der Katheter unter Druckkontrolle vorsichtig vorgeschoben.

#### Projektion

Die für die Intubation des Hauptstamms gewählte Projektion ist unterschiedlich. In der häufig gewählten antero-posterioren Projektion zeigt die Katheterspitze nach links und leicht nach dorsal, wenn sie das Ostium der linken Kranzarterie erreicht hat. Unter Umständen muß die Katheterlage durch leichte Rotation korrigiert werden. In jedem Fall muß das Vorschieben des Katheters langsam erfolgen, da eine forcierte Kanülierung des Ostiums eine Dissektion des Hauptstamms zur Folge haben kann.

#### Druckkurve

Befindet sich der Katheter im Ostium der Kranzarterie, muß die Druckkurve sofort kontrolliert werden. Ist sie gedämpft bzw. „ventrikularisiert" (d. h. normaler systolischer, aber niedriger diastolischer Druck), kann eine hochgradige Hauptstammstenose bzw. Ostiumstenose der linken Kranzarterie vorliegen oder die Katheterspitze der Koronararterienwand anliegen.

Bei normaler Druckkurve sollte orientierend eine kleine Menge Kontrastmittel gespritzt werden, um Informationen über den Zustand des linken Hauptstammes zu gewinnen. Daraufhin muß die linke Kranzarterie in unterschiedlichen Projektionen durch kräftige Handinjektion von jeweils 5–10 ml dargestellt werden (Abb. 11-7).

### 11.7.2 Anatomie und Darstellung der rechten Kranzarterie

#### Verlauf der rechten Kranzarterie (RCA)

Die rechte Kranzarterie (RCA) entspringt aus dem rechtsaortalen Sinus etwas tiefer als die linke Kranzarterie (Abb. 11-8). Sie verläuft entlang der rechten Atrioventrikulargrube zur Crux cordis, die als der Punkt des Herzens definiert ist, an dem rechte und linke Atrioventrikulargrube und die posteriore Interventrikulargrube zusammenstoßen. Der erste von der RCA abgehende Seitenast ist die Conusarterie.

Der 2. Seitenast der RCA ist die Sinusknotenarterie. Dieser Ast verläuft schräg nach hinten über das atriale Septum und gibt einen Seitenast zum Sinusknoten sowie andere Äste zum rechten und linken Vorhof ab. Im mittleren Drittel der RCA entspringen mehrere rechtsventrikuläre Äste. Sie versorgen die Vorderwand des rechten Ventrikels.

#### Ramus interventricularis posterior (RIVP)

Ein wichtiger Ast der RCA ist der Ramus interventricularis posterior (RIVP), der von der Crux cordis aus die posteriore Interventrikulargrube hinabzieht und mehrere kleine Septumäste abgibt, die den unteren Anteil des interventrikulären Septums versorgen.

#### Rechtsversorgungstyp

Im Falle eines Rechtsversorgungstyps verläuft die RCA über die Crux cordis hinaus entlang der linken Atrioventrikulargrube. Das Gefäß endet dann häufig mit der Abgabe mehrerer posterolateraler Äste (RPLD), die die dia-

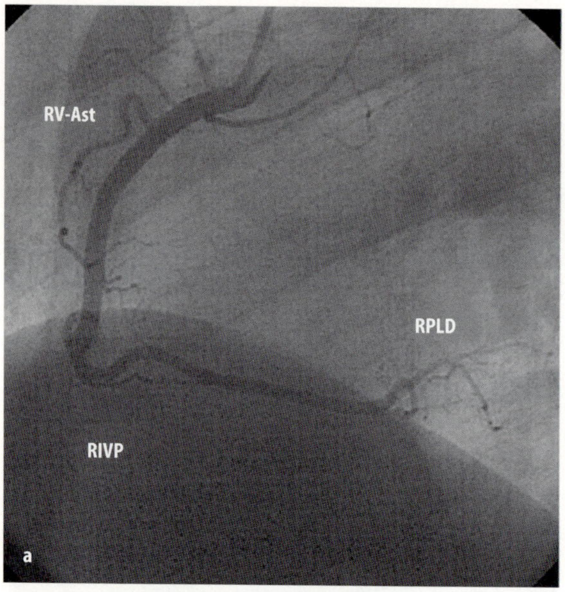


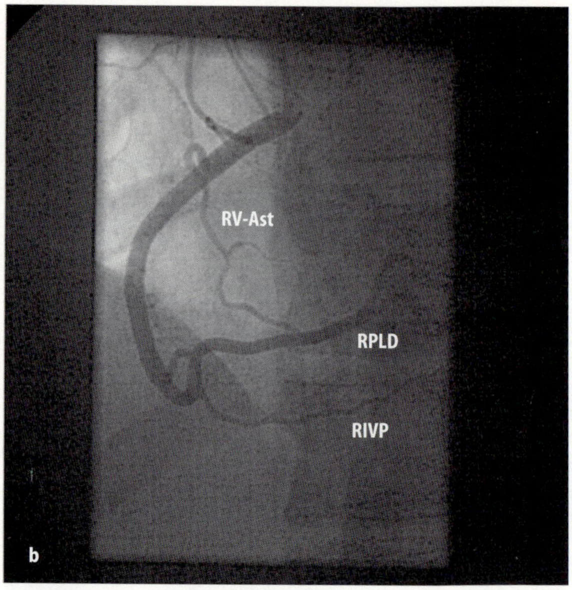


**Abb. 11-8a,b.** Anatomie der rechten Koronararterie. **a** LAO 60°, **b** AP/kranial 20°. Darstellung der rechten Kranzarterie *(RCA)* und ihrer Äste in 2 Projektionen. Proximal im Bereich der Pars descendens gibt die RCA einen rechtsventrikulären Ast *(RV-Ast)* ab. In Richtung Herzspitze kommt ein kleiner Ramus interventrikularis posterior *(RIVP)* zur Darstellung. Wesentlich kaliberstärker ist der Ramus posterolateralis dexter *(RPLD)* der RCA, der sich in der Peripherie noch mehrfach aufteilt

phragmale Region des linken Ventrikels versorgen und die AV-Knotenarterie abgeben.

**■ Linksversorgungstyp**

Im Falle eines Linksversorgungstyps ist die RCA sehr klein angelegt und endet vor der Crux cordis, ohne an der Versorgung des linksventrikulären Myokards beteiligt zu sein.

#### Darstellung

Die Intubation des Ostiums der rechten Kranzarterie erfolgt mit einem speziell hierfür geformten Katheter in linksanteriorer 60°-Schrägprojektion. Der Katheter wird über die Aortenklappe gelegt, dort im Uhrzeigersinn gedreht und dabei langsam ein wenig zurückgezogen. Die erfolgreiche Kanülierung der rechten Kranzarterie wird häufig durch eine plötzliche Bewegung der Katheterspitze nach rechts (Intubationsvorgang des Ostiums) angezeigt.

**■ Druckkurve**

Die Druckkurve muß sofort kontrolliert werden, da eine Dämpfung bzw. Ventrikularisierung folgende Ursachen haben kann:

- Ostiumstenose,
- klein angelegte rechte Kranzarterie,
- superselektive Lage des Katheters im Konusast der rechten Herzkranzarterie,
- kompletter proximaler Verschluß der rechten Kranzarterie oder
- Spasmus der rechten Kranzarterie.

Ein katheterinduzierter Spasmus ist in der rechten Kranzarterie relativ häufig, in der linken Kranzarterie sehr selten zu beobachten. Findet sich nach vorsichtiger Kontrastmittelinjektion an der Katheterspitze eine glatt begrenzte konzentrische Stenose, sollte der Katheter zurückgezogen und nach sublingualer Gabe von Nitroglyzerin bzw. alternativ intrakoronarer Injektion von Nitroglyzerin die Darstellung wiederholt werden. Bei Normalisierung der Druckkurve erfolgt die Angiographie der rechten Kranzarterie durch Handinjektion von 3–5 ml Kontrastmittel, wobei zur Darstellung des Gefäßes mindestens 2 Projektionen notwendig sind.

### 11.7.3 Auswahl der Projektionen

#### Linke Kranzarterie

Die Rotation des Röntgengerätes in der transversalen Ebene zur Aufnahme rechtsanteriorer bzw. linksanteriorer Schrägprojektionen reicht für die vollständige Darstellung der linken Kranzarterie nicht aus, um alle Gefäßregionen überlagerungsfrei darzustellen. Hierzu ist eine zusätzliche sagittale Angulation in kranialer und kaudaler Richtung notwendig.

**■ Projektionsmöglichkeiten**

Zum besseren Verständnis sind die unterschiedlichen Projektionen in Abb. 11-9 dargestellt. Die Richtung der Röntgenstrahlen wir durch die Pfeilrichtung angegeben, während die Sicht durch die Position des Bildverstärkers definiert wird. Befindet sich der Bildverstärker bei-

Abb. 11-9. Sagittaler Strahlengang *(AP)*, rechtsanteriore *(RAO)* und linksanteriore *(LAO)* Schrägprojektion sowie kraniokaudale und kaudokraniale Projektionen. (Aus: Schofer, J. / Mathey, D.G., Invasive Kardiologie, 1991)

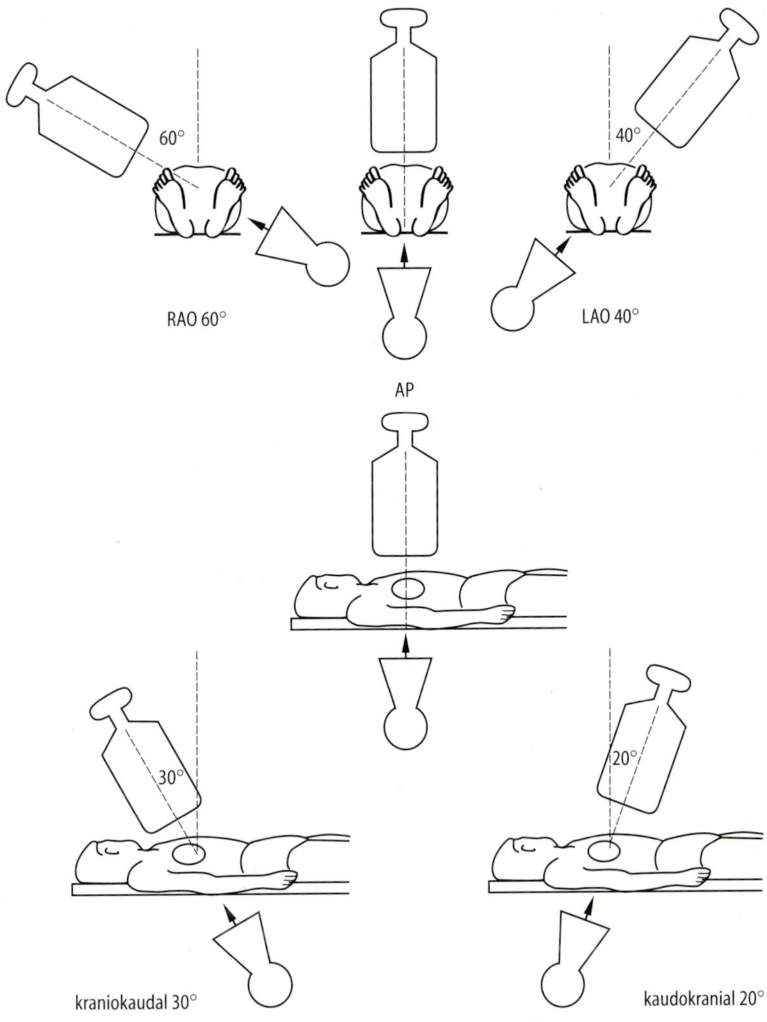


spielsweise ventral über dem Brustkorb, spricht man von einer anterioren Sicht, befindet er sich über dem Rücken, von einer posterioren Sicht.

Entsprechend gibt es laterale und schräge Projektionen. Eine kaudale Sicht wird durch Kippung des Bildverstärkers nach fußwärts erzeugt, während eine Kippung nach kopfwärts eine kraniale Sicht bedingt. Mit modernen Röntgengeräten lassen sich dadurch alle beliebigen Angulationen erzeugen.

## Linksanteriore Schrägprojektion (LAO)

In der linksanterioren Schrägprojektion (LAO) können die peripheren Anteile des RIVA dargestellt werden; Hauptstamm, proximale Anteile des RIVA, der großen diagonalen Äste sowie der RCX kommen weniger gut zur Darstellung. Durch gleichzeitige kraniale Angulation sind jetzt die proximalen Gefäßanteile des RIVA und der diagonalen Äste gut erfasst. Auch eine kaudale Angulation in LAO-Projektion ergibt eine bessere Darstellung des Hauptstammes, des proximalen RIVA und der früh abgehenden Diagonaläste; diese Sicht ist insbesondere geeignet für die Darstellung des proximalen Anteils des Ramus circumflexus.

## Rechtsanteriore Schrägprojektion (RAO)

In der rechtsanterioren Schrägprojektion (RAO) ohne Angulation überlappen sich der RIVA und seine diagonalen Äste, ebenso stellt sich der proximale Anteil des RCX nur sehr verkürzt dar. Eine kraniale Angulation führt zu einer Trennung von RIVA und diagonalen Ästen, die jetzt oberhalb des RIVA verlaufen. Eine kaudale Angulation trennt beide Gefäßregionen in der Weise, daß der RIVA oben, die diagonalen Äste unten liegen. Der Abgangsbereich der diagonalen Äste ist in dieser Sicht am besten einsehbar. Ebenso kann der sonst verkürzt zur Darstellung kommende RCX in voller Länge beurteilt werden.

### Rechte Kranzarterie

Die Darstellung der RCA erfolgt üblicherweise in RAO-30°- und LAO-60°-Projektion. Angulierte Projektionen werden für die RCA selten benötigt. Kraniale Schrägprojektionen sind manchmal notwendig, um den Bereich der Crux cordis und den Ramus descendens posterior zu beurteilen.

### 11.7.4
### Befunde

Anhand der Größe des Versorgungsgebietes von linker und rechter Koronararterie kann der individuell sehr unterschiedlich ausgeprägte koronare Gefäßbaum als ausgeglichener Versorgungstyp, Links- oder Rechtsversorgungstyp vorliegen.

Die Lokalisierung von Koronarstenosen wird beschrieben und in Prozent der Lumeneinengung (Durchmesserreduktion) angegeben, wobei man sich auf die nichtstenosierten benachbarten Gefäßabschnitte bezieht. Diese Festlegung geschieht entweder durch visuelle Schätzung des Untersuchers oder unter Zuhilfenahme von Auswerteprogrammen, die sich auf die Fläche oder Densität der Kontrastmittelsäule beziehen.

Die Relevanz einer Stenose wird nicht nur durch die Angabe des Stenosegrades, sondern auch durch die Lokalisation (proximales, mittleres oder distales Gefäßdrittel) charakterisiert. In die Stenoseklassifikation gehen darüber hinaus eine Reihe morphologischer Parameter ein, anhand derer auch die Erfolgsrate und das Risiko einer interventionellen Therapie abgeschätzt werden kann (s. Übersicht 11-7).

**Übersicht 11-7.** Klassifizierung von Koronarstenosen

- *Typ-A-Stenose* (Erfolgsquoten über 85%, niedriges Interventionsrisiko):
  - umschrieben unter 10 mm Länge – konzentrisch – leicht erreichbar – in einem geraden Gefäßsegment (unter 45°) – glatte Kontur – wenig oder keine Verkalkung – kein Verschluß – nicht am Abgang – kein Abgang eines größeren Gefäßes im Bereich der Stenose – kein Thrombus.
- *Typ-B-Stenose* (mäßige Erfolgsrate 60%–85%, mittleres Interventionsrisiko):
  - längere Stenose (10–20 mm) – exzentrisch – mäßige Gefäßwindung proximal der Stenose – Angulierung des Gefäßsegmentes mit der Stenose 45–90° – unregelmäßige Kontur – mittlere bis starke Verkalkung – komplette Verschlüsse jünger als 3 Monate – Abgangsstenose – Verzweigungsstenose, Thrombus im Bereich der Stenose.
- *Typ-C-Stenose:* (niedrige Erfolgsrate unter 60%, hohes Interventionsrisiko):
  - diffuse Stenose über 20 mm Länge – ausgeprägte Schlängelung des proximalen Segmentes – ausgeprägte Angulierung des Gefäßsegmentes mit der Stenose über 90° – Verschlüsse, die älter als 3 Monate sind – keine Möglichkeit, wichtige Seitenäste zu schützen – alte Venenbrücke mit Stenosen

### 11.7.5
### Fehlinterpretationen

Durch Überlagerung des Hauptstamms mit RIVA und RCX, und bei Lage der Katheterspitze distal einer Ostiumstenose, kann die für den Patienten bedeutsame Diagnose einer hämodynamisch relevanten Hauptstammstenose übersehen werden. Eine frühe Aufteilung der linken Herzkranzarterie, bzw. ein Fehlen des Hauptstamms der linken Kranzarterie, der bei 1–2% der Patienten nicht ausgebildet ist, kann dazu führen, daß die Katheterspitze superselektiv in einen der beiden Hauptäste, RIVA oder RCX, gelangt. Dadurch kann der Eindruck entstehen, daß der nicht dargestellte Ast komplett verschlossen ist.

Ein katheterinduzierter Spasmus, der aus unbekannten Gründen überwiegend im proximalen Anteil der rechten Kranzarterie auftritt, erzeugt das Bild einer glatt begrenzten und in aller Regel konzentrisch konfigurierten Stenose.

Exzentrische oder membranartige Koronarstenosen können durch Überlagerung mit gesunden Gefäßabschnitten übersehen werden. Aus diesem Grund müssen Koronararterien in wenigstens 2 senkrecht zu einander stehenden Projektionen dargestellt werden.

Verschlüsse der Koronararterien (Gefäßabbrüche) treten häufig an Abzweigungsstellen auf. Aus diesem Grunde und wegen der großen anatomischen Variationsbreite kann ein Koronararterienverschluß übersehen werden. In manchen Fällen stellt sich aber das Gefäß in der Spätphase des Angiogramms durch Füllung über Kollateralen dar oder es fällt ein relativ großes gefäßfreies Areal auf.

Mit einer Häufigkeit von 5–12% verläuft ein unterschiedlich langes Segment einer Koronararterie nicht subepikardial sondern intramyokardial. Diese Anomalie ist fast ausschließlich auf den RIVA beschränkt und führt zu einer systolischen Kompression der Arterie. Eine solche Muskelbrücke darf nicht mit einer Gefäßstenose verwechselt werden (Abb. 11-10).

Auch Anomalien des Koronargefäßsystems wie Koronarfisteln, Abgang der linken Herzkranzarterie aus der A. pulmonalis (Bland-White-Garland-Syndrom), Fehlabgang der linken Kranzarterie aus dem rechtsaortalen Sinus, Fehlabgang der RCA aus dem linksaortalen Sinus, Abgang des RCX aus dem rechtsaortalen Sinus, das Vorhandensein einer singulären Koronararterie oder abnorm hoch abgehende Koronararterien können zu Schwierigkeiten bei der Darstellung und Interpretation des Koronarangiogramms führen.

Die Entscheidung zur invasiven Herzkatheterdiagnostik erfordert ein sorgfältiges Abwägen von Nutzen und Risiko für den Patienten durch einen erfahrenen Untersucher, der in Abhängigkeit von der Grunderkrankung und den noch benötigten Befunden das Herzkatheterprotokoll (s. Tabelle 11-5) festlegt.

! Die einzige absolute Kontraindikation stellt die Ablehnung der Herzkatheteruntersuchung durch den Patienten dar. Alle anderen Kontraindikationen sind relativ und sollten, wenn möglich, vor dem Eingriff abgeklärt und beseitigt werden. Auch schwerkranke Patienten können bei entsprechender Erfahrung des Untersuchers einer Herzkatheteruntersuchung unterzogen werden, wenn hieraus wichtige therapeutische Konsequenzen zu erwarten sind.

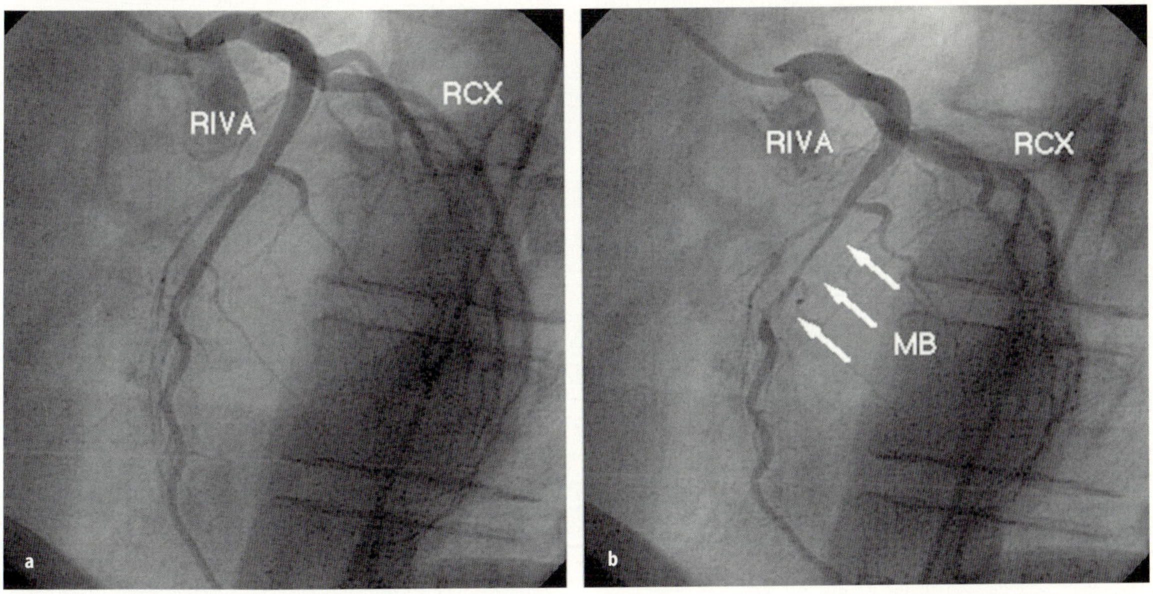


**Abb. 11-10a,b.** Systolische Gefäßkompression durch eine Muskelbrücke. Unauffällige Kontrastierung des Ramus interventrikularis anterior *(RIVA)* in der Diastole (**a**; LAO 70°/kranial 20°). In der Systole (**b**; LAO 70°/kranial 20°) wird das Lumen des RIVA durch eine Muskelbrücke *(Pfeile, MB)* hochgradig eingeengt

**Tabelle 11-5.** Herzkatheterprotokoll in Abhängigkeit von der Grunderkrankung

| Klinische Diagnose | LHK | RHK | Koro | Lävo | AO | RV | PA | Biopsie/EPU |
|---|---|---|---|---|---|---|---|---|
| Verdacht auf KHK | + | | + | + | | | | |
| Stabile AP | + | | + | + | | | | |
| Belastungsinduzierbare Ischämie | + | | + | + | | | | |
| Präoperative Beurteilung | + | | + | + | | | | |
| Atypische AP-Symptomatik | + | | + | + | | | | |
| Instabile Angina | + | | + | + | | | | |
| Akuter Myokardinfarkt (MI) | + | + | + | + | | | | |
| Lyseversager bei MI | + | + | + | + | | | | |
| Postinfarktangina | + | | + | + | | | | |
| Kardiogener Schock | + | + | + | + | | | | |
| Postinfarzielle Mitralinsuffizienz | + | + | + | + | | | | |
| Komplexe Rhytmusstörungen | + | + | + | + | | | | EPU |
| Herzklappenerkrankung | + | + | + | + | + | | + | |
| Myokardiale Erkrankungen | + | + | + | + | | | | Biopsie |
| Perikarderkrankung | + | + | + | + | | | | |
| Kongenitale Herzerkrankung | + | + | + | + | + | + | + | |
| Aortendissektion | (+) | (+) | + | (+) | (+) | | | |
| Erkrankungen des Lungenkreislaufs | + | + | + | + | | + | + | |

*LHK* Linksherzkatheter; *RHK* Rechtsherzkatheter; *Koro* Koronarangiogramm; *Lävo* Lävokardiographie; *AO* Aortographie; *RV* Rechtsventrikuläre Angiographie; *PA* Pulmonale Angiographie; *EPU* elektrophysiologische Untersuchung.

## Literatur


Bashore TM (1990) Invasive cardiology: Principles and techniques. Decker, Philadelphia

Beekmann RH, Lloyd TR (1999) Ballon valvuloplasty and stenting for congenital heart disease. In: Topol EJ (ed) Textbook of interventional cardiology. Saunders, Philadelphia London, pp 850–868

Bericht über Struktur und Leistungszahlen der Herzkatheterlabors in der Bundesrepublik Deutschland für 1996 (1997) Z Kardiol 86: 879–881

Cribier A, Letac B (1999) Advances in percutaneous aortic and mitral valvuloplasty. In: Topol EJ (ed) Textbook of interventional cardiology. Saunders, Philadelphia London, pp 839–849

Davidson JD, Fishman RF, Bonow RO (1996) Cardiac catheterization. In: Braunwald E (ed) Heart disease. Saunders, Philadelphia London, pp 177–203

Grüntzig AR, Senning A, Siegenthaler WE (1979) Non-operative dilatation of coronary artery stenosis: percutaneous transluminal coronary angioplasty. N Engl J Med 301: 61

Johnson LW, Lozner EC, Johnson S et al. (1989) Coronary arteriography 1984–87: A report of the registry of the society for cardiac angiography and interventions. Results and complications. Cathet Cardiovasc Diag 17: 5

Kern MJ, Deligonul U, Donohue T et al. (1995) Hemodynamic data. In: Kern MJ (ed) The catheterization handbook, 2nd edn. Mosby-Year Book, St. Louis, p 142

Mudge GH, Grossmann W, Mills RM et al. (1976) Reflex increase in coronary vascular resistance in patients with ischemic heart disease. N Engl J Med 295: 1333

Ross J, Brandenburg RO, Dinsmore RE et al. (1987) Guidelines for coronary angiography: a report of the American College of Cardiology and the American Heart Association Task Force on the assessment of diagnostic and therapeutic cardiovascular procedures. J Am Coll Cardiol 10: 935

Weaver WD, Simes RJ, Betriu A et al. (1997) For the Primary Coronary Angioplasty vs. Thrombolysis Collaboration Group: Comparison of primary coronary angioplasty and intravenous thrombolytic therapy for acute myocardial infarction: A quantitative review. JAMA 278: 2093–2098

# Intrakoronare Angioskopie, Doppleruntersuchung und intravaskuläre Ultraschalluntersuchung der Koronargefäße

12

F. M. Baer



Einhergehend mit der zunehmenden Komplexität interventioneller Therapieverfahren und der Notwendigkeit, neben der reinen Lumendarstellung in der konventionellen Koronarangiographie auch Informationen über die Mikroanatomie der Gefäße, die funktionelle Bedeutung von Gefäßstenosen und die Zusammensetzung von Gefäßablagerungen als differentialtherapeutische Entscheidungshilfe zu bekommen, hat sich die invasive Koronardiagnostik in den letzten Jahren kontinuierlich weiterentwickelt: Zusätzlich zur konventionellen Koronarangiographie stehen die Koronarangioskopie, der intravaskuläre Doppler und die vielfach schon routinemäßig eingesetzte intravaskuläre Ultraschallbildgebung zur Verfügung. Im folgenden wird ein Überblick über diese Verfahren und ihre Indikationen gegeben.

## 12.1 Intrakoronare Angioskopie

### 12.1.1 Technik

Die erste Koronarangioskopie wurde von Spears et al. 1985 durchgeführt. Durch eine zunehmende Miniaturisierung der Angioskopiekatheter hat sich die Durchführung der Angioskopie erheblich vereinfacht. Erfahrungen mit dieser Technik sind inzwischen bei mehreren 100 Patienten publiziert (Den Heijer et al. 1994). Das Hauptproblem bei der Angioskopie liegt in der fehlenden Transparenz des Blutes.

Erst nach Entwicklung eines superselektiven Katheters, der in Abb. 12-1 schematisch dargestellt ist, konnte die Methode erfolgversprechend eingesetzt werden. Auf der Außenhülle des Katheters (4,5 F) liegt ein Ballon aus weichem Latex, der mit niedrigem Druck proximal in der Koronararterie inflatiert wird, um nachfließendes Blut aus der Aorta abzublocken. Durch das Lumen des Außenkatheters wird Ringer-Lösung in die Koronararterie injiziert, um die Sicht freizuspülen. Der Innenkatheter enthält 3000 Glasfasern, über die das Licht an die Katheterspitze geleitet wird. Der Innenkatheter kann durch die Außenhülle vor- und zurückbewegt werden, um Gefäßlumen und Gefäßwand über einige Zentimeter zu inspizieren, und er trägt an seiner Spitze eine Linse, die das Gesichtsfeld auf 45° verbreitert.

Dank des geringen Durchmessers des Innenkatheters ist es möglich, auch hochgradige Koronarstenosen vor der Intervention zu inspizieren. Die Führung des Innenkatheters und des Außenkatheters erfolgt als Monorailsystem über den Koronardraht.

Nach Darstellung der interessierenden Strukturen wird der proximale Ballon deflatiert und die Spülung abgestellt, um den antegraden Blutfluß durch die Koronararterie wiederherzustellen. Die eigentliche Angioskopie dauert zwischen 30 und 60 s von der Balloninflation bis zur Deflation und kann, in Abhängigkeit von der Ischämietoleranz des Patienten, mehrfach wiederholt werden.

### 12.1.2 Indikationen und Ergebnisse

Von allen Verfahren hat die Koronarangioskopie die höchste Sensitivität (Franzen et al. 1998) für den Nachweis intrakoronarer Thromben, und sie hat entscheidend zum Verständnis akuter koronarer Syndrome, Plaqueruptur und Plaquestabilität beigetragen.

Mit ihrer Hilfe konnten bei Patienten mit instabiler Angina pectoris erstmals in vivo intraluminale Thromben nachgewiesen werden, die sich angiographisch in der Regel nicht erfassen lassen (Sherman et al. 1986). Damit stellt die Verifizierung vermuteter intrakoronarer Thromben die wichtigste klinische Indikation für die Durchführung einer Koronarangioskopie dar.

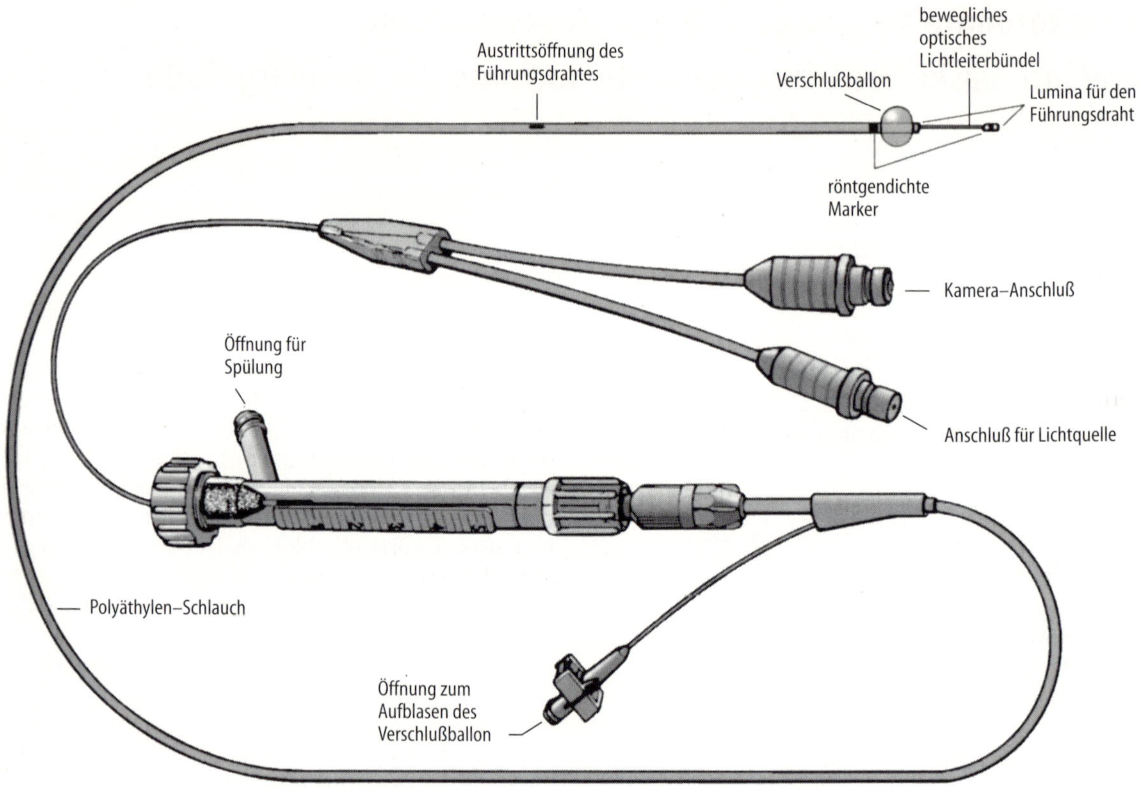


**Abb. 12-1.** Schematische Darstellung eines Koronarangioskops (Baxter Edwards, Irvine CA, USA)

Der Nachweis intrakoronarer Thromben kann auch in Zusammenhang mit Katheterinterventionen in den Koronararterien Bedeutung haben. So kann etwa eine subakute Stentthrombose dann zu befürchten sein, wenn bereits vor der Stentimplantation murale Thromben vorliegen (Strumpf et al. 1992).

Angioskopisch läßt sich auch überprüfen, ob die Stentfilamente der Koronarwand optimal anliegen.

Im Gegensatz zur Ultraschalluntersuchung muß der Angioskopiekatheter nicht in den Stent eingeführt werden, so daß keine Berührung des Stents notwendig ist. Allerdings konnte bisher noch nicht durch kontrollierte Studien nachgewiesen werden, daß der Einsatz der Angioskopie den Erfolg bzw. das Langzeitergebnis der Stentimplantation in klinische relevanter Weise beeinflußt.

Einzelne Gruppen haben auch darüber berichtet, daß der Einsatz der Angioskopie zur Abklärung der Ursache von abrupten Gefäßverschlüssen nach Ballondilatation vorteilhaft ist (Ramee et al. 1991). Hier hat der angioskopische Befund unterschiedliche therapeutische Konsequenzen in Abhängigkeit davon, ob der akute Verschluß durch einen intraluminalen Thrombus oder durch die Verlegung des Lumens infolge einer Dissektionsmembran bedingt ist.

Die Koronarangioskopie ist also indiziert zur

- Verifizierung vermuteter intrakoronarer Thromben vor Einleitung einer Therapie,
- Differenzierung zwischen Thrombus und Dissekat,
- Beurteilung der Plaquestabilität anhand der Deckplattenmorphologie und Färbung der Plaquebestandteile,
- bei Interventionskomplikationen.

### 12.1.3
### Grenzen der Koronarangioskopie

Die Limitationen der Koronarangioskopie beziehen sich auf die diffizile Darstellbarkeit sehr proximaler Gefäßläsionen durch die Notwendigkeit der Balloninflation bzw. von Läsionen in stark gewundenen Gefäßen (White et al. 1999).

Darüber hinaus kann nur die Oberflächenmorphologie von Gefäßläsionen beurteilt werden, während die Gefäßwandmorphologie und die Plaquezusammensetzung nicht beurteilt werden können. Derzeit wird die Angioskopie nur für wissenschaftliche Fragestellungen eingesetzt. Ob sich die Angioskopie als klinisches Routineverfahren für spezielle Fragestellungen etablieren kann, wird davon abhängen, ob sich durch ihren Einsatz die Ergebnisse interventioneller Therapieverfahren verbessern lassen.

## 12.2
## Intrakoronare Doppleruntersuchung

### 12.2.1
### Technik

Die heute verwendeten Dopplerdrähte für die intrakoronare Flußgeschwindigkeitsmessung mittels Dopplertechnik sind gleichzeitig als Führungsdrähte für intrakoronare Katheterinterventionen geeignet, so daß die gesamte Untersuchungszeit durch die Doppleruntersuchung nur unwesentlich verlängert wird. Da der Dopplerdraht an der Spitze nur etwa 1/3 mm mißt und eine geringe Querschnittsfläche von 0,1 $mm^2$ aufweist kann er auch relativ enge Stenosen problemlos passieren.

Der Ultraschallstrahl der modernsten Dopplerdrähte ist unter einem Abstrahlwinkel von 35° nach vorn gerichtet, so daß 5.2 mm distal der Drahtspitze ein Abtastvolumen von 0,65 mm Dicke und 3,1 mm Breite resultiert (Abb. 12-2). Mit diesem breiten Ultraschallstrahl kann ein großer Bereich des Flußgeschwindigkeitsprofils erfaßt werden. Das System kann etwa 90 Spektren/s registrieren. Die Spektralanalyse des Dopplersignals und die akustischen Signale werden mittels Videorecorder für die spätere Analyse aufgezeichnet.

In den letzten Jahren ist es zu einer schnellen Weiterentwicklung der intrakoronaren Dopplertechnik gekommen. Eine komplexe, primär nur wissenschaftlichen Fragestellungen reservierte Untersuchungsmethode läßt sich heute zur Erfassung der hämodynamischen Bedeutsamkeit von Koronarstenosen, zur Kontrolle interventioneller Therapieverfahren und zur funktionellen Untersuchung der Koronarphysiologie zuverlässig nutzen.

Eine weitere Verbesserung der funktionellen Beurteilbarkeit von Koronarstenosen und damit der interventionellen Therapieplanung ist durch die simultane Erfassung von Flußgeschwindigkeit und transstenotischem Druckgradienten zu erwarten (DiMario et al. 1996).

### 12.2.2
### Indikation und Ergebnisse

Mittels intrakoronarer Doppleruntersuchungen läßt sich die intrakoronare Flußgeschwindigkeit mit guter zeitlicher Auflösung quantifizieren (Abb. 12-3).

Über den Zusammenhang mit der Gefäßfläche kann der intrakoronare Blutfluß – koronarer Blutfluß [ml/s = mittlere Blutflußgeschwindigkeit (cm/s × Gefäßquerschnittsfläche ($cm^2$)] – gemessen werden. Die Gefäßquerschnittsfläche kann biplan aus dem Koronarangiogramm oder mit Hilfe des intravaskulären Ultraschalls bestimmt werden.

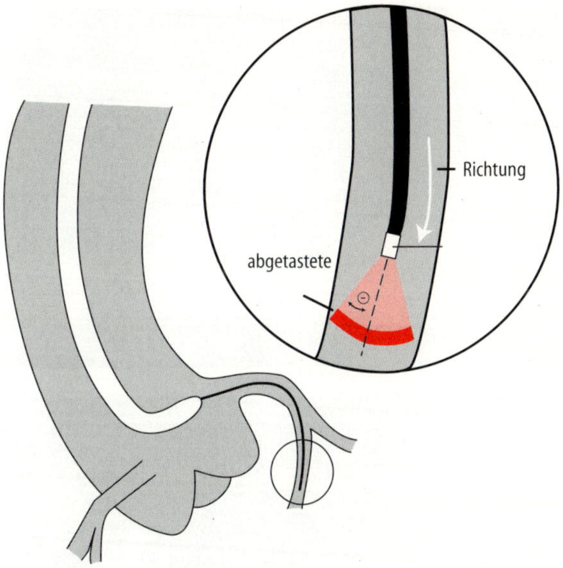


**Abb. 12-2.** Schema der Durchführung einer intrakoronaren Doppleruntersuchung. (Mod. nach Ofili et al. 1993)

Da der Dopplerdraht als Führungsdraht konzipiert ist, können koronare Blutflußmessungen problemlos während einer Katheterinterventionen durchgeführt werden.

Hämodynamisch wirksame Koronarstenosen sind durch drei Veränderungen im Dopplerprofil gekennzeichnet (Carlier et al. 1999):

- Distal einer Koronarstenose ist das Verhältnis von mittlerer diastolischer Flußgeschwindigkeit zu mittlerer systolischer Flußgeschwindigkeit, das in normalen Koronararterien etwa 2,5 beträgt, infolge einer verminderten diastolischen Flußgeschwindigkeit reduziert. Mitunter wird bei sehr starker Absenkung der distalen diastolischen Flußgeschwindigkeit sogar eine Umkehr dieses Verhältnisses beobachtet.
- Wenn man die Flußgeschwindigkeit proximal und distal einer Stenose bestimmt, findet man ein erhöhtes Verhältnis aus mittlerer proximaler zu mittlerer distaler Flußgeschwindigkeit (über 2,0), da es insgesamt distal der Stenose zu einer Flußverlangsamung kommt. Außerdem ist auch das Verhältnis von maximaler systolischer und maximaler diastolischer Flußgeschwindigkeit proximal zu distal abnorm hoch.
- Distal der Stenose ist der Anstieg der Flußgeschwindigkeit nach Gabe eines Vasodilatators wie Adenosin abgeschwächt. Die koronare Flußreserve (Verhältnis aus distaler Flußgeschwindigkeit nach Adenosin zu Geschwindigkeit vor Adenosin) ist entsprechend vermindert.

Bei angiographisch mittelgradigen Stenosen ist die Dopplermessung während der Intervention zum Nachweis der hämodynamischen Signifikanz indiziert, falls dies nicht bereits vor dem Eingriff durch szintigraphische oder echokardiographische Untersuchung erfolg-

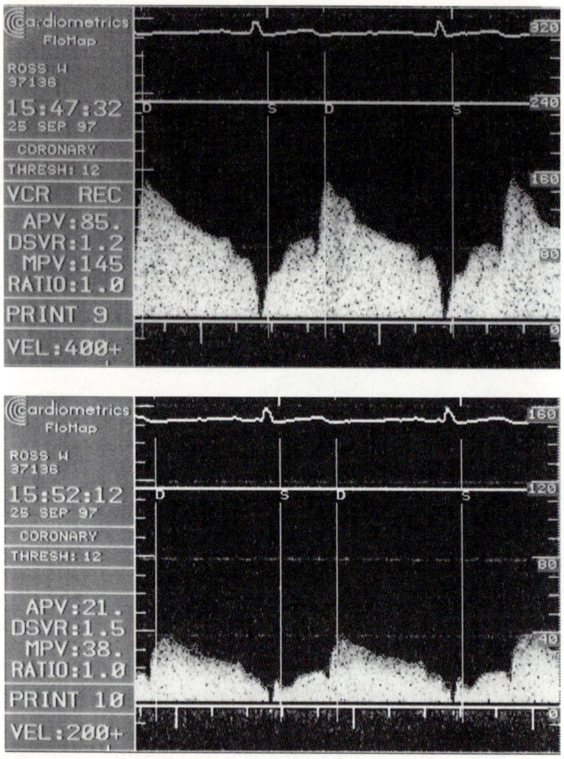


**Abb. 12-3.** Blutflußmessungen im proximalen Anteil des Ramus interventrikularis anterior unter Vasodilatation mit Adenosin (*oben*) und unter Ruhebedingungen (*unten*) bei einem Patienten mit arterieller Hypertonie ohne Koronarstenosen. Auffällig ist das prominente diastolische Flußprofil unter Ruhebedingungen wie auch unter Vasodilatation (Systole und Diastole sind durch die Markierungen *S* und *D* gekennzeichnet). Das diastolische/systolische Flußgeschwindigkeitsverhältnis („diastolic to systolic velocity ratio", *DSVR*) wird automatisch berechnet und basiert auf dem Quotienten aus mittlerer diastolischer und systolischer Flußgeschwindigkeit. Die maximale Flußgeschwindigkeit („maximal peak velocity", *MPV*) steigt von 38 cm/s auf 145 cm/s unter Adenosingabe an; ebenso kommt es zu einem Anstieg der mittleren Flußgeschwindigkeit („average peak velocity", *APV*) unter Adenosingabe. Der Quotient aus Adenosin-APV und Ruhe-APV ergibt die koronare Flußgeschwindigkeitsreserve (85/21=4,0; Normalwert 2,5-5). Hämodynamische relevante Stenosierungen lassen sich nach Adenosingabe z.B. an einer Reduktion der APV und der koronaren Flußgeschwindigkeitsreserve erkennen

te (Donohue et al. 1993). Die entsprechende technische Ausrüstung ist heute in allen größeren interventionell tätigen Zentren verfügbar.

Während der Intervention läßt sich kontinuierlich der koronare Blutfluß überwachen, wobei die Rekrutierung von Kollateralen während Balloninflation ebenso wie ein sich anbahnender Koronarverschluß durch eine Dissektionsmembran beobachtet werden können.

Die hämodynamische Verbesserung läßt sich anhand einer Erhöhung des koronaren Blutflusses distal der Stenose nach dem Eingriff dokumentieren, während sich die Flußreserve unmittelbar nach dem Eingriff infolge der Erhöhung weniger deutlich verbessert (Ofili et al. 1992).

Eine kürzlich veröffentlichte Studie weist auch auf die prognostische Bedeutung der periinterventionellen intrakoronaren Doppleruntersuchung hin. Patienten mit einer Zunahme der Koronarreserve nach Ballondilatation auf mindestens 2,5 verbunden mit einer Reststenose <35% hatten eine Restenoserate von 16%, während Patienten mit identischer Reststenose (<35%) nach Dilatation aber einer geringeren Verbesserung der Flußreserve (<2,5) eine höhere Restenoserate von 26% aufwiesen (Serruys et al. 1997).

An einigen Zentren wird die intrakoronare Dopplertechnik routinemäßig bei Patienten mit normalem Koronarangiogramm aber pathologischer Ergometrie (Syndrom X) zur Dokumentation einer erniedrigten Flußreserve eingesetzt (Chauhan et al. 1994).

#### Klinische Indikationen

Die klinischen Indikationen zum Einsatz der intrakoronaren Dopplertechnik lassen sich wie folgt definieren:

- Einschätzung der funktionellen Bedeutung einer angiographisch festgestellten Stenose im Zusammenhang mit einer Intervention;
- Validierung des Interventionsergebnisses durch Bestimmung der Flußgeschwindigkeit und Flußreserve vor und nach PTCA und davon abhängige Entscheidung zu weiteren interventionellen Maßnahmen (z.B. additive Stentimplantation);
- Bestimmung der Flußreserve bei Patienten mit normalem Koronarangiogramm und pathologischer Ergometrie (Syndrom X);
- funktionelle Untersuchung zur Koronarphysiologie (z. B. Erfassung der Endothelfunktion).

Da ca. 25% der potentiell für eine interventionelle Therapie in Frage kommenden Patienten mit stabiler Angina pectoris keinen sicheren Hinweis auf eine Myokardischämie haben, stellt die intrakoronare Dopplermessung möglicherweise eine sinnvolle Erweiterung im Hinblick auf die Indikationstellung und die optimierte Durchführung interventioneller Therapieverfahren dar (Kern et al. 1997).

Über den diagnostischen Einsatz bei Katheterinterventionen hinaus bietet der Dopplerdraht einzigartige Möglichkeiten, die Pathophysiologie des Koronarkreislaufs in vivo beim Menschen zu untersuchen. So haben intrakoronare Dopplerstudien zu einem besseren Verständnis der Rolle von Kollateralen während der Koronarintervention (Piek et al. 1993) und der endothelvermittelten Vasodilatation beigetragen (Zeiher et al. 1991).

## 12.3 Intrakoronare Ultraschalluntersuchung

### 12.3.1 Technik

Die intrakoronare Ultraschallbildgebung erfolgt durch mechanische oder elektrische Ultraschallkatheter, die im Bereich des Ultraschallkristalls etwa 1 mm Durch-

**Abb. 12-4.** Schematische Darstellung mechanischer und elektronischer Ultraschallkatheter

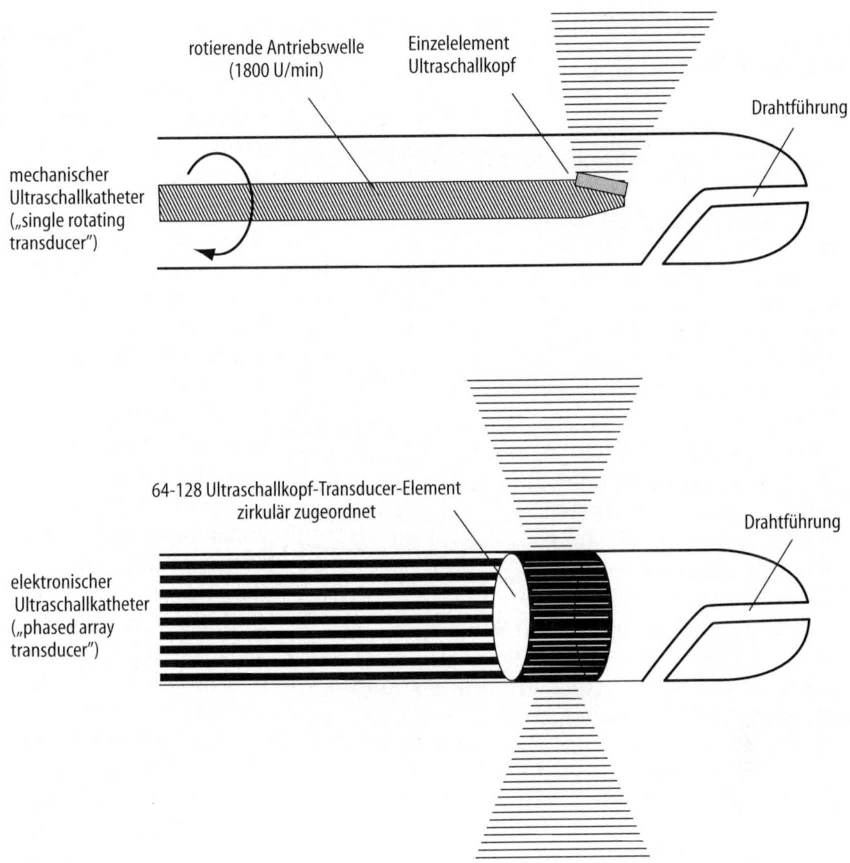


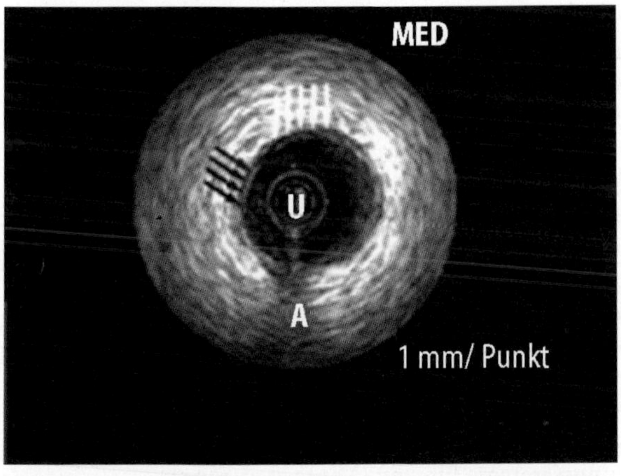


**Abb. 12-5.** Gefäßquerschnitt durch den proximalen Anteil des Ramus intraventrikularis anterior bei einem Patienten mit Hypercholesterinämie. Der Ultraschallkatheter (*U*) ist im Gefäßlumen zu erkennen. Die typische Dreischichtung der Arterienwand ist nur durch die vorliegende Intimaverdickung (*schwarze Pfeile*) gut erkennbar, da die normale Intima (<300 µm dick) im Ultraschallbild nicht dargestellt werden kann. Die echoarme Media ist mit *weißen Pfeilen* markiert. An sie schließt sich nach außen die wesentlich echogenere Adventitia an, die vom umgebenden Gewebe nicht mehr abgegrenzt werden kann. Bei 6 Uhr ist das Artefakt (*A*) des Führungsdrahtes als helles Echo (endoluminal) mit distalem Schallschatten zu erkennen

messer aufweisen (Abb. 12-4). Bei mechanischen Ultraschallsystemen wird der Schallkopf über eine flexible Welle von einem außerhalb des Körpers liegenden Motor mit ca. 900 Umdrehungen/min angetrieben. Die Bildgebung bei elektronischen Systemen erfolgt über die sequentielle Ansteuerung der einzelnen Ultraschallkristalle (32–64 Kristalle auf der Katheterspitze). Das Ultraschallbild einer normalen Koronararterie ist in Abb. 12-5 dargestellt.

Obwohl bei Kindern die Intima lediglich eine Zellage dick ist und damit im Ultraschallbild nicht erkannt werden kann, ist bei vielen Jugendlichen und jungen Erwachsenen bereits eine diffuse Verdickung der Intima zu beobachten, die dazu führt, daß diese im Ultraschallbild sichtbar ist. Die Intima ist ab 300 µm Dicke im Ultraschallbild zu erkennen, so daß dann die in Abb. 12-5 sichtbare typische Dreischichtung einer epikardialen Koronararterie entsteht.

## 12.3.2
## Indikationen und Ergebnisse

Innerhalb weniger Jahre konnte sich der intravaskuläre Ultraschall von einem reinen Forschungswerkzeug zu einem wichtigen diagnostischen Hilfsmittel in der Kardiologie entwickeln. Entscheidende Voraussetzung dafür ist die einzigartige Möglichkeit, mit Hilfe des Ultraschalls In-vivo-Schnittbilder von Koronargefäßen zu erhalten.

Bislang war die Zusammensetzung der Arterienwand nur in der Histologie von Atherektomieproben oder postmortal zu erkennen. Mit intravaskulärem Ultraschall kann verifiziert werden, was von entsprechenden pathologisch-anatomischen Untersuchungen her gut bekannt ist, nämlich, daß der Prozeß der Arteriosklerose die Koronararterien viel stärker und früher einbezieht als im herkömmlichen Angiogramm nachzuweisen ist.

Neben der diagnostischen Anwendung des intravaskulären Ultraschalls spielen heute auch interventionell assoziierte Anwendungen, wie die Auswahl des geeigneten interventionellen Instrumentariums und die Kontrolle des interventionellen Therapieerfolges eine immer größere Rolle.

Die prinzipielle Limitation der Koronarangiographie ist, daß sie das Lumen, jedoch nicht die Gefäßwand als den Ort der eigentlichen pathologischen Veränderung darstellen kann. Der intravaskuläre Ultraschall erlaubt dagegen eine quasi In-vivo-Histologie durch die Abbildung des Lumens und der Gefäßwand, die z. B. für die Früherkennung infarktgefährdeter Patienten von besonderer Bedeutung ist.

Es sind nämlich nicht nur die angiographisch sichtbaren hochgradigen Stenosen, an denen es zum Koronarverschluß mit resultierendem Myokardinfarkt kommt, sondern oft die angiographisch kaum sichtbaren Plaques, bei denen ein großer Lipidsee nur von einer dünnen Deckplatte bedeckt ist. Die fibröse Deckplatte dieser instabilen Plaques kann rupturieren mit der Folge, daß hochgradig thrombogene Lipidanteile mit dem Blut in Kontakt kommen und eine Koronarthrombose auslösen.

Die Zusammensetzung der intrakoronaren Plaques ist im Ultraschallbild erkennbar, so daß fibrotische Anteile (mittlere Signalintensität) von Verkalkungen (hohe Signalintensität) mit Schallschatten und Lipidanteilen niedrige Signalintensität gut unterschieden werden können (Sechtem et al. 1993).

Es ist also durchaus denkbar, daß der Ultraschallbefund einer diffusen Arteriosklerose mit hohem Lipidanteil der Plaques ohne hochgradige Stenosen prognostisch bedeutsamer ist als der angiographische Befund einer hochgradigen Stenosierung.

Im intrakoronaren Ultraschallbild läßt sich auch die Transplantatvaskulopathie wesentlich früher diagnostizieren und besser im Verlauf dokumentieren als in konventionellen Angiogrammen. Neuere Ultraschallbefunde sprechen dafür, daß bei einem großen Teil der Spenderherzen bereits eine erhebliche Arteriosklerose trotz normalem Koronarangiogramm vorliegt und somit auf den Empfänger bei der Transplantation direkt übertragen wird (Tuzcu et al. 1995).

Die heute wichtigste klinische Indikation eine intrakoronare bildgebende Ultraschalluntersuchung durchzuführen, ist der mehrdeutige angiographische Befund (Bruchhauser et al. 1997). Insbesondere bei Läsion der Ostien der rechten und linken Kranzarterie ist die Ultraschallinformation leichter zu interpretieren und eindeutiger (Gerber et al. 1994).

Die Einschätzung der wahren Lumeneinengung bei angiographisch grenzwertigen Stenosen fällt im Ultraschallbild wesentlich leichter, und die Abgänge von Seitenästen, die angiographisch oft nicht gut einsehbar sind, lassen sich im Ultraschallbild gut darstellen. Auch Patienten mit Muskelbrücken bereiten häufig diagnostische Probleme, die durch eine additive Ultraschalluntersuchung ausgeräumt werden können (Ge et al. 1994).

Eine weitere wichtige klinische Indikation für die intrakoronare Ultraschalluntersuchung in Zusammenhang mit Koronarintervention ist die präzise Identifikation von Plaqueverkalkungen, die mit der Koronarangiographie wesentlich weniger sensitiv gelingt, sowie die Differenzierung dieser Verkalkung in lumennahe und medianahe Verkalkung (Mintz et al. 1995).

Während die lumennahe Verkalkung wahrscheinlich durch den Einsatz des Rotablators besser zu behandeln ist, ist bei der medianahen Verkalkung durchaus der Ballonkatheter oder der Atherektomiekatheter einsetzbar.

Insbesondere beim Einsatz der Atherektomie hat das Verkalkungsmuster wesentliche Konsequenzen für den Erfolg der Intervention: Läsionen ohne Kalk oder mit medianahem Kalk lassen sich gut abtragen, bei lumennahem Kalk sind die Gewebepartikel, die entfernt werden können, extrem klein und das Ergebnis entsprechend ungünstig. In einer größeren Studie mit über 300 Patienten konnte gezeigt werden, daß die mit Ultraschall gewonnenen Informationen bei 40% der Patienten zu einer Änderung der interventionellen Behandlungsstrategie führten (Mintz et al. 1994).

Die intravaskuläre Ultraschalldiagnostik hat ohne jeden Zweifel ganz entscheidend zur Verbesserung der intrakoronaren Stentplazierung beigetragen. Im Ultraschallbild ließ sich klar erkennen, daß die Inflation mit normalen Drücken bis 6 oder 8 bar (1 bar = 100.000 Pa) oft nicht zu einer vollständigen Entfaltung des Stents führte und die Stentdrähte nicht optimal gegen die Koronarwand gedrückt wurden (Abb. 12-6).

Bei diesen Patienten kam es häufiger zu thrombotischen Frühverschlüssen. Diese Beobachtung führte dazu, daß jetzt mit Hochdruckballons eine Aufweitung

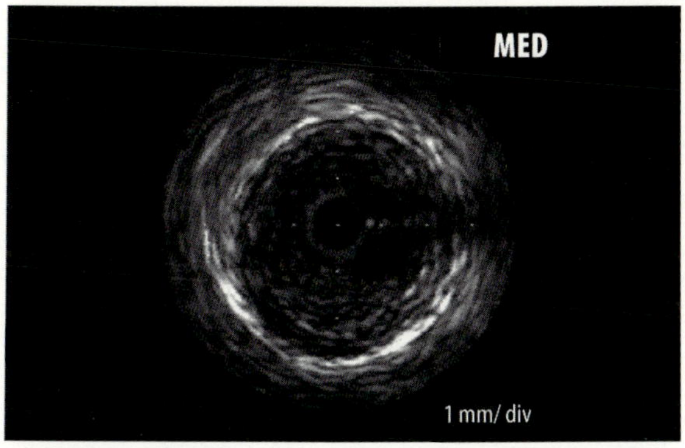

a

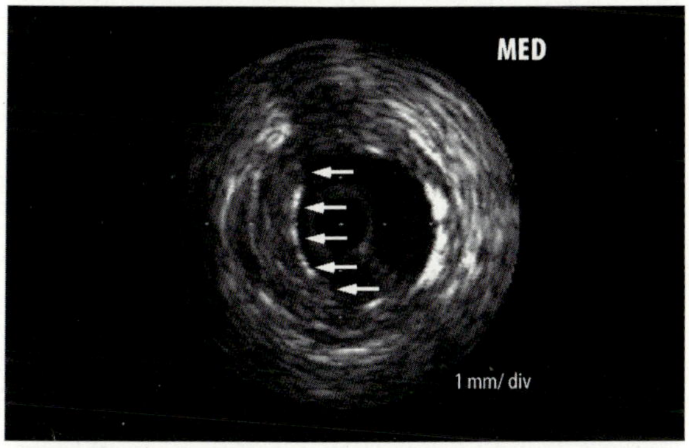

b

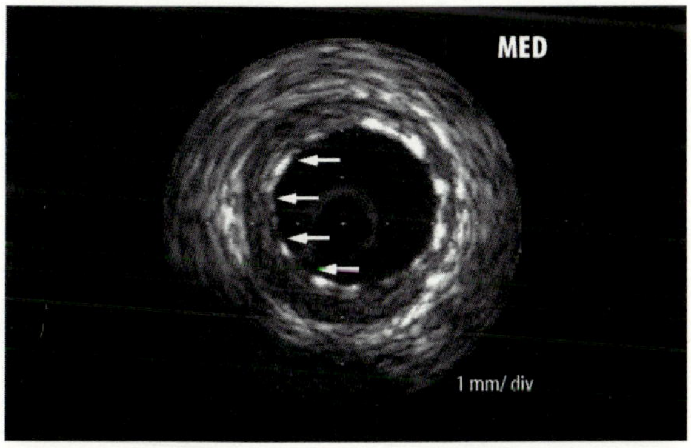

c

**Abb. 12-6a-c.** **a** Präinterventioneller Querschnitt durch den nativen R. interventricularis anterior. In der Mitte ist der IVUS-Katheter zu erkennen und ein vom Führungsdraht herrührender Artefakt bei 3 Uhr. Das Gefäßlumen ist nahezu vollständig mit weichem Plaquematerial ausgefüllt. Das Restlumen wird durch den IVUS-Katheter praktisch vollständig obstruiert. **b** Nach Stentimplantation sind im Ultraschallbild einzelne echogene Struts zu erkennen sowie eine exzentrische Lumenerweiterung auf ca. 3 mm. Im Bereich zwischen 6 und 11 Uhr (→) ist der Stent bedingt durch benachbartes Plaquematerial noch nicht vollständig expandiert. **c** Nachdilatation des Stents mit hohem Druck (16 bar). Es wurde eine weitere Kompression des Plaquematerials erreicht, die eine nahezu symmetrische Expansion (→) des Stents erlaubt. Diese Form der IVUS optimierten Stentimplantation ist mit einer sehr niedrigen Restenoserate im Vergleich zur alleinigen angiographischen Kontrolle des Stentergenisses verbunden

des Stents auf den Nenndurchmesser angestrebt und so eine optimale Anpassung des Stents an die Koronararterienwand ermöglicht wird. Das hat neben der Senkung der akuten und subakuten Stentthrombosen auch dazu geführt, daß der optimal sitzende Stent nur noch eine thrombozytenhemmende Therapie erfordert (Colombo et al. 1995).

Darüber hinaus hat die intravaskuläre Ultraschalldiagnostik gezeigt, daß die im Stent auftretenden Restenosen nicht durch mechanische Defekte oder eine Stentkompression hervorgerufen werden, sondern auf eine Intimahyperplasie zurückzuführen sind (Mudra et al. 1997). Einige Studien deuten daraufhin, daß die durch intravaskulären Ultraschall optimierte Stentimplantation auch im Hinblick auf die Langzeitergebnisse vorteilhaft ist (De Jaegere et al. 1998). Die Diskussion, ob die intrakoronare Ultraschalluntersuchung bei jeder Stentimplantation notwendig ist oder die routinemäßige Implantation mit Hochdruckballons ausreicht, um ein optimales Ergebnis zu erreichen ist zur Zeit noch nicht abgeschlossen.

**Zusammengefaßte Indikationen**

Die derzeitigen Indikationen zur intrakoronar bildgebenden Ultraschalluntersuchung sind:

- Frühdiagnose der koronaren Arteriosklerose (instabile Plaques, Transplantatvaskulopathie nach Herztransplantation);
- angiographisch unklare Befunde (insbesondere Hauptstammstenosen, und Ostiumläsionen der rechten Kranzarterie, Muskelbrücken);
- Indikationsstellung zu interventionellen Therapieverfahren;
- optimierte Durchführung interventioneller Therapieverfahren durch Überprüfung postinterventioneller Ergebnisse (z. B. Stentimplantation, Atherektomie, Rotablation usw.);
- differentialtherapeutisches Vorgehen bei in Stent-Restenosen.

## 12.4 Bewertung der Verfahren

### 12.4.1 Intravaskulärer Ultraschall

Von den vorgestellten invasiven intraluminalen Diagnoseverfahren hat der intravaskuläre Ultraschall die schnellste und weiteste Verbreitung gefunden, einhergehend mit einer zügigen Weiterentwicklung und Verbesserung in Katheterdesign und Bildverarbeitung bis hin zu dreidimensionalen Darstellungsmöglichkeiten des Gefäßquerschnitts. Die Handhabung der Methode ist relativ einfach und die Interpretation der Bilder nach kurzer Eingewöhnungszeit unproblematisch.

Der intravaskuläre Ultraschall hat wesentlich zum besseren Veständnis der Koronarpathologie und zum

Mechanismus interventioneller Therapieverfahren beigetragen.

Durch die Auswahl geeigneter Interventionstechniken und durch peri-interventionelle intravaskuläre Ultraschalluntersuchungen trägt er darüber hinaus zur Optimierung koronarer Interventionen bei. Inwieweit der intravaskuläre Ultraschall die Komplikations- und Restenoserate interventioneller Therapieverfahren signifikant senken kann, müssen weitere prospektive Untersuchungen zeigen, die auch die Evaluierung der Kosten-Nutzen-Relation zum Ziel haben müssen.

Eine weitere Verbreitung des intravaskulären Ultraschalls in der kardiologischen Diagnostik ist zu erwarten, wenn die additiven Kosten der Untersuchung durch entsprechende klinische Vorteile ausgeglichen werden.

## 12.4.2 Intrakoronare Doppleruntersuchung

Die intrakoronare Doppleruntersuchung und die Angioskopie haben ein begrenztes Indikationsspektrum. Sie können jedoch im Zusammenhang mit der Indikationsstellung zu interventionellen Therapiemaßnahmen und zu deren Erfolgskontrolle wertvolle zusätzliche Informationen liefern, die mit anderen Verfahren nicht zu gewinnen sind.

Ob sich der intrakoronare Doppler und die Angioskopie als klinische Routineverfahren für spezielle Fragestellungen etablieren können, wird davon abhängen, ob anhand kontrollierter klinischer Studien nachgewiesen werden kann, daß durch ihren Einsatz die Ergebnisse interventioneller Therapieverfahren zu verbessern sind.

## Literatur


Bruchhauser J, Sechtem U, Höpp HW, Erdmann E (1997) Intrakoronarer Ultraschall ändert therapeutische Strategie bei angiographisch mehrdeutigem Befund. Z Kardiol 86: 138–147

Carlier GS, DiMario C, Kern MJ (1999) ) In: Topol EJ (ed) Textbook of interventional cardiology. Saunders, Philadelphia London, pp 748–781

Chauhan A, Mullins PA, Petch MC, Schofield PM (1994) Is coronary flow reserve in response to papaverine really normal in syndrome X? Circulation 89: 1998–2004

Colombo A, Hall P, Nakamura S (1995) Intracoronary stenting without anticoagulation accomplished with intravascular ultrasound guidance. Circulation 91: 1676–1688

DeJaegere P, Mudra H, Figulla H et al. (1998) Intravascular ultrasound-guided optimized stent deployment. Immediate and 6 months clinical and angiographic results from the Multicenter Ultrasound Stenting in Coronaries Study. Eur Heart J 19: 1214–1223

Den Heijer P, Foley DP, Escaned J et al. (1994) Angioscopic vs. angiographic detection of intimal dissection and intracoronary thrombus. J Am Coll Cardiol 24: 649–654

DiMario C, Gil R, Feyter P et al. (1996) Utilization of translesional hemodynamics: Comparison of pressure and flow methods in stenosis assessment in patients with coronary artery disease. Cathet Cardiovasc Diagn 38: 189–201

Donohue TJ, Kern MJ, Aguirre FV et al. (1993) Assessing the hemodynamic significance of coronary artery stenoses: analysis of translesional pressure flow velocity relations in patients. J Am Coll Cardiol 22: 449–458

Franzen D, Sechtem U, Höpp HW (1998) Comparison of angioscopic, intravascular ultrasonic, and angiographic detection of thrombus in coronary stenosis. Am J Cardiol 82: 1273–1275

Ge J, Erbel R, Rupprecht HJ et al. (1994) Comparison of intravascular ultrasound and angiography in the assessment of myocardial bridging. Circulation 1725–1732

Gerber TC, Erbel R, Görge G, Ge J, Rupprecht HJ, Meyer J (1994) Extent of atherosclerosis and remodeling of the left main coronary artery determined by intravascular ultrasound. Am J Cardiol 73: 666–671

Kern MJ, De Bruyne B, Pijls NHJ (1997) From research to clinical practice: current role of intracoronary physiologically based decision making in the cardiac catheterization laboratory. J Am Coll Cardiol 30: 613–620

Mintz GS, Pichard AD, Kovach JA (1994) impact of preintervention intravascular ultrasound imaging on transcatheter treatment strategies in coronary artery disease. Am J Cardiol 73: 423–430

Mintz GS, Popma JJ, Pichard AD (1995) patterns of calcification in coronary artery disease. A statistical analysis of intravascular ultrasound and coronary angiography in 1155 lesions. Circulation 91: 1959–1965

Mudra H, Regar E, Klauss V, Werner F et al. (1997) Serial follow-up after optimized ultrasound guided deployment of palmaz-Schatz stents. Instent neointimal proliferation without significant reference segment response. Circulation 95: 363–370

Ofili EO, Kern MJ, Labovitz AJ et al. (1992) Analysis of coronary blood flow velocity dynamics in angiographically normal and stenosed coronary arteries before and after endoluminal enlargement by angioplasty. J Am Coll Cardiol 21: 308–316

Piek JJ, Kolen JJ, Metting van Rijn AC (1993) Spectral analysis of flow velocity in the contralateral artery during coronary angioplasty: a new method for assessing collateral flow. J Am Coll Cardiol 21: 1574–1582

RameeSR, White CJ, Collins TJ, Mesa JE, Murgo JP (1991) Percutaneous angioscopy during coronary angioplasty using a steerable microangioscope. J Am Coll Cardiol 17: 100–105

Sechtem U, Arnold G, Keweloh T, Casper C, Curtius JM (1993) In-vitro-Diagnose der koronaren Plaquemorphologie mit intravaskulärem Ultraschall: Vergleich mit histopathologischen Befunden. Z Kardiol 82: 618–627

Serruys P, DiMario C, Pieck J et al. (1997) Prognostic value of intracoromary flow velocity and diameter stenosis in assessing the short- and long-term outcome of ballon angioplasty. Circulation 96: 3369–ff

Sherman CT, Litvack F, Grundfest et al. (1986) Coronary angioscopy in patients with unstable angina pectoris. N Engl J Med 315: 913–919

Strumpf RK, Metha S, Ponder R, Heuser RR (1992) Palmaz-Schatz stent implantation in stenosed saphenous vein grafts : clinical and angiographic follow-up. Am Heart J 123: 1329–1331

Tuzcu EM, Hobbs RE, Rincon G et al. (1995) Occult and frequent transmission of atherosclerotic coronary disease with cardiac transplantation: insights from intravascular ultrasound. Circulation 91: 1706–1713

White JC, Ramee SR (1999) In: Topol EJ (ed) Textbook of interventional cardiology. Saunders, Philadelphia London, pp 783–800

Zeiher AM, Drexler H, Wollschlaeger H, Just H (1991) Endothelial dysfunction of the coronary microvasculature is associated with impaired coronary flow regulation in patients with early atherosclerosis. Circulation 84: 1984–1992

# Herzmuskelbiopsie

13

E. Erdmann



Seit 1962 Sakakibara u. Kono die endomyokardiale Biopsie in der Kardiologie einführten, werden zur Bestätigung einer Verdachtsdiagnose mit differentialtherapeutischen Konsequenzen, aber auch zur sonst nicht anders möglichen Abklärung vermuteter Myokarderkrankungen Herzmuskelbiopsien in kardiologischen Zentren durchgeführt. Dabei werden der rechte Ventrikel über die V. femoralis oder die V. jugularis interna und der linke Ventrikel über die A. femoralis oder transseptal mit speziell geformten Biopsiezangen erreicht. Pro Biopsie werden 1–5 mg Endomyokard aus dem Ventrikelseptum (rechts) oder aus dem linksventrikulären Myokard (Herzspitze) entnommen (Abb. 13-1).

Folgende Untersuchungen werden durchgeführt (Bolte 1980; Maisch et al. 1988; Schultheiß 1988):

- Licht- und Elektronenmikroskopie,
- Immunhistologie,
- In-situ-Hybridisierung zum Nachweis viraler RNS,
- Enzymnachweise,
- Immunperoxidasetechniken zur Subtypisierung von Entzündungszellen,
- Anzüchtung und Klassifizierung von Lymphozyten.

## 13.1 Indikationen

Für die Beurteilung einer Abstoßungskrise bei einem herztransplantierten Patienten, die Erkennung einer Adriamycinkardiotoxizität oder bei Verdacht auf kardiale Amyloidose und Sarkoidose sowie eine isolierte kardiale Beteiligung bei Morbus Fabry (v. Scheidt et al. 1991) sind Myokardbiopsien notwendig. Bei einer Reihe von anderen Herzmuskelerkrankungen können Biopsieergebnisse die Diagnose sichern, den Funktionszustand des Herzens erklären und damit zu therapeutischen Entscheidungen beitragen (Erdmann et al. 1980).

Interessant sind neuere Untersuchungsergebnisse bei Patienten mit linksventrikulärer Hypertrophie, bei denen in 3–10% der Fälle durch serielle Myokardbiopsie eine atypische Form des Morbus Fabry nachgewiesen werden konnte. Diese X-chromosomal gebundene, rezessive, durch einen lysosomalen Enzymmangel ausgelöste Lipidstoffwechselstörung konnte nur durch die Myokardbiopsie gesichert werden (v. Scheidt et al. 1991; Nakao et al. 1995).

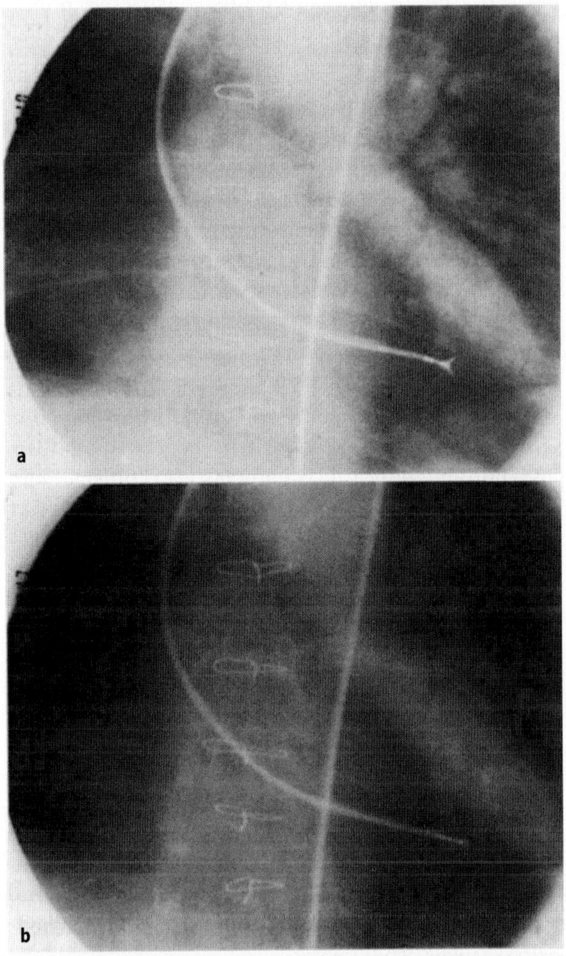

**Abb. 13-1a, b.** In Seldinger-Technik wird eine Schleuse in den linken Ventrikel eingelegt. Durch diese wird die Biotomzange bis in die Spitze des linken Ventrikels vorgeführt. Aus dem Spitzenbereich wird eine Biopsie entnommen. **a** Geöffnete, **b** geschlossene Biotomzange

Die Diagnostik und Klassifizierung einer Virusmyokarditis ist nur durch die Biopsie und dann speziell durch die neueren Hybridisierungstechniken mit Nachweis von Virus-RNS möglich. Etwa bei 20–30% der früher als ungeklärte, dilatative Kardiomyopathien angesehenen Kardiomegalien läßt sich eine Enteroviruspersistenz nachweisen. Besonders bei differenter medikamentöser Therapie der Myokarditis werden zur Sicherung der Diagnose und Verlaufsbeurteilung mehrfache Biopsien durchgeführt.

Selten wird ein kardialer Tumor zuerst durch Biopsie nachgewiesen bzw. eingeordnet. Hingegen erweist sich die präoperative Endomyokardbiopsie als hilfreich, um bei Verdacht auf eine Pericarditis constrictiva noncalcarea eine restriktive Kardiomyopathie auszuschließen. Wenn zur genaueren diagnostischen Abklärung eines Patienten mit drängenden kardialen Beschwerden, pathologischem Belastungs-EKG, normalem Koronarogramm und evtl. noch zusätzlich bestehenden Rhythmusstörungen konsequent die Herzmuskelbiopsie durchgeführt wird, bekommt man in etwa der Hälfte der Fälle eine weiterführende Diagnose.

Zusammenfassend ergeben sich also folgende Indikationen:

- Verdacht auf Abstoßung bei Herztransplantationen;
- Verdacht auf Adriamycinkardiotoxizität;
- Diagnosesicherung bei sekundärer Kardiomyopathie, kardialer Amyloidose, Sarkoidose, Morbus Fabry und anderen Speicherkrankheiten, hypereosinophilem Syndrom, Endocarditis fibroplastica (Löffler), Fibroelastose, Kollagenose, Hämochromatose, Kearns-Sayre-Syndrom, Toxoplasmose, Karzinoiderkrankung;
- Erkennung, Klassifizierung und Verlaufsbeurteilung der Myokarditis;
- Diagnostik kardialer Tumoren, Sarkome, Lymphome (s. Kap. 80);
- Pericarditis constrictiva noncalcarea (zur Abgrenzung gegenüber der restriktiven Kardiomyopathie).

## 13.2
## Komplikationen und Kontraindikationen

Da die Endomyokardbiopsie von wenigen und besonders erfahrenen Kardiologen durchgeführt wird, sind die Komplikationen selten, aber gelegentlich folgenschwer (Richardson 1980):

Bei einer sicher heute noch geltenden Sammelstatistik an 2337 Patienten trat in 9 Fällen (0,38%) eine Perikardtamponade auf, von denen 6 (0,26%) operativ versorgt werden mußten. Andere Komplikationen waren weniger ernst und reversibel (s. Tabelle 13-1). Dabei muß berücksichtigt werden, daß die Patienten teilweise manifest herzinsuffizient waren. Auch bei uns hat sich kein Unterschied in der Komplikationshäufigkeit zwischen rechts- und linksventrikulärer Biopsie gezeigt.

Bei bakteriellen Erkrankungen und Gerinnungsstörungen ebenso wie bei der Gefahr thromboembolischer Komplikationen ist die Herzmuskelbiopsie kontraindiziert.

**Tabelle 13-1.** Komplikationen der Endomyokardbiopsie (n=2337). (Aus: Richardson 1980)

| Komplikationen | n | [%] |
|---|---|---|
| Hämoperikard | 9 | 0,38 |
| (+ Operation) | (6) | (0,26) |
| Perikardreiben | 5 | 0,21 |
| Arrhythmie | 19 | 0,81 |
| Zerebrale Embolie | 1 | 0,04 |
| Okuläre Embolie | 1 | 0,04 |
| Pneumothorax | 3 | 0,15 |
| Sepsis | 1 | 0,04 |
| Gesamt | 39 | 1,67 |

## 13.3
## Aussagewert

Die oben angegebenen Indikationen führen – mit Ausnahme der ersten beiden – nur bei einem Drittel der Fälle zu einer hilfreichen Antwort durch das Ergebnis der Biopsie. Manche kardialen Erkrankungen sind fokaler Natur (Sarkoidose, Myokarditis etc.), so daß die Trefferwahrscheinlichkeit auch bei 3–8 Biopsien gelegentlich nicht ausreicht, um eine sichere Diagnose zu stellen. Ein isolierter Befall z. B. auch des linken Ventrikels bei viraler Myokarditis ist möglich.

Speziell bei dilatativer Kardiomyopathie und Myokarditis sind lichtmikroskopische Untersuchungen in ihrem Aussagewert limitiert. Die pathologisch-anatomischen Veränderungen (Faserhypertrophie, interstitielle Bindegewebsvermehrung, Fibrosierung, Lymphozytenanreicherung etc.) sind unspezifisch und werden außerdem von verschiedenen Untersuchern unterschiedlich beurteilt (Shanes et al. 1987). Leider ist, wahrscheinlich wegen der Insensitivität lichtmikroskopischer Diagnosekriterien, außerdem die Übereinstimmung zwischen symptomatischer klinischer und histologisch gesicherter Myokarditis zur Zeit nicht ausreichend (Mason et al. 1995; McKenna u. Davies 1995).

Frühere unkritische Diagnosen haben zu vielen Kontroversen geführt. Neuere immunologische, biochemische und ganz besonders die molekularbiologischen Techniken zur Untersuchung der endomyokardialen Biopsate sind diagnostisch hilfreicher. Nach dem heutigen Kenntnisstand empfiehlt es sich, eine enge Kooperation mit einem in der speziellen weiterführenden Diagnostik erfahrenen Labor anzustreben, wenn Myokardbiopsien durchgeführt werden.

## Literatur

Bolte H-D (ed) (1980) Myocardial biopsy. Springer, Berlin Heidelberg New York

Erdmann E, Bolte HD, Strauer BE, Hübner G (1980) Myokardiale Beteiligung bei M. Fabry. Dtsch Med Wochenschr 105: 1618–1622

Maisch B, Bauer E, Hufnagel G, Pfeifer U, Rohkamm R (1988) The use of endomyocardial biopsy in heart failure. Eur Heart J 9: 59–71

Mason J, O'Connell J, Herskowitz A (1995) A clinical trial of immunosupressive therapy for myocarditis. N Engl J Med 333: 269–75

McKenna W, Davies M (1995) Immunosupression for myocarditis. N Engl J Med 333: 312–313

Nakao S, Takenaka T, Maeda M (1995) An atypical variant of Fabry's disease in men with left ventricular hypertrophy. N Engl J Med 333: 288–93

Richardson PJ (1980) Endomyocardial biopsy technique. In: Bolte HD (ed) Myocardial biopsy. Springer, Berlin Heidelberg New York

Schultheiß H (ed) (1988) New concepts in viral heart disease. Springer, New York

Shanes JG, Ghali J, Billingham ME et al. (1987) Interobserver variability in the pathologic interpretation of endomyocardial biopsy results. Circulation 75: 401–405

Scheidt W von, Eng C, Fritzmaurice T (1991) An atypical variant of Fabry's disease with manifestations confined to the myocardium. N Engl J Med 324: 395–399

# Sektion II
# Kardiovaskuläre Risikofaktoren und deren therapeutische Beeinflußbarkeit

M. Böhm, F. Diet, M. Flesch, U. Laufs, G. Nickenig, Petra Schnabel

# Kapitel 14

# Fettstoffwechsel, Übergewicht und Ernährung, Diabetes 14

M. Böhm, F. Diet, M. Flesch, U. Laufs, G. Nickenig, P. Schnabel



Literatur s. Kap. 16

## 14.1 Fettstoffwechsel

### 14.1.1 Physiologische und pathophysiologische Grundlagen

Fettstoffwechselstörungen gehören zu den häufigsten Stoffwechselerkrankungen der westlichen Hemisphäre. Sie sind durch die Erhöhung der Plasmakonzentrationen einer oder mehrerer Lipidkomponenten definiert. Die Hyperlipoproteinämien sind ein wichtiger Risikofaktor für die Entstehung der Atherosklerose, welche die pathoanatomische Grundlage für die Entstehung der koronaren Herzerkrankung, der peripheren arteriellen Verschlußerkrankung und der ischämischen zerebrovaskulären Krankheiten darstellt.

Die koronare Herzerkrankung und ihre Folgen (Herzinsuffizienz, Rhythmusstörungen) wiederum sind die häufigste Todesursache der Industriestaaten, was die besondere pathophysiologische und gesundheitspolitische Bedeutung der Fettstoffwechselstörungen unterstreicht. (Abbott u. McGee 1987; Assmann 1982; Castelli et al. 1992; Martin et al. 1986; Kannel 1995; Kannel et al. 1971).

### 14.1.2 Systematik der Lipide

Die Lipide lassen sich unterteilen in:

- Fettsäuren (lang-, mittel-, kurzkettig, gesättigt, ungesättigt),
- Glyzerolipide (Mono-, Di-, Triglyzeride; Glyzerophospholipide),
- Sphingolipide,
- Glycospingolipide,
- Isoprenoidlipide (Steroide/Cholesterin).

Die Lipide dienen im Körper als Energieträger und als Vorstufen für strukturelle Bausteine der Zelle (z. B. Zellmembran) und intrazelluläre sowie in der Blutbahn zirkulierende Faktoren (Gurr u. James 1975).

### 14.1.3 Cholesterinsynthese

Das Cholesterin macht ca. 0,2% des Körpergewichtes aus und spielt in der Architektur der Zellmembranen und in der Synthese von Hormonen und Vitaminen eine wichtige physiologische Rolle. Die Geschwindigkeit der Synthese des Cholesterins wird insbesondere durch den Schritt der Mevalonatbildung aus β-Hydroxy-β-methylglutaryl-CoA (HMG-CoA) durch die katalytische Wirkung der HMG-CoA-Reduktase bestimmt (Abb. 14-1).

Cholesterin wird in allen Körperzellen synthetisiert, muß zum Abbau jedoch durch die High-density-Lipoproteine (HDL) zur Leber transportiert werden. In der Leber wird es zu Gallensäuren metabolisiert.

### 14.1.4 Lipidstoffwechsel

Obwohl alle Körperzellen einen eigenen Lipidstoffwechsel unterhalten, bestehen in Bezug auf Synthese und

Abb. 14-1. Cholesterinbiosynthese (*PP* Pyrophosphat)

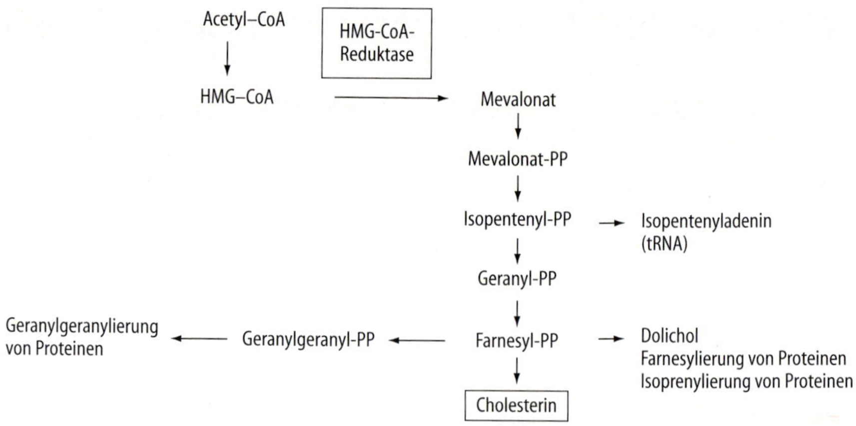


**Tabelle 14-1.** Lipoproteinklassen (*VLDL* Very-low-density-Lipoproteine; *LDL* Low-density-Lipoproteine; *HDL* High-density-Lipoproteine)

| Parameter | Chylomikronen | VLDL | LDL | HDL |
|---|---|---|---|---|
| Dichte (g/ml) | 0,95 | 1,006 | 1,063 | 1,125 |
| Elektrophoretische Beweglichkeit | Start | prä-β | β | α |
| Proteinanteil (%) | 0,5–2 | 12 | 25 | 50 |
| Lipidanteil (%) | 99 | 88 | 75 | 50–60 |
| Cholesterinester | 3 | 8 | 50 | 24 |
| Triglyceride | 85 | 56 | 15 | 20 |
| Cholesterin | 3 | 8 | 12 | 8 |
| Phospholipide | 8 | 20 | 20 | 50 |
| Syntheseort | Darm. Exogene Triglyceride | Leber + Mukosa | Plasma (aus VLDL) | Leber + Mukosa |
| Anteil an Gesamtlipoproteinen (%) | 5–10 (postprandial) | 10–20 | 40 | 30–50 |

Abbau der Fette zell- und organspezifische Unterschiede, die einen Austausch der Lipide insbesondere zwischen Darm, Leber, Muskel- und Fettgewebe notwendig macht. Die wasserunlöslichen Fette werden zum Transport durch das Blut oder die Lymphe durch eine Schicht aus Phospholipiden, Cholesterin und Apoproteinen umhüllt (Tabelle 14-1). Diese komplexe Verbindungen, die sog. Lipoproteine, dienen

- dem Transport der mit der Nahrung aufgenommenen Fette aus dem Darm zu Leber, Fettgewebe und Organen,
- dem Rücktransport der in der Peripherie synthetisierten Lipide (z. B. Cholesterin) zur Leber,
- der Regulation des Lipidstoffwechsels durch Feedbackmechanismen.

Die Chylomikronen, die die aus der Nahrung stammenden Lipide enthalten, werden über die Lymphe aus dem Darm ins Blut gegeben. Die im Körper synthetisierten Triglyceride werden überwiegend in den Very-low-density-Lipoproteinen (VLDL) transportiert. Chylomikronen und VLDL sind relativ große, wenig dichte Partikel, die insbesondere Triglyceride, weniger Cholesterin, beinhalten.

Unter dem Einfluß verschiedener Enzymsysteme (Lipoproteinlipasen, Lezithin-Cholesterin-Acyltransferase etc.) entstehen aus diesen Partikeln Low-density-Lipoproteine (LDL), die durch eine hohe Cholesterinbeladung charakterisiert sind. High-density-Lipoproteine (HDL) dienen nicht zuletzt dem Abtransport des überschüssigen Cholesterins. Das LDL wird über spezifische Rezeptoren in die Leber aufgenommen, damit hier der Abbau des Cholesterins eingeleitet werden kann.

Die wesentlichen Fettstoffwechselerkrankungen sind durch Störungen in diesem Lipoproteinstoffwechsel begründet (Haller et al. 1975; Kaffarik u. Schneider 1984; Greten 1976).

### 14.1.5 Einteilung der Hyperlipoproteinämien

Fredrickson hat die familiären Hyperlipoproteinämien in 5 Phänotypen eingeteilt (Tabelle 14-2). Diese auf der Lipidelektrophorese beruhende Klassifikation der Fettstoffwechselstörungen dient dem pathophysiologischen Verständnis, spielt jedoch im klinischen Alltag und der therapeutischen Entscheidung eine untergeordnete Rolle. Neben den genetisch bedingten Hyperlipoproteinämien (z. B. LDL-Rezeptordefekt) existieren die sekundären Hyperlipoproteinämien, die durch andere metabolische oder organische Grunderkrankungen verursacht werden (Tabelle 14-3).

**Tabelle 14-2.** Fredrickson-Klassifikation der familiären Hyperlipoproteinämien (*VLDL* Very-low-density-Lipoproteinen; *LDL* Lowdensity-Lipoproteine; *HDL* High-density-Lipoproteine; *IDL* Immediate-density-Lipoprotein; *TG* Triglyceride; *Chol* Cholesterin; –/+ keine oder geringe Erhöhung; + deutliche Erhöhung; ++ massive Erhöhung)

| Typ | I | IIa | IIb | III | IV | V |
|---|---|---|---|---|---|---|
| Häufigkeit | 1:100.000 | 1–2:1000 | 1–2:1000 | 2–3:10.000 | 2–3:1000 | 1:5000 |
| Vermehrtes Lipoprotein | Chylomikronen | LDL | LDL + VLDL | IDL | VLDL | VLVD + Chylomikronen |
| Serumlipide | TG + Chol – | TG –/+ Chol ++ | TG + Chol + | TG + Chol + | TG ++ Chol –/+ | TG + Chol –/+ |

**Tabelle 14-3.** Metabolische und organische Erkrankungen, die sekundär zu einer Hyperlipoproteinämie führen können

- Adipositas
- Alkoholabusus
- Diabetes mellitus
- Hypothyreose
- Nephrotisches Syndrom
- Urämie, Dialyse
- Myelom
- Dysproteinämien
- Lupus erythematodes
- Pankreatitis
- Prophyrie

Neben der Adipositas (Body-mass-Index (BMI) >21–25 kg/m²), bedingt durch vermehrte Aufnahme von Kohlenhydraten und Fetten, sind insbesondere der Alkoholabusus und der Diabetes mellitus zu erwähnen (Friedewald et al. 1972).

## 14.2 Hypercholesterinämie

### 14.2.1 Definition

Eine Hypercholesterinämie besteht bei Plasmakonzentrationen >200 mg/dl. Die Hypertriglyzeridämie ist ebenfalls durch Plasmakonzentrationen >200 mg/dl definiert. Bei erhöhten Gesamtcholesterinwerten empfiehlt sich eine weitere Analyse des HDL- und LDL-Cholesterins (Tabelle 14-4; Kannel 1995; Kannel et al. 1971; Anderson et al. 1990, 1991).

### 14.2.2 Epidemiologie

Die Framingham-Studien haben eindeutig gezeigt, daß die Fettstoffwechselstörung der Hypercholesterinämie ein wichtiger Risikofaktor für die Entstehung der koronaren Herzerkrankung ist (Abb. 14-2). Etwa 50% der amerikanischen Bevölkerung weisen Cholesterinplasmakonzentrationen ≥200 mg/dl auf, 20% der Bevölkerung haben Werte ≥240 mg/dl. Hierfür sind insbesondere alimentärer Exzeß und Adipositas verantwortlich. Die diagnostische und therapeutische Einordnung der Cholesterinplasmakonzentrationen ist abhängig von Alter, familiärer Belastung, zusätzlichen kardialen Risikofaktoren und kardiovaskulären Vorerkrankungen (Tabelle 14-4; Castelli et al. 1992; Kannel 1995; Kannel et al. 1971; Martin et al. 1986; Rubins et al.1995; Stamler et al.1986; Sempos et al.1993).

### 14.2.3 Pathogenese

Die Hypercholesterinämie führt zur Entwicklung und Progression der Atherosklerose. Hierfür ist das LDL-Cholesterin, welches über einen hohen Anteil an Cholesterin verfügt, verantwortlich. Das HDL-Cholesterin hingegen gilt als protektiver Faktor, der den schädlichen Einflüssen des LDL entgegenwirkt. Es wird angenommen, daß natives LDL und das modifizierte oxLDL toxische Effekte auf Endothelzellen ausüben und über die vermehrte Expression von Adhäsionsmolekülen die Adhäsion und Akkumulation von Makrophagen und T-Lymphozyten, aber auch die Migration und Proliferation glatter Gefäßmuskelzellen verursachen (Ross u. Glomset 1973; Ross 1993; Jackson u. Gotto 1976; Faggiotto et al. 1984a, b).

Natives LDL vermittelt seine Effekte über den klassischen LDL-Rezeptor (apoB,E-Rezeptor) und möglicherweise über den apoE-Rezeptor und das „LDL-receptor-related protein" (Krieger 1998; Beisiegel 1998). Die sog. Scavenger-Rezeptoren sind für die Aufnahme des oxidierten LDL (oxLDL) zuständig (Klasse-AI- und -II-Rezeptoren sowie CD 36, SR-B1-Rezeptoren; Hajjar u. Haberland 1997).

Die durch das LDL ausgelöste intrazelluläre Signalkaskade im Rahmen der Atherosklerose ist bislang weitgehend ungeklärt.

Es ist bekannt, daß LDL zur verstärkten Expression von Adhäsionsmolekülen und Protoonkogenen in Endothelzellen führen kann. In glatten Gefäßmuskelzellen kann durch LDL Vasokonstriktion, Kalziumfreisetzung,

**Tabelle 14-4.** Normalwerte für Cholesterin, LDL und Triglyceride in Abhängigkeit von Vorerkrankung und Risikoprofil

| | Cholesterin | LDL | HDL | Triglyceride |
|---|---|---|---|---|
| | [mg/dl] | [mg/dl] | [mg/dl] | [mg/dl] |
| Primärprävention, keine weiteren Risikofaktoren | <240 | <160 | >35 | <200 |
| Primärprävention, weitere Risikofaktoren | <200 | <130 | >35 | <200 |
| Sekundärprävention | <200 | <100 | >35 | <200 |

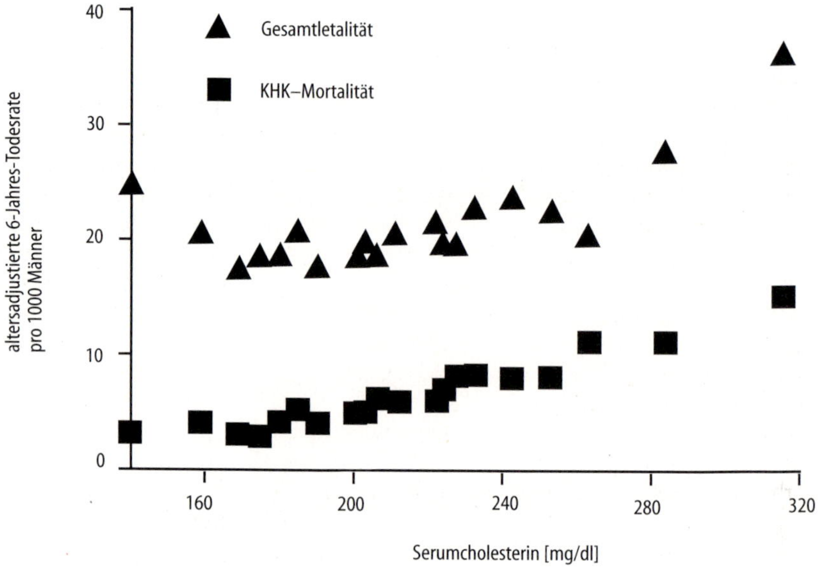


**Abb. 14-2.** Abhängigkeit der Gesamt- und kardiovaskulären Sterblichkeit vom Cholesterinspiegel. Ergebnisse der Framingham-Studie

$Na^+/H^+$-Exchanger-Aktivierung, Zellwachstum und MAP-Kinaseaktivierung induziert werden (Hajjar u. Haberland 1997; Yla-Herttuala 1996; Sachinidis et al. 1991; Sachinidis et al. 1990).

Neuere Untersuchungen haben gezeigt, daß LDL mit dem Renin-Angiotensin-System, welches ebenfalls für die Pathogenese der Atherosklerose eine wichtige Bedeutung hat, interagiert. Es kommt durch die Hypercholesterinämie zu einer vermehrten Expression des Angiotensin-II-AT1-Rezeptors, der hierdurch vermehrte Vasokonstriktion, verstärktes Zellwachstum und gesteigerte Freisetzung freier Radikale vermittelt (Nickenig et al. 1997).

Obwohl bis heute die genauen molekularen Mechanismen, mit denen LDL die Atherosklerose auslöst, nicht geklärt sind, kann trotzdem als gesichert gelten, daß direkte Effekte des LDL auf die Zellen der Gefäßwand (Endothelzellen, glatte Gefäßmuskelzellen) eine ätiologisch entscheidende Rolle spielen.

Für die Entwicklung pathologischer Veränderungen ist, neben der Koexistenz anderer kardiovaskulärer Risikofaktoren und einer genetisch definierten individuellen Prädisposition insbesondere die Höhe der LDL-Plasmaspiegel entscheidend. Darauf basierend wurden in den letzten Jahrzehnten verschiedene Therapiekonzepte zur Senkung der Cholesterinplasmakonzentrationen entwickelt und geprüft.

**Hypertriglyzeridämie**

Die pathogenetische Rolle der Hypertriglyzeridämie im Rahmen der Atherosklerose ist weiterhin Gegenstand der Diskussion. Während frühere, groß angelegte epidemiologische Untersuchungen keine Korrelation zwischen der Entstehung der koronaren Herzerkrankung und Trigylceridplasmaspiegeln fanden, weisen neuere Untersuchungen den Triglyceriden einen schädigenden Effekt auf vaskuläre Zellen nach.

Zudem wird die Rolle als pathogenetischer Kofaktor der Hypercholesterinämie diskutiert. Andere klinische Manifestationen wie die Pankreatitis werden gehäuft bei exzessiv erhöhten Triglyceridspiegeln beobachtet (Assmann u. Schulte 1992; Austin 1990; Hodis u. Mack 1995; Hodis et al. 1994; Hokanson u. Austin 1996)

## 14.2.4 Diagnostik

Kardiale Risikofaktoren (z. B. Nikotinabusus, Hypertonie, Diabetes mellitus, familiäre Belastung), Vorerkrankungen und Ernährungsgewohnheiten müssen anamnestisch evaluiert werden. Die Diagnostik der Fettstoffwechselstörungen besteht zunächst aus den Bestimmungen der Gesamtcholesterin- und Triglyceridkonzentrationen des Blutes.

Letztere sollten am nüchternen Patienten überprüft werden. Bei pathologischen Abweichungen sollten das HDL- und LDL-Cholesterin bestimmt werden (Tabelle 14-4). Das LDL errechnet sich nach der Friedewald-Formel wie folgt: Gesamtcholesterin–HDL–Trigylceride/5.

Bei Triglyceriden >400 mg/dl muß das LDL direkt bestimmt werden. Gegebenenfalls sollten andere metabolische Erkrankungen, die eine Hypercholesterinämie bedingen können, ausgeschlossen werden (Tabelle 14-3). Kardiovaskuläre Erkrankungen sind entsprechend ihres klinischen Schweregrades einer klinischen Diagnostik zuzuführen. Die gesamte Erfassung dieser Befunde ist für eine rationale Therapieempfehlung unabdingbar.

Die Bestimmung des Cholesterinplasmaspiegels ist bei Patienten mit kardiovaskulärer Vorerkrankung und familiärer Belastung in Bezug auf Fettstoffwechselstörungen und/oder atherosklerotische Gefäßerkrankungen imperativ. Bei familiären Hyperlipoproteinämien sollten diese bereits im Kindesalter beginnen.

#### Empfehlungen zur Diagnostik

Die American Heart Association (AHA) empfiehlt gemeinsam mit dem National Cholesterol Education Program der USA die landesweite Bestimmung des Gesamtcholesterins und des HDL-Cholesterins in entsprechenden Screeningprogrammen. Angesichts der nun vorhandenen Schnellanalysesysteme und der immensen gesundheitspolitischen Relevanz der Hypercholesterinäämie könnte diese Strategie auch für Europa empfehlenswert sein.

Auf diesem Wege könnten Risikogruppen frühzeitig erkannt, beraten und therapiert werden (Consensus Panel Statement 1995; Consensus Panel Statement 1997; Expert Panel on Detection Evaluation and Treatment of High Blood Cholesterol in Adults 1994; Expert Panel on Detection Evaluation and Treatment of High Blood Cholesterol in Adults 1993).

### 14.2.5 Therapie

#### Therapieziele

Die Therapie der primären und sekundären Fettstoffwechselstörungen zielt insbesondere auf die Senkung des Plasmacholesterinwertes.

Neben den bislang nicht der breiten klinischen Anwendung zugänglichen gentechnologischen Therapieversuchen genetisch bedingter Hyperlipoproteinämien stehen zwei Therapiemaßnahmen zur Verfügung. Zum einen die aktive Veränderung der Verhaltensgewohnheiten des Patienten. Hier stehen die Gewichtsnormalisierung, körperliche Aktivität und fett- und/oder cholesterinarme Diät so wie die Kontrolle weiterer kardialer Risikofaktoren (z. B. Nikotinabusus) im Vordergrund. Diese Veränderungen des Lebenstils treffen zudem auf alle Patienten mit einer manifesten kardiovaskulären Erkrankung zu. Zum anderen hat die medikamentöse Senkung der Lipidspiegel eine große Bedeutung.

#### Gewichtsnormalisierung

Das zuverlässigste Maß des Körpergewichtes ist der Body-mass-Index (BMI), der das Verhältnis Körpergewicht (kg): Körpergröße ($m^2$) ausdrückt. Laut AHA ist ein BMI von 21–25 $kg/m^2$ empfehlenswert. Die Gewichtsreduktion führt häufig zur Besserung, wenn nicht sogar zur Normalisierung der vorliegenden Stoffwechselstörungen (Cholesterin, Blutdruck), senkt den arteriellen Blutdruck und reduziert das Risiko, eine koronaren Herzerkrankung zu entwickeln.

#### Körperliche Aktivität

Zur Reduktion des koronaren Risikos und zur Besserung der Hypercholesterinämie (Steigerung des HDL-Cholesterins) ist regelmäßige körperliche Aktivität sinnvoll. Die Richtlinien der AHA empfehlen 3- bis 4mal pro Woche ein 30minütiges Trainingsprogramm mit mittlerer Intensität (z. B. zügiges Spazierengehen) bei sekundärer Prophylaxe und hoher Intensität bei primärer Prophylaxe (z. B. Jogging).

#### Diät

Zur Senkung der Inzidenz der koronaren Herzerkrankung und der Cholesterinplasmaspiegel werden zur Primärprophylaxe folgende diätetische Maßnahmen empfohlen.

- Ausgeglichene Kalorienbilanz, um eine Adipositas zu verhindern
- Fett ≤30% der Kalorienaufnahme
- 8–10% der Kalorienaufnahme von gesättigten Fettsäuren,
- Bis 10% der Fettaufnahme von mehrfach ungesättigten Fettsäuren
- Bis 15% der Fettaufnahme von einfach ungesättigten Fettsäuren
- <300 mg Cholesterin/Tag (1 Ei = 280 mg Cholesterin)
- <2,4 g Natriumchlorid/Tag
- 55–60% der Kalorienaufnahme als komplexe Kohlenhydrate
- Moderater Alkoholgenuß

Um diese Nahrungsmittelkomposition zu erreichen, sollte eine abwechslungsreiche Ernährung eingenommen werden, die reich an Früchten, Salat, Gemüse und Vollkornprodukten und arm an tierischen Fetten (Fleisch, tierische Öle, Butter etc.) ist.

Die Rolle der Antioxidanzien, Vitaminzusätze, Spurenelemente, Niedrigstfettdiät und Ω3-Fettsäuresubstitution ist bislang nicht ausreichend geklärt, so daß hier keine allgemeine Empfehlung gegeben werden kann. Die sekundäre Prävention beinhaltet eine weitere Reduktion des Fett- und Cholesterinanteiles der Nahrung.

Gewichtsreduktion, körperliche Aktivität und Diät sind Maßnahmen, die in unterschiedlicher Abstufung sowohl in der Primär- als auch in der Sekundärprävention ihre Berechtigung haben. Der durch die AHA ausgearbeitete Maßnahmenkatalog stellt eine effektive Prävventionstherapie dar (Consensus Panel Statement 1995; Consensus Panel Statement 1997; Expert Panel on Detection Evaluation and Treatment of High Blood Cholesterol in Adults 1994; Expert Panel on Detection Evaluation and Treatment of High Blood Cholesterol in Adults 1993; Grundy et al. 1997; National Cholesterol Education Program 1991; National Cholesterol Education Program 1994; Pearson et al. 1994).

Die durch diese Programme erhobenen Ansprüche sind sehr hoch und können im Alltag von den meisten Patienten nur annähernd realisiert werden. Leider führen diese empfehlenswerten Änderungen des Lebensstils bislang nur selten zum Erfolg bzw. werden nur selten konsequent durchgeführt.

Dies wiederum ist zumindest teilweise durch die mangelnde Aufklärung der Patienten und der behandelnden Ärzte bedingt. Dies allerdings wäre erstrebenswert, da inzwischen zahlreiche Studien bewiesen haben, daß Lebensstilveränderungen nicht nur das Risikoprofil positiv beeinflussen, sondern auch die Inzidenz der koronaren Herzerkrankung signifikant senken können.

### Medikamentöse Therapie mit Statinen

#### Zielparameter: Gesamtcholesterin, HDL und LDL

Die medikamentöse Therapie der Hypercholesterinämie sollte dann beginnen, wenn die Veränderung des Lebensstils nicht zu entsprechender Modulation der Zielparameter geführt hat.

Zielparameter ist das Gesamtcholesterin, das HDL und insbesondere das LDL. In Abb. 14-3 sind sowohl für die Primärprävention als auch die Sekundärprävention entsprechende AHA-Richtlinien bei Cholesterinwerten >200 mg/dl erfaßt. Demnach sollten Patienten mit koronarer Herzerkrankung mit LDL-Spiegel ≥100 mg/dl und Patienten ohne Manifestation mit LDL-Spiegel ≥160 mg/dl und zusätzlichen koronaren Risikofaktoren mit einem HMG-CoA-Reduktaseinhibitor behandelt werden. Eine vorgeschaltete diätetische Behandlung ist Voraussetzung.

Die Wirksamkeit der HMG-CoA-Reduktaseinhibitor (Statine) bei Hypercholesterinämie wurde in mehreren Interventionsstudien nachgewiesen. Sowohl in der Primärprävention als auch in der Sekundärprävention bei Patienten mit koronarer Herzerkrankung führen Statine zu einer signifikanten Senkung der Morbidität und Mortalität (Tabelle 14-5).

#### 4S-Studie

Die 4S-Studie (Scandinavian Simvastatin Survival Study) untersuchte hypercholesterinämische Patienten mit manifester koronarer Herzerkrankung (Scandinavian Simvastin Survival Study Group 1994, 1995, 1998). Die Reduktion des LDL von 188 auf 122 mg/dl führte zu einer deutlichen Senkung des koronaren Risikos (34%).

#### CARE-Studie

Die CARE-Studie (Cholesterol and Recurrent Events) untersuchte ebenfalls Patienten mit koronarer Herzerkrankung, aber durchschnittlichen LDL-Plasmakonzentrationen von 139 mg/dl. Die Pravastatintherapie senkte das Cholesterin durchschnittlich auf 98 mg/dl und reduzierte das koronare Risiko um 24% (Sacks et al. 1996, 1998).

#### WOSCOPS-Studie

Die West of Scotland Coronary Prevention Study Group (WOSCOPS) untersuchte den Effekt von Pravastatin auf die Inzidenz von Herzinfarkt und Tod durch kardiovas-

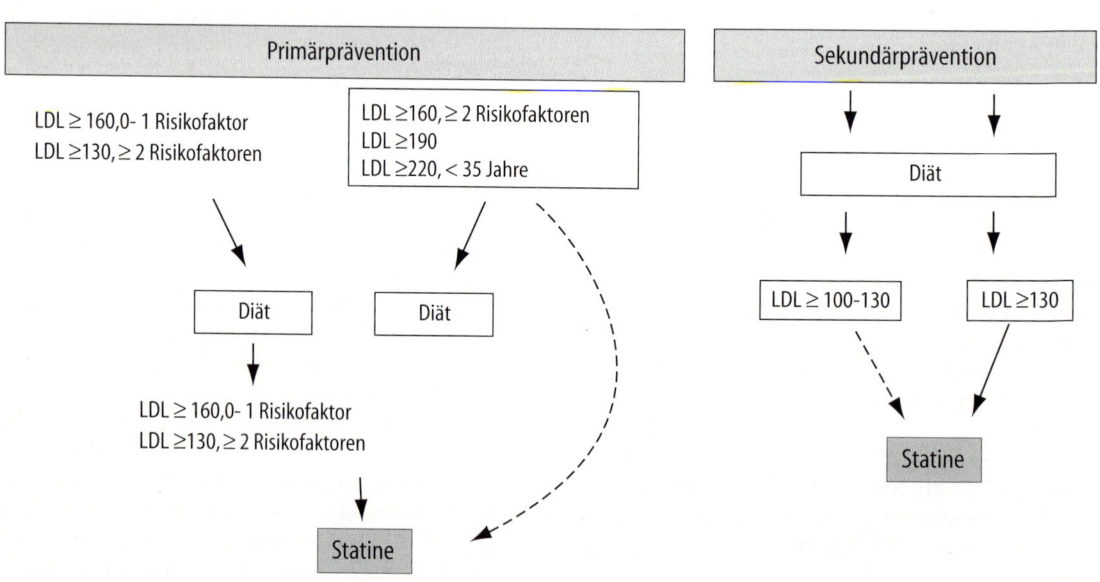


**Abb. 14-3.** Therapieschema der Hypercholesterinämie

**Tabelle 14-5.** Interventionsstudien mit HMG-CoA Reduktase-Inhibitoren bei Hypercholesterinämie und/oder koronarer Herzerkrankung. (*Hyperchol.* Hypercholesterinämie, *4S* Scandinavian Simvastatin Survival Study, *CARE* Cholesterol and Recurrent Events Trial, *WOSCOPS* West of Scotland Coronary Prevention Study Group, *LIPID* Long-Term Intervention with Pravastatin in Ischemic Disease)

| Studie | 4S | CARE | WOSCOPS | LIPID |
|---|---|---|---|---|
| Patientenzahl (n) | 4444 | 4159 | 6595 | 9014 |
| Patienten | Hypercholesterinämie KHK | Hypercholesteriämie KHK | Hypercholesteriämie *Keine* KHK | Cholesterin 155–271 mg/dl KHK |
| Medikament | Simvastatin | Pravastatin | Pravastatin | Pravastatin |
| Beobachtungszeitraum | 5,4 Jahre | 5 Jahre | 4,9 Jahre | 6,1 Jahre |
| Reduktion der Gesamtletalität | 30% | 9% | 22% | 22% |
| Reduktion der kardiovaskulären Mortalität | 42% | 24% | 32% | 24% |

kuläre Erkrankungen bei Patienten mit Hypercholesterinämie (LDL=197 mg/dl) und weiteren koronaren Risikofaktoren aber ohne bisherige Manifestation einer koronaren Herzerkrankung.

Hier zeigte Pravastatin eine Senkung des LDL auf 142 mg/dl und eine 31%ige Reduktion schwerwiegender koronarer Zwischenfälle (West of Scotland Coronary Prevention Study Group 1992,1995, 1997, 1998).

### ■ Wie weit soll der LDL-Spiegel gesenkt werden?

Es ist bis heute nicht abschließend geklärt, ab und bis zu welchem LDL-Spiegel eine Therapie sinnvoll und ökonomisch vertretbar ist. Zum einen ist hierbei die Beziehung zwischen Serumcholesterin und koronarem Risiko wichtig. Die Framingham-Studie und der MRFIT (Multiple Risk Factor Intervention Trial) kommen zu unterschiedlichen Ergebnissen (Kannel 1995; Kannel et al. 1971; Martin et al. 1986; Stamler et al. 1986).

Erstere zeigt eine J-Kurve, d. h. ab einem bestimmten Cholesterinspiegel (ca. 200 mg/dl) ist keine weitere Reduktion des koronaren Risikos zu erwarten. Der MRFIT hingegen zeigt eine nahezu lineare Beziehung, d. h. auch Cholesterinspiegel unter 200 mg/dl korrelieren mit einem progressiv verminderten Risiko.

Subgruppenanalysen der oben genannten Interventionsstudien kommen zu unterschiedlichen Ergebnissen. Die 4S-Studie zeigte mit sinkendem Cholesterinspiegel ein weiter abnehmendes koronares Risiko, dies entspricht den MRFIT-Ergebnissen. Die CARE-Studie erbrachte, daß die Senkung des LDL von 174 auf 125 mg/dl mit einem deutlichen Benefit, die weitere Senkung von 124 auf 71 mg/dl allerdings zu keinem weiteren Erfolg führte, was eher den Ergebnissen der Framingham-Studie nahekommt.

In der WOSCOP-Studie wiederum zeigten sich andere Ergebnisse. Die Reduktion des koronaren Risikos war in der Primärprävention nicht von der Ausgangshöhe des LDL abhängig, sondern vom Ausmaß der erreichten Senkung des LDL. Eine Senkung des LDL um 24% zeigte einen maximalen Effekt, eine weitere Reduktion des Cholesterins war nicht mit einer weiteren Risikoreduktion verbunden. Da es sich hierbei um nachträgliche Subgruppenanalysen handelte, ist eine abschließende Einordnung dieser z.T. widersprüchlichen Daten nicht sicher möglich.

### ■ LIPID-Studie

Die LIPID-Studie (Long-Term Intervention with Pravastatin in Ischemic Disease) untersuchte 9014 Patienten mit manifester koronarer Herzerkrankung und Cholesterinspiegeln zwischen 155 und 271 mg/dl (Lipid Research Clinic Coronary Primary Prevention Trial Results 1984; LIPID Study Group 1995)

In der gesamten Population zeigte sich unter einer Therapie mit Pravastatin eine deutliche Reduktion der kardiovaskulären Sterblichkeit und des koronaren Risikos (Tabelle 14-5). In der Patientengruppe mit LDL <135 mg/dl ergab sich gegenüber höheren LDL-Plasmakonzentrationen eine geringere, aber meßbare Reduktion des koronaren Risikos von 16%.

### ■ Zusammenfassende Beurteilung

Unstrittig ist somit, daß Statine (Tabelle 14-6) sowohl in der Sekundärprophylaxe der koronaren Herzerkrankung als auch in der Primärprophylaxe bei Hochrisikopatienten eine effektive Therapie darstellen. Zusammenfassend kann derzeit empfohlen werden, daß zur Sekundärprophylaxe LDL-Plasmakonzentrationen <100 mg/dl erstrebenswert sind. Diese sollten durch diätetische und geringe bis mittlere Statindosierungen (Tabelle 14-6) erreichbar sein.

Angesichts des mit fallendem Cholesterinspiegel sinkenden therapeutischen Benefits sollte dies jedoch nicht durch nebenwirkungsintensivere Dosiserhöhungen oder Kombinationstherapien erzwungen werden. In der Primärprävention sind LDL-Hochrisikopatienten mit Plasmaspiegeln >160 mg/dl unter gleichen Gesichtspunkten zu behandeln.

Dies bedeutet: Eine Senkung des LDL unter 130 mg/dl ist erstrebenswert, sollte jedoch nicht durch inadäquat

**Tabelle 14-6.** Auflistung von HMG-CoA-Reduktaseinhibitoren und deren Dosierungen

| Statin | Dosierung [mg] |
|---|---|
| Atorvastatin (z. B. Sortis) | 10–80 |
| Cerivastatin (z. B. Lipobay) | 0,2–0,4 |
| Fluvastatin (z. B. Cranoc) | 20–80 |
| Lovastatin (z. B. Mevinacor) | 20–80 |
| Pravastatin (z. B. Pravasin) | 10–40 |
| Simvastatin (z. B. Zocor) | 10–40 |

aggressive Maßnahmen erzwungen werden. Letztlich spielt die individuelle Einschätzung des jeweiligen Risikoprofils in dieser Therapieabwägung eine nach wie vor entscheidende Rolle.

### Direkte zelluläre Effekte der HMG-CoA-Reduktaseinhibitoren

Die Statine haben möglicherweise über die eigentliche Senkung des Plasmacholesterins hinausgehende Wirkungen auf die Zellen der Gefäßwand. Sie werden mit den Therapieerfolgen dieser Medikamentengruppe in Zusammenhang gebracht. So wurde festgestellt, daß Statine die Proliferation glatter Gefäßmuskelzellen hemmt. Diese Zellproliferation spielt in der Entstehung der Atherosklerose eine wichtige Rolle.

Außerdem führt Simvastatin zur vermehrten Expression der endothelialen Stickstoffmonoxid-Synthase (NOS), jenes Enzyms, welches Stickstoffmonoxid (NO) bereitstellt. Der Mediator NO ist für die Vasodilalation, Inhibition von Zellwachstum und Blutgerinnung wichtig und hat große Bedeutung in der Pathogenese der Atherosklerose (Laufs et al. 1998, 1997).

Ähnliches gilt für den Angiotensin-II-AT1-Rezeptor, der viele biologische Wirkungen des Renin-Angiotensin-Systems vermittelt, wie z. B. Vasokonstriktion, Zellwachstum und Freisetzung freier Radikale.

Die Expression des AT1-Rezeptors in glatten Gefäßmuskelzellen wird durch Atorvastatin signifikant vermindert (Waßmann et al. 1998).

Wenn auch diese Effekte der Statine einer weiteren klinischen Validierung bedürfen, so könnten sie trotzdem als Erklärung für die deutliche Wirksamkeit der Statine auch bei normalen Cholesterinspiegeln dienen.

### Kombinationstherapie

Ionenaustauscher oder Fibrate spielen in der Therapie der Hypercholesterinämie eine untergeordnete Rolle. Dies ist durch die unbefriedigenden Studienergebnisse mit diesen Substanzen und durch den großen therapeutischen Erfolg der Statine bedingt.

Bei schweren, zumeist familiären Fällen der Hypercholesterinämie ist insbesondere bei jungen Patienten eine Kombinationstherapie eines Statins mit anderen cholesterinsenkenden Medikamenten zu erwägen (Tabelle 14-7). Im Vordergrund steht die Kombination mit einem Ionenaustauscher. Dies sollte vor dem Essen eingenommen werden.

Bei begleitender, ausgeprägter Hypertriglyzeridämie ist eine Kombination mit Clofibrinsäure-Analoga zu diskutieren. Hier ist insbesondere auf die Entwicklung einer Myopathie zu achten, da beide Stoffklassen in seltenen Fällen zu dieser Nebenwirkung führen können.

#### LDL-Apherese

Die LDL-Apherese ist ein apparatives Verfahren, welches bei besonders schwerwiegenden Hypercholesterinämien und ernsthaftem klinischen Verlauf Anwendung finden kann. Die Indikation zur LDL-Elimination mittels extrakorporaler Hämotherapie besteht in folgenden Fällen:

- Patienten mit homozygoter, familiärer Hypercholesterinämie.
- Die LDL-Apherese kann bei Patienten eingesetzt werden, bei welchen eine invasiv diagnostizierte koronare Herzerkrankung progredient verläuft bei gleichzeitig bestehenden LDL-Plasmawerten >190 mg/dl trotz 2jähriger, maximaler diätetischer und medikamentöser Therapie.

Der Nachweis atherosklerotischer Gefäßwandsveränderungen außerhalb der Koronargefäße genügt nicht zur Indikationsstellung. Die LDL-Apherese sollte nur dann kontinuierlich Anwendung finden, wenn eine Regression oder Konstanz des angiographischen Befundes diagnostiziert werden kann (Greten et al. 1992).

**Tabelle 14-7.** Lipidsenkende Medikamente

| Medikament | Nebenwirkungen | Indikation |
|---|---|---|
| Ionenaustauscher: Cholestyramin (Quantalan) 2- bis 4mal 2 g/Tag, 30 min vor Essen | Obstipation, Resorptionshemmung von Medikamenten, Nausea | Hypercholesterinämie |
| Nikotinsäure (Nicolip), 3–6 g/Tag | Flush, Nausea, Bauchschmerzen, Hyperurikämie | Hypercholesterinämie |
| Probucol, 1 g/Tag | QT-Verlängerung im EKG | Hypercholesterinämie |
| Clofibrinsäurederivate Bezafibrat (Lipo-Merz), Fenofibrat (Lipanthyl), Gemfibrozil (Gevilon), 200–900 mg/Tag) | Hepatotoxizität, Myositis, Impotenz, Gallensteine, Nausea | Hypercholesterinämie, Hypertriglyceridämie |
| β-Sitosterin, 3mal 2/Tag | – | Hypercholesterinämie |

## 14.3 Hypertriglyzeridämie

Die Rolle der Hypertriglyzeridämie in der Pathogenese der koronaren Herzerkrankung ist gegenwärtig in der wissenschaftliche Diskussion. Epidemiologische Untersuchungen weisen darauf hin, daß die Hypertriglyzeridämie möglicherweise ein zusätzlicher Risikofaktor für die Entstehung kardiovaskulärer Erkrankungen ist.

Allerdings existieren bislang keine ausreichend großen prospektiven Studien, die einen eindeutigen Benefit einer medikamentösen Senkung der Triglyceride zeigen. Daher wird derzeit eine diätetische Behandlung der Hypertriglyzeridämie empfohlen. Nur bei Plasmakonzentrationen >400 mg/dl ist eine Therapie mit Clofibrinsäurederivaten zu erwägen.

## 14.4 Übergewicht und Ernährung

### 14.4.1 Definition

Nach heutigem Verständnis ist Adipositas ein von genetischen Faktoren beeinflußtes Syndrom, welches durch die vermehrte Aufnahme fettreicher Nahrung bei mangelnder körperlicher Aktivität gekennzeichnet ist. Im Rahmen der Primär- und Sekundärprävention ist die Ernährungsberatung eine wichtige ärztliche Aufgabe.

#### Körpermassenindex (Body-mass-Index, BMI)

Übergewicht besteht ab einem Körpermassenindex (BMI) von >25 kg/m². Der BMI errechnet sich aus dem Körpergewicht in Kilogramm geteilt durch das Quadrat der Körpergröße in Metern.

Ein weiteres Maß ist der Hüftumfang: bei Männern ist eine Gewichtsreduktion ab 94 cm Hüftumfang, bei Frauen ab 88 cm indiziert.

Für eine grobe Orientierung kann das Normalgewicht nach Broca nützlich sein:

Körpergröße in Zentimetern minus 100 = Normalgewicht in Kilogramm.

In Europa haben 25% aller KHK-Patienten einen BMI >30 kg/m² (Second Joint Task Force of European and Other Societies on Coronary Prevention 1998).

Adipositas ist eng assoziiert mit arterieller Hypertonie, Hyperlipidämie, Hyperglykämie und mangelnder sportlicher Aktivität. Daher kann man die Adipositas als einen übergeordneten Risikofaktor für die koronare Herzkrankheit (KHK) ansehen. Übergewicht ist weiterhin prothrombotisch, prooxidativ, arrythmogen und mit einem erhöhten Operationsrisiko verbunden.

In der Framingham-Studie stellte die Adipositas per se einen unabhängigen Risikofaktor für die koronare Herzerkrankung dar, allerdings wurde die Auswertung nicht für HDL-Cholesterin kontrolliert (Tabelle 14-8; Harris et al. 1988).

**Tabelle 14-8.** Einfluß von Körpergewicht auf die Gesamtmortalität. In der Framingham Studie wurde das relative Risiko der Gesamtmortalität bei 65 Jahre alten Nichtrauchern, kontrolliert für Gesamtcholesterin, Blutzucker, Blutdruck und Anamnese kardiovaskulärer Erkrankungen, jedoch nicht für HDL-Cholesterin, bestimmt. Adipositas war ein unabhängiger Risikofaktor für Gesamtmortalität und kardiovaskuläre Letalität. Die Letalität maligner Tumoren wurde durch Adipositas nicht beeinflußt. Die erhöhte Sterblichkeit der „Untergewichtigen" in der Framingham-Analyse ist durch den fehlenden Ausschluß vorbestehender Systemerkrankungen zu erklären

| Gewicht Perzentile | n | Body Mass Index [kg/m²] | Mortalität – relatives Risiko |
|---|---|---|---|
| **Männer** | | | |
| >70 | 179 | >28 | 1,7 |
| 30–69 | 239 | 25–28 | 1,3 |
| 10–29 | 120 | 23–25 | 1,0 |
| 0–9 | 59 | <23 | 1,7 |
| **Frauen** | | | |
| >70 | 337 | >28 | 2,0 |
| 30–69 | 226 | 26–28 | 1,4 |
| 10–29 | 224 | 24–26 | 1,0 |
| 0–9 | 339 | <24 | 1,4 |

**Tabelle 14-9.** Einfluß von Veränderung des Körpergewichts (*KG*) auf Mortalität und KHK. In der Nurses Health Study wurden 115.195 Frauen im Alter zwischen 30 und 55 beobachtet. In der Tabelle ist die Gesamtmortalität und KHK-Inzidenz der Nichtraucherinnen im Verhältniss zu der Gewichtsveränderung seit dem 18. Lebensjahr (*LJ*) dargestellt. Eine Gewichtszunahme um mehr als 10kg verdoppelt das KHK-Risiko bereits in mittleren Lebensjahren. Eine Gewichtsabnahme reduziert die Mortalität und KHK-Inzidenz

| KG-Änderung seit 18. LJ | Todesfälle (n) | Gesamtmortalität – relatives Risiko | KHK – relatives Risiko |
|---|---|---|---|
| minus 10 kg | 16 | 0,7 | 0,3 |
| minus 4–9 kg | 54 | 1,2 | 0,6 |
| gleich | 224 | 1,0 | 1,0 |
| plus 4–9 kg | 269 | 1,0 | 1,0 |
| plus 10–19 kg | 292 | 1,2 | 2,6 |
| plus 20 kg | 204 | 1,6 | 7,4 |

Das relative Risiko vaskulärer Ereignisse pro kg Übergewicht läßt sich aufgrund der großen individuellen Unterschiede der assoziierten Gesundheitsprobleme nicht so exakt quantifizieren wie z. B. für den Serumcholesterinspiegel. Gewichtsreduktion bei Adipositas verlängert das Leben und senkt das KHK-Risiko (Tabelle 14-9).

## 14.4.2 Pathogenese der Adipositas

Die Pathogenese der Adipositas ist multikausal durch genetische und Umweltfaktoren bedingt, die genauen Pathomechanismen sind nur teilweise verstanden.

### Regulation der Nahrungsaufnahme

Zu den Sensoren der Regulation des Körpergewichtes gehören Faktoren der präresorptiven Sättigung wie Geschmacks- und Geruchssignale und die Magendehnung. Signale der resorptiven Sättigung und des Energievorrates sind der Glukosespiegel und Hormone wie Cholezystokinin, Insulin und Leptin. Die Stellgrößen sind die Glucostase- und die Lipostaseregulation im Hypothalamus, die im Zusammenspiel mit soziokulturellen und psychologischen Einflüssen im Kortex das Eßverhalten bestimmen.

Mögliche soziokulturelle Ursachen sind geringes Einkommen, geringe Ausbildung und Einsamkeit. Bei den psychologischen Einflüssen werden z.B. Trauer und Überforderung in Beruf und Privatleben („Streß") diskutiert (Second Joint Task Force of European and Other Societies on Coronary 1998; Stone et al. 1998; Weinsier et al. 1993). Adipositas ist assoziiert mit Depression.

### Leptin

Ein Meilenstein in der Adipositasforschung war die Entdeckung des Hormones Leptin (griechisch = dünn) durch die Arbeitsgruppe von J. M. Friedman 1994. Die Gruppe konnte zeigen, daß eine Mutation im Leptingen die Ursache der Adipositas der monogenetisch fettsüchtigen ob/ob-Maus ist (Friedman et al. 1998; Zhang et al. 1994).

#### Molekularer Mechanismus der Leptinwirkung

Das 167 Aminosäuren große Leptin wird nahezu ausschließlich von Fettzellen gebildet, daher reflektiert der Leptinserumspiegel die Körperfettmasse. Nach Überqueren der Blut-Hirn-Schranke wirkt Leptin im ventromedialen Hypothalamus in Interaktion mit anderen ZNS-Regionen als Sättigungsfaktor und somit als negativer Feedbackmediator (s. Abb. 14-4). Der molekulare Mechanimus der Leptinwirkung ist noch nicht im Detail aufgeklärt.

Die Leptinwirkung am Hypothalamus wird teilweise über eine Hemmung von Neuropeptid Y, einem potenten Stimulator der Nahrungsaufnahme, vermittelt. Weitere Faktoren, die vermutlich durch Leptin moduliert werden, sind „glucagon-like peptid-1", Proopiomelanocortin, melanozytenstimulierendes Hormon, Melanin-konzentrierendes Hormon und „corticotropin-releasing hormone".

#### Genetische Faktoren der Adipositas

Studien an gemeinsam oder getrennt aufgewachsenen Zwillingen und Familienstudien ergaben, daß etwa 40–70% genetisch determiniert ist.

Übergewichtige Menschen sind durch erhöhte Leptinspiegel bei einer gleichzeitig erhöhten Nahrungsaufnahme gekennzeichnet. Es liegt daher nahe zu spekulieren, daß eine genetische Ursache der Adipositas eine Störung des Leptinfeedbacks sein könnte. Hinweise darauf gibt es aus Tiermodellen: die fettsüchtigen Mäuse des ob/ob-Stammes sind durch ein defekte Leptinmolekül gekennzeichnet, die fetten Mäuse der db-Familie weisen einen defekten Leptinrezeptor auf.

Auch bei einer familiären Formen der Adipositas bei Menschen konnten als Ursache eine Mutationen im Leptingen identifiziert werden (Friedman et al. 1998). Diese Mutationen scheinen jedoch sehr selten zu sein. Es ist wahrscheinlich, daß die genetische Prädisposition polygen aus der Addition verschiedener Suszeptibilitäts allele resultiert.

#### Leptinwirkung auf andere Organe

Neben der sättigenden Wirkung im Hypothalamus wirkt Leptin auch auf andere periphere Organe. Leptin scheint für den Einfluß des Ernährungszustandes auf das Immunsystem, die Pubertät und die Pankreasfunktion verantwortlich zu sein. Die Produktion von Leptin im Fettgewebe ihrerseits wird durch Katecholamine und Androgene reduziert, Insulin und Glukokortikoide dagegen erhöhen die Leptinfreisetzung (Friedman et al. 1998).

Die Entdeckung von Leptin hat ein neues Forschungsfeld eröffnet. Es ist vorstellbar, daß das rapide wachsende Verständniss der molekularen Mechanismen der Regulation der Ernährung in der Zukunft zu neuen therapeutischen Optionen führen kann.

### Regulation des Energieverbrauches

Die Alltagsbeobachtung, daß manche Menschen mehr essen können als andere, ohne an Gewicht zuzunehmen, erklärt sich aus einer unterschiedlichen interindividuellen Regulation des Energieumsatzes. Der Glaube, daß Schlanke schlechtere „Kostverwerter" seien, ist nicht belegt.

Entscheidend ist vielmehr der Energieverbrauch durch die ständigen kleinen Muskelbewegungen der Alltagsaktivität. Physiologischerweise steigert Überernährung den Grundumsatz jedoch in individuell unterschiedlichem Ausmaß (Levine et al. 1995). Eine Störung der Hochregulation des Energieverbrauches führt zu Übergewicht.

Eine Ursache für schlechte Langzeitergebnisse vieler primär erfolgreicher Reduktionsdiäten ist eine Abnahme des Grundumsatzes, welche bei Übergewichtigen nach Gewichtsverlust beobachtet wird (Leibel et al. 1995).

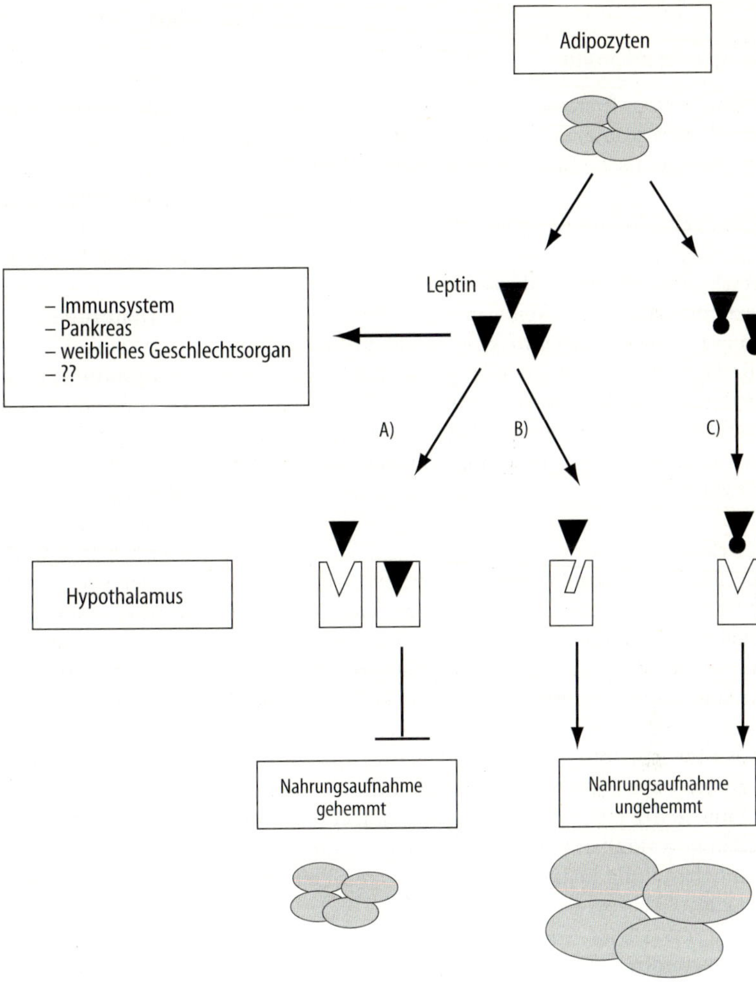


**Abb. 14-4.** Schematiche Darstellung der Bedeutung des von Adipozyten gebildeten Leptins für die Gewichtsregulation. *A)* Physiologische Regulation durch Leptin. Nach Überqueren der Blut-Hirn-Schranke bindet Leptin an Leptinrezeptoren des Hypothalamus. Dies führt in Wechselwirkung mit anderen Gehirnregionen zu einer Reduktion der Nahrungsaufnahme und einer Modulation des Glukose- und Fettstoffwechsels. Neben dem Hypothalamus wirkt Leptin auch auf periphere Organe. Der Einfluß des Körpergewichtes auf das Immunsystem, die Pubertät und die Funktion des Pankreas scheint teilweise durch Leptin vermittelt zu sein. *B)* Genetische Ursache der Adipositas bei db-Mäusen: Durch eine Mutation im db-Gen ist der Leptinrezeptor so verändert, daß er kein Leptin binden kann, die Feedbackhemmung der Nahrungsaufnahme bleibt aus. *C)* Genetische Ursache der Adipositas bei ob-Mäusen: Die ob-Mutation führt zu einer Produktion eines funktionsunfähigen Leptinmoleküls

**Regulation der Adipozytenhyperplasie**

Gewichtszunahme ist bedingt durch Hypertrophie und Hyperplasie der Adipozyten. Für die mehrfache Zunahme der Fettmasse im Laufe des Lebens ist im wesentlichen die Adipozytenhyperplasie verantwortlich. Adipozyten können sich nicht teilen, sondern rekrutieren sich durch Differenzierung aus pluripotenten Stammzellen wahrscheinlich fibroblastischer Herkunft.

Diese Rekrutierung findet geschlechtsabhängig in definierten Körperregionen statt. Auf Energieüberschuß reagieren Adipozyten zunächst mit Hypertrophie; wenn sie eine bestimmte Größe erreicht haben, werden neue Adipozyten rekrutiert. Dabei spielen lokale und systemische Mediatoren (z.B. MCSF) eine Rolle (Levine et al. 1998).

### Sekundäre Adipositas

Eine sekundäre Adipositas ist bei Pateinten mit Hypothyreose, Cushing-Syndrom, Insulinom und verschiedenen hypothalamischen Störungen zu beobachten.

## 14.4.3 Kardiale Manifestation der Adipositas

Die Notwendigkeit der Blutversorgung eines pathologisch vermehrten Fettgewebes führt zu einer Erhöhung des Blutvolumens und des Herzzeitvolumens. Dabei sind das enddiastolische Volumen und das Schlagvolumen erhöht, während die Herzfrequenz normal bleibt. Ausgeprägte Adipositas verursacht eine Steigerung der Vorlast, im Unterschied zu der hypertonieinduzierten Nachlasterhöhung. Dies ist begleitet von einer Herzhypertrophie, welche im Unterschied zu der konzentrischen Hypertrophie der Hypertoniker ekzentrisch ist.

Es kommt zu einer Dilatation und Wandverdickung der Ventrikel. Die Herzvergrößerung bei Adipositas ist also nicht auf eine „Herzverfettung" zurückzuführen. Bei der häufigen Kombination von Übergewicht und Hypertonie entwickelt sich eine Kombination aus konzentrischer und exzentrischer Hypertrophie, die oft in einer Herzinsuffizienz mündet (Stone et al. 1998).

## 14.4.4 Therapie der Adipositas

### Medikamentöse Therapie

Eine Pharmakotherapie ohne diabetische oder verhaltenstherapeutische Ergänzung ist nicht indiziert.

#### Indirekte Serotoninagonisten

Eine wirksame medikamentöse Therapie der Adipositas ist nicht bekannt. Indirekte Serotoninagonisten wie Dexfenfluramin plus Phentermin oder Fenfluramin weisen zwei schwere Nebenwirkungen auf: primäre pulmonale Hypertonie und Herzklappenschädigungen (Ault 1997). Da außerdem nach Absetzen der Medikation das Gewicht in der Regel auf die Höhe vor Behandlungsbeginn zurückkehrt, ist der Indikationsbereich diese Substanzgruppe klein.

#### Orlistat

Der therapeutische Nutzen von Orlistat, einem Hemmer gastrointestinaler Lipasen mit der Folge einer Fettmalabsorption von bis zu 35%, sollte nicht unterschätzt werden. Nach Einnahme von Orlistat 3mal täglich für ein Jahr bei gleichzeitiger Diät zeigte sich nur eine Gewichtsreduktion von 3,9 kg im Vergleich zu Diät allein (Sjöström et al. 1998).

In 30% der Fälle trat Steatorrhö auf. Bei Patienten mit zystischer Fibrose ist ein Lipasemangel mit einem erhöhten Kolonkarzinomrisiko assoziiert, für eine Orlistatbehandlung liegen bisher keine Langzeiterfahrungen vor.

#### Sibutramin

Kürzlich zugelassen (Januar 1999) wurde in Deutschland die Substanz Sibutramin mit Wirkung über Hemmung der Wiederaufnahme von Serotonin und Noradrenalin; Langzeitbeobachtungen liegen noch nicht vor.

#### Weitere Substanzen

Derzeit in klinischer Entwicklung befinden sich selektive $\beta_3$-Agonisten und Leptinanaloga. Die Gabe von rekombinantem Leptin war bisher bei Menschen nur begrenzt erfolgreich, evtl. da die zentral erforderlichen Wirkspiegel nicht erreicht wurden.

Zusammengefaßt stellt derzeit eine medikamentöse Therapie keine Alternative, sondern bestensfalls eine Ergänzung zu der wesentlich zeitaufwendigeren Diätberatung dar.

### Chirurgische Therapie

Jejunoileale Shuntoperationen oder Magenreduktionsplastiken werden in Deutschland wegen der hohen perioperativen Letalität (0,58%) und zahlreicher unerwünschter Wirkungen (Diarrhö, Leberschädigung, Nephrolithiasis) bei verhältnismäßig geringer Gewichtsreduktion (maximal 30–50% des Übergewichtes) sehr selten angewendet.

### Diät

Die beiden Hauptprobleme sind der hohe Fettanteil der durchschnittlichen Ernährung in den Industriestaaten und die mangelnde körperliche Aktivität. Ursachen sind erstens die seit Jahrzehnten wenig veränderten Eßgewohnheiten bei zunehmender Bewegungsarmut in der modernen Arbeitswelt und zweitens die gaumenschmeichelnde und geschacksverstärkende Wirkung des Fettanteils in Lebensmitteln.

#### Diätprodukte

Der Anteil der Bevölkerung in den USA, die regelmäßig Diätprodukte einkauft, stieg von 19% 1978 auf 76% 1991 (Second Joint Task Force of Europoean and Other Societies On Coronary Prevention 1998; Stone et al. 1998; Weinsier et al. 1998). Dieser auch in Deutschland große Markt basiert auf dem Wunsch, eine Gewichtsreduktion ohne schmerzliche Änderung der Lebensgewohnheiten käuflich zu erwerben.

Der Erfolg von kalorien- und fettarmen Produkten wird in der Regel durch eine größere Eßmenge zunichte gemacht; die Werbung für solche Produkte tendiert dazu, die ursächlich falschen Eßgewohnheiten zu fixieren. Eine Reduktion von Übergewicht und KHK-Risiko nach Einführung von Zuckerersatzstoffen (z.B. Aspartam 1981 in den USA) oder schlecht resorbierbaren Fettsäure-Sucrose-Polyestern (z.B. „fettfreies Fett Olestra" 1996 in den USA) konnte bisher nicht dokumentiert werden. Dagegen weisen insbesondere letztere deutliche unerwünschte Wirkungen auf (Diarrhö, abdominelle Krämpfe; Laufs 1996).

#### Körperliche Aktivität

Eine Steigerung der körperlichen Aktivität unterstützt die Gewichtsreduktion durch Kalorienverbrauch, verbessert die periphere Insulinwirkung und steigert das HDL-Cholesterin. Zu empfehlen sind aerobische, dynamische Tätigkeiten mit regelmäßigen rhythmischen Kontraktionen wie Laufen, Schwimmen oder Radfahren für 20–30 min, 4- bis 5mal pro Woche. Statisch-ruckhafte Belastungen (z. B. alpiner Skilauf) sind weniger günstig.

#### Ernährungsempfehlung

Die 4 Ziele einer Ernährungsänderung sind:

- Verminderung von gesättigten Fettsäuren,
- Verminderung des Gesamtfettes und
- Verminderung von Cholesterin in der Nahrung
- Abbau von Übergewicht.

Erfolge der ersten Wochen können oft nicht langfristig erhalten werden, erfolgreich sind nur grundlegende Änderungen der Eß- und Bewegungsgewohnheiten. Entscheidend ist die Reduktion des Fettanteils der Nahrung auf unter 30%. Der Anteil von ungesättigten Fettsäuren sollte möglichst hoch, der Anteil an wenig gesättigten und trans-Fettsäuren möglichst niedrig sein (Lanfs und Böhm, 2000).

- *Cholesterin:*
  - Pro Tag sollten nicht mehr als 300 mg Cholesterin gegessen werden (1 Ei = 280 mg Cholesterin). 55–60% der Kalorienaufnahme sollte als komplexe Kohlenhydrate (z. B. Getreideprodukte, aber nicht Zucker) erfolgen.
- *Alkohol:*
  - Moderater Alkoholgenuß scheint das KHK-Risiko zu vermindern, im Hinblick auf eine Gewichtsreduktion ist Karenz zu empfehlen.
- *Salz:*
  - Die tägliche Salzaufnahme sollte unter 2,4 g liegen.
- *Vitamine:*
  - Die Vitamine C und E wirken als Radikalfänger. In der CHAOS Studie an 2002 KHK-Patienten reduzierten 400 oder 800 IE α-Tocopherol das absolute Herzinfarktrisiko sich jedoch kein Effekt auf die kadiovaskuläre oder gesamte Mortalität (Cambridge Heart Antioxidant Study Group 1996). In einer Kohortenstudie an 34.386 postmenopausalen Frauen fand sich kein Einfluß einer zusätzlichen Einnahme von Vitamin A, C oder E auf das kardiovaskuläre Risiko.
    Der Gehalt der Nahrung an Vitamin E war jedoch invers mit dem KHK Risiko korreliert (Kushi et al. 1996).
    Eine generelle Empfehlung für eine Vitaminsupplementierung kann daher derzeit nicht gegeben werden, die Einahme einer Ernährung reich an Obst und Gemüse senkt jedoch das KHK-Risiko.
  - Die HOPE-Studie ging ohne Effekt von Vitamin E aus
- *Betacarotin (β-Carotin):*
  - Die Einnahme von β-Carotin führt weder zu einer Senkung des Neoplasie- noch des kardiovaskulären Risikos (Stone et al. 1998; Weinsier et al. 1998).
- *Knoblauch:*
  - Eine Metaanalyse kommt zu dem Schluß, daß das Verspeisen einer halben bis ganzen Knolle Knoblauch pro Tag das Serumcholesterin um 9% senken kann (Warshafsky et al. 1993). Aussagekräftige Studien zur kardiovaskulären Morbidität liegen z. Z. nicht vor.
- *Koffein:*
  - Durch Hemmung von Phophodiesterasen besitzt das Xanthinderivat Koffein neben der bekannten psychotonen Wirkung glycogenolytische und lipolytische Eigenschaften. In großen epidemiologischen Studien konnten jedoch weder ein günstiger noch ein ungünstiger Effekt von Kaffee auf die KHK und das Lipidprofil dokumentiert werden (Stone et al. 1998).

## 14.5 Diabetes

### 14.5.1 Einteilung

Folgende Formen des Diabetes mellitus können unterschieden werden (nach: The Expert Commitee on the Diagnosis and Classification of Diabetes mellitus 1997):

I. Diabetes mellitus Typ 1 (absoluter Insulinmangel)
  - Immunologisch
  - Idiopathisch

II. Diabetes mellitus Typ 2 (relativer Insulinmangel bei Insulinresistenz und ggf. sekretorischem Defekt)

III. Andere spezifsche Diabetes mellitus Formen
  a) Genetische Defekte der β-Zellfunktion
    1. Chromosom 12 (MODY 3)
    2. Chromosom 7 (MODY 2)
    3. Chromosom 20 (MODY 1)
    4. Defekte der Mitochondrien-DNA
    5. Andere Formen
  b) Genetische Defekte der Insulinwirkung
    1. Insulinresistenz A
    2. Leprechaunismus
    3. Rabson-Mendenhall-Syndrom
    4. Lipoatropher Diabetes
    5. Andere Formen
  c) Erkrankungen des exokrinen Pankreas
    1. Pankreatitis
    2. Trauma
    3. Neoplasie
    4. Zystische Fibrose
    5. Hämochromatose
    6. Fibrokalkulärer pankreatischer Diabetes mellitus
    7. Andere Formen
  d) Endokrinopathien
    1. Akromegalie
    2. Cushing-Syndrom
    3. Glukagonom
    4. Phäochromozytom
    5. Hyperthyreose
    6. Somatostatinom
    7. Aldosteronom
    8. Andere Formen
  e) Medikamenten- oder chemikalieninduzierter Diabetes mellitus
    1. Vacor
    2. Pentamidin
    3. Nikotinsäure
    4. Glukokortikoide
    5. Schilddrüsenhormon
    6. Diazoxid
    7. β-adrenerge Agonisten
    8. Thiaziddiuretika
    9. Dilantin
    10. α-Interferon
    11. Andere Substanzen
  f) Infektionen
    1. Kongenitale Röteln
    2. Zytomegalie
    3. Andere Infektionen
  g) Ungewöhnliche immunvermittelte Diabetesformen
    1. Stiff-man-Syndrom
    2. Anti-Insulinrezeptor-Antikörper
    3. Andere Formen
  h) Andere genetische Syndrome mit einer Assoziation zum Diabetes
    1. Down-Syndrom
    2. Klinefelter-Syndrom
    3. Turner-Syndrom
    4. Wolfram-Syndrom
    5. Friedreich-Ataxie
    6. Chorea Huntington
    7. Lawrence-Moon-Beidel-Syndrom
    8. Dystrophische Myotonie
    9. Porphyrie
    10. Prader-Willi-Syndrom
    11. Andere Formen

IV. Gestationsdiabetes

### 14.5.2 Pathophysiologie

Das wesentliche Charakteristikum der Hauptformen des Diabetes mellitus, Typ 1 und 2, ist die nicht bedarfsgerechte Insulinsekretion (Unger u. Foster 1997). Im Fall des Typ-1-Diabetes mellitus beruht dies auf einer Zerstörung der insulinsezernierenden B-Zellen des Pankreas. Hierfür sind zumeist idiopathische oder immunologische Vorgänge verantwortlich.

Sowohl der Typ-1- als auch der Typ-2-Diabetes unterliegen einer genetischen Prädisposition. Die genauen molekularen Grundlagen sind bislang ungeklärt. Eine Ausnahme bildet hier der „maturity onset diabetes of the youth" (MODY) für dessen verschiedene Formen (13) auf Chromosom 7, 12 und 20 krankheitsdefinierende Mutationen vermutet werden.

Der Typ-2-Diabetes mellitus ist durch eine Insulinresistenz der Erfolgsorgane charakterisiert, die häufig zu einer Hyperinsulinämie führt. Im Endstadium kommt es bei 30–40% der Patienten zu einer verminderten Insulinsekretion mit weiterer Verschlechterung der Stoffwechsellage.

Die verminderte Insulinbereitstellung resultiert in der Entgleisung des Kohlenhydratstoffwechsels mit Hyperglykämie, Hyperglykurie, Polyurie, Polydipsie und Gewichtsabnahme. Der Typ-2-Diabetes mellitus ist häufig (ca. 50%) mit Adipositas, Hyperlipoproteinämie, Hypertonie und anderen kardiovaskulären Erkrankungen vergesellschaftet. Die Gesamtheit dieser Charakteristika wird auch als metabolisches Syndrom (Abb. 14-1) oder Wohlstandssyndrom bezeichnet.

Die Insulinresistenz spielt offenbar nicht nur für den Typ-2-Diabetes, sondern für das gesamte metabolische Syndrom eine große pathophysiologische Rolle. Die Ätiologie der Insulinresistenz ist bislang nicht geklärt, allerdings besteht eine starke Assoziation zu Übergewicht und Alter.

Als der Insulinresistenz zugrundeliegende Mechanismen werden folgende Konzepte diskutiert:

- Sekretion inaktiver oder wenig aktiver Insulinformen.
- Insulinresistenz auf zellulärer Ebene durch Herabregulation der Dichte und Affinität des Insulinrezeptors, durch modifizierte Signaltransduktionswege auf Insulinrezeptorebene, durch Veränderungen in membranständigen Faktoren, die für die Rezeptorphosphorylierung wichtig sind oder durch Alteration zytoplasmatischer Vorgänge, die durch den Insulinrezeptor beeinflußt werden (Atkinson u. MacLaren 1994; Ghosh u. Schork 1996; Bloomgarden 1998; Green et al. 1992; Harris 1993).

## 14.5.3 Epidemiologie

Während der Typ-1-Diabetes mellitus eine seltene Erkrankung darstellt (ca. 0,20–3% aller Diabetiker), betrifft der Typ-2-Diabetes 5–10% der Bevölkerung der westlichen Welt (Tabelle 14-10). Der Typ-1-Diabetes manifestiert sich in aller Regel bis zum 30. Lebensjahr, kann allerdings in seltenen Fällen auch später auftreten. Die Inzidenz des Typ-2-Diabetes mellitus nimmt mit zunehmendem Alter zu und erreicht ein Maximum im 6. und 7. Lebensjahrzehnt. Der Typ-2-Diabetes ist im Rahmen des metabolischen Syndroms häufig mit anderen kardiovaskulären Erkrankungen (Hypertonie) oder Stoffwechselveränderungen (Hyperlipoproteinämie, Hyperurikämie) vergesellschaftet (Hauer 1998; Atkinson u. MacLaren 1994).

**Tabelle 14-10.** Prävalenz des diagnostizierten Diabetes mellitus in Deutschland. Die Dunkelziffer wird auf 100% geschätzt

| Patienten/Therapie | Absolutzahl | Prävalenz (%) |
|---|---|---|
| Gesamtheit der Diabetiker | 4.000.000 | 5 |
| Insulintherapie | 800.000 | 1 |
| Typ-1-Diabetiker | 200.000 | 0,2–0,3 |
| Orale, medikamentöse Therapie | 2.000.000 | 2.5–3 |
| Nichtmedikamentöse Therapie | 1.200.000 | 1.5 |

## 14.5.4 Komplikationen

Der Diabetes mellitus ist heutzutage nur selten eine akut tödliche Erkrankung. Im Vordergrund stehen die Endorganschädigungen, die durch die chronischen Stoffwechselveränderungen entstehen und die Morbididät und Mortalität der Diabetiker bestimmen. In der Regel treten diese nach 15- bis 20jähriger diabetischer Stoffwechsellage auf. Pathogenetisch liegt insbesondere eine Mikro- und Makroangiopathie zugrunde. Diese führt zu verschiedenen Endorganschäden, die u. a. die koronare Herzerkrankung, Apoplex, periphere arterielle Verschlußerkrankung, Neuropathie und Nephropathie beeinhalten (Tabelle 14-11; Unger u. Forster 1992; Tschoepe u. Roesen 1998).

### Diabetes und KHK

Das Risiko, an einer koronaren Herzerkrankung zu leiden, wird durch den Diabetes mellitus bei Männern verdoppelt und bei Frauen verdreifacht. 1/3 der Patienten mit insulinpflichtigem Diabetes sterben an der koronaren Herzerkrankung. Bei nichtinsulinpflichtigem Diabetes mellitus ist in 50% der Fälle eine kardiovaskuläre Komplikation die Todesursache.

Nach Auftreten eines Herzinfarktes ist die 5-Jahres-Mortalität bei Diabetikern 55% im Gegensatz zu 30% bei Nichtdiabetikern. Dies ist insbesondere auf das häufigere Auftreten einer Herzinsuffizienz zurückzuführen. Zusätzlich kann der Diabetes mellitus im Rahmen der diabetischen Kardiomyopathie auch unabhängig von der koronaren Herzerkrankung zur Herzinsuffizienz führen.

Hypertonie und Fettstoffwechselstörungen sind weitere Risikofaktoren für die Entstehung der koronaren Herzerkrankung. Bei gleichzeitigem Auftreten kommt es nicht nur zu additiven, sondern zu potenzierenden Effekten in Bezug auf die Inzidenz der koronaren Herzerkrankung. So führen Diabetes oder Hypertonie zur Verdoppelung der Inzidenz der koronaren Herzerkrankung.

Tabelle 14-11. Wichtige Endorganschäden bei Diabetes mellitus und Katalog an diagnostischen Maßnahmen

| Endorganschaden | Diagnostik |
|---|---|
| Koronare Herzerkrankung, diabetische Kardiomyopathie | Anamnese, Klinik (z. B. Angina pectoris, Infarkt, Dyspnoe, Ödeme, Synkope), EKG, Ergometrie, 24-h-Blutdruckmessung, Echokardiographie, Koronarangiographie |
| Apoplex | Anamnese, Klinik, Karotis-Doppler-Ultraschall, Bildgebung, neurologisches Konsil |
| Periphere arterielle Verschlußerkrankung | Anamnese, Klinik (Claudicatio intermittens), Ultraschall, Angiographie |
| Retinopathie | Anamnese, Klinik, Augenhintergrundspiegelung, augenärztliches Konsil |
| Nephropathie | Serumkreatinin, Kreatininclearance, Albumin- und Proteinurie, 24-RR-Messung. Mikroalbuminurie: 30–300 mg/Tag |
| Neuropathie | Anamnese, Klinik (z. B. „burning feet", Gangataxie, Mononeuropathien, diabetischer Fuß). Autonome Neuropathie: Obstipation/Diarrhö, Blasendysfunktion, erektile Impotenz, verminderte Herzfrequenzvariabilität, neurologisches Konsil |

Tabelle 14-12. Diagnostische und therapeutische Richtlinien zur Stoffwechsel- und Blutdruckeinstellung bei Patienten mit Diabetes mellitus. Die Normbereiche für HbA1 und HbA1c unterliegen methodologisch bedingt starken Schwankungen, so daß eine Überprüfung der eigenen Referenzbereiche notwendig ist. Das HDL-Cholesterin sollte bei Frauen um 10 mg/dl höher liegen als bei Männern

| Parameter | Ideale Stoffwechsellage | Grenzwert | Schlechte Stoffwechsellage |
|---|---|---|---|
| Blutglukose [mg/dl] | | | |
| - nüchtern | 80–110 | <140 | >140 |
| - postprandial | 80–144 | <180 | >180 |
| HbA1 [%] | <8 | <9,5 | >9,5 |
| HbA1c [%] | <6,5 | <7,5 | >7,5 |
| Harnglukose [%] | 0 | <0,5 | >0,5 |
| Cholesterin [mg/dl] | <200 | <250 | >250 |
| HDL [mg/dl] | >40 | >35 | <35 |
| Nüchterntriglyceride [mg/dl] | <150 | <200 | >200 |
| Body Mass Index [kg/m$^2$] | männlich 20–25<br>weiblich 19–24 | <27<br><26 | >27<br>>26 |
| Blutdruck [mmHg] | <130/80 | <135/85 | >135/85 |

Bei gleichzeitigem Vorliegen von Diabetes und Hypertonie ist die Inzidenz der koronaren Herzerkrankung verachtfacht. Ähnliche Potenzierungseffekte sind für die Entwicklung einer Herzinsuffizienz bekannt (Grossman und Messerli 1996).

## 14.5.5 Diagnostik

Folgende Kriterien sichern jeweils die Diagnose Diabetes mellitus:

1. Symptome für Diabetes mellitus (Polyurie, Polydipsie, Gewichtsabnahme) und ein Plasmaglukosewert ≥200 mg/dl;
2. Nüchternplasmaglukose ≥126 mg/dl;
3. Plasmaglukose 2 h nach Glukosebelastung im oralen Glukosetoleranztest (75 g Glukose) ≥160 mg/dl.

Der Begriff der pathologischen Nüchternblutglukose ist definiert durch Werte ≥110 und ≤126 mg/dl. Die pathologische Glukosetoleranz zeichnet sich durch Blutglukosewerte ≥140, aber <200 mg/dl 2 h nach oraler Aufnahme von 75 g Glukose aus. Neben den Blutglukosewerten sind weitere Parameter wie Blutdruck und Blutfette zu erfassen (Tabelle 14-12; Expert Commitee on the Diagnosis of Diabetes mellitus 1994, 1995).

## 14.5.6 Therapie

### Diabetes mellitus Typ 1

Der absolute Insulinmangel erfordert eine Insulinsubstitutionstherapie. Eine ideale Stoffwechsellage (Tabelle 14-4) ist anzustreben. Der Diabetes Control and Complication Trial (DCCT) hat über 7–10 Jahre 1400 Patienten mit insulinabhängigem Diabetes mellitus untersucht. Hier wurde gezeigt, daß eine intensivierte Insulintherapie zu einer signifikanten Reduktion der Endorganschäden führen kann. Daher ist für Typ-1-Diabetiker eine intensivierte Insulintherapie bestehend aus getrennten Gaben eines lang- oder mittellang und eines kurzwirksamen Insulins (s. unten) wichtig.

Die Ernährungstherapie sollte darauf abzielen, daß übermäßige Blutzuckerschwankungen, Hypoglykämien sowie Übergewicht vermieden werden. Außerdem ist ein optimaler Serumlipidspiegel anzustreben. Grundsätzlich ist eine möglichst regelmäßige und vielseitige Ernährung empfehlenswert, wobei die Insulintherapie der Ernährung (und nicht umgekehrt) angeglichen werden sollte. Hierzu sind Patientenschulungen, Injektionsgeräte und Blutzuckerselbstkontrollen essentiell (s. unten).

Die Therapie der zumeist jugendlichen Patienten sollte in ausgewiesenen Spezialeinrichtungen erfolgen (Expert Commitee on the Diagnosis and Classification of Diabetes Mellitus 1997; Wilms 1997; Konsensus Bericht der European IDDM Policy Group Teil 1 1994; Teil 24 1995; European IDDM/NIDDM Policy Group 1998).

#### Diabetes mellitus Typ 2

Die meisten Patienten mit Diabetes mellitus Typ 2 sind übergewichtig (80–90%) und weisen häufig zusätzliche kardiovaskuläre Erkrankungen und weitere Stoffwechselstörungen auf, die in der Therapieplanung berücksichtigt werden müssen. Die Hauptziele der Diabetestherapie sind die Behandlung hyperglykämischer Symptome, die Vermeidung von Folgeschäden und die Verbesserung der Lebensqualität (Beyer u. Küstner 1997; American Diabetes Association 1993, 1995; European IDDM/NIDDM Policy Group 1998).

#### Ernährung

Eine effektive Behandlung des Diabetes ist ohne eine geeignete Diät nicht möglich.

**Kriterien**

- Gewichtsnormalisierung [Body-mass-Index <27/26 (Männer/Frauen) kg/m²]
- Energiebedarf bei durchschnittlicher körperlicher Belastung und mittlerem Alter: 36 kcal/kgKG bei Männern, 34 kcal/kgKG bei Frauen (1 Broteinheit = 12 g Kohlenhydrate; 1 g Kohenhydrate oder Eiweiß = 4,1 kcal, 1 g Fett = 9,5 kcal)
- 25–35% der Gesamtenergie als Fett, davon <10% als gesättigte Fettsäuren
- 50–60% der Gesamtenergie als Kohlenhydrate, vorwiegend in komplexer Form mit Ballaststoffen (Vollkornprodukte, Obst, Gemüse)
- Beschränkung von freiem Zucker
- 15% der Gesamtenergie als Eiweiß
- Bei medikamentöser oder konventioneller Insulintherapie: regelmäßige Haupt- und Zwischenmahlzeiten
- Einschränkung der Alkoholzufuhr (<30 ml = 0,75 l Bier, 0,3 l Wein)
- Einschränkung der Salzzufuhr bei Hypertonie (<6 g/Tag)

#### Körperliche Aktivität

Körperliche Aktivität kann die Insulinempfindlichkeit steigern, das HDL-Cholesterin steigern und den Blutdruck senken. Die Gefahr der Hypoglykämien wird jedoch erhöht. Hierauf ist mit entsprechenden Adjustierungen der Therapie zu reagieren. Empfehlenswert ist eine maßvolle, regelmäßige sportliche Betätigung (z. B. 30–45 min zügiges Spazierengehen/Tag).

#### Medikamentöse Therapie

Der Diabetes mellitus Typ 2 ist ein dynamischer Prozeß, der von der Insulinresistenz und Hyperinsulinämie bis zur B-Zellsekretionsstörung mit Insulinmangel reicht. Daher ist auch eine diesen Stadien entsprechende Therapie anzuwenden. Neben der Diät stehen im Rahmen der medikamentösen Therapie Metformin, Acarbose, Sulfonylharnstoffe und Insulin zur Verfügung.

Für den jungen und den Patienten mittleren Alters (40–65 Jahre) ist eine normoglykämische Stoffwechsellage erstrebenswert. Für den älteren Patienten sind oft Grenzwerte akzeptabel.

Diese grobe Einteilung der Therapieziele ist jedoch von der klinischen Beschwerdesymptomatik und den bereits eingetretenen Endorganschädigungen abhängig, so daß eine individuelle Behandlungsstrategie auch für den älteren Patienten zu fordern ist. Im Gegensatz zum Diabetes mellitus Typ 1 konnte bislang nicht überzeugend gezeigt werden, daß der Verlauf des Typ-2-Diabetes durch eine therapeutische Intervention positiv beeinflußt werden kann.

Mehrere Studien konnten dies weder für Diät, Sulfonylharnstoffe, Biguanide oder Insulin nachweisen.

Die Kumamoto-Studie wiederum zeigte in einer Laufzeit von 6 Jahren an 55 Typ-2-Diabetikern einen therapeutischen Benefit einer intensivierten Insulintherapie gegenüber einer konventionellen Therapie. Retino-, Neuro,- und Nephropathien waren unter der intensivierten Insulintherapie rückläufig. Da es sich hierbei um eine kleine Studie handelt, kann derzeit nicht uneingeschränkt eine intensivierte Insulintherapie bei Typ-2-Diabetes empfohlen werden, statt dessen sind individuelle Therapiestrategien notwendig.

Der übergewichtige Typ-2-Diabetiker profitiert am ehesten von Metformin und α-Glukosidasehemmern. Hierdurch kann die im Vordergrund stehende Gewichtsabnahme erleichtert werden. Bei nicht ausreichender Blutzuckersenkung kann eine Kombination mit Sulfonylharnstoffen oder Insulin erwogen werden. Dies wiederum erschwert allerdings das zentrale therapeutische Konzept, die Gewichtsreduktion.

Der nicht übergewichtige Patient wird initial mit Sulfonylharnstoffen behandelt. Eine Kombination mit Biguaniden kann versucht werden. Bei nicht befriedigender Stoffwechseleinstellung sollte frühzeitig Insulin eingesetzt werden (European IDDM/NIDDM Policy Group 1998; Kappel u. Dillis 1998; Mehnert 1998; Mayer u. Peters 1997).

**Tabelle 14-13.** Pharmakokinetische Daten einiger Sulfonylharnstoffe

| Substanz/ Präparat | Resorption | Maximale Wirkung [h] | Wirkungsdauer [h] | Metabolisierung Leber [%] | Ausscheidung Niere [%] | Ausscheidung Fäzes [%] | Dosierung [mg/Tag] |
|---|---|---|---|---|---|---|---|
| Glibenclamid (z. B. Euglucon) | rasch | 3–5 | 15 | 100 | 50 | 50 | 3,5–10.5 |
| Glibornurid (z. B. Glutril) | rasch | 3–5 | 15 | 100 | 60–70 | 23–33 | 12,5–75 |
| Glipizid (z. B. Glibenese) | rasch | 1 | 8–10 | 90 | 64–87 | 15 | 2,5–40 |
| Tolazamid (z. B. Norglycin) | langsam | 6 | 6–12 | 93 | 85 | 6 | 100–1000 |
| Tolbutamid (z. B. Artosin) | rasch | 2–5 | 6–12 | 80 | 75 | 9 | 500–3000 |

### Therapie mit Biguaniden

Aufgrund der geringeren Nebenwirkungsrate ist das Metformin (Glucophage) das Biguanid der ersten Wahl.

#### Wirkmechanismen

Das oral gut verfügbare Medikament wirkt durch folgende Eigenschaften blutzuckersenkend:

- geringe Verzögerung der Glukoseresorption,
- Hemmung der hepatischen Glukosefreisetzung,
- Förderung der Glukoseaufnahme durch Muskulatur, Darm- und Fettzellen.

#### Klinische Effekte

Begründet durch diese Wirkmechanismen führt Metformin zur Blutzuckersenkung, aber nicht zu Hypoglykämien und nicht zur Gewichtszunahme. Außerdem sinkt der Insulin- und Triglyceridspiegel, und es wurden positive Effekte auf die Blutgerinnung (Absenkung von Plasminogen-Aktivator-Inhibitor-1, PAI-1) festgestellt.

#### Indikation

Nach Ausschöpfung aller diätetischen Maßnahmen sollte der übergewichtige Diabetiker mit Metformin behandelt werden. Auch beim normalgewichtigen Patienten ist ein Therapieversuch sinnvoll, auch wenn hier die Sulfonylharnstoffe im Vordergrund stehen.

#### Dosierung

Begonnen wird mit 850 mg Metformin morgens. Nach ca. 1 Woche kann eine weitere Dosis abends hinzugegeben werden, die Maximaldosierung beträgt 3mal 850 mg/Tag. Metformin wird zu den Mahlzeiten verabreicht.

#### Nebenwirkungen

Zu Beginn der Therapie kann es in ca. 14% der Fälle vorübergehend zu Übelkeit, metallischem Mundgeschmack, Durchfällen, Appetitlosigkeit und Bauchschmerzen kommen. Selten (0,8 Fälle auf 1000 Patientenjahre) kommt es zur Laktatazidose, die sich häufig mit gastrointestinalen Symptomen ankündigt.

#### Kontraindikationen

Zu den Kontraindikationen gehören:

- Niereninsuffizienz (Kreatinin im Serum >1,2 mg/dl),
- schwere Lebererkrankung,
- Pankreatitiden,
- Alkoholismus,
- konsumierende Erkrankungen,
- perioperativ,
- Zustände schwerer Herz- oder respiratorischer Insuffizienz,
- Kontrastmitteluntersuchungen (Nephropathie),
- hohes Lebensalter,
- Abmagerungskuren.

### Therapie mit Sulfonylharnstoffen

Es sind verschiedene Vertreter dieser Stoffklasse erhältlich (Tabelle 14-13). Hiervon ist das Glibenclamid der gebräuchlichste.

#### Wirkmechanismus

Die Sulfonylharnstoffe wirken durch folgende Mechanismen:

- Steigerung der Insulinsekretion aus den B-Zellen des Pankreas,
- Vermehrung der Insulinrezeptoren und verbesserter Glukosetransport.

Die Hauptwirkung der Medikamente wird durch die verstärkte Insulinsekretion vermittelt. Die Sulfonylharnstoffe sollten 15–30 min vor Nahrungsaufnahme eingenommen werden.

#### Klinischer Effekt

Durch die Sulfonylharnstoffe kommt es zur Steigerung der Insulinspiegel und damit zur Blutzuckersenkung.

#### Indikation

Diese Medikamente sollten vorwiegend bei normalgewichtigen Patienten eingesetzt werden.

■ **Nebenwirkungen**

Die wichtigste Nebenwirkung ist die Hypoglykämie, die insbesondere dann auftritt, wenn körperliche Aktivität, Nahrungsaufnahme und medikamentöse Therapie im quantitativen oder zeitlichen Mißverhältnis zueinander stehen. Bei Nieren- oder/und Leberinsuffizienz ist eine verzögerte Ausscheidung der Substanz zu berücksichtigen. Selten kommt es zu zentralnervösen oder allergischen Reaktionen. Gastrointestinale Symptome wie Übelkeit, Erbrechen, Meteorismus, Durchfall und Diarrhö wurden für die Sulfonylharnstoffe ebenfalls beschrieben.

■ **Kontraindikationen**

- Typ-1-Diabetes,
- Ketoazidose, Koma,
- Niereninsuffizienz (Kreatinin im Serum >1,2 mg/dl),
- schwere Lebererkrankung,
- Pankreatitiden,
- Alkoholismus,
- konsumierende Erkrankungen, schwere Infektionen,
- perioperativ,
- Zustände schwerer Herz- oder respiratorischer Insuffizienz,
- Allergie gegen Sulfonamide.

### Therapie mit $\alpha$-Glukosidasehemmern

Die Acarbose führt zur verminderten enteralen Resorption der Glukose. Hierdurch können die postprandialen, hyperglykämischen Spitzen vermindert werden. Das Medikament kann bei allen Formen des Typ-2-Diabetes, aber insbesondere bei den übergewichtigen Patienten, angewendet werden.

Es ist allerdings nur eine milde Blutzuckersenkung zu erwarten. Als Nebenwirkungen sind lediglich gastrointestinale Nebenwirkungen, insbesondere als Metorismus, bekannt. Die Therapie sollte mit 50–100 mg vor einer Hauptmahlzeit begonnen werden, Bei guter Verträglichkeit ist eine Steigerung auf 3mal 100 mg/Tag möglich.

### Insulintherapie

Eine Insulintherapie (Tabelle 14-14) ist bei normalgewichtigen Patienten mit Diabetes mellitus Typ 2 indiziert, wenn trotz Diät und oraler Antidiabetika keine befriedigende Stoffwechseleinstellung gelingt (Nüchternblutzucker >140 mg/dl).

Bei noch vorhandener Insulinsekretion ist eine Kombinationstherapie mit Sulfonylharnstoffen erstrebenswert. Bei Insulinmangel kann eine konventionelle oder intensivierte Insulintherapie durchgeführt werden. Bei übergewichtigen Patienten ist nur nach Ausreizung der diätetischen und oral-medikamentösen Therapie die Insulingabe in Betracht zu ziehen (European IDDM/NIDDM Policy Group 1998; Kappel u. Dillis 1998; Beyer u. Küstner 1997).

■ **Sulfonylharnstoff-Insulin-Kombination**

Bei dieser Therapie wird die Sulfonylharnstofftherapie durch eine abendliche, niedrig dosierte (8–10 IE) Gabe eines Verzögerungsinsulins ergänzt. Diese Therapie setzt eine zeitlich und mengenmäßig konstante Nahrungsaufnahme voraus. Meistens ist diese Behandlung auf einen kurzen Zeitraum begrenzt, da im Verlauf eine Intensivierung der Insulintherapie mit progressiver Verminderung der Insulinsekretion notwendig wird, was

**Tabelle 14-14.** Auswahl an handelsüblichen Insulinpräparaten

| Präparat | Wirkungsdauer [h] | Anmerkung |
|---|---|---|
| **Kurzwirksame Insuline** | | |
| H-Insulin Hoechst | 5–7 | |
| Humaninsulin Normal, Lilly | 5–7 | |
| Insulin Actrapid, Novo | 5–7 | |
| Insulin Velasulin, Nordisk | 5–7 | |
| **Intermediär wirksame Insulin** | | |
| H-Insulin Hoechst | 20 | |
| Humaninsulin Basal, Lilly | 20 | |
| Insulin Insulatard, Nordisk | 20 | |
| Insulin Protaphan, Novo | 20 | |
| **Langwirksame Insuline** | | |
| Insulin Novo Lente | 24–28 | |
| Insulin Novo Ultralente | 28 | |
| **Kombinationsinsulin** | | |
| Depot-H15-Insulin, Hoechst | 12–16 | 15% Normal-, 85% Verzögerungsinsulin, |
| Depot-H-Insulin Hoechst | 12–16 | 25% Normal-, 75% Verzögerungsnsulin, |
| Insulin Actraphane, Novo | 20 | 10–50% Normal-, 50–90% Verzögerungsinsulin, |
| Insulin Mixtard 30/70, Nordisk | 16–20 | 30% Normal-, 70% Verzögerungsinsulin |

schließlich die Gabe eines oralen Antidiabetikums überflüssig macht.

## ■ Konventionelle Insulintherapie

Bei dieser Therapieform ist ebenfalls das starre Muster der Nahrungsaufnahme Voraussetzung. Die konventionelle Insulinbehandlung beeinhaltet eine morgendliche (2/3) und abendliche (1/3) Verabreichung eines Verzögerungs- oder Kombinationsinsulins. Hierdurch wird eine Glättung des Blutzuckertagesprofils und eine Anpassung der Blutglukose in großzügigen Grenzen möglich. Diese Behandlungsstrategie ist insbesondere für Patienten geeignet, die eine direkte Anpassung der Insulintherapie an die Nahrungszufuhr nicht durchführen können oder wollen (z. B. Alter).

### Intensivierte Insulintherapie

Zusätzlich zu den morgendlichen und abendlichen Gaben eines Verzögerungsinsulins wird morgens, mittags und abends ein Normalinsulin gegeben.

Hierbei sind zwei Varianten zu unterscheiden. Bei der konventionellen intensivierten Insulintherapie wird die Insulinapplikation an die gemessene Blutglukose bei starrem Nahrungsregime angeglichen. Bei der funktionell intensivierten Insulintherapie werden Nahrungszufuhr und Insulintherapie auf den individuellen Lebensstil mit dem Ziel normaler Blutglukosewerte angepaßt. Diese Therapie ist nicht für den jungen, aber den gut geschulten und engagierten Patienten reserviert.

Die Etablierung und Anpassung dieser Therapieformen kann durch verschiedene Erfahrungswerte erleichtert werden, obgleich die individuelle Behandlungsadjustierung im Vordergrund steht. Bei Blutglukosewerten unter 300 mg/dl senkt eine Einheit Normalinsulin den Blutzucker erfahrungsgemäß um 30–40 mg/dl. Bewährt haben sich Schemata, die dem Patienten mitgegeben werden und die für bestimmte Blutglukosewerte die Insulindosierung definieren.

Bei der Anpassung der Insulintherapie an die Nahrungszufuhr ist zusätzlich noch die tageszeitliche Schwankung der Insulinempfindlichkeit zu beachten. Morgens werden ca. 1,5 Einheiten Insulin/Broteinheit, mittags 1,2 Einheiten und abends 1,4 Einheiten Insulin/Broteinheit benötigt.

Zur Durchführung einer intensivierten Insulintherapie ist eine umfassende Patientenschulung notwendig, die Blutzuckerselbstbestimmung und die Insulininjektion und eine Diätberatung (auch der Ehepartner) beeinhaltet.

Bei Patienten mit Diabetes mellitus Typ 2 ist der Stellenwert der intensivierten Insulintherapie nicht abschließend gesichert. Es kann davon ausgegangen werden, daß die intensivierte Insulintherapie auch beim Typ-2-Diabetes eine geringere Rate an Langzeitkomplikationen bewirkt, allerdings ist die Datenlage diesbezüglich begrenzt. Daher kann gefolgert werden, daß nur Patienten mit Engagement und Aufnahmefähigkeit dieser Behandlung zugeführt werden sollten. Eine generelle Therapieempfehlung bezüglich der intensivierten Insulinbehandlung ist daher nicht gerechtfertigt.

### Therapie bei diabetischer Nephropathie

Der langjährig bestehende Diabetes mellitus führt häufig zur diabetischen Nephropathie. Diese ist initial durch eine Mikroalbuminurie, später durch eine Proteinurie, durch einen Anstieg des Serumkreatinins mit kompensierter und schließlich dialysepflichtiger Niereninsuffizienz gekennzeichnet. Diese Entwicklung wird durch eine gleichzeitig bestehende Hypertonie beschleunigt.

Darüber hinaus kann die diabetische Nephropathie selbst zur Entwicklung einer Hypertonie beitragen. Angiotensin-Converting-Enzym-(ACE-)Hemmer inhibieren die Entwicklung der diabetischen Nephropathie. Diese Medikamente können eine bereits eingetretene Albuminurie reduzieren und die Entwicklung einer Niereninsuffizienz verzögern oder verhindern. Dies gilt für normotone und hypertone Diabetiker. Daraus folgt, daß Diabetiker mit Mikroalbuminurie mit einem ACE-Hemmer behandelt werden sollten, unabhängig davon, ob eine Hypertonie besteht oder nicht.

Dies trifft um so mehr auf Diabetiker mit Hypertonie und Nephropathie zu. Hier sind ACE-Hemmer das Medikament der ersten Wahl (Ruilope 1995; Molitch 1994; Hasslacher et al. 1993).

### Therapie bei Hypertonie und Diabetes

Der Diabetes mellitus ist insbesondere im Rahmen des metabolischen Syndroms häufig mit einer arteriellen Hypertonie vergesellschaftet. Der Hypertension Optimal Treatment Trial (HOT-Studie; Hansson et al. 1998) hat in Einklang mit früheren Untersuchungen eindrucksvoll gezeigt, daß die drastische Blutdrucksenkung auf diastolische Werte um 80 mmHg insbesondere bei Diabetikern einen deutlichen therapeutischen Benefit bewirkt. In dieser Studie führte die weitere Senkung des diastolischen Blutdrucks von 90 auf 80 mmHg bei Diabetikern zu einer 51%igen Reduktion der kardiovaskulären Krankheits- und Todesfälle.

Somit ist festzuhalten, daß bei Diabetikern eine Blutdrucksenkung auch unter 140/90 mmHg notwendig ist. Sofern die Therapie vom Patienten toleriert wird, sollten Blutdruckwerte von 120/80 mmHg angestrebt werden.

### Literatur

Siehe nach Kap. 16 (am Ende von Sektion II).

# Kapitel 15

# Arterielle Hypertonie 15

M. Böhm, F. Diet, M. Flesch, U. Laufs, G. Nickenig, P. Schnabel



## 15.1 Definition

Entsprechend der Definition der Weltgesundheitsorganisation liegt eine arterielle Hypertonie bei diastolischen Blutdruckwerten über 90 mmHg und bei systolischen Blutdruckwerten über 140 mmHg oder bei Einnahme antihypertensiver Medikamente vor. Diese Werte müssen durch 3malige Messungen an zwei verschiedenen Tagen nach 2–3 min im Sitzen oder Liegen unter Ruhebedingungen gemessen werden (Deutsche Liga zur Bekämpfung des hohen Blutdrucks e. V. – Deutsche Hypertoniegesellschaft 1999).

Dabei wird von einer milden arteriellen Hypertonie bei systolischen arteriellen Blutdruckwerten von 140–159 mmHg oder diastolischen arteriellen Blutdruckwerten von 90–99 mmHg, einer mittelgradigen arteriellen Hypertonie bei systolischen arteriellen Blutdruckwerten zwischen 160 und 179 mmHg und diastolischen Blutdruckwerten zwischen 100 und 109 mmHg und einer schweren arteriellen Hypertonie bei systolischen Blutdruckwerten über 180 mmHg oder diastolischen Druckwerten über 110 mmHg gesprochen (Joint National Committee on Prevention, Evaluation and Treatment of High Bloood Pressure JNC VI 1997). Wichtig ist, daß der optimale Blutdruck 120/80 mmHg ist und immer, insbesondere bei Patienten mit Herz-Kreislauf- oder Nierenerkrankungen sowie Diabetes mellitus, eingestellt werden sollte.

## 15.2 Prävalenz

In westlichen Industrienationenen sind 50% der Bevölkerung mittleren Alters Hypertoniker (National Heart, Lung and Blood Institute 1996), wobei 70% der Betroffenen eine milde arterielle Hypertonie, 20% eine mittelschwere arterielle Hypertonie und 10% eine schwere arterielle Hypertonie haben (Houston 1992). Die Prävalenz der arteriellen Hypertonie nimmt mit dem Alter von etwa 4% bei Personen zwischen 20 und 29 Jahren auf 65% bei Personen im Alter von über 80 Jahren zu (National Heart and Blood Institute 1996).

Schätzungen der amerikanischen National Heart, Lung and Blood Institute zufolge sind sich infolge der Aufklärungskampagnen der vergangenen beiden Jahrzehnte heute 84% aller Hypertoniker ihrer Bluthochdruckerkrankung bewußt, wobei jedoch nur 55% der Hypertoniker insgesamt adäquat medikamentös therapiert werden.

16% der Hypertoniker sind sich ihres erhöhten Blutdruckes primär nicht bewußt, weitere 11% werden trotz Feststellung erhöhter Butdruckwerte nicht medikamentös therapiert und 18% werden nicht ausreichend therapiert (National Heart, Lung and Blood Institute 1996).

## 15.3 Lebenserwartung

Der steigende Anteil adäquat behandelter Hypertoniker bedeutet zwar einen Erfolg im Vergleich zu der Situation in den 70er Jahren, in denen nur etwa 12% der Hypertoniker adäquat behandelt waren, auf der anderen Seite stellen 45% unzureichend diagnostizierte und therapierte Hypertoniker auch heute noch ein bedeutendes präventivmedizinisches und gesundheitsökonomisches Problem dar, da die arterielle Hypertonie einen der wichtigsten Risikofaktoren kardiovaskulärer Erkrankungen darstellt (Stamler et al. 1986) und sowohl für Männer als auch für Frauen eine starke Korrelation zwischen der

Höhe des arteriellen Blutdrucks und der Gesamtsterblichkeit besteht (Houston 1992).

Während für einen 35jährigen weißen männlichen US-amerikanischen Normotoniker die durchschnittliche Lebenserwartung 74 Jahre beträgt, führt eine Erhöhung des arteriellen Blutdrucks auf 150/100 mmHg zu einer Reduktion der Lebenserwartung auf nur 55 Jahre (Kannel et al. 1984).

Kardiale Erkrankungen stellen dabei 4/5 aller Todesursachen bei Patienten mit unbehandeltem Hypertonus dar (Strauer et al. 1994). Für jede Erhöhung des mittleren arteriellen Blutdrucks um 10 mmHg steigt das kardiovaskuläre Risiko um 30% (Stamler et al. 1986).

## 15.4 Arterielle Hypertonie und koronare Herzkrankheit

Eine strenge Korrelation zwischen der Höhe des arteriellen Blutdrucks und der Inzidenz der koronaren Herzerkrankung wurde am deutlichsten in einer Metaanalyse (Houston 1992) von 9 einzelnen Beobachtungsstudien (Stamler et al. 1989, 1975; Reid et al. 1976; Garcia-Palmieri u. Costa 1986; Kagan et al. 1974; Lipid Research Clinics 1980; Dawber 1980; Paul et al. 1963; Dyer 1974) an insgesamt 418.343 Personen im Alter über 25 Jahren ohne Myokardinfarkt, Schlaganfall oder Diabetes mellitus in der Vorgeschichte (Abb. 15-1).

Insgesamt wurden in der Metaanalyse 4856 koronare Ereignisse (4260 koronare Todesfälle und 596 nichttödliche Myokardinfarkte) verzeichnet. Eine Korrelation zwischen der Höhe des arteriellen Blutdrucks und der Inzidenz der koronaren Herzerkrankung besteht den Daten dieser Metaanalyse nach selbst bei Menschen mit diastolischen Blutdruckwerten innerhalb des Normbereichs.

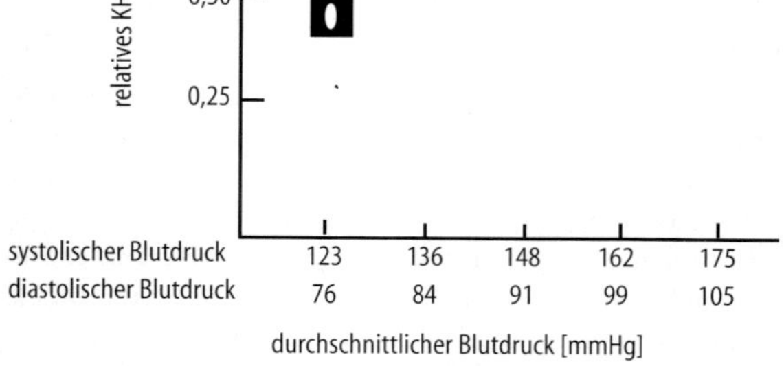


**Abb. 15-1.** Korrelation zwischen Blutdruckhöhe und dem relativen Risiko, an einer koronaren Herzkrankheit zu erkranken, entsprechend den Daten der Framingham-Studie. (Nach MacMahon 1994)

So haben Probanden mit einem diastolischen Blutdruckwert unter 70 mmHg ein signifikant niedrigeres Risiko, an einer koronaren Herzkrankheit zu erkranken als Personen mit diastolischen Blutdruckwerten zwischen 70 und 79 mmHg.

Auch kleine Veränderungen des diastolischen und systolischen Blutdrucks haben demnach einen bedeutenden Einfluß auf das Risiko, eine koronare Herzkrankheit zu erleiden. Statistisch führt eine Erniedrigung des diastolischen Blutdrucks um 5 mmHg bei einer gleichzeitigen Erniedrigung des systolischen Blutdrucks um 9 mmHg zu einer Abnahme des koronaren Risikos um 1/5 und eine Abnahme des diastolischen Blutdrucks um 10 mmHg bei gleichzeitiger Abnahme des systolischen Blutdrucks um 18–19 mmHg zu einer Abnahme des koronaren Risikos um 1/3 (MacMahon 1994).

Nicht nur die Erhöhung des diastolischen Blutdrucks, sondern auch eine isolierte Erhöhung des systolischen Blutdrucks stellt dabei einen bedeutenden koronaren Risikofaktor dar. So führt eine lange bestehende isolierte systolische arterielle Hypertonie bei Patienten im Alter über 75 Jahren zu einer Verdreifachung des Risikos, an einem Myokardinfarkt zu erkranken (Abb. 15-2; MacMahon 1994).

Diese Erkenntnis ist insofern von unmittelbarer klinischer Bedeutung, als eine isolierte systolische arterielle Hypertonie, möglicherweise in Folge einer Abnahme der Gefäßelastizität, insbesondere bei älteren Menschen die dominierende Form der arteriellen Hypertonie darstellt und den Daten der Framingham-Studie zufolge bei 57% aller Männer und 65% aller Frauen über 65 Jahren vorliegt (MacMahon 1994). Bei der antihypertensiven Therapie des älteren Menschen ist deshalb nicht nur eine Normalisierung des diastolischen, sondern insbesondere auch auf eine Normalisierung des systolischen Blutdrucks anzustreben.

Die Wahrscheinlichkeit, mit der eine Erhöhung des arteriellen Blutdrucks zur Entwicklung eines koronaren Herzkrankheit führt, hängt nicht zuletzt auch von dem Vorliegen weiterer koronarer Risikofaktoren ab (Abb. 15-3). So führen eine Erhöhung der Serumcholesterinwerte, eine Erniedrigung des Serum-HDL-Cholesterinwertes, das gleichzeitige Vorliegen eines Diabetes mellitus, Nikotinabusus und das Vorliegen von linksventrikulären Hypertrophiezeichen im EKG zu einer Potenzierung des koronaren Risikos (Anderson et al. 1991).

Das Vorliegen solcher weiterer koronarer Risikofaktoren spielt eine entscheidende Rolle bei der Indikationsstellung für die Einleitung einer medikamentösen Therapie bei Patienten mit milder arterieller Hypertonie (Anderson et al. 1991). Eine besondere Bedeutung kommt dem Nachweis von linksventrikulären Hypertrophiezeichen im EKG zu, wobei die Inzidenz der linksventrikulären Hypertrophie streng mit der Höhe des arteriellen Blutdrucks korreliert (Abb. 15-4; Kannel u. Soli 1981).

So gilt, daß sich für Männer mit einer milden arteriellen Hypertonie die jährliche Inzidenz der Myokardhy-

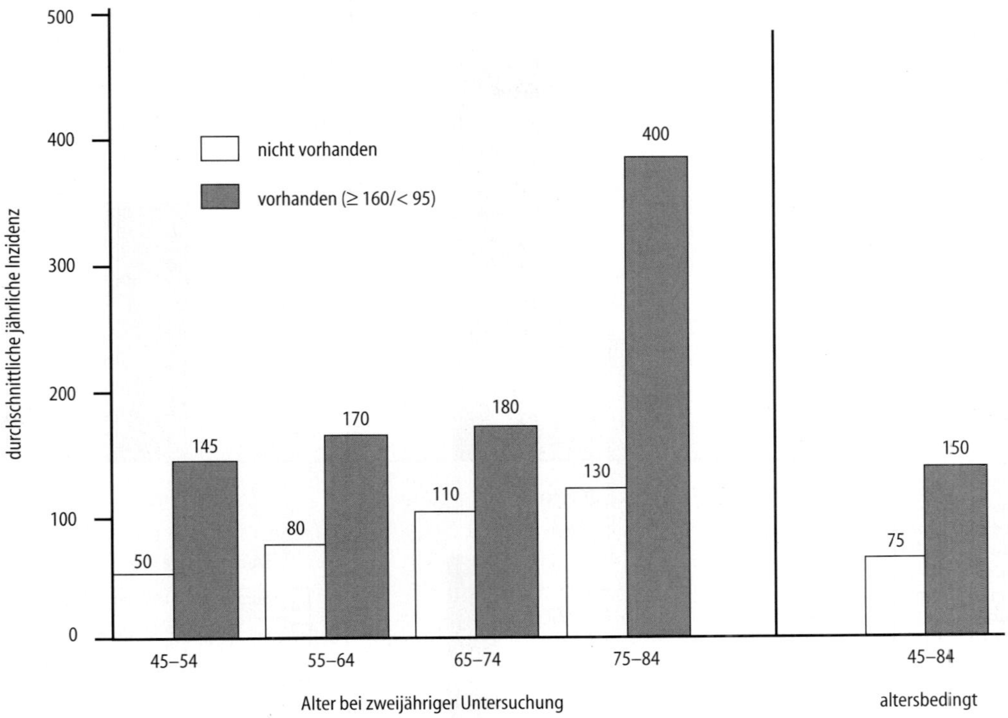


**Abb. 15-2.** Myokardinfarktrisiko bei Patienten mit isolierter systolischer Hypertonie (>160/<95 mm Hg) im Vergleich zu Normotonikern entsprechend Daten der Framingham-Studie. (Nach Wilson u. Kannel 1995)

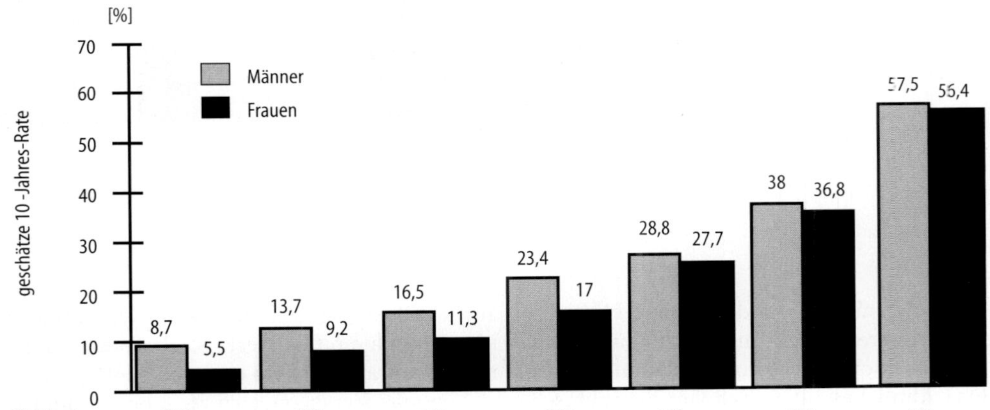


| | | | | | | | |
|---|---|---|---|---|---|---|---|
| systolischer Blutdruck | 120 | 160 | 160 | 160 | 160 | 160 | 160 |
| Cholesterin | 220 | 220 | 260 | 260 | 260 | 260 | 260 |
| HDL–C | 50 | 50 | 50 | 35 | 35 | 35 | 35 |
| Diabetes | – | – | – | – | + | + | + |
| Zigaretten | – | – | – | – | – | + | + |
| LVH im EKG | – | – | – | – | – | + | + |

**Abb. 15-3.** Geschätztes KHK-Risiko über 10 Jahre in Abhängigkeit vom Vorliegen einer arteriellen Hypertonie und anderer kardiovaskulärer Risikofaktoren bei Männern und Frauen. (Nach Anderson et al. 1991)

pertrophie verdrei- bis vervierfacht und für Männer mit einer manifesten arteriellen Hypertonie verfünfzehnfacht. Für Frauen gilt entsprechend eine Verdoppelung bzw. Verzehnfachung der Inzidenz der linksventrikulären Hypertrophie bei milder bzw. manifester arterieller Hypertonie (Levy et al. 1996).

Bei Patienten mit linksventrikulären Hypertrophiezeichen und gleichzeitigem Vorliegen von Erregungs-

**Abb. 15-4.** Inzidenz einer elektrokardiographisch diagnostizierten Myokardhypertrophie in Abhängigkeit vom arteriellen Blutdruck entsprechend Daten der Framingham-Studie (Kannel et al. 1987)

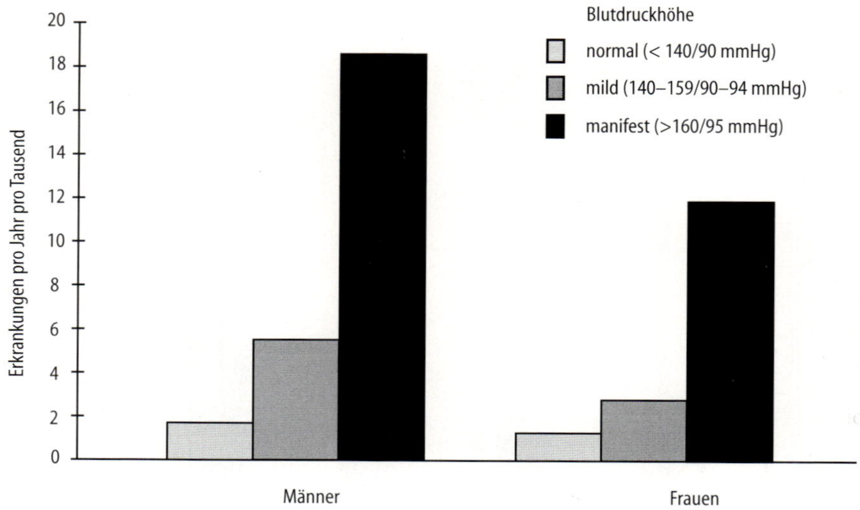


**Abb. 15-5.** Inzidenz einer Herzinsuffizienz in Abhängigkeit vom vorbestehenden arteriellen Blutdruck entsprechend Daten der Framingham-Studie. (Nach Kannel u. Cupples 1988)

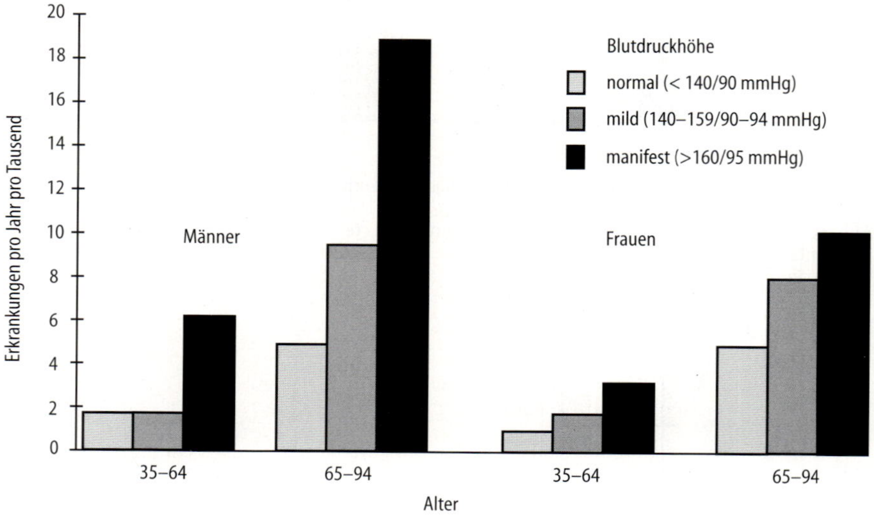


rückbildungsstörung im EKG ist das Risiko, klinische Zeichen einer koronaren Herzkrankheit zu entwickeln, doppelt bis 3mal so hoch wie bei Normalpersonen (Kannel u. Soli 1981). Ähnliches gilt bei echokardiographisch nachgewiesener linksventrikulärer Hypertrophie (Levy et al. 1990).

## 15.5 Arterielle Hypertonie und Herzinsuffizienz

Für die Entwicklung einer chronischen Herzinsuffizienz stellt die arterielle Hypertonie den bedeutendsten Risikofaktor dar (Kannel et al. 1972; Eriksson et al. 1989; Levy et al. 1990). Bei etwa 70% aller Patienten mit chronischer Herzinsuffizienz liegt in der weiteren Krankengeschichte eine arterielle Hypertonie vor, was nicht zuletzt auf deren hohe Prävalenz in der Gesamtbevölkerung zurückführen ist. Die arterielle Hypertonie ist somit immer noch ein häufigerer Risikofaktor als die koronare Herzerkrankung (Ho et al. 1993).

Von 5143 Hypertonikern zwischen 40 und 89 Jahren in einer über 20 Jahre durchgeführten prospektiven Studie entwickelten 392 Probanden eine Herzinsuffizienz (Levy et al. 1990). Nach Korrekturen bezüglich des Lebensalters und anderer Risikofaktoren wurde deutlich, daß das Risiko, eine Herzinsuffizienz zu entwickeln, für Hypertoniker mit einem arteriellen Blutdruck über 140/90 mmHg bei Männern doppelt so hoch und bei Frauen 3mal so hoch war wie für Normotoniker (Levy et al. 1990). Dabei besteht ein linearer Zusammenhang zwischen Höhe des arteriellen Blutdrucks und der Inzidenz der chronischen Herzinsuffizienz (Levy et al. 1990).

Im Alter über 65 Jahren entwickeln demnach Männer mit einer milden Hypertonie, d. h. einem arteriellen

Blutdruck zwischen 140–159/90–94 mmHg, doppelt so häufig und Männer mit einer manifesten arteriellen Hypertonie, d. h. mit einem Blutdruck über 160/65 mmHg, 3mal so häufig eine Herzinsuffizienz wie Normotoniker (Abb. 15-5; Kannel u. Cupples 1988).

Ähnlich wie bei der koronaren Herzkrankheit potenziert sich auch bei der chronischen Herzinsuffizienz das Erkrankungsrisiko, wenn zusätzlich zur arteriellen Hypertonie andere Risikofaktoren vorliegen. So konnte ebenfalls an Daten der Framingham-Studie aufgezeigt werden, daß ein Myokardinfarkt das Herzinsuffizienzrisiko eines Hypertonikers verfünffacht bis versechsfacht und daß das Vorliegen eines Diabetes mellitus oder einer Herzmuskelhypertrophie das Risiko verdoppelt bis verdreifacht (Levy et al. 1990).

Die Herzmuskelhypertrophie ist hierbei von besonderem Interesse, da sie zunächst einen Kompensationsmechanismus darstellt, mit dem das Myokard die gesteigerte Wandspannung infolge des erhöhten linksventrikulären Druckes kompensiert (Katz 1990).

Unabhängig vom Vorliegen eines arteriellen Hypertonus gilt den an 5209 Probanden im Rahmen der Framingham-Studie erhobenen Daten zufolge, daß bei einer elektrokardiographisch diagnostizierten milden linksventrikulären Myokardhypertrophie die jährlich Inzidenz der Herzinsuffienz bei Männern von 2:1000 auf 4:1000 und bei Frauen von 1:1000 auf 8:1000 steigt und weiter bei einer elektrokardiographisch diagnostizierten ausgeprägten linksventrikulären Hypertrophie auf 35:1000 bei Männern und auf 17:1000 bei Frauen zunimmt (Daten für Probanden zwischen 35 und 64 Jahren; Kannel u. Cupples 1988).

Damit ist die elektrokardiographisch gestellte Diagnose einer linksventrikulären Hypertrophie ein bedeutenderer prognostischer Faktor für die spätere Entwicklung einer Herzinsuffizienz als z. B. das Vorliegen eines Diabetes mellitus, einer arteriellen Hypertonie, einer Hypercholesterinämie oder eines chronischen Nikotinabusus. Chronischer Nikotinabusus führt bei Patienten mit einer arteriellen Hypertonie zu einer Zunahme des Risikos, an einer chronischen Herzinsuffizienz zu erkranken, um nahezu 30% (Eriksson et al. 1989).

## 15.6 Arterielle Hypertonie und zerebrovaskuläre Ereignisse

Auch für zerebrovaskuläre Erkrankungen stellt die arterielle Hypertonie den bedeutendsten Risikofaktor dar (Thijs et al. 1992). Ähnlich wie für die koronare Herzkrankheit gilt einer Metaanalyse von 9 größeren Hypertonikerbeobachtungsstudien (MacMahon et al. 1990) zufolge auch für den zerebralen Insult eine lineare Korrelation zwischen arteriellen Blutdruckwerten und dem Erkrankungsrisiko (Abb. 15-6).

Auch hier gibt es keine untere Grenze, ab der das zerebrovaskuläre Risiko eindeutig zunimmt (MacMahon et al. 1990), so daß auch für Normotoniker noch von einer linearen Korrelation zwischen der Höhe des arteriellen Blutdrucks und der Inzidenz des zerebralen Insultes auszugehen ist (MacMahon 1994).

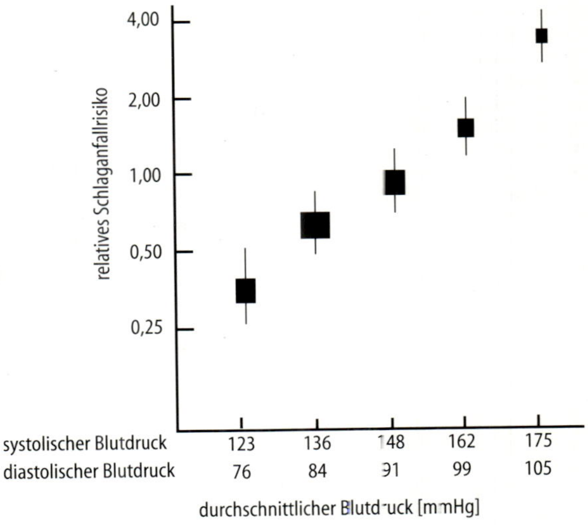


**Abb. 15-6.** Korrelation zwischen Blutdruckhöhe und dem relativen Risiko, an einem zerebralen Insult zu erkranken, entsprechend den Daten der Framingham-Studie. (Nach MacMahon 1994)

Die Inzidenz zerebrovaskulärer Erkrankungen wird in ähnlicher Weise durch den systolischen und den diastolischen Blutdruck beeinflußt, und dieser Zusammenhang gilt unabhängig davon, ob es sich bei dem zerebrovaskulären Ereignis um einen atherothrombotisch oder hämorrhagisch bedingten Apoplex handelt (Kannel et al. 1970; Stokes et al. 1987).

Deutlicher noch als bei der koronaren Herzkrankheit ist bei zerebrovaskulären Ereignissen zu erwarten, daß bereits geringe Abnahmen des arteriellen Blutdrucks ausgeprägte Effekte auf die Erkrankungsinzidenz haben. So läßt eine Erniedrigung des diastolischen Blutdrucks um 5 mmHg und des systolischen Blutdrucks um 9 mmHg eine Abnahme der Inzidenz zerebrovaskulärer Erkrankungen um 1/3, und eine Erniedrigung des diastolischen Blutdrucks um 10 mmHg und des systolischen Blutdrucks um 18–19 mmHg eine Abnahme der Inzidenz zerebrovaskulärer Ereignisse um mehr als die Hälfte erwarten (MacMahon 1994).

## 15.7 Arterielle Hypertonie und andere kardiovaskuläre Risikofaktoren

Ein gehäuftes gemeinsames Auftreten verschiedener kardiovaskulärer Risikofaktoren ist ein in allen westlichen Bevölkerungen beobachtetes Phänomen und gilt unabhängig von ethnischer Abstammung und Alter (Webber et al. 1979; Ferrannini et al. 1990; Kannel et al. 1991; Epstein et al. 1965). Das gehäufte gemeinsame Auftreten verschiedener kardiovaskulärer Risikofaktoren wie arterieller Hypertonie, Diabetes und Hyperinsulinämie, Li-

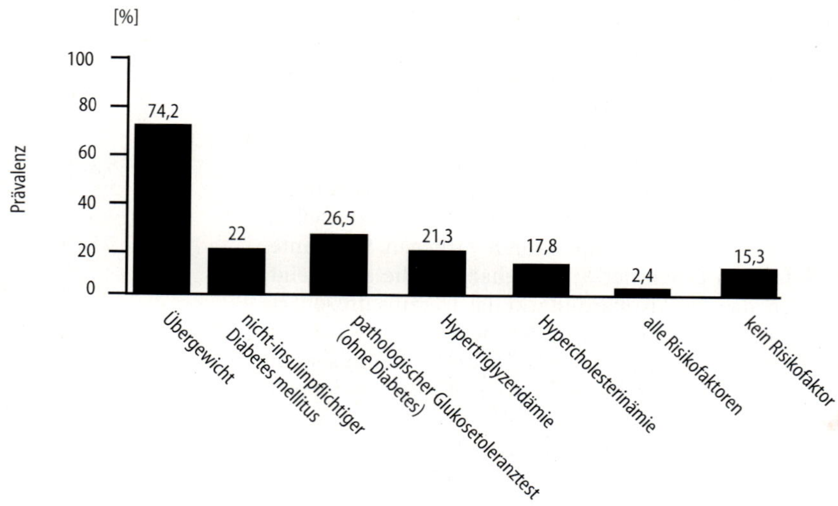


**Abb. 15-7.** Prävalenz von Adipositas, nicht-insulinpflichtigem Diabetes mellitus, pathologischer Glukosetoleranz bei Nichtdiabetikern, Hypertriglyzeridämie und Hypercholesterinämie bei 287 Probanden mit arterieller Hypertonie. (Nach Webber et al. 1979)

pidstoffwechselstörung und Adipositas hat früh zur Spekulation geführt, daß diese Störungen einen gemeinsamen Ursprung haben, den man u. a. als Syndrom X oder metabolisches Syndrom bezeichnet.

Besonders eindrucksvoll wurde das gehäufte Auftreten anderer kardiovaskulärer Risikofaktoren bei Patienten mit arterieller Hypertonie durch Daten der San Antonio Heart Study nachgewiesen (Abb. 15-7; Webber et al. 1979). In dieser Studie an 2930 mexiko-amerikanischen Männern und Frauen im Alter zwischen 25 und 64 Jahren lagen bei 75% aller Hypertoniker eine Adipositas vor und bei jeweils 20–30% der Patienten mit arterieller Hypertonie ein Diabetes mellitus, ein pathologischer Glukosetoleranztest oder eine Hypertriglyzerid- oder Hypercholesterinämie.

## 15.8 Beeinflussung der Inzidenz kardiovaskulärer Erkrankungen durch antihypertensive therapeutische Maßnahmen

Ein günstiger Einfluß einer blutdrucksenkenden Therapie auf die Inzidenz kardiovaskulärer Erkrankungen wurde in einer Reihe prospektiver Studien nachgewiesen. Eine Metaanalyse der wichtigsten frühen Studien (Collins et al. 1990), die insgesamt 37.000 Probanden einbezog, zeigte, daß durch eine Senkung des diastolischen Blutdrucks um 5–6 mmHg eine Senkung des Schlaganfallrisikos um 40% erzielt werden kann, was etwa dem theoretisch aufgrund epidemiologischer Daten zu erwartenden Anstieg der Schlaganfallshäufigkeit bei einer Zunahme des diastolischen Blutdrucks um 5–6 mmHg entspricht.

Die Inzidenz der koronaren Herzkrankheit nahm in dieser Metaanalyse ebenfalls signifikant um 14% bei einer Senkung des diastolischen Blutdrucks um 5–6 mmHg ab, jedoch lag diese Abnahme deutlich unter der aufgrund vorbekannter epidemiologischer Daten theoretisch zu erwartenden Abnahme der Inzidenz der koronaren Herzkrankheit um 20–25%.

Erklärungen für diese Diskrepanz könnten sein, daß in den in die Metaanalyse eingegangenen Studien hauptsächlich Diuretika und β-Blocker als antihypertensive Medikamente verwendet wurden und ungünstige Effekte insbesondere von Diuretika auf Plasmalipidspiegel, Insulinresistenz und Entwicklung eines Diabetes mellitus den günstigen Effekten der Blutdrucksenkung entgegengewirkt haben (MacMahon 1994).

Zudem war in diesen Studien die zu senkende Zielgröße der diastolische Blutdruck, weshalb der systolische Blutdruck als die für die Pathogenese der koronaren Herzkrankheit entscheidende Größe möglicherweise unzureichend beeinflußt wurde (Wood et al. 1998).

Die Ergebnisse jüngerer Studien (SHEP Cooperative Research Group 1991; Hansson et al. 1998; Tatti et al. 1998; Estaccio et al. 1998; UK Prospective Diabetes Study Group 1998c) sind in Tabelle 15-1 zusammengefaßt. Hier zeichnen sich auch günstige Effekte von ACE-Hemmern auf die Inzidenz kardiovaskulärer Folgeerkrankungen ab, die z. B. bei Hypertonikern mit nicht-insulinpflichtigem Diabetes mellitus vergleichbar bezüglich ihres günstigen Einflußes auf die Inzidenz mikrovaskulärer und makrovaskulärer Komplikationen zu sein scheinen (UK Prospective Diabetes Study Group 1998a).

Bezüglich einer fundierten Aussage sind jedoch die Ergebnisse größerer Studien abzuwarten. Ähnliches gilt für die Therapie mit $AT_1$-Rezeptorantagonisten.

Für die Inzidenz der Herzinsuffizienz gilt ebenfalls ein günstiger präventiver Effekt einer konsequenten antihypertensiven Therapie, wie eine Metaanalyse von an insgesamt 14.000 Probanden erhobenen Daten zeigte (Moser u. Hebert 1996). Aufgrund der bereits bei noch normaler Blutdrucklage bestehenden linearen Korrelation zwischen Inzidenz kardiovaskulärer Erkrankungen und Blutdruckhöhe und aufgrund der Tatsache, daß

**Tabelle 15–1.** Einfluß einer antihypertensiven Therapie auf kardiovaskuläre Folgeerkrankungen entsprechend den Ergebnissen jüngerer Studien *(RR* relatives Risiko, Angabe mit 95% Konfidenzintervallen)

| Studie | Fragestellung | Medikation | Ergebnis |
|---|---|---|---|
| SHEP (SHEP Cooperative Research Group 1991) | Reduktion des Schlaganfallrisikos bei Patienten >60 Jahre durch eine antihypertensive Therapie | Chlortalidon 12,5–50 mg oder Atenolol 25 mg oder Reserpin 50 mg | Unter Therapie:<br>– RR Schlaganfall 0,64<br>– RR Myokardinfarkt oder Herztod 0,73<br>– RR Gesamtmortalität 0,37<br>– Bei Patienten <75 Jahre weniger Bypassoperationen und Koronarinterventionen |
| HOT (Hansson et al. 1998) | Zusammenhang zwischen Ausmaß der diastolischen Blutdrucksenkung und der Inzidenz schwerwiegender kardiovaskulärer Erkrankungen | Felodipin 5–10 mg ggf. plus ACE-Hemmer oder β-Blocker ggf. Diuretikum | – Niedrigstes kardiovaskuläres Risiko bei Einstellung des bei einem diastolischen Blutdruck von 82,6 mmHg<br>– Niedrigste kardiovaskuläre Mortalität bei diastolischen Blutdruck von 86,5 mmHg, keine Zunahme der Sterblichkeit bei weiterer Blutdrucksenkung |
| FACET (Tatti et al. 1998) | Einfluß von Fosinopril und Amlodipin auf Serumlipide, Diabeteskontrolle und kardiovaskuläre Ereignisse bei nicht insulinpflichtigem Diabetes mellitus | Fosinopril 20 mg oder Amlodipin 10 mg | Unter Fosinopril vs. Amlodipin:<br>– RR für gemeinsamen Endpunkt Myokardinfarkt, Schlaganfall oder Hospitalisation wg. instabiler Angina pectoris 0,49 (0,26–0,95) |
| ABCD (Estaccio et al. 1998) | Einfluß einer Therapie mit Ca-Antagonisten im Vergleich zu ACE-Hemmern auf kardiovaskuläre Komplikationen bei Normotonikern und Hypertonikern | Nisoldipin (10–60 mg) oder Enalapril (10–40 mg) oder Placebo (nur bei Normotonikern) | Unter Nisoldipin vs. Enalapril:<br>– RR Myokardinfarkt 5,9 (2,3–21,4)<br>– RR Schlaganfall 2,2 (0,7–7,1)<br>– RR Herzinsuffizienz 1,3 (0,3–5,9)<br>– RR bzgl. Tod infolge kardiovaskulärer Ereignisse 1,4 (0,4–5,1) |
| UKPDS 38 (UK Prospective Diabetes Study Group 1998c) | Einfluß einer intensiven Blutdrucksenkung (<159/85 mmHg) im Vergleich zu einer mäßigen Blutdrucksenkung (<180/105 mmHg) auf makro- und mikrovaskuläre Komplikationen bei Patienten mit nicht insulinpflichtigem Diabetes mellitus | – Intensive Blutdrucksenkung: Captopril (2mal 25 mg bis 2mal 50 mg) oder Atenolol (50–100 mg) plus evtl. weitere Antihypertensiva<br>– Mäßige Blutdrucksenkung: keine ACE-Hemmer oder β-Blocker | Unter intensiver im Vergleich zu mäßiger Blutdrucksenkung:<br>RR diabetische Folgeschäden 0,76 (0,62–0,92)<br>– RR diabetesassoziierte Todesfälle 0,68 (0,49–0,94)<br>– RR Myokardinfarkt 0,79 (0,59–1,07) (n.s.)<br>– RR Schlaganfall 0,56 (0,35–8,89)<br>– RR diabetische Mikroangiopathie 0,63 (0,44–0,89)<br>– Keine Unterschiede zwischen β-Blockern und ACE-Hemmern |

bereits bei noch normalen Blutdruckwerten ein erhöhtes kardiovaskuläres Risiko vorliegen kann, erscheint es wichtig, daß nicht nur Patienten mit einer ausgeprägten arteriellen Hypertonie antihypertensiv behandelt werden. Vielmehr sollten auch Patienten mit noch normalen oder nur leicht erhöhten Blutdruckwerten in Überlegungen zur Prävention kardiovaskulärer Ereignisse mit einbezogen werden.

Eine positive Korrelation zwischen der Höhe des arteriellen Blutdrucks und der Inzidenz kardiovaskulärer Erkrankungen besteht auch sekundär nach einem zerebralen Insult oder Myokardinfarkt, wobei für das sekundäre Auftreten eines koronaren Ereignisses eine J-förmige Beziehung beschrieben wurde mit einer Zunahme erneuter Myokardinfarkte bei diastolischen Blutdruckwerten in der untersten Perzentile (<76 mmHg; Stamler et al. 1989).

Möglicherweise zeigt diese J-förmige Beziehung jedoch eher den Einfluß der koronaren Herzerkrankungen und der Myokardschädigung auf den arteriellen Blutdruck als den Einfluß des arteriellen Blutdrucks auf die Inzidenz koronarer Ereignisse an (MacMahon u. Sharpe 1991). In Übereinstimmung mit dieser Theorie zeigten auch die meisten prospektiven Studien an Patienten nach einem Myokardinfarkt, daß die Therapie mit blutdrucksenkenden Substanzen (β-Blockern und ACE-Hemmern) und insbesondere auch mit solchen, die den diastolischen Blutdruck senken, zu einer Verbesserung der Prognose führt (The Danish Study Group on Verapamil in Myocardial Infarction 1990; ISIS-4 Collaborative Group 1991).

## 15.9 Bedeutung der Hypertonietherapie im Alter

Auch für alte Menschen bleibt die arterielle Hypertonie einer der wichtigsten kardiovaskulären Risikofaktoren (MacMahon et al. 1990). Prospektive-randomisierte Studien zeigten auch bei alten Menschen einen eindeutigen günstigen Effekt einer antihypertensiven Therapie auf die Inzidenz von koronaren Ereignissen, Herzinsuffizienz und Schlaganfall und die Gesamtsterblichkeit (Dahlöf et al. 1991; MRC Working Party 1992; Amery et al. 1985; Thijs et al. 1992).

Dieser günstige Effekt gilt für Patienten bis mindestens in die achte Lebensdekade (Dahlöf et al. 1991). Mehr noch als beim jungen Menschen ist beim alten Menschen eine Normalisierung der systolischen Blutdruckwerte von Bedeutung (SHEP Cooperative Research Group 1991; Staessen et al. 1997).

## 15.10 Kosteneffektivität einer antihypertensiven Therapie

Die Kosteneffektivität einer adäquaten antihypertensiven Therapie wurde unlängst in einer britischen Studien untersucht (UK Prospective Diabetes Study Group 1998b). Demnach führt eine intensive im Vergleich zu einer laschen Blutdrucktherapie bei Patienten mit nichtinsulinpflichtigem Diabetes mellitus zu einer primären Therapiekostensteigerung um 1128 (95% CI: 913–1343) britische Pfund auf 3417 britische Pfund über einen durchschnittlichen Beobachtungszeitraum von 8,4 Jahren. Dafür sanken aber die Behandlungskosten für Folgeerkrankungen von 5580 (+10.797) auf 4630 (+10.579) britische Pfund, also um durchschnittlich 949 britische Pfund (95% CI: −2261–363).

Der in dieser Studie erreichnete Kosten-Effektivitäts-Quotient erwies sich als vergleichbar mit akzeptierten Quotienten in anderen Gesundheitsprogrammen (UK Prospective Diabetes Study Group 1998b).

## 15.11 Indikationen für eine antihypertensive Therapie

Die Indikationen für eine antihypertensive Therapie zur Prävention kardiovaskulärer Erkrankungen und insbesondere der koronaren Herzkrankheit sind unlängst von der Second Joint Task Force of European and other Societies on Coronary Prevention überarbeitet worden (Wood et al. 1998). Danach ist die Indikation zur Einleitung einer antihypertensiven Therapie nicht nur abhängig von der Höhe des arteriellen Blutdrucks, sondern ebenso vom Vorliegen einer klinisch oder subklinisch bereits manifesten kardiovaskulären Erkrankung und vom Vorliegen weiterer kardiovaskulärer Risikofaktoren (s. Tabelle 15-2).

Hinweise auf eine bereits vorliegende Endorganerkrankung wie eine Herzmuskelhypertrophie, eine hypertensive Retinopathie oder beginnende Einschränkung der Nierenfunktion sind zwingende Therapieindikationen. Die Indikationsempfehlungen zur Einleitung einer antihypertensiven Therapie in Abhängigkeit von der Einschätzung des koronaren Risikos und das entsprechende therapeutische Vorgehen sind in Abb. 15-8 zusammengefaßt.

**Tabelle 15-2.** Hypertonieassoziierte kardiovaskuläre Erkrankungen und Endorganschäden

- **Koronare Herzkrankheit mit Angina pectoris oder Myokardinfarkt, Bypassoperation oder PTCA in der Vorgeschichte**
- Herzinsuffizienz
- linksventrikuläre Hypertonie
- TIA oder Schlaganfall
- Chronische Nierenerkrankung, Proteinurie
- Periphere arterielle Verschlußkrankheit

Eine blutdrucksenkende Therapie sollte immer nichtmedikamentöse Maßnahmen wie Gewichtsreduktion bei Übergewicht, vermehrte körperliche Aktivität, Reduktion der diätetischen Kochsalzaufnahme auf 5–6 g/Tag und Reduktion des Alkoholkonsums (<30 g/Tag) beinhalten (Arzneimittelkomission der deutschen Ärzteschaft 1998).

Als Medikamente der ersten Wahl gelten bei einer Monotherapie unverändert β-Rezeptorenblocker und Diuretika, weil für diese Medikamente bislang die überzeugendsten Daten bezüglich einer günstigen Beeinflussung von Morbidität und Letalität kardiovaskulärer Erkrankungen vorliegen (Hoppe et al. 1997; Deutsche Liga zur Bekämpfung des hohen Blutdrucks e. V. – Deutsche Hypertoniegesellschaft 1999).

Bei speziellen Indikationen wie bei gleichzeitigem Vorliegen von Myokardhypertrophie oder Herzinsuffizienz, Diabetes mellitus mit Proteinurie, Niereninsuffizienz, Fettstoffwechselstörungen oder kardialen Rhythmusstörungen stehen alternativ ACE-Hemmer oder Ca-Antagonisten sowie als neuestes Antihypertensivum die $AT_1$-Rezeptorblocker zu Verfügung (Arzneimittelkomission der deutschen Ärzteschaft 1998; Deutsche Liga zur Bekämpfung des hohen Blutdrucks e. V. – Deutsche Hypertoniegesellschaft 1999).

Detailierte Hinweise zu einer differenzierten antihypertensiven Therapie sind in Tabelle 15-3 aufgeführt. Zur Zweifachkombinationstherapie sollten ein Diuretikum plus ein β-Rezeptorblocker, Ca-Antagonist oder ACE-Hemmer verwendet werden, alternativ ein Ca-Antagonist mit einem ACE-Hemmer oder einem β-Rezeptorblocker (Deutsche Liga zur Bekämpfung des hohen Blutdrucks e. V. – Deutsche Hypertoniegesellschaft 1999).

Als Dreierkombination ist die Gabe eines Diuretikums plus eines β-Rezeptorenblockers plus eines Vasodilatators oder eines Diuretikums plus eines ACE-Hemmers plus eines Ca-Antagonisten oder eines Diuretikums plus eines Antisympathomimetikums plus eines Vasodilatators geeignet (Deutsche Liga zur Bekämpfung des hohen Blutdrucks e. V. – Deutsche Hypertoniegesellschaft 1999; s. Abb. 15-9).

Behandlungsziel ist die Blutdrucknormalisierung, d.h. die Absenkung des systolischen Blutdrucks unter 140 mmHg und des diastolischen Blutdrucks unter 90

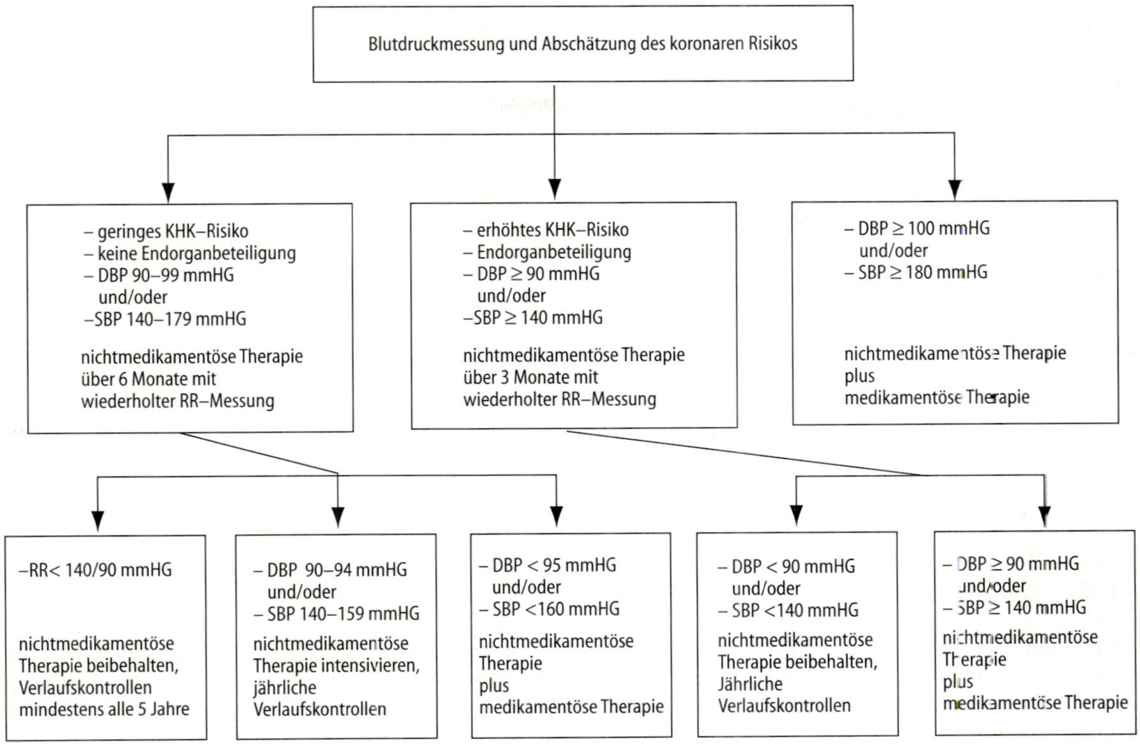


**Abb. 15-8.** Empfehlung zur schrittweisen Einleitung einer antihypertensiven Therapie unter Berücksichtigung des koronaren Risikos ensprechend der Empfehlungen der Second Joint Task Force of European and other Societies on Coronary Prevention (*DBP* diastolischer Blutdruck, *SBP* systolischer Blutdruck, *RR* Blutdruck). (Nach Wood et al. 1998)

**Tabelle 15-3.** Empfehlungen für eine differenzierte, an Begleiterkrankungen orientierten antihypertensiven Therapie. (Mod. nach Deutsche Liga zur Bekämpfung des hohen Blutdrucks e. V. – Deutsche Hypertoniegesellschaft 1999)

| | |
|---|---|
| Linksherzhypertrophie | – ACE-Hemmer<br>– Ca-Antagonisten<br>– β-Blocker |
| Koronare Herzkrankheit | – β-Blocker<br>– ACE-Hemmer (insbesonder nach einem Myokardinfarkt und eingeschränkter linksventrikulärer Pumpfunktion)<br>– **Cave:** Dihydropyridin-Calciumantagonisten sind bei instabiler Angina pectoris and in den ersten Wochen nach einem Myokardinfarkt kontraindiziert |
| Herzinsuffizienz | – ACE-Hemmer und Diuretika<br>– β-Blocker additiv zu einer Basistherapie (Diuretika, Digitalis, ACE-Hemmer), langsam einschleichende Dosierungen unter engmaschiger Kontrolle |
| Niereninsuffizienz | – Bei Serumkreatinin >2,0 mg/dl in der Regel Gabe von Schleifendiuretika<br>– ACE-Hemmer (nephroprotektive Wirkung) unter Kontrolle von Kalium und Kreatinin |
| Obstruktive Atemwegserkrankung | – ACE-Hemmer<br>– Ca-Antagonisten<br>– β-Blocker kontraindiziert |
| Gravidität | – α-Methyldopa oder $\beta_1$-selektive Blocker |
| CAVE: α-Blocker führen bei Monotherapie zu einer gesteigerten Häufigkeit von Herzinsuffizienz und anderen kardiovaskulären Komplikationen. Daher wurde der Doxazosinarm in der Allhat-Studie kürzlich abgebrochen. | |

mmHg. Bei Diabetikern ist eine konsequente Blutdrucksenkung unter 130/85 mmHg erforderlich (Joint National Committee on Prevention, Evaluation and Treatment of High Bloood Pressure JNC VI 1997; Deutsche Liga zur Bekämpfung des hohen Blutdrucks e. V. – Deutsche Hypertoniegesellschaft 1999).

Ähnliche oder noch strengere Empfehlungen gelten für Patienten mit arterieller Hypertonie, chronischer

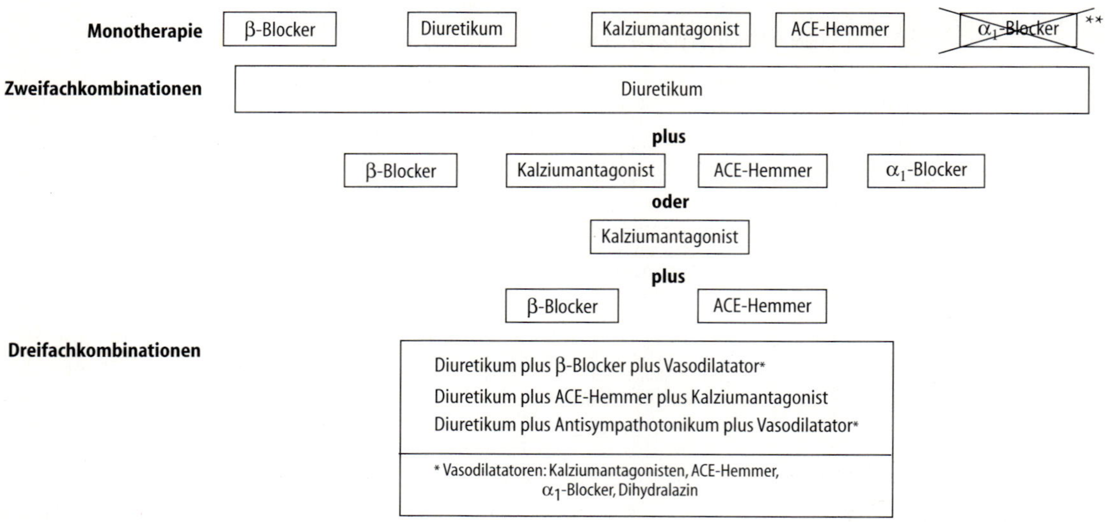


**Abb. 15-9.** Empfehlungen zur medikamentösen antihypertensiven Therapie der Deutschen Hypertoniegesellschaft (Nach Deutsche Liga zur Bekämpfung des hohen Blutdrucks e. V. – Deutsche Hypertoniegesellschaft 1999).
** Kürzlicher Therapieabbruch in der Allhat-Studie wegen gesteigerter Komplikationsrate.

Niereninsuffizienz und Proteinurie (Joint National Committee on Prevention, Evaluation and Treatment of High Bloood Pressure JNC VI 1997). Für Patienten jenseits des 65. Lebensjahres ist dabei eine langsame und einschleichende Blutdrucksenkung über Wochen und Monate empfehlenswert, um Orthostaseprobleme und nicht tolerierbare Nebenwirkungen zu vermeiden (Deutsche Liga zur Bekämpfung des hohen Blutdrucks e. V. – Deutsche Hypertoniegesellschaft 1999).

## 15.12 Zusammenfassung

Die arterielle Hypertonie stellt einen der bedeutendsten Risikofaktoren für kardiovaskuläre Erkrankungen dar und korreliert direkt mit der Gesamtsterblichkeit. Dieser Zusammenhang gilt auch bei nur wenig erhöhten oder normalen Blutdruckwerten. Als pathogenetisch bedeutsamer Risikofaktor sind sowohl eine Erhöhung des systolischen als auch eine Erhöhung des diastolischen Blutdrucks anzusehen.

Eine antihypertensive Therapie führt nicht nur zu einer verminderten Inzidenz von zerebralem Insult, koronarer Herzkrankheit und Herzinsuffizienz, sondern auch zu einer signifikanten Abnahme der Gesamtsterblichkeit und ist sowohl als Primär- als auch als Sekundärprävention indiziert.

Ein günstiger Einfluß einer antihypertensiven Therapie ist auch für alte Menschen nachgewiesen.

Die Indikation zur Einleitung einer antihypertensiven Therapie sollte nicht nur in Abhängigkeit von der Höhe der arteriellen Blutdrucks, sondern auch in Hinblick auf das sonstige kardiovaskuläre Risiko gestellt werden. Insbesondere bei vorliegenden Endorganschäden oder Diabetes mellitus sollte ein Blutdruck von 120/80 mmHg eingestellt werden.

## Literatur

Siehe nach Kap. 16 (am Ende von Sektion II).

# Kapitel 16

# Weitere kardiovaskuläre Risikofaktoren

16

M. Böhm, F. Diet, M. Flesch, U. Laufs, G. Nickenig, P. Schnabel



## 16.1 Rauchen

### 16.1.1 Epidemiologie

Tabakrauch stellt eines der größten Gesundheitsrisiken der Industrienationen dar (Second Joint Task Force of European and Other Societies on Coronary Prevention 1998 zur Übersicht).

Etwa 1/4 der erwachsenen Bevölkerung raucht, und das Rauchen stellt zahlenmäßig die bedeutendste vermeidbare Todesursache dar. Es ist für schätzungsweise 50% der vermeidbaren Todesfälle verantwortlich, wovon wiederum etwa die Hälfte auf kardiovaskuläre Erkrankungen zurückzuführen ist (Bartechi et al. 1994; MacKenzie et al. 1994).

Der gesundheitsschädigende Effekt ist abhängig von der Menge und von der Dauer des Rauchens und ist besonders ausgeprägt, wenn vor dem 15. Lebensjahr mit dem Rauchen begonnen wurde. Das Gesundheitsrisiko des Rauchens ist bei Frauen noch ausgeprägter als bei Männern, was das primär geringere kardiovaskuläre Risiko von Frauen wieder aufhebt (Prescott et al. 1998).

Auch das Passivrauchen ist mit einem erhöhten Risiko der koronaren Herzkrankheit (KHK) verknüpft (Dwyer 1997). „Leichte" Zigaretten (Negri et al. 1993) und das Kauen von Tabak (Bolinder et al. 1994) stellen keine Alternative zum „normalen" Tabakrauch dar, da auch sie mit einem erhöhten kardiovaskulären Risiko einhergehen.

Tabakrauch ist einer der erstrangigen beeinflußbaren kardiovaskulären Risikofaktoren. Er wirkt außerdem synergistisch mit anderen Risikofaktoren wie arterieller Hypertonie und Hyperlipidämie. So ist wahrscheinlich durch die unterschiedliche Ernährung zu erklären, daß der Einfluß des Rauchens auf das koronare Risiko innerhalb Europas in den Mittelmeerländern niedriger ist als in Nordeuropa (Keys 1980).

### 16.1.2 Pathogenese

Die Mechanismen der schädigenden Wirkung des Rauchens sind noch nicht endgültig geklärt. Es gibt Hinweise, daß die Serumspiegel des kardioprotektiven HDL-Cholesterins bei Rauchern erniedrigt sind (Sigurdsson et al. 1992). Außerdem ist bei Rauchern die Neigung zu Vasospasmen erhöht (Sugiishi et al. 1992). Neben der negativen Beeinflussung des Koronarflusses ist die Nei- gung zur Thrombenbildung durch erhöhte Plasmafibrinogenspiegel (Ogston et al. 1970) und gesteigerte Throm-bozytenaggregation (FitzGerald et al. 1988) bei Rauchern erhöht.

Für eine herausragende Bedeutung der Hyperkoagulabilität spricht die Tatsache, daß das Einstellen des Rauchens bei Patienten mit einer symtomatischen KHK zu einer schnelleren Risikoreduktion führt als bei asymptomatischen Patienten (Kawachi et al. 1993).

### 16.1.3 Prävention

Die Primär- und Sekundärprävention der KHK beinhaltet unbedingt die Nikotinkarenz. Da das Rauchen sowohl pharmakologisch als auch psychologisch ein erhebliches Abhängiggkeitspotential hat, erweist sich das Einstellen des Rauchens für viele Patienten als schwierig. Die Motivation der Patienten ist häufig zum Zeitpunkt der Diagnosestellung einer KHK, nach einem akuten Myokardinfarkt oder zum Zeitpunkt einer Revaskularisation durch PTCA oder Bypassoperation am günstigsten. Trotz solcher für den Patienten beeindrukkenden Maßnahmen beträgt die Rückfallrate nach Entlassung aus dem Krankenhaus ca. 20% (EUROASPIRE Study Group 1997).

Es ist in jedem Fall der dringliche Rat des Arztes, verbunden mit einer ausführlichen Aufklärung über die Gesundheitsrisiken des Rauchens, gefordert. Eine Erhebung in den Vereinigten Staaten 1991 ergab, daß nur etwa die Hälfte aller Raucher, die ambulant einen Arzt aufsuchten, den Rat erhielten, das Rauchen einzustellen. Andererseits erhöht eine intensive Intervention des Arztes die Chance des Patienten, das Rauchen erfolgreich zu beenden(Law et al. 1995).

Es gibt außerdem Hinweise, daß Nikotinpflaster oder nikotinhaltige Kaugummis insbesondere zu Beginn des Prozesses hilfreich sein können (Silagy et al. 1994). Nicht zuletzt sollten Ärzte und Krankenschwestern selbst mit gutem Beispiel voranschreiten und nicht rauchen.

## 16.2 Alkohol

### 16.2.1 Alkohol und koronare Herzkrankheit

! Eine inverse Korrelation zwischen der regelmäßig konsumierten Alkoholmenge und der Inzidenz der KHK bzw. der Mortalität des Myokardinfarktes wurde seit den 70er Jahren sowohl durch geographisch-ökonomische Daten als auch durch retrospektive und prospektive randomisierte Studien nachgewiesen (zur Übersicht s. Flesch et al. 1998).

So wurde durch eine prospektive Untersuchung an 51.529 Männern nachgewiesen, daß das relative Risiko, eine KHK zu erwerben, bei Männern, die regelmäßig 5–30 g Alkohol pro Tag konsumieren, um 1/4 und bei Männern, die regelmäßig über 30 g Alkohol pro Tag konsumieren, um fast die Hälfte geringer ist als bei Männern, die überhaupt keinen Alkohol zu sich nehmen (Rimm et al. 1991).

Betrachtet man die Korrelation zwischen dem durchschnittlichen Alkoholkonsum und der Gesamtsterblichkeit, zeigt sich in multiplen Studien statt der linearen, inversen Korrelation ein U-förmiger Zusammenhang zwischen der regelmäßig konsumierten Alkoholmenge und der Gesamtmortalität in den untersuchten Kollektiven, wobei die Gesamtmortalität bei einem mäßigen Alkoholkonsum, entsprechend dem täglichen Genuß von 20–50 g Alkohol, am geringsten ist (Abb. 16-1; Renaud et al. 1998).

Die Zunahme der Gesamtsterblichkeit bei massivem Alkohlkonsum erklärt sich v. a. aus der ansteigenden Inzidenz von alkoholbedingten Malignomen, insbesondere Malignomen im Bereich des Oropharynx und des Gastrointestinaltraktes, und einer zunehmenden Inzidenz der alkoholbedingten Leberzirrhose (Thun et al. 1997).

#### Alkohol bei Frauen

Für Frauen gilt der günstige Einfluß mäßigen Alkoholkonsums auf die Inzidenz der KHK erst für das Alter jenseits der Menopause. Den Daten einer Studie an über 80.000 US-amerikanischen Krankenschwestern zufolge steigt bei Frauen unter 40 Jahren die Gesamtsterblichkeit bereits bei nur sehr geringfügigem Alkoholkonsum von 0,1 g/Tag (Fuchs et al. 1995).

Möglicherweise erklärt sich der unterschiedliche Einfluß regelmäßigen Alkoholkonsums bei Männern und Frauen durch die ohnehin niedrigere Inzidenz der KHK bei Frauen, durch ein im Vergleich zu Männern höheres Risiko, eine alkoholbedingte Leberzirrhose zu erwerben, und die erhöhte Inzidenz von Mammakarzinomen bei alkoholkonsumierenden Frauen.

#### Unterschiedliche alkoholische Getränke

Inwiefern die Art des konsumierten Alkohols Einfluß auf den Zusammenhang zwischen der Menge regelmäßig konsumierten Alkohols und der Inzidenz der KHK hat, ist bislang umstritten. Ein besonders günstiger Einfluß des regelmäßigen Konsums von Rotwein wurde insbesondere aufgrund der Beobachtung postuliert, daß in Frankreich im Vergleich zu anderen westlichen Ländern die Mortalität des Myokardinfarktes trotz relativ hoher Aufnahme ungesättiger Fettsäuren mit der täglichen Nahrung sehr gering ist und man dieses als „französisches Paradoxon“ bekanntgewordene Phänomen statistisch durch den hohen Rotweinkonsum in Frankreich erklären kann (Renaud u. de Lorgeril 1992).

Der insbesondere durch ökonomisch-epidemiologische Daten belegten besonderen Bedeutung des regelmäßigen Konsums von Rotwein stehen die meisten prospektiven und Fall-/Kontrollstudien gegenüber, die ähnliche günstige Effekte bezüglich der Inzidenz der KHK für Wein, Bier und Spirituosen nahelegen (zur Übersicht s. Rimm et al. 1996).

#### Alkoholwirkung auf den Cholesterinstoffwechsel

Zu den Mechanismen, über die die günstigen Effekte des Konsums alkoholischer Getränke auf die Inzidenz der KHK vermittelt sind, gehören eine günstige Beeinflussung der Serumlipidspiegel mit einer Zunahme des High-density-Lipoproteinserumgehalts in Abhängigkeit von der regelmäßig konsumierten Alkoholmenge, eine Abnahme der Thrombozytenaggregabilität und eine Aktivierung der Fibrinolyse.

Zusätzlich zu diesen allgemein für alkoholische Getränke bedeutsamen Mechanismen sind besondere Effekte von Rotwein möglicherweise durch spezifische Ei-

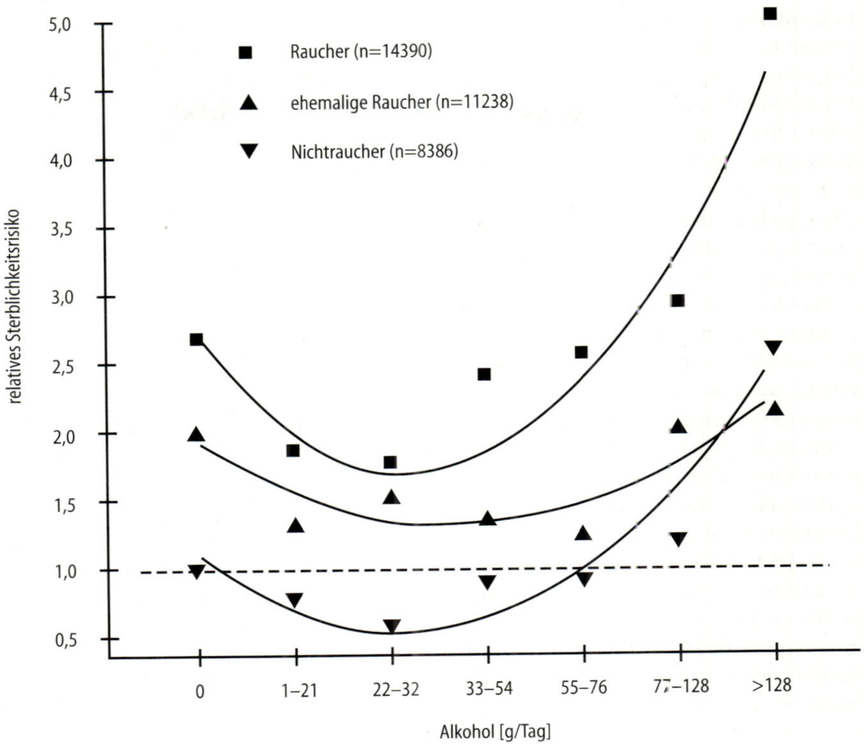


**Abb. 16-1.** Zusammenhang zwischen Mortalität und durchschnittlichem täglichen Alkoholkonsum bei männlichen Rauchern und Nichtrauchern (30.014 Männer mittleren Alters in Ostfrankreich von 1997 bis 1983). (Mod. nach Renaud et al. 1998)

genschaften der im Rotwein vorkommenden Phenole, Flavanoide und Tannnine zu erklären. So konnte gezeigt werden, daß Weinphenole in vitro und in vivo die Oxidation des Low-density-Lipoproteins hemmen und unabhängig vom Weinalkohol die Thrombozytenaggregation hemmen sowie vasorelaxierende Eigenschaften haben (zur Übersicht s. Flesch et al. 1998).

## 16.2.2 Alkohol und Kardiomyopathie/Herzinsuffizienz

Chronischer Alkoholismus ist eine der häufigsten mitbedingenden Ursachen der dilatativen Kardiomyopathie und ist an etwa 20–30% der klinischen symptomatischen Erkrankungen beteiligt (Schwartz et al. 1984; Fuster et al. 1981). In Populationen mit häufigem Alkoholabusus ist die Prävalenz möglicherweise noch größer (Roberts et al. 1987).

Typischerweise tritt eine kardiale Dekompensation bei Männern zwischen dem 30. und 55. Lebensjahr auf, die über 10 Jahre täglich mindestens 80 g Alkohol konsumiert haben (Burch u. Gilles 1971), wobei auch gelegentliche Alkoholexzesse zur Ausbildung einer alkoholischen Kardiomyopathie führen können (Fabrizio u. Regan 1994). Dabei besteht eine Korrelation zwischen der im Laufe des Lebens konsumierten Alkoholmenge und dem Ausmaß der kardialen Funktionsstörung sowie den ihr zugrundeliegenden myokardialen Veränderungen (Urbano-Marquez et al. 1989).

### Kardiomyopathie und Myopathie

Interessanterweise sind die kardialen Veränderungen unabhängig vom sonstigen Nutritionszustand der Patienten. Zu den echokardiographisch oder radionuklidventrikulographisch detektierbaren Veränderungen bei Patienten mit einer alkoholischen Kardiomyopathie gehören eine Dilatation des linken Ventrikels und eine Abnahme der linksventrikulären Ejektionsfraktion sowie eine Abnahme der Verkürzungsfraktion. Die alkoholische Kardiomyopathie korreliert eng mit der chronischen alkoholischen Myopathie, die durch eine proximale Muskelschwäche und Muskelatrophie gekennzeichnet ist.

### Gesamtalkoholmenge und Kardiomyopathie

Die Kardiomyopathie ist ebenfalls abhängig von der während eines Lebens insgesamt konsumierten Alkoholmenge und tritt etwa ab einem Gesamtalkoholkonsum von 870 kg ein, entsprechend dem Konsum von 120 g Alkohol pro Tag über 20 Jahre (Urbano-Marquez et al. 1989).

Die Prognose der alkoholischen Kardiomyopathie ist bei Beibehaltung eines chronischen Alkoholabusus extrem ungünstig. Immerhin sterben bei Beibehaltung des chronischen Alkoholismus etwa 40–50% der Patienten mit einer alkoholischen Kardiomyopathie innerhalb von 3–6 Jahren. Umgekehrt konnte in einer Untersuchung gezeigt werden, daß sich bei 10 von 11 Patienten mit einer bestehenden Herzinsuffizienz, die anamnestisch einen chronischen Alkoholabusus angaben, die systolische Pumpfunktion unter Alkoholkarenz spontan normalisierte (Francis et al. 1990).

**Pathogenese**

Obwohl entsprechende Längsschnittuntersuchungen bislang ausstehen, bestehen Hinweise dafür, daß der klinisch offenkundigen alkoholischen Kardiomyopathie alkoholinduzierte klinisch unauffällige kardiale Veränderungen vorangehen. Dopplerechokardiograhisch läßt sich bei Alkoholikern gehäuft eine Relaxationsstörung ohne gleichzeitige systolische funktionelle Beeinträchtigung oder ohne Zeichen der Herzmuskelhypertrophie nachweisen (Kupari et al. 1990).

Bei Hunden, die über ein Jahr 36% der mit der Nahrung zugeführten Kalorien in Form von Alkohol erhielten, ließen sich ebenfalls diastolische Auffälligkeiten mit einer Zunahme des enddiastolischen Ventrikeldruckes und einer vermehrten interstitiellen Fibrose als zugrundeliegende Ursache nachweisen. 4 Jahre später kam es bei Fortsetzung der alkoholhaltigen Diät auch zur Ausbildung einer systolischen Pumpfunktionsstörung (Thomas et al. 1980).

Ungeklärt ist bislang, warum Patienten mit einer Leberzirrhose in der Regel keine Herzinsuffizienz entwikkeln. Auch bei diesen Patienten läßt sich allerdings eine abgeschwächte linksventrikuläre Antwort auf eine Volumenbelastung oder eine Nachlasterhöhung nachweisen (Ahmed et al. 1984).

Neben einer vermehrten interstitiellen Fibrose gehören vermehrte Lipidablagerungen, inflammatorische Infiltrate sowie Schädigungen an Mitchondrien und Myofibrillen zu den typischen myokardialen Veränderungen bei Patienten mit alkoholischer Kardiomyopathie (Bulloch et al. 1972; Hibbs et al. 1965; Urbano-Marquez et al. 1989).

Dabei sind die Mechanismen, über die die Alkoholtoxizität vermittelt ist, bislang weitgehend unbekannt. Diskutiert werden hier insbesondere die Bedeutung von Acetaldehyd als primär toxischem Agens (Siddiq et al. 1993), die intrazelluläre Akkumulation von Phosphatidyläthanol (Alling et al. 1984) und Fettsäureethylestern (Laposata u. Lange 1986) sowie die Freisetzung freier Sauerstoffradikale und alkoholbedingte Veränderungen myokardialer Membranen (Taraschi u. Rubin 1985; Preedy u. Richardson 1996).

## 16.2.3 Alkohol und arterielle Hypertonie

Zwischen der Menge täglich konsumierten Alkohols und der Höhe des arteriellen Blutdrucks besteht eine lineare (Klatsky et al. 1977) oder eine J- oder U-förmige Beziehung (Criqui et al. 1981; Gordon u. Kannel 1983), wobei spätestens ab einem täglichen Alkoholkonsum von mehr als 20 g die Höhe des arteriellen Blutdrucks in Abhängigkeit von der konsumierten Alkoholmenge signifikant zunimmt (Abb. 16-2).

So führt die tägliche Aufnahme von 3 Standardgetränken (entsprechend einer Alkoholmenge von 30 g) zu einer Zunahme des systolischen arteriellen Blutdrucks um 3–4 mHg und zu einer Zunahme des diastolischen Blutdrucks um 1–2 mmHg.

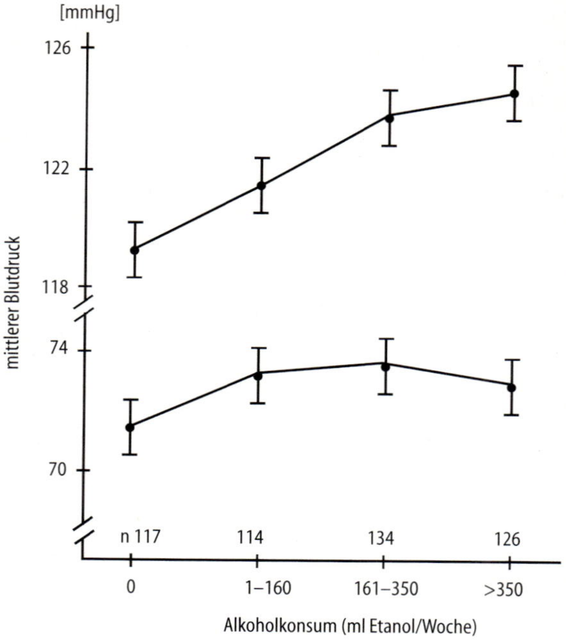


**Abb. 16-2.** Zusammenhang zwischen der wöchentlich konsumierten Alkoholmenge und dem systolischen (*obere Linie*) und dem diastolischen Blutdruck (*untere Linie*). (Mod. nach Arkwright et al. 1982)

Einzelne Studien belegen einen blutdruckerhöhenden Effekt bereits ab einem täglichen Konsum von weniger als 2 Standardgetränken (entsprechend weniger als 20 g Alkohol täglich; Vandongen u. Puddey 1994). Bei Menschen, die täglich 6 Standardgetränke oder mehr konsumieren, ist die Inzidenz der arteriellen Hypertonie doppelt so hoch wie bei mäßigen Trinkern (Klatsky et al. 1977; Gordon u. Kannel 1983).

In einer anderen Studie wurde ähnlich gezeigt, daß der regelmäßige Konsum von mehr als 3 alkoholischen Standardgetränken pro Tag zu einer 3- bis 4fach erhöhten Inzidenz der arteriellen Hypertonie im Vergleich zu Abstinenzlern führt (Arkwright et al. 1982).

Umgekehrt zeigten klinische Studien, daß Alkoholabstinenz bei Gewohnheitstrinkern zu einer signifikanten Abnahme von systolischem und diastolischem Blutdruck führt (Potter et al. 1984; Puddey et al. 1985, 1987). Dabei scheinen große interindividuelle Schwankungen bezüglich des blutdruckmodulierenden Effektes von Alkohol vorzuliegen, die teilweise auch auf begleitende Faktoren wie Übergewicht, Diät oder Nikotinkonsum zurückzuführen sind (Vandongen u. Puddey 1993).

Immerhin ist der blutdruckerhöhende Effekt regelmäßigen Alkoholkonsums so bedeutsam, daß möglicherweise bis zu 30% der Hypertoniefälle in westlichen Industrienationen auf Alkohol zurückgeführt werden können (Vandongen u. Puddey 1993).

### Unbekannte Pathogenese

Die Mechanismen, über die Alkohol blutdruckerhöhend wirkt, sind bislang nicht bekannt. Diskutiert werden eine Zunahme des peripheren Gefäßwiderstandes (Regan et al. 1986) möglicherweise infolge einer Erhöhung zirkulierender Katecholaminspiegel, eine Zunahme der sympathischen Innervation der Gefäßwände, eine Verminderung der Barorezeptorsensitivität oder direkte Effekte von Alkohol oder von Azetaldehyd an glatten Gefäßmuskelzellen (Regan et al. 1990; Vandongen u. Puddey 1993; Rupp et al. 1996; Abb. 16-3).

## 16.2.4
## Alkohol und kardiale Arrhythmien

Kardiale Arrhythmien sind die häufigste Manifestationsform der alkoholinduzierten Myokardschädigung ohne klinische Zeichen der Herzinsuffizienz. Die wichtigste Arrhythmieform ist das Vorhofflimmern als typische Präsentationsform des sog. Holiday-heart-Syndroms (Ettinger et al. 1978). In einer Untersuchung an 40 Patienten unter 65 Jahren mit einer Erstmanifestation von Vorhofflimmern wurde Alkohol in 2/3 als Ursache angesehen (Lowenstein et al. 1983).

Personen, die täglich 6 oder mehr Alkoholstandardgetränke konsumieren, haben ein doppelt so hohes Arrhythmierisiko wie Gelegenheitstrinker, wobei neben Vorhofflimmern auch Vorhofflattern und supraventrikuläre Tachykardien gehäuft auftreten (Cohen et al. 1988).

### Plötzlicher Herztod

Ebenfalls kommt es bei Alkoholikern zu einer gesteigerten Inzidenz des plötzlichen Herztodes. Die gesteigerte Inzidenz ist unabhängig vom Vorliegen einer KHK und wird noch weiter gesteigert, wenn gleichzeitig ein Nikotinabusus vorliegt (Kramer et al. 1968; Randall 1980; Rosengreen et al. 1988; Wannamathee u. Shaper 1992).

In einer in Moskau durchgeführten prospektiven Untersuchung zeigte sich, daß Alkoholmißbrauch 17% aller plötzlichen Todesfälle zugrundelag. Die Betroffenen wiesen keine Zeichen einer KHK, dafür aber histologische und biochemische Zeichen einer alkoholischen Kardiomyopathie auf (Vikhert 1986).

Ähnlich zeigte sich in einer Untersuchung zu plötzlichen unerwarteten Todesfällen bei Frauen ohne KHK, daß bei diesen in 40% ein Alkoholabusus vorlag (Beard et al. 1986).

## 16.2.5
## Alkohol und zerebrovaskuläre Ereignisse

Für den Zusammenhang zwischen zerebralen ischämischen Insulten und dem Konsum von Alkohol besteht ähnlich wie für die KHK eine U-förmige Beziehung, wobei durch eine prospektive Studie an Frauen gezeigt werden konnte, daß das Risiko, eine zerebrale Ischämie zu erleiden, bei einem Alkoholkonsum von

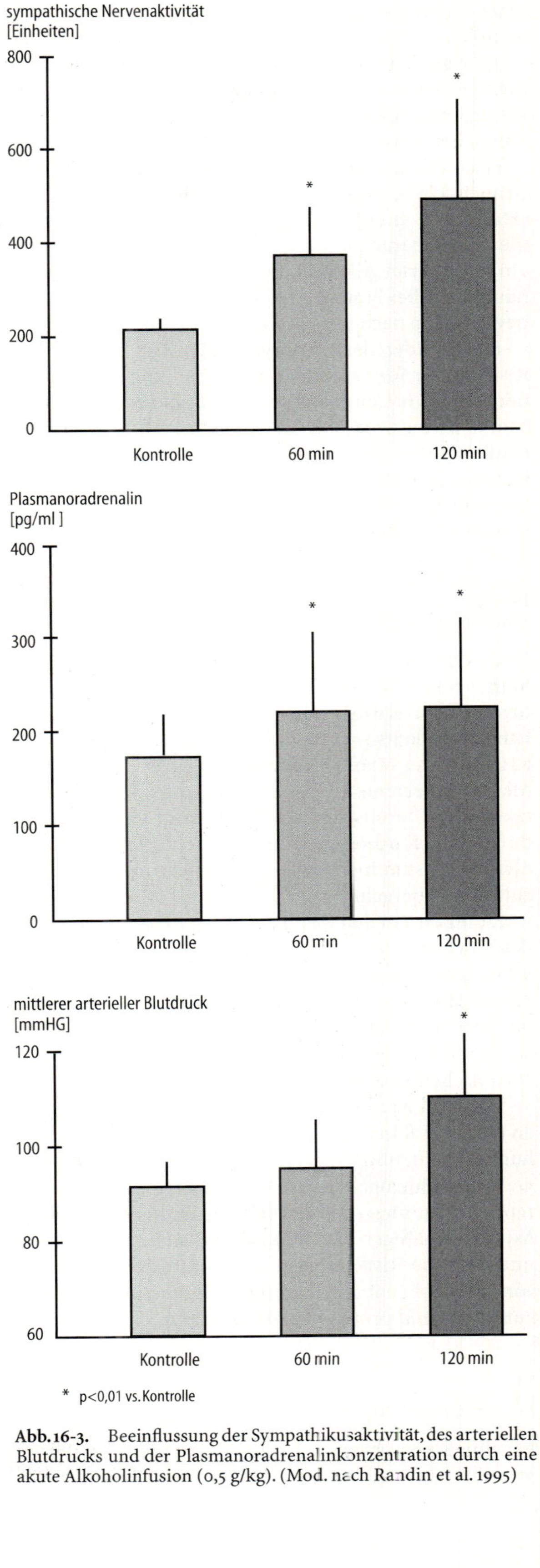


**Abb. 16-3.** Beeinflussung der Sympathikusaktivität, des arteriellen Blutdrucks und der Plasmanoradrenalinkonzentration durch eine akute Alkoholinfusion (0,5 g/kg). (Mod. nach Randin et al. 1995)

täglich 5–14 g am geringsten ausgeprägt ist (Marmot et al. 1981).

Eine ähnliche U-förmige Beziehung besteht auch für Männer, wobei starke Alkoholkonsumenten ein 4fach gesteigertes Schlaganfallrisiko aufwiesen gegenüber Alkoholabstinenzlern (Gill et al. 1986).

Das Risiko, eine Subarachnoidalblutung zu erleiden, ist auch schon bei geringerem Alkoholkonsum gesteigert (Marmot et al. 1981). An einer Studie an 119 Patienten, die eine Subarachnoidalblutung erlitten hatten, konnte ein gesteigerter Alkoholkonsum für Männer doppelt so häufig und bei Frauen 7mal häufiger als in der Normalbevölkerung nachgewiesen werden (Hillbom 1987).

Insbesondere ist ein ausgeprägter Alkoholismus ein Risikofaktor für zerebrale Insulte bei jungen Erwachsenen (Taylor u. Combs-Orne 1985). Dabei scheint der Zusammenhang zwischen Alkoholkonsum und zerebralen Insulten unabhängig vom arteriellen Blutdruck zu sein, wobei jedoch akute Blutdruckveränderungen vor einem Insult infolge Alkoholkonsums bislang nicht untersucht wurden (Donahu et al. 1986; Gill et al. 1986).

### 16.2.6 Zusammenfassung

Ungeachtet einer U-förmigen Beziehung zwischen Alkoholkonsum und Gesamtmortalität sowie einer linearen inversen Korrelation zwischen der Mengen durchschnittlich pro Tag konsumierten Alkohols und der Inzidenz der KHK und des Myokardinfarktes stellt der Konsum von Alkohol einen entscheidenden kardiovaskulären Risikofaktor dar. Chronischer Alkoholabusus führt zur Ausbildung einer Kardiomyopathie, die bei fortbestehendem Alkoholkonsum nicht selten in eine chronische Herzinsuffizienz übergeht.

Zumindest in den westlichen Industrienationen trägt der Konsum von Alkohol nicht unerheblich zur Ausbildung einer arteriellen Hypertonie bei. Bei Patienten ohne KHK ist Alkoholabusus die häufigste Ursache des plötzlichen Herztodes. Dies erklärt sich möglicherweise durch die nachgewiesene arrhythmogene Wirkung chronischen und exzessiven Alkoholkonsums.

Während zwischen der Inzidenz zerebraler Ischämien und dem Konsum von Alkohol eine U-förmige Beziehung besteht, führt auch der regelmäßige Genuß geringer Alkoholmengen zu einer gesteigerten Inzidenz zerebraler Blutungen. Potenziell gesundheitsfördernden Aspekten mäßigen Alkoholkonsums stehen somit nicht unerhebliche Risiken gegenüber, weshalb der Konsum von Alkohol aus medizinischer Indikation nur sehr zurückhaltend propagiert werden kann.

## 16.3 Körperliche Inaktivität

Regelmäßige körperliche Aktivität gilt als wichtiger Bestandteil eines gesunden Lebenstils. Wissenschaftliche Untersuchungen bestätigen diese Ansicht. Für eine Vielzahl chronischer Erkrankungen einschließlich der KHK, des Bluthochdrucks, des Diabetes mellitus Typ 2, der Osteoporose, des Kolonkarzinoms und Depressionen konnten epidemiologische Studien einen protektiven Effekt unterschiedlicher Ausprägung von regelmäßiger körperlicher Aktivität zeigen (Pate et al. 1995).

Im Gegensatz dazu ist körperliche Inaktivität mit einer erhöhten Mortalität assoziiert. In den USA schätzt man, daß etwa 12% der jährlichen Todesfälle durch einen Mangel an körperlicher Aktivität mitbedingt sind (Hahn et al. 1986, McGinnis et al. 1993).

### 16.3.1 Epidemiologie

Eine Vielzahl von epidemiologischen Untersuchungen konnte einen Zusammenhang zwischen körperlicher Inaktivität oder geringer körperlicher Fitneß und dem Risiko, an einer KHK zu erkranken, zeigen (Pate et al. 1995). Obwohl beweisende prospektive und randomisierte Studien fehlen, sprechen die vorliegenden Studien dafür, daß körperliche Inaktivität einen beeinflußbaren, unabhängigen koronaren Risikofaktor darstellt (Fletscher et al. 1996).

In den Studien mit dem besten Studiendesign betrug das relative Erkrankungsrisiko einer KHK bei körperlicher Inaktivität zwischen 1,5 und 2,4 und entsprach damit in etwa dem Risiko einer Hypercholesterinämie, von Bluthochdruck oder dem von Zigarettenrauchen (Powell et al. 1987). Das koronare Risiko stieg mit zunehmendem Inaktivitätsgrad und wurde durch körperliche Aktivität reduziert.

#### Energieverbrauch

Für einen Energieverbrauch durch körperliche Aktivität von 700–2000 kcal pro Woche fand sich bei Personen mittleren und höheren Lebensalters eine Dosis-Wirkungs-Beziehung zwischen Energieverbrauch durch körperliche Aktivität und dem kardiovaskulären Risiko (Lee et al. 1995). Personen mit dem höchsten Energieverbrauch hatten das niedrigste kardiovaskuläre Risiko. Die höchste Senkung der kardiovaskulären Letalität erfuhren körperlich inaktive Personen, wenn sie regelmäßige körperliche Aktivitäten mittlerer Intensität durchführten (Blair et al. 1995).

Personen, die nur früher körperlich aktiv waren, unterschieden sich in ihrem kardiovaskulären Risiko nicht von Personen, die ihr gesamtes Leben körperlich inaktiv waren (Hardman 1996).

#### Sekundärprophylaxe

Ebenso wie in der Primärprophylaxe ist ein gesteigertes Maß an körperlicher Aktivität in der Sekundärprophylaxe kardiovaskulärer Erkrankungen von Nutzen. Regelmäßige körperlicher Aktivität über 6 Jahre mit einem wöchentlichen Energieverbrauch von etwa 1800 kcal –

entsprechend etwa 4 h Ausdauertraining von mittlerer Intensität – führte zusammen mit einer fettarmen Diät bei Patienten mit koronarangiographisch diagnostizierter Herzerkrankung zu einer Regression der Koronararterienstenosen (Niebauer et al. 1997). In dieser prospektiven Studie schien der koronarprotektive Effekt hauptsächlich durch die regelmäßige körperliche Aktivität bedingt zu sein.

Metaanalysen klinischer Studien zeigen, daß ärztlich verordnete und überwachte körperliche Trainingsprogramme die Letalität von Patienten mit KHK vermindern (O'Connor et al. 1989; Hillsdon et al. 1995).

## 16.3.2 Pathogenese

Die Mechanismen, durch die regelmäßige körperliche Aktivität zu einer Reduktion des kardiovaskulären Risikos führen, sind in ihrer Gesamtheit nicht geklärt. Ein Überblick über diskutierte Mechanismen findet sich in Tabelle 16-1. Bedeutsam scheint die Beeinflussung etablierter koronarer Risikofaktoren.

Bereits regelmäßiges Ausdauertraining von geringer bis mittlerer Intensität, entsprechend etwa 40–60% der individuellen maximalen $O_2$-Aufnahme, führt bei normotonen und hypertonen Personen zu einer meßbaren Reduktion von systolischen und diastolischen Blutdruckwerten (Hagberg et al. 1995). Die Blutdruckeffekte sind schon nach wenigen Wochen Training nachweisbar (American College of Sports Medicine Position Stand 1993).

### Glukosestoffwechsel

Körperliche Aktivität wirkt sich günstig auf das Insulin-Glukose-Gleichgewicht aus. Die nach einem oralen Glukosetoleranztest bei 70- bis 89jährigen Männern gemessenen Insulin-plasmakonzentrationen waren bei den Männern mit dem höchsten Aktivitätsgrad am geringsten (Feskens et al. 1994).

Männer mittleren Alters, die regelmäßigen Ausdauersport betrieben, hatten gegenüber inaktiven Männern, sowohl nüchtern als auch nach oraler Glukosebelastung, deutlich niedrigere Plasmainsulinspiegel (Björntorp et al. 1972). Mehrere prospektive Studien konnten zeigen, daß körperlich inaktive gegenüber aktiven Personen ein erhöhtes Risiko haben, an einem Diabetes mellitus Typ 2 zu erkranken (Helmrich et al. 1991).

Ähnlich den Effekten auf den Blutdruck scheinen die günstigen Effekte auf den Glukosestoffwechsel bereits bei regelmäßiger körperlicher Aktivität von geringer bis mittlerer Intensität einzutreten (Hardman 1996). Ob höhere Intensitäten mit einem darüber hinausgehenden Profit für Blutdruck und Glukosestoffwechsel einhergehen, ist derzeit nicht geklärt.

**Tabelle 16-1.** Diskutierte metabolische und physiologische Effekte von körperlicher Aktivität

- Senkung des Blutdrucks
- Steigerung von HDL-Cholesterin
- Senkung von Triglyzeriden
- Steigerung der Glukosetoleranz
- Steigerung der Insulinsensitivität
- Senkung des Korpergewichts
- Veränderung der Körperfettverteilung
- Verbesserung der Endothelfunktion
- Steigerung der Fibrinolyse
- Senkung der Thrombozytenadhäsion

### Cholesterinstoffwechsel

Guttrainierte Ausdauersportler haben typischerweise 20–30% höhere HDL-Cholesterinkonzentrationen als körperlich inaktive Personen (Durnstine 1994). Die Höhe des Serum-HDL-Cholesterins korreliert invers mit dem Risiko, an einer KHK zu erkranken (Brunner et al. 1987).

Interessanterweise konnten diese günstigen Effekte auf die HDL-Cholesterinkonzentration bei Kraftathleten nur in sehr viel geringerem Ausmaß beobachtet werden (Durnstine u. Haskell 1994). Ab welcher Intensität von regelmäßigem körperlichem Ausdauertraining das individuelle Lipidprofil günstig beeinflußt wird, ist derzeit nicht geklärt. Eine Erhöhung des HDL-Cholesterins scheint jedoch bereits durch tägliches Spazierengehen in zügigem Gehtempo möglich (Cook et al. 1986).

Das Gesamtcholesterin, LDL-Cholesterin und die Triglyzeride werden durch körperliches Training auch günstig beeinflußt.

### Körperfettverteilung und kardiovaskuläres Risiko

Relativ geringe Zunahmen an körperlicher Aktivität – z. B. 3mal pro Woche 3 km spazierengehen – führen in aller Regel zu keiner Gewichtsreduktion (Haskell 1991). Erst bei regelmäßigen Aktivitäten von höherer Frequenz und Intensität tritt diese ein. Der zusätzliche Energieverbrauch wird dann nur inkomplett durch eine vermehrte Kalorienzufuhr ausgeglichen. In einer Studie, in der 14 körperlich inaktive und übergewichtige Männer über 2 Jahre an einem Trainingsprogramm (Joggen) ohne Diätvorschriften teilnahmen, kam es trotz erhöhter täglicher Kalorienzufuhr von etwa 300 kcal zum Gewichtsverlust (Wood et al. 1985).

Körperliche Aktivität hat auch einen günstigen Einfluß auf die Verteilung des Körperfettes. 6 Monate dauerndes körperliches Training führte bei gleichbleibendem Körpergewicht zu einer Reduktion des Taille-Hüft-Quotienten (Krotkiewski 1990). Dieser Quotient korreliert positiv mit dem kardiovaskulären Risiko (Larsson et al. 1992).

### 16.3.3 Therapie

Die Intensität, Dauer und Art von körperlicher Aktivität, die mit einem maximalen kardiovaskulären Nutzen einhergeht, ist bisher nicht definiert. Das Ausmaß des gesundheitlichen Profits hängt wie in Abb. 16-4 dargestellt vom basalen Aktivitätsniveau ab. Am meisten scheinen körperlich inaktive Personen durch Anheben ihres Aktivitätsniveaus auf ein mittleres Maß gesundheitlich zu profitieren (Blair et al. 1995).

Regelmäßige körperliche Aktivitäten höherer Intensität scheinen darüber hinaus mit einem weiteren Nutzen für die kardiovaskuläre Gesundheit einherzugehen. Beispiele körperlicher Aktivität unterschiedlicher Intensität sind in Tabelle 16-2 zusammengestellt.

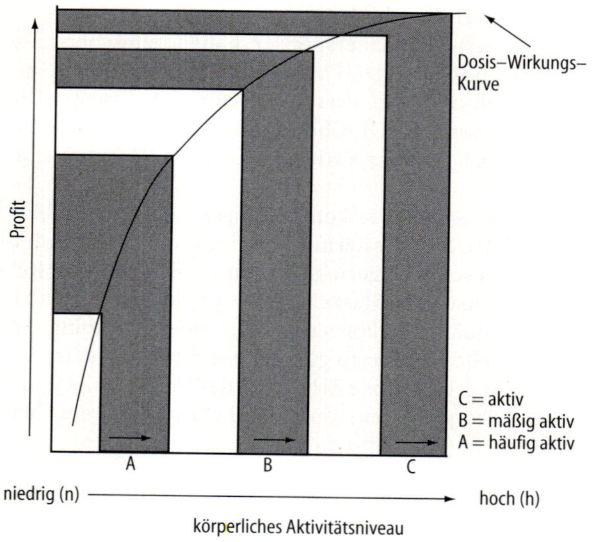


**Abb. 16-4.** Dosis-Wirkung-Beziehung zwischen Ausgangsniveau an körperlicher Aktivität und gesundheitlichem Profit. Der gesundheitliche Profit körperlicher Aktivität unterschiedlicher Intensität hängt vom Ausgangsniveau der körperlichen Aktivität ab. (Mod. nach Pate et al. 1995)

**Tabelle 16-2.** Beispiele für körperliche Aktivitäten unterschiedlicher Intensität. (Mod. nach Pate et al. 1995)

| Leichte Intensität (<4 kcal/min) | Mittlere Intensität (4–7 kcal/min) | Hohe Intensität (>7 kcal/min) |
|---|---|---|
| Langsames Gehen (<3 km/h) | Zügiges Gehen (5–6,5 km/h) | Schnelles Gehen (>7,5 km/h) zügiges Bergaufgehen |
| Fahrradfahren (Hometrainer, 50 W) | Fahrradfahren (<16 km/h) | Fahrradfahren (>16 km/h) |
| Langsames Schwimmen | Zügiges Schwimmen | Schnelles Schwimmen |
| Kegeln | Tischtennis, Federball | Tennis (Einzel), Joggen |
| Leichte Gartenarbeit | Rasenmähen (Motormäher) | Rasenmähen (Handmäher) |

Eine Empfehlung zur Modifikation des Risikoprofils sollte das aktuelle Aktivitätsniveau und die individuellen Gegebenheiten (Begleiterkrankungen) berücksichtigen. In Tabelle 16-3 sind die aktuellen Empfehlungen der American Heart Association (AHA) zur Modifikation des Risikofaktors „körperliche Inaktivität" dargestellt.

Ein kardiovaskulärer Nutzen scheint auch dann erreichbar, wenn sich die 30 min täglicher Aktivität aus über den Tag verteilten 5–10 min dauernden Einheiten zusammensetzen (DeBusk et al. 1990; Pate et al. 1995). Grundsätzlich sollte ein aktiver Lebensstil angestrebt werden (z. B. Treppensteigen statt Liftfahren oder zum Einkaufen gehen statt fahren).

#### Empfohlene Belastung

Körperliche Aktivität von hoher Intensität ohne vorausgegangene körperliche Konditionierung beinhaltet insbesondere bei körperlich inaktiven Personen ein erhöhtes Risiko, einen Herzinfarkt zu erleiden (Mittlemann et al. 1993, Willich et al. 1993). Um dieses Risiko zu vermindern, sollten Männer über 40 und Frauen über 50 Jahre mit einem ausgeprägten koronaren Risikoprofil und alle Personen mit bekannter KHK vor Beginn eines Trainingsprogramms fahrradergometrisch oder spiroergometrisch belastet werden. Die empfohlene körperliche Aktivität und deren Intensität sollte sich an dem Ergometrie- oder Spiroergometrieergebnis orientieren, niedrig beginnen und langsam über Wochen gesteigert werden.

Patienten mit bekannter KHK, aber ohne Nachweis einer Myokardischämie oder bedeutsamer ventrikulärer Herzrhythmusstörungen sollten eine Belastungsintensität von 50–80% ihres maximalen erreichbaren Sauerstoffverbrauches ($VO_{2\,max}$) anstreben (Fletscher 1997). Die während körperlicher Aktivität errreichte Herzfrequenz sollte etwa 50–75% der Herzfrequenzreserve

[(maximale Herzfrequenz – Herzfrequenz in Ruhe) × 50–75% + Herzfrequenz in Ruhe]

betragen.

Bei Patienten mit positivem Ischämienachweis oder dem Nachweis ventrikulärer Arrhythmien sollte der Be-

**Tabelle 16-3.** Empfehlungen der American Heart Association

| |
|---|
| • **Primärprophylaxe** |
| 3- bis 4 mal wöchentlich 30–60 min dynamische körperliche Aktivität von hoher Intensität |
| • **Sekundärprophylaxe** |
| 3- bis 4 mal wöchentlich 30–60 min dynamische körperliche Aktivität von geringer bis mittlerer Intensität (maximaler Effekt bei wöchentlicher Gesamtdauer von 5–6 h) |

ginn eines Ausdauertrainings unter ärztlicher Überwachung erfolgen, z. B. im Rahmen von Koronarsportgruppen.

## 16.4 Geschlechtspezifische Unterschiede und Hormonsubstitution

### 16.4.1 Postmenopausale Hormonsubstitution

Die postmenopausale Hormonersatztherapie ist ein etabliertes Therapiekonzept zur Linderung typischer postmenopausaler Beschwerden und zur Behandlung der Osteoporose. In der jüngeren Vergangenheit wird die postmenopausale Hormonersatztherapie zudem als Prävention der KHK diskutiert (Barrett-Connor u. Grady 1998; Grodstein et al. 1996).

### 16.4.2 Epidemiologie

Die KHK und andere Komplikationen der Atherosklerose bedingen die Hälfte der Todesfälle in der weiblichen Bevölkerung. Die Inzidenz nichttödlicher Herzinfarkte beträgt bei Frauen zwischen 35 und 64 Jahren 0,2%/Jahr. Nichtsdestoweniger haben bis zum 70. Lebensjahr etwa 15–20% der Frauen einen Herzinfarkt erlitten. Die Häufigkeit kardiovaskulärer Erkrankungen ist bei Frauen vor der Menopause deutlich niedriger als bei gleichaltrigen männlichen Individuen. Bei fehlenden Risikofaktoren ist sie nahezu vernachlässigbar. Nach der Postmenopause steigt jedoch die Inzidenz für Hypertonie und KHK deutlich an (Abb. 16-5; Colditz et al. 1987; Castelli u. Anderson 1986; Newton et al. 1997).

Zusätzlich zu den klassischen Risikofaktoren Nikotinabusus, Hypertonie, Hypercholesterinämie und Diabetes mellitus sowie familiäre Belastung, Alter und körperliche Inaktivität kommt bei Frauen somit die Postmenopause noch hinzu.

### 16.4.3 Beobachtungsstudien

In den letzen 2 Jahrzehnten wurden ca. 50 Beobachtungs-, Fall-/Kontroll- und Kohortenstudien zur Beurteilung der Effizienz der Hormonersatztherapie bei Frauen ohne und mit KHK durchgeführt. Bis auf die Framingham-Studie kommen alle Studien übereinstimmend zum Schluß, daß die Östrogenersatztherapie sowohl in der Primär- als auch in der Sekundärprävention die Inzidenz der KHK senkt (Abb. 16-6).

Die Nurses Health Study verglich 48.470 postmenopausale Frauen ohne KHK mit und ohne Hormonersatztherapie. Das relative Risiko, eine schwerwiegende kardiovaskuläre Erkrankung zu erleiden, betrug in der substituierten Gruppe 50%; die kardiovaskuläre Morta-

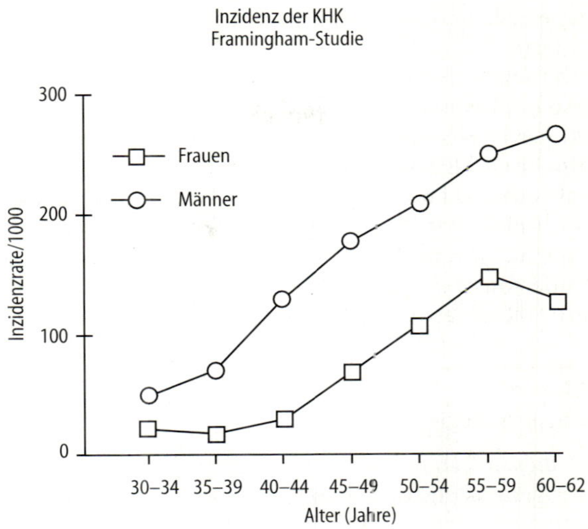


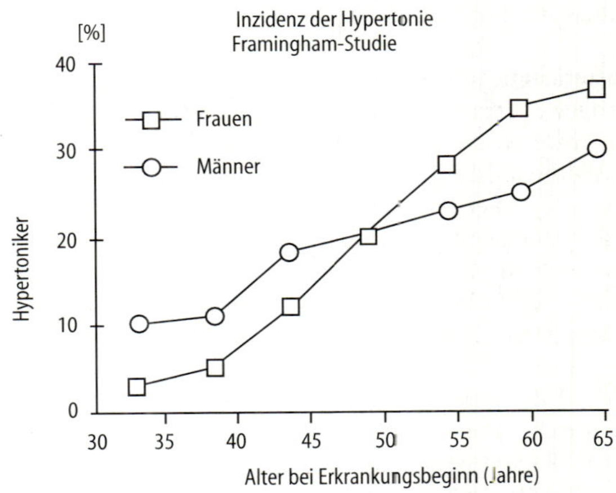


**Abb. 16-5.** Abhängigkeit der Inzidenz der arteriellen Hypertonie und der koronaren Herzerkrankung vom Lebensalter bei Männern und Frauen. (Nach Castelli et al. 1986)

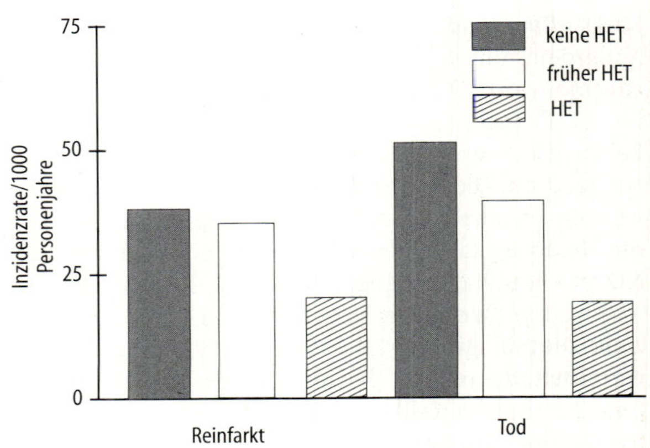


**Abb. 16-6.** Effekt der Hormonersatztherapie (*HET*) auf die Reinfarktrate und die Letalität bei postmenopausalen Frauen nach Herzinfarkt. (Nach Newton et al. 1997)

lität wurde durch die Östrogensubstitution auf 72% reduziert.

Zusätzlich haben koronarangiographische und dopplersonographische Untersuchungen einen positiven Effekt der Hormonersatzherapie in Bezug auf atherosklerotische Gefäßläsionen gezeigt (Colditz et al. 1987; Hong et al. 1992; Heckbert et al. 1997; Nabulsi et al. 1993; Stampfer u. Colditz 1991; Grady et al. 1992; Psaty et al. 1994; Sidney et al. 1997; Bush et al. 1987; Sullivan et al. 1990, 1997; Henderson et al. 1991; O'Brien et al. 1996; Newton et al. 1997; O'Keefe et al. 1997; Cauley et al. 1990).

## 16.4.4 Pathophysiologie

Auf diesen Daten basierend wurde postuliert, daß die Östrogene protektive Effekte auf das kardiovaskuläre System ausüben. Bedingt durch eine Vielzahl an Untersuchungen hat diese Hypothese inzwischen ein wissenschaftliches Fundament erhalten.

### Chlosterin und Angiotensin

Östrogene vermindern die Plasmacholesterinkonzentration, erhöhen die HDL-Plasmaspiegel und vermindern die Insulinresistenz (Cauley et al. 1983; Baysal u. Losordo 1996). Außerdem führt die Östrogenersatztherapie zu reduzierten Plasmakonzentrationen des „angiotensin converting enzyme" (ACE) und des Renins, wobei letzterer Effekt kontrovers diskutiert wird (Hassager et al. 1987; Erkkola et al. 1978; Schunkert et al. 1997).

Im Tiermodell führt die Östrogendefizienz zur vermehrten Expression des Angiotensin II-AT1-Rezeptors, was durch einen direkten Effekt des Östrogens auf die AT1-Rezeptorregulation bedingt ist (Nickenig et al. 1998). Darüber hinaus sind für Östrogene direkte, zelluläre Effekte im Sinne der Gerinnungshemmung (niedrig dosierte Östrogene, <1 mg/Tag) und der Wachstumsinhibition auf glatte Gefäßmuskelzellen beschrieben worden.

### Stickstoffmonoxid

Außerdem führen Östrogene zur Freisetzung von Stickstoffmonoxid (NO) und zur Kalziumkanalblockade (Collins et al. 1996; Shwaery et al. 1997; White et al. 1997; Balica et al. 1997; Williams et al. 1997), und damit zur Vasodilatation. Die antioxidative Wirkung der Östrogene ist möglicherweise durch die Freisetzung von NO und die Herabregulation des AT$_1$-Rezeptors zu erklären, da NO freie Radikale abfängt und der AT$_1$-Rezeptor zu den wichtigsten Quellen freier Radikale in der Gefäßwand zählt. Die biologischen Effekte werden über 2 Rezeptoren vermittelt, die α- und β- Subtypen des Östrogenrezeptors. Sie sind im Zellkern lokalisiert, wo sie durch das frei diffundierende 17β-Östradiol erreicht werden (Baysal u. Losordo 1996; Kuiper u. Gustafsson 1997).

Diese Rezeptoren sind auch in der Gefäßwand, insbesondere in glatten Gefäßmuskelzellen und Endothelzellen, exprimiert. Die Aktivierung dieser Rezeptoren führt zur Modulation der Expression verschiedener Gene (z.B. Protoonkogen c-myc).

Darüber hinaus ist jedoch nicht auszuschließen, daß auch von diesen Rezeptoren unabhängige zelluläre Effekte durch 17β-Östradiol induziert werden. Man nimmt an, daß die Beeinflussung der klassischen Risikofaktoren (z.B. LDL) nur etwa 30% der kardioprotektiven Wirkung der Östrogene ausmacht. Die restlichen 70% werden höchstwahrscheinlich durch direkte Effekte der Östrogene auf die vaskulären Zellen bedingt.

## 16.4.5 Prospektive Studien

Die vielversprechenden Ergebnisse der retrospektiven Untersuchungen haben schließlich zur Initiierung von prospektiven Studien geführt, die der Frage nachgehen sollen, ob die postmenopausale Hormonersatztherapie eine effektive Primär- und Sekundärprävention der KHK darstellt. Bislang wurde eine dieser Studien abgeschlossen.

### Heart and Estrogen Replacement Study (HERS)

Die HER-Studie untersuchte über durchschnittlich 4,1 Jahre den Effekt der Hormonersatztherapie randomisiert, plazebokontrolliert und prospektiv an 2763 Frauen

**Tabelle 16-4.** Charakteristika der Patienten, die in die HER-Studie eingeschlossen wurden

| Parameter | Östrogen-Progesteron | Plazebo |
|---|---|---|
| Anzahl | 1380 | 1383 |
| Alter | 67 7 | 67 7 |
| **Risikofaktoren** | | |
| Nikotin (%) | 13 | 13 |
| Diabetes (%) | 19 | 18 |
| Blutdruck (systolisch/diastolisch) [mmHg] | 135 19/73 10 | 135 19/73 10 |
| LDL [mg/dl] | Vor Therapie: 145<br>nach Therapie: 125 | Vor Therapie: 145<br>nach Therapie: 140 |
| HDL [mg/dl] | Vor Therapie: 50<br>nach Therapie: 54 | Vor Therapie: 50<br>nach Therapie: 49 |
| Body-mass-Index >27 kg/m$^2$ (%) | 57 | 55 |
| Herzinsuffizienz (%) | 10 | 9 |
| Myokardinfarkt (%) | 17 | 17 |
| PTCA (%) | 45 | 45 |
| Bypass-operation(%) | 42 | 41 |

mit manifester KHK (Tabelle 16-4; Hulley et al. 1998). Als Verum wurden täglich 0,625 mg konjungiertes Pferdeöstrogen mit 2,5 mg Medroxyprogesteron verabreicht. Die Hormontherapie führte zu einem 11-%-Abfall der LDL- und zu einem 10-%-Anstieg der HDL-Serumkonzentrationen.

Trotzdem ergab die Auswertung, daß weder die Inzidenz nichttödlicher Myokardinfarkte noch die kardiovaskuläre Mortalität durch die Hormontherapie gesenkt werden konnte. Im ersten Jahr kam es in der Verumgruppe sogar zu einer geringfügigen Übersterblichkeit. Im 4. und 5. Jahr zeigte sich jedoch ein gegenteiliger Trend. Die Ergebnisse (Tabelle 16-5) dieser ersten prospektiven Studie zur Rolle der Sekundärprävention der Hormonersatztherapie bei KHK stehen im Gegensatz zu den bislang veröffentlichten Untersuchungen. Dies ist wahrscheinlich durch folgende Punkte bedingt:

1. Die Ergebnisse von Beobachtungsstudien sind möglicherweise irreleitend, da Frauen mit postmenopausaler Hormonersatztherapie tendenziell über ein günstigeres koronares Risikoprofil verfügen. Außerdem sind diese Frauen in regelmäßigerer ärztlicher Betreuung. Die unterschiedlichen Studienergebnisse könnten somit durch diese positive Selektion bedingt sein.
2. Die untersuchten Patientengruppen waren unterschiedlich. In den meisten retrospektiven Studien wurden relativ junge und gesunde Frauen mit reiner Östrogenersatztherapie untersucht. Im Gegensatz dazu wurden in der HER-Studie ältere Frauen mit KHK und einer Kombinationstherapie aus Östrogenen und Progesteron eingeschlossen. Trotzdem liegen auch Beobachtungstudien an Frauen mit kombinierter Hormontherapie und bestehender Herzerkankung vor, die ebenfalls einen Benefit bei der Hormonersatztherapie zeigten. Die unterschiedlichen Ergebnisse in diesen Studien im Vergleich zur HER-Studie sind letztlich ungeklärt.
3. Um die Nebenwirkungen der Östrogene auf das Endometrium (Karzinomentstehung) zu mindern, wird gegenwärtig eine zusätzliche Therapie mit Progesteronderivaten empfohlen. Progesteron kann die positiven Effekte der Östrogene auf Lipoproteine, Atherosklerose, endotheliale Dysfunktion und Gerinnungssystem aufheben. Progesterone führen zudem zu einer Herabregulation der Östrogenrezeptoren und vermindern damit deren biologische Wirksamkeit. Medroxyprogesteron, welches in der HER-Studie Anwendung fand, tut dies möglicherweise in ausgeprägterem Maße als andere Progesterone. Aber auch hier muß Erwähnung finden, daß frühere Beobachtungsstudien mit vergleichbarer Hormonkombinationstherapie einen positiven präventiven Effekt zeigen konnten (Psaty et al 1994; Sidney et al. 1997; Adams et al. 1997).

**Tabelle 16-5.** Ergebnisse der HER-Studie. Absolutzahlen der kardiovaskulären Krankheits- oder Todesfälle

| Endpunkte | Östrogen-Progesteron | Plazebo |
|---|---|---|
| | (n=1380) | (n=1383) |
| Manifestation der KHK | 172 | 176 |
| Kardiovaskulärer Tod | 71 | 58 |
| Nichttödlicher Myokardinfarkt | 116 | 129 |
| Bypassoperation | 88 | 101 |
| PTCA | 164 | 175 |
| Hospitalisierung wegen instabiler Angina pectoris | 103 | 117 |
| Hospitalisierung wegen Herzinsuffizienz | 128 | 112 |
| Reanimation | 19 | 13 |
| Periphere Verschlußkrankheit | 94 | 108 |
| Schlaganfall | 108 | 96 |

### Schlußfolgerungen aus der HER-Studie

1. Die Ergebnisse der HER-Studie zeigen einen tendenziellen Benefit der Hormonersatztherapie nach 4–5 Jahren. Daher kann eine bereits mehrjährig bestehende, gut vertragene postmenopausale Hormonersatztherapie fortgesetzt werden, da die positiven Effekte insbesondere bezüglich der Osteoporose unbestritten sind.
2. Die Ergebnisse der HER-Studie sichern nicht den Wert einer Hormonersatztherapie zur Sekundärprävention der KHK.
3. Die Rolle der Hormonersatzherapie zur Primärprävention der KHK ist ungeklärt. Ebenso ist der Stellenwert der reinen Östrogenersatztherapie bei hysterektomierten Frauen offen. Der Women's Health Initiative Randomized Trial wird diesen Fragen an über 20.000 Frauen und einem Beobachtungszeitraum von 9 Jahren nachgehen. Die Ergebnisse sind 2005 zu erwarten. Bis dahin kann eine primärpräventive Therapie der KHK durch eine Hormonersatztherapie nicht empfohlen werden.

## 16.4.6 Selektive Östrogenrezeptormodulatoren (SERM)

Die selektiven Östrogenrezeptormodulatoren sind synthetisch entwickelte Östrogenrezeptoragonisten, die möglicherweise nicht über die Nebenwirkungen der natürlichen Östrogene (Mammakarzinom, Endometriumkarzinom) verfügen. Erste Studien mit Raloxifen, dem ersten klinisch zugelassenen Vertreter dieser Stoffklasse, haben einen positiven Effekt in bezug auf die Osteoporose gezeigt (Walsh et al. 1998; Delmas et al. 1997). Allerdings sind bislang keine Ergebnisse bezüglich kardiovaskulärer Erkrankungen bekannt.

## 16.5 Familiäre Belastung

! Eine positive Familienanamnese bezüglich KHK ist ein unabhängiger Risikofaktor.

Dies wurde durch eine ganze Reihe von großen Studien gezeigt. So hatten z.B. in einer prospektiven Studie mit mehr als 45.000 männlichen Patienten zwischen 40 und 75 Jahren die Patienten ein auf mehr als das Doppelte erhöhtes Risiko, einen Myokardinfarkt zu erleiden, von denen ein Elternteil vor dem 70. Lebensjahr ebenfalls einen Infarkt erlitten hatte (Colditz et al. 1991). Das Infarktrisiko war um so höher, je jünger der Elternteil zum Zeitpunkt des Myokardinfarkts war.

Dieser Risikofaktor der positiven Familienanamnese ist zwar nicht zu beeinflussen, seine Erkennung ist aber für die Einschätzung des individuellen koronaren Risikos eines Patienten wichtig. Daher gehört die Erhebung einer ausführlichen Familienanamnese bezüglich einer KHK oder einer anderen atherosklerotischen Erkrankung zu jeder Konsultation durch einen Patienten mit Verdacht auf eine KHK oder zur Einschätzung des Risikos einer solchen. Das Risiko einer KHK ist erhöht, wenn ein enger Blutsverwandter erkrankt ist. Hierbei ist die Erkrankung eines Verwandten 1. Grades (Elternteil, Geschwister, Kind) mit einem höheren Risiko verbunden als die eines Verwandten 2. Grades (Großelternteil, Tante/Onkel) oder 3. Grades (Cousine/Cousin).

Das Risiko steigt außerdem mit dem Anteil an erkrankten Familienangehörigen und ist um so höher, je niedriger das Lebensalter ist, in dem die Verwandten erkrankt sind.

Die Untersuchung auf weitere Risikofaktoren sollte bei Verwandten 1. Grades von Patienten erfolgen, bei denen die KHK vor dem 55. (bei Männern) bzw. vor dem 65. Lebensjahr (bei Frauen) auftrat (Second Joint Task Force of European and Other Societies on Coronary Prevention 1998). Es sollte bei den Verwandten eine Beratung bezüglich des Lebensstils und ggf. eine Therapie weiterer, beeinflußbarer Risikofaktoren erfolgen.

Die familiäre Hypercholesterinämie ist ein weiterer genetisch determinierter Risikofaktor. Einige Genpolymorphismen, für die ein Zusammenhang mit der KHK diskutiert wird, wie z. B. von Apolipoprotein E, ACE oder Fibrinogen, werden im folgenden dargestellt.

## 16.6 Andere Risikofaktoren

Das Erkennen und das Verstehen der pathogenetischen Zusammenhänge und die therapeutische Modifikation von etablierten kardiovaskulären Risikofaktoren beginnt sich in einer Reduktion der kardiovaskulären Morbidität und Letalität auszuwirken. Dennoch kann nur bei etwa 30% aller kardiovaskulären Ergeignisse ein Zusammenhang zu etablierten kardiovaskulären Risikofaktoren hergestellt werden (Heller et al. 1984).

**Tabelle 16-6.** Diskutierte kardiovaskuläre Risikofaktoren

| |
|---|
| **Hämostasiologische Faktoren** |
| - Fibrinogen (Koenig 1998) |
| - Gerinnungsfaktor VII (Folsom et al. 1997) |
| - Gerinnungsfaktor VIII und v.-Willebrand-Faktor (Folsom et al. 1997) |
| - Thrombozyten (Thaulow et al. 1991) |
| - Plasminogenaktivator-Inhibitor 1 (Juhan-Vague et al. 1998) |
| - Gewebeplasminogen Aktivator (Juhan-Vague et al. 1996) |
| **Stoffwechselvariablen** |
| - Homocystein (Welch et al. 1998) |
| - Lipoprotein (a) (Valentine 1994) |
| - Vitamin B (Folsom et al. 1998) |
| - Vitamin D (Watson et al. 1997) |
| **Eisenstoffwechsel** |
| - Ferritin (Sempos et al. 1996) |
| - Transferrinrezeptor/Ferritin (Tuomainen et al. 1998) |
| **Entzündungsparameter** |
| - Leukozytenzahl (Ernst et al. 1987) |
| - C-reaktives Protein (Ridker et al. 1997) |
| - Zirkulierende Adhäsionsmoleküle (Fishman et al. 1998) |
| **Infektionen** |
| - Chlamydia pneumoniae (Gupta et al. 1997) |
| - Helicobacter pylori (Murray et al. 1995) |
| - Zytomegalievirus (Epstein et al. 1996) |
| - Herpesviren (Minick et al. 1979) |
| **Wachstumsfaktoren** |
| - Transforming Growth Factor-ß1 (Wang et al. 1997) |
| **Psychosoziale Faktoren** |
| - Persönlichkeitstyp (Denollet et al. 1996) |
| - Psychischer Stress (Währborg et al. 1998) |
| **Morphologische Faktoren** |
| - Dicke der Tunica intima und media der Arteria carotis (O'Leary et al. 1998) |
| - Koronarkalk (Sangiorgi et al. 1998) |

Deshalb ist es wahrscheinlich, daß über die etablierten kardiovaskulären Risikofaktoren hinaus weitere Risikofaktoren bestehen. In Tabelle 16-6 finden sich derzeit diskutierte andere kardiovaskuläre Risikofaktoren. Auf einzelne wird nachfolgend eingegangen.

### 16.6.1 Hämostasiologische Faktoren

Das Gerinnungs- und Fibrinolysesystem spielen bei der Entstehung von atherosklerotischen Plaques und akuten koronaren Syndromen nach Plaqueruptur eine wichtige

Rolle (Fuster et al. 1992). Verschiedene hämostasiologische Variablen – Fibrinogen, Gerinnungsfaktor VII, Gerinnungsfaktor VIII und v.-Willebrand-Faktor, Thrombozyten, Plasminogenaktivator und dessen Inhibitor – wurden in der Vergangenheit mit dem Risiko assoziiert, an einer KHK zu erkranken (Koenig 1998).

Derzeit ist keine dieser Variablen als unabhängiger Risikofaktor einer KHK etabliert. Vielmehr handelt es sich um Risikomarker, für die eine Assoziation zwischen KHK und Variablen ohne gesicherten kausalen Zusammenhang besteht.

### Fibrinogen

Unter den hämostasiologischen Faktoren, die mit einer KHK assoziert wurden, ist Fibrinogen am besten untersucht.

#### ■ Epidemiologie

Über 10 prospektive epidemiologische Beobachtungsstudien haben eine positive und unabhängige Assoziation zwischen erhöhten Plasmafibrinogenspiegeln und der Erstmanifestation eines Herzinfarktes oder Schlaganfalles gezeigt (Koenig 1998). In einer Metaanalyse aus 6 dieser Studien ergab sich für den Vergleich der Rate von Herzinfarkten und Schlaganfällen des oberen mit dem unteren Drittel der Fibrinogenspiegel eine Odds-Ratio von 2,3 (Ernst et al. 1993).

In der ECAT-Studie korrelierten die bei Studienbeginn gemessenen Fibrinogenspiegel positiv mit dem Auftreten von Herzinfarkten oder Angina pectoris bei Patienten mit bekannter, koronarangiographisch gesicherter KHK (Thompson et al. 1995). Ein Fibrinogenspiegel von über 3,0 g/l war mit einem mehr als 2fach erhöhten Risiko assoziiert, an koronaren Komplikationen (Myokardinfarkt, Angina pectoris) zu erkranken (Koenig 1998).

#### ■ Pathogenese

Die Mechanismen, durch die erhöhte Fibrininogenspiegel die Entstehung einer KHK und deren Komplikationen begünstigen könnten, sind erst teilweise erforscht. Von Bedeutung scheinen prokoagulatorische Effekte, eine negative Beeinflussung von rheologischen Eigenschaften des Blutes, eine vermehrte Aggregation von Thrombozyten und eine Schädigung der Endothelfunktion zu sein (Koenig 1998). Ferner stimulieren Fibrinogen und seine Spaltprodukte die Proliferation und Migration glatter Gefäßmuskelzellen und könnten dadurch zum Wachstum atherosklerotischer Plaques beitragen (Ernst et al. 1997).

#### ■ Therapie

Eine medikamentöse Beeinflussung von erhöhten Fibrinogenspiegeln ist nicht möglich. Die Fibrinogenspiegel korrelieren positiv mit den meisten etablierten Risikofaktoren. Es wird diskutiert, daß die Effekte der etablierten Risikofaktoren z. T. durch erhöhte Fibrinogenspiegel bedingt sein könnten (Folsom et al. 1991). Eine besonders konsequente Behandlung der bestehenden etablierten Risikofaktoren bei Vorliegen einer Hyperfibrinogenämie erscheint deshalb sinnvoll.

### Faktor VII, Faktor VIII und v.-Willebrand-Faktor

Die Ergebnisse der Studien, die eine Assoziation dieser Faktoren mit einer KHK untersuchten, sind nicht eindeutig. Während in der Northwick Park Heart Study Faktor-VII-Spiegel mit der Häufigkeit kardiovaskulärer Ereignisse und Faktor-VIII-Aktivität und v.-Willebrand-Faktorspiegel mit der Häufigkeit tödlicher kardiovaskulärer Ereignisse assoziiert wurden (Meade et al. 1986), konnte die ARIC-Studie diese Ergebnisse nicht bestätigen und fand keine Assoziation zwischen diesen Faktoren und einer KHK (Folsom et al. 1997).

### Thrombozyten

Es gibt nur wenige Studien, die eine Assoziation einer gesteigerten Thrombozytenaktivität mit dem Risiko, an einer KHK oder deren Komplikationen zu erkranken, untersuchten. An gesunden Männern mittleren Alters waren die Thrombozytenzahl und die Schnelligkeit der Thrombozytenaggregation mit einem erhöhten Risiko assoziiert, an einer KHK zu erkranken (Thaulow et al. 1991).

In einer Studie an 149 Patienten, die einen Herzinfarkt erlitten hatten, war die 3 Monate nach dem Infarkt bestimmte spontane Thrombozytenaggregation mit dem Risiko eines weiteren Myokardinfarktes assoziiert (Trip et al. 1990).

### Plasminogenaktivator-Inhibitor 1 und Gewebeplasminogenaktivator

Das intravaskuläre fibrinolytische System wird hauptsächlich durch eine Balance zwischen Gewebeplasminogenaktivator (t-PA) und seinem wichtigsten Inhibitor, dem Plasminogenaktivator-Inhibitor 1 (PAI-1), reguliert. Inaktives Plasminogen wird durch Plasminogenaktivatoren in Plasmin umgewandelt. Plasmin degradiert Fibrin und aktiviert außerdem Metalloproteinasen und Wachstumsfaktoren.

Erhöhte PAI-1-Konzentrationen hemmen die Fibrinolyse durch reduzierte Bildung von Plasmin und Akkumulation von Fibrin.

PAI-1-Aktivität, PAI-1-Antigenspiegel und t-PA-Antigenspiegel korrelieren postiv miteinander und negativ mit der fibrinolytischen Aktivität. Die t-PA-Antigenspiegel repräsentieren im wesentlichen die Spiegel von inaktivem t-PA/PAI-1-Komplex.

Junge Postinfarktpatienten wiesen gegenüber vergleichbaren Patienten ohne Myokardinfarkt höhere PAI-1-Antigenspiegel auf (Hamsten et al. 1985), und die erhöhten PAI-1-Antigenspiegel waren mit einem erhöhten Risiko assoziiert, einen weiteren Infarkt zu erleiden (Hamsten et al. 1987). t-PA-Antigenspiegel, PAI-1-Antigenspiegel und PAI-1-Aktivität wurden neben anderen fibrinolytischen Parametern im Rahmen einer großen Multizenterstudie (ECAT-Studie) bei Patienten mit Angina pectoris gemessen und zur Häufigkeit des Auftretens von Myokardinfarkten oder plötzlichen koronaren Todesfällen innerhalb eines Beobachtungsintervalles von 2 Jahren in Beziehung gesetzt (Juhan-Vague et al. 1996).

Eine positive Assoziation der t-PA-Antigenspiegel, PAI-1-Antigenspiegel und PAI-1-Aktivität mit den kardiovaskulären Ereignissen zeigte sich nur vor der Adjustierung für andere Risikofaktoren. Die Assoziation von PAI-1-Antigenspiegel und PAI-1-Aktivität bestand nach Berücksichtigung von Parametern der Insulinresistenz (HDL-Cholesterin, Body-mass-Index, Triglyceriden) nicht mehr.

Gleiches galt für die Assoziation von t-PA-Antigenspiegeln nach Berücksichtigung der obigen Parameter der Insulinresistenz, von Entzündungsparametern (Fibrinogen, CRP) oder Markern eines Endothelschadens (v.-Willebrand-Faktor). Damit scheint eine prognostische Bedeutung von PAI-1 von der Insulinresistenz und die von t-PA von verschiedenen pathophysiologischen Mechanismen abzuhängen. PAI-1 und t-PA scheinen deshalb keine unabhängigen Risikofaktoren zu sein, sondern können als Risikomarker verstanden werden (Juhan-Vague et al. 1998).

## 16.6.2 Lipoprotein (a)

Lipoprotein (a) [Lp(a)], das von Berg entdeckt und erstmals beschrieben wurde (Berg 1963), unterscheidet sich vom „low density lipoprotein" (LDL) durch ein zusätzliches Glykoprotein, genannt Apolipoprotein (a), das durch eine Disulfidbrücke mit dem Apolipoprotein B-100, einem Bestandteil des LDL-Partikels, an dieses gebunden ist (Abb. 16-7). Die physiologische Bedeutung von Lp(a) ist nicht bekannt. Ein ausgeprägter Größenpolymorphismus von Apolipoprotein (a) mit Molekülmasse zwischen 300.000 und 800.000 ist die Grundlage einer inversen Korrelation zwischen der Molekülmasse von Apo(a) und der Plasmakonzentration von Lp(a) (Lawn 1991).

Obwohl die intraindividuelle Variabilität der Plasmakonzentration von Lp(a) mit etwa 15% klein ist, ist die interindividuelle mit Konzentrationsunterschieden mit einem Faktor von 1000 sehr groß (Jialal 1998). Die Höhe der Plasmakonzentrationen wird wesentlich durch das Apolipoprotein-(a)-Gen bestimmt und ist vererbbar (Jialal 1998).

Alter, Geschlecht, Ernährung, Körpergewicht und körperliche Aktivität von mittlerer Intensität haben keinen bedeutsamen Einfluß auf die Plasmakonzentrationen von Lp(a) (Rader et al. 1992; Kronenberg et al. 1996). Postmenopausal werden erhöhte Lp(a)-Plasmakonzentrationen gemessen (Brown et al. 1993).

Die Molekülstruktur von Apolipoprotein (a) stimmt in etwa 80% mit der von Plasminogen überein (McLean et al. 1987). Einige der biologischen Effekte von Lp(a) leiten sich von dieser Ähnlichkeit zu Plasminogen ab (s. unten).

### Epidemiologie

Eine positive Assoziation von erhöhten Lp(a)-Plasmakonzentrationen mit einer ischämischen Herzerkrankung (Rosengren et al. 1990; Sandholzer et al. 1992; Rader et al. 1994), einer Restenoseentstehung nach PTCA (Desmarais et al. 1995), der Progression einer KHK (Tamura et al. 1995; Terres et al. 1995), einer zerebrovaskulären Erkrankungen (Zenker et al 1986) und der peripher-arteriellen Verschlußkrankheit (Valentine et al. 1994) sind beschrieben. Die Bedeutung von Lp(a) als unabhängiger Risikofaktor der KHK ist jedoch umstritten.

Mehrere fallkontrollierte Studien (Übersicht bei Jialal 1998) und prospektive Studien (Sigurdsson et al. 1992;

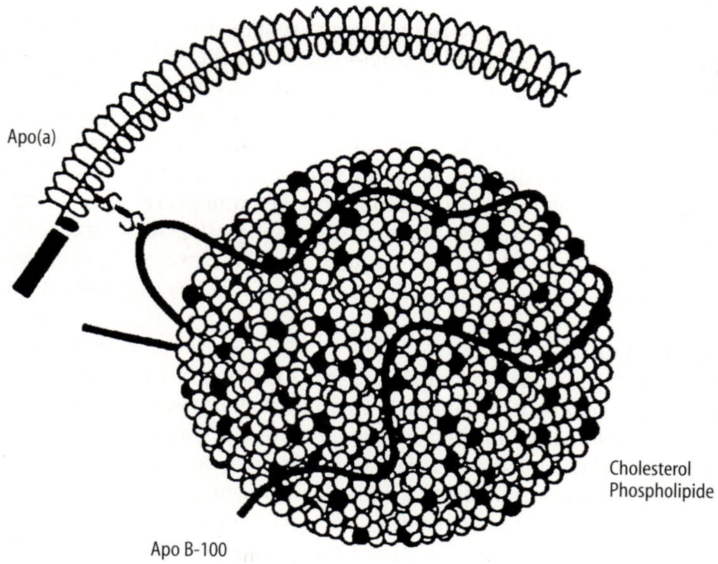


**Abb. 16-7.** Schematische Darstellung von Lipoprotein (a) (mod. nach Lawn 1991). Wie das LDL („low density lipoprotein") setzt sich Lp(a) aus einem Kern, bestehend aus Cholesterol-Ester, und einer Oberfläche aus Phospholipiden und freiem Cholesterol, in die Apolipoprotein B-100 (ApoB-100) integriert ist, zusammen. Zusätzlich zum LDL besitzt Lp(a) das Glykoprotein Apolipoprotein (a) *[Apo(a)]*, das durch eine Disulfidbindung mit dem ApoB-100 verbunden ist

Cremer et al. 1994; Bostom et al. 1996) konnten Lp(a) als koronaren Risikofaktor identifizieren. Diese positive Beziehung zwischen Lp(a) und einer koronaren Krankheit wird jedoch durch eine Vielzahl von Studien in Frage gestellt (Übersicht bei Cantin et al. 1998).

In einer kanadischen prospektiven Studie von 5jähriger Dauer, die 2156 Männer im Alter von 47–76 Jahren ohne KHK einschloß, war Lp(a) kein unabhängiger koronarer Risikofaktor, schien jedoch das Risiko anderer Risikofaktoren zu beeinflussen (Cantin et al. 1998). Das durch LDL- oder Gesamtcholesterin erhöhte koronare Risiko wurde in Abhängigkeit von der Lp(a)-Plasmakonzentrationen weiter gesteigert. Die koronarprotektiven Effekte von HDL waren dagegen bei Vorhandensein erhöhter Lp(a)-Plasmakonzentrationen nicht mehr nachweisbar (Cantin et al. 1998).

#### ■ Pathogenese

Verschiedene Mechanismen sind beschrieben, durch die Lp(a) zur Entstehung und Progression von atherosklerotischen Läsionen beitragen könnte. Lp(a) ist in atherosklerotischen Plaques nachweisbar und bindet gut an verschiedene Matrixkomponenten, die typischerweise in atherosklerotischen Plaques gefunden werden. Lp(a) kann durch Bindung an LDL Lp(a)-LDL-Aggregate mit einer verlängerten Verweildauer in der Gefäßwand bilden (Nordestgaard 1996).

Die Lp(a)-Ablagerung in atheroskerotischen Plaques korrelieren mit seinen Plasmakonzentrationen und übertreffen LDL-Cholesterinablagerungen bezogen auf die jeweiligen Plasmakonzentrationen (Lui et al. 1994).

Oxidiertes Lp(a) ist ein schlechter Ligand am LDL-Rezeptor, wird durch den Scavenger-Rezeptor intrazellulär aufgenommen und führt zur Schaumzellbildung in Makrophagen (Haberland et al. 1992). Lp(a) hemmt die Aktivierung des Wachstumsfaktors TGF-β und begünstigt dadurch die Migration und Proliferation glatter Gefäßmuskelzellen (Grainger et al. 1993).

Die hohe strukturelle Ähnlichkeit von Apolipoprotein (a) mit Plasminogen ist die Grundlage von Interaktionen von Lp(a) mit dem fibrininolytischen System. Lp(a) konkurriert in vitro mit Plasminogen um Bindungsstellen an Fibrin, Fibrinogen und an dem Plasminogenrezeptor und vermindert dadurch die lokale Aktivierung von Plasminogen zu Plasmin (Nachman 1992). Die könnte in vivo zu einer erhöhten Gerinnungsneigung führen. Der Nachweis einer klinischen Relevanz dieser experimentellen Befunde steht jedoch noch aus.

#### ■ Therapie

Lp(a) ist derzeit nicht als unabhängiger koronarer Risikofaktor allgemein akzeptiert, und deshalb besteht keine fundierte Behandlungsindikation bei erhöhten Werten. Eine Grenzwertkonzentration von Lp(a) für die Entstehung einer KHK ist nicht etabliert. Diskutiert werden Plasmakonzentrationen von über 30 mg/dl (Liu et al. 1995). Studien, die zeigen, daß eine Absenkung von Lp(a) zu einer Abnahme des Risikos führt, an einer KHK oder deren Komplikationen zu erkranken, liegen bisher nicht vor (Fortmann et al. 1997).

Erhöhte Lp(a)-Plasmaspiegel sind durch diätetische Maßnahmen nicht beeinflußbar. Ebensowenig ist eine Absenkung durch HMG-CoA-Reduktasehemmstoffe oder gallensäurenbindende Medikamente (Cholestyramin, Colestipol) möglich. Eine Kombinationstherapie mit Niacin und Neomycin konnte die Lp(a)-Plasmakonzentrationen um maximal 40% reduzieren (Gurakar et al. 1985). Über die Toxizität einer solchen Langzeittherapie liegen jedoch keine Erfahrungen vor. Bei postmenopausalen Frauen führte eine Hormonsubstitutionstherapie zu einer Reduktion der Lp(a)-Plasmakonzentrationen (Espeland et al. 1998).

Die ausgeprägteste Absenkung der Lp(a)-Spiegel ist durch eine Lipidapherese erreichbar. Dieser Effekt ist jedoch nur temporär, erfordert zur Erhaltung die Durchführung regelmäßiger Apheresen und ist bezüglich der Absenkung der Lp(a)-Plasmaspiegel ohne derzeit gesicherten klinischen Nutzen.

Ein durch LDL-Cholesterin oder Gesamtcholesterin erhöhtes koronares Risiko scheint mit steigenden Lp(a)-Plasmakonzentrationen weiter zuzunehmen. Demgegenüber scheint eine konsequente Absenkung erhöhter LDL-Cholesterinspiegel die mögliche prognostische Bedeutung erhöhter Lp(a)-Konzentrationen aufzuheben (Maher et al. 1995). Deshalb könnten erhöhte Lp(a)-Plasmakonzentrationen eine Indikation für eine intensive cholesterinsenkende Therapie sein (Fortmann et al. 1997).

### 16.6.3 Homocystein

Homocystein ist eine schwefelhaltige Aminosäure und ein Intermediärprodukt des Abbaus von Methionin. Gängige Bestimmungsmethoden messen das Gesamthomocystein im Plasma, d. h. reduziertes und oxidiertes Homocystein. Der Normbereich für Homocystein liegt zwischen 5 und 15 mmol/l (Kuller et al. 1998).

Homocysteinspiegel sind abhängig von der Ernährungsweise und bei Männern höher als bei Frauen, sie steigen durch das Rauchen und im Alter.

Verschiedene akute und chronische Erkrankungen einschließlich Herzinfarkt, Apoplex und Niereninsuffizienz sowie Vitamin-$B_{12}$- oder Folsäuremangel führen zu vorübergehenden oder dauerhaften Spiegelerhöhungen (Kuller et al. 1998).

Eine mögliche Bedeutung erhöhter Homocysteinspiegel für die Atherosklerose ergibt sich aus dem Krankheitsbild der Homocystinurie. Dieser Erkrankung liegt meist ein homozygoter Gendefekt der Cystathion-β-Synthase zugrunde, einhergehend mit stark erhöhten Plasmaspiegeln von Homocystein. Diese Patienten erkranken frühzeitig an Arteriosklerose und leiden an rezidivierenden venösen und arteriellen Embolien.

## Epidemiologie

Prospektive und Fall-/Kontrollstudien konnten zeigen, daß selbst mittelgradig erhöhte Homocysteinspiegel das Risiko erhöhen, an einer KHK zu erkranken oder an einer kardiovaskulären Erkrankung zu sterben (Welch et al. 1998). Die Autoren einer Metaanalyse von 27 Studien berechneten, daß jede Erhöhung des Homocysteinspiegels um 5 mmol/l zu einem vergleichbaren Risikozuwachs führt, an einer KHK zu erkranken, wie eine Erhöhung des Plasmacholesterinspiegels um 20 mg/dl (Boushey et al. 1995).

Homocysteinspiegel zeigen eine starke inverse Korrelation mit den Plasmaspiegeln von Folsäure, Vitamin $B_6$ und $B_{12}$ (Jacobsen et al. 1994; Ubbink et al. 1993). Diese Vitamine sind essentielle Kofaktoren für den Homocysteinmetabolismus und könnten ursächlich mit der Erhöhung des kardiovaskulären Risikos zusammenhängen.

Mit dieser Hypothese übereinstimmend erwies sich in einer prospektiven Studie die Höhe der Vitamin-$B_6$-Plasmaspiegel und nicht die Plasmakonzentration an Homocystein als unabhängiger kardiovaskulärer Risikofaktor (Folsom et al. 1998). Interventionsstudien mit dem Ziel einer Senkung des kardiovaskulären Risikos durch Behandlung mit Vitamin $B_6$, $B_{12}$ und Folsäure wurden in Europa und den USA initiiert, Ergebnisse liegen jedoch bisher nicht vor (Jacobsen 1998).

## Pathophysiologie

Experimentelle Untersuchungen deuten darauf hin, daß die proatherogenen Effekte von Homocystein hauptsächlich durch eine Endothelschädigung mit nachfolgender Thrombozytenaktivierung und Thrombusbildung bedingt sein könnten. Hierbei scheinen durch Homocystein initiierte oxidative Prozesse mit Bildung von Wasserstoffperoxid und Sauerstoffradikalen von besonderer Bedeutung zu sein (Welch et al. 1998).

Darüber hinaus fördert Homocystein die Proliferation glatter Gefäßmuskelzellen und könnte dadurch zur Progression atherosklerotischer Läsionen führen (Tsai et al. 1996).

## Therapie

Die Datenlage ist zum jetzigen Zeitpunkt nicht ausreichend, um Homocysteinspiegelbestimmungen bei jedem zu empfehlen. Sinnvoll erscheint die Bestimmung der Homocysteinspiegel bei Patienten, die ohne Vorliegen klassischer Risikofaktoren jung an einer KHK und/oder einem Apoplex erkranken und bei Patienten mit einer KHK mit einer Anamnese venöser thrombembolischer Erkrankungen (Cullen et al. 1998).

Eine Substitutionstherapie mit Vitamin $B_6$ und Vitamin $B_{12}$ oder Folsäure allein oder die Kombination von Folsäure und Vitamin $B_6$ und $B_{12}$ führt in den meisten Fällen zu einer Reduktion der Homocysteinspiegel (Welch et al. 1998). Eine Normalisierung der Homocysteinspiegel durch eine Vitaminsubstitution tritt in der Regel innerhalb von 4–6 Wochen nach Therapiebeginn ein.

Derzeit gibt es keine allgemein akzeptierten Therapieempfehlungen zur Behandlung einer Hyperhomocysteinämie, da bisher keine Ergebnisse der prospektiven randomisierten Studien vorliegen, die den Effekt einer Therapie mit Vitamin $B_6$, Vitamin $B_{12}$ und Folsäure auf die kardiovaskuläre Letalität und Morbidität untersuchen.

Bei Patienten mit einer KHK und erhöhtem Homocysteinspiegel sollten zunächst die klassischen koronaren Risikofaktoren – soweit vorhanden – konsequent behandelt werden.

Bei Patienten ohne etablierte koronare Risikofaktoren, die jung an einer KHK erkranken und erhöhte Homocysteinspiegel aufweisen, kann eine Vitaminsupplementierung diskutiert werden (s. unten).

Patienten mit Homocysteinspiegel über 12 mmol/l sollten darin bestärkt werden, ihren Genuß an folsäurereichen Nahrungsmitteln wie Gemüse und Obst zu steigern. Bei einem Homocysteinspiegel über 30 mmol/l sollte eine Behandlung mit 400–800 mg Folsäure, 2–4 mg Vitamin $B_6$ und 400 mg Vitamin $B_{12}$ pro Tag erwogen werden (Cullen et al. 1998).

## Literatur zu Sektion II (Kap. 14–16)


Abbott RD, McGee D (1987) The Framingham Study, Section 37: The probability of developing certain cardiovascular diseases in eight years at specified values of some characteristics. Washington/DC (NIH publication No 87 – 2284)

Adams MR, Register TC, Golden DL, Wagner JD, Williams JK (1997) Medroxyprogesterone acetate antagonizes inhibitory effects of conjugated equine estrogens on coronary artery atherosclerosis. Arteroscler Thromb Vasc Biol 17: 217–221

Ahmed S, Howard M, Hove W ten, Regan TJ, Leevy CM (1984) Cardiac function in alcoholics with cirrhosis: absence of overt cardiomyopathy: myth or fact? J Am Coll Cardiol 3: 696–702

Alberti KGMM, Greis FA (1988) Management of non-insulin-dependent diabetes mellitus in Europe: a consensus view. Diab Med 5: 275–281

Alling C, Gustavsson L, Mansson JE, Benthin G, Anggard E (1984) Phosphatidyl-ethanol formation in rat organs after ethanol treatment. Biochim Biophys Acta 793: 119–122

American College of Sports Medicine Position Stand (1993) Physical activity, physical fitness, and hypertension. Med Sci Sports Exerc 25: I–X

American Diabetes Association (1993) Implications of diabetes control and complication trial. Position statement. Clin Diab 12: 91–96

American Diabetes Association (1995) Consensus Statement: The pharmacological treatment of hyperglycemia in NIDDM. Diab Care 18: 1510–1518

Amery A, Birkhäger J, Brixko P (1985, Mortality and morbidity results from the european working party on high blood pressure in the elderly trial. Lancet I: 1349–1354

Anderson KM, Odell PM, Wilson PWF, Kannel WB (1990) Cardiovascular disease risk profiles. Am Heart J 121: 293–298

Anderson KM, Wilson PWF, Odell PM, Kannel WB (1991) An updated coronary risk profile. Circulation 83: 357–363

Arkwright PD, Beilin LJ, Rouse IL, Armstrong BK, Vandongen R (1982) Effects of alcohol use and other apsects of lifesty on blood pressur levels and the prevalence of hypertension in a working population. Circulation 66: 60–66

Arzneimittelkommission der Deutschen Ärzteschaft (1988) Empfehlungen zur Therapie der arteriellen Hypertonie. Arzneiverordnung in der Praxis, Sonderheft 9

Assmann G (Stuttgart 1982) Lipidstoffwechsel und Atherosklerose. Schattauer, Stuttgart
Assmann G, Schulte H (1992) The importance of triglycerides: results from the Prospective Cardiovascular Munster (PROCAM) Study. Eur J Epidemiol 1: 99–103
Atkinson MA, MacLaren NK (1994)The pathogenesis of insulin-dependent diabetes mellitus. N Engl J Med 331: 1428
Ault A (1997) FDA issues warning on diet-drug combination. Lancet 350: 189
Austin MA (1990) Plasma triglyceride and coronary heart disease. Arterioscler Thromb 11: 1–14
Balica M, Boström K, Shin V, Tillisch K, Demer LL (1997) Calcifying subpopulation of bovin aortic smooth muscle cells is responsive to 17b-Estradiol. Circulation 95: 1954–1960
Barrett-Connor E, Grady D (1998) Hormone replacement therapy, heart disease, and other considerations. Annu Rev Public Health 19: 55–72
Bartechi CE, MacKenzie TD, Schrier RW (1994) The human costs of tobacco use (first of two parts). N Engl J Med 330: 907–912
Baysal K, Losordo DW (1996) Oestrogen receptors and cardiovascular disease. Clin Exp Pharmacol Physiol 23: 537–548
Beard CM, Griffin MR, Offord KP, Edwards WD (1986) Risk factors for sudden unexpected cardiac death in young women in Rochester, Minnesota, 1960 through 1974. Mayo Clin Proc 61: 186–191
Beisiegel U (1998) Lipoprotein metabolism. Eur Heart J 19 [Suppl A]: 20–23
Berg K (1963) A new serum type system in man: the Lp system. Acta Pathol Microbiol Scand 59: 369–382
Björntorp B, Fahlen M, Grimby G et al. (1994) Carbohydrate and lipid metabolism in middle-aged, physically welltrained men. Metabolism 21: 1037–1044
Blair SN, Kohl HW III, Barlow CE et al. (1995) Changes in physical fitness and all-cause mortality: a prospective study of healthy and unhealthy men. JAMA. 273: 1093–1098
Bloomgarden ZT (1998) Insulin resistance: Current concepts. Clin Ther 20/2: 216–231
Bolinder G, Alfredsson L, Englund A, Faire U de (1994) Smokeless tobacco use and increased cardiovascular mortality among Swedish construction workers. Am J Public Health 84: 399–404
Boushey CJ, Beresford SAA, Omenn GS, Motulsky AG (1995) A quantitative assessment of plasma homocysteine as a risk factor for vascular disease: probable benefits of increasing folic acid intakes. JAMA 274: 1049–1057
Brown S, Hutchinson R, Morrisett J et al. (1993) Plasma lipid, lipoprotein cholesterol and apoprotein distributions in selected US communities. The Atherosclerosis Risk in Communities (ARIC) Study. Arterioscler Thromb 13: 1139–1158
Brunner D, Weisbort J, Meshulam N et al. (1987) Relation of serum total cholesterol and high-density lipoprotein cholesterol percentage to the incidence of definite coronary events: Twenty-year follow-up of the Donolo-Tel Aviv prospective coronary artery disease study. Am J Cardiol 59: 1271–1276
Bulloch RT, Pearce MB, Murphy ML, Jenkins BJ, Davis JL (1972) Myocardial lesions in idiopathic and alcoholic cardiomyopathy. Study by ventricular septal biopsy. Am J Cardiol 29: 15–25
Burch GE, Gilles TD (1971) Alcoholic cardiomyopathy: concept of the disease and its treatment: Am J Med 50: 141–145
Bush TL, Barrett-Connor E, Cowan LD et al. (1987) Cardiovascular mortality and noncontraceptive use of estrogen in women: results from the Lipid Research Clinics Program Follow-up Study. Circulation 75: 1102–1109
Cambridge Heart Antioxidant Study Group (CHAOS) (1996) Randomised trial of vitamin E in patients with coronary disease. Lancet 347: 781–786
Cantin B, Gagnon F, Moorjani S et al. (1998) Is lipoprotein(a) an independent risk factor for ischemic heart disease in men? The Quebec Cardiovascular Study. J Am Coll Cardiol 31: 519–525
Castelli WP, Anderson K (1986) A Population at risk. Prevalence of high cholesterol levels in hypertensive patients in the Framigham Study. Am J Med 80 [Suppl 2 A]: 23–32
Castelli WP, Anderson K, Wilson PW, Levy D (1992) Lipids and risk of coronary heart disease: the Framingham Study. Ann Epidemiol 2: 23–28
Cauley JA, Cummings SR, Black DM et al. (1990) Prevalence and determinants of estrogen replacement therapy in elderly women. Am J Obstet Gynecol 163: 1438–1444
Cauley JA, La PR, Kuller LH et al. (1983) Menopausal estrogen use, high density lipoprotein cholesterol subfractions and liver function. Atherosclerosis 49: 31–39
Cohen EJ, Klatsky AL, Armstron MA (1988) Alcohol use and supraventricular arrhythmia. Am J Cardiol 62: 971–973
Colditz GA, Rimm EB, Giovannucci E et al. (1991) A prospective study of parental history of myocardial infarction and coronary artery disease in men. Am J Cardiol 67: 933–938
Colditz GA, Willett WC, Stampfer MJ et al. (1987) Menopause and the risk of coronary heart disease in women. N Eng J Med 316: 1105–1110
Colditz GA, Willett WC, Stampfer MJ et al. (1987) Menopause and the risk of coronary heart disease in women. N Eng J Med. 316: 1105–1110
Collins P, Beale CM, Rosano GMC (1996) Oestrogen as a calcium channel blocker. Eur Heart J 17 [Suppl D]: 27–31
Collins R, Peto R, Macmahon S et al. (1990) Blood pressure, stroke and coronary heart disease, part II: effects of short-term reduction of blood pressure – an overview of the unconfounded randomised drug trials in an epidemiological context. Lancet 335: 827–838
Consensus Panel Statement (1995) Comprehensive risk reduction for patients with coronary and other vascular disease. Circulation 92: 2–4
Consensus Panel Statement (1997) Primary prevention of cardiovascular diseases. Circulation 95: 23–30
Cook TC, Laporte RE, Washburn RA et al. (1986) Chronic low level physical activity as a determinant of high density lipoprotein cholesterol and subfractions. Med Sci Sports Exerc 18: 653–657
Cremer P, Nagel D, Labrot B et al. (1994) Lipoprotein(a) as a predictor of myocardial infarction in comparison to fibrinogen, LDL cholesterol and other risk factors: Result from the prospective Göttingen Risk Incidence and Prevalence Study (GRIPS) Eur J Clin Invest 24: 444–453
Criosjank JM (1992) Beta-blockers: primary and secondary prevention. J Cardiovasc Pharmacol [Suppl 11]: S65–S69
Criqui MH, Wallace RB, Mishkel M et al. (1981) Alcohol consumption and blood pressure: the Lipid Research Clinics Prevalence Study. Hypertension 3: 557–565
Cullen P, Eckardstein A von, Assmann G (1998) Diagnosis and management of new cardiovascular risk factors. Eur Heart J 19 [Suppl O]: O13–O19
Dahlöf B, Lindholm LDG, Hansson L et al. (1991) Morbidity and mortality in the swedish trial in old patients with hypertension (STOP hypertension). Lancet 338: 1281–1285
Danish Study Group on Verapamil in Myocardial Infarction (1990) Secondary prevention with verapamil after myocardial infarction. Am J Cardiol 66: 331–401
Dawber TR (1980) The Framingham Study. The epidemiology of atherosclerotic disease. Harvard University Press, Cambridge/MA
DeBusk RF, Stenestrand U, Sheehan M, Haskell WL (1990) Training effects of long vs. short bouts of exercise in healthy subjects. Am J Cardiol 65: 1010–1013
Delmas PC, Bjarnason NH, Mitlak BH et al. (1997) Effects on raloxifene on bone mineral density, serum cholesterol concentrations, and uterine endometrium in postmenopausal women. N Engl J Med 337: 1641–1647
Demakis TG, Proskey A, Rahimtoola SH et al. (1974) The natural course of alcoholic cardiomyopathy. Ann Intern Med 80: 293–292
Denollet J, Sys SU, Stroobant N et al. (1996) Personality as independent predictor of long term mortality in patients with coronary heart disease. Lancet 347: 417–421
Desmarais RL, Sarembock IJ, Ayers CR et al. (1995) Elevated serum lipoprotein(a) is a risk factor for clinical recurrence after balloon coronary angioplasty. Circulation 91: 1403–1409
Deutsche Liga zur Bekämpfung des hohen Blutdruckes e.V.– Deutsche Hypertoniegesellschaft (1999) Empfehlungen zur Bluthochdruckbehandlung. Verlautbarungen der Deutschen Hypertoniegesellschaft, Heidelberg

Donahu RP, Abbott RD, Reed DM, Yano K (1986) Alcohol and hemorrhagic stroke: the Honolulu heart program. JAMA 255: 2310–2314

Durnstine JL, Haskell WL (1994) Effects of exercise training on plasma lipids and lipoproteins. Exerc Sport Sci Rev 22: 477–521

Dwyer JH (1997) Exposure to environmental tobacco smoke and coronary risk. Circulation 96: 1403–1414

Dyer AR (1974) An analysis of the relationship of systolic blood pressur, serum cholesterol, and smoking to 14 year mortality in the Chicago People's Gas Company Study. J Chron Dis 28: 571–578

Epstein FH, Francis T, Hayner NS et al. (1965) Prevalence of chronic disease and distribution of selected physiologic variables in a total community, Tecumseh, Michigan. Am J Epidemiol 81: 307–322

Epstein SE, Speir E, Zhou YF et al. (1996) The role of infection in restenosis and atherosclerosis: focus on cytomegalovirus. Lancet 348: 13–19

Eriksson H, Svärdsudd K, Larsson B et al. (1989) Risk factors for heart failure in the general population: The study of men born in 1923. Eur Heart J 10: 647–656

Erkkola R, Lammintausta R, Punnonen R, Rauramo L (1978) The effect of estradiol succinate therapy on plasma renin activity and urinary aldosterone in postmenopausal women. Maturitas 1: 9–14

Ernst E, Hammerschmidt DE, Bagge U et al. (1987) Leukozyte and the risk of ischemic diseases. JAMA 257: 2318–2324

Ernst E, Koenig W (1997) Fibrinogen and cardiovascular risk. Vasc Med 2: 115–125

Ernst E, Resch KL (1993) Fibrinogen as a cardiovascular risk factor: a meta-analysis and review of the literature. Ann Intern Med 12: 956–963

Espeland MA, Marcovina SM, Miller V et al. for the PEPI Investigators (1998) Effect of postmenopausal hormone therapy on lipoprotein(a) concentration. Circulation 97: 979–986

Estaccio RO, Jeffers BW, Hiatt WR et al. (1998) The effect of nisoldipine as compared with enalapril on cardiovascular outcomes in patients with non-insulin-dependent diabetes and hypertension. N Engl J Med 338: 645–652

Ettinger PO, Wu CF, DeLaCruz C et al. (1978) Arrythmias and the „holiday heart": Alcohol-associated cardiac rhythm disorders. Am Heart J 95: 555

EuroAspire Study Group (1997) A European Society of Cardiology survey of secondary prevention of coronary heart disease: principal results. European action on secondary prevention through intervention to reduce events. Eur Heart J 18: 1569–1592

European IDDM/NIDDM Policy Group (1998) Richtlinien zur Behandlung des Diabetes mellitus. http://www.uni-giessen.de/diabetes

European Society of Cardiology, European Atherosclerosis Society, European Society of Hypertension, International Society of Behavioural Medicine, European Society of General Practice/Family Medicine, European Heart Network (1998) Prevention of coronary heart disease in clinical practice. Recommendations of the second joint task force of European and other societies on coronary prevention. Eur Heart J 19: 1434–1503

Expert panel on detection, evaluation and treatment of high blood cholesterol in adults (1993) Summary of the second report of the National Cholesterol Education Program (NCEP) expert panel on detection, evaluation, and treatment of high blood cholesterol in adults (Adult Treatment Panel II). JAMA 269: 3015–3023

Expert Panel on Detection, Evaluation, and Treatment of High Blood Cholesterol in Adults (1994) National Cholesterol Education Program: Second report of the expert panel of detection, evaluation, and treatment of high blood cholesterol (Adult Treatment Panel II). Circulation 89: 1329–1445

Fabrizio L, Regan T (1994) Alcoholic cardiomyopathy. Cardiovasc Drugs Ther 8: 89–94

Faggiotto A, Ross R (1984b) Studies of hypercholesterolemia in the nonhuman primate. II. Fatty streak conversion to fibrous plaque. Arteriosclerosis 4: 341

Faggiotto A, Ross R, Harker L (1984a) Studies of hypercholesterolemia in the nonhuman primate. I. Changes that lead to fatty streaks formation. Arteriosclerosis 4: 323

Ferrannini E, Haffner SM, Stern MP (1990) Insulin sensitivity and hyperension. J Hypertens 8 [Suppl II]: II-3–II-7

Feskens EJM, Loeber JG, Kromhout D (1994) Diet and physical activity as determinants of hyperinsulinemia: The Zutphen Elderly Study. Am J Epidemiol 140: 350–360

FitzGerald GA, Oates JA, Nowak J (1988) Cigarette smoking an hemostatic function. Am Heart J 115: 257–271

Flesch M, Erdmann E, Böhm M (1998) Alkohol und Myokardinfarkt – Epidemiologische und experimentelle Untersuchungen zum Einfluß von Alkohol auf Gefäßrelaxation und Koronarsklerose. Dtsch Med Wochenschr 123: 1490–1496

Fletscher GF (1997) How to implement physical activity in primary and secondary prevention. Circulation 96: 355–357

Fletscher GF, Balady G, Blair SN et al. (1996) Statement on exercise: Benefits and recommendations for physical activity for all Americans. Circulation 94: 857–862

Folsom AR, Nieto FJ, Mc Govern PG et al. (1998) Prospective study of coronary heart disease incidence in relation to fasting total homocysteine, related genetic polymorphisms, and B vitamins: the atherosclerosis risk in communities (ARIC) study. Circulation 98: 204–210

Folsom AR, Wu KK, Davis CE et al. (1991) Population correlates of plasma fibrinogen and factor VII, putative cardiovascular risk factors. Atherosclerosis 91: 191–205

Folsom AR, Wu KK, Rosamond WD, Sharrett AR, Chambless LE (1997) Prospective study of hemostatic factors and incidence of coronary heart disease. The ARIC Study. Circulation 96: 1102–1108

Fortmann SP, Marcovina SM (1997) Lipoprotein(a), a clinically elusive lipoprotein particle. Circulation 95: 295–296

Francis GS, Johson TH, Ziesche S et al. (1990) Marked spontaneous improvement in ejection fraction in patients with congestive heart failure. Am J Med 89: 303–307

Friedewald WT, Levy RI, Fredrickson DS (1972) Estimation of the concentration of low-density lipoprotein in plasma, without use of the preparative ultracentrifuge. Clin Chem 18: 488–502

Friedman JM, Halaas JL (1998) Leptin and the regulation of body weight in mammals. Science 395: 763–770

Fuchs CS, Stampfer MJ, Colditz GA et al. (1995) Alcohol consumption and mortality among women. N Engl J Med 332: 1245–1250

Fuster V, Badimon L, Badimon JJ, Chesboro JH (1992) The pathogenesis of coronory artery disease and the acute coronary syndromes. N Engl J Med 326: 242–250, 310–318

Fuster V, Gersh BJ, Giuliani ER et al. (1981) The natural history of idiopathic dilated cardiomyopathy. Am J Cardiol 47: 525–531

Garcia-Palmeri MR, Costa R (1986) Risk factors of coronary heart disease: a progressive study in Puerto Rico. In: Yu PH, Goodwin FH (eds) Progress in cardiology. Lea & Febiger, Philadelphia, pp 101–190

Ghosh S, Schork NJ (1996) Genetic analysis of NIDDM. The study of quantitative traits. Diabetes 45: 1

Gill JS, Zezulka AV, Shipley MJ et al. (1986) Stroke and alcohol consumption. N Engl J Med 315: 1041–1046

Gordon T, Kannel WB (1983) Drinking and its relation to smoking, BP, blood lipids and uric acid. Arch Intern Med 143: 1366–1374

Grady D, Rubin SM, Petitti DB et al. (1992) Hormone therapy to prevent disease and prolong life in postmenopausal women. Ann Intern Med 117: 1016–1037

Grainger DJ, Kirschenlohr HL, Metcalfe JC et al. (1993) Proliferation of human smooth muscle cells promoted by lipoprotein(a). Science 260: 1655–1658

Green A, Gale EAM, Patterson CC (1992) Incidence of childhood-onset insulin dependent diabetes mellitus: the EuroDiab ACE study. Lancet 339: 905–909

Greten H (1976) Lipoprotein metabolism. Springer, Berlin Heidelberg New York Tokio

Greten H (1992) Richtlinien der Kommission für klinische Kardiologie der DGK/HKF. Dtsch Ärzteblatt 89/1/2: 37–38

Grodstein F, Stampfer MJ, Mason JE et al. (1996) Postmenopausal estrogen and progestin use and the risk of cardiovascular disease. N Engl J Med 335: 453–461

Grossman E, Messerli F (1996) Diabetic and hypertensive disease. Ann Intern Med 125: 304–310

Grundy SM, Balady GJ, Criqui MH et al. (1997) When to start cholesterol-lowering therapy in patients with coronary heart disease: a statement for health care professionals from the American Heart Association Task Force on Risk Reduction. Circulation 95: 1683–1685

Gupta S, Leatham EW (1997) The relation between Chlamydia pneumoniae and atherosclerosis. Heart 77: 7–8

Gurakar A, Hoeg JM, Kostner G et al. (1985) Levels of Lipoprotein Lp(a) decline with neomycin and niacin treatment. Atherosclerosis 57: 293–301

Gurr M, James AT (1975) Lipid biochemistry an introduction. Chapman & Hall, London

Hagberg JM, Brown MD (1995) Does exercise training play a role in the treatment of essential hypertension? J Cardiovasc Risk 2: 296–302

Hahn RA, Teutsch SM, Rothenberg RB, Marks JS (1986) Excess deaths from nine chronic diseases in the United States. JAMA 264: 2654–2659

Hajjar DP, Haberland ME (1997) Lipoprotein trafficking in vascular cells. Molecular Trojan horses and cellular saboteurs. J Biol Chem 272/37: 22.975–22.978

Haller H, Hanfeld M, Jaroß W (1975) Lipidstoffwechselstörungen. Diagnostik, Klinik und Therapie. Fischer, Jena

Hamsten A, Walldius G, Szamose A et al. (1987) Plasminogen activator inhibitor in plasma: risk factor for recurrent myocardial infarction. Lancet II: 3–9

Hamsten A, Wiman B, Faire U de, Blomback M (1985) Increased plasma levels of a rapid inhibitor of tissue plasminogen activator in young survivors of myocardial infarction. N Engl J Med 313: 1557–1563

Hansson L, Zancchetti A, Carruthers SG et al. for The Hot Study Group (1998) Effect of intensive blood-pressure lowering and low-dose aspirin in patients with hypertension: principle results of the hypertension optimal treatment (HOT) randomised trial. Lancet 351: 1755–1762

Hansson L, Zanchetti A, Carruthers SG et al. (1998) Effects of intensive blood-pressure lowering and low-dose aspirin in patients with hypertension: principal results of the Hypertension Optimal Treatment (HOT) randomise trial. HOT Study Group. Lancet 351 (9118): 1755–1762

Hardman AE (1996) Exercise in the prevention of atherosclerotic, metabolic and hypertensive diseases: A review. J Sports Sci 14: 201–218

Harris MI (1993) Undiagnosed NIDDM: clinical and public health issues. Diab Care 16: 542–652

Harris T, Cook EF, Garrison R et al. (1988) Body mass index and mortality among nonsmoking older persons. The Framingham Heart Study. JAMA 259: 1520–1524

Haskell WL (1991) Dose-response relationships between physical activity and disease risk factors. In: Oja P, Telama R (eds) Sport for all. Elsevier, Amsterdam, pp 125–133

Hassager C, Riis BJ, Strom V, Guyene TT, Christiansen C (1987) The long-term effect of oral and percutaneous estradiol on plasma renin substrate and blood pressure. Circulation 76: 753–758

Hasslacher C, Kempe HP, Bostedt-Kiesel A (1993) ACE inhibitors and diabetic nephropathy: clinical and experimental findings. Clin Invest Med 71/5: 20–24

Hauer H (1998) Verbreitung des Diabets mellitus in Deutschland. Dtsch Med Wochenschr 123: 777–782

Heckbert SR, Weiss NS, Koepsell TD et al. (1997) Duration of estrogen replacement therapy in relation to the risk of incident myocardial infarction in postmenopausal women. Arch Intern Med 157: 1330–1336

Helmrich SP, Ragland DS, Leung RW, Paffenbarger RS (1991) Physical activity and reduced occurence of non-insulin-dependent diabetes mellitus. N Engl J Med 325: 147–152

Henderson BE, Panganini-Hill A, Ross RK (1991) Decreased mortality in users of estrogen replacement therapy. Arch Intern Med 151: 75–78

Hibbs RG, Ferrans VJ, Black WC et al. (1965) Alcoholic cardiomyopathy. An electron microscopic study. Am Heart J 69: 766–779

Hillbom M (1987) What supports the role of alcohol as a risk factor for stroke? Acta Med Scand 17 [Suppl 7]: 93–106

Hillsdon M, Thorogood M, Anstiss T, Morris J (1995) Randomized controlled trials of physical activity promotion in free living populations: a review. J Epidemiol Community Health 49: 448–453

Ho KK, Pinsky JL, Kannel WB, Levy D (1993) The epidemiology of heart failure: the Framingham study. J Am Coll Cardiol 22: 6A–13A

Hodis HN, Mack WJ (1995) Triglyceride rich lipoproteins and the progression of coronary artery disease. Curr Opin Lipidol 6: 209–214

Hodis HN, Mack WJ, Azen SP et al. (1994) Triglyceride- and cholesterol-rich lipoproteins have a differential effect on mild/moderate and severe lesion progression as assessed by quantitative coronary angiography in a controlled trial of lovastatin. Circulation 90: 42–49

Hokanson JE, Austin MA (1996) Plasma triglyceride level is a risk factor for cardiovascular disease independent of high-density lipoprotein cholesterol level: a meta-analysis of population-based prospective studies. J Cardiovasc Risk 3: 213–219

Hong MK, Romm PA, Reagan K, Green CE, Rackley CE (1992) Effects of estrogen replacement therapy on serum lipid values and angiographically defined coronary artery disease in postmenopausal women [see comments]. Am J Cardiol 69: 176–178

Hoppe UC, Beuckelmann DJ, Erdmann E (1997) Bei welchen Antihypertensiva ist eine Reduktion von Letaliät oder Morbidität gesichert? Herz Kreisl 29: 202–206

Houston MC (1992) New sights and approaches to reduce end-organ damage in the treatment of hypertension: Subsets of hypertension approach. Am Heart J 123: 1337–1367

Hulley S, Grady D, Bush T et al. for the Heart and Estrogen/progestin Replacement Study (HERS) Research Group (1998) Randomized trial of estrogen plus progestin for secondary prevention of coronary heart disease in postmenopausal women. JAMA 280: 605–613

ISIS-4 Collaborative Group (1991) Fourth International Study of Infarct Survival. Protocol for a large simple study of the effects of oral mononitrate, of oral captopril, and of intravenous magnesium. Am J Cardiol 68: 87D–100D

Israel Y, Hurwitz E, Niemelä O, Arnon R (1986) Monoclonal and polyclonal antibodies against acetaldehyde-containing epitopes in acetaldehyde-protein adducts. Proc Natl Acad Sci USA 83: 7923–7927

Jackson RL, Gotto AM Jr (1976) Hypothesis concerning membrane structure, cholesterol, and atherosclerosis. In: Paoletti R, Gotto AM Jr (eds) Atherosclerosis Reviews, vol 1. Raven Press, New York, p 1

Jacobsen DW, Gatautis VJ, Green R et al. (1994) Rapid HPLC determination of total homoysteine and other thiols in serum and plasma: sex difference and correlation with cobalamin and folate levels in normal subjects. Clin Chem 40: 873–881

Jialal I (1998) Solving lipoprotein risk factors: lipoprotein(a) and oxidized low-density lipoprotein. Clin Chem 44: 1827–1831

Joint National Committee on Prevention D (1997) Evaluation and treatment of high blood pressure (JNC VI): The Sixth Report of the National Institutes of Health, National Heart, Lung, and Blood Institute, National High Blood Pressure Education Program. Washington/DC (NIH Publication No. 98–4080)

Juhan-Vague I, Alessi MV (1998) PAI-1 and the risk of cardiovascular disease. In: Gotto AM, Lenfant C, Paoletti R, Catapano AL, Jackson AS (eds) Multiple risk factors in cardiovascular disease. Kluwer, Dordrecht, pp 85–92

Juhan-Vague I, Pyke SDM, Alessi MC et al. (1996) Fibrinolytic factors and the risk of myocardial infarction or sudden death in patients with angina pectoris. Circulation 94: 2057–2063

Kaffarik H, Schneider J (Hrsg) (1984) Hyperlipoproteinämie. Pathophysiologie, Diagnostik, Therapie. Perimed, Erlangen

Kagan A, Harris BR, Winkelstein W (1974) Epidemiologic studies of coronary disease and stroke in Japanese men livin in Japan, Hawaii, and California: Demographic, physical, dietary and biochemical characteristics. J Chron Dis 27: 345–364

Kannel WB (1995) Range of serum cholesterol values in the population developing coronary heart disease. Am J Cardiol 76: 69C–77C

Kannel WB, Castelli WP, Gordon T, McNamara PM (1971) Serum cholesterol, lipoproteins, and the risk of coronary heart disease: the Framingham Study. Ann Intern Med 74: 1–12
Kannel WB, Castelli WP, McNamara PM et al. (1972) Role of blood pressure in the development of congestive heart failure: the Framingham study. N Engl J Med 287: 781–787
Kannel WB, Cupples A (1988) Epidemiology and risk profile of cardiac failure. Cardiovasc Drugs Ther 2 [Suppl 1]: 387–395
Kannel WB, Doyle JT, Ostfeld AM et al. (1984) Optional resources for primary prevention of athersclerotic diseases (Atherosclerosis Study Group). Circulation 70: 155A–205A
Kannel WB, Levy G, Cupples GA (1987) Left ventricular hypertrophy and risk of cardiac failure: Insights from the Framingham Study. J Cardiovasc Pharmacol 10 [Suppl 6]: S135–S140
Kannel WB, Soli WP (1981) Left ventricular hypertrophy in hypertension. Prognostic and pathogenetic implications: The Framingham Study. In: Strauer BE (ed) The heart in hypertension. Springer, Berlin Heidelberg New York Tokio, pp 223–242
Kannel WB, Wilson PF, Zhang TJ (1991) The epidemiology of impaired glucose tolerance and hypertension. Am Heart J 121: 1268–1273
Kannel WB, Wolf PA, Verter J, McNamara PM (1970) Epidemiologic assessment of the role of blood pressure in stroke. The Framingham study. JAMA 214: 301–310
Kappel C, Dillis DG (1998) Type 2 Diabetes: Update on therapy. Comp Ther 24 (6/7): 319–326
Katz AM (1990) Cardiomyopathy of overload. N Engl J Med 322: 100–110
Kawachi J, Colditz GA, Stampfer MJ et al. (1993) Smoking cessation in relation to total mortality in women. Ann Intern Med 119: 992–1000
Keys A (ed) (1980) Seven countries. A multivariate analysis of death and coronary heart disease. Harvard University Press, Cambridge/MA
Kinney EL, Wright RJ, Caldwell JW (1989) Risk factors in alcoholic cardiomyopathy. Angiology 40: 270
Klatsky AL, Friedman GD, Siegeland AB, Gerard MJ (1977) Alcohol consumption and blood pressure. N Engl J Med 296: 1194–1200
Koenig W (1998) Haemostatic risk factors for cardiovascular diseases. Eur Heart J 19 [Suppl C]: C39–C43
Konsensus-Bericht der European IDDM Policy Group 1993 (1994) Teil 1: Richtlinien für die Behandlung des Typ-I-Diabetes (insulinabhängigen Diabetes mellitus). Diab Stoffw 3: 436–440
Konsensus-Bericht der European IDDM Policy Group 1993 (1995) Teil 2:Richtlinien für die Behandlung des Typ-I-Diabetes (insulinabhängigen Diabetes mellitus). Diab Stoffw 4: 30–35
Konsensus-Bericht der European IDDM Policy Group 1993 (1995) Teil 3: Richtlinien für die Behandlung des Typ-I-Diabetes (insulinabhängigen Diabetes mellitus). Diab Stoffw 4: 95–98
Konsensus-Bericht der European IDDM Policy Group 1993 (1995) Teil 4: Richtlinien für die Behandlung des Typ-I-Diabetes (insulinabhängigen Diabetes mellitus). Diab Stoffw 4: 334–335
Kramer K, Culler L, Fisher R (1968) The increasing mortality attributed to cirrhosis and fatty liver in Baltimore (1957–1966). Ann Intern Med 69: 273–282
Krieger M (1998) The „best“ of cholesterols, the „worst“ of cholesterols: a tale of two receptors. Proc Natl Acad Sci USA 95/8: 4077–4080
Kronenberg F, Steinmetz A, Kostner G, Dieplinger H (1996) Lipoprotein(a) in health and disease. Crit Rev Clin Lab Sci 33: 495–543
Krotkiewski M (1990) Can body fat patterning be changed? Acta Medica Scandinavica [Suppl] 723: 213–223
Kuiper GGJM, Gustafsson JA (1997) The novel estrogen receptor-β subtype: potential role in the cell- and promoter- specific actions of estrogens and anti-estrogens. Federation of European Biochemical Societies 410: 87–90
Kuller LH, Evans RW (1998) Homocysteine, vitamins, and cardiovascular disease. Circulation 98: 196–199
Kupari M, Koskinen P, Suokas A, Ventila M (1990) Left ventricular filling impairment in asymptomatic chronic alcoholics. Am J Cardiol 66: 1473–1477
Kushi LH, Folsom AR, Prineas RJ et al. (1996) Dietary antioxidant vitamins and death from coronary heart disease in postmenopausal women. N Engl J Med 334: 1156–1162
Kushi LH, Folsom AR, Prineas RJ, Mink PJ, Wu J, Bostik RM (1996) Dietary antioxidant vitamins and death from coronary heart disease in postmenopausal women. N Engl J Med 334: 1156–1162
Lapasota EA, Lange LG (1986) Presence of nonoxidative ethanol metabolism in human organs commonly damaged by ethanol abuse. Science 231: 497–499
Larsson B, Bengtsson C, Bjorntorp P et al. (1992) Is abdominal body fat distribution a major explanation for the sex difference in the incidence of myocardial infarction? The study of men born in 1913 and the study of women. Am J Epidemiol 135: 266–273
Laufs U (1996) „Fettfreies Fett Olestra“ in den USA zugelassen. Dtsch Ärzteblatt 93/6: 213
Laufs U, La Fata V, Liao JK (1997) Inhibition of 3-hydroxy-3-methylglutaryl (HMG) CoA reductase blocks hypoxia-mediated downregulation of endothelial nitric oxide synthase. J Biol Chem 272/50: 31.730–31.735
Laufs U, La Fata V, Plutzky J, Liao JK (1998) Upregulation of endothelial nitric oxide synthase by HMG-CoA reductase inhibitors. Circulation 97: 1129–1135
Laufs U, Böhm M (2000) Kardiovaskulärer Risikofaktor Adipositas. Dtsch med. Wochenschr 125: 262–268
Law M, Tang JL (1995) An analysis of the effectiveness of interventions intended to help people to stop smoking. Arch Int Med 155: 1933–1941
Lawn RM (1991) The structure and evolution of apolipoprotein(a) Ann Intern Med 115: 209–218
Lee IM, Hsieh CC, Paffenbarger RS Jr (1995) Exercise intensity and longevity in men: the Harvard Alumni Health Study. JAMA 273: 179–1184
Leibel RL, Rosenbaum M, Hirsch J (1995) Changes in energy expenditure resulting from altered body weight. N Engl J Med 332: 621–628
Levine JA, Eberhardt NL, Jensen MD (1999) Role of nonexercise activity thermogenesis in resistance to fat gain in humans. Science 283: 212–214
Levine JA, Jensen MD, Eberhardt NL, O'Brien T (1998) Adipocyte macrophage colony-timulating factor is a mediator of adipose tissue growth. J Clin Invest 101: 1557–1564
Levy D, Evy D, Garrison RJ et al. (1990) Prognostic implications of echocardiographically, determined left ventricular mass in the Framingham Heart Study. N Engl J Med 322: 1561–1566
Lipid Research Clinics (1980) Population studies data book [Abstract]
Liu AC, Lawn RM (1994) Vascular interaction of lipoprotein(a). Curr Opin Lipidol 5: 269–273
Lowenstein SR, Gabow PA, Cramer J et al. (1983) The role of alcohol in new-onset atrial fibrillation. Arch Intern Med 143: 1882–1885
Mac Mahon S (1994) Blood pressure and the risk of cardiovascular disease. In: Swales JD (ed) Textbook of hypertension. Blackwell, Oxford, pp 46–60
MacKenzie TD, Bartechi CE, Schrier RW (1994) The human costs of tobacco use (second of two parts). N Engl J Med 330: 975–980
MacMahon S, Peto R, Cutler J et al. (1990) Blood pressure, stroke and coronary heart disease, part I: effects of prolonged differences in blood pressure – evidence from nine prospective observational studies corrected for the regression dilution bias. Lancet 335: 765–774
MacMahon S, Sharpe N (1991) The J-curve phenomenon and the treatment of hypertension. JAMA 266: 64–65
Mahler VMG, Brown BG, Marcovina SM et al. (1995) Effects of lowering elevated LDL cholesterol on the cardiovascular risk of lipoprotein(a). JAMA 274: 1771–1774
Manson JE, Willett WC, Stampfer MJ et al. (1995) Body weight and mortality among women. N Engl J Med 333: 677–685
Marmot MG, Ross G, Shipley MJ, Thomas BJ (1981) Alcohol and mortality: a U-shaped curve. Lancet I: 580–583
Martin MJ, Hulley SB, Browner WS, Kuller LH, Wentworth D (1986) Serum cholesterol, blood pressure and mortality: implications from a cohort of 361.662 men. Lancet II: 933–936

Mayer BD, Peters AL (1997) An overview of metformin in the treatment of type 2 diabetes mellitus. Am J Med 102: 99–110
McGinnis JM, Fiege WH (1993) Actual causes of death in the United States. JAMA 270: 2207–2212
McLean JW, Tomlinson JE, Kuang W-J et al. (1987) cDNA sequence of human apolipoprotein (a) is homologous to plasminogen. Nature 330: 132–137
Meade TW, Mellows S, Brozovic M et al. (1986) Haemostatic function and ischemic heart disease: principal results of the Northwick Park Heart Study. Lancet II: 533–537
Mehnert H (1998) Metformin in der Diabetestherapie. Internist 39: 222–228
Minick CR, Fabricant CG, Fabricant J, Litrenta MM (1979) Atheroarteriosclerosis induced by infection with a herpesvirus. Am J Pathol 96: 673–706
Mittleman MA, Maclure M, Tofler GH et al. (1993) Triggering of acute myocardial infarction by heavy physical exertion: protection against triggering by regular exertion. N Engl J Med 329: 1677–1683
Molitch ME (1994) ACE inhibitors and diabetic nephropathy. Diabetes Care 17/7: 756–760
Moser M, Hebert PR (1996) Prevention of disease progression, left ventricular hypertrophy and congestive heart failure in hypertension treatment trials. J Am Coll Cardiol 27: 1214–1218
MRC Working Party (1992) Medical research council trial of treatment of hypertension in older adults: principal results. Br Med J 304: 405–412
Murray LJ, Bamford KB, O'Reilly DPJ et al. (1995) Helicobacter pylori infection: relation with cardiovascular risk factors, ischaemic heart disease, and social class. Br Heart J 74: 497–501
Nabulsi AA, Folsom AR, White A et al. (1993) Association of hormone-replacement therapy with various cardiovascular risk factors in postmenopausal women. The Atherosclerosis Risk in Communities Study. N Engl J Med 328: 1069–1075
Nachmann RL (1992) Thrombosis and atherogenesis: Molecular Connection. Blood 79: 1897–1906
National Cholesterol Education Program (1991) Report of the expert panel on population strategies for blood cholesterol reduction. Circulation 83: 2154–2232
National Cholesterol Education Program (1994) Second report of the expert panel on detection, evaluation, and treatment of high blood cholesterol in adults (Adult Treatment Panel II) Circulation 89: 1333–1445
National Heart, L., And Blood Institute (1996) Morbidity and mortality: 1996 chartbook on cardiovascular lung and blood diseases. [Abstract]
Negri E, Franzosi MG, La Vecchia C et al. (1993) Tar yield of cigarettes and risk of acute myocardial infarction. Br Med J 306: 1567–1570
Newton KM, La Croix AZ, McKnight B et al. (1997) Estrogen replacement therapy and prognosis after first myocardial infarction. Am J Epidemiol 145/3: 269–277
Nickenig G, Bäumer ATS, Grohe S et al. (1998) Estrogen modulates AT1 receptor gene expression in vitro and in vivo. Circulation 97: 2197–2201
Nickenig G, Sachinidis A, Michaelsen F et al. (1997) Up-regulation of vascular angiotensin II receptor gene expression by low densitiy lipoprotein in vascular smooth muscle cells. Circulation 95: 473–478
Niebauer J, Hambrecht R, Velich T et al. (1997) Attenuated progression of coronary artery disease after 6 years of multifactorial risk intervention. Circulation 96: 2534–2541
Nordestgaard BG (1996) The vascular endothelial barrier – selective retention of lipoproteins. Curr Opin Lipidol 7: 269–273
O'Brien JE, Peterson ED, Keeler GP et al. (1996) Relation between estrogen replacement therapy and restenosis after percutaneous coronary interventions. J Am Coll Cardiol 28: 1111–1118
O'Connor GT, Buring JE, Yusuf S et al. (1989) An overview of randomized trials of rehabilitation with exercise after myocardial infarction. Circulation 80: 234–244
O'Keefe JH, Kim SC, Hall RR et al. (1997) Estrogen replacement therapy after coronary angioplasty in women. J Am Coll Cardiol 29: 1–5
O'Leary DH, Polak JF, Kronmal RA et al. (1999) Carotid-artery intima and media thickness as a risk factor for myocardial infarction and stroke in older adults. N Eng J Med 340: 14–22
Ockene IS, Houston Miller N (1997) Cigarette smoking, cardiovascular disease, and stroke. Circulation 96: 3243–3247
Ogston B, Bennet NB, Ogston CM (1970) The influence of cigarette smoking on the plasma fibrinogen concentration. Atherosclerosis 11: 349–353
Pate RP, Pratt M, Blair SN et al. (1995) Physical activity and public health: A recommendation from the Centers of Disease Control and Prevention and the American College of Sports Medicine. JAMA 273: 402–407
Paul O, Lepper MJ, Phelan WH et al. (1963) A longitudinal study of coronary heart disease. Circulation 28: 20–31
Pearson T, Rapaport E, Criqui M et al. (1994) Optimal risk factor management in the patient after coronary revascularization: a statement for healthcare professionals from an American Heart Association Writing Group. Circulation 90: 3125–3133
Potter JF, Beevers DG (1984) Pressor effect of alcohol in hypertension. Lancet I: 119–122
Powell KE, Thompson PD, Caspersen CJ, Ford ES (1987) Physical activity and the incidence of coronary heart disease. Annu Rev Public Health 8: 253–287
Preedy VR, Richardson PJ (1996) Alcoholic cardiomyopathy: clinical and experimental pathological changes. Herz 21: 241–247
Prescott E, Hippe M, Schnohr P, Hein HO, Vestbo J (1998) Smoking and the risk of myocardial infarction in women and men: longitudinal population study. Br Med J 316: 1043–1047
Psaty BM, Heckbert SR, Atkins D et al. (1994) The risk of myocardial infarction associated with the combined use of estrogens and progestins in postmenopausal women. Arch Intern Med 154: 1333–1339
Puddey IB, Beilin LJ, Vandongen R, Rouse IL, Rogers P (1985) Evidence for a direct effect of alcohol consumption on blood pressure in normotensive men: a randomized controlled trial. Hypertension 7: 707–713
Puddey IB, Beiling LJ, Vandongen RJ (1987) Regular alcohol use raises blood pressure in treated hypertensive subjects. Lancet I: 647–651
Rader DJ, Brewer B (1992) Lipoprotein(a): clinical approach to a unique atherogenic lipoprotein. JAMA 267: 1109–1112
Rader DJ, Hoeg JM, Brewer HBJ (1994) Quantitation of plasma apolipoproteins in the primary and secondary prevention of coronary artery disease. Ann Intern Med 120: 1012–1025
Randall B (1990) Sudden death and hepatic fatty metamorphosis: A North Carolina study. JAMA 1980/243: 1723
Randin D, Vollenweider P, Tappy E et al. (1995) Suppression of alcohol-induced hypertension by dexamethasone. N Engl J Med 332: 1733–1737
Regan TJ (1990) Alcohol and the cardiovascular system. JAMA 264: 377–381
Reid DD, Hamilton PJS, McCartney P, Rose G (1976) Smoking and other risk factors for coronary heart disease in British civil servants. Lancet II: 979–984
Renaud S, Guéguen J, Schenker A, d'Houtaud A (1998) Alcohol and mortality in middle-aged men from eastern France. Epidemiology 9: 184–188
Renaud S, Lorgeril M de (1992) Wine, alcohol, platelets and the French paradox for coronary heart disease. Lancet 339: 1523–1526
Ridker PM, Cushman M, Stampfer MJ, Tracy RP, Hennekens CH (1997) Inflammation, aspirin, and the risk of cardiovascular disease in apparently healthy men. N Engl J Med 336: 973–979
Rimm EB, Giovannucci EL, Willet WC et al. (1991) Propective study of alcohol consumption and risk of coronary disease in men. Lancet 338: 464–468
Roberts WC, Siegel RJ, McManus BM (1987) Idiopathic dilated cardiomyopathy: analysis of 152 necropsy patients. Am J Cardiol 60: 1340–1355
Rosengren A, Wilhelmsen L, Eriksson E et al. (1990) Lipoprotein(a) and coronary heart disease: a prospective case-control study in a general population sample of middle-aged men. BMJ 301: 1248–1251

Rosengren A, Wilhelmsen L, Wedel H (1988) Separate and combined effects of smoking and alcohol abuse in middle-aged men. Acta Med Scand 223: 111–118
Ross R (1993) The pathogenesis of atherosclerosis. A perspective for the 1990's. Nature 362: 801
Ross R, Glomset JA (1973) Atherosclerosis and the arterial smooth muscle cell. Science 180: 1332
Rubins HB, Robins SJ, Collins D et al. (1995) Distribution of lipid in 8500 men with coronary artery disase. Am J Cardiol 75: 1196–1201
Ruilope LM (1995) Effects of angiotensin converting enzyme inhibitors on the progression of diabetic nephropathy. J Hypertens 2 [Suppl 13]: 91–93
Rupp H, Brilla CG, Maisch B (1996) Hypertonie und Alkohol: zentrale und periphere Mechanismen. Herz 258–264
Sachinidis A, Locher R, Vetter W (1991) Generation of intracellular signals by low density lipoprotein is independent of the classical LDL receptor. Am J Hypertens 4: 274–279
Sachinidis A, Mendgen T, Locher R, Brunner C, Vetter W (1990) Novel activities for low densitiy lipoprotein in vascular smooth muscle cells. Hypertension 15: 704–711
Sacks FM, Moyé LA, Davis BR et al. (1998) Relationship between plasma LDL concentrations during treatment with pravastatin and recurrent coronary events in the cholesterol and recurrent events trial. Circulation 97: 1446–1452
Sacks FM, Pfeffer MA, Moyé LA et al. for the Cholesterol, and Recurrent Events Trial Investigators (1996) The effect of pravastatin on coronary events after myocardial infarction in patients with average cholesterol levels. N Engl J Med 335: 1001–1009
Sandholzer C, Boerwinkle E, Saha N, Tong MC, Utermann G (1992) Apolipoprotein(a) phenotypes. Lp(a) concentration and plasma lipid levels in relation to coronary heart diesease in a Chinese population: evidence for the role of the apo(a) gene in coronary heart disease. J Clin Invest 89: 1040–1046
Sangiorgi G, Rumberger JA, Severson A et al. (1998) Arterial calcification and not lumen stenosis is highly correlated with atherosclerotic plaque burden in humans: a histologic study of 723 coronary artery segments using nondecalcifying methodology. J Am Coll Cardiol 31: 126–133
Scandinavian Simvastatin Survival Study Group (1994) Randomised trial of cholesterol lowering in 4444 patients with coronary heart disease: The Scandinavian Simvastatin Survival Study (4 S). Lancet 344: 1383–1389
Scandinavian Simvastatin Survival Study Group (1995) Baseline serum cholesterol and treatment effect in the Scandinavian Simvastatin Survival Study Group (4 S) Lancet 345: 1274–1275
Scandinavian Simvastatin Survival Study Group (1998) Lipoprotein changes and reduction in the incidence of major coronary heart disease events in the Scandinavian Simvastatin Survival Study Group (4 S). Circulation 97: 1453–1460
Schunkert H, Danser AH, Hense HW et al. (1997) Effects of estrogen replacement therapy on the renin-angiotensin system in postmenopausal women. Circulation 95: 39–45
Schwartz F, Mall G, Zebe H et al. (1984) Determinants of survival in patients with congestive cardiomyopathy: quantitative morphologic findings and left ventricular hemodynamics. Circulation 70: 923–928
Second joint task force of European and other societies on coronary prevention (1998) Prevention of coronary heart disease in clinical practice. Eur Heart J 19: 1434–1503
Sempos CT, Cleeman JI, Carroll MD et al. (1993) Prevalence of high blood cholesterol among US adults: an update based on guidelines from the second report of the National Cholesterol Education Program Adult Treatment Panel. JAMA 23: 3009–3014
Sempos CT, Looker AC, Gillum RF (1996) Iron and heart disease: the epidemiologic data. Nutr Rev 54: 73–84
SHEP Cooperative Research Group (1991) Prevention of stroke by antihypertensive drug treatment in older persons with isolated systolic hypertension: final results of the systolic hypertension in the elderly program (SHEP). JAMA 265: 3255–3264
Shwaery GT, Vita JA, Keaney JF (1997) Antioxidant Protection of LDL by Physiological Concentrations of 17β-Estradiol. Requirement for Estradiol Modification. Circulation 95: 1378–1385
Siddiy T, Richardson PJ, Mitchell WD, Teare J, Preedy VR (1993) Ethanol-induced inhibition of ventricular protein synthesis in vivo and the possible role of acetaldehyde. Cell Biochem Funct 11: 45–54
Sidney S, Petitti DB, Quesenberry CP Jr (1997) Myocardial infarction and the use of estrogen and estrogen-progestogen in postmenopausal women. Ann Intern Med 127: 504–508
Sigurdsson G Jr, Gudnason V, Sigurdsson G, Humphries SE (1992) Interaction between a polymorphism of the apo A-I promoter region and smoking determines plasma levels of HDL and apo A-I. Arterioscler Thromb 12: 1017–1022
Sigurdsson G, Baldursdottir A, Sigvaldason H et al. (1992) Predictive value of apolipoproteins in a prospective survey of coronary artery disease in men. Am J Cardiol 69: 1251–1254
Silagy C, Mant D, Fowler G, Lodge M (1994) Meta-analysis of efficacy of nicotine replacement therapies in smoking cessation. Lancet 343: 139–142
Sjöström L, Rissanen A, Andersen T et al. for the European Multicentre Orlistat Study Group (1998) Randomised placebo-controlled trial of orlistat for weight loss and prevention of weigth regain in obese patients. Lancet 352: 167–173
Staessen JS, Fagard R, Thijs L for the Systolic Hypertension-Europe (Syst-Eur) Trial Investigators (1997) Morbidity and mortality in the placebo-controlled European Trial on Isolated Hypertension in the Elderly. Lancet 360: 757–764
Stamler J, Neaton JD, Wentworth DN (1989) Blood pressure (systolic and diastolic) and risk of fatal coronary heart disease. Hypertension 13 [Suppl I]: 2–12
Stamler J, Rhomberger P, Schoenberger JA et al. (1975) Multivariate analysis of the relationship of seven variabels to blood pressure. Findings of the Chicago Heart Association Detection Project in Industry, 1967–1972. J Chron Dis 28: 527–548
Stamler J, Wentworth D, Neaton JD (1986) Is the relationship between serum cholesterol and risk of premature death from coronary heart disease continuous and graded? Findings in 356.222 primary screenees of the Multiple Risk Factor Intervention Trial (MRFIT) JAMA 256: 2823–2828
Stamler J, Wentworth D, Neaton JD for the MRFTI Research Group (1986) Is the relationship between serum cholestol and risk of premature death from coronary heart disease continuous and graded? Findings in 356.222 primary screenees of the Multiple Risk Factor Intervention Trial (MRFIT). JAMA 256: 2823–2828
Stampfer MJ, Colditz GA (1991) Estrogen replacement therapy and coronary heart disease: a quantitative assessment of the epidemiologic evidence. Prev Med 20: 47–63
Stokes J, Kannel WB, Wolf PA, Cupples LA, D'Agosting RB (1987) The relative importance of selected risk factors for various manifestations of cardiovascular disease among men and women from 35 to 64 years old. 30 years of follow-up in the Framingham study. Circulation 75 [Suppl V]: V-65
Stone NJ (1998) Diet nutritional issues, and obesity. In: Topol EJ (ed) Textbook of Cardiovascular Medicine. Lippincott-Raven, Philadelphia
Strauer BE, Motz W, Schwartzkopff B et al. (1994) The heart in hypertension. In: Swales JD (ed) Textbook of hypertension. Blackwell, Oxford
Sugiishi M, Takatsu F (1993) Cigarette smoking is a major risk factor for coronary spasm. Circulation 87: 76–79
Sullivan JM, El-Zeky F, Vander Zwaag R, Ramanathan KB (1997) Effect on survival of estrogen replacement therapy after coronary artery bypass grafting. Am J Cardiol 79: 847–850
Sullivan JM, Vander Zwaag R, Hughes JP et al. (1990) Estrogen replacement and coronary artery disease. Arch Intern Med 150: 2557–2562
Tamura A, Watanabe T, Mikuriya Y, Nasu M (1995) Serum lipoprotein(a) concentrations are related to coronary disease progression without new myocardial infarction. Br Heart J 74: 365–369
Tarashi TF, Rubin E (1985) Effects of ethanol on the chemical and structural properties of biological membranes. Lab Invest 52: 120–131
Tatti P, Pahor M, Byington RP et al. (1998) Outcome results of the fosinopril vs. amlodipine cardiovascular events randomized trial

(FACET) in patients with hypertension and NIDDM. Diabetes Care 21: 597–603
Taylor JR, Combs-Orne T (1985) Alcohol and strokes in young adults. Am J Psychiatry 142: 116–118
Terres W, Tatsis E, Pfalzer B et al. (1995) Rapid angiographic progression of coronary artery disease in patients with elevated lipoprotein(a). Circulation 91: 948–950
Thaulow E, Erikssen J, Sandvik L et al. (1991) Blood platelet count and function are related to total and cardiovascular death in apparently healthy men. Circulation 84: 613–617
The Expert Commitee on the Diagnosis and Classification of Diabetes Mellitus (1997) Report of the Expert Commitee on the diagnosis and classification of diabetes mellitus. Diabetes Care 20: 1183–1197
The Lipid Research Clinic Coronary Primary Prevention Trial results (1984) I: Reduction in incidence of coronary heart disease. JAMA 251: 351–364
Thijs L, Fagard R, Lijnen P et al. (1992) A meta-analysis of outcome trials in elderly hypertensives. J Hypertens 10: 1103–1109
Thomas G, Aider B, Oldewurtel HA et al. (1980) Am J Cardiol 46: 233–241
Thompson SG, Kienast J, Pyke SDM et al. (1995) Hemostatic factors and the risk of myocardial infarction of sudden death in patients with angina pectoris. N Eng J Med 332: 635–641
Thun MJ, Peto R, Lopez AD et al. (1997) Alcohol consumption and mortality among middle aged and elderly US adults. N Engl J Med 337: 1705–1714
Trip MD, Cats VM, Capelle FJI van, Vrecken J (1990) Platelet hyperreactivity and prognosis in survivors of myocardial infarction. N Engl J Med 322: 1549–1554
Tsai JC, Wang H, Perrella MA et al. (1996) Induction of cyclin A gene expression by homocysteine in vascular smooth muscle cells. J Clin Invest 97: 146–153
Tschoepe D, Roesen P (1998) Heart disease in diabetes mellitus: A challenge for early diagnosis and intervention. Exp Clin Endocrinol Diabetes 106: 16–24
Tuomainen TP, Punnonen K, Nyyssonen K, Salonen JT (1998) Association between body iron stores and the risk of acute myocardial infarction in men. Circulation 97/15: 1461–1466
Ubbink JB, Vermaak WJH, Merve A van der, Becker PJ (1993) Vitamin B-12, vitamin B-6, folate nutritional status in men with hypercysteinemia. Am J Clin Nutr 57: 47–53
UK Prospective Diabetes Study Group (1998a) Efficacy of atenolol and captopril in reducing risk of macrovascular and microvascular complications in type 2 diabetes: UKPDS 39. BMJ 317: 713–720
UK Prospective Diabetes Study Group (1998b) Cost effectiveness analysis of improved blood pressure control in hypertensive patients with type 2 diabetes: UKPDS 40. BMJ 317: 720–726
UK Prospective Diabetes Study Group (1998c) Tight blood pressure control and risk of macrovascular and microvascular complications in type 2 diabetes: UKPDS 38. BMJ 317: 703–712
Unger RH, Foster DW (1997) Diabetes mellitus. In: Wilson JD, Foster DW (eds) Williams' Textbook of Endocrinology, 9th edn. Saunders, Philadelphia, in press
Urbano-Marquez A, Estruch R, Navarro-Lopez F et al. (1989) The effects of alcoholism on skeletal and cardiac muscle. N Engl J Med 320: 409–415
Valentine RJ, Grayburn PA, Vega GL, Gruny SM (1994) Lp(a) lipoprotein is an independent, discriminating risk factor for premature peripheral atherosclerosis among white men. Arch Intern Med 154: 801–806
Vandongen R, Puddey IB (1994) Alcohol intake and blood pressure. In: Swales JD (ed) Textbook of hypertension. Blackwell, Oxford
Vikhert AM, Tsiplenkova VG, Cherpachenko NM (1986) Alcoholic cardiomiyopathy and sudden cardiac death. J Am Coll Cardiol 8 [Suppl 8]: 3A–11A
Währborg P (1998) Mental stress and ischemic heart disease: an underestimated connection. Eur Heart J 19 [Suppl O]: O20–O23
Walsh BW, Kuller LH, Wild RA et al. (1998) Effects of raloxifene on serum lipids and coagulation factors in healty postmenopausal women. JAMA 279: 1445–1451
Wang XL, Liu S-X, Wilcken DEL (1997) Circulating transforming growth factor ß1 and coronary artery disease. Cardiovasc Res 34: 404–410
Wannamethee G, Shaper AG (1992) Alcohol and sudden cardiac death. Br Heart J 68: 443–448
Warshafsky S, Kramer RS, Sivak SL (1993) Effect of garlic on total serum cholesterol: a meta-analysis. Ann Intern Med 119: 599–605
Waßmann S, Nickenig G, Böhm M (1998) HMG-CoA reductase inhibitor atorvastatin downregulates AT1 receptor gene expression and cell proliferation in vascular smooth muscle cells. Kid Blood Pressure Res 21/5: 392
Watson KE, Abrolat ML, Malone LL et al. (1997) Active serum vitamin D levels are inversely correlated with coronary calcification. Circulation 96: 1755–1760
Webber LS, Voors AW, Sriniviasan SR et al. (1979) Occurence in children of multiple risk factors for coronary artery disease: the Bogalusa heart study. Prev Med 8: 407–418
Weinsier RL, Hunter GR, Heini AF, Goran MI, Sell SM (1998) The etiology of obesity: relative contribution of metabolic factors, diet, and physical activity. Am J Med 105: 145–150
Welch GN, Loscalzo J (1998) Homocystein and atherothrombosis. N Engl J Med 338: 1042–1050
West of Scotland Coronary Prevention Study Group (1992) A coronary primary prevention study of Scottish men age 45–64 years: trial design. J Clin Epidemiol 45: 849–860
West of Scotland Coronary Prevention Study Group (1995) Screening experience and baseline characteristics in the West of Scotland Coronary Prevention Study. Am J Cardiol 76: 485–491
West of Scotland Coronary Prevention Study Group (1997) Baseline risk factors and their association with outcome in the West of Scotland Coronary Prevention Study. Am J Cardiol 74: 756–762
West of Scotland Coronary Prevention Study Group (1998) Influence of pravastatin and plasma lipids on clinical events in the West of Scotland Coronary Prevention Study (WOSCOPS). Circulation 97: 1440–1445
White CR, Shelton J, Chen S et al. (1997) Estrogen restores endothelial cell funcion in an experimental model of vascular injury. Circ 96: 1624–1630
WHO scientific group (1994) Cardiovascular disease risk factors: new areas for research. WHO Technical Report Series 841. World Health Organization, Geneva
Williams JK, Honore EK, Adams MR (1997) Contrasting effects of conjugated estrogens and Tamoxifen on dilator responses of atherosklerotic epicardial coronary arteries in nonhuman primates. Circulation 96: 1970–1975
Willich SN, Lewis M, Lowel H et al. (1993) Physical exertion as a trigger of acute myocardial infarction. N Engl J Med. 329: 1684–1690
Willms B (1997) Insulintherapie des Typ-I-Diabetes. Wien Med Wochenschr 147: 206–210
Wilson PF, Kannel WB (1995) Hypertension, other risk factors, and the risk of cardiovascular disease. In: Laragh LH, Brenner BM (eds) Hypertension. Pathophysiology, Diagnosis and Management. Raven Press, New York, pp 99–114
Wood D, DeBacker G, Faergeman O et al. (1998) Prevention of coronary heart disease in clinical practice. Eur Heart J 19: 1434–1503
Wood PD, Terry RB, Haskell WL (1985) Metabolism of substrates: Diet, lipoprotein metabolism and exercise. Federation Proceedings 44: 358–363
Yla-Herttuala S (1996) Expression of lipoprotein receptors and related molecules in atherosclerotic lesions. Curr Opin Lipidol 7/5: 292–297
Zenker G, Költringer P, Bone G et al. (1986) Lipoprotein (a) as a strong indication for cerebrovascular disease. Stroke 17: 942–945
Zhang Y, Proenca R, Maffei M et al. (1994) Positional cloning of the mouse ob gene and its human homologue. Nature (London) 372: 425–432

# Sektion III
# Koronare Herzkrankheit und Herzinfarkt

A. Bokisch, H. Darius, G. Heusch, W. Hort, J. Meyer, S. Mohr-Kahaly, H.J. Rupprecht, T. Voigtländer

# Anatomie und Pathologie des Koronargefäßsystems, Physiologie und Pathophysiologie der Koronardurchlutung, Pathogenese der Atherosklerose

17

J. Meyer, A. Bokisch, H. Darius, G. Heusch, W. Hort, S. Mohr-Kahaly, H. J. Rupprecht, T. Voigtländer



## 17.1 Koronare Herzkrankheit (KHK)

Die KHK ist die Manifestation der Atherosklerose an den Koronararterien. Sie kann über einen multifaktoriellen Prozeß, der zur Myokardischämie führt, als Angina pectoris, Myokardinfarkt, Herzrhythmusstörung, plötzlicher Herztod oder Herzinsuffizienz auftreten. Der Krankheitsverlauf kann klinisch stumm sein (Tabelle 17-1).

**Tabelle 17-1.** Todesraten in den alten Bundesländern. (Statistisches Bundesamt 1999)

| Ursache | Gruppe | 1972 | 1982 | 1992 | 1997 |
|---|---|---|---|---|---|
| **Myokardinfarkt** | **Gesamt** | **70.943** | **82.771** | **69.940** | **64.840** |
| | Männer | 45.996 | 49.705 | 39.358 | 25.491 |
| | Frauen | 24.947 | 33.066 | 30.582 | 29.349 |
| **Ischämische Herzkrankheiten** | **Gesamt** | **117.669** | **132.007** | **134.616** | **134.857** |
| | Männer | 67.494 | 72.526 | 66.855 | 65.111 |
| | Frauen | 50.175 | 59.481 | 67.761 | 69.746 |
| **Hypertonie** | **Gesamt** | **12.765** | **13.198** | **10.100** | **11.834** |
| | Männer | 4.348 | 4.163 | 3.084 | 3.599 |
| | Frauen | 8.417 | 9.035 | 7.016 | 8.235 |

### 17.1.1 Epidemiologie

Bedingt durch zahlreiche Faktoren wie bessere Ernährung und Gesundheitsvorsorge, Reduktion von schädlichen Einflüssen in der Umwelt und am Arbeitsplatz sowie durch Fortschritte in der Erkennung und Behandlung vieler Erkrankungen haben die Menschen heute in den westlichen Ländern eine so hohe Lebenserwartung wie nie zuvor in der für uns überschaubaren Geschichte. Obwohl wesentliche Fortschritte in Diagnostik und Therapie der durch Atherosklerose verursachten Krankheiten gemacht wurden, sind sie die derzeit häufigsten Erkrankungs- und Todesursachen, besonders bei Männern über dem 40. und Frauen über dem 50. Lebensjahr. Seit etwa 1970 hat die Inzidenz aber infolge primärer und sekundärer Prophylaxe und durch die Fortschritte in Diagnostik und Therapie abgenommen.

Nach Angaben des Statistischen Bundesamtes (1999) sank die Todesrate durch Myokardinfarkt zwischen 1982 und 1997, während die Letalität infolge der ischämischen Herzkrankheiten stieg (Tabelle 17-1). In den USA war die Häufigkeit tödlicher Herzerkrankungen 1980 mit 761.085 Personen deutlich größer als 1992 mit 717.706; bis 1996 war wieder ein Anstieg zu verzeichnen (733.361). Sie lag wesentlich höher als die der Malignome (1980: 416.509; 1996: 539.533; National Center for Health Statistics 1999). Es gibt große Unterschiede von Land zu Land in der Inzidenz der koronaren Herzkrankheit und der kardialen Todesfälle, wie die MONICA-Studie anhand von Untersuchungen in 21 Ländern auf 4 Kontinenten gezeigt hat (Tunstall-Pedoe et al. 1994).

## 17.2 Funktionelle Anatomie des Koronargefäßsystems

### 17.2.1 Verteilungsmuster der Kranzarterien

Der Herzmuskel wird über die rechte und linke Koronararterie mit Blut versorgt. Die rechte entspringt aus dem rechten Sinus coronarius und läuft in der Koronarfurche nach rechts. Meist überqueren ihre Endäste noch das Herzkreuz, d. h. den Schnittpunkt zwischen Koronarfurche und hinterer Interventrikularfurche. Die linke Koronararterie entspringt aus dem linken Koronarsinus. Der gemeinsame Anfangsteil ist im Durchschnitt knapp 1 cm lang und teilt sich dann in den linken absteigenden Ast (R. decendens anterior bzw. R. interventricularis anterior bzw. Riva) und den linken umschlingenden Ast (R. circumflexus).

Die Kranzarterien zeichnen sich durch ein sehr variables Verteilungsmuster aus. Es dürfte kaum zwei Herzen geben, bei denen Länge und Verzweigungsmuster der Kranzarterien (s. Abb. 17-1) völlig übereinstimmen. Besonders groß ist die Variabilität bei der rechten Kranzarterie und dem linken umschlingenden Ast. Sie zeigen ein reziprokes Verhalten. Einer langen rechten Koronararterie entspricht ein kurzer linker umschlingender Ast und umgekehrt. Am konstantesten ist das Versorgungsgebiet des linken absteigenden Astes.

Bei den meisten Herzen, d. h. beim Normalversorgungstyp, der sich bei gut 80% (Kalbfleisch u. Hort 1976) findet, wird die linke Hinterwand gemeinsam von der rechten Koronararterie und dem linken umschlin-

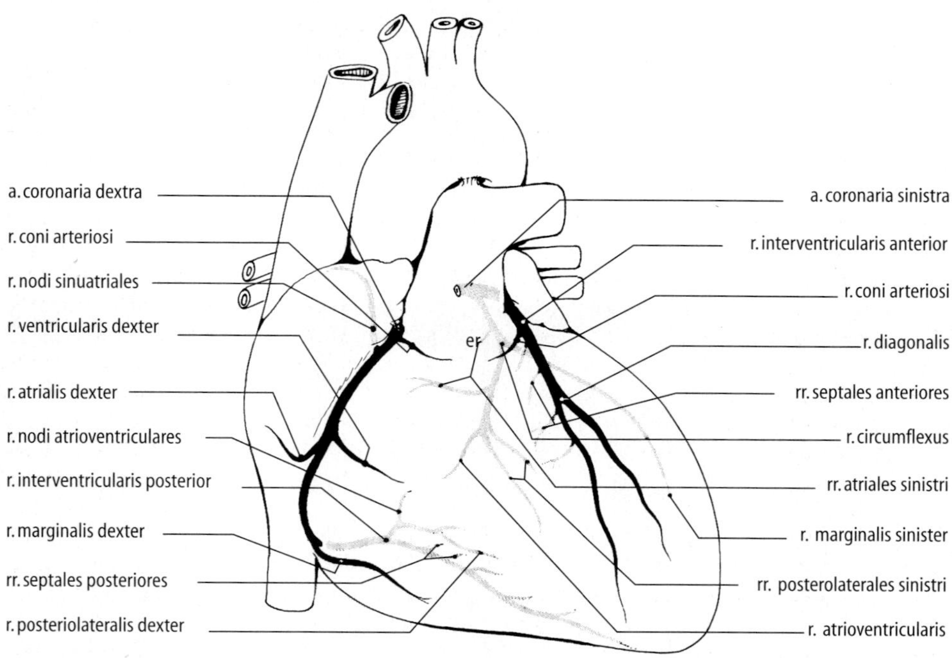


**Abb. 17-1.** Schematische Darstellung der Herzkranzversorgung

genden Ast versorgt. Beim Rechtsversorgungstyp (etwa 10%) versorgt die rechte Kranzarterie die linke Hinterwand allein, zumindest im Basisbereich. Beim Linksversorgungstyp (knapp 10%) übernimmt der linke umschlingende Ast allein die Versorgung der linken Hinterwand und kann auch noch wechselnde Anteile der rechten Hinterwand mitversorgen.

Meist wird das Spitzengebiet der Hinterwand durch den Endast des R. descendens anterior mitversorgt, der die Herzspitze umschlingt. Vom Kammerseptum werden etwa die vorderen 2/3 von R. descendens anterior und das hintere Drittel von jenem Ast versorgt, der in der hinteren Interventrikularfurche absteigt, also meist von der rechten Kranzarterie.

Die Ernährung der rechten Kammerwand geschieht weitgehend über die rechte Kranzarterie. Lediglich ein schmaler Streifen der Vorderwand neben dem Septum wird vom R. descendens anterior versorgt. Die Papillarmuskeln werden oft aus mehreren Quellen gespeist: der linke hintere in der Regel von Endästen der rechten Koronararterie und des linken umschlingenden Astes, der linke vordere weitgehend vom R. descendens anterior. Eine detaillierte Darstellung der Blutversorgung einzelner Segmente der linken Kammerwand findet sich bei Reig et al. (1993).

Den verschiedenen Versorgungstypen kommt eine praktische Bedeutung unter pathologischen Bedingungen zu. Ein nicht sofort wirksam behandelter Hauptstammverschluß der linken Kranzarterie führt bei einem Linksversorgungstyp zu einer tödlichen Infarzierung der gesamten linken Kammerwand.

### 17.2.2 Venöses Gefäßsystem

Der venöse Rückfluß aus dem Myokard erfolgt größtenteils über subepikardiale Venen. Die größte davon ist die V. cordis magna. Sie geht in den Sinus coronarius über, der im Bereich der Kranzfurche in die Hinterwand des rechten Vorhofs zwischen unterer Hohlvene und Trikuspidalklappenansatz einmündet. Der Sinus coronarius ist einem über die obere oder untere Hohlvene eingeführten Herzkatheter leicht zugänglich. Zusätzlich fließt Blut aus den Vv. cordis anteriores (ventrales) unter Umgehung des Koronarsinus in den rechten Vorhof ein. Außerdem gibt es einen Rückfluß venösen Bluts direkt in die Kammerlichtungen über die Kurzschlüsse der Thebesius-Venen. Er dürfte jedoch insgesamt nur gering sein.

### 17.2.3 Wachstum der Kranzarterien und ihrer Äste

Bis vor kurzem galt die Auffassung, daß die Kranzarterien nur bis zum kritischen Herzgewicht von 500 g wachsen. Es konnte jedoch gezeigt werden, daß das Wachstum der Kranzarterien nicht nur während der physiologischen Wachstumsphase bis zum Erwachsenenalter harmonisch dem Herzwachstum folgt, sondern auch noch jenseits des kritischen Herzgewichts (Hort et al. 1982).

Voraussetzung ist jedoch, daß die Kranzarterien zart und nicht arteriosklerotisch verändert sind. Bei koronarsklerotisch stenosierten Kranzarterien ist ein Wachstum bei einer sich entwickelnden Herzhypertrophie nicht mehr möglich.

Das Wachstum der Kranzarterienäste blieb bisher vollständig unbeachtet. Sie sind bei der Geburt schon alle oder fast alle vorhanden, wachsen harmonisch mit dem Herzen in die Länge und rücken zunehmend auseinander (Reinecke u. Hort 1992).

Im Erwachsenenherzen ist jedoch die Anzahl der röntgenologisch erkennbaren Kranzarterienäste nicht starr fixiert. Sie nimmt bei ausgeprägter Herzhypertrophie und auch bei hochgradiger Koronarstenose etwas zu.

### 17.2.4 Terminale Strombahn

Direkte Messungen über die Kapillarlängen im menschlichen Herzen fehlen bisher. Messungen der Abstände zwischen den Arteriolen sprechen für ein harmonisches Wachstum der Kapillarlängen unter physiologischen Bedingungen bis zum Erwachsenenalter; dann haben die Kapillaren eine Länge von ca. 0,5 mm erreicht. Bei einem starken Hypertrophiewachstum nehmen die Kapillaren an Länge offenbar weiter zu. Es ist nicht ausgeschlossen, daß diese Längenzunahme eine Herzinsuffizienz ungünstig beeinflussen kann (Hort 1994).

### 17.2.5 Pathologische Anatomie der Angina pectoris

Einer ungenügenden Blutzufuhr des Myokards liegt meist eine Stenose in den großen epikardialen Kranzarterien zugrunde. Sie nimmt auch eine Schlüsselstellung beim pektanginösen Anfall ein.

Als Ursache eines pektanginösen Anfalls wird ein akuter $O_2$-Mangel im Myokard gesehen und konnte durch den Nachweis hypoxischer Nekrosen in den Innenschichten der linken Kammerwand gestützt werden.

Hier liegt die Prädilektionsstelle morphologisch faßbarer Folgen einer Koronarinsuffizienz, weil in den inneren Schichten der linken Kammerwand wegen des hohen intramuralen Drucks die phasische Durchblutungsabnahme während der Systole am größten ist. Die Innenschichten der rechten Kammerwand können bei einer ausgeprägten Rechtsherzhypertrophie, z. B. beim Cor pulmonale, befallen sein. Bei der instabilen Angina sind die morphologischen Befunde an den Kranzarterien mit häufigen Polsterrissen denen beim Infarkt sehr ähnlich (s. Abschn. 17.5).

Daß beim pektanginösen Anfall auch Koronarspasmen mit im Spiele sein können, ist aus koronarangiographischen Befunden bekannt, v. a. bei Patienten mit einer Prinzmetal-Angina. Offenbar entstehen diese Spasmen aber nicht in unveränderten Gefäßen. Bei Patienten mit einer Prinzmetal-Angina, bei denen während einer Koronarangiographie Spasmen auftraten und die dabei plötzlich starben, fanden sich stets schwere koronarsklerotisch bedingte organische Lichtungseinengungen. Es gibt auch Hinweise darauf, daß ein Gefäßspasmus postmortal noch persistieren kann.

### 17.2.6
### Pathologische Anatomie der Koronarsklerose

Die Arteriosklerose der Kranzarterien (Koronarsklerose) ist oft wesentlich stärker ausgeprägt als in anderen Organarterien, z. B. der Niere oder der Milz. Es besteht häufig keine Übereinstimmung im Schweregrad der Aorten-, Zerebral- und Koronarsklerose, und eine allgemeine, weitgehend gleichmäßig verteilte Arteriosklerose ist eher die Ausnahme als die Regel.

Die Koronarsklerose dürfte begünstigt werden durch die Bewegungen der Kranzarterien während der Herzaktion. Schon unter physiologischen Bedingungen wächst die Intima der Kranzarterien stärker als in anderen muskulären Organarterien, und sie ist bei 40jährigen etwa gleich dick wie die Media. Diesem physiologischen Prozeß pfropft sich sehr oft eine Koronarsklerose auf.

Vergleichend-anatomisch ist interessant, daß die physiologische diffuse Intimaverdickung beim Menschen stärker ausgeprägt ist als bei allen bisher untersuchten Tierarten. Bei einer Reihe von Tierarten ist diese diffuse Intimaverdickung um so stärker, je größer die Anfälligkeit gegen eine Koronarsklerose ist.

### 17.2.7
### Prädilektionsstellen

Die Vorzugslokalisation der Koronarsklerose liegt nach pathologisch-anatomischen und nach kineangiographischen Untersuchungen im Anfangsteil der 3 großen Kranzarterienäste (linker absteigender und linker umschlingender Ast sowie rechte Kranzarterie), 2–5 cm vom Ostium entfernt. In der rechten Koronararterie verläuft der Häufigkeitsgipfel allerdings flacher, und es kann hier ein eben angedeuteter 2. Häufigkeitsgipfel in der Peripherie auftreten. Die Prädilektionsstellen sind nach unseren bisherigen Kenntnissen unabhängig von den Risikofaktoren.

Bei Patienten mit einer Hypertonie ist die diffuse Intimaverdickung besonders deutlich ausgeprägt. Sie beschränkt sich nicht nur auf die Anfangsteile der Kranzgefäße.

Stenosen an den Koronarostien sind selten. Früher wurden sie häufiger im Rahmen einer Mesaortitis luica beobachtet. Eine isolierte arteriosklerotische Ostienstenose ist eine Rarität. Ostienstenosen sind auch als seltene Komplikationen nach Aortenklappenersatz beobachtet worden.

Über die Prädilektionsstellen in den Hauptstämmen der Kranzarterien darf man jedoch nicht die Äste 1. Ordnung vernachlässigen. Manchmal liegt erst in ihrem Anfangsteil die für den Infarkt verantwortliche Stenose oder der Verschluß. Allerdings ist in den meisten Ästen im Durchschnitt die Koronarsklerose deutlich geringer ausgeprägt als in den Hauptstämmen.

Meist befällt die Koronarsklerose mehrere oder alle großen Koronararterienäste gleichzeitig oder nacheinander, und es können mehrere Verschlüsse bei einem Patienten auftreten. Eingefäßerkrankungen werden mit zunehmendem Alter immer seltener.

### 17.2.8
### Pathogenese

Die Koronarsklerose nimmt keine Sonderstellung ein, sondern folgt in ihrem Werdegang und ihrer Ausprägung den allgemeinen Prinzipien der Arteriosklerose. Da sich die Arteriosklerose im wesentlichen in der Intima abspielt, liegt es nahe, im Endothel einen Wächter der Intima zu sehen. Im Tierexperiment lassen sich z. B. bei experimenteller Hypertonie nicht so selten sehr kleine Endotheldefekte in frühen Entwicklungsstadien der Arteriosklerose nachweisen (Abb. 17-2).

Es liegt dann das kollagene Bindegewebe der Intima frei, an dem Blutplättchen haften können, bei deren Zerfall Wachstumsfaktoren, z. B. der „platelet-derived growth factor" (PDGF) freigesetzt werden. Ähnliche wachstumsfördernde Substanzen werden aber auch vom Endothel, von Makrophagen und von glatten Muskelzellen gebildet. Im Experiment bewirken sie die Vermehrung und das Auswandern von glatten Muskelzellen aus der Media in die Intima.

Da beim Menschen im Gegensatz zu vielen Tierarten die Intima der Kranzarterien bereits unter physiologischen Bedingungen diffus verdickt ist, schließt sie bereits viele glatte Muskelzellen ein. Sie müssen also bei der Entwicklung eines arteriosklerotischen Polsters nicht zwangsläufig immer erst von der Media her neu einwandern.

Da Endotheldefekte im Werdegang der experimentellen Arteriosklerose jedoch nicht immer zu beobachten sind, wird heute vermutet, daß auch schon funktionelle Veränderungen, etwa in Form einer erhöhten Permeabilität, den Anstoß für die Entwicklung eines arteriosklerotischen Beetes geben können.

Derzeit wird die entzündliche Komponente der Arteriosklerose besonders betont, die sich vornehmlich in einer Ansammlung von Monozyten, wenig T-Lymphozyten und einer Aktivierung des Komplementsystems äußert.

Für die Klinik der Koronarsklerose entscheidend ist die Lichtungseinengung durch eine beträchtliche herdförmige Intimaverdrickung. Sie ist das Werk modifizierter glatter Muskelzellen. Sie entstehen aus kontraktilen glatten Muskelzellen durch eine beträchtliche Redukti-

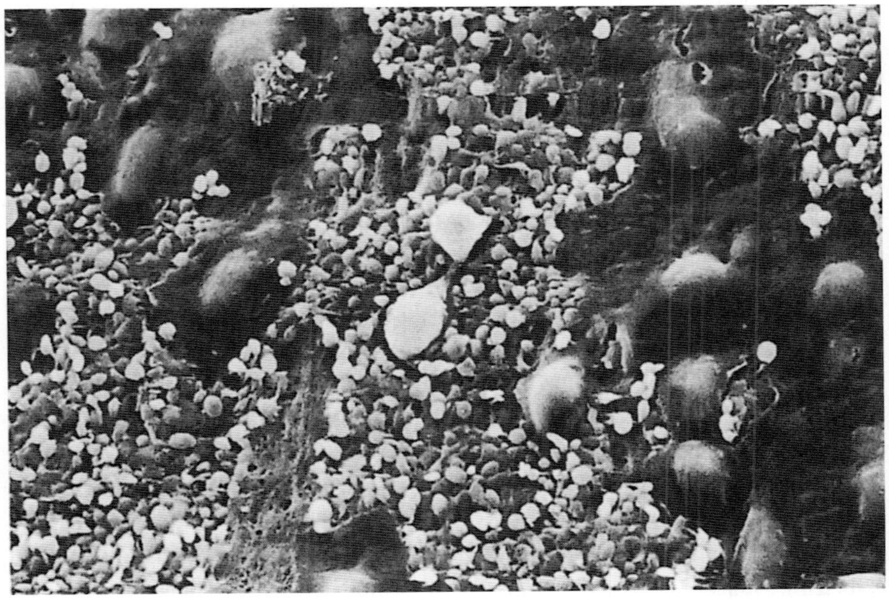

**Abb. 17-2.** Defekt in Endothelverband, 1 Tag nach experimenteller Aortenkonstriktion. Der Defekt wird größtenteils von Thrombozyten bedeckt. Rasterelektronenmikroskopische Aufnahme. Vergr. 1000:1

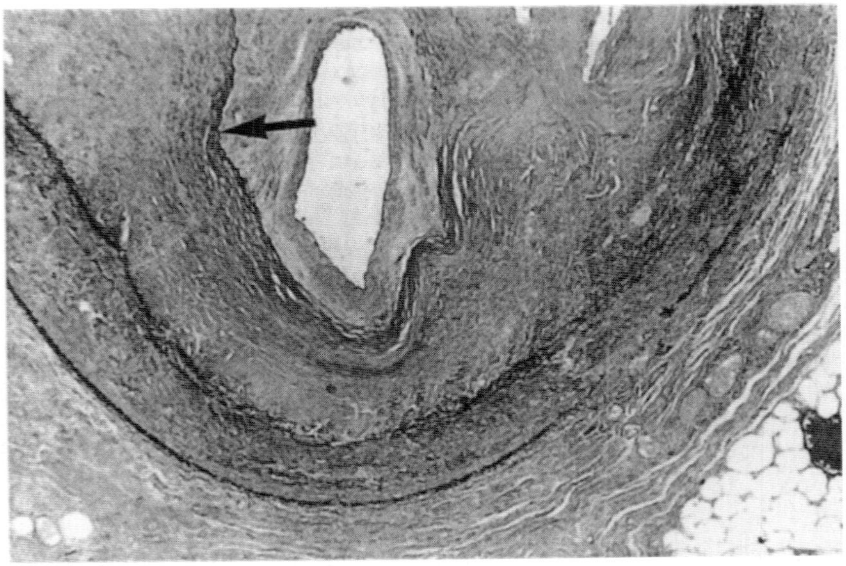

**Abb. 17-3.** Hochgradig stenosierende, in Schüben abgelaufene Koronarsklerose. Grenze zwischen oberflächlicher, jüngerer, lockerer und älterer, verdichteter, bis zur Media reichenden Intimaverbreiterung (*Pfeil*). Elastica-van-Gieson-Färbung, Vergr. 60:1

on ihres kontraktilen Apparates sowie eine Zunahme ihrer Speicherfähigkeit. Sie bilden auch die kollagenen und elastischen Fasern in der Plaque.

### Lipidflecken

Im jugendlichen Alter kommen bevorzugt Lipidflecken („fatty streaks“) vor. Sie sind, im Gegensatz zu den fortgeschrittenen Polsterbildungen, rückbildungsfähig. Beim Menschen im mittleren oder höheren Alter herrschen grauweißliche Polster vor. Sie sind reich an kollagenem Bindegewebe. Die koronarsklerotischen Beete werden für den Patienten in der Regel dann gefährlich, wenn sie eine deutliche Lichtungseinengung bedingen. In solchen Beeten sieht man mikroskopisch oft Anzeichen einer schubweisen Apposition (Abb. 17-3) und halbmondförmige Anteile mit unterschiedlicher Faserdichte sind übereinandergelagert.

### Nekrose mit Deckplatte (Polster)

Wichtig ist die Vorstellung, daß arteriosklerotische Beete nicht sofort zur Lichtung hin vorwachsen, sondern oft zunächst nach außen zur Media hin. Die Lichtung bleibt dabei noch längere Zeit unverändert, und eine Einengung beginnt in der Regel an den Kranzarterien erst,

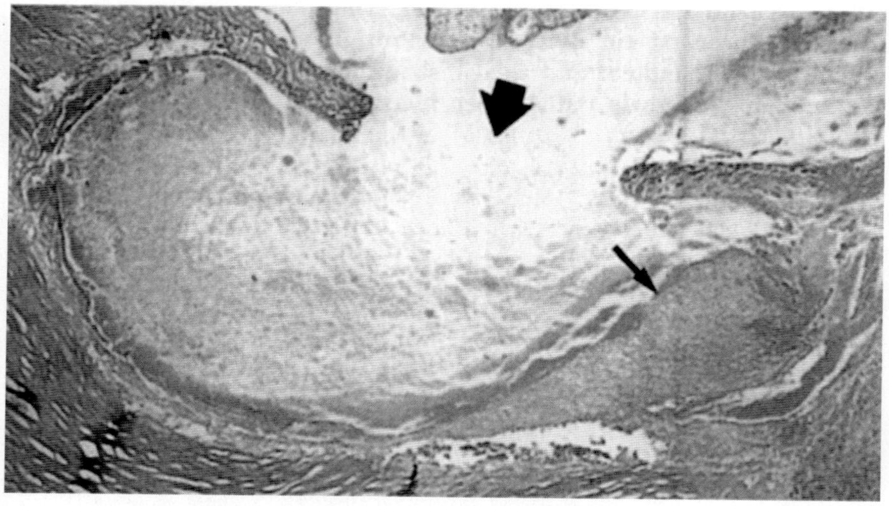

**Abb. 17-4.** Polsterriß einer Koronararterie. Weiteres Klaffen der Rißstellen der fibrösen Deckplatte (*dicker Pfeil*); nekrotischer Polsterinhalt z. T. ausgeschwemmt. Kleines Ulkus gebildet mit frischem Thrombus am rechten Ulkusrand (*schmaler Pfeil*). HE-Färbung, Vergr. 70:1

wenn der koronarsklerotische Herd rund 40% der der Querschnittsfläche aus Intima und Media einnimmt (Glagov et al. 1987).

Es kann sich also hinter einem angiographisch gehörig weiten Kranzarteriendurchmesser und einer glatten intimalen Oberfläche schon eine fortgeschrittene Koronarsklerose verbergen. Häufig lassen sich in größeren arteriosklerotischen Beeten an der schlecht ernährten Basis degenerative Veränderungen mit Nekrosen nachweisen. Diese weichen, nekrotischen Massen werden von einer bindegewebigen Deckplatte bedeckt, die eine wesentlich festere Konsistenz aufweist. Diese Deckplatte kann einreißen (Abb. 17-4). Ein derartiger Polsterriß liegt ganz überwiegend einer Koronarthrombose beim Herzinfarkt zugrunde (s. Sinapius 1965). Wesentlich seltener entsteht der Thrombus auf einer Erosion.

Er nimmt aber auch bei der instabilen Angina eine Schlüsselstellung ein. Allerdings sind hier die Thromben in der Regel kleiner und verschließen die Lichtung nicht. Es kommen aber alle Übergänge bis zu den obturierenden Thromben beim Infarkt vor. Degenerativ veränderte Partien in arteriosklerotischen Polstern verkalken nicht selten. Umfangreiche Kalkablagerungen oder sogar Verknöcherungen führen zu einer umschriebenen Starre der Gefäßwände, die eine Änderung der Lichtungsweite verhindert.

### Komplizierte Polster

Die fortgeschrittenen koronarsklerotischen Polster mit ihren Nekroseherden werden auch als komplizierte Polster bezeichnet. Da sie die Quelle der Koronarthromben sind, könnte man sie fast als thrombogene Polster bezeichnen. Flache parietale Thromben können in koronarsklerotische Polster aufgenommen (inkorporiert) werden und dadurch zu einem Wachstum arteriosklerotischer Polster in Koronararterien führen. Daß ein solcher Mechanismus beim Menschen eine Rolle spielt, ist erwiesen; wie häufig er auftritt, ist aber noch unklar.

Dieser Prozeß ist wegen der Therapie mit Antikoagulanzien für den behandelnden Arzt besonders interessant. Es gibt viele Versuche zur Klassifizierung der Koronarsklerose. Die derzeit gängigste stammt von Stary.

## 17.2.9 Koronarthromben und Deckplatteneinriß

Funktionell bedeutsame Thromben entwickeln sich in den Kranzarterien nur selten im Bereich eines ganz oberflächlichen Intimadefekts, z. B. einer Endotheldenudation, wie sie z. B. in unmittelbarer Nachbarschaft einer hochgradigen Koronarstenose entstehen kann. Die entscheidende Schlüsselstellung bei der Koronarthrombose nimmt die Deckplattenruptur ein. Bei ihr beginnt die Thrombenbildung innerhalb des Polsters an den Rändern des Einrisses.

Hier herrschen Blutplättchen vor, während intraluminale Anteile fibrinreich sind. Dem intraluminalen Abscheidungsthrombus lagern sich am Kopf- und Schwanzteil oft Gerinnungsthromben an. Die Koronarthrombose ist ein dynamischer Prozeß mit unterschiedlich starkem und auch diskontinuierlichem Wachstum sowie mit Ablösen kleiner Fragmente, die zu Mikroinfarkten im Myokard führen können.

In der Regel entwickelt sich der Polsterriß an der Oberfläche eines fortgeschrittenen, komplizierten koronarsklerotischen Polsters mit einer zentralen lipidreichen Nekrose. Sie hat eine weiche Konsistenz, während die darüberliegende Deckplatte sehr fest ist. Die mechanische Beanspruchung der Deckplatte ist in ihrer Randpartie – am Übergang zur plaquefreien Intima – am größten, und hier liegt die Prädilektionsstelle der Einrisse (Richardson et al. 1989).

Zudem ist bekannt, daß ein hoher Lipidgehalt der Intimanekrose mit einer erhöhten Rupturfrequenz assoziiert ist (Davies et al. 1993). Auch gibt es Argumente dafür, daß die Deckplatte durch entzündliche Infiltrate und einen vermehrten Kollagenabbau durch eine Aktivierung von Metalloproteinasen erweichen kann.

Die Entstehungsgeschichte der Polsternekrose ist bis heute noch nicht in allen Einzelheiten geklärt. Vieles spricht dafür, daß eine ungenügende Ernährung basaler Anteile der deutlich verdickten Intima von Bedeutung ist. Diese nekrotischen Plaqueanteile sind am weitesten von der Lichtung und von den in den äußeren Mediaanteilen gelegenen Vasa vasorum entfernt.

Als weitere Ursache der Polsternekrose werden von Makrophagen freigesetzte lytische Substanzen oder aus der Umwelt in den Organismus gelangte toxische Verbindungen angeschuldigt.

Unter den physikalischen Kräften, die zur Deckplattenruptur führen können, wird einem erhöhten Blutdruck eine wesentliche Bedeutung beigemessen. Es sollten jedoch auch die vom Polsterinneren einwirkenden Kräfte nicht vergessen werden. Wenn innerhalb der Nekrose große Moleküle zerfallen und weitere Plasmabestandteile eindringen, steigt der osmotische Druck, und die Deckplatte kann bersten. Als Argument für einen solchen Mechanismus werden in die Lichtung hineinragende Rißstellen angesehen.

Während die Risikofaktoren für die Arterioskleroseentstehung – Rauchen, Hypertonie, Störungen im Fettstoffwechsel (Hypercholesterinämie, LDL-Erhöhung und HDL-Erniedrigung) sowie Diabetes mellitus und als unterstützender Faktor das Übergewicht – wohlbekannt sind, kennen wir in den allermeisten Fällen die unmittelbar auslösende Ursache des Deckplatteneinrisses noch nicht. Die Rolle einer gesteigerten körperlichen Aktivität oder einer ungewöhnlichen psychischen Belastung, einer plötzlichen Vasokonstriktion oder einer Erhöhung der Blutgerinnung bedarf einer sorgfältigen weiteren Aufklärung.

Deckplatteneinrisse ließen sich weitgehend vermeiden, wenn es möglich wäre, das Wachstum der koronarsklerotischen Polster rechtzeitig zu stoppen, bevor sich die Nekrose in der hochgradig verdickten Intima entwickelt. Dies ist bisher noch ein Wunschtraum. Wenn es jedoch z. B. gelänge, die Entwicklung einer Restenose nach interventionellen Eingriffen an den Kranzarterien zu verhindern, wäre auch ein Hoffnungsschimmer für einen Wachstumsstillstand im üblichen koronarstenotischen Polster zu sehen.

### 17.2.10
### Progression der Koronarsklerose

Die Koronarsklerose schreitet in der Regel langsam fort. Ihr Wachstum erfolgt jedoch nicht regelmäßig und streng kontinuierlich, etwa so, daß an jedem Tag eine winzige neue Schicht hinzukäme, sondern oft beherrschen Wachstumsschübe das Bild. Sie sind dem Kliniker wohlbekannt, und der Pathologe sieht nicht selten in einem schichtweisen Polsteraufbau das morphologische Substrat dafür.

Dieses – zumindest zeitweise diskontinuierliche – Wachstum macht sichere Prognosen über das weitere Fortschreiten angiographisch festgesteller koronarsklerotischer Plaques unmöglich. Es läßt sich bisher lediglich sagen, daß höchstgradig stenosierende Polster in der Regel weiter fortschreiten.

In der letzten Zeit häufen sich – nach klinischen Beobachtungen an wiederholten Koronarangiogrammen – die Hinweise dafür, daß häufig aus nicht (oder kaum) stenosierten Kranzarteriensegmenten innerhalb von Monaten oder 1–2 Jahren höchstgradig stenosierende Polster entstehen können, die zum Infarkt führen. Dieser Entstehungsmodus scheint häufiger vorzukommen als die Progression mäßig stark stenosierender Polster (Haft u. Al-Zarka 1993).

Bisher gibt es keine Möglichkeit, aus dem angiographischen Profil – etwa der glatten oder rauhen Oberfläche und dem Stenosegrad – mit hinreichender Wahrscheinlichkeit abzulesen, welches Polster in absehbarer Zeit einen Infarkt herbeiführen könnte. Hier sind noch viele Probleme ungeklärt.

### 17.2.11
### Regression der Koronarsklerose

Nur sehr selten finden sich in wiederholten Koronarangiogrammen Hinweise auf eine spontane Regression einzelner Polster. Pathologisch-anatomisch wurde in der Hungerzeit nach dem 1. Weltkrieg im Durchschnitt eine geringer ausgeprägte Arteriosklerose als zuvor beobachtet.

Lipidflecken („fatty streaks") können in Kranzarterien vollständig verschwinden, ebenso lipidreiche Beete im Tierversuch nach dem Absetzen einer cholesterinreichen Kost. Erfolge sind auch beim Menschen nach energischer Senkung des Cholesterinspiegels, z. B. nach Gabe von Lipidsenkern (Colestyramin, Colestipol, Lovastatin) beschrieben worden. Sie halten sich aber in bescheidenen Grenzen.

In fortgeschrittenen koronarsklerotischen Polstern nehmen beim Menschen die lipidbeladenen Schaumzellnester – im Gegensatz zum Tierversuch – nur einen bescheidenen Bruchteil des Plaquevolumens ein. Eine Ausnahme machen lediglich die sehr lipidreichen Polster bei der homozygoten familiären Hypercholesterinämie, die aber extrem selten ist (1:1 Mio.). Außer intrazellulären Lipiden können aber auch extrazelluläre, z. B. aus dem Lipidkern der Intimanekrosen, verschwinden.

Vom Bindegewebe, das unterschiedlich reichlich in den arteriosklerotischen Polstern entwickelt ist, können nach unseren heutigen Kenntnissen im Laufe der Zeit vielleicht kleine Mengen abgebaut werden, ähnlich wie auch Narben, z. B. der Haut, immer kleiner werden können.

Vernarbungen von Polsternekrosen oder Abbauprozesse am Rand von verkalkten koronarsklerotischen Polstern haben kaum eine praktische Bedeutung.

Aus pathologisch-anatomischer Sicht ist in den üblichen fortgeschrittenen arteriosklerotischen Polstern selbst nach massiven therapeutischen Bemühungen in der Regel nur eine minimale Polsterverkleinerung mit einer Volumenerweiterung von nur wenigen Prozent zu erwarten.

Für den Kliniker ist die Frage einer Polsterregression nur schwer zu beurteilen, weil er anhand wiederholter Koronarangiogramme nur die innere Gefäßoberfläche zu beurteilen vermag. Eine Lichtungserweiterung kann nicht nur durch eine Regression eines koronarsklerotischen Polsters bedingt sein, sondern z. B. auch durch Auflösung eines Thrombus, Änderung des Tonus der glatten Muskulatur oder Umbauprozesse in der Arterienwand. Detaillierte Aussagen sind in Zukunft vielleicht von intraluminalen Ultraschalluntersuchungen zu erwarten, falls verbesserte Methoden fundiertere Aussagen über die Strukturen der Polster zulassen.

Bei allen Fortschritten der interventionellen Kardiologie und dem Bemühen, ein Fortschreiten der Koronarsklerose zu vermeiden oder geringe Rückbildungen zu erzielen, sollte jedoch nicht vergessen werden, daß eine erfolgreiche Primärprävention ungleich effektiver wäre. Sie sollte bereits im Schulalter beginnen.

## 17.2.12 Kollateralen und Anastomosen

Eine schwere Koronarsklerose verursacht gewöhnlich Durchblutungsstörungen im Myokard. Man darf aber eine Koronarsklerose nicht mit einem Koronarleiden gleichsetzen. Der Relation zu dem myokardialen Versorgungsgebiet kommt hierbei eine wesentliche Bedeutung zu. Eine einengende Koronarsklerose wird z. B. in einem stark hypertrophierten Herzen viel eher zu einer Ischämie führen als in einem normalgewichtigen.

!

Wenn eine stark einengende oder gar verschließende Koronarsklerose ohne Folgen für das Myokard bleibt, muß das Versorgungsgebiet genügend Blut über andere Koronararterienäste erhalten. Diese Zufuhr erfolgt über Kollateralen und Anastomosen. Definitionsgemäß versteht man unter einer Kollateralen eine Verbindung zwischen zwei Ästen derselben Arterie, unter einer Anastomose dagegen Verbindungen zwischen zwei verschiedenen Arterien (bzw. Hauptstämmen der Koronararterien). Die Bezeichnung Kollateralen und Anastomosen werden heute jedoch oft synonym verwendet.

### Kollateralen im normalen Herzen

Im normalen Herzen kommen präformierte Kollateralen und Anastomosen vor. Die Angaben über ihre Häufigkeit schwanken zwischen 6 und 100%. Ihre Durchmesser werden meist zwischen 20 und 300 μm angegeben.

Diese Diskrepanzen sind größtenteils methodisch bedingt. Die recht englumigen vorgebildeten Kollateralen und Anastomosen reichen für einen funktionell wirksamen Kollateralkreislauf nicht aus. Unter physiologischen Bedingungen sind beim Menschen die Koronararterien funktionelle Endarterien. Der Ausbau präformierter Kollateralen und Anastomosen zu weiterlumigen Gefäßen, die einen wirksamen Kollateralkreislauf erlauben, erfolgt in der Regel erst unter pathologischen Bedingungen. Ein sehr wirksamer Kollateralkreislauf liegt dann vor, wenn ein Gefäßverschluß ohne Folgen vertragen wird.

### Kollateralen bei Stenosen

*Tierexperiment.* Im Tierexperiment fand sich, daß ein allmählicher Lichtungsverschluß eines Koronararterienastes mit Ameroidkonstriktoren ohne Infarkt überstanden wird. Beim Hund hängt das Überleben bei hoher Kranzarterienunterbindung vom Vorhandensein von Spontankollateralen ab, die bei dieser Tierart häufiger vorkommen. Es gibt im Tierreich unter normalen Bedingungen alle Übergänge von vollständig fehlenden bis zu im Überfluß vorhandenen Kollateralen. Beim Meerschweinchen kommen sie so reichlich vor, daß die Unterbindung einer Kranzarterie ohne Folgen bleibt, während beim Schwein funktionstüchtige Spontankollateralen vollständig fehlen. Bei ihm führt eine Koronararterienunterbindung zu einem maximal großen Infarkt.

Bei Tieren läßt sich die Kollateralentwicklung durch körperliches Training unterstützen. Auch rufen bestimmte Pharmaka (Dipyridamid, Hexobendin) die Ausbildung funktionell wirksamer Kollateralen hervor. Wesentlich erscheint jedoch, daß nach tierexperimentellen Untersuchungen die Versorgung selbst durch die besten Kollateralen schlechter als durch das ursprünglich gesunde Gefäß ist.

*Mensch.* Beim Menschen gibt es bisher noch keinen Beweis dafür, daß Pharmaka oder ein körperliches Training für sich allein wirksame Kollateralen entwickeln. Einer solchen Prüfung stehen bisher sehr große methodische Schwierigkeiten entgegen. Dagegen steht fest, daß eine chronische Hypoxie und die Entwicklung von Kollateralen miteinander assoziiert sind. Aber die Kollateralen entspringen außerhalb des ischämischen Areals (Fulton 1965; Deindl et al. 1998).

Sie sind am menschlichen Herzen um so ausgeprägter, je schwerer die Koronarstenosen sind. Ihre Ausbildung ist proportional dem Grad der Lichtungseinengung. Bei postmortalen Untersuchungen findet sich bei einer Lichtungseinengung bis zu 60% nur eine minimale Zunahme der Anastomosen, bei einer Einengung von 60–80% dagegen eine deutliche und bei einem alten Verschluß eine beträchtliche Vermehrung. Auch intravital stellen sich bei kineangiographischen Untersuchungen reichlich Anastomosen bei Patienten mit Koronarverschluß dar. Sie können auch lokale Koronarstenosen oder Verschlüsse überbrücken.

### Entwicklungsgeschwindigkeit von Kollateralen

Die Entwicklungsgeschwindigkeit der Kollateralen ist beim Menschen nicht genau bekannt. Im Tierexperiment beträgt sie minimal knapp eine Woche bis mehrere Monate. Bei der Entwicklung einer beträchtlich stenosierenden Koronarsklerose dürfte es zu einem Wettlauf zwischen der fortschreitenden Lichtungseinengung und der Kollateralentwicklung kommen.

Kollateralen und Anastomosen können über eine Regulierung der Blutverteilung die Entstehung von Nekrosen hinter einer Koronararterienstenose verhindern oder zumindest einen Teil der Muskulatur bei fleckförmigem Infarkt überleben lassen. Sie garantieren jedoch keinen sicheren Schutz vor einer Durchblutungsnot. Bei einer sehr raschen Lichtungseinengung sind sie noch nicht genügend entwickelt, und bei einer progredient stenosierenden Sklerose in mehreren Koronararterienästen oder bei zusätzlichen Thrombosen können sie unwirksam werden, wenn ihr Zufluß zu stark gedrosselt wird.

Dabei können Infarkte „auf Distanz" entstehen, z. B. ein frischer Infarkt im Versorgungsgebiet eines schon lange koronarsklerotisch stenosierten Astes der linken Kranzarterie bei frischem thrombotischen Verschluß der rechten Koronararterie, wenn diese den Kollateralkreislauf für das Versorgungsgebiet des stenosierten linken Kranzarterienastes speiste.

Die Kollateraldurchblutung reicht in Ruhe gewöhnlich aus, oft aber genügt sie einer zunehmenden Belastung nicht. Ihre protektive Wirkung zeigt sich auch beim akuten Kranzarterienverschluß nach Ballondilatation. Die Patienten fühlen sich trotzdem wohl, wenn genügend Kollateralen vorhanden sind. Fehlen sie aber, besteht die instabile Angina weiter, und es kann sogar zum tödlichen Ausgang kommen.

#### Angiogenese

Die Entwicklung neuer funktionell wirksamer Kollateralen beruht nicht auf einer passiven Dehnung der Gefäßwände, sondern auf einem aktiven Wachstum mit Replikation der DNA und Mitosen im Endothel und den glatten Muskelzellen der Media (Schaper 1991).

Dieses Wachstum wird durch Gewebshormone mit wachstumsfördernden Substanzen vermittelt, die z. B. zur Gruppe der Fibroblastenwachstumsfaktoren gehören. Inzwischen hat sich gezeigt, daß die Angiogenese in der Peripherie und die Vaskulo- (Arterio-)Genese auseinander gehalten werden müssen. Bei der Angiogenese gilt der vaskuläre endotheliale Wachstumsfaktor (VEGF) als wichtigster parakriner Mediator.

### 17.2.13 Morphologische Aspekte interventioneller Eingriffe an den Kranzarterien

#### Perkutane transluminale koronare Angioplastie (PTCA)

Unter den interventionellen Eingriffen steht noch immer die Ballondilatation unangefochten an erster Stelle. In den USA und in Deutschland wird sie seit kurzem sogar häufiger als Bypassoperationen durchgeführt. !

Die Lichtungserweiterung bei der PTCA beruht nicht, wie ursprünglich vermutet, auf einer Kompression des stenosierenden Polsters, die physikalisch unmöglich ist: eine wäßrige Flüssigkeit, die auch in den Polstern den Hauptteil des Gewebes ausmacht, ist (fast) inkompressibel, und ähnliches gilt auch für die Faserbestandteile.

#### ■ Wandeinrisse

Im wesentlichen werden die Stenosen bei der Ballondilatation durch Einrisse der Gefäßwand und durch eine Dehnung (oder Überdehnung) der Media erweitert. !

Die Einrisse liegen bevorzugt in Randanteilen der Polster und können eine Abhebung der Plaques bedingen (Abb. 17-5). Seltener führen mehr zentral gelegene

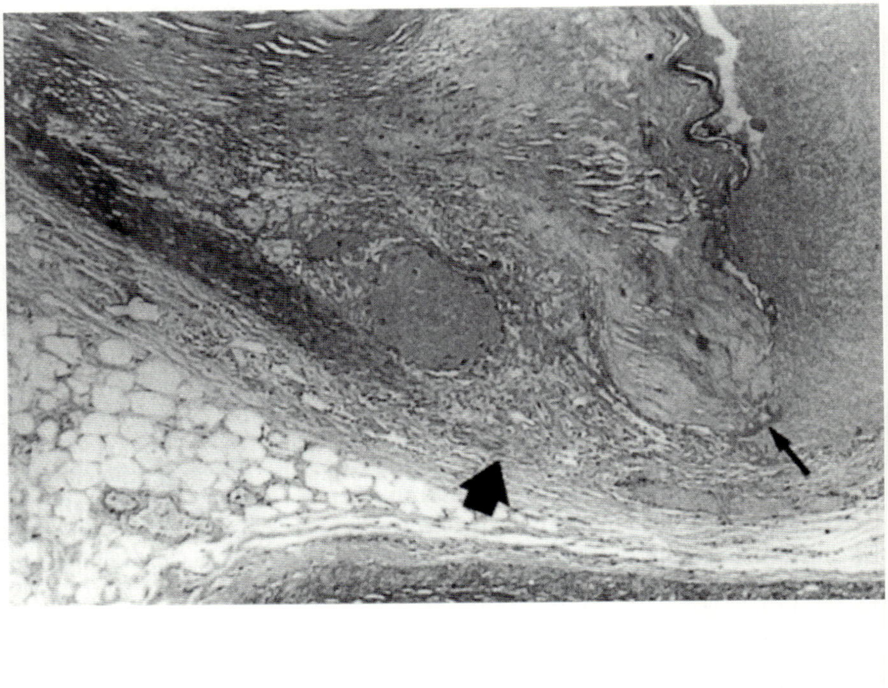

**Abb. 17-5.** Abgehobener und zurückgeschlagener Intimaanteil nach Ballondilatation einer Koronararterie 9 Tage vor dem Tod. Schmaler Fibrinfilm (*dünner Pfeil*) an Teilen der abgelösten Intima; Media stellenweise miteingerissen (*dicker Pfeil*). Beginn einer zellreicheren Intimaproliferation. Gefäßlichtung (*rechter Bildrand*) mit Röntgenkontrastmittel (nach postmortaler Koronarangiographie) angefüllt. HE-Färbung, Vergr. 60:1

Einrisse zu einer Plaqueruptur und manchmal sind sie auch außerhalb der Polster gelegen. Ausgedehnte Rupturen können sich in die Media hinein erstrecken (s. Abschn. 17.2.5) und auch Dissektionen hervorrufen.

Die Dehnung der Media kann reversibel oder irreversibel sein. Als Ursache des irreversiblen Prozesses kommen bleibende strukturelle Schäden in Frage. Es werden für länger anhaltende Dilatationen aber auch funktionelle Veränderungen der glatten Muskelzellen („stunned smooth muscle cells"; Waller et al. 1991) diskutiert.

Die Wandeinrisse und Endotheldefekte durch die Ballondilatation fördern die Blutgerinnung; es kommt rasch zur Ablagerung von Blutplättchen und Fibrin. Die Wunden verheilen, und die Oberfläche wird wieder geglättet.

Bei diesem Prozeß spielt – wie auch beim Werdegang der Arteriosklerose – eine Proliferation modifizierter glatter Muskelzellen die Hauptrolle. Sie wird durch Mitogene und migrationsfördernde Substanzen angeregt, die aus zerfallenden Blutplättchen, geschädigten Endothelien, Makrophagen und auch aus glatten Muskelzellen freigesetzt werden. Diese Proliferation zeichnet sich durch ihren hohen Zellreichtum aus und unterscheidet sich dadurch von einem klassischen, fortgeschrittenen, älteren, zellarmen, arteriosklerotischen Polster.

Der Zellreichtum ist jedoch für diese Proliferation nicht spezifisch. Kleine zellreiche Herde können auch bei der „üblichen Arteriosklerose" vorkommen, allerdings beherrschen sie dabei nicht das Bild. Die proliferierten glatten Muskelzellen unterscheiden sich etwas von denen in der Media: die Desmin-Reaktion verläuft negativ und die Aktinisoformexpression ist in ihnen verändert (Ueda et al. 1991).

Meist hört die Proliferation auf, wenn die Defekte gedeckt sind und die Oberfläche wieder geglättet ist. Sie kann jedoch weiter anhalten und dann zur Restenose führen.

#### ■ Akute Komplikationen der PTCA

Akuten Kranzarterienverschlüssen liegen meist ausgedehnte Dissektionen zugrunde (Bell et al. 1993), seltener Thromben oder Spasmen. Wenn akute Verschlüsse nicht rasch beseitigt werden, können sie zum Infarkt führen, der unter den Ursachen der Frühtodesfälle nach PTCA an erster Stelle steht. Seitenastverschlüsse im PTCA-Gebiet, Koronarperforationen, Luftembolien oder Koronarembolien sind sehr seltene akute Komplikationen.

Dilatationen nach instabler Angina pectoris sind mit einem erhöhten Risiko akuter Verschlüsse oder Infarkte belastet (de Feyter u. Serruys 1992; Rupprecht et al. 1988). Vermutlich prädestiniert ihr in der Regel atheromatöser Aufbau dazu.

#### ■ Restenosen

Sie sind die häufigste Komplikation nach interventionellen Eingriffen an den Kranzarterien und treten nach Ballondilatation etwa bei jedem 3. Patienten auf. Ihnen können 3 verschiedene Ursachen zugrundeliegen:

1. Elastische Rückstellkräfte. Sie wirken schnell und verkleinern die gedehnte Lichtung meist schon innerhalb von Minuten deutlich.
2. Selten können Narben in der Adventitia zu einer allmählichen Lichtungsverkleinerung führen.
3. Eine Schlüsselstellung kommt jedoch einer andauernden Proliferation der glatten Muskelzellen zu. Die dadurch bedingten restenotischen Herde sind meist nach 4–6 Monaten voll ausgebildet. Histologisch unterscheiden sie sich von fortgeschrittenen arteriosklerotischen Polstern durch ihren Zellreichtum sowie das Fehlen von Schaumzellen und Nekrosen. Die Restenose kann als eine akzelerierte Arteriosklerose aufgefaßt werden. Angioskopisch sehen ihre Herde – im Gegensatz zu den klassischen gelblichen oder leicht bräunlichen arteriosklerotischen Herden – weiß aus (White et al. 1992).

In vielen Arbeitskreisen wird heute im Experiment versucht, die überschießende Proliferation der glatten Muskelzellen zu verhindern, z. B. durch Zytostatikagabe, auf photodynamischem Weg durch Bestrahlung oder sogar durch Einbringen gentechnischer Produkte mit dem Ballonkatheter in das dilatierte Gewebe, die dann an Ort und Stelle verbleiben. Hier ist noch viel Pionierarbeit zu leisten, und es hat sich gezeigt, daß die Ergebnisse von Tierversuchen nicht kritiklos auf den Menschen zu übertragen sind: so waren z. B. Gaben von ACE-Hemmern im Tierversuch wirksam, beim Menschen jedoch nicht.

Weitere Einblicke in die Entstehungsbedingungen der Restenosen dürften für die Therapie wesentlich sein. Unsere Kenntnisse sind hier bisher noch lückenhaft. Begünstigt wird die Entstehung offenbar durch den Umfang der Wandschädigung, einen spärlichen Blutzufluß (Haudenschild 1989), vielleicht auch durch umfangreiche Unterbrechungen der Elastica interna sowie lange Stenosen mit rauhen Rändern. Die Bedeutung der klassischen Risikofaktoren für den Restenoseprozeß ist noch umstritten.

### Andere Methoden zur Koronarintervention

Eine wesentliche Triebfeder bei der Entwicklung anderer Methoden war der Wunsch nach einer Vermeidung von Restenosen. Diese Hoffnung hat sich bislang leider nicht erfüllt. Gemeinsam ist diesen Methoden eine Zerstörung oder Entfernung von Polsteranteilen von der Lichtung her.

- Laserstrahlen:
  Sie bringen benachbarte Polsteranteile thermisch zum Verdampfen oder zum Verkohlen und zerstören sie durch photoablative chemische Effekte. Kontinuierliche Laserbestrahlungen führen zu kraterartigen Defekten mit Verkohlung der Ränder und Perforationsgefahr, während die Schäden durch gepulste Laser (z. B. Neodym-YAG-Laser) wesentlich milder sind.

Das gilt auch für Excimer-Laser, deren Strahlen scharf geschnittene Ränder hinterlassen. Bei der Ausheilung der durch Laserstrahlen entstandenen Defekte stehen die glatten Muskelzellen ebenfalls im Mittelpunkt.

- Mechanische Verfahren:
  Für die Abtragung arteriosklerotischer Polsteranteile steht inzwischen eine Reihe verschiedener mechanischer Methoden zur Verfügung, die überwiegend mit rotierenden Drähten, turbinengetriebenen Spiralwellen, Rundmessern oder modifizierten Kathetern arbeiten. Die zurückbleibenden Wanddefekte heilen in gleicher Weise aus wie nach einer PTCA; andere Möglichkeiten stehen der ziemlich monoton aufgebauten Kranzarterienwand nicht zur Verfügung.
- Gefäßstützen (Stents):
  Sie werden bald von Endothel überzogen und um sie herum entwickelt sich ebenfalls eine Proliferation von glatten Muskelzellen.

Es sieht so aus, als ob das Ausmaß der Proliferation der glatten Muskelzellen bei allen Methoden der Gefäßerweiterung – von der Ballondilatation über Atherektomien bis hin zum implantierten Stent – ganz ähnlich ist. Der Grad der Lichtungseinengung erscheint zwar unterschiedlich, berücksichtigt man aber die anfänglichen Durchmessergewinne (die am größten beim Stent und am geringsten bei der Laserangioplastie sind), so sind die anschließenden absoluten Durchmesserverluste (und damit das Ausmaß der Proliferation) bei allen 3 Methoden in guter Annäherung gleich (Kuntz et al. 1992).

## 17.3 Pathologische Anatomie des Infarkts

! Ein Herzinfarkt tritt erst nach einer irreversiblen Schädigung der Herzmuskelfasern ein, d. h. nach dem Überschreiten der Wiederbelebungszeit. Erliegt ein Patient nach Sekunden oder wenigen Minuten einem akuten Herzanfall, so ist er an einem akuten Herztod (akuter Koronartod) gestorben, aber nicht an einem Herzinfarkt. Diese beiden Begriffe – akuter Herztod und Herzinfarkt – sollten streng auseinandergehalten werden.

### 17.3.1 Veränderungen an den Koronararterien

Fast immer liegt einem Herzinfarkt eine hochgradige Stenose oder ein Verschluß in der versorgenden großen epikardialen Koronararterie zugrunde. Die Ursache der Lichtungseinengung ist fast stets eine Koronarsklerose, der sich meist eine Koronarthrombose aufpfropft. Eine große Bedeutung kommt der Koronarthrombose beim Herzinfarkt zu. Bei sorgfältiger Obduktionstechnik findet sie sich in 80–90% der großen transmuralen Infarkte, bei kleinen Infarkten seltener. Die Thromben verschließen entweder die Lichtung vollständig oder engen sie hochgradig ein.

Eine Koronarthrombose entwickelt sich praktisch nie in einer unveränderten Kranzarterie (s. Abschn. 17.2.9).

### 17.3.2 Koronare Genese des Herzinfarkts

Für eine sichere Beantwortung der Frage, ob der Thrombus dem Infarkt tatsächlich vorausgeht, müßte man das Thrombenalter sozusagen auf die Minute genau bestimmen können. Eine derartige Methode steht bisher nicht zur Verfügung. Die jetzigen Methoden sprechen jedoch dafür, daß die Thromben älter als die Infarkte sind. Ein weiteres wichtiges Argument für die Priorität der Thrombosen sind die Polsterrisse, die so gut wie immer den Koronarthrombosen beim Infarkt zugrunde liegen. Es ist schwer vorstellbar, daß nach einem Infarkt ein Polster einreißt und dann erst von einem Thrombus bedeckt wird. Viel näher liegt der Gedanke, daß ein Polsterriß am Anfang des Geschehens steht, dem dann die Thrombose und schließlich der Infarkt folgen.

Ein weiteres wichtiges Argument für die koronarogene Entstehung des Herzinfarkts ist in dem Befund gegeben, daß das Infarktgebiet und das poststenotische oder postokklusive Versorgungsgebiet der regionalen Koronararterie sehr gut übereinstimmen. Außerdem ließ sich zeigen, daß die Infarktarterie in der Regel stärker stenosiert ist als die Nichtinfarktarterien desselben Herzens. Auch die klinische Beobachtung, daß bei einem akuten Infarkt durch Wiedereröffnung des Infarktgefäßes eine ausgedehnte Nekrose verhindert werden kann, unterstreicht die koronarogene Theorie der Infarktentstehung.

Die koronare Genese des Herzinfarkts wird zudem durch eine Fülle klinischer Beobachtungen bekräftigt, die schon bei ganz frühen Infarktstadien Koronarverschlüsse ergaben.

### 17.3.3 Seltene Entstehungsursachen des Herzinfarkts

Nur sehr selten liegen einem Herzinfarkt eine Koronarembolie, ein disseziierendes Aneurysma, eine Arteriitis, eine Kompression einer Kranzarterie oder ein Fehlabgang der linken Koronararterie aus der A. pulmonalis zugrunde.

Gefährlich ist unter den anderen Ursprungsanomalien der Koronararterien v. a. ein Fehlabgang der linken Kranzarterie aus dem rechten Sinus. Der spitzwinklige Abgang dieser Arterie und ihr Verlauf zwischen A. pulmonalis und Aorta werden für die häufigen akuten Koronartodesfälle bei dieser Mißbildung verantwortlich gemacht (s. Abschn. 17.6).

Bei einer Koronarembolie – z. B. auf dem Boden einer mit größeren Thrombenbildungen einhergehenden Endokarditis – kann der Embolus in einer Kranzarterie an einer Stelle ohne wesentliche Sklerose steckenbleiben. Hier findet er wesentlich günstigere Organisationsbedingungen vor als ein Thrombus auf dem Boden eines dicken, schlecht vaskularisierten arteriosklerotischen Polsters. Ein solcher Embolus kann nach einer Reihe von Wochen so weit rekanalisiert werden, daß er sich im Koronarogramm kaum noch erkennen läßt und dann einen Nonobturationsinfarkt vortäuschen kann.

### 17.3.4 Ablauf des Herzinfarkts

#### Wiederbelebungszeit

Die kritische Grenze für die Entstehung eines Herzinfarkts ist die Wiederbelebungszeit des Myokards. Wird sie überschritten, ist die Schädigung im Herzmuskel irreversibel, und die betroffenen Muskelfasern sind unwiederbringlich verloren. Sie werden schließlich durch ein funktionell minderwertiges Narbengewebe ersetzt. Die Herzmuskelfasern bezahlen ihre maximale Differenzierung mit einem Verlust ihrer Regenerationsfähigkeit.

Beim Hund überlebt das Myokard, wenn eine Unterbindung an den Koronararterien nach spätestens 20–30 min wieder gelöst wird. Der menschliche Herzmuskel dürfte eine temporäre Ischämie dieser Größenordnung ebenfalls ohne irreversible Veränderungen im Myokard tolerieren.

Der Herzinfarkt erreicht nicht sofort nach dem Überschreiten der Wiederbelebungszeit seine endgültige Größe. Aus Tierversuchen ist bekannt, daß er im Zentrum des Versuchsgebietes der Infarktarterie subendokardial beginnt und sich allmählich in den Innenschichten und zum Epikard hin ausbreitet. Beim Hund erreicht der Unterbindungsinfarkt nach 4–6 h seine endgültige Größe. Beim Menschen dürfte eine ähnliche Zeitspanne gelten. Dafür sprechen auch die Erfahrungen mit der thrombolytischen Therapie bei ganz akuten Infarkten.

Beim Vergleich mit dem experimentellen Infarkt sei jedoch darauf hingewiesen, daß die Ausgangsbedingungen beim Menschen in der Regel anders sind. Beim Versuchstier liegen meist zarte Kranzarterien vor, die plötzlich unterbunden werden. Beim Menschen findet sich jedoch fast immer eine Koronarsklerose, die sich allmählich entwickelt hat und zur Ausbildung von Kollateralen geführt haben kann.

#### Histologische Frühveränderungen

##### Mikroskopische Veränderungen

Mikroskopisch faßbare Veränderungen treten im Herzmuskel schon vor dem Ende der Wiederbelebungszeit ein. Beim experimentellen Infarkt ist zuerst eine Störung der Schrankenfunktion der Zellmembranen nachweisbar. Schon in der ersten Minute tritt Kalium aus dem Zellinnern in das Interstitium aus, und Wasser sowie Natrium strömen ein.

Dadurch kommt es zu Störungen in der Polarisation der Zellmembran, und es beginnen die EKG-Veränderungen. Auch die im Zytoplasma gelösten Enzyme beginnen bereits vor dem Ablauf der Wiederbelebungszeit aus dem Zytoplasma auszuwandern, z. B. die GOT und die LDH. Stärkere, klinisch verwertbare Konzentrationserhöhungen stellen sich allerdings im Plasma erst nach einigen Stunden ein. Bei größeren Herzinfarkten herrscht die Koagulationsnekrose vor. In ganz frühen Infarkten sind jedoch auch im menschlichen Myokard Apoptosen nachgewiesen worden (s. Veinot et al. 1997; Bartling et al. 1998). Eine entscheidende Rolle spielen sie jedoch nicht.

##### Elektronenmikroskopische Veränderungen

Elektronenmikroskopisch ist schon wenige Minuten nach einer Koronararterienunterbindung als Folge des Wassereinstroms eine Schwellung der Mitochondrien und des sarkoplasmatischen Retikulums nachweisbar. Mit dem Ende der Wiederbelebungszeit verliert das geschädigte Areal im Myokard die Fähigkeit zur Ausbildung einer Totenstarre mit Kontraktion der Herzmuskelzellen.

Dieses Phänomen erlaubt die früheste Infarktdiagnose. Die histochemischen und fluoreszenzmikroskopischen Methoden zeigen einen Infarkt erst nach einigen Stunden an. Mit der konventionellen HE-Färbung kann man ihn frühestens nach 6 h nachweisen. Das koagulierte Eiweiß in den Herzmuskelzellen bedingt dann eine intensivere Rotfärbung des Zytoplasmas.

#### Organisation und Narbenbildung

Die untergegangenen Herzmuskelfasern rufen – vermutlich über Zellzerfallstoffe – Leukozyten herbei. Sie beginnen schon am 1. Tag vom Rand her einzuwandern und sind am 5. Tag in großer Zahl, oft als abszeßähnlicher Randwall, nachweisbar. Das Haften der Granulozyten am Endothel und an den Herzmuskelzellen hängt entscheidend von der Anwesenheit des interzellulären Adhäsionsmoleküls ab, dessen Expression durch proinflammatorische Cytokine stimuliert wird (Ikeda et al. 1994).

Am 4. Tag beginnt das Granulationsgewebe einzusprossen. Histiozyten, Fibroblasten und Kapillaren wandern in die Nekrose ein und räumen in 10 Tagen einen 1 mm breiten Bezirk ab. Vom Endokard her erfolgt die Organisation allerdings stark verzögert. Eine mittelgroße Nekrose ist nach 4–6 Wochen abgeräumt, in einem sehr großen transmuralen Infarkt können aber noch nach 2–3 Monaten zentrale Nekrosen übriggeblieben sein.

Die Nekrose wird durch Narbengewebe ersetzt. Die kollagenen Fasern sind darin weitgehend parallel angeordnet und fügen sich in die Verlaufsrichtung der Herzmuskelfasern ein. In großen Narben können elastische Fasern neu gebildet werden. Sie sind das wesentliche Substrat einer begrenzten Dehnbarkeit mancher Infarktnarben. Eine Schrumpfung großer Narben dürfte meist durch den rhythmischen Muskelzug an den Narbenrändern und durch die systolische Druckbelastung verhindert werden.

Im Tierversuch gibt es erste Bemühungen, beim Infarkt verloren gegangenes Herzmuskelgewebe durch undifferenzierte Myoblasten aus der Skelettmuskulatur oder durch fetale Herzmuskelzellen zu ersetzen (s. Chin et al. 1995; Schwarz et al. 1998). Ob ihnen ein dauerhafter Erfolg beschieden wird, steht noch dahin.

#### Durchblutungsstörungen ohne Infarkt

Dabei werden verschiedene Formen unterschieden.

**■ Hibernierendes Myokard**

Es entwickelt sich bei einer chronischen Minderdurchblutung z. B. in Infarktrandzonen. Es läßt sich sehr gut in der beim Herzinfarkt erhaltenen subendokardialen Randzone studieren, die durch Diffusion von der Lichtung ernährt wird. Hier werden die Myofibrillen weitgehend abgebaut, und es treten schließlich große Vakuolen auf, die die Herzmuskelzellen pflanzenzellartig erscheinen lassen. Bei wiederhergestellter Durchblutung ist wohl oft eine weitgehende Restitution der Zellorganellen möglich (s. S. 314).

**■ „Stunned" Myokard**

In diesem „betäubten" Myokard bleibt nach einer kürzeren Minderdurchblutung in dem nur reversibel geschädigten Myokard noch eine Weile eine verminderte Kontraktion bestehen. Ein „stunned" Myokard kann sich aber auch nach einer globalen Ischämie oder einem kardioplegischen Herzstillstand entwickeln (s. S. 315).

Die morphologischen Veränderungen sind gering und z. T. als leichtes Auseinanderrücken der kontraktilen Filamente (Zhao et al. 1992) oder als Verlust der Doppelbrechung kollagener Fasern beschrieben worden (Whittacker et al. 1991). Nach einer 20 min langen Ischämie wurde auch eine partielle Lyse des Troponin I beobachtet (Gao et al. 1997).

**■ Ischämische Präkonitionierung**

Das Myokard vermag sich wiederholten, kurzdauernden Ischämien anzupassen. Dadurch kann die Widerstandsfähigkeit gegen eine nachfolgende längerdauernde Minderdurchblutung erhöht und im Tierversuch auch die Infarktgröße begrenzt werden. Der zugrundeliegende Mechanismus ist bisher ungenügend abgeklärt und charakteristische morphologische Veränderungen sind bisher nicht berichtet worden (s. S. 316).

### 17.3.5 Komplikationen des Herzinfarkts

#### Pericarditis epistenocardica

Über größeren, epikardnahen Infarkten entwickelt sich in der Regel eine fibrinöse Entzündung des Epikards, die auf das Perikard übergreifen kann. Die Organisation einer Perikarditis führt oft zu einer Herzbeutelverwachsung, die meist nur einen harmlosen Nebenbefund darstellt. Selten entwickeln sich Perikarditiden aber auch bei subendokardialen Infarkten.

Bei einer frischen Pericarditis epistenocardica kann es jedoch unter dem Einfluß einer Therapie mit Antikoagulanzien in seltenen Fällen zu einer umfangreicheren Blutung aus den ganz jungen, noch nicht voll ausgereiften Kapillaren des organisierenden Granulationsgewebes mit der Gefahr einer tödlichen Herzbeuteltamponade kommen.

#### Thrombosen

Im Infarktgebiet können sich auf dem geschädigten Endokard parietale Thromben ablagern. Vor der Antikoagulanzientherapie traten sie bei etwa jedem 2. Infarktpatienten auf, heute erheblich seltener (nur noch bei etwa jedem 10. Patienten). Dementsprechend sind heute auch die embolischen Komplikationen – v. a. Hirn- und Nierenembolien – stark in den Hintergrund getreten.

#### Herzruptur

Sie stellt die ernsteste und fast immer tödliche Komplikation dar. Sie findet sich bei ca. jedem 10. zum Tod führenden akuten Herzinfarkt. Nicht selten wird ihre Entstehung durch eine massive Leukozyteneinwanderung in das Infarktgebiet begünstigt, die eine Mikroruptur zur Folge hat. Eine Ruptur der Kammerwand führt zu einer tödlichen Herzbeuteltamponade, eine Septumruptur zu einer akuten Rechtherzinsuffizienz und eine Papillarmuskelruptur zu einer Klappeninsuffizienz. Bei Patienten mit Herzruptur sind Eingefäßerkrankungen häufiger als bei Patienten ohne Ruptur.

#### Herzwandaneurysma

Einem großen transmuralen Infarkt folgt häufig ein Herzwandaneurysma nach. Die Infarktnarbe ist erheblich dünner, als es das zerstörte Myokard war. Oft liegt die Narbe dem Epikard an, so daß eine Aussparung an den Konturen des Endokards entsteht (sog. inneres Aneurysma). Seltener buckelt sich das Aneurysma an der äußeren Oberfläche vor. Manche dieser Aneurysmen haben keine starre, sondern eine noch etwas dehnbare Wand (s. S. 306).

Sie ist für eine paradoxe systolische Vorwölbung des Infarktbezirks verantwortlich. Diese Herzen haben ein besonders hohes Gewicht und arbeiten häufig mit einem großen fixierten Restblut. Oft stellt sich eine chronische Herzinsuffizienz ein. Eine Resektion kann – bei günstiger Lokalisation des Aneurysmas – die Arbeitsfähigkeit des Patienten wiederherstellen.

### 17.3.6 Infarktmuster

Eine Infarktnekrose heilt zwar im Myokard nach demselben Schema, wegen der unterschiedlichen Größe und

Lokalisation und wegen der Rezidive gibt es jedoch eine Fülle verschiedener Infarktmuster.

Ein tödlicher Infarkt ist meist ein großer, kompakter Infarkt, ein überlebter oft ein fleckförmiger oder netzartiger Infarkt.

Die Größe eines Infarkts hängt wesentlich von dem Sitz der Koronarstenose bzw. des Koronarverschlusses ab. Je höher der Verschluß, um so größer ist im Durchschnitt der Infarkt. Bei sehr großen Infarkten kommt es zum kardiogenen Schock. Dabei sind 40% oder mehr von der Muskulatur des linken Ventrikels zerstört.

**Reinfarkte**

Reinfarkte treten häufig auf. Etwa jeder zweite tödliche Infarkt ist ein Reinfarkt. Meist liegt er in einem anderen Versorgungsgebiet als der Erstinfarkt. Unter den überlebten Infarkten stehen die in der Hinterwand gelegenen an der Spitze. Nur relativ selten schlägt ein Reinfarkt in dieselbe Kerbe. Dann kommt es oft zu einem sog. Mosaikinfarkt, bei dem nebeneinander alte Narben und frische Nekrosen vorliegen. Bei Patienten mit Reinfarkten weisen im Durchschnitt mehr Koronararterienäste eine deutliche einengende Sklerose auf als bei einzeitigen Infarkten.

### 17.3.7 Akuter Koronartod

! Für den zeitlichen Rahmen des plötzlichen koronaren Herztodes gibt es immer noch keine einheitliche Definition. Er erstreckt sich vom Sekundenherztod bis zu einer 24stündigen Überlebenszeit nach dem Beginn der Symptome.

Beim Sekundenherztod fehlen meist Koronarthromben trotz ausgeprägter Koronarsklerose. Im Myokard sind oft alte Narben gelegen, die in ihren Randpartien zu inhomogenen Myokardstrukturen führen, von denen tödliche Rhythmusstörungen ausgehen können (Silver 1986). Mit zunehmender Überlebensdauer finden sich dann immer mehr akute Myokardinfarkte mit verschließender Koronarthrombose und Myokardnekrosen.

## 17.4 Physiologie und Pathophysiologie der Koronardurchblutung

Die Koronardurchblutung wird unter physiologischen und pathophysiologischen Bedingungen durch die vorgegebene Geometrie des koronaren Gefäßbaumes sowie durch mechanische, metabolische, endotheliale, humorale und neuronale Faktoren bestimmt. Die relative Bedeutung dieser Determinanten hängt von den aktuellen hämodynamischen Ausgangsbedingungen ab und variiert in den einzelnen Segmenten des koronaren Gefäßbaumes (epikardiale Leitungsgefäße, Widerstandsgefäße, Kollateralen; Bassenge u. Heusch 1990).

### 17.4.1 Mechanische Determinanten

**Perfusionsdruck**

Unter physiologischen Bedingungen ist der proximale Aortendruck der Perfusionsdruck des Koronarkreislaufs, d. h. das Herz baut selbst den Druck für seine eigene Perfusion auf. Auf der anderen Seite bestimmt der Aortendruck zusammen mit den Herzdimensionen die linksventrikuläre Nachlast und damit die Herzarbeit und den $O_2$-Verbrauch.

Deshalb wird jeder Anstieg des Aortendrucks nicht nur den Perfusionsdruck für die Koronardurchblutung, sondern auch die metabolischen Bedürfnisse für die Koronardurchblutung steigern. In Gegenwart von Koronarstenosen stellt der poststenotische koronare Druck den Perfusionsdruck für die myokardiale Durchblutung dar.

Der poststenotische Druck hängt immer noch in gewissem Ausmaß vom Aortendruck ab, aber auch vom Schweregrad der Koronarstenose. Der Schweregrad der Koronarstenose wiederum wird von der Morphologie der Stenose ebenso wie vom dehnenden intravaskulären Druck bestimmt, da die meisten Stenosen nicht völlig starr sind.

**Extravasale Koronarkompression**

Nach dem „vaskulären Wasserfallmodell" hat das koronare Gefäßsystem die Eigenschaft einer komprimierbaren Röhre, auf die von außen der intramyokardiale Druck wirkt und damit den effektiven Ausflußdruck des Koronarkreislaufs darstellt, sobald er den koronarvenösen Druck überschreitet.

Ein Anstieg der Herzfrequenz reduziert die Diastolendauer und damit das Zeitintervall für den Koronareinstrom. Nach Ausschöpfung der Autoregulation oder Ausschalten des Gefäßtonus mit maximaler pharmakologischer Dilatation steigert daher ein Anstieg der Herzfrequenz den Koronarwiderstand. Auch Anstiege des linksventrikulären enddiastolischen- und Spitzendrucks steigern die extravasale Komponente des Koronarwiderstands.

Die extravasale Koronarkompression ist nicht gleichmäßig über die linksventrikuläre Wand verteilt; sie nimmt vom Subendokard zum Subepikard ab. Unter physiologischen Bedingungen wird eine gleichmäßige transmurale Verteilung der Myokarddurchblutung durch einen entgegengesetzten autoregulatorischen Gradienten aufrechterhalten. In Gegenwart von Koronarstenosen werden jedoch die Auswirkungen der extravasalen Koronarkompression für die transmurale Verteilung der Myokarddurchblutung voll wirksam. Jeder Anstieg der Herzfrequenz, des linksventrikulären enddiastolischen oder Spitzendrucks beeinträchtigt dann insbesondere die Durchblutung der subendokardialen Schichten.

Daher ist die extravasale Koronarkompression für die transmural inhomogene, vorwiegend subendokardiale

Manifestation der Myokardischämie von großer Bedeutung (Bassenge u. Heusch 1990).

## 17.4.2 Autoregulation

Der Begriff Autoregulation wird oft unpräzise benutzt. Spezifisch bezieht sich der Begriff Autoregulation jedoch auf die Mechanismen, die bei einer Änderung des koronaren Perfusionsdrucks die Koronardurchblutung konstant halten (Dole 1987).

### Koronarkreislauf

Der Koronarkreislauf hat eine erhebliche autoregulatorische Kapazität. Die Koronardurchblutung wird relativ konstant gehalten, wenn der Perfusionsdruck zwischen 40 und 130 mmHg variiert. Erst wenn der koronare Perfusionsdruck unter diese Grenze fällt, nimmt die Durchblutung nahezu linear mit dem Perfusionsdruck ab. Sowohl die Breite des autoregulatorischen Bereichs als auch der Grad der Autoregulation sind im rechten Ventrikel größer als in den Abschnitten des linken Ventrikels, die ebenso wie der rechte Ventrikel von der rechten Koronararterie versorgt werden. Innerhalb des linken Ventrikels besteht ein transmuraler Gradient der autoregulatorischen Kapazität in dem Sinne, daß die Durchblutung im Subendokard schon bei höherem Perfusionsdruck druckabhängiger wird als im Subepikard. Damit ist wiederum die subendokardiale Manifestation einer Myokardischämie begünstigt.

Distal einer Koronarstenose wird die Myokarddurchblutung unter Ruhebedingungen durch eine effektive Autoregulation sowie durch eine sich ausbildende Kollateraldurchblutung aufrechterhalten, bis der Gefäßdurchmesser um 80–90% reduziert ist (Abb. 17-6).

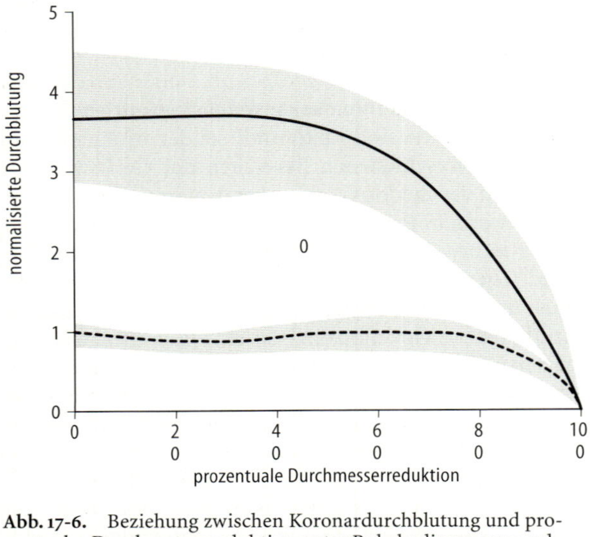


**Abb. 17-6.** Beziehung zwischen Koronardurchblutung und prozentualer Durchmesserreduktion unter Ruhebedingungen und bei maximaler Dilatation (Gould et al. 1974)

Jede weitere Reduktion des Gefäßdurchmessers nach Ausschöpfung der Autoregulation schränkt dann die Durchblutung ein; hier gehen minimale Änderungen des Gefäßdurchmessers (der Widerstand ändert sich mit der 4. Potenz des Radius: Hagen-Poiseuille; zusätzlich wird die Strömung turbulent) mit erheblichen Durchblutungsänderungen einher.

### Koronarreserve

Die Koronarreserve, d. h. das Potential zur Steigerung der Koronardurchblutung über die aktuelle Koronardurchblutung hinaus, ist ein Maß der autoregulatorischen Kapazität. Der menschliche Koronarkreislauf hat eine 4- bis 5fache Koronarreserve, d. h. bei unverändertem koronaren Perfusionsdruck kann die Durchblutung um das 4- bis 5fache gesteigert werden. Distal einer Koronarstenose nimmt die Koronarreserve progressiv ab, wenn die Reduktion des Durchmessers 40% überschreitet (Abb. 17-6). Über die Bestimmung der Koronarreserve kann daher die funktionelle Bedeutung einer Stenose und das Risiko einer Myokardischämie unter Belastung abgeschätzt werden.

Die Koronarreserve ist jedoch ein druckabhängiger Parameter. Während die Koronardurchblutung unter Ruhebedingungen über einen weiten Bereich koronarer Perfusionsdrücke durch Autoregulation konstant gehalten wird, ist die Durchblutung unter maximaler pharmakologischer Dilatation druckabhängig. Eine nur pharmakologisch rekrutierbare Koronarreserve verbleibt auch bei Myokardischämie. Sowohl die Durchblutung unter Ruhebedingungen als auch die Koronarreserve sind im Myokard ausgesprochen heterogen verteilt und unterscheiden sich in eng benachbarten Myokardarealen deutlich.

Die Mechanismen, die der Autoregulation zugrunde liegen, sind nicht ganz klar. Wesentlich beteiligt ist eine myogene Reaktion der glatten Gefäßmuskelzellen, die auf Dehnung durch den Perfusionsdruck ihre elektrische und mechanische Aktivität steigern. Die Autoregulation ist jedoch auch abhängig vom myokardialen $pO_2$.

## 17.4.3 Lokale metabolische Regulation

Selbst wenn das Herz von allen externen Kontrollmechanismen abgeschnitten ist, verbleibt seine ausgeprägte Fähigkeit zur Anpassung der Durchblutung an die metabolischen Bedürfnisse. Veränderungen des arteriellen $pO_2$, $pCO_2$, pH-Wert sowie Änderungen in der Elektrolytkonzentration können diese metabolische Regulation quantitativ nicht erklären.

Nach der Adenosinhypothese wird bei Hypoxie oder Ischämie Adenosintriphosphat (ATP) abgebaut und letztlich Adenosin vermehrt ins Interstitium freigesetzt. Adenosin löst dann als metabolisches Rückkopplungssignal eine koronare Vasodilatation aus und paßt damit Koronardurchblutung und $O_2$-Angebot dem myokardialen metabolischen Bedarf an. Tatsächlich besteht unter verschiedenen Aktivitäts- und Stoffwechselzuständen des Myokards eine gute quantitative Beziehung zwischen einer jedoch nur transienten Freisetzung von Adenosin und der Koronardurchblutung. Allerdings stammt unter physiologischen Bedingungen das freigesetzte Adenosin z. T. nicht aus dem Abbau von ATP, sondern aus dem kardiomyozytären S-Adenosylhomocystein, das an Methylierungsreaktionen beteiligt ist, sowie aus Endothelzellen. Nur bei Ischämie stammt das freigesetzte Adenosin ganz überwiegend aus dem kardiomyozytären ATP-Abbau.

Wahrscheinlich ist die Suche nach einem einzelnen Mediator der lokalen metabolischen Regulation der Koronardurchblutung illusorisch. Die unmittelbare und enge Kopplung von Veränderungen des myokardialen $O_2$-Verbrauchs an Veränderungen der Koronardurchblutung legt vielmehr ein vielfach kontrolliertes System nahe.

### 17.4.4 Endotheliale Kontrolle

Die enorme Bedeutung des Endothels für die Vasomotion auch der Koronargefäße wurde mit der Entdeckung des „Endothelium-Derived-Relaxing-Faktor" (EDRF) durch Furchgott u. Zawadzki 1980 deutlich. EDRF ist höchstwahrscheinlich das freie Radikal Stickoxid (NO) oder eine eng verwandte Substanz, die aus L-Arginin synthetisiert wird. EDRF/NO stimuliert direkt die lösliche Guanylatzyklase in glatten Gefäßmuskelzellen, die ihrerseits zyklisches GMP (cGMP) bildet und damit eine Vasodilatation verursacht.

Unter Ruhebedingungen besteht eine kontinuierliche, basale EDRF-Freisetzung in Reaktion auf eine Reihe zirkulierender Substanzen, wie etwa Noradrenalin, Bradykinin und Thrombin. Der wesentliche Stimulus für die EDRF-Freisetzung ist jedoch vermutlich die laminare Scherspannung durch das zirkulierende Blut und die pulsatile Dehnung der Endothelzellen (Bassenge u. Heusch 1990).

Die Reaktion auf endothelabhängige Dilatatoren wie Acetylcholin oder Substanz P kann als ein diagnostischer Hinweis auf die funktionelle Integrität des koronaren Endothels angesehen werden. Im gesunden Herzen löst die intrakoronare Gabe von Acetylcholin eine endothelabhängige Vasodilatation sowohl der großen epikardialen Gefäße als auch der Widerstandsgefäße aus. Diese Dilatation der Widerstandsgefäße steigert die myokardiale Durchblutung, die nun wiederum die Dilatation der großen epikardialen Gefäße über eine scherspannungsvermittelte Steigerung der EDRF-Freisetzung verstärkt. Bei koronarer Herzerkrankung ist die Endothelfunktion gestört und die EDRF-Freisetzung in Reaktion auf Acetylcholin beeinträchtigt, so daß eine Vasodilatation abgeschwächt ist oder sogar eine Vasokonstriktion durch direkte Aktivierung muskarinerger Rezepotoren auf den glatten Gefäßmuskelzellen vorherrscht.

Die Beeinträchtigung der vasodilatatorischen Reaktion auf Acetylcholin bei Patienten mit endothelialer Dysfunktion geht mit einer zunehmenden Empfindlichkeit für vasokonstriktorische Auswirkungen von Katecholaminen einher.

### 17.4.5 Humorale Kontrolle

#### Peptidhormone

Als Reaktion auf Vasopressin kann in den epikardialen Koronararterien eine endothelabhängige Dilatation vorherrschen, aber der gesamtkoronare Gefäßwiderstand wird gesteigert. Eine solche vasopressininduzierte Koronarkonstriktion bleibt auch bei koronarer Minderdurchblutung bestehen und tritt auch in Kollateralen auf. Ein Myokardinfarkt wird jedoch nur bei exzessiven Vasopressinspiegeln beobachtet. Das atriale natriuretische Peptid (ANP) verursacht eine endothelunabhängige Koronardilatation. Die Plasmakonzentration, die für eine Koronardilatation erforderlich ist, wird jedoch vermutlich nicht einmal unter pathologischen Bedingungen erreicht.

Angiotensin II in supraphysiologischen Konzentrationen steigert den koronaren Gefäßtonus sowohl in den großen epikardialen Koronargefäßen als auch in den koronaren Widerstandsgefäßen. ACE-Hemmer können den koronaren Gefäßtonus reduzieren und damit die myokardiale Durchblutung steigern. Unter normalen Bedingungen ist die dilatatorische Wirkung von ACE-Hemmern jedoch nicht sehr ausgeprägt.

Die exogene Infusion von Endothelin induziert eine Koronarkonstriktion, die grundsätzlich stark genug ist, eine Myokardischämie auszulösen. Gesteigerte Endothelinspiegel im Plasma sind auch bei Patienten mit Myokardinfarkt beobachtet worden.

#### Prostaglandin- und Thromboxansystem, Leukotriene

Die Eikosanoide sind Abkömmlinge der Arachidonsäure, die in verschiedenen Bereichen der Gefäßwand in einer von der Zyklooxigenase katalysierten Reaktion gebildet werden. Prostacyclin ($PGI_2$) wird hauptsächlich in Endothelzellen synthetisiert und wirkt vasodilatierend. Thromboxan ($TxA_2$) wird hauptsächlich in Plättchen und nur zu einem geringen Teil in der Gefäßwand synthetisiert; Thromboxan bewirkt eine Plättchenaggregation und Vasokonstriktion, $PGI_2$ führt über eine rezeptorvermittelte Aktivierung der Adenylzyklase zur Vasodilatation, und die $PGI_2$-Synthese wird durch eine Reihe endogener und exogener Substanzen stimuliert. Thromboxan steigert über die Bildung von Inositol-1,4,5-Trisphosphat ($IP_3$) und einen Proteinkinase-C-vermittelten Mechanismus die zytosolische Konzentration von Kalzium.

Obwohl $PGI_2$ eine koronare Dilatation und $TxA_2$ eine koronare Konstriktion auslösen können, ist ihr Beitrag zur Regulation der myokardialen Durchblutung unter physiologischen Bedingungen nur gering. Der koronare Gefäßtonus funktionell intakter Gefäße wird daher durch Blockade der Eikosanoidbildung nicht verändert. Kollateralgefäße stehen jedoch unter einem tonischen, dilatatorischen Einfluß von Prostaglandinen, der durch Zyklooxigenasehemmung verringert wird.

Leukotriene sind ebenfalls Abkömmlinge der Arachidonsäure und werden in Granulozyten, Makrophagen und Mastzellen in einer lipoxigenaseabhängigen Reaktion synthetisiert. Leukotriene sind nicht an der physiologischen Regulation des koronaren Gefäßtonus beteiligt, eine leukotrieninduzierte koronare Vasokonstriktion kann jedoch nach Leukozyteninfiltration in einem Myokardinfarkt auftreten.

## 17.4.6 Neuronale Kontrolle

### Cholinerge Kontrolle des koronaren Gefäßtonus

Die koronarvasomotorische Reaktion auf Acetylcholin ist stark speziesabhängig. Beim Menschen reagieren angiographisch normale Koronargefäße auf Acetylcholin mit einer Vasodilatation. Bei atherosklerotischen Gefäßen mit endothelialer Dysfunktion herrscht jedoch eine Vasokonstriktion vor. Bei diesen Untersuchungen im Katheterlabor ist aber immer zu bedenken, daß die beobachtete Vasomotion keine cholinerge Regulation des koronaren Gefäßtonus belegt, sondern die Antwort auf exogene Gabe von Acetylcholin darstellt, das die koronare Gefäßmuskulatur von der luminalen und nicht von der adventitiellen Seite erreicht.

Zur Zeit gibt es keinen Beleg für eine physiologische Rolle einer vagalen Regulation der Koronardurchblutung, ebensowenig wie für eine pathologische Rolle bei der Auslösung einer myokardialen Ischämie.

### Adrenerge Kontrolle des koronaren Gefäßtonus

Während körperlicher und seelischer Belastung wird das sympathische Nervensystem aktiviert. Die Aktivierung myokardialer β-Adrenozeptoren steigert die Herzfrequenz und die myokardiale Kontraktilität. Der resultierende Anstieg des myokardialen $O_2$-Bedarfs wird durch ein gesteigertes $O_2$-Angebot nach metabolischer Dilatation der Koronargefäße unter normalen Bedingungen gedeckt.

Der direkte Effekt des sympathischen Neurotransmitters Noradrenalin auf die koronaren Gefäßmuskelzellen besteht jedoch in einer Vasokonstriktion, die über eine Aktivierung von α-Adrenozeptoren vermittelt wird. Selbst unter normalen Bedingungen limitiert eine α-adrenerge Konstriktion die metabolische Koronardilatation um etwa 30%, so daß zusätzlich mit der Steigerung der Koronardurchblutung während Sympathikusaktivierung auch die myokardiale $O_2$-Extraktion zunimmt, um das $O_2$-Angebot dem gesteigerten myokardialen $O_2$-Bedarf anzupassen (Heusch 1990).

Die physiologische Bedeutung einer α-adrenergen Koronarkonstriktion in einer Situation, in der während Sympathikusaktivierung der myokardiale $O_2$-Bedarf gesteigert ist, ist weiterhin unklar.

Eine direkte $\beta_1$- und $\beta_2$-adrenerge Koronardilatation unabhängig von metabolischen Faktoren wurde sowohl an großen epikardialen Leitungsgefäßen als auch an kleinen Widerstandsgefäßen belegt. Die physiologische Bedeutung einer β-adrenergen Koronardilatation während einer Sympathikusaktivierung scheint jedoch nur gering zu sein. Im Vergleich zu den Gefäßen der Haut und der Skelettmuskulatur sind die α-adrenergen konstriktorischen Einflüsse von Noradrenalin und Sympathikusaktivierung im koronaren Gefäßbett relativ schwach ausgeprägt. Selbst bei maximaler Sympathikusaktivierung und bei β-Blockade steigt der koronare Widerstand nur um 20–30% an.

Die koronarvasomotorische Reaktion auf humoral und neuronal freigesetztes Noradrenalin wird sowohl durch $\alpha_1$- als auch durch $\alpha_2$-Rezeptoren vermittelt und hängt vom vorbestehenden Gefäßtonus ab. Bei zunehmender Einschränkung der koronardilatorischen Reserve distal von Koronarstenosen kehrt sich die metabolische koronare Dilatation zunehmend in eine α-adrenerge Koronarkonstriktion um. Distal einer hochgradigen Koronarstenose mit Ausschöpfung der poststenotischen koronardilatorischen Reserve löst eine α-adrenerge Koronarkonstriktion während Sympathikusaktivierung eine akute Myokardischämie aus.

Es gibt vereinzelte Beobachtungen einer Beteiligung von α-Rezeptoren beim koronaren Spasmus. In sorgfältig kontrollierten, klinischen Studien wurde jedoch eine wesentliche Rolle einer α-adrenergen Koronarkonstriktion für die Auslösung eines Spasmus in epikardialen Koronargefäßen ausgeschlossen. Dagegen kann in einem stenosierten Koronararteriensegment mit einer exzentrischen atherosklerotischen Plaque und mit partiell erhaltener Vasomotion eine Sympathikusaktivierung durch körperliche Belastung eine kritische Verengung der Koronarstenose auslösen, die sich dann in ischämischer myokardialer Dysfunktion und Angina pectoris niederschlägt (Gage et al. 1986).

Der Cold-pressor-Test wird als Provokationstest eingesetzt, um die Auswirkungen einer reflektorischen Sympathikusaktivierung bei Patienten mit koronarer Herzkrankheit zu untersuchen. Während intakte Koronargefäße unter dem Cold-pressor-Test vasodilatieren, zeigen atherosklerotische Gefäßsegmente vorwiegend eine α-adrenerg vermittelte Vasokonstriktion.

Die β-adrenergen Mechanismen, die zur Myokardischämie beitragen, sind im wesentlichen indirekt; sie beruhen insbesondere auf einer Tachykardie und einer ungünstigen Umverteilung der Koronardurchblutung weg vom ischämischen Subendokard, d. h. einem kollateralen und einem transmuralen Stealphänomen.

### 17.4.7
### Kollateralen und Stealphänomene

Im Gegensatz zum Herzen des Hundes mit einer ausgedehnten, überwiegend epikardialen, nativen Kollateraldurchblutung weist das gesunde menschliche Herz nur eine sehr spärliche, vorwiegend subendokardiale Kollateralzirkulation auf. In Reaktion auf eine Myokardischämie und/oder auf eine Reduktion des Druckgradienten entlang bestehender Kollateralgefäße wachsen die Kollateralgefäße und gewährleisten schließlich eine erhebliche Kollateraldurchblutung für das ischämische Myokard (Schaper et al. 1988).

Eine Reihe von Wachstumsfaktoren sind an dieser kollateralen Angiogenese beteiligt. Eine gut entwickelte Kollateralzirkulation gewährt dann bei akutem Koronarverschluß einen erheblichen Schutz vor Infarzierung.

Während damit Kollateralen eindeutig eine kardioprotektive Funktion haben, können sie auch das zugrundeliegende morphologische Substrat für eine Verschlimmerung der Myokardischämie bilden, wenn nämlich Steal-Phänomene auftreten (Abb. 17-7).

In Gegenwart einer flußlimitierenden Koronarstenose ist die Durchblutung der ischämischen Endstrombahn die Summe des koronararteriellen Einstroms durch die Stenose und der Kollateraldurchblutung aus benachbarten, nicht- oder weniger ischämischen Regionen. Der kollaterale Einstrom hängt vom Druckgradienten zwischen dem Ursprung der Kollateralen im intakten Donorgefäß und ihrer Mündung in das ischämische Empfängergefäß ab.

- Wenn die Autoregulation der ischämischen Empfängergefäße ausgeschöpft und ihre Durchblutung damit vollständig druckabhängig ist, wird jede Dilatation der nichtischämischen Endstrombahn der Donorgefäße während einer Steigerung des Stoffwechsels oder in Reaktion auf dilatatorische Pharmaka den Druck am Ursprung der Kollateralen im Donorgefäß (Spannungsteilung, Potentiometer) und in der Folge den treibenden Druckgradienten entlang der Kollateralgefäße, letztlich also die Kollateraldurchblutung, reduzieren. Dieses Phänomen nennt man kollaterales Steal.
- Eine ähnliche Situation ergibt sich im Hinblick auf die transmurale Verteilung der Myokarddurchblutung, wenn die subendokardiale autoregulatorische Reserve erschöpft ist, im Subepikard jedoch eine autoregulatorische Reserve verbleibt. Die Dilatation subepikardialer Gefäße bei Steigerung des Stoffwechsels wird dann die subendokardiale Durchblutung beeinträchtigen; dieses Phänomen nennt man transmurales Steal. Ein solches transmurales Stealphänomen trägt wesentlich zur vorwiegend subendokardialen Manifestation der Myokardischämie bei. Schließlich kann sich ein Stealphänomen auch entwickeln, wenn eine stenosierte Koronararterie Teile sowohl des linken als auch des rechten Ventrikels versorgt. Während einer Steigerung des Stoffwechsels wird dann die Durchblutung vom links- zum rechtsventrikulären Perfusionsgebiet umverteilt; ein rechtsventrikuläres Stealphänomen tritt auf.

Eine gut ausgebildete Kollateralzirkulation hält oft die Durchblutung des poststenotischen Myokards unter Ruhebedingungen aufrecht; Stealphänomene tragen jedoch dann zur Ausbildung einer Myokardischämie während einer Belastung bei. Zu diagnostischen Zwecken wird eine solche Verschlechterung der Durchblutungsverteilung etwa durch Dipyridamol ausgelöst.

## 17.5
## Pathophysiologie der Myokardischämie

### 17.5.1
### Metabolismus

Unter normalen Bedingungen erfolgt der myokardiale Energiestoffwechsel aerob und erzielt eine gute Energieausbeute: durch aerobe Glykolyse, Zitratzyklus und oxidative Phosphorylierung werden aus 1 mol Glukose 38 mol ATP gewonnen. Nach Sistieren der Durchblutung und damit des $O_2$-Angebotes verbraucht das Myokard innerhalb von Sekunden zunächst den physikalisch gelösten und an Myoglobin gebundenen Sauerstoff.

Während dieses kurzen Zeitraums kann der myokardiale Energiestoffwechsel immer noch aerob erfol-

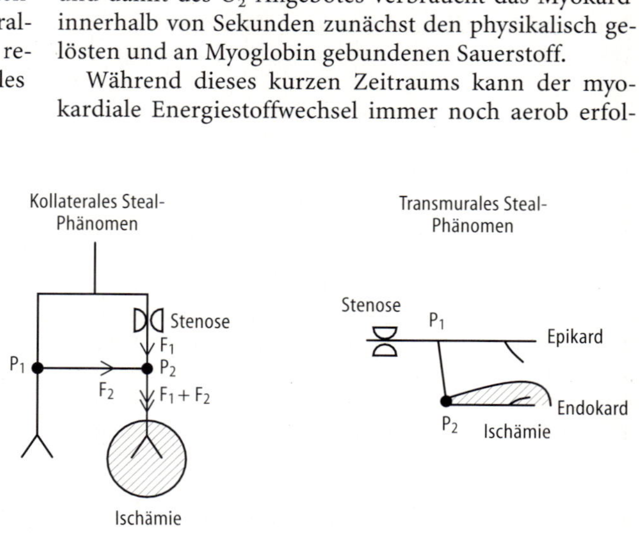


**Abb. 17-7.** Schematische Charakterisierung eines kollateralen und transmuralen Steal Phänomens (detaillierte Beschreibung s. Text) (Baumgart et al. 1993)

gen; die energiereichen Phosphatspeicher und das Laktat bleiben ebenso wie die myokardiale Funktion unverändert. Wenn jedoch bei einem kritischen $pO_2$ die Verfügbarkeit von Sauerstoff begrenzend für die oxidative Phosphorylierung wird, ist der aerobe Stoffwechsel nicht mehr für den Energiebedarf ausreichend. In der Folge wird durch den Pasteureffekt die anaerobe Glykolyse aktiviert und der glykolytische Flux um das 17- bis 18fache gesteigert.

Die Signale für diese Steigerung der Glykolyse bestehen in Veränderungen der Adeninnukleotide und insbesondere in einer gesteigerten Konzentration des anorganischen Phosphats. Da jedoch unter anaeroben Verhältnissen nur 1,5–2 mol ATP aus 1 mol Glukose gewonnen werden, entwickelt sich ein Energiedefizit mit vermehrtem Abbau energiereicher Phosphate, zunächst hauptsächlich des Kreatinphosphats, später auch des ATP. Obwohl die anaerobe Glykolyse nicht in der Lage ist, den Energiebedarf des ischämischen Myokards zu decken, stellt sie dennoch einen effektiven protektiven Mechanismus dar, der etwa 70% des anaeroben Energiegewinns repräsentiert und die Ischämietoleranz des Myokards verlängert.

Grundsätzlich sind diese metabolischen Ereignisse und ihre Regulation, die während vollständiger Unterbrechung der Durchblutung im gesamten Herzen beobachtet werden, auch bei regionaler Ischämie ähnlich.

Hier ist jedoch die Situation heterogener, weil eine gewisse Kollateraldurchblutung immerhin noch einigen, wenn auch nicht genug Sauerstoff zur Verfügung stellen kann. Durch das Auswaschen saurer Metabolite, wie z. B. Laktat, wird bei erhaltener Restdurchblutung die intrazelluläre Azidose verringert und der glykolytische Flux gesteigert (Opie 1992a; Opie 1992b).

### 17.5.2 Kontraktile Funktion

Bei akutem Koronarverschluß sistiert die kontraktile Funktion des ischämischen Areals rasch. Innerhalb weniger Herzzyklen nimmt die systolische Wandverdickung ab (Hypokinesie), ist später ganz verschwunden (Akinesie) und innerhalb von 0,5–2 min durch eine paradoxe systolische Wandverdünnung ersetzt (Dyskinesie). Elektrophysiologische Veränderungen im Oberflächen-EKG treten erst nach Verlust der systolischen Wandexkursion auf.

#### Verlust der kontraktilen Funktion

Die Mechanismen, die diesem raschen Verlust der kontraktilen Funktion im ischämischen Myokard zugrunde liegen, sind noch unklar. Potentielle Mechanismen der frühischämischen kontraktilen Dysfunktion sind:

- Reduktion energiereicher Phosphate (ATP, Kreatinphosphat),
- Anreicherung von anorganischem Phosphat,
- Reduktion der freien Energie aus der ATP-Hydrolyse,
- Anreicherung von Protonen und Laktat,
- Störung des sarkoplasmatischen Kalziumtransports,
- Desensitivierung der Myofibrillen gegenüber Kalzium,
- Kollaps des koronaren Gefäßsystems.

ATP ist letztlich das energieliefernde Substrat der kontraktilen Maschinerie. Veränderungen in der myokardialen ATP-Konzentration erfolgen jedoch zu langsam, um für die rasche Reduktion der kontraktilen Funktion verantwortlich zu sein. Deshalb wurde der Energieumsatz statt der Gleichgewichtskonzentration energiereicher Phosphate als wichtiger für die Entwicklung einer ischämischen Dysfunktion angesehen. In der Tat geht eine Abnahme der freien Energie aus der ATP-Hydrolyse mit der Abnahme der ventrikulären Funktion parallel.

Die Entwicklung einer intrazellulären Azidose und eine Beeinträchtigung der sarkoplasmatischen Kalziumfreisetzung, die ihrerseits pH- oder ATP-abhängig sein kann, wurden als alternative Mechanismen des frühischämischen Kontraktionsversagens betrachtet. Schließlich führt die Akkumulation von anorganischem Phosphat aus dem Abbau von ATP und Kreatinphosphat zu einer Reduktion der kontraktilen Funktion sowohl durch direkte Interaktion mit den Kalziumionen als auch durch Desensitisierung der kontraktilen Proteine (Guth et al. 1993).

### 17.5.3 Regionale myokardiale Durchblutung und Funktion

Daten zur regionalen myokardialen Durchblutung liegen aus methodischen Gründen erst 2–3 min nach Beginn einer Ischämie vor. Zu diesem Zeitpunkt besteht eine konsistente, enge Beziehung zwischen der reduzierten regionalen Myokarddurchblutung und der reduzierten regionalen kontraktilen Funktion. Nach wenigen Minuten einer akuten Ischämie gehen also Reduktionen der regionalen myokardialen Durchblutung und damit des Angebots an Blut oder Sauerstoff einher mit entsprechenden Reduktionen der regionalen myokardialen Funktion, d. h. der wesentlichen Determinante des Bedarfs für Blut oder Sauerstoff.

Ein Mißverhältnis zwischen Angebot und Bedarf kann deshalb nur in den ersten wenigen Minuten einer sich entwickelnden Ischämie unmittelbar nach Koronarverschluß bestehen. Selbst da ist jedoch bisher kein Energiedefizit belegt worden, das einer kontraktilen Dysfunktion vorangeht. Auch die dynamische Verteilung der Durchblutung von epikardialen und intramuralen Kapazitätsgefäßen in die nutritive Endstrombahn während dieser initialen Ischämiephase ist noch nicht analysiert worden.

Es erscheint nun attraktiv, den Übergang eines kurzfristigen Mißverhältnisses zwischen Angebot und Bedarf in ein neues Gleichgewicht mit einer Anpassung von regionaler myokardialer Durchblutung und Funktion als einen adaptativen Prozeß anzusehen. Das ischämische Myokard könnte so den Energieverbrauch durch die kontraktile Maschinerie reduzieren, ihn der noch verfügbaren Energie anpassen, dadurch seine Vitalität aufrechterhalten und sich vor der Entwicklung irreversibler Schädigungen schützen.

Auch pharmakologische Ansätze zur Therapie der belastungsinduzierten Myokardischämie verändern nicht die Beziehung zwischen der systolischen Wandverdikkung und der regionalen myokardialen Durchblutung, sondern verbessern Fluß und Funktion in proportionalem Ausmaß (Ross 1991).

### 17.5.4
### Auswirkung einer akuten Myokardischämie auf das nichtischämische Myokard

Eine regionale Myokardischämie hat auch Auswirkungen auf das nichtischämische Myokard. Die ischämische Myokardregion wird von einer schmalen Zone normal perfundierten Myokards umgeben, dessen Wandexkursion aufgrund der hohen Wandspannung an der Grenze zwischen ischämischem und nichtischämischem Myokard jedoch reduziert ist. Weiter entfernte nichtischämische Regionen sind dagegen durch eine Hyperkinesie gekennzeichnet.

Die gesteigerte Funktion beruht im wesentlichen auf einem lokalen Frank-Starling-Mechanismus, aber auch auf einer Dehnung der ischämischen Region durch Kontraktion der nichtischämischen Region während der isovolumetrischen Systole (Heusch 1991).

### 17.5.5
### Längerdauernde regionale Ischämie: „hibernating" Myokard

Bei schwerer myokardialer Ischämie nach komplettem Koronarverschluß beginnt sich nach ca. 20 min ein irreversibler Schaden auszubilden. Der Infarkt entwikkelt sich in einer transmuralen Richtung aus den am stärksten ischämischen, subendokardialen, bis hin in die weniger ischämischen, subepikardialen Wandschichten. Während mäßiger, nichttransmuraler Ischämie können jedoch regionale myokardiale Durchblutung und systolische Wandverdickung für Stunden reduziert sein, ohne daß sich ein irreversibler Schaden entwickelt; bei der Reperfusion erholt sich die kontraktile Funktion dann zwar langsam, aber vollständig.

Obwohl die zugrundeliegenden biochemischen Mechanismen noch nicht im Detail analysiert worden sind, könnte man vermuten, daß sich ein Gleichgewicht zwischen Angebot und Bedarf nicht nur während der frühen Ischämie (s. Abschn. 17.5.3) entwickelt, sondern auch für längere Zeiträume aufrechterhalten werden kann. Rahimtoola (Rahimtoola 1989) hat als erster klinische Hinweise auf eine solche länger anhaltende Reduktion der regionalen Myokardfunktion im ischämischen Myokard gefunden, die dann nach Reperfusion reversibel war; er prägte dann den Begriff „hibernating myocardium" (Myokard im Winterschlaf).

Das „hibernating" Myokard ist charakterisiert durch eine länger anhaltende Reduktion der regionalen kontraktilen Funktion, die den Energieumsatz reduziert, damit der reduzierten myokardialen Durchblutung anpaßt und schließlich die Vitalität des Myokards verlängert. Als Ausdruck einer Anpassung von Durchblutung und Funktion normalisieren sich auch metabolische Parameter (pH, Kreatinphosphat, Laktat).

Eine inotrope Provokation kann nun dieses Gleichgewicht zwischen regionaler myokardialer Durchblutung und regionaler myokardialer Funktion im ischämischen Myokard erneut stören (Schulz et al. 1992). Die Steigerung der kontraktilen Funktion im ischämischen Myokard, z. B. mit Dobutamin, belegt, daß ein Zugang zu Energiespeichern besteht und daß die Funktionsreduktion während einer Ischämie nicht in erster Linie auf einer Begrenzung des Energieangebots beruhen kann. Die Rekrutierung einer inotropen Reserve im ischämischen Myokard erfolgt aber auf Kosten der metabolischen Erholung (Abb. 17-8).

Das Gleichgewicht zwischen regionaler myokardialer Durchblutung und Funktion im „hibernating" Myokard bleibt also empfindlich. Weitere Reduktionen der Koronardurchblutung oder länger anhaltende inotrope Stimulationen stören daher die Entwicklung der Hibernation und lösen eine Infarzierung aus (Schulz et al. 1993).

Es ist z. Z. unklar, für wie lange und an welches Ausmaß einer Durchblutungsreduktion sich das ischämische Myokard erfolgreich adaptieren kann. Die klinische Situation, in der ein solches „hibernating" Myokard vorliegen kann, ist wohl die einer hochgradigen Koronarstenose mit dyskinetischem, jedoch noch vitalem, poststenotischem Myokard oder eines Koronarverschlusses mit guter Kollateralzirkulation.

Eine unmittelbare Reperfusion entweder durch einen Bypass oder durch PTCA ist die Behandlung der Wahl. In der klinischen Praxis besteht das Problem darin, ein dyskinetisches, aber noch vitales, „hibernating" Myokard zu diagnostizieren (Heusch 1998).

**Diagnose des „hibernating" Myokards**

- Nachweis eines „perfusion-contraction matching" (reduzierte kontraktile Funktion bei reduzierter Durchblutung),
- Positronen-Emissions-Tomographie ($^{13}N$, $^{15}O$),
- $^{201}Tl$-Szintigraphie, insbesondere nach Redistribution oder Reinjektion,
- $^{99m}Tc$-Sestamibi-Szintigraphie, insbesondere nach Redistribution oder Reinjektion.

Diese Techniken erfordern die gleichzeitige Erfassung der regionalen myokardialen Funktion z. B. durch Ventrikulographie, Echokardiographie.

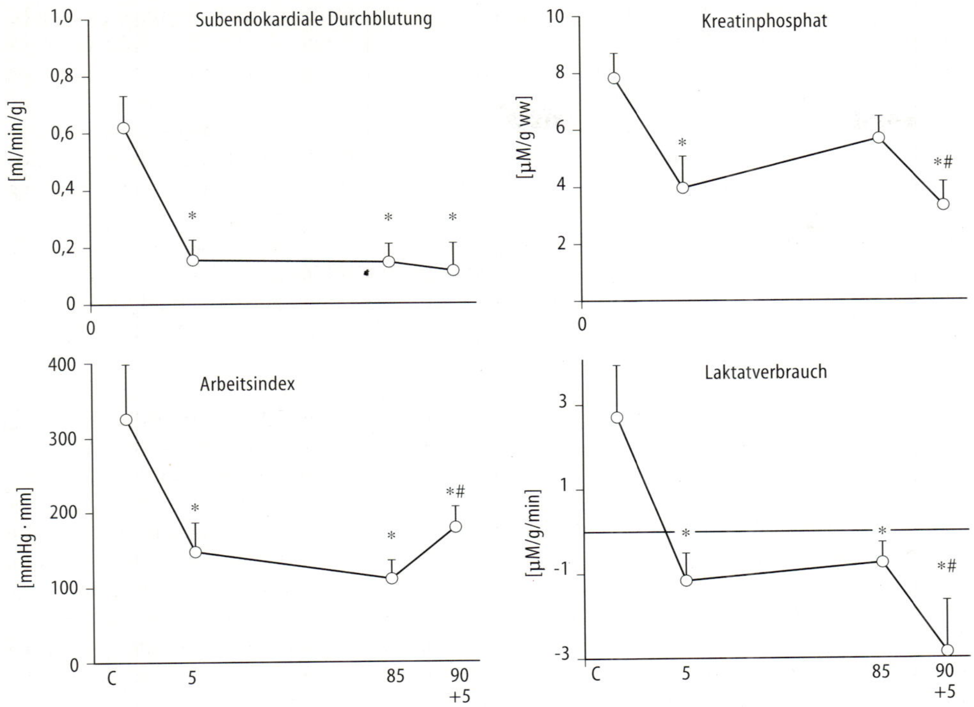


**Abb. 17-8.** Hibernating-Myokard. Synopse der subendokardialen Durchblutung, der regionalen myokardialen Funktion, des myokardialen Kreatinphosphatgehalts und des myokardialen Laktatverbrauchs während 90 min Ischämie und inotroper Stimulation mit Dobutamin während der letzten 5 min Ischämie. Bei konstanter Hypoperfusion Stoffwechselerholung und verbleibende inotrope Reserve mit Rekrutierung über Dobutamin auf Kosten der metabolischen Erholung (Schulz et al. 1992)

- Nachweis eines „perfusion-metabolism mismatch" (erhöhte glykolytische Aktivität bei reduzierter Durchblutung),
- Positronen-Emissions-Tomographie ($^{18}$FDG und $^{13}$N oder $^{15}$O),
- Rekrutierung einer inotropen Reserve auf Kosten einer Verschlechterung der metabolischen Situation,
- Streßechokardiographie,
- postextrasystolische Potenzierung während Ventrikulographie oder Echokardiographie.

Diese Techniken erfordern die gleichzeitige Erfassung metabolischer Parameter: z. B. durch Positronen-Emissions-Tomographie, Laktatbestimmung aus dem Koronarsinus.

### 17.5.6 Regionale myokardiale Durchblutung und Funktion während Reperfusion: „stunned" Myokard

Kurze Episoden einer Myokardischämie, die keinen irreversiblen Schaden verursachen, können dennoch eine langanhaltende Störung der kontraktilen Funktion während einer Reperfusion hinterlassen. Dieses Phänomen einer langanhaltenden, postischämischen Dysfunktion wurde „stunned myocardium" (betäubtes Myokard) genannt (Bolli 1990, 1992).

#### Pathogenetische Mechanismen

Die Mechanismen, die dem „stunned" Myokard zugrunde liegen, werden noch diskutiert. Obwohl die kontraktile Funktion des reperfundierten Myokards unter Ruhebedingungen reduziert ist, kann das Myokard auf verschiedene inotrope Interventionen mit einer Steigerung der kontraktilen Funktion reagieren. Damit scheidet eine unzureichende Energiebereitstellung aus. Klare Hinweise gibt es für eine kausale Beteiligung freier Radikale. Sowohl eine pharmakologische Reduktion der Bildung freier Radikale als auch deren beschleunigte Eliminierung durch niedermolekulare Antioxidantien oder antioxidative Enzyme können die Erholung des „stunned" Myokards deutlich verbessern.

Die Quelle der freien Radikalbildung (Xanthinoxidase, Leukozyten, Katecholamine, Mitochondrien), der spezifische Typ des freien Radikals (Superoxidradikal, Hydrogenperoxidradikal) und schließlich der zelluläre Schaden durch dieses freie Radikal (Denaturierung von Myofibrillen und Enzymen, Lipidperoxidation des sarkoplasmatischen Retikulums oder mitochondrialer Membranen) sind im Detail noch unklar.

Nur die Radikale, die unmittelbar mit Einsatz der Reperfusion gebildet werden, sind für das „stunned" Myokard bedeutsam; eine antioxidative Therapie muß deshalb spätestens mit dem Zeitpunkt der Reperfusion beginnen. Selbst die kombinierte und rechtzeitige antioxidative Therapie verhindert ein „stunned" Myokard nicht vollständig. Eine zentrale Rolle kommt der systolischen Kalziumüberladung zu, die ihrerseits Folge eines radikalinduzierten Schadens sein kann.

Eine verbesserte Erholung des „stunned“ Myokards durch Kalziumantagonisten ist daher nicht überraschend. Ähnlich wie bei der antioxidativen Therapie ist die Behandlung mit Kalziumantagonisten dann am effektivsten, wenn sie bereits vor der Ischämie oder spätestens mit dem Einsatz der Reperfusion beginnt. Auch ACE-Hemmer beschleunigen die postischämische Erholung der kontraktilen Funktion; hier wird eine Signalkaskade aus Bradykinin und Prostaglandinen kardioprotektiv wirksam.

### 17.5.7 Repetitive Ischämie mit Reperfusion: ischämische Präkonditionierung

Eine einzige Episode von 5 min Ischämie mit nachfolgender Reperfusion ist in der Lage, irreversible Schäden während einer nachfolgenden längeren Ischämieepisode zu verringern. Die resultierende Reduktion der Infarktgröße wird als „ischemic preconditioning“ bezeichnet (Jennings 1991), und dieses Phänomen wurde bei einer Reihe von Spezies bestätigt. Die Fähigkeit des „ischemic preconditioning“ zur Reduktion der Infarktgröße ist jedoch auf Koronarverschlüsse von weniger als 90–180 min Dauer begrenzt. Die Reduktion der Infarktgröße durch „ischemic preconditioning“ ist zunächst ein morphologischer Endpunkt.

Weniger Nekrosen bedeuten jedoch auch einen besseren Erhalt der kontraktilen Funktion. Die protektiven Effekte von „ischemic preconditioning“ gehen sowohl mit einem etwas besseren Erhalt der energiereichen Phosphate als auch einer Verringerung ionaler Veränderungen einher.

#### Kalziumkonzentration

Die Abschwächung eines Anstiegs in der intrazellulären Kalziumkonzentration mag von besonderer Bedeutung für den Erhalt der Membranstabilität sein. Ein ernsthafter Kandidat für den ursächlich verantwortlichen Mediator ist Adenosin. Adenosin tritt mit einer Reihe von Effektorsystemen durch Aktivierung von Adenosin-$A_1$-Rezeptoren und nachfolgende Stimulation von G-Proteinen in Wechselwirkung.

#### Kaliumkanäle

Die Aktivierung von Adenosin-$A_1$-Rezeptoren ist an ATP-abhängige Kaliumkanäle gekoppelt. Die Infarktgrößenreduktion durch „ischemic preconditioning“ oder Aktivierung von Adenosin-$A_1$-Rezeptoren wird durch Blockade ATP-abhängiger Kaliumkanäle aufgehoben (Auchampach u. Gross 1993). Im Einklang mit dieser Hypothese, die auf Adenosin und ATP-abhängige Kaliumkanäle hinweist, kann dann eine pharmakologische, statt einer ischämischen Präkonditionierung, erzielt werden.

Während die protektiven Auswirkungen des „ischemic preconditioning“ nach 1–2 h Reperfusion nach einem kurzen Koronarverschluß verschwinden, kann nach 24 h Reperfusion erneut eine protektive Wirkung auftreten. Dieses Wiederauftreten einer protektiven Wirkung des „ischemic preconditioning“ hat vermutlich nichts mit Adenosin zu tun, sondern steht in Beziehung zur Bildung von Streßproteinen.

#### Limitierung der Infarktgröße

„Ischemic preconditioning“ reduziert nicht nur die myokardiale Infarktgröße, sondern auch die Inzidenz ventrikulärer Arrhythmien während Ischämie und Reperfusion.

Im Gegensatz zur Limitierung der Infarktgröße durch „ischemic preconditioning“ sind für die Reduktion ischämieinduzierter Arrhythmien Prostanoide, insbesondere Prostacyclin, verantwortlich. Zum gegenwärtigen Zeitpunkt kann „ischemic preconditioning“ in der klinischen Situation nicht als therapeutisches Manöver eingesetzt werden, insbesondere weil der Schutz auch nur auf 1–2 h Dauer ausgedehnt werden kann. Seine klinische Bedeutung bleibt daher zunächst unklar. „Ischemic preconditioning“ stellt jedoch ein Paradigma für die Analyse endogener, kardioprotektiver Mechanismen und deren mögliche therapeutische Rekrutierung dar.

## 17.6 Pathogenese der Atherosklerose

### 17.6.1 Theorien zur Entstehung der Atherosklerose

Die Atherosklerose des arteriellen Gefäßsystems bildet die pathophysiologische Grundlage für die Hälfte aller Todesfälle in Form der klinischen Manifestationen als koronare Herzkrankheit, ischämischer Schlaganfall oder periphere arterielle Verschlußkrankheit. Die entstehenden atherosklerotischen Plaques können als eine überschießende entzündlich-fibroproliferative Antwort der Gefäße auf die verschiedensten Schädigungen des Endothels und der glatten Gefäßmuskelzellen angesehen werden. !

Es existieren verschiedene Theorien über die Entstehung der Atherosklerose, wobei sich die sog. „Response-to-injury-Hypothese“ von R. Ross (Ross 1986; Ross 1993) in den letzten Jahren durchgesetzt hat, da sich die meisten experimentellen Ergebnisse mit dieser Theorie vereinbaren lassen. Es konnten verschiedene Zelltypen und zahlreiche Mediatoren identifiziert werden, die eine Rolle bei der Entstehung und Progression der Atherosklerose spielen.

#### Stadien der Plaqueentstehung

Die Atherosklerose beginnt mit der Entwicklung sog. „fatty streaks“, die bereits bei der Obduktion von Kindern gesehen werden (Stary 1989). Es handelt sich um

Ansammlungen von lipidreichen Makrophagen und T-Lymphozyten innerhalb der Intima, die bei Betrachtung der Gefäßinnenseite als gelbliche Flecken imponieren. Aus Tierexperimenten ist bekannt, daß sich aus diesen „fatty streaks" fortgeschrittene Läsionen mit proliferierten glatten Muskelzellen und Makrophagen bilden („intermediate lesions"), die ihrerseits zu komplexen sog. „fibrous plaques" werden. Diese bestehen aus einer bindegewebigen Kapsel mit einigen glatten Muskelzellen über einem Kern aus Lipiden und nekrotischem Material.

Diese Plaques wachsen durch Einlagerung von Cholesterin, aus Monozyten hervorgegangenen Makrophagen, glatten Muskelzellen und aktivierten T-Lymphozyten. Nach einer initialen Ausweitung des Gefäßdurchmessers in Richtung Adventitia wachsen die Plaques letztendlich in das Lumen hinein und führen zu Gefäßstenosen, die den Blutfluß im Gefäß behindern. Durch Ruptur der atherosklerotischen Plaques aufgrund von Einrissen in der bindegewebigen Plaquekapsel kommt es zu intramuralen Blutungen, Exposition von thrombogenen subendothelialen Substanzen zum Blutstrom (Kollagen, Fibronectin, Cholesterinester) und Bildung eines okkludierenden Thrombus durch Aktivierung zirkulierender Thrombozyten (Davies u. Thomas 1984).

#### „Response-to-injury-Hypothese"

Bereits Rudolf Virchow war bei der Definition seiner Trias von der Bedeutung einer gestörten Gefäßwandintegrität für die Thrombusentstehung ausgegangen (Virchow 1856). Mittlerweile ist bekannt, daß eine Störung der Endothelfunktion insbesondere distal von Gefäßaufzweigungen zu einer verminderten Freisetzung endothelialer Mediatoren, zur gesteigerten Aufnahme von Lipoproteinen in die Intima und zur Expression von Glykoproteinen auf der Endothelzelloberfläche führen, die als Adhäsionsmoleküle für Monozyten und T-Lymphozyten dienen.

Unter dem Einfluß von Wachstumsfaktoren und Migrationsstimuli, die von den Endothelzellen, adhärierenden Leukozyten und glatten Muskelzellen freigesetzt werden, kommt es zur Durchwanderung der Intima. Durch Einlagerung von Lipiden wandeln sich die in die Media eingewanderten Monozyten zu Schaumzellen („foam cells") und bilden zusammen mit Lymphozyten einen „fatty streak". Fortgesetzte Zellmigration und Wachstumsreize für die glatten Muskelzellen führen zur Bildung fortgeschrittener Läsionen und fibröser Plaques. Tierexperimentell lassen sich 3 Prozesse abgrenzen:

- die Proliferation glatter Muskelzellen und Makrophagen;
- die Umwandlung kontraktiler glatter Muskelzellen in einen produktiven Status mit Bildung von Bindegewebsmatrix aus elastischen Fasern, Kollagenfibrillen und Proteoglykanen sowie
- die Akkumulation von Lipiden, meist in Form von Cholesterin oder Cholesterinestern, in den Zellen und in der Matrix.

Diese Prozesse der Plaquebildung sind einem natürlichen Reparationsprozeß vergleichbar. Wahrscheinlich unterliegen die „fatty streaks" und fortgeschrittenen Läsionen einem ständigen Wechsel von Progression und Regression, der nur bei Fortbestehen der verursachenden Faktoren in der Ausbildung okkludierender atherosklerotischer Läsionen resultiert. Allerdings sind die meisten Risikofaktoren beim Menschen wie Hyperlipoproteinämie, Nikotinabusus, arterielle Hypertonie, Übergewicht oder Diabetes mellitus chronisch einwirkende Stimuli, so daß die Progression der Läsionen gefördert wird.

#### Chlamydienhypothese

Im Gegensatz zur „Response-of-injury-Hypothese" wurden in den letzten Jahren zahlreiche Publikationen über eine mögliche infektiöse Genese der Arteriosklerose publiziert. Neben viralen Erregern (Herpesvirus, Zytomegalievirus) wurden auch bekannte bakterielle Erreger wie der Helicobacter pylori als möglicherweise verursachende Organismen angesehen.

In den letzten 10 Jahren wurde jedoch v. a. über die Chlamydienhypothese der Arteriosklerose geforscht. Ursache ist die Entdeckung einer neuen Spezies von Chlamydien, die sog. TWAR-Chlamydien, die zuerst in Taiwan aufgrund einer Epidemie von bronchialen Infekten identifiziert wurden.

Die Spezies wurde 1989 als Chlamydia pneumoniae definiert. Es findet sich eine sehr hohe Durchseuchung in der Bevölkerung in unterschiedlichen Ländern, die vor allen Dingen in tropischen Ländern in der Größenordnung von 80–90% liegt. Chlamydien hinterlassen keine stabile Immunität, so daß Re-Infektionen häufig sind. Der Übertragungsweg scheint über Tröpfchen- bzw. Kontaktinfektionen zu gehen.

Die Primärinfektion mit Chlamydia pneumoniae erfolgt dabei im Kindesalter oder frühen Erwachsenenalter mit Auslösung einer wahrscheinlich nicht subakuten Endarteriitis mit schlechter Heilungstendenz. Dabei persistieren die Chlamydien in Monozyten und Makrophagen, die auch als sog. Schaumzellen bei der Atherosklerose besonders im Randbreich der atherosklerotischen Plaques eine große Rolle spielen.

Eine mögliche Assoziation von Chlamydia pneumoniae Infektionen und koronarer Herzkrankheit wurde erstmals von Saikku und Mitarbeiter (1988), in Finnland beschrieben. Bei Patienten nach Myokardinfarkt und Patienten mit stabiler koronarer Herzkrankheit fanden sich in 68 bzw 50% der Patienten Antikörper gegen Chlamydia pneumoniae, bei entsprechenden Kontrollpersonen nur in 17% der Fälle.

Darüber hinaus fanden sich häufig Immunkomplexe als Zeichen einer chronischen intravaskulären Infektion. Die Assoziation zwischen erhöhten Antikörpertitern gegen Chlamydia pneumoniae mit einer bestehenden klinisch manifesten Atherosklerose wurde in zahlreichen anderen Studien untersucht. Die Interpretation der

Ergebnisse ist sehr schwierig, da häufig widersprüchliche Resultate vorgestellt wurden, die mit unterschiedlichsten Methoden bei sehr stark divergierenden Patientenkollektiven erhoben wurden.

## Metaanalyse

In einer Metaanalyse aller in den Jahren 1988–1998 durchgeführten serologischen Untersuchungen zu diesem Thema konnten Wong und Mitarbeiter (1999) keinen einheitlichen Trend feststellen. Bei insgesamt 27 dokumentierten Studien konnten 21 Untersuchungen irgendeine Beziehung zwischen positiven serologischen Markern und Atherosklerose nachweisen. Dabei haben alle Untersuchungen IgG-Spiegel festgestellt, jedoch haben nur 3 prospektive und 15 Querschnittuntersuchungen gleichzeitig die Spiegel des Immunglobulins A gemessen. Bei den Beobachtungsstudien konnten 5 Untersuchungen eine Assoziation zwischen beiden Immunglobulinen bestätigen, 3 Studien zeigten Ergebnisse für IgG allein und 2 Studien nur für IgA.

Weitere Untersuchungen fanden keinerlei Assoziationen zwischen dem Titerverlauf der Immunglobuline und der Atherosklerose. Wenn man die Anzahl der analysierten Patienten zusammenrechnet, ist die Anzahl der Patienten mit einer positiven Korrelation für beide Immunglobuline ebenso hoch wie der Anteil der Patienten, bei denen keine Korrelation festgestellt werden konnte.

Darüber hinaus muß bedacht werden, daß Patienten mit kardialen Erkrankungen häufig aufgrund einer Herzinsuffizienz zu verstärkten bronchopulmonalen Infekten neigen, so daß ein höherer Durchseuchungsgrad in dieser Patientengruppe mit bronchotropen Keimen durchaus vorstellbar ist. Einige Untersuchungen bezogen auch weitere zusätzliche Faktoren mit ein, wie z. B. Nikotinabusus. Von 5 prospektiven Studien konnten 3 eine positive Assoziation im Rahmen von Subgruppenanalysen nachweisen.

In einer Studie war die Seropositivität assoziiert mit der koronaren Ereignisrate nach 6 Monaten, aber nicht mit der Ereignisrate nach 5 Jahren, wohingegen in einer anderen Studie eine Assoziation bei nichtdiabetischen Männern in Ostfinnland, aber nicht in Westfinnland festgestellt werden konnte. Ebenfalls unbefriedigend erklärt ist, die Tatsache, daß man nach Chlamydia pneumoniae-Epidemien bisher keinerlei Veränderungen der koronaren Ereignisrate feststellen konnte.

## Pathologischer und molekularbiologischer Nachweis von Chlamydia pneumoniae

Durch Verwendung neuerer histologischer Techniken, wie der Immunzytochemie und molekularbiologischer Techniken wie der Polymerasekettenreaktion (PCR), gelang der Nachweis von Chlamydia pneumoniae in den Gefäßwänden. Generell scheint die Immunzytochemie eine höhere Nachweisrate als die PCR zu haben, wobei aber noch unklar ist, ob dies an einer höheren Sensitivität oder schlechteren Spezifität der Methode liegt. Aus diesen Gründen ist es nicht möglich, definitiv die Prävalenz von Chlamydia pneumoniae – Nachweisen in Blutgefäßen anzugeben, bedingt durch die großen Unterschiede zwischen den einzelnen verwendeten Methoden.

Ein weiterer Hinweis auf die Persistenz von Chlamydia pneumoniae in Blutgefäßen war die erfolgreiche Anzüchtung von Chlamydia pneumoniae aus athersklerotischen Gefäßproben durch Maass et al. (1998). In histologischen Studien konnte allerdings auf nichtatherosklerotisch veränderten Gefäßbezirken der Nachweis von Chlamydia pneumoniae erfolgreich durchgeführt werden, so daß wieder Zweifel an der pathophysiologischen Rolle der Chlamydia pneumoniae-Infektionen diskutiert wurden. In der Metaanalyse von Wong et al. wurden insgesamt 25 Studien aufgeführt, bei denen der Nachweis von Chlamydia pneumoniae in Blutgefäßen versucht wurde, wobei bis auf 2 Untersuchungen alle den erfolgreichen Nachweis erbringen konnten.

- Koch-Postulate:
  Zur Erfüllung von Koch-Postulaten zur Akzeptanz der pathogenetischen Rolle eines Erregers für eine Infektion geben die Möglichkeit, mittels iatrogener Inokkulation die entsprechende Infektion auslösen zu können. Derartige Versuche wurden tierexperimentell unternommen. Verschiedene Autoren (Moazed et al. 1996; Laitinen et al. 1997; Muhlestein et al. 1996; Muhlestein et al. 1998) konnten dabei durch C.-pneumoniae-Infektionen eine Aortitis mit Schaumzellaktivierung auslösen. Dieser Befund konnte allerdings in einer dritten Studie nicht bestätigt werden. Wenn die Kaninchen mit einer atherogenen Diät gefüttert wurden, so daß sie eine frühzeitige Arteriosklerose entwickeln, war das Ausmaß der arteriosklerotischen Veränderungen bei den mit C.-pneumoniae-infizierten Kaninchen deutlich größer als bei nicht infizierten Tieren. Diese Veränderungen konnten durch Behandlung mit dem Antibiotikum Azitromycin (Muhlestein et al. 1998) vermindert werden.
- Heat-shock-Proteine:
  Ein sehr interessanter Aspekt der infektiösen Hypothese in bezug auf C. pneumoniae ist die Rolle der Heat-shock-Proteine (HSP), bei der Induktion einer Autimmunantwort auf die Bakterieninfektion (Xu et al. 1993).

  Makrophagen in atherosklerotischen Läsionen exprimieren hohe Konzentrationen des HSP80, und die Antikörpertiter gegen HSP sind in den Seren von Patienten mit Atherosklerose erhöht. Dabei ist es sehr interesant, daß Kol et al. (1998) eine Kolokalisation von Chlamydien und humanem HSP60 in atherosklerotischen Läsionen nachweisen konnten und beide Heat Shock Proteine experimentell die Bildung von TNF-α (Tumornekrosefaktor) und Matrix abbauenden Metalloproteinasen induzieren konnten.

■ **Klinische Therapiestudien**

Bis zum heutigen Zeitpunkt liegen nur kleinere klinische Therapiestudien zur antibiotischen Therapie bei Patienten mit Atherosklerose oder kardiovaskulären Ereignissen vor. So behandelten Gupta et al. (1997) Männer nach einem überstandenen Myokardinfarkt mit Azithromycin und fanden eine deutlich reduzierte kardiovaskuläre Ereignisrate.

Ähnliche Befunde konnten Gurfinkel et al. (1997) nach einer Behandlung von Patienten mit nichttransmuralen Infarkten mit instabiler Angina pectoris mit Roxithromycin nachweisen. Beide Untersuchungen sind bei einem relativ kleinen Patientenkollektiv durchgeführt worden, so daß die berichteten großen therapeutischen Effekte unbedingt einer Bestätigung in größeren Patientenkollektiven bedürfen. Einige weitere groß angelegte Untersuchungen werden z. Z. durchgeführt bei denen Patienten mit koronarer Herzkrankheit mittels einer antibiotischen Therapie behandelt werden um die kardiovaskuläre Ereignisrate im Sinne einer Sekundärprävention zu reduzieren.

■ **Bewertung der Ergebnisse**

Bis die Ergebnisse dieser großen kontrollierten Untersuchung mit einer langfristigen antibiotischen Therapie vorliegen, ergibt sich keine gesicherte Indikation für die antibiotische Behandlung von Patienten mit akuten Koronarereignissen zur Sekundärprophylaxe weiterer Ereignisse. Dies ist besonders auch im Hinblick auf mögliche Resistenzentwicklungen der Chlamydien zu bedenken.

Als mögliche ätiologische Rolle von Chlamydia pneumoniae bei der Entwicklung der Atherosklerose sind 3 Hauptinterpretationen möglich.

Zum einen könnte C. pneumoniae als apathogener Parasit bereits bestehende atherosklerotische Läsionen besiedeln; die sog „Innocent-bystander-Rolle".

Als zweite Interpretationsmöglichkeit könnte C. pneumoniae eine der Hauptursachen der Atheroskleroseentstehung durch eine chronische Arteriitis darstellen, und die bekannten klinischen Risikofaktoren könnten hier lediglich zusätzliche Faktoren darstellen, die die Progredienz des klinischen Geschehens bestimmen.

Eine dritte Hypothese geht von einer Sekundärinfektion fortgeschrittener Atherome durch C. pneumoniae ohne pathophysiologische Auswirkungen auf die initiale Atheroskleroseentstehung aus. Dabei stünde allerdings die Auslösung akuter Exazerbationen der Atherosklerose, wie beim akuten Koronarsyndrom, mit dem Aufflackern der chronischen C. pneumoniae-Infektion in direktem Zusammenhang.

Alle genannten Hypothesen sind nicht in der Lage, die bisherigen Befunde widerspruchsfrei zu interpretieren und eine eindeutige Rolle der C.-pneumoniae-Infektion bei der Entstehung oder Progression der Atherosklerose oder einer akuten Exazerbation der klinischen Symptomatik zu beweisen.

## 17.6.2
## Beteiligte Zelltypen und zelluläre Interaktionen

### Endothelzellen

Die endotheliale Dysfunktion aufgrund der Einwirkung von Risikofaktoren ist essentiell für die Aufklärung der Atherosklerose durch die „Response-to-injury-Hypothese". Dabei muß die initiale Schädigung nicht notwendigerweise in der Deendothelialisierung der Intima bestehen, sondern beruht wahrscheinlich auf der Störung der im folgenden aufgezählten mannigfaltigen und hochdifferenzierten Endothelzellfunktionen:

- Bildung einer thromboresistenten Gefäßinnenauskleidung
- Bildung einer nichtadhärenten Oberfläche für Leukozyten
- Permeabilitätsbarriere für den aktiven Stofftransport in und durch die Gefäßwand
- Regulation des Gefäßtonus durch Freisetzung vasoaktiver Mediatoren:
  - $PGI_2$ (Prostacyclin),
  - NO („endothelium-derived relaxing factor", EDRF),
  - EDHF („endothelium-derived hyperpolarising factor"),
  - Endothelin
- Regulation des Gefäßtonus durch Metabolisierung vasoaktiver Mediatoren:
  - Angiotensin-I (Angiotensin-converting-Enzym),
  - Adenosin,
  - Adenosintriphosphat
- Bildung und Sekretion von Wachstumsfaktoren und Zytokinen
- Oxidierung von Lipoproteinen
- Synthese und Freisetzung von Gerinnungsfaktoren (Faktor VIII, Heparin)
- Synthese und Freisetzung von Faktoren der Fibrinolyse
  - t-PA (Gewebsplasminogenaktivator),
  - PAI-I (plasminogen activator inhibitor)
- Expression von Adhäsionsmolekülen bei Entzündungsvorgängen

Störungen einer oder mehrerer dieser physiologischen Funktionen wurden für die bekannten Risikofaktoren beschrieben. Insbesondere die Rolle des oxidierten Low-density-Lipoproteins (LDLox) für die Expression von Adhäsionsmolekülen, für die Monozytenadhäsion und -migration wird z. Z. intensiv untersucht. Daneben ist die Wirkung des freigesetzten Stickoxids (NO) auf den Gefäßtonus und auf die Thrombo- und Leukoresistenz Gegenstand zahlreicher experimenteller und klinischer Studien. Neben der Atherosklerose sind die endothelialen Syntheseprodukte für die Thrombusbildung bzw. Fibrinolyse von großer Bedeutung.

### Monozyten/Makrophagen

Geweberesidente Makrophagen stammen von zirkulierenden Monozyten ab und sind in allen Stadien der Atherosklerose involviert. Sie wirken dabei nicht nur als antigenpräsentierende Zellen für T-Lymphozyten, sondern auch als Phagozyten für toxische Substanzen und Syntheseorte von wachstumsregulierenden Faktoren und Zytokinen. Makrophagen nehmen LDLox auf und können nichtoxidiertes LDL auf verschiedenen Wegen oxidieren. Die Rolle des LDLox wurde durch Untersuchungen mit Antioxidanzien wie Probucol in genetisch hyperlipidämischen Kaninchen (WHHL-Kaninchen) unterstrichen.

Aufgrund dieser Ergebnisse werden klinische Langzeitstudien zur antiatherosklerotischen Wirksamkeit von Probucol und der Vitamine E, C und β-Karotin durchgeführt. Durch Freisetzung von Wachstumsfaktoren wie dem „platelet-derived growth factor" (PDGF) oder Zytokinen wie Interleukin-1 (IL-1) und Tumornekrosefaktor (TNFα) sind die Makrophagen an der Regulation des glatten Muskelzellwachstums wesentlich beteiligt.

### Glatte Gefäßmuskelzellen

Die glatten Muskelzellen des menschlichen Gefäßsystems stammen entwicklungsgeschichtlich vom Parenchym der individuellen Organe ab, sind also im Gegensatz zu den Endothelzellen organspezifisch, womit die Verschiedenheit der Rezeptorbesetzung und die unterschiedliche Neigung verschiedener Gefäßbezirke zur Atheroskleroseentwicklung zusammenhängen könnte.

Für die glatten Gefäßmuskelzellen („vascular smooth muscle cells", VSMC) sind 2 phänotypische Zustände bekannt. Man kann einen funktionell kontraktilen Status mit zahlreichen Myosinfilamenten von einem sekretorischen Phänotyp mit ausgeprägtem endoplasmatischen Retikulum und Golgi-Apparat unterscheiden. Im kontraktilen Status reagieren die Zellen auf vasoaktive Mediatoren wie Endothelin, Katecholamine, Prostacyclin, NO oder Leukotriene mit einer Tonusänderung. Im Gegensatz dazu exprimieren sie im synthetischen Status Gene und Rezeptoren für Wachstumsfaktoren und Zytokine und synthetisieren extrazelluläre Matrixproteine. Aufgrund dieser Eigenschaften bilden die VSMC die zelluläre Grundlage für die Entwicklung der fibroproliferativen Plaques bei der Atherosklerose (Abb. 17-9).

### Mediatoren und Regulation

Bei der Suche nach möglichen therapeutischen Ansatzpunkten konnten zahlreiche Wachstumsfaktoren, Zytokine und andere Moleküle wie LDLox oder Stickoxid (NO) identifiziert werden. Zahlreiche der Faktoren sind bei der Atherogenese durch Rekrutierung und Migration von Zellen, Stimulation der Zellproliferation sowie der zellulären Lipid- und Proteinsynthese einschließlich Produktion der extrazellulären Matrixproteine beteiligt. Dabei wirken einige Faktoren sowohl als Zytokin, indem sie eine entzündungsähnliche Zellantwort regulieren, als auch als Wachstumsfaktoren, indem sie chemotaktisch und proliferationsfördernd agieren.

Im Gegensatz zu normalen Arterien sind in atherosklerotischen Läsionen zahlreiche Wachstumsfaktoren hochreguliert, die das Wachstum der glatten Gefäßmuskelzellen stimulieren:

- PDGF („platelet-derived growth factor"),
- BFGF („basic fibroblast growth factor"),
- IGF-I („insulin like growth factor"),
- HB-EGF („heparin binding epidermal growth factor"),
- IL-I (Interleukin-1),
- TNF-α („tumor necrosis factor α"),
- TGF-β („transforming growth factor β").

Einige der Wachstumsfaktoren wirken auch gleichzeitig als chemotaktische Mediatoren, wobei die Chemotaxis als ein kritischer Punkt bei der Entstehung der Atherosklerose angesehen wird und dazu führt, daß Leukozyten in die Gefäßwand einwandern und z. B. bei der Restenose nach Ballonangioplastie auch glatte Gefäßmuskelzellen von der Media in die Intima einwandern.

#### In atherosklerotischen Plaques nachgewiesene chemotaktische Mediatoren

Stimulation der Monozyten Chemotaxis und Transmigration durch das Endothel:

- CSFs („colony stimulating factors"),
- MCP-1 („monocyte chemotactic protein"),
- oxLDL (oxidiertes Low-density-Lipoprotein),
- TGF-β („transforming growth factor β").

**Abb. 17-9.** Phänotypänderung glatter Gefäßmuskelzellen bei Differenzierung vom normalen kontraktilen Status zum myoblastären, proliferativ-synthetischen Status

| Phänotyp | Kontraktiler Status | Proliferativ-synthetischer Status |
|---|---|---|
| Form | Länglich | Sternförmig |
| Matrixsynthese | Gering | Viel |
| Autokrine Funktion | Keine | PDGF-Synthese |
| α-Aktin-Expression | Viel | Gering |
| Zellgranula | Wenig | Viel |

Stimulation der Chemotaxis glatter Gefäßmuskelzellen:

- PDGF („platelet-derived growth factor"),
- IGF-1 („insulin-like growth factor"),

Stimulation der Chemotaxis von Endothelzellen:

- BFGF („basic fibroblast growth factor").

Die Zytokine IL-1, TNF-α, Interferon c (INFc), IL-2 und CSFs wirken als potente Stimuli für eine Immunantwort, die initiiert wird, sobald Endothelzellen geschädigt werden. Ihr genauer Mechanismus ist jedoch noch unbekannt.

Keiner dieser zahlreichen Mediatoren wirkt wahrscheinlich allein bei der Induktion einer atherosklerotischen Plaque, sondern es kommt zu vielfältigen Interaktionen der parakrin oder auch autokrin auf die verschiedenen beteiligten Zellen wirkenden Mediatoren. Dabei gibt es zahlreiche Hinweise auf additive oder sogar synergistische Verstärkungen oder Inhibitionen der Wirkungen einzelner Faktoren durch andere Mediatoren.

Besonders schwierig wird die Interpretation experimenteller Ergebnisse, falls Mediatoren biphasische Effekte haben. So führen IL-1, TNF-α und TGF-β auf der einen Seite zur Hochregulation des Gens und Freisetzung von PDGF-BB. Auf der anderen Seite resultieren höhere Konzentrationen dieser Mediatoren in einer Abnahme der PDGF-Rezeptoren. Dies erschwert die Suche nach einem einzigen therapeutischen Ansatzpunkt für die Prävention oder Therapie der Atherosklerose.

## 17.6.3 Risikofaktoren

In epidemiologischen Untersuchungen konnten verschiedene Risikofaktoren für das Auftreten einer koronaren Herzkrankheit und des plötzlichen Herztodes identifiziert werden (Tabelle 17-2).

**Tabelle 17-2.** Risikofaktoren für die Atherosklerose

| Beeinflußbarkeit | Risikofaktoren |
|---|---|
| Nicht beeinflußbar | Alter<br>Männliches Geschlecht<br>Genetische Disposition<br>(positive Familienanamnese) |
| Partiell beeinflußbar | Hyperlipidämie (Hypercholesterinämie und/ oder Hypertriglyzerdämie)<br>Hyperglykämie und Diabetes mellitus<br>Niedriges HDL-Colesterin |
| Beeinflußbar | Zigarettenrauchen<br>Übergewicht<br>Arterielle Hypertonie |
| Mögliche Risikofaktoren | Physische Inaktivität<br>Emotionaler Streß<br>Persönlichkeitstypus |

Deshalb muß von einer multifaktoriellen Genese der Atherosklerose ausgegangen werden. Die wichtigsten Einflußfaktoren sind die Dyslipidämie oder Hyperlipoproteinämie, der Nikotinabusus, die arterielle Hypertonie, fehlende physische Aktivität, Übergewicht, genetische Disposition und Diabetes mellitus. Für die prognostische Bedeutung der Faktoren ist besonders wichtig, daß sich das Risiko bei Vorhandensein mehrerer Risikofaktoren in der Regel nicht nur addiert, sondern sogar überadditiv zunimmt. **!**

### Dyslipidämie/Hyperlipoproteinämie

Mehrere umfangreiche epidemiologische Studien haben eindeutig gezeigt, daß das Serumcholesterin mit der Inzidenz und Letalität der koronaren Herzkrankheit korreliert.

Während man früher nur von einer Hyperlipoproteinämie als koronarem Risikofaktor sprach, ist mittlerweile bekannt, daß auch eine Hypoalphalipoproteinämie das Koronarrisiko erhöht, so daß von Dyslipidämie gesprochen wird. Die Ursachen können genetisch determiniert, nutritiv erzeugt oder sekundär krankheitsbedingt sein.

Die Ernährungsgewohnheiten mit einem hohen Anteil an gesättigten Fettsäuren und einem hohen Cholesteringehalt werden als Ursache für die Hyperlipoproteinämien und die höhere kardiovaskuläre Letalität in Ländern wie den USA, Finnland und Holland im Vergleich zu mediterranen Ländern oder Japan angesehen. Die Umstellung der Ernährung in den USA durch Propagierung einer cholesterinärmeren und an mehrfach ungesättigten Fettsäuren reicheren Diät durch Institutionen wie die American Heart Association wird u. a. auch für den bemerkenswerten Rückgang der kardiovaskulären Mortalität seit 1980 verantwortlich gemacht.

Neben dem Gesamtcholesterin wird v. a. der atherogene Index, d. h. die Relation zwischen LDL- und HDL-Cholesterin als Indikator des kardiovaskulären Risikos angesehen. Bei einem Verhältnis von LDL-Cholesterin/HDL-Cholesterin >4 muß von einem erhöhten Risiko ausgegangen werden. In den verschiedenen epidemiologischen Untersuchungen konnte kein unterer Stellenwert für das Cholesterin angegeben werden, unter dem keine Atherosklerose mehr entstehen kann.

Für Männer zwischen 30 und 49 Jahren mit einem Serumcholesterin von 240–259 mg% muß von einer Erhöhung der Morbiditätsrate auf 1,71 gegenüber einem normocholesterinämischen Vergleichskollektiv ausgegangen werden. Bei einem Serumcholesterin von >260 mg% ist die Morbidität sogar auf 2,2 erhöht. Gegenüber einem Kollektiv mit Serumcholesterinwerten >200 mg% haben die Männer mit Cholesterinwerten >260 mg% sogar ein um den Faktor 3 erhöhtes Morbiditätsrisiko.

Neben dem Cholesterin ist das Lipoprotein-a, ein genetisch fixierter Makromolekularkomplex mit Strukturelementen der Lipoproteine und des Plasminogens, mit

**Tabelle 17-3.** Einteilung der Hyperlipoproteinämien nach Fredrickson und Empfehlungen zur medikamentösen Therapie zusätzlich zur Diät. (Mod. nach Gott 1984)

| Fredrickson-Typ | Laborveränderungen | Genetische Ursachen | Ursachen bei sekundärer Hyperlipoproteinämie | Medikamentöse Therapieempfehlung |
|---|---|---|---|---|
| Typ I | Cholesterin normal<br>TG stark erhöht<br>Hyperchylomikroämie<br>Absoluter LPL-Mangel | Familiärer LDL-Mangel<br>Apo-C-II-Mangel | Dysglobulinämie, Pankreatitis, schlecht eingestellter Diabetes | Keine |
| Typ IIa | LDL erhöht<br>Cholesterin erhöht<br>TG normal | Familiäre Hypercholesterinämie, LDL-Rezeptordefekt,<br>Familiäre kombinierte HLP | Hypothyreose<br>akute intermittierende Porphyrie,<br>nephrotisches Syndrom,<br>Anorexia nervosa | 1, 2, 3 oder 4<br>1 und 2<br>2 und 3<br>2 und 4 |
| Typ IIb | LDL erhöht<br>VLDL erhöht<br>Cholesterin und TG erhöht | Familiäre Hypercholesterinämie<br>Familiäre kombinierte Hyperlipidämie | | 1 und 2<br>2 und 6 |
| Typ III | β-Lipoproteine erhöht<br>VLDL-Lipoproteine/ VLDL-TG > 0,35<br>Cholesterin und TG erhöht | Familiäre Dysbetalipoproteinämie | DM, Hypothyreose, Dysglobulinämie (monoklonale Gammopathie) | 4, 6, 3 |

Verwendete Abkürzungen: TG Triglyzeride, DM Diabetes mellitus, LDL low density lipoproteins, LPL Lipoproteinlipase, VLDL very low density lipoproteins.
Therapie: 1 HMG-CoA-Reduktase-Inhibitor; 2 Ionenaustauscherharze (Cholestyramin, Cholestipol); 3 Clofibrinsäurederivate (Fibrate); 4 Nikotinsäurederivate; 5 Probucol; 6 Gemfibrocil

**Tabelle 17-4.** Zusammenfassung der klinisch verwendeten Lipidsenker

| Substanzen | Wirkungsmechanismus | Dosierung | Unerwünschte Wirkungen |
|---|---|---|---|
| Anionenaustauscherharze<br>Cholestyramin<br>Cholestipol | Gallensäureausscheidung im Stuhl ↑<br>LDL-Rezeptor ↑ | 12–32 g/Tag<br>15–30 g/Tag | Resorption fettlöslicher Vitamine ↓<br>Obstipation<br>Blähungen |
| Nikotinamid | Plasmafreie Fettsäuren ↓ | 3–6 g/Tag | Harnsäure ↑, Glukoseintoleranz<br>Juckreiz<br>Leberfunktionstests verändert |
| Probucol | LDL-Scavenging ↑ | 1 mg | HDL ↓<br>Diarrhö Flatulenz |
| Fibrate<br>Gemfibrozil<br>Clofibrat | VLDL-Synthese ↓<br>Lipoprotein Lipaseaktivierung ↑ | 120 mg/Tag<br>1–2 mg/Tag | Leberfunktionstest verändert<br>Kreatinkinase im Serum ↑<br>Potenzierung oraler Antikoagulanzien<br>Cholelithiasis ↑<br>Myositis ↑ |
| HMG-CoA-Reduktase-hemmer | Aktivität HMG-CoA-Reduktase ↓<br>LDL-Rezeptoraktivität ↑ | 20–80 mg/Tag | Transaminasen im Serum ↑<br>Kreatinkinase im Serum ↑<br>Myositis |

dem vorzeitigen Auftreten von koronarer Herzkrankheit und zerebrovaskulären Insulten korreliert.

In Tabelle 17-3 wird die klinisch sehr häufig verwendete Klassifikation der Hyperlipoproteinämien nach Fredrickson, in Tabelle 17-4 die jeweils empfohlene Medikation erläutert.

### Nikotin

In den westlichen Industriegesellschaften ist der Nikotinabusus neben der Hyperlipoproteinämie der wichtigste Risikofaktor für die Entwicklung einer koronaren Atherosklerose. Dabei ist das Risiko, einen Myokardinfarkt zu erleiden oder an einem plötzlichen Herztod zu sterben, bei Rauchern mit mehr als 20 Zigaretten/Tag um das 2- bis 3fache erhöht. Das Risiko korreliert dabei

1. mit der Anzahl der pro Tag konsumierten Zigaretten und
2. mit der absoluten Dauer des Nikotinabusus.

Für Zigarren- und Pfeifenraucher konnte bisher statistisch kein erhöhtes Risiko nachgewiesen werden. Bei

Vorliegen mehrerer Risikofaktoren erhöht sich das Risiko nicht additiv, sondern überadditiv. Bei regelmäßigem Nikotinabusus steigt das Plasmafibrinogen an. Die Plasmaviskosität kann sich auf Werte >1,36 mPa erhöhen. Für diese Werte ist die Inzidenz der koronaren Herzkrankheit und thrombotischer ACVB-Verschlüsse erhöht. Es gibt Hinweise darauf, daß die nachteiligen Effekte der Risikofaktoren durch Veränderungen der Endothelzellfunktionen vermittelt werden (Zeiher et al. 1993; Cockroft et al. 1994).

## 17.6.4 Endothelzellfunktion und endotheliale Dysfunktion

### Physiologische Endothelzellfunktion

In der Vergangenheit wurde das Endothel als inerte Innenauskleidung der Gefäße ohne spezifische Funktionen gesehen. Im menschlichen Körper sind ungefähr $10^{13}$ Endothelzellen vorhanden, die die Fläche eines Fußballfeldes, also ca. 6000 $m^2$, bedecken und ca. 1,5 kg wiegen.

Erst in den letzten 2 Jahrzehnten konnte durch Isolierung verschiedener endothelialer Produkte dem Endothel eine wichtige Funktion bei der Regulation des Gefäßtonus und des Blutdrucks, der Gerinnung und Fibrinolyse sowie für die Thromboresistenz der Gefäßwände zugeordnet werden. Endothelzellen synthetisieren und sezernieren so unterschiedliche Produkte wie Fettsäuren (z.B. Prostacyclin und $PGE_2$), Peptide (z.B. Endothelin), Proteine (z.B. t-PA) oder Radikale (z.B. NO).

Neben der Produktsynthese ist das Endothel auch bei der Metabolisierung zirkulierender Mediatoren wie Angiotensin I durch das „angiotensin converting enzyme" oder ATP und Adenosin durch Ektonukleotidasen und Deaminasen beteiligt. Dabei interagiert das Endothel sowohl mit den jenseits der Lamina elastica interna lokalisierten glatten Gefäßmuskelzellen, als auch mit Zellen des zirkulierenden Blutes wie Thrombozyten, neutrophilen Granulozyten oder Monozyten/Makrophagen. Sowohl unspezifische Reize, wie Scherstreß oder Hypoxie, als auch zirkulierende Mediatoren, die über spezifische Rezeptoren wirken, wie Bradykinin oder Thrombin, induzieren spezifische Endothelzellaktionen (Abb. 17-10).

### Stickoxid

Im Zusammenhang mit der koronaren Herzkrankheit sind die wichtigsten Endothelzellprodukte das NO, $PGI_2$ und t-PA. Das Stickoxid (NO) wurde 1980 erstmals beschrieben und aufgrund seiner vasodilatierenden Wirkung als „endothelium-derived relaxing factor" bezeichnet (Furchgott u. Zawadzki 1980).

Das kleine Molekül wirkt nicht über spezifische Membranrezeptoren, sondern ist gut membranpermeabel und wirkt intrazellulär durch Stimulation der löslichen Guanylatzyklase, was in einem Anstieg des cGMP-Spiegels resultiert. Durch Förderung der intrazellulären Kalziumsequestration kommt es zur Vasodilatation und zur Inhibition zirkulierender Thrombozyten und Leukozyten.

NO wird aus der Aminosäure L-Arginin durch eine von 3 unterschiedlichen gewebsspezifischen NO-Synthasen gebildet (Tabelle 17-5). Alle Isoenzyme verwenden L-Arginin als Substrat und werden durch $N^G$-methyl-L-Arginin und $N^G$-Nitro-L-Arginin inhibiert.

In Endothelzellen bewirkt die Stimulation von Thrombin oder Acetylcholinrezeptoren die Aktivierung eines konstitutiven Enzyms, das Kalzium- und Kalmodulinabhängig ist und picomolare Mengen von NO freisetzt. Durch kompetitive Inhibitoren der NO-Synthasen, wie $N^G$-monomethyl-L-Arginin, konnte die biologische Bedeutung von NO erforscht werden. Die Hemmung der endogenen NO-Synthese führt aufgrund einer Widerstandserhöhung durch Konstriktion von Arteriolen und präkapillären Sphinkteren zum Blutdruckanstieg. Dabei

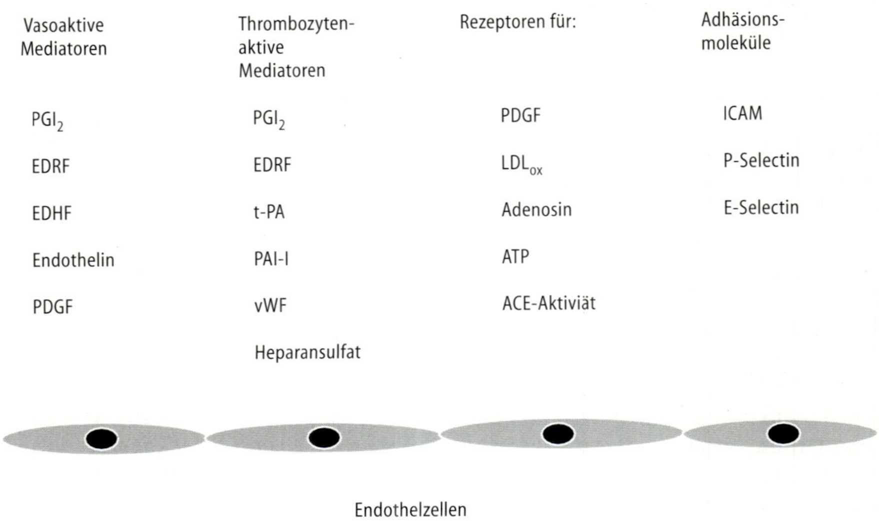


**Abb. 17-10.** Beispiele verschiedener Endothelzellfunktionen: Freisetzung von vasoaktiven und thrombozyten-aktiven Mediatoren; Rezeptoren für zirkulierende Mediatoren und deren Metabolisierung; Expression von Adhäsionsmolekülen *$PGI_2$* Prostazyklin, *EDRF* „endothelium derived relaxing factor"=NO, *EDHF* „endothelium derived hyperpolarizing factor", *PDGF* „platelet derived growth factor", *t-PA* „tissue plasminogen activator", *PAI-I* „plasminogen activator inhibitor I", *vWF* Von-Willebrand-Faktor, *$LDL_{ox}$* oxidiertes Low-density-Lipoprotein, *ATP* Adenosintriphosphat, *ACE* „angiotensin converting enzyme", *ICAM* „intracellular adhesion molecule"

nimmt z. B. die Unterarmdurchblutung um bis zu 40% ab (Ross 1993).

Dies bedeutet, daß normalerweise ein physiologischer Dilatationszustand herrscht, der durch die endotheliale NO-Synthese bedingt wird und essentiell für die Einstellung eines normotonen Blutdrucks und einer genügenden Perfusion peripherer Gewebe und Organe ist. Dabei werden der pulsatile Blutfluß und der auf die Endothelzellen ausgeübte Scherstreß als Stimuli für die konstitutive NO-Synthase angesehen. Die menschliche konstitutive und induzierbare NO-Synthase konnte kloniert und sequenziert werden.

Die seit über einem Jahrhundert in der Therapie der koronaren Herzkrankheit bewährten Nitrovasodilatatoren wirken über die Freisetzung von Stickoxid und die Stimulation der Guanylatzyklase, können also als Substitution einer verminderten endogenen NO-Synthese angesehen werden.

Neben der vasodilatierenden Wirkung des von den Endothelzellen abluminal freigesetzten Stickoxids spielt das in das Gefäßlumen sezernierte Stickoxid eine wichtige Rolle bei der Vermittlung der Thromboresistenz der Gefäßwand. NO ist ein wirksamer Inhibitor aller Thrombozytenfunktionen. Es hemmt die Adhäsion von Thrombozyten an Endothelzellen, die Aggregation, d. h. die Bildung von Thrombozytenaggregaten, sowie die Produktsynthese der Thrombozyten. Besonders die Freisetzung des proaggregatorischen Mediators Thromboxan $A_2$ und von Wachstumsfaktoren wie dem „platelet-derived growth factor" (PDGF), der bei der glatten Muskelzellproliferation im Zusammenhang mit Atherosklerose und Restenose nach Ballondilatation wichtig zu sein scheint, wird gehemmt.

Neben den Wirkungen des NO im kardiovaskulären System wurde das Molekül als Neurotransmitter im zentralen Nervensystem, z. B. bei der Gedächtnisfunktion, und im peripheren Nervensystem als Neurotransmitter der sog. nonadrenergen, noncholinergen (NANC) Nerven identifiziert. Ebenso gilt NO mittlerweile als Mediator der unspezifischen Immunabwehr und der Zytotoxizität von Makrophagen bei der Abtötung von Tumorzellen, Bakterien und Pilzen. Darüber hinaus ist eine Überproduktion von NO durch Stimulation der induzierbaren NO-Synthase in der Pathophysiologie des septischen Schocks und des Endotoxinschocks beteiligt und soll bei diesen Schockzuständen wesentlich zur terminalen Kreislaufdepression beitragen.

### Prostacyclin

Prostacyclin ($PGI_2$) wurde 1976 aufgrund seiner vasodilatierenden Wirkung entdeckt und intensiv untersucht (Moncada 1976). Es wird von Endothelzellen freigesetzt, ist bei der Regulation des Gefäßtonus und der regionalen Durchblutung beteiligt und hemmt die Thrombozytenfunktion. Im Gegensatz zu NO wirkt $PGI_2$ über spezifische Membranrezeptoren, die G-Protein-vermittelt zu einer Stimulation der Adenylatzyklase führen. Dadurch steigt der intrazelluläre cAMP-Spiegel, und die zytoplasmatische Kalziumkonzentration wird beeinflußt. Aufgrund der veränderten Kalziumkonzentration kommt es zur Relaxation der glatten Gefäßmuskelzellen und zur Inhibition aller Thrombozytenfunktionen.

$PGI_2$ scheint nur in geringem Umfang bei der physiologischen Blutdruckregulation beteiligt zu sein, aber bei der Regulation der regionalen Durchblutung unter pathophysiologischen Bedingungen, z. B. bei hämodynamischem Streß, eine wichtige Rolle zu spielen (Terragno 1977). In Abhängigkeit vom untersuchten Modell war $PGI_2$ bei der Vermittlung der Thromboresistenz der Gefäßwände mehr oder weniger wichtig (Radomski 1987; Darius 1995).

Dabei scheint es immer als potenter Inhibitor der Thrombozyten-Thrombozyten-Interaktion, also der Aggregation, zu wirken, jedoch nur bei niedrigem Scherstreß auch die Adhäsion zirkulierender Thrombozyten an geschädigtes Endothel oder subendotheliale Strukturen zu hemmen. Bei hohem Scherstreß, vergleichbar einer Stenose im arteriellen Gefäßsystem, scheint NO wichtiger bei der Verhinderung der Thrombozytenadhäsion zu sein. Die Freisetzung von $PGI_2$ aus dem Endothel wird durch einen bisher nicht näher identifizierten Faktor bestimmt, der bei instabiler Angina und akutem Myokardinfarkt erniedrigt ist (Kawai 1994).

Die Halbwertszeit wird durch einen $PGI_2$-stabilisierenden Faktor bestimmt, der ebenfalls bei akuten Koronarsyndromen erniedrigt und wahrscheinlich mit dem Apolipoprotein A-I identisch ist (Kawai 1994). Das Apolipoprotein A-I ist Bestandteil des HDL-Cholesterins. Zusammen mit NO wirkt $PGI_2$ synergistisch bei der Hemmung der Plättchenaggregation. Für $PGI_2$ und einige chemisch stabile Analoga wurden tierexperimentell potente antiischämische und kardioprotektive Effekte beschrieben, deren klinische Bedeutung noch ungeklärt ist.

#### Endotheliale Dysfunktion

Störungen der Endothelzellfunktion sind im Anfangsstadium wahrscheinlich durch eine verminderte Freisetzung der endothelialen Sekretionsprodukte $PGI_2$ und NO charakterisiert. Als Ursachen einer gestörten Endothelzellfunktion konnten neben einer Hypoxie oder Ischämie im betreffenden Gefäßbett auch einige der klassischen kardiovaskulären Risikofaktoren für die Entwicklung einer Atherosklerose identifiziert werden.

Tierexperimentell konnte gezeigt werden, daß das Koronarendothel einen Monat nach einer kurzen Ischämiephase zwar morphologisch völlig intakt war, funktionell jedoch eine deutlich verminderte Freisetzung von Vasodilatatoren zeigte und es zur gesteigerten Thrombozytenadhäsion und zu Koronarspasmen kam (Shimokawa 1987).

Andere Arbeitsgruppen konnten tierexperimentell und bei Patienten mit arterieller Hypertonie eine Abnahme der rezeptorstimulierten Freisetzung von EDRF feststellen und interpretieren dies entweder als Folge der Hypertonie oder als eine ihrer Ursachen (Linder et al. 1990; Panza et al. 1990). Die Allgemeingültigkeit dieser Befunde wird allerdings angezweifelt (Cockroft et al. 1994).

Untersuchungen der Koronarzirkulation bei Patienten mit Hypercholesterinämie sprechen dafür, daß im natürlichen Verlauf der Atherosklerose zuerst die rezeptormediierte Freisetzung von NO reduziert ist, bevor die blutflußinduzierte Vasodilatation abnimmt und schließlich die relaxierenden Eigenschaften der glatten Muskelzellen geschädigt werden (Zeiher et al. 1993). Höheres Alter und Nikotinabusus führen ebenfalls zur Einschränkung der endothelabhängigen Vasodilatation, die am ehesten auf eine verringerte NO-Freisetzung zurückgeführt wird.

### 17.6.5 Pathophysiologie akuter koronarer Ischämiesyndrome

Die koronare Atherosklerose ist ein Prozeß, der durch die Bildung arteriosklerotischer Plaques in der Gefäßmedia zu strukturellen Veränderungen der Koronargefäße führt.

Wie Verlaufsuntersuchungen mit intravaskulärem Ultraschall zeigen, scheint die Dickenzunahme initial durch eine Dilatation des gesamten Gefäßes kompensiert zu werden, so daß das innere Gefäßlumen unverändert bleibt und koronarangiographisch normal erscheint. Die endothelabhängige Dilatation kann in dieser Phase jedoch schon reduziert sein, so daß bereits eine endotheliale Dysfunktion vorliegt. Erst im fortgeschrittenen Stadium kommt es zu einer Lumeneinengung und zur Beeinflussung des Blutflusses.

#### Histologie

Zur Histologie s. Abschn. 17.2.

Anfangs findet man koronare Wandveränderungen, die sich angiographisch als gering- bis mittelgradige Stenosen darstellen lassen. Funktionell ist dies mit einer Einschränkung der reaktiven Hyperämie und der koronaren Vasodilatatorreserve vergesellschaftet. Mikroskopisch sind die Plaques meist auf Teile der Gefäßzirkumferenz beschränkt und bestehen aus Lipideinlagerungen und Schaumzellen in der Gefäßmedia, die von einer Bindegewebskapsel überzogen und vom zirkulierenden Blut separiert werden.

Die kontinuierliche Zunahme der Plaquemasse kann zur weiteren Lumeneinengung führen. Unter diesen Bedingungen kann sogar eine geringe Steigerung des myokardialen $O_2$-Verbrauchs nicht mehr mit einer adäquaten Zunahme des koronaren Blutflusses kompensiert werden, so daß Ischämiesymptome wie Angina-pectoris-Beschwerden auftreten.

#### Plaqueruptur

Aus bisher ungeklärten Ursachen kann es alternativ zur Ruptur der atherosklerotischen Plaque kommen, bei der die Bindegewebskapsel einreißt und Teile der Plaque und der subendothelialen Strukturen, wie Kollagenfasern, oder Matrixproteine, wie Fibronectin, mit dem zirkulierenden Blut in Kontakt kommen. Dies gilt insbesondere für lipidreiche Plaques, wobei die Plaquezusammensetzung eine mindestens ebenso große Rolle für die Tendenz zur Ruptur spielt wie die Plaquemasse (Kawai 1994).

Dabei werden Plaquerupturen besonders häufig an den Übergangsstellen von der Bindegewebskapsel zu normalen Gefäßbezirken beobachtet, was auf übermäßige Zugkräfte aufgrund hämodynamischer Beanspruchung zurückgeführt wird. Ob die Freisetzung lysosomaler Enzyme aus neutrophilen Granulozyten, die aufgrund der endothelialen Dysfunktion und der verminderten NO-Freisetzung vermehrt adhärieren können, dabei beteiligt ist, konnte für den Menschen noch nicht endgültig geklärt werden.

#### Thrombusbildung

Die Freilegung subendothelialer Strukturen wie Kollagen und Matrixproteine führt zur sofortigen Aktivierung zirkulierender Thrombozyten, die sich anfangs als einlagige Zellschicht anlagern. Aufgrund einer endothelialen Dysfunktion sind die ansonsten synergistisch wirkenden endothelialen Mediatoren der Thromboresistenz wie NO und $PGI_2$ reduziert, so daß die Thrombozyten ungehindert adhärieren können.

Wahrscheinlich in Abhängigkeit von der Größe des Defekts und der thrombogenen Potenz des freigelegten Plaquematerials kommt es zur starken Aktivierung von Thrombozyten mit einer Induktion der Thromboxan-A2-Synthese sowie der Freisetzung von ATP und Serotonin. Dadurch werden im Sinne eines positiven Feedbackmechanismus weitere Thrombozyten rekrutiert, und innerhalb von Sekunden entsteht ein mehrschichtiger, aufgelagerter Thrombus.

Der entstehende Plättchenthrombus wird durch Fibrinfäden stabilisiert, da die Thrombinbildung durch Gewebsthromboplastin und aktivierte Thrombozyten erfolgt und in der katalytischen Umwandlung von Fibrinogen in Fibrin resultiert. Die endogene Fibrinolyse durch den von Endothelzellen freigesetzten Gewebsplasminogenaktivator (t-PA) ist bei endothelialer Dysfunktion vermindert. Gleichzeitig erfolgt eine verstärkte Ausschüttung des physiologischen Gegenspielers von t-PA, des „plasminogen activator inhibitor" (PA-I), durch stimulierte Thrombozyten.

Der Prozeß der Plaqueruptur muß nicht immer mit einer klinischen Symptomatik vergesellschaftet sein, wie Autopsieergebnisse von Patienten zeigen, die aufgrund anderer Todesursachen gestorben waren und bei denen auch rupturierte Plaques mit aufgelagerten Thromben gefunden wurden. Durch die Untersuchungen von Davies (1985) und Falk (1992) erscheint es jedoch als sicher, daß bei nahezu allen Infarktpatienten derartige Plaquerupturen als Auslöser der Infarkte nachgewiesen werden können. Auf diesen Erkenntnissen basiert die derzeitige klinische Strategie, eine rasche Reperfusion der infarktverursachenden Arterie durch Fibrinolytika, Thrombozyteninhibitoren oder mechanische Rekanalisation, zu erreichen.

### Klinische Symptome

Die resultierende klinische Symptomatik ist vom Grad der Lumeneinengung und der Blutflußreduktion abhängig. Bei mäßiggradiger Behinderung des Blutflusses bleibt das Ereignis oft klinisch inapparent. Höhergradige Lumenverlegungen aufgrund des adhärierenden Thrombus mit gelegentlichen intermittierenden kompletten Gefäßverschlüssen führen zum klinischen Bild der instabilen Angina pectoris.

Angiographisch finden sich dabei häufig intraluminale Kontrastmittelaufhellungen, die als kontrastmittelumflossene, adhärierende Thromben interpretiert werden. Angioskopisch sieht man flottierende Thromben, die das Gefäß subtotal verlegen. Aufgrund tierexperimenteller Untersuchungen und einiger Hinweise beim Menschen wird vermutet, daß es bei instabiler Angina auch zur Ablösung von adhärierenden Thromben mit Infarzierung distaler Gefäßbezirke kommen kann.

### Thrombolyse, Antikoagulanzien

Es ist bemerkenswert, daß Studien mit thrombolytischer Therapie bei der instabilen Angina bisher ohne durchschlagenden Erfolg geblieben sind, während die Wirksamkeit von direkten Antikoagulanzien mit thrombinantagonistischen Eigenschaften wie Heparin oder Hirudin und von Thrombozyteninhibitoren wie Acetylsalicylsäure oder GPIIb/IIIa-Antikörpern bewiesen ist. Anscheinend sind also die Thrombozyten und die Neubildung von Thrombin bei der instabilen Angina die entscheidenden Faktoren.

Dies ist im Gegensatz zum manifesten Myokardinfarkt, bei dem eine permanente Blutflußunterbrechung vorliegt und Fibrin für die komplette Gefäßokklusion und Stabilisierung des Thrombus anscheinend eine entscheidende Rolle spielt, wie die positiven Ergebnisse der thrombolytischen Therapiestudien zeigen. Die Gemeinsamkeit bei instabiler Angina und Infarkt besteht also im Vorliegen einer rupturierten atherosklerotischen Plaque mit aufgelagertem Thrombus; der wesentliche Unterschied ist die Beteiligung von Fibrin bei der Stabilisierung des infarktverursachenden Thrombus. Daher ist die strikte klinische Unterscheidung zwischen instabiler Angina und intramuralem oder transmuralem Myokardinfarkt aus pathophysiologischer Sicht nicht gerechtfertigt. Pathophysiologisch besteht lediglich ein gradueller Unterschied hinsichtlich des Ausmaßes der Fibrinbeteiligung. Allerdings führt dieser quantitative Unterschied in der Klinik zu unterschiedlichen Behandlungsstrategien und birgt eine wesentliche prognostische Bedeutung für den individuellen Patienten.

# Kapitel 18

# Klinik und Diagnostik der koronaren Herzkrankheit 18

J. Meyer, A. Bokisch, H. Darius, G. Heusch, W. Hort, S. Mohr-Kahaly, H.J. Rupprecht, T. Voigtländer



## 18.1 Klinisches Krankheitsbild

### 18.1.1 Anamnese

Durch eine exakte Erhebung der Anamnese kann die Verdachtsdiagnose der koronaren Herzkrankheit in 80% der Fälle gestellt oder die Erkrankung diagnostiziert werden. Die weitere Diagnostik hilft, den Verdacht zu bestätigen und den Schweregrad zu bestimmen.

In der Gruppe der Koronarkranken finden sich gehäuft Diabetes, Fettstoffwechselstörungen, Bluthochdruckerkrankungen, Herzinsuffizienz, Schlaganfälle und Infarkte. Ihre Inzidienz in jüngeren Lebensjahren ist von besonderer Bedeutung. In der eigenen Vorgeschichte interessieren die Rauchgewohnheiten, wann mit dem Nikotingenuß begonnen wurde und wie lange wieviel Zigaretten geraucht wurden. Bluthochdruck, Diabetes und Fettstoffwechselstörungen sind den Patienten meist bekannt.

Mit steigendem Lebensalter nimmt die Wahrscheinlichkeit einer manifesten koronaren Herzkrankheit generell zu. Während vor einigen Jahren Frauen vor dem Klimakterium selten an koronarer Herzkrankheit litten, kommt die Krankheit jetzt bei ihnen – bedingt durch besondere Faktoren wie Nikotinabusus und Einnahme von Antikonzeptiva – nicht selten schon vor dem 40. Lebensjahr zum Ausbruch.

### 18.1.2 Beschwerden

Die vermutlich früheste Beschreibung der Beschwerden einer schweren Angina pectoris findet sich im Ebers-Papyrus 2600 Jahre vor Christus in Ägypten: „Wenn Du einen Mann findest mit Herzbeschwerden, mit Schmerzen in seinen Armen, auf der Seite seines Herzens, dann ist der Tod nahe" (Ebers 1990).

Der Begriff Angina pectoris wurde erstmals von William Heberden (1710–1801) in seinen Vorträgen über das Krankheitsbild vor dem Royal College of Physicians in London im Jahre 1786 verwendet. Er beschrieb das Auftreten nach körperlicher Belastung und die Schmerzlokalisation in der klassischen Weise (Heberden 1786).

Die koronare Herzkrankheit kann sich manifestieren in Form von

- Angina pectoris,
- Infarkt,
- Herzinsuffizienz oder
- Herzrhythmusstörungen.

#### Schmerzcharakter

Den Schmerzcharakter geben die Patienten meist sehr typisch als bohrend, brennend oder würgend an. Sie haben das Gefühl eines ringförmigen Bandes um den Brustkorb herum oder einer Schwere im Brustkorb, teilweise verbunden mit Luftnot und Angst. Der Schmerz (Abb. 18-1) kann retrosternal und parasternal links, mit

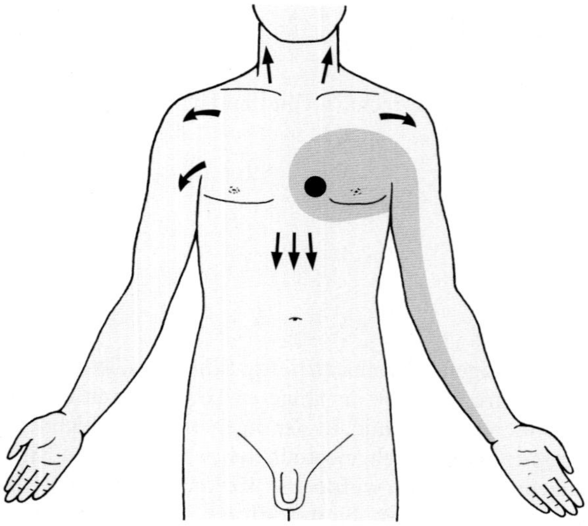

**Abb. 18-1.** Typische Lokalisation und Ausstrahlung des Schmerzes bei Angina pectoris und Myokardinfarkt

Ausstrahlung in den linken Pektoralismuskel, in die ulnare Seite des linken Arms bis zum kleinen Finger und zum Ringfinger, in beide Arme, in den Hals, in die Unterkieferregion, in den Rücken und in das Epigastrium lokalisiert werden. Schmerzen unterhalb des Nabels sind für die Angina pectoris untypisch. Meist treten die Symptome während einer körperlichen Belastung auf. Eine einfache und praktische Schweregradeinteilung der Belastungsangina wurde von der Canadian Cardiovascular Society vorgeschlagen (Campeau 1976). Sie lehnt sich an die Klassifizierung der Herzinsuffizienz durch die New York Heart Association an.

#### Schweregradeinteilung der Angina-pectoris-Klassifikation der Canadian Cardiovascular Society (CCS)

I. Normale körperliche Aktivität wie Gehen und Treppensteigen verursacht keine Angina, wohl aber anstrengende, plötzliche und prolongierte Belastung.
II. Leichte Beeinträchtigung der normalen Aktivität. Gehen, schnelles Treppensteigen und Bergangehen, Treppensteigen nach dem Essen, Kälte, Wind und psychische Belastungen verursachen Beschwerden.
III. Deutliche Einschränkung der normalen körperlichen Aktivität. Schmerzen nach dem Gehen von wenigen 100 m auf ebener Erde und nach dem Treppensteigen zum ersten Stock in normalem Tempo.
IV. Unfähigkeit, irgendeine körperliche Aktivität ohne Beschwerden durchzuführen. Symptome können in Ruhe auftreten.

#### Schmerzentstehung

Der Schmerz kann in Ruhe, nach dem Essen oder in den frühen Morgenstunden aus dem Schlaf heraus auftreten (Angina nocturna) und hält in der Regel nicht mehr als 5 min an. Typischerweise verschwindet er 2–3 min nach der bukkalen Applikation von Nitroglyzerin.

Die Schmerzschwelle ist nicht konstant. Von Tag zu Tag, aber auch während eines Tages, kann die körperliche Belastbarkeit deutlich schwanken. Während teilweise erstaunliche körperliche Anstrengungen ohne Beschwerden toleriert werden, verursachen zu anderen Zeiten schon geringe Belastungen die Schmerzen. Eine medikamentöse Vorbehandlung mit Nitroglyzerin, Vasodilatatoren, β-Rezeptorenblockern und Kalziumantagonisten beeinflußt zusätzlich die Symptomatik.

Die Schwere des Angina-pectoris-Schmerzes korreliert nicht linear mit dem Ausmaß des Gefäßbefalls oder der Prognose.

#### Sauerstoffdefizit

Der anginöse Anfall kann durch einen erhöhten myokardialen $O_2$-Verbrauch oder durch ein vermindertes $O_2$-Angebot verursacht werden. Körperliche Arbeit, besonders verbunden mit Preßatmung oder als Tätigkeit mit erhobenen Händen, sportliche Betätigung oder schnelleres Gehen, Bergangehen und Treppensteigen können, ebenso wie die Zunahme von Blutdruck und Herzfrequenz (Doppelprodukt) eine Ischämie auslösen. Weitere Auslöser sind bradykarde und tachykarde Herzrhythmusstörungen und Aortenklappenfehler. Emotionale Belastungen führen über einen erhöhten Sympathikotonus ebenso wie metabolische Störungen durch Hyperthyreose oder Fieberzustände zu einem vermehrten $O_2$-Bedarf.

Die Beschwerden durch ein reduziertes $O_2$-Angebot werden in erster Linie durch die flußlimitierende Koronarstenose verursacht. Aber auch Anämie, $O_2$-Mangel, speziell in den Bergen mit niedrigem $O_2$-Partialdruck, tragen dazu bei. Zu den organischen Stenosen kommen dynamische, vasokonstriktive Komponenten hinzu. Die von Endothelfaktoren abhängige Dilatation der Widerstandsgefäße kann die Regulation der Myokardperfusion stören (Egashira et al. 1993).

Kälte und Wind führen wahrscheinlich über die Erhöhung des peripheren arteriellen Widerstands und über eine arterielle Vasokonstriktion zu einem Mißverhältnis von $O_2$-Versorgung und -verbrauch. Manche Patienten bemerken ein Nachlassen der Schmerzen, wenn sie die körperliche Belastung ruhig fortsetzen. Bei diesem Walk-through-Phänomen nimmt unter der Belastung der $O_2$-Bedarf durch Normalisierung der Herzfrequenz und des Blutdrucks ab, während durch Erweiterung von Kollateralen, Verminderung des Koronartonus und Ökonomisierung des myokardialen Metabolismus das $O_2$-Angebot steigt.

Zigarettenrauchen löst unmittelbar eine Konstriktion der proximalen und distalen epikardialen Koronararterien sowie den Anstieg des Koronargefäßwiderstands bei gleichzeitiger Erhöhung des myokardialen $O_2$-Bedarfs aus (Quillen et al. 1993).

#### Stabile Angina

Aus klinischen und prognostischen Gründen hat sich die Einteilung der Angina pectoris in eine stabile und eine instabile Form bewährt. Bei der stabilen Angina pectoris treten die Symptome über einen längeren Zeitraum bei im wesentlichen gleicher körperlicher oder psychischer Belastung auf. Sie dauern 3–5 min an und reagieren prompt auf Nitroglyzerin und Isosorbiddinitrat. Manche Patienten haben als Zeichen einer schweren Erkrankung Anginaäquivalente in Form von leichter Ermüdbarkeit oder Luftnot bei Belastung.

**Ruheangina, instabile Angina**

Die Ruheangina tritt ohne körperliche Belastung oder sogar im Schlaf auf (Angina nocturna vs. cubitalis). Sie kann plötzlich auftreten („recent onset angina") oder innerhalb kurzer Zeit an Anfallshäufigkeit und Intensität zunehmen (Crescendoangina, instabile Angina). Innerhalb von 2 Wochen nach einem Infarkt nennt man sie Postinfarktangina.

**Dynamik der instabilen Angina**

Die instabile Angina pectoris kann sich aus der stabilen Form entwickeln (Braunwald et al. 1994). Die Zahl der Anfälle nimmt dann bei gleichzeitiger Abnahme der Leistungsfähigkeit zu. Sie kann aber auch plötzlich trotz bisherigen Wohlbefindens auftreten. Instabil ist also das klinische Bild.

Die Patienten geben nicht selten starke Beschwerden in der Nacht und am frühen Morgen an. Die Symptome halten länger an als bei der stabilen Form, reagieren zwar verzögert, aber doch typisch auf Nitropräparate und Kalziumantagonisten. Die instabile Angina pectoris hat ein breites Spektrum mit unterschiedlicher Ursache, Prognose und therapeutischem Ansprechen (Braunwald et al. 1994).

**Plaqueruptur bei instabiler Angina**

Der instabilen Angina liegt häufig der Aufbruch einer mehr oder weniger stenosierenden atherosklerotischen Plaque mit konsekutiver muraler Thrombusbildung zugrunde. Der Thrombus kann kurzzeitig das Gefäß okkludieren.

Ischämiemarker wie CK-MB (ein Kreatinkinase-Isoenzym) und Troponin T und I sind sensitive und spezifische Indikatoren einer dabei auftretenden Myokardzellschädigung (Hamm et al. 1992; Fuster et al. 1992). Im Anfall registriert man rückbildungsfähige ST-Streckensenkungen oder ST-Streckenhebungen, teilweise auch negative T-Wellen (Abb. 18-2).

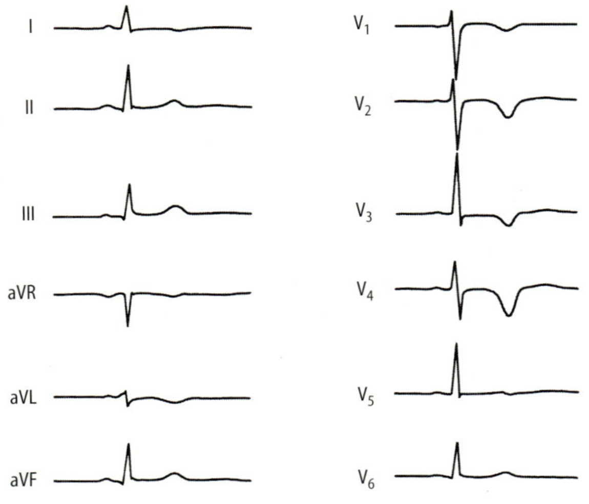


**Abb. 18-2.** Instabile Angina pectoris mit negativen T-Wellen ohne Enzymanstieg

**Infarkt bei instabiler Angina**

Manchmal, aber keineswegs immer, geht die instabile Angina pectoris in einen akuten Infarkt über. Verläßliche Statistiken über die Häufigkeit dazu gibt es nicht. Prospektive Untersuchungen sind nicht sicher aussagefähig, weil die Definition dieses Krankheitsbildes nicht überall einheitlich ist.

**Prinzmetal-Angina**

Die von Prinzmetal beschriebene Form der instabilen Angina pectoris tritt bei angiographisch häufig weitgehend normalen Koronararterien auf. Sie stellt eine unter Ruhebedingungen und meist zyklisch in regelmäßigen Intervallen auftretende Form der Angina pectoris mit heftiger und oft langdauernder Schmerzintensität dar. Im intravaskulären Ultraschall sieht man regelhaft flache Atherome.

Durch Vasokonstriktion der großen epikardialen Koronararterien kommt es in Ruhe zu typischen transitorischen ST-Streckenhebungen (s. Abb. 18-3). Ergonovin kann einen solchen Koronarspasmus provozieren.

**Stumme Koronarischämie**

Die stumme, für den Patienten asymptomatische Koronarischämie ist wesentlich häufiger als sie diagnostiziert wird (Kellermann u. Braunwald 1990). Patienten mit symptomatischer Angina pectoris, besonders Diabetiker und Ältere, haben unterschiedlich oft auch stumme Phasen. Sie können bei der Langzeit-EKG-Registrierung erfaßt werden und sind als ST-Streckensenkung von mindestens 1 mm Tiefe, von 1 min Dauer und einem Abstand zu anderen ischämischen Episoden von 1 min definiert.

Die stumme Ischämie kann für Extrasystolen, maligne ventrikuläre Arrhythmien, Kammerflimmern und plötzlichen Herztod verantwortlich sein (Narula et al. 1993). Bei rezidivierenden, länger anhaltenden ischämischen Phasen kommt es zum Myokardzelluntergang und dadurch zur progressiven Herzinsuffizienz.

## 18.1.3 Klinische Untersuchung

Die körperliche Untersuchung dient der Differentialdiagnose und dem Ausschluß anderer kardiopulmonaler Erkrankungen. Man findet keine für die Koronarsklerose typischen Befunde. Übergewicht ist kein sicherer Hin-

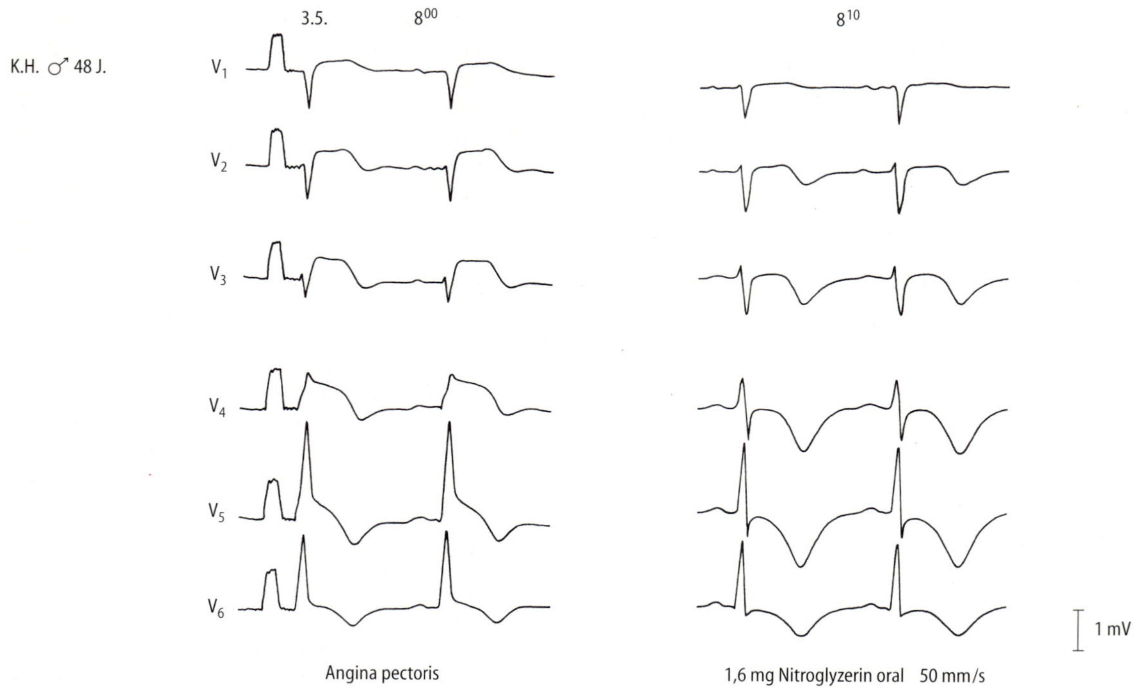


**Abb. 18-3.** Prinzmetal-Angina mit starkem Anstieg der ST-Strecken im Anfall und folgenden negativen T-Wellen nach Nitroglyzerin

weis. Es gibt adipöse Patienten ohne und magere Menschen mit schwerer Atherosklerose.

Die Atherosklerose befällt die einzelnen Organe unterschiedlich. Verdickte, verhärtete Schläfen-, Hals- und Beinarterien sind ebenso wie Strömungsgeräusche über den Karotiden und fehlende Fußpulse nur allgemeine Hinweise. Die Spiegelung des Augenhintergrundes und die Beurteilung der Retinagefäße können zur Erstuntersuchung gehören.

Im Anginaanfall kann der Blutdruck erniedrigt, aber, ebenso wie die Herzfrequenz, auch erhöht sein. Die Patienten sind dann ängstlich und vermeiden körperliche Bewegung. Die Haut kann blaß, kühl und feucht sein. Man auskultiert gelegentlich einen 3. Herzton und ein leises Systolikum über der Herzspitze.

## 18.2 Differentialdiagnose

Zahlreiche funktionelle und organische Erkrankungen im Thorax- und oberen Abdominalbereich können in ihren Symptomen dem Angina-pectoris-Anfall ähnlich sein (s. Abschn. 18.2.1).

### 18.2.1 Wichtigste differentialdiagnostische Krankheitsbilder

- Vegetative und psychische Erkrankungen
  - Vegetativ-kardiale Beschwerden
  - Panikattacken
- Kardiovaskuläre Erkrankungen
  - Perimyokarditis
  - Aortendissektion
  - Kardiomyopathien
  - Aortenklappenstenose
- Pulmonale Erkrankungen
  - Lungenembolie
  - Pleuritis sicca
  - Pneumothorax
  - Pneumonie
  - Mediastinaltumore
- Gastrointestinale Erkrankungen
  - Refluxösophagitis
  - Hiatushernie
  - Peptisches Ulkus
  - Pankreatitis
  - Ösophagospasmus
  - Ösophagusruptur
  - Cholezystitis
  - Cholangitis
  - Subdiaphragmaler Abszeß
- Nerven- und Skeletterkrankungen
  - HWS- und BWS-Syndrom
  - Interkostalneuralgie
  - M. Zoster
  - Myositis
  - Tietze-Syndrom

### 18.2.2 Funktionelle Herzbeschwerden

Bei jüngeren Patienten sind funktionelle Herzbeschwerden durch eine psychovegetative Dysregulation besonders häufig. Sie machen etwa 10–20% der in einer kardiologischen Poliklinik vorgestellten Patienten aus.

Synonyme dieses Krankheitsbildes sind:
- irritables Herz,
- „soldier's heart“,
- „effort syndrome“,
- Da-Costa-Syndrom,
- neurozirkulatorische Asthenie.

Erhebliche Probleme können dem Patienten sog. Panikattacken machen, bei denen starke präkordiale Schmerzen ein Gefühl der schwersten Herzerkrankung und der vitalen Bedrohung auslösen.

Die funktionellen und psychovegetativen Krankheitsbilder sind oft schon durch exakte Befragung der Patienten von der echten koronaren Herzkrankheit zu differenzieren. Die Beschwerden treten nicht *bei*, sondern eher *nach* körperlicher Belastung und psychischen Konflikten auf. Sie sind unabhängig von körperlicher Belastung, Kälte- und Windexposition; sportliche Betätigung bessert vielmehr die Situation.

Die Beschwerden können in gleicher Intensität 1 h und länger anhalten, was für den Angina-pectoris-Anfall absolut untypisch ist. Sie treten eher beim Einschlafen auf als am frühen Morgen und reagieren nicht oder sehr verzögert auf die Gabe von Nitroglyzerin. Der Schmerz wird oft umschrieben, stechend an der Herzspitze, angegeben. Ein „Nitroeffekt“ nach mehr als 5 oder gar nach 30 min hat nichts mit dem Koupieren einer Angina-pectoris-Symptomatik zu tun.

### 18.2.3 Andere organische Herzerkrankungen

Andere organische Herzerkrankungen wie Perimyokarditis, die hypertrophisch-obstruktive Form der Kardiomyopathie und die schwere Aortenklappenstenose können zu starken thorakalen Schmerzen führen. Bei der Perikarditis dauert der Schmerz in gleicher Intensität oft Stunden an. Das EKG zeigt die typischen Veränderungen an den ST-T-Abschnitten, aber keine an den QRS-Gruppen. Aortendissektion, Lungenembolie und Pneumothorax sind schwere, plötzlich, mit erheblichen Schmerzen, Luftnot und einer Schocksymptomatik auftretende Ereignisse, die eher den Verdacht eines akuten Infarkts als den einer instabilen Angina pectoris aufkommen lassen.

Aortendissektionen und Pulmonalembolien können aber differentialdiagnostisch schwierig abgegrenzt werden, wenn sie in Schüben auftreten. Die hypertone Krise ist nicht selten mit einer erheblichen pectangiformen Symptomatik verbunden, wobei nicht nur die Mißempfindungen durch den angestiegenen Blutdruck und die Tachykardie für das Beschwerdebild verantwortlich sind, sondern auch der erhöhte myokardiale $O_2$-Verbrauch.

Die Pleuritis sicca kann durch den lang andauernden, eindeutig atemabhängigen Schmerz bei fehlendem Ansprechen auf Nitrogabe abgegrenzt werden.

### 18.2.4 Gastrointestinale Erkrankungen

Beschwerden durch Erkrankungen des oberen Gastrointestinaltrakts wie Refluxösophagitis, Hiatushernie, peptisches Ulkus, Pankreatitis, Cholelithiasis, Cholezystitis und Ösophagusspasmus werden nicht selten mit Angina-pectoris-Symptomen verwechselt.

Das gleiche gilt umgekehrt für schwere anginöse Anfälle mit Ausstrahlung in das Epigastrium, die die Patienten zunächst bei Verdacht auf eine gastrointestinale Akutsymptomatik in die chirurgische Notaufnahme führen. Erkrankungen im unteren Abdominalbereich kommen differentialdiagnostisch praktisch nicht in Frage.

### 18.2.5 Nerven- und Skeletterkrankungen

Nerven- und Skeletterkrankungen, besonders die HWS- und BWS-Syndrome, sind eine wichtige Differentialdiagnose. Speziell, wenn sie mit einer entzündlichen Komponente einhergehen, können sie der Angina pectoris sehr ähnliche, in den Thorax ausstrahlende Beschwerden verursachen. Leider werden aber andererseits kardiale Symptome fälschlicherweise auf einen Wirbelsäulenschaden bezogen, so daß die Patienten zunächst einen Orthopäden aufsuchen oder gar ohne ärztliche Konsultation nur physiotherapeutisch behandelt werden.

Die Interkostalneuralgie, der M. Zoster, Myositiden und das Tietze-Syndrom mit den geschwollenen und überempfindlichen sternokostalen Ansätzen runden das differentialdiagnostische Spektrum ab.

## 18.3 EKG-Diagnostik

In der Diagnostik der koronaren Herzkrankheit kommt dem Elektrokardiogramm (EKG) nach der Anamnese und der Befunderhebung eine zentrale Bedeutung zu. Beim Herzinfarkt, bei der instabilen Angina pectoris mit Ruheischämie sowie bei der Prinzmetal-Angina können bereits in Ruhe typische EKG-Veränderungen bestehen. Bei der stabilen Angina pectoris und bei nichttypischer Symptomatik kann mit dem Belastungs-EKG die Diagnose der koronaren Herzkrankheit gestellt werden.

### 18.3.1 Ruhe-EKG

Die Ableitungen nach Einthoven, Goldberger und Wilson werden routinemäßig, die Ableitungen $V_{7-9}$ für die

Beurteilung der posterioren Myokardanteile werden zusätzlich abgeleitet.

#### Ruhe-EKG bei Patienten mit stabiler Angina pectoris

Das Ruhe-EKG ist bei Patienten mit stabiler Angina pectoris unauffällig oder nur in den ST-T-Abschnitten unspezifisch verändert. Ein kompletter Linksschenkelblock bei klinisch stabiler Angina pectoris kann ein Hinweis für eine eingeschränkte linksventrikuläre Funktion, verbunden mit einer koronaren Dreigefäßerkrankung sein (Hamby et al. 1981). Ventrikuläre Rhythmusstörungen im Ruhe-EKG sind kein Zeichen einer koronaren Herzkrankheit.

#### Ruhe-EKG bei Patienten mit instabiler Angina pectoris

Die instabile Angina pectoris ist eine klinische Diagnose, die mit EKG-Veränderungen wie deszendierenden ST-Streckensenkungen, koronaren T-Wellen und ST-Hebungen einhergehen kann (Abb. 18-2).

Deszendierende ST-Streckensenkungen weisen auf eine Innenschichtischämie hin. Hebungen sind dagegen Zeichen der transmuralen Ischämie. Das EKG bietet die Möglichkeit, die Effektivität der medikamentösen oder invasiven Therapie der instabilen Angina pectoris zu kontrollieren (American Heart Association 1992).

#### EKG bei Patienten mit vasospastischer Angina pectoris

Typisch für Patienten mit vasospastischer oder Prinzmetal-Angina ist die ST-Elevation in Ruhe (Abb. 18-3). Der ST-Hebung kann eine Phase mit ST-Streckensenkung oder T-Welleninversion folgen. Die Entwicklung anhaltender ventrikulärer Tachykardien, von Kammerflimmern sowie eines Myokardinfarkts kann Folge der vasospastisch bedingten Ischämie sein (Myerburg et al. 1992).

### 18.3.2 Langzeit-EKG (Holter-EKG)

Eine zusätzliche diagnostische Option in der Diagnostik und der Schweregradabschätzung der koronaren Herzkrankheit, insbesondere bei Patienten mit stummer Ischämie, bietet das Holter-EKG, dem immer ein Standard-EKG vorausgehen sollte. Bei Patienten mit instabiler Angina pectoris lassen sich neben den symptomatischen Episoden auch Phasen mit stummer Ischämie nachweisen (Abb. 18-4). Diese Patienten haben ein erhöhtes Risiko für den plötzlichen Herztod (Gottlieb et al. 1986).

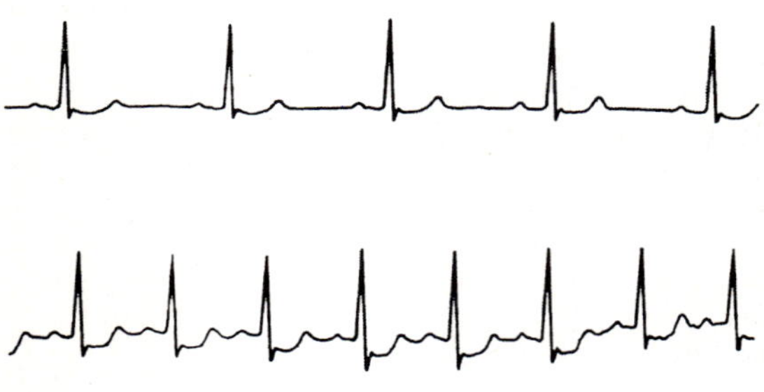

**Abb. 18-4.** Holter-EKG mit ST-Streckensenkung (stille Myokardischämie

### 18.3.3 Belastungs-EKG

Im Gegensatz zur Koronarographie, die über die morphologische Situation bei der koronaren Herzkrankheit informiert, können mit dem Belastungs-EKG die funktionellen Auswirkungen der Erkrankung erfaßt werden.

#### Indikationen

Für ein Belastungs-EKG gibt es eine Reihe von Indikationen:

- Patienten mit uncharakteristischen Thoraxschmerzen,
- Patienten mit stabiler Angina pectoris,
- Kontrolle therapeutischer Maßnahmen (medikamentös, PTCA, Bypassoperation),
- nach Myokardinfarkt,
- Abklärung belastungsinduzierter Rhythmusstörungen,
- männliche Patienten ohne Symptome mit Risikofaktoren,
- Patienten ohne Symptome mit hohen gesundheitlichen Anforderungen (z. B. Piloten, Busfahrer).

Bei einer großen Gruppe von Patienten geht es v. a. um die Beantwortung der Frage, ob eine koronare Herzerkrankung vorliegt. Bei Patienten mit bekannter koronarer Herzerkrankung und insbesondere bei Patienten nach Myokardinfarkt dient die Belastungsuntersuchung auch zur Prognose – und zur Risikoeinschätzung. Sie erleiden bei Ischämienachweis im ersten Jahr in bis zu 15% der Fälle einen erneuten Infarkt, im Gegensatz zu Patienten ohne Ischämiereaktion mit nur 2% (Davidson u. De Busk 1980).

Die dritte Gruppe umfaßt Patienten, bei denen die Effektivität von medikamentöser Behandlung, Angioplastie oder aortokoronarer Bypassoperation überprüft werden soll (Guidelines for exercise testing 1995).

#### Kontraindikationen und Risiko

CAVE

Das Belastungs-EKG ist bei verschiedenen Krankheiten kontraindiziert:

- Ischämiezeichen im Ruhe-EKG,
- akuter Myokardinfarkt <5 Tage,
- instabile Angina pectoris,
- klinische Zeichen der Linksherzinsuffizienz,
- höhergradige ventrikuläre Rhythmusstörungen,
- Perikarditis, Myokarditis, Endokarditis,
- höhergradige Aortenklappenstenose,
- Aortenaneurysma,
- Aortendissektion,

CAVE

- arterielle Hypertonie (RRsyst>200 mmHg, RRdiast> 120 mmHg),
- Lungenembolie,
- tiefe Beinvenenthrombose,
- bekannte Hauptstammstenose oder -äquivalent,
- höhergradiger AV-Block,
- hypertrophe Kardiomyopathie.

Das Komplikationsrisiko bei einem Belastungs-EKG ist abhängig vom untersuchten Kollektiv. Bei 151.941 Untersuchungen, die in den ersten 4 Wochen nach Infarkt durchgeführt wurden, starben 0,03% der Patienten, 0,09% erlitten einen Zweitinfarkt oder wurden wegen eines Herzstillstandes reanimiert (Hamm et al. 1989).

### Methodik

CAVE

Vor der Untersuchung sollten Medikamente, die das Ergebnis der Belastungsuntersuchung beeinflussen können, abgesetzt werden, wenn dies ohne Gefahr für den Patienten möglich ist (Tabelle 18-1).

Die Belastung erfolgt meist mit dem Fahrrad, seltener auf dem Laufbandergometer, weil dabei die Qualität des mitgeschriebenen EKG wegen der Bewegungsartefakte geringer ist. Manche Patienten ermüden jedoch bei der Ergometrie mit dem Fahrrad wegen der ungewohnten Quadrizepsbelastung schneller als auf dem Laufband. Verwandte Verfahren sind die Belastung mit dem Fahrrad im Liegen und an der Kletterstufe.

Beim Fahrradergometer wird die Belastung mit 25 oder 50 W (1 W=6 kp/min) begonnen und dann 1-, 2- oder 3 minütlich um 25–50 W gesteigert. Die besonders in den USA weitverbreitete Laufbandbelastung folgt dem Bruce-Protokoll. Es besteht eine näherungsweise lineare Beziehung zwischen Belastung und $O_2$-Aufnahme, die in metabolischen Äquivalenten (MET) ausgedrückt werden können. Ein MET entspricht der $O_2$-Aufnahme von 3,5 ml/min/kg.

#### Belastungsstufen

Die Wahl der Belastungsstufe muß patientenorientiert erfolgen. Besteht anamnestisch eine Angina pectoris bereits bei geringer Belastung, wird auf einer niedrigen Belastungsstufe von 25 W oder 1–2 MET begonnen. Während der Belastung dienen Blutdruck und Herzfrequenz als Monitoring. Der Patient ist ausbelastet, wenn eine altersbezogene maximale Herzfrequenz (220 Schläge/min minus Alter in Jahren) erreicht wird. Mit submaximaler Belastung werden 85% dieser maximalen Herzfrequenz definiert.

Nach der Belastungsphase schließt sich eine Erholungsphase über mindestens 5 min oder bis zur Normalisierung der EKG-Veränderungen an. Die Anwesenheit eines Arztes während der Belastungsphase ist erforderlich, um den Abbruch der Untersuchung festzulegen und bei den seltenen Komplikationen direkt eingreifen zu können. Dies gilt besonders bei Patienten mit bekannter eingeschränkter linksventrikulärer Funktion und/oder Angina pectoris auf niedriger Belastungsstufe.

#### EKG-Ableitungen

Unter der Vielzahl der Ableitungsmöglichkeiten haben sich die von Mason und Likard vorgeschlagenen 12 Ableitungspunkte bewährt. Um Bewegungsartefakte zu minimieren, werden hierbei die Extremitätenableitungen an der rechten und linken Schulter und am lateralen rechten und linken Rippenbogen angebracht. Bei einer geringeren Zahl von Ableitungen tritt ein Verlust an Sensitivität für die Erkennung von ST-Streckensenkungen von bis zu 20% ein.

Eine verbesserte Sensitivität bei der nicht invasiven Erkennung ist durch den zusätzlichen Einsatz von rechtspräcordialen Ableitungen zu erreichen. Die Sensitivität für die Erkennung einer Eingefäßerkrankung steigt von 52% auf 89%, wenn die Untersuchung zusätzlich mit den rechtspräcordialen Ableitungen durchgeführt wird (Michaelides et al. 1999).

#### Streßechokardiographie

Die Streßechokardiographie ist eine wichtige Ergänzung des konventionellen Belastungs-EKG, wenn beispielsweise aufgrund von Blockbildern eine Analyse der ST-Strecke nicht möglich ist (s. Abschn. 18.5.2). Die Streßechokardiographie wird entweder mit konventioneller ergometrischer oder mit pharmakologischer Belastung durchgeführt. Letztere kann auch im Rahmen von Streß-MRT-Untersuchungen zur nichtinvasiven Evaluation der Myokardischämie eingesetzt werden. Die nuklearmedizinischen Verfahren sind in Abschn. 18.7 beschrieben.

### EKG-Veränderungen bei Belastungsuntersuchung

Jeder Belastungsuntersuchung geht ein Ruhe-EKG voraus. Ein akuter Herzinfarkt, deszendierende ST-Strek-

**Tabelle 18-1.** Wirkstoffe, die die Beurteilung der Belastungsuntersuchung beeinflussen können

| Wirkstoffe | Veränderung | Medikamentenpause vor Untersuchung |
|---|---|---|
| Digoxin | Veränderung der Erregungsrückbildung | 4–5 Tage |
| Digitoxin | Veränderung der Erregungsrückbildung | 21 Tage |
| β-Blocker | Prolongation des Ischämiebeginns | 2–3 Tage |
| Nitrate | Prolongation des Ischämiebeginns | 24 h |
| Kalziumantagonisten | Prolongation des Ischämiebeginns | 24 h |

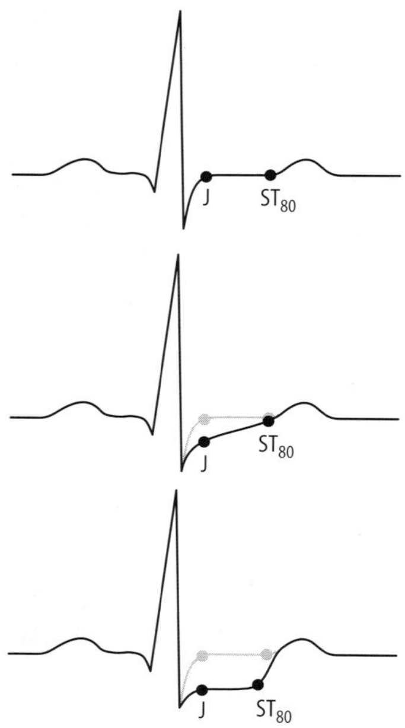


**Abb. 18-5.** Darstellung der Meßpunkte zur Beurteilung der ST-T-Streckenveränderung bei Ischämie

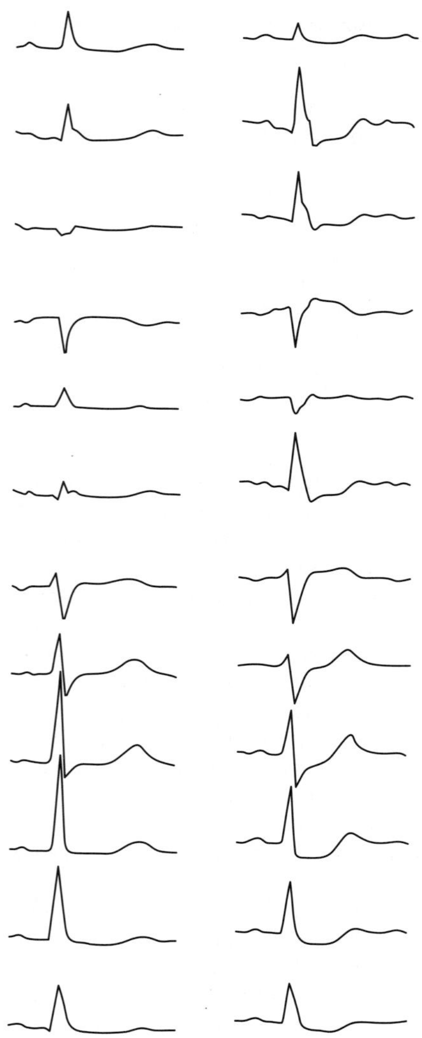

**Abb. 18-6.** Absenkung des J-Punktes und des 80-ms-Punktes unter Belastung. Positives Ischämiezeichen

kensenkungen, lokalisierte ST-Hebungen oder koronare T-Wellen als Ausdruck einer Ruheischämie sowie ST-Hebungen als Hinweis für eine Perikarditis können dabei erkannt werden.

Die ST-Streckenveränderungen unter Belastung können nur im Vergleich zum Ruhe-EKG richtig gewertet werden. Zeichen eines alten Infarkts, ST-Streckenveränderungen im Rahmen einer Myokardhypertrophie, bei Digitalismedikation, Elektrolytveränderungen, blockbedingten Erregungsrückbildungsstörungen oder Präexzitationssyndrom können die Beurteilbarkeit einschränken.

Innerhalb der ST-Strecken werden 2 Meßpunkte definiert, der J-Punkt und ein Punkt 80 ms nach dem J-Punkt (Abb. 18-5). Als positives Ischämiezeichen gilt die Absenkung des J-Punktes und des Meßpunktes 80 ms später um 0,1 mV oder mehr im Vergleich zur PQ-Strecke (Abb. 18-6). Verdacht auf eine Ischämiereaktion besteht bei verzögert aszendierendem Verlauf der ST-Strecken. Der J-Punkt ist dabei stärker gesenkt als der ST-80-Meßwert, der bereits um mehr als 0,1 mV unter der Nullinie liegt.

Eine steil aszendierende ST-Streckensenkung, die die vorgenannten Bedingungen nicht erfüllt, wird häufig bei höheren Herzfrequenzen beobachtet und gilt nicht als Ischämiehinweis. Eine ST-Streckenhebung bei Patienten ohne vorherigen Infarkt ist Zeichen einer schweren transmuralen Ischämie. Die gleichen Veränderungen unter Belastung in Ableitungen über dem alten Infarkt sind aber nicht beweisend für eine Myokardischämie, sondern häufig Hinweis auf ein Aneurysma. Eine vor der Belastung präterminal negative T-Welle, die sich unter Belastung aufrichtet (Pseudonormalisierung), kann nicht sicher als Ischämieparameter gewertet werden.

## Sensitivität und Spezifität

Die ST-Streckensenkung allein ist nicht ausreichend zur Bestimmung der Sensitivität und Spezifität des Belastungs-EKG. Erst unter Berücksichtigung der Vortestwahrscheinlichkeit einer koronaren Herzkrankheit, der Risikofaktoren und der klinischen Zeichen kann eine diagnostische Aussage richtig gewertet werden („Bayes-Theorem"). Beträgt die Vortestwahrscheinlichkeit 30–70% (in diese Gruppe fallen Männer mittleren Alters und mit atypischen Thoraxschmerzen), dann ist die diagnostische Aussage der Belastungsuntersuchung am höchsten.

Bei Männern mit typischer Belastungsangina findet man in 90% angiographisch eine bedeutsame koronare Herzkrankheit. Die Belastungsuntersuchung bringt dann keinen wesentlichen diagnostischen Zugewinn, wenngleich prognostische Aussagen durch die Hinweise zu Schweregrad und Lokalisation der Ischämie möglich sind (Weiner et al. 1979). Liegen keine Risikofaktoren oder Thoraxschmerzen vor, betragen die Sensitivität 50% und die Spezifität 90%.

**Ursachen für ein falsch-positives Belastungs-EKG**

- Weibliches Geschlecht
- Hyperventilation, Stehreaktion
- Mitralklappenprolapssyndrom
- Myokardhypertrophie
- Medikamente (Digitalis, Antiarrhythmika)
- Anämie
- Elektrolytstörung
- Erkrankungen des Perikards
- Erregungsausbreitungsstörung (Linksschenkelblock, Präexzitationssyndrom)
- ventrikulärer Schrittmacher (während Stimulation und bei Demandfunktion)
- Fehler an Elektroden oder EKG-Schreiber

**Abbruchkriterien**

Sowohl subjektive Beschwerden wie Angina pectoris, Dyspnoe und Erschöpfung als auch objektive Kriterien wie EKG-Befunde, Herzfrequenz, Rhythmusstörungen und Blutdruckverhalten bestimmen den Zeitpunkt des Abbruchs der Belastungsuntersuchung.

Abbruchkriterien sind:

- ST-Streckenhebung ≥2 mm,
- ST-Streckensenkung ≥2 mm,
- höhergradiger SA-Block, AV-Block, Schenkelblock,
- ventrikuläre Tachykardie (≥3er Salve),
- fehlender Frequenzanstieg,
- Erreichen der Ausbelastungsfrequenz,
- Blutdruckabfall unter den Ausgangswert,
- Belastungshypertonie (RRsyst >220 mmHg, RRdiast >120 mmHg),
- Angina pectoris,
- deutliche Dyspnoe.

### 18.3.4 Spiroergometrie

Die Spiroergometrie erlaubt eine bessere, patientenbezogene Quantifizierung der gewählten Belastung, da die $O_2$-Aufnahme und die $CO_2$-Abgabe direkt in der Ein- und Ausatemluft bestimmt werden können. Durch die Bestimmung der anaeroben Schwelle ($CO_2$-Abgabe = $O_2$-Aufnahme) ist eine bessere Steuerung der Belastung möglich (Wassermann et al. 1987).

Bei der Indikationsstellung für eine Herztransplantation kommt den Daten der Spiroergometrie eine große Bedeutung zu. Neben der anaeroben Schwelle kann die maximale Sauerstoffaufnahme bestimmt werden, so daß eine vollständige Einschätzung der kardiovaskulären Leistungsfähigkeit möglich ist.

## 18.4 Labordiagnostik

### 18.4.1 Koronare Herzkrankheit

Zur Erstuntersuchung von Patienten mit Verdacht auf koronare Herzkrankheit gehört die Analyse von Blutzukker, Triglyzeriden, Gesamtcholesterin, HDL- und LDL-Cholesterin, Lipoprotein-a, Apolipoproteine A und B.

Die Typisierung einer Hyperlipoproteinämie nach Fredrickson ist zur Risikostratifikation sehr hilfreich. Eine Anämie und Thrombozytopathie muß ausgeschlossen werden. Je nach klinischer Symptomatik können Entzündungsmarker wie Blutkörperchensenkungsgeschwindigkeit, C-reaktives Protein, Antistreptolysintiter, Elektrophorese und Schilddrüsenparameter von Bedeutung sein.

Bei Hypertonie und Nierenerkrankungen ist die Analyse der harnpflichtigen Substanzen und der Serummineralien unerläßlich.

### 18.4.2 Instabile Angina

Herzmuskelenzyme werden bei der instabilen Angina definitionsgemäß nicht in erhöhten Konzentrationen gefunden, da sonst die Diagnose eines akuten Myokardinfarkts gestellt werden müßte. Die Grenzen zwischen instabiler Angina und akutem Myokardinfarkt verlaufen jedoch fließend, so daß bei Patienten mit instabiler Angina auch geringe Erhöhungen der CK-MB, der Troponine und der Gesamt-CK beobachtet werden.

Deutliche Erhöhungen ohne Entwicklung von Q-Zakken, aber mit negativen T-Wellen im EKG, werden als Schicht- oder nichttransmurale Infarkte bewertet. Die hohe Sensitivität, Spezifität und Empfindlichkeit der Troponin-Bestimmungen zeigen, daß bei instabiler Angina, je nach Definition, in 39–56% der Fälle Erhöhungen von Troponin-T und Troponin-I gefunden werden (Prellwitz 1994; Gerhardt et al. 1993; Hamm et al. 1992; Mair et al. 1992).

Dagegen wird über eine Erhöhung der CK und der CK-MB nur bei 6% der Patienten mit instabiler Angina pectoris berichtet (Hamm et al. 1992). Die Troponin-T-Werte erreichen Konzentrationen von 0,6–5,2 ng/l, die Troponin-I-Werte von 10–45 ng/l. Bei etwa 1/3 der Patienten mit erhöhtem Troponin-T entwickelt sich im weiteren Verlauf ein transmuraler Myokardinfarkt (Prellwitz 1994; Hamm et al. 1992).

Bei Troponin-T-Werten unter 0,2 ng/l wird nur bei 5% der Patienten im weiteren Verlauf ein Myokardinfarkt beobachtet. Die Bestimmung der Troponine erlaubt also neben der Diagnose der instabilen Angina-pectoris-Symptomatik auch eine Abschätzung der Prognose, so daß diagnostische und therapeutische Maßnahmen rechtzeitig ergriffen werden können. Eine Erhöhung des C-reaktiven Proteins bei Patienten mit instabiler Angina pectoris ist Ausdruck einer entzündlichen Reaktion, vermutlich von den Koronararterien ausgehend und deutet auf eine ungünstige Prognose hin (Luizzo et al. 1994).

## 18.5 Echokardiographiediagnostik

Die direkte morphologische Darstellung der Koronararterien mittels nichtinvasiver echokardiographischer Verfahren ist auch bei Einsatz neuester transthorakaler und transösophagealer Methoden nur auf kurze proximale Abschnitte der Gefäße und eventuelle Fehlausgänge aus dem Bulbus aortae beschränkt. Dagegen hat die Echokardiographie einen hohen Stellenwert in der akuten Ischämiediagnostik und der Verlaufsbeurteilung der globalen systolischen und diastolischen Funktion sowie für die Erkennung von akuten und chronischen Infarktkomplikationen.

!

Sie wird im M-Mode- und 2D-Verfahren in der gepulsten, kontinuierlichen und farbkodierten Dopplertechnik sowie als Kontrastechokardiographie eingesetzt. Da im Rahmen einer akuten Ischämie sowohl die diastolischen als auch die systolischen segmentalen Kontraktionsstörungen schon vor den EKG-Veränderungen und der klinischen Symptomatik auftreten, bieten sich die echokardiographischen Verfahren sowohl in Ruhe als auch im Rahmen von Belastungsuntersuchungen zum Ischämienachweis bzw. Ausschluß sowie zur differentialdiagnostischen Abklärung des akuten Thoraxschmerzes an.

In Verlaufsuntersuchungen nach abgelaufenem Myokardinfarkt können die Volumina und die Auswurffraktion des linken Ventrikels als wesentliche prognostische Parameter nichtinvasiv gemessen werden. Die Infarktkomplikationen Aneurysma, Pseudoaneurysma, Thromben, Perikarderguß, Mitralklappeninsuffizienz, Myokardruptur und Rechtsherzbeteiligung werden zuverlässig bettseitig erkannt.

### 18.5.1 Segmentale Kontraktionsstörungen

Die Myokardischämie führt zu einer Aufhebung der systolischen myokardialen Wanddickenzunahme und zu segmentalen Kontraktionsstörungen in Form der Hypokinesie, Akinesie oder Dyskinesie (Abb. 18-7). Die Ausdehnung dieser Wandbewegungsstörung kann rein visuell subjektiv oder anhand von Segmentmodellen semiquantitativ (Abb. 18-8) bzw. durch Anwendung von Auswertecomputern auch quantitativ analysiert werden.

Probleme bei dieser quantitativen Beurteilung treten durch Rotations- und Translationsbewegungen des Herzens während der systolischen Kontraktion auf. Sie ist deshalb auf wissenschaftliche Untersuchungen beschränkt geblieben.

Am weitesten verbreitet ist eine semiquantitative Analyse der Bewegungsstörung mit dem 16-Segmentmodell,

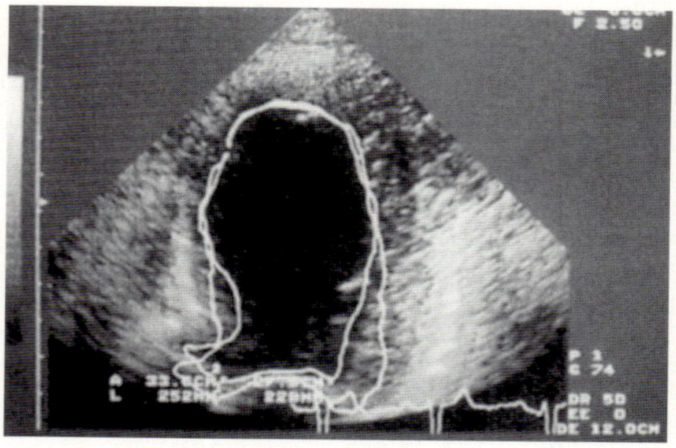

**Abb. 18-7.** Transthorakales zweidimensionales Echokardiogramm des linken Ventrikels im RAO-Äquivalentschnitt mit Vorderwandinfarkt. Eingezeichnet die enddiastolische und endsystolische Endokardkontur sowie Myokarddicke. Akinesie der apikalen Vorderwand bei erhaltener Kontraktion der basalen Septum- und posterolateralen Wandabschnitte

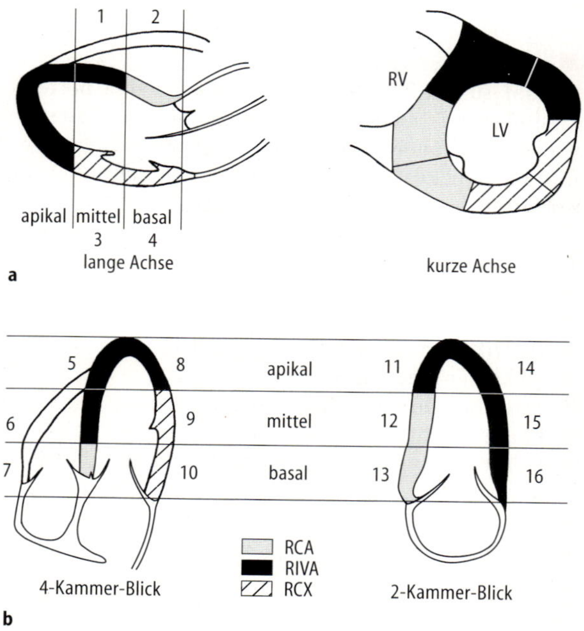


**Abb. 18-8a,b.** Schematische Abbildung der Gefäßversorgung der Wandabschnitte des linksventrikulären Myokards. 16-Segment-Einteilung der Myokardabschnitte in der parasternalen langen und kurzen Achse (**a**) sowie in der apikalen Anlotung im 4- und 2-Kammerblick (**b**). *RCX* Ramus circumflexus, *RCA* rechte Koronararte-

vorgeschlagen durch die American Society of Echocardiography (1986; Abb. 18-8).

Jedem Segment wird hinsichtlich der Kontraktilität ein Zahlenwert zugeordnet:

| | |
|---|---|
| Normokinesie | 1 |
| Hypokinesie | 2 |
| Akinesie | 3 |
| Dyskinesie | 4 |

Die Gesamtzahl wird durch die Anzahl der Segmente (n = 16) dividiert.

Diese Methode ist in Ruhe und während der Belastungsechokardiographie anwendbar. Eine sichere Zuordnung der Segmente zur Koronaranatomie ist nur bedingt möglich (Ryan et al. 1993).

## 18.5.2 Belastungsechokardiographie

Durch Fortschritte der digitalen Bildaquisition und Archivierung haben sich belastungsechokardiographische Verfahren zum Ischämienachweis durchgesetzt. Sie bieten durch parallele Beurteilung der myokardialen, segmentalen und globalen Funktion eine im Vergleich zum alleinigen Belastungs-EKG höhere Sensitivität und Spezifität (Marwick et al. 1992). Gegenüber den nuklearmedizinischen Belastungsverfahren hat die Belastungsechokardiographie den Vorteil, daß sie ohne Strahlenexposition des Patienten durch den Kardiologen selbst durchgeführt wird.

Neben der physikalischen Belastung (Fahrradergometer, Laufband) stehen verschiedene pharmakologische Belastungsverfahren mit unterschiedlichem Wirkungsmechanismus sowie die Vorhofstimulation zur Verfügung. Die fahrradergometrische Belastung erfolgt nach den üblichen Kriterien des Belastungs-EKG (American College of Cardiology 1986). Eine halbsitzende Position erleichtert dabei die echokardiographische Registrierung (s. Abschn. 18.4).

**Pharmakologische Belastungsuntersuchungen**

Als pharmakologische Belastungsuntersuchungen haben sich die Gaben von Dobutamin und Dipyridamol durchgesetzt (Abb. 18-9). Dobutamin führt über eine vorwiegende $\beta_1$- und geringere $\alpha_1$- und $\beta_2$-Adrenorezeptorenstimulation zu einer positiv-inotropen und -chronotropen Wirkung. Der dadurch bedingt erhöhte myokardiale $O_2$-Verbrauch führt bei unzureichender Bedarfsanpassung der Koronarperfusion zur Ischämie. Dobutamin wird in minütig ansteigender Dosierung von 5, 10 auf schließlich 40 µg/kg/min bis zum Erreichen der submaximalen Herzfrequenz (220 – Lebensalter × 0,85) infundiert, evt. unter Zugabe geringer Atropindosen (0,25–2 mg).

Die normalen Reaktionen auf Dobutamin sind eine Hyperkontraktilität mit Verkleinerung der linksventrikulären Volumina und ein Anstieg der Auswurffraktion. Das Ausbleiben dieser Veränderung und das Auftreten regionaler Kontraktionsstörungen sind Ischämiereaktionen (Abb. 18-10). Abbruchkriterien sind neu auftretende Wandbewegungsstörungen, signifikante ST-Streckensenkungen oder ventrikuläre Arrhythmien. Esmolol als schnellwirkender β-Blocker und Nitrate sollten als Antidot für den Fall einer schweren Ischämiereaktion sofort verfügbar sein.

Adenosin und Dipyridamol führen an gesunden Koronararterien und an peripheren Arterien zu einer Vasodilatation. Adenosin wirkt direkt auf die Gefäßwand, während Dipyridamol durch Blockade der zellulären Adenosinaufnahme eine Erhöhung des endogenen Adenosinspiegels verursacht.

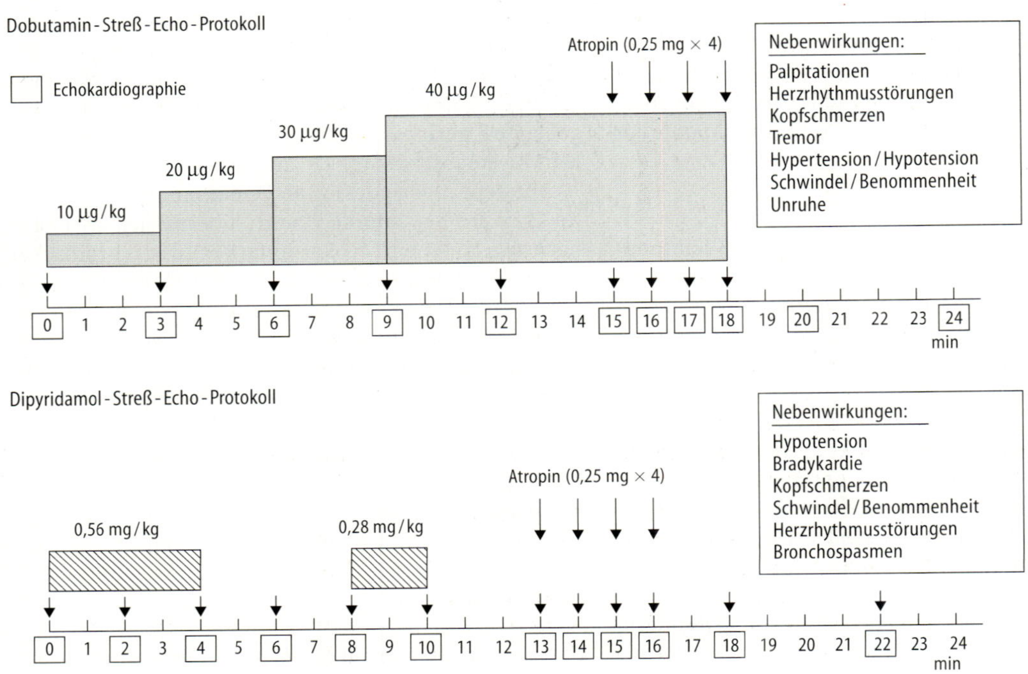


**Abb. 18-9.** Protokolle der Dobutamin- und Dipyridamol-Belastungsechokardiographie mit Angabe der möglichen Nebenwirkungen

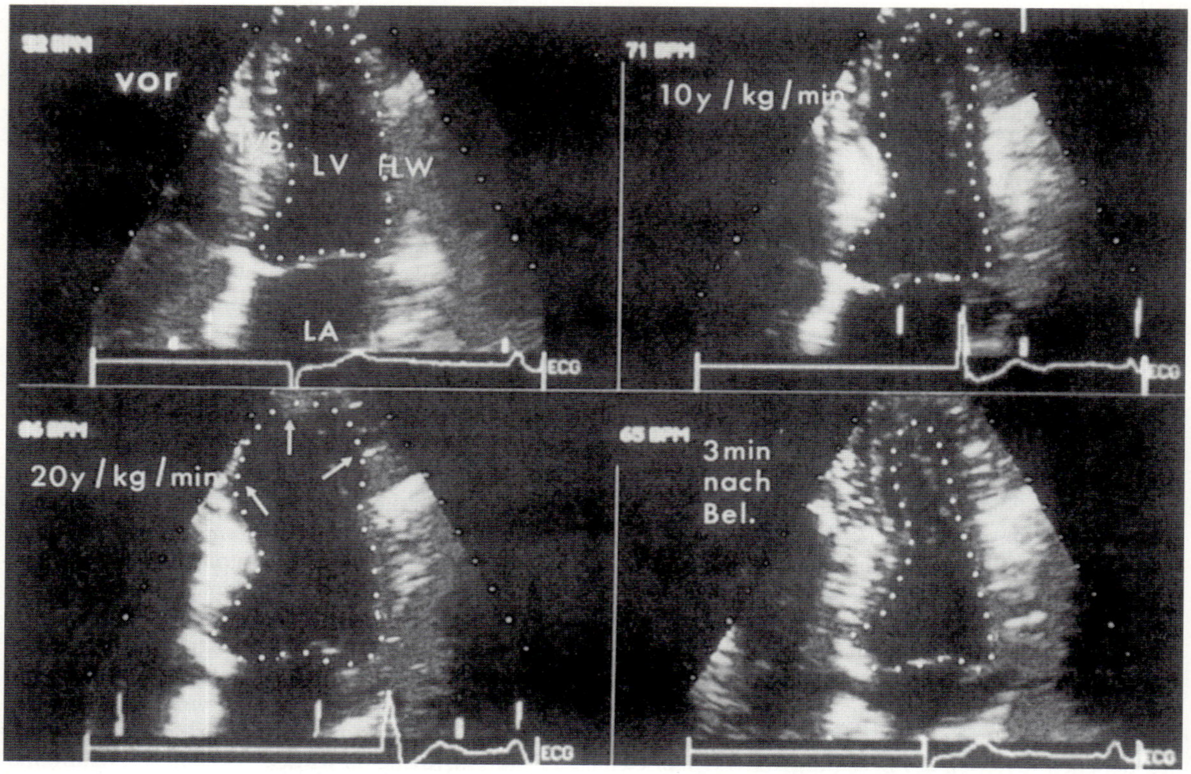


**Abb. 18-10.** Dobutamin-Belastungsechokardiogramm eines Patienten mit reversibler, belastungsinduzierter Vorderwandspitzenakinesie

Bei koronarer Herzkrankheit führen beide Substanzen zu einer Blutumverteilung zugunsten gesunder Gefäßabschnitte und so zu einem koronaren Stealmechanismus. Daneben kommt es zu einer Blutdrucksenkung bei nur geringem Anstieg der Herzfrequenz und der Inotropie. Vor der Untersuchung sollte der Patient keine koffeinhaltige Nahrung und keine Xanthinpräparate einnehmen (s. Abschn. 18.4, 18.8).

**Sensitivität und Spezifität**

Im Vergleich zum alleinigen Belastungs-EKG kann mit der Streßechokardiographie die Sensitivität für die Erkennung einer koronaren Eingefäßerkrankung von 36 auf 75% gesteigert werden. Bei den konventionellen Belastungsformen hängt das Ergebnis erheblich von den Risikofaktoren und der Vortestwahrscheinlichkeit ab (s. Abschn. 18.4).

Sie liegt bei Mehrgefäßerkrankungen bei 90% (Ryan et al. 1993). Im Vergleich zu angiographischen Kontrollen beträgt die Sensitivität des Fahrradbelastungsechos 95%; die Spezifität beträgt 82%, bei Patienten ohne vorbestehende Wandbewegungsstörungen 87 bzw. 91% (Segar et al. 1992).

Für die pharmakologische Belastung mit Dobutamin wird eine mittlere Sensitivität mit 83% (Eingefäßerkrankung ca. 67%, Mehrgefäßerkrankungen 89%) bei einer Spezifität von 83% angegeben. Für Dipyridamol liegt die Sensitivität bei 65% (Eingefäßerkrankung 48%, Mehrgefäßerkrankung 87%) und die Spezifität bei 96% (Klues et al. 1993).

Pharmakologische Belastungsuntersuchungen sind besonders geeignet bei Patienten, die nicht mit dem Fahrradergometer untersucht werden können sowie vor geplanten peripher-vaskulären Operationen zur kardialen Risikoabschätzung (Ryan et al. 1993).

Mit dem niedrigdosierten Dobutamintest kann vitales Myokard bei „stunned" und „hibernating" Myokard nach abgelaufenem Myokardinfarkt und bei chronischer Koronarischämie erkannt werden. Durch die positiv-inotrope Komponente des Medikaments kommt es bei erhaltener Vitalität zu einer Verbesserung der in Ruhe gestörten Myokardbewegung, die sich dann bei höherer Dosierung verschlechtert (Pierard et al. 1990).

## 18.6 Radiologische Befunde

### 18.6.1 Thoraxröntgen

Die Thoraxröntgenaufnahme und die Röntgendurchleuchtung gehören zur Basisuntersuchung bei Patienten mit Verdacht auf koronare Herzkrankheit. Veränderun- !

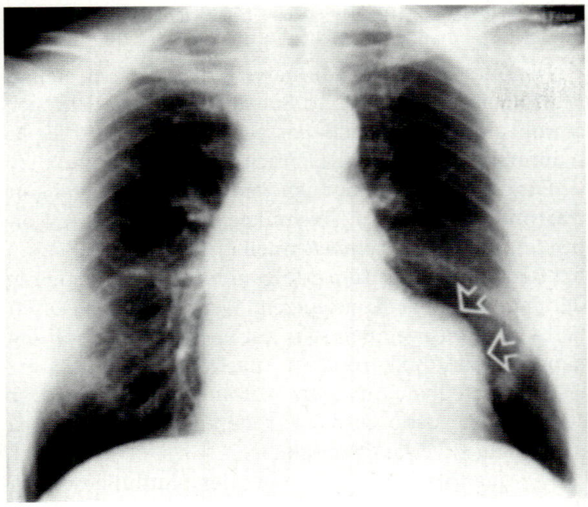

**Abb. 18-11.** Thoraxnativaufnahme eines 55jährigen Patienten mit ausgedehntem Vorderwandinfarkt. Ausbuchtung der linken Herzkontur durch großes Aneurysma des linken Ventrikels. (Mit freundlicher Genehmigung von Prof. Dr. M. Thelen, Mainz)

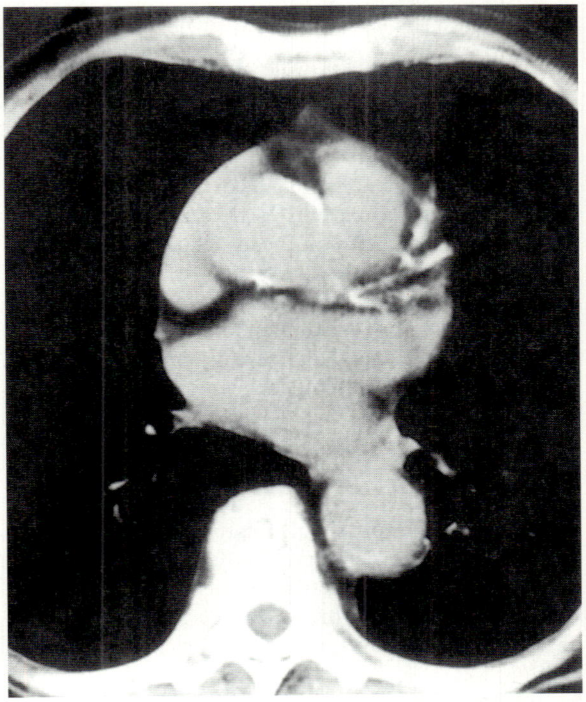

**Abb. 18-12.** Nativ-CT des Herzens in Spiraltechnik. Ausgeprägte Verkalkungen der zentralen Koronararterien links und der thorakalen Aorta. (Mit freundlicher Genehmigung von Prof. Dr. M. Thelen, Mainz)

gen der kardiopulmonalen Hämodynamik mit den Zeichen der pulmonalvenösen Stauung und Anomalien der Herzsilhouette in Form aneurysmatischer Ausbuchtungen (Abb. 18-11) sind leicht erkennbar. Zusätzliche thorakale Prozesse wie Residuen nach Lungenembolien, pulmonale Infiltrate, Atelektasen, Veränderungen der Aortengeometrie und des Mediastinums sind differentialdiagnostisch wichtig.

Bei der Durchleuchtung sieht man – besonders gut im seitlichen Strahlengang – sowohl verkalkte Ventrikelthromben als auch Wandverkalkungen der proximalen Koronararteriensegmente ab ca. 2–3 mm Größe. Wenn es auch nicht möglich ist, von der reinen Wandverkalkung der Koronararterien auf die Weite des noch vorhandenen Lumens zurückzuschließen, so ist doch eine Kalkeinlagerung, speziell bei jungen Patienten, in über 90% mit einer kritischen Koronarobstruktion verbunden.

Die Sensitivität ist jedoch gering. Bei nur 40% der Patienten mit angiographisch dokumentierter, stenosierender koronarer Herzkrankheit erkennt man bei der Durchleuchtung Verkalkungen. Bei der Kombination von röntgenologisch sichtbaren Koronarverkalkungen und pathologischem Belastungs-EKG ist die Sensitivität wesentlich gesteigert.

### 18.6.2 Elektronenstrahl-Computertomographie (EBCT)

Die Elektronenstrahl-Computertomographie wird ebenso wie die neueren Gerätegenerationen des Spiral-CT (Abb. 18-12; Rumberger et al. 1996; Häußel et al. 1997) in der Diagnostik der koronaren Herzerkrankung eingesetzt. Mit Hilfe des EBCT kann das gesamte Herz in Atemanhaltetechnik dreidimensional dargestellt werden. Es können 34 Bilder/s akquiriert werden. Die Schichtdicke beträgt 1,5 mm.

Mit diesen CT-Verfahren kann das Ausmaß von Kalkeinlagerungen in der Koronargefäßwand quantifiziert werden. In die Analyse gehen sowohl die Fläche als auch die Dichte der Verkalkungen ein (Agatston et al. 1992). Das Ausmaß der Verkalkung korreliert mit dem Vorliegen von höhergradigen Koronarstenosen, die mit einer Spezifität und Sensitivität von 70–85% vorhergesagt werden können. Wenn keine Verkalkung mit der EBCT nachweisbar ist, dann besteht eine etwa 90%ige Wahrscheinlichkeit dafür, daß keine höhergradige Stenose in den epikardialen Koronargefäßen vorliegt. Bei Patienten mit akutem Koronarsyndrom konnte in etwa 90% der Fälle eine Verkalkung im EBCT nachgewiesen werden (Schmermund et al. 1998).

Der klinische Stellenwert dieser Untersuchungen ist noch nicht genau definiert. Die American Heart Association wies darauf hin, daß der EBCT eine Rolle in der Früherkennung von Risikopatienten zukommt. Im Falle eines Nachweises von Verkalkungen kann eine aggressive Behandlung von Risikofaktoren eingeleitet werden.

Eine weitere Anwendung der EBCT ist die kontrastmittelgestützte nichtinvasive Koronarangiographie (Achenbach et al. 1998). Von den untersuchten 501 Koronararterien waren allerdings 124 wegen technischer Probleme nicht untersuchbar. Höhergradige Koronarstenosen oder Verschlüsse der LAD konnten mit einer 98%igen

Sensitivität und einer 88%igen Spezifität nachgewiesen werden.

### 18.6.3 Magnetresonanztomographie (MRT)

Die MRT gewinnt zunehmend an Bedeutung für die Diagnostik der koronaren Herzerkrankung. Gegenwärtig wird in klinischen Sudien der Stellenwert der MRT bei dieser Fragestellung überprüft. Mit der technischen Fortentwicklung und der Verfügbarkeit von schnellen Gradientenschaltungen können die Bilddaten in sehr kurzer Zeit in Atemanhaltetechnik akquiriert werden. Zusätzlich ist eine wesentlich bessere Auflösung möglich geworden.

Die MRT deckt einen Teil der Diagnostikschritte bei der Abklärung einer koronaren Herzerkrankung ab (Abb. 18-13 und 18-14):

!

- Darstellung der proximalen nativen Koronararterien und der koronaren Bypassgefäße,
- Flußmessung in den kardialen Gefäßen,
- Bestimmung der myokardialen Perfusion,
- Analyse der linksventrikulären Funktionsparameter und
- Ischämiediagnostik mittels Streß-MRT.

Bereits 1993 (Manning et al. 1993) wurde berichtet, daß Stenosen der Koronararterien mit der MRT dastellbar sind. In der Folge wurden weitere Studien mit verschiedenen Techniken durchgeführt, die diese frühen, sehr optimistischen Ergebnisse nicht reproduzieren konnten. Derzeit ist der klinische Einsatz der nichtinvasiven Koronarangiographie mit MRT noch nicht möglich. Dennoch sind positive Weiterentwicklungen durch noch schnellere Gradientensysteme und durch den klinischen Einsatz intravasaler Kontrastmittel zu erwarten.

Die Darstellung von koronaren Bypassgefäßen gelingt mit hoher Sensitivität und Spezifität. Dies bezieht sich sowohl auf die venösen Bypassgefäße als auch auf die A.-mammaria-Bypassgefäße (Vrachliotis et al. 1997).

Für diese Untersuchungen werden überwiegend kontrastmittelgestützte 3D-Techniken eingesetzt. Der Kontrastmittelbolus wird maschinell appliziert. Der Beginn der Bilddatenakquisition erfolgt unter Berücksichtigung der individuellen Kreislaufzeit. Wenn auch die Offenheit von Bypassgefäßen sehr gut nachgewiesen werden kann, so sind die koronaren Anastomosen nicht zuverlässig darstellbar. Auch die MR-angiographische Darstellung von Stenosen der koronaren Bypassgefäße ist noch nicht zuverlässig möglich.

Die quantitative Bestimmung der Blutflußgeschwindigkeit in Koronargefäßen und in koronaren Bypassgefäßen ist mit der MRT-Phasen-Kontrast-Methode möglich. Die koronare Flußreserve kann mit dem Einsatz von Vasodilatatoren nichtinvasiv bestimmt werden. (Hundley et al. 1996 und Voigtländer et al. 1998). Mit der MRT-Technik kann die myokardiale Perfusion ermittelt werden. Es werden hierzu überwiegend kontrastmittelgestützte First-pass-Techniken verwendet. Mit Hilfe von Vasodilatatoren kann die myokardiale Perfusionsreserve bestimmt werden. Es ergeben sich so Möglichkeiten der quantitativen Auswertung. Inwieweit die nichtinvasive Ischämiediagnostik mit dieser Methode sinnvoll erweitert werden kann, müssen klinische Studien zeigen.

Der Wert der MRT für die genaue Analyse der linksventrikulären Funktionsparameter ist nachgewiesen (Sechtem et al. 1987). Es konnte gezeigt werden, daß diese Vorteile auch bei der Streß-MRT-Untersuchung mit Einsatz

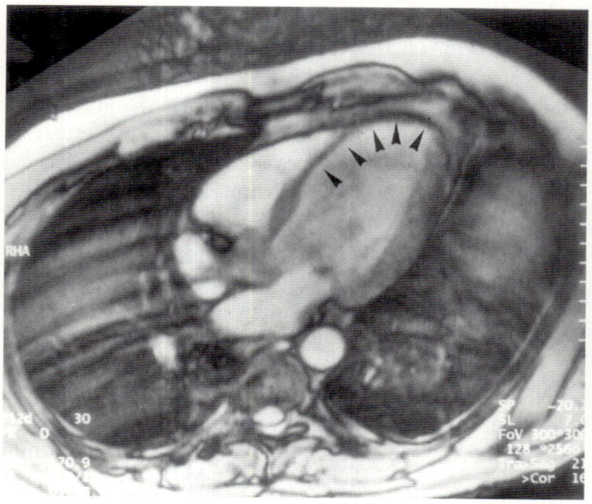

**Abb. 18-13.** Alter anteroseptaler Infarkt. Darstellung mit Cine MRT. Deutliche Wandverdünnung des Septums und der Vorderwandspitze (durch *Pfeile* gekennzeichnet). (Mit freundlicher Genehmigung von Prof. M. Thelen und Dr. K.-F. Kreitner, Mainz)

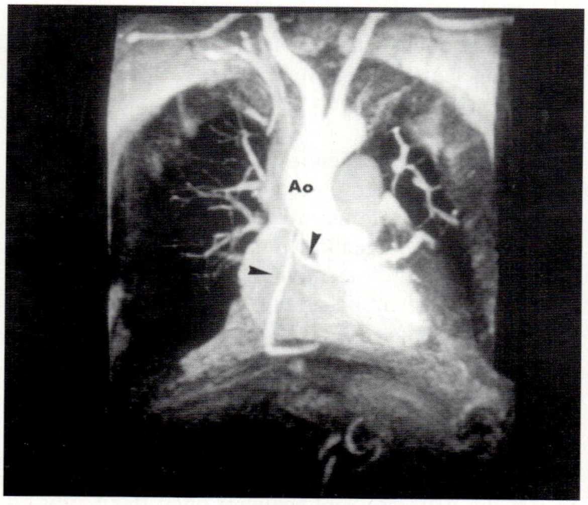


**Abb. 18-14.** Durch Kontrastmittel (Gadolinium) gestützte MRT-Darstellung aortokoronarer Bypassgefäße. Die *Pfeile* kennzeichnen die venösen Bypassgefäße zur RCA und zum PLA (*Ao:* Aorta). (Mit freundlicher Genehmigung von Prof. M. Thelen und Dr. K.-F. Kreitner, Mainz)

von Dobutamin bestehen (Nagel et al. 1999). Gegenüber der Streßechokardiographie konnte eine größere Sensitivität und Spezifität für die Erkennung einer koronaren Herzerkrankung erreicht werden. Insbesondere für Patienten, bei denen eine eingeschränkte Schallbarkeit besteht, kann die Streß-MRT eine Alternative darstellen.

## 18.7 Nuklearmedizinische Diagnostik

Im Rahmen der Abklärung der koronaren Herzkrankheit bietet die Nuklearmedizin eine Reihe verschiedener Verfahren an. Die Radionuklidventrikulographie erlaubt es, die Wandbewegung regional und global zu analysieren. Die Myokardszintigraphie mit Flußmarkern demonstriert die Durchblutungssituation auf zellulärer Ebene.

! Andere Radiotracer ermöglichen die spezifische Untersuchung von Stoffwechselvorgängen. Schließlich ist auch die akute oder chronische Störung der Myozytenintegrität nachweisbar. Entsprechend der Untersuchungshäufigkeit soll im wesentlichen die Durchblutungsuntersuchung dargestellt werden, im folgenden Myokardszintigraphie genannt.

### 18.7.1 Myokardszintigraphie mit Flußtracern

Für die Myokardszintigraphie werden Radiotracer eingesetzt, die flußproportional im Myozyten angereichert werden. Die Anreicherung erfolgt über aktive Prozesse und setzt daher ein vitales Myokard voraus. Bei dieser Untersuchung wird also neben der Durchblutungssituation gleichzeitig auch die Masse an viablen Myozyten getestet.

Zur Zeit werden überwiegend die 3 folgenden, kommerziell verfügbaren Radiotracer eingesetzt:

- 201TICI
  und die beiden $^{99m}$Tc-markierbaren Radiopharmazeutika
- Sestamibi (Cardiolite, Dupont) und
- Tetrofosmin (Myoview, Amersham).

In Tabelle 18-2 sind die unterschiedlichen Eigenschaften der Substanzen aufgeführt, soweit sie für den Kardiologen von Interesse sind. Die Aussagekraft dieser Substanzen ist ähnlich. Die klinische Erfahrung mit den Tc-markierbaren Präparaten ist im Vergleich zu Thalliumchlorid jedoch geringer, so daß zum gegenwärtigen Zeitpunkt noch nicht für jeden Detailaspekt eine abschließende vergleichende Wertung möglich ist.

#### Indikationen

Die Myokardszintigraphie ist im Rahmen der kardiologischen Diagnostik im wesentlichen aus zwei Gründen indiziert: in der Primärdiagnostik der koronaren Herzkrankheit vor invasiver Diagnostik (Bleifeld u. Nienhaber 1990) und bei gesicherter Erkrankung zur Abklärung gezielter Fragestellungen speziell der Identifikation von „stunned" und „hibernating" Myokard (Dilsizian u. Bonow 1993).

**Tabelle 18-2.** Eigenschaften der 3 derzeit verfügbaren Radiopharmazeutika

| | $^{210}$ TICI | $^{99m}$ Tc-MIBI | $^{99m}$Tc-Tetrofosmin |
|---|---|---|---|
| Umverteilung | In Stunden | Sehr gering | Sehr gering |
| Zeitpunkt der Szintigraphie nach Injektion wählbar | – | ++[a] | ++[a] |
| Quantifizierbarer Wash-out | + | – | – |
| Strahlenexposition | Relativ hoch | Mäßig | Mäßig |
| Bildqualität | Mäßig | Gut | Gut |
| Kosten | Gering | Mäßig | Mäßig |
| Handhabung | + | ± | ± |

[a] Aufgrund der fehlenden Umverteilung des Radiotracers nach Injektion werden die Durchblutungsverhältnisse zum Zeitpunkt der Injektion für Stunden quasi eingefroren. Daher eignen sich diese Radiopharmazeutika für „Spezialaufgaben". Beispielsweise kann die Applikation während einer Echountersuchung mit pharmakologischer Belastung – räumlich getrennt von der Nuklearmedizin – erfolgen.

In der Primärdiagnostik ist die Myokardszintigraphie indiziert, wenn alle vorangegangenen Untersuchungen es nicht erlauben, eine koronare Herzkrankheit wahrscheinlich zu machen oder auszuschließen. Bei diesen Patienten mit mittlerer Prävalenz weist die Myokardszintigraphie eine gute Trennschärfe auf.

Indikationen ergeben sich bei bekannter koronarer Herzerkrankung auch im Falle einer Diskrepanz zwischen Klinik und angiographischem Befund, bei mehrdeutigem angiographischem Befund, vor Dilatation oder Bypassoperation und bei Verlaufskontrollen nach Interventionen.

Die Myokardszintigraphie ist nicht geeignet, eine Stenose nachzuweisen oder auszuschließen. Sie beurteilt im Falle der koronaren Herzkrankheit die hämodynamische Relevanz der Stenose und kann auch Durchblutungsstörungen infolge von Spasmen oder Mikroangiopathien erfassen.

#### Methodik

Standardmäßig umfaßt die Myokardszintigraphie eine Ruhe- und eine Belastungsuntersuchung. Auf die Belastungsuntersuchung sollte nur dann verzichtet werden, wenn sie aufgrund des Zustands des Patienten zu riskant erscheint. In diesem Fall kann durch eine alleinige Ruheuntersuchung Information über viables Myokard, nicht jedoch über eine Ischämie gewonnen werden.

Die Belastung erfolgt üblicherweise ergometrisch. Es gelten die entsprechenden Kontraindikationen und Abbruchkriterien wie beim Belastungs-EKG (s. Abschn. 18.4).

Im Interesse einer maximalen Aussagekraft der Myokardszintigraphie sollte der Patient so hoch belastet werden, wie es vertretbar ist. Die Injektion des Radiotracers erfolgt ca. 1 min vor Beendigung der Belastung. Innerhalb dieses Intervalls hat sich die Aktivität, dem Durchblutungsmuster entsprechend, im Myokard angereichert. Alternativ kann eine Blutflußsteigerung anstelle der Ergometrie auch pharmakologisch induziert werden. Das weitere Prozedere hängt vom verwendeten Radiopharmazeutikum ab. Bei der Thalliumszintigraphie muß umgehend die Belastungsuntersuchung angeschlossen werden. Die „Ruhe-", richtiger die Redistributionsuntersuchung, folgt standardisiert 3–4 h nach der Belastung.

Bei Verwendung von Tetrofosmin und Sestamibi erfolgt die Szintigraphie ca. 1 h nach dem Ende der Belastung. Zwischenzeitlich, z. B. 15 min nach Ende der Belastung, nimmt der Patient eine Mahlzeit zu sich, die den Gallefluß stimuliert und dadurch den störenden Leberhintergrund bei der Aufnahme minimiert. Die Ruheuntersuchung erfolgt bei diesen Tracern nach erneuter Injektion unter Ruhebedingungen. Aus methodischen Gründen ist die Durchführung der Untersuchungen an verschiedenen Tagen zu empfehlen. Sollte dies aus organisatorischen Gründen nicht möglich sein, kann ein Eintagesprotokoll eingesetzt werden, bei dem die Ruheuntersuchung am Anfang stehen sollte.

Die Myokardszintigraphie wird – zumindest im deutschsprachigen Raum – allgemein mittels „single photon emission computed tomography" (SPECT) durchgeführt. Die SPECT erlaubt eine sicherere anatomische Orientierung als die planare Szintigraphie und steigert insgesamt die Treffsicherheit.

Die Vorbereitung des Patienten auf die szintigraphische Untersuchung und ihre Durchführung hängen von der präzisen Fragestellung ab. Ist beabsichtigt, eine reversible Ischämie zu diagnostizieren, muß das vornehmliche Ziel der Untersuchung sein, eine solche reversible Durchblutungsstörung zu induzieren. Dafür ist eine maximale Belastung in der Ergometrie anzustreben. Antianginöse Medikamente sind – soweit vertretbar – abzusetzen.

Der Zeitpunkt des Absetzens wird von der Pharmakokinetik des Präparates bestimmt (s. Abschn. 18.4, 18.6). Er liegt für β-Blocker bei 2 Tagen und für Methylxanthinderivate einschließlich Koffein bei 1 Tag. Die Einnahme letzterer Präparate ist insbesondere bei Dipyridamolbelastung zu beachten. Sofern ein Zweitagesprotokoll verwendet wird, kann die Ruheuntersuchung unter der normalen Medikation des Patienten erfolgen.

Ist beabsichtigt, mit höchster Sensitivität viables Myokard nachzuweisen, so kommt der Ruheuntersuchung die entscheidende Bedeutung zu. Für diese Fragestellung sollte die Untersuchung unter optimaler antianginöser Medikation und unter wirklichen Ruhebedingungen erfolgen. Zur Zeit besteht weitgehender Konsens darüber, daß $^{201}$TICI von den 3 genannten Flußtracern die höchste Sensitivität bezüglich des Vitalitätsnachweises aufweist, vorausgesetzt, es erfolgt eine Injektion in Ruhe und mit ausreichender Aktivität (75 MBq bei Verwendung einer Einkopf-, 50 MBq bei einer Mehrkopf-Gammakamera). Allerdings kann es auch unter optimalen Untersuchungsbedingungen zu einer Unterschätzung der Ausdehnung vitalen Myokards kommen („hibernating", „stunned" Myokard). Die mutmaßliche Überlegenheit von Thalliumchlorid bei dieser Indikation ist nicht so ausgeprägt, als daß der Einsatz dieses Radiopharmazeutikums in der klinischen Routine zwingend gefordert werden müßte.

#### Interpretation

Die Beurteilung der Untersuchung erfolgt visuell unter Berücksichtigung aller Schnitte, die in Ebenen parallel zu den 3 Hauptachsen des linken Ventrikels angefertigt wurden:

- Kurzachsenschnitte (oblique Schnitte),
- koronare Schnitte (oblique), die parallel zur Vorderwand verlaufen,
- sagittale (oblique) Schnitte, die zu den beiden erstgenannten Ebenen orthogonal sind.

Zusätzlich zur visuellen Beurteilung erfolgen üblicherweise quantitative Auswertungen, bei denen die Myokardanreicherungen in den Kurzachsenschnitten nach Untergrundkorrektur in Form sog. Bullaugen präsentiert werden. Da für die Bullaugenauswertung eine Datenbearbeitung erforderlich ist, die das Risiko von Artefaktbildungen in sich birgt, sollte sie nicht ohne Kenntnis der Schnittbilder interpretiert werden.

Der Vergleich zwischen den Befunden der Belastungs- und der Ruheuntersuchung erlaubt die Differenzierung zwischen Myokardnarbe und reversibler belastungsinduzierter Ischämie (Tabelle 18-3; Abb. 18-15 und 18-16). Sensitivität und Spezifität für den Nachweis einer relevanten koronaren Herzkrankheit sind mit jeweils >90% sehr hoch (Hör 1988). Die Diagnose einer Ischämie ist spezifisch.

**Tabelle 18-3.** Interpretation der szintigraphischen Befunde bei Belastung

| Ruheuntersuchung | Belastungsuntersuchung | Interpretation |
|---|---|---|
| Normal | Normal | Ausschluß einer relevanten Perfusionsstörung bis zur erreichten Belastungsstufe |
| Normal | Speicherdefekt | Reversible belastungsinduzierte Ischämie |
| Speicherdefekt | Normal | Unklarer Befund, selten |
| Speicherdefekt | Speicherdefekt | Vor allem Myokardnarbe (Hibernating- oder Stunned-Myokard können jedoch nicht ausgeschlossen werden) |

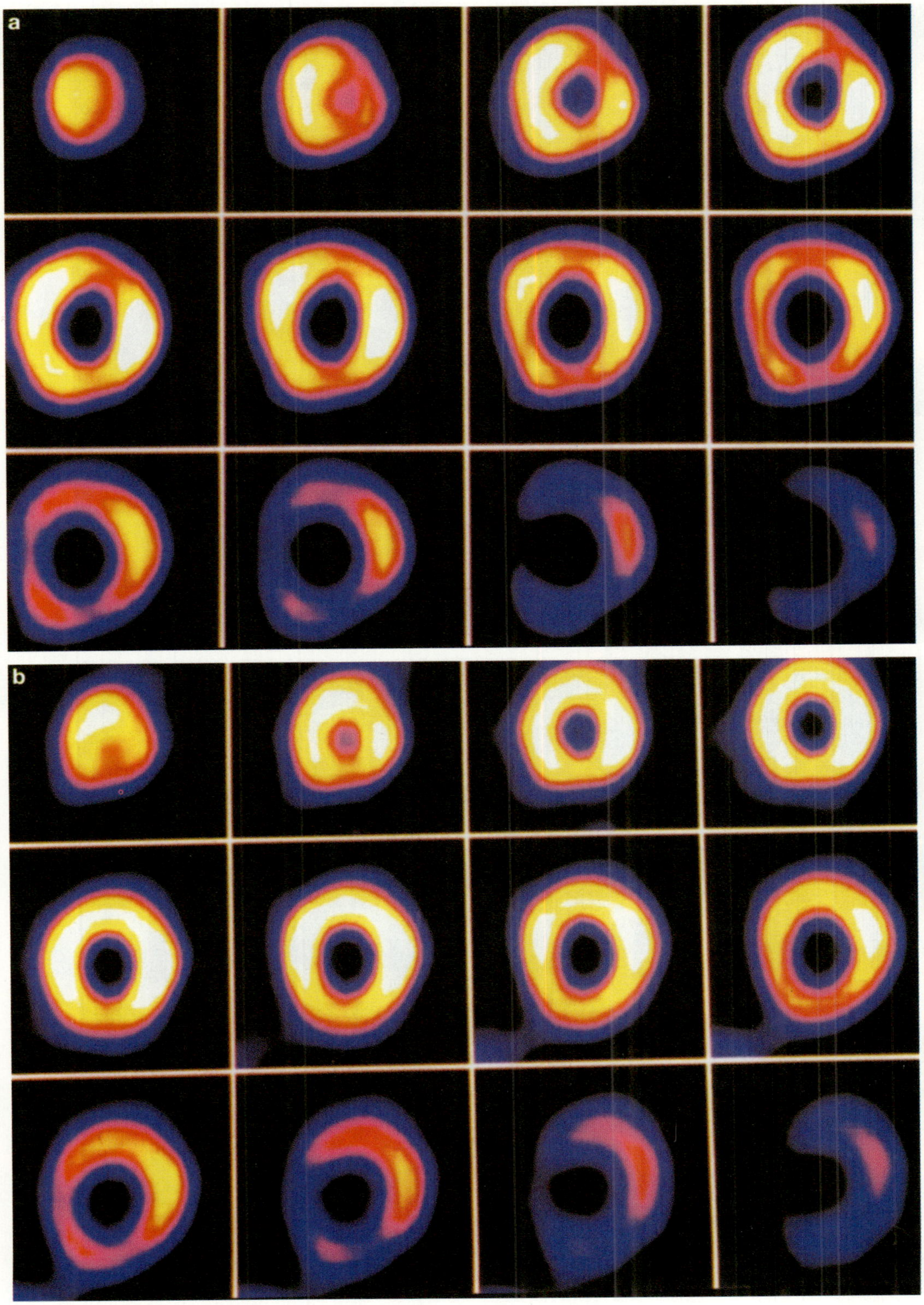


**Abb. 18-15a, b.** Myokardszintigramm mit $^{99m}$Tc-MIBI einer 50jährigen Patientin mit pektanginösen Beschwerden. Belastungs-EKG unauffällig. Reversible belastungsinduzierte Ischämie. **a** Kurzachsenschnitte der Belastungsuntersuchung (100 W, Abbruch wegen Erschöpfung); **b** Ruheuntersuchung. Speicherdefekt anterolateral unter Belastung, in der Ruheuntersuchung nicht mehr erkennbar. Vorderwand *oben,* Lateralwand *rechts,* Hinterwand *unten,* Septum *links*

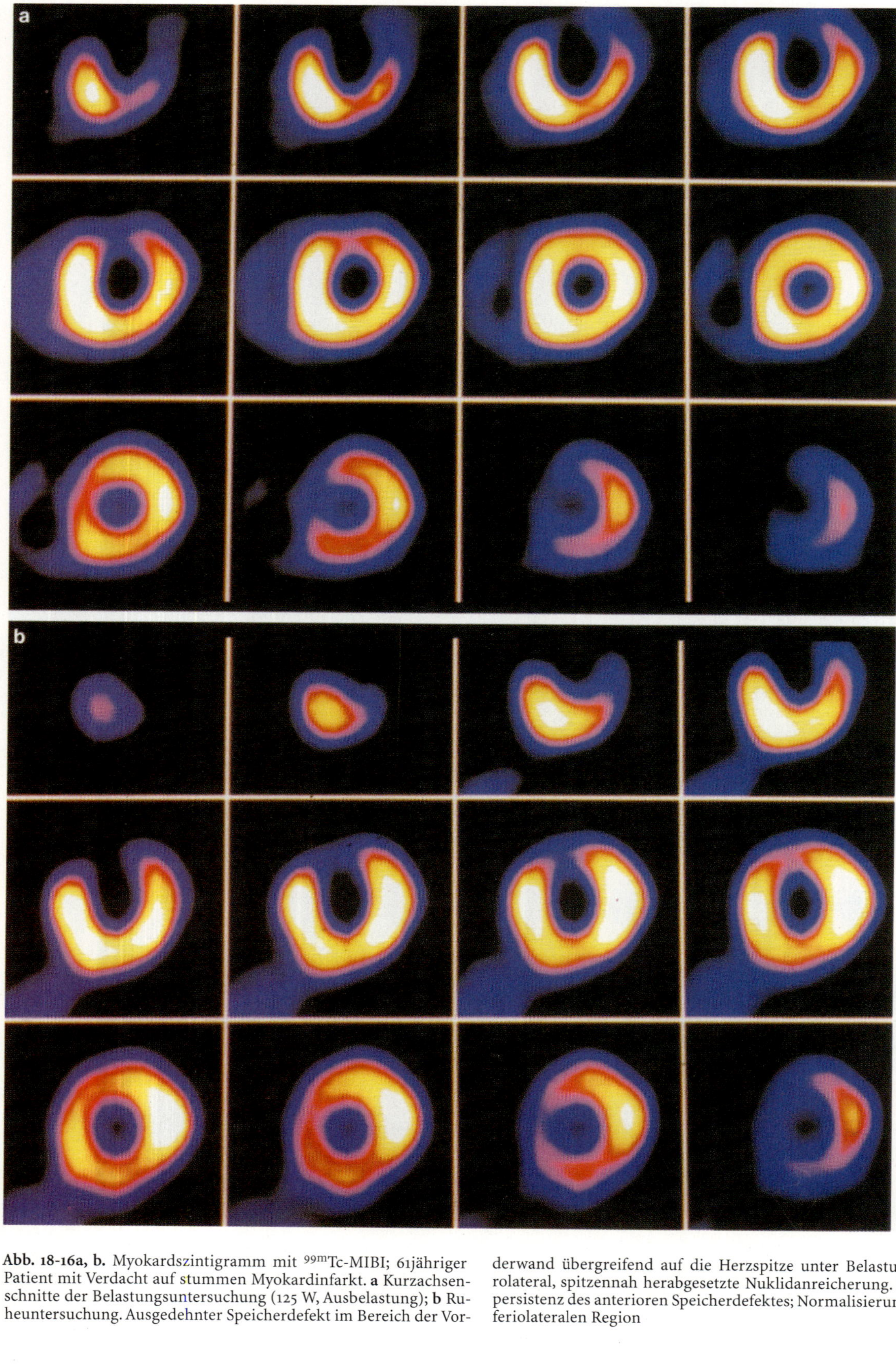


**Abb. 18-16a, b.** Myokardszintigramm mit $^{99m}$Tc-MIBI; 61jähriger Patient mit Verdacht auf stummen Myokardinfarkt. **a** Kurzachsenschnitte der Belastungsuntersuchung (125 W, Ausbelastung); **b** Ruheuntersuchung. Ausgedehnter Speicherdefekt im Bereich der Vorderwand übergreifend auf die Herzspitze unter Belastung. Inferolateral, spitzennah herabgesetzte Nuklidanreicherung. In Ruhe persistenz des anterioren Speicherdefektes; Normalisierung der inferiolateralen Region

Die Wahrscheinlichkeit, mit der ein fixierter Speicherdefekt mit einer Myokardnarbe korreliert, hängt vom Patientengut ab. In der Primärdiagnostik dürfte die Treffsicherheit über 80% liegen, während im Bereich der akinetischen Myokardwand zumindest das Ausmaß von Myokardnarben erheblich überschätzt werden kann. In dieser Situation hat sich die Thallium-Redistributionsuntersuchung als unempfindlich erwiesen.

Höchste Sensitivität für den Vitalitätsnachweis haben Szintigramme unter Ruhebedingungen 60–120 min nach Injektion, wobei die Empfindlichkeit durch Aufnahmen zu 2 Zeitpunkten gesteigert werden kann. Die Treffsicherheit für den Ausschluß von Vitalität kann weiter erhöht werden, wenn eine Quantifizierung der Aktivitätsanreicherung vorgenommen wird. Die Zahlenwerte, die als diagnostisches Kriterium gewählt werden, sind von Gerät und Durchführung der Untersuchung abhängig und können daher nicht universell angegeben werden.

## 18.7.2 Positronen-Emissions-Tomographie (PET)

Die PET ist seit weit mehr als 20 Jahren bekannt und wurde lange Zeit fast exklusiv für wissenschaftliche Fragestellungen eingesetzt. In dieser Zeit wurde auch die Wertigkeit der PET für kardiologische Fragestellungen intensiv untersucht und eine ausreichende Erfahrung gewonnen, um die verschiedenen Methoden in der klinischen Routine einzusetzen. Gleichzeitig sind Gerätetechnik und Softwareentwicklung soweit fortgeschritten, daß die PET jetzt routinefähig ist. In den letzten 10 Jahren hat sich die Zahl der Installationen von PET-Kameras in Deutschland stark erhöht und liegt jetzt jenseits von 50. Die entsprechenden Methoden stehen somit in Deutschland für die breitere klinische Anwendung grundsätzlich zur Verfügung.

Grundsätzlich unterscheidet sich die PET von der „konventionellen“ Nuklearmedizin dadurch, daß sie eine absolute Quantifizierung ermöglicht. Darüber hinaus erlaubt die PET, die Verwendung von identischen Tracern, als radioaktiven Substanzen, die mit den physiologischen Stoffen entsprechen.

Entsprechend dem Konsensuspapier (PET-Arbeitsgruppe/Arbeitskreis Nuklearradiologie 1996) der PET-Arbeitsgruppe und dem Arbeitskreis Nuklearkardiologie bestehen derzeit im wesentlichen zwei Indikationen für die klinische Anwendung der PET in der Kardiologie:

**!**

1) die nichtinvasive Erkennung und Beurteilung des Schweregrades der koronaren Herzerkrankung und
2) die Identifikation viablen Myokards bei Patienten mit fortgeschrittener KHK und eingeschränkter regionaler oder globaler linksventrikulärer Funktion.

Überwiegend werden zwei verschiedene Fragestellungen mit der PET bearbeitet:

- Flußmessungen und
- Viabilitätsnachweis.

### Radiotracer

Für die Flußmessung stehen im wesentlichen 3 Radiotracer zur Verfügung Rubidium-82 ($^{82}$Ru, Halbwertszeit $t_{1/2}$=76 s), Stickstoff-13-Ammoniak ([$^{13}$N]$NH_3$, $t_{1/2}$=10 min) und Sauerstoff-15-Wasser ([$^{15}$O]$H_2O$, $t_{1/2}$=2 min ).

$^{82}$Ru ist ein Generatorprodukt und kann daher an jeder PET-Kamera angewandt werden, [$^{13}$N]$NH_3$ und [$^{15}$O]$H_2O$ werden im Zyklotron produziert und stehen daher nur in PET-Zentren zur Verfügung. Rubidium ist ein Kalium Analogon und verhält sich daher ähnlich dem Thallium-201. Die Extraktionsfraktion des Rubidiums ist limitiert, weshalb die Quantifizierung bei höheren Flüssen unzuverlässig werden kann.

Die Quantifizierung ist für Ammoniak zuverlässig möglich. Es diffundiert frei durch die Membran und wird im Myozyten als [$^{13}$N]-Glutamin gebunden.

Die Verwendung von $^{15}$O erfordert aufwendige Korrekturen und wird in der Routine kaum angewandt. Im Vergleich zur klassischen Myokardszintigraphie zeigt die myokardiale Flußuntersuchung mit der PET eine höhere Sensitivität und Spezifität von 92% bzw. 88% (Mittelwert aus 12 Studien an 1296 Patienten).

Nur bei 2 Studien erfolgte die Belastung mittels Ergometrie. Dort lauteten die Zahlen 97%, 100%, n=111. In direkten Vergleichsstudien lag die PET jeweils einige Prozent über den Werten für die Myokardszintigraphie mit $^{201}$TlCl.

Neben den oben genannten Methoden werden mit konventionellen Gammakameras $^{123}$Jod-markierte Fettsäuren (z. B. mit Jodophenyl-Pentadekansäure (IPPA) oder Fluoro-6-Thia-Heptadekansäure (FTHA)) zur Stoffwechseluntersuchung des Herzens und mit PET-Kameras $^{124}$Jod-markierte Fettsäuren und Kohlenstoff-11-Acetat eingesetzt. Die Verbreitung dieser Untersuchungen ist wegen des vergleichsweise hohen Aufwands limitiert.

### Viabilitätsnachweis

Der Viabilitätsnachweis erfolgt mit $^{18}$F-markierter Fluorodesoxyglukose (FDG). FDG wird wie Glukose in die Zelle aufgenommen und zu FDG-6-Phosphat phosphoryliert. Die weitere Verstoffwechselung ist nicht möglich, so daß die FDG-Anreicherung im Myokard ein gutes Maß für die Stoffwechselaktivität darstellt.

Der FDG-PET kommt von allen Methoden (außer der Biopsie) die höchste Sensitivität im Nachweis vitalen Myokards zu. Die FDG-PET gilt als Goldener Standard bezüglich der nichtinvasiven Viabilitätsdiagnostik. Im Vergleich unterschätzt die $^{201}$TlCl-Myokard-Szintigraphie auch bei Applikation unter Ruhebedingungen und antianginöser Medikation das Ausmaß vitalen Myokards – insbesondere bei stark eingeschränkter linksventrikulärer Funktion.

Die Energieversorgung der Myozyten erfolgt in erster Linie über das Verbrennen von Fettsäuren.

Im nüchternen Zustand ist die FDG-Anreicherung im Myokard somit gering. Glukose wird nur unter Insulinstimulation aufgenommen. Daher erfolgen die Untersuchungen unter oraler Glukosebelastung oder nach Insulingabe. Im ischämischen Myokard erfolgt die Energieversorgung der Zelle unabhängig von der Insulinstimulation (auch) über den Glukosestoffwechsel. In Arealen von „stunned" oder „hibernating myocardium" findet eine FDG-Anreicherung statt, die sogar über das normale Maß hinausgehen kann.

**Apparative Ausstattung**

Die FDG-Untersuchungen erfolgen üblicherweise unter Einsatz eines „Vollring-Positronen-Emissionstomographen". Es werden jedoch auch zunehmend speziell ausgerüstete SPECT-Gammakameras für die FDG-Herzdiagnostik verwendet. Inwieweit die Ergebnisse, die mit der Vollring-PET gewonnen wurden, auf diese neuen Systeme übertragbar sind, kann gegenwärtig noch nicht beurteilt werden.

### 18.7.3 Radionuklidventrikulographie

Die Indikationen zur Radionuklidventrikulographie entsprechen denen des Belastungs-EKG und der Streßechokardiographie (s. Abschn. 18.4, 18.6). Die Radionuklidventrikulographie ermöglicht die globale und regionale Analyse der Auswurffraktion (Abb. 18-17) und über eine geeignete Kalibrierung auch die Bestimmung von absoluten Volumina.

Zusätzlich können noch eine Reihe weiterer Parameter wie maximale Füllungs- oder Entleerungsgeschwindigkeit und die Phasenbeziehung der Wandbewegung ausgewertet werden.

Die Radionuklidventrikulographie hat gegenüber der Echokardiographie und der angiographischen Ventrikulographie den Vorteil, daß sie untersucherunabhängig ist und somit sehr gut reproduzierbare Meßwerte liefert.

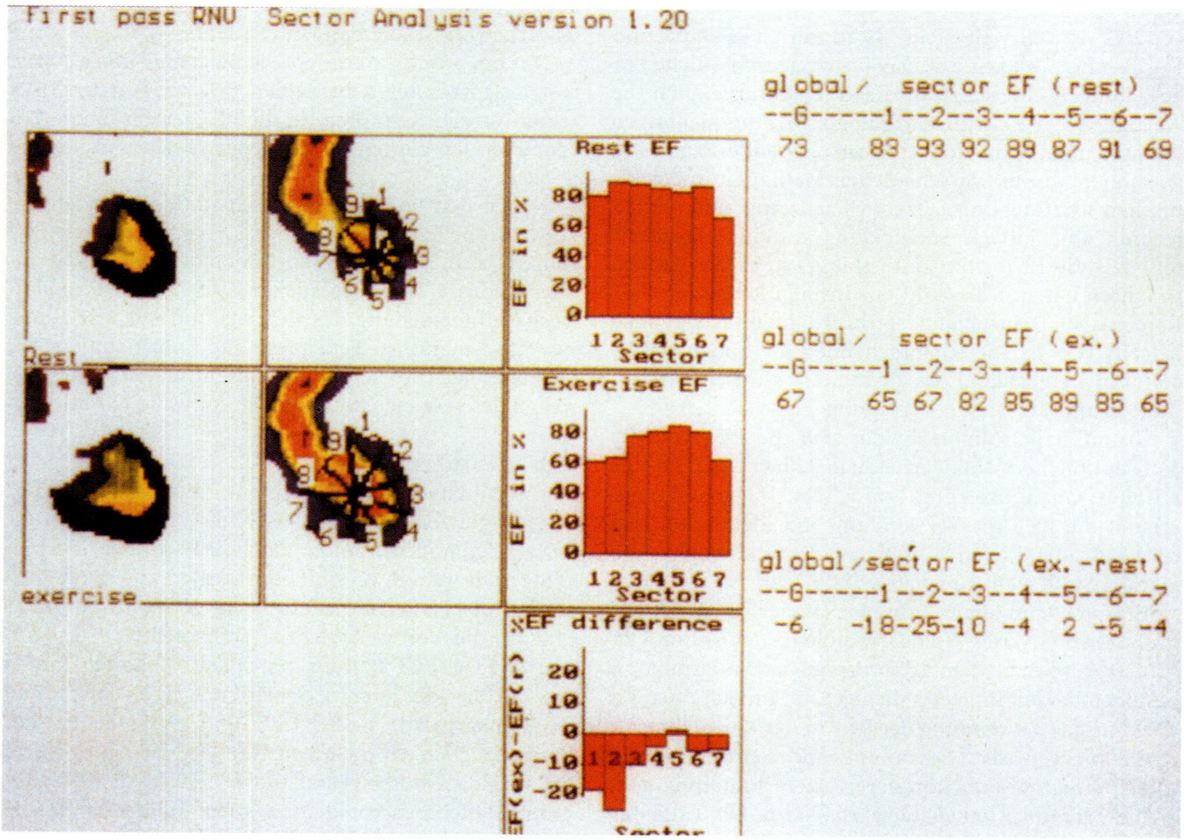


**Abb. 18-17.** First-pass-Ventrikulographie. 56jähriger Patient mit höhergradiger RIVA-Stenose. *Links* Regionale Auswurffraktion, *oben* für die Ruhe- und für die Belastungsuntersuchung; *farbige Säulen* segmentale Auswertung der Auswurffraktion; *rechts* globale und regionale Auswurffraktionen; signifikante Abnahme der regionalen Auswurffraktion; *unteres Säulendiagramm* Differenzen der segmentalen Auswurfleistungen; Abnahme der Auswurffraktion in allen Segmenten unter Belastung als Ausdruck einer belastungsinduzierten Ischämie

### Methodik

Die Radionuklidventrikulographie wird mit zwei verschiedenen Techniken durchgeführt: selten mit der First-pass-Technik, meist mit der Äquilibriumstechnik. Bei der First-pass-Untersuchung wird lediglich die erste Passage des Radiotracers durch den linken Ventrikel analysiert. Daher ist das Spektrum der möglichen Radiotracer weit. In Kombination mit der Myokardszintigraphie können die neuen Tc-markierbaren Radiopharmazeutika eingesetzt werden. Beide Untersuchungen erfolgen mit derselben Applikation.

Ein weiterer Vorteil der First-pass-Technik liegt darin, daß die Untersuchung lediglich ca. 10 s dauert. Die Belastungsuntersuchung kann damit unter konstanter und maximaler Belastung erfolgen.

Die Äquilibriumszintigraphie benutzt $^{99m}Tc$-markierte Erythrozyten (Hör et al. 1986).

Die Zeit der Datenakquisition kann sehr lang gewählt werden; dadurch wird eine hohe statistische Sicherheit erreicht. Außerdem können mit derselben Markierung Untersuchungen in Ruhe und bei unterschiedlichen Belastungsstufen erfolgen.

## 18.8 Diagnostische Herzkatheteruntersuchung und Koronarangiographie

! Die definitive Diagnose der koronaren Herzkrankheit, ihre präzise Lokalisation und ihr Ausmaß werden durch die Herzkatheteruntersuchung objektiviert, die als invasives Verfahren aber am Ende der diagnostischen Maßnahmen steht. Es müssen klare Indikationen vorliegen und wesentliche therapeutische Konsequenzen aus dem Ergebnis zu erwarten sein (s. Übersicht), sonst ist sie nicht indiziert.

### 18.8.1 Indikationen zur Herzkatheteruntersuchung

- *Bei bekannter koronarer Herzkrankheit:*
  - starke Angina pectoris trotz Medikation
  - nach Infarkt mit Beschwerden
  - nach Bypassoperation mit Beschwerden
  - nach PTCA
- *Bei Verdacht auf koronare Herzkrankheit:*
  - Angina pectoris bei geringer Belastung
  - instabile Angina pectoris
  - pathologisches Belastungs-EKG
  - stumme Ischämie im Langzeit-EKG
  - unklare thorakale Schmerzen
  - häufige Klinikeinweisung mit Infarktverdacht
  - auffallendes EKG besonders bei Risikopatienten (Busfahrer, Piloten)
  - maligne Herzrhythmusstörungen
  - Herzinsuffizienz unklarer Ätiologie
  - Verdacht auf Kardiomyopathie bei älteren Patienten
  - vor Vitienoperationen bei Patienten über 40 Jahre
- *Kontraindikationen (Cave!):*
  - Endstadien schwerer Grunderkrankungen
  - fehlende therapeutische Konsequenzen

### 18.8.2 Koronarangiographie

Die Katheteruntersuchung schließt die Druckmessung in Aorta und linkem Ventrikel ein. Auf die Katheterisierung des rechten Herzens kann verzichtet werden, wenn die Voruntersuchung einschließlich der Echokardiographie nichts Besonderes ergeben hat. Systematische Untersuchungen zeigen aber, daß bei bis zu 20% der Patienten nicht erwartete Druckerhöhungen im rechten Ventrikel oder im Pulmonalkreislauf gefunden werden (Hill et al. 1990).

#### Einschwemmkatheteruntersuchung

Gelegentlich werden isoliert venöse Einschwemmkatheteruntersuchungen mit und ohne ergometrische Belastung zur Funktionsbestimmung des Herzens vorgenommen. Die dabei gewonnenen Hinweise auf einen gesteigerten linksventrikulären enddiastolischen Druck sind prognostisch nicht aussagekräftiger als das Belastungs-EKG und das Belastungsechokardiogramm.

#### Selektive linksventrikuläre Angiographie

Die selektive linksventrikuläre (LV-)Angiographie, möglichst simultan in 2 Ebenen, gibt Informationen über die Herzgröße, die globale und die regionale Wandbewegung und den Funktionszustand der Aorten- und der Mitralklappe. Um Interpretationsprobleme der Kammerfunktion und des linksventrikulären Drucks zu vermeiden, geht die LV-Angiographie in der Regel der Koronarographie voraus. Über eine Injektionspumpe (Injektionsgeschwindigkeit 12–15 ml/s) werden 25–40 ml eines jodhaltigen Kontrastmittels injiziert.

Die Angiogramme des linken Ventrikels und der Koronarien wurden früher auf Röntgenfilme, heute in der Regel in digitaler Form aufgezeichnet.

Bei einem normalen linken Ventrikel beträgt der enddiastolische Volumenindex 75–100 ml/m², der endsystolische Volumenindex 25–45 ml/m², der Schlagvolumenindex 40–70 ml/m² und die Auswurffraktion 55–65%. Die Ventrikelkontur wird zur Analyse der lokalen Kontraktionsstörung in Segmente eingeteilt (Abb. 18-18). Hypokinetische, akinetische und dyskinetische Areale können ebenso wie echte und falsche Aneurysmata exakt diagnostiziert und quantifiziert werden. Unter Belastungsbedingungen (Ergometer, pharmakologisch, Elektrostimulation) können Funktionsstörungen demaskiert werden.

#### Bestimmung des Laktats und der Flußreserve

Diese Untersuchungen werden nicht routinemäßig sondern nur bei bestimmten Fragestellungen durchgeführt. Ein pathologischer myokardialer Metabolismus kann durch Bestimmung des Laktats im arteriellen und venösen System sowie im Koronarvenensinus erkannt werden. Die Untersuchungen werden in Ruhe und nach Provokation mit Isoproterenol oder Elektrostimulation

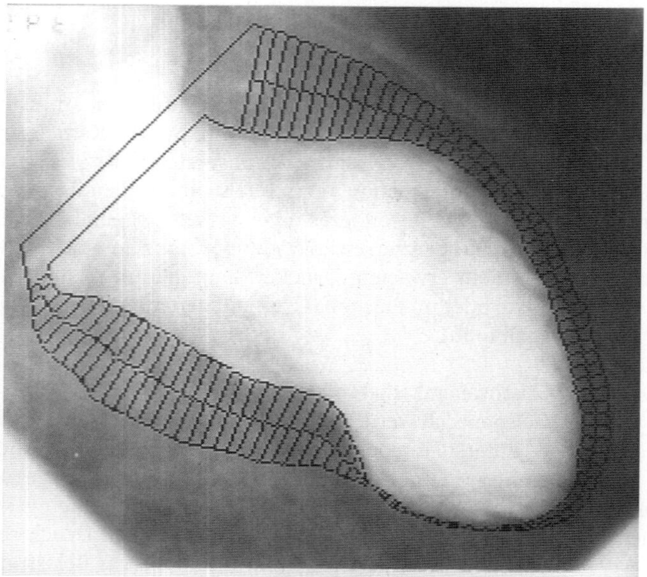

a

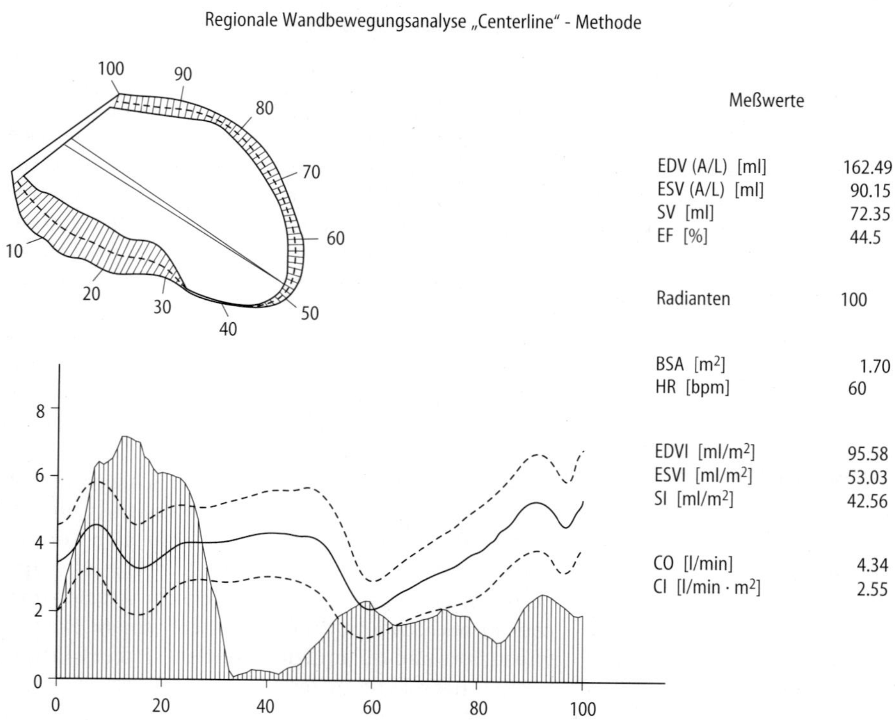


b

**Abb. 18-18a,b.** Lävogramm nach großem Vorderwandinfarkt. Ausgedehnte Hypokinesie der Vorderwand, Akinesie der Herzspitze mit Ausdehnung auf die apikale Hinterwand; kompensatorisch Hyperkinesie von Hinterwand und basaler Vorderwand; nach Vorgabe der Ventrikelkontur semiautomatische Berechnung der regionalen Verkürzungsfraktion von 100 Radianten (Sheehan-Methode). **b** Graphische Ergebnisübersicht: Wandbewegungsstörungen im Vergleich zum Normalkollektiv

durchgeführt. Die koronare Flußreserve ist der Quotient aus maximalem Fluß und Ruhefluß. Sie kann durch Fremdgasmethoden, Thermodilution, Dopplertipkatheter und PET bestimmt werden. Bei „small-vessel-disease" und Syndrom-X mit normalem Koronarogramm ergeben sich daraus wichtige Informationen.

Eine Flußreserve unterhalb von 2,5 gilt als pathologisch.

## Selektive Koronarangiographie

Die selektive Koronarographie über die A. brachialis wurde von M. Sones (1962), die über die perkutane Punktion der Femoralarterie von M. Judkins (1967) eingeführt. Per Hand, seltener durch Injektor, werden je nach Gefäßgröße 3–10 ml Konstrastmittel in den Abgangsteil der Koronararterie injiziert. Die rechte Herzkranzarterie wird meist in 2–3, die linke in 4–6 verschiedenen Projektionsrichungen aufgezeichnet.

Die Herzkranzarterien werden in ihrem Gesamtverlauf auf Lumenveränderungen und deren Lokalisation, Ausmaß, Länge, Konfiguration sowie auf das Vorhandensein von Thromben und Kollateralen untersucht. Das Auflösungsvermögen der Röntgenanlagen liegt z. Z. bei etwa 0,1 mm. Neben der Lokalisation der Stenose ist von Bedeutung, ob es sich um einen Rechts- oder Linksversorgungstyp mit dominanter rechter bzw. linksumschlingender Kranzarterie handelt (Grossman u. Baim 1991).

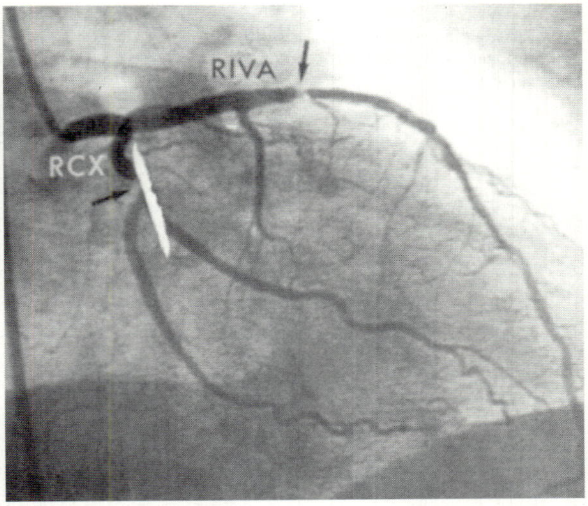


**Abb. 18-19.** Angiogramm des linken Herzkranzsystems. Isolierte, konzentrische Stenosen im Ramus interventricularis anterior (*RIVA*) und im Ramus circumflexus (*RCX*)

## Befunde der Koronarangiographie

Die koronare Herzkrankheit manifestiert sich in der Frühphase mit isolierten, oft sanduhrförmigen Stenosen an bestimmten Prädilektionsstellen des Koronararteriensystems (Abb. 18-19). Die Lokalisationsbeschreibung nach numerisch definierten Segmenten hat sich für die Dokumentation und für die Verständigung zwischen Kardiologen und Kardiochirurgen bewährt (Abb. 18-20; AHA-Committee-Report 1975). Die Stenosen können semiautomatisch quantitativ vermessen werden (Abb. 18-21).

Ein hohes Risiko ist mit proximalen Stenosen der rechten Kranzarterie im Segment 1, des Ramus interventricularis anterior im Segment 6 und des Ramus circumflexus im Segment 11 verbunden. Die ungünstigsten Formen sind die Hauptstammstenose im Segment 5 (Abb. 18-22) und das Hauptstammäquivalent mit Veränderungen sowohl proximal im Segment 6 als auch im Segment 11. Hauptstammverschlüsse sind fast immer tödlich und werden nur selten bei akutem Infarkt angiographisch diagnostiziert (Spieker et al. 1994).

Bei älteren Patienten mit langjähriger Angina-pectoris-Anamnese, bei Diabetikern und bei Hypertonikern findet man oft diffuse, hochgradige Veränderungen in allen 3 großen Gefäßen. Das distale Stromgebiet verschlossener Arterien kann über ausgeprägte Kollateralen gut perfundiert sein (Abb. 18-23).

Kurze Gefäßsegmente, v. a. solche des Ramus interventricularis anterior, können unter Muskelbündeln („Muskelbrücke“) verlaufen und v. a. systolisch komprimiert werden. Sie sind selten hämodynamisch wirksam oder operationswürdig.

### Kongenitale koronare Anomalien

Kongenitale koronare Anomalien können von erheblicher hämodynamischer Bedeutung, aber auch harmlos sein (Grossman u. Baim 1991). Koronararterienfisteln, oft aus der rechten Kranzarterie, drainieren das Blut in den rechten Ventrikel oder in die Pulmonalarterie, seltener in den linken Ventrikel oder in die V. cava superior. Der Abgang der linken Koronararterie aus der Pulmonalarterie kann schon bei Kindern zu einem schweren Krankheitsbild und zum plötzlichen Herztod führen (Bland-White-Garland-Syndrom; Levin et al. 1978).

**Abb. 18-20a, b.** Segmentale Einteilung der Koronararterien durch die „American Heart Association“ (1975). **a** RCA Rechte Koronararterie: RIVP R. interventricularis posterior. **b** Linke Koronararterie: *RIVA* R. interventricularis anterior, *RD1* R. diagonalis 1, *RD2* R. diagonalis 2, *RCX* R. circumflexus, *SN* Sinusknotenarterie, *RMS* R. marginalis, *RAS* R. atrialis sinister, *RPLS* R. posterolateralis, *RIVP* R. interventricularis posterior

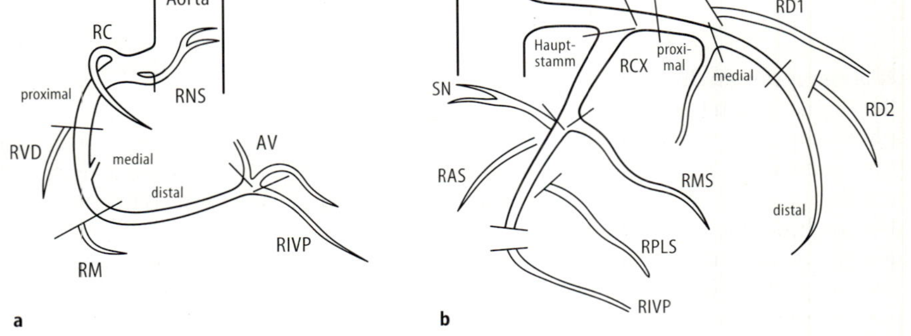

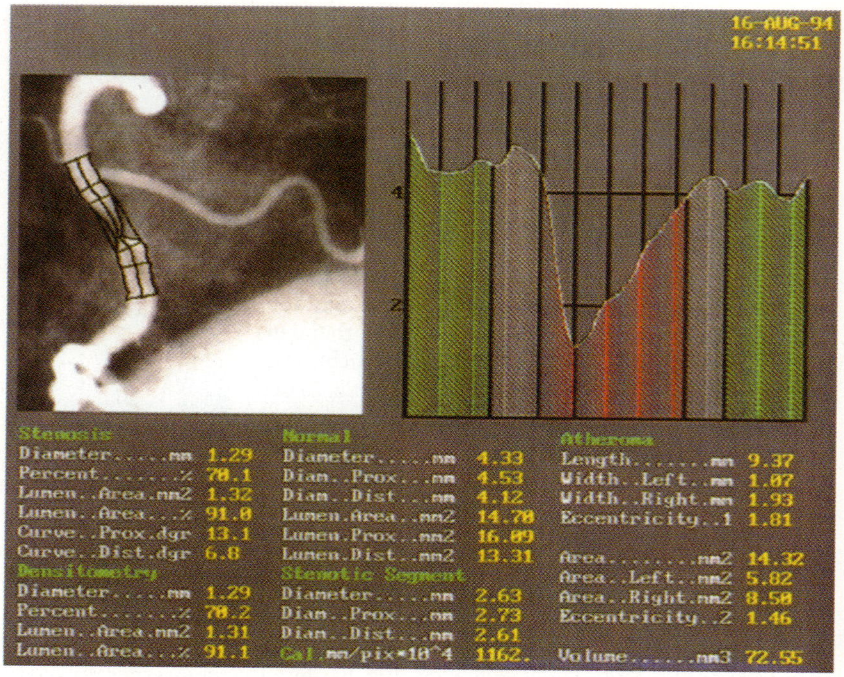


**Abb. 18-21.** Semiautomatische Vermessung einer höhergradigen Stenose der rechten Koronararterie

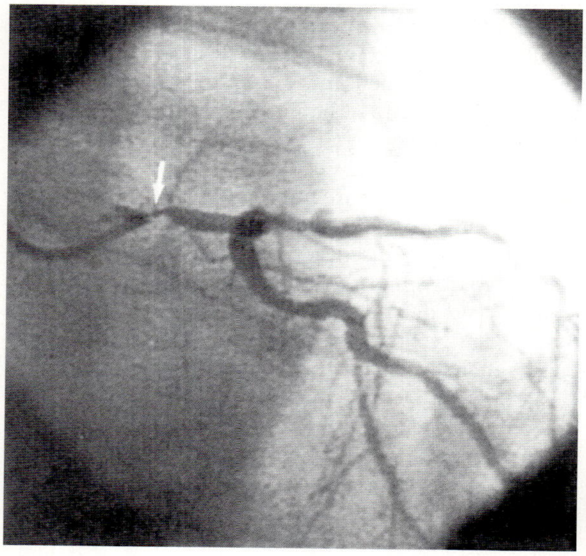

**Abb. 18-22.** Filiforme Ostiumstenose des linken Hauptstamms (*Pfeil*)

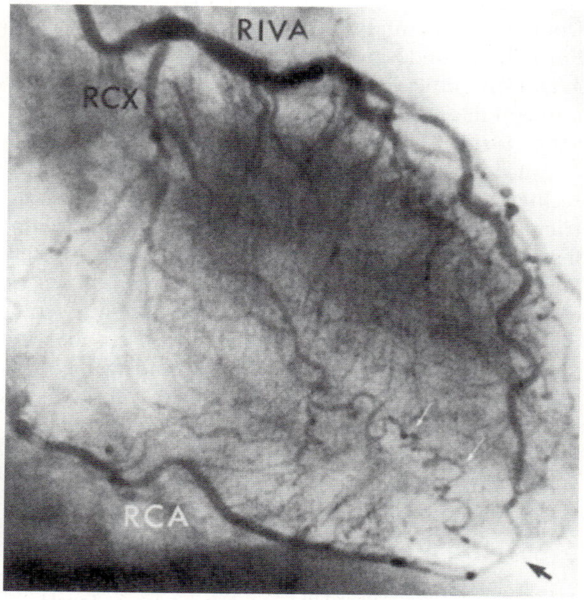


**Abb. 18-23.** Angiogramm des linken Herzkranzsystems. Kollateralen von RIVA und RCX zur RCA; retrograde vollständige Füllung bis zur Verschlußstelle

## Abgangsanomalien

Bei Erwachsenen findet man bei ca. 1% der Koronarographien Abgangsanomalien (Abb. 18-24; Click et al. 1989). Am häufigsten ist der anormale Abgang des Ramus circumflexus aus dem rechten Koronarsinus. Er läuft um den nichtkoronaren Sinus dorsal zur Atrioventrikulargrube. Der Abgang des Ramus interventricularis anterior vom rechten Koronarsinus oder das Vorhandensein nur einer einzigen Kranzarterie ist selten. Plötzliche Todesfälle unter Belastung kommen vor, wenn die linke Kranzarterie zwischen Aorta und rechtsventrikulärem Ausflußtrakt verläuft (Roberts 1986).

## Venenbypässe

Die Angiographie von Venenbypässen kann schwierig sein, wenn vom Chirurgen keine Markierungsclips ge-

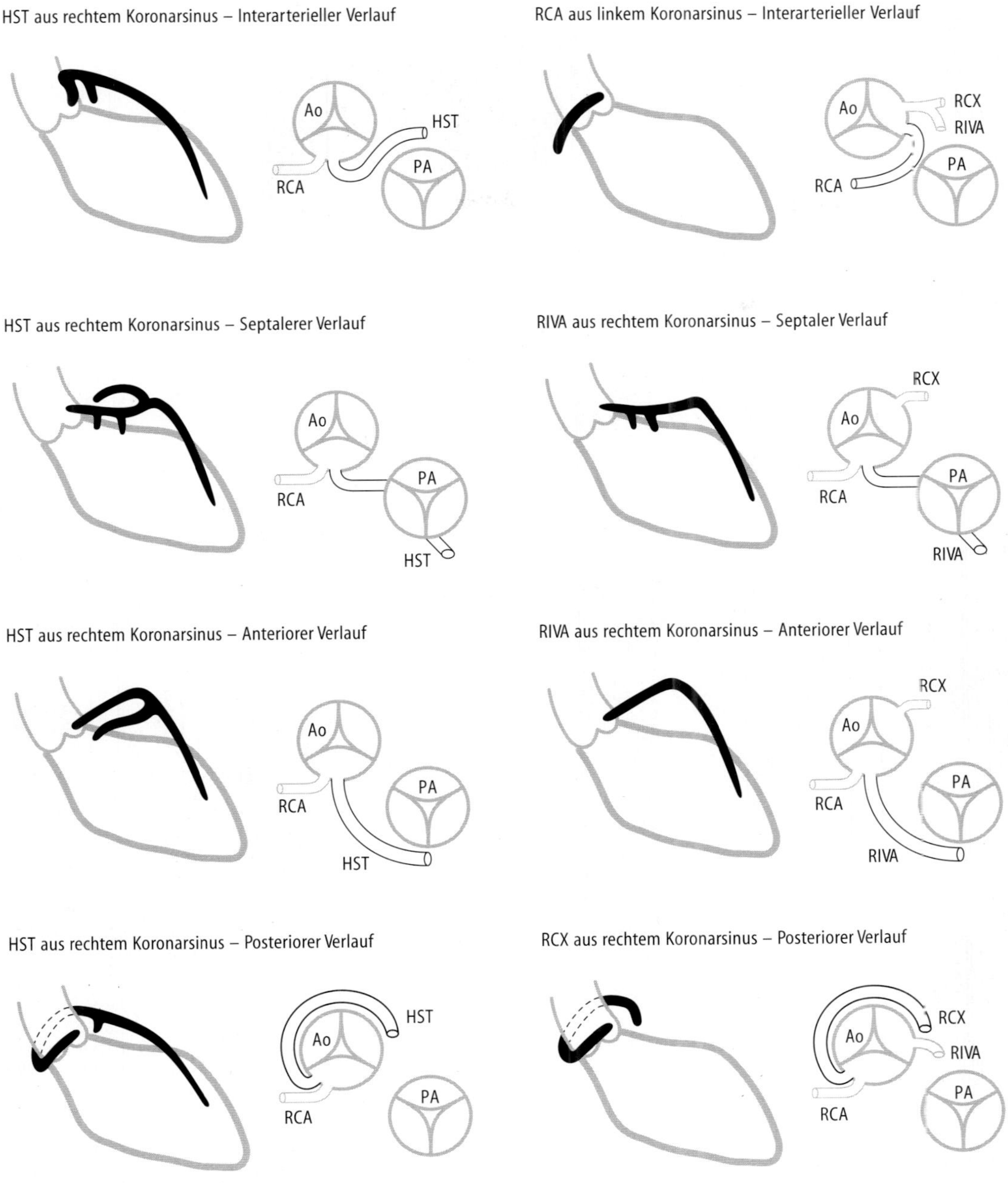


**Abb. 18-24.** Schematische Übersicht der häufigsten Abgangsanomalien der Koronararterien. *Ao* Aorta, *PA* Pulmonalarterie, *HST* linker Hauptstamm, *RIVA* R. interventricularis anterior, *RCX* R. circumflexus, *RCA* rechte Koronararterie

setzt wurden. Der Bypass auf die rechte Kranzarterie ist in der Regel der Aortenklappe am nächsten und entspringt rechts anterolateral; der zum Ramus interventricularis anterior folgt anterior darüber, während der zum Ramus circumflexus am weitesten kranial und links-anterior angenäht wird. Die A. thoracica interna kann mit dem rechten Koronararterienkatheter nach Judkins oder mit einem Spezialkatheter dargestellt werden (Abb. 18-25). Von Interesse sind für den Bypass die aortale und die distale Nahtstelle sowie der Gefäßkorpus. Bei Bypassverschlüssen sieht man häufig noch einen kleinen Gefäßstumpf an der aortalen Insertionsstelle.

Wenn die Bypässe nicht selektiv dargestellt werden können, kann ein Aortogramm in zwei Ebenen mit einer genügenden Kontrastmenge (40–50 ml, 15–16 ml/s) notwendig werden.

**Abb. 18-25.** Selektive Darstellung der linken A. thoracica interna (*IMA*) mit speziell anguliertem Katheter (*K*); septenartige Stenosierung mit Flußverzögerung

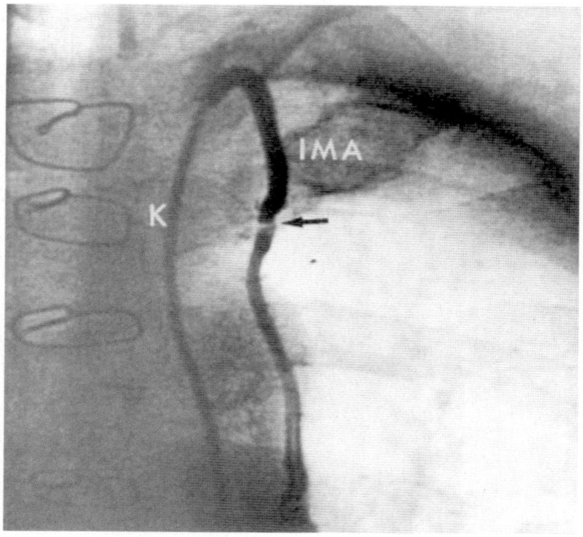


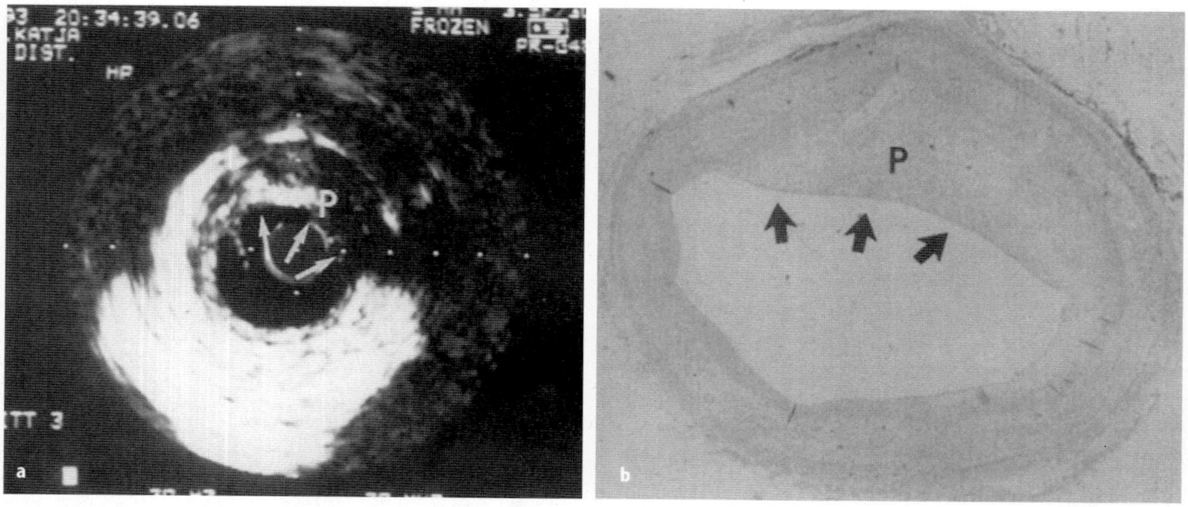


**Abb. 18-26a,b.** Intravaskuläre Ultraschallaufnahme einer Koronararterie in vitro. **b** Histologischer Schnitt der Koronararterie im gleichen Bereich; *P* arteriosklerotische Plaque. Exzentrische Plaquebildung sonographisch in gleicher Ausdehnung erkannt. Normale Arterienwandtextur sonographisch dreischichtig dargestellt

## 18.8.3 Intravaskulärer Ultraschall

Während das Koronarogramm über das Kontrastmittel nur eine silhouettenartige Bildgebung („Lumenogramm“) zeigt, erlaubt die intravaskuläre Ultraschalluntersuchung eine Beurteilung der Lumenquerschnittsfläche sowie der Strukturen von Intima und Media (Abb. 18-26).

Über einen Führungskatheter im Koronarostium wird ein Draht vorgebracht, über den der Ultraschallkatheter gleitet. Anhand der vom Schallkopf an der Katheterspitze gesendeten und empfangenen Ultraschallsignale kann man Intima, Media und Adventitia abgrenzen, den Aufbau der atherosklerotischen Veränderungen analysieren und den Stenosegrad feststellen (Roelandt et al. 1994).

Weiche cholesterinhaltige, fibröse und thrombotische Partien sind ebenso zu differenzieren wie verkalkte Partien. Dissektionen, Verengungen und aneurysmaähnliche Erweiterungen sind exakt zu erkennen und den anatomischen Segmenten zuzuordnen.

Mit Computerunterstützung kann man aus den Querschnittsbildern die Koronararterien dreidimensional rekonstruieren (Abb. 18-27). Bei angiographisch normal erscheinenden Herzkranzarterien findet man im intravaskulären Ultraschall oft flache Atherome als Frühmanifestationen der Atherosklerose („fatty streaks“).

Die Schalluntersuchungen haben einen besonderen Stellenwert bei der Beurteilung von intrakoronaren Maßnahmen wie Ballondilatation, Atherektomie, Rotabla-

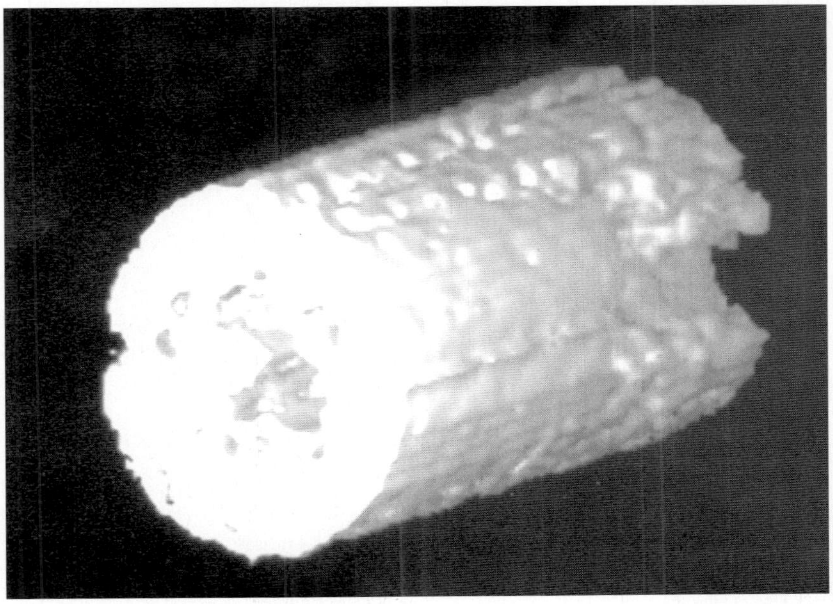

**Abb. 18-27.** Dreidimensionale Gefäßrekonstruktion aus Sequenzen von intravaskulären Ultraschallbildern. An der Schnittfläche unregelmäßig konfigurierte Stenosierung des Gefäßes erkennbar

tion, Laserbehandlung und Stentimplantation (s. Abschn. 19.4).

Dissektionen und Thromben sind, ebenso wie Gefäßabgänge, gut zu erkennen. Neue Techniken ermöglichen eine dreidimensionale Rekonstruktion der Koronararterien aus den intravaskulären Ultraschallbildern (Roelandt et al. 1994). Eine vollständige Beurteilung des gesamten Gefäßbaums ist nicht möglich. Die Ultraschalltechnik ergänzt die Koronarographie, ersetzt sie aber nicht. Die Koronaroskopie hat nicht die an sie gestellten Erwartungen erfüllt. Sie ist technisch aufwendig und auf das Lumen der proximalen Gefäßsegmente beschränkt.

### 18.8.4 Risiken von Herzkatheteruntersuchungen

Das Risiko einer schweren Komplikation wie Infarkt oder Tod im Rahmen einer Herzkatheteruntersuchung ist gering und liegt bei erfahrenen Untersuchern je nach Schweregrad der Erkrankung unter 0,1%. Dennoch muß die Indikation sorgfältig, wenn nötig aber zügig gestellt werden.

Eine Koronarographie ist unnötig, wenn von vornherein erkennbar ist, daß sich aus dem Ergebnis keine Konsequenzen ergeben, z. B. bei inoperablen oder operationsunwilligen Patienten. !

Ein hohes kalendarisches Lebensalter ist keine Kontraindikation. An den Untersucher, sein Team und an die Ausrüstung werden strenge Anforderungen gestellt, die in nationalen und internationalen Richtlinien eindeutig definiert worden sind (Guidelines for coronary angiography 1987; American Heart Association 1991; Richtlinien zur Einrichtung und zum Betreiben von Herzkatheterräumen 1994).

# Kapitel 19

# Therapie der stabilen und instabilen Angina pectoris

19

J. Meyer, A. Bokisch, H. Darius, G. Heusch, W. Hort, S. Mohr-Kahaly, H.J. Rupprecht, T. Voigtländer



Bei der medikamentösen Therapie der Angina pectoris ist die klinische Differenzierung in stabile und instabile Angina entscheidend für die Wahl der therapeutischen Strategie. Grund dafür sind die unterschiedlichen pathophysiologischen Mechanismen, die auf der einen Seite der stabilen und auf der anderen Seite der instabilen Angina und dem akuten Infarkt zugrunde liegen.

Zusätzlich verlangt die wesentlich schlechtere Prognose der instabilen Angina ein aggressives Vorgehen und rechtfertigt die Akzeptanz größerer Risiken sowohl bei der medikamentösen Behandlung als auch bei der invasiven Diagnostik und Therapie (Braunwald et al. 1994).

## 19.1 Allgemeine Maßnahmen

Die Grundlage der Therapie bei stabiler Angina ist, die Progredienz der zugrundeliegenden Atherosklerose zu verzögern oder zu verhindern und im akuten Anfall das Mißverhältnis zwischen $O_2$-Bedarf und $O_2$-Bereitstellung auszugleichen. Die Korrektur der vorliegenden koronaren Risikofaktoren sollte am Anfang der Therapie stehen (s. Abschn. 17.6). Neben der langfristigen Beeinflussung der Risikofaktoren sind Veränderungen des Lebensstils in Betracht zu ziehen. Die Patienten sollten Situationen vermeiden, die pektanginöse Beschwerden auslösen können wie Aufenthalte in engen, überfüllten Räumen, Einnahme großer Mahlzeiten, Exposition gegen kalte, heiße oder feuchte Luft und Aufenthalte in großen Höhen mit verringertem $O_2$-Gehalt. Die körperliche Aktivität einschließlich sportlicher und sexueller Betätigung sollte so eingerichtet werden, daß die Anginaschwelle nicht überschritten wird.

Untersuchungen haben gezeigt, daß bei regelmäßiger körperlicher Belastung in der Größenordnung von 40% der anaeroben Schwelle die Leistungsfähigkeit deutlich besser wird, die Mitochondriendichte der Skelettmuskulatur zunimmt, die Lactatproduktion bei Belastung sinkt, und bei einigen Patienten auch die antianginöse Medikation deutlich reduziert werden kann. Die Frequenz und die Zeitpunkte der Medikamenteneinnahme können im Hinblick auf regelmäßig oder einmalig auftretende aber vorhersehbare Belastungen ausgerichtet werden. Bei Patienten mit Neigung zu stark emotionalen Reaktionen können sedierende Medikamente angebracht sein.

Von der Europäischen Gesellschaft für Kardiologie wurden Leitlinien für die Einteilung, Diagnostik und Therapie der stabilen Angina pectoris entworfen und publiziert, die sowohl die medikamentöse als auch die invasive Therapie und die Indikationsstellung für invasive Maßnahmen betreffen (Task Force of the European Society of Cardiology 1997).

## 19.2 Medikamentöse Therapie der stabilen Angina pectoris

Die medikamentöse Therapie der stabilen Angina pectoris hat 2 Ziele: das Mißverhältnis zwischen $O_2$-Angebot und -verbrauch durch hämodynamisch wirksame Substanzen zu korrigieren und die Entstehung eines okkludierenden Thrombus im Bereich der atherosklerotischen Plaques zu verhindern. Die Prävention der Thrombusbildung wird in der Langzeittherapie im wesentlichen durch Thrombozytenaggregationshemmer bewirkt, die Prävention einer Plaqueprogression und einer Ruptur erfolgt durch Beeinflussung des Lipidstoffwechsels mittels CSE-Hemmern.

### 19.2.1 Nitrovasodilatatoren

Die ersten Berichte über die Wirkung der Nitrate zur symptomatischen Therapie der koronaren Herzkrankheit stammen aus dem Jahr 1867. Unter der Bezeichnung Nitrovasodilatatoren werden chemisch verschiedene Substanzen wie Glyceryltrinitrat (Nitroglyzerin), die Sorbitzucker Isosorbitdinitrat, Isosorbit-2′-mononitrat und Isosorbit-5′-mononitrat, Natriumnitroprussid, das Molsidomin und das Pentaerythrityltetranitrat zusammengefaßt.

#### Zelluläre Wirkungen

Die vasodilatierende Wirkung der Nitrate wird vermittelt über eine Erhöhung des intrazellulären Spiegels an zyklischem Guanosinmonophosphat (cGMP) der glatten Muskelzellen (Tabelle 19-1; Ignarro et al. 1981). Erst die Entdeckung des EDRF („endothelium derived relaxing factor"; Furchgott u. Zawadski 1980) und die Identifizierung dieses endogenen, von Endothelzellen freigesetzten Mediators als Stickoxid (NO) oder NO-haltige Verbindung (Palmer et al. 1987) führte zu der Erkenntnis, daß Nitrovasodilatatoren über die Freisetzung von NO-Molekülen und die Stimulation der löslichen Guanylatzyklase zur Vasodilatation führen.

Gleichzeitig konnten durch die Entdeckung und Identifizierung des EDRF auch die Rolle der Endothelzellen bei der Regulation des Gefäßtonus, der flußabhängigen Regulation der Gefäßweite sowie der Mechanismus der Thromboresistenz der Gefäße erklärt werden (Moncada et al. 1991).

Den Thiolgruppen wird eine Rolle bei der enzymatischen Freisetzung von NO und der Nitrattoleranz zugeschrieben, die sowohl experimentell als auch klinisch bei längerdauernder Exposition gegen höhere Konzentrationen von Nitraten beobachtet wird (Winniford et al. 1986). SH-Gruppendonatoren wie das N-Acetylcystein können die relaxierende Wirkung der Nitrate verstärken und eine Nitrattoleranz teilweise durchbrechen (May et al. 1987).

Dabei gibt es entscheidende Unterschiede zwischen den einzelnen Nitrovasodilatatoren. Glyceryltrinitrat, Isosorbitmono- und Isosorbitdinitrat benötigen einen Metabolisierungsschritt, um NO freisetzen zu können und unterliegen vermutlich im Zusammenhang mit dieser Metabolisierung einer Toleranzentwicklung. Im Gegensatz dazu können die Nitrovasodilatatoren Natriumnitroprussid und Molsidomin NO spontan freisetzen. Für diese beiden Verbindungen gibt es keine überzeugenden klinischen Hinweise auf eine Toleranzentwicklung.

#### Hämodynamische Wirkungen

Die vasodilatierende Wirkung der Nitroverbindungen betrifft sowohl den arteriellen Schenkel einschließlich der Koronargefäße als auch den venösen Schenkel des Kreislaufs. Dabei ist die Präferenz des Wirkorts von der Körperlage abhängig. Im Stehen ist die Verminderung des venösen Rückstroms durch Dilatation der großen Kapazitätsgefäße (venöses Pooling) deutlich ausgeprägter als im Liegen. Der antianginöse Effekt der Nitroverbindungen ist daher im Sitzen und Stehen ausgeprägter als bei Flachlagerung.

Durch die Verminderung des venösen Rückstroms kommt es zur Abnahme der enddiastolischen Ventrikeldrücke und -volumina, dadurch bedingt zur verminderten myokardialen Wandspannung und zur Reduktion des $O_2$-Verbrauchs. Durch die verminderte myokardiale Wandspannung nimmt die diastolische subendokardiale Perfusion bei gleichzeitiger Dilatation der epikardialen Koronargefäße zu. Beides resultiert in einer verbesserten $O_2$-Bereitstellung. Da die meisten Koronarstenosen nicht komplett zirkulär sondern exzentrisch sind und Teile der Zirkumferenz aus dilatationsfähigen glatten Muskelzellen bestehen, werden auch die meisten stenotischen Segmente dilatiert.

Ein Stealphänomen, d. h. die Zunahme der Perfusion im Gebiet gesunder Gefäße zulasten der Perfusion poststenotischer Gefäßbezirke, kommt bei Nitraten anschei-

**Tabelle 19-1.** Klinisch verwendete Nitrovasodilatatoren und ihre pharmakokinetischen Eigenschaften

| Substanz | Mittlere Einzeldosis | Wirkungseintritt | Wirkungsdauer |
|---|---|---|---|
| Amylnitrat | 0,1–0,3 ml | 10–15 s | 5–10 min |
| Nitroglyzerin | 0,2–0,8 mg | 1–2 min | 30–60 min |
| Isosorbitdinitrat | 5–40 mg | 30 min | 2–4 h |
| Isosorbit-5-mononitrat | 20 mg | 30–60 min | 6–8 h |
| Molsidomin | 2–6 mg | 30 min | 2–4 h |

nend nicht vor, da der poststenotische Widerstand stärker abnimmt als der Widerstand in Gefäßen ohne Koronarstenosen (Brown et al. 1981).

Tierexperimentelle Befunde sprechen außerdem dafür, daß ein Teil des antianginösen Effekts von Nitroverbindungen durch eine Verbesserung der Kollateralperfusion bedingt ist (Cohen et al. 1973).

#### Klinische Anwendung

Die Nitrovasodilatatoren werden klinisch v. a. für die symptomatische Therapie der koronaren Herzkrankheit und zur Prävention von pektanginösen Attacken eingesetzt (Parker et al. 1998). Vor allem Nitroglyzerin wird in Form von Sprays oder Zerbeißkapseln zur Prophylaxe kurz vor körperlichen Anstrengungen, die erfahrungsgemäß Angina auslösen, oder bei spontanen Anfällen eingenommen. Aufgrund der Resorption über die Mundschleimhaut wird die Metabolisierung in der Leber umgangen und ein wirksamer Nitroglyzerinplasmaspiegel rasch aufgebaut, der für 30–60 min einen antianginösen Schutz bietet. Ist die einmalige Einnahme erfolglos, so wird die Wiederholung in 5minütigen Intervallen bis zu einer Maximaldosis von 1,2 mg empfohlen.

Für die Langzeittherapie werden Sorbitzuckernitrate oder Molsidomin gegeben (Tabelle 19-1). Das Isosorbitdinitrat (ISDN) wird hepatisch zu Isosorbit-2'- und Isosorbit-5'-mononitrat (5-ISMN) umgewandelt. Die Halbwertszeit des 5-ISMN ist dabei deutlich länger als die der Muttersubstanz, so daß wesentlich höhere 5-ISMN-Plasmaspiegel auftreten. Daher wurde das 5-ISMN auch als Monosubstanz mit kompletter Bioverfügbarkeit eingeführt. Eine hepatische Metabolisierung findet nicht statt. 5-ISMN hat eine Halbwertszeit von 4–6 h, so daß der antianginöse Schutz für ca. 8 h erhalten bleibt.

Das Problem der auftretenden Nitrattoleranz bei mehrtägiger Therapie mit höheren Dosen von ISDN oder 5-ISMN wird durch Einnahme am Morgen und am frühen Nachmittag und einem nitratfreien Intervall am Abend und in der Nacht zu umgehen versucht. Alternativ kann auch Molsidomin (3–4 Tbl. in retardierter Form) gegeben werden, wodurch ein 24stündiger antianginöser Schutz ohne das Risiko der Nitrattoleranz bestehen bleibt.

Neben der überzeugenden klinischen Wirksamkeit der Nitrovasodilatatoren ist der antiischämische Effekt in zahlreichen kleineren Studien anhand von ischämietypischen Veränderungen im EKG bei Belastung überzeugend nachgewiesen worden. Trotz der weitverbreiteten Anwendung konnte bisher kein Einfluß der Nitrovasodilatatoren auf die Prognose von Patienten mit stabiler oder instabiler Angina pectoris hinsichtlich der Verhinderung von Myokardinfarkten oder kardial bedingten Todesfällen gezeigt werden.

Bei der instabilen Angina pectoris, beim akuten Myokardinfarkt oder bei akuter Herzinsuffizienz werden Nitrovasodilatatoren intravenös verabreicht (Tabelle 19-1). Wegen der hervorragenden Steuerbarkeit der hämodynamischen Wirkung werden dabei bevorzugt Nitroglyzerin oder Natriumnitroprussid verwendet.

Bei der klinischen Anwendung der Nitrovasodilatatoren sollte die Neigung der Nitrate, an Plastikartikel zu binden, berücksichtigt werden. Durch eine solche unspezifische Absorption kann die effektive, den Patienten erreichende Medikamentenmenge wesentlich von der errechneten Dosierung abweichen.

#### Nebenwirkungen

Die unerwünschten Begleiterscheinungen der Nitrovasodilatatoren sind im wesentlichen durch die Gefäßrelaxation bedingt. Es treten häufig Kopfschmerzen, Gesichtsrötung, Hitzegefühl und Blutdruckabsenkungen auf. Ausgeprägte Hypotonien sind sehr selten. Sie beruhen oft auf Einnahmefehlern, können aber Anlaß für sog. Nitratsynkopen sein. Insbesondere bei bestehender Hypovolämie und akutem Myokardinfarkt mit reduzierter Kontraktionsfunktion ist die Sensitivität für die vasodilatierende Wirkung der Nitrate erhöht.

Bei höheren Dosen kann es zu einer Abnahme der arteriellen $O_2$-Sättigung kommen, da der Euler-Liljestrand-Reflex aufgehoben wird und minderventilierte Lungenabschnitte nicht mehr von der Perfusion ausgeschlossen werden. Das Auftreten einer ausgeprägten Methämoglobinämie ist sehr selten und nur bei extrem hohen Nitratdosen zu erwarten.

Eine besonders in der Laienpresse stark beachtete Nebenwirkung der Nitrate ist im Zusammenhang mit dem neu eingeführten Silfenadil zu beachten. Silfenadil wird dabei zur Therapie der erektilen Dysfunktion, insbesondere bei Diabetikern mit vegetativer Neuropathie eingesetzt. Allerdings ist der Gebrauch auch bei anderen Patientenkollektiven ohne strenge medizinische Indikation sehr weit verbreitet. Silfenadil wirkt als Phosphodiesterasehemmer und verhindert den Abbau des cGMP. Dadurch wird der cGMP steigernde Effekt der Nitrate im Zusammenhang mit der Guanylatcyclaseaktivierung verstärkt, so daß es zu protrahierten Blutdruckabfällen kommen kann, die bei kardial vorgeschädigten Patienten zu Todesfällen geführt haben.

Von der gleichzeitigen Einnahme von Nitraten und Silfenadil ist dringend abzuraten, ebenso wie von der Verwendung von Nitrosprays zur Anfallstherapie bei Patienten unter Silfenadileinfluß. CAVE

### 19.2.2 β-Rezeptorenblocker

#### Wirkungsmechanismus und Substanzcharakteristika

Die klinisch verwendeten β-Rezeptorenblocker sind von der chemischen Struktur her dem Isoproterenol verwandt. Sie hemmen die Wirkung zirkulierender und neuronal freigesetzter Katecholamine an den β-adrenergen Rezeptoren. Eine Stimulation der $\beta_1$-adrenergen Rezeptoren des Herzens führt zum Anstieg der Herzfre-

**Tabelle 19-2.** Pharmakologische Daten von $\beta$-Rezeptorenblockern, die zur Therapie der KHK eingesetzt werden[a]

| Substanz | Acebutolol | Atenolol | Carvedilol[b] | Esmolol | Metoprolol | Pindolol | Propranolol | Sotalol |
|---|---|---|---|---|---|---|---|---|
| Tägliche Erhaltungsdosis | 200–1200 mg/dl | 50–400 mg/Tag | 25–100 mg/Tag | ≤ 200 µg/kg/min | 50–200 mg/Tag | 5–30 mg/Tag | 80–320 mg/Tag | 80–320 mg/Tag |
| i.v.-Dosis | 12,5–100 mg/Tag | – | – | – | 5–20 mg/Tag | 1–2 mg/Tag | 10 mg/Tag[d] mg/Tag | – |
| Absorption | 70% | 50% | ~ 90% | – | > 95% | > 90% | 90 % | – |
| Bioverfügbarkeit (% der Einzeldosis) | 50 | 40 | 25 | – | 50 | 90 | 30 | – |
| Halbwertszeit (h) | 3–4[c] | 6–9 | 7 | – | 3–4 | 3–4 | 3–6 | – |
| $\beta_1$-Spezifität | + | + | – | – | + | – | – | – |
| ISA | + | – | – | – | – | + | – | – |

[a] Timolol ist in Deutschland nur in Form von Augentropfen verfügbar.
[b] In Deutschland nur für die Therapie der arteriellen Hypertonie zugelassen.
[c] Halbwertszeit des aktiven Metaboliten Diacetolol 2–12 h.
[d] Langsame i.v.-Gabe, initial alle 5 min 1 mg, dann 0,5 mg. *ISA* intrinsische sympathomimetische Aktivität

quenz (positiv-chronotroper Effekt), der atrioventrikulären Überleitung (positiv-dromotroper Effekt) und der Kontraktilität (positiv-inotroper Effekt). Eine $\beta_2$-Rezeptorstimulation resultiert in einer Bronchodilatation, einer peripheren Vasodilatation und einer Glykogenolyse.

Daher führen $\beta$-Rezeptorenblocker zur Abkopplung des Herzens vom adrenergen Tonus, insbesondere bei starker Anstrengung oder Aufregung, ohne die basale Aktivität eines suffizienten Herzens wesentlich zu beeinflussen (Tabelle 19-2).

Sogenannte kardioselektive oder besser kardioprävalente $\beta$-Rezeptorenblocker (z. B. Metoprolol, Atenolol, Betaxolol, Esmolol, Bevantolol) führen in niedrigen Konzentrationen zu einer kompetitiven Hemmung der $\beta_1$-adrenergen Rezeptoren. Sie hemmen nur in höheren Dosierungen auch die $\beta_2$-Rezeptoren. Im Gegensatz dazu hemmen nichtprävalente $\beta$-Blocker (z. B. Propranolol, Nadolol, Oxprenolol, Penbutolol, Pindolol, Sotalol, Timolol, Carteolol) die $\beta_1$- und $\beta_2$-Subtypen in demselben Konzentrationsbereich.

Daher reduzieren kardioprävalente Blocker den myokardialen $O_2$-Verbrauch durch Frequenzreduktion und negativ-inotrope Wirkungen, ohne die periphere Vasodilatation oder Bronchodilatation wesentlich zu beeinflussen. Bei Patienten mit bronchialer Hyperreaktivität kann es jedoch auch mit kardioprävalenten Blockern in antianginös wirksamer Dosierung zu einer Aufhebung der $\beta_2$-adrenerg-vermittelten Bronchodilatation kommen. Dies gilt besonders bei der chronischen Hypoxie der Asthmatiker.

Einige $\beta$-Blocker (z. B. Acebutolol, Carteolol, Celiprolol, Penbutolol, Pindolol) besitzen eine intrinsische sympathomimetische Aktivität in Form einer schwachen, partiell agonistischen Wirkung. Dadurch werden die Herzfrequenz und Kontraktilität in Ruhe nicht beeinflußt. Bei hohen Katecholaminspiegeln verhalten sich die Substanzen wie typische Rezeptorblocker und verhindern kompetitiv die Bindung von endogenen Katecholaminen.

Aufgrund der unterschiedlichen Lipidlöslichkeit der $\beta$-Rezeptorenblocker gibt es erhebliche Unterschiede bezüglich der Resorption, Metabolisierung und Wirkungsdauer beim Menschen. So sind Propranolol, Metoprolol und Pindolol sehr gut lipidlöslich, werden daher rasch und vollständig resorbiert und unterliegen einem ausgeprägten First-pass-Metabolismus in der Leber. Sie haben eine kurze Halbwertszeit, so daß sie in der Regel mehrfach täglich gegeben werden müssen.

Im Gegensatz dazu sind Atenolol, Sotalol und Nadolol sehr gut wasserlöslich, werden weniger gut resorbiert und metabolisiert und haben eine längere Plasmahalbwertszeit, so daß eine einmalige tägliche Gabe ausreicht. Diese Substanzen sind für Patienten mit Nieren- und Leberinsuffizienz eher geeignet. Ob die Lipophilie der Substanzen auch für das Auftreten und die Ausprägung zentralnervöser Nebenwirkungen wie Schlafstörungen, Unruhe, Depressionen und Abgeschlagenheit verantwortlich sind, ist noch nicht hinreichend geklärt.

Im Zusammenhang mit der Lipophilie und der First-pass-Metabolisierung in der Leber stehen mit Sicherheit die großen Dosisunterschiede bei oraler und i.v.-Applikation äquieffektiver Dosen z. B. von Propranolol und Metoprolol. Bei bis zu 10% aller Patienten findet man stark erhöhte Plasmaspiegel und extreme Wirkungsverstärkungen mit ausgeprägter Bradykardie und Hypotonie nach Einnahme lipidlöslicher $\beta$-Rezeptorenblokker, wie z. B. Metoprolol, die auf einem genetischen Polymorphismus der Arzneimittelmetabolisierung beruhen und einen langsamen Metabolisierungstatus anzeigen.Einige $\beta$-Blocker haben noch zusätzliche Wirkungen, z. B. die $\alpha$-Rezeptorblockade bei Labetalol und bei Carvedilol. Deshalb sind diese Substanzen für die Therapie von Patienten mit Angina pectoris und arterieller Hypertonie besonders geeignet.

### Pharmakologische Daten von β-Rezeptorenblockern, die zur Therapie der KHK eingesetzt werden

#### Hämodynamische Wirkungen

Die Hauptwirkung der β-Rezeptorenblocker besteht in der Dämpfung der sympathischen Wirkung auf das koronarinsuffiziente Herz. Dadurch ist die sympathisch bedingte Frequenz- und Inotropiezunahme ausgeschaltet. Das Herzzeitvolumen wird dann verstärkt unter Ausnutzung des Frank-Starling-Mechanismus adaptiert, wobei die Vordehnung der Myokardfasern durch die vermehrte enddiastolische Ventrikelfüllung zunimmt.

Die Zunahme des enddiastolischen linksventrikulären Drucks und des Volumens unter β-Rezeptorenblockertherapie ist also nicht unbedingt Ausdruck einer beginnenden Herzinsuffizienz, sondern kann einen Regulationsmechanismus zur Erhöhung des Herzzeitvolumens anzeigen.

Die Anpassung des Herzzeitvolumens erfolgt daher beim β-Rezeptor-blockierten Herzen vorwiegend über das Schlagvolumen, was zu einer Ökonomisierung der Herzarbeit führt. Die steigernde Wirkung der β-Rezeptorenblocker auf den enddiastolischen Druck erklärt auch, weshalb diese Substanzklasse zur Akutbehandlung eines Angina-pectoris-Anfalls ungeeignet ist. Da über die vermehrte Vordehnung die diastolische Koronarperfusion insbesondere subendothelialer Myokardareale abnimmt, werden β-Rezeptorenblocker sehr häufig mit Nitrovasodilatatoren kombiniert, die den Anstieg des enddiastolischen Drucks und des Volumens wirksam verhindern.

Die Entwicklung einer Herzinsuffizienz unter β-Blokkertherapie ist erst an einem übermäßigen Anstieg des enddiastolischen Drucks und der Herzgröße mit gleichzeitigen pulmonalvenösen Stauungszeichen zu erkennen. Dies geschieht v. a. dann, wenn bereits unter Ruhebedingungen ein hoher Sympathikustonus zur Aufrechterhaltung des Herzzeitvolumens bestanden hatte. Aus diesen Gründen muß die Einleitung einer β-Blokkertherapie bei manifester Herzinsuffizienz mit niedrigen Dosen initiiert werden, um eine akute Dekompensation zu vermeiden.

#### Klinische Anwendung

Für β-Blocker konnte in klinischen Studien mit Langzeit-EKG-Registrierung und arterieller Blutdruckmessung bei Patienten mit chronisch-stabiler Angina eindeutig gezeigt werden, daß Anzahl und Dauer der Ischämieperioden mit ST-Streckenveränderungen signifikant reduziert werden. Die Anhebung der Anginaschwelle, d.h. der Belastung, die eine Angina-pectoris-Attacke auslöst, wurde für die verschiedenen β-Blocker sowohl als Monotherapie, als auch in Kombination mit anderen Antianginosa gezeigt.

Im Gegensatz zur guten Wirksamkeit bei der symptomatischen Therapie ist bisher eine Prognoseverbesserung im Sinne einer Letalitätsreduktion oder Abnahme der Infarktinzidenz bei stabiler Angina nicht bewiesen.

Zur Optimierung der Wirkung müssen β-Blocker sorgfältig dosiert werden. Es wird empfohlen, mit einer niedrigen Dosis zu beginnen und nach klinischem Effekt zu titrieren. Dabei sollte beachtet werden, daß zur Erreichung eines wirksamen Plasmaspiegels 24–48 h notwendig sind, so daß sich die Dosisfindung über mehrere Tage erstrecken kann. Einfacher Anhaltspunkt für die wirksame Dosis ist eine Ruheherzfrequenz von 50–60 Schlägen/min, die unter leichter Belastung um nicht mehr als 20 Schläge/min und bei maximal tolerierter Belastung nur auf 70–80% der Frequenz vor Therapiebeginn ansteigt. Dabei zeigen sich starke interindividuelle Unterschiede bei der optimalen Dosis der jeweiligen β-Blocker.

#### Nebenwirkungen und Arzneimittelinteraktionen

Die Therapie mit β-Blockern wird von der überwiegenden Zahl der Patienten gut vertragen. Die kardialen Nebenwirkungen sind ausgeprägte Bradykardien, Neuauftreten oder Verstärkung vorbestehender AV-Blokkierungen und die Entwicklung einer Herzinsuffizienzsymptomatik bei grenzwertig kompensierten Patienten, die rasch aufgesättigt werden (s. unten: Tabelle 19-4). Darüber hinaus werden Bronchokonstriktion, psychovegetative Erschöpfungszustände, Schlafstörungen, Unruhe, Alpträume, Depressionen, Impotenz und Libidoverlust, gastrointestinale Störungen, Überempfindlichkeit gegen Insulin bei Diabetikern mit verstärkter Tendenz zu Hypoglykämien und Hautveränderungen beobachtet.

Die Erschöpfungszustände können auch durch eine ausgeprägte negativ-inotrope Wirkung verursacht sein. Die Bronchokonstriktion resultiert aus der Blockade der $\beta_2$-adrenergen Rezeptoren der Bronchialmuskulatur. Deshalb sind die spastische Bronchitis und das Asthma bronchiale Kontraindikationen für nichtselektive β-Blocker (Tabelle 19-3).

Bei solchen Grundleiden sind auch besondere Vorsichtsmaßnahmen mit kardioprävalenten Substanzen notwendig. Das Überwiegen des β-adrenergen Tonus bei Patienten mit Raynaud-Phänomen und peripherer arterieller Verschlußkrankheit bei Blockade der vasodilatierenden $\beta_2$-Rezeptoren durch nichtselektive Substanzen soll periphere Durchblutungsstörungen auslösen können.

CAVE

Obwohl bei Patienten ohne Herzinsuffizienz bisher keine Zunahme der Anzahl β-adrenerger Rezeptoren nach längerdauernder β-Blockertherapie gezeigt werden konnte, sollte zur Vermeidung eines Rebound-Phänomens mit überschießender Katecholaminwirkung am Herzen und Zunahme der Ischämiephasen (Miller et al. 1975) eine Therapie mit β-Blockern nicht plötzlich abgesetzt, sondern langsam über mehrere Tage ausgeschlichen werden. Falls eine abrupte Beendigung der Therapie unvermeidbar ist, sollte ggf. die Dosierung anderer Antianginosa erhöht werden.

**Tabelle 19-3.** Kontraindikationen gegen die Anwendung von Antianginosa

| | β-Rezeptorenblocker | Nitrate | Kalziumantagonisten | | |
|---|---|---|---|---|---|
| | | | Dihydropyridine | Diltiazem | Verapamil |
| Asthma bronchiale | +++ | – | – | – | – |
| Hochgradige Aortenklappenstenose | ++ | + | +++ | ++ | ++ |
| Herzinsuffizienz | ++[a] | – | ++ | +++ | +++ |
| Vasospastische Angina | ++ | – | – | – | – |
| Sinusbradykardie | ++ | – | – | ++ | ++ |
| AV-Überleitungsstörungen | ++ | – | – | ++ | +++ |
| Arterielle Hypotonie SABP < 80 mmHg | ++ | ++ | +++ | +++ | +++ |
| Periphere arterielle Verschlußkrankheit | ++ | – | – | – | – |
| Bekannte Substanzallergie | +++ | +++ | +++ | +++ | +++ |
| Migräne | – | ++ | +++ | +++ | ++ |
| Instabile Angina ohne β-Blocker | | – | +++ | – | – |

[a] Positive Wirkungen nach sehr langsamer Aufsättigung unter kontrollierten Bedingungen
– nicht kontraindiziert; + nicht empfehlenswert; ++ bedenklich, relative Kontraindikation; +++ absolute Kontraindikation
SABP: systolischer arterieller Blutdruck

Durch überwiegende Wirkung vasokonstriktorischer α-adrenerger Rezeptoren bei Therapie mit nichtkardioprävalenten β-Blockern und Blockade der vasodilatierenden $\beta_2$-Rezeptoren kann es bei Neigung zu vasospastischer Angina sogar zu einer Verschlechterung der klinischen Symptomatik kommen. Bei dieser Patientengruppe sollten daher entweder keine oder nur kardioprävalente $\beta_1$-selektive Blocker eingesetzt werden.

Die β-Rezeptorenblocker interagieren pharmakokinetisch und pharmakodynamisch mit einer Reihe anderer Medikamente. Die Wirkung der β-Rezeptorenblokker wird durch verminderte Resorption bei gleichzeitiger Einnahme von Aluminiumhydroxid und bei gesteigerter Metabolisierung durch eine Barbiturattherapie deutlich herabgesetzt. Da Cimetidin die Metabolisierung der β-Rezeptorenblocker hemmt, muß mit einer verstärkten Wirksamkeit gerechnet werden. Pharmakodynamische Interaktionen sind besonders mit den Kalziumantagonisten vom Verapamiltyp zu berücksichtigen, da beide Substanzgruppen zu AV-Blockierungen und Hypotonien führen.

Die Wirkung von β-Rezeptorenblockern wird durch Monoaminooxidasehemmer, Aminophyllin und Cyclopropan gesteigert. Eine ausgeprägte Vasokonstriktion kann bei gleichzeitiger Gabe von Adrenalin, Clonidin und Ergotalkaloiden auftreten. Die Wirkung oraler Antidiabetika kann sowohl verstärkt (herabgesetzte Glykogenolyse) als auch abgeschwächt (Hemmung der Insulinfreisetzung) werden.

### 19.2.3 Kalziumantagonisten

#### Wirkungsmechanismus und Substanzcharakteristika

Die Rolle der Kalziumionen für die myokardiale Kontraktion und die Konstriktion der glatten Gefäßmuskulatur ist seit den Arbeiten von Ringer in den 80er Jahren des letzten Jahrhunderts bekannt. Die Kalziumantagonisten hemmen den Einstrom extrazellulären Kalziums in die Zellen und führen dadurch in hohen Dosen in pharmakologischen Modellen zur Entkopplung der mechanischen Kontraktion von der elektrischen Erregung. Die klinisch eingesetzten Kalziumantagonisten unterteilen sich in 3 Gruppen:

- Dihydropyridine (mit der bekanntesten Substanz Nifedipin),
- Verapamil und
- Diltiazem.

Dihydropyridine wirken bevorzugt an der glatten Gefäßmuskulatur und eignen sich daher sehr gut zur Therapie der Angina pectoris, der vasospastischen Angina und der arteriellen Hypertonie. Die negativ-inotropen und die chronotropen Wirkungen am Herzen sind nur gering ausgeprägt und führen selten zu klinischen Problemen.

Im Gegensatz dazu wirkt Verapamil vergleichbar stark auf die glatte Gefäßmuskulatur und das Myokard. Die negativ-chronotropen Wirkungen werden bei supraventrikulärer Tachykardie, die negativ-inotropen Wirkungen bei der hypertroph-obstruktiven Kardiomyopa-

**Tabelle 19-4.** Übersicht über die häufigsten Nebenwirkungen von Antianginosa

| | *β*-Blocker | Nitrate | Kalziumantagonisten | | |
|---|---|---|---|---|---|
| | | | Dihydropyridine | Diltiazem | Verapamil |
| Bronchokonstriktion | +++ | – | – | – | – |
| Hypotonie, Kopfschmerzen | – | +++ | +++ | + | + |
| Verschlechterung der Ventrikelfunktion | ++ | – | – | + | + |
| Abnahme der Herzfrequenz, AV-Überleitungsstörungen | +++ | – | – | + | ++ |
| Gastrointestinale Beschwerden | + | – | – | – | ++ |
| Periphere Ödeme | + | – | ++ | – | – |

– keine typische Nebenwirkung; + seltene Nebenwirkung; ++ häufigere Nebenwirkung; +++ oftmals auftretende Nebenwirkung

thie ausgenutzt. Aufgrund dieser Wirkkomponenten ist Verapamil bei Patienten mit AV-Überleitungsstörungen, krankem Sinusknoten sowie bei systolischer Kontraktionsschwäche und Herzinsuffizienz nicht indiziert (Tabellen 19-3 und 19-4).

Diltiazem liegt mit seinen Wirkqualitäten zwischen Nifedipin und Verapamil. Die Substanz wirkt schwächer vasodilatierend als Nifedipin und geringer negativ-chronotrop und -inotrop als Verapamil.

Bei den Kalziumantagonisten der zweiten Generation handelt es sich im wesentlichen um Dihydropyridinderivate mit hoher Vasoselektivität und langer Halbwertszeit. Amlodipin ist weniger lipidlöslich als Nifedipin und hat eine langsam einsetzende vasodilatierende Wirkung und eine sehr lange Halbwertszeit von 36 h. Nicardipin hat eine dem Nifedipin vergleichbare Halbwertszeit von ca. 4 h, ist jedoch besser wasserlöslich, intravenös applizierbar und lichtunempfindlich. Felodipin hat eine mittellange Halbwertszeit von 8 h und eine hohe Vasoselektivität ohne negativ-chronotrope oder -inotrope Wirkungen. Aufgrund einer speziellen galenischen Zubereitung ist es gelungen, Nifedipin in einer retardierten Formulierung herzustellen, die die Substanz über 24 h fast gleichmäßig freisetzt und sie somit Substanzen der 2. Generation vergleichbar macht.

### Hämodynamische Wirkungen

#### Nifedipin

Bei Patienten mit stabiler Angina pectoris führt Nifedipin aufgrund seiner vasodilatierenden Wirkung zu einem signifikanten Anstieg der Ruhe- und Belastungsherzfrequenz. Im Gegensatz zur Senkung des Ruheblutdrucks bleibt der systolische Druck unter Belastung unverändert. Dabei wird die maximal tolerierte Belastungsdauer bis zur Anginaschwelle signifikant verlängert.

Als Mechanismus wird die direkt vasodilatierende Wirkung auf die epikardialen Kranzgefäße und die Widerstandsgefäße sowie die Abnahme des $O_2$-Verbrauchs durch die Nachlastsenkung angenommen. Aufgrund der Nachlastsenkung kommt es zu einem reaktiven Anstieg der Ejektionsfraktion, der Verkürzungsfraktion, der Herzfrequenz und des Herzzeitvolumens. Durch gleichzeitige Gabe eines β-Rezeptorenblockers werden diese reaktiven Änderungen unterdrückt. Bei Patienten mit erhöhten enddiastolischen Volumina und Drücken werden beide Parameter durch Nifedipin gesenkt.

#### Verapamil

Verapamil dilatiert bevorzugt systemische und koronare Widerstandsgefäße, ohne daß der $O_2$-Verbrauch wesentlich ansteigt. Die dilatierende Wirkung auf epikardiale Koronargefäße ist nur schwach ausgeprägt. Der antianginöse Effekt beruht auf einer Senkung des aktuellen $O_2$-Verbrauchs ohne Veränderung der Anginaschwelle, d. h. des Druck-Frequenz-Produkts beim Auftreten von pektanginösen Beschwerden.

Im Gegensatz zu β-Blockern beschleunigt Verapamil bei Patienten mit stabiler Angina pectoris und mit hypertropher Kardiomyopathie den diastolischen Einstrom. Bei normaler Kontraktionsfunktion macht sich die negativ-inotrope Wirkung des Varapamil in der Regel nicht bemerkbar. Bei reduzierter ventrikulärer Kontraktionsfunktion führt Verapamil zu einem Anstieg des enddiastolischen Volumens und Abfall des Herzzeitvolumens (Tabellen 19-3 und 19-4).

#### Diltiazem

Der vasodilatierende Effekt von Diltiazem ist geringer ausgeprägt als bei Nifedipin. Die negativ-inotropen und -chronotropen Wirkungen sind schwächer als bei Verapamil (Tabelle 19-3).

Aufgrund der systemischen Vasodilatation wird der Blutdruck in Ruhe und bei Belastung gesenkt. Dadurch tritt Angina pectoris erst bei einem höheren Druck-Frequenz-Produkt auf. Bei Patienten mit koronarer Herzkrankheit reduziert Diltiazem die Nachlast, vermindert die systolische myokardiale Pumpfunktion und verbessert die myokardiale Relaxation. Die antianginöse Wirksamkeit scheint im wesentlichen auf der Abnahme des $O_2$-Verbrauchs und weniger auf einer Verbesserung der myokardialen $O_2$-Versorgung zu beruhen.

### Klinische Anwendung

#### ■ Dihydropyridine

Nifedipin wird in Dosierungen zwischen 10 und 160 mg/Tag für die Therapie der stabilen Angina und der arteriellen Hypertonie verordnet. In angiographischen Studien konnte die vasodilatierende Wirkung von intravenösem und intrakoronarem Nifedipin sowohl auf normale Koronarsegmente als auch auf Koronarstenosen demonstriert werden. Aufgrund der vasodilatierenden Wirkung ist für Nifedipin und für Nisoldipin eine sehr gute Wirksamkeit bei der Prävention eines Koronarspasmus nachgewiesen, so daß beide Substanzen sehr gut für die Therapie der vasospastischen Angina geeignet sind.

Bei der instabilen Angina wird die Kombination mit β-Blockern bevorzugt, um die Erhöhung des $O_2$-Verbrauchs aufgrund der reflektorischen Frequenzerhöhung abzufangen. Beim akuten Myokardinfarkt im Zusammenhang mit einer Thrombolysetherapie hat sich Nifedipin ebensowenig bewährt wie bei der Sekundärprophylaxe nach Infarkt.

Tierexperimentelle und klinische Studien haben eine antiatherosklerotische Wirkung der Dihydropyridine Nifedipin, Nicardipin, Isradipin und auch von Verapamil zeigen können. Dabei beeinflußte Nifedipin die Progredienz bestehender atherosklerotischer Plaques nicht. Das Neuauftreten angiographisch sichtbarer Koronarläsionen wurde jedoch signifikant verringert (Lichtlen et al. 1990). Vergleichbare Ergebnisse liegen auch für Nicardipin vor.

#### ■ Verapamil

Der antianginöse Effekt von Verapamil ist dem des Propranolol vergleichbar, wobei sich beide Substanzen in ihrer Wirksamkeit verstärken (Leon et al. 1981). Im Gegensatz zum Nifedipin führte Verapamil bei Therapiebeginn am 7.–15. Tag nach Infarkt zu einer signifikanten Verbesserung der Langzeitprognose bei Patienten ohne Herzinsuffizienz, ohne daß sich die Therapie bei Patienten mit Herzinsuffizienz negativ auswirkte.

#### ■ Diltiazem

Diltiazem wird in Dosen von 30–60 mg bis zu 4mal täglich verabreicht. Als Antianginosum ist die Substanz sehr effektiv, auch bei Patienten mit therapieresistenten Beschwerden trotz Nitraten und β-Blockern. Dabei wurden Dosen bis 340 mg/Tag verabreicht. Auch die Wirksamkeit einer Kombination von Diltiazem und Nifedipin konnte gezeigt werden. Nach einem Myokardinfarkt sollten Patienten nur dann mit Diltiazem behandelt werden, wenn keine Herzinsuffizienzsymptome vorliegen (The Multicenter Diltiazem Postinfarction Research Group 1988).

### Nebenwirkungen und Arzneimittelinteraktionen

Die Tabellen 19-3 und 19-4 zeigen eine Übersicht.

#### ■ Nifedipin

Unerwünschte Begleiterscheinungen treten bei bis zu 20% aller Patienten unter Nifedipin auf, weshalb die Therapie in 5% aller Fälle abgebrochen werden muß. Die meisten Nebenwirkungen wie Kopfschmerzen, Schwindel, Gesichtsrötung oder Hypotonien sind durch die Vasodilatation bedingt. Gastrointestinale Symptome wie Oberbauchdruck, Übelkeit und Erbrechen treten seltener auf.

Falls Vasodilatation und Blutdrucksenkung sehr ausgeprägt sind, kann die pektanginöse Symptomatik sogar verstärkt werden, was durch gleichzeitige Gabe eines β-Blockers behandelt werden kann.

Aufgrund des ausgeprägten vasodilatierenden Effekts ist Nifedipin bei Patienten mit symptomatischen Hypotonien und mit höhergradigen Aortenklappenstenosen kontraindiziert (Tabelle 19-3). Bei Patienten mit instabiler Angina sollte Nifedipin nicht ohne einen β-Rezeptorenblocker verabreicht werden, da der $O_2$-Verbrauch aufgrund der Frequenzzunahme ansteigen kann.

Bei Patienten mit eingeschränkter linksventrikulärer Funktion, diastolischer Dysfunktion, Sinusbradykardie, Sick-Sinus-Syndrom oder AV-Überleitungsstörungen ist Nifedipin der Kalziumantagonist der Wahl. Nur bei Patienten mit stark eingeschränkter ventrikulärer Kontraktionsfunktion können die schwachen negativ-inotropen Wirkungen der Dihydropyridine klinisch relevant werden.

#### ■ Verapamil

Der negativ-chronotrope Effekt des Verapamil wird bei normaler Sinusknotenfunktion aufgrund des reflektorischen Frequenzanstiegs bei Vasodilatation funktionell antagonisiert. Erst bei Störungen der AV-Überleitung oder der Sinusknotenautomatizität kommt es zu Bradykardien. Deshalb ist Verpamil in diesen Fällen ebenso kontraindiziert wie bei Herzinsuffizienz oder Digitalisüberdosierung (Tabellen 19-3 und 19-4).

Eine Kombinationstherapie mit Verapamil und einem β-Rezeptorenblocker sollte nur bei dringender Indikation und Möglichkeit der externen Stimulation erfolgen, insbesondere wenn eine oder beide Substanzen intravenös gegeben werden. Die Bioverfügbarkeit von Verapamil wird durch Carbamazepin und Cimetidin erhöht.

Die Plasmaspiegel von Cyclosporin und Digoxin können durch Verapamil ansteigen. Nebenwirkungen treten bei ungefähr 10% der Patienten als systemische Vasodilatation (Gesichtsrötung, Hypotonien), gastrointestinale Symptome (Obstipation) und zentralnervöse Erscheinungen wie Kopfschmerzen und Benommenheit auf.

#### ■ Diltiazem

CAVE

Ebenso wie Verapamil sollte Diltiazem bei Patienten mit AV-Knotenstörungen, krankem Sinusknoten oder Herzinsuffizienz nur vorsichtig gegeben werden. Die negativ-inotropen und -chronotropen Effekte von β-Rezeptorenblockern werden verstärkt.

Cimetidin erhöht die Bioverfügbarkeit von Diltiazem. Die Substanz führt zu einem Anstieg der Plasmaspiegel von Cyclosporin, Carbamazepin und Lithium.

### 19.2.4
### Kombinationstherapie von Antianginosa

Da sich die einzelnen Klassen der Antianginosa deutlich in ihrem Angriffspunkt und auch im Nebenwirkungsprofil unterscheiden, bieten sich Kombinationen an, um die antianginöse Wirkung bei geringer Nebenwirkungsrate zu optimieren.

Bei der Kombination von β-Rezeptorenblockern mit Nitrovasodilatatoren werden die durch β-Blockade bedingten Anstiege des peripheren Widerstands und des enddiastolischen Drucks antagonisiert. Gleichzeitig werden durch den β-Rezeptorenblocker der nitratbedingte Frequenzanstieg und die Inotropiezunahme verhindert. Die beiden Substanzklassen reduzieren so synergistisch den $O_2$-Verbrauch. Dabei muß aber bedacht werden, daß dem Herzen der Kompensationsmechanismus über den Frank-Starling-Mechanismus weitestgehend genommen wird.

Falls Nitrovasodilatatoren mit Kalziumantagonisten kombiniert werden, verstärken sich der nachlastsenkende Effekt beider Substanzen und die dilatierende Wirkung auf die großen, epikardialen Koronararterien. Diese Kombination ist bei vasospastischer Angina das Mittel der Wahl. Es besteht aber die Gefahr hypotoner Kreislaufreaktionen und einer ausgeprägten reflektorischen Tachykardie.

Bei der Kombination von β-Rezeptorenblockern und Kalziumantagonisten sollte auf Substanzen der Dihydropyridinklasse zurückgegriffen werden, da sich sonst die negativ-dromotropen Effekte potenzieren und es zu AV-Blockaden kommen kann (Tabelle 19-4) Der potentiell vasospastischen Wirkung der β-Rezeptorenblocker durch Überwiegen des α-Vasokonstriktortonus wird durch die Kalziumantagonisten entgegengewirkt.

### 19.2.5
### Thrombozytenaggregationsinhibitoren

#### Acetylsalizylsäure

Die Therapie der stabilen Angina pectoris mit Thrombozyteninhibitoren gilt mittlerweile als etabliert. Dabei ist das Ziel nicht die Progressionshemmung oder sogar Retardierung der koronaren Atherosklerose, sondern die Verhinderung einer klinischen Verschlechterung mit Entwicklung einer instabilen Angina oder eines Infarkts.

Ebenso wie bei der Therapie der instabilen Angina und des akuten Infarkts wird auch bei der stabilen Angina die Acetylsalicylsäure am häufigsten eingesetzt. Im Rahmen der amerikanischen Physicians Health Study (1989) konnte gezeigt werden, daß asymptomatische Personen, bei denen während der Studie Angina pectoris auftrat, wesentlich weniger akute Myokardinfarkte oder Todesfälle erlitten, wenn sie mit Acetylsalicylsäure behandelt waren (Steering Commitee of the Physicians Health Study Research Group 1989).

Vergleichbare Ergebnisse erzielte eine skandinavische Untersuchung mit Gabe von 75 mg ASS/Tag bei Patienten mit stabiler Angina pectoris (Juul-Möller et al. 1992). In der SAPAT-Studie waren die nichtletalen Myokardinfarkte signifikant reduziert, während die Anzahl der letalen Infarkte gleichblieb und die plötzlichen Todesfälle nur tendenziell vermindert waren.

#### ■ Clopidogrel

Zu anderen Thrombozyteninhibitoren wie dem ADP-Antagonisten Clopidogrel stehen noch keine Studienergebnisse zur Beurteilung von primärpräventiven Effekten zur Verfügung. Man kann allerdings aus einer großen Studie mit 19.185 Patienten nach atherosklerotischen Ereignissen (CAPRIE 1996) schließen, daß die Substanz mindestens ebenso effektiv ist wie ASS um atherosklerotische Sekundärereignisse zu verhindern. Dabei waren statistisch die besten Ergebnisse für die Verhinderung von Herzinfarkten bei Patienten mit arterieller Verschlußkrankheit gefunden worden, was bei diesen Patienten also einer Primärprävention eines Infarktes entspricht.

Eine Bestätigung dieser Befunde in weiteren Studien ist allerdings notwendig, gegebenenfalls in der Kombination Clopidogrel plus ASS, bevor die Substanz für die breite Anwendung in der Primärprävention empfohlen werden kann.

### 19.2.6
### Lipidsenkung in der Primär- und Sekundärprävention koronarer Ereignisse

Die Bedeutung des Cholesterins für die Atherosklerose wurde erstmals vermutet, nachdem das Cholesterin als Hauptkomponente bei fortgeschrittenen atherosklerotischen Plaques beschrieben worden war. Die Assoziation zwischen einem erhöhten Serumcholesterinspiegel und einer fortgeschrittenen Atherosklerose wurden zuerst bereits in den 30er Jahren beschrieben. Daraufhin durchgeführte größere epidemiologische Studien wie die Seven Countries Study (Verschuren et al. 1995 ) und die Framingham Heart Study (Kannel et al. 1979) konnten den engen Zusammenhang zwischen Serumcholesterinspiegel und koronarer Herzkrankheit bestätigen.

In dem Multiple Risk Factor Intervention Trial (Stamler et al. 1986) wurden 356.222 Männer ohne vorherigen Herzinfarkt untersucht und über 6 Jahre bezüglich der Entwicklung einer koronaren Herzkrankheit beobachtet. Dabei zeigte sich, daß zwischen Serumcholesterinspiegel und der konsekutiven Entwicklung einer koronaren Herzkrankheit ein sehr enger und statistisch hoch signifikanter Zusammenhang bestand.

Die Bedeutung des Low-density-Lipoproteins (LDL) für die Entwicklung der Atherosklerose wurde in der Lipid Research Clinics Prevalence Study (Pekkanen et al. 1990) mit einer 10jährigen Verlaufsbeobachtung nachgewiesen. Diese und weitere epidemiologische Studien und Beobachtungen führten zur Formulierung der Cholesterinhypothese für die Pathogenese der Atherosklerose.

#### Koronare Regressionstudien

Mehrere angiographische Regressionsstudien wurden mittels quantitativer Koronarangiographie durchgeführt, um zu untersuchen ob eine Absenkung des Cholesterinspiegels zu einer verzögerten Progression oder sogar zu einer Regression einer angiographisch feststellbaren koronaren Herzkrankheit führt. Dabei konnten die meisten Studien eine verzögerte Progression bei Patienten unter Lipidsenkertherapie, in einigen sogar eine geringgradige Regression vorbestehender Koronarstenosen in einem Teilkollektiv der Patienten nachweisen.

Allerdings war entgegen den Erwartungen der quantitative Unterschied zwischen der Behandlungsgruppe und den Therapiegruppen äußerst gering. Im Gegensatz zu den eher enttäuschenden angiographischen Ergebnissen konnte jedoch in fast allen Studien eine bedeutsame Reduktion klinischer Ereignisse in Form einer verminderten Inzidenz von Myokardinfarkten und kardial bedingten Todesfällen nachgewiesen werden (Tabelle 19-5).

#### Duplexsonographische Beurteilung von Karotisstenosen

Einige Studien haben den Einfluß einer lipidsenkenden Therapie auf die Progression von atherosklerotisch bedingten Karotisläsionen durch Duplexsonographie untersucht (Tabelle 19-6). Die 3 durchgeführten Studien konnten insgesamt einen statistisch signifikanten Unterschied zwischen der Behandlungsgruppe mit Lipidsenkern und der Kontrollgruppe hinsichtlich des primären Erfolgsparameters der Intimadicke nachweisen.

Ebenso wie bei den koronarangiographischen Studien konnte auch hier eine deutliche relative Risikoreduktion für klinische, atherosklerotisch bedingte Ereignisse nachgewiesen werden, die vom Ausmaß her deutlich mehr beeindruckte als die sonographischen Befunde.

#### Klinische Endpunktstudien

Bereits im Rahmen einer Metanalyse von 4 verschiedenen Regressionstudien (Maas 1994; Pitt et al.1995; Inkenaar et al. 1995; Crouse et al. 1995; Salonen et al. 1955), die mit Pravastatin durchgeführt wurden, konnte eine hochsignifikante und sehr beeindruckende Reduktion von klinischen Endpunkten im Sinne von tödlichen und nichttödlichen Infarkten bei zusammen 1198 Patienten nachgewiesen werden (Byington et al. 1995).

#### Sekundärpräventionsstudien

Sekundärepräventionsstudien wurden bei Patienten durchgeführt, bei denen bereits eine nachgewiesene koronare Herzkrankheit vorlag oder die einen Myokardinfarkt erlitten hatten. Sie konnten eindrucksvoll die Hypothese belegen, daß eine LDL-Cholesterinsenkung zu einer hochsignifikanten Reduktion klinischer Ereignisse führt. !

Während eine Studie mit Niacin über 6 Jahre nur eine geringe Senkung der Inzidenz nichttödlicher Myokardinfarkte nachweisen konnte, konnte in der POSCH Studie (Buchwald et al. 1990) durch partiellen Ileum-Bypass der LDL-Spiegel gesenkt, und eine signifikante 35%ige relative Risikoreduktion für tödliche und nichttödliche Infarkte nachgewiesen werden.

**Tabelle 19-5.** Klinische Studien zur Regression der Atherosklerose der Koronarien nach Lipidsenkertherapie mittels quantitativer Koronarangiographie

| Koronarangiographische Studien | n | Intervention | Kontrolle | Behandlung | Reduktion der Ereignisrate (%) |
|---|---|---|---|---|---|
| | | | % Stenoseänderung | | |
| MAAS | 381 | S | +3,6 | –2,6 | 24 |
| PLACI | 408 | P | +3,3 | +2,1 | 60 |
| REGRESS | 885 | P | +3,5 | +2,1 | 42 |

**Tabelle 19-6.** Klinische Studien zur Regression der Atherosklerose der Karotiden nach Lipidsenkertherapie mittels Ultraschall

| Karotisultraschallstudien | Intervention | Kontrolle | Behandlung | Reduktion der Ereignisrate (% |
|---|---|---|---|---|
| | | IMT (mm/y) | | |
| ACAPS | L | +0,006 | –0,009 | 64 |
| PLAC II | P | +0,067 | +0,059 | 60 |
| KAPS | P | +0,031 | +0,017 | 38 |

Allerdings veränderte sich die Gesamtmortalität bei diesen Untersuchungen nicht.

### Statine

Der große Durchbruch der Sekundärpräventionsstudien kam mit der klinischen Einführung der HMG-CoA-Reduktasehemmer (3-Hydroxy-3-Methylglutaryl Coenzym A), die eine wesentlich effektivere LDL-Cholesterinsenkung bei sehr guter klinischer Verträglichkeit ermöglichten.

Die erste publizierte Sekundärpräventionsstudie mit einem HMG-CoA Reduktaseinhibitor oder CSE-Hemmer – wie die Substanzen der Einfachheit halber genannt werden – war die Scandinavian Simvastatin Survival Study (4S-Studie; 1994, 1995), bei der 4444 Patienten mit Angina oder abgelaufenem Myokardinfarkt eingeschlossen wurden, deren Gesamtcholesterinspiegel zwischen 212 und 310 mg/dl betrugen. Die Patienten wurden mit Simvastatin mit einer Dosis behandelt, die den Gesamtcholesterinspiegel unter 200 mg% senkte.

Nach einer mittleren Nachbeobachtungsdauer von 5,4 Jahren waren in der Placebogruppe 189 Todesfälle aufgetreten, in der Simvastatingruppe aber nur 111; eine hochsignifkante 30%ige relative Risikoreduktion (p=0,003).

Sekundäre Studienendpunkte wie die Inzidenz von Myokardinfarkten oder Myokardinfarkten plus Todesfällen waren ebenfalls hochsignifkant reduziert. Darüber hinaus wurden Revaskularisationsmaßnahmen, wie Koronarangioplastie oder koronare Bypasschirurgie, in der Simvastatin behandelten Gruppe um 34% seltener durchgeführt als in der Kontrollgruppe. Aufgrund dieser signifikant geringeren Revaskularisationsrate konnte eine gesundheitsökonomische Analyse der Daten der 4S-Studie eine Gesamtkostenersparnis bei Therapie mit Simvastatin nachweisen.

Die Vorteile der Lipidsenkung beschränken sich nicht auf die Patienten mit dem höchsten Gesamtcholesterinwert. Vielmehr profitierten auch Patienten in der niedrigsten Quartile der LDL-Konzentrationsverteilung hoch signifikant von der Therapie. Dies ist für die klinische Praxis besonders relevant, da ein Großteil der Patienten mit koronarer Herzkrankheit nur leicht erhöhte oder sogar normale LDL-Plasmaspiegel hat (s. auch Tabelle 19-7).

Die Frage, ob Patienten nach Myokardinfarkt mit normalem Serumcholesterinspiegel von einer CSE-Hemmertherapie profitieren können, wurde in der Cholesterol- and Recurrent Events Study (Sacks et al. 1996) bei 4159 Patienten, deren Gesamtcholesterinspiegel unter 240 mg/dl lag, beantwortet. Die Patienten wurden 3–50 Monate nach einem Myokardinfarkt in die Studie eingeschlossen und erhielten über eine 5jährige Beobachtungsdauer 40 mg Pravastatin täglich.

Der mittlere Cholesterinspiegel betrug 209 mg/dl, das mittlere LDL-Cholesterin 139 mg/dl. Der primäre Endpunkt, die Kombination aus nichttödlichem Myokardinfarkt und koronar bedingtem Tod, trat in der Placebogruppe bei 274 Patienten, in der Pravastatingruppe nur bei 212 Patienten auf, eine relative Risikoreduktion von 24% (p=0,001; Abb. 19-1a). Die Befunde der 4S-Studie bestätigten, daß auch bei den Patienten der Pravastatingruppe signifikant weniger Revaskularisationsmaßnahmen durchgeführt werden mußten (27%; p<0,001).

Eine weitere wichtige Sekundärpräventionsstudie befaßt sich mit dem Effekten einer Therapie mit Pravastatin bei 9014 Patienten mit koronarer Herzkrankheit, die Ausgangscholesterinwerte zwischen 155 und 271 mg/dl hatten (LIPID Studie). Die Studie war statistisch angelegt, um nach einer Verlaufsbeobachtung von 5 Jahren eine Senkung der koronar bedingten Mortalität feststellen zu können. Im Gegensatz zur 4S-Studie wurden bei dieser Untersuchung auch Patienten über 70 Jahre eingeschlossen und ein erheblich größerer Anteil an Diabetikern bei einem niedrigeren mittleren Ausgangscholesterinwert.

Die Therapie mit Pravastatin führte bei den Patienten nach 6 Jahren zu einer Senkung der koronaren Mortalität von 8,3% in Placebogruppe auf 6,4% in der Pravastatingruppe (relative Risikoreduktion 24%, p<0,001). Die Gesamtmortalität wurde ebenfalls signifikant um re-

**Tabelle 19-7.** Klinische Endpunktstudien zur Reduktion kardiovaskulärer Ereignisse unter CSE-Hemmertherapie

| Studie | Intervention | Kontrolle | Behandlung | Relative Risikoreduktion (%) |
|---|---|---|---|---|
| | | Ereignisrate/5 y (%) | | |
| **Sekundärprävention** | | | | |
| 4 S | S | 11,5 | 8,2 | 30[a] |
| CARE | P | 28,0 | 19,0 | 44[a] |
| LIPID | P | 8,3 | 6,4 | 23[a] |
| **Primärprävention** | | | | |
| Lipid Res, Clinics | Ch | 6,6 | 5,5 | 19[a] |
| Helsinki Heart Study | G | 4,1 | 2,7 | 34[a] |
| West of Scotland | P | 4,1 | 3,2 | 31[a] |

*P* Pravastatin, *S* Simvastatin, *Ch* Cholestramin, *G* Gemfibrozil, *L* Lovastatin.

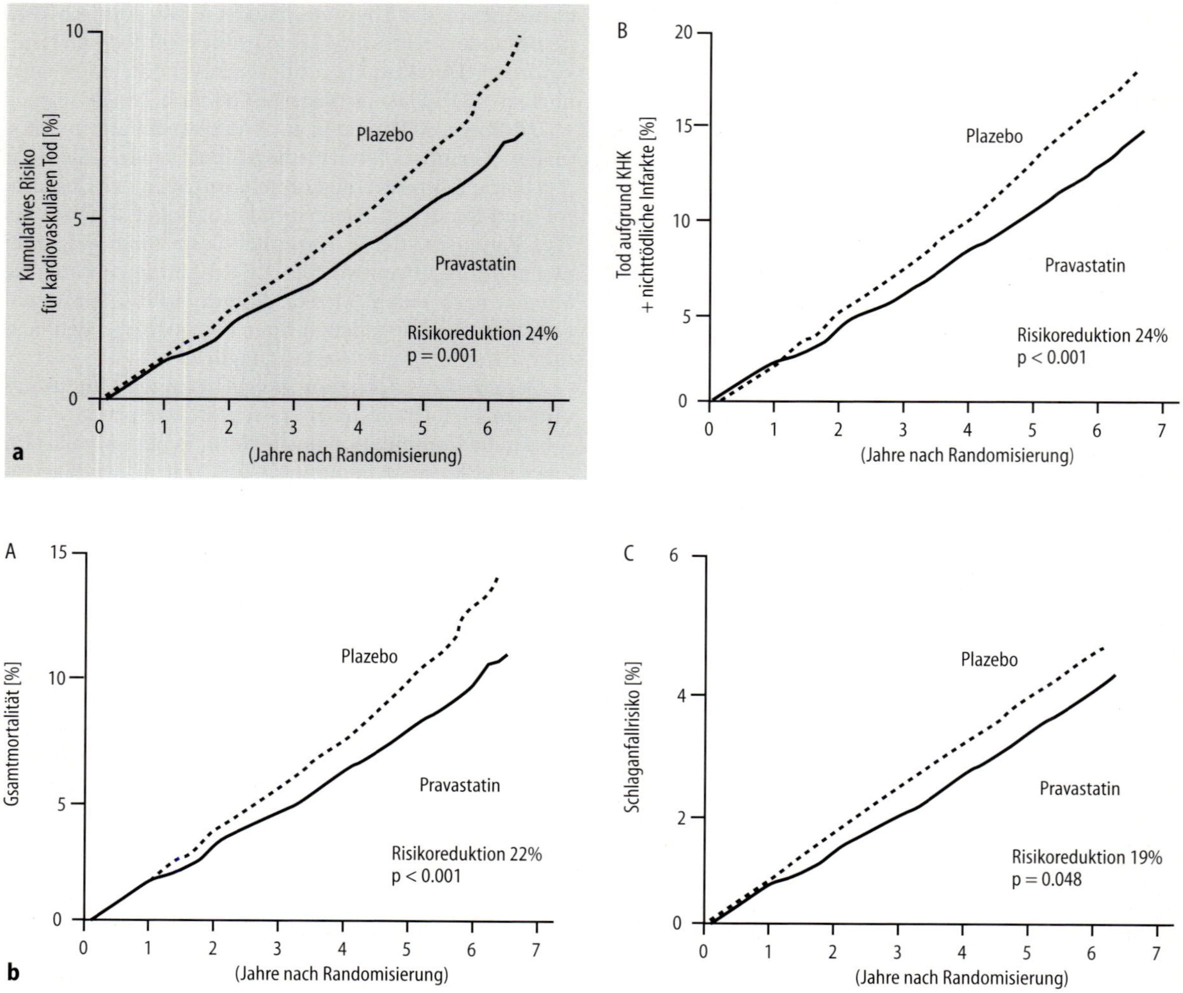


**Abb. 19-1a,b.** Kaplan-Meiner-Schätzwerte: **a** der kardiovaskulären Letalität als primärer Endpunkt der CARE-Studie (nach Sacks et al. 1996); **b** für die Gesamtmortalität (*A*), Tod aufgrund KHK plus nichttödliche Infarkte (*B*) und das Schlaganfallrisiko (*C*) von 9014 Patienten der Lipidstudie, die nach einem Myokardinfarkt oder einer instabilen Angina zur Therapie mit 40 mg/Tag Pravastatin oder Placebo randomisiert wurden. (Nach Long-term Intervention with Pravastatin in Ischemic Disease of Lipid-Study Group 1998)

lativ 22% gesenkt (p<0,001; Abb. 19-1b). Besonders bemerkenswert ist die Senkung der Schlaganfallsrate, die in dieser Studie erstmals signifikant nachgewiesen werden konnte und die dazu geführt hat, daß die Substanz für die Prävention des Schlaganfalls zugelassen wurde. Dies ist um so bemerkenswerter, als eine Hypercholesterinämie bisher in epidemiologischen Untersuchungen nie als signifikanter Risikofaktor für den Schlaganfall identifiziert werden konnte. Die protektiven Effekte der Pravastatintherapie betreffen beinahe alle Patientengruppen, die in Tabelle 19-8 aufgeführt sind, beinahe unabhängig von den vorbestehenden Risikofaktoren und den lipidologischen Parametern.

**Primärpräventionsstudien**

Eine Primärprävention koronarer Ereignisse erscheint einerseits aufgrund der hohen Morbidität und der hohen Mortalität der koronaren Herzkrankheit – ca. 30% der Patienten versterben bei einem ersten Myokardinfarkt – absolut wünschenswert und notwendig, andererseits muß versucht werden, eine Therapie, die teuer ist und mit potentiell nebenwirkungsbehafteten Pharmaka durchgeführt wird, auf eine Hochrisikopopulation zu konzentrieren. !

**Statine**

Die erste große Primärpräventionstudie mit einem CSE-Inhibitor (Pravastatin) war die West of Scotland Coronary Prevention Study (WOSCOPS), die bei 6595 gesunden schottischen Männern im Alter zwischen 45 und 65 Jahren durchgeführt wurde. Die Versuchspersonen hatten einen Gesamtcholesterinspiegel über 252 mg% mit LDL-Cholesterinspiegeln zwischen 134 und 232 mg%. Die Versuchspersonen erhielten über 5 Jahre 40 mg/Tag Pravastatin.

**Tabelle 19-8.** Wirkung einer Therapie mit dem CSE-Hemmer Pravastatin auf koronar bedingte Todesfälle und nichttödliche Myokardinfarkte in Untergruppen der LIPID-Studienpopulation

| Variable | | | Anzahl Patienten/Pravastatin | RR (95%-CI)[a] |
|---|---|---|---|---|
| *Geschlecht* | Männer | 611/3742 | 467/3756 | 26 (17–35) |
| | Frauen | 104/760 | 90/756 | 11 (–18–33) |
| *Einschlußkriterien* | Infarkt | 499/2875 | 398/2879 | 22 (11–32) |
| | Instabile Angina | 216/1627 | 159/1633 | 29 (12–42) |
| *Alter* | <55 Jahre | 132/1021 | 96/1065 | 32 (12–48) |
| | 55–64 Jahre | 234/1708 | 191/1706 | 20 (3–34) |
| | 65–69 Jahre | 203/1087 | 151/1081 | 28 (11–41) |
| | ≥70 Jahre | 146/66 | 119/660 | 15 (8–33) |
| Hypertonie | Ja | 314/1891 | 266/1867 | 15 (0–28) |
| | Nein | 400/2609 | 291/2644 | 30 (19–40) |
| Diabetes | Ja | 88/386 | 76/396 | 19 (10–41) |
| | Nein | 627/4116 | 481/4116 | 25 (15–33) |
| Nikotinabusus | Aktiv | 92/444 | 66/425 | 27 (0–47) |
| | Früher | 456/2814 | 352/2923 | 28 (17–37) |
| | Nein | 167/1244 | 139/1164 | 11 (12–29) |
| Gesamtcholesterin | <213 mg/dl | 271/1894 | 223/1894 | 19 (4–32) |
| | 213–250 mg/dl | 346/2003 | 259/2010 | 27 (15–38) |
| | ≥251 mg/dl | 98/605 | 75/604 | 27 (1–46) |
| LDL-Cholesterin | <135 mg/dl | 185/1305 | 163/1332 | 16 (4–32) |
| | 135–173 mg/dl | 376/2338 | 282/2336 | 26 (14–37) |
| | ≥174 mg/dl | 154/859 | 112/844 | 30 (10–45) |
| HDL-Cholesterin | <39 mg/dl | 487/2831 | 388/2890 | 24 (13–34) |
| | ≥39 mg/dl | 228/1671 | 169/1622 | 25 (8–38) |
| Triglyceride | <133 mg/dl | 322/2022 | 238/1951 | 25 (12–37) |
| | 133–230 mg/dl | 269/1801 | 202/1750 | 24 (9–37) |
| | ≥213 mg/dl | 124/679 | 117/811 | 24 (2–41) |

[a] *RR* Risikoreduktion (%), bei Fettdruck statistisch signifikanter Unterschied; *95%-CI* 95%-Vertrauensintervall.

Der primäre Studienendpunkt, die Inzidenz von nichttödlichen Myokardinfarkten und koronar bedingten Todesfällen, war bei 248 Ereignissen der Placebogruppe (7,9%) und 174 Ereignissen in der Pravastatingruppe (5,5%) hochsignifikant um relativ 31% reduziert ($p<0{,}001$).

Als sekundärer Endpunkt zeigte sich zusätzlich eine 32%ige Reduktion der kardiovaskulären Mortalität ($p=0{,}033$) und eine 37%ige Abnahme der Revaskularisationsmaßnahmen ($p<0{,}009$).

Bemerkenswert ist, daß es in dieser Studie zu keiner Veränderung der nichtkardiovaskulär bedingten Mortalität kam, so daß hier ausgeschlossen werden kann, daß eine Cholesterinsenkung das Risiko für einen nichtkardialen Tod erhöht. Die Gesamtmortalität war mit –22% deutlich vermindert, erreichte allerdings nicht ganz die statistische Signifikanzgrenze ($p=0{,}051$).

Die WOSCOP-Studie ist die erste Untersuchung, die hinsichtlich der Primärprävention nachweisen kann, daß eine medikamentöse Senkung der Hypercholersterinämie ein sicherer und effektiver Weg ist, um die kardiovaskuläre Ereignisrate zu senken und die Gesamtmortalität positiv zu beeinflussen.

**Indikationsstellung zur invasiven Therapie**

Falls mit einer medikamentösen Therapie der stabilen Angina nur unbefriedigende Ergebnisse erzielt werden, d. h. die klinische Symtomatik sehr ausgeprägt oder progredient und keine stabile medikamentöse Einstellung möglich ist, oder der Patient verschiedene antianginöse Medikamente nicht verträgt, sollte unter Berücksichtigung der individuellen Daten des Patienten (Alter, Übergewicht, Begleiterkrankungen, Zustimmung zu möglichen therapeutischen Konsequenzen) unbedingt eine invasi- !

ve Abklärung mittels Koronarangiographie und gegebenenfalls rekanalisierende Maßnahmen wie Angioplastie oder Bypasschirurgie durchgeführt werden.

In der Regel wird bei einer manifesten Angina pectoris wegen der Prognose und einer möglichen alternativen, besseren, invasiven oder operativen Behandlung eine koronarangiographische Abklärung erfolgen, falls das Lebensalter oder andere gravierende Umstände dem nicht entgegenstehen.

## 19.3 Medikamentöse Therapie der instabilen Angina pectoris

### 19.3.1 Pathophysiologie

Pathologisch-anatomisch handelt es sich in der Regel um eine rupturierte atherosklerotische Plaque mit aufgelagertem Thrombus, der das Gefäßlumen zumindest intermittierend kritisch einengt. Durch die Plaqueruptur kommen subendotheliale Gefäß- und Plaquebestandteile mit dem strömenden Blut in Kontakt.

!

Aufgrund dieser pathophysiologischen Situation stehen die medikamentösen Maßnahmen zur Inaktivierung der Thrombozyten und zur Reduktion der Gerinnungsaktivierung im Vordergrund. Daneben werden vasoaktive Medikamente zur Reduktion des $O_2$-Verbrauchs und zur Verbesserung der Koronardurchblutung verabreicht.

### 19.3.2 Antithrombotika

Bei der instabilen Angina entstehende koronare Thromben setzen sich im wesentlichen aus aktivierten Thrombozyten und nur wenig Fibrin zusammen. Bei der Entstehung und Ausdehnung eines solchen Thrombus sind Thromboxan $A_2$, Adenosindiphosphat und Serotonin als verstärkende Mediatoren wichtig. Daher spielen die Thrombozyteninhibitoren in der Therapie eine herausragende Rolle. Neben dem klinisch am häufigsten eingesetzten Zyklooxygenasehemmer Acetylsalicylsäure werden in klinischen Studien Syntheseinhibitoren des Thromboxan $A_2$, Thromboxan-$A_2$-Rezeptorantagonisten und monoklonale Antikörper gegen den thrombozytären Fibrinogenrezeptor eingesetzt.

#### Acetylsalizylsäure

Schon bevor die pathophysiologischen Zusammenhänge zwischen rupturierter atherosklerotischer Plaque, aufgelagerten Plättchenaggregaten und intermittierender Reduktion des koronaren Blutflusses im einzelnen geklärt waren, wurde eine Studie von Lewis et al. (1983) publiziert, die eindeutig die Wirksamkeit von ASS bewies.

Nach Einnahme von 325 mg ASS/Tag war die Rate an Myokardinfarkten und Todesfällen bei Patienten mit instabiler Angina um 51% reduziert. Eine Untersuchung von Cairns et al. (1985) bestätigte die Ergebnisse mit einer hochsignifikanten Reduktion der Infarkte und Todesfälle, wobei dieser protektive Effekt auch 3 und 12 Monate nach Therapiebeginn noch nachweisbar war (RISC Group, 1990; Wallentin et al. 1991).

Seit der Publikation dieser Studien gilt ASS als Standardmedikation bei Patienten mit instabiler Angina. Dabei lagen die Dosierungen in den verschiedenen Studien zwischen 75 und 1300 mg/Tag (Juul-Möller et al. 1992; Cairns et al. 1985).

Aufgrund der Überlegungen zur kompletten TXA2-Hemmung selbst in niedrigen Dosen und zur Dosisabhängigkeit der Nebenwirkungen bei einer ASS-Therapie wird z. Z. eine Dosierung von 75 oder 100 mg/Tag nach einer initialen Aufsättigungsdosis von 300 oder 500 mg am 1. Tag empfohlen (Darius et al. 1992). Nach den Ergebnissen der RISC-Studie ist dabei der protektive Effekt der ASS unabhängig von der gleichzeitigen Gabe von β-Blockern, Kalziumantagonisten und Nitraten, die ebenfalls jeweils zu einer Reduktion der Infarktraten führen (Wallentin et al. 1992).

#### Acetylsalicylsäure und Antikoagulanzien

Untersuchungen zur gleichzeitigen Therapie der instabilen Angina pectoris durch ASS und Heparin ergaben teilweise widersprüchliche Ergebnisse. In einer älteren Studie zur Wirksamkeit von Heparin (4mal 5000 IE/Tag s.c.) konnte die Infarktrate durch Heparin von 17 auf 2% verringert werden (Telford u. Wilson 1981).

Im Gegensatz dazu hatte die intravenöse Bolusgabe von Heparin in der schwedischen RISC-Studie keinen signifikanten Einfluß auf die Infarktrate (RISC-Group 1990; Wallentin et al. 1991). Nur die gleichzeitige oder alleinige Gabe von 75 mg ASS/Tag führte zu einem protektiven Effekt.

Wesentlich bessere Ergebnisse erbrachte die i.v.-Dauerinfusion von Heparin (Theroux et al. 1988). Bei Gabe von 5000 IE Heparin als intravenöser Bolus und Fortsetzung mit ca. 1000 IE/h zur Verlängerung der PTT um den Faktor 1,5–2 zeigte sich eine signifikante Abnahme der Häufigkeit von Rezidivangina und Infarkten innerhalb der ersten 6 Tage. Im Vergleich zu ASS ergab sich ein signifikanter Unterschied zugunsten des Heparins (Qui et al. 1991).

Aufgrund dieser Ergebnisse kann die subkutane Applikation oder i.v.-Bolusgabe von Heparin nicht empfohlen werden. Nur eine Kombination von ASS mit einer i.v.-Dauerinfusion von Heparin und anhaltender Verlängerung der PTT scheint den ausgeprägten präventiven Effekt der alleinigen Thrombozytenaggregationshemmung steigern zu können.

#### Niedermolekulare Heparine

Die subkutane Injektion niedermolekularer Heparine resultiert in einem sehr gleichmäßigen und zuverlässigen antikoagulatorischen Effekt, der dem des unfraktionierten Heparins deutlich überlegen ist (Warkentin et al. 1995; Monreal et al. 1994). In der FRISC-I Studie

(1996) wurden 1506 Patienten mit instabiler Angina oder nichttransmuralem Infarkt entweder zu Placebo oder zur Therapie mit dem niedermolekularen Heparin Dalteparin randomisiert. Die Therapie mit Dalteparin reduzierte den gemeinsamen Endpunkt Todesfälle plus Myokardinfarkte von 4,8% auf 1,8% innerhalb der ersten 6 Therapietage.

**ASS und Heparin oder Enoxaparin**

In der ESSENCE-Studie (Enoxaparin in Unstable Angina and Non-Q-Wave Myocardial Infarction, 1998) erhielten 3171 Patienten mit instabiler Angina oder nichttransmuralem Myokardinfarkt zusätzlich zur ASS entweder dosisangepaßtes unfraktioniertes Heparin oder Enoxaparin (1 mg/kg, 12stündlich). Nach 30 Tagen Beobachtungsdauer zeigte sich eine 15%ige relative Risikoreduktion für den gemeinsamen Endpunkt Tod, nichttödlicher Infarkt oder erneute Angina, wobei die Inzidenz schwerer Blutungen in beiden Gruppen vergleichbar war.

**GP-IIb/IIIa-Antagonisten**

Die klinischen Erfahrungen mit GP-IIb/IIIa-Antagonisten erstrecken sich auf Patienten mit instabiler Angina pectoris und/oder Koronarinterventionen. Studien mit dem monoklonalen Antikörperfragment Abciximab (EPIC Investigators 1994; Topol et al. 1994; CAPTURE Investigators 1997; EPILOG Investigators 1997; EPISTENT Investigators 1998), dem zyklischen Heptapeptid Eptifibatide (PURSUIT Investigators 1998) und dem Peptidomimetikum Tirofiban (PRISM Investigators, 1998; PRISM Plus Investigators 1998; RESTORE Investigators 1998) sind erwähnenswert.

In ersten Studien zur Therapie des akuten Myokardinfarkts mit GP-IIb/IIIa-Antagonisten wurden die Substanzen entweder als Zusatzmedikation bei einer direkten PTCA oder zu einem Fibrinolytikum bei einer thrombolytischen Therapie gegeben.

**Abciximab**

Die erste Aufsehen erregende Untersuchung mit Abciximab war die EPIC-Studie (EPIC Investigators, 1994; Topol et al. 1994), die bei Patienten mit Hochrisiko-Koronarinterventionen durchgeführt wurde. Die Inzidenz des kombinierten klinischen Endpunktes unerwünschter kardialer Ereignisse nach 30 Tagen konnte durch die Therapie mit Abciximab von 12,8% in der Placebogruppe auf 8,3% in der Therapiegruppe herabgesetzt werden (relative Risikoreduktion 35%; $p<0{,}008$). Der klinische Vorteil der Patientengruppe mit Bolus und 12stündiger Abciximabinfusion blieb auch nach 6 Monaten und 3 Jahren Beobachtungsdauer erhalten. Besonders ausgeprägt profitierten die Patienten, die aufgrund einer instabilen Angina randomisiert wurden. Bei diesem Kollektiv konnte die Inzidenz des primären Endpunktes um insgesamt 71% gesenkt werden, so daß diese Patientengruppe seitdem als besonders geeignet zur Therapie mit GPIIb/IIIa-Antagonisten gilt.

**Abciximab, Heparin und ASS**

Eine signifikante Erhöhung der Blutungsrate in der EPIC-Studie (1994) wurde als Kombinationseffekt der Gabe von Abciximab, Heparin und Acetylsalicylsäure interpretiert, so daß in der EPILOG-Studie (1997) bei Patienten mit Koronarinterventionen die Heparindosis um ca. 35% reduziert wurde. Dies führte im Gegensatz zur Standardheparindosis zu einer der Placebogruppe vergleichbaren Blutungsrate bei erhaltener klinischer Effektivität hinsichtlich der Vermeidung von Infarkten und Reinterventionen.

Die Wirksamkeit von Abciximab bei Koronarinterventionen zur Therapie einer instabilen Angina (CAPTURE Investigators 1997) und mit Implantation von Koronarstents (EPISTENT Investigators 1998) konnt ebenfalls sehr überzeugend nachgewiesen werden, wobei die Blutungskomplikationsrate aufgrund der reduzierten Heparindosis in der Größenordnung der Kontrollgruppen lag.

**Synthetische GPIIb/IIIa-Rezeptorantagonisten**

Die synthetischen Antagonisten Tirofiban und Eptifibatide greifen ebenfalls an der RGD-Bindungsstelle des Fibrinogenrezeptors an und haben im Gegensatz zum Abciximab eine relativ kurze Halbwertszeit. Damit ist die Steuerbarkeit beider Substanzen bei intravenöser Infusion relativ gut. Bereits 4 h nach Beendigung einer Tirofiban Infusion ist die inhibitorische Wirkung einer maximal wirksamen Infusionsrate auf ca. 50% des Maximaleffektes gesunken, nach 8 h ist kein inhibitorischer Effekt mehr nachweisbar.

Die PRISM-Studie (1998) wurde bei Patienten mit instabiler Angina und nichttransmuralem Infarkt mit Tirofibangabe über 48 h zusammen mit ASS durchgeführt. Der kumulative primäre Endpunkt bestehend aus Tod, Myokardinfarkt und refraktärer Angina, war nach 48 h Therapie von 5,6% in der Heparingruppe auf 3,8% in der Tirofibangruppe signifikant gesenkt. Die Rate an Blutungskomplikationen war in dieser Studie relativ gering. Die Kombination von Tirofiban und ASS war der Kombination von Heparin und ASS bei der Therapie der instabilen Angina überlegen. Diese Ergebnisse wurden in einem Patientenkollektiv mit höherem Risiko bestätigt (PRISM-PLUS 1998).

**Tirofiban**

Die Effektivität von Tirofiban bei Koronarinterventionen zusätzlich zu Heparin und ASS wurde in der RESTORE-Studie (1997) bei 2139 Patienten mit akutem Koronarsyndrom und eine Koronarangioplastie innerhalb von 72 h untersucht. Es wurde statistisch wiederum ein kombinierter Endpunkt unerwünschter kardialer Ereignisse ausgewertet.

Der primäre Endpunkt nach 30 Tagen wurde in der Tirofibangruppe zwar nur tendenziell und nicht signifikant verändert ($p=0{,}16$), aber die weitere Analyse ergab eine statistisch signifikante Senkung der Inzidenz für den kumulativen Endpunkt nach 2 Tagen (– 38%) und nach 7 Tagen (–27%).

#### Integrilin

Mit Eptifibatide wurde die größte jemals aufgelegte Untersuchung für die Indikation instabile Angina pectoris durchgeführt (PURSUIT Investigators 1998), bei der 10.948 Patienten randomisiert wurden. Im Vergleich zur Placebogruppe zeigte die Eptifibatidegruppe (72- bis 96-h-Infusion) eine 1,5%ige absolute Reduktion der Inzidenz des primären Endpunktes, also der Summe der Todesfälle und nichttödlichen Infarkte innerhalb von 30 Tagen nach dem Indexereignis. Dabei ist bemerkenswert, daß die Differenz und statistische Signifikanz zwischen den Gruppen nach 4 Tagen (7,6% vs. 9,1%; p=0,01) und nach 7 Tagen (10,1% vs. 11,6%; p=0,02) größer war als nach 30 Tagen (14,2% vs. 15,7%; p=0,04).

Dies spricht erneut dafür, daß die Substanz Eptifibatide ebenso wie das Tirofiban zwar während und früh nach der Infusionstherapie ausgesprochen wirksam sind, daß jedoch aufgrund eines weiterbestehenden thrombotischen Stimulus die protektiven Effekte einige Tage nach Beendigung der Therapie nachlassen.

Die Entwicklung auf dem Gebiet der GP-IIb/IIIa-Antagonisten ist weder pharmakologisch noch galenisch oder klinisch abgeschlossen. Aufgrund der besonderen Gefährdung und der ausgeprägten Atheroskleroseneigung scheinen Diabetiker von dieser Therapie besonders zu profitieren (Tschoepe et al. 1995). Oral verfügbare Substanzen hätten ein erhebliches therapeutisches Potential. Die Erwartungen wurden jedoch in den ersten Studien mit den Substanzen Xemilofiban und Orbofiban enttäuscht.

### 19.3.3 Fibrinolytika

Ausgehend von der Wirksamkeit der thrombolytischen Therapie beim akuten Myokardinfarkt und der thrombotischen Genese der instabilen Angina wurden mehrere Untersuchungen mit Thrombolyse bei instabiler Angina durchgeführt. Dabei zeigte sich lediglich eine geringe Verbesserung des angiographischen Bildes, jedoch keinerlei Einfluß auf den Verlauf der Erkrankung und auf die Anzahl ischämischer Episoden oder von Myokardinfarkten. Daher wird eine thrombolytische Therapie bei Patienten mit instabiler Angina nicht empfohlen.

### 19.3.4 Vasoaktive Substanzen

#### Nitrate

Bei der medikamentösen Behandlung der instabilen Angina bilden die Nitrate die Grundlage für die symptomatische Therapie. Dabei werden alle Arten von Nitrovasodilatatoren mit guten klinischen Ergebnissen eingesetzt. Die beste Kontrolle der ischämischen Symptome erlaubt die i.v.-Dauerinfusion in einer Dosierung, die den systolischen Blutdruck um nicht mehr als 10% herabsetzt. Im Gegensatz zur guten Wirkung auf die klinische Symptomatik und die ischämischen Perioden konnte bisher keine Verbesserung der Prognose durch Nitrovasodilatatoren gezeigt werden.

#### β-Rezeptorenblocker

Obwohl die ischämischen Episoden bei instabiler Angina in der Regel nicht durch einen vermehrten $O_2$-Verbrauch hervorgerufen werden, sind β-Rezeptorenblocker bei Patienten ohne vorherige Blockertherapie äußerst wirksam und vermindern nicht nur die Anzahl der Ischämieperioden, sondern verbessern auch die Prognose durch Reduktion der Infarktrate (Braunwald et al. 1994; Wallis 1988).

Ebenfalls als sehr wirksam haben sich die Kombinationen von β-Blockern mit Nitraten oder mit Kalziumantagonisten (Gottlieb et al. 1986) erwiesen. In einer Vergleichstudie war Propranolol ebenso wirksam wie Diltiazem bei der Reduktion der Ischämiesymptomatik.

#### Kalziumantagonisten

Die alleinige Gabe eines Kalziumantagonisten bei der instabilen Angina scheint weniger wirksam zu sein als eine Kombinationstherapie mit β-Rezeptorenblockern (Braunwald et al. 1994; HINT-Research Group 1986). In einer Metaanalyse konnte keine Reduktion der Infarktrate oder der Letalität durch Kalziumantagonisten nachgewiesen werden (Held et al. 1989). Aufgrund der guten Wirkung auf die ischämische Symptomatik werden Kalziumantagonisten jedoch sehr häufig in Kombinationen eingesetzt.

## 19.4 Koronarinterventionen

### 19.4.1 Perkutane transluminale Koronarangioplastie

#### Technische Entwicklung

Dotter entwickelte als erster eine Methode zur perkutanen invasiven Behandlung von Gefäßstenosen, indem er koaxial rigide Dilatatoren von zunehmenden Durchmessern über die Stenose vorführte (Zeitler et al. 1971).

Diese Technik erlangte in den späten 60er und frühen 70er Jahren einen gewissen Stellenwert bei der Behandlung peripherer Gefäßstenosen. Im wesentlichen war die Methode jedoch wegen der großkalibrigen, steifen Dilatatoren und der lokalen Komplikationen begrenzt.

Andreas Grüntzig modifizierte diese Technik, indem er anstelle der steifen Dilatatoren einen Katheter verwendete, an dessen Spitze sich ein aufblasbarer Ballon aus Polyvinylchlorid befand. Dieser Ballon wurde im nichtentfalteten Zustand über die Stenose geführt und dann mit Kontrastmittel bis zum Erreichen eines vor-

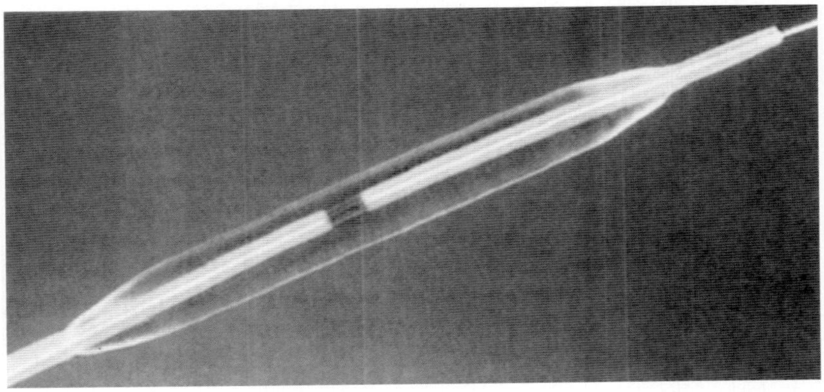

**Abb. 19-2.** Entfalteter Ballonkatheter mit Führungsdraht

gegebenen Umfangs gedehnt (Grüntzig u. Kumpe 1979). An der Spitze des Katheters war ein kurzes Stück eines flexiblen Führungsdrahts fixiert, der eine stärkere Traumatisierung des Gefäßes und insbesondere das Auftreten von Intimadissektionen verhindern sollte.

Die Ballonangioplastie wurde zunächst in peripheren Arterien (Grüntzig u. Kumpe 1979) und Nierenarterien (Grüntzig et al. 1978) angewandt. Nach postmortalen Untersuchungen und intraoperativen Anwendungen, erfolgte 1977 die erste perkutane transluminale Ballonangioplastie (PTCA, perkutane transluminale Koronarangioplastie) durch Grüntzig im Universitätsspital Zürich (Grüntzig et al. 1979).

Eine entscheidende technische Verbesserung der PTCA-Technik wurde von Simpson (1982) entwickelt. Anstelle des an der Katheterspitze fixierten kurzen Drahtsegments führte er über die ganze Länge eines separaten Katheterlumens einen flexiblen Führungsdraht, der unabhängig vom Katheter bewegt und an der Spitze je nach Bedarf gebogen werden konnte (Abb. 19-2). Durch Drehen des Drahts war somit eine Steuerungsmöglichkeit gegeben. Die Verwendung von Verlängerungsdrähten oder sehr langen Führungsdrähten (3 m) erlaubte es, einen Ballonkatheter auszuwechseln und dabei den Draht im Koronararterienlumen als sichere Leitschiene zu belassen.

Als Erleichterung des Verfahrens kann die Einführung der Monorail-Technik durch Bonzel angesehen werden. Bei dieser Technik liegt der Führungsdraht nicht über die gesamte Katheterlänge im Katheterlumen, sondern nur in einem distalen Anteil von etwa 25 cm Länge. Dadurch ist ein Katheterwechsel auch mit Führungsdrähten normaler Länge möglich.

Als weitere technische Verbesserung sind die zunehmende Miniaturisierung der Katheter, eine verbesserte Gleitfähigkeit durch spezielle Beschichtungen (Hydrogel-Coating), eine verbesserte Flexibilität und ein höherer maximal tolerierter Belastungsdruck bis zu 20 atm und mehr erwähnenswert. Spezielle Perfusionskatheter erlauben die Aufrechterhaltung eines basalen Koronarflusses auch während der Balloninflation.

### Mechanismen der PTCA

Während man früher als hauptsächlichen Mechanismus der PTCA eine Kompression der atherosklerotischen Plaques mit Auftreten distaler Embolien von Plaquematerial annahm, so konnte in experimentellen Untersuchungen gezeigt werden, daß der Erfolg der Angioplastie im wesentlichen auf dem Aufbrechen oder Einreißen einer atherosklerotischen Plaque und der Dislokation von Plaquematerial in Richtung Gefäßwand basiert, wobei auch eine lokale plastische Überdehnung der Media und Adventitia auftritt (Sanborn et al. 1982; Sanborn et al. 1983; Castaneda-Zuniga 1980). Einrisse der Gefäßwand sind also in der Regel Bestandteil einer erfolgreichen PTCA. !

### Erfolgsrate und Komplikationen

Die primäre Erfolgsrate der alleinigen Ballondilatation liegt bei über 90% (Stammen et al. 1991; Sawage et al. 1991). Üblicherweise wird eine PTCA dann als erfolgreich angesehen, wenn der Stenosegrad nach Behandlung weniger als 50% des Referenzdurchmessers beträgt und keine flußbehindernden Dissektionen oder andere Komplikationen auftreten. In 2–3% der Fälle kann die Stenose nicht mit dem Führungsdraht oder dem Ballonkatheter passiert, in 1–3% kann sie auch unter hohem Druck nicht aufgeweitet werden.

In ca. 5% der Fälle tritt ein akuter Verschluß des Koronargefäßes – in der Regel infolge einer ausgedehnten Dissektion von Intima und Media sowie begünstigt durch Spasmen und Gerinnungsaktivierung – innerhalb der ersten Minuten und Stunden nach PTCA ein (Dorros et al. 1983; Ellis et al. 1988; Holmes et al. 1988; Detre et al. 1990).

Die primäre Erfolgs- und Komplikationsrate hängt entscheidend von der Stenosemorphologie ab. Dazu ist eine Graduierung von der American Heart Association und dem American College of Cardiology vorgeschlagen worden (Ryan et al. 1588; Tabelle 19-9).

### Risiken

Patienten mit instabiler Angina sowie die bereits genannten Risikogruppen tragen ein höheres Risiko von Akut-

**Tabelle 19-9.** Graduierung der Koronarstenosen bei der PTCA

| Typ A | Typ B | Typ C |
|---|---|---|
| Erfolgsrate > 85 %<br>Geringes Risiko<br>Länge < 10 mm | Erfolgsrate 60–85 %<br>Mittleres Risiko<br>Länge 10–20 mm | Erfolgsrate < 60 %<br>Hohes Risiko<br>Länge > 20 mm<br>(diffus) |
| Konzentrisch | Exzentrisch | |
| Glatte Kontur | Unregelmäßige Kontur | |
| Leicht erreichbar | Mäßige proximale Gefäßwindung | Erhebliche proximale Gefäßwindungen |
| Winkel < 45 ° | Mäßige Angulation (> 45°, < 90°) | Extreme Angulation (> 90°) |
| Geringe Verkalkung | Mäßige bis schwere Verkalkung | |
| Kein Totalverschluß | Totalverschluß, Alter < 3 Monate | Totalverschluß Alter > 3 Monate |
| Keine Ostiumstenose | Ostiumstenose | |
| Kein Thrombus | Thrombus nachweisbar | |
| Kein größerer Seitenastabggang | Bifurkationsstenose | Größerer Seitenast, der nicht geschützt werden kann; degenerierter Venenbypass |

komplikationen als solche mit stabiler Angina (Myler et al. 1990; Plokker et al. 1988; Stammen et al. 1992; Rupprecht et al. 1988; Rupprecht et al. 1990; Meyer et al. 1981; Meyer et al. 1983). Während die Letalität bei Patienten mit stabiler Angina unter 0,5% liegt, werden bei Patienten mit instabiler Angina in bis zu 1% tödliche Zwischenfälle beobachtet.

#### Notfall-Bypassoperation

Eine notfallmäßige Bypassoperation wird bei 0,5–2,0% der Patienten mit stabiler und 2–4% der Patienten mit instabiler Angina erforderlich. Darüber hinaus ist bei 1–2% der Fälle mit stabiler Angina gegenüber 2–4% der Fälle mit instabiler Angina die Entwicklung eines transmuralen Myokardinfarkts zu erwarten. Die Operationsletalität nach Koronarverschluß im Rahmen der PTCA liegt bei 10–12%!

#### Vergleich von PTCA, Bypassoperation und konservativer Therapie (Ergebnisse randomisierter Studien)

Bei Eingefäßerkrankung und stabiler Angina pectoris konnte in kleineren randomisierten Studien eine signifikante Reduktion der Angina-pectoris-Symptomatik nach PTCA im Vergleich zur konservativen Therapie, allerdings unter Inkaufnahme einer höheren Rate an Akutkomplikationen, nachgewiesen werden (Parisi et al. 1995; Hueb et al. 1995). Für den weiteren Langzeitverlauf wird von Bedeutung sein, wie viele der konservativ behandelten Patienten letztlich doch einer invasiven Therapie bedürfen. Bei proximalen RIVA-Stenosen war die operative Revaskularisation mit der Arteria thoracica interna überlegen (Hueb et al. 1995).

### 19.4.2 Stentimplantation

Durch zunehmende Implantation von intrakoronaren Gefäßstützen (Stents) kann die Mehrzahl der auftretenden Gefäßverschlüsse heute beherrscht werden (Görge et al. 1994; Erbel et al. 1987). Gelingt die Wiederherstellung der Koronarperfusion jedoch nicht, so ist rechtzeitig die notfallmäßige Versorgung mit einem Bypass zu erwägen. !

Bereits Charles Dotter dachte 1964 an die Möglichkeit, endovaskuläre Prothesen zu implantieren, um ein adäquates Gefäßlumen nach Dilatation aufrechtzuerhalten (Dotter u. Judkins 1964) und berichtete über erste Ergebnisse im Tierversuch (Dotter 1969; Dotter et al. 1993).

Mit der rasanten Entwicklung der interventionellen Koronarbehandlung wurde nach Lösungsmöglichkeiten für die beiden weitgehend ungelösten Probleme der Ballondilatation, den akuten Koronarverschluß und die Rezidivstenose, gesucht. Die erste Implantation eines Koronarstents erfolgte 1987 durch Sigwart (Sigwart et al. 1991).

#### Techniken

Prinzipiell werden selbst expandierbare und ballonexpandierbare Stents unterschieden. Selbstexpandierende Stents nehmen nach Entfernung einer fixierenden Schutzhülle entsprechend der elastischen radialen Expansionskraft einen vorgegebenen Durchmesser an. Als Prototyp dieses Designs ist der Wall-Stent im Handel. Bei diesem Stenttyp ist ein gewisses Oversizing erforderlich.

Der erste ballonexpandierbare Stent wurde 1984 von Palmaz et al. (1985) eingeführt. Er besteht aus rostfreiem Stahl und wird auf einen Ballonkatheter montiert. Durch Aufdehnung des Ballons kommt es zu einer Ausdehnung mit plastischer Deformierung der Gefäßstütze. Diese behält ihre Form bei, nachdem sie einmal über die elastische Grenze hinaus gedehnt wurde. Die Stents können von Hand auf einen Ballonkatheter montiert werden. Überwiegend werden jedoch bereits industriell auf Ballonkatheter vormontierte Stents verwendet.

Es werden tubuläre („slotted tube"), „coil-stents" und „mesh-stents" unterschieden. Das Material besteht aus rostfreiem Edelstahl (Nickel-Chrom-Legierung), Tantalum bzw. Platin- und Nitinol- (Nickel-Titan-Legierungen). Darüber hinaus werden Stents mit Gold oder Kohlenstoffbeschichtungen angeboten.

Stents sind unterschiedlich ferromagnetisch. Sie verursachen keine Probleme bei eventuellen MRT-Untersuchungen. Auch sind Unterschiede in der Röntgendichte zu beachten.

Der Ballondurchmesser determiniert die endgültige Ausdehnung des Stents. Bei sehr hochgradigen Stenosen sollte zunächst eine konventionelle Vordilatation erfolgen, um eine Passage des relativ rigiden Stents durch die Stenose zu ermöglichen. Nach voller Expansion werden nur etwa 10–15% des Stenoseareals mit Metall bedeckt.

Durch die zunehmende Implantation von Koronarstents konnte die Zahl notfallmäßiger Bypassoperationen von ca. 3% auf etwa 0,5% reduziert, die Zahl der auftretenden Myokardinfarkte von 4–5% auf etwa 1% und die Zahl tödlicher Komplikationen von etwa 1 auf 0,3% gesenkt werden. Das früher beobachtete Problem der subakuten Stentthrombose ist durch die optimierten antithrombotischen Strategien, insbesondere der Kombination von Azetylsalizylsäure und ADP-Rezeptor-Antagonisten sowie die großzügige Anwendung von Glykoprotein-IIb/IIIa-Rezeptorblockern weitgehend gelöst. Die Rate an subakuten Stentthrombosen beträgt bei Patienten mit niedrigem Risiko derzeit ca. 0,5–1%, bei Patienten mit mitterem Risiko 2,5–5%. Bei Patienten mit hohem Risiko kann sie auch über 5% liegen.

Bei einem Vergleich von Hochdruckinsufflation gegenüber Normaldruckinsufflation konnte kein Unterschied hinsichtlich der subakuten Stentthrombose festgestellt werden.

#### Stent vs. PTCA

In der BENESTENT-2-Studie (Serruys et al. 1998) wurden mehr als 800 Patienten randomisiert mit heparinbeschichteten Stents oder alleiniger Ballondilatation behandelt. Die ereignisfreie Überlebensrate nach 1 Jahr betrug 84% in der Stentgruppe gegenüber 78% in der PTCA-Gruppe ($p<0{,}05$). Die Restenoserate betrug 16% gegenüber 30%. Die Subgruppe von Patienten mit optimaler PTCA (residuale Stenose <30%, normaler distaler Blutfluß, keine signifikante Dissektion) ließ keinen wesentlichen Vorteil für die Stenttherapie erkennen. Die Rate der Zielgefäßrevaskularisationen war mit 14% in der Stentgruppe sogar etwas höher als in der PTCA-Gruppe (8%).

Dagegen war bei unbefriedigendem Ergebnis (residuale Stenos >30%) das ereignisfreie Überleben nach 1 Jahr mit 84% in der Stentgruppe gegenüber 75% in der PTCA-Gruppe signifikant unterschiedlich ($p<0{,}01$).

Aus oben genannten Befunden leitet sich die Strategie des „provisional stenting", also der Indikation zur Stentimplantation nur bei unbefriedigendem Ergebnis nach Ballondilatation ab. In der oben erwähnten BENESTENT-2-Studie wiesen insbesondere auch die Subgruppen mit instabiler Angina pectoris und Patienten, bei denen ein Gefäß von einem Durchmesser von mehr als 3 mm behandelt worden war, einen signifikanten Vorteil für die Stenttherapie auf. Patienten mit einem Gefäßdurchmesser von weniger als 3 mm zeigten keinen relevanten Benefit.

Dagegen war in der STRESS-2-Studie auch bei kleinem Gefäßdurchmesser ein signifikanter Vorteil für die Stenttherapie berichtet worden. Auch für Patienten mit LAD-Stenosen zeigte sich ein signifikanter Vorteil für die Stenttherapie. Für RCX- und RCA-Stenosen konnte in der BENESTENT-2-Studie kein signifikanter Vorteil festgestellt werden.

#### Fokale Restenose

Für Patienten mit fokaler Restenose war in der REST-Studie (Erbel et al. 1998) eine signifikante Risikoreduktion für das Auftreten einer erneuten Rezidivstenose nach Stentimplantation im Vergleich zur alleinigen Ballondilatation festgestellt worden (18% vs. 32% Restenoserate, 10% vs. 27% Zielgefäßrevaskularisation).

Auch nach Rekanalisation von chronischen Koronargefäßverschlüssen konnte eine deutliche Reduktion der Rezidivrate nach Stentimplantation (32%) gegenüber alleiniger Ballondilatation (74%) in SICCO-Studie (Sirnes et al. 1998) nachgewiesen werden ($p<0{,}01$). Bei kleinen Gefäßen (<2,75 mm) muß jedoch auch nach Stentimplantation mit einer hohen Rate an Reokklusionen gerechnet werden. In der SAVED-Studie (Savage et al. 1997) wurde die Stentimplantation im Vergleich zur Ballondilatation bei 220 Patienten mit Venenbypassstenose untersucht. Während sich kein Unterschied für die Restenoserate nachweisen ließ, fand sich eine relevante Reduktion kardiovaskulärer Ereignisse zugunsten der Stenttherapie (26% vs. 39%; $p=0{,}004$). Wegen des Risikos der diffusen In-stent-Rezidivstenose gerade nach Behandlung langer Läsionen mit langen bzw. multiplen Stents wird zunehmend auch eine Strategie des zirkumskripten Spot-Stentings propagiert.

#### Stentindikationen

Als gesicherte Indikationen gelten die erfolglose Durchführung der PTCA sowie die notfallmäßige Stentimplantation bei manifestem oder drohendem Verschluß des Gefäßes wie z.B. einer Dissektion mit Flußverzögerung oder Symptomatik. Nach den Richtlinien der Deutschen Gesellschaft für Herz-Kreislauf-Forschung können auch Bypass-Stenosen, Typ-C-Dissektion ohne Ischämie, Rezidivstenosen, ein suboptimales PTCA-Ergebnis und Rekanalisation von chronischen Verschlüssen als Indikation für die Stentimplantation angesehen werden.

Nach diesen Guidelines besteht bei einem Gefäßdurchmesser von weniger als 2,5 mm sowie einem angiographisch optimalen Ergebnis (Durchmesser der Stenose kleiner als 30% nach PTCA) keine Indikation. Nach wie vor gilt die ungeschützte Hauptstammstenose sowie das Vorliegen schwieriger prästenotischer Verhältnisse als Kontraindikation zur Stentimplantation.

#### Stent-coating/Spezielle Stentdesigns

Heparinbeschichtete Stents sind randomisiert in der BENESTENT-2-Studie untersucht worden. Nur bei einem Patienten (0,2%) kam es zu einer subakuten Stentthrombose (Serruys et al. 1998). Phosphorylcholinbeschichtete Stents sind ebenfalls in der Erprobung. Phosporylcholin ist eine wesentliche Phospholipidkomponente biologischer Membranen. Es wird erwartet, daß die derart beschichteten Stents sich wie intakte biologische Gewebe im Sinne eines Biomimikri verhalten und zu einer Reduktion subakuter Stentthrombosen und des Restenoseprozeßes führen (Topol et al. 1998). Auch fibrinbeschichtete Stents werden derzeit untersucht, die zu einer verbesserten Reendothelialisierung führen sollen.

Im Tierversuch wurde das Fehlen von Thrombusbildung und Fremdkörperreaktionen innerhalb der ersten 8 Wochen belegt. Darüber hinaus fand sich eine deutliche bessere Reendothelialisierung. Auch mit Polymerbeschichtungen wurde eine verminderte Thrombogenität und Plättchenadhäsion beschrieben. Auch Stents als Reservoir für prolongierte lokale Medikamentenapplikationen zur Verhinderung der Restenose sind in der Erprobung.

Substanzen wie Hirudin und Prostaglandin I2 (Iloprost), Glykoprotein-IIb/IIIa-Rezeptorblocken und Gentransfektion sind in der Erprobung. Dabei können die Stents biologisch abbaubar sein. Auch mit Endothelzellen beschichtete Stents („endothelial cell seeding“) können in der Zukunft zur Verringerung thrombotischer Komplikationen und späterer Restenosen beitragen.

Spezielle Stentdesigns erlauben auch die Stentbehandlung von Bifurkationsläsionen, Seitenaststenosen und ostialen Stenosen. Stents mit integrierter Membran können bei Koronarperforationen zur Abdichtung der Gefäßwand sowie von Koronaraneurysmen eingesetzt werden.

#### Vergleich verschiedener Stenttypen

In mehreren randomisierten Studien wurden verschiedene Stenttypen gegenüber dem klassischen Palmaz-Schatz-Stent untersucht:

1. Assent-Studie (Multlink-Stent),
2. SMART-Studie (Micro-Stent ll),
3. EXTRA-Studie (Bard XT),
4. Nirvana-Studie (NIR-Stent),
5. Gianturco-Roubin-ll-Stent.

Während für die 4 erstgenannten Stents kein statistisch relevanter Unterschied im Vergleich zum Palmaz-Stent im Hinblick auf kardiovaskuläre Ereignisse und Restenoserate nachweisbar war, fand sich für den Gianturco-Roubin-Stent eine deutlich höhere Rate an Stentthrombosen (3,7 vs. 0,3%) und Restenosen (43 vs. 19%).

In einer multizentrischen Studie wurden 5 Stentdesigns bei über 1100 Patienten verglichen (Palmaz-Schatz-Stent, Puva-Devon-Stent, NIR-Stent, Inflow-Dynamics-Stent, Multilink-Stent). Dabei fand sich für den NIR-Stent mit 33% die höchste Rate an kardiovaskulären Ereignissen innerhalb des 1. Jahres gegenüber 18% für den Multilink-Stent, die Restenoserate betrug 34% vs. 14%.

### 19.4.3 Rotationsangioplastie

Bei der Hochfrequenzrotationsangioplastie wird ein olivenförmiger, mit feinen Diamantpartikeln (30–50 lm) besetzter Bohrkopf über einen Führungsdraht durch den stenosierten Gefäßbezirk vorgebracht (Abb. 19-3). Durch eine luftdruckbetriebene Turbine wird eine Umdrehungszahl des Bohrkopfes von 150.000–200.000 Umdrehungen/min erreicht. Durch die gleichzeitige Flüssigkeitsspülung wird eine zu starke Überhitzung vermieden. Üblicherweise werden Katheter mit Bohrkopfgrößen von 1,25–2,5 mm verwendet.

Durch den rotierenden Bohrkopf werden insbesondere harte, verkalkte Gefäßwandbestandteile abgetragen, während gesunde Gefäßwandstrukturen dem Bohrkopf ausweichen können (Abb. 19-4). Durch den Bohrvorgang werden zahllose Mikropartikel abgetragen, deren Durchmesser überwiegend in einem Bereich von 5–10 µm liegen.

Aufgrund der begrenzten Bohrkopfgröße verbleibt nach alleiniger Rotablation häufig eine höhergradige Residualstenose, so daß bei mehr als der Hälfte der Fälle eine zusätzliche PTCA erforderlich ist (Bertrand et al. 1992; Buchbinder et al. 1992; Whitlow et al. 1992; Dietz et al. 1993). Die Rate an akuten Komplikationen liegt nicht unter denen der Ballon-Angioplastie. Auch bezüglich der Restenose-Rate ist die Rotablation der Ballon-An-

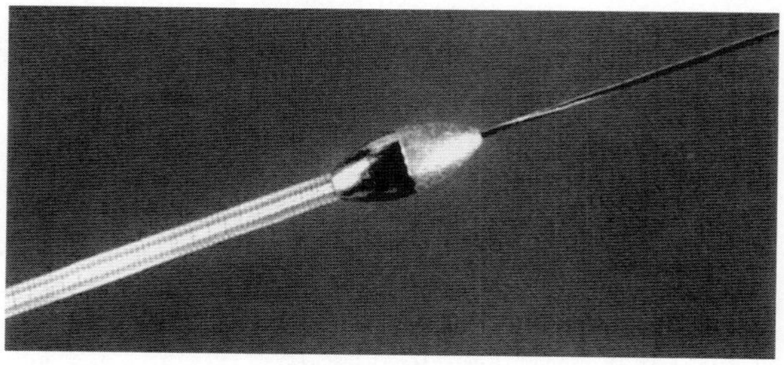

**Abb. 19-3.** Rotablator-Bohrkopf mit Führungsdraht

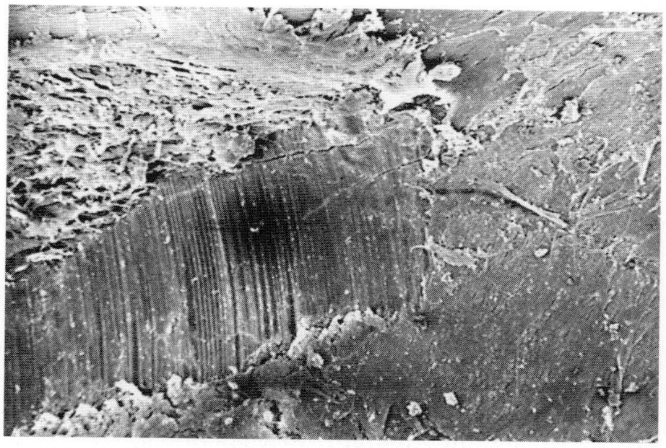

**Abb. 19-4.** Elektronenmikroskopischer Befund der Bohrspuren an der Gefäßwand nach Rotablator-Behandlung

gioplastie nicht überlegen. Im Gegensatz zur PTCA werden häufiger bradykarde Rhythmusstörungen, AV-Blokkierungen und Spasmen, dagegen seltener Dissektionen beobachtet.

Als Indikation für den Einsatz des Rotablators gelten Stenosen, die zwar mit einem Führungsdraht, nicht jedoch mit dem Ballonkatheter passiert werden können sowie rigide Stenosen, die auch mit hohem Ballondruck nicht dilatiert werden können (Dietz et al. 1993). Gegebenenfalls kann auch bei stark verkalkten Gefäßen primär die Rotablation zum Einsatz kommen. Gegenwärtig wird der Stellenwert der Rotablation zur Behandlung der Instant-Rezidivstenose untersucht (ROSTER-Studie, ARTIST-Studie).

### 19.4.4
### Direktionale Atherektomie (DCA)

Bei der 1994 von Simpson entwickelten direktionalen Atherektomie (Simpson et al. 1988; Hinohara et al. 1990) wird ein röhrenförmiges Metallgehäuse, das an einer Seite geöffnet ist, so in einem atherosklerotischen Gefäßabschnitt plaziert, daß ein Teil der atherosklerotischen Plaque durch die Öffnung in das Metallgehäuse hineinragt (Abb. 19-5).

Gegenüber der Öffnung des Metallgehäuses befindet sich ein Ballon, dessen Insufflation das Gehäusefenster gegen den exzentrischen Plaqueanteil drückt. Ein motorgetriebenes rotierendes Messer wird vorgeführt, das den in das Gehäuse hineinragenden Plaqueanteil abträgt und in eine an der Katheterspitze befindliche Kammer schiebt. Dieser Schneideprozeß wird mehrfach unter Drehung des Katheters und somit Exposition anderer Wandanteile wiederholt. Nach Entfernen des Katheters aus dem Gefäß können die abgetragenen Gewebeanteile aus der Sammelkammer geborgen werden.

Das verhältnismäßig großkalibrige und starre Gehäuse des Atherektomiekatheters erfordert in der Regel bei hochgradigen Stenosen eine Vordilatation. Pro atherosklerostischer Läsion werden etwa 10–20 mg Gewebe entfernt (Safian et al. 1990; Bauriedel et al. 1992). Die Möglichkeit, Gewebe zur histologischen Aufarbeitung sowohl aus Primärstenosen als auch aus Restenoseläsionen zu gewinnen, hat zum Verständnis des Restenoseprozesses beigetragen (Bauriedel et al. 1992).

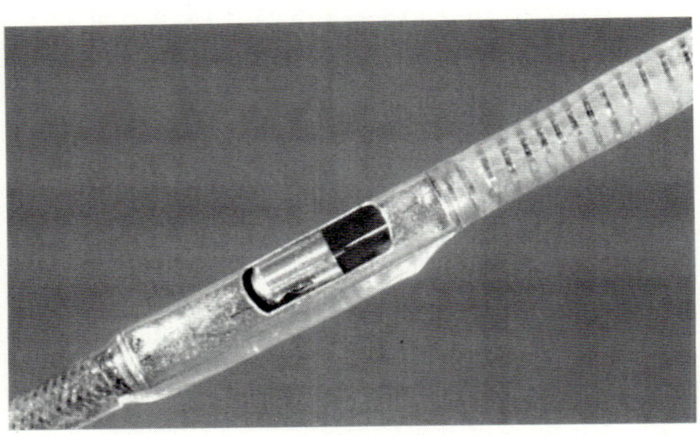

**Abb. 19-5.** Simpson-Atherektomie-Katheter

In randomisierten Studien (CAVEAT, BOAT, OARS) konnte keine eindeutige Überlegenheit im Vergleich zur PTCA nachgewiesen werden. Gegebenenfalls kann bei großen Gefäßen (>3 mm) in geraden, proximalen, nicht verkalkten Gefäßsegmenten und umschriebener Stenose (<15 mm) die direktionale Atherektomie zm Einsatz kommen. Auch die DCA wird in einigen Zentren zur Behandlung der Instant-Rezidivstenose eingesetzt. Von einigen Untersuchern wird die DCA auch vor Stentimplantation im Sinne eines „lesion debulking" eingesetzt.

### 19.4.5
### Laser

Trotz langjähriger intensiver Forschungsarbeit hat die Anwendung von Laserenergie nicht die in sie gesetzten Hoffnungen und Erwartungen erfüllen können. Weder das Spektrum der Indikationen zur interventionellen Koronarbehandlung noch die weiterhin hohe Restenoserate konnte durch Lasertechniken verbessert werden.

Gepulste Lasersysteme erlauben aufgrund der Kombination von jeweils kurzer Laserpulsdauer und längeren Pausen eine thermische Erholung des Gewebes und führen so zu einer geringeren thermischen Schädigung. Bei jedem Laserpuls wird eine Energie im Kilo- oder Megawattbereich erreicht. Die Dauer der Laserstöße bewegt sich im Nano- bis Mikrosekundenbereich.

Am besten untersucht ist der Excimerlaser, dessen Wirkung auf einer elektrischen Hochspannungsentladung in einem Gemisch aus einem inerten Gas (Helium, Argon, Xenon) und einer hochverdünnten Halogenkomponente (Chlorid, Fluorid) beruht.

Einige Moleküle (z. B. Xenonchlorid) können nur im angeregten Zustand existieren (Excimer = „excited dimer"). Bei der Dissoziation dieser Moleküle wird Laserenergie im ultravioletten Bereich des elektromagnetischen Spektrums freigesetzt. Im wesentlichen beruht die Wirkung des Excimerlasers auf einer fotochemischen Dissoziation und auf fotoakustischen sowie lokalen thermischen Effekten (Isner et al. 1992a: van Leeuwen et al. 1992).

Experimentell konnte gezeigt werden, daß bei der Gewebsablation flüchtige kurzkettige Kohlenwasserstoffe, z. B. Methan oder Ethan, entstehen, die zur Bildung von Dampfblasen führen. Diese dehnen sich im Gewebe aus und führen zu Mikrodissektionen.

In randomisierten Studien (AMRO, ERBAC) waren die Akutergebnisse ähnlich denen der alleinigen PTCA, im Langzeitverlauf wurde aber eine höhere Rezidivrate beobachtet. Darüber hinaus muß mit Gefäßperforationen gerechnet werden. Bei chronischem Koronargefäßverschluß konnten die mit herkömmlichen Techniken unbefriedigenden Rekanalisationsraten durch Verwendung eines Laserdrahtes verbessert werden (Hamburger et al. 1997).

Der Stellenwert des Lasers zur Behandlung der In-stent-Rezidivstenose ist noch nicht absehbar.

### 19.4.6 Restenose

Von den zahlreichen verschiedenen Definitionen der Restenose wird heute im wesentlichen das Kriterium einer mehr als 50%igen Durchmesserstenose allgemein akzeptiert. Die Restenoserate beträgt nach PTCA ca. 30–50% und etwa 60% nach Rekanalisation verschlossener Kranzgefäße (Ruocco et al. 1992; Stone et al. 1990; Ivanhoe et al. 1992; Leimgruber et al. Rupprecht et al. 1990). Mehr als 95% der Restenosen entwickeln sich innerhalb der ersten 6 Monate nach PTCA.

Zur Restenose trägt in der Regel ein frühes elastisches Recoil bei (Haude et al. 1993). Im langfristigen Verlauf kommt es zu einer Narbenbildung und Schrumpfung von Media und Adventitia, die zu einer Einengung des Gefäßlumens führen. Darüber hinaus geht die Verletzung des Endothels und tiefer Gefäßwandstrukturen mit einer Plättchenaggregation, Gerinnungsaktivierung, einer Entzündungsreaktion, Aktivierung von Makrophagen und glatten Muskelzellen einher (Lange et al. 1993; Libby et al. 1992; Haudenschild et al. 1993).

Es kommt zur Freisetzung von Wachstumshormonen und Zytokinen. Glatte Muskelzellen proliferieren, migrieren von der Media in die Intima und setzen eine Produktion extrazellulärer Matrix in Gang.

Das Auftreten einer Rezidivstenose nach PTCA konnte im Rahmen einer multivariaten Analyse als unabhängiger Prädiktor der Langzeitmortalität identifiziert werden (Espinola-Klein, 1998). Als wesentliche Risikofaktoren für die Entwicklung einer Rezidivstenose wurden in mehreren Studien das Vorhandensein einer residualen Stenose von mehr als 30% nach PTCA, das Vorliegen einer hochgradigen Stenose vor PTCA sowie eine instabile Angina-pectoris-Symptomatik und ein Diabetes mellitus vor PTCA identifiziert (Leimgruber et al. 1986; Rupprecht et al. 1990; Holmes et al. 1984).

Auch eine PTCA bei chronischem Gefäßverschluß und in Venenbypassgefäßen ist mit einer höheren Restenoserate verbunden. Klinisch äußert sich die Restenose meist als typische Angina-pectoris-Symptomatik. Eine erneute PTCA bei Rezidivstenose kann in der Regel mit geringem Risiko und ähnlicher Restenoserate durchgeführt werden.

Von den zahlreichen Substanzen, die im Hinblick auf eine mögliche Reduktion der Restenoseneigung untersucht worden sind, war in einigen kleineren Studien ein günstiger Einfluß für Trapedil, Lovastatin, Verapamil, Probucol und Fischöl nachgewiesen worden (Maresta et al. 1994; Libby et al. 1992; Haudenschild et al. 1993; Maresta et al. 1994; Tardif et al. 1997; Sahni et al. 1991; Bairati et al. 1992).

Diese Ergebnisse bedürfen jedoch einer Bestätigung in größeren Studien.

Es wird auch versucht, durch Gentransfer in die glatte Muskelzelle den Restenoseprozeß zu beeinflussen. Dabei wird die Produktion antiproliferativer oder antithrombotischer Proteine codiert. Bei Patienten mit stabiler Angina pectoris und umschriebenen Stenosen sowie Patienten mit Rezidivstenosen nach PTCA und Patienten nach Rekanalisation eines chronischen Koronarverschlusses, ebenso wie Patienten mit proximalen LAD-Stenosen, konnte eine Reduktion der Restenoserate durch Stentimplantation erreicht werden (Serruys et al. 1994; Fishman et al. 1994; Van Belle et al. Serruys et al. 1998;Tardif et al. 1997; Bertrand et al. 1997; Erbel et al. 1998; Versaci et al. 1997;Sirnes et al. 1998; Rubartelli et al.; 1998).

In der BENESTENT-2-Studie wurden bei über 800 Patienten die Implantation von heparinbeschichteten Stents mit alleiniger Ballonangioplastie verglichen (Van Belle et al. 1997). Die Restenoseraten waren mit 16% bzw. 31% signifikant günstiger in der Stentgruppe. Ein Vergleich von Stentimplantation und Ballonangioplastie bei Patienten mit Venenbypassgefäßen ergab zwar ein günstigeres Akutergebnis für die Stentimplantation, ein signifikanter Vorteil im Hinblick auf die Restenoserate im Langzeitverlauf ließ sich jedoch nicht nachweisen (Savage et al. 1997).

### 19.4.7 In-stent-Restenose

Durch Stentimplantation kann zwar dem elastischen Recoil und der narbigen Schrumpfung der Gefäßwand entgegengewirkt werden (Haude et al. 1993), der neointimale Wachstumsprozeß ist jedoch ausgeprägter als nach PTCA und weist im Langzeitverlauf eine geringe Zellularität auf. Pathogenetisch tragen neben der Gefäßwandverletzung auch inflammatorische Prozesse zur Neointimabildung bei. In randomisierten Studien schwankte die Rezidivrate nach Stentimplantation zwischen 17% (BENESTENT 2) und 32% (STRESS 1). Aufgrund des selektionierten Patientengutes in den randomisierten Studien dürfte die Real-world-Rezidivrate nach Stentimplantation höher sein.

Als Risikofaktoren für die Entwicklung einer In-stent-Restenose wurde der Referenzgefäßdurchmesser, der Stenosegrad vor Intervention sowie der residuale Stenosegrad nach Stentimplantation identifiziert. Auch für Patienten mit instabiler Angina pectoris, Restenose nach PTCA, Diabetes mellitus, Zustand nach Rekanalisation eines chronischen Verschlußes, LAD-Stenose sowie Implantation multipler Stents oder langen Läsionen wurde eine erhöhte In-stent-Restenose berichtet. Ein Polymorphismus des ACE-Genotyps wurde ebenfalls als Prädiktor für die Entwicklung einer In-stent-Restenose beschrieben.

Im wesentlichen bestehen 3 Optionen für die Therapie der In-stent-Rezidivstenose: 1. die PTCA, 2. ablative Verfahren wie Rotablation, direktionale Atherektomie und Laserverfahren, 3. die erneute Stentimplantation („stent in stent"). Im Rahmen der PTCA kommt es zu einer Gewebekompression sowie auch Verlagerung von Gewebe durch die Stentstruts nach außen („tissue extrusion"). Darüber hinaus wurde eine erneute Stentexpansion beschrieben. Durch ablative Verfahren kann teilweise eine Reduktion des neointimalen Gewebes erreicht werden. In der Regel ist jedoch eine anschließende PTCA zur Optimierung des Ergebnisses erforderlich.

Im Rahmen der Stentimplantation kann oft eine deutliche Verlagerung des neointimalen Gewebes durch den primär implantierten Stent hindurch beobachtet werden. In der Regel kann durch alle genannten Verfahren nicht das nach der primären Stentimplantation gute Ergebnis wieder hergestellt werden, d. h. es verbleibt häufig eine residuale Stenose. Diese Tatsache und die frühe Rückverlagerung von neointimalen Gewebsbestandteilen in das Gefäßlumen hinein („tissue intrusion") tragen zu der insgesamt schlechten Prognose der In-stent-Restenose bei. So muß bei fokalen In-stent-Restenosen mit einer erneuten Rezidivrate von 30%, bei diffusen Instant-Restenosen von mehr als 60% gerechnet werden.

Aufgrund der begrenzten Therapiemöglichkeiten und hohen Rezidivneigung der In-stent-Rezidivstenose muß primär ihrem Auftreten vorgebeugt werden. Dies gelingt am besten durch eine sorgfältige Indikationsstellung zur sowie ein möglichst optimales Ergebnis nach Stentimplantation. Der Stellenwert der Brachytherapie zur Prophylaxe der In-stent-Rezidivstenose ist noch nicht abschließend zu beurteilen (s. unten).

## 19.4.8 Brachytherapie

Zur Verhinderung der Restenoseentwicklung wird von mehreren Arbeitsgruppen die Wirkung ionisierender Strahlung untersucht. Prinzipiell können dabei γ-Strahler wegen ihrer größeren Eindringtiefe von außen zur Anwendung kommen, erfordern aber aufwendigere Strahlenschutzmaßnahmen. Für die endovaskuläre Therapie wird das Einbringen von β-strahlenden Sonden wegen der geringen Eindringtiefe und damit besseren örtlichen Begrenzung der Strahlenexposition favorisiert. Auch durch Implantation β- und/oder γ-Strahlen emittierender Stents konnte im Tierversuch eine Reduktion des Wachstums glatter Muskelzellen, aber auch eine verzögerte Reendothelialisierung festgestellt werden.

In zahlreichen Tiermodellen und kleineren klinischen Pilotstudien ist eine deutliche Reduktion der Neointimaproliferation nach PTCA und Stentimplantation nachgewiesen worden. Bei Patienten mit Rezidivstenose konnte in einer randomisierten Pilot-Studie eine geringere Rezidivstenoserate nach Stent und intrakoronarer Gammabestrahlung mit $^{192}$Iridium gegenüber Patienten mit alleiniger Stentimplantation nachgewiesen werden (Teirstein et al. 1997).

Vorläufige Ergebnisse der ebenfalls randomisierte WRIST-Studie zeigen eine Reduktion der Restenoserate von 48% in der Placebogruppe auf 15% nach Exposition eines β-Strahlers (Iridium 192).

Zahlreiche Fragen bleiben jedoch offen. So könnte durch die behinderte Reendothelialisierung das Risiko thrombotischer Komplikationen steigen. Die Inhibierung des Heilungprozeßes könnte im Langzeitverlauf auch zur Bildung von Koronaraneurysmen beitragen. Es ist nicht auszuschließen, daß durch endovaskuläre Radiatio auch die Entwicklung der Arteriosklerose induziert werden kann. So wurde eine vorzeitige Arteriosklerose bei Patienten mit M. Hodgkin nach Bestrahlung beobachtet. Auch kann nicht ausgeschlossen werden, daß durch die Strahlentherapie der Restenoseprozeß lediglich verzögert, aber nicht verhindert wird.

Daß Strahlentherapie auch zu einer Progression von Koronarstenosen beitragen kann, ist an den Rändern von radioaktiven Stents beobachtet worden (Candywrapper-Effekt). Vor einer breiteren Anwendung zur Prophylaxe und/oder Therapie von Restenosen sind die Ergebnisse größerer randomisierter Studien abzuwarten.

## 19.4.9 Indikation zur interventionellen Koronarbehandlung

Durch die Koronarintervention sollen folgende Therapieziele erreicht werden:

- Verbesserung der Angina-pectoris-Symptomatik und der Belastungstoleranz,
- Beendigung oder Minimierung der antiischämischen Medikation,
- Verbesserung der Prognose.

### Indikationsstellung/Risikoabschätzung

Grundsätzlich muß in jedem Einzelfall der mutmaßliche Nutzen einer Intervention gegenüber dem potentiellen Risiko auch im Vergleich zu alternativenTherapien (konservative Therapie, operative Revaskularisation) abgewogen werden. Bereits vor Beginn der Intervention muß die Möglichkeit einer Stentimplantation und einer eventuell notwendigen Operationsbereitschaft für den Fall eines akuten oder drohenden Gefäßverschlußes im Rahmen der PTCA geprüft werden (Tabelle 19-10).

Bei der Indikationsstellung zur interventionellen Koronarbehandlung müssen die in der Tabelle 19-10 genannten Kriterien berücksichtigt werden. Es müssen Informationen über die Symptomatik des Patienten vorliegen. Ein Ischämienachweis ist bei Patienten mit stabiler Angina-pectoris-Symptomatik zu fordern. Bei Patienten mit instabiler Angina-pectoris-Symptomatik ist auf Ischämiezeichen im Ruhe-EKG bzw. Zeichen einer myokardialen Mikronekrose (TnT/TnI) zu achten.

Patienten mit instabiler Angina pectoris unterliegen aufgrund der zugrundeliegenden thrombotischen Gefäßsituation einem erhöhten Risiko für thrombotische Komplikationen.Neben dem Allgemeinzustand des Pa-

**Tabelle 19-10.** Kriterien für die Indikation zur Koronardilatation

- Symptome und/oder Ischämienachweis
- Koronarstatus
  - Ausdehnung (Eingefäß-, Mehrgefäßerkrankung)
  - Lokalisation und Morphologie der Stenosen und betroffenen Gefäße
  - Möglichkeit der Stentimplantation
- Globale und regionale Ventrikelfunktion
- Mögliche Prognoseverbesserung
- Allgemeinzustand, Begleiterkrankungen, Alter
- Klinische Situation: stabil/instabil/akuter Infarkt/Zustand nach Infarkt

tienten müssen Begleiterkrankungen und das Alter ebenso wie die klinische Situation (stabile Angina, instabile Angina, akuter Infarkt) Berücksichtigung finden. Ganz entscheidend ist die genaue Beurteilung des Koronarstatus in Hinblick auf Ausdehnung, Ein- bzw. Mehrgefäßerkrankung, Lokalisation und Morphologie der Stenose in den betroffenen Gefäßen.

Das Risiko steigt mit der Größe des Versorgungsgebietes des betroffenen Gefäßes, ebenso wie mit der Zahl der zu behandelnden Gefäße. Stenosen mit starker Angulierung, Einbeziehung großer Seitenäste, intrakoronaren Thromben, Lokalisation im Ostiumbereich, langstreckiger Stenosierung oder insgesamt komplexer Morphologie unterliegen einem höheren Risiko für das Auftreten von Akutkomplikationen.

Auch die globale und regionale Ventrikelfunktion muß bei der Indikationsstellung berücksichtigt werden. Ein erhöhtes Risiko ist auch nach abgelaufenem Infarkt gegeben, wenn das kontralaterale Gefäß behandelt wird, insbesondere wenn über Kollateralen die Versorgung eines zusätzlichen Myokardareals bereitgestellt wird. Patienten mit bereits deutlich eingeschränkter Ventrikelfunktion sind besonders gefährdet, wenn im Falle eines Gefäßverschlusses ein weiteres Myokardareal in der Pumpfunktion beeinträchtigt wird.

Durch die Möglichkeit der Stentimplantation und der optimierten antithrombotischen Therapie mit Glykoprotein-llb/llla-Rezeptorblockern konnte das Risiko in vielen Fällen deutlich reduziert werden.

### Klassische Indikationen zur Koronardilatation

Die klassische Indikation besteht bei Patienten mit Angina pectoris und/oder positivem Ischämienachweis, wenn eine oder mehrere bedeutsame Stenosen (>50% des Gefäßdurchmessers) eines oder mehrerer relevanter Koronargefäße vorliegen (s. Tabelle 19-11).

Bei fehlender Angina und fehlendem Ischämienachweis ist in aller Regel keine Indikation zur PTCA gegeben. Bei nur grenzwertigem Stenosegrad aber gleichzeitig deutlichem Ischämienachweis im zugehörigen Versorgungsgebiet kann ebenfalls die Indikation zur PTCA

**Tabelle 19-11.** Indikation zur Koronardilatation

1. Angina pectoris und/oder Ischämienachweis und relevante Stenose (>50%)
2. Grenzwertige Stenose bei ausgeprägter Ischämie
3. Prognostische Indikationen bei relevanter Stenose in größerem Koronargefäß auch ohne eindeutige Angina pectoris/Ischämie ggf.
   - Vor größerer nichtkardialer Operation
   - Risikoberufe (Pilot, Busfahrer)
   - Bedrohte Kollateralversorgung
   - Stenose/Verschluß nach Infarkt („Open-artery"-Hypothese)

befürwortet werden. Als Domäne der PTCA gelten Ein- und Zweigefäßerkrankungen. Bei Vorliegen umschriebener Stenosen mit günstiger Morphologie können auch Patienten mit Dreigefäßerkrankung für die PTCA geeignet sein.

### Prognostische Indikation

In seltenen Fällen kann eine Koronarintervention aus prognostischen Gründen indiziert sein. Dies betrifft Patienten mit einer hämodynamisch relevanten Stenose in einem größeren Koronargefäß, wenn kein eindeutiger Ischämienachweis geführt werden kann und keine wesentliche Angina-pectoris-Symptomatik besteht (s. Tabelle 19-12).

**Tabelle 19-12.** Kontraindikationen zur Koronardilatation

- Hauptstammstenose (≥50% Diameterreduktion)
  Ausnahmen:
  - wenigstens ein Gefäß geschützt durch Bypass oder Kollateralen,
  - extremer Rechtsversorgungstyp
- Hauptstammäquivalent Ausnahmen:
  - Stenosen mit günstiger Morphologie,
  - (evtl. Eingriff in 2 Sitzungen)
- Lebensnotwendiges Gefäß
  (z. B. letztes verbliebenes Gefäß)
- Diffuse Dreigefäßerkrankung
- Chronischer Verschluß
- Thrombotische Stenose, wenn nichtthrombotischer Anteil nicht signifikant
- Ausnahme:
  - instabile Angina mit herabgesetztem Fluß (<TIMI 3)
- Großer Seitenast, der nicht geschützt werden kann
- Degenerierter Venenbypass mit ausgedehntem Befall
  Ausnahme:
  - großer Bypass mit der Möglichkeit zur Stentimplantation und guter Gefäßperipherie
- Generell mögliche Ausnahmen:
  - Inoperabilität oder sehr hohes Operationsrisiko,
  - akuter Myokardinfarkt mit PTCA der „culprit lesion"
- Fehlen eines erfahrenen Operateurs
- Fehlendes herzchirurgisches Stand-by

**Tabelle 19-13.** Vergleich von operativer Therapie und Koronarangioplastie bei koronarer Mehrgefäßerkrankung: Ergebnisse randomisierter Studien

| Endpunkt | Pocock et al. | | BARI-Studie | |
|---|---|---|---|---|
| | Bypassoperation n=1303 | PTCA n=1336 | Bypassoperation n=914 | PTCA n=915 |
| Tod | 2,8 | 3,1 | 10,7 | 13,7 |
| Tod oder Infarkt | 8,5 | 8,1 | 11,7 | 10,9 |
| Reoperation | 0,8 | 18,3[a] | 0,7 | 20,5* |
| Reoperation oder Re-PTCA | 3,2 | 34,5[a] | 8,0 | 54,0* |
| Angina | 12,1 | 17,8[a] | – | – |

[a] $p<0,05$.

In diesen Fällen soll durch die Koronardilatation eine drohende akute Ischämie bzw. ein Myokardinfarkt verhindert werden. Das Nutzen-Risiko-Verhältnis einer Koronarintervention ist bei diesen Indikationen besonders kritisch abzuwägen. Im allgemeinen sind regelmäßige kardiologische Kontrolluntersuchungen einschließlich funktioneller Belastungstests bei dieser Patientengruppe erforderlich, um eine kritische Einschränkung der Koronarreserve rechtzeitig zu erfassen.

### Kontraindikationen zur Koronarintervention

Kontraindikationen können sich aus der Lokalisation oder der Morphologie der Stenose/n ergeben. Daneben sind institutionelle Kontraindikationen wie z. B. das Fehlen einer herzchirurgischen Operationsbereitschaft, oder das Fehlen eines erfahrenen Operateurs bei komplexen Interventionen zu beachten (Tabelle 19-12).

### Besondere Indikationen

#### Instabile Angina pectoris

In der TIMI-IIIb-Studie (TIMI lllb Trial 1994) wurde hinsichtlich ernster Komplikationen (Letalität, Infarktrate, Bypassoperation) kein signifikanter Unterschied zwischen einer Strategie mit früher invasiver Diagnostik und Intervention gegenüber einer konservativen Therapie bei Patienten mit instabiler Angina pectoris beobachtet (Anderson et al. 1995).

Auch bei einer primär konservativen Strategie bedarf jedoch die Mehrzahl der Patienten im weiteren Verlauf einer invasiven Abklärung und Therapie. Für Patienten mit Non-Q-wave-Infarkt wurde im VANQWISH-Trial ebenfalls eine invasive Strategie mit einer konservativen Strategie bei 920 Patienten verglichen (Boden et al. 1998). Innerhalb eines Beobachtungszeitraums von nahezu 2 Jahren fand sich zwar eine höhere Frühletalität in der invasiven Therapiegruppe, nach Ende des Beobachtungszeitraums war jedoch kein statistisch signifikanter Unterschied mehr nachweisbar.

Auch in dieser Studie wurde bei nahezu der Hälfte der Patienten im Beobachtungszeitraum eine Koronarangiographie im konservativen Therapiearm durchgeführt. Ein großer Teil der klinischen Ereignisse (Todesfälle, nicht tödlicher Infarkt) entfielen im invasiven Therapiearm auf die kleine Gruppe von 20 Patienten, bei denen keine Koronarographie durchgeführt worden war. Kein Patient verstarb innerhalb der ersten 30 Tagen nach einer PTCA, dagegen 11 Patienten nach Bypassoperation.

Die Vorteile der rechtzeitigen Prognosebeurteilung und Therapieplanung sprechen für die frühe invasive Strategie bei instabiler Angina. Insbesondere bei Patienten mit persistierender Ischämie oder Angina pectoris unter intravenöser medikamentöser Therapie ist eine eilige Koronarangiographie und ggf. Revaskularisation indiziert. !

### Mehrgefäßerkrankungen

In mehreren randomisierten Studien wurde die PTCA im Vergleich zur Bypassoperation bei Patienten mit Mehrgefäßerkrankung untersucht (Hamm et al. 1994; The Writing Group for BARI Investigators 1997; Pocock et al. 1995; BARI Investigators 1996; CABRI Trail Participants 1995; King et al. 1994; RITA Trial Participants 1993). Die Ergebnisse sind sowohl im kurz- als auch langfristigen Verlauf in allen Studien im wesentlichen konsistent. Die Ergebnisse der kürzlich publizierten BARI-Studie sowie eine Metaanalyse aus 6 kleineren Studien sind in Tabelle 19-13 zusammengefaßt.

Bezüglich der Letalität, der Infarktrate und des infarktfreien Überlebens im Langzeitverlauf erwiesen sich beide Therapiestrategien als gleichwertig (s. Tabelle 19-14). Lediglich bei Patienten mit Diabetes mellitus (in-

**Tabelle 19-14.** Ergebnisse der PTCA bzw. Bypassoperation bei koronarer Mehrgefäßerkrankung in randomisierten Studien

- Letalität + Infarktrate nicht unterschiedlich
  Ausnahme: Diabetiker besser nach Bypassoperation.
- Nach PTCA
  Geringerer Revaskularisationsgrad
  - geringere Belastungstoleranz und geringere Symptomverbesserung,
  - wesentlich mehr Reinterventionen erforderlich
- Nach Bypass-Operation
  - längere Rekonvaleszenz,
  - mehr zerebrale Insulte,
  - beschleunigte Progression der Koronarsklerose in nativen Kranzgefäßen

**Tabelle 19-15.** Faktoren, die für eine PTCA bzw. Bypassoperation sprechen

| Pro PTCA | Pro Bypassoperation |
|---|---|
| • COLD | • Begleitende Vitien |
| • Zerebrovaskuläre Insuffizienz | • Diabetes mellitus |
| • Reduzierte Lebenserwartung | • Dialyse/Niereninsuffizienz |
| • Günstige Stenosemorphologie | • Komplexe Stenosemorphologie: – Hauptstammstenose – chronischer Gefäßverschluß – diffuse KHK – Wiederholte Rezidivstenose |
| • Zustand nach ACVB-Operation | • Reduzierte LV-Funktion |
| • Patientenwunsch (Reintervention akzeptiert) | • Patientenwunsch |

sulinpflichtig oder unter oralen Antidiabetika) fand sich in der BARI-Studie eine höhere Letalität nach PTCA im Vergleich zur aortokoronaren Bypassoperation (BARI Investigators 1996). Nach Bypassoperation ist dagegen mit einer höheren Rate an zerebrovaskulären Insulten zu rechnen (Pocock et al. 1995; Tabelle 19-15).

Übereinstimmend zeigt sich in allen randomisierten Untersuchungen ein wesentlich höherer Bedarf für Reinterventionen nach PTCA im Vergleich zur Bypassoperation (Hamm et al. 1994; The Writing Group for BARI Investigators 1997; Pocock et al. 1995; BARI Investigators 1996; CABRI Trail Participants 1995; King et al. 1994; RITA Trial Participants 1993). Damit einhergehend konnte in einigen Studien auch eine geringere Belastungstoleranz bzw. eine geringere Symptomverbesserung in der PTCA-Gruppe beobachtet werden (Hamm et al. 1994; Pocock et al. 1995).

Im Rahmen angiographischer Nachuntersuchungen (GABI-Studie, EAST-Studie) zeigte sich ein besserer Revaskularisationsgrad nach aortokoronarer Bypassoperation (RITA Trial Participants, 1993; Rupprecht et al. 1996). In der GABI-Studie konnte die rasche Progression der Koronarsklerose in nativen Kranzgefäßen nach Bypassoperation dokumentiert werden (Rupprecht et al. 1996).

Nahezu 40% der initial stenosierten nativen Gefäße waren 6 Monate nach Bypassoperation verschlossen. Die kürzere Krankenhausverweildauer und schnellere Rekonvaleszenz läßt die PTCA für viele Patienten vorteilhaft erscheinen. Im Vergleich zur Eingefäß-PTCA muß bei der Mehrgefäßdilatation jedoch mit einer längeren Interventionsdauer, einer höheren Strahlen- und Kontrastmittelbelastung sowie einem erhöhten Gefäßverschluß- und Restenoserisiko gerechnet werden.

Kritisch ist zu den vorliegenden randomisierten Studien anzumerken, daß jeweils nur ein geringer Anteil der Patienten mit Mehrgefäßerkrankungen aufgrund strenger Ein- und Ausschlußkriterien in die Studien aufgenommen wurde, so daß die Ergebnisse nicht auf die Gesamtheit der Patienten mit Mehrgefäßerkrankungen übertragen werden können. In derzeit laufenden randomisierten Studien (SOS, ARTS) wird bei Patienten mit koronarer Mehrgefäßerkrankung die moderne interventionelle Koronarbehandlung unter Verwendung von Koronarstents mit den operativen Revaskularisationsmethoden verglichen. Auch die chirurgische Revaskularisation hat sich jedoch durch die zunehmende Verwendung von arteriellen Grafts sowie minimal invasive Techniken fortentwickelt.

Generell ist bei Patienten mit koronarer Mehrgefäßerkrankung das Risiko größer, weil in der Regel ein größeres Myokardareal von den behandelten Gefäßen abhängig ist. Ein zeitversetztes Vorgehen hat sich deshalb bewährt. Zunächst sollte der schwierigere Koronarbefund angegangen werden („worst first"). Bei gutem Ergebnis können dann später, häufig am folgenden Tag, weitere Stenosen behandelt werden.

Bei Patienten mit instabiler Angina und Mehrgefäßerkrankung sollte zunächst nur die wahrscheinlich ischämieverursachende Läsion („culprit lesion") unter ausreichender Antikoagulation dilatiert werden. Häufig wird bei Patienten mit Mehrgefäßerkrankung keine komplette Revaskularisation erreicht. Das Restenoserisiko nimmt mit der Anzahl der behandelten Stenosen zu.

#### ■ Chronischer Koronararterienverschluß

Bei chronischem Koronararterienverschluß gelingt die mechanische Rekanalisation des Gefäßes nur in etwa 60% der Fälle. Die Chancen einer Reperfusion sind um so schlechter, je länger der Verschluß besteht. Bei bis zu 50% der rekanalisierten Gefäße wird in den nächsten 6 Monaten eine Reokklusion beobachtet.

#### ■ Venenbypass-Stenosen

Venenbypass-Stenosen haben ein höheres Risiko, eine Rezidivstenose zu entwickeln. Es liegt im Bereich der proximalen Bypassanastomose bei 60%, im mittleren Anteil des Grafts bei 45%, im Bereich der distalen Anastomose dagegen nur bei 25–30% (Douglas 1990; Platko et al. 1989; Webb et al. 1990; Plokker et al. 1991). Ältere degenerierte Bypassgefäße bergen ein deutlich erhöhtes Risiko für das Auftreten von Akutkomplikationen.

## 19.4.10 Durchführung der Behandlung

### Prämedikation

Üblicherweise wird der Patient am Tag vor dem geplanten Eingriff stationär aufgenommen und über die Behandlung sowie mögliche Komplikationen aufgeklärt. Diese Aufklärung muß auch die für die PTCA bekannte hohe Restenoserate und die Fragen des chirurgischen Stand-by beinhalten.

Die Prämedikation besteht aus 100 mg ASS, bei nicht ASS-vorbehandelten Patienten 300 mg ASS, am Vortag bzw. am Untersuchungstag.

### Therapie während Koronarintervention

Die Untersuchung wird in Lokalanästhesie nach der Seldinger- oder Sones-Technik unter voller Antikoagulation (ca. 10.000 IE Heparin i.v.) durchgeführt (Abb. 19-6).

Nach Studienlage (s. oben) ist bei nahezu jeder Koronarintervention die Gabe eines Glykoprotein-llb/llla-Rezeptorblockers zu empfehlen. Nicht zuletzt aus Kostenerwägungen hat sich in den meisten Zentren jedoch eine Strategie des bedarfsweisen Einsatzes dieser Substanzgruppe etabliert. Dabei erfolgt die Behandlung mit GP-llb/llla-Antagonisten nur im Falle einer komplizierten Intervention (passagerer Verschluß, Thrombus, flußlimitierende Dissektion) oder eines unbefriedigenden Ergebnisses nach Intervention.

Bei Risikobefunden (komplexe Stenose mit Thrombus) erfolgt häufig die Gabe unmittelbar vor Intervention. Bei ausgedehnter Thrombosierung und noch normalem Fluß ist eine 12- bis 24stündige Vorbehandlung empfehlenswert. Bisher liegen keine größeren randomisierten Studien vor, die den Stellenwert einer selektiven gegenüber der standardmäßigen Behandlung mit GP llb/llla-Rezeptorblockern belegen.

### Therapie nach der Koronarintervention

Wenige Stunden nach Abklingen der Heparinwirkung kann – wenn der Patient keine Beschwerden hat – die Schleuse entfernt werden. Der Patient sollte für 6–12 h, oft auch über Nacht, Bettruhe einhalten. Mindestens einmal müssen vor der Entlassung ein 12-Kanal-EKG und eine Blutabnahme zur Bestimmung myokardialer Enzyme/Proteine durchgeführt werden.

Insbesondere wegen der Möglichkeit des akuten Koronarverschlusses nach PTCA ist das Vorhandensein einer internistischen Intensivstation sowie eine 24stündige qualifizierte Rufbereitschaft zur Durchführung von Kontrollangiographie und ggf. Reintervention im Hause erforderlich. Nach umkomplizierter PTCA können die Patienten frühestens nach 24 h aus der Überwachung entlassen werden. Bei unkomplizierten Fällen kann diese Überwachung auf einer Normalstation bei entsprechend geschultem Personal erfolgen. Risikopatienten sollten intensivmedizinisch überwacht werden.

Der Patient bekommt 100 mg Aspirin täglich für mindestens 6 Monate. Bei unkompliziertem Verlauf kann innerhalb einer Woche die berufliche Tätigkeit wieder aufgenommen werden. Innerhalb eines Monats und nach 6 Monaten sollten ein Belastungs-EKG oder eine Streßechokardiographie zur Beurteilung des funktionellen Ergebnisses durchgeführt werden. Oft wird nach dieser Zeit eine Koronarographie zur Beurteilung des morphologischen Ergebnisses empfohlen.

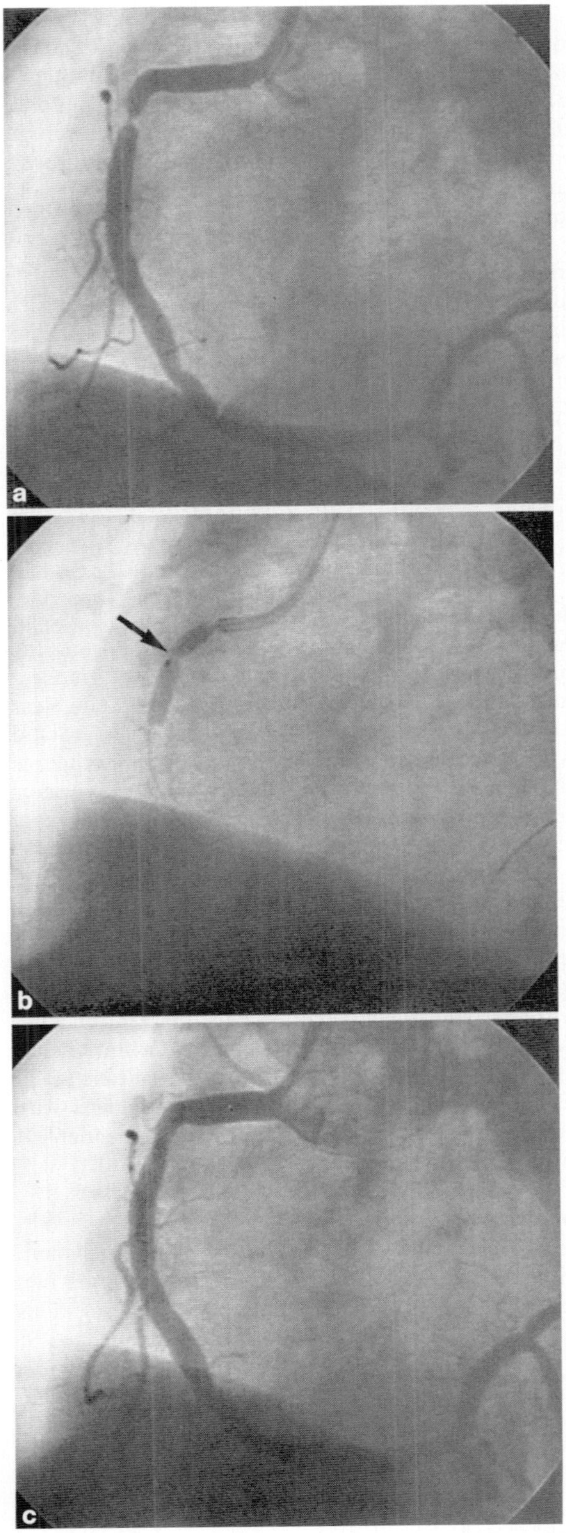


**Abb. 19-6a–c.** Stenose der rechten Kranzarterie vor **a**, während **b** und nach **c** Balloninflation. **b** Wespentaillenartige Einschnürung des mittleren Ballonsegments zu Beginn der Inflation (*Pfeil*); **c** unter höherem Druck vollständige Entfaltung des Ballons, offene Arterie

Im Rahmen einer eigenen retrospektiven Analyse von 400 Patienten fanden wir im Verlauf von 10 Jahren nach erfolgreicher PTCA eine geringere Letalität (7% vs. 19%, p=0,003) bei den Patienten, die eine empfohlene angiographische Kontrolle nach 6 Monaten wahrgenommen hatten (Rupprecht et al. 1998). Nichtinvasive Kontrolluntersuchungen sind danach im Jahresabstand sinnvoll.

#### Prima-Vista-PTCA

Von einer Prima-Vista-PTCA spricht man, wenn sich eine PTCA direkt an eine erstmals durchgeführte Koronarangiographie anschließt.

Eine Prima-Vista-PTCA sollte nicht durchgeführt werden

1. bei Hochrisikointerventionen, die in jedem Fall eine besondere Aufklärung erfordern,
2. bei fehlender Aufklärung zur PTCA vor der Koronarangiographie, wenn alternativ zur PTCA eine Bypassoperation in Frage kommt.

#### Chirurgisches Stand-by

Nach den Richtlinien zur interventionellen Koronartherapie der Deutschen Gesellschaft für Kardiologie/Herz- und Kreislaufforschung (Deutsche Gesellschaft für Herz- und Kreislaufforschung 1997) ist ein organisiertes Stand-by Voraussetzung für die Durchführung aller koronaren Interventionen. Dabei ist für Patienten mit niedrigem Risiko ein Transportweg bis zu 30 min Dauer akzeptabel.

Der unter diesen Bedingungen interventionell behandelte Patient muß vorher über das Fehlen eines rasch verfügbaren Stand-by aufgeklärt werden. Nur eine Minderheit der Patienten bedarf einer unmittelbaren Operationsbereitschaft. Hierunter versteht man die Möglichkeit einer sofortigen chirurgischen Intervention. Dies kann nur durch einen freigehaltenen Operationssaal und ein vorbereitetes Operationsteam gewährleistet werden. In Zentren mit hoher Operationsfrequenz wird nach dem Verfahren des nächsten freiwerdenden OP vorgegangen.

#### Langzeittherapie nach Stentimplantation

Der entscheidende Druchbruch für die Stentimplantation gelang französischen Untersuchern, die Ende 1992 begannen, einen weiteren Thrombozytenaggregationshemmer, den ADP-Antagonisten Ticlopidin, neben ASS in das Behandlungsregime aufzunehmen. Unter der Kombination von ASS und Ticlopidin wurde eine signifikante Reduktion der subakuten Stentthromboserate beobachtet.

In mehreren randomisierten Studien (ISAR-Studie, MATTIS, STARS, FANTASTIC; s. auch Schömig et al. 1996; Urban et al.; 1998; Leon et al. 1996; Bertrand et al. 1996) wurde das Konzept der konventionellen Antikoagulation plus ASS im Vergleich zu einer Kombination von Ticlopidin plus ASS nach Stentimplantation verglichen. Im Vergleich zur konventionellen Antikoagulation fand sich unter der Kombination aus Ticlopidin plus ASS eine deutliche Reduktion der subakuten Stentthromboserate, eine Reduktion kardiovaskulärer Ereignisse sowie eine signifikante Reduktion von Blutungskomplikationen (Abb. 19-7).

Die Monotherapie mit ASS war in der STARS-Studie der Kombinationstherapie aus Ticlopidin und ASS unterlegen. Im Rahmen einer eigenen Untersuchung fanden wir für die Kombination von Ticlopidin und ASS einen synergistischen Effekt im Hinblick auf die kollagen-induzierte Thrombozytenaggregation (Ruppecht et al. 1998).

Die kombinierte Antiplättchentherapie hat dazu geführt, daß der Anteil der Stentimplantationen an den Koronarinterventionen explosionsartig auf etwa 50 – 80% in den meisten Zentren gestiegen ist.

CAVE

Da unter Ticlopidin in 1–2% der Fälle schwerwiegende Neutropenien auftreten, ist insbesondere in den ersten Wochen und Monaten der Therapie eine regelmäßige Überwachung des Blutbildes erforderlich.

Mit Clopidogrel steht jetzt ein weiteres Thienopyridinderivat zur Verfügung.

Im Vergleich zur Acetylsalicylsäure war in der CAPRIE-Studie (CAPRIE Steering Committee, 1996) für Clopidogrel kein erhöhtes Risiko für Neutropenien oder Thromobozytopenien nachgewiesen worden. Daher wurde in der CLASSICS-Studie (submitted) die Kombination von Clopidogrel (75 mg tgl.) in Kombination mit Acetylsalicylsäure 325 mg tgl. im Vergleich zur Therapie mit Ticlopidin (2mal 250 mg tgl. + Acetylsalicylsäure 325 mg tgl.) bei mehr als 1000 Patienten nach Stentimplantation untersucht.

In einem dritten Arm erhielten die Patienten in der Clopidogrelgruppe am Tag zusätzlich eine „loading dose" von 300 mg. Als primärer Endpunkt wurden Aspekte der Sicherheit und Verträglichkeit der Therapie innerhalb von 28 Tagen nach Therapiebeginn untersucht. Hierfür wählte man einen kombinierten Endpunkt bestehend aus größerem Blutungs- bzw. peripheren Gefäßkomplikationen, dem Auftreten von Neutropenien, Thombopenien oder dem vorzeitigen Therapieabbruch aufgrund nicht kardialer Ereignisse. Der sekundäre Endpunkt beinhaltete eine Kombination aus dem Auftreten von kardialer Letalität, Myokardinfarkt und Zielgefäßvaskularisation.

Es wurden nur Patienten mit erfolgreicher Stentimplantation in die Studie eingeschlossen. Nach 28 Tagen wurde der primäre Endpunkt bei 9,1% der Patienten der Ticlopidin-Gruppe, bei 6,3% der Patienten in der Clopidogrelgruppe und bei 2,9% der Patienten in der Clopidogrel- + Loading-dose-Gruppe erreicht. Insgesamt betrug die Rate unerwünschter Ereignisse 4,6% in den beiden Clopidogrelgruppen zusammen gegenüber 9,1% in der Ticlopidingruppe (p=0,005).

Im wesentlichen war das günstige Ergebnis für die Clopidogrelgruppen auf eine höhere Rate von vor-

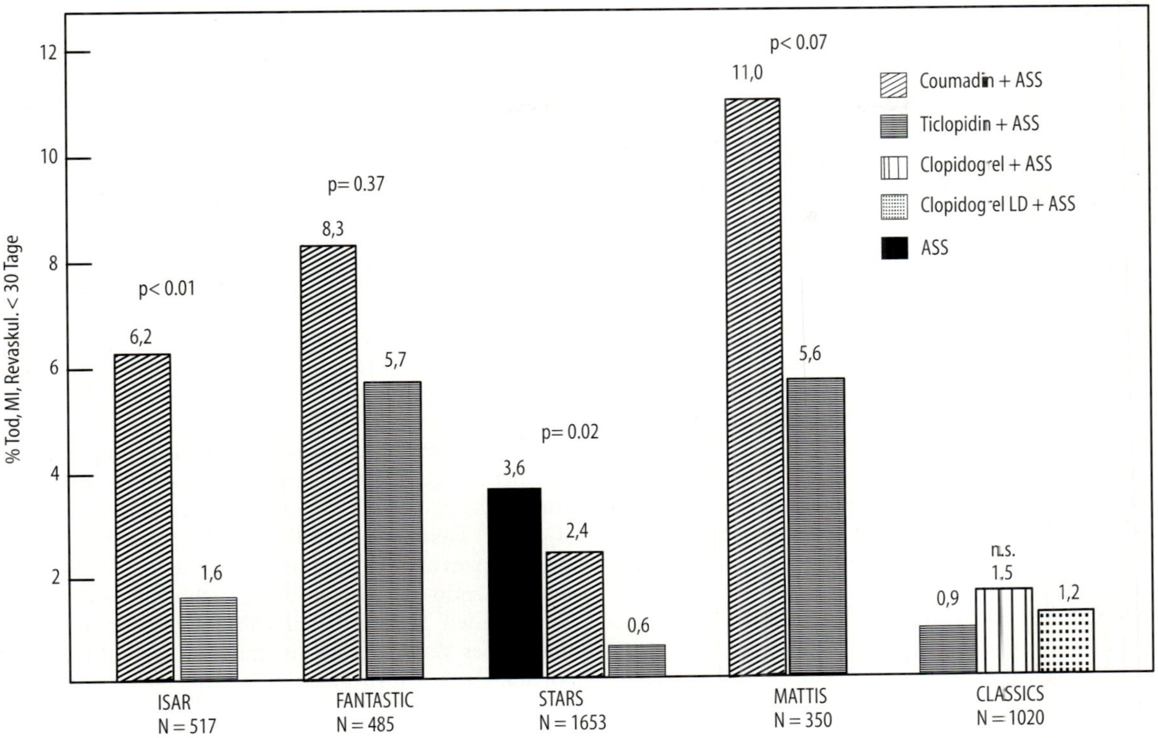


**Abb. 19-7.** Wirksamkeit von ADP-Rezeptorantagonisten nach Stentimplantation

zeitigem Therapieabbruch in der Ticlopidingruppe zurückzuführen. Hierfür waren vornehmlich gastrointestinale Beschwerden, allergische Reaktionen und eine Erhöhung der Leberenzyme verantwortlich. Überraschenderweise wurde Clopidogrel bei Gabe einer zusätzlichen „loading dose" besser vertragen als die Clopidogreltherapie ohne „loading dose".

Für das Auftreten schwerwiegender kardiovaskulärer Ereignisse (sekundärer Endpunkt) fand sich eine niedrige Ereignisrate in allen 3 Behandlungsgruppen (nicht signifkant unterschiedlich). Daher kann die Kombination von Clopidogrel und Acetylsalicylsäure über einen Zeitraum von 4 Wochen nach Stentimplantation als Ersatz für die bisherige Therapie mit Ticlopidin und ASS gelten. Durch Gabe einer „loading dose" von Clopidogrel ist bereits nach 2 h eine deutliche Hemmung der ADP-induzierten Thrombozytenaggregation nachweisbar.

## 19.5 Bypassoperation

### 19.5.1 Technik

**!** Die aortokoronare Bypassoperation wird in Hypothermie (24–32°C) am stillstehenden Herzen nach Abklemmen der Aorta und Kanülierung der oberen und unteren Hohlvene sowie in Kardioplegie durchgeführt.

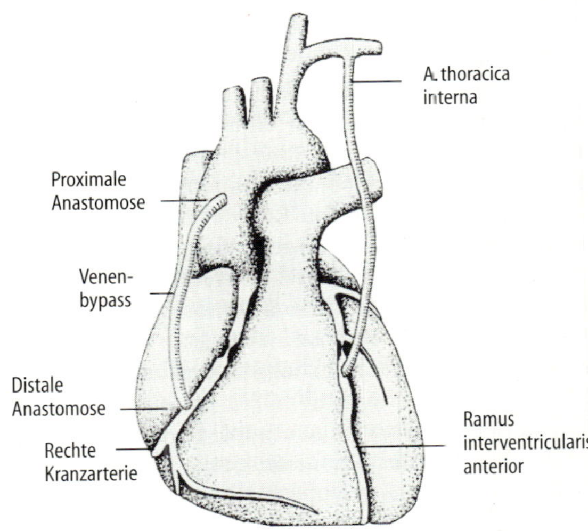


**Abb. 19-8.** Aortokoronarer Venenbypass zur rechten Kranzarterie. A.-thoracica-interna-Anastomose zum Ramus interventricularis anterior

Dabei werden Venenbrücken, in der Regel die V. saphena magna, zwischen der Aorta ascendens und einem distal der Stenose gelegenen Koronararterienabschnitt implantiert (Abb. 19-8).

Bei singulären Venenbrücken wird das distale Ende End-zu-Seit an die Koronararterie angeschlossen. Bei sequentiellen Bypassen erfolgen zunächst Seit-zu-Seit-Anastomosen und dann im distalen Anteil eine terminale End-zu-Seit-Anastomose.

Routinemäßig wird die A. thoracica interna (A. mammaria interna) verwendet. Sie wird aus ihrem Gefäßbett mobilisiert; Seitenäste werden unterbunden, das distale Ende wird dann bevorzugt mit dem Ramus interventricularis anterior anastomosiert. Ihr Durchmesser ist dem Koronararteriendurchmesser besser angepaßt als die normale V. saphena magna. Sie ist auch bei älteren Patienten meist frei von Atheromen und entwickelt nach dem Anschluß an eine Koronararterie in der Regel keine Intimahyperplasie, was mit einer höheren Offenheitsrate verbunden ist.

Allerdings dauert die Operation durch die aufwendigere Mobilisierung der Arterie deutlich länger und ist oft mit einer Eröffnung des Pleuraraums verbunden. Daher ist sie im Notfall meist nicht verwendbar.

Die A. thoracica kann sowohl sequentiell als auch beidseitig verwendet werden. Als Reservearterie steht auch die A. gastroepiploica, ein Endast der A. gastroduodenalis, zur Verfügung (Mills u. Everson 1989). Sowohl Armvenen als auch allogene Venen bzw. synthetische Konduits sind ebenso wie die A. radialis mit schlechten Offenheitsraten im Langzeitverlauf verbunden (Preito et al. 1984).

Die Verschlußrate der Grafts hängt darüber hinaus vom Durchmesser des nativen Gefäßes, dem Ausmaß der Atherosklerose distal der Graftinsertion und dem distalen Blutfluß („run off") ab (Lesperance et al. 1972).

Die besten Ergebnisse werden bei einem Durchmesser des nativen Gefäßes von mehr als 1,5 mm erzielt. Die intraoperative Messung des Blutflusses im Graft erlaubt eine prognostische Beurteilung des Risikos eines späteren Graftverschlusses. Eine Flußrate von 70 ml/min wird als optimal, eine unter 45 ml/min als bedenklich angesehen. Bei einer Rate unter 25 ml/min muß mit dem späteren Graftverschluß gerechnet werden.

Weitere Ursachen für einen Graftverschluß sind:

- technisch unzureichende Anastomosierung,
- Entwicklung einer Stenose im Bypass,
- abnorme Zug- und Druckbelastungen bei zu kurzem Bypass,
- Knickbildung bei zu langem Bypass,
- zu kleines distales Perfusionsgebiet mit geringem Blutfluß.

#### Minimal-invasive Bypasschirurgie/Hybridverfahren

Die sog. minimal-invasiven Bypasschirurgieverfahren zeichnen sich durch ihre geringere Invasivität aus. Zum einen kann auf die Sternotomie verzichtet werden, stattdessen wird nur ein kleiner linksthorakaler intercostaler Schnitt erforderlich. Über diesen wird die linksseitige Arteria thoracica interna aufgesucht. Sie kann am schlagenden Herzen mit intaktem Kreislauf ohne Zuhilfenahme der Herz-Lungen-Maschine typischerweise mit dem Ramus interventricularis anterior anastomisiert werden.

Als Abwandlung dieses MIDCAB-Verfahrens („minimal invasive direct CAB") wird heute zunehmend auch die Bypassoperation regulär nach Sternotomie durchgeführt. Auf die Anlage einer Herz-Lungen-Maschine wird jedoch verzichtet und die Operation am schlagenden Herzen unter Zuhilfenahme von Halterungs- und Stabilisierungssystemen (Oktupus) durchgeführt. Durch den klassischen Zugang zum Herzen können so alle Gefäßprovinzen auch unter Zuhilfenahme von Venenbypasses versorgt werden. Der endgültige Stellenwert dieser Verfahren ist noch nicht abzusehen.

Eine kombinierte interventionelle und chirurgische Myokardrevaskularisation, z. B. als MIDCAB-Operation zum RIVA und interventioneller Behandlung der rechten Kranzarterie kann in einzelnen Fällen vorteilhaft sein (Hybridverfahren).

#### Transmyokardiale Laserrevaskularisierung

In Anlehnung an die früher geübte Vineberg-Operation (direkte Implantation der A. thoracica interna in das Myokard) werden mit Hilfe eines leistungsstarken Lasers transmyokardial kleine Kanäle erzeugt, über die eine von endo- nach epikardial gerichtete Perfusion des umgebenden Myokardareals über Diffusion erfolgen soll. Dieses Verfahren wurde zunächst im Rahmen der offenen Bypasschirurgie zumTeil mit begleitender Bypassoperation, z. T. ohne Anlegen von koronaren Bypässen, durchgeführt.

Das Verfahren führt zu einer nennenswerten Besserung der klinischen Beschwerdesymptomatik der Patienten. Tierexperimentell konnte nachgewiesen werden, daß ein großer Teil der so erzeugten Laserkanäle sich relativ früh wieder verschließt. Die Besserung der Beschwerdesymptomatik könnte z.T. auf einer Denervierung, möglicherweise auch auf einer Neovaskularisation, die um die Laserkanäle herum beobachtet wird, beruhen.

Wegen einer hohen perioperativen Mortalität und fehlender Besserung objektivierbarer Befunde wie linksventrikuläre Ejektionsfraktion und Perfusionsmessung wird diese Methode nur noch von wenigen chirurgischen Zentren favorisiert. In jüngster Zeit wird auch versucht, interventionell von endokardial diese Laserkanäle zu erzeugen. Der definitive Stellenwert dieser Verfahren kann abschließend noch nicht beurteilt werden.

### 19.5.2 Ergebnisse

#### Komplikationen

Während in einzelnen Serien eine Operationsmortalität von 0,2–0,3% beschrieben wurde (Proudfit et al. 1988), zeigen größere Multicenterstudien eine perioperative Letalität von 2,1–6,5% (Kirklin et al. 1989). Besonders gefährdet sind Patienten:

- mit akutem Infarkt,
- mit instabiler Angina pectoris,
- mit instabilen Kreislaufverhältnissen,
- mit eingeschränkter linksventrikulärer Funktion,

- mit Hauptstammstenose,
- mit langjährigem Diabetes,
- ältere und weibliche Patienten.

Die Verwendung der Arteria thoracica interna trägt zu einer deutlichen Reduktion der Operationsletalität bei (Kirklin et al. 1989).

Seit Einführung der PTCA werden die Chirurgen zunehmend mit älteren Patienten, solchen mit eingeschränkter linksventrikulärer Funktion oder mit ausgeprägter koronarer Herzkrankheit konfrontiert. Eine wesentliche Komplikation ist der perioperative Infarkt bei ca. 2–5% der Patienten (Proudfit et al. 1988).

In der CASS-Studie trat bei 6,4% der Patienten ein Q-wave-Infarkt auf (CASS Principal Investigators and their Associates 1983). In der Regel liegt einem perioperativen Infarkt ein Bypassverschluß zugrunde. Weitere Komplikationen sind eine passagere zerebrale Dysfunktion, das Auftreten von intraventrikulären Leitungs- und hypertone Blutdruckregulationsstörungen. Adipöse Patienten sind besonders durch postoperative Pneumonien, Sternumdehiszenzen und Atemwegsobstruktionen gefährdet.

#### Symptomverbesserung

Eine deutliche Besserung der Angina-pectoris-Symptomatik wird bei bis zu 75% der Patienten innerhalb der ersten 5 Jahre und bei bis zu 50% bis zu 10 Jahren nach Bypassoperation beobachtet (Kirklin et al. 1989; Rutherford et al. 1986; European Coronary Surgery Study Group 1982). Damit sind eine Abnahme des Medikamentenverbrauchs und eine deutliche Zunahme der physischen Leistungsfähigkeit verbunden. Oft erfolgt jedoch keine Rückkehr in den vorher ausgeübten Beruf (European Coronary Study Group 1982).

Nach ca. 10 Jahren sind die Ergebnisse der Bypassoperation mit der rein medikamentösen Therapie vergleichbar. Bei etwa 6–8% der Patienten/Jahr muß eine Zweitoperation wegen erneuter Angina pectoris durchgeführt werden.

#### Offenheitsrate

Bei etwa 8–12% der Venen tritt bereits während der Hospitalphase ein meist thrombotischer Frühverschluß auf. Bei sequentiellen Grafts unterliegt die distale End-zu-Seit-Anastomose einem besonders hohen Verschlußrisiko. Im Verlauf des 1. Jahres muß bei etwa 12–20% der Venenbrücken mit der Entwicklung eines Verschlusses gerechnet werden (Grondin et al. 1989).

Im weiteren Verlauf kommt es, in der Regel als Folge einer Endothelläsion, zur Plättchenaggregation mit Freisetzung von Wachstumsfaktoren und nachfolgender Proliferation und Einwanderung glatter Muskelzellen in die Intima (Grondin et al. 1989). Diese Intimaverdickung wird nicht durch die Anwendung von Plättchenaggregationshemmern verhindert und ist als Frühstadium einer atherosklerotischen Plaqueentstehung anzusehen. Oft begünstigt eine begleitende Thrombose den Graftverschluß.

Nach ca. 1 Jahr ist die Graftatherosklerose nicht von der normalen Arteriosklerose zu unterscheiden (Lie et al. 1977).

Neben der Plättchenablagerung und der Einwanderung und Proliferation glatter Muskelzellen ist die Lipideinlagerung von Bedeutung. Während im 1. Jahr etwa 12–20% der distalen Anastomosen verschlossen sind, muß danach mit einer jährlichen Verschlußrate von 2% gerechnet werden (Grondin et al. 1989). Nach dem 5. Jahr steigt diese jährliche Verschlußrate auf etwa 4% an (Campeau et al. 1993).

Damit sind nach 5 Jahren ca. 25% und nach 10 Jahren ca. 50% der Grafts verschlossen. Die in Venen auftretende beschleunigte Atherosklerose wird bei der A. thoracica interna selten beobachtet. Nach 10 Jahren sind etwa 10% dieser arteriellen Grafts verschlossen (Loop et al. 1989). Gravierende Auswirkungen hat die Anlage eines Bypasses für die nativen Arterien. Die Progression der Koronarsklerose ist nach Anlage eines Bypasses und insbesondere bei noch offenem Bypass etwa 3- bis 6mal höher und führt meist zum Verschluß des nativen Gefäßes proximal der Anastomose (Kroncke et al. 1988). Bei nichtsignifikanten Stenosierungen sollte daher kein Bypass angelegt werden.

### 19.5.3 Medikamentöse Begleittherapie

Eine Metaanalyse randomisierter Studien hat gezeigt, daß Plättchenaggregationshemmer bzw. Antikoagulanzien nach Bypassoperationen in der Lage sind, das Risiko eines Graftverschlusses zu vermindern (Henderson et al. 1989). Allerdings werden früh-postoperativ vermehrt Reoperationen wegen Blutungskomplikationen unter Aspirin beobachtet. Die ideale Aspirindosierung ist nicht bekannt. Im allgemeinen werden 100 mg/Tag als ausreichend erachtet.

Patienten mit erhöhtem Gesamtcholesterin, erhöhtem LDL, erniedrigtem HDL oder erhöhtem Lipoprotein-a haben ein höheres Risiko der Graftsklerose (Campeau et al. 1984; Hoff et al. 1988). Durch Senkung des Gesamtcholesterins und der LDL-Fraktion sowie Erhöhung der HDL-Fraktion treten neue atherosklerotische Läsionen in Bypassgrafts und in nativen Gefäßen deutlich seltener auf (Blankenhorn et al. 1987). Der günstige Einfluß einer Einstellung des Nikotinabusus (Solymoss et al. 1988) bzw. einer Reduktion des Körpergewichts ist anerkannt.

### 19.5.4 Früh- und Spätletalität

Die großen randomisierten Studien, bei denen die alleinige medikamentöse Therapie mit der aortokoronaren Bypassoperation verglichen wurde, erfolgten vor der routinemäßigen Anwendung von Plättchenaggregationshemmern, vor Einführung der PTCA und vor der routinemäßigen Verwendung der A. mammaria interna als Graft. In der Veterans Administration Study Group (Detre et al. 1981; Peduzzi et al. 1991) bei Männern mit stabiler Angina pectoris, elektrokardiographisch gesichertem Ischämienachweis und einer Ejektionsfraktion von mehr als 25% war nach 7 Jahren die Überlebensrate 70% bei medikamentöser Behandlung und 77% nach operativer Behandlung; nach 11 Jahren lag sie bei 57 bzw. 58%, so daß der initial günstige Einfluß der Bypassoperation zu diesem Zeitpunkt nicht mehr nachweisbar war.

Im Vergleich zur medikamentösen Therapie zeigte die Operation insbesondere bei Patienten mit linksventrikulärer Dysfunktion, Dreigefäßerkrankung, Zustand nach Myokardinfarkt, arterieller Hypertonie oder pathologischem Ruhe-EKG den größten Vorteil gegenüber der medikamentösen Therapie (Passamani et al. 1985; Aldermann et al. 1990; Di Sciascio et al. 1986; Chaitman et al. 1981).

Patienten mit Hauptstammstenosen über 70% sind besonders gefährdet. Die Dreijahresletalität liegt bei 59% (Di Sciascio et al. 1986). Das Risiko ist besonders hoch bei Ruhe-Angina-pectoris, EKG-Veränderungen in Ruhe und eingeschränkter linksventrikulärer Funktion. Aber auch geringgradigere, asyptomatische Hauptstammstenosen zwischen 50 und 70% mit normaler linksventrikulärer Funktion sind prognostisch ungünstig (Chaitman et al. 1981).

! Bei Patienten mit koronarer Dreigefäßerkrankung lag nach 10 Jahren die Überlebensrate bei 89%, wenn der RIVA mit der A. thoracica interna revaskularisiert wurde, gegenüber 71%, wenn er nur mit einer Venenbrücke versorgt wurde (Kirklin et al. 1989).

### 19.5.5 Inzidenz von Infarkten

Insgesamt konnte bei Patienten mit nur mäßiger Angina-pectoris-Symptomatik und noch befriedigender linksventrikulärer Funktion im Langzeitverlauf kein Unterschied in der Infarktrate zwischen Operation und medikamentöser Therapie nachgewiesen werden (Aldermann et al. 1990; Varnauskas et al. 1985; Murphy et al. 1986; CASS Principal Investigators and their Associates 1984). Die jährliche Infarktrate in der CASS-Studie betrug 2,2% bei medikamentöser und 2,8% nach operativer Behandlung.

Für ein Hochrisikokollektiv von Patienten mit schwerer Angina pectoris und koronarer Dreigefäßerkrankung wurde eine deutliche Reduktion der Infarktrate, insbesondere der Infarkte mit Todesfolge, belegt (Myers et al. 1988). Vor allem Patienten mit einer signifikanten proximalen RIVA-Stenose und solche mit proximalen Stenosen in mindestens 2 Gefäßen profitieren hiervon.

## 19.6 Verlauf und Prognose der stabilen und instabilen Angina pectoris

### 19.6.1 Prognose

Generelle Angaben zur Prognose hinsichtlich Morbidität und Mortalität von unbehandelten Patienten mit koronarer Herzkrankheit kann man kaum machen. In der Framingham Studie wurde für Patienten mit chronisch stabiler Angina pectoris eine Letalität von 4% pro Jahr ermittelt (Tunstall-Pedoe et al. 1994).

Nach Einführung und genereller Verbreitung einer medikamentösen Therapie mit Thrombozytenaggregationshemmern, β-Blockern, Lipidsenkern und ACE-Hemmern einerseits, sowie koronartherapeutischen Maßnahmen wie Ballondilatation oder Bypassoperation andererseits kann die Prognose nur für eine spezielle Gruppe von Patienten angegeben werden.

Die Wahrscheinlich eines tödlichen Ereignisses innerhalb des ersten Jahres nach einem Infarkt wird sehr unterschiedlich angegeben und hängt entscheidend vom Alter der Patienten, dem Ausmaß des Koronargefäßbefalls und den eingeleiteten therapeutischen Maßnahmen ab.

In der Framingham-Studie lag sie nur bei 5% (Manson et al. 1992). In der Studie von Graham (Graham et al. 1983) betrug sie nach 5 Jahren 20%, nach 10 Jahren 39% und nach 15 Jahren 57%. In einer Studie in der Cleveland Clinic fand man nach rein medikamentöser Behandlung eine Fünfjahresüberlebensrate bei koronarer Eingefäßerkrankung von 48%, bei Zweigefäßerkrankung 28% und bei Dreigefäßerkrankung 18%.

Die prognostisch ungünstigste Form ist die Hauptstammstenose mit einer Einjahresletalität von 9% bei Stenosen unter 70% und 28% bei solchen mit mehr als 70%iger Diametereinengung. Bei isolierten Stenosen hat der proximale Befall des Ramus interventricularis anterior das höchste Risiko mit einer Fünfjahresletalität von 10–20%, vor dem Ramus circumflexus mit 15% und der rechten Kranzarterie mit 5–10%. Durch die Fortschritte und die weite Verbreitung der Bypasschirurgie haben diese statistischen Angaben nur noch Wert für die Risikoabschätzung.

Neben dem Ausmaß der koronaren Herzkrankheit sind Zusatzfaktoren wie vorherige Myokardinfarkte, reduzierte Auswurfleistung, vergrößertes endsystolisches Volumen, Hypertonie und fortgesetzter Nikotinabusus von negativem prädiktiven Wert. Dabei zeigen neuere Studien, daß das Ausmaß der linksventrikulären Funktionseinschränkung prognostisch wichtiger als die Ausprägung der koronaren Herzkrankheit ist. Die Ursache liegt wahrscheinlich in der erheblichen Einschränkung der endokardialen und subendokardialen Perfusion bei einem erhöhten linksventrikulären enddiastolischen Druck, so daß es aufgrund der chronischen Innenschichtischämie zu häufigeren Infarkten und kardial bedingten Todesfällen kommt.

## 19.6.2 Prognostische Bedeutung der Risikofaktorenpersistenz

! Die Korrektur der vorliegenden koronaren Risikofaktoren ist der initiale Schritt bei der konservativen Therapie der koronaren Herzkrankheit, da dadurch die Prognose des Patienten entscheidend mitbestimmt wird.

Die Bedeutung der Lebensumstände und der Risikofaktoren wird besonders deutlich dadurch, daß in Nordkarelien (Finnland) 915 von 100.000 Männern im Alter zwischen 35 und 64 pro Jahr an koronarer Herzkrankheit sterben, in Peking (China) aber nur 76 von 100.000 Männern (MONICA-Projekt; Tunstall-Pedoe et al. 1994).

### Hypertonie

Eine arterielle Hypertonie sollte unbedingt behandelt werden, da sie nicht nur einen Risikofaktor für die Progredienz der Atherosklerose darstellt, sondern auch zur linksventrikulären Hypertrophie führt. Durch die Hypertrophie kommt es zur Verschlechterung der Relation von nutritiven Kapillaren zu Kardiomyozyten und durch den erhöhten intramuralen Druck zu einer verringerten diastolen Koronarperfusion, so daß der Sauerstoffverbrauch des Herzens erhöht wird und die Anginasymptomatik verstärkt auftritt.

Die Normalisierung des Körpergewichts führt ebenfalls zur Verringerung des myokardialen Sauerstoffverbrauchs und zu einer erhöhten körperlichen Leistungsfähigkeit sowie zu gesteigerter Leistungsbereitschaft und subjektivem Wohlbefinden. Insbesondere bei Diabetikern konnte in der UKPDS Studie (UK Prospective Diabetes Study Group, 1998) nachgewiesen werden, daß eine strenge Butdruckeinstellung prognostisch sogar noch wichtiger hinsichtlich einer Verminderung kardiovaskulärer Ereignisse ist als eine strenge Diabeteseinstellung. Dabei sind die Grenzwerte für eine anzustrebende Blutdruckeinstellung im Hypertension Optimal Treatment Trial auf Werte von unter 130/85 definiert worden (Hansen et al. 1998).

### Nikotinabusus

Eine deutliche Verbesserung der individuellen Prognose kann durch Aufgabe des Nikotinabusus, insbesondere des Zigarettenrauchens erreicht werden (Kronmal et al. 1998). Es ist eindeutig gezeigt worden, daß Zigarettenraucher bei angiographisch nachgewiesener KHK die schlechtere Fünfjahresüberlebensrate und höhere Infarktrate haben, im Vergleich zu Patienten, die nach Diagnosestellung das Rauchen aufgeben. Dies gilt für alle Altersklassen und auch für Patienten die erfolgreich reanimiert werden konnten (Hallstom et al. 1986).

Die eindeutige statistische Korrelation zwischen Rauchen und Myokardinfarkt ist weniger von der Dauer des Nikotinabusus, als vielmehr von der Anzahl an konsu-

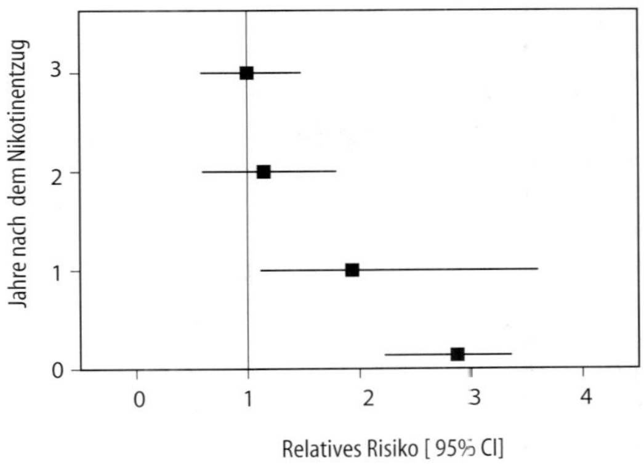


**Abb. 19-9.** Verbesserung der Prognose nach Beendigung Nikotinabusus. (Aus: Hallstom et al. 1986 und Kaufman et al. 1985)

mierten Zigaretten/Tag abhängig. Dies führt dazu, daß Patienten, die das Rauchen völlig einstellen, nach wenigen Jahren ein vergleichbares Infarktrisiko zu Nichtrauchen hatten (Kaufmann et al. 1985; Abb. 19-9).

Positive Auswirkungen der Nikotinkarenz sind unter anderem durch die ausbleibenden proatherogenen Effekte des Rauchens bedingt. Zigarettenrauchen steigert den metabolischen Grundumsatzes um ca. 10% und hat eine vasokonstriktorische Wirkung auf Koronargefäße durch verminderte Freisetzung endothelialer vasodilatierender Mediatoren ($PGI_2$, EDRF) und Stimulation α-adrenerger vasokonstriktorischer Rezeptoren, wodurch die Neigung zu Ischämien gesteigert wird. (Winniford et al. 1986). Darüber hinaus gibt es Berichte darüber, daß die Wirkung antiischämischer Medikamente wie β-Blokker und Calciumantagonisten durch Nikotinabusus abgeschwächt wird (Manson et al. 1992).

### Dyslipoproteinämie

Bei jüngeren Patienten mit stabiler Angina sollten alle Anstrengungen unternommen werden, um das Cholesterin und das LDL-Cholesterin zu normalisieren. Dabei sollte neben einer radikalen Diätumstellung auch die Indikation zur medikamentösen Therapie mit Lipidsenkern rasch gestellt werden. In Studien über mehrere Jahre konnte eindeutig gezeigt werden, daß eine intensive lipidsenkende Therapie die koronarangiographische Progression der Atherosklerose retardiert, in einzelnen Fällen sogar zur Regression von koronaren Plaques führt und eine verringerte Inzidenz von klinischen Ereignissen wie Infarkten, Todesfällen oder notwendigen Revaskularisationen zur Folge hat (Brown et al. 1990; Superko et al. 1994; MASS Investigators; 1994).

In diesem Zusammenhang muß auf die in den letzten Jahren veröffentlichten Studien zur Primärprophylaxe und Sekundärprävention kardiovaskulärer Ereignisse durch CSE-Hemmer hingewiesen werden (Scandinavian Simvastin Survival Study Group 1994; Sacks et al. 1996; Long-term-Intervention with Pravastatin in Ischemic Disease of Lipid-Study Group 1998; Shepherd et al.

1995; Drowns et al. 1998). Anhand dieser Studiendaten bestehen heutzutage keinerlei Zweifel mehr, daß eine Therapie mit CSE-Hemmern bei allen Patienten nach koronaren Ereignissen (Infarkte und instabile Angina) bei erhöhten und auch bei normalen LDL-Cholesterinwerten absolut indiziert ist.

Ebenso konnte in der Primärprävention in der WOSCOP-Studie (Shepherd et al. 1995) eine beeindruckende Senkung der kardiovaskulären Mortalität und Ereignisrate für Personen mit erhöhten LDL-Cholesterinspiegeln durch CSE-Hemmer nachgewiesen werden, so daß es auch bei dieser Personengruppe einer besonderen Begründung bedürfen sollte, falls auf eine derartige Therapie verzichtet wird.

Da die Daten der zweiten in diesem Zusammenhang bemerkenswerten TEXCAP/USAF-Studie (Drowns et al. 1998) noch nicht alle vorliegen, können die Rückschlüsse für Personen mit normalen LDL-Cholesterinwerten aber erniedrigtem HDL-Cholesterin, bei ansonsten günstigen Risikofaktorenprofil noch nicht endgültig interpretiert werden. Die gilt insbesondere auch hinsichtlich der psychosozialen und gesundheitsökonomischen Implikationen, falls aufgrund der Studienergebnisse eine Indikationen für die Therapie einer sehr großen Bevölkerungsgruppe ohne Krankheitsnachweis und Leidensdruck im Sinne eine Primärprävention mit CSE-Hemmern als indiziert betrachtet werden sollte.

## 19.6.3 Körperliche Belastung

Neben der Einstellung der Risikofaktoren wird den Patienten mit stabiler Angina oftmals regelmäßige wohldosierte körperliche Belastung, z. B. im Rahmen von Koronarsportgruppen, empfohlen. Körperliche Belastung hat eine Reihe von positiven Effekten auf den Körper wie Absenkung der Herzfrequenz und damit Verringerung des O2-Verbrauchs, Verbesserung der Skelettmuskelleistung, Verbesserung des körperlichen Wohlbefindens und des Selbstwertgefühls sowie oftmals ein positives Gemeinschaftgefühl.

Von einer positiven Wirkung der Übungsbehandlung auf die Kollateralentwicklung und damit die Haufigkeit von Ischämieperioden wurde aus Untersuchungen (O'Connor et al. 1989; Schuler et al. 1992) berichtet. Eine eindeutige Verbesserung der Letalität oder Reduktion der notwendigen Revaskularisationen konnte bisher in keiner Einzelstudie nachgewiesen werden. Aus einer Metaanlyse ergeben sich jedoch entsprechende Hinweise (O'Connor et al. 1998).

## 19.6.4 Medikamentöse Therapie

Die medikamentöse Verbesserung der Prognose bei Patienten mit stabiler Angina pectoris ohne Anhalt für einen abgelaufenen Infarkt ist noch unbefriedigend untersucht, obwohl eine große Zahl von Patienten mit symptomatischer KHK zur Primärprophylaxe eines Infarktes behandelt wird. Lediglich für die Langzeittherapie mit Thrombozytenaggregationshemmern wie Azetylsalizylsäure liegen genügend Daten vor, um eine statistisch signifikante Verbesserung der Prognose zu zeigen. Bei Männern mit stabiler Angina und Einnahme von Azetylsalizylsäure konnte die Inzidenz von Myokardinfarkten innerhalb von 5 Jahren um 87% reduziert werden (Steering Committee of the Physicians Health Study Group 1989).

Wenn die Ergebnisse einer Untergruppe der US-amerikanischen Physicians Health mit Angina pectoris bei Studieneinschluß und der schwedischen SAPAT-Studie (Juul-Möller et al. 1992) gemeinsam analysiert werden, erreicht die Risikoreduktion mit Azetylsalizylsäure 33% und ist statistisch hochsignifikant ($p<0{,}0005$; Ridker et al. 1991). Dabei ist die Dosierung von 75 mg/Tag in der SAPAT Studie ebenso effektiv wie die Gabe von 325 mg jeden 2. Tag in der Physicians Health Study. Eine protektive Wirkung von oralen Antikoagulanzien oder Kalziumantagonisten bei Patienten ohne abgelaufenen Myokardinfarkt konnte bisher nicht nachgewiesen werden.

Ebensowenig konnte eine protektive Wirkung für β-Blocker bei Patienten mit stabiler Angina ohne vorherigen Infarkt nachgewiesen werden. Daher erfolgt die häufige Verschreibung von β-Blockern bei dieser Partientengruppe zur Behandlung einer Hypertonie und wegen des antiischämischen Effektes der Substanzen.

### Postinfarkttherapie

Die langfristige medikamentöse Therapie nach einem Myokardinfarkt ist in der Lage die Belastbarkeit der Patienten nach Infarkt deutlich zu steigern, eine eventuelle Anginasymptomatik zu behandeln, die progrediente Verschlechterung der linskventrikulären Funktion durch ventrikuläres Remodeling aufzuhalten, die Reinfarktrate zu reduzieren und die Langzeitüberlebensrate deutlich zu verbessern. Dazu gehören allerdings neben einer erfolgreichen Revaskularisation mittels Katheterkanalisation oder Bypass Operation eine energischen Reduktion behandelbarer Risikofaktoren und eine konsequente medikamentöse Nachbehandlung.

### Thrombozyteninhibitoren

Die ältesten Studien zur Reinfarktprophylaxe wurden in der 70er Jahren mit Azetylsalizylsäure durchgeführt, nachdem die Substanz als wirksamer Thrombozyteninhibitor identifiziert worden war, und die Rolle der koronaren Thrombose beim akuten Infarkt und die Bedeutung der Thrombozyten für die Entstehung dieser Thromben allgemein breiter akzeptiert wurde.

Aufgrund ungenügender epidemiologischer Daten über die Risikoverteilung nach Infarkt begannen jedoch einige der durchgeführten Untersuchungen die Therapie erst Jahre nach dem qualifizierenden Infarktereignis, so daß keine der 7 Untersuchungen ein statistisch signifikantes Ergebnis erzielen konnte. Erst Metaanalysen konnten überzeugend nachweisen daß die Therapie mit Azetylsalizylsäure die Reinfarktrate um ca 25% zu senken vermag (Antiplatelet Trialists Collaboration 1994).

Erst im Jahr 1996 wurden Daten über Clopidogrel als eine mögliche therapeutische Alternative zur Azetylsalizylsäure für Patienten nach Myokardinfarkt publiziert (Steering Committee 1996). Die Caprie-Studie ist die erste großangelegte Untersuchung, die sich generell die Prävention eines atherothrombischen Sekundärereignisses zum Ziel gesetzt hat, unabhängig von der Lokalisation der Erstmanifestation der Atherothrombose. So wurden insgesamt 19.185 Patienten eingeschlossen, von denen jeweis 1/3 einen Myokardinfarkt, einen Schlaganfall oder eine Claudicatio oder Revaskularisationsmaßnahme der unteren Extremität erlebt hatten. Diese Patienten wurden randomisiert zur Therapie mit Clopidogrel 75 mg/Tag oder Azetylsalizylsäure (325 mg/Tag) und wurden über eine mittlere Beobachtungdauer von 1,9 Jahren nachbeobachtet.

Die Studie zeigte eine signifikante Reduktion der primären statistischen Endpunkte (Infarkt, Apoplex und kardiovaskulärer Tod) um relative 8,7% d.h. von 5,83 auf 5,32 (p=0,043 (Steering Committee, 1996) durch Clopidogrel im Vergleich zur Therapie mit ASS.

Bei einer Subgruppenanalyse der wegen Myokardinfarkt eingeschlossenen Patienten konnte für diese Gruppe allerdings kein signifikantes Ergebnis festgestellt werden, wobei eine nachträgliche Analyse aller Patienten mit stattgehabtem Myokardinfarkt, unabhängig von dem zur Aufnahme in die Studie führenden Ereignis, eine signifikante relative Risikoreduktion um 19,2% gegenüber den mit Azetylsalizylsäure behandelten Patienten zeigte (Abb. 19-10).

Für die orale Antikoagulationsbehandlung konnte eine vergleichbare Effektivität bei der Nachbehandlung von Infarktpatienten wie für ASS nachgewiesen werden (Smith et al. 1990). Seit den positiven Befunden mit ASS wurde die orale Antikoagulation allerdings nur noch bei Patienten mit größeren intracavitären Thromben nach einem Infarkt oder bei Patienten mit Vorhofflimmern angewandt, da der hohen Blutungskomplikationsrate keine höhere Effektivität gegenüberstand. In einer vor kurzem abgebrochenen Untersuchung (CARS) wurden 8613 Patienten nach Infarkt rekrutiert und entweder mit ASS (160 mg/Tag) oder mit ASS (80 mg/Tag) plus Warfarin 1 oder 3 mg/Tag therapiert.

Nach einer Verlaufsbeobachtung von 2,5 Jahren zeigten sich mehr hämorrhagische Schlaganfälle in den Warfaringruppen ohne eine Reduktion der kardialen Endpunkte, so daß die Kombinationstherapie zur Nachbehandlung von Infarktpatienten nicht empfohlen werden kann.

### Lipidsenker

Die Senkung der Reinfarktrate und sowohl der kardiovaskulären Mortalität als auch der Gesamtmortalität für Patienten nach Myokardinfarkt konnte in den letzten Jahren absolut überzeugend in den Studien mit Pravastatin (Sacks et al. 1996; Long-term intervention with pravastatin in ischemic disease of lipid-study group, 1998) und Simvastatin (Scandinavian Simvastatin Survival Study (4S); 1994) nachgeweisen werden. Dies gilt auch für Infarktpatienten mit normalen LDL-Cholesterinwerten. In Kap. 14 sind die entsprechenden CSE-Hemmer-Studien genauer besprochen.

### β-Blocker

Mehrere große Studien konnten die positiven Effekte von β-Blockern nach Myokardinfarkt hinsichtlich einer verminderten Reinfarktrate und reduzierten Mortalität nachweisen. In diesem Zusammenhang war die ISIS-I-Studie (First International Study of Infarct Survival Collaborative Group, 1986) mit Atenolol die umfangreichste (16.027 Patienten; Mortalität Atenolol 3,9% vs. Placebo 4,6%). Allerdings wurden 3 der 4 großen Studien vor

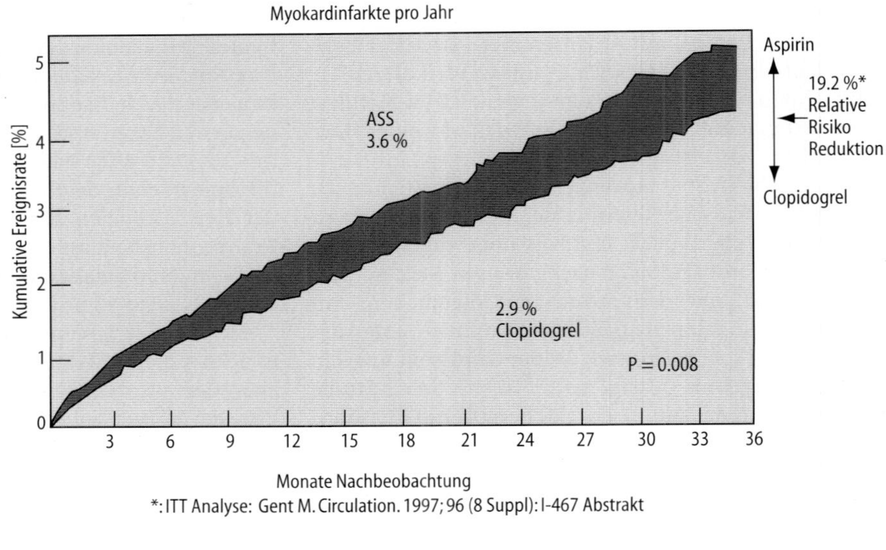


**Abb. 19-10.** Risikoreduktion für den Endpunkt Herzinfakt durch Clopidogrel im Vergleich zur Kontrollgruppe mit ASS, unabhängig von der zum Einschluß in die CAPRIE-Studie (19.185 Patienten; mittlere Nachbeobachtungsdauer 1,9 Jahre) führenden Diagnose. Es handelt sich hier um eine Sekundäranalyse, der primäre Endpunkt der Studie (Inzidenz von Herzinfarkten, Schlaganfällen und vaskulären Todesfällen) zeigte eine absolute Risikoreduktion von 5,83 auf 5,32%; relativ also um 8,7%. (Nach Steering Committee 1996)

**Tabelle 19-16.** Auswahl von Postinfarktstudien mit β-Blockern

| Studie | Patienten (n) | Nachbeobachtung | Ereignis | Ereignisrate (%) | |
|---|---|---|---|---|---|
| | | | | *β-Blocker* | Placebo |
| ISIS-I | 16.027 | 7 Tage | Tod | 3,9 | 4,6 |
| MIAMI | 5.778 | 15 Tage | Tod | 4,3 | 4,9 |
| BHAT | 3.837 | 25 Monate | Tod | 7,2 | 9,8 |
| TIMI-2B | 1.434 | 6 Wochen | Reinfarkt | 4,5 | 7,3 |

der Thrombolyseära gemacht, so daß es keine Daten zur Beeinflussung der Langzeitmortalität von Infarktpatienten mittels β-Blockern nach einer erfolgreichen Reperfusion gibt (Tabelle 19-5).

Lediglich die TIMI-2B-Studie (Roberts et al. 1991) untersuchte 1434 Patienten nach Lysetherapie. Die Beobachtungsdauer betrug allerdings nur 6 Wochen, in denen sich eine Reduktion der Ereignisraten von 7,3% in der Placebogruppe auf 4,5% in der Verumgruppe zeigte (Roberts et al. 1991). Im Analogieschluß zu den Daten vor der Thrombolyseära und aufgrund der anderen verfügbaren Daten zu den antiischämischen und antiarrhythmischen Effekten einer β-Blockertherapie wird jedoch Postinfarktpatienten die Fortsetzung der β-Blockerherapie über mindestens 2 Jahre empfohlen.

**Tabelle 19-17.** Auswahl von Postinfarktstudien mit ACE-Hemmern

| Studie | Patienten (n) | Nachbeobachtung | Ereignisrate (%) | |
|---|---|---|---|---|
| | | | ACE-Hemmer | Placebo |
| **Patienten mit eingeschränkter linksventrikulärer Funktion** | | | | |
| SAVE | 2231 | 42 Monate | 20,4 | 24,6 |
| AIRE | 2006 | 15 Monate | 17,0 | 23,0 |
| TRACE | 1749 | 40 Monate | 34,7 | 62,3 |
| **Alle Patienten post Infarkt** | | | | |
| Consensus-II | 6090 | 6 Monate | 9,4 | 10,2 |
| ISIS-4 | 58050 | 5 Wochen | 7,2 | 7,7 |
| GISSI-3 | 19394 | 6 Wochen | 6,3 | 7,1 |

Alle Studien, außer der Consensus-II-Untersuchung, zeigten signifikante Unterschiede der Ereignisraten zwischen Verum und Placebo.

### ACE-Hemmer

In vielen Fällen entwickelt sich nach einem Myokardinfarkt eine erhöhte Wandspannung in den Myokardarealen benachbart zum Infarktbereich, aber auch in entfernten Teilen des linken Ventrikels. Dadurch kommt es zum Prozeß des ventrikulären „Remodelings", der mit einer erhöhten ACE-Aktivität im Myokard einhergeht.

Die Änderung der Ventrikelkonfiguration mit einer Ausbreitung der regionalen Kontraktionsstörung nach Infarkt führt bis zur Endstufe einer globalen Funktionseinschränkung mit deutlich reduzierter Ejektionsfraktion bei stark dilatiertem linken Ventrikel (Pfeffer et al. 1991). Eine Therapie mit ACE-Hemmern ist in der Lage, die progrediente Dilatation des linksventrikulären Cavums durch Verminderung der ventrikulären Nachlast zu reduzieren und dadurch der Entwicklung einer Herzinsuffizienz vorzubeugen.

Nach zahlreichen experimentellen Untersuchungen konnte die klinische Relevanz der ACE-Hemmertherapie nach Myokardinfarkt erstmals überzeugend in der SAVE-Studie mit Captopril nachgewiesen werden (Pfeffer et al. 1992), nachdem zuvor eine Untersuchung mit intravenöser Enalapril Injektion vermutlich aufgrund einer zu starken peripheren Widerstandssenkung ein negatives Ergebnis gezeigt hatte. In der SAVE-Studie (Pfeffer et al. 1992) konnte durch Therapie mit Captopril die Mortalität um 20% gesenkt werden. Überraschenderweise war auch die Reinfarktrate um 25% vermindert. Die positiven Befunde für Captopril konnten auch mit lang wirksamen ACE-Hemmern wiederholt werden, wobei die Therapie bei den meisten Untersuchungen innerhalb der ersten 48 h nach dem Infarktereignis begonnen wurde.

Die Untersuchungen bezogen sich entweder auf alle Patienten mit vermutetem Infarkt (ISIS-4 1995), auf Patienten mit echokardiographisch reduzierter Ejektionsfraktion (SAVE; Pfeffer et al.1992) oder auf Patienten mit klinischen Anhaltspunkten für eine Herzinsuffizienz in den ersten Tagen nach Myokardinfarkt (AIRE Investigators 1993). In allen Fällen resultierte die ACE-Hemmertherapie in einer deutlichen Reduktion der Progression der Herzinsuffizienzsymptomatik, einer Abnahme der Krankenhausbehandlungen und einer Senkung der kardiovaskulären Letalität oder sogar der Gesamtsterblichkeit (Tabelle 19-16 und 19-17).

Mittlerweile konnten über 90.000 Patienten in Postinfarktstudien mit ACE-Hemmern eingeschlossen und analysiert werden, so daß es an den äußerst positiven Effekten dieser Substanzen post Infarkt zur Vermeidung des linksventrikulären Remodeling keinerlei Zweifel gibt. Diese Therapie wird in der Klinik mittlerweile sehr breit eingesetzt wird, so daß viele Patienten in den

Genuß der verminderten linksventrikulären Funktionseinschränkung mit der Folge einer reduzierten Mortalität kommen.

In der klinischen Praxis wird häufig mit kleinen Dosen eines kurzwirksamen ACE-Hemmers inital nach Infarkt begonnen und bei guter hämodynamischer Toleranz rasch auf Erhaltungsdosen eines langwirksamen ACE-Hemmers hoch titriert.

### 19.6.5 Berufsfähigkeit

Nach Diagnosestellung einer koronaren Herzkrankheit, nach einer Bypass Operation oder nach einem Infarkt richtet sich die weitere berufliche Tätigkeit nach dem Ausmaß der koronaren Herzkrankheit und der verbleibenden myokardialen Pumpfunktion. Die zukünftige Tätigkeit ist ebenfalls abhängig vom Lebensalter, Geschlecht und beruflicher Stellung und Qualifikation.

Entscheidende Faktoren sind auch die Arbeitsmarktlage und die persönliche Einstellung des Patienten zur weiteren beruflichen Tätigkeit. Die Häufigkeit einer Wiedereingliederung ins Erwerbsleben ist von Land zu Land sehr verschieden.

Während bei Männern in der Regel die Frage der Voll- oder Teilzeittätigkeit steht, ist die Situation bei Hausfrauen anders. Bei ihnen ist häufig auch nach einem Infarkt und/oder Intervention die Verrichtung der Hausarbeit notwendig.

Die den einzelnen Patienten zumutbare Belastung kann nur im individuellen Gespräch mit dem Patienten, seiner Familie und mit Haus- oder Werksarzt erfolgen. Dabei sollte die Beratung durch Sozialdienste und die Einbeziehung karitativer Hilfsorganisationen konsequent genutzt werden.

# Kapitel 20

# Akuter Myokardinfarkt

20

J. Meyer, A. Bokisch, H. Darius, G. Heusch, W. Hort, S. Mohr-Kahaly, H.J. Rupprecht, T. Voigtländer



**Es werden die pathologische Anatomie in den Abschn. 17.2 und 17.3 und die Physiologie und die Pathophysiologie in Abschn. 17.4 und 17.5 behandelt.**

Beim akuten Myokardinfarkt entwickelt sich eine irreversible Nekrose größerer zusammenhängender Myokardanteile, meist infolge eines akuten Koronarverschlusses (s. Abschn. 17.2, 17.3, 17.5). Als Determinanten der Infarktgröße gelten die Zeitdauer des Koronarverschlusses, das Ausmaß der KHK (proximal, distal, Ein- oder Zweigefäßerkrankung etc.), der $O_2$-Verbrauch zum Zeitpunkt des Verschlusses und der Kollateralisierungsgrad. **!**

Seine Größe hängt davon ab, wie der koronare Versorgungstyp ist, ob der Verschluß im proximalen oder distalen Gefäßabschnitt liegt, wie lange er besteht, wie gut die Kollateralisierung und wie hoch gleichzeitig der myokardiale $O_2$-Bedarf ist. Bei transmuralen Infarkten erstreckt sich die Nekrose auf die gesamte Wanddicke. Bei den zahlenmäßig häufigeren nichttransmuralen Infarkten kommt es v. a. in den subendokardialen Schichten zu fleckigen, intramuralen Zelluntergängen (s. Abschn. 17.3).

Ausgedehnte transmurale Infarkte findet man nicht selten bei jüngeren Patienten mit einer proximalen atherosklerotischen Manifestation an nur einer Kranzarterie, bei denen die übrigen Gefäßareale makroskopisch intakt und Kollateralen noch nicht ausgebildet sind. Der Koronarverschluß kann über eine maligne Herzrythmusstörung oder die Ausbildung einer sofortigen Schocksymptomatik in den ersten Minuten oder Stunden zum Tod des Patienten führen, ohne daß in der kurzen Zeit eine Myokardnekrose entsteht.

Der Infarkt verläuft in 20–30% der Fälle schmerzlos in Form der akuten Herzinsuffizienz oder stumm.

## 20.1 Auslöser

Bei diffuser, hochgradiger Koronarsklerose kann ein Blutdruckabfall im Rahmen einer Lungenembolie, eines Aortenklappenvitiums oder einer Aortendissektion und ähnlicher Ereignisse zur Minderperfusion des Myokards führen. Ein reduziertes $O_2$-Angebot durch großen Blutverlust, eine CO-Vergiftung oder ein verminderter $O_2$-Partialdruck in der Einatemluft in großer Höhe kann ebenso wie ein erhöhter $O_2$-Verbrauch bei hypertoner Krise eine Infarzierung verursachen

Das relative Risiko, in der ersten Stunde nach schwerer körperlicher Arbeit (definiert als 6 oder mehr metabolische Einheiten) einen Myokardinfarkt zu erleiden, ist etwa 2,1–5,9fach so hoch wie nach geringer oder keiner Belastung (Mittleman 1993; Willich 1993). Die Infarktsymptome beginnen typischerweise während, seltener nach der Belastung. Starke köperliche und psychische Belastungen mit Bluckdruck- und Herzfrequenzanstieg können zur Plaqueruptur, zur lokalen Aktivierung von Plättchen und schließlich zur Thrombusbildung führen (Mittleman 1993; Willich 1993).

Regelmäßiges körperliches Training hat einen stark präventiven Charakter und kann die Entwicklung und die Progression der Koronarsklerose verzögern (Hambrecht et al. 1993; Mittleman 1993; Willich 1993). Plötzliche, stark negative psychische Belastungen sind in der Lage, vermittelt über den Sympathikus, einen akuten Infarkt auszulösen. Die Patienten sterben nicht selten am Sekundenherztod (Siscowick 1984).

## 20.2 Beschwerdebild

Der schwere, meist retrosternale Schmerz ist das Leitsymptom des akuten Myokardinfarkts. Wegen seiner Intensität wird er auch Vernichtungsschmerz genannt. Er hat die gleiche Lokalisation und Ausstrahlung sowie einen ähnlichen Charakter wie der Schmerz der Angina pectoris (Abb. 18-1), ist jedoch meist wesentlich stärker und länger anhaltend. In der Regel dauert er über 30 min an und ist oft von Angst, Schweißausbruch, Luftnot und allgemeinem Schwächegefühl begleitet. Übelkeit, Erbrechen, Durchfall oder plötzlicher Stuhldrang kommen besonders bei Hinterwandinfarkten vor und werden über eine Vagusaktivierung ausgelöst.

Bei etwa der Hälfte der Patienten geht dem eigentlichen Schmerz einige Stunden oder Tage eine Phase starker, in kurzen Abständen aufeinanderfolgender Angina-pectoris-Schübe im Sinne der instabilen Angina pectoris voraus. Der Internist Nothnagel hat seine eigenen Beschwerden dieser Art am Abend vor seinem Tod in einem Tagebuch exakt beschrieben (Nothnagel 1905).

!

In großen Studien wurde gezeigt, daß etwa die Hälfte der nichttödlichen Herzinfarkte, besonders bei Diabetikern, Hypertonikern und alten Menschen, stumm und für Patienten und Arzt unbemerkt verlaufen (Margolis et al. 1973).

Sie werden zufällig elektro- oder echokardiographisch, bei einer Koronarographie, Ventrikulographie oder bei einer Obduktion festgestellt. Andere Patienten bemerken untypische Beschwerden wie Übelkeit, Herzrhythmusstörungen, Blutdruckabfall, eine transitorische Herzinsuffizienz oder eine Bewußtseinsstörung. Die Schmerzintensität korreliert nicht sicher mit der Infarktgröße. Das Nachlassen der Symptome unter der Lysetherapie ist sowohl ein Hinweis auf eine Eröffnung der Koronararterie als auch auf eine günstige Prognose (Christian et al. 1993).

## 20.3 Befund

In der Akutphase findet man die Patienten blaß, kaltschweißig und von dem starken Schmerz geprägt. Während manche absolut ruhig im Bett liegen und Bewegungen vermeiden, sind andere eher ruhelos und unruhig, ringen nach Luft, atmen frequent und versuchen, sich durch Öffnen der Kleidung und Massage des Präkordiums Erleichterung von dem Engegefühl zu verschaffen. Die Herzfrequenz ist tachykard, bei Hinterwandinfarkten nicht selten bradykard. Hochfrequente Tachykardien und Arrhythmien sind prognostisch ungünstig. Die Körpertemperatur ist gering erhöht auf 37,5 bis 38°C. Ein Blutdruck unter 90 mmHg systolisch und eine Herzfrequenz über 100 Schläge/min sind Zeichen des myokardialen Pumpversagens und des beginnenden kardiogenen Schocks.

Solche Patienten haben eine kalt-feuchte, zyanotische Haut, sind eingetrübt oder verwirrt, unruhig und nicht voll ansprechbar. Der Blutdruck kann durch eine Sympathikusaktivierung auch erhöht sein. Man auskultiert einen abgeschwächten 1. Herzton, bei großen Infarkten einen 3. und vorhofsynchron einen 4. Herzton. Ein leises Systolikum über der Herzspitze ist häufig Ausdruck einer relativen Mitralinsuffizienz. Laute Systolika, verbunden mit akuter Verschlechterung des klinischen Bildes, treten bei einer Papillarmuskel- oder Ventrikelseptumruptur auf. Eine schwerste Mitralinsuffizienz, z. B. bei Papillarmuskelruptur, kann nahezu ohne Geräusch verlaufen.

In den ersten Tagen kann ein perikardiales systolisch-diastolisches Reibegeräusch zu hören sein. Tritt es erst im späteren Kranheitsverlauf auf, so deutet es auf ein Dressler-Syndrom hin.

**Tabelle 20-1.** Killip-Klassifikation der Herzinsuffizienz

| Klasse | Klinische Zeichen | Beurteilung |
|---|---|---|
| I | Keine Lungen- oder Halsvenenstauung | Keine Herzinsuffizienz<br>Letalität < 5% |
| II | Basale Rasselgeräusche, dritter Herzton, Tachypnoe, Halsvenen- und/oder Leberstau | Mäßige Herzinsuffizienz<br>Letalität 10–20% |
| III | Stauungsrasselgeräusche bis zu den Lungenoberfeldern, | Schwere Herzinsuffizienz<br>Letalität 30–40% |
| IV | Lungenödem, Schockzeichen, Blutdruck unter 90 mmHg, Schweißausbruch, periphere Zyanose, Oligurie, Verwirrtheit | Kardiogener Schock<br>Letalität 70–90% |

Bei großen Infarkten mit gestörter Pumpfunktion findet man über den Unter- und Mittelfeldern der Lungen feinblasige, im kardiogenen Schock grobblasige Rasselgeräusche. Die einfache Klasseneinteilung nach Killip hat sich für die klinische Beurteilung am Krankenbett bewährt. Sie erlaubt eine näherungsweise Risikoeinschätzung (Tabelle 20-1).

## 20.4 Differentialdiagnose

Die akute Perimyokarditis und die Pleuritis können mit sehr heftigen, langanhaltenden präkordialen Schmerzen, die bei tiefer Inspiration und lageabhängig noch zunehmen, klinisch ähnlich verlaufen wie der akute Myokardinfarkt (Narula et al. 1993). Es fehlen jedoch die infarkttypischen Labor- und EKG-Veränderungen. Der Schmerz der akuten Aortendissektion ist retrosternal, oft zwischen Schulterblättern, kurz und außerordentlich heftig oder in Wellen über mehrere Stunden anhaltend. Er ist nicht selten von einer ähnlichen Schocksymptomatik mit Luftnot, Schweißausbruch und Blutdruckabfall begleitet. Im Ultraschall, speziell bei der transösophagealen Anlotung, erkennt man die Dissektion jedoch mit großer Zuverlässigkeit.

Die fulminante Lungenarterienembolie verursacht einen lokalen Thoraxschmerz, der oft retrosternal, wenn fulminant, lateral bei kleinerer Embolie ist. Blutiges Sputum und Pleurazeichen sind nicht immer vorhanden. Die zahlreichen anderen differentialdiagnostisch in Frage kommenden Krankheitsbilder sind dieselben wie bei der schweren Angina pectoris.

## 20.5 Elektrokardiogramm bei Myokardinfarkt

### 20.5.1 Typische EKG-Veränderungen

Die typischen EKG-Veränderungen beim Herzinfarkt erlauben eine Aussage über das Alter des Infarkts. Außerdem läßt sich anhand der veränderten Ableitungen die Lokalisation und näherungsweise auch die Größe des Infarkts bestimmen (Hindman et al. 1986).

Beim akuten Herzinfarkt zeigt das Aufnahme-EKG in 60% klare Zeichen eines Infarkts. In 25% der Fälle sind EKG-Veränderungen vorhanden, durch die jedoch die Diagnose „akuter Infarkt“ nicht allein gestellt werden kann. In 15% ist das EKG normal. In der Regel findet man einen typischen Stadienablauf (Abb. 20-1). Die initialen T-Wellenveränderungen sind Ausdruck der von subendokardial nach subepikardial fortschreitenden Ischämie, die dem eigentlichen transmuralen Infarkt vorangeht. In dieser frühen Phase der Infarktentwicklung kann es zu einer T-Wellenüberhöhung, dem Erstickungs-T, kommen (Abb. 20-1a).

Die darauffolgende Läsionsphase führt beim transmuralen Infarkt zur typischen monophasischen ST-Streckenhebung in den Ableitungen, die das ischämische Gebiet repräsentieren (Abb. 20-1b).

Als indirektes Zeichen für die Infarktentwicklung zeigen sich ST-Streckensenkungen in den Ableitungen, die dem Läsionsgebiet gegenüber liegen. Das subakute Stadium des Infarkts wird durch die Inversion der T-Welle eingeleitet, bei der die ST-Strecke anfänglich noch erhoben ist (Abb. 20-1c). Im weiteren Verlauf kehrt die ST-Strecke auf das Niveau der isoelektrischen Linie zurück. Die T-Welle bleibt zunächst negativ (Abb. 20-1d).

Im chronischen Stadium kann sie gering negativ bleiben oder sich vollständig normalisieren. Als Zeichen des abgelaufenen Infarkts bleibt eine Q-Zacke bestehen (Abb. 20-1e, f).

Das EKG-Bild eines nichttransmuralen „Non-Q-Wave-Infarkts“ ist durch spitz negative, koronare T-Wellen (Abb. 20-2), selten durch eine initiale ST-Streckenhebung gekennzeichnet.

Die QRS-Gruppe bleibt unverändert. Die Dauer der T-Wellenveränderungen ist mit wenigen Tagen bis hin zu Monaten sehr variabel (Andre-Fouet 1989). Wenn die ST-Streckenbildung insbesondere in den präkordialen Ableitungen über Wochen persistiert, ist das ein Hinweis auf einen sehr ausgedehnten Vorderwandinfarkt, oft mit einem Aneurysma assoziiert (Lindsay et al. 1984).

Eine regionale Perikarditis kann zu Abweichungen vom typischen EKG-Verlauf führen. Man findet dann eine verspätete T-Welleninversion oder eine erneute Positivierung von bereits negativen T-Wellen (Oliva et al. 1993).

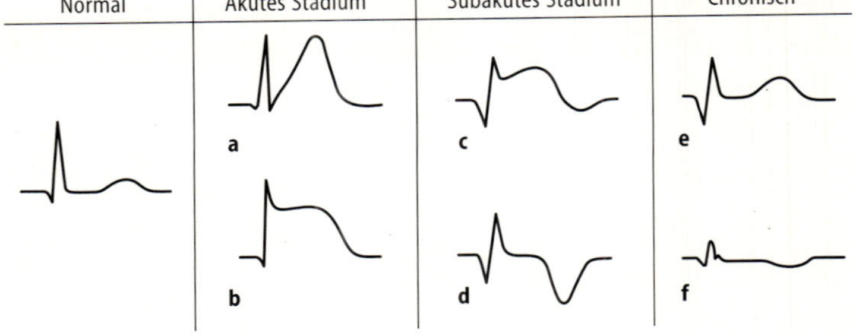


**Abb. 20-1 a–f.** Schematische Darstellung des Stadienablaufs im EKG beim Herzinfarkt (Erläuterung s. Text)

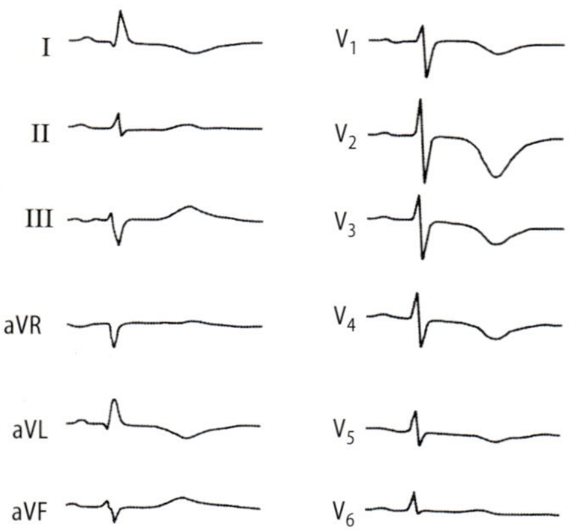


**Abb. 20-2.** Nichttransmuraler Vorderwandinfarkt mit Lateralwandbeteiligung

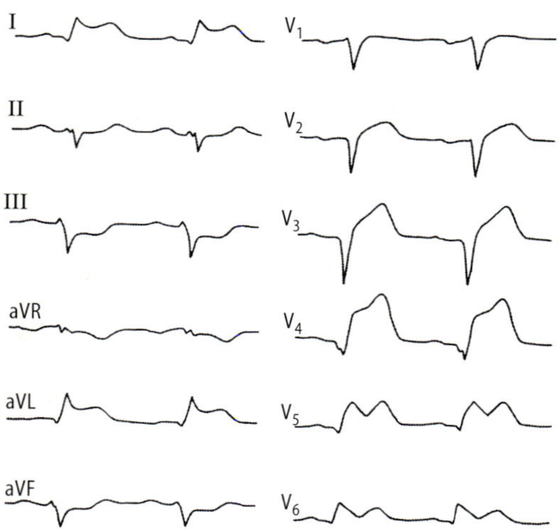


**Abb. 20-3.** Akuter Vorderwandinfarkt mit Lateralwandbeteiligung (sog. großer Vorderwandinfarkt)

Infarkttypische Veränderungen der QRS-Gruppe sind die Reduktion der R-Amplitude bis hin zum R-Verlust und die Ausbildung pathologischer Q-Zacken. Pathologisch sind Q-Zacken in den Extremitätenableitungen, wenn ihre Dauer mehr als 0,04 s beträgt und der Betrag der Amplitude der Q-Zacke mehr als 25% der R-Amplitude der betroffenen QRS-Gruppe ausmacht (Q-Pardee). Die R-Zackenreduktion und die pathologische Q-Zacke sind Zeichen der Myokardnekrose.

Da das Nekroseareal elektrisch inaktiv ist, wendet sich der elektrische Summationsvektor vom Nekroseareal weg zum gesunden Myokard hin. Im Vorderwandbereich führt dies in den Brustwandableitungen zur Reduktion oder zum Verlust der R-Zacken mit Ausbildung von QS-Komplexen (Abb. 20-3). Bei Infarzierung der diaphragmalen Hinterwand bilden sich in den Ableitungen II, III und aVF infarkttypische Q-Zacken. Ist der posteriore Hinterwandbereich betroffen, zeigen sich R-Überhöhungen in $V_1$ und $V_2$ als Hinweis für die Vektordrehung von der Nekrosezone weg.

Der Zeitpunkt des Auftretens von Q-Zacken variiert erheblich. Sie können bereits im initialen EKG nachweisbar sein, aber auch erst nach Tagen auftreten. In etwa 70% der Fälle bleiben sie bestehen und ermöglichen auch nach langer Zeit noch die Diagnose eines abgelaufenen Infarkts (Coll et al. 1988). Bei einer Septuminfarzierung sind häufig komplette Rechts- oder Linksschenkelblöcke zu sehen. Ebenso wie beim vorbestehenden Schenkelblock kann dadurch die elektrokardiographische Infarktdiagnose erschwert oder unmöglich werden. Ein neu aufgetretener Linksschenkelblock ist hinweisend für einen großen Vorderwandinfarkt und eine eingeschränkte Prognose.

### 20.5.2 Infarktlokalisation und korrespondierende EKG-Befunde

Die Lokalisation und Größe der Herzinfarkte ist abhängig vom Versorgungsgebiet der verschlossenen Koronararterie (Tabelle 20-2) und von der Kollateralversorgung durch andere Kranzarterienäste.

Anatomische Besonderheiten der Koronarversorgung müssen dabei berücksichtigt werden (s. Abschn. 17.2.1). So kann es beim koronaren Rechtsversorgungstyp und proximalen Verschluß der rechten Kranzarterie zu einem ausgedehnten Hinterwandinfarkt mit Beteiligung der inferioren, posterioren und lateralen Wand des linken Ventrikels sowie von Teilen des rechten Ventrikels kommen (Abb. 20-4).

**Tabelle 20-2.** Infarktlokalisation und betroffene EKG-Ableitungen

| Koronararterie | Infarktlokalisation | Betroffene Ableitungen | Indirekte Zeichen |
|---|---|---|---|
| RIVA proximal | Großer Vorderwandinfarkt | $V_1$–$V_6$, aVL, I | (II), III, aVF |
| RIVA nach Abgang der Diagonaläste | Anteroseptaler Infarkt | $V_1$–$V_4$, aVL, I | (II), III, aVF |
| Diagonalast/Posterolateralast | Lateralwand | aVL, I, $V_5$–$V_7$ | |
| RCX | Posteriorer Hinterwandinfarkt | $V_7$–$V_9$, aVF, III | $V_1$–$V_3$ |
| RCA | Inferiorer Hinterwandinfarkt | II, III, aVF | $V_2$–$V_4$ |
| | Rechtsventrikulärer Infarkt | $V_{3r}$–$V_{6r}$, $V_1$ | |

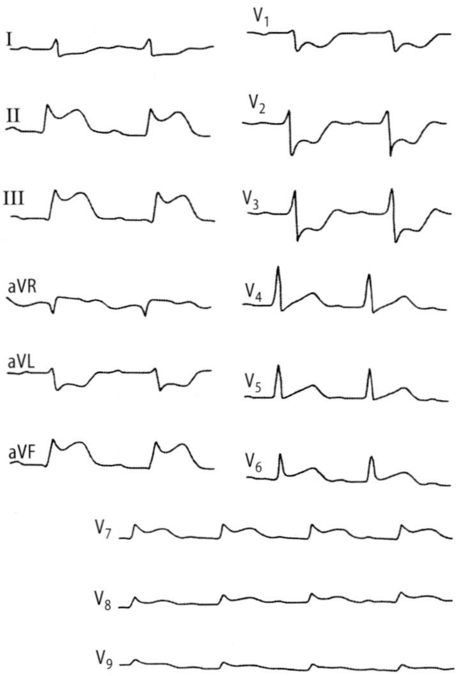


**Abb. 20-4.** Akuter inferiorer Infarkt mit zusätzlich posteriorer Beteiligung. Es bestehen direkte Infarktzeichen in II, III, aVF und $V_7$–$V_9$; indirekte Zeichen der posterioren Beteiligung finden sich in $V_1$–$V_3$

Liegt hingegen ein koronarer Linksversorgungstyp vor, wird der Verschluß einer kleinen rechten Kranzarterie nur einen umschriebenen inferioren Infarkt verursachen.

Um die Infarktausdehnung besser erfassen zu können werden bei Verdacht auf einen posterioren Infarkt die Ableitungen $V_7$–$V_9$, wenn eine rechtsventrikuläre Beteiligung beim Hinterwandinfarkt vermutet wird, die rechtspräkordialen Ableitungen $V_3R$–$V_6R$ geschrieben.

Erregungsausbreitungsstörungen erschweren die Infarktdiagnose im EKG. Dennoch kann beim Rechtsschenkelblock sowohl der inferiore als auch der Vorderwand-

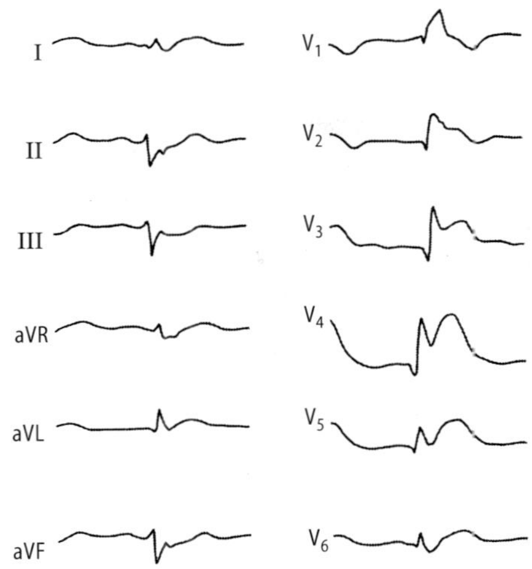


**Abb. 20-6.** Akuter Vorderwandinfarkt bei einem Patienten mit komplettem Rechtsschenkelblock. Trotz der blockbedingten Veränderungen sind ST-Streckenhebungen in V[illegible]–$V_5$ abgrenzbar

infarkt erkannt werden (Abb. 20-6). Bei Linksschenkelblock ist nur der inferiore Infarkt zu diagnostizieren (Abb. 20-7).

Bei ca. 20% der Hinterwandinfarkte kommt es zur rechtsventrikulären Mitbeteiligung. Direkte Infarktzeichen mit ST-Streckenhebung können in den rechtspräkordialen Ableitungen, $V_1$ und $V_3R$–$V_6R$ auftreten. Selten kann es auch zu ST-Streckenhebungen in $V_2$ und $V_3$ kommen (Abb. 20-5; Rupprecht 1987).

Beim seltenen rechts- oder linksatrialen Infarkt kommt es zu Hebungen oder Senkungen der PQ-Strecke. Häufig treten bei dieser Infarktlokalisation supraventrikuläre Rhythmusstörungen auf. Beim Vorderwandinfarkt ist das Versorgungsgebiet des Ramus interventricularis anterior (RIVA) mit den Diagonalästen betroffen.

Bei einem proximalen Verschluß sind die Ableitungen $V_1$–$V_6$, I und aVL verändert (Abb. 20-3). Man spricht dann von einem großen Vorderwandinfarkt oder einem

**Abb. 20-5.** Akuter Hinterwandinfarkt mit Rechtsherzbeteiligung

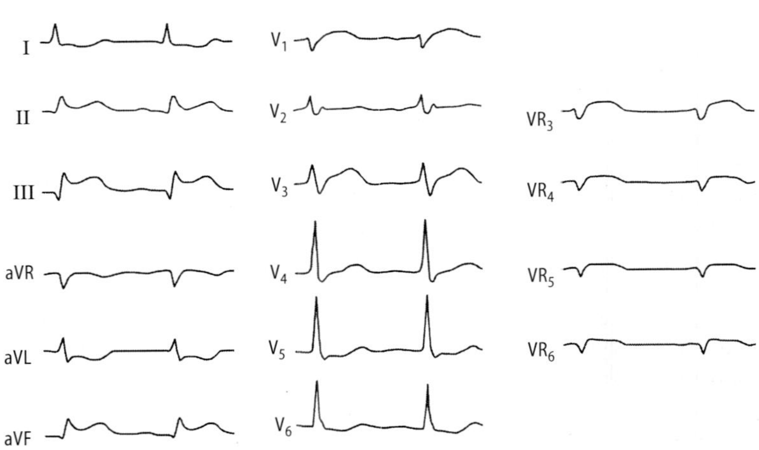

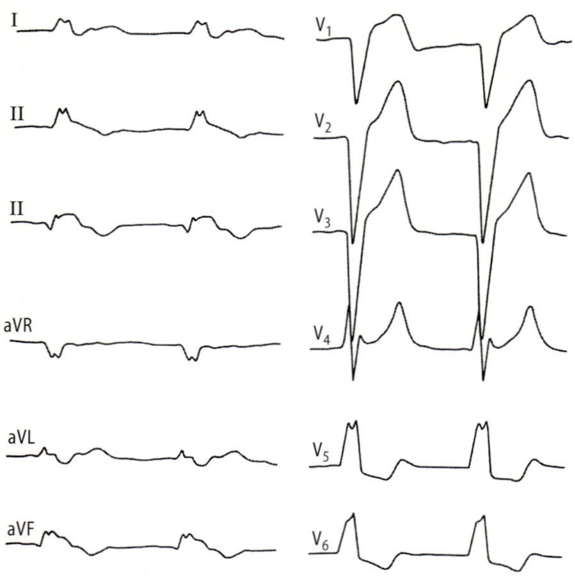


**Abb. 20-7.** Akuter inferiorer Infarkt bei komplettem Linksschenkelblock. Veränderungen des QRS-Komplexes und der ST-Strecke durch den Linksschenkelblock. ST-Streckenanhebungen in II, III und aVF als infarktbedingt abgrenzbar

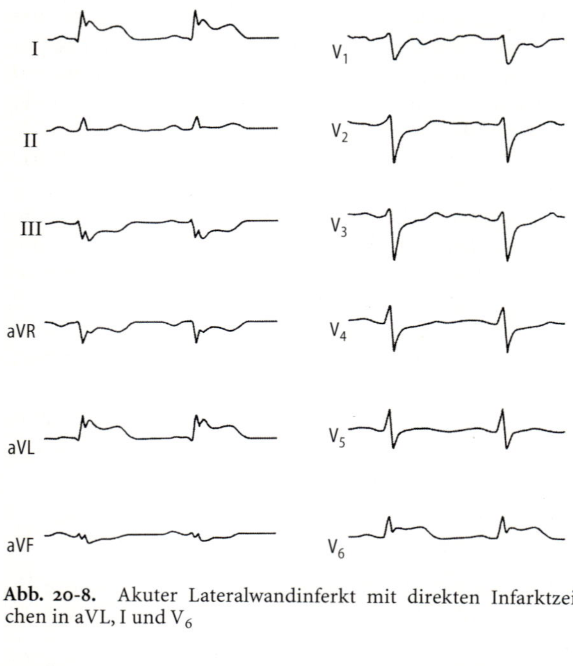


**Abb. 20-8.** Akuter Lateralwandinferkt mit direkten Infarktzeichen in aVL, I und $V_6$

Vorderwandspitzeninfarkt mit Beteiligung der gesamten Vorderwand, der Lateralwand und der anterioren Anteile des Septums. Im akuten Stadium sind spiegelbildliche Veränderungen in III und aVF zu sehen. Die Ableitung II kann sowohl direkte als auch indirekte Infarktzeichen zeigen. Ist der RIVA weiter distal nach Abgang des 1. oder 2. Diagonalasts verschlossen, kommt es zum anteroseptalen Infarkt mit Einbeziehung der herzspitzennah gelegenen Vorderwand und der apikalen Septumanteile. EKG-Veränderungen beschränken sich auf die präkordialen Ableitungen $V_2$–$V_4$.

Beim Lateralwandinfarkt ermöglichen die Ableitungen I, aVL und $V_5$–$V_7$ die Diagnose. Koronarmorphologisch findet man beim Lateralinfarkt meist den Verschluß eines Diagonalasts, wenn die anteriore Lateralwand betroffen ist und den Verschluß eines Posterolateralasts, wenn die posteriore Lateralwand betroffen ist (Abb. 20-8).

Der Hinterwandinfarkt wird durch Verschluß der rechten Kranzarterie oder des Ramus circumflexus verursacht. Die inferiore und posteriore Hinterwand, die posterioren Anteile des Septums, das rechtsventrikuläre Myokard und die posteriore Lateralwand können betroffen sein. Beim inferioren Infarkt zeigen sich die direkten EKG-Zeichen in den Ableitungen II, III und aVF. Indirekte EKG-Zeichen sind in den Ableitungen I und aVL, seltener in $V_2$–$V_4$ zu sehen. Die Mitbeteiligung der posterioren Myokardanteile beim Hinterwandinfarkt oder ein isolierter posteriorer Infarkt sind im EKG schwierig zu erkennen. Direkte Zeichen mit ST-Hebung und Q-Zacke finden sich in den Ableitungen $V_7$–$V_9$, indirekte, spiegelbildliche Zeichen als tiefe ST-Streckensenkungen in $V_1$–$V_3$. Im subakuten Stadium werden die T-Wellen in $V_1$–$V_3$ spitz positiv. Als Zeichen eines alten posterioren Infarkts sieht man häufig eine R-Überhöhung in $V_1$ und $V_2$ und eine in Relation dazu niedrigere R-Amplitude in $V_5$ und $V_6$ unter 1 mV (Amplitudensturz). Auch die elektrokardiographischen Zeichen des Non-Q-Wave-Infarkts zeigen sich in den Ableitungen, die dem betroffenen Myokardareal entsprechen.

## 20.6 Labordiagnostik

### 20.6.1 Enzymdiagnostik

Die irreversible hypoxische Schädigung von Myokardzellen führt zur Freisetzung einer Reihe von zytoplasmatischen, lysosomalen und mitochondrialen Enzymen sowie Strukturproteinen des kontraktilen Apparates, die zeitabhängig in zunehmender Konzentration im Serum gemessen werden können. Dabei hat die Kreatinkinase bzw. das Isoenzym CK-MB eine herausragende Stellung erlangt. Wegen ihrer hohen Sensitivität und Spezifität haben die Troponine eine zunehmende Bedeutung für die Erkennung myokardialer Nekrosen bekommen. !

#### Gesamtkreatinkinase

Ein Anstieg der Kreatinkinase (CK) auf pathologische Werte ist bereits 4–8 h, die maximale Aktivität maximal 8–48 h (im Mittel 24 h) nach Beginn der Schmerzsymptomatik nachweisbar (Abb. 20-9; Superko u. Krauss 1994). Innerhalb von 3–4 Tagen erreicht die CK wieder den Normbereich. Ein steiler Anstieg mit frühem Gipfel und nachfolgend raschem Abfall wird nach spontaner

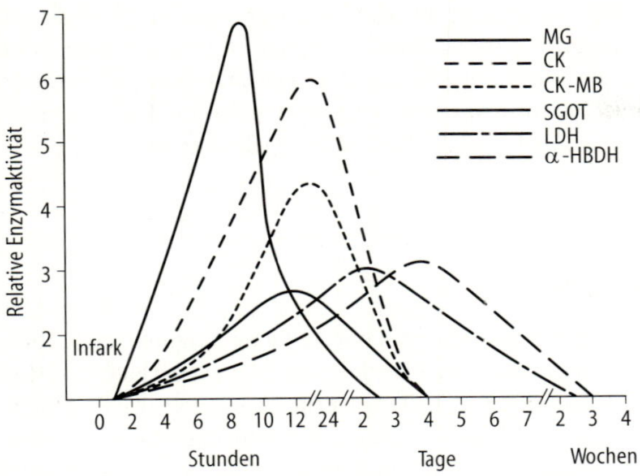


**Abb. 20-9.** Verlaufskurven der Serumenzyme bei akutem Infarkt. *MG* Myoglobin, *CK* Kreatinkinase, *CK-MB* Kreatinkinase-Isoenzym-MB, *SGOT* Serumglutamatoxalacetattransaminase, *LDH* Laktatdehydrogenase, *α-HBDH* α-Hydroxybutyratdehydrogenase

oder durch thrombolytische bzw. mechanische Behandlung induzierter Reperfusion mit einer maximalen CK-Aktivität bereits innerhalb von 12 h beobachtet (Lee u. Goldman 1986; Ong et al. 1983).

Dies ist auf eine rasche Freisetzung (Wash-out) nach Wiederherstellung der Myokardperfusion zurückzuführen. Enzymatische Messungen der Infarktgröße sind aus diesem Grund und wegen der Möglichkeit eines erneuten Enzymanstiegs bei Auftreten eines Reinfarkts unzuverlässig.

## Falsch-positive Befunde

Durch die folgenden Ursachen werden in 10–15% falsch-positive Befunde erhoben:

- Skelettmuskelerkrankung (Dystrophie, Polymyositis, Muskelfaserriß),
- zerebrale Prozesse, epileptischer Anfall,
- starke körperliche Anstrengung,
- i.m.-Injektion,
- Trauma, Operation,
- Alkoholintoxikation,
- Perikarditis, Myokarditis,
- elektrische Kardioversion,
- Diabetes mellitus,
- arterieller Verschluß, arterielle Embolie,
- Hypothyreose,
- Reanimation,
- Entbindung,
- Malignome,
- nekrotisierende Pankreatitis,
- Koronarangiographie,
- Lungenembolie.

Dagegen führen Lebererkrankungen oder eine Herzinsuffizienz nicht zu einem nennenswerten Anstieg der Gesamt-CK. Die CK-Werte bei Frauen liegen etwa um 1/3 niedriger als bei Männern.

## CK-Isoenzyme

Als sehr spezifischer und sensitiver Labortest für die Diagnose eines akuten Myokardinfarkts hat sich das CK-MB-Isoenzym erwiesen, das nahezu herzmuskelspezifisch ist (Tabelle 20-3).

Normalerweise beträgt die CK-MB weniger als 6% der Gesamt-CK. Bei einer akuten Myokardischämie steigt ihr relativer Anteil auf 6–20% der Gesamt-CK an. Der Anstieg beginnt nach etwa 4–8 h. Das Maximum ist nach etwa 12–18 h erreicht. Innerhalb von 2–3 Tagen ist die Aktivität wieder im Normbereich. Neben einem Myokardinfarkt können eine Myokarditis, Herzoperation, Herzkontusion oder Herzkatheteruntersuchung zu einem Anstieg des CK-MB-Isoenzyms führen (McGrath u. Revtyak 1984; Klein et al. 1976).

Bei sehr starker körperlicher Anstrengung (Langstreckenlauf) wird neben einer Freisetzung der Gesamt-CK auch ein Anstieg des CK-MB-Isoenzyms beobachtet. In geringen Konzentrationen ist es in Dünndarm, Zunge, Zwerchfell, Uterus und Prostata enthalten (Roberts u. Sobel 1973; Tsung 1981), so daß z. B. nach heftigem Erbrechen falsch-positive Aktivitäten gemessen werden.

Während das CK-BB-Isoenzym überwiegend in Gehirn und Niere gefunden wird, kann das CK-MM-Isoenzym sowohl aus dem Herzmuskel als auch aus der Skelettmuskulatur stammen. Neben der CK-MB sollte immer die Gesamt-CK-Aktivität bestimmt werden, da durch Aktivitätsanstiege der CK-BB oder CK-MM (z. B. bei Prostata-, Bronchial- und Magenkarzinom oder Makro-CK) eine hohe CK-MB-Aktivität vorgetäuscht werden kann. In der Regel wird dann ein CK-MB-Anteil von mehr als 20% gemessen.

Die Makro-CK erscheint in 2 Varianten:

- Makro-CK I: Das ist ein Immunkomplex aus CK-BB und IgG, der bei ca. 1% älterer Menschen vorkommt und keinen Krankheitswert besitzt.
- Makro-CK II: Das ist eine Verbindung aus mehreren CK-MM-Molekülen, die bei Neoplasien oder nekrotisierenden Lebererkrankungen beobachtet werden.

**Tabelle 20-3.** Stadienverlauf der Serumenzyme bei akutem Infarkt

| | Anstieg [h] | Maximum [h] | Normalisierung (Tage) |
|---|---|---|---|
| Gesamt-CK | 4–8 | 8–48 | 3–4 |
| CK-MB | 4–8 | 12–18 | 2–3 |
| SGOT | 8–12 | 16–48 | 3–6 |
| LDH | 24–48 | 60–120 | 7–15 |
| $LDH_1$ (α-HBDH) | 8–24 | 30–72 | 10–20 |
| Myoglobin | 2–4 | 4–20 | 1–3 |
| Troponin-T/-I | 2–6 | 8–16 | 5–9 (–20) |

*CK* Kreatinkinase, *CK-MB* Kreatinkinaseisoenzym-MB, *SGOT* Serumglutamatoxalacetattransaminase, *LDH* Laktatdehydrogenase, *α-HBDH* α-Hydroxybutyratdehydrogenase

Die Entwicklung eines Radioimmunassays hat zur Verbesserung von Sensitivität, Spezifität und Genauigkeit der CK-MB-Bestimmung geführt.

Um das Maximum des CK-MB-Anstiegs zu erfassen, sollten serielle CK-MB-Bestimmungen etwa alle 4–6 h nach Schmerzbeginn durchgeführt werden. Bei einem erneuten Anstieg nach vorübergehendem Abfall ist eine Infarktausdehnung bzw. ein Reinfarkt anzunehmen.

Wie die Gesamt-CK eignet sich wegen der beschleunigten An- und Abflutung bei erfolgreicher Reperfusion auch die CK-MB nur bedingt zur Infarktgrößenbestimmung. Es sind Isoformen des CK-MM- bzw. -MB-Isoenzyms identifiziert worden, die z. T. schon nach einer Stunde freigesetzt werden und die frühzeitige Diagnose einer Reperfusion erlauben (Morelli et al. 1983; Roberts 1987; Puleo et al. 1987, 1990).

#### SGOT

Die Serumglutamatoxalacetattransaminase (SGOT) wird 8–12 h nach Beginn der Infarktsymptomatik pathologisch und erreicht einen Gipfel zwischen der 18. und 36. Stunde (Abb. 20-9; Tabelle 20-2). Die Enzymaktivität normalisiert sich nach 3–4 Tagen. Da das Enzym in hohen Konzentrationen auch in der Leber und im Skelettmuskel enthalten ist, können Erkrankungen dieser Organe ebenso wie Lungenembolien und i.m.-Injektionen zu falsch-positiven Befunden führen.

Der Quotient aus CK und SGOT liegt unter 10 bei akutem Myokardinfarkt und über 10 bei Skelettmuskelerkrankungen. Eine im Vergleich zur CK inadäquate Erhöhung der SGOT kann auf eine Leberzellschädigung bei akuter Rechtsherzinsuffizienz hinweisen.

#### Laktatdehydrogenase

Die Laktatdehydrogenase (LDH) überschreitet den Normbereich erst nach 24–48 h und erreicht einen Gipfel nach 3–6 Tagen (Abb. 20-9; Tabelle 20-3). Ihre Bestimmung ist dann sinnvoll, wenn der Patient erst im subakuten Stadium zur Aufnahme kommt und die CK bereits wieder in den Normbereich zurückgekehrt ist. Falsch-positive Befunde können verursacht sein durch (Lee u. Goldmann 1986; Sobel u. Shell 1972):

- Hämolyse,
- megaloblastäre Anämie,
- Leukämie,
- Leberstauung oder andere Lebererkrankungen,
- Neoplasien,
- Nierenerkrankungen,
- Myokarditis,
- Lungenembolie,
- Skelettmuskelerkrankungen,
- Schocksymptomatik.

Das Myokard enthält von den 5 Isoenzymen der LDH überwiegend LDH 1 (a-HBDH, a-Hydroxybutyratdehydrogenase), die Leber und die Skelettmuskulatur dagegen vornehmlich LDH 4 und LDH 5. Die Kinetik der LDH 1 unterscheidet sich von der Gesamt-LDH durch eine zeitlich etwas frühere Freisetzung nach 8–24 h. Weil LDH 1 auch bei Hämolyse freigesetzt wird, ist bei der Blutabnahme besondere Vorsicht geboten. Der Quotient LDH 1 : LDH 2 ist bei akutem Myokardinfarkt >1 (Lee u. Goldmann 1986).

### 20.6.2 Myoglobin

Myoglobin kann bereits nach 2 h den Normbereich überschreiten und einen Gipfel nach 3–20 h erreichen (Abb. 20-9, Tabelle 20-2). Damit erlaubt es eine im Vergleich zur CK und CK-MB frühere Enzymdiagnostik des akuten Myokardinfarkts (Kagen et al. 1977). Im Gegensatz zur Kreatinkinase wird es mit dem Urin ausgeschieden. Da Muskelerkrankungen aller Art ebenfalls zu einer Myoglobinerhöhung führen können, ist seine Bestimmung wenig spezifisch für eine Myokardnekrose. !

### 20.6.3 Troponine

Die größte Myokardspezifität weisen Troponin-T (TnT) und Troponin-I (TnI) auf, Strukturproteine des kontraktilen Apparates, die im dünnen Filament der Muskelzelle neben Aktin und Tropomyosin lokalisiert sind (Tabelle 20-2). Da sich die Troponine der Herzmuskulatur von denen der Skelettmuskulatur unterscheiden, konnten myokardspezifische Antikörper ohne Kreuzreaktion zu Troponinen der quergestreiften Muskulatur entwikkelt werden, die eine Bestimmung der myokardspezifischen Troponine erlauben (Prellwitz 1994). !

Bei gesunden Personen werden in der Regel keine meßbaren Konzentrationen kardialer Troponine gefunden. Der obere Normwert für TnT wird derzeit bei 0,2 µg/l, der für TnI bei 2 µg/l angenommen. Die Konzentrationsänderungen beider Proteine verlaufen weitgehend parallel. Pathologische TnT- und TnI-Konzentrationen können bereits 2 h nach Infarkteintritt gemessen werden. Das Maximum wird nach etwa 8–16 h und eine Normalisierung i. allg. zwischen dem 5. und 9. Tag erreicht. Gelegentlich werden erhöhte Serumkonzentrationen des TnT bis zu 3 Wochen nach akutem Myokardinfarkt beobachtet (Mair et al. 1992).

Die Sensitivität der Troponine ist höher als die der CK-MB. Wie bei anderen Enzymen ist bei erfolgreicher Reperfusion ein schneller Anstieg mit steilem schmalem Gipfel und raschem Abfall der Serumkonzentration als Ausdruck eines Auswascheffekts nachweisbar. Gelegentlich wird eine leichte Erhöhung der Troponine auch bei Myokarditiden beobachtet.

Ansonsten erlaubt die Bestimmung der Troponine die Abgrenzung von Skelettmuskelschäden oder Lungenembolien. Bei chronischen Muskelerkrankungen und Dialysepatienten wurde über erhöhte TnT-Konzentrationen berichtet, möglicherweise als Ausdruck der bei diesen Erkrankungen vorkommenden ähnlichen Isoformen (Hafner et al. 1994). Für TnI wurden bisher keine Kreuzreaktionen beschrieben.

### 20.6.4
### Andere Laborparameter

Die folgenden Laborparameter sind weniger für die Diagnosestellung des akuten Myokardinfarkts als für die Vermeidung von Fehldiagnosen und Fehlinterpretationen von Bedeutung. Als Folge einer gestörten Insulinfreisetzung durch vermehrte Katecholaminproduktion kommt es zu einem Anstieg der Blutglukose, die oft für mehrere Wochen anhalten kann.

In der Akutphase des Myokardinfarkts kann eine streßinduzierte Erhöhung des Gesamtcholesterins auftreten. Während der nachfolgenden Bettlägerigkeit fallen der Gesamtcholesterinspiegel und die HDL-Fraktion ab (Gore et al. 1984). Die Beurteilung des Lipidstatus in den ersten 2 Monaten nach einem akuten Myokardinfarkt ist daher nicht sinnvoll.

Durch Gewebsnekrose und Ausschüttung von Glukokortikoiden kommt es zu einem Anstieg von Leukozyten mit einem Gipfel nach 2–4 Tagen bis zu $15 \cdot 10^3$ mm$^3$, gelegentlich bis zu $20 \cdot 10^3$ mm$^3$.

Die Leukozytose ist bereits nach 2 h nachweisbar und normalisiert sich nach etwa einer Woche. Durch eine Erhöhung der $\alpha_2$-Globulinfraktion und des Fibrinogens wird die Blutkörperchensenkungsgeschwindigkeit (BSG) erhöht. Sie erreicht ihren Gipfel zwischen dem 4. und 5. Tag und dauert u. U. mehrere Wochen an (Eastham u. Morgan 1963). Nach vorübergehender Normalisierung kann ein Wiederanstieg der BSG Zeichen eines Dressler-Syndroms sein.

Ein Anstieg der SGPT im Rahmen eines Myokardinfarkts kann durch eine akute Leberstauung bei Rechtsherzinsuffizienz verursacht sein. Als weitere humorale Veränderungen werden eine Erhöhung der Adrenalin- und Noradrenalinspiegel, der freien Fettsäuren, des Kortisols und des Aldosterons beobachtet. Ein bereits früh nachweisbarer erhöhter Serumlaktatspiegel ist von negativer prognostischer Bedeutung.

## 20.7
## Echokardiographie bei Infarktkomplikationen

### 20.7.1
### Aneurysmen

Aneurysmata des linken Ventrikels treten nach abgelaufenem Myokardinfarkt bei bis zu 22% der Patienten auf und können im zweidimensionalen Echokardiogramm mit einer Sensitivität von 93–100% erkannt werden (Abb. 20-10). Sie sind definiert als systolische und diastolische Auswölbung der verdünnten linksventrikulären Wand. !

Im M-Mode-Echokardiogramm sieht man systolisch eine paradoxe Bewegung nach außen, am häufigsten im Vorderwandspitzenbereich, seltener an der basalen Hinterwand. Während solche Aneurysmata nur extrem selten rupturieren, ist eine Thrombenbildung ein häufiges Problem. Sie sind bei ca. 30–60% der Patienten beschrieben (Asinger et al. 1981).

Die Thromben sind in ca. 50% der Fälle 2 Tage und in 95% 2 Wochen nach dem akuten Infarktereignis nach-

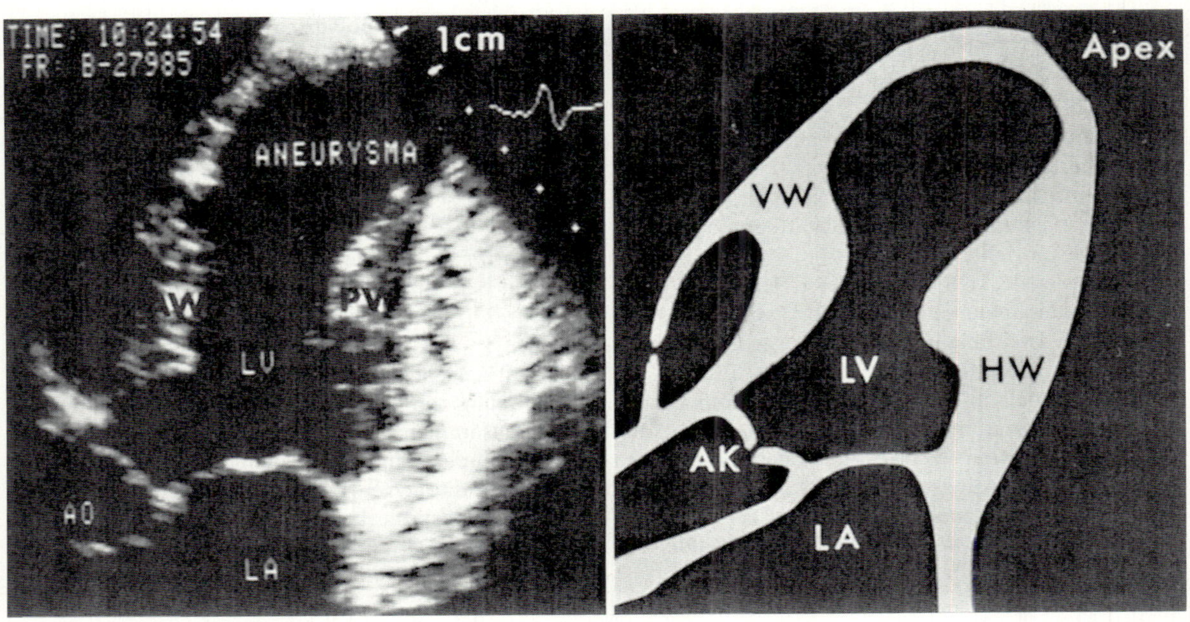


**Abb. 20-10.** Transthorakales, apikales, zweidimensionales Echokardiogramm mit Darstellung eines Vorderwandspitzenaneurysmas, erkennbar als systolische Auswölbung des verdünnten apikalen Myokards. *VW* Vorderwand, *HW* Hinterwand, *AK* Aortenklappe, *LA* linker Vorhof, *LV* linker Ventrikel

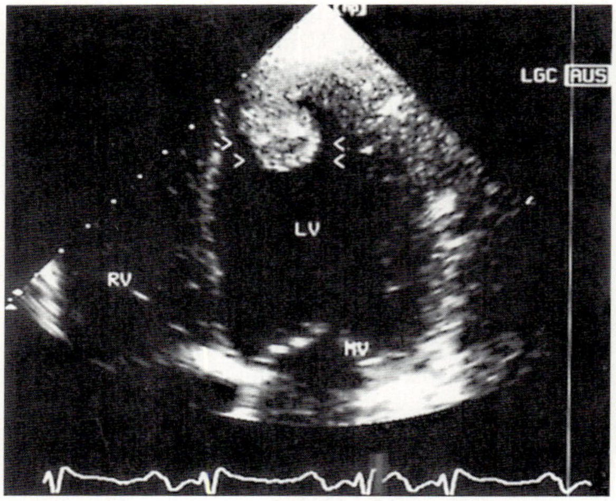


**Abb. 20-11.** Transthorakales, apikales, zweidimensionales Echokardiogramm eines großen, in das Lumen hineigehenden Thrombus in der Herzspitze nach abgelaufenem Vorderwandinfarkt. *RV* rechter Ventrikel, *MV* Mitralklappe, *LV* linker Ventrikel

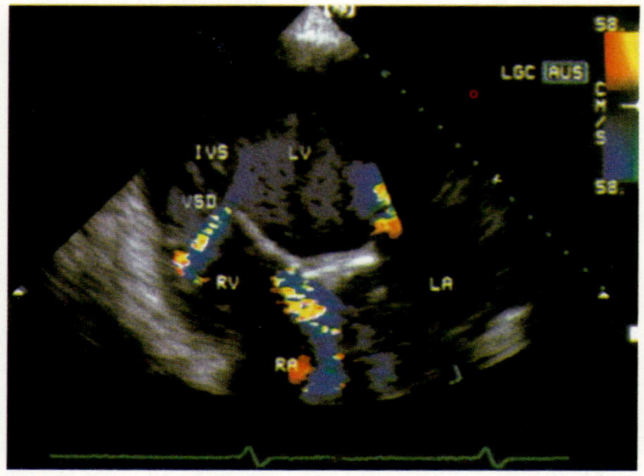


**Abb. 20-12.** Transthorakales, farbkodiertes Dopplerechokardiogramm eines Infarktventrikelseptumdefekts (*VSD*) im mittleren Septumabschnitt. Turbulenter Jet im rechten Ventrikel als Zeichen des links-rechts-Shunts. *IVS* interventrikuläres Septum, *RA* rechter Vorhof, *RV* rechter Ventrikel, *LV* linker Ventrikel, *LA* linker Vorhof

weisbar. Echomorphologisch unterscheidet man wandständige von protruierenden und mobilen Thromben. Sie ändern während des ersten Monats in ca. 40% der Fälle ihre Konfiguration (Abb. 20-11; Domenicucci et al. 1987). Eine Embolisation, insbesondere von mobilen Thromben, wird bei etwa 10% der Patienten beobachtet.

Im Hinblick auf die pathophysiologische Entstehung von linksventrikulären Thromben hat die farbkodierte Dopplerechokardiographie neue Erkenntnisse gebracht. Mit dieser Methode konnten 2 Blutströmungskompartimente innerhalb des linksventrikulären Cavums nach Vorderwandinfarkt mit Rezirkulation in den apikalen Segmenten nachgewiesen werden (Delmarre et al. 1990).

## 20.7.2 Myokardrupturen

Die Ruptur der freien Wand kann echokardiographisch in seltenen Fällen als neu aufgetretener Perikarderguß erkannt und sofort chirurgisch behandelt werden. Sie führt aber meist zur sofortigen Perikardtamponade und zum Tod des Patienten.

!

Bei einer gedeckten Ruptur der freien Wand bildet sich ein Pseudoaneurysma, das als 3. flüssigkeitsgefüllte Kammer im zweidimensionalen Echokardiogramm erkennbar ist. Es kommuniziert über den schmalen Hals des Rupturkanals mit dem linksventrikulären Cavum. Die komplexe Anatomie von Pseudoaneurysmata kann mit der Kombination aus transthorakaler und transösophagealer Echokardiographie geklärt werden. Mit der Dopplerechokardiographie läßt sich ein typisches Pendelflußmuster mit systolischem Fluß in das Pseudoaneurysma und diastolischer Flußumkehr nachweisen (Roelandt et al. 1988).

Tritt in der frühen Postinfarktphase plötzlich ein systolisches Geräusch mit gleichzeitiger hämodynamischer Verschlechterung auf, so kann echokardiographisch rasch bettseitig die Differentialdiagnose zwischen einer Ventrikelseptumruptur oder einer akuten Mitralklappeninsuffizienz bei Abriß oder Dysfunktion eines Papillarmuskels geklärt werden. Die Ruptur des interventrikulären Septums läßt sich durch die Kombination von zweidimensionalem Echokardiogramm und farbkodiertem Doppler mit einer 100%igen Sensitivität nachweisen (Abb. 20-12). Man erkennt im farbkodierten Doppler einen oder mehrere turbulente Jets, die den unregelmäßig begrenzten Defekt durchqueren (Helmcke et al. 1990).

Neben der morphologischen Defektbeschreibung in der zweidimensionalen Echokardiographie läßt sich mit dem gepulsten Dopplerverfahren der systolische Druck im rechten Ventrikel bei Kenntnis des systolischen Blutdrucks über die Bernoulli-Formel ($DP=4 \cdot V_{max}^2$) als „RR syst–DP=systolischer RV-Druck“ abschätzen.

Ventrikelseptumrupturen treten in ca. 2% der Fälle innerhalb der 1. Woche auf. Sie sind bei Vorderwandinfarkten im apikalen und bei Hinterwandinfarkten im basalen Septumbereich lokalisiert. Häufig findet man gleichzeitig eine Aneurysmabildung des Septums (Abb. 20-13).

Ventrikelseptumrupturen nach Hinterwandinfarkt sind häufig mit einem Rechtsherzinfarkt kombiniert. Beide zusammen führen, trotz chirurgischer Intervention, zu einer extrem hohen Letalität von bis zu 100%. Bei Vorderwandinfarkten kann eine frühzeitige Operation die sonst sehr schlechte Prognose auf eine Letalität von ca. 50% verbessern (Helmcke et al. 1990).

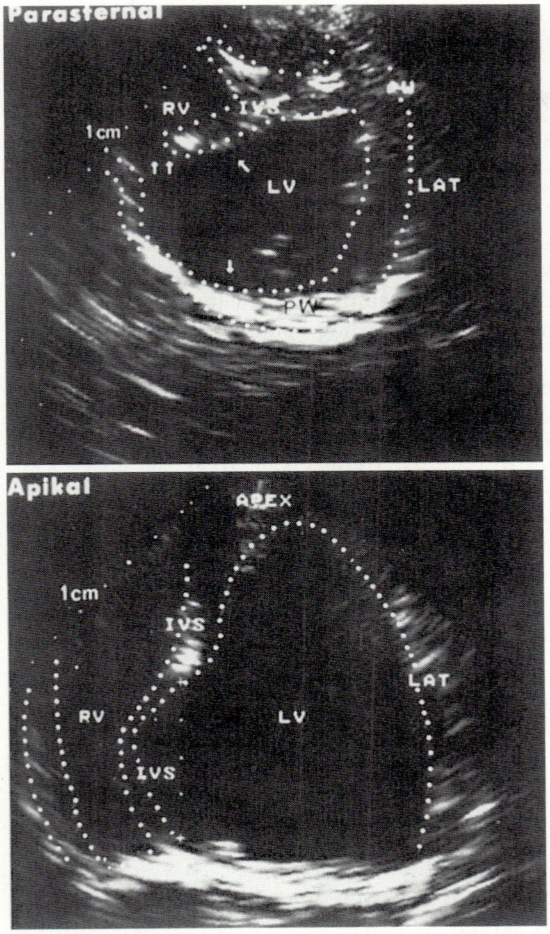


Abb. 20-13. Transthorakales, zweidimensionales Echokardiogramm eines Patienten mit Ventrikelseptumdefekt nach Hinterwandinfarkt (*Doppelpfeile*). In der parasternalen Anlotung Defekt im posterioren Septumbereich und Ausdünnung der basalen Hinterwand (*PW*). Bei apikaler Anlotung aneurysmatische Auswölbung des basalen interventrikulären Septums. *RV* rechter Ventrikel, *LV* linker Ventrikel, *LAT* laterale Wand, *IVS* interventrikuläres Septum

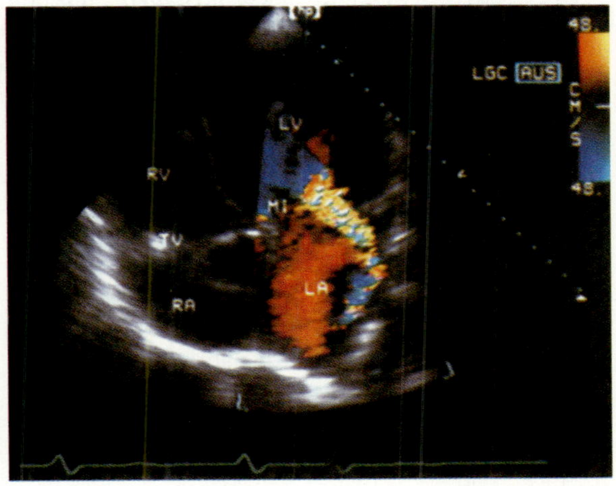


Abb. 20-14. Transthorakales, farbkodiertes Echokardiogramm nach Infarkt mit schwerer ischämisches Mitralklappeninsuffizienz, erkennbar als turbulenter, exzentrischer Jet in den linken Vorhof (*LA*) mit Rezirkulation. *RA* rechter Vorhof, *RV* rechter Ventrikel, *LV* linker Ventrikel, *TV* Trikuspidalklappe, *RA* rechter Vorhof, *MI* Mitralinsuffizienz, *LA* linker Vorhof

## 20.7.3 Mitralklappeninsuffizienz

Eine Mitralklappeninsuffizienz kann durch eine ischämische Papillarmuskeldysfunktion oder eine Dilatation des linken Ventrikels mit Anulusdehnung bedingt sein. Sowohl bei Vorder- als auch bei Hinterwandinfarkt sind Mitralklappeninsuffizienzen bei 25–56% der Patienten mit der farbkodierten Echokardiographie nachzuweisen (Abb. 20-14; Izumi et al. 1987). Sie sind in 80% der Fälle nur leicht bis mittelgradig. Schwere Mitralklappeninsuffizienzen treten in der frühen Infarktphase durch Abriß von Chordae tendineae oder auch durch eine Papillarmuskelruptur auf. Dabei schlägt der Papillarmuskelkopf in den linken Vorhof hinein bzw. ein Mitralissegel prolabiert (Abb. 20-15).

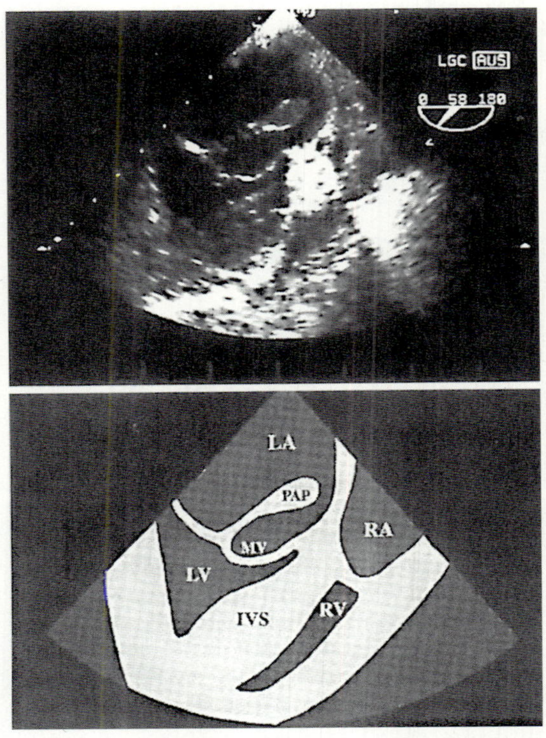


Abb. 20-15. Multiplanes, transösophageales, zweidimensionales Echokardiogramm eines Patienten mit Papillarmuskelabriß. Papillarmuskelkopf im linken Vorhof (*PAP*). *LA* linker Vorhof, *RA* rechter Vorhof, *LV* linker Ventrikel, *RV* rechter Ventrikel, *MV* Mitralklappe, *IVS* interventrikuläres Septum

Durch die hyperdyname linksventrikuläre Funktion und das chaotische Bewegungsmuster des abgerissenen Papillarmuskelkopfes samt Chordae tendineae sind die exakte Mitralklappenmorphologie und der Schweregrad der Mitralklappeninsuffizienz bei transthorakaler Anlotung nur in ca. 50% der Fälle sicher zu erfassen (Nixdorf et al. 1994; Smyllie et al. 1990). Mit der transösophagealen Untersuchung kann der Papillarmuskelabriß korrekt beurteilt und der Schweregrad der Mitralinsuffizienz in 92% der Fälle abgeschätzt werden (Zotz et al. 1993). Die transösophageale Untersuchung ist deshalb auf der Intensivstation die wichtigste Methode zur Abklärung des akuten Papillarmuskelabrisses.

## 20.7.4 Rechtsherzinfarkt

Seit Einführung der zweidimensionalen Echokardiographie läßt sich auf der Intensivstation bettseitig eine Infarzierung des rechtsventrikulären Myokards als Hypobis Akinesie der anterolateralen freien Wand des rechten Ventrikels in der parasternalen kurzen Achse sowie im apikalen Vierkammerblick nachweisen (Abb. 20-16). Außerdem kann eine prognostisch ungünstige begleitende Trikuspidalinsuffizienz dopplerechokardiographisch erkannt und semiquantitativ bestimmt werden.

## 20.7.5 Remodelling des linken Ventrikels

In der 1.Woche nach Myokardinfarkt kommt es durch Dehnung und Ausdünnung der infarzierten Wandabschnitte zur sog. Infarktexpansion, die im Verlauf zur linksventrikulären Dilatation mit Erhöhung der diastolischen Wandspannung führt. Die nichtinvasive, zweidimensionale Echokardiographie eignet sich besonders für serielle Verlaufsbeobachtungen der linksventrikulären Volumina (Abb. 20-17). Sie gibt wesentliche prognostische Parameter über den Spontanverlauf und zur Beurteilung medikamentöser oder interventioneller Maßnahmen im Postinfarktverlauf (Sharpe et al. 1988).

## 20.8 Szintigraphie

Die Myokardnarbe kann indirekt über die fehlende Anreicherung von myozytenaffinen Radiotracern nachgewiesen werden. Für diese Indikation sind Tracer und Techniken erforderlich, die eine möglichst hohe Sensitivität für den Vitalitätsnachweis haben. Besonders geeignet ist die Positronen-Emissions-Tomographie (PET) mit $^{18}$Fluoro-Desoxyglukose, die jedoch nur sehr eingeschränkt verfügbar ist (Abb. 20-18).

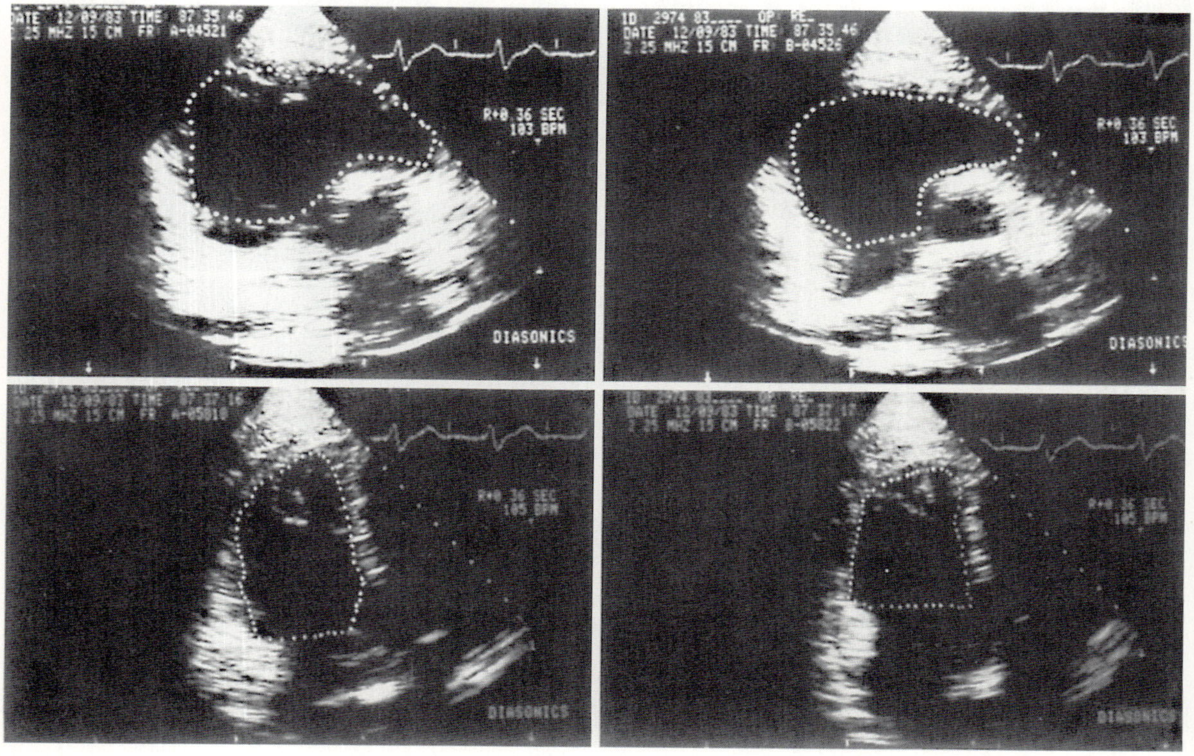


**Abb. 20-16.** Zweidimensionales Echokardiogramm bei Rechtsherzinfarkt. *Oben*: parasternale Anlotung des rechten Ventrikels diastolisch/systolisch. *Unten*: apikale Anlotung im Vierkammerblick. Verminderte Kontraktilität der anterolateralen Wandabschnitte des rechten Ventrikels

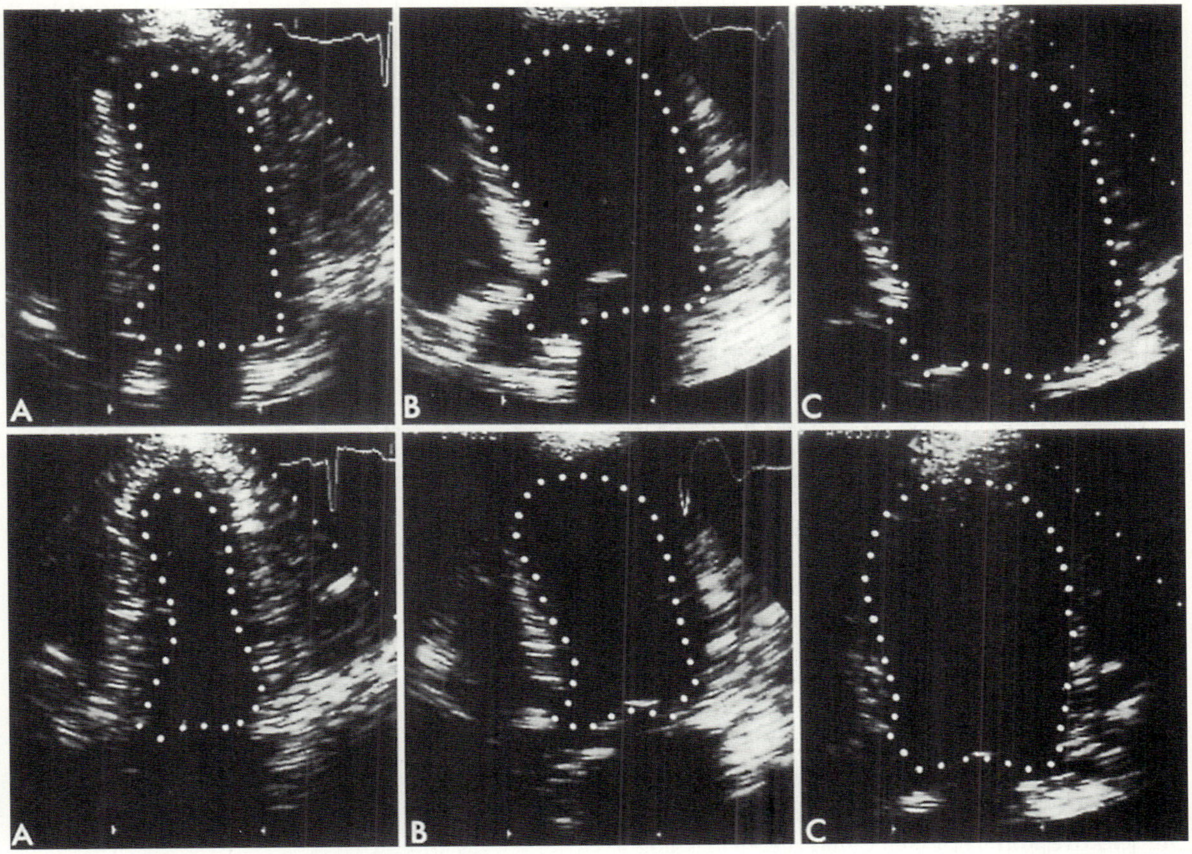


**Abb. 20-17.** Apikales, zweidimensionales Echokardiogramm des linken Ventrikels im Infarktverlauf (*A* akut, *B* nach 4 Wochen, *C* nach einem Jahr). Volumenzunahme bei gleichzeitigem Rückgang der Auswurffraktion

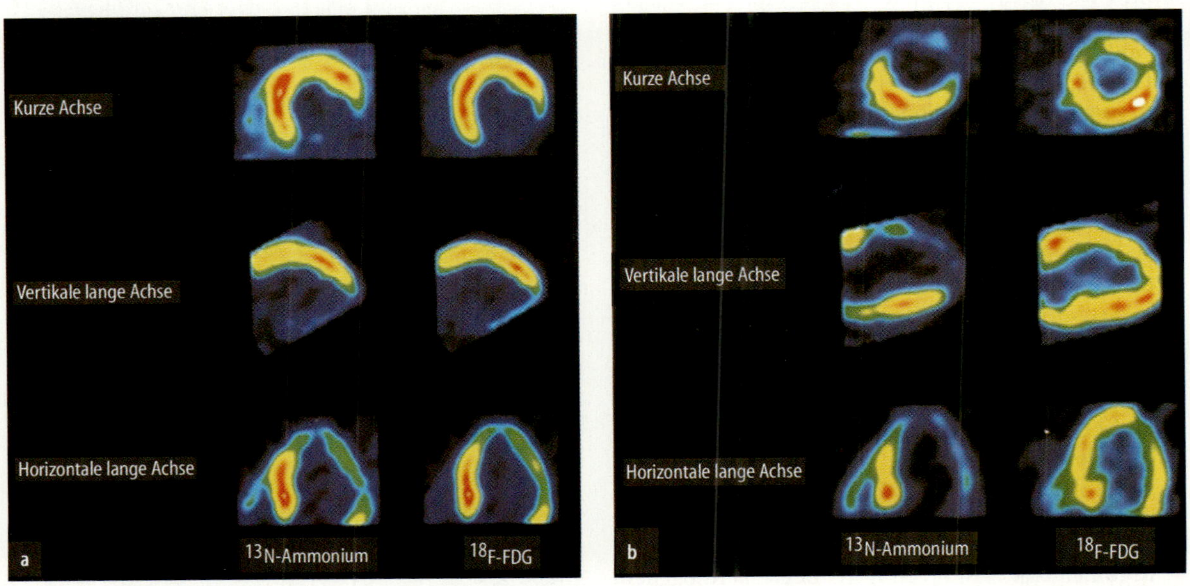


**Abb. 20-18a, b.** PET-Studien bei Patienten mit Verdacht auf Myokardinfarkt. Vertikale/horizontale lange Achse=sagittal/koronar; *FDG* Fluoro-Desoxyglukose. **a** Speicherdefekte inferior und inferolateral sowohl in der Flußuntersuchung mit $^{13}$N-Ammonium als auch in der $^{18}$F-FDG-Studie. Kein Anhalt für viables Myokard. **b** Im Gegensatz zum Fall a deutlich minderperfundiertes Areal in der Vorderwand mit einem signifikanten Glukosestoffwechsel als Nachweis der Viabilität. (Mit freundlicher Genehmigung von Prof. Dr. Schweiger, München)

Von den Flußtracern wird $^{201}$Thalliumchlorid ($^{201}$TlCl) favorisiert, das unter möglichst idealen Ruhebedingungen und unter optimaler antianginöser Medikation injiziert werden sollte. Im Falle eines „stunned“ oder „hibernating“ Myokards kann jedoch das Ausmaß der Narbe überschätzt oder sogar in einem betroffenen Segment Vitalität gänzlich übersehen werden.

Der direkte Nachweis von Myozytenschädigungen ist mit $^{99m}$Technetium (Tc)-markiertem Pyrophosphat oder mit $^{111}$Indium- ($^{111}$In-)markierten Anti-Myosin-Antikörpern möglich (Johnson u. Sedlin 1989). Die Anti-Myosin-Antikörper-Szintigraphie demonstriert immer dann eine Anreicherung, wenn der Antikörper sein Antigen, also das Myosin, erreicht.

Dies setzt eine Schädigung der Myozytenmembran voraus. Somit ist im akuten Infarkt ein positiver Befund zu erwarten. Aber auch chronische Schädigungen können zu einer Anreicherung führen. Nach der Injektion muß ca. 24 h bis zur Szintigraphie gewartet werden. In dieser Wartezeit wird der Blutpool teilweise von den zirkulierenden Antikörpern geklärt. Es bildet sich ein ausreichender Target-/no-Target-Kontrast. Unter anderem wegen der Wartezeit hat sich die Immunszintigraphie in der Diagnostik des akuten Myokardinfarkts nicht durchgesetzt.

## 20.9 Koronarographie

Die selektive Koronarographie und die Ventrikulographie werden in der akuten Infarktphase nicht routinemäßig durchgeführt, zumal nur an wenigen Stellen ein funktionsbereites Herzkatheterlabor und das entsprechende Team rund um die Uhr zur Verfügung stehen. Bei unkompliziertem Infarktverlauf besteht auch keine Notwendigkeit dazu. Eine frühe Koronarographie gibt aber wichtige Informationen über den Koronarstatus und die Prognose. Sie erlaubt, das weitere Vorgehen frühzeitig festzulegen, sei es eine medikamentöse Therapie, eine Ballondilatation oder eine Bypasschirurgie (Schlant et al. 1994).

Das Versagen der Lyse, eine linke Hauptstammstenose, eine Dreigefäßerkrankung, eine Eingefäßerkrankung oder das Vorliegen nur minimaler koronarer Veränderungen können exakt differenziert werden.

Von elementarer Bedeutung ist die frühe Koronarographie häufig bei Patienten mit

- Kontraindikationen zur Lyse,
- erfolgloser Lyse,
- großen Vorderwandinfarkten,
- Rechtsherzinfarkten,
- hämodynamischer Verschlechterung,
- beginnendem Pumpversagen oder kardiogenem Schock,
- rezidivierender oder persistierender Angina pectoris,
- therapierefraktärem Kammerflimmern/-flattern.

Sie sollte, wenn immer möglich, so schnell wie möglich durchgeführt werden (Schlant et al. 1994). Bei einem Ausfall des linken Ventrikels von mehr als 40% und fehlender Revaskularisation sterben die Patienten in hohem Prozentsatz an Pumpversagen oder malignen Herzrhythmusstörungen.

Bei der Akutkoronarographie wird auf ein Ventrikulogramm verzichtet, weil die Kontrastmittelgabe den Patienten zusätzlich belastet, und die Kammerfunktion mit der Echokardiographie gut beurteilt werden kann (Abb. 20-10). Zunächst wird die wahrscheinlich nicht betroffene Herzkranzarterie in der bestmöglichen Projektion 1mal mit wenig Kontrastmittel dargestellt, um

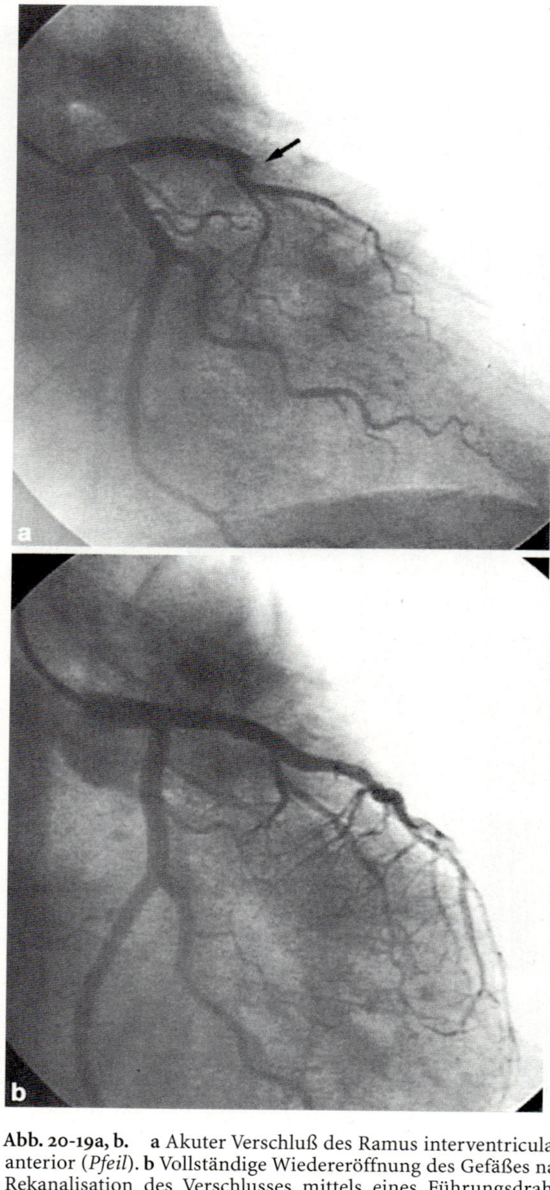


**Abb. 20-19a, b.** **a** Akuter Verschluß des Ramus interventricularis anterior (*Pfeil*). **b** Vollständige Wiedereröffnung des Gefäßes nach Rekanalisation des Verschlusses mittels eines Führungsdrahtes und einer Ballondilatation

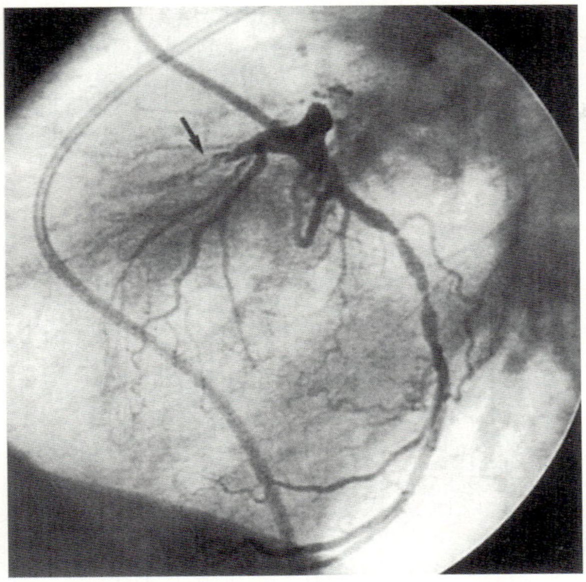

**Abb. 20-20.** Akuter thrombotischer Verschluß des Ramus interventricularis anterior (*Pfeil*). Geringe Passage von Kontrastmittel über die Verschlußstelle mittels Doppelkontur und direktem Nachweis eines Thrombus

ihren Zustand zu kennen. Anhand der veränderten EKG-Ableitungen (Tabelle 20-1) kann mit genügender Wahrscheinlichkeit auf die Infarktarterie zurückgeschlossen werden (Abb. 20-19a).

Bei 20% der Infarkte ist innerhalb der ersten 6h das Gefäß wieder offen und kein Thrombus mehr nachweisbar (Abb. 20-19b). An der früheren Verschlußstelle findet man dann eine mehr oder weniger hochgradige, oft ulzerös aufgebrochene Koronarstenose. Sowohl im Angiogramm als auch mit der intrakoronaren Ultraschalluntersuchung sind frische Thrombusreste nachweisbar.

In der angiographischen Spätphase, 5–10 s nach Injektionsbeginn, sieht man bei Verschlüssen häufig eine retrograde Gefäßdarstellung über Kollateralen oder auch einen minimalen Kontrastmittelfluß antegrad am Thrombus vorbei (Abb. 20-20).

Wird ein Lävogramm angefertigt, so interessieren die enddiastolischen und endsystolischen Volumina, die Auswurffraktion, die Kompetenz der Mitralklappe und die segmentelle Wandbewegung. Typischerweise kommt es zu einer Hypo-, A- oder Dyskinesie im Infarktareal und zu einer kompensatorischen Hyperkinesie der kontralateralen Seite, optimal sicht- und ausmeßbar am Ende der Systole (s. Abb. 18-18).

Bei Papillarmuskelabriß und infarktbedingtem Ventrikelseptumdefekt ist die Ventrikulographie neben der Echokardiographie für das kardiochirurgische Vorgehen von Bedeutung. Eine komplette Koronarographie ist dann unerläßlich, weil in der Regel neben der chirurgischen Versorgung der Ruptur auch eine Revaskularisation durchgeführt wird.

## 20.10 Prähospitalphase

Etwa 50–60% aller Patienten sterben in den ersten 60min nach akutem Koronarverschluß außerhalb der Klinik noch bevor ärztliche Hilfe verfügbar ist. Dabei handelt es sich keineswegs immer um große Myokardareale. Auch in kleinen Ischämiebereichen kann eine bedrohliche elektrische Instabilität entstehen. **!**

Konsequente Programme für Laienreanimation, Frühdefibrillation, auch durch Sanitätspersonal und das Notarztsystem, haben die Prognose verbessert (Juchems u. Freese 1992). Die größte zeitliche Verzögerung von 2–3 h tritt durch die Patienten und ihre Angehörigen ein, weil sie den Haus- oder Notarzt zu spät benachrichtigten. Deshalb ist die Aufklärung und Schulung der Bevölkerung, speziell der gefährdeten Personengruppen und deren Angehörigen, besonders wichtig.

Der erstbehandelnde Arzt wird sich bei der Notfallversorgung auf das Wesentliche konzentrieren und den Patienten so schnell wie möglich in eine Klinik begleiten. Stehen mehrere Krankenhäuser zur Auswahl, sollten Patienten nach Reanimation, mit ventrikulären Tachykardien und Schockzeichen möglichst dorthin gebracht werden, wo alle diagnostischen und therapeutischen Maßnahmen inklusive der Herzkathetertechnik sofort verfügbar sind.

Nach der klinischen Untersuchung und der EKG-Registrierung muß ein sicherer venöser Zugang über eine Armvene gelegt werden. Jugularis- oder Subklaviapunktionen sind, ebenso wie intramuskuläre Injektionen, zu vermeiden, weil dadurch die thrombolytische Behandlung und die Enzymdiagnostik erschwert werden. Der Patient bekommt in der Regel ein stark wirksames Analgetikum, 5000IE Heparin und 500mg Aspisol i.v., bei Bedarf Lidocain und Atropin, und nach Möglichkeit Sauerstoff über eine Nasensonde. Die prähospitale Lyse hat, wenn sie ohne Verzögerung und bei gesicherter Diagnose erfolgt, eindeutige Vorteile (Linderer et al. 1993).

Die Ärzte des aufnehmenden Krankenhauses sollten telefonisch verständigt werden, damit sie bereits die Aufnahme und die gezielte Weiterbehandlung vorbereiten können.

## 20.11 Intensivüberwachung

Infarktpatienten sollten ohne Verzögerung direkt auf eine Intensivstation gebracht werden. Bei unklarer Symptomatik kann die diagnostische Abklärung in einer Notaufnahmestation zweckmäßig sein. Die Entscheidungsprozesse müssen aber in jedem Fall schnell und konsequent ablaufen. Jede Verzögerung der Überwachung und der Therapie (z.B. Rhythmusstabilisierung und Thrombolyse) gefährdet die Patienten und kostet Herzmuskelgewebe: „time is muscle“. **!**

Die Einführung der Intensivstationen um 1965 hat zu einer wesentlichen Verbesserung der Infarktbehandlung und zur Reduktion der Letalität von damals 25 auf jetzt 5% beigetragen. Die Patienten bleiben, wenn der Infarktverlauf einzeitig ist, keine malignen Rhythmusstörungen, Pumpversagen oder Rezidive auftreten, in der Regel 3–5 Tage dort. Bei kompliziertem Verlauf kann eine wesentlich längere Überwachung nötig sein.

### 20.11.1 EKG-Monitoring

Ein EKG mit 12 Ableitungen, gegebenenfalls mit den rechtspräkordialen, linksdorsalen oder linkshochanterioren Ableitungen, wird als erstes registriert, gefolgt von der kontinuierlichen EKG-Überwachung, bei der meist eine Ableitung mit gut sichtbaren P- und QRS-Anteilen genügt. Sie erlaubt die automatische Arrhythmieerkennung mit sofortigem Alarm und die Dokumentation von Art, Häufigkeit und Schweregrad bradykarder und tachykarder Herzrhythmusstörungen. Die telemetrische Überwachung auf einer Normalstation stößt bei Alarmsituationen oft auf praktisch-logistische Probleme der Information und der notwendigen Soforttherapie.

### 20.11.2 Laborüberwachung

Zur allgemeinen Beurteilung und zum Ausschluß begleitender Erkrankungen ist eine Laboranalyse von Blutbild, harnpflichtigen Substanzen, Serummineralien, Gerinnungsstatus und eventuell zum Spiegel von Digitalis und Antiarrhythmika sowie von Schilddrüsenparametern wichtig.

### 20.11.3 Hämodynamische Überwachung

Die hämodynamische Überwachung über einen Einschwemmkatheter ist nötig bei manifester Linksinsuffizienz, kardiogenem Schock, Komplikationen wie Ventrikelseptumdefekt, Papillarmuskelabriß, Vorderwandinfarkten mit der Entwicklung eines Linksschenkelblocks und Hinterwandinfarkten mit Rechtsherzbeteiligung. Herzindex, pulmonal-kapillarer und rechtsatrialer Druck sind Basis für die differenzierte medikamentöse Behandlung und die prognostische Beurteilung (Forrester et al. 1976; Merx et al. 1982; Meyer et al. 1982; Swan et al. 1970; Tabelle 20-4).

**Indikationen für die kontinuierliche hämodynamische Überwachung mit Einschwemmkathetern**

- Eindeutige Indikationen:
  - Schwere und/oder progressive Stauungsinsuffizienz
  - Kardiogener Schock und/oder prolongierte Hypotonie
  - Infarktkomplikation wie Ventrikelseptumdefekt und Papillarmuskelabriß
- Akzeptierte aber nicht dringende Indikationen:
  - Hypotonie ohne Ansprechen auf Flüssigkeitsausgleich
  - Verdacht auf deutliche Mitralklappeninsuffizienz
  - Hämodynamische Stabilität aber Zeichen mäßiger pulmonaler Stauung
- Keine Indikationen:
  - Kleiner, hämodynamisch stabiler Infarkt

Der pulmonale Kapillardruck und der pulmonale enddiastolische Druck entsprechen dem linksventrikulären Füllungsdruck. Sie geben direkte Hinweise auf ein Linksherzversagen. Der erhöhte rechte Vorhofdruck weist auf eine Globalinsuffizienz und eine Rechtsherzbeteiligung hin (s. Abschn. 20.7.4). Mit der Kälteverdünnungsmethode sind Herzminutenvolumen und Herzindex leicht zu bestimmen.

Bei Patienten mit kleinem und unkompliziertem Infarkt ist die hämodynamische Überwachung unnötig und ohne Einfluß auf die Prognose. Der alleinige zentrale Venenkatheter informiert lediglich über den Führungszustand des rechten, nicht aber über die Funktion des linken Ventrikels. Er dient im wesentlichen der Infusion und der Gabe von Medikamenten. Der arterielle Druck wird über Druckmanschetten ausreichend genau kontinuierlich überwacht und angezeigt. Intraarterielle Messungen sind selten notwendig.

Die Einteilung der hämodynamischen Störungen bei akutem Myokardinfarkt wurde durch die Arbeitsgruppe um Swan und Ganz etabliert (Forrester et al. 1976; Swan et al. 1970; Tabelle 20-4).

Bei kleinem Infarkt mit guter Prognose ist der Herzindex zwischen 2,2 und 3,5 $l/min/m^2$, der linksventrikuläre Füllungsdruck unter 15 mmHg, der rechtsventriku-

**Tabelle 20-4.** Hämodynamische Schweregradeinteilung der Herzinsuffizienz bei akutem Infarkt und vitale Gefährdung

| Klinik | Herzindex $l/min \times m^2$ | Systolischer arterieller Druck in mmHg | Linksventrikulärer Füllungsdruck in mmHg | Rechtsventrikulärer Füllungsdruck in mmHg | Gefährdung (Letalität) |
|---|---|---|---|---|---|
| Normal | > 2,2–3,5 | > 100 | < 15 | < 5 | Niedrig (4–6%) |
| Hyperkinesie | > 3,5 | > 120 | < 15 | < 5 | Niedrig (1–3%) |
| Linksherzinsuffizienz | < 2,2 | < 100 | > 15 | < 5 | Erhöht (5–20%) |
| Kardiogener Schock | < 1,8 | < 90 | > 20 | > 10 | Hoch (30–80%) |
| Rechtsherzinfarkt | < 2,2 | < 100 | < 15 | > 10 | Hoch (30–70%) |

läre Füllungsdruck unter 5 mmHg und der systolische arterielle Druck über 100 mmHg.

Bei Flüssigkeitsmangel oder nach Nitroglyzerin- bzw. Diuretikabehandlung können Herzindex, Pulmonalkapillar- und rechter Vorhofdruck erniedrigt sein. Bei hyperdynamer Kreislaufsituation liegen bei normalen Füllungsdrücken der Herzindex über 3,5 l/min/m², der systolische arterielle Druck über 120mmHg und die Herzfrequenz über 80 Schläge/min.

Bei manifester Linksherzinsuffizienz sind der Herzindex unter 2,2 l/min/m², der systolische arterielle Druck über 100 mmHg, der linksventrikuläre Füllungsdruck über 15 mmHg und der rechtsatriale Füllungsdruck im oberen Normbereich.

Bei Pumpversagen und im kardiogenen Schock liegen der Herzindex unter 1,8 l/min/m², der systolische arterielle Druck unter 90 mmHg, der linksventrikuläre Füllungsdruck über 20 mmHg und der rechtsatriale Füllungsdruck über 10 mmHg.

Bei großem Rechtsherzinfarkt sind der Herzindex unter 2,2 l/min/m² und der arterielle Druck unter 100mmHg bei normalem linksventrikulären, aber erhöhtem rechtsventrikulären Füllungsdruck über 10 mmHg (Merx et al. 1982; Meyer et al. 1982).

### 20.11.4 Blutgaswerte

Bei einer Ventrikelseptumruptur steigen Druck- und $O_2$-Gehalt im kleinen Kreislauf plötzlich an.

In Fällen von schwerer relativer Mitralklappeninsuffizienz und bei Papillarmuskelabriß ist die V-Welle im Pulmonalkapillarbereich und der enddiastolische Pulmonalisdruck erhöht.

Wenn bei einzeitigem Infarktverlauf die hämodynamischen Befunde über 24 h normal sind und keine hämodynamisch wirksame Therapie mehr nötig ist, kann die invasive Überwachung beendet werden.

Die arteriellen und venösen Blutgaswerte sind nur bei gestörter Pumpfunktion und bei der Beatmung von Interesse. Die in der Initialphase regelhaft erniedrigten $pO_2$-Werte normalisieren sich in den ersten beiden Tagen. Der Säure-Basen-Haushalt ist nur bei stark eingeschränkter linksventrikulärer Funktion gestört. In den ersten 3–5 Tagen ist, neben der Kontrolle der herzspezifischen Enzyme, die Analyse der Serumelektrolyte, speziell des Serumkaliums wichtig. Die therapeutische Heparinisierung wird mit dem PTT- und PTZ-Wert bei gleichzeitiger Bestimmung der Thrombozytenzahl überwacht.

### 20.11.5 Thoraxröntgen

Eine Thoraxröntgenaufnahme im Sitzen gibt in der Frühphase Informationen über Herzgröße, pulmonalvenöse Stauungszeichen, Ergüsse und ggf. die Lage des Einschwemmkatheters oder einer Stimulationssonde. Im weiteren Verlauf sind Röntgenkontrollen nur bei spezieller Indikation nötig. Die pulmonalvenöse Stauung (s.Tabelle 20-1) kann gleich gut oder besser durch die mehrfach tägliche Auskultation und die pulmonal-arterielle Druckmessung beurteilt werden.

## 20.12 Therapie

### 20.12.1 Allgemeine Maßnahmen

#### Ernährung

Am 1. Tag bekommen die Patienten nur Getränke und flüssige Kost, danach leichte, nicht blähende, fett-, cholesterin- und kochsalzarme Speisen, auf 4–5 Mahlzeiten über den Tag verteilt. Schon während dieser Phase können Fragen der cholesterinarmen Diät, ggf. des Diabetes, des Übergewichts und die Notwendigkeit des absoluten Nikotinverzichts angesprochen werden.

Die überwiegende Bettruhe der ersten Tage und der Einfluß der Analgetika führen fast immer zur Obstipation. Zur Regulierung des Stuhlgangs werden daher Laxanzien auf Früchtebasis regelmäßig ab dem 2. Tag gegeben. Die Benutzung des Toilettenstuhls sollte früh und großzügig erlaubt werden, wenn nicht maligne ventrikuläre Herzrhythmusstörungen oder Schockzeichen es verbieten. Der Gebrauch der Bettpfanne ist für die Patienten wesentlich belastender.

#### Mobilisation

Die krankengymnastische Mobilisation auch zur Prophylaxe einer tiefen Beinvenenthrombose und einer pulmonalen Hypostase, beginnt, je nach Schwere des klinischen Bildes, bereits nach 24 h mit leichter Atemgymnastik und Dehnübungen im Bett.

Schon am 1. Tag werden die Patienten mit unkompliziertem Infarktverlauf auf die Bettkante und 2–3mal für eine Viertelstunde in einen Lehnstuhl gesetzt. Sie dürfen das Bett für den Nachtstuhl verlassen. Ab dem 2. oder 3. Tag gehen sie mit Hilfe der Krankengymnasten um das Bett, am Ende der 1. Woche auf den Flur und nach einer Woche über die Treppen. Dabei werden Blutdruck und Herzfrequenz kontrolliert. In der 3. Woche können sie in der Regel allein Treppen steigen und ins Freie gehen.

Bei malignen ventrikulären Rhythmusstörungen, großen Infarkten und Zeichen der Herzinsuffizienz verzögert sich die Mobilisation. Sie muß dann individuell in Absprache mit Arzt und Krankengymnasten durchgeführt werden.

#### Sauerstoff

Auch bei unkompliziertem Infarkt findet man initial eine leichte Hypoxie mit erniedrigtem $pO_2$-Wert. Bei gestörter linksventrikulärer Funktion und pulmonaler Stauung kann die $O_2$-Untersättigung sogar erheblich sein. Die Patienten bekommen deshalb vom erstversorgenden Arzt und auch später auf der Intensivstation am 1. Tag Sauerstoff über die Nasensonde. Bei schwerer Linksherzinsuffizienz, Lungenödem oder kardiogenem Schock ist die nasale $O_2$-Gabe unzureichend. Die Patienten müssen intubiert werden, um einerseits die $O_2$-Versorgung zu optimieren und andererseits die Atemarbeit zu reduzieren.

#### Analgetika

Zur Schmerzbekämpfung ist Morphin nach wie vor das Medikament der Wahl. Es lindert den Schmerz, löst die Angst, hemmt zentral die Sympathikusaktivität und induziert eine periphere arterielle und venöse Dilatation. Je nach Bedarf können in der initialen Schmerzphase 3–4mal kleine Dosen von 2–5 mg im Abstand von 10–15 min gegeben werden. Wirkungen auf das Atemzentrum, Hypotension, Schweißausbruch und Übelkeit treten selten auf.

Alternativ und für die Behandlung nach der Akutphase empfehlen sich Tramadol und Buprenorphin, bei unruhigen und ängstlichen Patienten Triflupromacin oder Diazepam. Die Schmerzen der Pericarditis sicca sprechen gut auf Diclofenac an.

### 20.12.2 Medikamentöse Therapie

#### Nitroglyzerin

Nitroglyzerin ist seit mehr als 100 Jahren zur Behandlung der Koronarischämie bekannt, dilatiert die epikardialen Leitungsgefäße, erhöht den Kollateralfluß in das ischämische Myokard und vermindert die linksventrikuläre Vorlast. Frühzeitig i.v. gegeben, reduziert es die Infarktgröße und die Letalität (Jugdutt u. Warnika 1988; Yusuf et al. 1988).

Bei Blutdruckwerten unter 90 mmHg, starker Bradykardie oder Tachykardie sollten Nitropräparate vorsichtig oder nicht gegeben werden. Nach einer initialen, evtl. wiederholten bukkalen Gabe wird Nitroglyzerin i.v., beginnend mit 2–5 mg/h, über eine Pumpeninfusion vorsichtig titriert. Die Dosis kann in kleinen Schritten alle 5–10 min unter engmaschiger hämodynamischer und klinischer Kontrolle gesteigert werden. Dosen über 6 g/h sind selten nötig und führen zu rascher Toleranzentwicklung. Bei normalem Verlauf wird die Infusion nach 48–72 h schrittweise beendet.

Bei Hinterwand- und speziell bei Rechtsherzinfarkten können Nitropräparate die Situation drastisch verschlechtern, da diese Patienten auf eine adäquate oder sogar erhöhte rechtsventrikuläre Vorlast angewiesen sind.

#### Heparin

Die systemische Heparinisierung beginnt so früh wie möglich mit 5000 U Heparin i.v. und wird über eine Dauerinfusion von 600–1200 IE/h in der Regel bis zur vollen Mobilisation fortgeführt. An dem 4. Tag kann auf eine subkutane Injektion von 2mal 7500 U/24h übergegangen werden. Bei niedermolekularem Heparin genügt die einmalige tägliche Gabe, solange die Patienten noch weitgehend immobil sind. Die partielle Thromboplastinzeit sollte auf das 1,5–3 fache der Norm verlängert sein.

Eine Dauerantikoagulation mit Dicumarol im Anschluß an die Heparinisierung ist nur selten bei besonders gefährdeten Patienten mit großen linksventrikulären Thromben, reduzierter linksventrikulärer Funktion und u.U. bei schwerer diffuser Mehrgefäßerkrankung für die ersten 3–6 Monate zu diskutieren. Der INR-Wert („internationalized normalized ratio“) sollte dann 3–4 betragen.

#### Azetylsalizylsäure

Die Patienten erhalten in der Regel schon durch den Notarzt oder gleich bei der Erstversorgung in der Klinik 500 mg Aspisol® i.v. Danach werden ab dem 2.Tag 100 mg Acetylsalicylsäure oral gegeben. Mikroverkapselte oder darmlösliche Präparationen und die Einnahme nach einer Mahlzeit reduzieren die gastralen Nebenwirkungen.

### 20.12.3 Thrombolyse

Die Thrombolysetherapie begann 1933 mit der Entdekkung der fibrinolytischen Aktivität von Streptokokken durch Tillet und Garner (Tillet u. Garner 1933), der ersten Beschreibung der intravenösen Lysetherapie des akuten Myokardinfarkts durch Fletcher et al. (1958) und der intrakoronaren Anwendung durch Chazov 1968 und Rentrop (1979).

De Wood konnte 1980 zweifelsfrei belegen, daß der thrombotische Verschluß eines Koronargefäßes ursächlich zum Myokardinfarkt führt. Dieser Befund und die Erkenntnis, daß durch Fibrinolyse eine Reperfusion erreicht werden kann, führten zur Verbreitung dieser Therapie.

Die GISSI-1-Studie (1987) hat eine signifikante Reduktion der Letalität bei akutem Myokardinfarkt durch intravenöse Streptokinasetherapie nachgewiesen. Seither ist die intravenöse Thrombolyse als Standardtherapie des akuten Myokardinfarkts etabliert.

#### Aktivierung des Fibrinolysesystems

Die Fibrinolyse ist ein proteolytischer Prozeß zur Begrenzung oder Auflösung intravaskulärer Thrombosen. Das Hauptenzym des Fibrinolysesystems ist die aktive Protease Plasmin, die durch sog. Plasminogenaktivatoren aus der inaktiven Vorstufe Plasminogen entsteht. !

Plasmin, ein unspezifisches proteolytisches Enzym, baut sowohl in Thromben gebundenes Fibrin als auch im Plasma zirkulierendes Fibrinogen und die Gerinnungsfaktoren V und VIII ab. Plasmin enthält Bindungsstellen für Fibrin und den physiologischen Inhibitor $\alpha_2$-Antiplasmin. Frei zirkulierendes Plasmin wird durch $\alpha_2$-Antiplasmin rasch inaktiviert. Fibringebundenes Plasmin ist dagegen vor einer Inaktivierung durch $\alpha_2$-Antiplasmin geschützt.

Wird überwiegend thrombusständiges Plasminogen zu Plasmin aktiviert, wie dies physiologischerweise durch den fibrinspezifischen Gewebsplasminogenaktivator („tissue-type plasminogen activator", t-PA) geschieht, wird der Thrombus aufgelöst, ohne daß eine wesentliche systemische Aktivierung des Fibrinolysesystems auftritt.

Bei sehr hohen Dosen von insbesondere nichtfibrinspezifischen Plasminogenaktivatoren kann $\alpha_2$-Antiplasmin völlig verbraucht werden. Wird die Kapazität des endogenen Antiplasminsystems überschritten, resultiert durch Plasminämie ein systemisch lytischer Status.

Dieser ist charakterisiert durch:

- Auflösung von Thromben,
- Abbau von Fibrinogen und Gerinnungsfaktoren,
- Verbrauch von $\alpha_2$-Antiplasmin und später auch Plasminogen,
- Anhäufung von Fibrinogenspaltprodukten mit hoher antikoagulatorischer Potenz.

Wegen der durch die systemische Plasminwirkung bedingten Störung des Hämostasesystems mit der Folge einer allgemeinen Blutungsneigung wurden Plasminogenaktivatoren entwickelt, die eine möglichst spezifische thrombolytische Wirksamkeit unter weitgehender Schonung des systemischen Gerinnungs- und Fibrinolysesystems enthalten.

### Thrombolytische Substanzen

#### Streptokinase

Streptokinase ist ein nichtfibrinspezifisches Thrombolytikum aus β-hämolysierenden Streptokokken der Gruppe C. Im Gegensatz zu anderen fibrinolytischen Substanzen führt sie zur indirekten Aktivierung des fibrinolytischen Systems. Zunächst bildet sich ein Komplex aus Plasminogen und Streptokinase im Verhältnis 1:1, der dann seinerseits noch im Plasma frei zirkulierendes Plasminogen in Plasmin überführt. Als unspezifisches Thrombolytikum führt Streptokinase zu einer systemischen Fibrinolyse mit Umwandlung von Plasminogen in Plasmin und einer Abnahme des zirkulierenden Fibrinogens sowie der Faktoren V und VIII.

Dementsprechend finden sich im zirkulierenden Plasma hohe Titer an Fibrinogenspaltprodukten. Bei etwa 4% der Patienten werden allergische Reaktionen wie Urtikaria, Fieber und Juckreiz beobachtet. Eine anaphylaktische Reaktion tritt nur bei ca. 0,5% der Patienten auf. Persistierende Antikörpertiter bleiben mehrere Jahre nach Streptokinasetherapie nachweisbar (Hoffmann et al. 1988).

Obwohl es bisher keine Hinweise auf eine verminderte thrombolytische Aktivität oder eine erhöhte Allergierate bei wiederholter Anwendung gibt, wird eine wiederholte Gabe innerhalb von 6 Monaten nicht empfohlen (Tabelle 20-5). Die prophylaktische Gabe von Steroiden hat in der ISIS-2-Studie nicht zu einer Verminderung allergischer Reaktionen geführt (ISIS-2 1988).

#### APSAC

Eine Hypotonie tritt besonders bei schneller Gabe bei ca. 4% der Patienten auf, wird aber, wenn auch seltener, ebenfalls nach APSAC, beobachtet. Sie kann durch Volumengabe und Drosselung der Infusionsgeschwindigkeit rasch beseitigt werden. Ein offenes Infarktgefäß wird 90 min nach Behandlungsbeginn bei 50–65% und nach 24 h bei bis zu 86% der behandelten Patienten gefunden (Topol 1994). Die übliche Dosis liegt bei 1,5 Mio U über 30–60 min.

**Tabelle 20-5.** Fibrinolytika bei akutem Myokardinfarkt

| Parameter | Streptokinase | APSAC | Alteplase | Staphylokinase | TNK-TPA | Reteplase | Lanoteplase |
|---|---|---|---|---|---|---|---|
| Plasma-HWZ [min] | 26 | 90 | 6 | 6 | 20 | 14 | 23 |
| Fibrinspezifität | – | – | ++ | +++ | +++ | + | + |
| Plasminogenaktivierung | Indirekt | Indirekt | Direkt | Direkt | Direkt | Direkt | Direkt |
| Dosis | 1,5 MIE/ 60 min | 30 IE/ 5 min | 100 mg/ 90 min | 20–30 mg/ 30 min | 0,5 mg/kg Bolus | 2mal 10 IE Bolus 30 min | 120 IE/ kg Bolus |
| Antigenität | + | + | – | + | – | – | – |

Der anisolierte Plasminogen-Streptokinase-Aktivator-Komplex (Acyl-Streptase) besteht aus einem Komplex von Streptokinase und Lys-Plasminogen. Er wird erst nach Deacylierung aktiviert (indirekter Aktivator), wodurch eine Verlängerung der Halbwertszeit auf ca. 90 min und damit die Möglichkeit einer Bolusapplikation erreicht wird. Antigenität und Nebenwirkungsprofil sind der Streptokinase vergleichbar. Die Offenheitsrate liegt bei der üblichen Dosierung von 30 U über 5 min zwischen 55 und 70% der behandelten Infarktgefäße.

### Gewebsplasminogenaktivator (rt-PA)

Dieser natürlicherweise, insbesondere im Gefäßendothel vorkommende Gewebs- oder „tissue-type plasminogen aktivator"(t-PA) hat eine besondere Affinität zum Plasminogen-Fibrin-Komplex und damit eine relative Fibrinspezifität. Erst in Anwesenheit von Fibrin (Thrombus) wird die t-PA-induzierte Plasminogenaktivierung verstärkt und führt zur Plasminbildung. Gentechnologisch hergestellt (rekombinante t-PA, rt-PA) steht die Substanz als einkettige (Alteplase) und als zweikettige Version (Duteplase) zur Verfügung.

Die relative Fibrinspezifität führt zu einer schnelleren Thrombolyse (Topol et al. 1985). Die relativ geringe Wirkung auf plasmatische Gerinnungsfaktoren und besonders der geringere Fibrinogenabbau sowie die kurze Halbwertszeit der Substanz von etwa 6 min führten jedoch in der Folgezeit zu höheren Reokklusionsraten nach t-PA-Behandlung im Vergleich zu nichtspezifischen Aktivatoren (13% vs. 8%, Granger et al. 1992). So wird bei t-PA nur ein Abfall des Fibrinogens auf 50% des Ausgangswertes gegenüber einem Abfall von ca. 80% nach Streptokinase beobachtet (Topol et al. 1985).

Mit einer Gabe von 100 mg über 3 h wurden 90 min nach Infusionsbeginn Offenheitsraten von 62–70% und nach 24 h von 84% festgestellt (Topol 1994).

Die höchsten Offenheitsraten wurden mit der akzelerierten Lyse („front-loaded") erreicht (Neuhaus et al. 1989). Hierbei werden 15 mg t-PA als Bolus, weitere 50mg in den folgenden 30 min und nochmals 35 mg in den darauf folgenden 60 min appliziert – insgesamt also 100 mg über 90 min.

Mit diesem Schema sind nach 60 min 74% und nach 90 min 84% der Infarktgefäße reperfundiert. Im weiteren Verlauf über 24 h ist keine signifikante Zunahme der Offenheitsrate mehr festzustellen (Topol 1994).

Für Patienten mit einem Körpergewicht unter 70 kg oder über 90 kg sollte die Dosis angepaßt werden. Höhere Dosierungen (150 mg über 3 h) waren mit einer deutlich höheren Inzidenz von zerebralen Blutungskomplikationen verbunden (TIMI Study Group 1989).

Substanzspezifische Hypotonien oder allergische Reaktionen werden nicht beobachtet. In der COBALT-Studie wurde ein Doppelbolusschema von 2mal 50 mg Alteplase über 30 min im Vergleich zu dem akzelerierten Alteplaseschema (100 mg über 90 min) untersucht. Es fand sich für das Doppelbolusschema eine höhere Letalität, eine höhere Rate an zerebralen Insulten und Blutungskomplikationen, so daß das Doppelbolus-Alteplase-Schema nicht empfohlen werden kann.

### Urokinase

Dieses, aus menschlichen fetalen Nierenzellkulturen stammende und mittlerweile gentechnologisch hergestellte Thrombolytikum gehört wie die Streptokinase zu den nichtfibrinspezifischen Thrombolytika und zeichnet sich im Gegensatz zur Streptokinase durch die fehlende Antigenität, gute Verträglichkeit und eine direkte Plasminogenaktivierung aus. Die bisher nur im Rahmen kleinerer Studien untersuchte Urokinase weist nach 90 min Offenheitsraten von etwa 60% auf (Neuhaus et al. 1988; Mathey et al. 1985).

### Reteplase (r-PA)

Bei der Reteplase (r-PA) handelt es sich um eine Deletionsmutante des rt-PA mit verlängerter Halbwertzeit (ca. 14 min).Reteplase wird überwiegend renal eleminiert. Die hepatische Metabolisierung spielt keine wesentliche Rolle. Reteplase wird gentechnologisch in E.coli hergestellt. Die Substanz sollte als Doppelbolus im Abstand von 30 min ($2 \cdot 10^6$ U) gegeben werden. Die Fibrinspezifität ist deutlich geringer als die von rt-PA.

In der Gusto-lll-Studie wurde Reteplase in oben genannter Dosierung (n=10.831 Patienten) gegenüber Alteplase nach dem Front-loaded-Schema (n=4921) bei akutem Myokardinfarkt innerhalb von 6 h untersucht. Alle Patienten erhielten eine therapeutische Heparinisierung.

Bei vergleichbarer Letalität, Reinfarktrate und Rate an zerebralen Insulten kann die Reteplase alternativ zum Front-loaded-Schema der Alteplase empfohlen werden. Insbesondere die einfachere Applikationsform läßt eine Behandlung mit Reteplase vorteilhaft erscheinen.

### Lanoteplase (n-PA)

Wie bei Reteplase handelt es sich bei der Lanoteplase (n-PA) um eine Deletionsmutante der Alteplase mit längerer Halbwertzeit (ca. 23 min). In einer großen Mortalitätsstudie mit mehr als 15.000 Patienten (In-TIMEll) wurde Lanoteplase mit Alteplase bei Patienten mit akutem Myokardinfarkt verglichen. Unter einer Einmaldosis von 120 KU/kgKG Lanoteplase fand sich nach 30 Tagen eine geringere Inzidenz von Reinfarkten aber eine höhere Rate intrakranieller Blutungen (1,13% vs. 0,62%, $p < 0{,}003$). Die Gesamtmortalität war in den beiden Kollektiven vergleichbar.

### TNK-tPA

TNK-tPA ist eine weitere Mutante von rt-PA mit verlängerter Halbwertzeit (ca. 20 min) und deutlich höherer Fibrin-Selektivität. Als weiterer Vorteil von TNK-tPA kann auch die fehlende Beeinflußbarkeit durch Plasminogen-Aktivator-Inhibitor angesehen werden.

In der ASSENT-ll-Studie wurden fast 17.000 Patienten im Vergleich zur Alteplase (Front-loaded-Schema) untersucht. In der TNK-tPA-Gruppe erhielten die Patienten gewichtsabhängig einen Bolus von 30–50 mg. Nach 30 Tagen fand sich kein relevanter Unterschied bezüglich der Letalität und des Auftretens intrakranieller Blutungen. Andere Blutungskomplikationen traten unter der Therapie mit TNK-tPA seltener auf. Insgesamt sprechen das einfache Dosierungsschema und die geringere Blutungsrate für die Anwendung von TNK-tPA.

### Staphylokinase

Staphylokinase ist ein Plasminogenaktivator, der aus Staphylococcus aureaus isoliert wurde. Die Halbwertzeit beträgt etwa 6 min. Staphylokinase wird gentechnologisch in E.coli hergestellt.

Mit einer Infusion von 20 mg/30 min wurden vergleichbare Offenheitsraten wie nach dem Front-loaded rt-PA-Schema beobachtet. Ein Einfluß auf den systemischen Fibrinogenspiegel wurde nicht Geschen. Prothrombotische Effekte wurden ebenfalls nicht beobachtet. Alle Patienten entwickeln innerhalb von 10–12 Tagen Antikörper, die über einen Zeitraum von mindestens 7 Monaten nachweisbar bleiben. Große Mortalitätsstudien stehen noch aus.

### Kombination mit Glykoprotein-llb/llla-Rezeptor-Antagonisten

Bereits die ISIS-2-Studie hatte gezeigt, daß sich durch zusätzliche Hemmung der Thrombozytenaggregation mit Hilfe von Azetylsalizylsäure im Rahmen der Thrombolysetherapie eine weitere Reduktion der Infarktsterblichkeit erreichen läßt. Mit Entwicklung der neuen Glykoprotein-llb/llla-Rezeptorblocker lag es nahe, auch die Kombination dieser potenten Plättchenhemmer mit einer Thrombolysetherapie zu untersuchen.

In der TIMI-14-Studie (in press) wurde daher eine Kombination von Abciximab und Alteplase in reduzierter Dosierung (50 mg) im Vergleich zum akzelerierten Alteplaseschema untersucht. Während unter dem akzelerierten Alteplaseregime ein TIMI-lll-Fluß nach 60 min bei 43% der Patienten und nach 90 min bei 62% der Patienten erreicht wurde, fand sich unter der Kombination von Alteplase und Abciximab nach 60 min ein TIMI-lll-Fluß in 72% und nach 90 min in 77% der Fälle.

Offensichtlich sind mit der Kombination von Alteplase in reduzierter Dosis und Abciximab deutlich höhere Reperfusionsraten erzielbar. Die bereits hohe Rate von 72% der Patienten mit TIMI-lll-Fluß nach 60 min spricht auch für eine schnellere Reperfusion unter der Kombinationstherapie.

In laufenden Mortalitätsstudien (SPEED, GUSTO IV) wird der Stellenwert der Kombination von Abciximab plus Alteplase bzw. Reteplase untersucht.

## Applikation

Bei den ersten klinischen Anwendungen wurde Streptokinase intrakoronar injiziert (Mathey et al. 1985; Topol et al. 1987; Rentrop et al. 1979; Khaja et al. 1983). Der wesentliche Vorteil dieser Applikationsform lag in der geringeren erforderlichen Dosis und damit geringeren Nebenwirkungsrate sowie der oft schnelleren und vollständigeren Reperfusion. Auch ermöglicht die Kenntnis des Koronarstatus die Optimierung der nachfolgenden Therapiestrategien (z. B. PTCA, eilige Bypassoperation).

Die meisten dieser Studien waren jedoch nicht randomisiert und placebokontrolliert. Die intrakoronare Thrombolyse kann auch nur in Zentren durchgeführt werden, die über ein entsprechend ausgestattetes Herzkatheterlabor mit einer 24-h-Bereitschaft verfügen, und ist daher nicht allgemein anwendbar. Sie hat heute allenfalls noch bei einem akuten Koronarverschluß, der im Herzkatheterlabor auftritt, einen gewissen Stellenwert.

Die intravenöse Thrombolyse kann dagegen über einen peripher-venösen Zugang schon präklinisch und in der Notaufnahme durchgeführt werden und hat sich daher als Standardmethode etabliert.

## Endpunkte

### Offenheit des Infarktgefäßes

In frühen Thrombolysestudien wurden zunächst Reperfusionsraten angegeben. Dies setzt einen angiographisch dokumentierten Verschluß als Ausgangsbefund voraus. Etwa 20% der Infarktgefäße weisen jedoch zum Zeitpunkt der Angiographie bereits ein offenes Infarktgefäß auf. Reperfusionsraten liegen daher deutlich unter den Offenheitsraten, bei denen der Gefäßstatus in einem bestimmten zeitlichen Abstand vom Thrombolysebeginn betrachtet wird, ohne daß vorher der Verschluß dokumentiert wurde. Üblicherweise wird der Zeitpunkt 90 min, in neueren Thrombolysestudien 60 min nach Therapiebeginn gewählt, da in dem kürzeren Zeitintervall das gewünschte Ziel der schnellen Reperfusion besser beurteilt werden kann.

Während in früheren Studien ein TIMI-Flow Grad 2 und 3 (Übersicht s. unten) als offen gewertet wurde, zeigen neue Ergebnisse, daß bei einem TIMI-Flow Grad 2 nur eine suboptimale Perfusion vorliegt, womit auch schlechtere Langzeitergebnisse verbunden sind. Auch in Langzeit-EKG-Registrierungen findet man, daß ein Teil dieser Gefäße nur intermittierend offen ist (Dellborg et al. 1991; Kwon et al. 1991; Krucoff et al. 1993).

Als Ziel der Thrombolysetherapie wird heute eine sehr frühe, vollständige (TIMI-3) und anhaltende Offenheit des Infarktgefäßes gefordert.

Erst die GUSTO-Studie konnte zeigen, daß eine frühe und vollständige Offenheit eng mit einer reduzierten Letalität korreliert ist. In dieser Studie wurden über 41.000 Patienten neben Aspirin entweder mit Streptokinase + Heparin s.c., Streptokinase + Heparin i.v., Streptokinase + t-PA + Heparin i.v. oder t-PA „front-loaded" + Heparin i.v. randomisiert behandelt.

Als überlegen erwies sich das Regime mit t-PA „front-loaded" + Heparin i.v.

Im Rahmen einer angiographischen Substudie bei mehr als 2400 Patienten fand man mit dem Front-loaded-t-PA-Schema nach 90 min eine signifikant höhere Offenheitsrate von 81% gegenüber 54%, 60% bzw. 73% in den anderen Behandlungsgruppen. Dies entspricht einem 40%igen Vorteil für die 90-min-Offenheit. Nach 180 min war kein Unterschied in der Offenheitsrate zwischen den Behandlungsgruppen mehr nachweisbar (Catch-up-Phänomen).

Ein TIMI-Flow Grad 3 wurde bei weniger als 40% der Patienten nach 90 min, aber bei 54% der mit dem akzelerierten t-PA-Schema behandelten Patienten gefunden. Damit verbunden war auch eine relative Abnahme der Letalität um 20% und eine bessere globale und regionale Ventrikelfunktion.

*TIMI-Klassifikation* der Koronarperfusion:

- Grad 0:
  - Keine Perfusion; antegrader Blutfluß distal des Verschlusses nicht erkennbar.
- Grad 1:
  - Penetration mit minimaler Perfusion; Kontrastmittel passiert die Verschlußstelle, verdämmert aber und kann das gesamte distale Koronarbett distal der Stenose nicht füllen.
- Grad 2:
  - Partielle Perfusion; Kontrastmittel passiert den Bereich des Koronarverschlusses und färbt das distale Koronarbett an; Geschwindigkeit der distalen Anfärbung und Auswaschung verzögert im Vergleich zur Kontrastmittelanreicherung bzw. Auswaschung in anderen Gefäßen und dem proximalen Gefäßabschnitt.
- Grad 3:
  - Komplette Perfusion; Antegrader Blutfluß distal der Verschlußstelle nicht verzögert, Auswaschgeschwindigkeit des Kontrastmittels mit der im benachbarten Gefäß vergleichbar.

## Letalität

Als harter Endpunkt in Thrombolysestudien gilt nach wie vor die Letalität. Eindrucksvoll konnte erstmals die GISSI-1-Studie (1986) eine Reduktion der Letalität nach Behandlung mit Streptokinase i.v. im Vergleich zu Placebo bei nahezu 12.000 Patienten mit akutem Myokardinfarkt belegen. Etwa 20 von 1000 behandelten Patienten konnten gerettet werden.

Sowohl die GISSI-1- als auch die ISIS-2-Studie belegen zweifelsfrei, daß die Letalität um so geringer ist, je früher die Thrombolysetherapie begonnen wird (GISSI 1986; ISIS-2 1988). Als weitere entscheidende Variable kristallisierte sich die Infarktgröße heraus. ! Je ausgedehnter der Infarkt, um so größer die mögliche Letalitätsreduktion durch eine frühe Thrombolysebehandlung (GISSI 1986). Dies gilt sowohl für Vorder- als auch für Hinterwandinfarkte. Die günstigen Auswirkungen der Thrombolysetherapie bleiben auch im Langzeitverlauf bestehen (GISSI 1987; Simoons et al. 1989).

Die bisher größte plazebokontrollierte Thrombolysestudie (ISIS-2, International Study on Infarct Survival) konnte bei mehr als 17.000 randomisierten Patienten den positiven additiven Einfluß einer frühen zusätzlichen Gabe von Aspirin® (160 mg täglich) belegen (ISIS-2 1988). Die Kombination von Streptokinase und Aspirin war einer Monotherapie deutlich überlegen. Die alleinige Therapie mit Aspirin® war im Hinblick auf eine Letalitätsreduktion genauso effektiv wie eine Thrombolysetherapie.

Nachdem die GISSI-1- und ISIS-2-Studien zweifelsfrei eine bessere Überlebenschange nach Thrombolyse im Vergleich zu Plazebo nachgewiesen hatten, wurden Studien zum Vergleich verschiedener Thrombolytika initiiert. Die GISSI-2-Studie (1990) randomisierte fast 21.000 Patienten mit akutem Myokardinfarkt zu einer Behandlung mit Streptokinase oder t-PA.Gleichzeitig erfolgte eine Randomisierung zu einer Begleittherapie mit 2mal 12.500 U Heparin subkutan gegenüber Plazebo. Zwischen den beiden Thrombolytika konnte kein signifikanter Letalitätsunterschied festgestellt werden.

Die ISIS-3-Studie (1992) randomisierte mehr als 41.000 Patienten zwischen t-PA, Streptokinase oder APSAC. Auch hier wurde die subkutane Gabe von Heparin von 2mal 12.500 IE im Vergleich zu Plazebo in allen Thrombolysearten untersucht. Auch in dieser Studie konnte kein signifikanter Unterschied nachgewiesen werden.

Erst die GUSTO-Studie (The GUSTO Investigators 1993) fand eine absolute Letalitätsreduktion von 1% bzw. eine relative Abnahme der Infarktsterblichkeit um 14% bei den mit rt-PA „front-loaded" behandelten gegenüber den mit Streptokinase behandelten Patienten (6,3 vs. 7,3% Letalität).

In nachfolgenden Thrombolysestudien wurden mehrere Mutanten des rt-PA im Vergleich zum front-loaded rt-PA-Regime untersucht. Sowohl für Reteplase (GUSTOIII), Lanoteplase (In-TIMEll) als auch für TNK-rPA (ASSENTll) konnte in den genannten Mega-Trials eine dem rt-PA-front-loaded-Schema vergleichbare Letalität ermittelt werden.

## Linksventrikuläre Funktion

Eine verbesserte globale linksventrikuläre Funktion, gemessen an der linksventrikulären Ejektionsfraktion bzw. dem endsystolischen Volumen nach Thrombolysebehandlung, wurde in mehreren Studien dokumentiert. Auch für diese Parameter waren die Ergebnisse bei möglichst früh einsetzender Thrombolysetherapie am besten (Tiefenbrunn u. Sobel 1989; Sheehan 1990).

Wegen der im frühen Infarktstadium ausgeprägten Hyperkinesie der nicht involvierten Myokardareale wird die Messung der globalen LV-Funktion dem tatsächlichen Ausmaß der Schädigung oft nicht gerecht.

Eine Verbesserung der regionalen Wandbewegung, dem wesentlich aussagekräftigeren Parameter, wurde nach Behandlung mit Streptokinase, APSAC und rt-PA beschrieben (Armstrong et al. 1989). Die regionale und globale linksventrikuläre Funktion war in der GUSTO-Studie bei den mit dem akzelerierten rt-PA-Schema behandelten Patienten am besten. Eine erfolgreiche Reperfusion scheint auch einer späteren linksventrikulären Dilatation (Remodelling) nach Myokardinfarkt vorzubeugen (Lavie et al. 1990).

## ■ Andere Endpunkte

Neben der Letalitätsreduktion, der verbesserten linksventrikulären Funktion und der erhöhten Offenheitsrate wurden noch andere günstige Einflüsse durch eine Thrombolysebehandlung beschrieben. Für den Patienten ganz wesentlich ist die oft augenblicklich einsetzende Schmerzlinderung nach erfolgreicher Reperfusion. Außerdem treten schwerwiegende ventrikuläre Arrhythmien und Asystolien sowie Fälle von kardiogenem Schock und Perikarditiden seltener auf (The GUSTO Investigators 1993).

### Indikation und Patientenauswahl

Eine Thrombolysebehandlung sollte bei allen Patienten mit typischem Infarktschmerz von mehr als 15 min Dauer innerhalb der ersten 12 h nach Schmerzbeginn und bei einer typischen Hebung des ST-Segments um mindestens 0,1 mV in mindestens zwei benachbarten Ableitungen erwogen werden, bei typischer Klinik auch bei einem Schenkelblock.

Insbesondere der Linksschenkelblock muß als mögliches Zeichen eines ausgedehnten Infarkts angesehen werden. Bei typischer Klinik, aber normalem EKG-Befund, sollte nach ca. 30 min ein Kontroll-EKG abgeleitet werden. Patienten mit Reinfarkt und ältere Patienten sollten nicht von einer Thrombolysebehandlung ausgeschlossen werden.

!

Der Nutzen der Therapie ist um so größer, je ausgedehnter der Infarkt, z.B. gemessen an der Zahl der Ableitungen mit ST-Hebungen im EKG, ist. Dabei ist eine Unterscheidung in Vorder- und Hinterwandinfarkt unerheblich. Patienten mit ST-Senkungen profitieren dagegen nicht von einer Thrombolysetherapie.

### Auswahl der Substanz

Wichtiger als die Auswahl eines bestimmten Thrombolytikums ist die Durchführung einer Thrombolysetherapie überhaupt. Weder die GISSI-2- noch die ISIS-3-Studie konnten einen wesentlichen Unterschied zwischen Streptokinase, APSAC oder rt-PA nachweisen. Die GUSTO-Studie konnte erstmals einen Überlebensvorteil für die mit dem akzelerierten rt-PA-Schema behandelten Patienten nachweisen.

Insbesondere profitierten Patienten unter 75 Jahren, Patienten mit Vorderwandinfarkt oder Patienten mit einem Zeitintervall von weniger als 4 h nach Schmerzbeginn. Bei dieser Patientengruppe sollte daher trotz der höheren Kosten der Einsatz von rt-PA erwogen werden. Vergleichbare Ergebnisse werden auch mit Reteplase und TNK-t-PA erzielt.

### Zeitpunkt der Thrombolyse

Je eher die Behandlung einsetzt, um so größer ist die mögliche Letalitätsreduktion. So konnte in der GISSI-1-Studie bei einem Therapiebeginn innerhalb der 1. Stunde eine Letalitätsabnahme von ca. 45% erreicht werden. Nachdem zunächst eine Thrombolysebehandlung nur in den ersten 6 h nach Symptombeginn empfohlen wurde, kann aufgrund neuerer Studien das Zeitfenster bis zur 12. Stunde nach Symptombeginn ausgedehnt werden. So konnte die LATE-Studie (Late Assessment of Thrombolytic Efficacy; Wilcox 1993) nach t-PA-Behandlung gegenüber Plazebo bei über 5700 Patienten eine um 24% reduzierte Letalität zwischen der 6. und 12. Stunde für die Thrombolysegruppe nachweisen.

Auch eine Metaanalyse der Fibrinolytic Therapy Triallists (1993) von 8 plazebokontrollierten Studien, die insgesamt mehr als 52.000 Patienten eingeschlossen hatten, ergab einen signifikanten Überlebensvorteil für die fibrinolytisch behandelten Patienten bis zur 12. Stunde nach Symptombeginn. Nur einen leichten Überlebensvorteil für diesen Zeitraum zeigte die EMERAS-Studie (1993). Unter bestimmten Voraussetzungen (z.B. ausgedehnter Myokardinfarkt, persistierende deutliche ST-Hebung, persistierende schwere Schmerzsymptomatik oder Bild des „stuttering infarction") kann auch noch eine thrombolytische Therapie nach der 12.Stunde erwogen werden.

Möglicherweise wird durch eine späte Reperfusion noch eine vitale epikardiale Randzone erhalten und die Narbenbildung beschleunigt und dadurch einer ventrikulären Dilatation und Wandverdünnung sowie der Bildung linksventrikulärer Thromben und der Gefahr einer Myokardruptur entgegenwirkt („Open artery-Hypothese").

Auch eine größere elektrische Stabilität bei offenem Infarktgefäß könnte für den Überlebensvorteil auch bei späterer Lysebehandlung verantwortlich sein.

### Kontraindikationen

Als absolute Kontraindikationen gelten nur noch eine aktive Blutung (z.B. gastrointestinal) sowie ein kurz zurückliegendes zerebrales Trauma/Operation bzw. zerebrovaskuläres Ereignis oder frische thorakale/abdominale Operation.

Alle anderen Kontraindikationen sind als relative Kontraindikationen anzusehen (Tabelle 20-6).

Im Einzelfall ist jeweils abzuwägen, ob der mögliche Nutzen einer Thrombolysetherapie oder das eventuelle Risiko einer Blutungskomplikation schwerer wiegen. So muß die Entscheidung zur Lysetherapie in Kenntnis der Begleitumstände bzw. der Erkrankungen und der Infarktausdehnung getroffen werden. Vor allem bei einem jüngeren Patienten mit ausgedehntem Infarkt sollte die Indikation der Lyse sehr großzügig gestellt werden. Bei einem älteren Patienten mit einem kleinen, bereits mehrere Stunden alten Infarkt ist das Nutzen-Risiko-Verhältnis dagegen eher ungünstig.

**Tabelle 20-6.** Kontraindikationen zur Thrombolysetherapie

| Geringes Risiko | Mittleres Risiko | Hohes Risiko |
|---|---|---|
| Zahnextraktion < 2 Wochen | Aktives Ulkus | Aktive innere Blutung |
| i.m.-Injektion < 2 Wochen | Punktion nicht kompressibler Gefäße | Z.n. zerebraler OP/Trauma < 6 Wochen |
| Z.n. Reanimation < 10 min | Z.n. Reanimation > 10 min | Zerebraler Insult < 6 Wochen |
| Menstruation | Unkontrollierte Hypertonie ($RR_{syst}$ > 200, $RR_{diast}$ > 110 mmHg) | Zerebraler Tumor |
| Diabetische Retinopathie | Sepsis, Endokarditis | OP/Trauma oder Organbiopsie < 6 Wochen |
| Hypertonie-Anamnese | Schwangerschaft | Innere Blutung < 6 Wochen |
| Nierensteine (∅ Kolik) | Aortenaneurysma Ösophagusvarizen Malignom | Aortendissektion Perikarditis Hämorrhagische Diathese, Akute Pankreatitis |

Generell ist fortgeschrittenes Alter eines Patienten jedoch nicht per se als Kontraindikation anzusehen. Trotz eines erhöhten Blutungsrisikos bei älteren Patienten ist vielmehr wegen der altersbedingt hohen Mortalität eine besonders deutliche Risikoreduktion durch die Behandlung möglich (FTT Collaborative Group 1993). Zwar muß in höherem Alter auch mit einer höheren Rate zerebraler Blutungen gerechnet werden, dies wird jedoch durch eine Abnahme thromboembolischer Insulte nach Thrombolysebehandlung ausgeglichen.

Auch eine Hypertonieanamnese allein sollte nicht dazu führen, dem Patienten eine Thrombolysetherapie vorzuenthalten. Lediglich bei erhöhtem Blutdruck >175 mmHg muß mit einer höheren Rate zerebraler Blutungen gerechnet werden (FTT Collaborative Group 1993). Trotzdem bleibt ein deutlicher Überlebensvorteil nach Thrombolysebehandlung auch bei diesen Patienten bestehen (ISIS-2 Collaborative Group 1988).

Inwieweit eine akute medikamentöse Drucksenkung zu einer Risikominderung beiträgt, ist nicht zweifelsfrei geklärt. Generell sollte bei Vorliegen von Kontraindikationen eine rasche Verlegung in ein Krankenhaus mit Herzkatheterlabor erwogen werden, in dem eine mechanische Rekanalisation anstelle der Thrombolysetherapie erfolgen kann. Insbesondere im kardiogenen Schock ist der primären PTCA der Vorzug zu geben (s. Abschn. 20.13.2).

## Nebenwirkungen und Komplikationen

Unabhängig von der Art des Thrombolytikums werden nicht nur therapeutisch anvisierte Thromben lysiert, sondern auch hämostatisch notwendige Gerinnsel an Gefäßläsionen. Fibrinspezifische Thrombolytika haben daher nicht zu einer Abnahme von Blutungskomplikationen geführt. Ernsthafte Blutungen traten in der ISIS-3-Studie bei 0,9% der Patienten nach Streptokinase, bei 0,8% der Patienten nach rt-PA und bei 1,0% der Patienten nach APSAC auf.

Das Blutungsrisiko korreliert unabhängig vom jeweiligen Thrombolytikum mit dem Ausmaß des Fibrinogenabfalls. Ein erhöhtes Blutungsrisiko besteht bei älteren oder untergewichtigen Patienten. Bei letzteren ist daher eine gewichtsadaptierte Dosierung angezeigt. Eine begleitende Heparintherapie oder invasive Maßnahmen sind als weitere Risikofaktoren für Blutungskomplikationen anzusehen. Sie entstanden in ca. 70% an Gefäßpunktionsstellen.

Bei etwa 1% der Patienten mit akutem Myokardinfarkt muß unabhängig von einer Thrombolyse mit einem zerebralen Insult gerechnet werden. Während nach Lysetherapie das Risiko eines hämorrhagischen Schlaganfalls erhöht ist, vermindert es sich gleichzeitig für den ischämisch-embolischen Insult. Die Prognose des hämorrhagischen Insults ist jedoch mit einer Letalität von 65% und bleibenden schwerwiegenden Behinderungen bei 25% der Patienten besonders ungünstig.

In der GISSI-2-Studie (1990) wurden zerebrale Insulte bei 1,3% der Patienten nach rt-PA und 0,9% der Patienten nach Streptokinaseapplikation beobachtet. Die Zahl der hämorrhagischen Insulte war mit 0,4 bzw. 0,3% in beiden Behandlungsgruppen nicht wesentlich unterschiedlich. Auch in der GUSTO-Studie traten zerebrale Schlaganfälle bei den mit rt-PA (akzeleriertes Schema) behandelten Patienten um 0,2–0,3% häufiger auf.

Höheres Lebensalter, begleitende Heparintherapie, Gewicht <65 kg und weibliches Geschlecht sowie Hypertonie sind als Risikofaktoren für die Entwicklung eines zerebralen Insults anzusehen. Unter Streptokinase sind bei ca. 1,7% der Patienten allergische Reaktionen, bei 4–10% hypotensive Blutdruckreaktionen zu erwarten.

## Maßnahmen zur Unterbrechung der Fibrinolyse bei Auftreten bedrohlicher Blutungen

Treten unter der Behandlung bedrohliche Blutungen auf, so ist zunächst die weitere Zufuhr des Thrombolytikums und von Heparin zu beenden. Danach kann eine reversible Hemmung von Plasmin durch die Gabe von Aprotinin (z.B. Trasylol) in einer Dosierung von 0,5–1,0 Mio KIE als Kurzinfusion i.v. erreicht werden. Danach sollte die gleiche Dosis über einen Zeitraum von 4–6 h infundiert werden.

Alternativ kann durch Tranexamsäure (z.B. Anvitoff, Ugurol; 1g i.v.) oder e-Aminocapronsäure Plasminogen irreversibel aus seiner Bindung an Fibrin verdrängt werden. Da hierdurch auch die endogene Thrombolyse vollständig unterbunden wird, sollten diese Inhibitoren nur bei lebensbedrohlichen Blutungen zum Einsatz kommen.

Darüber hinaus kann eine Fibrinogensubstitution (2 g in 30 min) oder die Gabe von Fresh-frozen-Plasma (600–1000ml in 1–2 h) erforderlich werden. Bei noch bestehendem Heparineffekt kann Protaminchlorid (z.B. Protamin-1000 „Roche“) in einer Dosierung von 3 ml gegeben werden.

Diese Maßnahmen sind nach Anwendung fibrinspezifischer Thrombolytika wirkungsvoller, da hier nur geringe Mengen an antikoagulatorisch wirksamen Spaltprodukten entstehen.

#### Laborparameter unter Thrombolyse

Vor allem bei nichtfibrinspezifischen, aber auch bei fibrinselektiven Thrombolytika kommt es zu einem deutlichen Abfall des Fibrinogens unter 100 mg/dl sowie zu einer Abnahme der Faktoren V und VIII, des Plasminogens und des $\alpha_2$-Antiplasmins. Darüber hinaus entstehen Spaltprodukte von Fibrin und Fibrinogen sowie von quervernetztem Fibrin (D-Dimer).

Durch Abnahme der Gerinnungsfaktoren und Auftreten von Spaltprodukten kommt es zur Verlängerung der aktivierten partiellen Thromboplastinzeit (aPTT), der Thrombinzeit (TZ) und der Reptilasezeit. Dabei wird die Reptilasezeit nicht durch eine Antikoagulation mit Heparin beeinflußt. Insgesamt sind Laborparameter nach Kurzzeitlyse im wesentlichen zur Therapiesteuerung einer eventuellen begleitenden Antikoagulation von Bedeutung.

#### Reokklusionen und Reinfarkt

Der Ort des Koronarverschlusses mit der meist zugrundeliegenden Plaqueruptur, mit aufgelagerten Thromben, höhergradigen Stenosen und der Freisetzung von Thrombin aus thrombotischem Material bildet den Kristallisationspunkt für die Ausbildung einer Reokklusion nach zunächst erfolgreicher Reperfusion bei ca. 5–15% der behandelten Patienten. In 50% der Fälle geht der Wiederverschluß des Koronargefäßes mit einem Reinfarkt einher. Seine Letalität ist etwa um das Doppelte erhöht.

Fibrinspezifische Substanzen wie rt-PA mit einer vergleichsweise hohen frühen Offenheitsrate, aber einer kurzen Halbwertszeit haben ein höheres Wiederverschlußrisiko als nicht fibrinspezifische Thrombolytika. Letztere entfalten aufgrund ihrer ausgeprägteren Beeinflussung des plasmatischen Gerinnungssystems mit der Bildung von Spaltprodukten eine anhaltende antikoagulatorische Wirkung. Bei Verwendung von rt-PA hat sich daher eine mit dem Beginn der Thrombolysetherapie einsetzende intravenöse Begleittherapie mit Heparin durchgesetzt.

Je nach dem klinischen Gesamteindruck kann im Falle eines Reverschlusses eine wiederholte Thrombolysebehandlung erforderlich sein. Ist das Gerinnungssystem aufgrund der primären Thrombolyse noch erheblich alteriert, z.B. wenn der Fibrinogenspiegel unter 100 mg/dl liegt, so sollte die Dosis reduziert werden. Nach Möglichkeit ist eine rasche angiographische Abklärung und gegebenenfalls Koronarintervention anzustreben (s. Abschn. 20.9).

#### Nichtinvasive Marker der Reperfusion

Mit Verbreitung der Thrombolysetherapie wuchs auch das Interesse an nichtinvasiv ermittelten Parametern, die eine rasche und zuverlässige Beurteilung des Reperfusionserfolgs erlauben. Nur bei möglichst frühzeitigem Nachweis einer fehlenden Reperfusion kann die Indikation zu weiteren Reperfusionsmaßnahmen (z.B. Rescue-PTCA) rechtzeitig gestellt werden.

Als nichtinvasive Parameter der Reperfusionserfolge gelten:

- Abnahme der thorakalen Schmerzsymptomatik,
- Auftreten eines akzelerierten idioventrikulären Rhythmus,
- Normalisierung des ST-Segments,
- Freisetzungskinetik kardialer Enzyme und Proteine.

Die Abnahme der thorakalen Schmerzsymptomatik ist das wichtigste klinische Zeichen der Reperfusion (Kircher 1987; Califf et al. 1988). Die Subjektivität der Schmerzempfindung und die Behandlung mit stark wirksamen Analgetika relativieren die Aussagekraft.

##### Arrhythmie

Verschiedene Arrhythmieformen, wie der akzelerierte idioventrikuläre Rhythmus, werden gehäuft nach einer erfolgreichen Reperfusion beobachtet und als Reperfusionsarrhythmien bezeichnet. Wegen der geringen Sensitivität sind diese Arrhythmien als Reperfusionsmarker im Einzelfall aber wenig hilfreich.

##### ST-Segment

Die Hebung des ST-Segments bildet sich im Falle einer erfolgreichen Reperfusion ca. 5–10fach schneller zurück als bei persistierendem Gefäßverschluß. Bei serieller 12-Kanal-EKG-Registrierung gilt die Abnahme der ST-Hebung um mehr als 50% innerhalb von 3 h nach Thrombolysebeginnn als valides Zeichen einer erfolgreichen Reperfusion (Clemmensen et al. 1990). Die möglichst frühzeitige Erfassung des Reperfusionserfolgs erfordert jedoch wiederholte EKG-Registrierungen in 10- bis 15-min-Intervallen.

Eine nur passager auftretende EKG-Veränderung stellt jeweils nur eine Momentaufnahme im dynamischen Prozeß der Reperfusion dar. Diese Nachteile können durch ein kontinuierliches EKG-Monitoring überwunden werden.

Das Holter-EKG erlaubt, neben der Beschränkung auf nur wenige Ableitungen, lediglich eine retrospektive Analyse und ist für die augenblickliche Therapieentscheidung nicht nutzbar. Die Aussagekraft des Monitor-EKG auf der Intensivstation ist ebenfalls durch Art und geringe Zahl der Ableitungen beschränkt. Als optimales Verfahren gilt derzeit die kontinuierliche, computerunterstützte 12-Kanal-EKG-Registrierung, die eine augenblickliche Beurteilung von Veränderungen der ST-Strekke gestattet.

### Kreatinkinase

Zahlreiche Untersucher haben den Stellenwert kardialer Enzyme und Proteine zur Beurteilung des Reperfusionserfolgs überprüft. Sie erscheinen bei erfolgreicher Reperfusion früher und mit höherer Anstiegsgeschwindigkeit im peripheren Blut („wash-out"). Wird der Gipfel der Kreatinkinase (CK) innerhalb von 4 h nach Lysebeginn erreicht, ist mit großer Sicherheit eine erfolgreiche Reperfusion anzunehmen (Gore et al. 1987).

Wird das CK-Maximum erst nach 16 h oder später erreicht, so ist dies ein deutlicher Hinweis auf eine anhaltende Gefäßokklusion. Für das dazwischen liegende Zeitintervall ist jedoch eine eindeutige Zuordnung nicht möglich. Die Analyse des CK-Gipfels kann eine frühzeitige Entscheidung zu interventionellen Maßnahmen nicht gewährleisten, da das Ergebnis u.U. erst nach 10–20 h feststeht. Andere Autoren haben daher die frühe Anstiegsgeschwindigkeit der CK untersucht. Dabei soll ein 2,5facher Anstieg der CK bzw. der CK-MB innerhalb von 90 min nach Lysebeginn den Reperfusionserfolg anzeigen. Verbesserungen sind in Zukunft durch eine Analyse der CK-MB- und CK-MM-Isoformen zu erwarten.

### Myoglobin

Myoglobin wird sehr schnell und deutlich früher als die CK freigesetzt. Bei einem Myoglobingipfel innerhalb von 3 h nach Behandlung kann eine Reperfusion angenommen werden (Hohnloser et al. 1992). Auch bei einer Anstiegsgeschwindigkeit zwischen 150 und 300 ng/ml/h liegt mit großer Wahrscheinlichkeit eine erfolgreiche Reperfusion vor. Mittlerweile steht ein Schnelltest mit einer Meßdauer von 3 min zur Verfügung. Die kontinuierliche 12-Kanal-EKG-Registrierung erlaubt zusammen mit der Myoglobinbestimmung die frühestmögliche und sicherste Beurteilung des Reperfusionserfolgs.

## Begleittherapie

### Thrombozytenaggregationshemmer

Die ISIS-2-Studie konnte für Aspirin®, unabhängig von der Thrombolysewirkung, eine Letalitätsreduktion um 23% nachweisen. Zumindest teilweise ist dies auf eine deutliche Reduktion der Reinfarktrate, aber auch auf eine Abnahme zerebraler Insulte zurückzuführen. Darüber hinaus wurden nahezu keinerlei gravierende Nebenwirkungen, insbesondere keine schwerwiegende Blutungen, verursacht. Die frühzeitige Gabe von Azetylsalizylsäure ist als Standardtherapie bei akutem Myokardinfarkt etabliert.

Initial sollten als „loading dose" 300–500 mg oral oder i.v., danach täglich 100–300 mg verabreicht werden. Andere Thrombozytenaggregationshemmer wie Clopidogrel könnten in Zukunft an Bedeutung gewinnen, da insbesondere das Vorliegen plättchenreicher Thromben als mögliche Ursache für eine erfolglose Thrombolysebehandlung diskutiert wird. Die Bedeutung von Glykoprotein-IIb/IIIa-Rezeptorantagonisten ist oben beschrieben.

### Antithrombine

Die alleinige subkutane Gabe von Heparin in einer Dosierung von 2mal 12.500 U hatte weder in der GISSI-2- noch in der ISIS-3-Studie nach Thrombolyse mit t-PA, Streptokinase oder APSAC einen Einfluß auf die Letalität (GISSI-2 1990, ISIS-3 1992). Sie führte vielmehr zu einer höheren Blutungsrate. Besonders bei den fibrinspezifischen Thrombolytika hat sich die sofortige i.v.-Heparinisierung (Beginn 5000 U als Bolus i.v. und nachfolgend 15 IE/kg/h i.v., angestrebte aPTT-Verlängerung 60–90 s) bewährt, um Reokklusionen zu vermeiden.

Heparin ist jedoch ein relativ schwaches Antithrombotikum, das nicht direkt an Thrombin binden kann und Antithrombin III als Kofaktor benötigt. Darüber hinaus wird es im zirkulierenden Blut rasch inaktiviert. Neue Thrombinantagonisten wie Hirudin können direkt an Thrombin binden und benötigen daher keinen Kofaktor. Sie werden auch im Gerinnsel selbst aktiv und können mittlerweile gentechnologisch hergestellt werden.

In der GUSTO-IIb-Studie [Global Use of Strategies to Open Occluded Coronary Arteries (GUSTO IIb) Investigators 1996] wurden mehr als 12.000 Patienten mit akutem Koronarsyndrom (davon 4131 mit akutem Myokardinfarkt) entweder mit Heparin oder mit Hirudin behandelt. Bei den Patienten mit akutem Myokardinfarkt ließ sich bezüglich des kombinierten Endpunktes von Letalität und Reinfarkt-Rate mit 9,9% vs. 11,3% ein leichter Vorteil für die Hirudintherapie bei vergleichbarer Rate an zerebralen Blutungen nachweisen. In der TIMI-9b-Studie (Antman, 1996) fand sich mit 9,7 vs. 9,5% eine nahezu identische Rate für den o.g. kombinierten Endpunkt mit jedoch deutlich höherer Rate an zerebralen Blutungen (0,4 vs. 0,9%) unter Heparintherapie.

## Prähospitale Thrombolyse

Die ausgeprägte Zeitabhängigkeit des Fortschreitens der Myokardnekrosen nach Koronararterienverschluß führte zum Konzept der möglichst frühzeitigen, bereits prästationär eingeleiteten Thrombolysebehandlung. In insgesamt 8 randomisierten Studien wurde dieses Konzept der prähospitalen Thrombolyse im Vergleich zur Inhospitallyse verglichen. Nach einer Metaanalyse von White betrug die Letalität in der Prähospitallyse-Gruppe 9,1% gebenüber 10,7% in der Gruppe mit Thrombolysebehandlung im Krankenhaus. Die Komplikationsraten waren für beide Konzepte vergleichbar. Auch im Rahmen der prähospitalen Thrombolyse muß mit einer hohen Rate an Kammerflimmern gerechnet werden, so daß ein entsprechend ausgebildetes und ausgestattetes Notarztteam erforderlich ist.

Ob es möglich sein wird, die den randomisierten Studien zu Grunde liegenden Qualitätsstandards bei der prähospitalen Behandlung flächendeckend zu verwirklichen, erscheint fraglich. Darüber hinaus ist zu bedenken, daß ca. 20 Patienten mit unklarem Thoraxschmerz untersucht werden müssen, um einen Patienten zu identifizieren, bei dem die Indikation zur Thrombolysetherapie besteht. Daher sollten die Ressourcen und die Logistik in den Notaufnahmen verbessert werden, um eine möglichst schnelle Thrombolysebehandlung zu gewährleisten. Allenfalls in dünn besiedelten Regionen mit langen Anfahrtwegen (mehr als 1 h) und noch kurzem Zeitintervall seit Schmerzbeginn (innerhalb der ersten 2–3 h nach Schmerzbeginn) erscheint die Durchführung einer prähospitalen Thrombolyse sinnvoll.

**Aktuelle Entwicklungen**

Plasminogenaktivatoren, die an monoklonale Antikörper gegen Fibrin gekoppelt sind, befinden sich in der Entwicklung. Für diese Substanzen wurde eine vielfache Wirkungsverstärkung der Fibrinmonomerlyse und eine deutliche Zunahme der Fibrinspezifität beschrieben. Fibrinogen, Plasminogen und $a_2$-Antiplasmin werden weniger beeinträchtigt.

Das inzwischen gentechnologisch hergestellte Fledermaus t-PA („vampire-bat"-t-PA) zeichnet sich durch eine ca. 500fach gesteigerte Fibrinspezifität aus.

Fusionsproteine aus den Strukturen der Plasminogenaktivatoren, die für die jeweilige Fibrinspezifität verantwortlich sind, wurden entwickelt, um eine bessere Fibrinspezifität zu erreichen.

## 20.12.4 Mechanische intrakoronare Verfahren

Siehe Abb. 20-21.

Seit der Veröffentlichung der GISSI-1-Studie ist die intravenöse Thrombolyse als Standardtherapie des akuten Myokardinfarkts etabliert (GISSI Study Group, 1986). In zahlreichen Studien konnte eine erfolgreiche Reperfusion, Verbesserung der linksventrikulären Funktion und signifikante Reduktion der Infarktsterblichkeit nach intravenöser Thrombolysetherapie nachgewiesen werden (AIMS Trial Study Group 1988; GISSI Study Group 1986; Simoons et al. 1985).

Dennoch bleiben die Erfolge der Thrombolysetherapie unbefriedigend. So erfolgt die Behandlung in der Regel „blind", ohne Kenntnis des Koronarstatus. Auch mangelt es an zuverlässigen, schnell reagierenden Reperfusionsmarkern. Die Offenheitsrate beträgt in angiographisch kontrollierten Studien nach 90min allenfalls 60–80%, wobei nur 40–60% der Patienten einen normalen Blutfluß (TIMI-3-Flow) aufweisen. Häufig verbleibt eine höhergradige instabile Residualstenose, die ihrerseits Kristallisationspunkt von rezidivierenden Ischämien bzw. Reinfarkten sein kann (The GUSTO Investigators 1993).

Daneben sind zahlreiche Kontraindikationen im Hinblick auf nicht seltene hämorrhagische Komplikatio-

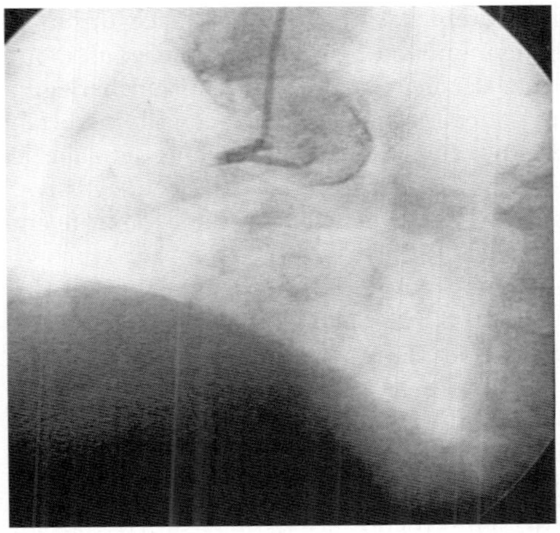

a

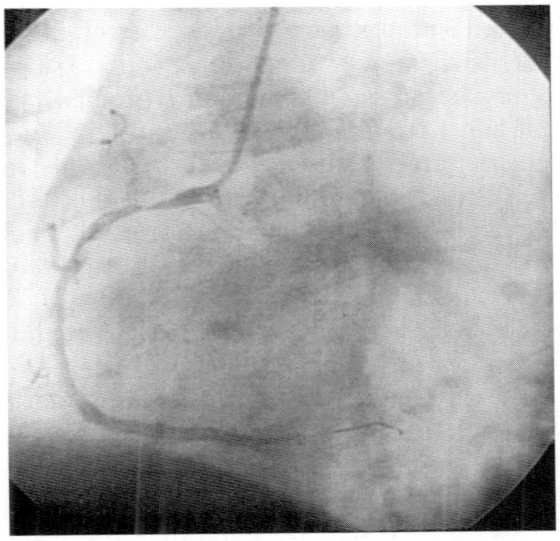

b

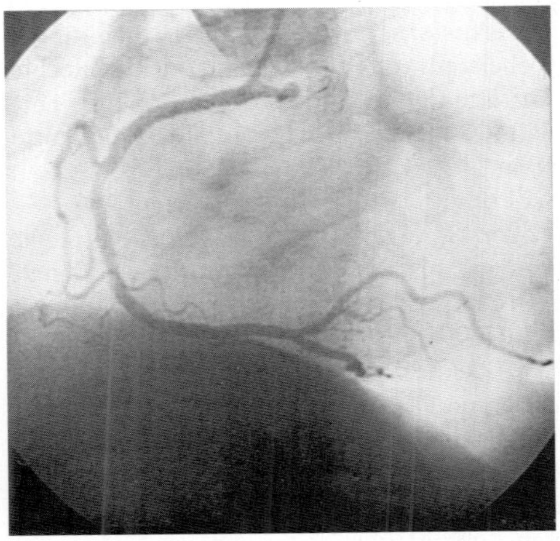

c

**Abb. 20-21a–c.** Direkte mechanische Eröffnung der Infarktarterie. **a** Proximaler Verschluß der rechten Kranzarterie. **b** Nach Rekanalisation und Dilatation weiterhin verzögerter Fluß, Thrombusreste, inkomplette Perfusion der Gefäßperipherie. **c** Nach Stentimplantation vollständige Reperfusion (TIMI-3) nen, wie z.B. zerebrovaskuläre Insulte, nach thrombolytischer Behandlung zu beachten (Muller et al. 1990). Die genannten Nachteile haben sehr früh zu Überlegungen angeregt, auch mechanische Rekanalisationsverfahren in die akute Reperfusionsbehandlung einzubeziehen (Meyer et al. 1982).

Dabei sind im wesentlichen 3 Therapiekonzepte entwickelt worden:

- routinemäßige Sofort-PTCA (nach Thrombolyse),
- Rescue-PTCA („salvage-PTCA"; nach Thrombolyse),
- primäre (direkte PTCA).

### Routinemäßige Sofort-PTCA nach Thrombolyse

Erste Erfahrungen mit einer kombinierten mechanisch-medikamentösen Rekanalisationsbehandlung waren zunächst vielversprechend (Erbel et al. 1986). In 3 größeren randomisierten multizentrischen Studien wurde das Konzept der Sofort-PTCA nach Thrombolyse in der akuten Infarktphase untersucht (Simoons et al. 1988; The TIMI Research Group, Topol et al. 1987). Dabei erfolgte unmittelbar nach intravenöser Thrombolyse routinemäßig eine Koronarangiographie und bei Vorliegen einer höhergradigen Stenose eine PTCA.

In den Vergleichsgruppen der genannten multizentrischen Studien wurde die invasive Diagnostik und PTCA entweder nach einem Zeitintervall von 18–48 h, 7–10 Tagen oder überhaupt nicht durchgeführt.

Es zeigte sich in diesen Studien ein Trend zu einer höheren Letalität, Rate an Notoperationen und transfusionsbedürftigen Blutungen nach routinemäßiger Sofort-PTCA. Seither ist das Konzept der routinemäßigen Sofort-PTCA nach Thrombolyse bei akutem Myokardinfarkt verlassen worden.

### Rescue-PTCA nach Thrombolyse

In Subgruppenanalysen konnte gezeigt werden, daß ein fehlender Reperfusionserfolg 90 min nach Beginn der Thrombolysebehandlung mit einer deutlich schlechteren linksventrikulären Funktion, einer höheren Letalität und Häufigkeit mechanischer Infarktkomplikationen einhergeht.

Diese Beobachtung führte zum Konzept der Rescue-PTCA oder Salvage-PTCA. Bei dieser Strategie erfolgt eine mechanische Rekanalisation und Dilatation nur im Fall eines dokumentierten persistierenden Gefäßverschlusses.

In der TAMI 5-Studie (Califf et al. 1991) wurde dieses Konzept der Rescue-PTCA mit einem konservativen Therapiearm verglichen, bei dem die invasive Abklärung vor Krankenhausentlassung erfolgte. In der Gruppe mit Sofortangiographie wurde eine Rescue-PTCA bei 18% der Patienten durchgeführt mit einer Erfolgsrate von 83%. Insgesamt konnte so ein offenes Infarktgefäß bei 96% der Patienten im invasiven Therapiearm erreicht werden. Das Konzept der Rescue-PTCA war in dieser Untersuchung mit einer besseren regionalen Ventrikelfunktion und geringeren Rate an Ischämierezidiven verbunden. Hinsichtlich der Letalität, Reinfarktrate oder globalen LV-Funktion fanden sich jedoch keine relevanten Unterschiede zwischen beiden Therapiestrategien.

In der Rescue-Studie (Ellis et al. 1994) wurden 150 Patienten mit akutem Vorderwandinfarkt und angiographisch dokumentiertem Lyseversagen (TIMI 0/1) 90 min nach Beginn der Thrombolyse randomisiert entweder einer Rescue-PTCA oder einer alleinigen medikamentösen Behandlung zugeführt. Nach 30 Tagen wurde für einen kombinierten Endpunkt, bestehend aus Letalität und Linksherzversagen mit 6,4% gegenüber 16,6%, ein signifikanter Vorteil für die Rescue-PTCA-Strategie ermittelt.

Das Konzept der Sofortangiographie und Rescue-PTCA kann also mit einer hohen Erfolgsrate durchgeführt werden und scheint neben einer Verbesserung der regionalen Wandbewegung insbesondere bei größeren Infarkten auch das Risiko des Linksherzversagens und die Letalität zu mindern. Die PTCA-Studie hat gezeigt, daß auch die routinemäßig durchgeführte Koronarangiographie nach Einleitung einer Thrombolysetherapie mit dem Ziel der „geplanten" Rescue-PTCA im Falle eines Lyseversagens zu einer schnelleren Reperfusion ohne wesentliche Erhöhung hämorrhaghischer Komplikationen führt. Eine Sofortangiographie und ggf. Rescue-PTCA nach Einleitung der Thrombolysetherapie sollte daher insbesondere bei Patienten mit ausgedehntem Infarktareal, persistierendem Infarktschmerz sowie hämodynamischer oder elektrischer Instabilität favorisiert werden.

### Primäre PTCA

Beim Konzept der direkten PTCA wird die PTCA als primäre Reperfusionsmaßnahme ohne vorausgehende Thrombolysetherapie durchgeführt. Eine Metaanalyse (Weaver et al. 1997) von 10 randomisierten Studien ergab für die direkte PTCA im Vergleich zur Thrombolyse eine signifikant geringere 30-Tage-Letalität (4,4% vs. 6,5%; $p<0{,}02$), Reinfarktrate (2,8% vs. 5,4%; $p<0{,}01$), und Inzidenz zerebraler Insulte (0,7% vs. 2,0%, $p<0{,}007$). Insbesondere hämorrhagische Insulte traten in der PTCA-Gruppe mit 0,1% gegenüber 1,1% nach Thrombolyse wesentlich seltener auf ($p<0{,}001$).

Die späte angiographische Offenheit betrug in einer Studie 91% nach direkter PTCA und 68% nach Thrombolysetherapie ($p<0{,}001$). Dabei profitieren nach einer Subgruppenanalyse der PAMI-Studie (Stone et al. 1995) insbesondere Patienten mit Vorderwandinfarkt, einer Herzfrequenz von mehr als 100/min oder ältere Patienten jenseits des 70. Lebensjahres. De Boer (1994) konnte eine signifikant bessere globale und regionale linksventrikuläre Funktion sowie bessere Belastungstoleranz nach direkter PTCA im Vergleich zur Thrombolyse nachweisen. Auch die enzymatisch bestimmte Infarktgröße konnte in der Gruppe mit direkter PTCA um 23% reduziert werden.

Während lange Zeit der akute Myokardinfarkt wegen der zugrunde liegenden intrakoronaren thrombotischen Situation als strenge Kontraindikation für die Implantation von koronaren Stents galt, hat sich seit 1993 zunehmend die Stentimplantation beim akuten Infarkt etabliert. Mittels direkter PTCA war in der GUSTO-IIb-Studie nur in 73,2% der Fälle ein TIMI-3-Fluß erreicht worden. In 4,5% der Fälle entwickelte sich ein Reinfarkt.

In zahlreichen Untersuchungen konnte gezeigt werden, daß nur die frühe, vollständige (TIMI-3-Fluß) und anhaltende Reperfusion mit einer Verbesserung der Prognose einhergeht. Zahlreiche Mechanismen wie das Vorhandensein von Residualstenosen, Dissektionen, elastischem Recoil, subintimalen Einblutungen, Thromben, Spasmen sowie das No-reflow-Phänomen tragen zu den oft unbefriedigenden Ergebnissen nach PTCA bei. Zunächst wurden Stents daher bei Patienten mit unbefriedigendem Ergebnis nach PTCA bei akutem Infarkt implantiert. Es zeigte sich, daß hierdurch in der Mehrzahl der Fälle ein normaler Koronarfluß wiederhergestellt werden kann.

Aufbauend auf diesen Erfahrungen wurden randomisierte Studien durchgeführt, in denen die primäre PTCA mit der primären Implantation von Stents bei akutem Myokardinfarkt verglichen wurde.In 3 kleineren randomisierten Studien mit insgesamt etwa 480 Patienten konnte eine Reduktion der Letalität von 2,9% nach PTCA auf 1,7% nach primärer Stentimplantation sowie eine Reduktion der Reinfarktrate von 4,5 auf 0,8% beobachtet werden Auch die Rate an erneut erforderlichen Revaskularisationsmaßnahmen ließ sich von 7,9% nach PTCA auf 1,3% nach Stentimplantation reduzieren (Antoniucci et al. 1998; Suryapranata et al. 1998).

Offensichtlich kann durch die Verwendung von Koronarstents sowohl das akute als auch das langfristige Ergebnis eines akuten Myokardinfarkts weiter verbessert werden. Häufig lassen sich intrakoronare Thromben, die angiographisch nach PTCA nachweisbar sind, nach Stentimplantation nicht mehr nachweisen. Insbesondere bei Patienten mit unvollständiger Reperfusion (TIMI-Fluß <3) oder höhergradigen Residualstenosen sollte daher großzügig von der Stentimplantation Gebrauch gemacht werden.

Auch im Rahmen der primären PTCA bei akutem Myokardinfarkt war die Gabe von Abciximab mit einer deutlichen Reduktion eines kombinierten Endpunktes von Tod, Infarkt und eiliger Revaskularisation innerhalb der ersten 30 Tage verbunden, allerdings unter Inkaufnahme einer höheren Blutungsrate mit Bedarf an Bluttransfusionen (RAPPORT-Studie).

In der GUSTO-I-Studie wurde bei mehr als 2200 Patienten mit kardiogenem Schock (Blutdruck systolisch unter 90 mmHg über mehr als 1 h Dauer) die 30-Tage-Letalität in Abhängigkeit von der durchgeführten Therapie untersucht. Insgesamt betrug die Letalität 38% bei Patienten, bei denen innerhalb von 24 h eine Angiographie und ggf. eine Revaskularisation durchgeführt wurden, gegenüber 62% bei Patienten ohne Angiographie. Bei Patienten mit erfolgreicher PTCA betrug die 30-Tage-Letalität 35% gegenüber 55% bei Patienten mit nicht erfolgreicher PTCA (p<0,007).

Die günstigen Ergebnisse der direkten PTCA sind im wesentlichen auf eine schnellere und vollständigere Reperfusion sowie eine geringere Residualstenose zurückzuführen. Es sind praktisch keine Kontraindikationen zu bedenken und weniger schwerwiegende Blutungskomplikationen als nach Thrombolyse zu erwarten.

#### Vor- und Nachteile der direkten PTCA bei akutem Myokardinfarkt

Vorteile der direkten PTCA:

- Kenntnis des Koronarstatus,
- Reperfusionserfolg direkt erkennbar,
- geringere Rate schwerwiegender Blutungskomplikationen (z.B. zerebrale Insulte),
- geringere Residualstenose,
- schnellere und vollständigere Reperfusion
  - höhere Reperfusionsrate,
  - geringeres Reinfarktrisiko,
  - bessere LV-Funktion,
  - geringere Letalität.

Nachteile der direkten PTCA:

- aufwendige Logistik (erfahrenes Herzkatheterteam, Bereitschaft über 24 h an 7 Tagen, verfügbar innerhalb von 30 min), Intensivteam im Hause,
- kann nicht flächendeckend allen Patienten geboten werden,
- im Gegensatz zur Thrombolysetherapie bisher nur geringere Fallzahlen – in sehr erfahrenen Zentren. Die Ergebnisse können daher nicht ohne weiteres auf breitere Anwendung extrapoliert werden.

Die angiographische Beurteilung des Koronarstatus erlaubt eine optimierte weitere Therapieplanung. So kann bei Vorliegen einer diffusen Mehrgefäßerkrankung oder Hauptstammstenose unverzüglich die Entscheidung zur operativen Revaskularisation getroffen werden.

Auch kann bei bereits spontan reperfundiertem Gefäß eine unnötige Behandlung vermieden werden. Der Reperfusionserfolg ist sofort erkennbar. Es besteht keine Abhängigkeit von unzuverlässigen, indirekten Reperfusionsmarkern, die zudem häufig erst im Verlauf eine retrospektive Beurteilung des Reperfusionsergebnisses ermöglichen. Bei erkennbar mangelhaftem Reperfusionserfolg können rechtzeitig weitere Bemühungen zur Wiederherstellung der Koronarperfusion erfolgen.

Demgegenüber steht der erhebliche logistische Aufwand, der mit dem Konzept der primären PTCA verbunden ist. So sollte ein in der Akutintervention erfahrenes Herzkatheterteam an 7 Tagen in der Woche über 24h innerhalb von 30 min verfügbar sein. Auch muß die weitere intensivmedizinische Überwachung gewährleistet sein. Diese Bedingungen sind jedoch nicht flächendeckend zu verwirklichen. Darüber hinaus wurde die direkte PTCA bisher nur in kleineren randomisierten Studien untersucht.

Dagegen basieren die Daten der Thrombolysetherapie auf zahlreichen, insgesamt mehr als 100.000 Patienten umfassenden, randomisierten Studien. Daher bleibt die intravenöse Thrombolysetherapie weiterhin Standard der Infarktbehandlung.

**Stategie bei akutem Myokardinfarkt**

Die Abb. 20-22 zeigt die Strategie bei akutem Myokardinfarkt.

Für die Zentren, die über eine entsprechende Logistik verfügen, kann die direkte PTCA als routinemäßige Reperfusionsstrategie bei Patienten mit akutem Myokardinfarkt empfohlen werden. Für Kliniken, die selbst nicht über die Möglichkeit der Akut-PTCA verfügen, ist zu prüfen, ob bei dem indivduellen Patienten relevante Kontraindikationen zur Durchführung einer Thrombolysetherapie vorliegen oder ein stark erhöhtes Risiko für das Auftreten zerebraler Blutungen nach Thrombolysetherapie, wie z.B. bei unkontrolliertem Hochdruck, besteht. Diese Patienten sollten möglichst zur direkten PTCA in ein entsprechend ausgerüstetes Zentrum verlegt werden. Bei allen anderen Patienten kann die Thrombolysetherapie als primäre Reperfusionsmaßnahme eingeleitet werden.

Patienten mit manifestem oder drohendem kardiogenen Schock sollten nach Einleitung der Thrombolysetherapie ebenfalls in ein Zentrum mit Möglichkeit der Akut-PTCA transferiert werden. Auch bei Hinweisen auf einen fehlenden Thrombolyseerfolg (persistierender Schmerz, persitierende ST-Hebung) sollte bei ausgedehntem Infarktareal eine Verlegung zur RESCUE-PTCA in eine entsprechende Institution erfolgen. Bei Verdacht auf einen Ventrikelseptumdefekt oder eine akute Mitralinsuffizienz oder persistierende elektrische Instabilität sollte eine sofortige angiographische Abklärung und ggf. operative Versorgung angestrebt werden.

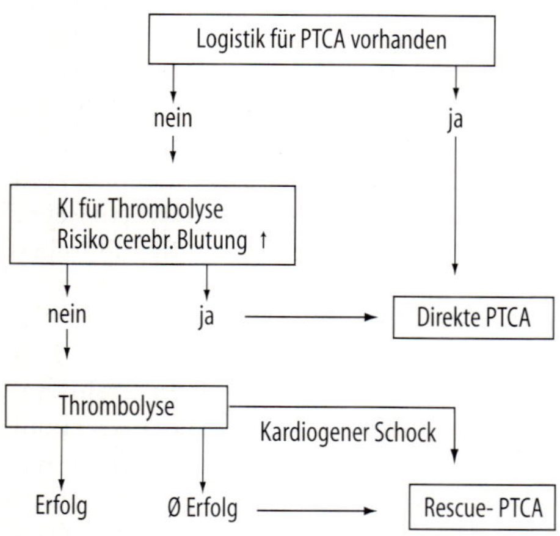


**Abb. 20-22.** Strategie bei akutem Myokardinfarkt

**Elektive PTCA**

Die elektive oder verzögerte PTCA in der späten Klinikphase ist indiziert, wenn erneute anginöse Beschwerden, ein Ischämienachweis bei Belastungsuntersuchungen oder maligne Arrhythmien vorliegen. Die nichtinvasiven Tests der persistierenden Ischämie sind nicht sehr zuverlässig und oft schwer zu interpretieren, so daß die Unterscheidung zwischen „stunned" oder „hibernating" von nekrotischem Myokard oft schwierig ist. In der Regel weisen ein symptomlimitiertes Belastungs-EKG, ein Streßecho oder Thallium- bzw. Sestamibiuntersuchungen mit genügend hoher Genauigkeit eine signifikante koronare Minderperfusion nach (s. Abschn. 18.4, 18.6, 18.8). Positronenemissionstomographie (PET)-Techniken sind noch nicht weit verbreitet.

Nach erfolgreicher Thrombolyse erleiden die Patienten innerhalb der nächsten 6 Wochen bis 12 Monate in bis zu 30% der Fälle erneut anginöse Beschwerden, einen Reinfarkt oder einen plötzlichen Herztod (The TIMI Research Group 1988). Zwar ist eine routinemäßige Herzkatheteruntersuchung bei unkompliziertem Infarkt nicht angezeigt, doch sollen die Patienten kritisch überwacht werden. Wenn die klinische Symptomatik und die nichtinvasiven Untersuchungen Hinweise auf eine Postinfarktischämie geben, sollte eine Koronarographie in Dilatationsbereitschaft durchgeführt werden, noch bevor der Patient entlassen ist und die Rehabilitationsmaßnahme beginnt.

### 20.12.5 Operation

In kleinen Serien von Patienten mit Pumpversagen oder kardiogenem Schock hat eine frühe Bypassoperation gute Ergebnisse gezeigt. Die Patienten werden oft nach vorherigem Einsatz einer intraaortalen Ballonpumpe oder einer Hämopumpe operiert. Patienten mit Hauptstammstenose, schwerer Zwei- und Dreigefäßerkrankung sollten bei persistierender Ischämie operiert werden, wenn eine Katheterintervention nicht möglich ist.

Die Logistik einer Akutkoronarographie und der sofort anschließenden Bypassoperation innerhalb des kurzen Zeitraums, in dem ein Maximum von Herzmuskelgewebe gerettet werden kann, ist aber selbst für große Zentren kaum realisierbar.

Bei akuter Miralinsuffizienz oder Auftreten eines VSD ist in der Regel die rasche Operation angezeigt.

## 20.13 Komplikationen bei Myokardinfarkt

### 20.13.1 Herzrhythmusstörungen

Bedeutsame Herzrhythmusstörungen sind in der frühen Infarktphase häufig. Etwa 50–60% der Todesfälle im Rahmen des akuten Koronarverschlusses treten in der Prähospitalphase ein und sind überwiegend durch Kammerflimmern bedingt.

Ein Ziel während des Aufenthalts auf der Intensivstation ist die Unterbrechung maligner tachykarder Rhythmusstörungen. Zusätzlich wird die Behandlung tachykarder oder bradykarder Rhythmusstörungen dann erforderlich, wenn sich dadurch die hämodynamische Situation des Patienten verschlechtert.

Im Rahmen der modernen Infarktbehandlung sind Reperfusionsarrhythmien zu berücksichtigen, die nach Thrombolyse oder interventioneller Rekanalisation des Infarktgefäßes auftreten können. Durch die frühe β-Rezeptorenblockertherapie wird die Morbidität und Mortalität beim akuten Herzinfarkt gesenkt; es kommt zur Reduktion des Auftretens von supraventrikulären und ventrikulären Arrhythmien (Hjalmarson u. Olsson 1991).

## Tachykarde Herzrhythmusstörungen

### Kammerflimmern

Man spricht von primärem Kammerflimmern, wenn es in den ersten 24 h des Infarktgeschehens auftritt (Abb. 20-23). Diese Form des Kammerflimmerns ist bei Infarktpatienten mit 80% die häufigste. Sekundäres Kammerflimmern tritt noch während der ersten Tage in 2,4–7% der Fälle (Volpi et al. 1990; Behar et al. 1992) meist als Folge bedeutsamer linksventrikulärer Funktionsstörungen auf und hat im Gegensatz zum primären Kammerflimmern eine deutlich schlechtere Prognose. Davon weiter abgegrenzt wird das späte Kammerflimmern, das 1–6 Wochen nach Infarkt auftritt. Auch hiervon sind bevorzugt Patienten mit schlechter linksventrikulärer Funktion betroffen.

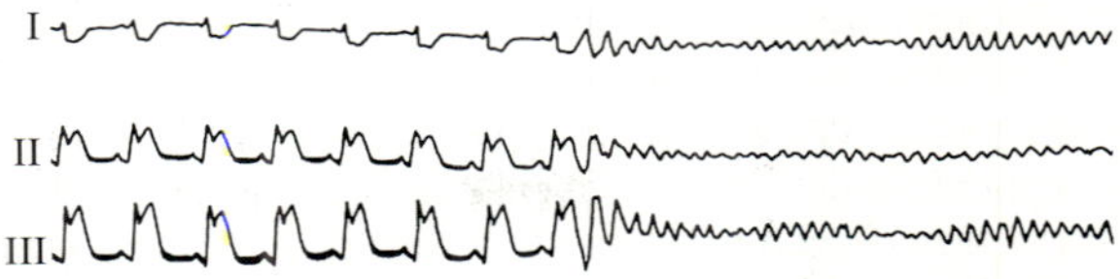


**Abb. 20-23.** Primäres Kammerflimmern bei akutem Hinterwandinfarkt

*Therapie.* Die Behandlung des Kammerflimmerns, das bei ungünstiger Vektorlage im EKG auch als Asystolie imponieren kann, erfolgt durch Defibrillation mit 300–400 J. Bei Hypokaliämie muß die rasche Normalisierung der Serumkaliumwerte erreicht werden. Bei rezidivierendem Kammerflimmern ist die zusätzliche medikamentöse Therapie mit Lidocain indiziert (Tabelle 20-7).

Wenn es auch unter Lidocaintherapie zu weiteren Ereignissen kommt, ist die Gabe von β-Rezeptorenblokkern oder Amiodaron nötig. Die Gabe eines Klasse-IC-Antiarrhythmikums (z.B. Propafenon, Flecainid) wird nach den Ergebnissen der CAST-Studie (1989) nicht mehr empfohlen. Die generelle Prophylaxe des Kammerflimmers beim akuten Herzinfarkt durch Lidocain wird nicht mehr durchgeführt, weil nicht nachgewiesen werden konnte, daß dadurch die Mortalität gesenkt wird (MacMahon et al. 1988). Einen ungünstigen Einfluß auf die Stabilisierung der Rhythmussituation hat eine Hypokaliämie. Die schnelle Korrektur des Kaliummangels auf eine Wert von 4,5 mmol/l sollte durchgeführt werden. Die bisherigen Daten zum Einfluß einer Magnesiumgabe im akuten Infarkt sind nicht eindeutig. Zur Membranstabilisierung kann insbesondere dann, wenn die Kaliumdefizite nicht ausreichend schnell ausgeglichen werden können, die Gabe von Magnesium sinnvoll sein.

**Tabelle 20-7.** Medikamentöse Therapie tachykarder Herzrhythmusstörungen beim akuten Herzinfarkt

| Medikament | Bolusgabe | Dauergabe |
|---|---|---|
| Lidocain | • 100 mg<br>• Zusätzliche Bolusgaben von 0,5–1,0 mg/kgKG im Abstand von 8–10 min<br>• Maximaldosis 4 mg/kgKG | 2–4 mg/min i.v. |
| Ajmalin | • 25–50 mg in 5 min | 0,5–1 mg/kg/h |
| Amiodaron | • 5 mg/kg KG in 5 min | 10–20 mg/kgKG Aufsättigungsdosis<br>200 mg/24 h Erhaltungsdosis |
| Propranolol | • maximal 1 mg langsam i.v.<br>• Zusätzliche Bolusgaben von 0,25–0,5 mg im Abstand von 5 min<br>• Maximaldosis 0,15–0,2 mg/kgKG | 3mal 40–80 mg/24 h |
| Metoprolol | • 1- bis 3mal 5 mg i.v. | Oral 2mal 25 mg bis maximal 2mal 100 mg/24 h |
| Sotalol | • Keine | 120–480 mg/Tag |

## Kammertachykardie, idioventrikulärer Rhythmus und ventrikuläre Extrasystolie

Bei 75% der Patienten mit akutem Herzinfarkt werden nichtanhaltende Kammertachykardien (3 oder mehr konsekutive ventrikuläre Extrasystolen, F>120/min, Dauer<30 s; Abb. 20-24) beobachtet. Vergleichbar viele Patienten entwickeln einen idioventrikulären Rhythmus. Anhaltende Kammertachykardien treten in weniger als 5% der Fälle auf und sind ein prognostisch ungünstiges Zeichen (Heidbüchel et al. 1994). Sie können in eine Torsade de Pointes und letztlich in Kammerflimmern übergehen.

*Therapie.* Bei anhaltenden ventrikulären Tachykardien mit einer Frequenz unter 150/min kann ein medikamentöser Rhythmisierungsversuch mit Lidocain, Ajmalin oder einem Klasse-III-Antiarrhythmikum durchgeführt werden (Manz et al. 1992; Tabelle 20-7).

Sollte die medikamentöse Therapie nicht erfolgreich sein, oder eine anhaltende ventrikuläre Tachykardie zur hämodynamischen Verschlechterung führen, ist die synchronisierte Kardioversion nötig. Oft reichen niedrige Energien von 10–50 J aus. Nur bei hohen Kammerfrequenzen oder bei erfolgloser Kardioversion ist die Defibrillation mit 200 J erforderlich.

Die antiarrhythmische Therapie bei nichtanhaltenden Kammertachykardien, bei idioventrikulärem Rhythmus und bei ventrikulärer Extrasystolie ist nur erforderlich, wenn es dadurch zur hämodynamischen Verschlechterung kommt. Die Ergebnisse der CAMIAT Studie (Cairns et al. 1997) zeigen, daß nach akutem Herzinfarkt bei Patienten mit einer symptomatischen Herzinsuffizienz und häufigen vorzeitig anfallenden Extrasystolen oder einer ventrikulären Tachykardie die Therapie mit Amiodaron zu einer geringen aber statistisch signifikanten Reduktion der Rhythmustodesfälle innerhalb der ersten 2 Jahre führt.

## Supraventrikuläre Rhythmusstörungen

Die häufig auftretende Sinustachykardie ist oft Ausdruck der erhöhten Sympathikusaktivität. Die frühe Gabe von β-Rezeptorenblockern führt zur Frequenznormalisierung und damit zur Reduktion des $O_2$-Verbrauchs. Intermittierendes Vorhofflimmern wird bei 10–15% und Vorhofflattern bei 1–3% der Patienten mit akutem Infarkt beobachtet.

Die Behandlung dieser Rhythmusstörungen erfolgt medikamentös oder mit Kardioversion. Beim Vorhofflattern besteht die Möglichkeit, durch atriale Überstimulation einen regelmäßigen Sinusrhythmus zu erreichen. Alle diese supraventrikulären Rhythmusstörungen kommen gehäuft bei Patienten vor, bei denen die Vorhöfe in das Infarktgeschehen mit einbezogen sind.

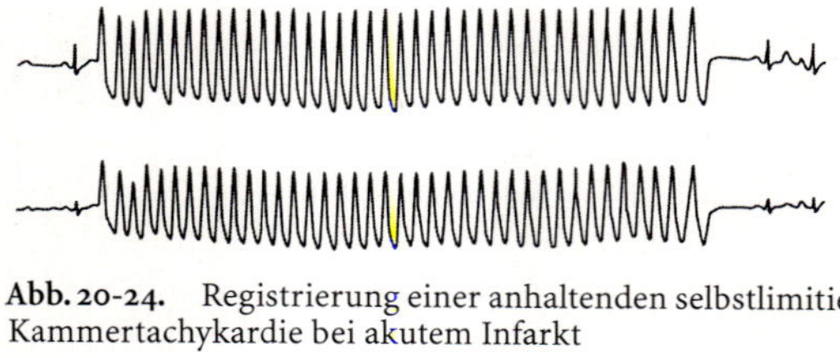

**Abb. 20-24.** Registrierung einer anhaltenden selbstlimitierenden Kammertachykardie bei akutem Infarkt

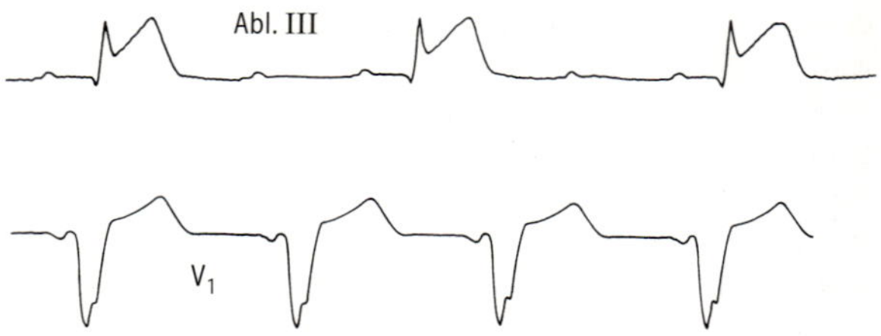


**Abb. 20-25.** Akuter Hinterwandinfarkt mit AV-Block II. Grades Typ 2 (*oben*); passagere P-Wellen synchrone, ventrikuläre Stimulation (*VDD*) mit blockartig verändertem Kammerkomplex (*unten*)

### Bradykarde Herzrhythmusstörungen

Sinusbradykardien oder sinuatriale Blockierungen werden überwiegend beim Hinterwandinfarkt beobachtet. Die Ursache hierfür ist die Versorgung der Sinus- und AV-Knotenarterie durch die rechte Kranzarterie. Nur beim symptomatischen Patienten ist die medikamentöse Behandlung mit Atropin (0,5–1,0 mg, gegebenenfalls wiederholt bis 2,0 mg) oder die temporäre Schrittmacherstimulation erforderlich.

Beim Hinterwandinfarkt kommt es in 9–20% der Fälle zu einer höhergradigen AV-Blockierung (Abb.20-25), d.h. zu AV-Block II.Grades Typ 2 oder zu einem kompletten AV-Block (Feigl et al. 1984; Dubois et al. 1989). Der AV-Block I.Grades und AV-Block II.Grades Typ 1 treten im Rahmen des Hinterwandinfarkts mit 1–3% selten auf.

Histopathologisch liegt der atrioventrikulären Überleitungsstörung im Rahmen des Hinterwandinfarkts eine ischämische Schädigung des pränodalen atrialen Myokards oder des AV-Knotens selbst zugrunde. Infranodale Läsionen werden beim Hinterwandinfarkt selten gefunden (Bilbao et al. 1987). Die Überleitungsstörung kann bereits in den ersten Stunden nach Infarkt oder auch noch nach Tagen auftreten.

Die Mortalität von Patienten mit Hinterwandinfarkt und höhergradigem AV-Block während des stationären Aufenthalts ist im Vergleich zu Patienten mit Hinterwandinfarkt ohne höhergradige AV-Blockierung erhöht (24 vs. 4%). Nach dem stationären Aufenthalt ist die Mortalität in beiden Gruppen nicht unterschiedlich (Dubois et al. 1989). Eine Erklärung hierfür ist die hohe Inzidenz von rechtsventrikulärer Beteiligung bei Patienten mit Hinterwandinfarkt und höhergradiger AV-Blockierung. Durch den fehlenden Vorhofbeitrag beim kompletten AV-Block kommt es insbesondere bei der rechtsventrikulären Beteiligung im Rahmen des Hinterwandinfarkts zu hämodynamisch kritischen Situationen. Wenn diese Patienten überleben, besteht durch die Restitution der rechtsventrikulären Funktion und der AV-Überleitungsstörung eine gute Prognose (s. Abschn.20.14).

#### Schrittmacherstimulation

Die Indikation zur passageren transvenösen Schrittmacherstimulation (Übersicht s. unten) besteht bei Patienten mit Hinterwandinfarkt und AV-Block II. Grades Typ 2 und AV-Block III. Grades (ACC/AHA Guidelines for the management of patients with acute myocardial infarction 1996).

Insbesondere bei Patienten mit eingeschränkter Herzleistung ist die vorhofsynchrone Ventrikelstimulation anzustreben. Neben der Möglichkeit der zusätzlichen atrialen Sonde bietet die passagere VDD-Stimulation mit nur einer Elektrode eine gute Alternative (Abb. 20-25; Nowak et al. 1994; Voigtländer et al. 1998). Wegen der möglichen Progression zu einem kompletten Block ist beim AV-Block I.Grades und beim AV-Block II.Grades Typ 1 die kontinuierliche Monitorüberwachung erforderlich.

Indikationen zur passageren Stimulation bei akutem Herzinfarkt:

- AV-Block III. Grades,
- AV-Block II. Grades Typ 2,
- AV-Block II. Grades Typ 1 (wenn Bradykardie und symptomatische Hypotension bestehen),
- Sinusbradykardie oder Sinusarrest (wenn Bradykardie und Hypotension bestehen und Atropingabe zu keiner Frequenzsteigerung führt),
- neu aufgetretener bifaszikulärer Block,
- neu aufgetretener kompletter Linksschenkelblock.

Intraventrikuläre Erregungsausbreitungsstörungen mit uni- oder bifaszikulären Blockbildern treten im Rahmen des akuten Herzinfarkts mit einer Inzidenz von 8–12% auf und werden überwiegend beim Vorderwandinfarkt beobachtet. Sie sind Ausdruck der Mitbeteiligung des ersten Septumastes und somit Hinweis auf eine ausgedehnte Vorderwandinfarzierung bei proximalem Verschluß des Ramus interventricularis anterior.

Kommt es neben der intraventrikulären Erregungsausbreitungsstörung zum vorübergehenden oder selten auch zum permanenten kompletten Block, der überwiegend einem trifaszikulären Block entspricht, ist die Prognose mit einer Letalität von 75% schlecht. Von diesen Infarktpatienten hat die Gruppe mit komplettem Rechtsschenkelblock, linksposteriorem Hemiblock und intermittierendem trifaszikulären Block mit 90% die höchste Letalität (Klein et al. 1984).

Die Indikation zur passageren transvenösen Schrittmacherstimulation besteht, wenn sich ein bifaszikulärer oder ein kompletter Linksschenkelblock oder ein trifaszikulärer Block entwickeln.

Die Indikation zur Implantation eines permanenten Schrittmachers nach akutem Herzinfarkt besteht selten. Beim Hinterwandinfarkt kommt es in fast allen Fällen wieder zur normalen atrioventrikulären Überleitung, was aber bis zu 3 Wochen dauern kann. Es sollte dann nach Ablauf der Akutphase bei ausreichendem ventrikulären Ersatzrhythmus versucht werden, auch ohne die transvenöse passagere Stimulation auszukommen, um den Komplikationen der passageren transvenösen Stimulation vorzubeugen. Wenn es im Rahmen des akuten Infarkts zu intraventrikulären Erregungsleitungsstörungen und intermittierendem trifaszikulären Block kommt, kann die Indikation zur permanenten Schrittmacherstimulation diskutiert werden (Klein et al. 1984).

### 20.13.2
### Reischämie

Die TIMI-IIb-Studie hat gezeigt, daß in den ersten 6 Wochen nach thrombolytischer Therapie bei 24% der Patienten erneut anginöse Symptome auftraten oder Ischämien nachgewiesen wurden (TIMI Research Group 1988). Es besteht eine Beziehung zwischen den Befunden in der Klinikphase und vor der Entlassung zur weiteren Prognose.

Die prognostisch wichtigsten 3 Determinanten sind

- rezidivierende Myokardischämie,
- gestörte Kammerfunktion,
- maligne ventrikuläre Rhythmusstörungen.

Bei rezidivierenden anginösen Beschwerden und/oder nachgewiesener Koronarischämie in nichtinvasiven Streßtests wie Belastungs-EKG, Streßecho, Sestamibi- oder PET-Untersuchungen (s. Abschn. 18.4, 18.6, 18.8) sollte eine Koronarographie frühzeitig durchgeführt werden. Die therapeutischen Konsequenzen sind, je nach der allgemeinen Situation des Patienten und seines Koronarstatus, die medikamentöse Behandlung, interventionelle intrakoronare Maßnahmen wie PTCA oder eine Bypassoperation.

### 20.13.3
### Pumpversagen und mechanische Assistsysteme

Der kardiogene Schock ist die häufigste Todesursache bei Patienten, die in der akuten Infarktphase ein Krankenhaus lebend erreichen. Die Inzidenz liegt bei etwa 5–15%. Der kardiogene Schock hat, wenn nicht eine interventionelle Maßnahme oder eine Bypassoperation erfolgreich sind, je nach Definition eine Letalität von 30–80% (s. Kapitel 20.11.3) . !

#### Oxygenierung

Die Patienten zeigen die klinischen Zeichen der Minderperfusion mit Oligurie, Zyanose, kalten Extremitäten, eingetrübtem Sensorium und Azidose. Die besondere, sich oft schnell verschlechternde Situation erfordert schnelles, konsequentes Handeln. Da der kardiogene Schock eine so hohe Letalität hat, sollten die Patienten nach Möglichkeit, u. U. sogar unter laufender Beatmung, in ein Zentrum gebracht werden, daß über alle kardiologischen und kardiochirurgischen Möglichkeiten verfügt.

Der kardiogene Schock ist definiert durch verminderte Herzleistung, gleichzeitige Gewebehypoxie mit einem systolisch-arteriellen Blutdruck unter 90mmHg, einem Herzindex <1,8 $l/min/m^2$ und einem Pulmonalkapillardruck über 20 mmHg (s. Tabelle 20-4). Diese Werte gelten aber nur für eine plötzliche hämodynamische Verschlechterung. Patienten mit chronischer Mitralkappenstenose oder Myokarderkrankung können durch langfristige Adaptation derart abnorme Werte durchaus tolerieren.

Die adäquate Oxygenierung durch $O_2$-Gabe, ggf. durch Intubation, und die Korrektur von Elektrolyt- und Säure-Basenveränderungen sind ebenso Sofortmaßnahmen wie die Gabe von Schmerzmitteln.

### Positiv-inotrope Substanzen

Unter hämodynamischer Kontrolle durch den Pulmonaliskatheter werden positiv-inotrope Substanzen eingesetzt (Tabelle 20-8).

Dobutamin als synthetisches sympatomimetisches Amin hat eine positiv-inotrope und nur gering positiv-chronotrope Wirkung. Es erhöht den systolischen Koronarfluß und die Kollateralversorgung zum ischämischen Myokard. Gleichzeitig steigert es die myokardiale Kontraktilität und die Auswurfleistung und senkt den linksventrikulären Füllungsdruck. Es kann in Kombination mit Dopamin infundiert werden, das über die Stimulation der β-Rezeptorenblocker eine positiv-chronotrope und inotrope Eigenschaft hat.

In niedrigen Dosen erweitert Dopamin die Nierengefäße. Da Dobutamin den peripheren Widerstand gering erhöht, was aber für die Belastung des Herzens negativ ist, empfiehlt sich die gleichzeitige Infusion von Natriumnitroprussid.

Noradrenalin steigert die Kontraktilität durch seine β-adrenerge Wirkung. Es ist indiziert bei massiver Hypotonie. Sein α-adrenerger Anteil führt aber zu einer deutlichen peripheren Vasokonstriktion. Aufgrund der Erhöhung von Nachlast und Kontraktilität erhöht es somit den myokardialen $O_2$-Verbrauch. Daher sollte es nur in Extremsituationen wie dem kardiogenen Schock und möglichst kurzfristig gegeben werden. Eine Steigerung über 15μg/min ist nicht sinnvoll.

**Tabelle 20-8.** Hämodynamisch wirksame Medikamente bei akutem Infarkt

| Substanz | Dosierung |
|---|---|
| Nitroglyzerin | 3–10 mg/h i.v. |
| Natriumnitroprussid | 10–180 μg/min i.v. |
| Dobutamin | 200–1200 μg/min i.v. |
| Dopamin | 200–1200 μg/min i.v. |
| Noradrenalin | 2–4–10 μg/min i.v. |
| Adrenalin | 250–500 μg/min i.v. |

### Vasodilatatoren

Vasodilatatoren können unter hämodynamischer Kontrolle additiv zu positiv-inotropen Substanzen gegeben werden (s. Tabelle 20-8). Nitroglyzerin wirkt in normalen Dosen weniger auf das arterielle Gefäßbett als Natriumnitroprussid. Nachlastsenker wie Natriumnitroprussid und ACE-Hemmer sind von besonderem Vorteil bei gleichzeitig vorhandener hämodynamisch relevanter Mitralklappeninsuffizienz.

### Phosphodiesterasehemmer

Phosphodiesterasehemmer wie Amrinon und Milrinon steigern die Kontraktilität ohne eine adrenerge Stimulation. Die Auswurfleistung steigt, und der Pulmonalarteriendruck sinkt ohne wesentliche zusätzliche myokardiale Belastung. Für die Langzeittherapie der Herzinsuffizienz sind diese Substanzen wegen der Zunahme des ultrazellulären cAMP mit der daraus folgenden erheblichen proarrhythmischen Wirkung aber ungeeignet.

### Aortale Gegenpulsation

Bei der aortalen Gegenpulsation wird ein großlumiger Ballon transfemoral in die Aorta descendens eingebracht, mechanisch in der Diastole aufgeblasen und in der Systole entleert. Dadurch wird die Koronarperfusion diastolisch erhöht bei gleichzeitiger systolischer Reduktion der Nachlast. Wenn der kardiogene Schock definitiv eingetreten ist, ist die Ballonpulsation allein nicht in der Lage, die Situation zu beherrschen. Linksventrikuläre Assistsysteme können die Hämodynamik stabilisieren und – in sehr seltenen Fällen – die Zeit bis zu einer Herztransplantation überbrücken (De Wood et al. 1980). Solche Systeme stehen aber nur in wenigen Zentren zur Verfügung.

### Thrombolyse

Die Thrombolyse hat die Todesrate bei großen Infarkten wie auch die Häufigkeit des kardiogenen Schocks reduziert (Holmes 1995). Ist der kardiogene Schock dagegen manifest, haben Thrombolytika keinen gesicherten Einfluß (GISSI 1986; Holmes 1995). Angiographische Kontrollen nach Thrombolyse haben in dieser Situation in 40–50% sogar offene Koronararterien gezeigt (Bengtson et al. 1992). !

### Schocküberlebenszeiten

Die Kurz- und Langzeitüberlebensraten der Schockpatienten können wesentlich verbessert werden, wenn es gelingt, mit der intrakoronaren Ballondilatation schnell und ausreichend den Koronarfluß zu verbessern und oxygeniertes Blut in das große ischämische Myokardareal zu bringen (Schlant et al. 1994; Meyer et al. 1982; Lee et al. 1991; Moosvi et al. 1992).

Wenn die Koronararterie wieder eröffnet werden konnte, lag die Kliniketalität bei 20–30% im Gegensatz zu 80% bei persistierendem Verschluß. Das Schicksal der Patienten entscheidet sich aber in der akuten Phase.

Nach erfolgreicher Reperfusion stabilisiert sich die Situation, so daß die Langzeitprognose über 4 Jahre mit einer Überlebensrate von 55 gegenüber 20% gut ist (Lee et al. 1991; Bengtson et al. 1992).

Die PTCA kommt aber nur in Frage, wenn sie in einem Zentrum mit erfahrenen Ärzten unmittelbar durchgeführt werden kann. Zwar sollte in jedem Fall eine Thrombolyse versucht, die möglichst baldige Verlegung in ein Zentrum mit Katheter- oder Operationsmöglichkeit aber angestrebt werden.

**Chirurgische Revaskularisation**

Die chirurgische Revaskularisation im kardiogenen Schock zeigt in erfahrenen Zentren gute Resultate (Schlant et al. 1994). Es fehlen aber große statistische Serien dazu. Auch sind die Definition des kardiogenen Schocks und der Zeitabschnitt, in dem er vor der Operation bestanden hat, in den Berichten unterschiedlich, für das Ergebnis aber von entscheidender Bedeutung.

Der Vorteil der Operation ist nicht nur die Revaskularisation des Infarktgefäßes, sondern die Vollrevaskularisation auch der übrigen Koronararterien. Dadurch werden die gesamte Myokardperfusion und die kompensatorische Funktion verbessert. Die Operation hat in dieser Situation aber eine hohe Letalität und stellt besondere Anforderungen an das chirurgisch-anästhesiologische und das begleitende kardiologische Team.

Von den Patienten, die einen kardiogenen Schock bei akutem Myokardinfarkt 30 Tage überlebt haben, leben nach einem Jahr noch 88%. Konnte eine Revaskularisation durch PTCA oder Bypass-Chirurgie vorgenommen werden, war die Überlebensrate in der GUSTO-I-Studie 91,7% im Vergleich zu 85,3%, wenn das nicht erfolgte (Berger et al. 1999).

!

## 20.13.4 Besonderheiten des Rechtsherzinfarkts

**Pathophysiologie**

Der Rechtsherzinfarkt entsteht durch den Verschluß einer dominanten rechten Herzkranzarterie proximal des marginalen Asts oder einer sehr großen zirkumflexen Arterie, selten der linken absteigenden Arterie. Dadurch sind die linke Lateralwand, die Hinterwand des rechten Ventrikels und der inferiore Anteil des interventrikulären Septums nicht mehr perfundiert. Bei sehr proximalem Verschluß der rechten Kranzarterie vor der Konusarterie ist zusätzlich die Vorderwand des rechten Ventrikels betroffen. Bei ca. 15% der Linksherz- und 50% der Hinterwandinfarkte ist der rechte Ventrikel involviert. Isolierte Rechtsherzinfarkte kommen bei weniger als 3% aller Infarkte vor.

Der rechte Ventrikel hat ein besseres Verhältnis von $O_2$-Versorgung zu $O_2$-Verbrauch als der linke, weil seine Muskelmasse, der aufzubringende Druck und der pulmonal-arterielle Widerstand geringer sind. Außerdem erfolgt der koronare Fluß anders als im linken System, sowohl in der Systole als auch in der Diastole. Die Rechtsherzbeteiligung wird deshalb klinisch weniger auffällig.

Pathophysiologisch ist nicht nur das Ausmaß der rechtsventrikulären Ischämie für den Abfall von systolischem Druck, Auswurfleistung und Aortendruck von Bedeutung, sondern auch die Beteiligung des interventrikulären Septums, das gespannte Perikard und die erhöhte myokardiale Steifigkeit. Die gestörte Füllung des rechten Ventrikels kann durch eine erhöhte Vorhofkontraktion allein nicht kompensiert werden.

Hämodynamisch findet man einen erhöhten rechtsatrialen und rechtsventrikulären enddiastolischen Druck von jeweils mehr als 10 mmHg bei normalem linksventrikulären enddiastolischen Füllungsdruck und reduziertem Herzindex (Merx et al. 1982; Meyer et al. 1982; Cohn et al. 1974; Tabelle 20-4). Wenn das intravasale Volumen durch Diuretika und Nitrate zusätzlich vermindert wird und AV-Leitungsstörungen auftreten, ist die Situation sehr schwierig. Bei erhöhtem rechtsatrialen Druck und offenem Foramen ovale können ein Rechts-links-Shunt und eine gekreuzte Embolie auftreten.

**Diagnostik**

Elektrokardiographisch sieht man in der rechtspräkordialen Ableitung $V_{4R}$ ST-Streckenhebungen von mehr als 0,1 mV als wichtigen diagnostischen und prognostischen Parameter (Zehender et al. 1993; Abb. 20-5). Rechtsschenkelblöcke und komplette AV-Leitungsstörungen sind in der Akutphase häufig.

Echokardiographisch kann die Rechtsherzbeteiligung sowohl im M-Mode als auch mit der zweidimensionalen Technik, bevorzugt in der kurzen Achse, gut erkannt werden (Abb. 20-16). Der rechte Ventrikel ist dilatiert und kontrahiert asynerg, während sich das interventrikuläre Septum abnorm bewegt. Mit der Dopplertechnik erkennt man eine Trikuspidalregurgitation und das frühzeitige Öffnen der Pulmonalklappe (López-Sendón et al. 1983).

**Therapie**

Die Behandlung konzentriert sich zum einen auf die sequentielle Elektrostimulation von Vorhof und Ventrikel bei totalem AV-Block. Bei 1/3 der Patienten tritt Vorhofflimmern auf, das u.U. mit Kardioversion beseitigt werden muß. Ventrikuläre Rhythmusstörungen sind häufig. Sie können durch Bewegungen des Pulmonaliskatheters im rechten Ventrikel noch verstärkt werden.

In der Ära der Thrombolyse konnten durch frühe Eröffnung der rechten Kranzarterie sowohl eine Reduktion der Rechtsherzbeteiligung als auch eine Verbesserung des klinischen Verlaufs erzielt werden (Berger et al. 1993). Die primäre und die Notfallangioplastie können die Situation schlagartig verbessern (Meyer et al. 1982). Parallel dazu richtet sich die Behandlung auf die Stabilisierung einer genügend hohen rechtsventrikulären

Vorlast durch vorsichtige Flüssigkeitszufuhr unter Vermeidung von Nitraten und Diuretika. Bei manchen Patienten mit bereits erhöhtem rechtsventrikulären Füllungsdruck verbessert die weitere Flüssigkeitszugabe die Herzleistung nicht mehr. Vielmehr steigt dadurch die Spannung im gedehnten Perikard weiter an. Die positiv-inotrope Unterstützung durch Dobutamin ist zügig zu applizieren (s. Tabelle 20-8). Sie entspricht der bei Linksherzinsuffizienz.

### 20.13.5 Perikarditis und Dressler-Syndrom

In den ersten Infarkttagen finden sich oft die Zeichen einer Perikarditis, begleitet von transitorischen EKG-Veränderungen, manchmal nur über wenige Stunden nachweisbar. Geringe Perikardergüsse können bei großen Vorderwandinfarkten in den ersten Stunden bis 10 Tagen auftreten, werden echokardiographisch kontrolliert und führen in den wenigsten Fällen zu Komplikationen.

Der perikarditische Schmerz kann mit dem einer Reischämie verwechselt werden. Die Perikarditis verursacht nach einer Thrombolyse und unter laufender Antikoagulation selten ein Hämoperikard oder eine Tamponade. Das Dressler-Syndrom kann 2–10 Wochen nach dem Infarkt auftreten. Die Patienten klagen über anhaltende präkordiale Schmerzen. Die klinischen, elektrokardiographischen und echokardiographischen Befunde sind eher dürftig.

Durch die Gabe von Acetylsalicylsäure und anderen nichtsteroidalen, antientzündlich wirksamen Substanzen beobachtet man es jetzt seltener. Die Symptome sprechen auf diese Medikation gut an.

### 20.13.6 Arterielle und venöse Thromben

#### Arterielle Thromben

Bereits 1856 vertrat Rudolf Virchow die These, daß zur Entstehung eines Thrombus Veränderungen des Blutflusses mit Strömungsverlangsamung oder Stase, Veränderungen der Gefäßwände und eine Aktivierung der Gerinnung notwendig seien. Diese Virchow-Trias liegt bei einem transmuralen Myokardinfarkt in klassischer Ausprägung vor.

! Als Folge des transmuralen Infarktes verändert sich die Ventrikelgeometrie und der physiologische Kontraktionsablauf mit Entstehung akinetischer Zonen. Dadurch ist die normale Durchmischung des Blutes im linksventrikulären Cavum nicht mehr bei jeder Kontraktion gewährleistet. Es kommt zu Zonen relativer Stase. Gleichzeitig ist das Endokard über nekrotischen Myokardarealen im Sinne einer Entzündungsreaktion verändert und wirkt thrombogen.

Durch die Veränderungen des Flußmusters und des Endokards wird die Anlagerung von Thrombozyten gefördert. Gleichzeitig führen die systemische Gerinnungsaktivierung und die erhöhten endogenen Katecholaminspiegel zur Aktivierung von Thrombozyten und fördern die Thrombinbildung durch Anstoß der plasmatischen Gerinnung und Bildung von Gewebsthromboplastin (Stein et al. 1989).

Folge dieser Infarkt-bedingten Veränderungen ist die Ablagerung von wandständigen Ventrikelthromben, die bei 20–60% aller Autopsien und bei 20 bis 50% aller Echokardiogramme festgestellt werden können. Meistens sind Patienten mit transmuralem Vorderwandinfarkt betroffen. Die Inzidenz nach Hinterwandinfarkten beträgt nur bis zu 10% (Stein et al. 1989). Diese großen Unterschiede in der Inzidenz in Abhängigkeit von der Infarktlokalisation können auch technisch bedingt sein, da Hinterwandthromben echokardiographisch schwieriger zu identifizieren sind.

Die Thromben entstehen innerhalb der ersten Tage nach Infarkt und sind meist am Ende der ersten Woche nachweisbar. Echokardiographische Verlaufsuntersuchungen haben gezeigt, daß nach 3 Monaten noch bei bis zu 10% der Patienten wandständige Thromben nachweisbar sind. Sie neigen aufgrund der mechanischen Myokardaktion in etwa 10% der Fälle in den ersten 3 Monaten zur Ablösung und Embolisierung in die arterielle Strombahn. Insbesondere die hirnversorgenden Arterien und die Becken-Beinarterien sind häufig betroffen. Ältere wandständige Thromben und solche in Aneurysmen haben eine wesentlich geringere Ablösungstendenz, da sie weitestgehend organisiert sind und fester am Endokard anhaften.

Die Bildung wandständiger Thromben und deren systemische Embolisierung kann medikamentös wesentlich beeinflußt werden. Nach thrombolytischer Therapie des Infarktes ist die Inzidenz wesentlich geringer und wird durch anschließende Antikoagulationsbehandlung weiter gesenkt.

In der SCATI-Studie (1989) wurde die Bildung wandständiger Thromben durch Gabe von 2mal 12.500 E/Tag Heparin signifikant gesenkt. In einer Untersuchung von Turpie et al. (1989) waren 2mal 12.500 IE/Tag signifikant wirksamer als 2mal 5000 E/Tag subkutan. Deshalb sollten die Patienten während des Krankenhausaufenthaltes durch subkutane oder intravenöse Gabe von Heparin mit einer Verlängerung der PTT auf das 1,5- bis 2fache antikoaguliert werden. Patienten mit nachgewiesenen Thromben werden für mindestens 3 Monate oral antikoaguliert (INR 2.0–3.0).

#### Venöse Thrombosen

Die Inzidenz von Phlebothrombosen bei Patienten mit akutem Myokardinfarkt liegt bei 17–38%. Diese Aussage stützt sich auf Untersuchungen mit $^{125}$J-markiertem Fibrinogen. Dabei findet man bei Immobilisierung bis zu 3 Tagen und ohne Herzinsuffizienz in 9% Thrombosen der tiefen Venen. Bei Immobilisierung für 5 Tage und Herzinsuffizienz steigt die Häufigkeit auf 80% an (Chesebro et al. 1986). Subcutane niedrigdosierte Heparintherapie (2- bis 3mal 5000 U) reduzierte in 3 verschiedenen Studien die Inzidenz von Phlebothrombosen von 23 auf 4%.

Aus chirurgischen Studien mit perioperativer subcutaner Heparintherapie ist bekannt, daß dadurch die Inzidenz von Lungenembolien um die Hälfte und die Anzahl an tödlichen Lungenembolien um 2/3 gesenkt werden kann.

### 20.13.7
### Mechanische Komplikationen, chirurgische Intervention

! Bei Patienten mit Papillarmuskelabriß, Ventrikelseptumdefekt und subakuter Perikardtamponade ist die Verschlechterung des Befindens in der Regel so dramatisch, daß die kardiochirurgische Notoperation möglichst bald erfolgen sollte.

Bei der akuten Perikardtamponade durch Ruptur der freien Wand kommt es zu
- sofortigem Druckabfall,
- Pumpversagen,
- elektromechanischen Entkoppelungen,
- Tod.

Solche Patienten werden nur selten operativ gerettet.

Bei Papillarmuskelruptur und Septumperforation ist präoperativ eine zügige, auf das wesentliche konzentrierte, aber ausreichend informative Koronarographie notwendig, damit neben der chirurgischen Versorgung der Ruptur eine revaskularisierende Bypassoperation erfolgen kann. Unter Gabe von Vor- und Nachlastsenkern und unter Einsatz von Assistsystemen kann die Situation zwar gelegentlich über einige Tage stabilisiert werden; die Druck- und Volumenüberlastung des rechten und linken Herzens sowie des Lungenkreislaufs führen aber, je länger die Situation anhält, zu einer immer ungünstigeren intra- und postoperativen Situation. Daher ist die schnellstmögliche Intervention für den Patienten die günstigste.

## 20.14
## Postinfarktstrategien

### 20.14.1
### Risikostratifikation

Vor der Klinikentlassung sollte bei jedem Patienten überlegt werden, ob er weiter medikamentös behandelt wird oder ob eine weiterführende Maßnahme wie Ballondilatation oder Bypassoperation sinnvoll und notwendig ist. Auch nach erfolgreicher Thrombolyse treten in den folgenden Wochen und Monaten in bis zu 30% der Fälle erneut anginöse Beschwerden, Reinfarkte, maligne Rhythmusstörungen oder plötzliche Todesfälle auf (The TIMI Research Group 1988; White et al. 1994).

Der Gefährdungsgrad hängt neben der Größe des abgelaufenen Infarkts und dem Koronarstatus von vielen Faktoren wie Infarkten und Angina pectoris in der Vorgeschichte, Lebensalter, Hypertonie, Diabetes, Fettstoffwechselstörung und Nikotinabusus ab. In der Postinfarktphase sind Zeichen von Reischämie, linksventrikulären Funktionsstörungen, Herzinsuffizienz, häufigen ventrikulären Extrasystolen, ventrikulärer Tachykardien, höhergradigen AV-Blockierungen und supraventrikulären Tachyarrhythmien prognostisch ungünstig. Ventrikuläre Tachykardien oder Kammerflimmern jenseits der ersten 24 h, 10 oder mehr vorzeitige ventrikuläre Extrasystolen pro Stunde, eine reduzierte Herzfrequenzvariabilität, Spätpotentiale, belastungsinduzierte ventrikuläre Arrhythmien und abnormale elektrophysiologische Untersuchungen sind mit einem erhöhten Risiko verbunden.

Der Nachweis einer weiterbestehenden Myokardischämie kann durch Belastungselektrokardiographie, Streßecho und nuklearmedizinische Perfusionsuntersuchungen geführt werden (s. Abschn. 18.4, 18.6, 18.8). Die Interpretation dieser Befunde nach einem Infarkt erfordert besondere Erfahrung. Die Belastung erfolgt durch Ergometrie, pharmakologisch durch Gabe von Dipyridamol, Adenosin oder Dobutamin, selten durch Elektrostimulation. Eine linksventrikuläre Auswurffraktion unter 40% ist, besonders wenn sie unter Belastung nicht ansteigt, prognostisch ungünstig (Fioretti et al. 1986).

Patienten mit unkompliziertem Infarktverlauf und guter Kammerfunktion sollten nach Möglichkeit vor Klinikentlassung mit dem Belastungs-EKG, dem Streßecho oder einem nuklearmedizinischen Test untersucht werden. Bei älteren oder körperlich behinderten Patienten ist statt des Ergometers eine pharmakologische Belastung z.B. mit Dobutamin geeignet. Bei unkompliziertem Verlauf, aber eingeschränkter Kammerfunktion mit einer Auswurffraktion unter 40%, sollte, ebenso wie bei Patienten mit rezidivierender Angina, refraktärer Herzinsuffizienz und anhaltenden ventrikulären Tachykardien, möglichst eine Herzkatheteruntersuchung mit Koronarographie am Ende der Klinikphase noch vor der Rehabilitationsmaßnahme durchgeführt werden.

Ist der Infarktverlauf durch ventrikuläre Tachykardien oder einen Herzstillstand jenseits der ersten 48 h kompliziert, so ist zusätzlich eine elektrophysiologische Untersuchung mit Ableitung der Spätpotentiale und programmierter Stimulation indiziert.

### 20.14.2
### Rehabilitation

Während in den USA, in Kanada und in manchen europäischen Ländern wie Holland Patienten nach akutem Infarkt in der Regel nur 6–8 Tage in der Klinik bleiben und anschließend von ihrem Hausarzt betreut werden, ist die Strategie in Deutschland aus historischen, aber auch aus versicherungstechnischen Gründen anders. Je nach Größe und klinischem Verlauf des Infarkts und abhängig davon, ob eine Fibrinolyse oder Intervention erfolgreich vorgenommen werden konnte, bleiben die Patienten 8–14 Tage im Akutkrankenhaus. Wenige Tage später erfolgt dann, bei Patienten im arbeitsfähigen Alter fast immer, ein stationäres Anschlußheilverfahren von in der Regel 3 Wochen.

Während dieser Rehabilitationsmaßnahme wird ein gestuftes körperliches Trainingsprogramm unter ärztlicher und krankengymnastischer Anleitung durchgeführt.

Es richtet sich nach

- klinischem Infarktverlauf,
- noch bestehenden Zeichen der Herzinsuffizienz,
- dem Blutdruck,
- eventuellen Rhythmusstörungen,
- Alter,
- Geschlecht,
- Körpergewicht,
- allgemeinem Befinden,
- körperlichem Trainingszustand vor dem Infarkt.

Aufgaben der Rehabilitation sind nicht nur der dosierte Aufbau der körperlichen Leistung, sondern auch das Ansprechen psychosozialer und beruflicher Fragen sowie die Diskussion über Lebensgewohnheiten wie Übergewicht, Nikotinabusus und Alkohol. Die Patienten empfinden die Gruppentherapie, die körperliche Aktivierung, die Gesprächsrunden mit anderen Patienten und die instruktiven Beratungen zu Diät und allgemeinen Lebensfragen in der Regel als sehr positiv.

Im Sinne der Sekundärprophylaxe und der Infarktbewältigung haben diese Maßnahmen eine erhebliche Bedeutung.

Fragen der Sexualität sollten in der Rehabilitationsphase angesprochen werden. Bei Männern kann es durch die schwere Erkrankung zur Impotenz kommen. Sie kann auch durch Medikamente wie β-Rezeptorenblocker induziert oder verstärkt sein. Nach normalem Infarktverlauf und erfolgreicher Rehabilitation gibt es keine Gründe gegen die sexuelle Betätigung. Man muß aber bedenken, daß beim Geschlechtsverkehr sowohl eine psychische als auch eine körperliche Belastung auftritt, die etwa 5 metabolischen Einheiten entspricht, äqualent dem schnellen Gehen.

Prinzipiell können die gleichen Ergebnisse wie durch ein stationäres Rehabilitationsverfahren auch durch einen gut ausgebildeten und motivierten Hausarzt zusammen mit dem Werksarzt und einer ambulanten Koronarsportgruppe erzielt werden. Modelle der nichtstationären Rehabilitation werden besonders unter Aspekten der familiären Nähe, der besseren beruflichen Wiedereingliederung und der Kosten erprobt (Rost 1998).

Während frühe Studien zeigten, daß Menschen mit dem Typ-A-Verhaltensmuster besonders zu koronarer Krankheit, Infarkt und plötzlichem Tod disponiert sind, haben kontrollierte Studien nicht bestätigen können, daß die Beeinflussung dieses Verhaltens zu einer überzeugenden Reduktion von Koronarmorbidität und -mortilität führt. Offenbar ist es sehr schwierig, angeborene oder seit langer Zeit bestehende Verhaltensmuster dieser Art zu ändern. Sozial schwierige Situationen wie Isolation und Vereinsamung, Partnerschaftskonflikte oder Verlust des Arbeitsplatzes belasten den Patienten nicht nur nach dem Infarkt in seinem Wohlbefinden. Sie haben auch einen negativen Einfluß auf die weitere Prognose.

### 20.14.3 Koronarsport

Regelmäßige sportliche Betätigung nach einem Infarkt erleichtert allgemein eine gesunde Lebensführung, verbessert die Lebensqualität und hat mit Sicherheit einen positiven sekundärpräventiven Einfluß. Die körperliche Belastung in Einheiten von mindestens 15–20 min, sei es durch Laufen, Radfahren, Schwimmen oder andere Dauerbelastungen, führen zur Ökonomisierung des Kreislaufs mit Erniedrigung der Herzfrequenz und des Blutdrucks. Die Koronarsportgruppen haben sich sowohl als Kommunikationszentrum für die Patienten als auch zur gezielten und ärztlich überwachten Bewegungsförderung bewährt.

## Literatur zu Sektion III (Kap. 17–20)

ACC/AHA Guidelines for the management of patients with acute myocardial infarction. JACC 1996; 28: 1328–1438
ACC/AHH Task force report (1990) Guidelines for the early management of patients with acute myocardial infarction. J Am Coll Cardiol 16: 249–292
Achenbach S, Moshage W, Ropers D, Nossen J, Daniel WG (1998) Value of electron-beam computed tomography for the noninvasive detection of high grade coronary artery stenoses and occlusions. N Engl J Med 339: 1972–1978
Agatston AS, Janowitz WR, Hildner FJ, Zusmer NR, Viamonte M Jr, Detrano R (1990) Quantification of coronary artery calcium using ultrafast computed tomography. J Am Coll Cardiol 15: 827–832
AHA committee report (1975) A reporting system for coronary artery disease. Circulation 51: 5
AHA Medical/Scientific Statement: Exercise Standards (1995) Fletcher GF, Balady G, Froelicher VF, Hartley LH, Haskell WL, Pollock ML. Circulation 91: 580–615
AIRE Investigators (1993) Effect of ramipril on mortality and morbidity of survivors of acute myocardial infarction with clinical evidence of heart failure. Lancet 342: 821–828
Alderman EL, Bourassa MG, Cohen IS et al. (1990) Ten-year follow-up of survival and myocardial infarction in the randomized coronary artery surgery study. Circulation 82: 1629
American Heart Association (1992) Medical Scientific Statement, Guidelines for electrocardiography. Circulation 85: 1221–1228
American Heart Association/American College of Cardiology (1991) Guidelines for cardiac catheterization and cardiac catheterization laboratories. Circulation 84: 2213–2247
Anderson HV, Cannon CP, Stone PH et al. (1995) One-year results of the Thrombolysis in Myocardial Infarction (TIMI) llB clinical trial: a randomized comparison of tissue plasminogen activator vs. placebo and early invasive vs. early conservative strategies in unstable angina and non-q-wave myocardial infarction. J Am Coll Cardiol 26: 1643–1650
Anderson HV, Talley JD, Black AJR et al. (1990) Usefulness of coronary angioplasty in asymptomatic patients. Am J Cardiol 65: 35
André-Fouet X, Pillot M, Leizorovicz A, Finet G, Gayet C, Milon H (1989) Non Q-wave, alias nontransmural myocardial infarction: A special entity. Am Heart J 117: 892–901

Anistreplase Intervention Mortality Study (AIMS) (1988) Trial Study Group. Effect of intravenous APSAC on mortality after acute myocardial infarction preliminary report of a placebo-controlled clinical trail. Lancet I: 546–549

Antiplatelet trialists collaboration (1994) in: BMJ 308: 81–106

Antman EM, TIMI 9B Investigators. Hirudin in acute myocardial infarction. Thrombolysis and Thrombin Inhibition in Myocardial Infarction (TIMI) 9B trial. Circulation 94: 911–921

Antoniucci D, Santoro GM, Bolognese L et al. (1998) A clinical trial comparing primary stenting of the infarct-related artery with optimal primary angioplasty for acute myocardial infarction. J Am Coll Cardiol 31: 1234–9

Armstrong PW, Baigrie RS, Daly PA et al. (1989) Tissue plasminogen activator: Toronto (TPAT) placebo-controlled randomized trial in acute myocardial infarction. J Am Coll Cardiol 13: 1469

Asinger RW, Mikell FL, Elsberger J, Hodges M (1981) Incidence of left ventricular thrombosis after acute transmural myocardial infarction. Serial evaluation by two-dimensional echocardiography. N Eng J Med 305: 297–302

Auchampach JA, Gross GJ (1993) Adenosine A1 receptors, KATP channels, and ischemic preconditioning in dogs. Am J Physiol 264: H1327–H1336

Bairati K, Roy L, Meyer F (1992) Double-blind, randomized, controlled trial of fish oil supplement in prevention of recurrence of stenosis after coronary angioplasty. Circulation 85: 950–956

Bartling B, Holtz J, Darmer D (1998) Contribution of myocyte apoptosis to myocardial infarction? Bas Res Cardiol 93: 71–84

Bassenge E, Heusch G (1990) Endothelial and neuro-humoral control of coronary blood flow in health and disease. Rev Physiol Biochem Pharmacol 116: 77–165

Baumgart D, Ehring T, Krajcar M, Heusch G (1993) A proischemic effect of nisoldipine. Relation to a decrease in perfusion pressure and comparison to dipyridamole. Cardiovasc Res 27: 1254–1259

Bauriedel G, Windstetter U, DeMario SJ et al. (1992) Migratory activity of human smooth muscle cells cultivated from coronary and peripheral primary and restenotic lesions removed by percutaneous atherectomy. Circulation 85: 554–564

Behar S, Reicher-Reiss H, Shechter M et al. for the SPRINT Study Group (1992) Frequency and prognostic significance of secondary ventricular fibrillation complicating acute myocardial infarction. Am J Cardiol 71: 152–156

Bell MR, Reeder GS, Garratt KN, Berger PB, Bailey KR, Holmes DR (1993) Predictors of major ischemic complications after coronary dissection following angioplasty. Am J Cardiol 71: 1402–1407

Bengtson JR, Kaplan AJ, Pieper KS et al. (1992) Prognosis in cardiogenic shock after acute myocardial infarction in the interventional era. J Am Coll Cardiol 20: 1482–1489

Berger PB, Ruocco NA, Ryan TJ et al. (1993) Frequency and significance of right ventricular dysfunction during inferior wall left ventricular myocardial infarction treated with thrombolytic therapy. Am J Cardiol 71: 1148–1152

Berger PB, Tuttle RH, Holmes DR et al. (1999) One year survival among patients with acute myocardial infarction complicated by cardiogenic shock, and its relation to early revascularization. Circulation 99: 873

Bertrand ME, Lablanche JM, Leroy F et al. (1992) Percutaneous transluminal coronary rotary ablation with Rotablator (European experience). Am J Cardiol 69: 470–474

Bertrand ME, Legrand V, Boland J et al. (1998) Randomized Multicenter Comparison of Conventional Anticoagulation Versus Antiplatelet Therapy in Unplanned and Elective Coronary Stenting. The Full Anticoagulation Versus Aspirin and Ticlopidine (FANTASTIC) Study. Circulation 98: 1597–1603

Bertrand ME, McFadden EP, Fruchart JC et al. (1997) Effect of pravastatin on angiographic restenosis after coronary balloon angioplasty. J Am Coll Cardiol 30: 863–869

Bilbao FJ, Zabalza IE, Vilanova JR, Froufe J (1987) Atrioventricular block in posterior acute myocardial infarction: a clinicopathologic correlation. Circulation 75: 733–736

Bittl JA, Ryan TJ Jr, Keaney JF Jr et al. (1993) Coronary artery perforation during excimer laser coronary angioplasty. J Am Coll Cardiol 21: 1158–1165

Blankenhorn DH, Nessim SA, Johnson RL et al. (1987) Beneficial effects of combined colestipol-niacin therapy on coronary atherosclerosis and coronary vein bypass grafts. JAMA 257: 3233

Bleifeld W, Nienhaber CA (1990) Was ist entbehrlich in der Diagnostik der koronaren Herzkrankheit? Dtsch Med Wochenschr 115: 1201–1209

Boden WE, ORourke R, Crawford H et al.(1998) Outcomes in patients with acute non-q-wave myocardial infarction randomly assigned to an invasive as compared with a conservative management strategy. N Engl J Med 338: 1785–1792

Boer MJ de, Hoorntje JCA, Ottervanger JP, Reiffers S, Suryapranata H, Zijlstra F (1994a) Immediate coronary angioplasty vs. intravenous streptokinase in acute myocardial infarction: left ventricular ejection fraction, hospital mortality and reinfarction. J Am Coll Cardiol 23: 1004–1008

Boer MJ de, Suryapranata H, Hoorntje JCA et al. (1994b) Limitation of infarct size and preservation of left ventricular function after primary coronary angioplasty compared with intravenous streptokinase in acute myocardial infarction. Circulation 90: 753–761

Böger A, Hort W (1977) Qualitative und quantitative Untersuchungen am Lymphgefäßsystem des Mauseherzens. Basic Res Cardiol 72: 510–529

Bolli R (1990) Mechanism of myocardial „stunning". Circulation 82: 723–738

Bolli R (1992) Myocardial „stunning" in man. Circulation 86: 1671–1691

Bonnett JL, Bory M, DHoudain F et al. (1989) Association of tissue plasminogen activator and streptokinase in acute myocardial infarction: preliminary data. Circulation 80 (Suppl II): II–343

Braunwald E, Brown J, Brown L et al. (1994) Diagnosing and managing unstable angina. Circulation 90: 613–622

Bredlau C, Roubin GS, Leimgruber PP et al. (1985) In-hospital morbidity and mortality in patients undergoing elective coronary angioplasty. Circulation 72: 1044–1052

Brown BG et al. (1981) The mechanism of nitroglycerin action: stenosis vasodilation as a major component of the drug response. Circulation 64: 1089

Brown G, Albers JJ, Fisher LD et al. (1990) Regression of coronary artery disease as a result of intensive lipid-lowering therapy in men with high levels of apolipoprotein B. N Engl J Med 323: 1289

Buchbinder M, Leon M, Warth D et al. (1992) Multi-center registry of percutaneous coronary rotational ablation using the Rotablator. J Am Coll Cardiol 19: 333A

Buchwald H, Varco RL, Matts JP et al. (1990) Effect of partial ilium bypass surgery on mortality and morbiditiy from coronary heart disease in patients with hypercholesterolemia: Report on the Program on the Surgical Control of the Hyperlipidemias (POSCH) N Engl J Med 323: 946–955

Byington RP, Jukema W, Salonen WT et al. (1995) Reduction in cardiovascular events during pravastatin therapy: pooled analysis of clinical events of the pravastatin atherosclerosis intervention program. Circulation 92: 2419–2425

Bypass Angioplasty Revascularization Investigation (BARI) Investigators (1996) Comparison of coronary bypass surgery with angioplasty in patients with multivessel disease. N Engl J Med 335: 217–225

CABRI Trial Participants (1995) First-year results of CABRI (Coronary Angiopalsty vs. Bypass Revascularisation Investigation). Lancet 346: 1179–1184

Cairns JA, Conolly SJ, Roberts R, Gent M (1997) Randomized trial of outcome after myocardial infarction in patients with frequent or repetitive ventricular premature depolarisations. Lancet 349: 675–682

Cairns JA, Gent M, Singer J et al. (1985) Aspirin, sulfinpyrazone or both in unstable angina. N Engl J Med 313: 1369–1375

Califf RM et al. (1988) Failure of simple clinical measurement to predict perfusion status after intravenous thrombolysis. Ann Int Med 108: 658

Califf RM, Topol EJ, Stack RS et al. (1991) Evaluation of combination thrombolytic therapy and timing of cardiac catheterization in acute myocardial infarction: the TAMI-5 randomized trial. Circulation 83: 1543–1556

Campeau L (1976) Grading of angina pectoris. Circulation 54: 522

Campeau L, Enjalbert M, Lesperance J et al. (1984) The relation of risk factors to the development of atherosclerosis in saphenous-vein bypass grafts and the progression of disease in the native circulation. A study 10 years after aortocoronary bypass surgery. N Engl J Med 311: 1329

Campeau L, Enjalbert M, Lesperance J et al. (1993) Atherosclerotic and late closure of aortocoronary saphenous vein grafts: sequential angiographic studies at 2 weeks, 1year, 5 to 7 years, and 10 to 12 years after surgery. Circulation 68 (SupplII):1

Cannon CP, McCabe CH, Henry TD for the TIMI-5 Investigators (1993) Hirudin reduces reocclusion compared to heparin following thrombolysis in acute myocardial infarction: results of the TIMI-5 Trial. J Am Coll Cardiol 2 (Suppl A): A-136

CAPRIE Steering Committee (1996) A randomised, blinded, trial of clopidogrel vs. aspirin in patients at risk of ischaemic events (CAPRIE). Lancet 348: 1329–1339

CAPRIE Steering Committee (1996) Double blind trial of aspirin in primary prevention of myocardial infarction in patients with stable chronic angina pectoris. Lancet 340: 1421–1425

Capture Investigators. Randomised Plazebo-controlled trial of abciximab before and during coronary intervention in refractory instable angina: the CAPTURE study. Lancet 349: 1429–1435

CASS Principal Investigators and their Associates (1984) Myocardial infarction and mortality in the Coronary Artery Surgery Study (CASS) randomized trial. N Engl J Med 310: 750

CASS Principal Investigators and their Associates: Coronary Artery Surgery Study (CASS) (1983) A randomized trial of coronary artery bypass surgery. Survival data. Circulation 68: 939

CAST, The Cardiac Arrhythmia Suppression Trial (CAST) Investigators (1989) Effect of encainide and flecainide on mortality in a randomized trial of arrhythmia suppression after myocardial infarction. N Engl J Med 321: 406–412

Castaneda-Zuniga WR, Formanek A, Tadavarthy M et al. (1980) The mechanisms of balloon angioplasty. Radiology 135: 565

Chaitman BP, Fisher LD, Bourassa MG (1981) Effect of coronary bypass surgery on survival patterns in subsets of patients with left main coronary artery disease. Report of the Collaborative Study in Coronary Artery Surgery (CASS). Am J Cardiol 48: 765

Chesebro JH, Fuster V (1986) Antithrombotic therapy for acute myocardial infarction: mechanisms and prevention of deep venous, left ventricular, and coronary artery thromboembolism. Circulation 74 (Suppl): III-1–III-10

Chiu RCJ, Zibaitis A, Kao RL (1995) Cellular cardiomyoplasty: myocardial regeneration with a satellite cell implantation. Ann Thor Surg 60: 12–22

Chouka EV, Brundage BH (1993) Cardiovascular ultrafast computed tomographic angiography. Am J Cardiac Imag 7: 252–264

Christian TF, Gibbons RJ, Hopfenspirger BJ, Gersh BJ (1993) Severity and response of chest pain during thrombolytic therapy for acute myocardial infarction: A useful indicator of myocardial salvage and infarct size. J Am Coll Cardiol 22: 1311–1316

Clemmensen P, Ohman M, Sevilla DC et al. (1990) Changes in standard electrocardiographic ST-segment elevation predictive of successful reperfusion in acute myocardial infarction. Am J Cardiol 66: 1407–1411

Click RL, Holmes DR, Vliestra RE, Kosinski A, Kronmal RA (1989) Anomalous coronary arteries: Location, degree of atherosclerosis and effect on survival – a report of the Coronary Artery Surgery Study. J Am Coll Cardiol 13: 531–537

Cockcroft JR, Chowienczyk PJ, Benjamin N, Ritter JM (1994) Preserved endothelium-dependent vasodilatation in patients with essential hypertension. N Engl J Med 330: 1036–1040

Cohem M, Demers C, Gurfinkel EP et al. (1998) Low-molecular-weight heparins in non-ST-Segment elevation ischemia: the ESSENCE trial. Efficacy and Safety of Subcutaneous Enoxaparin vs. intravenous unfractionated heparin, in non-Q-wave Coronary Events. Am J Cardiol 82: 19L-24L

Cohen MV, Downey JM, Sonnenblick EH, Kirk ES (1973) The effects of nitroglycerin on coronary collaterals and myocardial contractility. J Clin Invest 52: 2836

Cohn JN, Guiha NH, Broder MI, Limas CJ (1974) Right ventricular infarction: clinical and hemodynamic features. Am J Cardiol 33: 209–214

Cohn PF (1988) Silent myocardial ischemia. Ann Intern Med 109: 312

Coll S, Betriu A, De Flores T et al. (1988) Significance of Q-wave regression after transmural acute myocardial infarction. Am J Cardiol 61: 739–742

Committee of Principal Investigators (1978) A cooperative trial in the prevention of ischemic heart disease using clofibrate. Birt Heart J 40: 1069–1118

Conley MJ, Ely RL, Kisslo J et al. (1978) The prognostic spectrum of left main stenosis. Circulation 57: 947

Cook SL, Eigler NL, Shefer A et al. (1991) Percutaneous excimer laser coronary angioplasty of lesions not ideal for balloon angioplasty. Circulation 84: 632–643

Crouse JR, Byinton RP, Bond MG et al. (1995) Pravastatin, lipids and atherosclerosis in the carotid arteries (PLAC-ll). Am J Cardiol 75: 455–459

Darius H, Binz C, Veit K, Fisch A, Meyer J (1995) Platelet receptor desensitization induced by elevated prostacyclin levels causes platelet-endothelial cell adhesion. J Am Coll Cardiol 26: 800-806

Darius H, Erbel R, Belz GG, Meyer J (1992) Thrombozytenaggregationshemmer, Antikoagulanzien und Thrombolytika bei kardialen Erkrankungen. Internist 33: 670–683

Davidson DM, DeBusk RF (1980) Prognostic value of a single exercise test three weeks after uncomplicated myocardial infarction. Circulation 61: 236–242

Davies MJ, Richardson PD, Woolf N, Katz DR, Mann J (1993) Risk of thrombosis in human atherosclerotic plaques: role of extracellular lipid, macrophage, and smooth muscle cell content. Br Heart J 69: 377–381

Davies MJ, Thomas A (1984) N Engl J Med 310: 1137–1140

Davies MJ, Thomas AC (1985) Plaque fissuring – the cause of acute myocardial infarction, sudden ischaemic death, and crescendo angina. Br Heart J 53: 363–373

Deanfield J, Wright C, Kirkler S et al. (1984) Cigarette smoking and the treatment of angina with propanolol, atenolol, and nifedipine. N Engl J Med 310: 951

Deindl E, Neubauer E, Ito W, Zimmermann R, Schaper W (1998) VEGF besitzt in der Arteriogenese im Gegensatz zur Angiogenese keine bedeutende Funktion. Z Kardiol 87 (Suppl 1): 247

Dellborg M, Topol EJ, Swedberg K (1991) Dynamic QRS complex and ST segment vector-cardiographic monitoring can identify vessel patency in patients with acute myocardial infarction treated with reperfusion therapy. Am Heart J 122: 943–948

Delmarre BJ, Visser CA, Bot H, Dunning AJ (1990) Prediction of apical thrombus formation in acute myocardial infarction based on left ventricular spatial flow pattern. J Am Coll Cardiol 15: 355–360

Demer LL, Ariani M, Siegel RJ (1991) High intensity ultrasound increases distensibility of calcific atherosclerotic arteries. J Am Coll Cardiol 1: 1259–1262

Detre K, Peduzzi P, Murphy M et al. (1981) Effect of bypass surgery on survival in patients with low- and high-risk groups delineated by the use of simple clinical variables. Circulation 63: 1329

Detre KM, Holmes DR, Holubkov R et al. (1990) Incidence and consequences of periprocedural occlusion: The 1985–1986 National Heart, Lung, and Blood Institute Percutaneous Transluminal Coronary Angioplasty Registry. Circulation 82: 739

Deutsche Gesellschaft für Kardiologie – Herz-und Kreislaufforschung (1997) Richtlinien der interventionellen Koronartherapie. Z Kardiol 86: 1040–1063

Dietz U, Erbel R, Rupprecht HJ, Weidmann S, Meyer J (1993) High frequency rotational ablation: an alternative in treating coronary artery stenoses and occlusions. Br Heart J 70: 327–336

Dilsizian V, Bonow RO (1993) Current diagnostic techniques of assessing myocardial viability in patients with hibernating and stunned myocardium. Circulation 87: 1–19

DiSciascio G, Vetrovec GW, Cowley MJ, Wolfgang TC (1986) Early and late outcome of percutaneous transluminal coronary angioplasty for subacute and chronic total coronary occlusion. Am Heart J 111: 833

Dole WP (1987) Autoregulation of the coronary circulation. Prog Cardiovasc Dis 29: 293–323

Domenicucci S, Bellotti P, Chiarella F, Lupi G, Vecchio C (1987) Spontaneous morphologic changes in left ventricular thrombi: a prospective two-dimensional echocardiographic study. Circulation 75: 737–743
Dorros G, Cowley MJ, Simpson J et al. (1983) Percutaneous transluminal coronary angioplasty: report of complications for the National Heart, Lung, and Blood Institute PTCA Registry. Circulation 67: 723
Dotter CT (1969) Transluminally-placed coilspring endarterial tube grafts. Long-term patency in canine popliteal artery. Invest Radiol 4: 329–332
Dotter CT, Buschmann RW, McKinney MK, Rosch J (1983) Transluminal expandable nitinol coil stent grafting: preliminary report. Radiology 147: 259–260
Dotter CT, Judkins MP (1964) Transluminal treatment of arteriosclerotic obstruction: description of a new technique and a preliminary report of its application. Circulation 30: 654–670
Douglas JS (1990) Angioplasty of saphenous vein and internal mammary artery bypass grafts. In: Topol EJ (ed) Textbook of interventional cardiology. WB Saunders, Philadelphia, pp 327–343
Downs JR, Clearfield M, Weis S et al. (1998) Primary prevention of acute coronary events with lovastatin in men and women with average cholesterol levels: results of AFCAPS/TexCAPS. Air Force Texas Coronary Atherosclerosis Prevention Study. JAMA 279: 1615–22
Dubois C, Pierard LA, Smeets JP, Carlier J, Kulbertus HE (1989) Long-term prognostic significance of trioventricular block in inferior acute myocardial infarction. Eur Heart J 10: 816–820
Eastham RD, Morgan EH (1963) Plasma-fibrinogen levels in coronary-artery disease. Lancet 2: 1196
Ebers Papyrus (1990) Preface. In: Bleifeld W, Hamm CW, Braunwald E (eds) Unstable angina. Springer, Berlin Heidelberg New York Tokyo
Egashira K, Inou T, Hirooka Y, Yamada A, Urabe Y, Takeshito A (1993) Evidence of impaired endothelium-dependent coronary vasodilatation in patients with angina pectoris and normal angiograms. N Engl J Med 328: 1659–1664
Ellis SG, da Silva ER, Heyndricks GR et al. (1994) Randomized comparison of rescue angioplasty with conservative management of patients with early failure of thrombolysis for acute anterior myocardial infarction. Circulation 90: 2280–2284
Ellis SG, Roubin GS, King SB et al. (1988) Angiographic and clinical predictors of acute closure after native vessel coronary angioplasty. Circulation 77: 372
EMERAS, Estudio multicentrico Estreptoquinasa Republicas de America del Sur (1993). Lancet 342: 767–772
EPIC Investigators (1994). Use of a monoclonal antibody directed against the platelet glycoprotein llb/llla receptor in high-risk coronary angioplasty. EPIC investigation. N Engl J Med 330: 956–61
Epilog Investigators (1997). Effect of the platelet glycoprotein llb/llla receptor inhibitor abciximab with lower heparin dosages in ischemic complications of percutaneous coronary revascularization. N Engl J Med 336: 1689–1696
EPISTENT Investigators (1998). Randomized placebo-controlled and balloon-angioplasty-controlled trial to assess safety of coronary stenting with use of platelet glycoprotein-llb/llla blockade. Lancet 352: 87–92
Erbel R, Haude M, Höpp HW (1998) Coronary artery stenting compared with balloon angioplasty for restenosis after initial balloon angioplasty. N Engl J Med 339: 1672–8
Erbel R, O'Neill W, Auth D et al. (1989) Hochfrequenz-Rotationsatherektomie bei koronarer Herzkrankheit. Dtsch Med Wochenschr 114: 487–495
Erbel R, Pop T, Diefenbach C, Meyer J (1989) Long-term results of thrombolytic therapy with and without percutaneous transluminal coronary angioplasty. J Am Coll Cardiol 14: 276–285
Erbel R, Pop T, Diefenbach C, Meyer J (1989) Long-term results of thrombolytic therapy with and without percutaneous transluminal coronary angioplasty. J Am Coll Cardiol 14: 276–285
Erbel R, Pop T, Henrichs KJ et al. (1986) Percutaneous transluminal coronary angioplasty after thrombolytic therapy: a prospective controlled randomized trial. J Am Coll Cardiol 8: 485–495
Erbel R, Rupprecht HJ, Busch U et al. (1987) Continuous coronary perfusion and prolonged balloon inflation during stenosis dilatation. Z Kardiol 76 (Suppl 6): 49–52
Ernst A, Schenk EA, Gracewski SM (1991) Ability of high-intensity ultrasound to ablate human atherosclerotic plaque and minimize debris size. Am J Cardiol 68: 242–246
Espinola-Klein C, Rupprecht H-J, Erbel R et al. (1998) Impact of restenosis 10 years after coronary angioplasty. Eur Heart J 19: 1047–1053
European Coronary Surgery Study Group (1982) Long-term results of prospective randomized study of coronary artery bypass surgery in stable angina pectoris. Lancet 2: 1173
Falk E (1992) Why do plaques rupture? Circulation 86 (Suppl III): III-30–III-42
Feigl D, Ashkenazy J, Kishon Y (1984) Early and late atrioventricular block in acute inferior myocardial infarction. J Am Coll Cardiol 4: 35–38
Feyter PJ de, Serruys PW (1992) Coronary angioplasty for unstable angina. Herz 17: 40–49
Fioretti P, Brower RW, Simoons ML et al. (1986) Relative value of clinical variables, bicycle ergometry, rest radionuclide ventriculography and 24 hour ambulatory electrocardiographic monitoring at discharge to predict 1year survival after myocardial infarction. J Am Coll Cardiol 8: 40–49
First International Study of Infarct Survival Colloborative Group (1986) Randomized trial of intravenous atenolol among 16027 cases of suspected acute myocardial infarction: ISIS-I. Lancet 2: 57–65
Fischell TA, Abbas MA, Grant GW et al. (1991) Ultrasonic energy: effects on vascular function and integrity. Circulation 84: 1783–1795
Fischman DL, Leon MB, Baim DS et al. (1994) A randomized comparison of coronary stent placement and balloon angioplasty in the treatment of coronary artery disease. N Engl J Med 331: 496–501
Fletcher AP, Alkjaersig N, Smyriotis FE, Sherry S (1958) The treatment of patients suffering from early myocardial infarction with massive and prolonged streptokinase therapy. Trans Assoc Am Phys 71: 287
Forrester JS, Diamond G, Chatterjee K, Swan HJC (1976) Medical therapy of acute myocardial infarction by application of hemodynamic subsets. N Engl J Med 295: 1356–1362
Fragmin During Instability in Coronary Artery Disease (FRISC) Study Group (1996). Low-molecular weight heparin during instability in coronary artery disease. Lancet 347: 561–568
Frick MH, Elo O, Haapa K et al. (1987) Helsinke heart study: Primary prevention trial with gemfibrozil in middle-aged men with dyslipidemia; Safety of treatment, changes in risk factors, and incidence of coronary heart disease. N Engl J Med 317: 1237–1245
FTT (Fibrinolytic Therapy Trialists) Collaborative Group (1994) Indications for fibrinolytic therapy in suspected acute myocardial infarction: collaborative overview of mortality and major morbidity results from randomized trials of more than 1000 patients. Lancet 343: 311–322
Fulton WFM (1965) The coronary arteries. Thomas Springfield lll
Furchgott RF, Zawadzki JV (1980) The obligatory role of endothelial cells in the relaxation of arterial smooth muscle by acetylcholine. Nature (London) 288: 373–376
Fuster V, Badimon L, Badimon JJ, Chesebro JH (1992) The pathogenesis of coronary artery disease and the acute coronary syndromes. N Engl J Med 326: 242–250, 310–318
Gage JE, Hess OM, Murakami T, Ritter M, Grimm J, Krayenbuehl HP (1986) Vasoconstriction of stenotic coronary arteries during dynamic exercise in patients with classic angina pectoris: reversibility by nitroglycerin. Circulation 73: 865–876
Galan KM, Deligonul U, Kern MJ, et al. (1988) Increased frequency of restenosis in patients continuing to smoke cigarettes after percutaneous transluminal coronary angioplasty. Am J Cardiol 61: 260–263
Gao WD, Atar D, Liu Y, Perez NG, Murphy AM, Marban E (1997) Role of Troponin I proteolysis in the pathogenesis of stunned myocardium.Circ Res 80: 393–399
Gerhardt W, Ljungdahl L, Herbert AK (1993) Troponin T und CK-MB (mass) in early diagnosis of ischemic myocardial injury. Clin Biochem 26: 231–240

Geschwind HJ, Aptecar E, Boussignac G et al. (1991) Results and follow-up after percutaneous pulsed laser-assisted balloon angioplasty guided by spectroscopy. Circulation 83: 787–796
Gibbons RJ, Holmes DR, Reeder GS, Bailey KR, Hopfenspirger MR, Gersh BJ (1993) Immediate angioplasty compared with the administration of a thrombolytic agent followed by conservative treatment for myocardial infarction. N Engl J Med 328: 685–691
GISSI, Gruppo italiano per lo studio della streptochinasi nellinfarto miocardio (1986) Effectiveness of intravenous thrombolytic treatment in acute myocardial infarction. Lancet I: 397–402
GISSI, Gruppo italiano per lo studio dello streptochinasi nellinfarto miocardio (1987) Long-term effects of intravenous thrombolysis in acute myocardial infarction: final report of the GISSI study. Lancet II: 871
GISSI-2, Gruppo italiano per lo studio della sopravvivenza nellinfarto miocardio (1990) A factorial randomized trial of alteplase vs. streptokinase and heparin vs. no heparin among 14490 patients with acute myocardial infarction. Lancet 336: 65–71
Gitlin JB, Sutton JM, Casale PN et al. (1993) Transluminal extraction atherectomy: can major complications and procedural failure be anticipated? Eur Heart J 14 (Suppl) 591 (Abstr)
Glagov S, Weisenberg E, Zarins CK, Stankunavicius R, Koletts GJ (1987) Compensatory enlargement of human atherosclerotic coronary arteries. N Engl J Med 316: 1371–1375
Global Use of Strategies to Open Occluded Coronary Arteries (GUSTO) IIb Investigators (1996) A comparison of recombinant hirudin and heparin for the treatment of acute coronary syndromes.N EnglJ Med 335: 775–822
Gonschior P, Höfling B, Mack B et al. (1993) Results of directional peripheral atherectomy with reference to histology, histochemistry, and ultrastructure. Angiology 44: 454–463
Gore JM et al. (1987) Peak creatine kinase as a measure of effectiveness of thrombolytic therapy in acute myocardial infarction. Am J Cardiol 59: 1234
Gore JM, Goldberg RJ, Matsumoto AS et al. (1984) Validity of serum total cholesterol level obtained within 24 hours of acute myocardial infarction. Am J Cardiol 54: 722
Görge G, Erbel R, Haude M et al. (1994) Continuous coronary perfusion balloon catheters in coronary dissections after percutaneous transluminal coronary angioplasty. Eur Heart J 15: 908–914
Gottlieb SO, Weisfeld ML, Ouyang P et al. (1986) Effect of the addition of propranolol therapy with nifedipine for unstable angina pectoris: a randomized, double-blind, placebo controlled trial. Circulation 73: 331
Gottlieb SO, Weisfeld ML, Ouyang P, Mellits ED, Gerstenblith G (1986) Silent ischemia as a marker for early unfavourable outcomes in patients with unstable angina. N Engl J Med 314: 1214–1219
Gotto AM (1984) Practical approaches to phenotyping hyperlipoproteinemia. In: Kligfield PD (ed) Cardiology reference book. Co-Medica, New York
Gould KL, Lipscomb K, Hamilton GW (1974) Physiologic basis for assessing critical coronary stenosis. Instantaneous flow response and regional distribution during coronary hyperemia as measures of coronary flow reserve. Am J Cardiol 33: 87–94
Graham I, Mulcahy R, Hickey N et al. (1983) Natural history of coronary heart disease. A study of 586 men surviving an initial acute attack. Am Heart J 105: 249
Granger CB, Califf RM, Topol EJ (1992) Thrombolytic therapy for acute myocardial infarction. A review. For Adis. Drugs 44: 293–325
Granger CB, Kalbfleisch J, Califf R et al. (1991) The Global Utilization of Streptokinase and Tissue Plasminogen Activator for Occluded Coronary Arteries (GUSTO) pilot study: Combined streptokinase and t-PA. Circulation 84 (Suppl II): II-573
GREAT Group (1992) Feasibility, safety, and efficacy of domiciliary thrombolysis by general practitioners: Grampian Region Early Anistreplase Trial. Br Med J 305: 548–553
Grines CL, Browne KF, Marco J et al. (1993) A comparison of immediate angioplasty with thrombolytic therapy for acute myocardial infarction. N Engl J Med 328: 673–679
Grines CL, Nissen SE, Booth CD and the Kentucky Acute Myocardial Infarction Trial (KAMIT) Group (1991) A prospective, randomized trial comparing combination half-dose tissue-type plasminogen activator and streptokinase with full-dose tissue-type plasminogen activator. Circulation 84: 540–549
Grines CL, Nissen SE, Booth CD, Branco MC, Gurley JC, Bennett KA, DeMaria AN (1989) A new thrombolytic regimen for acute myocardial infarction using combination half dose tissue-type plasminogen activator with full dose streptokinase: a pilot study. J Am Coll Cardiol 14: 573–580
Grondin CM, Campeau L, Thornton JC et al. (1989) Coronary artery bypass grafting with saphenous vein. Circulation 79 (Suppl I): 24
Grossman W, Baim DS (1991) Cardiac catheterization, angiography, and intervention. Lea Febiger, Philadelphia, London
Grüntzig A, Kuhlmann U, Vetter W et al. (1978) Treatment of renovascular hypertension with percutaneous transluminal dilatation of a renal-artery stenosis. Lancet I: 801
Grüntzig A, Kumpe DA (1979) Technique of percutaneous transluminal angioplasty with the Grüntzig balloon catheter. Am J Radiol 132: 547
Grüntzig AR, Senning A, Siegenthaler WE (1979) Non-operative dilatation of coronary artery stenosis – percutaneous transluminal coronary angioplasty. N Engl J Med 301: 61
Guidelines for coronary angiography (1987) A report of the American College of Cardiology/American Heart Association Task Force on assessment of diagnostic and therapeutic cardiovascular procedures. J Am Coll Cardiol 10: 935–950
Guidelines for exercise testing (1986) A report of the American College of Cardiology/American Heart Association Task Force on assessment of cardiovascular procedures. J Am Coll Cardiol 8: 725–738
Gupta S, Leatham EW, Carrington D et al. (1997))Elevated Chlamydia pneumoniae antibodies, cardiovascular events, and azithromycin in male survivors of myocardial infarction. Circulation: 96: 404–407
Gurfinkel E, Bozovich G, Daroca A, et al. (1997) Randomised trial of roxithromycin in non Q-wave coronary syndromes: ROXIS pilot study. Lancet: 350: 404–7
GUSTO Investigators (1993) An international randomized trial comparing four thrombolytic strategies for acute myocardial infarction. N Engl J Med 329: 673–682
GUSTO Investigators (1993) The effects of tissue plasminogen activtor, streptokinase, or both on coronary-artery patency, ventricular function, and survival after acute myocardial infarction. N Engl Med 329: 1615–1622
Guth BD, Schulz R, Heusch G (1993) Time course and mechanisms of contractile dysfunction during acute myocardial ischemia. Circulation 87 (Suppl IV): IV-35–IV-42
Hafner G, Thome-Kromer B, Schaube J et al. (1994) Cardiac troponin in chronic renal failure. Clin Chem 40: 1790–1791
Haft JI, Al-Zarka AM (1993) Comparison of the natural history of irregular and smooth coronary lesions: insights into the pathogenesis, progression, and prognosis of coronary atherosclerosis. Am Heart J 126: 551–561
Hallstom AP, Cobb LA, Ray R (1986) Smoking as a risk factor for recurrence of sudden cardiac arrest. N Engl J Med 314: 271
Hambrecht R, Niebauer J, Marburger C et al. (1993) Various intensities of leisure time physical activity in patients with coronary artery disease: effects on cardiorespiratory fitness and progression of coronary atherosclerotic lesions. J Am Coll Cardiol 22: 468–477
Hamburger JN, Geert M, Gijsbers M et al. (1997) Recanalization of Chronic Total Coronary Occlusions Using a Laser Guide Wire: A Pilot Study. J Am Coll Cardiol 30: 649–56
Hamby RI, Weissman RH, Prakash MN, Hoffmann I (1983) Left bundle branch block: A predictor of poor left ventricular function in coronary artery disease? Am Heart J 106: 471
Hamm CW, Ravkilde J, Gerhardt W et al. (1992) The prognostic value of serum troponin T in unstable angina. N Engl J Med 327: 146–150
Hamm CW, Reimers J, Ischinger T, Rupprecht HJ, Berger J, Bleifeld W for the German Angioplasty Bypass Surgery Investigation (1994) A randomized study of coronary angioplasty compared with bypass surgery in patients with symptomatic multivessel coronary disease. N Engl J Med 331: 1037–1043

Hamm LF, Crow RS, Stull GA, Hannan P (1989) Safety and characteristics of exercise testing early after acute myocardial infarction. Am J Cardiol 63: 1193

Hanssen L, Zanchetti A, Carruthers SG, et al. (1998) Effects of intensive blood pressure lowering and low-dose aspirin in patients with hypertension: principal results of the Hypertension Optimal Treatment (HOT) randomized trial. Lancet 351: 1755–1762

Hartzler GO, Rutherford BD, McConahay DR et al. (1983) Percutaneous transluminal coronary angioplasty with and without thrombolytic therapy for treatment of acute myocardial infarction. Am Heart J 106: 965–973

Haude M, Erbel R, Issa H et al. (1993) Subacute thrombotic complications after intracoronary implantation of Palmaz-Schatz stents. Am Heart J 126: 15–22

Haude M, Erbel R, Issa H, Meyer J (1993) Quantitative analysis of elastic recoil after balloon angioplasty and after intracoronary implantation of balloon-expandable Palmaz-Schatz stents. J Am Coll Cardiol 21: 26–34

Haudenschild C (1989) Pathogenesis of restenosis. Z Kardiol 78 (Suppl 3): 28–34

Haudenschild C (1993) Pathobiology of restenosis after angioplasty. Am J Med 94: Suppl 4A;4A-405–4A-445

Häußel CP, Voigtländer T, Kauczor HU, Braun M, Meyer J, Thelen M (1997) Spiral CT zum Nachweis von Koronararterienverkalkungen und Vorhersage einer koronaren Herzerkrankung – Vergleich zur Durchleuchtung und Koronarangiographie. Fortschr Röntgenstr 167: 16–23

Heberden W (1786) Some account of a disorder of the brest. Med Trans R Coll Physicians II: 59

Heidbüchl H, Tack J, Vanneste L, Ballet A, Ector H, Werf F van de (1994) Significance of arrhythmias during the first 24 hours of acute myocardial infarction treated with alteplase and effect of early administration of a β-blocker or a bradycardiac agent of their incidence. Circulation 89: 1051–1059

Heijer P den, Dijk RB van, Pentinga ML et al. (1992) Laser thrombolysis: first clinical results. Eur Heart J 13 (Suppl): 15

Held PH, Yusuf S, Furberg CD (1989) Calcium channel blockers in acute myocardial infarction and unstable angina: an overview. Br Med J 2: 1187

Helmcke F, Edward F, Mahan III et al. (1990) Two-dimensional echocardiography and Doppler color flow mapping in the diagnosis and prognosis of ventricular septal rupture. Circulation 81: 1775–1783

Henderson WG, Goldman S, Copeland JG et al. (1989) Antiplatelet or anticoagulant therapy after coronary artery bypass surgery. A metaanalysis of clinical trials. Ann Intern Med 111: 743

Heusch G (1990) β-adrenergic mechanisms in myocardial ischemia. Circulation 81: 1–13

Heusch G (1991) The relationship between regional blood flow and contractile function in normal, ischemic, and reperfused myocardium. Basic Res Cardiol 86: 197–218

Heusch G (1998) Hibernating mycoardium. Physiol Rev 78: 1055–1085

Hill JA, Miranda AA, Keim SG, Decker MH, Gonzales JI, Lambert CR (1990) Value of right-sided cardiac catheterization in patients undergoing left-sided catheterization for evaluation of coronary artery disease. Am J Cardiol 65: 590–593

Hindman N, Grande P, Havvel FE et al. (1986) Relation between electrocardiographic and enzymatic methods of estimating acute myocardial infarct size. Am J Cardiol 58: 31–35

Hinohara T, Selmon MR, Robertson GC et al. (1990) Directional atherectomy: new approaches for treatment of obstructive coronary and peripheral vascular disease. Circulation 81 (Suppl IV): IV-79–IV-91

HINT Research Group (1986) Early treatment of unstable angina in the coronary care unit: a randomized, double blind, placebo controlled comparison of recurrent ischemia in patients with nifedipine or metoprolol or both. Br Heart J 56: 400

Hjalmarson A, Olsson G (1991) Myocardial infarction; effects of β-blockade. Circulation 84 (Suppl VI): VI-101–VI-107

Hoff HF, Beck GJ, Skibinski CI et al. (1988) Serum LP(A) level as a predictor of vein graft stenosis after coronary artery bypass surgery in patients. Circulation 77: 1238

Hoffmann JJ, Fears R, Bonnier JJ, Standring R, Ferres H, DeSwart R (1988) Significance of antibodies to streptokinase in coronary thrombolytic therapy with streptokinase or APSAC. Fibrinolysis 2: 203–210

Hohnloser SH et al. (1992) Myoglobin-Bestimmung zur nichtinvasiven Vorhersage des Reperfusionserfolges nach Thrombolyse. Z Kardiol 81: 17

Holmes DR Jr, Bates ER, Viluman NS et al. (1995) Contemporary reperfusion therapy for cardiogenic shock: the GUSTO-I trial experience. J Am Coll Cardiol 26: 668

Holmes DR Jr, Vlietstra RE, Smith HC et al. (1984) Restenosis after percutaneous transluminal coronary angioplasty (PTCA): a report from the PTCA Registry of the National Heart, Lung, and Blood Institute. Am J Cardiol 53: Suppl: 77C-81C

Holmes DR, Holubkov R, Vliestra RE et al. (1988) Comparison of complications during percutaneous transluminal coronary angioplasty from 1877 to 1981 and from 1985 to 1986: the National Heart, Lung, and Blood Institute percutaneous transluminal coronary angioplasty registry. J Am Coll Cardiol 12: 1149

Hör G (1988) Myocardial scintigraphy – 25 years after start. Eur J Nucl Med 13: 619–636

Hör G, Standke R, Klepzig H Jr et al. (1986) Äquilibrium-Radionuklid-Ventrikulographie: Vergleich mit Echokardiographie und digitaler Subtraktionsangiographie; Multi-Parameterbewertung. Nuklearmediziner 9: 211–234

Hort W (1990) Morphological aspects. In: Jacob R, Seipel L, Zucker HJ (eds) Cardiac dilatation. Fischer, Stuttgart, pp 3–17

Hort W (1994) Pathologische Anatomie der Herzinsuffizienz. In: Griebenow R et al. (Hrsg) Autonomes Nervensystem und Herz. Thieme, Stuttgart

Hort W, Lichti H, Kalbfleisch H, Köhler F, Frenzel H, Milzner-Schwarz U (1982) The size of human coronary arteries depending on the physiological and pathological growth of the heart in age, the size of supplying areas and the degree of coronary sclerosis. A postmortem study. Virchows Arch 397: 37–59

Hueb WA, Bellotti G, de Oliveira SA et al. (1995) The medicine, angioplasty, or surgery Study MASS: A prospective randomized trial of medical therapy, balloon angioplasty or bypass surgery for single proximal left anterior descending artery stenoses. J Am Coll Cardiol 26: 1600–1605

Ignarro LJ, Lippton H, Edwards JC et al. (1981) Mechanism of smooth muscle relaxation by organic nitrates, nitrites, nitroprusside and nitric oxide: evidence for the involvement of S-nitrosothiols as active intermediates. J Pharmacol Exp Ther 218: 739–749

ISIS-2 (Second International Study of Infarct Survival) Collaborative Group (1988) Randomized trial of intravenous streptokinase, oral aspirin, both, or neither among 17187 cases of suspected acute myocardial infarction; ISIS-2. Lancet II: 348–360

ISIS-3 (Third International Study of Infarct Survival) Collaborative Group: ISIS-3 (1992) A randomized comparison of streptokinase vs. tissue plasminogen activator vs. anistreplase and of aspirin plus heparin vs. aspirin alone among 41299 cases of suspected acute myocardial infarction. Lancet 339: 753–770

ISIS-4 (1995) A randomized factorial trial assessing early oral captopril, oral mononitrate, and intravenous magnesium sulfate in 58.050 patients with suspected acute myocardial infarction. Lancet 345: 669–685

Isner JM, Pickering JG, Mosseri M (1992a) Laser-induced dissections: pathogenesis and implications for therapy. J Am Coll Cardiol 19: 1619–1621

Isner JM, Rosenfield K, White CJ et al. (1992b) In vivo assessment of vascular pathology resulting from laser irradiation: analysis of 23 patients studied by directional atherectomy immediately after laser angioplasty. Circulation 85: 2185–2196

Ivanhoe RJ, Weintraub WS, Douglas JS Jr et al. (1992) Percutaneous transluminal coronary angioplasty of chronic total occlusions: primary success, restenosis, and long-term clinical follow-up. Circulation 85: 106–115

Izumi S, Miyatake K, Beppu S et al. (1987) Mechanism of mitral regurgitation in patients with myocardial infarction: a study using real-time two-dimensional Doppler flow imaging and echocardiography. Circulation 76: 777–785

Jennings RB, Murry CE, Reimer KA (1991) Preconditioning myocardium with ischemia. Cardiovasc Drugs Ther 5: 933–938

Johnson LL, Sedlin DW (1989) The role of antimyosin antibodies in acute myocardial infarction. Semin Nucl Med 19: 238–246

Juchems R, Frese W (1992) Herz-Lungen-Wiederbelebung durch Laien. Internist 33: 326–331

Judkins MP (1967) Selective coronary arteriography. I. A percutaneous transfemoral technique. Radiology 89: 815

Jugdutt BI, Warnica JW (1988) Intravenous nitroglycerin therapy to limit myocardial infarct size, expansion and complications: effect of timing, dosage and infarct location. Circulation 78: 906–919

Jukema JW, Bruschke AVG, Van Boven AJ et al. (1995) Effects of lipid lowering by pravastatin on progression and regression of coronary artery disease in symptomatic men with normal to moderately elevated serum cholesterol levels. Circulation 91: 2528–2540

Jungbluth A, Düber C, Rumpelt HJ et al. (1988) Koronararterienmorphologie nach perkutaner transluminaler Koronarangioplastie (PTCA) mit Hämoperikard. Z Kardiol 77: 125–129

Juul-Möller S et al. (1992) Double-blind trial of aspirin in primary prevention of myocardial infarction in patients with stable chronic angina pectoris. Lancet 340: 1421–1425

Juul-Möller S, Edvardsson N, Jahnmatz B, Rosen A, Sorensen S, Omblus R for the Swedish Angina Pectoris Aspirin Trial (SAPAT) (1992) Doulbe-blind trial of aspirin in primary prevention of myocardial infarction in patients with stable chronic angina pectoris. Lancet 340: 1421–1425

Kagen L, Scheidt S, Butt A (1977) Serum myoglobin in myocardial infarction: the „staccato phenomenon". Is acute myocardial infarction in man an intermittent event? Am J Med 62: 86

Kalbfleisch H, Hort W (1976) Die Verteilungsmuster (Versorgungstypen) des menschlichen Herzens. Postmortale Untersuchungen. Dtsch Med Wochenschr 101: 1092–1097

Kannel WB, Castelli WP, Gordon T (1979) Cholesterol in the prediction of atherosclerotic disease. New perspectives based on the Framingham study. Ann Intern Med 90: 85–91

Kannel WB, Feinlieb M (1972) Natural history of angina pectoris in the Framingham Study: Progress and survival. Am J Cardiol 29: 154

Kaufman DW, Helmich SP, Shapiro S (1985) The risk of myocardial infarction after quitting smoking in men under 55 years of age. N Engl J Med 313: 1511

Kawai C (1994) Pathogenesis of acute myocardial infarction. Novel regulatory systems of bioactive substances in the vessel wall. Circulation 90: 1033–1043

Kellermann JJ, Braunwald E (1990) Silent myocardial ischemia: A critical appraisal. Karger, Basel

Khaja F, Walton JA, Bryme JF et al. (1983) Intracoronary fibrinolytic therapy in acute myocardial infarction, report of a prospective randomized trial. N Engl J Med 308: 1305

King SB III, Lembo NJ, Weintraub WS et al. for the Emory Angioplasty vs. Surgery Trial (EAST) (1994) A randomized trial comparing coronary angioplasty with coronary bypass surgery. N Engl J Med 331: 1044–1050

King SB III, Williams DO, Chougule P et al. (1998) Endvovascular β-Radiation to Reduce Restenosis after Coronary Balloon Angioplasty. Results of the Beta Energy Restenosis Trial (BERT). Circulation 97: 2025–2030

Kircher BJ et al. (1987) Prediction of infarct coronary artery recanalization after intravenous thrombolytic therapy. Am J Cardiol 59: 513

Kirklin JW, Naftel DC, Blackstone EH, Pohost GM (1989) Summary of a consensus concerning death and ischemic events after coronary artery bypass grafting. Circulation 79 (Suppl I): 81

Klein MS, Coleman RE, Weldon CS et al. (1976) Concordance of electrocardiographic and scintigraphic criteria of myocardial injury after cardiac surgery. J Thorac Cardiovasc Surg 71: 934

Klein RC, Vera Z, Mason DT (1984) Intraventricular conduction defects in acute myocardial infarction: incidence, prognosis, and therapy. Am Heart J 108: 1007–1013

Klues HG, Grafen, Hoffmann R, Flachskampf FA, Hanrath P (1993) Stellenwert der pharmakologischen Belastungsechokardiographie. In: Gering J, v. Bibra H (Hrsg) Echokardiographische Diagnostik bei koronarer Herzkrankheit. Steinkopff, Darmstadt, S85–100

Kol A, Sukhova GK, Lichtman AH, et al. (1998) Chlamydial heat shock protein 60 localises in human atheroma and regulates macrophage tumor necrosis factor-alpha and matrix metalloproteinase expression. Circulation 98: 300–7

Kramer JR, Proudfit WL, Loop FD et al. (1989) Late follow-up of 781 patients undergoing percutaneous transluminal coronary angioplasty or coronary artery bypass grafting for an isolated obstruction in the left anterior descending coronary artery. Am Heart J 118: 1144

Kroncke GM, Kosolcharoen P, Clayman JA et al. (1988) Five-year changes in coronary arteries of medical and surgical patients of the Veterans Administration randomized study of bypass surgery. Circulation 78 (Suppl D): 144

Kronmal RA, Oberman A, Frye RL, Killip T III (1986) Effect of cigarette smoking on survival of patients with angiographically documented coronary artery disease. Report from CASS registry. JAMA 255: 1023

Kropp J (1992) Szintigraphie mit J-123-markierten Fettsäuren zur Diagnostik der KHK. Nuklearmediziner 15: 185–194

Krucoff MW, Croll MA, Pope JE et al. (1993) Continuously updated 12-lead ST-segment recovery analysis for myocardial infarct artery patency assessment and its correlation with multiple simultaneous early angiographic observations. Am J Cardiol 71: 145–151

Kuntz RE, Safian RD, Levine MJ, Reis GJ, Diver DJ, Baim DS (1992) Novel approach to the analysis of restenosis after the use of three new coronary devices. J Am Coll Cardiol 19: 1493–1499

Kwon K, Freedman B, Wilcox I, Allman K, Madden A, Carter GS, Harris PJ (1991) The unstable ST segment early after thrombolysis for acute infarction and its usefulness as a marker of recurrent coronary occlusion. Am J Cardiol 67: 109–115

Laitinen K, Laurila A, Pyhala L, et al. (1997) Chlamydia pneumoniae infection induces inflammatory changes in the aortas of rabbits. Infect Immun 65: 4832–5

Lange RA, Willard JE, Hillis LD (1993) Restenosis: The achilles heel of coronary angioplasty. Am J Med Sci 306: 265–275

Lavie CJ, OKeefe JH, Chesebro JH et al. (1990) Prevention of late ventricular dilatation after myocardial infarction by successful thrombolytic reperfusion. Am J Cardiol 66: 31

Lee L, Erbel R, Brown TM, Laufer N, Meyer J, ONeill WN (1991) Multicenter registry of angioplasty therapy of cardiogenic shock: initial and long-term survival. J Am Coll Cardiol 17: 599–603

Lee TH, Goldman L (1986) Serum enzyme assays in the diagnosis of acute myocardial infarction. Ann Intern Med 105: 221

Leeuwen TG van, Erven L van, Meertens JH et al. (1992) Origin of arterial wall dissections induced by pulsed excimer and mid-infrared laser ablation in the pig. J Am Coll Cardiol 19: 1610–1618

Leimgruber PP, Roubin GS, Hollman J et al. (1986) Restenosis after successful coronary angioplasty in patients with single-vessel disease. Circulation 73: 710–717

Leon MB, Baim DS, Gordon P et al. (1996) Clinical and angiographic results from the stent anticoagulation regiment study (STARS). Circulation 94 (suppl I): I-685

Leon MB, Rosing DR, Bonow RO et al. (1981) Clinical efficacy of verapamil alone and combined with propranolol in treating patients with chronic stable angina pectoris. Am J Cardiol 48: 131

Lesperance J, Bourassa MG, Biron P et al. (1972) Aorta to coronary artery saphenous vein grafts. Preoperative angiographic criteria for successful surgery. Am J Cardiol 30: 459

Levin DC, Fellows KE, Abrams HL (1978) Hemodynamically significant primary anomalies of the coronary arteries: Angiographic aspects. Circulation 58: 25–34

Lewis HD, Davis JW, Archibald DG et al. (1983) Protective effects of aspirin against acute myocardial infarction and death in men with unstable angina. N Engl J Med 309: 396–403

Libby P, Schwartz D, Brogi E et al. (1992) A cascade model for restenosis: a special case of atherosclerosis progression. Circulation 86: Suppl III: III-47-III-52

Lichtlen PR, Hugenholtz PG, Rafflenbeul W et al. (1990) Retardation of angiographic progression of coronary artery disease by nifedipine. Results of the international nifedipine trial on antiatherosclerotic therapy. Lancet 335: 1109

Lie JT, Lawrie GM, Morris GC (1977) Aortocoronary bypass saphenous vein graft atherosclerosis. Am J Cardiol 40: 906

Linder L, Kiowski W, Bühler FR, Lüscher TF (1990) Indirect evidence for release of endothelium-derived relaxing factor in human forearm circulation in vivo: blunted response in essential hypertension. Circulation 81: 1762–1767

Linderer T, Schröder R, Arntz R et al. (1993) Prehospital thrombolysis: Beneficial effects of very early treatment on infarct size and left ventricular function. J Am Coll Cardiol 22: 1304–1310

Lindsay J, Dewey RC, Talesnick BS, Nulan NG (1984) Relation of ST segment elevation after healing of acute myocardial infarction to the presence of left ventricular aneurysm. Am J Cardiol 54: 84–86

Liuzzo G, Biasucci LM, Gallimore JR et al. (1994) The prognostic value of C-reactive protein and serum amyloid A protein in severe unstable angina. N Engl J Med 331: 417–424

Long-term intervention with pravastatin in ischemic disease of lipid-study group (1998) Prevention of cardiovascular events and death with pravastatin in patients with coronary heart disease and a broad range of initial cholesterol levels. N Engl J Med 339: 1349–1357

Loop FD, Lytle BW, Cosgrove DM (1989) New arteries for old. Circulation 79 (Suppl I): 40

López-Sendoón J, Garcia-Fernandez MA, Coma-Canella I, Yangüela MM, Banue-Los F (1983) Segmental right ventricular function after acute myocardial infarction: two-dimensional echocardiographic study in 63 patients. Am J Cardiol 51: 390–396

MAAS Investigators (1994) Effect of simvastatin on coronary atheroma: the multicenter anti-atheroma study (MAAS). Lancet 344: 633–638

Maass M, Bartels C; Engel PM, et al. (1998) Endovascular presence of viable Chlamydia pneumoniae is a common phenomenon in coronary artery disease. Jam Coll Cardiol 31: 827–832

MacMahon S, Collins R, Peto R, Koster RW, Yusuf S (1988) Effects of prophylactic lidocaine in suspected acute myocardial infarction: an overview of results from the randomized controlled trials. JAMA 260: 1910–1916

Mair J, Dienstl F, Puschendorf B (1992) Cardiac troponin T in the diagnosis of myocardial injury. Crit Rev Clin Lab Sci 29: 31–57

Manning W, Li W, Edelman RR (1993) A preliminary report comparing magnetic resonance coronary angiography with conventional angiography. N Engl J Med 328: 828–832

Manson JE, Tosteson H, Ridker PM et al. (1992) The primary prevention of myocardial infarction. N Engl J Med 326: 1406–1416

Manz M, Mletzko R, Jung W, Lüderitz B (1992) Electrophysiological and haemodynamic effects of lidocaine and ajmaline in the management of substained ventricular tachycardia. Eur Heart J 13: 1123–1128

Maresta A, Balducelli M, Cantini Le et al. (1994) Trapidil (triazolopyrimidine), a platelet-derived growth factor antagonist, reduces restenosis after percutaneous transluminal coronay angioplasty. Results of the randomized, double-blind STARC study. Circulation 90: 2710–2715

Margolis JR, Kannel WB, Feinlieb M, Dawber TR, McNamara PM (1973) Clinical features of unrecognized myocardial infarction – silent and symptomatic. Eighteen year follow-up: The Framingham Study. Am J Cardiol 32: 1–7

Marwick TH, Nemec JJ, Pashkow FJ, Stewart WJ, Salcedo EE (1992) Accuracy and limitations of exercise echocardiography in a routine clinical setting. J Am Coll Cardiol 19: 74–81

Mathey DG, Rodewald G, Rentrop P et al. (1981) Intracoronary streptokinase thrombolytic recanalization and subsequent surgical bypass of remaining atherosclerotic stenosis in acute myocardial infarction: complementary combined approach effecting reduced infarct size, preventing reinfarction, and improving left ventricular function. Am Heart J 102 (Suppl): 1194–1201

Mathey DG, Schofer J, Sheehan FH, Becher H, Tilsner V, Dodge HT (1985) Intravenous urokinase in acute myocardial infarction. Am J Cardiol 55: 878–882

McGrath RB, Revtyak G (1984) Secondary myocardial injuries. Crit Care Med 12: 1024

Meinertz T, Kasper W, Schumacher M et al. (1988) The German multicenter trial of anisoylated plasminogen activator complex vs. heparin for acute myocardial infarction. Am J Cardiol 62: 347

Merx W, Meyer J, von Essen R et al. (1982) Rechtsherzinsuffizienz beim Infarkt der rechten Kammer. I. Diagnose und Häufigkeit. Dtsch Med Wochenschr 107: 565–570

Meyer J, Merx W, Dörr R et al. (1982) Successful treatment of acute myocardial infarction shock by combined percutaneous transluminal coronary revascularization (PTCR) and percutaneous transluminal coronary angioplasty (PTCA). Am Heart J 103: 132–134

Meyer J, Merx W, Erbel R et al. (1982) Percutaneous transluminal coronary angioplasty immediately after intracoronary streptolysis of transmural myocardial infarction. Circulation 66: 905–913

Meyer J, Merx W, von Essen R et al. (1982) Rechtsherzinsuffizienz beim Infarkt der rechten Kammer. II. Prognose und Therapie. Dtsch Med Wochenschr 107: 615–619

Meyer J, Schmitz HJ, Erbel R et al. (1981) Treatment of unstable angina pectoris with percutaneous transluminal coronary angioplasty. Cath Cardiovasc Diagn 7: 361–371

Meyer J, Schmitz HJ, Kiesslich et al. (1983) Percutaneous transluminal coronary angioplasty in patients with stable and unstable angina pectoris: analysis of early and late results. Am Heart J 106: 973–980

Michaelides AP, Psomadaki ZD, Dilaveris PE, Richter DJ, Andrikopoulos GK, Aggeli KD, Stefanadis CI Toutouzas PK (1999 Improved detection of coronary artery disease by exercise electrocardiography with the use of precordial leads N England J Med 340: 340–345

Miller RR, Olson HG, Amsterdam EA, Mason DT (1975) Propranolol withdrawal rebound phenomenon. Exacerbation of coronary events after abrupt cessation of antianginal therapy. N Engl J Med 293: 416

Mills NL, Everson CT (1989) Right gastroepiploic artery: a third arterial conduit for coronary artery bypass. Ann Thorac Surg 47: 706

Mittleman MH, Maclure M, Tofler GH, Sherwood JB, Goldberg RJ, Muller JE (1993) Triggering of acute myocardial infarction by heavy physical exertion. N Engl J Med 329: 1677–1683

Moazed TC, Kuo CC, Patton DL, et al. (1996) Experimental rabbit models of Chlamydia pneumoniae infection. Am J Pathol 148: 667–76

Mock MB, Ringqvist I, Fisher LD et al. (1982) Survival of medically treated patients in the Coronary Artery Surgery Study (CASS) Registry. Circulation 66: 562–566

Moncada S, Gryglewski RJ, Bunting S, Vane JR (1976) An enzyme isolated from arteries transforms prostaglandin endoperoxides to an unstable substance that inhibits platelet aggregation. Nature 263: 663–665

Moncada S, Palmer RM, Higgs EA (1991) Nitric oxide: physiology, pathophysiology, and pharmacology. Pharmacol Rev 43: 109–142

Monreal M, Lafoz E, Olive A et al. (1994) Comparison of subcutaneous unfractionated heparin with a low molecular weight heparin (Fragmin) in patients with venous thromboembolism and contraindications to coumarin. Thomb Haemost 71: 7–11

Moosvi AR, Khaja F, Villanueva L et al. (1992) Early revascularization improves survival in cardiogenic shock complicating acute myocardial infarction. J Am Coll Cardiol 19: 907–914

Morelli RL, Carlson DJ, Emilson B et al. (1983) Serum creatine kinase MM isoenzyme sub-bands after acute myocardial infarction in man. Circulation 67: 1283

Muhlestein JB, Anderson JL, Hammond EH, et al. (1998) Infection with Chlamydia pneumoniae accelerates the development of atherosclerosis and treatment with azithromycin prevents it in a reabbit model. Circulation 97: 633–636

Muhlestein JB, Hammond EH, Carlquist JF, et al. (1996) Incrased incidence of Chlamydia species within the coronary arteries of patients with symptomatic atherosclerotic vs. other forms of cardiovascular disease. J Am Coll Cardiol 27: 1555–61

Muller DWM, Topol EJ (1990) Selection of patients with acute myocardial infarction for thombolytic therapy. Ann Intern Med 113: 949–960

Muller-Leise CR, Schmitz-Rode T, Boehm N et al. (1991) US-angioplasty: experimental in vitro penetration of fibrous and calcified atherosclerotic plaques. Radiol Soc North Am 181: 170

Multicenter Diltiazem Postinfarction Research Group (1988) The effect of diltiazem on mortality and reinfarction after myocardial infarction. N Engl J Med 319: 385–392
Murad F (1994) The role of nitric oxide in modulating guanylyl cyclase. Neurotransmissions 10: 1–4
Murphy ML, Meadows WR, Thromsen J et al. (1986) The effect of coronary artery bypass surgery on the incidence of myocardial infarction and hospitalization. Progr Cardiovasc Dis 28: 309
Myerburg RJ, Kessler KM, Mallon SM et al. (1992) Life-threatening ventricular arrhythmias in patients with silent myocardial ischemia due to coronary artery spasm. N Engl J Med 326: 1451–1455
Myers WO, Schaff HV, Fisher LD et al. (1988) Time to first new myocardial infarction in patients with severe angina and three-vessel disease comparing medical and early surgical therapy: a CASS registry study of survival. J Thorac Cardiovasc Surg 95: 382
Myler RK, Shaw RE, Stertzer SH et al. (1990) Unstable angina and coronary angioplasty. Circulation 82: II-88
Narula J, Khaw BA, Dec GW et al. (1993) Recognition of acute myocardial masquerading as acute myocardial infarction. N Engl J Med 328: 100–104
National center for health statistics (1999) Health United States 1996. Public Health Service, Hyattsville, Maryland
Neuhaus KL, Feuerer W, Jeep-Tebbe S, Niederer W, Vogt A, Tebbe U (1989) Improved thrombolysis with a modified dose regimen of recombinant tissue-type plasminogen activator. J Am Coll Cardiol 14: 1566–1569
Neuhaus KL, Tebbe U, Gottwik M et al. (1988) Intravenous recombinant tissue plasminogen activator (t-PA) and urokinase in acute myocardial infarction: results of the German Activator Urokinase Study (GAUS). J Am Coll Cardiol 12: 581–587
Nixdorff U, Rupprecht HJ, Mohr-Kahaly S, Wittlich N, Oelert H, Schmied W, Meyer J (1994) Transösophageale Echokardiographie im kardiogenen Schock bei akutem Hinterwandinfarkt mit Papillarmuskelabriß. Z Kardiol 83: 495–501
Nothnagel H (1905) Letzte Niederschrift: Bemerkungen über seine stenokardischen Anfälle. Dtsch Med Wochenschr 39: 1564–1565
Nowak B, Voigtländer T, Bärenfänger P, Treese N, Becker HJ, Meyer J (1994) Temporary single lead VDD-pacing under intensive care conditions: sensing thresholds and feasibility. Pacing Clin Electrophysiol 17: 867
OConner GT, Buring JE, Yusuf S et al. (1989) An overview of randomized trials of rehabilitation with exercise after myocardial infarction. Circulation 80: 234–244
Oliva PB, Stephen CH, Edwards WD (1993) Electrocardiographic diagnosis of postinfarction regional pericarditis. Circulation 88: 896–904
Ong L, Reiser P, Coromilas J et al. (1983) Left ventricular function and rapid release of creatine kinase MB in acute myocardial infarction: evidence for spontaneous reperfusion. N Engl J Med 309:1
Opie LH (1992a) Cardiac metabolism – emergence, decline, and resurgence. Cardiovasc Res 26: 721–733
Opie LH (1992b) Cardiac metabolism – emergence, decline, and resurgence. Part II. Cardiovasc Res 26: 817–830
Palmaz JC, Sibbit RR, Reuter SR et al. (1985) Expandable intraluminal graft: a preliminary study. Radiology 156: 73–77
Palmer RM, Ferrige AG, Moncada S (1987) Nitric oxide release accounts for the biological activity of endothelium-derived relaxing factor. Nature 327: 524–526
Panza JA, Quyyumi AA, Brush JE Jr, Epstein SE (1990) Abnormal endothelium dependent vascular relaxation in patients with essential hypertension. N Engl J Med 323: 22–27
Parisi AF, Folland ED, Hartigan P and the ACME Investigators (1992) A comparison of angioplasty with medical therapy in the treatment of single-vessel coronary artery disease. N Engl J Med 326: 10–16
Parker JD, Parker JO (1998) Nitrate therapy for stable angina pectoris. N Engl J Med 338: 520–31
Passamani E, Davis KB, Gillespie MJ, Killip T and the CASS principal investigators and their associates (1985) A randomized trial of coronary artery bypass surgery. Survival of patients with a low ejection fraction. N Engl J Med 312: 1665
Peduzzi P, Detre K, Murphy ML (1991) Ten-year incidence of myocardial infarction and prognosis after infarction: department of Veterans Affairs Cooperative study of coronary artery bypass surgery. Circulation 83: 747
Pekkanen J, Linn S, Heiss G et al. (1990) Ten-year mortality from cardiovascular disease in relation to cholesterol level among men with and without preexisting cardiovascular disease. N Engl J Med 322: 1700–1717
PET-Arbeitsgrupe/Arbeitskreis Nuklearradiologie: Schwaiger M, Büll U, Hör G, Hundeshagen H, Müller-Gärtner W, Knapp WH, Moser E, Notohamiprodjo G, Reiners Chr, Reske SN, Schicha H, vom Dahl J, Nienhaber C, Sechtem U, Wolpers HG, Zimmermann R (1996) Indikationen für die klinische Anwendung der Positronen-Emissions-Tomographie in der Kardiologie. Z Kardiol 85: 453–468
Pfeffer JM et al. (1991) Progressive ventricular remodeling in rats with myocardial infarction. Am J Physiol 260: H1406–1412
Pfeffer MA et al. (1992) Effect of captopril on mortality and morbitity in patients with left ventricular dysfunction after myocardial infarction. N Engl J Med 327: 669–677
Pierard LA, de Landsheere C, Berthe C, Rigo P, Kulbertus HE (1990) Identification of viable myocardium by echocardiography during dobutamine infusion in patients with myocardial infarction after thrombolytic therapy: comparison with positron emission tomography. J Am Coll Cardiol 15: 1021–1031
Pitt B, Mancini GBJ, Ellis GS et al. (1995) Pravastatin limitation of atherosclerosis in the coronary arteries (PLACI): Reduction in atherosclerosis progression and clinical events. J Am Coll Cardiol 26: 1133–1139
Platelet Receptor Inhibition in Ischemic Syndrome Management (PRISM) Study Investigators. A comparison of aspirin plus tirofiban with aspirin plus heparin for unstable angina. N Engl J Med 338: 1498–505
Platelet Receptor Inhibition in Ischemic Syndrome Management in Patients Limited by Unstable Signs and Symptoms (PRISM-PLUS) Study Investigators. Inhibition of the platelet glycoprotein llb/lla receptor with tirofiban in unstable angina and non-Q-wave myocardial infarction. N Engl J Med 338: 1488–1497
Platko WP, Hollman J, Whitlow PL, Franco I (1989) Percutaneous transluminal angioplasty of saphenous vein graft stenosis: long-term follow-up. J Am Coll Cardiol 14: 1645
Plokker HWT, Ernst SMPG, Bal ET et al. (1988) Percutaneous transluminal coronary angioplasty in patients with unstable angina pectoris refractory to medical therapy: long-term clinical and angiographic results. Cathet Cardiovasc Diagn 14: 15
Plokker HWT, Meester BH, Serruys PW (1991) The Dutch experience in percutaneous transluminal angioplasty of narrowed saphenous veins used for aortocoronary arterial bypass. Am J Cardiol 67: 361
Pocock SJ, Henderson RA, Rickards AF et al. (1995) Meta-analysis of randomised trials comparing coronary angioplasty with bypass surgery. Lancet 356: 1181–1189
Popma JJ, Dehmer GJ (1989) Care of the patient after coronary angioplasty. Ann Intern Med 110: 547
Preito I, Basil EF, Abdulnou RE (1984) Upper extremity vein graft for aortocoronary bypass. Ann Thorac Surg 37: 218
Prellwitz W (1994) Die klinische Bedeutung der Konzentrationsbestimmung der Troponine. Dtsch Med Wochenschr 119: 1013–1015
PRIMI Trial Study Group (1989) Randomized double-blind trial of recombinant prourokinase against streptokinase in acute myocardial infarction. Lancet 1: 863–868
Proudfit WL, Kramer JR, Goormastic M, Loop FD (1988) Survival of patients with mild angina or myocardial infarction without angina; a comparison of medical and surgical treatment. Br Heart J 59: 641
Puleo PR, Guadagno PA, Roberts R et al. (1990) Early diagnosis of acute myocardial infarction based on assay for subforms of creatine-kinase-MB. Circulation 82: 759
Puleo PR, Perryman B, Bresser MA et al. (1987) Creatinine kinase isoform analysis in the detection and assessment of thrombolysis in man. Circulation 75: 1162
Pursuit Trial Investigators. Inhibition of platelet glycoprotein llb/lla with eptifibatide in patients with acute coronary syndromes. N Engl J Med 339: 436–443

Qui S, Theroux P, McCans J et al. (1991) Heparin prevents myocardial infarction better than aspirin in the acute phase of unstable angina. Circulation 84 (Suppl II): 1372

Quillen JE, Rossen JD, Oskarson HJ, Minor RL, Lopez AG, Winniford MD (1993) Acute effect of cigarette smoking on the coronary circulation: Constriction of epicardial and resistance vessels. J Am Coll Cardiol 22: 642–647

Radomski MW, Palmer RMJ, Monada S (1987) Endogenous nitric oxide inhibits human platelet adhesion to vascular endothelium. Lancet II: 1057–1058

Rahimtoola SH (1989) The hibernating myocardium. Am Heart J 117: 211–221

Reig J, Jornet A, Petit M (1993) Segmentary analysis of the coronary artery distribution in the left ventricle. Surg Radiol Anat 15: 91–97

Reinecke P, Hort W (1992) Untersuchungen über das Wachstum der Koronararterienäste beim Menschen unter physiologischen Bedingungen. Morphologische Untersuchungen an Korrosionspräparaten des R.interventricularis anterior. Z Kardiol 81: 110–115

Rentrop P, Blanke H, Marsch KR et al. (1979) Acute myocardial infarction: intracoronary application of nitroglycerin and streptokinase in combination with transluminal recanalization. Clin Cardiol 2: 354

RESTORE Investigators (1997). Effects of platelet glycoprotein llb/lla blockade with tirofiban on adverse cardiac events in patients with unstable angina or acute myocardial infarction undergoing coronary angioplasty. Circulation 96: 1445– 1453

Richardson PD, Davies MJ, Born GVR (1989) Influence of plaque configuration and stress distribution on fissuring of coronary atherosclerotic plaques. Lancet 941–944

Richtlinien zur Einrichtung und zum Betreiben von Herzkatheterräumen (1994). Z Kardiol 83: 525–528

Ridker PM, Manson JE, Gaziano JM et al. (1991) Low-dose aspirin therapy for chronic stable angina. A randomized clinical trial. Ann Intern Med 114: 835

RISC Group (1990) Risk of myocardial infarction and death during treatment with low dose aspirin and intravenous heparin in men with unstable coronary artery disease. Lancet 336: 827–830

RITA Trial Participants (1993) Coronary angioplasty vs. coronary artery bypass surgery: the Randomised Intervention Treatment of Angina (RITA) trial. Lancet 341: 573–580

Roberts R (1987) Reperfusion and the plasma isoforms of creatine kinase isoenzymes: a clinical perspective. J Am Coll Cardiol 9: 464

Roberts R et al. (1991) Immediate vs. deferred beta blockade following thrombolytic therapy in patients with acute myocardial infarction: results of the Thrombolysis in Myocardial Infarction trial (TIMI)-llB-study. Circulation 83: 422–437

Roberts R, Sobel BE (1973) Isoenzymes of creatine phosphokinase and diagnosis of myocardial infarction. Ann Intern Med 79: 741

Roberts WC (1986) Major anomalies of coronary artery origin seen in adulthood. Am Heart J 111: 941–963

Roelandt JRTC, diMario C, Pandian NG et al. (1994) Three-dimensional reconstruction of intracoronary ultrasound images – Rationale, approaches, problem, and directions. Circulation 90: 1044–1055

Roelandt JRTC, Sutherland GR, Yoshida K, Yoshikawa J (1988) Improved diagnosis and characterisation of left ventricular pseudoaneurysm by Doppler colour flow imaging. J Am Coll Cardiol 12: 807–811

Rosenberg L, Kaufman DW, Helmrich SP, Shapiro S (1985) The risk of myocardial infarction after quitting smoking in men under 55 years of age. N Engl J Med 313: 1511–1514

Rosenschein U, Bernstein JJ, DiSegni E et al. (1990) Experimental ultrasonic angioplasty: disruption of atherosclerotic plaques and thrombi in vitro and arterial recanalization in vivo. J Am Coll Cardiol 15: 711–717

Rosenschein U, Rozenszajn LA, Kraus L et al. (1991) Ultrasonic angioplasty in totally occluded peripheral arteries. Circulation 83: 1976–1986

Ross J Jr (1991) Myocardial perfusion-contraction matching. Implications for coronary heart disease and hibernation. Circulation 83: 1076–1083

Ross R (1993) The pathogenesis of atherosclerosis: a perspective for the 1990s. Nature 362: 801–809

Rost R (1998) Ambulante vs. stationäre Rehabilitation nach stattgehabtem Myokardinfarkt – Pro ambulante Rehabilitation. Z Kardiol 87 (Suppl 2): 222–224

Rowe MH, Hinohara T, White NW et al. (1990) Comparison of dissection rates and angiographic results following directional coronary atherectomy and coronary angioplasty. Am J Cardiol 66: 49–53

Rubartelli P, Niccoli L, Verna E (1998) Stent implantation vs. balloon angioplasty in chronic coronary occlusions: results from the GISSOC trial. J Am Coll Cardiol 32: 90–6

Rumberger JA, Sheedy PF, Breen JF, Fitzpatrick LA, Schwartz RS (1996): Electron beam computed tomography and coronary artery disease: scanning for coronary artery calcification. Mayo Clin Proc 71: 369–377

Ruocco NA Jr, Ring ME, Holubkov R et al. (1992) Results and coronary angioplasty of chronic total occlusions (the National Heart, Lung, and Blood Institute 1985–1986 Percutaneous Transluminal Angioplasty Registry)Am J Cadiol 69: 69–76

Rupprecht HJ, Brennecke R, Bernhard G, Erbel R, Pop T, Meyer J (1990) Analysis of risk factors for restenosis after PTCA. Cathet Cardiovasc Diagn 19: 151–159

Rupprecht HJ, Darius H, Borkowski U et al. (1998) Comparison of Antiplatelet Effects of Aspirin, Ticlopidine, or Their Combination After Stent Implantation. Circulation 97: 1046–1052

Rupprecht HJ, Erbel R, Brennecke R et al. (1988) Aktuelle Komplikationsrate der perkutanen transluminalen Koronarangioplastie bei stabiler und unstabiler Angina pectoris. Dtsch Med Wochenschr 113: 409–413

Rupprecht HJ, Espinola-Klein C, Erbel R et al. (1998) Impact of routine angiographic follow-up after angioplasty. Am Heart J 136: 613–619

Rupprecht HJ, Hamm C, Ischinger T et al. on behalf of the GABI Study Group (1996) Angiographic follow- up results of a randomized study on angiopalsty vs. bypass surgery (GABI trial) Eur Heart J 17: 1192–1198

Rupprecht HJ, v. Olshausen K, Erbel R, Pop T, Meyer J (1987) Differentialdiagnose: Rechtsherzinfarkt oder Anteroseptalinfarkt? Z Kardiol 76: 517

Rutherford JD, Whitlock RML, McDonald BW et al. (1986) Multivariate analysis of the long-term results of coronary artery bypass grafting performed during 1976 and 1977. Am J Cardiol 57: 1264

Ryan T, Segar DS, Sawada SG et al. (1993) Detection of coronary artery disease with upright bicycle exercise echocardiography. J Am Coll Echocardiogr 6: 186–197

Ryan TF, Faxon DP, Gunnar RM et al. (1988) Guidelines for percutaneous transluminal coronary angioplasty – A report of the ACC/AHA Task Force on assessment of diagnostic and therapeutic cardiovascular procedures. J Am Coll Cardiol 12: 529

Sacks FM, Pfeffer MA, Moye L et al. (1996) The effect of pravastatin on coronary events after myocardial infarction in patients with average cholesterol levels. N Engl J Med 335: 1001–1009

Safian RD, Gelbfish JS, Raymond EE et al. (1990) Coronary atherectomy: clinical, angiographic, and histological findings and observations regarding potential mechanisms. Circulation 82: 69–79

Sahni R, Maniet AR, Voci G, Banka VS (1991) Prevention of restenosis by lovastatin after successful coronary angioplasty. Am Heart J 121: 1600–1608

Saikku, P, Leinonen M, Tenkanen L, et al. (1992) Chronic Chlamydia pneumonia infectionas a risk factor for coronbary heart disease in the Helsinki heart study. Ann Intern Med 116: 273–278

Salonen R, Nyyssonen K, Porkkala E et al. (1995) Kuopio Atherosclerosis Prevention Study (KAPS): A population-based primary preventive trial of the effect of LDL-lowering on atherosclerotic progression in carotid and femoral arteries. Circulation 92: 1758–1764

Sanborn TA, Faxon DP, Haudenschild C et al. (1983) The mechanism of transluminal angioplasty: evidence for formation of aneurysms in experimental atherosclerosis. Circulation 68: 1136

Sanborn TA, Faxon DP, Waugh D et al. (1982) Transluminal angioplasty in experimental atherosclerosis: analysis for embolization using an in vivo perfusion system. Circulation 66: 817

Savage MP, Douglas JS, Fischman DL et al. (1997) Stent placement compared with balloon angioplasty for obstructed coronary bypass grafts (SAVED Trial) N Engl J Med 337: 740–747

Savage MP, Goldberg S, Hirshfeld JW et al. (1991) Clinical and angiographic determinations of primary coronary angioplasty success. J Am Coll Cardiol 17: 22

Scandinavian Simvastatin Survival Study (1994) Randomized trial of cholesterol lowering in 4444 patients with coronary heart disease. The Scandinavian Simvastatin Survival Study (4S). Lancet 344: 1383–1389

Scandinavian Simvastatin Survival Study (1995) Baseline serum cholesterol and treatment effect in the Scandinavian Simvastatin Survival Study (4S). Lancet 345: 1274–1275

SCATI-Group (1989) Randomized controlled trial of subcutaneous calcium-heparin in acute myocardial infarction. Lancet II, 182–186

Schaper W (1991) Angiogenesis in the adult heart. Basic Res Cardiol 86 (Suppl 2): 51–56

Schaper W, Görge G, Winkler B, Schaper J (1988) The collateral circulation of the heart. Prog Cardiovasc Dis 31: 57–77

Schelbert HR (1987) Current status and prospects of new radionuclides and radiopharmaceuticals for cardiovascular nuclear medicine. Nucl Med 17: 145–181

Schlant RC, ORourke RA, Collen D, Kennedy JW, Kuschnir E, Meyer J, Paoletti R, Pitt B, Rapaport E, Sekiguchi M, Simoons ML, Sleight P (1994) Reperfusion in acute myocardial infarction. Circulation 90: 2091–2102

Schmermund A, Baumgart D, Adamzik M et al. (1998) Relative frequency of calcified and non-calcified plaques in patients with acute coronary syndromes and no or minimal to moderate angiographic disease: insights from the combination of intracoronary ultrasound and electron beam CT. Am J Cardiol 81: 141–146

Schömig A, Neuman FJ, Kastrati A et al. (1996) A randomized comparison of antiplatelet and anticoagulant therapy after the placement of coronary artery stents. N Engl J Med 334: 1084–1089

Schuler G, Hambrecht R, Schlierf G et al. (1992) Regular physical exercise and low-fat diet: effects on progression of coronary artery disease. Circulation 86: 1–11

Schulz R, Guth BD, Pieper K, Martin C, Heusch G (1992) Recruitment of an inotropic reserve in moderately ischemic myocardium at the expense of metabolic recovery: a model of short-term hibernation. Circ Res 70: 1282–1295

Schulz R, Rose J, Martin C, Brodde OE, Heusch G (1993) Development of short-term myocardial hibernation: its limitation by the severity of ischemia and inotropic stimulation. Circulation 88: 684–695

Schwarz ER, Patterson M, Kloner RA (1998) Kardiomyozytentransplantation – eine Frischzellenkultur zur Gewebsreparatur in infarzierten Herzen? Z Kardiol 87: 1–7

Segar DS, Brown SE, Sawada SG, Ryan T, Feigenbaum H (1992) Dobutamine stress echocardiography: correlation with coronary lesion as determined by quantitative angiography. J Am Coll Cardiol 19: 1197–1202

Serruys PW, de Jaegere P, Kiemeneij F et al. (1994) A comparison of balloon-expandable-stent implantation with balloon angioplasty in patients with coronary artery disease. N Engl J Med 331: 489–495

Serruys PW, Strauss BJ, Beatt KJ et al. (1991) Angiographic follow-up after a self-expanding coronary-artery stent. N Engl J Med 324: 13–17

Serruys PW, van Hout B, Bonnier H et al. (1998) Randomised comparison of implantation of heparin-coated stents with balloon angioplasty in selected patients with coronary artery disease (Benestent ll). Lancet 352: 673–81

Sharpe N, Murphy J, Smith H, Hannan S (1988) Treatment of patients with asymptomatic left ventricular dysfunction after myocardial infarction. Lancet II: 255–259

Sheehan FH (1990) Measurement of left ventricular function as an endpoint in trials of thrombolytic therapy. Coronary Artery Disease 1: 13

Shepherd J, Cobbe SM, Ford I et al. (1995) Prevention of coronary heart disease with pravastatin in men with hypercholesterolemia. N Engl J Med 333: 1301–1307

Shimokawa H, Aarhus LL, Vanhoutte PM (1987) Porcine coronary arteries with regenerated endothelium have a reduced endothelium-dependent responsiveness to aggregating platelets and serotonin. Circ Res 61: 256–270

Siegel RJ, Ariani M, Forrester JS et al. (1989) Cardiovascular applications of therapeutic ultrasound. J Invasive Cardiol 1: 219–229

Siegel RJ, Don Michael TA, Fishbein MC et al. (1990) In vivo ultrasound arterial recanalization of atherosclerotic total occlusions. J Am Coll Cardiol 15: 345–351

Sigwart U, Puel J, Mirkovitch V et al. (1991) Intravascular stents to prevent occlusion and restenosis after transluminal angioplasty. N Engl J Med 316: 701–706

Silver MA (1986) Morphologic substrates of ventricular arrhythmias. Clin Prog Electrophysiol Pacing 4: 1–13

Simoons ML, Arnold AE, Betriu A et al. (1988) Thrombolysis with tissue plasminogen activator in acute myocardial infarction: No beneficial effects of immediate PTCA. Lancet I: 197–203

Simoons ML, van der Brand M, de Zwabb C et al. (1985) Improved survival after early thrombolysis in acute myocardial infarction. Lancet lI: 578–581

Simoons ML, Vos J, Tijssen JGP et al. (1989) Long-term benefit of early thrombolytic therapy in patients with acute myocardial infarction: 5-year follow-up of a trial conducted by the Interuniversity Cardiology Committee, University of the Netherlands. J Am Coll Cardiol 14: 1609

Simpson JB, Baim DS, Robert EW, Harrison DC (1982) A new catheter system for coronary angioplasty. Am J Cardiol 49: 1216

Simpson JB, Selmon MR, Robertson GC et al. (1988) Transluminal atherectomy for occlusive peripheral vascular disease. Am J Cardiol 61: 96G–101G

Sinapius D (1965) Über Wandveränderungen bei Coronarthrombose, Bemerkungen zur Häufigkeit, Entstehung und Bedeutung. Klin Wochenschr 43: 875–880

Sirnes PA, Svein G, Myreng Y et al. (1998) Sustained benefit of stenting chronic coronary occlusion: long-term clinicial follow-up of the stenting in chronic coronary occlusion (SICCO) study. J Am Coll Cardiol 32: 305–10

Siscovick DS, Weiss NS, Fletcher RH, Lasky T (1984) The incidence of primary cardiac arrest during vigorous exercise. N Engl J Med 311: 874–877

Smith P et al. (1990) The effect of warfarin on mortality and reinfarction after myocardial infarction. N Engl J Med 1990: 147–152

Smyllie JH, Sutherland GR, Greuskens R, Dawkins KD, Conway N, Roelandt JRTC (1990) Doppler colour flow mapping in the diagnosis of ventricular septal rupture and mitral regurgitation after myocardial infarction. J Am Coll Cardiol 15: 1449–1455

Sobel BE, Shell WE (1972) Serum enzyme determinations in the diagnosis and assessment of myocardial infarction. Circulation 45: 471

Solymoss BC, Nadeau P, Millette D, Campeau L (1988) Late thrombosis of saphenous vein bypass grafts related to risk factors. Circulation 78: 140–143

Sones FM, Shiley EK (1962) Cine coronary arteriography. Mod Concepts Cardiovasc Dis 31: 735

Spiecker M, Erbel R, Rupprecht HJ, Meyer J (1994) Emergency angioplasty of totally occluded left main coronary artery in acute myocardial infarction and unstable angina pectoris – institutional experience and literature review. Eur Heart J 15: 602–607

Stamler JD, Wentworth D, Neaton JD (1986) Is relationship between serum cholesterol and risk of premature death from coronary heart disease continuous and graded? Findings in 356.222 primary screens of the Multiple Risk Factor Intervention Trial (MRFIT): JAMA 256: 2823–2828

Stammen F, De Scheerder I, Glazier JJ et al. (1992) Immediate and follow-up results of the conservative coronary angioplasty strategy for unstable angina pectoris. Am J Cardiol 69: 1533

Stammen F, Piessens J, Vrolix M et al. (1991) Immediate and short-term results of a 1988–1989 coronary angioplasty registry. Am J Cardiol 67: 253

Stary HC, Chandler AB, Dinsmore RE, Fuster V, Glagov S, Insull W et al. (1995) A definition of advanced types of atherosclerotic lesions and a histological classification of atherosclerosis. A report from the committee on vascular lesions of the council on atherosclerosis. Amer Heart Assoc. Arterioscler Thromb Vasc Biol 15: 1512–1531

Statistisches Bundesamt (1999) Publikationen des Bundesamtes in Wiesbaden

Steering Committee (1996) A randomized, blinded trial of clopidogrel vs. aspirin in patients at risk of ischemic events (CAPRIE). Lancet 348: 1329–1339

Steering Committee of the Physicians Health Study Research Group (1989) Final report on the aspirin component of the ongoing Physicians Health Study. N Engl J Med 321: 129–135

Steffen W, Luo H, Fishbein MC et al. (1993) Catheter delivered therapeutic ultrasound recanalizes thrombotically occluded coronary arteries in vivo: a canine study. J Am Coll Cardiol 21: 76A

Stein B, Fuster V (1989) Antithrombotic therapy in acute myocardial infarction: prevention of venous, left ventricular and coronary artery thromboembolism. Am J Cardiol 64: 33B–40B

Stone GW, Grines CL, Browne KF et al. (1995) Predictions of in-hospital and 6 month outcome after acute myocardial inarction in the reperfusion era: the Primary Angioplasty in Myocardial Infarction (PAMI) trail. J Am Coll Cardiol 25: 370–377

Stone RW, Rutherford BD, McConahay DR et al. (1990) Procedural outcome of angioplasty for total coronary atery occlusion: an analysis of 971 lesions in 905 patients. J Am Coll Cardiol 15: 849–856

Strunk H, Weber W, Steffen W et al. (1992) Percutaneous sonographic angioplasty: initial experimental results. Rofo: Fortschritte auf dem Gebiet der Röntgenstrahlen und der neuen bildgebenden Verfahren 156: 33–36

Superko HR, Krauss RM (1994) Coronary artery disease progression. Convincing evidence for the benefit of aggressive lipoprotein management. Circulation 90: 1056–1069

Suryapranata H, Arnoud WJ, Hoornje JCA et al. (1998) Randomized comparison of coronary stenting with balloon angioplasty in selected patients with acute myocadial infarction. Circulation 97: 2502–2505

Sutton JM, Gitlin JB, Casale PN et al. (1992) Major complications after TEC atherectomy: preliminary analysis derived from the multicenter registry experience. Circulation 86: 456

Sutton JM, Gitlin JB, Casale PN et al. (1993) Complex lesions with ulceration or calcification are predictors of restenosis after transluminal extraction atherectomy. J Am Coll Cardiol 21: 442A

Swan HJC, Ganz W, Forrester JS, Marcus H, Diamond G, Chonette D (1970) Catheterization of the heart in man with use of a flow-directed balloon-tipped catheter. N Engl J Med 283: 447–451

Tardif JC, Cote G, Lespèrance J et al. (1997) Probucol and multivitamins in the prevention of restenosis after coronary angiopalsty. N Engl J Med 337: 365–72

Teirstein PS, Massullo V, Shirish-Jani et al. (1997) Catheter based radiotherapy to inhibit restenosis after coronary stenting. N Engl J Med 336: 1697–1703

Telford AM, Wilson C (1981) Trial of heparin vs. atenolol in prevention of myocardial infarction in intermediate coronary syndrome. Lancet I: 1225–1228

Tenaglia AN, Buller CE, Kisslo KB et al. (1992) Mechanisms of balloon angioplasty and directional coronary atherectomy as assessed by intracoronary ultrasound. J Am Coll Cardiol 20: 685–691

Terragno NA, Terragno A, McGiff JC (1977) Contribution of prostaglandins to the renal circulation in conscious, anaesthetized and laparatomized dogs. Circ Res 40: 590–597

Theroux P, Ouimet H, McCans J et al. (1988) Aspirin, heparin or both to treat acute unstable angina. N Engl J Med 319: 1105–1111

Tiefenbrunn AJ, Sobel BE (1989) The impact of coronary thrombolysis on myocardial infarction. Fibrinolysis 3: 1

Tillett WS, Garner RI (1933) The fibrinolytic activity of hemolytic streptococci. J Exp Med 58: 485–502

TIMI IIIB Trial (1994): Thrombolysis in Myocardial Ischemia. Effects of tissue plasminogen activator and a comparison of early invasive and conservative strategies in unstable angina and non-Q-wave myocardial infarction. Circulation 89: 1545–56

TIMI Research Group (1988) Immediate vs. delayed catheterization and angioplasty following thrombolytic therapy for acute myocardial infarction. JAMA 260: 2849–2858

TIMI Study Group (1989) Comparison of invasive and conservative strategies after treatment with intravenous tissue plasminogen activator in acute myocardial infarction. Results of the Thrombolysis in Myocardial Infarction (TIMI) Phase II Trial. N Engl J Med 320: 618–627

Topol EJ (1994) Thrombolytic intervention. In: Topol EJ (ed) Textbook of Interventional Cardiology, 2nd edn. WB Saunders, Philadelphia, pp 68–111

Topol EJ, Bates ER, Walton JA et al. (1987) Community hospital administration of intravenous tissue plasminogen activator in acute myocardial infarction: improved timing, thrombolytic efficacy and ventricular function. J Am Coll Cardiol 10: 1173–1177

Topol EJ, Bell WR, Weisfeldt ML (1985) Coronary thrombolysis with recombinant tissue-type plasminogen activator: a hematologic and pharmacologic study. Ann Intern Med 103: 837–843

Topol EJ, Califf RM, George BS et al. (1987) A randomized trial of immediate vs. delayed elective angioplasty after intravenous tissue plasminogen activator in acute myocardial infaction. N Engl J Med 317: 197–202

Topol EJ, Califf RM, George BS et al. (1988) Coronary arterial thrombolysis with combined infusion of recombinant tissue-type plasminogen activator and urokinase in patients with acute myocardial infarction (TAMI-2). Circulation 77: 1100–1107

Topol EJ, Ciuffo AA, Pearson TA et al. (1985) Thrombolysis with recombinant tissue plasminogen activator in atherosclerotic thrombotic occlusion. J Am Coll Cardiol 5: 85–91

Topol EJ, Ellis SG, Fishman J et al. (1987) Multicenter study of percutaneous transluminal angioplasty for right coronary artery ostial stenosis. J Am Coll Cardiol 9: 1214–1218

Topol EJ, Leya F, Pinkerton CA et al. (1993) A comparison of directional atherectomy with coronary angioplasty in patients with coronary artery disease. N Engl J Med 329: 221–227

Topol EJ, Serruys PW (1998) Frontiers in Interventional Cardiology. Circulation 98: 1802–1820

Topol EPIC-Studie Lancet (1994) Topol EJ, Califf RM, Weisman HF et al. (1994) Randomized trial of coronary intervention with antibody against platelet IIb/IIIa integrin for reduction of clinical restenosis: results at six months. The EPIC Investigators. Lancet 343: 881–886

Topol EPIC-Studie NEJM (1994) The EPIC Investigators (1994) Use of a monoclonal antibody directed against the platelet glycoprotein IIb/IIIa receptor in N Engl J Med 330: 956–961

Tschoepe D (1995) The activated megacaryocyte-platelet-system in vascular disease. Focus in diabetes. Sem Thromb Haemost 21: 152–160

Tsung SH (1981) Several conditions causing elevation of serum CK-BB. Am J Clin Pathol 75: 711

Tunstall-Pedoe H, Kuulasmaa K, Amougel P, Arveiler D, Rajakangas AM, Pajak A (1994) Myocardial infarction and coronary deaths in the World Health Organization MONICA Project. Circulation 90: 583–612

Tunstall-Pedoe H, Kuulasmaa K, Amougel P, Arveiler D, Rajakangas AM, Pajak A for the WHO Monica Project (1994) Myocardial infarction and coronary deaths in the World Health Organisation MONICA Project: registration procedures, event rates, and case-fatality rates in 38 populations from 21 countries in four continents. Circulation 90: 583–612

Turpie AGG, Robinson JG, Doyle DJ, Mulji AS, Mishkel GJ, Sealy BJ, Cairns JA, Skingley L, Hirsh J, Gent M (1989) Comparison of high-dose with low-dose subcutaneous heparin to prevent left ventricular mural thrombosis in patients with acute transmural anterior myocardial infarction. N Engl J Med 320, 352–357

Ueda M, Becker AE, Tsukada T, Numano F, Fujimoto T (1991) Fibrocellular tissue response after percutaneous transluminal coronary angioplasty. An immunocytochemical analysis of the cellular composition. Circulation 83: 1327–1332

UK Prospective Diabetes Study Group (1998) Tight blood pressure control and risk of macrovascular and mircrovascular complictions in type 2 diabetes: UKPDS 38. Brit Med J 317: 703–720

URALMI, Urokinase and Alteplase in Myocardial Infarction Collaborative Group (1991) Combination of urokinase and alteplase in the treatment of myocardial infarction. Coron Artery Dis 2: 225–235

Urban P, Macaya C, Rupprecht H.-J. (1998) Randomized evaluation of anticoagulation vs. antiplatelet therapy after coronary stent implantation in high-risk patients (the multicenter aspirin and ticlopidine trial after intracoronary stenting; MATTIS, 1998). Circulation 98: 2126–2132

Van Belle E, Bauters C, Hubert E et al. (1997)Restenosis rates in diabetic patients. A comarison of coronary stenting and balloon angioplasty in native coronary vessels. Circulation 96: 1454–1460

Vanhoutte PM, Scott-Burden T (1994) The endothelium in health and disease. Texas Heart Inst J 21: 62–67

Varnauskas E and the European Coronary Surgery Study Group (1985) Survival, myocardial infarction, and employment status in a prospective randomized study of coronary bypass surgery. Circulation 72 (Suppl V): 90

Veinot JP, Gattinger DA, Fliss H (1997) Early apoptosis in human myocardial infarcts. Hum Pathol 28: 485–492

Versaci F, Gaspardone A, Tomai, F (1997) A comparison of coronary artery stenting with angioplasty for isolated stenosis of the proximal left anterior descending coronary artery. N Engl J Med 336: 817–22

Verschuren WWM, Jacobs DR, Bloemberg BPM et al. (1995) Serum total cholesterol and long-term coronary heart disease mortality in different cultures: Twenty-five-year follow-up of the seven countries study. JAMA 274: 131–136

Voigtländer T, Nowak B, Bärenfänger P, Himmrich E, Treese N, Bekker HJ, Meyer J (1997) Feasibility and sensing thresholds of temporary single-lead VDD pacing in intensive care. Am J Cardiol 1997 79: 1360–1363

Volpi A, Cavalli A, Santoro E, Tognoni G, and GISSI Investigators (1990) Incidence and prognosis of secondary ventricular fibrillation in acute myocardial infarction. Circulation 82: 1279–1288

Wallentin LC and the Research Group on Instability in Coronary Artery Disease in Southeast Sweden (1991) Aspirin (75mg/day) after an episode of unstable coronary artery disease: long term effects on the risk for myocardial infarction, occurrence of severe angina and the need for revascularization. J Am Coll Cardiol 18: 1587–1593

Waller BF, Pinkerton CA, Orr CM, Slack JD, van Tassel JW, Peters T (1991) Restenosis 1 to 24 months after clinically successful coronary balloon angioplasty: a necropsy study of 20 patients. J Am Coll Cardiol 17: 58B–70B

Wallis DE, Pope C, Littman WJ, Scanlon PJ (1988) Safety and efficacy of esmolol for unstable angina pectoris. Am J Cardiol 62: 1033

Warburton R, Tampas J, Soule A, Taylor H (1968) Coronary artery calcification: its relationship to coronary artery stenosis and myocardial infarction. Radiology 91: 105–115

Warkentin TE, Levine MN, Hirsh J et al. (1995) Heparin-induced thombocytopenia in patients treated with low-molecular-weight heparin or unfractionated heparin. N Engl J Med 332: 1330–1335

Wassermann K, Hansen JE, Sue DY, Whipp BJ (1987) Principles of exercise testing and interpretation. Lea Febiger, Philadelphia

Weaver WD, Cerqueira M, Hallstrom AP for the MITI Project Group (1993) Early treatment with thrombolytic therapy: results from the Myocardial Infarction, Triage and Intervention Pre-Hospital Trial. JAMA 270: 1211–1216

Weaver WD, Simes RJ, Betriu A et al. (1997) Comparison of primary coronary angioplasty and intravenous thrombolytic therapy for acute myocardial infarction. JAMA 278: 2093–3098

Webb JG, Myler RK, Shaw RE et al. (1990) Coronary angioplasty after coronary bypass surgery: initial results and late outcome in 422 patients. J Am Coll Cardiol 16: 812

Weiner DA, Ryan TJ, McCabe CH et al. (1979) Exercise stress testing: correlations among history of angina, ST-segment response and prevalence of coronary artery disease in the Coronary Artery Surgery Study (CASS). N Engl J Med 301: 230–235

Weintraub WS, Ghazzal ZMB, Cohen CL et al. (1991) Clinical implications of late proven patency after successful coronary angioplasty. Circulation 84: 572

White CJ, Ramee SR, Mesa JE, Collins TJ (1991) Percutaneous coronary angioscopy in patients with restenosis after coronary angioplasty. J Am Coll Cardiol 17: 46B–49B

White HD, Cross DB, Elliott JM, Norris RM, Yee TW (1994) Long-term prognostic importance of patency of the infarct-related coronary artery after thrombolytic therapy for acute myocardial infarction. Circulation 89: 61–67

Whitlow PL, Buchbinder M, Kent K et al. (1992) Coronary rotational atherectomy: angiographic risk factors and their relation to success/complications. J Am Coll Cardiol 19: 334A

Whittacker P, Bougner DR, Kloner RA, Przyklenk K (1991) Stunned myocardium and myocardial collagen damage: differential effects of single and repeated occlusions. Am Heart J 121: 434–441

Wilcox RG for the LATE Steering Committee (1993) Late assessment of thrombolytic efficacy with alteplase 6–24 hours after onset of acute myocardial infarction. Lancet 342: 759–766

Willich SN, Lewis M, Löwel H, Arntz HR, Schubert F, Schröder R (1993) Physical exertion as a trigger of acute myocardial infarction. N Engl J Med 329: 1684–1690

Winniford MD, Kennedy PL, Wells PJ, Hillis LD (1986) Potentiation of nitroglycerin-induced coronary dilatation by N-acetylcystein. Circulation 73: 138

Winniford MD, Wheelan KR, Kremers MS et al. (1986) Smoking-induced coronary vasoconstriction in patients with atherosclerotic coronary artery disease: evidence for adrenergically mediated alterations in coronary artery tone. Circulation 73: 662

Wong Y-K, Gallagher PJ, Ward ME. (1999) Chlamydia pneumonia and atherosclerosis. Heart 81: 232–238

Wood MA de, Notske RN, Hensley GR et al. (1980) Intraaortic balloon counterpulsation with and without reperfusion of myocardial infarction shock. Circulation 61: 1105–1112

Wood MA de, Spores J, Notske RN et al. (1979) Medical and surgical management of myocardial infarction. Am J Cardiol 4: 1356–1364

Writing Group for the Bypass Angioplasty Revascularization Investigation (BARI) Investigators(1997) Five-year clinical and functional outcome comparing bypass surgery and angioplasty in patients with multivessel coronary disease. A multicenter randomized trial. JAMA 277: 715–721

Xu Q, Willeit J, Marosi M, et al. (1993) Association of serum antibodies to heat shock protein 65 with carotid atherosclerosis. Lancet 342: 225–229

Yusuf S, MacMahon S, Collins R, Peto R (1988) Effect of intravenous nitrates on mortality in acute myocardial infarction: An overview of the randomised trials. Lancet I: 1088–1092

Zehender M, Kasper W, Kauder E et al. (1993) Right ventricular infarction as an independent predictor of prognosis after acute myocardial infarction. N Engl J Med 328: 981–988

Zeiher AM, Drexler H, Saurbier B, Just H (1993) Endothelium-mediated coronary blood flow modulation in humans: effects of age, atherosclerosis, hypercholesterolemia, and hypertension. J Clin Invest 92: 652–662

Zeitler E, Schoop W, Zahnow W (1971) The treatment of occlusive arterial disease by transluminal catheter angioplasty. Radiology 99: 19

Zhao M, Sonnenblick EH, Zhang H, Eng C (1992) Increase in myofilament separation in the „stunned" myocardium. J Mol Cell Cardiol 24: 269–276

Zijlstra F, de Boer MJ, Hoorntje CA, Reiffers S, Teiber JHC, Suryapranata H (1993) A comparison of immediate coronary angioplasty with intravenous streptokinase in acute myocardial infarction. N Engl J Med 328: 680–684

Zotz RJ, Dohmen G, Genth S, Erbel R, Meyer J (1993) Diagnosis of papillary muscle rupture after acute myocardial infarction by transthoracic and transesophageal echocardiography. Clin Cardiol 16: 665–670

# Sektion IV
# Rhythmusstörungen des Herzens

G. Steinbeck, E. Hoffmann, C. Reithmann, U. Dorwarth, M. Näbauer, P. Steinbigler, T. Remp, A. Gerth, R. Haberl

# Kapitel 21

# Pathogenese der Herzrhythmusstörungen

21

G. Steinbeck, E. Hoffmann, C. Reithmann, U. Dorwarth, M. Näbauer, P. Steinbigler, T. Remp, A. Gerth, R. Haberl



Rhythmusstörungen des Herzens werden in eine zu langsame (Bradykardie, <60/min) und eine zu schnelle Herzschlagfolge (Tachykardie, >100/min) eingeteilt. Sie können darüber hinaus mit einer Änderung des normalen Erregungsablaufs im Herzen einhergehen (z. B. Reizbildung an anderer Stelle des Herzens als im Sinusknoten oder Erregungsleitungsstörung).

Das gesunde Herz vermag über weite Frequenzbereiche ein normales Herzzeitvolumen aufrechtzuerhalten. Nimmt z. B. die Herzfrequenz ab, so nimmt kompensatorisch das Schlagvolumen zu. Eine Unterschreitung der unteren Grenzfrequenz (= niedrigste Frequenz, bei der das Herzminutenvolumen noch konstant bleibt) führt zu einer Abnahme des Herzzeitvolumens, weil das Schlagvolumen nicht weiter gesteigert werden kann (Holmgren 1968).

Beim Gesunden im mittleren Lebensalter wird diese untere Grenzfrequenz etwa bei 40/min angenommen, bei herzkranken Patienten kann sie auf 60–70/min ansteigen. Bei hoher Herzfrequenz nimmt das Herzzeitvolumen ebenfalls ab über eine Reduktion des Schlagvolumens bei abnehmender Diastolendauer, die den Einstrom in den Ventrikel und die Koronardurchblutung limitiert.

Sind diese bradykarden oder tachykarden Rhythmusstörungen des Herzens mit einer Veränderung des normalen Erregungsablaufs vergesellschaftet, so sind darüber hinaus von hämodynamischer Bedeutung die zeitliche Beziehung von Vorhof- und Ventrikelkontraktion (z. B. supraventrikulärer vs. ventrikulärer Ursprung einer Rhythmusstörung) sowie mögliche Änderungen der intraventrikulären Erregungsausbreitung. Die Rhythmusstörung kann intermittierend oder anhaltend auftreten, oder eine regelmäßige Herzschlagfolge kann durch eine unregelmäßige ersetzt werden.

Im Rahmen dieser Rhythmusstörung des Herzens kommt es zu Anpassungsvorgängen am Herzen selbst und in der Kreislaufperipherie, die bei koronarer Herzerkrankung, Klappenvitien und Kardiomyopathien anders ausfallen können als bei Herzgesunden. Damit kommt der kardialen Grunderkrankung für das Ausmaß einer hämodynamischen Dekompensation und für die damit verbundene klinische Symptomatik durch eine bestimmte Rhythmusstörung eine entscheidende Bedeutung zu.

## 21.1 Elektrophysiologische Grundlagen

Mechanische Herzaktion und Herzfrequenz werden über die koordinierte elektrische Aktivität aller Bereiche des Herzens kontrolliert. Vom physiologischen Reizbildungszentrum, dem Sinusknoten, verläuft die Erregung über das Vorhofmyokard (schnelle Leitung), um in den Atrioventrikularknoten (AV-Knoten; langsame, dekrementelle Leitung) zu konvergieren. Die schnelle Erregungsleitung im nachfolgenden His-Purkinje-System gewährleistet eine synchrone Ventrikelerregung. Die langsame Erregungsleitung im AV-Knoten bewirkt die zur Koordination von Vorhof- und Kammerkontraktion erforderliche zeitliche Verzögerung.

Physiologischerweise ist der Sinusknoten das primäre Reizbildungszentrum, zur spontanen Impulsbildung sind ferner AV-Knoten und His-Purkinje-System befähigt. Die elektrischen Eigenschaften der Zellen von Sinus- und AV-Knoten, His-Purkinje-System, Vorhof- und Ventrikelmyokard entsprechen ihrer speziellen Funktion. So findet sich in Arealen mit schneller Erregungsausbreitung eine hohe Anstiegssteilheit des Aktionspotentials, getragen von einem sehr großen Natriumstrom, während die Anstiegsgeschwindigkeit des Aktionspotentials in Sinus- und AV-Knoten gering ist und auf einem Kalziumstrom beruht.

Stromfluß durch eine Vielzahl von Ionenkanälen, Ionenaustauschern und Ionenpumpen tragen zur elektrischen Aktivität der Myokardzellen bei, sie unterliegt ferner der Kontrolle intramyokardialer Regelkreise wie Vorlast/Dehnung oder der intrazellulären Kalziumkonzentration und neuroendokrinen Einflüssen. Die elektrischen Eigenschaften der Myokardzellen sind nicht statisch: Herzinsuffizienz, chronische mechanische Überlast wie Hochdruck oder elektrische Bedingungen wie Vorhofflimmern können über eine Änderung der Genexpression von Ionenkanälen und Pumpen zu abnormen elektrischen Eigenschaften der Myokardzellen und des Myokards führen. Daher ist unter pathologischen Bedingungen mit veränderten elektrischen Eigenschaften und pharmakologischer Sensitivität zu rechnen.

Das während eines Herzzyklus abgeleitete Oberflächen-EKG repräsentiert die Summe der elektrischen Aktivität aller beteiligten Herzmuskelzellen. Das intrazellulär abgeleitete Membranpotential einer Purkinje-Zelle, zusammen mit den wesentlichen daran beteiligten Strömen, zeigt Abb. 21-1.

Ein Aktionspotential stellt die elektrophysiologische Antwort der Zelle auf einen Reiz (z. B. physiologischer Reiz ausgehend vom Sinusknoten, aber auch elektrische oder mechanische Stimulation) dar, es entsteht durch das Ineinandergreifen zahlreicher depolarisierender Einwärtsströme und repolarisierender Auswärtsströme durch Ionenkanäle, die entsprechend ihrer inhärenten spannungs- und zeitabhängigen Eigenschaften öffnen und schließen.

Wenngleich weit mehr Ionenströme in myokardialen Zellen nachgewiesen sind, lassen sich die wesentlichen Charakteristika eines ventrikulären Aktionspotentials durch Berücksichtigung des schnellen Natriumeinwärtsstroms ($I_{Na}$), des Kalziumstroms ($I_{Ca}$), des Stroms durch den Na/Ca-Austauscher ($I_{NaCa}$), und 4 Kaliumströmen ($I_{to}$, $I_{Kr}$, $I_{Ks}$, $I_{K1}$) rekonstruieren (Abb. 21-1, Tabelle 21-1). Am Aktionspotential lassen sich folgende Phasen unterscheiden:

- Phase 0: rasche Depolarisation,
- Phase 1: frühe Repolarisation,
- Phase 2: Plateauphase,
- Phase 3: Repolarisation,
- Phase 4: Ruhemembranpotential bzw. diastolische Depolarisation.

Die Depolarisation des kardialen Aktionspotentials erfolgt nach Erreichen des Schwellenpotentials innerhalb weniger Millisekunden, wird initial getragen vom schnellen $Na^+$-Strom und wird vom Kalziumstrom weitergeführt (Abb. 21-1).

Dadurch wird das Membranpotential vom Ruhepotential (um –80 mV) auf positive Werte (+ 20 mV bis +40 mV) verlagert (Phase 0). Ein früher repolarisierender Strom (transienter Auswärtsstrom) führt zur Einkerbung des Plateaus unmittelbar nach der Depolarisation (Phase 1). Das Ende der Plateauphase (Phase 2) wird vor dem Hintergrund einer progredienten Inaktivierung des Kalziumstroms von zeitabhängig ansteigenden Kaliumauswärtsströmen vom Typ „delayed rectifier" ($I_{Kr}$ und $I_{Ks}$) bewirkt. So wird das Membranpotential wieder auf die initialen Ruhewerte zurückgeführt. Die Aktionspotentialdauer ist das zelluläre Korrelat der QT-Zeit des Oberflächen-EKG, sie beträgt im menschlichen Ventrikel ca. 400 ms.

Ein Aktionspotential wird ausgelöst, wenn durch den Reiz die Myokardzelle bis zum sog. Schwellenpotential depolarisiert wird; bei Reizstärken unterhalb des Schwellenniveaus bleibt die Depolarisation aus, oberhalb des Schwellenpotentials ist das Aktionspotential unabhängig von der Reizstärke (Alles-oder-nichts-Gesetz).

Während des Ablaufs des Aktionspotentials abgegebene Zusatzstimuli lösen kein weiteres fortgeleitetes Ak-

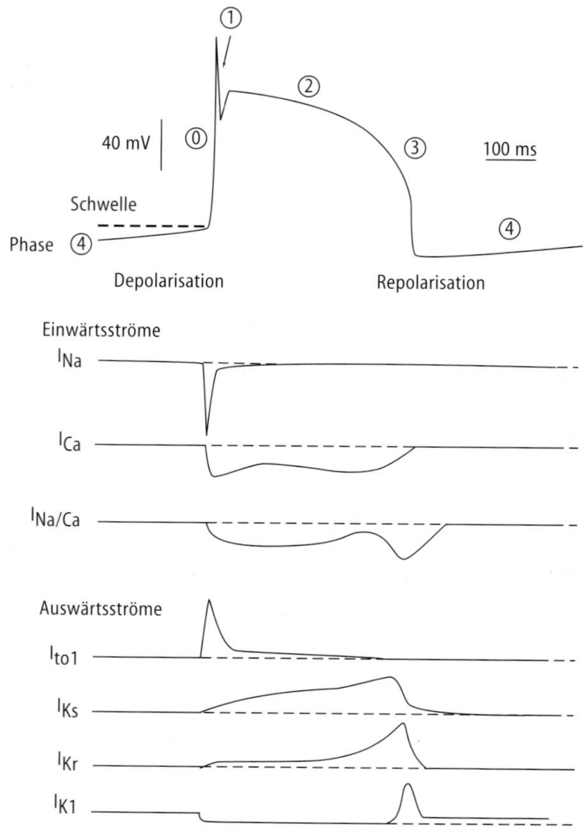


**Abb. 21-1.** Intrazellulär abgeleitetes Membranpotential einer kardialen Purkinje-Faser *(oben)* und die dem Potential zugrundeliegenden Ionenströme *(unten)*. Das Membranpotential verläuft in 5 Phasen. *Phase 0:* schnelle Depolarisation; *Phase 1:* frühe Repolarisation; *Phase 2:* Plateau; *Phase 3:* schnelle Repolarisation; *Phase 4:* Ruhemembranpotential (Arbeitsmyokard) bzw. langsame diastolische Depolarisation (Sinus- und AV-Knoten, Purkinje-Zellen). An Ionenströmen unterscheidet man einen schnellen Natriumeinwärtsstrom ($I_{Na}$), gefolgt von einem langsamer aktivierenden Kalziumstrom ($I_{Ca}$) als wesentliche Ströme in depolarisierender Richtung. Zur Repolarisation tragen in der frühen Phase der transiente Auswärtsstrom ($I_{to}$), in den nachfolgenden Phasen der langsam aktvierende Delayed-rectifier-Strom ($I_{Kr}$, rapid) und in der Abschlußphase der „inward rectifier"(Einwärtsgleichrichter, $I_{K1}$) bei. Den Hauptanteil des $Ca^{2+}$-Auswärtstransports aus der Zelle übernimmt der elektrogene Na/Ca-Austauscher ($I_{Na/Ca}$). Die spontane diastolische Depolarisation wird u. a. durch die zeitabhängige Zunahme des „pacemaker current" ($I_f$) bestimmt. Der angegebene Verlauf der Ionenströme orientiert über ihren zeitabhängigen Beitrag zum Aktionspotential, sie sind in ihrer relativen Größe nicht korrekt dargestellt, insbesondere ist $I_{Na}$ um ca. den Faktor 100 größer als $I_{Ca}$

**Tabelle 21-1.** Aktionspotential. Wichtige Ionenströme in Myokardzellen und ihre Hauptfunktionen. Vorkommen: *S* Sinusknoten; *A* Vorhofmyokard; *AV* AV-Knoten; *P* His-Purkinje-System; *V* Ventrikelmyokard

| Strom | | Vorkommen | Wesentliche Funktion | Pharmakologische Sensitivität | Pathophysiologische Relevanz |
|---|---|---|---|---|---|
| **Einwärtsströme** | | | | | |
| $I_{Na}$ | Natriumstrom | S, A, AV, P, V | Depolarisation, Erregungsleitung | Antiarrhythmika Klasse I, Tetrodotoxin | Wesentliche Determinante der Leitungsgeschwindigkeit; Long-QT-Syndrom 3 |
| $I_{Ca}$ | Kalziumstrom | S, A, AV, P, V | triggert Kontraktion; Erregungsleitung im Sinus- und AV-Knoten | Kaliziumantagonisten | Frühe Nachdepolarisationen |
| $I_{Na/Ca}$ | Natrium/Kalzium-Austauschstrom | S, A, AV, P, V | Hauptmechanismus der Kalziumextrusion | | Späte Nachdepolarisationen |
| $I_f$ | Schrittmacherstrom | S, AV, P | Reizbildung, diastolische Depolarisation | | Abnorme Automatie unter Katecholaminstimulation |
| **Auswärtsströme** | | | | | |
| $I_{to}$ | Transienter Auswärtsstrom | A, AV, P, V | Frühe Repolarisation | | |
| $I_{Ks}$ | Langsam aktivierender „delayed rectifier“ | S, A, AV, P, V | Späte Repolarisation | | Long-QT-Syndrom 1 |
| $I_{Kr}$ | Rasch aktivierender „delayed rectifier“ | S, A, AV, P, V | Späte Repolarisation | d-Sotalol, Dofetilide, Cisaprid, Erythromycin | Long-QT-Syndrom 2 |
| $I_{K1}$ | „Inward rectifier“ | A, P, V | Finale Repolarisation, Ruhemembranpotential | | |
| $I_{K(Ach)}$ | Azetylcholin-empfindlicher $K^+$-Kanal | S, A, AV | Autonome Kontrolle | Azetylcholin, Adenosin | |

tionspotential aus, da die Zelle in dieser Zeit refraktär ist. An diese Phase der absoluten Refraktärität schließt sich eine Phase der relativen Refraktärität (Auslösung mit erhöhter Reizstärke möglich) und der supernormalen Refraktärität (Auslösung mit geringerer Reizstärke) an, bevor die Zelle ihre normale Erregbarkeit wieder zurückgewinnt.

Die Form des Aktionspotentials in Zellen des Reizleitungssystems und des Arbeitsmyokards variiert mit Ursprung und spezieller Funktion der Zellen. Im Arbeitsmyokard von Vorhof und Kammer sowie in Purkinje-Fasern ist die Anstiegsgeschwindigkeit in Phase 0 von einem sehr großen Natriumstrom (ca. 100mal größer als der Kalziumstrom) getragen und damit wesentlich höher als im Sinus- und AV-Knoten, wo diese Depolarisationsphase vom Kalziumstrom vermittelt wird. Ferner liegt im Arbeitsmyokard das Ruhemembranpotential deutlich negativer als im Sinus- und AV-Knoten.

Als weitere Besonderheit weisen die Zellen des Sinus- und AV-Knotens sowie der Purkinje-Fasern während der Diastole kein konstantes Ruhemembranpotential auf, sondern zeigen eine spontane diastolische Depolarisation (Phase 4) als Ausdruck ihrer Befähigung zur spontanen Impulsbildung.

In diesen Zellen führt ein Zusammenspiel verschiedener Ströme ($I_f$, der sog. Pacemaker-Strom; der vom vorangegangenen Aktionspotential deaktivierende Delayed-rectifier-Strom; und ein $Na^+$-Hintergrundstrom) zur diastolischen Depolarisation, mit Erreichen eines definierten Schwellenpotentials kommt es zum Auftreten eines fortgeleiteten Aktionspotentials (Anumonwo et al. 1995). Unter pathologischen Bedingungen kann jedoch auch das Arbeitsmyokard von Vorhof und Kammer eine abnorme Automatie aufweisen und Schrittmachereigenschaften entwickeln.

Die scheinbare Homogenität des Ventrikelmyokards steht im Kontrast zu einer deutlichen elektrischen Heterogenität der Myokardzellen in verschiedenen Lokalisationen. Insbesondere zeigen Myokardzellen aus unterschiedlicher Tiefe in der Ventrikelwand Unterschiede in Aktionspotentialdauer und Ausstattung mit Ionenkanälen (v. a. der Kaliumauswärtsströme), worauf sich auch die normale Repolarisationssequenz von epikardial (kürzeres Aktionspotential als endokardial) nach endokardial begründet.

## 21.2 Bradykardien

Bradykarde Rhythmusstörungen treten als Folge einer Störung der Impulsbildung oder der Impulsleitung auf. Die Impulsbildung wird durch die folgenden elektrophysiologischen Kenngrößen des intrazellulär abgeleiteten Potentials einer Schrittmacherzelle beeinflußt:

- Aktionspotentialdauer,
- maximales diastolisches Potential,
- spontane diastolische Depolarisation,
- diastolisches Schwellenpotential.

### 21.2.1 Impulsbildung

Eine Abnahme der Frequenz der Impulsbildung, d.h. eine Zunahme des Zeitabstands zwischen 2 Schrittmacherpotentialen, kann durch eine Zunahme der Aktionspotentialdauer, eine Verschiebung des maximalen diastolischen Potentials auf ein negativeres initiales diastolisches Potentialniveau im Sinne einer Hyperpolarisation (da dadurch die folgende diastolische Depolarisation mehr Zeit benötigt, um die Schwelle zur nächsten Entladung zu erreichen), eine Abnahme der Steilheit der diastolischen Depolarisation und eine Abnahme des Schwellenpotentials hervorgerufen werden. Veränderungen in entgegengesetzter Richtung führen entsprechend zu einer Zunahme der Schrittmacherentladungsfrequenz.

### 21.2.2 Impulsleitung

Wesentliche Determinanten der Leitungsgeschwindigkeit sind die Anstiegsgeschwindigkeit des Aktionspotentials und die elektrische Kopplung der Myokardzellen, ferner beeinflussen Aktionspotentialamplitude, Schwellenpotential sowie passive Membraneigenschaften die Fortleitung. Je höher Anstiegsgeschwindigkeit und Aktionspotentialamplitude, je besser die funktionelle Verknüpfung des Myokards durch „gap junctions" der „intercalated discs" (Verbindungen niedrigen elektrischen Widerstands zwischen den Herzmuskelzellen), desto höher die Leitungsgeschwindigkeit.

Ist die Anstiegsgeschwindigkeit als Ausdruck eines geringen oder fehlenden Natriumstroms in bestimmten Myokardarealen niedrig, wie physiologischerweise im Sinus- und AV-Knoten, oder wird der Natriumkanal pharmakologisch blockiert (z.B. durch Antiarrhythmika der Klasse I), so resultiert daraus eine langsamere Leitungsgeschwindigkeit. Auch eine Abnahme des Ruhemembranpotentials (Depolarisation), z.B. infolge einer Ischämie oder einer Erhöhung der extrazellulären Kaliumkonzentration, führt über eine potentialabhängige Inaktivierung des Natriumstroms zur Abnahme der Leitungsgeschwindigkeit (bedeutsam für partiell depolarisierte Zonen mit Leitungsverzögerung oder Leitungsblock bei Ischämie).

Eine geringere funktionelle Verknüpfung der Herzmuskelzellen durch spärliches Vorliegen der „gap junctions", wie physiologischerweise im Sinus- und AV-Knoten, oder eine Abnahme des direkten Kontakts der Myozyten durch Dehiszenz oder fibrotische Einlagerungen zwischen den Zellen, führt ebenfalls zu einer Abnahme der Leitungsgeschwindigkeit. Je nach Ausprägung kann nur eine Leitungsverzögerung (z. B. AV-Block I. Grades) oder eine vollständige, permanente Blockierung der Erregungsleitung resultieren (z. B. AV-Block III. Grades).

Von den Störungen der Impulsbildung und Impulsleitung sind unter klinischen Bedingungen das Sinusknotensyndrom in seinen verschiedenen Ausprägungen sowie die atrioventrikulären und intraventrikulären Leitungsstörungen von herausragender Bedeutung (s. unten).

## 21.3 Tachykardien

Tachykarde Rhythmusstörungen können über 2 unterschiedliche pathogenetische Prinzipien entstehen:

- fokale Impulsbildung und
- kreisende Erregung (Reentry).

### 21.3.1 Fokale Impulsbildung

Die Reizbildung beruht auf der Abnahme des diastolischen intrazellulären Membranpotentials bis zu einem Schwellenwert, an dem ein Aktionspotential ausgelöst wird. Aufgrund tierexperimenteller Untersuchungen können folgende Mechanismen einer zu schnellen Reizbildung differenziert werden:

- gesteigerte Automatie,
- abnorme Automatie,
- getriggerte Aktivität.

### 21.3.2 Gesteigerte Automatie

Hierbei handelt es sich um eine Steigerung des physiologischen Prozesses der diastolischen Depolarisation, vorwiegend im Sinusknoten sowie in Purkinje-Fasern. Dieser Prozeß wird durch den Einfluß von Katecholaminen oder erhöhter Temperatur beschleunigt und durch Azetylcholin verlangsamt. Daran beteiligt sind die normalen Ionenmechanismen der Impulsbildung (s. oben) und der Azetylcholin-sensitive Kaliumkanal ($I_{K(Ach)}$, in ventrikulärem Myokard nicht vorhanden). Klinische Beispiele sind eine inadäquate Sinustachykardie oder ein akzelerierter idioventrikulärer Rhythmus.

### 21.3.3 Abnorme Automatie

Hierbei kommt es in Arealen, die üblicherweise nicht zur Impulsbildung befähigt sind, zum Auftreten fortge-

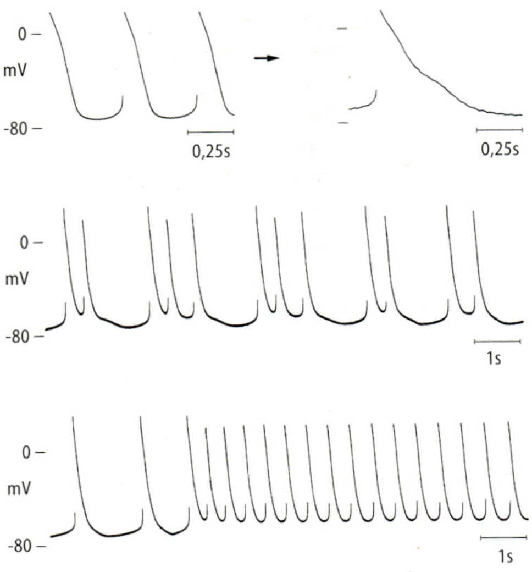


**Abb. 21-2.** Abnorme Automatie durch frühe Nachpotentiale in ischämischen Purkinje-Fasern. Nach Inkubation zeigen ischämische Purkinje-Fasern hochfrequente Reizbildung *(oben, links)*; 3 h nach Inkubation (Kalium 4,7 mmol) werden nur noch vereinzelt spontane Aktionen mit Plateaubildung während der terminalen Repolarisationsphase registriert *(oben, rechts)*. Von diesem Plateau aus können einzelne Zusatzaktionen *(Mitte)* oder Salven hochfrequenter Aktivität ausgehen *(unten)*. (Aus Naumann d'Alnoncourt 1983)

leiteter elektrischer Aktivität. Über eine (partielle) Depolarisation des Membranpotentials kann in den meisten Myokardzellen eine repetitive elektrische Aktivität erzeugt werden.

Häufig tritt eine derartige abnorme Automatie bei Ischämie auf, wenn das normale Ruhemembranpotential in Purkinjezellen oder im Arbeitsmyokard nicht mehr aufrechterhalten werden kann. Typischerweise nimmt das Membranpotential auf Werte um –50 mV ab. Ohne daß eine vollständige Repolarisation der Zellmembran erreicht wird, erfolgt bereits die nächste Depolarisation, in erster Linie getragen durch einen Kalziumeinwärtsstrom.

Ein Beispiel abnormer Reizbildung in ischämischen Purkinje-Fasern ist in Abb. 21-2 dargestellt, registriert mittels Mikroglaselektrodentechnik. Zu erkennen ist, wie mit zunehmender Ischämiedauer aus einer verlängerten Plateauphase heraus, ohne Erreichen eines normalen Ruhemembranpotentials, Zusatzaktionen (frühe Nachpotentiale) und schließlich hochfrequente Depolarisationen auftreten. Abnorme Automatie wird auch in der Arbeitsmuskulatur von Vorhof und Kammer beobachtet.

## 21.3.4 Getriggerte Aktivität

Getriggerte Aktivität beruht auf Nachpotentialen in der späten Repolarisationsphase oder nach vollständiger Repolarisation eines obligat vorangegangenen Aktionspotentials. Unter bestimmten Umständen können diese Nachpotentiale die Schwelle zu einer fortgeleiteten Erregung erreichen und somit eine oder eine ganze Serie von hochfrequenten Zusatzaktionen auslösen.

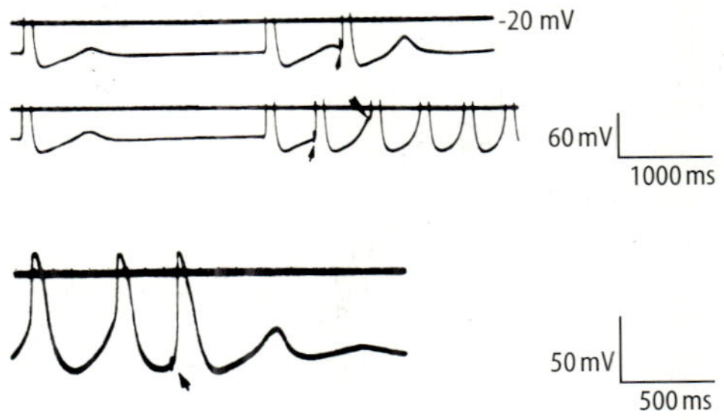


**Abb. 21-3.** Auslösung *(oben)* und Unterbrechung *(unten)* getriggerter Aktivität durch vorzeitige Stimulation. Am Ende der Repolarisationsphase des Aktionspotentials wird ein Nachpotential beobachtet, dessen Amplitude nach vorzeitiger Stimulation zunimmt *(oberste Registrierung)*. Mit zunehmender Vorzeitigkeit der Stimulation *(zweite Registrierung von oben)* erreicht die Amplitude des Nachpotentials die Schwelle zu einer fortgeleiteten Erregung und löst damit eine Serie überschwelliger Erregungen aus. Da diese Erregungen die Folge des vorangegangenen Impulses sind, wird von getriggerter Aktivität gesprochen. Durch vorzeitige Stimulation kann diese getriggerte Aktivität auch wieder unterbrochen werden *(unten)*. (Aus Wit u. Cranefield 1976)

Der von Cranefield, Wit u. Hoffman (Cranefield et al. 1973; Cranefield 1977) geprägte Begriff „getriggerte Aktivität" weist darauf hin, daß das Nachpotential nur die Folge, d. h. getriggert ist durch das vorangegangene Aktionspotential. Ein Beispiel von getriggerter Aktivität ist in Abb. 21-3 dargestellt. Mit abnehmendem Kopplungsintervall einer vorzeitigen Stimulation kommt es zu einer Größenzunahme des folgenden Nachpotentials, das in der mittleren Registrierung die Schwelle zu einer fortgeleiteten Erregung erreicht und eine anhaltende Tachykardie auslöst. Ebenso wie diese getriggerte Aktivität durch vorzeitige Stimulation ausgelöst wird, so kann sie auch durch vorzeitige Stimulation unterbrochen werden (untere Registrierung der Abb. 21-3; Cranefield et al. 1973).

## 21.3.5 Kreiserregung

Für das Zustandekommen einer kreisenden Erregung müssen folgende Voraussetzungen erfüllt sein:

- Die Fortleitung des Impulses darf nur in einer Richtung erfolgen, während sie in eine andere blockiert ist (unidirektionale Blockierung der antegraden Fortleitung entlang der Wegstrecke in Abb. 21-4).
- Die Wellenlänge der Erregung muß kürzer sein als die Kreisbahn, damit die Erregungsfront stets in ein Gebiet vordringen kann, das nicht refraktär ist (Mines 1914).

Schematisch ist das Zustandekommen der Kreiserregung in Abb. 21-4 dargestellt. Beträgt z. B. die Refraktärzeit 100 ms und die Leitungsgeschwindigkeit 50 cm/s, so errechnet sich eine Wellenlänge und damit ein minima-

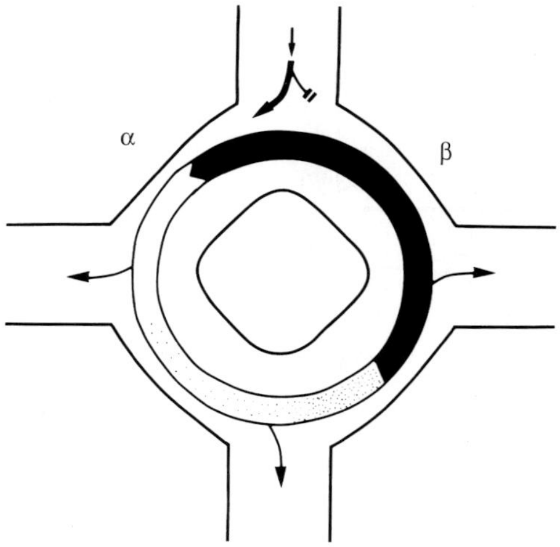


**Abb. 21-4.** Schema einer Kreiserregung entlang der Wegstrecke α und β. Entlang der Kreisbahn ist das Myokardgewebe entweder absolut refraktär, relativ refraktär und wieder erregbar (erregbare Lücke)

ler, für die Perpetuierung der kreisenden Erregung erforderlicher Kreisumfang von 3 cm. Dementsprechend stellen eine Senkung der Leitungsgeschwindigkeit und eine Verkürzung der Refraktärperiode begünstigende Faktoren für das Zustandekommen eines Reentry dar, da sie einen Wiedereintritt auch in einem kleinen Myokardareal ermöglichen.

Als Substrate, die an der Aufrechterhaltung einer Kreiserregung beteiligt sein können, kommen nicht nur präformierte Leitungsstrukturen wie das spezifische intraventrikuläre Reizleitungssystem und akzessorische Leitungsbahnen zwischen Vorhof und Ventrikel in Betracht, sondern auch der Vorhof, der AV-Knoten sowie v. a. infarziertes und fibrotisches Arbeitsmyokard. Daß eine Kreiserregung im gesunden Vorhofmyokard auch ohne Vorliegen eines anatomischen Hindernisses auftreten kann, geht aus Abb. 21-5 hervor. Das hieraus abgeleitete „Leading-circle"-Konzept ohne präformierten Leitungsweg geht im Gegensatz zur Kreiserregung entlang eines präformierten Leitungswegs von einer variablen Größe des Reentrykreises aus, die allein durch die Refraktärzeit bestimmt wird und keine erregbare Lücke aufweist (s. Tabelle 21-2).

Dieser Mechanismus könnte die Ursache von Mikroreentryprozessen sein, z. B. als Ursache von Vorhofflimmern, wie auch auf Kammerebene mit fließendem Übergang zu Makroreentry als Ursache von Kammertachykardien und Kammerflimmern.

### Ventrikuläre Arrhythmien bei Myokardinfarkt

Die beim akuten Myokardinfarkt häufig zu beobachtenden, vital bedrohlichen ventrikulären Arrhythmien sind in ihrer Pathogenese letztlich ungeklärt. Es konnten jedoch bei akuter regionaler Ischämie neben einer herabgesetzten Leitungsgeschwindigkeit und unidirektionalen Blockierungen vollständig unerregbare Myokardare-

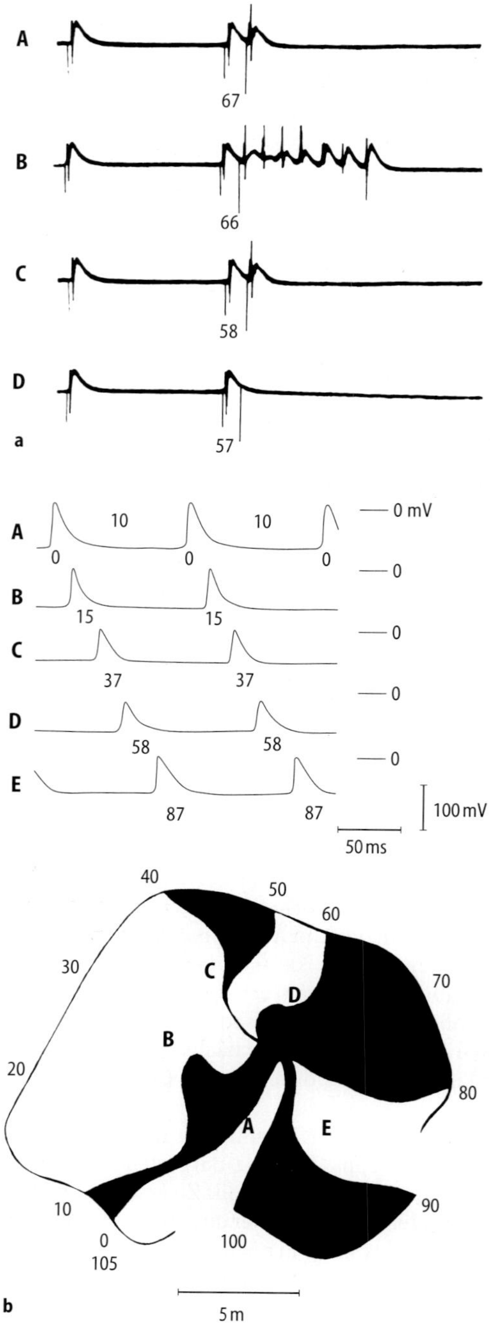


**Abb. 21-5a, b.** Tierexperimenteller elektropyhsiologischer Nachweis einer Kreiserregung am isolierten Präparat des linken Vorhofs des Kaninchens. **a** Registrierung einer Oberflächenableitung bei einer Basisstimulation von 2/s. Durch einen vorzeitigen Extrareiz, abgegeben 66 ms nach der letzten Basistimulation, wird eine spontane tachykarde Salve ausgelöst. **b** Oben: Registrierung von intrazellulären Potentialen während einer länger anhaltenden konstanten Tachykardie (Tachykardiezyklus 105 ms), wobei die Position A–E in der Skizze unten angegeben ist. Unten: Analyse des Musters der Erregungsausbreitung während eines Tachykardiezyklus im Vorhofpräparat, dargestellt am Verlauf isochroner Linien der Erregung in 10-ms-Abständen. In 105 ms ist die Erregung einmal um 360° im Uhrzeigersinn gekreist. (Aus Allessie et al. 1973, 1977)

**Tabelle 21-2.** Anatomisch determinierter und „leading circle reentry". (Nach Mines 1914; Allessie et al. 1977)

| Anatomisch determinierte Kreiserregung | Kreiserregung |
|---|---|
| Größe des Erregungskreises fixiert | Größe variabel |
| Größe entspricht anatomischer Wegstrecke | Größe entspricht Erregungswelle |
| Erregbare Lücke zwischen Kopf und Schwanz der Erregungswelle | Keine erregbare Lücke |
| Frequenz abhängig von der Leitungsgeschwindigkeit und Größe des Erregungskreises | Frequenz abhängig von Refraktärperiode |

ale und Areale mit extrem langen Refraktärzeiten in Nachbarschaft zum normalen Myokard nachgewiesen werden als ideale Voraussetzungen für Reentryerregungen (Janse et al. 1980).

Wahrscheinlich ist sowohl fokale Impulsbildung als auch Reentry am Zustandekommen vieler, insbesondere der schwerwiegenden Rhythmusstörungen auf Kammerebene beteiligt. Wegen der Komplexität der Struktur des Herzens wie auch der zu untersuchenden Rhythmusstörungen bleibt trotz vieler methodischer Fortschritte in der letzten Zeit (Mappinguntersuchungen am Patienten zur Ursprungslokalisierung, hochverstärkte EKG-Ableitungen zum Nachweis von Spätpotentialen) und trotz zahlreicher neuer Erkenntnisse in der experimentellen Elektrophysiologie die Pathogenese einer gegebenen Rhythmusstörung am Patienten häufig ungeklärt.

# Kapitel 22

# Diagnostik der Herzrhythmusstörungen

22

G. Steinbeck, E. Hoffmann, C. Reithmann, U. Dorwarth, M. Näbauer, P. Steinbigler, T. Remp, A. Gerth, R. Haberl



Zur diagnostischen Abklärung einer Herzrhythmusstörung ist zum einen die Frage nach der der Rhythmusstörung zugrundeliegenden kardialen oder extrakardialen Erkrankung durch ausführliche anamnestische Erhebung und körperliche Untersuchung zu beantworten, ggf. ergänzt durch weitere kardiologische Untersuchungstechniken.
Daneben ist die Rhythmusstörung selbst zu erfassen und elektrokardiographisch zu klassifizieren durch ein Ruhe-, Belastungs- bzw. Langzeit-EKG. Weiterführende diagnostische Schritte stellen die hochverstärkte EKG-Ableitung von der Körperoberfläche, eine Analyse der Herzfrequenzvariabilität sowie die invasive elektrophysiologische Untersuchung dar.

## 22.1 Anamnese

Folgende Symptome können Folge einer Herzrhythmusstörung sein:

- Palpitationen,
- unsystemischer Schwindel,
- allgemeine Schwäche und Abnahme der körperlichen wie geistigen Leistungsfähigkeit,
- Angina pectoris,
- Dyspnoe, Lungenödem,
- Blutdruckabfall,
- Synkope,
- plötzlicher Herztod.

Demnach reicht die Palette der Symptomatik von harmlosen Beschwerden bis zum gravierendsten Fall, dem plötzlichen Herztod als Ausdruck einer malignen Herzrhythmusstörung.

Palpitationen sind zwar häufigstes Symptom einer Rhythmusstörung, gleichzeitig jedoch sehr unspezifisch. Kennzeichnend für die rhythmogen bedingte Synkope (Morgagni-Adams-Stokes-Anfall) ist die Unvermitteltheit ihres Einsetzens, die zu Stürzen und Verletzungen im Kopfbereich führen kann, die kurze Dauer von üblicherweise wenigen Sekunden bis maximal 1–2 min sowie schließlich die rasche und vollständige Erholung danach im Gegensatz zum zerebralen Krampfanfall.

## 22.2. Untersuchung

Durch körperliche Untersuchung, ggf. ergänzt durch weitere technische Untersuchungsbefunde, ist die der Rhythmusstörung zugrundeliegende Erkrankung zu eruieren, da nur so die richtigen prognostischen und therapeutischen Schlußfolgerungen gezogen werden können. Praktisch jede Herzerkrankung wie auch eine Vielzahl extrakardialer Erkrankungen können Ursache von Herzrhythmusstörungen sein; einen Überblick gibt die folgende Übersicht (s. auch Meinertz et al. 1983).

**Ursachen von Herzrhythmusstörungen**

- Koronare Herzkrankheit (v. a. akute Ischämie, Zustand nach Myokardinfarkt)
- Kardiomyopathie
  - dilatativ
  - hypertroph
  - restriktiv
- Entzündliche Herzerkrankungen
- Angeborene und erworbene Herzklappenfehler
- Mitralklappenprolaps
- Tumoren des Herzens
- Thoraxtraumen
- ZNS-Erkrankungen und Störungen der autonomen Innervation des Herzens, degenerative Erkrankungen des Reizbildungs- und Erregungsleitungssystems, neuromuskuläre Erkrankungen
- Äthylalkohol

- Pharmaka
  - Antiarrhythmika
  - trizyklische Antidepressiva und Phenothiazine
  - Herzglykoside
- Elektrolytstörungen des K-, Ca-, Na- und Mg-Stoffwechsels
- Extrakardiale Erkrankungen
  - Lebererkrankungen
  - Nierenerkrankungen
  - Hyper- und Hypothyreose, Hyperparathyreoidismus
  - Phäochromozytom, Akromegalie
  - Autoimmunerkrankungen
- Herzschrittmacher
- Psychisch

## 22.3 Ruhe- und Langzeit-EKG

Erster Schritt ist die Registrierung eines Ruhe-EKG mit den 12 Standardableitungen (bipolare Extremitätenableitungen I, II, III, unipolare Goldberger-Ableitung aVR, aVL, aVF sowie die unipolaren Brustwandableitungen $V_1$–$V_6$ nach Wilson). Neben der Erfassung von Rhythmusstörungen wird das Standard-EKG analysiert auf die Herzfrequenz, P-, PQ-, QRS- und QT-Intervall (letzteres in bezug auf die Herzfrequenz). Darüber hinaus erfolgt eine Formanalyse der P-Welle, des QRS-Komplexes inkl. Bestimmung des Hauptvektors sowie der Erregungsrückbildung.

Da die Registrierdauer nur sehr kurz ist, wird zur Erfassung der meisten Rhythmusstörungen eine längere Registrierdauer, z. B. über 24 h, erforderlich sein. Hierfür finden neuere Analysesysteme Verwendung, die aus einem Aufnahmegerät und einer Wiedergabeeinheit bestehen. Das Aufnahmegerät stellt ein tragbares, batteriebetriebenes Magnetbandregistriergerät mit einem Gewicht zwischen 300 und 500 g dar. Es ermöglicht eine kontinuierliche Aufzeichnung des EKG-Signals auf Tonbandkassetten über einen langen Zeitraum, ohne hierbei den Probanden in seiner körperlichen Bewegungsfähigkeit wesentlich zu beeinträchtigen. Vorbedingung für die Langzeit-EKG-Analyse ist ein sorgfältiges und korrektes Anlegen der Elektroden, um Artefakte auszuschließen.

Darüber hinaus sollten die Aufnahmegeräte eine Registrierdauer von mindestens 24 h mit Aufzeichnung des vollständigen EKG ermöglichen, 2 EKG-Ableitungen simultan mit zusätzlichem Zeitkanal aufzeichnen und eine Ereignismarkierung durch den Probanden ermöglichen (Leitner 1983).

### 22.3.1 Anforderungen an Untersucher und Langzeitanalysesystem

- Die Auswertung muß durch einen qualifizierten ärztlichen Untersucher überwacht und jede relevante bradykarde oder tachykarde Rhythmusstörung durch ihn validiert werden.
- Die Analysegenauigkeit des Systems muß belegt sein.
- Zeitgeraffte Wiedergabe der 2 EKG-Kanäle durch Übereinanderprojektion der QRS-Komplexe.
- 1:1-Ausschreibung der 2 EKG-Kanäle simultan.
- Automatische Dokumentation von Rhythmusstörungen.
- Kontinuierliche Registrierung der Herzfrequenz und möglicher Veränderungen der ST-Strecke.
- Quantitative und qualitative Arrhythmieanalyse in wählbarem Zeitintervall (z. B. 1 h).
- Automatische Artefakterkennung und Angabe von Artefaktzeiten (Leitner 1983).

### 22.3.2 Hauptanwendungsgebiete der Langzeit-EKG-Analyse

- Qualitative und quantitative Analyse von Herzrhythmusstörungen zur Klärung der Ursache von Symptomen.
- Charakterisierung von durch Rhythmusstörungen gefährdeten, ggf. auch asymptomatischen Risikopatienten.
- Beurteilung der Wirksamkeit einer antiarrhythmischen Therapie.
- Analyse temporärer ST- und T-Veränderungen zur Diagnostik der stummen Myokardischämie im Rahmen der koronaren Herzerkrankung (s. Sektion III)

### 22.3.3 Off-line-Datenanalyse

Konventionelle Langzeit-EKG-Systeme arbeiten mit einem Bandlaufwerk. Zwei simultan registrierte Kanäle sind absolute Voraussetzung für eine valide Auswertung. Manche Rekorder erlauben die Aufzeichnung von Schrittmacherspikes auf einer dritten Spur. Auf einer weiteren Spur wird ein Referenzsignal zur Kompensation von Gleichlaufschwankungen aufgezeichnet.

Nachteile dieser Bandlaufwerke sind der Verschleiß der mechanisch bewegten Teile, ungenügende Gleichlaufkorrekturen und hoher Batteriebedarf. Neuere Geräte arbeiten mit einem Festkörperspeicher, bei dem die EKG-Signale in digitalisierter Form in Speicherchips abgelegt werden. Mechanisch bewegte Teile werden dadurch vollständig vermieden, Gleichlaufschwankungen treten nicht auf und die Daten können in computergerechter Form an einen Analysenrechner übergeben werden. Problempunkt ist noch die Speicherkapazität der Chips.

Eine diskontinuierliche Aufzeichnung lediglich pathologischer Komplexe, die durch On-line-Analyse im Aufnahmerekorder erkannt werden, ist abzulehnen, da eine spätere Überprüfung der Ergebnisse unmöglich wird. Neue, allerdings teure, Speicherbausteine mit hoher Kapazität erlauben die digitale Aufnahme und Speicherung des EKG in sehr hoher Auflösung (z. B. 16 bit Auflösung, 1024 Hz Abtastrate) und bieten dem Anwender über die standardgemäße 2-Kanal-Registrierung hinaus auch eine 3- bis 12-Kanal-Langzeitaufzeichnung. Die hohe Auflösung ermöglicht unter anderem die genauere Erfassung der Herzfrequenzvariabilität und bietet die Möglichkeit, ventrikuläre Spätpotentiale auch im Langzeitverlauf (Steinbigler et al. 1998) zu untersuchen. Die erhöhte Anzahl von EKG-Kanälen erlaubt die räumliche Zuordnung von stummen Myokardischämien.

**Eventrekorder**

Zur Erfassung sehr seltener Rhythmusereignisse ist ein Eventrekorder geeignet. Diese können über Tage bis Wochen z. B. in Form einer Armbanduhr getragen werden. Treten Symptome auf, startet der Patient durch Berühren von Kontaktpunkten des anderen Armes den Registriervorgang. Eventrekorder erfordern die Mitarbeit des Patienten und sind für plötzlich einsetzende Synkopen nicht geeignet.

Zur Diagnostik schlagartig einsetzender Bewußtlosigkeit, die mit allen gängigen Verfahren zur Synkopenabklärung keiner Ursache zugeordnet werden kann, stehen nunmehr implantierbare EKG-Speicher („implantable loop recorder") zur Verfügung (Krahn et al. 1999). Sie werden unter lokaler Betäubung subkutan pektoral an geeigneter Stelle so plaziert, daß eine genügende Amplitude auch der P-Welle registriert werden kann. Damit können über etwa 14 Monate zwei EKG-Kanäle kontinuierlich im Stand-by-Modus aufgezeichnet werden und im Fall eines Ereignisses nach Aktivierung eines Schalters durch den Patienten selbst, Angehörige oder den Notarzt etwa 40 min EKG rückblickend aus dem Speicher ausgelesen werden.

### 22.3.4 On-line-Datenanalyse

Neben dieser Off-line-Datenanalyse von Herzrhythmusstörungen gibt es auch die Möglichkeit einer On-line-Datenerfassung mittels drahtloser EKG-Telemetrie, die dementsprechend Einsatz findet im Rahmen der Intensivmedizin und Rehabilitationsmedizin von Patienten, die durch das Auftreten lebensbedrohlicher Rhythmusstörungen gefährdet sind, im Rahmen der Notfall- und Raumfahrtmedizin zur Überbrückung großer Distanzen sowie zur Abklärung nur sehr selten auftretender Symptome durch telemetrische EKG-Übertragung bzw. auch Kontrolle von Herzschrittmacherpatienten über Fernsprechleitungen.

## 22.4 Belastungs-EKG

Belastungs-EKG-Untersuchungen haben ihren festen Platz in der Diagnostik der koronaren Herzerkrankung. Darüber hinaus kann eine durch körperliche Belastung induzierte Myokardischämie oder auch ein mit Belastung einhergehender erhöhter Sympathikotonus durch Störungen der Erregungsleitung und/oder gesteigerte Automatie zu Herzrhythmusstörungen führen.

!

Andererseits wird in vielen Fällen die belastungsabhängig auftretende Sinustachykardie durch „Overdrive-Suppression" eine ektope Reizbildung unterdrücken. Dies erklärt, warum in der Mehrzahl der Fälle Arrhythmien nicht während der Belastung, sondern in den ersten Minuten der Erholungsphase nach Beendigung der Belastung mit abnehmender Herzfrequenz auftreten (Jelinek u. Lown 1974).

Mit klinischer Einführung der 24-h-Langzeit-EKG Analyse ist insgesamt die Bedeutung von Belastungsuntersuchungen zur Provokation von Rhythmusstörungen zurückgetreten. Es eignet sich dazu sowohl die Fahrradergometrie im Liegen oder Sitzen als auch das Laufbandergometer.

**CAVE**

Als Abbruchkriterien gelten:
- das Auftreten gravierender Symptome (Herzschmerzen, Dyspnoe, Erschöpfung),
- ein Absinken oder fehlender Anstieg des systolischen Blutdrucks und der Herzfrequenz,
- nicht dagegen das Auftreten einfacher ventrikulärer Extrasystolen und gelegentlicher komplexer Arrhythmien, da diese auch bei Herzgesunden beobachtet werden.

### 22.4.1 Kontraindikationen

Selbstverständlich sind die üblichen Kontraindikationen (Verdacht auf akuten Myokardinfarkt, instabile Angina pectoris, schwere Herzinsuffizienz, thromboembolische Prozesse, akute Myokarditis oder Perikarditis, schwere arterielle Hypertonie, schwere angeborene oder erworbene Herzfehler, z. B. Aortenstenose) und die Richtlinien für die Durchführung des Belastungs-EKG zu beachten (qualifizierter Untersucher, Erfahrung in Reanimationsmaßnahmen, Vorhandensein eines Defibrillators, kontinuierliche EKG-Überwachung und engmaschige Blutdruckmessung während Belastung und bis zu 10 min nach Belastungsende).

Weiterhin wichtige Anwendungsgebiete der Ergometrie zur Arrhythmiediagnostik stellen die Erfassung des Risikopatienten in der Rehabilitation nach Myokardinfarkt dar, darüber hinaus die Abklärung belastungsabhängig auftretender Beschwerden, die durch Herzrhythmusstörungen bedingt sein könnten.

## 22.5 Ventrikuläre Spätpotentiale und Herzfrequenzvariabilität

Ventrikuläre Spätpotentiale sind elektrische Signale, die im EKG wegen pathologischer Leitungsverzögerung umschriebener Myokardanteile nach dem QRS-Komplex auftreten und die mit dem Auftreten anhaltender ventrikulärer Rhythmusstörungen, mutmaßlich auf dem Boden einer Kreiserregung, verknüpft zu sein scheinen. Ursächlich kommt v. a. die koronare Herzerkrankung (akute Ischämie, Zustand nach Infarkt) in Betracht.

Bei Patienten mit anhaltenden ventrikulären Tachykardien auf dem Boden eines Myokardinfarkts lassen

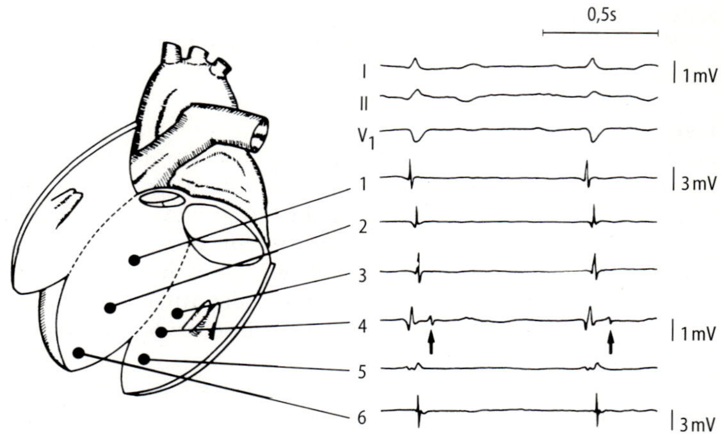


**Abb. 22-1.** Nachweis endokardial abgeleiteter Spätpotentiale während Herzkatheteruntersuchung bei einem Patienten mit posterolateralem Herzinfarkt und Hinterwandaneurysma. An den Ableitpunkten 1, 2, 3 und 6 werden normale Potentiale hoher Amplitude registriert. An Punkt 4 im Randgebiet des Infarktes sind die Potentiale von niedriger Amplitude (anderer Maßstab!), deutlich nach dem Ende des QRS-Komplexes wird ein Spätpotential (*Pfeil*) registriert, d. h. die Potentiale fallen nach Ende des QRS-Komplexes in den Oberflächenableitungen I, II und $V_1$ ein. Direkt im Aneurysma sind nur fragmentierte Signale sehr kleiner Amplitude ableitbar (Punkt 5). (Aus Haberl u. Steinbeck 1987)

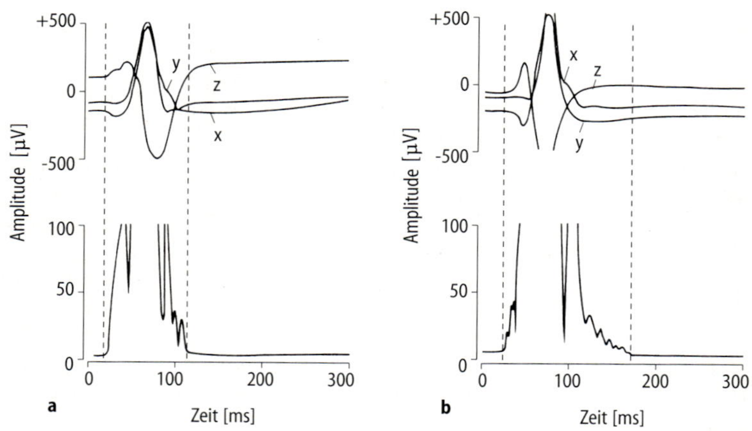


**Abb. 22-2a, b.** Signalmittelungstechnik nach Simson bei einem Herzgesunden (**a**) und bei einem Patienten nach Herzinfarkt und anhaltenden ventrikulären Tachykardien (**b**). Nach Signalmittelung von ca. 100 Schlägen werden die Oberflächenableitungen x, y, z (*oben*) hochpaßgefiltert und nach der Formel $\sqrt{x^2 + y^2 + z^2}$ addiert (*unten*). Am Gesunden besteht ein scharfer Übergang zur ST-Strecke, die QRS-Dauer ist <120 ms. Bei dem Patienten mit Rhythmusstörungen läuft der QRS-Komplex mit einem Schwanz niederamplitudiger Spätpotentiale aus, die QRS-Dauer wird dadurch verlängert. (Aus Haberl u. Steinbeck 1987)

sich in den Randbereichen dieses Infarkts vom Endokard oder Epikard niederamplitudige (typischerweise <1 mV) und fragmentierte Spätpotentiale ableiten (Abb. 22-1).

## 22.5.1 Spätpotentialnachweis

Von der Körperoberfläche registriert, haben diese ventrikulären Spätpotentiale eine sehr niedrige Amplitude von sehr wenigen Tausendstel Millivolt. Sie sind deshalb im Ruhe-EKG nicht zu erkennen und verschwinden bei hoher Verstärkung in Artefakten und Störeinflüssen der Elektroden, Muskulatur und Registriereinheit. Um die Mikropotentiale dennoch von der Körperoberfläche erfassen zu können, muß das Signal-Rausch-Verhältnis des Ableitsystems verbessert werden.

Dazu werden eingesetzt:

- Signalmittelungstechnik,
- räumliche Summation des Oberflächen-EKG,
- multisegmentale Spektralanalyse des EKG (Breithardt et al. 1982; Haberl et al. 1988; Simson 1981).

Beispiele für einen Normalbefund und einen positiven Spätpotentialnachweis sind in Abb. 22-2 für die Signalmittelungstechnik in der Zeitdarstellung nach Simson und in Abb. 22-3 für die multisegmentale Spektralanalyse illustriert.

Neuere Untersuchungen zeigten, daß Spätpotentiale variable Signale darstellen, die bei Anhebung der Herzfrequenz und akut auftretender Myokardischämie an Amplitude zunehmen und weiter in die ST-Strecke verschoben werden oder sogar erst unter diesen Umständen neu auftreten (Abb. 22-4; Rubin et al. 1992; Schwartzman et al. 1992; Steinbigler et al. 1999).

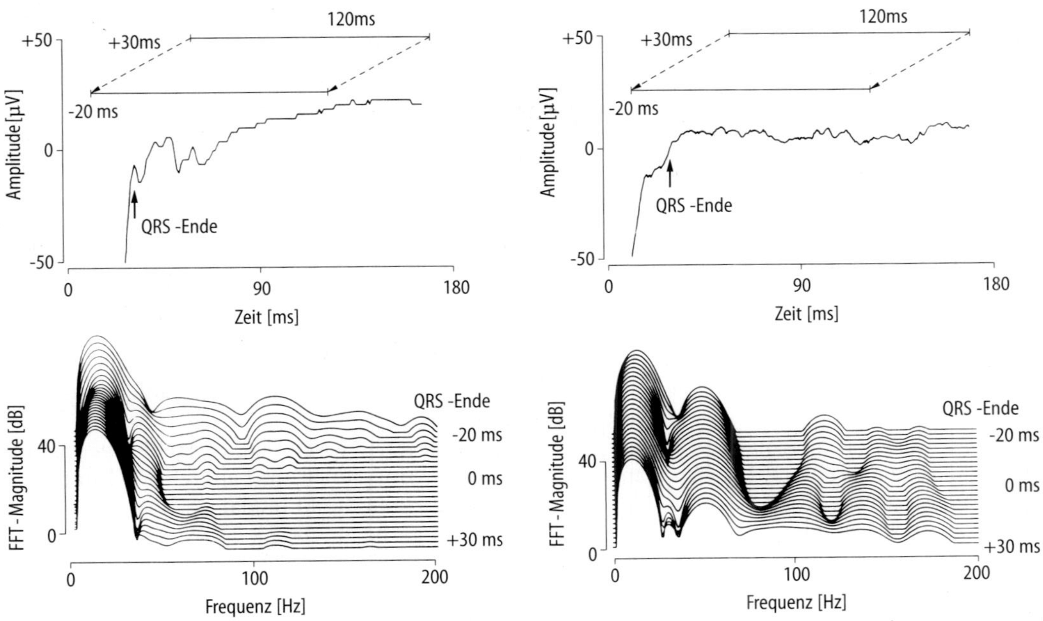


**Abb. 22-3.** Analyse der ST-Strecke auf Spätpotentiale mit Hilfe der „dreidimensionalen" Frequenzanalyse. *Oben* ist das EKG-Signal in der Zeitdarstellung wiedergegeben. Ein Intervall von 120 ms der ST-Strecke wird in Stufen von 2 ms kontinuierlich in den QRS-Komplex verschoben (Segment 1 startet 30 ms nach Ende des QRS-Komplexes, Segment 25 20 ms vor Ende des QRS-Komplexes). Die *untere* Kurve ergibt die Spektralanalyse dieser 25 Segmente (Segment 1 *unterste*, Segment 25 *oberste* Spektralkurve in der dreidimensionalen Darstellung – Blackman-Harris-Fenster). Spätpotentiale in der hochverstärkten EKG-Ableitung von der Körperoberfläche (*links oben*) kommen als Frequenzgipfel zwischen 50 und 150 Hz zur Darstellung in Segmenten am Ende oder knapp innerhalb des QRS-Komplexes (*links unten*). Die wechselstromüberlagerte Ableitung rechts stammt von einem Patienten ohne Spätpotentiale. Im Gegensatz zu echten Spätpotentialen erscheinen hier die Frequenzgipfel gleichermaßen in allen Segmenten. Die multisegmentale ST-Streckenanalyse mittels „fast Fourier transform" erscheint für den Nachweis von Spätpotentialen, die am Ende des QRS-Komplexes oder zu Beginn der ST-Strecke ihr Maximum haben, besonders geeignet und erlaubt insbesondere eine gute Abgrenzung von Störsignalen (Aus Haberl et al. 1988)

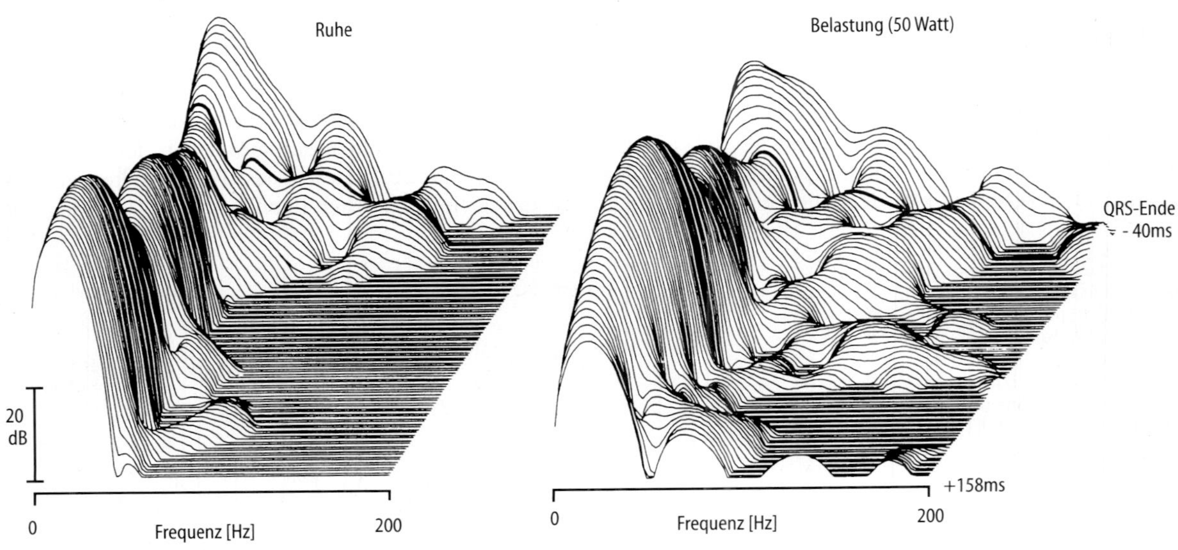


**Abb. 22-4.** Spätpotentialanalyse während Ergometrie. Die multisegmentale Spektralanaylse des terminalen QRS-Komplexes und der ST-Strecke zeigt bei Analyse in Ruhe Frequenzinhalte am Ende des QRS-Komplexes über 60 Hz, die Spätpotentialen entsprechen (*linker Bildteil*). Unmittelbar nach Belastung mit 50 W (*rechter Bildteil*) kommt es zu funktionellen Veränderungen. Die den Spätpotentialen entsprechenden Frequenzinhalte nehmen in der Amplitude zu und werden weiter in die ST-Strecke hinein verschoben

Eine funktionelle Spätpotentialanalyse unmittelbar nach Ergometerbelastung könnte somit die Vorhersagegenauigkeit der Methode erhöhen. Eine Analyse von Spätpotentialen aus dem Langzeit-EKG ist möglich, setzt jedoch eine optimierte Korrektur von Gleichlaufschwankungen voraus.

### 22.5.2 Herzfrequenzvariabilität

Ein weiterer Parameter zur Risikostratifizierung nach Herzinfarkt ist eine verminderte Herzfrequenzvariabilität. Dabei wird der zeitliche Abstand aufeinanderfolgender R-Zacken des EKG über 24 h vermessen, mit statistischen Methoden ausgewertet (Cripps et al. 1991; Dougherty u. Burr 1992; Farrell et al. 1991; Steinbigler et al. 1998) oder einer Spektralanalyse mit Fourier-Transformation oder autoregressiven Methoden zugeführt (Akselrod et al. 1981; Bigger et al. 1992; Lombardi et al. 1987).

Abbildung 22-5 zeigt typische Blutdrucktachogramme von Patienten mit verschiedenen kardialen Erkrankungen. Im Rahmen eines akuten Myokardinfarkts ergibt sich regelhaft eine verminderte Herzfrequenzvariabilität in den ersten beiden Wochen, eine Persistenz dieses Befundes deutet auf ein erhöhtes Risiko für maligne ventrikuläre Rhythmusstörungen hin. Die Bestimmung der Herzfrequenzvariabilität ist methodisch noch nicht standardisiert. Zudem unterliegt sie einer Vielzahl von Faktoren wie Herzinsuffizienz, Diabetes mellitus und Medikamenten (β-Rezeptorenblocker, Antiarrhythmika), was den klinischen Einsatz zum jetzigen Zeitpunkt noch erschwert.

### 22.5.3 Bedeutung der Spätpotentialanalyse

Die Bedeutung der Spätpotentialanalyse und Messung der Herzfrequenzvariabilität liegt in der Erfassung arrhythmiegefährdeter Patienten nach Herzinfarkt. Für andere Grundkrankheiten (dilatative Kardiomyopathie) ist der Stellenwert nicht gesichert. Die Analyse sollte ca. 2 Wochen nach überstandenem Herzinfarkt durchgeführt werden, da die größte Gefährdung für anhaltende Kammertachykardien oder den plötzlichen Herztod in den ersten 6 Monaten nach Herzinfarkt besteht.

Werden nach einem Herzinfarkt keine Spätpotentiale gefunden und ist die Herzfrequenzvariabilität normal, so ist das Risiko für maligne ventrikuläre Rhythmusstörungen sehr gering. Bei pathologischen Befunden steigt das Risiko einer anhaltenden Kammertachykardie oder des plötzlichen Herztodes um den Faktor 2–10 an, die Vorhersagegenauigkeit im Einzelfall ist jedoch nicht möglich, so daß sich derzeit aus einem solchen Befund keine therapeutische Konsequenz ableiten läßt. Das Ergebnis laufender prospektiver Studien zu diesem Thema steht noch aus.

Einen etablierten Risikomarker stellen vermehrte ventrikuläre Extrasystolen im Langzeit-EKG und eine eingeschränkte Pumpfunktion dar.

### 22.5.4 Baroreflexsensitivität

Als neuer Parameter, der ein erhöhtes Risiko für die Entwicklung von Kammertachykardien des Postinfarktpatienten anzeigt, hat sich eine eingeschränkte Baroreflex-Sensitivität erwiesen. Die prospektiv angelegte ATRAMI-Studie (La Rovere 1998) konnte zeigen, daß die Prognose ungünstig ist, wenn auf eine durch intravenöse Katecholamingabe ausgelöste Blutdrucksteigerung eine nur geringfügige Änderung der Herzfrequenzvariabilität folgt (<3,0 ms pro mmHg). Einer breiten klinischen Anwendung steht der relativ hohe methodische Aufwand im Wege.

### 22.5.5 T-Wellenalternans und QT-Dispersion

Noch ohne eindeutige prognostische Aussage hinsichtlich des Postinfarktrisikos, aber retrospektiv bei Patienten mit überlebten Kammertachykardien häufig zu finden, ist das Auftreten eines T-Wellenalternans als Ausdruck einer gestörten Repolarisation. Der Nachweis

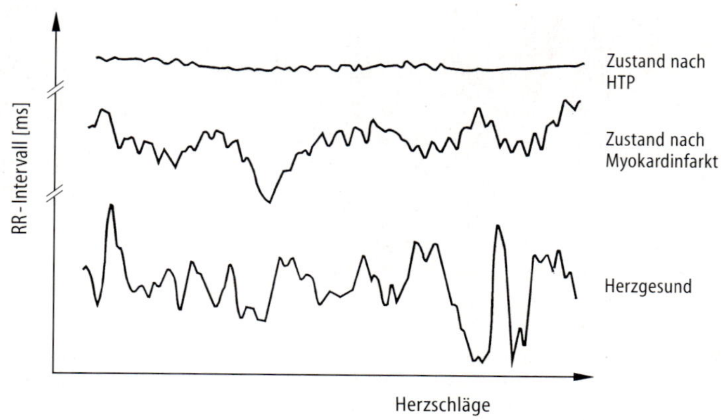


**Abb. 22-5.** RR-Tachogramme. Das RR-Tachogramm zeigt Differenzen in den Schlag-zu-Schlag-Abständen an. Die Herzfrequenzvariabilität ist im Vergleich zu einem Herzgesunden bei einem Patienten nach Myokardinfarkt reduziert und bei einem Patienten nach Herztransplantation deutlich vermindert

erfordert ein hochauflösendes EKG unter Verwendung teurer Spezialelektroden.

Eine erhöhte QT-Dispersion (= Differenz der maximalen minus der minimalen QT-Dauer im 12-Kanaloberflächen-EKG) wird als prognostischer Marker aufgrund der nicht standardisierten Methodik derzeit noch unterschiedlich bewertet.

## 22.6 Invasive elektrophysiologische Untersuchung

Mit der klinischen Einführung der Herzkatheteruntersuchung wurde die Möglichkeit geschaffen, die elektrische Aktivität des Herzens auch intrakardial abzuleiten. 1969 wurde von Scherlag et al. (Scherlag et al. 1969) eine Kathetertechnik zur Registrierung der His-Bündelaktivität beim Menschen beschrieben. Diese Methode, kurz His-Bündelelektrographie genannt, fand rasche Verbreitung und hat in den folgenden Jahren zu einem besseren Verständnis sowohl der normalen als auch der gestörten AV- und intraventrikulären Leitung wie auch der Wirkung von Pharmaka, speziell Antiarrhythmika, geführt.

### 22.6.1 Programmierte elektrische Stimulation

Eine wesentliche Bereicherung erfuhr die Methode, als die intrakardiale Ableitung mit einer programmierten elektrischen Stimulation des Herzens verbunden wurde (Wellens 1971). Hierdurch wurde es möglich, die Refraktärzeiten von Vorhof, AV-Überleitung und Kammer zu bestimmen, die Sinusknotenfunktion weitergehend zu analysieren und schließlich tachykarde Rhythmusstörungen auf Vorhof- und Kammerebene zu Zwecken der Diagnostik, Therapie sowie zur Therapiekontrolle auszulösen und zu unterbrechen.

Immer dann, wenn die Diagnostik bzw. auch die Therapiekontrolle gravierender Rhythmusstörungen mit den nichtinvasiven Methoden nicht ausreicht, wird regelhaft die Indikation zu einer invasiven elektrophysiologischen Untersuchung bestehen. Insbesondere bei lebensbedrohlichen Tachyarrhythmien infolge hochfrequenter supraventrikulärer Tachykardien, Vorhofflimmern mit schneller AV-Überleitung via akzessorischer atrioventrikulärer Leitungsbahnen sowie Kammertachykardien und Kammerflimmern als der Hauptursache des plötzlichen Herztodes dürfte diese Methode, obwohl invasiv, den wirksamsten Weg zur Auswahl einer effektiven antiarrhythmischen Behandlung darstellen.
Es gibt verschiedene Methoden dieser invasiven Untersuchung und entsprechende Anwendungsgebiete.

- Vorhofstimulation:
  - schnelle atriale Stimulation: AV-Überleitung, Sinusknotenerholungszeit,
  - vorzeitige atriale Einzelstimulation: sinuatriale Leitungszeit, Refraktärzeitbestimmung, Diagnostik supraventrikulärer Tachykardien.
- His-Bündel-Elektrographie (zumeist mit Vorhofstimulation verbunden):
  - Diagnostik atrioventrikulärer, intraventrikulärer Leitungsstörungen sowie paranodaler Leitungsbahnen.
- Programmierte Ventrikelstimulation:
  - Diagnostik [Auslösung, Ursprungslokalisierung (Mapping)],
  - Therapie sowie Therapiekontrolle anhaltender Tachykardien auf Kammerebene.

Diese Untersuchungen sind kompliziert, umfangreich und zeitaufwendig und setzen eine große Erfahrung der Untersucher voraus. Bezüglich der praktischen Durchführung sowie technischer und apparativer Voraussetzungen dieser Methoden ist auf weiterführende Li-

**Tabelle 22-1.** Empfehlungen zum Einsatz von Langzeit-EKG, Ergometrie, Registrierung von Spätpotentialen sowie Analyse der Herzfrequenzvariabilität und invasiver elektrophysiologischer Untersuchung (++ unbedingt erforderlich; + empfehlenswert; o nicht indiziert; ? nicht geklärt)

| Indikation | Langzeit-EKG | Ergometrie | Spätpotentiale, Herzfrequenzvariabilität | Invasive Untersuchung |
|---|---|---|---|---|
| Bradykardien (SK-Syndrom, AV-Blockierung, intraventrikuläre Leitungsstörungen) | ++ | + | 0 | + |
| Synkope (nach Ausschluß einer kardiodepressiven Ursache) | ++ | + | + | ++ |
| Risikoabschätzung nach Myokardinfarkt | ++ | + | ++ | ? |
| Häufige und komplexe VES | ++ | + | ? | 0 |
| Anhaltende VT und VF | ++ | + | + | ++ |

teratur zu verweisen (Josephson u. Seides 1979; Lüderitz 1986; Hoffmann u. Steinbeck 1999).

Die diagnostische Wertigkeit der in diesem Kapitel vorgestellten Methoden (24-h-Langzeit-EKG, Ergometrie, Registrierung von Spätpotentialen, invasive Untersuchung) ist global vergleichend in Tabelle 22-1 dargestellt. Einzelheiten finden sich in den folgenden Abhandlungen spezieller Rhythmusstörungen.

# Kapitel 23

# EKG-Klassifikation: Bradykardien

23

U. Dorwarth, A. Gerth, R. Haberl, E. Hoffmann, M. Näbauer, C. Reithmann, T. Remp, G. Steinbeck, P. Steinbigler



## 23.1 Sinusknotenfunktionsstörungen

Im Rahmen einer Störung der Sinusknotenfunktion können folgende Rhythmusstörungen auftreten (Ferrer 1968; Lown 1967):

- Sinusbradykardie (zeitweiser oder konstanter Frequenzabfall unter 50/min),
- SA-Blockierung,
- Sinusknotenstillstand,
- supraventrikuläre Tachyarrhythmie in Form von Vorhoftachykardie, Vorhofflattern und Vorhofflimmern.

Neben den bradykarden Rhythmusstörungen finden sich also bei einem Teil der betroffenen Patienten tachykarde Arrhythmien als Ausdruck dafür, daß die Erkrankung nicht nur den Sinusknoten, sondern häufig auch die Vorhöfe betrifft.

Im letzteren Fall wird auch von einem Bradykardie-Tachykardie-Syndrom gesprochen, während sich als Oberbegriff aller genannten Rhythmusstörungen die Bezeichnung Sinusknotensyndrom im deutschen Schrifttum durchgesetzt hat.

An Ursachen sind neben autonomen und medikamentösen Einflüssen eine Degeneration des Reizbildungszentrums anzunehmen (entweder primär oder sekundär als Folge z. B. einer koronaren Herzkrankheit oder abgelaufenen Myokarditis). Das Sinusknotensyndrom ist vorwiegend eine wenig progrediente Erkrankung des älteren Patienten, wobei die Prognose wesentlich von der Schwere der kardialen Grunderkrankung abhängig ist.

Beispiele einer Sinusbradykardie, einer sinuatrialen Blockierung II. Grades und eines Bradykardie-Tachykardie-Syndromes sind in Abb. 23-1 dargestellt.

Die Diagnostik der Rhythmusstörungen ist eine Domäne der nichtinvasiven 24-h-Langzeit-EKG-Registrierung. !

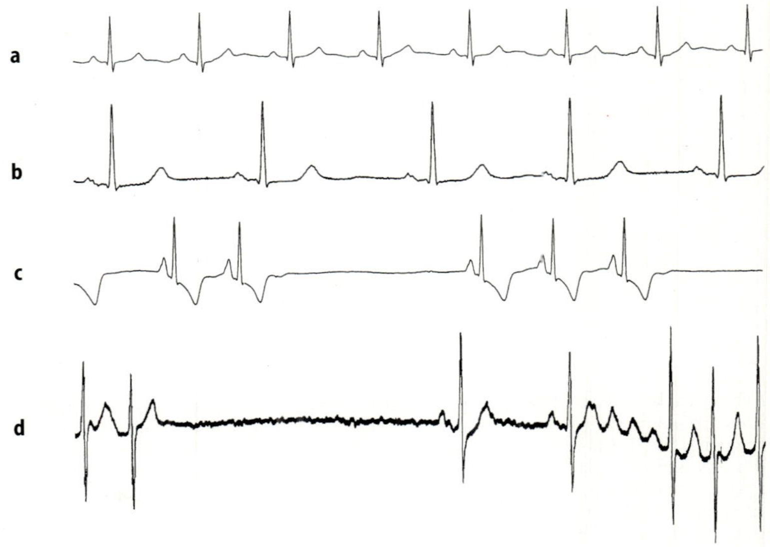


**Abb. 23-1a–d.** EKG-Beispiele von Störungen der Sinusknotenfunktion. **a** Normaler Sinusrhythmus, **b** Sinusbradykardie, **c** SA-Block II. Grades, **d** Bradykardie-Tachykardie-Syndrom

### 23.1.1
### Atropintest

Als weiterer nichtinvasiver Screeningtest auf eine pathologische Sinusknotenfunktion bietet sich der Atropintest an. Dabei wird 1 mg Atropin im Bolus i.v. injiziert und darunter das Ausmaß des Sinusknotenfrequenzanstiegs beurteilt, der bei Ausgangsfrequenzen unter 60/min um 50%, sonst auf mehr als 90/min ansteigen sollte.

Eine normale Reaktion des Sinusknotens im Atropintest schließt eine pathologische Sinusknotenfunktion nicht sicher aus. Andererseits weist ein pathologischer Atropintest auf das Vorliegen einer Sinusknotenerkrankung hin.

### 23.1.2
### Diagnostische Vorhofstimulation

Es stellen diejenigen Patienten ein Problem dar, die anamnestisch typische Angaben für ein Sinusknotensyndrom machen (Schwindelzustände oder Synkopen), bei denen die Bradyarrhythmien jedoch nur sporadisch auftreten und mehrere Langzeit-EKG-Registrierungen und auch der Atropintest normal ausfallen. Als Such- und Provokationsmethode zur Demaskierung nur intermittierend auftretender oder latent vorhandener Störungen der Sinusknotenfunktion ist in neuerer Zeit das invasive Verfahren der diagnostischen Vorhofstimulation eingeführt worden.

Wird die spontane Schrittmachertätigkeit des Sinusknotens mittels elektrisch induzierter schneller Vorhoferregung unterdrückt, so tritt nach Beendigung der Stimulation physiologischerweise eine temporäre Verlangsamung der Sinusknotenautomatie auf. Bei pathologischer Sinusknotenfunktion kann diese Depression in erheblich verstärktem Maße auftreten.

Diese Reaktion wird erfaßt mit der Messung der sog. Sinusknotenerholungszeit nach schneller Vorhofstimulation, d. h. des Zeitintervalles zwischen der letzten elektrisch induzierten atrialen Erregung und der ersten spontanen, vom Sinusknoten übergeleiteten Vorhofaktion. Der obere Grenzwert der Norm für dieses Intervall liegt bei 1600 ms, der obere Grenzwert für die korrigierte Sinusknotenerholungszeit (maximale Sinusknotenerholungszeit minus spontane Zykluslänge) bei 550 ms.

Beispiele für einen Normalbefund sind in Abb. 23-2a, ein Beispiel einer verlängerten Sinusknotenerholungszeit als Ausdruck eines Sinusknotensyndroms in Abb. 23-2b dargestellt.

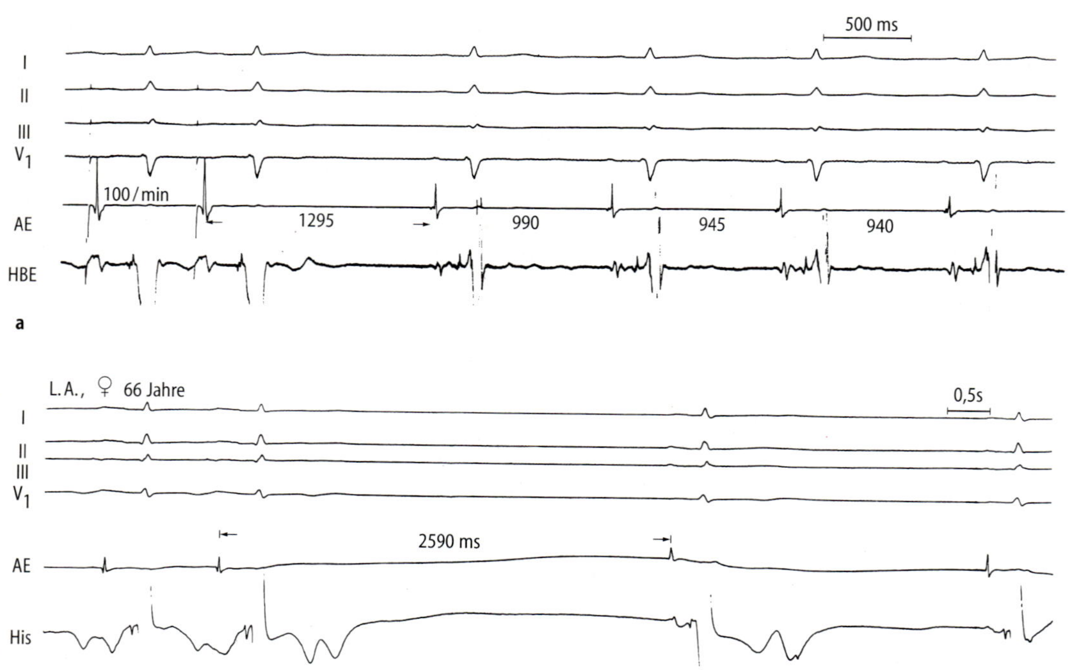


**Abb. 23-2a, b.** Normale (**a**) und pathologisch verlängerte Sinusknotenerholungszeit (**b**). **a** Registrierung der Extremitätenableitungen I, II, III, $V_1$, des intraatrialen Elektrogrammes (AE) und des His-Bündel-Elektrogramms (HABE) bei einer 49jährigen sinusknotengesunden Patientin während und nach Beendigung der konstanten Vorhofstimulation mit 100/min; Dauer der Reizperiode: 1 min. Die Registrierung beginnt mit den letzten 2 stimulationsbedingten Vorhoferregungen; die Sinusknotenerholungszeit fällt mit 1295 ms normal aus. **b** Registrierung von I, II, III, V1, AE und HBE zur Bestimmung der Sinusknotenerholungszeit bei einer 66jährigen Patientin mit Sinusknotensyndrom. Vorhofstimulationsfrequenz: 90/min. Die Registrierung beginnt mit den letzten 2 stimulationsbedingten Vorhoferregungen

### 23.1.3
### Vorzeitige atriale Einzelstimulation

Zur indirekten Beurteilung der sinuatrialen Leitungszeit wird nach einem Vorschlag von Strauss et al. (Strauss et al. 1973) die vorzeitige atriale Einzelstimulation zur Messung der Länge postextrasystolischer Vorhofintervalle in Abhängigkeit von der Vorzeitigkeit der Stimulation herangezogen. Mit dieser Methode ist die Diagnose einer sinuatrialen Blockierung I. Grades als Vorläufer eines sinuatrialen Blockes II. Grades möglich.

Schließlich ist auch mit einem an der Grenzregion zwischen der V. cava superior und dem rechten Vorhof lokalisierten Elektrodenkatheter bei geeigneter Verstärkung (0–300 Hz) eine direkte Ableitung der Sinusknotenaktivität beim Menschen möglich.

Diesem Vorteil steht als Nachteil gegenüber, daß die Registrierungen wegen des bis 0 Hz herunterreichenden Frequenzbereichs sehr störanfällig sind und die Ableitelektroden direkt über dem Schrittmacherareal plaziert werden müssen. Dies mag erklären, warum bei einer Reihe von Patienten kein typisches Sinusknotenpotential ableitbar war und sich die Methode in der klinischen Routine nicht durchgesetzt hat.

### 23.1.4
### Schrittmacher

Für die Indikationsstellung zur Schrittmacherimplantation beim Sinusknotensyndrom muß v. a. die Schwere der klinischen Symptomatik sowie der Nachweis bradykarder Rhythmusstörungen im Langzeit-EKG herangezogen werden. Ist damit keine Entscheidung zu treffen, sollte eine Vorhofstimulation zur Messung der Sinusknotenerholungszeit durchgeführt werden. Sie wird als spezifischer Test zur Voraussage einer schwereren, schrittmacherpflichtigen Sinusknotenerkrankung angesehen (Gann et al. 1979; von Leitner 1982; Rosenberger et al. 1980).

## 23.2
## Karotissinussyndrom

Karotissinussyndrom kommt es zu einer intermittierenden Asystolie (Sinusknotenstillstand und/oder AV-Blokkierung) bzw. Blutdruckabfall, reflektorisch ausgelöst durch eine Reizung der Pressorezeptoren im Karotissinus. Man unterscheidet beim Karotissinussyndrom, je nachdem ob mehr die Bradykardie oder der Blutdruckabfall klinisch im Vordergrund steht (s. Abb. 23-3a):

- den kardioinhibitorischen Typ und
- den vasodepressorischen Typ.

### 23.2.1
### Klinik

Ausgelöst wird der Reflex durch abrupte Kopfdrehungen und Überstrecken des Halses, Rasieren, Zuknöpfen eines Hemdkragens etc. Die klinische Symptomatik besteht im Auftreten eines Unsicherheits- und Schwächegefühls, Verschwommensehen, in epigastrischen Mißempfindungen bis hin zu kurzfristigen Synkopen. Krampfanfälle mit Zungenbiß und Verlust der Sphinkterkontrolle sind selten.

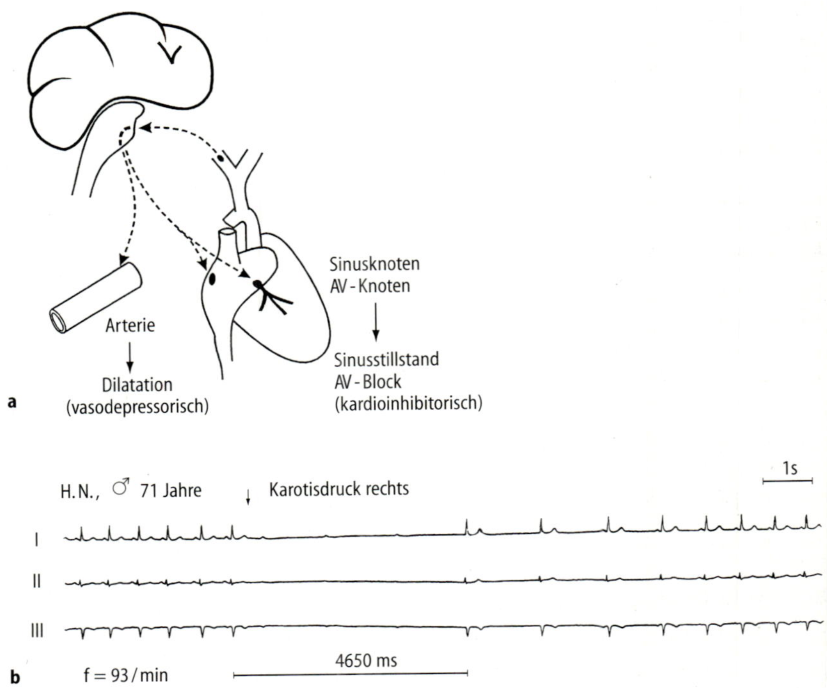


**Abb. 23-3a.** Reflexbogen beim Karotissinussyndrom; **b** Pathologischer einseitiger Karotisdruckversuch mit Auftreten einer Verlangsamung des Sinusrhythmus sowie eines temporären AV-Blocks III. Grades

Eine andauernde neurologische Herdsymptomatik weist auf das zusätzliche Vorliegen kritischer Stenosen im Karotis- oder vertebrobasilären Stromgebiet hin.

### 23.2.2
### Karotisdruckversuch

Beweisend für das Vorliegen eines Karotissinussyndroms ist der Nachweis einer kurzfristigen Asystolie bzw. eines Blutdruckabfalls in Zusammenhang mit den genannten Kopfmanipulationen. Ersatzweise kann hierfür der Karotisdruckversuch herangezogen werden, der als positiv bewertet wird, wenn nach vorsichtiger einseitiger Massage der Karotisgabel eine symptomatische Asystolie von mehr als 3 s bzw. ein symptomatischer Blutdruckabfall von mindestens 50 mmHg auftritt (Franke 1963).

Vor Durchführung eines Karotisdruckversuchs muß insbesondere beim älteren Patienten nach dem gleichzeitigen Vorliegen einer kritischen Stenose der extrakraniellen Halsgefäße gefahndet werden.

Da der Karotisdruckversuch bei etwa 25% aller Patienten über 65 Jahre positiv ausfällt, sollte dieser Untersuchungsmethode keine zu große Bedeutung beigemessen und der Schwerpunkt auf die Dokumentation spontaner Bradykardien bzw. Hypotonien unter den entsprechenden klinischen Auslösesituationen und auf den Ausschluß anderer Ursachen gelegt werden (z. B. „drop attacks", Morgagni-Adams-Stokes-Anfall).

Von der Häufigkeit her dominiert der kardioinhibitorische Typ (ein Beispiel der Diagnostik durch vorsichtig ausgeführten Karotisdruckversuch ist in Abb. 23-3b gezeigt). Der rein vasodepressorische Typ ist selten, Mischformen sind jedoch häufiger mit entsprechender Diagnostik nachzuweisen. An eine vasodepressorische Komponente des Karotissinussyndroms ist insbesondere dann zu denken, wenn auch nach Schrittmacherimplantation präsynkopale oder synkopale Attacken fortbestehen.

## 23.3
## Atrioventrikuläre Überleitungsstörungen

Die atrioventrikulären (AV) Reizleitungsstörungen werden eingeteilt in:

- AV-Block I. Grades,
- AV-Block II. Grades:
  - Typ 1 (Wenckebach),
  - Typ 2 (Mobitz),
- höhergradige AV-Blockierung,
- AV-Bock III. Grades.

### 23.3.1
### AV-Block I. Grades

Es wird jeder Impuls vom Vorhof auf die Kammern übergeleitet, jedoch mit einer Leitungsverzögerung (PQ-Intervall ≥0,2 s). Am häufigsten ist eine Leitungsverzögerung im AV-Knoten Ursache eines AV-Blocks I. Grades (Beispiel s. Abb. 23-4b), selten führen intraatriale oder intraventrikuläre Reizleitungsstörungen zu diesem Befund (Differenzierung mit His-Bündel-Elektrographie, s. unten).

### 23.3.2
### AV-Block II. Grades

**Typ 1 (Wenckebach)**
Dieser Typ ist gekennzeichnet durch eine Zunahme des PQ-Intervalls von Schlag zu Schlag bis zur vollständigen Blockierung eines Vorhofimpulses. Das PQ-Intervall des darauffolgenden Schlages ist kürzer als das der vorhergehenden oder folgenden übergeleiteten Erregungen. Typischerweise wird diese Wenckebach-Periodik durch eine Leitungsstörung im AV-Knoten hervorgerufen (Beispiel s. Abb. 23-4c).

**Typ 2 (Mobitz)**
Dieser Typ ist gekennzeichnet durch eine plötzliche Überleitungsblockierung, wobei das PQ-Intervall der vorangehenden und folgenden übergeleiteten Schläge identisch ist. Diese Leitungsstörung tritt typischerweise im His-Purkinje-System auf (Beispiel s. Abb. 23-4d).

**Höhergradige AV-Blockierung**
Höhergradige AV Blockierungen (z. B. 3:1-, 4:1-Überleitung) können sowohl im AV-Knoten als auch im His-Purkinje-System auftreten. Nur wenn intermittierend 2 konsekutive Vorhoferregungen auf die Kammer übergeleitet werden, kann entschieden werden, ob es sich um einen Typ 1 oder Typ 2 der AV-Blockierung II. Grades handelt.

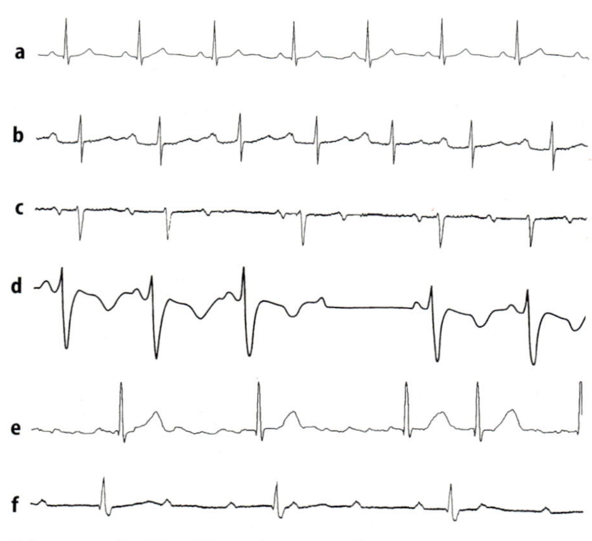


**Abb. 23-4a–f.** Klassifikation der AV-Überleitungsstörungen. **a** Normale AV-Überleitung, **b** AV- Block I. Grades, **c** AV-Block II. Grades Typ Wenckebach, **d** AV-Block II. Grades, Typ Mobitz, **e** Bradyarrhythmie bei Vorhofflimmern, **f** AV-Block III. Grades

Auch Vorhofflimmern oder Vorhofflattern kann für den Fall einer gleichzeitigen AV-Überleitungsstörung mit einer langsamen Kammerfrequenz einhergehen (s. Abb. 23-4e).

### 23.3.3 AV-Block III. Grades

Durch komplette Leitungsunterbrechung zwischen Vorhof und Kammer kommt es zu einer vollständigen Dissoziation von Vorhof und Kammererregung, letzteres durch Auftreten eines Ersatzrhythmus (Abb. 23-4 g).

Angeborene komplette AV-Blockierungen sind überwiegend im AV-Knoten lokalisiert, der Ersatzrhythmus weist einen schlanken QRS-Komplex auf. Erworbene komplette AV-Blockierungen sind in der Mehrzahl im His-Purkinje-System lokalisiert, der ventrikuläre Ersatzrhythmus ist langsam und weist einen verbreiterten QRS-Komplex auf.

#### Indikation zur His-Bündel-Elektrographie

Mit Hilfe der His-Bündel-Elektrographie (Methodik und Normalbefunde s. Abb. 23-5) ist die AV-Überleitung in eine atriale Leitungsstrecke (repräsentiert durch die PA-Zeit), AV-nodale Leitung (AH-Zeit) sowie Leitung im spezifischen ventrikulären Reizleitungssystem (HV-Zeit) zu differenzieren.

Mit dieser Methode läßt sich der Ort atrioventrikulärer Leitungsstörungen somit präzise analysieren. Aufgrund der zwischenzeitlich gemachten Erfahrungen mit dieser Methode können heutzutage die genauen Lokalisationen der AV-Überleitungsstörungen jedoch auch ohne invasive Untersuchung bestimmt werden, so daß nur noch spezielle Indikationen für eine His-Bündel-Elektrographie bei AV-Blockierungen verbleiben (Steinbeck 1983).

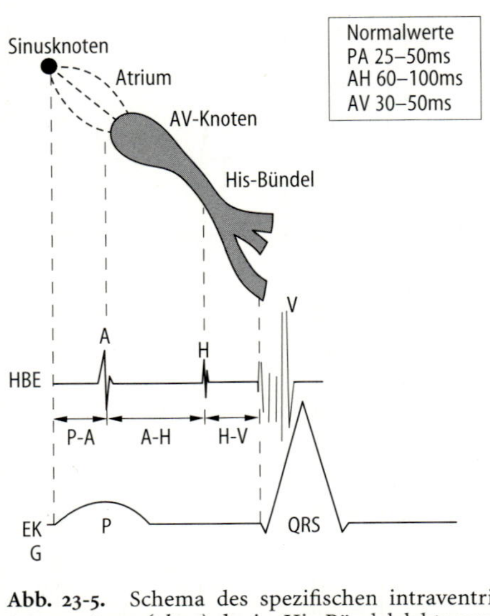


**Abb. 23-5.** Schema des spezifischen intraventrikulären Reizleitungssystems *(oben)*, der im His-Bündelelektrogramm ableitbaren Signale (A-Potential, H-Potential, V-Potential) sowie die zeitliche Beziehung zum Oberflächen-EKG *(unten)*. Normalwerte für das PA-, AH- und HV-Intervall sind rechts oben angegeben

#### Klinik und Prognose

Ursache für AV-Überleitungsstörungen können rein funktionelle Einflüsse via autonomes Nervensystem oder Medikamente sein (v. a. Herzglykoside, Antiarrhythmika), primär degenerative Erkrankungen des Reizleitungssystems, die koronare Herzerkrankung, insbesondere im Zusammenhang mit dem Hinterwandinfarkt. Schließlich kann eine Reihe anderer Grunderkrankungen das Reizleitungssystem miterfassen:

- Myokarditis, z. B. Virusinfektion, Borreliose,
- Sarkoidose,
- dilatative Kardiomyopathie,
- Aortenklappenfehler.

Die klinische Symptomatik hängt einerseits von der aus der AV-Überleitungsstörung resultierenden Kammerfrequenz und andererseits von der Lokalisation der Überleitungsstörung ab. So reicht das Spektrum der Symptomatik von völliger Beschwerdefreiheit über eingeschränkte Leistungsfähigkeit bis zum klassischen Bild des Morgagni-Adams-Stokes-Anfalls.

Dauer und Ausgang dieser bedrohlichen Symptomatik (Bewußtlosigkeit, meist nur von einigen Sekunden Dauer, aber auch plötzlicher Herztod möglich) hängen davon ab, ob mit Auftreten eines totalen AV-Blocks ein ventrikulärer Ersatzrhythmus einfällt und wenn ja, mit welcher Frequenz. Eine AV-Blockierung II. Grades Typ 1 wird gelegentlich auch bei jüngeren Patienten (erhöhter Vagotonus, Sportler) als Normalbefund angetroffen.

Ein AV-Block II. Grades Typ 2 ist wegen der Lokalisation der Leitungsstörung im distalen His-Purkinje-System und der Progredienz zur totalen AV-Blockierung eine Indikation zur permanenten Schrittmacherimplantation auch beim symptomfreien Patienten. Beim AV-Block II. Grades Typ 1 im höheren Lebensalter ist die Entscheidung von der klinischen Symptomatik des Patienten abhängig zu machen. AV-Überleitungsstörungen bis hin zur totalen AV-Blockierung treten häufig im Rahmen eines akuten Hinterwandinfarkts durch Ischämie des AV-Knotenareals auf, bedürfen wegen der Reversibilität jedoch in der Regel nur einer temporären Stimulation des Herzens.

Bei der Bradyarrhythmia absoluta handelt es sich zumeist um Patienten mit höhergradiger Herzinsuffizienz und erheblicher Kardiomegalie. Wegen der fortgeschrittenen Grunderkrankung ist die Prognose dieser Patienten auch nach Schrittmacherimplantation ernst.

## 23.4 Intraventrikuläre Leitungsstörungen

Der heute üblichen Einteilung intraventrikulärer Reizleitungsstörungen liegt Rosenbaums Konzept (Rosenbaum et al. 1968) von einem trifaszikulären intraventrikulären Erregungsleitungssystem des Menschen zugrunde. Obwohl es eine didaktische Vereinfachung darstellt und durch neuere Befunde modifiziert wird (Kulbertus u. Demoulin 1976), ist es nicht grundsätzlich in Frage gestellt.

### 23.4.1 Mono- und bifaszikulärer Block

Nach diesem Konzept (s. Abb. 23-6) können aufgrund der QRS-Morphologie in den Standardableitungen monofaszikuläre, bifaszikuläre und trifaszikuläre Blockierungen differenziert werden. Da sie Vorstufen höhergradiger AV-Blockierungen sein können, sollen sie hier kurz abgehandelt werden.

**Monofaszikuläre Blockbilder**

- Kompletter Rechtsschenkelblock,
- linksanteriorer Hemiblock,
- linksposteriorer Hemiblock.

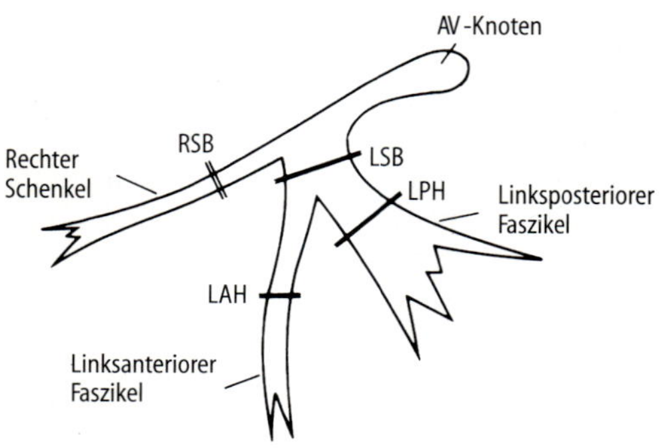


**Abb. 23-6.** Schema des spezifischen intraventrikulären Reizleitungssystems nach Rosenbaum (1968). (*LAH* linksanteriorer Hemiblock; *LPH* linksposteriorer Hemiblock; *RSB* Rechtsschenkelblock; *LSB* Linksschenkelblock)

EKG-Beispiele sind in Abb. 23-7 dargestellt. Bezüglich ihrer genauen Definition und der Differentialdiagnose wird auf EKG-Lehrbücher verwiesen.

**Bifaszikuläre Blockbilder**

- Rechtsschenkelblock und linksanteriorer Hemiblock,
- Rechtsschenkelblock und linksposteriorer Hemiblock,
- kompletter Linksschenkelblock (unilateraler Block des linksanterioren und linksposterioren Faszikels). EKG-Beispiele s. Abb. 23-7.

Der Begriff Blockierung in diesem Zusammenhang muß nicht eine vollständige Leitungsunterbrechung, sondern kann auch nur eine relative Leitungsverzögerung gegenüber dem kontralateralen Faszikel bedeuten.

Solange die Leitung in einem der Faszikel intakt ist, sollte die His-Bündel-Elektrographie auch bei Schenkelblock eine normale HV-Zeit aufweisen. Zur prognostischen Bedeutung bezüglich Progredienz zum totalen AV-Block sind verschiedene Schenkelblockbilder, insbesondere der bifaszikuläre Block, zur Beurteilung des einzig noch leitenden 3. Faszikels mittels His-Bündel-Elektrographie untersucht worden. Demnach geht eine verlängerte HV-Zeit mit einer fortgeschrittenen Grunderkrankung, Auftreten von Angina pectoris, ventrikulärer Extrasystolie sowie Zeichen der Herzinsuffizienz und häufigerem Auftreten eines totalen AV-Blocks einher (Dhingra et al. 1981).

Deshalb ist eine His-Bündel-Elektrographie bei Patienten mit bifaszikulärem Block indiziert, wenn der klinische Verdacht auf eine intermittierende höhergradigere Blockierung besteht (Dhingra et al. 1981; McAnulty et al. 1982). Eine dementsprechende Kasuistik ist in Abb. 23-8 dargestellt.

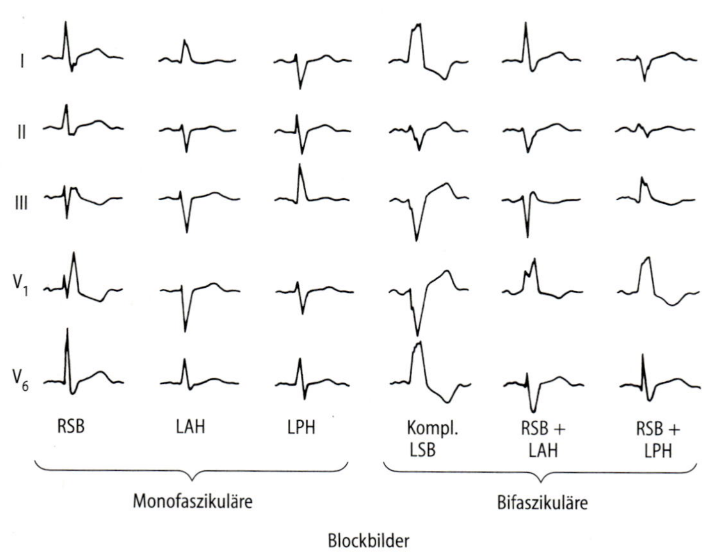


**Abb. 23-7.** Monofaszikuläre (*RSB* Rechtsschenkelblock; *LAH* linksanteriorer Hemiblock; *LPH* linksposteriorer Hemiblock) und bifaszikuläre Blockbilder (*Kompl. LSB* kompletter Linksschenkelblock, linksanteriorer Hemiblock + Rechtsschenkelblock, linksposteriorer Hemiblock + Rechtsschenkelblock) im Oberflächen-EKG (Registrierung I, II, III, $V_1$ und $V_6$)

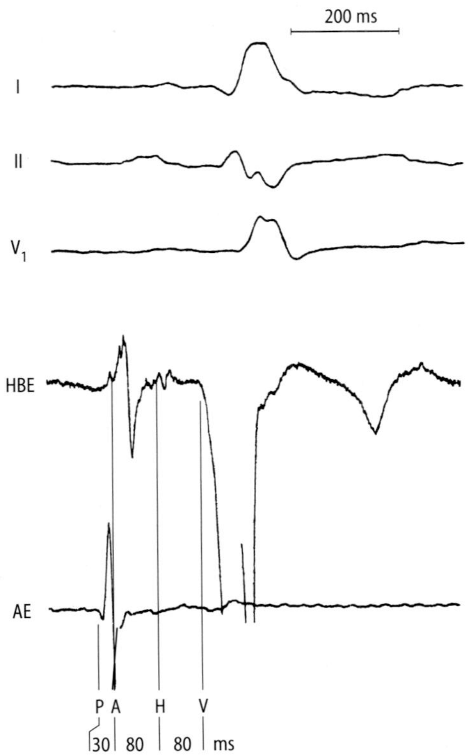


**Abb. 23-8.** His-Bündel-Elektrographie bei einem 70jährigen Patienten mit bifaszikulärem Block und rezidivierenden Synkopen. Registriert sind die Ableitungen I, II, $V_1$ sowie ein His-Bündelelektrogramm *(HBE)* und ein Vorhofelektrogramm *(AE)*. Das PQ-Intervall ist mit 190 ms im oberen Normbereich. Während das PA- und AH-Intervall normal sind, ist HV auf 80 ms verlängert. Nach Implantation eines VVI-Schrittmachers traten keinerlei Synkopen mehr auf als Hinweis dafür, daß es bei diesem Patienten durch intermittierende komplette Leitungsunterbrechung des einzig noch leitenden linksposterioren Faszikels zur trifaszikulären Leitungsblockierung und Synkope gekommen war

Bei Patienten ohne Symptome oder mit bifaszikulärem Block ist das Risiko höhergradiger Blockierungen jedoch so gering, daß eine His-Bündel-Elektrographie als diagnostisches Routineverfahren nicht indiziert ist (Kulbertus et al. 1978).

Auch wenn zusätzlich zum bifaszikulären Block ein AV-Block I. Grades nachweisbar ist, wird das Vorgehen von der klinischen Symptomatik abhängig gemacht. Hinsichtlich ihrer Neigung zu höhergradigen Blockierungen unterscheiden sich die verschiedenen Typen der bifaszikulären Blockierungen (kompletter Linksschenkelblock, Rechtsschenkelblock + linksanteriorer Hemiblock, Rechtsschenkelblock + linksposteriorer Hemiblock) nicht.

Wenn bei einem Patienten verschiedene bifaszikuläre Blockbilder nacheinander auftreten bzw. auch ein Linksschenkelblock im Wechsel mit einem Rechtsschenkelblock, so weist dies auf eine trifaszikuläre Leitungsstörung hin. In diesem Fall wird eine prophylaktische Schrittmacherimplantation empfohlen.

# Kapitel 24

# EKG-Klassifikation: Tachykardien

24

U. Dorwarth, A. Gerth, R. Haberl, E. Hoffmann, M. Näbauer, C. Reithmann, T. Remp, G. Steinbeck, P. Steinbigler



Eine Tachykardie ist definiert als eine Herzfrequenz von mehr als 100/min unabhängig von der Ursache. Diese Tachykardie kann im Sinusknoten, Vorhof, AV-Überleitungsgewebe und in der Kammer entstehen. Als elektrophysiologische Entstehungsmechanismen müssen die fokale Impulsbildung und Kreiserregungen diskutiert werden.

## 24.1 Sinustachykardie

Normalerweise kontrolliert der Sinusknoten die Herzaktion mit der Frequenz zwischen 60 und 100/min. Neben der Fähigkeit zur autonomen Impulsbildung unterliegt der Sinusknoten dem Einfluß des vegetativen Nervensystems. Unabhängig von der Ursache bezeichnet man eine Steigerung der Sinusfrequenz auf mehr als 100/min als Sinustachykardie.

In Abb. 24-1 ist ein EKG-Beispiel einer Sinustachykardie (unten) einem normfrequenten Sinusrhythmus (oben) gegenübergestellt. Gewöhnlich sind auch bei der Sinustachykardie die Morphologie und der Vektor der P-Welle normal, ebenso das PQ-Intervall. Bei höheren Frequenzen verschmilzt die P-Welle mit der T-Welle der vorangehenden Erregung, so daß eine Abgrenzung gegenüber anderen Tachykardien supraventrikulären Ursprungs schwierig werden kann.

Obwohl über 100/min, muß die Sinustachykardie nicht pathologisch, sondern kann auch physiologisch sein, so z. B. bei Kindern sowie unter körperlicher oder seelischer Belastung.

Bei Kindern und Sportlern kann die Herzfrequenz 200/min betragen, mit zunehmendem Alter nimmt die maximal erreichbare Herzfrequenz ab. Beim Erwachsenen liegt die Sinusfrequenz unter Belastung meist zwischen 100 und 150/min. Die Ätiologie von Sinustachykardien ist außerordentlich vielfältig: prinzipiell sind physiologische, pharmakologische, reflektorische und pathologische Sinustachykardien zu unterscheiden (s. unten). Dabei ist die Tachykardie regelhaft nur ein Symptom der sie verursachenden Erkrankung:

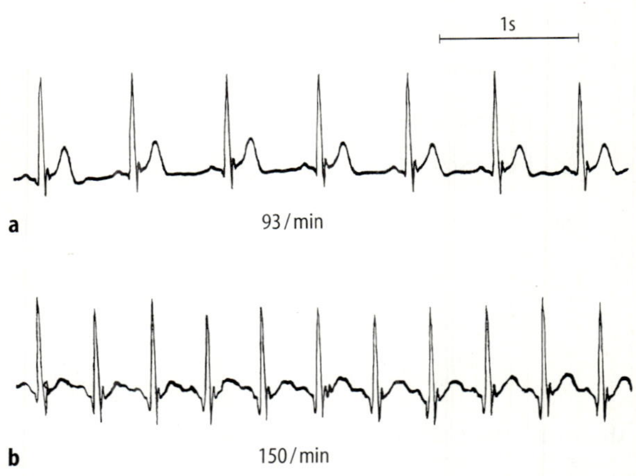


**Abb. 24-1 a,b.** **a** Normfrequenter Sinusrhythmus; **b** Sinustachykardie

- Physiologische Ursachen:
beim Kind, körperliche und emotionale Belastung, erhöhte Körpertemperatur.
- Pharmakologische Ursachen:
Adrenalin, Atropin, Schilddrüsenhormon bzw. Hyperthyreose, Alkohol, Nikotin, Koffein, Phäochromozytom.
- Reflektorische Ursachen:
Orthostase, Hypotonie und Schock, Anämie, Blutung, Hypoxie, akutes und chronisches Cor pulmonale, akute und chronische Herzinsuffizienz, Aorteninsuffizienz.
- Pathologische Ursachen:
Perikarditis, Myokarditis.

## 24.2 Vorhofflattern

! Elektrokardiographisch bestehen bei Vorhofflattern regelmäßig einfallende P-Wellen (Sägezahnmuster) mit einer Frequenz um 280–320/min, wobei die untere Grenze zur Vorhoftachykardie nicht exakt abgrenzbar ist.

Aufgrund der Morphologie wird eine gewöhnliche Form (Typ I) des Vorhofflatterns mit negativen P-Wellen in II, III und aVF (Beispiel s. Abb. 24-2) von einer ungewöhnlichen Form (Typ II) mit positiven P-Wellen in II, III und aVF unterschieden. Üblicherweise besteht eine AV-Überleitung von 2:1 oder 4:1, wobei der übergeleitete Schlag mit einem verlängerten PQ-Intervall einhergeht.

Bei der 2:1-Überleitung ist jede zweite Vorhoferregung im QRS-Komplex des Oberflächen-EKG verborgen. Diagnostische Klärung kann hier der Karotisdruckversuch bringen, wodurch infolge temporär höhergradigerer AV-Blockierung das Vorhofflattern nun im EKG klar zutage tritt.

CAVE Vorhofflattern gilt wegen der Gefahr der 1:1-AV-Überleitung als potentiell lebensbedrohliche Rhythmusstörung.

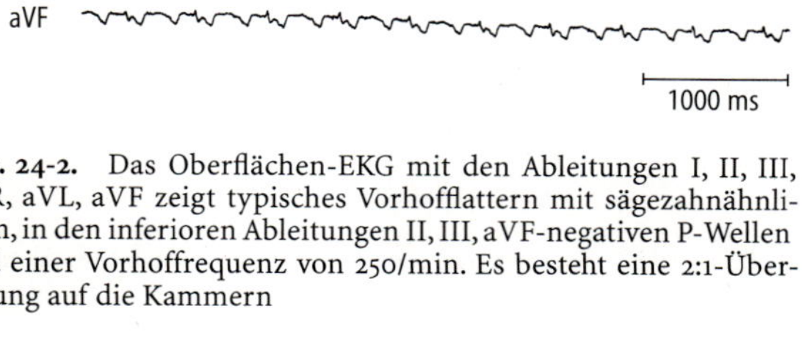


**Abb. 24-2.** Das Oberflächen-EKG mit den Ableitungen I, II, III, aVR, aVL, aVF zeigt typisches Vorhofflattern mit sägezahnähnlichen, in den inferioren Ableitungen II, III, aVF-negativen P-Wellen und einer Vorhoffrequenz von 250/min. Es besteht eine 2:1-Überleitung auf die Kammern

Die klinische Symptomatik wird von der Kammerfrequenz während des Vorhofflatterns bestimmt. So kann der Patient bei höhergradiger (z. B. 4:1-)Blockierung und normaler Kammerfrequenz völlig symptomfrei sein. Bei hohen Kammerfrequenzen können dagegen ein Blutdruckabfall, Angina pectoris, Linksherzinsuffizienz bis zum Lungenödem und kardiogener Schock auftreten. Vorhofflattern ist relativ selten bei Herzgesunden; sein Auftreten kann jede Form einer organischen Herzerkrankung komplizieren, am häufigsten die koronare Herzerkrankung und den akuten Myokardinfarkt. Vorhofflattern kann durch eine Herzglykosidintoxikation hervorgerufen werden. Gelegentlich tritt es auch unter medikamentös antiarrhythmischer Therapie von Vorhofflimmern auf.

## 24.3 Vorhofflimmern

Die Prävalenz des Vorhofflimmerns nimmt mit steigendem Lebensalter zu. Mit 3–5% bei über 65jährigen ist es die häufigste anhaltende Herzrhythmusstörung überhaupt. Hämodynamisch gesehen geht beim Auftreten von Vorhofflimmern die Pumpfunktion des Vorhofs verloren. !

Die absolute Arrhythmie führt zu einer Änderung der diastolischen Füllung der Ventrikel von Schlag zu Schlag. Am gesunden Herzen ist die Herzauswurfleistung nur relativ geringfügig von der Pumpleistung des Vorhofs abhängig. Vorhofflimmern wird unter diesen Umständen hämodynamisch erst dann relevant, wenn eine sehr schnelle Kammerfrequenz die Füllung der Ventrikel behindert (z. B. unter körperlicher Belastung).

Bei Herzerkrankungen mit reduzierter Ventrikelfunktion kann der Verlust des „Boostereffekts" der Vorhofkontraktion jedoch bereits in Ruhe zu einer raschen hämodynamischen Verschlechterung führen (z. B. Vorhofflimmern bei Cor pulmonale, bei akutem Myokardinfarkt oder hypertropher obstruktiver Kardiomyopathie).

### 24.3.1 EKG-Charakteristika

Elektrokardiographisch ist Vorhofflimmern charakterisiert durch:
- Vorhofflimmerwellen,
- unregelmäßige Kammeraktion (absolute Arrhythmie).

Am besten ist das Vorhofflimmern in der Ableitung $V_1$ zu beurteilen. Die Amplitude der Flimmerwellen unterliegt großen Schwankungen: einerseits sind sie kaum von einer Nullinie im EKG zu unterscheiden; andererseits können sie wie Flatterwellen aussehen, sind jedoch irregulär (grobes Vorhofflimmern). Der Kammerkomplex ist gewöhnlich schmal.

Treten verbreiterte QRS-Komplexe auf, so ist eine Unterscheidung zwischen aberrierender Überleitung und

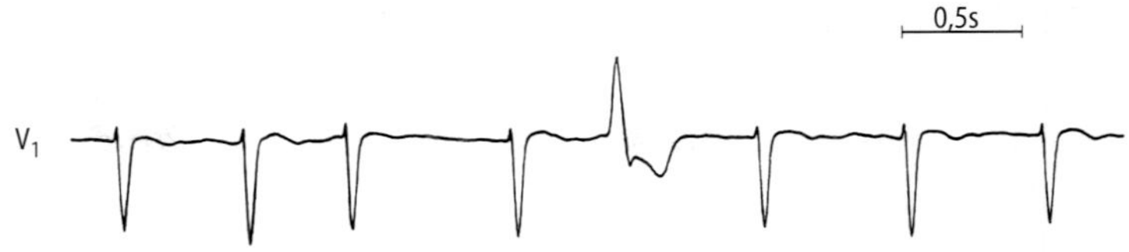


Abb. 24-3. Registrierung von Vorhofflimmern (Ableitung $V_1$) mit intermittierender rechtsschenkelblockartiger Deformierung des QRS-Komplexes infolge aberrierender AV-Überleitung

ventrikulärem Ursprung zu treffen. Geht dem Auftreten eines verbreiterten QRS-Komplexes ein besonders langes Intervall zweier normal übergeleiteter QRS-Komplexe voran, so spricht dies für aberrierende Leitung (Beispiel s. Abb. 24-3). Je länger das Intervall vom verbreiterten bis zum folgenden schlanken QRS-Komplex im Vergleich zu vorangehenden RR-Abständen ist, desto wahrscheinlicher ist ein ventrikulärer Ursprung. Schließlich spricht ein Rechtsschenkelblockbild des vorzeitig einfallenden, verbreiterten QRS-Komplexes für eine aberrierende AV-Überleitung.

### 24.3.2 Ursachen

Die Ursachen des Vorhofflimmerns sind mit den Ursachen von Herzrhythmusstörungen allgemein praktisch identisch (s. oben).

Vorhofflimmern kommt jedoch besonders häufig in Verbindung mit folgenden Erkrankungen vor:

- Herzinsuffizienz unterschiedlicher Genese,
- Mitralklappenfehler,
- arterielle Hypertonie,
- koronare Herzerkrankung,
- Hyperthyreose.

Bei akutem Myokardinfarkt wird es in ca. 10% der Fälle angetroffen, ferner auch bei entzündlichen Herzmuskelerkrankungen, Kardiomyopathien und dem Sinusknotensyndrom. Gelegentlich wird Vorhofflimmern bei ansonsten Herzgesunden („idiopathisch"), familiär gehäuft sowie nach erhöhtem Alkoholgenuß beobachtet.

Vorhofflimmern kann paroxysmal auftreten, aber auch über Monate und Jahre persistieren. Ausgelöst wird es meist durch vorzeitig einfallende Extrasystolen. Als Vorläufer sind intraatriale Leitungsstörungen, Hypertrophie und Dilatation des linken Vorhofs anzusehen.

### 24.3.3 Klinik

Die klinische Symptomatik besteht aus Palpitationen und Zeichen der Herzinsuffizienz. Ihre Ausbildung wird wesentlich von der Kammerfrequenz (Brady- und Tachyarrhythmie) bei Vorhofflimmern determiniert. Eine über längere Zeit bestehende Tachyarrhythmie kann zum Bild einer dilatativen Kardiomyopathie führen („Tachymyopathie"). Die Palpation eines absolut arrhythmischen Pulsschlags am Krankenbett läßt sofort an Vorhofflimmern denken (ohne hierfür spezifisch zu sein); bei Tachyarrhythmie kann ein erhebliches peripheres Pulsdefizit bestehen. Die Lautstärke des 1. Herztons bei der Auskultation wechselt von Schlag zu Schlag.

Eine typische Komplikation von Vorhofflimmern ist das Auftreten systemischer Embolien (v. a. ins Gehirn), seltener auch Lungenembolien. Etwa jeder 3.–4. Patient mit Vorhofflimmern macht im Laufe seines Lebens ein Embolieereignis durch. Aus einer Untersuchung an 1212 Fällen wird berichtet, daß die Fünfjahresüberlebensrate von Patienten mit Vorhofflimmern derjenigen einer Vergleichsbevölkerung ohne Vorhofflimmern entspricht (Godtfredsen 1982).

Andererseits ergaben die Framingham-Studie (Wolf et al. 1987) und andere Langzeitbeobachtungen, daß dem Vorhofflimmern bezüglich der späteren Manifestation eines Schlaganfalls eine ominöse Bedeutung zukommt: So beträgt die jährliche Schlaganfallsrate bei Patienten mit nichtrheumatisch bedingtem Vorhofflimmern 5%, wobei mehr als die Hälfte der Ereignisse bei über 75jährigen auftritt.

## 24.4 Supraventrikuläre Tachykardie

Supraventrikuläre Tachykardien, die entweder im Vorhof oder im AV-Knotenareal entstehen, können durch ektope Impulsbildung oder Kreiserregung verursacht werden.

### 24.4.1 Vorhoftachykardie

Die atriale Tachykardie ist charakterisiert durch eine Vorhoffrequenz von 150–220/min. Die P-Wellen-Konfiguration entspricht weder exakt der normalen Sinusaktionen noch der vom Ventrikel retrograd geleiteter Vorhoferregungen. Zumeist besteht gleichzeitig ein AV-Block II. Grades; das PQ-Intervall übergeleiteter Schläge ist verlängert. Eine typische Registrierung ist in Abb. 24-4 dargestellt. !

Diese Tachykardie kann ohne, aber auch mit einer schweren kardialen Grunderkrankung einhergehen (z. B. akuter Myokardinfarkt), akutes (z. B. Pneumonie) oder chronisches Cor pulmonale, Digitalisüberdosierung bzw. -intoxikation. Im letzteren Fall besteht gleichzeitig ein AV-Block unterschiedlichen Grades. Nach den Erfahrungen von Lown et al. ist die atriale Tachykardie mit Block in der Mehrzahl durch eine Glykosidüberdosierung bzw. -intoxikation, ggf. begünstigt durch eine Hypokaliämie, bedingt. Da die Morphologie der P-Wellen denen bei Si-

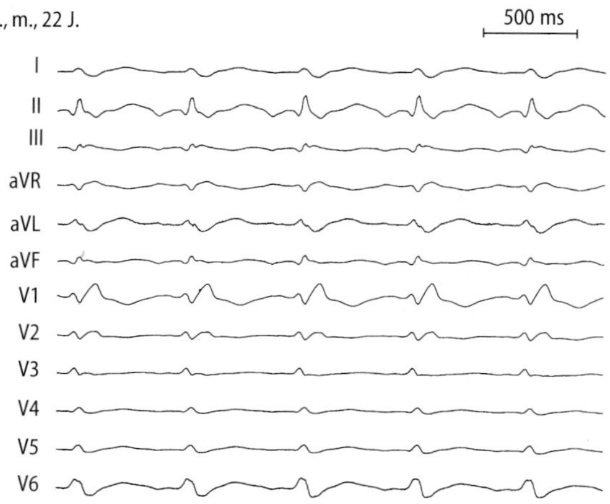


**Abb. 24-4.** Oberflächen-EKG eines 22jährigen Patienten mit permanenter atrialer Tachykardie mit 1:1-Überleitung auf die Kammern (Frequenz 110/min). Die invasive elektrophysiologische Untersuchung erbrachte das Ergebnis einer ektopen linksatrialen Tachykardie mit Fokus in einer inferioren, mitralklappennahen Position. Nach transseptaler Punktion konnte die Tachykardie an der Stelle der frühesten atrialen Erregung erfolgreich abladiert werden

nusrhythmus weitgehend entspricht, wird ursächlich ein zu ektoper Impulsbildung befähigter Fokus im hohen rechten Vorhof vermutet (Lown et al. 1960).

Andere Autoren konnten eine Glykosidüberdosierung als prävalierende Ursache von atrialen Tachykardien nicht bestätigen. In jedem Fall einer atrialen Tachykardie sollte vor Behandlung eine Glykosidüberdosierung ausgeschlossen werden. Während supraventrikuläre Tachykardien durch AV-Knoten-Reentry wegen zumeist nicht gravierender Grunderkrankung (s. unten) trotz hoher Frequenz gewöhnlich hämodynamisch gut toleriert werden, kann es durch eine atriale Tachykardie bei vorgeschädigtem Herzen zu einer bedrohlichen hämodynamischen Verschlechterung kommen.

Reentry intraatrial oder mit Inkorporation des Sinusknotens in den Erregungskreis als Ursache supraventrikulärer Tachykardien ist klinisch sehr viel seltener; begünstigt werden diese Tachykardieursachen durch Narbenbildung nach vorausgegangener Operation (koronarchirurgische Bypassoperation, ASD-Verschluß, Korrektur anderer angeborener Herzfehler). Zur differentialdiagnostischen Abgrenzung wird häufig eine elektrophysiologische Untersuchung notwendig. Auch diese Tachykardieformen können prinzipiell einer Katheterablation zugeführt werden.

## 24.4.2 AV-Knoten-Reentry

### EKG

Die große Mehrzahl supraventrikulärer Tachykardien ist durch AV-Knoten-Reentry bedingt. Die Rhythmusstörung kann persistieren bis über Wochen oder paroxysmal auftreten. Im EKG ist eine regelmäßige Tachykardie mit schmalem QRS-Komplex nachweisbar, die ST-Strekke ist häufig gesenkt (tachykardiebedingte Endteilveränderungen).

P-Wellen sind im Oberflächen-EKG entweder gar nicht abgrenzbar, oder sie projizieren sich in den Beginn der ST-Strecke. Durch aberrierende AV-Überleitung der supraventrikulären Impulse infolge Ermüdungsblockierung, zumeist des rechten Tawara-Schenkels, kann es zu einer Verbreiterung der QRS-Komplexe ohne gleichzeitige Frequenzabnahme kommen. Etwa 2/3 aller Reentrytachykardien entfallen auf AV-Knoten-Reentry, ein weiteres Drittel ist bedingt durch Reentry entlang akzessorischer Leitungsbahnen, die nur in retrograder Richtung vom Ventrikel zum Vorhof leiten. Wegen antegrader Leitungsblockierung der akzessorischen Bahn weisen diese Patienten keine Δ-Welle bei Sinusrhythmus auf (sog. verborgenes WPW-Syndrom).

Die wichtige und zugleich einfache Unterscheidung dieser beiden Tachykardieformen ist zumeist möglich durch eine Analyse der zeitlichen Beziehung von P-Welle und QRS-Komplex zueinander.

### Elektrophysiologie

Während bei AV-Knoten-Reentry die Erregung im AV-Knotenareal kreist und von dort Vorhof und Kammer mehr oder weniger gleichzeitig erregt werden, muß bei Kreiserregungen infolge WPW-Syndroms die Erregung antegrad via AV-Knoten erst den Ventrikel depolarisieren, bevor sie via akzessorische Bahn zum Vorhof zurückkehrt. Deswegen ist eine P-Welle bei AV-Knoten-Reentry im Oberflächen-EKG zumeist nicht abgrenzbar (simultane Erregung von Vorhof und Kammer s. Abb. 24-5a), während die P-Welle bei atrioventrikulärem Reentry infolge verborgenen WPW-Syndroms in der ST-Strecke erscheint (Abb. 24-5b).

Dies gilt sowohl für das typische WPW-Syndrom mit Δ-Welle bei Sinusrhythmus als auch für das verborgene WPW-Syndrom im Fall des Auftretens einer supraventrikulären Tachykardie mit schmalem QRS-Komplex. Mittels zeitlicher Zuordnung von P und QRS im Oberflächen-EKG oder ggf. im Ösophagus-EKG kann daher zwischen AV-Knoten-Reentry und akzessorischer Leitungsbahn unterschieden werden.

Elektrophysiologisch liegen dem AV-Knoten-Reentry unterschiedlich schnell leitende Strukturen im AV-Knotenareal zugrunde, wobei eine schnell leitende, anteriore dem His-Bündelnahe Bahn gewöhnlich für die Rückwärtsleitung und eine langsam leitende, posteriore dem Koronarsinus nahe Bahn für die Vorwärtsleitung benutzt wird (typisches AV-Knoten-Reentry).

In 10% der Fälle ist die Erregungssequenz umgekehrt, wobei das VA-Intervall auffallend lang (VA>AV) ist und die P-Wellen negativ sind in II, III und aVF (atypisches AV-Knoten-Reentry). Diese Analyse und Lokalisation sind entscheidende Aufgabe einer invasiven elektrophy-

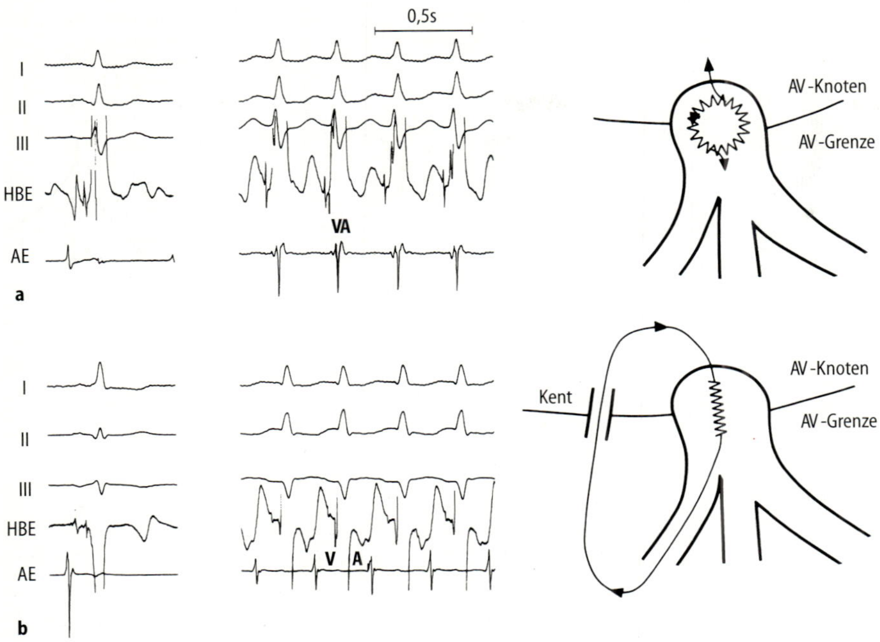


**Abb. 24-5a, b.** AV-Knoten-Reentry (**a**). Registrierung von I, II, III, HBE (His-Bündelelektrogramm) und AE (rechtsatriales Elektrogramm). *Links* während Sinusrhythmus; *Mitte* während supraventrikulärer Tachykardie. Während der Tachykardie erfolgen Kammer- und Vorhoferregung kurz aufeinander. Das ventrikuloatriale (VA) Intervall ist kurz. Im Oberflächen-EKG ist die P-Welle im QRS-Komplex verborgen. *Rechts* ist der Erregungsablauf dieser Rhythmusstörungen (Reentry im AV-Knoten) skizziert. **b** WPW-Syndrom. Registrierung von I, II, III, HBE und AE während Sinusrhythmus (*links*), während supraventrikulärer Tachykardie (*Mitte*). Während der Tachykardie folgt die Vorhof- der Kammererregung deutlich nach (längeres VA-Intervall). Im Oberflächen-EKG ist die P-Welle in der ST-Strecke verborgen. Die Skizze *rechts* gibt den Erregungsablauf während dieser Tachykardie wieder (antegrade AV-Überleitung, retrograde VA-Überleitung via akzessorische Leitungsbahn)

siologischen Untersuchung, aufgrund derer dann durch gezielte Zerstörung einer, z. B. der posterioren langsamen Bahn, durch Katheterablation eine Heilung von der genannten Rhythmusstörung erreicht werden kann (s. unten).

## 24.4.3 Klinik

AV-Knoten-Reentry ist eine häufige Rhythmusstörung sowohl bei Herzgesunden (funktionell; vegetative Labilität; körperliche und seelische Belastung) als auch bei kardialer Grunderkrankung (rheumatische Herzerkrankung, koronare Herzerkrankung, Myokarditis und Mitralklappenprolaps).

Die Tachykardie setzt in der Regel plötzlich und unvermittelt ein, wobei manche Patienten einen Anfall von unbestimmter Mißempfindung und Palpitationen (Extrasystolen) spüren. Der Anfall selbst wird entweder kaum verspürt oder geht mit Palpitationen, Herzrasen, Druck auf der Brust, Pulsieren des Halses („pounding of the neck") und Atemnot einher.

Fakultativ treten Allgemeinsymptome wie Angst, Unruhe, Schweißausbruch, Schwäche und Stuhldrang hinzu. Während und nach Beendigung des Anfalls kann es zu einer Polyurie kommen. An auslösenden Ursachen sind plötzliche Bewegung, körperliche Belastung wie Laufen, Tanzen und Schwimmen, psychische Faktoren, Ärger und Träume von Bedeutung. Die Frequenz der regelmäßigen Tachykardie liegt zumeist zwischen 160 und 220/min.

Jüngere Patienten sowie Patienten ohne kardiale Grunderkrankung tolerieren auch hohe Tachykardiefrequenzen gut. Wenn die Anfallsdauer nur wenige Minuten beträgt, legen die Patienten sich kurz hin und warten das spontane Anfallsende ab. Andere haben gelernt, ihre Anfälle durch physikalische oder medikamentöse Maßnahmen selbst zu kupieren. Je länger der Anfall anhält, je höher die Tachykardiefrequenz und je gravierender die kardiale Grunderkrankung ist, desto ausgeprägter sind die hämodynamischen Folgewirkungen mit den Zeichen der Linksherzinsuffizienz.

## 24.5 WPW-Syndrom

Das von Wolff, Parkinson und White 1930 (Wolff et al. 1930) beschriebene Syndrom (WPW-Syndrom) ist charakterisiert durch das angeborene Vorliegen einer neben der normalen AV-Überleitung bestehenden zweiten, elektrisch leitenden Verbindung zwischen Vorhof und Kammer.

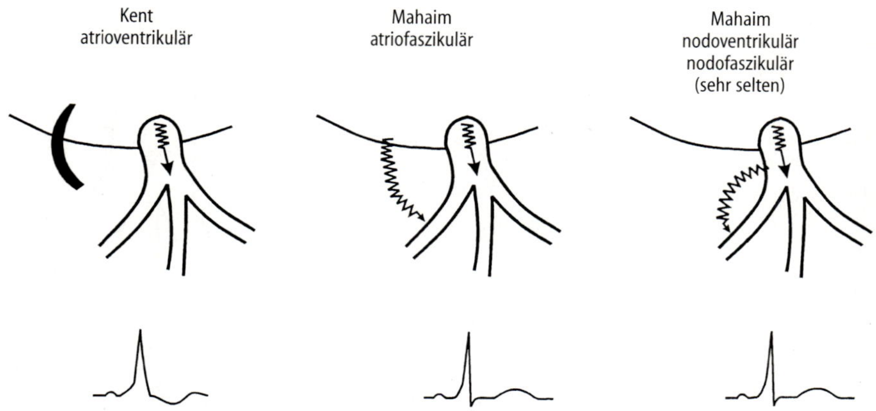


**Abb. 24-6.** Akzessorische Leitungsbahnen

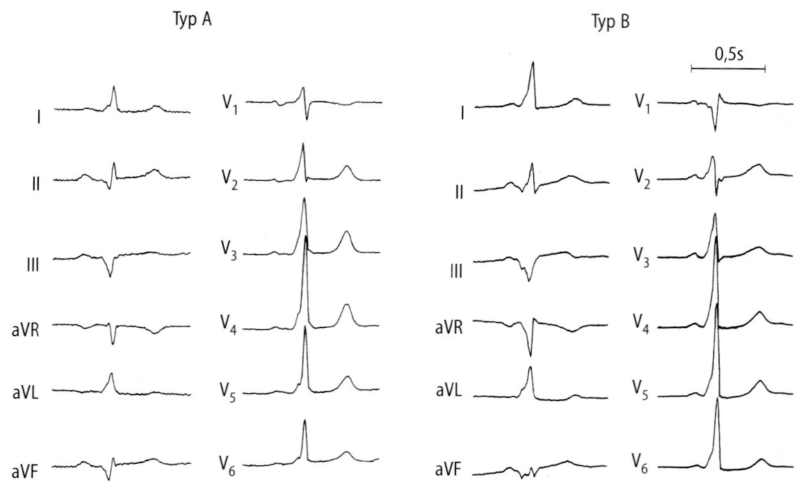


**Abb. 24-7.** 12 Kanal-Registrierung zweier Patienten mit WPW-Syndrom mit ventrikulärer Präexzitation bei Sinusrhythmus. *Links* WPW Typ A (sternal positive Ausrichtung der Δ-Welle in $V_1$); *rechts* Typ B (sternal negative Ausrichtung der Δ-Welle in $V_1$)

Nach einer Nomenklatur der Europäischen Studiengruppe wurden folgende Leitungsbahnen differenziert:

- akzessorische atrioventrikuläre Muskelbündel (Kent-Bündel),
- akzessorische nodoventrikuläre Muskelbündel (Paladino-Bündel),
- atriofaszikuläre Umgehungstrakte (Atrio-His-Fasern),
- akzessorische faszikuläre Verbindungen (Mahaim-Fasern),
- intranodale Umgehungsbahnen (James-Bündel; Schlepper 1983).

Praktisch-klinische Bedeutung haben davon jedoch nur die Kent- und die Mahaim-Bündel, ihr Verlauf mit dem bei Sinusrhythmus zu erwartenden EKG ist in Abb. 24-6 schematisch skizziert.

Im häufigsten Fall, beim Vorliegen einer akzessorischen atrioventrikulären Leitungsbahn, kommt es zu einer Doppelerregung der Herzkammern, d. h. zu einer Erregung vorhofnaher Kammeranteile zunächst über die akzessorische Leitungsbahn (Präexzitation), gefolgt von einer Kammerdepolarisation durch die über die normale AV-Leitungsbahn laufende Erregungswelle. Die Häufigkeit des Präexzitationssyndroms liegt bei etwa 2–3 Promille.

### 24.5.1 Klinische Bedeutung

Die klinische Bedeutung des WPW-Syndroms ist gering. Ganz überwiegend handelt es sich um herzgesunde Patienten; in einer Minderheit von Fällen geht die elektrokardiographische Anomalie mit einem Mitralklappenprolapssyndrom, einer hypertrophen Kardiomyopathie sowie einigen angeborenen Herzfehlern einher (u. a. Ebstein-Anomalie, angeborene korrigierte Transposition). Krankheitswert gewinnt das WPW-Syndrom erst durch seine Herzrhythmusstörungen.

### 24.5.2 EKG

Elektrokardiographisch ist das WPW-Syndrom gekennzeichnet durch ein abnorm kurzes atrioventrikuläres Intervall (PQ<120 ms), durch eine Verbreiterung des QRS-

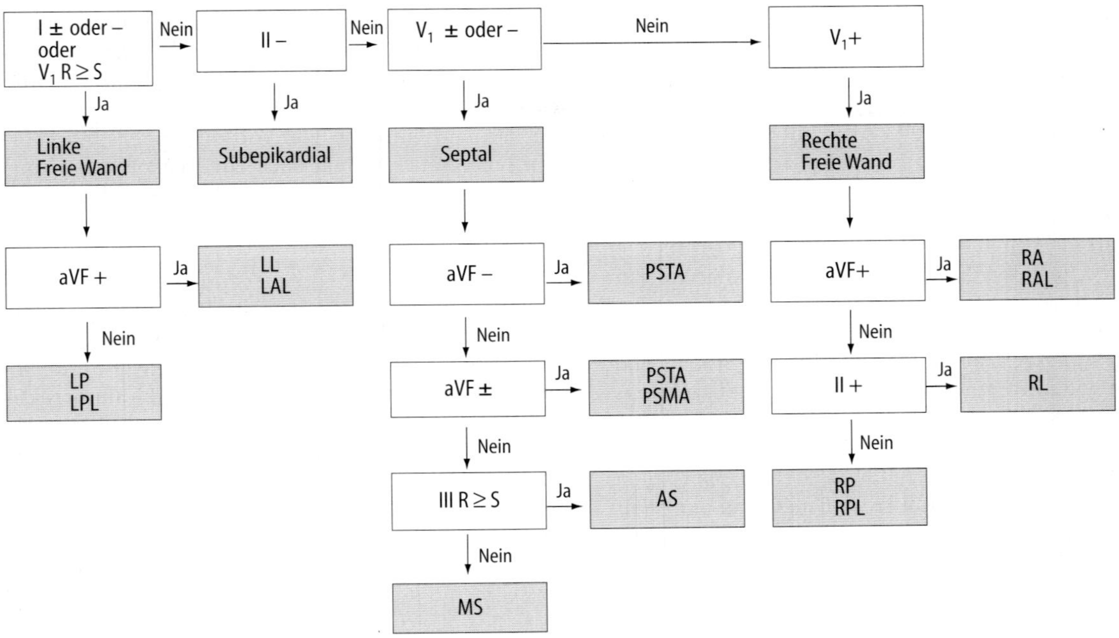


**Abb. 24-8.** Schrittweiser EKG-Algorithmus zur Bestimmung der Lokalisation einer akzessorischen Leitungsbahn anhand der Polarität der Δ-Welle [(initial 20 ms): + positiv; – negativ; ± isoelektrisch] und Verhältnis der R/S-Amplituden. *RA* rechts anterior; *RAL* rechts anterolateral; *RL* rechts lateral; *RPL* rechts posterolateral; *RP* rechts posterior; *PSTA* posteroseptaler Trikuspidalanulus; *PSMA* posteroseptaler Mitralanulus; *MS* mittseptal; *AS* anteroseptal; *LPL* linksposterolateral; *LL* links lateral; *LAL* links anterolateral; *LP* links posterior. (Nach Arruda et al. 1998)

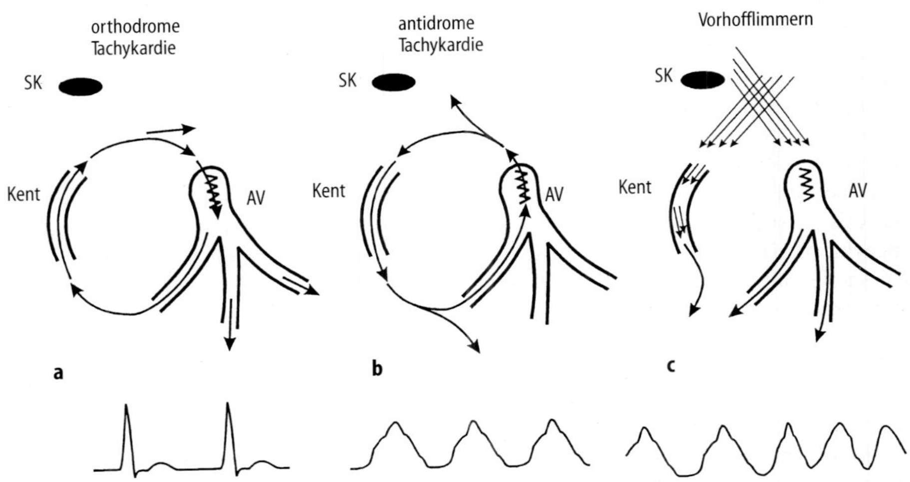


**Abb. 24-9a–c.** Anhaltende Tachykardien bei WPW-Syndrom. **a** Skizze des Erregungsablaufs bei supraventrikulärer Tachykardie mit schmalem QRS-Komplex; **b** Erregungsablauf bei Reentrytachykardie mit breitem QRS-Komplex; **c** Vorhofflimmern mit schneller Leitung zur Kammer via akzessorischer Leitungsbahn

Komplexes infolge verlängerter Dauer der Kammeranfangsschwankung mit trägem Initialteil (Δ-Welle) und durch einen unterschiedlich stark deformierten ST-Abschnitt. Je nach Ausrichtung der Δ-Welle in der Brustwandableitung $V_1$ wird zwischen einem sternal positiven Typ A (linksseitige Lage) und einem sternal negativen Typ B (rechtsseitige Lage) des WPW-Syndroms unterschieden (s. Abb. 24-7).

Mittels invasiver elektrophysiologischer Mappinguntersuchung können die Lokalisationen genauer in linksanterior, linkslateral, linksposterior, posteroseptal, rechtsposterior, rechtslateral, rechtsanterior und anteroseptal gelegene Leitungsbahnen differenziert werden, was für die Therapie Bedeutung gewinnt. Bereits aus der Ausrichtung der Δ-Welle im 12-Kanal-Oberflächen-EKG lassen sich jedoch bereits präzise Rückschlüsse auf die Lokalisation der Bahn ziehen (Abb. 24-8).

Im Rahmen des WPW-Syndroms kann es zu folgenden anhaltenden Rhythmusstörungen kommen (Schemazeichnungen mit EKG-Beispielen s. Abb. 24-9):

- paroxysmale regelmäßige Tachykardie mit schmalem QRS-Komplex,

- paroxysmale regelmäßige Tachykardie mit breitem QRS-Komplex,
- Vorhofflimmern bzw. Vorhofflattern.

Bei der regelmäßigen Tachykardie mit schmalem QRS-Komplex handelt es sich um eine Kreiserregung mit antegrader Leitung via AV-Knoten – His-Purkinje-System und retrograder Leitung via akzessorische Leitungsbahn (orthodrome Tachykardie).

Bei der Tachykardie mit breitem QRS-Komplex handelt es sich um einen umgekehrten Erregungsablauf (antegrade Leitung zur Kammer via akzessorische Leitungsbahn, retrograde Leitung via His-Purkinje-System und AV-Knoten: antidrome Tachykardie). Schließlich ist das WPW-Syndrom überproportional häufig mit dem Auftreten von Vorhofflimmern verknüpft.

Im Fall einer kurzen Refraktärzeit der akzessorischen Leitungsbahn kann es dann unter Umgehung der bremsenden AV-Überleitungsfunktion zu abnorm hohen Kammerfrequenzen kommen als wesentlicher Mechanismus bedrohlicher, hochfrequenter Tachyarrhythmien bzw. selten auch des plötzlichen Herztodes.

### 24.5.3 Intermittierendes und verborgenes WPW-Syndrom

Gelegentlich tritt die antegrade Überleitung via akzessorische Leitungsbahn bei Sinusrhythmus in Form einer Δ-Welle nur intermittierend in Erscheinung (intermittierendes WPW-Syndrom). In anderen Fällen kann die akzessorische Überleitungsbahn die Erregung nur in rückwärtiger Richtung vom Ventrikel zum Vorhof, nicht jedoch antegrad vom Vorhof zum Ventrikel leiten (verborgenes WPW-Syndrom).

Da diese Patienten keine Δ-Welle bei Sinusrhythmus aufweisen, ist ihre Abgrenzung von AV-Knoten-Reentrytachykardien schwierig (s. oben). Etwa 1/3 aller Fälle paroxysmaler supraventrikulärer Tachykardien mit schmalem QRS-Komplex ist durch akzessorische Leitungsbahnen bedingt, die nur in retrograder Richtung vom Ventrikel zum Vorhof leiten. Wenn es beim WPW-Syndrom im Rahmen supraventrikulärer Tachykardien mit schmalem QRS-Komplex mit Auftreten einer Leitungsblockierung (Rechts- oder Linksschenkelblock) zu einer Frequenzabnahme kommt, so spricht dies für eine akzessorische Leitungsbahn ipsilateral zur Leitungsblockierung. Eine negative P-Welle während supraventrikulärer Tachykardie in Ableitung I weist auf ein linksseitig gelegenes akzessorisches Bündel hin.

### 24.5.4 Indikation zur invasiven elektrophysiologischen Untersuchung

Selbst im Fall des Auftretens anhaltender supraventrikulärer Tachykardien mit schmalem QRS-Komplex ist die Prognose als günstig zu bezeichnen. Die Indikation zu einer invasiven elektrophysiologischen Untersuchung ist selten gegeben und nur erforderlich bei hochfrequenten Tachykardien, bedrohlicher klinischer Symptomatik, medikamentöser Therapierefraktärität, bei antidromen Tachykardien, Auftreten von Vorhofflimmern bzw. Vorhofflattern, selten einmal auch zur Risikoabschätzung symptomfreier Patienten (z. B. Dachdecker, Pilot).

#### Mahaim-Bündel

Die Beteiligung eines Mahaim-Bündels an einer Tachykardie wird angenommen, wenn bei Sinusrhythmus eine Präexzitation minimal oder nicht vorhanden ist, die Tachykardie ein Linksschenkelblockbild aufweist und bei einer 1:1-Beziehung zwischen Vorhof- und Kammeraktion das VA-Intervall kurz und das AV-Intervall lang ist. Während bisher hierfür nodoventrikuläre oder nodofaszikuläre Verläufe des Mahaim-Bündels postuliert wurden, zeigen die Ergebnisse der Katheterablation mittels Radiofrequenzenergie, daß es sich offensichtlich in der großen Mehrzahl um rechtsseitige, atriofaszikuläre Leitungsbahnen mit dekrementeller atrioventrikulärer Leitung handelt (McClelland et al. 1994; Klein et al. 1994).

#### James-Bündel, Lown-Ganong-Levine-Syndrom

Akzessorische, den AV-Knoten teilweise umgehende Leitungsbahnen sollen als intranodale James-Bündel bei Sinusrhythmus zu einem kurzen PQ-Intervall mit normalem QRS-Komplex führen. In Verbindung mit dem Auftreten paroxysmaler supraventrikulärer Reentrytachykardien hat man vom Lown-Ganong-Levine-Syndrom gesprochen

Ein kurzes PQ-Intervall ist jedoch ein wenig spezifischer, sehr häufig anzutreffender Befund; bei den supraventrikulären Tachykardien handelt es sich um AV-Knoten-Reentry. Der Eigenname Lown-Ganong-Levine sollte daher aufgegeben werden zugunsten der deskriptiven Beschreibung der Rhythmusstörungen.

### 24.5.5 Differentialdiagnose supraventrikulärer Tachykardien

Bereits bei genauer Analyse des Oberflächen-EKG mit den 12 Standardableitungen lassen sich die meisten Formen supraventrikulärer Tachykardien voneinander differenzieren. Dazu wird das Verhalten einer Rhythmusstörung mit Auftreten eines AV-Blocks II. Grades (spontan oder durch Adenosin bzw. Karotisdruck induziert), das Auftreten alternierender QRS-Komplexe, die zeitliche Beziehung zwischen P-Welle und QRS-Komplex während der Tachykardie und der P-Wellen-Vektor in der Frontal- und Horizontalebene herangezogen (Schema 24-1, s. auch Wellens 1986).

Für die Diagnostik sehr spezieller Arrhythmien (z. B. Sinusknoten-Reentry, AV-Knoten-Reentry vom ungewöhnlichen Typ, junktionale Tachykardie durch gesteigerte Automatie, unaufhörliche junktionale Tachykardie infolge langsam retrograd leitender akzessorischer

**Schema 24-1. Stufendiagnostik der Tachykardie mit schmalem QRS-Komplex (QRS ≤ 0,11s)**

**1. Höhergradiger AV-Block (spontan/nach Karotisdruck/nach Adenosin i.v.)**

ja → Vorhoffrequenz

- >250/min → Vorhofflattern
- atriale Tachykardie
- <250/min → AV-Knoten-Reentry mit 2:1Block (sehr selten)

**2. Zeitliche Beziehung zwischen P und QRS?**

- PR>RP → WPW mit schneller Leitungsbahn
- P-Welle im QRS-Komlex → AV-Knoten-Reentry
- PR<RP → – atriale Tachykardie – WPW mit langsamer Leitungsbahn – atypisches AV-Knoten-Reentry

**3. P-Wellen-Vektor in der Frontalebene**

- Inferior-superior → – atriale Tachykardie – typisches Vorhofflattern – WPW
- Super-inferior → – atriale Tachykardie – atypisches Vorhofflattern – WPW

**4. Alternierender QRS-Komplex**

ja → WPW

Bahn) wird auf weiterführende Literatur verwiesen (Hoffmann et al. 1998; Chen et al. 1998).

## 24.6 Ventrikuläre Tachykardie und Kammerflimmern

### 24.6.1 EKG-Charakteristika

Von einer ventrikulären Tachykardie spricht man, wenn 3 oder mehr konsekutive Erregungen ventrikulären Ursprungs mit einer Frequenz von mehr als 100/min auftreten. Gewöhnlich wird die Tachykardie durch eine ventrikuläre Extrasystole ausgelöst. **!**

Hinsichtlich der Länge wird unterschieden zwischen einer nichtanhaltenden (3 konsekutive VES und mehr) und einer anhaltenden Kammertachykardie (Dauer mehr als 30 s). Der QRS-Komplex ist verbreitert (>120 ms), die Frequenz liegt meist zwischen 150 und 200/min. Formal können Tachykardien mit Rechts- bzw. Linksschenkelblockbild unterschieden werden (s. Abb. 24-10).

### 24.6.2 Differentialdiagnose

Von wesentlicher Bedeutung ist die Unterscheidung zwischen supraventrikulärem Ursprung der Tachykardie mit aberrierender AV-Überleitung und ventrikulärer Tachykardie. Das Vorhandensein einer fortgeschrittenen Grunderkrankung (Zustand nach Myokardinfarkt, Kardiomyopathie) muß von vornherein den Verdacht auf eine ventrikuläre Tachykardie mit ominöser Prognose lenken, auch wenn die Tachykardie relativ langsam ist und vom Patienten gut hämodynamisch toleriert wird.

Folgende Befunde im Oberflächen-EKG weisen auf einen ventrikulären Ursprung der Rhythmusstörung hin:

- Nachweis einer AV-Dissoziation,
- Fusionsschläge (d. h. einzelne P-Wellen werden während der Tachykardie vorzeitig unter dem Bild eines normalisierten QRS-Komplexes auf die Kammer übergeleitet),

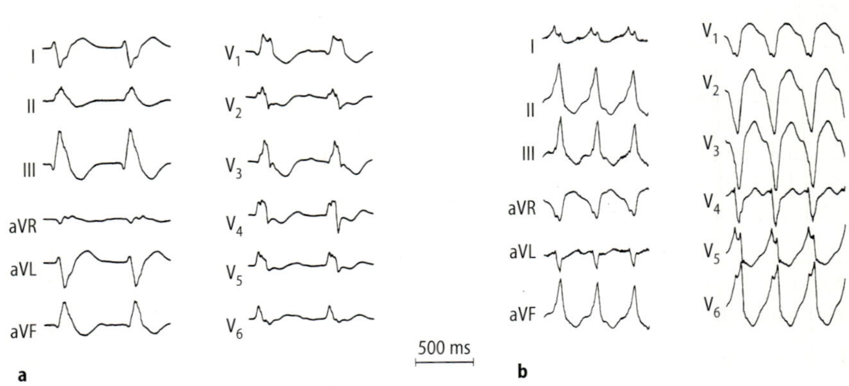


**Abb. 24-10a, b.** Kammertachykardie (Registrierung der 12 Standardableitungen). **a** Rechtsschenkelblockbild, **b** Linksschenkelblockbild

**Abb. 24-11.** Differentialdiagnose von Tachykardien mit breitem QRS-Komplex (Mod. nach Brugada et al. 1991)

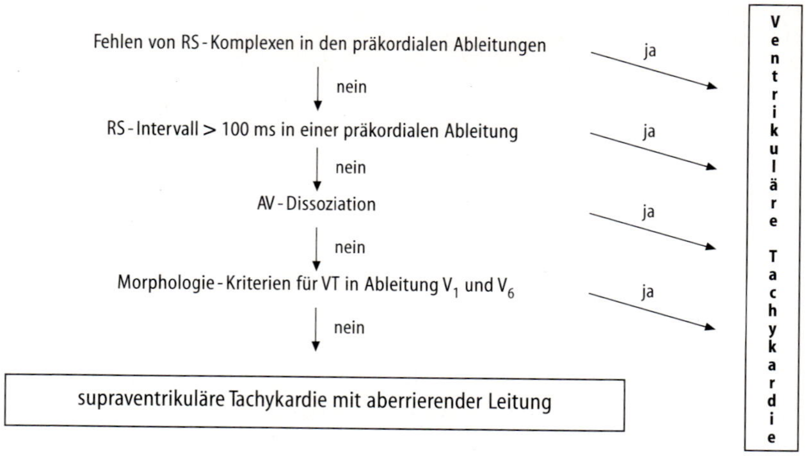


**Abb. 24-12.** Extrasystolische Form der Kammertachykardie (Typ Gallavardin)

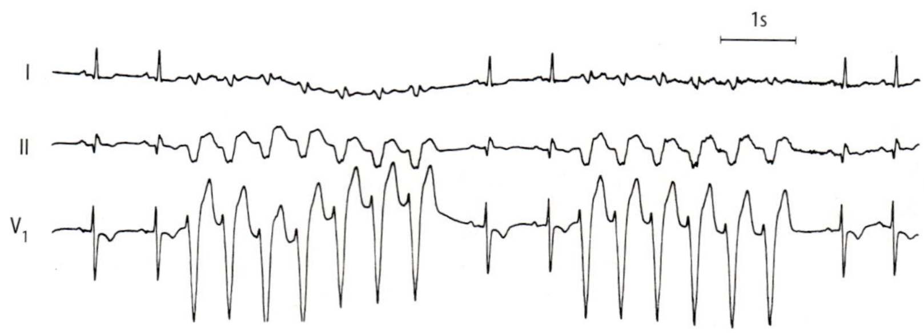


- eine QRS-Breite über 0,14 s,
- eine Drehung des QRS-Hauptvektors nach links (s. auch Abb. 24-11).

**QRS-Morphologie**

Darüber hinaus ist für eine Differenzierung die Morphologie der QRS-Komplexe hilfreich (Wellens et al. 1978).

Bei Rechtsschenkelblockkonfiguration der Tachykardie deutet eine Kombination bestimmter EKG-Kriterien in $V_1$ (monophasisches R oder QR-/QS-Komplex oder triphasischer Komplex) mit Kriterien in $V_6$ (R/S-Verhältnis <1 oder QS/QR-Komplex oder monophasisches R oder triphasischer Komplex) auf einen ventrikulären Ursprung (Brugada et al. 1991).

Bei Linksschenkelblockbild sind in diesem Sinne wertbar eine konkordante Konfiguration in allen Brustwandableitungen (positiv oder negativ), ferner wiederum eine Kombination von Kriterien in $V_1$ oder $V_2$ (R>30 ms oder >60 ms bis $S_{max}$ oder geknotetes S) mit Kriterien in $V_6$ (QR oder QS-Komplex oder monophasisches R; Marriott 1976; Wellens et al. 1978; Brugada et al. 1991).

## 24.6.3 Extrasystolische Form

Tritt die Tachykardie nicht anhaltend auf, sondern repetitiv mit spontaner Terminierung und mit ein bis mehreren Sinusschlägen zwischen den Salven, so spricht man von einer extrasystolischen Form (Typ Gallavardin; Beispiel s. Abb. 24-12), die als benigne Form der Kammertachykardie beim sonst Herzgesunden gilt (Hoffmann et al. 1998).

## 24.6.4 Kammerflattern und -flimmern

Ist die Tachykardiefrequenz sehr hoch und dabei Beginn und Ende des QRS-Komplexes nicht mehr abgrenzbar, spricht man von Kammerflattern (s. Abb. 24-13). Beim Kammerflimmern schließlich werden darüber hinaus Frequenz und QRS-Morphologie unregelmäßig. Dabei sind die Amplituden zunächst noch normal groß; bei fortbestehender Rhythmusstörung werden sie immer kleiner (Abb. 24-14).

## 24.6.5 Torsade-de-pointes

Als Torsade-de-pointes werden tachykarde Salven mit breiten QRS-Komplexen und undulierender Rotation der QRS-Achse bezeichnet. Diese ominöse Form der Kammertachykardie kann in Kammerflimmern übergehen und soll durch Kreiserregungen infolge inhomogener Repolarisation benachbarter Herzabschnitte zustande

**Abb. 24-13.** Kammerflattern mit Haarnadelkurvenform der QRS-Komplexe

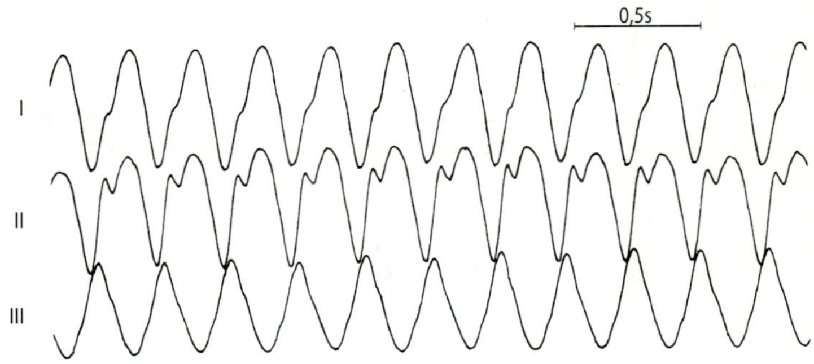


**Abb. 24-14.** Kammerflimmern

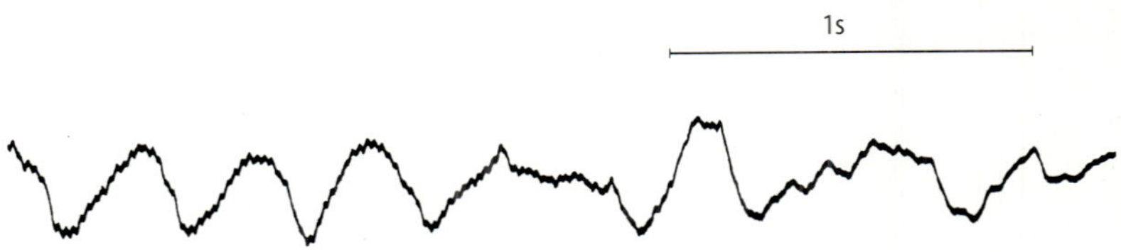


**Tabelle 24-1.** Angeborene Long-QT-Syndrome (LQTLong-QT-Syndrom; JLN Jervell-Lange-Nielsen-Syndrom; Chr Chromosom)

| Angeborene Long-QT-Syndrome | | | Relativer Anteil |
|---|---|---|---|
| *Jervell-Lange-Nielsen-Syndrom:* Inzidenz 1–6 pro 1 Mio., autosomal rezessiv, verbunden mit Taubheit | | | 0,2–0,3% |
| Syndrom | Chromosomale Lokalisation | Defektes Gen | |
| JLN 1 | Chr. 11p15.5 | KvLQT1 ($I_{Ks}$) | |
| JLN 2 | Chr. 21q22.1–22.2 | KCNE1 (Untereinheit $I_{Ks}$) | |
| *Romano-Ward-Syndrom:* Inzidenz 100 pro 1 Mio., autosomal-dominant, normales Gehör | | | 60–70% |
| Syndrom | Chromosomale Lokalisation | Defektes Gen | |
| LQT1 | Chr. 11p15.5 | KvLQT1 ($I_{Ks}$, wie JLN 1) 40–50% | |
| LQT2 | Chr. 7q35–36 | HERG ($I_{Kr}$) 30–40% | |
| LQT3 | Chr. 3p21–24 | SCN5a 5–10% | |
| LQT4 | Chr. 4q25–27 | ? | |
| LQT5 | Chr. 21q22.1–22.2 | KCNE1 (Untereinheit $I_{Ks}$, wie JLN 2) | |
| LQT-Syndrom mit Syndaktylie | | | ? |
| Sporadisches LQT-Syndrom | | | 10–20% |

kommen. Ursächlich kommen v. a. angeborene und erworbene Syndrome mit verlängerter QT-Dauer in Betracht (QT-Syndrome, Long-QT-Syndrome).

Ursachen erworbener Long-QT-Syndrome sind insbesondere Elektrolytstörungen (Hypokaliämie) und die Einnahme von Pharmaka mit repolarisationsverzögernder Wirkung (s. Schema 24-1).

## 24.6.6 Angeborenes Long-QT-Syndrom

Angeborene Long-QT-Syndrome sind relativ seltene Erkrankungen, die aber in den letzten Jahren in ihren genetischen Ursachen in wesentlichen Teilen aufgeklärt werden konnten (Roden et al.1996).

### Gendefekte

Die frühere Hypothese einer Störung bzw. Imbalance der autonomen kardialen Innervation ist heute aufgrund der Zuordnung des überwiegenden Anteils der angeborenen Long-QT-Syndrome zu genetischen Defekten von myokardialen Ionenkanälen in den Hintergrund getreten (Tabelle 24-1).

Allerdings ist die Penetranz der Genotypen sehr variabel, so daß sich auch bei Nachweis des Gendefekts (Genotyp) bei einem Patienten der Long-QT Phänotyp nicht in jedem Fall im EKG manifestieren muß (Vincent et al. 1992). Auch bei Vorliegen eines identischen Gendefekts, z. B. innerhalb einer Familie, kann die phänotypische Penetranz sehr variabel sein. Deshalb müssen weitere Faktoren in Betracht gezogen werden, die die individuelle Manifestation des LQT-Phänotyps beeinflussen.

Die Gendefekte betreffen in der überwiegenden Mehrzahl Kaliumkanäle, die durch den Defekt nur in ungenügendem Maße Auswärtsstrom zur normalen Repolarisation beitragen, was eine Verzögerung der Repolarisation zu Folge hat (s. Tabelle 21-1). Am häufigsten ist das Gen KvLQT1 betroffen (LQT1), das den „delayed rectifier" Strom $I_{Ks}$ kodiert. Eine besondere Stellung nehmen Mutationen des myokardialen Natriumkanals ein (LQT3), die zu einer defekten Inaktivierung des Natriumkanals führen, wodurch die Repolarisation durch einen in der späten Plateauphase anhaltenden Natriumeinwärtsstrom verzögert wird.

**Tabelle 24-2.** Kriterien zur Diagnostik des Long-QT-Syndroms. (Nach Schwartz et al. 1993)

| Diagnostische Kriterien des Long-QT Syndroms | | Punkte |
|---|---|---|
| **Elektrokardiographische Kriterien**[a] | | |
| A | QTc[b] | |
| | – >480 ms | 3 |
| | – 460–470 ms | 2 |
| | – 450 ms bei Männern | 1 |
| B | „Torsade de pointes"[c] | 2 |
| C | T-Wellen Alternans | 1 |
| D | Eingekerbte T-Wellen in wenigstens 3 Ableitungen | 1 |
| E | Altersbezogen zu niedrige Herzfrequenz in Ruhe[d] | 0,5 |
| **Klinische Befunde** | | |
| A | Synkope | |
| | – Streßbedingt (psychisch/physisch) | 2 |
| | – Ohne psychischen/physischen Streß | 1 |
| B | Angeborene Taubheit | 0,5 |
| **Familienanamnesee** | | |
| A | Familienmitglieder mit definitivem LQT-Syndrom[f] | 1 |
| B | Unerklärter plötzlicher Herztod eines unmittelbaren Familienangehörigen vor dem 30. Lebensjahr | 0,5 |

[a]In Abwesenheit von Medikamenten oder anderen Erkrankungen, die diese EKG-Parameter beeinflussen.
[b]QTc nach der Bazett-Formel: $QTc = QT/\sqrt{RP}$
[c]diese beiden Kriterien schließen sich gegenseitig aus
[d]Ruhefrequenz unter der zweiten altersentsprechenden Perzentile
[e]das gleiche Familienmitglied zählt nicht in A und B
[f]definiertes LQT-Syndrom definiert als >= 4 Punkte
Bewertung:
≤1 Punkt: niedrige Wahrscheinlichkeit für LQT-Syndrom
2–3 Punkte: mittlere Wahrscheinlichkeit für LQT-Syndrom
≥ 4 Punkte: hohe Wahrscheinlichkeit für LQT-Syndrom

## EKG

Wesentliches Charakteristikum des Long-QT-Syndroms ist ein verlängertes QT-Intervall im Oberflächen-EKG. Bei den meisten betroffenen Patienten beträgt die frequenzkorrigierte QT-Zeit ($QT_c$ nach Bazett 1920) mehr als 460 ms, etwa 5–10% aller Genträger weisen aber im Ruhe-EKG normale bis hochnormale $QT_c$-Zeiten zwischen 410 und 450 ms auf (Vincent et al. 1992; Roden et al. 1996). Eine Zusammenstellung der Kriterien zur Diagnostik eines Long-QT-Syndroms findet sich in Tabelle 24-2.

## Klinik

Klinisch wird das angeborene Long-QT-Syndrom in 50–80% vor dem 15. Lebensjahr durch Auftreten von Synkopen manifest, ferner ist der Nachweis der charakteristischen polymorphen ventrikulären Tachykardien (Torsade-de-pointes, Abb. 24-15), eine ausgeprägte Bradykardie, Palpitationen und eine auffällige Familienanamnese für die Diagnose wegweisend (Tabelle 24-3). Auf die häufige Fehlinterpretation der synkopalen Episoden als Krampfleiden sei eigens hingewiesen.

**Tabelle 24-3.** Klinik angeborener Long-QT-Syndrome

| „Typische" Klinik des Long-QT-Syndroms |
|---|
| • Rezidivierende Synkopen, v. a. bei emotionalem oder physischem Streß |
| • Fehldiagnose als „Krampfleiden" häufig |
| • Auffällige Bradykardie häufig |
| • Erste Synkope im jugendlichen Alter (50–70% vor 15. Lebensjahr) |
| • Verlängertes QT-Intervall (Frauen: QTc >460–470 ms[a, b], Männer QTc >450 ms)[a, b] |
| • Auffällige Familienanamnese |

[a]In Abwesenheit von Medikamenten oder anderen Erkrankungen, die diese EKG-Parameter beeinflussen.
[b]QTc nach der Bazett-Formel (s. Tabelle 24-2).

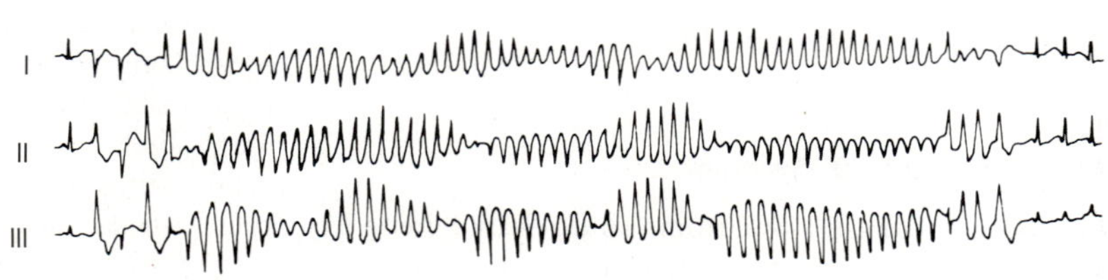


**Abb. 24-15.** Torsade-de-pointes-Tachykardie

CAVE

**Prognose**

Die Mortalität eines mit einer erstmaligen Synkope manifestierten Long-QT-Syndroms überschreitet unbehandelt im ersten Jahr 20%, nach 10 Jahren hat die Mortalität ohne Behandlung 50% erreicht (Schwartz 1985).

**Therapie**

Eine optimale Therapie kann die Mortalität auf unter 8% in 5 Jahren reduzieren. β-Blocker stellen heute die Basistherapie für jeden Patienten mit manifestem Long-QT-Syndrom dar, sie vermögen rezidivierende Synkopen in etwa 75% der Patienten zu verhindern. Weiterhin sind individuell auslösende Situationen von Torsade-de-pointes-Tachykardien (psychischer/physischer Streß) ebenso wie Medikamente mit QT-verlängernder Wirkung (s. Schema 24-1) zu meiden, und völlig normale Werte des Serumkaliums anzustreben.

Bei symptomatischer Bradykardie unter β-Blockertherapie oder Triggerung von Episoden aus Bradykardie heraus kann die Implantation eines Schrittmachers indiziert sein. Nur in sonst therapierefraktären Ausnahmefällen kann die Implantation eines automatischen Defibrillators in Betracht gezogen werden.

Patienten mit manifestem Long-QT-Syndrom sollten in jedem Fall in einem spezialisierten Zentrum zur Mitbetreuung vorgestellt werden. Eine Untersuchung der übrigen Familienmitglieder ist wichtig, um eventuell gefährdete Patienten vor Auftreten von Synkopen zu identifizieren, zumal die Erstmanifestation des Long-QT-Syndroms in ca 10% als plötzlicher Herztod verläuft. Eine Klärung des genetischen Defekts betroffener Familien ist indiziert, zumal aufgrund des Genotyps eine Risikoabschätzung bezüglich des klinischen Verlaufs möglich scheint. Die Häufigkeit kardialer Ereignisse ist bei LQT1 und LQT2 deutlich höher als bei LQT3, wobei die kardialen Ereignisse bei LQT3 signifikant häufiger tödlich enden als bei LQT1 und LQT2 (Zareba et al. 1998).

### 24.6.7 Erworbenes Long-QT-Syndrom

Wesentlich häufiger als angeborene Formen sind erworbene Long-QT-Syndrome, die sich im gravierendsten Fall ebenfalls als Torsade-de-pointes-Tachykardie oder als plötzlicher Herztod manifestieren. Weibliches Geschlecht, ausgeprägte Bradykardie, Diuretikagebrauch und Herzinsuffizienz sind prädisponierende Faktoren für ein erworbenes Long-QT-Syndrom. Zur Manifestation kommt es gehäuft aufgrund zusätzlicher Faktoren wie Hypokaliämie oder Einnahme von Medikamenten mit repolarisationsverzögernder Wirkung (s. unten).

Möglicherweise spielt eine individuelle Prädisposition eine wichtige Rolle, z. B. in Form einer latenten Repolarisationsstörung oder eines abnormen Medikamentenmetabolismus mit Anhäufung von Substanzen mit repolarisationsverzögernder Wirkung. Für zahlreiche Medikamente (bzw. deren Metaboliten), die ein erworbenes Long-QT-Syndrom induzieren können, konnte – in Analogie zum angeborenen Long-QT-Syndrom – als Mechanismus eine blockierende Wirkung auf myokardiale Kaliumkanäle (insbesondere $I_{Kr}$) gezeigt werden, so für Sotalol, Erythromycin, Cisaprid und Terfenadin.

Die geschätzten Inzidenzen von Torsade-de-pointes-Tachykardien unter Chinidin oder Sotalol belaufen sich auf 0,5 bis 5%, mit Häufung der Ereignisse zu Therapiebeginn, so daß in dieser Phase besondere Vorsicht geboten ist.

**Therapie**

Therapeutisch ist bei Auftreten von Torsade-de-pointes-Tachykardien die Gabe von Magnesium i.v. häufig rasch effektiv, eine Anhebung des Serumkaliums ist ebenfalls geeignet, die Repolarisation zu stabilisieren. Bei Triggerung der Episoden aus Bradykardie heraus kann ggf. durch die Versorgung mit einem temporären Schrittmacher eine Rhythmusstabilisierung bis zur Korrektur der Ursachen erreicht werden. Eine erneute Gabe eines auslösenden Medikaments ist kontraindiziert, auch die Gabe anderer Medikamente mit QT-verlängernder Wirkung (s. unten) ist zu vermeiden, weitere prädisponierende Faktoren wie eine Hypokaliämie oder Hypomagnesiämie, z. B. aufgrund einer anhaltenden Diarrhö oder unter Diuretikatherapie, sind zu korrigieren.

**Ursachen von QT-Verlängerungen und polymorphen ventrikulären Tachykardien (Spitzentorsade). (Mod. nach Haverkamp et al. 1995)**

- *Idiopathische Syndrome mit verlängerter QT-Zeit*
  - Jervell/Lange-Nielsen-Syndrom
  - Romano-Ward-Syndrom
  - Sporadisches QT-Syndrom
- *Pharmaka*
  - Antiarrhythmika der Klasse I – v. a. A- (Chinidin, Disopyramid, Procainamid), Antiarrhythmika der Klasse III (Sotalol, Amiodaron)
  - Cisaprid
  - Phenylamin
  - Lidoflazin
  - tri- und tetrazyklische Antidepressiva (Thioridazin, Amitryptilin, Doxepin, Maprotilin, Imipramin, Clomipramin)
  - Phenothiazine (Haloperidol, Chlorpromazin)
  - Antihistaminika (Astemizol, Amantadin, Terfenadin)
  - Antibiotika (Erythromycin, Trimethoprim, Sulfamethoxazol)
  - Chemotherapeutika (Pentamidin, Halofantrin, Doxorubicin)
  - Serotoninantagonisten (Ketanserin, Zimeldin)
  - Intoxikation mit Insektiziden vom Typ der Organophosphate
  - Intoxikation mit Arsen
- *Elektrolytstörungen*
  - Hypokaliämie
  - Hypomagnesiämie
- *Bradyarrhythmien*
  - Sinusbradykardie
  - AV-Blockierungen

- *Fehl- bzw. Mangelernährung*
  - „Flüssigproteindiäten", „Nulldiäten"
  - Anorexia nervosa
  - chronischer Alkoholabusus
- *Zerebrovaskuläre Erkrankungen*
  - Subarachnoidalblutung
  - zerebraler Insult
  - Enzephalitis

### 24.6.8 Beschleunigter idioventrikulärer Rhythmus

Liegt die Frequenz der Kammererregung zwischen 50 und 100/min, so spricht man nicht von ventrikulärer Tachykardie, sondern von einem beschleunigten idioventrikulären Rhythmus.

Diese Rhythmusstörung wird häufig beim akuten Myokardinfarkt beobachtet; ihre Frequenz entspricht in etwa der des Sinusrhythmus, sie ruft zumeist eine kurzanhaltende isorhythmische AV-Dissoziation hervor. Die Prognose schneller idioventrikulärer Rhythmen ist gut; nur selten sind sie mit bedrohlichen Rhythmusstörungen vergesellschaftet.

#### Grunderkrankung

Anhaltende Kammertachykardien und ein plötzlicher Herz-Kreislaufstillstand infolge Kammerflimmerns gehen zumeist mit einer faßbaren kardialen Grunderkrankung einher. Die häufigsten Ursachen dieser Rhythmusstörung sind:

- koronare Herzkrankheit (v. a. bei akutem Myokardinfarkt und Aneurysma),
- Kardiomyopathie (hypertroph, hypertrophisch-obstruktiv, dilatativ),
- Myokarditis,
- rechtsventrikuläre Dysplasie,
- angeborene und erworbene Herzklappenfehler,
- akutes (Lungenembolie) und chronisches Cor pulmonale,
- Mitralklappenprolaps,
- QT-Syndrom,
- metabolisch (Hypoxie, Azidose, Hypokaliämie),
- iatrogen (medikamentös induziert: Herzglykoside, Antiarrhythmika, Sympathikomimetika, Antidepressiva),
- körperliche oder emotionale Belastung,
- normaler Herzbefund.

Zahlenmäßig spielt die koronare Herzerkrankung die größte Rolle v. a. dann, wenn sich im Rahmen eines Infarkts ein Herzwandaneurysma entwickelt hat. Bei ca. 5–10% der Patienten mit überlebtem, plötzlichen Kreislaufstillstand infolge Kammerflimmerns ist keine strukturelle Herzerkrankung nachweisbar („idiopathisches Kammerflimmern"). Darunter befindet sich auch das erst kürzlich beschriebene Brugada-Syndrom, das an charakteristischen EKG-Merkmalen (intermittierender oder anhaltender Rechtsschenkelblock und ST-Streckenhebungen in den rechtspräkordialen Ableitungen) zu erkennen ist (Brugada u. Brugada 1992; Gussak et al. 1999).

#### Klinik

Die klinische Symptomatik während der Tachykardie reicht von Palpitationen, Angina pectoris bis zu Herzinsuffizienz, Lungenödem, Druckabfall bzw. Vollbild des kardiogenen Schocks mit jederzeit möglichem Übergang in Kammerflimmern. Der klinische Verlauf dieser Patienten ist gekennzeichnet durch häufige Resistenz gegenüber Antiarrhythmika mit Auftreten von Tachykardierezidiven, langen Krankenhausaufenthalten und der Gefahr des plötzlichen Herztodes.

Die Langzeitprognose dieser Patienten ist außerordentlich belastet. Auch Patienten mit erfolgreich überstandener prähospitaler Reanimation wegen eines akuten Kreislaufstillstands stellen eine vom plötzlichen Herztod bedrohte Gruppe dar. Kasuistiken über zufällig durchgeführte Langzeit-EKG-Registrierungen zum Zeitpunkt eines solchen Ereignisses weisen darauf hin, daß im ganz überwiegenden Teil der Fälle eine hochfrequente anhaltende Kammertachykardie oder Kammerflimmern Ursache des plötzlichen Herztodes ist (Beispiel s. Abb. 24-16).

In ca. 25% der Fälle ist mit einem Rezidiv bzw. mit dem plötzlichen Herztod im ersten Jahr nach erfolgreicher Reanimation zu rechnen. Dabei ist die Prognose einer derartigen Rhythmusstörung auf dem Boden einer koronaren Herzkrankheit günstiger zu stellen, wenn sie sekundär im direkten zeitlichen Zusammenhang mit einem akuten Myokardinfarkt (z. B. innerhalb von 48 h) auftritt, als wenn sie primär den chronischen Verlauf der Erkrankung kompliziert.

## 24.7 Extrasystolie

Extrasystolen beruhen auf einer heterotopen Störung der Reizbildung oder Erregungsleitung. Während die Extrasystolie in einem konstanten zeitlichen Intervall (Kopplungsintervall) zur vorangehenden Erregung des Herzens auftritt, handelt es sich bei der Parasystolie um einen unabhängig vom Sinusrhythmus einfallenden ektopen Rhythmus. Als elektrophysiologischer Entstehungsmechanismus kommen sowohl eine Kreiserregung als auch eine ektope fokale Impulsbildung in Betracht. Hinsichtlich des Ursprungsortes werden supraventrikuläre (Vorhof-, junktionale Extrasystolen) und ventrikuläre Extrasystolen unterschieden.

### 24.7.1 Vorhofextrasystolie

Das Kennzeichen der Vorhofextrasystole ist das Auftreten einer vorzeitig einfallenden, abnorm konfigurierten P-Welle.

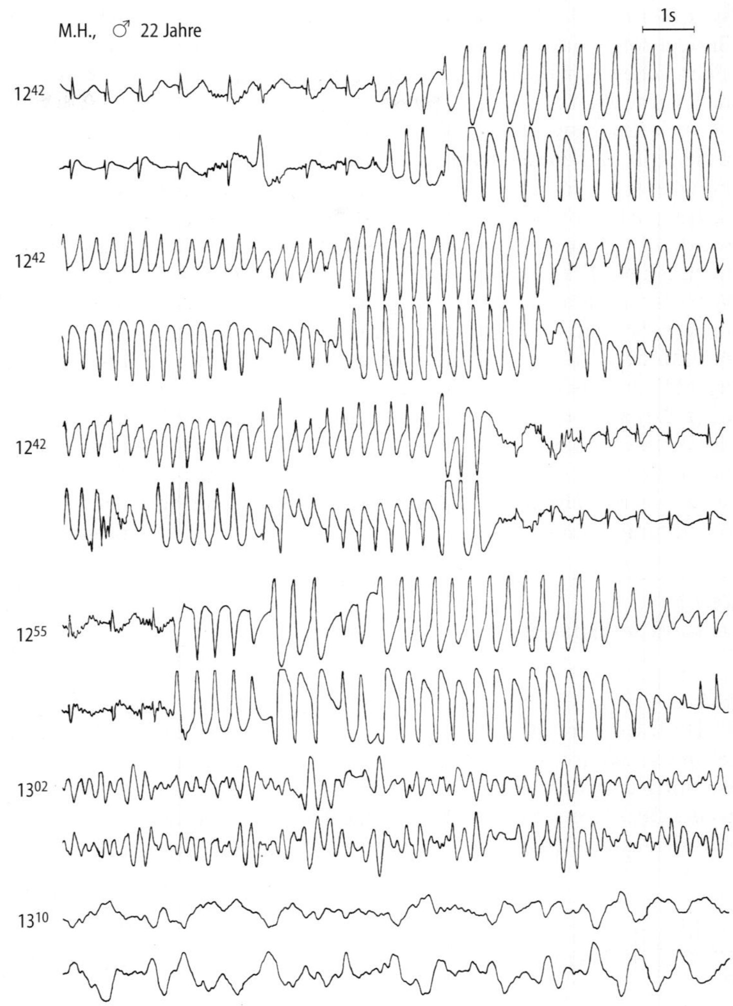


**Abb. 24-16.** 24-h-Langzeit-EKG-Registrierung (simultane Zweikanalregistrierung) eines 22jährigen Patienten mit dilatativer Kardiomyopathie, der zu diesem Zeitpunkt plötzlich stirbt

Abhängig von der Vorzeitigkeit des Einfalls der Vorhofextrasystole und der AV-Überleitung wird die vorzeitige Erregung auf die Kammern übergeleitet (Beispiel s. Abb. 24-17a) oder nicht (Abb. 24-17b).

Im Fall der Überleitung ist das PQ-Intervall entweder normal oder etwas verlängert, der QRS-Komplex ist zumeist schmal, im Fall einer aberrierenden AV-Überleitung jedoch auch verbreitert, so daß eine ventrikuläre Extrasystole vorgetäuscht werden kann.

Nicht übergeleitete Vorhofextrasystolen werden häufig übersehen, wenn sich die vorzeitig einfallende P-Welle der T-Welle der vorangegangenen Erregung überlagert, so daß fälschlicherweise eine Sinuspause angenommen wird. Fallen blockierte Vorhofextrasystolen darüber hinaus bigeminusartig ein, so kann eine anhaltende Sinusbradykardie vorgetäuscht werden, was zu falschen therapeutischen Schlüssen Anlaß geben kann. Tiefer gelegene Ursprungsorte einer supraventrikulären Extrasy-

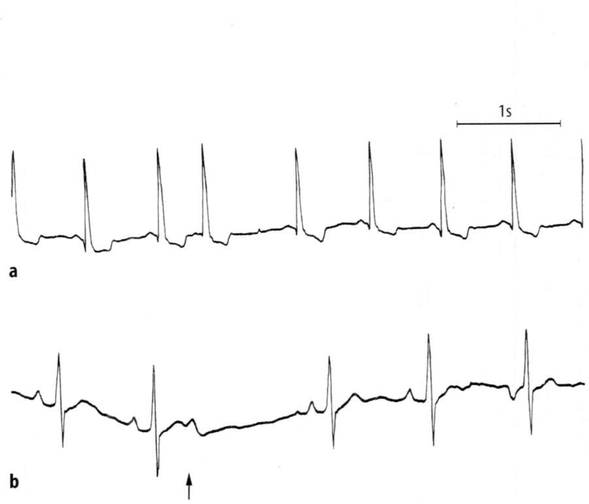


**Abb. 24-17a, b.** **a** Vorhofextrasystole mit AV-Überleitung, **b** Vorhofextrasystole (*Pfeil*), nicht übergeleitet

stole können der AV-Knoten, der Übergang zum His-Bündel sowie das His-Bündel selbst sein; im angloamerikanischen Schrifttum wird dafür der Begriff „junctional" vorgezogen.

Vorhofextrasystolen sind sehr häufig anzutreffen. Sie treten mit und ohne begleitende kardiale Grunderkrankung auf. So können körperliche und emotionale Belastung, Alkohol, Nikotingenuß und Kaffee bei Herzgesunden Vorhofextrasystolen provozieren. Andererseits begünstigen Erkrankungen unter Miteinbeziehung der Vorhöfe (Ischämie, Überdehnung, Hyperthyreose, Pharmaka) ihr Auftreten, wodurch Vorhofflattern oder Vorhofflimmern ausgelöst werden kann. Vorhofextrasystolen bleiben entweder subjektiv vollständig symptomlos oder aber sie verursachen Palpitationen bzw. das Gefühl des „aussetzenden" Herzschlags. Beides dürfte wesentlich durch die verstärkte Kontraktion des der Extrasystole folgenden Normalschlags (postextrasystolische Potenzierung) bedingt sein.

### 24.7.2 Ventrikuläre Extrasystolie

#### EKG

Elektrokardiographisches Kennzeichen einer ventrikulären Extrasystole ist die Verbreiterung von >0,12 s eines vorzeitig einfallenden QRS-Komplexes (s. Abb. 24-18a). Ist die QRS-Konfiguration von ventrikulären Extrasystolen nicht gleich (monomorph, monotop), sondern verschieden, so spricht man von polymorpher bzw. polytoper Extrasystolie (s. Abb. 24-18b).

Folgt jedem Normalschlag eine Extrasystole, so spricht man von Bigeminus (s. Abb. 24-18c). Treten Extrasystolen nicht einzeln, sondern in unregelmäßigen Abständen auch in mehr oder weniger langen Salven auf, so spricht man von Paaren bzw. Salven (s. Abb. 24-18d). Fallen schließlich Extrasystolen auf dem Gipfel oder dem abfallenden Schenkel der T-Welle einer vorangehenden Kammererregung ein, so spricht man vom R-auf-T-Phänomen (s. Abb. 24-18e).

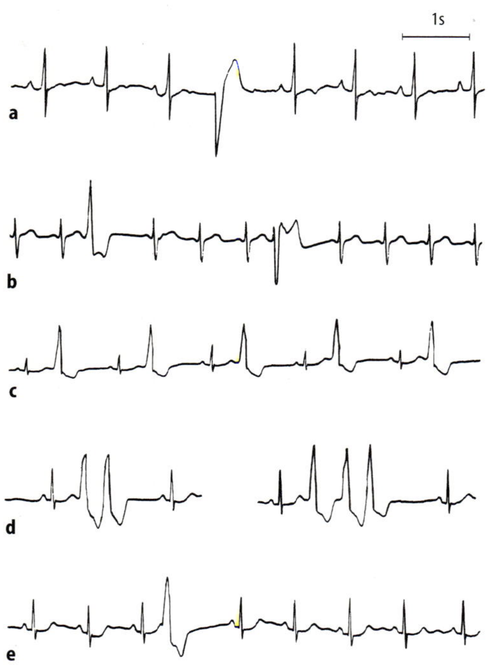


**Abb. 24-18a–e.** **a** Ventrikuläre Extrasystole, **b** polytope ventrikuläre Extrasystole, **c** Bigeminus, **d** ventrikuläres Paar und Triplet, **e** R-auf T-Phänomen

#### Ersatzsystole

Wenn der Impuls vom Sinusknoten als natürlichem Schrittmacher des Herzens ausbleibt, fällt regelhaft ein tiefergelegenes Schrittmacherzentrum ein. Von einer derartigen Ersatzsystole spricht man, wenn sie spät einfällt nach einem Intervall, das länger ist als der normale Sinusgrundzyklus. Je nach der Konfiguration spricht man von einem junktionalen (schmaler QRS-Komplex) oder ventrikulären Ersatzschlag (breiter QRS-Komplex):

- junktionaler oder idioventrikulärer Ersatzrhythmus: das Ersatzzentrum übernimmt nicht nur für einen, sondern für mehrere Schläge die Schrittmacherfunktion;
- beschleunigter junktionaler bzw. idioventrikulärer Rhythmus: Frequenz >60/min;
- ventrikuläre Tachykardie: Frequenz >100/min.

### 24.7.3 Prognose ventrikulärer Extrasystolen

Zur Einschätzung der prognostischen Bedeutung ventrikulärer Extrasystolen hat eine Klassifikation nach Lown u. Wolf (1971), die ursprünglich nur für Patienten mit koronarer Herzerkrankung aufgestellt wurde, weite Verbreitung auch bei anderen Erkrankungen gefunden (s. Tabelle 24-4).

**Tabelle 24-4.** Klassifizierung tachykarder ventrikulärer Arrhythmien (*VES* ventrikuläre Extrasystolen). (Nach Lown u. Wolf 1971)

| | 24-h-Bandspeicheraufzeichnung | Bei Ergometerbelastung |
|---|---|---|
| Grad 0 | Keine Arrhythmie | Keine Arrhythmie |
| Grad 1 | Isolierte unifokale VES <30/h oder <1/min | Isolierte unifokale VES <3/min |
| Grad 2 | Isolierte unifokale VES >30/h oder >1/min | Isolierte unifokale VES >2/min |
| Grad 3 | Multiforme VES | Multiforme VES |
| Grad 4 | a) VES-Paare<br>b) VES-Salven oder Kammertachykardien | a) VES-Paare<br>b) VES-Salven oder Kammertachykardien |
| Grad 5 | Frühzeitige VES; R-auf-T-Phänomen | Frühzeitige VES; R-auf-T-Phänomen |

Diese Klassifikation ventrikulärer Arrhythmien weist jedoch erhebliche Nachteile auf und sollte durch eine rein deskriptive, quantitative Beschreibung der ventrikulären Rhythmusstörung ersetzt werden (Vorhandensein und Häufigkeit monotoper sowie polytoper VES, ventrikulärer Bigemini, von Paaren und Salven, R-auf-T-Phänomen, z. B. im 24-h-Langzeit-EKG). Von entscheidender Bedeutung für die Prognose der ventrikulären Extrasystolie ist – und das wird von derartigen Klassifikationen überhaupt nicht berücksichtigt – die Grunderkrankung als Ursache der Rhythmusstörung.

Ventrikuläre Extrasystolen stellen die häufigste Form von Herzrhythmusstörungen bei Herzgesunden und Herzkranken überhaupt dar, die Auflistung der mannigfaltigen Ursachen ist deswegen identisch mit den Ursachen, die generell für Herzrhythmusstörungen verantwortlich sein können.

Während bei Herzgesunden selbst ventrikuläre Salven ohne jede prognostische Bedeutung sind (Kennedy et al. 1985), haben Koronarkranke im chronischen Verlauf ihrer Erkrankung nach abgelaufenem Myokardinfarkt ein erhöhtes Risiko, am plötzlichen Herztod zu sterben, wenn sie im Langzeit-EKG häufige ventrikuläre Extrasystolen (mehr als 10/h) und/oder sog. komplexe ventrikuläre Rhythmusstörungen (ventrikuläre Paare, ventrikuläre Salven) aufweisen (Bigger et al. 1984; Moss et al. 1979; Multicenter Postinfarction Research Group 1983).

Allerdings nimmt mit zunehmendem Abstand zum Infarkt (z. B. 6 Monate) die prognostisch belastende Bedeutung dieser Rhythmusstörungen ab. Ein erhöhtes Risiko, an plötzlichem Herztod zu sterben, scheint auch bei Patienten mit dilatativer Kardiomyopathie sowie hypertropher Kardiomyopathie gegeben zu sein, wenn häufige ventrikuläre Salven im Langzeit-EKG nachweisbar sind (Meinertz et al. 1984; McKenna et al. 1981).

Klinische Beschwerden durch die ventrikulären Extrasystolen treten entweder überhaupt nicht auf oder aber äußern sich im Gefühl des aussetzenden Herzschlags. Bei gehäuften ventrikulären Extrasystolen oder Salven kann es zum Auftreten von Angina pectoris, Dyspnoe, Schwindel und auch kurzen Synkopen kommen.

# Kapitel 25

# Therapie: Bradykardien

25

U. Dorwarth, A. Gerth, R. Haberl, E. Hoffmann, M. Näbauer, C. Reithmann, T. Remp, G. Steinbeck, P. Steinbigler



Kommt es zu klinischer Symptomatik infolge einer bradykarden Rhythmusstörung, so wird zunächst ein medikamentöser Behandlungsversuch unternommen (Übersicht s. unten). Liegt eine anhaltende Bradykardie vor oder gelingt es nicht, die Herzfrequenz medikamentös ausreichend zu beschleunigen, so muß eine passagere Schrittmacherstimulation des Herzens durchgeführt werden und nach Beherrschung der Akutsituation in den kommenden Stunden bis Tagen über die Implantation eines permanenten elektrischen Herzschrittmachers entschieden werden

## 25.1 Akutbehandlung

Für die Akutbehandlung hat die medikamentöse Therapie jedoch eine große Bedeutung. Sie kann sowohl mit Sympathikomimetika als auch mit Vagolytika vorgenommen werden.

**Akutbehandlung bradykarder Rhythmusstörungen**

- *Sympathikomimetika (Orciprenalin)*
  - Alupent 0,25 mg–0,5 mg i.v.
  - Alupent 10-mg-Tabletten 6mal 1/2–1 Tbl./Tag
  - Oxyfedrin (Ildamen ): Einzeldosis 5–10 mg über 1–2 min i.v., Dauerinfusion 0,3 μ/kgKG/h i.v.
- *Parasympathikolytika*
  - Atropin 1 mg i.v.
  - Itrop 3mal 10 mg p.o.
- *Schrittmacherstimulation*
  - transvenös
  - via Ösophagus
  - transthorakal

### 25.1.1 Sympathikomimetika

Klinische Bedeutung besitzt Orciprenalin. Das Sympathikomimetikum Orciprenalin steigert die Herzfrequenz über eine Stimulation der β-Rezeptoren. Die Impulsbildung des Sinusknotens wird beschleunigt, die Erregungsleitung im Vorhof, AV-Knoten und His-Purkinje-System nimmt zu, die Erregbarkeit heterotoper Automatiezentren wird gesteigert.

Für die Behandlung von Bradykardien ist in der Regel der Einfluß auf die Reizbildung, insbesondere der sekundären und tertiären Reizbildungszentren, von größerer Bedeutung als die Wirkung auf die Erregungsleitung. Zu berücksichtigen ist, daß die Substanz neben einer Steigerung der Herzfrequenz zu einer Steigerung der Inotropie führt, womit eine Zunahme des myokardialen $O_2$-Verbrauchs verbunden und – im Fall eines akuten Myokardinfarkts – eine Vergrößerung des Infarktareals möglich ist. Bei einer durch Herzglykoside gesteigerten myokardialen Erregbarkeit geht die Anwendung von β-Sympathikomimetika mit einem erhöhten Risiko der Auslösung von Extrasystolen und Tachyarrhythmien bis hin zum Kammerflimmern einher. Oxyfedrin (Ildamen) wird eine schwächere Sympathikusstimulation zugeschrieben.

#### Hauptindikationen

Hauptindikationen sind akute Erregungsleitungs- und Reizbildungsstörungen, partielle oder totale AV-Blockierungen, wobei sowohl intranodale Blockierungen wie faszikuläre Blockbilder günstig beeinflußt werden. Es wird sowohl eine Abnahme des Blockierungsgrades als auch eine Akzeleration primärer, sekundärer und tertiärer Ersatzzentren (beim totalen AV-Block) erreicht. Häufig gelingt es damit, das Intervall bis zur Schrittmachertherapie zu überbrücken.

Orciprenalin wird vorzugsweise parenteral angewendet. Bei der i.v.-Gabe tritt die Wirkung innerhalb weniger Sekunden ein. Eine exakte Dosierungsangabe läßt sich nicht machen, da die Dosierung nach der erreichten Frequenz einzurichten ist. Bei der anzustrebenden Frequenz sind das Alter und das klinische Bild des Patienten zu berücksichtigen.

Als Anhaltspunkt für die Dosierung sei eine Akuttherapie von 0,25–0,5 mg Orciprenalin i.v. genannt, gefolgt von einer nachfolgenden Dauerinfusion, deren Dosierung sich nach der erzielten effektiven Kammerfrequenz richtet. Für die orale Dauerbehandlung wird empfohlen, 6mal täglich 1/2–1 Tbl. à 10 mg zu geben, wobei zu berücksichtigen ist, daß die Wirkung nach 3–4 h weitgehend abgeklungen ist.

Es ist zu betonen, daß eine pharmakologische Therapie von bradykarden Rhythmusstörungen, sofern letztere fortbestehen, praktisch immer von einer Herzschrittmachertherapie abgelöst werden sollte. An unerwünschten Wirkungen werden unter Orciprenalin Unruhe, Schlaflosigkeit, Mundtrockenheit, Übelkeit, Parästhesien, Tremor und Extrasystolie beobachtet. Letztere kann bei relativer oder absoluter Orciprenalinüberdosierung zu bedrohlichen Arrhythmien und Tachykardien (evtl. Kammerflimmern) führen. Als Antidot sind β-Sympathikolytika einzusetzen.

## 25.1.2 Parasympathikolytika

### Atropin

Als Parasympathikolytikum (=Vagolytikum) hat in der antibradykarden Therapie das Atropin Bedeutung. Durch Parasympathikolyse kommt es zu einem Überwiegen des Sympathikotonus mit konsekutiver Zunahme der Sinusfrequenz und Verbesserung der atrioventrikulären Überleitung. Da das His-Purkinje-System und die Ventrikelmuskulatur parasympathisch praktisch nicht innerviert sind, werden die distalen Anteile des Erregungsleitungssystems durch Vagolytika nicht beeinflußt.

Im Gegensatz zu den β-Sympathikomimetika führt also Atropin nicht zu einer Steigerung der Irritabilität des Ventrikelmyokards, was insbesondere bei der Therapie digitalisinduzierter Bradykardien von Vorteil ist.

Atropin ist v. a. bei vagal bedingten Sinusbradykardien indiziert, ferner bei sinuatrialen Blockierungen und intermittierendem Sinusstillstand. Durch Erhöhung der Sinusfrequenz lassen sich zudem heterotope Reizbildungszentren supprimieren. Auch bei AV-Blockierungen, z. B. im Rahmen eines Hinterwandinfarkts, kann Atropin wegen seiner leitungsverbessernden Wirkung im AV-Knoten erfolgreich angewandt werden. Distale Leitungsblockierungen lassen sich jedoch nicht mit Atropin angehen. Durch Erhöhen der Sinusfrequenz kann es sogar zu einer Zunahme des Blockierungsgrades kommen.

Atropin ist bevorzugt parenteral zu applizieren; die mittlere Dosierung liegt bei 0,5–1,0 (bis 2,0) mg Atropinsulfat i.v. Die Wirkdauer liegt bei 60 min. Zur oralen Dauertherapie (3-bis 6stündlich 0,25–0,5 mg) ist Atropin wegen seiner kurzen Wirkdauer und der erheblichen Nebenwirkungen nicht geeignet. In Einzelfällen kann es als unerwünschte Wirkung zu supraventrikulären und ventrikulären Tachykardien (evtl. auch Kammerflimmern) kommen. Die extrakardialen Nebenwirkungen des Atropins bestehen in Mundtrockenheit, Obstipation, Völlegefühl, Inappetenz, Sehstörungen, Miktionsstörungen, Hitzegefühl sowie auch Auslösung von Glaukomanfällen. Beim Glaukom ist Atropin daher kontraindiziert. Auch Halluzinationen sind beobachtet worden.

Als Antidot stehen Parasympathikomimetika und β-Sympathikolytika zur Verfügung.

### Ipratropriumbromid

Die Substanz kann intravenös oder oral (1/2–1 1/2 Filmtabletten à 10 mg; Langzeittherapie mit 2 bis 3mal 1–1,5 Filmtabletten à 10 mg/Tag) angewendet werden. Die rasche i.v.-Applikation von 0,5–1,0 mg führt nach 1–3 min zu einem vagolytisch bedingten Frequenzanstieg, der im Vergleich zu Atropin etwa doppelt so stark ist und deutlich länger anhält.

Die Dauer der Medikamentenwirkung beträgt 2–4 h. Nach bisherigen Erfahrungen scheint auch Ipratropriumbromid keine grundsätzliche Alternative zum elektrischen Schrittmacher bei klinisch relevanten Bradykardien darzustellen.

## 25.1.3 Schrittmacherstimulation

### Passager-transvenöse Stimulation

Eine elektrische Stimulation des Herzens kann auf transvenösem Wege mittels einer Reizsonde vorgenommen werden. Diese stellt heute die etablierteste Akuttherapieform dar. Durch Einführung einer Reizsonde über eine Vene (V. jugularis, V. subclavia oder auch V. femoralis) in den rechten Ventrikel und Anschluß der Sonde an ein externes, batteriebetriebenes Schrittmacherstimulationsgerät lassen sich temporär akut aufgetretene Störungen der Reizbildung und der AV-Überleitung bis zur Entscheidung über eine definitive Therapie (z. B. Implantation eines permanenten Schrittmachers) beherrschen.

Das Positionieren der Sonde in die Spitze des rechten Ventrikels verlangt einige Übung, um Dislokationen und damit einen Verlust der Stimulationsfunktion zu verhindern. Weitere Komplikationsmöglichkeiten stellen die Perforation, Infektionen sowie das Auslösen tachykarder Rhythmusstörungen dar.

### Externe Stimulation

Einen wesentlichen Fortschritt für die Notfalltherapie bradykarder Rhythmusstörungen dürften Stimulationsgeräte darstellen, die es gestatten, ohne jeden Zeitverlust und risikolos das Herz nichtinvasiv von extern zu stimulieren. Dazu wird über großflächige Elektroden, die auf Brustvorderseite und Rücken aufgeklebt werden, das Herz transthorakal stimuliert (Abb. 25-1).

Um den mit der Stimulation verbundenen Schmerz für den Patienten besser verträglich zu machen, werden großflächige Elektroden sowie eine Impulsbreite von 40 ms verwendet. Tatsächlich lassen sich damit einige

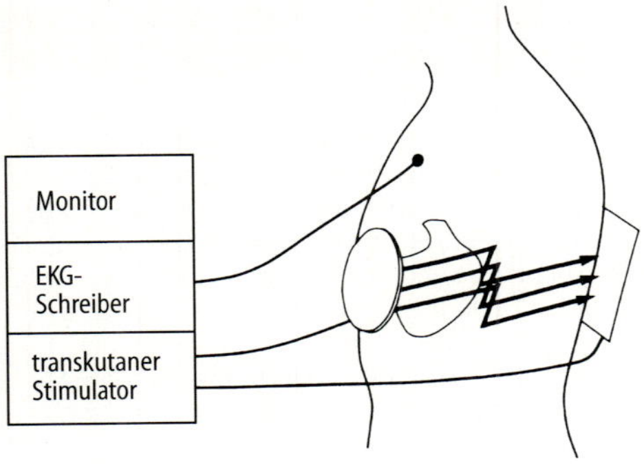


**Abb. 25-1.** Schematische Darstellung der transkutanen Feldstimulation und Positionierung der Klebeelektroden über dem Präkordium und unter der linken Skapula. Zur Steuerung der Funktion „Demand" wird ein EKG über 3 herkömmliche Elektroden im Bereich des oberen Thorax abgeleitet

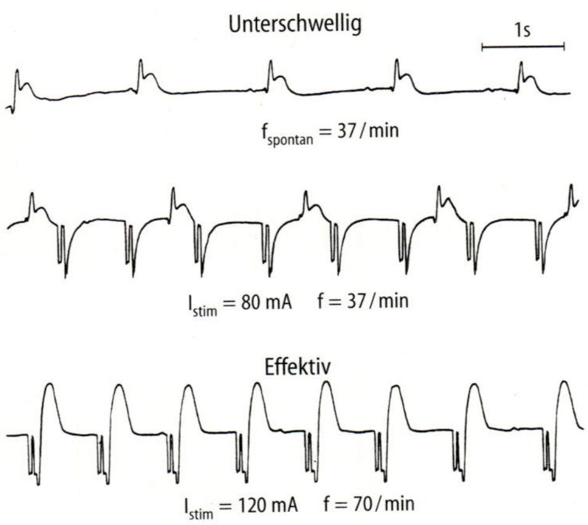


**Abb. 25-2.** Nichtinvasive transkutane Stimulation des Herzens bei einem 50jährigen Patienten mit akutem Hinterwandinfarkt. *Obere Registrierung:* spontaner bradykarder Rhythmus mit monophasischer ST-Hebung. *Mittlere Registrierung:* eine Reizstärke von 80 mA der transkutanen Stimulation bleibt unterschwellig. *Untere Registrierung:* eine Erhöhung der Reizstärke auf 120 mA führt jetzt zu einer 1:1-Übernahme des Kammermyokards

Notfallzustände durch plötzlich auftretende Bradykardie oder Asystolie rasch und risikolos beherrschen (Beispiel s. Abb. 25-2).

Andererseits stellte sich heraus, daß diese Form der Stimulation vom bewußtseinsklaren Patienten kaum über eine längere Zeit toleriert wird. Auch hat sich die Hoffnung, durch diese Form der Stimulation die Überlebensrate von Patienten, die im Rahmen einer Reanimation eine Bradykardie oder Asystolie aufwiesen, zu verbessern, nicht bestätigt (Hoffmann u. Steinbeck 1989; Cummins et al. 1993).

Dennoch macht der Einsatz eines solchen Gerätes im Demand-Betrieb Sinn bei Patienten, bei denen mit dem akuten Auftreten bradykarder Rhythmusstörungen gerechnet werden muß (z. B. AV-Block III. Grades beim Hinterwandinfarkt, Gefahr des AV-Blocks III. Grades intraoperativ, bei Schrittmacherimplantation oder Wechsel des Aggregates). Diese temporäre Form der Stimulation findet daher in den Notfallaufnahmestationen der Krankenhäuser, Intensivstationen sowie Notarztwagen ihren Platz.

**Permanente Stimulation**

Die Entwicklung der elektrischen Stimulation des Herzens stellt einen Meilenstein in der modernen Medizin dar. 1958 wurde das erste komplette System von Elmquist und Senning in Schweden implantiert. Seitdem hat diese Therapieform eine rasante Entwicklung durchgemacht und zahlreiche Verbesserungen hinsichtlich des verwendeten Schrittmachertyps und der Elektronik, der Implantationstechnik, der Lebensdauer der Batterien, der Stimulationselektroden sowie der Programmierbarkeit erfahren.

## 25.2 Dauerbehandlung

### 25.2.1 Indikationen für permanente Schrittmacher

Indikationen für die Implantation eines permanenten Schrittmachers ist die klinische Symptomatik durch eine nicht nur temporäre, sondern anhaltende bradykarde Rhythmusstörung (s. Kap. 22 und 23; vgl. Breithardt et al. 1989).
Neben der Dokumentation der bradykarden Rhythmusstörung bzw. temporären Asystolie sind es also v. a. die Synkope bzw. auch präsynkopale Zustände wie plötzliches Schwarzwerden vor den Augen, uncharakteristische Fallneigung, beginnende Bewußtseinstrübung, seltener auch allgemeine Schwäche und Abnahme der körperlichen wie geistigen Leistungsfähigkeit, die zur Schrittmacherimplantation führen.

Eine langanhaltende Bradykardie ist kaum einmal die alleinige Ursache für eine Herzinsuffizienz; sie kann jedoch eine vorher bestehende Herzinsuffizienz verschlimmern. Darüber hinaus hängt die Entscheidung zur Schrittmacherimplantation vom gesamten klinischen Bild ab. Dabei sind das biologische Alter des Patienten, begleitende kardiale und extrakardiale Erkrankungen, die Notwendigkeit einer Medikation mit negativ-chronotroper (frequenzsenkender) und negativ-dromotroper (leitungsverzögernder) Wirkung zu berücksichtigen.

Im Fall einer eindeutigen klinischen Symptomatik ist der Schrittmachertherapie der Vorzug gegenüber der medikamentös antibradykarden Therapie zu geben. Obwohl das operative Risiko der Schrittmacherimplantation unter Lokalanästhesie bei transvenöser Reizsondenlokalisation als gering anzusehen ist, sollte angesichts möglicher Komplikationen (Infektion, Perforation, Pneumothorax) und Überwachungspflichtigkeit die

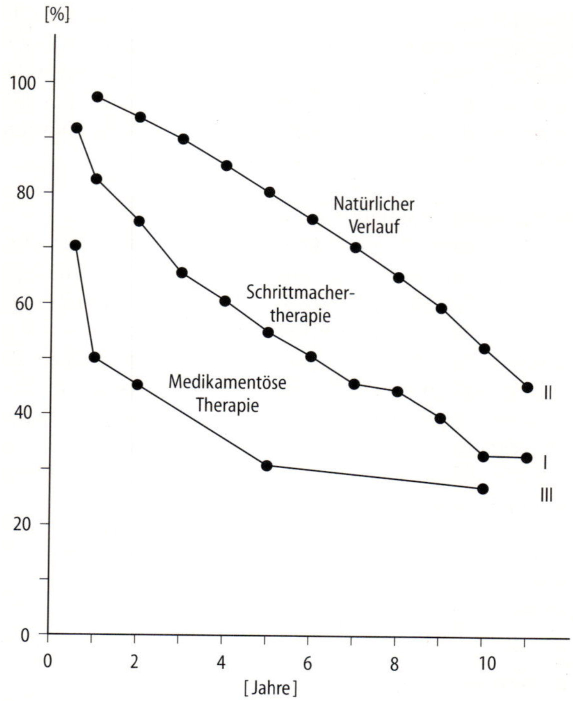


**Abb. 25-3.** Kumulative Überlebensrate von 941 Schrittmacherpatienten *(I)* im Vergleich mit 204 medikamentös behandelten Patienten mit totalem AV-Block *(III)* und der natürlichen Überlebensrate *(II)*. (Nach Seipel et al. 1977)

Indikation zur Schrittmacherimplantation andererseits sorgfältig und streng gestellt werden (Breithardt et al. 1989). Hohes Lebensalter und Begleitkrankheiten sind keine Kontraindikationen per se.

Immer sollte die Frage gestellt werden, ob die Symptomatik wirklich in kausalem Zusammenhang mit der dokumentierten oder vermuteten Bradykardie steht. Dabei ist auszuschließen, daß der Zustand passager ist und durch temporäre Stimulation und/oder durch Absetzen verzichtbarer chronotrop/dromotrop wirksamer Medikation beseitigt werden kann (Lemke et al. 1996).

Bei höhergradigem AV-Block führt die Schrittmacherstimulation zu einer Verbesserung der Überlebensrate (Abb. 25-3). Für andere Formen bradykarder Rhythmusstörungen (z. B. Sinusknotensyndrom) konnte dieser Nachweis jedoch nicht geführt werden. Durch die Progression der zugrundeliegenden kardialen Erkrankung ist die Mortalität auch nach Schrittmacherimplantation gegenüber einer altersentsprechenden Kontrollgruppe erhöht.

Für die verschiedenen Formen bradykarder Rhythmusstörungen sind bestimmte Regeln zur Indikationsstellung für eine Schrittmachertherapie (gesicherte Indikation, relative Indikation, keine Indikation) aufgestellt worden, die im folgenden wiedergegeben sind (Breithardt et al. 1989; Frye et al. 1984; Lüderitz 1995).

**Indikationsstellung für eine Schrittmachertherapie**

- ***Sinusknotensyndrom:***
  - *Gesicherte Indikation:* Intermittierende oder anhaltende Sinusbradykardie bzw. Sinusknotenstillstand mit Korrelation zu hierdurch verursachten Symptomen. Hierzu zählen auch medikamentös bedingte symptomatische Sinusbradykardien, sofern auf diese Medikation nicht verzichtet werden kann, obwohl letztere nicht den Sinusknotensyndromen im engeren Sinne zuzuordnen sind.
  - *Relative Indikation:* Ausgeprägte Sinusbradykardie mit Frequenzen unter 40/min ohne eindeutige, jedoch mutmaßliche Korrelation zu Beschwerden.
  - *Keine Indikation:* Sinusbradykardien ohne jegliche Beschwerden oder Sinusbradykardien im Schlaf.
- ***Karotissinussyndrom:***
  - *Gesicherte Indikation:* Synkopen, die in Zusammenhang mit einer Reizung des Karotissinus auftreten und eine kurzfristige Asystolie verursachen (Sinusknotenstillstand oder AV-Block III. Grades, verursacht durch Karotissinussyndrom vom kardioinhibitorischen Typ).
  - *Relative Indikation:* Patienten mit rezidivierenden, anderweitig nicht erklärbaren Synkopen, ohne daß ein eindeutiger Zusammenhang mit Druck auf den Karotissinus nachweisbar ist, jedoch ein pathologischer Karotissinusdruckversuch im Sinne eines hypersensitiven Karotissinusreflexes nachgewiesen werden kann (Pause >3 s im Karotissinusdruckversuch). Bei der Durchführung des Karotissinusdruckversuchs ist darauf zu achten, daß während des Druckversuchs der Puls der ipsilateralen A. temporalis tastbar bleibt.
  - *Keine Indikation:* Asymptomatische Patienten oder Patienten mit uncharakteristischen Beschwerden bei pathologischem Ausfall des Karotissinusdruckversuchs; rezidivierende Präsynkopen oder Synkopen durch vasodepressorische Form des Karotissinussyndroms.
- ***Bradyarrhythmie bei Vorhofflimmern:***
  - *Gesicherte Indikation:* Ausgeprägte Symptomatik im Zusammenhang mit Bradyarrhythmien oder temporärer Asystolie durch AV-Blockierung über 3 s.
  - *Relative Indikation:* Bradyarrhythmie bei Herzinsuffizienz.
  - *Keine Indikation:* Pausen der AV-Überleitung von 2–3 s ohne jede Symptomatik oder während des Schlafs.
- ***AV-Leitungsstörung:***
  - *Gesicherte Indikation:* Erworbener totaler AV-Block, insbesondere bei Auftreten von Beschwerden im Zusammenhang mit Bradykardien mit einer Frequenz unter 40/min, bei Vorliegen einer Links- und/oder Rechtsherzinsuffizienz, bei häufigen ventrikulären Extrasystolen oder unzureichendem Frequenzanstieg unter Belastung ohne/mit Auftreten komplexer ventrikulärer Arrhythmien. Intermittierender oder permanenter AV-Block II. Grades mit entsprechender Symptomatik. AV-Block II. Grades Typ 2 (Mobitz), permanent oder intermittierend, auch wenn keine Beschwerden auftreten.
  - *Relative Indikation:* AV-Block III. Grades ohne Beschwerden, AV-Block III. Grades mit ausreichend schnellem Ersatzrhythmus. AV-Block II. Grades, Typ 1 (Wenckebach) mit Lokalisation distal des AV-Knotens (sehr selten, selten asymptomatisch). Passagerer AV-Block III. Grades bei Katheterablation, da aufgrund von Einzelbeobachtungen die Gefahr der späteren Entwicklung eines permanenten AV-Blockes III. Grades besteht.
  - *Keine Indikation:* AV-Block I. Grades, AV-Block II. Grades (Wenckebach) mit Lokalisation im Bereich des AV-Knotens, wenn asymptomatisch.

- ***Angeborener AV-Block III. Grades:***
  - *Gesicherte Indikation:* Langsamer Ersatzrhythmus (<40/min) mit eindeutiger Korrelation zu Beschwerden. Unzureichender Frequenzanstieg bei körperlicher Belastung mit hierdurch limitierter körperlicher Belastbarkeit.
  - *Relative Indikation:* Langsamer Ersatzrhythmus mit Beschwerden unter Ruhebedingungen (Konzentrationsschwäche, Müdigkeit und Abgeschlagenheit), jedoch mit ausreichendem Frequenzanstieg unter Belastung.
  - *Keine Indikation:* AV-Block III. Grades ohne Beschwerden.
- ***Intraventrikuläre Leitungsstörungen:***
  - *Gesicherte Indikation:* Bifaszikulärer Block mit intermittierendem oder permanentem AV-Block II. Grades, Typ 2 (Mobitz) oder mit intermittierendem AV-Block III. Grades.
  - *Relative Indikation:* Bi- oder trifaszikulärer Block mit Synkopen, die nicht eindeutig auf einen höhergradigen AV-Block bezogen werden können, wenn andere Ursachen von Synkopen ausgeschlossen werden konnten. Monofaszikuläre Blockierung mit AV-Block I. Grades und Beschwerden, die anderweitig nicht erklärt werden können.
  - *Keine Indikation:* Intraventrikuläre Leitungsstörung ohne Nachweis eines AV-Blocks II. oder III. Grades und ohne Beschwerden (z. B. kompletter Linksschenkelblock oder auch linksanteriorer faszikulärer Block mit Rechtsschenkelblock).
- ***Postinfarktperiode:***
  Synkopen nach Infarkt sind u. a. neben bradykarden auch auf tachykarde ventrikuläre Arrhythmien zurückzuführen (Borggrefe et al. 1984), so daß bei gleichzeitig bestehenden Störungen der atrioventrikulären oder intraventrikulären Leitung häufig die Durchführung einer elektrophysiologischen Untersuchung zur differentialdiagnostischen Klärung zu empfehlen ist.
  - *Gesicherte Indikation:* Patienten mit Bradykardie unter 50/min infolge eines anhaltenden AV-Blocks II. oder III. Grades ca. ab 10. Tag nach Myokardinfarkt.
  - *Relative Indikation:* Patienten mit anhaltendem AV-Block I. Grades und begleitendem Schenkelblock, der vor Infarkt nicht nachweisbar war. Patienten mit vorübergehendem AV-Block II. Grades und gleichzeitigem Schenkelblock.
  - *Keine Indikation:* Patienten mit passageren Störungen der AV-Überleitung während der akuten Infarktphase ohne gleichzeitige intraventrikuläre Leitungsstörung. Patienten mit passagerem AV-Block und gleichzeitigem isolierten linksanterioren faszikulären Block. Patienten mit infarktbedingtem linksanterioren faszikulären Block ohne atrioventrikuläre Blockierung.
- ***Vasovagales Syndrom:***
  Bei kardioinhibitorischer Reaktion mit deutlicher Bradykardie und/oder Asystolie kann in Einzelfällen, wenn die alleinige medikamentöse Therapie ineffektiv ist, die Implantation eines Zweikammerschrittmachers insbesondere dann indiziert sein, wenn sich eine temporäre Stimulation während der Kipptischuntersuchung als effektiv erwiesen hat.
- ***Hypertrophische obstruktive Kardiomyopathie:***
  Obwohl Akut- und Langzeiteffekte noch sehr diskrepant beschrieben werden, kann eine Schrittmacherimplantation bei Patienten mit hypertrophisch obstruktiver Kardiomyopathie den intraventrikulären Druckgradienten reduzieren, die diastolische Funktion verbessern und eine etwaige bestehende Mitralinsuffizienz verbessern (Fananapazir et al. 1994).
- ***Postoperative bradykarde Rhythmusstörungen:***
  - *Gesicherte Indikation:* Chirurgisch bedingter AV-Block II. und III. Grades.
  - *Relative Indikation:* Sinusknotenfunktionsstörung mit daraus resultierender hämodynamischer Instabilität, die eine Mobilisation und Rehabilitation des Patienten unmöglich macht.
  - *Keine Indikation:* In der Regel alle bradykarden Rhythmusstörungen während der ersten 14 postoperativen Tage und alle bradykarden Rhythmusstörungen im Zusammenhang mit einem Mehrorganversagen.
- ***Bradykarde Rhythmusstörung nach Herztransplantation:***
  AV-Blockierungen nach Herztransplantation sind eine Rarität. Die Entscheidung zur permanenten Schrittmachertherapie bei chronotroper Inkompetenz nach Herztransplantation sollte erst nach Ablauf von etwa 14 Tagen, besser erst nach Ablauf des ersten postoperativen Monats gestellt werden.

### 25.2.2 Schrittmachertypen

Zum Einsatz kommen heute ganz überwiegend multiprogrammierbare Einkammersysteme (vorhof- oder ventrikelstimulierend) und Zweikammerschrittmachersysteme (bifokale Stimulation) mit transvenös-endokardialen Stimulationselektroden im rechten Vorhof und/ oder rechten Ventrikel. Zur Energieversorgung finden heute ganz überwiegend Lithiumbatterien Verwendung, die sich durch hohe Zuverlässigkeit, geringe Abmessungen und eine Batterielebensdauer von annähernd 10 Jahren auszeichnen.

Durch Anpassung der elektrischen Stimulation an den eigenen Rhythmus, Stimulation nur im Bedarfsfall, Vermeidung hämodynamisch ungünstiger Wirkungen der Stimulation und Entwicklung physiologischer Schrittmachersysteme in Form der AAI-Stimulation, DDD-Stimulation und frequenzadaptiver Systeme (s. unten) ist eine Verbesserung der körperlichen Leistungsfähigkeit und damit der Lebensqualität wie auch eine Reduktion des Auftretens von Vorhofflimmern und der dadurch bedingten Komplikationen (z. B. Vergleich der VVI-Stimulation gegenüber physiologischen Schrittmachersystemen) möglich geworden.

Ein Schrittmachercode aus 5 Buchstaben beschreibt die Stimulationsformen (s. Tabelle 25-1). Dabei gibt der 1. Buchstabe die stimulierte Kammer, der 2. Buchstabe die steuernde Kammer und der 3. Buchstabe die Schrittmacherbetriebsart an.

Ein Blockschaltbild der heute gebräuchlichsten Stimulationsformen ist in Abb. 25-4 dargestellt. Einige ältere und neuere Schrittmacheraggregate sind in Abb. 25-5a abgebildet, die typische Lokalisation der Schrittmacherbatterie und der dazugehörenden Elektrode im rechten Vorhof und rechten Ventrikel zeigt Abb. 25-5b anhand eines Thoraxröntgenbildes.

Im folgenden wird die Auswahl für die heute gebräuchlichsten Stimulationsmodi nach 3 Kategorien (gesicherte Indikation, relative Indikation, keine Indikation) vorgeschlagen.

**Tabelle 25-1.** Erläuterung des Schrittmachercodes zur Identifikation von Herzschrittmachern (s. Schrittmachertypenkartei 1994)

| 1. Stimulationsort | 2. Detektionsort | 3. Betriebsart | 4. Programmierbarkeit | 5. Antitachykardiefunktion |
|---|---|---|---|---|
| V = Ventrikel | V = Ventrikel | I = Inhibition | P = bis 2 Funktionen | 0 = Keine |
| A = Vorhof (Atrium) | A = Vorhof (Atrium) | T = Triggerung | M = multiprogrammierbar | B = Burst |
| D = Vorhof und Ventrikel | D = Vorhof und Ventrikel | D = Inhibition und Triggerung | 0 = nicht programmierbar | s = Scanning |
| | | | C = Telemetrie | E = extern |
| | | | R = Frequenzadaption | |
| V | V | I | 0 | 0 |
| V | D | D | M | 0 |
| D | V | I | M | 0 |
| D | D | D | M | 0 |
| A | A | I | P | 0 |
| A | A | I | M | B |

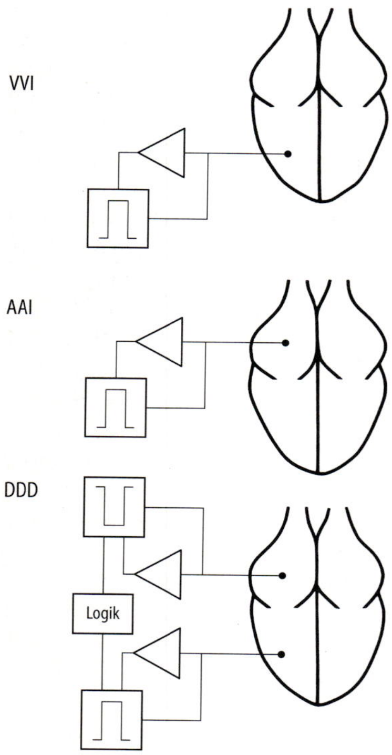


**Abb. 25-4.** Blockschaltbilder für die VVI-*(oben)*, AAI-*(Mitte)* und DDD-Stimulation *(unten)*. VVI-Stimulation: Alleinige Stimulation der Kammer über eine Sonde im rechten Ventrikel (zur Detektion und Stimulation). AAI-Stimulation: Elektrische Stimulation des rechten Vorhofs und Detektion supraventrikulärer Eigenerregungen über diese Sonde. Diese Form der Schrittmacherstimulation setzt eine intakte AV-Überleitung voraus. DDD-Stimulation: Sequentielle Stimulation des rechten Vorhofs und der rechten Kammer mit 2 Elektrodenkathetern (im rechten Vorhof und in rechter Kammer). Eigenaktionen des Herzens werden über beide Elektroden vom Schrittmacher registriert; die physiologische Erregungsfolge von Vorhöfen und Kammern bleibt erhalten

- ***AAI-Stimulation:***
  Die Stimulation erfolgt über eine im rechten Vorhof plazierte Sonde bei Abfall der spontanen Frequenz. Ein Anstieg der Sinusfrequenz wie auch supraventrikuläre Extrasystolen führen zur Inhibierung der Schrittmacherstimulation. Diese Form der Stimulation setzt eine intakte AV-Überleitung voraus.
  - *Gesicherte Indikation:* Symptomatische Sinusknotenfunktionsstörung bei intakter AV-Überleitung (normale PQ-Dauer, nicht bei AV-Block II. oder III. Grades im Langzeit-EKG, nicht bei Wenckebach-Blockierung bei Vorhofstimulation mit <120/min).
  - *Relative Indikation:* Unterdrückung supraventrikulärer oder ventrikulärer Arrhythmien.
  - *Keine Indikation:* Vorbestehender AV-Block I. Grades oder höheren Grades und/oder Wenckebach-Blockierung bei Vorhofstimulation unter 140/min.
- ***VVI-Stimulation:***
  Fällt die Eigenfrequenz ab, wird das Herz über eine Sonde im rechten Ventrikel stimuliert, von supraventrikulär geleitete Erregungen oder ventrikuläre Extrasystolen inhibieren die Schrittmacherstimulation.
  - *Gesicherte Indikation:* Jede symptomatische Bradyarrhythmie, wenn die Vorhofkontraktionen hämodynamisch bedeutunglos sind (Vorhofflattern oder -flimmern) und/oder kein Hinweis für ein Schrittmachersyndrom als Folge eines Verlustes der Vorhofkontraktion oder der fehlenden Vorhof-Kammer-Synchronisation besteht. Das Auftreten eines Schrittmachersyndroms kann vor Implantation eines VVI-Schrittmachers nicht mit letzter Sicherheit ausgeschlossen werden. Dann muß evtl. das Schrittmachersystem umgerüstet werden bzw. bei Aggregataustausch auf einen anderen Stimulationsmodus übergewechselt werden.
  - *Relative Indikation:* Symptomatische Bradykardie jeder Art, wenn eine möglichst einfache Stimulationsart gewählt werden soll, z. B. wegen des Alters des Patienten.
  - *Keine Indikation:* Bekanntes Schrittmachersyndrom oder entsprechende Symptome im Rahmen einer temporären ventrikulären Stimulation vor initialer permanenter Schrittmacherimplantation. Notwendigkeit des Beitrags der Vorhofkontraktion wegen Herzinsuffizienz.

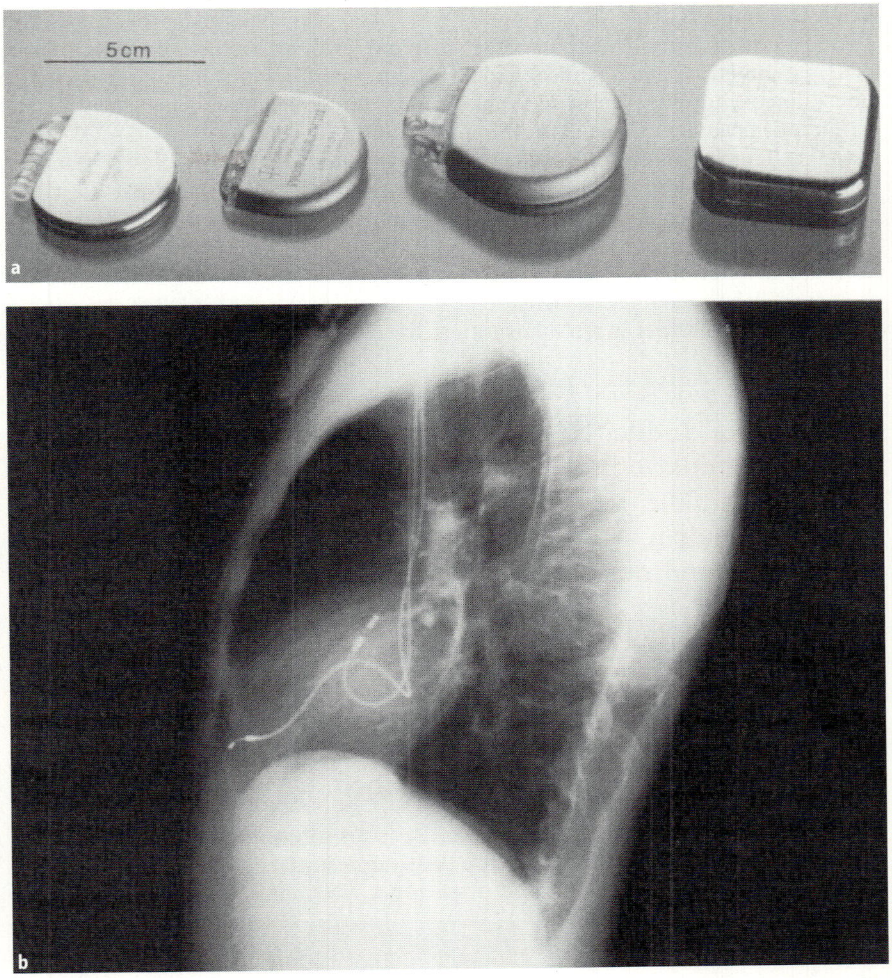


**Abb. 25-5a, b.** Schrittmacher. **a** Einige ältere und neuere Schrittmacheraggregate. **b** Seitliche Thoraxröntgenaufnahme eines Patienten nach Implantation eines DDD-Schrittmachers

- ***DDD-Stimulation:***
  Mit programmierbarem AV-Intervall können Vorhof und Kammer AV-sequentiell stimuliert werden. Bei Vorhofeigenaktionen wird der Vorhofimpuls des Schrittmachers unterdrückt, der ventrikuläre Impuls jedoch dazu getriggert abgegeben. Eigenaktionen werden auf Vorhof- und Kammerebene erkannt. Für den Fall, daß die Sinusknotenfunktion intakt ist und unter körperlicher Belastung z. B. ein adäquater Frequenzanstieg resultiert, erlaubt der DDD-Schrittmacher eine an den Sinusknotenfrequenzanstieg adaptierte, „biologische" Stimulation der Kammer. Die DDD-Stimulation ist von langfristigem hämodynamischen Vorteil durch Erhalt der Vorhofkontraktion zur Ventrikelfüllung. Nachteile sind der höhere Preis, die im Vergleich zu Einkammersystemen höheren Anforderungen an die Programmierung, die schwierigere Implantation durch Plazierung zweier Elektroden im rechten Vorhof bzw. der rechten Kammer und schließlich die aufwendigeren Nachkontrollen.
  - *Gesicherte Indikation:* AV-Block mit intakter Sinusknotenfunktion. Seltene Anfälle von Vorhoftachykardien oder intermittierendem Vorhofflimmern/-flattern beim Sinusknotensyndrom oder beim AV-Block.
  - *Kontraindikation:* Chronisches Vorhofflimmern.
- ***DDI-Stimulation:***
  In diesem Modus stimuliert der Schrittmacher nur dann AV-sequentiell, wenn ventrikulärer und atrialer Rhythmus unter der gewählten Basisfrequenz liegen. Somit löst im Gegensatz zum DDD-Modus eine vorzeitige Vorhofaktivität keine Kammerstimulation aus, so daß im Fall einer Vorhoftachykardie kein Anstieg der ventrikulären Stimulationsfrequenz stattfindet. Während Sinusbradykardiephasen wird aber die atrioventrikuläre Synchronisation aufrechterhalten.
  - *Indikation:* Bradykardie-Tachykardie-Syndrom, intermittierendes Vorhofflimmern.
  - *Keine Indikation:* AV-Block III. Grades.
- ***VDD-Stimulation:***
  Bedeutung hat dieser Modus durch die Herstellung von Einzelelektrodensystemen erlangt, die zur Erkennung vorhandener Vorhofaktivität eine in Vorhoffhöhe flottierende Ringelektrode tragen und im rechten Ventrikel fixiert werden. Eine mögliche Indikation findet sich bei permanentem AV-Block und erhaltenem Sinusrhythmus, wenn keine Vorhofsonde positioniert werden kann.

## Frequenzadaptive Systeme

Trotz der Entwicklung AV-sequentieller Systeme (AAI, DDD) ist unbefriedigend geblieben, daß Patienten mit Sinusknotensyndrom, 2-Knotenerkrankung oder Bradyarrhythmia absoluta infolge Vorhofflimmerns unter Belastung z. T. nicht mit einem Frequenzanstieg reagieren können, zumal sich ein Anstieg der Frequenz stärker auf das Herzzeitvolumen als die zeitliche Abstimmung von Vorhof- und Kammeraktion auswirkt.

In der Generation sog. frequenzadaptiver Schrittmacher sind daher biologische Sensoren zur Erfassung metabolischer Anforderungen inkorporiert, die die Frequenz der Schrittmacherstimulation regulieren und damit die Funktion des normalen Sinusknotens ersetzen sollen. Biologische Parameter, die zur Frequenzadaptation in Schrittmachern Verwendung finden, sind Muskelaktivität, QT-Intervall (katecholaminabhängige intrakardiale QT-Dauer), Atemfrequenz, zentralvenöse Temperatur, pH-Wert, $O_2$-Sättigung, Druck und Schlagvolumen sowie Kombinationen dieser Meßgrößen (s. Tabelle 25-2).

An die physiologischen Parameter zur Frequenzsteuerung und die Sensoren sind dabei folgende Anforderungen zu stellen: schnelle Änderung der Meßgröße bei Be-

**Tabelle 25-2.** Biologische Parameter zur Frequenzadaptation. (Nach Carlsten et al. 1994; Chu-pak Lau 1992; Connelly 1993; Faerestrand u. Ohm 1994; Faerestrand et al. 1994; Katritsis et al. 1993; Slade et al. 1994)

| Meßmethode | Meßgröße | Beispiele, Modelle | Hersteller |
|---|---|---|---|
| Impedanzmessung | Atemfrequenz | Biorate | Biotec |
| | Atemminutenvolumen | Meta II, Meta DDD-R, Meta III, Chorus, Opus | Telectronics, Ela |
| | Schlagvolumen | Precept | Cardiac Pacemakers Inc. |
| Messung der schrittmacher-induzierten Kammerantwort | QT-Intervall (Spike-T-Zeit) | Rhythmyx II, Tx, Quintech | Vitatron |
| | R-Zacken-Flächenintegral | Prism | Telectronics |
| Muskelaktivität | Vibration | Activitrax, Legend, Elite, Synergist | Medtronic |
| | | Synchrony II, Sensolog III | Pacesetter |
| | | Ergos 02, Ergos 03 | Biotronic |
| | | Stride | Intermedics |
| | | Vigor | Cardiac Pacemakers Inc. |
| | | Vitacor | Osypka |
| | Akzelerometer | Swing | Sorin |
| | | Excel | Cardiac Pacemakers Inc. |
| | | Relay, Dash, Unity, Dart | Intermedics |
| | | Sensorithm | Pacesetter |
| | | Ergos S03, Ergos TC03, Metros S01, Metros Tco1 | Biotronic |
| | Aktivität + QT-Intervall | Topaz | ? |
| | Aktivität + Atemminutenvolumen | Legend plus | Medtronic |
| Spezielle Sensoren an der Schrittmachersonde | Physikalische Parameter | | |
| | Zentralvenöse Temperatur | Kelvin 500 | Cook Pacemakers Inc. |
| | | Nova MR, Circadia | Intermedics |
| | | Thermos 02 | Biotronic |
| | Druck (dp/dt) | Modell 2503 | Medtronic |
| | Mittlere Vorhoffrequenz | RS4 | Cardiac Pacemakers Inc. |
| | Chemische Parameter | | |
| | pH-Wert | Experimentell | |
| | $O_2$-Sättigung | In klinischer Erprobung | |
| | Katecholaminspiegel | Experimentell | |

lastung (Zeitkonstante), hohe Sensitivität und Spezifität bei körperlicher Aktivität wie auch bei metabolischen Veränderungen und Streß. Die Sensoren sollten bei geringem Energieverbrauch eine hohe Langzeitstabilität aufweisen. Zur Anpassung an die hämodynamischen Erfordernisse bei der zugrundeliegenden kardialen Erkrankung muß der Algorithmus zur Frequenzregulation individuell programmierbar sein (Lüderitz 1995). Die Weiterentwicklung geht dahin, einen oder die Kombination mehrerer biologischer Parameter mit der Verwendung von Zweikammerschrittmachern zu verbinden.

- ***VVI-R-Stimulation:***
  Der hämodynamische Vorteil liegt in einem sensorgesteuerten Frequenzanstieg im Vergleich zur konventionellen VVI-Stimulation. Mit der Wahl dieses Stimulationsaggregats wird auf AV-Synchronizität verzichtet, bei retrograder Leitung zum Vorhof ist die Entwicklung eines Schrittmachersyndroms möglich.
  - *Gesicherte Indikation:* Bradyarrhythmie bei Vorhofflimmern mit inadäquatem Frequenzanstieg. AV-Block III. Grades bei Zustand nach His-Bündelablation wegen therapierefraktären Vorhofflimmerns/-flatterns.
- ***DDD-R-Stimulation:***
  Der hämodynamische Vorteil liegt im Erhalt der AV-Synchronizität und in einem sensorgesteuerten Frequenzanstieg, Nachteile stellen der Preis, der zeitliche Aufwand zur Programmierung sowie die hohen Anforderungen bezüglich der Kenntnisse des Therapeuten beim Einsatz dieses komplizierten Stimulationsverfahrens dar.
  - *Gesicherte Indikation:* Binodale Erkrankung des Reizbildungs- und Erregungsleitungssystems (Sinusknotensyndrom ohne adäquaten Frequenzanstieg unter Belastung und gleichzeitig gestörte AV-Überleitung).
  - *Kontraindikation:* Chronisches Vorhofflimmern.
- ***Zusatzalgorithmen:***
  - *Hysterese.* Dies bedeutet, daß die Eigenfrequenz, die unterschritten werden muß (= Interventionsfrequenz), damit der Schrittmacher zu stimulieren beginnt, unter der dann einsetzenden Stimulationsfrequenz liegt. Ziel dieses Algorithmus ist es, einen Eigenrhythmus mit Vorhof-Kammerkoordination möglichst lange aufrecht zu erhalten und Energie zu sparen, wenn die Stimulationsphasen selten und kurz sind.
  - *Modusumschaltung* („mode switching"/Fallback-Algorithmen): Verschiedene Hersteller haben unterschiedliche Algorithmen zum Schutz vor atrialen Tachykardien entwikkelt. Ein häufig verwendetes Beispiel ist dabei der automatische Moduswechsel bei Erkennen einer pathologisch hohen Vorhoffrequenz von DDD (R) auf DDI (R) oder VVI (R).

! Zusammenfassend setzt die Wahl des richtigen Schrittmacheraggregates genaue Kenntnisse der aktuellen Schrittmachertechnologie, der zugrundeliegenden Rhythmusstörung, der kardialen Grunderkrankung und der Lebensumstände des Patienten voraus. Generell sind multiprogrammierbare Systeme wegen späterer Anpassungsmöglichkeit der wichtigsten Schrittmacherfunktionen mit Hilfe externer Programmiergeräte vorzuziehen.

Richtlinien für die Auswahl des Schrittmachermodus in Abhängigkeit von der zugrundeliegenden Rhythmusstörung gibt Tabelle 25-3.

### 25.2.3 Schrittmacherkontrollen

Die Schrittmacherkontrolle stützt sich auf das von der Körperoberfläche abgeleitete EKG und hat die verschiedenen Funktionsprinzipien zu berücksichtigen (Beispiel für VVI-, AAI- und DDD-Stimulation in Abb. 25-6). Der in der rechten Kammer abgegebene Stimulationsimpuls ist von einem Linksschenkelblockbild des QRS-Komplexes gefolgt. Für die Beurteilung der ST-T-Abschnitte gelten die für die Analyse des Schenkelblock-EKG gültigen Kriterien. Von praktischer Bedeutung ist, daß auch bei Herzeigenrhythmus vorliegende Endteilveränderungen (z. B. T-Negativierung) ihre Ursache in einer vorangehenden Schrittmacherstimulation des Herzens haben können. Werden nicht die Kammern, sondern die Vorhöfe stimuliert, so folgt dem Stimulationsimpuls unmittelbar die von ihm ausgelöste P-Welle und nachfolgend der in der Regel schlanke QRS-Komplex.

Die wichtigsten Kontrollkriterien (und Austauschkriterien bei kritischem Abfall der Batteriespannung) sind:

- Abfall der Stimulationsfrequenz,
- Auftreten einer definierten Stimulationsfrequenz bei Auflegen eines Magneten (Magnetfrequenz) und
- Zunahme der Impulsdauer.

Diese Parameter sind bei ambulanten Kontrollen mit Hilfe externer Meß- bzw. Programmiergeräte zu bestimmen, zu korrigieren bzw. ist damit die Indikation zum Batterieaustausch zu stellen. Bei jeder Schrittmacherkontrolle ist auch der Ort der Implantation des Schrittmacheraggregates zu inspizieren (Dislokation, Hinweise auf Infektion etc.)

Aufgrund der zahlreichen Verwendung multiprogrammierbarer Schrittmacher verschiedener Firmen, die dann auch verschiedene Programmiergeräte erfordern, ist die Schrittmacherkontrolle sehr kompliziert geworden. Mit Ausnahme der Einkammersysteme sollte daher die Schrittmacherkontrolle in der Regel im implantierenden Zentrum erfolgen. Die Untersuchungen beinhalten insbesondere etwa alle 6 Monate (bei nachlassender Batterieleistung auch in kürzeren Abständen) die Überprüfung der Reizbeantwortung und -wahrnehmung und die Beurteilung der Batteriekapazität (Basisuntersuchung).

Etwa 3 Monate nach der Implantation und im weiteren Verlauf alle 12–18 Monate sollen die komplette Funktionsanalyse der programmierbaren Parameter, gegebenenfalls einschließlich Umprogrammierung und – falls vorhanden – die telemetrische Abfrage erfolgen (erweiterte Kontrolle). Bestandteile der Basisuntersuchung und einer erweiterten Kontrolle sind in den Tabellen 25-4 und 25-5 aufgeführt.

#### Komplikationen

Häufigste Komplikationen der Schrittmachertherapie innerhalb der ersten 3 Monate nach Implantation stellen die Elektrodendislokation und die Reizschwellenerhö-

**Tabelle 25-3.** Richtlinien für die Auswahl des Schrittmachermodus (nach Lemke et al. 1996)

| Diagnose | Optimal | Akzeptabel | Ungeeignet |
|---|---|---|---|
| **Sinusknotensyndrom** | | | |
| 1. ohne tachykarde Phasen | AAI(R) | | VVI(R) |
| | DDD(R) + Spezialalgorithmen[a] | | VDD(R) |
| | DDI(R) | VVI < 45/min[d] | |
| 2. Bradykarde-Tachykardie-Syndrom intermittierendes Vorhofflimmern | DDD(R) + Mode-Switching[b]<br>DDI(R) | AAI(R) | VVI(R)<br>VDD(R)<br>DDD(R) ohne Mode-Switching[b] |
| **AV-Block** | | | |
| 1. permanent | DDD | VDD | VVI(R) |
| 2. intermittierend | DDD + Spezialalgorithmen[a] | DDD<br>VDD<br>VVI> 45/min[d] | VVI(R)<br>DDI(R) |
| **Zweiknotenerkrankung** | | | |
| 1. Chronotrope Inkompetenz ohne tachykarde Phasen | DDDR | DDD | VVI(R)<br>VDD(R) |
| 2. Vorhofarrhythmien | DDD (R)+ Mode-Switching[b] | VDD(R)<br>+ Mode-Switching[b] | VVI/R)-DDI(R)<br>DDD(R) und VDD(R)<br>ohne Mode-Switching[b] |
| **Bradyarrhythmie bei chronischem Vorhofflimmern** | VVVI(R) | | DDD(R)<br>VDD(R) |
| **Karotissinus-Syndrom und vasovagales Syndrom** | DDD (+ Spezialalgorithmen[c]) | | AAI(R) |
| | DDI (+ Hysterese) | | VDD(R) |
| | DDD (+ Hysterese) | VVI + Hysterese[e] | VVI(R) |

[a] z. B.: automatischer Moduswechsel von AAI nach DDD oder AV-Zeit-Hysterese.
[b] Automatischer Moduswechsel, z.B. von DDD nach DDI, oder andere frequenzbegrenzende Algorithmen.
[c] z. B.: spezieller Frequenzanstieg während der Kardioinhibition.
[d] Nur akzeptabel bei asystolischen Phasen.
[e] Nur bei fehlender retrograder Leitung während Kardioinhibition und bei niedrig programmierter Interventionsfrequenz.

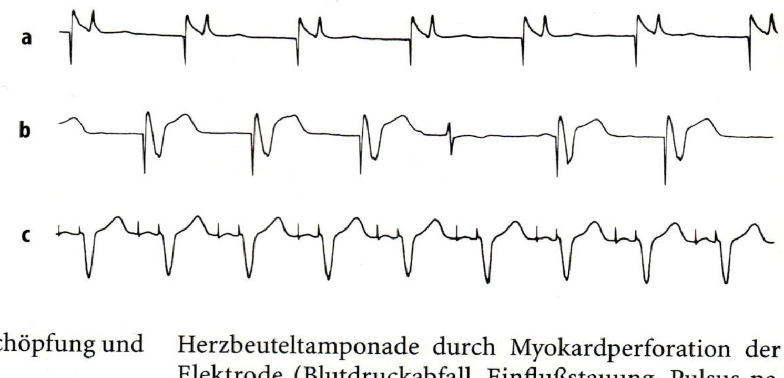


**Abb. 25-6a–c.** EKG-Beispiele für eine AAI- (**a**), VVI- (**b**) und DDD-Stimulation (**c**)

hung, Spätkomplikationen die Batterieerschöpfung und der Elektrodenbruch dar.

Bei Schrittmacherausfall ist die klinische Symptomatik vom zugrundeliegenden Eigenrhythmus abhängig (bei ausgeprägter Bradykardie Atropin oder Orciprenalin i.v., bei Herz-Kreislauf-Stillstand sofortige Reanimationsmaßnahmen), ggf. transvenöse oder transthorakale Stimulation des Herzens, sofortige Einweisung in die Klinik unter ärztlicher Überwachung, bei Zeichen der Herzbeuteltamponade durch Myokardperforation der Elektrode (Blutdruckabfall, Einflußstauung, Pulsus paradoxus) sofortige Perikardpunktion.

Die Führung des Patienten in der Schrittmacherambulanz richtet sich nach seinem klinischen Gesamtzustand und hat darüber hinaus einige spezielle Gesichtspunkte, z. B. gleichzeitige Therapie mit Antiarrhythmika, Störbeeinflussung von Schrittmachern von außen) zu berücksichtigen.

**Tabelle 25-4.** Basisuntersuchung + obligat. (+) fakultativ, ggf. bei entsprechender Indikation. (Nach Lemke et al. 1996)

| | Ein-kammer | Zwei-kammer | Frequenz adaptiv |
|---|---|---|---|
| Anamnese | + | + | + |
| Klinische Untersuchung | + | + | + |
| Ruhe-EKG | + | + | + |
| Magnettest-EKG | + | + | + |
| Impulsanalyse | + | + | + |
| Reizschwelle | (+) | (+) | (+) |
| Speicherabfrage | (+) | (+) | (+) |

**Tabelle 25-5.** Erweiterte Kontrolle. (Nach Lemke et al. 1996)

| | Ein-kammer | Zwei-kammer | Frequenz adaptiv |
|---|---|---|---|
| Anamnese | + | + | + |
| Klinische Untersuchung | + | + | + |
| Ruhe-/Magnettest-EKG | + | + | + |
| Reizschwelle | + | + | + |
| Wahrnehmungsschwelle | + | + | + |
| Ausführliche Telemetrie | + | + | + |
| Überprüfung der retrograden Leitung | | (+) | |
| Wenckebach-Punkt | (+) | | (+) |
| Langzeit- EKG | (+) | (+) | (+) |
| Belastungs-EKG | (+) | (+) | (+) |
| Doppler-echokardiographie | (+) | (+) | (+) |

In einzelnen Fällen können elektromagnetische Felder Schrittmacher stören (Reizstrom- und Hochfrequenztherapiegeräte, Elektrokauteranwendung in der Chirurgie, Magnetresonanztomographie, Aufenthalt in der Nähe industrieller Starkstromverbraucher oder Sendeanlagen, mobile Telefonsysteme). Röntgenuntersuchungen und elektrische Defibrillationen schädigen die Schrittmachergeräte dagegen nicht.

# Kapitel 26

# Therapie: Tachykardien

26

U. Dorwarth, A. Gerth, R. Haberl, E. Hoffmann, M. Näbauer, C. Reithmann, T. Remp, G. Steinbeck, P. Steinbigler



## 26.1 Indikationen

Im wesentlichen gibt es für die Einleitung einer antiarrhythmischen Therapie 3 Indikationen:

- Beschwerden des Patienten durch Extrasystolen und Salven bis zu nichtanhaltenden Tachykardien (definiert bis zu einer Dauer von 30 s);
- hämodynamische Beeinträchtigung durch anhaltende Tachykardien;
- Gefahr des plötzlichen Herztodes.

### 26.1.1 Klinik

Die klinische Symptomatik eines Patienten, verursacht durch nichtanhaltende, d. h. innerhalb von 30 s spontan terminierende, oder anhaltende Rhythmusstörungen, ist außerordentlich variabel und wird bestimmt vom individuellen Patienten, von der Art der Rhythmusstörung sowie der kardialen und peripheren Adaption, d. h. von der kardialen Grunderkrankung. So kann die Rhythmusstörung einerseits völlig asymptomatisch oder harmlos sein (Palpitation), in anderen Fällen v. a. neurologische Symptome (unsystemischer Schwindel, Krampfanfälle, Synkopen) sowie Zeichen der Herzinsuffizienz und Angina pectoris hervorrufen.

Systemische oder Lungenembolien können das Auftreten von Rhythmusstörungen komplizieren. Eine anhaltende Tachykardie wird in Abhängigkeit von der Frequenz, dem Ursprung (supraventrikulär/ventrikulär) und der Grunderkrankung mit zunehmender Dauer praktisch in jedem Fall zu einer hämodynamischen Beeinträchtigung führen. In besonders bedrohlichen Fällen kommt es zum progredienten oder akuten Rückwärtsversagen des linken Ventrikels (Lungenödem) oder Vorwärtsversagen (Blutdruckabfall, Myokardinfarkt, Bewußtseinsverlust) bis zum kardiogenen Schock und/oder über eine Degeneration in Kammerflimmern zum plötzlichen Herztod.

Patienten mit Extrasystolen bis zu nichtanhaltenden Tachykardien, die zwar zu subjektiven Beschwerden führen, den Patienten aber objektiv nicht gefährden, stellen in der täglichen Praxis die große Mehrheit dar.

Nach sorgfältiger internistischer Untersuchung auf eine organische Herzerkrankung hin ist für die Therapie ein eingehendes Gespräch des Arztes mit dem Patienten zur Erläuterung der Harmlosigkeit dieses Befundes von vorrangiger Bedeutung. In bestimmten Fällen kommt darüber hinaus zur Unterdrückung der klinischen Symptomatik eine medikamentöse antiarrhythmische Therapie hinzu unter strenger Abwägung von Nutzen und Risiko für den Patienten.

### 26.1.2 Risiko des plötzlichen Herztodes

Demgegenüber konnten durch Untersuchungen der letzten Jahre durch den plötzlichen Herztod gefährdete Patientengruppen charakterisiert werden (s. Tabelle 26-1).

Die Patientengruppen 1–4 haben ein lebensbedrohliches Ereignis einer Kammertachykardie oder Kammerflimmern glückhaft überstanden und müssen wegen der hohen Rezidivgefahr in der Regel lebenslang an-

**Tabelle 26-1.** Durch den plötzlichen Herztod gefährdete Patientengruppen

| Nach stattgehabtem lebensbedrohlichem Ereignis | |
|---|---|
| 1. | Zustand nach erfolgreicher Reanimation bei Kreislaufstillstand infolge Kammertachykardie oder Kammerflimmern |
| 2. | Anhaltende Kammertachykardien (z. B. bei KHK, dilatativer oder hypertropher Kardiomyopathie, Zustand nach Myokarditis, angeborenes oder erworbenes Vitium cordis u. a.) |
| 3. | Synkope als mutmaßliche Folge einer tachykarden Rhythmusstörung bei kardialer Grunderkrankung |
| 4. | Angeborenes symptomatisches QT-Syndrom |
| **Asymptomatisch, aber erhöhtes Risiko** | |
| 5. | Gehäufte (d. h. mehr als 10/h) und/oder komplexe VES (z. B. mehr als 10 ventrikuläre Paare pro 24 h oder Salven) innerhalb von 3 Monaten nach abgelaufenem Myokardinfarkt |
| 6. | Gehäufte und komplexe ventrikuläre Extrasystolie bei dilatativer Kardiomyopathie |
| 7. | Salvenförmige ventrikuläre Extrasystolie bei hypertropher Kardiomyopathie |

tiarrhythmisch eingestellt werden (Sekundärprophylaxe). Demgegenüber weiß man von den Patientengruppen 5–7 zwar ebenfalls um ein erhöhtes Risiko des plötzlichen Herztodes. Es handelt sich hier jedoch um asymptomatische Patienten, für die eine Therapieentscheidung allenfalls im Einzelfall zu erwägen ist, da keine kontrollierten Therapiestudien vorliegen, die den Nutzen einer antiarrhythmischen Therapie für diese Patienten belegen (s. unten).

### 26.1.3 Therapieplan

Der Behandlungsplan jeder Herzrhythmusstörung gliedert sich in der Klinik ebenso wie in der Praxis in:

- Aufklärung des Patienten,
- Kausaltherapie (z. B. Beseitigung einer Myokardischämie, Ausgleich einer Elektrolytstörung, Therapie einer Hyperthyreose),
- physikalische Maßnahmen (z. B. Manöver zur Vagusreizung bei supraventrikulären Tachykardien),
- medikamentös antiarrhythmische Therapie,
- elektrische Maßnahmen (antitachykarde Stimulation, DC-Kardioversion und DC-Defibrillation, Katheterablation),
- chirurgische Maßnahmen,
- Reanimation.

Fraglos macht die intravenöse oder orale Gabe von Antiarrhythmika den größten Teil der Therapiemaßnahmen aus, auf die bei der speziellen Therapie näher eingegangen wird.

## 26.2 Klassifikation von Antiarrhythmika

Tabelle 26-2 zeigt eine modifizierte Klassifikation der uns zur Verfügung stehenden Antiarrhythmika nach Vaughan-Williams (Vaughan-Williams 1970) aufgrund tierexperimentell an normalem Herzgewebe erhobener elektrophysiologischer Untersuchungsbefunde. Demnach ist gemeinsames Merkmal der Klasse-I-Antiarrhythmika eine Blockade des Natriumkanals, wobei sich eine Unterteilung in Klasse IA (QT-Zeitverlängerung bei Sinusrhythmus), Klasse IB (QT-Zeitkonstanz oder -verkürzung) und Klasse IC (QT-Konstanz) eingebürgert hat.

Klasse-III-Antiarrhythmika sind demnach Hemmer eines oder mehrerer Kaliumströme, woraus eine Verlängerung der Aktionspotentialdauer, der Refraktärzeit und, unter klinischen Bedingungen, der QT-Zeit resultiert. Merkmal der Klasse-IV-Antiarrhythmika ist eine Hemmung des langsamen Einwärtsstroms von Kalziumionen, der wesentlich beteiligt ist an der spontanen Impulsbildung im Sinusknoten und der Überleitung im AV-Knoten.

#### Kritik an der Vaughan-Williams-Klassifikation

Als Kritik an dieser Klassifikation haben neuere Untersuchungen ergeben, daß Antiarrhythmika nicht nur einen, sondern mehrere Ionenkanäle des Herzens blockieren können: So kommt beispielsweise die Verlängerung der

**Tabelle 26-2.** Klassifikation von Antiarrhythmika. (Mod. nach Vaughan-Williams 1970)

| Klasse | Wirkung | Arzneistoff |
|---|---|---|
| I | Lokalanästhetika | |
| | A – Abnahme der Leitungsgeschwindigkeit (QRS↑), Verlängerung der Erregungsdauer (QT↑) | z. B. Chinidin, Ajmalin, Disopyramid |
| | B – Abnahme der Leitungsgeschwindigkeit nur bei hoher Herzfrequenz, Verkürzung der Erregungsdauer (QT↓) | Lidocain, Diphenylhydantoin, Mexiletin |
| | C – deutliche Abnahme der Leitungsgeschwindigkeit (QRS↑), Konstanz der Erregungsdauer (QT→) | z. B. Propafenon, Flecainid |
| II | β-Rezeptorenblocker | z. B. Propranolol, Metroprolol, Bisoprolol |
| III | Repolarisationshemmer (Verlängerung der Erregungsdauer: QT↑) | z. B. Amiodaron, Sotalol (noch nicht im Handel: Dofetilid, Azimilid) |
| IV | Kalziumantagonisten | z. B. Verapamil, Gallopamil, Diltiazem |

QT-Zeit als Merkmal der Klasse IA, z. B. durch Chinidin, durch eine zusätzliche Hemmung eines oder mehrerer repolarisierender Kaliumströme zustande.

Die Wirkung der Klasse-I-Antiarrhythmika auf den Natriumkanal wird durch die Anlagerung und Verweildauer am Kanal bestimmt. Da beide Vorgänge durch die erregungsabhängigen Zustände des Natriumkanals beeinflußt werden, ergibt sich eine Abhängigkeit der Klasse-I-Wirkung von der Erregungsfrequenz des Myokards, woraus sich Untergruppen der Klasse I mit unterschiedlicher antiarrhythmischer und proarrhythmischer Potenz ableiten lassen.

Nach diesen Befunden ergeben sich erhebliche Überschneidungen, insbesondere zwischen der bisherigen Klasse-IA- und Klasse-IC-Untergruppierung (Weirich u. Antoni 1990).

### 26.2.1 Auswahl des Antiarrhythmikums

In der Klinik richtet sich die Entscheidung für das eine oder andere Antiarrhythmikum meist nicht nach der Pathogenese einer Rhythmusstörung (die häufig ungeklärt bleibt), sondern sie ist empirisch.

Zur Abschätzung von Häufigkeit und Art des proarrhythmischen Risikos und von antiarrhythmischer Wirkung hat die Vaughan-Williams-Klassifikation mit den oben genannten Einschränkungen klinische Bedeutung in bezug auf

- proarrhythmische Wirkung:
  Klasse IA und IC gegenüber IB sind sowohl potenter antiarrhythmisch als auch proarrhythmisch;
- Art der Proarrhythmie:
  Klasse-I-Antiarrhythmika mit zusätzlicher Hemmung auf den Kaliumstrom (Klasse IA nach Vaughan-Williams) sowie Klasse-III-Antiarrhythmika können über eine abnorme QT-Zeitverlängerung Spitzentorsaden induzieren, Klasse-IC-Substanzen über eine ausgeprägte QRS-Verbreiterung monomorphe (relativ langsamfrequente) unaufhörliche Kammertachykardien;
- Angriffsort von Antiarrhythmika:
  Substanzen der Klasse IA und C greifen am Vorhof und Ventrikel, Klasse IB nur am Ventrikel an; Kontraindikation für Klasse IA und IC für Patienten mit vorgeschädigtem Reizbildungs- und Reizleitungssystem;
- Kombinationstherapie:
  falls indiziert, nur Kombination verschiedener Klassen von Antiarrhythmika.

### 26.2.2 Bedeutung von Klasse-III-Antiarrhythmika

Aufgrund günstiger Studienergebnisse gewinnt die Klasse III zunehmend an Bedeutung. Hauptvertreter sind zum einen das Amiodaron, dessen primärer Angriffspunkt über eine Hemmung verschiedener Kaliumkanäle eine Verlängerung von Aktionspotentialdauer und Refraktärzeit aller Abschnitte des Herzens (angefangen vom Sinusknoten über den Vorhof, spezifisches atrioventrikuläres Reizleitungssystem bis zum Kammermyokard) darstellt, zum anderen das Sotalol, das daneben als β-Rezeptorenblocker auch zur Klasse II gehört.

Eine Darstellung der verschiedenen an der Repolarisation des Herzmuskels beteiligten Kaliumströme ist im Rahmen dieses Lehrbuchs nicht möglich. Bemerkenswert ist jedoch, daß Amiodaron eine wenig selektive hemmende Wirkung auf verschiedene Kaliumströme wie auch auf den Natriumkanal, den Kalziumkanal und schließlich auch eine nichtkompetitive β-blockierende Wirkung entfaltet.

## 26.3 Spezielle Therapie

Voraussetzung für eine erfolgreiche Therapie sind eine sorgfältige elektrokardiographische Diagnostik der Rhythmusstörung und die Berücksichtigung der Grunderkrankung. Bei allen zum akuten Kreislaufstillstand führenden tachykarden Rhythmusstörungen ist die rechtzeitig vorgenommene transthorakale Elektroschocktherapie die einzig lebensrettende Maßnahme. !

### 26.3.1 Sinustachykardie

In der Regel ist die Tachykardie nur ein Symptom der sie verursachenden Erkrankung; dementsprechend steht die Therapie der Grunderkrankung ganz im Vordergrund. Nur in Ausnahmefällen kommt eine symptomatische medikamentöse Therapie, z. B. eine Sedierung mit Diazepam oder eine β-Blockertherapie, z. B. beim hyperkinetischen Herzsyndrom, in Betracht.

### 26.3.2 Vorhofflattern

Vorhofflattern gilt wegen der Gefahr der 1:1-AV-Überleitung als potentiell lebensbedrohliche Rhythmusstörung, die klinische Symptomatik wird von der Kammerfrequenz während Vorhofflattern bestimmt. Deswegen ist die Rhythmusstörung unbedingt therapiebedürftig (Ausnahme: längere Zeit bestehendes Vorhofflattern mit normfrequenter Kammeraktion). !

Eine rasche i.v.-Aufsättigung mit Herzglykosiden oder die i.v.-Injektion von Verapamil 5–10 mg führt zwar nur selten zu einer Unterbrechung des Vorhofflatterns, dagegen aber über eine Hemmung der AV-Überleitung zu einer Abnahme der Kammerfrequenz und damit zur prompten Besserung der klinischen Symptomatik (s. Tabelle 26-3).

Zu warnen ist vor einer alleinigen Therapie mit Chinidin oder Disopyramid, da diese Substanzen neben einer CAVE

**Tabelle 26-3.** Antiarrhythmische Differentialtherapie (akut und chronisch) supraventrikulärer tachykarder Rhythmusstörungen

| Rhythmusstörung | Akutbehandlung | Dauertherapie |
|---|---|---|
| Vorhofflattern | Herzglykoside i.v. oder Verapamil 5–10 mg i.v. atrial Hochfrequenzstimulation oder DC-Kardioversion (bis 50 Ws) | *Ziel:* Regularisierung zu und Erhalt von Sinusrhythmus<br>– β-Blocker<br>– Sotalol<br>– Katheterablation<br>– Propafenon oder Chinidin oder Flecainid oder Disopyramid in Kombination mit Herzglykosiden oder β-Blocker oder Kalziumantagonisten (Verapamil, Diltiazem)<br>– Amiodaron<br>*Ziel:* Normalisierung der Kammerfrequenz<br>– Herzglykoside oder Kalziumantagonisten (Verapamil, Diltiazem) oder β-Blocker<br>– Herzglykoside und β-Blocker (**cave:** Kalziumantagonisten und β-Blocker)<br>– AV-Knoten-Katheterablation als ultima ratio (→ AV-Block III. Grades) |
| Vorhoftachykardie | Wenn Digitalisüberdosierung und Intoxikation ausgeschlossen, Verapamil 5–10 mg i.v. oder Herzglykoside i.v. | Verapamil bei multifokaler atrialer Tachykardie, ansonsten wie bei Vorhofflattern |
| Vorhofflimmern | Herzglykoside i.v. oder Verapamil 5–10 mg i.v. evtl. Notfall-DC-Defibrillation (100–400 Ws) | *Ziel:* Regularisierung zu und Erhalt von Sinusrhythmus (Voraussetzung: Antikoagulation)<br>– Keine Therapie (nach erster Episode)<br>– β-Blocker<br>– Sotalol<br>– Propafenon oder Chinidin oder Flecainid oder Disopyramid in Kombination mit Herzglykosiden oder β-Blocker oder Kalziumantagonisten<br>– Amiodaron<br>– DC-Defibrillation<br>*Ziel:* Normalisierung der Kammerfrequenz<br>– Wie bei Vorhofflattern |
| AV-Knotentachykardie | Manöver zur Vagusstimulation, Verapamil 5–10 mg i.v., alternativ Adenosin 6–12 mg i.v. im Bolus (Wirkungseintritt <30 s, Wirkdauer 5–20 s) | – Keine Therapie<br>– Verapamil oder β-Blocker<br>– Katheterablation<br>– Sotalol oder Propafenon |
| WPW-Syndrom | Vorhofflimmern: Ajmalin 50 mg i.v. (**cave:** hypertrophe Kardiomyopathie), **cave:** Verapamil oder Herzglykoside i.v.; bei höhergradiger Herzinsuffizienz sofortige DC-Defibrillation (100–400 Ws) | – Keine Therapie<br>– Sotalol<br>– Katheterablation |
| | Regelmäßige Tachykardie mit schmalem QRS<br>– Verapamil, Adenosin oder Ajmalin i.v. | – Sotalol oder Propafenon oder Amiodaron (selten)<br>– Katheterablation |
| | Regelmäßige Tachykardie mit breitem QRS<br>– Ajmalin i.v.<br>– evtl. antitachykarde Stimulation<br>– DC-Kardioversion (R-synchron, 50 Ws) | Wie bei Tachykardie mit schmalem QRS |

CAVE

Verminderung der Vorhofflatterfrequenz über ihre vagolytische Wirkung eine 2:1- oder 4:1-AV-Blockierung aufheben und damit eine akut bedrohliche Kammerfrequenzsteigerung induzieren können.

Persistiert das Vorhofflattern weiterhin, kommt zur Unterbrechung die atriale Hochfrequenzstimulation (z.B. über eine Reizsonde im rechten Vorhof oder Ösophagus) oder die DC-Kardioversion („direct current", DC) R-synchron mit kleiner Stromstärke (bis 50 Ws) in Kurznarkose in Betracht. Durch atriale Stimulation wird entweder direkt Sinusrhythmus erreicht oder Vorhofflimmern induziert, das später in Sinusrhythmus umspringen kann.

Nach erfolgter Regularisierung hat die antiarrhythmische Dauertherapie den Erhalt von Sinusrhythmus zum Ziel. Unter Abwägung von Nutzen und Risiko sollte hierzu einem β-Blocker oder Sotalol in einer Dosierung von 2mal 40 bis 2mal 160 mg der Vorzug gegeben werden.

Bei Unwirksamkeit oder Nebenwirkungen kommt eine Kombination aus einem Herzglykosid und einem β-Blocker oder einem Kalziumantagonisten in Betracht unter Berücksichtigung der Kontraindikationen bei koronarer Herzerkrankung, speziell Zustand nach Myokardinfarkt; bei Therapieversagen Amiodaron.

Als Alternative zur bzw. bei Unwirksamkeit der medikamentösen Therapie ist eine invasive elektrophysiologische Untersuchung indiziert. Ergibt diese, daß dem Vorhofflattern ein Makro-Reentry im rechten Vorhof entgegen oder im Uhrzeigersinn zugrunde liegt (Abb. 26-1), bietet eine Katheterablation mittels Radiofrequenzenergie im Isthmusbereich zwischen Trikuspidalring und Koronarsinus einerseits und V. cava inferior andererseits dem Patienten eine große Aussicht auf Heilung von der

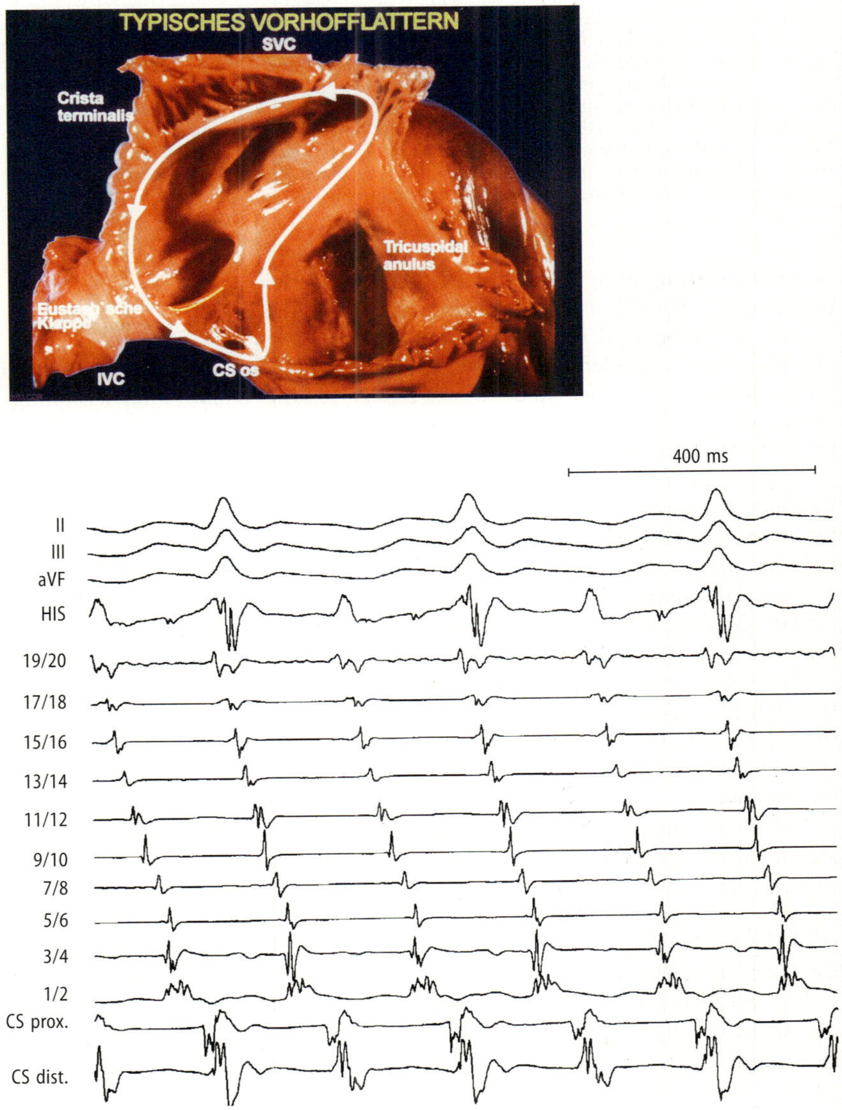


**Abb. 26-1a, b.** Schematische Darstellung am Herzpräparat und invasive elektrophysiologische Untersuchung zur Illustration der Katheterpositionierung bei typischem Vorhofflattern. **a** Typisches Vorhofflattern stellt eine rechtsatriale Makroreentrytachykardie dar, welche meist eine Erregungsausbreitung im Gegenuhrzeigersinn mit kaudokranialer Aktivierung des Septums und kraniokaudaler Aktivierung der lateralen Wand aufweist. Die anatomischen Barrieren des typischen Vorhofflatterns sind der Trikuspidalring anterior und die Crista terminalis, Eustachi-Klappe und V. cava inferior posterior. Am Boden des rechten Vorhofs verläuft die Erregungswelle durch den sog. Isthmus, die Region zwischen inferiorem Trikuspidalring, Eustachi-Klappe und Einmündung der V. cava inferior *(IVC)*. Ferner sind dargestellt: Koronarsinusostium *(CS os)* und Einmündung der V. cava superior *(SVC)*. **b** Invasive elekthrophysiologische Untersuchung. Im Herzen positioniert sind ein 20poliger Elektrodenkatheter entlang der Crista terminalis im rechten Vorhof, ein 4poliger Elektrodenkatheter im Bereich des Hisbündels und ein 4poliger Elektrodenkatheter im Ostium des Koronarsinus. Registriert sind während typischen Vorhofflatterns die Oberflächenableitungen II, III und aVF sowie intrakardiale Ableitungen vom 20poligen Elektrodenkatheter (19/20, proximal bis 1/2, distal), der Hisbündelregion *(His)* und dem Ostium des Koronarsinus *(CS)*

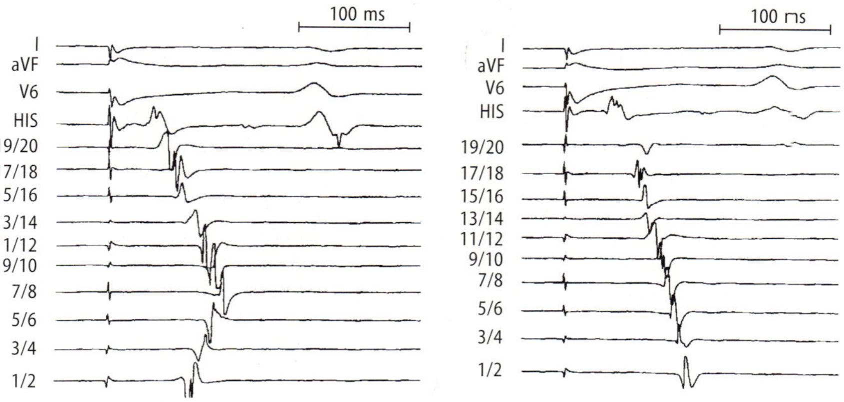


**Abb. 26-2.** Invasive elektrophysiologische Untersuchung und Katheterablation von typischem Vorhofflattern. Die Registrierung zeigt die intraatriale Erregungsausbreitung im rechten Vorhof während Stimulation vom proximalen Koronarsinus vor *(links)* und nach *(rechts)* Katheterablation von typischem Vorhofflattern. Die Positionierung der Elektrodenkatheter erfolgte wie in Abb. 26-1 beschrieben. Gezeigt sind die Oberflächen-EKG Ableitungen I, aVF und V6 sowie intrakardiale Registrierungen von der Hisbündelregion (His) und Ableitungen vom 20poligen Elektrodenkatheter, der entlang der Crista terminalis positioniert wurde (19/20, proximal bis 1/2, distal). Vor Katheterablation kommt es bei Stimulation im proximalen Koronarsinus sowohl zu einer Aktivierungsfront im Uhrzeigersinn mit früher Aktivierung des inferolateralen rechten Vorhofs (1/2) als auch zu einer Aktivierungsfront im Gegenuhrzeigersinn mit früher Aktivierung des Septums (19/20); die Kollision der beiden Erregungsfronten erfolgt im hohen lateralen rechten Vorhof (7/8). Nach Katheterablation mit vollständigem Leitungsblock am posterioren Isthmus zwischen Trikuspidalring und V. cava inferior ist bei Stimulation im proximalen Koronarsinus nur noch eine Aktivierungsfront im Gegenuhrzeigersinn mit früher Aktivierung des Septums (19/20) und nun sehr später Aktierung des inferolateralen Vorhofs (1/2) zu erkennen. Ziel der Katheterablation von typischem Vorhofflattern ist ein bidirektionaler Leitungsblock am Trikuspidalring-V.-cava-inferior-Isthmus: Dazu muß neben dem Leitungsblock am Isthmus bei Stimulation im proximalen Koronarsinus auch ein Leitungsblock am Isthmus bei Stimulation im inferolateralen rechten Vorhof demonstriert werden

Rhythmusstörung ohne Beeinflussung der AV-Überleitung (Beispiel der Erzielung eines Isthmusblocks in Abb. 26-2). (Cauchemez et al. 1996). Inzwischen sind die Langzeiterfolge der Katheterablation mit etwa 80–90% zu veranschlagen, so daß bei ein oder zwei erfolglosen medikamentösen Therapieversuchen die Katheterablation bei Vorhofflattern zur Therapie der Wahl avanciert ist.

Beschränkt man sich auf eine Normalisierung der Kammerfrequenz durch Verzögerung der AV-Überleitung (was bei Vorhofflattern nur ausnahmsweise angestrebt wird), so stehen hierfür Herzglykoside, Verapamil und Diltiazem als Kalziumantagonisten sowie β-Rezeptorenblocker, ggf. auch eine Kombination aus Herzglykosiden und β-Rezeptorenblockern, zur Verfügung.

Zu vermeiden sind Kombinationen der Kalziumantagonisten und β-Blocker, da sich deren negativ chronotrope und negativ dromotrope Wirkungen auf die AV-Leitung addieren und somit zu bedrohlichen Asystolien führen können.

Nur als Ultima ratio bei Ineffektivität aller anderen Maßnahmen kommt die Katheterablation zur Erzielung eines AV-Blocks III. Grades in Betracht. Dem Vorteil des Absetzens aller Antiarrhythmika nach diesem Eingriff steht die Notwendigkeit einer lebenslangen Schrittmachertherapie gegenüber.

Im Vergleich zu Patienten mit Vorhofflimmern gilt das Risiko durch Thromboembolien bei Vorhofflattern in abgemilderter Form, so daß auch bei diesen Patienten eine Antikoagulation zu erwägen ist.

### 26.3.3 Vorhoftachykardie

Bedeutsam ist, ursächlich an eine Digitalisüberdosierung bzw. -intoxikation, ggf. begünstigt durch eine Hypokaliämie, zu denken (Meinertz et al. 1984; Steinbeck 1983).

Die Therapie besteht dann im sofortigen Absetzen der Herzglykoside und in der Kaliumsubstitution, in bedrohlichen Situationen auch in der Gabe von Herzglykosidantikörpern. Vor einer DC-Kardioversion bei Verdacht auf oder nachgewiesener Digitalisintoxikation wird gewarnt (Hagemeijer u. van Houwe 1975; Kleiger u. Lown 1966).

Ist die Rhythmusstörung nicht durch Herzglykoside hervorgerufen, so steht die Therapie der Grunderkrankung, falls möglich, im Vordergrund. In den anderen Fällen entspricht die medikamentöse Akutbehandlung der des Vorhofflatterns. Die Gefahr der plötzlichen Kammerfrequenzsteigerung durch Deblockierung der AV-Überleitung ist viel geringer als bei Vorhofflattern, so daß Akutmaßnahmen wie eine atriale Hochfrequenzstimulation oder eine DC-Kardioversion meistens nicht erforderlich sind. Bei der speziellen Form der multifokalen Tachykardie ist von günstigen Effekten einer Dauertherapie mit Verapamil berichtet worden; ansonsten entspricht auch die Dauertherapie der des Vorhofflatterns (s. Tabelle 26-3).

Vielen Patienten mit atrialer Tachykardie kann durch die Erfolge der Katheterablation mittlerweile ein kurativer Eingriff angeboten werden (Erfolgsrate 90% bei fokaler atrialer Tachykardie, geringer bei Makro-Reentrymechanismus).

## 26.3.4 Vorhofflimmern

Vorhofflimmern kann zu einer Verminderung der kardialen Leistung unterschiedlichen Ausmaßes und damit zu entsprechenden Symptomen führen. Dann sind antiarrhythmische Maßnahmen indiziert, die entweder den normalen Sinusrhythmus wiederherstellen oder aber, falls dies nicht möglich ist, die abnorm hohe Kammerfrequenz durch Bremsung der AV-Überleitung senken.

!

Darüber hinaus ist zu prüfen, ob eine Antikoagulation zur Embolieprophylaxe erforderlich ist.

### Regularisierungsstrategie zum Sinusrhythmus

Mehrere Untersuchungen weisen darauf hin, daß ein proarrhythmischer Effekt durch Klasse-I-Antiarrhythmika, aber auch durch Sotalol, bei der antiarrhythmischen Behandlung von Vorhofflimmern auftreten könnte (Coplen et al. 1990; Flaker et al. 1992), auch wenn dieses Risiko niedriger als bei Patienten nach Myokardinfarkt zu veranschlagen ist. Unter Abwägung von Nutzen und Risiko ist vorrangig ein β-Blocker zu empfehlen. Bei Unwirksamkeit oder Nebenwirkungen kommen entsprechend der Tabelle 26-3 in Betracht:

- Sotalol (Sotalex) 160–320 mg,
- Propafenon (Rytmonorm) 400–900 mg,
- Chinidin 0,5–1,0 g, ggf. in Kombination mit Verapamil (Cordichin),
- Flecainid (Tambocor) bis 200 mg,
- Disopyramid (Rythmodul, Norpace, Diso-Duriles) 400–900 mg sowie
- Amiodaron.

Bei fortgeschrittener Grunderkrankung sollte der Regularisierungsversuch grundsätzlich unter stationären Bedingungen und regelmäßiger EKG-Kontrolle erfolgen, bei minimaler Herzerkrankung oder Fehlen jeglicher Grunderkrankung erscheint auch ein ambulanter Therapieversuch vertretbar.

!

Grundsätzlich sollte mit niedrigen Dosen begonnen und eine langsame Dosissteigerung vorgenommen werden. Unter Berücksichtigung der kardialen Grunderkrankung als wesentlichem Risikofaktor für einen proarrhythmischen Effekt sollten Sotalol und Amiodaron vorwiegend bei koronarer Herzerkrankung und dilatativer Kardiomyopathie eingesetzt werden und Klasse-I-Antiarrhythmika bei Ineffektivität von β-Blockern und Sotalol, wenn keine oder nur eine geringe Grunderkrankung vorliegt.

Realistisches Ziel einer solchen Regularisierungstherapie ist das Erreichen von Sinusrhythmus in ca. 50–80% der Fälle und der Erhalt von Sinusrhythmus nach 12 Monaten in ca. 50–60% der Fälle.

#### Intravenöse Applikation im Akutfall

Als Alternative zur oralen antiarrhythmischen Dauertherapie ist auch eine akute medikamentöse Regularisierungsstrategie durch i.v.-Gabe von Antiarrhythmika, z. B. 2 mg/kgKG Propafenon oder Flecainid i.v. möglich. Auch mit einer hochdosierten oralen antiarrhythmischen Einmalgabe, z. B. Propafenon 600 mg p.o., sind gute Therapieergebnisse erzielt worden (Capucci et al. 1994).

Wenn auch diese Strategien durch die Kürze der notwendigen Überwachung attraktiv sind, liegen hierfür bisher keine Erfahrungen für den Einsatz unter ambulanten Bedingungen vor.

#### Kontraindikationen

Ein medikamentöser Regularisierungsversuch ist nicht indiziert wegen zu geringer Erfolgsaussichten, wenn

- das Vorhofflimmern lange besteht (als Orientierung: mehr als 12–18 Monate);
- der linke Vorhof sehr groß ist (echokardiographischer Durchmesser: >55–60 mm);
- eine fortgeschrittene kardiale Grunderkrankung (Mitralvitium, Kardiomyopathie) vorliegt.

#### DC-Defibrillation

Schließlich wird als Alternative zur medikamentösen Regularisierung, gerade im Hinblick auf die proarrhythmischen Effekte der Antiarrhythmika, die primäre elektive DC-Defibrillation von Vorhofflimmern immer stärker bevorzugt, worunter sich in fast allen Fällen Sinusrhythmus herstellen läßt (Durchführung der externen DC-Defibrillation in Kurznarkose, R-Zacken-getriggerte DC-Energieabgabe 100–400 Ws mit anterolateraler Position der Schockelektroden präkordial, bei Unwirksamkeit Wechsel auf anteroposteriore Elektrodenlage).

Für die wenigen Fälle der Unwirksamkeit dieses Verfahrens, z. B. bei sehr stark übergewichtigen Patienten, ist auch eine Regularisierung mittels DC-Energie über eine interne Elektrodenlage (z. B. rechter Vorhof vs. A. pulmonalis oder Koronarsinus) möglich. Allerdings besteht für viele Patienten die Notwendigkeit zur anschließenden antiarrhythmischen Dauertherapie, wie oben dargestellt, zur Aufrechterhaltung des Sinusrhythmus. Die elektive DC-Defibrillation gilt als kontraindiziert bei Digitalisintoxikation, während sie unter „therapeutischen" Glykosiddosen gefahrlos vorgenommen werden kann (Ditchey u. Karliner 1981; Mann et al. 1985).

### Normalisierung der Kammerfrequenz

Bei Auftreten einer Tachyarrythmia absoluta kann durch rasche Aufsättigung mit Herzglykosiden und/oder Verapamil 5–10 mg langsam i.v. zuverlässig über eine Hemmung der AV-Überleitung eine Abnahme der Kammerfrequenz erzielt werden (s. Tabelle 26-3), so daß eine DC-Defibrillation als Akutbehandlung nur selten (z. B. bei unmittelbar einsetzender hämodynamischer Dekompensation bei schwerem Cor pulmonale oder akutem Myokardinfarkt) angewendet werden muß.

Mit Ausnahme der Patienten, die sekundär über eine Links- oder Rechtsherzinsuffizienz Vorhofflimmern entwickeln, die dann durch Herzglykoside rekompensierbar ist, kann von der Herzglykosidtherapie kein regularisierender Effekt erwartet werden. Ist in der Dauertherapie nur eine Normalisierung der Kammerfrequenz beabsichtigt, so empfiehlt sich je nach Grunderkrankung, Begleiterkrankung und Alter eine Dauertherapie mit Herzglykosiden, einem Kalziumantagonisten (Verapamil oder Diltiazem) oder einem β-Blocker.

Da eine Monotherapie mit Herzglykosiden zwar die Kammerfrequenz unter Ruhebedingungen, nicht jedoch unter körperlicher Belastung ausreichend senkt, sollten Herzglykoside bei körperlich aktiven Patienten mit einem β-Blocker kombiniert werden. Schließlich sind Patienten, die unter allen genannten Maßnahmen keine ausreichende Frequenzsenkung zeigen und klinisch symptomatisch bleiben (bis hin zur Entwicklung einer „Tachymyopathie"), Kandidaten für eine Katheterablation der AV-Überleitung mit Schrittmacherimplantation.

#### Klassifizierung und Differentialtherapie des Vorhofflimmerns

Bezüglich des praktisch-therapeutischen Vorgehens (Regularisierung oder Frequenzkontrolle) hat es sich bewährt, folgende Einteilung des Vorhofflimmerns vorzunehmen:

- paroxysmales Vorhofflimmern (d.h. Vorhofflimmern, das binnen Stunden bis wenige Tage spontan sistiert),
- persistierendes Vorhofflimmern (d.h. Vorhofflimmern, das akut auftritt, aber auch nach mehreren Tagen nicht spontan sistiert),
- permanentes Vorhofflimmern (d.h. Vorhofflimmern, das nicht in Sinusrhythmus zurückgeführt werden kann) (Levy et al. 1998).

Fraglos ist der Leidensdruck bei Patienten mit paroxysmalem Vorhofflimmern besonders groß, so daß eine regularisierende Therapie zumeist indiziert ist. Bei Unwirksamkeit der medikamentös antiarrhythmischen Therapie wird derzeit der Stellenwert der Implantation physiologischer Schrittmachersysteme zur Prophylaxe weiterer Anfälle von paroxysmalem Vorhofflimmern klinisch geprüft.

In die schwierige Therapieentscheidung bei persistierendem Vorhofflimmern zwischen Regularisierungsstrategie einerseits oder Normalisierung der Kammerfrequenz andererseits gehen ein die Schwere der Symptomatik des Patienten sowie Chancen und Risiken der antiarrhythmischen Therapie (Grunderkrankung, bisherige Therapieversuche, Dauer des Vorhofflimmerns etc.).

Als Regularisierungsstrategie wird immer mehr der DC-Kardioversion (extern oder intern) gegenüber der oralen antiarrhythmischen Langzeittherapie der Vorzug gegeben: nach einem ersten Anfall von Vorhofflimmern wird dann entweder gar nicht oder mit einem β-Blocker behandelt und nur nach wiederholtem Auftreten ein Klasse-I- oder Klasse-III-Antiarrhythmikum eingesetzt. Zu betonen ist, daß es gesicherte Erkenntnisse über Unterschiede der beiden Therapiestrategien (Regularisierung zu Sinusrhythmus vs Frequenzkontrolle) bezüglich Morbidität und Mortalität nicht gibt. Für Patienten ohne ausgeprägte Ausgangsbeschwerden ergab ein Vergleich beider Strategien keine signifikanten Unterschiede in bezug auf die Symptomatik (erste Ergebnisse der PIAF-Studie – noch nicht publiziert), so daß für diese Patienten wohl die einfachere Strategie der Frequenzkontrolle vorzuziehen ist.

Auf der Basis des derzeitigen Kenntnisstandes sind von der Working Group on Arrhythmias der Europäischen Gesellschaft für Kardiologie (Levy et al. 1998) Therapieempfehlungen erarbeitet worden, die modifiziert in Schema 26-1 bis 26-3 wiedergegeben sind. Natürlich sollte, wann immer möglich, eine erkennbare Ursache des Vorhofflimmerns kausal behandelt werden.

Die Antiarrhythmika zur Therapie des paroxysmalen Vorhofflimmerns entsprechen denen zur Regularisierung anhaltenden Vorhofflimmerns. Die Notwendigkeit einer vorherigen Antikoagulation bzw. transösophagealen Echokardiographie zum Ausschluß von Thromben besteht mit der Ausnahme lang (2 Tage und mehr) anhaltender Phasen von Vorhofflimmern nicht.

Vorhofflimmern kann Teilsymptom des sog. Bradykardie-Tachykardie-Syndroms im Rahmen eines Sinusknotensyndroms sein. In diesem Fall ist eine antiarrhythmische Therapie zumeist nur unter dem Schutz einer Schrittmacherimplantation möglich. Zum Auftreten von Vorhofflimmern bei WPW-Syndrom s. dort.

Weist ein Patient schließlich neben Vorhofflimmern auch längere Phasen von Vorhofflattern auf, so scheint sich ein kombiniertes Vorgehen (Katheterablation des Vorhofflatterns, anschließend Antiarrhythmika gegen Vorhofflimmern) zu bewähren.

Schließlich werden bei Versagen aller genannten Therapiemaßnahmen bei hochsymptomatischen Patienten mit Vorhofflimmern Alternativen entwickelt wie die „prophylaktische" Schrittmacherimplantation, der atriale Defibrillator sowie die Katheterablation im linken Vorhof; alle genannten Verfahren sind derzeit als experimentell anzusehen.

#### Antikoagulation bei Regulierungsversuchen

Wesentliche Voraussetzung für jeden elektiven medikamentösen oder elektrischen Regularisierungsversuch ist eine Vorbehandlung mit Antikoagulanzien 2–3 Wochen zuvor entweder mit Heparin in PTT-wirksamer Dosierung oder Phenprocoumon (z. B. Marcumar) mit therapeutischer Einstellung (INR 3,0–4,0).

Nur wenn das Vorhofflimmern bei Beginn des Regularisierungsversuchs maximal 2 Tage besteht, kann unter Hinnahme eines kleinen, wohl akzeptablen Embolierisikos auf eine vorherige Antikoagulation verzichtet werden (Zeiler et al. 1992). Allerdings weisen

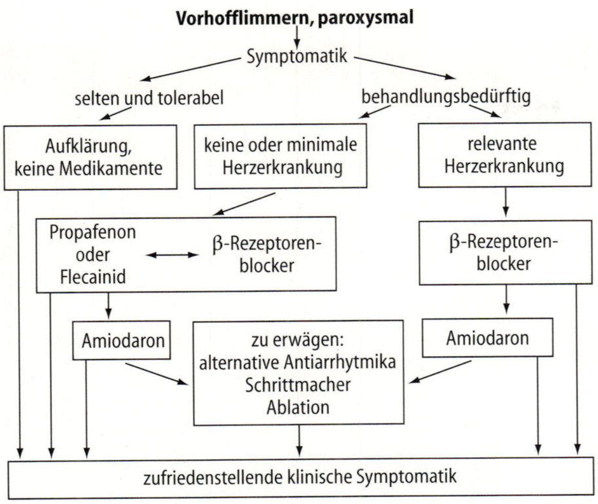


**Schema 26-1.**

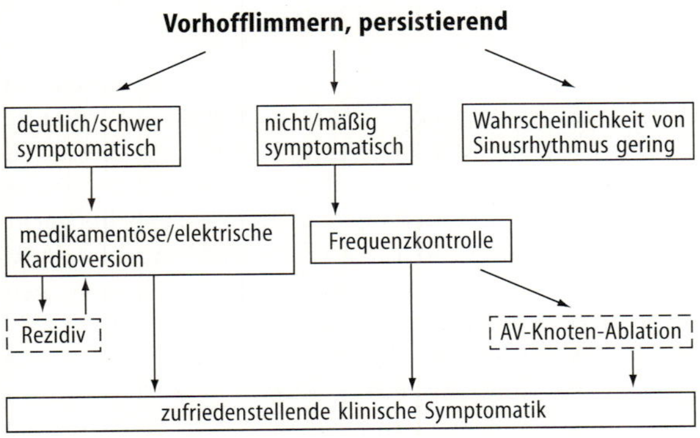


**Schema 26-2.**

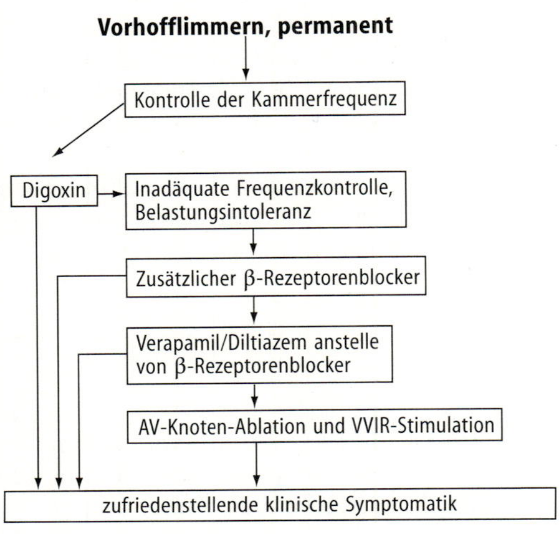


**Schema 26-3.**

neuere Untersuchungen darauf hin, daß auch bei Vorhofflimmern, welches Stunden bis wenige Tage besteht, Vorhofthromben nachweisbar sein können (Stoddard et al. 1995).

Deshalb empfiehlt sich die transösophageale echokardiographische Untersuchung (TEE) zum Ausschluß von Thromben im linken Vorhof in allen Fällen vor Kardioversion, wenn keine Antikoagulation durchgeführt wurde.

Auch nach erfolgreicher Regularisierung zu Sinusrhythmus muß die Antikoagulation mit Marcumar® für mindestens 4 Wochen fortgeführt werden. Versuche, das Risiko einer Embolisierung im Rahmen einer Regularisierungstherapie durch transösophageale Echokardiographie zu bestimmen, sind erfolgversprechend (Manning et al. 1993): ist das Ergebnis eines erfahrenen Untersuchers negativ, kann sofort mit der Regularisierung begonnen werden, es muß aber eine Antikoagulation mit Heparin oder Phenprocoumon für die folgenden 4 Wochen vorgenommen werden.

Ist die TEE nicht aussagekräftig oder pathologisch (Thromben), muß 3 Wochen vor Regularisierungsversuch und 4 Wochen lang nach erfolgter Regularisierung antikoaguliert werden. Allerdings bedarf dieses Ergebnis noch der Bestätigung durch eine große, kontrollierte Studie, bevor dieses Vorgehen allgemein empfohlen werden kann.

### ■ Schlaganfallrisiko und Antikoagulation

Mehrere prospektive, plazebokontrollierte Studien belegen, daß nicht nur Patienten mit rheumatisch (Mitralfehler), sondern auch mit nichtrheumatisch verursachtem Vorhofflimmern von einer Dauerantikoagulation profitieren und sich das beträchtliche und für viele Patienten schicksalhafte Ereignis eines Schlaganfalles durch die orale Gabe des Vitamin-K-Antagonisten Warfarin um etwa 70% senken läßt (Boston Area Anticoagulation Trial for Atrial Fibrillation Investigators 1990; Petersen et al. 1989; SPAF I 1992; SPAF II 1994).

Besonders hervorzuheben ist dabei, daß dieser Therapieeffekt nicht nur durch hochdosiertes Warfarin (oder Phenprocoumon; International Normalized Ratio INR etwa 3,0–4,0), sondern auch mit niedriger dosierter oraler Antikoagulation (INR 2,0–3,0) erzielt werden kann.

Besonders wirksam ist diese Therapie bei Patienten mit Hochdruck, Herzinsuffizienz sowie bereits abgelaufener Thromboembolie. Allerdings ist gegenüber diesem Vorteil der Nachteil des steigenden Blutungsrisikos im höheren Lebensalter abzuwägen. Nicht wirksamer als Plazebo war Azetylsalizylsäure in einer Dosierung von 75 mg/Tag; auch in einer Dosierung von 325 mg/Tag ist es weniger wirksam als Warfarin (oder Phenprocoumon). Aus epidemiologischen Daten, Interventionsstudien sowie Untergruppenanalysen ergeben sich neue Empfehlungen für die Antikoagulation von Patienten mit Vorhofflimmern, die in Tabelle 26-4 dargestellt sind.

**Tabelle 26-4.** Antikoagulation bei Vorhofflimmern

| Konstellation | Therapie |
|---|---|
| – Zustand nach arterieller Embolie<br>– rheumatischer Herzklappenfehler<br>– dilatative Kardiomyopathie<br>– Hyperthyreose | Hochdosiertes Phenprocoumon (Marcumar®)<br>(INR 3.0–4.0) |
| – Chronisches, nichtrheumatisches Vorhofflimmern mit Reduktion der linksventrikulären Pumpfunktion<br>– oder Vergrößerung des linken Vorhofs<br>– oder Hochdruck oder Mitralringverkalkung | niedrig dosiertes Phenprocoumon (Marcumar®)<br>(INR 2.0–3.0)<br>– Azetylsalizylsäure 300 mg/Tag |
| Idiopathisches Vorhofflimmern | – Alter <65 Jahre: keine Therapie<br>– Alter ≥65 Jahre: Azetylsalizylsäure 300 mg/Tag |
| Paroxysmales Vorhofflimmern | Wenn Anfälle selten und eine kurze Anfallsdauer (bis max. 24 h) vom Patienten präzise angegeben werden kann, keine Antikoagulation erforderlich (aber Achtung: asymptomatisches Vorhofflimmern häufig); in allen anderen Fällen wie bei anhaltendem Vorhofflimmern |
| Vorhofflattern | Antikoagulation zu erwägen |
| Paroxysmale supraventrikuläre Tachykardie | Keine Antikoagulation |

## 26.3.5 Supraventrikuläre Tachykardie

Die klinische Symptomatik und damit die Indikation zur Therapie hängt von der kardialen Grunderkrankung sowie von der Häufigkeit, Dauer und Frequenz der Tachykardieanfälle ab.

Jüngere Patienten und solche ohne kardiale Grunderkrankung tolerieren auch hohe Tachykardiefrequenzen gut. Wenn die Anfallsdauer nur wenige Minuten beträgt, legen die Patienten sich kurz hin und warten das spontane Anfallsende ab. Andere haben gelernt, ihre Anfälle durch Manöver zur Vagusreizung selbst zu kupieren. Diese sollten auch vom Arzt für die Akuttherapie zuerst ausprobiert werden:

- Schluck kaltes Wasser,
- Reizung der Rachenhinterwand mit Spatel,
- einseitiger Karotisdruckversuch.

Schlagen Maßnahmen zur Vagusreizung fehl, so ist die Injektion von Verapamil 5 mg i.v. (Isoptin) die Therapie der ersten Wahl, ggf. zu wiederholen durch eine zweite Injektion nach 10 min.

Als Alternative kann Adenosin (Bolusinjektion 6–12 mg i.v.) eingesetzt werden, das gegenüber Verapamil den Vorteil der etwas höheren Wirksamkeit, einer raschen Wirksamkeit <30 s sowie einer kurzen Wirkdauer von nur 5–20 s besitzt.

Falls überhaupt eine Dauertherapie zur weiteren Anfallsprophylaxe erforderlich ist: Isoptin 3mal 80 bis 3mal 120 mg oder ein β-Blocker.

### Katheterablation

Zwischenzeitlich hat die Katheterablation mit Radiofrequenzenergie einen grandiosen Siegeszug in der Therapie supraventrikulärer Tachykardien auf dem Boden von AV-Knoten-Reentry angetreten (Jackman et al. 1992).

Mit zunehmender Erfahrung kann heute diesen Patienten eine Heilung von den genannten Rhythmusstörungen mit einer Erfolgsrate von mehr als 95% bei geringem Risiko, insbesondere unter Erhalt der normalen AV-Überleitung, angeboten werden (s. Abb. 26-3). Deswegen rückt diese kurative therapeutische Option für uns an die zweite Stelle, falls eine medikamentöse Anfallsprophylaxe mit Verapamil oder einem β-Blocker nicht zum Ziel führt.

Auch wenn die Substanzen wirksam, aber mit Nebenwirkungen verbunden sind, bei hochfrequenten, hämodynamisch bedrohlichen Tachykardien, bei Kinderwunsch junger Frauen oder aber risikoreichem Beruf, wird die Katheterablation durchgeführt (Planung einer invasiven elektrophysiologischen Untersuchung nur in Verbindung mit dem Ziel der Ablation in gleicher Sitzung).

Eine Dauertherapie mit Sotalol oder Propafenon kommt nur bei Patienten in Betracht, bei denen eine Katheterablation nicht durchführbar oder diese nicht erfolgreich ist.

## 26.3.6 WPW-Syndrom

Akut bedrohlich ist die Konstellation von Vorhofflimmern bei WPW-Syndrom, wenn die akzessorische Leitungsbahn (Kent-Bündel) zwischen Vorhof und Ventrikel eine kurze Refraktärzeit aufweist; durch schnelle Überleitung via akzessorische Bahn kann es unter Umgehung des AV-Knotens zu einer abnorm hohen Kammerfrequenz, Kammerflimmern und damit zum plötzlichen Herztod kommen (Dreifus et al. 1971).

### Medikamentöse Therapie

Medikamentöse Therapie der ersten Wahl ist dann die Gabe von Ajmalin (Gilurytmal) 50 mg langsam i.v. (s. Tabelle 26-3).

CAVE

Vorsicht mit der Ajmalingabe bei hypertropher Kardiomyopathie!

Da bei Vorhofflimmern sowohl Verapamil als auch Herzglykoside i.v. gegeben in Einzelfällen zu einer Zunahme der via akzessorischer Leitungsbahn auf die Kammer geleiteten Impulse und damit zu einer paradoxen Steigerung der Kammerfrequenz führen können (Gulamhusein et al. 1982; Sellers et al. 1977), sind diese Medikamente bei Vorhofflimmern kontraindiziert.

Liegt eine bedrohliche Symptomatik, eine Kammerfrequenz über 250/min oder eine höhergradige Herzinsuffizienz vor, sollte unverzüglich eine DC-Defibrillation (R-synchron, 200–400 Ws) vorgenommen werden.

Im Fall einer regelmäßigen Tachykardie mit schmalem QRS-Komplex ist Verapamil i.v. ebenso effektiv wie Ajmalin i.v., alternativ auch Adenosin i.v.

Aus den oben genannten Erwägungen ist jedoch zu empfehlen, bei vermutetem oder bekanntem WPW-Syn-

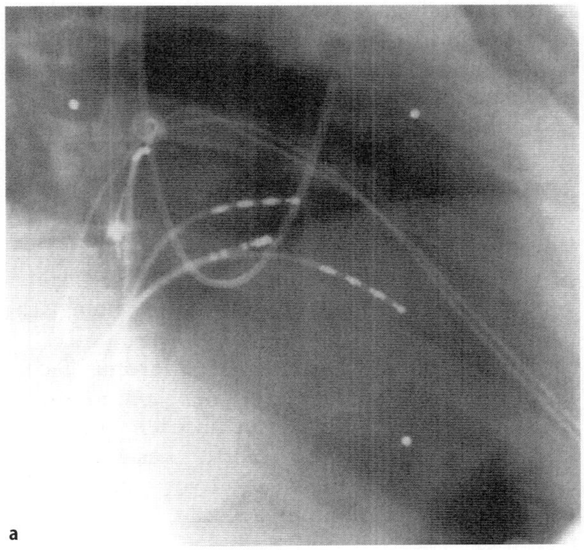

a

**Abb. 26-3a,b** **a** Thoraxröntgen in 30° RAO zur Illustration der Katheterpositionierung bei Ablation von AV-Knotenreentry. Insgesamt 5 Elektrodenkatheter sind im Herzen plaziert: rechter Vorhof, jeweils 4polige Elektrodenkatheter in His-Position, „Slow-pathway"-Position (Katheter mit großer 4 mm-Elektrode an der Spitze) sowie rechter Ventrikel; schließlich ist über die V. cava superior ein weiterer Elektrodenkatheter in den Koronarsinus eingeführt. Nach entsprechender Positionierung in der posteroseptalen Vorhofregion zwischen Trikuspidalklappenring und Koronarsinuseingang wird nach einem „Slow-pathway"-Potential gefahndet und an dieser Stelle abladiert. **b** Invasive elektrophysiologische Abklärung einer 16jährigen Patientin mit AV-Knotenreentry (*links:* während Tachykardie, *rechts:* bei Sinusrhythmus). Registriert sind die Oberflächenableitungen I, II, III, $V_1$, $V_3$ und $V_6$, ferner eine Ableitung aus dem hohen rechten Vorhof (*HRA*), proximalen Koronarsinus (*CSp*), eine distale und proximale Ableitung des 4poligen Ablationskatheters in der posteroseptalen Vorhofregion ($Abl_d$, $Abl_p$) sowie schließlich eine His-Bündel-Ableitung (*His*) und eine Ableitung aus dem rechten Ventrikel (*RV*). Während Tachykardie fallen Vorhof- und Kammerpotential praktisch zusammen (*links*). Während Sinusrhythmus ist in der Ableitung vom distalen Elektrodenpaar des Ablationskatheters, positioniert zwischen Trikuspidalklappenring und Koronarsinuseingang, nach einem ersten Vorhofpotential ein zweiter hochfrequenter Spike ableitbar, der zeitlich vor dem His-Spike in der His-Ableitung einfällt. Das Ventrikelpotential an dieser Stelle ist deutlich höher als das Vorhofpotential. Eine Radiofrequenzenergieabgabe an dieser Stelle führte während der Energieabgabe zu junktionalen Ersatzschlägen, nach der Energieabgabe war die Tachykardie nicht mehr induzierbar. Das PQ-Intervall blieb unverändert

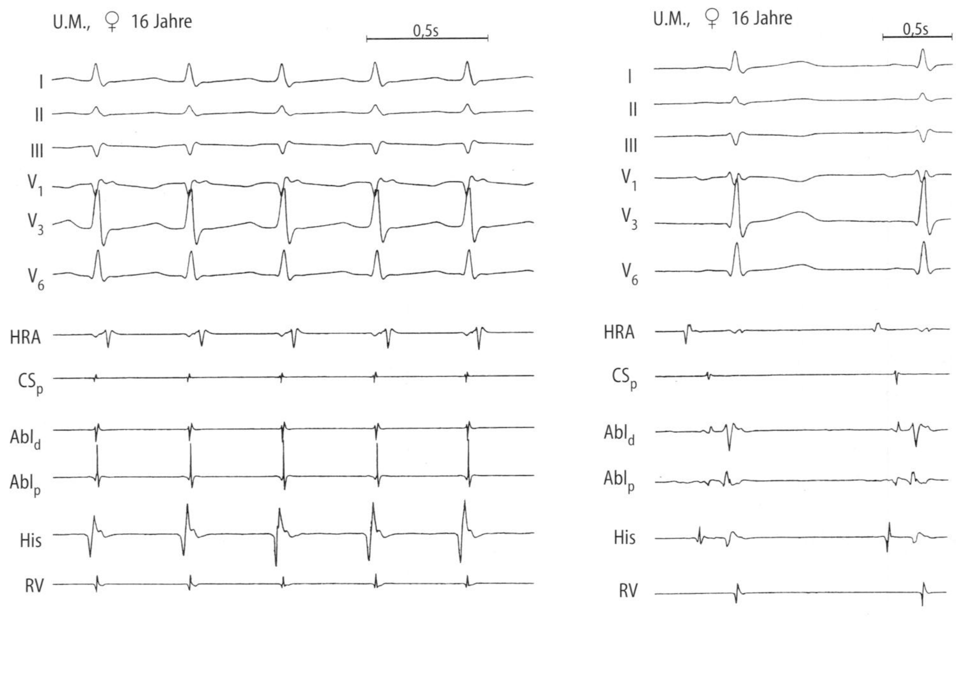


b

drom grundsätzlich zurückhaltend mit dem Einsatz von Verapamil oder Herzglykosiden zu sein. Für die seltene regelmäßige antidrome Tachykardie mit breitem QRS-Komplex kommt neben der Ajmalingabe, falls die technischen Voraussetzungen und Erfahrungen hierfür bestehen, auch eine antitachykarde Stimulation als Akuttherapie vor einer eventuellen DC-Kardioversion in Betracht.

Von der Häufigkeit her prävaliert die paroxysmale regelmäßige Tachykardie mit schmalem QRS-Komplex beim WPW-Syndrom bei weitem, so daß dieser Patient wie der mit AV-Knoten-Reentry zunächst mit Manövern zur Vagusreizung behandelt werden sollte. Reicht dies nicht aus, wird eine medikamentöse Dauertherapie zur Anfallsprophylaxe mit einem β-Blocker empfohlen.

#### Radiofrequenzkatheterablation

Noch etwas früher als bei AV-Knoten-Reentry hat sich die Radiofrequenzkatheterablation zur definitiven Therapie wenige Jahre nach deren klinischer Inauguration (Jackman et al. 1991) durchgesetzt. Mit zunehmender Erfahrung beträgt die Erfolgsrate 90–95% (allerdings auf Kosten einer langen Untersuchungs- und auch Röntgendurchleuchtungsdauer in Einzelfällen) bei minimalem Risiko des Eingriffs und einer Rezidivrate von 5%.

Dementsprechend plädieren wir für eine Indikationsstellung wie bei AV-Knoten-Reentry, in einzelnen Fällen sogar beim asymptomatischen Patienten (z. B. risikoreicher Beruf: Dachdecker, Pilot, Hochleistungssportler). Schließlich ist die Indikation zur primären Ablation gegeben, wenn sich aus der Anamnese Hinweise für ein erhöhtes Risiko ergeben wie

- Vorhofflimmern mit schneller AV-Überleitung, insbesondere mit rezidivierende Reentrytachykardien und Vorhofflimmern beim gleichen Patienten,
- Verdacht auf mehrere akzessorische atrioventrikuläre Verbindungen,
- zusätzliche Herzerkrankung.

In allen Fällen wird eine invasive elektrophysiologische Untersuchung nur mit dem Ziel einer Ablation der akzessorischen Bahn in gleicher Sitzung durchgeführt.

### 26.3.7 Extrasystolie

Supraventrikuläre und ventrikuläre Extrasystolen kommen bei Herzgesunden und Herzkranken gleichermaßen vor; mit Ausnahme des akuten Myokardinfarkts sind diese Rhythmusstörungen nicht obligat behandlungsbedürftig. Ihre prognostische Bedeutung gewinnen diese Rhythmusstörungen durch das Vorhandensein einer kardialen Grunderkrankung, so daß eine Klärung der Krankheitsursache im Vordergrund steht.

#### Supraventrikuläre Extrasystolie

Sie gilt als harmlos und nicht behandlungsbedürftig. Bei ausgeprägter subjektiver Beeinträchtigung und wenn sie als Vorläufer anhaltender supraventrikulärer Arrhythmien (z. B. Vorhofflimmern) anzusehen ist, ist allerdings ein Therapieversuch, z. B. mit β-Rezeptorenblokkern oder einem Klasse-I-Antiarrhythmikum, evtl. gerechtfertigt.

#### Ventrikuläre Extrasystolie

Behandlungsbedürftig erscheint die ventrikuläre Extrasystolie lediglich im Rahmen des akuten Myokardinfarkts, wobei Lidocain i.v. die Therapie der ersten Wahl ist (50–100 mg im Bolus, anschließend Infusion mit 2–4 mg/min).

Die rein prophylaktische Lidocaingabe beim akuten Myokardinfarkt zur Verhinderung von Kammerflimmern, obwohl in einer randomisierten Studie für die i.m.-Injektion belegt, bleibt umstritten (Koster u. Dunning 1985; erschwerte Enzymdiagnostik des Infarkts und Therapie – Lyse – durch i.m.-Injektion).

Auf der Intensivstation ist bei entsprechender Überwachung eine prophylaktische Lidocaintherapie entbehrlich.

Koronarkranke nach abgelaufenem Myokardinfarkt haben ein erhöhtes Risiko, am plötzlichen Herztod zu sterben, wenn sie im Langzeit-EKG häufige ventrikuläre Extrasystolen (mehr als 10/h) und/oder sog. komplexe ventrikuläre Rhythmusstörungen (etwa mehr als 10 ventrikuläre Paare pro 24 h oder Salven) aufweisen (Moss et al. 1979; Multicenter Postinfarction Research Group 1983).

Ein erhöhtes Risiko scheint auch bei dilatativer Kardiomyopathie und häufigen ventrikulären Paaren und Salven gegeben zu sein (Meinertz et al. 1984).

Die Mehrzahl der bisher vorgelegten β-Blockerstudien zur Sekundärprophylaxe nach Myokardinfarkt spricht dafür, daß mit diesen Substanzen die Gesamtletalität und der plötzliche Herztod nach Infarkt gesenkt werden können. Dagegen konnte unter antiarrhythmischer Langzeittherapie (u.a. mit Phenytoin, Procainamid, Aprindin, Mexiletin) eine Verminderung der Gesamtmortalität bzw. der plötzlichen Herztodesfälle bisher nicht nachgewiesen werden.

Wegen methodischer Unzulänglichkeiten aller bisher vorgelegten Antiarrhythmikastudien wurde in einer groß angelegten Studie erneut die Frage geprüft, ob lokalanästhetisch wirksame Antiarrhythmika der Klasse IC [Encainid (bei uns nicht im Handel) und Flecainid (Tambocor®)], welche die Häufigkeit der ventrikulären Extrasystolie nach Myokardinfarkt zu vermindern vermögen, damit auch die Prognose nach Myokardinfarkt verbessern [Cardiac Arrhythmia Suppression Trial (CAST) Investigators 1989; CAST-Studie].

Aufgrund einer Zwischenanalyse mußte diese prospektiv angelegte, placebokontrollierte Untersuchung abgebrochen werden, da die mit Verum behandelte Patientengruppe (Encainid, Flecainid) eine signifikante Übersterblichkeit, mutmaßlich durch eine proarrhythmische Wirkung der Antiarrhythmika bedingt, aufwies. Aufgrund dieser Ergebnisse, die Ende 1993 auch zu Änderungen der Zulassung von Antiarrhythmika der Klassen I und III seitens des Bundesgesundheitsamtes geführt haben, ist die Indikation für eine antiarrhythmische Therapie mit Klasse-I-Antiarrhythmika aus prognostischer Sicht aufzugeben.

Patienten mit asymptomatischen einzelnen bzw. gehäuften oder komplexen ventrikulären Extrasystolen sind geeignet für eine sekundärprophylaktische Therapie mit β-Blockern ohne sympathikomimetische Eigenaktivität, wobei mit der Therapie möglichst früh, spätestens 3 Monate nach Infarkt, begonnen werden sollte. Im Gegensatz zu den ungünstigen Effekten der Klasse-I-Antiarrhythmika schienen zwei Pilotstudien nach Myokardinfarkt einen günstigen Effekt für das Klasse-III-Antiarrhythmikum Amiodaron anzuzeigen (Burkart et al. 1990; Ceremuzynski et al. 1992).

Obwohl diese Ergebnisse durch zwei groß angelegte Studien nicht voll bestätigt werden konnten (EMIAT und CAMIAT 1997), ist im Einzelfall eine Indikation für Amiodaron aus symptomatischer und auch prognostischer Indikation zu diskutieren, wenn gehäufte und komplexe ventrikuläre Extrasystolen bis zu ventrikulären Salven nach Myokardinfarkt durch β-Blocker nicht supprimierbar sind.

Der Wert einer prophylaktischen antiarrhythmischen Therapie mit Antiarrhythmika der Klassen I oder III zur Verhinderung des plötzlichen Herztodes bei dilatativer Kardiomyopathie ist nicht gesichert, so daß auch in diesem Fall nur die Beschwerdesymptomatik des Patienten durch Arrhythmien Anlaß für eine solche Therapie geben sollte. Allerdings wird bei fortgeschrittener Herzinsuffizienz die Prognose durch eine Dauertherapie mit einem β-Blocker verbessert (s. unten).

Bei Vorliegen einer hypertrophen Kardiomyopathie gelten das gehäufte Auftreten ventrikulärer Paare und Salven (auch asymptomatisch), die anamnestische Angabe einer Synkope bzw. eine durch den plötzlichen Herztod belastete Familienanamnese als Indikatoren für eine ungünstige Prognose. Die Empfehlung zur Amiodarontherapie gilt jedoch nur eingeschränkt, da sie lediglich auf retrospektiven Erfahrungsberichten beruht.

Obligate Voraussetzung aller skizzierten und sicher restriktiv zu handhabenden Indikationen für eine antiarrhythmische Dauertherapie ist eine auf den Einzelfall abgestimmte Dosierung (Tabelle 26-5) mit sorgfältiger Therapiekontrolle (v. a. Kontrolle der Symptomatik des Patienten bei symptomatischer Indikation, Wirksamkeitsnachweis mittels 24-h-Langzeit-EKG) sowie die Erfassung von Nebenwirkungen (s. unten).

Tabelle 26-6 gibt einen Überblick über Empfehlungen zur Behandlung der ventrikulären Extrasystolie aus symptomatischer Indikation, in Abhängigkeit davon, ob, und wenn ja, welche kardiale Grunderkrankung vorliegt. Vor jeder Therapieeinleitung ist zu prüfen, ob nicht eine nur temporäre oder kausal angehbare Ursache der ventrikulären Extrasystolie besteht (z. B. Virusinfektion des Herzens, Herzklappenfehler, Auslösung durch Alkohol oder Elektrolytstörungen (v. a. Kalium- und Magnesiummangel); s. Übersicht oben).

Tabelle 26-6 führt schließlich auch auf, welche medikamentösen Maßnahmen geeignet sind, die Prognose durch Vermeidung des plötzlichen Herztodes zu verbessern. Zu betonen ist, daß dieses wichtige Ziel mit keinem Klasse-I-Antiarrhythmikum erreicht wird. Statt dessen haben sich hierfür insbesondere bei Patienten nach großem, abgelaufenen Infarkt oder fortgeschrittener Herzinsuffizienz ACE-Hemmer und β-Blocker in großen kontrollierten Studien (u. a. The AIRE Study Investigators 1993; Packer et al. 1996; CIBIS-II 1999; MERIT – noch nicht publiziert) als sehr wirksam erwiesen.

Offensichtlich ist die ventrikuläre Extrasystolie nur ein Indikator, nicht aber die Ursache einer Gefährdung durch den plötzlichen Herztod, so daß eine Prognoseverbesserung nicht über einen rein antiarrhythmischen,

**Tabelle 26-5.** Medikamentöse Therapie der ventrikulären Extrasystolie

| Arzneistoff | Präparatename | Orale Dosierung für Dauertherapie |
|---|---|---|
| β-Rezeptorenblocker, z. B. Propranolol, Metoprolol, Bisoprolol | Dociton | – 3mal 20 bis 3mal 40 mg, |
| | Beloc, Lopresor, Concor | – 2mal 50 bis 2mal 100 mg,<br>– 5–10 mg |
| Propafenon | Rytmonorm[a] | 3mal 150 bis 3mal 300 mg |
| Mexiletin | Mexitil | 2mal 200 bis 4mal 200 mg |
| Ajmalin | Neo-Gilurytmal[a] | 2mal 20 bis 4mal 20 mg |
| Disopyramid | Rythmodul[a], Norpace[a], Diso-Duriles[a] | 3mal 100 bis 4mal 200 mg |
| Chinidin | u. a. Chinidin-Duriles[a], Galactoquin[a] Optochinidin retard[a] | 3mal 250 bis 3mal 500 mg |
| Flecainid | Tambocor[a] | 2mal 100 bis 2mal 200 mg |
| Sotalol | Sotalex | 3mal 80 bis 3mal 160 mg |
| Amiodaron | Cordarex | 200–400 mg (nach Aufsättigung mit 600–1000 mg/Tag für 14 Tage) |

[a] Nur einzusetzen bei Unwirksamkeit anderer Substanzen und wenn kein abgelaufener Myokardinfarkt anamnestisch bekannt ist.

**Tabelle 26-6.** Medikamentöse Therapie der ventrikulären Extrasystolie aus symptomatischer Indikation und zur Prognoseverbesserung durch Vermeidung des plötzlichen Herztodes

| Kardiale Grunderkrankung | Therapie aus symptomatischer Indikation[a] | Therapie aus prognostischer Indikation |
|---|---|---|
| Akuter Myokardinfarkt | β-Blocker | β-Blocker |
| Nach Myokardinfarkt mit Pumpfunktionsstörung | β-Blocker, Amiodaron | β-Blocker, ACE-Hemmer |
| Herzinsuffizienz | β-Blocker, Amiodaron | β-Blocker, ACE-Hemmer, (Amiodaron) |
| Hypertrophe Kardiomyopathie | β-Blocker, (Amiodaron) | (Amiodaron) |
| Keine Herzerkrankung | β-Blocker (Klasse I) | – |

[a] Eine symptomatische Indikationsstellung setzt deutliche, subjektiv und objectiv beeinträchtigende Symptome voraus. Therapieempfehlungen basieren auf allgemeinem Konsens vieler Autoren und/oder mehreren kontrollierten Studien, eingeschränkte Empfehlungen (in Klammer) auf Pilot- oder nicht kontrollierten Studien bzw. nur einer kontrollierten Studie

d. h. antiektopen Angriffspunkt, sondern nur über eine langfristige Verbesserung der hämodynamischen Situation resultieren kann (u. a. Nachlastsenkung, Verbesserung der Endothelfunktion und antiischämischer Effekt, Normalisierung der neurohumoralen Regulation und Senkung der Herzfrequenz).

## 26.3.8 Kammertachykardie und Kammerflimmern

### Akuttherapie

Bei Vorliegen einer Kammertachykardie ist eine notfallmäßige Klinikeinweisung obligat, da es sich mit jederzeit möglichem Übergang in Kammerflimmern um eine lebensbedrohliche Rhythmusstörung handelt. Auf der Intensivstation sollte zur medikamentösen Regularisierung bei Verdacht auf oder bei gesichertem Myokardinfarkt *Xylocain 100 mg* langsam i.v. gegeben werden, ggf. wiederholt durch eine zweite Injektion von 50 mg nach 5–10 min.

In allen anderen Fällen sollte *Ajmalin (Gilurytmal 50 mg i.v.)* wegen besserer Wirksamkeit (Unterbrechung der Tachykardie, Frequenzverlangsamung der Tachykardie) bei gleichzeitig guter Steuerbarkeit infolge kurzer Halbwertszeit bevorzugt werden.

In der Regel sollten akut intravenös nicht mehr als 2 Antiarrhythmika wegen der Addition ihrer negativ-inotropen Effekte und erschwerter Unterbrechungsmöglichkeit durch DC-Kardioversion gegeben werden.

Sind die Substanzen nicht wirksam und wird die Tachykardie weiterhin hämodynamisch toleriert, so kann – soweit hierzu die technischen Möglichkeiten und Erfahrungen vorhanden sind – der Versuch einer Ventrikelstimulation zur Unterbrechung der Kammertachykardie gemacht werden. Andernfalls ist unverzüglich eine Elektroschockbehandlung in Kurznarkose (R-synchron mit kleiner Stromstärke, z. B. mit 50 Ws beginnend) vorzunehmen.

#### Polymorphe Kammertachykardien

Polymorphe Kammertachykardien (Spitzentorsaden) treten im Rahmen des angeborenen (Jervell u. Lange-Nielsen 1957; Romano et al. 1963; Ward 1964) und induzierten QT-Syndroms auf (Schlepper 1983), wobei insbesondere auch an die proarrhythmische Auslösung durch Antiarrhythmika zu denken ist. Therapeutisch steht die Ursachenausschaltung im Vordergrund; als darüber hinaus hilfreich hat sich für diese spezielle Rhythmusstörung die hochdosierte i.v.-Magnesiumzufuhr erwiesen (Magnesiumsulfat 2 g i.v.; s. Tzivoni et al. 1988), evtl. Isoproterenol i.v., evtl. ventrikuläre Überstimulation.

#### Kammerflimmern

Bei Kammerflimmern ist die rechtzeitig vorgenommene externe DC-Defibrillation (200–400 Ws) die einzig lebensrettende Maßnahme.

! Das Auftreten von Kammerflimmern stellt die Hauptursache des plötzlichen Herz-Kreislauf-Stillstandes und Herztodes dar. Nur sofort vom Arzt, von medizinischem Pflegepersonal, aber auch von Rettungssanitätern und geschulten Laien eingeleitete kardiopulmonale Reanimationsmaßnahmen sind lebensrettend, wenn nicht sofort defibrilliert werden kann.

Nach rascher Erkennung des Herz-Kreislauf-Stillstandes gilt für die Reihenfolge der Basismaßnahmen der kardiopulmonalen Reanimation das ABC der Wiederbelebung.

Abweichend von der ABC-Regel ist zu betonen, daß bei hochgradigem Verdacht oder auf dem EKG-Monitor diagnostiziertem Kammerflimmern der sofortigen externen *DC-Defibrillation* (200–400 Ws), sofern möglich, die höchste Priorität zukommt.

**Kardiopulmonale Reanimation**

**A:** Atemwege freimachen:
Entfernen von Fremdkörpern, Überstrecken des Halses, Anheben des Unterkiefers.

**B:** Beatmen:
Mund-zu-Mund oder Mund-zu-Nase; 2 Hübe von 800–1200 ml initial über je 1 –1,5 s Inspirationsdauer.

**C:** Circulation:
*Herzdruckmassage:* Rückenlage des Patienten auf fester Unterlage; Kompression des Thorax am Übergang vom 2. zum 3. distalen Sternumdrittel; Kompression durch senkrecht einwirkenden Druck 4–5 cm; 80–100 Kompressionen/min. Bei der *Einhelfermethode* wird 15mal konsekutiv das Herz massiert, im Anschluß daran erfolgt eine 2malige Atemspende. Sind 2 Helfer zugegen, wechselt eine 5malige Herzmassage mit einer einmaligen Atemspende ab.

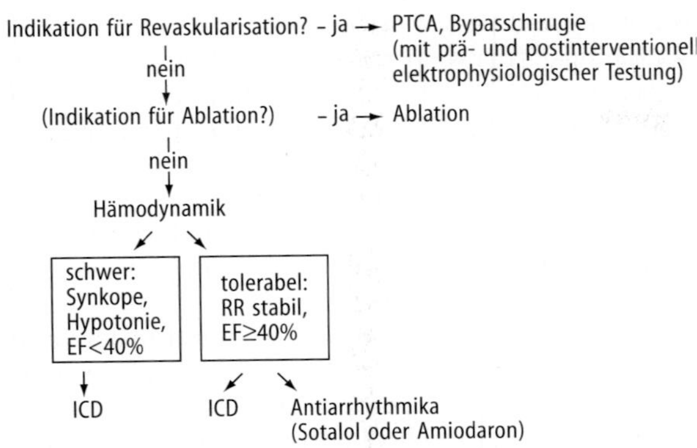


**Schema 26-4.** Monomorphe ventrikuläre Tachykardie bei KHK

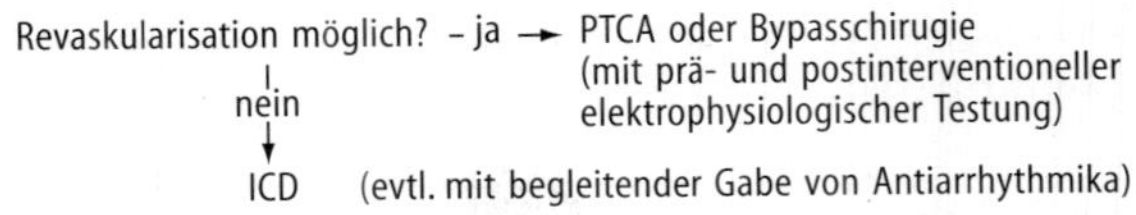


**Schema 26-5.** Kammerflimmern bzw. plötzlicher Kreislaufstillstand bei KHK

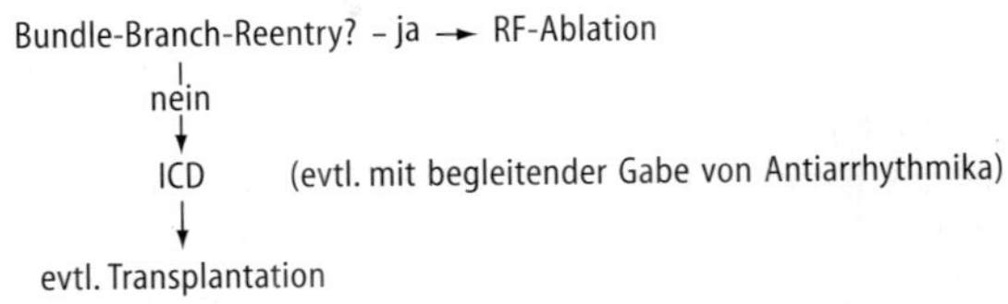


**Schema 26-6.** Monomorphe Tachykardie/Kammerflimmern bei dilatativer Kardiomyopathie

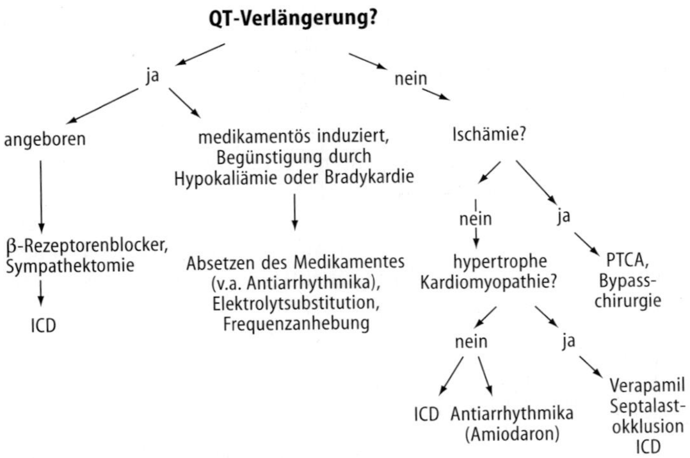


**Schema 26-7.** Polymorphe ventrikuläre Tachykardie

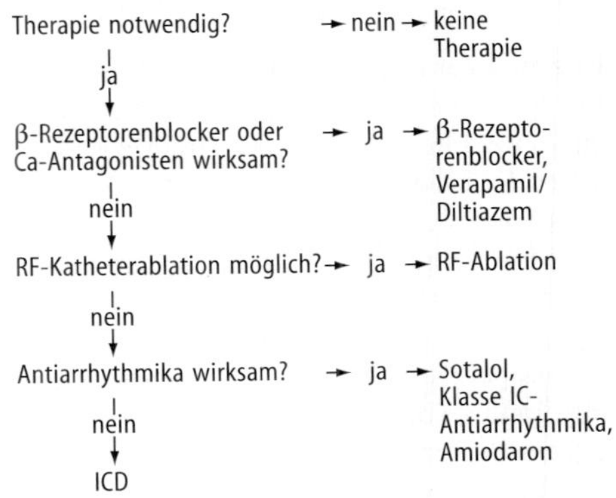


**Schema 26-8.** Monomorphe ventrikuläre Tachykardie bei Herzgesunden

Angesichts einer Zahl von etwa 80.000 Patienten, die pro Jahr in der Bundesrepublik Deutschland am plötzlichen Herztod sterben, kann eine nennenswerte Reduktion dieser plötzlichen Todesfälle nur dadurch erzielt werden, daß auf breiter Basis Laien in der praktischen *Durchführung der Reanimation* unterrichtet werden.

Andererseits kann durch diese Maßnahmen das Leben nur weniger Patienten gerettet werden, wenn sie älter als 70 Jahre sind, wenn das Ereignis unbeobachtet oder außerhalb des Krankenhauses auftritt oder als terminale Rhythmusstörung entweder eine *Asystolie* oder eine *elektromechanische Entkoppelung* vorliegt (Murphy et al. 1989).

Es ist zu prüfen, ob der möglichst *frühzeitige Einsatz automatischer externer Defibrillatoren* durch geschulte Laien an Orten mit großem Menschenauflauf (Fußballstadien, Stadtzentren, aber auch Züge und Flugzeuge) zu einer relevanten Verbesserung der Prognose reanimierter Patienten beizutragen vermag (Weaver et al. 1988).

## ■ Dauertherapie

Nach der Akutunterbrechung muß wegen der großen Rezidivgefahr, verbunden mit dem Risiko des plötzlichen Herztodes, unbedingt eine Langzeittherapie angeschlossen werden. In einer vergleichenden Untersuchung hat sich Sotalol gegenüber Klasse-I-Antiarrhythmika als überlegen herausgestellt (Mason et al. 1993).

Als potente Alternative steht Amiodaron (Cordarex) zur Verfügung. Den positiven Amiodaronwirkungen in der Langzeittherapie (Heger et al. 1981) stehen allerdings erhebliche Nebenwirkungen bei notwendiger hoher Dosierung gegenüber (Greene et al. 1983; Morady et al. 1983).

Zwischenzeitlich hat eine kontrollierte Studie, die die Wirksamkeit der Implantation eines Cardioverter-Defibrillators (ICD) mit einer empirischen Amiodarontherapie bei Patienten mit überlebtem plötzlichen Herz-Kreislauf-Stillstand und/oder hämodynamisch bedrohlicher ventrikulärer Tachykardie verglich, einen signifikanten Überlebensvorteil für die mit dem ICD versorgten Patienten ergeben (Antiarrhythmics Versus Implantable Defibrillators (AVID) Investigators 1997), so daß für diese Patienten die Implantation eines Defibrillators die Therapie der Wahl darstellt.

Basierend auf Studien sowie eigener Erfahrung wird die Differentialtherapie der monomorphen Kammertachykardie und Kammerflimmern bei KHK und dilatativer Kardiomyopathie, der polymorphen Kammertachykardie sowie der monomorphen Kammertachykardie bei Herzgesunden in Schema 26-4 bis 26-8 als Flußdiagramme dargestellt.

## 26.4 Therapiekontrolle und Nebenwirkungen von Antiarrhythmika

### 26.4.1 Untersuchungsschema

Nach jeder Therapieeinleitung ist eine Therapiekontrolle obligat. Hierfür kommen in Betracht:

1. klinische Untersuchung (Symptomatik des Patienten),
2. Laborkontrolle (u. a. Blutbild, Transaminasen, Nierenfunktion),
3. EKG,
4. 24-h-Langzeit-EKG,
5. programmierte Stimulation des Herzens.

#### Paradoxe Zunahme von Rhythmusstörungen

Die Therapiekontrolle ist erforderlich, da jede Einleitung einer medikamentös antiarrhythmischen Therapie die potentielle Gefahr einer paradoxen Zunahme der Rhythmusstörungen in sich birgt. Diese proarrhythmische Wirkung kann praktisch durch jede Substanz hervorgerufen werden; die Häufigkeit derartiger unerwünschter Wirkungen muß mit etwa 5–15% veranschlagt werden (Ruskin et al. 1983; Velebit et al. 1982). Deswegen sind als minimales Kontrollprogramm die Untersuchungsgänge 1–3 zu fordern.

Aus dem EKG können Verlängerungen der PQ-Zeit, QRS-Dauer sowie v. a. abnorme Verlängerungen der QT-Zeit als potentielle Vorläufer medikamentös induzierter maligner Rhythmusstörungen (Spitzentorsaden) erkannt werden. Da für Klasse-I-Antiarrhythmika als ein Mechanismus der proarrhythmischen Wirkung eine Akkumulation durch verzögerte Metabolisierung diskutiert wird, sind für diese Substanzen Blutspiegelbestimmungen zu empfehlen.

Ist die Indikation zur Therapie die Verhinderung des Wiederauftretens einer lebensbedrohlichen Rhythmusstörung, müssen 24-h-Langzeit-EKG-Kontrollen oder eine programmierte Stimulation des Herzens zur Therapiekontrolle vorgenommen werden (Mason 1993; Mitchell et al. 1987).

Während das Langzeit-EKG den potentiellen Auslöser anhaltender ventrikulärer Arrhythmien (Anzahl der Extrasystolen) beurteilt, werden diese Extrasystolen von der programmierten Ventrikelstimulation vorgegeben und die Bereitschaft des Myokards zur Perpetuierung von Tachykardien, vermutlich auf der Basis von Kreiserregungen, geprüft. Durch letztere Methode ergibt sich die Möglichkeit, die Wirksamkeit einer eingeschlagenen antiarrhythmischen Therapie auf Auslösbarkeit und Frequenz der induzierten Kammertachykardie zu überprüfen und somit eine effektive Therapie im Einzelfall herauszuarbeiten (Breithardt et al. 1979; Horowitz et al. 1978; Mason u. Winkle 1978; Steinbeck et al. 1981).

#### Spontanvariabilität

Die Häufigkeit der ventrikulären Extrasystolie unterliegt einer ausgeprägten Spontanvariabilität. Um von einer eindeutigen antiarrhythmischen Wirksamkeit auszugehen, ist daher zu fordern, daß

- die Häufigkeit ventrikulärer Extrasystolen mehr als 20/h und/oder ventrikulärer Paare und Salven mehr als 10/24 h im therapiefreien Intervall der 24-h-Langzeit-EKG-Periode beträgt;
- eine Reduktion ventrikulärer Extrasystolen durch ein Antiarrhythmikum um mehr als 80% und ventrikulärer Paare bzw. Salven um 90% oder mehr durch das 24-h-Langzeit-EKG unter Therapie nachgewiesen wird (Wegscheider et al. 1982).

Wird der Einfluß eines Antiarrhythmikums sowohl auf einfache VES als auch auf Paare und Salven bei einem Patienten gemessen, so ist evtl. bereits bei geringerer Suppressionsrate von einem nachweisbaren Therapieeffekt auszugehen (Schmidt et al. 1989).

Patienten mit anhaltenden Tachykardien auf Kammerebene oder Kammerflimmern, deren Ausgangshäufigkeit ventrikulärer Extrasystolen gering ist (ca. 1/3 der Patienten), können nur mittels programmierter Ventrikelstimulation therapiekontrolliert werden (Ausnahme: QT-Syndrom).

### 26.4.2 Nebenwirkungen

Nebenwirkungen und evtl. sich daraus ergebende Kontraindikationen für antiarrhythmische Substanzen sind in der folgenden Übersicht dargestellt.

**Nebenwirkungen von Antiarrhythmika**

- **Kardial:**
  - negativ-inotrop (alle Substanzen)
  - negativ-chronotrop (Sinusfrequenz↓, PQ↑: u. a. β-Blocker, Sotalol, Amiodaron)
  - negativ-dromotrop (QRS↑: Antiarrhythmika der Klasse IA und C)
  - Paradoxe proarrhythmische Wirkung (teilweise durch QT erfaßbar: alle Antiarrhythmika)
- **Extrakardial:**
  - gastrointestinal (Klasse I, u. a. Chinidin), Zentralnervensystem (v. a. Klasse I)
- **Besonderheiten:**
  - Blutbild, Leberfunktion, Pseudo-LE, Vagolyse, Schilddrüse

#### Kardiale Nebenwirkungen

Alle Antiarrhythmika wirken negativ-inotrop (möglicherweise verstärkt bei Disopyramid), (Podrid et al. 1980). Deswegen sollten Antiarrhythmika bei Patienten mit vorbestehender Herzinsuffizienz der NYHA-Klasse III nur unter klinischer Überwachung, bei Patienten der NYHA-Klasse IV nur in Ausnahmefällen überhaupt gegeben werden. Substanzen mit deutlich negativ-chronotroper Wirkung können nicht bei Patienten mit vorbestehender Sinusbradykardie bzw. Sinusknotensyndrom eingesetzt werden; auch bei normaler Sinusknotenfunktion sollte die Gabe zweier die Herzfrequenz verlangsamender Substanzen vermieden werden (z. B. kein Verapamil i.v. bei vorbestehender β-Blocker-Therapie).

Antiarrhythmika der Klasse IA und IC sollten nicht bzw. nur unter entsprechender Kontrolle bei vorbestehender intraventrikulärer Reizleitungsstörung (Schenkelblock) angewendet werden.

Schließlich ist als ernsteste Nebenwirkung der Antiarrhythmika die proarrhythmische Wirkung zu nennen. ! Zur möglichst frühzeitigen Erfassung sind regelmäßige klinische und EKG-Kontrollen erforderlich. Bradykardien und Elektrolytstörungen, speziell Hypokaliämie, begünstigen diese Nebenwirkungen und sollten vermieden bzw. konsequent behandelt werden.

#### Extrakardiale Nebenwirkungen

An extrakardialen Nebenwirkungen sind die auf den Gastrointestinaltrakt (Übelkeit, Erbrechen, Durchfälle; v. a. bei Chinidin) und das Zentralnervensystem (Schwindel, Somnolenz, Tremor und Krämpfe, Schlaflosigkeit; v. a. bei Klasse I) bezogenen zu nennen.

Ferner müssen Besonderheiten einzelner Substanzen berücksichtigt werden:

- Agranulozytosen (u.a. Aprindin, Chinidin, Propafenon),
- Vagolyse (Mundtrockenheit, Akkommodationsstörung, Harnverhaltung bei älteren Patienten durch Disopyramid und Chinidin).
- Eine Ausnahmestellung nimmt schließlich Amiodaron ein, das gravierende Nebenwirkungen (Korneaablagerungen, Photosensibilisierung der Haut und Pseudozyanose, Cholestase, Schilddrüsenfunktionsstörungen: Hypo- und v. a. Hyperthyreose, Lungenfibrose, Polyneuropathien) hervorrufen kann.

Aufgrund der geschilderten Nebenwirkungen ist abschließend festzuhalten, daß es ein ideales Antiarrhythmikum, das selektiv die Rhythmusstörungen beseitigt, ohne kardiale oder extrakardiale Nebenwirkungen zu besitzen, nicht gibt.

Dementsprechend ist in der klinischen Praxis der Differentialtherapie mit Antiarrhythmika unter Berücksichtigung von Indikation, Wirksamkeit sowie Kontraindikationen und v. a. Nebenwirkungen der Substanzen der Vorzug zu geben (Lüderitz 1993).

## 26.5 Alternativen zur medikamentösen Therapie

Für den Fall medikamentöser Therapierefraktärität bei gleichzeitig gravierender oder bedrohlicher Symptomatik oder nicht tolerablen Nebenwirkungen kommen elektrische oder operative Verfahren als Ergänzungen oder Alternativen in Betracht; die Indikationen für diese Eingriffe zur Dauertherapie sind in Tabelle 26-7 aufgeführt.

### 26.5.1 Antitachykarde Stimulation

Regelmäßige supra- und ventrikuläre Tachykardien mit Ausnahme von Vorhof- und Kammerflimmern können durch antitachykarde Stimulation unterbrochen werden. Dies kann man sich neben der Akuttherapie mittels temporärer transvenöser Reizsonde auch für die Dauertherapie mittels implantierter Systeme, welchen neben der Abgabe hochenergetischer DC-Schocks auch zur antita-

**Tabelle 26-7.** Alternativen zur medikamentös-antiarrhythmischen Therapie

| Verfahren | Indikation | |
|---|---|---|
| Katheterablation | Etabliert: | WPW-Syndrom |
| | | AV-Knotentachykardie |
| | | AV-Ablation bei therapieresistenter Tachyarrhythmie durch permanentes Vorhofflimmern |
| | | Vorhofflattern und atriale Tachykardie |
| | | bestimmte Formen von Kammertachykardien (unaufhörlich, bei Herzgesunden, Bundle-Branch-Reentry) |
| | Experimentell: | Vorhofflimmern (MAZE) |
| Implantierbarer Defibrillator | Etabliert: | Sekundärprophylaxe des plötzlichen Herztodes nach Herz-Kreislauf-Stillstand oder hämodynamisch gravierender Kammertachykardie |
| | | Primärprophylaxe des plötzlichen Herztodes bei koronarer Herzerkrankung mit reduzierter linksventrikulärer Auswurffraktion (unter 35%), asymptomatischen ventrikulären Salven im Holter nachweisbar sowie elektrophysiologisch induzierbarer und nicht durch Antiarrhythmika supprimierbarer anhaltender ventrikulärer Tachyarrhythmie (seltene Indikation) |
| | Nicht etabliert: | Alle anderen denkbaren Indikationen zur Primärprophylaxe des plötzlichen Herztodes |
| | | Atrialer Defibrillator |

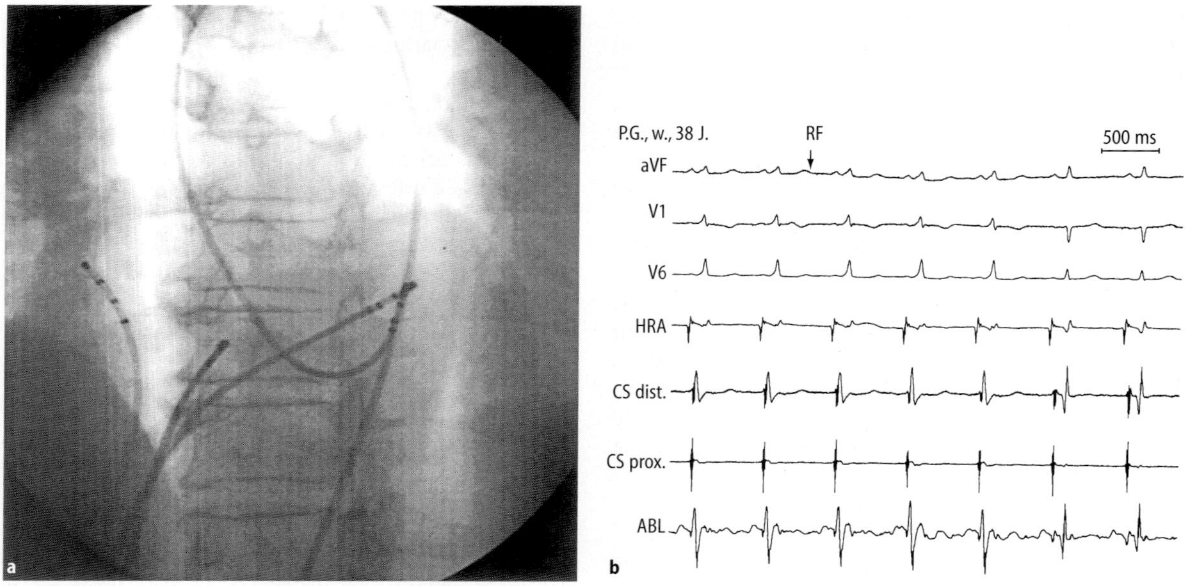


**Abb. 26-4a, b.** Thoraxröntgenaufnahme (**a**) in p.a. zur Darstellung der Positionierung von 4 Elektrodenkathetern zur Lokalisation und Ablation einer akzessorischen Leitungsbahn bei WPW-Syndrom. Dargestellt sind ein Multielektrodenkatheter im hohen rechten Vorhof, der His-Bündelposition und dem Koronarsinus (alle 3 Katheter von der V. femoralis links bzw. rechts eingeführt) sowie ein Ablationskatheter, der retrograd über die Aorta und Aortenklappe im linken Ventrikel unterhalb der Mitralklappe links lateral positioniert ist (Lokalisation der akzessorischen Leitungsbahn an dieser Stelle des Atrioventrikularrings). **b** Katheterablation einer Patientin mit WPW-Syndrom und links-lateral gelegener akzessorischer Leitungsbahn. Gezeigt sind die Oberflächen-EKG-Ableitungen aVF, $V_1$ und $V_6$ sowie intrakardiale Registierungen aus dem hohen rechten Vorhof *(HRA)* und dem distalen *(CS dist.)* und proximalen Koronarsinus *(CS prox.)* und der Ablation am Mitralring in lateraler Position *(ABL)*. Deutlich erkennbar ist in aVF, $V_1$ und $V_6$ eine positive Δ-Welle. In der distalen Koronarsinusableitung *(CS dist.)* und in der Ableitung vom Ablationskatheter *(ABL)* ist das abnorm kurze AV-Intervall (fließender Übergang zwischen Vorhof- und Ventrikelpotential) gut zu erkennen. Zwei Sinusschläge nach Einschalten der Radiofrequenz *(RF)*-Energie kommt es zu einer sprunghaften Normalisierung des QRS-Komplexes (Δ-Welle jetzt verschwunden) und zu einer Normalisierung des AV-Intervalles in der Ablationsableitung und den Koronarsinusableitungen

chykarden Stimulation befähigt sind (ICD), zunutze machen (Übersicht bei Lüderitz 1998).

Die Dauertherapie mit rein antitachykarden Schrittmachersystemen ist zugunsten der Katheterablation bzw. der ICD-Therapie verlassen worden.

Der Einsatz einer DDD- bzw. bifokalen atrialen Stimulation wird gegenwärtig bei Patienten mit therapierefraktärem, paroxysmalen Vorhofflimmern zur Prävention weiterer Anfälle in Studien untersucht. Erste Ergebnisse sind erfolgversprechend, das Verfahren aber noch nicht etabliert.

## 26.5.2 Katheterablation

Nach wenigen Jahren der klinischen Erprobung hat sich die Methode der Katheterablation mit Radiofrequenzenergie bereits vollständig durchgesetzt zur Unterbrechung akzessorischer atrioventrikulärer Leitungsbahnen des WPW-Syndroms sowie bei AV-Knoten-Reentrytachykardien ohne Notwendigkeit einer Schrittmacherimplantation.

Auf die sehr hohen Erfolgsaussichten bei niedriger Komplikations- und Rezidivrate ist bereits für diese Rhythmusstörungen eingegangen worden (s. oben), so daß für viele Patienten die Katheterablation zur (kurativen) Therapie der ersten Wahl geworden ist.

Abbildung 26-4a zeigt das Röntgenbild einer Katheterpositionierung zur Ablation einer linkslateralen akzessorischen Leitungsbahn, Abb. 26-4b die EKG-Registrierung während der Ablation.

Als ebenso etabliert gilt die Methode zwischenzeitlich bei Vorhofflattern, atrialen Tachykardien sowie bestimmten Formen von Kammertachykardien. Natürlich kann auch die normale AV-Überleitung medikamentös therapierefraktärer Tachyarrhythmie durch permanentes Vorhofflimmern mit dieser Methode unterbrochen werden mit guten klinischen Ergebnissen (Lee et al. 1998); allerdings führt dieser Eingriff eine Schrittmacherimplantation mit sich.

## 26.5.3 Herzchirurgischer Eingriff

Für einen herzchirurgischen Eingriff kommen prinzipiell das WPW-Syndrom und Kammertachykardien auf dem Boden einer koronaren Herzerkrankung in Betracht. Gezielte Maßnahmen setzen eine exakte Ursprungslokalisierung der Tachykardie mit einer präoperativen elektrophysiologischen Untersuchung und/oder einem intraoperativen Mapping voraus. Die Anzahl der mit dieser Indikation durchgeführten Eingriffe ist wegen der damit verbundenen Operationsletalität in den letzten Jahren stark rückläufig zugunsten der Katheterablation bzw. ICD-Implantation.

### 26.5.4 Implantierbarer Defibrillator

Die Möglichkeit, automatische Cardioverter bzw. Defibrillatoren (ICD) implantieren zu können, hat in den letzten Jahren auch in der Bundesrepublik Deutschland große Bedeutung (Mirowski et al. 1981) und breite Anwendung gefunden. Indiziert sind diese Systeme für Patienten mit anhaltenden Kammertachykardien bzw. Kammerflimmern auf dem Boden einer organischen Herzerkrankung, wenn diese nicht kausal angehbar sind.

Der immense technologische Fortschritt auf diesem Gebiet ermöglicht es heute, Defibrillatoren zu implantieren, die je nach Bedarf intervenieren in Form einer antitachykarden Stimulation oder niedrig- und hochenergetischer DC-Schocks, mit gleichzeitiger Funktion als EKG-Speicher bzw. VVI- oder DDD-Schrittmacher.

Die Sternotomie und Implantation epikardialer Patchelektroden konnte verlassen werden zugunsten rein transvenöser Sonden und wesentlich kleiner gewordener Aggregate, die eine subpektorale Implantation ermöglichen. Dadurch konnte die Operationsmortalität auf unter 1% gesenkt werden und die Patientenakzeptanz wesentlich gesteigert werden.

Abb. 26-5 zeigt die p.-a.-Röntgenaufnahme eines Patienten nach Implantation eines rein transvenösen Defibrillatorsystems mit subpektoraler Lage des Aggregats, Abb. 26-6 den Einsatz des Geräts bei Kreislaufstillstand infolge Kammerflimmern mit prompter Erholung des arteriellen Druckes nach erfolgreicher DC-Defibrillation.

Zwischenzeitlich liegen erste kontrollierte Studien zur Sekundär- und Primärprophylaxe des plötzlichen Herztodes durch diese Therapieform vor: so erbrachte der Defibrillator bei Patienten mit erfolgreich überstandenem Herz-Kreislauf-Stillstand bzw. bei hämodynamisch bedrohlicher Kammertachykardie einen signifikanten Überlebensvorteil im Vergleich zu einer empirischen Amiodarontherapie (The Antiarrhythmics Versus Implantable Defibrillatos Investigators – AVID 1997).

Schließlich erwies sich das System auch zur Primärprophylaxe des plötzlichen Herztodes als überlegen gegenüber einer konventionellen Therapie bei Patienten im chronischen Verlauf der koronaren Herzkrankheit mit erheblich reduzierter linksventrikulärer Auswurffraktion und asymptomatischen ventrikulären Salven sowie elektrophysiologisch induzierbarer ventrikulärer Tachyarrhythmie (Moss and the MADIT Investigators 1996; Ergebnisse der MUSTT-Studie 1999 – noch nicht publiziert).

In Ermangelung weiterer positiver Studien sind andere denkbare Indikationen zur Primärprophylaxe des plötzlichen Herztodes (z. B. nach überstandenem akuten

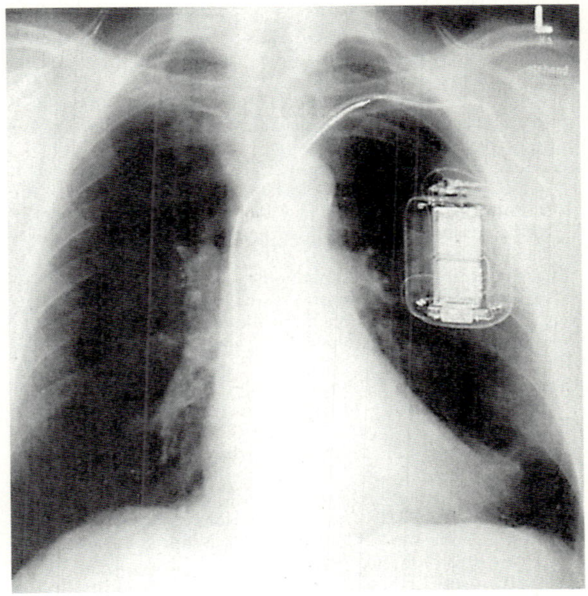

**Abb. 26-5.** Thoraxröntgen eines Patienten mit ICD

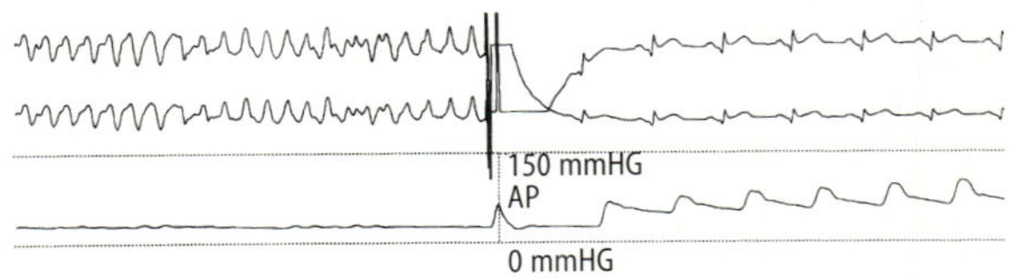


**Abb. 26-6.** Intervention eines modernen ICD bei einem Patienten mit Kammerflimmern während einer elektrophysiologischen Untersuchung mit arteriellem Druckmonitoring. Die ventrikuläre Tachyarrhythmie wird vom Generator detektiert, der einen hochenergetischen Schock von 34 J abgibt; es resultiert Sinusrhythmus. Die arterielle Druckregistrierung (AP) zeigt einen sofortigen Anstieg des arteriellen Drucks nach der elektrischen Defibrillation

Myokardinfarkt, chronische Herzinsuffizienz, „bridge to heart transplant“) als nicht etabliert anzusehen. Als klinisch experimentell gelten Versuche, Patienten mit medikamentös therapierefraktärem Vorhofflimmern mit einem atrialen Defibrillator zu versorgen.

Zahlreiche weitere Defibrillatorstudien sind auf dem Weg und werden mutmaßlich bereits in den kommenden Jahren unsere Indikationen für diese Therapieform verändern. Der Einsatz dieser aufwendigen und kostenintensiven Ergänzungen bzw. Alternativen zur medikamentösen Therapie fußt auf der Auffassung, daß der plötzliche Herztod bei vielen Patienten ein durch Medikamente nicht verhinderbarer, grundsätzlich aber überbrückbarer bzw. prophylaktisch verhinderbarer „elektrischer Unfall“ des Herzens ist, nicht jedoch das Endstadium des Organversagens bedeuten muß.

## Literatur zu Sektion IV (Kap. 21–26)

Acute Infarction Ramipril Efficacy (AIRE) Study Investigators (1993) Effect of ramipril on mortality and morbidity of survivors of acute myocardial infarction with clinical evidence of heart failure. Lancet 342: 821–828

Akselrod S, Gordon D, Ubel FA, Shannon DC, Berger AC, Cohen RJ (1981) Power spectrum analysis of heart rate fluctuation: a quantitative probe of beat-to-beat cardiovascular control. Science 21/4504: 220–222

Allessie MA, Bonke FIM, Schopman FJG (1973) Circus movement in rabbit atrial muscle as a mechanism of tachycardia. Circ Res 33: 54–62

Allessie MA, Bonke FIM, Schopman FJG (1977) Circus movement in rabbit atrial muscle as a mechanism of tachycardia. III. „The leading circle" concept: A new model of circus movement in cardiac tissue without the involvement of an anatomical obstacle. Circ Res 41: 9–18

Antiarrhythmics Versus Implantable Defibrillators (AVID) Investigators (1997) A comparison of antiarrhythmic drug therapy with implantable defibrillators in patients resuscitated from near-fatal ventricular arrhythmias. N Engl J Med 337;1576

Anumonwo JMB, Jalife J (1995) Cellular and subcellular mechanisms of pacemaker activity initiation and synchronization in the heart. In: Zipes D, Jalife J (eds) Cardiac Electrophysiology: From Cell to Bedside. Saunders, Philadelphia, pp 151–164

Arruda MS, McClelland JH, Wang X et al. (1998) Development and validation of an ECG algorithm for identifying accessory pathway ablation site in Wolff-Parkinson-White syndrome. J Cardiovasc Electrophysiol 9: 2–12

Bazett HC (1920) An analysis of the time-relations of the electrocardiograms. Heart 7: 353–370

Bigger JT Jr, Fleiss JL, Steinman RC, Rolnitzky LM, Kleiger RE, Rottman JN (1992) Correlations among time and frequency domain measures of heart rate variability two weeks after acute myocardial infarction. Am J Cardiol 69/9: 891–898

Bigger JT, Fleiss JL, Kleiger R, Miller JP, Rolnitzky LM (1984) Multicenter post-infarction research group. The relationships among ventricular arrhythmias, left ventricular dysfunction, and mortality in the 2 years after myocardial infarction. Circulation 69: 250–258

Borggrefe M, Seipel L, Breithardt G (1984) Klinische und elektrophysiologische Befunde bei Patienten mit Synkopen nach Myokardinfarkt. Z Kardiol 73: 297–303

Boston Area Anticoagulation Trial for Atrial Fibrillation Investigators (1990) The effect of low-dose warfarin on the risk of stroke in patients with nonrheumatic atrial fibrillation. N Engl J Med 323: 1505–1511

Breithardt G, Borggrefe M, Karbenn U, Abendroth RR, Yeh HL, Seipel L (1982) Prevalence of late potentials in patients with and without ventricular tachycardia: Correlation with angiographic findings. Am J Cardiol 49: 1932–1937

Breithardt G, Lüderitz B, Schlepper M (1989) Empfehlungen für die Indikation zur permanenten Schrittmacherimplantation der Klinischen Kommission in Zusammenarbeit mit der Arbeitsgruppe „Schrittmacher" und der Arbeitsgruppe „Rhythmusstörungen" der Deutschen Gesellschaft für Herz- und Kreislaufforschung. Z Kardiol 78: 212–217

Breithardt G, Seipel L, Haerten K, Abendroth PR, Loogen F (1979) Effektivitätskontrolle der antiarrhythmischen Therapie bei Patienten mit chronisch-rezidivierenden ventrikulären Tachykardien mittels elektrophysiologischer Stimulationsverfahren. Z Kardiol 68: 725–730

Brugada P, Brugada J (1992) Right bundle branch block, persistent ST segment elevation, and sudden death: a distinct clinical and electrocardiographic syndrome. A multicenter report. J Am Coll Cardiol 20: 1391–1396

Brugada P, Brugada J, Mont L, Smeets J, Andries EW (1991) A new approach to the differential diagnosis of a regular tachycardia with a wide QRS complex. Circulation 83: 1649–1659

Burkart F, Pfisterer M, Kiowksi W, Follath F, Burckhardt D (1990) Effect of antiarrhythmic therapy on mortality in survivors of myocardial infarction with asymptomatic complex ventricular arrhythmias: Basel Antiarrhythmic Study of Infarct Survival (BASIS). J Am Coll Cardiol 16: 1711–1718

Capucci A et al (1994) Conversion of recent onset atrial fibrillation to sinus rhythm by a single oral loading dose of propafenone or flecainide. Am J Cardiol 74: 503

Cardiac Arrhythmia Suppression Trial (CAST) Investigators (1989) Preliminary report: Effect of encainide and flecainide on mortality in a randomized trial of arrhythmia suppression after myocardial infarction. N Engl J Med 321: 406–412

Cardiac Insufficiency Bisoprolol Study II (CIBIS-II): a randomised trial. Lancet. 1999; 353: 9–13

Carlsten J, Holmstrom H, Hagel P (1994) Oxygen pressure as biosensor for rate adaptive cardiac pacing. PACE 17: 1939–1943

Cauchemez B et al (1996) Electrophysiological effects of catheter ablation of inferior vena cava-tricuspid annulus isthmus in common atrial flutter. Circulation 93: 284

Ceremuzynski L, Kleczar E, Krzeminska-Pakula M et al. (1992) Effect of amiodarone on mortality after myocardial infarction: a double-blind, placebo-controlled, pilot study. J Am Coll Cardiol 20: 1056–1062

Chen SA, Ching TT, Shih-Huang L, Man-Song C (1998) AV nodal reentrant tachycardia with unusal characteristics: lesions from radio-frequency catheter ablation. J Cardiovasc Electrophysiol 9: 321– 333

Chu-pak Lau (1992) The range of sensors and algorithms used in rate adaptive cardiac pacing. PACE 15: 117–211

Connelly DT (1993) Initial experience with a new single chamber, dual sensor rate responsive pacemaker. The Topaz Study Group. PACE 16(9): 1833–1841

Coplen SE, Antman EM, Berlin JA, Hewitt P, Chalmers TC (1990) Efficacy and safety of quinidine therapy for maintenance of sinus rhythm after cardioversion. Circulation 82: 1106–1116

Cranefield PF (1977) Action potentials, after-potentials and arrhythmias. Circ Res 41: 415–423

Cranefield PF, Wit AL, Hoffman BF (1973) Genesis of cardiac arrhythmias. Circulation 47: 190–204

Cripps TR, Malik M, Farrell TG, Camm AJ (1991) Prognostic value of reduced heart rate variability after myocardial infarction: clinical evaluation of a new analysis method. Br Heart J 65/1: 14–19

Cummins RO, Graves JR, Larsen MP et al. (1993) Out-of-hospital transcutaneous pacing by emergency medical technicians in patients with asystolic cardiac arrest. N Engl J Med 328: 1377–1382

Deutsche Gesellschaft für Kardiologie – Herz-Kreislauf-Forschung und Arbeitsgruppe Herzschrittmacher: Empfehlungen zur Schrittmachernachsorge (1995) Z Kardiol 84: 420–421

Dhingra RC, Palileo E, Strasberg B et al. (1981) Significance of the HV interval in 517 patients with chronic bifascicular block. Circulation 64: 1265–1271

Ditchey RV, Karliner JS (1981) Safety of electrical cardioversion in patients without digitalis toxicity. Ann Int Med 95: 676–679

Dougherty CM, Burr RL (1992) Comparison of heart rate variability in survivors and nonsurvivors of sudden cardiac arrest. Am J Cardiol 70/4: 441–448

Dreifus LS, Haiat R, Watanabe Y et al. (1971) A possible mechanism of sudden death in patients with WPW-syndrome. Circulation 43;520

Faerestrand S, Ohm OJ (1994) Clinical study of a new activity sensor for rate adaptive pacing controlled by electrical signs generated by the kinetic energy of a moving magnetic ball. PACE 17(11 Pt 2): 1944–1949

Faerestrand S, Ohm OJ, Stangeland L, Heynen H, Moore A (1994) Long-term clinical performance of a central venous oxygen saturation sensor for rate adaptive cardiac pacing. PACE 17(8): 1355–1372

Fananapazir L, Epstein ND, Curiel RV, Panza JA, Tripodi D, McAreavey D (1994) Long-term results of dual-chamber (DDD) pacing in obstructive hypertrophic cardiomyopathy. Circulation 90: 2731–2742

Farrell TG, Bashir Y, Cripps T, Malik M, Poloniecki J, Bennett ED, Ward DE, Camm AJ (1991) Risk stratification of arrhythmic events in postinfarction patients based on heart rate variability, ambulatory electrocardiographic variables and the signal-averaged electrocardiogram. J Am Coll Cardiol 18/3: 687–697

Ferrer MI (1968) The sick sinus syndrome in atrial disease. JAMA 206: 645–646

Flaker GC, Blackshear JL, McBride R, Kronmal RA, Halprin JL, Hart RG on behalf of the Stroke Prevention in Atrial Fibrillation Investigators (1992) Antiarrhythmic drug therapy and cardiac mortality in atrial fibrillation. J Am Coll Cardiol 20: 527–532

Franke H (1963) Über das Karotissinus-Syndrom und den sogenannten hyperaktiven Karotissinus-Reflex. Schattauer, Stuttgart
Frye RL, Colins JJ, DeSanctis RW et al. (1984) Guidelines for permanent pacemaker implantation, May 1984. A report of the Joint American College of Cardiology/American Heart Association Task Force on Assessment of Cardiovascular Procedures (Subcommittee on Pacemaker Implantation). Circulation 70: 331A–339 A
Gann D, Tolentino A, Samet P (1979) Electrophysiologic evaluation of elderly patients with sinus bradycardia. A long-term follow-up study. Ann Intern Med 90: 24–29
Godtfredsen J (1982) Atrial fibrillation: course and prognosis – a follow-up study of 1212 cases. In: Kulbertus HE, Olsson SB, Schlepper M (eds) Atrial fibrillation. Astra, Mölndal, p 134
Greene HL, Graham EL, Werner JA et al. (1983) Toxic and therapeutic effects of amiodarone in the treatment of cardiac arrhythmias. JACC 2: 1114–1128
Gulamhusein S, Ko P, Carruthers SG, Klein GJ (1982) Acceleration of the ventricular response during atrial fibrillation in the Wolff-Parkinson-White syndrome after verapamil. Circulation 65: 348–354
Gussak I et al. (1999) The Brugada syndrome: clinical, electrophysiologic, and genetic aspects. J Am Coll Cardiol 33: 5–15
Haberl R, Jilge G, Pulter R, Steinbeck G (1988) Comparison of frequency and time domain analysis of the signal-averaged electrocardiogram in patients with ventricular tachycardia and coronary artery disease: Methodologic validation and clinical relevance. JACC 12: 150–158
Haberl R, Steinbeck G (1987) Ableitung ventrikulärer Spätpotentiale von der Körperoberfläche – Pathophysiologie und diagnostische Wertigkeit. Internist 28: 159–163
Hagemeijer F, Houwe E van (1975) Titrated energy cardioversion of patients on digitalis. Br Heart J 37: 1303–1307
Haverkamp W, Hjördt M, Borggrefe M, Breithardt G (1995) Torsade de pointes und QT-Syndrome. Medizinische Klinik90: 240–245
Heger JJ, Prystowsky EN, Jackman WM et al. (1981) Amiodarone – clinical efficacy and electrophysiology during long-term therapy for recurrent ventricular tachycardia or ventricular fibrillation. N Engl J Med 305: 539–545
Hoffmann E, Reithmann C, Neuser H, Nimmermann P, Remp T, Steinbeck G (1998) Repetitive monomorphe ventrikuläre Tachykardie (Typ Gallavardin): Klinische und elektrophysiologische Charakteristika von 20 Patienten. Z Kardiol 87: 353–363
Hoffmann E, Steinbeck G (1989) Transkutane Stimulation zur Notfalltherapie. Internist 30: 73–76
Hoffmann E, Steinbeck G (1995) Katheterablation supraventrikulärer Tachykardien. Springer, Berlin Heidelberg New York Tokio
Hoffmann E, Steinbeck G (1999) Interventionelle Elektrophysiologie. Springer, Berlin Heidelberg New York Tokio
Holmgren A (1968) Obere und untere Herzfrequenz in Abhängigkeit vom Alter. In: Reindell H, Keul J, Doll E (Hrsg) Herzinsuffizienz, Pathophysiologie und Klinik. Thieme, Stuttgart, S 423–426
Horowitz LN, Josephson ME, Farshidi A, Spielman SR, Michelson EL, Greenspan AM (1978) Recurrent sustained ventricular tachycardia. 2. Role of the electrophysiologic study in selection of antiarrhythmic regimens. Circulation 58: 986–997
Jackman WM, Beckman KJ, McClelland JH (1992) Treatment of supraventricular tachycardia due to atrioventricular nodal reentry by radiofrequency catheter ablation of slow pathway conduction. N Engl J Med 327: 313–318
Jackman WM, Wang X, Friday KJ, Roman CA, Moulton KP, Beckman KJ, McClelland JH et al. (1991) Catheter ablation of accessory atrioventricular pathways (Wolff-Parkinson-White syndrome) by radiofrequency current. N Engl J Med 324: 1605–1611
Janse MJ, Capell FJL van, Morsink H, Kleber AG, Wilms-Schopman F, Cardinal R, Naumann d'Alnoncourt C, Durrer D (1980) Flow of injury current and patterns of excitation during early ventricular arrhythmias in acute regional myocardial ischemia in isolated porcine and canine hearts. Evidence for two different arrhythmogenic mechanisms. Circ Res 47: 151–165
Jelinek MV, Lown B (1974) Exercise stress testing for exposure of cardiac arrhythmias. Prog Cardiovasc Dis 16: 497–522
Jervell A, Lange-Nielsen F (1957) Congenital deaf-mutism, functional heart disease with prolongation of the QT- interval, and sudden death. Am Heart J 54: 59–68
Josephson ME, Seides SF (eds) (1979) Clinical cardiac electrophysiology – Techniques and interpretation. Lea Febiger, Philadelphia
Katritsis D, Shakespeare CF, Camm AJ (1993) New and combined sensors for adaptive-rate pacing. Clin Cardiol 16/3: 240–248
Kennedy HL, Whitlock JA, Sprague ME, Kennedy LJ, Buckingham TA, Goldberg RJ (1985) Long-term follow-up of asymptomatic healthy subjects with frequent and complex ventricular ectopy. N Engl J Med 312: 193–197
Kleiger R, Lown B (1966) Cardioversion and digitalis, II. Clinical studies. Circulation 33: 878–887
Klein GJ, Guiraudon G, Guiraudon C, Yee R (1994) The nodoventricular Mahaim pathway: an endangered concept? Circulation 90: 636–638
Koster RW, Dunning AJ (1985) Intramuscular lidocaine for prevention of lethal arrhythmias in the prehospitalization phase of acute myocardial infarction. N Engl J Med 313: 1105–1110
Krahn AD; Klein GJ; Yee R; Takle-Newhouse T; Norris-C (1999) Use of an extended monitoring strategy in patients with problematic syncope. Circulation. 99/3: 406–410
Kulbertus HE, Demoulin JC (1976) Pathological basis of concept of left hemiblock. In: Wellens HJJ, Lie KH, Janse MT (eds) The conduction system of the heart. Stenfert Kroese, Leiden, pp 287–295
Kulbertus HE, Rutten DL, Dubois M, Petit JM (1978) Prognostic significance of left anterior hemiblock with right bundle branch block in mass screening. Am J Cardiol 41: 385
La Rovere MT, Bigger JT Jr, Marcus FI, Mortara A, Schwartz PJ (1998) Baroreflex sensitivity and heart-rate variability in prediction of total cardiac mortality after myocardial infarction. ATRAMI (Autonomic Tone and Reflexes After Myocardial Infarction) Investigators. Lancet 14/351: 478–484
Lee SH et al. (1998) Comparisons of quality of life and cardiac performance after complete atrioventricular junction ablation and atrioventricular junction modification in patients with medically refractory atrial fibrillation. J Am Coll Cardiol 31: 637
Leitner E-R von (1982) Wertigkeit elektrokardiographischer Untersuchungsmethoden zur Diagnostik bradykarder Rhythmusstörungen. Med. Habilitationsschrift, Universität Berlin
Leitner E-R von (1983) Nicht-invasive Verfahren einschließlich Holter-Monitoring. In: Lüderitz B (Hrsg) Handbuch der inneren Medizin – Herzrhythmusstörungen. Springer, Berlin Heidelberg New York Tokio, S 425–484
Lemke B, Fischer W, Schulten KH (1996) Richtlinien zur Herzschrittmachertherapie-Indikation, Systemwahl, Nachsorge. Z Kardiol 85: 611–628
Levy S et al. on behalf of the Working Group on Arrhythmias of the European Society of Cardiology (1998) Atrial fibrillation – Current knowledge and recommendations for management. European Heart Journal 19: 1294–1320
Lombardi F, Sandrone G, Pernpruner S, Sala R, Garimoldi M, Cerutti S, Baselli G et al. (1987) Heart rate variability as an index of sympathovagal interaction after acute myocardial infarction. Am J Cardiol 60/16: 1239–1245
Lown B (1967) Electrical reversion of cardiac arrhythmias. Br Heart J 29: 469–489
Lown B, Wolf M (1971) Approaches to sudden death from coronary heart disease. Circulation 44: 130–142
Lown B, Wyatt NF, Levine HD (1960) Paroxysmal atrial tachycardia with block. Circulation 21: 129–143
Lüderitz B (1983) Betarezeptorenblocker und Antiarrhythmika im engeren Sinne. In: Lüderitz B (Hrsg) Handbuch der Inneren Medizin – Herzrhythmusstörungen. Springer, Berlin Heidelberg New York Tokio, S 809–896
Lüderitz B (1993) Therapie der Herzrhythmusstörungen. Springer, Berlin Heidelberg New York Tokio
Lüderitz B (1995) Bradykarde Rhythmusstörungen. In: Paumgartner G, Riecker G (Hrsg) Therapie Innerer Krankheiten, 8.Aufl. Springer, Berlin Heidelberg New York Tokio, S 25
Lüderitz B (1998) Therapie der Herzrhythmusstörungen, 5. Aufl. Springer, Berlin Heidelbeg New York Tokio

Lüderitz B (Hrsg) (1986) Herzschrittmacher – Therapie und Diagnostik kardialer Rhythmusstörungen. Springer, Berlin Heidelberg New York Tokio, S 336
Mann DL, Maisel AS, Atwood EJ, Engler RJ, LeWinter MM (1985) Absence of cardioversion-induced ventricular arrhythmias in patients with therapeutic digoxin levels. JACC 5: 882–890
Manning WJ et al. (1993) Cardioversion from atrial fibrillation without prolonged anticoagulation with use of transoesophageal echocardiography to exclude the presence of atrial thrombi. N Engl J Med 328: 750
Marriott HJL (1976) Differential diagnosis of supraventricular and ventricular tachycardia. Geriatrics 25: 91
Mason JW, for the Electrophysiologic Study Versus Electrocardiographic Monitoring Investigators (1993) A comparison of electrophysiologic testing with Holter monitoring to predict antiarrhythmic drug efficacy for ventricular tachyarrhythmias. N Engl J Med 329: 445–451
Mason JW, Winkle RA (1978) Electrode-catheter arrhythmia induction in the selection and assessment of antiarrhythmic drug therapy for recurrent ventricular tachycardia. Circulation 58: 971–985
McAnulty JH, Rahimtoola SH, Murphy E, De Mots H, Ritzmann LO, Kanarek PE, Kauffman S (1982) Natural history of „high-risk" bundle-branch block. N Engl J Med 307: 137–143
McClelland JH, Wang X, Beckman KH et al. (1994) Radiofrequency catheter ablation of right atriofascicular (Mahaim) accessory pathways guided by accessory pathway activation potentials. Circulation 89: 2655–2666
McKenna W, Deanfield J, Farnqui A, England D, Oakley C, Goodwin J (1981) Prognosis in hypertrophic cardiomyopathy; role of age and clinical, electrocardiographic and hemodynamic features. Am J Cardiol 47: 532–538
Meinertz T, Hofmann T, Kasper W et al. (1984) Significance of ventricular arrhythmias in idiopathic dilated cardiomyopathy. Am J Cardiol 53: 902–907
Meinertz T, Kasper W, Matthiesen P (1983) Ätiologie kardialer Rhythmusstörungen. In: Lüderitz B (Hrsg) Handbuch der inneren Medizin – Herzrhythmusstörungen. Springer, Berlin Heidelberg New York Tokio, S 251–353
Mines GR (1914) On circulating excitations in heart muscles and their possible relation to tachycardia and fibrillation. Trans R Soc Can [Sec IV]: 43–52
Mirowski M, Reid PR, Watkins L, Weisfeld ML, Mower MM (1981) Clinical treatment of life-threatening ventricular tachyarrhythmias with the automatic implantable defibrillator. Am Heart J 102: 265–270
Mitchell LB, Duff HJ, Manyari DE, Wyse DG (1987) A randomized clinical trial of the noninvasive and invasive approaches to drug therapy of ventricular tachycardia. N Engl J Med 317: 1681–1687
Morady F, Sauve MJ, Malone P, Shen EN, Schwartz B, Bhandari A, Keung E et al. (1983) Long-term efficacy and toxicity of highdose amiodarone therapy for ventricular tachycardia or ventricular fibrillation. Am J Cardiol 52: 975–979
Moss AJ et al.and the MADIT Investigators (1996) Improved survival with an implanted defibrillator in patients with coronary disease at high risk for ventricular arrhythmia. N Engl J Med 335: 1933–40
Moss AJ, Davis HT, De Camilla J, Bayer LW (1979) Ventricular ectopic beats and their relation to sudden and non sudden cardiac death after myocardial infarction. Circulation 60: 998–1003
Multicenter Postinfarction Research Group (1983) Risk stratification and survival after myocardial infarction. N Engl J Med 309: 331–336
Murphy D, Murray AM, Robinson BE, Campion EW (1989) Outcomes of cardiopulmonary resuscitation in the elderly. Ann Int Med 111: 199–205
Naumann d'Alnoncourt C (1983) Pathogenese von Herzrhythmusstörungen. In: Lüderitz B (Hrsg) Handbuch der inneren Medizin, Herzrhythmusstörungen. Springer, Berlin Heidelberg New York Tokio, S 107–138
Packer M, Bristow MR, Cohn JN, Colucci WS, Fowler MB, Gilbert EM; Shusterman NH (1996) The effect of carvedilol on morbidity and mortality in patients with chronic heart failure. U.S. Carvedilol Heart Failure Study Group. N Engl J Med 334: 1349–55
Petersen P, Boysen G, Godtfredsen J, Andersen ED, Andersen B (1989) Placebo-controlled, randomized trial of warfarin and aspirin for prevention of thromboembolic compliations in chronic atrial fibrillation: the Copenhagen AFASAK Study. Lancet I: 175–179
Podrid PJ, Schoeneberger A, Lown B (1980) Congestive heartfailure caused by oral disopyramide. N Engl J Med 302: 614–617
Roden DM, Lazzara R, Rosen M, Schwartz PJ, Towbin J, Vincent M (1996) Multiple mechanisms in the Long-QT syndrome. Current knowledge, gaps, and future directions. The SADS Foundation Task Force on LQTS. Circulation 94: 1996–2012
Romano C, Gemme C, Pongiglion R (1963) Aritmie cardiache rare dell'età pediatrica. Clin Pediatr 45: 656
Rosenbaum MB, Elizari MV, Lazzari JO (1968) Los hemibloqueos. Paidos, Buenos Aires
Rosenberger W, Steinbeck G, Lüderitz B (1980) Die Bedeutung der Vorhofstimulation für die Indikation zur Schrittmachertherapie beim Sinusknotensyndrom. Verh Dtsch Ges Inn Med 86: 615–627
Rubin DA, Sorbera C, Cook J, McAllister A, Burke R, Weiss MB (1992) Reversible late potentials due to ischemia. PACE 15: 2250–2254
Ruskin JN, McGovern B, Garan H, DiMarco JP, Kelly E (1983) Antiarrhythmic drugs: a possible cause of out-of-hospital cardiac arrest. N Engl J Med 309: 1302–1306
Scherlag BJ, Lau SH, Helfant RH, Berkowitz WD, Stein E, Damato AN (1969) Catheter technique for recording His bundle activity in man. Circulation 39: 13–18
Schlepper M (1983) Spezielle Syndrome. In: Lüderitz B (Hrsg) Handbuch der inneren Medizin – Herzrhythmusstörungen. Springer, Berlin Heidelberg New York Tokio, S 643–694
Schmidt G, Ulm K, Barthel P, Riemenschneider A, Linzmaier A (1989) 3D-Modell zur Validisierung antiarrhythmischer Effekte. In: Schlepper M (Hrsg) Neue und alte Behandlungsmöglichkeiten bei Herzrhythmusstörungen. Schattauer, Stuttgart New York, S 128
Schwartz PJ (1985) Idiopathic long QT syndrome: progress and questions. Am Heart J 111: 399–411
Schwartz PJ, Moss AJ, Vincent GM, Crampton RS (1993) Diagnostic criteria for the long QT syndrome. An update. Circulation 88: 782–784
Schwartzman D, Demopulos L, Schrem S, Caracciolo E, Perez J, Chinitz L, Slater W (1992) Autonomic manipulation influences both temporal and frequency analyses of late potentials. PACE 15: 220–225
Seipel L (Hrsg) (1978) His-Bündel-Elektrographie und intrakardiale Stimulation. Thieme, Stuttgart
Seipel L, Pietrek G, Körfer R, Loogen F (1977) Prognose nach Schrittmacherimplantation. Internist 18: 21–24
Sellers TD, Bashore TM, Gallagher JJ (1977) Digitalis in the preexcitation syndrome. Analysis during atrial fibrillation. Circulation 56: 260–267
Simson MB (1981) Use of signals in the terminal QRS complex to identify patients with ventricular tachycardia after myocardial infarction. Circulation 64: 235–242
Slade AK, Pee S, Jones S, Granle L, Fei L, Camm AJ (1994) New algorithms to increase the initial rate response in a minute volume rate adaptive pacemaker. PACE 17(11 Pt 2): 1960–1965
SPAF I: Stroke Prevention in Atrial Fibrillation Investigators (1992) Predictors of thromboembolism in atrial fibrillation: I. Clinical features of patients at risk. Ann Intern Med 116: 1–5
SPAF II: The Stroke Prevention in Atrial Fibrillation Investigators (1994) Warfarin versus aspirin for prevention of thromboembolism in atrial fibrillation: Stroke Prevention in Atrial Fibrillation II Study. Lancet 343: 687–691
Steinbeck G (1983) Invasive Verfahren: In: Lüderitz B (Hrsg) Handbuch der Inneren Medizin – Herzrhythmusstörungen. Springer, Berlin Heidelberg New York Tokio, S 485–548
Steinbeck G (Hrsg) (1987) Lebensbedrohliche ventrikuläre Herzrhythmusstörungen – Fortschritte in Diagnostik und Therapie. Steinkopff, Darmstadt
Steinbeck G, Manz M, Lüderitz B (1981) Möglichkeiten und Risiken der programmierten Ventrikelstimulation bei Patienten mit chronisch rezidivierenden Kammertachykardien. Klin Wochenschr 59: 111–121

Steinbeck G, Naumann d'Alnoncourt C, Lüderitz B (1983) Treatment of ventricular tachyarrhythmias-pacing. In: Steinbach K et al. (eds) Cardiac Pacing. Steinkopff, Darmstadt, p 779

Steinbigler P, Haberl R, Jeleazcov C et al. (1999) Functional changes of ventricular late potentials by provocation with increase of heart rate: evaluation during atrial pacing. Europace 1(2): 103–112

Steinbigler P, Haberl R, Moroder E, Steinbeck G (1998) Spätpotentialanalyse im Langzeit-EKG: Anwendung und Grenzen. Herzschrittmachertherapie-und-Elektrophysiologie. 9(1): 20–25

Steinbigler P, Hamann J, Jilge G, Haberl R, Steinbeck G (1992) Functional changes of late potentials and heart rate variability during acute myocardial ischemia predicts ventricular arrhythmia: a prospective study. Circulation 86/4 (Suppl) I: 2086 (Abstract)

Stoddard MF, Dawkins PR, Prince CR, Ammash NM (1995) Left atrial appendage thrombus is not uncommon in patients with acute atrial fibrillation and a recent embolic event: a transesophageal echocardiographic study. J Am Coll Cardiol 25: 452–459

Strauss HC, Saroff AL, Bigger JT, Giardina EGV (1973) Premature atrial stimulation as a key to the understanding of sinoatrial conduction in man. Circulation 47: 88–93

Tzivoni D, Banai S, Schuger C, Benhorin J, Keren A, Gottlieb S, Stern S (1988) Treatment of torsade de pointes with magnesium sulfate. Circulation 77: 392–397

Vaughan-Williams EM (1970) Classification of antiarrhythmic drugs. In: Sandoe E, Flenstedt-Jensen E, Olsen KH (eds) Symposium on cardiac arrhythmias. Astra, Södertälje, p 449

Velebit V, Podrid P, Lown B, Cohen BH, Graboys TB (1982) Aggravation and provocation of ventricular arrhythmias by antiarrhythmic drugs. Circulation 65: 886–894

Vincent GM, Timothy KW, Leppert M, Keating M (1992) The spectrum of symptoms and QT intervals in carriers of the gene for the Long-QT syndrome. N Engl J Med 327: 846–852

Ward O (1964) A new familiar cardiac syndrome in children. J Ir Med Assoc 54: 103

Weaver WD, Hill D, Fahrenbruch CE, Copass MK, Martin JS, Cobb LA, Hallstrom AP (1988) Use of the automatic external defibrillator in the management of out-of-hospital cardiac arrest. N Engl J Med 319: 661–666

Wegscheider K, Andresen D, Leitner E-R von, Schröder R (1982) Neue Methode zur Erfassung der Spontanvariabilität einfacher und komplexer Rhythmusstörungen in Abhängigkeit von der Häufigkeit ihres Auftretens. Z Kardiol 71: 179

Weirich J, Antoni H (1990) Differential analysis of the frequency-dependent effects of class I antiarrhythmic drugs according to periodical ligand binding: implications for antiarrhythmic and proarrhythmic efficacy. J Cardiovasc Pharmacol 15: 998–1009

Wellens HJJ (1971) Electrical stimulation of the heart in the study and treatment of tachycardias. Univ Park Press, Baltimore

Wellens HJJ (1986) The electrocardiogram 80 years after Einthoven. JACC 7: 484–491

Wellens HJJ, Bär FW, Lie KI (1978) The value of the electrocardiogram in the differential diagnosis of a tachycardia with a widened QRS complex. Am J Med 64: 27–33

Wit AL, Cranefield PF (1976) Triggered activity in cardiac muscle fibres of the simian mitral valve. Circ Res 38: 85–98

Wolf PA, Abott RD, Kannel WB (1987) Atrial fibrillation: a major contributor to stroke in the elderly. The Framingham Study. Arch Intern Med 147: 1561–1564

Wolff L, Parkinson J, White PD (1930) Bundle branch block with short P-R interval in healthy young people prone to paroxysmal tachycardia. Am Heart J 5: 685–692

Zareba W, Moss AJ, Schwartz PJ, Vincent GM, Robinson JL, Priori SG, Benhorin J; Locati EH, Towbin JA, Keating MT, Lehmann MH, Hall JW (1998) Influence of the genotype on the clinical course of the Long-QT syndrome. N Engl J Med 339: 960–965

Zeiler Arnold A, Mick MJ, Mazurek RP, Loop FD, Trohman RG (1992) Role of prophylactic anticoagulation for direct current cardioversion in patients with atrial fibrillation or atrial flutter. J Am Coll Cardiol 19: 851–855

# Sektion V
# Akute und chronische Herzinsuffizienz

D.J. Beuckelmann, M. Böhm, E. Erdmann

# Kapitel 27

# Akute kardiale Dyspnoe und Lungenödem

27

D.J. Beuckelmann



Das Lungenödem ist definiert als Vermehrung der extravasalen Flüssigkeit im Interstitium allein oder auch zusätzlich in den Alveolen der Lunge, unabhängig von der zugrundeliegenden Ätiologie. Es entsteht dann, wenn mehr Flüssigkeit aus dem Blut in das Interstitium und in die Alveolen austritt, als aus diesem Bereich in das Blut und in die lymphatischen Gefäße rückresorbiert wird (Harris u. Heath 1986).

Die unterschiedlichen zugrundeliegenden Erkrankungen führen schließlich in die gemeinsame Endstrecke des Lungenödems. Die Basis der Behandlung bleibt aus diesem Grunde zunächst symptomorientiert ähnlich, eine endgültige Besserung oder Heilung erfordert jedoch die Therapie der Grunderkrankung.

## 27.1 Pathophysiologie

### 27.1.1 Flüssigkeitsaustausch

Wie in anderen Geweben, so liegt auch in der Lunge in der Regel ein kontinuierlicher Austausch von Flüssigkeit und gelösten Substanzen zwischen dem intravaskulären Raum und dem Interstitium vor. Experimentelle Untersuchungen haben gezeigt, daß die Prinzipien der klassischen Starling-Gleichung sowohl für die Lunge als auch für die systemische Zirkulation anwendbar sind.

Diese Gleichung beschreibt die Nettofluxe von Flüssigkeit zwischen Kapillaren und Interstitium als hydraulische Leitfähigkeit (Kv), die eine Funktion von Fläche und Leitfähigkeit pro Flächeneinheit ist und die das Gleichgewicht der Kräfte, die die Flüssigkeit aus der Kapillare in das Interstitium und solche, die die Flüssigkeit aus dem Interstitium zurück in die Kapillare drängen, einschließt. Der Nettoflux wird somit bedingt aus der Differenz zwischen intravaskulärem hydrostatischem und kolloidosmotischem Druck sowie interstitiellem hydrostatischem und kolloidosmotischem Druck.

### 27.1.2 Druck und Oberflächenspannung der Alveole

Zusätzliche Bedeutung haben alveolärer Druck und Oberflächenspannung der Alveole. Unter physiologischen Bedingungen kommt es zu einer sehr langsamen, jedoch kontinuierlichen Flüssigkeitsakkumulation im Interstitium. Diese wird ausgeglichen durch Drainage dieser Flüssigkeit über Lymphgefäße. Durch Extrapolation tierexperimenteller Daten läßt sich für eine 70 kg schwere Person berechnen, daß die durchschnittliche Lymphdrainage aus den Lungen etwa 20 ml/h beträgt. Diese Lymphdrainage kann bei Bedarf bis auf etwa 200 ml/h gesteigert werden.

Dies zeigt, daß die menschliche Lunge eine enorme lymphatische Reserve aufweist. Hieraus ergibt sich, daß es bei einer bestimmten Nettotranssudation ins Interstitium nach Unterbrechung des Lymphabflusses von der Lunge zu einer wesentlich rascheren Akkumulation interstitieller Flüssigkeit kommt.

Tierexperimentelle Untersuchungen haben weiterhin zeigen können, daß die chronische Erhöhung des linksatrialen Drucks zu einer Hypertrophie des pulmonalen lymphatischen Systems führt, wodurch akute Stauungszustände besser durch Abtransport über die Lymphe kompensiert werden können. Im Tierexperiment konnte nachgewiesen werden, daß Versuchstiere, die einem derartigen „Preconditioning" unterzogen worden waren, akute Anstiege des pulmonalen Kapillardrucks in einem größeren Prozentsatz überleben.

Eine Flüssigkeitsansammlung im Interstitium kann darüber hinaus durch eine Erhöhung der kapillären Permeabilität einerseits für kolloidale Flüssigkeit, besonders jedoch auch für Eiweiß beeinflußt werden.

Abbildung 27-1 faßt die verschiedenen intra- und extravasalen Drücke an der alveolokapillären Membran zusammen.

## 27.1.3
## Lungenkapillardruck

Die Kapillarwände der Lunge sind unter normalen Verhältnissen so beschaffen, daß sie für Wasser und gelöste Salze gut durchgängig, für Proteine dagegen nahezu impermeabel sind. Der Lungenkapillardruck kann durch den pulmonalen Verschlußdruck abgeschätzt werden. Dieser wäre dann gleich dem linksventrikulär enddiastolischen Druck, wenn der venöse Widerstand vernachlässigbar gering wäre. Tierexperimentelle Untersuchungen haben jedoch gezeigt, daß ca. 40% des pulmonalen vaskulären Widerstands durch die Venolen der Lunge bedingt sind. Hieraus folgt, daß der tatsächliche kapilläre Filtrationsdruck etwa 7 mmHg höher ist, als durch den pulmonalen Verschlußdruck abgeschätzt wird. Der Verschlußdruck unterschätzt den kapillären Filtrationsdruck also um etwa 7 mmHg.

Der kolloidosmotische Druck wird bedingt durch die intravasale, nicht filtrierbare Eiweißkonzentration, die eine bestimmte Menge Flüssigkeit zu binden vermag. Er ist im wesentlichen bedingt durch den Blutgehalt an Albumin und beträgt unter physiologischen Bedingungen etwa 25 mmHg.

## 27.1.4
## Stadien des Lungenödems

Die progrediente Flüssigkeitsansammlung während der Entwicklung eines Lungenödems ist unabhängig von der zugrundeliegenden pathophysiologischen Ursache, z. B. von einer Imbalance der Starling-Kräfte oder einer primären Schädigung der alveolokapillären Membran. Sie ist in ihrem Ablauf relativ einheitlich. Drei Stadien können hierbei unterschieden werden (Fishman 1988; Abb. 27-2).

Unter normalen Umständen kommt es zu einer kontinuierlichen Flüssigkeitsbewegung vom Gefäß in den interstitiellen Raum, der durch lymphische Kanäle abgeleitet bzw. durch den kolloidosmotischen Druck im venösen System in den Intravasalraum rückresorbiert wird.

### Stadium I
In der ersten Phase kommt es zu einer erhöhten Filtration von Flüssigkeit durch die Lymphgefäße, daneben ist das peribronchiale Gewebe durch den erhöhten Flüssigkeitsdurchsatz verbreitert. Trotzdem kommt es durch den erhöhten lymphatischen Abfluß nicht zu einer Vergrößerung des interstitiellen Volumens.

### Stadium II
Wenn die filtrierte Flüssigkeitsmenge aus den pulmonalen Kapillaren größer als die Kapazität der Lymphgefäße ist, akkumuliert Flüssigkeit im sehr lockeren interstitiellen Gewebe, das die Bronchiolen, Arteriolen und Venolen umgibt. Dies ist das Stadium II der Entwicklung des Lungenödems.

### Stadium III
Mit Zunahme der filtrierten und in das Interstitium übertretenden Flüssigkeit wird die Aufnahmekapazität des lockeren interstitiellen Bindegewebes überschritten, und es kommt zur Erweiterung des weniger dehnbaren interstitiellen Raums der alveolokapillären Septen. Schließlich kommt es zur alveolären Flüssigkeitsansammlung mit sehr rascher Abnahme der Gasaustauschoberfläche.

**Abb. 27-1.** Flüssigkeitsaustausch in der Lunge

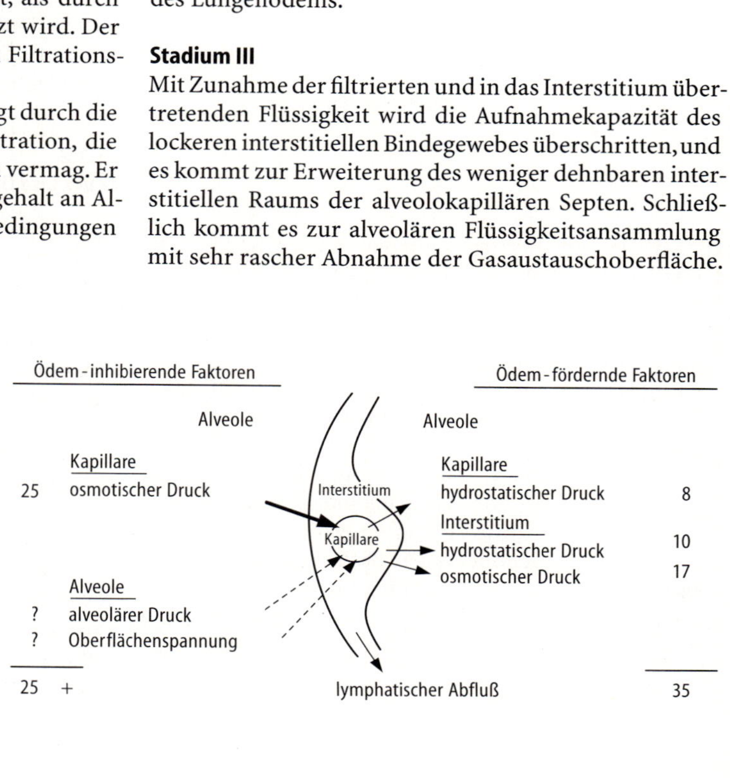

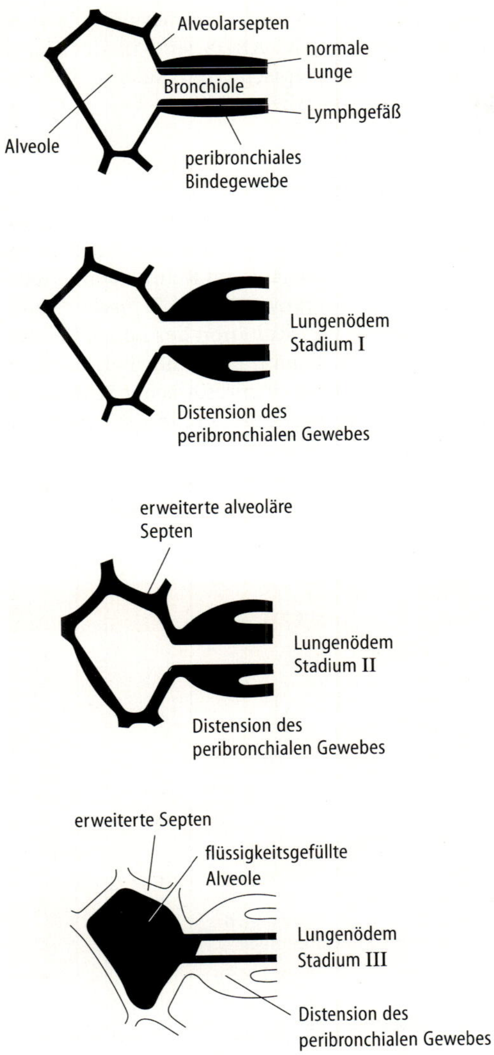


**Abb. 27-2.** Stadien des Lungenödems

Dies ist das Stadium III des Lungenödems. In diesem Stadium kommt es zur Schädigung aller Komponenten der alveolokapillären Membran, unabhängig von der auslösenden Ursache. Eine einfache Besserung des Krankheitsbildes durch Flüssigkeitsentzug allein ist dann nicht mehr möglich, weil die geschädigte alveolokapilläre Membran bereits zur Akkumulation von Eiweißstoffen im Interstitium und ggf. sogar in den Alveolen geführt hat und somit der kolloidosmotische Druckgradient zwischen Interstitium und Intravasalraum ausgeglichen wurde.

## 27.2 Klinik

Das akute, kardial bedingte Lungenödem ist die dramatischste Konsequenz der Linksherzinsuffizienz. Zugrunde liegen können eine linksventrikuläre systolische oder diastolische Dysfunktion, eine Mitralstenose oder andere Erkrankungen, die den linksatrialen und pulmonalen Kapillardruck erhöhen.

Das akute Lungenödem unterscheidet sich von der paroxysmalen nächtlichen Dyspnoe und Orthopnoe bei der Herzinsuffizienz in der wesentlich rascheren Entwicklung einer schweren pulmonalkapillären Druckerhöhung. Hierdurch kommt es zu einer Verschlechterung der $O_2$-Transportkapazität der Lunge und in deren Folge zu einer Abnahme des $O_2$-Partialdrucks im arteriellen Blut.

### 27.2.1 Befund und klinische Diagnostik

Das akute Lungenödem hat eine eindrucksvolle und dramatische klinische Symptomatik. Es kommt zu einer sich sehr rasch entwickelnden und extremen Dyspnoe. Der Patient wird sehr ängstlich, entwickelt einen zunächst trockenen Husten, schließlich wird ein flüssiges, teilweise blutig inbibiertes Sputum abgehustet. Patienten, die einen derartigen Anfall eines Lundenödems überstanden haben, beschreiben das Gefühl „wie beim Ertrinken".

Durch das Gefühl von Luftnot bis hin zur Erstikkungssensation kommt es zu einer massiven symphatischen Aktivierung, die Herzfrequenz und Blutdruck erhöht und so zu einer weiteren Erhöhung des linksventrikulär enddiastolischen Füllungsdrucks führt. Durch die stark erhöhte Atemarbeit kommt es zu einer weiteren Belastung des Herzens. Die Hypoxämie kann eine weitere Verschlechterung der kardialen Funktion nach sich ziehen.

Wenn dieser Circulus vitiosus nicht unterbrochen wird, kann er relativ rasch zur respiratorischen Insuffizienz und zum Tod führen.

Der Patient sitzt aufrecht oder steht, empfindet sehr starken Lufthunger und schlägt gelegentlich um sich. Die Atemfrequenz ist stark erhöht, eine deutliche Nasenflügelatmung ist sichtbar, die Interkostalräume und die Supraklavikulargruben werden inspiratorisch als Ausdruck des stark negativen inspiratorischen intrapleuralen Drucks, der für die Inspiration notwendig ist, eingezogen.

Die Patienten ergreifen häufig die Seite des Bettes oder eines Stuhls, um die Atemhilfsmuskulatur einsetzen zu können. Die Atmung ist geräuschvoll mit inspiratorisch und exspiratorisch hörbaren Rasselgeräuschen, die in der Regel aus der Distanz erkennbar sind. Die Haut ist kalt, aschfahl und zyanotisch durch die Verminderung des Herzzeitvolumens und die massive sympathische Aktivierung mit peripherer Vasokonstriktion.

#### Auskultation

Auskultatorisch lassen sich über den Lungen feuchte, zunächst feinblasige, später grobblasige Rasselgeräusche auskultieren, meist verbunden mit exspiratorischem Stridor als Ausdruck des „Asthma cardiale". Die Rasselgeräusche sind typischerweise über den basalen Abschnitten der Lungen ausgeprägter als über den apikalen Arealen zu hören.

Die Auskultation des Herzens ist häufig durch die massiven Atemgeräusche erschwert. Manchmal läßt sich ein 3. oder 4. Herzton als Ausdruck der akuten Linksherzinsuffizienz auskultieren, der 2. Herzton ist häufig akzentuiert. Gegebenenfalls ist ein vitientypisches Geräusch zu hören.

**Hypertension**

Wenn die Ursache des Lungenödems nicht in einem kardiogenen Schock liegt, ist der arterielle Blutdruck in der Regel durch die massive sympathische Stimulation erhöht. Dies läßt jedoch nicht unmittelbar auf eine hypertensive Krise als auslösende Ursache des Lungenödems schließen. Vielmehr kommt es in der Regel zu einer generellen Hypertension durch die Sekundärreaktion auf das Lungenödem. Falls dem Lungenödem ein akuter Myokardinfarkt zugrunde liegt, sind häufig typische Beschwerden wie präkordialer Vernichtungsschmerz mit führend.

### 27.2.2 Differentialdiagnose

Asthma cardiale bis hin zum Lungenödem kann manchmal schwierig von einem schweren Asthma-bronchiale-Anfall zu unterscheiden sein, da bei beiden Krankheitsbildern die Symptomatik wie extreme Dyspnoe, Bronchospasmus, Pulsus paradoxus, aufrechter Sitz mit Abstützung der Arme, um die Hilfsmuskulatur der Atmung einsetzen zu können, diffuse Rasselgeräusche usw. vorkommen können.

Die Anamnese gibt in diesen Fällen häufig Hinweise, da Patienten mit Asthma bronchiale in der Regel ihre Diagnose kennen bzw. eine entsprechende Medikation mit sich führen. Während eines akuten Asthma-bronchiale-Anfalls steht die Überblähung der Lunge mit exspiratorischem Stridor oder sehr leisen Atemgeräuschen im Vordergrund, während beim Asthma cardiale im Rahmen des Lungenödems feuchte Rasselgeräusche als Befund führen.

Auf die kardiale Genese des Asthmas weisen folgende Symptome hin:

**Symptome des kardial bedingten Lungenödems**

- Anamnestisch bekannter Myokardinfarkt
- Im EKG nachweisbarer Myokardinfarkt
- Schlecht eingestellter arterieller Hypertonus
- Auskultierbare Vitien
- Tachykardie oder Tachyarrhythmia absoluta
- Anamnestisch Belastungsdyspnoe

Bei einer sich rasch entwickelnden Dyspnoe muß differentialdiagnostisch immer an eine Lungenembolie, meist als Thrombembolie, manchmal auch an andere Embolieformen gedacht werden. Pleuraergüsse, Atelektasen, schwere Pneumonien, ARDS sind in der Regel durch die Anamnese bzw. typische Untersuchungsbefunde vom Lungenödem abgrenzbar.

**„Fluid lung"**

Eine wichtige Differentialdiagnose einer akuten Dyspnoe mit diffusen Verschattungen im Röntgenbild stellt die „fluid lung" dar. Hierbei handelt es sich um eine Volumenüberlastung des Kreislaufs im Rahmen eines akuten oder chronischen Nierenversagens. Typischerweise findet sich während der Auskultation der Lunge bei der „Fluid lung" entweder kein pathologischer Befund oder ein lediglich geringgradiger exspiratorischer Stidor. Die Anamnese mit Nierenversagen läßt in diesem Fall in der Regel eine Differenzierung zu.

Die wichtigsten Differentialdiagnosen des Lungenödems sind in nachfolgender Übersicht zusammengefaßt.

**Differentialdiagnose des Lungenödems**

- Asthma bronchiale
- Lungenembolie
- Akutes Lungenversagen (ARDS)
- Fremdkörperaspiration
- Inhalation toxischer Gase
- Pneumothorax
- Hämatothorax
- Pleuraerguß
- Atelektase
- Akute schwere Pneumonie
- Epiglottitis/Glottisödem
- Akute neuromuskuläre Erkrankungen
- Akute zentralnervöse Erkrankungen

**Tabelle 27-1.** Unterscheidung des kardialen vom nichtkardialen Lungenödem

| | Kardiales Lungenödem | Nichtkardiales Lungenödem |
|---|---|---|
| Anamnese | Akute kardiale Erkrankung | Leere kardiale Anamnese |
| Untersuchung | Kalte Peripherie<br>3. Herzton<br>Gestaute Jugularvenen | Warme Peripherie<br>Normale Herzauskultation<br>Normale Jugularvenen |
| Geräusche | Feuchte Rasselgeräusche | Trockene Rasselgeräusche |
| EKG | Ischämie- oder Infarkt-EKG | Unauffälliges EKG |
| Thoraxröntgen | Zentrale Stauung | Periphere Veränderungen |
| Pulmonarer Kapillardruck | > 18 mmHg | < 18 mmHg |
| Shunt | Kleiner intrapulmonaler Shunt | Großer intrapulmonaler Shunt |

Anhaltspunkte für die Unterscheidung eines kardialen Lungenödems von einem nichtkardial bedingten Lungenödem sind in Abschn. „Interstitielles Lungenödem" (s. unten sowie Tabelle 27-1) dargestellt.

Wenngleich diese anamnestischen und untersuchungstechnischen Befunde nicht beweisend sind, so kann aus der Summe der Befunde dennoch eine wahrscheinliche Differenzierung in ein kardiales und nichtkardiales Lungenödem getroffen werden.

## 27.3 Spezielle Diagnostik

**!** Die wesentliche Diagnostik liegt in der klinischen Untersuchung. Technische Untersuchungsmethoden dienen der Diagnostik evtl. zugrundeliegender Erkrankungen oder dem Ausschluß wichtiger Differentialdiagnosen.

### 27.3.1 Elektrokardiogramm

Typische Veränderungen des EKG bei Patienten mit Lungenödem gibt es nicht. Die Untersuchung dient vielmehr der Diagnostik einer zugrundeliegenden tachykarden Rhythmusstörung oder eines akuten Myokardinfarkts. So finden sich bei rhythmogen bedingtem Lungenödem entweder eine supraventrikuläre oder ventrikuläre Tachykardie, wobei die Frequenz, die zur Erhöhung des linksventrikulären enddiastolischen Druckes führt, von der zugrundeliegenden Herzerkrankung abhängig ist.

Grundsätzlich kann jedoch davon ausgegangen werden, daß es bei normaler linksventrikulärer Pumpfunktion bei einer Tachykardie eher zur Hypotonie als zur Entwicklung eines Lungenödems kommt.

Umgekehrt wird bei Patienten mit eingeschränkter linksventrikulärer Pumpfunktion oder Mitralstenose bereits durch mäßiggradige tachykarde Rhythmusstörungen eine starke Erhöhung des pulmonalen Kapillardrucks als Voraussetzung für die Entstehung eines Lungenödems auftreten, bevor der systemische Blutdruck abfällt. Dieser wird in der Regel durch sympathische Aktivierung und entsprechende periphere Vasokonstriktion aufrechterhalten.

#### Tachyarrhythmia absoluta

Eine der häufigsten Ursachen für die Entwicklung eines akuten Lungenödems bei Patienten mit eingeschränkter linksventrikulärer Pumpfunktion ist ein neuaufgetretenes Vorhofflimmern mit Tachyarrhythmia absoluta. Andere tachykarde Rhythmusstörungen wie Kammertachykardien nach Myokardinfarkt treten demgegenüber zahlenmäßig deutlich in den Hintergrund.

#### Myokardinfarkt

Der akute Myokardinfarkt ist eine der häufigsten Ursachen des kardialen Lungenödems. Das EKG dient insofern einer Ursachenklärung (s. Kap. 20: „Akuter Myokardinfarkt").

Linkspräkordiale Erregungsrückbildungsstörungen im Sinne von ST-Senkungen und präterminal negativen T-Wellen können hinweisend sein auf eine akute Myokardischämie mit konsekutiver diastolischer und systolischer Pumpfunktionsstörung im minderversorgten Myokardareal oder eine langjährige arterielle Hypertonie als Ursache des Lungenödems.

Die typischen EKG-Veränderungen einer Lungenembolie, einer der wichtigen Differentialdiagnosen, sind ausführlich in Kap. 41: „Cor pulmonale" beschrieben.

### 27.3.2 Thoraxröntgenaufnahme

Die Thoraxröntgenaufnahme ist eines der wichtigsten Hilfsmittel zur Diagnostik eines Lungenödems. Insbesondere beim interstitiellen Ödem, bei dem Anamnese und klinische Untersuchung häufig wenig wegweisend sind, kann erst diese Aufnahme die Ätiologie des Krankheitsbildes klären. Die röntgenologischen Befunde lassen sich in ein interstitielles und ein alveoläres Lungenödem einteilen. **!**

#### Interstitielles Lungenödem

**Radiologische Zeichen des interstitiellen Lungenödems**

- Apikale Blutumverteilung
- Vergrößerung und Unschärfe der Hili
- Perivaskuläre und peribronchiale Verdickung
- Diffuse Trübung der Lungenfelder
- Septale Linien (Kerley-A- und -B-Linien)
- diffuse retikuläre Zeichnungsvermehrung (Kerley-C-Linien)

**Kerley-Linien**

Kerley-A-, -B- und -C-Linien sind transiente Linien im Röntgenbild, die durch eine ödematöse Erweiterung von Bindegewebssepten verursacht werden.

*Kerley-B-Linien* sind 1–2 cm lange, nicht verzweigende parallele Linien in der Lunge, die auf dem Bild die pleurale Grenze erreichen. Sie sind üblicherweise nur in den Lungenunterfeldern nachweisbar. Eine chronische Erhöhung des pulmonalvenösen Drucks, z. B. bei Mitralstenose, kann zur Fibrose und damit chronischen Nachweisbarkeit dieser Linien führen. Ähnliche Veränderungen lassen sich bei Lymphangiosis carcinomatosa der Lungen nachweisen.

*Kerley-A-Linien* sind seltener nachweisbar und erscheinen auf der Röntgenaufnahme als 4–6 cm lange irreguläre Linien, die in der Regel vom Oberlappen zum Hilus reichen. Zugrunde liegt auch hier eine Verdickung der Interlobärsepten des Lungenparenchyms.

Manchmal läßt sich eine feinretikuläre Zeichnungsvermehrung im Thoraxröntgenbild nachweisen. Diese feinen kurvo-linearen Linien werden als *Kerley-C-Linien* bezeichnet.

**Perihiläre Trübung**

Die perihiläre Trübung wird verursacht durch Kontrastverlust hilärer Strukturen durch Zunahme extravaskulärer Flüssigkeit. Hierbei findet sich ein fließender Übergang vom interstitiellen zum alveolären Lungenödem.

### Alveoläres Lungenödem

Tritt keine Behandlung ein, kommt es zum kontinuierlichen Übergang vom interstitiellen zum alveolären Lungenödem. Dieses ist röntgenologisch durch konfluierende, schlecht abgrenzbare und zentral lokalisierte Areale erhöhter Röntgenabsorption charakterisiert. Der Grund für die schmetterlingsartige Lokalisationsverteilung des Ödems ist nicht bekannt (Abb. 27-3).

Es ist schwierig, meist unmöglich, eine klare Abschätzung des hämodynamischen Status aus dem Thoraxröntgenbild vorzunehmen. Anhaltspunkte geben jedoch Untersuchungen bei Patienten mit akutem Myokardinfarkt. Wenn das Röntgenbild normal ist, liegt der diastolische pulmonalarterielle Druck unter 10–14 mmHg. Von 13–18 mmHg kommt es zu einer kranialen Umverteilung als Ausdruck des Präödems. Ein interstitielles Ödem kann bei diastolischen Pulmonalarteriendrücken von 18–25 mmHg nachweisbar sein. Alveoläre Lungenödeme treten in der Regel dann auf, wenn der diastolische Pulmonalarteriendruck >30–40 mmHg beträgt.

Im Rahmen des akuten Myokardinfarkts ist hierbei jedoch ein diagnostisches Verzögerungsintervall zu berücksichtigen, bei dem die hämodynamischen Veränderungen bereits vorliegen, das Lungenödem sich jedoch noch nicht radiologisch manifestiert hat. Umgekehrt muß die therapeutische Verzögerungsperiode berücksichtigt werden, bei der sich nach therapeutischer Intervention die hämodynamischen Parameter bereits gebessert haben, die radiologische Besserung jedoch zeitlich nicht damit Schritt hält.

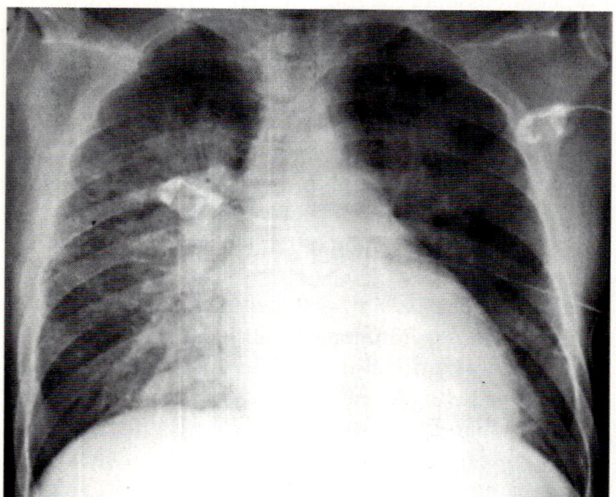

**Abb. 27-3.** Thoraxröntgenaufnahme bei Lungenödem

Die genannten hämodynamischen Veränderungen beziehen sich auf akute Krankheitsbilder. Bei chronischer Erhöhung des pulmonal-venösen Drucks, z. B. im Rahmen einer Mitralstenose, gelten diese Druckwerte nicht. Einseitige, meist rechtsseitige oder beidseitige Pleuraergüsse sind häufig bei Patienten mit Lungenödem nachweisbar. Bei der Röntgenaufnahme im Liegen muß ein Pleuraerguß dann vermutet werden, wenn sich im Röntgenbild eine diffuse Transparenzminderung nachweisen läßt.

**Thoraxröntgenaufnahme im Liegen**

Besondere Probleme bereitet die Thoraxröntgenaufnahme im intensivmedizinischen Bereich mit Hilfe transportabler Geräte. Durch den anteroposterioren Strahlengang wird die Herzgröße überschätzt. Zeichen der Umverteilung treten bereits bei niedrigeren pulmonal-venösen Drücken auf.

Patienten sind häufig unkooperativ, und eine inadäquate Inspiration kann häufig interstitielle Linien vortäuschen. Andererseits kann durch das hohe Lungenvolumen im Rahmen einer mechanischen Ventilation mit PEEP-Beatmung das Ausmaß des Lungenödems unterschätzt werden.

## 27.3.3 Arterielle Blutgasanalyse

Mit Zunahme der interstitiellen Flüssigkeitsansammlung und chronisch venösen Stauung kommt es zur Hyperventilation mit Erniedrigung des arteriellen $CO_2$-Partialdrucks ($p_aCO_2$) und respiratorischer Alkalose. Ein interstitielles Ödem führt in der Regel zu einem $pO_2$ unter 60 mmHg durch Verlängerung der Diffusionswege für Sauerstoff und eine Zunahme des Ventilations-Perfusions-„Mismatch". Eine weitere Zunahme des interstitiellen Flüssigkeitsvolumens führt zu einer Abnahme der Lungencomplicane, d. h. zu steiferem Lungengewebe. Hierdurch kommt es einerseits zu einer Verstärkung des Ventilations-Perfusions-Mismatch, andererseits wird die Atemarbeit deutlich erhöht.

Beim alveolären Lungenödem schließlich kommt es zur Okklusion der Alveolen und teilweise der kleinen Atemwege durch Ödemschaum. Hierdurch wird eine deutliche Verschlechterung des Gasaustauschs und der $O_2$-Sättigung durch Erhöhung intrapulmonaler Shunts bedingt. Beim alveolären Lungenödem kann das $CO_2$ niedrig, normal und erhöht sein. Die Blutgasanalyse zeigt hier keine Korrelation zu radiologischen Schweregraden.

## 27.3.4 Rechtsherzkatheteruntersuchung

Die Messung des pulmonalen Drucks sowie des pulmonalen Verschlußdrucks mit Hilfe eines Swan-Ganz-Katheters erlaubt in der Regel eine sichere Differenzierung zwischen einem kardialen und einem nichtkardialen Lungenödem. Wenn der pulmonale Kapillardruck über 20–25 mmHg erhöht ist, ist die Wahrscheinlichkeit sehr groß, daß es sich um ein kardial bedingtes Lungenödem handelt. Bei Ödemen auf dem Boden einer Permeabilitätsstörung der alveolokapillären Membran ist der pulmonale Kapillardruck in der Regel <20 mmHg.

Der Einfluß der Rechtsherzkatheteruntersuchung auf die Prognose von kritisch kranken Patienten, auch mit Lungenödem wird auch heute noch kontrovers diskutiert. Bereits 1991 zeigte Guyatt in einer kleineren. randomisierten Studie, daß kritisch kranke Patienten, deren Hämodynamik mit Hilfe eines Rechtsherzkatheters überwacht und angepaßt wurde, eine Tendenz zu einer schlechteren Prognose hatten, als diejenigen, deren Therapie ohne invasives hämodynamisches Monitoring geführt wurde.

Connors et al. (1996) untersuchten im Rahmen einer prospektiven Kohortenstudie an über 5700 kritisch kranken Patienten, ob die Verwendung eines Rechtsherzkatheters während der ersten 24 h auf der Intensivstation einen Einfluß auf Prognose und Kosten der Behandlung hatte. Es zeigte sich, daß die Verwendung eines Rechtsherzkatheters nicht nur mit deutlich erhöhten Gesamtbehandlungskosten sondern auch mit einer erhöhten Letalität assoziiert war.

Aus den genannten Untersuchungen ist zu folgern, daß der Einsatz eines Rechtsherzkatheters bei Patienten mit Lungenödem kritisch indiziert werden muß, z. B. zur Differentialdiagnose zwischen kardialem und nichtkardialem Ödem oder bei gleichzeitigem Vorliegen eines Lungenödems und einer Hypotonie oder eines Schockzustandes zur Abstimmung zwischen Volumenbilanz, positiv-inotropen und vasodilatierenden Pharmaka. Bei der Mehrzahl von Patienten mit Lungenödem wird eine Rechtsherzkatheteruntersuchung zur Therapieführung jedoch nicht benötigt.

### 27.3.5 Echokardiographie

Die transthorakale Echokardiographie erlaubt in der Regel die zuverlässige Diagnostik einer kardialen Erkrankung, die einem kardial bedingten Lungenödem zugrunde liegt. In der M-Mode-Echokardiographie findet sich bei der myokardial bedingten Herzinsuffizienz eine Vergrößerung des ES-Abstands sowie eine Verminderung der Durchmesserverkürzung (Abb. 27-4).

Die zweidimensionale Darstellung im 4-Kammer-Blick erlaubt die Differenzierung einer globalen Pumpfunktionsstörung, z. B. im Rahmen einer dilatativen Kardiomyopathie von umschriebenen Kontraktilitätsstörungen oder Aneurysmen im Rahmen eines akuten Myokardinfarkts oder Herzwandaneurysmas.

Beim Lungenödem im Rahmen einer dekompensierten arteriellen Hypertonie finden sich in der Echokardiographie neben der Dilatation und verminderten Durchmesserverkürzung des linken Ventrikels eine deutliche linksventrikuläre Hypertrophie und linksatriale Dilatation als Ausdruck der langjährigen Druckbelastung. Ähnliche Befunde lassen sich bei einer dekompensierten Aortenstenose erwarten. Hierbei finden sich dopplerechokardiographisch zusätzlich Hinweise für die Flußbeschleunigung im Bereich der verkalkten oder sklerosierten Aortenklappe.

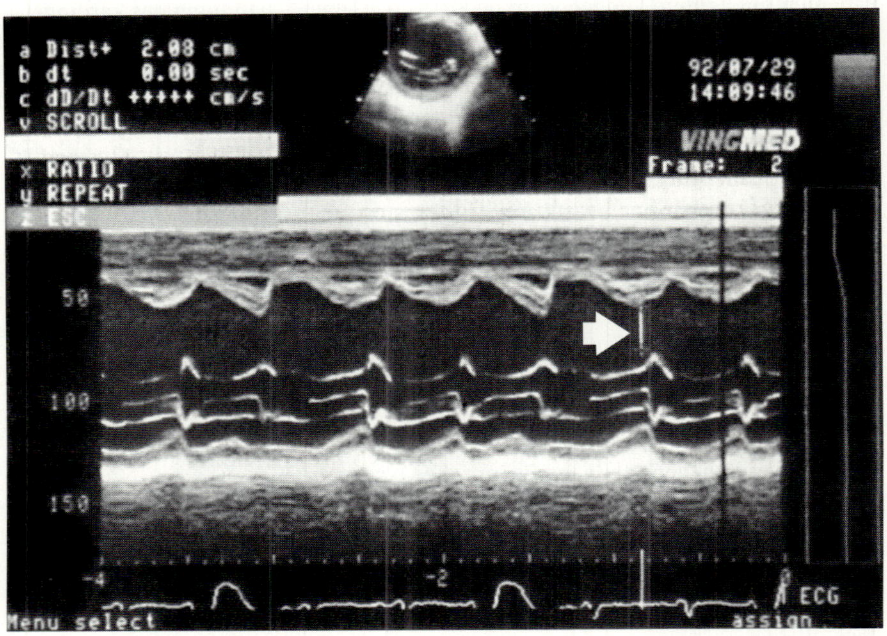


**Abb. 27-4.** Echokardiographie bei globaler Pumpstörung und Lungenödem; (⇨: ES-Abstand 21 mm)

Besondere Beachtung wegen der unterschiedlichen Therapie sollte die Diagnose der hypertrophisch-obstruktiven Kardiomyopathie finden. Typische Befunde in der Echokardiographie sind hier neben einer massiven Hypertrophie, entweder generalisiert oder aber lokalisiert im Bereich des interventrikulären Septums, die systolische Vorwärtsbewegung des vorderen Mitralklappensegels (SAM). Zusätzlich findet sich dopplerechokardiographisch ein Druckgradient im linksventrikulären Ausflußtrakt.

Restriktive Kardiomyopathien oder konstriktive Perikarditiden äußern sich selten in Form von Lungenödemen; vielmehr steht hierbei die Rechtsherzinsuffizienz im Vordergrund.

Der systolische Druck in der A. pulmonalis läßt sich dopplerechokardiographisch anhand des Druckgradienten über der Pulmonalklappe bei Trikuspidalinsuffizienz abschätzen (Details s. Kap. 41 „Cor pulmonale"). Eine unauffällige echokardiographische Untersuchung schließt ein kardial bedingtes Lungenödem praktisch aus.

## 27.4 Therapie

Die Behandlung des kardiogenen Lungenödems erfordert verschiedene Maßnahmen:

- unspezifische, allgemeine Maßnahmen,
- Behandlung und Korrektur verschlimmernder Faktoren,
- Behandlung und Korrektur der Grunderkrankung.

### 27.4.1 Unspezifische Maßnahmen

Patienten mit akutem Lungenödem bedürfen der Überwachung auf einer Intensivstation. Dennoch ist es wichtig, daß die Therapie bis zur Verlegung nicht verzögert wird, da die in der Regel einfachen ersten therapeutischen Maßnahmen überall mit geringem Risiko initiiert werden können.

Ein arterieller Zugang erlaubt die invasive Kontrolle des Blutdrucks sowie häufige arterielle Blutgasanalysen, um den notwendigen Zeitpunkt einer Intubation bzw. den Erfolg oder Mißerfolg einer therapeutischen Maßnahme abschätzen zu können, ist aber häufig nicht notwendig.

### 27.4.2 Sauerstoff

Eine der wesentlichen Maßnahmen, um die Oxygenation des Blutes und somit auch die Luftnot des Patienten zu bessern ist die Gabe von Sauerstoff. Angestrebtes Ziel ist eine Erhöhung des $O_2$-Partialdrucks über 60 mmHg.

Sollte bereits eine Erhöhung der $CO_2$-Konzentration eingetreten sein, ist häufig eine Intubation nicht zu umgehen, da offensichtlich eine Erschöpfung der Atmung vorliegt (Details der Beatmungstechniken s. unten). In der Regel wird die $O_2$-Zufuhr über eine Nasensonde erfolgen, eine nahezu 100%ige $O_2$-Inhalation wird durch Maskenbeatmung mit 15–20 l Sauerstoff unter Verwendung eines Rückatmungsbeutels ermöglicht.

### 27.4.3 Staubinden

Eine Verminderung der Vorlast kann durch Applikation von Staubinden an den 4 Extremitäten erreicht werden. Hierbei sollten rotierend und alternierend Blutdruckmanschetten auf ca. 10–20 mmHg unter den diastolischen Blutdruck aufgeblasen werden, um einen arteriellen Zufluß zur Extremität zu ermöglichen, den venösen Rückfluß jedoch zu inhibieren. Gleichzeitig sollten lediglich 3 der 4 Extremitäten entsprechend gedrosselt werden und alle 15–20 min sollte eine der Binden gelokkert und durch die bisher nicht gestaute Extremität ersetzt werden. Diese therapeutische Maßnahme ist seit Einführung der Schleifendiuretika in ihrer Bedeutung stark in den Hintergrund getreten.

### 27.4.4 Aderlaß

Durch die Verwendung akut wirkender Schleifendiuretika ist die früher häufig angewandte Methode des Aderlasses obsolet geworden.

### 27.4.5 Morphinsulfat

Morphinsulfat ist ein hilfreiches Medikament in der Behandlung des kardiogenen Lungenödems. Durch seine narkotische Wirkung vermindert es die Angst, reduziert die Atemarbeit und vermindert den zentralen Sympathikotonus, wodurch es in der Folge zur venösen und arteriellen Relaxation kommt.

Therapeutisch werden ca. 5 mg Morphinsulfat für einen normalgewichtigen Mann intravenös appliziert, wobei die Dosis nach 15–30 min erneut gegeben werden kann.

Wegen seiner atemdepressiven Wirkung ist Morphin bei Asthma bronchiale, chronisch-obstruktiver Bronchopneumopathie sowie bereits eingetretener Erhöhung des $pCO_2$ kontraindiziert.

### 27.4.6 Diuretika

Schleifendiuretika sind eine der wesentlichen therapeutischen Maßnahmen zur Behandlung des akuten Lungenödems. Grundsätzlich werden wegen der Schnelligkeit des Eintritts zu diesem Zweck Schleifendiuretika verwendet.

Nach Gabe von 40–80 mg Furosemid (z.B. Lasix®) oder 12–18 mg Piretanid (z.B. Arelix®) kann das Einsetzen der Diurese innerhalb von 5 min, das Maximum nach ca. 30 min und der Gesamteffekt für ca. 2–4 h erwartet werden. Alternativ kann eine Kurzinfusion von Etacrynsäure (z.B. Hydromedin® 50 mg) ebenfalls eine akute und massive Diurese einleiten. Durch diese Diurese kommt es zu einer raschen Verminderung des intravasalen Flüssigkeitsvolumens, des zentralen Venendrucks und des linksventrikulären Füllungsdrucks. Bedarfsweise kann die Diuretikagabe mehrmals täglich wiederholt werden.

Da die Besserung der Luftnot sowie die hämodynamischen Veränderungen im Sinne einer Senkung der pulmonal-arteriellen Drücke der diuretischen Wirkung vorausgehen, wird für den Effekt der Schleifendiuretika nach intravenöser Applikation auch eine direkte vasodilatierende Wirkung des venösen Gefäßbetts postuliert. Darüber hinaus gibt es experimentelle Hinweise für eine arterielle Vasodilatation mit konsekutiver Erniedrigung der Nachlast des Herzens.

CAVE

Die diuretische Therapie ist hierdurch zur tragenden Säule der Therapie eines Lungenödems geworden.

## 27.4.7 Vasodilatatoren

Häufig finden sich bei Patienten mit akutem Lungenödem ein erhöhter systemischer Gefäßwiderstand sowie ein erhöhter arterieller Blutdruck. Das Herzzeitvolumen wird durch eine diuretische Therapie nicht erhöht, im Rahmen der Herzinsuffizienz durch den flachen Verlauf der Beziehung zwischen Ventrikelfüllung, Vordehnung des Myokards und Kontraktilität des Herzens jedoch auch nicht wesentlich negativ beeinflußt (Details s. Sektion V „Herzinsuffizienz").

Venöse Vasodilatatoren wirken über denselben Mechanismus, durch Verminderung der Vorlast führen sie zu einer Reduktion des pulmonalen Kapillardrucks.

### Nitroglyzerin

Nitroglyzerin, sublingual in einer Dosierung von 0,8–1,6 mg appliziert, vermindert durch Vasodilatation die ventrikuläre Vorlast. Daneben kann es auch intravenös in einer Dosierung von 0,6–2,0 mg/h appliziert werden, wobei nach niedriger Initialdosierung die Dosis sukzessive solange erhöht wird, bis der Blutdruck etwa 100–120 mmHg erreicht.

Nachteil eines derartigen venösen Vasodilatators ist, daß insbesondere bei Patienten, deren Lungenödem im Rahmen eines Myokardinfarktes aufgetreten ist und bei denen der arterielle Blutdruck niedrig normal oder erniedrigt ist, durch die Applikation von Nitroglyzerin eine Hypotonie bis hin zum Schockzustand provoziert werden kann.

Die Nachlastminderung durch arterielle Vasodilatatoren ist eine Maßnahme, die bei Patienten mit normalen und insbesondere hochnormalen bis erhöhten Blutdruckwerten besonders geeignet ist, das Krankheitsbild positiv zu beeinflussen. Durch die Verminderung des systemischen Widerstands wird eine Entlastung des linken Ventrikels und zusätzlich eine Verminderung des myokardialen $O_2$-Verbrauchs erreicht. Da alle Kalziumantagonisten die myokardiale Kontraktilität reduzieren, ist bei diesen Substanzen besondere Vorsicht geboten.

### Natriumnitroprussid

Natriumnitroprussid ist ein sehr effektives, arteriell dilatierendes Medikament, das den systemischen Gefäßwiderstand vermindert und so zu einer Erhöhung des Herzzeitvolumens führt. Aufgrund der direkten und äußerst effektiven Vasodilatation ist die Applikation über einen getrennten zentral-venösen Zugang notwendig, da bei peripher-venöser Applikation durch Lageänderung der entsprechenden Extremität eine „Bolusapplikation" zur kritischen Hypotonie führen kann.

Initial sollten 5 µg Nitroprussid/min gegeben werden, die Dosis sollte dann in kurzfristigen Intervallen um jeweils 5 µg/min erhöht werden, bis eine deutliche Besserung des Lungenödems eintritt oder der systolische arterielle Blutdruck 100 mmHg erreicht.

### Kalziumantagonisten

Bei einem Lungenödem im Rahmen einer hypertonen Krise ist die sublinguale Gabe eines primär vasodilatierend wirkenden Kalziumantagonisten (Nifedipin 10–20 mg s.l.) oder Nitrendipin (5–10 mg s.l.) indiziert. ACE-Hemmer mit ihrer langsamen Kinetik haben in der Akutbehandlung des Lungenödems nur einen untergeordneten Stellenwert, stehen in der Dauertherapie zur Rezidivprophylaxe des myokardial bedingten Lungenödems jedoch ganz im Vordergrund.

### Theophyllin

Bei Patienten, bei denen eine zusätzliche Bronchokonstriktion im Vordergrund der klinischen Symptomatik steht (Asthma cardiale), kann die Gabe von Theophyllin sinnvoll sein. Durch seine inhibitorische Wirkung auf die intrazelluläre Phosphodiesterase hat es neben einem bronchodilatierenden Effekt eine milde vasodilatierende und positiv-inotrope Wirkung.

Außerdem hat es einen milden diuretischen Effekt. Die übliche Dosierung liegt bei 5 mg/kgKG intravenös (1–1,5 Amp. Theophyllin) gefolgt von einer Infusion von ca. 0,5 mg/kgKG/h. Nach Besserung der Symptomatik sollte wegen der schmalen therapeutischen Breite des Medikaments eine Dosisreduzierung erfolgen.

## 27.4.8 Positiv-inotrope Substanzen

Bei Patienten, die außer einem Lungenödem eine Hypotonie sowie ein vermindertes Herzzeitvolumen aufweisen, ist die Gabe einer positiven-inotropen Substanz indiziert. Die Wirkung von Phosphodiesteraseinhibitoren und Katecholaminen ist in Sektion V „Herzinsuffizienz" ausführlich dargestellt. Grundsätzlich sollte beim akuten Lungenödem dann eine zusätzliche positiv-inotrope Therapie initiiert werden, wenn die Symptome des „low output" oder der Hypotonie wesentlich mit im Vordergrund stehen.

Bei normotensiven Blutdruckwerten und stark erniedrigtem Herzzeitvolumen ist ein Phosphodiesteraseinhibitor (z.B. Milrinon, Enoximon) indiziert, bei erniedrigten oder stark erniedrigten Blutdruckwerten die Gabe eines positiv-inotrop wirkenden Katecholamins (z.B. Dobutamin, Dopamin). Die differentialtherapeutische Anwendung verschiedener positiv-inotroper Substanzen ist in Sektion VI „Schock" detailliert beschrieben.

### 27.4.9 Überdruckbeatmung

Als Zwischenstufe zwischen einer mechanischen Beatmung und einer $O_2$-Maskenatmung kann in Einzelfällen die Spontanatmung mit kontinuierlichem positivem Überdruck (CPAP) Anwendung finden. Durch eine eng sitzende Maske kann über ein kalibriertes Ventilsystem während In- und Exspiration kontinuierlich ein positiver Druck auf die Atemwege ausgeübt werden.

Für die Anwendung dieser CPAP-Therapie bedarf es jedoch mehrerer, wichtiger Voraussetzungen:

- wacher und kooperativer Patient,
- erhaltener Hustenreflex,
- ausreichende Kraft der Atemmuskulatur,
- keine $CO_2$-Retention,
- stabile Kreislaufverhältnisse.

Durch die Vergrößerung der Gasaustauschfläche durch Offenhalten von ansonsten schlecht ventilierten Alveolararealen wird das Ventilations-Perfusions-Mismatch gebessert. Hierdurch kommt es zum Verschluß intrapulmonaler Shunts mit konsekutivem Anstieg des $pO_2$.

Die CPAP-Unterstützung der Spontanatmung führt zu einer rascheren Erhöhung des $pO_2$ als eine alleinige $O_2$-Maskenatmung. Da Patienten mit Lungenödemen jedoch wie oben beschrieben häufig sehr unruhig sind und Todesangst verspüren, wird diese Therapie häufig schlecht toleriert.

Wesentliche Komplikation ist eine relativ hohe Inzidenz von Aspiration sauren Magensaftes, da durch den Überdruck Luft über den Ösophagus in den Magen gedrückt werden kann. Aus diesem Grund wird die CPAP-Beatmung meist nur dann eingesetzt werden, wenn durch Initiierung therapeutischer Maßnahmen absehbar ist, daß eine Besserung des Lungenödems innerhalb kurzer Zeit erreicht werden kann (z. B. beim Lungenödem im Rahmen einer inzwischen therapierten hypertensiven Krise).

### 27.4.10 Maschinelle Beatmung

Die Intubation und maschinelle Beatmung ist bei fortgeschrittenen Stadien eines Lungenödems häufig unumgänglich.

Eine Intubation sollte dann erwogen werden, wenn die nachfolgend genannten Kriterien erreicht sind:

!

- $pO_2$ trotz $O_2$-Maskenbeatmung <55 mmHg
- $pCO_2$ >50–55 mmHg
- Atemfrequenz >30/min
- Atemzugvolumen <7 ml/kgKG

Wichtig ist in diesem Zusammenhang, daß die mit der Intubation einhergehende Kurznarkose durch Verminderung des Sympathikotonus und direkte Gefäßrelaxation häufig zu einer drastischen Vasodilatation mit konsekutivem Blutdruckabfall führt. Dies erfordert dann die passagere Gabe positiv-inotroper und vasokonstringierender Katecholamine.

Die Rolle der maschinellen Beatmung bei Patienten mit Hypoxämie ohne Hyperkapnie im Rahmen eines Lungenödems liegt nicht in der Erhöhung der alveolären Ventilation, sondern in der Vergrößerung des mittleren Lungenvolumens während des Respirationszyklus, wodurch es zur Öffnung einer größeren Zahl von Alveolen für den Gasaustausch kommt.

Je nach Beatmungsmodus führt die künstliche Beatmung zu einer Senkung des systemischen und pulmonalen Gefäßwiderstandes, Erhöhung des intraalveolären Drucks mit Verminderung der intraalveolären und interstitiellen Flüssigkeitsmenge und so zu einer mittelfristig drastischen Verbesserung der Diffusionskapazität der Lunge. Hierdurch läßt sich die arterielle Hypoxämie in der Regel innerhalb kurzer Zeit verbessern, ggf. kommt es auch zu einem Anstieg des Herzzeitvolumen.

Die Durchführung der Beatmung muß zwar individuell angepaßt werden, die folgenden Basiseinstellungen des Respirators haben sich jedoch bewährt:

- $O_2$-Beimischung ($FIO_2$) 100%,
- Atemfrequenz 10–15/min,
- Atemzugvolumen 12–15 ml/kgKG,
- Verhältnis Inspiration zu Exspiration = 1:2,
- maximaler Druck 40 cm $H_2O$,
- PEEP 5 mmHg.

Nach Stabilisierung des Patienten werden die Beatmungsparameter derartig modifiziert, daß mit minimaler O2-Beimischung und möglichst geringer Alteration der Hämodynamik ein pO2 über 60–70 mmHg erreicht wird.

#### PEEP-Beatmung

Der Effekt einer Beatmung unter Verwendung eines kontinuierlichen positiv endexspiratorischen Drucks (PEEP-Beatmung) besteht in einer Öffnung kleiner Luftwege und einem Recruitment partiell kollabierter Alveolen durch den erhöhten intraalveolären Druck. Wenngleich nicht jeder beatmungspflichtige Patient von einer PEEP-Beatmung profitiert, so hat sich diese Therapieform dennoch in der Behandlung des kardialen Lungenödems fest etabliert.

PEEP erhöht den $O_2$-Partialdruck durch Verminderung intrapulmonaler Shunts und Verbesserung des Ventilations-Perfusions-Mismatch. Die Wirkung einer PEEP-Beatmung wird jedoch nicht durch ein Herausdrücken von Flüssigkeit aus den Alveolen verursacht, wenngleich es unter dieser Therapie zu einer intraalveolären Redistribution des Ödems kommt. Durch seine Wirkung auf den $O_2$-Partialdruck ist es möglich, die $O_2$-Zumischung rascher unter die kritische Toxizitätsgrenze von 50% $FIO_2$ zu reduzieren.

Wenn eine Beatmung bei einer $O_2$-Zumischung unter 50% auch ohne PEEP suffizient erfolgen kann, so gibt es keine Daten, die zeigen, daß eine PEEP-Beatmung prognostisch für Patienten einen Vorteil bietet. So konnte bisher auch nicht gezeigt werden, daß eine PEEP-Beatmung die Inzidenz eines ARDS oder von Atelektasen vermindert.

### Komplikationen

Die wesentliche kardiovaskuläre Komplikation einer PEEP-Beatmung ist die Verminderung des Herzzeitvolumens (Irwin 1991). Der Mechanismus ist komplex, zum größten Teil jedoch durch Verminderung des venösen Rückflusses zum rechten Herzen bedingt.

Darüber hinaus scheint PEEP eine direkte ungünstige Wirkung auf die Compliance des Herzens zu haben. Durch die Erhöhung des Residualvolumens der Lunge und des intrathorakalen Drucks kann es zur Zunahme des pulmonalen Gefäßwiderstandes kommen. Die Verminderung des Herzzeitvolumens unter der PEEP-Beatmung ist besonders häufig bei vorbestehender Hypotonie oder intravasaler Hypovolämie. Da ein Lungenödem in der Regel mit einer Hypervolämie einhergeht, ist die Verminderung des Herzzeitvolumens unter PEEP-Beatmung bei hämodynamisch stabilen Patienten meist irrelevant.

Wesentliche Komplikation einer PEEP-Beatmung ist das Barotrauma (Tobin u. Dantzker 1991). So konnte in einer Studie nachgewiesen werden, daß unter Therapie mit intermittierendem positivem Druck die Pneumothoraxinzidenz 3,5% betrug; bei intermittierendem positivem Druck und zusätzlicher PEEP stieg diese Inzidenz auf 23% an. Weitere, seltenere Komplikationen sind das Auftreten eines Pneumoretroperitoneums, Pneumomediastinums sowie systemische Luftembolien.

### Entwöhnung

Die Entwöhnung vom Respirator kann durch eine PEEP-Beatmung durch die hierdurch bedingte Erhöhung der Atemarbeit erschwert werden. Besonders kritisch muß eine PEEP-Beatmung bei Patienten mit chronisch-obstruktiver Bronchopneumopathie und Lungenemphysem indiziert werden, daß einerseits die Überblähung der Lunge durch eine PEEP-Beatmung verstärkt wird, andererseits diese Patienten besonders empfindlich bezüglich eines Barotraumas sind.

### Oxygenierung

Eine PEEP-Beatmung sollte somit dann, wenn eine $O_2$-Beimischung von unter 50% für eine adäquate Oxygenierung des Blutes ausreichend ist, auf ein Minimum (<5 mmHg) reduziert werden. Andererseits sollte diese Reduktion nicht zu schnell erfolgen oder unmittelbar ausgesetzt werden, da instabile Alveolen ansonsten erneut kollabieren können. Aus diesem Grunde ist auch ein Unterbrechen der PEEP-Beatmung für eine Rechtsherzkathetermessung nicht sinnvoll.

Die Werte des kapillären Verschlußdrucks während einer PEEP-Beatmung repräsentieren dann den pulmonal-venösen Druck, wenn der Pulmonaliskatheter unterhalb des linken Vorhofniveaus plaziert ist. Dies sollte ggf. mit einer lateralen Lungenaufnahme verifiziert werden.

Sollte eine PEEP-Beatmung zur adäquaten Oxygenierung des Blutes nicht ausreichend sein, kann die Veränderung anderer Beatmungsparameter, so eine Umkehr des Inspirations-Expirations-Verhältnisses oder des Beatmungsflußmusters, möglicherweise eine Besserung erbringen (Hubmayr et al. 1990).

Ziel jeder Beatmungsform ist es, die $O_2$-Beimischung in möglichst kurzer Zeit auf unter 50% zu reduzieren, um die Gefahr einer toxischen Lungenschädigung so gering wie möglich zu halten. Tierexperimentelle Untersuchungen haben jedoch gezeigt, daß eine $O_2$-Konzentration >50% nur bei nicht geschädigtem Lungengewebe toxische Wirkungen entfaltet. Wenn im Rahmen der Grunderkrankung höhere $O_2$-Beimischungen notwendig sind, um einen adäquaten $O_2$-Partialdruck im Blut aufrechtzuerhalten, gibt es keine gesicherten Studien darüber, daß Sauerstoff eine zusätzliche Toxizität entfaltet.

### Relaxation

In besonders kritischen Fällen kann eine Relaxation des Patienten notwendig sein, um eine adäquate Beatmungssituation zu gewährleisten. Aufgrund der Komplikationen einer längerfristigen Relaxation (Atelektasen, Ileus) sollte diese Beatmungsform nur für ansonsten nicht therapierbare hypoxämische Zustände im Rahmen eines Lungenödems vorbehalten sein.

## 27.4.11 Therapie von Grunderkrankungen

### Tachyarrhythmie

Häufig lassen sich Begleiterkrankungen oder begünstigende Faktoren erkennen, die die Entstehung oder Aufrechterhaltung eines Lungenödems initiierten oder anhalten lassen. Therapeutische Maßnahmen müssen diese begünstigenden Faktoren ebenfalls zu beseitigen versuchen. Hierzu gehört z. B. die Behandlung einer Tachyarrhythmia absoluta durch Gabe von Digitalisglykosiden.

Sollte die alleinige Digitalisierung nicht ausreichend sein, ist die intravenöse Gabe von Verapamil zur Frequenzverlangsamung indiziert, obwohl Kalziumantagonisten eine negativ-inotrope Wirkung auf das Myokard ausüben. Die Frequenzverlangsamung steht jedoch bei diesen Patienten in der Regel im Vordergrund. Im Zweifelsfall sollte frühzeitig die Möglichkeit einer elektrischen Kardioversion bei Patienten mit neu aufgetretenem Vorhofflimmern erwogen werden.

#### Anämie

Eine begleitende Anämie sollte durch Erythrozytensubstitution beseitigt werden (cave: Volumenbelastung), eine Schilddrüsenüberfunktion durch Thyreostatika gebessert werden und eine Bradyarrhythmie durch einen Schrittmacher abgefangen werden.

#### Myokardinfarkt

Eine der häufigsten Ursachen eines akuten Lungenödems ist der akute Myokardinfarkt. Die Therapie des akuten Moykardinfarkts mit Hilfe einer Lyse oder einer akuten Katheterintervention mit Rekanalisation und Dilatation des verschlossenen Koronargefäßes ist als kausale Therapie in diesem Zusammenhang anzusehen (s. Kap. 20: „Akuter Myokardinfarkt").

#### Mitralstenose

Das Lungenödem bei Mitralstenose wird durch positiv-inotrope Pharmaka eher verschlimmert, da diese zur pulmonalarteriellen Druckerhöhung führen und gleichzeitig die katecholaminbedingte Tachykardie bei der Mitralstenose hämodynamisch besonders ungünstig wirkt.

Die allgemeintherapeutischen Maßnahmen (s. Abschn. 27.4.1) stehen hier ganz im Vordergrund. Nach Stabilisierung und Rekompensation des Patienten sollte die möglichst rasche operative oder katheterinterventionelle Therapie der Mitralstenose erfolgen.

#### Kardiomyopathie

Das Auftreten eines Lungenödems im Rahmen einer hypertrophisch-obstruktiven Kardiomyopathie stellt immer einen besonders schwierigen Fall einer kardiologischen Notfallsituation dar. Positiv-inotrope Interventionen oder Senkungen der Vorlast durch Nitroglyzerin führen über eine Erhöhung des intrakavitären Druckgradienten eher zu einer Verschlechterung der klinischen Symptomatik. Aus diesem Grunde sollte einer Rhythmisierung bei Tachyarrhythmia absoluta (vorzugsweise durch Kardioversion) sowie negativ-inotropen Interventionen (Verapamil) der Vorrang gegeben werden.

#### Myxom, akute Klappeninsuffizienz

Seltene Ursachen eines akuten Lungenödems, z. B. ein linksatriales Myxom mit hochgradiger Ventilstenosierung der Mitralklappe bzw. eine akute Aortenklappen- oder Mitralklappeninsuffizienz im Rahmen einer Endokarditis, erfordern die akute chirurgische Intervention.

#### Nierenversagen

Beim chronischen oder akuten Nierenversagen mit Überwässerung führt ein Wasserentzug durch Dialyse oder Ultrafiltration in der Regel sehr rasch zu einer drastischen Besserung der klinischen Symptomatik.

#### Toxische Membranschädigung, Reizgase

Lungenödeme auf dem Boden einer toxischen Membranschädigung, z. B. nach Inhalation von Reizgasen, sollten zusätzlich zu den allgemeinen Therapiemaßnahmen mit hochdosierten Kortikoiden behandelt werden.

### Literatur

Connors AF, Speroff T, Dawson NV et al. (1996) The effectiveness of right heart catheterization in the initial care of critically ill patients. SUPPORT Investigators. JAMA 276: 889–897

Fishman AP (1988) Pulmonary edema. In: Fishman AP (ed) Pulmonary diseases and disorders, 2nd edn. McGraw-Hill, New York, pp 919–928

Guyatt G (1991) A randomized control trial of right heart cathetarization in critically ill patients. Ontario intensive care study group. J Intensive Care Med 6: 91–951

Hubmayr RD, Abel MD, Rehder K (1990) Physiologic approach to mechanical ventilation. Crit Care Med 18: 103–114

Irwin RS (1991) Mechanical ventilation. Part I: Initiation (Chap IV, p 54). In: Rippe JM et al. (eds) Intensive care medicine, 2nd edn. Little, Brown, Boston

Tobbin MJ, Dantzker DR (1991) Mechanical ventilation and weaning (Chap 11). In: Dantzker DR (ed) Cardiopulmonary critical care, 2nd edn. Saunders, Philadelphia

# Kapitel 28

# Definition und Epidemiologie der chronischen Herzinsuffizienz 28

M. Böhm, E. Erdmann



## 28.1 Definition

> Die Definition der Herzinsuffizienz muß der Pathogenese und der Symptomatik Rechnung tragen. Deshalb hat die WHO in ihrer Definition von 1995 den Symptomenkomplex Herzinsuffizienz einmal pathophysiologisch und einmal klinisch beschrieben.
>
> Unter pathophysiologischen Gesichtspunkten bedeutet Herzinsuffizienz die Unfähigkeit des Herzens, Blut und daher Sauerstoff in einem Maße, das den Bedürfnissen gerecht wird, zu den Organen zu transportieren (WHO 1995). Unter klinischen Gesichtspunkten bedeutet Herzinsuffizienz, daß dem Symptomenkomplex der Luftnot und schnellen Ermüdbarkeit eine kardiale Erkrankung als Ursache zugrunde liegt.

Die klinische Diagnosestellung der Herzinsuffizienz fordert also den Nachweis einer signifikanten Herzerkrankung und die typischen Zeichen und Symptome der Herzinsuffizienz. Eine Herzerkrankung ohne die Anzeichen einer Herzinsuffizienz (z. B. eingeschränkte Pumpfunktion nach Myokardinfarkt ohne Leistungseinschränkung des Patienten) erfüllt diese Definition somit nicht.

Das US Department of Health and Human Services fordert ebenfalls zur Diagnosestellung einer Herzinsuffizienz sowohl eine signifikante Herzerkrankung als auch die typischen Symptome und Zeichen der Herzinsuffizienz.

Die Task Force on Heart Failure of the European Society of Cardiology führte 3 Kriterien ein, von denen die Kriterien 1 und 2 erfüllt sein müssen, um zur Diagnose einer Herzinsuffizienz zu kommen (Task Force on Heart Failure of the European Society of Cardiology 1995):

1. Herzinsuffizienzsymptome (in Ruhe oder unter Belastung);
2. objektivierte kardiale Dysfunktion;
3. Ansprechen auf eine Herzinsuffizienztherapie.

Die Kreislaufinsuffizienz sollte daher von der Herzinsuffizienz abgegrenzt werden. Ihre Ursachen liegen im Bereich des peripheren Gefäßsystems (Vasodilatation bei Sepsis, vasovagale Reaktion) oder des zirkulierenden Blutvolumens (Entblutungsschock, Leber- oder Nierenerkrankung mit Wasserretention), der Herzklappen und des Perikards.

### 28.1.1 Herzmuskelmechanische Gesichtspunkte

Nach herzmuskelmechanischen Gesichtspunkten läßt sich folgende Einteilung zur Pathogenese des Myokardversagens treffen:

- *Veränderung der Vorlast:*
  Volumenbelastungen und -entlastungen (z. B. Hypervolämie, Aorteninsuffizienz, Mitralinsuffizienz; vermindertes venöses Angebot);
- *Veränderungen der Nachlast:*
  Druckbelastungen und -entlastungen (z. B. arterielle Hypertonie, pulmonale Hypertonie, arterioläre Vasodilatation);
- *Veränderungen der Kontraktilität:*
  ischämische Herzerkrankung, negativ-inotrop wirkende Pharmaka, Myokarditis, primäre Kardiomyopathien; !
- *Veränderungen der Herzfrequenz:*
  bradykarde oder tachykarde Herzrhythmusstörungen (unterhalb und oberhalb der sog. kritischen Herzfrequenz).

### 28.1.2 Zellphysiologische Gesichtspunkte

Bei der spezifischeren Einteilung nach zellphysiologischen Gesichtspunkten wird die Pathogenese des Kontraktionsversagens beschrieben. So führt eine Blockade oder exzessive Stimulation zellmembranständiger Rezeptoren für Hormone und Pharmaka zu einer Abnahme der Kontraktilität und begünstigt dadurch das Auftreten eines myokardialen Pumpversagens.

Weiterhin können Veränderungen der Permeabilität für Ionen, des aktiven Ionentransportes, der Funktion des sarkoplasmatischen Retikulums, metabolische Veränderungen im Bereich der oxidativen Phosphorylierung der kalziumabhängigen ATPase-Aktivität des mitochondrialen ATP-ADP-Transports oder der Proteinbiosynthese (s. Übersicht unten) zur Kontraktionsstörung führen.

Makroskopisch lassen sich kardiale lokale Pumpfunktionsstörungen und die generalisierte Einschränkung der Pumpfunktion als Ursache einer Herzinsuffizienz differenzieren.

Nach morphologischen Gesichtspunkten ergibt sich daher folgende Einteilung:

- *Umschriebene Kontraktionsstörung:*
  - koronare Herzerkrankung mit umschriebenen Infarkten und/oder Aneurysmen,
  - Traumen,
  - Chagas-Erkrankung.
- *Globale Kontraktionsstörung:*
  - dilatative Kardiomyopathie,
  - Myokarditis,
  - toxische Ursachen,
  - langjährige Druckbelastung.

**Pathogenese des Kontraktilitätsversagens: Einteilung nach zellphysiologischen Gesichtspunkten**

1. Beeinflussung zellmembranständiger Rezeptoren für Hormone oder Pharmaka
(z. B. Schilddrüsenhormone, STH, β-Adrenozeptorantagonisten, Herzglykoside, Antiarrhythmika) und des cAMP-Systems
2. Beeinflussung der passiven Permeabilität der Zellmembran für Ionen
(z. B. Lidocain, Anticholinergika, Kalziumantagonisten, Urämietoxine, Nickel, Saponine, diverse Schlangengifte, Bienen- oder Wespengifte, Bakterientoxine)
3. Beeinflussung des aktiven Ionentransports
(z. B. Glykoside, Lithium, Kalium)
4. Funktionsänderungen des sarkoplasmatischen Retikulums
(z. B. durch Senkung der extrazellulären Kalziumkonzentration, nach Blockierung der oxidativen Phosphorylierung, nach Freisetzen membranschädigender Enzyme aus Lysosomen, Membranschädigung durch Schlangengifte
5. Störungen der oxidativen Phosphorylierung
($O_2$-Mangel, Dinitrophenol, Oligomycin, Kobalt, Blei, Thallium, Zyanid, Kohlenmonoxid, Halothan)
6. Regulatorische und kontraktile Proteine:
Veränderungen der Sarkomere (z. B. Vorlast); abnormes Myofibrillenwachstum (z. B. hypertrophische obstruktive Kardiomyopathie)
7. Verminderung der kalziumabhängigen ATPase-Aktivität
(Azidose, Kobalt, Nickel, Chlorpromazin, Halothan)
8. Schädigung der Lysosomen mit Freisetzung lysosomaler Enzyme
(Blei, Schlangengifte, Viren)
9. Änderungen der Proteinsynthese
(Antimetaboliten, Viren, Alkohol, Diphtherietoxin, ionisierende Strahlen)
10. Störungen des mitochondrialen ATP-/ADP-Transports
(durch Autoantikörper, Toxine)

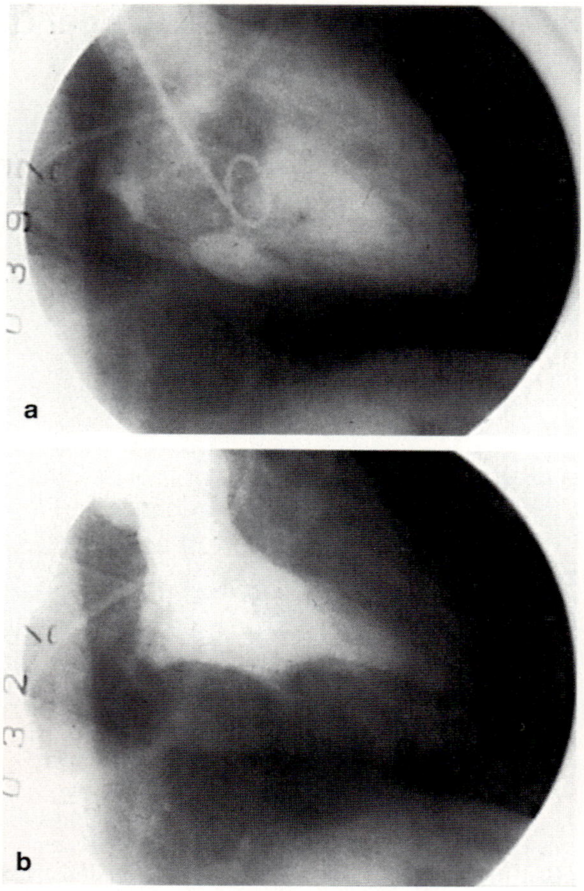


**Abb. 28-1a, b.** Linksventrikuläre Angiographie (30° RAO) eines Patienten mit einer normalen regionalen und globalen Pumpfunktion

Ein normales Ventrikulogramm zeigt Abb. 28-1. Nach Myokardinfarkten finden sich ventrikulographisch Hypokinesien, Akinesien oder sogar Aneurysmata. Abb. 28-2 zeigt ein umschriebenes Hinterwandaneurysma nach Hinterwandinfarkt mit Verschluß der rechten Herzkranzarterie. Auf Abb. 28-3 ist ein Vorderwandspitzenaneurysma nach Vorderwandinfarkt durch einen Verschluß des R. descendens anterior zu sehen. Nach Verlust der kontrahierenden Herzmuskelmasse hypertrophiert das verbleibende Myokard. Beides, Abnahme der myokardialen Muskelzellen und ausgeprägte Hypertrophie, führt häufig zu einer sich im längeren Verlauf entwickelnden Kontraktilitätsstörung letztlich mit der Ausbildung einer Herzinsuffizienz.

Die zellulären Mechanismen, die am ventrikulären Myokard die Entwicklung einer kontraktilen Dysfunktion begünstigen, sind heutzutage nicht bekannt. Ebenso ist offen, warum manche Patienten mit einem ausgedehnten Myokardinfarkt keine zur Herzinsuffizienz führende Kontraktionsstörung erleiden, wogegen sich bei anderen Patienten mit eher kleinen Myokardinfarkten eine ausgeprägte ventrikuläre Dysfunktion entwickeln kann.

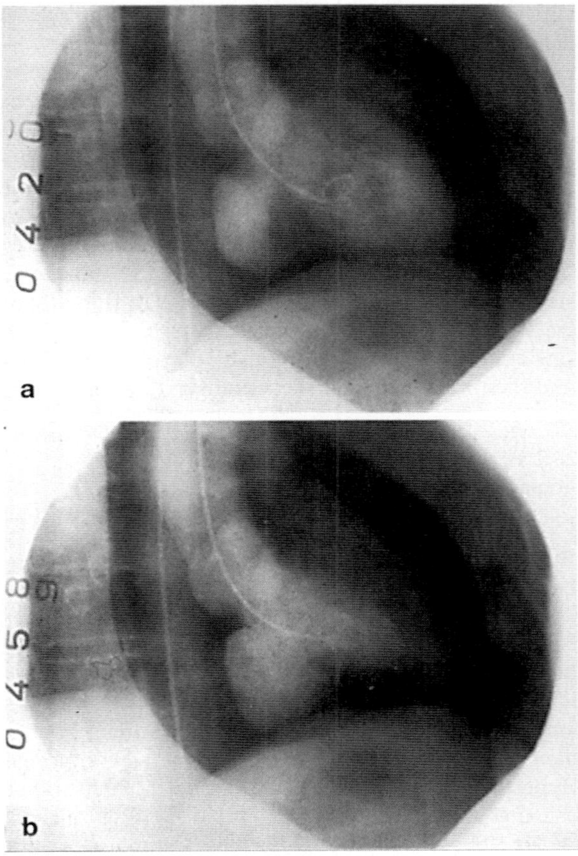


**Abb. 28-2a, b.** Linksventrikuläre Angiographie (30° RAO) eines Patienten mit einem umschriebenen Hinterwandaneurysma nach einem Hinterwandinfarkt durch einen Verschluß der rechten Herzkranzarterie

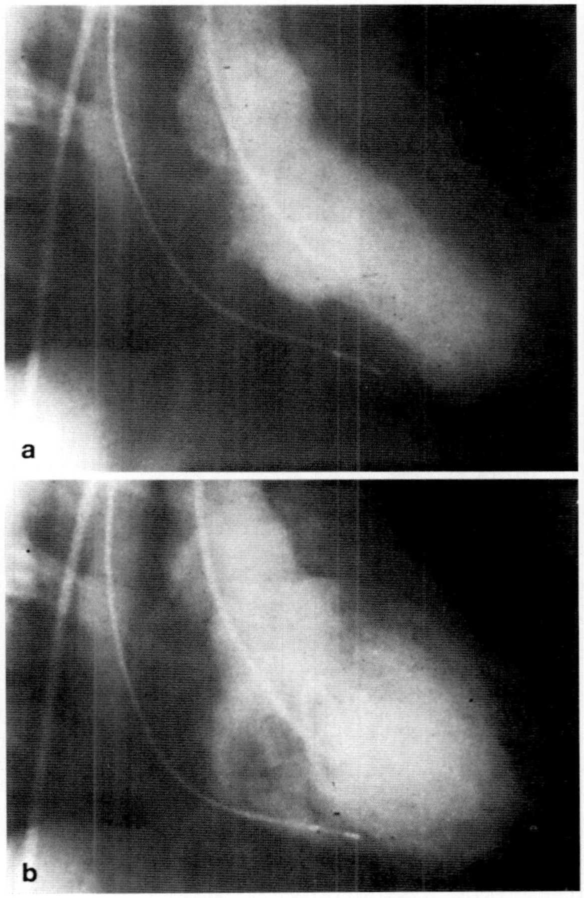


**Abb. 28-3a, b.** Linksventrikuläre Angiographie (30° RAO) eines Patienten mit einem Vorderwandspitzenaneurysma nach einem Vorderwandspitzeninfarkt durch Verschluß des R. descendens anterior

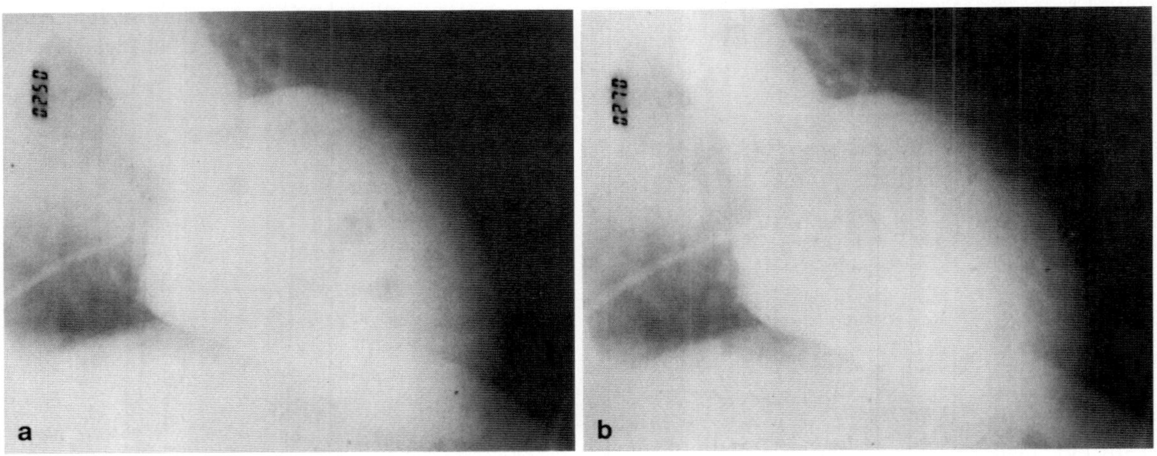


**Abb. 28-4a, b.** Linksventrikuläre Angiographie (30°RAO) eines Patienten mit einer globalen Hypokontraktilität des linken Ventrikels bei dilatativer Kardiomyopathie nach einer durchgemachten Myokarditis

Eine globale Kontraktionsstörung des linken Ventrikels kommt bei generalisierten Myokarderkrankungen wie der dilatativen Kardiomyopathie, Myokarditis oder toxischen Myokardschäden vor (Abb. 28-4). Meist zeigt sich ventrikulographisch ein dilatierter linker Ventrikel mit einer deutlich verminderten Auswurffraktion.

Es muß angemerkt werden, daß die Morphologie und Geometrie des linken Ventrikels nicht zwingend Rückschlüsse auf die Pathogenese erlaubt, da das verbleibende vitale Myokard kompensatorischen Umbauprozessen unterliegt (sog. „remodelling"), die dann aus bislang pathogenetisch nicht geklärten Ursachen selbst zu einer weiteren Kontraktilitätsstörung und schließlich zu einer globalen linksventrikulären Pumpfunktionsstörung führen können.

## 28.2 Epidemiologie

### 28.2.1 Letalität

Die chronische Herzinsuffizienz hat stadienabhängig nach einem Krankheitsverlauf über Wochen und Monate eine hohe Letalität von 20–30% pro Jahr (Ho et al. 1993). Dementsprechend ist die Kenntnis der Epidemiologie ihrer Ursachen essentiell, um durch geeignete prophylaktische Maßnahmen ihr Auftreten zu verringern.

### 28.2.2 Inzidenz

Erste umfangreiche Erkenntnisse lieferte die Framingham-Studie (Kannel u. Cupples 1988; Kannel et al. 1988). In ihr wurden jährlich 5209 Männer und Frauen hinsichtlich der Entwicklung einer Herzinsuffizienz untersucht. Nach einem Beobachtungsintervall von 32 Jahren entwickelten 485 Männer und Frauen eine klinisch erkennbare Herzinsuffizienz.

Abb. 28-5 zeigt die Inzidenz der Herzinsuffizienz unter Berücksichtigung des Alters und des Geschlechts. Die Inzidenz der Herzinsuffizienz war bei Männern bis 75 Jahre etwas höher, wogegen es ein Überwiegen der Inzidenz bei weiblichen Personen ab dem 75. Lebensjahr gab. Darüber hinaus ist ersichtlich, daß bei beiden Geschlechtern die Inzidenz jenseits des 75. Lebensjahres steil ansteigt. In dieser Patientengruppe war die häufigste Ursache das Vorliegen einer arteriellen Hypertonie (76,4–79,1%) gefolgt von der koronaren Herzkrankheit sowie anderen Ursachen inklusive Kardiomyopathien und rheumatischen Herzerkrankungen (Tabelle 28-1).

### 28.2.3 Ätiologische Aspekte

■ **Chronische Drucküberlastung**
Es zeigt sich, daß die chronische Drucküberlastung des linken Ventrikels wohl ein entscheidender ätiologischer Faktor bei der Entwicklung einer Herzinsuffizienz ist. Bei Patienten, bei denen der Blutdruck höher als 160/95 mmHg war, oder die wegen dieses Blutdrucks auf eine antihypertensive Therapie eingestellt wurden, konnte die chronische Drucküberlastung durch eine arterielle Hypertonie als potentieller Auslöser einer Herzinsuffizienz angesehen werden.

Die Höhe des Blutdrucks korrelierte unmittelbar mit der Inzidenz einer Herzinsuffizienz (Abb. 28-6). Dabei ist das Auftreten einer Herzinsuffizienz v. a. bei älteren Patienten ab 75 Jahren zu beobachten (Eriksson et al. 1989).

■ **Herzfrequenz**
Als myokardialer Risikofaktor bei der Entwicklung einer Herzinsuffizienz ist außerdem die Höhe der Herzfre-

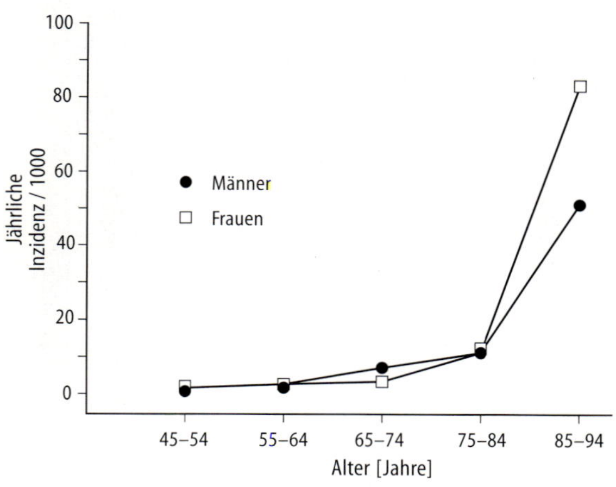


**Abb. 28-5.** Einfluß von Alter und Geschlecht auf die Inzidenz der Herzinsuffizienz (Daten der Framingham Studie, 30 Jahre). (Nach Kannel u. Cupples 1988)

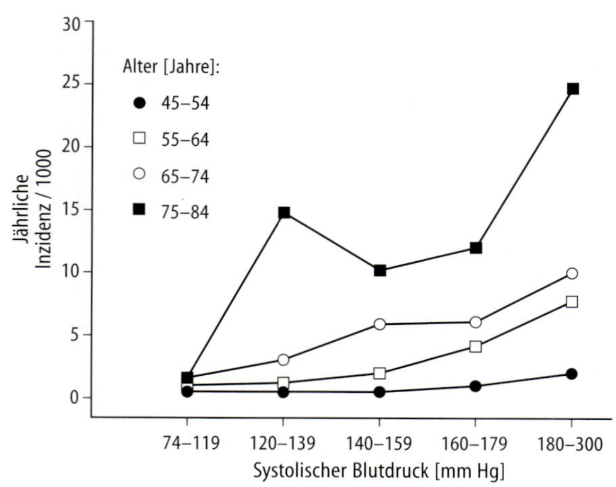


**Abb. 28-6.** Einfluß von Alter und Herzfrequenz auf die Inzidenz der Herzinsuffizienz (Daten der Framingham-Studie, 30 Jahre). (Nach Kannel u. Cupples 1988)

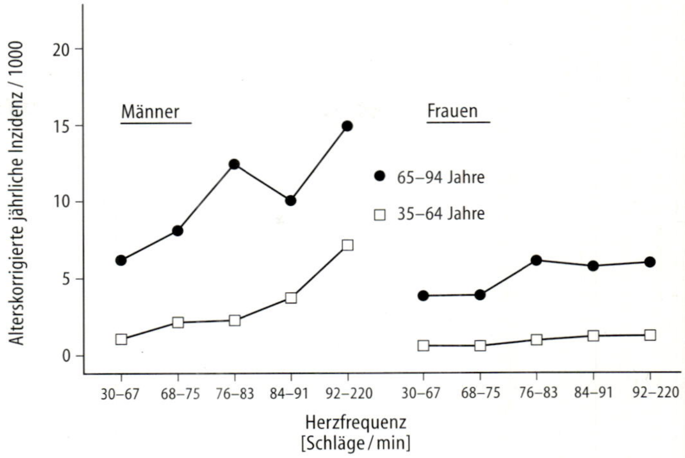


**Abb. 28-7.** Einfluß von Alter und Herzfrequenz auf die Inzidenz der Herzinsuffizienz (Daten der Framingham-Studie, 30 Jahre). (Nach Kannel u. Cupples 1988)

quenz zu werten. Abbildung 28-7 zeigt die Korrelation zwischen dem beobachteten Auftreten der Herzinsuffizienz und der Herzfrequenz bei Patienten, die jünger bzw. älter als 64 Jahre sind. Man sieht, daß die Inzidenz der Herzinsuffizienz in Abhängigkeit von der Herzfrequenz ansteigt. Dieser Effekt ist sowohl bei jungen als auch bei alten Patienten zu beobachten und deutlicher bei Männern als bei Frauen ausgeprägt.

### Hypertonie und Nikotinabusus

Aus diesen epidemiologischen Untersuchungen ergeben sich Hinweise, daß neben einem hohen Lebensalter auch andere, möglicherweise therapeutisch zu beeinflussende Faktoren (wie ein nicht ausreichend eingestellter arterieller Hypertonus und eine Tachykardie) die Manifestation einer Herzinsuffizienz begünstigen können. Aus einer schwedischen Studie (Eriksson et al. 1989) ergibt sich, daß Hypertonie und Nikotinabusus die unabhängigen Risikofaktoren mit der größten Wichtigkeit für die Entwicklung einer Herzinsuffizienz sind. Weitere unabhängige Risikofaktoren waren außerdem Körpergewicht, Herzgröße, T-Wellenveränderungen im EKG, geringe bzw. aufgehobene Herzfrequenzvariabilität und ein verminderter maximaler Exspirationsfluß.

### Koronare Herzkrankheit

Die koronare Herzkrankheit ist neben der chronischen Drucküberlastung die wichtigste Ursache für die Entwicklung einer Herzinsuffizienz. In den neuen Interventionsstudien zur medikamentösen Therapie der Herzinsuffizienz findet sich die koronare Herzkrankheit mit durchgemachten Myokardinfarkt als überwiegende Ursache. In einer epidemiologischen Studie aus Finnland zeigte sich, daß in 80% der Fälle mit Herzinsuffizienz entweder eine Hypertonie oder eine koronare Herzkrankheit vorliegt (Remes et al. 1992).

# Kapitel 29

# Pathophysiologie der chronischen Herzinsuffizienz 29

M. Böhm, E. Erdmann



## 29.1 Morphologische Grundlagen

Trotz vieler möglicher Entstehungsursachen finden sich bei der Herzinsuffizienz typischerweise eine Dilatation der Herzhöhlen und eine Hypertrophie der einzelnen Myokardfasern. Ausnahmen sind hier Speicherkrankheiten (Amyloidose, Glykogenspeicherkrankheiten), die verdickte Herzwände aufweisen können.

Beim dekompensierten Hochdruckherzen kommt es zunächst zu einer linksventrikulären Hypertrophie und später zu einer Dilatation. Durch die Erhöhung der diastolischen Füllungsdrücke und der hierdurch entstehenden postkapillären pulmonalen Hypertonie zieht dies häufig auch eine rechtsventrikuläre Hypertrophie und später rechtsventrikuläre Dilatation nach sich.

Beim Cor pulmonale ist vorwiegend der rechte Ventrikel betroffen. Makroskopisch zeichnet sich ein chronisch insuffizientes Herz durch eine abgerundete Spitze und eine Vergrößerung seines Querdurchmessers aus. Es nähert sich so einer Kugelform an. Die Gewichtsvermehrung des insuffizienten Herzens beruht im wesentlichen auf einer Zunahme der Muskelmasse, zu der allerdings auch eine vermehrte Einlagerung von Kollagen beiträgt (Hort 1955; 1968).

### 29.1.1 Zellkonstanz

Der Herzmuskel ist ein sogenanntes zellkonstantes Organ. Das bedeutet, daß bei der Geburt bereits die endgültige Anzahl der Herzmuskelzellen vorhanden ist. Die Zahl der Herzmuskelfasern ist in der rechten Kammerwand ebenso groß wie in der linken. Die Herzmuskelzellkerne teilen sich zwar auch nach der Geburt, aber es kommt zu keiner Zunahme der Zellzahl mehr.

Das Herzwachstum nach der Geburt vollzieht sich durch die Verbreiterung und Verlängerung der einzelnen Herzmuskelfasern. Dementsprechend sind mikroskopisch die Herzmuskelfasern unmittelbar nach der Geburt wesentlich schmaler als im Erwachsenenalter.

Dieses Konzept konnte durch neuere Befunde modifiziert werden. In einer Untersuchung fanden sich in explantierten menschlichen Herzen Kardiomyozyten, die sich im Stadium der Mitose befanden. Deren Zahl war in insuffizienten Herzen sogar gegenüber der in nichterkranktem Myokard erhöht (Kajstura et al. 1998). Diese Befunde bedürfen einer Bestätigung bevor sie abschließend bewertet werden können.

### 29.1.2
### Makroskopische Untersuchungen

Das Herzgewicht liegt beim normalgewichtigen erwachsenen Mann bei 300–350 g. Eine Myokardhypertrophie kann durch eine schwere körperliche Arbeit oder durch Hochleistungssport entstehen. Auch hier nehmen die Herzmuskelfasern wie beim physiologischen Wachstum an Länge und Breite zu. Dieser Vorgang kann bis zu einem kritischen Herzgewicht von 500 g stattfinden.

In manchen Fällen kann dieses kritische Gewicht überschritten werden. Bei der pathologischen Myokardhypertrophie nehmen auch die Herzmuskelzellkerne an Größe zu. Häufig treten polyploide Kerne auf. Da das Kernvolumen hinter der Vergrößerung der Herzmuskelzellen zurückbleibt, wird die Kern-Plasma-Relation zu Gunsten des Plasmas verschoben. Die Anzahl der Myofibrillen und der Mitochondrien nimmt zu (Hort 1968).

Limitierender Faktor für die Myokardhypertrophie ist unter anderem die Blutversorgung. Beim Erwachsenen kommt auf 1 Kapillare etwa 1 Herzmuskelfaser. Beim Neugeborenen mit kleineren Herzmuskelfasern ist die Kapillardichte etwa so groß wie beim Erwachsenen. Bei einer pathologischen Hypertrophie kommt es begleitend in gewissem Rahmen zu einer Vermehrung der Kapillaren. Eine Einschränkung der relativen Myokarddurchblutung tritt durch den erhöhten Sauerstoff- und Substratbedarf des hypertrophierten Herzens bei einer relativ konstanten Perfusion durch epikardiale Koronargefäße auf (Hort 1955).

Eine koronare Makroangiopathie, aber auch eine Hyalinose kleiner Gefäße (Diabetes, Hypertonie) können zusätzlich eine Koronarminderperfusion bedingen und Symptome einer koronaren Ischämie entstehen lassen.

! Die chronische Herzinsuffizienz läßt typische pathomorphologische Veränderungen vermissen. Beim dilatierten Herzen kommt es allerdings nicht selten zu kleinen fleckförmigen Narben und Nekrosen, die insbesondere subendokardial auftreten.

### 29.1.3
### Mikroskopische Untersuchungen

Quantitative Untersuchungen haben ergeben, daß chronisch dilatierte Herzen einen vermehrten Gehalt an kollagenen Fasern aufweisen. Bei der chronischen Dilatation läßt sich der Dehnungsgrad grob an den Querstreifenabständen der Herzmuskelfasern ermitteln.

Mikroskopische Untersuchungen haben allerdings gezeigt, daß die einzelne Herzmuskelfaser bei stark dilatierten, chronisch insuffizienten Herzen nicht überdehnt ist. Die Sarkomerlänge ist bei einem normalgewichtigen Herzen mit normaler Ventrikelgröße und im chronisch insuffizienten Herzen mit großen dilatierten Ventrikeln ähnlich (ca. 2,2 μm). Dies spricht dafür, daß es zu einer Gefügedilatation mit Veränderungen des Längenwachstums der Myofibrillen und einer Dilatation im Interstitium der kollagenen Matrix kommt (Linzbach 1956).

Charakteristisch für die pathologisch anatomischen Befunde bei der Herzinsuffizienz ist die ausgeprägte Diskrepanz zwischen der makroskopisch beeindruckenden Myokarddilatation und den fehlenden typischen lichtmikroskopischen Veränderungen.

### 29.1.4
### Elektronenmikroskopische und immunhistochemische Untersuchungen

Elektronenmikroskopische und immunhistochemische Untersuchungen zeigen, daß es zu einer deutlichen Zunahme von Kollagen Typ I und III kommt. Die vermehrte Ablagerung von Kollagen geht mit erhöhten m-RNA-Konzentrationen dieser Proteine einher, was auf eine vermehrte Neubildung dieser Kollagensubtypen hindeutet (Weber u. Brilla 1992).

Außerdem ist die Quervernetzung der Kollagene erhöht, was eine vermehrte Steifigkeit des Herzens erzeugt und zu der häufig beobachteten diastolischen Dysfunktion beiträgt. Änderungen der Zellmatrixproteine Desmin, Vimentin und Titin werden mit einer Veränderung der geometrischen Anordnung von Myofilamenten und Myokardfasern in Verbindung gebracht und sind ebenfalls Faktoren, die eine Einschränkung der Kontraktilität mit sich bringen können. Die Myokardhypertrophie und die interstitielle Fibrose spielen wahrscheinlich eine wichtige Rolle beim Pumpversagen des Herzens (Weber u. Brilla 1991, 1992). Matrixmetallproteinasen und deren endogene Inhibitoren („TIMPS") sind nach neueren Befunden pathophysiologisch bedeutsam.

## 29.2
## Molekulare Mechanismen der Kontraktion

### 29.2.1
### Elektromechanische Kopplung

Die gemeinsame Endstrecke aller Mechanismen, die an der Regulation der myokardialen Kontraktionskraft beteiligt sind, ist die Modulation der intrazellulären Kalziumkonzentration und der Empfindlichkeit der kontraktilen Proteine für Kalzium. !

Unter der elektromechanischen Kopplung der Myokardzelle versteht man biophysikalische und biochemische Vorgänge, die zwischen der elektrischen Erregung der Zellmembran und der Kontraktion der einzelnen

Herzmuskelzelle ablaufen. Ausgehend von einem Ruhepotential von ca. –90 mV depolarisiert die Herzmuskelzelle nach Aktivierung durch ein Aktionspotential, und es öffnen sich spannungsabhängige Kalziumkanäle. Ionenkanäle wie der Kalziumkanal sind spezifische Proteine, die die Membran durchspannen, Poren bilden und die im geöffneten Zustand bestimmten Ionen selektiv den Eintritt in das Zellinnere erlauben.

#### Kalziumeinstrom

Die Öffnung der Kanäle erfolgt durch einen Spannungssensor, der bei bestimmten Membranpotentialen zu Konformationsänderungen des Proteins führt, das hierdurch für Ionen durchlässig wird. Diese Ionen strömen dann entlang eines elektrischen Gradienten aus dem Extrazellulärraum in die Zelle ein. Die einströmenden Kalziumionen führen zur weiteren Freisetzung von Kalzium aus dem sarkoplasmatischen Retikulum (Reiter 1988). Durch diese kalziuminduzierte Kalziumfreisetzung (Fabiato 1983) aus sog. ryanodinsensitiven $Ca^{2+}$-Freisetzungskanälen (Nagasaki u. Fleischer 1988) kommt es zum Anstieg der freien Kalziumkonzentration, die daraufhin die Kontraktion der Myokardzelle initiiert.

Abbildung 29-1 zeigt die zeitlichen Zusammenhänge zwischen der Erregung der Myokardmembran durch das Aktionspotential, dem intrazellulären Kalziumeinstrom und der ausgelösten Kontraktion (Beuckelmann et al. 1991).

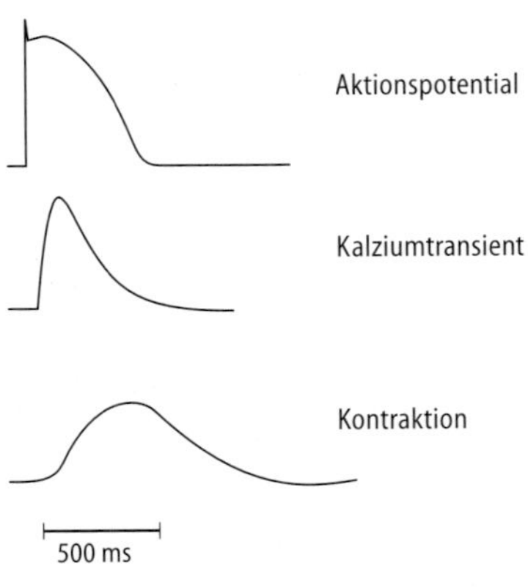


**Abb. 29-1.** Simultane Registrierung zur elektromechanischen Kopplung eines Aktionspotentials (*oben*), eines intrazellulären Kalziumtransienten (*Mitte*) und der Kontraktion einer Herzmuskelzelle (*unten*). Ausgehend von einem Ruhepotential von –90 mV depolarisiert die Zelle, und es wird ein monophasisches Aktionspotential ausgelöst. Die Depolarisation der Zellmembran während der Plateauphase des Aktionspotentials (Phase 2) führt zur Öffnung spannungsabhängiger Kalziumkanäle. Dieser Kalziumeinstrom durch die myozytäre Zellmembran triggert die Freisetzung von Kalzium aus dem sarkoplasmatischen Retikulum und führt zum Kalziumkonzentrationsanstieg im Zytoplasma. Durch Bindung von Kalzium an die kontraktilen Proteine wird die Kontraktion ausgelöst und in ihrer Amplitude reguliert. Charakteristisch ist, daß das Maximum der Kontraktion erst deutlich nach dem Maximum des Kalziumtransienten erreicht wird. (Nach Beuckelmann u. Erdmann 1991)

#### Natrium-Kalzium-Austauschersystem

Die intrazelluläre Kalziumverfügbarkeit der Myokardzelle ist allerdings nicht nur vom Kalziumeinstrom durch membranständige Kalziumkanäle vom L-Typ und möglicherweise auch T-Typ (wahrscheinlich nur am Erregungsleitungsgewebe) mit der damit verbundenen kalziuminduzierten Kalziumfreisetzung aus dem sarkoplasmatischen Retikulum abhängig (Nilius et al. 1985).

Weitere Einflußfaktoren sind das Natrium-Kalzium-Austauschersystem (Barcenas-Ruiz et al. 1987; Beuckelmann u. Wier 1989). Darüber hinaus wird Kalzium über die Kalzium-ATPase aktiv aus der Zelle heraustransportiert oder durch die kalziumabhängige ATPase des sarkoplasmatischen Retikulums wieder in die intrazellulären Speicher aufgenommen.

Weiterhin sorgen eine ganze Anzahl von Proteinen wie z. B. Calmodulin und Troponin C für eine Pufferkapazität des Intrazellulärraums für Kalzium. Während der schnellen Depolarisation (Phase I) des Aktionspotentials kommt es außerdem zu einem schnellen Einstrom von Natrium. Kalzium wird im Austausch gegen Natrium durch ein spezifisches Natrium-Kalzium-Austauschsystem (s. unten) aus der Zelle transportiert (Singh et al. 1995).

#### Intrazelluläre Natriumhomöostase

Die intrazelluläre Natriumhomöostase (normale Konzentration 8 mmol/l) wird wiederum durch die Natrium-Kalium-ATPase der Zellmembran hergestellt (Beuckelmann u. Wier 1989). Eine Hemmung der Natrium-Kalium-ATPase, z. B. durch Herzglykoside (Akera u. Brody 1978) führt zu einer erhöhten intrazellulären Natriumkonzentration. Dieses akkumulierte Natrium steht dann dem Natrium-Kalzium-Austauscher vermehrt zur Verfügung.

Dadurch erhöht sich systolisch die intrazelluläre Kalziumkonzentration, die im sarkoplasmatischen Retikulum gespeichert werden kann und dann vermehrt für die nächste Kontraktion nach Aktivierung der kalziumgetriggerten Kalziumfreisetzung zur Verfügung steht (Fabiato 1983). Ein Schema des Natrium-Kalzium-Austauschersystems zeigt Abb. 29-2.

#### Langsamer Kalziumeinstrom

Die Regulation der Kontraktionskraft am normalen Herzen geschieht in erster Linie durch Veränderungen der Größe des sog. langsamen Kalziumeinstroms (Reuter 1983).

Durch eine Erhöhung desselben kommt es zu einer vermehrten Aktivierung der kalziuminduzierten Kalziumfreisetzung und außerdem zu einer vermehrten Beladung des sarkoplasmatischen Retikulums mit Kalzium. Die wichtigste Regulation dieses Kalziumstroms erfolgt durch eine Aktivierung des sympathischen Nervensystems über β-Adrenozeptoren und einer vermehrte Bildung des Botenstoffes cAMP (s. S. 551 und 552).

Im Gegensatz zur Kontraktion in der Systole benötigt die Relaxation einen aktiven Rücktransport von Kalzi-

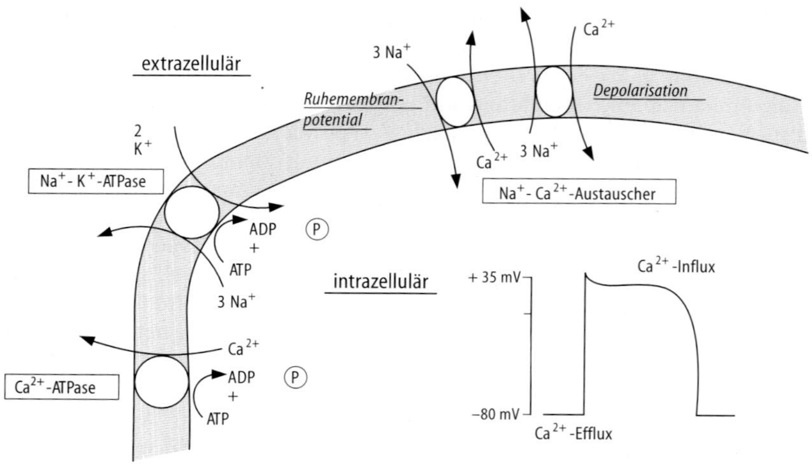


**Abb. 29-2.** Schema der intrazellulären Natrium-Kalzium-Homöostase. Durch Natrium-Kalzium-Austauscher werden transmembranär 3 Natriumionen gegen 1 Kalziumion ausgetauscht. Während des Ruhemembranpotentials wird Kalzium aus der Zelle und Natrium in die Zelle transportiert. Während der Depolarisation, und zwar am Beginn des Aktionspotentials, findet der umgekehrte Prozeß statt: Kalziumionen werden in die Zelle, Natriumionen aus der Zelle transportiert. Die intrazelluläre Natrium-Kalium-Homöostase wird durch die Natrium-Kalium-ATPase der Zellmembran hergestellt, durch die ATP-abhängig 3 Natrium- gegen 2 Kaliumionen ausgetauscht werden. Die Bedeutung einer membranären Kalzium-ATPase gilt als weitgehend ungeklärt

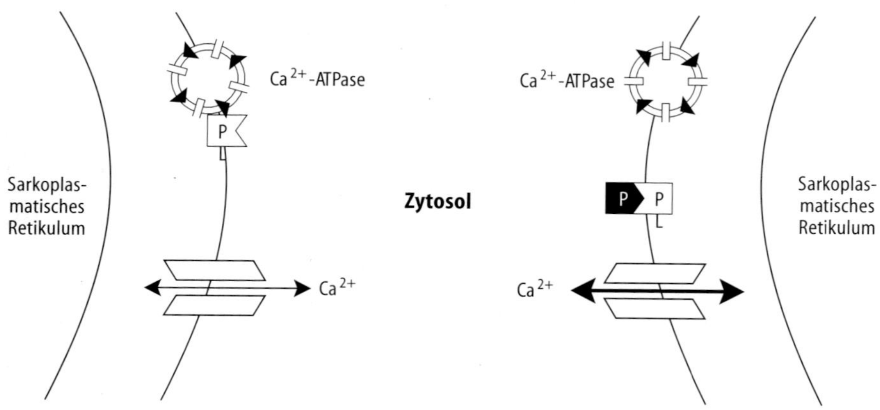


**Abb. 29-3.** Schema des sarkoplasmatischen Kalziumtransportes der Myokardzelle. Während der Diastole wird Kalzium durch die sarkoplasmatische Kalzium-ATPase aus dem Zytosol in das sarkoplasmatische Retikulum gepumpt. Dieser Prozeß ist energieabhängig. Das sarkoplasmatische Protein Phospholamban (Molekulargewicht 22.000–28.000) hemmt in seiner nicht phosphorylierten Form die sarkoplasmatische Kalzium-ATPase und führt so zu einer verminderten Pumprate dieses Enzyms. Wird Phospholamban durch die cAMP-abhängige Proteinkinase phosphoryliert, so wird die Hemmung aufgehoben, was in einer erhöhten Kalziumtransportrate resultiert (*rechts*). *PL* Phospholamban; *P PL* phosphoryliertes Phospholamban

um in das sarkoplasmatische Retikulum. Es handelt sich hierbei um einen energieverbrauchenden Prozeß, der ATP-abhängig ist, da dieser Transport durch die Kalzium-ATPase des sarkoplasmatischen Retikulums gegen einen starken Konzentrationsgradienten erfolgen muß. Dieser Transportmechanismus muß so schnell sein, daß Kalzium vom Troponin C abdiffundieren kann und somit die Relaxation des Muskels ermöglicht wird. Dabei wird für die Rückaufnahme von 2 Kalziumionen in das sarkoplasmatische Retikulum 1 ATP-Molekül benötigt.

### Beschleunigte Kalziumrückaufnahme

Die Feinregulation der beschleunigten Kalziumrückaufnahme in das sarkoplasmatische Retikulum wird über das Protein Phospholamban vermittelt (Reuter 1983).

Unter basalen Bedingungen hemmt Phospholamban die Wiederaufnahme von Kalzium durch die Kalzium-ATPase in das sarkoplasmatische Retikulum. Nach Phosphorylierung durch verschiedene Proteinkinasen (insbesondere die cAMP-abhängige Proteinkinase) vermindert sich diese inhibierende Wirkung von Phospholamban, die das Protein nur in seiner dephosphorylierten Form ausüben kann. Dementsprechend zeigt sich nach der Phosphorylierung von Phospholamban eine Stimulation der Kalziumtransportrate in das sarkoplasmatische Retikulum.

### Kalziumhomöostase

Dieser Mechanismus ist für den positiv-lusitropen Effekt nach einer β-adrenergen Stimulation mit einer Erhöhung des zellulären cAMP-Gehaltes verantwortlich (s. S. 553). Die Phosphorylierung von Phospholamban führt nicht nur zu einer erhöhten Pumprate der Kalzium-ATPase (gleichbedeutend mit einer schnelleren Wiederaufnahme von Kalzium) sondern auch zu einer erhöhten Kalziumsensitivität der Kalzium-ATPase.

Dieser letztgenannte Befund erklärt, warum in der Diastole nicht nur die zytoplasmatische Kalziumkonzentration schneller fällt, sondern auch, warum die diastolischen Kalziumkonzentrationen absolut gesenkt werden können. Ein Schema des sarkoplasmatischen Kalziumionentransports zeigt Abb. 29-3.

Es wird deutlich, daß Veränderungen aller einzelnen Schritte der elektromechanischen Kopplung als pathophysiologisch relevante Faktoren für eine veränderte intrazelluläre Kalziumhomöostase verantwortlich sein können.

## 29.2.2 Aktivierung der kontraktilen Proteine

### Struktur des kontraktilen Apparats

Die Myofibrillen als kontraktile Strukturen der Herzmuskelzelle bestehen aus sich überlappenden dicken Myosin- und dünnen Aktinfilamenten, die zu hintereinander geschalteten Sarkomeren angeordnet sind.

#### Myosin

Das Myosinmolekül ist ein Hexamer mit einem Molekulargewicht von 500.000. Es besteht aus 2 schweren Ketten (HC) von je 200.000 und 2 Paaren leichter Ketten (LC) von 28.000 (LC 1) bzw. 18.000 (LC 2).

Es existieren im menschlichen Myokard 2 Isoformen der schweren Myosinketten: die $\alpha$-Form mit hoher und die $\beta$-Form mit niedriger ATPase-Aktivität.

Dabei herrscht im Vorhofmyokard das aa-Homodimer der schweren Ketten vor, wogegen sich im Ventrikelmyokard nahezu vollständig das bb-Homodimer mit niedriger ATPase-Aktivität findet. Am Ventrikelmyokard zahlreicher Spezies, z. B. der Ratte, findet sich auch am Ventrikelmyokard, das keiner vermehrten Druck- oder Volumenbelastung ausgesetzt wird, das Homodimer der schweren Kette mit hoher ATPase-Aktivität. Die einzelnen Myosinmoleküle sind zu dicken Filamenten aggregiert und bilden in deren Halsteil bei Anheftung von Aktin die elektronenmikroskopisch sichtbaren Querbrücken.

#### Aktin

Das Aktinmolekül ist ein globuläres Protein (G-Aktin) mit einem Molekulargewicht von 42.000, das in Form einer Doppelhelix mit 18–24 Monomeren pro halber Windung zu dünnen Filamenten (F-Aktin) polymerisiert ist. Im Herzen liegt das Aktin in einer skelettalen und einer kardialen Isoform vor.

Während im neonatalen Herzen die kardiale Form überwiegt, findet sich am Herzen des Erwachsenen die skelettale Isoform.

#### Troponin und Tropomyosin

Troponin und Tropomyosin sind auf den Aktinfilamenten lokalisiert. Das globuläre Protein Troponin besteht aus 3 Untereinheiten:

- dem kalziumbindenden Troponin C (TnC),
- dem regulatorischen Troponin I (TnI) und
- dem mit Tropomyosin interagierenden Troponin T (TnT).

### Funktion des regulierenden Apparats

Die regulierende Funktion des Troponin I besteht darin, daß es zusammen mit Tropomyosin die Myosin-ATPase bei niedrigen Kalziumkonzentrationen am TnC hemmt. Außerdem ist TnI cAMP-abhängig phosphorylierbar. Diese Phosphorylierung bewirkt eine Verminderung der Kalziumaffinität des Troponin C. Troponin C hat die Aufgabe der Kalziumbindung. Strömt systolisch Kalzium in die Myokardzelle ein, binden Kalziumionen an das TnC, das daraufhin seine Konformation ändert und über die Wechselwirkung mit TnI und TnT bewirkt, daß das Tropomyosin tiefer in die Rinne der Aktindoppelhelix gleitet.

Das diastolische Absinken der Kalziumkonzentration führt zu einer Dissoziation des an TnC gebundenen Kalziums und damit zu einer Rückführung des Troponinkomplexes in die alte Konformation mit einer erneuten Behinderung der Aktin-Myosin-Interaktion und damit zur Erschlaffung (Huxley 1969). Die zellulären Mechanismen sind in Abb. 29-4 zusammengefaßt.

## 29.3 Regulation der Kontraktionskraft

Das Herz hat die Fähigkeit, seine Kontraktionskraft über verschiedene Mechanismen dem peripheren Bedarf anzupassen. Im wesentlichen kommen 3 Mechanismen in Frage. Dabei handelt es sich um die positive Kraft-Längen-Beziehung (Frank-Starling-Mechanismus), die positive Kraft-Frequenz-Beziehung (Bowditch-Effekt) und die neurohumorale Aktivierung durch das sympathische Nervensystem. Die Kenntnis der zellulären Mechanismen ermöglicht das Verständnis der pathophysiologischen Veränderungen bei der Herzinsuffizienz. !

## 29.3.1 Kraft-Längen-Beziehung (Frank-Starling-Mechanismus)

Nach der von Frank und Starling beschriebenen positiven Kraft-Längen-Beziehung des Warm- und Kaltblütermyokards (Frank 1895; Starling 1908; Starling 1921) führt eine Dehnung der Herzmuskelfaser zu einer Zunahme der entwickelten Kontraktionskraft (Gillbert et al. 1989).

Es wurde angenommen, daß eine Voraussetzung dieses Phänomens der optimale Überlappungsbereich von Aktin- und Myosinfilamenten des Sarkomers bei unter-

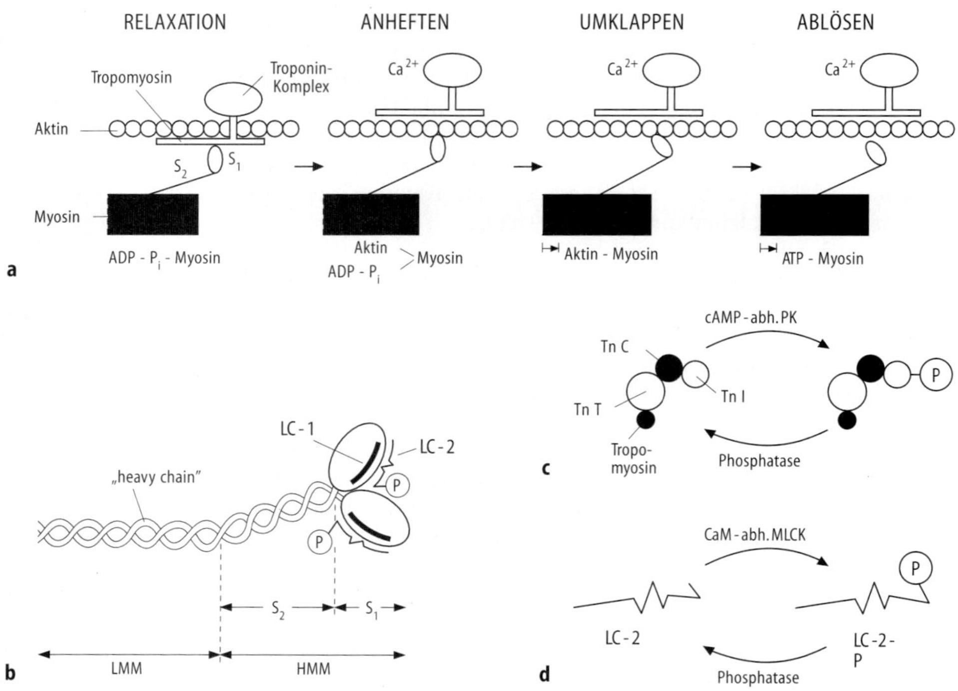


**Abb. 29-4a–d.** $S_1$ Myosinkopfregion; $S_2$ Myosinhalsregion; *HMM* schweres Meromyosin: *LMM* leichtes Meromyosin; *P* Phosphatgruppe; *LC* leichte Kette des Myosin; *Tn* Troponin; *PK* Proteinkinase; *CaM* Calmodulin; *MLCK* Myosinleichtkettenkinase. **a** Schematische Darstellung des Kontraktionszyklus einer Herzmuskelfaser. Die durch den langsamen Kalziumeinwärtsstrom getriggerte Kalziumfreisetzung aus dem sarkoplasmatischen Retikulum und die daraus resultierende intrazelluläre Kalziumkonzentrationserhöhung führen zu einer Bindung von Kalziumionen an Tn C, das daraufhin seine Konfiguration ändert und so über die Wechselwirkung von Tn I und Tn T, das mit Tropomyosin in Verbindung steht, bewirkt, daß das Tropomyosin tiefer in die Rinne der Aktindoppelhelix gleitet. Somit wird die senkrechte Anheftung von Myosinköpfchen an Aktin ermöglicht. Als nächstes klappen die Myosinköpfchen um einen Winkel von ca. 45° um, was wahrscheinlich aus einer elektrostatischen Anziehung resultiert. Dadurch wird eine serienelastische Komponente im Myosinhals angespannt, was die Entstehung einer elastischen Kraft, die unter isometrischen Bedingungen (z. B. Anspannungsphase der frühen Systole) zu einem Anstieg der Haltekraft und unter isotonischen Bedingungen (z. B. Auswurfphase in der späten Systole) zur Verkürzung der Sarkomere führt, bewirkt. Nach dem Umklappen lösen sich die Myosinköpfchen wieder, um dann erneut senkrecht am Aktin anzuheften und einen neuen Querbrückenzyklus zu beginnen. Dies geschieht mit einer Frequenz von 5–50 Hz, solange die Kalziumionenkonzentration hoch genug, d. h. über 0,2 mmol/l, ist. Diese hohe Frequenz und die Addition der Querbrückenzyklen der Myosinköpfchen führt zur makroskopisch sichtbaren Muskelkontraktion. Die Energie für einen solchen Querbrückenzyklus wird durch Hydrolyse eines ATP-Moleküls auf die Myosin-ATPase geliefert. Die Spaltung von ATP ermöglicht die Ablösung desMyosinköpfchens vom Aktin und die senkrechte Wiederanheftung, Ablösung der entsprechenden Reaktionsprodukte ATP und P und das erneute Umklappen um 45°. Ein Fehlen von ATP würde ein Verharren des Myosinköpfchens bedeuten und einen Rigor zur Folge haben. **b** Schematische Darstellung eines Myosinmoleküls. Myosin ist ein Hexamer mit einem Molekulargewicht von ca. 500.000. Es besteht aus 2 schweren Ketten (*HC*) von je 200.000 und 2 Paaren leichter Ketten (*LC*) von 28.000 (*LC-1*) bzw. 18000 (*LC-2*). Die beiden schweren Ketten sind im Schwanzteil des Moleküls helikal verdrillt und im Kopfteil jeweils globulär zusammengefaltet. Durch Proteolyse mit Papain und Trypsin lassen sich Kopf- und Halsregionen abspalten und biochemisch charakterisieren. Menschliches Myokard besitzt Isoformen der schweren Myosinkette. Die α-Form hat eine hohe und die β-Form eine niedrige ATPase-Aktivität. An beiden Kopfregionen eines Myosinmoleküls sind jeweils 2 leichte Ketten angelagert (LC-1 und LC-2). Die LC-2 übernimmt regulatorische Funktionen. Sie wird durch die Myosinleichtkettenkinase phosphoryliert, was zu einer Erhöhung der Kalziumsensibilität der Myofibrillen führt. Die einzelnen Myosinmoleküle sind wie im Skelettmuskel zu dikken Filamenten aggregiert, wobei die LMM-Anteile den Stamm bilden, und die am freien HMM-Halsteil hängenden Myosinköpfchen in bipolarer Anordnung abstehen. Diese bilden bei Anheftung an Aktin zusammen mit den Halsteilen die elektronenmikroskopisch sichtbaren Querbrücken. **c** Regulatorische Untereinheit des Troponins. TN I kann durch eine cAMP-abhängige Proteinkinase phosphoryliert werden, was die Affinität von TN C zu Kalzium erniedrigt. **d** Phosphorylierung der regulatorischen leichten Myosinkette LC-2 durch die $Ca^{2+}$-calmodulinabhängige Myosinleichtkettenkinase erhöht die Kalziumsensitivität der Myofibrillen

schiedlicher Vordehnung, d. h. eine unterschiedliche Sarkomerlänge ist (Fabiato 1975).

Neuere Untersuchungen haben aber gezeigt, daß die Vordehnung eines isolierten Papillarmuskels zu einer Zunahme der entwickelten Kraft führt, die unabhängig vom intrazellulären Kalziumtransienten ist (Kentish 1988; Lakatta u. Jewell 1977).

Es wurde gefolgert, daß es sich hierbei um eine spannungsinduzierte Zunahme der Kalziumaffinität der kontraktilen Proteine handelt (Gulati 1992; Kentish 1988). Außerdem gibt es Hinweise dafür, daß die Zunahme der Spannung eine Freisetzung von Kalzium aus dem sarkoplasmatischen Retikulum induziert (Abb. 29-5; Allen et al. 1974; Allen u. Kentish 1985).

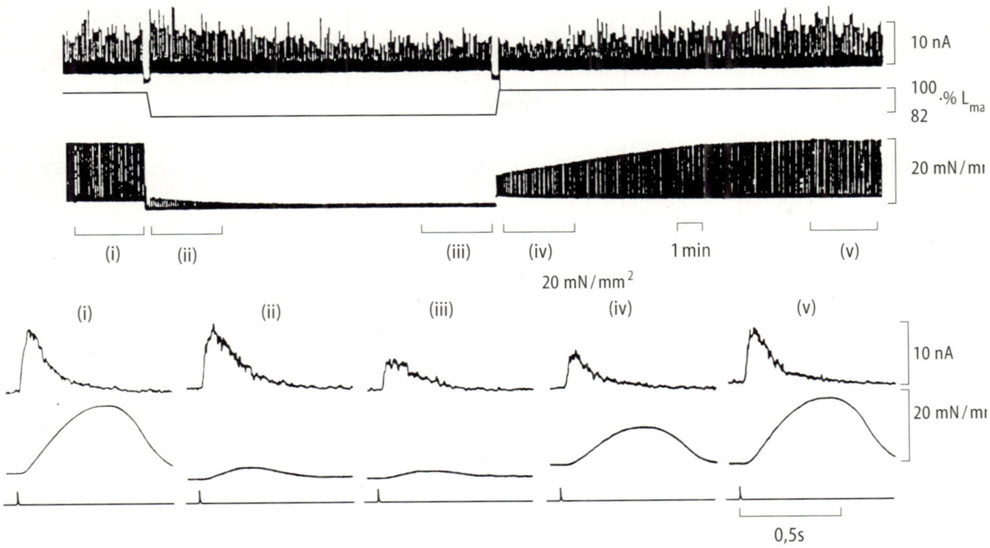


**Abb. 29-5a, b.** Verlauf des intrazellulären Kalziumtransienten gemessen durch den Kalziumindikator Äquorin (*oben*) und die gleichzeitig gemessene Kontraktionskraft (*unten*) an einem isolierten elektrisch stimulierten Katzenpapillarmuskel. **a** Kontinuierliche Registrierung. **b** Repräsentative Einzelsignale. Die Abnahme der Vorspannung des Präparates führt zu einer schnellen ausgeprägten Abnahme der entwickelten Kontraktionskraft, wogegen das Kalziumsignal initial unverändert bleibt (*i* vs *ii*). Im weiteren Verlauf ist die ausgeprägte Abnahme der Kontraktionskraft von einer geringen Abnahme des Kalziumtransienten begleitet (*iii*). Bei erneuter Zunahme der diastolischen Spannung kommt es sofort zu einer Zunahme der entwickelten Kraft, die nicht von einer Änderung des Kalziumsignals begleitet ist. Erst nach wenigen Minuten steigt auch das Kalziumsignal wieder an, wenn die Kraftentwicklung sich wieder maximal erholt hat (*v*). Es wird deutlich, daß die schnellen vorspannungsabhängigen Zu- und Abnahmen der Kontraktionskraft kalziumunabhängig sind. Sie sind somit durch eine Änderung der Kalziumsensibilität des kontraktilen Apparates bedingt. Die späte Änderung der Kontraktionskraft und des Kalziumsignals sprechen für eine Kalziumfreisetzung aus dem sarkoplasmatischen Retikulum. (Nach Allen u. Kentish 1985). $L_{max}$ Muskellänge bei maximaler Kraftentwicklung

Dementsprechend gibt es 3 potentielle Mechanismen, die die Kraftzunahme nach Längenzunahme der Myokardfasern erklären.

Es wird angenommen, daß der Frank-Starling-Mechanismus bei akuten und schnellen Änderungen der Nachlast, v. a. aber auch bei der Kontraktilitätsregulation unter Belastung Bedeutung hat (Higginbotham et al. 1986; Plotnick et al. 1986). Außerdem dient er zur gegenseitigen Abstimmung der Auswurfleistung des rechten und des linken Ventrikels.

### 29.3.2 Kraft-Frequenz-Beziehung (Bowditch-Effekt)

Die positive Kraft-Frequenz-Beziehung wird für die Anpassung der Kontraktionskraft während eines Anstiegs der Herzfrequenz, z. B. bei körperlicher Belastung, mitverantwortlich gemacht. Bei Warmblüterherzen kommt es bei einer Zunahme der Stimulationsfrequenz zu einem deutlichen Anstieg der Kontraktionskraft (Buckley et al. 1972). Dieses wahrscheinlich auf einer Änderung der intrazellulären Kalziumhomöostase beruhende Prinzip ist auch als Bowditch-Effekt (Bowditch 1871) bekannt.

Die Originalregistrierung aus der Arbeit von Bowditch ist in Abb. 29-6 gezeigt. Eine Veränderung der intrazellulären Kalziumhomöostase, z. B. durch Verminderung der diastolischen Kalziumsequestrierung, kann zu einem Anstieg der diastolischen Spannungsentwicklung bei hohen Frequenzen und zu einer Reduktion der entwickelten Kraft führen (s. unten).

### 29.3.3 Sympathoadrenerge Aktivierung

Die Anpassung des Herzzeitvolumens und der Kontraktionskraft an einen gesteigerten peripheren Bedarf, z.B. bei körperlicher Belastung oder in Streßsituationen, wird durch eine Aktivierung des sympathischen Nervensystems vermittelt (Cohn 1989).

#### β1- und β2-Adrenozeptoren

Auf zellulärer Ebene erfolgt die Steigerung der Kontraktionskraft durch eine Aktivierung von adenylatcyclasegekoppelten $\beta_1$- und $\beta_2$-Adrenozeptoren. $\beta_1$-Adrenozeptoren werden durch Noradrenalin stimuliert, das während einer Aktivierung von sympathischen kardialen Nervenfasern aus präsynaptischen Varikositäten freigesetzt wird (Abb. 29-7) und eine etwa 30fach stärkere Affinität zu $\beta_1$-Adrenozeptoren als zu $\beta_2$-Adrenozeptoren hat (Gille et al. 1985). $\beta_1$- sowie auch $\beta_2$-Adrenozeptoren (Brodde et al. 1984; Kaumann u. Lemoine 1987) koppeln über ein stimulatorisches guaninnukleotidbindendes Protein (Gs) an die Adenylatcyclase, die dann vermehrt cAMP aus ATP bildet.

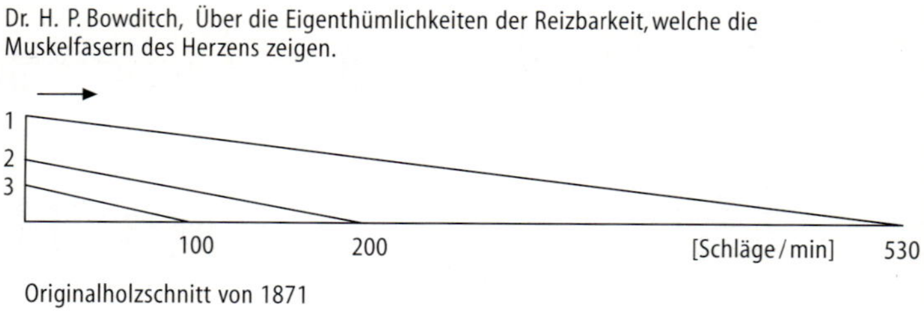


**Abb. 29-6.** Originalholzschnitt aus der Arbeit von Bowditch (1871), der die entwickelte Kraft (*links 1, 2, 3*) bei verschiedenen Stimulationsfrequenzen (100, 200, 530 Kontraktionen pro Minute, *unterer Bildrand*) zeigt. Die mit höherer Frequenz stimulierten Herzmuskelpräparate entwickelten eine höhere Kontraktionskraft, und die Abnahme der Kraft im Verlauf der Zeit war bei diesen Präparaten geringer ausgeprägt. (Nach Bowditch 1871)

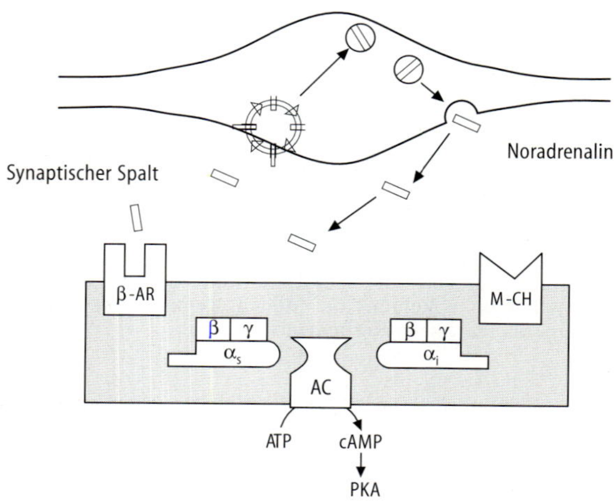


**Abb. 29-7.** Schema einer sympathischen Nervenendigung und der postsynaptischen Myokardmembran mit dem Rezeptor-G-Protein-Adenylatcyclase-Komplex. Nach Stimulation einer sympathischen Nervenfaser kommt es zu einer Freisetzung von Noradrenalin aus präsynaptischen Varikositäten. Noradrenalin wird durch eine Wiederaufnahme in die präsynaptische Nervenendigung aus dem synaptischen Spalt entfernt. Hierzu dient ein Transportsystem („uptake I"), das die Aufnahme von Noradrenalin bewerkstelligt. Die Aktivität der Adenylatcyclase wird durch die Bindung von Agonisten an stimulatorische oder inhibitorische Rezeptoren reguliert. Stimulierende Effekte auf die Adenylatcyclase werden durch die koexistierenden $\beta_1$- und $\beta_2$-Adrenozeptorsubtypen ($\beta_1$*-AR* und $\beta_2$*-AR*) vermittelt. Noradrenalin stimuliert präferentiell $\beta_1$-Adrenozeptoren. β-Adrenozeptoren koppeln über das heterotrimerische stimulatorische G-Protein an die Adenylatcyclase. *M*-Cholinozeptoren (*MCH*) und $A_1$-Adenosinrezeptoren hemmen nach ihrer Stimulation die Adenylatcyclase und vermitteln antiadrenerge Effekte am Ventrikelmyokard. Die Wirkungen der Rezeptoren werden durch stimulatorische oder inhibitorische guaninnukleotidbindende Proteine vermittelt. Die genannten guaninnukleotidbindenden Proteine sind Heterotrimere, deren α-, β-, γ-Untereinheiten eine große Übereinstimmung aufweisen. Die funktionelle Spezifität wird durch jeweilige α-Untereinheit (*s*: 45.000 bzw. *i*: 39.000–42.000) gewährleistet. Die Aktivierung der katalytischen Untereinheit der Adenylatcyclase (*AC*) führt zur vermehrten Bildung von cAMP aus ATP, was eine vermehrte Aktivierung der cAMP-abhängigen Proteinkinase (*PkA*) bewirkt. Die PkA phosphoryliert Kalziumkanäle der Zellmembran und funktionelle Proteine im sarkoplasmatischen Retikulum und spielt somit bei der Regulation der Kontraktilität eine Schlüsselrolle

cAMP erhöht als intrazellulärer Botenstoff („second messenger") über eine Aktivierung von cAMP-abhängigen Proteinkinasen die Kalziumkonzentration der Myokardzelle und somit die Kontraktionskraft (Butcher u. Sutherland 1962; Rodbell 1980). Die Adenylatcyclase wird außerdem durch inhibitorische $A_1$-Adenosinrezeptoren und $M_2$-Cholinozeptoren reguliert (Löffelholz u. Pappano 1985; Rodbell 1980). Diese Rezeptoren koppeln über ein inhibitorisches guaninnukleotidbindendes Protein (Gi) und vermitteln antiadrenerge Effekte auf die Adenylatcyclase (Gilman 1984).

## β3-Adrenozeptoren

Weiterhin fanden sich in einer neueren pharmakologischen Untersuchung mit spezifischen Agonisten und Antagonisten Hinweise auf die Existenz eines $\beta_3$-Adrenozeptors im menschlichen Herzen (Gauthier et al. 1996). Er vermittelt antiadrenerge Effekte auf die Kontraktionskraft. Die Bedeutung ist zur Zeit noch nicht geklärt.

## G-Proteine

Die regulatorischen G-Proteine bestehen aus einer α-Untereinheit sowie aus β- und γ-Untereinheiten. Die α-Untereinheiten von Gs und Gi definieren die funktionelle Spezifität und unterscheiden sich hinsichtlich ihres relativen Molekulargewichtes ($\alpha_s$: 45.000 und 52.000; $\alpha_i$: 39.000–42.000). Die β-Untereinheiten (35.000–36.000) und die γ-Untereinheiten (8.000–10.000) können wahrscheinlich sowohl mit Gsα als auch mit Giα interagieren (Birnbaumer 1987).

Neueste Befunde zeigen, daß γ-Untereinheiten auch direkte Effektoren (Adenylatcyclase, Phospholipase C) aktivieren können. Bei der Aktivierung des G-Proteins durch den mit einem Agonisten besetzten Rezeptor kommt es unter Bindung von GTP zur Dissoziation der α-Untereinheit von den βγ-Untereinheiten (s. Abb. 29-8).

Die an den α-Untereinheiten befindliche GTPase-Aktivität führt durch eine Hydrolyse von GTP zu einer Inaktivierung der G-Protein-α-Untereinheit. Sie reassoziiert wieder mit ihren βγ-Untereinheiten und liegt wiederum im inaktiven Zustand als α-β-γ-Heterotrimer vor (Birnbaumer 1987; Gilman 1984). Somit wird ersichtlich, daß die katalytische Adenylatcyclaseaktivität sowohl über Aktivitätsänderung von β-Adrenozeptoren, M-Cholinozeptoren sowie $A_1$-Adenosinrezeptoren, als auch durch

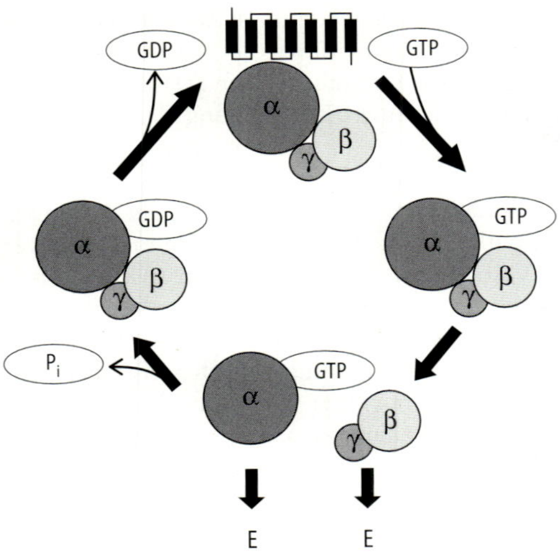


**Abb. 29-8.** Modell der rezeptorvermittelten Signalübertragung durch heterotrimerische guaninnukleotidbindende Proteine (G-Proteine). Bei Bindung eines Hormones H an seinen spezifischen Rezeptor interagiert der Hormon-Rezeptor-Komplex mit der α-Untereinheit des jeweiligen G-Proteins. Das im inaktiven Zustand an α gebundene GDP wird durch GTP ersetzt. Dieser Nukleotidaustausch induziert eine Dissoziation von α-GTP vom βγ-Komplex. α-GTP aktiviert letztlich den Effektor (*E*) der Zelle. Der Aktivierungszyklus eines G-Proteins wird durch die intrinsische GTPase-Aktivität der α-Untereinheit beendet. Nach Hydrolyse von GTP zu GDP reassoziiert das nun vorliegende α-GDP mit dem βγ-Komplex zum ursprünglichen inaktiven αβγ-Heterotrimer. Dieser Komplex ist gegenüber dem Effektor inaktiv. Neuere Untersuchungen haben belegt, daß einige Effektoren (Kaliumkanäle, Phospholipase C, Adenylatcyclase) auch durch β-γ-Untereinheiten direkt aktiviert werden können

eine veränderte Expression oder Bioaktivität von G-Protein-α-Untereinheiten reguliert werden kann.

### Phosphorylierung des Kalziumkanals und Transportmoleküls

Das nach Stimulation der membranständigen Adenylatcyclase durch Katecholamine vermehrt gebildete cAMP aktiviert eine zytosolische cAMP-abhängige Proteinkinase, die ihrerseits eine Phosphorylierung des Kalziumkanals in der Myokardzellmembran und die Phosphorylierung eines Kalziumtransportmoleküls (Phospholamban) in der Membran des sarkoplasmatischen Retikulums bewirkt (s. S. 548, Reuter 1983).

Der phosphorylierte Kalziumkanal erhöht seine Öffnungswahrscheinlichkeit, was sich in einer Aktivierung des sog. langsamen Kalziumeinwärtsstroms niederschlägt (Reuter 1983). Das vermehrt einströmende Kalzium trägt in verstärkter Weise zu einer Aktivierung der kalziuminduzierten Kalziumfreisetzung aus dem sarkoplasmatischen Retikulum und daher zum positiv-inotropen Effekt bei.

Diastolisch kommt es über eine Stimulation der Kalziumsequestrierung in das sarkoplasmatische Retikulum durch eine cAMP-abhängige Phosphorylierung von Phospholamban zur Initiierung der Relaxation. Außerdem führt eine cAMP-abhängige Phosphorylierung von Troponin I zu einer Verminderung der Sensibilität der kontraktilen Proteine für Kalzium. Die letztgenannten Mechanismen ziehen eine beschleunigte Relaxation des Myokards, d. h. einen positiv-lusitropen Effekt nach sich.

### Kardiale $\alpha_1$-Adrenozeptoren

Aus den sympathischen Nervenendigungen freigesetztes Noradrenalin stimuliert außerdem kardiale $\alpha_1$-Adrenozeptoren an der Myokardmembran. Auch $\alpha_1$-Adrenozeptoren vermitteln einen positiv-inotropen Effekt am menschlichen Myokard, der allerdings am menschlichen Herzen geringer ausgeprägt ist als der einer Stimulation kardialer β-Adrenozeptoren. Da eine vermehrte Bildung von Inositoltriphosphat der Entwicklung des positiv-inotropen Effekts vorausgeht, sind kardiale α-Adrenozeptoren an die Phospholipase C des Herzens gekoppelt und vermitteln über diesen Mechanismus den positiv-inotropen Effekt.

Möglicherweise spielen α-Adrenozeptoren weniger in der Regulation der Kontraktionskraft als vielmehr in der Induktion von Wachstums- und Hypertrophieprozessen eine Rolle.

## 29.4 Pathophysiologische Regulationsmechanismen

Die Herzinsuffizienz entsteht dann, wenn das Herz nicht mehr in der Lage ist, die Versorgung der Peripherie mit Sauerstoff und Substraten sicherzustellen. !

Zu den pathophysiologischen Mechanismen zählen

- die Myokardhypertrophie (Katz 1990),
- eine veränderte myokardiale Kalziumhomöostase (Beuckelmann u. Erdmann 1991),
- Einflüsse auf die Energetik (Gwathmey et al. 1990) und
- die myokardialen Barorefiexe (Dipner-Dunlap u. Thames 1990; Ferguson 1990).
- Außerdem kommt es zu einer neurohumoralen Aktivierung (Cohn 1989, 1990).

Es erfolgt die Aktivierung des sympathischen Nervensystems (Cohn 1989, 1990; Levine et al. 1982), des Renin-Angiotensin-Aldosteron-Systems (RAAS) (Buckley et al. 1972; Dzau et al. 1981; Levine et al. 1982) sowie eine vermehrte Freisetzung von humanem natriuretischem Faktor (Cody et al. 1986), Vasopressin (Goldsmith et al. 1986), Endothelin (Heublein et al. 1994) und offensichtlich auch von Zytokinen (Dzau et al. 1984; Levine et al. 1990).

Die letztgenannten Ursachen entfalten ausgeprägte Wirkungen in der Körperperipherie, haben allerdings auch Konsequenzen für das Herz selbst. Hierzu zählt insbesondere eine veränderte Besetzung β-adrenerger Rezeptoren mit Katecholaminresistenz und die Initiierung kardialer Umbauprozesse (Myokardfibrose und Myokardhypertrophie).

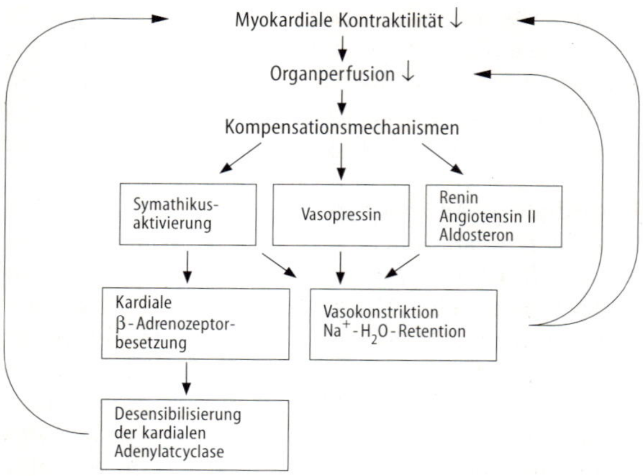


**Abb. 29-9.** Neurohumorale Aktivierung und deren Folgen bei der Herzinsuffizienz des Menschen

Darüber hinaus führen die neurohumoralen Veränderungen zu funktionellen Auswirkungen am Herzen selber und können über eine erhöhte Nachlast sowie Wasser- und Natriumretention die myokardiale Dysfunktion aggravieren. Diese Zusammenhänge zwischen der Körperperipherie und dem Myokard zeigen deutlich (Abb. 29-9), daß es sich bei der chronischen Herzinsuffizienz nicht allein um eine Erkrankung des Herzens sondern um eine schwere Systemerkrankung handelt. Bei längerem Bestehen haben somit diese „Kompensationsmechanismen" durchaus auch nachteilige Wirkungen auf die Herz-Kreislauf-Funktion (s. auch Packer 1992).

Auf diese pathophysiologischen Zusammenhänge soll im folgenden eingegangen werden.

## 29.4.1 Hypertrophie

Bei einer vermehrten Druck- oder Volumenbelastung des Herzens sowie bei einem Verlust an kontraktiler Masse nach Myokardinfarkt mit einer in ihren Mechanismen nicht vollständig aufgeklärten Aktivierung von Wachstumsprozessen in nichtinfarzierten Bereichen des Herzens kommt es zur Herzmuskelhypertrophie. Der Zuwachs an kontraktilen Elementen führt zunächst zur Steigerung der Kontraktionskraft.

Nach dem Gesetz von Laplace ist die Wandspannung proportional zum Druck und zum Radius sowie umgekehrt proportional zur Wanddicke. Der Zusammenhang läßt sich folgendermaßen beschreiben:

$$\sigma = \frac{p \cdot r}{2h}$$

$\sigma$ Wandspannung, $p$ Druck, $r$ Radius, $h$ Wanddicke.

### Wanddicke und Wandspannung

Aus dieser Beziehung wird verständlich, daß eine Wanddickenzunahme durch eine Myokardhypertrophie die Wandspannung senkt. Die Kontraktilität ist umgekehrt proportional zur vorliegenden systolischen Wandspannung. Dementsprechend führt die Wanddickenzunahme zu einer Aufrechterhaltung der systolischen Myokardfunktion und einer Herabsetzung der Wandspannung.

Chronische Druckbelastung bzw. Nachlasterhöhungen z. B. bei der arteriellen Hypertonie, der Aortenstenose und pathologischen Zuständen, die mit einer vermehrten Vasokonstriktion einhergehen (wie die Herzinsuffizienz), bei denen aber noch keine kompensatorische Myokardhypertrophie vorliegt, führen zu einer Erhöhung der Wandspannung. Gleiches tritt bei Volumenbelastung bzw. bei einer Dilatation des linken Ventrikels durch Insuffizienzvitien oder Ventrikeldilatation bei Herzinsuffizienz auf. Die Wandspannung nimmt inadäquat zu, die Hypertrophiereaktion reicht nicht aus, und es entsteht eine systolische Funktionsstörung.

Wird durch den einsetzenden Hypertrophieprozeß die Erhöhung der Wandspannung nicht normalisiert, handelt es sich um eine inadäquate Hypertrophie. Wird durch die Hypertrophie die Wandspannung auf subnormale Werte gesenkt, so liegt eine exzessive Hypertrophie vor. Obwohl es sich initial bei der Myokardhypertrophie um einen Kompensationsmechanismus handelt, geht dieser Vorgang bei längerem Bestehen in eine kontraktile Dysfunktion des hypertrophierten Myokards über (Katz 1990).

Dementsprechend gilt eine ausgeprägte linksventrikuläre Hypertrophie als eigenständiger Risikofaktor, der den Übergang in eine myokardiale Dysfunktion und Herzinsuffizienz mitbestimmt.

### Myokardhypertrophie bei Volumen- und Druckbelastung

Die Myokardhypertrophie ist abhängig von der Art der Belastung des Ventrikels. Bei Volumenbelastung kommt es eher zu einem seriellen, nacheinander geschalteten Wachstum der Sarkomere. Die primäre Druckbelastung führt im Gegensatz dazu zu einem parallelen Zuwachs der Sarkomere. Bei einer Myokardhypertrophie, die einen Herzmuskelmassenverlust kompensiert (z. B. nach Myokardinfarkt, bei Kardiomyopathien), tritt sowohl ein paralleler wie auch ein serieller Sarkomerzuwachs ein (Linzbach 1956).

Nach dem Laplace-Gesetz kommt es somit bei einer primären Erhöhung des Ventrikeldurchmessers durch eine Volumenbelastung zu einer Hypertrophie mit einem unveränderten oder sogar erhöhten Verhältnis zwischen Radius und Wanddicke des Ventrikels (exzentrische Hypertrophie). Bei einer primären Druckbelastung stellt sich eine Verminderung des Verhältnisses zwischen Radius und Wanddicke ein. Dies ist charakteristisch für eine konzentrische Hypertrophie (Strauer 1976, 1979).

### Größenzunahme durch Hypertrophie

Da das menschliche Herz bereits nach der Geburt über die endgültige Zahl von Herzmuskelzellen verfügt, kann eine Größenzunahme, d. h. eine Adaptation an eine erhöhte mechanische Arbeitslast, nicht über eine Zellteilung, also Hyperplasie stattfinden, sondern muß durch eine Hypertrophie, d. h. durch eine Vermehrung der Sarkomere innerhalb einer Myokardzelle beantwortet werden (Zucker et al. 1977).

Die zugrundeliegenden Mechanismen sind z. Z. Gegenstand aktueller Forschung. Es ist bekannt, daß eine große Anzahl neurohumoraler Aktivatoren eine Herzmuskelzellhypertrophie induzieren können. So vermittelt Noradrenalin über kardiale α-Rezeptoren auch an nicht schlagenden, ruhenden Kardiomyozyten (um eine mechanische Belastung durch einen inotropen Effekt auszuschließen) eine Myokardhypertrophie (Simpson 1983).

An Hunden, die mit subhypertensiven Dosen Noradrenalin behandelt wurden, kommt es ebenfalls zu einer Myokardhypertrophie (Laks et al. 1973). Weiterhin ist bekannt, daß eine Myokardhypertrophie durch Schilddrüsenhormone, verschiedene Wachstumsfaktoren und Angiotensin II vermittelt werden kann. Als biochemischer Stimulus kommt eine Aktivierung der cAMP-abhängigen Proteinkinase (Proteinkinase A) oder der Proteinkinase C durch eine Aktivierung der Phospholipase C des Herzmuskels in Frage (Mann et al. 1992; Morgan u. Baker 1991).

#### Inositoltriphosphat, „second messenger"

Interessanterweise führt auch die mechanische Dehnung eines Herzmuskels zu einer vermehrten Bildung von Inositoltriphosphat ($InsP_3$) dem Botenstoff („second messenger"), der von der Phospholipase C gebildet wird. Dementsprechend scheint sowohl die Stimulation von α-Adrenozeptoren und Angiotensinrezeptoren als auch die mechanische Myokardbelastung in einen gemeinsamen biochemischen Stimulus umgesetzt zu werden (Sadoshima et al. 1994). Möglicherweise kommt es über dehnungssensitive Ionenkanäle bei Erhöhung der Wandspannung zur Umsetzung des mechanischen Stimulus in einen biochemischen Effekt. Die mechanische Dehnung von Kardiomyozyten führt zu einer autokrinen Freisetzung von Angiotensin II was eine Aktivierung von hypertrophieinduzierenden Signaltransduktionskaskaden aktiviert (Sadoshima et al. 1993).

### ■ Protoonkogene

Der Bildung eines „second messenger" ist die vermehrte Expression von sog. Protoonkogenen (c-fos und c-myc) nachgeschaltet. Diese Faktoren induzieren eine vermehrte m-RNA-Expression und Proteinbiosynthese kontraktiler Proteine. Eine vermehrte Onkogenexpression wurde tierexperimentell sowohl für die mechanische Lasterhöhung als auch für den katecholaminvermittelten Hypertrophieprozeß nachgewiesen (Komoro et al. 1988).

#### Interstitielle Veränderungen

Neben dieser myozytären Hypertrophie entstehen bei der pathologischen Hypertrophie auch Veränderungen im Interstitium. Bei chronischer Drucküberlastung, z.B. bei der essentiellen Hypertonie, kommt es zu einer Zunahme des Kollagenvolumens im linken Ventrikel. Die Verteilung des Kollagens kann in Abhängigkeit von der zugrundeliegenden Myokardbelastung sehr variabel sein und in unterschiedlicher Weise den kontraktilen Apparat in Mitleidenschaft ziehen (Weber u. Brilla 1991).

Auf jeden Fall hat die vermehrte Kollageneinlagerung des hypertrophierten Herzens viele funktionelle Effekte, die von verschiedenen Faktoren wie der Struktur des Kollagens, der Lokalisation der Kollageneinlagerung in bezug auf die Myokardfasern, der Kollagenmenge, der Verteilung von Kollagen Typ I und Kollagen Typ III sowie dem Ausmaß der Kollagenquervernetzung abhängen (Weber u. Brilla 1992).

Hierdurch wird klar, daß nicht nur der Kardiomyozyt sondern auch Fibroblasten am Prozeß der pathologischen Myokardhypertrophie beteiligt sind. Wahrscheinlich kommt es infolge einer Aktivierung durch Aldosteron und Angiotensin II zu einem Fibroblastenwachstum mit einer vermehrten Bildung von Kollagen. Das Bild der myozytären Hypertrophie und der Myokardfibrose durch eine gesteigerte Kollageneinlagerung liegt somit meist gemeinsam vor und kann individuell sehr unterschiedlich sein.

Auf jeden Fall wirkt die Einlagerung des sehr zugfesten und wenig dehnbaren Kollagens einer weiteren Ventrikeldilatation und somit nach dem Laplace-Gesetz einer weiteren Erhöhung der Wandspannung entgegen. Eine Kontraktilitätsminderung tritt dann ein, wenn der Kollagengehalt 20% V/V (normal 2–4% V/V) erreicht. Tierexperimentell gibt es Hinweise darauf, daß durch Aldosteronantagonisten eine klinisch relevante Fibroseregression erzielt werden kann (Weber u. Brilla 1992).

#### Isoformen der Myosinschwerkette

Am menschlichen Herzen unterliegen die kontraktilen Proteine im Rahmen der Myokardhypertrophie in erster Linie quantitativen Veränderungen. Im normalen menschlichen Ventrikelmyokard dominiert die langsame Isoform der Myosinschwerkette (V3-Isoform). V1-Isoformen, wie sie bei der Ratte und anderen Versuchstieren überwiegend vorliegen, werden nach älteren Untersuchungen wenn überhaupt nur in geringem Maße gebildet (Bouvagnet et al. 1989).

Bei Ratten kommt es durch eine myokardiale Druckbelastung mit Myokardhypertrophie zu einer vermehrten Bildung von V3-Isoformen, die die V1-Isoformen relativ verdrängen. Dies führt zu langsameren Kontraktionen und zu einer Ökonomisierung der Herzarbeit. Neuere Untersuchungen belegen eine signifikante Expression von β-MHC am menschlichen Ventrikel. Bei linksventrikulärer aber auch rechtsventrikulärer Dysfunktion (primär pulmonaler Hypertonie) wird das schnelle α-MHC herabreguliert (Lowes et al. 1997; Nakao et al. 1997).

Neben Veränderungen des kontraktilen Apparates kommt es auch bereits im Stadium der Myokardhypertrophie zu Veränderungen der intrazellulären Kalziumhomöostase sowie zu Veränderungen der adrenergen Ansprechbarkeit. Diese werden in den entsprechenden Kapiteln besprochen.

**Myokardhypertrophie und kontraktile Dysfunktion**
Die fortschreitende Myokardhypertrophie wird als unabhängiger Risikofaktor für die Entwicklung einer kontraktilen Dysfunktion und dann einer Herzinsuffizienz angesehen (Hort 1955). Ein Mechanismus ist sicherlich die vermehrte Einlagerung von Kollagen mit nachfolgend erhöhter ventrikulärer Steifigkeit (Weber u. Brilla 1991).

Durch eine relative Abnahme der Kapillardichte in bezug auf die kontraktile Masse entsteht letztlich auch ein Mißverhältnis zwischen Energieangebot und Energiebedarf (Hort 1955). Es kommt zu Myozytennekrosen und Fortschreiten der interstitiellen Fibrose, die in diesem Fall als vernarbende Ersatzfibrose auftritt.

#### ■ Einschränkung der Koronarreserve
Aufgrund des Mißverhältnisses zwischen Kapillarquerschnitt und Myozytendichte wäre es wichtig, daß in Ruhe ein höherer absoluter Koronarblutfluß existiert, um für die vermehrte Muskelmasse eine unveränderte Blutversorgung sicherzustellen.

Hierdurch kommt es zu einer Einschränkung der Koronarreserve des hypertrophierten Myokards, die bereits in Ruhe teilweise ausgeschöpft ist. Entstehen dann durch die Druckbelastung zusätzlich eine Mediaverdikkung der intramyokardialen Koronararterien sowie eine perivaskuläre Fibrose, so kann dies zu Myokardischämien führen, die einen weiteren Myozytenuntergang zur Folge haben und somit ebenfalls zur Herzinsuffizienzprogression beitragen können (Strauer 1979).

#### ■ Diastolische Dysfunktion
So wie die kompensatorische Myokardhypertrophie dem physiologischen Zweck dienen kann, die systolische Funktion sicherzustellen, so führt sie durch eine Störung der Relaxation und der Kammersteifigkeit zu einer diastolischen Dysfunktion. Die hypertrophiebedingte Verzögerung der aktiven Relaxation des Ventrikels führt zu einem verspäteten isovolumetrischen frühdiastolischen Druckabfall und somit zu einer Verzögerung des Beginns der passiven frühdiastolischen Ventrikelfüllung.

Neben dieser Relaxationsstörung kommt es zu einer diastolischen Funktionsstörung, die in einer verminderten Compliance, d. h. einer erhöhten Ventrikelsteifigkeit, besteht. Die resultierende Erhöhung der linksventrikulären Füllungsdrücke kann die Symptomatik der Herzinsuffizienz ebenfalls aggravieren und sich über eine weitere Aktivierung neurohumoraler Kompensations- bzw. Dekompensationsvorgänge nachteilig auswirken. Die diagnostische Bedeutung dieser diastolischen Funktionsstörung wird Kap. 30 dargestellt.

### 29.4.2 Kalziumhomöostase

**Elektrophysiologische und pathobiochemische Befunde**
Wie in Abschn. 29.2 beschrieben, ist der Kontraktionszustand der Myokardzelle von dem systolischen und diastolischen Verlauf der zytosolischen Kalziumkonzentration abhängig. Weil diese durch eine ganze Anzahl von subzellulären Komponenten reguliert wird, kann auch jede dieser einzelnen Komponenten an der myokardialen Dysfunktion infolge einer gestörten Kalziumhomöostase der Zelle beteiligt sein (Beuckelmann u. Erdmann 1991).

Erste Hinweise für eine gestörte Kalziumhomöostase fanden sich bei experimenteller Myokardhypertrophie und Herzinsuffizienz.

**Untersuchungen an explantiertem Myokard**
In letzter Zeit wurden zahlreiche Untersuchungen an explantiertem menschlichem Myokard von Patienten mit schwerer Herzinsuffizienz im Vergleich zu nichtinsuffizientem Myokard durchgeführt. An isolierten ventrikulären Kardiomyozyten aus dem Myokard von Patienten mit schwerer Herzinsuffizienz wurde mit Hilfe der Patch-clamp-Technik unter Verwendung kalziumsensitiver, fluoreszierender Indikatoren (Fura-2) gezeigt, daß die Größe und wesentlich die elektrophysiologischen Charakteristika des Kalziumeinwärtsstroms bei terminaler Herzinsuffizienz im Vergleich zum nichtinsuffizienten Myokard unverändert waren (Binkley et al. 1991). Eine Verminderung des Triggerkalziumstroms, der dann intrazelluläres Kalzium aus dem sarkoplasmatischen Retikulum freisetzt, konnte somit nicht nachgewiesen werden (Abb. 29-10).

Obwohl der langsame Kalziumeinwärtsstrom in einer Zelle aus einem Herzen mit dilatativer Kardiomyopathie gegenüber einer nichtinsuffizienten Herzmuskelzelle nicht vermindert ist (Abb. 29-10 unten), kommt es zu einem reduzierten systolischen Kalziumkonzentrationsanstieg in der insuffizienten Herzmuskelzelle (Abb. 29-10 oben; Beuckelmann et al. 1992).

Obwohl also der Kalziumeinwärtsstrom an isolierten Kardiomyozyten von Patienten mit schwerer Herzinsuffizienz unverändert ist, kommt es zu einem verzögerten und geringeren systolischen Kalziumkonzentrationsanstieg. Der diastolische Abfall der intrazellulären Kalziumkonzentration ist deutlich vermindert. Es persistiert außerdem eine erhöhte intrazelluläre diastolische Kalziumruhekonzentration (Abb. 29-11).

Dementsprechend zeigen diese Befunde an isolierten Kardiomyozyten von Patienten mit schwerer Herzinsuffizienz, daß ein wesentlicher Mechanismus für die kontraktile Dysfunktion bei Herzinsuffizienz eine gestörte

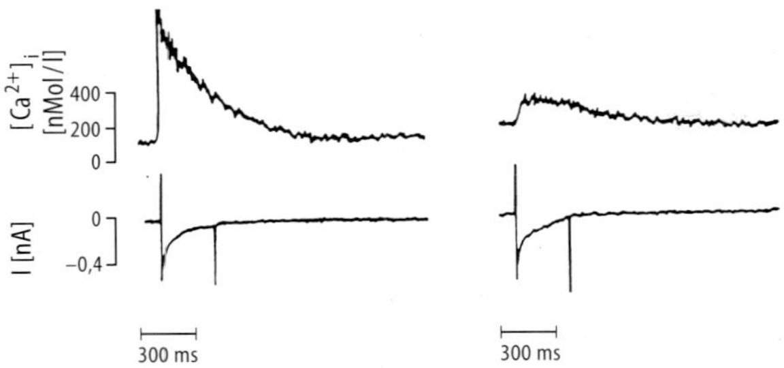


**Abb. 29-10.** Intrazelluläre freie Kalziumkonzentration (*obere Registrierungen*) und triggernder Kalziumeinwärtsstrom (*untere Registrierungen*) nach Depolarisation einer nicht-insuffizienten menschlichen Herzmuskelzelle (*links*) und einer Zelle eines Patienten mit terminaler Herzinsuffizienz bei dilatativer Kardiomyopathie (*rechts*). Der triggernde Kalziumstrom hat eine vergleichbare Größe. Unter Normalbedingungen liegt die Ruhekalziumkonzentration bei ca. 100 nmol/l und steigt nach Depolarisation auf fast 800 nmol/l an. Während der Repolarisation fällt die intrazelluläre Kalziumkonzentration bereits wieder ab. Nach Depolarisation der Zelle des insuffizienten Herzens steigt die intrazelluläre Kalziumkonzentration stark verzögert auf eine Konzentration von lediglich 250 nmol/l an und zeigt einen deutlich verzögerten Abfall auf die Ausgangskonzentration. *I* Stromstärke; $[Ca^{2+}]$: intrazelluläre Kalziumkonzentration. (Nach Beuckelmann et al. 1991)

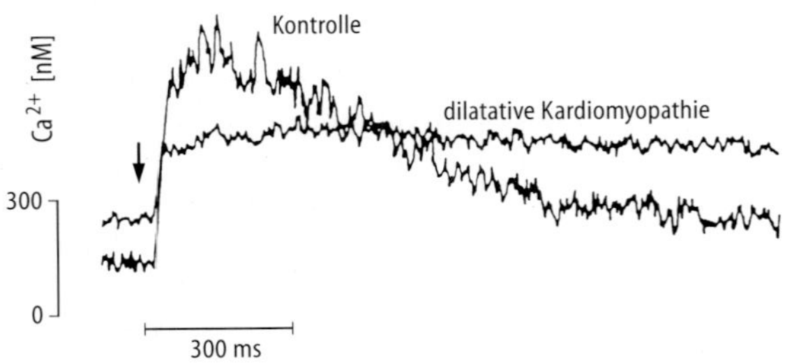


**Abb. 29-11.** Verlauf der intrazellulären Kalziumkonzentration während der Systole und der Diastole von 2 depolarisierten und elektrisch stimulierten Herzmuskelzellen von einem Patienten mit dilatativer Kardiomyopathie und aus einem nichtinsuffizienten Spenderherzen. Gegenüber der Kontrollzelle aus dem Spenderherzen kommt es systolisch zu einem verminderten Kalziumkonzentrationsanstieg und einer verlangsamten diastolischen Kalziumsequestrierung bei der Zelle aus dem Herzen mit dilatativer Kardiomyopathie. Es resultiert eine erhöhte diastolische und eine verminderte systolische Kalziumkonzentration. Das Experiment wurde mit einer Stimulationsfrequenz von 0,2 Hz mit dem Kalziumindikator Fura-2 durchgeführt. (Nach Beuckelmann et al. 1992)

diastolische Elimination von Kalzium aus dem Zytosol ist (Beuckelmann et al. 1992; Gwathmey et al. 1987). Dies ist ein möglicher Mechanismus, der zur Kalziumverarmung des sarkoplasmatischen Retikulums führt und trotz eines nicht verminderten Kalziumeinwärtsstroms die Kalziumfreisetzung aus dem sarkoplasmatischen Retikulum beim nächsten Schlag vermindert.

### Kalzium-ATPase

Der zugrundeliegende biochemische Effekt, der die reduzierte Kalziumelimination aus dem Zytosol erklären würde, wäre eine verminderte Aktivität oder verringerte Expression der sarkoplasmatischen Kalzium-ATPase.

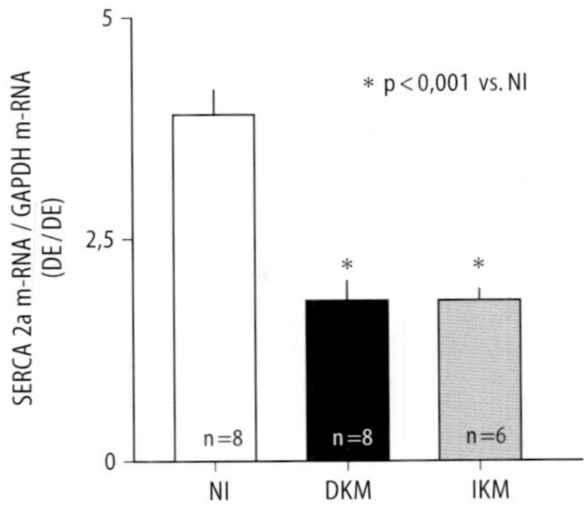


**Abb. 29-12.** Gehalt an m-RNA für die $Ca^{2+}$-ATPase des sarkoplasmatischen Retikulums (SERCA 2) am nichtinsuffizienten Myokard und bei Herzen mit terminaler Herzinsuffizienz durch eine ischämische oder dilatative Kardiomyopathie. Die kodierende RNA ist um ca. 50% am insuffizienten Herzen vermindert. Die Ergebnisse wurden durch eine spezifische radioaktiv markierte cDNA durch Northern-blot-Analyse erhoben. *NI* nichtinsuffizient; *DKM* dilatative Kardiomyopathie; *IKM* ischämische Kardiomyopathie. (Nach Flesch et al. 1996)

In der Tat finden sich Ergebnisse, die zeigen, daß die kodierende Messenger-RNA (m-RNA) der Kalzium-ATPase des sarkoplasmatischen Retikulums (SERCA 2) bei terminaler Herzinsuffizienz vermindert ist (Abb. 29-12; Arai et al. 1994; Hasenfuss et al. 1994; Mercadier et al. 1990).

Dementsprechend wären diese Befunde auch durch eine Veränderung der Regulation der SERCA-2-Aktivität und-Expression (Hasenfuss et al. 1994; Mercadier et al. 1990) erklärbar. Eine weitere Veränderung, die möglicherweise kompensatorisch einer diastolischen Kalziumüberlastung entgegenwirken kann, ist ein vermehrter Gehalt des Natrium-Kalzium-Austauscherproteins. Eine Änderung des Kalziumfreisetzungskanals beim insuffizienten menschlichen Herzen konnte bislang nicht belegt werden (Arai et al. 1994).

Das kalziumregulierende Protein Phospholamban fand sich auf der Ebene der m-RNA reduziert (Arai et al. 1994). Die Befunde bezüglich des Proteingehaltes sind jedoch widersprüchlich.

### Verlängerung des Aktionspotentials

Ein wesentlicher Anteil an einer verzögerten Relaxation des insuffizienten Myokards könnte einer Verlängerung des Aktionspotentials zukommen. Die Verlängerung ist im menschlichen Myokard bei Herzinsuffizienz gut belegt (Abb. 29-13; Beuckelmann et al. 1992; Gwathmey et al. 1987). Diese Befunde an insuffizienter menschlicher Herzmuskulatur decken sich gut mit denen bei der Hypertrophie, wie sie in verschiedenen Tiermodellen nachgewiesen wurde.

Die Ursache einer derartigen Verlängerung der diastolischen Repolarisation ist umstritten. Sie kann im wesentlichen durch eine Vergrößerung des depolarisierenden langsamen Kalziumeinwärtsstromes oder durch

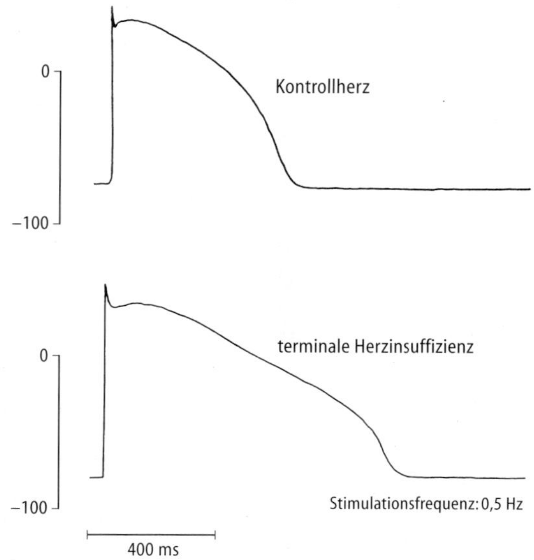


**Abb. 29-13.** Aktionspotential einer gesunden Herzmuskelzelle und einer Zelle, die aus einem Herzen mit schwerer Herzinsuffizienz durch dilatative Kardiomyopathie isoliert wurde. Die Aktionspotentialdauer ist beim Kardiomyozyten aus dem insuffizienten Herzen deutlich verlängert. (Beuckelmann, nicht veröffentlichtes Experiment)

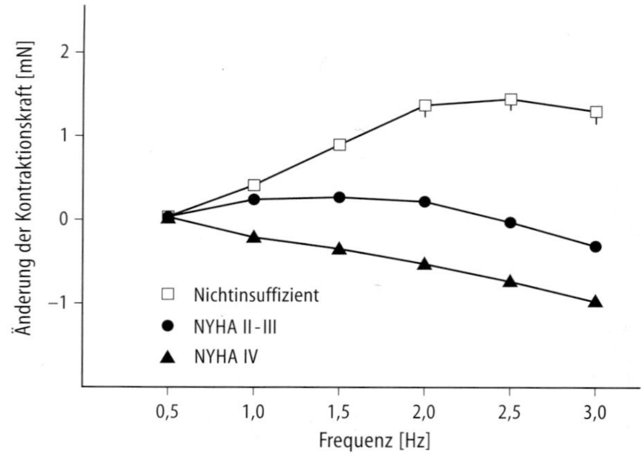


**Abb. 29-14.** Änderung der Kontraktionskraft nach Erhöhung der Stimulationsfrequenz an isolierten menschlichen Papillarmuskelstreifen aus nichtinsuffizientem sowie mäßiggradig insuffizientem (NYHA II–III) und terminal insuffizientem (NYHA IV) Myokard. In Abhängigkeit von der Hochgradigkeit der Herzinsuffizienz kommt es zu einer Verminderung der positiven Kraft-Frequenz-Beziehung. (Nach Schwinger et al. 1992, 1993)

eine Verkleinerung der repolarisierenden Kaliumströme bedingt sein. Da die oberflächenbezogene Stromdichte des Kalziumeinwärtsstromes in Kardiomyozyten von terminal herzinsuffizienten Patienten gegenüber nichtinsuffizienten Patienten nicht verschieden ist (Beuckelmann et al. 1991), läßt sich die Aktionspotentialverlängerung nicht durch eine Vergrößerung depolarisierender Kalziumströme erklären.

Im Gegensatz dazu ist die Stromdichte des repolarisierenden transienten Auswärtsstroms und des Einwärtsgleichrichters, also die zweier repolarisierender Kaliumströme, bei Kardiomyozyten aus insuffizienten Herzen signifikant vermindert (Beuckelmann u. Erdmann 1991; Beuckelmann et al. 1993; Näbauer et al. 1993). Somit kommt es offensichtlich über eine Veränderung repolarisierender Kaliumströme zu einer Verlängerung des Aktionspotentials, die ganz wesentlich für die Relaxationsstörung bei der schweren Herzinsuffizienz Bedeutung haben könnte.

### Funktionelle Bedeutung

Sowohl die verzögerte Kalziumsequestrierung aus dem Zytosol in das sarkoplasmatische Retikulum als auch die Aktionspotentialverbreiterung können deutliche Veränderungen für die Kontraktilität und die Relaxation des Herzens bei Herzinsuffizienz mit sich bringen. Bei einer Steigerung der Kontraktionskraft durch eine Erhöhung der extrazellulären Konzentration von Kalzium oder durch positiv-inotrope Substanzen, die die intrazelluläre Kalziumkonzentration erhöhen (z. B. Herzglykoside), kommt es zu einer progredienten Verlängerung der Kontraktion und somit zur diastolischen Dysfunktion (Schwinger et al. 1992).

Die intrazelluläre Kalziumhomöostase ist wesentlich für die Kontraktionskrafterhöhung nach Steigerung der Frequenz verantwortlich (Bowditch-Effekt, Bowditch 1871). Die Abnahme des Bowditch-Effektes bei Herzinsuffizienz ist bereits seit längerem bekannt. Feldman et al. (1988a) konnten erstmals nachweisen, daß eine elektrische Stimulation im Bereich des Sinus coronarius mit steigenden Frequenzen von einer Zunahme der ventrikulären Druckanstiegsgeschwindigkeit (dp/dt, als Parameter der Erhöhung der Kontraktilität) begleitet war. Darüber hinaus kam es zu einem Anstieg der Herzauswurfleistung.

Diese Befunde sprechen dafür, daß der Bowditch-Effekt auch in vivo eine funktionelle Bedeutung hat und zur gesteigerten Kontraktilität nach Frequenzerhöhung beiträgt. Dieser Effekt war bei Patienten mit Herzinsuffizienz nicht mehr nachweisbar (Feldman et al. 1988a). In vitro kommt es nach Steigerung der Stimulationsfrequenz nur an nichtinsuffizienten, nicht aber am insuffizienten Herzmuskel zu einer Steigerung der Kontraktionskraft. Dieser Befund spricht dafür, daß auch am menschlichen Myokard in vitro und in vivo eine positive Kraft-Frequenz-Beziehung nachzuweisen ist, die sich bei Herzinsuffizienz in eine negative Kraft-Frequenz-Beziehung verkehrt (Feldman et al. 1988c; Gwathmey et al. 1990; Hasenfuss et al. 1994; Mulieri et al. 1992; Schwinger et al. 1993).

Eine Beeinträchtigung der positiven Kraft-Frequenz-Beziehung ist abhängig vom Schweregrad der Herzinsuffizienz (Abb. 29-14). Diese Befunde weisen auf die funktionelle Bedeutung der intrazellulären Kalziumhomöostase hin. Die verminderte Abnahme der diastolischen

Kalziumkonzentration und die reduzierte Aufnahme in das sarkoplasmatische Retikulum könnten dazu führen, daß im nachfolgenden Kontraktionszyklus weniger Kalzium im sarkoplasmatischen Retikulum zur Verfügung steht, das durch den kalziumgetriggerten Kalziumstrom freigesetzt werden kann. Dadurch wäre die entwickelte Kraft des nachfolgenden Herzschlages vermindert.

### 29.4.3 Energetik

#### Veränderung der Energieproduktion

Neben einer Veränderung der myokardialen Durchblutung könnten Veränderungen der Energieproduktion oder der Energieversorgung der Kardiomyozyten des insuffizienten Herzens selbst für die kontraktile Dysfunktion von Bedeutung sein. An verschiedenen Tiermodellen hat sich gezeigt, daß sich der Energieverbrauch des Myokards bei Herzinsuffizienz ändert.

Unter Ruhebedingungen ist der koronare Blutfluß pro g bei Menschen und Hunden mit Herzinsuffizienz unverändert gegenüber nichtinsuffizienten Kontrollen. Bezogen auf die entwickelte Kontraktilität kommt es bei Tiermodellen mit angeborener Kardiomyopathie zu einer Verminderung des Energiebedarfs. Dieses Phänomen wurde ebenfalls am hypertrophierten Myokard beobachtet. Neben einer Änderung der Myosinisoenzymmuster könnte hierbei eine Veränderung der mitochondrialen Funktion oder des Stoffwechsels der energiereichen Phosphate eine Rolle spielen.

#### Verminderung von Cytochrom A

Mitochondrien von Patienten mit Herzinsuffizienz zeigten eine Verminderung von Cytochrom A und der cytochromabhängigen mitochondrialen Enzymaktivitäten. Außerdem gibt es Hinweise dafür, daß es bei der dilatativen Kardiomyopathie zu einer Antikörperbildung gegen den mitochondrialen ADP-ATP-Transporter kommt.

Meerschweinchen, die mit diesem Protein immunisiert wurden, zeigten eine Änderung der myokardialen $O_2$-Utilisation und eine Verminderung der Herzarbeit. Obwohl die Befunde sich z. T. widersprechen (Senkung des Energieverbrauchs vs Erhöhung des Energieverbrauchs pro geleisteter Herzarbeit), sprechen diese Daten dafür, daß es in Abhängigkeit von der zugrundliegenden Herzerkrankung, die die Herzinsuffizienz induziert, zu einer Veränderung der mitochondrialen Funktion und somit zu einer Änderung der Energiebereitstellung des insuffizienten Herzens kommt.

#### Energiereiche Phosphate

In explantierten Herzmuskelpräparationen in vitro zeigte sich der Gehalt der energiereichen Phosphate ATP und Kreatinphosphat gleich. Es muß aber darauf hingewiesen werden, daß spektroskopische Untersuchungen in vivo (Abb. 29-15) zwar einen unveränderten Gehalt an ATP aber einen verminderten Gehalt an Kreatinphosphat belegen konnten (Conway et al. 1991).

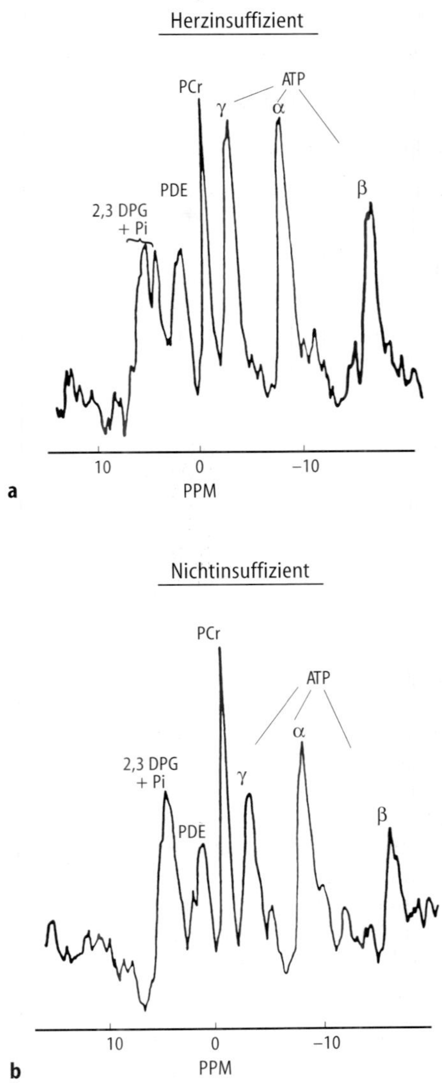


**Abb. 29-15a, b.** Spektroskopie des Gehalts energiereicher Phosphate in insuffizienten Herzen (**a**) und nichtinsuffizienten Herzen (**b**). Es ist zu sehen, daß es am insuffizienten Herzen zu einer relativen Abnahme von Phosphokreatin gegenüber nichtinsuffizienten Herzen kommt. Signifikante Unterschiede in den anderen energiereichen Phosphaten fanden sich nicht. *PCr* Phosphokreatin; $P_i$ anorganisches Phosphat; *2,3DPG* 2,3 Diphosphoglycerat; *PDE* Phosphodiester, *PPM* parts per million. (Nach Conway et al. 1991)

Entsprechend darf angenommen werden, daß eine Veränderung des Energiestoffwechsels bei herzinsuffizienten Patienten vorhanden ist. Ob dies eine Bedeutung für die kontraktile Dysfunktion bei Herzinsuffizienz hat, oder ob es nur in Belastungssituationen zu einer Einschränkung der kontraktilen Reserven beiträgt, ist allerdings noch unklar. Möglicherweise handelt es sich auch um einen Kompensationsmechanismus, der über eine Verminderung der Energiebereitstellung eine Minderversorgung des insuffizienten Herzens mit Blut durch die verringerte relative Kapillardichte ausgleichen kann.

### 29.4.4 Neurohumorale Aktivierung

Bei der Herzinsuffizienz handelt es sich nicht nur um eine Erkrankung des Herzens, sondern um eine schwere Systemerkrankung. Viele Symptome entstehen durch Veränderungen in der Körperperipherie. Sie beruhen darauf, daß es zu einer Aktivierung des sympathischen Nervensystems sowie zur Ausschüttung von vasoaktiven Substanzen kommt, was strukturelle und funktionelle Veränderungen einzelner Organe nach sich zieht.

Die klinische Bedeutung der Vorgänge in der Körperperipherie zeigte sich v. a. dadurch, daß die bisher einzigen Substanzen, die die Prognose der Herzinsuffizienz verbessern, vorwiegend in der Körperperipherie wirksam sind (ACE-Hemmer). Im folgenden sollen nun die einzelnen Veränderungen dieser Kompensationsmechanismen und deren Folgen für bestimmte Organsysteme besprochen werden.

#### Barorezeptorenreflexe

Barorezeptoren sind Sensoren, die Druck-, Volumen- oder Frequenzänderungen in den großen Gefäßen oder im Herzen detektieren und über afferente nervale Impulse an das zentrale Nervensystem mitteilen (s. Abb. 29-16).

Hierbei handelt es sich im wesentlichen um Druckänderungen, wobei allerdings Änderungen der vaskulären Dehnbarkeit oder des glatten Gefäßmuskeltonus die Aktivität dieser Nervenendigungen beeinflussen können (Ferguson 1990).

**Topographie**

Die arteriellen Barorezeptoren finden sich im Karotissinus, in der Aorta ascendens und im Aortenbogen. Die afferenten Fasern dieser Barorezeptoren verlaufen im N. glossopharyngeus und im N. vagus und führen zum Nucleus tractus solitarius in der Medulla oblongata.

**Wirkungsmechanismus**

Neben den arteriellen existieren sog. kardiopulmonale und ventrikuläre Barorezeptoren, deren sensorische Afferenzen im gesamten kardiopulmonalen Gefäßbaum lokalisiert sein können. Diese auf niedrigen Druck ansprechenden Barorezeptoren sind vor allen Dingen für die Regulation des Füllungsdrucks des Herzens verantwortlich. Ihre Afferenzen verlaufen im N. vagus. Sie enden ebenfalls im Nucleus tractus solitarius.

Die Aktivierung von Barorezeptoren erfolgt pulssynchron. Es wird angenommen, daß sie ein wichtiger Regulator des autonomen Nervensystems sind. Die arteriellen Barorezeptoren sind in der Lage, von Schlag zu Schlag, also sehr schnell, die Herzfrequenz und den Tonus von Blutgefäßen zu verändern.

Niedrigdruckbarorezeptoren vermitteln ihre regulatorischen Wirkungen etwas langsamer, d. h. innerhalb von Sekunden bis Minuten oder Stunden. Die Efferenzen der Barorezeptorreflexschleife bestehen aus parasympathischen und sympathischen Fasern.

*Barorezeptorenschleife.* Die präganglionären parasympathischen Fasern entspringen aus dem Nucleus ambiguus und führen über den N. vagus zum Herzen und zu den Lungen, wo sie parasympathomimetische Effekte vermitteln. Die sympathischen Efferenzen verlaufen im Rückenmark zum sympathischen Ganglion, wo sie

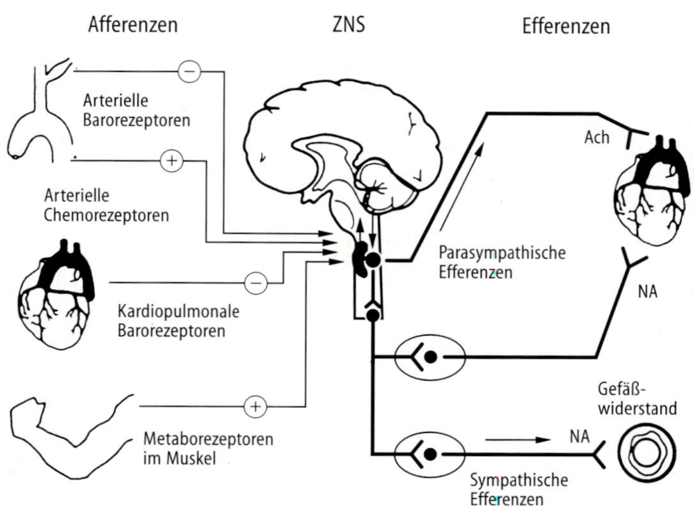


**Abb. 29-16.** Autonome Regulationsmechanismen durch Barorezeptoren beim Menschen. Afferente Signale von peripheren Barorezeptoren werden zum Hirnstamm geleitet und regulieren nach Umschaltung in die efferente Bahn die sympathische und parasympathische Aktivität des peripheren Nervensystems. Eine tonische Inhibierung erfolgt durch Afferenzen von arteriellen und kardiopulmonalen Barorezeptoren. Stimulatorische Afferenzen entspringen in chemosensitiven Rezeptoren des Karotissinus und des Aortenbogens (arterielle Chemorezeptoren) sowie in metabolischen Metaborezeptoren der arbeitenden Muskulatur (Einzelheiten s. Text). *NA* Noradrenalin; *Ach* Acetylcholin; *ZNS* zentrales Nervensystem. (Nach Ferguson 1990)

auf die entsprechenden postganglionären Fasern umgeschaltet werden, die dann zum Herzen und den entsprechenden Gefäßen führen. Dort werden sympathomimetische Effekte vermittelt. Die Barorezeptorregulation betrifft auch die Nierengefäße und das Splanchnikusgebiet. Außerdem gibt es präganglionäre Fasern, die am Nebennierenmark enden und dort die Katecholaminfreisetzung beeinflussen.

*Sympathikushemmung und Parasympathikusaktivierung.* Sowohl arterielle als auch kardiale Barorezeptoren führen zu einer tonischen Hemmung der sympathischen Aktivität und üben einen tonischen aktivierenden Reiz auf vagale Efferenzen aus. Melden arterielle Barorezeptoren eine vermehrte Pulsaktivität oder kommt es zu einer Erhöhung von kardialen Füllungsdrücken, die über die kardialen Barorezeptoren detektiert werden, folgt eine Rücknahme des Sympathikotonus und eine Aktivierung parasympathischer Fasern.

Umgekehrt kommt es bei einer Verminderung der arteriellen Pulswellenamplitude und bei einer Verringerung der kardialen Füllung zu einer Rücknahme der parasympathischen Aktivität und somit zu einer Aktivierung des Sympathikus. Dieses System ist effektiv, um den arteriellen Blutdruck, die Herzfrequenz, die Reninaktivität und den peripheren Gefäßwiderstand schnell und mit einer großen Regulationsbreite dem peripheren Bedarf anzupassen (Dibner-Dunlap u. Thames 1990).

### Aktivitätsprüfung von Barorezeptoren

Mehrere Methoden existieren, um die Aktivität und die Ansprechbarkeit der arteriellen und kardiopulmonalen Barorezeptoren zu messen. Eine Möglichkeit besteht in der Entlastung der kardiopulmonalen Barorezeptoren, indem man die untere Körperhälfte einem negativen Druck aussetzt. In diesem Fall kommt es durch die Entlastung der Barorezeptoren zu einer generellen Aktivierung des sympathischen Nervensystems.

Ein Unterdruck von 20 mmHg läßt die Herzfrequenz, die aortale Pulswelle und den Mitteldruck unbeeinflußt, reduziert allerdings die rechtsatrialen Füllungsdrücke. Dementsprechend mißt man mit diesem Manöver selektiv die Aktivität der Niederdruckbarorezeptoren. Das beschriebene Manöver reduziert den plethysmographisch gemessenen Blutfluß im Unterarm. Die Verminderung des Blutflusses im Unterarm war assoziiert mit einer erhöhten sympathischen Nervenaktivität, die man mit mikroneurographischen Methoden messen konnte (Ferguson et al. 1990).

Der Tilt-Test (plötzliches Aufrichten aus der liegenden Position auf einem Kipptisch) induziert einen orthostatischen Streß und entlädt sowohl die Niedrig- als auch die Hochdruckbarorezeptoren (Levine et al. 1983).

Dies resultiert in einer Aktivierung des sympathischen Nervensystems. Nach Aktivierung oder Deaktivierung von Barorezeptoren kann somit über mikroneurographische Methoden die postganglionäre sympathische Nervenaktivität gemessen werden. Durch kinetische Untersuchungen mit radioaktiv markiertem $^3$H-Noradrenalin wird die synaptische Noradrenalinkinetik bestimmt, und am Endorgan läßt sich mit plethysmographischen oder Doppleruntersuchungen die Veränderung der Durchblutung messen.

Alle diese Methoden wurden an herzinsuffizienten Patienten angewandt, um Veränderungen der Barorezeptorenaktivität zu untersuchen.

### Neurohumorale Aktivierung durch Herzinsuffizienz

Bei der Herzinsuffizienz kommt es zu einer neurohumoralen Aktivierung, die sich in einer erhöhten sympathischen Nervenaktivität, erhöhten Konzentrationen an zirkulierendem Noradrenalin und einer gesteigerten Plasmareninaktivität äußert (Cohn 1989, 1990).

Interessanterweise führt auch die Denervierung von Barorezeptoren zu einer Sympathikusaktivierung, was dafür sprechen könnte, daß bei Herzinsuffizienz eine Einschränkung der Barorezeptorenfunktion vorliegen könnte. Die ersten Evidenzen für eine Änderung der Barorezeptoraktivität stammen aus Untersuchungen vor ca. 100 Jahren.

An Hunden, bei denen eine Herzinsuffizienz durch eine Trikuspidalinsuffizienz und Pulmonalstenose herbeigeführt wurde, fand sich eine deutliche Verminderung der Barorezeptoraktivität durch Vorhofdehnung (Zucker et al. 1979, 1990). Diese Veränderung war nach Korrektur der Herzinsuffizienz partiell reversibel. Für eine funktionelle Bedeutung bei der sympathischen Aktivierung bei Herzinsuffizienz spricht, daß diese Versuchstiere unter Belastung eine vermehrte sympathische Aktivität und renale Vasokontriktion aufwiesen. Außerdem war die barorezeptorvermittelte Herzfrequenzregulation aufgehoben (Zucker et al. 1990).

Ähnliche Befunde ergaben sich bei Patienten mit Herzinsuffizienz. Es zeigte sich, daß bei orthostatischem Streß die periphere Vasokonstriktion und die neurohumoralen Aktivierungsmechanismen verändert sind. So kommt es bei Patienten mit Herzinsuffizienz, die niedrigen Drücken der unteren Körperhälfte ausgesetzt sind (Entlastung der Niederdruckbarorezeptoren, s. oben), eher zu einer Vasodilatation im Gegensatz zu der zu erwartenden Vasokonstriktion bei normalen Kontrollpatienten (Abb. 29-17).

Dies spricht dafür, daß es zu einer Verstellung der Barorezeptorenreflexsensitivität bei Herzinsuffizienz kommt (Ferguson et al. 1984). Es handelt sich nicht um eine maximale Ausschöpfung der maximalen Vasokonstriktion in der Körperperipherie bei Herzinsuffizienz, da die Vasokonstriktion bei Kälteexposition und unter arterieller Infusion von Noradrenalin noch vorhanden war (Ferguson et al. 1984).

Außerdem zeigte sich, daß die Verminderung oder Abschwächung dieser orthostatischen Reflexe von der Schwere der Herzinsuffizienz abhängt. Darüber hinaus wurde deutlich, daß Patienten mit Herzinsuffizienz nach peripherer Nachlasterhöhung durch vasokonstriktorische Substanzen keine Abnahme der Herzfrequenz aufwiesen und daß es eine abgeschwächte Frequenzzunahme nach pharmakologischer Blutdrucksenkung gab (Ferguson 1990; Ferguson et al. 1984; Olivari et al. 1983).

### Barorezeptorendysregulation bei Herzinsuffizienz

Nach diesen Befunden ist es wahrscheinlich, daß eine Dysregulation kardiopulmonaler Barorezeptoren zu

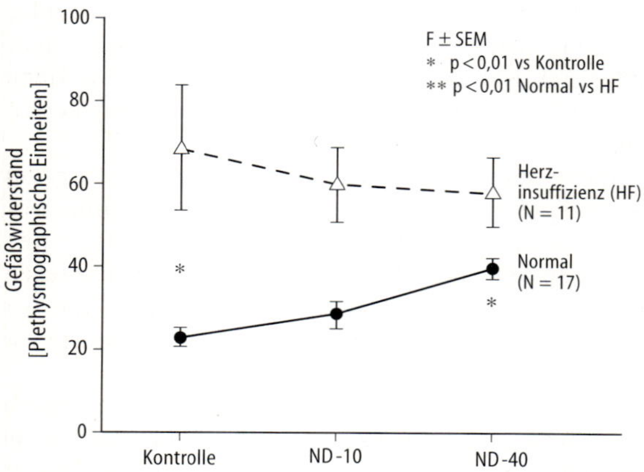


**Abb. 29-17.** Effekt einer Deaktivierung von Barorezeptoren auf den Gefäßwiderstand des Unterarmes bei Patienten mit Herzinsuffizienz (*HF*) und normalen Kontrollpersonen (*Normal*). Die untere Körperhälfte wurde dazu einem negativen Druck von 10 mmHg (*ND-10*) und 40 mmHg (*ND-40*) ausgesetzt. Der Gefäßwiderstand des Unterarmes wurde venenverschlußplethysmographisch bestimmt. Bei den Kontrollpersonen kam es zu einer Zunahme des Gefäßwiderstandes, wogegen es zu einer paradoxen Vasodilatation bei Patienten mit Herzinsuffizienz kam. *N* Probandenzahl. (Nach Ferguson et al. 1984)

einer generalisierten Sympathikusaktivierung bei Herzinsuffizienz beiträgt. Da herzinsuffiziente Patienten ohne Hypoxämie auch in Ruhe erhöhte Sympathikusaktivitäten aufweisen, spricht dies für einen dominierenden Einfluß von Barorezeptoren und gegen einen signifikanten Einfluß von metabolischen Sensoren im Muskel (aktiviert durch ischämische Metaboliten während Muskelarbeit) und Karotischemorezeptoren (aktiviert durch Hypoxämie, Hyperkapnie oder Azidose).

Nach einer Herztransplantation, also nach Beheben der kontraktilen Dysfunktion sind die Veränderungen der Barorezeptoransprechbarkeit vollständig reversibel (Ellenbogen et al. 1989).

Der Mechanismus der verminderten Barorezeptoransprechbarkeit ist nicht vollständig geklärt. Eine einfache mechanische Beeinträchtigung der atrialen und arteriellen Dehnbarkeit könnte eine Rolle spielen. Es zeigte sich, daß Herzglykoside, die zu einer Hemmung der Natrium-Kalium-ATPase des Herzmuskels führen, den Barorezeptordefekt aufheben können (s. Kap. 31.2; Zucker et al. 1990).

### Zusammenfassung

Zusammenfassend ist also als gesichert anzunehmen, daß eine Veränderung der Barorezeptoransprechbarkeit eine funktionelle Bedeutung für die generalisierte sympathische Aktivität bei Herzinsuffizienz besitzt. Die funktionelle Konsequenz ist eine erhöhte Vasokonstriktion in Ruhe. Auf zellulärer Ebene kommt eine gesteigerte Aktivität der Natrium-Kalium-ATPase in Frage, die pharmakologisch durch die Gabe von Herzglykosiden beeinflußt werden kann. Abb. 29-18 faßt die pathologische Herzkreislaufregulation durch Änderung der Baroreflexfunktion zusammen.

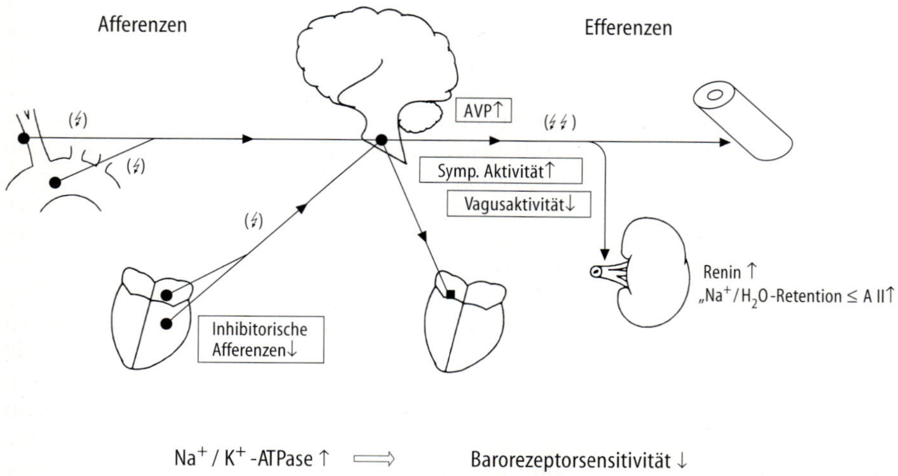


**Abb. 29-18.** Baroreflexfunktion bei Herzinsuffizienz. Aufgrund einer verminderten Barorezeptorsensitivität kommt es zu einem niedrigen Aktivierungsgrad inhibitorischer Afferenzen zum Hirnstamm. Hierdurch erfolgt eine erhöhte efferente sympathische Neuronenaktivität, die mit einer peripheren und renalen Vasokonstriktion verknüpft ist. Darüber hinaus kommt es zu einer Rücknahme des Parasympathikotonus und einer Verminderung der vagal vermittelten Vasodilatation. Die verminderte efferente Vagusaktivität schlägt sich auch in einer Minderung der frequenzzügelnden Kardioinhibition nieder. Letztlich kommt es zu einer vermehrten Ausschüttung von Argininvasopressin (*AVP*). *AII* Angiotensin II. (Mod. nach Ferguson 1990)

### Sympathisches Nervensystem

Als stärkster Stimulus für die Aktivierung des sympathischen Nervensystems gilt die körperliche Anstrengung. Bei gesunden Kontrollpersonen, die sich einer niedriggradigen Belastung unterziehen, wird die Adaptation des Herz-Kreislauf-Systems in erster Linie durch die Reduktion des Vagotonus herbeigeführt (Binkley et al. 1991).

Bei Erreichen der anaeroben Schwelle wird die Sympathikusaktivierung stärker und gewinnt Überhand, was sich in einer Erhöhung der Plasmanoradrenalinspiegel bemerkbar macht (Francis et al. 1982, 1985). Dieser Punkt ist bei Normalpersonen etwa bei einer $O_2$-Aufnahme von 15 ml/kg/min erreicht. Bei Patienten mit Herzinsuffizienz kommt es bereits bei sehr geringgradigen Belastungen zu einem Anstieg der zirkulierenden Katecholaminspiegel (Francis et al. 1982).

In der Regel wird durch die eingeschränkte kardiale Kompensationsbreite bei Funktionstests die Belastung wesentlich früher als bei Normalpersonen beendet. An der für den herzinsuffizienten Patienten maximalen Belastungsstufen werden allerdings deutlich niedrigere Anstiege der Plasmanoradrenalinspiegel im Vergleich zu gesunden Kontrollpersonen erreicht. Dies spricht dafür, daß das sympathische Nervensystem bei Herzinsuffizienz sensitiver auf körperliche Belastungen reagiert aber seine maximale Stimulierbarkeit deutlich eingeschränkt ist (Francis et al. 1985).

### Katecholamine

Es gibt Studien, die darauf hinweisen, daß erhöhte Konzentrationen der zirkulierenden Katecholamine bei Herzinsuffizienz (Chidsey et al. 1965; Cohn et al. 1984; Thomas u. Marks 1978) mit der Prognose der Herzinsuffizienz korrelieren. Cohn et al. (1984) konnten zeigen, daß Patienten mit höheren Schweregraden der Herzinsuffizienz nach einer besonders starken, an den Plasmanoradrenalinkonzentrationen gemessenen neuroendokrinen Aktivierung eine deutlich verminderte Lebenserwartung haben.

Abbildung 29-19 zeigt die Überlebenswahrscheinlichkeit von Patienten, deren Katecholaminspiegel größer als 800 pg/ml, 400–800 pg/ml und kleiner als 400 pg/ml waren. Es ist zu erkennen, daß die Patienten mit höheren Noradrenalinkonzentrationen im Serum eine deutlich schlechtere Prognose hatten. Dies wurde in späteren Untersuchungen bestätigt.

Daraus wurde geschlossen, daß Herzinsuffiziente in 2 Gruppen unterteilt werden können, deren Noradrenalinspiegel >600 pg/ml liegen. Die erstere hat eine ungünstigere Prognose. Höhere Noradrenalinspiegel dürfen eine Sympthikusaktivierung reflektieren und ein Maß für die Schwere der Erkrankung darstellen. Weitere prognostische Korrelationen innerhalb dieser Gruppen in Abhängigkeit von den jeweiligen Noradrenalinspiegeln ließen sich allerdings nicht nachweisen. Somit handelt es sich bei den höheren Noradrenalinkonzentrationen um einen Indikator der Sympathikusaktivierung und ein Maß für die Schwere der Erkrankung.

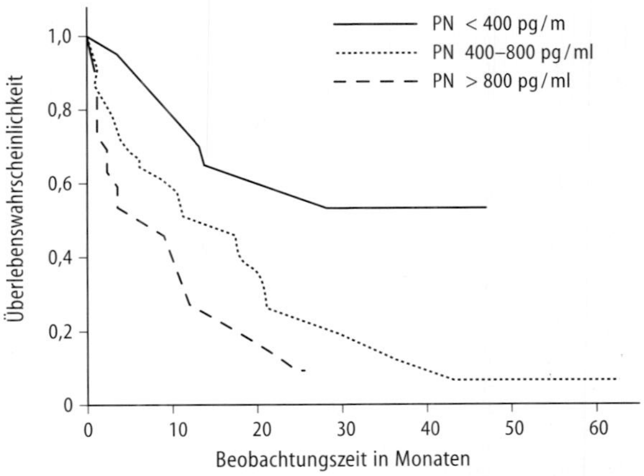


**Abb. 29-19.** Überlebenswahrscheinlichkeit in Abhängigkeit von den Plasmanoradrenalinkonzentrationen (*PN*) bei Patienten mit Herzinsuffizienz. Je höher die Plasmanoradrenalinkonzentration ist, desto geringer ist die Überlebenswahrscheinlichkeit während des Beobachtungszeitraums. (Mod. nach Cohn et al. 1984)

### Myokardstimulation durch sympathische Nervenfasern

Es wirken nun nicht nur die erhöhten zirkulierenden Noradrenalinspiegel auf das Myokard, sondern das Myokard selbst wird ebenfalls durch kardiale sympathische Nervenfasern direkt stimuliert (Swedberg et al. 1984). Abbildung 29-20 zeigt die Konzentration von Noradrenalin und Adrenalin im arteriellen sowie im Koronarsinusvenenblut von Patienten mit Herzinsuffizienz und Patienten mit einer koronaren Herzkrankheit ohne Herzinsuffizienz als Kontrollgruppe. Bei Herzinsuffizienz sind sowohl die Noradrenalinkonzentrationen im arteriellen als auch im Koronarsinusvenenblut erhöht. Diese Unterschiede zwischen Patienten mit Herzinsuffizienz und Patienten mit koronarer Herzkrankheit ohne Herzinsuffizienz waren für Adrenalin (primärer Herkunftsort ist das Nebenniere mark) nicht nachweisbar.

Darüber hinaus wurde von Swedberg et al. (1984) beobachtet, daß die koronarvenöse Konzentrationsdifferenz für Noradrenalin, nicht aber für Adrenalin am insuffizienten Herzen deutlich erhöht ist. Das bedeutet, daß das Herz selbst vermehrt Noradrenalin bei Herzinsuffizienz freisetzt und somit als endokrines Organ zu den erhöhten Noradrenalinkonzentrationen im Plasma beiträgt (Hasking et al. 1986). Dieser Mechanismus führt zur Verminderung kardialer Noradrenalinspeicher bei gleichzeitiger Erhöhung der zirkulierenden Katecholaminkonzentrationen (Bristow et al. 1982; Chidsey et al. 1965; Port et al. 1990).

Diese lokale exzessive sympathische Aktivierung hat Konsequenzen für das b-Adrenozeptor-Adenylatcyclase-System der Myokardzelle.

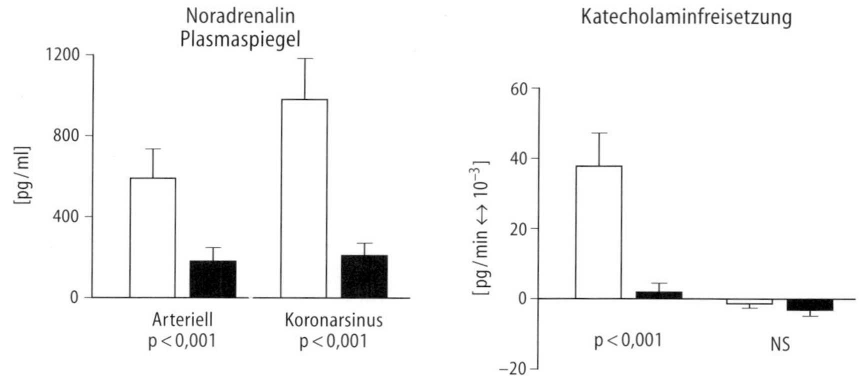


**Abb. 29-20.** Konzentrationen von Noradrenalin und Adrenalin im arteriellen Blut, Koronarsinusvenenblut und die daraus errechnete myokardiale Bilanz der Katecholamine bei Patienten mit Herzinsuffizienz durch eine koronare Herzkrankheit (*offene Säulen*) und bei Kontrollpersonen mit koronarer Herzkrankheit ohne Herzinsuffizienz (*gefüllte Säulen*). Die Noradrenalinkonzentrationen waren im Gegensatz zu den Adrenalinkonzentrationen sowohl im arteriellen als auch im Koronarsinusvenenblut bei Herzinsuffizienz signifikant erhöht. Aus der Konzentrationsdifferenz ergab sich eine signifikante myokardiale Noradrenalinfreisetzung. *NS* nicht signifikant. (Mod. nach Swedberg et al. 1984)

### Regulation der β-Rezeptordichte und Funktion

Bei exzessiver Stimulation mit einem Agonisten kann das β-Adrenozeptor-Adenylatcyclase-System desensibilisiert werden. Bei einer Besetzung des β-Adrenozeptors durch einen Agonisten wird dieser durch eine β-adrenozeptorspezifische Kinase (β-Adrenozeptorkinase) und durch die cAMP-abhängige Proteinkinase phosphoryliert. Die Phosphorylierung erlaubt die Bindung eines zytosolischen Proteins, β-Arrestin, an den β-Adrenorezeptor.

Dieser wird dadurch von dem stimulatorischen G-Protein entkoppelt und kann dann die Adenylatcyclase nicht mehr stimulieren. Nachfolgend kommt es zu einer Sequestrierung des Rezeptors von der Zellmembranoberfläche in leichte Vesikel, so daß er für Agonisten nicht mehr zugänglich ist. Bei langdauernder Exposition des Rezeptors gegenüber hohen Agonistenkonzentrationen erfolgt der proteolytische Abbau des Rezeptorproteins (β-Adrenozeptordownregulation) neben einer verminderten Bereitstellung β-Adrenozeptor mRNA.

Die Folge ist eine verminderte Zahl von Adrenozeptoren der Zelle. Abbildung 29-21 zeigt schematisch die β-Adrenozeptordesensibilisierung und Downregulation (Hausdorfer et al. 1990).

Bei der menschlichen Herzinsuffizienz ist eine Abnahme der Dichte (Downregulation) von β-Adrenozeptoren gut belegt. Abbildung 29-22 zeigt die Abnahme der β-Adrenozeptordichte bei Patienten mit verschiedenen Herzmuskelerkrankungen und in verschiedenen Stadien der Herzmuskelinsuffizienz. Es kommt zu einer Abnahme der β-Adrenozeptorendichte, die von der Art der zugrundeliegenden Herzerkrankung unabhängig ist, aber vom Schweregrad der Herzmuskelinsuffizienz abhängt (Böhm et al. 1988, 1990a, b; Bristow et al. 1991, 1982, 1986, 1989; Brodde 1991; Fowler et al. 1986).

Dies wird besonders eindrücklich dadurch belegt, daß die Abnahme der Rezeptorenanzahl bei Patienten mit überwiegender Mitralstenose und Mitralinsuffizienz einem vergleichbaren Stadium der Leistungseinschränkung ähnlich ist, obwohl die myokardialen Bedingungen bei beiden Erkrankungen grundsätzlich verschieden sind. Da das exzessiv aus dem Myokard freigesetzte Noradrenalin eine um den Faktor 30 stärkere Potenz am $\beta_1$- als am $\beta_2$-Adrenozeptorsubtyp besitzt (Gille et al. 1985), wäre zu erwarten, daß von der β-Adrenozeptordownregulation in erster Linie der $\beta_1$-Adrenozeptorsubtyp betroffen ist.

Es hat sich in Studien aus verschiedenen Arbeitsgruppen gezeigt, daß bei der dilatativen Kardiomyopathie, bei der ischämischen Kardiomyopathie und bei verschiedenen Mitralklappenerkrankungen (mit Herzinsuffizienz) der $\beta_1$-Adrenozeptor herabreguliert ist. Bei der dilatativen Kardiomyopathie wurde von einer unveränderten Anzahl von $\beta_2$-Adrenozeptoren berichtet (Bristow et al. 1986; Brodde 1991).

Es gibt allerdings Hinweise dafür, daß bei der ischämischen Kardiomyopathie oder bei Mitralklappenerkrankungen auch die Dichte von $\beta_2$-Adrenozeptoren vermindert ist (Brodde et al. 1989; Steinfath et al. 1991). Die funktionelle Konsequenz der β-Adrenozeptorregulation ist eine Abnahme der positiv-inotropen Wirkung von β-Adrenozeptoragonisten. Die Abnahme des positiv-inotropen Effekts von Isoprenalin korreliert eng mit der Abnahme der β-Adrenozeptordichte.

Abbildung 29-23 zeigt die enge Korrelation zwischen der Abnahme kardialer β-Adrenozeptoren und der Abnahme des maximalen positiv-inotropen Effekts von Isoprenalin. Diese Ergebnisse machen deutlich, daß jede Abnahme von β-Adrenozeptoren mit einer Abnahme des positiv-inotropen Effekts von β-Adrenozeptoragonisten vergesellschaftet ist. Dieser Zusammenhang erklärt sich aus einer fehlenden β-Adrenozeptorreserve am menschlichen Ventrikelmyokard (Schwinger et al. 1990).

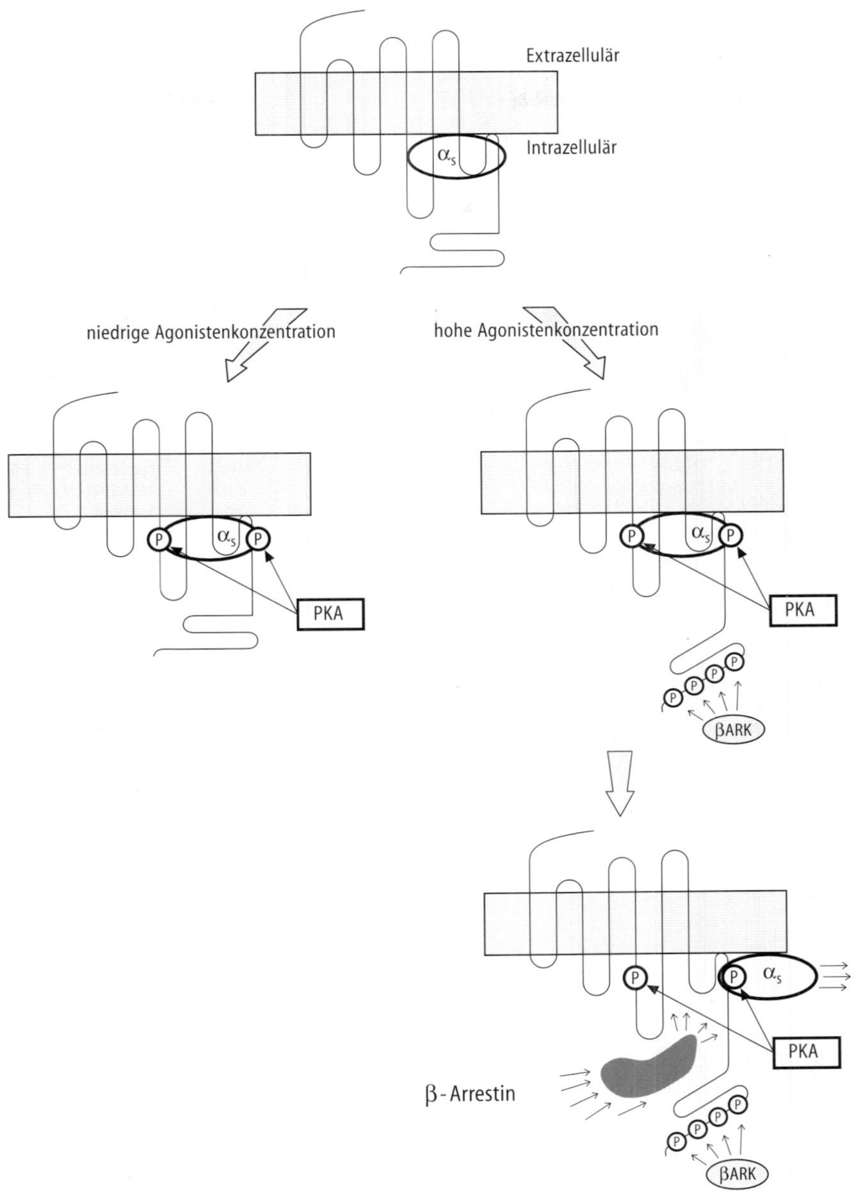


**Abb. 29-21.** Schematische Darstellung der Desensibilisierung von G-Protein-gekoppelten Rezeptoren. Die G-Protein-gekoppelten Rezeptoren sind durch 7 die Zellmembran durchspannende transmembranäre Domänen gekennzeichnet. Auf der intrazellulären Seite erfolgt an der 4. intrazellulären Schleife die Interaktion mit der stimulatorischen G-Protein-α-Untereinheit s ($\alpha_s$). Bei Besetzung mit niedrigen Agonistenkonzentrationen wird der β-Adrenozeptor Substrat für die cAMP-abhängige Proteinkinase (PKA). Bei Besetzung mit hohen Agonistenkonzentrationen erfolgt die Phosphorylierung durch die β-rezeptorspezifische β-Adrenozeptorkinase (β*ARK*). Diese phosphoryliert Strukturen im Bereich der Interaktionsstelle mit (3. und 4. untere zelluläre Schleife). Die darauf folgende Konformationsänderung des β-Adrenozeptormoleküls erlaubt die Bindung eines zytosolischen Proteins (β-Arrestin) an den β-Adrenozeptor. Die Bindung von β-Arrestin verhindert die Interaktion des Rezeptors mit $\alpha_s$, was zu einer Entkopplung von β-Adrenozeptoren führt. (Mod. nach Hausdorffer et al. 1990)

## ■ Mechanismus der Downregulation

Über den Mechanismus der $\beta_1$-Adrenozeptor-Downregulation ist z. Z. noch wenig bekannt. Grundsätzlich kommt nach Agonistbesetzung und Sequestrierung der Rezeptorproteine eine erhöhte Abbaurate durch proteolytische Spaltung des Rezeptorproteins in Frage. Darüber hinaus wäre eine verminderte Neusynthese von Rezeptorproteinen möglich.

In Experimenten an isolierten Zellen hat sich gezeigt, daß eine vermehrte Besetzung mit einem Agonisten zu einer Destabilisierung der Rezeptor-m-RNA führt. Die verminderten m-RNA-Spiegel resultieren dann in einer verringerten Rezeptorneusynthese. Neuere Untersuchungen am menschlichen Myokard haben gezeigt, daß die $\beta_1$-Adrenozeptor-m-RNA-Spiegel bei Patienten mit ischämischer oder dilatativer Kardiomyopathie und einer terminalen Herzinsuffizienz vermindert sind. Die m-RNA-Spiegel für $\beta_2$-Adrenozeptoren waren unverändert (Ungerer et al. 1993).

Dies könnte dafür sprechen, daß auch am insuffizienten Herzen die Neusynthese von Rezeptormolekülen durch einen verminderten Gehalt der sie kodierenden m-RNA reduziert ist. Ob eine Destabilisierung der Rezeptor-m-RNA oder eine verminderte transkriptionale Aktivität, d. h. eine verringerte m-RNA-Synthese eine Rolle spielt, ist bislang unklar (Abb. 29-24).

Die selektive Abnahme der $\beta_1$-Rezeptor-m-RNA-Spiegel spricht ebenfalls für einen agonistabhängigen Me-

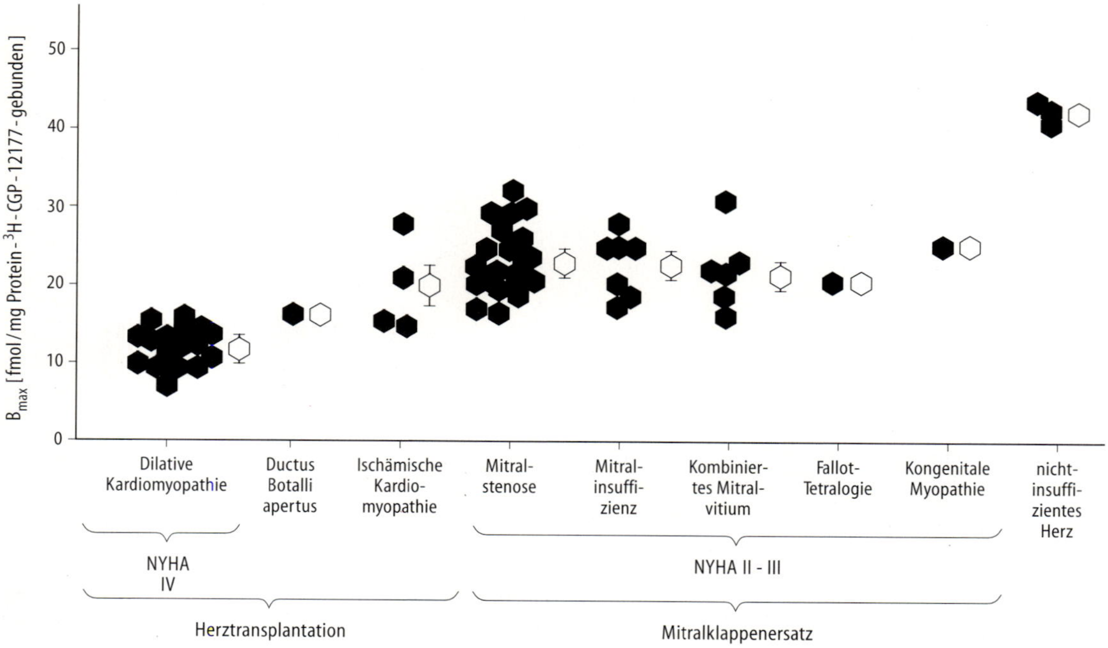


**Abb. 29-22.** Dichte der β-Adrenozeptoren ($B_{max}$) in Membranen aus menschlichen Herzen bei verschiedenen Herzerkrankungen. Die Rezeptorendichten wurden mit Radioligandenbindungsstudien bestimmt. Es zeigte sich, daß es bei einer mäßiggraden Herzinsuffizienz bereits zu einer 30–50%igen Abnahme der β-Adrenozeptordichte kommt. Bei schwerer Herzinsuffizienz (dilatative Kardiomyopathie) kann die β-Adrenozeptordichte um 75% vermindert sein. Die Abnahme ist korreliert mit dem Schweregrad der Herzinsuffizienz, allerdings nicht abhängig von der zugrundeliegenden Myokarderkrankung

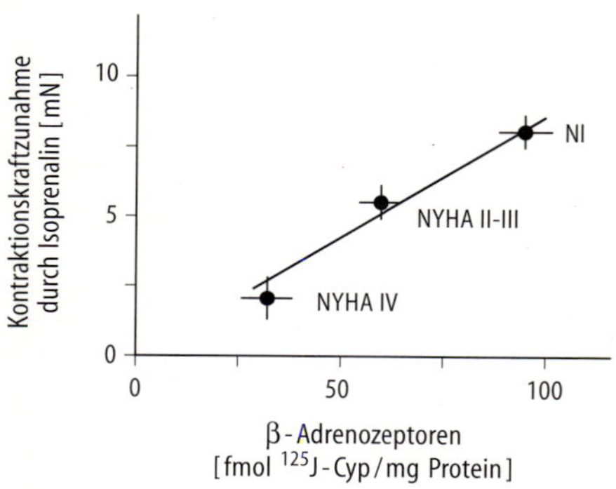


**Abb. 29-23.** Korrelation zwischen den maximal inotropen Effekten von Isoprenalin (*Ordinate*) zur Zahl der an denselben Herzen gemessenen β-Adrenozeptoren (*Abzisse*) von nichtinsuffizienten Herzen (*NI*) und von Herzen mit mäßiggrader (*NYHA II-III*) und schwerer (*NYHA IV*) Herzinsuffizienz. Am Ventrikelmyokard geht die Abnahme der β-Adrenozeptoren linear mit einer verminderten Wirkung des β-Adrenozeptoragonisten Isoprenalin einher

chanismus, d. h. für einen noradrenalininduzierten Effekt.

Wären die Abnahme der $\beta_1$-Adrenozeptoren und der $\beta_1$-Adrenozeptor-m-RNA die einzigen Effekte, so würde man erwarten, daß $\beta_2$-Adrenozeptoren die Kontraktilitätssteigerung als Reservemechanismus für die $\beta_1$-Adrenozeptordownregulation kompensieren könnten. Verschiedene Untersuchungen haben gezeigt, daß auch der Effekt einer Stimulation von $\beta_2$-Adrenozeptoren auf die Adenylatcyclaseaktivität und die Kontraktionskraft vermindert ist. In Anwesenheit einer unverminderten Dichte von β-Rezeptoren wurde dies als eine Entkopplung von $\beta_2$-Adrenozeptoren gedeutet (Bristow et al. 1989).

Neuere Untersuchungen weisen darauf hin, daß es zu einer vermehrten Aktivität und m-RNA-Expression der β-Adrenozeptorkinase am insuffizienten Herzen kommt (Ungerer et al. 1993). Das könnte dafür sprechen, daß es über die vermehrte Phosphorylierung des $\beta_2$-Adrenozeptormoleküls durch die β-Adrenozeptorkinase zu einer zusätzlichen Entkopplung von $\beta_2$-Adrenozeptoren kommt. Dies könnte zu der adrenergen Subsensitivität des Myokards bei Herzinsuffizienz beitragen.

## Zusammenfassung

Zusammenfassend läßt sich sagen, daß eine Abnahme der β-Adrenozeptordichte durch experimentelle Studien belegt ist. Hiervon ist immer der $\beta_1$-Adrenozeptorsubtyp betroffen. Die Dichte von $\beta_2$-Adrenozeptoren ist bei der dilatativen Kardiomyopathie unverändert, kann aber bei anderen zugrundeliegenden Ursachen der Herzinsuffizienz (wie ischämischer Kardiomyopathie oder Mitralklappenerkrankungen) vermindert sein.

### Genetischer Polymorphismus

Eine neuere Untersuchung zeigte eine besonders schlechte Prognose von Patienten mit Kardiomyopathie, wenn

**Abb. 29-24.** Gehalt an m-RNA von $\beta_1$- und $\beta_2$-Adrenozeptoren an menschlicher Herzmuskulatur von nichtinsuffizienten Herzen und Herzen mit terminaler Herzinsuffizienz durch eine ischämische oder dilatative Kardiomyopathie. Die m-RNA-Spiegel wurden durch eine quantitative Polymerasekettenreaktion gemessen. Es zeigte sich, daß die RNA für $\beta_1$-Adrenozeptoren, nicht aber für $\beta_2$-Adrenozeptoren am insuffizienten Myokard vermindert ist. *NI* nichtinsuffizient; *DKM* dilatative Kardiomyopathie; *IKM* ischämische Kardiomyopathie; *CPM* „counts per minute". (Mod. nach Ungerer et al. 1993)

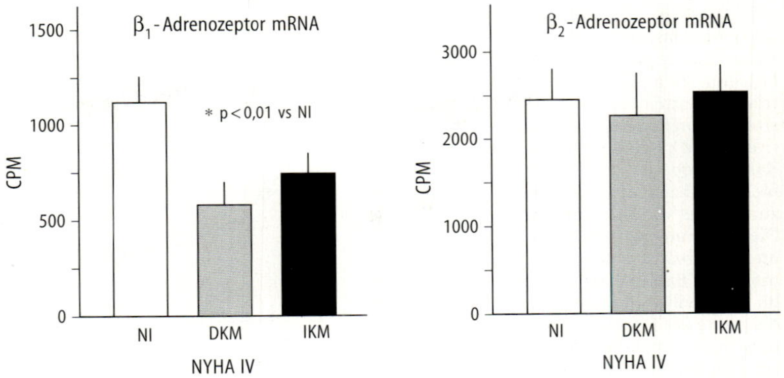


ein genetischer Polymorphismus (Austausch der Aminosäure Threonin gegen Isoleucin in der Position 164 in der vierten transmembranären Domäne) des $\beta_2$-Adrenozeptors vorlag (Liggett et al. 1998). Dieser Polymorphismus ist bei Patienten und gesunden Individuen ähnlich häufig (~4,5–5%) und resultiert in einer schwächeren Stimulierbarkeit und Regulierbarkeit der $\beta_2$-Adrenozeptoren durch Agonisten (Green et al. 1993).

Möglicherweise handelt es sich um einen genetischen Risikofaktor für eine besonders schlechte Prognose der Herzinsuffizienz.

### Guaninnukleotidbindende Proteine

Hinweise für Veränderungen der signalübertragenden G-Proteine ergaben sich durch funktionelle Untersuchungen. In Untersuchungen an isolierten, elektrisch gereizten Papillarmuskelstreifen zeigte sich, daß nicht nur der positiv-inotrope Effekt der β-Adrenozeptoragonisten Isoprenalin und Dobutamin, sondern auch der von cAMP-Phosphodiesterasehemmstoffen wie Milrinon, Isobutylmethylxanthin und Pimobendan sowie der des $\beta_2$-Adrenozeptoragonisten Dopexamin vermindert ist (Böhm et al. 1988, 1990a, b, 1991, 1989).

Im Gegensatz dazu bleibt die Ausschöpfbarkeit der Kontraktionskraftreserve (d. h. das Erreichen des maximal positiv-inotropen Effektes von 15 mmol Kalzium/l) durch Forskolin, das die katalytische Untereinheit der Adenylatcyclase direkt stimuliert, erhalten (Feldman et al. 1987).

Das spricht für das Vorliegen eines biochemischen Defektes des Adenylatcyclasesystems zwischen den stimulatorischen Rezeptoren und der katalytischen Untereinheit der Adenylatcyclase. Diese Veränderungen können in einer Abnahme des stimulatorischen guaninnukleotidbindenden Proteins oder in einer Zunahme des inhibitorischen guaninnukleotidbindenden Proteins bestehen.

### Gs am insuffizienten Myokard

Aus den vorliegenden Untersuchungen ergibt sich, daß eine Veränderung der Menge und der Bioaktivität von Gsa bei der menschlichen Herzinsuffizienz keine Bedeutung hat (Feldman et al. 1988b; Schnabel et al. 1990).

### Giα am insuffizienten Myokard

An explantierten Herzen von Patienten mit einer dilatativen Kardiomyopathie wurde eine Zunahme von Giα beobachtet (Böhm et al. 1990a; Feldman et al. 1988b; Hershberger et al. 1991; Neumann et al. 1988).

Der Unterschied zwischen insuffizientem und nichtinsuffizientem Myokard wurde durch die Pertussistoxinbehandlung aufgehoben. Diese Untersuchungen zeigen, daß die Zunahme des pertussistoxinempfindlichen Giα-Proteins bei der verminderten cAMP-Bildung am insuffizienten Myokard eine funktionelle Rolle spielt. Darüber hinaus korreliert die Abnahme der positiv-inotropen Effekte von Isoprenalin und Milrinon mit der Zunahme von Giα am insuffizienten Herzen (Abb. 29-25).

Direkte Hinweise für eine funktionelle Bedeutung von Giα bei der Verminderung β-adrenozeptorvermittelter Effekte bei Herzinsuffizienz fanden sich in isolierten Kardiomyozyten aus menschlichen Herzen (Abb. 29-26). Durch Pertussistoxinbehandlung (zur Inaktivierung von Giα) kam es zu einer signifikanten Kontraktilitätszunahme an insuffizienten Kardiomyozyten (erhöhten Gia) aber zu keinem Effekt an nichtinsuffizienten Kardiomyozyten (keine Erhöhung von Giα).

Nach Behandlung war die Kontraktilitätszunahme durch den β-Adrenozeptoragonisten Isoproterenol am insuffizienten und nichtinsuffizienten Myokard ähnlich (Brown u. Harding 1992). Der Mechanismus der vermehrten Expression von Giα und der daraus resultierenden Depression der Adenylatcyclaseaktivität bei Herzinsuffizienz ist am ehesten ebenfalls auf eine sympathische Aktivierung zurückzuführen.

## ■ Zusammenfassung

Aufgrund der experimentellen biochemischen und molekularbiologischen Untersuchungen der rezeptorvermittelten Kontraktionskraftregulation am insuffizien-

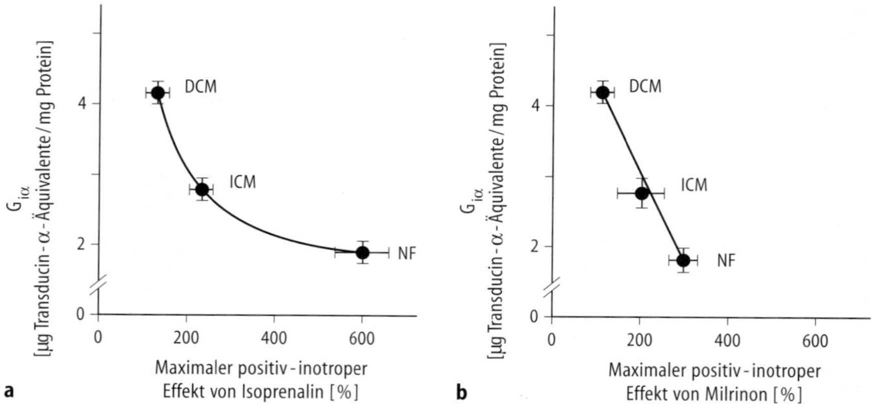


**Abb. 29-25a, b.** Beziehung zwischen den positiv inotropen Effekten von Isoprenalin (**a**) und Milrinon (**b**) an isolierten, elektrisch gereizten Papillarmuskelstreifen von Patienten mit dilatativer (*DKM*), ischämischer (*KM*) Kardiomyopathie und nichtinsuffizienten (*NF*) Herzen zum Gehalt von Giα-Proteinen. Die Beziehung zwischen Giα und der Abnahme des positiv-inotropen Effektes von Isoprenalin ist kurvilinear, wogegen die Abnahme des Effekts von Milrinon linear mit einer Zunahme von Giα-Proteinen zusammenhängt. Somit scheint die verminderte Wirkung des β-Arenozeptoragonisten Isoprenalin durch die Abnahme der β-Arenozeptoren und die Zunahme von Giα beeinflußt zu sein

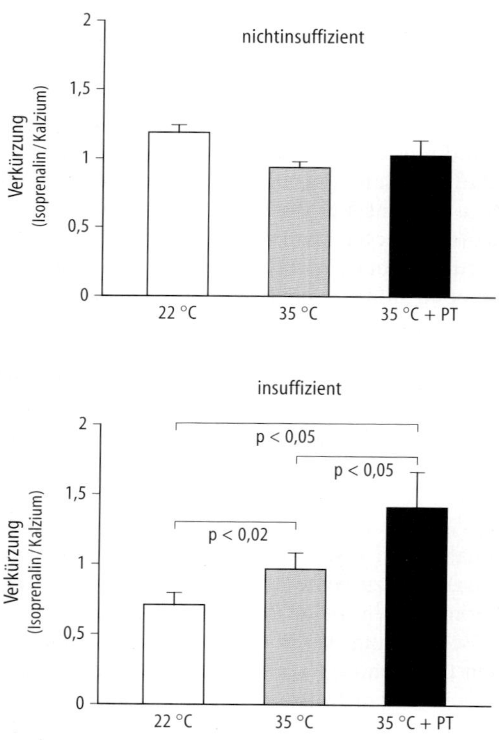


**Abb. 29-26.** Zunahme der Verkürzungsgeschwindigkeit durch Isoprenalin an isolierten elektrisch gereizten Kardiomyozyten aus nichtinsuffizienten (*oben*) und insuffizienten (*unten*) Herzen. Angegeben ist das Verhältnis der maximalen Verkürzungsgeschwindigkeit nach Gabe von Isoprenalin zu der Zunahme der Verkürzungsgeschwindigkeit nach Gabe von Kalzium. Bei 22°C war der Isoprenalineffekt bei insuffizienten Kardiomyozyten signifikant gegenüber nichtinsuffizienten Kardiomyozyten vermindert. Nach Inkubation von Pertussistoxin (*PT*) bei 35°C kam es zu einer Zunahme der Verkürzungsgeschwindigkeit nur bei insuffizienten, nicht aber bei nichtinsuffizienten Kardiomyozyten. (Brown u. Harding 1992)

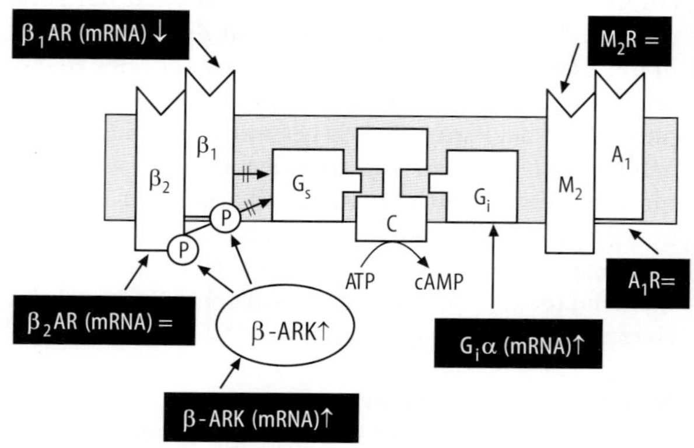


**Abb. 29-27.** Schema der pathophysiologischen Veränderungen der sympathischen Signaltransduktion am insuffizienten Herzen. *β-ARK* β-Adrenozeptorkinase; *Gs* stimulatorisches guaninnukleotidbindendes Protein; *Gi* inhibitorisches guaninnukleotidbindendes Protein; $\beta_{1/2}$ *AR* β-Adrenozeptor; $M_2$ $M_2$-Musarinrezeptor; $A_1$ $A_1$-Adenosinrezeptor (Einzelheiten s. Text)

ten menschlichen Herzen lassen sich mehrere Defekte charakterisieren (Abb. 29-27).

In Abhängigkeit vom Schweregrad der Herzinsuffizienz kommt es zu einer Abnahme von $\beta_1$-Adrenozeptoren, die durch eine verminderte $\beta_1$-Adrenozeptor-mRNA bedingt sind. $\beta_2$-Adrenozeptoren liegen bei den meisten Erkrankungen in unveränderter Dichte vor, sind aber wahrscheinlich durch eine vermehrte Phosphorylierung infolge einer erhöhten Aktivität der β-Adrenozeptorkinase entkoppelt. Als zusätzlicher Postrezeptordefekt findet sich eine vermehrte Zunahme von Giα-Proteinen, was auf einer Zunahme der Giα-mRNA, möglicherweise durch eine erhöhte transkriptionale Aktivität des $Gi\alpha_2$-Gens, beruht.

Die funktionelle Konsequenz ist eine Abnahme der positiv-inotropen Wirksamkeit von β-Adrenozeptoragonisten und cAMP-Phosphodiesterasehemmstoffen. Biochemische und funktionelle Untersuchungen zeigen, daß die katalytische Untereinheit der Adenylatcyclase, das stimulatorische guaninnukleotidbindende Protein

(Gsα) und an Giα gekoppelte M-Cholinozeptoren und $A_1$-Adenosinrezeptoren sowie deren antiadrenerge Effekte unverändert sind.

### 29.4.5 Renin-Angiotensin-Aldosteron-System

#### Grundlagen

Seit 1898 ist bekannt, daß Extrakte, die man aus Nieren herstellte, ein blutdrucksteigernden Effekt aufweisen. Diesen ersten Beobachtungen von Tigerstedt folgten 1934 die Erkenntnisse von Goldblatt, daß die Verminderung der Nierendurchblutung die Entwicklung eines Bluthochdrucks verursacht. Kurz darauf zeigte sich, daß es sich beim Renin um ein Enzym handelt, das für die Bildung des vasokonstriktorischen Peptides Angiotensin (Wortschöpfung aus Angiotonin und Hypertensin) verantwortlich ist.

Die Aktivierung des Renin-Angiotensin-Aldosteron-Systems hat neben der Stimulation anderer Systeme, wie der des sympathischen Nervensystems und des Vasopressinsystems, aus teleologischer Sicht die Aufgabe, bei Dehydratation und traumatischen Blutverlusten den Perfusionsdruck lebenswichtiger Organe sicherzustellen (Goodyer u. Jaeger 1955).

Es wird allerdings auch bei einer Abnahme der Herzauswurfleistung aktiviert und führt bei der Herzinsuffizienz zu einer peripheren Vasokonstriktion einerseits und einer Wasserretention andererseits. Es kann außerdem an verschiedenen Organen morphologische Veränderungen hervorrufen.

#### Aktivierung des Renin-Angiotensin-Systems (RAS)

Renin ist eine spezifische Protease für das in der Leber synthetisierte Angiotensinogen. Es handelt sich um ein Glykoprotein, das in verschiedenen Geweben, v. a. aber in der Niere gebildet wird. Das primäre Genprodukt, aus dem die Protease Renin gebildet wird, ist Präprorenin, das über proteolytische Abspaltung von Peptidketten über inaktives Prorenin zum Renin aktiviert wird. Die posttranslationalen Modifizierungen des Moleküls werden im Golgi-Apparat vorgenommen.

Ein geschwindigkeitsbestimmender Schritt bei der Bildung von Angiotensin II ist die zirkulierende Menge von Renin im Plasma.

Die Reninsekretion aus juxtaglomerulären Zellen wird durch 3 Mechanismen reguliert:

- Ein intrarenaler Mechanismus ist der Abfall des intrarenalen Perfusionsdrucks.
- Ein zweiter ebenfalls renaler Mechanismus ist die Reduktion der Natriumkonzentration in den proximalen Anteilen des distalen Tubulus.
  Beide renalen Mechanismen führen zu einer erhöhten Reninfreisetzung.
- Der dritte Mechanismus erfolgt über eine Stimulation von $\beta_1$-Adrenozeptoren der juxtaglomerulären Zellen. Diese $\beta_1$-Adrenozeptoren werden durch neuronal freigesetztes Noradrenalin stimuliert. Durch diesen neuronalen Mechanismus erfolgt die Reninsekretion auch für Stimuli wie Schmerz, emotionalen Streß und Kälte.

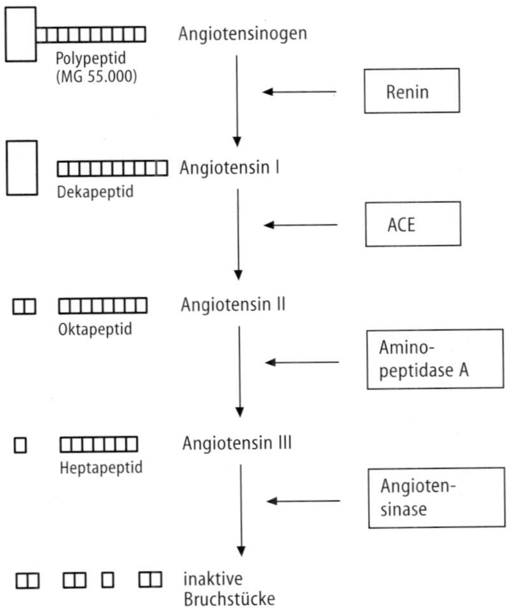


**Abb. 29-28.** Mechanismen der Renin-Angiotensin-Aktivierung

Das Substrat für Renin ist Angiotensinogen. Es handelt sich um ein $\beta_2$-Globulin mit einem Molekulargewicht von ca. 55.000. Dieses Protein wird vorwiegend in der Leber synthetisiert, obwohl auch RNA von Angiotensin im zentralen Nervensystem, der Niere und dem Herzen nachgewiesen wurde. Angiotensinogen wird durch Renin in Angiotensin I umgesetzt. Angiotensin I wird durch das „angiotensin converting enzyme" (Synonyme: ACE, Kininase II, Dipeptidylcarboxypeptidase) proteolytisch gespalten (Abb. 29-28).

Beim ACE handelt es sich um ein großes Protein mit 1278 Aminosäuren. Dieses Enzym ist nicht spezifisch für Angiotensin I. Bradykinin und andere vasoaktive Peptide werden durch ACE inaktiviert (Abb. 29-29).

Nach Bildung von Angiotensin II aus Angiotensin I durch Abspaltung zweier Aminosäuren erfolgt schließlich durch die Aminopeptidase A die Bildung von Angiotensin III. Angiotensin I entfaltet bei intravenöser Applikation eine ca. 100fach geringere Wirkung an peripheren Gefäßen als Angiotensin II.

Angiotensin III teilt die meisten pharmakologischen Wirkungen mit Angiotensin II, hat allerdings eine kürzere Plasmahalbwertszeit (<120 s). Der endgültige Abbau der Angiotensine I–III erfolgt durch sog. Angiotensinasen. Es handelt sich um verschiedene Peptidasen, die die zirkulierenden Hormone in inaktive Peptidbruchstücke oder weniger aktive Metaboliten (Ang IV, Ang I–VII) spalten (s. Abb. 29-28).

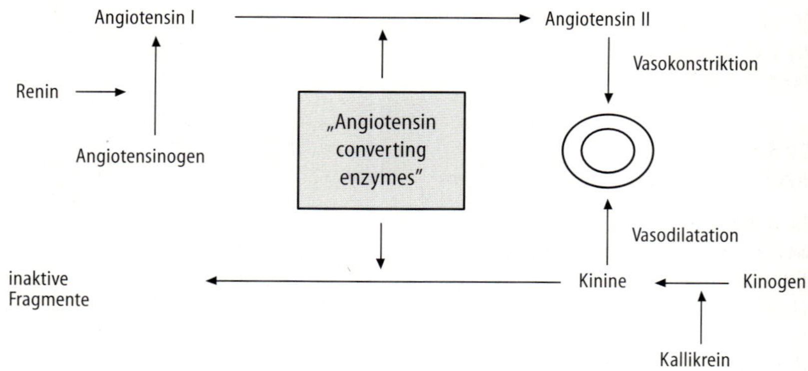


**Abb. 29-29.** Wirkungen der Angiotensinkonversionsenzyme

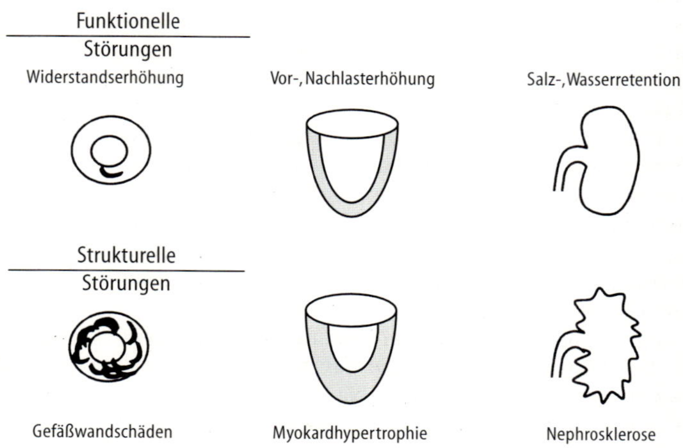


**Abb. 29-30.** Funktionelle und strukturelle Störungen, die Angiotensin II bei Herzinsuffizienz hervorrufen kann

Neuere Untersuchungen zeigen, daß das Angiotensin II auch über einen alternativen Weg gebildet werden kann. Die Chymase ist ein in vielen Organen charakterisiertes Enzym, das unabhängig von ACE zur Angiotensin-II-Bildung beiträgt. Seine biologische und pathophysiologische Bedeutung ist z. Z. allerdings noch nicht vollständig geklärt.

## Angiotensin

Angiotensin wirkt als parakriner oder autokriner Botenstoff (Dzau u. Gibbons 1987). Die Wirkung von Angiotensin II wird über spezifische membranständige Rezeptoren vermittelt. Es existieren 2 Angiotensinrezeptorsubtypen ($AT_1$- und $AT_2$-Rezeptoren).

An den meisten Organen findet sich der $AT_1$-Rezeptor, der in $AT_{1a}$- und $AT_{1b}$-Rezeptoren subklassifiziert werden kann (unterschiedliche mRNA-Sequenzen an der Ratte ohne unterschiedliche pharmakologische Eigenschaften der Rezeptoren). Seiner Stimulierung kann immer eine physiologische Antwort zugeordnet werden. Die funktionelle Rolle des $AT_2$-Rezeptors ist weitgehend unklar. Die Kopplung der $AT_1$-Angiotensinrezeptoren erfolgt über guaninnukleotidbindende Proteine.

Die Stimulation von Angiotensinrezeptoren kann die Adenylatcyclase aktivieren oder hemmen und dadurch die zelluläre cAMP-Bildung steigern oder vermindern. In anderen Zellen vermitteln $AT_1$-Rezeptoren eine Stimulation der Phospholipase C durch ein pertussistoxinunempfindliches G-Protein und erhöhen die Bildung der Botenstoffe („second messenger“) Inositoltriphosphat und Diacylglycerol. Dadurch kommt es am Gefäßsystem zu einer Vasokonstriktion und zu einer Mesangiumkontraktion an der Niere.

In der Nebenniere wird die Aldosteronfreisetzung aktiviert. Am Herzen entsteht – v. a. am Vorhofmyokard – ein positiv-inotroper Effekt. Neben diesen Änderungen von Zellfunktionen kommt es durch Angiotensin II auch zu morphologischen Veränderungen von Herz-Kreislauf-Geweben. So ist für die Stimulation durch Angiotensin belegt, daß es zu einer Myokardhypertrophie, zu einer Mediahypertrophie der Gefäße und zu einer Mesangiumhypertrophie in der Niere kommt (Abb. 29-30). Auch direkte kardiotoxische Wirkungen wurden für Angiotensin II beschrieben (Tan et al. 1991).

### Zirkulierendes Renin-Angiotensin-System bei Herzinsuffizienz

Die meisten Studien, bei denen eine Aktivierung des Renin-Angiotensin-Aldosteron-Systems bei Herzinsuffizienz beobachtet wurde, stützten sich auf die Messung der Plasmareninaktivität. Insgesamt kann gesagt werden, daß die Plasmareninaktivität bei Herzinsuffizienz oft, aber nicht immer erhöht ist. Dies trifft v. a. für die akute Dekompensation einer chronischen Herzinsuffizienz zu (Dzau et al. 1981).

Es muß angemerkt werden, daß sich bei den meisten Patienten die Plasmareninaktivität nach Rekompensation rasch normalisiert. In diesem Zusammenhang ist wichtig, daß sämtliche Studien an Patienten erhoben wurden, denen die diuretische Therapie relativ kurzzeitig vor der Studie abgesetzt wurde. Es ist bekannt, daß die Plasmareninaktivität sehr stark durch eine Salz- und Wasserretention supprimiert werden kann.

Dementsprechend kann das Renin-Angiotensin-System bei Patienten mit Salz- und Wasserretention bei allerdings normalem Blutdruck im kompensierten Stadium der Herzinsuffizienz normal sein (Anand et al. 1991). In der letztgenannten Studie wurden Patienten ohne diuretische Therapie mit normalem arteriellem Blutdruck, aber einer ausgeprägten Salz- und Wasserretention untersucht. Es zeigte sich, daß die Plasmareninaktivität immerhin bei einem Drittel der Patienten normal war.

In zwei weiteren Studien fand sich bei nicht behandelter Herzinsuffizienz die Plasmareninaktivität bei einem Drittel (Bayliss 1987a) oder bei allen Patienten (Brown et al. 1970) unverändert. Bei einer mäßiggradigen Herzinsuffizienz von unbehandelten Patienten war die Plasmareninaktivierung ebenfalls normal. Dementsprechend läßt sich sagen, daß die Aktivierung des Renin-Angiotensin-Systems bei der unbehandelten Herzinsuffizienz einerseits zwar von der Schwere der Erkrankung, andererseits aber v. a. auch von der Natriumaufnahme beeinflußt ist.

### Therapieeinflüsse

Darüber hinaus gibt es starke Einflüsse einer medikamentösen Therapie. Diuretika aktivieren das Renin-Angiotensin-System. Eine Behandlung von Patienten mit Herzinsuffizienz (NYHA II–III) mit Furosemid und Amilorid war von einer Gewichtsabnahme um 3,5 kg und einer Verdopplung der körperlichen Belastbarkeit begleitet (Bayliss et al. 1987a).

Es kam dabei auch zu einer Senkung der zirkulierenden Noradrenalinspiegel. Es zeigte sich allerdings eine deutliche Erhöhung der Plasmareninaktivität und der Aldosteronserumspiegel. Somit ergibt sich, daß es therapiebedingt bei herzinsuffizienten Patienten mit einer neuroendokrinen Aktivierung zu einer gegensätzlichen Veränderung der Aktivität des sympathischen Nervensystems und des Renin-Angiotensin-Systems kommen kann.

### Zusammenfassung

Zusammenfassend ist festzustellen, daß eine Aktivierung des Renin-Angiotensin-Systems, welche an einer Erhöhung der Plasmareninaktivität meßbar wird, v. a. bei Patienten mit einer akuten oder akut dekompensierten Herzinsuffizienz vorkommt. In dieser Situation kommt es darauf an, durch pharmakologische Maßnahmen die akuten Wirkungen von Angiotensin II zu antagonisieren (Abb. 29-31).

Bei der mäßiggradigen kompensierten Herzinsuffizienz können eine erhöhte Natrium- und Wasseraufnahme sogar die Plasmareninaktivität vermindern. In entgegengesetzter Weise kann eine Therapie mit Diuretika zu

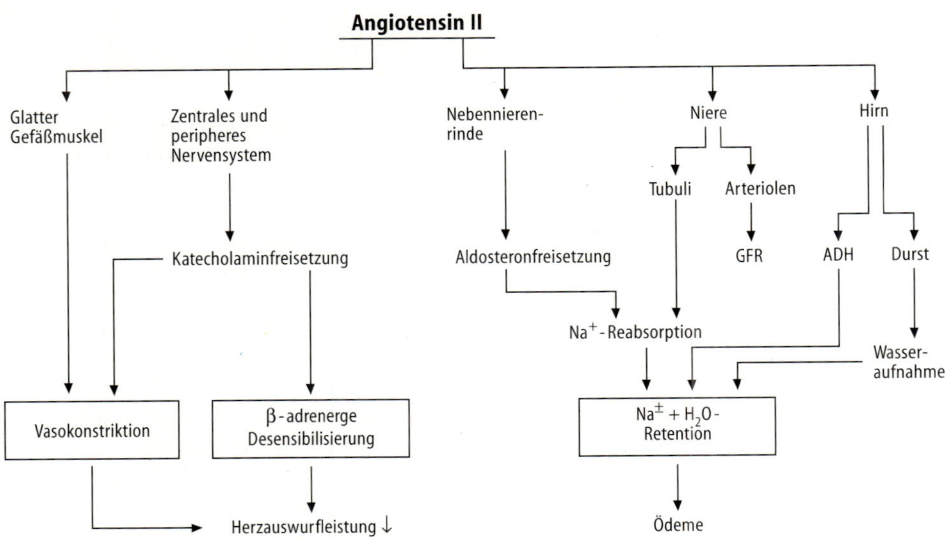


**Abb. 29-31.** Wirkungen von Angiotensin II auf den glatten Gefäßmuskel, das zentrale und periphere (autonome) Nervensystem, die Nebennierenrinde, die Niere und das Hirn. Die Herzauswurfleistung wird durch Angiotensin II über eine vasokonstriktorische Wirkung auf glatte Gefäßmuskelzellen sowie über die direkte Katecholaminfreisetzung mit der Folge einer Vasokonstriktion (über α-Adrenozeptoren) und eine kardiale β-adrenerge Desensibilisierung negativ beeinflußt. In der Pathogenese kardialer Ödeme spielen Wirkungen auf die Aldosteronfreisetzung in der Nebennierenrinde und die Natrium-Wasser-Homöostase in den Arterioli und Tubuli sowie eine direkte Wirkung auf das Durstzentrum und die ADH-Freisetzung im Gehirn eine Rolle. *GFR*: glomeruläre Filtrationsrate, *ADH*: antidiuretisches Hormon

einer Erhöhung der Plasmareninaktivität führen. Dementsprechend ist naheliegend, daß die günstigen therapeutischen Effekte, wie sie mit ACE-Hemmstoffen bei der Therapie der mäßiggradigen Herzinsuffizienz beobachtet werden, auch auf anderen Ursachen beruhen und pathophysiologische Veränderungen betreffen, die nicht an der Plasmareninaktivität meßbar sind. Hierbei kommt v. a. eine Beeinflussung des lokalen gewebeständigen Renin-Angiotensin-Systems in Frage.

**Lokale Renin-Angiotensin-Systeme bei Herzinsuffizienz**
Es gibt verschiedene Hinweise für die Existenz eines lokalen Renin-Angiotensin-Systems in solitären Geweben (Paul et al. 1992). Das ist zum einen die Tatsache, daß ACE-Hemmstoffe auch Effekte auf das Herz-Keislauf-System ausüben, wenn die Plasmareninaktivität nicht erhöht ist. In verschiedenen Geweben wurden Komponenten des Renin-Angiotensin-Systems wie Renin, Angiotensinogen und Angiotensin nachgewiesen (Paul et al. 1992; Schunkert et al. 1990).

Obwohl es sich bei dem Nachweis dieser Proteine um eine Aufnahme zirkulierender Substanzen handeln könnte, sprechen Befunde, die eine lokale m-RNA-Expression für diese Proteine in den betreffenden Geweben nachweisen, dafür, daß eine lokale Synthese von Bestandteilen des Renin-Angiotensin-Systems vorliegt. Experimentelle Hinweise für eine Funktion des gewebeständigen Renin-Angiotensin-Systems fanden sich an der Niere, der Nebenniere, dem Herzen, der Gefäßmuskulatur und im Gehirn.

Die physiologische Rolle des nachgewiesenen Renin-Angiotensin-Systems an Uterus, Ovarien, Hoden und im Gastrointestinaltrakt ist bislang weitgehend ungeklärt (Zusammenfassung bei Paul et al. 1992). Die für die Pathophysiologie der Herzinsuffizienz relevanten lokalen Renin-Angiotensin-Systeme mit den pathophysiologischen Konsequenzen bei ihrer exzessiven Stimulation sind in Tabelle 29-1 zusammengefaßt.

**Tabelle 29-1.** Lokales Renin-Angiotensin-System (RAS) und Pathophysiologie der Herzinsuffizienz. AT Angiotensin

| Lokalisation | Pathophysiologische Konsequenz |
|---|---|
| Vaskuläres RAS | Arterielle Vasokonstriktion |
| | Nachlasterhöhung |
| | Venokonstriktion |
| | Vorlasterhöhung |
| | Konstriktion im Gefäßgebiet des Splanchnikus und den Nierengefäßen |
| | Regionale Perfusionsstörung |
| Kardiales RAS | Direkte zelluläre AT-II-Effekte |
| | Positive Inotropie (Vorhof) |
| | Sympathikusaktivierung |
| | Diastolische Dysfunktion |
| | Koronare Vasokonstriktion |
| | Positive Inotropie mit Erhöhung des $O_2$-Bedarfs |
| | Protoonkogenexpression |
| | Arrhythmien |
| | Ischämie |
| | Myokardhypertrophie |
| | Myokardfibrose |
| Renales RAS | Natriumrückresorption im proximalen Tubulus |
| | Zunahme des zirkulierenden Blutvolumens |
| | Arterioläre Konstriktion |
| | Abnahme des renalen Blutflusses und der glomerulären Filtrationsrate |

**Vaskuläres Renin-Angiotensin-System**
Die Expression von Angiotensinogen, Angiotensin und Renin im Gefäßbett ist gut untersucht (Dzau u. Gibbons 1987; Rosenthal et al. 1984). Die arteriovenöse Konzentrationsdifferenz von Angiotensin I und Angiotensin II liefert weitere Hinweise für das Vorliegen eines lokalen Renin-Angiotensin-Systems (Admiraal et al. 1990).

Darüber hinaus kommt es zu einem langanhaltenden hypotensiven Effekt nach einer chronischen Verabfolgung von ACE-Hemmstoffen, obwohl die Plasma-ACE-Aktivität sich rasch normalisiert (Unger et al. 1985). Ähnliche Befunde gibt es bei Patienten mit Herzinsuffizienz.

**Kardiales Renin-Angiotensin-System**
Am Herzen findet sich eine homogen verteilte ACE-Aktivität in Herzklappen, Vorhöfen, Koronararterien und in den Ventrikeln (Yamada et al. 1991). Eine Konversion von Angiotensin I zu Angiotensin II wurde am isolierten Rattenherzen nachgewiesen. Bei der Druckbelastung durch Aortenkonstriktion als Modell für die frühe Herzinsuffizienz im Stadium der Myokardhypertrophie fand sich eine lokale Erhöhung von ACE (Schunkert et al. 1990).

Die funktionellen Konsequenzen aus einer vermehrten Bildung von Angiotensin II könnten eine Erhöhung der linksventrikulären Füllungsdrücke und eine Verminderung der diastolischen Funktion sein (Schunkert et al. 1990). Darüber hinaus gibt es direkte positiv-inotrope Effekte von Angiotensin II. Diese Effekte sind z. T. durch eine erleichterte Freisetzung von Noradrenalin aus sympathischen Nervenendigungen mitbedingt.

Letztlich kommt es durch eine erhöhte Angiotensin-II-Exposition des Myokards zu einer Protoonkogenexpression, die mit einer vermehrten Kollageneinlagerung und einer Myokardhypertrophie einhergeht (s. auch Tabelle 29-1).

**$AT_1$- und $AT_2$-Angiotensin-II-Rezeptoren**
Angiotensin II ist der Mediator des RAS und vermittelt die biologischen Wirkungen seiner Aktivierung durch Sti-

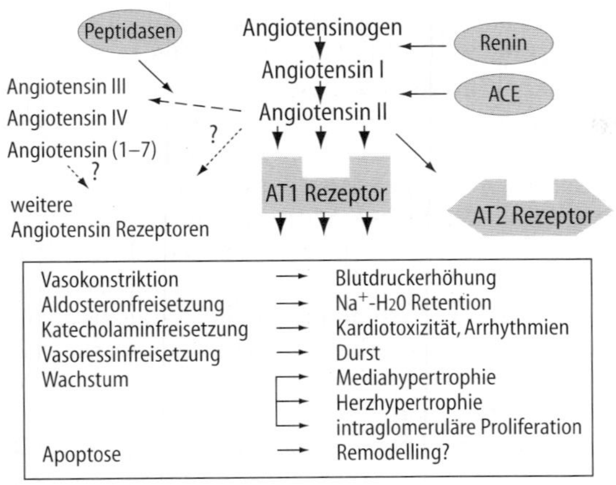


**Abb. 29-32.** Bildung von Angiotensin II sowie dessen Interaktion mit spezifischen $AT_1$-Rezeptoren, $AT_2$-Rezeptoren sowie die Wirkung auf bisher nicht charakterisierte Angiotensin-Rezeptoren oder Bindungsstelle durch Antiotensin II oder seine Peptidbruchstücke. Der $AT_1$-Rezeptor vermittelt die Wirkungen auf Gefäße und neuroendokrine Aktivierung (unten)

mulation von Angiotensin-II-Rezeptoren (Abb. 29-32).

Bis heute sind zwei verschiedene Angiotensin-Rezeptoren in ihrer Struktur aufgeklärt. Es handelt sich um den Typ 1 und den Typ 2 Angiotensin-II-Rezeptor, oder $AT_1$- und $AT_1$-Rezeptoren (Mukoyama et 1993; Sasaki et al. 1991; Timmermans et al. 1993).

Die Funktion des $AT_2$-Rezeptors ist noch nicht vollständig aufgeklärt. Neuere Arbeiten belegen eine Rolle dieses Rezeptors in der Vemittlung von wachstumshemmenden Effekten. Hierbei handelt es sich um ein neues Konzept, welches einer weiteren experimentellen Aufklärung bedarf (Mukoyama et al. 1993; Stoll et al. 1995; Yamada et al. 1996). Die meisten funktionellen Wirkungen des Angiotensin II und damit des RAS werden durch den $AT_1$-Rezeptor vermittelt, welcher dadurch auch in der Pathophysiologie kardiovaskulärer Erkrankungen eine große Bedeutung hat. Es handelt sich um einen G-Protein gekoppelten Rezeptor, der in vielen Geweben exprimiert wird. So findet man diesen Rezeptor in der Gefäßmedia, in der Leber, der Niere, der Nierenniere, dem Gehirn und dem Herzen (Griendling et al. 1993; Murphy et al. 1992; Timmermans et al. 1993).

Die Aktivierung des $AT_1$-Rezeptors führt zur Kontraktion von glatten Gefäßmuskelzellen, was eine Vasokonstriktion und schließlich ein Ansteigen des Blutdrucks zur Folge hat. Die Stimulation des $AT_1$-Rezeptors mit Angiotensin II kann in der Gefäßwand zur Hypertrophie und zur Hyperplasie führen. An den Nierennieren mediiert der $AT_1$-Rezeptor die Freisetzung von Aldosteron, welches wiederum zur Natrium- und Wasserretention führt, was ebenfalls zu einer Blutdrucksteigerung beiträgt. An der Niere führt die Aktivierung des $AT_1$-Rezeptors zur verminderten Ausscheidung von Natrium und Wasser. Außerdem kommt es zur Stimulation des sympathischen und zentralen Nervensystems und daraus folgend zur vermehrten Katecholaminausschüttung und zu vermehrtem Durst (Timmermans et al. 1993).

Der $AT_1$-Rezeptor ist, wie jeder G-Protein gekoppelte Rezeptor, in seiner Expression variabel, d. h. die Dichte an $AT_1$-Rezeptor an der Zelloberfläche wird durch verschiedene Einflüsse reguliert.

**Zusammenfassung und Konsequenzen**

Die Existenz eines lokalen Gewebe-Renin-Angiotensin-Systems erklärt therapeutische Effekte von ACE-Hemmstoffen und evtl. von $AT_1$-Agonisten bei der chronischen stabilen Herzinsuffizienz, die ohne eine Aktivierung der Plasmareninaktivität auftreten.

Darüber hinaus könnten durch die unterschiedliche Bioverfügbarkeit verschiedener Substanzen therapeutische Unterschiede in der Anwendung einzelner ACE-Hemmstoffe und $AT_1$-Antagonisten bestehen. **!**

Zusammenfassend läßt sich also sagen, daß neben der systemischen ACE-Hemmung der Hemmung des lokalen Gewebs-ACE eine besondere pathophysiologische Bedeutung zukommen könnte. Die für die Pathophysiologie der Herzinsuffizienz relevanten Veränderungen, die durch Angiotensin II über eine Stimulation von $AT_1$-Rezeptoren hervorgerufen werden, sind in Abb. 29-31 zusammengefaßt.

## 29.4.6 Vasopressin

Neben einer Aktivierung des sympathischen Nervensystems und des Renin-Angiotensin-Systems ist angenommen worden, daß Vasopressin eine Rolle bei der Erhöhung des peripheren Widerstandes besitzt (Goldsmith et al. 1986).

Vasopressin ist ein Peptidhormon, das aus 9 Aminosäuren besteht und im Hypothalamus in den supraoptischen und paraventrikulären Kernen synthetisiert wird. Es wird vom hinteren Hypophysenlappen (Neurohypophyse) sezerniert. Es gibt osmotische und nichtosmotische Stimuli der Vasopressinbildung und -ausschüttung. Hyperosmolarität erhöht die Vasopressinfreisetzung. Eventuell hat auch Angiotensin II eine stimulierende Bedeutung.

Eine Volumendepletion oder Hypotension (evtl. auch durch Barorezeptorsignale vermittelt) führt ebenfalls zu einer Stimulation der Vasopressinausschüttung, die ihrerseits in einer renalen Wasserretention und Vasokonstriktion resultiert. Dementsprechend sind die Wirkorte des Vasopressins die Niere und das Gefäßsystem. Am Gefäßsystem wird der Effekt über $V_1$-Vasopressinrezeptoren auf die glatte Muskelzelle vermittelt. $V_2$-Vasopressinrezeptoren koppeln an die Phospholipase C und induzieren einen Anstieg der intrazellulären Inositoltriphosphatkonzentration.

Der vasokonstriktorische Effekt ist unabhängig von einem intakten Endothel, von $\alpha$-Adrenozeptoren oder

der Innervation des Gefäßes. An der Niere wirkt Vasopressin über adenylatcyclasegekoppelte $V_2$-Rezeptoren. Diese bewirken eine Wasserrückresorption in der Tubulusepithelzelle. Der vasokonstriktorische Effekt tritt erst bei höheren Konzentrationen auf als der antidiuretische Effekt.

**Vasopressin und Herzinsuffizienz**

Bei Patienten mit höhergradiger Herzinsuffizienz (NYHA III–IV), nicht aber bei Patienten mit geringgradigen NYHA-Klassifizierungen, zeigte sich eine Zunahme der Vasopressinkonzentrationen auf etwa das Doppelte. Trotz niedriger Plasmaosmolarität wurde eine Erhöhung der Vasopressinkonzentrationen beobachtet (Goldsmith et al. 1986).

Dies spricht dafür, daß es sich um eine primär nicht osmotische Vasopressinfreisetzung in Kombination mit einer Aktivierung des sympathischen Nervensystems und des Renin-Angiotensin-Systems handelt. Dementsprechend ist wahrscheinlich die Hauptursache für die erhöhte Vasopressinsekretion eine Verminderung des effektiven arteriellen Blutvolumens. Eine vermehrte sympathische Aktivierung verstärkt die Vasopressinausschüttung bei Herzinsuffizienz. Ebenso spielt wahrscheinlich die verminderte Sensitivität kardiopulmonaler Barorezeptoren eine Rolle (Ferguson 1990).

Normalerweise wird durch eine Barorezeptoraktivierung die Vasopressinfreisetzung gehemmt. Folglich könnte eine verminderte Barorezeptoraktivität zu einer Erhöhung der Vasopressinausschüttung führen. Die letztgenannte Ansicht wird durch den Befund gestützt, daß eine unspezifische Barorezeptorbelastung bei Herzinsuffizienz nicht zu der physiologisch zu erwartenden Suppression von Vasopressin führt.

## 29.4.7 Atrialer natriuretischer Faktor (ANF)

! Seit vielen Jahren ist bekannt, daß die Dehnung des rechten Vorhofes eine Steigerung der Diurese bewirkt. Wegweisend waren Experimente, die zeigen konnten, daß die Infusion von Vorhofextrakten in Versuchstiere zu einer rasch einsetzenden Natriurese, Kaliurese und Wasserdiurese gemeinsam mit einer Vasodilatation führte.

Als auslösende Substanzen wurden eine Reihe von Polypeptiden identifiziert, die als atriale natriuretische Peptide bezeichnet wurden. Ihr Herkunftsort sind Granula in atrialen Kardiomyozyten, die morphologisch denen von sekretorischen Zellen sehr ähnlich sind. Durch diese Untersuchungen wurde erstmals die Rolle der Vorhöfe des Herzens als endokrine Organe untermauert.

Das humane ANF (hANF) wird als Polypeptid aus 151 Aminosäuren in den chromaffinen Zellen der Vorhöfe synthetisiert. Man bezeichnet es auch als Prä-pro-ANF. Es wird als 126-Aminosäurepeptid in den atrialen Granula gespeichert.

Nach proteolytischer Spaltung wird hANF als 28-Aminosäurepeptid in die Zirkulation freigesetzt. Die normale Plasmakonzentration beträgt 10–17 pg/ml.

Volumenexpansion und Erhöhung des linksatrialen Drucks sowie eine Erhöhung der Salzzufuhr vermehren die hANF-Freisetzung. Außerdem finden sich am Menschen erhöhte ANF-Spiegel bei atrialer Schrittmacherstimulation und supraventrikulären Tachykardien. Diese vermehrte hANF-Sekretion wurde mit der posttachykardischen Polyurie in Verbindung gebracht. Injektion von vasokonstriktorischen Substanzen wie Vasopressin, Phenylephrin, Angiotensin II und Endothelin erhöhen die hANF-Freisetzung und dessen Plasmakonzentrationen.

Der humane ANF besetzt spezifische Rezeptoren auf Zellmembranen. Nach Stimulation dieser Rezeptoren kommt es an der Niere zu einer Natriurese und einer ausgeprägten Diurese. Obwohl infolge der vasodilatatorischen Wirkungen der Blutdruck sinkt, steigt die glomeruläre Filtrationsrate beträchtlich. Weitere renale Effekte beinhalten eine Hemmung der Renin- und Aldosteronsekretion in der Niere. Die angiotensinvermittelte Vasokonstriktion und die angiotensinvermittelte Aldosteronausschüttung werden antagonisiert.

**Produktionsstätte von hANF**

Am normalen Herzen wird hANF nur in den Vorhöfen produziert. Bei Herzinsuffizienz kommt es zu einer Zunahme der Expression in beiden Ventrikeln. Dies entspricht der Situation am fetalen Herzen, wo ebenfalls eine ANF-Bildung in Vorhöfen und Ventrikeln beobachtet wurde. Bei Herzinsuffizienz kommt es nach intravenöser Gabe von ANF zu einer deutlichen Abnahme des peripheren Widerstandes sowie zu einer Steigerung der Diurese und der Natriumexkretion.

Obwohl die kausale Bedeutung von ANF bei der Herzinsuffizienz nicht ganz klar ist, spricht vieles für einen endogenen Kompensationsmechanismus, der der Natrium- und Wasserretention sowie der Erhöhung der peripheren Nachlast entgegenwirkt. Da ANF-Spiegel sich durch die Therapie der Herzinsuffizienz beeinflussen lassen, kann die ANF-Konzentration im Serum als Marker für die Schwere der Erkrankung herangezogen werden. Neuere Untersuchungen weisen daraufhin, daß die Pro-ANF-Spiegel sogar eine noch engere und genauere Analyse der neurohumoralen Aktivierung bei Herzinsuffizienz erlauben.

## 29.4.8 Zytokine

**TNF-α**

Hinsichtlich einer möglichen Bedeutung von Zytokinen wurde in einer Studie die Plasmakonzentration von Tumor-Nekrose-Faktor-a (TNF-α) untersucht (Levine et al. 1990). TNF-α wurde früher auch als Kachektin bezeichnet. Es wurde angenommen, daß es eine Bedeu-

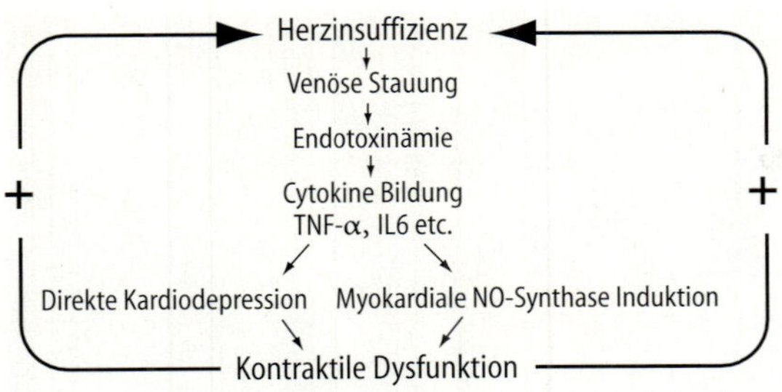


**Abb. 29-33.** Hypothetischer Zusammenhang zwischen dem Auftreten einer Herzinsuffizienz, der Resorption von Endotoxinen mit nachfolgend vermehrter Expression und Aktivierung von zytokinmediierten kardiodepressorischen Wirkungen

tung bei katabolen Stoffwechselsituationen wie z. B. bei Tumorerkrankungen hat.

Außerdem konnten Kachexie und Anorexie durch exogene Gabe von TNF-α induziert werden. Patienten, bei denen eine Erhöhung der TNF-α-Konzentration bei Herzinsuffizienz gefunden wurde, waren kachektischer als jene, bei denen das nicht der Fall war. Somit scheint der TNF-α-Freisetzung und evtl. auch der Freisetzung anderer Zytokine eine regulatorische Wirkung auf den peripheren Stoffwechsel bei Herzinsuffizienz zuzukommen.

Ursprünglich wurde angenommen, daß die vermehrte Bildung von TNF-α nur bei einer Aktivierung einer immunologischen Abwehrreaktion auftritt. Neuere Untersuchungen zeigen, daß TNF-α direkt aus dem Herzen stammen kann (Torre-Amione et al. 1996).

TNF-α bindet einen niedrigaffinen Typ-1-Rezeptor (55 kD) und hochaffin an einen TNF-α-Typ-2-Rezeptor (75 kD). Immunchemische Untersuchungen konnten TNF-α-Rezeptoren im insuffizienten und nichtinsuffizienten Myokard nachweisen (Torre-Amione et al. 1995, 1996). Die ungünstigen Wirkungen werden am ehesten durch eine Stimulation des TNF-α-Typ-1-Rezeptors vermittelt, der über eine Aktivierung der Signaltransduktionskaskade der neutralen Sphingomyelinase negativinotrope Wirkungen (Krown et al. 1995) und eine Apoptose in Herzmuskelzellen (Oral et al. 1997; Krown et al. 1996) vermittelt.

Eine Zunahme der Expression kommt unter zahlreichen Streßbedingungen am Herzen vor. Hierzu zählt eine mechanische Überbelastung, oxidativer Streß, Myokardischämie und Myokardinfarkt (Gurevitch et al. 1996). Schließlich sind Zytokine in der Lage, die Expression anderer Enzyme zu induzieren. Es zeigen sich Hinweise, daß bei der menschlichen dilatativen Kardiomyopathie ein Zusammenhang zwischen der Expression von TNF-α und der induzierbaren NO-Synthase besteht (Habib et al. 1996). Dies konnte durch direkte Inkubation von menschlichen Herzmuskelpräparaten mit Endotoxin reproduziert werden (Flesch et al. 1999).

Da NO negativ-inotrope Wirkungen vermittelt, kann somit angenommen werden, daß über die Expression von Zytokinen und insbesondere von TNF-α eine vermehrte Synthese von induzierbarer NO-Synthase entsteht, die dann wiederum durch eine gesteigerte Synthese von NO die Kontraktilität kompromittiert (Flesch et al. 1997).

Der Mechanismus der gesteigerten Zytokinexpression im Herzen bei Herzinsuffizienz ist nicht ganz geklärt. Möglicherweise führt eine venöse Stauung zu einer gesteigerten Resorption von Endotoxinen mit Endotoxinämie und der nachfolgenden Induktion von Zytokinen mit der Folge einer direkten Kardiodepression bzw. einer vermehrten Expression kardialer NO-Synthasen (s. auch Abb. 29-33).

### Apoptose

Jede Zelle besitzt ein genetisches Programm, nach dem durch ein festes Schema der programmierte Zelltod induziert werden kann. Apoptotische Vorgänge unterliegen einem energieverbrauchenden Signaltransduktionsweg, der der Elimination geschädigter Zellen dient, aber auch eine wichtige Bedeutung in der embryonalen Entwicklung besitzt. Die Apoptose kann eindeutig vom Zelluntergang durch Nekrose durch morphologische und biochemische Kriterien unterschieden werden.

Die Induktion einer Apoptose wird durch extrazelluläre oder intrazelluläre Signale reguliert. Zu den extrazellulären Signalen gehört der Tumornekrosefaktorrezeptor sowie ein ähnlicher Rezeptor genannt APO-1/FAS Gen. Das APO-Fas Gen besteht aus neun Exons, die durch acht Introne über 26 kb getrennt sind und auf Chromoson 10 beim Menschen lokalisiert sind.

Das APO-1/FAS Genprodukt ist ein 38-kD-Protein, das den sog. FAS-Rezeptor bindet. Zu den intrazellulären Signalen zählt die Expression von p53.

#### ■ Antiapoptose

Antiapoptotisches Prinzip ist die Expression des Genes bcl2. Das bcl2-Molekül ist ein Membranprotein mit einem Molekulargewicht von 25 kd. Dieses Protein kann die Apoptose verhindern, wobei die Mechanismen noch nicht geklärt sind. Nach Aktivierung des apoptotischen Signaltransduktionsweges wird der programmierte Zelltod durch die proteolytische Inaktivierung von Poly ADP-Ribose-Polymerasen (PARP) initiiert.

Es wird durch eine Gruppe von sog. Caspasen (Zystein-Asparagin-Proteasen) vermittelt. Diese haben Ähnlichkeiten zu den Interleukinkonversionsenzymen (ICE-Familie, Interleukin 1 muß vor Freisetzung aus Zellen durch diese Enzyme gespalten werden). Diese proteolytischen Enzyme aktivieren die Poly-ADP-Ribosylepolymerase (PARP) die wiederum die ADP-Ribosylierung nukleärer Proteine an prädestinierten Stellen spaltet, mit denen sie die Quartärstruktur der DNA stabilisieren.

Dies führt zu einer typischen Fragmentierung in 180–200 Basenpaar Fragmenten der DNA. Diese DNA kann auf Agarosegelen durch eine typische „Leiterbildung“ dargestellt werden. Der resultierende Zellunter-

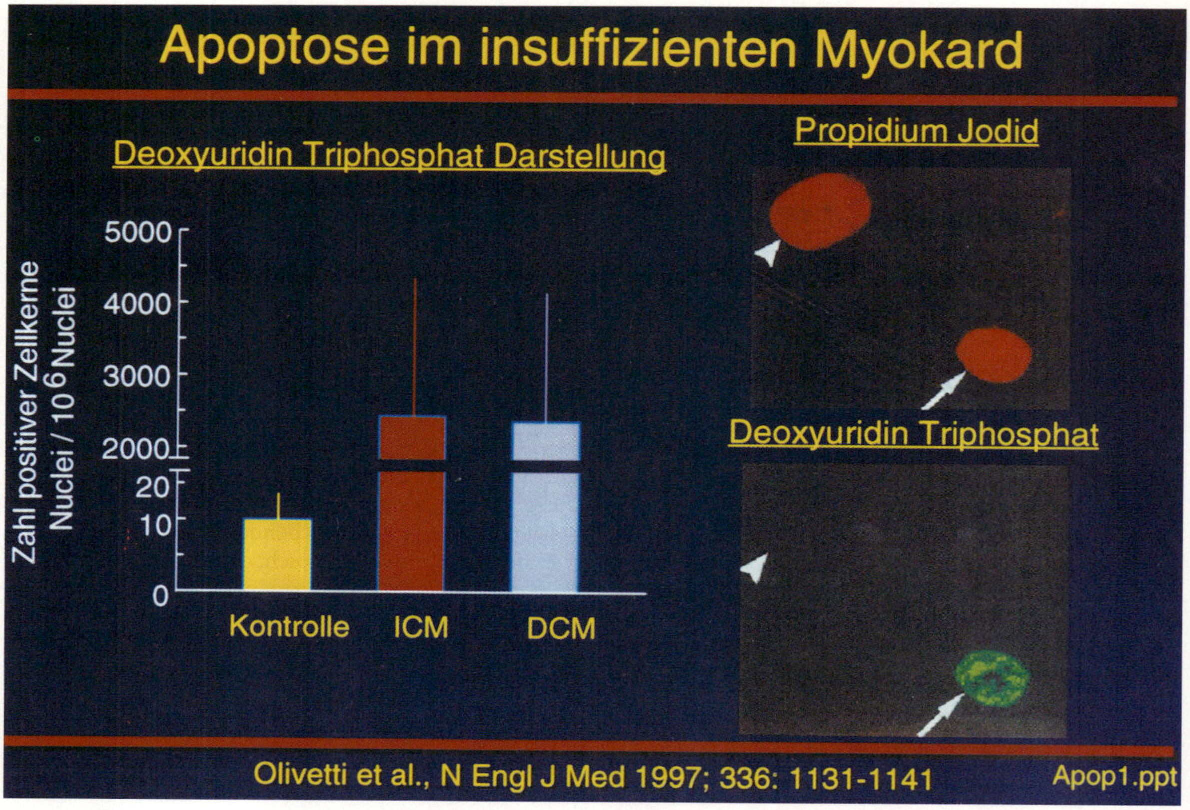


**Abb. 29-34.** Apoptotische Zellkerne im linksventrikulären Myokard vom Patienten mit ischämischer (ICM) oder dilatativer (DCM) Kardiomyopathie im Vergleich zu nichtinsuffizienten Kontrollherzen (Kontrolle). Apoptotische wie in der Kernpygnose befindlichen Zellkerne sind durch Propidium Judid und Deoxiuridin Triphosphat dargestellt. (Mod. nach Olivetti et al. 1997)

gang ist energieverbrauchend und umfaßt die Neuinduktion von Genen und führt zunächst zum Kernuntergang, wohingegen die Zellmembran und andere zelluläre Organellen zunächst erhalten bleiben (Brömme u. Holtz 1996).

### Apoptose bei Herzinsuffizienz und -infarkt

Am Herzen ist eine ganze Reihe von pathologischen Zuständen mit einer Zunahme der zellulären Apoptose verknüpft. Dies betrifft insbesondere die Herzinsuffizienz (Narula et al. 1996) sowie den Zustand nach Herzinfarkt (Misao et al. 1996).

Auf zellulärer Ebene kann mechanische Dehnung wohl über eine Freisetzung von freien Radikalen und eine vermehrte Expression des FAS-Liganden eine Apoptose induzieren (Cheng et al. 1995). Gleiches gilt für den Reperfusionsschaden (Gottlieb et al. 1994) und den Nachweis von apoptotischer Zellen an Tiermodellen für Herzinsuffizienz, bei denen das Myokard chronisch durch eine schnelle Schrittmacherstimulation geschädigt wurde (Sharov et al. 1996).

Am menschlichen Herzen bei Herzinsuffizienz durch dilatative und ischämie Kardiomyopathie finden sich zwei Arbeiten, bei denen eine erhöhte Apoptoserate nachgewiesen werden konnte. Es handelt sich um eine Studie von Narula et al. (1996) und eine von Olivetti et al. (1997; Abb. 29-34).

Beide Untersuchungen zeigen konsistent eine Zunahme der Apoptoserate, unterscheiden sich allerdings in der absoluten Zahl der apoptotischen Zellen. Als zelluläre Mechanismen kommt eine vermehrte Aktivierung des TNF-$\alpha$-Rezeptors mit einer vermehrten Expression von FAS-Rezeptoren und FAS-Liganden in Frage. Darüber hinaus existieren experimentelle Untersuchungen, bei denen Angiotensin II über die Stimulation von $AT_1$-Rezeptoren an adulten (Kajstura et al. 1997) als auch neonatalen Kardiomyozyten (Cigola et al. 1997) eine Apoptose induzierte.

Somit besteht u. U. auch eine enge Assoziation zwischen einer neuroendokrinen Aktivierung und der Induktion einer myokardialen Apoptose. Die Hypothese ist, daß über den Verlauf von Jahren es zu einem zunehmenden Myozytenverlust kommt, der letztendlich zur Progression des Myokardversagens beiträgt.

Andererseits finden sich neuere Hinweise, daß am menschlichen Herzen Kardiomyozyten in eine Mitose

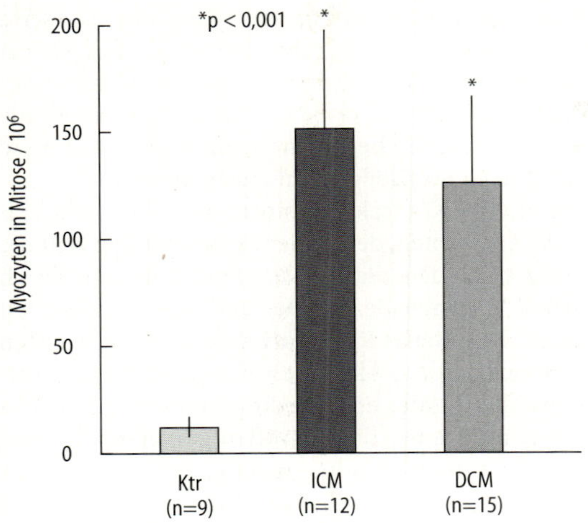


**Abb. 29-35.** Quantifizierung von Kardiomyozyten in Mitose in linksventrikulärem Myokard von Patienten mit ischämischer (ICM) oder dilatativer (DCM) Kardiomyopathie im Vergleich zu nichtinsuffizienten Kontrollherzen (Ktr). Es kommt zu einer deutlichen Zunahme des Nachweises von mitotischen Zellen bei Herzinsuffizienz, was von der zugrundeliegenden Myokarderkrankung unabhängig ist. (Mod. nach Kajstura et al. 1998)

übergehen können. Die Mitoserate war bei dilatativer Kardiomyopathie und bei ischämischer Kardiomyopathie etwa um den Faktor 10 erhöht. Am normalen menschlichen Herzen fanden sich 14 Myozyten/Mio. in Teilung wohingegen diese Zahl bei Herzinsuffizienz zwischen 131–152 Myozyten/Mio. war (Kajstura et al. 1989). Dementsprechend könnte zumindest teilweise, eine Mitose der progredienten Apoptose entgegenwirken (Abb. 29-35).

### Endothelin

Endothelin-1 (ET-1) ist ein v. a. im Endothel gebildeter potenter Vasokonstriktor. Es konnte gezeigt werden, daß die ET-1-Konzentrationen 2- bis 3fach bei Patienten mit Herzinsuffizienz erhöht sind (McMurray et al. 1992). Die Plasmakonzentrationen von ET-1 und dem sog. Big-Endothelin-1, einem inaktiven Vorläufer von ET-1, korrelieren signifikant mit der Prognose der Herzinsuffizienz sowie mit der Hospitalisierungsrate (Pousset et al. 1992).

Experimentelle Untersuchungen haben außerdem gezeigt, daß Kardiomyozyten, Prepro Endothelin 1 auf mRNA-Basis exprimieren, das später zu Big ET-1 überführt wird. Freigesetzt wird letztlich das Peptid ET-1 (Suzuki et al. 1993).

### Endothelin-Konversionsenzym

Endothelin-1 wird durch die Metalloprotease Endothelin-Konversionsenzym (ECE) aus dem 38 Aminosäure langen Big ET-1 durch proteolytische Spaltung gebildet.

ECE wird im Herzen direkt exprimiert (Xu et al. 1994). Aufgrund der lokalen Bildung wird angenommen, daß ET-1 als lokaler autokriner und parakriner Faktor am Herzen wirksam wird und für myokardiale Wirkungen die zirkulierenden ET-1-Konzentrationen eher eine untergeordnete Rolle spielen (Thomas et al. 1996).

Sowohl am Vorhof als auch am Ventrikel des Menschen sowie zahlreicher Tierspezies kann Endothelin-1 positiv-inotrope Wirkungen entfalten (Ishikawa et al. 1988). Die Mobilisierung von intrazellulärem Kalzium (Kelly et al. 1990) sowie eine Alkalisierung des Zytoplasmas (Kramer et al. 1991) wurden als Mechanismen für positiv-inotrope Wirkungen beschrieben. Endothelinrezeptoren können in einer ganzen Reihe von Geweben insbesondere dem Herzen und der Gefäßmuskulatur nachgewiesen werden.

#### Pharmakologische Charakterisierung

Pharmakologisch können ET-A und ET-B-Rezeptoren anhand einer unterschiedlichen Affinitätsrangfolge für ET-1, für ET-2 und ET-3 sowie Saraphatoxin charakterisiert werden. ET-A-Rezeptoren zeigen eine ähnliche Affinität für ET-1 und ET-2 wohingegen die Affinität zum ET-3 100fach niedriger ist (Array et al. 1990).

Der ET-B-Rezeptor hat eine ähnliche Affinität für alle Peptide der Endothelinfamilie. ET-A und ET-B-Rezeptoren sind kloniert, wobei es für jeden der Rezeptorsubtypen Splicevarianten gibt (Myamoto et al. 1996). Ob die Expression von Splicevarianten für physiologische Wirkungen wichtig sind, ist unklar. Am menschlichen Herzen finden sich sowohl ET-A als auch ET-B-Rezeptoren in einer Verteilung von etwa 50:50 bzw. 70:30 am Vorhof- und Ventrikelmyokard (Molenaar et al. 1993; Pönike et al. 1998; Zolk et al. 1999).

Die ET-A-Rezeptoren können sowohl mit der Phospholipase C interagieren (Pönicke et al. 1998) als auch über Pertussistoxin sensitive G-Proteine die Adenylatcyclase hemmen (Hilal-Danden et al. 1994). Aus neueren Untersuchungen gibt es Hinweise, daß die ET-B-Rezeptoren als sog. Clearancerezeptor ET-1 eleminieren können (Ozaki et al. 1995; Dupuis et al. 1996).

#### Endothelinwirkung an Kardiomyozyten

Endothelin 1 hat ausgeprägte Wirkungen an Kardiomyozyten und Fibroblasten auf das Zellwachstum (Sudgen et al. 1993). Darüber hinaus können hypertrophietypische Gene wie c-fos, c-jun, egr-1 sowie die ventrikuläre Myosinleichtkette 2 und kardiales α-Actin gebildet werden (Itu et al. 1991). Darüber hinaus gibt es Hinweise, daß Endothelin 1 eine wichtige Rolle bei der Angiotensin-II- und Noradrenalin-vermittelten Hypertrophie besitzt (Zolk et al. 1999; Pieske et al. 1999; Kaddoura et al. 1996).

#### Endothelin bei Herzinsuffizienz

Neuere Befunde haben gezeigt, daß es bei Herzinsuffizienz zu einer Zunahme von ET-A-Rezeptoren und einer Abnahme von ET-B-Bindungsstellen kommt. Dies könnte dafür sprechen, daß die myokardiale Elimination über ET-B-Bindungsstellen vermindert ist und ET-A-Rezeptoren einerseits durch die vermehrte Expression des Rezeptors selbst und über eine erhöhte myokardiale

ET-1-Konzentration vermehrt myokardiale Wachstumsprozesse vermitteln können (Zolk et al. 1999).

Eine veränderte Expression des Endothelinkonversionsenzyms fand sich bisher nicht. Ein pathologisch vermehrter Wachstumsreiz im insuffizienten menschlichen Herzen durch ET-1 könnte somit zur Verschlechterung der myokardialen Funktion beitragen. Über die Vermittlung von Wirkung von Angiotensin II könnte es auch bei der Induktion einer myokardialen Apoptose von Bedeutung sein. Die vasokonstriktorischen Eigenschaften könnten ebenfalls den Verlauf einer Herzinsuffizienz ungünstig beeinflussen.

## 29.5 Determinanten und Beurteilung der Herzfunktion

Man spricht von einer Herzinsuffizienz, wenn die Auswurfleistung des Herzens in einem Mißverhältnis zu den Bedürfnissen der Organperipherie steht. Der Schweregrad des Myokardversagens kann daher durch die Differenz zwischen Auswurfsoll und tatsächlicher Herzauswurfleistung gemessen werden.

! Die konventionellen Meßgrößen wie Herzzeitvolumen, Schlagvolumen, Herzarbeit, enddiastolischer Druck und enddiastolisches Volumen, Auswurffraktion etc. sowie die daraus resultierenden Funktionskurven zwischen enddiastolischem Druck bzw. Volumen und der Herzarbeit bzw. Schlagarbeit werden zur Ermittlung der Pumpfunktion unter pharmakologischen Eingriffen bei pathologischen Funktionszuständen herangezogen. Außerdem werden die Druckanstiegsgeschwindigkeit und die Faserverkürzungsgeschwindigkeit verwendet, um quantitative Anhaltspunkte für den Kontraktilitätszustand des Herzens zu gewinnen. Die quantitative Erfassung dieser Meßgrößen am intakten Kreislauf trifft allerdings auf beträchtliche Schwierigkeiten.

### 29.5.1 Physikalische Meßgrößen der Myokardfunktion

Die Myokardfunktion in vivo wird durch Kraft-, Längen- und Geschwindigkeitsänderungen zu jedem Zeitpunkt des Herzzyklus determiniert. Physiologisch wird die Myokardfunktion durch die Meßgrößen der Vorlast, Nachlast, Kontraktilität sowie der Kontraktilitätsreserve hinreichend genau erfaßt. Während in vitro die primären Meßgrößen bestimmt werden, so muß man in vivo auf abgeleitete Meßgrößen zurückgreifen.

Bei globalen Kontraktionsstörungen sind dies z. B. das Herzzeitvolumen, der Schlagvolumenindex und die Auswurffraktion. Die diastolische Funktion wird durch die Druck-Volumen-Beziehung und die Dehnbarkeit gemessen. Regionale Kontraktionsstörungen werden durch Hypokinesien, Akinesien und Dyskinesien ventrikulographisch oder echokardiographisch erfaßt. Die Parameter, mit denen diese Größen gemessen werden, sind in Tabelle 29-2 zusammengefaßt.

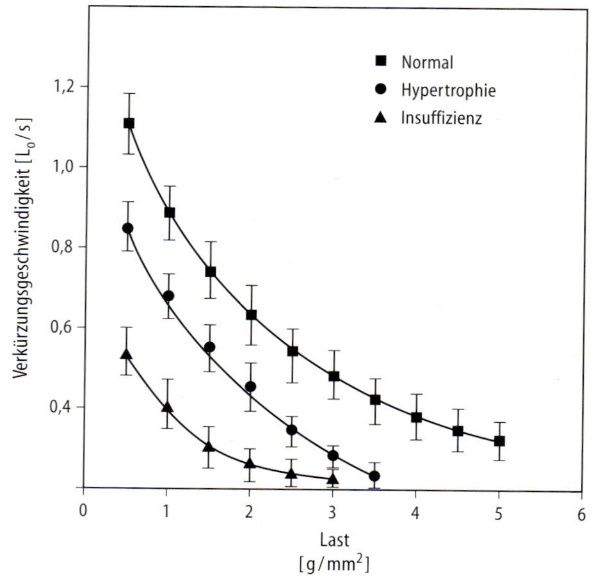


**Abb. 29-36.** Kraft-Geschwindigkeits-Diagramme des isolierten Papillarmuskels (Katze). Am hypertrophierten und noch ausgeprägter am insuffizienten Myokard sind die entsprechenden Kurven nach links, d. h. zu niedrigeren Lasten- und Geschwindigkeitswerten verschoben (Ausdruck einer negativen Inotropie). (Mod. nach Spann et al. 1967)

**Tabelle 29-2.** Physiologische Meßgrößen der Herzmechanik

| Physiologische Größe | Primäre Meßgröße (in vitro) | Abgeleitete Meßgröße (in vitro) |
|---|---|---|
| Vorlast („preload") | Präsystolische Länge bzw. Längenzunahme bezogen auf die Ausgangslänge ($l/l_0$) bzw. ($\Delta l/l_0$) | Enddiastolisches Volumen (V) $\Delta V_{diast}/V_0$ enddiastolischer Druck $dP/dt_{diast}$ |
| Nachlast („afterload") | Systolisches Wandspannungsintegral | Maximale systolische Wandspannung, mittlere systolische Wandspannung, mittleres systolisches Wandspannungs-Zeit-Integral |
| Kontraktilität | Geschwindigkeits- oder Spannungs-Geschwindigkeitsindizes, auxotone oder Längenänderung | Isovolumetrisches Geschwindigkeitsindizes, auxotone Parameter (Auswurffraktion, zeitnormierte Auswurfparameter) |
| Kontraktilitätsreserve | Änderung der Kontraktilität Unter maximaler $\beta$-adrenerger Stimulation | Maximale körperliche Belastung |

### 29.5.2
### Quantitative Erfassung des Inotropiezustands

Die quantitative Erfassung der Kontraktilität des Herzens in vivo erfolgt aus der Messung der maximalen Geschwindigkeit der isometrischen Spannungs- bzw. Druckentwicklung bezogen auf den intraventrikulären Druck. Methodische Voraussetzung ist eine frequenzgetriggerte Druckmessung (im Idealfall mittels Stahlkatheter und Kathetertipmanometer) sowie die Registrierung der Druckgröße auf Schreiber mit hoher zeitlicher Auflösung und hoher Eigenfrequenz (z. B. Fotoschreiber, UV-Schreiber). Als Kontraktilitätsparameter gelten ferner die Austreibungsfraktion, die zirkumferenzielle Faserverkürzungsgeschwindigkeit und die maximale systolische Anspannung (s. unten; Übersicht).

**Quantitative Beurteilung der Herzfunktion**

- *Diastole:* diastolische Dimensionen, Druck-Volumen-Beziehungen und Dehnbarkeit, bewertet durch:
  - diastolische Volumina und Volumenänderungen (EDV, DV)
  - diastolische Drücke und Druckänderungen ($P_{LVED}$,DP)
  - diastolische Wanddicke und Masse (d, LVMM)
  - diastolische Masse-Volumen-Relation (LVMM/EDV)
  - diastolische Dehnbarkeitsindizes (dP/dV, $dp/dt_{diast}$ u. a.)
- *Systole:* globale Kontraktionsstörungen des linken Ventrikels, bewertet durch:
  - Pumpgrößen (Herzindex, Schlagindex u. a.)
  - isovolumetrische Geschwindigkeitsindizes ($dp/dt_{max}$ u. a.)
  - auxotone Parameter (Auswurffraktion, VCF u. a.)
  - endsystolische Druck-Volumen-Beziehungen
- *Regionale Kontraktionsstörungen* (Hypokinesie, Akinesie, Dyskinesie), bewertet durch:
  - Länge des akinetischen Segmentes
  - regionale Wandmotilität
  - regionale Auswurffraktion
  - abnorme diastolische Relaxation u. a.

*EDV* enddiastolisches Volumen; $P_{LVED}$ linksventrikulärer enddiastolischer Druck; *LVMM* linksventrikuläre Volumenmasse; $dp/dt_{max}$ maximale Druckanstiegsgeschwindigkeit; *dp/dV* Druckabfallsgeschwindigkeit; $dp/dt_{diast}$ Relaxationsgeschwindigkeit; $V_{CF}$ zirkumferenzielle Faserverkürzungsgeschwindigkeit.

Am hypertrophierten und chronisch insuffizienten Herzmuskel ist die auf die Ausgangsfaserlänge bezogene isotonische Muskelverkürzung und Verkürzungsgeschwindigkeit sowie die maximale isometrische Muskelspannung, die Herzarbeit, das Produkt aus Muskellast und Muskelverkürzung und die Herzleistung (Produkt aus Muskellast und Muskelverkürzung pro Zeiteinheit) gegenüber einem Normalkollektiv signifikant vermindert (Abb. 29-36).

Im gleichen Sinne sind die Werte für das Zeitintervall vom Beginn der Ventrikelkontraktion bis zu der maximalen Druckanstiegsgeschwindigkeit (dp/dtmax) verlängert. Unter experimentellen Bedingungen ist die Kraft-Geschwindigkeit-Kurve des hypertrophierten und des insuffizienten Herzmuskels nach links, d. h. zu niedrigeren Werten verschoben (Abb. 29-36; Spann et al. 1967).

### 29.5.3
### Druck-Volumen-Diagramm

Setzt man Druck und Volumen in einem Diagramm zueinander in Beziehung, so erhält man auf überschaubare Weise Auskunft über das Zusammenwirken beider Größen während des Herzzyklus (Abb. 29-37). So ist es O. Frank im Jahre 1895 gelungen, die wesentlichen Prinzipien der Herzmechanik zu formulieren (Frank 1895). Später hat dann Starling (Starling 1908, 1921) das Herz-Lungen-Präparat entwickelt und die mechanische Tätigkeit des Herzens mit dem Energiestoffwechsel in Beziehung gesetzt.

Der Zeitverlauf der Klappenöffnung und Klappenschlüsse sowie die Höhe des Herzauswurfes und die systolischen Druckwerte können aus dieser Druck-Volumen-Schleife ersehen werden. Am erschlafften Ventrikel, also am Ende einer Diastole, ist die Beziehung zwischen Volumen und Druck durch die sog. Ruhedehnungskurve gewöhnlich identisch mit der sog. isotonischen Minimakurve.

#### Physiologische Myokarddehnbarkeit

Die Steilheit des jeweiligen Kurvenverlaufes während der Diastole gibt die Volumenelastizität des betreffenden Ventrikel (E′=Dp/DV) an. Der Wert DV/Dp entspricht sinngemäß der Volumendehnbarkeit, d. h. der Compliance (Borow et al. 1982).

Wie man in Abb. 29-37 erkennt, verläuft die Ruhedehnungskurve im Bereich kleiner Ventrikelvolumina fast abszissenparallel. Dort ist die Dehnbarkeit des Ventrikels am größten. Volumenänderungen gehen hier ohne größere Druckänderungen vor sich. Mit zunehmender Ventrikelfüllung steigen die Herzinnendrücke infolge abnehmbarer Dehnbarkeit an. Der Kurvenverlauf wird steiler. Am Warmblüterherzen ist die Lage der Ruhedehnungskurve im Druck-Volumen-Diagramm vom Herzgewicht, von plastischen Herzmuskeleigenschaften, vom gleichzeitigen Füllungszustand des Nachbarventrikels, von metabolischen Einflüssen (z. B. Gewebshypoxie), vom Bindegewebsgehalt des Myokards und von der Herzbeutelelastizität und -plastizität sowie von den myokardialen Relaxationseigenschaften abhängig.

#### Myokarddehnbarkeit bei Herzinsuffizienz

Das pathologisch dilatierte, chronisch insuffiziente Herz ist durch eine verminderte Dehnbarkeit charakterisiert. Die Volumenzunahme eines Ventrikels kann also nur unter erheblichem Druckanstieg der Kammer und der nachgeschalteten Vorhof- und Gefäßabschnitte mit allen hämodynamischen und hydrostatischen Folgeerscheinungen erreicht werden. Dagegen kommt es bei der Massenvermehrung des Sportherzens im Rahmen der physiologischen Hypertrophie zu keiner Erhöhung der intraventrikulären Drücke, was nur mit einer Zunahme der Dehnbarkeit beider Ventrikel im Rahmen der allge-

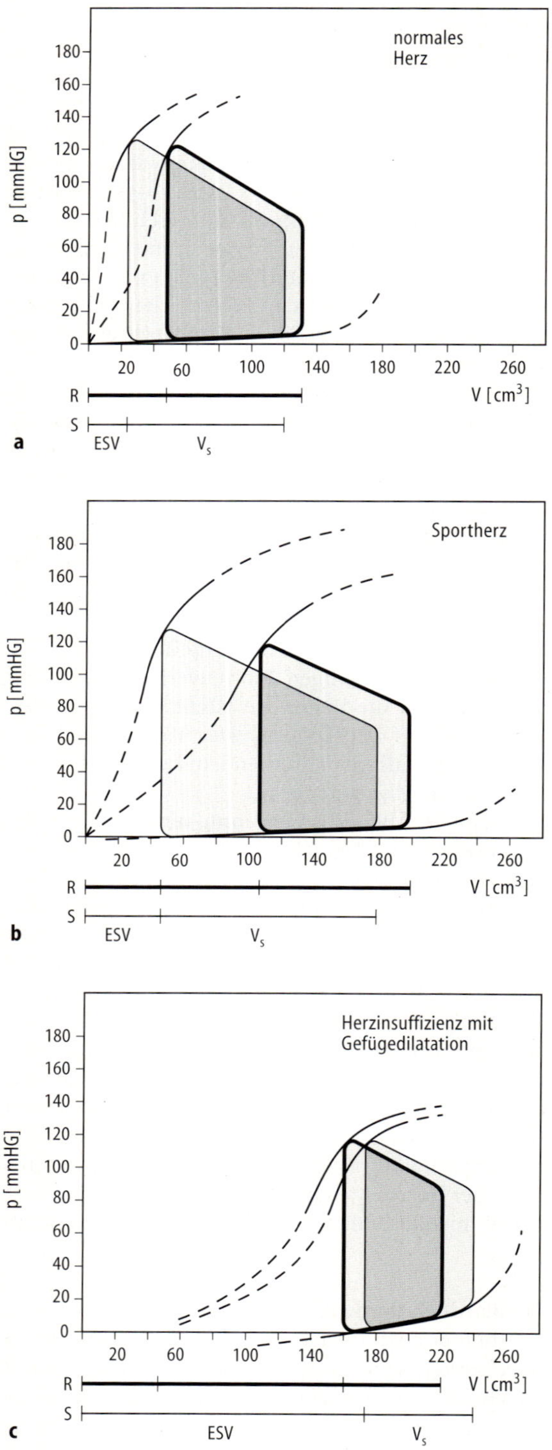


**Abb. 29-37a–c.** Druck-Volumen-Beziehung (schematisiert) am normalen Herzen (**a**), beim Sportherzen (**b**) und am gefügedilatierten, insuffizienten Herzen (**c**). *Gestrichelte Kurven* kennzeichnen Inotropiezustände in Ruhe und während adrenerger Stimulation. Die *dünn gezeichnete Kurve* stellt die Kompensation des Herzens durch Änderungen des endsystolischen Volumens (*ESV*) und des Schlagvolumens ($V_S$) während körperlicher Belastung (*S* Sympathikusstimulation) im Vergleich zur Ruhebedingung (*R*) dar

mein physiologischen Kreislaufanpassung erklärt werden kann (Abb. 29-37).

Die Verknüpfung von physiologischer Herzhypertrophie mit einer Zunahme der Volumendehnbarkeit der Ventrikel erscheint vom physiologischen Standpunkt aus deshalb so sinnvoll, weil es dem Organismus auf diese Weise gelingt, ohne jegliche Druckbelastung des Niederdrucksystems ein größeres Reserveblutvolumen in den Herzhöhlen unterzubringen. Diese Reserveblutvolumina können dann unter körperlicher Anstrengung für ein erhöhtes Schlagvolumen utilisiert werden.

## Myokardiale Faserverkürzung

Mit Erhöhung der Ausgangsfaserlänge bzw. des enddiastolischen Volumens einer Kammer (vorlastabhängig) werden Kontraktionskraft bzw. isometrische Spannungsentwicklung und Schlagvolumen erhöht (s. auch Frank-Starling-Mechanismus). Die Beziehung zwischen dem enddiastolischen Druck oder Volumen und der Schlagarbeit des Herzens kann unter gegebenen Ausgangsbedingungen als Funktionskurve des Herzens angesehen werden.

Diese Funktionsbeziehung wird durch positiv-inotrope Einflüsse (z.B. eine β-adrenerge Stimulation nach Aktivierung des sympathischen Nervensystems) oder durch negativ-inotrope Pharmaka (Kalziumantagonisten, Barbiturate, Inhalationsanästhetika) überspielt und modifiziert. Für das Herz existiert somit in Abhängigkeit von der kontraktilen Ausgangslage des Myokards eine Vielzahl möglicher ventrikulärer Funktionskurven (Borow et al. 1982).

Das Ausmaß der myokardialen Faserverkürzung ist eine Funktion aus Vorlast, Nachlast und Kontraktilität. Dementsprechend kann bei konstanter Vorlast die Reaktion auf eine myokardiale Nachlasterhöhung als Parameter der Myokardkontraktilität verwendet werden. Die endsystolische Druck-Volumen-Beziehung kann aus der Druck-Volumen-Schleife unter gradueller Nachlasterhöhung erhoben werden (Kass u. Manghan 1988).

Abbildung 29-38a zeigt ein typisches Beispiel einer endsystolischen Druck-Volumen-Beziehung an einem normalen Patienten nach Gabe des β-Blockers Esmolol (Lorell 1988). Es ist zu sehen, daß die endsystolische Druck-Volumen-Beziehung in ihrer Steilheit vermindert war. Dies ist Ausdruck eines negativ-inotropen Effekts. Die Änderung der endsystolischen Druck-Volumen-Beziehung wurde durch eine V.-cava-Okklusion hergestellt.

In Abb. 29-38b ist die Schlagarbeit-Volumen-Beziehung dargestellt. Auch hier kommt es zu einem linearen Zusammenhang. Die Verminderung der Steilheit der Kurve reflektiert ebenfalls den negativ-inotropen Effekt von Esmolol (Kass 1991).

## Dobutamineffekt

Abbildung 29-39 zeigt den positiv-inotropen Effekt von Dobutamin. Bei jedem gegebenen enddiastolischen Vo-

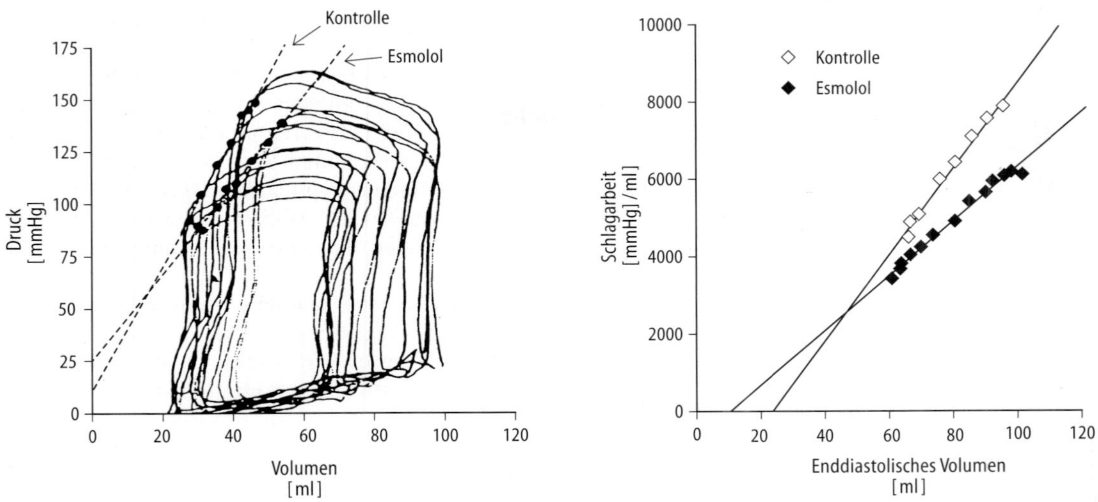


**Abb. 29-38a, b.** Druck-Volumen-Diagramm bei einem Patienten mit normaler linksventrikulärer Pumpfunktion vor und nach Gabe des β-Adrenozeptorantagonisten Esmolol. Es ist zu sehen, daß nach Gabe des β-Rezeptorenblockers Esmolol die endsystolische Druck-Volumen-Beziehung in ihrer Steilheit als Ausdruck eines negativ-inotropen Effekts vermindert war (**a**). In gleicher Weise änderte sich die Beziehung zwischen Schlagarbeit und enddiastolischem Volumen (**b**). Der negativ-inotrope Effekt zeigt sich daran, daß ausgehend von einem gleichen linksventrikulären Volumen weniger Druck entwickelt und weniger Schlagarbeit geleistet wird. (Lorell 1988)

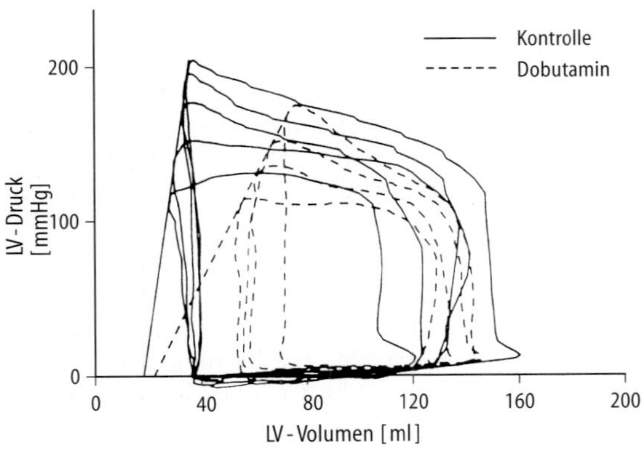


**Abb. 29-39.** Druck-Volumen-Kurve eines normalen Herzen nach Gabe von Dobutamin. Es zeigt sich, daß die endsystolische Druck-Volumen-Relation nach Gabe von Dobutamin steiler geworden ist, d. h. ausgehend von einem kleineren Volumen kommt es zu einer Erhöhung des entwickelten intraventrikulären Druckes. *LV* linker Ventrikel. (Nach Kass 1991)

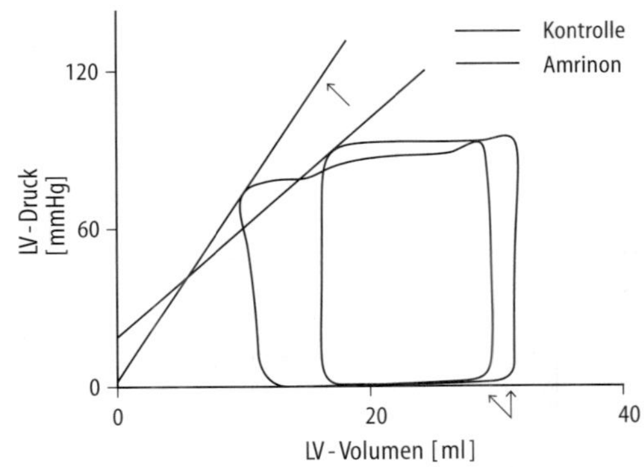


**Abb. 29-40.** Linksventrikuläre Druck-Volumen-Relation eines Herzens von einem Patienten ohne Herzinsuffizienz nach Gabe des cAMP-Phosphodiesterasehemmstoffes Amrinon. Es ist zu sehen, daß es zu einer Verringerung des linksventrikulären Volumens kommt. Darüber hinaus versteilert sich die endsystolische Druck-Volumen-Beziehung. Es zeigt sich also, daß es zu einem positiv inotropen Effekt gemeinsam mit einer Nachlastsenkung kommt. (Nach Kass 1991)

lumen war der entwickelte endsystolische Druck nach Gabe von Dobutamin höher als der von Kontrollschlägen. Die endsystolische Druck-Volumen-Beziehung wurde steiler als Ausdruck eines postiv-inotropen Effekts (Kass 1991). Abbildung 29-40 zeigt in gleicher Weise den Effekt von Amrinon. Der cAMP-Phosphodiesterasehemmstoff Amrinon entfaltet positiv-inotrope und nachlastsenkende Effekte.

### ■ Enddiastolische Druck-Volumen-Beziehung

Es ist zu sehen, daß eine 16%ige Reduktion des enddiastolischen Volumens eintritt. Darüber hinaus kommt es zu einer Versteilerung der endsystolischen Druck-Volumen-Beziehung. Dies reflektiert eine Kombination aus einem positiv-inotropen Effekt sowie einer Veränderung der Vor- und Nachlastbedingungen (Kass 1991). Die elastischen Komponenten sowie die Vor- und Nachlastempfindlichkeit des Herzens sind sehr unterschiedlich bei einem normalen Myokard, bei einer ausgeprägten Myokardhypertrophie und bei einer dilatativen Kardiomyopathie.

Abbildung 29-41 zeigt die Druck-Volumen-Beziehung an einem normalen Herzen (a), einer hypertrophen Kardiomyopathie auf dem Boden einer lange bestehenden arteriellen Hypertonie (b) sowie einer dilata-

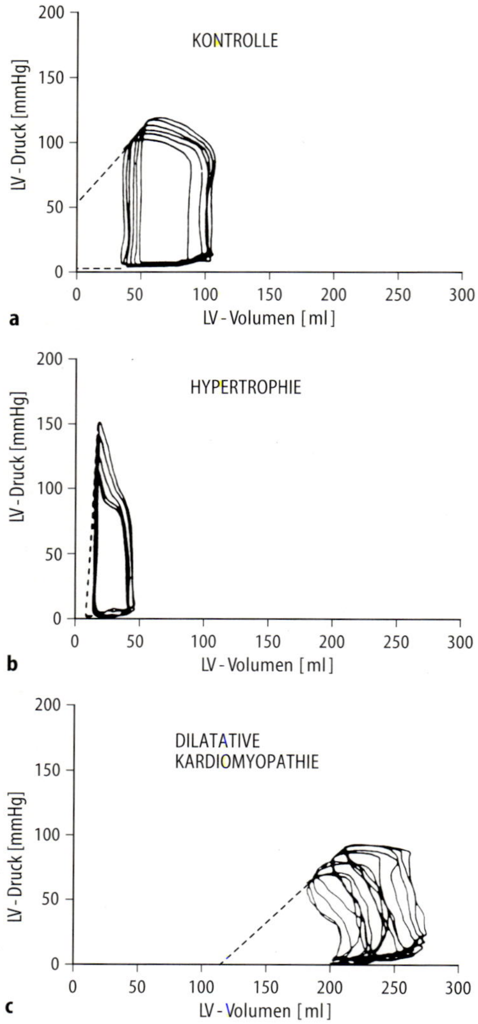


**Abb. 29-41a–c.** Druck-Volumen-Beziehung an einem normalen Herzen (**a**), bei hypertropher Kardiomyopathie (**b**) und bei dilatativer Kardiomyopathie (**c**). Der hypertrophe linke Ventrikel (**b**) kontrahiert ausgehend von kleinen Volumina mit einer sehr steilen endsystolischen Druck-Volumen-Beziehung. Bei dilatativer Kardiomyopathie kommt es als Ausdruck der eingeschränkten Kontraktilität zu einer Verflachung der endsystolischen Druck-Volumen-Beziehung, und das Herz arbeitet bei großen Ventrikelvolumina. *LV* linker Ventrikel. (Nach Kass 1991)

tiven Kardiomyopathie (c). Es ist zu sehen, daß im Vergleich zum normalen Myokard der hypertrophe linke Ventrikel eine sehr steile enddiastolische Druck-Volumen-Beziehung hat. Dies ist nicht allein durch die elastischen Eigenschaften, sondern wahrscheinlich auch durch die kleinen Ventrikelvolumina, von denen ausgehend der hypertrophe linke Ventrikel kontrahiert, erklärbar.

Im Gegensatz dazu ist die endsystolische Druck-Volumen-Beziehung bei einem Patienten mit dilatativer Kardiomyopathie wesentlich flacher und die gesamte Druck-Volumen-Schleife hin zu größeren Volumina verschoben. Diese typischen Kurven für die unterschiedlichen Myokarderkrankungen zeigen außerdem, daß bei einer Nachlastsenkung das Myokard bei Hypertrophie und dilatativer Kardiomyopathie unterschiedlich reagieren kann. Bei der Hypertrophie zeigt die steile endsystolische Druck-Volumen-Beziehung, daß kleine Änderungen der Nachlast von ausgeprägten Änderungen des systolischen Drucks begleitet sein werden, daß aber nur geringe Änderungen im Schlagvolumen resultieren.

Im Gegensatz dazu zeigt die flache endsystolische Druck-Volumen-Beziehung, daß kleine Änderungen in der Nachlast eher in Veränderungen der Auswurfleistung als in Änderungen des systolischen Drucks resultieren werden.

### 29.5.4 Herzvolumen und Herzarbeit

#### Enddiastolisches Volumen

Das enddiastolische Volumen (EDV) eines normalen linken Ventrikels beträgt ca. 130 ml. Bei einem mittleren Schlagvolumen (SV) von etwa 70 ml hat das endsystolische Ventrikelvolumen (ESV) näherungsweise 60 ml. Dieses endsystolische Ventrikelvolumen besteht zum größten Teil aus dem systolischen Reservevolumen, welches die eigentliche Leistungsreserve des Ventrikels ist. Ein verbleibender sehr kleiner Anteil des Restblutes, das Residualvolumen, ist selbst bei stärkerer Kontraktion nicht mobilisierbar.

Bei gesunden Personen liegt das prozentuale Verhältnis von Schlagvolumen zu enddiastolischem Ventrikelvolumen (SV/EDV), also die Auswurffraktion, über 50%. Am Sportlerherzen ist die Restblutmenge der linken Kammer vergrößert, das Verhältnis von Schlagvolumen/Restblut/Kammergewicht beträgt annähernd 6/12/20, was bedeutet, daß das endsystolische Ventrikelvolumen in Ruhe hier mindestens doppelt so groß ist wie das Schlagvolumen. Es hat sich also im Vergleich zum normalen Herzen verdoppelt bis vervierfacht. Erst mit dieser Vermehrung der systolischen Leistungsreserve finden Beobachtungen eine Erklärung, daß an trainierten Personen Herzminutenvolumina bis zu 35 l und maximale Schlagvolumina bis 180 ml gefunden wurden.

#### Herzgröße und Schlagvolumen

Zwischen der röntgenologisch meßbaren Herzgröße und dem maximalen Schlagvolumen bestehen enge Beziehungen, gleichfalls zum maximalen $O_2$-Puls (pro Systole transportiertes $O_2$-Volumen). Eine gestörte Beziehung zwischen diesen Größen weist auf eine eingeschränkte Leistungsreserve des Herzens hin. Zahlenmäßig kann dieses Mißverhältnis durch den Herzvolumen-Leistungs-Quotienten (Herzvolumen pro maximaler $O_2$-Puls) ausgedrückt werden. Vergrößerte Herzmuskelmasse, vermehrte diastolische Dehnbarkeit und vergrößertes Restvolumen sind die unerläßlichen Voraussetzungen für die Höchstleistungen des Sportlerherzens.

**■ Regulationsmechanismen bei Herzinsuffizienz**

Die Regulationsmechanismen des chronisch insuffizienten Herzens mit Gefügedilatation unterscheiden sich davon grundlegend. Die Dehnbarkeit ist am Arbeitspunkt vermindert, das enddiastolische Ventrikelvolumen und der enddiastolische Ventrikeldruck sind deutlich erhöht.

In Extremfällen wurden an dekompensierten Hochdruckherzen enddiastolische Ventrikelvolumina bis zu 500 ml gefunden. Stellt man noch in Rechnung, daß bei Herzinsuffizienz bereits in Ruhe die mittleren Schlagvolumina vermindert sind und sich bei körperlicher Belastung nur unwesentlich oder überhaupt nicht vergrößern, so resultieren hieraus im Gefolge der verminderten Auswurffraktion stark vergrößerte Restblutmengen, die das Mehrfache von denjenigen am gesunden Herzen betragen. Da die vergrößerte Restblutmenge aber nicht mehr als systolische Leistungsreserve verfügbar ist, stellt sie ein gewaltig vergrößertes Residualvolumen dar. Bei körperlicher Belastung kommt es zu einem weiteren Anstieg des enddiastolischen Kammerfüllungsdruckes mit weiterer Dilatation der Herzhöhlen und Abnahme der Auswurffraktion. Möglicherweise wird über diese extreme Dehnung der verbleibenden Herzmuskelfasern der letztmögliche Arbeitszuwachs des Herzens erzwungen.

### 29.5.5 Enddiastolisches Volumen und linksventrikuläre Austreibungsfraktion

Die Auswurffraktion des linken Ventrikels wird vorrangig von der Inotropie und der Nachlast bestimmt (Ullrich et al. 1954). Bei der kompensierten Druckbelastung des menschlichen Herzens infolge essentieller Hypertonie sind die linksventrikulären Volumina, die auxotonen Volumengrößen und die Auswurffraktion in Ruhe im Normbereich. Isovolumetrische Geschwindigkeitsindizes sind z. T. druckabhängig, jedoch nicht entsprechend einer Kontraktilitätsabnahme verändert. Durch ihre Bestimmung werden weiterführende Aussagen über die Kontraktilität nicht erreicht.

Die Kontraktilitätsreserve des linken Ventrikels unter körperlicher Belastung ist normal oder gesteigert. Abnahmen der Kontraktilität können jedoch auftreten, wenn die Hypertrophie (Myokardfaktor) mit einer koronaren Herzkrankheit (Koronarfaktor) einhergeht. Koronardurchblutung und $O_2$-Verbrauch des linken Ventrikels sind bei der Hypertonie entsprechend den hämodynamischen Anforderungen erhöht.

**■ Enddiastolische Volumina bei Klappenfehlern**

Die Kontraktilität bei der Mitral- und Aorteninsuffizienz ist zum einen vom Ausmaß des Klappendefektes und der resultierenden Regurgitation, zum anderen von der postrheumatischen oder chronischen lastabhängigen Myokardläsion abhängig.

Die Beziehung zwischen dem enddiastolischen Volumen und der Auswurffraktion zeigt eine reduzierte Ventrikelkontraktilität bei der Gesamtgruppe der Mitralinsuffizienzen, für die eine primäre Myokardläsion anzunehmen ist. Allerdings wird eine ausreichende Pumpfunktion bei der Mehrzahl durch systolische Entlastungen infolge Regurgitation und Einbeziehung des Frank-Starling-Mechanismus erreicht.

Die kompensierte Aorteninsuffizienz hat bis zu extrem hohen enddiastolischen Volumina eine normale Ventrikelkontraktilität. Hingegen ist die dekompensierte Aorteninsuffizienz durch eine erheblich reduzierte Kontraktilität bei gleicher Ventrikelgröße und gleicher Regurgitation gekennzeichnet. Der enddiastolische Druck, das enddiastolische Volumen und das Regurgitationsvolumen allein sind nicht geeignet, die Kontraktilität der dekompensierten Aorteninsuffizienz zu erfassen (Strauer 1976). Eine Quantifizierung des hämodynamischen Schweregrades wird über die Bestimmung linksventrikulärer Volumina und der Auswurffraktion ermöglicht (Abb. 29-42).

Bei kombinierten Klappenfehlern, bei der Druckbelastung infolge Aortenstenosen und bei der Koronarkrankheit zeigen enddiastolisches Volumen und Auswurffraktion eine für die Art und den Schweregrad der Belastung typische Beziehung. Druckbelastete sowie koronarkranke Herzen haben im Mittel kleine enddiastolische Volumina.

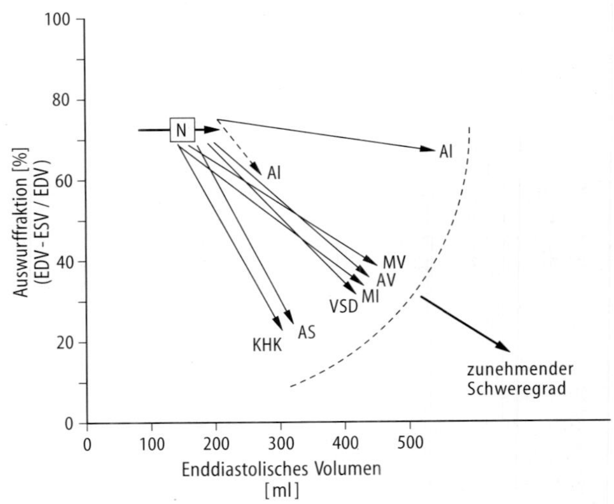


**Abb. 29-42.** Beziehung zwischen dem enddiastolischen Volumen (*EDV*) und der Auswurffraktion (*AF*) bei einem Normalkollektiv sowie bei Patientenkollektiven mit Druck- und Volumenbelastungen des linken Ventrikels (*AI mit gestricheltem Pfeil* kompensiert, *AI mit durchgezogenem Pfeil* dekompensiert). *ESV* Endsystolisches Volumen; *N* normal; *AI* Aorteninsuffizienz; *MV* komb. Mitralvitien; *AV* komb. Aortenvitien; *MI* Mitralinsuffizienz; *VSD* Ventrikelseptumdefekt; *AS* Aortenstenose; *KHK* koronare Herzkrankheit. (Nach Strauer 1976)

Jede Zunahme der Ventrikelgröße geht mit einer beträchtlichen Abnahme der Auswurffraktion einher. Volumenbelastete Herzen haben im Mittel größere enddiastolische Volumina. Zunahmen der Ventrikelgröße bis auf das Doppelte der Norm werden jedoch mit noch weitgehend normalen Auswurffraktionen toleriert.

**Zusammenfassung**

Die Beziehung zwischen dem enddiastolischen Volumen und der Auswurffraktion erscheint geeignet, die Kontraktilität bei Druck- und Volumenbelastungen quantitativ zu erfassen (Ullrich et al. 1954). Vorlast, Nachlast und Inotropie des Myokards beeinflussen in unterschiedlichem Maß die gezeigten Beziehungen.

Dadurch ist allerdings die Auswurffraktion nicht von Pump- und Geschwindigkeitsgrößen allein abhängig, sondern repräsentiert ein klinisch brauchbares Korrelat der Kontraktilität, das einer funktionellen und therapiebezogenen Kontraktionsbewertung gerecht wird.

### 29.5.6 Systolische Wandspannung und linksventrikuläre Masse-Volumen-Relation

Bei einer Herzdilatation mit erhöhtem enddiastolischen Kammerdruck kommen die physikalischen Gesetzmäßigkeiten, die die Muskelwandspannung in den Ventrikeldruck umsetzen, besonders ungünstig ins Spiel. So beträgt die Kraftentfaltung einer Einzelfaser bei einem bestimmten Ventrikeldruck (p):

$$K = \frac{p \cdot r^2 \cdot \pi}{n}$$

*K* Kraftentfaltung; *p* Ventrikelinnendruck; *r* Radius des Hohlraumes; *n* Ventrikelwanddicke.

Zur Erzielung eines bestimmten Innendruckes (p) des Ventrikels ist somit eine um so größere Kraftentfaltung (K) seitens der Myokardfaser notwendig, je größer der Radius (r) des Hohlraums und je geringer die Wanddicke (n) der Kammer ist. Für eine normale linke Kammer von 100 g Gewicht ergibt sich am Ende der Anspannungszeit eine Wandspannung je $cm^2$ Muskelquerschnitt von $1{,}4 \cdot 10^5$ $dyn \cdot cm^{-2}$,[a] in der Austreibungsphase von $0{,}4 \cdot 10^5$ $dyn \cdot cm^{-2}$.

Beim Sportherzen liegen die entsprechenden Werte bei $1{,}0 \cdot 10^5$ $dyn \cdot cm^{-2}$ und endsystolisch bei $0{,}8 \cdot 10^5$ $dyn \cdot cm^{-2}$.

Ganz anders sind jedoch die Verhältnisse bei einer Kammer mit exzentrischer Druckhypertrophie und einem Kammergewicht von 300 g, einem Restblut von 200 ml und einem Schlagvolumen von 50 ml. Hier beträgt in der isometrischen Phase der Systole die Kraftentfaltung des Muskelquerschnittes bereits $2{,}3 \cdot 10^5$ $dyn \cdot cm^{-2}$ und am Ende der Systole sogar $3{,}9 \cdot 10^5$ $dyn \cdot cm^{-2}$.

Wie man sieht, ist der Wert am Anfang der Systole rund doppelt so groß wie beim gesunden Herzen und erreicht am Ende der Systole sogar das 3fache des Normalwertes, was die Progredienz einer Herzinsuffizienz mitbedingen könnte.

Mit zunehmendem Ventrikelvolumen nehmen somit, wenn die Wanddicke und der Ventrikeldruck konstant bleiben, die diastolische und systolische Wandspannung zu (Tabelle 29-3, Abb. 29-43). Dies kommt einer konsekutiven Zunahme der ventrikulären Nachlast und des myokardialen $O_2$-Verbrauches gleich. Mit steigender Wandspannung nehmen die Längenverkürzungen der Fasern und damit die Auswurffraktion und der Herzauswurf ab (Strauer 1979).

Die Kontraktilitätsreserve des linken Ventrikels wird in erster Linie durch seine Fähigkeit zur Erzeugung und

**Tabelle 29-3.** Determinaten der systolischen Wandspannung bei hämodynamisch verschiedenartigen sekundären Kardiomyopathien $T_{syst} = \frac{(P_{LV} - P_{LVED})R}{2d}$; $R = \sqrt{\frac{3EDV}{4\pi}}$

| | Intraventrikulärer Druck ($P_{LV}$–$P_{LVDED}$) [mmHg] | Enddiatolisches Volumen (EDV) [ml] | Ventrikelwanddicke (d) [cm] | Systolische Wandspannung (Tsyst) [103 dyn/cm2][a] |
|---|---|---|---|---|
| Normalfunktion | 110 | 130 | 1,0 | 220 |
| Hyperttrophische öbstruktive Kardiomyopathie | 110 | 130 | 1,8 | 125 |
| Kongestive Kardiomyopathie | 110 | 260 | 1,0 | 280 |
| Akute Druck-Belastung | 180 | 130 | 1,0 | 365 |
| Hypertonie (kompensiert) | 180 | 130 | 1,65 | 220 |
| Hypertonie (dekompensiert) | 180 | 260 | 1,4 | 330 |

[a] 1 dyn/$cm^2$= 0,1 Pa.

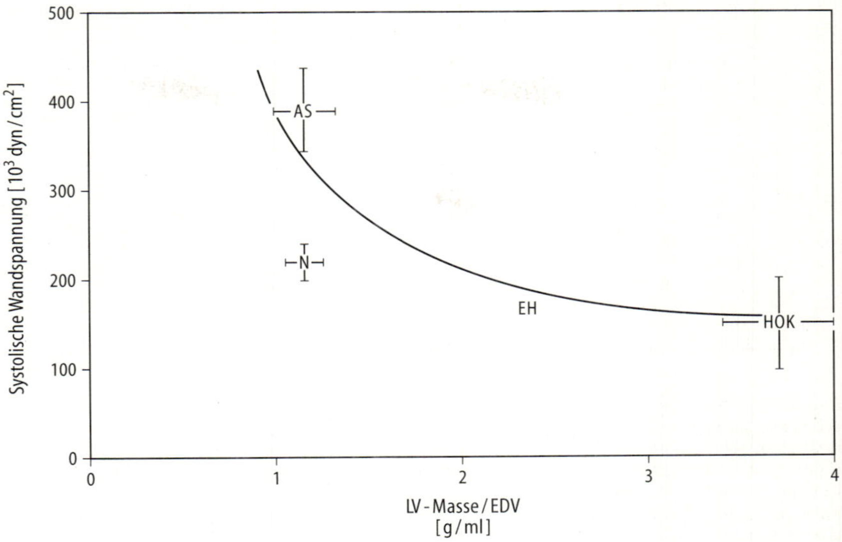


**Abb. 29-43.** Beziehung zwischen der Masse-Volumen-Relation und der systolischen Wandspannung des linken Ventrikels beim gesunden (*N*) und bei Patienten mit essentieller Hypertonie (*EH*), hypertrophisch obstruktiver Kardiomyopathie (*HOK*) und Aortenstenose höheren klinischen Schweregrades (*AS*). *LV* linker Ventrikel. (Nach Strauer 1979)

Aufrechterhaltung der erhöhten systolischen Wandspannung bestimmt. Die Kontraktilitätsreserve ist demzufolge von der systolischen Wandspannungsreserve des linken Ventrikels abhängig. Letztere wiederum läßt sich als das Verhältnis der maximal erreichbaren systolischen Wandspannung ($T_{max}$) zur instantanen systolischen Wandspannung ($T_{syst}$) definieren (Tabelle 29-3).

**Wandspannungsreserve und positive Inotropie**
Die systolische Wandspannungsreserve läßt sich durch positiv-inotrope Eingriffe verbessern. Dadurch kann der linke Ventrikel bei gleicher ventrikeldynamischer Ausgangslage mehr Wandspannung bzw. bei zunehmender Ventrikeldilatation mit Zunahme der instantanen systolischen Wandspannung einen gleich hohen Wandspannungszuwachs erzeugen.

Durch Digitalis oder durch andere positiv-inotrop wirkende Pharmaka (z.B. Dobutamin, Phosphodiesterasehemmstoffe) ist somit eine Zunahme der Kontraktilitätsreserve bzw. der linksventrikulären Leistungsfähigkeit des dilatierten und hypertrophierten linken Ventrikels zu erwarten, sofern es bei fortgeschrittener Herzinsuffizienz nicht bereits zu einer weitergehenden Abnahme der positiv-inotropen Wirksamkeit (zelluläre Veränderungen wie eine Abnahme der β-Adrenozeptoren, Zunahme von Giα, Abnahme der kontraktilen Masse) gekommen ist.

Veränderungen von quantitativen Parametern, die sich aus kardialen Funktionsstörungen ergeben, sind in Tabelle 29-4 gezeigt.

**Tabelle 29-4.** Ergebnisse quantitativer Funktionsprüfungen bei doppelseitiger chronischer Herzinsuffizienz im Gefolge einer chronischen Herzmuskelerkrankung (Veränderungen in Abhängigkeit vom hämodynamischen Schweregrad)

| Größe | Änderung |
|---|---|
| Kontraktilitätsreserve | Vermindert |
| Kontraktilität [$dp/dt_{max}$/IP] | Vermindert |
| Maximale $O_2$-Aufnahme [l $O_2$/min·kg] | Vermindert |
| Druck-Fluß-Beziehung Im Lungenkreislauf [mmHg/l·min] | Erhöhte Drücke/ verminderter Durchfluß |
| Herzvolumen a) EDV [ml] | Erhöht |
| b) AF [%] | Vermindert |
| Diastolische Dehnbarkeit [ΔV/ΔP] | Herabgesetzt |
| Schlagindex [ml/m²] | Vermindert |
| Herzindex [l/min·m ²] | Vermindert |
| $D_{av}$-$O_2$ [% (v/v)] | Erhöht |
| Zentraler Venendruck [mmHg] | Erhöht |
| ***Echokardiographisch (M-mode)erfaßbar:*** | |
| Diastolischer Ventrikeldurchmesser [cm] | Vergößert |
| Systolische Durchmesserverminderung [%] | Herabgesetzt |
| Systolische Zunahme der Wanddicke [%] (Septum, Hinterwand) | Vermindert |
| ES-Abstand [cm] | Vergrößert |

## 29.5.7 Diastolische Ventrikelfunktionsstörungen

! Dyspnoe, feuchte Rasselgeräusche über den Lungen und röntgenologische Hinweise für eine Pulmonalvenenstauung können ebenso wie das Vorliegen eines 3. Herztones Hinweise für eine Anomalie der diastolischen Eigenschaften des linken Ventrikels sein. Derartige diastolische Funktionsstörungen werden sowohl bei akuter

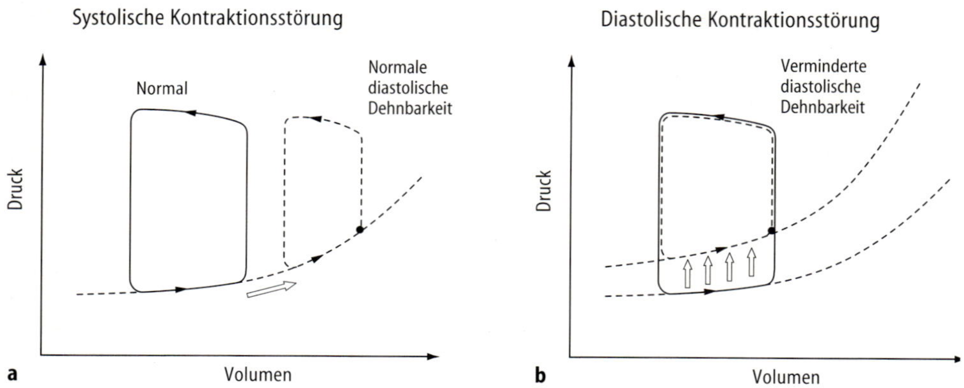


**Abb. 29-44a, b.** Schematische Darstellung einer gestörten systolischen Funktion (**a**) und einer gestörten diastolischen Funktion (**b**) des linken Ventrikels. Die systolische Kontraktionsstörung ist durch einen Anstieg des linksventrikulären enddiastolischen Drucks im Gefolge des erhöhten Ventrikelvolumens und der verminderten Auswurffraktion (rechtsverschobene Druck-Volumen-Beziehung) charakterisiert. Die primär diastolische Kontraktionsstörung zeigt normale enddiastolische Volumina und normale Auswurffraktionen. Trotzdem sind die diastolischen Drücke erhöht (**b**)

Koronarischämie als auch bei chronischer Herzinsuffizienz, linksventrikulärer Hypertrophie und verschiedenen restriktiven Funktionsstörungen des linken Ventrikels beobachtet.

Eine verminderte Compliance des linken Ventrikels (erhöhte Steifigkeit) bedeutet, daß die diastolische Druck-Volumen-Kurve nach links verschoben wird. Bei gleichem diastolischen Volumen sind die diastolischen Füllungsdrücke erhöht. Derartige Linksverschiebungen der Druck-Volumen-Kurve können durch eine Änderung der Herzmuskelmasse, der Eigenschaften der Kardiomyozyten, des Interstitiums des Herzens, aber auch durch extramyokardiale Faktoren (Endokard, Perikard) hervorgerufen werden (Abb. 29-44).

Die Physiologie der normalen Diastole. Die Diastole ist durch 4 verschiedene Phasen gekennzeichnet (Abb. 29-45). Die isovolämische Relaxationsperiode beginnt direkt nach dem Schluß der Aortenklappe und endet, wenn der intraventrikuläre Druck unter den atrialen Druck absinkt. Die Öffnung der Mitralklappe markiert den Beginn der schnellen ventrikulären Füllungsphase, die durch eine rasche Volumenzunahme und einen langsamen Druckanstieg gekennzeichnet ist.

Unter physiologischen Bedingungen macht sie etwa ein Drittel der gesamten Diastolendauer aus. Während dieses Zeitraums finden 70–80% der gesamten diastolischen Ventrikelfüllung statt. Es folgt eine sehr kurze Phase, während der, infolge des Druckausgleichs zwischen Vorhof und Ventrikel, keine wesentliche Zunahme des diastolischen ventrikulären Füllungsvolumens beobachtet werden kann (Diastase). Nur ca. 5% des gesamten diastolischen Einstroms finden während dieser Phase statt. Die Endphase der Diastole wird durch die atriale Systole gekennzeichnet, die physiologischerweise ca. 20% zur Ventrikelfüllung beiträgt.

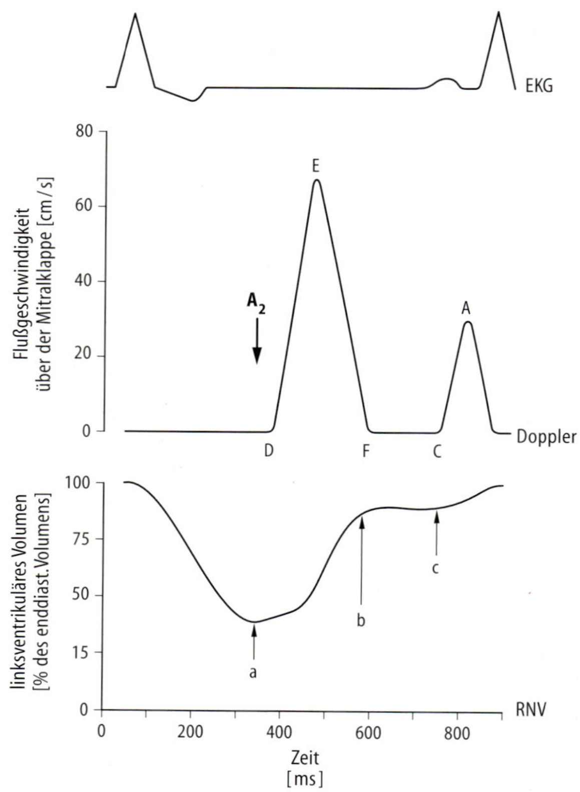


**Abb. 29-45.** Zeitliche Registrierung von EKG, Dopplerflußprofil über der Mitralklappe und Verlauf des Ventrikelvolumens während des normalen Herzzyklus. Die Systole wird mit dem Schluß der Aortenklappe (A2) beendet. An diesem Minimum des endsystolischen Ventrikelvolumens kommt es nach einer kurzen isovolumetrischen Relaxationsphase zu einem raschen frühdiastolischen Bluteinstrom durch die Mitralklappe als Folge einer aktiven Muskelrelaxation (*a*–b), der dopplersonographisch als E-Welle (E) imponiert. Nach einer kurzen Pause ohne wesentliche Volumenänderung (Diastase, *b*–c) führt die aktive Kontraktion des Vorhofs an dem druckpassiv reagierenden Ventrikel zu einem spätdiastolischen Flüssigkeitseinstrom. Dies entspricht der A-Welle (A) in der dopplerechokardiographischen Registrierung des transmitralen Einstroms

## Charakteristika der diastolischen Dysfunktion

Die isolierte diastolische Dysfunktion ist dadurch gekennzeichnet, daß bei einem normalen enddiastolischen Füllungsvolumen, einer normalen Auswurffraktion und normalem oder erniedrigtem Schlagvolumen ein erhöhter diastolischer ventrikulärer Füllungsdruck besteht (Bonow u. Udelson 1992). Der Anstieg der diastolischen Druck-Volumen-Kurve ist somit steiler als im Rahmen einer systolischen Herzinsuffizienz und unter Normalbedingungen und reflektiert damit eine Behinderung der diastolischen Ventrikelfüllung.

Die linksventrikulären Füllungseigenschaften werden von 2 prinzipiell unterschiedlichen Mechanismen direkt beeinflußt:

- der aktiven, energieabhängigen Relaxation,
- der Compliance als Maß der druckpassiven elastischen Eigenschaften des Herzmuskels.
- Hinzu treten extrakardiale Einflüsse wie die Perikarddehnbarkeit und die Herzfrequenz (s. Übersicht unten).

**Einflußfaktoren der diastolischen Eigenschaften des linken Ventrikels (mod. nach Grossman 1990)**

- *Ventrikelunabhängige Faktoren*
  - Perikardeigenschaften
  - Füllungszustand und -druck des rechten Ventrikels
  - Atriale Kontraktion und Füllung
  - Vermehrter diastolischer Einstrom (z. B. Shunts, Klappeninsuffizienz)
  - Koronarvaskulärer Turgor
  - Kompression (z. B. durch Tumoren, erhöhten intrapleuralen Druck etc.)
  - Herzfrequenz
- *Ventrikelabhängige Faktoren*
  - Passiv elastische Eigenschaften der Ventrikelwand (Compliance)
    Wanddicke
    Wandzusammensetzung (Narben, Amyloid, Eisen, Muskelmasse, Altersfibrose u. a.)
  - Aktiv elastische Eigenschaften der Ventrikelwand (Aktin-Myosin-Brückeninaktivierung, Kalziumionenhomöostase) verlangsamte oder unvollständige Relaxation (Hypertrophie, Ischämie, Alter)
  - Erhöhter diastolischer Wandtonus, Nachlastzunahme

*Relaxation.* Die Relaxationseigenschaften sind für die frühdiastolische Erschlaffung und Füllung des Herzmuskels bestimmend. Ihnen liegt ein energieabhängiger Prozeß zugrunde, der zu einer Wiederaufnahme zytosolischer Kalziumionen ins sarkoplasmatische Retikulum führt. Neben der Abnahme der zytosolischen Kalziumionenkonzentrationen vermindert sich die Kalziumaffinität der kontraktilen Proteine. Durch beide Mechanismen kommt es zu einer raschen Inaktivierung der Aktin-Myosin-Brücken. Diese Inaktivierung des kontraktilen Apparates ist infolge einer verzögerten Aufnahme von Kalzium ins sarkoplasmatische Retikulum, z. B. bei Ischämien und hypertrophischer Kardiomyopathie, verlangsamt.

Einen weiteren wesentlichen Einfluß auf die linksventrikuläre Relaxation üben die linksventrikuläre Nachlast und die Kontraktilität aus. Eine akute frühsystolische Nachlasterhöhung, wie sie z. B. während einer körperlichen Anstrengung auftritt, vermindert die Relaxationsfähigkeit. Chronische Nachlasterhöhungen (z. B. bei arterieller Hypertonie oder Aortenstenose) bewirken diastolische Störungen v. a. aufgrund einer Wanddicken-zunahme und einer Veränderung der Gewebezusam- mensetzung. Zudem kann die ungleichzeitige und unvollständige Inaktivierung der Aktin-Myosin-Filamente zu einer erheblichen Beeinträchtigung der frühdiastolischen Ventrikelfüllung beitragen (Asynchronie).

*Relaxationsstörung.* Diese führt zu einer verminderten Geschwindigkeit des frühdiastolischen Abfalls des linksventrikulären Drucks und einer Abnahme der frühdiastolischen Füllungsgeschwindigkeit. Diese Störung des Druckabfalls und der frühdiastolischen Füllung kann zu einer Erhöhung des frühdiastolischen linksventrikulären Drucks führen.

Der enddiastolische linksventrikuläre Druck und der mittlere diastolische Druck bleiben jedoch häufig noch im Normbereich. Unter Ruhebedingungen treten daher, trotz der Störung der frühdiastolischen Relaxation, keine Stauungssymptome auf. Unter körperlicher Belastung kommt es tachykardiebedingt zu einer Verkürzung der Diastolendauer (Verringerung der atrialen Entleerungszeit, inkomplette Relaxation) und einer Zunahme des mittleren diastolischen Ventrikeldrucks. Der mittlere diastolische Ventrikeldruck beeinflußt den mittleren atrialen Druck wesentlich. Es kommt zu Zeichen einer pulmonalen Stauung (Abb. 29-46a).

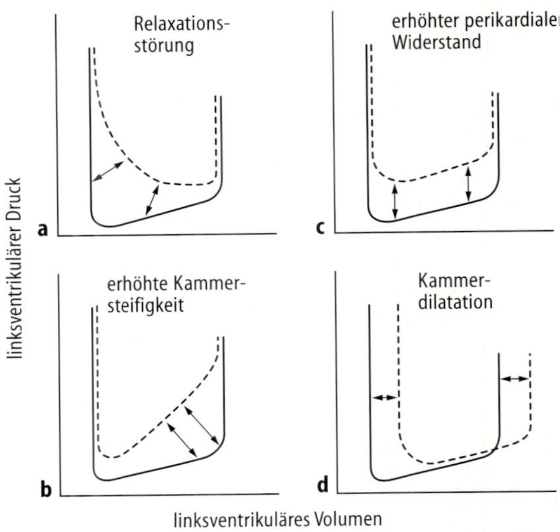


**Abb. 29-46a–d.** Druck-Volumen-Beziehung bei diastolischer Dysfunktion. Dargestellt sind die charakteristischen Veränderungen der Druck-Volumen-Kurve (*unterer Teil*) bei Relaxationsstörung (**a**), erhöhter Kammersteifigkeit (Compliancestörung, **b**), erhöhtem perikardialem Widerstand (**c**) und Kammerdilatation (**d**). Die *durchgezeichneten Kurven* zeigen den normalen Kurvenverlauf

*Compliance.* Diese ist als Steigung der diastolischen Druck-Volumen-Kurve definiert. Sie wird durch die Steifheit und die Zusammensetzung des Myokards, aber auch durch extramyokardiale Größen wie die Perikarddehnbarkeit, die rechtsventrikuläre Vordehnung und den intrapleuralen Druck (Spannungspneumothorax) beeinflußt. Ein erhöhter koronarvenöser Druck (Turgor) infolge einer rechtsventrikulären Insuffizienz beeinträchtigt ebenfalls die Myokarddehnbarkeit (Übersicht s. unten).

*Compliancestörung.* Sie tritt als Folge von Änderungen der Gewebezusammensetzung (Fibrosierung, z.B. im Rahmen von Ischämien, infiltrativen Prozessen, Speichererkrankungen wie Amyloidose, Hämochromatose, M. Fabry) sowie der Muskelgeometrie und Muskelmasse (Hypertrophie bei Hypertonie oder Aortenstenose) auf. Eine Zunahme der Steifheit des Ventrikels führt zu erhöhten intraventrikulären Drücken während der Diastole. Besonders ausgeprägt ist der Anstieg nach Abschluß der aktiven Relaxationsphase gegen Ende der Diastole (Abb. 29-46b).

In der Herzkatheteruntersuchung zeigt sich entsprechend ein initialer Druckabfall in der Frühdiastole, der von einem plateauartig erhöhten Druckprofil gefolgt wird (Dip-plateau-Phänomen, „square-root-sign"). Ein ähnliches Muster zeigt sich jedoch auch bei einer eingeschränkten Perikarddehnbarkeit infolge einer Pericarditis constrictiva. Bei einer Herztamponade sind sowohl die frühdiastolischen, als auch die spätdiastolischen intraventrikulären Drücke erhöht (Abb. 29-46c).

*Ventrikelunabhängige Faktoren.* Die linksventrikuläre Dehnbarkeit ist nicht die einzige Einflußgröße auf die linksventrikuläre Füllung. Die Kontraktilität und die Vordehnung des linken Vorhofs, sowie ein übermäßiger Anstieg der Herzfrequenz als Determinante der diastolischen Füllungszeit sind weitere wichtige, von den aktiven und passiven Eigenschaften des Ventrikelmyokards und seiner Umgebung unabhängige Faktoren (s. Übersicht S. 587).

## Abgrenzung zur systolischen Funktionsstörung

Im Gegensatz zur diastolischen Dysfunktion ist eine systolische Funktionseinschränkung nicht durch eine verminderte Ventrikeldehnbarkeit gekennzeichnet. Häufig kommt es infolge einer neurohumoralen Aktivierung zu einer kompensatorischen Erhöhung des peripheren Widerstands und einer Abnahme der Auswurfleistung. Dies bewirkt eine Zunahme der Kammergröße und damit eine Rechtsverschiebung der Druck-Volumen-Kurve auf der Ruhedehnungskurve. Hierdurch kann in der Frühphase der systolischen Herzinsuffizienz ein ausreichendes Schlagvolumen aufrechterhalten werden (Abb. 29-46d).

### Ursachen der diastolischen Dysfunktion

Folgende Störungen können zu einer diastolischen Dysfunktion des Herzens führen (Auswahl):

- *Überwiegende Compliancestörung*
  - Infiltrative Kardiomyopathie (z. B. Amyloidose, Hämochromatose)
  - Restriktive Kardiomyopathie
  - Konstriktive Perikarditis
  - Transplantatabstoßung (akut: Ödem, chronisch: Fibrose).
- *Überwiegende Relaxationsstörung*
  - Arterielle Hypertonie
  - Hypertrophische Kardiomyopathie
  - Koronare Herzkrankheit
  - Hypertrophische obstruktive Kardiomyopathie
  - Aortenklappenstenose (Hypertrophie)
- *Compliance- und Relaxationsstörung*
  - Rechtsventrikuläre Druck- und Volumenbelastung
- *Diastolische Störung bei erhaltener diastolischer Dehnbarkeit*
  - Mitralklappenstenose

Die Myokardhypertrophie (in den meisten Fällen Folge einer arteriellen Hypertonie) und myokardiale Ischämien sind als häufigste Ursachen der diastolischen Dysfunktion anzusehen. Entgegen einer weit verbreiteten Ansicht führen beide Zustände *vor* der Beeinträchtigung systolischer Eigenschaften des Herzens zu einer diastolischen Funktionseinschränkung.

Experimentell ist der zeitliche Ablauf der Funktionsstörung des Myokards bei einer Ischämie gut belegt. Bemerkenswert ist, daß eine diastolische Funktionsstörung *vor* Angina-pectoris-Beschwerden und vor ST-Streckenveränderungen im EKG auftritt. Die Ischämie bewirkt eine Störung des Energiestoffwechsels der Herzmuskelzelle und damit primär eine Beeinträchtigung der energieabhängigen Relaxationsphase.

### Folgen der linksventrikulären Hypertrophie

Eine linksventrikuläre Hypertrophie führt durch pathologische Veränderungen der Kardiomyozyten und durch eine relative Koronarinsuffizienz zu einer Störung der Relaxation. Die Ursachen dieser Relaxationsstörung sind vielfältig. Am menschlichen Myokardgewebe konnten Störungen der Kalziumhomöostase, d. h. der Wiederaufnahme von Kalziumionen in das sarkoplasmatische Retikulum, aufgrund einer verminderten Aktivität der sarkoplasmatischen Kalzium-ATPase und einer verminderten Genexpression der Kalzium-ATPase des sarkoplasmatischen Retikulums und von Phospholamban, dem regulierenden Protein des sarkoplasmatischen Retikulums, nachgewiesen werden (Mercardier et al. 1990).

Die diastolische Relaxationsstörung ist jedoch nicht nur Folge einer Kalziumüberladung der Zelle. Im Rahmen einer ventrikulären Hypertrophie können durch eine Verschiebung des Verhältnisses verschiedener Myosin- und Aktinisoformen zueinander auch Funktionsstörungen des kontraktilen Apparats auftreten.

Neben der Relaxationsstörung kommt es bei der hypertrophischen Kardiomyopathie durch die Wanddikkenzunahme und eine ischämisch bedingte subendokardiale Fibrosierung zusätzlich zu einer Compliancestörung. In der Regel ist die Relaxationsstörung jedoch bedeutsamer als die Störung der passiven Ventrikeldehnbarkeit. Klinisch besteht unter Ruhebedingungen eine diastolische Funktionsstörung, während es unter Belastungsbedingungen zu einem inadäquaten Anstieg der systolischen Auswurfleistung kommen kann.

Eine Beeinträchtigung v. a. der spätdiastolischen passiven Dehnbarkeit des Myokards wird bei Erkrankungen beobachtet, die primär zu einer Veränderung von Zusammensetzung und Textur des Herzmuskels führen (z. B. Speicherkrankheiten wie M. Fabry, Amyloidose, Hämochromatose, Bindegewebsdurchsetzung nach Myokarditis). Extramyokardiale Erkrankungen (Klappenvitien, Endokarderkrankungen, Pericarditis constrictiva) können durch eine Störung der diastolischen Funktion primär myokardiale Ursachen vortäuschen.

## 29.6 Organdurchblutung und Herzauswurfleistung

### 29.6.1 Physiologische Organdurchblutung

Die Normalwerte des Herzschlag- und Herzminutenvolumens gesunder Personen streuen beträchtlich und sind vom $O_2$-Verbrauch, vom Trainingszustand, von der Körpergröße und vom Grad der sympathischen Aktivierung abhängig.

Bei Herzinsuffizienz finden sich in Ruhe häufig normale Herzminuten- und Herzschlagvolumina. Unter Belastungsbedingungen allerdings sind Auswurffraktion und Herzzeitvolumina gegenüber den individuellen Sollwerten erniedrigt. Man spricht dann vom „low output failure“. Belastungstests sind deshalb geeignete Verfahren, um die Leistungsreserve eines Herzens einzuschätzen.

### 29.6.2 Organdurchblutung bei Herzinsuffizienz

Höhere Grade von chronischer Herzinsuffizienz weisen während der körperlichen Belastung nur einen geringen Anstieg des Herzauswurfs auf. Dabei sind die enddiastolischen Kammerfüllungsdrücke erhöht. Die im Vergleich zu Normalpersonen mangelhafte Steigerung des Herzschlagvolumens wird zu einem gewissen Grad durch die gleichzeitige Frequenzsteigerung ausgeglichen. Hieraus erklärt sich die klinische Erfahrung, daß Herzkranke bei Arbeitsbelastung einen ungleich stärkeren Frequenzanstieg im Vergleich zu trainierten oder untrainierten Normalpersonen zeigen. Die Erniedrigung des Herzminutenvolumens bei der chronischen Herzinsuffizienz führt im Rahmen der normalen Blutdruckregulation zu einer generalisierten arteriolären Vasokonstriktion mit Erhöhung des gesamten peripheren Kreislaufwiderstandes (s. auch Kompensationsmechanismen).

### 29.6.3 Strömungswiderstand

Bei gesunden Menschen beträgt der mittlere periphere Strömungswiderstand um 1100–1600 $dyn \cdot s \cdot cm^{-5}$. Im Zustand der Herzinsuffizienz werden bei der Mehrzahl der Patienten Steigerungen des Gesamtwiderstandes auf mehr als das Doppelte dieses Wertes beobachtet, und zwar in umgekehrter Korrelation zur Herzauswurfleistung. Peripherer Widerstand und Herzauswurfleistung bleiben im Zustand der kompensierten chronischen Herzinsuffizienz so fein aufeinander abgestimmt, daß größere Blutdruckabweichungen nicht beobachtet werden. Erst hochgradige Formen und ein akutes Herzversagen werden durch die periphere Vasokonstriktion nicht mehr kompensiert, wodurch es dann zu einer Abnahme des Blutdrucks kommt.

#### Arbeitsbelastung

Besonders ausgeprägt manifestiert sich die Steigerung des peripheren Widerstands unter den Bedingungen der Arbeitsbelastung. Folge des verminderten Herzminutenvolumens und der peripheren Vasokonstriktion ist eine verringerte Blutversorgung in bestimmten Teilkreisläufen. Dieses Strömungsdefizit der Organperipherie, das durch eine Umverteilung der Herzauswurfleistung in bestimmte Organsysteme bedingt ist, läßt sich durch die Messung der arteriovenösen Sauerstoffdifferenzen gut erfassen. Verlangsamt sich bei chronischer Herzinsuffizienz der Blutumlauf, d. h. sinkt das Herzminutenvolumen, so steigt die $O_2$-Ausschöpfung in der Gewebsperipherie, was zu einer Erhöhung der arteriovenösen $O_2$-Konzentrationsdifferenz führt.

Dies gilt sowohl für Partialkreisläufe einzelner Organe als auch für den Gesamtkreislauf. Im letzteren Fall wird die arteriovenöse $O_2$-Differenz aus der arteriellen und aus der venösen $O_2$-Sättigung des zentralvenösen Mischblutes in der Arteria pulmonalis bestimmt. Unter normalen Bedingungen beträgt die arteriovenöse $O_2$-Differenz des Gesamtkreislaufs von liegenden, ruhenden Patienten rund 4% (V/V).

Bei Patienten mit chronischer Herzinsuffizienz kann dieser Wert um ein Vielfaches der Norm erhöht sein. Besonders deutlich tritt dies bei körperlicher Belastung hervor. Die mangelhafte Steigerung des Herzminutenvolumens bringt es mit sich, daß ein großer Teil des $O_2$-Mehrverbrauches der Gewebsperipherie nur noch durch eine bessere Ausnutzung des Kapillarblutes gedeckt werden kann. Dies ist von der Körpergröße und vom Grad der sympathischen Aktivierung abhängig.

Bei Herzinsuffizienz finden sich in Ruhe häufig normale Herzminuten- und Herzschlagvolumina. Unter Belastungsbedingungen allerdings sind Auswurffraktion und Herzzeitvolumina gegenüber den individuellen Sollwerten erniedrigt. Man spricht dann vom „low output failure“. Belastungstests sind deshalb geeignete Verfahren, um die Leistungsreserve eines Herzens einzuschätzen.

### 29.6.4
### Durchblutungsverminderung weiterer Organe

Von der peripheren Durchblutungsreduktion werden in erster Linie die Nieren und der Mesenterialkreislauf, ferner die Hautdurchblutung und schließlich die Muskeldurchblutung betroffen. Die Durchblutung des Gehirns ist weniger eingeschränkt. Die Verminderung der Nieren- und Abdominaldurchblutung ist sogar stärker als es die Reduktion des Herzminutenvolumens erwarten ließe. Dieser Effekt tritt insbesondere unter körperlicher Belastung in Erscheinung. Man muß dies als einen Vorgang betrachten, der das Herzminutenvolumen zugunsten der arbeitenden Körpermuskulatur umverteilt.

**Koronargefäße**
Koronardurchblutung und $O_2$-Verbrauch des insuffizienten Herzens bezogen auf das Herzgewicht sind normal oder erhöht und werden im Einzelfall von der Ursache der Herzinsuffizienz (Druck- oder Volumenbelastung des Herzens) und damit von der Herzmuskelmasse, ferner von der Herzfrequenz und vom Grad der Dilatation (Zunahme der intramyokardialen Wandspannung) bestimmt. Absolut bedingen diese Komponenten eine Steigerung des Gesamt-$O_2$-Verbrauchs des Herzens, der überwiegend durch eine Erhöhung der Koronardurchblutung oder durch eine vermehrte $O_2$-Extraktion gedeckt wird. Demzufolge ist die arteriokoronarvenöse $O_2$-Sättigungsdifferenz erhöht.

**Nieren**
Die Abnahme der Nierendurchblutung führt zu einer Abnahme des Glomerulumfiltrates, weniger stark zur Verminderung des renalen Plasmaflusses. Dementsprechend nimmt die Filtrationsfraktion ab.

**Mesenterialkreislauf**
Die verminderte Durchblutung im Mesenterialkreislauf wird z. T. durch eine arterioläre Vasokonstriktion, zum anderen durch die Abflachung des Druckgefälles zwischen Pfortader und Lebervenen infolge des erhöhten zentralen Venendruckes hervorgerufen. Unter den Bedingungen der körperlichen Belastung kann der Mesenterialfluß auf weniger als 25% seines Normalwertes absinken. Die $O_2$-Extraktion des Lebervenenblutes ist dann nahezu komplett, was die hypoxiebedingten Leberzellschäden und Nekrosen besonders in den zentrilobulären Abschnitten der Leber verständlich macht.

## 29.7
## Skelettmuskelstoffwechsel bei Herzinsuffizienz

! Die reduzierte muskuläre Leistungsfähigkeit und die dadurch entstehende schnelle körperliche Ermüdbarkeit des Patienten mit manifester Herzinsuffizienz sind wesentlich durch die verminderte Skelettmuskelperfusion bedingt. Als Ursache hierfür werden erhöhte Plasmakonzentrationen von vasokonstriktorischen Katecholaminen ebenso wie von Angiotensin II angegeben.

Ein zusätzlich vorliegender Defekt könnte eine verminderte Compliance der muskulären Gefäße (erhöhte interstitielle Natrium- und Wasserretention) sein, die dazu beiträgt, daß die Gefäßdilatation bei körperlicher Aktivität bei diesen Patienten vermindert ist. Neuere Untersuchungen haben darauf hingewiesen, daß bei schwerer Herzinsuffizienz auch die muskuläre arteriovenöse Druckdifferenz erniedrigt ist und deshalb eine Minderperfusion auftritt. Während körperlicher Belastung findet man abnorm hohe Blutlaktatspiegel und im Skelettmuskel einen signifikanten Abfall des Kreatinphosphats und des pH-Wertes.

Diese Veränderungen sind um so ausgeprägter, je schwerer der Grad der Herzinsuffizienz ist. Der Grad der muskulären Leistungseinschränkung und körperlichen Erschöpfung scheint mit niedrigeren pH-Werten zu korrelieren. Vor allem die rote Muskulatur mit vorwiegend oxidativem Stoffwechsel ist von dem verminderten Blutfluß betroffen, während die Durchblutung des weißen Muskels mit vorwiegend glykolytischem Stoffwechsel bei Herzinsuffizienz kaum reduziert ist.

### 29.7.1
### Pharmakologisch induzierte lokale Muskeldurchblutung

Es ist von Interesse, daß pharmakologisch induzierte, regionale Änderungen der Durchblutung zugunsten der Arbeitsmuskulatur (vorwiegend oxidativer Stoffwechsel) mit erhöhter Arbeitskapazität verbunden sind. Die Gesamtkörper-$O_2$-Aufnahme war bei diesen Untersuchungen allerdings nicht verändert. Es wurde sogar von einer fehlenden Verbesserung der Muskeldurchblutung nach akuter Gabe von Dobutamin und einer fehlenden akuten Leistungssteigerung berichtet, obwohl der Blutfluß in die Extremitäten erhöht war. Dies spricht dafür, daß die Muskeldurchblutung einer vom Herzzeitvolumen unabhängigen Autoregulation unterliegt und dementsprechend Steigerungen im Extremitätenblutfluß eher nicht muskuläres Gewebe wie z. B. die Haut begünstigen.

Im Gegensatz dazu sind die ACE-Hemmstoffe in der Lage, selektiv die Muskeldurchblutung und folglich die $O_2$-Aufnahme und die Leistungsfähigkeit zu steigern. Das spricht dafür, daß die Durchblutung der peripheren Muskulatur ebenfalls stark von neurohumoralen Kompensationsmechanismen beeinträchtigt ist und nicht einfach strikt von der Höhe des Herzminutenvolumens abhängt.

### 29.7.2
### Abnahme der Muskelmasse

Bei Patienten mit schwerer Herzinsuffizienz wird außerdem eine Abnahme der Muskelmasse des Körpers beobachtet. Diese muskuläre Atrophie kann etwa 10%

betragen und ist auch durch die reduzierte körperliche Aktivität infolge der Grunderkrankung bedingt.

Die beschriebenen metabolischen Alterationen des Skelettmuskels bei Herzinsuffizienz können das Ergebnis eines verminderten $O_2$-Angebotes oder einer reduzierten mitochondrialen oxidativen Kapazität sein. Es fällt auf, daß die körperliche Aktivität von Patienten häufig kaum verbessert ist, obwohl das Herzminutenvolumen durch eine Vasodilatatorentherapie wesentlich gesteigert ist. Wie bereits geschildert kommt eine Erhöhung des Herzminutenvolumens nicht immer der arbeitenden Skelettmuskulatur zugute. Pharmaka, die speziell die effektive Skelettmuskeldurchblutung steigern, ACE-Hemmstoffe, wären hier von Vorteil.

**Propionyl-L-Carnitine**

Insbesondere die Symptome wie Schwäche und Kurzatmigkeit als Leitsymptome der Herzinsuffizienz sind oft weniger auf hämodynamische und neuroendokrine Veränderungen zurückzuführen als auf eine Schädigung der peripheren Muskulatur (Wilson u. Mancini 1993). Propionyl-L-Carnitine ist eine natürlich vorkommende Substanz, die günstige Wirkungen auf den Myokard- und peripheren Muskelstoffwechsel ausübt (Siliprandi et al. 1991).

In einer Reihe von Herzinsuffizienzmodellen konnte gezeigt werden, daß Propionyl-L-Carnitine den Muskelstoffwechsel verbessert, indem es den Transport freier Fettsäuren in die Mitochondrien verbessert (Hulsmann, 1991). Dementsprechend kann eine orale Substitution u. U. die Belastbarkeit verbessern. Eine kontrollierte Studie hierzu hatte keinen wesentlichen Einfluß auf die Gesamtbelastbarkeit oder die Hospitalisierungsrate bei Patienten mit Herzinsuffizienz (Investigators of the Study on Propionyl-L-Carnitine in Chronic Heart Failure 1999) ergeben.

### 29.7.3 Ventrikelfunktion Blutdruck und Gefäßwiderstand

Die Beziehungen zwischen Ventrikelfunktion, arteriellem Blutdruck und peripherem Gefäßwiderstand lassen sich im Arbeitsversuch darstellen. Hierbei handelt es sich zum einen um die vermehrte Nachbelastung infolge überhöhter Belastungsblutdruckwerte (welche dazu führt, daß die maximale Herzarbeit schon bei wesentlich geringeren Leistungsstufen erbracht wird) und zum anderen um die Erhöhung des peripheren Gefäßwiderstandes bei eingeschränkter Pumpfunktion.

In diesem Zusammenhang sind folgende Befunde hervorzuheben:

- Es werden unter submaximaler Belastung relativ höhere Plasmakatecholaminkonzentrationen bei Herzinsuffizienz gemessen.
- Im Vergleich zu gesunden Probanden ist bei Patienten mit Herzinsuffizienz die relative Zunahme des peripheren Gefäßwiderstandes nach äquivalenten Noradrenalindosen gleich groß, nach Tyramin jedoch signifikant höher.
- Der Natrium- und Wassergehalt der Gefäßwände ist bei Herzinsuffizienz vermehrt, die Gefäßelastizität reduziert.
- Ödeme haben einen zusätzlichen Einfluß auf die metabolisch induzierte Muskeldurchblutungssteigerung.
- Das Verteilungsmuster des regionalen Blutflusses ist bei Herzinsuffizienz deutlich zugunsten der arbeitenden Muskulatur auf Kosten der Durchblutung von Nieren und Haut verändert.
- Bei der chronischen Herzinsuffizienz ist die Durchblutungszunahme in der arbeitsbelasteten Extremität geringer, ebenso bei erhöhter arteriovenöser $O_2$-Differenz die $O_2$-Aufnahme.
- Unter Muskelarbeit ist der Anteil des anaeroben Stoffwechsels bei Herzinsuffizienz vergleichsweise höher. Jedoch reflektieren die registrierten Veränderungen des Säure-Basen-Haushalts unter den Bedingungen einer eingeschränkten peripheren Zirkulation nicht verläßlich den tatsächlichen Anteil des anaeroben Stoffwechsels am Gesamtenergieumsatz.

## 29.8 Gefäßperipherie bei Herzinsuffizienz

Wie bereits eingehend im Abschn. 29.3 und 29.4 diskutiert, kommt es bei Herzinsuffizienz zu einer ausgeprägten sympathoadrenergen Aktivierung, die neben Veränderungen des Kontraktilitätsstatus des Herzens auch Veränderungen im peripheren Vasomotorentonus nach sich zieht.

Diese Veränderungen resultieren in einem erhöhten peripheren Widerstand bei Herzinsuffizienz, der dem klinisch tätigen Kardiologen an einer kühlen, blassen und feuchten Haut auffällt. Da es am Herzen unter diesem exzessiven Katecholamineinfluß zu Veränderungen des Rezeptorenbesatzes kommt, wäre anzunehmen, daß dies auch am Gefäßsystem der Fall ist.

### 29.8.1 Tonisierung durch Adrenorezeptoren

Die vasokonstriktorischen Eigenschaften der Katecholamine werden über vaskuläre $\alpha_1$- und $\alpha_2$-Adrenozeptoren vermittelt. Kürzliche Untersuchungen haben belegt, daß $\alpha_1$- und $\alpha_2$-Adrenozeptoren in der Körperperipherie etwa jeweils 50% der Vasokonstriktion durch Adrenalin vermitteln. Diese Studien haben außerdem gezeigt, daß die Funktionen der $\alpha_1$- und $\alpha_2$-Adrenozeptoren in der Körperpheripherie in gleicher Weise erhalten bleiben. Ähnliches wurde für die α-rezeptorvermittelte Tonisierung von Venen nachgewiesen (Kubo et al. 1989).

Zu den vasodilatatorischen Wirkungen von Katecholaminen zählen die am Gefäß durch $\beta_2$-Adrenozeptoren vermittelten Wirkungen von Adrenalin. Diese Effekte der vermittelten Vasodilatation sind in der Gefäßperipherie bei Patienten mit Herzinsuffizienz ebenfalls unverändert.

### 29.8.2 Tonusregulation durch Stickstoffmonoxid (NO)

Die Regulation des Tonus der Gefäße ist unter physiologischen Bedingungen von dem Funktionszustand des Endothels abhängig. Nach Stimulation von Rezeptoren, die auf dem Endothel lokalisiert sind, kommt es zu einer Aktivierung der konstitutiven NO-Synthaseaktivität, die vermehrt NO aus L-Arginin bildet. Das vermehrt gebildete NO diffundiert zu den glatten muskulären Zellen und führt dort unter Aktivierung einer zytosolischen Guanylatcyclase zu der vemehrten Bildung von cGMP.

Zu den endothelialen Rezeptoren gehören muskarinerge Rezeptoren, die durch Acetylcholin stimuliert werden. Es konnte gezeigt werden, daß die endotheliale, durch Azetylcholin induzierte Vasodilatation bei Herzinsuffizienz an morphologisch intakten Koronargefäßen vermindert ist (Abb. 29-47; Drexler u. Lu 1992). Dementsprechend scheint es bei der Herzinsuffizienz eine die Koronargefäße, aber auch die Körperperipherie betreffende endotheliale Dysfunktion zu geben (Drexler 1993).

Ob hierbei Einflüsse des Sympathikus oder eine Aktivierung des Renin-Angiotensin-Aldosteron-Systems eine Rolle spielen, ist bislang unklar. Erste Evidenzen zeigen jedoch, daß entweder Angiotensin II oder Bradykinin eine Rolle spielen könnten, denn nach Gabe eines ACE-Hemmstoffes kam es zu einer Erholung der endothelialen Funktion (Drexler 1993).

### 29.8.3 Tonusregulation durch weitere Rezeptoren

Über die Rolle von anderen Rezeptoren, die den Vasomotorentonus regulieren, wie Angiotensin-II-Rezeptoren, hANF-Rezeptoren, Endothelinrezeptoren oder Bradykininrezeptoren, finden sich bei der Herzinsuffizienz z. Z. wenig genaue Erkenntnisse. Diese Veränderungen sind allerdings Gegenstand aktueller Forschungen.

## 29.9 Pathogenese des kardialen Ödems

### 29.9.1 Venenmechanik und Rückstautheorie

Bei der akuten Insuffizienz des linken Ventrikels wirft dieser vorübergehend weniger Blut aus als der noch suffiziente rechte Ventrikel. Hierdurch wird eine bestimmte Menge Blut aus dem systemischen Kreislauf in die Lungenstrombahn verlagert. Das zentrale Blutvolumen steigt somit an.

!

Da die Volumenkapazität des Lungenkreislaufs wesentlich kleiner ist als die des Körperkreislaufs, kommt es dabei (besonders unter Belastung) zu einer Steigerung der Blutdrücke in den Lungengefäßen und dem rechten Herzen. Orthopnoe, Asthma cardiale und Lungenödem sind die klinischen Erscheinungsbilder dieser pulmonalen Hypertonie im Gefolge einer Linksherzinsuffizienz.

Bei vorbestehenden Zunahmen der Gesamtblutmenge und damit des Lungenblutvolumens und begünstigt

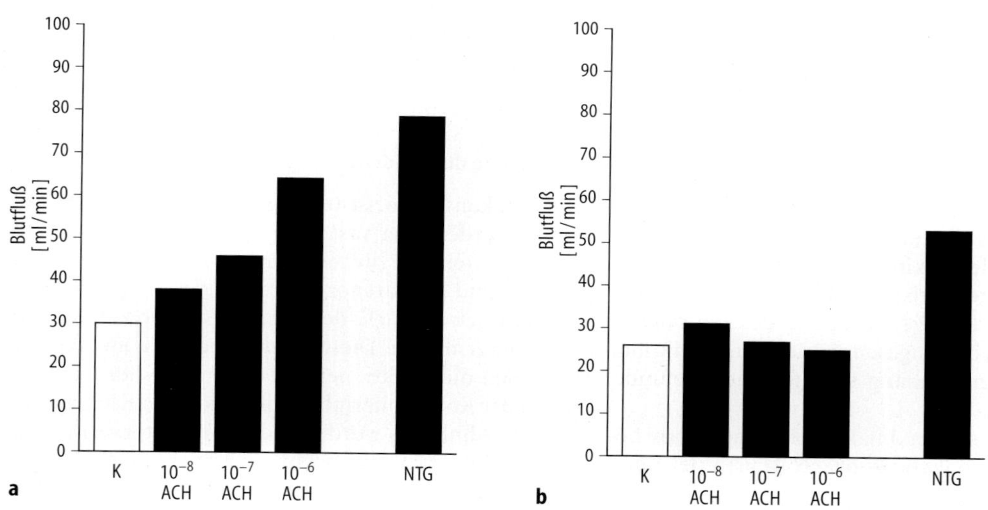


**Abb. 29-47a, b.** Koronarer Blutfluß bei normalen Probanden (**a**) und bei Patienten mit Herzinsuffizienz (**b**) nach Gabe des Muskarinrezeptoragonisten Acetylcholin (*ACH*) und von Nitroglyzerin (*NTG*). Es zeigte sich, daß die vasodilatatorische Wirkung des endothelabhängig wirksamen ACH bei Herzinsuffizienz aufgehoben war. K Kontrolle. (Nach Drexler 1993)

durch hydrostatische Einflüsse (z. B. Horizontallagerung, Natrium- und Wasserretention) ist die Dehnbarkeit des Lungengefäßsystems bereits herabgesetzt. Es genügt dann in diesem Gefäßbett schon ein sehr kleiner zusätzlicher Blutvolumenzuwachs, um eine klinisch manifeste Lungenblutüberfüllung hervorzurufen.

Umgekehrt gelingt es am Krankenbett, durch hydrostatische Verlagerung einer kleinen Blutmenge aus dem Lungenkreislauf in die unteren Köperabschnitte (z. B. durch Nitroglyzerin, aufrechte Körperhaltung, heiße Fußbäder, Anlegung venöser Staubinden oder Preßdruckatmung), das lebensbedrohliche Syndrom eines Asthma-cardiale-Anfalls zu beseitigen. Nach diesen klinischen Erfahrungen und pathophysiologischen Gegebenheiten muß man daran festhalten, daß die klassische Rückstautheorie für den Fall einer Linksherzinsuffizienz auch heute noch zu Recht besteht.

Bei chronischer Rechtsherzinsuffizienz erklärt sich die venöse Hypertonie während körperlicher Belastung und bei höherem Insuffizienzgrad auch in Ruhe durch pathologisch anatomische Venenwandveränderungen, durch eine gesteigerte venomotorische Aktivität und durch einen vermehrten Gefäßinhalt (Blut) mit dem Ergebnis einer nachweislich verminderten Dehnbarkeit des gesamten Niederdrucksystems.

Einen dominierenden Einfluß auf die venöse Hypertonie bei chronischer Herzinsuffizienz übt die vergrößerte Blutmenge aus. In den meisten Fällen herrscht dabei eine Erhöhung des Plasmavolumens gegenüber dem Erythrozytenvolumen vor. Bei Zuständen schwerer Hypoxie (Emphysem, kongenitale Herzfehler mit Rechts-links-Shunt) kann dagegen das Erythrozytenvolumen stärker vergrößert sein als das Plasmavolumen. Ferner bestehen Beziehungen zu den Herzvolumina, zum Geschlecht, zur körperlichen Aktivität und zum klinischen Schweregrad der Herzinsuffizienz.

### 29.9.2 Gesteigerte Kapillarfiltration

Das kardiale Ödem ist gleichbedeutend mit der Ansammlung frei verschieblicher eiweißarmer Flüssigkeit im interstitiellen Gewebsraum. Pathophysiologisch müssen hierfür folgende Faktoren in Betracht gezogen werden:

- Erhöhung des effektiven Filtrationsdrucks an der Kapillarmembran,
- Verminderung des effektiven kolloidosmotischen Druckes,
- gesteigerte Eiweißdurchlässigkeit der Kapillarwand,
- verminderter Lymphtransport.

Bei der chronischen Herzinsuffizienz wirkt sich in erster Linie die Erhöhung des Venendrucks proportional auf den Filtrationsdruck der kapillaren Strombahn, dort vornehmlich an den abhängigen Partien, aus. Die Steigerung des intrahepatischen Kapillardrucks führt zu Aszitesbildung, diejenige im Thoraxraum zu Flüssigkeitsansammlung in den Pleurahöhlen, vorwiegend rechts.

Bei länger bestehendem Ödem und besonders bei stehenden Höhlenergüssen steigt der Eiweißgehalt des Transsudates kontinuierlich an. Bei höhergradiger Verlangsamung der Mikrozirkulation mit lokaler Hypoxie und Azidose wird die Kapillarwand vermehrt für Eiweiß durchlässig, was infolge des nun verminderten effektiven kolloidosmotischen Druckes die Ödembildung begünstigt.

In gleicher Richtung wirkt eine zusätzliche Verminderung der Serumalbumine, z. B. im Gefolge alimentär bedingter Hypoproteinämien, bei chronischen Infektionen, beim Malabsorptionssyndrom, beim nephrotischen Syndrom und bei chronischer Leberstauung mit Fällen von Leberzirrhose.

### 29.9.3 Extrazelluläre Flüssigkeitsvolumina

Die klassische Auffassung des kardialen Ödems geht dahin, daß die frei verschiebliche interstitielle Flüssigkeit wie auch das extrazelluläre Flüssigkeitsvolumen vergrößert sind. Die extrazelluläre Flüssigkeit besteht erstens aus dem Plasmavolumen, zweitens aus der interstitiellen Flüssigkeit und drittens aus dem Lymphvolumen. Die Vergrößerung des Plasmavolumens und des Lymphvolumens tritt beim kardialen Ödem gegenüber der Erhöhung des Volumens der interstitiellen Flüssigkeit zurück.

Die Menge der extrazellulären Flüssigkeit kann mit der Thiocyanat- oder Inulin-Methode nach dem Verdünnungsprinzip annähernd genau bestimmt werden. Nach Abzug der Plasmamenge, die mit Farbstoffmethoden bestimmt wird, erhält man das Volumen von interstitieller Flüssigkeit plus Lymphvolumen.

Messungen des extrazellulären Flüssigkeitsvolumens bei Patienten mit kardialen Ödemen ergaben eine Erhöhung des Inulinraumes auf über das Doppelte (im Vergleich zu Herzgesunden) mit gleichzeitiger Vergrößerung des Verteilungsraumes für Natrium. In der Regel müssen etwa 6 l Flüssigkeit retiniert worden sein, bis Ödeme sichtbar werden (Anand et al. 1991).

### 29.9.4 Intrazelluläres Flüssigkeitsvolumen

Aus Untersuchungen über die intrazelluläre Wasser- und Elektrolytbilanz kann man entnehmen, daß an den Wasser- und Mineralstoffwechselstörungen des kardialen Ödems auch der intrazelluläre Raum beteiligt ist. Im Stadium der Ödembildung finden sich übereinstimmend auch eine Zunahme des intrazellulären Flüssigkeitsvolumens und eine Abnahme der intrazellulären Kaliumkonzentration. Beide Veränderungen kehren sich im Stadium der Ödemausschwemmung um.

### 29.9.5
### Renale Salz- und Wasserretention

Im Stadium der Ödembildung besteht eine positive Bilanz für das ödembildende Material, nämlich für Wasser und Elektrolyte (vorwiegend für Natrium und Chlorid), und zwar als Folge einer verminderten Natriumausscheidung der Niere und in Abhängigkeit von der diätetischen Kochsalzzufuhr.

Die Kochsalztoleranz des gesunden Organismus beträgt annähernd 30 g. Patienten mit leichter Herzinsuffizienz scheiden maximal 4–10 g Kochsalz, solche mit mittelgradiger Herzinsuffizienz annähernd 2–3 g und Patienten mit schwerer Herzinsuffizienz nur noch 0,5–1 g oder weniger Kochsalz aus. Die durchschnittliche tägliche Kochsalzzufuhr bei normaler Ernährungsweise beträgt ca. 10 g. Sie liegt also deutlich über der Natriumtoleranz herzinsuffizienter Patienten und erklärt die progressive Ansammlung von Ödemen unter normalen Ernährungsbedingungen und die Notwendigkeit einer kochsalzarmen Diätform bei der Behandlung der ödematösen Herzinsuffizienz.

Bei der chronischen Herzinsuffizienz ist die Nierendurchblutung und im geringen Maße auch die Menge des Glomerulumfiltrates erniedrigt, was unter körperlicher Belastung verstärkt in Erscheinung tritt. Allerdings gehen das Ausmaß der renalen Natriumretention, der Verminderung des Glomerulumfiltrates und der vermehrten Nierendurchblutung nicht immer parallel, was zusätzlich eine gesteigerte tubuläre Natriumrückresorption zwingend nahelegt.

Für die gesteigerte tubuläre Rückresorption von Natrium sind mehrere Faktoren im Spiel:

- verminderte mittlere Durchflußzeit im Nierentubulus mit gesteigerter fraktioneller Rückresorption;
- Erhöhung des kolloidosmotischen Drucks in der peritubulären Flüssigkeit;
- verminderte Markdurchblutung mit Erhöhung des Konzentrationsgradienten im Gegenstromprinzip von der Nierenbasis zur Papillenspitze hin mit sekundärem Anstieg der osmotischen Endharnkonzentration;
- gesteigerte Aktivität des antidiuretischen Hormons und der Katecholamine;
- intrarenale Wirkung von Angiotensin II;
- möglicherweise eine Mitwirkung der Prostaglandine $E_2$ und $A_2$;
- wichtig: die Auswirkung eines vornehmlich unter körperlicher Belastung bzw. im Stadium der Ruheinsuffizienz stimulierten Renin-Angiotensin-Aldosteron-Systems mit den Auswirkungen eines sekundären Hyperaldosteronismus.

Im Stadium der Ödembildung besteht durchgehend eine reziproke Beziehung zwischen der Natriumausscheidung und der Aldosteronmenge im Harn. Neben einer Aktivierung des renalen RAS kann die Plasmareninaktivität erhöht, die Sekretionsrate von Aldosteron gesteigert, die metabolische Clearance von Aldosteron in der Leber als Folge eines reduzierten hepatischen Blutflusses erniedrigt und infolge dessen die mittlere Plasmakonzentration von Aldosteron erhöht sein. Bei gleichzeitig herabgesetzter renaler Clearance von Aldosteron ist die biologische Halbwertszeit dieses Hormons somit deutlich verlängert.

### 29.9.6
### Antidiuretisches Hormon (ADH)

Bei Patienten mit chronischer Herzinsuffizienz sind theoretisch supprimierte ADH-Spiegel zu erwarten. In der Tat finden sich aber häufig normale oder gering bis mäßig erhöhte Plasma-ADH-Spiegel (s. auch Abschn. 29.9.9 „Neurohumorale Aktivierung").

Diese Erhöhung der ADH-Spiegel dürfte, zumindest teilweise, das Unvermögen mancher Patienten erklären, vermehrt Flüssigkeit auszuscheiden, so daß die bekannte Verdünnungshypoosmolarität entsteht oder unterhalten wird.

Der Befund dieser inadäquaten Höhe des ADH-Spiegels ist mit der Reset-Osmostat-Theorie vereinbar, die eine Sensitivitätsänderung der Osmorezeptoren annimmt. Im Tierexperiment läßt sich dieses Phänomen mit vergleichbaren Befunden wiederholen: trikuspidalklappenresezierte Tiere mit Aszitesentwicklung weisen einen erhöhten, solche ohne postoperativen Aszites einen normalen Plasma-ADH-Spiegel auf.

### 29.9.7
### Atriales natriuretisches Peptid

Wie bereits in Abschn. 29.4.7 („Atrialer natriuretischer Faktor") diskutiert, führte der Dehnungsreiz (vorwiegend auf Vorhofzellen aber auch auf die subendokardiale Ventrikelmuskulatur) sowie paroxysmale supraventrikuläre Tachykardie zur Freisetzung eines atrialen natriuretischen Peptides (hANF). Dies bewirkt in der Niere eine Wasserdiurese und Natriurese. Im arteriellen sowie im Kapazitätsgefäßsystem wirkt hANF vasodilatierend. Bei Patienten mit Herzinsuffizienz ist die Konzentration des hANF im Plasma erhöht. Es besteht sogar eine enge Beziehung der Plasmaspiegel zum Schweregrad der Erkrankung.

Offensichtlich liegt die Bedeutung des kardialen Hormons darin, daß bei erhöhtem Blutvolumen und dadurch bedingter Druckerhöhung im Herzen eine vermehrte Salz- und Wasserausscheidung bewirkt werden soll. Exogen zugeführtes hANF hat sowohl diuretische als auch vasodilatierende Wirkungen. Neuere Untersuchungen haben aber gezeigt, daß gerade bei fortgeschrittener Herzinsuffizienz eine verminderte Effektivität von exogen zugeführtem hANF besteht.

Auch die biologische Aktivität des im Kreislauf befindlichen hANF scheint dann erniedrigt zu sein. Es ist vermutet worden, daß die ständig erhöhte Plasmakonzentration von hANF bei fortgeschrittener Herzinsuffizienz zu einer Desensibilisierung von hANF-Rezeptoren in den Endorganen führt. Andereseits kann die Balance zwischen vasokonstriktorischen neuroendokrinen Systemen (Angiotensin II, Endothelin) und den vasodilatatorisch wirksamen Systemen (ANF, BNP) stark in Richtung Vasokonstriktion verschoben sein. Dann waren die Konzentrationserhöhungen für hANF zu gering. Untersuchungen bei Herzinsuffizienz mit Hemmstoffen der neutralen Vasopeptidase (Omapatrilat) werden pathophysiologisch neue Erkenntnisse erbringen und möglicherweise auch neue therapeutische Möglichkeiten eröffnen.

# Kapitel 30

# Klinik und Symptomatologie der chronischen Herzinsuffizienz 30

M. Böhm, E. Erdmann



Bei den unterschiedlichen Ursachen und differenten pathophysiologischen Mechanismen des Syndroms der Herzinsuffizienz wäre es geradezu verwunderlich, wenn es immer durch ein ähnliches oder gleiches Spektrum von Symptomen manifest würde. Bevor die Diagnostik diskutiert werden kann, muß deshalb auf einige herkömmliche Begriffe eingegangen werden, die sich in der klinischen Beschreibung dieses vielfältigen Syndroms eingebürgert haben.

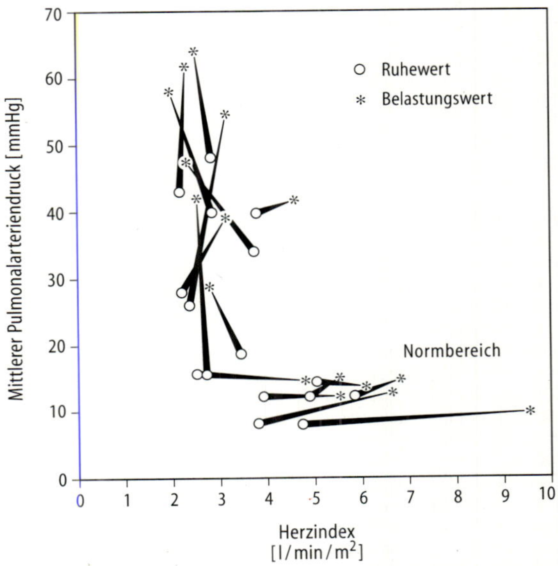


**Abb. 30-1.** Die Beziehung zwischen Auswurf- und Lungenarteriendruck bei Arbeitsbelastung von gesunden (*Normbereich*) und herzinsuffizienten Patienten. Das abnorme Ansteigen des Lungenarteriendruckes bei Herzinsuffizienz ist Ausdruck der verminderten Gefäßdehnbarkeit infolge Lungenstauung und Abnahme der Gefäßelastizität. (Mod. nach Hickam u. Cargill 1948)

## 30.1 Vorwärts- und Rückwärtsversagen

Das Pumpversagen des Herzens ist dadurch charakterisiert, daß das Herz entweder zu wenig Blut in die arterielle Strombahn auswirft (Vorwärtsversagen) oder daß es dem venösen Zustrom durch eine inadäquate Auswurfleistung nicht gerecht wird und dies zu Stauungssymptomen in dem zum betroffenen Venrikel proximal befindlichen Kreislaufsystem führt (Rückwärtsversagen).

Eine sich manifestierende Herzinsuffizienz kann durch beide klinische Erscheinungsbilder auffallen. Das Rückwärtsversagen führt dazu, daß in den Vorhöfen Druck und Volumen ansteigen und sich dieser Rückstau bis in die pulmonale Strombahn (beim linken Ventrikel) oder in die venöse Strombahn (beim rechten Venrikel) fortsetzt (Abb. 30-1).

### 30.1.1 Vorwärtsversagen

Das Vorwärtsversagen bedeutet, daß durch eine insuffiziente Pumpleistung zu wenig Blut in das arterielle Gefäßsystem ausgeworfen wird. Im Vordergrund stehen hier ein niedriger Druck und die akuten Folgen einer verminderten Organperfusion wie Schwäche, prärenales Nierenversagen, periphere Zyanose und Symptome einer zerebralen Minderdurchblutung. Natürlich kommt !

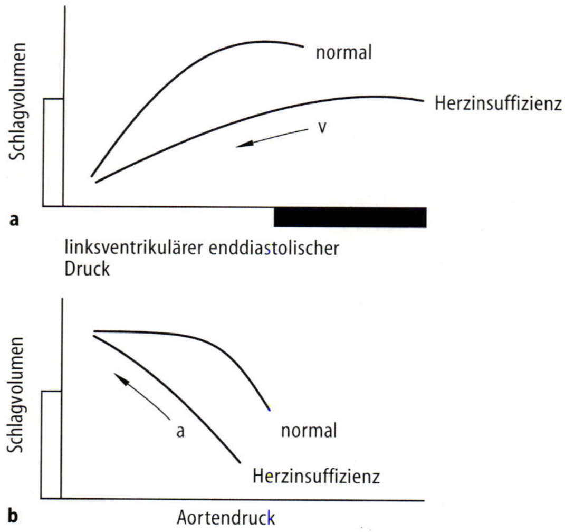


**Abb. 30-2a, b.** Beziehung zwischen Schlagvolumen und linksventrikulärem enddiastolischem Druck (**a**) und zwischen Schlagvolumen und Aortendruck (**b**). Die Situation des Vorwärtsversagens (Unterperfusion) und des Rückwärtsversagens (Stauung) sind durch *offene* bzw. *gefüllte Flächen* gekennzeichnet. Kommt es bei Herzinsuffizienz zu einer inadäquaten Steigerung des enddiastolischen Druckes (Ausnutzung des Frank-Starling-Mechanismus) können Stauungssymptome im Sinne eines Rückwärtsversagens auftreten. Wird der enddiastolische Druck (z. B. durch Volumenentzug) inadäquat gesenkt, so kommt es zu einer Abnahme des Schlagvolumens und zu einer Unterperfusion lebenswichtiger Organe (Vorwärtsversagen). Als Folge der Abnahme des Schlagvolumens (Vorwärtsversagen) sinkt der Aortendruck (**b**). Beim Rückwärtsversagen ist es das therapeutische Ziel, die enddiastolischen Drücke zu reduzieren ($v \rightarrow$). Beim Vorwärtsversagen muß das Schlagvolumen durch eine Kontraktilitätssteigerung oder durch eine Erhöhung der Füllungsdrücke (wenn möglich) erhöht werden ($a \rightarrow$). □ Unterperfusion; ■ Stauung

es auch hier durch die komplexen kompensatorischen Vorgänge in späteren Stadien zu einer Natrium- und Wasserretention mit der Ausbildung von entsprechenden Symptomen. Ebenso wie beim Rückwärtsversagen des Herzens, wo es nach längerem Bestehen ebenfalls zu einer Verminderung der Herzauswurfleistung kommt, führt auch das Vorwärtsversagen bei längerem Bestehen zu Symptomen der Stauung, die denen des Rückwärtsversagens sehr ähnlich sein können.

Die Therapie des Vorwärtsversagens wäre demnach eine arterielle Nachlastsenkung (wenn dies der Blutdruck erlaubt) oder eine Stimulation der Kontraktionskraft, z. B. durch positiv-inotrope Substanzen. Veränderungen der Hämodynamik sowie die möglichen therapeutischen Eingriffe sind in Abb. 30-2 zusammengefaßt.

Wichtig erscheint, daß insbesondere bei der akuten oder der akut dekompensierten chronischen Herzinsuffizienz die Unterscheidung zwischen prädominierendem Vorwärts- oder Rückwärtsversagen sichtbar wird. In der Regel vermischen sich diese beiden Syndrome rasch miteinander.

### 30.1.2
### Rückwärtsversagen

Das Rückwärtsversagen wurde erstmals von James Hope 1932 beschrieben. Die dahinterstehende pathophysiologische Theorie ist, daß durch die Überdehnung der Ventrikelmuskulatur das Herz bei erhöhten diastolischen Drücken auf dem ungünstigen Schenkel der Frank-Starling-Kurve arbeitet.

Die Konsequenz ist eine Filtration von Flüssigkeit in den interstitiellen Raum und eine Manifestierung von Stauungssymptomen (Lungenödem bei Linksherzinsuffizienz; Stauungsleber, periphere Ödeme, Aszites, Pleuraergüsse bei vorwiegender Rechtsherzinsuffizienz). Da es sich hier um das Problem einer exzessiven Flüssigkeitsansammlung im Sinne der Vorlasterhöhung handelt, wären die Dilatation der Kapazitätsgefäße oder der Flüssigkeitsentzug durch Diuretika oder physikalische Maßnahmen die geeigneten Eingriffe, um diesen Zustand günstig zu beeinflussen.

## 30.2
## Systolische und diastolische Herzinsuffizienz

Die Definition der Herzinsuffizienz besagt, daß Herzinsuffizienz der Zustand ist, der die Unfähigkeit des Herzens beschreibt, die Körperperipherie mit ausreichend Sauerstoff und Substraten zu versorgen. Daraus geht hervor, daß dies auf einer Auswurfstörung oder einer Füllungsstörung des Herzens beruhen kann.

Die ventrikelmechanischen Einzelheiten sind bereits in Abschn. 29.5 beschrieben.

Da manche Autoren davon ausgehen, daß bis zu 30–40% der Patienten mit Herzinsuffizienz an einer primär diastolischen Herzinsuffizienz, d. h. einem Defekt der ventrikulären Füllung auf dem Boden einer Relaxations- oder Compliancestörung leiden (Bonow u. Udelson 1992), erscheint es gerechtfertigt, diese Formen der Veränderung der myokardialen Steifigkeit als eigenständiges Krankheitsbild zu betrachten. Während die systolische Herzinsuffizienz zu einem Vorwärtsversagen neigt, ist bei der diastolischen Herzinsuffizienz das sog. Rückwärtsversagen durch eine Beeinträchtigung der ventrikulären Füllung während der Diastole häufiger. Auch hier muß darauf hingewiesen werden, daß es oft zu einer Kombination von systolischer und diastolischer Dysfunktion bei Herzinsuffizienz kommt. Dies erklärt meist die Kombination der Symptome des Rückwärts- und Vorwärtsversagen.

## 30.3
## Low-output- und High-output-Herzinsuffizienz

Die häufigste Form der Herzinsuffizienz ist sicherlich eine Verminderung der Herzauswurfleistung, die die Deckung des peripheren Bedarfs nicht sicherstellen kann. Die eher seltene Form der sog. High-output-Herzinsuffizienz beschreibt die Situation eines gesteigerten peripheren Bedarfs durch eine Änderung der Stoffwechselaktivität sowie eine gesteigerte periphere Zirkulation durch arteriovenöse Shunts in der Körperperipherie.

Dies kann dazu führen, daß das Herz über eine Erhöhung der Herzauswurfleistung den Blutdruck nicht mehr aufrechterhalten kann. Die häufigere Form der Low-output-Herzinsuffizienz ist in ihrem Verlauf und ihrer Symptomatik durch die neurohumoralen Gegenregulationsmechanismen bestimmt. Das bedeutet, die Peripherie ist kühl, blaß und eher kaltschweißig.

Beim High-output-Versagen, das bei der Thyreotoxikose, der Paget-Erkrankung, bei Anämie, Beriberi-Erkrankung, Leberzirrhose, Sepsis und gelegentlich auch bei Schwangerschaft vorkommt, findet sich eine warme Peripherie.

Bei arteriovenösen Fisteln (Paget-Erkrankung) des Knochens und bei traumatischer AV-Fistel zeigt sich eine hohe Blutdruckamplitude mit einer ebenfalls warmen, normalen oder auch zentralisierten Körperperipherie. Dies kommt dadurch zustande, daß es hier zu lokalen und nicht generalisierten AV-Shunts kommt, die im Stadium der High-output-Herzinsuffizienz ebenfalls zu einer sympathischen Gegenregulation mit Vasokonstriktion in den nicht betroffenen Körperteilen führen kann. Ohne eine Vorschädigung des Herzens ist die Manifestation einer Herzinsuffizienz bei Formen der Beriberi-Erkrankung und des M. Paget allerdings ungewöhnlich.

## 30.4 Akute und chronische Herzinsuffizienz

Die akute Herzinsuffizienz entsteht häufig durch ausgedehnte Myokardinfarkte, durch Rhythmusstörungen und durch akut auftretende hypertensive Krisen bei einer vorbestehenden eingeschränkten kardialen Auswurfreserve. Auch eine chronische Herzinsuffizienz kann akut dekompensieren und ein ähnliches klinisches Bild wie die akute Herzinsuffizienz aufweisen. Insofern ist die akute Herzinsuffizienz von der akuten Dekompensation einer chronischen Herzinsuffizienz häufig nicht zu unterscheiden. Eine akut dekompensierte chronische Herzinsuffizienz wird wie eine akute Herzinsuffizienz behandelt.

Ursachen, die zu einer akuten Verschlechterung einer vorbestehenden Herzinsuffizienz führen können, sind:

- nicht ausreichend behandelte Hypertonie,
- Absetzen von benötigten Medikamenten (Diuretika),
- zusätzliche Infekte (z. B. Pneumonie),
- pulmonale Embolie,
- Myokarditis,
- Vaskulitis (Lupus erythematodes etc.),
- akute Ischämie,
- Rhythmusstörungen (Tachyarrhythmie),
- Viskositätsänderungen,
- Überwässerung bei Niereninsuffizienz,
- Anämie, Blutungen.

Bei der akuten Dekompensation der chronischen Herzinsuffizienz ist inbesondere auf eine Änderung der bestehenden Medikation zu achten. In einer Untersuchung, die die Aufnahmegründe von Patienten mit chronischer Herzinsuffizienz in das Krankenhaus analysierte, war die häufigste Ursache eine nicht korrekte Einnahme der verordneten Medikamente. Die falsche Einnahme von Medikamenten war oft von einer fehlenden Natrium- und Wasserrestriktion, einem Nichteinhalten körperlicher Ruhe bzw. meist von einer Kombination dieser Faktoren begleitet.

## 30.5 Klassifikationskriterien (revidierte NYHA-Klassifikation)

Die Symptomatologie und der klinische Verlauf der Herzinsuffizienz sind von Art und Ausmaß des Grundleidens sowie durch den klinischen Schweregrad und das evtl. Auftreten von Komplikationen (Thromboembolien, Lungenödeme, zerebrovaskuläre Insulte, Infektionen, Herzrhythmusstörungen) bestimmt. Die Prognoseverbesserung der Herzinsuffizienz als Therapieziel ist entscheidend vom funktionellen Schweregrad bei den herzinsuffizienten Patienten abhängig.

1928 wurde von der New York Heart Association eine Klassifikation publiziert, mit der man Patienten mit Herzerkrankungen bezüglich ihres klinischen Schweregrades einteilte, um somit Aussagen über die Prognose zu machen (Pardee 1942).

Diese NYHA-Einteilung ist im Laufe der Jahre 7mal aktualisiert worden. Im März 1994 wurde eine neue Klassifikation geschaffen, die neben der klinischen Einschätzung der „funktionellen Kapazität", d. h. körperlichen Belastbarkeit, auch die objektive Evidenz für das Vorliegen einer signifikanten Herz-Kreislauf-Erkrankung berücksichtigt (s. Übersicht unten).

Die Einschätzung der funktionellen Leistungsfähigkeit wird nach wie vor in die Stadien I–IV eingeteilt, jedes Stadium kann durch eine weitere Angabe der objektiven Diagnostik (A–D) präzisiert werden.

Ein Patient, der eine geringgradige Einschränkung der körperlichen Leistungsfähigkeit besitzt (Klasse II) und der eine hochgradige Einschränkung der linksventrikulären Pumpfunktion mit linksventrikulärer Dilatation (die ventrikulographisch oder echokardiographisch objektiviert wurde) besitzt, wäre so nach der neuen Klassifikation als NYHA funktionelle Klasse II, objektive Einschätzung D einzuordnen.

Die funktionelle Einteilung der Patienten erfolgt nach wie vor nach den individuellen Einschätzungen der behandelnden Ärzte. Sollte eine objektive Diagnostik noch nicht durchgeführt worden sein, so ist bei der objektiven Einschätzung die Angabe „nicht bestimmt".

Klassifiziert sind außerdem jetzt Erkrankungen, die ein Risiko für eine höhergradige Herzerkrankung darstellen, aber noch nicht zu morphologisch faßbaren Veränderungen der Herz-Kreislauf-Funktion geführt haben.

**Revidierte NYHA-Klassifikation bei Herzinsuffizienz**

| Funktionelle Klassifizierung | Objektiver Befund |
|---|---|
| **I.** Herzerkrankung ohne körperliche Limitation. Alltägliche körperliche Belastung verursacht keine inadäquate Erschöpfung, Rhythmusstörungen, Luftnot oder Angina pectoris | **A.** Keine objektivenHinweise für eine Herz-Kreislauf-Erkrankung |
| **II.** Patienten mit Herzerkrankungen und leichter Einschränkung der körperlichen Leistungsfähigkeit. Keine Beschwerden in Ruhe; alltägliche körperliche Belastung verursacht Erschöpfung, Rhythmusstörungen, Luftnot oder Angina pectoris | **B.** Objektive Hinweise für minimale Herz-Kreislauf-Erkrankung |
| **III.** Patienten mit Herzerkrankungen und höhergradiger Einschränkung der körperlichen Leistungsfähigkeit. Keine Beschwerden in Ruhe; geringe körperliche Belastung verursacht Erschöpfung, Rhythmusstörungen, Luftnot oder Angina pectoris | **C.** Objektive Hinweise für mäßig- bis hochgradige Herz-Kreislauf-Erkrankung |
| **IV.** Patienten mit Herzerkrankung. Beschwerden bei allen körperlichen Aktivitäten | **D.** Objektive Hinweise für schwere Herz-Kreislauf-Erkrankung |

Interessanterweise findet sich in dieser Einteilung auch die Klassifizierung „keine Herzerkrankung". Wenn Patienten über Symptome klagen (ohne derzeitigen objektiven Nachweis einer kardiovaskulären Herzerkrankung), so lautet die Diagnose: Herzerkrankung, unklare Manifestation. Sollte sich im Verlauf weiterer Untersuchungen eine Ursache in einem anderen Organsystem objektivieren lassen, so lautet die Diagnose: keine Herzerkrankung.

Die genaue Einteilung von Patienten mit dem klinischen Syndrom der Herzinsuffizienz hat große Bedeutung für die Gruppierung von Patienten, die bestimmten Therapieschemata zugeführt werden. Die Vergleichbarkeit von Therapiestudien der Herzinsuffizienz ist häufig dadurch limitiert, daß Patienten mit verschiedenen Schweregraden in diese Studien aufgenommen werden. Die genauere Klassifizierung unter Einbeziehung der objektiven diagnostischen Befunde erlauben es, die Gruppen besser zu definieren und eventuell genauere Aussagen über eine mögliche Differentialtherapie zu treffen.

## 30.6 Diagnose und Differentialdiagnose der Herzinsuffizienz

### 30.6.1 Grundlagen der Diagnostik

Wegen der zahlreichen auslösenden Faktoren und der individuellen Vielseitigkeit von Manifestation und differentialtherapeutischen Konsequenzen erfordert die eingehende Diagnostik des Syndroms Herzinsuffizienz eine genaue Kenntnis der zugrundeliegenden Ursachen.

#### Nachweis- und Ausschlußdiagnostik

Die Diagnosestellung stützt sich auf eine Nachweisdiagnostik und eine Ausschlußdiagnostik anderer Erkrankungen. Nur so läßt sich der diagnostische Aufwand in Grenzen halten.

**Ausschlußdiagnostik**

Es müssen Erkrankungen ausgeschlossen werden, die zur Stauungssymptomatik, Natrium- und Wasserretention führen, wie Nierenerkrankungen, Lebererkrankungen, venöse Abflußstörungen, Veränderungen der Kapillarpermeabilität, Veränderungen der Blutzusammensetzung (z. B. Hypoproteinämie), zur Luftnot führende Lungenerkrankungen oder Niereninsuffizienz.

**Nachweisdiagnostik**

Anamnese, klinische und technische Untersuchungen haben das Ziel, die den klinischen Symptomen der Herzinsuffizienz zugrundeliegenden Herzerkrankungen zu charakterisieren. Eine Herzinsuffizienz auslösende und aggravierende Veränderungen anderer Organsysteme müssen erkrannt werden.

#### Myokardiale Ursachen

Primär myokardiale Ursachen sind eine Dysfunktion des linken und rechten Ventrikels, z. B. durch eine Myokarditis, eine koronare Herzkrankheit oder chronische Drucküberlastungen (Hochdruckherz oder Cor pulmonale). Die letztgenannten Ursachen führen zu der klassischen sekundären Herzinsuffizienz, die aufgrund von Veränderungen der nachgeschalteten Strombahn zustande kommt. Die hierbei entstehende Dysfunktion des linken Ventrikels kann sich im Sinne einer systolischen Dysfunktion aber auch im Sinne einer diastolischen Funktionseinschränkung manifestieren.

Als häufigsten kardialen Ursachen einer diastolischen Dysfunktion gelten die Myokardhypertrophie bei der idiopathischen hypertrophischen Kardiomyopathie, die sekundäre Hypertrophie bei Hochdruckherz, die kompensatorische Hypertrophie verbliebener Herzmuskelzellen oder eine Hypertrophie bei der koronaren Herzkrankheit mit zusätzlicher Myokardfibrosierung.

Außerdem finden sich in dieser Gruppe infiltrative Kardiomyopathien wie u. a. die Amyloidose, Glykogenspeicherkrankheiten oder M. Fabry. Da ca. 20–40% aller Patienten mit Herzinsuffizienz an einer diastolischen Dysfunktion leiden (Bonow u. Udelson 1992), muß die Differentialdiagnostik das Wesen der zugrundeliegenden ventrikulären Dysfunktion aufdecken können.

#### Nicht myokardiale Ursachen

Kardiale Erkrankungen ohne myokardiale Ursache erfassen in der Regel alle angeborenen und erworbenen

Vitien, wobei z. B. die Aortenstenose als einer der häufigsten Ursachen der Herzinsuffizienz sekundär auch das Myokard mit beeinträchtigen kann. Eine Herzinsuffizienz, beruhend auf einer extramyokardialen Ursache, beinhaltet auch Perikarderkrankungen, insbesondere die Pericarditis constrictiva. Hier liegt häufig eine diastolische Funktionsstörung vor.

**Extrakardiale Erkrankungen**

Extrakardiale Erkrankungen, die zur Manifestation der sekundären Herzinsuffizienz bei kardialen Erkrankungen oder bei primärer Myokardinsuffizienz beitragen können, sind beispielsweise arteriovenöse Fisteln, die zur Manifestation der eher selteneren High-output-Herzinsuffizienz beitragen können. Ebenso kann eine arterielle Hypertonie über die Druckbelastung des linken Ventrikels zu einer Dekompensation mit Manifestation der Myokardinsuffizienz führen. Eine Rechtsherzinsuffizienz kann durch zusätzliche Lungenembolien oder Hypoxämien verstärkt oder manifest werden.

**Differentialdiagnostik**

Zusätzlich zu den in Abb. 30-3 aufgeführten differentialdiagnostischen Aspekten des Syndroms der chronischen Herzinsuffizienz sind Faktoren zu nennen, die eine akute Herzinsuffizienz oder die akute Dekompensation der chronischen Herzinsuffizienz herbeiführen können. Hierzu zählt insbesondere der akute Myokardinfarkt.

### 30.6.2 Diagnostische Verfahren

Häufig angewandte Verfahren bei dem Vorliegen des klinischen Verdachtes auf eine Herzinsuffizienz sind:

- Anamnese,
- körperliche Untersuchung, Auskultationsbefunde,
- EKG,
- Echokardiographie mit Dopplerechokardiographie,
- Herzkatheteruntersuchung,
- Thoraxröntgenuntersuchung,
- Myokardbiopsie,
- Computertomographie,
- Kernspintomographie,
- Nuklearmedizinische Verfahren.

### 30.6.3 Anamnese

Meistens gibt die Anamnese des herzinsuffizienten Patienten bereits die wesentlichen Hinweise auf Ursachen, klinischen Schweregrad und Prognose. Auch Komplikationen und eventuelle therapeutische Ansprechbarkeit des Herzleidens werden anamnestisch erhoben. Bereits bekannte Herzfehler oder deren Folgestörungen in der Jugend weisen ebenso wie durchgemachte rheumatische Erkrankungen auf die Genese der zugrundeliegenden Herzkrankheit hin.

Bei Erwachsenen, insbesondere des höheren Lebensalters, ist die Hochdruckkrankheit und die koronare Herzkrankheit als häufigste Vorerkrankung der chronischen Herzinsuffizienz anzusehen. Dementsprechend lassen sich praktisch immer die typischen Risikofaktoren für eine koronare Herzkrankheit (Rauchen, Hypertonie, Hypercholesterinämie, Diabetes mellitus, familiäre Belastung oder Übergewicht) auch bei der dann später auftretenden chronischen Herzinsuffizienz erheben.

Der Schweregrad der koronaren Herzkrankheit muß nach den Kriterien der New York Heart Association erfragt werden (Übersicht S. 600). Die genauere Klassifizierung hat nach heutigem Stand mit der Angabe der objektiven diagnostischen Hinweise auf eine Herz-Kreislauf-Dysfunktion zu erfolgen (s. Abschn. 30.1).

Eines der Leitsymptome, die Dyspnoe, bedarf der differentialdiagnostischen Abgrenzung von nicht kardialen Erkrankungen, insbesondere der obstruktiven

**Abb. 30-3.** Differentialdiagnostik der Ursachen des heterogenen Syndroms Herzinsuffizienz

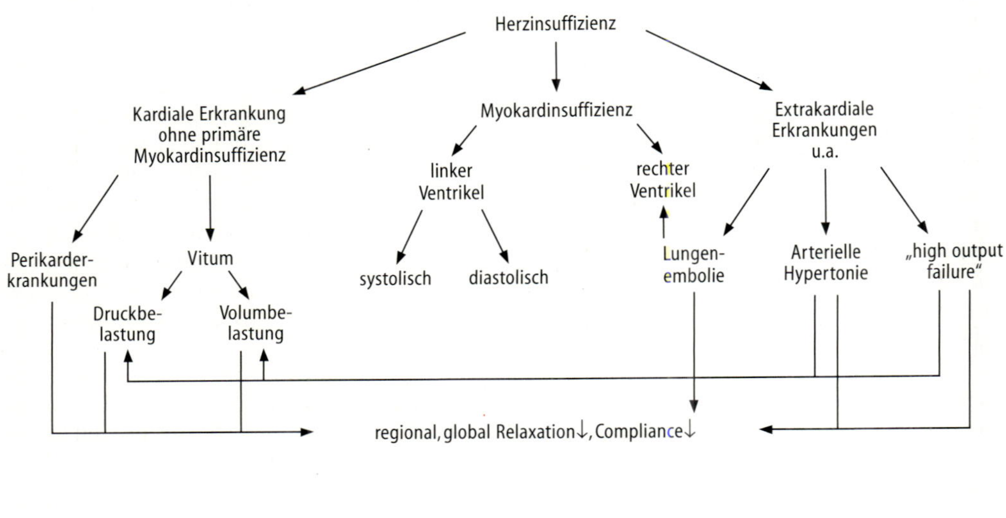

Bronchopneumopathie oder von restriktiven Ventilationsstörungen. Bei Dyspnoe in Abhängigkeit von der Körperhaltung ist außerdem an seltene Ursachen wie ein Myxom mit körperlageabhängiger Verlegung des Mitralostiums zu denken.

Weitere Symptome der Herzinsuffizienz können (neben der Angina pectoris bei ischämischer Genese) sein: Hustenreiz, Völlegefühl, Meteorismus und Ödembildung als Zeichen des links- und rechtsventrikulären Rückwärtsversagens sowie hypotone Beschwerden inklusive Schwindel als Zeichen des Vorwärtsversagens. Weitere unspezifische Zeichen sind Nykturie, Orthopnoe und Schlaflosigkeit.

Arterielle Embolien in der Vorgeschichte weisen entweder auf eine Mitralstenose, auf intermittierendes Vorhofflimmern anderer Genese oder auf einen durchgemachten Myokardinfarkt mit Aneurysma- und Ventrikelthrombus hin. Paroxysmales und schließlich permanentes Vorhofflimmern bzw. Vorhofflattern mit Tachyarrhythmia absoluta gehen häufig mit dem klinischen Erscheinungsbild einer doppelseitigen Herzinsuffizienz einher.

Septische Infektionen, katharralische Infekte, nicht selten im Zusammenhang mit körperlichen Überlastungen, kommen als Vorerkrankung einer chronischen Endomyokarditis mit konsekutiver Herzinsuffizienz in Betracht. Rezidivierende Bronchitiden können Ausdruck einer chronischen Stauung sein. Die allgemeine Häufung von Infekten (auch Nagelmykosen) kann auf eine allgemeine Immunschwäche bei höhergradiger Herzinsuffizienz und niedrigem Herzzeitvolumen hinweisen.

### 30.6.4 Körperliche Untersuchung und Auskultation

Periphere Zyanose, arterielle Hypotonie, feuchte pulmonale Rasselgeräusche, Tachypnoe, Halsvenenstauung, Aszites, Pleuraergüsse und periphere Ödeme können als mögliche Zeichen einer Links- und/oder Rechtsherzinsuffizienz gewertet werden.

Die kardiale Auskultation kann einen 3. oder 4. Herzton aufweisen. Der frühdiastolische 3. Herzton ist Kennzeichen des dilatierten, kontraktionsgestörten Ventrikels mit vergrößerten diastolischen Volumina. Er kann außerdem bei hochgradiger sekundärer Mitralinsuffizienz oder bei pathologischer Dehnbarkeit (Compliance) des linken Ventrikels protodiastolisch mit seinem dumpfen Klangcharakter auftreten. Der präsystolische 4. Herzton ist für eine kontraktile Beanspruchung des Vorhofs kennzeichnend. Sie tritt dann auf, wenn im Rahmen einer arteriellen Hypertonie, einer Aortenstenose oder einer myokardialen Ischämie die linksventrikuläre Füllung erschwert wird und der Vorhof vermehrt Kraft aufbringen muß, um den Ventrikel diastolisch ausreichend mit Blut zu füllen.

Rechtsseitig kann der 4. Herzton im Rahmen einer Pulmonalstenose oder einer pulmonalen Hypertonie auftreten. Weitere vitiumtypische Herzgeräusche können auf eine spezifische Ursache der Herzinsuffizienz hinweisen.

Der Auskultationsbefund einer Mitralinsuffizienz ist bei Herzinsuffizienz häufig ein Sekundärphänomen, das bei einer ausgeprägten ventrikulären Dilatation einer Mitralklappenringerweiterung entspricht. Bei ischämisch bedingter Myokardinsuffizienz ist auch an einen ischämisch bedingten Papillarmuskelabriß oder eine Papillarmuskeldysfunktion zu denken.

Eine degenerative Aortenstenose im höheren Lebensalter ist in der Regel auskultierbar. Es ist aber darauf zu achten, daß diese bei sinkender Auswurfleistung des linken Ventrikels sehr leise oder kaum noch hörbar sein kann. Diese Vitien sind besonders gefährlich, da sie leicht übersehen werden. Hier ist eine weiterführende Diagnostik wie die Echokardiographie zwingend notwendig.

Bei der Inspektion kann ein systolischer Venenpuls zusammen mit einer palpablen Leberpulsation auf eine zusätzliche, meist relative Trikuspidalinsuffizienz hinweisen. Auskultatorisch findet man hier ein leises Systolikum am rechten unteren Sternalrand.

Bei Kompressionen der Leber tritt ein hepatojugulärer Reflux mit sichtbarer praller Füllung der Jugularvenen auf. Auf eine beginnende Dekompensation weisen vorwiegend basale feuchte Rasselgeräusche hin. Eine bronchospastische Komponente mit verlängertem Exspirium und giemenden Rasselgeräuschen ist beim Asthma cardiale die Regel. Der Stauungserguß des Pleuraraumes ist meist auf der rechten Seite beschrieben, tritt nach neueren Untersuchungen aber auf beiden Seiten gleich häufig auf.

### 30.6.5 Elektrokardiogramm

Das EKG läßt bei der chronischen Herzinsuffizienz häufig keine spezifischen Veränderungen erkennen. Gelegentlich kann es trotzdem erste Hinweise auf die Genese einer Herzinsuffizienz geben. Wegweisend sind insbesondere das Vorliegen von Infarktnarben oder bleibenden ST-Hebungen als Zeichen einer Aneurysmabildung.

Repolarisationsstörungen weisen außerdem auf eine chronische Ischämie des Herzens hin. Elektrokardiographische Zeichen einer ausgeprägten linksventrikulären Hypertrophie (Sokolow-Index, Lewis-Index) machen das Vorliegen einer ausgeprägten linksventrikulären Hypertrophie beim Hypertonikerherzen und bei der Aortenstenose wahrscheinlich. Bei Pseudoinfarktzeichen (Q-Zacken bei exzessiver Hypertrophie) muß zusammen mit einem Systolikum über dem Erb-Punkt an eine hypertrophische obstruktive Kardiomyopathie gedacht werden.

Ein Linksschenkelblock ist immer Ausdruck einer morphologischen Myokarderkrankung und kann als unspezifisches Zeichen einer linksventrikulären Schädigung angesehen werden. Zeichen der Rechtsherzbelastung (pathologischer Rechtslagetyp, kompletter oder inkompletter Rechtsschenkelblock) deuten auf das Vorliegen eines Cor pulmonale. Von größerer Wichtigkeit ist das EKG in der Diagnostik einer rhythmogenen Herzinsuffizienz, z. B. bei AV-Block III. Grades mit langsamem Ersatzrhythmus, bei ausgeprägter Tachyarrhythmia absoluta, bei WPW-Tachykardien oder auch bei Kammertachykardien. Gefahndet werden muß nach evtl. vorliegenden medikamentösen Auslösern dieser Herzrhythmusstörungen.

Darüber hinaus existieren medikamentös bedingte EKG-Veränderungen durch die Gabe von Herzglykosiden und Antiarrhythmika (Repolarisationsstörungen, verlängerte QT-Dauer).

### 30.6.6 Thoraxröntgenuntersuchung

Ein vergrößertes Herz – einfach zu messen als Herz-Thorax-Quotient – spricht für eine Einschränkung der linksventrikulären Pumpfunktion. Ein normal großes Herz schließt eine Herzinsuffizienz nicht aus (geringe Sensitivität). Die Thoraxröntgenuntersuchung gibt Hinweise auf Folgeerscheinungen der eingeschränkten Pumpfunktion wie die Dilatation der apikalen Lungenvenen oder bereits ein interstitielles oder alveoläres Lungenödem (s. dazu Kap. 8).

Röntgenologisch lassen sich manchmal typische Konstellationen für zugrundeliegende kardiale Erkrankungen erkennen. Hierzu zählen vitiumtypische Konfigurationen des Herzens wie z. B. bei der Mitralstenose, der Aortenstenose oder selteneren Vitien wie der Ebstein-Anomalie.

Außerdem können Verkalkungen im Bereich des Perikards auf eine diastolische Funktionsstörung hinweisen, die operativ behebbar wäre. Es ist aber daran zu denken, daß in bis zu 50% der Fälle die Pericarditis constrictiva ohne sichtbare Verkalkungen auftritt.

Weitere typische Konstellationen, die auf eine pulmonale oder kardiale Grunderkrankung schließen lassen sind das Cor pulmonale oder die dilatative Kardiomyopathie.

Am wichtigsten erscheint allerdings die frühzeitige Erkennung röntgenmorphologischer Muster einer linksseitigen Herzinsuffizienz. Hierzu zählt die sichtbare und meßbare Erweiterung der Gefäßkaliber der Pulmonalvenen (pulmonal-vaskuläre Umverteilung). Insgesamt können verschiedene Stadien der pulmonal-venösen Druckerhöhung bzw. Stauung bis hin zum interstitiellen und alveolären Lungenödem unterschieden werden. Bei höhergradiger Linksherzinsuffizienz können auch einseitige oder beidseitige Pleuraergüsse auftreten. Verbreiterte Haupt- und Nebensepten, begleitet von geringem Zwerchfellhochstand, sprechen auch bei spitz konfiguriertem Recessus phrenicocostalis für das Vorliegen subpulmonaler Ergüsse.

Die Diagnosesicherung kann durch Röntgenfernsehdurchleuchtung, Umlagerungsaufnahme (Rechts- oder Linksseitenlage mit horizontalem Strahlengang) oder durch die Ultraschalldiagnostik erfolgen. Falls keine pulmonalen oder pleuralen Defekte (pleuropulmonale Schwartenbildung, Atelektase, Pneumonie) vorliegen, so zeigen größere Pleuraergüsse auf Thoraxröntgenaufnahmen im Stehen das sog. Meniskuszeichen (bogenförmiger Verlauf des Ergusses) und eine unterschiedlich große Verlagerung des Mediastinums zur ergußfreien Thoraxseite hin.

Die Erweiterung der V. cava superior stellt den frühesten morphologischen Hinweis auf das Vorliegen einer rechtsseitigen Herzinsuffizienz dar. Mit zunehmender Dauer und dem Fortschreiten einer links- und/oder rechtsventrikulären Insuffizienz werden infolge der ventrikulären Einflußstauung (Restriktion) die Vorhöfe größer. Erfolgt gleichzeitig eine ventrikuläre Dilatation, so kann diese funktionell zu dem Bild einer Mitral- und/oder Trikuspidalinsuffizienz führen. Die röntgenmorphologische Differenzierung zwischen Links- und/oder Rechtsherzinsuffizienz mit normal großen und dilatierten Ventrikeln ermöglicht eine gewisse ätiologische Zuordnung.

Eine sorgfältige Analyse aller kardio- und pulmonal-vaskulärer Thoraxabschnitte erlaubt in der Regel eine weitere differentialdiagnostische Eingrenzung. So spricht eine Konturunregelmäßigkeit im Lokalisationsbereich der Ventrikel für das Vorliegen eines perimyokardialen Defekts (z. B. Zustand nach transmuralem Herzinfarkt) oder für eine primäre perikardiale Läsion bei perikardialer Konstriktion. Klappenverkalkungen weisen auf erworbene Vitien, Koronarverkalkungen auf das Vorliegen einer koronaren Herzerkrankung. Die übrigen ätiologisch differenzierten Herzinsuffizienzen zeigen keine ausreichend sicheren röntgenologisch-morphologisch faßbaren Unterschiede. Ohne Vergleichsaufnahme ist eine Unterscheidung zwischen akuter und chronischer Herzinsuffizienz häufig nicht möglich.

Die Röntgenaufnahme des Thorax eignet sich aber gut für die Verlaufsbeurteilung der Herzgröße und der pulmonalen Stauung nach Einleitung einer wirksamen Therapie zur Rekompensation der Herzinsuffizienz.

### 30.6.7 Echokardiographie und Dopplerechokardiographie

Die wichtigste Untersuchung in der differentialdiagnostischen Abklärung der Herzinsuffizienz ist die Echokardiographie und die Dopplerechokardiographie (Aguierre et al. 1989). Sie erlaubt Aussagen über die Morphologie und Funktion des Herzens und ermöglicht so die ätiologische Abklärung valvulärer, myokardialer oder perikardialer Ursachen. !

Außerdem hat sie ihren Platz im Nachweis von sekundären Veränderungen, die durch den chronischen Krankheitsprozeß eingetreten sind, wie Hypertrophie,

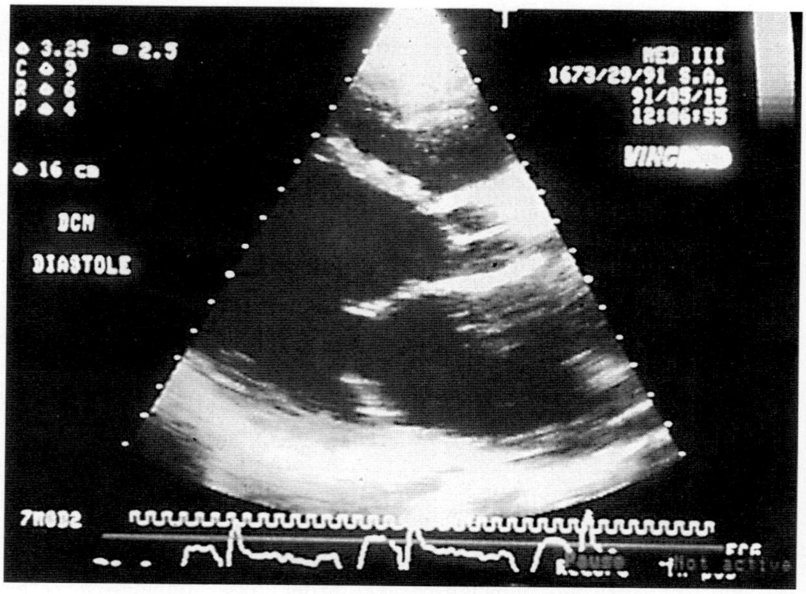


**Abb. 30-4.** Echokardiographische Darstellung des linken Ventrikels in der parasternalen Längsachse bei dilatativer Kardiomyopathie. Man erkennt die im Vergleich zum Cavum geringe Dicke der Wände. Der Ventrikel ist außerdem dilatiert

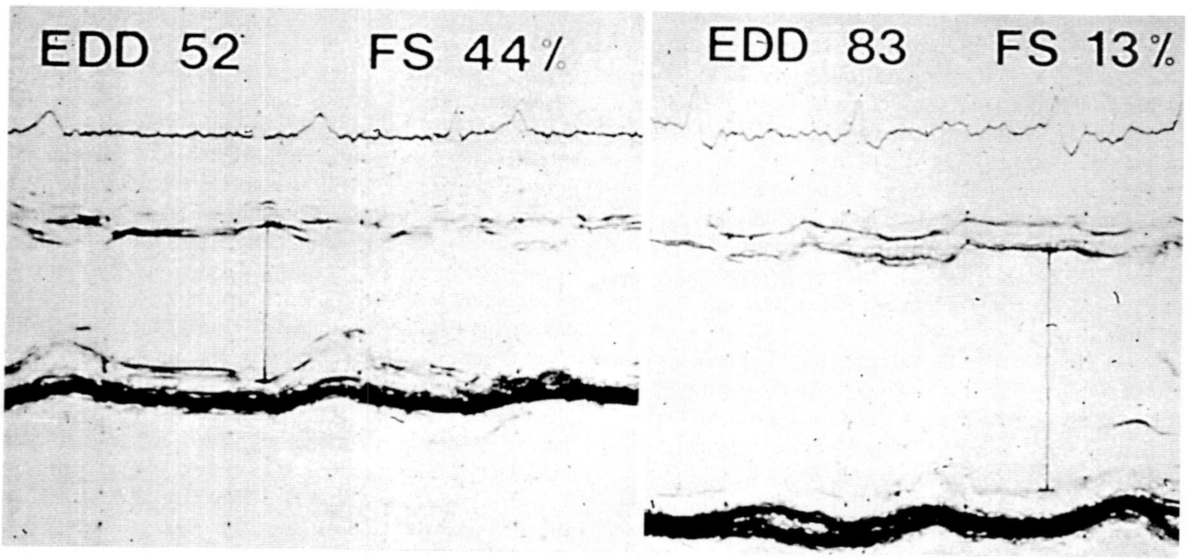


**Abb. 30-5.** M-mode-Echokardiographie eines normalen linken Ventrikels (*links*) und eines dilatierten linken Ventrikels bei dilatativer Kardiomyopathie (*rechts*). Der enddiastolische Durchmesser (*EDD*) ist bei dilatativer Kardiomyopathie deutlich erhöht (Normalwert bis 56 mm). Die Durchmesserverkürzung (*FS*) ist mit 13% ebenfalls vermindert (normal über 30%)

Dilatation oder Dynamik von Wand- und Blutbewegungen (Abb. 30-4 bis 30-6) und zur Entdeckung von verschlimmernden Begleit- und Folgestörungen wie Aneurysmata, Thromben und Perikardergüssen (Abb. 30-7 und 30-8).

Als Real-time-Verfahren ist die Erfassung der Dynamik im Zeitverlauf gewährleistet (Kontraktion, Relaxation, Klappenbewegung).

Die Dopplerechokardiographie (Pulsed-wave-, Continuous-wave- und Farbdoppler-Echokardiographie) gestattet die Darstellung der Blutflußgeschwindigkeit und -richtung. Anhand der modifizierten Bernoulli-Gleichung, die den Zusammenhang zwischen Blutflußgeschwindigkeit und Druckgradienten erfaßt, lassen sich aus den gemessenen Geschwindigkeiten Druckgradienten errechnen.

Auf dem Gebiet der Klappenfehler wird durch die Dopplerechokardiographie der Nachweis und die exakte Quantifizierung von Stenosevitien sowie der Nachweis und die Semiquantifizierung von Insuffizienzvitien ermöglicht. Hier findet sich eine vergleichbare Genauigkeit zu invasiven Untersuchungstechniken. Durch die

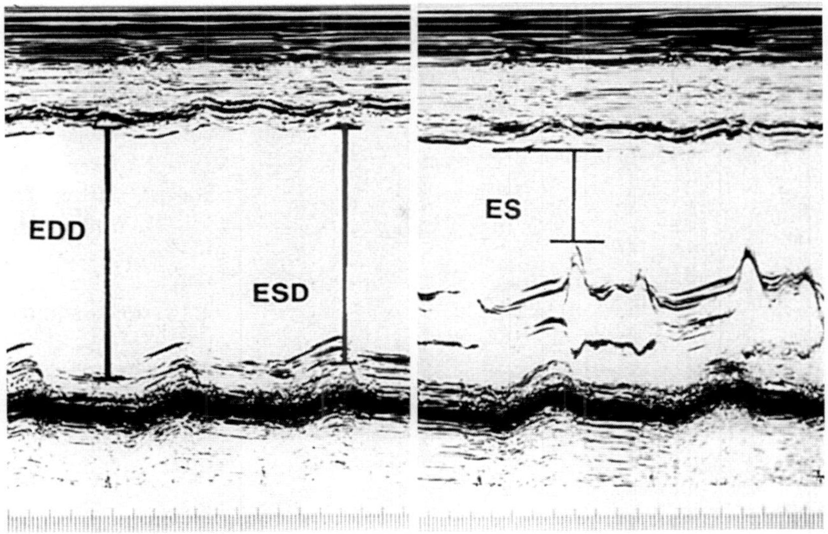


**Abb. 30-6.** M-mode-Echokardiographie bei dilatativer Kardiomyopathie. Es zeigt sich ein hochgradig dilatierter linker Ventrikel (enddiastolischer Durchmesser *EDD* 76 mm: Normalwert bis 56 mm) mit ausgeprägt verminderter Kontraktion; Verkürzungsfraktion 8% (Normalwert >30%; Verkürzungsfraktion = EDD–ESD/EDD). Ein weiterer globaler Hinweis auf eine eingeschränkte linksventrikuläre Pumpfunktion ist der ES-Abstand. Im vorliegenden Fall beläuft er sich auf 28 mm (Normalwert <6 mm). *ESD* endsystolischer Durchmesser; *ES* ES-Abstand

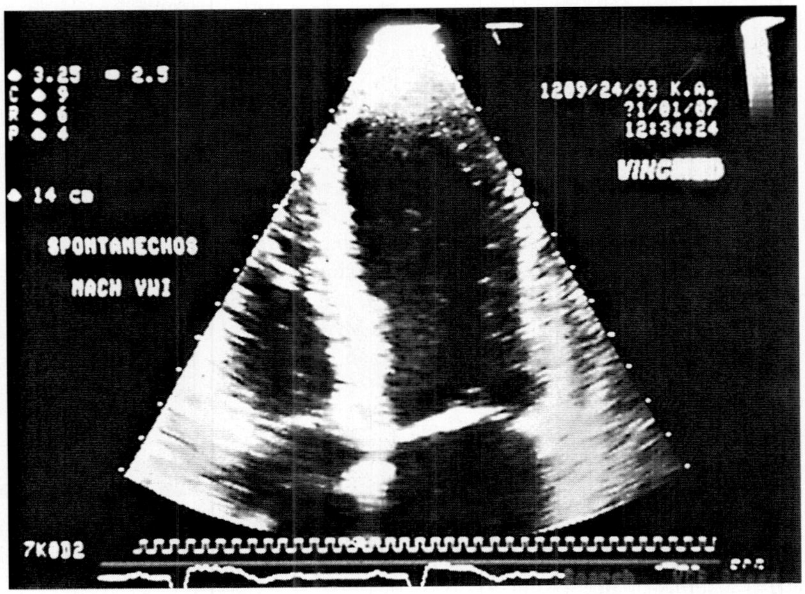


**Abb. 30-7.** Schnittbild des Herzens im 4-Kammer-Blick bei einem Patienten mit einem Vorderwandspitzenaneurysma. Als Ausdruck einer Flußverlangsamung treten im linken Ventrikel paraseptal Spontanechos auf. Außerdem ist eine Verdünnung der septalen Wand in Richtung Herzspitze zu sehen

transösophageale Echokardiographie können die linksventrikulären Klappen besonders gut beurteilt werden.

Außerdem eignet sich dieses Verfahren zur Erkennung von Komplikationen und selteneren Ursachen der Herzinsuffizienz wie Vorhofmyxomen, Vorhofthromben und auch Ventrikelthromben. Mit Hilfe der Dopplerechokardiographie kann vor allen Dingen die Unterscheidung zwischen systolischer und diastolischer Funktionsstörung getroffen werden.

Kommt es zu einer erhöhten A-Welle als Ausdruck einer erschwerten diastolischen Füllung, muß von einer Relaxationsstörung ausgegangen werden. Es ist darauf hinzuweisen, daß es bei einer stärkeren Erhöhung der Füllungsdrücke mit einer Verstärkung der passiven Ventrikelfüllung (Folge ist die Betonung der dopplerechokardiographisch dargestellten E-Welle) zu einer „Pseudonormalisierung" der A-Welle kommen kann. Fehlt bei einem Patienten im Sinusrhythmus die A-Welle, so kann dieser Befund für eine Compliancestörung hinweisend sein (Abb. 30-9). Durch diese nichtinvasive, einfach durchzuführende Untersuchung läßt sich eine mögliche Größenzunahme unter Therapie des linken Ventrikels rasch erkennen.

Regionale Kontraktionsstörungen werden in der Regel durch die zweidimensionale Beurteilung erkannt und nachgewiesen. Bei dieser Untersuchung werden ins-

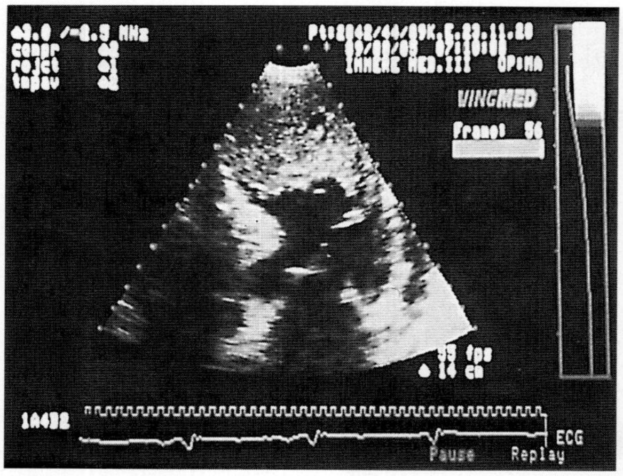


**Abb. 30-8.** Schnittbild des Herzens im 4-Kammer-Blick bei Zustand nach Vorderwandinfarkt und Vorderwandaneurysma. Es zeigt sich ein großer umschriebener Thrombus an der Ventrikelspitze. Der Thrombus war in mehreren Schnittebenen darstellbar

besondere auch umschriebene Aneurysmata und ggf. in ihnen vorliegende Thromben nachgewiesen. Im bewegten Bild werden Dyskinesien erkennbar.

Durch pharmakologische Interventionen, wie die Infusion von Dobutamin, kann durch die Streßechokardiographie eine latente Ischämie nachweisbar werden. Möglicherweise eignen sich diese Untersuchungen bei der ischämischen Kardiomyopathie auch, um im Rahmen der Vitalitätsdiagnostik noch vitales Myokard von ausgedehnten Myokardnarben abzugrenzen.

## 30.6.8 Herzkatheteruntersuchung

Eine Koronarangiographie belegt die ischämische Genese einer Herzinsuffizienz mit regionaler (Infarkt mit oder ohne Aneurysmabildung) oder globaler (ischämische Kardiomyopathie) Kontraktionsstörung. Durch die Messung von Druckgradienten sind Herzvitien erkennbar.

Die Herzkatheteruntersuchung erlaubt im Rahmen der Diagnostik der Herzinsuffizienz Auskunft über die Druckverhältnisse im kleinen und großen Kreislauf, insbesondere über die rechts- und linksventrikulären Füllungsdrücke sowie über das Herzzeitvolumen, das mittels Thermodilution im Rahmen einer Herzkatheteruntersuchung gemessen wird. Eine präkapilläre pulmonale Hypertonie als Ursache eines Cor pulmonale läßt sich von einer postkapillären pulmonalen Hypertonie bei linksventrikulären Erkrankungen differenzieren.

Die Ventrikulographie des linken Ventrikels erlaubt eine Quantifizierung der Dilatation (enddiastolisches Volumen) sowie der Verminderung der systolischen Funkti-

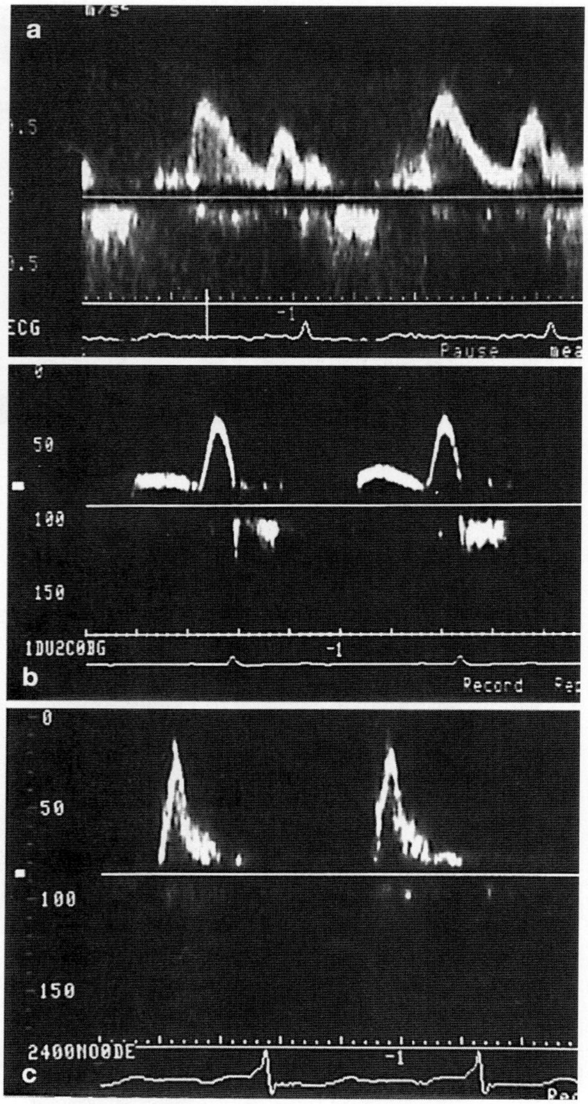


**Abb. 30-9a–c.** Dopplerechokardiographische Registrierungen der Flußgeschwindigkeiten über der Mitralklappe. Die Registrierung erfolgte jeweils im apikalen 4-Kammer-Blick. Sämtliche Messungen erfolgten im Sinusrhythmus. **a** Normalbefund: Die E-Welle ist größer als die A-Welle. Nach Erreichen der Spitzenflußgeschwindigkeit kommt es zu einem raschen Abfall des frühdiastolischen Einstroms. **b** Relaxationsstörung: Die Spitzengeschwindigkeit der A-Welle ist gesteigert, die der E-Welle vermindert. Die E-Welle ist daher kleiner als die A-Welle. Durch die verzögerte Relaxation kommt es zu einer Verbreiterung der E-Welle. **c** Muster einer restriktiven oder konstriktiven Störung: Bei erhaltenem Sinusrhythmus ist wegen der erniedrigten Compliance keine A-Welle nachweisbar. Die E-Welle ist normal. Bei den gezeigten Registrierungen handelt es sich um typische Beispiele. Durch Veränderungen der Vorlast kann es zu Pseudonormalisierungen der A-Welle kommen (bei Relaxationsstörungen). Beim Vorliegen eines Mitralvitiums oder Auftreten eines Vorhofflimmerns ist keine Beurteilung der diastolischen Eigenschaften des Ventrikels mehr möglich. Vorlast-, Nachlast- und Herzfrequenzänderungen können ihre Sensitivität ebenfalls einschränken

on durch Bestimmung von Auswurffraktion und Schlagvolumen. Regionale Kontraktionsstörungen, z. B. Aneurysmata bei koronarer Herzkrankheit, sind von globalen Kontraktionsstörungen, z. B. bei der dilatativen Kardiomyopathie, abgrenzbar. Eine begleitende Mitralinsuffizienz bei höhergradig dilatiertem linken Ventrikel oder ischämisch geschädigten Papillarmuskeln kann angiographisch semiquantifiziert werden.

Im Herzkatheterlabor können außerdem akute medikamentöse Effekte überprüft werden. Wichtig ist, zwischen einer reversiblen oder fixierten pulmonalen Hypertonie durch die Gabe von Glyceroltrinitrat oder Sauerstoff zu unterscheiden.

### 30.6.9 Myokardbiopsie

Die Myokardbiopsie stellt kein Routineverfahren in der Diagnostik der Herzinsuffizienz dar. Bei akut aufgetretener Herzinsuffizienz mit Dilatation und ausgeprägter Pumpfunktionsstörung des linken Ventrikels sowie dem Auftreten von Entzündungszeichen kann mit begrenzter Sensitivität histologisch eine akute Myokarditis nachweisbar sein. In der Diagnostik der Biopsie bei Myokarditis erlauben mittlerweile aufwendigere Untersuchungen mit einer höheren Sensitivität den Nachweis von Virus-DNA durch die Polymerasekettenreaktion oder die In-situ-Hybridisierung.

Außerdem ist die Myokardbiopsie in der Diagnosesicherung sekundärer Kardiomyopathien und von infiltrativen Prozessen sinnvoll. Hierzu zählen die kardiale Amyloidose, die Sarkoidose, M. Fabry, hypereosinophiles Syndrom, Endocarditis fibroplastica (Löffler), Fibroelastose, Kollagenosen, Hämochromatosen, Kearns-Sayre-Syndrom, Toxoplasmose. In Ausnahmefällen können auch kardiale Tumoren wie Sarkome oder Lymphome punktiert werden. Bei positivem Befund kann evtl. eine Pericarditis constrictiva gegenüber einer restriktiven Kardiomyopathie abgegrenzt werden. Eine weitere Domäne der Myokardbiopsie ist die Diagnostik der Abstoßungsreaktion bei Patienten nach einer Herztransplantation.

### 30.6.10 Computertomographie

Da die Computertomographie wenig zur Früherkennung der Herzinsuffizienz beiträgt, handelt es sich bei ihr nicht um ein Standardverfahren in der Diagnostik der Herzinsuffizienz. In fortgeschrittenen Stadien sind alle konventionell röntgenologisch faßbaren Muster einer Herzinsuffizienz auch computertomographisch erfaßbar. Eine eindrucksvolle Dilatation des Sinus coronarius kann sich bei der Rechtsherzinsuffizienz finden (Abb. 30-10).

Der Informationswert liegt primär im Nachweis bzw. Ausschluß perikardialer oder parakardialer Prozesse, die eine diastolische Funktionsstörung bewirken können (z. B. Pericarditis constrictiva, parakardiale Raumforderungen). Anhand der CT-Morphologie des Herzens sowie aus dem Vergleich der Dichtewerte des Myokards und des Blutes kann eine weitere differentialdiagnostische Eingrenzung primärer oder sekundärer Kardiomyopathien erfolgen. Intrakavitäre Prozesse, z. B.

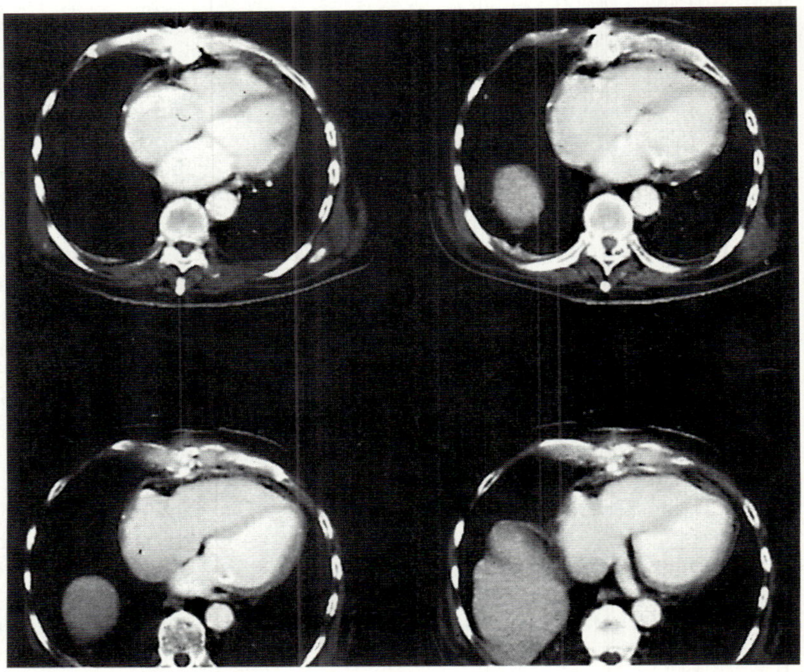

**Abb. 30-10.** Thorakale CT-Schnittbilder bei einem Patienten mit dilatativer Kardiomyopathie. Es ist eine Dilatation aller Herzhöhlen zu erkennen. Der Sinus coronarius ist als Ausdruck einer Rechtsherzinsuffizienz deutlich erweitert

Thromben oder Tumoren, können ab ca. 10 mm Durchmesser identifiziert werden. Fehlende Abgrenzbarkeit der posterolateralen linksventrikulären Wand, verbunden mit einem schmalen Septum interventrikulare, sind hinweisend auf eine myokardiale Atrophie bzw. Fibrose.

Die ultraschnelle Computertomographie ist als funktionelle Untersuchungsmethode (durch die Möglichkeit der Bestimmung der linksventrikulären Muskelmasse sowie der Quantifizierbarkeit von regionalen und globalen Wanddickenänderungen einschließlich der Volumina) der konventionellen Computertomographie überlegen. Kontrastmitteluntersuchungen erlauben die Darstellung von intraventrikulären Thromben und deren Ausdehnung.

### 30.6.11 Magnetresonanztomographie (MRT)

Die magnetresonanztomographische Untersuchung erlaubt auch ohne Kontrastmittelapplikation die Bestimmung funktioneller Parameter. Ein besonderer Vorteil des ultraschnellen CT und der MRT liegt in der Bestimmung der linksventrikulären Muskelmasse sowie der Messung der Wanddickenänderungen global und regional während des Herzzyklus. Hierbei kann zwischen diastolischen und systolischen Funktionsveränderungen des linksventrikulären Myokards differenziert werden.

Regionale Einschränkungen der Wanddickenänderungen sind hinweisend auf das Vorliegen einer regionalen Ischämie bzw. eines nicht transmuralen Infarkts. Es scheint, daß auch tumoröse, das Myokard infiltrierende Prozesse kernspintomographisch besser als computertomographisch abgrenzbar sind. Möglicherweise wird die i.v.-Kontrastmittelapplikation von Gadoliniumdiethylentriaminpentaessigsäure (Gd-DTPA) die diagnostische Sicherheit diesbezüglich in Zukunft erhöhen.

### 30.6.12 Nuklearmedizinische Verfahren

Die Mehrzahl der Verfahren der kardiovaskulären Nuklearmedizin sind Ausweichverfahren. Sie können sich zur individuellen Erfassung der Medikamentenwirkung auf das insuffiziente Herz eignen. Nachdem die Ergebnisse einzelner Verfahren allerdings nicht kongruent sind, ist die Zahl gesicherter Indikationen gering. Die Erkennung und Diagnostik einer Herzinsuffizienz kann in der Regel besser mit anderen Verfahren geleistet werden.

Die Radionuklidventrikulographie zur funktionellen Beurteilung der Pumpfunktion unter Medikation kann auch Funktionsänderungen des rechten Ventrikels erfassen.

Bestimmt werden können:

- Auswurffraktion bei Patienten ohne schwerere linksventrikuläre Dysfunktion und ohne valvuläre Regurgitation,
- absolute Ventrikelvolumina zur Unterscheidung von Medikamentenwirkungen auf die Inotropie und auf Lastbedingungen,
- Volumina und Auswurffraktion zur nichtinvasiven Messung von linksventrikulärem Schlag- und Herzminutenvolumen.

Die Radionuklidventrikulographie ist heute praktisch durch die Echokardiographie ersetzt worden.

Myokardszintigraphische Untersuchungen mit $^{201}$Thallium- oder $^{99}$Technetiumisonitril können fakultativ in der Diagnostik einer ischämisch bedingten Herzinsuffizienz eingesetzt werden. Hierbei ist es möglich, Zonen myokardialer Minderperfusion zu erkennen. Bei florider Myokarditis kann ein sogenanntes gesprenkeltes Anreicherungsmuster faßbar sein. Bei Vorliegen eines kontraktionsarmen und freien Myokardareals kann die Thallium-Myokardszintigraphie insbesondere unter Verwendung einer Zweitinjektion nach Belastungs- und Ruheuntersuchungen Hinweise auf das Vorliegen von noch vitalem, aber funktionslosem Myokard geben. Hier wäre durch revaskularisierende Maßnahmen eine Besserung einer Herzinsuffizienz möglich.

In der Unterscheidung von vitalem oder kontraktionslosem Myokard und avitalem Narbengewebe bei der Differentialdiagnostik der ischämischen Kardiomyopathie scheint die Positronen-Emissionstomographie die größere Wertigkeit zu besitzen. Da es sich allerdings um ein experimentelles und aufwendiges Verfahren handelt, ist dieses bisher nur in wenigen Zentren verfügbar.

### 30.6.13 Neuere hämodynamische Monitoringverfahren

Bei der chronischen Herzinsuffizienz ist wenig über hämodynamische Veränderungen bei alltäglichen Belastungen bekannt. Dies war ein Grund zur Entwicklung von schrittmacherähnlichen Biosensoren mit im rechten Ventrikel liegenden Druckaufnehmersonden, mit denen man die diastolischen Drücke in der A. pulmonalis sowie die rechtsventrikuläre Druckanstiegsgeschwindigkeit (+dP/dt) messen kann. Diese Druckaufnehmer werden implantiert und zeichnen kontinuierlich die Drücke und deren Veränderungen während alltäglicher Belastungen auf (Reynolds et al. 1995).

Außerdem wurde ein Biosensor entwickelt, der kontinuierlich die $O_2$-Sättigung im rechten Ventrikel und die gemischt-venöse Sättigung in der Pulmonalarterie registriert. In den vorliegenden Studien (Reynolds et al. 1995; Ohlsson et al. 1995) zeigte sich, daß diese Methode sensitiv genug ist, um Anstiege der linksventrikulären Füllungsdrücke und Abfälle der $O_2$-Sättigung in der pulmonalen Strombahn zu messen.

Mittlerweile findet sich ein neues hämodynamisches Monitorsystem in der Erprobung, das in der Lage ist, den systolischen und diastolischen Pulmonalisdruck zu messen. Das Aggregat hat die Größe eines Schrittma-

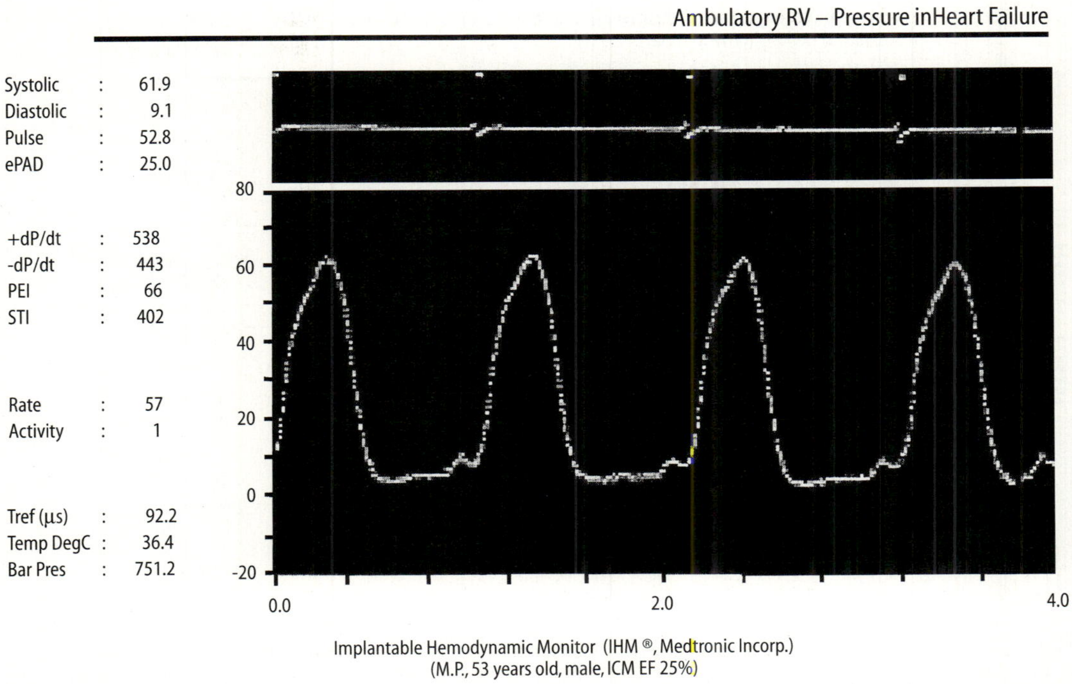


**Abb. 30-11.** Ambulante computergestützte Erhebung des rechtsventrikulären Druckes durch einen implantierbaren hämodynamischen Monitor (IHM, Medtronic Incorporation). Die Implantation geschieht wie bei einem Schrittmacher. Eine rechtsventrikuläre Sonde mit Druckmeßzelle wird im rechten Ventrikel plaziert und mit dem subcutan implantierten Monitoraggregat, das von der Größe her einem Schrittmacher gleicht, verbunden. Die Daten können über einen Telemetriekopf perkutan abgefragt werden. Die Aufzeichnungen können über denselben Kopf modifiziert werden. (Nach Cremet, Stäblein u. Böhm 1999, nicht publiziert)

chers. Über Computerspeicherung können die hämodynamischen Werte innerhalb der letzten Wochen abgerufen werden. Diese Werte können in Form von Kurven und absoluten Zahlen über die Zeit gespeichert werden (Abb. 30-11).

Errechnet werden außerdem die Druckanstiegsgeschwindigkeiten im rechten Ventrikel sowie ein enddiastolischer Druck, der dem Füllungsdruck des linken Ventrikels entspricht. Die Möglichkeit hochauflösend hämodynamische Daten abzufragen, erlaubt die hämodynamische Messung akuter Änderungen der Herzauswurfleistung, des Herzrhythmus oder des peripheren Widerstandes.

Abbildung 30-12 gibt ein Beispiel wieder. Es handelt sich um einen 53jährigen Patienten mit ischämischer Kardiomyopathie, der beim Sehen eines Filmes (positive emotionale Beanspruchung) in ein Vorhofflimmern geriet. Die systolischen Pulmonalisdrücke gemessen am systolischen rechtsventrikulären Spitzendruck stiegen bis auf 130 mmHg während der Tachyarrhythmie an. Nach Rückkehr in den Sinusrhythmus gingen die Drükke zurück.

Diese Verfahren erlauben wichtige Aufschlüsse über die hämodynamischen Folgen von körperlichen und psychischen Belastungen. Eine medikamentöse Therapie kann auf die individuellen Lebensumstände des Patienten Einfluß nehmen. Diese Untersuchungen können wichtige Hinweise auf Situationen geben, die den Patienten mit Herzinsuffizienz gefährden.

Darüber hinaus kann man die hämodynamischen Effekte einer medikamentösen Therapie kontinuierlich überwachen. Es wird sich zeigen, ob diese Verfahren geeignet sind, einen praktischen Stellenwert in der Therapie und der Überwachung bei chronischer Herzinsuffizienz zu erlangen. Zur Zeit müssen sie als experimentelle aber vielversprechende Verfahren beurteilt werden.

### 30.6.14
### Belastungsuntersuchungen

Eine Einschränkung der Belastbarkeit ist charakteristisch, aber nicht spezifisch für die Herzinsuffizienz. Die Ergometrie eignet sich zur Einschätzung des Schweregrades und zur Einschätzung des Therapieerfolges. Die Spiroergometrie erlaubt die Messung der $O_2$-Aufnahme während der Belastung.

### 30.6.15
### Fazit der Diagnostik

**!** Die Prognose der Herzinsuffizienz ist insbesondere dann relativ günstig, wenn die Grundkrankheit zu einem

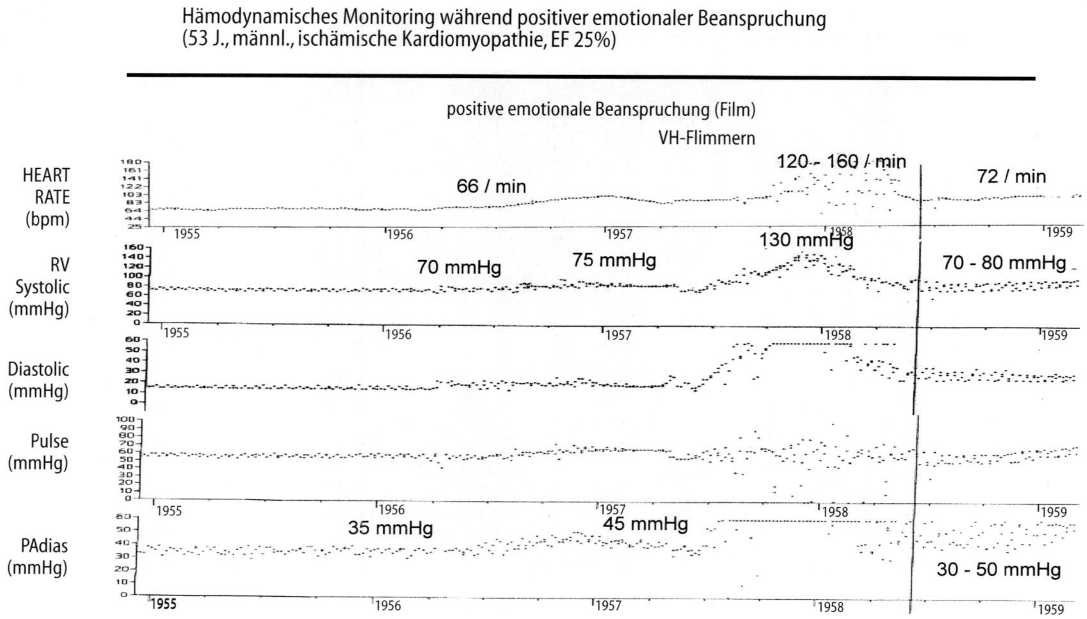


**Abb. 30-12.** Verlauf der Herzfrequenz des rechtsventrikulären systolischen und diastolischen Druckes der Blutdruckamplitude und des errechneten diastolischen Druckes durch einen ambulanten implantierbaren hämodynamischen Monitor (IHM, Medtronic Incorporation). Während des Sehens eines Filmes tritt akut Vorhofflimmern mit Frequenzen von 120–160 pro min auf. Hierunter steigt der systolische und diastolische RV-Druck sowie der diastolische Druck. Nach Rückkehr in den Sinusrhythmus normalisieren sich die Drucke wieder. Es handelt sich um einen Patienten mit ischämischer Kardiomyopathie und pulmonaler Hypertonie. (Nach Stäblein u. Böhm 1999, unveröffentlicht)

möglichst frühen Zeitpunkt erkannt, differentialdiagnostisch abgegrenzt und kausaltherapeutisch angegangen wird. Dementsprechend sind die Differentialdiagnose extrakardialer Ursachen einer chronischen Herzinsuffizienz sowie das Vorliegen von Vitien oder perikardialen Prozessen besonders wichtig.

Weitere Konsequenz im Verlauf einer Differentialtherapie ist das Erkennen und Überwachen von Folgen, die durch Kompensations- bzw. Dekompensationsmechanismen entstehen. Der Einsatz von in diesen Circulus vitiosus eingreifenden Substanzen ist in der Therapie der Herzinsuffizienz etabliert, und nur eine eingehende Differentialdiagnostik kann den Therapieeffekt überwachen und den behandelnden Kardiologen rechtzeitig auf die Notwendigkeit eines Therapiewechsels hinweisen.

# Kapitel 31

# Therapie der chronischen Herzinsuffizienz

31

M. Böhm, E. Erdmann

## 31.1 Therapieprinzipien

### 31.1.1 Allgemeine Maßnahmen und Kausaltherapie

Die Sichtweise der Pathophysiologie und damit die Therapie der Herzinsuffizienz haben sich in den letzten 30 Jahren deutlich verändert. Die Framingham-Studie belegte, daß die häufigste Ursache der chronischen Herzinsuffizienz die chronische Drucküberlastung des Herzens bei arterieller Hypertonie ist.

Auch Klappenerkrankungen, insbesondere die Mitralstenose, spielten vor etwa 40 Jahren eine bedeutendere Rolle. Die Herzinsuffizienz wurde als eine langsam fortschreitende Erkrankung angesehen, die über viele Jahre kompensiert bleibt. Das medizinisch zu lösende Hauptproblem war die Flüssigkeitsretention. Ihm wurde mit der Einführung von Diuretika begegnet.

In den in letzter Zeit durchgeführten Interventionsstudien ist die linksventrikuläre Dysfunktion als Folge einer koronaren Herzerkrankung nach abgelaufenen Myokardinfarkten die häufigste Ursache der chronischen Herzinsuffizienz. Diese Form der Herzinsuffizienz kann sich rasch nach dem Verlust einer kritischen Masse von Herzmuskulatur entwickeln. Verbleibende Myokardischämien spielen eine weitere, therapeutisch beeinflußbare wichtige Rolle, die zur linksventrikulären Dysfunktion beiträgt.

Bei dieser Form der Herzerkrankung ist das medizinische Hauptproblem die Besserung der Belastbarkeit aber v. a. auch die Verminderung der kardiovaskulären Morbidität und Mortalität. Ob sich in den letzten Jahren tatsächlich ein Wandel in der Häufigkeit der Ursachen der Herzinsuffizienz abgespielt hat, ist unklar. Bei der Framingham-Studie, in der die Hypertonie die häufigste Ursache der Herzinsuffizienz war, handelte es sich um eine epidemiologische Studie, in die prospektiv eine gesamte Bevölkerungsgruppe eingeschlossen wurde.

Bei den Interventionsstudien werden Patienten mit Herzinsuffizienz innerhalb bestimmter Altersgrenzen (z.B. V-Heft II, 18–75 Jahre) und unter Berücksichtigung exakter Ein- und Ausschlußkriterien untersucht. Daher kann aufgrund der Häufigkeitsverteilung in diesen Studien nicht auf die in einem normalen Bevölkerungsquerschnitt geschlossen werden.

Die Beseitigung zugrundeliegender Ursachen der Herzinsuffizienz ist Basis für eine effektive Therapie. Sie umfaßt insbesondere die rasche Korrektur von strukturellen Veränderungen wie die Operation kongenitaler und erworbener Vitien. Gelegentlich kann bei einem abgelaufenen Myokardinfarkt mit dem Vorliegen eines großen Aneurysmas durch eine Aneurysmektomie die Auswurffunktion und damit das Syndrom der Herzinsuffizienz günstig beeinflußt werden.

Zu den medikamentös behebbaren Ursachen zählt die genaue Einstellung der arteriellen Hypertonie sowie die medikamentöse oder kardiologisch-interventionelle Therapie vorliegender Herzrhythmusstörungen. Bei einer Hyperthyreose muß diese selbstverständlich medikamentös in eine euthyreote Stoffwechsellage überführt werden. Bei Vorliegen einer eingeschränkten Pumpfunktion und einer Herzinsuffizienz ist nach weiteren auslösenden Ursachen einer klinischen Dekompensation zu fahnden. Hierzu zählen wiederum Arrhythmien, rezidivierende Lungenembolien und auch Infektionen.

Bei einer Herzinsuffizienz gilt es, neben einer adäquaten medikamentösen Therapie die Herzauswurfleistung zu stabilisieren. Im Wesentlichen kann hier neben der Therapie mit Medikamenten durch Allgemeinmaßnahmen unterstützend eingegriffen werden. Eine Reduktion der Arbeitslast des Herzens kann durch die Vermeidung von physischer und emotionaler Überlastung erreicht werden.

Obwohl es Hinweise gibt, daß eine kontrollierte Bewegungstherapie bei Herzinsuffizienz günstig sein kann, sollte dem Patienten empfohlen werden, sportliche Tätigkeiten und schwere körperliche Arbeit zu vermeiden. Bei höhergradiger Herzinsuffizienz sind Ruheperioden während des Tages sinnvoll, bei hochgradiger Herzinsuffizienz kann eine weitgehende Bettruhe notwendig werden. Körperliche Belastungen sollten unter Kontrolle erfolgen. In diesem Zusammenhang ist wichtig, daß ggf. das Körpergewicht durch diätetische Maßnahmen auf normale Werte eingestellt wird.

Ein Leitsymptom der Herzinsuffizienz ist eine Natrium- und Wasserretention, die durch die Aktivierung neurohumoraler Kompensationsmechanismen bedingt ist (Anand et al. 1989). Diese Natrium- und Wasserretention führt häufig zu einer Zunahme der Dyspnoe, die eher durch die Überwässerung und weniger durch die verminderte Herzauswurfleistung hervorgerufen wird (Rückwärtsversagen). Dementsprechend sollte die Natriumaufnahme nur kontrolliert erfolgen.

Eine Minderung der Natriumzufuhr kann zunächst durch ein Verbot des Zusalzens erreicht werden. Später sollte das Salzen von Speisen und Getränken zumindest eingeschränkt werden. Eine strenge Natriumdiät bis 1 g/Tag wäre sinnvoll, ist bei einer ausreichenden Ernährung aber wohl kaum durchführbar.

Außerdem müssen die Ursachen der zugrundeliegenden Erkrankung so gut es geht eliminiert werden. Dementsprechend ist ein Patient selbstverständlich darauf hinzuweisen, daß der Nikotingenuß einzustellen ist. Die Blutfettwerte sollten zunächst diätetisch, bei Ineffektivität allerdings auch medikamentös normalisiert werden. Eine Alkoholkarenz ist zwingend einzuhalten.

### 31.1.2 Therapieziele

Jede klinisch manifeste Verlaufsform einer Herzinsuffizienz ist therapiepflichtig. Da das Auftreten von Herzinsuffizienzsymptomen eine deutliche Beeinträchtigung der Lebensqualität für den Patienten darstellt, ist ein Ziel der Therapie, diese Symptome zu reduzieren. Das Syndrom Herzinsuffzienz nach der WHO-Definition stellt eine inadäquate Herzauswurfleistung infolge einer myokardialen Funktionsstörung dar. Es richten sich die therapeutischen Bemühungen ganz wesentlich auf eine Reduktion der Symptomatik und auf eine Verlängerung der Überlebenszeit.

Zusammenfassend lauten die Therapieziele bei chronischer Herzinsuffizienz:

- verbesserte Hämodynamik (auch bei Belastung),
- verbesserte Belastungsfähigkeit (submaximal/maximal),
- verbesserte Lebensqualität,
- Abnahme von Herzrhythmusstörungen,
- Reduktion der Sterblichkeit.

Es muß also ein therapeutisches Ziel sein, die Hämodynamik bei Belastung zu verbessern, und so im täglichen Leben eine größere Belastungstoleranz zu erzeugen. Diese kann ergospirometrisch durch die $O_2$-Aufnahme objektiviert werden. Aus dieser verbesserten Belastungsfähigkeit resultiert bei einer adäquat durchgeführten Therapie eine höhere Lebensqualität.

Die unterschiedlichen therapeutischen Maßnahmen richten sich im wesentlichen nach dem Schweregrad der klinischen Symptomatik.

Die Einteilung der New York Heart Association (NYHA-Klassifikation; s. Abschn 30.5) hat sich zur Abschätzung des Schweregrades des Syndroms Herzinsuffizienz bewährt. Neben einer Verbesserung der Symptomatik zeichnet sich die chronische Herzinsuffizienz durch eine ausgesprochen schlechte Prognose aus (Di Bianco et al. 1989; Rector et al. 1987), die eng mit dem klinischen Stadium (NYHA-Klassifikation) korreliert (Abb. 31-1).

Die Fünfjahresletalität steigt vom Stadium NYHA I–II bis zum Stadium NYHA III–IV auf das 3- bis 4fache an (Abb. 31-1). Demensprechend ist eine Reduktion der Letalität ein wesentliches Therapieziel.

Eine Verbesserung der Lebensqualität durch eine günstige Beeinflussung der Hämodynamik wird von verschiedenen Therapieregimen in unterschiedlicher Weise geleistet. Die optimale Therapie der Herzinsuffizienz sollte die Lebensqualität erhöhen und zu einer Verlängerung der Lebensdauer führen. Andererseits könnte zwar die Lebensqualität kurzfristig gebessert sein, die Lebensdauer allerdings nicht verlängert oder sogar verkürzt werden (Abb. 31-2).

Hieraus ergibt sich, daß heutzutage eine optimale medikamentöse Therapie der chronischen Herzinsuffizienz nur über große Studien, die sowohl die Lebensqualität und Hämodynamik als auch die Sterblichkeit untersuchen, evaluiert werden kann. Nur Therapieregimes, die in großen Studien eine Verbesserung aller Parameter gezeigt haben, eignen sich für eine Behandlung der Herzinsuffizienz (Packer 1987a, 1989a).

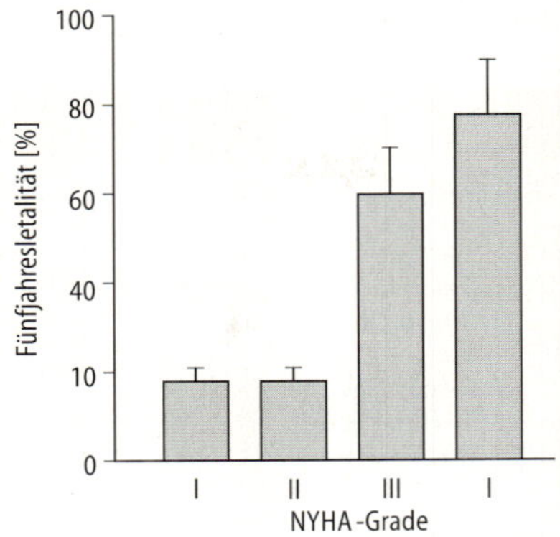


**Abb. 31-1.** Fünfjahressterblichkeit der chronischen Herzinsuffizienz in Abhängigkeit vom klinischen Schweregrad (NYHA I–IV)

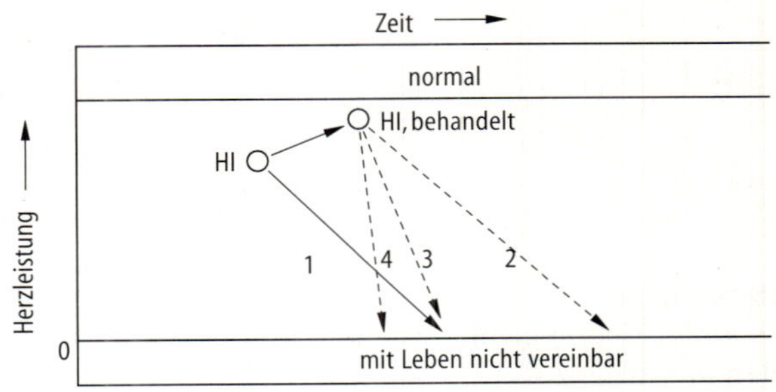


**Abb. 31-2.** Mögliche Beeinflussung der Lebensqualität und Lebensdauer durch verschiedene Therapieregimes in Abhängigkeit von der Herzleistung. *1* natürlicher Verlauf der Herzinsuffizienz (*HI*); *2* Lebensqualität verbessert, Lebensdauer verlängert; *3* Lebensqualität kurzfristig verbessert, Lebensdauer nicht verlängert; *4* Lebensqualität kurzfristig verbessert, Lebensdauer verkürzt

Folgende Endpunkte sollten in Studien bei der Einführung und Erprobung einer Herzinsuffizienztherapie berücksichtigt werden (Packer 1987b):

- *Symptome:*
  - Flüssigkeitsretention,
  - Hospitalisierungshäufigkeit,
  - Arrhythmien.
- *Linksventrikuläre Funktion:*
  - invasiv,
  - nichtinvasiv.
- *Belastbarkeit;*
- *Überlebenszeit.*

Neben einer Kausaltherapie und den allgemeinen Maßnahmen stützt sich die Therapie der Herzinsuffizienz ganz wesentlich auf die medikamentöse Kombinationstherapie (Burkart et al. 1993). Wichtig ist, daß sich die Therapie nach dem Schweregrad der Herzinsuffizienz richten (Tabelle 31-1) und sich in Abhängigkeit davon sinnvoll mit Allgemeinmaßnahmen oder auch intensivmedizinischen Maßnahmen ergänzen muß.

**Tabelle 31-1** Therapieplan bei unterschiedlichen Schweregraden der Herzinsuffizienz

| Erscheinungsform | Therapieansatz |
|---|---|
| Asymptomatisch | • Risikofaktorreduktion<br>– Gewicht<br>– Nikotin<br>– Blutfette<br>– Blutdruck<br>– Blutzucker<br>– Körperliche Inaktivität<br>• ACE-Hemmstoffe<br>– post Myokardinfarkt<br>– Insuffizienzvitien |
| Symptomatisch | • Vermeidung körperlicher Überlastungen<br>• Einschränkung der Natriumaufnahme<br>• Pharmakotherapie, ggf. Kombinationstherapie<br>– Diuretika, Digitalis<br>– ACE-Hemmstoffe<br>– $\beta$-Rezeptorenblocker |
| Therapierefraktär | • inotrope Substanzen<br>– Katecholamine<br>– PDE-Hemmstoffe<br>• Kreislaufunterstützungssystem<br>• Herztransplantation |

#### Therapieplan

Es ergibt sich folgender Therapieplan bei chronischer Herzinsuffizienz:

- *Kausaltherapie (Behandlung des Grundleidens):*
  - Hypertonieeinstellung,
  - Therapie der koronaren Herzkrankheit,
  - Korrektur von Herzklappenvitien.
- *Allgemeine Maßnahmen:*
  - Alkoholkarenz,
  - Gewichtsreduktion,
  - Begrenzung der Natriumaufnahme,
  - Vermeidung von körperlicher Überanstrengung.
- *Medikamentöse Therapie.*
- *Invasiv/operative Behandlung:*
  - Kreislaufunterstützungssysteme,
  - Herztransplantation.

#### Medikamentöse Therapieoptimierung

Medikamentös kann das Herz durch Diuretika und Vasodilatanzien entlastet werden. Eine Steigerung der Kontraktilität aber auch eine Entlastung ist durch Herzglykoside möglich. Eine Verlängerung der diastolischen Füllungszeit durch eine Bradykardisierung wird durch Herzglykoside und β-Rezeptorenblocker erreicht. Neuere pathophysiologische Untersuchungen haben zur Erkenntnis geführt, daß eine Therapie mit Substanzen, die die Gegenregulationsmechanismen beeinflussen können, sinnvoll erscheint (s. unten: Übersicht).

Im folgenden werden die einzelnen medikamentösen Therapieformen unter Berücksichtigung der günstigen, aber auch der ungünstigen Wirkungen auf die Zielparameter einer chronischen Herzinsuffizienz diskutiert.

**Medikamentöse Therapie der chronischen Herzinsuffizienz**

- Senkung der Vor- und Nachlast
  - Diuretika
  - Vasodilatanzien (ACE-Inhibitoren)
- Steigerung der Kontraktilität
  - Digitalis
- Verlängerung der diastolischen Füllungszeit
  - Digitalis
  - β-Adrenozeptorenblocker
  - Verapamil, Diltiazem
- Hemmung von Gegenregulationsmechanismen
  - ACE-Hemmer
  - Digitalis
  - β-Adrenozeptorenblocker
  - Aldosteronantagonisten
  - $AT_1$-Rezeptor-(Angiotensin-II)-Antagonisten

## 31.2 Therapie mit Herzglykosiden

Die als Herzglykoside bezeichneten Substanzen steigern die Kontraktionskraft und Kontraktionsgeschwindigkeit des gesunden und insuffizienten Herzens. Für die Therapie der Herzinsuffizienz werden die Digitalisglykoside (Digoxin, Digitoxin) und einige Scillaglykoside (Proscillarin, Meproscillarin) eingesetzt. !

Herzglykoside wurden ursprünglich in Pflanzen gefunden und aus ihnen isoliert. So kommen Digoxin und Digitoxin in Digitalis lanata bzw. purpurea (Fingerhut) vor, Strophanthin in Strophanthus kombè (k-Strophanthin) und Strophanthus gratus (g-Strophanthin) und Scillaglykoside in Scilla maritima (Meerzwiebel).

Kardioaktive Steroide mit positiv-inotroper Wirkung wurden allerdings auch aus Maiglöckchen (Concallaria majalis), Adonis vernalis (Frühlingsadonisröschen) und aus einigen Krötengiften isoliert.

Unter den am meisten verordneten Herzglykosiden befinden sich in der Bundesrepublik im Gegensatz zu anderen Ländern halbsynthetische Glykoside (β-Acetyldigoxin, β-Methyldigoxin, α-Acetyldigoxin etc.). Bei diesen sind am Zuckerrest Acetylierungen bzw. Methylierungen durchgeführt worden, um die Resorption zu verbessern. Die Acetylgruppen werden in der Dünndarmschleimhaut vollständig, die Methylgruppen weitgehend abgebaut.

### Chemische Struktur

Allen Herzglykosiden ist das Cyclopentanoperhydrophenanthrengerüst in bestimmter sterischer Anordnung gemeinsam. Dabei sind die Ringe A und B in Cis-, die Ringe B und C in Trans- und die Ringe C und D wieder in Cisstellung miteinander verbunden. Diese Verknüpfung unterscheidet sie von den Kortikoiden. Das g-Strophanthin (Ouabain) enthält in 3-Stellung nur 1 glykosidisch verbundenen Zucker (Rhamnose, Abb. 31-3).

Der 17-Laktonring ist für die kardiale Wirksamkeit unerläßlich. Er muß ungesättigt sein, andernfalls nimmt

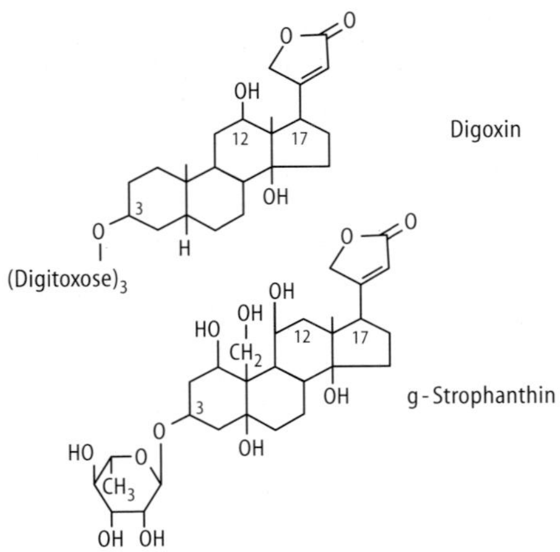


**Abb. 31-3.** Strukturformeln von Digoxin und G-Strophanthin. Digitoxin unterscheidet sich vom Digoxin nur durch die fehlende OH-Gruppe in Position 12

die Wirksamkeit des Herzglykosids ab. Die Cardenolide (Digitalis und Strophantin) weisen einen 5gliedrigen Laktonring auf, die Bufadienolide (Scillaglykoside und Krötengifte) einen 6gliedrigen. Nach Abspaltung der Zuckerreste erhält man Aglykone (Genine), deren kardiale Wirksamkeit gering ist.

### 31.2.1 Wirkmechanismus

Die Erhöhung der intrazellulären Kalziumkonzentrationen ist ein wichtiger Mechanismus, mit dem die Kontraktionskraft des Herzens stimuliert wird. Herzglykoside werden mit hoher Affinität von einem zellmembranintegrierten Rezeptor gebunden. An isolierter menschlicher Herzmuskulatur ist unter optimalen Bedingungen die Hälfte der Glykosidrezeptoren bereits bei einer Digoxinkonzentration von ca. 2 nmol/l (ca. 2 ng/ml) besetzt. Pro $m^2 \cdot 10^{-6}$ Zelloberfläche gibt es ca. 1000 solcher Herzglykosidrezeptoren, die einen Teil der $Na^+/K^+$-ATPase darstellen und auf der Außenseite der Membran lokalisiert sind (Erdmann et al. 1985b).

Die $Na^+/K^+$-ATPase wurde als Enzym 1957 von J.C. Skou entdeckt. Sie ist für den Auswärtsstrom von Natrium und den Einwärtsstrom von Kalium verantwortlich. Die dazu notwendige Energie wird aus der Spaltung von ATP auf der Membraninnenseite gewonnen (Abb. 31-4). Damit ist die $Na^+/K^+$-ATPase das biochemische Äquivalent der Natrium-Kalium-Pumpe der Zelle. Außer der spezifischen Hemmung des Enzyms konnte keine andere Digitaliswirkung an isolierten Bestandteilen in pharmakologisch wirksamen Konzentrationen überzeugend nachgewiesen werden (Akera u. Brody 1978).

Durch die Hemmung der $Na^+/K^+$-ATPase (Abb. 31-5), von der nur ein Teil der Enzymmoleküle betroffen ist, kommt es zu einer Zunahme der intrazellulären Natriumkonzentration, die allerdings bei nicht toxischen Glykosidkonzentrationen nur sehr diskret ist. Messungen mit natriumsensitiven intrazellulären Elektroden haben gezeigt, daß die intrazelluläre Natriumkonzentration der Herzmuskelzelle etwa linear mit der Kontraktionskraftzunahme ansteigt (von 7–8 mmol/l auf 10–12 mmol/l $Na^+$; Lee et al. 1980).

Die Zunahme der intrazellulären Natriumaktivität führt über den Natrium-Kalzium-Gegentransportmechanismus der Zellmembran zu einer erhöhten intrazellulären Kalziumionenkonzentration (Scholz 1986). Wahrscheinlich ist die zumindest partielle Hemmung der $Na^+/K^+$-ATPase kausal mit der Kontraktionskraftzunahme verknüpft. Die Bedeutung dieses Punktes liegt darin, daß damit nur ein fließender Übergang von der therapeutischen zur toxischen Glykosidwirkung vorstellbar ist, nicht aber ein grundsätzlicher Unterschied.

Wenn wenige (10–30%) der $Na^+/K^+$-ATPase-Moleküle ein Glykosidmolekül gebunden haben und dadurch gehemmt sind, nimmt die Kontraktionskraft zu. Wenn die intrazelluläre Natriumkonzentration durch übermäßige Inhibition der $Na^+/K^+$-ATPase (wahrscheinlich über 40–50%) stärker ansteigt, werden Rhythmusstörungen

**Abb. 31-4.** Schematische Darstellung des $Na^+/K^+$-ATPase-Systems, welches die Konzentrationsgradienten an der Herzmuskelzellmembran für Natrium und Kalium aufrecht erhält. Die *Zahlen* geben die jeweiligen intra- und extrazellulären Kationenkonzentrationen [mmol/l] an. Pro hydrolysiertem ATP werden 3 mol Natrium und 2 mol Kalium gegen den elektrischchemischen Gradienten transportiert

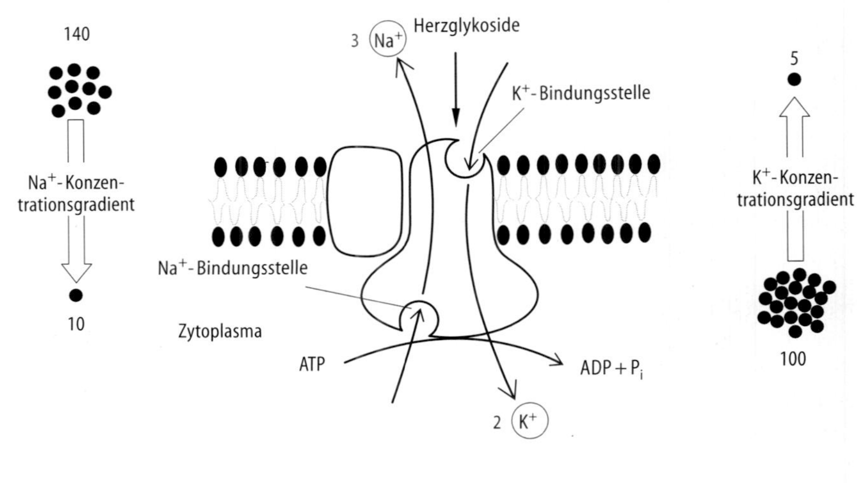

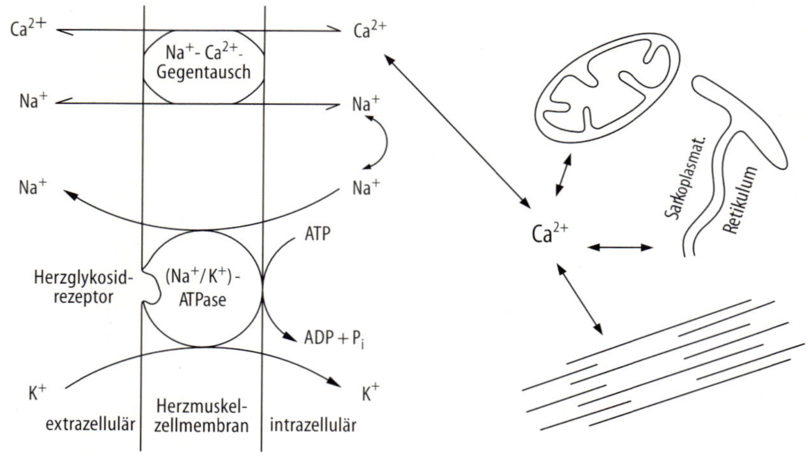


**Abb. 31-5.** Schematische Darstellung der postulierten Herzglykosidwirkung. Herzglykoside werden von $Na^+/K^+$-ATPase spezifisch gebunden. Durch die damit erfolgende Hemmung des Digitalis-Rezeptor-Systems steigt die intrazelluläre Natriumkonzentration zumindest kurzfristig an. Dies führt über den Natrium-Kalzium-Gegentransport zu einem Kalziuminflux, welcher direkt oder indirekt (über die kalziuminduzierte Kalziumfreisetzung) zu einer Zunahme der Kontraktionskraft führt

und sogar manchmal eine Kontraktur manifest. Hieraus wird außerdem ersichtlich, daß andere Pharmaka oder Zellschädigungen, die ebenfalls bzw. zusätzlich zu einer Zunahme der intrazellulären Natriumkonzentration führen, dann schon bei geringeren Glykosidkonzentrationen toxische Nebenwirkungen begünstigen oder hervorrufen können (Erdmann 1984).

## 31.2.2 Pharmakokinetik

Für die Therapie mit Herzglykosiden sind detaillierte Kenntnisse der pharmakokinetischen Eigenschaften der jeweiligen Herzglykoside unerläßlich, da bei Unkenntnis oder Nichtbeachtung insbesondere durch Kumulation und durch Interaktionen mit anderen Pharmaka schwerwiegende und lebensbedrohliche Nebenwirkungen auftreten können.

### Strophanthin

Bei oraler (sublingualer) Zufuhr von 8 mg g-Strophanthin werden maximale Plasmaspiegel von 0,1–0,8 ng/ml nach 4 h und weniger als 0,1 ng/ml nach 24 h gemessen. Die oralen Resorptionsquoten wurden übereinstimmend mit 0,5–5% bei gesunden Versuchspersonen angegeben (Greeff 1977). Bei dieser schlechten Bioverfügbarkeit und ihrer inakzeptablen, großen intraindividuellen Streuung eignet sich Strophanthin oral nicht für eine rationale Therapie der Herzinsuffizienz oder von Herzrhythmusstörungen.

Das Strophanthin spielt in der oralen Therapie der Herzinsuffizienz heutzutage keine Rolle mehr.

### Digoxin und Digoxinderivate

Digoxin wird je nach galenischer Zubereitungsform zwischen 50 und 80% resorbiert. Bei der alkoholischen Lösung liegt die Bioverfügbarkeit bei 80–100%. Interindividuelle Unterschiede der Resorption von Digoxin in Tablettenform zwischen 50 und 84% sind bekannt. Die Bioverfügbarkeit von β-Acetyldigoxin liegt in der Regel etwas höher (bei 80–85%) und die des β-Methyldigoxins wird mit 65–100% angegeben. Die höchsten Serumkonzentrationen werden im allgemeinen 30–60 min nach Tabletteneinnahme gemessen.

Das Gleichgewicht stellt sich erst nach 6–8 h ein. Bestimmungen der Blutspiegel vor dieser Zeit ergeben zu hohe und damit für Therapieentscheidungen meist irrelevante Werte. Digoxine werden zu ca. 10% in der Leber metabolisiert. Ein geringer Anteil von 6–7% unterliegt dem enterohepatischen Kreislauf. Therapeutische Digoxinspiegel liegen bei 0,7–1,5 ng/dl.

Bei einigen Menschen treten vermehrt die kardial fast inaktiven Dihydrodigoxine im Blut auf. Man nimmt an, daß diese Sättigung des Laktonrings im unteren Darmabschnitt durch Bakterien (Eubacterium lentum) geschieht. Bildung und Resorption der metabolischen Verbindung unterliegen großen Schwankungen. Patienten mit großem Digoxinbedarf (2–3 mg/Tag) und sehr hohen Dihydrodigoxinkonzentrationen im Serum sind beschrieben worden. Dies ist aber extrem selten.

Die Digoxine werden zu ca. 70% unverändert mit dem Urin ausgeschieden. Dabei entspricht die Digoxinclearance in etwa der Kreatininclearance. Dementsprechend ist die Digoxinausscheidung bei Diabetes insipidus ebenso wie bei forcierter Diurese normal, d. h. nicht gesteigert.

Bei der Hämodialyse oder der Peritonealdialyse ist die Elimination derartig gering, daß sie nicht berücksichtig zu werden braucht. Auch bei der kurzzeitig durchgeführten Hämoperfusion werden keine wesentlichen Mengen aus dem Körper entfernt, da im Blut ja nur ca. 1% des Körpergehaltes an Digoxin vorhanden ist. Die Halbwertszeiten im Körper für Digoxin liegen bei ca. 40–45 h, für β-Methyldigoxin bei ca. 55 h. β-Acetyldigoxin wird nach Resorption sofort und vollständig zu Digoxin metabolisiert, beim β-Methyldigoxin liegen im

Körper sowohl unveränderte Substanz (ca. 2/3) als auch Digoxin (ca. 1/3) vor.

**Digitoxin**
Digitoxin wird nach oraler Zufuhr nahezu vollständig resorbiert (ca. 97%). Es hat auch die geringste individuelle Streuung der Bioverfügbarkeitswerte. Da es sehr stark an Serumalbumin gebunden wird (ca. 96%), liegen deutlich höhere Blutspiegel vor (10–30 ng/ml) als bei Digoxinen, die nur ca. 20% Proteinbindung aufweisen. Die freien Digoxin- bzw. Digitoxinkonzentrationen im Serum sind jedoch bei den üblichen Herzglykosiddosierungen praktisch gleich.

Digitoxin kann im Körper zu ca. 50–75% der gegebenen Dosis metabolisiert werden. Dabei handelt es sich im wesentlichen um Abspaltungen der Digitoxosen. Aufgrund des ausgeprägten enterohepatischen Kreislaufs und der erheblichen fäkalen Elimination, die bei Niereninsuffizienz alternativ gesteigert sein kann, ist die Halbwertszeit (ca. 7–9 Tage) bei nierengesunden und bei urämischen Patienten gleich. Damit braucht man keine Dosisreduktion bei zunehmender Niereninsuffizienz vorzunehmen.

Bei Vergiftungen mit Digitoxin sind durch Hämoperfusion größere Mengen entfernt worden, während die Hämodialyse sowie die Peritonealdialyse unwirksam sind. Durch die Gabe von Cholestyramin läßt sich bei dem oben erwähnten erheblichen enterohepatischen Kreislauf des Digitoxins ebenfalls eine wirksame Reduktion des Körperbestandes erreichen. Auch bei einer Dauerbehandlung mit Digitoxin bei Patienten mit Leberfunktionsstörungen (Hepatitis, Zirrhose) kommt es selbst bei gleichzeitiger Niereninsuffizienz zu keiner Änderung der Eliminationskinetik.

### 31.2.3 Pharmakodynamik

! Im gesunden und im kranken (insuffizienten) Herzen wirken Herzglykoside positiv-inotrop, was an einer Zunahme der Druckanstiegsgeschwindigkeit im linken Ventrikel (bei gleichbleibender Frequenz) gemessen werden kann. Die Kontraktilitätszunahme erfolgt zeit- und konzentrationsabhängig und ist bestimmt durch die zunehmende Besetzung der Herzglykosidrezeptoren des Herzmuskels mit den Glykosidmolekülen.

Wenn mehr als etwa 40–50% der Rezeptoren ein Glykosidmolekül gebunden haben, treten in der Regel Rhythmusstörungen auf.

Die Kontraktionskraftzunahme des Herzmuskels führt bei insuffizienten Herzen zu einem erhöhten Schlagvolumen, einer Abnahme der zuvor erhöhten Füllungsdrücke und einer Abnahme des Ventrikelvolumens. Der vorher erhöhte Sympathikusantrieb mit peripherer Vasokonstriktion nimmt ab und der Gefäßwiderstand sinkt (s. auch Barozeptorwirkungen von Herzglykosiden). Diese Wirkungen führen zu einer Erniedrigung der Wandspannung des linken Ventrikels und dementsprechend zu einer Abnahme des myokardialen $O_2$-Verbrauchs trotz besserer Pumpleistung des Herzens.

Bei Gesunden bewirken Herzglykoside eine Zunahme des peripheren Widerstandes (aufgrund der direkten Gefäßwirkung) und dadurch eher eine Abnahme des Herzminutenvolumens trotz gesteigerter Kontraktiliät (Druckanstiegsgeschwindigkeit $dp/dt_{max}$) und trotz steigendem myokardialem $O_2$-Verbrauch.

**Negative Dromotropie**
Die zweite wesentliche Glykosidwirkung ist die Verzögerung der AV-Überleitung (negativ-dromotrope Wirkung). Diese Wirkung ist erwünscht beim tachysystolischen Vorhofflimmern oder beim Vorhofflattern. Bei der absoluten Tachyarrhythmie mit Vorhofflimmern reicht die oft nur sehr kurze Diastolendauer für eine adäquate Füllung des linken Ventrikels (insbesondere bei Herzinsuffizienz) nicht aus.

Die digitalisbedingte Abnahme der Kammerfrequenz mit Zunahme der diastolischen Füllungszeit kann in dieser Situation wesentlicher sein als der positiv-inotrope Effekt. Häufig sind dafür aber recht hohe Glykosiddosen erforderlich, was schon darauf hinweist, daß für die „therapeutische AV-Blockierung“ die „toxische Digitaliswirkung“ notwendig ist. Diese negativ-chronotrope bzw. negativ-dromotrope Herzglykosidwirkung ist eigentlich eine indirekte, vagusvermittelte Wirkung. Am denervierten Herzen findet man keine Beeinflussung der Sinusfrequenz bzw. der AV-Überleitung (Zustand nach Herztransplantation).

Andererseits führt die Zunahme der Kontraktionskraft und des Herzminutenvolumes mit der Folge eines Nachlassens der erhöhten Sympathikusaktivität ebenfalls zum Abfall der vorher erhöhten Herzfrequenz des herzinsuffizienten Patienten.

Das Abklingen eines digitalisbedingten AV-Blocks kann oft weit länger dauern als es die Serumglykosidkonzentrationen vermuten lassen. Es wird angenommen, daß rezeptorgebundenes Glykosid langsamer vom Rezeptor abdissoziiert, als das Serumglykosid eliminiert wird. Die Serumdigitaliskonzentration spiegelt eben nur unvollständig die pharmakodynamisch wirksame Rezeptorglykosidkonzentration wieder.

**Wirkungseintritt**
Der Wirkungseintritt der Herzglykoside hängt von der Resorptionsgeschwindigkeit nach oraler Zufuhr, von der Verteilung im Körper, insbesondere an den Rezeptoren, und von der Affinität des Glykosidmoleküls zum Rezeptor selbst ab. Nach i.v.-Gabe tritt die Glykosidwirkung bei Strophanthin und Digoxin nach 10–20 min auf, bei Digitoxin nach ca. 30–40 min. Das Maximum der Wirkung wird erst nach einigen Stunden erreicht.

Natürlich spielt auch die verabreichte Dosis eine gewisse Rolle. Je mehr auf einmal appliziert wird, um so schneller tritt die Wirkung ein. Nach oraler Zufuhr von Digoxin oder Digitoxin ist erst nach einigen Stunden mit einer meßbaren Wirkung zu rechnen.

**Toxizität**
In toxischen Konzentrationen rufen Herzglykoside praktisch alle Formen von Herzrhythmusstörungen hervor. Die bigeminusartig einfallenden ventrikulären Extrasystolen und die paroxysmale atriale Tachykardie (PAT) mit Block werden besonders häufig bei Digitalisüberdosierungen bzw. Intoxikationen vorkommen. Die arrhythmogene Wirkung kann beim vorgeschädigten Herzen des älteren Patienten jedoch auch schon bei relativ niedrigen, im therapeutischen Bereich liegenden Glykosidspiegeln beobachtet werden.

### 31.2.4 Altersabhängige Regulation der Herzglykosidrezeptoren

Anzahl und Eigenschaften dieser membranständigen Rezeptoren haben eine große Bedeutung für das Ansprechen auf eine Digitalistherapie oder für das Auftreten von Nebenwirkungen. Tierexperimentell, aber auch an menschlichen Erythrozyten, haben einige Autoren eine altersabhängig verminderte Zahl an Glykosidrezeptoren nachgewiesen. Dies könnte die von der eingeschränkten Nierenfunktion unabhängig erhöhte Digitalisempfindlichkeit im Alter erklären. Andererseits sind Änderungen der Bindungsaffinität und der Bindungskapazität bei einer Reihe von Erkrankungen bekannt, die gehäuft bei älteren Patienten auftreten (Erdmann et al. 1985a).

Wenn bei niedriger Rezeptorzahl und verminderter Glykosidwirkung die Dosis trotzdem erhöht wird (in der Absicht, eine stärkere positiv-inotrope Wirkung zu erzeugen), so ist mit vermehrten Rhythmusstörungen zu rechnen. Daraus folgt, daß bei älteren Patienten mit vorgeschädigtem Myokard (z. B. durch eine koronare Herzerkrankung) eine positiv-inotrope Wirkung auch mit hohen Dosen (bzw. Serumglykosidkonzentrationen) nicht erzwungen werden darf.

### 31.2.5 Wirkung am insuffizienten Myokard

Interessant ist, daß der positiv-inotrope Effekt von Herzglykosiden an explantierter menschlicher Herzmuskulatur von Patienten mit Herzinsuffizienz gegenüber nicht insuffizienten Präparaten nicht vermindert ist (Böhm et al. 1988; Schwinger et al. 1992). Dies ist ein entscheidender Unterschied zu der Wirkung von Katecholaminen, deren positiv-inotrope Effekte am insuffizienten menschlichen Herzen vermindert sind (s. Abschn. 29.4).

Natürlich ist bei ischämischen Herzerkrankungen mit bindegewebigem Ersatz des Muskelgewebes (z. B. bei großem Vorderwandaneurysma) nicht mit einer wesentlichen Wirksamkeit der Glykoside auf die Kontraktilität zu rechnen.

### 31.2.6 Arzneimittelinteraktionen mit Digitalis

Viele Pharmaka beeinflussen die Rezeptoren, die Verteilung im Körper, den Metabolismus oder die Elimination der Herzglykoside. Neben diesen „pharmakokinetischen Interaktionen" gibt es aber auch „pharmakodynamische Interaktionen", die Herzglykosidwirkungen beeinflussen können.

Pharmakainteraktionen an sich sind nicht gefährlich, wenn sie bekannt sind und dementsprechend berücksichtigt werden. Es sollte aber bedacht werden, daß wir nur Interaktionen zwischen 2 Medikamenten messen und erkennen. Ob besondere Verhältnisse vorliegen, wenn 3 oder mehr Arzneimittel gleichzeitig eingenommen werden, ist praktisch unbekannt. Als Beispiel möglicher, sehr komplizierter Verhältnisse soll hier genannt werden, daß bei gleichzeitiger Einnahme von Rifampicin, Chinidin und Digoxin folgendes beobachtet wurde: Rifampicin führt zu einer vermehrten Metabolisierung von Chinidin und dadurch zu einer abnehmenden antiarrhythmischen Wirkung. Gleichzeitig wird durch den fehlenden hemmenden Chinidineffekt auf die Ausscheidung des Digoxins der Digoxinspiegel gesenkt.

**Beeinflussung der Resorption**
Aktivkohle, Neomycin, Kaolin, Pektin, Sulfosalazin, Cholestyramin und manche Antazida hemmen in unterschiedlichem Maße die Bioverfügbarkeit von Digoxin bzw. seinen Derivaten. Dies gilt insbesondere dann, wenn diese Arneimittel gleichzeitig verabreicht werden. Auch Phenylhydantoin soll die biologische Verfügbarkeit von Digoxin senken. Grundsätzlich sind diese Interaktionen relativ leicht zu erfassen, da man bei ausbleibendem Glykosideffekt trotz adäquater Dosis die Serumkonzentrationen überprüfen kann.

Bei Herzglykosiden in Kombinationspräparaten ist eine Interaktion immer möglich. Digitoxin wird generell besser resorbiert. Wahrscheinlich sind deshalb weniger und vom Ausmaß her geringe Interaktionen bekannt. Andererseits kann man durch die Gabe der Ionenaustauscher Cholestyramin bzw. Colestipol gerade die Digitoxinresorption bzw. Rückresorption hemmen und sogar die Digitoxinspiegel so rasch senken, daß es der Digoxinelimination entspricht.

Schwere Darmschleimhautschädigungen bei zytostatischer Therapie betreffen vorwiegend die Digoxinresorption. Dasselbe gilt für Darmerkrankungen wie Sprue, Colitis ulcerosa, M. Crohn etc. Die Resorption von Digoxinpräparaten bzw. die Digoxinspiegel können nach Antibiotikagabe erhöht sein, wenn der Darm vorher mit Eubacterium lentum besiedelt war, welches Digoxin zu kardial weitgehend unwirksamen Dihydrodigoxin zu hydrieren vermag. Erythromycin oder Tetrazykline sollen Zunahmen der Digoxinkonzentrationen im Serum bis zu 70% verursacht haben. Andererseits waren dies Patienten, die zuvor relativ hohe Digoxindosen benötigten bzw. einnahmen, so daß man über diese relative Digitalisrefraktärität auf diesen Mechanismus aufmerksam werden konnte.

**Beeinflussung der Verteilung**

Einige Pharmaka beeinflussen sowohl die Ausscheidung von Herzglykosiden als auch die Verteilung im Körper. So nimmt der Verteilungsraum von Digoxin ab (und damit die Serumkonzentration zu), wenn gleichzeitig Chinidin gegeben wird. Chinidin verdrängt Digoxin aus unspezifischen Membranbindungsstellen. Auch eine Interaktion am Glykosidrezeptor selbst ist beschrieben worden.

Bei Hyperthyreose nimmt der Verteilungsraum für Glykoside zu, bei Hypothyreose ab, was mit einer entsprechenden Änderung der Zahl der spezifischen Digitalisrezeptoren einhergeht. Verdrängungen des zu ca. 96% an Albumin gebundenen Digitoxins aus der Proteinbindung durch verschiedene Medikamente (z. B. Heparin) sind klinisch bedeutungslos, während im Reagenzglas bei hohen Heparinkonzentrationen eindrucksvolle Effekte sichtbar sind.

**Beeinflussung des Metabolismus**

Eine Interaktion des Herzglykosidabbaus im Körper kann praktisch nur das Digitoxin betreffen, welches partiell hepatisch verstoffwechselt wird. Nur für Rifampicin ist eine klinische Relevanz der Enzyminduktion der mischfunktionellen Oxidasen mit entsprechend verstärkter Bildung von hydrophilen, weniger wirksamen Metaboliten des Digitoxins bewiesen. Da das Ausmaß der verstärkten Metabolisierung des Digitoxins bei gleichzeitiger Rifampicineinnahme variabel ist, ist eine gelegentliche Messung des Serumspiegels von Digitoxin bei ausbleibender Digitaliswirkung sicher angebracht.

**Beeinflussung der Elimination**

Digoxin wird vorwiegend glomerulär filtriert. Eine gewisse tubuläre Sekretion scheint eine Rolle zu spielen. Die Digoxinclearance entspricht in etwa der Kreatininclearance. Chinidin erniedrigt die Digoxinclearance erheblich, möglicherweise durch Hemmung der tubulären Sekretion neben der Änderung des Verteilungsraums für Digoxin. Die gleichzeitige Gabe von 1 g Chinidin p.o. führt in der Regel zu einer Verdopplung der Digoxinspiegel. Bei Digitoxin sind sehr viel geringere Änderungen der Serumkonzentration berichtet worden. Die klinische Relevanz dieser erhöhten Digoxinspiegel ist nicht eindeutig geklärt (Tabelle 31-2).

Amiodaron, Verapamil, Diltiazem, nicht aber Nifedipin erhöhen die Digoxinspiegel um bis zu 50%. Die klinische Relevanz ist ungewiß. Geringe Änderungen der Digitoxinkonzentration durch manche Antiarrhythmika bzw. nichtsteroidale Antirheumatika (<20%) sind beschrieben, ohne daß dem eine klinische Bedeutung zukommt. Schilddrüsenhormone erhöhen die Ausscheidung des Digoxins, bei Hypothyreose ist die Elimination verzögert. Bei diesen Patienten sollte die Digoxinkonzentration im Serum gemessen werden, wenn Verdacht auf eine glykosidbedingte Bradykardie oder eine AV-Blockierung etc. besteht.

**Tabelle 31-2.** Pharmaka, die die Elimination von Digoxin hemmen

| Pharmakon | Zunahme des Therapiedigoxinspiegels | Maßnahme |
|---|---|---|
| Chinidin | 100% | Reduktion der Digoxindosis |
| Amiodaron | 50-100% | Reduktion der Digoxindosis |
| Verapamil | ≈ 50% | Reduktion der Digoxindosis |
| Diltiazem | 0–50% | Digoxinspiegel messen |
| Spironolacton | 0–20% | Digoxinspiegel kontrollieren |

**Beeinflussung der Herzglykosidrezeptorbindung**

An isolierten menschlichen Herzmuskelzellmembranen konnte nachgewiesen werden, daß Kalium die Affinität des Rezeptors für Glykoside konzentrationsabhängig erniedrigt (Erdmann et al. 1976). Bei Hypokaliämie wird vermehrt Digitalis gebunden, bei Hyperkaliämie weniger. Das trifft insbesondere für akute Änderungen der extrazellulären Kaliumkonzentrationen zu (z. B. nach Dialyse, bei Einnahme von Kaliuretika etc.).

Die erhöhte Digitalisempfindlichkeit bei Kaliummangelzuständen ist ebenso bekannt wie der therapeutisch günstige Effekt von Kalium in dieser Situation. Auch Diphenylhydantoin verdrängt Herzglykoside aus ihrer Rezeptorbindung und kann deshalb speziell bei herzglykosidbedingter Extrasystolie oft mit Erfolg angewandt werden.

Kalzium hingegen erhöht die Affinität des Rezeptors drastisch, so daß die beschriebenen Zwischenfälle nach i.v.-Gabe von Kalzium bei digitalisierten Patienten erklärlich sind. Zusätzlich wird allerdings auch der spezifischen Membranwirkung des Kalziums eine Rolle bei den zu befürchtenden Rhythmusstörungen zugeschrieben. Weiterhin bewirken Azidose, Senkungen der Körpertemperatur (Unterkühlung) und wahrscheinlich Hypomagnesiämie eine erhöhte Glykosidempfindlichkeit aufgrund einer vermehrten Rezeptorbindung. Bei Fieber soll dementsprechend eine verminderte Glykosidwirkung nachweisbar sein (Tabelle 31-3).

Wahrscheinlich werden die Eigenschaften des Herzglykosidrezeptors noch durch eine Reihe von Pharmaka bzw. Krankheitszuständen modifiziert, die nur noch nicht untersucht und deshalb unbekannt sind. Bei der großen interindividuellen Variation der Herzglykosidwirkungen und Nebenwirkungen sind derartige Nachweise durch klinische Beobachtung auch schwer zu erbringen.

**Tabelle 31-3.** Änderungen der Herzglykosidrezeptoraffinität

| Gesteigert | Vermindert |
|---|---|
| $K^+ \downarrow$ | $K^+ \uparrow$ |
| $Ca^{2+} \uparrow$ | $Ca^{2+} \downarrow$ |
| Azidose | Alkalose |
| Hypothermie | Fieber |

**Tabelle 31-4.** Veränderte Digitalisempfindlichkeit

| Rezeptoraffinität | Digitalisempfindlichkeit |
|---|---|
| **Erhöht bei/durch** | **Erniedrigt bei/durch** |
| Hypokaliämie | Hypokaliämie |
| Durchfall, Erbrechen, Laxanzien, Diuretika etc. | Fieber |
| Hyperkalzämie | Hyperthyreose |
| Hypomagnesiämie (Alkohol!) | |
| Hypoxie, Ischämie, Myokardinfarkt | |
| AV-Überleitungsstörungen | |
| Hypothyreose | |
| Höheres Lebensalter | |
| Amyloidose, Hämochromatose | |
| Azidose (Cor pulmonale) | |
| Therapie mit Katecholaminen | |
| Inhalationsanästhetika | |

Neben den beschriebenen Einflüssen auf die Affinität der Rezeptoren sind in neuerer Zeit Änderungen der Zahl der Glykosidrezeptoren beschrieben worden. So nimmt bei chronischer, hochdosierter Glykosidgabe die Zahl der Rezeptoren zu. Man stellt sich vor, daß bei einer größeren Zahl von Natriumpumpmolekülen die gleiche Digitaliskonzentration eine geringere Wirkung auf die intrazelluläre Natriumkonzentration hat. Tatsächlich nimmt bei chronischer Hypokaliämie die Zahl der $Na^+/K^+$-ATPase-Moleküle zu und die Wirkung der Glykoside ab.

Dementsprechend kann die Glykosidempfindlichkeit erhöht sein bei akuter Hypokaliämie, unverändert bei chronischer Hypokaliämie und erniedrigt bei chronischer Hypokaliämie mit akut durch Kaliumzufuhr normalisierter Serumkaliumkonzentration (Bolte et al. 1971). Auch bei Hyperthyreose nimmt die Zahl der Glykosidrezeptoren zu, bei Hypothyreose ab.

Da die Zahl der Rezeptoren ebenso wie deren Eigenschaften variabel ist und möglicherweise einer gewissen Regulation unterliegt, wird die bekannte inter- und sogar intraindividuell höchst unterschiedliche Digitalisempfindlichkeit verständlich.

**Indirekte Interaktionen**

Manche Pharmaka ändern weder die Pharmakokinetik der Herzglykoside noch die Rezeptoreigenschaften und interferieren trotzdem mit den Glykosiden, weil sie deren Wirkungen verstärken. So ist klar, daß die negativ-dromotrope Digitaliswirkung zusätzlich zu den AV-blockierenden Wirkungen der β-Rezeptorenblocker oder des Verapamils zu gefährlichen bradykarden Herzrhythmusstörungen führen kann. Sympathikomimetika und ebenso Reserpin steigern die positiv-bathmotrope Digitaliswirkung und können Extrasystolien und andere Arrhythmien hervorrufen (Tabelle 31-4).

Dasselbe gilt bei herzglykosidbehandelten Patienten für einige Inhalationsanästhetika (v. a. Halothan), das die Wirkung exogen applizierter Katecholamine potenzieren kann. Auch die arrhythmogenen Effekte der trizyklischen Antidepressiva werden über eine Hemmung der neuronalen Noradrenalinwiederaufnahme erklärt.

### 31.2.7 Messung der Digitaliskonzentration im Blut

Die Bestimmung der Digitalisspiegel wird häufig durchgeführt, ohne daß dies immer notwendig bzw. weiterführend für die Diagnostik oder Therapie ist. Es ist weitgehend akzeptiert, daß therapeutische Spiegel bei 0,7–2 ng/ml für Digoxin und 10–30 ng/ml für Digitoxin liegen.

Dies bedeutet aber keineswegs, daß innerhalb dieser Bereiche keine Nebenwirkungen, z. B. Rhythmusstörungen, vorkommen. Allein eine diuretikainduzierte Hypokaliämie kann die Empfindlichkeit derart steigern, daß schon bei beispielsweise 1,2 ng/ml Digoxin Rhythmusstörungen auftreten. Andererseits kann besonders die absolute Tachyarrhythmie mit Vorhofflimmern oft sehr hohe Dosen und auch hohe Serumkonzentrationen zur effektiven Frequenzkontrolle benötigen. !

Eine „Therapie nach Blutspiegel" kommt nicht in Frage. Andererseits wird man natürlich bei exzessiv hohen Werten (>3 ng/ml Digoxin bzw. >30 ng/ml Digitoxin) sehr genaue und häufige Kontrolluntersuchungen durchführen, wofür sich das EKG am besten eignet, da in ca. 95% der Fälle Nebenwirkungen in Form von Rhythmusstörungen auftreten.

Die Bestimmung der Serumdigitaliskonzentration ist angezeigt bei:

- Verdacht auf Intoxikation (auch bei normaler Dosierung),
- Ausbleiben der Wirkung,
- wechselnder Nierenfunktion (Digoxintherapie),
- unerklärlich hohem Digitalisbedarf sowie
- gelegentlich bei unklaren anamnestischen Angaben möglicherweise mit Konsequenzen für die weitere Therapie und bei Schrittmacherträgern, bei denen Intoxikationen anders oft schwer erkennbar sind.

Die Bedeutung der Serumspiegel als alleiniger Indikator für eine Intoxikation ist nicht sehr groß, wenn man einmal von extrem hohen Werten absieht. Die Bestimmung der Glykosidkonzentration gibt aber einen weiteren Anhaltspunkt neben Anamnese und EKG für die Diagnose. Es ist dabei unbedingt notwendig, den Spiegel erst nach erfolgter Gleichgewichtseinstellung im Körper (>6–8 h nach der letzten Einnahme) zu messen. Andernfalls sind die Werte irrelevant.

### 31.2.8 Herzglykoside bei Vorhofflimmern und -flattern

Bei Patienten mit rhythmogener Herzinsuffizienz aufgrund von Vorhofflimmern oder Vorhofflattern mit schneller Kammerfrequenz führt die Glykosidgabe fast regelhaft zu einer deutlichen Besserung der Herzinsuffizienzsymptome, sofern eine Hyperthyreose oder eine Pericarditis constrictiva ausgeschlossen sind. Diese günstige Wirkung beruht im wesentlichen auf den vagomimetischen, antiadrenergen Glykosideffekten, die die AV-Überleitung hemmen und damit frequenzreduzierend wirken.

Die Zunahme der Diastolendauer mit verbesserter Füllung des linken Ventrikels bedingt dann die erhöhte Auswurffraktion und den Anstieg des Herzminutenvolumens. Allerdings werden zur Kontrolle der Kammerfrequenz bei tachykardem Vorhofflimmern sehr häufig hohe Glykosiddosen benötigt mit der Gefahr von Intoxikationssymptomen. Manchmal gelingt es bei diesen Patienten erst nach zusätzlicher Gabe eines β-Rezeptorenblockers in niedriger Dosierung oder eines Kalziumantagonisten (Verapamil), die Herzfrequenz in den gewünschten Bereich um 70–80 Schläge/min einzustellen.

Die Bestimmung der Serumglykosidkonzentration hilft in der Regel nicht weiter, da nachgewiesen wurde, daß bei Vorhofflimmern praktisch keine Korrelation zwischen der Höhe des Plasmaspiegels und der Ruhefrequenz besteht.

#### Medikamentöse Konversion des Vorhofflimmerns oder Vorhofflatterns in den Sinusrhythmus

Der Übergang von Vorhofflattern in Vorhofflimmern wird durch Herzglyoside begünstigt. Digitalis allein führt zu keiner Konversion des Vorhofflimmerns in den Sinusrhythmus. Es kann allerdings zu einer Verminderung der Füllungsdrücke über den positiv-inotropen Effekt von Herzglykosiden kommen, der wiederum die Dehnung der Vorhöfe vermindert und so günstig bei Vorhofflimmern sein könnte.

Bei fortbestehender Tachyarrhythmie sollte zusätzlich zu Herzglykosiden Verapamil oder Metoprolol oral verwendet werden. Für die Akutkardioversion kann Flecainid (unter Monitorkontrolle) oder Amiodaron verwendet werden. Die Gabe von Amiodaron stabilisiert den Sinusrhythmus. Eine weitergeführte Herzglykosidtherapie wirkt durch ihre AV-blockierende Wirkung der Tachysystolie, wenn erneut Vorhofflimmern auftritt, entgegen.

Die Kontrolle der Herzfrequenz (insbesondere unter Belastung) kann durch β-Blocker oft besser als durch Herzglykoside erreicht werden.

### 31.2.9 Herzglykoside bei Sinustachykardie und paroxysmalem Vorhofflimmern

Eine Sinustachykardie läßt sich durch Digitalis nur selten beeinflussen. Außerdem ist sie meistens Ausdruck einer anderen Funktionsstörung oder Erkrankung (Hyperthyreose, Anämie), die abklärungsbedürftig und kausal zu behandeln ist. Wenn doch symptomatisch therapiert werden soll, sind andere Medikamente (z. B. β-Rezeptorenblocker) wesentlich wirkungsvoller.

Hinter der paroxysmalen supraventrikulären Tachykardie kann sich auch ein Sinusknotensyndrom (Bradykardie-/Tachykardiesyndrom) verbergen. Dieses sollte nicht mit Digitalis behandelt werden, da es klinische und experimentelle Hinweise für eine erhöhte Toxizität in dieser Situation gibt.

Deutliche Verlängerungen der Sinusknotenerholungszeiten und gefährliche Bradykardien sind beschrieben. Manchmal werden Patienten mit tachykardem Vorhofflimmern digitalisiert und es kommt nach effektiver Therapie zum Umschlagen in den Sinusrhythmus, allerdings mit Sinusbradykardie trotz im Normbereich liegender Glykosidkonzentrationen. Dem liegt dann häufig ein Sinusknotensyndrom zugrunde. Die Schrittmacherimplantation mit konsekutiver Digitalisgabe führt bei diesen Patienten am ehesten zum Erfolg.

### 31.2.10 Herzglykoside bei akuter Herzinsuffizienz

Unter einer akuten Herzinsuffizienz versteht man eine binnen Minuten bis Stunden auftretende und die Funktion des Kreislaufs bedrohende Verminderung des Herzminutenvolumens im Sinne eines Pumpversagens. Dem liegen am häufigsten ein akuter Herzinfarkt, die hypertensive Krise mit Lungenödem, kardiotoxische Pharmakawirkungen (z. B. Adriamycin, β-Rezeptorenblocker), die Perikardtamponade, Herzrhythmusstörungen oder eine Lungenembolie zugrunde.

Da mit der Perikardpunktion bei Tamponade, der fibrinolytischen Therapie bzw. Embolektomie bei Lungenembolie, der diuretischen oder Vasodilatanzienbehandlung des Lungenödems und bei der hypertensiven Krise etc. weitgehend kausale Therapiemöglichkeiten zur Verfügung stehen, die wirkungsvoller und rascher Erfolg bringen, bleibt als Problem im wesentlichen der mit Insuffizienzsymptomen einhergehende Herzinfarkt mit der Frage einer Glykosidbehandlung.

Pharmakologische Untersuchungen der letzten Jahre haben gezeigt, daß Herzglykoside beim akuten Herzinfarkt durchaus eine Zunahme der Kontraktionskraft und -geschwindigkeit bewirken. Der Nutzen dieser Effekte muß aber im Verhältnis zu den Nachteilen der positiven Inotropie gesehen werden.

Obwohl die Kontraktionsgeschwindigkeit ($dp/dt_{max}$) des linken Ventrikels bei Infarktpatienten nach Digitalisgabe ansteigt und der linksventrikuläre enddiastolische Druck abfällt, wird aufgrund einer peripheren Vasokonstriktion nach langsamer (innerhalb von 10 min erfolgender) Infusion des Glykosids keine Zunahme des Herzminutenvolumens gemessen. Es ist sogar von einer Abnahme (um 14%) 30 min nach Glykosidgabe berichtet worden. Auch 60 min danach erreichte das Herzminutenvolumen nicht wieder die Ausgangswerte. Insbesondere die rasche, innerhalb von weniger als 15 min erfolgende i.v.-Glykosidgabe führt zu einer peripheren Vasokonstriktion mit konsekutiver Reduktion des Herzauswurfs.

Nach Glykosidgabe steigt bei Zunahme der Kontraktionskraft auch der myokardiale $O_2$-Verbrauch an.

Erst die Abnahme der Herzgröße mit Reduktion der Wandspannung des insuffizienten Herzens kann dann später zu dem gewünschten Rückgang des $O_2$-Verbrauchs führen. Wenn es also initial, vor Änderung der Ventrikelgeometrie, zu einem erhöhten $O_2$-Verbrauch kommt, dann liegt es nahe, eine Zunahme der Infarktgröße zu befürchten. Bei Infarktpatienten führte die Glykosidgabe zu signifikant vermehrter CPK-Freisetzung, so daß zumindest an eine Infarktausdehnung gedacht werden muß (Varonkov et al. 1977).

Herzglykoside verursachen andererseits bei Infarktpatienten oder im Schock häufiger Herzrhythmusstörungen. Deshalb werden, wenn überhaupt, nur minimale Dosen empfohlen.

## 31.2.11 Herzglykoside bei Myokardinfarkt

Die mangelnde Korrelation der Digoxinserumkonzentration mit den Intoxikationszeichen bei Infarktpatienten mag in einer erhöhten Glykosidempfindlichkeit des Infarktherzens begründet sein. Dafür gibt es mehrere experimentelle Hinweise. Zum einen nimmt die Zahl der Glykosidrezeptoren im Infarktbereich ab, zum anderen erhöht eine Azidose die Glykosidrezeptoraffinität des menschlichen Herzens. Tatsächlich kommt es im Schock zu einer Zunahme der myokardialen Glykosidkonzentration, während eine Reperfusion eines vorher verschlossenen Gefäßes im nekrotischen bzw. ischämischen Bezirk (Abnahme der Rezeptoren!) zu einer Reduktion der Glykosidkonzentration führt.

Diese Untersuchungen legen also nahe, daß bei Patienten mit akuter Herzinsuffizienz im Gefolge eines Herzinfarkts andere Therapiemaßnahmen, z. B. vor- und nachlastsenkende Pharmaka, gut steuerbare Katecholamine wie Dobutamin oder auch Phosphodiesterasehemmstoffe wie Milrinon oder Enoximon, einzusetzen sind. Da das akute Lungenödem oft als Folge eines Infarktes auftritt und dementsprechend die später auftretenden Herzrhythmusstörungen besonders zu fürchten sind, stehen Glykoside auch in diesem Fall nicht im Vordergrund der therapeutischen Bemühungen. Die sofortige Senkung der Vor- und Nachlast, die $O_2$-Zufuhr, die entsprechende Lagerung sowie die Ruhigstellung des Patienten sind sehr viel wichtiger.

Es kann also resümiert werden, daß Digitalis bei akuter Herzinsuffizienz nur bei gleichzeitig bestehendem tachyarrhythmischen Vorhofflimmern bzw. Vorhofflattern sinnvoll angewendet werden kann.

## 31.2.12 Herzglykoside bei chronischer Herzinsuffizienz

Die symptomatische Herzinsuffizienz, die durch eine systolische Pumpfunktionsstörung bedingt ist, spricht in der Regel gut auf eine Therapie mit Herzglykosiden an. Bei diesen Patienten können durch Rückgang der erhöhten Füllungsdrücke, durch Abnahme des enddiastolischen Volumens und der Wandspannung bei gleichzeitiger Zunahme des Schlagvolumens der myokardiale $O_2$-Verbrauch abnehmen und vereinzelt sogar die pektanginösen Beschwerden bei zugleich bestehender koronarer Herzkrankheit gebessert werden. !

Durch die Abnahme der Herzgröße und die damit verbundene Verminderung der Wandspannung soll es zu einer Zunahme der subendokardialen Perfusion kommen. Dieser sekundäre Effekt tritt beim nicht vergrößerten Herzen (suffizientes Herz) nicht auf. In dieser Situation kommt es nach der Gabe von Glykosiden zu einer Zunahme des $O_2$-Verbrauchs und zu einer Durchblutungsumverteilung vom subendokardialen hin zum subepikardialen Bereich. Damit ergibt sich die Indikation der Digitalistherapie bei der koronaren Herzkrankheit nur, wenn diese mit Herzinsuffizienzzeichen oder Symptomen, die durch eine systolische Kontraktionsstörung ausgelöst sind, einhergeht, nicht aber bei der kardial kompensierten ischämischen Herzerkrankung.

### Mono- und Kombinationstherapie mit Herzglykosiden

Es ist heute klar belegt, daß eine Therapie mit ACE-Hemmern zusätzlich zu Diuretika und Herzglykosiden die Prognose der Herzinsuffizienz verbessert (Cohn et al. 1991; CONSENSUS Trial Study Group 1987; SOLVD Investigators 1991).

Es stellte sich somit die Frage, ob unter der Gabe von ACE-Hemmern und Diuretika bei Patienten mit Herzinsuffizienz im Sinusrhythmus eine Therapie mit Herzglykosiden notwendig ist und zu einer Verbesserung der Symptomatik und der Prognose führt. Diese Zweifel kommen vor allen Dingen deshalb auf, weil zu den seit über 200 Jahren eingeführten Herzglykosiden kaum gezielt Studien durchgeführt wurden.

In der Tat sind aber die Untersuchungen zur Wirkung neuerer inotroper Substanzen (Phosphodiesterasehemmstoffe, partielle β-Rezeptoragonisten) und frühe Studien zur Wirkung der ACE-Hemmer immer mit Pla-

**Tabelle 31-5.** Zusammenfassung der Studien, die die symptomatischen Wirkungen von Herzglykosiden bei Herzinsuffizienz belegen. Risiko der Herzinsuffizienzverschlechterung, Digoxin vs. Plazebo

| Studie und Zitat | Risiko der Verschlechterung [%] | | Risikoreduktion [%] | Risikodifferenz [%] | „odd ratio" |
|---|---|---|---|---|---|
| | Plazebo | Digoxin | | | |
| DiBianco et al. (1989) N Engl J Med 320: 677 | 47 | 15 | 69 | −32 (−49 bis −16) | 0,20 (0,07 bis 0,51) |
| Captopril Digoxin Multic Trial (1988) JAMA 259: 539 | 15 | 4 | 72 | −11 (−19 bis −03) | 0,25 (0,06 bis 0,82) |
| German and Austrian Xamoterol Study Group (1988) Lancet 1: 489 | 6 | 4 | 30 | −2 (−7 bis +4) | 0,69 (0,14 bis 3,00) |
| Guyatt et al. (1988) Am J Cardiol 61: 371 | 35 | 0 | 100 | −35 (−55 bis −15) | 0,00 (0,00 bis 0,56) |
| Taggart et al. (1983 J Cardiovasc Pharmacol 5: 339 | 19 | 10 | 48 | −9 (−30 bis +12) | 0,48 (0,04 bis 3,87) |
| Fleg et al. (1982 Am J Cardiol 73: 244 | 0 | 0 | 0 | 0 | 1,00 |
| Lee et al. (1982) N Engl J Med 306: 699 | 36 | 24 | 33 | −12 (−37 bis +13) | 0,57 (0,13 bis 2,25) |
| Metaanalyse | | | | −12 (−20 bis −3) | 0,28 (0,16 bis 0,49) |

zebo und Kontrollgruppen durchgeführt worden. Aus diesen Studien wird klar ersichtlich, daß eine Kombinationstherapie mit Herzglykosiden von Patienten mit Herzinsuffizienz im Sinusrhythmus meist zu einer Verminderung des Risikos, eine Dekompensation oder Verschlechterung der Herzinsuffizienz zu erleiden, führt (Tabelle 31-5).

Diese Studien, die in unterschiedlichem Umfang durchgeführt wurden und auch z. T. nicht kontrolliert sind, zeigten zusammenfassend folgende Ergebnisse (Arnold et al. 1980; Captopril Multicenter Research Group 1983; Di Bianco et al. 1989; Gheorghiade et al. 1989; Lee et al. 1982; Ohlshausen et al. 1988):

1. Die symptomatische Wirksamkeit von Herzglykosiden bei nachgewiesener chronisch manifester Herzinsuffizienz auf dem Boden einer Ventrikelfunktionsstörung mit Vorhofflimmern und im Sinusrhythmus ist belegt.
2. Herzglykoside bewirken eine Zunahme der Auswurffraktion des insuffizienten linken Ventrikels.
3. Herzglykoside zeichnen sich gegenüber vielen anderen positiv-inotropen Substanzen durch eine Frequenzreduktion aus.
4. Alle Substanzen, die frequenzsteigernde Wirkungen besitzen, scheinen bei chronischer Herzinsuffizienz die Prognose zu verschlechtern.
5. Eine Toleranzentwicklung nach Herzglykosidtherapie konnte nicht belegt werden.
6. Herzglykoside haben eine nachgewiesene günstige symptomatische Wirkung, auch zusätzlich zu Diuretika und ACE-Hemmstoffen.

**Tabelle 31-6.** Zusammenfassung des Studiendesigns der kontrollierten Absetzuntersuchungen mit Herzglykosiden (Digoxin) bei chronischer Herzinsuffizienz. *AF* Auswurffraktion, *n* Patientenzahl

| Studie | n | NYHA-Stadium | AF [%] | Zeit |
|---|---|---|---|---|
| RADIANCE-Studie Packer et al. (1993) N Engl J Med 329: 1-7 | 178 | I–III | ≤35 | 12 Wochen |
| PROVED-Trial Uretsky et al. (1993) J Am Coll Cardiol 22: 955–962 | 88 | II–III | ≤35 | 20 Wochen |

RADIANCE: ACE-Hemmstoffe eingeschlossen
PROVED: keine ACE-Hemmstoffe

### Wirkung auf Belastungsfähigkeit und Lebensqualität

Die günstige Wirkung einer Herzglykosidtherapie auf die Belastungsfähigkeit und Lebensqualität sowie auf die Hospitalisierungsrate und Verschlechterung der Herzinsuffizienz konnte durch zwei Absetzstudien mit Herzglykosiden belegt werden. In der RADIANCE-Studie (Pakker et al. 1993) sowie im PROVED-TRIAL (Uretsky et al. 1993) wurden Patienten mit einer Auswurffraktion von <35% untersucht, die mit Herzglykosiden behandelt wurden und bei denen diese Substanzen abgesetzt wurden (Tabelle 31-6).

Die Untersuchungen zeigen, daß es sowohl bei begleitender Therapie mit einem ACE-Hemmstoff (RADIANCE) als auch ohne die zusätzliche Gabe des ACE-Hemmstoffes (PROVED) nach Absetzen der Herzglyko-

**Tabelle 31-7.** Zusammenfassung der Ergebnisse der Absetzstudien mit Digoxin bei chronischer Herzinsuffizienz

| Studie | Verschlechterung Herzinsuffizienz | Belastbarkeit | Lebensqualität | Frequenzanstieg |
|---|---|---|---|---|
| RADIANCE-Study Packer et al. (1993) N Engl J Med 329: 1–7 | p < 0,001 | p = 0,033 | p = 0,04 | p = 0,001 |
| PROVED-Trial Uretsky et al. (1993) J Am Coll Cardiol 22: 955–962 | p = 0,037 | p = 0,003 | – | p = 0,003 |

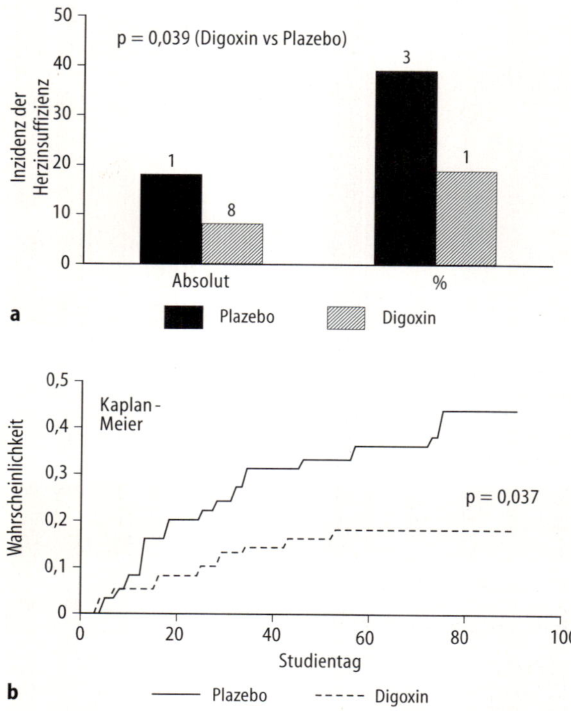


**Abb. 31-6a, b.** Häufigkeit des Auftretens einer Herzinsuffizienz (**a**) und zeitlicher Verlauf der Wahrscheinlichkeit des Auftretens einer Herzinsuffizienzsymptomatik (**b**) bei Patienten, die mit Digoxin weiterbehandelt wurden, und bei Patienten, bei denen Digoxin durch Plazebo ersetzt wurde (Uretsky et al. 1993)

sidmedikation zu einer deutlichen Verschlechterung der Herzinsuffizienzsymptomatik, der Belastbarkeit und der Lebensqualität kam. Darüber hinaus zeigte sich bei den Patienten, bei denen die Herzglykoside abgesetzt wurden, ein signifikanter Anstieg der Herzfrequenz (Tabelle 31-7).

Abbildung 31-6 zeigt, daß es nach bereits 14 Tagen (der Effekt war signifikant nach 90 Tagen) in der Gruppe, in der Digitalis abgesetzt wurde, zu einer deutlichen Erhöhung der Inzidenz der Herzinsuffizienz kam. Dementsprechend konnte auch hier belegt werden, daß die zusätzliche Gabe von Herzglykosiden zu einer Therapie mit ACE-Hemmstoffen und Diuretika gerechtfertigt ist.

#### Wirkung auf die Überlebenszeit

1997 wurden erstmals Daten zur Wirkung von Herzglykoside auf die Überlebenszeit bei Herzinsuffizienz publiziert (DIG-Studie). An etwa 7800 Patienten wurde die Wirkung von Herzglykosiden auf die Überlebenszeit untersucht. Alle Patienten hatten eine Ejektionsfraktion von weniger als 30%. Diese Patienten erhielten alle vollständige Herzinsuffizienzkombinationstherapie, die in über 80% Diuretika und in über 94% ACE-Hemmstoffe in beiden Gruppen beinhaltete. Es zeigte sich, daß die Sterblichkeit in der mit Digoxin behandelten Patientengruppe nicht unterschiedlich war (Abb. 31-7, links).

Kombiniert man die Endpunkte „Versterben an einer Herzinsuffizienz" oder ihre klinische Verschlechterung sowie die „Wahrscheinlichkeit wegen einer Herzinsuffizienz ins Krankenhaus aufgenommen zu werden", kam es zu einer signifikanten Senkung der Morbidität (Abb. 31-7, Mitte, rechts).

Bei Betrachtung des Schweregrades der in der DIG-Studie untersuchten Patienten stellt man fest, daß 70% der Patienten im Stadium NYHA I–II waren und es sich daher bei der Mehrzahl der Patienten um Patienten mit leichtgradigen Formen der Herzinsuffizienz handelte. Wenn man Untergruppen analysiert, zeigte sich, daß die Risikoreduktion, zu sterben oder wegen einer Herzinsuffizienz ins Krankenhaus zu kommen, signifikant größer ist bei Patienten bei denen die Ejektionsfraktion besonders stark eingeschränkt ist oder bei denen eine besonders schwere Herzinsuffizienz (NYHA III oder NYHA IV) vorliegt.

Bei diesen Patienten war allerdings auch die günstige Wirkung der Herzglykoside ausgeprägter. Dementsprechend sind Prädiktoren einer günstigen Wirkung bei Herzinsuffizienz eine starke Einschränkung der systolischen Funktion oder die höheren Schweregrade der Herzinsuffizienz.

#### Einfluß auf die Barorezeptorenfunktion

Heute ist belegt, daß die Überlebenszeit verlängernde Medikamente wie die ACE-Hemmstoffe sowohl zu einer Nachlastreduktion als auch zu einer Verminderung der neuroendokrinen Gegenregulationsmechanismen führen. Hinweise, daß auch Digitalis günstige Effekte auf diese Mechanismen hat (Gheorghiade et al. 1989), zeig-

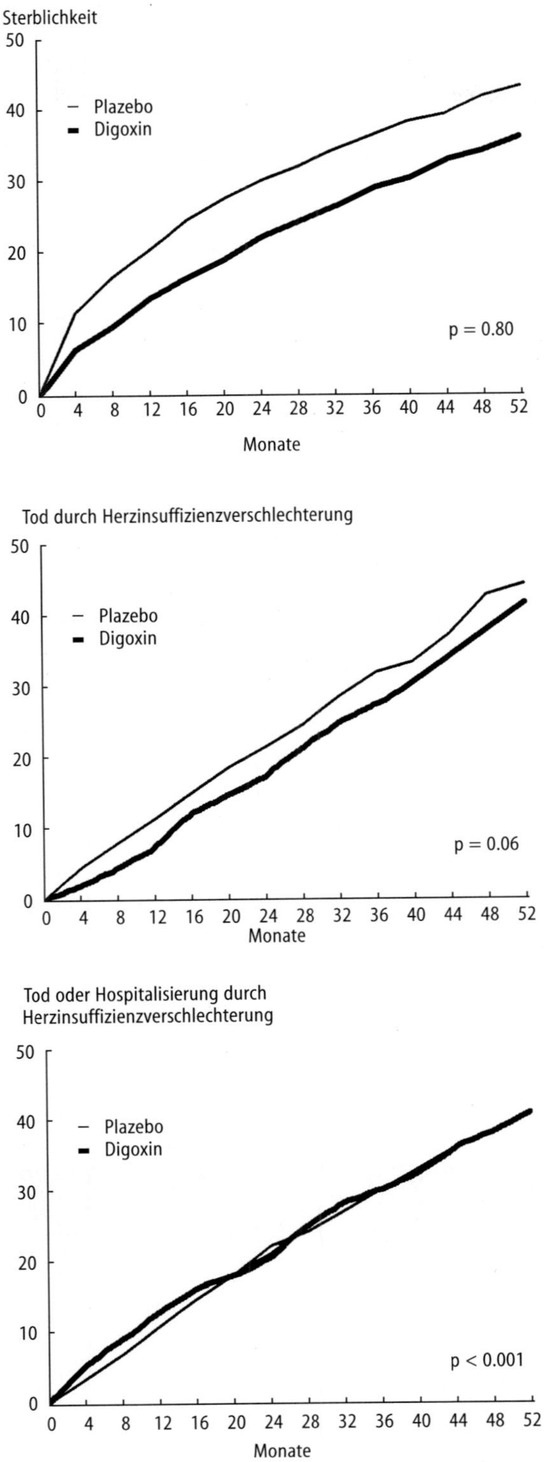


**Abb. 31-7.** Sterblichkeit *(oben)*, Tod durch Herzinsuffizienzverschlechterung *(Mitte)* oder Tod oder Hospitalisierung durch Herzinsuffizienzverschlechterung *(unten)* nach Gabe von Digoxin im Vergleich zur Kontrollgruppe. (Nach Digitalis Investigation Group 1997)

te sich auch in Untersuchungen, bei denen die Wirkung von Digitalis auf die Barorezeptorfunktion untersucht wurde (Ferguson et al. 1989).

Bei chronischer Herzinsuffizienz kommt es zu einer Dysfunktion der Barorezeptoren in den großen Gefäßen (Aortenbogen), in der ventrikulären Herzmuskulatur, im Karotissinus und möglicherweise auch im Niederdrucksystem. Daraus resultiert eine reduzierte afferente aktivitätshemmende Wirkung auf das Vasomotorenzentrum (s. auch „Barorezeptorenreflexe", Abschn 29.4.4).

Die Folge der Barorezeptorverstellung ist eine Verminderung des Vagotonus und eine vermehrte Aktivität sympathischer Efferenzen. Experimentelle, aber auch klinische Untersuchungen haben gezeigt, daß Herzglykoside die Verstellung der Barorezeptorfunktion günstig beeinflussen können.

Abbildung 31-8 zeigt die Wirkung einer Therapie mit Herzglykosiden auf den Herzindex und die sympathische Nervenaktivität. Es wird deutlich, daß die Zunahme der Herzauswurfleistung von einer Abnahme der Sympatikusaktivität begleitet ist. Da der β-Adrenozeptoragonist Dobutamin ebenfalls den Herzindex erhöhte (ohne allerdings zu einer Verminderung der sympathischen Nervenaktivität zu führen), kann angenommen werden, daß das Herzglykosid hier eine günstige Wirkung auf die sympathischen Efferenzen bei Barorezeptordysfunktion hatte, die unabhängig von einer Verbesserung der Kontraktilität ist.

Abbildung 31-9 zeigt die Wirkung von Digitalis auf den peripheren Widerstand nach einem Barorezeptorentlastungsmanöver, bei dem ein Niederdruck auf die untere Körperhälfte ausgeübt wurde (Ferguson et al. 1989). Es ist zu sehen, daß nach Gabe von Digitalis der periphere Gefäßwiderstand signifikant abnimmt. Während vor der Gabe von Digitalis die zu erwartende Zunahme des peripheren Gefäßwiderstandes über eine Vasokonstriktion ausblieb, ist dieser Effekt durch die Gabe von Digitalis wiederhergestellt. Dementsprechend muß davon ausgegangen werden, daß Digitalis die Barorezeptordysregulation rückgängig macht und es daher nicht nur positiv-inotrop wirkt, sondern bei Herzinsuffizienz auch über eine Nachlastsenkung wirksam werden kann.

In diesem Zusammenhang ist erwähnenswert, daß der ventrikuläre Barorezeptor ebenfalls seine Wirkungen unter Beteiligung einer $Na^+/K^+$-ATPase vermittelt. Die Abnahme der sympathischen Nervenaktivität und die Verminderung der ausgeprägten Vasokonstriktion nach Gabe von Digitalis könnten die Vermutung nahelegen, daß bei einer Abnahme von neuroendokrinen Gegenregulationsmechanismen auch über diesen Mechanismus Digitalis günstig wirken kann. Diese Mechanismen stehen in einem engen Zusammenhang zur Prognoseverbesserung.

Trotz alledem muß darauf hingewiesen werden, daß es sich hierbei um Akuteffekte handelt und ein lebensverlängernder Effekt einer Herzglykosidtherapie auch

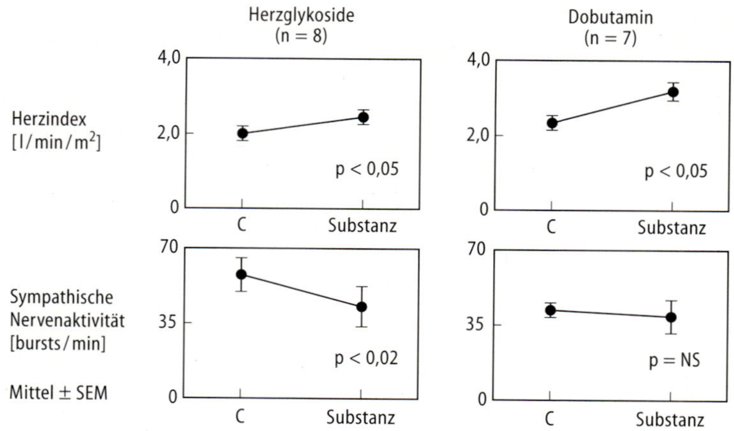


**Abb. 31-8.** Wirkung von Herzglykosiden und Dobutamin auf die Herzauswurfleistung und die sympathische Nervenaktivität (*C* Kontrolle). (Ferguson et al. 1989)

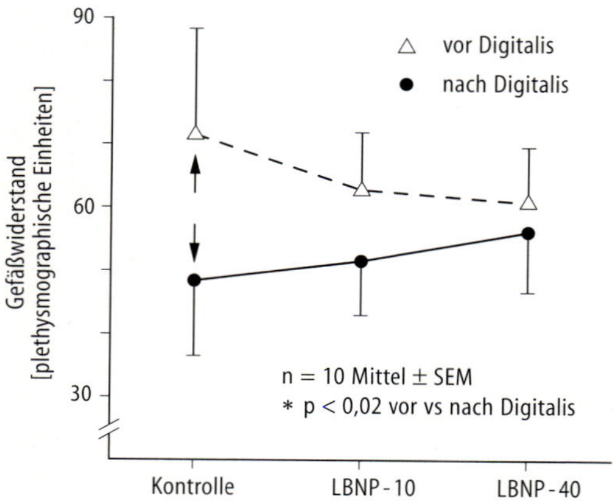


**Abb. 31-9.** Wirkungen einer Digitalistherapie auf den Gefäßwiderstand, nachdem ein Barorezeptorentlastungsmanöver durchgeführt wurde. (Ferguson et al. 1989). *LBNP-10/40* Unterdruckbelastung der unteren Körperhälfte von 10 bzw. 40 mmHg; *SEM* Standardfehler des Mittelwerts

durch die kürzlich durchgeführte DIG-Studie an 7788 Patienten mit Herzinsuffizienz NYHA I–IV nicht nachgewiesen werden konnte.

Man darf wohl zusammenfassen, daß Digitalis auch bei Sinusrhythmus dann indiziert ist, wenn es sich um eine manifeste Linksherzinsuffizienz mit großem Ventrikel und geringer Auswurffraktion (<35%) handelt.

### 31.2.13
### Fehlende Indikation für Digitalis

Bei der heterogenen Pathogenese des Syndroms der Herzinsuffizienz muß natürlich bedacht werden, daß in vielen Fällen Herzglykoside von vorne herein gar keine günstige Wirkungen zeigen. Eine wesentliche Verbesserung der Hämodynamik und des subjektiven Befindens sind bei Patienten mit Sinusrhythmus und diastolischen Kontraktilitätsstörungen nicht zu erwarten. Hierzu zählen insbesondere die restriktiven Kardiomyopathien, Myokardamyloidose, Hämochromatose, Endomyokardfibrose etc. Dasselbe gilt für die Pericarditis constrictiva. Hier muß das mechanische Hindernis operativ entfernt werden.

Bei Patienten mit diastolischer Funktionsstörung durch eine Myokardhypertrophie zeigt Digitalis keinen günstigen Effekt (Topol et al. 1985). Bei Patienten mit Mitralklappenstenose und Sinusrhythmus ergaben invasive Messungen im Gegensatz zur Situation mit Vorhofflimmern keine hämodynamischen Vorteile der Glykosidgabe (weder in Ruhe noch bei Belastung). Andererseits sollen bei diesen Patienten mit paroxysmalem Vorhofflimmern die negativen Auswirkungen des Umschlagens in Vorhofflimmern mit Tachyarrhythmie ausbleiben. Bei chronischem Cor pulmonale wird der Erfolg einer Herzglykosidbehandlung ebenfalls kritisch beurteilt. Herzglykoside verbessern die eingeschränkte rechtsventrikuläre Funktion bzw. das partielle Befinden des Patienten nur, wenn gleichzeitig eine verminderte linksventrikuläre Funktion (erhöhter linksventrikulärer Füllungsdruck) vorliegt (Schüren u. Hüttermann 1974).

Eine digitalisrefraktäre Herzinsuffizienz bedarf einer eingehenden differentialdiagnostischen Abklärung:

**Differentialdiagnose der digitalisresistenten Herzinsuffizienz (Einteilung nach pathogenetischen Gesichtspunkten)**

- *Myokardiale Ursachen*
  - Terminalstadien chronischer Herzinsuffizienz
  - Myokarditiden
  - Herzwandaneurysmen
  - Speicherkrankheiten
  - Akromegalieherz
  - Amyloidose
  - Alkoholische Herzerkrankung
  - Obstruktive Kardiomyopathie
- *Perikardiale Ursachen*
  - Akute Perikarditis
  - Panzerherz
  - Perikarderguß
  - Dressler-Syndrom (Myokardinfarktspätsyndrom)
  - Tumoren (z. B. Vorhofmyxom), Zysten

- *Endokardiale Ursachen*
  - Endokarditis
  - Klappenfehler (z. B. Mitralstenose)
  - Endokardfibrose (Löffler, Karzinoid)
- *Extrakardiale Ursachen*
  - Arterielle Hypertonie
  - Pulmonal: akutes Cor pulmonale (Lungenembolie)/ chronisches Cor pulmonale (pulmonale Infekte)
  - Renal (z. B. Azotämie)
  - Hormonal (z. B. Hyperthyreose, Myxödem)
- *Rhythmusstörungen*
  - Brady- und Tachykardien
- *Exogene (medikamentöse) Ursachen*
  - Digitalisintoxikation
  - Negativ-inotrope Pharmaka
  - Adriamycin etc.

## 31.2.14 Auswahl des Herzglykosids

Einen gesicherten experimentellen oder klinischen Hinweis für eine unterschiedliche pharmakodynamische Wirkung eines Herzglykosids gibt es nicht. Prinzipiell sind alle Glykoside gleichwertig. Strophanthin wird unzuverlässig und nur zu 1–4,2% oral resorbiert wird. Es ist deshalb in der oralen Therapie der chronischen Herzinsuffizienz ungeeignet.

### Herzglykoside bei eingeschränkter Nierenfunktion

Die Digoxine (Digoxin, β-Methyldigoxin, β-Acetyldigoxin etc.) sind hinsichtlich ihrer Pharmakokinetik am besten untersucht. Serumkonzentrationsbestimmungen sind mit geringem Aufwand fast überall durchführbar. Intoxikationen sind relativ häufig (bei ca. 5–10% der Patienten). Hiervon sind insbesondere ältere Patienten mit Niereninsuffizienz oder Patienten mit einer wechselnden Nierenfunktion betroffen (80% der Intoxikationsfälle).

Deshalb sollte die Reduktion der Digoxinerhaltungsdosis schon erfolgen, wenn das Serumkreatinin noch im Normbereich liegt, aber die Kreatininclearance, die in etwa der Digoxinclearance entspricht, bereits eingeschränkt ist.

Da die Bestimmung der Kreatininclearance nicht jederzeit möglich ist, sollte bei älteren Patienten generell niedriger dosiert werden.

Wegen dieser Probleme bei niereninsuffizienten oder intermittierend niereninsuffizienten Patienten soll daraufhingewiesen werden, daß Digitoxin unabhängig von der Nierenfunktion ausgeschieden wird und man keine komplizierte Dosisanpassung vornehmen muß. Es gibt sogar Hinweise dafür, daß bei terminaler Niereninsuffizienz die Digitoxinkonzentration im Serum bei gleicher Erhaltungsdosis niedriger liegt als bei anderen Patienten. Zum einen steigt die extrarenale Clearance für Digitoxin um 30–40% auf entsprechend höhere Werte an (dabei werden Digitoxin und seine Metaboliten vorwiegend über den Stuhl ausgeschieden), zum anderen soll bei urämischen Patienten eine vermehrte Metabolisierung stattfinden.

### Eliminationszeiten

Bei der Verordnung von Digitoxin muß die relativ lange Halbwertszeit im Serum von 5–13 Tagen bedacht werden, während sie bei den Digoxinen bei Nierengesunden nur bei ca. 35–60 h liegt. Bei ausgeprägter Niereninsuffizienz kann die Digoxinclearance ebenfalls auf über 100 h ansteigen.

Die Bioverfügbarkeit des Digitoxins liegt konstant bei 95–97%. Wahrscheinlich sind wegen dieser hohen Bioverfügbarkeit Interaktionen mit anderen, die Resorption hemmenden Pharmaka kaum bekannt. Andererseits konnte die Bioverfügbarkeit der Digoxine in den letzten Jahren durch eine besondere galenische Komposition auf ca. 80% gesteigert werden, jedoch sind hier größere interindividuelle Streuungen bekannt.

Der Einsatz anderer Glykoside ist nicht gerechtfertigt, da weder Möglichkeiten, die Serumspiegel zu messen, noch Möglichkeiten, eine eventuelle Intoxikation mit diesen Glykosiden durch die so effektive Therapie mit FAB-Fragmenten der Digoxinantikörper zu beheben, vorhanden sind.

## 31.2.15 Dosierung von Digoxin und seinen Derivaten

### Sättigung, Halbwertszeit

Während früher gelegentlich Wert auf die langsame, mittelschnelle und schnelle Sättigung mit Herzglykosiden gelegt wurde, ist man in den letzten Jahren eher dazu übergegangen, die vorwiegend hydropischen Symptome der Herzinsuffizienz bei Sinusrhythmus durch Diuretika zu behandeln und bei gewünschter weiterer Digitalistherapie mit Erhaltungsdosen ohne Sättigungsdosen eines Digoxinpräparates zu therapieren.

Nach 5–7 Halbwertszeiten, also bei Digoxin nach 7–10 Tagen, ist dann der notwendige Wirkspiegel vorhanden. Man kann davon ausgehen, daß ca. 1–1,5 mg Digoxin (bzw. β-Methyldigoxin oder β-Acetyldigoxin) zur vollen Wirkung im Körper vorhanden sein müssen. Dementsprechend ist diese Menge in der gewünschten Zeit zu applizieren, wobei die individuelle Abklingquote zu berücksichtigen ist (Niereninsuffizienz!).

Wenn tatsächlich einmal die Notwendigkeit einer raschen Aufsättigung besteht, z. B. bei tachykardem Vorhofflimmern oder Vorhofflattern mit schneller Überleitung, sollte man nicht die volle Wirkdosis (z. B. 1,5 mg) auf einmal geben. Vielmehr empfiehlt sich in diesem Fall, 0,5 mg Digoxin langsam i.v. zu applizieren und erst nach jeweils 2–6 h 0,25 mg dazuzugeben. In der Regel ist jedoch diese schnelle Gabe hoher Dosen nicht erforderlich (Ohnhaus 1983).

### Erhaltungsdosis

Die Erhaltungsdosis ist definiert als diejenige Glykosidmenge, die zur Aufrechterhaltung des Wirkspiegels täglich zugeführt werden muß:

Erhaltungsdosis =

$$\text{Wirkspiegel} \times \text{Abklingquote}/100 \text{ [mg/Tag]}.$$

Bei oraler Zufuhr muß auch die Bioverfügbarkeit mit berücksichtigt werden:

Erhaltungsdosis =

$$\frac{\text{Wirkspiegel} + \text{Abklingquote}/100}{\text{Bioverfügbarkeit}/100}$$

Die Erhaltungsdosen für Herzglykoside sind in den Tabellen 31-8 (normale Nierenfunktion) und 31-9 (Niereninsuffizienz) wiedergegeben.

### Nierenfunktion

Für die Digoxine muß die Nierenfunktion unbedingt berücksichtigt werden, da bei eingeschränkter Nierenfunktion auch die Digoxinclearance abnimmt. Tatsächlich wiesen in fast allen Untersuchungen zu dieser Frage ca. 70% der intoxikierten Patienten Nierenfunktionssstörungen auf. Schwierig ist es gelegentlich bei den älteren Patienten mit grenzwertigem oder noch normalem Serumkreatinin, aber bereits verminderter Kreatinin- und damit auch Digoxinclearance. Die vorsichtige, eher niedrige Digoxindosierung mit häufigen Kontrolluntersuchungen wird in diesen Fällen, bei denen hier ambulant kaum Clearancemessungen durchgeführt werden können, empfohlen. Bei bereits erhöhtem Kreatinin hat sich folgende Vorgehensweise bewährt:

Kreatinin ≤1,1 mg/dl = 1/1 tägliche Digoxindosis,
Kreatinin ≤2 mg/dl = 1/2 tägliche Digoxindosis,
Kreatinin ≤3 mg/dl = 1/3 tägliche Digoxindosis,
Kreatinin >3 mg/dl = 1/4 tägliche Digoxindosis.

Eine Reduktion des Verteilungsraumes bei Urämie wurde wiederholt berichtet. Gerade bei dialysepflichtigen Patienten mit Sinusrhythmus stellten die Flüssigkeitsreduktion und der entsprechende Wasserentzug die beste und häufig kausale Therapie der Herzinsuffizienz dar.

Bei absoluter Arrhythmie bei tachykardem Vorhofflimmern sollte die Kammerfrequenz die Erhaltungsdosis bestimmen, und nur bei erstaunlich hoher Dosis (entweder mit Nebenwirkungen oder ohne entsprechenden Effekt auf die Herzfrequenz) sind zusätzliche Gaben von β-Rezeptorenblockern (z. B. Metoprolol) oder vom Verapamil angebracht.

### Dosierung von Digitoxin

Da Digitoxin früher in zu hohen Dosen verabreicht wurde (weil ein Wirkspiegel von 2 mg angenommen wurde), sind relativ häufig Intoxikationen vorgekommen. Seit wir auch für Digitoxin 1,0–1,5 mg als Wirkspiegel (Körperbestand) annehmen und die Erhaltungsdosis mit 0,07–0,1 mg wählen, gibt es weniger als 5% Intoxikationen.

Eine langsame Sättigung mit Erhaltungsdosen ist für das Digitoxin nicht praktikabel, da man mehr als 40 Tage bis zum vollen Effekt warten müßte. Deshalb empfiehlt es sich, die Vollwirkdosis z. B. 1 mg in 2–3 Tagen zu geben, und daraufhin mit der Erhaltungsdosis

**Tabelle 31-8.** Dosierung von Digitalis bei normaler Nierenfunktion

| Orale Therapie | Digoxin [mg] | β-Acetyldigoxin [mg] | β-Methyldigoxin [mg] | Digitoxin [mg] |
|---|---|---|---|---|
| Langsame Sättigung über 2–5 Tage (Gesamtdosis) | 1,0–1,5 | 1,0–1,5 | 0,8–1,6 | 1,0–1,5 |
| Erhaltungsdosis, Tagesdosis | 0,25–0,5 | 0,2–0,4 | 0,1–0,3 | 0,07–0,1 |

**Tabell 31-9.** Dosierung von Digoxin, β-Acetyldigoxin und β-Methyldigoxin bei Niereninsuffizienz. Die Absorptionsquoten wurden angenommen mit 60% für Digoxin, 80% für β-Acetyldigoxin und 90% für β-Methyldigoxin

| Endogene Kreatininclearance (CLCR), [ml/min] | Sättigungsdosis | | Erhaltungsdosis | | |
|---|---|---|---|---|---|
| | Intravenös [mg] | Oral [mg] | Intravenös [mg] | Oral [mg] | |
| $CL_{CR}$ = 100 | 0,6–1,2 | 1,0–2,0 | 0,2–0,3 | 0,375–0,5 | (Digoxin) |
| | | 0,8–1,5 | 0,2–0,3 | 0,3–0,4 | (β-Acetyldigoxin) |
| | | 0,7–1,3 | 0,2–0,3 | 0,2–0,3 | (β-Methyldigoxin) |
| $CL_{CR}$ = 50 | 0,6–1,2 | 1,0–2,0 | 0,1–0,15 | 0,2–0,25 | (Digoxin) |
| | | 0,8–1,5 | 0,1–0,15 | 0,15–0,2 | (β-Acetyldigoxin) |
| | | 0,7–1,3 | 0,1–0,15 | 0,1–0,15 | (β-Methyldigoxin) |
| $CL_{CR}$ = <20 | 0,6–1,0 | 1,0–1,7 | 0,075–0,1 | 0,125–0,17 | (Digoxin) |
| | | 0,8–1,3 | 0,075–0,1 | 0,1–0,15 | (β-Acetyldigoxin) |
| | | 0,7–1,1 | 0,075–0,1 | 0,075–0,1 | (β-Methyldigoxin) |

fortzufahren. Bei der praktisch 100%igen Bioverfügbarkeit braucht die Resorptionsquote nicht berücksichtigt zu werden. Bewährt hat sich die Erhaltungsdosierung nach dem Körpergewicht: 1,4 µg/kg Körpergewicht.

Da weder Nieren- noch Leberfunktionsstörungen die Halbwertszeit wesentlich beeinflussen, bleibt die Erhaltungsdosis des Digitoxins auch unter diesen Bedingungen unverändert. Wenn Digitoxin nicht eine relativ lange Halbwertszeit von 5–8 Tagen hätte, wäre es nach den oben genannten Gründen als ideal anzusehen.

### Dosierung bei alten Patienten

Bei der Suche nach den Ursachen für die erhöhte Glykosidempfindlichkeit im Alter stellte man fest, daß es Patienten gibt, die trotz einer „normalen" Dosierung erhöhte Serumdigitalisspiegel haben und solche, die trotz normaler Kreatininkonzentrationen und normaler Serumdigitaliskonzentrationen eine erhöhte Herzglykosidempfindlichkeit aufweisen. Bei den ersteren ist entweder trotz normaler Kreatininkonzentration die Kreatininclearance doch eingeschränkt (niedriger Muskelstoffwechsel) oder der Verteilungsraum für Digitalis erniedrigt (wenig Muskelmasse).

Die daraus resultierenden hohen Digitalisspiegel erklären die Nebenwirkungen meist befriedigend. Die Dosis wird zurückgenommen.

Eine Reihe von Patienten zeigt aber trotz „normaler" Digitalisspiegel Nebenwirkungen. Bei diesen besteht tatsächlich eine erhöhte Glykosidempfindlichkeit (Tabelle 31-4).

Gründe dafür sind:

- die mit zunehmendem Alter gehäuft auftretende Koronarischämie, die zu Rhythmusstörungen prädestiniert;
- die oft gleichzeitig bestehenden Elektrolytstörungen (Hypokaliämie) und
- eine Abnahme der Glykosidrezeptoren im Alter. Diese betrifft durchaus nicht alle Senioren, kann aber im Einzelfall sehr ausgeprägt sein.

## 31.2.16 Nebenwirkungen und Intoxikationen

### Nebenwirkungen

Unerwünschte Glykosidwirkungen („Nebenwirkungen"), die keinen bedrohlichen Charakter haben, werden durch eine einfache Reduktion der Dosis behandelt. Der Ausdruck „Intoxikation" bleibt den Fällen vorbehalten, bei denen eine aktive ärztliche Intervention notwendig ist. Dabei sind die Übergänge fließend: aus einer anfangs harmlos erscheinenden Extrasystolie bei Digitalistherapie kann z. B. plötzlich eine Kammertachykardie entstehen. Dies ist aber eher selten.

Tatsächlich sind lebensbedrohliche Intoxikationen, außer bei massiven Einnahmen in suizidaler Absicht, extrem seltene Ereignisse.

! Die unerwünschten Herzglykosidwirkungen manifestieren sich meist (>90% der Fälle) als Herzrhythmusstörungen. Nur in ca. 30% der Fälle findet man extrakardiale Nebenwirkungen: Übelkeit, Erbrechen, Müdigkeit, Kopfschmerzen, Psychose, Farb- und Sehstörungen. Nach eigenen Untersuchungen an mehr als 200 Patienten mit digitalisbedingten Nebenwirkungen fanden sich diese extrakardialen Symptome bei lediglich 4% der Patienten allein, d. h. ohne gleichzeitige Rhythmusstörungen. Damit kommt der elektrokardiographischen Überwachung der Herzglykosidtherapie eine herausragende Bedeutung zu.

**Tabelle 31-10.** Toxische Herzrhythmusstörungen und Serumglykosidkonzentrationen bei 246 elektrokardiographisch gesicherten Glykosidintoxikationen mit Digoxin und Digoxinderivaten

| Art der Rhythmusstörung | Anzahl | [%] | Serumglykosidkonzentration [ng/ml] [$\bar{x} \pm$ SD] |
|---|---|---|---|
| AV-Block 1. Grades | 61 | 25 | 3,2 ± 0,86 |
| Ventrikuläre Extrasystolen | 44 | 18 | 2,9 ± 0,59 |
| Bradykardes Vorhofflimmern (<55/min) | 28 | 11 | 3,5 ± 1,58 |
| Ventrikulärer Bigeminus | 25 | 10 | 3,4 ± 1,40 |
| AV-Block 2. Grades | 17 | 7 | 3,9 ± 1,68 |
| Typ I (Wenckebach) | 12 | | 4,1 ± 1,91 |
| Typ II (Mobitz) | 5 | | 3,4 ±1,15 |
| Vorhoftachykardie mit Block (PAT) | 17 | 7 | 4,4 ± 2,04 |
| AV-Block 3. Grades | 9 | 4 | 5,4 ± 2,15 |
| Sinusbradykardie | 8 | 3 | 2,8 ± 0,50 |
| Knotenrhythmus | 7 | 3 | 3,7 ± 1,21 |
| Supraventrikuläre Extrasystolen | 7 | 3 | 3,1 ± 0,87 |
| Kammerflimmern | 7 | 3 | 6,3 ± 3,35 |
| SA-Block | 6 | 2 | 4,3 ± 1,33 |
| Kammertachykardie | 4 | 2 | 4,0 ± 1,06 |
| AV-Dissoziation | 3 | 1 | 4,2 ± 1,29 |
| Linksschenkelblock | 2 | 1 | 2,8 ± 0,21 |
| Supraventrikuläre Tachykardie | 1 | 0,5 | 3,3 |

Bei den kardialen Symptomen sind die ventrikulären Extrasystolen, evtl. als Bigeminie, und die AV-Blokkierungen am häufigsten. Die paroxysmalen atrialen Tachykardien und das Vorhofflimmern haben je einen Anteil von 10–30% aller digitalisbedingten Herzrythmusstörungen. Grundsätzlich muß man alle Rhythmusstörungen als durch Digitalis hervorrufbar ansehen (Tabelle 31-10).

Alle sog. Tests (Kaliumgabe, Kalziumprovokation, Karotisstimulation, Edrophoniumchlorid, Acetylstrophanthingabe etc.), die empfohlen wurden, um zwischen glykosidbedingten und nichtglykosidbedingten Rhythmusstörungen zu unterscheiden, haben sich als unsicher bzw. nicht praktikabel erwiesen. Wenn eine Digitalisnebenwirkung vermutet wird, sollte die Dosis reduziert und eine Serumkonzentrationsbestimmung durchgeführt werden (Siskind et al. 1981).

Dies ist allerdings nur bei sehr niedrigen oder sehr hohen Werten weiterführend. Leider sagen gerade die mittleren Konzentrationswerte zwischen 0,7 und 1,8 ng/ml (für Digoxin) wegen der interindividuell sehr unterschiedlichen Empfindlichkeit bei älteren Patienten wenig aus.

#### Intoxikationen

Bei Herzgesunden mit massiven Digitalisintoxikationen zeigt sich eine besondere Vielfalt von Reizbildungs- und Reizleitungsstörungen mit raschen Änderungen des elektrokardiographischen Bildes. Es überwiegen Störungen der Autonomie im Bereich des Sinus- und des Tawara-Knotens sowie des Vorhofs. Insbesondere findet man höhergradige AV-Blockierungen oder Extrasystolen. Ventrikuläre Tachykardien oder Kammerflattern als Zeichen einer gesteigerten Erregbarkeit des Myokards werden bei Gesunden eher selten registriert. Dies spricht dafür, daß die myokardiale Vorschädigung bei Herzkranken weitgehend das Bild der Rhythmusstörungen vorbestimmt. Auch die Prognose hängt vom Ausmaß der Vorschädigung des Herzens ab. Der Herzgesunde verträgt oft erstaunlich hohe Glykosidkonzentrationen.

Beim Herzkranken besteht eine lockere Korrelation zwischen der Höhe der Glykosidspiegel und der Gefährlichkeit der Rhythmusstörung (Tabelle 31-10). Im Einzelfall sind derartige Beziehungen jedoch nicht möglich. Die meisten Untersucher sind sich einig, daß sich keine Rhythmusstörung einer bestimmten Höhe der Glykosidspiegel zuordnen läßt.

Häufig wird die paroxysmale atriale Tachykardie mit Block (PAT mit Block) als pathognomonisch für eine Digitalisintoxikation mit schlechter Prognose angegeben. Bei derartigen Fällen kann in Verkennung der Diagnose wegen Tachykardie bzw. Tachyarrhythmie weiter Digitalis in relativ hoher Dosierung gegeben. Durch diesen Behandlungsfehler kann sowohl die schlechte Prognose der Digitalisintoxikation als auch der enge Zusammenhang zwischen hohen Konzentrationen und Rhythmusstörungen bedingt sein.

Bei massiven Intoxikationen werden regelmäßig Hyperkaliämien gefunden, die sogar die Dialysetherapie erforderlich machen können. Diese Hyperkaliämie ist durch eine Hemmung der $Na^+/K^+$-ATPase aller Körperzellen bedingt und hat eine intrazelluläre Kaliumverarmung und Natriumzunahme zur Folge. Diese Elektrolytstörungen bestimmen weitgehend die weitere Prognose. Der vasokonstriktorische Glykosideffekt kann bei hohen Dosen gelegentlich zu Gefäßspasmen mit krisenhaften Blutdruckanstiegen führen.

Sogar Mesenterialinfarkte und Darmnekrosen wurden berichtet. An selteneren Nebenwirkungen sind eine Gynäkomastie bei Männern mit Leberfunktionsstörungen, ein östrogenartiger Effekt bei Frauen nach der Menopause, Thrombozytopenie und Eosinophilie zu nennen. Diese treten aber, wenn überhaupt, extrem selten auf. Kanzerogene Wirkungen wurden nicht berichtet.

Zusammenfassend ist darauf hinzuweisen, daß auch heute noch bei ca. 5–10% der glykosidbehandelten Patienten mit Nebenwirkungen zu rechnen ist, die bei entsprechender Dosisreduktion wieder verschwinden. Zu regelrechten Intoxikationen kommt es in der Regel nur bei Fehleinnahmen (oft in suizidaler Absicht). In diesen Fällen sind die Patienten wegen der schweren Rhythmusstörungen intensivpflegepflichtig.

### 31.2.17 Therapie der Herzglykosidintoxikation

Die meisten Patienten mit Hinweisen auf Digitalisnebenwirkungen werden bereits außerhalb der Klinik durch eine ein- oder mehrtägige Glykosidpause und danach durch eine reduzierte Dosis erfolgreich behandelt. Bei bradykarden Rhythmusstörungen wird ebenso wie bei AV-Blockierungen Atropin mit gutem Erfolg gegeben, da die Glykosideffekte ja indirekter Natur sind und vagal vermittelt werden.

Wenn 1 mg Atropin s.c. oder i.v. die Bradykardie nicht beendet, wird eine intravenöse passagere Schrittmachersonde in den rechten Ventrikel plaziert. Auch vor Magenspülungen bei Suizidpatienten mit Digitaliseinnahme sollte wegen der glykosidbedingten Vagusaktivierung, die durch die Magensonde noch verstärkt werden kann, die Schrittmachersonde oder zumindest die Atropingabe erwogen werden oder es sollten die entsprechenden Sicherheitsvorkehrungen getroffen worden sein.

Wenn die Extrasystolie im Vordergrund steht, haben sich Kaliumzufuhr und Diphenylhydantoingaben bewährt. Sie erniedrigen die Glykosidrezeptoraffinität zum Digitalis und verdrängen so das Glykosidmolekül aus der Rezeptorbindung. Beim nierengesunden Patienten kann Kalium p.o. in relativ großen Mengen ohne Gefahr zugeführt werden. 80–160 mval (Brausetabletten als Getränk) haben sich bewährt. Die Serumkaliumspiegel steigen um 1–1,5 mval/l in ca. 2–3 h an. Noch bei Kaliumwerten um 4–4,5 mval/l kann Kalium gegeben werden, da pro mval/l im Serum ca. 8–10% des rezeptorgebundenen Glykosids verdrängt werden.

Selbstverständlich ist bei Niereninsuffizienz besonders Vorsicht geboten. Bei massiven Intoxikationen mit hohem Serumkalium verbietet sich diese Behandlungsform.

Diphenylhydantoin hat sich ebenfalls bei Kammerektopien bewährt. Bei rascher i.v.-Gabe sind aber lebensbedrohliche Bradykardien zu befürchten. Dosen von 100–200 mg i.v. beeinträchtigen die Pumpfunktion des Herzens nicht. Insbesondere vor notwendigen elektrischen Defibrillationen bei digitalisierten Patienten wird die Applikation von Diphenylhydantoin empfohlen, da dann die gefürchteten Postschockarrhythmien nicht auftreten sollen. Auch Lidocain oder Ajmalin wurden erfolgreich verwendet. Auf Chinidin sollte man wegen der in der Folge verminderten Digoxinelimination nicht zurückgreifen.

**Magenspülung**

Bei massiven Intoxikationen ist die Magenspülung wichtig, da oft erhebliche Mengen aus dem Magen entfernt werden können. Die Gabe von Atropin oder das Legen einer Schrittmachersonde wird vor dieser Prozedur empfohlen. Nach der Spülung sollte Cholestyramin instilliert werden, um auf diesem Weg eine möglichst große Glykosidmenge, die noch nicht resorbiert ist, zu absorbieren. Hämodialyse, Peritonealdialyse oder forcierte Diurese sind generell nutzlos, da mehr als 99% des Digoxins oder des Digitoxins im Körpergewebe gebunden sind. Bei einer Digitoxinvergiftung kann durch die Plasmapherese und durch Hämoperfusion nur eine geringe Menge aus dem Körper entfernt werden.

**Digoxinantikörper**

Durch die Verfügbarkeit der Digoxinantikörper (FAb-Fragmente, Digitalisantidot) sind alle anderen Verfahren der Entgiftung heute überholt. Diese FAb-Fragmente der IgG-Klasse binden Digoxin oder Digitoxin mit höherer Affinität als der Herzglykosidrezeptor selbst und werden dann mit dem Glykosid renal eliminiert. Damit können selbst schwerste Intoxikationen innerhalb von Stunden erfolgreich behandelt werden.

Die Dosierung erfolgt so, daß pro 1 mg Digoxin oder Digitoxin (Körperbestand) etwa 80 mg Digitalisantidot i.v. zur Inaktivierung benötigt werden. Man darf davon ausgehen, daß 80 mg Digitalisantidot den Digoxinspiegel um ca. 1 ng/ml (bzw. 10 ng/ml bei Digitoxin) erniedrigen. Bei massiven Intoxikationen sollten deshalb initial 160 mg Digitalisantidot sofort i.v. gegeben werden und nach 60 min weitere 80 oder 160 mg bzw. mehr. In der Regel verschwinden die Intoxikationssymptome innerhalb von 30–120 min nach i.v.-Gabe von Digitalisantikörpern. Obwohl diese FAb-Fragmente Fremdproteine sind, sind allergische Reaktionen selten.

Zusammenfassend sind folgende Maßnahmen bei Digitalisintoxikation sinnvoll:

- Digitalispause;
- Kaliumzufuhr, z. B. 80–120 mval $K^+$ als Brausetabletten;
- bei Bradykardie: Atropin 1–2 mg i.v.;
- bei ventrikulären Arrhythmien:
  - Lidocain 100 mg i.v. oder 3 mg/h i.v. (Perfusor),
  - Magnesium i.v. (z. B. 20 mval in 20 min),
  - Diphenylhydantoin 100 mg i.v. (langsam!);
- bei weiter bestehender Bradykardie: passagerer Schrittmacher (externer Schrittmacher, transösophageale oder transvenöse Stimulation als Sofortmaßnahme);
- Digitalisantidot, 80 mg i.v./1 mg zu inaktivierendes Digoxin oder Digitoxin;
- bei Kammerflattern: Kardioversion;
- bei Hyperkaliämie: Hämofiltration oder Hämodialyse.

### 31.2.18 Kontraindikationen für Herzglykoside

Herzglykoside sind nur indiziert, wenn die Kammerfrequenz bei Vorhofflimmern, Vorhofflattern oder paroxysmalem Vorhofflimmern kontrolliert werden soll oder wenn eine manifeste systolische Herzinsuffizienz besteht und eine Wirkung nachweisbar ist. In anderen Fällen sind Herzglykoside nicht indiziert. **!**

Kontraindiziert sind Herzglykoside beim AV-Block II. oder III. Grades ohne gleichzeitige Schrittmacherimplantation. Beim AV-Block I. Grades kann man unter regelmäßigen EKG-Kontrollen eine Digitalistherapie versuchen.

Beim Sinusknotensyndrom können deutliche Verlängerungen der Sinusknotenerholungszeit und Bradykardie vorkommen. Deshalb gilt dieses Krankheitsbild ebenfalls als Kontraindikation für eine Herzglykosidtherapie. Auch im Rahmen eines Karotissinussyndroms treten gelegentlich schwere Bradykardien nach Digitalis auf.

Das Wolf-Parkinson-White-Syndrom darf nicht mit Herzglykosiden therapiert werden, obwohl hierbei häufig Vorhofflimmern vorkommt. Digitalis verlängert die Refraktärzeit der antegraden Leitung über den AV-Knoten, kann aber gleichzeitig die effektive Refraktärzeit der akzessorischen Bahn verkürzen.

Dadurch kann die Zahl der Impulse, die die Kammern erreichen, bei Vorhofflimmern noch zunehmen (Kammerflimmern). Ob dies im Einzelfall eintrifft, ist nicht vorhersehbar.

Bei der obstruktiven Kardiomyopathie können Herzglykoside durch Zunahme der Kontraktilität des linken Ventrikels den Druckgradienten an der Ausflußbahn noch erhöhen und dadurch Synkopen provozieren. Wenn im weiteren Verlauf der Krankheit tachysystolisches Vorhofflimmern beherrscht werden soll, kann jedoch ein Therapieversuch mit Glykosiden gemacht werden. Beim disseziierten Aortenaneurysma ist jede Kontraktilitätszunahme zu vermeiden.

Deshalb sind Herzglykoside kontraindiziert, man wird im Gegenteil sogar β-Rezeptorenblocker geben. Selbstverständlich ist bei allen Elektrolytstörungen (Hypo- und Hyperkaliämien, Hyperkalziämien etc.) die Gabe von Herzglykosiden kontraindiziert.

Es ergeben sich also folgende Kontraindikationen für eine Digitalistherapie:

- Bradykardie,
- AV-Block II. oder III. Grades,
- Sick-sinus-Syndrom,
- Kammertachykardie,
- Aortenaneurysma,

**!**

- obstruktive Kardiomyopathie mit Sinusrhythmus,
- Karotissinussyndrom,
- Elektrolytstörung.

## 31.3 Therapie mit Diuretika

Theoretisch können Diuretika in Aquaretika und Saluretika eingeteilt werden. Aquaretika führen zu einer vermehrten Ausscheidung von Wasser ohne gleichzeitige Salurese.

Saluretika führen zu einer vermehrten Ausscheidung von Natrium. Im allgemeinen Sprachgebrauch werden jedoch die Begriffe Diuretika und Saluretika weitgehend synonym verwendet, da meistens die Wasser- und Natriumausscheidung gemeinsam gesteigert werden. Bei der Therapie der chronischen Herzinsuffizienz mit Diuretika soll der Natrium- und damit der Wasserretention (Ödembildung) entgegengewirkt werden. Damit wird in der Regel sowohl die Vor- als auch die Nachtlast des Herzens gesenkt.

Die Diuretika bilden eine kaum überschaubare Gruppe von Pharmaka, die sich nicht nur strukturell, sondern auch in den erwünschten und unerwünschten pharmakologischen Eigenschaften deutlich voneinander unterscheiden.

### 31.3.1 Einteilung nach Wirkorten

Diuretisch wirksame Substanzen werden aufgrund ihres Wirkortes am Nephron eingeteilt (Düsing 1986). Die wichtigsten Diuretika wirken im Bereich des proximalen Tubulus, der Henle-Schleife, des distalen Tubulus und am Sammelrohr (Abb. 31-10).

#### Proximaler Tubulus

Hierzu zählen Carboanhydrasehemmstoffe (z. B. Acetazolamid) und osmotische Diuretika (z. B. Mannit).

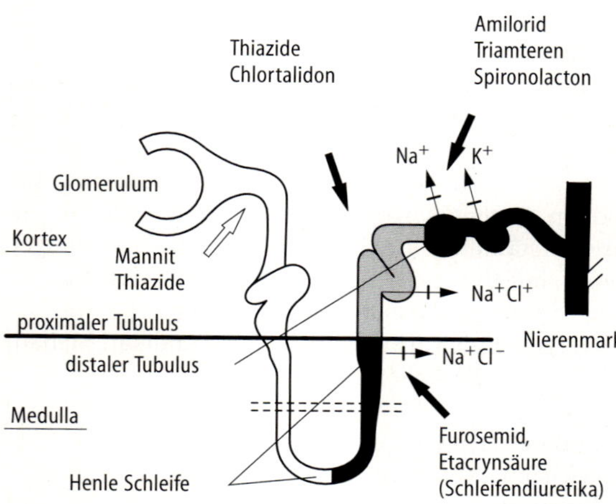


**Abb. 31-10.** Angriffsorte wichtiger Diuretika am Nephron

■ **Carboanhydrasehemmstoffe**

Durch die Blockade der Bikarbonatresorption durch Carboanhydrasehemmstoffe resultiert eine vermehrte Ausscheidung von Natrium, Wasser, Kalium und Bikarbonat. Die Effektivität der Enzymhemmung ist dabei von der filtrierten Bikarbonatmenge im Primärharn abhängig. Daraus ergibt sich, daß die Wirksamkeit bei metabolischer Alkalose gesteigert, dagegen bei metabolischer Azidose praktisch aufgehoben ist. Durch den Verlust des Bikarbonats nach längerer Anwendung dieser Diuretika kann es somit zu einer Selbstlimitierung der Wirkung der Carboanhydrasehemmstoffe kommen.

Die Hemmung der Bikarbonatrückresorption durch Substanzen wie Acetazolamid kann in Abhängigkeit von der Lipophilie des Diuretikums durch 3 Mechanismen erfolgen (Abb. 31-11):

- Der Eintritt von Bikarbonat in die Zelle wird behindert. Die luminal gebildete Kohlensäure kann nur langsam dehydratisiert werden.
- In der Zelle wird die Bildung von Kohlensäure inhibiert.
- Die Elimination von Bikarbonat aus der Zelle wird gehemmt, weil das Transportsystem (Na-$HCO_3$-Austauscher) carboanhydraseabhängig ist.

Aus diesen Mechanismen resultiert für die Carboanhydrasehemmstoffe eine Diurese mit eher geringer Salurese.

■ **Osmotische Diuretika**

Diese sind bei freier glomerulärer Filtration im proximalen Tubulus nicht resorbierbar und verändern somit das osmotische Gleichgewicht. Ihre Wirkung blockiert überwiegend die Wasserresorption, wogegen der Einfluß auf

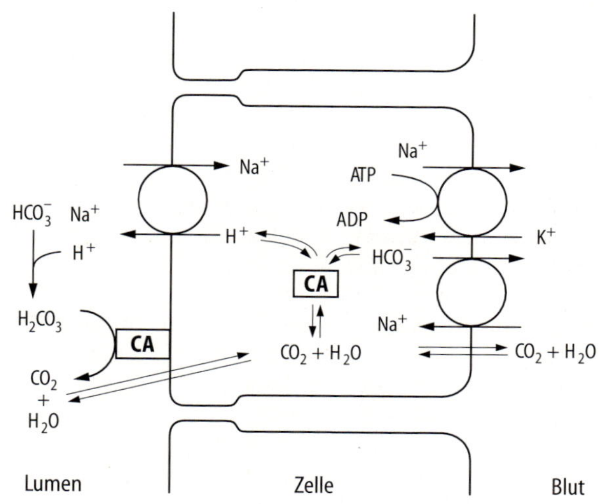


**Abb. 31-11.** Schema der $NaCl^-$, $NaHCO_3^-$ und Wasserresorption im proximalen Nephron. Die Carboanhydrase (*CA*) ermöglicht die Aufnahme von $H_2CO_3$ als $CO_2$. Ein großer Teil der $NaCl^-$ und Wasserresorption erfolgt parazellulär, d. h. zwischen den Zellen. CA-Hemmer blockieren vornehmlich die luminale CA

die Elektrolytausscheidung eher gring ist. Zu bedenken ist allerdings, daß eine proximal erzeugte Diurese durch eine Mehrresorption von Natrium und Wasser in distalen Nephronabschnitten kompensiert werden kann.

### Henle-Schleife

Die Substanzen werden auch als Schleifendiuretika bezeichnet. Typische Vertreter sind Furosemid, Etacrynsäure, Bumetanid und Piretanid. Trotz unterschiedlicher chemischer Struktur beruht die diuretische Wirksamkeit auf der gemeinsamen Eigenschaft, den aktiven Chloridtransport im Bereich des aufsteigenden Schenkels der Henle-Schleife zu blockieren. Durch diesen Effekt wird das Haarnadelgegenstromprinzip gestört. Der zugleich mit dem Chloridtransport blockierte Natriumstrom in das Interstitium reduziert den starken osmotischen Gradienten im Markbereich, der für die passive Resorption von Wasser auf dem absteigenden Schenkel der Henle-Schleife und den medullären Sammelrohren notwendig ist.

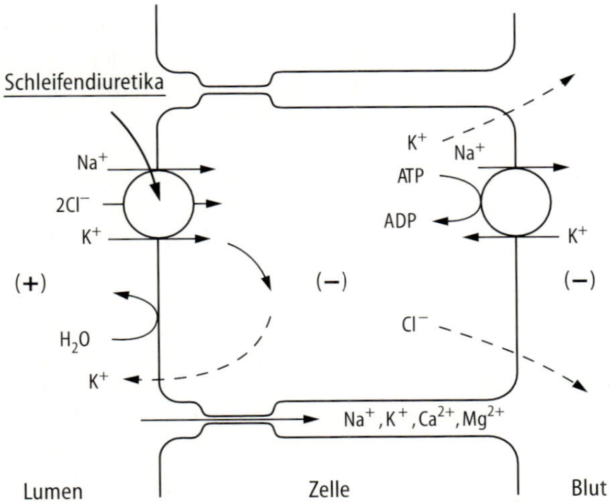


**Abb. 31-12.** Schema der NaCl-Resorption im aufsteigenden Ast der Henle-Schleife. Schleifendiuretika hemmen das Kotransportsystem, den $Na^+2Cl^-K^+$-Carrier

Die Schleifendiuretika wirken von der luminalen Seite (Abb. 31-12). Ihre Wirkung besteht in einer schnellen und starken Salurese und Diurese. Dies liegt daran, daß der Nettotransport von NaCl im Bereich der Henle-Schleife mit ca. 20–30% der filtrierten Gesamtmenge sehr hoch ist. Außerdem kann die erzeugte Salurese in diesem mittleren Nephronabschnitt nicht mehr durch distalere Abschnitte kompensiert werden. Aufgrund ihrer ausgeprägten Wirkungen im proximalen Nephronabschnitt entfalten Schleifendiuretika eine starke Steigerung der Kalium-, Kalzium- und Magnesiumausscheidung (Tabelle 31-11).

### Distaler Tubulus und Sammelrohr

Die Vertreter dieser Substanzen sind Thiazide, Aldosteronantagonisten, Triamteren und Amilorid. Thiaziddiuretika und verwandte Abkömmlinge reduzieren wahrscheinlich am frühdistalen Tubulus die Permeabilität der luminalen Membran des distalen Tubulus für Natrium und Chlorid. Sie steigern andererseits die Sekretion von Kalium in diesem Segment.

Die Wirkungsmechanismen dieser Substanzen sind immer noch nicht ganz geklärt. Die Wirkung des Aldosteronantagonisten ist unabhängig und besteht in einer Mehrausscheidung von Natrium, Chlorid und Wasser. Sie ist im Vergleich zu den Schleifendiuretika deutlich schwächer.

Zu den Substanzen, die am distalen Tubulus und am Sammelrohr angreifen, gehören die Aldosteronantagonisten und die sog. „kaliumsparenden" Diuretika. Die aldosteronvermittelte Aufnahme von Natriumchlorid wird vom distalen Tubulus, den kortikalen und wahrscheinlich auch den papillären Sammelrohren durch Spironolacton gehemmt (Abb. 31-13).

Die Wirkung von Spironolacton beruht auf einer spezifischen Verdrängung des Mineralkortikoides Aldosteron von seinem Rezeptor. Durch Blockade der Natriumaufnahme werden vermindert Kalium- und Wasserstoffionen in das Tubuluslumen ausgetauscht.

**Tabelle 31-11.** Wirkung von Diuretika auf die Elektrolytausscheidung

| Diuretikum | Elektrolytausscheidung | | | | | | Folge |
|---|---|---|---|---|---|---|---|
| | $K^+$ | Cl | $Mg^{2+}$ | $Ca^{2+}$ | $H^+$ | $HCO_3^-$ | |
| Schleifendiuretika | ↑↑↑ | ↑↑ | ↑↑↑ | ↑↑↑ | ↑ | ↑/= | Hypokaliämie<br>Hypomagnesiämie<br>Hypochlorämische Alkalose |
| Frühdistal wirksame Diuretika | ↑↑↑ | ↑ | ↑↑↑ | ↓↓ | ↑ | ↑/= | Hypokaliämie<br>Hypomagnesiämie<br>Hypochlorämische Alkalose<br>Leichte Hyperkalzämie |
| Carboanhydrasehemmer | ↑↑ | ↓↓ | ↑ | ↑ | ↓↓ | ↑↑↑ | Metabolische Azidose |
| Kaliumsparende Diuretika | ↓↓ | = | ↓/= | ↓ | ↓ | = | Hyperkaliämie<br>Metabolische Azidose |

= keine Änderung; ↑ Zunahme; ↓ Abnahme

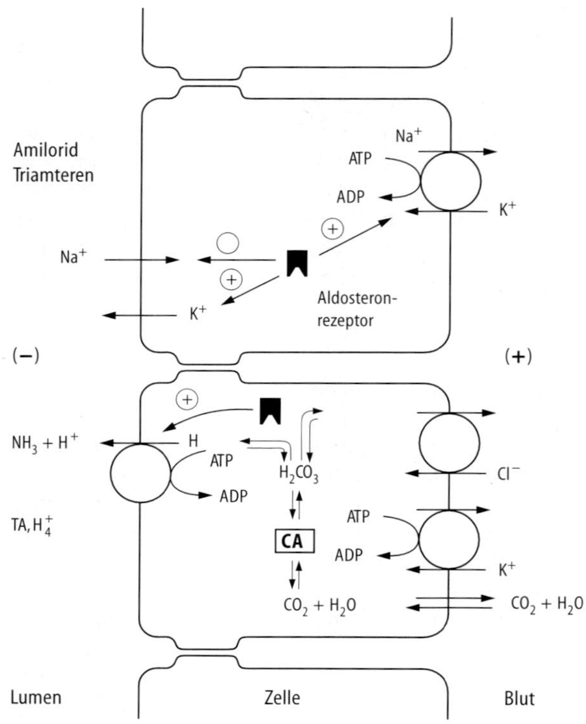


**Abb. 31-13.** Angriffsort der Diuretika am kortikalen Sammelrohr. Aldosteron erhöht die Membranpermeabilität, indem es die Leitfähigkeit von $Na^+$ durch die Membran steigert. Zudem aktiviert Aldosteron die $H^+$-Sekretion. Amilorid und Triamteren hemmen den luminalen $Na^+$-Einstrom. *CA* Carboanhydrase

Triamteren und Amilorid entfalten ihre Wirkung in spätdistalen Tubuluslumen durch eine Umkehrung des elektrischen Potentials, das durch eine Interaktion mit Natriumkanälen zustande kommt. Amilorid hemmt außerdem den Natrium-Protonenaustauscher (Abb. 31-13). Hierdurch wird die Leitfähigkeit für Natrium, Kalium und Protonen aufgehoben. Es resultiert eine eher schwache Diurese sowie eine deutliche Hemmung der Kaliumausscheidung. Durch diese Mechanismen wirken neben Spironolacton auch Triamteren und Amilorid kaliumretinierend (Tabelle 31-11).

### Zusammenfassung

Die glomerulär filtrierte Natriummenge wird entlang der einzelnen Nephronabschnitte zu 65% im proximalen Tubulus, zu 25% im Bereich der Henle-Schleife, zu 8% im distalen Tubulus und zu 1–2% im Sammelrohr rückresorbiert. Aus diesen Zahlen kann man annähernd auf die natriuretische Wirksamkeit eines Diuretikums schließen. Da sich die Wirkung der Carboanhydrasehemmer aufgrund der induzierten metabolischen Azidose selbst limitiert, werden sie heute kaum noch verwendet.

Die ebenfalls am proximalen Tubulus angreifenden osmotisch wirksamen Diuretika haben den wesentlichen Nachteil, daß sie wegen unzuverlässiger enteraler Resorption parenteral verabreicht werden müssen. Sie haben daher für den Routinegebrauch kaum eine Bedeutung.

Außerdem induzieren sie eine fast ausschließlich reine Wasserdiurese. Beide Diuretika haben wegen Kompensationsmechanismen im distalen Abschnitt des Nephrons nur eine schwache natriuretische Wirksamkeit. Im Gegensatz hierzu können die Schleifendiuretika und die Thiazide beträchtliche Elektrolytverluste verursachen, da der spätdistale Tubulus und das Sammelrohrsystem nur über kleine Rückresorptionskapazitäten verfügen.

Zusammenfassend läßt sich sagen, daß sich die klinische Einteilung der Diuretika aufgrund ihrer saluretischen Wirksamkeit neben der nach ihrem Angriffspunkt am Nephron bewährt hat.

## 31.3.2 Einteilung nach der Wirkungsstärke

### Stark wirksame Diuretika

Die bekanntesten Vertreter sind die Schleifendiuretika Etacrynsäure, Furosemid und Piretanid, die rasch intestinal resorbiert werden und bei kurzer Wirkungsdauer schnell ihre Wirkungsmaxima erreichen (Tabelle 31-12). Sie führen zu einer gesteigerten Ausscheidung von Natrium, Kalium und Protonen. Mögliche Begleiteffekte sind eine Hypovolämie, Hypokaliämie und eine metabolische Alkalose. Die Schleifendiuretika steigern den renalen Blutstrom und die glomeruläre Filtrationsrate vorübergehend. Sie sind die Mittel der Wahl bei bereits eingeschränkter Nierenfunktion, da sie unabhängig von der glomerulären Filtration wirksam sind.

Umstritten ist, ob sie durch einen direkten Eingriff am pulmonalen und am peripheren Strombett zu hämodynamischen Effekten (Senkung des pulmonal-arteriellen Druckes) beitragen. Möglicherweise sind diese hämodynamischen Wirkungen in Wirklichkeit das Ergebnis einer raschen Natrium- und Wasserelimination. Da experimentell an isolierten Gefäßen eine Relaxation durch Diuretika bewirkt wird, könnten allerdings auch diese Eigenschaften für die Soforttherapie der akuten Linksherzdekompensation wesentlich sein.

*Nebenwirkungen.* Spezifische Nebenwirkungen aller Schleifendiuretika sind eine dosisabhängige Innenohrschädigung, die zu temporären, in seltenen Fällen auch irreversiblen Hörverlusten führen kann. Zu beachten ist die gleichzeitige Gabe von anderen ototoxisch wirksamen Substanzen wie die Applikation von Aminoglykosidantibiotika, die diese Nebenwirkungen natürlich verstärken können. Nach i.v.-Applikation von Etacrynsäure ist das gehäufte Auftreten gastrointestinaler Blutungen beschrieben worden.

### Mittelstark wirksame Diuretika

Die natriuretische Wirksamkeit der Thiazide (z. B. Hydrochlorothiazid beträgt 7–10% der filtrierten Natriummenge). Die Thiazide induzieren eine Mehrausscheidung von Natriumchlorid und Wasser. Kalium und Bikarbonat werden ebenfalls vermehrt ausgeschieden.

**Tabelle 31-12.** Dosierung und Wirkdauer wichtiger Diuretika

| Chemische Kurzbezeichnung | Dosierung[a] Einzeldosis [mg] | Dosisbereich [mg] | Beginn [h] | Wirkungs-maximum [h] | Dauer [h] |
|---|---|---|---|---|---|
| **Thiazide/Derivate** | | | | | |
| Chlorothiazid | 500 | 500–2000 | 1–2 | 4 | 6–12 |
| Hydrochlorothiazid | 25 | 25–100 | 1–2 | 4 | 6–12 |
| Metolazon | 5 | 50–200 | 1 | 2 | 12–24 |
| Chlortalidon | 100 | 50–200 | 2 | 8–9 | 47–72 |
| **Schleifendiuretika** | | | | | |
| Furosemid | 40 | 40–160 | 0,5 | 1–2 | 6–8 |
| | 20 i.v. | | sofort i.v. | | 4–6 |
| Etacrynsäure | 50 | 50–150 | 0,5 | 1–2 | 6–8 |
| Bumetanid | 1,0 | 0,5–2,0 | | | |
| Piretanid | 6 | 3–12 | 1 | 2 | 4–6 |
| **Antikaliuretische Diuretika** | | | | | |
| Spironolacton | 50 | 200–300 | | 48–72 | |
| Kaliumcanrenoat | 100 i.v. | 200–600 | 1–2 | 2–6 | 24–36 |
| Triamteren | 50 | 50–100 | 2 | 4–6 | 8-16 |
| Amilorid | 5 | 5–10 | 2 | 4–6 | 10–24 |

[a] Dosierung bezogen auf normale Nierenfunktion; ohne Angaben: orale Applikation. (Nach Krück, 1985)

Mit Ausnahme von Metolazon vermindern diese Substanzen alle dosisabhängig die renale Durchblutung und senken die glomeruläre Filtrationsrate. Dementsprechend kann es im Laufe einer Behandlung zu einer Verschlechterung der Nierenfunktion und auch zur Aufhebung der diuretischen Wirksamkeit kommen. Aus diesem Grund sollen die Thiazide bei einer eingeschränkten Nierenfunktion (endogene Kreatininclearance <40 ml/min, oder Kreatinin >2 mg%) nicht verwendet werden.

Im Gegensatz zu den Schleifendiuretika vermögen die Thiazide und wirkungsgleiche Diuretika die renale Kalziumausscheidung zu vermindern. Dementsprechend sind sie bei gleichzeitig bestehender idiopathischer Hyperkalzurie indiziert.

In der Regel beginnt nach oraler Gabe von Hydrochlorothiazid die diuretische Wirkung innerhalb von 2 h, die Maximalwirkung tritt zwischen 2 und 6 h nach Einnahme auf. Die meisten Thiazide werden unverändert im Urin ausgeschieden. Die Wirkdauer einer Einzeldosis eines Thiazides beträgt bei den meisten Substanzen zwischen 6 und 24 h. Eine längere Wirkdauer ist für Chlortalidon (bis zu 72 h) beschrieben worden.

### Schwach wirksame Diuretika

Neben den heute nicht mehr gebräuchlichen Carboanhydrasehemmern und den osmotisch wirksamen Substanzen sind hier die kaliumsparenden Diuretika zu nennen, die trotz schwacher natriuretischer Potenz (weniger als 5% der filtrierten Natriummenge) einige wesentliche Eigenschaften haben. Spironolacton, Triamteren und Amilorid greifen im distalen Bereich des Nephrons an und führen zur kaliumverlustfreien Natriurese.

#### Spironolacton

Für Spironolacton ist von Bedeutung, daß die Wirkung aldosteronabhängig ist. Das heißt, Spironolacton wirkt besonders bei sekundären Formen des Hyperaldosteronismus und wird auch vorzugsweise hierbei eingesetzt. Nach oraler Applikation tritt ein langsamer Anstieg der Natriumausscheidung innerhalb von 2–4 Tagen ein, während die Ausscheidung des Kaliums unverändert bleibt oder sogar zurückgeht.

#### Triamteren und Amilorid

Triamteren und Amilorid entfalten ihre Wirkung aldosteronunabhängig innerhalb weniger Stunden. Amilorid wirkt dabei stärker natriuretisch und kaliumsparender als Triamteren. Sie werden vorwiegend in Kombination mit Thiaziden verordnet und verstärken den natriuretischen Effekt ebenso wie sie den thiazidbedingten Kaliumverlust kompensieren. Gleiches gilt für ihre Kombination mit Schleifendiuretika. Da die kaliumsparenden Diuretika außer dem Austausch von Natrium und Kalium auch die Protonenabgabe in das Tubuluslumen behindern, können sie sowohl eine Hyperkaliämie als auch eine metabolische Azidose verursachen.

**Tabelle 31-13.** Wirkstärke wichtiger Diuretika

| Substanz | Maximale Natriumausscheidungsfraktion [%] | Hauptangriffspunkt |
|---|---|---|
| **Stark wirksame Diuretika**<br>– Furosemid<br>– Etacrynsäure<br>– Bumetanid<br>– Muzolimin<br>– Piretanid | >15 | Henle-Schleife |
| **Mittelstark wirksame Diuretika**<br>– Thiazide | 5–10 | Distaler Tubulus |
| **Schwach wirksame Diuretika**<br>– Carboanhydraseinhibitoren<br>– Spironolacton<br>– Amilorid<br>– Triamteren | <5 | Proximaler Tubulus<br>Spätdistaler Tubulus |

*Nebenwirkungen.* Bei Störung der Nierenfunktion sind diese Medikamente kontraindiziert. Bei älteren Patienten mit Diabetes mellitus sollten die Nierenfunktion sowie der Elektrolyt- und Säure-Basen-Haushalt regelmäßig überwacht werden. Spezifische Nebenwirkungen einer längerfristigen Therapie mit Spironolacton sind bei der Frau eine mögliche Abnahme der Libido und Zyklusunregelmäßigkeiten. Eine gehäufte Koinzidenz mit Mammakarzinomen wurde vermutet, beim Mann kommt es sehr oft zur Entwicklung einer schmerzhaften Gynäkomastie.

**Aquaretika, Lithium und Vasopressin**

Aquaretika, Lithium und Vasopressinantagonisten bewirken in der Niere eine Ausscheidung von Wasser ohne gleichzeitige Exkretion von osmotisch wirksamen Teilchen. Besonders bei psychiatrischen Patienten unter einer chronischen Lithiumtherapie ist in Abhängigkeit von der Dosierung eine Polyurie bekannt. Das Antibiotikum Dimethylchlortetracyclin führt wahrscheinlich ebenso wie Lithium zu einer Argininvasopressinresistenz des Sammelrohrepithels (möglicherweise über eine Hemmung der Adenylatcyclase).

Außerdem sind Vasopressinantagonisten in der Entwicklung, die spezifisch die vaskulären und renalen Wirkungen des Argininvasopressin antagonisieren. Die Wirkung dieser Substanzen scheint ähnlich wie bei einem Diabetes insipidus in einem Antagonismus gegen die hydroosmotischen Wirkungen von Argininvasopressin zu liegen. Eine Zusammenfassung der Einteilung der Diuretika nach ihrer Wirkstärke findet sich in Tabelle 31-13.

### 31.3.3 Nebenwirkungen der diuretischen Therapie

#### Wasser- und Elektrolythaushalt

! Bei praktisch allen Diuretika kann sich ohne regelmäßige Therapieüberwachung, besonders wenn gleichzeitig eine Kochsalzrestriktion verordnet wurde, eine Hypovolämie und Hyponatriämie einstellen. Die diuretikainduzierte Verkleinerung des extrazellulären Flüssigkeitsvolumens verstärkt über eine Stimulation der ADH-Sekretion die Hyponatriämie zusätzlich. Kaliummangelzustände haben den gleichen Effekt.

Eine chronische Diuretikaapplikation ohne Kombination mit einem kaliumsparenden Diuretikum führt häufig zu einer Erniedrigung des gesamten Körperkaliums (Poole-Wilson 1983). Dies ist speziell bei einer gleichzeitigen Digitalis- bzw. Antiarrhythmikatherapie problematisch. Eine Substitution mit Kalium (Obst, Kaliumchlorid) kann notwendig werden.

Bei gleichzeitiger Anwendung eines ACE-Hemmstoffes zur Therapie der chronischen Herzinsuffizienz tritt seltener eine diuretikainduzierte Hypokaliämie auf. Schleifendiuretika erhöhen die renale Kalziumausscheidung. Thiazide vermindern sie. Darauf muß bei einer gleichzeitig bestehenden Störung des Kalziumhaushaltes geachtet werden (z. B. Malignome, Hyperparathyreoidismus). Thiazide scheinen lediglich eine transitorische Magnesiurie zu induzieren. Spironolacton vermindert die renale Magnesiumclearance.

Bei einer Elektrolytstörung, die durch Diuretika verursacht wird, ist zu beachten, daß die Serumelektrolytkonzentrationen nicht unbedingt den Gewebespiegel des entsprechenden Elektrolyts widerspiegeln. So befinden sich im Plasma nur 0,3 bzw. 2% des Gesamtbestandes an Magnesium oder Kalium (Dyckner u. Wester 1985). Die Hämokonzentration unter Therapie mit Diuretika bringt die Gefahr der Entwicklung von Thrombosen mit thromboembolischen Komplikationen.

#### Kohlenhydratstoffwechsel

Bei Patienten mit Diabetes mellitus, bei denen eine Diuretikatherapie durchgeführt wird, zeigt sich bei Thiaziden und Schleifendiuretika eine Verschlechterung der Kohlenhydrattoleranz. Auch eine signifikante Steigerung der Serumtriglyzeride, der VLDL- und LDL-Cholesterinfraktion wurde für Thiazide und Schleifendiuretika nachgewiesen. Die HDL-Fraktion ist unverändert.

**Tabelle 31-14.** Nebenwirkungen der Therapie mit Diuretika

| Substanz | Hyper-urikämie | Hypo-kaliämie | Hyper-kaliämie | Azidose | Alkalose | Andere |
|---|---|---|---|---|---|---|
| Thiazide | + | + | – | – | + | KH-Intoleranz, Leuko-, Thrombopenie, Pankreatitis, Leberversagen,Hypersensitivitätsangiitis |
| Schleifendiuretika | + | + | – | – | + | KH-Intoleranz, Ototoxizität, Leberversagen, Gastrointestinale Blutung |
| Spironolacton | – | – | + | + | – | Gynäkomastie, Dys-, Amenorrhö |
| Triamteren/Amilorid | – | – | + | + | – | Muskelkrämpfe (alle Diuretika) |

*KH* Kohlenhydrat

### Harnsäurestoffwechsel

Thiazidderivate und Schleifendiuretika führen durch Verminderung der renalen Uratclearance regelmäßig zu einem leichten Anstieg der Serumharnsäurekonzentration. Dieser Effekt hat klinisch nur bei Gichtpatienten eine Bedeutung. Die Hyperurikämie ist durch eine kompetitive Hemmung der Harnsäuresekretion im proximalen Tubulus durch das Diuretikum bedingt. Die Bedeutung einer gesteigerten Resorption im proximalen Tubulus bei einem diuretikainduzierten Volumenmangel wurde ebenfalls angenommen. Die Nebenwirkungen der einzelnen Diuretika sind in Tabelle 31-14 zusammengefaßt.

### Interaktionen mit anderen Medikamenten

Da herzinsuffiziente Patienten in der Regel mit einer Kombinationstherapie behandelt werden und neben ihrer kardialen Grunderkrankung häufig auch andere Leiden aufweisen, werden meist mehrere Medikamente verordnet. Dementsprechend sind Arzneimittelinteraktionen zu beachten.

#### ■ Herzglykoside

Die häufig notwendige gleichzeitige Verordnung von Diuretika und Herzglykosiden kann durch die thiazid- bzw. schleifendiuretikainduzierte Hypokaliämie, die für sich allein in der Regel folgenlos ist, bei gleichzeitiger Digitalistherapie zu erheblichen Herzrhythmusstörungen führen. Herzglykoside selbst behindern die aktive tubuläre Kaliumrückresorption, so daß die Hypokaliämie dadurch noch verstärkt werden kann. Deshalb sind zum einen regelmäßige Elektrolytkontrolluntersuchungen notwendig. Zum anderen müssen therapeutische Gegenmaßnahmen (Kaliumsubstitution, kaliumretinierende Diuretika) getroffen werden.

#### ■ ACE-Hemmstoffe

Bei gleichzeitiger Reduktion des Extrazellulärvolumens durch Diuretika kann eine zusätzliche Vasodilatatorentherapie schwerwiegende Kreislaufregulationsstörungen verursachen. Besonders bei der Erstgabe eines ACE-Hemmers bei vorheriger Diuretikatherapie mit der Folge eines stimulierten Renin-Angiotensin-Aldosteron-Systems ist größte Vorsicht geboten.

Wegen der Gefahr von schweren Hypotonien (Synkopen) wird der Ausschluß einer Hyponatriämie (meist dilutionsbedingt bei gleichzeitiger Diuretikatherapie) empfohlen. Andererseits sind ACE-Hemmer in Kombination mit Schleifendiuretika als Therapie der Wahl bei der Dilutionshyponatriämie bei schwerster Herzinsuffizienz anzusehen (unter stationärer Kontrolle!).

#### ■ Nichtsteroidale Antiphlogistika

Durch eine Hemmung der Prostaglandinsynthese wird der natriuretische Effekt der Diuretika abgeschwächt bzw. sogar aufgehoben. Bereits bei herzgesunden Personen kann diese Wirkung zur Wassereinlagerung und zu passageren Nierenfunktionsstörungen führen.

Die Kombination von Diuretika mit Prostaglandinsyntheseinhibitoren ist daher problematisch. Andere Nebenwirkungen für Furosemid und Thiazide sind interstitielle Nephritiden, die insbesondere bei vorbestehenden Nierenerkrankungen beschrieben wurden. Schönlein-Henoch-artige Veränderungen an den unteren Extremitäten wurden nach Gabe von Etacrynsäure beobachtet. Allergische Reaktionen speziell bei Patienten mit Sulfonamidallergien können auftreten, wenn mit einem Sulfonamidderivat (Thiazide, Furosemid etc.) behandelt wird. In seltenen Fällen ist vom Auftreten einer Pankreatitis bei einer Therapie mit Thiaziden berichtet worden. Auch die Beeinträchtigung der erektilen Potenz durch Diuretika ist bekannt.

### Indikation einer Diuretikatherapie bei chronischer Herzinsuffizienz

Die chronisch verminderte Herzleistung führt zur Retention von Natrium und Wasser (Abb. 31-14). Über mehrere Wege wird das Renin-Angiotensin-Aldosteron-System stimuliert, das wiederum zu einer tubulären Natriumrückresorption führt. Das totale Blutvolumen ist erhöht. Die zunehmend positive Flüssigkeitsbilanz zeigt sich klinisch als interstitielles Ödem, als Transsudat, auch als parenchymatöse Kongestion und trägt aufgrund der erhöhten Vor- und Nachlast zur Verschlech-

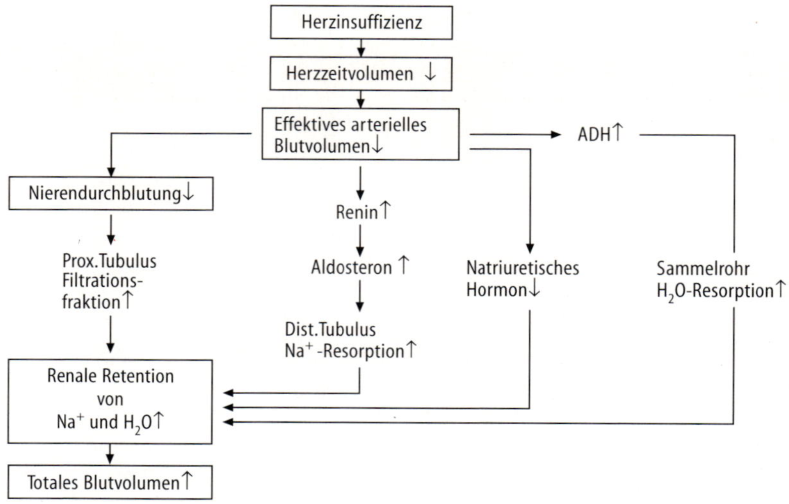


**Abb. 31-14.** Mechanismus der NaCl- und Wasserretention bei der chronischen Herzinsuffizienz. *ADH* antidiuretisches Hormon

**Tabelle 31-15.** Hämodynamische Wirkungen einer chronischen Diuretikatherapie

| Meßparameter | Diuretikatherapie | | Effekt |
|---|---|---|---|
| | Vor | Nach | |
| Herzfrequenz [Schläge/min] | 91 ± 16 | 80 ± 14 | ↓ |
| Arterieller Druck [mmHg] | 100 ± 14 | 88 ± 10 | ↓ |
| RA-Mitteldruck [mmHg] | 15 ± 5 | 9 ± 5 | ↓ |
| PC-Mitteldruck [mmHg] | 28 ± 3 | 19 ± 5 | ↓ |
| HMV [l/min] | 3,7 ± 1,6 | 3,9 ± 1,3 | = |
| Schlagvolumen [ml/min] | 43 ± 23 | 50 ± 18 | ↑ |
| AVO $_2$ [ml $O_2$/100 ml} | 6,7 ± 2,0 | 6,0 ± 1,5 | = |
| Systemischer Widerstand [dyn $\times^{-1}$ $\times cm^{-5}$][a] | 2059 ± 622 | 1783 ± 556 | ↓ |

Hämodynamische Wirkung einer chronischen Diuretikatherapie bei manifester hydropischer Herzinsuffizienz. Die Untersuchungen wurden vor und 8 ± 4 Tage nach Therapiebeginn bei 13 Patienten durchgeführt, die bei der 2. Messung 7,6 ± 0,7 kg Gewicht verloren hatten (Wilson et al. 1981).
[a] 1 dyn $\times$ cm$^{-2}$ = 0,1 Pa
*RA:* rechter Vorhof; *PC:* pulmonal kapillär; *HMV:* Herzminutenvolumen; *AVO$_2$:* arteriovenöse Sauerstoffdifferenz

terung der kardialen Pumpfunktion bei. Dementsprechend ist die Behandlung der hydropischen Herzinsuffizienz mit Diuretika erprobte Standardtherapie.

Das Herzminutenvolumen nimmt nach Diuretikagabe zwar nicht zu, aber in der Regel auch nicht ab (Tabelle 31-15). Die Füllungsdrücke sinken (Vorlasterniedrigung) ebenso wie der mittlere arterielle Druck (Nachlasterniedrigung). Die pulmonale Stauung nimmt dann ebenso wie die Wandspannung des linken Ventrikels ab; damit wird zugleich der myokardiale $O_2$-Verbrauch gesenkt. Deshalb bieten sich auch die Diuretika bei der chronischen Herzinsuffizienz eher bei normalem bis hohem arteriellen Druck und natürlich bei Ödemen (bzw. bei hohem Füllungsdruck) an. Dabei wird die medikamentöse Therapie durch Restriktion der oralen Salzzufuhr (nach Möglichkeit weniger als 3 g pro Tag) gestützt.

Vor einer überschießenden Diurese durch hohe Dosen rasch wirksamer Diuretika ist zu warnen, da dann zusätzliche Risiken wie thromboembolische Komplikationen, Verschlechterung der Pumpfunktion, der Nierenleistung und schwere Kreislaufregulationsstörungen auftreten können. Bester klinischer Verlaufsparameter ist das Körpergewicht des Patienten, das durchschnittlich nur um 500 g/Tag gesenkt werden sollte (nicht mehr als 1 kg/Tag).

Bei Cor pulmonale haben sich Herzglykoside, andere positiv inotrope Substanzen und auch die Vasodilatatoren im engeren Sinn als wenig hilfreich erwiesen. Bei diesem Krankheitsbild sind Diuretika evtl. in Kombination mit vorsichtigen Aderlässen indiziert. Wenn die mit Vorhofflimmern einhergehende Herzinsuffizienz eindeutig als Digitalisindikation gilt, so ist bei der chronischen Herzinsuffizienz mit Ödemen und bei Lungenstauung primär eine Diuretikatherapie indiziert. Die

Kombination beider Substanzgruppen ist bei schweren Erkrankungen natürlich sinnvoll.

Zur Behandlung sind vorzugsweise Substanzen geeignet, die sowohl die Natrium- als auch die Chloridausscheidung steigern. Bei normaler bis leicht eingeschränkter Nierenfunktion (Kreatinin unter 2 mg%) hat sich für die Primärtherapie eine oral applizierte Substanz aus der Chlorothiazidreihe bewährt. Durch Kombination mit Amilorid oder Triamteren können eine Steigerung der Natriurese erreicht und Kaliumverluste vermieden werden. Bei eingeschränkter Nierenfunktion (Kreatininclearance unter 40 ml/min oder Kreatinin über 2 mg%) sollen Thiaziddiuretika und kaliumsparende Diuretika nicht gegeben werden. Dann ist auf jeden Fall ein Schleifendiuretikum angebracht.

Die Dosierung richtet sich nach dem Körpergewicht des Patienten insofern, als nach Erreichen des vermutlich ödemfreien Gewichts geringe bis mittlere Dosen (z. B. 25 mg Hydrochlorothiazid pro Tag) ausreichen. Bei Gewichtszunahme um mehr als 500 g muß die Einzeldosis gesteigert oder das Dosisintervall verkürzt werden. Es hat sich bewährt, derartige Patienten zum täglichen Wiegen anzuhalten.

### Kombinationstherapie von Diuretika und ACE-Hemmer

Die Kombinationstherapie der Diuretika mit einem ACE-Hemmer kann besonders effektiv sein. Große Vorsicht ist allerdings dann geboten, wenn bei vorbestehender Diuretikatherapie zusätzlich ACE-Hemmer gegeben werden sollen (akute Blutdruckabfälle oder orthostatische Dysregulation besonders bei Hyponatriämie).

**Indikation für eine Diuretikatherapie**

- Hydropische Herzinsuffizienz
- Cor pulmonale, Myokarditis
- Gleichzeitiger Hypertonus
- Gleichzeitige Bradykardie
- Unerwünschte Glykosidwirkung
- Ineffektivität von Herzglykosiden
- In Kombination mit Digitalis bzw. ACE-Hemmern

### Hyponatriämie und therapieresistente Ödeme

Bei der schweren Herzinsuffizienz kommt es zu einer Ödembildung, die exzessiv hohe Furosemiddosen notwendig macht (mehr als 250 mg i.v.). In dieser Situation hat sich die Kombinationstherapie des Schleifendiuretikums mit einem Thiaziddiuretikum gut bewährt. So kann man Furosemid z. B. mit 5–10 mg Metolazon kombinieren.

Wegen der unterschiedlichen Wirkmechanismen beider Substanzklassen spricht man auch von einer *sequentiellen Nephronblockade*. Dieses Prinzip hat sich nicht nur bei der schweren Herzinsuffizienz, sondern auch bei der Niereninsuffizienz bewährt. Blockiert man im proximalen Nephronabschnitt mit einem Schleifendiuretikum die Natrium- und Chloridwiederaufnahme, so kommt in distaleren Tubulusabschnitten mehr Natrium an. Dies kann dort zu einer Hyperresorption führen. Diese Hyperresorption wird durch das Thiaziddiuretikum mit seinem Angriffspunkt in distaleren Nephronabschnitten effektiv verhindert (Abb. 31-15). !

Eine extreme Aktivierung des Renin-Angiotensin-Aldosteron-Systems und des Vasopressins liegt vor, wenn

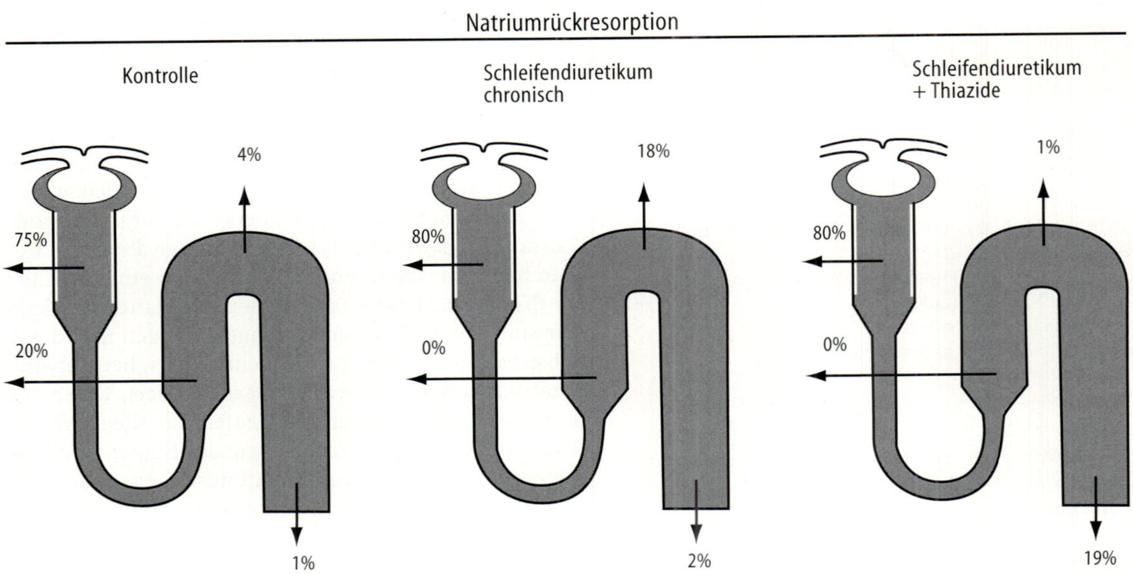


**Abb. 31-15.** Schematische Darstellung eines Nephrons unter Kontrollbedingungen nach Gabe eines Schleifendiuretikums und nach Gabe der Kombination von Schleifendiuretika und Thiaziden. Durch die Gabe eines Thiazides zum Schleifendiuretikum kann die Natriumausscheidung etwa um den Faktor 8 erhöht werden. Dies liegt an einer Hemmung des in distalen Tubulusabschnitten nach Gabe eines Schleifendiuretikums kompensatorischen Auftretens einer vermehrten Rückresorption von Natrium und Wasser

trotz hochdosierter Diuretikatherapie bei schwerer chronischer Herzinsuffizienz ausgeprägte Ödeme fortbestehen und sich eine Hyponatriämie mit Durst, Schwäche und Hypotonie entwickelt (Verdünnungshyponatriämie).

Die Letalität bei diesen Patienten steigt bei einem Serumnatriumwert von unter 130 mval/ml erheblich an. Eine weitere Natriumgabe ist nicht sinnvoll, da sie zu einer weiteren Flüssigkeitsretention führt. Neben einer Diuretikatherapie (sequentielle Nephronblockade durch Schleifendiuretikum und Thiaziddiuretikum) hat sich der Einsatz der ACE-Hemmstoffe hier besonders bewährt (Dzau u. Hollenberg 1984).

Allerdings können ACE-Hemmstoffe gerade bei diesen Patienten zu Hypotonien, Synkopen und Nierenversagen führen. Daher muß in dieser Situation mit besonders niedrigen Dosen (z. B. 1 mg Captopril) einschleichend und unter stationärer Kontrolle behandelt werden.

### 31.3.4 Andere Maßnahmen des Flüssigkeitsentzugs

Bei therapieresistenter ausgeprägter Ödembildung mit bereits vorliegender Hyponatriämie bei schwersten Formen der chronischen Herzinsuffizienz kann der notwendige Wasserentzug auch durch Dialyseverfahren erfolgen. Besonders die Hämofiltration hat sich hier bewährt. Damit ist es möglich, in relativ kurzer Zeit große Flüssigkeitsmengen schonend zu entfernen. In frühen Stadien sind natürlich sowohl der medikamentöse als auch der extrakorporale Flüssigkeitsentzug durch Allgemeinmaßnahmen zu unterstützen (s. folgende Übersicht).

**Behandlungsprinzipien zur Elimination retinierter Flüssigkeit bei dekompensierter Herzinsuffizienz**

- Allgemein
  - Körperliche Schonung (Bettruhe)
  - Bilanzierte Flüssigkeitszufuhr
  - Kochsalzrestriktion
  - Extrarenaler Flüssigkeitsentzug (Magen, Darm, Haut)
- Medikamentös
  - Inotropisierende Maßnahmen
  - Vor- und Nachlastreduktion
  - Diuretika im engeren Sinn
- Extrakorporaler Flüssigkeitsentzug
  - Hämofiltration

### 31.3.5 Spironolacton

Neben seiner diuretischen Wirkung wurde die Wirkung von Spironolacton auf die Prognose in der RALES-Studie bei Patienten mit Herzinsuffizienz untersucht. Die pathophysiologische Rationale ist die Reduktion einer Aldosteron-induzierten Myokardfibrose durch Spironolacton, die tierexperimentell in einer Reihe von Studien belegt wurde. Dementsprechend kann der Aldosteronantagonist nicht nur diuretische Wirkungen entfalten, sondern möglicherweise auch Veränderungen im Sinn einer Steifigkeitszunahme günstig beeinflussen (RALES Investigators 1996).

1998 wurde die RALES-Studie wegen einer relativen Sterblichkeitsreduktion von 27% vorzeitig abgebrochen. Es handelte sich um eine Untersuchung an 3500 Patienten mit schwerer Herzinsuffizienz. Eine Dosis im Mittel von 25 mg/Tag war ausreichend. Signifikante Hyperkaliämien wurden selbst in der Kombination mit ACE-Hemmstoffen nicht oft beobachtet (Häufigkeit 0,5%). Eine schmerzhafte Gynäkomastie trat bei 27% der Patienten auf. Angesichts der deutlichen Sterblichkeitsreduktion ist dementsprechend die Nebenwirkungsrate eher gering. Es ist davon auszugehen, daß Spironolacton seinen Platz in der Therapie der chronischen Herzinsuffizienz finden wird.

### 31.3.6 Allgemeiner Kaliummangel

Eine forcierte Diuretikatherapie bei Herzinsuffizienz kann einen schweren $K^+$-Mangel zur Folge haben. Erfahrungsgemäß besteht zwischen der absoluten Serumkaliumkonzentration und der klinischen Symptomatik sowie den EKG-Veränderungen keine enge Korrelation. !

Bei einer raschen Senkung der Serumkaliumkonzentration tritt das Kaliummangelsyndrom zu einem frühen Zeitpunkt (um 3 mval/l) in Erscheinung, während beim chronischen Kaliummangel oft sehr niedrige Kaliumkonzentrationen gemessen werden, ohne daß charakteristische Symptome nachweisbar sein müssen.

#### Klinische Wirkung

Im Vordergrund des klinischen Bildes steht die allgemeine Adynamie, die in schweren Fällen in schlaffe Lähmungen der Skelettmuskulatur bis zur bedrohlichen Lähmung der Atemmuskulatur übergehen kann. Delirante Zustandsbilder im Sinne einer exogenen Psychose werden häufig verkannt und haben deshalb eine ungünstige Prognose. Funktionsstörungen der glatten Muskulatur sind durch Blasenentleerungsstörungen und durch Obstipation bis zum paralytischen Ileus, bei Gebärenden durch Wehenschwäche charakterisiert. Unter den kardiovaskulären Störungen deuten das Absinken des Blutdrucks und die Vergrößerung des Herzens auf eine Beteiligung der Herz- und Gefäßmuskulatur hin.

Die begleitenden Herzrhythmusstörungen sind durch heterotrope Reizbildungsstörungen, teilweise in Form von Extrasystolen bis zur bedrohlichen, therapeutisch schwer zu beeinflussenden Kammertachykardie bzw. Kammerflimmern charakterisiert. Zum Teil müssen diese Herzrhythmusstörungen auch im Gefolge der gesteigerten Glykosidempfindlichkeit gesehen werden.

Die Folgen des allgemeinen Kaliummangels sind in der Übersicht zusammengefaßt:

**Klinische Auswirkungen eines allgemeinen Kaliummangel**

- Auf neuromuskuläre Substrate
  - Herabgesetzte Erregbarkeit von Nerven und Muskeln, Adynamie
- Auf die Nierenfunktion
  - Gestörte Harnkonzentrierung mit Polyurie
  - Gesteigerte Ausscheidung von Wasserstoffionen (metabolische Alkalose)
- Auf das Herz
  - EKG-Veränderungen: PQ, St-T, QT, TU
  - Gesteigerte Glykosidempfindlichkeit, Herzdilatation
- Auf den Gastrointestinaltrakt
  - Darmparalyse
- Ferner
  - Beeinflussung der Kohlenhydrattoleranz
  - Beeinflussung des Säuren-Basen-Gleichgewichts
  - Beeinflussung des allgemeinen Zellstoffwechsels, (Elektrolyte, aktiver Stofftransport)
  - Einfluß auf den arteriolären Gefäßtonus,
  - Hemmung der Aldosteronproduktion u. a.

Das Hypokaliämie-EKG ist durch eine Abflachung der T-Wellen, Senkungen der ST-Strecke, präterminale T-Negativierungen, Vergrößerung der U-Welle und Überlagerung von T-Wellenende und U-Wellenbeginn (TU-Verschmelzungswelle) charakterisiert.

Differentialdiagnostisch sind die Formen von Verteilungshypokaliämien abzugrenzen. Hierzu gehören die Senkungen der Serumkaliumkonzentrationen im Verlauf einer Alkalitherapie bei metabolischer Azidose, die Verschiebung von Kaliumionen in den Intrazellulärraum unter der Wirkung von Insulin und die hypokaliämische Verlaufsform der familiären Muskelparalyse.

In der Skelettmuskulatur nimmt der zelluläre Kaliumgehalt linear zur extrazellulären Kaliumkonzentration ab. Im Gegensatz dazu werden am Herzmuskel die zellulären Kaliumkonzentrationen auch unter Kaliummangelbedingungen weitgehend im Normbereich gefunden.

#### Elektrophysiologische Wirkung

Elektrophysiologisch führt eine akute Senkung der extrazellulären Kaliumkonzentration zu einer Überhöhung der intra-/extrazellulären Potentialdifferenz. Die Meßwerte decken sich unter diesen Bedingungen mit dem nach der Potentialgleichung errechenbaren Wert.

Bei extremer Senkung der extrazellulären Kaliumkonzentration ist die Zellmembran depolarisiert, die Zelle wird unerregbar, was Lähmungen und Herzstillstand erklärbar macht.

Im Vergleich dazu führt ein chronischer Kaliummangel zu Funktionsänderungen der Zellmembran von Herz- und Skelettmuskelzellen, die sich nicht allein durch die intra-/extrazellluläre Konzentrationsdifferenz von Kaliumionen erklären lassen. Die Meßwerte liegen außerhalb der physiologischen Beziehung, was einmal als Hinweis auf nunmehr veränderte Permeabilitätseigenschaften anzusehen ist und zum anderen durch eine Mitbeteiligung des aktiven Natriumeffluxes verstanden werden kann. Funktionelles Resultat dieser Vorgänge ist dann eine trotz Kaliumverarmung doch normale Schwellenreizstromstärke der Skelettmuskelzelle, was, wenigstens z. T., die klinische Symptomarmut bei chronischem Kaliummangel verständlich macht.

An der Herzmuskelzelle findet man eine Zunahme der Anstiegsgeschwindigkeit des Aktionspotentials. Möglicherweise wird hierdurch die Erregungsfortleitung im Herzmuskelgewebe beschleunigt und zusammen mit einer Steigerung der Spontanautomatie die Entstehung von tachykarden Reizbildungsstörungen, speziell der gefürchteten Kammertachykardie, hervorgerufen.

## 31.4 Therapie mit ACE-Hemmern

Viele Studien haben in den letzten Jahren gezeigt, daß bei der chronischen Herzinsuffizienz die gewebsständigen Renin-Angiotensin-Aldosteron-Systeme (RAAS) aktiviert sind (Paul et al. 1992; Studer et al. 1994).

Zudem wird bei der akuten Herzinsuffizienz oder bei der akuten Dekompensation der chronischen Herzinsuffizienz das zirkulierende Renin-Angiotensin-System stimuliert. Aufgrund der strukturellen (Hypertrophie, Fibrose) und der funktionellen (Vasokonstriktion, Katecholaminfreisetzung) Folgen einer RAAS-Aktivierung ist die Normalisierung des aktivierten RAAS mit einer Verminderung der Angiotensin-II-Bildung ein wichtiges Therapieziel bei der chronischen Herzinsuffizienz.

Die ersten Hinweise für eine lebensverlängernde Wirkung von ACE-Hemmstoffen fanden sich in der CONSENSUS-Studie (CONSENSUS Trial Study Group 1987). Hier wurden Patienten zusätzlich zu einer Therapie mit Digitalis und Diuretika mit dem ACE-Hemmstoff Enalapril behandelt. Die Studie zeigte eine deutliche Reduktion (um 40%) der Letalität in der Enalaprilbehandlungsgruppe verglichen mit der Placebogruppe. Dies war der erste Beweis, daß eine ACE-Hemmstofftherapie zu einer Verbesserung der Überlebenszeit bei chronischer Herzinsuffizienz auf dem Boden einer dilatativen Kardiomyopathie oder einer koronaren Herzkrankheit führen kann.

Seitdem gilt es als Standard, Patienten mit systolischer chronischer symptomatischer Herzinsuffizienz mit einer Kombinationstherapie bestehend aus Diuretika, Digitalis und ACE-Hemmstoffen, zu behandeln (Burkart et al. 1993). !

### 31.4.1 Pharmakodynamik

Das Angiotensinkonversionsenzym (ACE) findet sich in vielen Geweben und Zelltypen. In der höchsten Konzen-

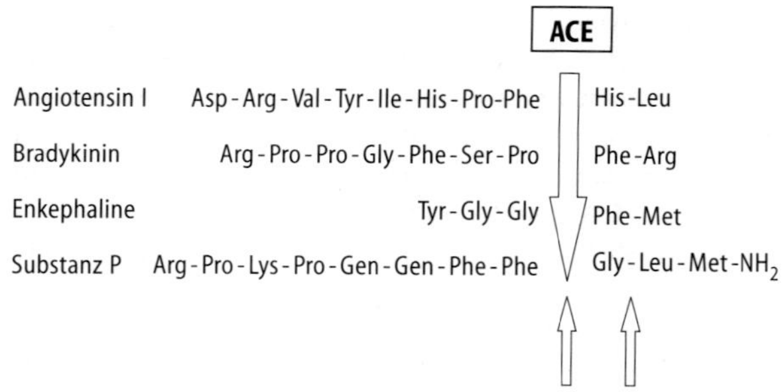


**Abb. 31-16.** Peptidsubstrate für das menschliche ACE und die Orte der Spaltung. Substanz P wird an zwei verschiedenen Orten gespalten. Die Aktivität der ACE-Spaltung ist an der Stelle Phe-Gly 4mal größer als an der Stelle Gly-Leu

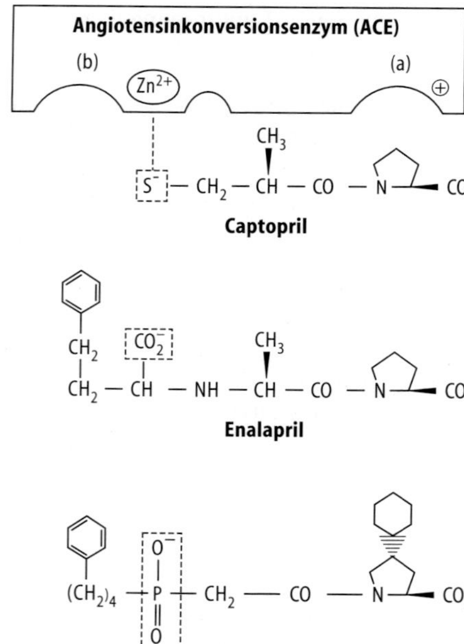


**Abb. 31-17a, b.** Hypothetisches Modell für die Interaktion der drei chemischen Klassen von ACE-Hemmstoffen mit der Zinkbindungsstelle, einer hydrophoben Tasche (a) und einer weiteren Bindungsstelle (b) am Enzym

tration kommt es an den luminalen Oberflächen des vaskulären Endothels, aber auch in Epithelzellen der Niere, des Gastrointestinaltraktes, der Gonaden und den epithelialen und neuronalen Strukturen des Gehirns vor. Außerdem wird es in Körperflüssigkeiten wie Plasma und Liquor sezerniert.

ACE konvertiert Angiotensin I in Angiotensin II. Neben dieser spezifischen Wirkung im Bereich des Renin-Angiotensin-Systems hydrolysiert es außerdem andere biologisch aktive Peptide wie Bradykinin, Substanz P, Enkephaline und LHRH (Abb. 31-16). Aus diesen vielfältigen Funktionen wird ersichtlich, daß eine Hemmung dieses Enzyms nicht nur im Herz-Kreislauf-System, sondern auch in anderen Bereichen Anwendungsmöglichkeiten haben könnte, daß aber außerdem viele Nebenwirkungen mit den biologischen Funktionen des ACE verknüpft sein können.

### Bindung von ACE-Hemmstoffen

ACE-Hemmstoffe binden langsam aber mit hoher Affinität zum ACE. Die Affinitätskonstante ist etwa $10^{-10}$ bis $10^{-11}$ mol/l. Der Wirkort ist die katalytische Einheit des Enzyms, wo sie mit dem dort lokalisierten Zinkion einen Komplex bilden. Es wird angenommen, daß Unterschiede in der Bindungscharakteristik der ACE-Hemmstoffe an das ACE Wirkungsunterschiede zwischen den einzelnen Substanzen erklären.

Die klinisch verwendeten ACE-Hemmstoffe sind Peptidanaloga, die in 3 Gruppen eingeteilt werden, je nach der chemischen Struktur der Bindungsstelle für die zinkenthaltende Domäne am ACE:

1. Sulfhydrylgruppen enthaltende Substanzen (Prototyp: Captopril),
2. Carboxylgruppen enthaltende Substanzen (Prototyp: Enalapril),
3. Phosphatgruppen enthaltende Substanzen (Prototyp: Fosinopril).

Abbildung 31-17 zeigt ein hypothetisches Modell, das die Bindung von ACE-Hemmstoffen an das ACE darstellt. Es findet sich eine hydrophobe Bindungsstelle und die Zinkbindungsstelle sowie eine weitere Bindungsstelle, die gemeinsam die pharmakodynamischen Eigenschaften determinieren.

Die Affinität des ACE-Hemmstoffes wird durch die Bindungsaffinität an die Zinkbindungsstelle gegeben. Neuere Untersuchungen konnten zeigen, daß es 2 Zinkbindungsstellen, also 2 aktive Zentren im ACE gibt. Die Evidenz für 2 aktive Bindungsstellen mit einem Unterschied ihrer Selektivität und Potenz für die unterschiedlichen Substrate des ACE (Angiotensin I, Bradykinin, Substanz P), könnte die Möglichkeit für eine differenzielle Beeinflussung der ACE-Hemmstoffwirkung in der Zukunft bedeuten.

### Verminderung der Angiotensin-II-Bindung

Die Hauptwirkung der ACE-Hemmstoffe ist sicherlich eine Verminderung der Angiotensin-II-Bildung. Hieraus resultiert ein Antagonismus zu den Angiotensin-II-vermittelten Wirkungen, insbesondere eine Abnahme der Symphathikusaktivität, eine Verminderung der Vasopressinsekretion, eine Abnahme der Aldosteronsekretion und die Hemmung der Angiotensin-II-vermittelten Vasokonstriktion.

Da ACE identisch mit dem bradykininabbauenden Enzym Kininase II ist, könnte ein vermehrter Anfall von Bradykinin ebenfalls eine therapeutische Rolle spielen. Insbesondere die vermehrte Freisetzung von EDRF (NO) durch epitheliale Bradykininrezeptoren könnte bei Herzinsuffizienz günstig sein.

Ob der Bradykininmechanismus bei den günstigen Wirkungen der ACE-Hemmstoffe bei Herzinsuffizienz eine Rolle spielt, muß z. Z. als ungeklärt angesehen werden. Die Sulfhydrylgruppe, wie sie bei Captopril vorliegt, könnte auch eine Bedeutung bei anderen Effekten haben. Es wurde angenommen, daß ACE-Hemmstoffe mit dieser physikochemischen Eigenschaft als Radikalfänger bei Herzinsuffizienz dienen könnten (Blech et al. 1991).

Dies könnte eine Bedeutung für die Therapie der Myokardischämie oder der Reperfusionsschäden bedeuten. Darüber hinaus wird die Sulfhydrylgruppe von Captopril als ursächlich für die Potenzierung der Wirkung und die Hemmung der Toleranz gegenüber vasodilatatorisch wirkenden organischen Nitraten angesehen (Pakker et al. 1987). Ob diese Mechanismen eine besondere Bedeutung haben, ist offen.

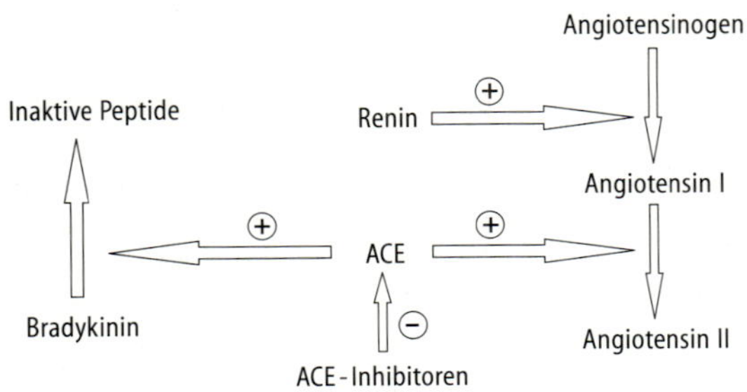


**Abb. 31-18.** Wirkung von ACE-Hemmstoffen auf den Angiotensin-I- und Bradykininmetabolismus

Ungeklärt ist ebenfalls, ob eine unterschiedliche Lipophilie, die die Gewebsgängigkeit der ACE-Hemmstoffe verbessern könnte, klinisch relevant ist. Diese Frage ist aufgeworfen worden, da die Hemmung der gewebsständigen Renin-Angiotensin-Systeme (insbesondere am Herzen) eine wichtige Bedeutung für chronische Umbauprozesse in den erkrankten Organen haben könnte (Paul et al. 1992).

Die Hemmung der Bildung von Angiotensin II und möglicherweise auch die Aktivierung der Kinine (Abb. 31-18) führt zu einer

- Senkung des peripheren Widerstandes,
- Verbesserung des anaeroben Skelettmuskelstoffwechsels,
- Reduktion der Aktivität des sympathischen Nervensystems mit einer dadurch hervorgerufenen Verminderung der zirkulierenden Noradrenalinkonzentrationen,
- Reduktion der Herzfrequenz und
- Verminderung der linksventrikulären Hypertrophie mit einer Abnahme der interstitiellen Fibrose.

Gegenüber anderen Vasodilatatoren ist bemerkenswert, daß ACE-Hemmstoffe zu keiner reflektorischen Aktivierung neuroendokriner Systeme führen. Da keine Therapie der Herzinsuffizienz mit ACE-Hemmstoffen einer Aktivierung des RAAS entgegengewirkt und die Aktivität des sympathischen Nervensystems vermindert wird, kann man auch von einem neurohumoralen Antagonismus sprechen (Tabelle 31-16).

Verglichen mit dem cAMP-Phosphodiesterasehemmstoff Milrinon, der sowohl die Kontraktilität erhöht als

**Tabelle 31-16.** Pharmakokinetische Eigenschaften verschiedener ACE-Hemmer

| | Captopril | Enalapril | Perindopril | Lisinopril | Ramipril | Quinapril | Cilazapril | Fosinopril | Trandolapril | Benazepril |
|---|---|---|---|---|---|---|---|---|---|---|
| Wirkungsbeginn [h] | 0,5 | 1,0 | 1,5 | 1–2 | 1–2 | 1–2 | 1–2 | 1 | 1–2 | 1 |
| Wirkungsmaximum [h] | 1–2 | 4–5 | 4–8 | 6–8 | 6–8 | 2–4 | 4–10 | 3–4 | 4–6 | 2–4 |
| Wirkungsdauer [h] | 8–12 | 12–24 | 24 | 24 | 48 | 24 | 24 | 24 | 24 | 24 |
| Plasma-HWZ | 1,7 | 11 | 6 | 12,5 | 13–17 | 3 | 15–20 | <12 | <12–20 | 11 |
| Bioverfügbarkeit [%] | 60 | 40 | 19 | 25 | 44 | 60 | 60–70 | 25 | 40–60 | 30 |
| Hauptsächliche Elimination | Niere | Niere | Niere | Niere | Niere | Niere | Niere | Niere/Leber | Niere | Niere/Leber |
| Prodrug | nein | ja | ja | nein | ja | ja | ja | ja | ja | ja |
| Mittlere Tagesdosis [mg] | 3×25 | 1–2×10 | 1×4 | 2×5 | 2×5 | 1×10 | 1×2,5 | 1×10–20 | 1×2 | 1×5 |
| Initiale Einzeldosis [mg] | 6,25 | 2,5 | – | 2,5 | 2,5 | 2,5 | – | – | 0,5 | 1×2,5 |

– Keine vom Hersteller empfohlenen Werte verfügbar

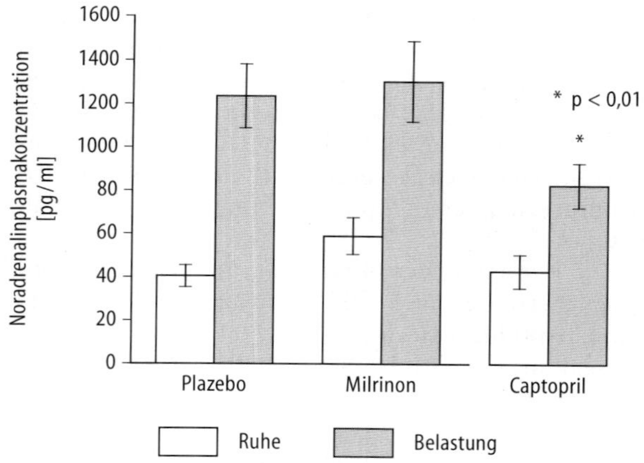


**Abb. 31-19.** Effekt einer chronischen Therapie mit Milrinon und Captopril im Vergleich zu einer Plazebogruppe auf die Noradrenalinplasmakonzentrationen in Ruhe und unter Belastung. Nur Captopril vermindert den belastungsinduzierten Anstieg der Noradrenalinplasmakonzentration. (Nach Corbalán et al. 1990)

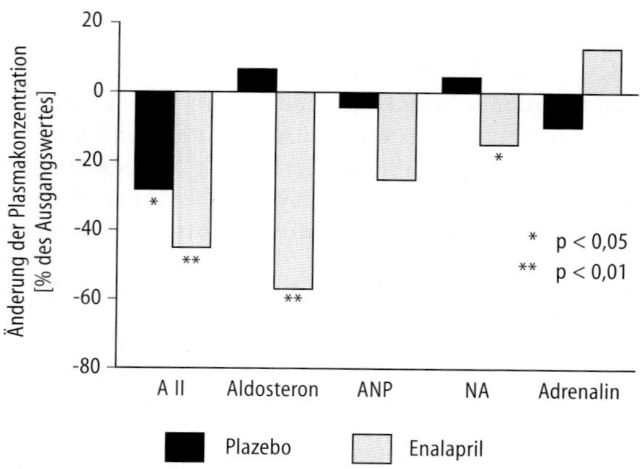


**Abb. 31-20.** Wirkung einer Therapie mit Enalapril im Vergleich zu Plazebo auf die Plasmakonzentrationen von Angiotensin II (*A II*), Aldosteron, ANP, Noradrenalin (*NA*) und Adrenalin. Die Therapie mit Enalapril führte zu einer signifikanten Abnahme der Angiotensin-II-, Aldosteron- und Noradrenalinplasmakonzentration (*ANP* atriales natriuretisches Peptid). (Nach Swedberg et al. 1990)

auch die Nachlast vermindert, zeigt sich nur nach Gabe des ACE-Hemmstoffes Captopril eine Verminderung der unter Belastungsbedingungen gemessenen Noradrenalinplasmakonzentrationen (Abb. 31-19). Auch bei der chronischen Therapie mit einem ACE-Hemmstoff (Enalapril) kommt es zu einer Verminderung der Katecholaminkonzentrationen und, wie erwartet, zu einer Abnahme der Aldosteron- und Angiotensin-II-Konzentrationen (Abb. 31-20).

Diese Befunde sprechen dafür, daß ACE-Hemmstoffe über einen Antagonismus der neurohumoralen Aktivierung bei der Herzinsuffizienz ihre günstigen Wirkungen auf die Prognose entfalten könnten.

## 31.4.2 Pharmakokinetik

### Bioverfügbarkeit

Der erste ACE-Hemmstoff, der entwickelt wurde, war Captopril. Captopril wird direkt als aktive Substanz resorbiert und hat dementsprechend einen raschen Wirkungseintritt und eine relativ kurze Halbwertszeit. Die Bioverfügbarkeit der meisten ACE-Hemmstoffe wurde durch die Entwicklung von Substanzen verbessert, die als sog. Prodrugs verabreicht werden. Diese Substanzen werden vorwiegend in der Leber, in der Niere, aber auch im Plasma in die aktive Wirksubstanz überführt. Die Prodrugs haben in allen 3 chemischen Klassen der ACE-Hemmstoffe ihren Platz gefunden.

Die Verwendung der Prodrugs verändert nicht nur die Bioverfügbarkeit, sondern beeinflußt auch den Wirkbeginn und die Zeit, in der die Spitzenserumkonzentrationen des wirksamen Metaboliten erreicht werden. Darüber hinaus wird die Resorptionsgeschwindigkeit und die Geschwindigkeit der Umwandlung in die aktive Substanz die Wirkungen von ACE-Hemmstoffen sehr stark beeinflussen. So werden Substanzen wie Benazepril oder Cilazapril schnell resorbiert und relativ rasch in ihre wirksame Form transformiert, wogegen andere ACE-Hemmstoffe (z. B. Enalapril und Perindopril) einen eher langsamen Wirkeintritt durch eine langsame Resorption und durch eine langsamere Überführung in die aktive Substanz aufweisen.

Nach einer Einmalgabe weisen die meisten ACE-Hemmer eine polyphasische Eliminationskinetik auf. Diese zweizeitige Elimination beruht wohl zuerst auf der Clearance von nicht ACE-gebundener Substanz mit einer prolongierten Elimination von ACE-gebundenem Hemmstoff, die im wesentlichen durch die Dissoziation vom Enzym bedingt ist.

Auch die Eliminationshalbwertszeit weist starke substanzspezifische Unterschiede auf. So besteht bei Captopril eine kurze Plasmahalbwertszeit (29 min), was durch die leichte Dissoziation des Enzyminhibitorkomplexes erklärt wird. Bei Enalapril (105 min) oder Ramipril (640 min) ist die terminale Eliminationsphase länger, was mit einer höheren Affinität der Hemmstoffe zum Enzymrezeptor begründet wird.

### Elimination

Die Elimination der ACE-Hemmstoffe ist durch ihre Molekülgröße und ihre Lipophilie bedingt. Als grundsätzliche Regel kann gelten, daß je größer und je lipophiler das Molekül ist, desto höher ist die anteilsmäßige biliäre Elimination. Die meisten ACE-Hemmer werden über die Niere ausgeschieden (Captopril, Enalapril, Lisinopril, Cilazapril). Einige ACE-Hemmstoffe unterliegen einer signifikanten biliären Exkretion (Trandolapril, Ramipril, Perindopril, Fosinopril, Benazepril).

Aus dem renalen Ausscheidungsmodus ergibt sich, daß bei einer Reduktion der renalen Clearance um die

Hälfte auch eine Reduktion der Captoprildosis notwendig ist. Die Eliminationshalbwertszeit ist dann auf das Doppelte verlängert.

#### Gewebsgängigkeit

Bei Hämodialysepatienten kumulieren die Metabolite stärker als das freie Captopril. Die Eliminationshalbwertszeit steigt bei diesen Patienten bis auf über 30 h an. Etwa 35% der Gesamtdosis von Captopril werden während einer 4stündigen Hämodialyse entfernt. Auch mit einer Peritonealdialyse wird Captopril eliminiert. Die renale Clearance von Enalapril beträgt ca. 300 ml/min, die von Enalaprilat ca. 160 ml/min (bei Nierengesunden). Die Ausscheidung von Enalaprilat ist bei wesentlich eingeschränkter Nierenfunktion vermindert, so daß bei höhergradiger Niereninsuffizienz unbedingt eine Dosisreduktion vorgenommen werden muß.

Gleiches gilt für andersartige Hemmstoffe, auch für Fosinopril oder Benazepril. Die pharmakokinetischen Eigenschaften der verschiedenen ACE-Hemmstoffe sind in Tabelle 31-16 zusammengefaßt.

In der Diskussion befindet sich außerdem die Gewebsgängigkeit als wichtige pharmakokinetische Eigenschaft der ACE-Hemmstoffe. Da es bei der Herzinsuffizienz in Gefäßen und auch im Herzen zu einer Aktivierung des lokalen RAS kommt (Paul et al. 1992), wurde die attraktive Hypothese formuliert, daß die Gewebsgängigkeit von ACE-Hemmstoffen einen substanzspezifischen Unterschied in deren Wirksamkeit bedingen könnte. Die Gewebsgängigkeit hängt im wesentlichen von der Molekülgröße und der Lipophilie der Substanzen ab. Dies ist besonders wichtig bei der Penetration der Blut-Hirn-Schranke und der Blut-Sperma-Schranke.

In Organen wie dem Herzen oder der Gefäßwand ist die Situation aber noch nicht klar. Der Begriff Gewebs-renin-Angiotensin-System impliziert, daß das komplette RAS in definierten Gewebskompartimenten existiert und dort durch die Interaktion seiner einzelnen Komponenten voll funktionstüchtig ist (Paul et al. 1992).

Dies wurde bisher allerdings nicht überzeugend bewiesen. Zum Beispiel wird in der Gefäßwand Angiotensinogen nur in der Adventitia synthetisiert, wogegen das ACE sich hauptsächlich in Endothelzellen findet. Es wird auf die luminale Seite der Zellmembran transportiert und dort mit Hilfe eines Ankerproteins fixiert. Daher findet sich der Hauptanteil des ACE in der Nähe des vaskulären Lumens. In Gewebehomogenaten kann so ACE natürlich nachgewiesen werden. Die Bildung von Angiotensin I findet aber möglicherweise in tieferen Kompartimenten des Gewebes statt, wird allerdings an der luminalen Endothelseite durch ACE in Angiotensin II überführt.

Ausgehend von diesen neueren Untersuchungen, ist somit eine Gewebsgängigkeit von ACE-Hemmstoffen nicht zwingend erforderlich, um am Herzen eine signifikante Hemmung der Angiotensin-II-Bildung zu erzielen (Unger et al. 1985).

Die Niere stellt möglicherweise eine Ausnahme dar, wo ein großer Anteil der ACE-Aktivität sich in den Tubulusepithelzellen findet. Zusammenfassend läßt sich also sagen, daß es keine Notwendigkeit gibt, eine Gewebsgängigkeit für ACE-Hemmstoffe zu postulieren, um ihre inhibitorischen Effekte auf das ACE in peripheren Geweben zu erklären.

### 31.4.3 Gesicherte Indikationen

#### Wirkung auf Überlebenszeit und Lebensqualität

In den letzten Jahren sind eine ganze Reihe von Studien durchgeführt worden, die die Wirkung von ACE-Hemmstoffen in Kombination mit Diuretika und Herzglykosiden auf die Lebensqualität und die Überlebenszeit untersuchten. Es ist mittlerweile belegt, daß ACE-Hemmstoffe zusätzlich zu der Therapie mit Diuretika und Digitalis sowohl die Überlebenszeit als auch Lebensqualität signifikant verbessern können (Burkart et al. 1993). Erstmalig wurde dies durch die CONSENSUS-Studie 1987 belegt (CONSENSUS Trial Study Group 1987).

Diese Befunde wurden nachfolgend durch viele Untersuchungen bestätigt. Bei 1285 Patienten mit verminderter linksventrikulärer Auswurffraktion und leichter bis mittelgradiger Herzinsuffizienzsymptomatik reduziert die zusätzliche Gabe von Enalapril die Letalität um 16% innerhalb von 4 Jahren (SOLVD Investigators 1991; Abb. 31-21).

Günstig wurde v. a. das Auftreten eines terminalen Pumpversagens beeinflußt (Reduktion um 25%), während ein antiarrhythmischer Effekt kaum nachweisbar war. Wichtig ist außerdem, daß die Hospitalisierungs-

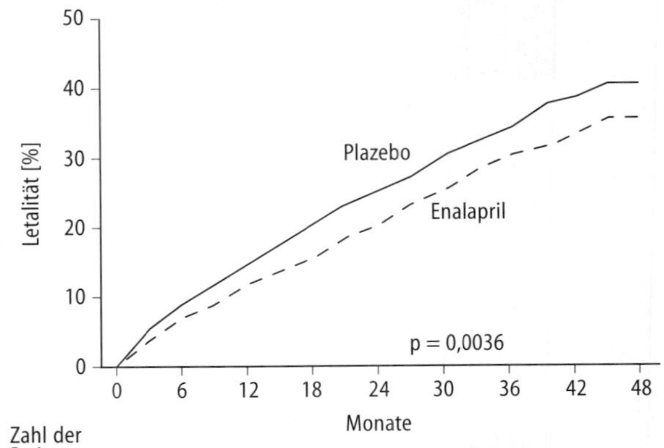


| Zahl der Patienten | | | | | | | | | |
|---|---|---|---|---|---|---|---|---|---|
| Plazebo | 1284 | 1159 | 1085 | 1005 | 939 | 819 | 669 | 487 | 299 |
| Enalapril | 1285 | 1195 | 1127 | 1069 | 1010 | 891 | 697 | 526 | 333 |

**Abb. 31-21.** Ergebnisse der SOLVD-Studien: Enalapril, zusätzlich zu Diuretika und Digitalis verabreicht, senkt bei Patienten mit kardialer Dysfunktion (Auswurffraktion unter 35%) und leichter bis mittelgradiger Herzinsuffizienz (NYHA II–III) die Letalität um 16% innerhalb von 4 Jahren. Die Letalität in der Plazebogruppe betrug 39,7% in der Enalaprilgruppe 35,2% (Nach SOLVD-Investigators 1991)

häufigkeit bei ACE-Hemmstoff behandelten Patienten deutlich vermindert war (SOLVD Investigators 1991).

### Wirkung auf Auswurffraktion

Aufgrund der günstigen Effekte der ACE-Hemmstofftherapie bei der manifesten Herzinsuffizienz, lag die Frage nahe, ob man bei Patienten mit einer verminderten kardialen Auswurffraktion, aber ohne Symptome einer Herzinsuffizienz, durch den frühzeitigen Beginn der ACE-Hemmstoffbehandlung ebenfalls günstige Effekte auf die Überlebenszeit finden könnte.

Da bereits bei Patienten ohne Herzinsuffizienz eine Aktivierung neuroendokriner Systeme (Katecholamine, Plasmareninaktivität, humaner atrialer natriuretischer Faktor, Vasopression) auftrat (Abb. 31-22), erschien diese Annahme sogar naheliegend (Grossman 1990). Bei 2111 Patienten mit verminderter kardialer Auswurffraktion, aber ohne Symptome der Herzinsuffizienz, reduzierte die zusätzliche Gabe von Enalapril zwar signifikant das Auftreten von Herzinsuffizienz und die Zahl der Krankenhausaufnahmen innerhalb von 4 Jahren, die Sterblichkeit wurde jedoch nicht statistisch signifikant reduziert (SOLVD Investigators 1992).

### Wirkung auf linksventrukuläre Dysfunktion

Aus den 3 klassischen Studien (CONSENSUS Trial Study Group 1987; SOLVD Investigators 1991, 1992) zur Wirksamkeit der ACE-Hemmer bei linksventrikulärer Dysfunktion mit oder ohne symptomatischer Herzinsuffizienz darf geschlossen werden, daß ACE-Hemmer sicher immer dann indiziert sind, wenn eine symptomatische Herzinsuffizienz besteht. Sie verbessern die Prognose, die Belastbarkeit und vermindern die Häufigkeit stationärer Aufnahmen in das Krankenhaus. Wenn keine Herzinsuffizienzsymptome nachweisbar sind, aber eine verminderte Auswurffraktion gemessen wurde, ist innerhalb von 4 Jahren keine Reduktion der Letalität sicher zu erwarten.

Allerdings treten in dieser Zeit unter ACE-Hemmstoffen auch wenige häufig Herzinsuffizienzzeichen auf und die Patienten müssen seltener in ein Krankenhaus eingewiesen werden. Aus diesen Ergebnissen ist geschlossen worden, daß ACE-Hemmstoffe heutzutage immer dann indiziert sind, wenn eine Reduktion der Auswurffraktion auf weniger als 35% nachweisbar ist.

### ACE-Hemmer als Langzeittherapie

Die Therapie der chronischen Herzinsuffizienz mit ACE-Hemmstoffen ist eine Langzeittherapie, die bei einmal gestellter richtiger Indikation wahrscheinlich lebenslang durchgeführt werden muß (falls nicht Nebenwirkungen die weitere Gabe verhindern). Obwohl Vasodilatatoren (Nitrate und Dihydralazin) die Prognose günstig beeinflussen können (V-HeFT-I-Studie, Cohn

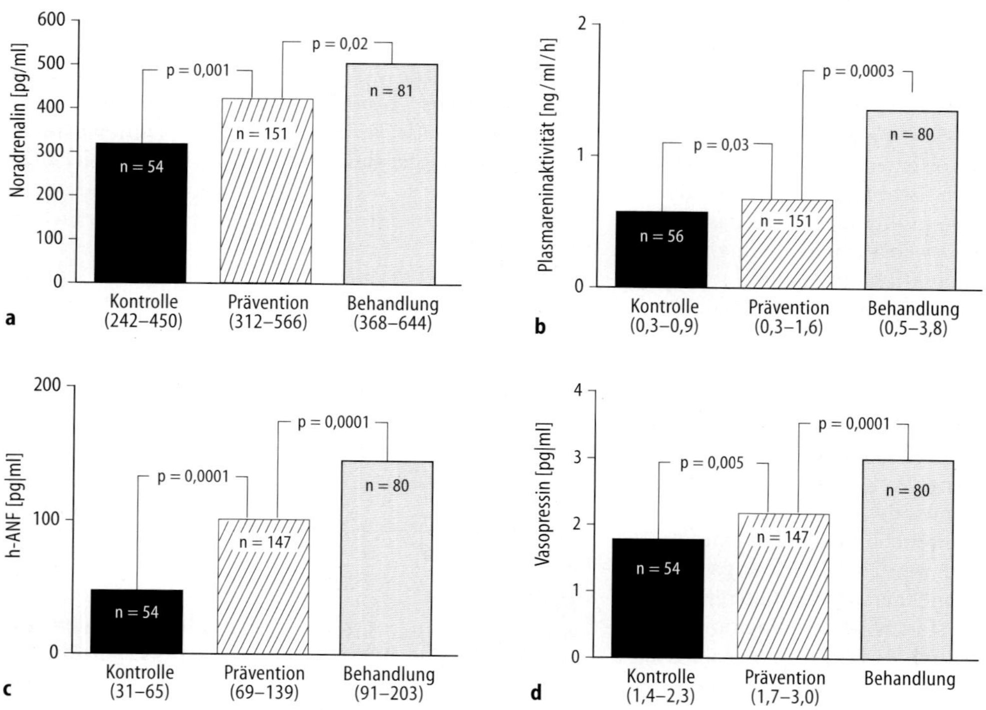


**Abb. 31-22a–d.** Neurohumorale Aktivierung gemessen an den Noradrenalinplasmakonzentrationen (**a**), der Plasmareninaktivität (**b**), der hANF-Plasmakonzentrationen (**c**) und der Vasopressinplasmakonzentration (**d**) in den SOLVD-Studien. Es sind die Daten aus der Behandlungs- und Präventionsstudie gezeigt. Es ist zu sehen, daß es bereits bei Patienten ohne manifeste Symptomatik einer Herzinsuffizienz zu einer neuroendokrinen Aktivierung kommt (*hANF* humaner atrialer natriuretischer Faktor; *Zahlen im Klammern*: Variation der Einzelmessungen). (Francis et al. 1990)

**Tabelle 31-17.** Kontrollierte Therapiestudien mit ACE-Hemmern bei Herzinsuffizienz [a]

| | Studienname | Design | Therapie | Dauer [Monate] | Ergebnis |
|---|---|---|---|---|---|
| Chronische Herzinsuffizienz | CONSENSUS (253 Patienten) (1987) | Herzinsuffizienz NYHA IV | Enalapril vs. Plazebo initial 2,5–5 mg p.o. Dauer: 2×10 mg p.o. | 6 | Enalapril reduziert die Sterblichkeit um 40% |
| | SOLVD („Treatment") (2569 Patienten) (1991) | Herzinsuffizienz NYHA II/III EF ≤ 35% | Enalapril vs. Plazebo initial 2,5 mg p.o. Dauer: 2×10 mg p.o. | 41 | Enalapril reduziert die Sterblichkeit um 16% |
| | SOLVD („Prevention") (4228 Patienten) (1992) | Keine Herzinsuffizienz (NYHA I) EF ≤ 35% | Enalapril vs. Plazebo initial 2,5 mg p.o. Dauer: 2×10 mg p.o. | 37 | Keine Reduktion der Sterblichkeit; 20% weniger Krankenhausaufnahmen |
| Herzinsuffizienz nach Myokardinfarkt | AIRE (2006 Patienten) (1993) | Akuter Herzinfarkt mit Herzinsuffizienz | Ramipril vs. Plazebo ab 3. bis 10. Tag nach Infarkt, 2×5 mg p.o. | 15 | Ramipril reduziert Sterblichkeit um 27% |

[a] Bei allen doppelblind randomisierten Patienten wurde der ACE-Hemmer oder Plazebo zusätzlich zur üblichen Behandlung ihrer Erkrankungen gegeben. *CONSENSUS:* Cooperative North Scandinavian Enalapril Survival Study; *SOLVD:* Studies of Left Ventricular Dysfunction; *AIRE:* Acute Infarction Ramipril Efficacy; *EF* Auswurffraktion

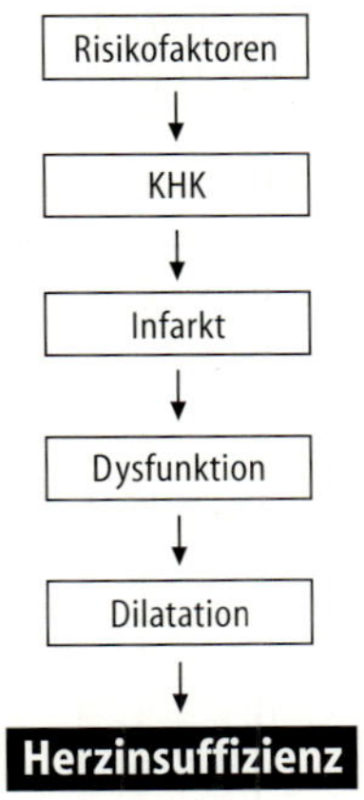


**Abb. 31-23.** Pathophysiologische Ursachen der chronischen Herzinsuffizienz bei koronarer Herzkrankheit (KHK)

et al. 1986), sind ACE-Hemmstoffe einer Kombinationstherapie mit Hydralazin und Isosorbiddinitrat eindeutig überlegen, was die Prognose der Patienten sowie die Nebenwirkungen anbetrifft (V-HeFT-II-Studie; Cohn et al. 1991).

Es gibt Hinweise darauf, daß für die günstigen Effekte der ACE-Hemmstoffe auf die Prognose die gleichzeitige Gabe von Diuretika und Digitalis unabdingbar ist. Dafür spricht, daß die fehlende Verbesserung der Prognose bei Patienten mit reduzierter Auswurffraktion ohne Herzinsuffizienzsymptomatik in der SOLVD-Studie (SOLVD-Investigators 1991) so erklärt wurde, daß die Patienten lediglich in 11,7% bzw. 16,2% der Fälle Digoxin bzw. Diuretika eingenommen hatten. In den Interventionsstudien bei manifester Herzinsuffizienz sind diese Anteile deutlich höher. Die wichtigsten kontrollierten Studien bei der chronischen Herzinsuffizienz mit ACE-Hemmstoffen sind in Tabelle 31-17 zusammengefaßt.

## 31.4.4 Wirkungen auf die linksventrikuläre Dilatation

### Pathomorphologie und -physiologie nach Myokardschaden

Nach einem Myokardinfarkt kommt es zu einem segmentalen Verlust von kontraktiler Masse des Herzens. Dieser führt zu einer nachlastunabhängigen Mehrbelastung sowie zur Initiierung von Hypertrophie und Fibrosierungsprozessen des verbleibenden vitalen Restmyokards. Sowohl in tierexperimentellen Untersuchungen als auch bei Patienten konnte nachgewiesen werden, daß es in Abhängigkeit von der Größe des Infarkts zu einer progredienten linksventrikulären Dilatation kommt (Konstam et al. 1992).

Daher sind Risikofaktoren, die zu einer koronaren Herzerkrankung führen, gleichzeitig als Risikofaktoren für eine Herzinsuffizienz zu betrachten (Abb. 31-23).

Diese progrediente linksventrikuläre Dilatation nach Myokardinfarkt führt zum späteren Auftreten einer manifesten Herzinsuffizienz. Die Minderung der Ejektionsfraktion und das Auftreten einer Herzinsuffizienz hat eine sehr starke Vorhersagekraft bezüglich der Überlebensrate nach Myokardinfarkt (Abb. 31-24).

So ist die Überlebensrate bei Patienten mit einer Ejektionsfraktion von weniger als 40% nach 6 Jahren nur 50%, wenn das endsystolische Volumen größer als 130 ml ist. Bei kleineren Ventrikeln (endsystolisches Volumen kleiner als 95 ml) und einer Ejektionsfraktion von 40–49% beträgt die Sterblichkeit nur 10% (White et al. 1987).

Pathophysiologische Ursachen, die nach dem Auftreten eines Myokardschadens (z. B. Myokardinfarkt) über das Kompensationsstadium zur manifesten Herzinsuffizienz führen, sind in Abb. 31-25 zusammengefaßt. Durch den Verlust von myokardialer Masse kommt es im verbleibenden Myokard zu einer Hypertrophie und einer linksventrikulären Dilatation. Die Myokardhypertrophie reduziert zunächst die Wandspannung, führt aber letztlich dazu, daß es über einen Myozytenverlust zu einer progredienten Gefügedilatation kommt. Eine Aktivierung des lokalen Renin-Angiotensin-Systems wurde hierfür ursächlich verantwortlich gemacht, obwohl auch eine Aktivierung von anderen lokalen Wachstumsprozessen möglich ist.

Weitere Faktoren, die eine Rolle spielen, sind das Auftreten einer Mitralinsuffizienz und eine Verschlechterung der energetischen Bedingungen des verbleibenden vitalen Myokards über eine Zunahme der diastolischen Wandspannung. Durch eine Abnahme der kontraktilen Reserve und eine weitere Aktivierung von neuroendokrinen Mechanismen führt dieses Kompensationsstadium im Sinne eines Circulus vitiosus unweigerlich zur manifesten Herzinsuffizienz. Diese progrediente Dilatation wird durch ACE-Hemmstoffe günstig beeinflußt, wie in zahlreichen tierexperimentellen Studien, aber auch in Studien an Patienten, belegt werden konnte (Tabelle 31-18).

Natürlich ist es wichtig, durch die schnelle Durchführung mechanischer Revaskularisierungsverfahren oder eine effiziente Thrombolyse (Fuster et al. 1990) die Infarktgröße zu begrenzen.

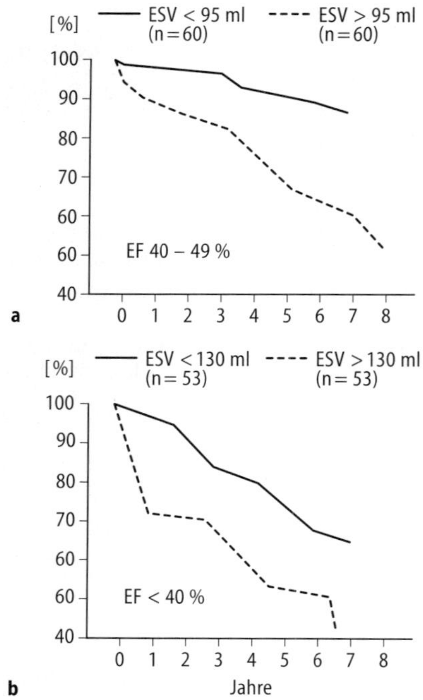


**Abb. 31-24a, b.** Überlebensrate nach Myokardinfarkt von Patienten mit Ejektionsfraktion (*EF*) zwischen 40 bis 49% (**a**) und <als 40% (**b**) in Abhängigkeit von der linksventrikulären Dilatation gemessen am endsystolischen Volumen (*ESV*). Es ist zu sehen, daß es zu einer negativen Korrelation der Überlebensrate zur zunehmenden linksventrikulären Dilatation und zur Abnahme der Ejektionsfraktion kommt. (Nach White et al. 1987)

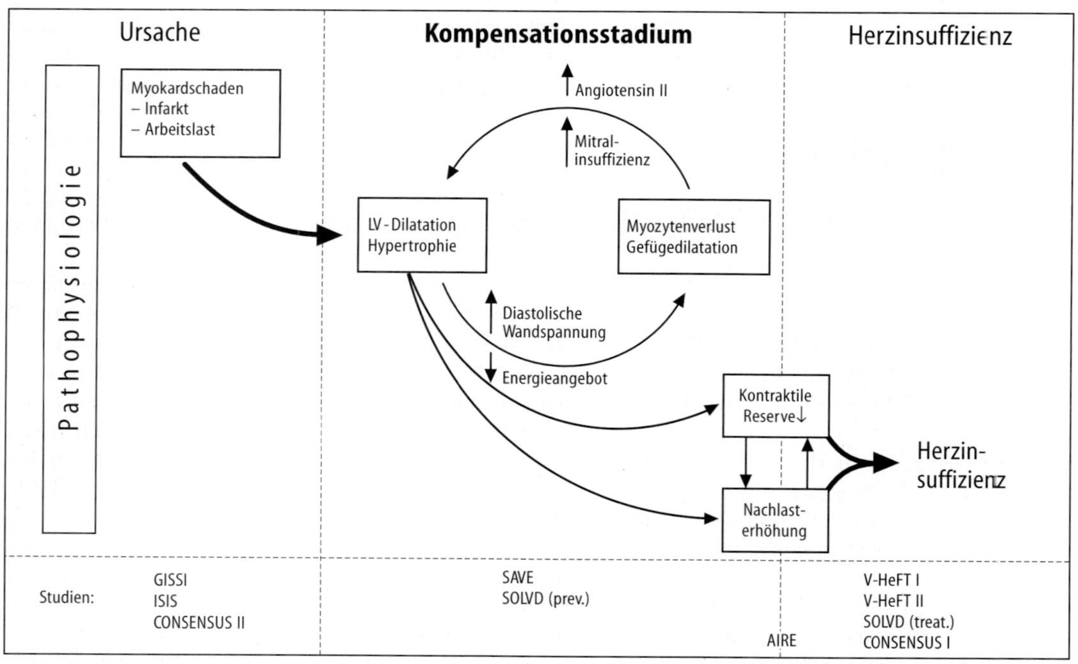


**Abb. 31-25.** Pathophysiologie der Entwicklung einer Herzinsuffizienz nach aufgetretenem Myokardschaden über das Kompensationsstadium zur symptomatischen Herzinsuffizienz. Mittlerweile existieren zu jedem Stadium große Studien, die günstige Wirkungen von ACE-Hemmstoffen demonstrieren. Die AIRE-Studie nimmt eine Sonderstellung ein, da sie zwar nach akutem Myokardinfarkt begonnen wurde, allerdings nur Patienten mit einer Manifestation einer Herzinsuffizienz untersuchte. Einzelheiten s. Text

**Tabelle 31-18.** Einfluß von ACE-Hemmern auf die Progredienz der Herzinsuffizienz

| Progredienz der Herzinsuffizienz | ACE-Hemmer |
|---|---|
| Dilatation der Herzhöhlen | Abnahme |
| Aktivierung vasokonstriktorischer Systeme | Abnahme |
| Abnahme der Koronarperfusion | Zunahme |
| hypokaliämiebedingte Rhythmusstörungen | Ausgleich der Elektrolytbilanz |
| Zunahme der Nachlast | Abnahme |

### Prognose nach Myokardinfarkt

Aufgrund dieser pathophysiologischen Zusammenhänge war naheliegend, die Wirkung von ACE-Hemmstoffen nach abgelaufenem Myokardinfarkt bezüglich der Prognose der Patienten zu untersuchen. In der CONSENSUS-II-Studie (Swedberg et al. 1992) wurde Enalapril im Mittel 15 h nach Symptombeginn initial i.v. und später oral über 6 Monate verabreicht. Eine Reduktion der Letalität wurde nicht beobachtet, und die Studie mußte verfrüht abgebrochen werden.

In der SAVE-Studie (Survival and Ventricular Enlargement Trial) wurden Patienten nach Myokardinfarkt untersucht, deren nuklearmedizinisch gemessene Ejektionsfraktion 40% oder weniger betrug (Pfeffer et al. 1992).

Die Therapie mit dem ACE-Hemmstoff (Captopril) begann 3–16 Tage (im Mittel 11 Tage) nach Myokardinfarkt. Als wesentliches Ergebnis fand sich keine Reduktion der Letalität nach 6 Monaten (Beobachtungszeitraum der CONSENSUS-II-Studie). Es zeigt sich aber eine Reduktion der Letalität um 19% nach 4 Jahren. Auch die Abnahme der Inzidenz einer chronischen Herzinsuffizienz, die zu einer Krankenhausaufnahme führte (Risikoreduktion 22%) und die Reinfarktrate (Risikoreduktion 25%) waren statistisch signifikant. In die AIRE-Studie (Acute Infarction Ramipril Efficacy Study 1993) wurden 2006 Patienten aus 147 Zentren in 4 Ländern eingeschlossen. Nach akutem Myokardinfarkt und nachgewiesenen klinischen Zeichen einer Herzinsuffizienz erhielten die Patienten am 3.–10. Tag nach dem Infarkt entweder Placebo (992 Patienten) oder Ramipril (1014 Patienten) doppelblind.

Die Nachbeobachtungsdauer betrug mindestens 6, im Durchschnitt 15 Monate. Es ergab sich bei Patienten, die nach Randomisierung mit Ramipril behandelt worden waren, eine um 27% geringere Sterblichkeit (Placebo: 222 Todesfälle, 23%; Ramipril 170 Todesfälle, 17%). Auch für die Risiken einer schweren therapierefraktären Herzinsuffizienz, eines Myokardinfarktes oder Schlaganfalls ergaben sich statistisch signifikante Vorteile. Das überraschende an dieser Untersuchung war, daß sich die Vorteile der ACE-Hemmerbehandlung bereits 30 Tage nach Therapiebeginn zeigten.

Aus den 5 vorliegenden kontrollierten Untersuchungen zur Wirksamkeit von ACE-Hemmstoffen nach Myokardinfarkt (Tabelle 31-19) läßt sich zusammenfassend schließen, daß im wesentlichen dann ein Vorteil der ACE-Hemmertherapie nachweisbar ist, wenn symptomatische Patienten (Herzinsuffizienzzeichen nach durchgemachtem Myokardinfarkt) bzw. schwerkranke Patienten behandelt werden, oder wenn eine Langzeittherapie über mehrere Jahre kontrolliert durchgeführt wird. **!**

Besonders die AIRE-Studie (Acute Infarction Ramipril Efficacy Study Investigators 1993) weist darauf hin,

**Tabelle 31-19.** Therapiestudien bei akutem Myokardinfarkt

| Studie | Design | Therapie | Dauer | Ergebnis |
|---|---|---|---|---|
| CONSENSUS II | Akuter Myokardinfarkt mit und ohne Herzinsuffizienz | Enalapril vs. Plazebo ab 1. Tag 1 mg i.v., dann 2×2,5–20 mg p.o. | 6 Monate | Enalapril reduziert Sterblichkeit nicht |
| SAVE | Akuter Myokardinfarkt mit eingeschränkter Ventrikelfunktion (EF ≤ 40%) | Captopril vs. Plazebo ab 3. bis 16. Tag 3×50 mg | 42 Monate | Captopril reduziert Sterblichkeit um 19% |
| AIRE | Akuter Myokardinfarkt mit Herzinsuffizienz | Ramipril vs. Plazebo ab 3. bis 10. Tag 2×5 mg p.o. | 15 Monate | Ramipril reduziert Sterblichkeit um 27% |
| GISSI-3 | Akuter Infarkt | Lisinopril vs. Plazebo initial 1×2,5 mg, dann 1×10 mg, <24 h nach Infarkt | 6 Monate | Lisinopril reduziert Sterblichkeit um 27% |
| ISIS-4 | Akuter Infarkt | Captopril 1×6,5 mg initial, dann 2×50 mg, <24 h nach Infarkt | 5 Wochen Behandlungsdauer, 18 Monate „follow up" | Captopril reduziert Sterblichkeit um 6% |

*EF* Ejektionsfraktion

daß ACE-Hemmstoffe nach Myokardinfarkt dann therapeutisch günstig angesehen werden können, wenn bereits Herzinsuffizienzsymptome und damit eine Aktivierung der neurohumoralen Parameter vorliegen. Die günstigen Effekte auf das Überleben der Patienten lassen sich über mehr als 5 Jahre nachweisen (Hall et al. 1997; AIREX-Studie).

Es macht wahrscheinlich keinen Sinn, den asymptomatischen Patienten mit Zustand nach kleinem Herzinfarkt und nicht wesentlich eingeschränkter linksventrikulärer Funktion mit ACE-Hemmstoffen zu behandeln. Anderseits profitieren in den Megastudien (GISSI-3 1994 und ISIS-4 1995), immerhin 11 bzw. 6% der Patienten auch dann von einer ACE-Hemmstofftherapie, wenn noch keine Herzinsuffizienz nach Infarkt nachweisbar war. Möglicherweise waren das aber die Patienten mit größeren Infarktbezirken und die älteren Patienten (GISSI-3 1994).

### 31.4.5 Dosierung

Die Verträglichkeit von ACE-Hemmstoffen ist gut. Das wesentliche Problem in der Therapie der Herzinsuffizienz ist ein unerwünschter Blutdruckabfall direkt nach Beginn der Therapie. Dieser tritt besonders bei Patienten mit Natrium- oder Flüssigkeitsmangel auf, häufig durch eine hochdosierte Diuretikatherapie bedingt. Das Auftreten ist oft nach der Erstgabe und speziell auch bei Patienten mit Hämodialysetherapie, Erbrechen oder Durchfalleiden, einer höhergradigen Herzinsuffizienz und bei schwerem oder durch Nierenerkrankungen bedingtem Bluthochdruck zu beobachten.

Deshalb sollte, wenn immer möglich, ein Salz- oder Flüssigkeitsmangel vor der ACE-Hemmstofftherapie ausgeglichen werden. Eine bestehende Therapie mit Diuretika kann ggf. reduziert oder abgesetzt werden. Gerade bei Patienten mit schwerer Herzinsuffizienz ist die Behandlung mit der geringsten Einzeldosis zu beginnen (Tabelle 31-16). Bei einer höchstgradigen Herzinsuffizienz sollte die Ersteinstellung auf einen ACE-Hemmstoff im Krankenhaus erfolgen.

Die Anfangsdosis sollte 6,25 mg Captopril, 2,5 mg Enalapril, 2,5 mg Quinapril oder 2,5 mg Lisinopril nicht überschreiten und nur schrittweise, in Abhängigkeit vom individuellen Ansprechen des Patienten auf die Therapie, erhöht werden. Die ACE-Hemmstoffstudien zur Prognose der Patienten mit chronisch manifester Herzinsuffizienz wurden alle mit einer Zieldosis von 3mal 50 mg Captopril oder 2mal 10 mg Enalapril bzw. 2mal 5 mg Ramipril/Tag durchgeführt.

Ob auch niedrige Dauerdosen (außer bei Niereninsuffizienz) diese günstigen Wirkungen haben, ist nicht belegt. Aus tierexperimentellen Untersuchungen geht hervor, daß die ACE-Inhibitordosis eher hoch angesetzt werden sollte, da die organprotektive Wirksamkeit von einer effektiven Hemmung des lokalen ACE abhängt.

**Niedrige vs. hohe Dosis**

Wie Umfragen an niedergelassenen Internisten und Allgemeinärzten gezeigt haben, wird in England aber auch in Deutschland nur 1/5–1/8 der Dosis verwendet, für die in großen Studien eine Wirksamkeit auf das Überleben bei Patienten mit Herzinsuffizienz belegt ist (Philbin 1998). So ist die mittlere Verordnungsdosis für Lisinopril 2,5 mg/Tag, Enalapril 2,5–5 mg/Tag und Captopril 25–50 mg/Tag.

In den großen Studien wurde allerdings Lisinopril in einer Dosis von 5–20 mg/Tag, Enalapril von 20–40 mg/Tag und Captopril von 150–300 mg/Tag verwendet. Die Frage ist also, ob auch eine niedrige Dosis volle günstige Effekte hervorrufen kann. Als Grund für die Unterdosierung von ACE-Hemmstoffen wurde oft eine Angst vor Nebenwirkungen wie Hypotonien angegeben (Philbin 1998).

Die Network-Studie (Network Investigators) zeigte, daß bei einer steigenden Dosis von Enalapril von 2mal 2,5 bis 2mal 10 mg die Nebenwirkungsrate insbesondere das Auftreten von Hypotonien nur geringfügig erhöht ist.

Die kürzlich vorgestellte ATLAS-Studie zeigte, daß im Vergleich von 2,5–5 mg Lisinopril im Vergleich zu 32,5–35 mg Lisinopril deutlich günstigere Wirkungen erzielt werden können. Es kam zu einer nicht signifikanten Veränderung der Sterblichkeit (minus 8%), allerdings war die Gabe der höheren Dosis mit signifikanten Abnahmen der Gesamthospitalisierungsrate (minus 13,1%) und der Hospitalisierungsrate für Herzinsuffizienz (minus 24,5%) vergesellschaftet. Dementsprechend sollte allgemein die Verwendung einer eher hohen Dosis, die sich an großen Studien orientiert, empfohlen werden (McMurray 1998).

### 31.4.6 Auswahl des ACE-Hemmers

Zur Zeit gibt es keine gesicherten Hinweise für pharmakodynamisch wesentliche Unterschiede zwischen den ACE-Hemmstoffen. Dementsprechend kann für die Indikation chronische Herzinsuffzienz im Prinzip jeder ACE-Hemmstoff genommen werden. !

Die pharmakokinetischen Eigenschaften der ACE-Hemmstoffe (Tabelle 31-16) sind deutlich verschieden. Während Captopril kurz und schnell wirkt und dementsprechend 3mal täglich verabreicht werden muß, wirken Enalapril und andere Substanzen relativ lange und brauchen nur 2mal pro Tag verabreicht zu werden, wenn man die Vorgehensweise der Herzinsuffizienzstudien zugrunde legt. Möglicherweise ist bei diesen Substanzen auch die 1mal tägliche Gabe effektiv, was aber noch in großen Studien zu prüfen wäre.

Wenn nach einem akuten Myokardinfarkt ACE-Hemmstoffe gegeben werden sollen, empfiehlt es sich nicht nur, einen stabilen Zustand des Patienten abzuwarten (eine hämodynamische Instabilität war immer ein Ausschlußkriterium), sondern außerdem mit möglichst geringen Dosen in der oralen Verabreichung zu beginnen.

### 31.4.7
### Nebenwirkungen

Folgende ACE-Hemmer-Nebenwirkungen wurden beobachtet:

- Hypotonie (besonders bei Erstgabe),
- Zunahme einer vorbestehenden Niereninsuffizienz,
- trockener Reizhusten,
- angioneurotisches Ödem,
- Exanthem,
- Geschmacksveränderungen,
- Leuko-, Thrombopenie.

Das Auftreten einer symptomatischen Hypotonie mit Schwindel oder Synkopen bei Erstgabe oder bei steigernder Dosierung mit vorheriger Aktivierung des Renin-Angiotensin-Systems ist die häufigste Nebenwirkung. Diese betrifft überwiegend Patienten mit schwerer Herzinsuffizienz und/oder Diuretikavorbehandlung.

Die Hypotonie kann sowohl bereits nach 60 min (Captopril) als auch erst mehrere Stunden nach der Erstgabe (alle ACE-Hemmstoffe) auftreten. Gefährdete Patienten sollten dementsprechend unbedingt stationär überwacht werden.

Hierzu zählen:

- Patienten mit schwerer Herzinsuffizienz, insbesondere unter einer hochdosierten Diuretikatherapie;
- Patienten mit deutlicher Hyponatriämie;
- Patienten mit Herzinsuffizienz und deutlich eingeschränkter Nierenfunktion;
- Patienten mit vorbestehender arterieller Hypotonie.

Wegen des potentiell lebensbedrohlichen, wenn auch sehr selten auftretenden angioneurotischen Ödems (Inzidenz <0,1%) sollten die Patienten speziell aufgeklärt werden. Bei einer Reihe von Patienten kommt es bei chronischer Behandlung zu einem trockenen Reizhusten. Berichte zur Inzidenz dieser Nebenwirkung schwanken zwischen 1 und 30%. Bei Auftreten von Husten sollte allerdings auch nach einer latenten Stauungssymptomatik oder einem hyperreagiblen Bronchialsystem gefahndet werden. Sollte es sich wirklich um die ACE-Hemmstoff-Nebenwirkung handeln, beseitigt ein Wechsel des ACE-Hemmstoffs häufig *nicht* das Problem.

Wenn ACE-Hemmstoffe auch einen nachgewiesenen protektiven Effekt bei bereits eingeschränkter Nierenfunktion haben (insbesondere bei vorbestehender arterieller Hypertonie oder bei Diabetes mellitus; Lewis et al. 1993), so muß zu Behandlungsbeginn doch die Nierenfunktion in wöchentlichen Abständen überwacht werden, da gelegentlich eine zunehmende Niereninsuffizienz auftreten kann. Exantheme, Geschmacksstörungen und Leuko- sowie Thrombopenie sind extrem selten).

**CAVE** Wegen tierexperimenteller Hinweise für eine mögliche Teratogenität sollten ACE-Hemmstoffe während der Schwangerschaft nicht verordnet werden.

### 31.4.8
### Interaktionen mit anderen Medikamenten

Folgende ACE-Hemmerinteraktionen sind bekannt:

- Azetylsalicylsäure (Abschwächung der Wirkung),
- $K^+$-sparende Diuretika (Hyperkaliämie),
- Lithium (Zunahme der Lithiumspiegel),
- Allopurinol (Leukopenie).

In mehreren Studien fanden sich Hinweise, daß eine gleichzeitige Gabe von ACE-Hemmstoffen gemeinsam mit Azetylsalizylsäure zu einer Wirkungsabschwächung führt. Es wurde jedoch keine Aufhebung der ACE-Inhibitorwirkung nachgewiesen.

Aus der Senkung der Aldosteronkonzentration nach ACE-Hemmertherapie resultiert meist eine geringfügige Erhöhung der Serumkaliumkonzentration. Die gleichzeitige Gabe eines kaliumsparenden Diuretikums sollte wegen potentiell gefährdender Hyperkaliämien vermieden werden. Wenn wegen dennoch auftretender Hypokaliämie ein Aldosteronantagonist verordnet wird, sind regelmäßige Kontrollen der Serumkaliumkonzentration notwendig.

Bei Patienten mit gleichzeitiger Lithiumbehandlung müssen die Lithiumspiegel regelmäßig kontrolliert werden, da es nach ACE-Inhibitorgabe meist zu Anstiegen der Serumlithiumkonzentrationen kommt.

Die gleichzeitige Gabe von Allopurinol kann Leukopenien hervorrufen.

### 31.4.9
### Kontraindikationen

Folgende Kontraindikation einer ACE-Hemmstofftherapie sind zu nennen:

- Überempfindlichkeit,
- bekanntes angioneurotisches Ödem,
- Nierenarterienstenose (beidseitig oder bei Einzelniere),
- höhergradige Klappenstenose,
- hypertrophische obstruktive Kardiomyopathie,
- Leber- und Niereninsuffizienz,
- Schwangerschaft und Stillzeit,
- Hyperkaliämie,
- Behandlung mit Immunsuppressiva.

Wichtig ist, daß eine beidseitige Nierenarterienstenose oder eine Nierenarterienstenose bei Einzelniere (sowie Transplantatniere) nicht vorliegen darf, da andernfalls nach ACE-Hemmertherapie bedrohliche Hypotonien und Niereninsuffizienzen resultieren können. Die höhergradige Mitral- oder Aortenklappenstenose ist ebenso eine Kontraindikation wie die hypertrophische obstruktive Kardiomyopathie, die Schwangerschaft, die Stillzeit, eine Hyperkaliämie und die gleichzeitige Behandlung mit Immunsuppressiva.

## 31.5 Therapie mit AT1-Rezeptorantagonisten

### 31.5.1 Pathophysiologische Grundlagen

In den letzten Jahren konnte gezeigt werden, daß am menschlichen Herzen Angiotensin II nur zu etwa 15% durch das ACE gebildet wird (Kokkonen et al. 1997; Urata et al. 1995). Dieser Anteil der Angiotensin-II-Bildung ist durch die Gabe eines ACE-Hemmstoffes blockierbar. Dementsprechend werden etwa 85% des im menschlichen Herzen gebildeten Angiotensin II über sog. alternative Bildungswege bereitgestellt. Das Schlüsselenzym für diese ACE-unabhängige Angiotensin-II-Synthese ist die Chymase, ein Chemostatin-sensitives Enzym. Die physiologische Bedeutung dieses Enzyms ist aber noch nicht hinreichend geklärt

Abbildung 31-26 zeigt ein Schemata der Angiotensin-II-Bildung im Herzen. Unter der Vorstellung, daß ACE als auch das chymasegebildete Angiotensin II in einen biologisch aktiven Peptidhormonpool einspeisen, wäre die ACE-Hemmung am menschlichen Herzen relativ wenig effizient. Dementsprechend wäre eine Blockade der Angiotensin-II-Wirkungen direkt am AT$_1$-Rezeptor möglicherweise sinnvoller.

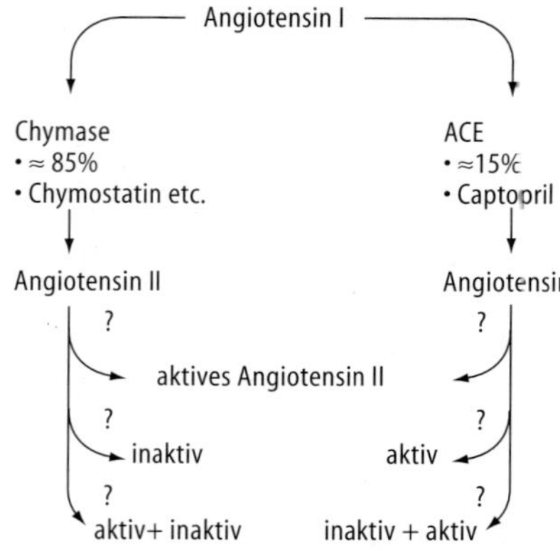


**Abb. 31-26.** Angiotensinbildung am menschlichen Herzen. Nur 15% des im menschlichen Herzen gebildeten Angiotensins kann durch den ACE-Hemmstoff Captopril gehemmt werden. Weitere 85% von Angiotensin II werden über sog. alternative Bildungswege synthetisiert. Von ihnen nimmt die Chymase wahrscheinlich eine Schlüsselstellung ein. Unter der Vorstellung, daß sowohl das durch ACE als auch das durch alternative Bildungswege gebildete Angiotensin II biologisch aktiv ist, wäre anzunehmen, daß eine ACE-Hemmung nur inkomplett die Effekte von Angiotensin II am menschlichen Herzen hemmt

Eine weitere Hypothese zu einer vorteilhaften Wirkung von AT$_1$-Rezeptorantagonisten ergibt sich aus der Existenz von AT$_2$-Rezeptoren. Während AT$_1$-Rezeptoren Vasokonstriktion und wachstumsfördernde Effekte vermitteln, ist für den AT$_2$-Rezeptor eine antiproliferative Wirkung und auch eine geringe Vasodilatation belegt worden (Helin et al. 1997).

Da unter der Gabe des AT$_1$-Antagonisten die Angiotensin-II-Konzentration ansteigt, würde das vermehrt gebildete Angiotensin II im gesteigertem Maße den AT$_2$-Rezeptor stimulieren. Da bei einer Hemmung des Angiotensin-Konversions-Enzyms sowohl die Wirkungen am AT$_1$-Rezeptor als auch die des mutmaßlich günstigen Effekte vermittelnden AT$_2$-Rezeptors vermindert sind, wäre aufgrund dieses Mechanismus ebenfalls eine AT1-Blockade günstiger als eine ACE-Hemmung anzusehen (Abb. 31-27).

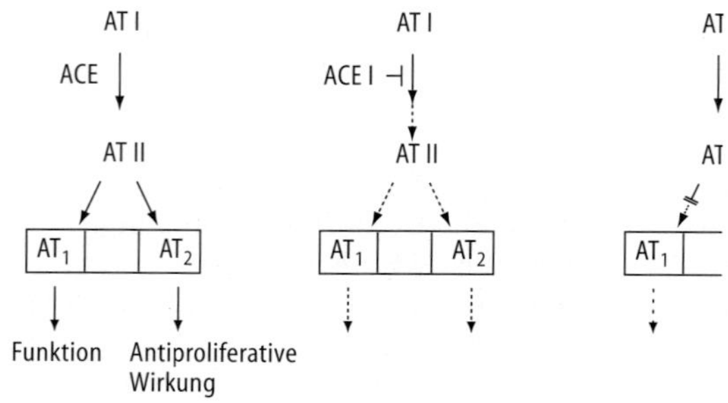


**Abb. 31-27.** Schema zur Wirkung von ACE-Hemmstoffen und AT$_1$-Antagonisten auf die durch AT$_1$- und AT$_2$-Rezeptoren vermittelten Wirkungen. Angiotensin II wird durch ACE aus Angiotensin I gebildet. Es aktiviert AT$_1$-Rezeptoren, die vasokonstriktorische Effekte vermitteln. Antiproliferative Wirkungen können über AT$_2$-Rezeptoren hervorgerufen werden. Bei ACE-Hemmung werden beide Rezeptorsubtypen vermindert stimuliert (*Mitte*). Bei der Blockade des AT$_1$-Rezeptors wird dieser noch stärker über eine zusätzliche Hemmung des über alternative Bildungswege gebildeten Angiotensin II blockiert. Die während einer AT$_1$-Antagonistentherapie kompensatorisch ansteigenden Angiotensin-II-Konzentrationen können nun vermehrt den AT$_2$-Rezeptor stimulieren und damit vermehrt antiproliferative Effekte bewirken. Die klinische Relevanz dieser pathophysiologischen Zusammenhänge ist weiterhin nicht geklärt

Sollte sich die Hemmung des Bradykininabbaus durch ACE-Hemmstoffe mit einer nachfolgenden Erhöhung der Gewebekonzentrationen dieses Peptidhormons als günstig erweisen, wäre es auch denkbar, einen ACE-Hemmstoff mit einem AT1-Antagonisten zu kombinieren. Der Nachteil wäre allerdings, daß die ACE-Hemmung die vermehrte Bildung von Angiotensin II und damit die gesteigerte Stimulation des AT2-Rezeptors hemmen könnte.

Diese Zusammenhänge sind in klinischen Studien noch nicht bearbeitet worden und es handelt sich ausschließlich um theoretische Überlegungen zur Wirksamkeit dieser Substanzen.

### 31.5.2 Pharmakokinetik

AT1-Rezeptorantagonisten sind chemisch Imidazolderivate. Unterschiedliche Substitutionen an den Seitenketten sollen eine bessere pharmakokinetische Eigenschaft herbeiführen. Der erste Angiotensin-II-Rezeptorantagonist war das Saralasin, das als Peptidhormon allerdings oral nicht verfügbar war und eine sehr schwache Wirkung besaß. 1995 wurde mit Losartan der erste synthetische hochselektive AT1-Rezeptorantagonist in Deutschland für die Indikation Hypertonie eingeführt. Mittlerweile sind 6 Substanzen zugelassen.

Die Pharmakokinetik dieser Substanz ist in Tabelle 31-20 zusammengefaßt. Alle Substanzen sind in der Einmalgabe wirksam. Unterschiede bestehen in der Bioverfügbarkeit und der Plasmaproteinbindung. Erwähnenswert ist, daß bei den Unterschieden der Bioverfügbarkeit diese bei allen Substanzen konstant und verläßlich ist. Dementsprechend lassen sich aufgrund der objektiven pharmakologischen Daten keine Unterschiede herleiten.

## 31.5.3 Pharmakodynamik

Pharmakodynamisch zeichnen sich AT1-Rezeptorantagonisten durch ihre hohe Selektivität zum AT1-Rezeptor gegenüber der Bindung an den AT2-Rezeptor aus. Die relative Selektivität liegt etwa bei einem Faktor von 3.000–30.000 (Tabelle 31-21). Ob die Eigenschaft einer kompetitiven oder nicht kompetitiven Rezeptorblockade klinisch bedeutsam ist, ist offen. An In-vitro-Untersuchungen wird die Vasokonstriktion durch Angiotensin II kompetitiv durch Losartan und Eprosartan, allerdings nichtkompetitiv durch den Losartanmetaboliten EXP 174, Irbesartan, Valsartan und Candesartan gehemmt.

Die klinische Bedeutung des kompetitiven und nichtkompetitiven Rezeptorinteraktionsmechanismus bei der Therapie des Hochdrucks und der Herzinsuffizienz ist vollkommen unklar.

## 31.5.4 Wirkungen von AT1-Rezeptorantagonisten

### Experimentelle Ergebnisse

Nach einem Myokardinfarkt wird die Hypertrophieregression der nicht infarzierten Myokardanteilen nach Gabe von AT1-Antagonisten beobachtet (Makino et al. 1996). Bei ähnlichen hämodynamischen Effekten konnte die Progression der Ventrikeldilatation an Versuchstieren durch ACE-Hemmer und AT1-Antagonisten ähnlich beeinflußt werden (Raya et al. 1991; Schieffer et al. 1994).

**Tabelle 31-20.** Pharmakokinetische Parameter von Angiotensin-II-Antagonisten

| Substanz | Dosis | Bioverfügbarkeit [%] | Aktive Metaboliten | Halbwertszeit | Plasmaproteinbindung [%] |
|---|---|---|---|---|---|
| Candesartan-Cilexetil | 8–16 mg, einmal tgl. | 42 [a] | Nein | 6–9 h | 99,5 |
| Eprosartan | 600–800 mg, einmal tgl. | etwa 13 | Nein | 5–9 h | 98 |
| Irbesartan | 150–300 mg, einmal tgl. | 60–80 | Nein | 11-15 h | 90 |
| Losartan | 50–100 mg, einmal oder zweimal tgl. | 23–33 | Ja | 2 h (aktiver Metabolit: 6–9 h) | 99 |
| Telmisartan | 40–80 mg, einmal tgl. | 50 | Nein | 24 h | 99,5 |
| Valsartan | 80–320 mg, einmal tgl. | 23 | Nein | 6–9 | 96 |

[a] Absolute Bioverfügbarkeit; relative Bioverfügbarkeit: 34%.

**Tabelle 31-21.** Affinität und Selektivität der AT1-Rezeptorantagonisten

| | Eprosartan | Irbesartan | Losartan | EXP3174 | Valsartan |
|---|---|---|---|---|---|
| **Affinität (IC50)** | | | | | |
| [nM] | 1,5 | 1,3 | 19 | 3,7 | 2,38 ($K_1$) |
| **Selektivität** | | | | | |
| [Affinität $AT_2/AT_1$] | ? | >10000 | 3000 | 30000 | >30000 |

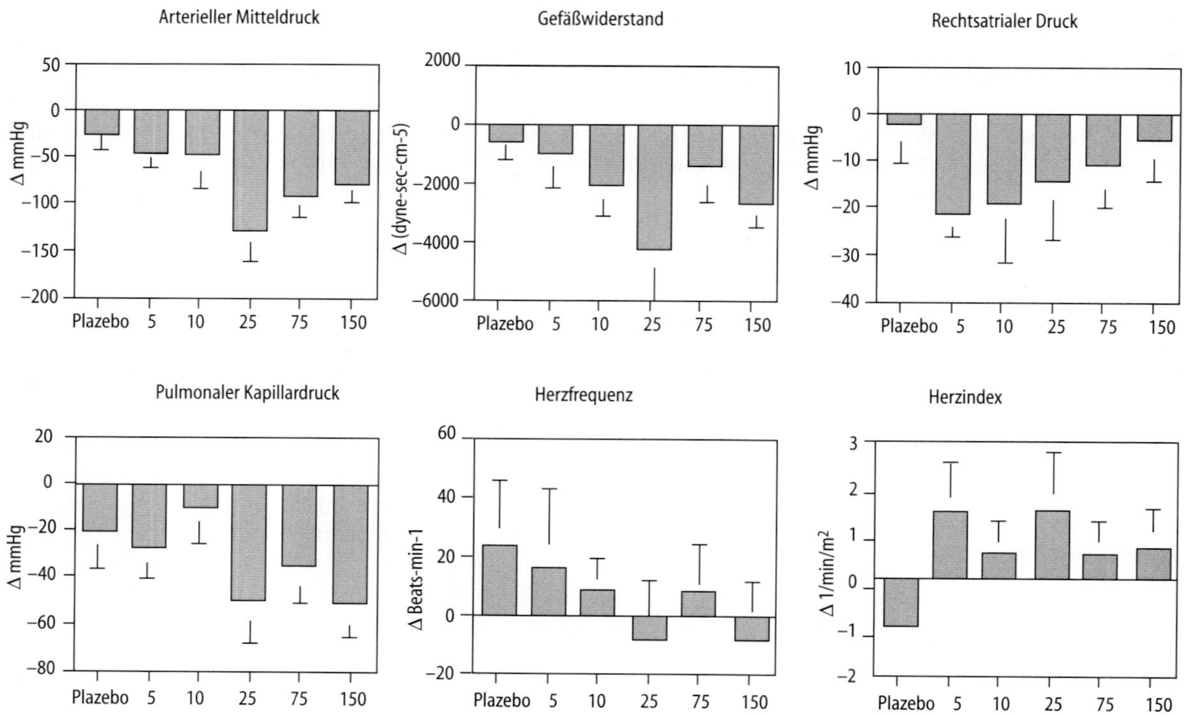


**Abb. 31-28.** Akute hämodynamische Wirkungen von Losartan bei Patienten mit Herzinsuffizienz

Eine Abnahme der Fibrosierung mit einer Verbesserung der elastischen Myokardeigenschaften wurde berichtet (Yonezawa et al. 1996).

Die β-adrenerge Signaltransduktion an hypertensiven renintransgenen Ratten wurde durch $AT_1$-Antagonisten und ACE-Hemmstoffe ähnlich beeinflußt (Böhm et al. 1998). Die kalziumregulierenden Enzyme können bei Modellen für die chronische Drucküberlastung durch eine renale Hypertonie ebenfalls in ähnlicher Weise durch $AT_1$-Antagonisten und ACE-Hemmstoffen beeinflußt werden (Zierhut et al. 1996).

Diese Wirkungen sind relativ einheitlich, obwohl eine einheitliche Regulation des $AT_1$-Rezeptors bei Drucküberlastung und Herzinsuffizienz nicht zu beobachten ist (Nickenig u. Böhm 1998).

Neuere Befunde weisen auf eine Bedeutung von Angiotensin II und $AT_1$-Rezeptoren in der Vermittlung des programmierten Zelltodes hin. Am menschlichen Herzen mit Herzinsuffizienz wurde eine Erhöhung der Apoptoserate beobachtet (Olivetti et al. 1997). An isolierten neonatalen und adulten (Kajstura et al. 1997) Kardiomyozten zeigte sich, daß Angiotensin II zu einer 4- bis 7fachen Erhöhung der Apoptoserate führte. Dieser Effekt ist durch einen $AT_1$-Antagonisten behebbar. Möglicherweise kann die Blockade des $AT_1$-Rezeptors auch antiapoptotische Wirkungen als neues Therapieprinzip bei Herzinsuffizienz entfalten.

### Hämodynamische Wirkungen

Erste Untersuchungen zur Hämodynamik nach Gabe von $AT_1$-Antagonisten wurden von Gottlieb et al 1993 durchgeführt. Es zeigte sich an 66 Patienten mit Herzinsuffizienz und einer Abnahme der Ejektionsfraktion auf weniger als 40% eine dosisabhängige Nachlastsenkung durch Losartan. Der arterielle Mitteldruck und der periphere Widerstand nehmen ebenfalls ab (Abb. 31-28). Diese Effekte gehen mit einer Abnahme der rechts- und linksventrikulären Füllungsdrücke einher.

Außerdem wurde eine Abnahme der Herzfrequenz um bis zu 20 Schläge bei 25 mg Losartan beobachtet. Dies könnte durch die beobachtete Abnahme der Noradrenalinplasmakonzentration (Abb. 31-29) bedingt sein. Erklärt wird dies dadurch, daß es präsynaptische $AT_1$-Rezeptoren gibt, die zu einer Erleichterung der Freisetzung von Noradrenalin führen.

Die Hemmung dieser Rezeptoren führt zu einer antiadrenergen Wirkung. Vergleichende Untersuchungen zur Wirkung von $AT_1$-Antagonisten wie Losartan und dem ACE-Hemmstoff Enalapril haben gezeigt, daß die hämodynamischen Wirkungen in diesem Zeitraum ähnlich sind. Dies wurde an symptomatischen Patienten Indizes wie Belastungsluftnot, Ödeme, pulmonale Rasselgeräusche, Orthopnoe, nächtliche Luftnot und Auftreten eines 3. Herztones sowie Verschlechterung der NYHA-Klassifizierungen untersucht (Dickstein et al. 1995).

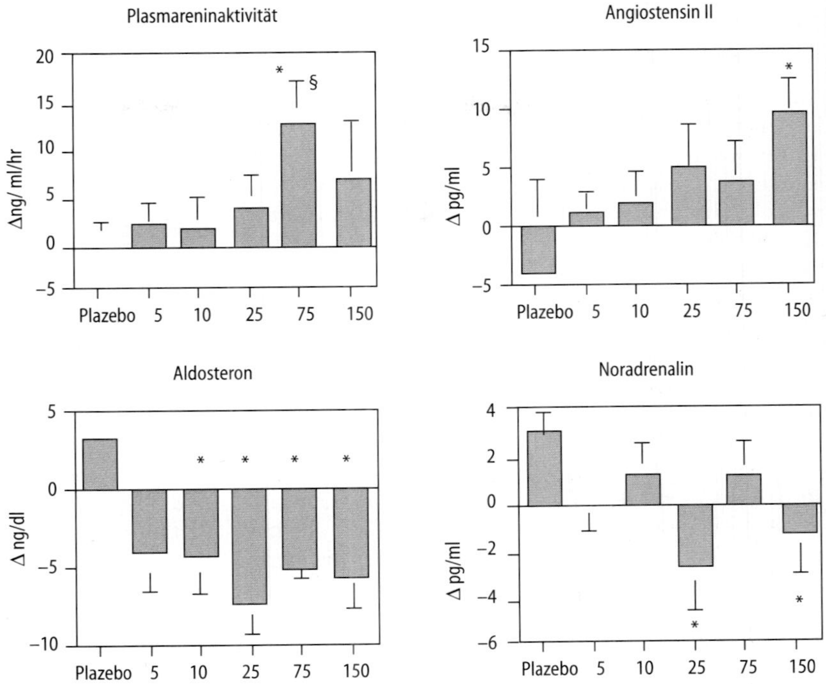


**Abb. 31-29.** Wirkungen von Losartan auf die neuroendokrine Aktivierung bei Patienten mit Herzinsuffizienz

### 31.5.5 Wirkungen von $AT_1$-Rezeptorantagonisten bei Herzinsuffizienz

1997 wurde die erste Studie zur chronischen Herzinsuffizienz mit dem $AT_1$-Antagonisten Losartan publiziert (ELITE-Studie, Evaluation of Losartan in the Elderly-Study, Pitt et al. 1997).

Es wurden ältere Patienten (älter als 65 Jahre) untersucht, die eine Herzinsuffizienz NYHA II–III und eine Auswurffraktion von <40% aufwiesen. Der Effekt von Losartan wurde mit dem Effekt von Captopril an 352 bzw. 370 Patienten verglichen. Als primärer Endpunkt wurde eine Verschlechterung der Nierenfunktion und der Herzinsuffizienz über den Untersuchungszeitraum gewählt. Die Sterblichkeit der Patienten wurde als sekundärer Endpunkt bearbeitet.

Bezüglich des primären Endpunktes der Verschlechterung der Kreatininkonzentration im Verlauf zeigte sich kein Unterschied zwischen beiden Gruppen. Bei beiden Gruppen fand sich eine Zunahme der Kreatininkonzentration bei 10,5% der Patienten. Interessanterweise war eine Abnahme der Sterblichkeit von 8,7 auf 4,8% zu beobachten. Dies entspricht einer relativen Risikoreduktion von 46% zugunsten von Losartan gegenüber Captopril (Abb. 31-30).

Insgesamt war die Zahl der Therapieabbrüche in der Behandlungsgruppe mit Losartan geringer. Dies betrifft sowohl die Therapieabbrüche wegen unerwünschter Wirkungen als auch die durch eine Verschlechterung der

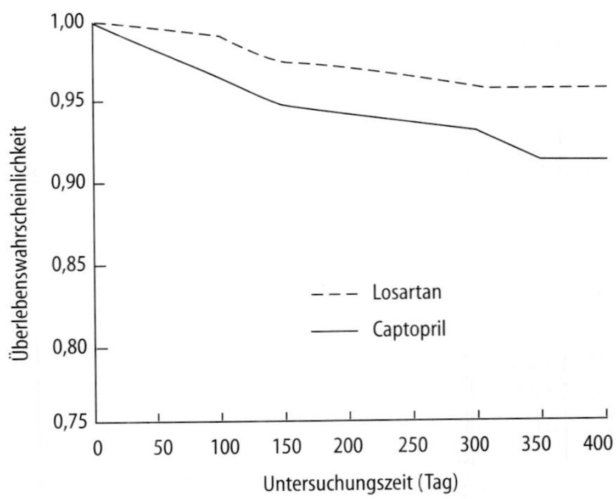


**Abb. 31-30.** Wirkung von Losartan auf die Überlebenswahrscheinlichkeit von älteren Patienten mit Herzinsuffizienz. (ELITE-Studie, Pitt et al. 1997)

Erkrankung und das Versterben der Patienten. Diese günstigen Wirkungen haben dazu geführt, daß nach neueren Richtlinien der $AT_1$-Antagonist Losartan bei Patienten mit Herzinsuffizienz und Bluthochdruck verordnet werden kann. In der kürzlich berichteten ELITE-Studie zeigte sich keine Überlegenheit, sondern ähnliche Wirkungen von Losartan gegenüber Captopril. Die Nebenwirkungsrate war geringer (Pitt et al., nicht publiziert).

Deshalb kann diese Substanz sicher als Reservemedikament bei ACE-Hemmstoffunverträglichkeit verwendet werden.

### 31.5.6
### Zukünftige Studien

Mittlerweile sind einige Studien begonnen und werden in den nächsten Jahren publiziert werden, die die Frage klären werden, ob die Behandlung mit einem $AT_1$-Antagonisten effizienter die Sterblichkeit bei Herzinsuffizienz verändert als die Gabe eines ACE-Hemmstoffes. Hierzu werden die CHARM und die ValHEFT-Studien durchgeführt.

Diese Untersuchungen werden insgesamt mehr als 17.000 Patienten einschließen und haben die Sterblichkeit als primären Endpunkt gewählt. Zusätzlich wird in Seitenarmen der ValHEFT-Studie auch die Kombination mit einem ACE-Hemmstoff bearbeitet.

Weitere Studien, die begonnen sind, sind die VALANT- und die OPTIMAAL-Studie. Diese befassen sich insbesondere mit der Frage, ob der frühzeitige Einsatz des $AT_1$-Antagonisten bei Zustand nach Infarkt die Progression der ventrikulären Dysfunktion oder die Sterblichkeit an einer Herzinsuffizienz vermindern kann. Einzelheiten zu den geplanten Studien sind in Tabelle 31-22 zusammengefaßt.

## 31.6
## Therapie mit Kalziumantagonisten

Die Kalziumantagonisten werden in der Therapie der arteriellen Hypertonie und der koronaren Herzkrankheit häufig verwendet. Bei den drei sich in der Anwendung befindlichen Substanzklassen handelt es sich um die Dihydropyridinderivate, Benzothiazepinderivate und Phenylalkylaminderivate. Beispiele für Dihydropyridinderivate sind Nifedipin (1. Generation) und neuere Substanzen der sog. 2. Generation (Nitrendipin, Nisoldipin, Nicardipin, Nimodipin, Isradipin, Felodipin, Amlodipin).

Bei den Benzothiazepinderivaten finden Diltiazem und bei den Phenylalkylaminderivaten Verapamil und Gallopamil in der Herzkreislauftherapie Anwendung.

### 31.6.1
### Wirkungsmechanismus

Der Wirkmechanismus der Kalziumantagonisten besteht in einer Blockade der spannungsabhängigen langsamen Kalziumkanäle vom L-Typ mit konsekutiver Hemmung der Kalziumaufnahme in die arterielle Gefäßmuskelzelle. Zusätzlich wird die Kalziumfreisetzung aus dem sarkoplasmatischen Retikulum blockiert, so daß über beide Mechanismen die zytosolische Kalziumkonzentration abnimmt. Dadurch kommt es neben einer kardiodepressiven Wirkung zu einer arteriellen Vasodilatation. Die pharmakologischen Daten häufig verwendeter Kalziumantagonisten sind in Tabelle 31-23 zusammengefaßt.

Da Kalziumantagonisten sich in der Therapie der symptomatischen koronaren Herzerkrankung bewährt haben und die koronare Herzkrankheit heutzutage die häufigste Ursache der ventrikulären Dysfunktion und der konsekutiven Herzinsuffizienz darstellt, ist versucht worden, den vasodilatatorischen Effekt der Kalziumantagonisten für die Therapie der Herzinsuffizienz zu nutzen. Der potentielle pathophysiologische Nutzen einer Nachlastsenkung ist in Abb. 31-31 dargestellt.

Initial kommt es bei Auftreten der Myokardinsuffizienz zu einer verminderten Auswurfleistung des Herzens bei gleicher systolischer Wandspannung. Über die periphere Vasokonstriktion und einer daraus resultierenden

**Tabelle 31-22.** Studien mit $AT_1$-Rezeptor-Antagonisten zur Herzinsuffizienz. Diese Studien werden in den nächsten vier Jahren alle fertiggestellt und publiziert sein

| Studie | Bezeichnung | Patienten/Design | Therapie |
|---|---|---|---|
| ELITE II | Evaluation of Losartan in the Elderly Study II | 2640<br>Herzinsuffizienz<br>NYHA II–IV<br>Alter ≥ 60 Jahre | Losartan vs. Captopril |
| VALHEFT | Valsartan Heart Failure 5000 Trial | Herzinsuffizienz<br>NYHA II–IV | Valsartan vs. Placebo + Standardtherapie inkl. ACE-Hemmer |
| VALIANT | Valsartan in Acute Myocardial Infarction | 14500<br>Akuter Herzinfarkt + Herzinsuffizienz | Valsartan vs. Captopril vs. Kombination |
| CHARM | Candesartan in Heart Failure – Assessment of Reduction in Mortality and Morbidity | 6000<br>Herzinsuffizienz<br>1. NYHA II–IV, EF ≤ 40%<br>Patienten mit ACE-Hemmerunverträglichkeit<br>2. NYHA III–IV, EF ≤ 40% + Standardtherapie inkl. ACE-Hemmer<br>3. NYHA II–III, EF > 40% | Candesartan vs. Placebo |
| OPTIMAAL | Optimal Trial in Myocardial Infarction with the Angiotensin II Antagonist Losartan | 5000<br>Akuter Herzinfarkt mit Herzinsuffizienz | Losartan vs. Captopril |

**Tabelle 31-23.** Kalziumantagonisten: pharmakologische Daten, Wirkprofil und Effektivität bei Herzinsuffizienz

| | Effekt symptomatisch | prognostisch | Gegenregulation/ Toleranz | Wirkort venös/ arteriell | Substanz | Zubereitung pro Tag [mg] | Dosis [mg] | Bioverfügbarkeit [%] | Halbwertszeit [h] | Wirkmaximum [h] | Metabolisierungsort |
|---|---|---|---|---|---|---|---|---|---|---|---|
| Kalziumantagonisten | – | – | + | a » v | Dihydropyridinderivate | | | | | | |
| | | | | | 1. Generation:<br>Nifedipin | 5, 10, 20<br><br>ret. 20, 40<br>i.v. 5 Amp | akut 5–20<br>p.o. 3×5–20<br>ret. 2×2–40<br>i.v. 0,6–2,4 mg/h | ≈50 | 2 | 1 | H |
| | | | | | 2. Generation:<br>Nitrendipin,<br>Nisoldipin,<br>Nicardipin,<br>Nimodipin,<br>Isradipin,<br>Felodipin, | <br>10, 20<br>5, 10<br><br>30–90 | <br>1–2×10–20<br>2×5–10<br><br>3×30 | <br>~20<br>~ 8<br><br>~ 15 | <br>8–12<br>8–15<br><br>5–10 | <br>2<br>2<br><br>1 | <br>H<br>H<br><br>50% renal<br>30% biliär |
| | (+) | +[b] | – | | Amlodipin[c] | 5, 10 | akut 5 | | 30 | Tage | |
| | – | – | (–) | | Phenylalkylamine<br>Verapamil | 40, 60, 80, 120<br>ret. 120, 180, 240,<br>i.v. 5,50 Amp. | 240, 3–4×40–120<br>2×120–240 | 20 | 4 | 1 | H |
| | – | – | (+) | | Benzothiazepine | 60 | 3×60 | 40–50 | 4 | 1 | H |
| | | | | | Diltiazem | ret. 90, 120<br>i.v. 10, 25<br>Amp. | 2×90 | | | | |

*a* arteriell, *v* venös, *H* hepatische Metabolisierung [b] gilt für dilat. Kardiomyopathie [c] antiproliferative Wirkungen

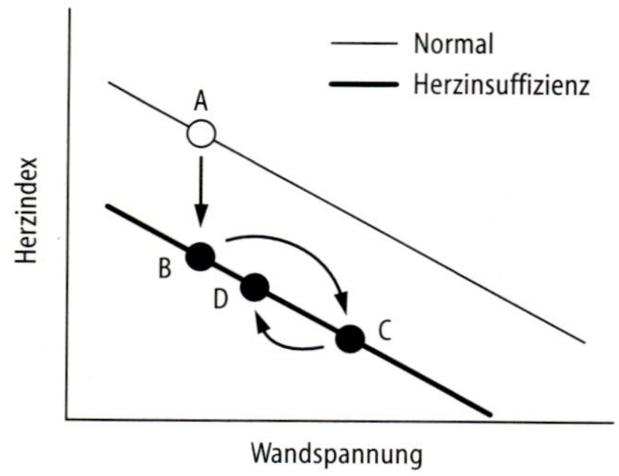


**Abb. 31-31.** Nachlastsenkung (arterielle Vasodilatation) als Therapieprinzip bei Herzinsuffizienz. Die Myokardinsuffizienz ist durch eine geringe Auswurfleistung (Herzindex) bei einer gegebenen Wandspannung charakterisiert (*A→B*). Da eine kompensatorische Aktivierung des sympathischen Nervensystems und des Renin-Angiotensin-Systems mit der daraus resultierenden Vasokonstriktion und Nachlasterhöhung bei Herzinsuffizienz vorliegt, erfolgt eine Erhöhung der Wandspannung und somit eine weitere Abnahme der Herzauswurfleistung (*B→C*). Durch die arterielle Vasodilatation (Nachlastminderung) reduziert sich die systolische Wandspannung des linken Ventrikels und die Herzauswurfleistung wird zumindest akut wiederum verbessert (*C→D*)

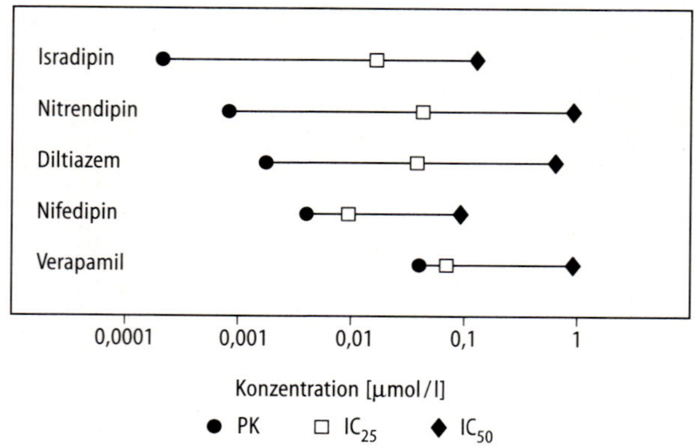


**Abb. 31-32.** Beziehung zwischen der Plasmakonzentration (*PK*) und den negativ-inotropen Effekten gemessen an den $IC_{25}$- und $IC_{50}$-Werten von Kalziumantagonisten an isolierten menschlichen ventrikulären Herzmuskelpräparaten. Es ist zu sehen, daß die wirksamen Plasmakonzentrationen z. T. nicht sehr von den Konzentrationen variieren, die einen meßbaren negativ-inotropen Effekt in vitro erzeugen. Auf die besonders große Variabilität des negativ-inotropen Effekts bei den verschiedenen Kalziumantagonisten sei ausdrücklich hingewiesen. $IC_{25}$, $IC_{50}$ Konzentration, die 25 bzw. 50% der entwickelten Kontraktionskraft hemmt. (Nach Böhm et al. 1990d)

Nachlasterhöhung kommt es danach zu einer Erhöhung der Wandspannung und zu einer weiteren Abnahme der Herzauswurfleistung. Durch die arterielle Vasodilatation kann akut die systolische Wandspannung gesenkt werden, wobei sich die Auswurfleistung des linken Ventrikels wieder verbessern kann. Daraus wird ersichtlich, daß die Wirkung der Kalziumantagonisten um so intensiver ist, je ausgeprägter die periphere Vasokonstriktion und je höher die Wandspannung ist (Abb. 31-31).

**Negative Inotropie**

Einschränkend muß erwähnt werden, daß die Kalziumantagonisten aller Klassen einen negativ-inotropen Effekt haben, der der Zunahme der Herzauswurfleistung entgegenstehen könnte (Böhm et al. 1990d).

Der negativ-inotrope Effekt ist bei den unterschiedlichen Substanzen sehr verschieden ausgeprägt (Abb. 31-32). Er wird sicher durch eine Zunahme des Sympatikotonus bei Herzinsuffizienz begrenzt. Andererseits kommt es über die Nachlastsenkung zu einer weiteren Aktivierung des sympathischen Nervensystems durch Kalziumantagonisten. Diese kann über vermehrte Wirkungen von Noradrenalin an peripheren α-Adrenozeptoren die Nachlastabnahme antagonisieren. Darüber hinaus führt die Zunahme des Sympatikotonus zu einer weiteren Desensibilisierung des Herzens gegenüber den Effekten von Katecholaminen (Abb. 31-33).

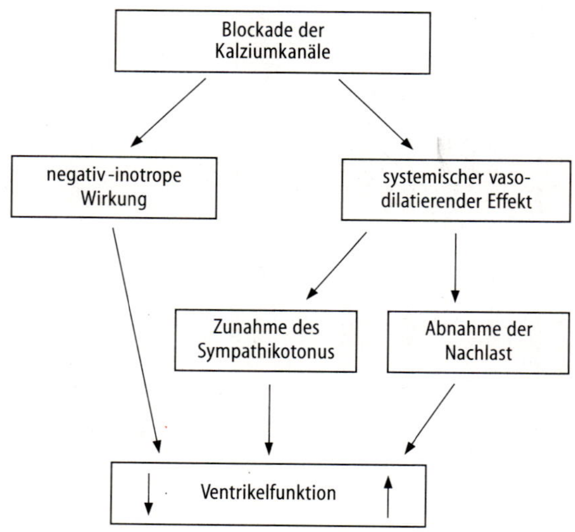


**Abb. 31-33.** Schematische Darstellung der hämodynamischen Wirkungen von Kalziumantagonisten

## 31.6.2 Ergebnisse kontrollierter Untersuchungen

Bei Patienten mit linksventrikulärer Insuffizienz haben viele Akutuntersuchungen nach Gabe von Kalziumantagonisten eine hämodynamische Verbesserung mit Abnahme des Blutdrucks, des linksventrikulären Füllungsdrucks und Zunahme des Herzminutenvolumens ergeben. Diese günstigen Akuteffekte haben in kontrollierten Langzeituntersuchungen nicht in jedem Fall eine klinische Verbesserung von Patienten mit chronischer Herzinsuffizienz erbracht. Bei 28 Patienten mit chronischer Herzinsuffizienz NYHA II oder III mit linksventrikulärer Dysfunktion zeigte sich Nifedipin, allein oder zusammen mit Isosorbiddinitrat verabreicht, als deutlich schlechter wirksam verglichen mit Isosorbiddinitrat allein (Elkayam et al. 1990).

**Tabelle 31-24.** Therapie der chronischen Herzinsuffizienz mit Nifedipin (randomisiert, doppelblind, Cross-over, NYHA II–III, 2 Monate Behandlung). (Mod. nach Elkayam et al. 1990)

| Behandlung wegen dekompensierter Herzinsuffizienz mit | Zahl der Patienten mit Krankenhausaufnahme wegen | |
|---|---|---|
| | Herzinsuffizienz | dekompensierter Herzinsuffizienz |
| Isosorbiddinitrat | 0 | 3 |
| Nifedipin (n = 21) | 5 | 9 |
| Nifedipin + Isosorbiddinitrat (n = 23) | 6 | 21 |

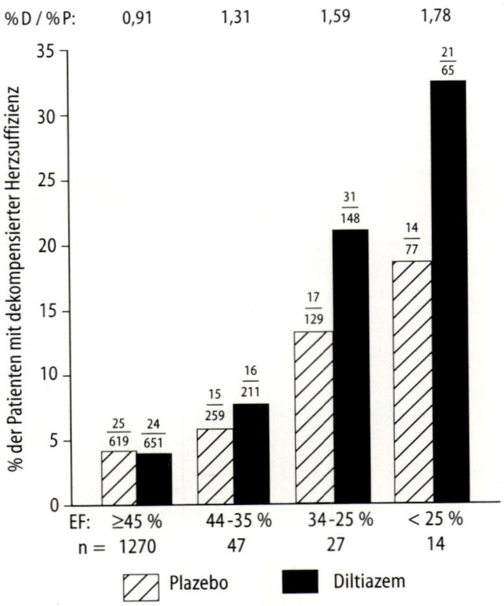


**Abb. 31-34.** Therapie mit Diltiazem (*D*) von Patienten nach akutem Myokardinfarkt. Im Vergleich zu Plazebo (*P*) erlitten signifikant mehr Patienten eine symptomatische chronische Herzinsuffizienz nach 12–52 Monaten Beobachtungszeit, wenn die linksventrikuläre Auswurffraktion (*EF*) erniedrigt war. Je niedriger die Auswurffraktion war, desto nachteiliger waren die Wirkungen des Kalziumantagonisten. (Nach Goldstein et al. 1991)

Nach 8wöchiger Behandlung kam es sowohl zu einer signifikant häufigeren Notwendigkeit der Krankenhausaufnahme als auch des Auftretens eines Lungenödems bei Behandlung mit Nifedipin im Vergleich zur Therapie ohne Nifedipin (Tabelle 31-24).

Auch für Verapamil sind ähnlich negative Wirkungen bei Patienten mit reduzierter linksventrikulärer Auswurffraktion berichtet worden (Danish Study Group 1990; Goldstein et al. 1991).

Sehr genau sind die Wirkungen von Diltiazem bei chronischer Herzinsuffizienz nach einem Herzinfarkt untersucht worden. Es zeigte sich innerhalb von 12–52 Monaten nach akutem Herzinfarkt eine Zunahme der Herzinsuffizienzsymptomatik, wenn die Auswurffraktion bei Beginn der Diltiazemtherapie unter 40% betrug (Goldstein et al. 1991). Besonders schlecht schnitten bei dieser Medikation die Patienten mit einer Auswurffraktion von unter 25% ab (Abb. 31-34).

Ähnlich negative Wirkungen bei Patienten mit chronischer Herzinsuffizienz sind für Nicardipin, Nisoldipin, Nitrendipin und Isradipin berichtet worden (Pakker 1989b).

**Kontrollierte Ergebnisse**

Zur Wirkung von Dihydropyridin-$Ca^{2+}$ Antagonisten bei Herzinsuffizienz sind durch die PRAISE-Studie mit Amlopidin zugänglich. Diese an 105 Zentren in den USA und Kanada durchgeführte Untersuchung zeigte, daß nach Gabe von Amlodipin (5 mg bzw. 10 mg täglich) die Häufigkeit lebensbedrohlicher Komplikationen bei Patienten mit dilatativer Kardiomyopathie und Herzinsuffizienz NYHA III–IV um 31% gesenkt wurde (Tabelle 31-25). Die Gesamtletalität reduzierte sich sogar um 45%.

Bei ischämischer Kardiomyopathie konnte keine günstige Wirkung auf die Letalität oder die kardiovaskulären Komplikationen beobachtet werden. Es kam allerdings in dieser Gruppe auch nicht zu einer Häufung von Komplikationen. Die PRAISE II- Studie zeigte ebenfalls keine günstigen Wirkungen auf die Prognose (nicht publiziert). In der V-HeFT III-Studie zeigten sich keine signifikanten Effekte auf Sterblichkeit und Morbidität für Felodipin (Cohn et al. 1997).

Eine große Studie mit dem T-Typ-Kanalantagonisten Mibefradil belegte eine Tendenz zu mehr Rhythmusstörungen und plötzlichen Todesfällen (MACH I). Hieran wären zahlreiche Arzneimittelinteraktionen beteiligt. Das bis dahin zur Therapie der Hypertonie und der Koronarkrankheit zugelassene Medikament wurde 1998 vom Markt genommen. Ob neuere $Ca^{2+}$-Antagonisten sich in der Therapie der Herzinsuffizienz etablieren werden, bedarf weiterer Studien.

### 31.6.3 Beurteilung

Im wesentlichen kann resümiert werden, daß die Gruppe der Kalziumantagonisten in ihrer Wirkung heterogen zu sein scheint. Positive Effekte konnten bislang nicht belegt werden. **!**

**Tabelle 31-25.** Ergebnisse der PRAISE-Studie

| Endpunkt | Plazebo | Amlodipin | Risikoreduktion [%] |
|---|---|---|---|
| **Kombinierter Endpunkt** | | | |
| Alle Patienten | 246/582 (42,3%) | 222/571 (38,9%) | 9 (n.s.) |
| Patienten mit Ischämie | 168/370 (45,4%) | 164/362 (45,3%) | – |
| Patienten ohne Ischämie | 78/212 (36,8%) | 58/209 (27,8%) | 31 |
| **Gesamtletalität** | | | |
| Alle Patienten | 223/582 (38,3%) | 190/571 (33,3%) | 16 (n.s.) |
| Patienten mit Ischämie | 149/370 (40,3%) | 145/362 (40,1%) | – |
| Patienten ohne Ischämie | 74/212 (34,9%) | 45/209 (21,9% | 45 |

*n.s.* nicht signifikant

**Tabelle 31-26.** Wirkmechanismen unterschiedlicher Vasodilatanzien (außer ACE-Hemmer)

| Stoffgruppe | Wirkungsmechanismus | Effekt |
|---|---|---|
| Nitrate | SH-Gruppenabhängige EDRF/NO-Bildung, Aktivierung Guanylatcyclase, Anstieg cGMP, Abnahme zytosolischen $Ca^{2+}$, Dephosphorylierung Myosinleichtkette | Venöse Vasodilatation » arterielle Vasodilatation Koronardilatation |
| Molsidomin | SH-gruppenabhängige EDRF/NO-Bildung, Anstieg cGMP | Wie Nitrate |
| $\alpha_1$-Antagonisten | Blockade der $\alpha_1$-adrenozeptorvermittelten, inositoltriphosphatinduzierten sarkoplasmatischen $Ca^{2+}$-Freisetzung | Arterielle und venöse Vasodilatation |
| $Ca^{2+}$-Antagonisten | Blockade spannungsabhängiger langsamer $Ca^{2+}$-Kanäle vom L-Typ, Hemmung der $Ca^{2+}$-Aufnahme in die Zelle, Blockade der $Ca^{2+}$-Freisetzung aus sarkoplasmatischem Retikulum → Senkung des zytosolischen $Ca^{2+}$ | Arterielle Vasodilatation Koronardilatation Negativ inotrope, z. T. negativ-chrono- und -dromotrope Wirkung |
| Dihydralazin | EDRF-abhängige direkte Vasodilatation | Arterielle Vasodilatation Koronardilatation |

*EDRF* „endothelium derived relaxing factor“

Es muß aber festgestellt werden, daß die regelhafte Anwendung dieser Substanzen trotz der pathophysiologisch sinnvoll erscheinenden Nachlastsenkung bei Patienten mit Herzinsuffizienz nicht gerechtfertigt erscheint (Anonymus 1991).

Offensichtlich sind die negativ-inotrope Wirkung und die Zunahme der sympathoadrenergen Aktivierung für die Langzeitprognose ungünstig. Diese ungünstigen Wirkungen überspielen die pathophysiologisch sinnvoll erscheinende akute Verbesserung der Herzauswurfleistung. Ob die sympathische Aktivierung oder die Aktivierung des RAAS durch Kalziumantagonisten zu den negativen Langzeitwirkungen beiträgt, ist dennoch nicht endgültig entschieden (Packer 1989b). Es bleiben die Publikationen großer Studien abzuwarten.

## 31.7 Therapie mit anderen Vasodilatanzien

Die Auswurfleistung des Herzens wird durch Vor- und Nachlast, Kontraktilität und Herzfrequenz beeinflußt. Bei der Herzinsuffizienz kommt es zu einer Volumenretention und somit zu einer Erhöhung der Vorlast durch die Aktivierung des Renin-Angiotensin-Systems. Über die Sympathikusaktivierung kommt es über periphere α-Adrenozeptoren zu einer Vasokonstriktion mit der Konsequenz einer Erhöhung der Nachlast.

Im Sinne eines Circulus vitiosus führen diese beiden Mechanismen zu einer kardialen Mehrbelastung und kompromittieren die myokardiale Auswurfleistung (s. Abschn. 29.4).

Diese Zusammenhänge sind die pathophysiologische Grundlage, um durch eine reine Vasodilatazientherapien ohne Beeinflussung der Kontraktilität eine hämodynamische Besserung zu erzeugen (Benotti et al. 1985). Die fehlende Zunahme der Inotropie könnte den Vorteil haben, daß der myokardiale $O_2$-Verbrauch nicht ansteigt. Die pharmakologischen Wirkprofile und Wirkmechanismen unterschiedlicher Vasodilatanzien sind in Tabelle 31-26 zusammengefaßt.

### 31.7.1 Wirkungsmechanismen

Nitrate führen zu einer Aktivierung der Guanylatcyclase mit einem Anstieg des zellulären cGMP. Über Phosphorylierungsvorgänge kommt es zu einer Erschlaffung der glatten Gefäßmuskulatur. Die Vasodilatation tritt im arteriellen und venösen Gefäßbett auf. Sie ist allerdings in venösen Kapazitätsgefäßen wesentlich ausgeprägter.

Außerdem wird eine Koronardilatation herbeigeführt. Der Wirkmechanismus von Molsidomin ist ähnlich denen der Nitrate. $\alpha_1$-Adrenozeptorantagonisten hemmen die $\alpha$-adrenozeptorvermittelte Kontraktion der glatten Muskulatur durch Katecholamine. Dies führt zu einer arteriellen aber auch venösen Vasodilatation. Kalziumantagonisten bewirken vorwiegend eine arterielle Vasodilatation und Koronargefäßdilatation (s. Abschn. 31.5.1). Sie besitzen entsprechend ihres Wirkmechanismus auch negativ-inotrope und ggf. negativ chrono- und dromotrope Eigenwirkungen. Dihydralazin vermittelt eine Vasodilatation, die v. a. arteriell auftritt (Chatterjee et al. 1980).

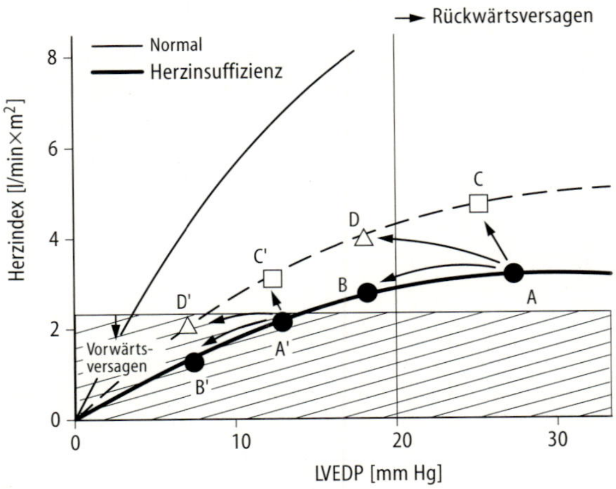


**Abb. 31-35.** Kombinierte Vor- und Nachlastsenkung als Therapieprinzip bei Herzinsuffizienz. Bei deutlich erhöhter Vorlast (hoher LVEDP) führte eine isolierte arterielle Vasodilatation zu einer Zunahme der Auswurfleistung ohne wesentliche Abnahme der Vorlast (*A→C*). Eine isolierte venöse Vasodilatation führt zu einer Abnahme der Vorlast ohne Zunahme der Auswurfleistung (A→B). Die kombinierte arterielle und venöse Vasodilatation führte zu einer Steigerung der Auswurfleistung bei gleichzeitiger Abnahme der Vorlast (*A→D*). Bei Herzinsuffizienz mit normalem oder leicht erhöhtem LVEDP bewirkt die isolierte arterielle Vasodilatation eine deutlich geringere Zunahme des Auswurfs (*A→C*). Die isolierte venöse und die kombinierte arterielle und venöse Vasodilatation können zu einer kritischen Abnahme des Auswurfs führen (*A→B* bzw. *A→D*). *LVEDP* linksventrikulärer enddiastolischer Druck

Aus diesen Wirkmechanismen wird deutlich, daß die meisten Substanzen eine kombinierte Vor- und Nachlastsenkung herbeiführen (Benotti et al. 1985). Der Effekt einer kombinierten venösen und arteriellen Vasodilatation bei Herzinsuffizienz ist in Abb. 31-35 dargestellt.

Bei deutlich erhöhten linksventrikulären Füllungsdrücken führt die kombinierte arterielle und venöse Vasodilatation zu einer Vorlastsenkung mit Minderung der Luftnot und gleichzeitig einer Zunahme der Auswurfleistung des Herzens. Bei Vorliegen einer Myokardinsuffizienz mit nur leicht erhöhtem Füllungsdruck wird der Nutzen der Vasodilatanzientherapie deutlich geringer, die Risiken können überwiegen. Die Konsequenz ist, daß die Auswurfleistung des Ventrikels ab- statt zunehmen kann. Hieraus ergeben sich einige Risiken und Nachteile einer Vasodilatanzientherapie.

### 31.7.2 Nachteile der Vasodilatanzientherapie

Die Wirkung der Vasodilatanzien ist häufig durch eine Toleranzentwicklung gekennzeichnet. Neben der bekannten Nitrattoleranz führt die Aktivierung von Gegenregulationsmechanismen zu einer weiteren Wirkungsverminderung. Die Vasodilatation bewirkt eine Aktivierung des Renin-Angiotensin-Aldosteron-Systems. !

Eine Vasokonstriktion über vaskuläre $\alpha$-Adrenozeptoren nach sympathikoadrenerger Aktivierung kann auch zu einer Verminderung der Nierenperfusion führen. Dementsprechend ist eine Toleranzentwicklung bei diesen Substanzen, die anders als ACE-Hemmstoffe nicht direkt in die Gegenregulationsmechanismen eingreifen, wahrscheinlich.

Das Risiko der Vasodilatanzienbehandlung ist eine Abnahme des diastolischen Blutdrucks mit der Konsequenz einer koronaren Minderperfusion und einer generellen Hypotension mit Kollapsneigung. Insbesondere ist die Gefahr groß, wenn Patienten diuretisch vorbehandelt sind und dementsprechend normale oder nur leicht erhöhte Vorlastbedingungen aufweisen.

### 31.7.3 Wirkungen der Vasodilatanzien bei Herzinsuffizienz

Die pharmakologischen Daten von Vasodilatanzien sind in Tabelle 31-27 zusammengefaßt.

#### Nitrate

Diese Stoffe sind überwiegend venöse Vasodilatatoren. Der Mechanismus der Nitrate besteht in einer von der Anwesenheit von SH-Gruppen abhängigen „endothelium derived relaxing factor" (EDRF)/NO-Bildung. Hierdurch wird die lösliche Guanylatcyclase aktiviert. Es kommt zu einem Anstieg der intrazellulären cGMP-Konzentration, zu einer Dephosphorylierung der Myosinleichtkette und über eine Abnahme der zytosolischen Kalziumkonzentration zu einer Vasodilatation.

**Tabelle 31-27.** Vasodilatanzien (außer ACE-Hemmern): pharmakologische Daten, Wirkprofil und Effektivität bei Herzinsuffizienz

| | Effekt symptomatisch | prognostisch | Gegenregulation/ Toleranz | Wirkort venös/ arteriell | Substanz | Zubereitung pro Tag [mg] | Dosis [mg] | Bioverfügbarkeit [%] | Halbwertszeit [h] | Wirkmaximum [h] | Metabolisierungsort |
|---|---|---|---|---|---|---|---|---|---|---|---|
| Nitrate | + | +[a] | + | v » a | Glyceroltrinitrat | 0,2; 0,4; 0,8; 1,2 sublingual i.v. 5 mg Amp. | akut 0,2–1,2 i.v. 1–6 mg/h | 40 (sublingual) | 2–3 min | 8 min | |
| | | | | | Isosorbidmononitrat (ISMN) | 20, 40, 60 ret. 40, 50, 60, 100 | 2–3×20–60 1–2×40–100 | 90–100 | 4 | 0,5 | H |
| | | | | | Isosorbiyddinitrat (ISDN) | 5, 10, 20, 40 ret. 20, 40, 60, 80, 100, 120 | akut 5–20 sublingual 2–3×20–40 2–3×20–80 ret. 1×100–120 | ≈ 20 | 1 | 10 min sublingual 0,5 h (p.o.) | H |
| Molsidomin | + | ? | – | v » a | Molsidomin | 1, 2, 4 ret. 8 i.v. 2 Amp. (sublingual) | 2–3×1–4 1–3×8 akut 2–4 i.v. 2–6 mg/h i.v. | | 2 | 1 | H |
| Dihydralazin | 0/+[a] | 0/+[a] | + | a | Dihydralazin | 25, 50 i.v. 25 Amp. | initial 12,5 2×12,5–3×25 | 10–40 | 1 | 0,5–2 | H |
| $\alpha_1$-Antagonisten | (+) | 0 | + | v+a | z.B. Prazosin | 1, 2, 5 ret. 2, 4, 6 | initial 0,5–1 2-3×2–5 i.v.4–12,5 mg/h | 50–70 | 2–3 | 0,5 | H |
| | | | | | Terazosin | 1, 2, 5 | initial 1 1×2–10 | 90 | 12 | 1,5 | H |
| | | | | | Doxazosin | 1, 2, 4 | initial 1 1×2–8 | 65 | 19 | 6 | H |
| | | | | | Urapidil | ret. 30, 60, 90 i.v. 25, 50 Amp. | 2×30–90 i.v. 15–90 mg/h | 60–80 | 3–5 | 3–5 | H |

[a] prognostischer Effekt nur in Kombination Nitrat/Hydrazin gesichert.
*H* hepatische Metabolisierung; *v* venös, *a* arteriell

**Tabelle 31-28.** Molekulare Mechanismen der Nitratwirkung in der glatten Gefäßmuskelzelle

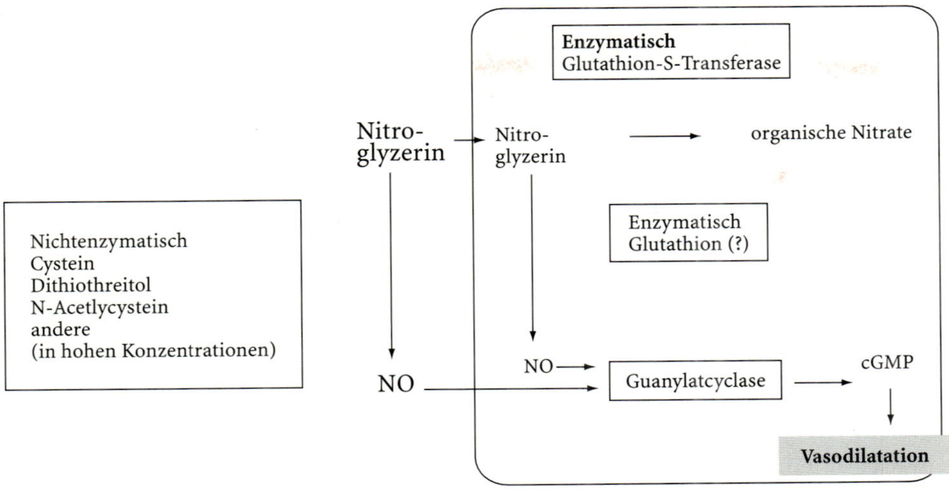


Die Nitrattoleranz ist wahrscheinlich durch einen Verlust von SH-Gruppenspendern in den glatten Muskelzellen bedingt. Durch höchstdosierte Gabe von N-Acetylcystein, das Sulfydrylgruppen freisetzt und möglicherweise auch durch Captopril (s. Abschn. 31.4.1) kann die Nitrattoleranz z. T. antagonisiert werden (Packer et al. 1987).

Weiterhin kommt es wie oben diskutiert über die Vasodilatation zu einer Aktivierung von Kompensationsmechanismen, die den Nitrateffekt weiter einschränken können. So wurden eine erhöhte Radikalbildung (Münzel et al. 1995b) und eine vermehrte Bildung von Endothelin 1 mit einer daraus resultierenden Aktivierung der Proteinkinase C (Münzel et al. 1995a) beschrieben.

Die Toleranzentwicklung ist durch das Einhalten eines 10- bis 12stündigen nitratfreien Intervalls zu vermeiden. Falls ein rascher Wirkungseintritt innerhalb weniger Minuten erwünscht ist (z. B. bei Lungenödem), ist die sublinguale Gabe von Nitroglyzerin bzw. 5 mg Isosorbiddinitrat (ISDN) sinnvoll (Tabelle 31-28).

Zur Dauertherapie eignet sich Isosorbid-5-mononitrat und Isosorbiddinitrat. ISDN hat eine Bioverfügbarkeit von 25% aufgrund des hohen First-pass-Effekts mit einer raschen Metabolisierung zum Hauptderivat Isosorbidmononitrat. Die Dosishöhe der Dauertherapie richtet sich nach der zu erzielenden Wirkung (Abnahme der Luftnot) ohne Provokation einer Hypotension. 12stündige therapiefreie Intervalle sollen einem Wirkverlust entgegenwirken.

Transdermale kontinuierliche Gaben sind aus diesem Grund eher ungünstig. Als vergleichbares jedoch weniger SH-gruppenabhängiges Therapieprinzip bietet sich Molsidomin an. Durch die Gabe von Molsidomin soll es möglich sein, intermittierend ein nitratfreies Intervall zu schaffen und so einer Nitrattoleranz entgegenzuwirken. Die Nebenwirkungen der Nitrate sind in der Übersicht (s. unten) dargestellt.

### Hydralazin/Dihydralazin

Der Wirkmechanismus des Dihydralazin ist noch nicht vollständig aufgeklärt. Zur Relaxation der arteriellen glatten Muskelzellen soll ein Effekt auf die NO-Bildung sowie eine Verhinderung der intrazellulären Kalziummobilisation ursächlich beteiligt sein.

Bei einer Monotherapie mit Dihydralazin kommt es zu einer starken Aktivierung kompensatorischer Gegenregulationssysteme wie der Stimulation des sympathischen Nervensystems und einer Aktivierung des RAAS. Hierdurch ist bei alleiniger Gabe eine rasche Toleranzentwicklung im Sinne einer Tachyphylaxie gegenüber der Substanz erklärt. Weiterhin ist die Induktion von Autoimmunphänomenen (Lupussyndrom, hämolytische Anämie, Vaskulitis, Glomerulonephritis) in der Therapie mit Dihydralazin einschränkend zu beachten (Übersicht s unten).

### $\alpha_1$-Adrenozeptorantagonisten

Aus sympathischen Nervenendigungen freigesetztes Noradrenalin vermittelt über vaskuläre $\alpha$-Adrenozeptoren eine Gefäßkontraktion. Die Wirkung in der Körperperipherie wird gleichermaßen über $\alpha_1$- und $\alpha_2$-Adrenozeptoren vermittelt. Neben den postsynaptischen $\alpha_1$- und $\alpha_2$-Rezeptoren existieren präsynaptische $\alpha_2$-Adrenozeptoren auf sympathischen Nervenendigungen, deren Stimulation eine Hemmung (Selbstlimitierung) der neuronalen Noradrenalinfreisetzung bewirkt. Dementsprechend ist eine $\alpha_1$-Blockade (Verminderung der $\alpha$-adrenozeptorvermittelten Vasokonstriktion) ohne eine Hemmung von $\alpha_2$-Rezeptoren (die Folge einer Blockierung wäre eine vermehrte Noradrenalinausschüttung) ein sinnvoller therapeutischer Ansatz zur Erzielung einer Vasodilatation.

Die Vasodilatation durch $\alpha$-Adrenozeptorantagonisten wird (wahrscheinlich über Barorezeptoren) durch eine Sympathikusaktivierung gegenreguliert. Die Folge einer generellen Sympathikusaktivierung ist außerdem eine vermehrte β-adrenozeptorvermittelte Stimulation der Kontraktilität mit einer Verminderung kardialer β-Adrenozeptoren.

Eine weitere Zunahme der Katecholaminausschüttung in den Gefäßen mit einer Vasokonstriktion ist eine weitere Folge. Darüber hinaus kommt es zu einer Aktivierung des RAAS mit Natrium- und Wasserretention. Diese Mechanismen erklären die beobachtete Toleranzentwicklung mit den $\alpha_1$-Adrenozeptorantagonisten Prazosin (Cohn et al. 1986). Weitere verwendete α-Adrenozeptorantagonisten sind Terazosin, Doxazosin und der $\alpha_2$-Agonist und $\alpha_1$-Antagonist Urapidil.

**Ergebnisse klinischer Studien**

Studienergebnisse zur Wirkung der Substanzen bei Herzinsuffizienz (Nitrate, Dihydralazin und Prazosin). In der V-HeFT-I-Studie (Cohn et al. 1986) wurde für eine Kombinationstherapie mit Hydralazin (200 mg täglich) und Isosorbiddinitrat (160 mg tgl.) im Vergleich zu Plazebo nach einjähriger Therapie eine Sterblichkeitsreduktion um 30%, nach 3jähriger Therapie um 23% nachgewiesen (Abb. 31-36).

Bei diesen Patienten mit dem Schweregrad der Herzinsuffizienz NYHA II–III hatte der a1-Antagonist Prazosin keinen Effekt auf die Sterblichkeit. Es kam bei Erstgabe von Prazosin häufig zu orthostatischen Effekten. Die fehlende Langzeitwirkung von Prazosin wurde durch den raschen Wirkverlust der Substanz bei initial günstigen hämodynamischen Effekten erklärt. Trotz der Sterblichkeit mit Hydralazin/Isosorbiddinitrat zeigte sich in der V-HeFT-II-Studie (Abb. 31-37) eine deutlich günstigere Wirkung des ACE-Hemmstoffes Enalapril im Vergleich zur Kombinationstherapie Hydralazin/Isosorbiddinitrat (Cohn et al. 1991).

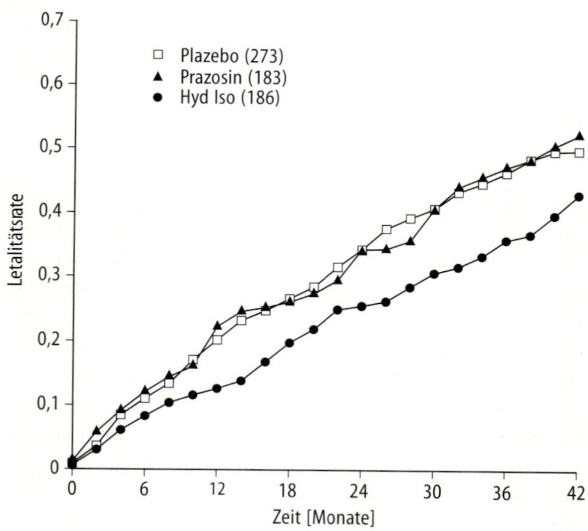


**Abb. 31-36.** V-HeFT-I-Studie. Kumulative Sterblichkeit bei Vorliegen einer Herzinsuffizienz. NYHA II oder III unter Gabe von Plazebo, dem $\alpha_1$-Adrenozeptorantagonisten Prazosin (20 mg/Tag) sowie der Kombinationstherapie Hydralazin (300 mg/Tag)/Isosorbiddinitrat (160 mg/Tag). Die Zweijahressterblichkeit war unter Dihydralazin/Isosorbiddinitrat um 34% niedriger ($p<0{,}028$) im Vergleich zu Placebo oder Prazosin. (Nach Cohn et al. 1986)

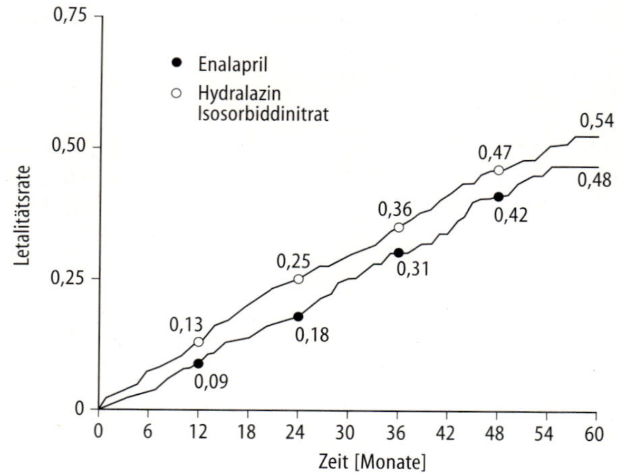


**Abb. 31-37.** V-HeFT-II-Studie. Kumulative Sterblichkeit bei Vorliegen einer Herzinsuffizienz NYHA II–IV unter Gabe von Enalapril (20 mg/Tag) oder Hydralazin (300 mg/Tag)/Isosorbiddinitrat (160 mg/Tag). Die Zweijahresletalität unter Enalapril war um 28% niedriger ($p=0{,}016$) im Vergleich zu Hydralazin/Isosorbiddinitrat. (Nach Cohn et al. 1991)

### 31.7.4 Nebenwirkungen der Vasodilatanzien außer ACE-Hemmer

Vasodilatanzien haben unterschiedliche unerwünschte Wirkungen, bei denen hypotone Reaktionen dominieren. Diese Nebenwirkungen sind in der folgenden Übersicht aufgeführt.

- *Nitrate*
  Hypotonie, Schwindel, Synkope, Tachykardie, Kopfschmerzen, Benommenheit, Übelkeit, Abdominalschmerzen
- *Molsidomin*
  Hypotonie, Kopfschmerzen, Benommenheit, Übelkeit, Asthma, im Tierversuch in hoher Dosis kanzerogen
- *$\alpha_1$-Antagonisten*
  Hypotonie, Schwindel, Benommenheit, Übelkeit, Leberfunktionsstörung, Abdominalschmerzen, Obstipation, Salz und Wasserretention
- *Kalziumantagonisten*
  Hypotonie, Schwindel, Benommenheit, Kopfschmerzen, Übelkeit, Flush, Cholestase, Hepatitis, Obstipation, Ödeme, Thrombopenie, allergisches Exanthem, Myalgien, Bradykardie und AV-Block (Verapamil und Diltiazem), negative Inotropie
- *Dihydralazin*
  Hypotonie, Schwindel, Tachykardie, Kopfschmerzen, Benommenheit, Übelkeit, Polyneuropathie, Depression, Cholestase, Hepatitis, Diarrhö, Salz- und Wasserretention, Autoimmunopathien (Lupussyndrom u. a.)

**Tabelle 31-29.** Effekte unterschiedlicher Vasodilatanzien (außer ACE-Hemmern) auf Hämodynamik, Symptome, Leistungsfähigkeit und Prognose bei Herzinsuffizienz. + positiver Effekt, – negativer Effekt, 0 kein Effekt, ? nicht bekannt

| | Hämodynamik | | Symptome (Dyspnoe, Ermüdbarkeit) | Leistungsfähigkeit | Prognose | Indikation bei Herzinsuffizienz |
|---|---|---|---|---|---|---|
| | akut | chronisch | | | | |
| Nitrate | + | +/0[a] | + | +/0 | +[b] | (+) |
| Molsidomin | + | + | + | ? | ? | (+) |
| $\alpha_1$-Antagonisten | + | 0 | +/0 | 0 | 0 | (–) |
| Dihydralazin | + | ? | 0 | 0 | +[b] | (–) |
| $Ca^{2+}$-Antagonisten | +/0 | 0/– | 0/– | 0 | – | – |

[a] mindestens 10-12stündige Therapieintervalle/Tag wegen Toleranzentwicklung
[b] in Kombination Isosorbiddinitrat/Hydralazin

### 31.7.5 Beurteilung

Eine Monotherapie mit Vasodilatanzien wie Nitraten, α-Adrenozeptorantagonisten oder Hydralazin führt zu keiner Prognoseverbesserung oder zu einer im Vergleich zu ACE-Hemmstoffen wie Enalapril geringeren Abnahme der Letalität (Packer 1987a). Ursächlich beteiligt daran ist wahrscheinlich die starke Aktivierung kompensatorischer Gegenregulationsmechanismen. Eine symptomatische Verbesserung der Herzinsuffizienz ist allerdings für Nitrate/Dihydralazin und Molsidomin (nicht eindeutig für $\alpha_1$-Antagonisten) gesichert und erklärt sich aus den hämodynamischen Effekten dieser Substanzklassen bei vielen Patienten (Tabelle 31-29).

Obwohl eine Lebenszeitverlängerung mit der Kombination Hydralazin/Isosorbiddinitrat bei Herzinsuffizienz NYHA II–IV gegenüber Plazebo gesichert ist, ist diese Therapie wohl einer ACE-Hemmstofftherapie mit Enalapril unterlegen. Bei hochgradiger Herzinsuffizienz (NYHA III–IV) war allerdings kein Unterschied zwischen Enalapril und Hydralazin/Isosorbiddinitrat zu beobachten. Ob eine Kombination eines ACE-Hemmstoffs mit dem vasodilatatorischen Prinzip zusätzliche Besserungen erbringt, ist z. Z. nicht belegt.

## 31.8 Therapie mit Inodilatatoren (cAMP-Phosphodiesterasehemmstoffe)

### 31.8.1 Wirkungsmechanismus

Bei der akuten Herzinsuffizienz können PDE-Hemmstoffe die Hämodynamik verbessern und indiziert sein. Bei der chronischen Herzinsuffizienz werden sie nicht eingesetzt.

Der Mechanismus, mit dem am Herzen eine Kontraktionskraftsteigerung und am glatten Gefäßmuskel eine Relaxation im Sinne einer Nachlastsenkung erreicht werden kann, ist eine Akkumulation von zellulärem cAMP. Somit bewirken Substanzen, die die zytosolische Konzentration von cAMP durch Stimulation der Synthese oder Hemmung des Abbaus erhöhen, sowohl eine Relaxation der Gefäße als auch eine Kontraktionskraftsteigerung des Herzmuskels.

Die Potenz einzelner Substanzen aus der Gruppe der cAMP-Phosphodiesterasehemmstoffe am glatten Gefäßmuskel und am Herzmuskel kann sehr unterschiedlich sein. So findet man z. B. bei dem cAMP-Phosphodiesterasehemmstoff Amrinon einen vasodilatatorischen Effekt, der bereits bei 10- bis 100fach niedrigeren als den positiv-inotrop wirksamen Konzentrationen auftritt. Die Mechanismen, mit denen auf zellulärer Ebene cAMP eine Kontraktionskraftsteigerung der Herzmuskelzelle und eine Relaxation der glatten Gefäßmuskelzelle bewirkt, sind in Abb. 31-38 zusammengefaßt.

Da sowohl die Wirkung am glatten Muskel als auch an der Herzmuskulatur sehr ausgeprägt sind, spricht man auch von Inodilatatoren.

#### Wirkung auf den Herzmuskel

Am Herzmuskel führt cAMP zu einer Aktivierung der cAMP-abhängigen Proteinkinase A, die über eine Phosphorylierung von Kalziumkanälen den langsamen Kalziumeinwärtsstrom erhöht. Das über die Zellmembran einströmende Kalzium triggert eine Kalziumfreisetzung aus dem sarkoplasmatischen Retikulum. Das sarkoplasmatische Retikulum (Phospholamban) wird durch die Proteinkinase A allerdings auch selbst phosphoryliert (Scholz 1986).

Das resultiert systolisch in einer vermehrten Freisetzung von Kalzium und diastolisch in einer beschleunigten Kalziumwiederaufnahme. Diese Mechanismen führen daher systolisch zu einer erhöhten zellulären Kalziumkonzentration, die die Kontraktionskraftsteigerung bewirkt (positiv-inotroper Effekt). Die beschleunigte Wiederaufnahme von Kalzium in das sarkoplasmatische Retikulum (gemeinsam mit dieser cAMP-abhängigen Phosphorylierung von Troponin I) bewirkt eine Relaxationsbeschleunigung des Herzmuskels (positiv lusitroper Effekt).

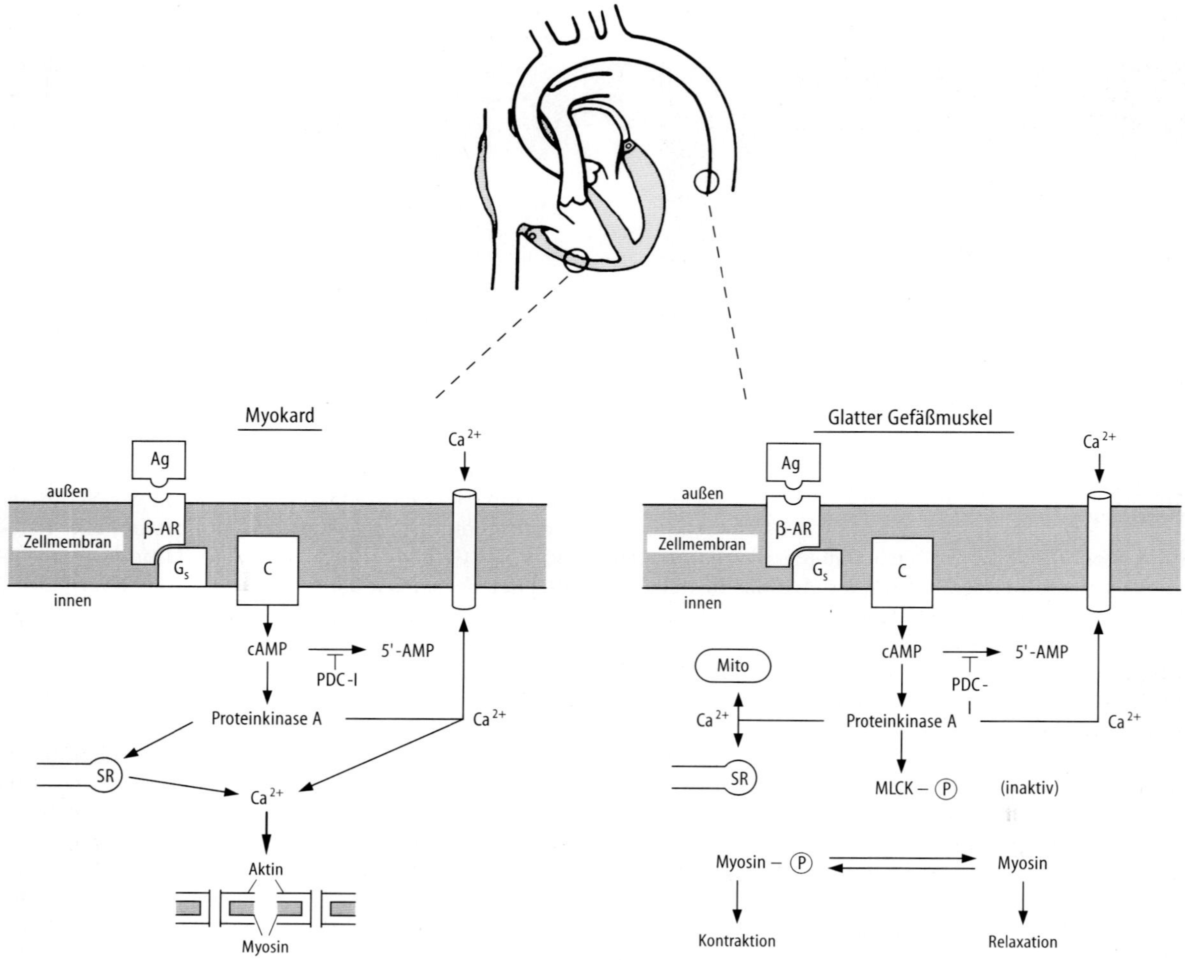


**Abb. 31-38.** Zelluläre Mechanismen, die am Myokard und am glatten Gefäßmuskel zu einem positiv-inotropen bzw. vasodilatativen Effekt über cAMP führen. Einzelheiten s. Text. *Ag* Agonist; *βAR* β-Adrenozeptor; *Gs* stimulatorisches G-Protein; *C* katalytische Untereinheit der Adenylatcyclase; *PDE* Phosphodiesterase; *PDE-I* Phosphodiesterasehemmstoff; *SR* sarkoplasmatisches Retikulum; *MLCK* Myosinleichtkettenkinase

**Wirkung auf die Gefäßmuskulatur**

Am glatten Gefäßmuskel führt die Aktivierung der Proteinkinase A durch cAMP ebenfalls zu einer beschleunigten Sequestrierung von Kalzium in das sarkoplasmatische Retikulum (durch die Phosphorylierung einer kalziumabhängigen ATPase).

Darüber hinaus wird durch cAMP die regulatorische Myosin-light-chain-Kinase phosphoryliert. Dieses Enzym wird durch die Phosphorylierungsreaktion in seiner Aktivierung gehemmt. Der letztgenannte Schritt verschiebt das Gleichgewicht von der phosphorylierten zur dephosphorylierten Form von Myosin, was zu einer Relaxation der glatten Gefäßmuskelzelle beiträgt.

## 31.8.2 Pharmakologie

cAMP-Phosphodiesterasehemmstoffe führen über eine Hemmung der Hydrolyse von cAMP zu 5'-AMP zu einer Steigerung des zellulären cAMP-Gehaltes und hierdurch zu einer Zunahme der Kontraktionskraft des Herzens und einer Relaxation der glatten Muskulatur. Eine Phosphodiesteraseaktivität als physiologisch relevanter und spezifischer Mechanismus der Inaktivierung von cAMP am Herzen wurde erstmalig 1962 (Butcher u. Sutherland 1962) in zytosolischen Fraktionen des Rinderherzens beschrieben.

In den folgenden Jahren konnten 4 Isoenzyme der myokardialen Phosphodiesterase charakterisiert und beschrieben werden. Diese Isoenzyme wurden mit Hilfe der Anionenaustauschchromatographie als PDE I, II, III und IV getrennt und subklassifiziert (Klassifizierung s. Tabelle 31-30).

Die Klasse PDE I wird durch $Ca^{2+}$-Calmodulin in ihrer Aktivität stimuliert und besitzt die gleiche Affinität zu den Substraten cAMP und cGMP. Die Klasse PDE II besitzt eine geringere Affinität zu cAMP und cGMP, wobei die Hydrolyse von cAMP durch geringe

**Tabelle 31-30.** Klassifizierung der kardialen Phosphodiesterase-isoenzyme

| Isoenzym-klasse | Eigenschaften | Substrate |
|---|---|---|
| I | Calmodulin-stimulierbar | cAMP, cGMP |
| II | cGMP-stimulierbar | cAMP, cGMP |
| III | cGMP-hemmbar | cAMP |
| IV | nicht cGMP-hemmbar | cAMP |

Konzentrationen von cGMP stimulierbar ist. Die Klasse PD III besitzt eine relative Spezifität für cAMP als Substrat, wobei die Hydrolyse von cAMP durch cGMP gehemmt werden kann. Die Klasse PDE IV hat eine hohe Affinität zu cAMP und hydrolysiert in nur sehr geringem Umfang cGMP. Dieses Isoenzym ist allerdings nicht durch cGMP stimulierbar.

Die Eigenschaften der Phosphodiesteraseisoenzyme sind in Tabelle 31-30 zusammengefaßt.

Darüber hinaus wurde in verschiedenen Tierspezies ein partikuläres, membrangebundenes PDE charakterisiert (Weishaar et al. 1987). Die Eigenschaften dieses Enzyms sind denen der Klasse PDE III ähnlich (Kithas et al. 1988).

**PDE-III-Hemmstoffe**

Viele der neueren in der Therapie verwendeten Inodilatatoren sind sog. PDE-III-Hemmstoffe. Das heißt, sie hemmen die PDE III in Konzentrationen, die 10- bis 300fach geringer sind als die mittleren Hemmkonzentrationen für die übrigen PDE-Isoenzyme. Da selektive Hemmstoffe der PDE I (Zaprinast) und der PDE IV (Rolipram) keine oder nur geringe positiv-inotrope Effekte besitzen, obwohl sie den cAMP-Gehalt erhöhen (Brunkhorst et al. 1989; Weishaar et al. 1987), und weil die positiv-inotropen Effekte mit einer Hemmung der PDE III eng korrelieren, ist angenommen worden, daß die PDE-III-Hemmung der Wirkungsmechanismus für die Kontraktionskraftsteigerung durch diese Substanzen ist (Scholz 1986).

**Weitere positiv-inotrope Effekte**

Neben der PDE-III-Hemmung wurden für einige PDE-Hemmstoffe weitere Mechanismen beobachtet die an einem positiv-inotropen Effekt beteiligt sein könnten. So sensibilisiert Pimobendan (Böhm et al. 1991) die kontraktilen Proteine für Kalzium. Bei Pimobendan kommt es außerdem zu einer Verlängerung des monophasischen Aktionspotentiales (Honerjäger et al. 1984).

Die Inaktivierung von inhibitorischen guaninnukleotidbindenden Proteinen (Gi) bei Sulmazol, Amrinon, Milrinon und Piroximon führen zu einer Erhöhung des zellulären cAMP-Gehalts und damit zu einer Kontraktilitätssteigerung beitragen (Parsons et al. 1988).

**Mechanismen und Wirkungen der Phosphodiesterasehemmstoffe**

- Mechanismen
  - Phosphodiesteraseisoenzym-III-Hemmung
  - Erhöhung des zellulären cAMP-Gehalts
  - Sensibilisierung der kontraktilen Proteine für Kalzium (Pimobendan, Sulmazol)
  - Aktionspotentialverlängerung (Pimobendan)
  - Funktionshemmung von Gia-Proteinen (Amrinon, Milrinon, Piroximon, Sulmazol)
  - Adenosin-A1-Rezeptorantagonismus (UDCG212-Cl, Saterinon, Amrinon, Enoximon, Milrinon, Piroximon)
  - Hemmung der $Na^+/K^+$-ATPase (Enoximon)
  - Noradrenalinfreisetzung (Milrinon)
  - $\alpha_1$-Adrenozeptorantagonismus (Saterinon)
- Wirkungen
  - Positive Inotropie (Zunahme der Kontraktionskraft)
  - Positive Chronotropie (Zunahme der Herzfrequenz)
  - Positive Dromotropie (Zunahme der AV-Überleitung)
  - Positive Bathmotropie (Zunahme der intraventrikulären Leitungsgeschwindigkeit)
  - Vasodilatation

### 31.8.3 Klinische Studien

Die positiv-inotrope Wirkung von Phosphodiesterasehemmstoffen, die unter Umgehung von β-Adrenozeptoren den zellulären cAMP-Gehalt erhöhen und positiv-inotrop wirken, war bei Herzinsuffizienz vermindert. Da die kardialen cAMP-PDE-Isoenzyme bei Herzinsuffizienz unverändert sind (Movsesian et al. 1991; Schmitz et al. 1989), sprechen diese Ergebnisse dafür, daß nicht nur die Abnahme kardialer β-Adrenozeptoren, sondern auch die Verminderung der basalen cAMP-Bildung bei der Abnahme der positiv-inotropen Wirkungen sowohl von β-Sympathomimetika als auch von cAMP-Phosphodiesterasehemmstoffen eine Bedeutung hat. Die erste Substanz der PDE-III-Hemmstoffe, die in der Therapie der akuten und chronischen Herzinsuffizienz eingesetzt wurde, war Amrinon.

**Amrinon**

In den ersten Studien mit Amrinon, bei denen vorwiegend die Akutwirkungen der Substanzen untersucht wurden, wurde in erster Linie der ausgeprägte vasodilatatorische Effekt für die günstige hämodynamische Wirkung dieser Substanz bei Patienten mit Herzinsuffizienz verantwortlich gemacht (Benotti et al. 1978; Le Jemtel et al. 1979; Wilmshurst et al. 1983). Der positiv-inotrope Effekt findet sich nach höher dosierter oraler Gabe oder intravenöser Bolusgabe dieser Substanz (Benotti et al. 1978).

Die Verbesserung der Hämodynamik durch Amrinon war vergleichbar mit den Wirkungen von Dobutamin bei Herzinsuffizienz (Benotti et al. 1978). Darüber hinaus fand sich, daß sich der Effekt von Amrinon bei ge-

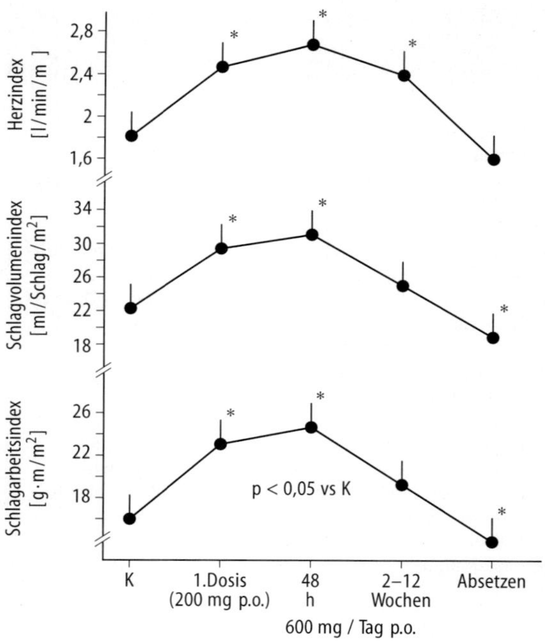


**Abb. 31-39.** Wirkungen einer oralen Therapie mit Amrinon auf die hämodynamischen Parameter Herzindex, Schlagvolumenindex und Schlagarbeitsindex. Die Zeitpunkte der Messungen waren vor Therapie (*K*), nach Gabe der 1. Dosis von 200 mg, nach 48 h (600 mg/Tag) und nach der Langzeittherapie über 2–10 Wochen. (Mod. nach Packer et al. 1984)

meinsamer Gabe mit einem β-Adrenozeptoragonisten wie Dobutamin potenzieren ließ (Gage et al. 1986). Der myokardiale $O_2$-Verbrauch sank nach Gabe von Amrinon parallel zur Besserung der kardialen Auswurfleistung (Baim 1985; Benotti et al. 1978).

Diese beobachteten Veränderungen gingen mit einer Verbesserung der Belastungstoleranz bei Herzinsuffizienz einher (Siskind et al. 1981). Die günstigen hämodynamischen Effekte, die auch mit der 30–50fach potenteren Nachfolgesubstanz Milrinon beobachtet werden, sind bei der Akutanwendung von Phosphodiesterasehemmstoffen am ausgeprägtesten.

Im Gegensatz zu den günstigen Akutwirkungen beobachteten Packer et al. (1984), daß nach einer oralen Gabe von 600 mg Amrinon täglich der günstige Effekt auf die kardiale Auswurfleistung sein Maximum nach 48 h erreichte. Diese verbesserten hämodynamischen Parameter waren allerdings nach 2–10 Wochen unter Therapie wieder auf die Kontrollwerte abgesunken (Abb. 31-39).

Nach Absetzen von Amrinon verschlechterte sich sogar die kardiale Auswurfleistung gegenüber der Situation vor Therapiebeginn (Packer et al. 1984). Dieses Fortschreiten der linksventrikulären Dysfunktion war von einer Zunahme der Herzfrequenz und einer Aktivierung des Plasmarenins begleitet (Abb. 31-40).

Eine kontrollierte Multizenterdoppelblindstudie zeigte, daß die 12wöchige Therapie mit Amrinon den Patienten mit chronischer Herzinsuffizienz keine Vorteile

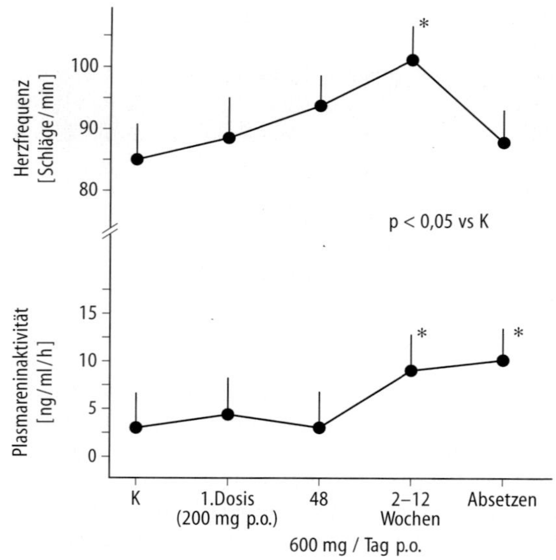


**Abb. 31-40.** Wirkungen einer oralen Therapie mit Amrinon auf die Herzfrequenz und die Plasmareninaktivität. Die Zeitpunkte der Messungen waren vor Therapie (*K*), nach der Gabe der 1. Dosis von 200 mg, nach 48 h (600 mg/Tag) und nach der Langzeittherapie über 2–10 Wochen. (Mod. nach Packer et al. 1984)

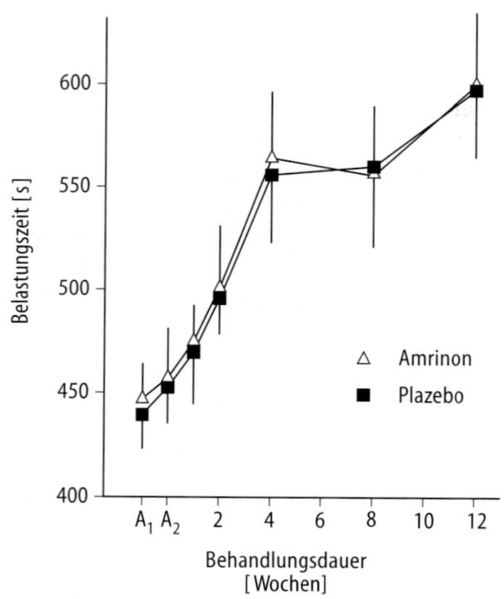


**Abb. 31-41.** Belastbarkeit von Patienten mit Herzinsuffizienz nach oraler Therapie über 12 Wochen mit Amrinon oder Plazebo in einer Doppelblindstudie. Die Ausgangslage ($A_1$, $A_2$) *wurde 2mal vor Beginn der Studie untersucht. Zwischen der Placebogruppe und der Verumgruppe mit Amrinon fand sich kein Unterschied. (Mod. nach Massie et al. 1985)*

brachte (Massie et al. 1985). So war nach 12wöchiger oraler Therapie die Belastbarkeit in der Placebo- und Verumgruppen nicht unterschiedlich (Abb. 31-41).

Es fand sich außerdem eine ausgesprochen hohe Nebenwirkungsrate, die 83% der Patienten betraf und bei 35% der Patienten zum Abbruch der Therapie führte.

### Andere cAMP-Phosphodiesterasehemmstoffe

Die oben genannten Studien haben erste Zweifel an der Langzeitwirksamkeit von Phosphodiesterasehemmstoffen bei chronischer Herzinsuffizienz aufkommen lassen. Im folgenden fanden sich ebenfalls Hinweise für negative Auswirkungen auf die mittlere Überlebenszeit bei Patienten mit Herzinsuffizienz, die mit Phosphodiesterasehemmstoffen behandelt wurden. In einer retrospektiven Studie an 82 Patienten, die oral mit Milrinon, Posikor, Enoximon, oder Piroximon behandelt wurden, fand sich eine 36%ige Überlebensrate innerhalb von 6 Monaten (Simonton et al. 1987).

Der sich hier abzeichnende fehlende Effekt auf die Überlebenszeit von symptomatischen Patienten wurde in einer kontrollierten Studie über eine orale Therapie mit Enoximon bestätigt (Uretsky et al. 1990). Es zeigte sich, daß bei Patienten mit einer leichten oder mittelschweren Herzinsuffizienz die Überlebensrate in der enoximonbehandelten Patientengruppe niedriger war als bei Patienten, die Plazebo erhielten. Darüber hinaus kam es zu keiner Besserung der Belastungstoleranz oder der Symptomatik bei Patienten, die mit dem Phosphodiesterasehemmstoff behandelt wurden.

Die schlechteren Überlebensraten in der Therapie der chronischen Herzinsuffizienz erklären sich möglicherweise durch eine Verstärkung ventrikulärer Rhythmusstörungen. Der letzte Befund wurde in einer kontrollierten Vergleichsstudie von oral verabreichtem Milrinon gegenüber Digoxin beobachtet (DiBianco et al. 1989). Letztlich wurde die Erhöhung der Letalität und Morbidität nach oraler Gabe von Milrinon in einer randomisierten und plazebokontrollierten Doppelblindstudie an 1088 Patienten mit höhergradiger Herzinsuffizienz (PROMISE-Studie, NYHA III-IV) belegt (Packer et al. 1991).

## 31.8.4 Beurteilung

! Die Ergebnisse der klinischen Untersuchungen mit cAMP-Phosphodiesterasehemmstoffen sind in Tabelle 31-31 zusammengestellt.

Insgesamt läßt sich sagen, daß die Therapie mit cAMP-Phosphodiesterasehemmstoffen nur akut über eine Verbesserung der hämodynamischen Parameter bei Patienten mit Herzinsuffizienz wirksam ist. Die chronische Verabfolgung dieser Substanzen führt nicht zu einer Erhöhung der Überlebenszeit oder zu einer dauerhaften klinischen Verbesserung dieser Patienten.

Durch den Vergleich der Effekte auf die Überlebenszeit bei Herzinsuffizienz wird ersichtlich, daß (bezogen auf die jeweilige Kontrollgruppe) Milrinon die Sterblichkeit im Vergleich zur jetzt wohl etablierten Therapie mit ACE-Hemmstoffen (Enalapril) um etwa 40% erhöht (Abb. 31-42).

Über die Mechanismen dieser fehlenden Langzeitwirkung kann spekuliert werden. Es kann durch die Potenzierung der cAMP-abhängigen Effekte endogener Katecholamine und durch die Hemmung der cAMP-Phosphodiesterase ein proarrhythmischer Effekt ausgelöst werden, der sich nachteilig auf die Überlebenszeit auswirkt. Bemerkenswert ist die Zunahme kompensatorischer Gegenregulationsmechanismen, die bei Herzinsuffizienz ein Fortschreiten der Erkrankung mitbedingen können (Packer 1992). So beobachteten Packer et al. (1984) eine Zunahme der Plasmareninaktivität (Abb. 31-40).

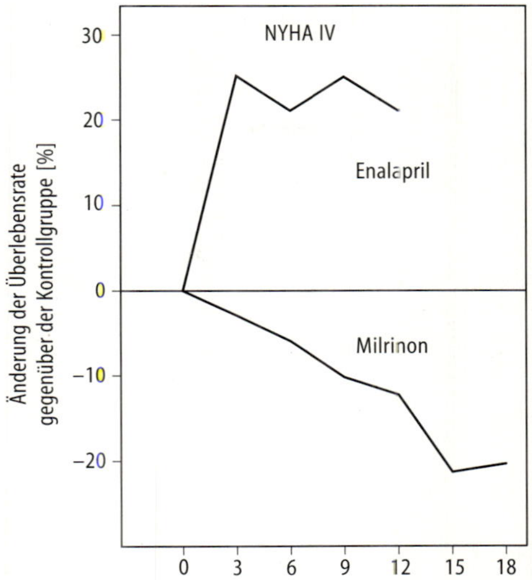


**Abb. 31-42.** Kumulative Überlebenszeit von Patienten mit Herzinsuffizienz nach oraler Therapie mit Milrinon über 18 Monate (PROMISE) oder oraler Therapie mit dem ACE-Hemmstoff Enalapril über 12 Monate (CONSENSUS). (Nach CONSENSUS Trial Study Group 1987 und Packer et al. 1991)

Ob sich im Verlauf einer längeren Therapie mit cAMP-Phosphodiesterasehemmstoffen auch die Aktivität des sympathischen Nervensystems steigert, ist nicht hinreichend untersucht. Die ausgeprägten nachlastsenkenden Effekte durch cAMP-Phosphodiesterasehemmstoffe machen eine reflektorische Aktivierung des Sympathikus aber wahrscheinlich. Letztlich erhöht sich durch den positiv-chronotropen und inotropen Effekt der Energiebedarf des Herzens, was ebenfalls zu einer Progression der Erkrankung führen könnte. Die Domäne der cAMP-Phosphodiesterasehemmstoffe ist die akute oder akut dekompensierte chronische Herzinsuffizienz.

## 31.9 Therapie mit Katecholaminen

### 31.9.1 Pharmakologie ausgewählter β-Adrenozeptoragonisten

Kardiale β-Adrenozeptoren koppeln an die Adenylylcyclase und vermitteln dort über eine Steigerung des zellulären cAMP-Gehaltes einen positiv-inotropen Effekt (s.

**Tabelle 31-31.** Klinische Wirkungen von cAMP-Phosphodiesterasehemmstoffen

| Studie | Patienten (n) | NYHA-Stadium | Begleittherapie | Untersuchungs-zeitraum | Letalität vs | Belastungs-toleranz | Hämodynamik | Nebenwirkungen (kardiovaskulär) |
|---|---|---|---|---|---|---|---|---|
| **Amrinon** | | | | | | | | |
| Packer et al. (1984) Circulation 70: 1038-1047 | 31 | III–IV | Digitalis, Diuretika | 2–10 Wochen | 52 % (3 Monate) | ↑ | Toleranz | 93% (27/29%) |
| Massie et al. (1985) Circulation 71: 963–971 | 99 | III–IV | Digitalis, Diuretika | 12 Wochen | - | = | = | 83% (34%) |
| **Milrinon** | | | | | | | | |
| DiBianco et al. (1989) N Engl J Med 320: 677–683 | 230 | II–III, IV | Digitalis, Diuretika | 12 Wochen | +Tendenz, n.s. | ↑ | = (EF) | 15% (8%) |
| Packer et al. (1991) N Engl J Med 325: 1468–1475 | 1088 | III–IV | Digitalis, Diuretika, ACE-Hemmstoffe | 6,1 Monate | +28% (alle) +34% kardiovaskulär (vs Plazebo) | = | n.u. | 71% (12,7%) |
| **Enoximon** | | | | | | | | |
| Uretsky et al. (1990) Circulation 82: 774–780 | 102 | II–IV | Digitalis, Diuretika | 4 Monate | +, Abbruch | = | = | 32% |

*EF*: Ejektionsfraktion

**Tabelle 31-32.** Auswahl von *β*-Adrenozeptoragonist en mit vorwiegender Wirkung auf den *β1*- bzw. *β2*-Adrenozeptorsubtyp

| Adrenozeptorsubtyp | *β1* | *β2* |
|---|---|---|
| Substanzen | Dobutamin<br>Prenalterol<br>Denopamin | Dopexamin<br>Salbutamol<br>Procaterol<br>Terbutalin<br>Fenoterol<br>Zinterol |

Abschn. 29.3). Eine Auswahl der wichtigsten Substanzen ist in Tabelle 31-32 aufgeführt.

## 31.9.2 Klinische Wirkungen von β-Sympathomimetika

Die Gabe von β-Sympathomimetika bewirkt eine Zunahme der Herzauswurfleistung über eine Erhöhung des Schlagvolumens, eine Zunahme der Herzfrequenz und eine Abnahme der Nachlast (besonders bei $\beta_2$-Adrenozeptoragonisten).

Darüber hinaus kommt es zu einem positiv-lusitropen Effekt, d.h. zu einer Verbesserung der ventrikulären Relaxation.

Die positiv-inotropen Effekte werden vornehmlich durch $\beta_1$-Agonisten (z.B. Prenalterol) bewirkt, wogegen es nach Gabe von $\beta_2$-Sympathomimetika besonders zu einem vasodilatierenden, aber auch zu einem positiv-inotropen Effekt kommt (z.B. Dopexamin, Salbutamol, Terbutalin, Pirbuterol, Fenoterol; Brodde 1991).

### $\beta_1$-Sympathikomimetika, Toleranzentwicklung

Therapeutische Erfahrungen bei der chronischen Herzinsuffizienz bestehen v.a. mit dem synthetischen β-Adrenozeptoragonisten Dobutamin. Dobutamin besitzt vorwiegende Wirkungen auf $\beta_1$-Adrenozeptoren. Nach der Stimulation resultiert ein positiv-inotroper Effekt, der durch eine Erhöhung des zellulären cAMP-Gehalts entsteht. Die Substanz hat in therapeutischer Dosierung geringe Nebenwirkungen und führt trotz ausgeprägter Wirkungen auf die myokardiale Kontraktilität nur zu einer mäßiggradigen Frequenzsteigerung. Erste Erfahrungen bezüglich der Wirkungen bei der chronischen Herzinsuffizienz liegen seit 1980 vor.

In einer Studie von Unverferth et al. (1980) wurden 20 Patienten mit einer idiopathischen dilatativen Kardiomyopathie und einer Herzinsuffizienz des Schweregrades NYHA II–IV intravenös mit Dobutamin behandelt. Dobutamin hatte ausgeprägte Akutwirkungen. Es zeigte sich eine deutliche Senkung der linksventrikulären Füllungsdrücke (pulmonal-kapillärer Verschlußdruck, Abb. 31-43).

Die Zunahme des Herzminutenvolumens, die Zunahme der Herzfrequenz und der kardialen Kontraktilität nahmen innerhalb von 72 h stetig ab. Nach einer Zeit von 96 h waren der positiv-inotrope und positiv-chronotrope Effekt (Abb. 31-44) von Dobutamin vollständig verschwunden (Unverferth et al. 1980).

Dementsprechend unterliegt die kontinuierliche Gabe von β-Adrenozeptoragonisten einer Toleranzent-

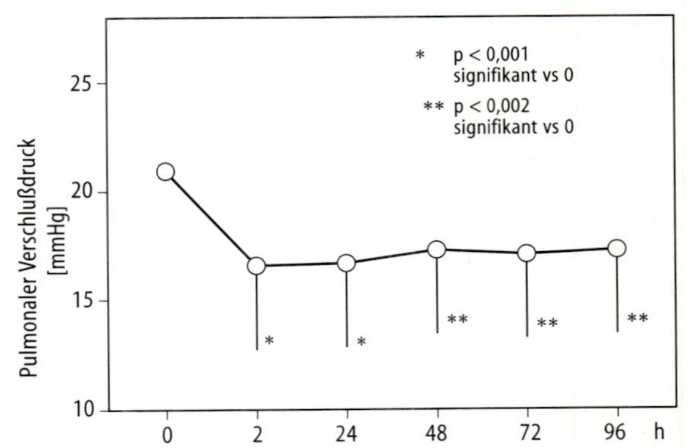


**Abb. 31-43.** Wirkungen einer kontinuierlichen 4tägigen intravenösen Applikation von Dobutamin auf den pulmonalen Verschlußdruck bei 14 Patienten mit Herzinsuffizienz. (Nach Unverferth et al. 1980)

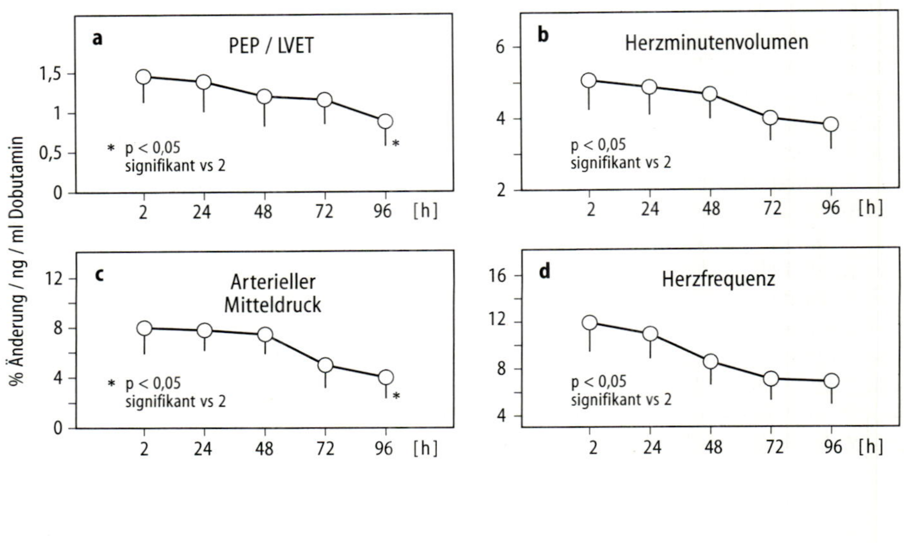


**Abb. 31-44a–d.** Abnahme der Wirksamkeit einer kontinuierlichen 4tägigen intravenösen Applikation von Dobutamin bei 14 Patienten mit Herzinsuffizienz (NYHA III–IV) (**a**) auf die Kontraktilität (*PEP/LVET*), das Herzminutenvolumen (**b**), den arteriellen Mitteldruck (**c**) und die Herzfrequenz (**d**). (Nach Unverferth et al. 1980)

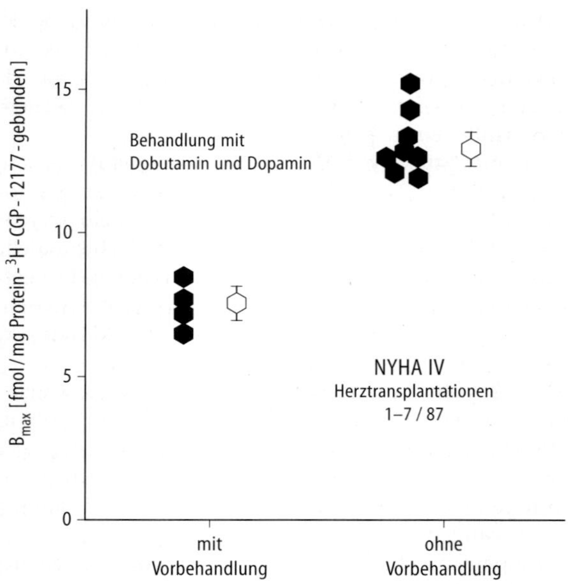


**Abb. 31-45.** Dichte kardialer β-Adrenozeptoren bei Patienten mit schwerer Herzinsuffizienz (NYHA IV), die sich einer Herztransplantation unterziehen mußten und mit Dobutamin intravenös behandelt wurden, im Vergleich zu nicht behandelten Kontrollpatienten mit Herzinsuffizienz (*$B_{max}$ Rezeptorendichte). (Nach Böhm, nicht veröffentlicht)*

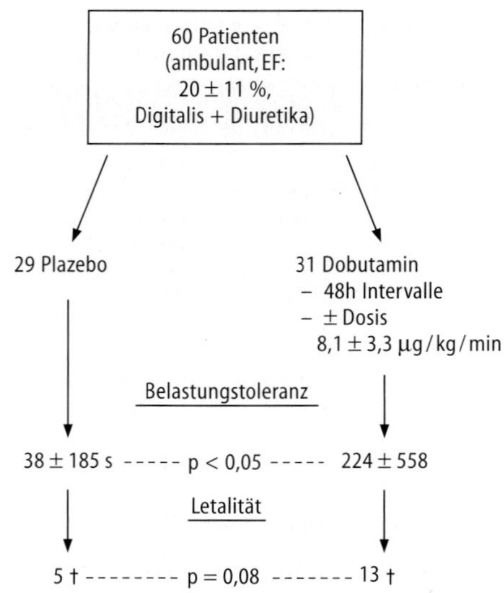


**Abb. 31-46.** Studiendesign und Ergebnisse einer intermittierenden, intravenösen Gabe von Dobutamin bei Patienten mit schwerer (NYHA III–IV) Herzinsuffizienz (*EF* Auswurffraktion). (Mod. nach Dies et al. 1986)

wicklung. Hinweise auf einen möglichen Mechanismus der verminderten Wirksamkeit ergeben sich aus Abb. 31-45.

Gemessen wurde die β-Adrenozeptordichte von Patienten mit schwerer Herzinsuffizienz, die sich einer Herztransplantation unterziehen mußten. Eine Gruppe von Patienten erhielt präoperativ zur Aufrechterhaltung der Herzauswurfleistung Dobutamin intravenös, wogegen die anderen Patienten ohne positiv-inotrope Substanzen der Transplantation zugeführt wurden. Es ist zu sehen, daß bei diesen Patienten, die tatsächlich eine bereits wesentlich eingeschränkte Dichte von β-Adrenozeptoren besaßen, die Gabe von Dobutamin präoperativ zusätzlich zu einer weiteren Abnahme der β-Adrenozeptordichte führt.

Diese experimentellen Befunde legen aber nahe, daß es nach kontinuierlicher Gabe von Dobutamin zu einer weiteren Abnahme kardialer β-Adrenozeptoren kommt, die die Toleranzentwicklung gegenüber β-Sympathomimetika verursacht.

Die Frage stellte sich, ob bei der chronischen Herzinsuffizienz die intermittierende Gabe von β-Sympathomimetika über eine intermittierende Verbesserung der Herzauswurfleistung zu einer Abnahme der sympathischen Aktivierung führt und so günstige Effekte auf die Überlebenszeit der Patienten haben könnte. Darüber hinaus wäre zu erwarten, daß die intermittierende Gabe der Toleranzentwicklung entgegenwirkt, da das β-Adrenozeptor-Adenylatcyclase-System sich in den substanzfreien Intervallen erholen kann.

Zu diesen Fragen liegt eine Arbeit von Dies et al. (1986) vor. Es wurden 60 Patienten mit einer schweren Herzinsuffizienz (NYHA III–IV) in 48-h-Intervallen mit Dobutamin behandelt.

Die intermittierende Therapie mit Dobutamin verbesserte die Belastungstoleranz in der Verumgruppe. Es zeigte sich allerdings eine deutliche Übersterblichkeit der Patienten, die Dobutamin erhielten. Daraus folgt, daß wohl selbst bei intermittierender Gabe, die Steigerung der Herzauswurfleistung durch Stimulation kardialer β-Adrenozeptoren nicht von einer lebensverlängernden Wirkung begleitet ist. Dem steht eine signifikante verbesserte Belastungstoleranz gegenüber (Abb. 31-46).

### $\beta_2$-Sympathikomimetika

Wie ausgeführt, ist die klinische Wirksamkeit durch die Entwicklung einer Toleranz bei $\beta_1$-Sympathomimetika limitiert (Dobutamin: Unverferth et al. 1980; Prenalterol: Lambertz et al. 1984).

Diese Toleranzentwicklung beruht wahrscheinlich auf einer Desensibilisierung des β-Adrenozeptor-Adenylatcyclase-Systems. Um einen ausgeprägten nachlastsenkenden Effekt zu erhalten und um die zumindest bei der dilatativen Kardiomyopathie nicht herabregulierten $\beta_2$-Rezeptoren zu aktivieren, konzentrierte sich das Interesse auf Substanzen, die in der Lage sind, $\beta_2$-Rezeptoren zu stimulieren. So verbesserte die Gabe von Pirbuterol die hämodynamischen Parameter bei Patienten mit Herzinsuffizienz (Colucci et al. 1981; Weber et al. 1982). Es kam allerdings bei diesen Substanzen ebenfalls zu einer Toleranzentwicklung, wie an der Abnahme lymphozytärer $\beta_2$-Adrenozeptoren auch biochemisch zu objektivieren war (Colucci et al. 1981).

Weitere Erfahrungen liegen mit der Substanz Dopexamin vor. Dopexamin ist ein Dobutaminderivat, das mit einer Selektivität von ca. 10 (Böhm et al. 1989; Brodde 1991) $\beta_2$-Adrenozeptoren des Herzens stimuliert. Darüber hinaus besitzt es eine agonistische Aktivität an peripheren Dopaminrezeptoren ohne Wirkung auf α-Adrenozeptoren (Brown et al. 1985).

Die parenterale Gabe von Dopexamin bei Patienten mit chronischer Herzinsuffizienz erhöhte akut die Herzauswurfleistung (Bayliss et al. 1987b). Diese Untersuchungen wurden an Patienten mit einer mäßiggradigen Herzinsuffizienz durchgeführt, bei denen außerdem auch eine Steigerung der Nierendurchblutung gezeigt wurde.

Die Frage stellt sich allerdings, ob die günstigen hämodynamischen Wirkungen durch einen direkten positiv-inotropen Effekt vermittelt sind oder auf einer Nachlastsenkung beruhen, die akut auftritt. An menschlichen Papillarmuskelstreifen von Patienten mit Herzinsuffizienz wurde kein (Böhm et al. 1989) oder ein geringer (Port et al. 1990) positiv-inotroper Effekt beobachtet. Dies steht in Einklang mit einer klinischen Studie, bei der Patienten mit einem katecholaminpflichtigen, linksventrikulären Pumpversagen mit Dopexamin behandelt wurden. Bei diesen Patienten kam es nach parenteraler Gabe von Dopexamin zusätzlich zu einer bestehenden Dobutamininfusion innerhalb von 6–8 h zu einem Blutdruckabfall und zu einer kardialen Dekompensation (Böhm et al. 1990c).

Diese Ergebnisse lassen sich im Sinne einer ausgeprägten Vasodilatation bei einer fehlenden kontraktilen Reserve des insuffizienten Herzens interpretieren, die nicht in der Lage war, das Herzminutenvolumen ausreichend zu steigern. Die fehlende inotrope Stimulation könnte durch eine Entkopplung von $\beta_2$-Rezeptoren des Myokards erklärt werden (Bristow et al. 1989).

### 31.9.3 Beurteilung

Es läßt sich schließen, daß die Therapie mit β-Sympathomimetika durch die Entwicklung einer Toleranz limitiert ist. Bei $\beta_2$-Adrenozeptoragonisten erscheint bei ausgeprägter Nachlastsenkung die inotrope Stimulation durch eine Entkopplung von $\beta_2$-Adrenozeptoren als nicht ausreichend, um bei Patienten mit schwerer Herzinsuffizienz den arteriellen Blutdruck aufrecht zu erhalten. Bei Patienten mit mäßiggradiger Herzinsuffizienz sind günstige hämodynamische Wirkungen beobachtet worden.

CAVE: β-Agonisten sind nur in der akuten oder dekompensierten, nicht in der chronischen stabilen Herzinsuffizienz anwendbar.

## 31.10 Therapie mit β-Rezeptorenblockern

**!** Unbestritten ist, daß die β-Rezeptorenblockertherapie in der Sekundärprävention nach Myokardinfarkt eine prognostisch günstige Wirkung hat. Dies trifft sogar für Patienten mit einem großen Infarkt und mit einer Herzinsuffizienz zu.

Erste Hinweise für günstige therapeutische Wirkungen bei Patienten mit chronischer Herzinsuffizienz wurden bereits vor ca. 20 Jahren publiziert (Swedberg et al. 1979; Waagstein et al. 1975). Diese Befunde wurden mit großer Skepsis aufgenommen, und es wurde lange bezweifelt, daß Patienten mit einer Kardiomyopathie und Herzinsuffizienz des Schweregrades III–IV von einer β-Rezeptorenblockertherapie in Hinsicht einer Verbesserung der Symptome und einer Lebensverlängerung profitieren.

Hinzu kommt, daß die Therapie der Herzinsuffizienz durch eine potentiell negativ-inotrope Substanz auf den ersten Blick paradox erscheint, wogegen positiv-inotrope Substanzen (Digitalis) doch bereits einen festen Platz in der Therapie zu haben schienen. Inzwischen wurde dieses neue Therapieprinzip, das sich in vielerlei Hinsicht bezüglich der praktischen Durchführung (wie Dosiseinschleichung, initiale Dosierung und Notwendigkeit der Überwachung des Patienten) eindeutig von den herkömmlichen Indikationen der β-Rezeptorenblockertherapie unterscheidet, in Studien überprüft.

### 31.10.1 Indikationen

- koronare Herzkrankheit (stabile und instabile Angina pectoris, Zustand nach Myokardinfarkt);
- Tachykarde Herzrhythmusstörungen
- Hypertonie
- Mitralklappenprolapssyndrom
- Hyperkinetisches Herzsyndrom
- Hypertrophische Kardiomyopathie
- Hyperthyreose
- Migräne
- Idiopathischer Tremor
- Angstsymptomatik (Examen)
- Chronische Herzinsuffizienz (?)

Neuere Untersuchungen haben jetzt belegt, daß bei Patienten mit chronischer Herzinsuffizienz die β-Rezeptorenblockertherapie von Nutzen sein kann. Diese Wirkungen sind unabhängig von den günstigen Wirkungen von β-Rezeptorenblockern auf das Auftreten eines plötzlichen Herztodes (Wikstrand u. Kendall 1992).

### 31.10.2 Pathophysiologische Grundlagen

Unter Ruhebedingungen ist das gesunde menschliche Herz keiner wesentlichen sympathoadrenergen Stimulation ausgesetzt. Bei eingeschränkter linksventrikulärer Pumpfunktion und Herzinsuffizienz kommt es bereits unter Ruhebedingungen zu einer deutlichen Erhöhung der Noradrenalinkonzentrationen. Die Desensibilisierung der myokardialen Adenylatcyclase führt zu einer verminderten Katecholaminwirksamkeit, insbesondere unter Belastung (s. Abschn. 29.4).

Die Konsequenz ist eine Einschränkung der Belastbarkeit, denn die Adaptation des Kreislaufs an Belastungssituationen wird wesentlich über die Wirkung von Katecholaminen vermittelt. Nun entspricht dies genau der klinischen Definition der Herzinsuffizienz, nämlich der Unfähigkeit, eine Belastung ausführen zu können.

### Verbesserung der Kontraktion und Relaxation

Die niedrig dosierte Gabe eines β-Rezeptorenblockers führt zu einer teilweisen Besetzung der β-Rezeptoren im Myokard der behandelten Patienten. Unter Ruhebedingungen werden so die Rezeptoren vor dem desensibilisierenden Effekt der erhöhten Noradrenalinkonzentrationen geschützt.

Daher kommt es zumindest unter der Therapie mit Metoprolol zu einer Wiederzunahme der β-Adrenozeptoren, von denen ein Teil immer durch den β-Rezeptorenblocker besetzt ist (Abb. 31-47; Heilbrunn et al. 1989).

Unter Belastungsbedingungen steigen die Noradrenalinkonzentrationen am Rezeptor an, und der β-Adrenozeptorantagonist wird aus der Bindung an den Rezeptor verdrängt. Das freigesetzte Noradrenalin trifft nun auf eine höhere Rezeptorzahl und kann somit wieder eine stärkere katecholamininduzierte Kontraktilitätsreserve im Myokard zur Verfügung stellen. Nach Infusion

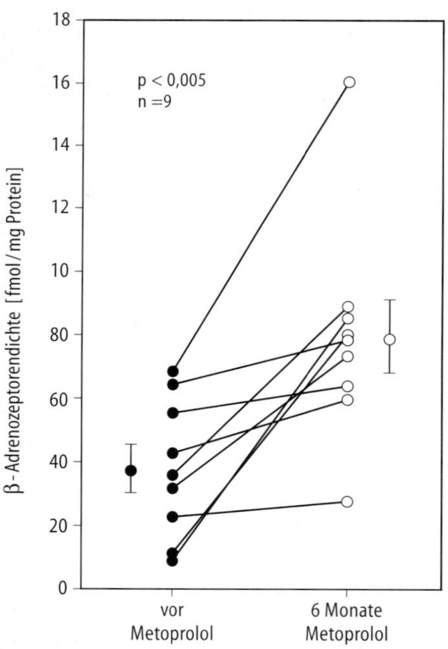


Abb. 31-47. Dichte der β-Adrenozeptoren im rechtsventrikulären Myokard von Patienten mit dilatativer Kardiomyopathie vor Metoprolol und nach 6monatiger Metoprololbehandlung. Es ist zu sehen, daß die Dichte der β-Adrenozeptoren nach Behandlung mit dem β-Rezeptorenblocker signifikant ansteigt. (Nach Heilbrunn et al. 1989)

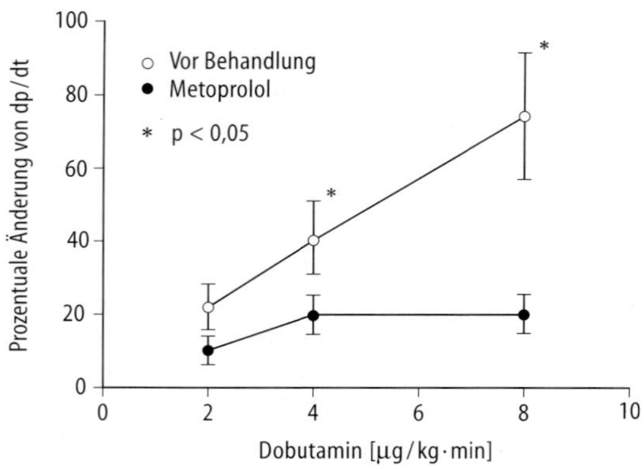


Abb. 31-48. Änderung der linksventrikulären Druckanstiegsgeschwindigkeit (dp/dt) vor und nach Behandlung mit Metoprolol unter Stimulation mit dem β-Adrenorezeptoragonisten Dobutamin. Es ist zu sehen, daß eine Therapie mit Metoprolol den positiv-inotropen Effekt von Dobutamin wiederherstellt. (Nach Heilbrunn et al. 1989)

eines β-Adrenozeptoragonisten (Dobutamin) ließ sich eine Wiederherstellung der β-adrenozeptorstimulierbaren Kontraktionskraftreserve belegen (Abb. 31-48; Heilbrunn et al. 1989).

Am Myokard des Menschen kommt keine Rezeptorreserve vor (Schwinger et al. 1990). Das bedeutet, daß jede Abnahme von Rezeptoren oder jede Blockade des Rezeptors mit einem Antagonisten unmittelbar mit einer Abnahme der katecholamininduzierten Kontraktilitätssteigerung einhergeht. Dementsprechend ist es wichtig, nur einen geringen Anteil der bereits herabregulierten β-Adrenozeptoren bei Patienten mit Herzinsuffizienz zu besetzen. Dies ist der Grund dafür, daß sich bei der Therapie der Herzinsuffizienz mit β-Rezeptorenblockern sehr niedrige Anfangsdosen bewährt haben.

Bei Zunahme der Rezeptorzahl kann dann die Dosierung gesteigert werden, und man erreicht in der Tat normale therapeutische Dosierungen, wie sie auch im Indikationsbereich der Hypertonie und der koronaren Herzkrankheit üblich sind. Wird unter hochdosierter β-Rezeptorenblockertherapie dann ein wieder nahezu ausreichender Besatz mit Rezeptoren erreicht, so kann eine normale Kontraktionskraftreserve wiederhergestellt sein.

Dies hat auch indirekte Folgen: So vermindern sich unter β-Rezeptorenblockertherapie die Plasmanoradrenalinspiegel, es kommt zu einer positiven Laktatbilanz des Herzens als Ausdruck einer energetischen Verbesserung und nicht nur die Kontraktion, sondern auch die Relaxationseigenschaften des Herzens verbessern sich.

### Inverser Agonismus

Unter einer Therapie konnte durch die Untersuchung von Myokardbiopsien eine Wiederzunahme des Besatzes an kardialen β-Adrenozeptoren beobachtet werden (Abb. 31-47; Heilbrunn et al. 1989).

Auffällig ist allerdings, daß es unter einer Therapie mit Bucindolol oder Carvedilol im Gegensatz zu der Therapie mit Metoprolol wohl zu einer Zunahme der Belastbarkeit, allerdings zu keiner signifikanten Änderung der β-Adrenozeptorzahl kommt (Gilbert et al. 1990). Dies hängt mit dem sog. inversen Agonismus von Metoprolol zusammen. Der Besetzung des leeren β-Rezeptors mit Metroprolol folgt eine Zunahme der Rezeptoren. Substanzen wie Bucindolol fehlt diese Eigenschaft, sie binden an den Rezeptor, blockieren seine Stimulation durch Katecholamine und führen dann allerdings zu einer geringen Reststimulation von Postrezeptormechanismen, so daß der Rezeptor nicht heraufreguliert wird.

Da das Herz in dieser Situation trotzdem vor dem Effekt von Katecholaminen geschützt ist und offensichtlich nach der Therapie die Katecholaminrefraktärität teilweise aufgehoben ist, könnte eine Hemmung der Zunahme inhibitorischer G-Proteine eine Rolle spielen. Diese inhibitorischen G-Proteine vermindern ebenfalls die Bildung des zellulären cAMP.

Es konnte gezeigt werden, daß in Versuchstieren und isolierten Kardiomyozyten eine Behandlung mit Katecholaminen über eine exzessive Stimulation von β-Adrenozeptoren eine Konzentrationszunahme inhibitorischer G-Proteine induziert werden kann. Da diese Effekte durch die Gabe von β-Rezeptorenblockern im Experiment aufzuheben sind, ist naheliegend, daß dieser Mechanismus auch bei Patienten eine Rolle spielen könnte (s. Abschn. 29.4).

### Negative Ino- und Dromotropie

! Im Myokard vom Patienten kommt es zu einer negativen Kraft-Frequenz-Beziehung, was bedeutet, daß die Abnahme der Kontraktilität durch hohe Herzfrequenzen ein mögliches therapeutisches Ziel für die Behandlung mit β-Rezeptorenblockern wäre.

Theoretisch würde man erwarten, daß die Abnahme der Herzfrequenz nach β-Rezeptorenblockertherapie nicht nur über eine Verbesserung der Energetik sondern auch über direkte myokardiale Wirkungen die Kontraktilität steigert.

**Folgen einer Frequenzzunahme**

- Abnahme der Diastolendauer
- Zunahme des LVEDP
- Abnahme des koronaren Perfusionsdruckes
- Abnahme der Kontraktilität
- Abnahme der Lusitropie
- Diastolische Compliancestörungen
- Zunahme des myokardialen $O_2$-Verbrauchs
- Ischämiereaktion

Dementsprechend könnte die Abnahme der Herzfrequenz günstige Wirkungen bei der chronischen Herzinsuffizienz besitzen. In einer klinischen Studie konnte gezeigt werden, daß bei Patienten mit schwerer Herzinsuffizienz der partielle $\beta_1$-adrenerge Rezeptorantagonist Xamoterol die Ruheherzfrequenz (insbesondere nachts) erhöht (Abb. 31-49; Xamoterol in Severe Heart Failure Study Group 1990).

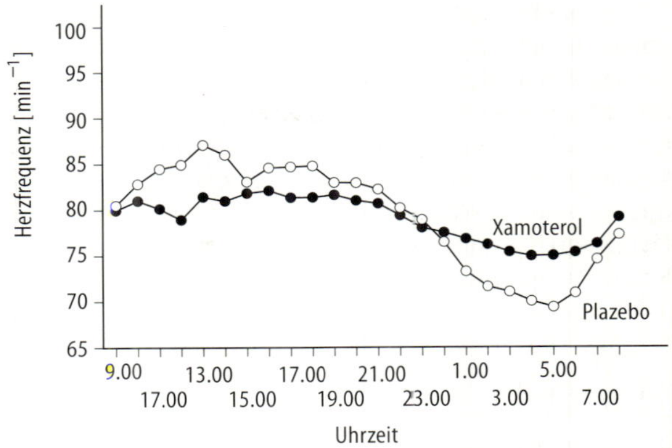


**Abb. 31-49.** Bei Patienten mit schwerer Herzinsuffizienz wurde der partielle $\beta_1$-adrenerge Rezeptorantagonist unter der Vorstellung gegeben, daß bei hohem Plasmaadrenalin die antagonistische (β-blockierende) Wirkung dominieren würde und bei niedrigem Plasmakatecholamin (unter Ruhebedingungen) die $\beta_1$-adrenerge agonistische Wirkung die Kontraktionskraft steigern würde. Tatsächlich resultierte unter Xamoterol eine erhöhte nächtliche Herzfrequenz. Die Verschlechterung der Prognose unter Xamoterol wird heute auf diese Herzfrequenzzunahme während der Nachtruhe zurückgeführt. (Aus: The Xamoterol in Severe Heart Failure Study Group 1990)

**Tabelle 31-33.** Therapie der chronischen Herzinsuffizienz mit Bucindolol. (Aus Woodley et al. 1991)

| | IDC (n = 22) | ISCDC (n = 27) |
|---|---|---|
| HF [$min^{-1}$] | 86 → 75 | 83 → 70 |
| PCWP [mmHg] | 17 → 10 | 14 → 13 |
| EF [%] | 26 → 35 | 21 → 23 |
| NYHA-Stadium | 2,4 → 1,5 | 2,7 → 2,7 |

*IDC* idiopathische dilatative Kardiomyopathie; *ISCDC* ischämische Kardiomyopathie; *HF* Herzfrequenz; *PCWP* pulmonaler Verschlußdruck; *EF* Auswurffraktion

Die Vermutung bezüglich dieser Substanz war, daß sie eine geringe verbleibende inotrope Stimulation am Myokard erzielen würde. Es zeigte sich aber, daß Xamoterol die Sterblichkeit von Patienten negativ beeinflußte (Xamoterol in Severe Heart Failure Study Group 1990). Für den negativen Ausgang dieser Studie wurde die nächtliche Frequenzerhöhung und die geringe β-adrenerge Stimulation des Myokards durch die partiell agonistische Wirkung von Xamoterol angeschuldigt.

Ob die Senkung der Herzfrequenz allerdings bei der chronischen Herzinsuffizienz für die verbesserte Belastbarkeit und andere günstige klinische Wirkungen von β-Rezeptorenblockern bedeutsam ist, bleibt offen. Interessant ist in diesem Zusammenhang eine Untersuchung mit Bucindolol an Patienten mit chronischer Herzinsuffizienz mit idiopathischer dilatativer Kardiomyopathie und ischämischer Kardiomyopathie (Tabelle 31-33).

Nur bei Patienten mit idiopathischer dilatativer, nicht aber mit ischämischer Kardiomyopathie, sinkt der pulmonale Verschlußdruck, steigt die Auswurffraktion und nimmt der Schweregrad der Herzinsuffizienz (NYHA) ab. Diese Unterschiede finden sich, obwohl es in beiden Gruppen zu einer ähnlichen Reduktion der Herzfrequenz kommt (Woodley et al. 1991). Die Reduktion der Herzfrequenz war sogar in der Gruppe mit ischämischer Kardiomyopathie etwas stärker ausgeprägt.

### 31.10.3 Therapiestudien

In Europa haben die β-Blocker Bisoprolol, Metoprolol, und Carvedilol klinische Bedeutung. In Amerika werden Studien zur Substanz Bucindolol durchgeführt (BEST). Die BEST-Studie wurde wegen einer fehlenden Wirksamkeit von Bucindolol, insbesondere bei schweren Patienten abgebrochen. Diese Substanz wird bei Herzinsuffizienz nicht mehr eingesetzt werden. Die verwendeten Substanzen unterscheiden sich in ihren pharmakologischen Wirkungen (Tabelle 31-34).

Metoprolol und Bisoprolol sind Antagonisten mit einer prävalenten Interaktion mit dem $\beta_1$-Adrenozeptorsubtypen. Sie besitzen keine intrinsische sympathomimetische Aktivität (ISA). Bei höheren Konzentrationen wird jeder β-Blocker, sei er auch noch so $\beta_1$-prävalent, mit $\beta_2$-Adrenozeptoren des Bronchialsystems interagieren.

Zusätzlich existieren auch an der Lunge – insbesondere in den proximalen Bronchien – $\beta_1$-Adrenozeptoren. Dementsprechend schließt die $\beta_1$-Prävalenz keine mutmaßlichen $\beta_2$-vermittelten Nebenwirkungen nach Gabe dieser Substanzen aus. Metoprolol und Bisoprolol besitzen außerdem keine direkten Wirkungen auf die Gefäßperipherie.

Carvedilol ist ein β-Blocker ohne klinische $\beta_1$-Rezeptorprävalenz. Ein kleiner Effekt läßt sich ausschließlich in einigen Untersuchungen in vitro nachweisen. Zusätzlich bestitzt Carvedilol $\alpha_1$-adrenozeptorantagonistische Wirkungen, die eine periphere Vasodilatation vermitteln (DasGupta et al. 1991).

Weiterhin bestehen antioxidative (Yue et al. 1993, 1994) und antiproliferative Effekte (Sung et al. 1993) die ebenfalls in vivo und in vitro-Untersuchungen nachgewiesen wurden.

#### Hämodynamische Wirkungen

Aufgrund der negativen inotropen Wirkungen von β-Blockern erscheint es auf dem ersten Blick paradox, diese Substanzen bei der Herzinsuffizienz einzusetzen. Die akute Gabe von 5 mg Metoprolol i.v. wurde in einer Untersuchung von Waagstein et al. 1989 mit der chronischen Applikation über 6 Monaten in langsam einschleichenden Dosen verglichen. Abbildung 31-50 faßt diese Ergebnisse zusammen.

Bei der akuten intravenösen Applikation von Metoprolol bei Patienten mit chronischer Herzinsuffizienz kommt es erwartungsgemäß zu einer Abnahme der Herzfrequenz. Allerdings steigen die Füllungsdrücke an, der Blutdruck nimmt leicht ab und der Herzindex zeigt eine deutliche Abnahme. Dieses pharmkologische Profil entspricht dem einer negativ-inotropen Substanz.

Wird die Therapie langsam einschleichend (5 mg Startdosis) begonnen und über mehrere Wochen kontinuierlich auf eine Dosis von 2mal 50 bzw. 2mal 100 mg pro Tag gesteigert, so zeigt sich, daß es unter Beibehaltung der Frequenzabnahme zu einem deutlichen Absinken der Füllungsdrücke, einem Anstieg des Blutdruckes und einer Zunahme des Herzindex kommt. Somit verkehrt sich dieses potentiell negativ-inotrope Wirkprofil bei einschleichender und chronischer oraler Gabe in ein kontraktionserhaltendes Wirkprinzip.

Andererseits wird klar ersichtlich, daß eine zu schnelle Dosissteigerung oder eine zu hohe Initialdosis zu einem signifikanten Abfall des Herzminutenvolumens durch Frequenzverminderung und negativ-inotrope Wirkungen (Vorwärtsversagen) oder einem Lungenödem bei inadäquatem Anstieg der Füllungsdrücke (Rückwärtsversagen) führen könnten. Diese hämodynamischen Befunde belegen, daß es sich um eine Therapie handelt, die besonders vorsichtig durchgeführt werden muß und im Zweifelsfall durch den Spezialisten erfolgen sollte.

#### Wirkungen auf die Symptomatik

Als Maß für die Wirksamkeit auf die Symptomatik kann man die Aussteigerrate in den kontrollierten Studien heranziehen. Im US-Carvedilolprogramm zeigt sich, daß es in der Carvedilolgruppe bei 5,5% der Patienten zu einem Therapieabbruch kam. Die Abbruchrate war mit 8% in den Placebogruppen signifikant häufiger (Packer et al. 1996).

Ähnliches zeigte sich in der MDC-Studie mit Metoprolol (Waagstein et al. 1992).

Hier war allerdings die Abbruchrate erst nach 18 Monaten unterschiedlich. 78,6% nahmen in der Placebogruppe die Therapie durchgehend ein, wohingegen 86% der Patienten bis zu 18 Monaten mit Metoprolol behan-

**Tabelle 31-34.** *β*-Rezeptorenblockerwirkung bei Herzinsuffizienz

| | $\beta_1$-Selektivität | Vasodilatation | $\alpha$-Rezeptorantagonismus | Antioxidative Eigenschaften |
|---|---|---|---|---|
| Bisoprolol | ++ | – | – | – |
| Metoprolol | ++ | – | – | – |
| Carvedilol | –(+) | + | + | + |

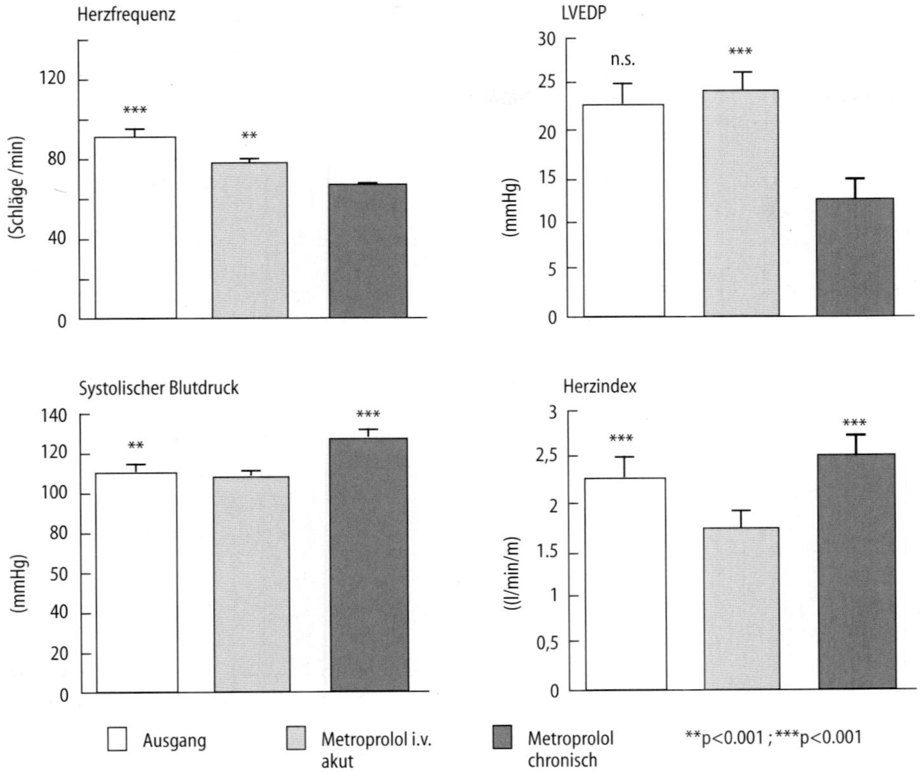


**Abb. 31-50.** Wirkungen einer akuten Gabe von Metoprolol 5 mg i.v. und einer langsam einschleichenden chronischen Gabe von Metoprolol über 6 Monate auf Herzfrequenz, linksventrikulären enddiastolischen Druck (*LVEDP*), systolischen Blutdruck und Herzindex bei Patienten mit chronischer Herzinsuffizienz. Akut kommt es zu einer Abnahme des Blutdruckes und der Herzauswurfleistung sowie zu einem Anstieg des Füllungsdruckes. Bei chronischer langsam einschleichender Therapie kommt es unter Beibehaltung der Herzfrequenzabnahme zu einem signifikanten Abfall des LVEDP und einem Anstieg des Blutdruckes und der Herzauswurfleistung. (Nach Waagstein et al. 1989)

delt wurden. Es scheint sich hierbei ebenfalls um einen Klasseneffekt zu handeln, der sich in den neueren Studien mit Metoprolol, Carvedilol und Bisoprolol gut reproduzieren ließ.

### Ventrikelfunktion

Eine eingschränkte Ventrikelfunktion fordert die WHO (1995) in ihrer Definition der Herzinsuffizienz von 1995. Zusätzlich ist bekannt, daß die Einschränkung der Ventrikelfunktion nicht nur zum Auftreten von Herzrhythmusstörungen, sondern auch zur Häufigkeit des plötzlichen Herztodes korreliert. Im US-Carvedilol-Herzinsuffizienzprogramm (Packer et al. 1996) zeigte sich eine Verbesserung der linksventrikulären Ejektionsfraktion um 34,8%. Ein geringerer Effekt (9,1%) ließ sich auch bei Patienten in der Plazebogruppe feststellen, was auf eine spontane Besserung der Herzinsuffizienz oder auf eine gute medizinische Betreuung durch die engmaschige Überwachung im Rahmen kontrollierter Studien zurückzuführen sein könnte.

Der ANZ Heart Failure Trial (1997) zeigte, daß es zeitabhängig zu einer Zunahme der Ejektionsfraktion unter der Carvediloltherapie kommt, was auf einer Abnahme der endsystolischen und enddiastolischen Ventrikelvolumina beruht (Abb. 31-51). In dieser Darstellung zeigt sich auch, daß erst nach 12 und nicht etwa schon nach 6 Monaten ein maximaler Effekt erreicht wird.

Dementsprechend sind Wirkungen der β-Blocker, wenn man die linksventrikuläre Funktion heranzieht, erst nach 6–12 Monaten zu beobachten.

Heutzutage geht man davon aus, daß etwa 30% der Patienten unter einer diastolischen Dysfunktion als Ursache der Herzinsuffizienz leiden. Sie beruht auf einer Relaxationsstörung der hypertrophierten Kardiomyozyten und einer Compliancestörung durch den fibrotischen Umbau des insuffizienten Herzens. Erste Untersuchungen mit Bucindolol (β-Blocker mit vasodilatatorischer Eigenschaft, nicht mehr in Verwendung) haben ergeben, daß die Relaxationskonstante durch die Bucindololtherapie verbessert wird (Eichhorn et al. 1990a).

Dies spricht für einen positiv lusitropen Effekt. Ergebnisse für Metoprolol und Carvedilol sind diesbezüglich nicht so eindeutig. Alles in allem kann man aber davon ausgehen, daß es über die Verlängerung der Diastole, die durch die negativ chronotropen Wirkungen der β-Blok-

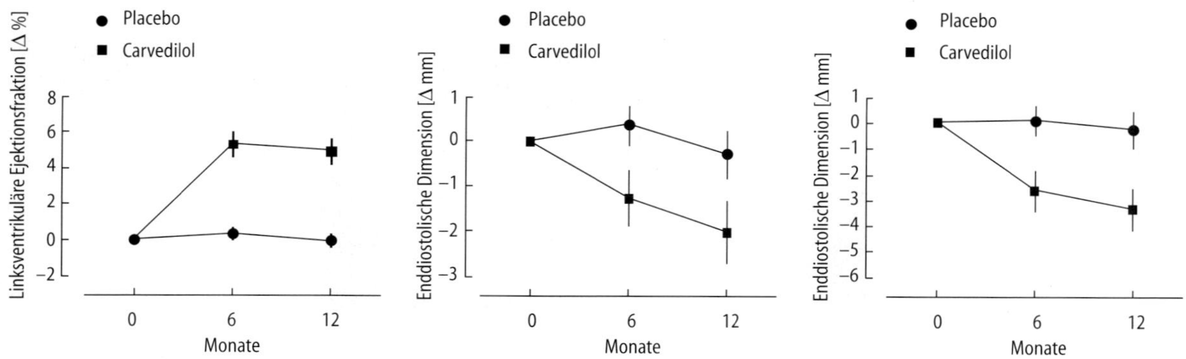


**Abb. 31-51.** Linksventrikuläre Pumpfunktion bei Patienten mit Herzinsuffizienz nach Gabe von Carvedilol im Vergleich zu Kontrollpatienten über 12 Monate. Es kommt zu einer Zunahme der Ejektionsfraktion, die auf einer Abnahme der enddiastolischen und endsystolischen Ventrikeldimensionen beruht. (Mod. nach ANZ Heart Failure Trial 1997)

**Abb. 31-52.** Belastungstoleranz von Patienten mit Herzinsuffizienz nach Gabe von Carvedilol über 12 Monate. Die Belastungsdauer als auch die Gehstrecke im 6-min-Gehtest wurde durch die β-Blockertherapie nicht signifikant verändert. (Mod. nach ANZ Heart Failure Trial 1997)

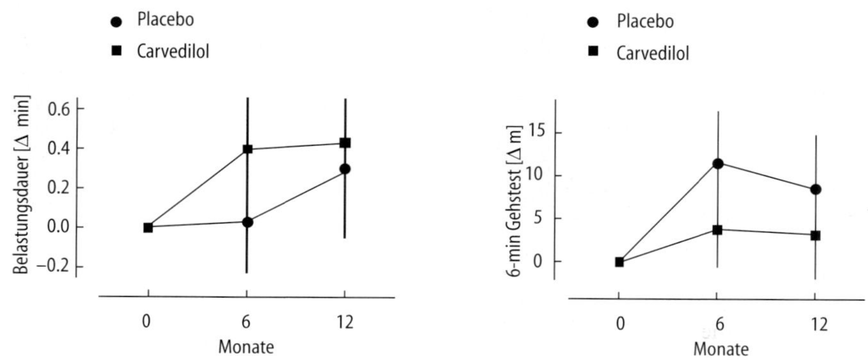


ker entsteht, die Füllung des Ventrikels sich insgesamt verbessern wird.

### Belastbarkeit

Die Daten zur Belastbarkeit unter einer β-Blockertherapie sind nicht einheitlich. Es gibt vereinzelt Hinweise, daß die Gabe von Metoprolol oder Bucindolol zu einer Änderung der submaximalen Belastbarkeit führt (Eichhorn et al. 1994; Gilbert et al. 1990). Im ANZ Heart Failure Trial (1997) mit Carvedilol zeigte sich, daß es im Zeitraum von 6–12 Monaten im Vergleich zu einer Placebogruppe zu keiner Verbesserung der Belastbarkeit anhand eines Laufbandbelastungstests und des 6-min-Gehtests gekommen ist (Abb. 31-52).

Dies könnte darauf beruhen, daß es unter einer β-Blockertherapie über die Frequenzabnahme und die frequenzstarre maximale Herzminutenvolumina nicht erreicht werden können. Andererseits ist es möglich, daß die Belastungseinschränkung der Herzinsuffizienz am ehesten durch eine Dekonitionierung der quergestreiften Muskulatur zurückzuführen ist.

So konnten Demopoulus et al (1997) zeigen, daß eine Therapie mit Carvedilol oder Propranolol einer deutlichen Zunahme der maximalen $O_2$-Aufnahme sowie der maximalen und submaximalen Belastbarkeit nach körperlichem Training nicht im Wege steht. Die Verbesserung der Belastbarkeit war klar auf eine Verbesserung der Muskeldurchblutung zurückzuführen. Dementsprechend kann unter β-Blockade durch Bewegungstraining die Belastbarkeit verbessert werden.

### Überlebenswahrscheinlichkeit

Da β-Blocker die linksventrikuläre Funktion verbessern und auch zu einer verbesserten Lebensqualität (Verminderung der Therapieabbruchrate in Studien) führt, könnte man voreilig annehmen, daß die Überlebenszeit vom Patienten mit Herzinsuffizienz ebenfalls verbessert werden muß. Große Vorsicht ist hier geboten, da Studien mit Phosphodiesterasehemmern ebenfalls eine Verbesserung der Belastbarkeit zeigten, die allerdings von einer Übersterblichkeit begleitet war (PROMISE-Studie, Packer 1991).

Mittlerweile hat man die Daten der SOLVD-Studie (Enalapril bei Herzinsuffizienz) und der SAVE-Studie (eingeschränkte linksventrikuläre Pumpfunktion nach Myokardinfarkt) retrospektiv ausgewertet. Es zeigte sich, daß in der SOLVD-Studie ausreichend Patienten sowohl in der Placebo- als auch in der Enalaprilgruppe β-Blokker einnahmen.

Sowohl in der Placebogruppe als auch in der Behandlungsgruppe mit Enalapril zeigte sich, daß die Wahrscheinlichkeit, zu sterben oder wegen einer Herzinsuf-

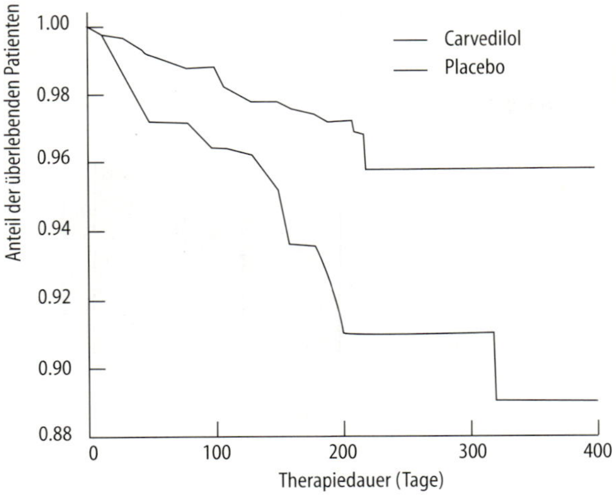


**Abb. 31-53.** Überlebenszeit von Patienten mit chronischer Herzinsuffizienz nach Gabe von Carvedilol. Carvedilol verbessert signifikant die Überlebenszeit der Patienten in einem mittleren Beobachtungszeitraum von 400 Tagen. (Nach Packer et al. 1997)

fizienz ins Krankenhaus aufgenommen zu werden, um mehr als 50% durch die β-Blockade reduziert wurde (Wilson et al. 1995). Ähnliches zeigte sich bei einer retrospektiven Analyse der SAVE-Studie (Vantrimpont et al. 1997). Interessant war hier, daß das Auftreten und Versterben an einer Herzinsuffizienz, nicht allerdings der myokardiale Reinfarkt, signifikant reduziert wurde.

Prospektive Studien wurden zuerst im Rahmen der MDC-Studie (Waagstein et al. 1993, 1995) durchgeführt. Zur Abschätzung der Wirkung auf die Überlebenszeit war diese Studie zu klein. Sie zeigte eine Abnahme der Transplantationswahrscheinlichkeit.

Eine prospektive Studie wurde im Rahmen des US-Carvedilol-Herzinsuffizienzprogramms durchgeführt (Packer et al. 1996). Aus 5 unterschiedlichen Studien wurden Patienten einem gemeinsamen Sicherheitskomitee unterstellt. Die einzelnen Studien umfaßten schwere, mittelschwere und leichte Herzinsuffizienz sowie Patienten, die nur eine ischämische Ursache der Myokarddysfunktion hatten. Die Studien wurden nach etwa einem Jahr abgebrochen, da sich in der Plazebogruppe eine signifikante Übersterblichkeit gegenüber dem Behandlungsarm fand. So kam es alles in allem zu einer Abnahme (relative Risikoreduktion!) um 67% gegenüber den placebobehandelten Patienten (Abb. 31-53). Die Risikoreduktion bei Patienten mit ischämischer oder dilatativer Kardiomyopathie war durch Carvedilol ähnlich.

In der CIBIS-II-Studie (CIBIS II Investigators and Committee 1999) wurde die Wirkung von Bisoprolol im Vergleich zu Plazebo prospektiv auf 2647 Patienten untersucht. Die Patienten wurden im Mittel 1,3 Jahre nachbeobachtet. Einschlußkriterien war eine signifikante Herzinsuffizienz des Schweregrades NYHA III–IV mit einer Ejektionsfraktion von 35% unter weniger. Die The-

**Tabelle 31-35.** Bisoprolol bei Herzinsuffizienz (CIBIS II)

| | Plazebo n = 1320 | Bisoprolol n = 1327 | Relative Risikoreduktion | p |
|---|---|---|---|---|
| Sterblichkeit | n = 228 17,3% | n = 156 11,8 % | ~ 32% | 0,00005 |
| Plötzlicher Herztod | 6,36% | 3,61% | ~ 43% | 0,0001 |

rapie wurde in Gegenwart von ACE-Hemmstoffen und Diuretika und Herzglykosiden durchgeführt.

Es zeigte sich in der Gruppe mit Bisoprolol eine relative Risikoreduktion von 32%. Diese läßt sich z. T. auf eine Risikoreduktion, an einem plötzlichen Herztod zu sterben (minus 43%), zurückführen (Tabelle 31-35). Ebenfalls zeigte sich eine deutliche Verbesserung der Überlebenszeit mit Metoprolol (MERIT-HF Study 1999). Es kam zu einer 35%igen Abnahme der Gesamtsterblichkeit, die ebenfalls zu einem frühzeitigen Abbruch der Studie führte. 59% der Patienten waren dem Schweregrad NYHA III–IV zuzuordnen.

Eine Kombinationstherapie mit ACE-Hemmstoffen oder $AT_1$-Blockern wurde in 95% durchgeführt, 90% der Patienten erhielten Diuretika, 70% Digitalis und 89% ACE-Hemmstoffe. Interessanterweise wurde eine mittlere Dosis von 163 mg Metoprolol von den Patienten gut vertragen. 64% der Patienten wurden sogar mit 200 mg Metoprolol behandelt, wobei es zu einer Therapieabbruchrate von nur 5,4% kam.

Eine große Überlebenszeitstudie (BEST-Studie) mit Bucindolol ergab keine signifikanten Schlüsse auf die Überlebenszeit. Keinen Effekt hatte Bucindolol insbesondere bei schwarzen Patienten und Patienten mit hochgradiger Herzinsuffizienz (Daten noch nicht publiziert). Daher erhebt sich die Frage, ob es Unterschiede zwischen einzelnen Klassen der β-Blocker gibt. Grundsätzlich könnte eine Vasodilatation zu einer weiteren Verbesserung der Kontraktilität über eine Entlastung des Herzens führen (Studien hierzu stehen aus).

Zur Zeit wird die COMET-Studie durchgeführt. Es wird untersucht, ob Carvedilol durch seine zusätzlichen pharmakologischen Eigenschaften (Vasodilatation über $\alpha_1$-Adrenozeptorantagonismus, antioxidative und antiproliferative Wirkungen) signifikant günstiger auf die Überlebenszeit wirkt als der $\beta_1$-selektive Blocker Metoprolol.

In der COPERNIKUS-Studie wurde untersucht, ob auch Patienten unter stationären Bedingungen bei hochgradiger Herzinsuffizienz mit Carvedolol behandelt werden können. Auch diese Studie wurde kürzlich wegen günstiger Wirkungen für Carvedolol vorzeitig abgebrochen. Detaillierte Daten sind noch nicht publiziert.

Die CAPRICORN-Studie untersucht Patienten, die nach Infarkt mit eingeschränkter Pumpfunktion auffällig werden. Es soll hier das Fortschreiten der linksventrikulären Dysfunktion sowie die lebenszeitverlängernden

Wirkungen von Carvedilol untersucht werden. Erste Metaanalysen bezüglich der vasodilatatorischen oder rein kardioselektiven β-Blocker haben keine signifikanten Unterschiede gezeigt. Allein die Gesamtsterblichkeitsrate war etwas stärker durch nichtselektive β-Blocker beeinflußt (Lechat et al. 1998).

Endgültig können allerdings nur direkte Vergleichsstudien (COMET) diese Frage unterschiedlicher Wirkungen von β-Blockern beantworten.

### 31.10.4 Praktische Durchführung der β-Blockertherapie

Aus dem pharmakologischen Wirkprofil der β-Rezeptorenblocker geht hervor, daß es sich um potentiell negativ-inotrope Substanzen handelt. Dementsprechend muß die Therapie vorsichtig und langsam einschleichend erfolgen. Die Regel ist, daß die Patienten über 2 Wochen stabil behandelt sein müssen, was gut an einem nicht gestiegenen Diuretikabedarf abzulesen ist.

Die geplante oder durchgeführte β-Blockertherapie ist kein Ersatz für die Basistherapie der chronischen Herzinsuffizienz. Der Grund hierfür liegt in der hohen Gefährdung und schlechten Prognose der Patienten mit schwerer Herzinsuffizienz. Im US-Carvedilol Programm zeigte sich, daß bei Patienten mit mäßiggradiger Herzinsuffizienz eine Abnahme der Hospitalisierungsrate um 30–50% auftrat. Bei der schweren Herzinsuffizienz (SEVERE-Studie, Krumm et al. 1995) kam es sogar zu einer 30%igen Steigerung der Krankenhausaufnahmewahrscheinlichkeit. Mittelwerte der Risikoreduktion in Bezug auf das Sterben waren in beiden Gruppen ähnlich.

**Tabelle 31-36.** Praktische Hinweise zur Anwendung von *β*-Blokkern bei Herzinsuffizienz

**Voraussetzungen:**
- Stabile chronische Herzinsuffizienz
- Vollständige Basistherapie
- Kein akut gestiegener Diuretikabedarf in den letzten 14 Tagen
- In Zweifelsfällen stationäre Einstellung (NYHA IV)

**Dosierung:**
- Testdosis: 3,25 mg Carvedilol, 1,25 mg Bisoprolol oder 10 mg Metoprolol unter Aufsicht und Beobachtung (ca. 2 h)
- Startdosis: Testdosis morgens und abends
- Einstellungsphase: Verdoppelung der Dosis etwa alle 14 Tage, Dosiserhöhung nur unter ärztlicher Kontrolle
- Zieldosis: 25 mg Carvedilol, einmal 10 mg Bisoprolol oder bis 200 mg (Metoprolol retardiert) bzw. die höchste tolerierte Dosis

**Komplikationen:**
- Herzinsuffizienz: Verlangsamung der Dosiserhöhung, Erhöhung der Diuretika und Herzglykoside, Fahndung nach anderen Ursachen (Schilddrüse, Infekt, Medikamentencompliance ↓, Flüssigkeitszufuhr ↑)
- Blutdruckabfall: Verlangsamung der Dosiserhöhung, Fahndung nach anderen Ursachen (Übertherapie mit Diuretika, Hyponatriämie)
- Bradykardie: Verlängerung der Dosiserhöhung, Therapieabbruch nur bei hämodynamisch wirksamer Bradykardie
- Bronchialobstruktion: Fahndung nach hyperreagiblem Bronchialsystem bei subakuter Überwässerung, Infekten.
  Bei Ausschluß anderer Ursachen: Dosisreduktion oder Therapieabbruch

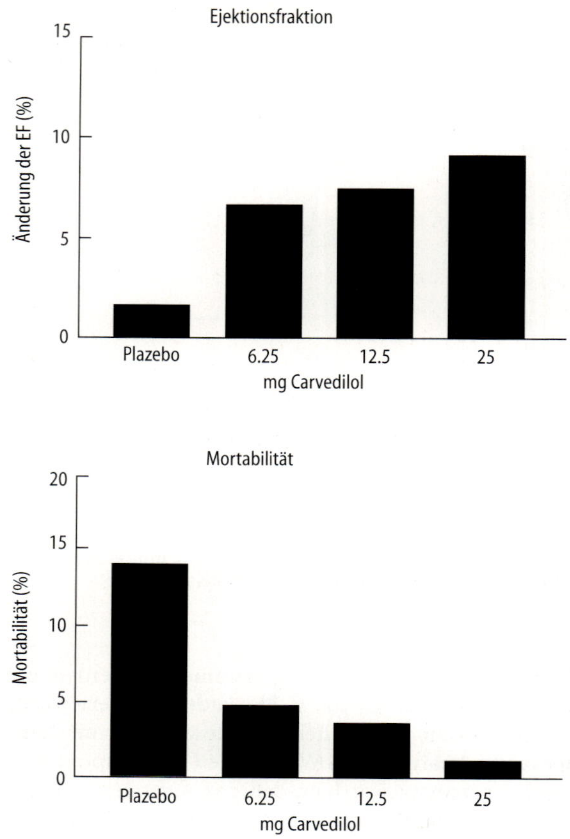


**Abb. 31-54.** Dosisabhängige Wirkung von Carvedilol auf die Änderung der Ejektionsfraktion (*oben*), die Mortalität (*unten*) bei Patienten mit höhergradiger Herzinsuffizienz. Es ist zu sehen, daß sowohl die Ejektionsfraktion als auch die Sterblichkeit dosisabhängig beeinflußt wird (Bristow et al. 1995)

Dies zeigt eindeutig, daß Patienten mit schwerer Herzinsuffizienz sich möglicherweise für eine Therapie eignen, daß es sich hierbei allerdings um eine besonders risikobehaftete Patiengruppe handelt, deren Einstellung mindestens vom Spezialisten, wenn nicht stationär erfolgen sollte.

Mögliche Dosierungsschemata für β-Blocker und praktische Hinweise zur Anwendung sind in Tabelle 31-36 zusammengefaßt. Wichtig ist, daß mit extrem niedrigen Dosen begonnen wird. Diese sind für Carvedilol 3,125 mg, für Metoprolol 10 mg und für Bisoprolol 1,25 mg.

Nach dem eine Testdosis vertragen wird, kann eine Startdosis initiiert werden, die etwa alle 2 Wochen verdoppelt werden kann. Wichtig ist, daß die übliche therapeutische Dosis für alle β-Blocker erreicht wird.

Die Dosisabhängigkeit der β-Blockereffekte zeigte sich in Metaanalysen, aber auch insbesondere in der sog. MOCHA-Studie (Bristow et al. 1996), in der die Dosisabhängigkeit prospektiv untersucht wurde. Es zeigte sich, daß es zu einem dosisabhängigen Effekt auf die Ejektionsfraktion und die Sterblichkeit kam (Abb. 31-54).

### 31.10.5 Beurteilung

Mittlerweile haben viele Studien gezeigt, daß β-Blocker bei Herzinsuffizienz einen lebensverlängernden Effekt (CIBIS II, MERIT, US Carvedilol Trials) und günstige Effekte auf die Pumpfunktion ausüben können. Hervorzuheben ist, daß die Therapie einschleichend und vorsichtig zu erfolgen hat. Die β-Blockertherapie ist kein Ersatz für die etablierte Standardtherapie mit ACE-Hemmstoffen, Diuretika und ggf. Herzglykosiden.

Ob Zusatzeffekte einiger β-Blocker (antioxidative und antiproliferative Effekte von Carvedilol) bedeutsam sind, muß in prospektiven Studien untersucht werden.

## 31.11 Experimentelle Therapien

In den letzten Jahren befanden sich zahlreiche Substanzen in der Erprobung, von denen man sich durch neue Wirkmechanismen günstige Wirkungen in der Herzinsuffizienztherapie versprach. Hierbei handelt es sich um neue positiv-inotrope Substanzen mit dem Wirkmechanismus der Kalziumsensibilisierung, des Natriumagonismus und von Substanzen mit gemischten Wirkcharakteristika. Darüber hinaus wurden Dopaminagonisten entwickelt, die neben einer Steigerung der Nierendurchblutung auch geringe Wirkungen, zumindest an Versuchstieren auf β-Rezeptoren haben.

### 31.11.1 Kalziumsensitizer

#### Wirkungsmechanismus

Herkömmliche positiv-inotrope Substanzen erhöhen die myokardiale Kontraktionskraft über eine Zunahme der intrazellulären Kalziumkonzentration. Das vermehrt in die Zelle einströmende und aus intrazellulären Speichern freigesetzte Kalzium (kalziumgetriggerte Kalziumfreisetzung) interagiert mit den kontraktilen Proteinen (Troponin C) und führt über eine vermehrte Interaktion mit Aktin und Myosin zu einer positiv-inotropen Wirkung. Kalziumsensitizer haben ihren Angriffspunkt direkt an den kontraktilen Proteinen und sind in der Lage, ohne eine Veränderung der intrazellulären Kalziumionenkonzentration die Kontraktilität zu steigern.

Diese Substanzen erscheinen durch eine geringe Erhöhung des Energieverbrauches günstig (Hasenfuss 1992). Darüber hinaus wäre zu erwarten, daß arrhythmogene Nebenwirkungen durch eine Erhöhung der intrazellulären Kalziumtransienten, anders als bei anderen positiv-inotropen Substanzen, nicht begünstigt werden.

Eine Kalziumsensibilisierung wird an sog. gehäuteten Herzmuskelfasern gemessen. Es handelt sich hierbei um detergenzbehandelte Herzmuskelstreifen, deren kontraktile Proteine für das extrazelluläre Medium zugänglich sind. Veränderungen der Kalzium-Spannungs-Beziehung können im Sinne einer Sensibilisierung oder Desensibilisierung auftreten. Eine Desensibilisierung tritt bei Azidose, Temperaturerhöhung sowie bei Konzentrationserhöhungen von Phosphat und ADP auf. Eine Erhöhung der intrazellulären cAMP-Konzentration hat über eine Troponin-I-Phosphorylierung ebenfalls eine Desensibilisierung der kontraktilen Proteine zur Folge.

#### Weitere positiv-inotrope Substanzen

Neuere positiv-inotrope Substanzen (z. B. Sulmazol, Pimobendan, EMD 53998) führen zu einer Linksverschiebung der Kalzium-Spannungs-Kurve und somit zu einer Sensibilisierung der kontraktilen Proteine. Die Mehrzahl der bisher untersuchten Kalziumsensitizer hat auch eine hemmende Wirkung auf die cAMP-Phosphodiesterase III (Brunkhorst et al. 1989).

Hierbei handelt es sich um Sulmazol, Isomazol, Pimobendan und Abibendan. Klinische Wirkungen wurden v. a. mit Pimobendan untersucht. Pimobendan zeigte in einer Langzeitstudie bei 149 Patienten mit Herzinsuffizienz günstige Wirkungen auf die Hämodynamik und auf die Hospitalisierungsrate. Es kam darüber hinaus zu einer Verminderung der zirkulierenden Katecholaminkonzentrationen (Kubo et al. 1992).

Die Wirkungen von Pimobendan auf die Sterblichkeit bei Herzinsuffizienz sind neutral (PICO-Trial). Es findet keine Verwendung bei Herzinsuffizienz.

### 31.11.2 Natriumkanalagonisten

Natriumkanalagonisten sind Substanzen, die über eine Hemmung der Inaktivierung des kardialen Natriumkanals das Aktionspotential verlängern und den Natriumeinstrom in die Myokardzelle verstärken. Über eine nachfolgende Aktivierung des Natrium-Kalzium-Austauschers kommt es zu einem vermehrten Kalziumeinstrom, der letztlich einen positiv-inotropen Effekt bewirkt.

Der erste Natriumkanalaktivator, der entwickelt wurde, war DPI 201–106. Eine Nachfolgesubstanz ist z. B. BDF 9148. Anders als der Effekt von cAMP-konzentrationserhöhenden Substanzen unterliegt der Effekt von Natriumkanalagonisten keiner Wirkverminderung am Myokard bei Herzinsuffizienz. Günstige Wirkungen auf die Hämodynamik sind für DPI 201–106 belegt. Diese Substanzen werden zur Zeit nicht weiterverfolgt.

### 31.11.3 Vesnarinon

Bei Vesnarinon handelt es sich um eine Substanz mit einem gemischten Wirkprinzip. Es kommt zu einer Verlängerung des Aktionspotentials, die möglicherweise aus einer Hemmung repolarisierender Kaliumströme resultiert. Die Öffnungszeit des Natriumkanals ist verlängert, und der Kalziumeinwärtsstrom ist aktiviert. Bei höheren Konzentrationen kommt es zu einer Phosphodiesterasehemmung. Die orale Applikation der Substanz erhöht die Kontraktilität und in geringem Maße die Herzfrequenz sowie den myokardialen $O_2$-Verbrauch. Zunächst wurde in einer prospektiven randomisierten Studie diskutiert, daß eine Dosierung von Vesnarinon von 60 mg zu einer Verlängerung der Überlebenszeit führen könne.

Darüber hinaus kam es zu deutlichen symptomatischen Verbesserungen. Eine Dosis von 120 mg verschlechterte aber die Überlebenszeit. Eine neuere Studie belegt eindeutig eine dosisabhängige Verschlechterung der Prognose (Cohn et al. 1998). Vesnarinon ist daher bei Herzinsuffizienz nicht indiziert.

### 31.11.4 Neuroendokrine Modulatoren (Dopaminagonisten)

#### Wirkungsmechanismus

Ibopamin ist ein Dibutyrylester des N-Methyldopamin. Es ist oral resorbierbar und wird durch Esterasenspaltung in den aktiven Metaboliten Epinin (N-Methyldopamin) umgewandelt. Epinin aktiviert Dopaminrezeptoren und in geringerem Ausmaß auch $\beta_1$- und $\beta_2$-Adrenozeptoren. Seine Wirkcharakteristika werden in erster Linie durch die erreichbaren Plasmakonzentrationen bestimmt.

Nach oraler Gabe werden ausschließlich Dopaminrezeptoren, z. B. in der Niere, aktiviert. Über eine Wirkung an präsynaptischen Dopaminrezeptoren soll es auch zu einer Verminderung der Katecholaminfreisetzung kommen (Goldberg 1989). Somit kommt als Wirkprinzip am ehesten eine Steigerung der Nierendurchblutung mit nachfolgender Verbesserung der Natrium- und Wasserausscheidung in Frage.

Untersuchungen mit Ibopamin haben günstige hämodynamische Langzeiteffekte ergeben (Raifer et al. 1986; Rolandi et al. 1989; van Veldhuisen et al. 1993). Die β-adrenozeptoragonistischen Wirkungen sind wegen der Lebenszeitverkürzung nach Katecholamingabe bei chronischer Herzinsuffizienz eher als unerwünschte Wirkung anzusehen, spielen in vivo aber wohl keine Rolle.

Eine prospektive Studie zur Klärung der Frage einer Lebensverlängerung wurde aber wegen der Übersterblichkeit von Patienten mit hochgradiger Herzinsuffizienz in der Verumgruppe abgebrochen (PRIME II).

### 31.11.5 Wachstumshormon

#### Wirkungsmechanismus

Das Wachstumshormon (GH) ist ein wichtiger Regulator des Körperwachstums und des Metabolismus. Patienten mit Agromegalie haben eine hohe kardiovaskuläre Sterblichkeit (Courville u. Mason 1938). Patienten mit einem Hypopituitarismus und den sich daraus resultierenden Wachstumshormonmangel können Symptome einer Herzinsuffizienz entwickeln (Merola et al. 1993).

GH (= Somatotropin) wird pulsatil im Hypophysenvorderlappen sezerniert. Es handelt sich um ein Peptid mit einem Molekulargewicht von 22 kDa bestehend aus 91 Aminosäuren. GH hat eine direkte Wirkung auf spezifische Rezeptoren die an einer Reihe von Geweben exprimiert werden. Die meisten der GH-Wirkungen werden allerdings indirekt durch „insulin like growth factor 1" (IGF 1) vermittelt.

IGF 1 wird in der Leber, aber auch in anderen Organen, so z. B. auch im Herzen, synthetisiert. Das auch als Somatomedin C bezeichnete Peptidhormon besitzt 70 Aminosäure und hat ein Molekulargewicht von 7 kDa. Der GH-Rezeptor gehört zur Familie der Zytokinrezeptoren. Ratten, die einen GH-produzierenden Tumor aufweisen, zeigen eine deutliche Myokardhypertrophie (Timsit et al. 1990). An isolierten Kardiomyozyten induziert auch IGF 1 eine Hypertrophie mit einer Zunahme der Expression herzmuskelspezifischer Hypertrophiegene (Ito et al. 1993).

#### Studien

Diese experimentellen Befunde sowie erste kasuistische Berichte haben dazu veranlaßt, die Wirkung von GH und IGF 1 bei der Herzinsuffizienz zu untersuchen. Die pathophysiologische Rationale ist, durch eine Hypertrophieinduktion die Wandspannung von dilatierten Herzen herabzusetzen und über diesen Weg zu einer besseren kontraktilen Reserve zu kommen. Patienten mit Akromegalie und einem GH-Überschuß weisen eine Myokardhypertrohie mit ausgeprägter interstitieller Fibrose auf (Fazio et al. 1993).

Andererseits haben Patienten mit GH-Mangel eine erhöhte kardiovaskuläre Sterblichkeit mit dem klinischen Symptomen einer Herzinsuffizienz. Die linksventrikuläre Masse und die Kontraktilität ist bei diesen Patienten vermindert (Merola et al. 1993). In solchen Fällen kann eine GH-Substitution die kardiale Pumpfunktion verbessern (Cumeo et al. 1989; Frustraci et al. 1992).

Die systematische Behandlung mit GH führte bei den meisten Patienten zu einer Verbesserung der Kontraktilität. Tierexperimentelle Studien haben ebenfalls die Wirkung von GH und/oder IGF 1 auf das linksventrikuläre Modeling nach großen Vorderwandinfarkten durch experimentelle Infarkte untersucht. Bei allen Untersuchungen kam es zu einer Abnahme der Progression der Ventrikeldilatation durch eine Verbesserung der globalen Pumpfunktion, einhergehend mit einer Hypertrophie der nicht infarzierten Wandabschnitte, ohne daß die Infarktgröße selbst beeinflußt wurde (Cittadini et al. 1997).

Bei Patienten mit dilatativer Kadiomyopathie wurde über drei Monate eine Therapie mit 14 Einheiten GH

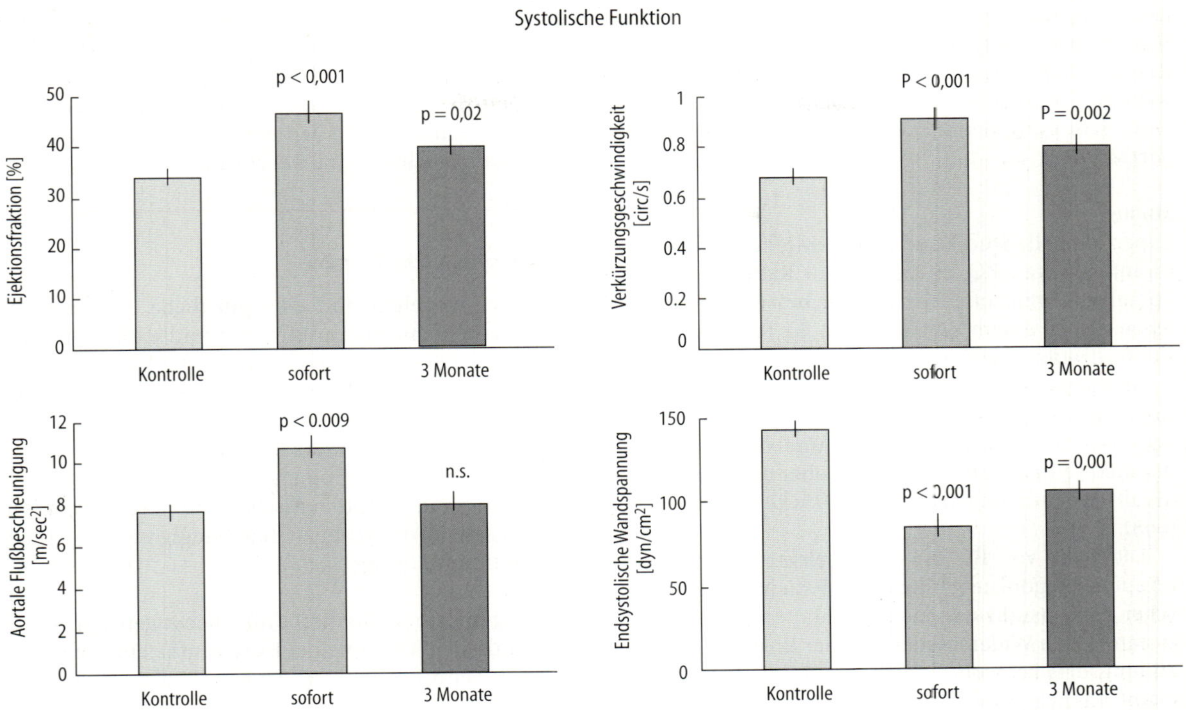


**Abb. 31-55.** Wirkungen einer Wachstumhormonbehandlung (*GH*) bei dilatativer Kardiomyopathie und signifikanter Herzinsuffizienz bei 7 Patienten. Gezeigt ist die Wirkung von GH akut und nach 3 Monaten auf die Ejektionsfraktion, die Verkürzungsgeschwindigkeit, die aortale Flußbeschleunigung und die endsystolische Wandspannung. (Mod. nach Fazio et al. 1996)

pro Woche durchgeführt. An diesen 7 Patienten kam es zu einer deutlichen Zunahme der systolischen Funktion (Abb. 31-55).

Es zeigte sich außerdem eine Verbesserung der Symptomatik gemessen an der NYHA-Klassifikation von 2,6 auf 1,7 NYHA-Klassen (Fazio et al. 1996).

Osterziel et al. 1998 führten eine placebokontrollierte Untersuchung an 50 herzinsuffizienten Patienten mit 2 Einheiten GH pro Tag durch. Auch hier zeigte sich ein signifikanter Anstieg der linksventrikulären Masse, wohingegen die Wandspannung, der Blutdruck, der periphere Gefäßwiderstand und die NYHA-Klassen sowie die linksventrikuläre Auswurffraktion und die Belastungstoleranz im Beobachtungszeitraum von 96 Tagen unverändert blieben (Osterziel et al. 1998). Die akute Gabe von GH bei 12 Patienten zeigte eine akute Abnahme der Nachlast und einen Abfall des pulmonalarteriellen Mitteldruckes sowie ein Anstieg des Herzindex. Dementsprechend sind auch direkte vasodilatatorische und inotrop positive Wirkungen von GH nicht auszuschließen (Volterrani et al. 1997).

Diese Untersuchungen wurden durch eine kürzliche Untersuchung erweitert, bei der Patienten mit ischämischer Kardiomyopathie nach Myokardinfarkt beobachtet wurden. Bei 7 Patienten kam es zu einer 3monatigen Therapie mit rekombinanten GH zu einem signifikanten Abfall der NYHA-Klasse (von 2,4 auf 1,4) sowie einem Anstieg der maximalen $O_2$-Aufnahme und einem Abfall der linksventrikulären Füllungsdrücke (PC-Drücke) in Ruhe und unter Belastung (Genth-Zotz et al. 1999). Möglicherweise induziert GH einen anderen Typ der Hypertrophie, der nicht mehr als Risikofaktor zur Entwicklung einer Herzinsuffizienz sondern als Kompensationsmechanismus gewertet werden kann (Schnabel et al. 1999).

Weitere Langzeitstudien bleiben abzuwarten, die die Langzeitwirkung von GH insbesondere auf die Prognose überprüfen. Darüber hinaus könnten Subgruppen von Patienten identifiziert werden, die von dieser Therapieform profitieren können.

## 31.11.6 Endothelinantagonisten und Endothelkonversionsenzymhemmstoffe

### Wirkungsmechanismus

Endothelin 1 ist ein starker Vasokonstriktor, von dem angenommen wird, daß er zur peripheren Widerstanderhöhung bei Patienten mit Herzinsuffizienz beiträgt. Darüber hinaus ist Endothelin ein Wachstumsfaktor, von dem eine wichtige Bedeutung in der Pathophysiologie kardialer Umbauprozesse insbesondere nach Myokardinfarkt und bei der Entwicklung der Herzinsuffizienz angenommen wird. Grundsätzlich bestünde die Möglichkeit, eine Rezeptorblockade von ETA- oder ETB-Rezeptoren herbeizuführen. Andererseits kann die Umwandlung von Endothelin 1 aus Big-Endothelin durch eine Hemmung des ECE-Konversionsenzyms vermindert werden.

**Studien**

Experimentelle Studien mit dem Endothelin ETA-Rezeptorantagonisten BQ 123 zeigten an Ratten mit postinfarzieller Herzinsuffizienz eine Verbesserung der Überlebenszeit in einem Zeitraum von 90 Tagen gegenüber Kontrollratten mit Herzinfarkt (Sakai et al. 1996).

Im Gegensatz dazu fanden andere Untersuchungen in einem ähnlichen Modell mit dem ETA-Rezeptorantagonisten LU 127043 eine Zunahme der Progression der linksventrikulären Dilatation, aber einen deutlichen Abfall der pulmonalarteriellen Drücke (Nguyen et al. 1998).

Die Gabe von BQ 123 einen selektiven Endothelinrezeptorantagonisten führte bei Patienten mit chronischer Herzinsuffizienz zu einer akuten Abnahme des systemischen Widerstandes und der linksventrikulären Füllungsdrücke, wobei die Herzauswurfleistung signifikant anstieg (Cowburn et al. 1998). Diese Studie an 9 Patienten mit dem selektiven ETA-Antagonisten BQ 123 wurde in einer ähnlichen Studie an 36 Patienten mit symptomatischer Herzinsuffizienz (NYHA III, Ejektionsfraktion im Mittel 22,4%) mit dem nichtselektiven ETA/ETB-Antagonisten Bosentan reproduziert. Es kam zu einem deutlichen Abfall der linksventrikulären Füllungsdrücke und einem Anstieg der Herzauswurfleistung, die begleitet von einer Abnahme des systemisch-peripheren Widerstandes war (Sütsch et al. 1998).

Die erste Langzeituntersuchung wurde im Rahmen REACH-1-Studie durchgeführt. Bei 370 Patienten der NYHA-Klasse IIIb–IV mit einer Ejektionsfraktion von <45% wurde zusätzlich zu ACE-Hemmstoffen und Diuretika Bosentan in einschleichender Dosis von 125–500 mg appliziert und mit placebobehandelten Kontrollen verglichen. Die Untersuchung wurde frühzeitig abgebrochen, da 47% der Patienten einen Anstieg der hepatischen Transaminasen entwickelten. Gegen Ende der Studie kam es zu Vorteilen in der Bosentangruppe dahingehend, daß die Dekompensationsrate sowie die Krankenhausaufnahmewahrscheinlichkeit wegen einer Herzinsuffizienz signifikant reduziert wurde. Diese Ergebnisse zeigten sich allerdings erst zum Ende des 6monatigen Beobachtungszeitraums.

Weitere Studien werden die Langzeitwirkungen klären müssen. Die Untersuchungen zu ECE-Hemmstoffen bei Herzinsuffizienz sind rar, da nur wenige experimentelle Substanzen zur Verfügung stehen. Eine erste tierexperimentelle Untersuchung an Hunden mit einer durch schnelle Schrittmacherstimulation hervorgerufenen Herzinsuffizienz zeigte, daß der spezifische ECE-Inhibitor FR901533 eine geringere vasodilatatorische Wirkung hatte als ein ETA-Rezeptorantagonist. Die neuroendokrine Aktivierung in diesem Modell war allerdings stärker durch den ECE-Hemmstoff als durch den ETA-Antagonisten beeinflußt. Hier stehen weitere experimentelle und klinische Studien aus, um die Wertigkeit dieses Therapieprinzipes zu überprüfen (Wada et al. 1999).

## 31.12 Antiarrhythmische Therapie

Ein Hauptproblem und eine plötzliche Todesursache bei Patienten mit Herzinsuffizienz sind schwere komplexe ventrikuläre Arrhythmien. Etwa die Hälfte der Patienten mit Herzinsuffizienz stirbt an einem plötzlichen Herztod. !

Mögliche Therapieindikationen wären:
- Verbesserung der Prognose,
- Behandlung symptomatischer und hämodynamisch wirksamer Arrhythmien unabhängig von der Art der Rhythmusstörung.

Die Ergebnisse klinischer Untersuchungen zur antiarrhythmischen Therapie bei Herzinsuffizienz sind nicht ganz einheitlich. Die CAST-Studie hat gezeigt, daß Patienten nach Myokardinfarkt nicht von einer prophylaktisch durchgeführten antiarrhythmischen Therapie mit Klasse-I-Antiarrhythmika profitieren (Cardiac Arrhythmia Suppression Trial II Investigators 1992).

In der BASIS-Studie erhielten 212 Patienten nach Myokardinfarkt und asymptomatischen komplexen Arrhythmien 200 mg Amiodaron pro Tag über 1 Jahr. Es zeigte sich hier eine signifikante Verbesserung der Einjahresletalität bei den mit Amiodaron behandelten Patienten. Dies galt allerdings nur für Patienten, die eine Ejektionsfraktion von mehr als 40% hatten. Patienten mit einer Auswurffraktion von weniger als 50% profitierten nicht (Burkart et al. 1990; Pfisterer et al. 1992).

In der GESICA-Studie wurde an 516 Patienten mit fortgeschrittener chronischer Herzinsuffizienz zusätzlich zu einer optimalen Standardtherapie mit Diuretika, Digitalis und ACE-Hemmern sowie einer kochsalzarmen Diät mit 300 mg Amiodaron täglich behandelt (Doval et al. 1994). Es zeigte sich hier eine Risikoreduktion (zu versterben) um 28%. Der günstige Effekt wurde nach 90–120 Tagen sichtbar und hielt bis zum Ende der 24monatigen Beobachtungsperiode an. Die Sterblichkeitsreduktion betraf nicht nur die Todesfälle durch den plötzlichen Herztod, sondern auch die durch eine Zunahme der Herzinsuffizienz (Abb. 31-56).

Der Mechanismus ist möglicherweise eine Hemmung der Expression von Zytokinen wie TNF-α durch Amiodaron (Matsumari et al. 1997).

Die Wirkung von Amiodarone bei Herzinsuffizienz ist eng zur Ausgangsherzfrequenz der Patienten korreliert. Die Patienten, bei denen unter einer Amiodarontherapie eine Herzfrequenzreduktion zu erzielen ist, profitieren besonders (Nul et al. 1997).

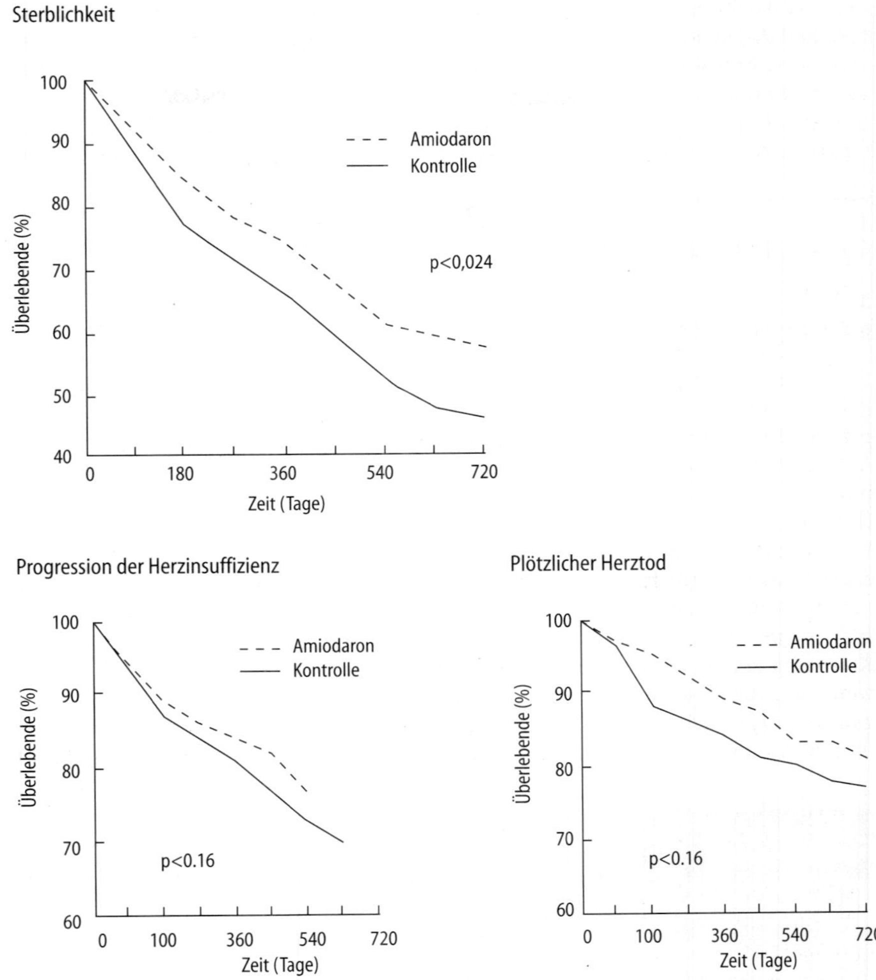


**Abb. 31-56.** Wirkung von Amiodaron bei Herzinsuffizienz auf die Sterblichkeit, die Progression der Herzinsuffizienz und den plötzlichen Herztod. Die Gesamtsterblichkeit wird günstig beeinflußt, wohingegen es zu keinem signifikanten Unterschied in der Beeinflussung der Progression der Herzinsuffizienz als auch des plötzlichen Herztodes kam. (Mod. nach Doval et al. – GESICA-Studie 1994)

Alles in allem zeigte eine Metaanalyse an 6.500 Patienten, die wegen einer Herzinsuffizienz oder nach Myokardinfarkt in kontrollierte Studien eingeschlossen waren, eine Sterblichkeitreduktion von 13%. Dies betrifft die therapeutische aber auch z. T. die profilaktische Gabe (Amiodarone Trials Meta-Analysis Investigators 1997). Die Nebenwirkungsrate lag mit 6% für Amiodaron sehr niedrig.

Eine neue Studie zeigt zwar keinen Effekt auf die Gesamtletalität, aber günstige Wirkungen auf die linksventrikuläre Pumpfunktion mit einer vertretbaren Nebenwirkungsrate (Singh et al. 1995). Somit scheint Amiodaron bei der Therapie der Herzinsuffizienz zumindest in seiner Anwendung sicher zu sein. Beachtet werden muß aber, daß andere Untersuchungen bis zu 50% Nebenwirkungen durch pulmonale Veränderungen, gastrointestinale, neurologische, hepatische Komplikationen oder Augenveränderungen angeben. Hypo- und Hyperthyreosen können auftreten. Die Haut sollte wegen einer phototoxischen Wirkung mit einer später einsetzenden Blaupigmentierung vor Sonneneinstrahlung geschützt werden. Darüber hinaus kann die Pharmakokinetik von Phenprocoumon und Digoxin verändert werden.

Die Therapie von Arrhythmien bei Herzinsuffizienz sollte nach vorliegenden Erkenntnissen ausschließlich mit Amiodarone erfolgen. Eine Studie mit Sotalol (SWORD) zeigte eine Übersterblichkeit bei oraler Gabe von D-Sotalol, die bei Patienten nach Myokardinfarkt oder mit einer Einschränkung der Pumpfunktion (EF <40%) prophylaktisch durchgeführt wurde. Insbesondere Patienten mit einer Ejektionsfraktion zwischen 31 und 40% sowie Frauen hatten ein besonders hohes Risiko, frühzeitig zu sterben. Ein spezifischer proarrhythmischer Mechanismus konnte in dieser Studie nicht festgestellt werden (Pratt et al. 1998).

Bei anhaltenden symptomatischen Kammertachykardien und ggf. dem Zustand nach Reanimation wird im allgemeinen eine Indikation zur antiarrhythmischen Therapie gesehen. Die medikamentöse Therapie sollte einer Erfolgskontrolle, z. B. durch programmierte Ventrikelstimulation oder Langzeit-EKG, unterzogen werden. Da bei Zunahme der linksventrikulären Dysfunktion die prognostische Bedeutung der programmierten Ventrikelstimulation ebenso wie die Effektivität der antiarrhythmischen Therapie abnehmen, sollte die Indikation zur Implantation eines Kardioverterdefibrillators (ICD) diskutiert werden (s. Abschn. 26.5.4).

## 31.13 Mechanische Kreislaufunterstützung

### 31.13.1 Indikationen und Kontraindikationen

Der akute kardiogene Schock weist eine Letalität von 80–90% auf, die chronische terminale Herzinsuffizienz geht einher mit einer Einjahresletalität von ca. 50%. Aus diesem Grund wurden mechanische Kreislaufunterstützungssysteme entwickelt sowohl für die akute Überbrückung eines potentiell reversiblen kardiogenen Schocks als auch zur längerfristigen Therapie im Sinne eines Bridge-to-transplantation-Verfahrens.

!

Der Einsatz eines mechanischen Kreislaufunterstützungsverfahrens muß in enger Absprache zwischen Kardiologen und Kardiochirurgen entschieden werden, wenn ein kardiogener Schock bzw. eine schwere Organminderperfusion trotz optimaler Pharmakotherapie und optimierter Vorlast persistiert. Prinzipiell sollte eine potentielle Reversibilität des kardiogenen Schocks oder eine potentielle Indikation zur Herztransplantation, d. h. eine prognostische Perspektive, gegeben sein.

Indikation und Kontraindikationen zur mechanischen Kreislaufunterstützung sind in der folgenden Übersicht aufgeführt. Als Kontraindikationen sind insbesondere eine bestehende Sepsis oder eine längerfristig vorbestehender kardiogener Schock mit bereits irreversiblen Organausfällen zu erwähnen.

**Indikation und Kontraindikationen zur mechanischen Kreislaufunterstützung**

- Indikation
  - Kardiogener Schock trotz optimaler Pharmakotherapie, optimierter Vorlast und fehlender Azidose, aber mit potentieller Reversibilität oder Transplantabilität
- Hämodynamik
  - Herzindex 20 mmHg systemischer [a]Gefäßwiderstand >2100 dyn · s·cm$^{-5}$ refraktäre Hypotonie/Oligurie
- Kontraindikationen
  - Sepsis/Verbrauchskoagulopathie
  - Kardiogener Schock >12–18 h mit irreversiblem Organversagen (Niere, Leber, Hirn)
  - Keine potentielle Reversibilität bzw. keine Transplantationsperspektive
  - Ausgeprägte generalisierte Arteriosklerose

[a] 1 dyn · cm$^{-2}$=0,1 Pa.

### 31.13.2 Verfahren

Die unterschiedlichen Verfahren zur mechanischen Kreislaufunterstützung unterscheiden sich durch ihre potentielle Einsatzdauer, das unterschiedliche Ausmaß der zu erzielenden Perfusionssteigerung, den Implantationsmodus, sowie die Mobilisierbarkeit des Patienten (s. Tabelle 10-37).

#### Intraaortale Gegenpulsation

Das einfachste Verfahren einer mechanischen Kreislaufunterstützung stellt die intraaortale Gegenpulsation mittels Ballonpumpe dar. Sie wird perkutan in die Aorta eingeführt, erreicht durch systolische Entlastung und diastolische Augmentation insbesondere eine verbesserte Koronarperfusion (bei nur geringer Steigerung des Herzminutenvolumens um ca. 10–20%). Ihre Einsatzdauer ist auf wenige Tage begrenzt. Die intraaortale Gegenpulsation wird üblicherweise als erstes Verfahren bei akutem kardiogenen Kreislaufversagen verwendet, z. B. bei akutem Myokardinfarkt oder in der direkt postoperativen Periode nach herzchirurgischen Operationen.

#### Weitere pulsatilen Systeme

Die pulsatilen „ventricular assist devices" können mittelfristig über Wochen, z. T. bis zu Monaten eingesetzt werden und sind typischerweise indiziert als Bridge-to-transplantation-Verfahren (Anfiero et al. 1995; Miller 1991; Rowles et al. 1993). Sie bedürfen einer aufwendigen chirurgischen Implantationstechnik mit Thorakotomie, sind jedoch z. T. (z. B. Novacor) komplett intrakorporal implantierbar mit extrakorporaler, tragbarer Energiequelle. Hierdurch ermöglichen sie eine Mobilisa-

**Tabelle 31-37.** Mechanische Kreislaufunterstützung – Verfahren (Auswahl)

| Verfahren | Einsatzdauer | HZV-Steigerung | Implantation | Patient mobil |
|---|---|---|---|---|
| Intraaortale Gegenpulsation | Stunden/Tage | (+) | perk | nein |
| „ventricular assist devices"* | | | | |
| – nonpulsatil | Stunden/Tage | + | perk/chir | nein |
| – pulsatil, pneumatisch | Wochen/Monate | ++ | chir | (ja) |
| – pulsatil, elektromechanisch | Wochen/Monate | ++ | chir | ja |
| „total artificial heart" | Monate/Jahre? | ++ | chir | ja |

*perk* perkutan; *chir* chirurgisch; (+) gering; + mäßig; ++ deutlich; * isolierte Unterstützung des linken Ventrikels; *HZV* Herzzeitvolumen tion des Patienten zur Verhinderung einer Muskelatrophie vor geplanter Transplantation.

#### Nichtpulsatile Systeme

Die nichtpulsatilen „ventricular assist devices" werden ebenfalls im Rahmen einer akuten kardiogenen Kreislaufinsuffizienz sowie im Rahmen der kardiopulmonalen Reanimation eingesetzt (Reichmann et al. 1990). Sie sind z. T. perkutan plazierbar und erreichen eine deutliche Steigerung des Herzminutenvolumens. Die Einsatzdauer ist auf wenige Tage befristet.

#### Kunstherz

Das Verfahren des sog. Kunstherzens („total artificial heart") muß unverändert als experimentell angesehen werden (Anfiero et al. 1995; Miller 1991; Rowles et al. 1993).

### 31.13.3 Prognose

Durch Einsatz einer mechanischen Kreislaufunterstützung bei therapierefraktärem kardiogenen Schock kann eine Prognoseverbesserung erzielt werden, insbesondere dann, wenn durch zeitliche Überbrückung weiterreichende, definitive Therapieverfahren, seien sie interventionell kardiologisch oder kardiochirurgisch, erreicht werden können (Miller 1995).

Der Einsatz mechanischer Kreislaufunterstützungsverfahren zur Überbrückung bis zur Herztransplantation vermag in geeigneten Fällen die Erfolgsaussichten zu verbessern. Nach erfolgter Transplantation ist die Einjahresletalität der Patienten mit präoperativ notwendiger mechanischer Kreislaufunterstützung um den Faktor 1,8 höher als die der Patienten, die einer solchen Unterstützung nicht bedurften.

Die wesentlichen Komplikationen der mechanischen Kreislaufunterstützung, insbesondere im längerfristigen Einsatz, sind Blutung, Thromboembolie und Infektion.

## 31.14 Schrittmachertherapie

Durch die linksventrikuläre Dilatation bei Herzinsuffizienz kommt es häufig zur Entwicklung einer relativen Mitralinsuffizienz. Bei bestehendem Sinusrhythmus kann diese die linksventrikuläre Füllung beeinträchtigen und so zu einer Abnahme des Schlagvolumens führen. Wenn eine derartige relative Mitralinsuffizienz besteht, ist ein kurzes AV-Intervall notwendig, um eine optimale Füllung und Entleerung des linken Ventrikels zu erreichen.

In den letzten Jahren wurden deshalb Untersuchungen durchgeführt, bei denen Patienten (insbesondere mit einer eher langen AV-Überleitungszeit) DDD-Schrittmacher für eine sequentielle AV-Stimulation implantiert wurden. Es zeigte sich, daß Patienten mit hochgradiger Herzinsuffizienz von der Implantation eines DDD-Schrittmachers mit einem verkürzten AV-Intervall (100 ms) hämodynamisch und symptomatisch profitierten (Hochleitner et al. 1990). So kam es zu einer Abnahme des klinischen Schweregrades der Herzinsuffizienz um etwa 1,5 NYHA-Klassen und einer Zunahme der linksventrikulären Ejektionsfraktion um etwa 30–40%. Einschränkend muß erwähnt werden, daß in einer neueren kontrollierten Studie (Gold et al. 1995) die Implantation von Zweikammersystemen keine hämodynamische Verbesserung bei Patienten mit hochgradiger Herzinsuffizienz erbrachte.

Obwohl die Ergebnisse teilweise widersprüchlich sind und Langzeitergebnisse nicht vorliegen, könnte es sich um ein sinnvolles Verfahren handeln, um Patienten, die dekompensiert sind, oder die mit hochgradiger Herzinsuffizienz auf eine Herztransplantation warten, zu behandeln.

Möglicherweise kann dieses Verfahren auch als Vierkammerstimulation bei Patienten mit langer AV-Überleitungszeit und Schenkelblock nützlich sein. Derartige Überlegungen (Cazeau et al. 1994) beruhen auf noch sehr wenigen Fällen und bedürfen der Prüfung im Einzelfall.

## 31.15 Operative Therapie der Herzinsuffizienz (Kardiomyoplastie)

Die Kardiomyoplastie ist ein neues chirurgisches Verfahren für Patienten mit einer hochgradigen systolischen Herzinsuffizienz. Bei diesem operativen Verfahren wird der Musculus latissimus dorsi unter Erhaltung der Gefäßversorgung mobilisiert und über eine laterale Thorakotomie nach Perikardektomie um den rechten und linken Ventrikel plaziert und befestigt. Nach einer Erholungsphase und einer chronischen elektrischen Stimulation über mehrere Wochen kann der Muskel dann nach einer zellulären Transformation eine ähnliche mechanische Funktion wahrnehmen wie der Herzmuskel.

Diese zelluläre Transformation führt zu einer Ermüdungsresistenz, einer verlängerten Kontraktionsdauer, einer Dickenverminderung und einer reduzierten Maximalkraft bei einer beschleunigten Relaxation. Mechanisch unterstützt dieser eingebrachte Muskel systolisch die myokardiale Kontraktion. In einer neueren Untersuchung wurde sogar auch berichtet, daß das ventrikuläre Restmyokard sich unter dieser Therapie erholen kann (Kass et al. 1995).

Obwohl inzwischen mehr als 500 Patienten so behandelt worden sind, ist der Erfolg hinsichtlich der Prognose noch nicht erwiesen. 80% der überlebenden Patienten geben eine bessere Lebensqualität und eine Verringerung des Schweregrades der Herzinsuffizienz um eine NYHA-Klasse an. Bei bis zu 15% der Patienten wurde keine Besserung beobachtet. Da keine randomisierten prospektiven Untersuchungen existieren, muß man das Verfahren z. Z. noch als experimentell bezeichnen. Experimentelle Untersuchungen zeigten günstige Wirkungen des β-Adrenozeptoragonisten und Dopingmittels

Clenbuterol auf die Inotropie des Latissimus dorsi Lappens in der Phase des Trainings (Petro et al. 1999).

In letzter Zeit wurde eine partielle linksventrikuläre Ventrikeltomie z. T. mit Mitralklappenersatz vorgestellt (sog. Batista-Operation). Diese ventrikuläre Reduktionsplastik reduziert die linksventrikulären Volumina und verfolgt das pathophysiologische Konzept, über eine Verkleinerung der Massenvolumenbeziehung die Wandspannung des linken Ventrikels zu reduzieren. Dieses Verfahren ist z. Z. experimentell, und es gibt nur wenige Untersuchungen zu den hämodynamischen Effekten und keine Untersuchungen zu den Langzeitergebnissen. An 8 Patienten mit hochgradiger Herzinsuffizienz konnte eine Zunahme der Ejektionsfraktion von 12% auf 41% mit einer Abnahme der enddiastolischen Volumina von 200 auf 89 ml beobachtet werden. Diese Verbesserung der systolischen Pumpfunktion ging auf Kosten einer erhöhten Ventrikelsteifigkeit.

Man muß abwarten, wie die Langzeitergebnisse ausfallen. Möglicherweise wird eine Verbesserung der systolischen Funktion nur unter Inkaufnahme einer myokardialen Restriktion erzielt (Gorcsan et al. 1998). Bei hochgradiger relativer Mitralinsuffizienz kann eine Mitralklappenersatzoperation die Pumpfunktion verbessern und mittelfristig die Symptomatologie sowie das Überleben günstig beeinflussen (Chen et al. 1998).

Neuere Techniken wenden nur ein „banding" im Bereich der AV-Klappenebene an. Dieses Verfahren ist ebenfalls z. Z. noch experimentell und wahrscheinlich nur für kleine Gruppen von Patienten geeignet.

## 31.16 Antikoagulation

Patienten mit Herzinsuffizienz weisen häufig thromboembolische Komplikationen auf. Bei 50% der Patienten mit dilatativer Kardiomyopathie finden sich in postmortalen Untersuchungen intrakardiale Thromben. In 20% der Fälle kommt es zu arteriellen Embolien (Fuster et al. 1990). Daraus ergibt sich, daß Patienten mit einer dilatativen Kardiomyopathie, insbesondere bei Vorliegen von Vorhofflimmern und einer manifesten Herzinsuffizienz, antikoaguliert werden sollten.

Über den Zeitpunkt des Therapiebeginns sind keine klaren Aussagen möglich. Es gibt Untersuchungen, die zeigen, daß bereits im ersten Jahr nach Diagnosestellung gehäuft thromboembolische Komplikationen vorliegen. Dieses legt einen frühzeitigen Therapiebeginn nahe. Über die ischämische Kardiomyopathie liegen keine Studien vor. Es sollten die Untersuchungen bei dilatativer Kardiomyopathie nicht generell auf die Herzinsuffizienz übertragen werden. Beachtenswert ist der Gesichtspunkt, daß es bei 0,6–2% der Patienten pro Jahr Blutungskomplikationen gibt, wenn eine medikamentöse Antikoagulation durchgeführt wird.

Eine Kohortenanalyse des SOLVD-Studie liegt zum Gebrauch von Thrombozytenaggregationshemmern vor.

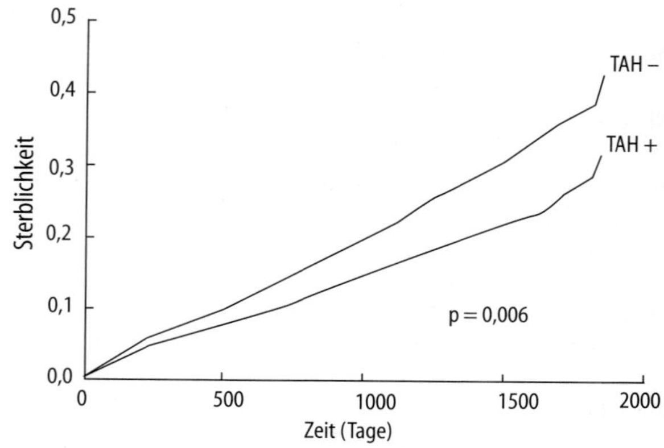


**Abb. 31-57.** Wirkung einer Gabe von Thrombozytenaggregationshemmern (TAH) bei Patienten mit Herzinsuffizienz (Subgruppenanalyse der SOLVD-Studie). Es zeigte sich, daß die Gabe eines Thrombozytenaggregationshemmers mit einer signifikanten Abnahme der Sterblichkeit assoziiert war. (Mod. nach Al-Khadra et al. 1998)

Es zeigte sich bei Gabe von Thrombozytenaggregationshemmern an 6797 Patienten eine signifikante Abnahme der Sterblichkeit sowie des Risikos wegen einer Herzinsuffizienz ins Krankenhaus aufgenommen zu werden. Es fand sich keine Interaktion der Risikoreduktion mit der Ausgangsejektionsfraktion, der NYHA-Klasse, der Herzinsuffizienzätiologie oder des Geschlechtes. Dementsprechend sind zumindest Thrombozytenaggregationshemmern bei signifikanter Herzinsuffizienz mit Einschränkung der systolischen Pumpfunktion sicherlich indiziert (Al-Khadra et al. 1998, Abb. 31-57).

Zu einem direkten Vergleich unterschiedlicher Antikoagulationsschemata in Abhängigkeit der myokardialen Pumpfunktion und der Hochgradigkeit der Herzinsuffizienz liegen z. Z. immer noch keine Studien vor.

## 31.17 Akut verschlechterte und therapieresistente Herzinsuffizienz

### 31.17.1 Ursachen und Symptomatik

Viele Patienten mit kompensierter Herzinsuffizienz in klinisch relativ stabilem Zustand können unter zusätzlicher körperlicher Belastung, im Rahmen eines Infekts oder nach Weglassen wichtiger Medikamente (Diuretika, Antihypertensiva) eine akute Verschlechterung ihres Befindens mit Lungenstauung und Atemnot erfahren.

Besonders häufig tritt eine derartige Dekompensation auf, wenn der Sinusrhythmus in tachyarrhythmisches Vorhofflimmern umschlägt. Die hervorstechenden Symptome sind dann Dyspnoe bei geringster Belastung und psychische Unruhe.

Die häufigsten Ursachen einer akuten Verschlechterung der chronischen Herzinsuffizienz sind:

- nicht ausreichend behandelte Hypertonie,
- Absetzen von benötigten Medikamenten,
- zusätzliche Infekte (z. B. Pneumonie),
- pulmonale Embolien,
- Myokarditis,
- Vaskulitis (Lupus erythematodes etc.),
- akute Ischämie,
- Rhythmusstörungen (Tachyarrhythmie),
- Viskositätsänderungen,
- Überwässerung bei Niereninsuffizienz,
- Anämie, Blutungen.

Der Luftnot liegt am häufigsten ein Anstieg des linksventrikulären enddiastolischen Drucks zugrunde, ohne daß das Schlagvolumen gesteigert wird. Bei der Tachyarrhythmia absoluta ist die Diastolendauer zu kurz, so daß der Ventrikel nicht entsprechend gefüllt wird (mangelnde Vordehnung) mit der Folge eines verminderten Herzminutenvolumens. Das Erreichen einer normalen Kammerfrequenz ist hier das primäre therapeutische Ziel.

### 31.17.2 Therapieoptionen

Die Therapie einer akuten Verschlechterung der chronischen Herzinsuffizienz liegt in erster Linie im Erkennen der auslösenden Ursache. Hypertone Blutdruckwerte, die zur Linksdekompensation geführt haben, müssen durch eine entsprechende Behandlung mit blutdrucksenkenden Medikamenten behandelt werden.

Es bieten sich hier rasch wirksame Nitropräparate, Diuretika und Vasodilatanzien an. Herzglykoside sind wegen eines verzögerten Wirkeintrittes in dieser Situation nicht die Medikamente der ersten Wahl. Außerdem geht es primär darum, das Herz durch eine Vasodilatation zu entlasten. Wenn mit Diuretika bereits behandelt wurde, kann eine zusätzliche Therapie mit ACE-Hemmstoffen günstig sein. Allerdings muß darauf hingewiesen werden, daß auf die Nebenwirkungen, insbesondere bei Nierenarterienstenose und bei hochdosierter Diuretikatherapie mit Elektrolytdepletion, besonders beachtet werden müssen. Dies spricht für einen Beginn der Therapie mit einer niedrigen Anfangsdosierung.

Bei chronisch stabiler Herzinsuffizienz hat sich die Gabe von Phosphodiesterasehemmstoffen wegen einer Verschlechterung der Sterblichkeit nicht bewährt (s. Abschn. 31.8.4). Bei der akuten Verschlechterung kann allerdings die Gabe eines PDE-Hemmstoffes wie Enoximon oder Milrinon gelegentlich zu einer Rekompensation führen. Es handelt sich hier aber um eine intravenöse Behandlung, die eine intensivmedizinische Betreuung notwendig macht. Das gleiche gilt für die Therapie mit

**Tabelle 31-38.** Medikamentöse Therapie der chronischen Herzinsuffizienz (Modifiziert nach European Guidelines, 1997)

| Systolische Dysfunktion | ACE-Hemmer* | Diuretika | Kaliumsparende Diuretika | Herzglykoside | Vasodilatatoren/ Hydralazin/ Isosorbiddinitrat | β-Blocker |
|---|---|---|---|---|---|---|
| asymptomatische LV-Dysfunktion | indiziert (EF < 35) | nicht indiziert (falls kein Hochdruck vorliegt) | nicht indiziert | Vorhofflimmern | nicht indiziert | nach Myokardinfarkt |
| symptomatische Herzinsuffizienz (NYHA III): | | | | a) bei Vorhofflimmern oder b) im Sinusrhythmus bei Verbesserung nach schwerer Herzinsuffizienz | | indiziert |
| – Flüssigkeitsretention | indiziert | indiziert, in einigen Fällen | nicht indiziert | | bei Unverträglichkeit von ACE-Hemmern und AT1-Antagonisten | |
| + Flüssigkeitsretention | indiziert | indiziert | bei persistierender Hypokaliämie | | bei Unverträglichkeit oder unzureichender Wirkung von ACE-Hemmern und AT1-Antagonisten | |
| fortschreitende/ schwere Herzinsuffizienz (NYHA III-IV) | indiziert | indiziert, Kombinationen von Diuretika | bei persistierender Hypokälimie; Spironolacton zur Erhöhung der Wirkung | indiziert | bei Unverträglichkeit oder unzureichender Wirkung von ACE-Hemmern und AT1-Antagonisten | indiziert |
| terminale Herzinsuffizienz (persistierendes NYHA-IV-Stadium) | indiziert | indiziert, Kombinationen von Diuretika ggf. „sequentielle Nephronblockade" | bei persistierender Hypokälimie | indiziert | bei Unverträglichkeit oder unzureichender Wirkung von ACE-Hemmern und AT1-Antagonisten | fraglich indiziert (nur einen Spezialisten) |

* Bei ACE-Hemmstoffunverträglichkeit AT1-Antagonisten.
Bei Unverträglichkeit oder Kontraindikationen für ACE-Hemmer und AT1-Antagonisten ggf. Vasodilatatoren

dem synthetischen Katecholamin Dobutamin. Die Kombination von Phosphodiesterasehemmstoffen und Katecholaminen kann sinnvoll sein.

Phosphodiesterasehemmstoffe und Katecholamine können in niedriger Dosis miteinander kombiniert werden, um eine Wirkverstärkung zu erreichen. Hierbei ist insbesondere auf das Auftreten von Herzrhythmusstörungen zu achten. Die intensivmedizinische Therapie kann durch Nitrate (auch Nitroprussidnatrium) zur Verminderung der Stauungssymptomatik komplettiert werden. Dies sollte nur dann geschehen, wenn ausreichende Blutdruckwerte (100 mmHg) vorliegen. Eine intravenöse Therapie mit Dopamin zur Steigerung der Nierenperfusion erscheint sinnvoll, auch wenn ein eindeutiger Wirksamkeitsnachweis bislang noch fehlt.

Bei rezidivierenden Dekompensationen ist selbstverständlich die Vorbereitung zur Herztransplantation rasch anzustreben.

## 31.18 Leitlinien zur Therapie der Herzinsuffizienz

In den letzten Jahren ist von einer Reihe von Fachgesellschaften der Versuch unternommen worden, anhand neuester wissenschaftlicher Erkenntnisse die Therapie der Herzinsuffizienz zu standardisieren. So existieren z. Z. Leitlinien der European Society of Cardiology (Task Force on the Working Group on Heart Failure of the European Society of Cardiology 1997), der American Heart Association (ACC/AHA Task Force Report 1995), der Deutschen Gesellschaft für Kardiologie/Herz- und Kreislaufforschung (Hoppe u. Erdmann 1998) sowie ein neuester Report einer Amerikanischen Kardiologengesellschaft zur Herzinsuffizienz (Packer u. Cohn 1999).

Diese Leitlinien werden in regelmäßigen Abständen herausgegeben und sind in der Regel so umfangreich, daß sie nicht nur eine Auflistung der z. Z. aktuellen Therapiekonzepte bieten, sondern oft auch operationalisiert diagnostisches und therapeutisches Vorgehen anhand umfangreicher Literaturangaben anschaulich darstellen. Auf diese Literatur sei abschließend noch einmal verwiesen.

In Tabelle 31-38 wird das Stufenschema der Task Force of the European Working Group on Heart Failure of the European Society of Cardiology (1997) angegeben. Dosierungshinweise und Durchführung der Therapie ist in den Kapiteln eingehend beschrieben.

## Literatur zu Sektion V (Kap. 27–31)


ACC/AHA Task Force Report (1995) Guidelines fort the Evaluation and Management of Heart Failure. Circulation 92: 2764–2784

Acsadi GA, Jiao S, Jani A, Duke D, Williams CW, Wolff JA (1991) Direct gene transfer and expression into rat heart in vivo. New Biologist 3: 71–81

Acute Infarction Ramipril Efficacy (AIRE) Study Investigators (1993) Effect of ramipril on mortality and morbidity of survivors of acute myocardial infarction with clinical evidence of heart failure. Lancet 342: 821–828

Admiral PJJ, Derkx-Admiraal FHM, Jan Danser AH et al. (1990) Metabolism and production of angiotensin I in different vascular beds in subjects with hypertension. Hypertension 15: 44–52

Aguirre FV, Pearson AC, Lewen MK, McCluskey M, Labovitz AJ (1989) Usefulness of doppler echocardiography in the diagnosis of congestive heart failure. Am J Cardiol 63: 1098–1102

Akera T, Brody TM (1978) The Role of $Na^+/K^+$-ATPase in the inotropic action of digitalis. Pharmacol Rev 29: 187–220

Al-Khadra AS, Salem DN, Rand WM, Udelson JE, Smith JJ, Konstam MA (1998) Antiplatelet agents and survival: A cohort analysis from the studies of left ventricular dysfunction (SOLVD) trial. J Am Coll Cardiol 31: 419–425

Allen DG, Jewell BR, Murray JW (1974) The contribution of activation processes to the length-tension relation of cardiac muscle. Nature 248: 606–607

Allen DG, Kentish JG (1985) The cellular basis of the length-tension relation in cardiac muscle. J Mol Cell Cardiol 17: 821–840

Amery A, Brixco O, Clement D et al. (1985) Mortality and morbidity results from the european working party on high blood pressure in the elderly trial. Lancet I: 1349– 1351

Amiodarone Trials Meta-Analysis Investigators (1997) Effect of prophylactic amiodarone on mortality after acute myocardial infarction and in congestive heart failure: meta-analysis of individual data from 6500 patients in radomised trials. Lancet 350: 14–17–1424

Anand IS, Ferrari R, Kalra GS, Wahi PL, Poole-Wilson PA, Harris PC (1989) Edema of cardiac origin. Circulation 80: 299–305

Anderson PAW, Malouf NN, Oakeley AE, Pagani ED, Allen PD (1991) Troponin T isoform expression in humans. A comparison among normal and failing adult heart, fetal heart, and adult and fetal skeletal muscle. Circ Res 69: 1226–1233

Anonymus (1991) Calcium antagonist caution. Lancet 337: 885–886

Anversa P, Hiler B, Ricci R, Guideri G, Olivetti G (1986) Myocyte loss and myocyte hypertrophy in the aging rat heart. J Am Coll Cardiol 8: 1441–1448

Arai M, Alpert NR, MacLennan DH, Barton P, Periasamy M (1993) Alterations in sarcoplasmic reticulum gene expression in human heart failure. A possible mechanism for alterations in systolic and diastolic properties of the failing myocardium. Circ Res 72: 463–469

Arai M, Matsu H, Periasamy M (1994) Sarcoplasmic reticulum gene expression in cardiac hypertrophy and heart failure. Circ Res 74: 555–564

Arai M, Otsu K, MacLennan DH, Periasamy M (1992) Regulation of sarcoplasmic reticulum gene expression during cardiac and skeletal muscle development. Am J Physiol 262: C614–C620

Arnold SB, Bird RC, Meister W et al. (1980) Long-term digitalis therapy improves left ventricular function in heart failure. N Engl J Med 303: 1443–1449

Aufiero TX, Reddy RC, Magovern JA et al. (1995) Alternatives to human heart replacement. Curr Opin Cardiol 10: 218–222

Baim DS (1985) Effects of amrinone on myocardial energetics in severe heart failure. Am J Cardiol 56: 16B–21B

Barcenas-Ruiz L, Beuckelmann DJ, Wier WG (1987) Sodium-calcium exchange in heart: currents and changes in $[Ca^{2+}]$. Science 238: 1720–1722

Bayliss J, Norell M, Capena-Anson R et al. (1987a) Untreated heart failure: Clinical and neuroendocrine effects of introducing diuretics. Br Heart J 57: 17–21

Bayliss J, Thomas L, Poole-Wilson P (1987b) Acute hemodynamic and neuroendocrine effects of dopexamine, a new vasodilator for the treatment of heart failure: comparison with dobutamine, captopril, and nitrate. J Cardiovasc Pharmacol 9: 551–559

Benotti JR, Grossman W, Braunwald E, Davalos DD, Alousi AA (1978) Hemodynamic assessment of amrinone – a new inotropic agent. N Engl J Med 299: 1373–1379

Benotti JR, McCue JE, Alpert JS (1985) Comparative vasoactive therapy for heart failure. Am J Cardiol 56: 19B–24B

Beuckelmann DJ, Erdmann E (1991) Herzinsuffizienz bei dilatativer Kardiomyopathie – Eine Störung der Calciumhomöostase. Dtsch Med Wochenschr 116: 504–508

Beuckelmann DJ, Näbauer M, Erdmann E (1991) Characteristics of calcium-current in isolated human ventricular myocytes from patients with terminal heart failure. J Mol Cell Cardiol 23: 929–937

Beuckelmann DJ, Näbauer M, Erdmann E (1992) Intracellular calcium handling in ventricular myocytes from patients with terminal heart failure. Circulation 85: 1046–1055

Beuckelmann DJ, Näbauer M, Erdmann E (1993) Alterations of K+-currents in isolated human ventricular myocytes from patient with terminal heart failure. Circ Res 73: 379–385

Beuckelmann DJ, Wier WG (1989) Sodium-calcium exchange in guinea-pig cardiac cells: exchange current and intracellular calcium. J Physiol (London) 499–520

Binkley PF, Nunziata E, Haas GJ, Nelson SD, Cody RJ (1991) Parasympathetic withdrawal is an integral component of autonomic imbalance in congestive heart failure: demonstration in human subjects and verification in a paced canine model of ventricular failure. J Am Coll Cardiol 18: 464–472

Birnbaumer L (1987) Which G protein subunits are the active mediators in signal transduction? Trends Pharmacol Sci 8: 209–211

Blech JJF, Budges AB, Scott N, Chopra M (1991) Oxygen free radicals and congestive heart failure. Br Heart J 65: 245–248

Boheler KR, Carrier L, De la Bastie D, Allen PD, Komajda M, Mercadier JJ, Schwartz K (1991) Skeletal actin m-RNA increases in the human heart during ontogenic development and is the major isoform of control and failing adult hearts. J Clin Invest 88: 323–330

Boheler KR, Chassagne C, Martin X, Wisnewsky C, Schwartz K (1992) Cardiac expressions of α- and β-myosin heavy chains and sarcomeric α-actins are regulated through transcriptional mechanism. Results from nuclear run-on assays in isolated rat cardiac nuclei. J Biol Chem 267: 12979–12985

Boheler KR, Schwartz K (1992) Gene expression in cardiac hypertrophy. Trends Cardiovasc Med 2: 176–182

Böhm M, Beuckelmann D, Brown L et al. (1988) Reduction of β-adrenoceptor density and evaluation of positive inotropic responses in isolated, diseased human myocardium. Eur Heart J 9: 844–852

Böhm M, Diet F, Feiler G, Kemkes B, Kreuzer E, Weinhold C, Erdmann E (1990a) Subsentive of the failing human heart to isoprenaline and milrinone is related to β-adrenoceptor downregulation. J Cardiovasc Pharmacol 12: 726–732

Böhm M, Dorner H, Htun P, Lensche H, Platt D, Erdmann E (1994) Effects of exercise on myocardial adenylate cyclase and Gi-expression in senescence. Am J Physiol 264: 805–814

Böhm M, Gierschik P, Jakobs K-H, Pieske B, Schnabel P, Ungerer M, Erdmann E (1990b) Increase of Giα in human hearts with dilated but not ischemic cardiomyopathy. Circulation 82: 1249–1265

Böhm M, Morano I, Pieske B, Rüegg JC, Wankerl M, Zimmermann R, Erdmann E (1991) Contribution of cAMP-Phosphodiesterase inhibition and sensitization of the contractile proteins for calcium to the inotropic effect of pimobendan in the failing human myocardium. Circ Res 68: 698–701

Böhm M, Pieske P, Schnabel P, Schwinger R, Kemkes B, Klövekorn WP, Erdmann E (1989) Reduced effects of dopexamine on force of contraction in the failing human heart despite preserved $\beta_2$-adrenoceptor subpopulation. J Cardiovasc Pharmacol 14: 549–559

Böhm M, Reuschel-Janetschek E, Erdmann E (1990c) Lack of sustained hemodynamic effects of the $\beta_2$-adrenoceptor agonist dopexamine in end-stage congestive heart failure. Am J Cardiol 65: 395–396

Böhm M, Schwinger RHG, Erdmann E (1990d) Different cardiodepressant potency of various calcium antagonists in human myocardium. Am J Cardiol 66: 1039–1041

Böhm M, Zolk O, Flesch M, Schiffer F, Schnabel P, Stasch JP, Knorr A (1998) Effects of angiotensin II type 1 receptor blockade and angiotensin-converting enzyme inhibition on cardiac β-adrenergic signal transduction. Hypertension 31: 747–754

Bolte HD, Lüderitz B, Erdmann E (1971) Beziehungen zwischen Elektrolytstörungen und Glykosidwirkungen. In: Kluthe R (Hrsg) Medikamentöse Therapie bei Nierenerkrankungen. Thieme, Stuttgart, S 138

Bonow RO, Udelson JE (1992) Left ventricular diastolic dysfunction as a cause of heart failure. Ann Intern Med 117: 502–510

Borow KM, Green LH, Grossman W, Braunwald E (1982) Left ventricular end-systolic stress-shortening and stress-length relations in humans. Am J Cardiol 50: 1301–1311

Bouvagnet P, Mairhofer H, Leger JO (1989) Distribution of pattern of myosin in normal diseased human ventricular myocardium. Basic Res Cardiol 84: 91–98

Bowditch HP (1871) Über die Eigentümlichkeit der Reizbarkeit, welche die Muskelfasern des Herzens zeigen. Ber Sächs Ges (Akad) Wis 652–689

Brillantes AM, Allen P, Takahasi T, Izumo S, Marks AR (1992) Differences in cardiac calcium release channel (ryanodine receptor) expression in myocardium from patients with endstage heart failure caused by ischemic vs. dilated cardiomyopathy. Circ Res 71: 18–26

Bristow MR, Anderson FL, Port JD et al. (1991) Differences in β-adrenergic neuroeffector mechanisms in ischemic vs. idiopathic dilated cardiomyopathy. Circulation 84: 1024–1039

Bristow MR, Gilbert Em, Abraham WT et al., for the MOCHA-Investgators (1996) Carvedilol produces dose-related improvements in left ventricular function and survival in subjects with chronic heart failure. Circulation 94: 2807_2816

Bristow MR, Ginsburg R, Minobe W et al. (1982) Decreased catecholamine sensitivity and β-adrenergic-receptor density in failing human hearts. N Engl J Med 307: 205–211

Bristow MR, Ginsburg R, Umans V et al. (1986) $\beta_1$- and $\beta_2$-adrenergic-receptor subpopulations in nonfailing and failing human ventricular myocardium: coupling of both receptor subtypes to muscle contraction and selective $\beta_1$-receptor down-regulation in heart failure. Circ Res 59: 297–309

Bristow MR, Hershberger RE, Port JD, Minobe W, Rasmssen R (1989) $\beta_1$- and $\beta_2$-adrenergic receptor-mediated adenylate cyclase stimulation in nonfailing and failing human ventricular myocardium. Mol Pharmacol 35: 295–303

Brodde OE (1991) $\beta_1$- and $\beta_1$-adrenoceptors in the human heart properties, function, and alterations in chronic heart failure. Pharmacol Rev 43: 203–242

Brodde OE, OHara N, Zerkowski HR, Rohm N (1984) Human cardiac adrenoceptors both $\beta_1$- and $\beta_2$-adrenoceptors are functionally coupled to the adenylate cyclase in right atrium. J Cardiovasc Pharmacol 6: 1184–1191

Brodde OE, Zerkowski HR, Doetsch N, Motomura S, Khamssi M, Michel MC (1989) Myocardial β-adrenoceptor changes in heart failure: concomitant reduction in $\beta_1$- and $\beta_2$-adrenoceptor function related to the degree of heart failure in patients with mitral valve disease. J Am Coll Cardiol 14: 323–331

Brömme HJ, Holtz J (1996) Apoptosis in the heart: when and why? Mol Cell Biochem 163/164: 261–275

Brown JJ, Davies DL, Johnson VW (1970) Renin relationships in congestive heart failure, treated and untreated. Am Heart J 80: 329–336

Brown LA, Harding SE (1992) The effect of pertussis toxin on $\beta_1$-adrenoceptor responses in isolated cardiac myocytes from noreadrenaline-treated guinea-pigs and patients with cardiac failure. Br J Pharmacol 106: 115–122

Brown RA, Dixon J, Farmer JB et al. (1985) Dopexamine: a novel agonist at peripheral dopamine receptors and $\beta_2$-adrenoceptors. Br J Pharmacol 85: 599–608

Brunkhorst D, Leyen H von der, Meyer W et al. (1989) Relation of positive inotropic and chronotropic effects of pimobendan, UD-CG 212 Cl, milrinone and other phosphodiesterase inhibitors to phosphodiesterase III inhibition in guinea pig heart. Naunyn Schmiedebergs Arch Pharmacol 339: 575–583

Buckley NM, Penefsky ZJ, Litwak RS (1972) Comparative force-frequency-relationship in human and other mammalian ventricular myocardium. Pflugers Arch 332: 259–270

Burkart F, Erdmann E, Hanrath P et al. (1993) Therapie der chronischen Herzinsuffizienz. Z Kardiol 82: 200–206

Burkart F, Pfisterer M, Kiowski W, Follath F, Burckhardt D, with the technical assistance of Jordi H (1990) Effect of antiarrhythmic therapy on mortality in survivors of myocardial infarction with asymptomatic complex ventricular arrhythmias: Basel antiarrhythmic study of infarct survical (BASIS). J Am Coll Cardiol 16: 1711–1718

Butcher RW, Sutherland EW (1962) Adenosine 3',5'-phosphate in biological materials. Purification and properties enzyme to characterize adenosine 3',5'-phosphate in human urine. J Biol Chem 237: 1244–1249

Capasso JM, Malhotra A, Remily RM, Scheuer J, Sonnenblick EH (1983) Effects of age on mechanical and electrical performance of rat myocardium. Am J Physiol 245 (Heart Circ Physiol 14): H72–H81

Captopril Multicenter Research Group (1983) A placebo-controlled trial of captopril in refractory chronic congestive heart failure. J Am Coll Cardiol 2: 755–763

Cardiac Arrhythmia Suppression Trial II Investigators (1992) Effect of the antiarrhythmic agent moricizine on survival after myocardial infarction. N Engl J Med 327: 227–233

Cazeau S, Ritter P, Bakdach S, Lazarus A, Limousin M, Henao L, Mundler O, Daubert JC, Mugica J (1994) Four chamber pacing in dilated Cardiomyopathy. PACE 17: 1974–1979

Chatterjee K, Ports TA, Brundage BH, Massie B, Holly AN, Parmley WW (1980) Oral hydralazine in chronic heart failure: sustained beneficial hemodynamic effects. Ann Intern Med 92: 600–604

Chen FY, Adams DH, Aranki SF, Collin JJ, Couper GS, Rizzo RJ, Cohn LH (1998) Mitral valve repair in cardiomyopathy. Circulation 98: II-1224-((-127

Cheng W, Li B, Kajstura J, Li P, Wolin MS, Sonnenblick EH, Hintze TH, Olivetti G, Anversa P (1995) Stretch-induced programmed myocyte cell death. J Clin Invest 96: 2247–2259

Chidsey CA, Braunwald E, Morrow AG (1965) Catechol-amine excretion and cardiac stores of norepinephrine in congestive heart failure. Am J Med 39: 442–451

Chien KR, Knowlton KU (1989) Cardiovascular molecular biology. Introduction to the series. Circulation 80: 219–233

CIBIS Investigators and Committees (1994) A randomized trial of β-blockade in heart failure. The Cardiac Insufficiency Bisoprolol Study (CIBIS). Circulation 90: 1765–1773

CIBIS-II Investigators and Committees (1999) The cardiac insufficiency bisoprolol study II (CIBIS-II): a randomised trial. Lancet 353: 9–13

Cigola E, Kajstura J, Li B, Meggs LG, Anversa P (1997) Angiotensin II activates programmed myocyte cell death in vitro. Exp Cell Res 231: 363–371

Cittadini A, Grossmann DJ, Napoli R, Katz SE, Strömer H, Smith RJ, Clark R, Morgan JP, Douglas PS (1997) Growth hormone attenuates early ventricular remodeling and improves cardiac function in rats with large myocardial infarction. J Am Coll Cardiol 29: 1109–1116

Cody RJ, Atlas SA, Laragh JH et al. (1986) Atrial natriuretic factor in normal subjects and heart failure patients: plasma levels and renal, hormonal, and hemodynamic responses to peptide infusion. J Clin Invest 78: 1362–1374

Cohn JN (1989) The sympathetic nervous system in heart failure. J Cardiovasc Pharmacol 14 (Suppl 5): 57–61

Cohn JN (1990) Abnormalities of peripheral nervous system control in congestive heart failure. Circulation 82 (Suppl I): 159–167

Cohn JN, Archibald DG, Ziesche S et al. (1986) Effect of vasodilator therapy on mortality in chronic congestive heart failure. N Engl J Med 314: 1547–1552

Cohn JN, Goldstein SO, Greenberg BH et al. (1998) A dose-dependent increase in mortality with vesnarinone among patients with severe heart failure. Vesnarinone Trial Investigators. N Engl J Med 339 (25): 1810–1816

Cohn JN, Johnson G, Ziesche S et al. (1991) Comparison of enalapril with hydralazine-isosorbide dinitrate in the treatment of chronic congestive heart failure. N Engl J Med 325: 303–310

Cohn JN, Levine TB, Olivari MT et al. (1984) Plasma norepinephrine as a guide to prognosis in patien$_t$s with chronic congestive heart failure. N Engl J Med 311: 819–823

Cohn JN, Ziesche S, Smith R et al. (1997) Effect of the calcium antagonist felodipine as supplementary vasodilator therapie in patients with chronic heart failure treated with enalapril. Circulation 96: 856–863

Colucci WS, Alexander RW, Williams GH et al. (1981) Decreased lymphocyte β-adrenergic receptor density in patients with heart failure and tolerance to the β-adrenergic agonist pirbuterol. N Engl J Med 305: 185–190

Consensus Trial Study Group (1987) Effects of enalapril on mortality in severe congestive heart failure: results of the Cooperative North Scandinavian Enalapril Survival Study (CONSENSUS). N Engl J Med 316: 1429–1435

Conway MA, Allis J, Ouwerkerk R et al. (1991) Detection of low phosphocreatine to ATP ratio in failing hypertrophied human myocardium by 31P-magnetic resonance spectroscopy. Lancet 38: 973–976

Corbalán R, Jalil J, Chamorro G, Casanegra P, Valenzuela P (1990) Effects of captopril vs. milrinone therapy in modulating the adrenergic nervous system response to exercise in congestive heart failure. Am J Cardiol 65: 644–649

Courville C, Mason VR (1938) The heart in acromegaly. Arch Intern Med 61: 704–713

Cowburn PJ, Cleland JGF, McArthur JD et al. (1998) Short-term haemodynamic effects of BQ-123, a selective endothelin ETA-receptor antagonist, in chronic heart failure. Lancet 352: 201–202

Crozier I, Ikram H, Awan N et al. (1995 ) Losartan in heart failure, hemodynamic effects and tolerability. Circulation 91: 691–697

Cuneo RC, Wilmshurst P, Lowy C, McGauley G, Sönksen PH (1989) Cardiac failure responding to growth hormone. Lancet: 838–839

Danielsen W, Leyen H von der, Meyer W et al. (1989) Basal and isoprenaline-stimulated cAMP content in failing vs. nonfailing human cardiac preparations. J Cardiovasc Pharmacol 14: 171–173

Danish Study Group on Verapamil after myocardial infarction (1990) Secondary prevention with verapamil after myocardial infarction. Am J Cadiol 66: 331–401

DasGupta P, Broadhurst P, Lahiri A (1991) The effects of intravenosus carvedilol, a new multiple action vasodilatory β-blocker, in congestive heart failure. J Cardiovasc Pharmacol 18 (Suppl 4): 12–16

De la Bastie D, Levitsky D, Rappaport L et al. (1990) Function of the sarcoplasmic reticulum and expression of its $Ca^{2+}$-ATPase-gene in pressure overload-induced cardiac hypertrophy in the rat. Circ Res 66: 554–564

Demopoulos L, Yeh M, Gentilucci M et al. (1997) Nonselective β-adrenergic blockade with carvedilol does not hinder the benefits of exercise training in patients with congestive heart failure. Circulation 95: 1764–1767

DiBianco R, Shabetai R, Kostuk W et al. (1989) A comparison of oral milrinone, digoxin, and their combination in the treatment of patients with chronic heart failure. N Engl J Med 320: 677–683

Dibner-Dunlap ME, Thames MD (1990) Abnormalities of baroreflex control in heart failure. Heart Failure 6: 12–16

Dickstein K, Chang P, Willenheimer R et al. (1995) Comparison of the effects of losartan and enalapril on clinical status and exercise performance in patients with moderate or severe chronic heart failure. J Am Coll Cardiol 26: 438–445

Dies F, Krell MJ, Whitlow P et al. (1986) Intermittend dobutamine in ambulatory outpatients with chronic cardiac failure. Circulation (Suppl II): II-138

Dies F, Krell MJ, Whitlow P et al. (1986) Intermittent dobutamine in ambulatory outpatients with chronic cardiac failure. Circulation 74 (Suppl II): II–138

Digitalis Investigation Group (1997) The effect of digoxin on mortality and morbidity in patients with heart failure. N Engl J Med 336: 525–533

Digitalis Investigation Group (1998) The effect of digoxin on mortality and morbidity in patients with heart failure. N Engl J Med 336: 525–533

Docherty JR (1990) Cardiovascular responses in ageing: A Review. Pharmacol Rev 42: 103–125

Doval HC, Nul DR, Grancelli HO et al., for Grupo de la Sobrevida en al insuficiencia Cardiaca en Argentina (GESiCA) (1994) Randomised trial of low-dose amiodarone in severe congestive heart failure. Lancet 344: 493–498

Drexler H (1993) Der periphere Kreislauf bei chronischer Herzinsuffizienz. Internist 34: 961–964

Drexler H, Lu W (1992) Endothelial dysfunction of hindquarter resistance vessels in experimental heart failure. Am J Physiol 262: H1640–H1645

Dubois-Randé, Merlet P, Roudot F et al. (1992) β-adrenergic contractile reserve as a predictor of clinical outcome in patients with idiopathic dilated cardiomyopathy. Am Heart J 124: 679–685

Duerr RL, Huang S, Miraliakbar HR, Clark R, Chien KR, Ross Jr J (1995) Insulin-like growth factor-I enhances ventricular hypertrophy and function during the onset of experimental cardiac failure. J Clin Invest 950: 6190–6270
Duerr RL, Mc Kirnan D, Gim RD, Clark RG, Chien KR, Ross Jr J (1996) Cardiovascular effects of insulin-like growth facotr-I and growth hormone in chronic left ventricular failure in the rat. Circulation 93: 2188–2196
Dupuis J, Goresky CA, Fournier A (1996) Pulmonary clearance of circulationg endothelin-1 in dogs in vivo: Exclusive role of ET(B) receptors. J Appl Physiol 81: 1510–1515
Düsing R (1986) Diuretika. Pharmakologie und therapeutischer Einsatz. Wiss. Verlagsges. Stuttgart, S 1–108
Dyckner T, Wester PO (1985) Skeletal muscle magnesium and potassium determinations: correlation with lymphocyte contents of magnesium and potassium. J Am Coll Nutr 4: 619–625
Dzau V, Colucci W, Hollenberg N, Williams G (1981) Relation of the renin-angiotensin-aldosterone system to clinical state in congestive heart failure. Circulation 63: 645–656
Dzau VJ, Burt DW, Pratt RE (1988) Molecular biiiology of the renin-angiotensin system. Am J Physiol 255: 563–573
Dzau VJ, Gibbons GH (1987) Autocrine-paracrine mechanisms of vascular myocytes in hypertension. Am J Cardiol 60: 991–996
Dzau VJ, Hollenberg NK (1984) Renal response to captopril in severe heart failure: Role of furosemide in natriuresis and reversal of hyponatremia. Ann Int Med 100: 777–782
Dzau VJ, Packer M, Lilly LS et al. (1984) Prostaglandins in severe heart failure: relation to activation of the renin-angiotensin system and hyponatremia. N Engl J Med 310: 347–352
Ehsani AA, Ogawa T, Miller TR, Spina RJ, Jilka SM (1991) Exercise training improves left ventricular systolic function in older men. Circulation 83: 96–103
Eichhorn EJ, Bedotto JM, Balloy CR et al. (1990b) Effect of β-adrenergic blockade on myocardial function and energetics in congestive heart failure. Circulation 82: 473–483
Eichhorn EJ, Heesch CM, Barnett JH et al. (1994) Effect of metoprolol on function and energetics in patients with nonischemic dilated cardiomyopathy: a randomized, doubleblind, placebo-controlled study. J Am Coll Cardiol 24: 1310–1320
Eichhorn EJ, Jeesch CM, Risser RC, Marcoux L, Hatfield B (1990a) Predictors of systolic and diastolic improvement in patients with dilated cardiomyopathy treated with metoprolol. J Am Coll Cardiol 25: 154–162
Elkayam U, Amin J, Mehra A et al. (1990) A prospective, randomized double-blind, crossover study to compare the efficacy and safety of chronic nifedipine therapy with that of isosorbide dinitrate and their combination in the treatment of chronic heart failure. Circulation 82: 1954–1961
Ellbogen DA, Mohanty PK, Szentpetery S, Thames MD (1989) Arterial baroreflex abnormalities in heart failure: Reversal after orthotopic cardiac transplantation. Circulation 79: 51–58
Engelmeier RS, OConnell JB, Walsh R, Rad N, Scanlon PJ, Gunnar RM (1985) Improvement in symptoms and exercise tolerance by metoprolol in patients with dilated cardiomyopathy: double-blind, randomized, placebo-controlled trial. Circulation 72: 536–546
Erdmann E (1984) Therapie der akuten und chronischen Herzinsuffizienz mit Herzglykosiden. In: Riecker G (Hrsg) Handbuch der inneren Medizin. Springer, Berlin Heidelberg New York Tokio, S 563–656
Erdmann E, Brown L, Kreuzer E, Kemkes B, Weinhold C, Holper K, Klövekorn W (1985a) Altersabhängige Regulation der Herzglykosidrezeptoren. Z Kardiol [Suppl 7] 74: 33–38
Erdmann E, Presek P, Swozil R (1976) Über den Einfluß von Kalium auf die Bindung von Strophanthin an menschliche Herzmuskelzellmembranen. Klin Wochenschr 54: 383–389
Erdmann E, Werdan K, Brown L (1985b) Multiplicity of cardiac glycoside receptors in the heart. Trends Pharmacol Sci 6: 293–295
Eriksson H, Svärdsudd K, Larsson B et al. (1989) Risk factors for heart failure in the general population: The study of men born in 1913. Eur Heart J 10: 647–656
Eschenhagen T, Mende U, Nose M et al. (1991) Isoprenaline-induced increase in m-RNA levels of inhibitory G-protein-a-subunits in rat heart. Naunyn Schmiedebergs Arch Pharmacol 343: 609–615
Eschenhagen T, Mende U, Nose M et al. (1992a) Increased messenger RNA level of the inhibitory G-protein-a-subunit-Giα2 in human endstage heart failure. Circ Res 70: 688–696
Eschenhagen T, Mende U, Schmitz W, Scholz H (1992b) Veränderungen der Genexpression bei terminaler Myokardinsuffizienz. Z Kardiol 81 (Suppl 4): 33–40
Esler MD, Thompson JM, Kaye DM et al. (1995) Effects of aging on the responsiveness of the human cardiac sympathetic nerves to stressors. Circulation 91: 351–358
Fabiato A (1975) Dependence of the contractile activation of skinned cardiac cells the sarcomere length. Nature 256: 54–56
Fabiato A (1983) Calcium-induced release of calcium from the cardiac s.r. Am J Physiol 245: C1–C14
Farrar DJ, Hill JD, Gray jr LA et al. (1988) Heterotopic prostetic ventricles as a bridge to cardiac transplantation. N Engl J Med 318: 333–340
Fazio S, Cittadini A, Cuocolo A et al. (1993 ) J Clin Endocrinol Metab 77: 790–793
Fazio S, Sabatini D, Capaldo D et al. (1996) A preliminary study of growth hormone in the treatment of dilated cardiomyopathy. N Engl J Med 334: 809–814
Feldman AM, Bristow MR, Parmley WW et al., for the Vesnarinone Study Group (1993) Effects of vesnarinone on morbidity and mortality in patients with heart failure. N Engl J Med 329: 149–155
Feldman AM, Cates AE, Bristow MR, Dop C van (1989) Altered expression of a-subunits of G-proteins in failing human hearts. J Mol Cell Cardiol 21: 359–365
Feldman AM, Cates AE, Veazey WB et al. (1988b) Increase of the 40000-mol wt pertussis toxin substrate (G protein) in the failing human heart. J Clin Invest 82: 189–197
Feldman AM, Jackson DG, Bristow MR, Cates AE, Dop C van (1991a) Immunodetectable levels of the inhibitory guanine nucleotide binding regulatory proteins in failing human heart: disordance with measurements of adenylate cyclase activity and levels of pertussis toxin substrate. J Mol Cell Cardiol 23: 439–452
Feldman AM, Ray PE, Silan CM et al. (1991b) Selective gene expression in failing human heart. Quantification of steady-state levels of messenger RNA in endomyocardial biopsies using the polymerase chain reaction. Circulation 83: 1866–1872
Feldman MD, Alderman JD, Arosty JM et al. (1988a) Depression of systolic and diastolic myocardial reserve during atrial pacing tachacardia in patients with dilated cardiomyopathy. J Clin Invest 82: 1661–1669
Feldman MD, Copelas L, Gwathmey JK et al. (1987) Deficient production of cyclic AMP: pharmacologic evidence of an important cause of contractile dysfunction in patients with endstage heart failure. Circulation 75: 331–339
Feldman MD, Gwathmey JK, Phillips P, Schoen F, Morgan JP (1988c) Reversal of the force-frequency-relationship in working myocardium from patients with endstage heart failure. J Appl Cardiol 3: 273–283
Feldman RD, Limbird LE, Nadeau J, Robertson D, Wood AJ (1984) Alterations in leukocyte β-receptor affinity with aging: A potential explantation for altered β-adrenergic sensitivity in the elderly. N Engl J Med 310: 815–819
Ferguson DW (1990) Baroflex-mediated circulatory control in human heart failure. Heart Failure 6: 3–11
Ferguson DW, Abboud FM, Mark AL (1984) Selective impairment of baro-reflex-mediated vasoconstrictor responses in patient with ventricular dysfunction. Circulation 69: 451–460
Ferguson DW, Berg J, Sanders JS, Roach PJ, Kempf JS, Kienzle MG (1989) Sympathoinhibitory responses to digitalis glycosides in heart failure patients. Circulation 80: 65–77
Ferguson DW, Berg WJ, Sanders JS (1990) Clinical and hemodynamic correlates of sympathetic nerve activity in normal humans and patients with heart failure: evidence from direct neurographic recordings. J Am Coll Cardiol 16: 1125–1134
Flesch M, Kilter H, Cremers B et al. (1999) Effects of endotoxin on human myocardial contractility involvement of nitric oxide and peroxynitrite. J Am Coll Cardiol 33: 1062–1070
Flesch M, Kilter H, Cremers B et al. (1997) Acute effects of nitric oxide and cyclic GMP on human myocardial contractility. J Pharmacol Exp Ther 281: 1340–1349

Flesch M, Schwinger RHG, Schnabel P et al. (1996) Sarcoplasmatic reticulum $Ca^{2+}$ATPase and phospholamban mRNA and protein levels in end-stae heart failure due to ischemic or dilated cardiomyopathy. J Mol Med 74: 321–332
Fowler MB, Laser JA, Hopkins GL, Minobe W, Bristow MR (1986) Assessment of the β-adrenergic receptor pathway in the intact failing human heart: progressive receptor down-regulation and subsensitivity to agonist response. Circulation 74: 1290–1302
Francis GS, Benedict C, Johnstone DE et al., for the SOLVD Investigators (1990) Comparison of neuroendocrine activation in patients with left ventricular dysfunction with and without congestive heart failure. Circulation 82: 1724–1729
Francis GS, Goldsmith SR, Ziesch S, Nakajima H, Cohn JN (1985) Relative attenuation of sympathetic drive during exercise in patients with congestive heart failure. J Am Coll Cardiol 5: 832–839
Francis GS, Goldsmith SR, Ziesche SM, Cohn JN (1982) Response of plasma norepinephrine and epinephrine to dynamic exercise in patients with congestive heart failure. Am J Cardiol 49: 1152–1159
Frank O (1895) Zur Dynamik des Herzmuskels. Z Biol 32: 370–382
Frustraci A, Perrone GA, Gentiloni N, Russo MA (1992) Reversible dilated cardiomyopathy due to growth hormone deficiency. Am J Clin Pathol 97: 503–511
Fuster V, Stein B, Halperin JL, Chesebro JH (1990) Antithrombotic therapy in cardiac disease: an approach based on pathogenesis and risk stratification. Am J Cardiol 65: 38C–44 C
Gaffney TW, Braunwald E (1963) Importance of adrenergic nervous system in the support of circulatory function in patients with congestive heart failure. Am J Med 34: 320–324
Gage J, Rutman H, Lucido D, Le Jemtel TH (1986) Additive effects of dobutamine and amrinone on myocardial contractility and ventricular performance in patients with severe heart failure. Circulation 74: 367–373
Ganten D, Lindpaintner K, Ganten U et al. (1991) Transgenic rats: New animal models in hypertension research. Hypertension 17: 843–855
Gauthier C. Tavernier G, Charpentier F, Langin D, Le Marec H (1996) Functional $\beta_3$-adrenoceptor in the human heart. J Clin Invest 98: 556–562
Genth-Zotz S, Zotz R, Geil S, Voigtländer T, Meyer J, Darius H (1999) Recombinant growth hormone therapy in patients with ischemic cardiomyopathy. Effects on hemodynamics, left ventricular function, and cardiopulmonary exercise capacity. Circulation 99: 18–21
Gheorghiade M, Hall V, Lakier JB, Goldstein S (1989) Comparative hemodynamic and neurohormonal effects of intravenous captopril and digoxin and their combinations in patients with severe heart failure. J Am Coll Cardiol 13: 134–142
Gilbert EM, Abraham WT, Olsen S et al. (1996) Comparative hemodynamic, left ventricular functional, and antiadrenergic effects of chronic treatment with metoprolol vs. carvedilol in the failing heart. Circulation 94: 2817–2825
Gilbert EM, Anderson JL, Deitchman D et al. (1990) Long-term β-blocker vasodilator therapy improves cardiac function in idiopathic dilated cardiomyopathy: A double blind, randomized study of bucindolol vs. placebo. Am J Med 88: 223–229
Gille E, Lemoine H, Ehle B, Kauman AJ (1985) The affinity of (-)-propraolol for $\beta_1$- and $\beta_2$-receptors of human heart. Differential antagonism of the positive inotropic effects and adenylate cyclase stimulation by (-)-noradrenaline and (-)-adrenaline. Naunyn Schmiedebergs Arch Pharmacol 331: 60–70
Gillebert TC, Sys SU, Brusaert DL (1989) Influence of loading patterns on peak length-tension relation and on relaxation in cardiac muscle. J Am Coll Cardiol 13: 483–490
Gilman AG (1984) G proteins and dual control of adenylate cyclase. Cell 36: 577–579
GISSI-3 (1994) Effects of lisinopril and transdermal glyceryl trinitrate singly and together on 6-week mortality and ventricular function after myocardial infarction. Lancet 343: 1115–1122
Gold MR, Feliciano Z, Gottlieb SS, Fisher ML (1995) Dual-chamber pacing with a short atrioventricular delay in congestive heart failure: A randomized study. J Am Coll Cardiol 26: 967–973
Goldberg LI (1989) Pharmacological bases for the use of dopamine and related drugs in the treatment of congestive heart failure. J Cardiovasc Pharmacol 14 (Suppl 8): 21–26
Goldsmith SR, Francis GS, Cowley AW (1986) Arginine vasopressin and the renal response to water loading in congestive heart failure. Am J Cardiol 58: 295–301
Goldstein RE, Boccuzzi SJ, Crues D (1991) Dilitazem increases late-onset congestive heart failure in postinfarction patients with early reductio in ejection fraction. Circulation 83: 52–60
Goodyer AVN, Jaeger CA (1955) Renal response to non-smoking hemorrhage: role of the autonomic nervous system and of the renal circulation. Am J Physiol 180: 69–74
Gorcsan III J, Feldman AM, Kormos RL et al. (1998) Heterogeneous immediate effects of partial left ventriculectomy on cardiac performance. Circulation 97: 839–842
Gottlieb RA, Burleson KO, Kloner RA, Babior BM, Engler RL (1994) Reperfusion injury induces apoptosis in rabbit cardiomyocytes. J Clin Invest 94: 1621–1628
Gottlieb SS, Dickstein K, Fleck E et al. (1993) Hemodynamic and neurohormonal effects of the angiotensin II antagonist losartan in patients with congestive heart failure. Circulation 88: 1602–1609
Greef K (1977) Zur Pharmakokinetik des g-Strophanthins. Dtsch Med Wochenschr 102: 135–139
Green SA, Cole G, Jacinto M, Innis M, Liggett SB (1993) A polymorphism of the human beta 2-adrenergic receptor within the fourth transmembrane domain alters ligand binding and functional properties of the receptor. J Biol Chem 268: 23116–23121
Griendling KK, Murphy TJ, Alexander RW (1993) Molecular biology of the renin-angiotensin system. Circulation 87: 1816–1828
Grossman W (1990) Evaluation of systolic and diastolic function of the myocardium. In: Grossman W, Baim D (eds) Cardiac Catheterization and Angiography, 4th edn, Lea and Febiger, Philadelphia, pp 319–342
Gulati J (1992) Length-sensing function of troponin C and Starlings Law of the heart. Circulation 85: 1954–1955
Gurevitch J, Frolkis I, Yuhas Y et al. (1996) Tumor necrosis factor-alpha is released from the isolated heart undergoing ischemia and reperfusion. J Am Coll Cardiol 28: 247–252
GUSTO Angiographic Investigators (1993) The effects of tissue plasminogen activation, streptokinase or both on coronary artery, patency, ventricular function and survival of the acut myocardial infarction. N Engl J Med 329: 1615–1622
Gwathmey JK, Copelas L, MacKinnon R et al. (1987) Abnormal intracellular calcium handling in myocardium form patients with end-stage heart failure. Circ Res 61: 70–76
Gwathmey JK, Morgan JP (1985) Altered calcium handling in experimental pressure-overload hypertrophy in the ferret. Circ Res 57: 836–843
Gwathmey JK, Slawsky MT, Hajjar RJ, Briggs GM, Morgan JP (1990) Role of intracellular calcium handling in force-interval relationships of human ventricular myocardium. J Clin Invest 85: 1599–1613
Habib FM, Springall DR, Davies GJ et al. (1996) Tumour necrosis factor and inducible nitric oxide synthase in dilated cardiomyopathy. Lancet 347: 1151–1155
Hall AS, Murray GD, Ball SG (1997) Follow-up study of patients randomly allocated ramipril or placebo for heart failure after acute myocardial infarction: AIRE extension (AIREX) study. Lancet 349: 1493–1497
Hasenfuss G (1992) Neue Kardiotonika/Inodilatatoren: Energetische Aspekte. Z Kardiol 81 (Suppl 4): 57–63
Hasenfuss G, Reinecke H, Studer R et al. (1994) Relation between myocardial function and expression of sarcoplasmic reticulum $Ca^{2+}$-ATPase in failing and nonfailing human myocardium. Circ Res 75: 4334–4343
Hasking GJ, Esler MD, Jennings EL (1986) Norepinephrine spillover to plasma in patients with congestive heart failure: evidence of increased overall and cardiorenal sympathetic nerve activity. Circulation 73: 615–621
Hausdorfer WP, Caron MG, Lefkowitz RJ (1990) Turning off the signal. Desensitization of β-adrenergic receptor function. FASEB J 4: 2881–2889

Hegglin R (1934) Über Organvolumen und Organgewicht: Nebst Bemerkungen über die Größenbestimmungsmethoden. Z Konstitutionslehre 18: 110–134

Heilbrunn SM, Shah P, Bristow MR, Valantine HA, Ginsburg R, Fowler MB (1989) Increased β-receptor density and improved hemodynamic response to catecholamine stimulation during long-term metoprolol therapy in heart failure from dilated cardiomyopathy. Circulation 79: 483–490

Helin K, Stoll M, Meffert S, Stroth S, Unger T (1997) The role of angiotensin receptors in cardiovascular diseases. Annals of Medicine 29: 23–29

Henderson AH (1994) Amiodarone for chronic failure. Lancet 344: 489–490

Hershberger RE, Feldman AM, Bristow MR (1991) A1-Adenosine receptor inhibition of adenylate cyclase in failing and nonfailing human ventricular myocardium. Circulation 83: 1343–1351

Heublein DM, Wie C, Lerman A et al. (1994) Endothelin in human congestive heart failure. Circulation 89: 1580–1586

Hickam JB, Cargill WH (1948) Effects of exercise pressure in normal person and in patients with cardiovascular disease and pulmonary emphysema. J Clin Invest 27: 10–15

Higginbotham MB, Morris KG, Williams RS et al. (1986) Regulation of stroke volume during submaximal and maximal upright exercise in normal man. Circ Res 58: 281–291

Ho KKl, Anderson KM, Kannel WB, Grossman W, Levy D (1993) Survival after the onset of congestive heart failure in Framingham heart study subjects. Circulation 88: 107–115

Hochleitner M, Hörtnagl H, Ng C-K et al. (1990) Usefulness of physiologic dual-chamber pacing in drug-resistant idiopathic dilated cardiomyopathy. Am J Cardiol 66: 198–202

Honerjäger P, Heiss A, Schäfer-Korting M, Schönsteiner G, Reiter M (1984) UDCG-115 – a cardiotonic pyridazinone which elevates cyclic AMP and prolongs the action potential in guinea-pig papillary muscles. Naunyn Schmiedebergs Arch Pharmacol 325: 259–269

Hoppe UC et al, Deutsche Gesellschaft für Kardiologie Herz- und Kreislaufforschung (1998) Leitlinien zur Therapie der chronischen Herzinsuffizienz. Z Kardiol 87: 645–661

Hort W (1955) Qunatitative Untersuchungen über die Kapillarisierung des Herzmuskels im Erwachsenen- und Greisenalter, bei Hypertrophie und Hyperplasie. Virchows Arch [Pathol Anat] 327: 560–576

Hort W (1968) Morphologie der akuten und chronischen Herzdilatation und Herzinsuffizienz. Verh Dtsch Ges Kreislaufforsch 34: 1–15

Hulsmann WC (1991) Biochemical profile of propionyl-L-carnitine. Cardiovasc Drugs Ther 5 (Suppl I): 7–10

Hunkeler NM, Kullman J, Murphy AM (1991) Troponin I isoform expression in human heart. Circ Res 69: 1409–1414

Huxley H (1969) The mechanism of muscular contraction. Science 164: 1356–1361

Investigators of the Study on Propionyl-L-Carnitine in Chronic Heart Failure (1999) Study on propionyl-L-carnitine in chronic heart failure. Eur Heart J 19: 70–76

Ishikawa T, Yanagisawa M, Kimura S, Goto K, Masaki T (1988) Positive inotropic action of novel vasoconstrictor peptide endothelin on guinea pig atria. Am J Physiol 225: H970-H973

ISIS-4 (Fourth International Study of Infarct Survival) Collaborative Group* (1995) ISIS-4: A randomised factorial trial assessing early oral captopril, oral mononitrate, and intravenous magnesium sulphate in 58050 patients with suspected acute myocardial infarction. Lancet 345: 669–685

Isoyama S, Grossman W, Wei JY (1988) Effect of age on myocardial adaptation to volume overload in the rat. J Clin Invest 81: 1850–1857

Isoyama S, Wei JY, Izumo S, Fort P, Schoen FJ, Grossman W (1987) Effect of age on the development of cardiac hypertrophy produced by aortic constriction in the rat. Circ Res 61: 337–345

Ito H, Hiroe M, Hirata Y et al. (1993) Insulinlike growth factor-I induces hypertrophy with enhanced expression of muscle specific genes in cultured rat cardiomyocytes. Circulation 87: 1715–1721

Izumo S, Nadal-Ginard B, Mahdavi V (1988) Protooncogene induction and reprogramming of cardiac gene expression produced by pressure overload. Proc Natl Acad Sci USA 85: 339–343

Kaddoura S, Firth JD, Boheler KR, Sudgen PZH, Poole-Wilson PA (1996) Endothelin-1 is involved in norepinephrine-induced ventricular hypertrophy in vivo. Circulation 93: 2068–2079

Kajstura J, Cigola E, Malhotra A et al. (1997) Angiotensin II induces apoptosis of adult ventricular myocytes in vitro. J Mol Cell Cardiol 29: 859–870

Kajstura J, Leri A, Finato N et al. (1998) Myocyte proliferation in end-stage cardiac failure in humans. Proc Natl Acad Sci USA 95(15) 8801–8805

Kannel WB, Cupples A (1988) Epidemiology and risk of cardiac failure. Cardiovasc Drugs Ther 2: 387–395

Kannel WB, Plehn JF, Cupples A (1988) Cardiac failure an sudden death in the Framingham Study. Am Heart J 115: 869–875

Kass DA (1991) Evaluation of left ventricular systolic function. Heart Failure 4: 198–205

Kass DA, Baughman KL, Pak PH, Cho PW, Levin HR, Gardner TJ, Halperin HR, Tsitlik JE, Acker MA (1995) Reverse remodeling from cardiomyopasty in human heart failure. External constraint vs. active assist. Circulation 91: 2314–2318

Kass DA, Manghan WL (1988) From Emax to pressure volume relations: A broader view. Circulation 77: 1203–1211

Katz AM (1990) Cardiomyopathy of overload. N Engl J Med 322: 100–110

Kaumann AJ, Lemoine H (1987) $\beta_2$-Adrenoceptor-mediated positive inotropic effect of adrenaline in human ventricular myocardium. Quantitative discrepancies with binding and adenylate cyclase stimulation. Naunyn Schmiedebergs Arch Pharmacol 335: 403–411

Kelly RA, Eid H, Kramer Bk et al. (1990) Endothelin enhances the contractile responsiveness of adult rat ventricular myocytes to calcium via a pertusis toxin-sensitive pathway. J Clin Invest 86: 1164–1171

Kentish JC (1988) The length-tension relation in the failing myocardium and ist cellular basis. Heart Failure 4: 125–136

Kithas PA, Artman M, Thompson WJ, Strada SJ (1988) Subcellular distribution of high affinity type IV cyclic AMP phosphodiesterase activity in rabbit ventricular myocardium: relations to the effects of cardiotonic drugs. Circ Res 62: 782–786

Kokkonen JO, Saarinen J, Kovanen PT (1997) Regulation of local angiotensin II formation in the human heart in the presence of interstitial fluid. Circulation 95: 1455–1463

Komoro I, Kurabayashi M, Takaku F, Yazaki Y (1988) Expression of cellular oncogene in the myocardium during the development stage and pressure-overload hypertrophy of the rat hearts. Circ Res 62: 1075–1083

Komuro I, Kurabayashi M, Shibazaki Y, Takaku F, Yazaki Y (1989) Molecular cloning and characterization of $CA^{2++}Mg^{2+}$-dependent adenosine triphosphatase from rat cardiac sacroplasmic reticulum. Regulation of its expression by pressure overload and developmental stage. J Clin Invest 83: 1102–1108

Konstam MA, Rousseau MF, Kronenberg MW et al. (1992) Effects of the angiotensin converting enzyme inhibitor enalapril on the long-term progression of left ventricular dysfunction in patients with heart failure. Circulation 86: 431–438

Krown KA, Page MT, Nguyen C et al. (1996) Tumor recrosis factor α-induced apoptosis in cardia myocytes: involvement of the sphingolipid signaling cascade in cardiac cell death. J Clin Invest 98: 2854–2865

Krown KA, Yasui K, Brooker MJ et al. (1995) TNFα receptor expression in rat cardiac myocytes..: TNFα inhibition of L-type $Ca^{2+}$ current and $Ca^{2+}$transients. FEBS Lett 376: 24–30

Kubo SH, Gollub S, Bourge R et al. (1992) Beneficial effects of pimobendan on exercise tolerance and quality of life in patients with heart failure – results of a multicenter trial. Circulation 85: 942–949

Kubo SH, Rector TS, Heifetz SM, Cohn JN (1989) a2-receptor-mediated vasoconstriction in patients with congestive heart failure. Circulation 80: 1660–1669

Kurabayashi M, Shibasaki Y, Komuro I, Tsuchimochi H, Yazaki Y (1990) The myosyn switching in human cardiac hypertrophy. Jpn Circ J 54: 1192–1205

Kyriakides ZS, Kelesides K, Melanidis J et al. (1986) Systolic functional response of normal older and younger adult left ventricles to dobutamine. Am J Cardiol 58: 816–819

Lakatta EG (1993) Deficient Neuroendocrine Regulation of the Cardiovascular System With Advancing in Healthy Humans. Circulation 87: 631–636
Lakatta EG, Jewell BR (1977) Length-dependent activation. Its affect on the length-tension relation in cat ventricular muscle. Circ Res 40: 251–257
Laks MM, Morady F, Swan MB (1973) Myocardial hypertrophy produced by chronic infusion of subhypertensive doses of norepinephrine in the dog. Chest 64: 75–78
Lambertz H, Meyer J, Erbel R (1984) Long-term hemodynamic effects of prenalterol in patients with severe congestive heart failure. Circulation 69: 298–306
Lands AM, Arnold A, McAuliff JP, Luduena FP, Brown TG (1967) Differentiation of receptor systems activated by sympathomimetic amines. Nature 214: 597–598
Le Jemtel TH, Keung E, Sonnenblick EH et al. (1979) Amrinone: a new non-glycosidic, non-adrenergic cardiotonic agent effective in the treatment on intractable myocardial failure in man. Circulation 59: 1098–1106
Lechat P, Packer M, Chalon S, Cucherat M, Arab T, Boissel JP (1998) Clinical effects of β-adrenergic blockade in chronic heart failure. Circulation 98: 1184–1191
Lee CO, Kang DH, Sokol JG, Lee KS (1980) Relation between intracellular Na+-ion activity and tension of sheep cardiac purkinje fibers exposed to dihydroouabain. Biophys J 29: 315–330
Lee DC-S, Johnson RA, Goroll AH, Newell JB, Strauss WH, Haber E (1982) Heart failure in outpatients. A randomised trial of digoxin vs. placebo. N Engl J Med 306: 699–705
Levine TB, Francis GS, Goldsmith SR, Cohn JN (1983) The neurohumoral and hemodynamic response to orthostatic tilt in patients with congestive heart failure. Circulation 67: 1070–1075
Levine TB, Francis GS, Goldsmith SR, Simon A, Cohn JN (1982) Activity of the sympathetic nervous system and renin-angiotensin system assessed by plasma hormone levels and their relationship to hemodynamic abnormalities in congestive heart failure. Am J Cardiol 49: 1659–1666
Levine TB, Kalman J, Mayer L, Fillit HM, Packer M (1990) Elevated circulating levels of tumor necrosis factor in congestive heart failure. N Engl J Med 323: 236–241
Levitsky D, De la Bastie D, Schwartz K, Lompré AM (1991) $Ca^{2+}$-ATPase and function of sarcoplasmic reticulum during cardiac hypertrophy. Am J Physiol (Suppl) 261: 23–26
Lewis EJ, Hunsicker LG, Bain RP, Rohde RD (1993) The effect of angiotensin-converting-enzyme inhibition on diabetic nephropathy. N Engl J Med 329: 1456–62
Liggett SB, Wagoner LE, Craft LL, Hornung RW, Holt BD, McIntosh TC (1998) The he 164 $\beta_2$-adrenergic receptor polymorphism adversely affects the outcome of congestive heart failure. J Clin Invest 102: 1534–2539
Limas CJ, Olivari M-T, Goldenberg IF, Levine RB, Benditt DG, Simon A (1987) Calcium uptake by cardiac sarcoplasmic reticulum in human dilated cardiomyopathy. Cardiovasc Res 21: 601–605
Linzbach AJ (1956) Über das Längenwachstum der Herzmuskelfasern und ihrer Kerne in Beziehung zur Herzdilatation. Virchows Arch [Pathol Anat] 328: 165
Linzbach AJ, Akuomoa-Boateng E (1973) Die Altersveränderungen des menschlichen Herzens: I Das Herzgewicht im Alter. Klin Wochenschr 51: 156–163
Löffelholz K, Pappano A (1985) The parasympathetic neuroeffector junction of the heart. Pharmacol Rev 37: 1–24
Lompré AM, Lambert F, Lakatta EG, Schwartz K (1991a) Expression of sarcoplasmic reticulum $Ca^{2+}$-ATPase and calsequestrin genes in rat heart during ontogenic development and aging. Circ Res 69: 1380–1388
Lompré AM, Mercadier JJ, Schwartz K (1991b) Changes in gene expression during cardiac growth. Int Rev Cytol 124: 137–186
Lorell BH (1988) Left ventricular diastolic pressure-volume relations: Understanding and managing congestive heart failure. Heart Failure 4: 206–223
Lowes BD, Minobe W, Abraham WT et al. (1997) Changes in gene expression in the intact human heart. Downregulation of α-myosin heavy chain in hypertrophied, failing ventricular myocardium. Clin Invest 100: 2315–2324
Maciel LMZ, Polikar R, Rohrer D, Popovich BK, Dillmann WH (1990) Ageinduced decreases in the messenger RNA coding for the sarcoplasmic reticulum $Ca^{2+}$-ATPase of the rat heart. Circ Res 69: 230–234
Makino N, Hata T, Sugano M, Dixon IMC, Yanaga T (1996) Regression of hypertrophy after myocardial infarction is produced by the chronic blockade of angiotensin type 1 receptor in rats. J Mol Cell Cardiol 28;: 507–517
Mann DL, Kent RI, Parsons B, Cooper G (1992) Adrenergic effects on the biology of the adult mammalian cardiocyte. Circulation 85: 790–804
Massie B, Bourassa M, DiBianco R et al. (1985) Long-term oral administration of amrinone for congestive heart failure: lack of efficacy in a multicenter controlled trial. Circulation 71: 963–971
Matsumori A, Ono K, Nishio R, Nose Y, Sasayama S (1997) Amiodarone inhibits production of tumor necrosis factor-α-by human mononuclear cells. A possible mechanism for its effect in heart failure. Circulation 96: 1386–1389
Mc Murray JJV, Ray SG, Abdulla I, Dargie HD, Morton JJ (1992) Plasma endothelin in chronic heart failure. Circulation 85: 1374–1379
McKnee PA, Castelli WP, McNamara PM, Kannel WB (1971) The natural history of congestive failure: the Framingham Study. N Engl J Med 285: 1441–1446
McMurray JJV (1998) Failure to practice evidence-based medicine: why do physicians not treat patients with heart failure with angiotensin-converting enzyme inhibitors? Eur Heart J 19: (Suppl I) L15-L21
Mercadier JJ, Bouveret P, Gorza L et al. (1983) Myosin isoenzymes in normal and hypertrophied human ventricular myocardium. Circ Res 53: 52–62
Mercadier JJ, Lompre AM, Duc P et al. (1990) Altered sacroplasmic reticulum $Ca^{2+}$-ATPase gene expression in the human ventricle during end-stage heart failure. J Clin Invest 85: 305–309
Merit-HF Study Group (1999) Effect of metoprolol CR/XL in chronic heart failure: Metoprolol CR/XL randomised intervention trial in congestive heart failure (MERIT-HF). Lancet 353: 2001-2007
Merola B, Cittadini A, Colao A et al. (1993) Cardiac structural and functional abnormalities in adult patients with growth hormone deficiency. J Clin Endocrinol Matab 77: 1658–1661
Miller CA, Pae WE, Pierce WS (1990) Combined registry for the clinical use of mechanical ventricular assist pumps and the total artificial heart in conjunction with heart transplantation: 4th official report – 1989. J Heart Transplant 9: 453–458
Miller LW (1991) Mechanical assist devices in intensive cardiac care. Am Heart J 121: 1887–1892
Misao J, Hayakawa Y, Ohno M, Kato S, Fujiwara T, Fujiwara H (1996) Expression of bcl-2 Protein, an inhibitor of apoptosis, and bax, an accelerator of apoptosis, in ventricular myocytes of human hearts with myocardial infarction. Circulation 94: 1506–1512
Molenaar P, OReilly G, Sharkey A et al. (1993) Characterization and localization of endothelin receptor subtypes in the human atrioventricular conducting system and myocardium. Circ Res 72: 526–538
Morgan HE, Baker KM (1991) Cardiac hypertrophy: mechanical, neural and endocrine dependence. Circulation 83: 13–25
Morgan J (1991) Abnormal intracellular modulation of calcium as a major cause of cardiac contractile dysfunction. N Engl J Med 325: 626–632
Morley JE, Reese S (1989) Clinical implications of the aging heart. Am J Med 86: 77–86
Movsesian MA, Bristow MR, Krall J (1989) Ca2+-uptake by cardiac sarcoplasmic reticulum from patients with idiopathic dilated cardiomyopathy. Circ Res 65: 1141–1144
Movsesian MA, Colyer J, Wang JH, Krall J (1990) Phospholamban-mediated stimulation of $Ca^{2+}$-uptake in sarcoplasmic reticulum from normal and failing hearts. J Clin Invest 85: 1698–1702
Movsesian MA, Smith CJ, Krall J, Bristow MR, Manganiello VC (1991) Sarcoplasmatic reticulum-associated cyclic adenosine 5'-monophosphate phosphodiesterase activity in normal and failing human hearts. J Clin Invest 88: 15–19
MRC Working Party (1992) Medical Research Council trial of treatment of hypertension in older adults: principal results. BMI 304: 405–412

Mukoyama M, Nakajima M, Horiuchi M, Sasamura H, Pratt RE, Dzau VJ (1993) Expression cloning of type 2 angiotensin II receptor of a unique class of seven membrane receptors. J Biol Chem 268: 24539–24542

Mulieri LA, Hasenfuss G, Leavitt B, Allen PD, Alpert NR (1992) Altered myocardial force-frequency relation in human heart failure. Circulation 85: 1743–1750

Müller FU, Boheler KR, Eschenhagen T, Schmitz W, Scholz H (1993) Isoprenaline stimulates gene transcription of the inhibitory G protein a-subunit Gia2 in rat heart. Circ Res 72: 696–700

Münzel T, Giaid A, Kurz S, Stewart DJ, Harrison DG (1995a) Evidence for a role of endothelin 1 and protein kinase C in nitroglyarine tolerance. Proc Natl Acad Sci 92: 5244–5248

Münzel T, Sayegh H, Freeman BA, Tarpey MM, Harrison DG (1995b) Evidence for enhanced vascular superoxide anion production in nitrate tolerance. A novel mechanism underlying tolerance and cross tolerance. J Clin Invest 95: 187–194

Murphy TH Takeuchi K, Alexander RW (1992) Molecular cloning of AT 1 angiotensin receptors. Am J Hyperten 5: 236–242

Murphy TJ, Alexander RW, Griendling KK, Runge MS, Bernstein KE (1991) Isolation of a cDNA encoding the vascular type-1 angiotensin II receptor. Nature 351: 233–236

Näbauer M, Beuckelmann DJ, Erdmann E (1993) Characteristics of transient outward current in human ventricular myocytes from patients with terminal heart failure. Circ Res 73: 386–394

Nagai R, Zarain-Herzberg A, Brandl CJ et al. (1989) Regulation of myocardial $Ca^{2+}$-ATPase and phospholamban m-RNA expression in response to pressure overload and thyroid hormone. Proc Natl Acad Sci USA 86: 2966–2970

Nagasaki K, Fleischer S (1988) Ryanodine sensitivity of the calcium release channel of sarkoplasmic reticulum. Cell Calcium 9: 1–7

Nakao K, Minobe W, Roden R, Bristow MR, Leinwand LA (1997) Myosin heavy chain gene expression in human heart failure. J Clin Invest 100: 2362–2370

Narayanan N (1981) Differential alterations in ATP-supported calcium transport activities of sarcoplasmic reticulum and sarcolemma of aging myocardium. Biochim Biophys Acta 678: 442–459

Narula J, Haider N, Virmani R et al. (1996) Apoptosis in myocytes in end-stage heart failure. N Engl J Med 335: 1182–1189

NETWORK Investigators (1998) Clinical outcome with enalapril in symptomatic chronic heart faillure; a dose comparison. Eur Heart J 19: 481–489

Neumann J, Schmitz W, Scholz H et al. (1988) Increase in myocardial Gi-proteins in heart failure. Lancet 2: 936–937

Nguyen QT, Cernacek P, Calderoni A et al. (1998) Endothelin a receptor blockade causes adverse left ventricular remodeling but improves pulmonary artery pressure after infarction in the rat. Circulation 98: 2323–2330

Nickenig G, Böhm M (1998) Cardiac specific expression of AT1 receptors in experimental heart failure. Heart Failure Reviews 3: 101–107

Nickenig G, Böhm M (1998) Vaskuläre AT1-Rezeptoren bei arterieller Hypertonie und metabolischem Syndrom. Herz Kreisl 30: 329–334

Nilius B, Hess P, Lansman JB, Tsien RW (1985) A novel type of cardiac calcium channel in ventricular cells. Nature 316: 443

Nul DR, Doval HC, Grancelli HO et al., for the GESICA-GEMA Investigators (1997) Heart rate is a marker of amiodarone mortality reduction in severe heart failure. J Am Coll Cardiol 29: 1199–1205

Ogawa T, Spina RJ, Martin III WH et al. (1992) Effects of aging, sex, and physical training on cardiovascular responses to exercixe. Circulation 86: 494–503

Ohlshausen KE et al., for the German and Austrian Xamoterol Study Group (1988) Double-blind placebo-controlled comparison of digoxin and xamoterol in chronic heart failure. Lancet I: 489–493

Ohlsson Å, Beck R, Bennett T et al. (1995) Monitoring of mixed venous oxygen saturation and pressure from biosensors in the right ventricle. A 24 hour study in patients with heart failure. Eur Heart J 16: 1215–1222

Ohnhaus EE (1983) Dosierung von Herzglykosiden. In: Erdmann E (Hrsg) Therapie mit Herzglykosiden. Springer, Berlin Heidelberg New York Tokio, S 40–47

Olivari MT, Levine TB, Cohn JN (1983) Abnormal neurohumoral response to nitroprusside infusion in congestive heart failure. J Am Coll Cardiol 2: 411–417

Olivetti G, Abbi R, Quaini F et al. (1997) Apoptosis in the failing human heart. N Engl J Med 336/16: 1131–1141

Olivetti G, Melissari M, Capasso JM, Anversa P (1991) Cardiomyopathy of the aging human heart. Myocyte loss and reactice cellular hypertrophy. Circ Res 68: 1560–1568

Olsen SL, Gilbert EM, Renlund DG et al. (1995) Carvedilol improves left ventricular function and symptoms in chronic heart failure: A double-blind randomized study. J Am Coll Cardiol 25: 1225–1231

Oral H, Dorn GW, Mann DL (1997) Sphingosine mediates the immediate negative inotropic effects of tumor necrosis factor-$\alpha$ in the adult mammalian cardiac myocyte. J Biol Chem 272: 3836–4842

Orchard CH, Lakatta EG (1985) Intracellular calcium transients and developed tension in rat heart muscle. A mechanism for the negative-interval-strength relationship. J Gen Physiol 86: 637–651

Osterziel KJ, Strohm O, Schuler J et al. (1998) Randomised, double-blind, placebo-controlled trial of human recombinant growth hormone in patients with chronic heart failure due to dilated cardiomyopathy. Lancet 351: 1233–1237

Otsu K, Willard HF, Khanna VK et al. (1990) Cloning of cDNA encoding the $Ca^{2+}$-release channel (ryanodine receptor) of rabbit cardiac muscle sarcoplasmic reticulum. J Biol Chem 265: 13472–13483

Packer M (1987a) Do vasodilators prolong life in heart failure? N Engl J Med 316: 1471–1473

Packer M (1987b) How should we judge the efficacy of drug therapy in patients with chronic congestive heart failure? The insights of six blind men. J Am Coll Cardiol 9: 433–438

Packer M (1989a) Is activation of the sympathetic nervous system beneficial or detrimental to the patient with chronic heart failure? Lessons learned from clinical trials with β-adrenergic agonists and antagonists. J Cardiovasc Pharmacol 14 (Suppl 5): 38

Packer M (1989b) Pathophysiological mechanismus underlying the adverse effects of calcium channel-blocking drugs in patients with chronic heart failure. Circulation 80 (Suppl IV): IV-59-IV-67

Packer M (1992) Pathophysiology of chronic heart failure. Lancet 340: 88

Packer M for the RADIANCE-Study (1993) Withdrawal of digoxin from patients with chronic heart failure treated with angiotensin-converting-enzyme inhibitors. N Engl J Med 329: 1–7

Packer M, Bristow MR, Cohn JN et al. (1996) The effect of carvedilol on morbidity and mortality in patients with chronic heart failure. N Engl J Med 334: 1348–1355

Packer M, Carver JR, Rodeheffer RJ et al. (1991) Effect of oral milrinone on mortality in severe chronic heart failure. N Engl J Med 325: 1468

Packer M, Caspi A, Charlton V et al. (1998) Arteriosclerosis, thrombosis and vascular biology, basic science/circulation, cardiopulmonary and critical care, high blood pressure research, kidney: Hormonal, metabolic and immunologic modulation in heart failure. Circulation 98: (Suppl1) 3

Packer M, Cohn JN (1999) Concensus recommendations forthe management of chronic heart failure. Am J Cardiol 83 (Suppl): 1A-38 A

Packer M, Lee WH, Kessler PD, Gottlieb SS, Medina N, Yushak M (1987) Prevention and reversal of nitrate tolerance in patients with congestive heart failure. N Engl J Med 317: 799–804

Packer M, Medina N, Yushak M (1984) Hemodynamic and clinical limitations of long-term inotropic therapy with amrinone in patients with severe chronic heart failure. Circulation 70: 1038–1046

Pardee H (1942) Nomenclature and criteria for diagnosis of diseases of the heart. NYHA, New York, pp 9–10

Parsons WJ, Ramkumar V, Stiles GS (1988) The new cardiotonic drug sulmazole is an A1-adenosine receptor antagonist and functionally blocks the inhibitory regulator Gi. Mol Pharmacol 33: 441–449

Paul M, Bachmann J, Ganten D (1992) The tissue renin-angiotensin systems in cardiovascular disease. Trends Cardiovasc Med 2: 94–99

Petrou M, Clarke S, Morrison K, Bowles C, Dunn M, Yacoub M (1999) Clenbuterol increases stroke power and contractile speed of skeletal muscle for cardia assist. Circulation 99: 713–729

Pfeffer MA, Braunwald E, Moyé LA et al. (1992) Effect of captopril on mortality and morbidity in patients with left ventricular dysfunction after myocardial infarction. N Engl J Med 327: 669–677

Pfisterer ME, Kiowski W, Burckhardt D, Follat F, Burkart F (1992) Beneficial effect of amiodarone on cardiac mortality in patients with asymptomatic complex ventricular arrhythmias after acute myocardial infarction and preserved but not impaired left ventricular function. Am J Cardiol 69: 1399–1402

Philbin EF (1998) Factors determining angiotensin-converting enzyme inhibitor underutilization in heart failure in a community setting. Clin Cardiol 21: 103–108

Pieske B, Beyermann B, Breu V, Löffler BM, Schlotthauer K, Maier LS, Schmidt-Schweda S, Just H, Hasenfuss G (1999) Functional effects of endothelin and regulation of endothelin receptors in isolated human nonfailing and failing myocardium. Circulation 99: 1802–1809

Pitt B, Segal R, Martinez FA et al., on behalf of ELITE Study Investigators (1997) Randomised trial of losartan vs. captopril in patients over 65 with heart failure (Evaluation of Losartan in the Elderly Study, ELITE). Lancet 349: 747–752

Plotnick GD, Becker LC, Fisher ML et al. (1986) Use of the Frank-Starling mechanism during submaximal vs. maximal upright exercise. Am J Physiol 251: H1101–H1105

Pönicke K, Vogelsang M, Heinroth M et al. (1998) Endothelin-receptors in the failing and non-failing human heart. Circulation 97: 744–751

Poole-Wilson PA (1983) Hypokalemia induced by thiazide diuretics in the treatment of hypertension: a cause of concern, not nihilism. Postgrad Med 59 (Suppl 3): 137–139

Port JD, Gilbert EM, Larrabee P (1990) Neurotransmitter depletion compromises the ability of indirect acting amines to provide inotropic support in the failing human heart. Circulation 81: 929–938

Port S, Cobb FR, Coleman RE, Jones RH (1980) Effect of age on the response of the left ventricular ejection fraction to exercise. N Engl J Med 303: 1133–1137

Pousset F, Isnard R, Lechat P, Kalotka H, Carayon A, Maistre G, Escolano S, Thomas D, Komajda M (1998) Prognostic value of plasma endothelin-1 in patients with chronic heart failure. Eur Heart J 18: 254–258

Pratt CM, Camm JA, Cooper W et al., for the SWORD Investgators (1998) Mortality in the survival with oral D-Sotalol (SWORD) trial: Why did patients die? Am J Cardial 81: 869–876

Raifer SI, Rossen JD, Douglas FL, Goldberg LI, Karrison T (1986) Effects of long-term therapy with oral ibopamine on resting hemodynamics and exercise capacity in patients with heart failure: relationship to the generation of N-methyl-dopamine and to plasma norepinephrine levels. Circulation 73: 740–748

RALES Investigators (1996) Effectiveness of spironolactone added to an angiotensin-converting enzyme inhibitor and a loop diuretic for severe chronic congestive heart failure [the randomized aldactone evaluation study (RALES)]. Am J Cardiol 78: 902–907

Rasmussen PR, Minobe W, Bristow MR (1990) Calcium antagonist binding sites in failing and non failing ventricular myocardium. Biochem Pharmacol 39: 691–696

Raya T, Fonken SJ, Lee RW et al. (1991) Hemodynamic effects of direct angiotensin II blockade compared to converting enzyme inhibition in rat model of heart failure. Am J Hypertens 4: 334–340

Rector TS, Olivari MT, Levine TB, Francis GS, Cohn JN (1987) Predicting survival for an individual with congestive heart failure using the plasma norepinephrine concentration. Am Heart J 114: 148–152

Reichman RT, Joyo CI, Dembitsky WP et al. (1990) Improved patient survival after cardiac arrest using a cardiopulmonary support system. Ann Thorac Surg 49: 101–105

Reinecke H, Studer R, Eschenhagen T et al. (1993) Erhöhte Genexpression des kardialen $Na^+/Ca^{2+}$-Austauschers im insuffizienten menschlichen Myokard. Z Kardiol 82 (Suppl): 20

Reiter M (1988) Calcium mobilization and cardiac inotropic mechanisms. Pharmacol Rev 40: 189–217

Remes J, Reunanen A, Aromaa A, Pyörälä K (1992) Incidence of heart failure in eastern Finland: a population-based surveillance study. Eur Heart J 13: 588–593

Reuter H (1983) Calcium channel modulation by neurotransmitters, enzymes and drugs. Nature 301: 569–574

Reynolds DW, Bartelt N, Taephe R, Bennett TD (1995) Measurement of pulmonary artery diastolic pressure from the right ventricle. J Am Coll Cardiol 25: 1176–1182

Rodbell M (1980) The role of hormone receptors and GTP-regulatory proteins in membrane transduction. Nature 284: 17–22

Rodeheffer RJ, Gerstenblith G, Becker LC, Fleg JL, Weisfeldt ML, Lakatta EG (1984) Exercise cardiac output is main-tained with advancing age in healthy human subjects: Cardiac dilation in increased stroke volume compensate for a diminished heart rate. Circulation 69: 203–213

Rolandi E, Sabino F, Cantoni V et al. (1989) Long-term therapy of chronic congestive heart failure with ibopamine: a multicenter trial. J Cardiovasc Pharmacol 14 (Suppl 8): 93–101

Rosenthal JH, Pfeiffer B, Mecheilor ML et al. (1984) Investigations of components of the renin-angiotensin system in rat vascular tissue. Hypertension 6: 383–392

Rowles JR, Mortimer BJ, Olsen DB (1993) Ventricular assist and total artificial heart devices for clinical use in 1993. ASAIO J 39: 840–855

Sadoshima J, Xu Y, Slayter HS, Izumo S (1993) Autocrine release of angiotensin II mediates stretch-induced hypertrophy of cardiac myocytes in vitro. Cell 75: 977–984

Sakai M, Danzinger RS, Xiao RP, Spurgeon HA, Lakatta EG (1992) Contractile response of individual cardiac myocytes to norepinephrine declines with senescence. Am J Physiol 262: H184–H189

Sakai S, Miyauchi T, Kobayashi M, Yamaguchi I, Goto K, Sugishita Y (1996) Inhibition of myocardial endothelin pathway improves long-term survival in heart failure. Nature 383: 353–355

Sasaki K, Yamano Y, Bardhan S et al. (1991) Cloning and expression of a complementary DNA encoding a bovine adrenal angiotensin II typ-1 receptor. Nature 351: 230–232

Sasse S, Brand NJ, Kyprianou P et al. (1993) Troponin-I-gene expression during human cardiac development and in end-stage heart failure. Circ Res 72: 932–938

Satoh M, Nakamura M, Tamura G, Makita S, Segawa I, Tashiro A, Satodate R, Hiramori K (1997) Inducible nitric oxide synthase and tumor necrosis factor-alpha in myocardium in human dilated cardiomyopathy. J Am Coll Cardiol 29: 716–724

Schieffer B, Wirger A, Meybrunn M et al. (1994) Comparative effects of chronic angiotensin-converting enzyme inhibition and angiotensin II type 1 receptor blockade on cardiac remodeling after myocardial infarction in the rat. Circulation 89: 2273–2282

Schmitz W, Leyen H von der, Meyer W, Neumann J, Scholz H (1989) Phosphodiesterase inhibition and positive inotropic effects. J Cardiovasc Pharmacol 14 (Suppl 3): 11–14

Schnabel P, Böhm M, Gierschik P, Jakobs K-H, Erdmann E (1990) Improvement of cholera toxin-catalyzed ADP-ribosylation by endogenous ADP-ribosylation factor from bovine brain provides evidence for an unchanged amount of Gsα in failing human myocardium. J Mol Cell Cardiol 22: 73–82

Schnabel P, Mies F, Böhm M (1999) Hormontherapie bei Herzinsuffizienz: Wachstumshormon und Insulin-like-growth factor-I. Z Kardiol 88: 1–9

Scholz H (1986) Positive inotropic agents: different mechanism of action. In: Erdmann E, Greef K, Skou JC (eds) Cardiac Glycosides 1785–1985: Steinkopff Darmstadt, pp 181–188

Schunkert H, Dzau VJ, Tang SS et al. (1990) Increased rat cardiac angiotensin converting enzyme activity and m-RNA expression in pressure overload left ventricular hypertrophy: Effects on coronary restistance, contractility, and relaxation. J Clin Invest 86: 1913–1923

Schüren KP, Hüttemann U (1974) Chronisch obstructive Lungenerkrankungen: Die hämodynamische Wirkung von Digitalis beim chronischen Cor pulmonale in Ruhe und unter Belastung. Klin Wochenschr 52: 736–746

Schwartz K, Beckmann J, Dufour C et al. (1992) Exclusion of cardiac myosin heavy chain and actin gene involvement in hypertrophic cardiomyopathy of several french families. Circ Res 71: 3–8

Schwinger RHG, Böhm M, Erdmann E (1990) Evidence against spare or uncoupled β-adrenoceptors in the human heart. Am Heart J 119: 899

Schwinger RHG, Böhm M, Erdmann E (1992) Inotropic and lusitropic dysfunction in myocardium from patients with dilated cardiomyopathy. Am Heart J 123: 116–128

Schwinger RHG, Böhm M, Mittmann C, La Rosée K, Erdmann E (1991) Evidence for a sustained effectiveness of sodium-channel activators in failing human myocardium. J Mol Cell Cardiol 23: 461–471

Schwinger RHG, Böhm M, Müller-Ehmsen J et al. (1993) Effect of inotropic stimulation on the negative force-frequency relationship in the failing human heart. Circulation 88: 2267–2276

Sharow VG, Sabbah HN, Shimoyama H et al. (1996) Evidence of cardiocyte apoptosis in myocardium of dogs with chronic heart failure. Am J Pathol 148: 141–1149

SHEP Cooperative Research Group (1991) Prevention of stroke by antihypertensive drug treatment in older persons with isolated systolic hypertension. Final results of the Systolic Hypertension in Elderly Program (SHEP). JAMA 265: 3255–3264

Sheu SS, Blaustein MP (1986) Sodium/calcium exchange and regulation of cell calcium and contractility in cardiac muscle, with a note about vascular smooth muscle. In: Fozzard HA (ed) The heart and cardiovascular system. Raven, New York, pp 509–535

Siliprandi N, Di Lisa F, Menabó R (1991) Propionyl-L-carnitine: biochemical significance and possible role in cardiac metablolism. Cardiovas Drugs Ther (Suppl I): 17–24

Simonton CA, Daly PA, Kereiakes D, Modin G, Chatterjee K (1987) Survival in severe left ventricular failure treated with the new nonglycosidic, nonsympathomimetic oral inotropic agents. Chest 92: 118–124

Simpson P (1983) Norepinephrine-stimulated hypertrophy of cultured rat myocardial cells is an $\alpha_1$-adrenergic response. J Clin Invest 72: 732

Singh SN, Fletcher RD, Fisher SG et al., for the Survival Trial of Antiarrhythmic in Congestive Heart Failure (1995) Amiodarone in patients with congestive heart failure and asymptomatic ventricular arrhythmia. N Engl J Med 333: 77–82

Siskind SJ, Sonnenblick EH, Forman J, Scheuer L, Le Jemtel TH (1981) Acute substancial benefit of inotropic therapy with amrinone on exercise hemodynamics and metabolism in severe congestive heart failure. Circulation 64: 966–970

Smith TW, Haber E (1973) Digitalis. Clinical value of the radioimmunoassay of the digitalis glycosides. Pharmacol Rev 25: 219–242

Solomon SD, Jarcho JA, McKenna W et al. (1990) Familiar hypertrophic cardiomyopathy is a genetically heterogenous disease. J Clin Invest 86: 993–999

SOLVD Investigators (1991) Effect of enalapril on survival in patients with reduced left ventricular ejection fractions and congestive heart failure. N Engl J Med 325: 293–302

SOLVD Investigators (1992) Effects of enalapril on mortality and the development of heart failure in asymptomatic patients with reduced left ventricular ejection fractions. N Engl J Med 327: 685–691

Spann JF, Buccino RA, Sonnenblick EH, Braunwaldt E (1967) Contractile state of cardiac muscle obtained from cats with experimentally produced ventricular hypertrophy and heart failure. Circ Res 21: 341–349

Starling EH (1908) The Linacre lecture on the law of the heart. Longmans, London

Starling EH (1921) The law of the heart. Lancet I: 212

Steinfath M, Geertz B, Schmitz W et al. (1991) Distinct downregulation of cardiac $\beta_1$- and $\beta_2$-adrenoceptors in different human heart disease. Naunyn Schmiedebergs Arch Pharmacol 343: 217–220

Stoll M, Steckelings UM, Paul M, Bottari SP, Metzger R, Unger R (1995) The angiotensin AT2 receptor mediates inhibition of cell proliferation in coronary endothelial cells. J Clin Invest 95: 651–657

STOP-Hypertension: Dahlöf B, Lindholm LH, Hansson L et al. (1991) Morbidity and mortality in the swedish trial in older patients with hypertension. Lancet 338: 1281–1285

Strauer BE (1976) Änderungen der Kontraktilität bei Druck- und Volumenbelastung des Herzens. Verh Dtsch Ges Kreislaufforsch 42: 69–79

Strauer BE (1979) Das Hochdruckherz. Springer, Berlin Heidelberg New York

Studer R, Reinecke H, Müller B, Holtz J, Just H, Drexler H (1994) Increased Angiotensin-I converting enzyme gene expression in the failing human heart. J Clin Invest 94: 301–310

Sung CP, Arleth AJ, Ohlstein EH (1993) Carvedilol inhibits vascular smooth muscle cell proliferation. J Cardiovasc Pharm 21: 221–227

Sütsch G, Kiowski W, Yan XW et al. (1998) Short-term oral endothelin-receptor antagonist therapy in conventionally treated patients with symptomatic severe chronic heart failure. Circulation 98: 2262–2268

Suzuki T, Kumazaki T, Mitsiu Y (1993) Endothelin-1 is produced and secreted by neonatal rat cardiac myocytes in vitro. Biochem Biophys Res Commun 193: 823–830

Swedberg K, Eneroth P, Kjekshus J, Wilhelmsen L, for the CONSENSUS Trial Study Group (1990) Hormones regulating cardiovascular function in patients with severe congestive heart failure and their relation to mortality. Circulation 82: 1730–1736

Swedberg K, Held P, Kjekshus J et al., on behalf of the CONSENSUS II Study Group (1992) Effects of the early administration enalapril on mortality in patients with acute myocardial infarction. N Engl J Med 327: 678–684

Swedberg K, Hjalmarson A, Waagstein F, Wallentin I (1979) Prolongation of survival in congestive cardiomyopathy by β-receptor blockade. Lancet I: 1374–1376

Swedberg K, Viquerat C, Rouleau J-L et al. (1984) Comparison of myocardial catecholamine balance in chronic congestive heart failure and in angina pectoris without failure. Am J Cardiol 54: 783–789

Tada M, Katz AM (1982) Phosphorylation of the sarcoplasmic reticulum and sarcolemma. Annu Rev Physiol 44: 401–423

Takahashi T, Allen P, Lacro R et al. (1992) Expression of dihydropyridine receptor ($Ca^{2+}$-channel) and calsequestrin genes in the myocardium of patients with end-stage heart failure. J Clin Invest 90: 927–935

Tan LB, Jalil JE, Pick R, Janicki JS, Weber KT (1991) Cardiac myocyte necrosis induced by angiotensin II. Circ Res 1185–1195

Task Force of the Working Group on Heart Failure of the European Society of Cardiology (1997) The treatment of heart failure. Eur Heart J 18: 736–753

Task Force on Heart Failure of the European Society of Cardiology (1995) Guidelines for the diagnosis of heart failure. Eur Heart J 16: 741–751

Tate CA, Taffet GE, Hudson EK et al. (1990) Enhanced calcium uptake of cardiac sarcoplasmic reticulum in exercise-trained old rats. Am J Physiol 258: H431–H435

Thomas JA, Marks BH (1978) Plasma norepinephrine in congestive heart failure. Am J Cardiol 41: 233–243

Thomas PB, Eck Liu, Webb ML, Mukherjee R, Spinale FG (1996) Evidence of the endothelin-1 autocrine loop in cardiac myocytes: relation to contractile function with congestive heart failure. Am J Physiol 40: H2629-H2673

Timmermann PBMWM, Wong PC, Chiu AT et al. (1993) Angiotensin II receptors and angiotensin II receptors antagonists. Pharmacol Rev 45: 205–251

Timsit J, Riou B, Bertherat J et al. (1990) Effects of chronic growth hormone hypersecretion on intrinsic contractility, energetics, isomyosin pattern, and myosin adenosine triphosphatase activity of rat left ventricle. J Clin Invest 86: 507–515

Topol EJ, Traill TA, Fortuin NJ (1985) Hypertensive hypertrophic cardiomyopathy of the elderly. N Engl J Med 312: 277–281

Torre-Amione G, Kapadia S, Lee J et al. (1995) Expression and functional significance of tumor necrosis factor receptors in human myocardium. Circulation 92: 1487–1493

Torre-Amione G, Kapadia S, Lee J et al. (1996) Tumor necrosis factor-α and tumor necrosis factor receptors in the faiing human heart. Circulation 93: 704–711
Ullrich KJ, Riecker G, Kramer K (1954) Das Druckvolumendiagramm des Warmblüterherzens. Pflugers Arch 259: 481–489
Unger T, Ganten D, Lang RE, Scholkens VA (1985) Is tissue converting inhibition a determinant of the antihypertensive efficacy of converting enzyme inhibitors? Studies with two different compounds. Hoe 398 and MK 421 in spontaneously hypertensive rats. J Cardiovasc Pharmacol 6: 872–880
Ungerer M, Böhm M, Elce JS, Erdmann E, Lohse MJ (1993) Altered expression of β-adrenergic receptor kinase and $\beta_1$-adrenergic receptors in the failing human heart. Circulation 87: 454–463
Unverferth DV, Blanford M, Kates RE, Leier CV (1980) Tolerance to dobutamine after a 72-hour continuous infusion. Am J Med 69: 262–266
Urata H, Nishimura H, Ganten D (1995) Mechanisms of angiotensin II formation in humans. Eur Heart J 16: 79–85
Uretsky BF, Jessup M, Konstam MA et al. (1990) Multicenter trial of oral enoximone in patients with moderate to moderately severe congestive heart failure. Circulation 82: 774–780
Uretsky BF, Young JB, Eden F et al., on behalf of the PROVED Investigate Group (1993) Randomized study assessing the effect of digoxin withdrawal in patients with mild to moderate chronic congestive heart failure: Results of the PROVED Trial. J Am Coll Cardiol 22: 955–962
Van Veldhuisen D, Man A, Dunselman P et al., on behalf of the DIMT Study Group (1993) Double-blind placebo-controlled study of ibopamine and digoxin in patients with mild to moderate heart failure: Results of the Dutch ibopamine multicenter trial (DIMT). J Am Coll Cardiol 22: 1564–1573
Vantrimpont P, Rouleau JL, Wun CC et al. (1997) Additive beneficial effects of β-blockers to angiotensin-converting enzyme inhibitors in the survival and ventricular enlargement (SAVE) study. J Am Coll, Cardiol 29: 229–236
Varonkov Y, Shell WE, Smirnov V, Gukovsky D, Chazov EI (1977) Augmentation of serum CPK activity by digitalis in patients with acute myocardial infarction. Circulation 55: 719–727
Volterrani M, Desenzani P, Lorusso R et al. (1997) Haemodynamic effects of intravenous growth hormone in congestive heart failure. Lancet 349: 1067–1068
Waagstein F, Bristow MR, Swedberg K et al. (1993) Beneficial effects of metoprolol in idiopathic dilated cardiomyopathy. Lancet 342: 1441–1446
Waagstein F, Caidahl K, Wallentin I, Bergh CH, Hjalmarson A (1989) Long-term β-blockade in dilated cardiomyopathy: effects of short- and long-term metoprolol treatment followed by withdrawal and readministration of metoprolol. Circulation 80: 551–563
Waagstein F, Hjalmarson A, Varnauskas E, Wallentin I (1975) Effect of chronic β-adrenergic receptor blockade in congestive cardiomyopathy. Br Heart J 37: 1022–1036
Wada A, Tsutamoto T, Ohnishi M et al. (1999) Effects of a specific endothelin-converting enzyme inhibitor on cardiac, renal, and neurohumoral functions in congestive heart failure. Circulation 99: 570–577
Wankerl M, Böhm M, Morano I et al. (1990) Calcium sensitivity and myosin light chain pattern of atrial and ventricular skinned fibers from patients with various kinds of cardiac disease. J Mol Cell Cardiol 22: 1425–1438
Weber KT, Andrews V, Janicki JS, Likoff M, Reichek N (1982) Pirbuterol, and oral β-adrenergic receptor agonist in the treatment of chronic cardiac failure. Circulation 66: 1262–1271
Weber KT, Brilla CG (1991) Pathological hypertrophy and cardiac interstitium. Circulation 83: 1849–1865
Weber KT, Brilla CG (1992) Left ventricular hypertrophy and structural remodeling as a determinant of myocardial failure. In: Cruickshank JM, Messerli FH (eds) Left ventricular hypertrophy and its regression. Science, London, pp 21–29
Weinstein LS, Spiegel AM, Carter AD (1988) Cloning and characterization of the human gene of the a-subunit of Gia, a GTP-binding signal transducing protein. FEBS Lett 232: 333–340
Weishaar RE, Kobylarz-Singer DC, Steffen RP, Kaplan HR (1987) Subclasses of cyclic AMP-specific phosphodiesterase in left ventricular muscle and their involvement in regulating myocardial contractility. Circ Res 61: 501–509
White HD, Norris RM, Brown MA et al. (1987) Left ventricular end-systolic volume as the major determinant of survival after recovery from myocardial infarction. Circulation 76: 44–51
WHO (1995) Physician guidelines (for GPS) designed to be translated and distributed worldwide to primary care physicans.
Wikstrand J, Kendall M (1992) The role of b receptor blockade in preventing sudden death. Eur Heart J 13: 111–120
Wilmshurst PT, Thompson DS, Jenkins BS et al. (1983) Haemodynamic effects of intravenous amrinone in patients with impaired left ventricular function. Br Heart J 49: 77–82
Wilson JR, Mancini DM (1993) Skeletal muscle metabolic dysfunction – implications for exercise intolerance in heart failure. Circulation 82 (Suppl VII): 104–109
Wilson JR, Reichek JR, Dunkman WB, Goldberg S (1981) Effect of diuresis on the performance of the failing left ventricle in man. Am J Med 70: 234–239
Woodley SL, Gilbert EM, Anderson JL et al. (1991) β-blockade with bucindolol in heart failure caused by ischemic vs. idiopathic dilated cardio-myopathy. Circulation 84: 2426–2441
XAMOTEROL in severe heart failure study group (1990) Xamoterol severe heart failure. Lancet 336: 1–6
Xiao RP, Spurgeon HA, O'Connor F, Lakatta EG (1994) Age-associated changes in β-adrenergic modulation on rat cardiac excitation-contraction coupling. J Clin Invest 94: 2051–2059
Xu D, Emoto N Giaid A, Slaughter C et al. (1994) ECE-1: A membrane bound metalloprotease that catalyzes the proteolytic activation of big endothelin-1. Cell 78: 473–485
Yamada H, Fabris B, Allen AM (1991) Localization of angiotensin converting enzyme in rat heart. Circ Res 68: 141–151
Yamada T, Horiuchi M, Dzau VJ (1996) Angiotensin II type 2 receptors mediates programmed cell death. Proc Natl Acad Sci USA 93: 150–160
Yonezawa T, Umemoto S, Fujii A, Katayama K, Matsuzaki (1996) Comparative effects of type 1 angiotensin II-receptor blockade with angiotensin-converting-enzyme inhibitor of left ventricular distensibility and collagen metabolism in spontaneously hypertensive rats. J of Cardiovasc Pharmacol 27: 119–124
Yue TL, McKenna PG, Gu JL et al. (1994) Carvedilol, a new vasodilatating β-adrenoceptor blocker antihypertensive drug, protects endothelial cells from damage initiated by xanthine-xanthine oxidase and neutrophils. Cardiovasc Res 28: 400–406
Yue TL, McKenna PJ, Gu JL, Cheng HY, Ruffolo RR, Feuerstein GZ (1993) Carvedilol, a new antihypertensive agent, prevents lipid peroxidation and oxidative injury to endothelial cells. Hypertension 22: 922–928
Zierhut W, Stude R, Laurent D et al. (1996) Left ventricular wall stress and sarcoplasmic reticulum $Ca^{2+}$-ATPase gene expression in renal hypertensive rats: dose-dependent effects of ACE inhibition and AT1-receptor blockade. Cardiovasc Res 31: 758–768
Zolk O, Quattek MS, Sitzler G et al. (1999) Expression of endothelin-1, endothelin converting enzyme, and endothelin-receptors in chronic heart failure. Circulation 99: 2218–2123
Zucker IH, Earle AM, Gilmore JP (1977) The mechanism of adaptation of left atrial stretch receptors in dogs with chronic congestive heart failure. J Clin Invest 60: 323–331
Zucker IH, Wang W, Chen J-S (1990) Baroreceptor and cardiac receptor abnormalities in experimental heart failure. Heart Failure 6: 33–41

# Sektion VI
# Schock

K. Werdan, U. Müller-Werdan

# Kapitel 32

# Schockdefinitionen

32

K. Werdan, U. Müller-Werdan



Schock bezeichnet die gemeinsame Endstrecke unterschiedlicher Erkrankungen, charakterisiert durch ein Herz-Kreislauf-Versagen mit vielfältigen Ursachen und Angriffspunkten, häufig mit letalem Ausgang. Seine klinische Relevanz spiegelt sich in einigen Zahlen der 3 wichtigsten Schockformen wider: Der kardiogene Schock als Folge des myokardialen Versagens ist eine der wesentlichsten Ursachen der hohen Herz-Kreislauf-Sterblichkeit, die hierzulande die führende Todesursache ist. Septischer Schock und Multiorgandysfunktionssyndrom stellen die häufigsten Todesursachen auf den Intensivstationen dar, an denen in Deutschland jährlich ebenso viele Patienten – ca. 75 000 – sterben wie an einem Herzinfarkt. Schließlich trägt der hypovolämische Schock ganz entscheidend zur Frühletalität nach Trauma bei.

Ein Schock erfordert sofortiges Handeln: Die Basistherapie (erste symptomorientierte, von der Schockursache unabhängige Maßnahmen) sollte unverzüglich von der spezifischen, an der Schockursache orientierten, möglichst kausalen Therapie des kardiogenen, septischen, hypovolämischen, traumatischen bzw. anaphylaktischen Schocks abgelöst werden.

Die Definition des Schocks hat seit der Erstbeschreibung des Begriffes „choc“ durch den französischen Chirurgen Le Dran 1737 einen steten Wandel erfahren (Kumar u. Parrillo 1995a).

Neben den allen Schockformen gemeinsamen klinischen Charakteristika (arterielle Hypotonie, Tachypnoe, Tachykardie, Bewußtseinsstörung und Oligo- bis Anurie) finden sich entsprechend den unterschiedlichen Ursachen auch schockformenspezifische Befunde.

Unserem aktuellen Wissen gemäß läßt sich Schock definieren als „Zustand, der zu einer tiefgreifenden und ausgedehnten Reduktion der effektiven Durchblutung und/oder zu einer schweren Beeinträchtigung essentieller Zellfunktionen lebenswichtiger Organe führt, welche zunächst reversibel sind (Multiorgandysfunktionssyndrom) und schließlich – falls prolongiert – eine irreversible Zellschädigung verursachen“.

Die Reduktion der effektiven Gewebeperfusion kann dabei hervorgerufen werden durch eine Abnahme der Herzleistung, durch Störungen der Makro- und Mikrozirkulation mit verminderter Perfusion, durch eine kritische Abnahme des Blutvolumens, eine Beeinträchtigung der $O_2$-Aufnahme in der Lunge und der $O_2$-Abgabe im Gewebe. Zur Beeinträchtigung essentieller Zellfunktionen kommt es im Gefolge einer exogenen Intoxikation, einer endogenen Überschwemmung mit Mediatoren (z.B. reaktive $O_2$-Verbindungen, Zytokine) oder endokrin/metabolischer Krisen.

Klar zu trennen vom Schockbegriff sind die Synkope und der Kollaps. Eine passagere kritische Herabsetzung der Gehirndurchblutung mit gleichzeitiger Bewußtlosigkeit wird als Synkope bezeichnet. Nicht immer ist damit eine allgemeine Kreislaufinsuffizienz vergesellschaftet. Bei einem Kollaps überwiegen vagale Reaktionen, das Ereignis ist von kurzer Dauer, Organschäden infolge $O_2$-Mangels treten nicht auf.

Von den zahlreichen Schockklassifikationsversuchen (Übersicht in Kumar u. Parrillo 1995a) erscheint die 1972 vorgeschlagene Schockeinteilung nach hämodynamischen Gesichtspunkten für den Kliniker am hilfreichsten (Tabellen 32-1, 32-2 und Abb. 32-1):

- hypovolämischer Schock
  infolge eines im Verhältnis zur Gefäßkapazität verminderten zirkulierenden Blutvolumens, charakterisiert durch erniedrigte diastolische Füllungsdrücke und -volumina des Herzens;

**Tabelle 32-1.** Schockklassifikationen

| Schockklassifikation | Ursachen | Ausgelöst durch |
|---|---|---|
| Hypovolämischer Schock | Blutverlust | Blutungen (gastrointestinal, retroperitoneal), Trauma |
| | Plasmaverlust/-umverteilung | Verbrennungen<br>Trauma<br>Anaphylaxie |
| | Flüssigkeits-/Wasserverlust | Dehydratation<br>Erbrechen<br>Diarrhö<br>Polyurie<br>Diabetische Entgleisung |
| | Gesteigerte Gefäßkapazität (Vasodilatation) | Sepsis<br>Anaphylaxie<br>Toxine<br>Pharmaka |
| Kardiogener Schock | Myogen | Myokardinfarkt (linker Ventrikel, rechter Ventrikel)<br>Kardiomyopathien (ischämisch, hypertensiv, dilatativ, restriktiv, septisch, endokrin-metabolisch, andere)<br>Myokarditis<br>Myokardkontusion<br>Pharmakonkardiotoxizität/Intoxikationen (Zytostatika – speziell Anthrazykline –, Kalziumantagonisten, $\beta$-Rezeptorenblocker, Antiarrhythmika)<br>Hypoxie |
| | Mechanisch | Herzklappenerkrankung (Stenose, Insuffizienz)<br>Hypertrophische Kardiomyopathie<br>Septumdefekt<br>Intrakavitäre Flußbehinderung (Vorhofthromben, Myxom, andere Herztumoren) |
| | Rhythmogen | Bradykardie schweren Ausmaßes<br>Tachykardie schweren Ausmaßes |
| Extrakardial-obstruktiver Schock | Gestörte diastolische Füllungsfunktion | Direkte Venenobstruktion (V. cava superior, inferior) durch Kompression, Infiltration, Thrombus<br>Erhöhter intrathorakaler Druck (verminderter, transmuraler Druckgradient) durch Spannungspneumothorax, infolge Asthma, bei mechanischer Beatmung<br>Verminderte Dehnbarkeit des Herzens<br>Konstriktive Perikarditis<br>Perikardtamponade durch akute Ventrikelruptur bei Herzinfarkt, Trauma, Hämorrhagie (nach Antikoagulation, Fibrinolyse) oder<br>chronisch maligner, urämischer, entzündlicher Genese, idiopathisch |
| | Gestörte systolische Funktion (Nachlasterhöhung) | Rechter Ventrikel<br>Lungenembolie<br>Akute und exazerbierte chronische pulmonale Hypertonie<br>Linker Ventrikel<br>Aortendissektion<br>Sattelembolus |
| Verteilungsschock (distributiver Schock) | Septisch | Bakterien, Pilze, Viren, Rickettsien |
| | Toxisches Schocksyndrom | |
| | Anaphylaktisch, anaphylaktoid | |
| | Neurogen | |
| | Endokrin | Phäochromozytom, thyreotoxische Krise |
| | Toxisch | |

- kardiogener Schock
  infolge eines Pumpversagens, hervorgerufen durch eine eingeschränkte Myokardkontraktilität, einen Verlust an funktionsfähiger Myokardmasse oder eine intrinsisch-strukturelle bzw. -mechanische Behinderung der Herzfunktion, charakterisiert durch erhöhte diastolische Füllungsdrücke und -volumina des Herzens;

**Tabelle 32-2.** Hämodynamische Schockprofile. Die hämodynamischen Profile gelten für Patienten im Schock (mittlerer Blutdruck < 60–65 mmHg) mit den genannten Diagnosen („Ursache"). (Mod. nach Kumar u. Parrillo 1995a)

| Schockklassifikation | Ursache | HI | SGW | PCD | ZVD | $MVO_2$ | Bemerkungen/Rechtsherzkatheter-/Dopplerechokardiographie (DE-)diagnostik |
|---|---|---|---|---|---|---|---|
| Hypovolämischer Schock | Blutung | ↓↓ | ↑↑ | ↓↓ | ↓↓ | ↓ | |
| | Plasmaflüssigkeitsverlust | ↓↓ | ↑↑ | ↓↓ | ↓↓ | ↓ | |
| Kardiogener Schock | Pumpversagen | ↓↓ | ↑↑ | ↑↑ | ↑↑ | ↓ | Funktionsverlust > 40% des LV |
| | Mechanische Dysfunktion | | | | | | |
| | akuter Ventrikelseptumdefekt | ↓↓ RV–HI > LV–HI | ↑ | n/↑ | ↑↑ | ↑/↑↑ (PA) | $O_2$-Sättigungssprung auf RV-Ebene<br>RV–HI > LV–HI bei Links-rechts-Shunt<br>DE: Shuntnachweis |
| | akute Mitralinsuffizienz | ↓↓ | ↑↑ | ↑↑ | ↑/↑↑ | ↓ | Hohe v-Welle in PCD-Position<br>DE: Mitralinsuffizienznachweis |
| | Rechtsherzinfarkt | ↓↓ | ↑↑ | ↓/n/↑ | ↑↑ | ↓ | Hohe RA- und RV-Drücke bei niedrigem oder normalem PCD;<br>PCD mäßig erhöht bei großem LV-Hinterwandinfarkt |
| Extrakardial-obstruktiver Schock | Perikardtamponade | ↓/↓↓ | ↑ | ↑↑ | ↑↑ | ↓ | Dip-plateau-Phänomen bei RV- und LV-Druckregistrierungen;<br>Druckangleich (< 5 mmHg Differenzen) RA, RVEDP, PA diast., PCD, LVEDP;<br>DE: Perikarderguß |
| | Lungenembolie | ↓↓ | ↑ | n/↓ | ↑↑ | ↓ | EKG und DE diagnostisch hilfreich;<br>Hohe Rechtsherz-/Pulmonalisdrücke bei normalem oder niedrigem PCD |
| | Aortendissektion | ↓/↓↓ | ↑ | ↑ | ↑ | ↓ | DE: Diagnose weisend |
| Verteilungsschock | Sepsis | ↑↑/↑/n selten↓ | ↓/↓↓ | ↓/n | ↓/n | ↑/↑↑ | „Hyperdynamer Schock" (HI ↑, SGW ↓) nur nach adäquater Flüssigkeitssubstitution, zuvor „hypodynamer Schock" |
| | Anaphylaxie | ↑↑/n selten↓ | ↓/↓↓ | ↓/n | ↓/n | ↑/↑↑ | |

*HI* Herzindex; *SGW* systemischer Gefäßwiderstand; *PCD* Pulmonalkapillardruck; *ZVD* zentraler Venendruck; *$MVO_2$* gemischtvenöse $O_2$-Sättigung; *PA* Pulmonalarterie; *RA* rechter Vorhof; *RV* rechter Ventrikel; *LV* linker Ventrikel; *RVEDP* rechtsventrikulär-enddiastolischer Druck; *LVEDP* linksventrikulär-enddiastolischer Druck; *DE* Dopplerechokardiographie; ↑↑ bzw. ↓↓ mäßige bis ausgeprägte Zunahme bzw. Abnahme; ↑ bzw. ↓ geringe bis mäßige Zunahme bzw. Abnahme

- extrakardial-obstruktiver Schock
  infolge einer Flußobstruktion im Herz-Kreislauf-System, charakterisiert entweder durch eine Behinderung der diastolischen Füllung oder eine exzessive Nachlasterhöhung;
- Verteilungsschock
  infolge eines Verlustes der Vasomotorenkontrolle mit Dilatation von Arteriolen und Venolen, charakterisiert – nach adäquater Volumensubstitution – durch einen erhöhten Herzindex und einen erniedrigten systemischen Gefäßwiderstand.

Diese Klassifizierung darf jedoch nicht den Eindruck erwecken, daß es sich bei den verschiedenen Formen immer um hämodynamisch klar umschriebene Schockentitäten handelt: So steht beim septischen Schock zwar

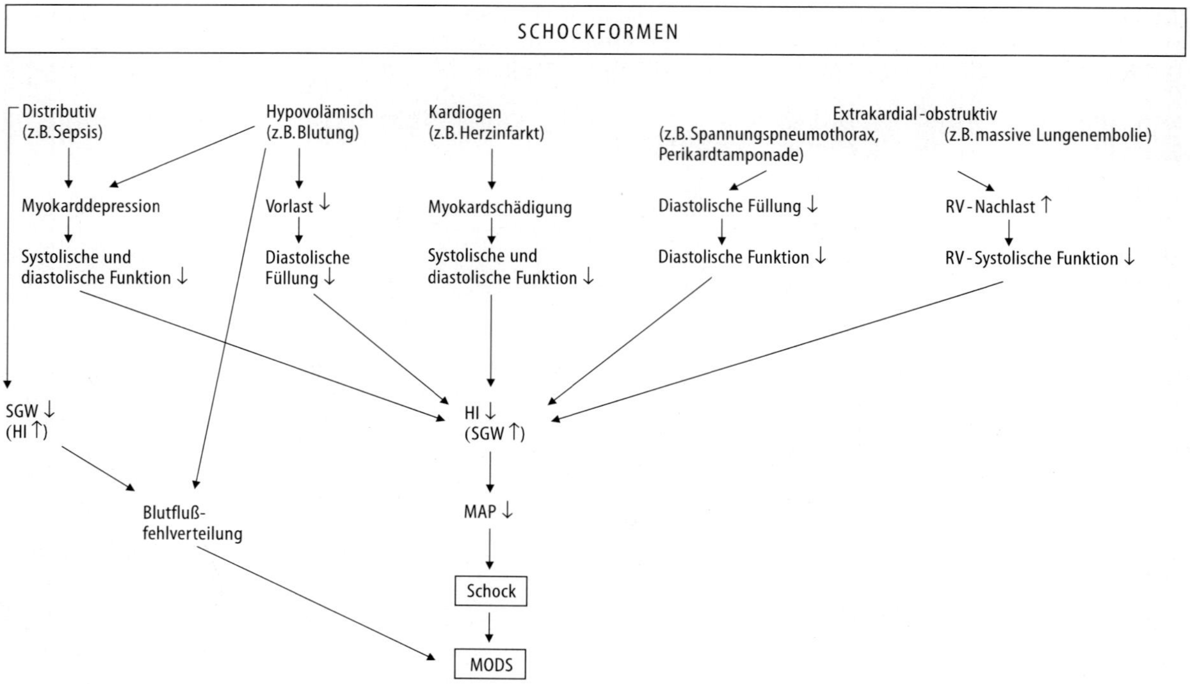


**Abb. 32-1.** Zusammenspiel von Schockursachen bei verschiedenen Schockformen. Im Falle des kardiogenen, hypovolämischen und obstruktiven Schocks resultiert die Hypotonie im wesentlichen aus der Abnahme des Herzindex, mit konsekutivem Anstieg des systemischen Gefäßwiderstands. Im Falle des distributiven – insbesondere des septischen – Schocks ist die Hypotonie v.a. auf die Erniedrigung des systemischen Gefäßwiderstands zurückzuführen mit sekundärem Anstieg des Herzindex. Bei zahlreichen Schockformen wird das hämodynamische Profil durch Komponenten der Hypovolämie, der Myokarddepression (ischämisch und infolge anderer Ursachen) und der Gefäßdysfunktion (mit Einfluß auf die Nachlast) mitbeeinflußt. *HI* Herzindex; *SGW* systemischer Gefäßwiderstand; *MAP* arterieller Mitteldruck; *MODS* Multiorgandysfunktionssyndrom; *RV* rechter Ventrikel. (Nach Kumar u. Parrillo 1995a)

das Bild des Verteilungsschocks im Vordergrund, vor der Volumensubstitution findet sich jedoch regelhaft eine Hypovolämiekomponente, und bei vielen Sepsispatienten läßt sich darüber hinaus auch eine Myokarddepression nachweisen (Abb. 32-1). Weiterhin kann jede Form des Schocks zu einer kritischen Reduktion des Koronarperfusionsdrucks führen und damit eine ischämiebedingte Pumpfunktionseinschränkung herbeiführen.

## 32.1 Hypovolämischer Schock

### 32.1.1 Klassifikation

! Klinisch imponiert der Patient mit hypovolämischem Schock mit blasser, kühler Haut, mit Tachykardie (in schweren Fällen Bradykardie) und Tachypnoe, mit kollabierten peripheren Venen, vermindertem Jugularvenenpuls, Oligurie und Bewußtseinsstörung.

Aufgrund der Vorlast sind die diastolischen Ventrikeldrücke und -volumina sowie der Herzindex und der Schlagvolumenindex vermindert, die gemischtvenöse $O_2$-Sättigung kann erniedrigt und die arteriovenöse $O_2$-Differenz erhöht sein (Tabelle 32-2). Das klinische Erscheinungsbild wird vom Ausmaß des Volumenverlustes bestimmt (Rackow et al. 1983): ein Verlust von 10% des zirkulierenden Blutvolumens wird in der Regel gut toleriert, lediglich die auftretende Tachykardie kann auffällig sein. Trotz einer kompensatorischen Steigerung der Myokardkontraktilität kann hämodynamisch ein geringer Abfall des Herzindex resultieren, verbunden mit einer leichten Zunahme des systemischen Gefäßwiderstands, insbesondere dann, wenn der Blutdruck durch Sympathikusaktivierung konstant gehalten wird. Bei einem Volumenverlust von 20–25% beginnen die Kompensationsmechanismen zu versagen, es treten eine milde bis mäßige Hypotonie, eine Abnahme des Herzindex und eine Orthostase auf. Der systemische Gefäßwiderstand nimmt beträchtlich zu, und das Serumlaktat kann ansteigen.

Ein hypovolämischer Schock manifestiert sich bei einem Verlust von über 40% des zirkulierenden Volumens, es resultiert ein Abfall des Herzindex und der Gewebeperfusion auf weniger als die Hälfte; die auftretende Laktatazidose kündigt eine ungünstige Prognose an (Dunham et al. 1991). Besteht ein Blutverlust von 40% oder mehr über einen Zeitraum von 2 h oder sogar länger, so muß bereits mit der Erfolglosigkeit der dann

**Tabelle 32-3.** Sepsis und SIRS-Terminologie. SIRS „systemic inflammatory response syndrome". (Aus: Müller-Werdan u. Werdan 1999)

| Begriff | Definition/Charakteristika |
|---|---|
| Infektion | Entzündliche Gewebereaktion auf Mikroorganismen oder Invasion von Mikroorganismen in normalerweise steriles Gewebe |
| Bakteriämie | Vorhandensein vitaler Bakterien im Blut |
| SIRS | Systemisch-entzündliche Reaktion auf verschiedene schwere klinische Insulte, charakterisiert durch 2 oder mehr der folgenden Symptome:<br>• Körpertemperatur > 38 °C oder < 36 °C<br>• Herzfrequenz > 90/min<br>• Atemfrequenz > 20/min oder $p_aCO_2$ < 32 mmHg<br>• Leukozyten > 12 000/$mm^3$ oder < 4000/$mm^3$ oder > 10% unreife (stabförmige) Formen |
| Sepsis | Systemische Reaktion auf eine Infektion, charakterisiert durch 2 oder mehr der folgenden, durch die Infektion hervorgerufenen Symptome:<br>• Körpertemperatur > 38 °C oder < 36 °C<br>• Herzfrequenz > 90/min<br>• Atemfrequenz > 20/min oder $p_aCO_2$ < 32 mmHg<br>• Leukozyten > 12 000/$mm^3$ oder < 4000/$mm^3$ oder > 10% unreife (stabförmige) Formen |
| Schwere Sepsis | Sepsis, assoziiert mit Organdysfunktion, Minderperfusion oder Hypotonie. Minderdurchblutung und Durchblutungsstörungen können beinhalten, sind aber nicht beschränkt auf: Laktatazidose, Oligurie oder eine akute Änderung der Bewußtseinslage |
| MODS („multiple organ dysfunction syndrome") | Vorhandensein einer dermaßen geänderten Organfunktion bei Akutkranken, daß die Homöostase ohne Intervention nicht mehr aufrechterhalten werden kann |
| Sepsisinduzierte Hypotonie | Systolischer Blutdruck < 90 mmHg oder Reduktion um ≥ 40 mmHg des Ausgangswerts bei Fehlen anderer Hypotonieursachen |
| Septischer Schock | Sepsisinduzierter Schock mit Hypotonie trotz adäquater Volumensubstitution, einhergehend mit Durchblutungsstörungen; letztere können beinhalten, sind aber nicht beschränkt auf: Laktatazidose, Oligurie oder eine akute Änderung der Bewußtseinslage. Die Behandlung mit inotropen oder vasokonstriktorischen Substanzen kann zur Maskierung der Hypotonie zum Zeitpunkt der Feststellung von Durchblutungsstörungen führen |
| Refraktärer septischer Schock | Septischer Schock ohne rasches Ansprechen auf Volumengabe (z.B. 500 ml NaCl in 30 min) und Vasopressoren (z.B. Dopamin > 10 µg/kg/min) |
| Akute septische Kardiomyopathie | Myokardschädigung im Rahmen einer Sepsis mit der Folge einer im Verhältnis zum systemischen Gefäßwiderstand verminderten Pumpfunktion des Herzens |

eingeleiteten Maßnahmen gerechnet werden (Bond u. Johnson 1985; Rackow et al. 1983). Weitere, prognostisch ungünstige Faktoren sind die Geschwindigkeit des Auftretens des Volumenverlustes (je rascher, desto ungünstiger) und eine vorbestehende Einschränkung der Herzfunktionsreserve (z.B. bei Zustand nach Herzinfarkt).

Der hypovolämische Schock ist mehr als nur eine mechanische, adaptativ-kompensatorische Reaktion auf den eingetretenen Verlust des zirkulierenden Blutvolumens. Er beinhaltet auch das Ingangsetzen fehllaufender, überschießender Antworten des Organismus im Sinne einer systemisch-entzündlichen Reaktion („SIRS", s. Tabelle 32-3). Letzteres dürfte entscheidend dazu beitragen, daß bei einem prolongierten hypovolämischen Schock die eingeleitete Therapie trotz adäquater Volumensubstitution nicht mehr erfolgreich ist.

### 32.1.2 Ätiologie

Blutverluste, Plasmaverluste und exogene Flüssigkeits/Wasserverluste zählen zu den häufigsten Ursachen dessen, was sich in komplizierter Verkettung der sekundären Reaktionen und Regulationen klinisch-symptomatologisch als „hypovolämischer Schock" manifestiert.

#### ■ Blutverluste

Die akute Gastrointestinalblutung (Ösophagusvarizen, Ulkusblutung, Magenkarzinom, hämorrhagische Gastritis, hämorrhagische Pankreatitis, Mallory-Weiss-Syndrom, Mesenterialinfarkt, Kolonkarzinom) ist die häufigste internistische Ursache eines hämorrhagischen oder Entblutungsschocks; von Bedeutung sind weiterhin Blutverluste bei Verletzungen und Unfällen und im Verlaufe operativer Maßnahmen.

#### ■ Plasmaverluste

Diese werden am häufigsten nach Verbrennungen, im Verlauf einer akuten exsudativen Pankreatitis und Peritonitis, bei Exsudation in große Wundhöhlen, nach Entleerung großer Höhlenergüsse (Pleura, Abdomen) und nach Unterbindung von Gliedmaßen (Tourniquetschock) beobachtet.

**Flüssigkeits-/Wasserverluste**

Häufigste Ursache einer allgemeinen Entwässerung ist renaler Wasserverlust, meistens bei polyurischen Verlaufsformen von akuten und chronischen Nierenerkrankungen, die so gut wie immer mit einer ungenügenden exogenen Wasseraufnahme vergesellschaftet sind.

Der zentrale Diabetes insipidus, der familiär oder im Gefolge erworbener Läsionen des Tractus supraopticohypophyseus einschließlich Neurohypophyse bzw. bestimmter hypothalamischer Zentren (Traumen, Meningitis, Enzephalitis, Tuberkulose, Lues cerebrospinalis, Hirntumoren, Systemerkrankungen etc.) auftritt, ist das typische Beispiel für die Entstehung einer sekundär renal bedingten Entwässerung des Organismus in Form einer hypertonen Dehydratation. Im Gegensatz zu diesem Krankheitsbild ist der familiäre wie der erworbene nephrogene Diabetes insipidus eine primär renale Erkrankung. Daneben gibt es eine ganze Reihe angeborener und erworbener Tubulusanomalien, die zu einer Polyurie führen und sekundär eine allgemeine Entwässerung hervorrufen können (Kaliummangel, Hyperkalzämie verschiedener Genese, Fanconi-Syndrom etc., s. Riecker 1968).

Enterale Wasserverluste Erbrechen oder Diarrhö können in verhältnismäßig kurzer Zeit eine klinisch bedrohliche Exsikkose mit allen Folgen eines hypovolämischen Schocks hervorrufen.

Häufig treffen mehrere ätiologische Momente zusammen und forcieren einen ohnehin bestehenden hypovolämischen Zustand mit allen seinen Auswirkungen. In diesem Zusammenhang soll nachdrücklich auf die Notwendigkeit einer adäquaten Substitution von vorausgegangenen Flüssigkeits- und Elektrolytverlusten vor operativen Eingriffen hingewiesen werden.

## 32.2 Kardiogener Schock

### 32.2.1 Klassifikation

! Der kardiogene Schock ist die häufigste Todesursache von Infarktpatienten in der Krankenhausphase (Goldberg et al. 1991). Klinisch findet sich ein zentralisierter Kreislaufschock mit Low-output-Syndrom (Hypotonie, Oligurie, blasse, kühle Haut) und den Symptomen der akuten Links- und Rechtsherzinsuffizienz mit 3. Herzton, Halsvenenstauung und Lungenstauung bis hin zum Lungenödem.

Hämodynamisch (Tabelle 32-2) imponieren die Zunahme der Vorlast (Zunahme von Ventrikelvolumina, linksventrikulärem Füllungsdruck, Pulmonalkapillardruck und zentralem Venendruck) und eine Abnahme von Herzindex, Schlagvolumenindex und Schlagarbeitsindex, verbunden mit einem Anstieg des systemischen Gefäßwiderstandes.

Als Kriterien des kardiogenen Schocks gelten das Zusammentreffen eines systolischen Blutdrucks von weniger als 90 mmHg und eines mittleren arteriellen Blutdrucks von weniger als 65 mmHg, eines auf weniger als 2,2 l/min · $m^2$ verminderten Herzindex und eines Pulmonalkapillardrucks von wenigstens 16–18 mmHg. Aufgrund der verminderten Organdurchblutung und $O_2$-Anlieferung ist die $O_2$-Ausschöpfung erhöht (Erniedrigung der gemischtvenösen $O_2$-Sättigung, Zunahme der arteriovenösen $O_2$-Extraktion), und es kommt zum Laktatanstieg.

### 32.2.2 Ätiologie

Vom kardiogenen Schock ist das perakute Kreislaufversagen zu trennen: Ein perakutes Kreislaufversagen mit plötzlich auftretender Bewußtlosigkeit (Synkope, synkopale Anfälle) kann verursacht sein durch einen akuten Herzstillstand (z.B. präautomatische Pause beim totalen AV-Block), durch eine extreme Verlangsamung der Herzschlagfolge (z.B. beim Karotissinussyndrom), durch plötzlich Verlegung der Hauptstrombahn (z.B. bei massiver Lungenembolie, beim seltenen Vorhofmyxom) durch ein unzureichendes Herzminutenvolumen während körperlicher Belastung (z.B. bei hochgradiger Aortenstenose) oder beim Stehen (z.B. infolge orthostatischer Fehlregulation).

**Myokardfunktionsverlust**

Die häufigste Ursache eines kardiogenen Schocks (Tabelle 32-2) ist ein mindestens 40%iger Myokardfunktionsverlust im Rahmen einer koronaren Herzkrankheit: beim akuten, großen Myokardinfarkt – vorwiegend bei Verschluß des Hauptstammes der linken Koronararterie oder der LAD („left anterior descendens“) –, aber auch bei Rezidivinfarkten und in der Stunned-myocardium-Phase. Die Thrombolysebehandlung scheint die Inzidenz des kardiogenen Schocks bei akutem Herzinfarkt von 8–20% (Goldberg et al. 1991; Scheidt et al. 1970; Simoons et al. 1985) auf 4–7% (Simoons et al. 1985; The GUSTO investigators 1993) senken zu können, insgesamt ist jedoch die Inzidenz in den letzten 20 Jahren unverändert (Goldberg et al. 1991).

**Akute Mitralinsuffizienz**

Eine weitere Ursache eines kardiogenen Schocks ist die akute Mitralinsuffizienz (überhöhte v-Welle der Pulmonalkapillardruckkurve) infolge einer Sehnenfadenruptur oder einer Papillarmuskeldysfunktion/-ruptur bei Myokardischämie, akutem Herzinfarkt (häufig infolge eines LAD-Verschlusses), Endokarditis, stumpfem Thoraxtrauma, Mitralklappenprolaps oder Klappenprothesendysfunktion. Die ischämische Papillarmuskelruptur tritt häufig 3–7 Tage nach akutem Herzinfarkt auf; ein neu aufgetretenes apikales Holosystolikum kann der Ruptur vorausgehen.

■ **Akute Aorteninsuffizienz**
Als Schockursache ist diese meistens auf eine floride Endokarditis zurückzuführen, weiterhin auf eine Prothesendysfunktion oder eine Aortendissektion.

■ **Ventrikelruptur**
Die infarktbedingte Ventrikelseptumruptur tritt ebenfalls wenige Tage nach dem Infarkt, häufig bei LAD-Verschluß, auf. Bei einem therapiefraktären Hinterwandinfarkt ist auch an das Vorliegen eines begleitenden (selten eines isolierten) Rechtsherzinfarkts zu denken, der in 10–20% der Fälle zum kardiogenen Schock führt (Zehender et al. 1993).

■ **Weitere Ursachen**
Weitere Auslöser des Auftretens eines kardiogenen Schocks sind akute Myokarditis, Terminalstadien von Kardiomyopathien, dekompensiertes Hochdruckherz und Vitien, maligne brady- und tachykarde Rhythmusstörungen sowie traumatisch bedingte Myokardkontusionen und Intoxikationen mit negativ-inotropen Pharmaka.

## 32.3 Extrakardial-obstruktiver Schock

Die verschiedenen Ursachen des extrakardial-obstruktiven Schocks sind in Tabelle 32-1 aufgeführt. Die klinische Symptomatik und die hämodynamischen Befunde sind geprägt durch die Kombination krankheitsspezifischer Befunde einerseits (s. dort) mit einem Low-output-Syndrom.

Auch bei dieser Schockform ist der Zeitverlauf prognosebestimmend: Bei einer akuten Perikardtamponade durch ischämische Ruptur der freien Ventrikelwand (in der Regel 5–7 Tage nach Herzinfarkt) oder infolge einer Blutung bei Thoraxtrauma bzw. nach Thrombolysetherapie reichen bereits 150 ml Blut im Perikardbeutel zur Schockentwicklung aus; bei einem chronischen malignen oder entzündlichen Perikarderguß können dagegen 1–2 l Ergußflüssigkeit ohne Schockentwicklung toleriert werden. Bei einer akuten Lungenembolie ohne vorbestehende kardiopulmonale Erkrankung führt der Verschluß von 2 oder mehr Lappenarterien und damit von 50–60% des Lungengefäßbettes zum Schock; im Falle chronischer, rezidivierender Lungenembolien mit adaptativer Rechtsherzhypertrophie werden teilweise wesentlich höhere Anteile an Lungenstrombettverschlüssen ohne Schocksymptomatik toleriert.

## 32.4 Verteilungsschock

Der gemeinsame Nenner des Verteilungsschocks (Tabelle 32-1) ist der Verlust an peripherem Gefäßwiderstand. Neben den allgemeinen Schockzeichen mit arterieller Hypotonie, Tachykardie, Tachypnoe, Oligurie und Bewußtseinsstörung imponieren warme, relativ gut durchblutete Extremitäten und ein erniedrigter diastolischer Blutdruck. Anamnese und charakteristische Befunde können häufig eine rasche ätiologische Einordnung ermöglichen: eine Urtikaria spricht für einen anaphylaktischen, eine Rückenmarksverletzung für einen neurogenen und Zeichen der Infektion für einen septischen Schock, der weitaus häufigsten Form des Verteilungsschocks.

Hämodynamisch imponiert beim Verteilungsschock eine ausgeprägte Erniedrigung des systemischen Gefäßwiderstandes, wobei jedoch in den einzelnen Organgefäßbetten der Widerstand erniedrigt, unverändert und auch erhöht sein kann. Initial (vor Volumentherapie) können Herzindex und ventrikuläre Füllungsdrücke erniedrigt sein, danach sind sie in der Regel erhöht (Tabelle 32-2).

## 32.5 Septischer Schock

### 32.5.1 Klassifikation

Der septische Schock, die häufigste Todesursache auf der Intensivstation, ist Folge einer Toxin-/Mediatorkaskade, die sowohl durch gramnegative als auch durch grampositive Bakterien (Bone 1994) ausgelöst werden kann, ebenso polymikrobiell und in seltenen Fällen auch durch Pilze oder Viren. **!**

Mediatoren, insbesondere Tumornekrosefaktor α (TNF-α), Interleukin 1 (IL-1), Stickoxid, plättchenaktivierender Faktor, Prostaglandine und reaktive $O_2$-Verbindungen, werden für die Schädigung der Gefäße mit konsekutiver Erniedrigung des Gefäßwiderstands und fehlendem Ansprechen auf Vasokonstriktoren verantwortlich gemacht (s. Abschn. 35.7) ebenso wie für die Ausbildung des Multiorgandysfunktionssyndroms (MODS) einschließlich der Herzschädigung.

Unter Zugrundelegung der bisher üblichen qualitativen Sepsiskriterien (s. Tabelle 32-3) muß bei mindestens jedem 2. Patienten mit dem Auftreten eines septischen Schocks gerechnet werden: Die Letalität ohne Schock (MODS) steigt dann von 40 auf 65% mit Schock. Circa 50% aller Sepsistodesfälle sind auf ein intraktables Multiorgandysfunktionssyndrom zurückzuführen, 40% auf ein therapierefraktäres Kreislaufversagen, und bei 10% ist eine nicht beherrschbare septische Kardiomyopathie (s. Abschn. 37.2.2) die Ursache.

Wesentlich aussagekräftiger als die qualitative Sepsisdiagnose (Tabelle 32-3) sind quantitative Parameter zur Beschreibung des Schweregrads der Sepsis (z.B. der Sepsisscore nach Elebute und Stoner, Abb. 37-5), des septischen Multiorganversagens (z.B. der APACHE II-Schweregradscore, Abb. 36-2), des Ausmaßes der septischen Gefäßschädigung (Abfall des systemischen Gefäßwiderstands) und der septischen Myokarddepression

**Tabelle 32-4.** Herz-Kreislauf-Veränderungen und $O_2$-Metabolismus bei Patienten mit Sepsis, Fieber und kardialem Pumpversagen. (Zusammenstellung nach Werdan et al. 1991; Boekstegers et al. 1994)

| Parameter | Sepsis (n = 14) | Fieber (n = 11) | Kardiales Pumpversagen (n = 7) |
|---|---|---|---|
| Sepsis | | | |
| Sepsisscore (Elebute) | 22 (4) | 13 (4) | 13 (3) |
| Multiorganversagenscore (Apache II) | 32 (6) | 26 (4) | 29 (3) |
| Hämodynamik | | | |
| Herzindex (l/min/m$^2$) | 4,8 (1,4) | 3,0 (0,5) | 2,3 (0,2) |
| Linksventrikulärer Schlagarbeitsindex (g · m/m$^2$) | 37,5 (12,5) | 36,6 (6,7) | 21,4 (4,3) |
| Systemischer Gefäßwiderstand (dyn · s · cm$^{-5}$) | 597 (149) | 1115 (178) | 1295 (180) |
| $O_2$-Transport | | | |
| Systemisches $O_2$-Angebot (ml/min/m$^2$) | 648 (246) | 446 (86) | 332 (20) |
| Systemischer $O_2$-Verbrauch (ml/min/m$^2$) | 160 (52) | 146 (22) | 123 (36 |
| Systemische $O_2$-Extraktion (%) | 28 (16) | 34 (9) | 37 (11) |
| Lokaler mittlerer Muskel-$pO_2$ (mmHg) | 45,7 (12) | 27,6 (5) | 17,6 (4,3) |

Werte als Mittelwerte (± Standardabweichung)

(Abnahme des linksventrikulären Schlagarbeitsindex). Sie erlauben nicht nur eine Abschätzung der Prognose der Sepsispatienten, sondern auch des Ansprechens auf die Therapie (Pilz et al. 1992). Tabelle 32-4 zeigt das charakteristische Profil von Sepsispatienten im Vergleich zu Patienten mit Fieber, aber lediglich lokaler Infektion und im Vergleich zu Patienten mit kardialem Pumpversagen. Die Sepsispatienten sind durch einen hohen Sepsisscore, eine hyperdyname Kreislaufsituation mit hohem Herzindex bei erniedrigtem systemischem Gefäßwiderstand und Schlagarbeitsindex und durch Störungen der $O_2$-Verwertung gekennzeichnet.

### 32.5.2 Ätiologie

Der septische Schock wird hervorgerufen durch gramnegative und grampositive Erreger, aber auch durch polymikrobielle und seltener durch Pilz- und Virusinfektionen. Führende Erreger sind Escherichia coli, Klebsiella, Bacterioides, Aerobacter aerogenes, Pseudomonas aeruginosa, Proteus, Salmonellen, koliforme Keime und grampositive Bakterien (Enterokokken, hämolysierende Streptokokken, Staphylococcus aureus und albus), Anaerobier und Candida.

Während in früheren Jahren der gramnegative septische Schock dominierte, wird heutzutage bereits jeder 2. septische Schock durch grampositive Kokken (vorwiegend Staphylokokken) hervorgerufen. Das Ausmaß der septischen Herz- und Kreislaufschädigung (Pilz et al. 1994) ist bei verschiedenen Formen der gramnegativen, bei der grampositiven und bei der Pilzsepsis quantitativ vergleichbar. Mischinfektionen sowohl mit gramnegativen als auch mit grampositiven Erregern können den Schweregrad der Sepsis verschlimmern, aber auch mildern (Guyton et al. 1999).

In den USA rechnet man jährlich mit ca. 300 000–400 000 Sepsiserkrankungen, die Therapiekosten von etwa 2–4 Mrd. Dollar erforderlich machen. Von 1979 bis 1987 hat die Sepsisinzidenz in den USA um 139% zugenommen, nämlich von 73,6 auf 175,9 pro 100 000 Personen. Ursachen der steigenden Anzahl von Patienten mit Sepsis und septischem Schock sind:

- die größere Zahl stationär behandelter, alter, geschwächter bzw. immundefizienter Patienten;
- die höhere Rate ausgedehnter chirurgischer Eingriffe;
- die steigende Anzahl invasiver diagnostischer und therapeutischer Verfahren;
- der Selektionsdruck auf die Erreger durch die Antibiotikaprophylaxe und/oder -therapie.

Im Verständnis der Sepsis und des septischen Schocks ist allerdings in den letzten Jahren ein erheblicher Wandel eingetreten (Abb. 32-2). Stand früher die bakterielle oder Pilzinfektion mit Einschwemmung von Keimen in die Blutbahn ganz im Vordergrund der Betrachtungsweise, so sind es heute vielmehr die durch die mikrobiellen Toxine (Endotoxin bei gramnegativer Sepsis, möglicherweise vorwiegend Superantigene bei grampositiver Sepsis) via Aktivierung von Mediatorzellen induzierten Zytokin- und Mediatorkaskaden, die für das Multiorgandysfunktionssyndrom und den septischen Schock verantwortlich gemacht werden (s. auch Abschn. 33.6). Diese Einschätzung wird unterstützt durch die Tatsache, daß nur bei jedem 2. oder 3. Patienten mit Sepsis eine positive Kultur gefunden wird und diese auch nicht prognosebestimmend ist.

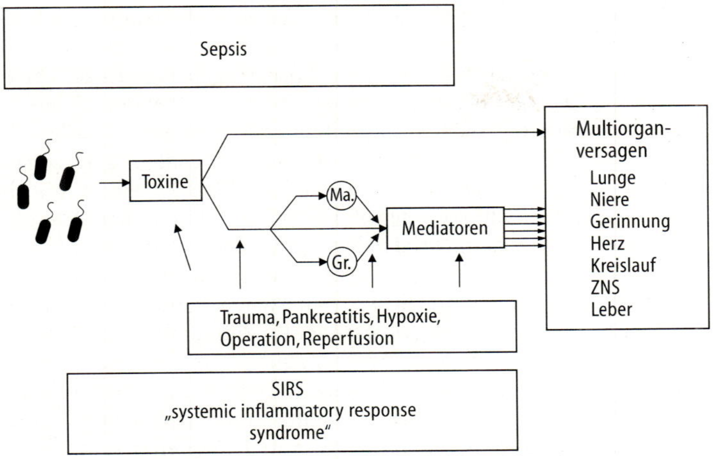


**Abb. 32-2.** Pathophysiologieschema des Multiorgandysfunktionssyndroms bei Sepsis und SIRS. Ausgehend von der lokalen bakteriellen Infektion kommt es zur Einschwemmung von Bakterientoxinen in den Kreislauf. Die Toxine können einerseits direkt zur Organschädigung führen, andererseits aktivieren sie Mediatorzellen (Makrophagen, Granulozyten) zur Freisetzung von Mediatoren (Zytokine, reaktive $O_2$-Verbindungen u.a.). Die freigesetzten Mediatoren sollen die Bakterien zerstören und Toxine inaktivieren. Eine überschießende Mediatorfreisetzung führt allerdings auch zur Organschädigung mit Ausbildung eines Multiorgandysfunktionssyndroms (MODS). Auch nichtinfektiöse Insulte führen zur Aktivierung dieser Mediatorkaskade und zur Ausbildung eines MODS; das klinische Erscheinungsbild dieses eskalierenden „systemic inflammatory response syndrome" (SIRS) ist dem der Sepsis sehr ähnlich.

Auch daß nichtinfektiöse Noxen (Trauma, Pankreatitis, herzchirurgische Operationen mit der Herz-Lungen-Maschine) zu einem ganz ähnlichen klinischen Bild wie bei bakteriell ausgelöster Sepsis und septischem Schock führen können, spricht für eine gemeinsame Zytokin/Mediatorendstrecke als verantwortliche Schädigungskaskade sowohl bei infektiösen als auch bei nichtinfektiösen (SIRS, s. Tabelle 32-3) systemisch-entzündlichen Schockformen. Das Konzept einer gemeinsamen Zytokin-/Mediatorkaskade bei Sepsis und SIRS ist allerdings nicht unwidersprochen geblieben (Natanson et al. 1995).

## 32.6 Anaphylaktischer Schock

### 32.6.1 Klassifikation

! Der anaphylaktische Schock ist ein akut eintretender, „warmer" Schockzustand, der durch anaphylaktische und anaphylaktoide Reaktionen ausgelöst wird: der Blutdruckabfall infolge Vasodilatation mit relativer Hypovolämie kann einhergehen mit Larynxödem, Bronchospasmus, Angioödem, Urtikaria, Erythemen und Myokarddepression.

Klassische anaphylaktische Reaktionen sind IgE-vermittelte allergische Ereignisse in Reaktion auf ein Antigen, entsprechend einer Typ-I-Reaktion nach Gell u. Coombs, die perakut und generalisiert systemisch ablaufen. Antibiotika, Insekten- und Schlangengifte, Impfstoffe, Seren, iodhaltige Kontrastmittel und Nahrungsmittel gehören zu den typischen auslösenden Allergenen. IgE-spezifische Effektorzellen der Immunantwort sind im wesentlichen Mastzellen und Basophile, die nach Stimulation eine Vielzahl proinflammatorischer Mediatoren freisetzen und damit das klinische Erscheinungsbild der Anaphylaxis hervorrufen.

Davon abzugrenzen sind IgE-unabhängige Unverträglichkeitsreaktionen ohne vorausgehende Sensibilisierung mit einem sehr ähnlichen oder identischen klinischen Erscheinungsbild: Bei anaphylaktoiden Reaktionen (typischerweise ausgelöst z. B. durch Röntgenkontrastmittel, Salicylate und Opiate) kommt es durch chemische, physikalische oder osmotische Stimuli zur Mediatorfreisetzung aus Mastzellen und Basophilen. Eine idiopathische Anaphylaxis kann typischerweise bei jungen Erwachsenen auftreten, häufig nachts oder postprandial; Auslösefaktoren und Effektorzellen sind unbekannt. Die Anaphylaxis factitia wird dem Münchhausen-Syndrom zugerechnet.

Daneben wurden auch Immunreaktionen vom Typ III nach Gell u. Coombs bei anaphylaktischen Reaktionen beschrieben, bei denen Komplexe aus IgG und spezifischem Antigen Komplement aktivieren und über die Anaphylatoxine C3a und C5a die Mediatorfreisetzung aus Mastzellen und Basophilen stimulieren. Charakteristischerweise tritt diese Reaktion auf bei Patienten mit hereditärem IgA-Mangel, dem häufigsten angeborenen Defekt des Immunsystems (1:500–700), im Rahmen von Bluttransfusionen: präformierte Antikörper gegen IgA im Serum dieser Patienten können die Mediatorkaskaden auslösen.

Der Begriff „anaphylaktoide Reaktion" kann auch als Überbegriff verwandt werden für akute Unverträglichkeitsreaktionen mit den Symptomen einer Anaphylaxie, ohne damit eine Aussage zum Pathomechanismus zu implizieren.

### 32.6.2 Ätiologie

(Literaturangaben zu diesem Abschnitt s. Müller-Werdan u. Werdan 1997.)
Genaue Zahlen zur Inzidenz anaphylaktischer und anaphylaktoider Reaktionen sind aufgrund deren Unvorhersehbarkeit und Unberechenbarkeit nicht bekannt.

**Antibiotika, iodhaltige Kontrastmittel**
Etwa bei 1 von etwa 2700 hospitalisierten Patienten kommt es nach einer älteren Studie zur medikamenteninduzierten Anaphylaxie. Nach Schätzungen ist bei Verabreichung von Penicillin bei einem von 10.000 Patienten mit einer Anaphylaxie zu rechnen, die in 9% der Fälle tödlich verläuft, so daß jährlich in den USA mit mehreren hundert Todesfällen zu rechnen ist. Auch die Einnahme von Cephalosporinen, neueren β-Lactamantibiotika und Fluorochinolonen kann zur Anaphylaxie führen. Es wird geschätzt, daß etwa 3–7% der Patienten mit Penicillinallergie Kreuzreaktionen gegen ein Cephalosporin aufweisen. Etwa 200–800 Todesfälle gehen in den USA jährlich zu Lasten iodhaltiger Kontrastmittel.

**Tierische Gifte**
Typische Verursacher der Anaphylaxie sind Insektengifte, übertragen durch Stiche der Tiere der Ordnung Hymenoptera (u.a. Bienen, Wespen, Hornissen), und Schlangengifte (z.B. Klapperschlangen, Mokkassinschlangen), die neben toxischen auch schwere allergische Reaktionen hervorrufen können. Etwa 0,5–5% der Bevölkerung haben schon eine schwere allergische Reaktion auf einen Insektenstich durchgemacht, und 1% dieser Reaktionen kann in eine lebensbedrohliche Anaphylaxie münden.

**Nahrungsmittel**
In der Praxis ist bei akuten Reaktionen nach Mahlzeiten die Abgrenzung allergischer Reaktionen zu Nahrungsmittelintoleranzen und Bakterientoxinerkrankungen schwierig. Nahrungsmittelallergien bestehen bei etwa 1–6% der Kinder und sind im Erwachsenenalter seltener anzutreffen. Schwere anaphylaktische Reaktionen auf Nahrungsmittel sind eher selten, sind jedoch gehäuft für Erdnüsse, Sojabohnen, Eiweiß und Schalentiere beschrieben worden.

**Latex, exotische Früchte**
Zunehmend ist die Inzidenz latexallergischer Anaphylaxien. Diese können durch die Benutzung von Latexhandschuhen ausgelöst werden, es sind aber auch bei Einführen von Kathetern aus Latex und bei Kondomen Anaphylaxien beschrieben worden. Im Gefolge der Aids-Epidemie hat sich die weltweite Latexproduktion mehr als verdoppelt. Auch wenn keine exakten epidemiologischen Daten vorliegen, so ist davon auszugehen, daß etwa 7–18% der Ärzte und des Pflegepersonals auf Latex allergisch reagieren. Gefährdet sind neben Arbeitern aus der Latex verarbeitenden Industrie v.a. Patienten, die sich mehreren operativen Eingriffen unterzogen haben, ganz besonders Spina-bifida-Patienten, die in mehr als 50% sensibilisiert sind. Ein hohes Allergiesierungspotential haben auch Schleimhautkontakte, z.B. bei urogenitalen Katheterisierungen oder Bariumkontrasteinläufen. Inzwischen stehen kommerzielle Tests zur Verfügung, die präoperativ innerhalb weniger Stunden eine Aussage darüber zulassen, ob bei einem Patienten Latex-spezifische IgE-Antikörper im Serum vorhanden sind. Überzufällig häufig ist die Latexallergie vergesellschaftet mit Nahrungsmittelallergien, häufig gegen exotische Früchte wie Avocado, Banane, Kiwi, Passionsfrucht oder auch Kastanien.

**Prädisposition**
Anaphylaktische Reaktionen treten nicht regelhaft auf, aber kommen ebenso wie alle anderen Formen der Typ-I-Allergie bei genetisch prädisponierten Individuen gehäuft vor. Bei Atopikern sollen anaphylaktische/anaphylaktoide Reaktionen stärker verlaufen, ebenso wie bei Patienten unter Therapie mit ACE-Hemmern oder β-Rezeptorenblockern. Hat der Patient bereits eine oder mehrere Überempfindlichkeitsreaktionen erlitten, so ist mit einer weiteren Reaktion dann mit erhöhtem Risiko zu rechnen.

**Virusinfektion**
Bei Patienten, die an einer Virusinfektion erkrankt sind (Aids, infektiöse Mononukleose, Zytomegalievirus), ist das Risiko unerwünschter und multipler Arzneimittelwirkungen erhöht.

**Allergien**
Häufig erlebt man anaphylaktische Reaktionen bei Allergikern und häufiger nach intravenöser als nach oraler Allergenzufuhr, weshalb der anaphylaktische Schock nicht selten iatrogen verursacht wird.

**Narkosemittel, Muskelrelaxanzien**
Anaphylaktoide Narkosezwischenfälle bis hin zum Herzstillstand treten nach einer umfangreichen französischen Studie mit einer Inzidenz von 1:4500–1:6000 Allgemeinanästhesien auf. In ca. 6% der Fälle kam es trotz adäquater Therapie zum Tod des Patienten. Auslösende Agenzien waren in 60–70% der Fälle Muskelrelaxanzien, in ca. 18% Latexprodukte und in ca. 5% kolloidale Volumenersatzmittel. Aufgrund struktureller Besonderheiten (quartäre Ammoniumgruppe) können alle Muskelrelaxanzien Unverträglichkeitsreaktionen hervorrufen. Aber auch Opioide, Lokalanästhetika und Narkotika wurden als potentiell anaphylaktoid wirkende Agenzien herausgestellt.

■ **Kumulativer Mediatoreneffekt**
Der kumulative Effekt der freigesetzten Mediatoren besteht im wesentlichen in einer erhöhten Gefäßpermeabilität, einer ausgeprägten Vasodilatation und einem Bronchospasmus. Autoptisch wurde bei tödlich verlaufenden Anaphylaxien ein Ödem der Lungen mit oftmals flüssigkeitsgefüllten Alveolen, ein Ödem der oberen Atemwege einschließlich des Larynx und der Epiglottis, der Haut und der viszeralen Organe gefunden. Auch eine pulmonale Überblähung wird oftmals gefunden im Zusammenhang mit Ödemen der oberen Atemwege. In anderen Fällen kommt es zu einer ausgeprägten Bronchokonstriktion.

## 32.7 Neurogener Schock

! Der neurogene Schock wird durch einen Verlust der peripheren Vasomotorenkontrolle infolge einer Dysfunktion oder einer Verletzung des Nervensystems hervorgerufen.

Das klassische Beispiel dafür ist der mit einer Rückenmarkverletzung assoziierte Schock. Dem Verlust des Venentonus mit erhöhter venöser Kapazität scheint hier die entscheidende Bedeutung zuzukommen, wobei auch der Arteriolentonus reduziert sein kann. In letzterem Falle kommt es nach Flüssigkeitssubstitution zu einer Steigerung des Herzindex. Eine – allerdings selbstlimitierende und vorübergehende – neurale Fehlregulation findet sich auch als Ursache der vasovagalen Synkope und bei der Spinalanästhesie.

## 32.8 Nebennierenkrise

### 32.8.1 Klassifikation

Die Addison-Krise kündigt sich mit unspezifischen Symptomen an wie Anorexie, Übelkeit, Erbrechen, Diarrhöen, abdominellen Schmerzen, Myalgien, Gelenkschmerzen, Kopfschmerzen, Schwäche Verwirrtheit und Agitation oder Delir. Bei Exsikkose kann es zu hohem Fieber kommen. Das initiale hämodynamische Profil ähnelt dem des hypovolämischen Schocks; nach adäquater Volumensubstitution demaskiert sich ein hyperdynamer, vasopressorrefraktärer Schock (Claussen et al. 1992), der einem septischen Schock ähneln kann. Überlagern sich beide Schockformen, so sind das Erkennen der Nebenniereninsuffizienz (Kortisolbestimmung, ACTH-Test) und die eingeleitete Kortikoidbehandlung oft lebensrettend.

### 32.8.2 Ätiologie

Zur Addison-Krise kann es einerseits bei Patienten mit chronischer, substituierter Nebennierenrindeninsuffizienz bei besonderen Krankheits- oder Operationsbelastungen ohne ausreichende Steigerung der Kortikoidmedikation kommen; andererseits kann auch eine beidseitige Nebennierenblutung im Gefolge einer Sepsis (Meningokokken, gramnegative Bakterien), einer HIV-Infektion, einer Pilzinfektion, einer malignen Infiltration oder auch eine Einblutung unter Antikoagulation zur akuten Nebenniereninsuffizienz führen (Rao et al. 1989).

## 32.9 Seltene Schockformen

Seltene Schock- und Synkopenformen treten auf bei oder nach:
- Intoxikationen, z.B. durch Barbiturate, Narkotika, Tranquilizer;
- zentralnervösen Läsionen, z.B. Hirntrauma, Sonnenstich;
- endokrinen Krisen, z.B. Nebennierenrindeninsuffizienz, thyreotoxische Krise, Coma diabeticum;
- Fettemboliesyndrom;
- Miktionssynkope;
- Hustenschlag;
- Kollapszuständen;
- Menière-Syndrom;
- Bauchtraumata;
- Magensaftaspiration;
- Schmerz;
- Wärmestau (Hitzschlag) oder Unterkühlung;
- extremer psychischer Reaktion („Ohnmacht").

Mit dem Begriff „vasalperipherer Schock" werden jene akuten Zustände von Kreislaufinsuffizienz bezeichnet, deren Ursachen direkt auf die Funktion der peripheren Widerstandsgefäße und auf die Gefäßkapazität einwirken.

# Kapitel 33

# Pathophysiologie des Schocks

33

K. Werdan, U. Müller-Werdan



Abbildung 33-1 verdeutlicht die Komplexität des Schockgeschehens. Die folgende auszugsweise Besprechung einzelner Schockkomponenten kann demzufolge immer nur einen Teilaspekt beleuchten.

## 33.1 Störung der Makrozirkulation

Die Betrachtung der hämodynamischen Schockauswirkungen muß neben dem arteriellen Schenkel und der Mikrozirkulation auch den venösen Schenkel des Kreislaufsystems miteinbeziehen (Abb. 33-2a–c).

Der venöse Rückstrom zum Herzen ist proportional dem Quotienten

$$(pcm - p_{RA})/Rv$$

(pcm mittlerer Zirkulationsdruck (intravasaler Venendruck bei ruhendem Herzen); $p_{RA}$ rechtsatrialer Mitteldruck; Rv venöser Gefäßwiderstand,

**Abb. 33-1.** Schock – Pathogenese und Pathophysiologie

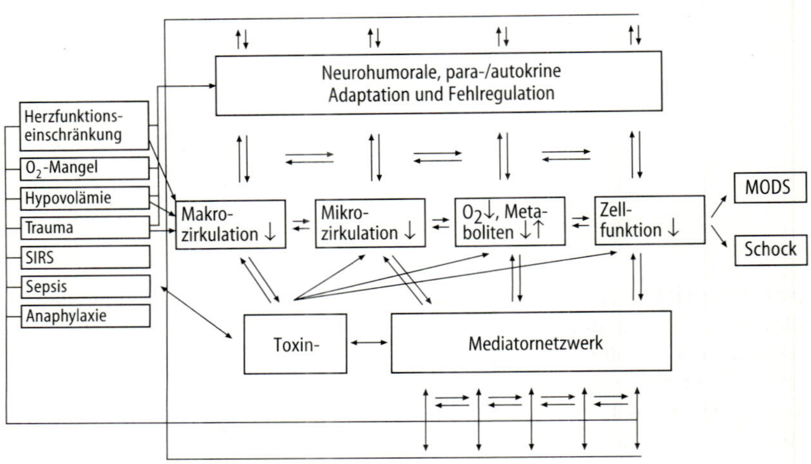

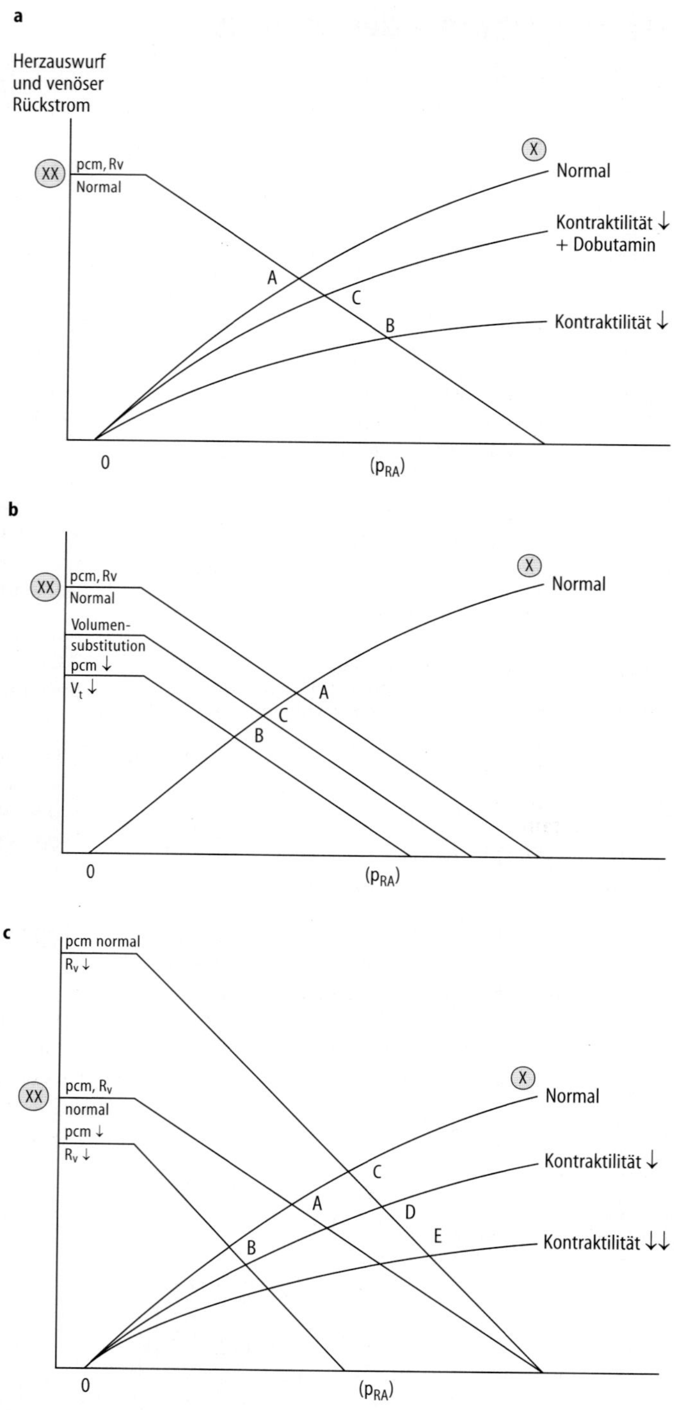


**Abb. 33-2a–c.** Darstellung der Interaktion von venösem Rückstrom und rechtsventrikulärer Herzfunktion bei kardiogenem Schock (**a**), hypovolämischem Schock (**b**) und septischem Schock (**c**). $p_{RA}$ rechtsatrialer Mitteldruck im rechten Vorhof; *pcm* mittlerer venöser Zirkulationsdruck; *Rv* venöser Gefäßwiderstand; $V_t$ Gesamtblutvolumen. Therapeutische Maßnahmen, deren Wirkungen und weitere Erläuterungen s. Text

pcm entspricht dabei dem Quotienten aus Vs/C, *Vs* Blutvolumen, das den Venendruck bestimmt; es errechnet sich aus der Differenz des gesamten Blutvolumens Vt und dem Blutvolumen Vo (Blutvolumen bei Atmosphärendruck, d.h. nach passiver Exsanguination verbleibendes Blutvolumen); *C* Compliance.)

In einem geschlossenen Kreislaufsystem ist der Herzauswurf (Herzzeitvolumen, determiniert durch Herzfrequenz, Vorlast, Nachlast und Kontraktilität) mit dem venösen Rückstrom (venöses Minutenvolumen, determiniert durch mittleren Zirkulationsdruck, rechtsatrialen Druck und venösen Gefäßwiderstand) identisch. Demzufolge lassen sich die rechtsventrikuläre Frank-Starling-Kurve (x) und die venöse Rückstromkurve (xx) graphisch kombinieren (Abb. 33-2a–c). Der venöse Rückstrom korreliert linear mit dem rechtsatrialen Druck $p_{RA}$ bis p = 0 mmHg (= Atmosphärendruck), bei dem die großen Venen intermittierend kollabieren und damit den venösen Rückstrom limitieren und das gezeigte Plateau produzieren.

Die Steigung der venösen Rückstromkurve ist der Reziprokwert des venösen Gefäßwiderstandes (1/Rv). Der Schnittpunkt der venösen Rückstromkurve mit der x-Achse repräsentiert dabei den mittleren Zirkulationsdruck pcm; Veränderungen des pcm verschieben dabei die venöse Rückstromkurve nach links bzw. nach rechts ohne Änderung der Steigung; Änderungen des venösen Widerstandes Rv ändern die Steigung der Kurve, eine Zunahme von Rv führt zu einer Abflachung, eine Abnahme zu einer größeren Steilheit der Kurve (ausführliche Diskussion in Kumar u. Parrillo 1995a).

### 33.1.1
### Kardiogener Schock

Der Verlust von Myokardmasse beim akuten Herzinfarkt mit Minderung der Kontraktilität führt zur Abflachung der Frank-Starling-Kurve und zur Zunahme des Vorhofdrucks (Abb. 33-2a, A–B). Durch das positiv-inotrop wirkende Dobutamin (ohne wesentlichen Einfluß auf den venösen Rückfluß) kann die Kontraktionskraft des Herzens gesteigert und damit der Herzauswurf erhöht werden (Abb. 33-2a, B–C). Im Gegensatz zum Dobutamin würden die Katecholamine Noradrenalin und Dopamin nicht nur positiv-inotrop wirken, sondern auch die venöse Kapazität reduzieren und damit den mittleren Zirkulationsdruck erhöhen.

### 33.1.2
### Hypovolämischer Schock

Hypovolämie vermindert das zirkulierende Blutvolumen und damit auch den mittleren Zirkulationsdruck pcm (Abb. 33-2b, A–B). Die resultierende Abnahme des venösen Rückstroms und damit des Herzauswurfs kann durch Volumensubstitution ausgeglichen werden (Abb. 33-2b, B–C).

Das hämodynamische Bild des hämorrhagischen hypovolämischen Schocks ist nicht nur durch den Blutvolumenverlust geprägt, sondern auch durch eine initiale kompensatorische Vasokonstriktion, welche im weiteren Verlauf von einer therapeutisch schwer beeinflußbaren Vasodilatation gefolgt wird. Für letztere wird zum einen eine Hochregulation der spinalen Stickoxidsynthase verantwortlich gemacht (Lu et al. 1999), zum anderen eine Aktivierung der Poly-(ADP-Ribose)-Synthetase (PARS), einem Schlüsselenzym der Apoptose (s. Abschn. 33.7).

### 33.1.3
### Septischer Schock

Der septische Schock beeinflußt das venöse System in zweierlei Hinsicht: einerseits führen die aktive Dilatation kleiner Venen und Venolen sowie der Plasmaabfluß ins Interstitium zur Steigerung der Venenkapazität bei gleichzeitiger Abnahme des Blutvolumens; eine Abnahme des pcm und damit des venösen Rückstroms und konsekutiv des Herzauswurfs ist die Folge. Andererseits findet sich im septischen Schock auch eine Dilatation der großen Venen und ein arteriovenöses Shunting, beides mit der Folge einer Verminderung des venösen Widerstandes (Rv) und damit einem verstärkten venösen Rückstrom zum Herzen.

Vor adäquater Volumensubstitution reicht die Abnahme des Rv allerdings nicht aus, um die Reduktion des pcm auszugleichen: Der Herzauswurf bleibt vermindert (Abb. 33-2c, A–B). Durch eine adäquate Volumensubstitution läßt sich der pcm normalisieren; aufgrund des weiterhin erniedrigten venösen Widerstands (Rv) führt dies, bei Fehlen einer Myokarddepression, dann sogar zu einem supranormalen venösen Rückstrom und einem supranormalen Herzzeitvolumen (Abb. 33-2c, B–C). Die Graphik verdeutlicht, daß die Rv-Abnahme bis zu einem gewissen Grad eine meist vorhandene mäßige Myokarddepression maskieren kann. Erst bei einer ausgeprägten Kontraktilitätsminderung wird diese als Einschränkung des Herzauswurfs manifest (Abb. 33-2c, C–D), was bei ca. 20% aller Sepsispatienten zutrifft (Kumar u. Parrillo 1995a).

## 33.2
## Störung der Mikrozirkulation

**!** Eine regelrechte Durchblutung auf Mikrozirkulationsebene (Gefäße bis 100–150 μm Durchmesser) ist Voraussetzung für eine adäquate Gewebeperfusion; ein normales Herzzeitvolumen und ein normaler Blutdruck sind dafür noch nicht ausreichend.

Die regionale Durchblutung auf Mikrozirkulationsebene wird durch lokale intrinsische (Autoregulation) und durch extrinsische Faktoren (autonomes Nervensystem und humorale Faktoren) geregelt. Der Blutfluß zu den einzelnen Organen wird durch den Tonus der präkapillären Arteriolen und prä- und postkapillären Sphinktergefäße sowie durch lokale Veränderungen der metabolischen Aktivität gesteuert.

### 33.2.1
### Intrinsische Kontrollfaktoren

Intrinsische Kontrollfaktoren (Autoregulation) des Blutflusses sind endotheliale Dehnungsrezeptoren: plötzliche Änderungen des Perfusionsdrucks können so mit entgegengesetzten Änderungen des Gefäßwiderstands gegenreguliert werden, um die Durchblutung aufrechtzuerhalten (Johnson 1986). Eine Durchblutungssteigerung zur Deckung erhöhter metabolischer Aktivitäten kann über die Freisetzung verschiedener Metabolite (z.B. $CO_2$, $H^+$) mit vasodilatierender Wirkung erzielt werden.

### 33.2.2 Extrinsische Kontrollfaktoren

Die extrinsische Kontrolle des Vasomotorentonus wird im wesentlichen über das autonome Nervensystem erzielt. Die Freisetzung von Acetylcholin über Parasympathikusfasern führt in Endothel- und Gefäßmuskelzellen über die Bildung von Stickoxid und zyklischem Guanosinmonophosphat zur Vasodilatation. Eine Steigerung des Sympathikotonus führt zur lokalen Noradrenalinfreisetzung und damit, über eine Besetzung vaskulärer α-Adrenozeptoren, zur Vasokonstriktion. Streß bewirkt über eine Sympathikusaktivierung die Freisetzung von Adrenalin und Noradrenalin aus dem Nebennierenmark. Das Renin-Angiotensin-System kontrolliert Blutdruck und -fluß unter Basalbedingungen.

### 33.2.3 Kapillargefäßtonus

Die Mikrozirkulation wird durch prä- und postkapilläre Gefäßregionen kontrolliert, die beide auf intrinsische und extrinsische Kontrollmechanismen ansprechen. Änderungen des Tonus dieser Gefäßregionen sind insofern bedeutungsvoll, als zwischen diesen beiden Gefäßregionen (auf der Kapillarebene) ein aktiver Stoffwechsel und die Flüssigkeitsregulation über die Kapillarwand stattfindet. Das Öffnen von mikroanatomischen oder funktionellen Shunts führt zu einem Mismatch von Stoffwechsel und $O_2$-Versorgung; das Nichtöffnen von Gefäßsphinktern metabolisch aktiver Regionen führt zu Ischämie und zum anaeroben Stoffwechsel mit Laktatproduktion.

Ein erhöhter präkapillärer Tonus (wie bei Sympathikusstimulation) führt zur Erhöhung des systemischen Blutdrucks und zur Senkung des lokalen hydrostatischen Drucks. Der erniedrigte hydrostatische Druck favorisiert die Volumenumverteilung aus dem Interstitium zurück in den Kreislauf. Ein relativ zum präkapillären Tonus erhöhter postkapillärer Tonus führt zum Gefäßpooling von Blut und zum Verlust von Flüssigkeit ins Interstitium infolge des erhöhten hydrostatischen Drucks. Die Störung der Mikrozirkulation ist ein wesentliches Charakteristikum des Schocks. Sie beruht zum einen auf dem Verlust der Vasomotorenregulation mit daraus resultierendem Mismatch von Gewebedurchblutung und metabolischer Aktivität; zum anderen trägt auch der Verlust der Endothelintegrität mit seinen Folgen dazu bei, ebenso wie das intravasale „clotting" von Blutzellen und die verminderte Erythrozytendeformierbarkeit. Die diesen Störungen zugrundeliegenden, bei den einzelnen Schockformen qualitativ und quantitativ unterschiedlich relevanten Mechanismen sind in der folgenden Übersicht aufgeführt.

**Vasomotorenstörung und Mikrozirkulationsschädigung im Schock**

- Verlust der Vasomotorenregulation mit Mismatch von Gewebedurchblutung und metabolischer Aktivität durch (Thijs u. Groenefeld 1988):
  - Gewebeazidose;
  - Gewebekatecholaminverarmung;
  - mediatorinduzierte Katecholaminresistenz der Gefäßmuskulatur;
  - Freisetzung von vasodilatierenden und vasokonstringierenden Prostaglandinmetaboliten;
  - verminderten Sympathikotonus infolge zerebraler Durchblutungsstörungen;
  - mediatorinduzierter Bildung von Stickoxid in Gefäßmuskelzellen.
- Verlust der Endothelintegrität durch:
  - reaktive $O_2$-Verbindungen, gebildet von aktivierten neutrophilen Granulozyten und während der Reperfusion;
  - Freisetzung vasoaktiver Faktoren wie Histamin, Bradykinin, plättchenaktivierendem Faktor, Leukotriene, Tumornekrosefaktor;
  - Leukozyten-Endothel-Interaktion via Adhäsionsmoleküle (Integrine, Selectine).
- Folgen des Verlustes der Endothelintegrität:
  - erhöhte Kapillarpermeabilität;
  - Exsudation von Plasmaproteinen ins Gewebe;
  - Abfall des plasmaonkotischen Drucks;
  - Entwicklung eines interstitiellen Ödems;
  - Abnahme des zirkulierenden Blutvolumens.
- Intravasales „clotting" von Erythrozyten, Leukozyten und Thrombozyten mit Verstärkung der Endothelschädigung und Verschlimmerung des Mismatches durch (Thijs und Groenefeld 1988):
  - Mikrothromben;
  - primäre Endothelschädigung durch zirkulierende Zytokine;
  - reaktive $O_2$-Verbindungen, generiert durch neutrophile Granulozyten und während der Reperfusion;
  - Komplementaktivierung.
- Verminderte Erythrozytendeformierbarkeit infolge durch reaktive $O_2$-Verbindungen hervorgerufener Membranschäden.

## 33.3 Störung der Organperfusion

Die Durchblutung der einzelnen Organe kann über einen weiten Blutdruckbereich organspezifisch konstant gehalten werden (Tabelle 33-1), für den Menschen wird diese Autoregulation für einen Bereich von 60–100 mmHg angegeben (Bond 1993). !

Außerhalb dieses Bereichs müssen extrinsische Adaptationsmechanismen zum Tragen kommen, soll es nicht durch ein Mismatch von Durchblutung und metabolischer Aktivität zum Organversagen und Schock kommen.

**Tabelle 33-1.** Organspezifische Gefäßleitfähigkeit bei Normotonie und bei lokaler, durch Exsanguination oder durch Endotoxininfusion ausgelöster Hypotonie in Hunden. Die Angaben zur Autoregulation beziehen sich auf Messungen mit lokaler Blutdrucksenkung im entsprechenden Organgefäßbett. n.a. nicht angegeben. (Mod. nach Bond 1993)

| Organperfusion | Herzzeitvolumen | Autoregulation [mmHg] | Gefäßleitfähigkeit [ml/mmHg/min] | | | |
|---|---|---|---|---|---|---|
| | | | Kontrolle [100 mmHg] | Hypotension [60 mmHg] | | |
| | | | | Lokal | Hämorrhagie | Endotoxin |
| Gehirn | 3,6% | 30–200 | 1,08(100%) | 1,51(140%) | 1,46(135%) | 0,59(55%) |
| Herz | 4,7% | 40–100 | 1,41(100%) | 2,05(145%) | 1,99(141%) | 2,12(150%) |
| Mesenterialkreislauf | 25,1% | > 60 | 7,53(100%) | 9,26(123%) | 4,52(60%) | 15,01(199%) |
| Nieren | 25,4% | > 60 | 7,62(100%) | 7,62(100%) | 3,05(40%) | 14,48(190%) |
| Skelettmuskel | 28,2% | 50–100 | 8,46(100%) | 10,99(130%) | 5,25(62%) | 11,67(138%) |
| Haut | 12,9% | n.a. | 3,87(100%) | 3,10(80%) | 1,43(37%) | 4,64(120%) |
| Gesamt | 99,9% | n.a. | 29,97(100%) | 34,53(115%) | 17,70(59%) | 48,51(162%) |

### 33.3.1 Hypovolämischer Schock und andere hypodyname Schockformen

Bei Hypovolämie und anderen hypodynamen Schockformen wird der Blutfluß in Gehirn und Herz autoregulatorisch aufrechterhalten, in allen anderen Organgefäßbetten ist er jedoch teilweise erheblich eingeschränkt, damit der systemische Blutdruck möglichst stabil gehalten werden kann (Tabelle 33-1). Für diese Vasokonstriktion sind v.a. ein erhöhter Sympathikotonus und die Freisetzung von Katecholaminen aus der Nebenniere (Baker et al. 1988) verantwortlich.

Diese adaptativen Mechanismen reichen aus, um bei gering bis mäßig eingeschränktem Herzzeitvolumen lebenswichtige Organe adäquat zu perfundieren; bei ausgeprägter Hypotonie kommt es jedoch zur Organischämie und zum Organversagen. Selbst nach Wiederherstellung stabiler Herz-Kreislauf-Verhältnisse können die Störungen auf Mikrozirkulationsebene über Tage persistieren, v.a. im Gehirn, in den Nieren, in der Leber und in anderen Splanchnikusorganen (Wang et al. 1990). Die irreversible Phase eines schweren hämorrhagischen Schocks ist aufgrund experimenteller Befunde durch die Vasodilatation präkapillärer Sphinkter charakterisiert (Bond u. Johnson 1985).

### 33.3.2 Sepsis und septischer Schock

! Bei Sepsis und septischem Schock finden sich bereits bei noch relativ adäquaten Blutdruckwerten Störungen der Organdurchblutung, die eine primäre Schädigung auf Mikrozirkulationsebene nahelegen. Mit Ausnahme der Hirnstrombahn zeigen alle anderen Strombahngebiete (Splanchnikusbereiche, Niere, Skelettmuskel, Haut) eine starke Abnahme des Gefäßwiderstandes (Tabelle 33-1).

Sie beruht auf einer sepsisinduzierten aktiven Vasodilatation und dem Verlust der extrinsischen Vasomotorenkontrolle (Bond 1993), wodurch die Durchblutung ausschließlich vom Herzzeitvolumen abhängig wird.

Eine Ausnahme von dieser Regel stellt die Hirndurchblutung dar, die in der Sepsis weiterhin die Fähigkeit zur Autoregulation beibehält: Bei Patienten mit Sepsis ist die Hirndurchblutung bereits vor der Ausbildung des Schockzustandes um 1/3 reduziert (Bowton et al. 1989), wobei diese Durchblutungseinschränkung jedoch nicht als Ursache der septischen Enzephalopathie angesehen wird. Im Koronargefäßsystem fällt dagegen der Widerstand noch stärker ab als in den anderen Organen, und demzufolge ist die Koronarperfusion bei Patienten mit septischem Schock sogar häufig erhöht.

## 33.4 Sauerstoffmangel

Die Schädigung der Zellfunktion kommt durch ein komplexes Wechselspiel verschiedener auslösender Noxen und gehemmter/geschädigter Zellfunktionen zustande (Abb. 33-1). Den einzelnen Komponenten kommt je nach Schockform unterschiedliche Relevanz zu. Zentrale Bedeutung haben dabei der $O_2$-Mangel, Toxine und Mediatoren sowie reaktive $O_2$-Verbindungen. Letztere entfalten ihre schädliche Wirkung auch in der Reperfusionsphase nach adäquater initialer Schockbehandlung. !

Zu den geschädigten Zellfunktionen zählen: der Energiestoffwechsel, Zellmembranfunktionen, Zellkernprozesse einschließlich Genexpression und Apoptose, Zellmetabolismus und (im Falle der Herzmuskelzelle) die Beeinträchtigung inotroper Mechanismen. Letztere können, wie beim septischen Schock, das Schockgeschehen mit auslösen und im weiteren Verlauf auch perpetuieren. Die folgende Diskussion (Werdan 1995a) konzentriert sich auf die schockbedingte Schädigung der Herzmuskelzelle.

### 33.4.1 Energiestoffwechsel unter Normoxie

Etwa 60–70% des im Herzen gebildeten Adenosintriphosphats (ATP) werden bei der Kontraktion aufgebraucht (Abb. 33-3), einschließlich der dazu notwendigen Ionentransporte wie $Ca^{2+}$-Aufnahme in das sarkoplasmatische Retikulum und $Na^+/K^+$-ATPase getriebener, aktiver $Na^+/K^+$-Transport über die Zellmembran (ca. 10–25%). Nur relativ wenig ATP (weniger als 5%) wird für die Generierung des Aktionspotentials und die Erregungsleitung des Herzens benötigt, noch weniger für die proteinkinasenvermittelte Phosphorylierung von Zellproteinen und für die Bildung des zyklischen Adenosinmonophosphats (cAMP), welches im Kardiomyozyten regulatorischen Schlüsselfunktionen im Kontraktionsablauf besitzt.

Geringe Mengen an ATP werden zur Aufrechterhaltung der Mitochondrienstruktur und deren Volumenregulation benötigt, weiterhin für die Synthese von Glykogen, Triglyzeriden und Protein und als zellmembranassoziierter ATP-Speicher. Da der Proteinstoffwechsel im Herzen eine hohe Umsatzrate aufweist, muß auch laufend ATP zur Proteinsysnthese bereitgestellt werden: Eine ATP-Verarmung von 40% führt in neonatalen Rattenkardiomyozyten zu einer Hemmung der Proteinsynthese um 35%. Der Effektivitätsgrad der Umsetzung von chemischer Energie (ATP) in mechanische Arbeit beträgt im Herzen ca. 20–15%.

Die wesentlichen Funktionen des Kreatinphosphats (KP) im Herzen sind die Wiederauffüllung von ATP-Pools und der „Energietransport" durch das Zytosol. Darüber hinaus fungiert es auch als Speicher für anorganisches Phosphat ($P_i$), das beim Zerfall von ATP freigesetzt wird. Der rasche Anstieg von $P_i$ im Zytosol zeigt eine vermehrte Herzarbeit oder $O_2$-Mangel an, $P_i$ stimuliert die Glykolyse, indem es die Aktivität des Schlüsselenzyms Phosphofruktokinase steigert; $P_i$ steigert als Substrat der Phosphorylase die Glykogenolyse und stimuliert auch über einen noch nicht aufgeklärten Mechanismus die oxidative Phosphorylierung. Die übermäßige Anhäufung von $P_i$ im Gefolge einer Ischämie kann paradoxerweise die Kontraktilität hemmen und damit den $O_2$-Verbrauch reduzieren.

Innerhalb der Zelle bestehen 2 ATP-Kompartimente: die Mitochondrien als Ort seiner überwiegenden Synthese und das Zytosol als Ort des überwiegenden Verbrauchs. Mehr als 90% des ATP sind dabei im Zytosol zu finden. Während der Herzarbeit wird zytosolisches ATP verbraucht. Dadurch kommt es zu einer Verdopplung der sehr niedrig gehaltenen zytosolischen Adenosindiphosphat(ADP)-Konzentration.

Dieser ADP-Anstieg stimuliert wiederum die mitochondriale ATP-Produktion via oxidative Phosphorylierung. Das Konzept der Subkompartimentierung des ATP (Abb. 33-4) innerhalb des Zytosols beinhaltet neben kleinen ATP-Speichern in der Nähe des $K^+$-Kanals (ATP blockiert den $K^+$-Flux) und auf der Zellmembranoberfläche (ATP scheint als Vasodilatator zu wirken) eine lokale Konzentrierung um die Myofibrillen und das sarkoplasmatische Retikulum (energieabhängige Aufnahme von $Ca^{2+}$).

Die mitochondriale Kreatinphosphokinase ist auf der Außenseite der inneren Mitochondrienmembran lokalisiert: Sie transferiert die chemische Energie des in den Mitochondrien gebildeten und mittels des Adeninnukleotidtranslokators (innere Mitochondrienmembran) in den Intermembranraum transportierten ATP auf das Kreatinphosphat. Da die äußere Mitochondrienmembran für KP frei permeabel ist, kann dieses in das Zytoplasma diffundieren, wo zytoplasmatische KP-Kinaseisoenzyme die KP-gespeicherte Energie auf ADP zur Bildung von ATP rückübertragen.

Die gemeinsame Endstrecke der Substratutilisation zur Energieproduktion wird durch den Krebs-Zyklus (Zitratzyklus, Trikarboxylatzyklus) und die Atmungskette repräsentiert, die beide in den Mitochondrien lokalisiert sind. Das gemeinsame Endprodukt der Substratutilisation unter aeroben Bedingungen ist das Acetyl-CoA, das aus Fetten über die β-Oxidation aktivierter Fettsäu-

**Abb. 33-3.** Funktion von Adenosintriphosphat (*ATP*) und Kreatinphosphat (*KP*) am Beispiel des Herzens. $P_i$ anorganisches Phosphat. (Mod. nach Werdan 1995a)

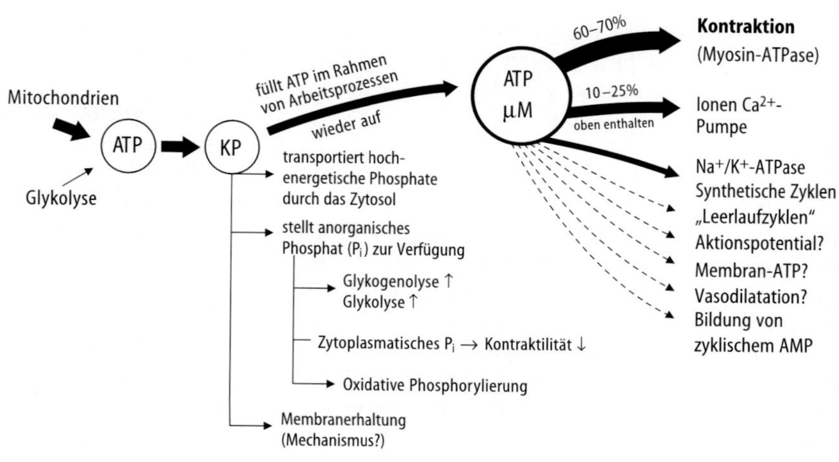

**Abb. 33-4.** Kompartimentierung und Transfer energiereicher Phosphate in Kardiomyozyten. *KP* Kreatinphosphat; *CK* Kreatinphosphokinase; *SR* sarkoplasmatisches Retikulum. (Mod. nach Werdan 1995a)

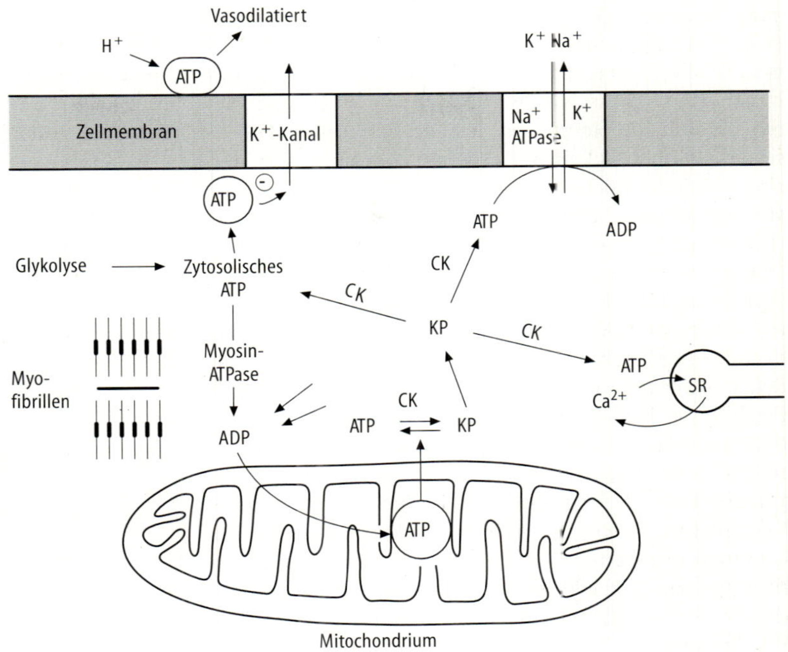


ren (Acyl-CoA), aus Glukose über die oxidative Dekarboxylierung des Pyruvats mittels der Pyruvatdehydrogenase und aus Ketokörpern mittels der Aktivierung der CoA gebildet wird.

Die Aktivität der Atmungskette wird durch zahlreiche Faktoren reguliert, wobei dem Sauerstoff aufgrund der sehr hohen $O_2$-Affinität der Atmungskette (Michaelis-Konstante < 1 μM) nur unter den Bedingungen der schwersten Hypoxie eine regulierende Rolle zukommt: Unter normoxischen Bedingungen sind die ATP-Spiegel und der $O_2$-Partialdruck in der Zelle hoch und die ADP-Spiegel niedrig stabil. Unter diesen Bedingungen scheint NADH+$H^+$ die Geschwindigkeit der mitochondrialen ATP-Produktion zu bestimmen, da der $NAD^+$/NADH+$H^+$-Quotient relativ hoch ist.

### 33.4.2
### Energiestoffwechsel unter Hypoxie und Anoxie

Bei Hypoxie oder milder Ischämie akkumulieren ADP und NADH+$H^+$. Unter diesen Bedingungen scheint der erhöhte zelluläre ADP-Spiegel die treibende Kraft für die mitochondriale ATP-Produktion darzustellen. Bei schwerer Ischämie oder Koronarverschluß akkumulieren NADH+$H^+$ und $FADH_2$ und kommen damit als Regulatoren nicht mehr in Frage. Auch das angestiegene ADP bestimmt unter diesen Bedingungen nicht mehr die Geschwindigkeit der ATP-Produktion, weil nun der sehr niedrige $O_2$-Partialdruck zum geschwindigkeitsbestimmenden Schritt wird. Da die mitochondrialen $O_2$-Reserven nur sehr klein sind, stirbt der Kardiomyozyt nach Erreichen dieses Zustands rasch ab.

Bei Hypoxie und experimenteller Anoxie ist die Atmungskette gehemmt. Bei einer vollständigen Blockade der Atmungskette kann die ATP-Produktion nur noch via anaerobe Glykolyse erfolgen, in der Glukose über Pyruvat zu Laktat umgewandelt wird. Dabei können pro Molekül Glukose nur 2 Moleküle ATP gebildet werden, im Gegensatz zu den 38 Molekülen ATP, die bei voller oxidativer Verstoffwechslung pro Glukosemolekül anfallen.

Der Gehalt an energiereichen Phosphaten im Herzen läßt sich in vivo mit der NMR-Spektroskopie bestimmen. Dabei wurden in gesunden Probanden für Kreatinphosphat 11 ± 2,7 μmol/g Feuchtgewicht und für ATP 6,9 ± 1,6 μmol/g Feuchtgewicht ermittelt; dies entspricht einem KP/ATP-Quotienten von ca. 2. Bei Patienten mit koronarer Herzkrankheit fand sich unter Ruhebedingungen ein im Vergleich zu Herzgesunden gering vermindertes myokardiales KP-ATP-Verhältnis von 1,45 ± 0,31. Unter Belastung sank diese Größe bei den Koronarkranken auf 0,91 ± 0,24 ab, während sie bei den Herzgesunden konstant blieb. Bei Patienten mit Kardiomyopathie liefern die entsprechenden Untersuchungen uneinheitliche Ergebnisse; ein Abfall des KP/ATP-Quotienten scheint hier mehr von der Schwere der Herzinsuffizienz als von der zugrundeliegenden Form der Kardiomyopathie abzuhängen.

### 33.4.3
### Ischämiebedingte Zellfunktionsschädigung

**Schock**

Die systemische und regionale Minderperfusion spielt als Verursacher der ischämisch bedingten Zellschädi- **!**

gung bei den meisten Schockformen eine prägende Rolle. Sind die neurohumoralen Adaptationsmechanismen (s. Abb. 33-13) nicht mehr in der Lage, die schockinduzierte Organischämie und Hypoxie zu kompensieren, so sind die Hemmung des aeroben Zellstoffwechsels, die Abhängigkeit der Energieproduktion von der allein nicht ausreichenden anaeroben Glykolyse, die daraus resultierende zelluläre Energieverarmung mit Laktatanstieg und Azidose die Folge.

Diese schwerwiegende ischämisch bedingte Zellschädigung ist jedoch keine simple Hypoxiefolge auf die mitochondriale ATP-Produktion allein: Die Mitochondrien zeigen auch noch bei sehr niedrigem $O_2$-Partialdruck (Michaelis-Konstante < 1 μM) eine adäquate ATP-Produktion. Demzufolge garantiert diese hohe $O_2$-Affinität auch eine regelrechte Funktion der Atmungskette, selbst in der Hypoxie, sieht man von Extrembedingungen einmal ab. Neben der Hypoxie sind es noch andere Faktoren der Ischämie und neben der mitochondrialen Atmungskette weitere Komponenten der Substratutilisation und Energiegewinnung, die zu der ischämisch bedingten Zellschädigung im Schock führen (Übersicht in Werdan 1995a).

Der so gestörte Substrat- und Energiestoffwechsel verursacht zahlreiche Zellschäden, die sich als Destruktion von Mitochondrien, als Beeinträchtigung der strukturellen und funktionellen Zellmembranintegrität, in Form zytotoxischer Effekte und schließlich als Zelltod manifestieren (Haglund 1993). Leber und Niere scheinen auf einen Abfall des Zell-ATP besonders empfindlich zu reagieren.

## Sepsis und septischer Schock

Zumindest in der Initialphase der Sepsis scheint eine ischämie- und hypoxiebedingte Zellschädigung nicht im Vordergrund zu stehen: Beim Einsatz von Hypoxiemarkern ($^{18}$F-Fluormisonidazol) ließ sich in einem Rattensepsismodell keine Gewebehypoxie erkennen, auch nicht im Skelettmuskel und im Herzen. Die meisten der durchgeführten Untersuchungen fanden keine erniedrigten ATP-Gehalte (ausgenommen in Leber und Niere in der späten Sepsisphase) trotz erhöhter arterieller Laktatspiegel.

Auch der Kreatinphosphatgehalt in Muskelbiopsien septischer Patienten ist nicht erniedrigt (Tresadern et al. 1988). Sollte tatsächlich der aerobe Stoffwechsel in der Sepsis eingeschränkt sein, so würde dies durch eine Steigerung der $O_2$-Extraktionsrate, die im Skelettmuskel hoch und im Herzen weniger hoch ist, und durch eine Zunahme der anaeroben ATP-Produktion effektiv ausgeglichen werden. Erwartungsgemäß finden sich auch keine Hinweise für eine strukturelle Mitochondrienschädigung in der Sepsis.

Neben einem verminderten $O_2$-Verbrauch von Skelettmuskelmitochondrien von Patienten mit septischem Schock (Poderoso et al. 1978), einer Verminderung der Aktivität der Komplexe I und II der Atmungskette im septischen Herzen (Gellerich et al. 1999) und einer beschriebenen Hemmung der mitochondrialen Atmung durch Endotoxin wurde auch eine Steigerung des $O_2$-Verbrauchs von Rattenlebermitochondrien bei Endotoxinschock gesehen.

In ähnlicher Weise widersprüchlich sind auch die Ergebnisse zur möglichen Beeinflussung des mitochondrialen Krebs-Zyklus in der Sepsis, der als eingeschränkt oder als unbeeinflußt beschrieben worden ist. Bei der Diskussion dieser Ergebnisse darf allerdings nicht vergessen werden, daß nicht nur Ischämie und Hypoxie zur Beeinträchtigung der mitochondrialen Funktion und ATP-Produktion führen können, sondern auch Mediatoren, insbesondere Zytokine (Tabelle 33-2; Pellicane et al. 1993; Zell et al. 1997).

**Sepsis- und schockrelevante Substanzen/Faktoren mit kardiodepressiven Wirkungen**

- Mikrobielle Toxine:
  - Endotoxin
  - Pseudomonas-Exotoxin A
  - Streptolysin O
  - Staphylokokken-α-Toxin
  - Toxinschocksyndromtoxin 1
  - Clostridium-perfringens-α-Toxin
  - Fusarium-T-2-Toxin
- Katecholamine (Exzess)
- Zytokine:
  - Tumornekrosefaktor α (TNF-α)
  - Interleukin 1 (IL-1)
  - Interleukin 2 (IL-2)
  - Interleukin 6 (IL-6)
  - Interleukin 8 (IL-8)
  - Interferon γ (IFN-γ)
- Andere Mediatoren:
  - Stickoxid (NO)
  - Reaktive $O_2$-Verbindungen (einschließlich Peroxinitrit)
  - Plättchenaktivierender Faktor (PAF)
  - Eikosanoide (Thromboxane, Prostaglandine, Leukotriene)
  - Komplementfaktoren
  - Endorphine
  - Renin/Angiotensin
- Toxin-/mediatoraktivierte Blutzellen:
  - Neutrophile Granulozyten
  - Eosinophile Granulozyten
  - T-Lymphozyten
  - Thrombozyten
- Gestörte Myokardfunktion durch:
  - Energieverarmung
  - Hypoxie, Ischämie, Reperfusion
- Kardiodepressive Faktoren mit noch nicht geklärter Struktur (Übersicht in Hallström et al. 1993):
  - „Myocardial depressant factor(s)" (MDF)
  - „Pancreatic cardiodepressant factor" (MDF)
  - „Early lipid-soluble cardiodepressant factor" (ECDF)
  - „Myocardial depressant substance" (MDS)
  - „Cardiodepressant factor(s)" (CDF)
  - „Low molecular weight peptide in cardiogenic shock"

Der erhöhte Blutlaktatspiegel bei Patienten in Schock und Sepsis wird häufig ausschließlich als Ausdruck einer lokalen Hypoxie und Ischämie angesehen. Bei vergleich-

**Tabelle 33-2.** Zytokine u.a. Mediatoren bei Herz-Kreislauf-Erkrankungen

| Herzerkrankung | Zytokine/Mediatoren | Wirkungen |
|---|---|---|
| Schock, septische Kardiomyopathie | s. Abschn. 33.8 | |
| Myokarditis | IL-1$\alpha$, -$\beta$, IL-6, TNF-$\alpha$ | Erhöhte Plasma-/Serumspiegel bei einigen Patienten |
| | TNF-$\alpha$, IL-1, IL-6 | Pathogenetische Bedeutung bei der experimentellen Myokarditis |
| | IFN-$\gamma$ | Protektiv bei Autoimmunmyokarditis |
| | anti-TNF-$\alpha$-AK | Besserung der Autoimmunmyokarditis |
| Dilatative Kardiomyopathie | iNOS↑↑ /cNOS ↓↓ | Verminderte $\beta$-adrenerge Responsivität |
| Hypertrophische Kardiomyopathie | G-CSF ↑, TNF-$\alpha$↑ | Pathogenetische Bedeutung der erhöhten Plasma-/Serumspiegel? |
| Akuter Herzinfarkt, instabile Angina | TNF-$\alpha$ | Plasma-/Serumspiegel ↑, bes. bei ausgedehnten Infarkten |
| | sTNFRI, IL-1ra, IL-6 | Plasma-/Serumspiegel ↑ |
| Nach Operationen mit Herz-Lungen-Maschine | TNF-$\alpha$, IL-6, IL-8 | Erhöhte arterielle Plasmaspiegel nach hypothermem CPB können zur postoperativen Myokardischämie und zu segmentalen Kontraktionsstörungen beitragen |
| Ischämiebedingte Arrhythmien | Endotoxin | Präkonditionierung reduziert Arrhythmien, evtl. über Induktion der iNOS |
| Myokardischämie, Ischämiereperfusionsschädigung | Adhäsionsmoleküle<br>TNF-$\alpha$ | Expression triggert Leukozyten-Endothel-Interaktion<br>Zumindest teilweise für Reperfusionsschädigung verantwortlich |
| | NO | Reduzierte Freisetzung oder Aktivität bei Koronararterien |
| Schwere Herzinsuffizienz | TNF-$\alpha$, IL-6 | Serumspiegel ↑ bei einigen Patienten |
| | TNF-$\alpha$ | Erhöhte Serumspiegel korrelieren mit kardialer Kachexie |
| | NO | Gefäßfreisetzung von NO: basale Freisetzung: erhalten oder sogar verstärkt; ACh-stimuliert: vermindert |
| Essentielle Hypertonie | G-CSF, GM-CSF<br>ROS<br>NO | Plasmaspiegel gering erhöht bei wenigen Patienten?<br>Gesteigerte Produktion in zirkulierenden neutrophilen Granulozyten<br>Verminderte Produktion in zirkulierenden neutrophilen Granulozyten |
| Transplantatabstoßung | TNF-$\alpha$<br>IL-2 | Plasmaspiegel ↑, Expression von TNF-$\alpha$-positiven Entzündungszellen<br>Plasmaspiegel ↑; Expression von CD4-IL-2-positiven Zellen |
| Kawasaki-Syndrom | TNF-$\alpha$ | Serumspiegel in akuter und subakuter Phase signifikant höher als in Abheilung |
| | TNF-$\alpha$ IL-1, IFN-$\gamma$ | Mögliche Rolle bei der Entstehung der Gefäßschädigung; Induktion zirkulierender, zytotoxischer Antikörper gegen Endothelzellantigene |

*IL* Interleukin; *TNF-α* Tumornekrosefaktor; *IFN-γ* Interferon γ; *anti-TNF-α-AK* Antikörper; *iNOS* induzierbare Stickoxidsynthase; cNOS konstitutive Stickoxidsynthase; *G-CSF* Granulozytenkoloniestimulierender Faktor; *GM-CSF* Granulozyten-/Makrophagenkoloniestimulierender Faktor; *sTNFRI* löslicher TNF-Rezeptor I; *IL-1ra* Interleukin-1-Rezeptorantagonist; *NO* Stickoxid; *ROS* reaktive $O_2$-Verbindungen; *CPB* kardiopulmonaler Bypass; *ACh* Acetylcholin; ↑ erhöht; ↓ vermindert. Weitere Erläuterungen und Literaturhinweise s. Müller-Werdan et al. 1996; Parker 1995; Müller-Werdan u. Werdan 1999

barer Einschränkung des $O_2$-Metabolismus ($O_2$-Transport, $O_2$-Verbrauch, Skelettmuskel-p$O_2$) finden sich im Tierexperiment jedoch bei septischem Schock höhere arterielle Laktatspiegel als bei kardial-obstruktivem Schock. Dies läßt vermuten, daß die Laktatproduktion in der Sepsis nicht nur Folge der eingeschränkten $O_2$-Versorgung ist, sondern auch andere Ursachen haben kann. Allerdings sprechen nicht alle Befunde gegen eine Störung des Energiestoffwechsels in Schock und Sepsis. In der Frühphase der Sepsis blieben die ATP-Werte konstant und der intrazelluläre pH-Wert ändert sich nicht wesentlich. Diese Ergebnisse weisen auf einen in der Sepsis erhöhten ATP-Umsatz zur Aufrechterhaltung des Ionengleichgewichts und/oder gesteigerte metabolische Prozesse mit den Kreatinphosphatspeichern als Energiepuffer hin. In Übereinstimmung damit konnten im Plasma von Sepsispatienten erhöhte Spiegel von ATP-Abbauprodukten nachgewiesen werden.

Weitere Argumente für eine globale Ischämie, oder zumindest für fleckförmige Ischämiegewebezonen sind die pathologische $O_2$-Abhängigkeit in der Sepsis (s. Abschn. 33.9) und die Ausschwemmung von organischen Säuren aus ischämischem Gewebe bei mit Vasodilatatoren behandelten Patienten mit Sepsis und Multiorganversagen (Bihari et al. 1987). Bei kritischer Wertung aller Ergebnisse spricht einiges für das Vorliegen einer globalen oder zumindest regionalen Ischämie in der Sepsis, ohne daß dem jedoch eine dominierende Bedeutung in der Entstehung des septischen Schocks zuzukommen scheint.

## 33.5 Toxine

### 33.5.1 Endotoxin

Von den zahlreichen Toxinen menschenpathogener Bakterien kommen in der Sepsis und im septischen Schock dem Endotoxin gramnegativer Keime sowie den Superantigenen und den Porenbildnern grampositiver Erreger die größte Bedeutung zu. Endotoxin ist ein in der äußeren Zellmembran gramnegativer Bakterien lokalisiertes Lipopolysaccharid (LPS). Es besteht aus einer in der Zellmembran fest verankerten, konstanten Lipidkomponente, dem Lipid A, und einer Kohlenhydratkette mit einem äußeren und inneren Kernoligosaccharid (in der Zellmembran sitzend) und der variablen O-spezifischen Zuckerkette, die wie ein Haar aus der Oberfläche der Zellmembran hervorragt (Loppnow et al. 1993).

Endotoxin gelangt entweder durch Zerfall von Bakterien im Intravasalraum (auch nach Gabe von Antibiotika in unterschiedlichem Ausmaß) oder durch Translokation von Bakterien und Endotoxin aus dem primären Infektionsherd oder aus dem Darm in die Blutbahn. Es kann quantitativ im peripheren Blut nachgewiesen werden, sobald die Clearancekapazität des retikuloendothelialen Systems für Endotoxin erschöpft ist („spillover“); es finden sich bei Patienten mit gramnegativem septischem Schock Endotoxinplasmaspiegel in der Größenordnung von 10–200 pg/ml. Dennoch ist der quantitative Nachweis von Endotoxin derzeit noch mehr von wissenschaftlichem als von praktisch-klinischem Interesse.

Zum Zeitpunkt einer systemischen Endotoxinämie haben die Endotoxine verschiedene Reaktionen in Gang gesetzt (Meßmer et al. 1986), nämlich die pyrogene Reaktion, die Stimulation der humoralen Immunantwort, die Aktivierung des Gerinnungs-, Komplement- und Kallikrein-Kinin-Systems sowie verschiedene Freisetzungsreaktionen im Gewebe (biogene Amine, Proteasen und Peptide, Eikosanoide), z.T. vermittelt durch die Zytokine, Tumornekrosefaktor α (TNF-α) und die Interleukine 1, 6 und 8 (IL-1, -6, -8; s. auch Abb. 33-5).

Diese Wirkungen entfaltet das Endotoxinmolekül durch eine spezifische, rezeptorvermittelte Bindung an Zielzellen (Schumann u. Rietschel 1995) mit Auslösung einer zellspezifischen Proteinexpression: Dazu lagert sich das zirkulierende Endotoxinmolekül zunächst an ein ebenfalls zirkulierendes Lipoproteinbindungsproteinmolekül (LBP) an (Abb. 33-6); in Monozyten-Makrophagen koppelt sich dieser LPS-LBP-Komplex an den Endotoxinrezeptor, der aus dem CD14-Molekül und einer weiteren Rezeptorkomponente besteht. Fehlt der Zielzelle ein membranständiger CD14-Rezeptor, muß sich der LPS-LBP-Komplex zunächst mit einem ebenfalls zirkulierenden, löslichen CD14-Molekül zusammenlagern, ehe sich dann dieser Komplex an die Zielzelle (z.B. eine Endothelzelle) anlagern kann. Die Folge der Endotoxinrezeptorbindung ist im Falle der Monozyten/Makrophagen eine Zytokininduktion und -freisetzung; bei den Endothelzellen führt dies zur Expression von

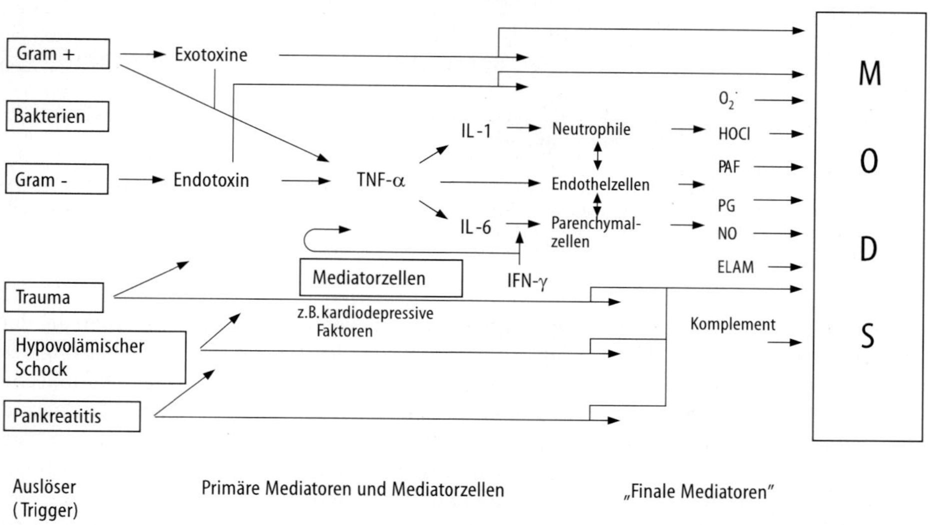


**Abb. 33-5.** Toxin- und Mediatornetzwerke bei Sepsis und SIRS. TNF-α Tumornekrosefaktor α; *IL-1* Interleukin 1; *IL-6* Interleukin 6; *IFN-γ* Interferon γ; *Neutrophile* neutrophile Granulozyten; $O_2^-$ Superoxidanion; *HOCl* hypochlorige Säure; *PAF* plättchenaktivierender Faktor; *PG* Prostaglandine; *NO* Stickoxid; *ELAM* Adhäsionsmodell ELAM; *MODS* Multiorgandysfunktionssyndrom. (Mod. nach Müller-Werdan et al. 1996)

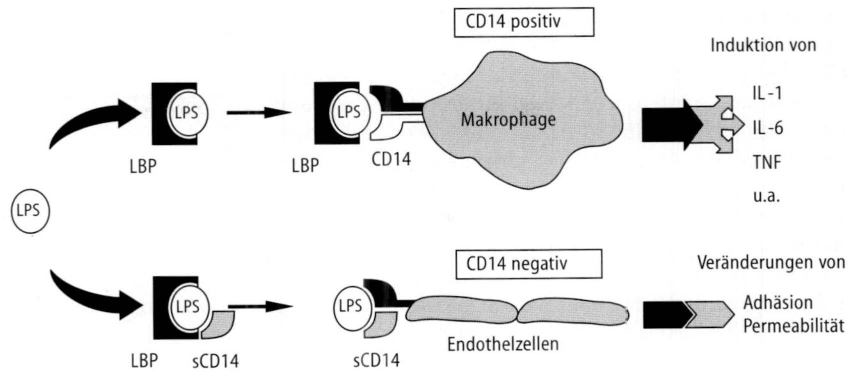


**Abb. 33-6.** Mechanismus der Endotoxin-Rezeptor-Bindung in Makrophagen und Endothelzellen. *LPS* Lipopolysaccharid; *LBP* Lipoproteinbindungsprotein; $CD_{14}$ membrangebundenes CD14-Rezeptormolekül; $sCD_{14}$ lösliches CD14-Rezeptormolekül; *IL-1* Interleukin 1; *IL-6* Interleukin 6; *TNF* Tumornekrosefaktor. (Nach Schumann u. Rietschel 1995)

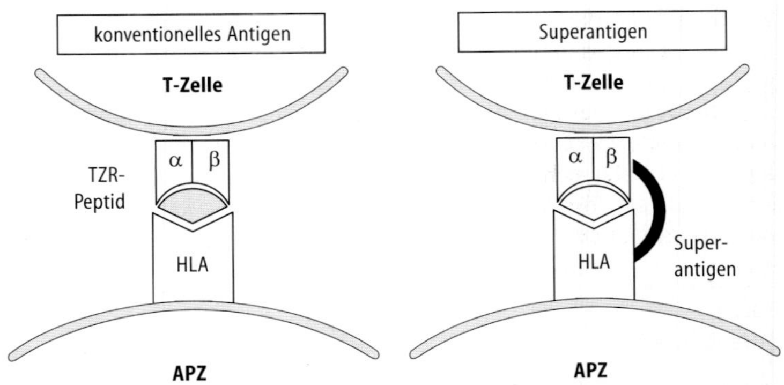


**Abb. 33-7.** Antigen- und Superantigenerkennung. Vereinfachte Darstellung der Antigenerkennung von T-Zellen. *TZR* T-Zellrezeptor; *APZ* antigenpräsentierende Zelle; *HLA* HLA-Klasse-II-Molekül; *α, β α*- bzw. *β*-Kette des T-Zellrezeptors. (Aus Heeg et al. 1995)

Adhäsionsmolekülen, was wiederum Voraussetzung für die Anlagerung von Blutzellen an das Endothel ist.

Endotoxin ist zweifellos ganz entscheidend für die schlechte Prognose bei gramnegativem Schock mitverantwortlich. Darüber sollte jedoch nicht vergessen werden, daß es in niedrigen Konzentrationen über eine nur moderate Mediatorfreisetzung bei der Infektabwehr durchaus günstig wirken kann (mäßiges Fieber, Steigerung der Immunabwehr, Abtötung der Keime). Die durch Endotoxin induzierte Hypotension scheint mit der Zeit eine Abschwächung zu erfahren (Mailman et al. 1999).

Aus kardiologischer Sicht bietet das Endotoxin auch Überraschungen: neben der deletären direkten und indirekten kardiodepressiven Wirkung (s. Abschn. 33.8) lassen sich protektive Effekte auf das Herz nachweisen (Song et al. 1994; Yao et al. 1993; McDonough et al. 1995).

## 33.5.2 Superantigene

! Grampositive Erreger verursachen mindestens ebenso viele Sepsiserkrankungen wie gramnegative Keime (Bone 1994).

Da grampositive Bakterien keine Lipopolysaccharide synthetisieren und in ihre Zellwand integrieren, scheidet Endotoxin als Induktor einer grampositiven Sepsis aus. Hierfür kommen einerseits Peptidoglykane, die wie Endotoxin an CD14 binden können, und die Lipoteichonsäuren der Zellmembran in Frage und andererseits Toxine, die entweder als Superantigene oder als Porenbildner ihre zytotoxische Wirkung entfalten. Peptidoglykane und Lipoteichonsäuren wirken pyrogen, aktivieren Komplement und B-Lymphozyten. Dabei werden die Makrophagen aktiviert und sezernieren Zytokine, teils in größeren Mengen als nach Endotoxinstimulation.

Toxine mit Superantigeneigenschaften (Abb. 33-7), wie z.B. das Toxinschocksyndromtoxin 1 bestimmter Staphylokokken, besitzen wie konventionelle Antigene die Fähigkeit, T-Lymphozyten zu aktivieren. Unter Umgehung bestimmter Kontrollmechanismen stimulieren sie jedoch nicht nur 0,01% der Zellen, wie konventionelle Antigene, sondern 2–10–25% aller T-Lymphozyten gleichzeitig. !

Die Folge ist eine Überaktivierung der T-Zellen mit massiver Zytokinfreisetzung, insbesondere TNF-α, und evtl. letalem Schockverlauf (Heeg et al. 1995).

Die Bedeutung der Superantigene bei der Pathogenese der Sepsis kann gegenwärtig noch nicht abgeschätzt werden. Beim Menschen könnte das vor einigen Jahren erstmals beschriebene toxische Schocksyndrom ein Prototyp der superantigenvermittelten Sepsis sein. Dabei kommt es zu einer lokalen Infektion mit Staphylococcus-aureus-Stämmen, die das Toxinschocksyndromtoxin 1 (TSST-1) produzieren (s. Abschn. 37.2.2). Weitere Staphylokokkensuperantigene sind die Enterotoxine A–E und das exfoliative Toxin. Mehr als 40% aller klinischen Staphylococcus-aureus-Isolate produzieren eines oder mehrere Superantigene. Andererseits können auch pathogene Staphylokokkenstämme isoliert werden, die keines der bekannten Superantigene produzieren. Ein weiteres Superantigen ist das erythrogene Toxin A der Streptokokken. Superantigene sind jedoch nicht auf die grampositiven Bakterien beschränkt: Pseudomonas (Exotoxin A), Yersinien, Mykobakterien und sogar das HI-Virus können Superantigene produzieren (Heeg et al. 1995).

Superantigene und Endotoxin können sich in ihrer Wirkung verstärken: Bei gleichzeitigem Vorhandensein beider Toxinklassen reicht die Kombination bereits sehr geringer Toxinmengen zur Schockauslösung bei Tieren aus. Da es auch bei grampositiver Sepsis und bei nichtinfektiösen Schockformen infolge einer bakteriellen Translokation im Darm zur Endotoxinämie kommen kann, kommt dieser Toxininteraktion möglicherweise auch eine klinische Bedeutung zu.

### 33.5.3 Porenbildner

! Porenbildner sind von Bakterien sezernierte Proteintoxine, die an Zellmembrankomponenten (vorwiegend Lipide) binden und auf diese Weise die Zellmembran mit Ausbildung 1–30 nm großer Löcher schädigen (Seeger et al. 1993; Bhakdi et al. 1989).

Prototypen dieser Toxinklassen sind das α-Toxin von Staphylococcus aureus, das Streptolysin-O von Staphylococcus pyogenes A und das E.-coli-Hämolysin neben mindestens 14 anderen Toxinen grampositiver und mindestens 11 gramnegativer Bakterien. Ihre klinische Relevanz, v.a. bei grampositiven Infektionen, wird derzeit wahrscheinlich noch unterschätzt. Insbesondere die prokoagulatorische Wirkung auf das Gerinnungssystem und die Endothelzellschädigung mit der Ausbildung einer pulmonalen Hypertonie scheinen wesentliche Komponenten der Schockauslösung durch die Porenbildner zu sein.

## 33.6 Mediatoren

Das Verständnis um die Bedeutung von Toxinen und Mediatoren im Schockgeschehen fußte zunächst auf Erkenntnissen, die bei der Aufklärung der Pathogenese des septischen Schocks gewonnen worden sind (Abb. 33-5). Heutzutage kann jedoch davon ausgegangen werden, daß die Mediatorkaskade die gemeinsame Endstrecke nicht nur des septischen Schocks darstellt (Abb. 33-8), sondern daß auch ein hypovolämischer, traumatischer, anaphylaktischer und sogar der kardiogene Schock Komponenten dieser Kaskade als auslösende oder unterhaltende Ursachen beinhalten.

Dieses Konzept spiegelt sich auch in der aktuellen Terminologie von Sepsis und SIRS (Systemic inflammatory response syndrome, Tabelle 32-3) wider: Ausgehend von infektiösen oder nichtinfektiösen Stimuli kommt es zur Aktivierung von Mediatorzellen, die primäre Mediatoren wie den Tumornekrosefaktor α freisetzen. Diese primären Mediatoren beeinflussen weitere Zielzellen, die einerseits geschädigt werden können, andererseits (wie z..B. die neutrophilen Granulozyten) finale Mediatoren auf diesen Stimulus (wie z.B. reaktive $O_2$-Verbindungen oder Stickoxid) freisetzen. Die Mediatorfreisetzung soll zwar eigentlich zur Bekämpfung der Bakterien, zur Neutralisierung von Bakterientoxinen und zur Schadensbegrenzung nichtinfektiöser Insulte dienen, die aggressiven Verbindungen schädigen dabei jedoch auch das Herz-Kreislauf-System und weitere vitale Organe: eine Verschlimmerung der Schocksymptomatik und die Ausbildung eines Multiorgandysfunktionssyndroms sind die Folgen.

### 33.6.1 Zytokine

Zytokine, insbesondere TNF-α und IL-1, stehen am Anfang des Mediatornetzwerks von Schock und Sepsis. Bak- !

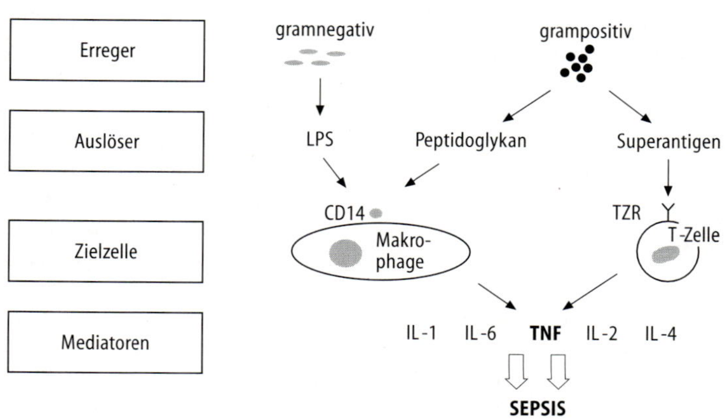


**Abb. 33-8.** Pathogenesekonzept der gramnegativen und grampositiven Sepsis. *IL-1, -2, -4, -6* Interleukin 1, 2, 4, 6; TZR T-Zellrezeptor; *LPS* Lipopolysaccharid; *$CD_{14}$* CD14-Rezeptormolekül; *TNF* Tumornekrosefaktor. (Aus Heeg et al. 1995)

**Tabelle 33-3.** Stickoxid (NO) und Schock. eNOS endotheliale Stickoxidsynthase; iNOS induzierbare Stickoxidsynthase; TNF-α Tumornekrosefaktor α; IL-1 Interleukin 1; IFN-γ Interferon γ; PAF plättchenaktivierender Faktor. (Mod. nach Thiemermann 1995)

| Schockart | Werte im Patientenplasma | Initialphase | Nach Stunden | Prolongierter Schock |
|---|---|---|---|---|
| Septischer Schock | Nitrit ↑<br>Nitrat ↑ | eNOS-Aktivierung<br>→ Hypotonie | iNOS-Induktion durch TNF-α, IL-1, IFN-γ und PAF<br>→ exzessive NO-Produktion durch iNOS in *Gefäßwand*<br>→ Vasodilatation<br>→ Gefäßhyporeagibilität auf Vasokonstriktoren (Noradrenalin u.a.)<br>→ $O_2$-Diffusionsbarriere (verminderte $O_2$-Extraktion) durch $O_2$-Verbrauch (Bildung von Nitrit und Nitrat aus NO und $O_2$)<br>→ *Kreislaufschock* mit Minder- und Fehlperfusion sowie reduzierter $O_2$-Extraktion<br>→ exzessive NO-Produktion durch iNOS im *Myokard*<br>→ *Myokarddepression* (s. Abschn. 33.8)<br>→ exzessive NO-Produktion durch iNOS *lokal* (*Organe*)<br>→ verminderte $O_2$-Extraktion durch *zelluläre $O_2$-Verwertungsstörung* (Hemmung der mitochondrialen Atmung durch NO)<br>→ Zytotoxizität durch Bildung von Peroxinitritradikalen | Prolongierte Endotheldysfunktion (*Beeinträchtigung der endothelabhängigen Vasodilatation infolge verminderter NO-Produktion*) durch<br>→ Downregulation von eNOS durch TNF u.a. Zytokine<br>→ Endothelzellschädigung infolge zytotoxischer NO-Wirkungen<br>→ Inaktivierung von NO durch $O_2$ Radikale |
| Hämorrhagischer Schock | Nitrit ↑<br>Nitrat ↑ | | iNOS-Induktion in der *Gefäßwand*<br>→ exzessive NO-Produktion durch iNOS<br>→ Gefäßhyporeagibilität gegenüber Va-Vasokonstriktoren (Noradrenalin u.a.) | s. septischer Schock |
| Anaphylaktischer, traumatischer und Verbrennungsschock | Nitrit ↑ | | Pathogenetische Bedeutung von NO unklar | |

terielle Toxine, aber auch SIRS-Stimuli, können Monozyten und Makrophagen zur Bildung und Freisetzung insbesondere von TNF-α aktivieren (Abb. 33-5).

Als Resultat der direkten und indirekten Zytokinwirkungen stehen beim septischen Schock die häufig irreversible Herz-Kreislauf-Schädigung und das Multiorgandysfunktionssyndrom. Die komplexen Wirkungen der Zytokine sind ausschnittsweise in Tabelle 33-3 wiedergegeben, ihre bekannte Bedeutung auf den Zellstoffwechsel in der Sepsis ist in Abschn. 33.7 beschrieben, und zur Kardiodepression führende Zytokineffekte sind in Abschn. 33.8 zusammengefaßt.

Die Bedeutung der Zytokine beschränkt sich jedoch nicht nur auf den septischen Schock: auch beim hämorrhagischen Schock finden sich erhöhte TNF-Serumspiegel, und das akute Lungenversagen bei hypovolämischem und traumatischem Schock läßt sich durch den Einsatz von Anti-TNF-α-Antikörpern bessern. Erhöhte Zytokinserum-/Plasmaspiegel finden sich darüber hinaus auch bei zahlreichen infektiösen und nichtinfektiösen Herz-Kreislauf-Erkrankungen. Derzeit muß allerdings noch häufig die Frage offenbleiben, ob Zytokine dabei kausale Bedeutung haben, ein sekundäres Phänomen von Krankheitswert oder nur ein unwichtiges Epiphänomen darstellen (ausführliche Diskussion in Müller-Werdan et al. 1996).

Das Verstehen der Zytokinwirkmechanismen (Williams u. Giroir 1995; Ibelgaufts 1995) – gezeigt am Beispiel des TNF-α – bietet die Möglichkeit einer kausalen Therapie, z.B. mit Anti-TNF-α-Antikörpern. An der Zielzelle bindet TNF-α (als Trimer) an einen der beiden TNF-Rezeptoren (TNFR1, MG 55000; TNFR2, MG 75000) und löst damit verschiedene zelluläre Signale aus (Abschn. 33.8). Unterschiedliche Stimuli (Fieber, Endotoxin, TNF-α selbst und andere Zytokine) können zur proteolytischen Spaltung der TNF-Rezeptoren und ihrer Freisetzung als lösliche TNF-Rezeptoren ins Plasma führen. Deren Bedeutung ist jedoch bisher noch unklar: In niedrigen Konzentrationen scheinen sie ein Reservoir für das gebundene TNF-α darzustellen, in höheren Konzentrationen das TNF-α und damit seine zytotoxische Wirkung zu neutralisieren.

Zytokine sind nicht nur schädlich; es ist vielmehr die massiv gesteigerte Produktion und damit die Dysbalance von proinflammatorischen Mediatoren wie TNF, IL-1, IL-2, IL-8, IFN und dem plättchenaktivierenden Faktor mit den antiinflammatorischen Substanzen und Mechanismen (IL-10, Interleukin-1-Rezeptorantagonist, lösliche TNF-Rezeptoren, Glukokortikoide, und auch Fieber), die letztlich bei Schock und Sepsis die ungünstige Prognose determiniert. So zeigt eine hohe Interleukin-6/Interleukin-10-Relation bei kritisch Kranken eine ungünstige Prognose an (Taniguchi et al. 1999). Die Tatsache, daß niedrige Zytokin-, z.B. TNF-α, Konzentrationen durchaus bei Sepsis zur Abwehrreaktion in protektiver Weise beitragen können, belastet das kausale Therapiekonzept der Unterbrechung dieser Zytokin-/Mediatorkaskade.

### Zytokin-Genpolymorphismen

Die Prognose eines Schockpatienten hängt wahrscheinlich nicht nur von seinem Phänotyp, sondern auch von seinem Genotyp ab, wie bisher v.a. für Patienten mit Sepsis und septischem Schock gezeigt worden ist (Stokkers et al. 1996):

Sepsispatienten, die homozygot sind für das Allel TNFB2 des TNF-Polymorphismus (NcoI-Restriktionsfragmentlängenpolymorphismus), produzieren höhere TNF-Plasmaspiegel und haben eine ungünstigere Prognose als die Sepsispatienten mit dem Genotyp TNFB1/B1 bzw. TNFB1/B2 (Stüber et al. 1996). Verknüpft mit dem TNF-Polymorphismus und ohne eigenständige prognostische Aussagekraft sind Polymorphismen der Hitzeschockproteine HSP70-HOM C/T und HSP70-2 G/A bei Patienten mit schwerer Sepsis (Schroeder et al. 1999).

Während sich für die Genotypverteilung des Interleukin 1β keine Unterschiede zwischen Sepsispatienten und Gesunden zeigen, findet sich das Allel A2 des Interleukin 1-Rezeptorantagonisten (IL-1ra) bei Patienten mit schwerer Sepsis häufiger als bei Gesunden (Fang et al. 1999). Dies könnte auf eine erhöhte Sepsisempfindlichkeit bei dieser Allelkonstellation hinweisen.

## 33.6.2 Reaktive Sauerstoffverbindungen (ROS)

Reaktive $O_2$-Verbindungen stellen im Schockgeschehen eine wichtige Gruppe terminaler Mediatoren dar. !

Dabei handelt es sich um Moleküle mit einem ungepaarten Elektron in der äußeren Hülle. Ursprungsort von freien Radikalen sind zum einen aktivierte Mediatorzellen wie neutrophile Granulozyten, Makrophagen und Endothelzellen sowie andererseits (in der Reperfusionsphase der Schockbehandlung) das Hypoxanthin als Abbauprodukt des ATP. Die einzelnen Stoffwechselschritte gehen aus Abb. 33-9 hervor.

Peroxinitrit ist ein potentes und hochreaktives Oxidans mit ausgeprägter zytotoxischer Wirkung, das beson-

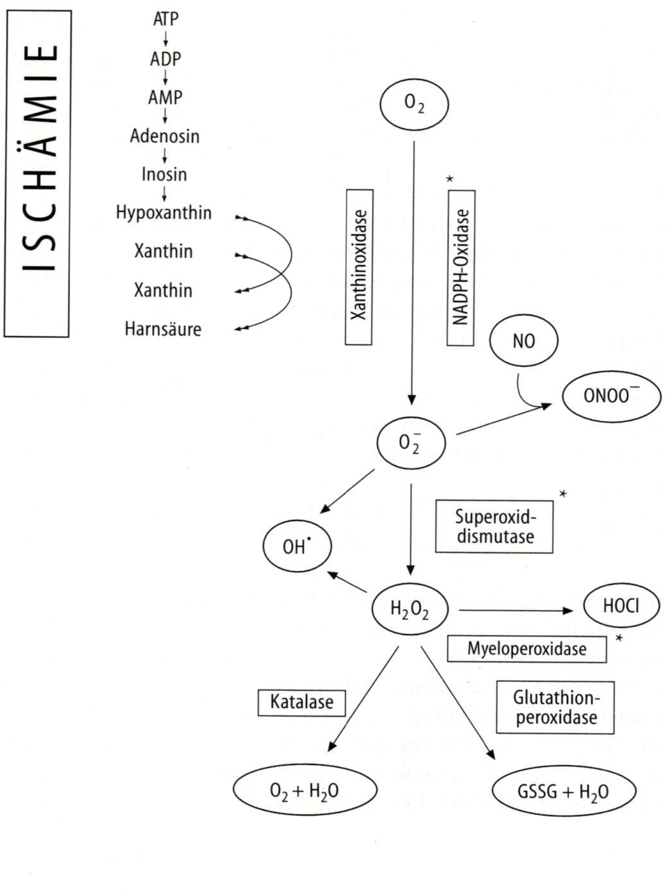


**Abb. 33-9.** Entstehung von $O_2$-Radikalen und reaktiven Verbindungen. * Enzymbesatz neutrophiler Granulozyten; $O_2^{-•}$ Superoxidanionradikal; *OH•* Hydroxylradikal; $H_2O_2$ Wasserstoffperoxid; *GSSG* oxidiertes Glutathion; *NO* Stickoxid; $ONOO^-$ Peroxinitrit. (Mod. nach Wagenknecht et al. 1989)

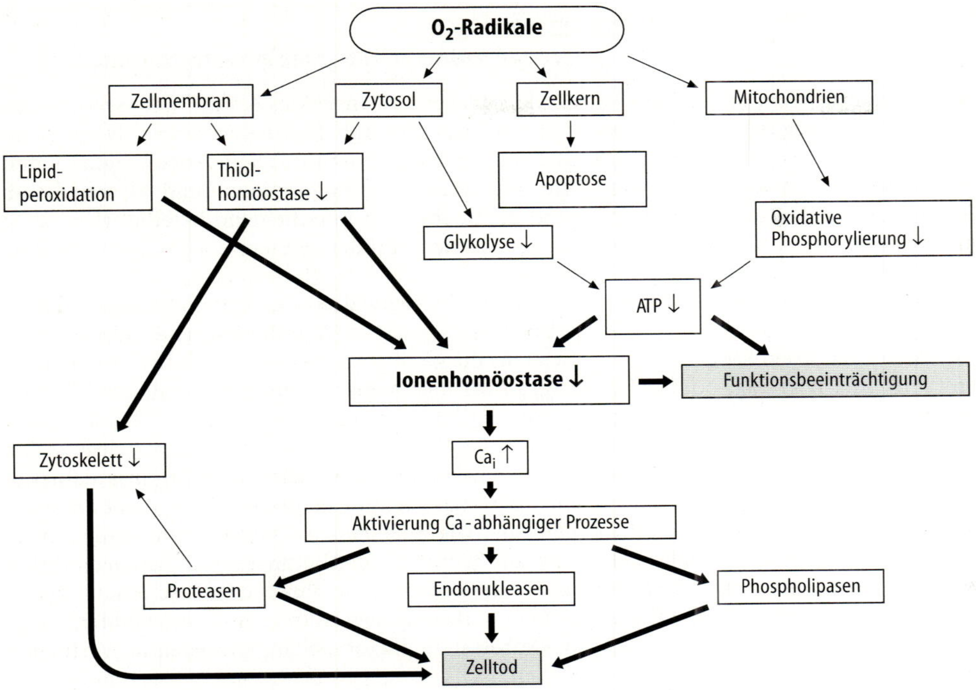


**Abb. 33-10.** Zelluläre Wirkungen von $O_2$-Radikalen. (Mod. nach Wagenknecht et al. 1989)

ders zur Endothelschädigung führen kann, die Thrombozytenaggregation steigert und die Ansprechbarkeit der Koronargefäße auf Vasodilatatoren vermindert (Villa et al. 1994).

Treten die so entstandenen $O_2$-Radikale bzw. reaktiven Verbindungen in Kontakt mit einer Zielzelle, so können sie auf verschiedene zelluläre Strukturen wirken: auf die Zellmembran, das Zytosol, den Zellkern und die Mitochondrien (Abb. 33-10). Schließlich wird durch diesen oxidativen Streß eine Reihe von Genen aktiviert („stress-response genes"), die zur Bildung von Antioxidanzien, $O_2$-radikalabbauenden Enzymen, Zytokinen und Transkriptionsfaktoren führen. Sie dienen einerseits der Reparatur von Zellschäden durch die $O_2$-Radikale und führen, falls dies nicht möglich ist, zum gerichteten Zelltod, der Apoptose (Camhi et al. 1995).

### 33.6.3 Stickstoffmonoxid (NO)

Das zunächst als „endothelial-derived relaxing factor" klassifizierte Stickoxid (NO) wird enzymatisch aus Arginin gebildet. 3 Isoenzymformen der NO-Synthase sind dazu in der Lage: 2 konstitutive Formen (cNOS), die zur Aktivierung die Bindung von Calmodulin an das Enzym nach einer Anhebung des Zell-$Ca^{2+}$ benötigen, und eine induzierbare, $Ca^{2+}$-unabhängige Form, die permanent Calmodulin gebunden hat (iNOS).

Die cNOS-Isoformen sind ständig vorhanden. Sie können sofort aktiviert werden und produzieren geringe Mengen an NO, welches dann zahlreiche physiologische Funktionen erfüllt. Die cNOS-Isoenzyme können weiterhin in die neuronale Form (nNOS, lokalisiert im Zytosol von zentralen und peripheren Neuronen) und in die endotheliale Form (eNOS, überwiegend membrangebunden) eingeteilt werden. Die eNOS-Isoform besitzt sowohl parakrine als auch autokrine Aktivität; sie wird überwiegend durch den Scherstreß der Gefäße aktiviert, das gebildete NO diffundiert in die glatten Gefäßmuskelzellen und führt zur Erschlaffung. Die eNOS ist nötig, um die Gefäße in einem partiell relaxierten Zustand zu halten, der durch Noradrenalin und Endothelin antagonisiert wird. Sie reguliert damit den Gefäßtonus, die Organperfusion und den Blutdruck. Weiterhin hemmt das von der eNOS produzierte NO die Adhäsion von Thrombozyten und Neutrophilen an Endothelzellen und möglicherweise auch die Proliferation von Gefäßmuskelzellen.

Die induzierbare Form der Stickoxidsynthase wurde zuerst in Makrophagen gefunden, sie kommt jedoch in vielen Zelltypen vor. Ihre Induktion durch zahlreiche Triggersubstanzen (s. Tabelle 33-3) dauert einige Stunden, das Enzymmolekül ist relativ langlebig (Halbwertszeit mehrere Stunden), und es kann durch die iNOS-Aktivität in kurzer Zeit lokal sehr viel Stickoxid gebildet werden. Demzufolge kann das zur Verfügung stehende Enzymsubstrat Arginin die Produktion von Stickoxid durch iNOS limitieren, was im Falle der wesentlich geringeren NO-Produktionsraten durch die cNOS-Aktivität nicht der Fall ist.

Ein dritter, für das Schockgeschehen möglicherweise sehr bedeutungsvoller Bildungsweg ist die nichtenzymatische Reduktion von Nitrit zu NO in minderdurchblutetem Gewebe: Im ischämischen, azidotischen Myokard findet sich Nitrit in mikromolaren Konzentrationen. Mittels Elektronenspinresonanzspektren ließ sich nachweisen, daß in diesem hochreduktiven Stoffwechselmilieu Nitrit in großen Mengen nichtenzymatisch zu Stickoxid reduziert wird (Zweier et al. 1995).

Das entstandene Stickoxid kann entweder am Ort der Bildung reagieren (autokrine Wirkung) oder in benachbarte Zellen diffundieren (parakrine Wirkung). Ein Großteil der Stickoxidwirkungen (Vasodilatation, Kardiodepression) beruht auf Aktivierung der löslichen Guanylatcyclase durch Stickoxid mit Bildung des zyklischen Guanosinmonophosphats (cGMP), des Gegenspielers des zyklischen Adenosinmonophosphats (cAMP). Bildung und Wirkung des Stickoxids können auf verschiedenen Stufen blockiert werden: Die Induktion der iNOS kann durch Glukokortikoide unterdrückt werden; die Stickoxidsynthasen lassen sich durch Argininanaloga wie L-NMMA ($N^G$-Monomethyl-L-Arginin) hemmen, und die Aktivität der Guanylatcyclase kann durch Methylenblau blockiert werden.

In der Schockauslösung und der Schocktherapie ist Stickoxid ein entscheidender Mediator (Tabelle 33-3; Szabo u. Thiemermann 1994; Lorente et al. 1993; Parrat u. Stoclet 1995; Shears u. Bilia 1995). Die Hemmung der zellulären $O_2$-Verwertungsstörung in den Organen durch NO-Inhibition einer Reihe mitochondrialer Enzyme (Aconitase, NADH-Ubichinon-Reduktase, Succinat-Ubichinon-Oxidoreduktase) könnte dabei eine Ursache für die erhöht gefundenen $O_2$-Partialdrücke im Skelettmuskel von Sepsispatienten (Tabelle 32-4) sein (Szabo u. Thiemermann 1994).

### 33.6.4 Weitere Mediatoren

Wie Abb. 33-5 zeigt, sind in der Schockpathogenese noch zahlreiche weitere Mediatoren zusätzlich zu den bisher beschriebenen involviert. Der Leser sei diesbezüglich auf weiterführende Literatur verwiesen (Schlag u. Redl 1993; Müller-Werdan et al. 1996; Pannen u. Robotham 1995; Müller-Werdan u. Schuster 2000). Neuere Aspekte betreffen die Apoptose (den gerichteten Zelltod) und das Spektrum der Hitzeschockproteine im Schockgeschehen sowie die Bedeutung der Adhäsionsmoleküle bei der Interaktion von Leukozyten mit der Mikrozirkulation bzw. mit Kardiomyozyten. Obwohl derzeit noch ohne praktische Relevanz, sind in Zukunft von der Aufklärung dieser Anpassungs- und Schädigungsmechanismen in der Frühphase des Schocks therapeutische Fortschritte zu erwarten.

## 33.7 Zellstoffwechsel und Apoptose im septischen Schock

Die komplexen Störungen des Zellstoffwechsels im septischen Schock sind nur teilweise Folge von Hypoxie und Ischämie; Toxine, Zytokine und andere Mediatoren und die neurohumorale Adaptations- und Dysregulation sind daran ebenfalls entscheidend beteiligt (Übersicht und Literatur in Müller-Werdan et al. 1996; Schmidt et al. 1999). !

Eiweiß-, Kohlenhydrat- und Fettstoffwechsel sind im septischen Schock in charakteristischer Weise verändert: für die gesteigerte Proteolyse wird das Interleukin 1 verantwortlich gemacht, zusammen mit der Wirkung erhöhter Glukagon- und Cortisolspiegel. Dieser gesteigerte Proteinkatabolismus betrifft zwar vorwiegend den Skelettmuskel (und damit auch die Atemmuskulatur), er dürfte jedoch auch für den Herzmuskel nicht ohne Folgen sein. Die anfallenden Aminosäuren werden einerseits zur Synthese von Akutphaseproteinen in der Leber und andererseits für die Glukoneogenese genutzt. Die erhöhten Glukosespiegel könnten in ausreichender Menge das Substrat für glukoseabhängige Zellen zur Verfügung stellen.

Allerdings wird die Glukoseaufnahme des wesentlichen glukoseverbrauchenden Körperkompartiments, des Skelettmuskels, in der Sepsis zunehmend gehemmt. Ein wesentlicher Grund dafür ist die verminderte Aktivität des Pyruvatdehydrogenasekomplexes (PDH) des Skelettmuskels bereits in der frühen Sepsisphase, während die Aktivität der Leber-PDH erst bei höheren Sepsisschweregraden gehemmt wird. Die Hemmung der Pyruvatoxidation im Skelettmuskel führt zur Freisetzung von Pyruvat und Laktat, das in der Leber zur Glukoneogenese verwendet wird. Die gesteigerte Lipolyse ist im septischen Schock überwiegend die Folge der erhöhten Katecholamin-, Cortisol- und Glukagonspiegel. Der Tumornekrosefaktor hemmt die endotheliale Lipoproteinlipase und trägt dadurch zur Erhöhung der Triglyzeridspiegel bei.

Ein Beispiel für die dramatischen Stoffwechselveränderungen im septischen Schock liefert die Substratutilisation des Herzens: während das gesunde Herz überwiegend Fettsäuren zur Energieproduktion verbrennt, schrumpft deren Anteil im septischen Schock auf 12%. Was aber noch mehr überrascht und bisher unverstanden und auch noch nicht bekannt ist: 40% seiner Energie schöpft das Herz im septischen Schock aus einem Nährstoff, der keinem der üblichen exogenen Substrate zugeordnet werden kann, sondern aus dem Herzen selbst stammen muß, wobei die sehr geringe Glykogenreserve des Myokards hierfür als Erklärung sicherlich nicht ausreicht (Dhainaut et al. 1993).

Diese ausgeprägten Stoffwechselveränderungen im septischen Schock lassen sich natürlich nicht allein durch $O_2$-Mangel, Ischämie und Energieverarmung erklären. Die spezifische Induktion bestimmter Isoformen des Glukosecarrier (GLUT1) durch Tumornekrosefaktor α und Interleukin 1, die beschriebene Hemmung mitochondrialer Atmungsenzyme durch Stickoxid und die Inhibition des Pyruvatdehydrogenasekomplexes durch den Tumornekrosefaktor α sind einige Beispiele eines sich langsam mehrenden Verständnisses der Beeinflussung des Stoffwechsels durch Schock- und Sepsismediatoren.

Apoptose – der gerichtete Zelltod – findet sich bei Patienten mit Sepsis v.a. in Lymphozyten und intestinalen Epithelzellen, nicht dagegen in nennenswertem Maße im Herzen und anderen parenchymatösen Organen; bei nichtseptischen Schockzuständen ist die Apoptose ein noch selteneres Phänomen wie bei der Sepsis (Hotchkiss et al. 1999; Moldawer 1999).

## 33.8 Zelluläre Mechanismen der akuten septischen Kardiomyopathie

Zahlreiche der im Schock und in der Sepsis gebildeten Mediatoren (Übersicht und Literaturangaben in Müller-Werdan et al. 1996; Müller-Werdan u. Werdan 1999) können eine Myokarddepression hervorrufen und damit zum Bild der akuten septischen Kardiomyopathie beitragen. Welche von den zahlreichen beschriebenen Wirkungen auf die Herzmuskelzelle jedoch tatsächlich klinische Relevanz besitzen, ist bisher nur mit Einschränkung zu beantworten.

Die derzeit am meisten favorisierte „negativ-inotrope Kaskade“ gibt Abb. 33-11 wieder: Zirkulierendes Endotoxin stimuliert Mediatorzellen zur systemischen und myokardialen Freisetzung von Tumornekrosefaktor α (TNF-α) und Interleukin 1 (IL-1). TNF-α und (wohl von geringerer Bedeutung) IL-1 induzieren dann die Bildung der induzierbaren Stickoxidsynthase (iNOS) im Herzen; das von ihr gebildete Stickoxid (NO) stimuliert die lösliche Guanylatcyclase des Kardiomyozyten, und der daraus resultierende Anstieg des zyklischen Guanosinmonophosphats führt schließlich über eine Hemmung des $Ca^{2+}$-Einstroms in die Zelle oder über eine Desensibilisierung der Myofilamente gegenüber $Ca^{2+}$ zur Kardiodepression (Kumar u. Parrillo 1995b).

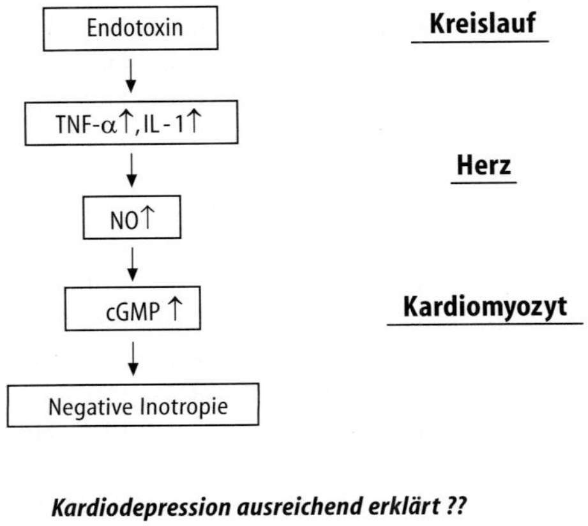


**Abb. 33-11.** Kardiodepressive Faktoren in der Sepsis – die am besten abgesicherte Kaskade. *TNF-α* Tumornekrosefaktor α; *IL* Interleukin; *cGMP* zyklisches Guanosinmonophosphat

Alle Einzelschritte sind weitgehend belegt. Die Gabe von Endotoxin führt bei Probanden zur hyperdynamischen Herz-Kreislauf-Situation mit Blutdrucksenkung, Vasodilatation und Steigerung des Herzindex bei gleichzeitiger Abnahme des Schlagarbeitsindex als klinischem Inotropieparameter (Suffredini et al. 1989). Auch der Anstieg des zirkulierenden TNF-α nach Endotoxinapplikation ist bei Probanden gezeigt worden (Michie et al. 1988), und erhöhte TNF-α-Plasmaspiegel finden sich auch im septischen Schock. Bei therapeutisch mit TNF behandelten Tumorpatienten kann es zur ausgeprägten Myokarddepression kommen. Im Tierexperiment führt die Gabe von TNF-α zu einer bis mehrere Tage anhaltenden Myokarddepression.

Der Nachweis der direkten depressorischen Wirkung des TNF-α auf die Funktion des Kardiomyozyten läßt sich im Zellkulturexperiment führen (Abb. 33-12): TNF-α hemmt in klinisch relevanten Konzentrationen nach mehrstündiger Einwirkungsdauer die „positiv-inotrope“ Wirkung des β-Adrenozeptoragonisten Isoproterenol und auch die hoher $Ca^{2+}$-Konzentrationen; die depressorische TNF-α-Wirkung kann durch Anti-TNF-α-Antikörper neutralisiert werden. Auch die Induktion einer induzierbaren Stickoxidsynthase in Kardiomyozyten durch TNF-α und IL-1 ist experimentell gut belegt, ebenso wie bei Patienten mit septischem Schock eine erhöhte Aktivität der iNOS und ein cGMP-Anstieg im Herzen.

Es spricht also vieles dafür, daß die in Abb. 33-11 gezeigte „negativ-inotrope“ Kaskade für die Myokarddepression in der Sepsis und im septischen Schock wesentlich mitverantwortlich ist. Dennoch scheint dies nicht der einzige kardiodepressive Mechanismus zu sein: einerseits kann TNF-α im Experiment auch stickoxidunabhängig negativ-inotrop wirken (Müller-Werdan et al. 1996), andererseits wird durch TNF-α nicht nur die positiv-inotrope Wirkung von β-Adrenozeptoragonisten, sondern auch die von α-Adrenozeptoragonisten gehemmt (Müller-Werdan et al. 1996), wobei letzteres über eine alleinige Induktion der Stickoxidsynthase nicht zu erklären ist. So hemmt Endotoxin, das in Kardiomyozyten die Stickoxidsynthase stimuliert, zwar auch die positiv-inotrope Wirkung β-Adrenozeptoragonisten, nicht aber die von α-Adrenozeptoragonisten (Müller-Werdan et al. 1996).

Aufbauend auf experimentellen Befunden dieser Art kann davon ausgegangen werden, daß neben der Stickoxid-cGMP-Kaskade auch noch andere Mechanismen für die negativ-inotrope Wirkung von TNF-α verantwortlich sein müssen. Die belegte Hemmung des Phosphoinositolstoffwechsels durch dieses Zytokin erklärt die Hemmung der positiv-inotropen Wirkung von α-Ad-

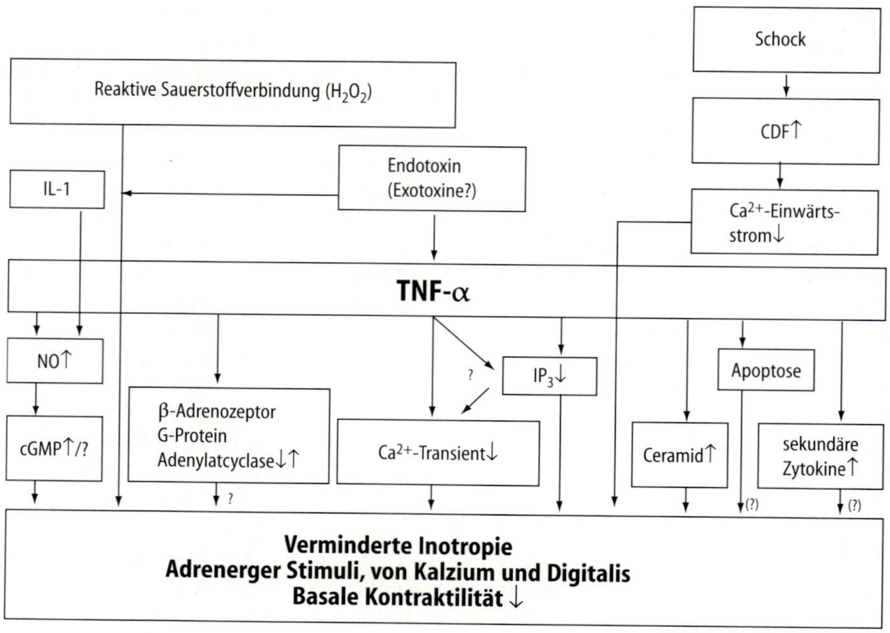


**Abb. 33-12.** Kardiodepression in der Sepsis – Resultat der Beeinträchtigung mehrerer inotroper Signaltransduktionswege. *IL-1* Interleukin 1; *TNF-α* Tumornekrosefaktor α; *CDF* kardiodepressiver Faktor; *NO* Stickoxid; *cGMP* zyklisches Guanosinmonophosphat; *IP3* Inositoltriphosphat. Weitere Erläuterungen siehe Text und Müller-Werdan u. Werdan 1999 einschließlich Referenzen. (Nach Müller-Werdan u. Werdan 1999)

renozeptoragonisten, und die ebenfalls dokumentierte Abschwächung des $Ca^{2+}$-Transients durch TNF schwächt alle inotropen Effekte ab. Ebenfalls belegt ist die Hemmung des $Ca^{2+}$-Einwärtsstroms durch einen kardiodepressiven Peptidfaktor, der sich in Hämofiltraten von Patienten mit kardiogenem und septischem Schock in Konzentrationen nachweisen läßt, die diese Hemmwirkung in humanen Herzmuskelzellen hervorrufen (Abb. 33-12; Hallström et al. 1993).

## 33.9
## Pathologische Sauerstoffabhängigkeit

Das Konzept der supranormalen $O_2$-Versorgung von Patienten mit ARDS („adult/acute respiratory distress syndrome"), Sepsis, Schock sowie anderen kritisch Kranken wird seit mehr als 20 Jahren propagiert und praktiziert (Übersicht in Schuster u. Müller-Werdan 2000). Es beruht auf der Annahme einer pathologischen Abhängigkeit des $O_2$-Verbrauchs von der $O_2$-Aufnahme, d.h. der Verschiebung der $O_2$-Aufnahmeschwelle zu höheren Werten. Als Ursache dieser Schwellenverschiebung wird eine Einschränkung der $O_2$-Extraktionsfähigkeit infolge der gestörten Mikrozirkulation angesehen. Als therapeutische Konsequenz ist zu fordern, diesen Patienten ein supranormales $O_2$-Angebot, im wesentlichen durch Steigerung des Herzzeitvolumens, zu ermöglichen.

Ein aktualisiertes Konzept der pathologischen $O_2$-Abhängigkeit kritisch Kranker muß jedoch neben der eingeschränkten $O_2$-Versorgung infolge der gestörten Mikrozirkulation auch die gehemmte zelluläre $O_2$-Verwertung infolge der mediatorbedingten Inhibition der Mitochondrienfunktion mit berücksichtigen (Abb. 33-3). Die beiden letzten großen klinischen Studien (Abschn. 35.7.3) liefern überzeugende Argumente, daß eine Erhöhung des $O_2$-Angebots allein nicht ausreicht.

## 33.10
## Reperfusionsschaden

Die Gewebeschäden sind nicht allein durch den Mangel an Sauerstoff während der Ischämiephase (Downey et al. 1995), sondern auch durch die Reperfusion und Reoxygenation der ischämischen Organe bedingt (Livingston et al. 1993; Mullane 1991; Hearse u. Bolli 1991). Bei der enzymatischen Reaktion der in der Ischämiephase akkumulierten ATP-Abbauprodukte Hypoxanthin und Xanthin mit Sauerstoff kommt es zur Bildung freier $O_2$-Radikale (Hydroperoxid, Superoxidradikal, Hydroxidradikal), welche durch Lipidperoxidation die Aktivierung des Prostaglandinsystems und eine Denaturierung von Zellmembranproteinen bewirken (Abb. 33-9 und 33-10).

Katalysiert wird diese Radikalproduktion durch das Enzym Xanthinoxidase, welches in der Ischämie durch Umwandlung aus der Xanthindehydrogenase (nicht zur Radikalbildung befähigt) entsteht. Dieser Umwandlungsprozeß läuft in den Geweben bei Ischämie unterschiedlich schnell ab (Darm: 10 s; Herzmuskel: 8 min; Leber, Milz, Niere, Lunge: 40 min), was die unterschiedliche Empfindlichkeit der einzelnen Gewebe auf Reperfusionsschäden mit erklären soll (McCord 1985). Freie $O_2$-Radikale rufen darüber hinaus eine verstärkte Akkumulation polymorphkerniger Leukozyten hervor, begünstigen das Leukozytensticking sowie über den „respiratory burst" die Bildung weiterer $O_2$-Radikale aus polymorphkernigen Leukozyten (Abb. 33-9; Mullane 1991; Smith et al. 1991; Downey et al. 1995).

Da natürliche Schutzstoffe gegen die Effekte der $O_2$-Radikale (Scavengersubstanzen, Superoxiddismutase, Glutathion, Peroxidase, Katalase) im Intrazellulärraum nur in geringer Konzentration vorliegen, können sie den als Folge der Reperfusion und Reoxygenation eintretenden Reperfusionsschaden, der durch Endothelläsion, intrazelluläres Ödem und letztlich deletären Einstrom von Kalzium in die Zellen charakterisiert ist, nicht verhindern. Der Reperfusionsschaden wird deshalb, allerdings nicht unumstritten (Hearse u. Bolli 1991), als wichtiger pathogenetischer Faktor bei der Entwicklung des Multiorgandysfunktionssyndroms (MODS) im Schock gesehen. Der Nachweis der klinischen Wirksamkeit einer Antioxidanzientherapie im Schock steht allerdings noch aus.

## 33.11 Neurohumorale und para-/autokine Adaptation

Zur Kompensation der schockbedingten Kreislaufveränderungen stehen dem Organismus verschiedene Sensoren des kardiovaskulären Systems zur Verfügung, die ihre Information zentralnervös gesteuert an die Regelsysteme des Sympathikus und des Endokriniums weiterleiten (Abb. 33-13; Guiterrez u. Brown 1993; Beerthuizen 1993; Bond 1993; Kumar u. Parrillo 1995a; Schmidt et al. 1999). Die einzelnen Sensoren und Regelsysteme werden dabei in unterschiedlichen Schockphasen aktiv.

In der Präschockphase (Tachykardie, Oligurie; noch keine Hypotonie, getrübtes Sensorium, Azidose) werden v.a. die Dehnungsrezeptoren des Niederdrucksystems (rechter Vorhof, Pulmonalarterien) aktiviert, so daß bei einer Abnahme des Intravasalvolumens oder einer Zunahme der venösen Kapazität eine Sympathikusaktivierung des medullären Vasomotorenzentrums resultiert. Auch die Barorezeptoren des Aortenbogens, des Karotissinus und der Splanchnikusgefäße zeigen bereits einen geringen Blutdruckabfall an und aktivieren damit ebenso Sympathikusfasern des medullären Vasomotorenzentrums.

Sinkt der mittlere Blutdruck auf Werte unter 80–90 mmHg, so kommt die Aktivität der Barorezeptoren des Aortenbogens zum Erliegen, ebenso die des Karotissinus bei Druckwerten unter 60 mmHg. Ab diesem Bereich tragen die vaskulären Chemorezeptoren, die unter physiologischen Bedingungen eher im Hintergrund stehen, entscheidend zur zentralen Sympathikusaktivierung bei: Die Abnahme des $pO_2$, die Zunahme des $pCO_2$und der Abfall des pH-Werts sind ihre Aktivatoren. Der stärkste Stimulus für die Sympathikusaktivierung des medullären Vasomotorenzentrums sind jedoch bei mittleren Blutdruckwerten unter 60 mmHg die medullären Chemorezeptoren: Sie werden bei einer Zunahme des $pCO_2$ in Kombination mit einer zerebralen Ischämie aktiv und stimulieren das Herz-Kreislauf-System maximal im Sinne der Aufrechterhaltung eines ausreichenden Blutdrucks.

Auch das antidiuretische Hormon (ADH, Vasopressin) spielt hierbei eine entscheidende Rolle. Während die ADH-Freisetzung aus der Hypophyse unter physiologischen Bedingungen der Regulation hypothalamischer Kerne auf Änderungen der Serumosmolarität folgt, dominiert bei extensiver Hypovolämie die Stimulation von Dehnungsrezeptoren die ADH-Freisetzung und führt damit zur Wasserretention. Der juxtaglomeruläre Apparat der Niere reagiert auf seine Minderperfusion bei Hypovolämie und Schock mit einer Freisetzung von Renin.

Die Kompensationsmechanismen im Schock dienen dazu, den $O_2$-Transport zu lebenswichtigen Organen sicherzustellen. Sie laufen bei verschiedenen Schockstadien und Schockformen in qualitativ ähnlicher Weise, quantitativ aber unterschiedlichem Ausmaß ab und lassen sich jeweils einer der 4 Kategorien zuordnen: !

- Aufrechterhaltung des venösen Zirkulationsdrucks,
- Optimierung der Herzfunktion,
- Blutumverteilung zur Aufrechterhaltung der adäquaten Durchblutung der Vitalorgane,
- Erleichterung der $O_2$-Abgabe im Gewebe.

### 33.11.1 Aufrechterhaltung des venösen Zirkulationsdrucks

Hierzu dient zum einen die Auffüllung des Intravasalvolumens durch Rückverteilung von Flüssigkeit aus dem Interstitium und dem Intrazellulärraum in die Blutgefäße und die Einschränkung der Nierenausscheidung über eine Abnahme der glomerulären Filtrationsrate und über einen Anstieg von Aldosteron und ADH; zum anderen läßt sich der Zirkulationsdruck auch durch eine Zunahme des Venentonus (Abnahme der venösen Kapazität; s. Abb. 33-2) erzielen, und zwar durch die Steigerung der Sympathikusaktivität und des zirkulierenden Adrenalins, Angiotensins und antidiuretischen Hormons.

Die Rückverteilung von Flüssigkeit aus dem Interstitium in den Intravasalraum ist ein rasch einsetzendes Phänomen. Es basiert auf der Abnahme des hydrostatischen Kapillardrucks infolge der sympathikusvermittelten präkapillären Vasokonstriktion. Der erzielte transkapilläre hydrostatisch-osmotische Druckgradient treibt den transkapillären Plasmaeinstrom, der einen Blutverlust von 500–1000 ml innerhalb von 24–48 h vollständig ausgleichen kann. Der Anstieg des onkotischen Plasmadrucks infolge der Schockhyperglykämie unterstützt weiterhin die Auffüllung des Intravasalraums aus dem Interstitium und dem Intrazellulärraum.

Die Einschränkung der Nierenausscheidung kommt weniger in der akuten Schockphase als im weiteren Verlauf zum Tragen. Die Abnahme des Herzindex und die Konstriktion afferenter Arteriolen mindern den Nierenperfusionsdruck und senken so einerseits über die Ein-

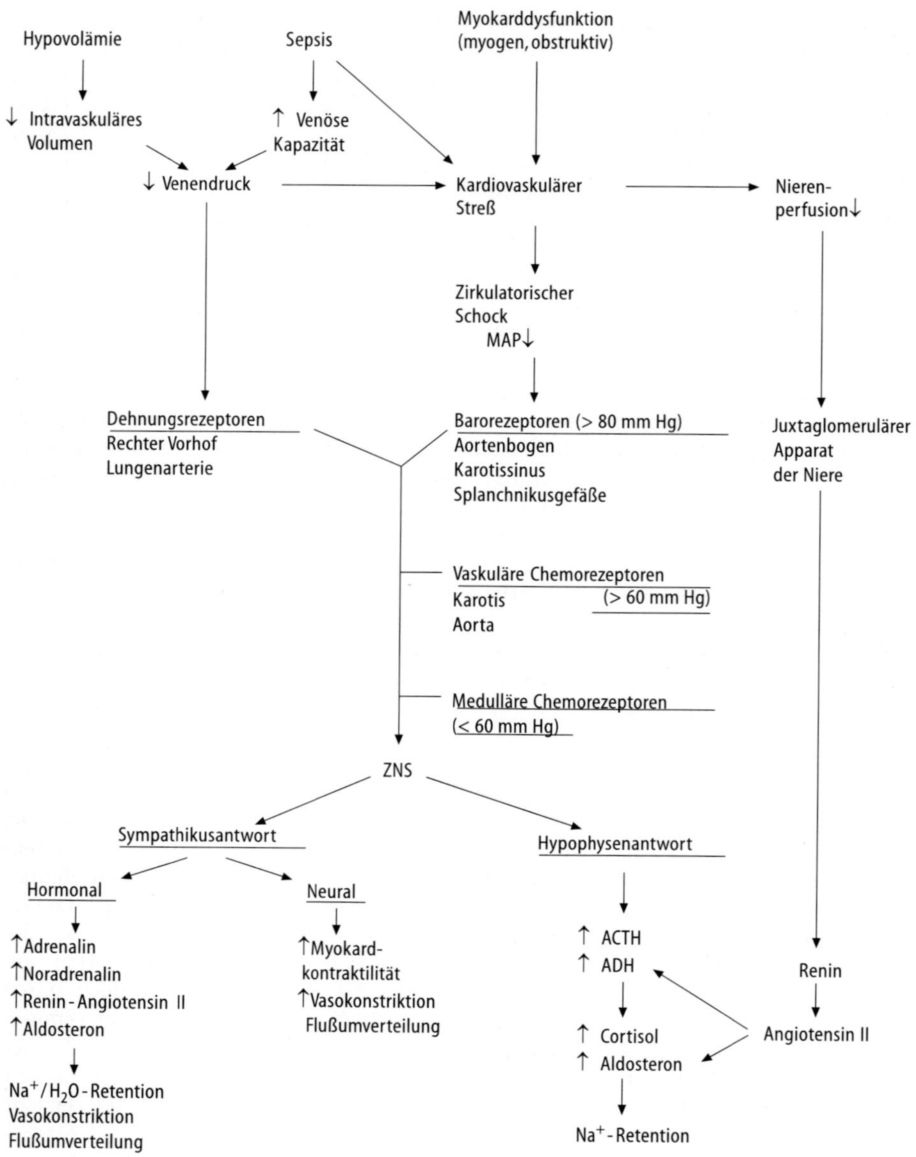


**Abb. 33-13.** Neurohumorale Schockadaptation. In der frühen kardiovaskulären Streßphase kann die neurohumorale Adaptation auf die gesteigerte Aktivität des juxtaglomerulären Apparates und die Niederdruckmechanorezeptoren des rechten Vorhofs und der Lungenarterien limitiert sein. Im Falle der Schockprogression kommt es zu einer sequentiellen Stimulation der Hochdruckbarorezeptoren, der vaskulären Chemorezeptoren und der medullären Chemorezeptoren. Die Folge davon ist eine verstärkte neurohumorale Aktivität mit Steigerung der Hypophysensekretion von ACTH und ADH und einer intensiven Sympathikusstimulation durch das medulläre Kreislaufzentrum mit dem Ziel einer Volumenretention, einer Anhebung des Venentonus, einer Steigerung der Herzfunktion und einer Blutflußumverteilung zugunsten der Vitalorgane. *MAP* mittlerer arterieller Blutdruck; *ZNS* Zentralnervensystem; *ACTH* adrenokortikotropes Hormon; *ADH* antidiuretisches Hormon. (Mod. nach Kumar u. Parrillo 1995a)

schränkung der glomerulären Filtrationsrate das Urinvolumen; andererseits führt die renale Perfusionsminderung zusammen mit der Sympathikusaktivierung und Veränderungen der Tubulusflüssigkeit zur Freisetzung von Renin aus dem juxtaglomerulären Apparat, welches über die Ingangsetzung der Angiotensinogen/Angiotensin-I/II-Kaskade zur Freisetzung von Aldosteron aus der Nebennierenrinde führt. Angiotensin II ist ein potenter Vasokonstriktor, besonders im Bereich der Splanchnikusgefäße, und aktiviert den Sympathikus und die Adrenalinfreisetzung aus der Nebenniere; Aldosteron steigert die Rückresorption von $Na^+$ im distalen Tubulus im Gegentausch mit $K^+$ und $H^+$.

Die bereits beschriebene Freisetzung von ADH aus dem Hypophysenhinterlappen durch Stimulation der Dehnungsrezeptoren im rechten Vorhof wird weiterhin durch Angiotensin II über eine Sympathikusaktivierung verstärkt. ADH bewirkt eine renale Wasserrückresorption auf Kosten der Osmolarität und mit der Gefahr einer Hyponatriämie. Außerdem wirkt es vasokonstriktorisch, besonders auf die Splanchnikusgefäße. Zur Stabilisierung des zirkulatorischen Venendrucks trägt auch entscheidend die Venokonstriktion (besonders der venösen Kapazitätsgefäße des Splanchnikuskreislaufs) durch die gesteigerte Sympathikusaktivität sowie durch das zirkulierende Adrenalin, ADH und Angiotensin II bei.

### 33.11.2 Optimierung der Herzfunktion

Katecholamine (lokal im Myokard aus den Sympathikusnervenendigungen freigesetztes Noradrenalin und zirkulierendes Adrenalin der Nebenniere) besetzen die $\beta_1$-Adrenozeptoren des Herzens, wirken so positiv-inotrop und positiv-chronotrop, steigern dadurch das Herzzeitvolumen und stabilisieren auf diese Weise den Blutdruck. Auch die Besetzung der $\beta_2$-, $\alpha_1$-Adrenozeptoren mit diesen Katecholaminen trägt in geringerem Maße dazu bei, ebenso wie Angiotensin II durch eine direkte und indirekte (via Sympathikusaktivierung) positiv-inotrope Wirkung. Die gesteigerte Herzfunktion hat auch eine Senkung des rechtsatrialen Drucks zur Folge, was wiederum den venösen Rückstrom erhöht (s. Abschn. 33.1).

### 33.11.3 Blutumverteilung

Die erhöhte Sympathikusaktivität und die systemische Freisetzung von Adrenalin, ADH und Angiotensin II im Schock bewirken in allen sensitiven Gefäßbetten (Haut, Skelettmuskel, Nieren, Splanchnikusorgane) eine Vasokonstriktion. Damit wird eine Umverteilung des Blutflusses zu den autoregulierten Vitalorganen Hirn und Herz erzielt (Tabelle 33-1).

### 33.11.4 Erleichterung der Sauerstoffabgabe im Gewebe

Die lokale Azidose in mangelperfundiertem Gewebe vermindert die Affinität des Hämoglobins zu Sauerstoff (Rechtsverschiebung der $O_2$-Dissoziationskurve) und erleichtert somit die $O_2$-Abgabe ebenso wie die Zunahme des $O_2$-Diffusionsgradienten im $O_2$-verarmten Gewebe. Eine respiratorische Alkalose im zirkulatorischen Schock steigert die Synthese des 2,3-Diphosphoglycerats (DPG) in den Erythrozyten, was ebenfalls eine Rechtsverschiebung der $O_2$-Dissoziationskurve bewirkt. Mit zunehmender Laktatazidose fallen die 2,3-DPG-Spiegel, aber die zunehmende Azidose kompensiert diesen Effekt bezüglich der $O_2$-Abgabe. Hypothermie führt zu einer Linksverschiebung der $O_2$-Dissoziationskurve; bei der Schockerstversorgung sollte deshalb eine Hypothermie verhindert werden.

In diese neurohumorale Schockadaptation greifen wir mit unseren therapeutischen Maßnahmen durch qualitativ unterschiedliche Ansätze teils verstärkend, teils abschwächend, teils modifizierend ein. Para- und autokrine schockinduzierte Mechanismen, wie z. B. die exzessive Stickoxidproduktion in den Gefäßen durch Induktion der Stickoxidsynthase, können diese Adaptationsmechanismen jedoch antagonisieren und den labilen Schockzustand zur Dekompensation bringen.

# Kapitel 34

# Diagnostik des Schocks

34

K. Werdan, U. Müller-Werdan



Schock bedeutet für den Patienten immer eine lebensbedrohliche Notfallsituation. Er erfordert ein sofortiges Handeln. Bei der Erstversorgung müssen Basisdiagnostik und Basistherapie zum frühestmöglichen Zeitpunkt begonnen werden. Diese Basisversorgung dient primär der Kreislaufstabilisierung und gilt für alle Schockformen. Sie mündet nach Feststellung der Schockform in eine schockformspezifische Behandlung. Je kürzer die Schockdauer ist, je schneller die Stabilisierung des Kreislaufs erreicht wird und je früher die schockformspezifische Behandlung begonnen werden kann, um so günstiger die Prognose.

Patienten, bei denen ein Kreislaufschock vermutet wird, sollten auf der Intensivstation weiter betreut und behandelt werden. Die in der Übersicht unten aufgeführten technischen Untersuchungen schließen sich an.
Patienten mit unklarer Schockätiologie oder mit einer sich nach Volumensubstitution nicht rasch stabilisierenden Kreislauflabilität sollten baldmöglichst einem invasiven hämodynamischen Monitoring mit arterieller Blutdruckmessung und einem Swan-Ganz-Pulmonalarterienkatheter unterzogen werden (s. Abschn. 34.4.1).

## 34.1 Klinische Diagnostik

Die Symptome einer akuten Kreislaufinsuffizienz können alle Grade von vorübergehendem Schwindel bis zum Vollbild eines Kreislaufschocks mit Bewußtlosigkeit und Krämpfen durchlaufen und werden zusätzlich
! durch die Eigenart der Schockursache (Verbrennung, Blutung, Herzinfarkt, Sepsis etc.) geprägt. Der Blutdruck kann dabei initial noch normal oder durch die maximale Sympathikusaktivierung sogar leicht angehoben sein. Zahlreiche, schockunabhängige Notfallkrank-

**Schockerstversorgung**
***MAP*** **arterieller Mitteldruck;** ***PCD*** **Pulmonalkapillardruck;** ***HI*** **Herzindex. Richtwerte für** ***MAP*****,** ***PCD*** **und** ***HI*** **aus Kumar u. Parrillo (1995a)**
**Schockdiagnose und Schockschweregradeinschätzung**

**Schockdiagnose und Schockschweregradeinschätzung**

*Klinische Diagnose*

Tachykardie, Tachypnoe, Zyanose, Oligurie, Enzephalopathie (Verwirrtheit), Hypotension (systolischer Blutdruck < 90 mmHg), Zentralisierung (kalte Peripherie) vs. Hyperzirkulation (warme Peripherie), Anamnese!

*Technische Untersuchungen*

Blutbild, Thrombozyten, Quick-Wert, PTT, Kreatinin, Na, K, Ca, CK, CK-MB, Troponin, arterielle Blutgase, arterieller Laktatserumspiegel, EKG, Thoraxröntgenaufnahme, evtl. bildgebende Verfahren, evtl. Herzkatheter.

**Basistherapie**

*Herz-Kreislauf-Stabilisierung*

MAP > 60–65 mmHg; höhere Werte bei koronarer Herzkrankheit
PCD = 15–18 mmHg (bei kardiogenem Schock müssen ggf. höhere Werte akzeptiert werden)
HI > 2,1 l/min/$m^2$ (kardiogener, obstruktiver Schock)
HI > 4,0–4,5 (septischer Schock, erstversorgter traumatischer/hämorrhagischer Schock)

*Optimierung der $O_2$-Versorgung*

Hämoglobin 8–10 g/dl
arterielle $O_2$-Sättigung > 92%
gemischtvenöse $O_2$-Sättigung > 60%
Versuch der Serumlaktatnormalisierung (Werte < 2,2 mmol/l anstreben)

*Behandlung einer Multiorgandysfunktion*

Beseitigung der Enzephalopathie
Aufrechterhaltung einer Urinausscheidung > 0,5–0,7 ml/kg/h

Schockformenspezifische Versorgung (s. Kap. 35)

Diagnosesicherung der vorliegenden Schockform, möglichst weitgehende ätiologische Abklärung

Beginn und Durchführung der schockformspezifischen, möglichst kausalen Therapie heitsbilder mit möglicher kausaler Therapie können klinisch die Schockdiagnose erschweren.

Im Schock machen die Patienten in der Regel einen schwerkranken Eindruck. Sie sind apathisch oder verwirrt, somnolent oder gar bewußtlos. Im hypodynamen Schock ist ihre Haut blaß, die Akren fühlen sich kühl an und sind von kaltem Schweiß bedeckt. Die arteriellen Pulse sind weich, die Extremitätenvenen (Jugularvenen) sind im hypovolämischen Schock fast blutleer, beim akuten Rechtsherzversagen erscheinen die Halsvenen prall gefüllt. Der Muskeltonus und die Reflexerregbarkeit sind herabgesetzt. Meist klagen die Kranken über starken Durst. Eine beschleunigte Atmung, Abfall des Blutdrucks, Tachykardie und eine periphere Zyanose sind häufige Begleitsymptome. Schmerzen, Bluterbrechen, Meteorismus, erhöhte Bauchdeckenspannung, Fieber, Herzrhythmusstörungen und Orthopnoe weisen auf spezielle Ursachen oder auf Komplikationen, eine warme, trockene Haut auf ein septisches Geschehen, ein Laryngospasmus auf eine Anaphylaxie hin.

Eigen- und Fremdanamnese, falls verfügbar, können durch Hinweise auf die Schockentstehung und Schockursache die klinische Untersuchung komplettieren.

Auch der zeitliche Verlauf erlaubt oft wertvolle Rückschlüsse auf die Ursache. Geläufig ist:

- der dramatische Beginn
  - bei einem plötzlichen Herzstillstand (Adams-Stokes-Anfall),
  - bei massiver Lungenembolie,
  - bei Anaphylaxie;
- der subakute Beginn
  - beim Myokardinfarkt,
  - bei larviert verlaufenden inneren Blutungen,
  - unter starker Schmerzeinwirkung,
  - im Verlauf einer Peritonitis;
- der schleichende Beginn des Volumenmangelsyndroms
  - bei einer allgemeinen Dehydratation, z.B. im Gefolge anhaltenden Erbrechens,
  - im diabetischen Koma,
  - im Verlauf polyurischer Nierenerkrankungen.

Die Entwicklung eines septischen Schocks kann foudroyant oder protrahiert einsetzen.

Mit zunehmendem Blutdruckabfall vermindert sich auch die Blutdruckamplitude, von den verschiedenen Formen des Verteilungsschocks abgesehen. Auch der reguläre Blutdruck des Patienten muß bedacht werden: bei einem Hypertoniker kann ein aktuell normaler Blutdruck bereits eine erhebliche Minderperfusion anzeigen. Ein 3. und 4. Herzton, ein Vitiumgeräusch, prall gefüllte Jugularvenen und ein hepatojugulärer Reflux können den kardiogenen Schock anzeigen.

Beim obstruktiven Schock variieren die Symptome. Die Lungenembolie manifestiert sich durch relativ akut auftretende Dyspnoe und die Zeichen der Rechtsherzinsuffizienz. Die Perikardtamponade kann sich durch das Kussmaul-Zeichen, einen Pulsus paradoxus und sehr leise Herztöne äußern. Der septische Schock ohne Neutropenie manifestiert sich in der Regel mit einem Fokus, mit Fieber, Schüttelfrost und warmen Extremitäten; Blutungen und thromboembolische Komplikationen können bei diesen Patienten auf eine Verbrauchskoagulopathie hinweisen. Kranke mit einem septischen Fieber und Neutropenie weisen häufig keinen Fokus auf; der septische Schock kann sowohl mit hohem Fieber als auch mit Hypothermie einhergehen.

## 34.2 Labordiagnostik

In der frühen Schockphase besteht häufig eine mäßige Leukozytose, in der späten Schockphase und auch bei Sepsis kann eine Leukopenie auftreten. Die Beeinflussung des roten Blutbilds hängt von der Schockursache ab. Eine scheinbare Polyglobulie mit Hämatokritanstieg kann bei nichthämorrhagischem hypovolämischem Schock und beim septischen Schock mit Extravasation gefunden werden. In der Streßphase des Kreislaufschocks findet sich initial eine Thrombozytose, die jedoch bei zunehmender Sepsis rasch in eine Thrombozytopenie und nach adäquater Volumensubstitution eines massiven hämorrhagischen Schocks in eine Verdünnungsthrombozytopenie übergehen kann.

Die Blutgas- und Elektrolytanalyse können bei hypovolämischem Schock mit exzessiven Durchfällen eine metabolische Azidose ohne Anionenlücke anzeigen, bei hypovolämischem Schock mit Erbrechen eine metabolische Alkalose. Eine metabolische Azidose mit Anionenlücke (meist infolge erhöhter Laktatspiegel) weist häufig auf eine prolongierte Gewebeminderperfusion hin. Kreatinin und Harnstoffstickstoff zeigen zu Schockbeginn in der Regel keine Veränderungen. Ein Anstieg des Harnstoffstickstoffs bei normalem Kreatinin kann bei Anämie ein Hinweis auf eine gastrointestinale Blutung sein. Die Blutgasanalyse überwacht die adäquate Oxygenierung und weist auf Störungen des Säure-Basen-Haushalts im Schock hin.

Erhöhte arterielle Serumlaktatspiegel, besonders seriell gemessen, weisen auf eine ausgeprägte $O_2$-Gewebeminderversorgung hin; Werte über 2 mEq/l sprechen für eine Zunahme des Letalitätsrisikos, das bei einem Laktatanstieg von 2 auf 8 mEq/l etwa von 10% auf 90% ansteigt. Die Wertigkeit des Laktats als prognostischer Marker (Bakker et al. 1992) ist jedoch aus einigen Gründen eingeschränkt:

- Es ist ein relativ später Marker der Minderperfusion.
- Da das Laktat von der Leber verstoffwechselt wird, kann ein Leberversagen zu „falsch-hohen" und eine besonders aktive Leberfunktion zu „falsch-niedrigen" Laktatspiegeln führen.
- Glykolyse und Alkalose können ischämieunabhängig ebenfalls einen Laktatanstieg hervorrufen.

Ungeachtet dieser Einschränkungen kann ein erhöhter Laktatspiegel als Ausdruck einer ausgeprägten Gewebeminderperfusion angesehen werden; serielle Messungen können die Effektivität der Schockbehandlung belegen. Ein erhöhter Serumprokalzitoninwert spricht für eine schwere mikrobielle Infektion bzw. Sepsis (Müller-Werdan et al. 1999): bei Werten bis 0,5 ng/ml ist eine schwere mikrobielle Infektion unwahrscheinlich, bei Werten über 0,5 ng/ml wahrscheinlich, mit Spitzenwerten bei Sepsis von 30 ng/ml und darüber.

## 34.3 Technisch gestützte Diagnostik

Sobald die Umstände dies gestatten, sollten vorrangig ein EKG und eine Thoraxröntgenaufnahme angefertigt werden. Bildgebende (Gorscan 1995; Pokieser 1995) und invasive Verfahren, evtl. kombiniert mit interventionellen Maßnahmen, ergänzen die Diagnostik und bieten erste therapeutische Ansätze.

## 34.4 Monitoring

Das Monitoring und entsprechende therapeutische Konsequenzen sind in den Übersichten S. 737 und S. 739 wiedergegeben (Müller-Werdan et al. 1999). Fortlaufend registriertes EKG- und Pulsmonitoring sind selbstverständlich.

**Monitoring des Schockpatienten als Basis einer kontrollierten und optimierten Therapie.**

I Bestätigung der korrekten Schockdiagnose
- Differentialdiagnose des Schocks: Rechtsherzkatheterisierung (vgl. Tabelle 32-2)
- Intraarterielle Druckmessung: Ungenauigkeit der nichtinvasiven Blutdruckmessung mit Manschette im Schock
- Quantifizierung von Schweregrad und funktioneller Relevanz der Herzfunktionseinschränkung (vgl. Tabelle 32-2)

II Gewährleistung des sofortigen Erkennens und der raschen Behandlung von Blutdruckänderungen
- Blutdruckinstabilität im Schock

III Elimination von Ursachen, die zur Myokarddepression, Gefäßdysregulation und Stoffwechselentgleisung führen
- Korrektur einer Hypoxie
- Korrektur einer Azidose
- Korrektur von Hypophosphatämie und Hypokalzämie
- Korrektur von sonstigen Elektrolytstörungen

IV Hämodynamisches Monitoring zur Therapieoptimierung
- Volumensubstitution: Optimierung der Vorlast
  - Pulmonalkapillardruck
  - Rechtsatrialer Druck
  - Substitution großer Flüssigkeitsmengen; cave Lungenödem!
- Therapie mit inotropen und vasoaktiven Substanzen
  - Optimierung des Herzzeitvolumens/-index
  - Nach Erzielen des optimalen Herzzeitvolumens/-index: pharmakologische Blutdrucksteigerung mit Nachlasterhöhung, falls erforderlich
  - Gewährleistung der exakten Infusionsgeschwindigkeit
- Optimierung der Organdurchblutung
  - Bei Oligurie
    - Monitoring der Urinausscheidung
    - Maximierung des Herzzeitvolumens/-index mittels Volumensubstitution
    - Dopamin (Abschn. 35.7)
    - Andere vasoaktive Substanzen (Abschn. 35.7)
  - Pulmonale Shunts: cave mögliche Zunahme durch Pharmaka!
  - Eingeschränkte Hirndurchblutung: Herz-Kreislauf-Stabilisierung, Karotisstenosen?
  - Eingeschränkte Gastrointestinaltraktdurchblutung: Monitoring mit Magenmukosa-pH-Tonometrie
- Pulsoxymetrie: cave: in der Frühphase des Schocks nur bedingt verwertbar
- Magenmukosa-pH-Tonometrie bzw. -$pCO_2$: weitere Validierung vor genereller Empfehlung erforderlich

V Rhythmusmonitoring
- Antiarrhythmika nur bei eindeutiger Indikation
- Elektrische Kardioversion

VI Optimierung der Atmung/Beatmung und Reduktion der Herzarbeit
- Optimierung der Oxygenierung (Kontrollparameter: $p_aO_2$; $S_aO_2$)
- Erhöhte Atemarbeit durch Atemunterstützung reduzieren (v.a. bei eingeschränktem Herzzeitvolumen/Herzindex)
- Belastung des Herzens durch Überdruckbeatmung („positive endexspiratory pressure", PEEP), kontrollierte mechanische Ventilation (CMV), intermittierende Ventilation (IMV) u.a. Beatmungsformen bedenken
- Anxiolyse, Analgesie, Fiebersenkung
- Cave: myokarddepressive Medikation: Anästhetika, Barbiturate, Meperiden, Kombination von Opioiden und Benzodiazepinen

VII Fokussanierung, Antibiotika bei Infektion/Sepsis

VIII Kausale Therapie: soweit möglich, der rein symptomatischen Behandlung vorziehen

$p_aO_2$ = arterieller $O_2$-Partialdruck
$S_aO_2$ = arterielle $O_2$-Sättigung

### 34.4.1
### Invasives hämodynamisches Monitoring

Bei allen Patienten mit Kreislaufschock sollte eine kontinuierliche, blutige arterielle Druckmessung erfolgen, da die manuelle Messung mit der Manschette oder mit nichtinvasiven oszillometrischen Techniken aufgrund der Zentralisierung und Vasokonstriktion unzuverlässig. ist. In der Regel wird dafür die A. radialis kanüliert; bei schwerster Zentralisation sollte allerdings die A. femoralis bevorzugt werden.

Die Messung des zentralen Venendrucks ist bei kritisch Kranken, insbesondere Schockpatienten, für das hämodynamische Monitoring normalerweise nicht genügend, eine Abschätzung der linksventrikulären Vorlast kann damit nicht ausreichend sicher durchgeführt werden, ebensowenig wie mit der klinischen Einschätzung allein. Für diese Patienten ist das hämodynamische Monitoring mit dem Swan-Ganz-Pulmonaliskatheter Standard, trotz zahlreicher kritischer Diskussionen in letzter Zeit (Pulmonary Artery Consensus Conference Participants 1997). Der Einsatz des Pulmonaliskatheters wird von den Intensivmedizinischen Gesellschaften u.a. bei folgenden Indikationen empfohlen (Pulmonary Artery Consensus Conference Participants 1997):

1 Akuter Myokardinfarkt mit progressiver Hypotension, kardiogenem Schock oder mechanischen Infarktkomplikationen.
2 Rechtsherzinfarkt mit Hypotension.
3 Schwere oder progressive kongestive Herzinsuffizienz.
4 Pulmonale Hypertonie: zur Diagnostik und zur Steuerung der Vasodilatatorentherapie.
5 Schock, bei ausbleibender Besserung auf die Gabe von Volumen oder Vasopressoren.
6 Septischer Schock, ohne Ansprechen auf Volumengabe und niedrig dosierte Gabe von inotropen/vasopressorischen Pharmaka.

Im Schock liefert der Pulmonaliskatheter außerdem wertvolle Informationen hinsichtlich der Schockklassifizierung.

Weiterentwicklungen des Pulmonaliskatheters ermöglichen die Messung der rechtsventrikulären Auswurffraktion sowie der rechtsventrikulären Volumina (hilfreich z.B. bei Rechtsherzinfarkt zur Diagnosesicherung und Therapiesteuerung; z.B. REF-Katheter der Fa. Baxter), die kontinuierliche Bestimmung der gemischtvenösen $O_2$-Sättigung und des Herzzeitvolumens (z.B. Vigilance-System der Fa. Baxter).

Weitere invasive hämodynamische Monitoringverfahren wie z.B. das COLD-System können ebenfalls wertvolle Informationen liefern; ihr prognostischer Nutzen steht bei quantitativ bisher geringem Einsatz ebenfalls noch aus (Spiegel T von 1999).

### 34.4.2
### Messung von Sauerstofftransport und -verwertung, Kapnometrie

Die gemischtvenöse $O_2$-Sättigung („mixed venous oxygen", $MVO_2$; Norm 65–75%) kann durch eine entsprechende Zu- oder Abnahme eine Über- oder Minderperfusion des Gewebes anzeigen, eine nicht gestörte zelluläre $O_2$-Verwertung vorausgesetzt. Bei einem Herzinfarkt mit Ausbildung einer Herzinsuffizienz werden $MVO_2$-Werte unter 60% gefunden, im kardiogenen Schock weniger als 40%. Zur Laktatakkumulation und zur pathologischen $O_2$-Abhängigkeit (s. Abschn. 33.9) kommt es, wenn der $MVO_2$ auf Werte von 30–40% fällt. Beim septischen Schock mit seiner gestörten zellulären $O_2$-Verwertung ist die Messung des $MVO_2$ nur von eingeschränktem Wert, ebenso beim kardiogenen Schock mit Links-rechts-Shunt infolge eines Ventrikelseptumdefektes.

$O_2$-Aufnahme („volume of oxygen", $VO_2$) und $O_2$-Angebot („delivery of oxygen", $DO_2$; s. Abschn. 33.9) können mit den Swan-Ganz-Kathetermeßdaten ebenfalls berechnet werden; ihre Wertigkeit für die individuelle Therapieentscheidung ist noch Gegenstand der Diskussion, ebenso wie die Messung der kontinuierlichen $MVO_2$-Registrierung mit speziellen Rechtsherzkathetern.

Die Pulsoxymetrie registriert kontinuierlich die arterielle $O_2$-Sättigung an der Fingerbeere. Neben technischen Störfaktoren und Bewegungsartefakten erschwert die schockinduzierte Vasokonstriktion die Signalakquisition, besonders bei Herzindexwerten von $< 2{,}4$ l/min/m².

Von 2 neueren Monitoringverfahren – der transkutanen/transkonjunktivalen $pO_2$-Messung (Referenzen in Kumar u. Parrillo 1995a) und der Magenmukosa-pH-/$pCO_2$-Tonometrie – scheint v.a. die letztere eine breitere Anwendung zu finden. Die Ansäuerung der Magenschleimhaut bei der Umschaltung des Stoffwechsels von aerober auf anaerobe Glykolyse korreliert mit dem Abfall der systemischen und der Organ-$O_2$-Aufnahme, mit dem Auftreten eines Multiorganversagens und der Prognose (Maynard et al. 1993). Die Messung des Magenschleimhaut-pH-Werts wurde als Parameter zur Therapiekontrolle bei der Behandlung des Kreislaufschocks vorgeschlagen (Fiddian-Green et al. 1993).

Der Grad der regionalen Gewebeoxygenierung im Schock ist spektroskopisch durch Messung der Hämoglobin-$O_2$-Sättigung und des Cytochrom-aa3-Redoxstatus möglich (Beilman et al. 1999).

Während die kontinuierliche Messung der $CO_2$-Atemgaskonzentration (Kapnographie) v.a. in der Notfallmedizin und in der kardiopulmonalen Reanimation zur Beurteilung von Kreislauf- und respiratorischer Funktion zum Einsatz kommt, ist die sublinguale Kapnometrie (Messung des sublingualen $CO_2$-Partialdrucks) ein neues, nichtinvasives Verfahren zur Beurteilung des Schweregrades und der Prognose von Schockzuständen (Weil et al. 1999).

# Kapitel 35

# Therapieprinzipien bei Schock

35

K. Werdan, U. Müller-Werdan



Die Behandlung (s. Spalte „Schockerstversorgung") Kap. 34 zielt einerseits auf die vorherrschenden Allgemeinsymptome des Schocksyndroms, andererseits auf kausale, auslösende Faktoren.

Das grundsätzliche Ziel der symptomatischen Schocktherapie ist die Wiederherstellung einer suffizienten Durchblutung der Vitalorgane und Gewebe, ehe sich ein Zellschaden ausbilden kann. Dies erfordert einen ausreichenden Herzindex und Blutdruck. Kurze Perioden einer ausgeprägten Minderperfusion werden besser toleriert als gravierende Blutdruckabfälle.

## 35.1 Therapieziele

Demzufolge hat initial die Aufrechterhaltung eines mittleren Blutdrucks von mehr als 60–65 mmHg Priorität vor dem Anheben des Herzindex auf Werte von > 2,1 l/min/m² im Falle des kardiogenen und obstruktiven bzw. > 4,0–4,5 l/min/m² beim septischen und beim volumensubstituierten hämorrhagischen Schock. Die Durchblutung sollte zumindest so gesteigert werden, daß der arterielle Laktatspiegel unter 2,2 mEq/l verbleibt, eine weitgehende Garantie dafür, daß der Stoffwechsel weiter aerob abläuft und eine ischämische Gewebeschädigung verhindert wird. Das Konzept der supranormalen $O_2$-Versorgung (s. Abschn. 35.7.3) oder die Normalisierung des Magenmukosa-pH/p$CO_2$ (s. Abschn. 34.4.2) als Zielkriterien sind derzeit Gegenstand der Diskussion.

Die Basistherapie besteht aus:
- kardiopulmonaler Reanimation,
- Stabilisierung des Herz-Kreislauf-Systems und der Lungenfunktion,
- Streß- und Schmerzbekämpfung,
- Therapie der metabolischen Azidose.

Nach Stabilisierung des Schockzustands mittels dieser Basistherapie beginnt bereits parallel dazu die schockspezifische, möglichst kausale Therapie. Es gilt, die Besonderheiten der Pharmakotherapie beim kritisch Kranken zu beachten (Seige u. Werdan 1999).

## 35.2 Kardiopulmonale Reanimation (CPR)

Die Richtlinien zur kardiopulmonalen Reanimation beinhalten Basismaßnahmen (Herzdruckmassage, Atemspende ohne technische Hilfsmittel) und erweiterte Maßnahmen (Beatmung mit technischen Hilfsmitteln, Elektrotherapie des Herzens, Medikamentengabe, prästationäre Versorgung des akuten Myokardinfarkts). Kardiopulmonale Reanimationsmaßnahmen laufen nach bestimmten Algorithmen ab (Abb. 35-1), die sich nach sofort begonnenen Basismaßnahmen (Notruf; Klärung der Frage: Bewußtlosigkeit? Atemstillstand? Pulslosigkeit? Herzdruckmassage und Atemspende) bei den erweiterten Maßnahmen aufspalten in: !
- Algorithmus bei pulsloser Kammertachykardie bzw. Kammerflimmern (Abb. 35-1),
- Algorithmus bei Asystolie und bei elektromechanischer Entkopplung.

Die europäischen und US-amerikanischen Richtlinien zur Reanimation sind in den ILCOR- (International-Liaison-Committee-on-Resuscitation-)Empfehlungen zusammengefaßt worden (Kloeck et al. 1997a; Tebbe u. Carlsson 1998), auf die Frühdefibrillation wird in Kloeck

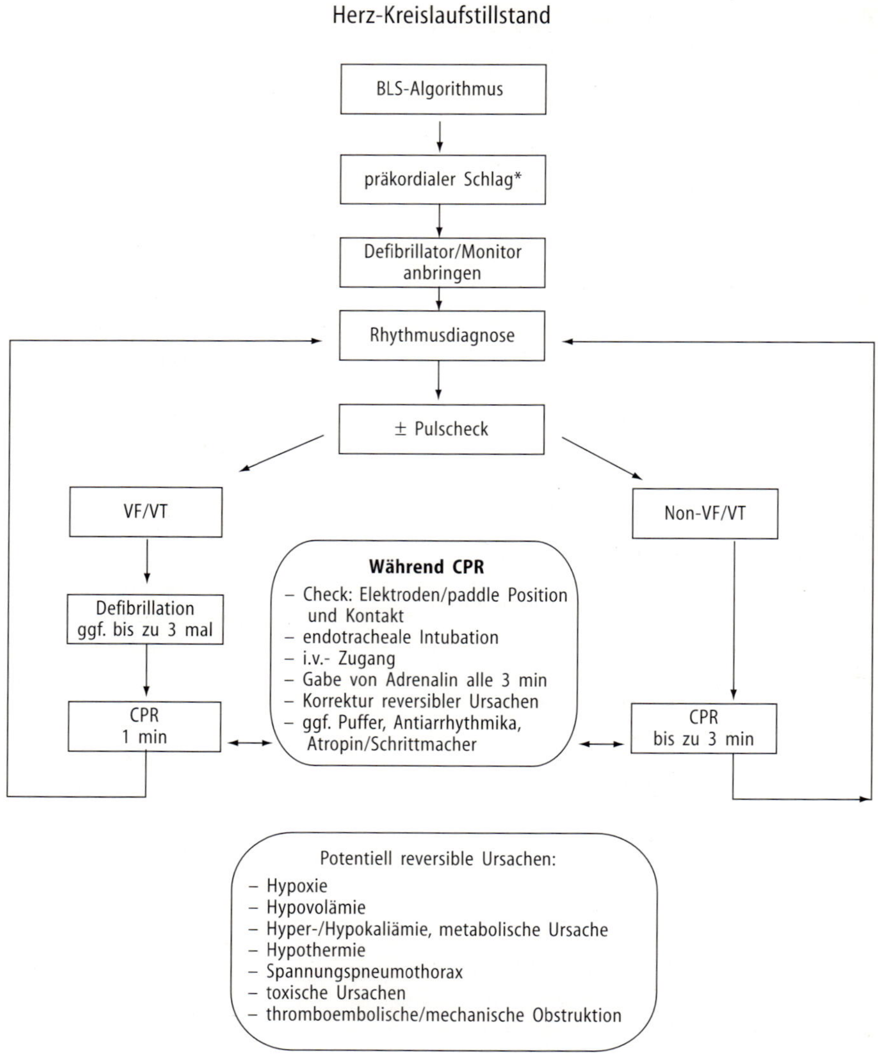


**Abb. 35-1.** Universal Advanced Life Support Algorithm des International Liaison Committee on Resusciation von 1997 (s. Kloeck et al. 1997). *Anmerkung:* *Indikationen und Einschränkungen s. Text. Abkürzungen: *BLS* „basic life support", *VF* Kammerflimmern, *VT* Kammertachykardie, *CPR* kardiopulmonale Reanimation, *Non-VF/VT* Asystolie, pulslose elektrische Aktivität bzw. elektromechanische Entkopplung. (Aus Tebbe u. Carlsson 1998)

et al. (1997b), auf spezielle Reanimationssituationen in Kloeck et al. (1997c) eingegangen. Ausführliche Empfehlungen zur kardiopulmonalen Reanimation finden sich in Madler et al. (1999), IV Reanimation, S. 317–382.

### 35.2.1 Basismaßnahmen

#### Basisdiagnostik

Die Alarmierung des Rettungsdienstes sofort nach Feststellung der Bewußtlosigkeit (Reaktionslosigkeit auf Anruf). Nach Alarmierung des Rettungsdienstes (in Deutschland in der Regel über Telefon 110 oder 112) erfolgt die Feststellung des Atemstillstandes (bei überstrecktem Kopf und angehobenem Kinn zum Öffnen der Atemwege) sowie des Kreislaufstillstandes (fehlender Karotispuls). Danach beginnen sofort die Herzdruckmassage und Atemspende, bei der Einhelfermethode im Verhältnis 15:2, bei der Zweihelfermethode im Verhältnis 5:1.

#### Faustschlag

Der ***präkordiale Faustschlag*** (Abb. 35-1) gilt bei beobachtetem Herz-Kreislauf-Stillstand als Klasse-I-Intervention (für gewöhnlich indiziert, immer akzeptabel, nützlich und effektiv), im Falle eines nicht beobachteten Eintritts des Herzstillstandes als Klasse-IIb-Maßnahme (kann hilfreich sein, wahrscheinlich nicht schädlich).

#### Lagerung

Ein ***bewußtloser Patient*** mit Spontanatmung soll in die stabile Seitenlage gebracht werden, soweit kein HWS-Trauma befürchtet werden muß.

■ **Technik der Atemspende**
Die Atemspende läßt sich als Mund-zu-Mund-, Mund-zu-Nase- oder Mund-zu-Tracheostoma-Technik durchführen: Aus hygienischen Gründen und bei Gesichtsverletzungen erscheint die Mund-zu-Nase-Beatmung das bevorzugte Verfahren. Bei rekliniertem Kopf und angehobenem Kinn soll das Volumen von 0,8–1,2 l unter Verschluß des jeweiligen alternativen Atemwegs in 1,5–2 s ohne Kraftaufwand insuffliert werden.

■ **Technik der Herzdruckmassage**
Nicht ruckartig, sondern kontrolliert und mit einer Eindrücktiefe von 4–5 cm erfolgen Kompression und Relaxation der 100 Massagestöße/min.

Der Handballen liegt auf dem unteren Drittel des Manubrium sterni, 2 Querfinger oberhalb des Xiphoids. Der die Herzdruckmassage Ausführende positioniert sich mit seinem Oberkörper senkrecht zum Thorax des Bewußtlosen, seine Arme sind dabei gestreckt. Baldmöglichst sollte ein Zweithelfer instruiert und Herzdruckmassage und Beatmung im Verhältnis 5:1 (Zweihelfermethode) durchgeführt werden. Alternative Techniken (Abdominalkompression, instrumentengestützte aktive Kompression und Dekompression des Thorax) können noch nicht als Standardverfahren bezeichnet und empfohlen werden.

### 35.2.2 Erweiterte Maßnahmen

■ **Rettungskette**
Sie setzt sich zusammen aus:
- dem leichten Zugang zum Rettungssystem mit einer einheitlichen Notrufnummer;
- der Laienreanimation:
  Sie ist Bestandteil des Erste-Hilfe-Kurses für Führerscheinkandidaten; anzustreben ist das Erlernen der Laienreanimation durch Angehörige der Hochrisikogruppen, z.B. Koronarkranke;
- der frühestmöglichen Defibrillation,
  wo immer möglich, auch durch nichtärztliche Rettungskräfte mittels halbautomatischer Defibrillatoren („Frühdefibrillation") vor Eintreffen des Notarztes;
- der frühen Durchführung der Gesamtheit erweiterter Maßnahmen:
  Dazu ist die Vervollständigung des Notarztrettungssystems anzustreben mit dem Ziel, in 2reihigen (Rendezvous-)Systemen Notarzteintreffintervalle von 10–15 min, in 1reihigen (Stationierungssystemen) noch kürzere Intervalle zu erreichen.

■ **Defibrillation**
! Vor Intubation sollen bei Kammerflimmern oder pulsloser Tachykardie 3 Schocks von 200, 200–300 und 360 J innerhalb von 30–45 s kurz aufeinanderfolgend appliziert werden, um damit die Impedanzsenkung durch die vorausgegangene Defibrillation auszunutzen und die Wahrscheinlichkeit des Schockerfolgs zu erhöhen.

■ **Beatmung**
Nicht länger als 30 s darf die Intubation als sicherste Beatmungsmethode in Anspruch nehmen. Die Intubation (Klasse-I-Empfehlung) sollte nur durch sehr gut trainierte Personen praktiziert werden. Im Zweifelsfall ist (auch aus juristischen Gründen) die leichter zu beherrschende Maskenatmung (Beatmung immer mit 100 % Sauerstoff) anzuwenden. Larynxmaske oder Kombitubus gelten als Klasse-II-Option. !

■ **Applikation von Medikamenten**
Der (peripher-)venöse Zugang ist ebenfalls eine Klasse-I-Intervention. Die Anflutzeit der Medikamente beträgt 1–2 min. Aufgrund vielfältiger Komplikationsmöglichkeiten wird die Anlage eines zentralvenösen Zugangs nur in Ausnahmefällen als indiziert angesehen.

Adrenalin, Atropin und Lidocain können in Notfällen auch endobronchial über den Tubus gegeben werden (s. Abschn. 35.8). Hierbei muß dann die Dosis mindestens verdoppelt gegeben werden, in 10 ml 0,9 % NaCl. Adrenalin ist das einzige routinemäßig empfohlene Medikament, alle anderen, z.B. Antiarrhythmika, Natriumbikarbonat, Kalzium- und Magnesiumzubereitungen, sind allenfalls speziellen Reanimationssituationen vorbehalten.

*Adrenalin.* Die Standarddosis ist 1 mg i.v. alle 3 min bis zur Kreislaufstabilisierung. Dosen über 1 mg haben bestenfalls den primären, nicht jedoch den langfristigen Reanimationserfolg verbessern können (Tebbe u. Carlsson 1998; Gueugniaud et al. 1998). Höhere Adrenalindosen korrelieren sogar mit einem ungünstigen neurologischen Defizit (Behringer et al. 1998). Dennoch sehen die Empfehlungen im Verlauf der Reanimation eine Eskalation der Adrenalindosis auf bis zu 0,1 mg/kg alle 3–5 min im Sinne einer Klasse-II-Empfehlung vor.

Ermutigend, aber noch nicht Standard, ist die Wirkung von *Orciprenalin* in einer Vergleichsstudie mit Adrenalin (Tebbe u. Carlsson 1998).

*Atropin.* In einer Dosierung von 1 mg als Bolus i.v. alle 3 min bis zu einer Gesamtdosis von 3 mg (0,04 mg/kg) ist Atropin indiziert bei Asystolie und pulsloser elektrischer Aktivität. Möglicherweise parasympathomimetische Dosierungen von < 0,5 mg Atropin sind ausdrücklich kontraindiziert. Bei symptomatischen Bradykardien tritt die Atropingabe hinter die transvenöse oder behelfsweise transkutane Stimulation zurück.

*Lidocain.* Die Gabe von Lidocain ist generell nicht als Routinemaßnahme zu sehen, auch nicht bei Patienten mit akutem Myokardinfarkt! Die Substanz (in einer Dosierung von 1,5 mg/kg Lidocain, gefolgt von 20 ml NaCl 0,9 %, anschließende Dauerinfusion von 1–2 mg/kg/h) ist nur zur Rezidivprophylaxe nach erfolgreicher Defibrillation oder Kardioversion bei tachykarder ventrikulärer Rhythmusstörung geeignet. Vor einer Defibrillation angewandt, erhöht Lidocain eher die Defibrillationsschwelle. Die Gabe von Lidocain ist im Sinne einer Klasse-IIb-Empfehlung zu verstehen und kommt erst nach mindestens 4 erfolglosen Defibrillationen und Gabe von Adrenalin in Betracht. Nach 3–5 min kann ein weiterer Bolus in gleicher Dosierung gegeben werden.

*Natriumbikarbonat.* Da eine bedeutsame arterielle Azidose während der kardiopulmonalen Reanimationssituation in der Regel durch eine unzureichende Ventilation begründet ist und $NaHCO_3$ selbst zu einem paradoxen intrazellulären $CO_2$-Anstieg führen kann, ist die Gabe von Natriumbikarbonat üblicherweise nicht indiziert und damit – von wenigen speziellen Reanimationssituationen abgesehen – als Klasse-III-Empfehlung (nicht indiziert, könnte schädigend sein) zu verstehen. Als Indikationen gelten die Hyperkaliämie (Klasse-I-Empfehlung), die vorbestehende metabolische Azidose und die Intoxikation mit trizyklischen Antidepressiva oder Phenobarbital (Klasse-IIa-Empfehlung: therapeutische Option, für die die wissenschaftliche Basis hinsichtlich Nutzen und Effizienz günstig ist). Im Falle einer langen Hypoxiezeit bzw. einer langdauernden Reanimation (> 10 min) und nach mehrfacher Durchführung anderer Maßnahmen (Defibrillation, Adrenalingabe) kann Natriumbikarbonat im Sinne einer Klasse-IIb-Empfehlung erwogen werden. Andere Puffersubstanzen haben bisher keinen Eingang in die offizielle Empfehlung gefunden.

*Elektrolyte: Kalzium, Kalium, Magnesium.* Eine Kalziumgabe als Routinemaßnahme kann nicht empfohlen werden (Klasse-III-Intervention). Nur im Falle einer Hypokalzämie, Hyperkaliämie und Intoxikation mit Kalziumantagonisten ist die Gabe von Kalzium bedingt indiziert (Klasse-IIa-Empfehlung): 10%ige Kalziumchloridlösung in einer Dosis von 2–4 mg/kg KG, Wiederholung in 10minütigen Intervallen möglich.

Für die Gabe von Kalium gelten als Indikation die bestätigte Hypokaliämie beim Patienten mit refraktärem Kammerflimmern.

Die Applikation von Magnesium ist indiziert bei bestätigter Hypomagnesiämie und refraktärem oder rezidivierendem Kammerflimmern. Ebenfalls indiziert ist die intravenöse Gabe von 1–2 g Magnesiumsulfat bei Torsade-de-pointes-Tachykardie.

#### Elektrostimulation

Enttäuschend war bisher der Einsatz der *transkutanen antibradykarden Stimulation* in einer Studie mit 1056 Patienten mit Herz-Kreislauf-Stillstand: weder bei Asystolie noch überbrückend nach Defibrillation mit nachfolgender Asystolie konnte dadurch der Ausgang der prähospitalen kardiopulmonalen Reanimation entscheidend effizienter gestaltet werden.

## 35.3 Stabilisierung von Herz-Kreislauf-System und Lungenfunktion

Nach Durchführung eventueller Reanimationsmaßnahmen erfolgt die Stabilisierung des Herz-Kreislauf-Systems und der Lungenfunktion.
Zur Herz-Kreislauf-Stabilisierung dienen kristalloide und kolloide Plasmaersatzlösungen sowie der Einsatz von Katecholaminen.

Da nicht wenige Schockpatienten ein begleitendes Trauma haben oder bewußtseinsgetrübt sind, muß eine ausreichende Ventilation gesichert werden. Dies kann die tracheale Intubation und die mechanische Beatmung erforderlich machen. Die Indikation zur Beatmung richtet sich nach den Standardkriterien (s. Übersicht S. 737). Intubierte Patienten sollten initial mechanisch beatmet werden, um den peripheren $O_2$-Verbrauch, z.B. der Atemmuskulatur, so niedrig wie möglich zu halten. Da Lungeninfiltrate und Lungenödem häufig sind, ist der Einsatz einer Überdruckbeatmung (positiver endexspiratorischer Druck; englisch: *p*ositive *e*nd*e*xspiratory *p*ressure, PEEP) zur Erzielung einer ausreichenden Oxygenierung erforderlich.

Hypoxämie und eine übermäßige Atemarbeit können zur Verschlimmerung der Herzinsuffizienz beitragen (Übersicht S. 737). Eine gemessene arterielle $O_2$-Sättigung von > 92% und ein arterieller $O_2$-Partialdruck von mindestens 60 mmHg können als Kontrollparameter herangezogen werden. Die aktive Atemarbeit ist am gesamten $O_2$-Verbrauch mit einem hohen Anteil beteiligt; bei bestimmten Lungen-Thorax-Traumen und Multiorganversagen kann er bis zu 50% betragen (Conrad et al. 1990).

Bereits bei den ersten Hinweisen auf eine erhöhte Atemarbeit sollte eine Atemunterstützung vorgenommen werden, um zur Entlastung des Herzens beizutragen. Dazu dienen auch Anxiolyse und Analgesie, Relaxierung zur Einsparung von Sedativa und die Beseitigung von Fieber (Hyperthermie steigert den $O_2$-Verbrauch um 7%/°C; Conrad et al. 1990). Ebenfalls beachtet werden müssen die negativen Auswirkungen der PEEP-Beatmung auf die Herzfunktion (Zunahme der rechtsventrikulären Nachlast, Zunahme des rechtsventrikulären Durchmessers und Abnahme der linksventrikulären diastolischen Dehnbarkeit, direkte myokarddepressive Wirkung), ebenso bei kontrollierter mechanischer („controlled mechanical ventilation“, CMV) oder intermittierender („intermittent mandatory ventilation“, IMV) Ventilation. Die langwierige und schwierige Weaning-off-Phase gerade bei herzkranken und Schockpatienten kann durch Einhalten standardisierter Protokolle erleichtert werden (Kuhlen u. Roissant 1999).

Die Myokarddepression kann weiterhin verstärkt werden durch Anästhetika und Barbiturate. Während Benzodiazepine und Opioide für sich keine relevante Myokarddepression hervorrufen (mit Ausnahme von Meperiden), können sie in Kombination einen additiven negativ-inotropen Effekt induzieren (Conrad et al. 1990). Ein spezifisches Muster an Rhythmusstörungen ist für den Schockpatienten nicht dokumentiert. Dennoch muß mit potentiell malignen Rhythmusstörungen gerechnet werden.

## 35.4 Streß- und Schmerzbekämpfung

Abhängig von der klinischen Situation (z.B. kardiogener Schock beim Herzinfarkt) kann eine Schmerzbehandlung erforderlich werden. Intravenöse Morphinbolusgaben (2–5 mg i.v. alle 5–30 min bis zu einer Gesamtdosis von 2-3 mg/kg KG) sind, z.B. in den ersten Stunden eines Herzinfarktes, das Mittel der Wahl. Auf eine mögliche Blutdrucksenkung infolge einer direkten und indirekten Hemmung des Sympathikus muß geachtet werden, v.a. bei relativer Hypovolämie. Im Kreislaufschock kann die Morphinclearance durch die Minderperfusion der Leber eingeschränkt sein. Morphin hemmt nicht nur den Schmerz, sondern trägt auch zur Senkung des $O_2$-Verbrauchs bei.

## 35.5 Therapie der metabolischen Azidose

Der wichtigste Parameter der metabolischen Azidose ist der Laktatanstieg. Die Anhebung des extrazellulären pH-Werts mit Bikarbonat führt nicht immer zum gewünschten Erfolg auch des intrazellulären pH-Anstiegs, der zudem eine Linksverschiebung der Hämoglobindissoziationskurve und damit eine erschwerte $O_2$-Abgabe an das Gewebe bewirkt. Die Therapie der Laktatazidose kann aber zu einer Besserung der systemischen und hepatischen Zirkulation führen, die ihrerseits zum Abbau verbleibenden Laktats beiträgt.

Der therapeutische Einsatz von Bikarbonat sollte auf pH-Werte von ≤ 7,10–7,15 beschränkt bleiben. Klinisch wurde die Hämodynamik von Schockpatienten durch Bikarbonat auch bei ausgeprägter Azidose nicht verbessert (Cooper et al. 1990); eine isolierte Stimulation der Pyruvatdehydrogenase mit Dichloracetat senkte bei Laktatazidose die hohe Letalität von 70% nicht (Stacpoole et al. 1992).

## 35.6 Volumentherapie

### 35.6.1 Kristalloide und kolloidale Plasmaersatzlösungen

Ob kollodiale oder kristalloide Lösungen zur Volumensubstitution besser geeignet sind, wird seit langem kontrovers diskutiert; die Art der Lösung scheint allerdings für den Therapieerfolg nur eine untergeordnete Rolle zu spielen. Unterschiede bezüglich Morbidität und Letalität konnten für verschiedene Flüssigkeitsregimes bisher nicht eindeutig gezeigt werden (Kreimeier u. Prückner 1998; Müller-Werdan u. Werdan 1999; Roberts u. Bratton 1998; Schierhout u. Roberts 1998; Task Force of the American College of Critical Care Medicine, Society of Critical Care Medicine 1999).

#### Kristalloide Lösungen

Sie sind kostengünstig, leicht zu lagern, steigern ausreichend die Diurese und können zusätzlich extravasale Flüssigkeitsverluste bei Dehydratationszuständen ersetzen. Nachteilig sind das Auftreten ausgeprägter peripherer Ödeme und die relativ kurze hämodynamische Wirksamkeit (Tabelle 35-1).

Am häufigsten kommen physiologische (0,9%ige) Kochsalzlösung und Vollelektrolyte (z.B. Ringer-Laktatlösung) zum Einsatz, die sich beide gleichermaßen im Intravasalraum und im Interstitium verteilen; nach 1 h finden sich aber nur noch weniger als 25% des infundierten Volumens in der Zirkulation. Beide Lösungen senken den kolloidosmotischen Druck. Im Vergleich zu kolloidalen Lösungen muß etwa das 2- bis 4fache des intravasalen Flüssigkeitsdefizits an kristalloider Flüssigkeit zur Erzielung einer vorübergehenden Normovolämie infundiert werden. 5%ige Glukoselösung findet sich 1 h nach Infusion nur noch zu 8% im Intravasalraum; sie erhöht neben dem Volumen des Extrazellulärraums unerwünschterweise auch das des Intrazellulärraums (infolge des Wassereinstroms in die Zellen zum Ausgleich des infusionsbedingten osmotischen Gradienten). Sie sollte deshalb für diese Indikation nicht verwendet werden.

#### Kollodiale Lösungen

Hierzu zählen Lösungen von Albumin, Hydroxyethylstärke, Dextran und Gelatine (Tabelle 35-1). Diese verbleiben zunächst vorwiegend im Intravasalraum und stellen dort den plasmaonkotischen Druck wieder her. Sie führen demzufolge in geringerem Ausmaß zu peripheren Ödemen, und es genügen kleinere Volumina zur Substitution als beim Einsatz von kristalloiden Lösungen. Nachteile sind neben den hohen Kosten die bekannten, substanzeigenen Nebenwirkungen (s. unten). Daß kolloidale Lösungen v.a. bei der Sepsis mit ihrer erhöhten Kapillarpermeabilität das Auftreten eines Lungenödems fördern, ist viel diskutiert, aber bisher nicht gesichert worden.

Von den kolloidalen Substanzen wird in Deutschland am häufigsten Hydroxyethylstärke eingesetzt. Für die initiale Volumentherapie mit kolloidalen Lösungen erscheinen 6%ige Lösungen von mittelmolekularer Hydroxyethylstärke (HES 200.000/0,5 oder 200.000/0,62) sowie die 6%ige Dextran-60-Lösung (Macrodex) am besten geeignet. Nicht nur wegen der limitierten Tagesdosen (siehe unten) können die kolloidalen Lösungen mit Kristalloiden (z.B. im Verhältnis 1:1) kombiniert werden.

Tabelle 35-1. Charakteristika von Volumenersatzlösungen (HES Hydroxyethylstärke). (Aus Schuster u. Müller-Werdan 2000)

| Kristalloide Lösungen | | | | | |
|---|---|---|---|---|---|
| • **0,9%ige Kochsalzlösung, Ringer-Laktatlösung** | | | | | |
| ⇒ geeignet für kurzzeitige Plasmaexpansion | | | | | |
| ⇒ ungefähr 25 % des Volumens verweilen für 1 h im Intravasalraum | | | | | |
| • **5%ige Glukoselösung** | | | | | |
| ⇒ intravaskuläre Verweildauer deutlich kürzer | | | | | |
| ⇒ sollte nicht zum Zwecke der Plasmaexpansion benutzt werden | | | | | |
| **Kolloidale Lösungen** | | | | | |
| Substanz | Mittleres Molekulargewicht | Initialer plasma-expandierender Effekt [%] | Wasserbindungs-kapazität (ml/g) | Wirkdauer [h] | Anaphylaktoide Reaktionen [%] |
| 6 % Dextran | 70 000 | ca. 130 | ca. 20 | ca. 5–6 | 0,069 |
| 6 % HES 450 | 450 000 | ca. 100 | 14 | ca. 6–8 | 0,085 |
| 10 % HES 200 | 200 000 | ca. 130 | 14 | ca. 3–4 | 0,085 |
| 3 % Gelatine | 35 000 | ca. 70 | 40–50 | ca. 1–2 | 0,066–0,146 |
| 5 % Albumin | 69 000 | ca. 100 | 14 | ca. 3–4 | 0,011 |

### Albumin

Es findet als 5%ige (kolloidosmotischer Druck ca. 20 mmHg) und als 20- bis 25%ige Lösung (kolloidosmotischer Druck ca. 80–100 mmHg) Verwendung und verbleibt relativ lange im Intravasalraum (mehr als 90% nach 2 h). Bei Hypovolämie ist initial eher die 5%ige Lösung angebracht; bei ödematösen Patienten kann die Verwendung der hyperonkotischen Albuminlösung eine erwünschte Flüssigkeitsverschiebung aus dem Interstitium in den Intravasalraum bewirken.
Kristalloide und synthetische kolloidale Lösungen haben das Humanalbumin bei der Volumentherapie weitgehend ersetzt; geblieben ist beim Erwachsenen als Indikation eine Hypalbuminämie < 2,5 g/dl bzw. ein Gesamteiweiß < 4,0–4,5 g/dl.

Es ist jedoch nicht sinnvoll, eine Hypalbuminämie als Folge eines kapillären Lecks (wie bei der Sepsis) mit Albumin vollständig auszugleichen, da dieses mit einer Halbwertszeit von 1–6 h aus dem Intravasal- in den Extravasalraum abwandert. Der Absolutwert des kolloidosmotischen Drucks hat sich als Parameter zur Albuminsubstitution nicht durchgesetzt. Unerwünschte, in der Regel milde Nebenwirkungen (Fieber, Schüttelfrost, Urtikaria) treten mit einer Häufigkeit von ca. 0,5% auf; die Blutgerinnung wird nicht beeinträchtigt. Bei der Infusion großer Albuminmengen kann es zu einer Senkung des ionisierten Plasmakalziums kommen.

Eine zusammenfassende Wertung erbringt beim kritisch Kranken für den Einsatz von Albumin im Vergleich zu anderen Volumenersatzmitteln keinen Überlebensvorteil; eine nicht unwidersprochen gebliebene Metaanalyse errechnete sogar eine Übersterblichkeit durch Albumin (Ferguson et al. 1999). Zurückhaltung beim Einsatz von Albumin zur Volumensubstitution beim Schockpatienten erscheint angebracht.

### Dextrane

Das sind hochmolekulare lineare Polysaccharide mit vereinzelten Seitenketten, gelöst in physiologischer Kochsalzlösung. Sie werden entsprechend ihrer Molekularmasse entweder direkt (MG < 50 000) oder nach Enzymdegradation, bevorzugt renal, eliminiert. Durch den hohen kolloidosmotischen Druck füllt die 10%ige Dextran-40-Lösung den Intravasalraum durch einen ausgeprägten Einstrom aus dem Interstitium auf, was im Schock mit gestörter Mikrozirkulation erwünscht, bei einem depletierten Extrazellulärraum jedoch eher unerwünscht ist.

Dextran 40 reduziert die Geldrollenbildung der Erythrozyten, und es soll auch die Gewebeoxygenierung verbessern.

### Hydroxyethylstärkepräparationen (HES)

Diese Substanzen sind ebenfalls Polysaccharide. Je höher ihr Molekulargewicht und der durchschnittliche Substitutionsgrad mit Hydroxyethylgruppen sind, um so länger sind die Dauer der Verweildauer im Organismus und die Volumenwirkung. Das Ausmaß der Substitution der Glukose mit Hydroxyethylgruppen bestimmt die Degradierbarkeit der HES-Moleküle durch plasmatische (α-Amylase) und v.a. lysosomale Glykosidasen. Kleinere Bruchstücke werden über die Nieren ausgeschieden, größere im retikuloendothelialen System phagozytiert. Mit Ausnahme des niedermolekularen HES 40/0,5 rekrutieren die anderen HES-Lösungen Flüssigkeit aus dem Extrazellulärraum (Volumenfülleffekt > 1). Der Volumenzweiteffekt beruht auf einer Zunahme onkotisch wirksamer Teilchen infolge intravasaler Degradation höhermolekularer HES-Anteile durch Glykosidasen zu kleineren Bruchstücken; er erreicht ca. 60 min nach Infusion sein Maximum.

■ **Gelatinelösungen**
Verwendet werden Oxipolygelatine, modifizierte Gelatine und harnstoffvernetzte Gelatine. Sie werden aufgrund ihrer verhältnismäßig niedrigen Molmassen relativ rasch renal eliminiert und steigern die Diurese, sind fast isoonkotisch zu Plasma und bewirken deswegen trotz des hohen Wasserbindungsvermögens keine Volumenexpansion. Zur Erzielung und zum Erhalt einer Normovolämie muß daher beim Einsatz von Gelatinepräparaten im Vergleich zu Dextran- und HES-Lösungen primär höher dosiert und häufiger nachinfundiert werden.

### Unerwünschte Nebenwirkungen

■ **Anaphylaktische/anaphylaktoide Unverträglichkeitsreaktionen (UVR)**
In 0,1–2% der Fälle (bei bereits bestehender sympathoadrenerger und Streßreaktion vermutlich deutlich niedriger) sind UVR mit Symptomen harmloser kutaner Reaktionen über Kreislaufreaktionen und Bronchospasmus bis zu lebensbedrohlichen Herz-Kreislauf- und Atemstillständen für alle im Handel befindlichen künstlichen Kolloide beschrieben.

■ **Dextran-UVR**
Die Dextran-UVR beruht auf einer Immunkomplexanaphylaxie infolge präexistenter, mit Dextran kreuzreagierender Antikörper, vornehmlich $IgG_2$-Antikörper in hohen Titerstufen. Nach Vorgabe von 20 ml Dextran mit einem Molekulargewicht von 1000 (z.B. Promit; Prinzip der Haptenhemmung) treten Dextran-UVR nicht wesentlich häufiger auf als UVR nach anderen Kolloiden.

■ **Gelatine-UVR**
Bei Gelatine-UVR konnte eine direkte Histaminausschüttung nachgewiesen werden (zumindest mitbedingt durch einen vom Hersteller zwischenzeitlich beseitigten Überschuß an Vernetzungsmittel). Sowohl Häufigkeit als auch Schweregrad dieser UVR läßt sich durch Vorbehandlung mit Histamin-$H_1$- und -$H_2$-Rezeptorenblockern senken.

■ **HES-UVR**
HES-UVR sind in ihrer Ursache bisher nicht geklärt. Höhergradige Reaktionen konnten bislang nicht auf die alleinige Verabreichung, insbesondere von neueren HES-Präparationen (HES 200), zurückgeführt werden. Die im Vergleich sehr gute Verträglichkeit beruht möglicherweise auf der molekularen Strukturähnlichkeit mit Glykogen.

■ **Gerinnungsstörungen**
Diese können bei allen künstlichen Kolloiden nach hohen Dosen als Dilutionskoagulopathie auftreten. Spezifische, qualitativ gleichsinnige inhibitorische Wirkungen auf die Hämostase verursachen aber nur Dextran und Hydroxyethylstärkepräparationen (HES), erstere wesentlich ausgeprägter: Dämpfung der primären Hämostase durch Coatingeffekte auf Endothel und Thrombozyten; dosisabhängige Inhibierung der plasmatischen Gerinnung durch Interaktion mit Gerinnungsfaktoren, insbesondere mit sämtlichen Faktor-VIII-Qualitäten, sowie Erleichterung der Gerinnselauflösung durch die endogene Fibrinolyse infolge einer veränderten Fibrinpolymerisation. Demzufolge wird eine Dosislimitierung von derzeit 1,5 g/kg Körpergewicht Dextran pro Tag empfohlen. Für HES wird derzeit eine Dosislimitierung von 2 g/kg KG (HES 200/0,5) bzw. 1,2 g/kg KG (HES 450/0,7) angegeben; für Gelatinepräparate gelten keine Dosisbeschränkungen.

■ **Beeinflussung der Nierenfunktion**
Nach Gabe von Dextran, vornehmlich des hyperonkotischen Dextran 40, kann bei Exsikkose und Antidiurese eine Beeinträchtigung der Nierenfunktion als Folge eines Anstiegs der Urinviskosität des Primärharns auftreten. Durch Verabreichung von Elektrolytlösungen läßt sich bei dieser reversiblen Nierenfunktionseinschränkung eine adäquate Diurese wieder herstellen.

### Vergleich kristalloider und kolloidaler Lösungen
Hierbei sind folgende Aspekte von Interesse:
- Hämodynamik,
- Lungenfunktion,
- Organperfusion.

■ **Hämodynamik**
Zweifellos läßt sich mit beiden Lösungen eine adäquate Volumensubstitution erzielen, allerdings werden mit kristalloiden Lösungen beim Sepsispatienten 2- bis 4mal größere Volumina benötigt (stärkere Gewichtszunahme und Ödemneigung der Kranken) als mit kolloidalen, und es dauert länger bis zur Erzielung der hämodynamischen Stabilität. Einige Zahlen sollen dies untermauern: Bei kritisch Kranken führt die Gabe von 500 ml Albumin 5% bzw. Dextran 70 zu einer Zunahme des Intravasalvolumens um jeweils 600–700 ml, die Gabe von 500 ml Dextran 40 sogar um mehr als 1 l; dagegen hat die Infusion von 1 l Ringer-Laktatlösung eine Plasmavolumenzunahme von weniger als 150 ml zur Folge. Bei postoperativen Patienten steigern je 1 l Dextran 70, 6% HES hochmolekular, 5% Albumin bzw. isotone Kochsalzlösung das Plasmavolumen um 790, 710, 490 bzw. 180 ml.

In einem Cross-over-Vergleich bei kritisch Kranken erzielte die Gabe von 100 ml Albumin 25% eine Zunahme des Plasmavolumens 45 min nach Infusionsende um 465 ml, nach 1 l Ringer-Laktatlösung waren es dagegen kurzfristig maximal 194 ml. Wesentliche Verbesserungen der Hämodynamik und des $O_2$-Transports korrelieren eindeutig mit der Plasmaexpansion. Sie sind nach Gabe kristalloider Lösungen entweder gar nicht oder wesentlich schwächer als nach Infusion kolloidaler Lösungen nachweisbar.

Die Wirksamkeit der einzelnen kolloidalen Lösungen untereinander scheint vergleichbar (Tabelle 35-1), die Wirkdauer der HES-Lösungen dagegen länger als die der 5%igen Albuminlösung.

■ **Lungenfunktion**

Bei der Diskussion um die ideale Volumenersatzlösung spielt die potentielle Gefahr der Auslösung eines Lungenödems eine entscheidende Rolle. Verfechter des Einsatzes kolloidaler Lösungen führen an, daß kristalloide Flüssigkeiten den kolloidosmotischen Druck (KOD) nachhaltig erniedrigen und damit diese Gefahr hervorrufen. Befürworter des Einsatzes kristalloider Lösungen fürchten dagegen bei der Anwendung kolloidaler Lösungen einen verstärkten Abstrom kolloidosmotisch wirksamer Moleküle durch die geschädigte alveolokapilläre Membran ins Interstitium, verbunden mit einem Anstieg des extravaskulären KOD und damit der Gefahr der Ausbildung oder Verstärkung eines Lungenödems.

Sowohl eine Erniedrigung des KOD als auch ein Anstieg des mikrovaskulären hydrostatischen Drucks kann das Auftreten eines Lungenödems begünstigen, wobei dem pathologischen Anstieg des hydrostatischen Drucks jedoch eine wesentlich entscheidendere Bedeutung zukommt als dem Abfall des KOD. Um das Risiko des Auftretens eines Lungenödems besser abschätzen zu können, wurde der Terminus „kolloidosmotischer Druck-Pulmonalkapillardruck-Gradient" eingeführt (COP-PAW-Gradient). Die Annahme, ein niedriger COP-PAW-Gradient disponiere zum Auftreten eines Lungenödems, ist jedoch nicht unwidersprochen geblieben.

■ **Organperfusion**

In tierexperimentellen Sepsismodellen wurde die Wirksamkeit kristalloider und kolloidaler Lösungen hinsichtlich einer Steigerung der Durchblutung spezifischer Organe verglichen. Aufgrund der uneinheitlichen Ergebnisse und der bisher fehlenden klinischen Studien ergeben sich daraus noch keine differentialtherapeutischen Aspekte.

Zusammenfassend kann festgehalten werden, daß eindeutige Vorteile weder für kristalloide noch für kolloidale Lösungen bei der Volumensubstition kritisch Kranker überzeugend belegt sind (Müller-Werdan u. Werdan 1999; Task Force of the American College of Critical Care Medicine, Society of Critical Care Medicine 1999). Eine kürzlich publizierte Metaanalyse kommt überraschenderweise allerdings zu dem Schluß, daß für das Gesamtkollektiv kritisch Kranker das absolute Letalitätsrisiko bei einer Volumentherapie mit Kolloiden im Vergleich zu Kristalloiden um 4 % höher liegt (24 % vs. 20 %; Schierhout u. Robert 1998).

**Zielkriterien**

Als Zielkriterien einer adäquaten Flüssigkeitssubstitution des septischen Schocks dienen zunächst klinische Parameter wie Herzfrequenz, Diurese und Blutdruck, die sich in den physiologischen Bereichen bewegen sollten. Bei Ausbleiben einer raschen hämodynamischen Stabilisierung und bei Patienten mit bereits vorbestehender eingeschränkter Herzfunktion empfiehlt sich das invasive Monitoring mittels Pulmonaliskatheter. Der höchste Anstieg des Herzzeitvolumens findet sich in der Regel bei kardialen Füllungsdrücken von 12–15 mmHg; dieser Bereich sollte demzufolge bei der Volumensubstitution angestrebt werden. Weitere Zielkriterien können darstellen: Steigerung des systemischen $O_2$-Angebotes ($DO_2$), Abfall des Serumlaktats, Zunahme des Magenmukosa-pH-Werts (Task Force of the American College of Critical Care Medicine, Society of Critical Care Medicine 1999).

Während der Volumensubstitution muß mit einem dilutionsbedingten Abfall von Hämatokrit und Hb (1–3 g/dl) gerechnet werden, die in der Regel auch akzeptiert werden können: bei einem Hämatokritwert von 30% liegt eine maximale $O_2$-Transportkapazität ohne Gefahr einer Gewebehypoxie vor. Während der primären Volumentherapie – in der initialen Phase der Hypovolämie – ist aus diesem Grund ein Hb-Wert von 10–11,5 g/dl bzw. ein Hämatokrit von 30–35 % als ausreichend anzusehen. Nachfolgend – bei Normovolämie, erzielt durch Volumengabe – ist eine Substitution von Erythrozytenkonzentraten erst ab Hb-Werten < 8–10,0 g/dl indiziert

## 35.6.2 Erythrozytentransfusion

Bei kritisch Kranken ist eine mäßige Anämie infolge eines okkulten Blutverlustes und einer supprimierten Erythropoese nicht selten. Übereinstimmung besteht darüber, daß Patienten mit akuter Anämie und einem Hämoglobinwert von 7g/dl und darunter entsprechend den allgemeinen Empfehlungen (Simon et al. 1998) mit Erythrozytentransfusionen substituiert werden sollten.

Dagegen konnte bei kritisch Kranken mit Hb-Werten von 7–10 g/dl durch Erythrozytentransfusionen die Prognose nicht verbessert werden (Hebert et al. 1999).

Mögliche günstige Effekte der Transfusion könnten durch ungünstige Reaktionen – wie rheologische Störungen gealterter transfundierter Erythrozyten, Störungen der Immunfunktion infolge der Transfusion nicht leukozytengefilterter Erythrozyten (Blumberg u. Heal 1998) – wieder zunichte gemacht werden.

Für Patienten mit Sepsis und septischem Schock ist der optimale Hb-Wert nicht bekannt, die meisten Patienten tolerieren Werte zwischen 8 und 10 g/dl. Mit einem erhöhten $O_2$-Bedarf ist zu rechnen bei Patienten mit exzessiver Tachykardie, ausgeprägter gemischtvenöser $O_2$-Untersättigung, Herzfunktionseinschränkung, koronarer Herzkrankheit, sich nicht bessernder Laktatazidose oder Magenmukosaazidose (Task Force of the American College of Critical Care Medicine, Society of Critical Care Medicine 1999).

### 35.6.3 Hypertone (hyperonkotische) Lösungen

Auch Infusionen aus Glukose, Insulin und Kalium werden beim Schock eingesetzt (Anonymus 1999). Der Stellenwert weiterer hypertoner Lösungen (1,7%ige, 3%ige, 5%ige und 7,5%ige Kochsalzlösung) und insbesondere der einer hyperton-hyperonkotischen Kochsalz-Kolloid-Lösung („small volume resuscitation", z.B. 4 ml/kg Körpergewicht 7,2% NaCl/10% Dextran 60 oder HES 200/0,5) wird derzeit in experimentellen und klinischen Studien untersucht.

## 35.7 Katecholamintherapie

Die Therapie mit Katecholaminen und Sympathomimetika (im weiteren als Katecholamine bezeichnet) sowie mit Phosphodiesterasehemmstoffen bei Schockpatienten hat zum Ziel, die Herz-Kreislauf-Schädigung zu kompensieren und damit die Durchblutung und die $O_2$-Versorgung der Vitalorgane sicherzustellen.

Es handelt sich dabei um eine symptomatische, nicht um eine kausale Therapie. Zu erwähnen ist auch Dopexamin, ein Dopaminabkömmling mit Dopaminrezeptor-1- und $\beta_2$-adrenozeptorstimulierender Wirkung, über dessen Anwendung bisher nur begrenzte Erfahrungen vorliegen (s. Kap. 31; Chernow 1994, S. 167–181 und 387–404; Werdan).

Bei vergleichbarer positiv-inotroper Wirkung beeinflussen Katecholamine Herzfrequenz, Blutdruck und Gefäßwiderstand sowie den linksventrikulär-enddiastolischen Füllungsdruck am gesunden Herzen in unterschiedlicher Weise (Reithmann u. Werdan 1995). Adrenalin wirkt am stärksten, Noradrenalin am wenigsten positiv-chronotrop. Vor allem Noradrenalin erhöht den Gefäßwiderstand und damit den Blutdruck; in höheren Konzentrationen tun dies allerdings auch Dopamin und Adrenalin. Bei Sepsis und Schock können Desensibilisierungsprozesse und Toxin- und Mediatorschädigungen das Ansprechen auf Katecholamine ganz erheblich beeinträchtigen (s. Abschn. 35.8).

### 35.7.1 Dopamin und Dobutamin

Während Dobutamin den linksventrikulär-enddiastolischen Druck entweder unbeeinflußt läßt oder ihn sogar geringfügig senkt, wird er durch Dopamin meistens etwas gesteigert. Die Ursache für letzteres dürfte ein erhöhter venöser Rückstrom durch eine α-adrenozeptorvermittelte Venokonstriktion sein. Bei der Volumensubstitution des septischen Schocks mit Dobutamin können deshalb größere Flüssigkeitsmengen erforderlich werden als im Falle des Dopamins (Müller-Werdan u. Werdan 1999; Werdan 1999; Task Force of the American College of Critical Care Medicine, Society of Critical Care Medicine 1999).

Darüber hinaus wurde eine günstigere Wirkung des Dobutamins als die des Dopamins auf die rechtsventrikuläre Funktion kritisch Kranker berichtet, ebenso eine geringere Beeinflussung des pulmonalen Gasaustausches und ein schwächerer Anstieg der linksventrikulären Wandspannung. Letzteres könnte durch eine Senkung des myokardialen $O_2$-Verbrauchs einen Vorteil des Dobutamins im Vergleich zum Dopamin v.a. bei Koronarkranken bedeuten. Die klinische Relevanz dieses Befundes ist jedoch noch Gegenstand der Diskussion (Reithmann u. Werdan 1995).

### 35.7.2 Dopamin in „Nierendosis"

Der dopaminrezeptorvermittelten Steigerung der Nierenperfusion durch niedrigdosierte Dopamininfusionen (0,5–2–3 μg/kg · min) wird eine gewisse Nephroprotektion im Schock zugeschrieben, und zwar sowohl bei alleiniger Gabe von Dopamin als auch in Kombination mit vasokonstriktorischen Katecholaminen wie Noradrenalin.

In kontrollierten Studien konnte jedoch durch Dopamin in „Nierendosis" keinerlei nephroprotektiver Effekt und auch keine Prognoseverbesserung dokumentiert werden (Myles et al. 1993; Thompson u. Cockrill 1994). Der nicht belegten protektiven Wirkung müssen potentiell ernste Nebenwirkungen (Gangrän, Darmischämie, Rhythmusstörungen) dieser scheinbar harmlosen Therapie entgegengehalten werden. Der routinemäßige Einsatz von niedrigdosiertem Dopamin zur Nephroprotektion bei Schock-, MODS- und Sepsispatienten kann demzufolge nicht empfohlen werden (s. Abschn. 36.4; Sibbald u. Vincent 1995; Thompson u. Cockrill 1994; Müller-Werdan u. Werdan 1999; Werdan 1999).

### 35.7.3 Katecholamine und supranormales Sauerstoffangebot

Mehr Sauerstoff allein reicht nicht aus. Das Konzept der supranormalen $O_2$-Versorgung von Patienten mit ARDS und Sepsis sowie anderen kritisch Kranken wird seit mehr als 20 Jahren propagiert und praktiziert (s. Abschn. 33.9). In 2 aktuellen klinischen Studien mit 109 (Hayes et al. 1994) bzw. 762 (Gattinoni et al. 1995) Intensivpatienten ließ sich zwar durch Steigerung der Katecholamindosen ein supranormales $O_2$-Angebot erzielen, die Letalität konnte damit jedoch nicht gesenkt werden. Die Erzwingung eines supranormalen $O_2$-An-

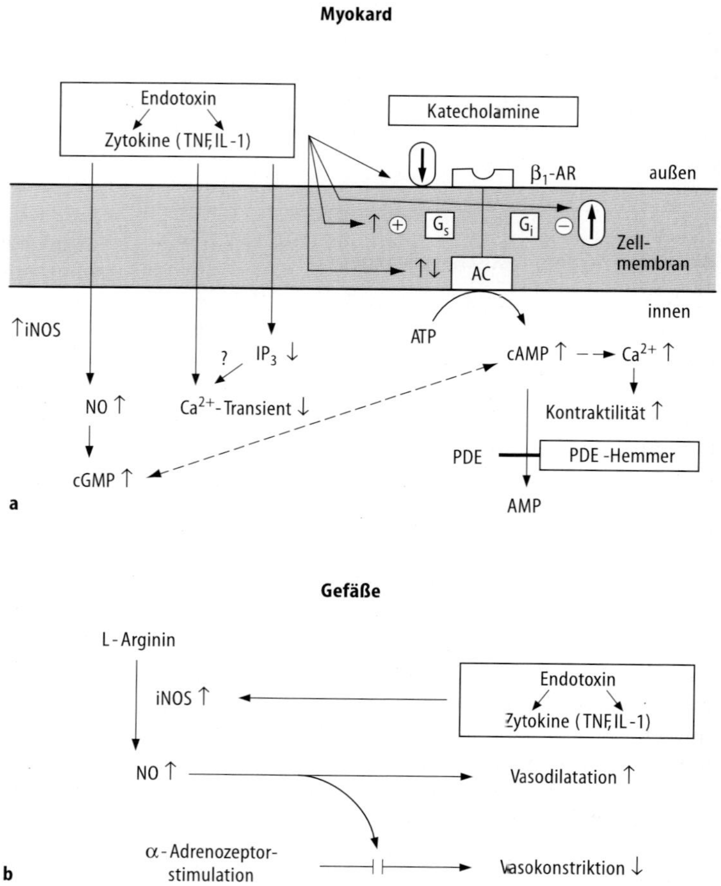


**Abb. 35-2a,b.** Abschwächung der Katecholaminwirkung an Herz und Gefäßen im septischen Schock. *TNF* Tumornekrosefaktor α; *IL-1* Interleukin 1; *$IP_3$* Inositoltriphosphat; *iNOS* induzierbare Stickoxidsynthase; *NO* Stickoxid; *$\beta_1$-AR* $\beta_1$-Adrenozeptor; *$G_s$* stimulatorische, *$G_i$* inhibitorische G-Proteine; *AC* Adenylatcyclase; *PDE* Phosphodiesterase; ⇑⇓ Katecholaminwirkung; ↑↓ Endotoxin-/Zytokinwirkung; ←-→ Gegenspielerwirkung; cGMP: negativ-inotrop, cAMP: positiv-inotrop

gebotes „um jeden Preis", d.h. mit z.T. sehr hohen Katecholamindosen, scheint demzufolge nicht empfehlenswert (s. Abschn. 35.7.3; Sibbald u. Vincent 1995).

### 35.7.4
### Toleranzentwicklung bei Katecholamintherapie

Eine Abnahme der myokardialen $\beta_1$-Adrenozeptoren (Chernow 1994, S. 167–181) wird bei allen Formen der höhergradigen Herzinsuffizienz gefunden, hervorgerufen durch die hohen extrazellulären Katecholaminspiegel. Auch bei Patienten mit Sepsis finden sich ca. 10fach erhöhte Plasmanoradrenalinspiegel. Demzufolge kann auch bei der akuten septischen Kardiomyopathie die Abnahme der myokardialen $\beta_1$-Adrenozeptoren und die daraus resultierende Abschwächung der positiv-inotropen Wirkung endogener Katecholamine als eine der Ursachen der eingeschränkten Herzfunktion angenommen werden. Bei Patienten mit septischem Schock zeigen Katecholamine (Dobutamin) eine geringere positiv-inotrope Wirkung als bei Patienten mit Sepsis ohne Schock (Silverman et al. 1993).

Diese Katecholamintoleranz ist zumindest partiell auf eine Dysregulation des β-Adrenozeptor-Adenylatcyclase-Systems zurückzuführen (Downregulation der $\beta_1$-Adrenozeptoren; Hochregulation der inhibitorischen G-Proteine), hervorgerufen durch endogene und pharmakologisch applizierte Katecholamine, sowie durch Zytokine u.a. Sepsismediatoren (Abb. 35-2; Müller-Werdan 1996, 1999; Reithmann et al. 1993; Silverman et al. 1993). Sie läßt sich zumindest partiell durch eine Steigerung der Katecholamindosis ausgleichen.

Da diese $\beta_1$-Adrenozeptor-Adenylatcyclase-Desensibilisierung jedoch alle am myokardialen $\beta_1$-Adrenozeptor angreifenden Katecholamine in gleichem Maße betrifft, resultieren daraus keine differentialtherapeutischen Konsequenzen. Über den Einsatz von β-Rezeptorenblockern zur Verbesserung der Katecholaminansprechbarkeit wurde bisher beim septischen Schock noch nicht berichtet.

Auch die Gefäße zeigen im septischen Schock eine Katecholamintoleranz mit einer abgeschwächten bis fehlenden Vasokonstriktion auf α-Adrenozeptoragonisten. In diesem Falle scheint jedoch nicht die im Tierexperiment bei Sepsis und Endotoxinämie gefundene Abnahme der Zahl der Gefäß-α-Adrenozeptoren die entscheidende Rolle zu spielen, sondern vielmehr das vermehrt gebildete Stickoxid. Durch Hemmstoffe der Stickoxidsynthase läßt sich im Sepsis- und Endotoxintiermodell die stark abgeschwächte vasokonstriktorische Katecholaminwirkung wieder restaurieren (Abb. 35-2). Die Zahl der Gefäß-$\beta_2$-Adrenozeptoren ist im Tierexperiment bei Sepsis und Endotoxinämie als nicht verändert beschrieben.

Weitere positiv-inotrope und vasoaktive Substanzen s. Abschn. 37.1.

## 35.8 Pharmakotherapie des kritisch Kranken

Die Pharmakologie der auf der Intensivstation eingesetzten Arzneimittel ist in der Regel bei gesunden Probanden und bei Patienten mit stabilen chronischen Erkrankungen ermittelt worden. Schock, (Multi-)Organversagen und Sepsis des schwerkranken Intensivpatienten können jedoch Pharmakokinetik und Pharmakodynamik der häufig notwendigen medikamentösen Polypragmasie inter- und sogar intraindividuell während des Krankheitsverlaufs in einer oft noch nicht überschaubaren Weise beeinflussen.

Der intensivmedizinisch Tätige benötigt deshalb einen hohen Grad an Wachsamkeit, um bekannte und unbekannte, potentiell gefährliche Nebenwirkungen und Interaktionen möglichst frühzeitig zu erkennen und damit Schaden vom Patienten abzuwenden und den Behandlungserfolg nicht zu gefährden.

!

Im folgenden sollen einige, für die Schocktherapie relevante Aspekte der allgemeinen und speziellen Pharmakotherapie des kritisch Kranken angesprochen werden (ausführliche Behandlung in Chernow 1994, S. 3–230; McJunes 1989; Park 1993; Seige u. Werdan 1999).

### 35.8.1 Anforderungen an Medikamente

Die Eigenschaften des – nach Ansicht der Autoren – „idealen" Pharmakons zum Einsatz beim kritisch Kranken auf der Intensivstation sind:

- intravenös applizierbar (Bolus, Infusion);
- rascher Wirkungseintritt;
- konzentrationsabhängige Wirkungsintensität;
- „Dosierung nach Wirkung";
- keine Toleranzentwicklung;
- aussagekräftiges Drugmonitoring;
- rasche Abklingquote, keine Kumulation;
- Elimination sowohl renal als auch hepatisch;
- inaktive Metaboliten;
- keine Interaktion mit anderen Pharmaka;
- Kompatibilität mit Infusionslösungen, Wasserlöslichkeit;
- keine Absorption an Spritzen und Infusionsbestekke;
- günstiger Preis im Vergleich zu „nichtidealen" Alternativpräparaten.

Zahlreiche Faktoren können Wirkungsintensität, -dauer und Nebenwirkungsspektrum von Arzneimitteln beim kritisch Kranken mit seinen wechselnden Befundbesserungen und -verschlechterungen beeinflussen:

- Pharmakonelimination:
  Änderungen in der Ausscheidung (im wesentlichen über die Niere) und der Metabolisierung (im wesentlichen in der Leber);
- Änderungen der
  - Pharmakonrezeptoren (Zahl, Affinität),
  - Relevanz von Metaboliten,
  - Proteinbindung;
- Form der Medikamentenapplikation;
- Schweregradänderung:
  Grundkrankheit, Multiorganversagen, Sepsis;
- extrakorporale Therapieverfahren:
  Hämodialyse, Hämofiltration, Plasmapherese;
- künstliche Beatmung;
- metabolische Veränderungen wie Azidose, Hypoxie.

So kann die zur Erzielung einer erwünschten Wirkung notwendige Arzneimittelmenge mit dem Schweregrad sowie der Besserung oder Verschlechterung des Krankheitszustands des Patienten variieren. Ein Beispiel dafür ist die Wirkung des Dopamins in niedriger Dosierung (2–5 µg/kg · min): Während damit bei Gesunden eine Vasodilatation via Stimulation dopaminerger Rezeptoren zu erzielen ist, führt die gleiche Dosis bei Patienten mit septischem Schock (via Stimulation von $\alpha$-Adrenozeptoren) zur Vasokonstriktion, ein Effekt, der bei Gesunden nur bei höheren Dopaminkonzentrationen gesehen wird (Park 1993). Eine am Schweregrad von Multiorganversagen und Sepsis orientierte Pharmakondosierung könnte hier zur Therapieoptimierung beitragen.

#### Formen der Arzneimittelapplikation

Die i.v.-Applikation wird wegen des schnellen Wirkungseintritts und der Verläßlichkeit der Darreichung in der Regel bevorzugt. Die rektale Gabe wird gelegentlich gewählt, v.a. bei nicht in parenteraler Form verfügbaren Arzneimitteln. Die häufig vorhandene Hypomotilität des Magen-Darm-Trakts und die gleichzeitige Opioidgabe sprechen gegen eine orale Medikation. Auf die subkutane und intramuskuläre Applikationsform sollte in der Regel verzichtet werden (schlechte Hautdurchblutung bei Schockzuständen; Patienten mit Gerinnungsstörungen; Gefahr des Auftretens von evtl. infizierten Hämatomen).

!

Geeignet in bestimmten Situationen ist auch die intratracheale Gabe: $\beta_2$-Agonisten und Anticholinergika bei Patienten mit schwerem Bronchospasmus; Atropin, Lidocain und Adrenalin bei der Reanimation. Bei der Reanimation sollte die Dosis das 2- bis 2,5fache der intravenösen Dosis betragen; das Medikament kann – aufgelöst in 10 ml Aqua dest. oder physiologischer Kochsalzlösung – direkt in den Tubus instilliert werden. Die Wirkung tritt im Vergleich zur intravenösen Gabe später ein, die erzielbaren Spitzenplasmaspiegel sind niedriger.

## 35.8.2 Supportive Maßnahmen

Supportive Therapie des Organversagens.

### Hämofiltration

Eine ausführliche Darstellung mit Angaben zu den einzelnen Pharmaka findet sich in Expertenforum Intensivmedizin 1995 und in Seige u. Werdan 1999.

### Respiratorische Insuffizienz und Beatmung

PEEP-Beatmung vermindert sowohl den hepatischen als auch den renalen Blutfluß, letzteren bis zu ca. 30%. Beides reduziert die Ausscheidung von Arzneimitteln und ihrer Metaboliten. Darüber hinaus können hohe intrathorakale endexspiratorische Drücke bis zur V. cava inferior fortgeleitet werden und dadurch eine Verminderung des Leberblutflusses bewirken.

Die Hypoxie akuter und chronischer Lungenerkrankungen vermag sowohl stimulierende als auch hemmende Wirkungen auf Enzyme des Arzneimittelmetabolismus zu haben. Bei schwerer respiratorischer Insuffizienz wird der gesteigerte Blutfluß zur Atemmuskulatur durch eine Drosselung des Blutflusses zu anderen Organen, wie z.B. Leber und Nieren, kompensiert; dies wiederum kann mit einer Einschränkung der Pharmakonelimination verknüpft sein. Ein Anstieg des $CO_2$-Partialdrucks mit respiratorischer Azidose kann die Plasmaproteinbindung von Pharmaka, z.B. von Morphin, verändern.

## 35.8.3 Spezielle Medikation

Hier kann verständlicherweise nur ausschnittsweise auf häufig angewandte Pharmaka Bezug genommen werden, ohne Anspruch auf Vollständigkeit (Chernow 1994; Seige u. Werdan 1999).

### Digoxin

Vorhofflimmern und Vorhofflattern sind die wesentlichen Indikationen für den Einsatz von Digitalis. Die Wertigkeit von Digoxin-Spiegelbestimmungen (Abnahme mindestens 2 h nach der letzten i.v.-Gabe) ist durch mögliche Kreuzreaktionen mit digoxinähnlichen Substanzen bei kritisch Kranken mit Nieren- und Leberinsuffizienz eingeschränkt.

### Lidocain

Lidocain wird in der Leber rasch metabolisiert, die Eliminationshalbwertszeit beträgt 1,5–2 h. Bei Herzinsuffizienz nehmen sowohl die Clearance als auch das Verteilungsvolumen aufgrund der verminderten Gewebeperfusion ab. Bei Lebererkrankungen findet sich eine variable Abnahme der Clearance. Es besteht eine signifikante Aufnahme von Lidocain in die Lunge, die jedoch unabhängig von einer Lungeninsuffizienz ist. Nach Myokardinfarkten und nach Operationen am offenen Herzen kann Lidocain ohne Toxizitätszeichen akkumulieren, möglicherweise durch eine vermehrte Proteinbindung an $\alpha_1$-Glykoprotein.

### Katecholamine

Die üblicherweise eingesetzten Katecholamine werden wie die endogenen rasch abgebaut, v.a. in der Leber. Plasmaspiegel sind zur Therapieentscheidung nicht hilfreich (abgeschwächte Wirkung durch Adrenozeptordesensibilisierung), die Katecholamindosierung richtet sich ausschließlich nach der gewünschten Herz-Kreislauf-Wirkung.

# Kapitel 36

# Multiorgandysfunktionssyndrom (MODS) 36

K. Werdan, U. Müller-Werdan



Unter dem Begriff Multiorgandysfunktionssyndrom („multiple organ dysfunction syndrome", MODS) werden die komplexen Organfunktionseinschränkungen, -fehlfunktionen und -ausfälle zusammengefaßt, die infolge eines Schocks, einer Sepsis oder eines „systemisch entzündlichen, nichtinfektiösen Syndroms" (Systemic inflammatory response syndrome, SIRS, z.B. Trauma) auftreten können. Dabei sind die Anzahl der betroffenen Organe und das Ausmaß der Funktionseinschränkung sehr variabel.

Das erfolgreiche Behandeln eines Schockzustandes ist noch keine Garantie für das Überleben des Patienten und für seine Genesung ohne Residualdefekte; das im Rahmen eines Schockgeschehens sich entwickelnde Multiorgandysfunktionssyndrom (MODS) besitzt eine hohe Letalität.

Das MODS (Tabelle 36-1) entwickelt sich häufig im Zusammenhang mit einem Schock, einer Sepsis oder eines schweren SIRS (Abb. 32-2 und 33-1); im weiteren Verlauf kann dieses Krankheitsbild dominieren. Organbeteiligung, Zahl der betroffenen Organe und Dauer des MODS können erheblich variieren und bestimmen die Prognose (Witthaut et al. 1998).

Nach größeren Notfalloperationen muß in ca. 8% der Fälle mit dem Auftreten eines Einorganversagens, in 4% mit einem Zweiorganversagen, in 2% mit einem Dreiorganversagen und in 1% mit einem Vierorganversagen gerechnet werden; Lungen-, Nieren- und Leberversagen sind dabei mit 7–9% etwa gleich häufig. **!**

Die Prognose der Patienten mit MODS ist um so ungünstiger, je mehr Organe geschädigt sind und je länger das Organversagen anhält. Die Sterblichkeit nach 1-, 3- und 7tägiger Dauer eines Einorganversagens liegt bei 20%, 30% bzw. 40%, im Falle eines Zweiorganversagens bei 50%, 60% bzw. 70%, und bei einem Dreiorganversagen bei 80%, 90% bzw. fast 100%. Die aufgeführten Zahlen gehen auf Untersuchungen zurück, die vor 15 Jahren durchgeführt worden sind. Bei der ungünstigen Prognose des MODS hat sich seit 1973 mit einer berichteten Letalität von 94% bis zum heutigen Tage (1994) mit 60% zwar eine Verbesserung gezeigt (Livingston et al. 1995), die Sterblichkeit ist jedoch weiterhin sehr hoch und weitgehend unabhängig von der Art des geschädig-

**Tabelle 36-1.** Organdysfunktion bei MODS. ALI „acute lung injury" ; ARDS „acute respiratory distress syndrome"; SIRS „systemic inflammatory response syndrome"

| Organ | Dysfunktion |
|---|---|
| Lunge | Lungenödem mit erhöhtem Kapillardruck: „kardiales Lungenödem"<br>Lungenödem mit erhöhter Kapillarpermeabilität: ALI, ARDS |
| Niere | Prärenales Nierenversagen<br>Akute Tubulusnekrose |
| Gehirn | Enzephalopathie<br>– ischämisch<br>– septisch<br>Rindennekrose |
| Peripheres Nervensystem | „Polyneuropathie des Schwerstkranken" |
| Skelettmuskulatur | „Myopathie des Schwerstkranken" |
| Herz | Myokardischämie<br>Septische Kardiomyopathie (Abschn. 33.8 u. 37.2.2)<br>Myokarddepression bei SIRS (Abschn. 33.8)<br>Supraventrikuläre und ventrikuläre Rhythmusstörungen bradykarder und tachykarder Genese |
| Gastrointestinaltrakt | Bakterielle/Endotoxintranslokation<br>Ileus<br>Submuköse Darmblutungen<br>Erosive Gastritis<br>Streßulkus<br>Akalkulöse Cholezystitis<br>Pankreatitis |
| Leber | Ischämische Hepatitis<br>Intrahepatische Cholestase<br>„Schockleber" |
| Pankreas | „Schockpankreatitis" (Schölmerich 1998) |
| Gerinnungssystem | Disseminierte intravasale Gerinnung, Verdünnungsthrombozytopenie, Thrombozytenaktivierung |
| Stoffwechsel | **s. Abschn. 36.10** |
| Immunsystem | Suppression der lokalen Darmimmunbarriere<br>Störung der zellulären Immunantwort<br>Störung der humoralen Immunantwort (sekundäres Antikörpermangelsyndrom)<br>Proinflammation/Immunparalyse |

ten Vitalorgans. Ein Lebensalter > 65 Jahre erhöht die Letalität auf das Doppelte.

## 36.1 Hypothesen zur Entstehung des MODS

### 36.1.1 Makrophagen

Die Makrophagen-Mediator-Hypothese (Abb. 32-2, 33-1 und 33-5) postuliert eine exzessive oder prolongierte Stimulation von Makrophagen, die zu einer Überproduktion von proinflammatorischen Zytokinen (Interleukin 1, Tumornekrosefaktor $\alpha$, Interleukin 6 – das auch antiinflammatorische Teilwirkungen hat – und Interleukin 8) führt. Diese Zytokine induzieren die Produktion finaler Mediatoren wie Stickoxid, Arachidonsäuremetaboliten, Bradykinin und Histamin, welche neutrophile Granulozyten und Endothelzellen aktivieren und damit die Gewebeschädigung induzieren.

### 36.1.2 Gestörte Mikrozirkulation

Die Mikrozirkulations- und Ischämie/Reperfusionshypothese propagiert die Ischämie und/oder die Gefäßendothelschädigung als Ursache des MODS, mit inadäquater $O_2$-Versorgung von Geweben und Zellen (alleinige Ischämie), mit einer Ischämie/Reperfusionsschädigung und der Generierung von toxischen $O_2$-Radikalen und/oder Gewebeschädigung infolge der Endothel-Leukozyten-Interaktion. Diese Hypothese favorisiert auch die Annahme mehrerer toxischer Stimuli in Sequenz als Auslöser des MODS („two-hit model of MODS").

### 36.1.3 Endotoxine

Die dritte Hypothese geht von der Darmwandtranslokation von Bakterien und Endotoxinen als MODS-Ursache aus.

### 36.1.4 Gestörte Organinteraktion

Bei Patienten mit septischem und nichtseptischem MODS findet sich eine erhebliche autonome Dysfunktion („uncoupling of biological oscillators"; Schmidt et al. 1999), welche sich z.B. als Einschränkung der Herzfrequenzvariabilität messen läßt (Abb. 36-1). Im Gegensatz zur autonomen Dysfunktion Herzkranker mit gesteigerter Sympathikusaktivierung scheint diejenige des MODS-Patienten von einer Abschwächung sowohl der Sympathikus- als auch der Parasympathikusaktivität geprägt zu sein (Heinroth et al. 1999; Schmidt et al. 1999). Auch bei Gesunden kann durch Endotoxingabe eine Herzfrequenzstarre ausgelöst werden. Die Hypothese des „uncoupling of biological oscillators" bei MODS (Godin u. Buchman 1996) geht davon aus, daß Bakterientoxine und Zytokine eine autonome Dysfunktion hervorrufen können. Die daraus resultierende Störung der Organinteraktion und der bedarfsorientierten Organfunktionen könnte zur ungünstigen Prognose des MODS beitragen (Godin u. Buchman 1996; Schmidt et al. 1999; Heinroth et al. 1999).

Ob es allerdings tatsächlich nur eine einheitliche Ursache eines einheitlichen MODS gibt, muß derzeit noch offen bleiben! **!**

## 36.2 Schweregradeinteilung durch Scoresysteme

Die Komplexität des MODS macht es verständlicherweise schwierig, den prognosebestimmenden Schweregrad dieses Krankheitssyndroms zu beschreiben. Scoresysteme stellen eine Möglichkeit dazu dar. Zwei Versuche dieser Art sollen hier vorgestellt werden:

- der Schweregrad-der-Erkrankung-Score APACHE II („Acute Physiology and Chronic Health Evaluation"-Score) und
- der sepsisbezogene Organversagenscore (SOFA-Score).

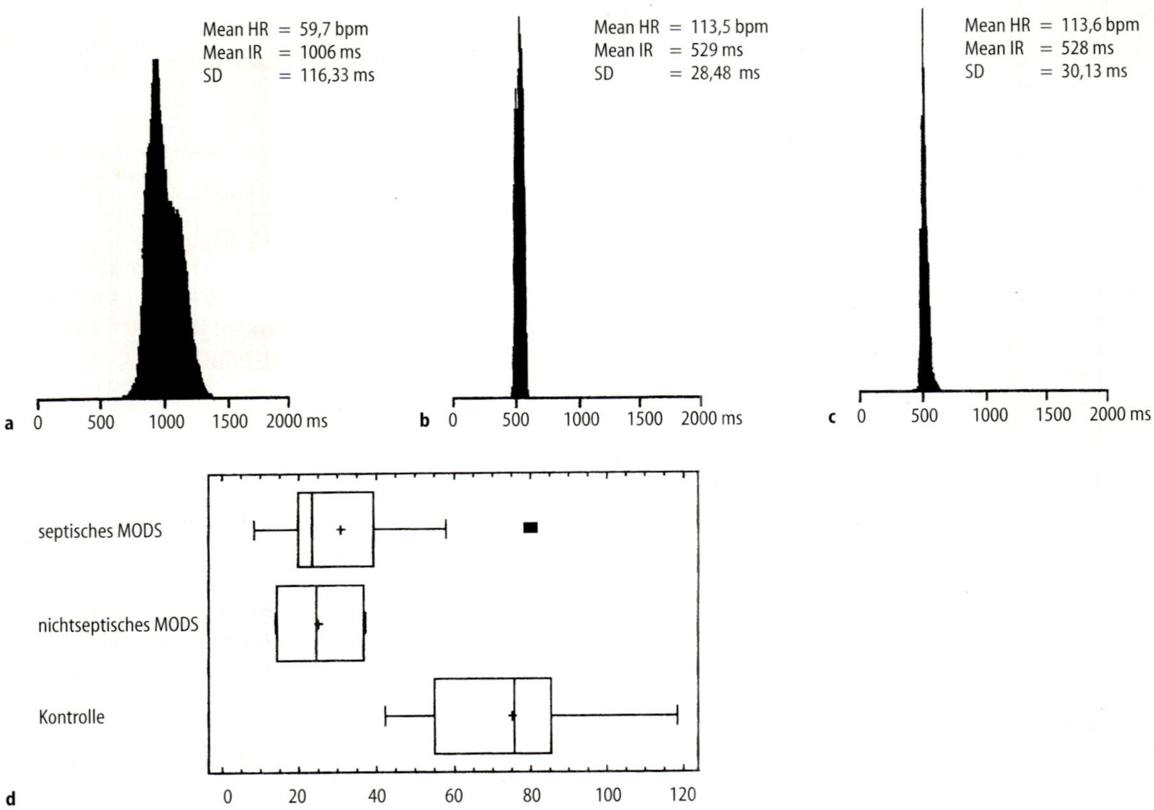


**Abb. 36-1a–d.** Eingeschränkte Herzfrequenzvariabilität bei Patienten mit septischem und nichtseptischem Multiorgandysfunktionssyndrom: Langzeit-EKG-Analyse während der Nachtphase mit graphischer Darstellung des Parameters SDNN (Standardabweichung aller NN-Intervalle).
**a–c** Graphische Darstellung des Parameters SDNN (*Abszisse*: RR-Intervalle in ms; *Ordinate*: Häufigkeit der entsprechenden Herzfrequenz) bei einem Kontrollpatienten ohne MODS (**a**), bei einem Patienten mit nichtseptischem MODS (**b**) und bei einem Patienten mit septischem MODS (**c**). **d** Boxplotdarstellung des Parameters SDNN in ms bei Patienten mit septischem (n = 16) und nichtseptischem (n = 6) MODS sowie bei Kontrollpatienten ohne MODS (n = 6). Angabe des Medianwertes (|), des Mittelwertes (+), des 50%-Intervalls (große?) sowie des größten (-|) und kleinsten (|-) Werts und „Ausreißer" innerhalb des 3. Interquartilenbereichs (•). Aus (Heinroth et al. 1999)

**Tabelle 36-2.** Schweregradklassifizierung des MODS-SOFA-Score. MODS Multiorgandysfunktionssyndrom; SOFA „sepsis-related organ failure assessment"; MAP mittlerer arterieller Blutdruck [mmHg] errechenbar aus: (systolischer Blutdruck [mmHg] +2 · diastolischer Blutdruck [mmHg]): 3 (Nach Vincent et al. 1996)

| Sepsisbezogener Organversagenscore (SOFA-Score) Punktzahl | 1 | 2 | 3 | 4 |
|---|---|---|---|---|
| Atmung | | | | |
| $p_aO_2/FiO_2$ [mmHg] | < 400 | < 300 | < 200 mit Atemunterstützung | < 100 |
| Gerinnung<br>Thrombozyten · $10^3/mm^3$ | < 150 | < 100 | < 50 | < 20 |
| Leber<br>Bilirubin [mg/dl]<br>[µmol/l] | 1,2–1,9<br>(20–32) | 2,0–5,9<br>(33–101) | 6,0–11,9<br>(102–204) | > 12<br>(>204) |
| Herz-Kreislauf<br>Hypotension für >1 h, Dosierung [µg/kg/min] | MAP < 70 mmHg (Volumenreagibel) | Dopamin ≤ 5[a]<br>oder Dobutamin (beliebige Dosis) | Dopamin >5[a]<br>oder Adrenalin ≤ 0,1[a]<br>oder Noradrenalin ≤ 0,1[a] | Dopamin >15[a]<br>oder Adrenalin >0,1[a]<br>oder Noradrenalin >0,1[a] |
| Zentralnervensystem<br>Glasgow-Coma-Scale[b] | 13–14 | 10–12 | 6–9 | < 6 |
| Niere<br>Kreatinin [mg/dl]<br>[µmol/l]<br>oder Urinfluß [ml/Tag] | 1,2–1,9<br>(100–170) | 2,0–3,4<br>(171–299) | 3,5–4,9<br>(300–440)<br>oder < 500 ml/Tag | > 5,0<br>(> 440)<br>oder < 200 ml/Tag |

[a] Für >1 h Dosierung [µg/kg/min].
[b] Berechnung des Glasgow-Coma-Scale: Summe der Punkte aus:
Augen öffnen: 4 (spontan), 3 (Aufforderung), 2 (Schmerz), 1 (nicht);
beste motorische Antwort: 6 (gezielt nach Aufforderung), 5 (gezielt nach Schmerz), 4 (ungezielt nach Schmerz), 3 (Beugemechanismen), 2 (Streckmechanismen), 1 (keine);
verbale Antwort: 5 (orientiert), 4 (verwirrt), 3 (inadäquat), 2 (unverständlich), 1 (keine).

In verschiedenen Bereichen der Medizin werden Scoresysteme seit längerem zur quantitativen Erfassung von Befunden eingesetzt. So dient z.B. die Glasgow-Coma-Scale (Tabelle 36-2) zur Abschätzung des Schweregrades einer Bewußtseinstrübung.

### 36.2.1 Zielsetzungen

Bei Patienten einer Intensivstation können Scoresysteme eingesetzt werden, um objektive, quantifizierbare Parameter zu gewinnen zur (Müller-Werdan et al. 1999):

- Schweregradklassifikation (z.B. bei Multiorganversagen),
- Prognoseeinschätzung,
- Diagnosesicherung (z.B. Sepsis),
- Verlaufsbeurteilung,
- Therapiekontrolle,
- Qualitätskontrolle.

### 36.2.2 Methodik

Scores versuchen, leicht erfaßbare Patientenparameter zu werten. Je „pathologischer" die Ausprägung eines Befundes ist, desto mehr Punkte werden unter der Hypothese vergeben, daß eine stärkere Abweichung von der Norm mit einem höheren Schweregrad und somit einer schlechteren Prognose einhergeht (Abb. 36-1). Dabei gehen unterschiedliche Parametergruppen ein:

- die Abweichung physiologisch-biochemischer Befunde und Kenngrößen;
- das Vorhandensein und Ausmaß morphologischer Läsionen;
- die Komplexität und Aggressivität der notwendigen Therapiemaßnahmen;
- das Auftreten von Komplikationen.

Zusätzlich werden in einigen Scores auch Daten wie Alter oder Vorerkrankungen herangezogen. Aufgrund der unterschiedlichen Auswahl und Wertung von Patientenparametern können die einzelnen Scores z.B. als Multiorganversagenscore (u.a. APACHE II, III, SAPS II, HIS) oder als Sepsisscore (z.B. der Sepsisscore nach Elebute u. Stoner) klassifiziert werden (Müller-Werdan et al. 1999).

Scores (wie der Schweregrad-der-Erkrankung-Score APACHE II oder der Sepsisscore nach Elebute u. Stoner) können am Patientenbett innerhalb von 5–10 min mit einem auf einem Mikrocomputer installierten Programm einfach bestimmt und dokumentiert werden (Pilz et al. 1992). Fortentwicklungen mit noch besserer prognostischer Aussagekraft wie der MPM-Score, der APACHE III Score und das Supportsystem bedürfen noch der Praktikabilitätsumsetzung.

### 36.2.3 Scorehöhe

Bei einem Schweregrad-der-Erkrankung-Score wie dem APACHE II Score (Knaus et al. 1985; Abb. 36-2) korreliert die Scorehöhe mit der Letalität (Knaus et al. 1985), und zwar sowohl des Gesamtkollektivs kritisch Kranker als auch bestimmter Subkollektive (z.B. Patienten mit Sepsis). Ein mögliches Problem bei der Anwendung von Scoresystemen stellt jedoch die Abhängigkeit der Scorewerte von der Grundkrankheit dar.

### 36.2.4 Sepsisbezogener Organversagenscore (SOFA-Score)

Zusätzlich zu den bereits bestehenden Organversagenscores wurde von der Europäischen Intensivmedizinischen Gesellschaft der SOFA-Score („sepsis-related organ failure assessment score") entwickelt (Tabelle 36-2). Er erfaßt die wichtigsten Organdysfunktionen mit jeweils einem einzelnen Parameter und teilt den Schweregrad der Organdysfunktion entsprechend der Abweichung dieses Parameters von der Norm ein.

### 36.2.5 Scoring bei Patienten auf der Coronary Care Unit und nach Herzoperationen

Auch die Prognose von Patienten mit Herzerkrankungen auf einer Coronary Care Unit (CCU) kann mit Scoresystemen prognostiziert werden: Die Aussagekraft des initial erhobenen SAPS II Score (Simplified Acute and Physiology Score) ist bei CCU-Patienten mindestens so prägnant wie bei Patienten auf einer Intensivstation (Abb. 36-3; Schuster et al. 1997). Dies unterstreicht ein-

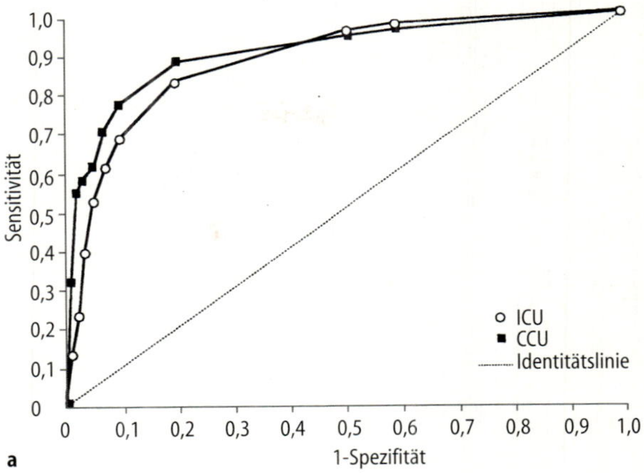


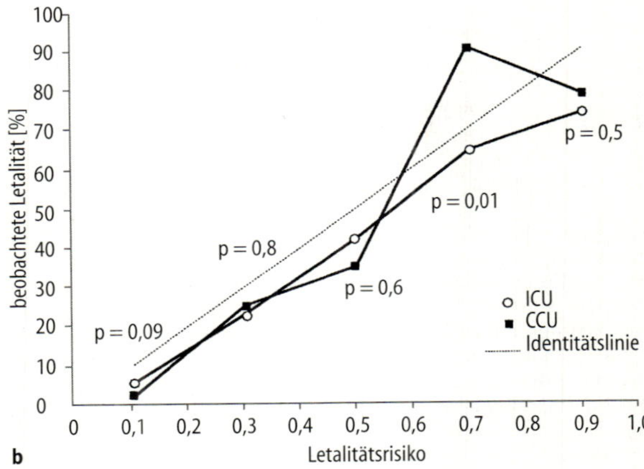


**Abb. 36-3a, b.** Prognoseevaluierung bei 1587 Patienten einer Intensivstation (ICU) bzw. Coronary Care Unit (CCU) mit dem SAPS II Score. **a** Receiver-operating-characteristics-(ROC-)Kurven für Patienten der ICU und der CCU. Der Kurvenverlauf belegt eine hohe Prognosetreffsicherheit für beide Patientenkollektive. Die Identitätslinie würde den Verlauf bei fehlendem Prognosewert widerspiegeln. **b** Letalitätsrisikokalibrierungskurven für die ICU- und CCU-Bestimmungen; *p-Werte*: unterschiedliche Aussagekraft bei ICU- und CCU-Patienten. (Aus Müller-Werdan et al. 1999; nach Schuster et al. 1997)

**Abb. 36-2** APACHE II Score. Zusätzlich werden berücksichtigt: Alter (maximal 6 Punkte) und Vorerkrankung (maximal 5 Punkte). $p_aO_2$ arterieller $O_2$-Partialdruck; $D_{Aa}O_2$ alveoloarterielle $O_2$-Partialdruckdifferenz

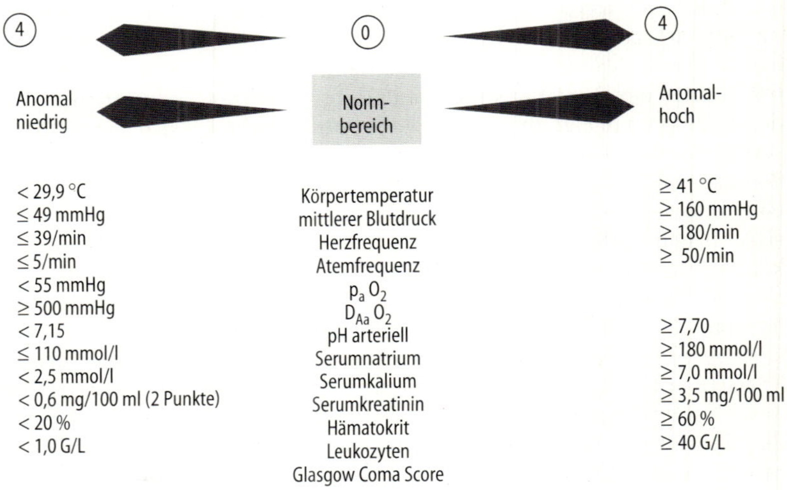

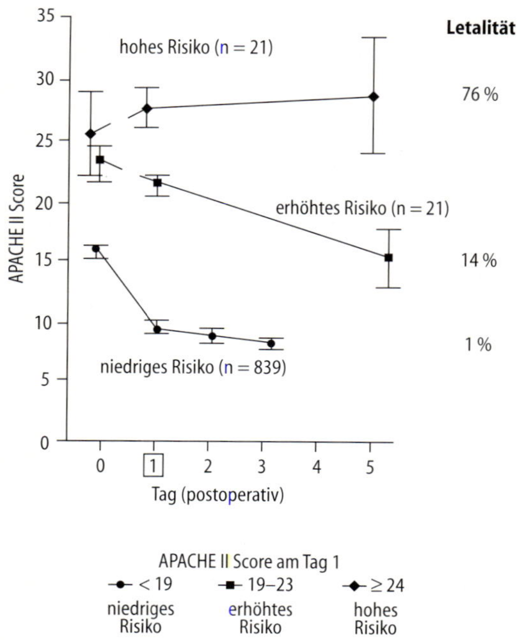


**Abb. 36-4.** Identifizierung von Patienten mit eskalierendem systemischem Inflammationsreaktionssyndrom nach Herzoperationen mit kardiopulmonalem Bypass (eskalierendes CPB-SIRS): Konzept der APACHE II Score-basierten Risikostratifizierung am ersten postoperativen Tag (Tag 1): Aus einem Kollektiv von 881 Patienten nach elektiven herzchirurgischen Eingriffen mit kardiopulmonalem Bypass wurden anhand des APACHE II Score am ersten postoperativen Tag 21 Risikopatienten (APACHE II Score 19–23) und 21 Hochrisikopatienten (APACHE II Score ≥ 24) mit eskalierendem CPB-SIRS identifiziert. (Aus Werdan et al., 1999)

drücklich, daß nicht nur die Schwere der Herzerkrankung, sondern v.a. das daraus resultierende Multiorgandysfunktionssyndrom über das Überleben des Herzpatienten entscheidet.

Bei Patienten nach Herzoperationen erlaubt der APACHE II Score die Identifizierung der Patienten mit eskalierendem systemischen Inflammationsreaktionssyndrom nach kardiopulmonalem Bypass (eskalierendes CPB-SIRS; Tab. 32-3): es ist charakterisiert durch eine – im Vergleich zum unkomplizierten postoperativen Verlauf – überschießende systemische Entzündungsreaktion infolge des Operationstraumas und des Einsatzes des kardiopulmonalen Bypass, mit hohen Tumornekrosefaktor-α (TNF-α)- und TNF-Rezeptor-, Leukozyten-Elastase- und Neopterin-Plasmaspiegeln als Ausdruck einer Leukozyten/Makrophagen-Aktivierung, einem sepsisähnlichen Multiorgandysfunktionssyndrom mit Myokarddepression und hoher Letalität (Müller-Werdan et al. 1999; Werdan et al. 1999). Dieses nur bei wenigen Patienten (< 10 %) auftretende eskalierende CPB-SIRS kann bereits am ersten postoperativen Tag anhand eines APACHE II Score 24 identifiziert werden (Abb. 36-4). Aufgrund der Ergebnisse von Beobachtungsstudien in den Zeiträumen 1988–1990 und 1996 scheint der Prozentsatz der Patienten mit eskalierendem CPB-SIRS (APACHE II Score ≥ 24) zuzunehmen (2,4 % vs. 8,8 %), die Letalität aber abzunehmen (76,0 % vs. 30,1 %) (Müller-Werdan et al. 1999).

## 36.3 Organdysfunktion der Lunge

### 36.3.1 Pathophysiologie

Nach Kreislaufschock kann es in Abhängigkeit von der Schockform und der zugrundeliegenden Erkrankung zu 2 Formen der Lungenschädigung mit daraus resultierender Insuffizienz kommen: ein kardiogen bedingter Kreislaufschock induziert primär eine Erhöhung des Lungenkapillardrucks, während die übrigen Schockformen eine gesteigerte Permeabilität der Lungenkapillaren bedingen.

Das Lungenödem bei erhöhtem Kapillardruck hat als häufigste Ursache einen gesteigerten hydrostatischen Druck in den Lungenkapillaren, der wiederum in erster Linie Folge eines Linksherzversagens ist.

#### Histopathologie

Histopathologisch imponiert eine charakteristische Abfolge von exsudativen, proliferativen und fibrotischen Veränderungen. Das initiale, interstitiell und alveolär lokalisierte Ödem wird im weiteren Verlauf resorbiert. Auch bereits zu Beginn wird eine ausgeprägte Infiltration des Interstitiums, insbesondere mit neutrophilen Granulozyten, beobachtet. Später kommen Fibroblasten hinzu, eine zunehmende Fibrosierung bildet sich aus. Schweregrad und Einwirkungsdauer der Schädigung sowie die erfolgte Therapie bestimmen das Bild der Lungenmorphologie, wogegen die Ursache der Schädigung in den Hintergrund tritt.

#### Pathogenese.

Die Filtration von Flüssigkeit und Protein wird als Folge der erhöhten Kapillarpermeabilität so gesteigert, daß der Abtransport über die Lymphwege bei weitem nicht ausreicht, um dies zu kompensieren. Aufgrund der gestörten Barrierefunktion kann auch kein nennenswerter osmotischer Druckgradient aufgebaut werden, so daß sich diese Ödemform mit rascher Progredienz entwikkelt. Die Störung der Barrierefunktion des Endothels wird nach gegenwärtiger Auffassung durch Mediatoren ausgelöst.

Die Uniformität der pulmonalen Reaktion bei sehr unterschiedlichen klinischen Ausgangskonstellationen wird dabei auf das limitierte Repertoire des Organismus an Effektorsystemen zurückgeführt. Es wird postuliert, daß alle Formen des Kreislaufschocks, die zu einem ARDS führen, letztlich ein Ischämie/Reperfusions-Syndrom darstellen, wobei Endotoxineinschwemmung, Gewebshypoxie, Makrophagen- und Leukozyteneinwanderung, -adhäsion (mittels Adhäsionsmolekülen) und -aktivierung mit Freisetzung von zahlreichen Entzündungsmediatoren als dominierende Faktoren angesehen werden.

### 36.3.2 Klinik

Bei 50% aller Schockpatienten findet sich eine akute respiratorische Insuffizienz. Die frühesten Veränderungen der Lungenfunktion im Rahmen eines Kreislaufschocks basieren auf Reaktionen des zentralen Atemantriebs oder der Atemmuskulatur. Sowohl der gesteigerte Atemantrieb infolge der Stimulation der pulmonalen J-Rezeptoren und der Chemorezeptoren des Karotissinus als auch die Minderperfusion des medullären Atemzentrums führen zur Steigerung des Atemminutenvolumens (Tachypnoe, Hyperpnoe), zur Hypokapnie und zur initialen respiratorischen Alkalose. Ventilations-Perfusions-Störungen infolge des gesteigerten Atemminutenvolumens bei gleichzeitiger Reduktion des Herzzeitvolumens können die Folge sein.

Der Lungenwiderstand ist initial unverändert oder nur minimal erhöht, falls nicht bereits schockbedingt eine arterielle Hypoxämie besteht. Die erhöhte Atemarbeit bei gleichzeitiger Minderperfusion der Atemmuskulatur und des Zwerchfells kann zur frühzeitigen respiratorischen Insuffizienz führen. Falls der Schockzustand nicht rasch behoben werden kann, sind kardiales Lungenödem bzw. ARDS zu befürchten.

Zur Klinik des Lungenödems mit erhöhtem Kapillardruck (kardiales Lungenödem) s. Abschn. 27.2.

### 36.3.3 Adult/Acute Respiratory Distress Syndrome (ARDS)

Das Lungenödem bei erhöhter Kapillarpermeabilität bedingt ein klinisches Syndrom, für das der Begriff des „adult/acute respiratory distress syndrome" geprägt wurde. Die Letalität des ARDS beträgt nach wie vor ca. 50–60%, wobei Fortschritte auf dem Gebiet der Beatmungstechniken (Hudson 1998; Luce 1998; Pappert & Roissant 1996) dazu führten, daß nur noch ca. 25% dieser Todesfälle durch eine Hypoxie verursacht sind; die meisten Patienten sterben an einem Multiorganversagen oder hämodynamischer Instabilität.

Die meisten Fälle eines Lungenödems mit erhöhter Kapillarpermeabilität und des daraus folgenden ARDS sind durch Infektionen bzw. einen septischen Schock und durch hypovolämische Schockzustände als Folge von Polytraumen verursacht. Der viel seltenere anaphylaktische Schock ist gekennzeichnet durch ein ausgeprägtes venöses „pooling"; damit ist auch diese Schockform in erster Linie durch eine Hypovolämie bedingt.

Problematisch ist die Abgrenzung zwischen Pneumonie und ARDS. In klassischer Definition wird eine lokale/umschriebene infektiöse Verursachung einer Gasaustauschstörung als „Pneumonie" vom „ARDS" abgegrenzt. Pneumonien können jedoch eine diffuse Ausbreitung inflammatorischer Prozesse in der gesamten Lunge zur Folge haben, ein Vorgang, der mit dem Begriff „parapneumonisches" ARDS beschrieben wurde. Darüber hinaus kommt es bei beatmeten Patienten mit ARDS nach unterschiedlichen Auslösern zu einer vermehrten mikrobiellen Belastung der Lunge, für die im wesentlichen eine retrograde Keimaszension aus dem Gesamtintestinaltrakt mit Mikroaspirationen in Verbindung mit gestörten Host-defense-Mechanismen der Lunge verantwortlich gemacht wird. Hieraus ergibt sich in Abhängigkeit von der Dauer des ARDS eine zunehmende Inzidenz nosokomialer Pneumonien, welche bei über 10tägiger Beatmung mehr als 70% der ARDS-Patienten betreffen kann.

Die Übergänge zwischen Pneumonie und ARDS sind fließend und entziehen sich häufig einer exakten klinischen Definition. Aus diesem Grund hat eine amerikanisch-europäische Konsensuskonferenz (Bernard et al. 1994) eine „pragmatische" Definition dieses Krankheitsbildes gewählt (Tabelle 36-3), die als Kriterien lediglich den Schweregrad der Gasaustauschstörung, den Tatbestand der beidseitigen Betroffenheit der Lunge durch Infiltrate und die Abwesenheit einer kardiogenen Verursachung der Ödemeinlagerung einschließt. Falls diese Kriterien im Verlauf einer schwerwiegenden Pneumonie gegeben sind, sieht die Konsensuskonferenz die Definition eines ARDS ebenso erfüllt wie z.B. nach Aspiration oder nach Polytrauma, auch wenn Widersprüche gegen eine solche „Vermischung" von ARDS und Pneumonie auftauchen.

Wenn die Gasaustauschstörungen bei sonst gleicher Definition einen bestimmten Schweregrad nicht errei-

**Tabelle 36-3.** Kriterien des „acute lung injury" (ALI) und des „acute respiratory distress syndrome" (ARDS) laut Konsensuskonferenz. PEEP positiv endexspiratorischer Druck; $FiO_2$ relative $O_2$-Zumischung. (Nach Bernard et al. 1994)

| | Timing | Oxygenation | Thoraxröntgenuntersuchung | Pulmonal-arterieller Verschlußdruck |
|---|---|---|---|---|
| ALI-Kriterien | Akuter Beginn | $p_aO_2/F_iO_2 \leq 300$ mmHg ($\leq 40$ kPa) (PEEP nicht berücksichtigt) | Bilateral Infiltrate | ≤ 18 mmHg, wenn gemessen oder kein klinischer Hinweis auf linksatriale Hypertension |
| ARDS-Kriterien | Akuter Beginn | $p_aO_2/F_iO_2 \leq 200$ mmHg ($\leq 27$ kPa) (PEEP nicht berücksichtigt) | Bilateral Infiltrate | ≤ 18 mmHg, wenn gemessen oder kein klinischer Hinweis auf linksatriale Hypertension |

**Tabelle 36-4.** Therapie des ARDS–Reduktion der Komplikationen. (Aus Walmrath u. Grimminger 1997)

| Ansatz | Kommentar/Therapie | Stellenwert |
|---|---|---|
| **Reduktion von Komplikationen der Langzeitbeatmung** | | |
| • Sekundäre Pneumonie/ pneumogene Sepsis | – Ulkusprophylaxe ohne Anhebung des Magen-pH zur Reduktion retrograder Keimaszension (z.B. Sucralfat) | • Standard |
| | – Optimierung der Beatmungshygiene | • Standard |
| | – regelmäßige selektive Darmdekontamination | • Umstritten |
| | – adäquate Antibiotikatherapie bei mikrobieller Besiedlung/ Pneumonie | • Standard |
| • Sinusitis | Cave: fehlende Nasennebenhöhlendrainage/Ventilation bei nasaler Intubation | • Nasale Intubation über Tage vermeiden |
| • Muskelabbau | Verhinderung von Katabolismus und Proteinmangelernährung, frühe enterale Ernährung; Zufuhr von Glutamindipeptid (?); Krankengymnastik passiv, aktiv sobald möglich | • Standard |
| • Atemmuskelschwäche | – Verhinderung von Katabolismus und Proteinmangelernährung | • Standard |
| | – Kontinuierlicher oder periodischer Einsatz von Beatmungsformen mit Erhalt eigener Atem(muskel)tätigkeit | • „Plausibel", aber bislang keine kontrollierten Studien |
| • „Komapolyneuropathie" | Ursache ungelöst; Optimierung der Ernährungstherapie | ? |
| • Dekubitus, sekundäre Hautinfektionen | Optimale Dekubitusprophylaxe | • Standard |
| • Tracheomalazie, Trachealstenose | „Niedrigdruckcuffs"; Wechsel der Cuffposition, rechtzeitige Tracheotomie | • Standard |
| **Reduktion/Therapie ARDS-assoziierter thorakaler Komplikationen:** | | |
| • Pleuraergüsse | Häufig bei sekundärer Pneumonie; Punktion/Drainage; mikrobiologische Diagnostik | • Standard |
| • (Spannungs)pneumothorax | – Drainage bei großem Pneumothorax/Spannungspneumothorax | • Standard |
| | – Adaptation der Beatmung; möglichst Reduktion des Spitzendruckes und des Inspirationszeit-Druckniveau-Produktes; möglicherweise Einsatz von Muskelrelaxanzien | • Standard |
| | – Versuch der Pleuraverklebung bei persistierendem Pneumothorax (z.B. Tetrazykline, Fibrinkleber) | • Fragliche Effizienz unter Beatmung |
| | – operativer Verschluß bei persistierendem Leck | • Ultima ratio |
| • Pneumomediastinum, Hautemphysem | Adaptation der Beatmung: möglichst Reduktion des Spitzendruckes und des Inspirationszeit-Druckniveau-Produktes | • Standard |

chen, wird der Begriff ALI („acute lung injury") vorgeschlagen (Tabelle 36-3). Die Lungenfunktion wird durch diese Lungenschädigungen erheblich beeinträchtigt: Die Lungenvolumina und die Compliance sind stark vermindert, es liegt eine schwere Hypoxie vor. Darüber hinaus kann sich eine erhebliche Bronchialobstruktion entwikkeln. In einem Großteil der Fälle kommt es auch zur Ausbildung einer präkapillären pulmonalen Hypertonie.

### 36.3.4 Therapie

$O_2$-Zufuhr ist bei jedem Schock geboten, bei bewußtlosen Patienten und beim Schock mit Lungenödem absolut indiziert. Bei zentraler Atemdepression und bei pulmonal bedingter respiratorischer Insuffizienz mit erniedrigtem $pO_2$ und erhöhtem $pCO_2$ ist eine endotracheale Intubation und eine assistierte oder kontrollierte Beatmung angezeigt (Tabelle 36-4; Artigas et al. 1998; Pappert u. Roissant 1996; Walmrath u. Grimminger 1997).

## 36.4 Organdysfunktion der Niere (akutes Nierenversagen, ANV)

Das ANV (Druml 1997) ist eine wesentliche Komplikation des Schocks; 25% der ANV treten im Rahmen eines MODS auf, wobei die Letalität dieser Gruppe in Abhängigkeit zusätzlich erworbener Organversagen bei 50–90% liegt. Nierenersatztherapieverfahren erlauben eine effektive Behandlung des ANV (Jörres u. Frei 1995), während in der Regel der zugrundeliegende Schockzustand, die Sepsis und das MODS therapeutisch weniger erfolgreich angegangen werden können. Falls diese Patienten sterben, so nicht *am*, sondern *im* akuten Nierenversagen.

Das ANV und seine Behandlung war Gegenstand eines Expertenforums Intensivmedizin, auf dessen Empfehlungen wird verwiesen (Expertenforum Intensivmedizin 1995).

### 36.4.1 Klinik

**Prärenale Ursachen**

Diese sind bei Schockpatienten am häufigsten: Volumenverluste, Hypotonie und kardiale Insuffizienz bei kardiogenem, septischem, hypovolämischem und traumatischem Schock und nach großen Operationen.

**Renale Ursachen**

Hier sind zu nennen:
- primär renoparenchymatöse Nierenerkrankungen (akute Glomerulonephritis, interstitielle Nephritis, Hanta-Infektionen);
- vasomotorisch bedingtes ANV, früher als akute Tubulusnekrose bezeichnet, entstanden durch Funktionsbeeinträchtigung der primär gesunden Niere im Rahmen einer Systemerkrankung wie Sepsis, MODS, Verbrennungen, Pankreatitis und Schock;
- tubulotoxische Noxen (Aminoglykoside, Kontrastmittel, Hämo-/Myoglobin);
- vaskuläre Ursachen: Embolien, Thrombosen u.a.

**Postrenale Ursachen**

Obstruktion der ableitenden Harnwege durch intraluminale oder extraluminale Ursachen.

### 36.4.2 Diagnostik

Prinzipiell muß bei jedem ANV eine behandelbare renoparenchymatöse Nierenerkrankung ausgeschlossen werden, um den Übergang in ein chronisches Nierenversagen zu verhindern.

Diese Untersuchungen zur vollständigen Diagnostik sind in der Übersicht unten aufgeführt.

**Diagnostik des akuten Nierenversagens**

- **Anamnestische Angaben**
  hinsichtlich akuter und chronischer Risikofaktoren
- **Klinische Untersuchung**
  - Beurteilung des Volumenstatus: Hydratationszustand, Aszites, Ileus?
  - Beurteilung der Hämodynamik und der Herzleistung
  - Ultraschalldiagnostik (obligat bei jedem ANV!)
  - Organgröße: Hinweise auf akutes oder chronisches Ereignis?
  - Weite des Hohlraumsystems: Abflußbehinderung?, postrenale Störung?
  - Durchblutungssituation (farbkodierte Duplexsonographie, falls verfügbar): Stenosen, Thrombosen, Emboli, Aneurysmen?
- **Harnuntersuchung**
  - Parameter der Konzentrationsfähigkeit (Harnosmolarität, osmotische Clearance, freie Wasserclearance)
  - Die Fähigkeit der Flüssigkeitsausscheidung (Diuresenormwert 60–120 ml/h) geht im Verlauf des ANV als letzte Funktion verloren, so daß die Stundenharnmenge zur Beurteilung der Nierenfunktion ungeeignet ist
  - Das Plasmakreatinin ist kein Parameter des aktuellen Zustandes der Nierenfunktion, da kleine Konzentrationsschwankungen ausgeprägten Änderungen der Nierenfunktion entsprechen können und ein Anstieg erst mit einer Latenz von mehreren Stunden sichtbar wird
  - Harnsediment (obligat bei ANV!)
    Erythrozytenmorphologie:
    - dysmorph: Hinweis auf glomeruläre Schädigung
    - eumorph: Hinweis für Blutung aus den ableitenden Harnwegen

    Erythrozytenzylinder: beweisend für glomeruläre Schädigung
    Leukozyten/Leukozytenzylinder: Harnwegsinfekte, Pyelonephritis; bei interstitieller Nephritis: Eosinophilurie (ca. 30% der Fälle)
  - Harnkultur: akute Pyelonephritis, Urosepsis
  - weitere Harnuntersuchungen
    Proteingehalt: bei hämodynamisch vermitteltem ANV ist die Proteinurie selten > 1 g/l, bei einer Proteinurie > 1 g/l sollte eine renoparenchymale Erkrankung ausgeschlossen werden
    Fakultativ: SDS-Elektrophorese: tubuläre Proteinurie (10–70 kD)
- **Spezielle Blutuntersuchungen**
  - immunologische Diagnostik:
    - Pulmorenales Syndrom:
      - Antibasalmembranantikörper: Goodpasture-Syndrom
      - Antizytoplasmatische Antikörper (ANCA):
        - cANCA bei Wegener-Granulomatose
        - pANCA bei Polyarteriitis
  - Nierenerkrankungen bei anderen Systemerkrankungen
    - Systemischer Lupus erythematodes: antinukleäre Antikörper
    - Komplementfaktoren
  - Virusdiagnostik: Hanta-Virus
- **Spezielle Zusatzuntersuchungen**
  - Retrograde Pyelographie: nur bei Verdacht auf postrenale Störung gerechtfertigt, wenn im gleichen Untersuchungsgang eine innere Schienung durchgeführt werden kann
  - Nierenbiopsie: Bei jedem nicht anders erklärbaren ANV ist eine Biopsie nicht nur gerechtfertigt, sondern indiziert.
  - Isotopennephrographie: Beurteilung der Nierendurchblutung bei längerdauerndem ANV (falls farbkodierte Duplexsonographie nicht verfügbar)
  - Angiographie:
    - Bei Stenosen der Nierengefäße (mit Dilatationsbereitschaft)
    - Bei Nierenarterienembolien (mit der Möglichkeit, eine lokale Thrombolyse durchzuführen)

### 36.4.3 Prophylaxe und Therapie

Vorbedingung für Prophylaxe und Therapie sind:
- Identifizierung des Risikoprofils für einen Patienten;

- engmaschige Überwachung der Nierenfunktion;
- Elimination von potentiell nierenschädigenden Noxen;
- Ausschluß prä-/postrenaler Ereignisse;
- Optimierung des Volumenstatus, der Herzleistung und des $O_2$-Angebotes (extrem wichtig!);
- invasives Monitoring des kritisch Kranken;
- Korrektur von Elektrolytstörungen;
- Behandlung von Begleitkomplikationen;
- Ulkusprophylaxe/Infektionsprophylaxe (Beeinträchtigung der Immunkompetenz);
- Ernährungstherapie (enteral/parenteral); bis 24 h nach Trauma, Operation etc. sollte allerdings mit der Ernährungstherapie gewartet werden.

Zielkriterien der Prophylaxe sind:

- Erhöhung des $O_2$-Angebots an die Niere,
- Verminderung des $O_2$-Bedarfs der Niere,
- Steigerung der Ischämietoleranz der Niere!

Es sollte angestrebt werden, zumindest ein polyurisches Stadium des ANV zu erhalten. Dies erleichtert die Therapie und verbessert die Prognose. Im folgenden werden die Prophylaxemöglichkeiten besprochen.

### Volumentherapie
Wichtigste und effektivste prophylaktische Maßnahme ist die Volumenzufuhr; sie optimiert die renale Perfusion, fördert die Flüssigkeits- und Natriumausscheidung und vermindert die Wirkung nephrotoxischer Medikamente.

### Dopamin
In „Nierendosis" (Bereich 1–3 µg/kg/min) verbessert Dopamin die Nierendurchblutung und Natriurese, auch in Kombination mit Noradrenalin (Hoogenberg et al. 1998; Juste et al. 1998). Allerdings konnte bislang eine Verbesserung der Überlebensrate durch eine Dopamintherapie nicht nachgewiesen werden. Inzwischen werden gegen den routinemäßigen Einsatz von Dopamin gewichtige Argumente vorgebracht (insbesondere die Beeinträchtigung der Durchblutung und der $O_2$-Aufnahme der gastrointestinalen Mukosa; s. auch Abschn. 35.7.2).

Monitoring der Dopamintherapie: Blutdruck bzw. Herzfrequenz sollten während der Infusion nicht ansteigen.

Bei Oligurie/Anurie ist Dopamin aus renalen Gründen nicht mehr indiziert.

### Dobutamin
Diese Substanz zeigt ähnliche Effekte wie Adrenalin, jedoch mit nur minimaler Wirkung auf α-adrenerge Rezeptoren, weshalb es für die Verbesserung der Nierendurchblutung besonders attraktiv ist.

### Furosemid
Es sollte niedrig dosiert und wegen der kurzen Halbwertszeit mehrmals pro Tag oder kontinuierlich verabreicht werden (etwa bis 500 mg/24 h oder 80 mg alle 6 h). Es bewirkt einen renoprotektiven Effekt durch Verminderung des renalen $O_2$-Verbrauchs und durch Verminderung der tubulären Obstruktion.

Bei bereits eingetretener Oligurie/Anurie ist Furosemid nicht mehr indiziert und bei gleichzeitiger Verabreichung potentiell nephrotoxischer Substanzen (z.B. Aminoglykoside, Kontrastmittel) kann Furosemid die Nierenschädigung verstärken.

### Mannit
Diese Substanz wirkt protektiv über die Induktion einer osmotischen Diurese, die Verminderung einer hypoxischen Zellschwellung, die Neutralisation von $O_2$-Radikalen und die Vermehrung der Ausschüttung atrialer natriuretischer Peptide (ANP). Mannit ist indiziert zur Steigerung der Diurese bei zumindest partiell erhaltener Nierenfunktion, nicht aber bei eingetretener Oligurie/Anurie. Ein protektiver Effekt ist für Mannit nur in bestimmten postoperativen Situationen nachgewiesen worden. Bei gleichzeitiger Verabreichung nephrotoxischer Substanzen kann auch Mannit die Nierenschädigung verstärken.

### Natriumbikarbonat
Bei Freisetzung von Chromoproteinen (Hämolyse, Myolyse), bei Paraproteinämie und aminoglykosidinduziertem ANV wirkt eine Alkalisierung mit Bikarbonat protektiv.

### Kalziumantagonisten
Sie wurden bislang unter der Vorstellung, eine zelluläre Schädigung zu verhindern oder abzuschwächen, bei folgenden Formen des ANV zur Nephroprotektion eingesetzt: bei ischämieinduziertem ANV nach Nierentransplantation und bei nephrotoxininduziertem ANV (Kontrastmittel, Aminoglykoside).

### Extrakorporale Nierenersatzbehandlungsverfahren bei ANV
Zur Differentialtherapie stehen verschiedene Verfahren zur Verfügung: Hämofiltration, Hämodiafiltration, Highflux-Dialyse, Ultrafiltration, Plasmapherese, Hämoperfusion (Expertenforum Intensivmedizin 1995).

## 36.4.4 Hepatorenales Syndrom

Die schwere Leberinsuffizienz ist charakterisiert durch eine, möglicherweise stickoxidbedingte, hyperdyname systemische Kreislaufsituation mit erhöhtem Herzzeitvolumen und erniedrigtem systemischem Gefäßwiderstand. Reaktiv dazu kommt es zur Konstriktion der Nierenarterien und damit zur $Na^+$-Retention und Aszitesbildung. Diese hochgradige renale Vasokonstriktion bei Leberschädigung wird durch eine Aktivierung des Renin-Angiotensin-Aldosteron-Systems und eine Noradrenalinfreisetzung bewirkt und als hepatorenales Syndrom bezeichnet. Es ist charakterisiert durch eine Oligurie (< 300 ml/24 h), einen Anstieg des Serumkreatinins trotz adäquatem Blutdruck und eine erniedrigte Urin-$Na^+$-Konzentration von < 10 mmol/l. Im Initialstadium ist es reversibel, im weiteren Verlauf treten jedoch Tubulusschäden auf. Eine gesicherte Therapie ist nicht bekannt, ggf. muß hämodialysiert werden.

## 36.5 Organdysfunktion des Gehirns

Obwohl Neurone sehr ischämieempfindlich sind, kommt es durch die protektive Autoregulation der Hirndurchblutung erst in relativ späten Schockstadien zu ausgeprägteren zerebralen Durchblutungsstörungen. Ohne vorbestehende zerebrovaskuläre Insuffizienz kommt es erst bei einem Abfall des arteriellen Mitteldrucks auf 50–60 mmHg zu irreversiblen Störungen der ischämieempfindlichsten Kortex- und Rückenmarksareale. Bereits vorher können jedoch reversible Bewußtseinsstörungen in Form von Konfusionen bis zur Bewußtlosigkeit auftreten, je nach Grad der Durchblutungsstörung, ggf. verstärkt durch begleitende Störungen des Säure-Basen- und des Elektrolythaushalts. Das Elektroenzephalogramm zeigt dabei unspezifische Veränderungen (Literatur in Kumar u. Parrillo 1995a).

Die septische Enzephalopathie (Lindner et al. 1998) kann sich bereits bei höheren Blutdruckwerten als oben angegeben manifestieren und geht mit einer erhöhten Letalität einher. Sie ist charakterisiert als eine reversible Dysfunktion des Zentralnervensystems ohne erkennbare strukturelle Schäden, als deren Ursachen Toxinwirkungen oder ein geändertes Neurotransmittermuster diskutiert werden. Sie äußert sich als Irritabilität, Agitation, Desorientiertheit, Konfusion, Stupor und Koma. Eine spezifische Therapie der septischen Enzephalopathie ist derzeit noch nicht etabliert.

## 36.6 Organdysfunktion des peripheren Nervensystems und der Skelettmuskulatur

! Über 50% aller Patienten mit länger bestehender Sepsis und Multiorganversagen scheinen eine axonale sensorische und motorische Neuropathie zu entwickeln, die charakterisiert ist durch abgeschwächte oder fehlende Sehnenreflexe und Schlaffheit der Extremitätenmuskulatur.

Die Hirnnerven sind intakt; im Liquor findet sich bei manchen Patienten eine Erhöhung des Proteingehalts, die Zellzahl ist normal (Lindner et al. 1998). Die Entwöhnung vom Respirator kann sehr erschwert sein; Remissionen treten nach Wochen bis Monaten ein. Eine spezifische Therapie ist nicht bekannt. Eine retrospektive Analyse (33 Patienten mit Multiorganversagen) erbrachte erste Hinweise auf eine mögliche günstige Wirkung einer frühzeitigen Immunglobulin-GMA-Gabe bei der Polyneuropathie kritisch Kranker mit gramnegativer Sepsis (Mohr et al. 1997); als gesicherte Therapie kann dieses Konzept derzeit noch nicht empfohlen werden.

Generalisierte Muskelschwäche und abgeschwächte oder fehlende Muskeleigenreflexe kennzeichnen auch das klinische Bild der Myopathie des kritisch Kranken (Lindner et al. 1998). Sie ist durch eine Typ-I- und v.a. durch eine Typ-II-Faseratrophie gekennzeichnet und geht nur selten mit einer Erhöhung der Serumkreatinkinasewerte einher.

Differentialdiagnostische Schwierigkeiten kann die Abgrenzung zur Polyneuropathie des kritisch Kranken (Muskelbiopsie), zur Myopathie durch Glukokortikoide und Muskelrelaxanzien sowie zur – sehr seltenen – septisch-metastatischen Pyomyositis bereiten.

## 36.7 Organdysfunktion des Herzens und des Kreislaufs

Die schockverursachte Sympathikusaktivierung manifestiert sich am Herzen als Tachykardie, selten bei hämorrhagischem Schock als eine vagusvermittelte Bradykardie, und in Form von tachykarden supraventrikulären und ventrikulären Rhythmusstörungen. Bei koronarkranken Patienten kann sie über die Steigerung des myokardialen $O_2$-Verbrauchs (bei gleichzeitiger Hypotonie) ein Defizit der Koronarperfusion hervorrufen und damit eine Myokardischämie provozieren. Eine sympathikusvermittelte Gefäßkonstriktion wird an den Koronararterien durch die Gefäßautoregulation (s. Abschn. 33.3 und Tabelle 33-3) weitgehend verhindert. Die Sympathikusaktivierung ist auch für die bei manchen Schockformen (septisch, hypovolämisch, traumatisch) beschriebene Steigerung der Myokardkontraktilität verantwortlich, welche jedoch durch zirkulierende kardiodepressive Schockfaktoren auch vermindert werden kann. Die akute septische Kardiomyopathie wird in den Abschn. 33.8 und 37.2.2 dargestellt.

Zur komplexen Organdysfunktion des Kreislaufs bei den verschiedenen Schockformen s. Kap. 33.

## 36.8 Organdysfunktion des Gastrointestinaltrakts

### 36.8.1 Darm

Im Schock reagieren die Splanchnikusgefäße auf die Sympathikusaktivierung mit einer raschen und intensiven Vasokonstriktion. Demzufolge ist der Darmtrakt sehr ischämiegefährdet; typische Schädigungsmuster sind in Tabelle 36-1 aufgeführt. Aufgepfropft auf die Darmischämie können die in der Reperfusionsphase gebildeten $O_2$-Radikale eine Schädigung der Darmbarriere bewirken (Bahrami et al. 1998; Stallmach u. Zeitz 1998).

### 36.8.2 Gallenblase

Das Auftreten der akuten Cholezystitis bei Schwerstkranken (Seige u. Werdan 1999) ist meist als Komplikation von Schock und MODS zu werten. Im Gegensatz zur üblicherweise durch Gallensteine hervorgerufenen Cholezystitis handelt es sich dabei nur in 10% der Fälle um kalkulöse Formen. Die akute Cholezystitis verläuft auf der Intensivstation häufig unerkannt: Zum Zeitpunkt der Diagnosestellung findet sich bei 40–100% aller Patienten bereits ein fortgeschrittenes, prognostisch belastetes Stadium mit Gangrän, Empyem und Perforation mit einer Letalität bis zu 75%. Manche Zentren führen bei Patienten mit schwerer Sepsis ohne nachweisbare Infektionsquelle eine prophylaktische perkutane Cholezystostomie durch.

Alle Symptome treten nur inkonstant auf: Übelkeit, Erbrechen und Schmerzen im rechten Oberbauch gehen dem Fieber häufig voraus; die allerdings nur selten palpable Raumforderung im rechten Oberbauch sichert weitgehend die Diagnose. Laborparameter helfen diagnostisch häufig nicht weiter; wegweisend ist die Sonographie (Seige u. Werdan 1999). Die Therapie besteht in der Gallenblasenentfernung (Letalität ca. 13%) oder in der Gallenblasendrainage.

### 36.8.3 Magen

Die Häufigkeit klinisch relevanter gastrointestinaler Blutungen liegt bei kritisch Kranken auf der Intensivstation bei 1,5%. Für deren Auftreten existieren 2 wesentliche Risikofaktoren, die für viele Schockpatienten zutreffen: maschinelle Beatmung für mehr als 48 h (15,6faches Risiko) und Koagulopathie (4,3faches Risiko). Die Blutungsinzidenz bei Fehlen dieser Risikofaktoren liegt bei 0,1%, bei Vorhandensein eines oder beider bei 3,7%. Bei Intensivpatienten mit gastrointestinaler Blutung beträgt die Letalität 48,5%, bei denen ohne Blutung 9% (Seige u. Werdan 1999).

#### Streßulkusprophylaxe

Die Inzidenz von Streßulzera ist bei beatmeten Patienten 4- bis 21mal häufiger als bei nicht beatmeten. Endoskopisch werden bei 75–100% Streßulzera gesehen: 3–6% der Intensivpatienten benötigen Transfusionen. Die Sterblichkeit bei Patienten mit blutenden Streßulzera wurde in einer Metaanalyse mit 64% angegeben. Durch Antazida bzw. $H_2$-Antagonisten konnte das Auftreten blutender Streßulzera von 15% auf je 3% reduziert werden. Ein propagierter Zusammenhang des vermehrten Auftretens nosokomialer Pneumonien mit der magensaftalkalisierenden Streßulkusprophylaxe hat allerdings zu der Empfehlung des alternativen Einsatzes von Sucralfat geführt (Seige u. Werdan 1999). Allerdings wird diese Empfehlung durch die Ergebnisse einer aktuellen Untersuchung an 1200 Intensivpatienten in Frage gestellt: das Auftreten ernster gastrointestinaler Blutungen konnte durch Ranitidin (50 mg i.v. alle 8 h) wesentlich besser verhindert werden als durch Sucralfat (1 g via Magensonde alle 6 h) mit einer Blutungshäufigkeit von 1,7% vs. 3,8% ($p = 0,02$); dabei war das Auftreten beatmungsassoziierter Pneumonien nicht signifikant unterschiedlich (zit. in Schuster u. Müller-Werdan 2000).

### 36.8.4 Leber

Die Leber reagiert empfindlich auf Hypotonie und Minderperfusion (Clemens et al. 1995). Dennoch ist die „Schockleber" – massive ischämische Nekrosen mit sehr hohen Transaminasenanstiegen – ohne vorbestehende Lebererkrankung ein seltenes Ereignis (Böker u. Manns 1998). Viel häufiger dagegen ist eine zentrilobuläre Schädigung mit einem milden Anstieg der Transaminasen, der LDH, des Bilirubins und der alkalischen Phosphatase. Der Transaminasenanstieg erreicht am 1.–3. Tag sein Maximum, er normalisiert sich über die folgenden 3–10 Tage. Trotz der hepatischen Synthese von Akutphaseproteinen ist die Proteinsynthese der Leber im Kreislaufschock eingeschränkt; dies trifft v.a. für Präalbumin, Albumin und Gerinnungsfaktoren zu. Auch nach erfolgreicher Schockbehandlung kann die biliäre Stase mit erhöhten Werten für Bilirubin und alkalische Phosphatase lange persistieren.

## 36.9 Dysfunktion des Gerinnungssystems

### 36.9.1 Pathophysiologie

Bei allen Formen des Schocks wird aufgrund der zytotoxischen Wirkungen von Toxinen, der Mikrozirkulationsstörung, Stase, Gewebsazidose, Hämokonzentration sowie infolge der Verminderung der Clearance gerinnungsaktiver Substanzen durch das retikuloendotheliale System eine Hyperkoagulämie beobachtet. !

Weitere Faktoren, welche die Aktivierung der intravasalen Gerinnung begünstigen, sind eine primäre oder sekundär induzierte Endothelzellschädigung, die Einschwemmung thromboplastischen Materials aus hypoxisch, toxisch und traumatisch geschädigtem Gewebe, akute Hämolyse, Einschwemmung von Bakterien, Endotoxinen, Kininen, Prostaglandinen und Thromboxanen in die Blutbahn sowie eine globale Hypoxämie.

Solange die natürlichen Klärmechanismen (Antithrombine, Thrombokinase, fibrinolytische Enzyme und Prostacyclin) zusammen mit der Clearancekapazität des RES in der Lage sind, die gerinnungsfördernden Stoffe aus dem Kreislauf zu eliminieren bzw. diese zu hemmen, tritt noch keine disseminierte intravaskuläre Gerinnung

(„disseminated intravascular coagulation", DIC) mit Fibrinausfällung auf.

Die disseminierte intravaskuläre Gerinnung oder Verbrauchskoagulopathie, die im Spätstadium hämorrhagischer und septischer Schockzustände auftreten kann, ist die massivste Gerinnungsstörung (Lasch et al. 1967). Sie ist im Schock, mit Ausnahme von Situationen mit extremer Stimulierung der Gerinnung durch Freisetzung thromboplastischer Substanzen (z.B. Fruchtwasserembolie), ein Spätsymptom und führt zu irreversiblen Funktionsstörungen: an der Niere infolge disseminierter Nierenrindennekrosen, an der Lunge infolge Behinderung des alveolokapillären Gasaustausches bis zur irreversiblen respiratorischen Insuffizienz.

Ursache dieser generalisiert einsetzenden „intravasalen Gerinnung" zu Fibrin ist eine kontinuierliche Aktivierung im System der Hämostase (Riess 1998).

An der pathophysiologischen Bedeutung der Thrombozyten bei verschiedenen klinischen und experimentellen Schockzuständen ist nicht mehr zu zweifeln. Bei einer Reihe von Noxen, die direkt (z.B. biogene Amine, Thrombin usw.) oder indirekt (z.B. Kollagen) nach Freisetzung aus subendothelialen Gefäßstrukturen auf die Thrombozyten einwirken, kommt es zu deren Aggregation. Diese Aggregation ist zunächst reversibel. Ihr kann unter geeigneten Bedingungen die spontane Desaggregation folgen.

Im Blutbild drückt sich die intravasale Aggregation quantitativ als thrombozytopenische Reaktion und qualitativ in Störungen der Thrombozytenfunktion aus. Dabei sind Änderungen der Adhäsivität, der Aggregabilität und der Ausbreitungsstörungen zu unterscheiden. Bleibt die reversible Aggregation längere Zeit bestehen oder ist die Noxe so stark, daß schon primär eine irreversible Aggregation eintritt, dann folgt die visköse Metamorphose. Durch die Thrombozytolyse werden vasoaktive und thromboplastische Faktoren frei, die ihrerseits nicht nur weitere Thrombozyten zur Aggregation veranlassen, sondern darüber hinaus eine erhöhte lokale Gefäßpermeabilität mit dem Übertritt von intravaskulärer Flüssigkeit in das umgebende Gewebe hervorrufen.

Untersuchungen an Patienten mit quantifiziertem Schweregrad einer Sepsis (Elebute Score) und eines Multiorganversagens (APACHE II Score) sprechen dafür, daß die Sepsis einen hyperaggregiblen, aber noch reversiblen Zustand des Thrombozyten induziert (erhöhte Fibrinogenrezeptoraktivität, gemessen als LIBS1-Expression), während der zunehmende Schweregrad des Multiorganversagens zur irreversiblen Thrombozytendegranulierung führt, erkenntlich an der verstärkten Oberflächenexpression der Thrombozytenadhäsionsmoleküle GMP-140 und Thrombospondin mit zunehmendem Schweregrad des Multiorganversagens (Gawaz et al. 1995). Diese normalerweise in den Plättchengranula gespeicherten Adhäsionsmoleküle verstärken durch ihre Oberflächenaggregation die Plättchenmikroaggregation und führen somit zur irreversiblen Thrombozytendegranulation im Sinne der DIC.

Weiterhin wird durch die Freisetzung thromboplastischer Faktoren das plasmatische Gerinnungssystem in Richtung auf einer Hyperkoagulabilität induziert. Am Ende dieser Entwicklung stehen die laborchemisch nachweisbare Verbrauchskoagulopathie und ihr morphologisches Substrat, die disseminierte intravasale Gerinnung.

### 36.9.2 Klinik

Die disseminierte intravasale Gerinnung (DIC) ist klinisch durch die Kombination von Blutungen (Petechien, Purpura, Ekchymosen, verstärkte Blutungen nach Gefäßpunktionen) und Thrombosen (Gangrän, akrale Zyanose, Hautnekrosen, tiefe Venenthrombosen) charakterisiert – als Ausdruck einer mikroangiopathischen Hämolyse, Verbrauchsthrombozytopenie, Verbrauch an Gerinnungsfaktoren und Mikrothromben. Sie findet sich bei unterschiedlichen Erkrankungen, wobei Sepsis und septischer Schock im Rahmen des MODS im Vordergrund stehen.

Die DIC bei gramnegativem Schock (wo sie am häufigsten gesehen wird) wird mit dem Endotoxin als Auslöser in Verbindung gebracht (s. Abschnitt 33.5.1); die fulminant verlaufende DIC bei Meningokokkensepsis (Waterhouse-Friderichsen-Syndrom), die mit sehr hohen Endotoxinspiegeln einhergeht, liefert dafür ein gewichtiges Argument. Allerdings findet sich die DIC auch bei grampositiver Sepsis, wie z.B. der Meningokokkensepsis. Beim hämorrhagischen Schock ist das Auftreten einer DIC ein seltenes Ereignis; hier steht die Verdünnungsthrombozytopenie nach adäquater Volumensubstitution im Vordergrund.

Im SOFA Score (Tabelle 36-2) dient die Thrombozytopenie als Maß für den Schweregrad der Gerinnungsstörung in der Sepsis; eine etwas detailliertere Laboranalyse findet sich in Tabelle 37-1.

### 36.9.3 Therapie und Prophylaxe

Kontrollierte Studien zur Prophylaxe intravasaler Gerinnung bei Schock und Sepsis gibt es bisher nicht.

Derzeit erscheint das im folgenden erläuterte Vorgehen gerechtfertigt (Riess 1998; Schuster u. Müller-Werdan 2000).

#### Sepsis und septischer Schock

Die Unterbrechung der intravasalen Thrombinaktivierung durch Heparin ist belegt. In der Prä-DIC-Phase kann Heparin im Sinne einer DIC-Prophylaxe gegeben werden: Bei normalem Antithrombin-III-Spiegel in einer Dosierung von < 500 IE/h; bei manifester Blutungsneigung muß die Dosis auf 200 IE/h reduziert oder das

Heparin ganz abgesetzt werden. In der klinisch manifesten DIC-Phase ist der Nutzen einer Heparingabe bisher nicht nachgewiesen, auch nicht mit einer niedrig dosierten Gabe.

Zur Substitution mit Antithrombin bei manifester DIC im septischen Schock wurden mehrere placebokontrollierte Studien durchgeführt. Durch eine mehrtägige hochdosierte Substitution läßt sich zwar der erniedrigte Antithrombin-III-Spiegel in den Normbereich anheben und die Dauer der DIC-Phase verkürzen, eine Senkung der Letalität konnte mit dieser Substitution jedoch nicht erzielt werden.

### Hämorrhagisch-traumatischer Schock

Wegen der nicht gesicherten Wirkung und gleichzeitig einer schwer kontrollierbaren Blutungsgefahr sollte bei diesen Schockformen bis zum Vorliegen eines überzeugenden Wirksamkeitsnachweises auf den Einsatz von Heparin zur Prophylaxe und Therapie der DIC eher verzichtet werden.

## 36.10 Dysfunktion des Stoffwechsels und künstliche Ernährung

Trotz des ausgeprägten katabolen Zustands kritisch Kranker und insbesondere Schock- und Sepsispatienten kann der gesteigerte Abbau nicht einfach durch ein Mehr an zugeführten Kalorien ausgeglichen werden, da diese Patienten, insbesondere mit septischem Schock, gar nicht in der Lage sind, ein Übermaß an Kalorienangebot zu verwerten (Seige u. Werdan 1999).

## 36.11 Dysfunktion des Immunsystems

Die hohe Infektanfälligkeit kritisch Kranker und insbesondere der Patienten im Schock ist Folge einer komplexen Schädigung des humoralen und zellulären Immunsystems bei Schock und SIRS (Tabelle 32-3, Abb. 32-2, 33-5).

Von den Möglichkeiten einer Infektions-/Sepsisprophylaxe sei auf 3 in kontrollierten Studien validierte Verfahren hingewiesen (weitere Einzelheiten in Seige u. Werdan 1999; Schuster u. Müller-Werdan 2000):

- Die frühzeitige enterale Ernährung mit Arginin, Nukleotiden und mehrfach ungesättigten Fettsäuren angereicherten Präparaten senkt die Infektionshäufigkeit und verkürzt die Dauer des Intensivstationsaufenthalts;
- die selektive Dekontamination des Gastrointestinaltrakts vermindert das Auftreten nosokomialer Pneumonien;
- die prophylaktische Gabe von Immunglobulin G nach Operationen mit hohem Infektionsrisiko reduziert die Pneumoniehäufigkeit und verkürzt die Dauer des Aufenthalts auf der Intensivstation.

# Kapitel 37

# Spezifische Schockformen

37

K. Werdan, U. Müller-Werdan



**Basisbehandlungskonzept des kardiogenen Schocks**

- Hämodynamische Stabilisierung
  - Katecholamine, (Phosphodiesterasehemmer)
  - Vor- und Nachlastsenkung (**Cave:** Hypovolämie):
    - Vorlast: Nitrate (0,3–0,5 → 4 μg/kg/min bzw. 0,3–6,0 mg/h)
    - Vorlast + Nachlast: Nitroprussidnatrium (0,1–1–6 μg/kg/min)
    - Diuretika, Hämofiltration
- Oxygenierung
  - $O_2$-Gabe, ggf. maschinelle Beatmung
- bei Schmerzen, Angina pectoris und „Streß": Morphin, Nitrate
- hämodynamisches Monitoring mit Pulmonaliskatheter inkl. Herzzeitvolumenmessung
- Differentialdiagnose des kardiogenen Schocks
- Wiederherstellung des Sinusrhythmus, Zurückhaltung mit Antiarrhythmika
- nach Indikation: intraaortale Ballongegenpulsation (IABP)
- bei Myokardinfarkt: möglichst rasch Koronardiagnostik und Wiedereröffnung des verschlossenen Koronargefäßes mittels Koronardilatation (PTCA)

## 37.1 Kardiogener Schock

### 37.1.1 Medikamentöse Therapie

Die Behandlung des kardiogenen Schocks kann in symptomatische Maßnahmen (medikamentöse Therapie, mechanische Unterstützungssysteme) und in kausale (interventionelle oder chirurgische Koronarreperfusion, Verschluß von Shunts oder Rupturstellen) eingeteilt werden.

> Ziel der medikamentösen Behandlung ist die Steigerung der Myokardkontraktilität und die situationsbezogene Optimierung von Vor- und Nachlast (Volumenentzug, Vasodilatatoren, Blutdruckstabilisierung), um so – gesteuert mittels invasivem Monitoring – einen adäquaten Herzindex und Blutdruck und damit eine ausreichende Perfusion der Vitalorgane aufrechtzuerhalten (s. Abschnitt 35.1).

**Inotrop wirksame Pharmaka**

Im wesentlichen sind es die Katecholamine Dobutamin, Dopamin, Noradrenalin und Adrenalin (Tabelle 37-1; Reithmann u. Werdan 1995; Werdan 1999) und die Phosphodiesterasehemmstoffe Amrinon, Milrinon und Enoximon, deren positiv-inotrope Wirkung ausgenutzt werden kann (Tabelle 37-2; Reithmann u. Werdan 1995).

Bei den klinischen Symptomen eines kardiogenen Schocks ist die Kombination von Dobutamin (positiv-inotrope Wirkung, Mittel der 1. Wahl bei akutem Myokardinfarkt; 2,5–20 μg/kg/min) und Dopamin (positiv-inotrope und vasokonstriktorische Wirkung; 1,5–20 μg/kg/min) indiziert, bei refraktärem Schock zusätzlich – oder anstelle des Dopamins – Noradrenalin (0,02–0,1–0,5 μg/kg/min) oder Adrenalin (0,02–0,1–0,5 μg/kg/min; Werdan 1999).

Insbesondere bei kardiogenem Schock nach Herzoperationen scheinen sich Phosphodiesterasehemmer (Tabelle 37-2) als Katecholaminbegleittherapie zu bewähren (Barton et al. 1996; Prielipp et al. 1996; Werdan 1999). Allerdings besitzt nur Enoximon explizit die Anwendung bei akuter Herzinsuffizienz nach herzchirurgischen Interventionen.

**Tabelle 37-1.** Hämodynamische Wirkungen von Katecholaminen und PDE-Hemmern. Angaben als therapiebedingte prozentuale Änderungen der Ausgangswerte. HF Herzfrequenz; HI Herzindex; SVI Schlagvolumenindex; SVRI systemischer Gefäßwiderstandsindex; LVSWI linksventrikulärer Schlagarbeitsindex. (Nach Task Force of the American College of Critical Care Medicine, Society of Critical Care Medicine 1999)

| Substanz | Dosisbereich (mg/kg/min) | HF | HI | SVI | SVRI | LVSWI |
|---|---|---|---|---|---|---|
| Dobutamin | 2–28 | 9–23 | 12–61 | 15 | (–)6–(–)21 | 23–28 |
| Noradrenalin | 0,03–3,3 | (–)6–8 | (–)3–21 | 5–15 | 13–111 | 42–142 |
| Dopamin | 2–55 | 1–23 | 4–44 | 7–32 | (-)6–18 | 5–91 |
| Adrenalin | 0,06–0,47 | (–)6–27 | 24–54 | 12 | (–)7–34 | 32–95 |
| Isoproterenol | 1,5–18 µg/min | 11–20 | 47–119 | 22–89 | (-)24 - (-)44 | 74–157 |
| Milrinon[a] | 0,5 | 1 | 49 | 47 | –30 | 56 |

[a] In Kombination mit anderen Inotropika (Dopamin, Dobutamin, Noradrenalin, und/oder Adrenalin)

**Tabelle 37-2.** Einsatz von Phosphodiesterasehemmstoffen bei kardiogenem Schock. Freq. Herzfrequenz; Kontr. Kontraktilität; V-Kon Vasokonstriktion; V-Dil Vasodilatation; Dop dopaminerge Wirkung. Die Skaleneinteilung (0–4) spiegelt die erzielbare Wirkung wider

| Arzneistoff, Anwendungsdauer | Initialdosis | Dauerdosis | Herzwirkung | | Gefäßwirkung | | |
|---|---|---|---|---|---|---|---|
| | | | Freq. | Kontr. | V-Kon | V-Dil | Dop |
| **Enoximon** | | | | | | | |
| (Gesamtanwendung max. 48 h) | Bolus 0,5 mg/kg (max. 12,5 mg/min) | Wiederholung der Initialdosis 4- bis 8mal in 24 h | 1+ | 3+ | 0 | 2+ | 0 |
| | Alternativ: 90 µg/kg/min über 10–30 min | Dauerinfusion 5–10 µg/kg/min | | | | | |
| Amrinon (Gesamtanwendung max. 14 Tage) | Bolus 0,5 mg/kg (max. 1 mg/s) | Dauerinfusion 5–10 µg/kg/min | 1+ | 3+ | 0 | 2+ | 0 |
| Weitere Gaben, falls Herzindex nicht ↑(30%): | 0,5–1,5 mg/kg bis insgesamt 4 mg/kg in der 1. Stunde | | | | | | |
| | Alternativ: 30 µg/kg/min über 2–3 h | Dauerinfusion 5–10 µg/kg/min | | | | | |
| Milrinon (Kurzzeitbehandlung) | 37,5–75 µg/kg Bolus über 10 min | Dauerinfusion 0,375–0,75 µg/kg/min | 1+ | 3+ | 0 | 2+ | 0 |

Digitalis spielt bei Sinusrhythmus in der Therapie des kardiogenen Schocks als Inotropikum keine wesentliche Rolle; dagegen ist es bei tachykardem Vorhofflimmern und Vorhofflattern zur Frequenznormalisierung das Antiarrhythmikum der Wahl.

#### Optimierung des Intravasalvolumens

Der kardiogene Schock führt häufig zu Lungenstauung/Lungenödem und zum prärenalen Nierenversagen und damit zur Oligurie. Neben der Kreislaufstabilisierung können Diuretika und Hämofiltration erforderlich werden (Abschn. 36.4).

#### Vasoaktive Pharmaka

Zur Senkung der Vor- und Nachlast dient bei akutem Herzinfarkt in erster Linie Nitroglyzerin und in zweiter Linie Nitroprussidnatrium. Nitroglyzerin wird in einer Infusionsdosierung von 0,3–0,5 bis 4 µg/kg/min gegeben; die Nitroprussidnatriuminfusion wird mit 0,3 µg/kg/min begonnen und bis zum maximal erwünschten Effekt alle 2 min bis zu einer Dosis von 1–6 µg/kg/min gesteigert; sie kann mit positiv-inotropen Pharmaka kombiniert werden (Alpert u. Becker 1993).

#### Antiarrhythmische Therapie (s. Abschn. „Rhythmusstörungen", Kapitel 25 und 26).

### 37.1.2 Herzchirurgische Maßnahmen

Die konservativ nicht beherrschbare Schocksymptomatik kann ein chirurgisches Eingreifen erforderlich machen. Die Akutherztransplantation dieser Patienten wird zwar weiterhin die Ausnahme bleiben, mit den ventrikulären Assistsystemen (wie z.B. dem Novacor®) stehen dem Chirurgen jedoch über Wochen einsetzbare Bridgingmaßnahmen zur Verfügung (Loeb et al. 1999), die auch dem Patienten mit kardiogenem Schock zugute kommen könnten.

Bei kardiogenem Schock infolge eines Myokardinfarkts (Kap. 37.1.5) ist aufgrund der guten Erfolge der Akut-PTCA eine aortokoronare Bypassnotfalloperation nur noch selten nötig (Genoni et al. 1996). Als Indikationen gelten hierfür: fortbestehende Ischämie bei koronarographisch nachgewiesener Mehrgefäßerkrankung; nach PTCA-Komplikationen bzw. nicht erfolgreicher PTCA. Die Operation sollte dann aber notfallmäßig erfolgen, da die präoperative Ischämiedauer der entscheidende Prädiktor der perioperativen Letalität ist.

## 37.1.3 Perkutane transluminale Koronarangioplastie (PTCA)

Auch bei der perkutanen transluminalen Koronarangioplastie (PTCA) muß man in 3–7% der Fälle mit einem akuten Koronarverschluß und mit einer Letalität von 0,4–1,0% rechnen, vorwiegend als Folge eines sich entwickelnden kardiogenen Schocks. Vor allem bei der Hochrisiko-PTCA (hochgradig eingeschränkte linksventrikuläre Pumpfunktion, Dreigefäßkrankheit, das zu dehnende Gefäß als das einzige noch perfundierte Koronargefäß) kann das Risiko der Koronardehnung durch prophylaktisch oder im Stand-By genutzte mechanische Unterstützungssysteme (Übersicht s. unten) reduziert werden (Ferrari et al. 1996; Waldenberger et al. 1998; Scholz et al. 1998). In der Wartephase auf die Herztransplantation können auch hier ventrikuläre Assistsysteme als Bridgingverfahren eingesetzt werden. Bezüglich der PTCA bei Myokardinfarkt wird auf 37.1.5 verwiesen.

**Koronare Perfusionssysteme.**
Siehe Sektion III „Koronare Herzkrankheit".

## 37.1.4 Unterstützungssysteme

Die mechanischen Unterstützungssysteme im kardiogenen Schock reichen von der kardiopulmonalen Reanimation über die Wiederherstellung einer suffizienten Koronarperfusion bis hin zu mehr oder weniger komplexen Kreislaufunterstützungssystemen. Die jährlich 270 000 Patienten mit einem akuten Herzinfarkt in Deutschland, von denen ca. 7–10% einen kardiogenen Schock entwikkeln, unterstreichen das quantitative Ausmaß, das solche Verfahren bereits haben oder haben könnten.

Mechanische Kreislaufunterstützungssysteme finden beim akuten Herzstillstand (Ferrari et al. 1998; Baumert u. Roissant, 1998), im kardiogenen Schock und bei der Hochrisiko-PTCA Anwendung. Beim Herzstillstand wird ein komplettes Kreislaufunterstützungssystem benötigt, das in 15 min unter fortlaufender kardiopulmonaler Reanimation möglichst unter Röntgenkontrolle installiert werden kann (Ferrari et al. 1998). Im kardiogenen Schock ist eine partielle Kreislaufunterstützung mittels der intraaortalen Ballonpulsation (IABP) für einen Zeitraum bis zu 10 Tagen möglich. Bei der Hochrisiko-PTCA (Jacobs u. Faxon 1994) kommt die mechanische Kreislaufunterstützung mittels IABP oder kardiopulmonalem Bypass je nach Befundkonstellation nur auf der Stand-by-Basis im Bedarfsfall oder elektiv vor Beginn der PTCA zum Einsatz. Da 90% der akuten Reokklusionen innerhalb der ersten 6 h nach PTCA auftreten, sollten diese Verfahren zumindest für diese Zeit sofort verfügbar sein.

**Mechanische Unterstützungssysteme im kardiogenen Schock**

- Koronare Perfusionssysteme
  - Koronare Stents
  - Autoperfusionskatheter
  - „Aktive Perfusionskatheter"
  - Koronarsinusretroperfusionskatheter
- Kreislaufunterstützungssysteme
  - Kardiopulmonale Reanimation und deren Optimierung
  - Intraaortale Ballongegenpulsation
  - Perkutaner kardiopulmonaler Bypass
  - Hämopumpe
- Ventrikuläre Unterstützungssysteme

### Intraaortale Ballongegenpulsation (IABP)

#### Methodik, Komplikationen, Kontraindikationen

Ein Ballonkatheter (8 F) von ca. 70 cm Länge (Ballonlänge 26 cm, Insufflationsvolumen 40 ml) wird perkutan transfemoral über eine Schleuse (9 F) eingeführt und so plaziert, daß der Ballon in der thorakalen Aorta distal des Abgangs der linken A. subclavia zum Liegen kommt. Mit einem EKG-gesteuerten Augmentierungsmodus von 1:1–1:4 wird der Ballon in der Diastole aufgeblasen (Füllung mit Heliumgas) und am Beginn der Systole abrupt desuffliert (Abb. 37-1). Die Komplikationsrate (zumeist Ischämie der unteren Extremität, arterielle Thrombose, Infektion, persistierende Blutung inguinal; bei längerer Anwendung gelegentlich beeinträchtigte Leber- und Nierenfunktion) liegt bei etwa 20%, die IABP-bezogene Letalität bei 0,7% (Patel et al. 1998; Baumert u. Roissant, 1998). Kontraindikationen sind schwere iliofemorale Gefäßveränderungen, Aortendissektion, höhergradige Aortenklappeninsuffizienz und eine Blutungsdiathese.

#### Wirkprinzip und erzielbare Wirkungen

Durch das streng auf die Diastole beschränkte Aufblasen des Ballons nimmt der Aortendruck phasisch zu (diastolische Augmentierung; „Kamelhöckerform" der Blutdruckkurve; Abb. 37-1a) und bewirkt damit eine Zunahme der Koronarperfusion. Die abrupte Desufflierung des Ballons am Beginn der Systole führt über eine Sogwirkung zur Absenkung des bei Pumpversagen erhöhten diastolischen Ventrikeldrucks (Vorlastsenkung) sowie des systolischen Aortendrucks (Nachlastsenkung) und damit zu einer, allerdings nicht sehr ausgeprägten, Senkung des myokardialen $O_2$-Verbrauchs. Im transösophagealen Echokardiogramm ließ sich bei Patienten eine Verbesserung der linksventrikulären Pumpfunktion (Shimamoto et al. 1992; Werner et al. 1990) und mit der dopplersonographischen Koronarflußmessung eine Steigerung der maximalen sowie der integralen Flußgeschwindigkeit um 115% (Kern et al. 1993a) bzw. 117% (Katz et al. 1992) sowie um 67% (Kern et al. 1993a) bzw. 87% (Katz et al. 1992) quantifizieren.

Hypotensive Patienten mit einem systolischen Blutdruck ≤ 90 mmHg zeigen dabei den größten Anstieg der koronaren Flußgeschwindigkeit (Kern et al. 1993a). Der Fluß im poststenotischen Anteil des Koronargefäßes wird durch die IABP nur nach erfolgter Aufdehnung gesteigert (Kern et al. 1993b).

Es kommt im Mittel zu einem Anstieg des Herzindex um 20–30%. Die Überlebenswahrscheinlichkeit wird um so geringer, je länger die Ballongegenpulsation erforderlich ist (< 8 Tage: > 80%; > 21 Tage: < 40%). Patienten mit weniger als 4 h Schockdauer bis zur Implantation der IABP sollen besonders profitieren (Scholz et al. 1989).

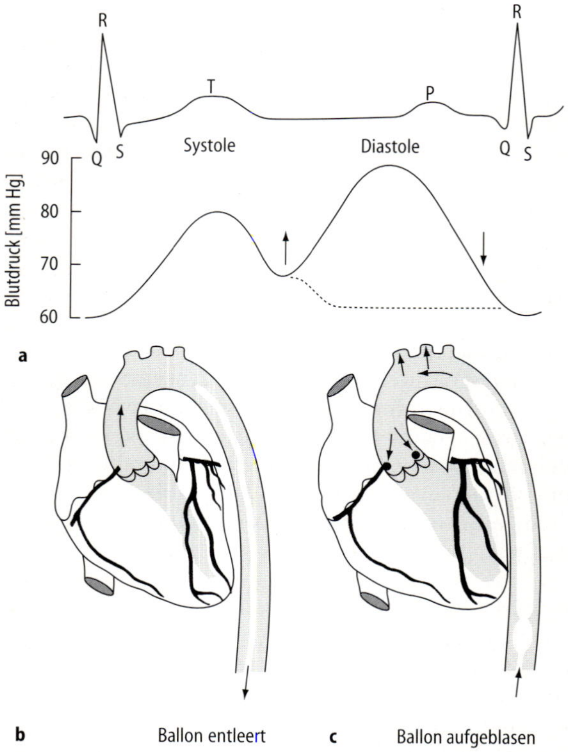


**Abb. 37-1a-c.** Schema der Wirkweise der intraaortalen Ballongegenpulsationspumpe

## Indikationen

Für den Einsatz der intraaortalen Ballongegenpulsation gibt es eindeutige Empfehlungen (American College of Cardiology/American Heart Association Task Force on Practice Guidelines 1995):

- therapierefraktäres Pumpversagen oder anhaltende myokardiale Ischämie, in Vorbereitung auf eine Herzkatheteruntersuchung und ggf. PTCA;
- zur Überbrückung der Zeitspanne bis zur notfallmäßigen Operation bei instabilen Patienten mit einer mechanischen Komplikation (akute Mitralinsuffizienz, Ventrikelseptumruptur);
- ausgewählte Patienten mit irreversiblem Schock zur Überbrückung bis zur Herztransplantation.

Bei Patienten mit *kardiogenem Schock nach Herzinfarkt und i.v.-Thrombolyse* scheint der zusätzliche Nutzen einer IABP-Behandlung sich erst anhand der 1-Jahres-Letalität belegen zu lassen, wie die retrospektive Auswertung der GUSTO-I-Studie zeigt (Tab. 37-3).

Bei akutem Koronarverschluß nach PTCA und bei PTCA-Hochrisikopatienten mit Mehrgefäßerkrankung und erheblich eingeschränkter Pumpfunktion (im Mittel 10% aller Patienten) läßt sich die IABP mit gutem Primärergebnis und ausreichend sicher einsetzen.

Limitationen sind die Notwendigkeit eines Mindestherzindex von 1,3 l/min · $m^2$ und eines weitgehend sta-

**Tabelle 37-3.** GUSTO-I: Kardiogener Schock nach Herzinfarkt und i.v.-Thrombolyse-Einsatz der intraaortalen Ballongegenpulsation (IABP; retrospektive Analyse). (Nach Anderson et al. 1997)

| 312 (0,8 %) der Studienpatienten mit kardiogenem Schock | | | |
|---|---|---|---|
| | IABP Beginn < 1 Tag (n = 62) | IABP nicht oder spät (n = 248) | p |
| **Letalität** | | | |
| Krankenhausletalität | 48 % | 59 % | 0,12 |
| 30-Tage-Letalität | 47 % | 60 % | 0,06/0,11[a] |
| 1-Jahres-Letalität | 57 % | 67 % | 0,04 |
| **Blutungen** | | | |
| mäßig | 47 | 12 | 0,0001 |
| schwer oder lebensbedrohend | 10 | 5 | 0,16 |
| **Transfusionen** | | | |
| ≥ 1 | 66 | 13 | 0,001 |
| ≥ 1 (ACVB-bedingte Transfusionen ausgenommen) | 60 | 10 | < 0,0001 |
| Erythrozytenkonzentrate, infundiert | 3,9 ± 4,7 | 0,5 ± 1,5 | 0,0001 |

[a] Adjustiert nach Patientenvariablen

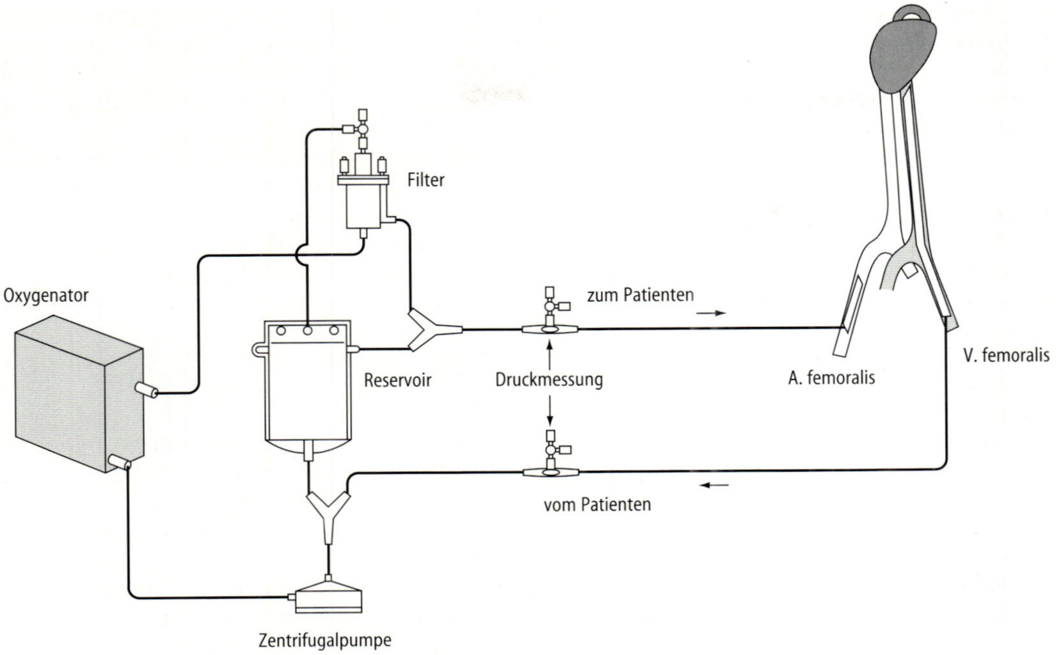


**Abb. 37-2.** Perkutane Herz-Lungen-Maschine

bilen Rhythmus und der eher bescheidene Erfolg mit einer Einsparung des myokardialen $O_2$-Verbrauchs um nur 10–20%.

### Perkutanes kardiopulmonales Bypass-System (PCPS)

Das perkutane kardiopulmonale Bypass-System erlaubt für Stunden die Unterstützung bzw. den Ersatz der Herz-Lungen-Funktion.

Das PCPS (Abb. 37-2) besteht aus einer Zentrifugalpumpe und dem dazugehörigen Kontrollsystem, einem Membranoxygenator, einem Meßsystem für Blutfluß und Blutdruck, einem Wärmeaustauscher und zuführendem sowie abführendem Katheter (18 F), die über die Femoralvene in der V. cava inferior am Übergang zum rechten Vorhof und über die Femoralarterie plaziert sind. Das venöse Blut wird dabei pumpengetrieben im Oxygenator mit Sauerstoff angereichert, mit Kohlendioxid abgereichert und danach aufgewärmt wieder in die Aorta geleitet. Mit diesem Verfahren sind Blutflüsse bis zu 6 l/min möglich.

Die Katheter können entweder perkutan oder nach chirurgischer Gefäßeröffnung in die Femoralgefäße eingeführt werden. Im Falle der „supported angioplasty" bevorzugen wir als Anästhesieverfahren die elektive Intubationsnarkose. Das System kann von einem erfahrenen Team innerhalb von 15 min installiert werden.

## ■ Indikationen

Indikationen sind die Überbrückung akut vital bedrohlicher mechanischer Infarktkomplikationen wie der Ventrikelruptur, der Herzstillstand und die Hochrisiko-PTCA. In den USA erleiden jährlich 70 000–100 000 Patienten einen Herzstillstand im Krankenhaus; diese Patienten könnten somit möglicherweise ohne zeitlichen Verzug wiederbelebt werden (Baumert u. Roissant, 1998). Bei erfolgloser konventioneller Reanimation wären diese Patienten Kandidaten für eine Notfall-PCPS (Ferrari et al. 1998). Die zu erwartenden Ergebnisse wären günstig, wenn man die Resultate einer multizentrischen Studie mit 218 PCPS-reanimierten Patienten zugrundelegt (34% der mit PCPS reanimierten Patienten konnten aus dem Krankenhaus entlassen werden im Vergleich zu 14% der konventionell Reanimierten eines historischen Kontrollkollektivs).

7 von 9 Patienten mit fulminanter Myokarditis und kardiogenem Schock überlebten bei vorübergehendem Einsatz des perkutanen kardiopulmonalen Bypass für 3–10 Tage (ohne nachfolgende Transplantation; Kato et al. 1999).

Natürlich müssen Indikationsrichtlinien für die Anwendung des perkutanen kardiopulmonalen Bypass-Systems vorliegen, soll dieses Verfahren mit einer gewissen Aussicht auf Erfolg eingesetzt werden und nicht nur den irreversiblen Schockzustand und damit das Leiden des Patienten verlängern. Als Richtlinien können gelten (Ferrari et al. 1998):

- keine Spontanzirkulation trotz optimaler Reanimation über 5 min bei Patienten unter 60 Jahre mit dokumentiertem plötzlichem Herzstillstand, sofort eingeleiteter Reanimation und ohne neurologische Defizite;

- der Einsatz der perkutanen Kreislaufunterstützungssysteme als Überbrückung
  - bis zur Diagnostik,
  - bis zur Koronarrevaskularisation (PTCA),
  - bis zur Implantation eines biventrikulären Unterstützungssystems („bridging to bridging").

### Perkutanes kardiopulmonales Bypass-System bei Hochrisiko-PTCA

Hochrisikokoronarpatienten können sich unter dem Schutz der PCPS mit vertretbarem Risiko und gutem Langzeiterfolg einer PTCA unterziehen (Tommaso 1998; Shawl et al. 1996; Waldenberger et al. 1998; Ferrari et al. 1998). Die Ergebnisse dieses als „supported angioplasty" bezeichneten Verfahrens bei über 800 Patienten wurden in der „National Registry for Supported Angioplasty" gesammelt (Tommaso u. Vogel 1994; Teirstein et al. 1993; Holmes et al. 1993): Die durch kardiopulmonales Bypass-System (CPS) unterstützte PTCA kann bei Hochrisikopatienten mit einer akzeptablen Letalität, aber beträchtlicher Morbidität, insbesondere mit Gefäßkomplikationen und Transfusionspflichtigkeit, durchgeführt werden. In Zentren, die mit der PCPS und der PCPS-unterstützten PTCA Erfahrung haben, ist das Stand-by-Verfahren die Methode der Wahl, da das PCPS bei Hochrisiko-PTCA nur in 7% der Fälle erforderlich zu sein scheint, allerdings im Einzelfall nicht voraussagbar. Bei Patienten mit einer Auswurffraktion < 20% sollte jedoch der prophylaktische Einsatz des CPS gewählt werden. Nach einer erfolgreichen PTCA haben diese Patienten eine gute Langzeitprognose, auch diejenigen mit einer niedrigen Auswurffraktion.

Das Aufdehnen einer Stenose des Hauptstammes der linken Koronararterie ist erwartungsgemäß wesentlich risikoreicher; es sollte deshalb nur bei Inoperabilität durchgeführt werden. Bei operativem Freilegen der Femoralgefäße ist der Transfusionsbedarf höher, die Gefäß- und anderen Komplikationen sind jedoch im Vergleich zum perkutanen Vorgehen nicht signifikant unterschiedlich.

Die Komplikationen des Verfahrens sind in der nebenstehenden Übersicht aufgeführt. Kommt es bei Anwendung des kardiopulmonalen Bypass zum Herzstillstand, z.B. infolge Kammerflimmerns, so resultiert eine deletäre Volumenbelastung des linken Ventrikels mit konsekutiver pulmonaler Stauung. Eine Dekompression läßt sich artifiziell durch Katheterspreizung der Pulmonalklappe erzielen (Scholz et al. 1995)

**Hochrisiko-PTCA mit der perkutanen Herz-Lungen-Maschine – Ergebnisse der „National Registry for Supported Angioplasty". *LV* linker Ventrikel; *PCPS* perkutanes kardiopulmonales Bypass-System; *LCA* linke Koronararterie; *ACBG* aortokoronare Bypass-Operation. (Zusammenstellung nach Tommaso u. Vogel 1994; Teirstein et al. 1993).**

**Indikation**
Symptomatische Angina + eine oder mehr Koronarläsionen, die mit großer Wahrscheinlichkeit einer Angioplastie zugänglich ist/sind + Hochrisikokonstellation: LV-Auswurffraktion< 25% und/oder Koronargefäß mit Zielstenose versorgt 50% des vitalen Myokards

**Patientencharakterisierung**

| | |
|---|---|
| Patienteneinschluß: | n = 801, mittleres Alter 65 Jahre, 76% Männer |
| Anginaklassifizierung: | I 8%, II 7%, III 32%, IV 53% |
| Herzinsuffizienz (NYHA): | I 56%, II 11%, III 20%, IV 13% |
| LV-Auswurffraktion: | 29,6 (4–85)%, 28%<20% |
| Stenosierte Koronargefäße: | 1 (10%), 2 (29%), 3 (62%), LCA-Hauptstamm 15% |

Zustand nach aortokoronarer Bypass-Operation: 21%
Inoperabilität: 20%

**Methodencharakterisierung**
Dilatationen/Patient: 1,9
Prophylaktisches/Stand-by-PCPS: 73%/27%
Chirurgische/perkutane PCPS-Insertion: 82%/18%

**Ergebnisse**
Primärer PTCA-Erfolg: 93%
Mittlerer Anginaschweregrad vor/nach: 3,3/1,4
Mittlerer Herzinsuffizienzschweregrad vor/nach: 1,9/1,4
LV-Auswurffraktion vor/nach: 27%/36%
Einjahresüberlebensrate 82%
Zweijahresüberlebensrate 80%
Dreijahresüberlebensrate 77%

**Letalität**
Krankenhausletalität: 6,8%
Operable/inoperable Patienten: 5,1%/7,3% (n.s.)
LV-Auswurffraktion > 20%/< 20%: 6,1%/8,8% (n.s.)
Alter < 70 Jahre/> 70 Jahre: 5,9%/12% (p < 0,05)
LCA-Hauptstammstenose < 60%/> 60%: 5,9%/12%
Prophylaktisches/Stand-by-PCPS: 7,2%/6,0% (n.s.)

**Komplikationen**

| | Prophylaxe-PCPS | Stand-by-PCPS |
|---|---|---|
| Myokardinfarkt | 0,9% | 0,9% n.s. |
| Notfall-ACBG | 2,4% | 6,0% n.s. |
| Krankenhausletalität | 7,2% | 6,0% n.s. |
| Transfusionspflichtigkeit | 38% | 16% p < 0,0001 |
| Gefäßkomplikationen | 16% | 6% p < 0,001 |

**Ergebnisse bei LV-Auswurffraktion ≤ 20%**

| | Prophylaxe-PCPS (n = 126) | Stand-by-PCPS (n = 32) |
|---|---|---|
| Primärer PTCA-Erfolg | 90,5% | 81,2% n.s. |
| Transmuraler Myokardinfarkt | 1,6% | 0 n.s. |
| Notfall-ACBG | 1,6% | 0 n.s. |
| Letalität | 4,8% | 18,8% p < 0,05 |
| Gefäßkomplikationen/ Transfusionspflichtigkeit | 41,3% | 9,4% p < 0,01 |

#### Hämopumpe

Die Hämopumpe (Wampler et al. 1994) ist ein kathetermontiertes linksventrikuläres Unterstützungssystem, welches Blut direkt aus dem linken Ventrikel ansaugt und in die Aorta thoracalis descendens pumpt (getrieben durch eine axiale Schraubenpumpe, Abb. 37-3). Sie ist in 3 Kathetergrößen mit entsprechend unterschiedlichen Pumpraten verfügbar, wobei der 14-F-Katheter mit der perkutanen Seldinger-Technik in die Femoralarterie plaziert werden kann, der 21-F-Katheter mit chirurgischer Gefäßeröffnung und das 26-F-System mittels Thorakoto-

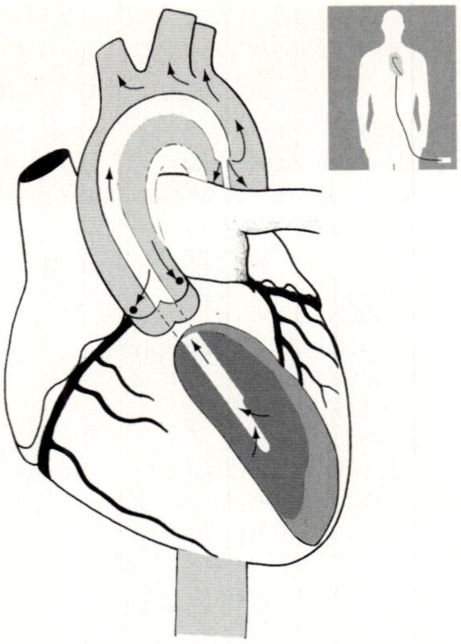

Abb. 37-3. Plazierung der Hämopumpe™. Die Spitze des Hämopumpenkatheters wird im linken Ventrikel plaziert; darüber wird das Blut angesaugt und in die Aorta gepumpt. (Aus Wampler et al. 1994)

mie. Der für einen Zeitraum von mehreren Tagen mögliche Einsatz der Hämopumpe™ ist unabhängig von der Herzfrequenz und dem Herzindex des Patienten.

Die erste größere klinische Studie (Zitat 11 in Wampler et al. 1994) mit der Hämopumpe™ bei 114 Patienten mit kardiogenem Schock (akuter Myokardinfarkt, nach Herzoperationen u.a.) zeigt ermutigende Ergebnisse, aber auch nicht unerhebliche Nebenwirkungen und Komplikationen dieses Verfahrens.

Der Einsatz bei der Hochrisiko-PTCA (Scholz et al. 1998) erbrachte in einer Studie mit 32 Patienten einen stabilen hämodynamischen Schutz bei der Koronaraufdehnung, durch die von der 14-F-Hemopump bewerkstelligte Flußrate von 1,5–2,2 l/min, die Aufrechterhaltung eines arteriellen Mitteldrucks von 50 mmHg bei Herzstillstand (n = 3), aber auch eine hohe Komplikationsrate und eine Letalität von 12,5%. Diese Ergebnisse weisen das Hemopump-Konzept noch nicht als Standardverfahren der Hochrisiko-PTCA aus.

#### Ventrikuläre Unterstützungssysteme

Die bisher beschriebenen mechanischen Unterstützungssysteme sind für den Einsatz von Stunden bis Tagen gedacht; sie sind geeignet, eine akute Schockphase zu überwinden.

Komplexere ventrikuläre Unterstützungssysteme, wie z.B. das linksventrikuläre System Novacor® oder biventrikuläre künstliche Herzen, dienen für terminal herzinsuffiziente Patienten zur Überbrückung der Wartephase auf ein Spenderherz (Loeb et al. 1999).

#### Herzdruckmassage und interponierte abdominelle Kompression

Bei der konventionellen Herzdruckmassage (HDM) wird ein Herzzeitvolumen von nur 25–30% des Normalwertes erreicht. Diastolische Drücke von 40 mmHg und systolische Drücke von 60–80 mmHg werden selten überschritten. Unter den Bedingungen der manuellen Herzdruckmassage reichen zerebraler und myokardialer Blutfluß nicht aus, um auf Dauer einen hypoxischen Schaden abzuwenden. Um höhere Blutflüsse zu erreichen, werden alternative bzw. zusätzliche Methoden zur HDM diskutiert (Madler et al. 1999).

Die Herzdruckmassage mit interponierter abdomineller Kompression (IAC, „interposed abdominal compression cardiopulmonary resuscitation") stellt ein vielversprechendes Verfahren dar (Sack et al. 1992a): Von einem zusätzlichen Helfer wird mit der Handfläche eine Kompression von 100 ± 20 mmHg auf die Nabelgegend ausgeübt, und zwar alternierend mit der kardiopulmonalen Kompression im Verhältnis 1:1. Es kommt zu deutlich höheren Blutflüssen als mit konventioneller HDM.

#### Kompressions-Dekompressions-Pumpe

Die aktive Kompressions-Dekompressions-Pumpe (ACD-CPR = „active compression-decompression cardiopulmonary resuscitation") ist ein vielversprechendes und leicht anwendbares Konzept (Abb. 37-4). Ein Griff wird mittels eines Saugnapfes (z.B. Cardiopump® der Fa. Ambu) auf der Brust des Patienten fixiert. So kann sowohl Druck auf den Thorax ausgeübt als auch durch Zug an dem Griff ein Unterdruck erzeugt werden (mit Förderung des venösen Rückflusses und einem höheren aortalen Blutfluß bei der nächsten Kompression).

In mehreren randomisierten Prähospitalstudien zeigte der Einsatz der Cardiopump leider keinen Überlebensvorteil (Zusammenfassung in Tebbe u. Carlsson 1998). Eine kürzlich publizierte Studie konnte jedoch eine verbesserte Langzeitüberlebensrate von Patienten nachweisen, die außerhalb des Krankenhauses mit ACD-CPR reanimiert worden waren (Plaisance et al. 1999).

### 37.1.5 Schock bei Myokardinfarkt

Ein kardiogener Schock entwickelt sich bei 7–10% aller Patienten mit akutem Herzinfarkt (Hochman et al. 1999), und zwar am häufigsten dann, wenn mindestens 35% der linksventrikulären Muskelmasse akut oder sukzessive infarziert (Werdan 1999) oder funktionsunfähig geworden sind (primäre Pumpstörung bei ausgedehntem oder Rezidivinfarkt).

Das Basisbehandlungskonzept des kardiogenen Schocks besteht aus:

- Blutdruckstabilisierung mit Vasopressoren,
- Behandlung der Lungenstauung mit Diuretika und Venodilatatoren,
- Beginn der maschinellen Beatmung (falls erforderlich), !
- Optimierung des Stoffwechsel- und Elektrolythaushaltes,
- Wiederherstellung des Sinusrhythmus,

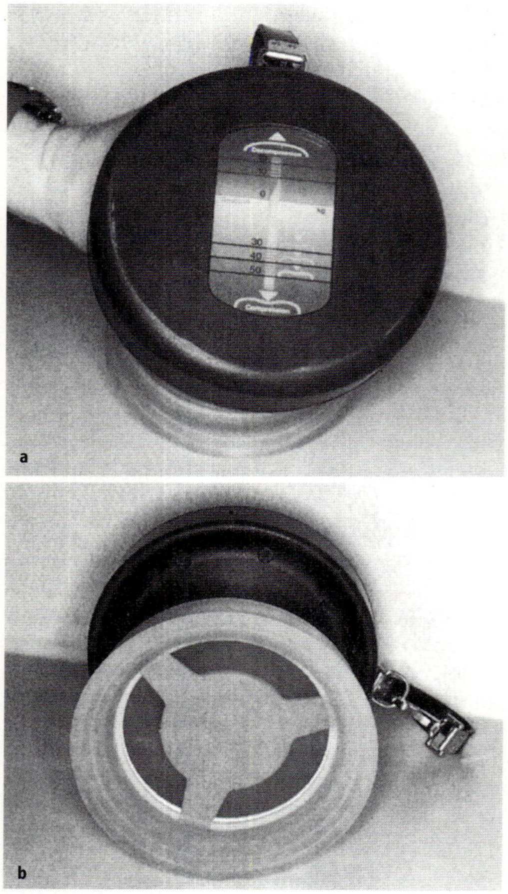

**Abb. 37-4a,b.** Aktive Kompressions-Dekompressions-Pumpe (ACD-CPR). **a** Das System besteht aus einem Saugnapf (Radius 6,5 cm), einem Gleitkolben und einem horizontalen Griff (Gesamthöhe 13,5 cm). **b** In die Oberfläche des Griffes ist eine Meßskala [kg oder pounds] eingearbeitet. Die aktive Kompression/Dekompression wird mit der in midsternaler Position plazierten Pumpe mit 80–100 Kompressionen (unabhängig vom Atemzyklus) durchgeführt. Der Kompressionsdruck beträgt dabei (abhängig von der Steifheit des Brustkorbs) 29,5–50,0 kg, entsprechend einer Kompressionstiefe von 3,8–5,1 cm. Die gleichlange Dekompressionsphase mit einem Sog von im Mittel 9,1 kg dient dazu, den Brustkorb ohne Kontaktverlust maximal zu expandieren. (Erläuterungen nach Cohen et al. 1994)

- invasives Monitoring mit Swan-Ganz-Katheter,
- Differentialdiagnose des kardiogenen Schocks,
- (intraaortale Ballongegenpulsation),
- obligat zum frühestmöglichen Zeitpunkt: Koronarangiographie,
- falls verschlossenes Infarktgefäß als Schockursache: Versuch der möglichst raschen funktionellen Wiedereröffnung des verschlossenen Koronargefäßes, meist mittels PTCA.

**Differentialdiagnose des kardiogenen Schocks bei akutem Herzinfarkt**

**Erhöhter Pulmonalkapillardruck**

- Primäre Pumpstörung bei ausgedehntem Infarkt
  - Schocksymptomatik bereits bei Aufnahme vorhanden oder Entwicklung in den folgenden Tagen
  - Fakultativ (neu auftretender) 3./4. Herzton
  - Häufigste Schockursache
  - Andere Schockursachen ausgeschlossen
- Akuter Ventrikelseptumdefekt durch Septumruptur
  - Lautes Systolikum (oft mit Schwirren)
  - $O_2$-Sprung im rechten Ventrikel
  - Doppler: Links-rechts-Shunt
  - Ventrikulographie: Links-rechts-Shunt
- Akute Mitralinsuffizienz durch Papillarmuskelischämieruptur
  - Variables Systolikum, teils in die Karotiden ausstrahlend
  - Erhöhte v-Welle in der Pulmonalkapillare
  - Doppler: Mitralinsuffizienz
  - Ventrikulographie: Mitralinsuffizienz
- Perikardtamponade durch Ruptur der freien Ventrikelwand
  - Massiver Druckabfall oder elektromechanische Entkopplung
  - Leise Herztöne
  - Echokardiogramm: Perikarderguß, Kollaps des rechten Ventrikels
  - Diastolischer Druckangleich in den Herzhöhlen und der Pulmonalarterie

**Erniedrigter Pulmonalkapillardruck**

- Rechtsventrikulärer Infarkt
- Hypovolämie
  - Medikamente (Nitroglyzerin, Streptokinase)
  - Blutverlust
  - Sepsis
  - Dehydratation.

### Primäre Pumpstörung mit Schock bei ausgedehntem Infarkt

Die überzeugenden Erfolge der systemischen Thrombolyse beim akuten Herzinfarkt machen leider vor dem kardiogenen Schock halt: Die hohe Letalität des kardiogenen Schocks bei Herzinfarkt von 60% und mehr läßt sich durch die i.v.-Thrombolyse nicht günstig beeinflussen (Bates et al. 1991). Auch der zusätzliche Einsatz der intraaortalen Ballongegenpulsation war nur von bescheidenem Erfolg (Tab. 37-3).

### PTCA bei Myokardinfarkt

Erst die Wiederherstellung eines effektiven Blutflusses durch die sofortige Wiedereröffnung des verschlossenen Koronargefäßes mittels Akut-PTCA (Meyer et al. 1982) erbrachte nahezu eine Halbierung der Sterblichkeit.

Für diesen Therapieerfolg der PTCA sprechen nicht nur zahlreiche Fallbeobachtungsstudien und Trendanalysen der Schocksterblichkeit von 1975–1997 (Werdan 1999), sondern auch die retrospektive Auswertung der GUSTO-1-Studie mit insgesamt 2200 Patienten im kar-

**Tabelle 37-4.** Patienten mit kardiogenem Schock (GUSTO-I-Studie) – frühe Wiedereröffnung des verschlossenen Koronargefäßes (retrospektive Analyse). Multivariate Regressionsanalyse Gruppe 1 vs. Gruppe 2 : 30-Tage-Letalität: OR 0,43 (p = 0,0001). (Nach Berger et al. 1997) OR: odds ratio

| | |
|---|---|
| Gruppe 1 (n = 406): | 30-Tage-Letalität 38 % |
| Patienten mit Frühangiographie (≤ 24h) und Intention zur Revakularisation | |
| Erfolgreiche PTCA (n = 148/197): | 30-Tage-Letalität 35 % |
| Nichterfolgreiche PTCA (n = 49): | 30-Tage-Letalität 55 % |
| Gruppe 2 (n = 1794) Patienten ohne Frühangiographie | 30-Tage-Letalität 61 % |

**Tabelle 37-5.** SHOCK-Studie: Akutrevaskularisation bei Patienten mit kardiogenem Schock nach Herzinfarkt. (Nach Hochman et al. 1999)

| Letalität [%] | Akutrevaskularisation | Medikamentöse Therapie | Relatives Risiko (95%-Konfidenz) | p-Wert |
|---|---|---|---|---|
| **30-Tage-Letalität** | | | | |
| Gesamtkollektiv | 46,7 (n = 152) | 56,0 (n = 150) | 0,83 (0,67–1,04) | 0,11 |
| Alter < 75 Jahre | 41,4 (n = 128) | 56,8 (n = 118) | 0,73 (0,56–0,95) | 0,01 |
| **6-Monate-Letalität** | | | | |
| Gesamtkollektiv | 50,3 (n = 151) | 63,1 (n = 149) | 0,80 (0,65–0,98) | 0,02 |
| Alter < 75 Jahre | 44,9 (n = 127) | 65,0 (n = 117) | 0,70 (0,56–0,89) | 0,003 |

diogenen Schock (Tabelle 37-4; Berger et al. 1997) mit einer Senkung der Krankenhaussterblichkeit von 60 auf 35%. Bei 75% aller Schockpatienten war der PTCA-Versuch erfolgreich und führte zur Wiedereröffnung des verschlossenen Koronargefäßes (Tab. 37-4). Ein Jahr später waren 91,7 bzw. 85,3% der überlebenden, mit Akut-PTCA oder ohne Akut-PTCA behandelten Patienten noch am Leben (Berger et al. 1999). Der günstige Effekt der PTCA ist also anhaltend.

Die SHOCK-Studie (Hochman et al. 1999; Ryan 1999) überprüfte die Wirksamkeit der Akutrevaskularisation (überwiegend Akut-PTCA) bei 302 Patienten mit kardiogenem Schock nach Herzinfarkt im Sinne der Evidenz-basierten Medizin (Tabelle 37-5). Primäres Zielkriterium war dabei die Senkung der 30-Tage-Letalität, sekundäres Zielkriterium u.a. die Senkung der 6-Monate-Letalität.

Die 17%ige Senkung der 30-Tage-Letalität im Gesamtkollektiv war nicht signifikant unterschiedlich, wohl aber die der 6-Monate-Letalität. Besonders die Patienten unter 75 Jahren profitierten von der Akutrevaskularisation, ebenso die Patienten mit einem Zeitintervall < 6 h von Schmerzbeginn bis Randomisierung und die mit einem Zweitinfarkt, weiterhin Männer mehr als Frauen.

In Kenntnis der Datenlage kann die Akut-PTCA bei kardiogenem Schock infolge Herzinfarkt als das Verfahren der Wahl angesehen werden; die Empfehlungen der Kardiologischen Gesellschaften (American College of Cardiology/American Heart Association Task Force on Practice Guidelines 1995; Deutsche Gesellschaft für Kardiologie – Herz- und Kreislaufforschung 1997; The Task Force on the Management of Acute Myocardial Infarction of the European Society of Cardiology 1996; The Task Force of the Working Group on Heart Failure of the European Society of Cardiology 1997) klassifizieren diese Behandlung als sinnvoll und empfehlenswert.

Der überzeugende Erfolg der PTCA im Vergleich zur medikamentösen Therapie mit i.v.-Thrombolyse dürfte darauf zurückzuführen sein, daß mittels PTCA in einem sehr viel höheren Prozentsatz ein TIMI-Grad-3-Koronarfluß (komplette Reperfusion) wiederhergestellt werden kann, als dies mit der Thrombolyse möglich ist.

Die Möglichkeit zur Stentimplantation und der Einsatz von GP-IIb/IIIa-Hemmern hat den Effizienzgrad und die Sicherheit der Akut-PTCA bei kardiogenem Schock noch weiter gesteigert. So wird in einer aktuellen PTCA-Serie (Antoniucci et al. 1998) mit 66 Schockpatienten über die Implantation eines Stents bei 47% berichtet; die primäre PTCA-Erfolgsrate lag dabei bei 94%, ein optimales angiographisches Ergebnis wurde in 85% erzielt, die 6-Monate-Überlebensrate lag bei 71%; und 80% der Patienten hatten nach 6 Monaten einen NYHA-Herzinsuffienzschweregrad von nur I–II. Vor allem von Interesse war, daß gestentete Koronarien eine geringere 6-Monate-Restenose-/Reokklusionsrate (20%) hatten als dilatierte, aber nicht gestentete Herzkranzgefäße (67%).

### Empfehlungen

In Kenntnis der günstigen Ergebnisse der Akut-PTCA bei infarktbedingtem Schock scheint die **Empfehlung** gerechtfertigt, Infarktpatienten mit manifestem oder beginnendem Schock (Katecholaminpflichtigkeit) möglichst rasch in ein Zentrum mit der Möglichkeit zur Akut-PTCA durch ein erfahrenes Herzkatheterteam zu verlegen (American College of Cardiology/American Heart Association Task Force on Practice Guidelines 1995; Deutsche Gesellschaft für Kardiologie – Herz- und Kreislaufforschung 1997; The Task Force on the Management of Acute Myocardial Infarction of the European Society of Cardiology 1996; The Task Force of the Working Group on Heart Failure of the European Society of Cardiology 1997). !

Dabei kann durchaus vorab eine i.v.-Thrombolyse durchgeführt werden, sie stellt für die Akut-PTCA keine Kontraindikation dar. Falls verfügbar, sollte der Transport mit liegender intraaortaler Gegenpulsation (IABP) erfolgen, ein beträchtlicher Nutzen der IABP bei den so behandelten Patienten ist in einer retrospektiven Analyse (n = 46) aufgezeigt (Kovack et al. 1997): 1-Jahres-Letalität mit IABP-Behandlung 33%, 1-Jahres-Letalität ohne IABP-Behandlung 68% (p = 0,019).

**Akute Mitralinsuffizienz**

Diese Erkrankung (bei 1% aller Infarktpatienten; 0,4–5% aller Infarkttodesfälle; 2–7 Tage, im Mittel 4 Tage nach Hinterwandinfarkt) kann entweder als Folge einer Papillarmuskeldysfunktion oder einer Papillarmuskelruptur entstehen; meistens ist die Papillarmuskeldysfunktion von transienter Natur und führt nur zu einer milden Mitralinsuffizienz, während der Papillarmuskelabriß in der Regel ein refraktäres Lungenödem und eine schwere Beeinträchtigung des Kreislaufs hervorruft.

Die Mitralinsuffizienz infolge Papillarmuskelabriß findet sich typischerweise bei älteren Patienten mit erstmaligem, oftmals eher kleinem Infarkt und nur leicht eingeschränkter Auswurffraktion; eine Insuffizienz infolge Dysfunktion des Halteapparates – ohne Papillarmuskelabriß – tritt eher bei jüngeren Patienten mit koronarer Mehrgefäßerkrankung und eingeschränkter Auswurffraktion auf (Calvo et al. 1997).

Frauen und ältere Infarktpatienten sind von der akuten Mitralinsuffizienz, die gemeinsam mit der Ruptur des Ventrikelseptums etwa 8% aller Schockinfarktpatienten ausmacht, häufiger betroffen; möglicherweise führt die i.v.-Thrombolyse zu einem früheren Auftreten dieser Komplikation (Hochman et al. 1995). Bei der Mehrzahl der Patienten ist die rechte Kranzarterie oder der R. circumflexus das Infarktgefäß.

Bei bis zu 50% aller Patienten mit akutem Myokardinfarkt läßt sich auskultatorisch oder echokardiographisch eine Mitralinsuffizienz nachweisen. Eine höhergradige Mitralinsuffizienz findet sich hingegen nur bei 3% aller Infarktpatienten, wobei die Hälfte dieser Patienten ein Lungenödem oder einen manifesten kardiogenen Schock entwickelt (Tcheng et al. 1992).

Das Systolikum – in typischer Weise holosystolisch über Apex zu auskultieren und in die Axilla ausstrahlend – ist sehr variabel; es ist häufiger in der Mitt- oder Spätsystole zu hören, und es fehlt in 38% der Fälle. Das EKG kann neben den Infarktzeichen einen Rechtsschenkelblock oder laterale T-Wellenveränderungen aufweisen. Die Dopplerechokardiographie sichert die Diagnose der Mitralinsuffizienz und kann häufig die Differenzierung zwischen der ischämischen Papillarmuskeldysfunktion und der Papillarmuskelnekrose vornehmen (Zotz et al. 1993). Das hämodynamische Monitoring zeigt eine Abnahme des Herzzeitvolumens und das Auftreten einer v-Welle in der Pulmonalkapillare (Tabelle 32-2).

Die Letalität innerhalb der ersten 24 h kann bis zu 50% betragen. Nach initialer Stabilisierung mit Vasopressoren, Nachlastsenkung (typischerweise mit dem gut steuerbaren Nitroprussidnatrium) und Implantation der intraaortalen Ballongegenpulsation muß bei der Papillarmuskelruptur zum frühestmöglichen Zeitpunkt ein Klappenersatz (ggf. mit Anlegen eines aortokoronaren Bypasses) durchgeführt werden. Die Ergebnisse der Frühoperation sind mit einer Letalität von 44% deutlich besser als die der Spätoperation (Letalität 78%; Webb et al. 1997). Falls eine Papillarmuskelruptur sicher auszuschließen ist und „nur" eine Papillarmuskelischämie vorliegt, kann eine PTCA des den betroffenen Papillarmuskel versorgenden Koronargefäßes in Betracht gezogen werden.

**Ventrikelseptumruptur**

Eine Ventrikelseptumruptur tritt bei 1–3% aller Infarkte innerhalb der 1. Woche auf und ist etwa gleich auf alle Infarktlokalisationen verteilt. Die Ruptur kann mit neuerlichen Herzschmerzen einhergehen. Typisch dafür ist das laute Holosystolikum mit Punctum maximum am linken Sternalrand, gelegentlich vergesellschaftet mit einem Schwirren. Die Diagnose läßt sich echokardiographisch stellen (Ballal et al. 1993), der $O_2$-Sättigungssprung zwischen rechtem Vorhof und rechtem Ventrikel läßt eine quantitative Shuntabschätzung zu. Neben der Shuntgröße ist prognostisch auch die Lokalisation wichtig: Die hämodynamische Beeinträchtigung durch den Shunt wird v.a. durch die gestörte Compliance des rechten Ventrikels geprägt, wenn dieser, wie bei einem Hinterwandinfarkt, ebenfalls infarziert ist (Held et al. 1988).

Die Hälfte der Patienten entwickelt einen kardiogenen Schock. Die Prognose wird in erster Linie vom Ausmaß der links- und rechtsventrikulären Infarzierung und weniger von der Größe des Defektes bestimmt (Cummings et al. 1997). Bei hämodynamischer Instabilität besteht nach Ansicht der meisten Autoren eine dringliche bzw. notfallmäßige Operationsindikation, da sich unter konservativer Therapie bei diesen Patienten häufig ein Multiorgandysfunktionssyndrom entwickelt (Wollert u. Drexler 1998; Lemery et al. 1992; Cox et al. 1996; Killen et al. 1997).

Therapeutisch bietet nur die rasche operative Deckung des Defektes nach vorheriger Implantation der intraaortalen Ballongegenpulsation und medikamentöser Stabilisierung (Nachlastsenkung mittels Nitroprussidnatrium zur Shuntreduktion, ggf. in Kombination mit Katecholaminen) Aussicht auf Erfolg. Aber selbst bei frühzeitiger Operation muß mit einer Sterblichkeit von 73% im Vergleich zur Sterblichkeit von 95% bei abwartender Haltung gerechnet werden (Hochman et al. 1997). Der perkutane transluminale Verschluß einer Septumruptur gilt vorerst als experimentelle Methode (Bertel et al. 1998).

**Ventrikelruptur**

Die Ruptur der freien Ventrikelwand geht mit einer Letalität von 90% einher. Sie tritt am häufigsten zwischen dem 2. und 8. Tag nach Infarkt auf, aber jede 3. Ruptur findet bereits innerhalb der ersten 24 h statt. Sie betrifft häufiger Frauen, den Erstinfarkt, den Vorderwandinfarkt, den älteren Patienten und diejenigen mit Hochdruck. Sie wird gehäuft gesehen bei vorausgegangener Medikation mit Kortikoiden und Antiphlogistika. Der frühzeitige Einsatz von Thrombolytika scheint die Inzidenz zu senken, der späte Einsatz zu erhöhen.

Die Ruptur der freien Wand führt zum Hämoperikard und zur raschen Perikardtamponade. Oft kommt es zu neuerlichen starken Herzschmerzen mit sofortiger elektromechanischer Entkopplung. Am häufigsten führt der einseitige Einriß zum Tode; subakute Einrisse können jedoch ebenfalls als akute Tamponade, als großer Perikarderguß oder als chronisches Pseudoaneurysma imponieren. Der akute Schock nach Infarkt muß immer an die Diagnose einer Ventrikelruptur denken lassen. Eine sofortige Perikardpunktion kann zur vorübergehenden Stabilisierung führen, die zur zügigsten Diagnostik (Echokardiogramm: Perikarderguß; Swan-Ganz-Katheter: Tamponadedruckprofil) genutzt werden muß. Sehr selten wird eine Ventrikelruptur überlebt, nur dann, wenn der Patient schnellstens (innerhalb 1 h) an die Herz-Lungen-Maschine angeschlossen werden und der Einriß erfolgreich übernäht werden kann (Scholz et al. 1994). Das geronnene Blut im Perikardbeutel verstopft sehr schnell eine Perikarddrainage, was für die Reanimation am offenen Thorax spricht.

#### Extrakardial-obstruktive Schockformen

Zahlreiche Erkrankungen sehr unterschiedlicher Ätiologie können in einen kardiogenen oder extrakardial-obstruktiven Schock münden. Nach entsprechender Diagnostik wird sich die Therapie zunächst darauf konzentrieren, einerseits eine Besserung der Pumpfunktion des Herzens zu erzielen, andererseits versuchen, kardiale und extrakardiale Obstruktionen zu beseitigen (z.B. Punktion eines tamponierenden Perikardergusses, Thrombolyse bei massiver Lungenembolie) oder schockauslösende Rhythmusstörungen zu beherrschen (z.B. kardiopulmonale Reanimation). Man wird dann bestrebt sein, die Therapie in eine kausale münden zu lassen, soweit dies möglich ist.

■ **Dekompensierte Aortenklappenstenose.**
Bei einem kardiogenen Schock infolge einer dekompensierten Aortenklappenstenose besteht bei akuter Inoperabilität für den Kardiologen die Möglichkeit, durch eine Aortenklappenvalvuloplastie vorübergehend eine Besserung der Herzfunktion und der Schocksymptomatik zu erzielen. Bei einem Teil der Patienten gelingt es dadurch, sie in einen operablen Zustand zu bringen (Cribier u. Letac 1994).

#### Sonderformen des kardiogenen Schocks

■ **Intoxikationen mit kardiodepressiven und vasotoxischen Substanzen** (Schmidt et al. 1998).
Trotz der potentiell akut lebensbedrohlichen Situation ist die Langzeitprognose dieser Patienten nach erfolgreicher Akutbehandlung in der Regel sehr günstig. Dies rechtfertigt auch den Einsatz eines kardiopulmonalen Bypasses für einige Stunden, falls die konventionellen Detoxikationsmaßnahmen und die symptomatische Therapie zu keiner Herz-Kreislauf-Stabilisierung führen.

■ **Herzverletzungen** (Redling et al. 1998).
Offene, aber auch stumpfe Thoraxtraumen mit Schockentwicklung sollten immer an eine Herzverletzung denken lassen; nach rascher Diagnosestellung ist hier die sofortige Herzoperation häufig lebensrettend.

■ **Perioperativer Herzinfarkt mit Schockentwicklung.**
Wegen der häufig nur kurz zurückliegenden Operation muß bei Auftreten eines Herzinfarktes häufig auf die i.v.-Thrombolyse verzichtet werden, obwohl wegen des meist kurzen Zeitintervalls zwischen Infarktbeginn und Infarktdiagnostik die Erfolgschancen der Thrombolyse günstig wären. In solchen Fällen sollte – wann immer möglich – die Akut-PTCA auch des beatmeten Patienten in Erwägung gezogen werden.

### 37.1.6 Schock während PTCA

Zwischen 1980 und 1987 wurden in 2 großen Untersuchungen an insgesamt 7000 PTCA-Patienten Risikofaktoren für die periprozedurale Morbidität und Letalität erarbeitet: So haben Patienten mit einer Einschränkung der linksventrikulären Auswurffraktion (AF) auf ≤ 40% eine 5,9fach erhöhte und Patienten mit akutem Herzinfarkt und schwerer linksventrikulärer Dysfunktion (AF < 30%) eine 52,9fach erhöhte Sterblichkeit im Vergleich zur Niedrigrisikogruppe; ein 1,9fach bzw. 3,8fach erhöhtes Letalitätsrisiko besteht weiterhin bei Patienten mit Dreigefäßerkrankung bzw. einem Linke-Koronararterie-(LCA-)Hauptstammstenoseäquivalent. Zusammenfassend lassen sich als PTCA-Hochrisikogruppe Patienten identifizieren mit:

- einem sehr ausgedehnten Ischämiemyokardareal:
  - nur ein verbliebenes perfundiertes Koronargefäß;
  - stenosiertes Gefäß, das ≥ 40% des Myokards versorgt;
  - LCA-Hauptstammstenose;
  - LCA-Hauptstammstenoseäquivalent;
- mit einer erheblichen linksventrikulären Dysfunktion:
  - Auswurffraktion ≤ 35–40%;
  - schwere symptomatische Herzinsuffizienz.

Der mögliche Nutzen kreislaufunterstützender Verfahren bei der Hochrisiko-PTCA besteht darin, die bei diesen Patienten erheblich eingeschränkte Ischämietoleranz des Herzens zu verbessern und zu verlängern. Zwischen 1 und 10% aller Patienten, bei denen eine PTCA durchgeführt wird, können davon profitieren, bei denjenigen mit einer Auswurffraktion > 20% im Stand-by-Verfahren, bei denjenigen mit einer Auswurffraktion

< 20% als prophylaktischem Einsatz (Tommaso u. Vogel 1994; Teirstein et al. 1993).

### 37.1.7 Schock nach Herz-Lungen-Maschine

In Deutschland werden derzeit jährlich 65 000 Operationen mit der Herz-Lungen-Maschine durchgeführt mit einer durchschnittlichen Letalität von 3,3%. Wesentliche Todesursachen sind dabei septischer Schock und MODS. Gründe für das erhöhte Sepsisrisiko sind die kardiale Vorschädigung der Patienten, die Folgen der Thorakotomie mit einer erhöhten Inzidenz an Pneumonien sowie Bakteriämie, Endotoxinämie und vorwiegend pulmonale Mikrozirkulationsstörungen als Folge der extrakorporalen Zirkulation.

Ein weiterer wesentlicher Aspekt ist die Kontaktaktivierung des Blutes in der Herz-Lungen-Maschine: sie löst eine ausgeprägte systemische Entzündungsreaktion („post pump inflammatory response") aus. Als Folge davon kommt es zur Aktivierung von Blutzellen mit Freisetzung von aggressiven Mediatoren und proinflammatorischen Zytokinen, welche z.T. in höheren Serumkonzentrationen gefunden werden als in der Sepsis. Diese Entzündungsreaktion wird für das Auftreten des MODS nach herzchirurgischen Operationen mitverantwortlich gemacht (ausführliche Diskussion in Müller-Werdan et al. 1996).

### 37.1.8 „Rechtsherzschock"

**Akute Dekompensation einer chronischen Rechtsherzinsuffizienz infolge eines Vitum oder einer pulmonalen Hypertonie unterschiedlicher Ursachen:**
Hier gilt im wesentlichen das für die akute Dekompensation einer chronischen Linksherzinsuffizienz Gesagte (Werdan 1999). Allerdings sind die Möglichkeiten einer positiv-inotropen Intervention bei dem muskelschwachen rechten Ventrikel relativ begrenzt. Insbesondere Digitalis sollte vorsichtig dosiert werden, um Intoxikationen zu vermeiden. Die Senkung der zur Dekompensation führenden pulmonalen Hypertonie steht im Vordergrund (Badesch 1997).

**Rechtsherzdekompensation bei ARDS und Sepsis: siehe Abschn. 37.2**

**Rechtsherzdekompensation während herzchirurgischer Eingriffe**
In der Therapie des Rechtsherzversagens und der pulmonalen Hypertonie nach herzchirurgischen Eingriffen bewirkt inhalativ appliziertes Stickoxid (NO, 5–80 ppm) eine selektive pulmonale Vasodilatation ohne systemvaskuläre Nebenwirkungen (Cuthbertson et al. 1997; Puybasset et al. 1996). Die pulmonale Vasodilatation geschieht ohne Beeinträchtigung der hypoxischen pulmonalen Vasokonstriktion, so daß es weder zu einer Erhöhung des intrapulmonalen Shunts noch zu einer Reduktion der arteriellen Oxygenierung kommt (Argenziano et al. 1998; Russell et al. 1998). Die Wirkung von inhalativ appliziertem NO kann jedoch variieren (Fullerton et al. 1997). Prinzipiell denkbare Effekte auf Koronarien und Myokard scheinen nicht sehr ausgeprägt bis fehlend zu sein (Cheifetz et al. 1996; Müller-Werdan u. Werdan 2000). Bedenken gegen den Einsatz von inhalativem NO bei akuten koronaren Syndromen bestehen nicht (Lindenfeld 1998).

Neben NO können auch Prostaglandine (Prostaglandin $E_1$ (Minprog) und Prostacyclin (Flolan)) intravenös (5–50 ng/kg/min) und inhalativ (10–50 ng/min) eingesetzt werden (Badesch 1997).

**Akute Rechtsherzinsuffizienz bei Lungenembolie: siehe Kap. 41.**

**Akuter Rechtsherzinfarkt**
Bei Hinterwandinfarkt kommt es in 35–50% zum Auftreten eines begleitenden Rechtsherzinfarktes, mit einem überproportional hohen Schockanteil und einer Hypotonierate von 40% (Bowers et al. 1998). Hinweisend dafür sind ST-Streckenhebungen in den rechtspräkordialen Ableitungen $V_{3R}$ und vor allem $V_{4R}$.

Der Rechtsherzinfarkt – charakterisiert durch einen Schockzustand (Hypotonie, niedriges Herzzeitvolumen) ohne Lungenstauung – läßt sich echokardiographisch als großer, hypokinetischer rechter Ventrikel und kleiner linker Ventrikel kenntlich machen.

Wegweisend für die Diagnose sind neben Klinik und Echokardiographie auch der niedrige Pulmonalkapillardruck trotz Schockzustand.

Der Rechtsherzinfarkt disponiert zu bradykarden Rhythmusstörungen in Form höhergradiger AV-Blokkierungen (Braat et al. 1984).

Vorgehen der Wahl bei Rechtsherzinfarkt mit oder ohne begleitenden Schockzustand ist die Akut-PTCA (Bowers et al. 1998): In einer Untersuchung an 53 Patienten mit rechtsventrikulärem Infarkt konnte durch die Akut-PTCA bei 41 Patienten (77%) eine Wiedereröffnung der verschlossenen rechten Koronararterie erzielt werden mit einer prompten und beeindruckenden Erholung der rechtsventrikulären Pumpfunktion innerhalb einer Stunde und einer niedrigen Hypotonie- (12%) und Letalitätsrate (2%); bei den Patienten, bei denen die Wiedereröffnung nicht gelang, persistierte die rechtsventrikuläre Funktionsstörung, die Hypotonierate lag bei 83% und die Letalität bei 58% (Bowers et al. 1998).

Entgegen der sonst erforderlichen Volumenrestriktion bei kardiogenem Schock ist bei den Patienten mit rechtsventrikulärem Infarkt und Hypotonie die Gabe von Volumen erforderlich, um eine ausreichende Füllung und Vorlast des stark vorlastabhängigen rechten Ventrikels zu erzielen. Auf diese Weise kann – unter adäquatem hämodynamischem Monitoring mit dem

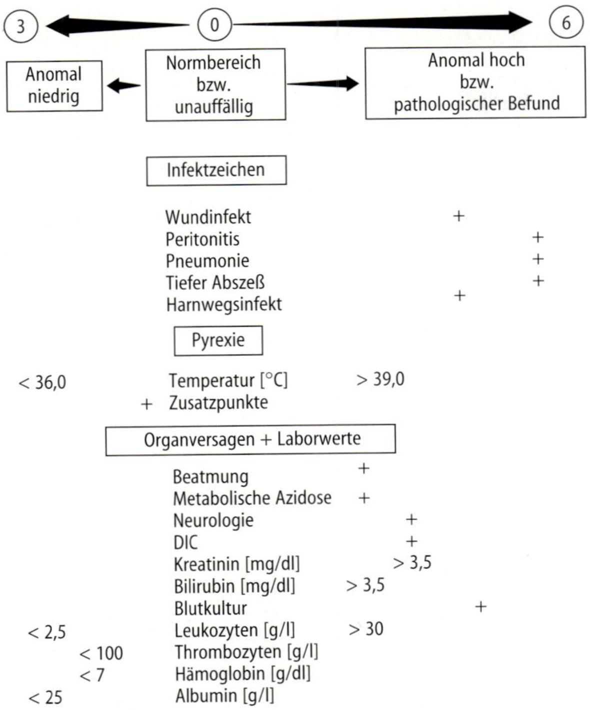


**Abb. 37-5.** Der Sepsisscore nach Elebute und Stoner. *DIC* disseminierte intravasale Gerinnung. Sepsis: 12 Punkte. (Aus Müller-Werdan et al. 1999))

Pulmonaliskatheter – der erniedrigte Füllungsdruck des linken Ventrikels angehoben werden.

Bei etwa 50% der hypotonen Patienten ist die alleinige Volumengabe jedoch nicht ausreichend, sie benötigen zusätzlich noch Dobutamin oder Dopamin. Eine Vasodilatation v.a. des venösen Gefäßbettes sollte vermieden werden (cave: Nitroglyzerin), da ein weiterer Abfall des rechtsventrikulären Füllungsdrucks die Hypotonie verschlimmern würde.

Es empfiehlt sich demzufolge, bei allen Patienten mit Hinterwandinfarkt die EKG-Ableitung $V_{4R}$ zu registrieren. Bei einer ST-Streckenhebung in dieser Ableitung muß von einem begleitenden Rechtsherzinfarkt ausgegangen werden. Bei entsprechenden Symptomen mit Hypotonie und Echokardiographiebefunden sollte auf jeden Fall eine baldige Reperfusion (Thrombolyse, wenn möglich Akut-PTCA) der verschlossenen Koronararterie erzielt und eine an den Rechtsherzinfarkt angepaßte Behandlung durchgeführt werden: Die Chancen einer Erholung des rechten Ventrikels ohne gravierenden Funktionsverlust sind dann wesentlich günstiger als bei einem infarzierten linken Ventrikel.

## 37.2 Septischer Schock

Der septische Schock (Kumar u. Parrillo 1995a; Müller-Werdan u. Schuster 2000) ist von allen Schock-

**Tabelle 37-6.** Kriterien zur Sepsisdiagnose. AF Atemfrequenz; $FiO_2$ relative $O_2$-Zumischung; HI Herzindex; SVR systemischer Gefäßwiderstand; G/l (giga)/l. Bei Sepsis finden sich ≥ 5 Kriterien erfüllt, der Sepsisschweregrad korreliert mit der Punktezahl. (Aus Pilz et al. 1992)

| Parameter | Wert |
|---|---|
| Temperatur [°C] | > 38,5 oder < 36,0 |
| Leukozytenzahl [G/l] | > 12 oder < 3,5 |
| Herzfrequenz [$min^{-1}$] | > 100 |
| Atemfrequenz [$min^{-1}$]; $FiO_2$ | AF > 28 oder $FiO_2$ > 0,21 |
| Mittlerer arterieller Blutdruck [mmHg] | < 75 |
| HI [l/min/$m^2$]; SVR [dyn · s · $cm^{-5}$] | CI > 4,5 oder SVR < 800 |
| Thrombozyten [G/l] | < 100 |
| Blutkultur | positiv |
| Klinischer Sepsishinweis[a] | positiv |

[a] Sepsisverdacht sowie zusätzlich: chirurgische oder invasive Maßnahme innerhalb der letzten 48 h oder offensichtlicher primärer Herd.

formen wahrscheinlich das komplexeste Krankheitsbild. Es ist initial vom bakteriellen Erreger und seiner Toxinausschüttung geprägt. Mit zunehmender Krankheitsdauer tritt jedoch der Keim zurück, und die Krankheitssymptome spiegeln die inadäquate, übermäßig gesteigerte, den Patienten selbst schädigende Abwehrreaktion des Kranken wider, die letztlich zum Multiorgandysfunktionssyndrom (MODS) führt, häufig mit letalem Ausgang (Abb. 33-2 und 33-3).

Trotz des gewachsenen Verständnisses des Krankheitsablaufs hat der Einsatz neuer gentechnisch hergestellter Therapeutika die hohe Letalität der Sepsis von 40–60% bisher noch nicht wesentlich senken können. Die Sepsishäufigkeit hat in den Vereinigten Staaten von 1979 bis 1987 um 139% zugenommen, von 73,6 auf 175,9 pro 100 000 Einwohner/Jahr. Die Kosten zur Behandlung nosokomialer Infektionen belaufen sich in den USA auf 5–10 Mrd. Dollar jährlich (Natanson et al. 1995).

In Deutschland sterben jährlich ca. 75 000 Patienten im septischen Schock und MODS, genauso viele wie an einem Herzinfarkt.

Wesentliches zur Klassifikation und Ätiologie (s. Abb. 37-5, Abschn. 32.5), zur Pathophysiologie (s. Abschn. 33.3.2), zur Basisdiagnostik (Tabelle 37-6) und Basistherapie (s. Kap. 35) und zum Multiorgandysfunktionssyndrom (MODS) (s. Kap. 36).

### 37.2.1 Hämodynamik

Die typischen Herz-Kreislauf-Veränderungen bei gramnegativem und grampositivem septischen Schock sind:

- Blutdruckabfall infolge der ausgeprägten Vasodilatation,

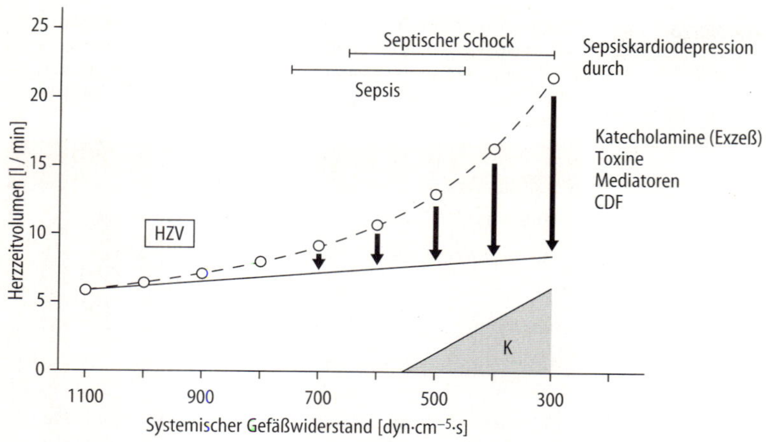


**Abb. 37-6.** Myokarddepression in der Sepsis. Zur Aufrechterhaltung eines arteriellen Mitteldrucks von 90 mmHg (bei einem rechtsatrialen Mitteldruck von 10 mmHg) wäre bei zunehmender Vasodilatation (Abfall des systemischen Gefäßwiderstands) der errechnete Anstieg des Herzzeitvolumens (○–○) erforderlich; arterieller Mitteldruck [mmHg] minus rechtsatrialer Druck [mmHg] = systemischer Gefäßwiderstand (Normwert 1100 ± 200 dys · s · $cm^{-5}$) multipliziert mit Herzzeitvolumen [l/min], dividiert durch 80. Die tatsächlich in der Sepsis gemessenen Herzzeitvolumina liegen jedoch in der Regel niedriger (–); mögliche Erklärungen dafür sind kardiodepressive Effekte durch Katecholamine, Bakterientoxine, Sepsismediatoren und den kardiodepressiven Faktor (CDF), s. Abschn. 33.8, *HZV* Herzzeitvolumen; *K* Katecholamintherapie zur Blutdruckstabilisierung. (Aus Werdan et al. 1991)

- Erniedrigung des systemischen Gefäßwiderstandes bis auf 30% der Norm,
- kompensatorische Zunahme des Herzzeitvolumens, des Schlagvolumenindex und des Schlagarbeitsindex.

Fehlt eine relative kardiale Vorschädigung, so liegen die gemessenen Herzfunktionsparameter dabei auch beträchtlich höher als die gesunder Probanden mit einem normalen systemischen Gefäßwiderstand um 1100 dyn · $cm^{-5}$ · s (Abb. 37-6).

## 37.2.2 Akute septische Kardiomyopathie

Eine so weitgehende Kompensation der erniedrigten Nachlast, d.h. ein wesentlicher Anstieg des Herzzeitvolumens, wird allerdings im septischen Schock nur selten beobachtet, v.a. nicht bei protrahierten Verläufen: Die Pumpfunktionsparameter des Herzens sind dabei zwar im Vergleich zu gesunden Probanden mit normalem systemischem Gefäßwiderstand meist nicht erniedrigt oder sogar leicht erhöht, berücksichtigt man jedoch die inverse Korrelation mit dem systemischen Gefäßwiderstand (Abb. 37-6), so wird die eingeschränkte Pumpleistung des Herzens bei vielen Patienten bereits in der hyperdynamen Phase des septischen Schocks und sogar bereits bei septischen Patienten mit noch normalem Blutdruck (Raper et al. 1989) rasch evident.

Die Erklärung für die nur inadäquate Steigerung der Herzförderleistung ist eine potentiell reversible, multifaktorielle Herzschädigung in der Sepsis, die durch klinische Befunde belegt werden kann (Natanson et al. 1995).

Als Charakteristika der akuten septischen Kardiomyopathie (Müller-Werdan u. Werdan 1999) seien hier genannt:

- Herzindex, bezogen auf den erniedrigten systemischen Gefäßwiderstand, nur inadäquat gesteigert;
- Schlagvolumen nicht adäquat gesteigert;
- links- und rechtsventrikuläre Auswurffraktion vermindert;
- regionale und globale Kontraktionsstörungen;
- Herz erheblich dilatiert;
- Zunahme der Ventrikelcompliance;
- Kontraktions- und Relaxationsstörung;
- Koronararterien dilatiert, hoher Koronarsinusfluß.

Für diese potentiell reversible Myokarddepression kommt ursächlich nicht nur eine katecholaminbedingte Schädigung in Frage, sondern auch eine Inotropiebeeinträchtigung durch Bakterientoxine, Sepsismediatoren und kardiodepressive Faktoren. Der Begriff der sekundären Kardiomyopathie beinhaltet eine Myokardschädigung im Rahmen einer Systemerkrankung. Demzufolge ist die septische Herzschädigung in die Gruppe der sekundären Kardiomyopathien einzuordnen: Der 1989 von H.-P. Schuster geprägte Begriff „akute septische Kardiomyopathie" versucht dies zu charakterisieren. Das Bild dieser akuten septischen Kardiomyopathie wird klinisch und experimentell zunehmend offenkundig (Natanson 1995; Müller-Werdan u. Werdan 1999). Sie findet sich in vergleichbarem Schweregrad bei verschiedenen Formen der gramnegativen, der grampositiven Sepsis und der Pilzsepsis (Pilz et al. 1994). Bei jedem Patienten mit drohendem oder manifestem septischem Schock sollte die akute septische Kardiomyopathie in dreierlei Weise zum frühestmöglichen Zeitpunkt charakterisiert werden, und zwar nach:

- dem Schweregrad,
- der funktionellen Relevanz und
- dem Vorliegen kardialer Begleiterkrankungen.

### ■ Schweregrad

Die Beurteilung der Herzfunktionsparameter (Müller-Werdan u. Werdan 2000) erfolgt in Abhängigkeit vom systemischen Gefäßwiderstand mittels Swan-Ganz-Katheter; echokardiographisch (transthorakal, transösophageal) wird der Schweregrad bei Nichtbeachtung der erniedrigten Nachlast (vgl. Abb. 37-6) häufig unterschätzt.

### ■ Funktionelle Relevanz

Diese ist um so bedeutungsvoller, je ausgeprägter die Organperfusion und damit die Organfunktion in der Sepsis und im Multiorgandysfunktionssyndrom bereits beeinträchtigt ist: SIRS – Sepsis – sepsisinduzierte Hypotonie/MODS/schwere Sepsis – septischer Schock – refraktärer septischer Schock.

### ■ Vorliegen kardialer Begleiterkrankungen

Sie können sich zusätzlich auf die Herzfunktion ungünstig auswirken.

## Ätiologie

Nur noch bei ca. 30% der Patienten mit Sepsis und septischem Schock finden sich positive Blutkulturen, und die Prognose dieser Patienten ist weder günstiger noch ungünstiger als die der Patienten mit negativer Blutkultur.

Ein Wandel hat sich im Erregerspektrum der Sepsis und des septischen Schocks ergeben: neben gramnegativen Keimen finden sich zunehmend (ca. 50%) grampositive Keime als Sepsiserreger, wobei Staphylococcus aureus, Staphylococcus epidermidis und Streptokokken die wesentlichen pathogenen Keime darstellen.

## Klinik

Das initiale Bild des floriden septischen Schocks mit Fieber, Schüttelfrost, Tachykardie, Hypotension, Tachypnoe und getrübtem Sensorium bereitet bei der Erkennung keine Schwierigkeiten. Weitere Symptome können auf den Infektionsort hinweisen. Steifer Hals und Kopfschmerzen: Meningismus; abdominelle Schmerzen und Abwehrspannung: Peritonitis; Flankenschmerzen und Dysurie: Pyelonephritis; Brustschmerzen und Auswurf: Pneumonie (Abb. 37-7).

Durch die früh einsetzende Therapie mit Volumensubstitution, Vasopressoren und Antibiotika läßt sich die im Spontanverlauf auftretende Vasomotoren- und Kreislaufinstabilität rasch beherrschen und innerhalb von 24–96 h unter adäquater Volumentherapie normalisieren. In dieser Frühphase können die klinischen Symptome von kalter zyanotischer Haut bis zur warmen, gut durchbluteten Haut wechseln. Jedes Organsystem kann in dieser Phase der Kreislaufinstabilität betroffen sein und bei stärkerer Einschränkung der Durchblutung eine Dysfunktion entwickeln (Ikterus, Hypoxie, Oligurie, Verwirrtheit). Das Auftreten dieser Symptome in der Frühphase muß als ungünstiges Zeichen gewertet werden; es kann die Entwicklung eines MODS anzeigen.

Unter Fortführung der adäquaten Substitution mit den notwendigen Volumina wird es in wenigen Tagen

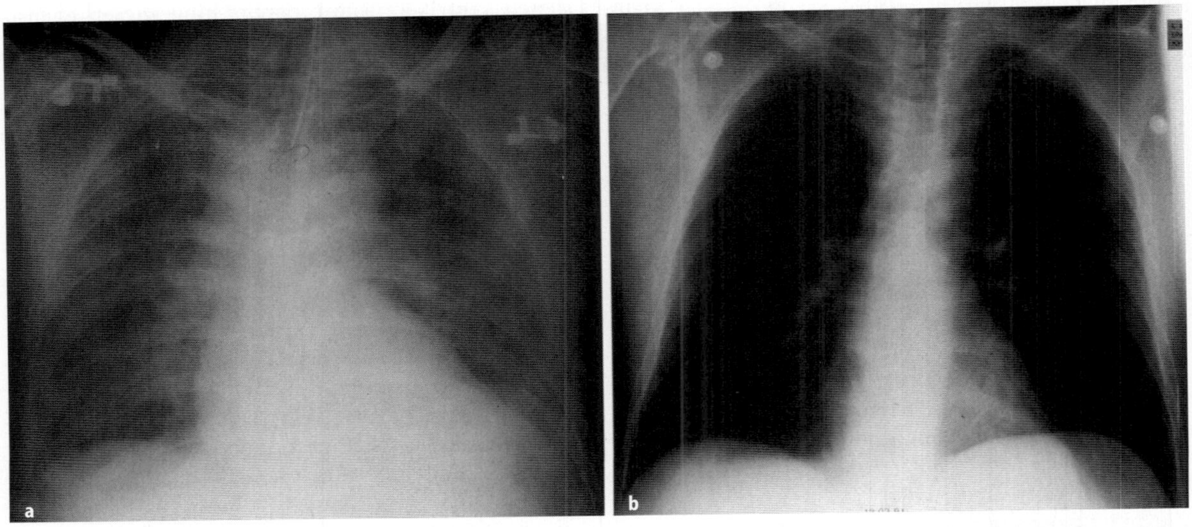

**Abb. 37-7a,b.** Thorax-Röntgenaufnahme eines 40jährigen Patienten mit ARDS infolge einer Pneumokokkensepsis. **a** Bilaterale, zentral betonte Infiltrate bei Klinikaufnahme; **b** Kontrollaufnahme bei Entlassung mit Restitutio ad integrum. (Aus König et al. 1996; die Röntgenaufnahmen waren von Herrn Chefarzt Priv.-Doz. Dr. med. Wetzel, Radiologische Abteilung, Klinikum Memmingen, angefertigt worden – mit Einverständnis von Priv.-Doz. Dr. Wetzel, der Autoren und des Patienten; ihnen sei an dieser Stelle herzlich gedankt)

durch die Gefäßschädigung zu einer massiven Exsudation und Ödembildung kommen mit leicht verletzbarer, prall gespannter Haut und warmer Peripherie, wie es für den hyperzirkulatorischen, adäquat volumensubstituierten Patienten charakteristisch ist.

Diese typische Sepsissymptomatik kann in der Frühphase auch fehlen: Alkoholkranke, Diabetiker, ältere Patienten, Neugeborene, Patienten mit Neutropenie, Urämie, Leberzirrhose, Lymphom, Leukämie oder mit einer Glukokortikoidtherapie sowie Unterernährte können bei manifester Sepsis nur ganz geringe Zeichen einer Infektion aufweisen, was die Diagnostik sehr erschweren kann. Beim Auftreten von Kreislaufinstabilität und Hypotonie bei diesen Patienten wird man üblicherweise nicht zuerst an eine Sepsis als Ursache denken. Das Fieber kann fehlen, oder es kann sogar eine Hypothermie vorliegen. Hyperventilation und Vigilanzstörungen können die einzigen frühen, wenig auffälligen Zeichen einer Sepsis sein.

Bei infektionsgefährdeten Patienten muß man an diese Möglichkeit auch bei untypischem und abgeschwächtem Verlauf denken: Übelkeit, Erbrechen, geänderter Appetit, Hyperventilation, Lethargie, Verwirrtheit und Änderungen der Körpertemperatur gehören dazu. Besonders bei infektionsgefährdeten Patienten muß man darauf immer gefaßt sein. Eine vollständige Anamnese und körperliche Untersuchung kann wertvolle Hinweise liefern: Pustulöse Läsionen können auf eine bakterielle oder Pilzinvasion der Haut hinweisen; nekrotisierende oder bullöse Hautläsionen (Ecthyma gangraenosum) finden sich bei gramnegativen Infektionen, insbesondere bei Pseudomonas aeruginosa. Bei Fungämie kann die Spiegelung des Augenhintergrundes Retinaläsionen aufdecken.

An foudroyant verlaufenden septischen Schockerkrankungen sind das Toxinschocksyndrom, das toxinschockähnliche Syndrom, die Meningokokkensepsis (Waterhouse-Friderichsen-Syndrom) und die Pneumokokkensepsis (Abb. 37-7) zu nennen. Die beiden Toxinschocksyndrome werden durch das Toxic-shock-Syndromtoxin 1 (TSST-1) von Staphylococcus aureus bzw. durch das Streptococcus-pyogenes-Exotoxin (SPE) von Streptokokken produziert. Beide Toxine haben Superantigeneigenschaften (s. Abschn. 33.5.2), was den dramatischen klinischen Verlauf über eine massive Zytokinfreisetzung erklären könnte. Bei Verdacht auf eine der genannten Erkrankungen müssen die Erkrankten auf die Intensivstation gebracht werden, wo schnellstmöglich mit der Antibiotika- und der symptomatischen Schocktherapie und engmaschigen Überwachung begonnen werden muß, da sich sehr rasch ein Schock entwickeln kann.

**Rechtsventrikuläre Dysfunktion**

Zur Identifizierung dieser Zielgruppe mit rechtsventrikulärer Dysfunktion (in einer Untersuchung 40% aller Patienten mit septischem Schock; Redl et al. 1993) dient die auf < 45% reduzierte rechtsventrikuläre Auswurffraktion. Diese kann mittels eines modifizierten Swan-Ganz-Katheters gemessen werden. Bei Patienten mit einer rechtsventrikulären Auswurffraktion von weniger als 45% ließ sich durch alleinige Flüssigkeitssubstitution der Blutdruck nicht stabilisieren; positiv-inotrope und/oder vasoaktive Pharmaka waren obligat, um einen ausreichenden Perfusionsdruck (arterieller Mitteldruck > 60 mmHg) nach der Flüssigkeitsgabe zu erzielen und aufrechtzuerhalten (Redl et al. 1993).

Persistieren nach der Volumenkorrektur Hypotonie und Schock, so wird als nächster Schritt der differentialtherapeutische Einsatz von Katecholaminen empfohlen: bei normaler rechtsventrikulärer Auswurffraktion Dopamin, bei erniedrigter rechtsventrikulärer Auswurffraktion die Kombination von Dopamin und Dobutamin. Insgesamt ist jedoch die Diskussion um das „ideale" Katecholaminregime bei primär rechtsventrikulärer septischer Herzschädigung noch in vollem Gange; die Möglichkeit zur detaillierten Quantifizierung des Therapieerfolgs wird im Einzelfall sicherlich hilfreich sein.

**Septische Kardiomyopathie und kardiale Vorerkrankungen**

Quantitativ die größte Rolle dürfte das Zusammentreffen einer septischen Herzschädigung mit einer koronaren Herzerkrankung spielen (Raper u. Sibbald 1988), wobei es zu einer Überlagerung der septisch bedingten Myokarddepression mit der Myokardischämie kommt. Das bei Vasodilatation gesteigerte Herzzeitvolumen erfordert einen höheren myokardialen $O_2$-Verbrauch, der bei fixierten Koronarstenosen zur Verstärkung einer regionalen Myokardischämie führen kann. Eine laufende antianginöse Therapie mit β-Rezeptorenblockern, Nitraten und Kalziumantagonisten kann wiederum die labile Herz-Kreislauf-Situation des Septikers verschlechtern. Auf die erhöhte Volumenempfindlichkeit dieser „steifen Ventrikel" wurde bereits hingewiesen ebenso wie auf die Bevorzugung des Dobutamins gegenüber dem Dopamin.

Die symptomatische Therapie der Herzinsuffizienz bei Virus- und Pilzerkrankungen unterscheidet sich derzeit nicht von der bei bakterieller Sepsis.

**Therapie**

Der septische Schock stellt ein bereits weit fortgeschrittenes Krankheitsstadium dar! Er ist in der Regel hyperdynam (Herzindex > 5,5 $l/min \cdot m^2$; systemischer Gefäßwiderstand ≤600 $dyn \cdot s \cdot cm^{-5}$) und nur in der Spätphase oder bei nicht ausreichender Volumensubstitution hypodynam (< 2,5; ≥1200; Klassifikation nach Niemer et al. 1992, S. 1553 u. 1581–1584). Die derzeit noch weitgehend symptomatische Behandlung beinhaltet zunächst die rasche und adäquate Volumensubstitution, ggf. gefolgt und unterstützt durch den Einsatz von Katecholaminen. Die mikrobielle Diagnostik (Blutkulturen und organbezogener Keimnachweis), die Fokuselimination und der Beginn einer antibiotischen Therapie leiten bereits zu den kausalen Maßnahmen über. !

**Tabelle 37-7.** Richtwerte hämodynamischer Parameter bei Patienten mit drohender oder manifester Sepsis und Multiorganversagen. LV linksventrikulär; RV rechtsventrikulär

| Parameter | Normalwert | Richtwert | Einheit |
|---|---|---|---|
| Herzfrequenz | 70–90 | < 120 | [$min^{-1}$] |
| Mittlerer arterieller Blutdruck | 80–100 | > 70 | [mmHg] |
| Mittlerer Pulmonalarteriendruck | 12–16 | < 20 | [mmHg] |
| Pulmonalkapillardruck | 8–12 | 12–16 | [mmHg] |
| Rechtsatrialer Druck | 5–8 | < 8 | [mmHg] |
| Herzindex | 3,5–4,5 | > 4,5 | [$l \cdot min \cdot m^{-2}$] |
| Schlagvolumenindex | 35–45 | > 45 | [$ml \cdot m^{-2}$] |
| LV Schlagarbeitsindex | 45–65 | > 45 | [$g \cdot m \cdot m^{-2}$] |
| RV Schlagarbeitsindex | 4–8 | > 10 | [$g \cdot m \cdot m^{-2}$] |
| Systemischer Gefäßwiderstandsindex | 1800–2400 | 1200–2000 | [$dyn \cdot s \cdot cm^{-5} \cdot m^{-2}$] |
| Pulmonaler Gefäßwiderstandsindex | 50–200 | < 250 | [$dyn \cdot s \cdot cm^{-5} \cdot m^{-2}$] |
| Arterieller $O_2$-Partialdruck | 90–95 | > 60 | [mmHg] |
| Arterielle $O_2$-Sättigung | 95–100 | > 90 | [%] |
| Gemischtvenöser $O_2$-Partialdruck | 35–50 | > 35 | [mmHg] |
| Gemischtvenöse $O_2$-Sättigung | 70–75 | > 60 | [%] |
| $O_2$-Angebot | 550–650 | > 650 | [$ml \cdot min^{-1} \cdot m^{-2}$] |
| $O_2$-Verbrauch | 110–150 | > 170 | [$ml \cdot min^{-1} \cdot m^{-2}$] |
| $O_2$-Extraktionsverhältnis | 25–30 | < 30 | [%] |
| Pulmonale Shuntfraktion | 3–5 | < 5 | [%] |

Einige der Zielkriterien sind in Tabelle 37-7 aufgeführt.

Sepsis und septischer Schock können ein facettenreiches MODS induzieren, das die Prognose des Patienten entscheidend prägt.

Das Konzept der Therapie des septischen Schocks besitzt mehrere Eckpfeiler (Schuster u. Müller-Werdan 2000):

- Beherrschung der Schocksymptomatik;
- Fokussanierung, Antiinfektiosa (Antibiotika);
- supportive Therapie des MODS;
- additive Therapie der systemisch-entzündlichen Reaktion:
- Unterbrechung des Toxin-Mediator-Netzwerks durch Neutralisation, Antagonisierung und Elimination;
- Behandlung der Grundkrankheit.

### Allgemeines Behandlungskonzept

- Bei Sepsistherapiemaßnahmen hat die definitive Versorgung des zur Sepsis führenden Infektionsherdes (Fokuseliminierung und antiinfektiöse Maßnahmen) höchste Priorität.
- Die supportive Behandlung beinhaltet die Aufrechterhaltung einer ausreichenden Gewebeoxygenierung mit Flüssigkeitssubstitution und der Gabe vasoaktiver Pharmaka.
- Eine adäquate Ernährung wird als wichtige Komponente des Gesamttherapiekonzeptes angesehen.
- Schließlich finden Strategien zur Modifikation exzessiver Mediatorbildung in der Sepsis zunehmende Beachtung.

### Antiinfektiöse Maßnahmen

- Die antiinfektiöse Behandlung sollte möglichst keimgezielt erfolgen und die geographischen Resistenzmuster mitberücksichtigen.
- Eine maximale Dosierung ist essentiell, v.a. bei Aminoglykosiden und Chinolonen.
- Das Therapiemonitoring sollte über die Kontrolle der Wirksamkeit und Toxizität der Antiinfektiosa hinaus auch die Suche nach Superinfektionen beinhalten.
- Bei gramnegativen Infektionen besteht ein Bedürfnis nach vergleichenden Untersuchungen mit den wesentlichen Antibiotikaklassen wie Aminoglykosiden, β-Laktamen, Chinolonen, hinsichtlich einer unterschiedlichen Freisetzung von Zytokinen im Zusammenhang mit der Antibiotikagabe (Grad B).

- Die Frage der Bedeutung einer antibiotikainduzierten Endotoxinfreisetzung bei gramnegativen Infektionen muß weiter abgeklärt werden (Grad B–C).

*Fokussanierung, Antiinfektiosa.* Wann immer möglich, stellt die rasche chirurgische Fokussanierung die effektivste Behandlung des septischen Schocks dar. Zur Diagnostik sollten rasch mindestens 2 getrennt gezogene Blutkulturen und entsprechende andere Keimproben abgenommen werden. Die sofort danach begonnene Antibiotikatherapie muß, in Unkenntnis des Erregers, meist „kalkuliert" begonnen werden: Sie muß, unter Einbeziehung anamnestischer Daten, des klinischen Befundes und der geographischen Antibiotikaresistenzlage, mit ausreichender Wahrscheinlichkeit den pathogenen Keim erfassen, obwohl eine klinische Unterscheidung von gramnegativem und grampositivem Schock nur in seltenen Fällen möglich sein dürfte.

### Therapievalidierung A–C

Neben wenigen gesicherten Behandlungsstrategien gibt es viele noch nicht ausreichend validierte Therapiemaßnahmen, die von den Intensivmedizinischen Gesellschaften mit A–C bewertet werden, A: am besten, B: befriedigend, C: am wenigsten abgesichert (Schuster u. Müller-Werdan 2000; Task Force of the American College of Critical Care Medicine 1999).

### Flüssigkeitstherapie

- Sepsispatienten sind durch ein absolutes und ein relatives intravasales Volumendefizit charakterisiert. Die sofortige und adäquate Flüssigkeitstherapie ist der entscheidende erste Schritt zur Behandlung des septischen Schocks. Als akzeptable Zielkriterien können die kardialen Füllungsdrücke dienen. Der Pulmonalkapillardruck sollte einen Wert von 16–18 mmHg nicht überschreiten (Grad C) und in der Regel 12–15 mmHg betragen; er sollte gerade so niedrig gehalten werden, daß ein Blutdruck, der eine adäquate zentrale und periphere Durchblutung gewährleistet, noch aufrechterhalten werden kann (Grad C).
- Es gibt keine eindeutige Evidenz dafür, daß kolloidale Lösungen bei der Flüssigkeitstherapie septischer Patienten den kristalloiden Lösungen überlegen sind; allerdings sollten ausgeprägte Abfälle des kolloidosmotischen Drucks vermieden werden (Grad B).
- Plasmaersatzlösungen sind im Vergleich zu Albumin äquieffektiv, und sie sollten aufgrund der niedrigeren Kosten bevorzugt werden (Grad C). Einige dieser Lösungen haben jedoch (geringe) Wirkungen auf die Hämostase, die bei manchen Patienten unerwünscht sein können. Die Notwendigkeit des individuellen Vorgehens bei jedem einzelnen Patienten wird besonders hervorgehoben.

Die sepsisbedingte Gefäßschädigung (Vasodilatation und „leakage") mit Abstrom großer Flüssigkeitsmengen ins Interstitium birgt die Gefahr einer relativen intravasalen Hypovolämie in sich. Eine weitere Verschlechterung der Zirkulation durch Blutdruckabfall und Abnahme des Herzzeitvolumens ist Folge einer absoluten Hypovolämie (Fieber, Erbrechen, Diarrhö, Volumenverlust durch Drainagen und Sequestrierung, nicht ausreichende orale Flüssigkeitsaufnahme), einer Hypalbuminämie (verminderte hepatische Produktion und vermehrter extravasaler Abstrom) und eventuell einer inadäquaten Polyurie.

Frühzeitige Volumenzufuhr ist unbestritten die wichtigste therapeutische Maßnahme, um rasch ein ausreichendes zirkulierendes Blutvolumen und damit einen suffizienten venösen Rückstrom und ein adäquates Herzzeitvolumen zu erzielen. Damit soll die Pumpleistung des Herzens gesteigert, die Gewebeperfusion und -oxygenierung verbessert und eine regelrechte Organfunktion sichergestellt werden. Die dazu notwendigen, teils beträchtlichen Volumina lassen es dringend ratsam erscheinen, diese Flüssigkeitssubstitution bei Patienten mit septischem Schock unter regelmäßigem hämodynamischem Monitoring mittels Swan-Ganz-Katheter vorzunehmen.

Die Zielkriterien der Volumensubstitution wurden bereits abgehandelt (Tabelle 37-7).

Bei einem koronarkranken Septiker mit „starrem" ischämischem Ventrikel ist allerdings bei der Volumensubstitution Vorsicht geboten (Raper u. Sibbald 1988). Dieser eher großzügigen Flüssigkeitsgabe stehen manche Therapeuten, nicht jedoch die Autoren, eher zurückhaltend gegenüber aus Sorge vor peripherer und pulmonaler Ödembildung mit Einschränkung der Geweheoxygenierung und der Gefahr der Zunahme pulmonaler Shunts. Sie substituieren einen vorbestehenden Volumenmangel nur bis zum Erreichen normaler oder allenfalls nur gering erhöhter Füllungsdrücke und setzen anschließend vasokonstriktorische Katecholamine ein.

### Erythrozytentransfusion

Siehe oben.

### Therapie mit vasoaktiven Pharmaka

Siehe Abschn. 35.7.

- Die Behandlung mit vasoaktiven Pharmaka sollte den septischen Patienten vorbehalten werden, bei denen mit alleiniger Volumensubstitution kein ausreichender Perfusionsdruck erzielt werden kann, um eine adäquate Nieren- und Hirndurchblutung zu gewährleisten.
- Bei den Sympathomimetika sind inotrop wirksame den reinen Vasopressoren vorzuziehen; Adrenalin ist dabei kein bevorzugtes Pharmakon (Grad B).
- Phosphodiesterasehemmer werden nicht als Pharmaka der ersten Wahl zur Behandlung der hämodynamischen Instabilität empfohlen (Grad B).
- Es gibt keine überzeugenden Befunde, um den Routineeinsatz von niedrigdosiertem Dopamin (Nierendosis) zu empfehlen (Grad B).

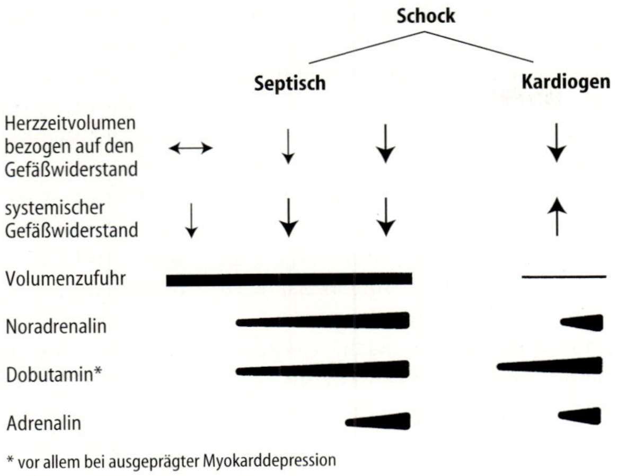


**Abb. 37-8.** Differentialtherapie mit Katecholaminen bei septischem und kardiogenem Schock. (Nach Schuster u. Müller-Werdan 2000)

Im Gegensatz zum kardiogenen Schock, bei dem die Einschränkung der Pumpleistung des Herzens ganz im Vordergrund steht (mit kompensatorischer Zunahme des systemischen Gefäßwiderstandes), dominiert beim septischen Schock primär die toxin- und mediatorbedingte Kreislaufschädigung mit zunehmender Vasodilatation das klinische Bild; bereits in einem frühen, noch normotensiven Stadium kann es aber auch zur ausgeprägten, behandlungspflichtigen Myokarddepression im Sinne der akuten septischen Kardiomyopathie kommen.

Die Schocksymptomatik in der Sepsis kann zwei Ursachen haben: die septische Vaskulopathie führt zum Blutdruckabfall infolge Vasodilatation, und die septische Kardiomyopathie bewirkt einen Blutflußabfall infolge verminderter Herzauswurfleistung. Beides muß durch Volumensubstitution und Katecholamine bestmöglichst ausgeglichen werden.

Für die Differentialtherapie mit Katecholaminen (Abb. 37-8) ist es hilfreich, sich das quantitative Ausmaß der Vasodilatation (Nachlastsenkung) anhand des erniedrigten systemischen Gefäßwiderstandes (SVR; Abb. 37-6) und das Ausmaß der Myokarddepression anhand des nachlastbezogenen Herzzeitvolumens (Abb. 37-6) vor Augen zu führen. Dominiert die Vasodilatation (niedriger Blutdruck; SVR ⇓⇓) bei relativ wenig eingeschränkter Pumpfunktion (Herzindex $> 4{,}0\ l/min/m^2$), so ist ein primär vasopressorisches Katecholamin wie Noradrenalin angezeigt; steht die Myokarddepression im Vordergrund (niedriger Herzindex $< 4{,}0\ l/min/m^2$, SVR ⇒,⇓), so empfiehlt sich primär der Einsatz des inotropen Dobutamins.

Berücksichtigt man weiterhin die Auswirkungen der Katecholaminbehandlung auf die Leber-Splanchnikus-Perfusion, den Magenmukosa-pH und den Laktatspiegel, so schneiden Dobutamin und Noradrenalin hinsichtlich unerwünschter Wirkungen günstiger als Dopamin und wesentlich günstiger als Adrenalin ab (Müller-Werdan u. Werdan 2000), so daß auch aus diesen Gründen der Einsatz von Noradrenalin und Dobutamin empfohlen werden kann.

Phosphodiesterasehemmstoffe und Dopexamin sind im septischen Schock keine Pharmaka der ersten Wahl. Digitalis ist bei tachykardem Vorhofflimmern und bei Vorhofflattern indiziert, bei Sinusrhythmus ist seine Bedeutung als positiv-inotrope Substanz eher gering einzustufen.

Selten kommen Angiotensin, Vasodilatatoren, N-Acetylcystein, Glukagon und Kalzium als positiv-inotrope und direkt und indirekt vasoaktiv wirkende Pharmaka bei Patienten mit septischem Schock zum Einsatz (Übersicht in Müller-Werdan u. Werdan 2000). Eine Prognosebesserung ist nicht belegt.

## Sauerstoff

- Bei Fehlen einer Gewebe-$O_2$-Schuld scheint ein supranormales systemisches $O_2$-Angebot die Überlebenswahrscheinlichkeit nicht zu verbessern (Grad B), auch dann nicht, wenn es mittels $O_2$-Transportindizes „Titration"-gesteuert ist (Grad A–B).
- Dagegen wird den $O_2$-Indizes, einschließlich der Messung von Laktat und des Magenintramucosa-pH, eine prognostische Bedeutung bei der Sepsis zugeschrieben (Grad A–B).

## Ernährung

- Patienten mit Sepsis sind malnutriert.
- Bei mäßig bis schwer malnutrierten Patienten läßt sich durch eine perioperative parenterale Ernährung eine Reduktion postoperativer chirurgischer Komplikationen erzielen, eine niedrige Komplikationsrate dieser Ernährungsform (weniger als 4–5%) vorausgesetzt (Grad B).
- Der Beginn einer enteralen Ernährung innerhalb von 72 h nach operations-/intensivstationspflichtigem Trauma reduziert die Häufigkeit schwerwiegender septischer Komplikationen (Grad A–/B+).
- Die enterale Ernährung mit immunstimulierenden und antioxidativen Komponenten (Bower et al. 1993) führt zu einer Reduktion des Krankenhausaufenthalts, falls sie innerhalb von 96 h nach dem zur Intensivstationspflichtigkeit führenden Ereignis begonnen und mindestens 7 Tage durchgeführt worden ist (Grad A–/B+).

## Hydrocortisonstreßdosen

- Unter der Annahme einer relativen Nebennierenrindeninsuffizienz im septischen Schock wurde studienmäßig die Wirksamkeit von Hydrocortison geprüft: Die Gabe von Streßhydrocortisondosen – initial 100 mg/30 min, anschließend 0,18 mg/kg/h bis zur Auflösung des septischen Schocks, dann Reduktion auf 0,08 mg/kg/h; maximal 6 Tage; Ausschleichen in Schritten von 24 mg/Tag – Cave: Hypernatriämie! – bessert den vaskulär bedingten Schock, mit einem Anstieg des erniedrigten systemischen

Gefäßwiderstandes und einer Verkürzung der Behandlungsdauer mit vasopressorischen Katecholaminen; die Myokarddepression der septischen Kardiomyopathie läßt sich durch Hydrocortison allerdings nicht bessern: der erniedrigte linksventrikuläre Schlagarbeitsindex steigt nicht an (Briegel et al. 1999).

- **Therapien zur Modifikation exzessiver Mediatorbildung**
- Derzeit nicht zu empfehlen ist der Einsatz von Antiendotoxintherapien (Grad A), von Steroiden und Prostaglandin $E_1$ (Grad A), von Anti-TNF-$\alpha$-Antikörpern, Interleukin-1-Rezeptorantagonisten, PAF-Antagonisten, N-Acetylcystein, Antioxidantien.

**Systemisch-entzündliche Reaktion.** Trotz zahlreicher neuer Erkenntnisse über die Pathophysiologie der Sepsis, trotz der Verfügbarkeit von Toxin- und Mediatorantikörpern und -antagonisten und trotz erfolgversprechender tierexperimenteller Ansätze haben die darauf aufbauenden additiven Sepsistherapiemaßnahmen die Prognose der Patienten bisher nicht entscheidend bessern können (Schuster u. Müller-Werdan 2000).

## 37.3 Hypovolämischer Schock

Ätiologie, Pathogenese und Pathophysiologie wurden schon in den vorherigen Abschnitten besprochen. Dies trifft teilweise auch auf klinische Aspekte zu.

### 37.3.1 Klinik

Die klinische Diagnose des hypovolämischen Schocks ergibt sich aus dem Vorliegen einer Hypotension und klinischen Zeichen einer Organminderperfusion. Blasse, schweißige Haut, Tachykardie und Tachypnoe, Oligo/Anurie und Vigilanzstörung gehören zu den typischen Zeichen.

!

Die peripheren Venen sind kollabiert und der Jugularvenendruck ist niedrig, es sei denn, der hypovolämische Schock ist assoziiert mit einer Einflußstauung, z.B. durch ein myokardiales Pumpversagen, eine Perikardtamponade oder einen Pneumothorax. Die Akren sind kühl, und v.a. bei älteren Patienten kann es zu einem Absinken der Körpertemperatur kommen. Die kapilläre Füllung ist vermindert.

Weitere klinische Zeichen des hypovolämischen Schocks sind periphere Zyanose, verminderter Hautturgor und trockene Schleimhäute. Die Patienten klagen über Durst, Schwitzen und Kurzatmigkeit, sie sind ängstlich. Im schweren Schock werden die Patienten zunehmend apathisch oder verwirrt. Der Blutdruck kann nichtinvasiv nicht mehr meßbar sein, oder es kann ein großer Gradient zwischen blutig und unblutig gemessenem Blutdruck nachweisbar sein. Die Hypotension kann im Sitzen oder orthostatisch verstärkt sein. Die atemabhängigen Schwankungen des systolischen arteriellen Blutdrucks sind verstärkt. Die typischerweise zu beobachtende Tachykardie kann durch die vorausgegangene Einnahme von β-Rezeptorenblockern ausbleiben. Gelegentlich kommt es zu einer Bradykardie.

Der zur Abschätzung des Volumen-/Blutverlustes berechenbare Schockindex (Quotient aus Puls und systolischem Blutdruck; normal 0,5 [Blutverlust < 10%]; drohender Schock 1 [Blutverlust < 20–30%]; manifester Schock 1,5 [Blutverlust > 30–50%]) ist keine große Hilfe und kann zu Fehleinschätzungen führen (große Variabilität; Interferenz mit Vormedikation (β-Blocker) und Begleiterkrankungen (arterielle Hypertonie).

### 37.3.2 Diagnostik

Sind Trauma und äußerliche Blutung die Ursache des Schocks, so haben die Kontrolle des Blutverlustes, die Bereitstellung von gekreuzten Blutkonserven und die Infusion von Flüssigkeit und Blutprodukten eine höhere Priorität als weitergehende diagnostische Maßnahmen.

!

Nach stumpfem abdominellem Trauma sollte eine diagnostische Peritoneallavage durchgeführt werden. Eine Computertomographie des Abdomens gehört zur weiterführenden Diagnostik; diese ist zwar zeitaufwendiger und weniger sensitiv als die Peritoneallavage und nur bei relativ stabilen Patienten durchführbar, sie ist aber diagnostisch spezifischer (Sherman et al. 1989; Meyer et al. 1989; Nelson et al. 1992).

Ein rupturiertes Bauchaortenaneurysma kann sonographisch oder, falls der Zustand des Patienten es erlaubt, angiographisch erfaßt werden (Groeneveld und Thijs 1995). Ein stumpfes Thoraxtrauma kann kompliziert sein durch eine Aortenruptur, einen Spannungspneumothorax, Hämatothorax, Hämoperikard oder eine Tamponade. Eine Thoraxröntgenaufnahme kann hier diagnostisch weiterführen. Bei gastrointestinalen Blutungen sollten weiterführende endoskopisch-diagnostische Maßnahmen auch erst nach der initialen Flüssigkeitstherapie erfolgen. Eine Magensonde sollte gelegt werden, um die Aspiration von Mageninhalt bei Erbrechen zu verhindern und um eine Magenblutung erkennen zu können.

Laboruntersuchungen umfassen neben der Blutgruppenanalyse und Bereitstellung gekreuzter Blutkonserven die Bestimmung des Blutbildes, der Elektrolyte, der Laktatkonzentration, des Serumkreatinins, der Blutgase einschließlich des pH-Werts und der Glukose. Unmittelbar nach einer Blutung können der Hämoglobingehalt und Hämatokrit des Blutes noch normal sein. Ein akuter hypovolämischer Schock kann mit einer leichten Leukopenie und anschließenden Leukozytose einhergehen (Davis 1983).

Die Überwachung der Patienten erfordert neben einer Kontrolle des arteriellen Blutdrucks und der Urinausscheidung ggf. die Messung des zentralen Venendrucks und ein hämodynamisches Monitoring mittels Pulmonalarterienkatheter zur Überwachung der Flüssigkeitstherapie. Die Messung des pulmonal-kapillären Verschlußdrucks ist besonders wichtig bei Funktions- und Compliancestörungen des linken Ventrikels (Packman u. Rackow 1983; Putterman 1989), etwa bei einer vorbestehenden Herzerkrankung. Umgekehrt kann bei schwerer pulmonaler Hypertonie und Rechtsherzinsuffizienz der Druck im linken Herzen anhand des zentralen Venendrucks unterschätzt werden. Durch Kontrolle der kardialen Füllungsdrücke kann die Entstehung eines Lungenödems bei der Flüssigkeitssubstitution vermieden werden.

### 37.3.3 Therapie

Therapieziel ist neben der Substitution des verlorengegangenen Volumens die Optimierung der $O_2$-Zufuhr an die peripheren Gewebe (Meßmer 1982).

Der Therapieplan beim hypovolämischen Schock erfolgt nach den aufgeführten Gesichtspunkten:

- Lagerung und Schmerzstillung,
- Volumenersatz,
- Kausaltherapie,
- zusätzliche (fakultative) Maßnahmen,
- Prophylaxe.

Dabei ist zu beachten, daß aufgrund der Mikrozirkulationsstörung und der sekundären Volumenverluste oft weit höhere Volumina erforderlich sind, um die Makro- und Mikroperfusion sicherzustellen, als aufgrund des initialen Volumenverlustes bzw. Schockereignisses zu erwarten wäre.

Seit Jahrzehnten ist Gegenstand der Diskussion, ob die Volumenersatztherapie mit kristalloiden oder kolloiden Lösungen erfolgen soll (s. auch Abschn. 35.6.1). In aller Regel werden bei der Behandlung des hypovolämischen Schocks Kolloide und Kristalloide verabreicht, in der Regel in einem fixen Verhältnis (z.B. 1 Teil Kolloid: 2- evtl. 3 Teile Kristalloid). In klinischer Erprobung befindet sich in Mitteleuropa derzeit noch das Prinzip der „small volume resuscitation" mit hyperton-hyperonkotischen Lösungen, die die Zeitspanne bis zur Normalisierung des Kreislaufs weiter zu verkürzen vermögen (Kreimeier et al. 1997).

Vasoaktive Pharmaka werden im hypovolämischen Schock dann eingesetzt, wenn die Therapieziele mit adäquater Volumensubstitution nicht zu erreichen waren, oder als überbrückende Maßnahme bis zur Einleitung der Volumentherapie. In Abhängigkeit vom klinischen Bild sind begleitende Therapiemaßnahmen wie Sedierung, Analgesie und frühzeitige Beatmung anzustreben.

Zur Beherrschung schwerster hypovolämischer Schockzustände kann der Einsatz von Antischockhosen (MAST, „medical/military anti-shock trousers") hilfreich sein. Dabei werden durch getrennte pneumatische Kammern Unterschenkel, Oberschenkel und Abdomen mit zentripedal abfallenden Drücken komprimiert.

## 37.4 Traumatischer Schock

### 37.4.1 Inzidenz

Nach wie vor ist Trauma die häufigste Todesursache bei Personen im Alter von 2–40 Jahren. Verkehrsunfälle sind die häufigste Ursache des stumpfen Traumas.

Statistisch sind in der Frühphase nach einem Trauma Verbluten oder schwere Schädelverletzungen die häufigsten Todesursachen; einige Tage nach dem Ereignis kommt es zu einer Häufung von Todesfällen durch schwere Schädel-Hirn-Traumen; im Abstand von mehreren Wochen zum Trauma sind Sepsis und Multiorganversagen die häufigsten Todesursachen (Reines u. DeMaria 1995).

### 37.4.2 Pathogenese

Die traumatische Verletzung ist ein komplexes, multifaktorielles Geschehen, das ein weites Spektrum an verschiedenen autonomen endokrinen und zellulären Reaktionen auslöst. Schmerz, Angst, Blutverlust, Gewebeverletzung, Hypoxie und bakterielle Kontamination wirken als neuroendokrine Stimuli (DeMaria et al. 1987), zusätzliche Einflußfaktoren sind der individuelle Bewußtseinszustand und die Gabe von Medikamenten, v.a. Anästhetika. Meist handelt es sich beim traumatischen Schock jedoch um die pathogenetische Konstellation eines hypovolämischen Schocks, der durch wiederholte Blutverluste aggraviert verlaufen kann.

### 37.4.3 Klinik

Beim hämorrhagischen Schock finden sich die klinischen Zeichen der Hypovolämie (s. Abschn. 37.3.1) und das Bild der äußeren oder inneren Blutung oder andere Zeichen der Gewalteinwirkung. Der traumatische Schock ist nicht immer ein Blutungsschock. Viele weitere Ursachen sind zu nennen und bestimmen das klinische Bild, z.B. spinaler Schock, Hirnödem, kardiale Kontusion, Herztamponade, ein Spannungspneumothorax, Hypothermie, Flüssigkeitsverluste durch Verbrennungen, Crushverletzungen mit einer massiven Freisetzung von Myoglobin.

### 37.4.4 Diagnostik

Bei allen Patienten, die ein Trauma erlitten haben, ist nach Zeichen des Schocks zu fahnden. Der genaue Unfallhergang ist ebenso zu erfragen wie eventuelle internistische Vorerkrankungen. Gerade bei älteren Patienten können auch scheinbar geringfügige Gewalteinwirkungen zu schweren Verletzungen führen, etwa aufgrund einer Osteoporose. Der vollständig entkleidete Traumapatient sollte nach Überprüfung der Vitalfunktionen mit größter Sorgfalt körperlich untersucht werden. Zur weiterführenden Diagnostik s. Abschn. 34.3. Da das Ausmaß der Verletzungen oftmals nicht anatomisch genau feststellbar ist, kommen zur Objektivierung des Schweregrades des Traumas Scoresysteme zur Anwendung, häufig wird der „revised trauma score“ genutzt (Campion et al. 1989).

### 37.4.5 Therapie

Parallel zur Überprüfung der Vitalfunktionen (Atemwege, Atmung, Herz-Kreislauf-Funktion) sollte sofort eine rasche Volumensubstitution erfolgen. Bleibt der Patient trotz Volumengabe hypotensiv, so können zusätzlich Erythrozytenkonzentrate transfundiert werden. Die zentrale Frage bei der weiteren Behandlung des Traumapatienten ist, ob eine sofortige operative Therapie erforderlich ist. Ein fehlendes Ansprechen der Schocksymptomatik auf die Flüssigkeitsverabreichung ist verdächtig auf eine andauernde Blutung. Aktive externe Blutungen können oft schon durch direkten Druck unterbrochen werden. Sind äußere Blutungen kontrolliert, so muß nach versteckten Blutungsursachen gefahndet und diese ggf. operativ angegangen werden.

Gerade in Notaufnahmen muß darauf geachtet werden, daß die Patienten im traumatischen Schock nicht zusätzlich noch in eine Hypothermie geraten (Gregory et al. 1991), die den Patienten zusätzlich gefährdet und die Gerinnung beeinträchtigen kann.

Eine massive Transfusion von Erythrozytenkonzentraten kann zu einer schweren Koagulopathie führen durch den prozentual zu geringen Anteil an Gerinnungsfaktoren im Vergleich zu den Blutzellen, durch Hypothermie und durch die sekundäre Gerinnungsstörung im Schock. Die Koagulopathie wird durch Gabe von FFP („fresh frozen plasma“) und Thrombozytenkonzentraten behandelt.

## 37.5 Anaphylaktischer Schock

Zu Klassifikation und Ätiologie s. Abschn. 32.6.

### 37.5.1 Klinik

Eine klinische Unterscheidung zwischen anaphylaktischer und anaphylaktoider Reaktion gelingt nicht. Das klinische Erscheinungsbild variiert interindividuell stark, auch in Abhängigkeit vom Antigeneintrittsort, der Absorptionsrate und dem Ausmaß der Sensibilisierung. Initial können daher gastrointestinale Symptome, Übelkeit, Erbrechen, Durchfälle, kolikartige Beschwerden, unwillkürlicher Abgang von Stuhl und Harn, selten Darmblutungen, Hauterscheinungen oder Beschwerden von seiten des Respirationstraktes im Vordergrund stehen. Das zeitliche Intervall bis zum Auftreten von Beschwerden kann Minuten bis mehrere Stunden betragen; ganz überwiegend treten die Symptome innerhalb der ersten Stunde nach Antigenexposition auf.

Die sich meist rapide entwickelnde systemische Reaktion geht sehr oft (mehr als 90%) einher mit Hauterscheinungen wie Pruritus, Flush, Erythem, Urtikaria und in schweren Fällen Angioödem. Häufig sind Juckreiz und Schwellungen der Nasen-, Augen- und Mundschleimhaut und Ödeme der Lippen, der Augenlider und der Zunge. Häufig und bedrohlich sind Atemwegsobstruktionen, extrathorakal durch Ödeme im Larynx- und Pharynxbereich, intrathorakal durch Bronchialobstruktion. Oft kommt es zum Lungenödem. In schweren Fällen einer Anaphylaxie, etwa bei intravenöser Antigenexposition, kann es ohne Hauterscheinungen und Atembeschwerden unmittelbar zum Schock kommen.

Die hämodynamischen Veränderungen des anaphylaktischen Schocks sind aus kasuistischen Beschreibungen bekannt. Im Vordergrund stehen Hypovolämie aufgrund von Flüssigkeitsverschiebungen ins Interstitium bei erhöhter Gefäßpermeabilität und peripherer Vasodilatation, Tachykardie und erniedrigte kardiale Füllungsdrücke (Carlson et al. 1981; Silverman et al. 1984; Hanashiro u. Weil 1967). Initial im Verlauf einer Anaphylaxie wurden erhöhte Herzzeitvolumina beobachtet, die einerseits durch die erhöhten Katecholamin- und Histaminspiegel zustande kommen könnten, andererseits die Folge des erniedrigten systemischen Gefäßwiderstands sein könnten (Moss et al. 1981; Hamberger et al. 1980). Im weiteren Verlauf sinkt das Herzzeitvolumen ab bei einem erniedrigten venösen Rückstrom.

Niedrige pulmonal-kapilläre Verschlußdrücke, wie sie im anaphylaktischen Schock gefunden werden, sprechen gegen eine kardiale Verursachung des häufig gefundenen Lungenödems; vielmehr ist dies am ehesten die Folge der erhöhten Gefäßpermeabilität (Carlson et al. 1981). Jedoch wurden im anaphylaktischen Schock EKG-Veränderungen gefunden im Sinne von Ischämiezeichen und Arrhythmien (Booth u. Patterson 1970; Sullivan 1982; Austin et al. 1984). Auch über eine reversible Myokarddepression wurde bereits berichtet (Raper u. Fisher 1988), wenn auch ältere Studien nur eine geringe Beeinträchtigung der Herzfunktion fanden.

### 37.5.2 Therapie

Für die Notfalltherapie spielt die Unterscheidung zwischen anaphylaktischer und anaphylaktoider Reaktion keine Rolle. Im folgenden ist daher nur von der Anaphylaxie als Überbegriff die Rede.

Bei Verdacht auf eine Anaphylaxie ist sofortiges Handeln erforderlich, so daß eine rasche Evaluation der Situation unter Berücksichtigung möglicher Differentialdiagnosen erfolgen muß (Haupt 1995). Schwere anaphylaktische Reaktionen können auch unter adäquater Therapie progredient verlaufen, oder es kann nach einer vorübergehenden Besserung zu einem erneuten Einbruch der Symptomatik kommen. Daher ist oftmals eine intensivmedizinische Überwachung dieser Patienten angezeigt.

Grundpfeiler der Sofortbehandlung bei Hypotension und Hypoxie sind: Ausschalten des mutmaßlichen Auslösers, Offenhalten der Atemwege, 100%ige $O_2$-Zufuhr, intravaskuläre Volumenexpansion und Katecholamine. Differenzierte Empfehlungen zur schweregradabhängigen (Stadium 0–IV) Akuttherapie anaphylaktoider Reaktionen unter Berücksichtigung der führenden klinischen Symptomatik (kutan, pulmonal oder kardiovaskulär) wurden in einer interdisziplinären Konsensuskonferenz erarbeitet (Ahnefeld et al. 1994). Hinsichtlich der Differentialtherapie mit Volumenersatz, Katecholaminen, Histaminantagonisten, Glukokortikoiden und Theophyllin wird auf die detaillierte Abhandlung der Konsensuskonferenz verwiesen.

**Allgemeine Therapiemaßnahmen und -prinzipien:**

- Entfernung des auslösenden Agens an der Eintrittspforte (z.B. Entfernen des Insektenstachels) oder Verminderung der weiteren systemischen Absorption (z.B. Anlegen eines Tourniquets bei Eintrittspforte an einer Extremität) bzw. Stop der Antigenzufuhr. In bestimmten Situationen (z.B. Insektenstich) kann die subkutane Injektion von Adrenalin (0,1–0,2 mg) – möglichst in Nähe der Einstichstelle – sinnvoll sein.
- Sicherstellung freier Atemwege, schon ab Stadium I (leichte Allgemeinreaktion) $O_2$-Zufuhr über eine Maske, bei bedrohlicher Hypotension und/oder Dyspnoe endotracheale Intubation und 100%ige $O_2$-Beatmung. Ein Larynxödem kann die Intubation erschweren oder sogar unmöglich machen: in solchen Fällen kann die Koniotomie rettend sein.
  Entwickelt sich eine Obstruktion der oberen Atemwege, so wird eine Intubation des Patienten erforderlich, die dann meist schwierig ist. Eine kontrollierte mechanische Beatmung mit positivem endexspiratorischem Druck wird häufig notwendig, wenn sich Hypoxie und Lungenödem entwickelt haben.
- Flachlagerung des Patienten, wenn möglich Trendelenburg-Lagerung (Ausnahme: Lungenödem).
- Schon ab Stadium I (leichte Allgemeinreaktion): zuverlässiger, möglichst großlumiger venöser Zugang, möglichst rasche Volumensubstitution (Elektrolyt- und kolloidale Lösungen). Die kausale Therapie der relativen Hypovolämie ist die adäquate Volumensubstitution. Schwere anaphylaktoide Reaktionen erfordern nicht selten die Zufuhr größerer Flüssigkeitsmengen innerhalb kurzer Zeit (2–3 l in 20–30 min). Dies ist nur über einen großlumigen Zugang möglich.
  Auch nach primärer Kreislaufstabilisierung können im Verlauf der nächsten Stunden Infusionen von mehreren Litern erforderlich werden. Gelingt die Zufuhr ausreichender Volumina in kürzester Zeit, sind häufig keine weiteren therapeutischen Maßnahmen erforderlich. Dies gilt offenbar im besonderen für anaphylaktoide Reaktionen in der perioperativen Phase, die sich primär oder ausschließlich am kardiovaskulären System manifestieren. Bei kardial grenzwertig kompensierten Patienten sollte die Zufuhr großer Volumina unter erhöhter Vorsicht erfolgen, um eine akute kardiale Dekompensation zu vermeiden. Im Stadium III (bedrohliche Allgemeinreaktion: anaphylaktischer Schock) ist die alleinige Gabe von Elektrolytlösungen unzureichend. Höhermolekulare Lösungen sind zu bevorzugen. Albumin bietet dabei gegenüber den künstlichen Plasmaersatzmitteln keine Vorteile. Hydroxyäthylstärke (HES) mit einem mittleren Molekulargewicht (HES 200 000) kann als Volumenmittel der Wahl zur Soforttherapie anaphylaktoider Reaktionen angesehen werden. Begrenzt wird der Einsatz durch die maximal zu verabreichende Menge von etwa 20–30 ml/kg/Tag (ca. 1,5 l beim Erwachsenen). Eine darüber hinaus erforderliche Volumenzufuhr sollte bevorzugt mit Elektrolytlösungen erfolgen.
- Die pharmakologische Behandlung der Anaphylaxie beruht in erster Linie auf dem Einsatz von Adrenalin, womit sowohl die Hypotension als auch die Bronchokonstriktion wirksam bekämpft werden kann. Adrenalin kann intravenös, intramuskulär (sofortige Selbsttherapie von Patienten mit bekannter Allergie nach Allergenexposition im Stadium II – ausgeprägte Allgemeinreaktion – mit kommerziell erhältlichen Fertigspritzen, Fastjekt), sublingual, endotracheal oder als Dosieraerosol verabreicht werden.
  Eine eindeutige Indikation zur parenteralen Verabreichung von Adrenalin besteht im Stadium III (bedrohliche Allgemeinreaktion: Schock), jedoch kann der Einsatz bei zunehmender Hypotension trotz adäquater Volumengabe schon im späten Stadium II erwogen werden. Die intravenöse Verabreichung darf nur fraktioniert in kleinen Dosen (ca. 0,1 mg/min) sehr langsam unter Puls- und Blutdruckkontrolle appliziert werden (cave kardiale Nebenwirkungen). Um eine ausreichend genaue Dosierung zu erreichen, wird hierbei 1 mg (1 ml) Adrenalin in einer 10-ml-Spritze mit 9 ml NaCl 0,9% aufgezogen. Eine Maximaldosis von 1 mg Adrenalin (MED nach DAB) sollte in der Regel nicht überschritten werden. Steht kein intravenöser Zugang zur Verfügung, kann Adrenalin endobronchial appliziert werden. In diesem Fall sollte Adrenalin etwa 2- bis 3mal höher als bei intravenöser Gabe dosiert werden (ca. 0,3 mg) und mit NaCl 0,9% oder Aqua bidest. auf ein Volumen von etwa

5 ml verdünnt werden; evtl. erforderliche Wiederholungsgaben sollten möglichst intravenös erfolgen.
Die Wirkung von Adrenalin hält bei endobronchialer Gabe länger an als bei intravenöser Verabreichung. Eine pulmonale Symptomatik (Bronchospasmus) im Stadium II oder III kann durch inhalative Applikation von Adrenalin oder – bei Nichtverfügbarkeit – mit den zur Asthmatherapie verwandten $\beta_2$-Sympathomimetika wirksam behandelt werden; die Dosierung richtet sich nach den Nebenwirkungen. Die Maximaldosis ist erreicht, wenn Tachykardie und etwas später Tremor auftreten. Die Therapie kardiovaskulärer Reaktionen mittels Adrenalininhalationen ist jedoch nicht gesichert. Man sollte jedoch an diese Möglichkeit denken, wenn keine parenteral applizierbaren Katecholamine zur Verfügung stehen.
Besondere Aufmerksamkeit und Vorsicht erfordert der Einsatz von Adrenalin bei Patienten mit koronarer Herzkrankheit oder Arrhythmien. In diesen Fällen kann Adrenalin zu einer akuten Koronarinsuffizienz bis hin zum Myokardinfarkt bzw. Kammerflimmern führen. Andererseits muß gerade bei Patienten mit KHK der Perfusionsdruck ausreichend hoch gehalten werden. Dies gelingt im Stadium III häufig nur durch gleichzeitige Gabe von Volumen und einem Vasokonstriktor in ausreichender Dosierung.

- Alle Patienten mit einer anaphylaktischen Reaktion müssen stationär aufgenommen und kontinuierlich überwacht werden, auch dann, wenn die Symptome rasch auf eine adäquate Therapie ansprechen, da die Symptomatik rekurrieren kann und sich Spätreaktionen bis 12 h nach dem initialen Ereignis manifestieren können. Das EKG und die Vitalfunktionen müssen überwacht und ein Pulsoxymeter angeschlossen werden, da es zum Auftreten von Arrhythmien, myokardialen Ischämien, respiratorischer Insuffizienz und Gewebehypoperfusion kommen kann. Stellen sich Zeichen eines Kreislaufschocks und eines beeinträchtigten Gasaustausches ein, ist ein hämodynamisches Monitoring mit intraarterieller Blutdruckmessung und Pulmonalarterienkatheter angezeigt.
- Die Therapie des Stadiums IV (vitales Organversagen) richtet sich nach der jeweiligen Organinsuffizienz und dem ggf. eingetretenen Herz-/Kreislaufstillstand.

## Literatur zu Sektion VI (Kap. 32–37)


Ahnefeld FW, Barth J, Dick W et al (1994) Akuttherapie anaphylaktoider Reaktionen. Anästhesist 43:211–222

Alpert JS, Becker RC (1993) Mechanisms and management of cardiogenic shock. Crit Care Clin 9:205–218

American College of Cardiology/American Heart Association Task Force on Practice Guidelines (Committee on Evaluation and Management of Heart Failure) (1995) Guidelines for the evaluation and management of heart failure. Circulation 92:2764–2784

Anderson RD, Ohman EM, Holmes DR et al, for the GUSTO-I Investigators (1997) Use of intraaortic ballon counterpulsation in patients presenting with cardiogenic shock: observations from the GUSTO-I study. J Am Coll Cardiol 30:708–715

Anonymus (1999) Vergessene Therapie des akuten Myokardinfarkts wiederentdeckt? Arzneimittelbrief 33:28–29

Antoniucci D, Valenti R, Santoro GM et al (1998) Systematic direct angioplasty and stent-supported direct angioplasty therapy for cardiogenic shock complicating acute myocardial infarction: In-hospital and long-term survival. J Am Coll Cardiol 31:294–300

Argenziano M, Choudhri AF, Moazami N et al (1998) Randomized, double-blind trial of inhaled nitric oxide in LVAD recipients with pulmonary hypertension. Ann Thorac Surg 65:340–345

Artigas A, Bernard GR, Carlet J et al, and the Consensus Committee (1998) The American-European Consensus Conference of ARDS, Part 2. Am J Respir Crit Care Med 157:1332–1347

Austin SM, Barooah B, Kim CS (1984) Reversible acute cardiac injury during cefoxitin-induced anaphylaxis in a patient with normal coronary arteries. Am J Med 77:729–732

Badesch DB (1997) Clinical trials in pulmonary hypertension. Annu Rev Med 48:399–408

Bahrami S, Redl H, Schlag G (1998) Der Darm als Ursache von Sepsis und Multiorganversagen. Wien Klin Wochenschr 110 [Suppl 1]:2–10

Baker CH, Wilmoth FR, Sutton ET, Price JM (1988) Microvascular responses of intact and adrenal medullectomized rats to hemorrhagic shock. Circ Shock 26:203–218

Bakker J, Coffemils M, Leon M et al (1992) Blood lactate levels are superior to oxygen-derived variables in predicting outcome in human septic shock. Chest 99:956–962

Ballal RS, Sanyal RS, Nanda NC, Mahan EF III (1993) Usefulness of transesophageal echocardiography in the diagnosis of ventricular septal rupture secondary to acute myocardial infarction. Am J Cardiol 71:367–370

Barton P, Garcia J, Kouatli A et al (1996) Hemodynamic effects of iv milrinone lactate in pediatric patients with septic shock – a prospective, double-blinded, randomized, placebo-controlled, interventional study. Chest 109:1302–1312

Bates ER, Topol EJ (1991) Limitations of thrombolytic therapy for acute myocardial infarction complicated by congestive heart failure and cardiogenic shock. J Am Coll Cardiol 18:1077–1084

Baumert J-H, Roissant R (1998) Mechanische Kreislaufunterstützung in der kardiochirurgischen Intensivmedizin. Intensivmed 35:565–573

Beerthuizen GIJM (1993) Response of the microcirculation: tissue oxygenation. In: Schlag G, Redl H (eds) Pathophysiology of Shock, Sepsis and Organ Failure. Springer, Berlin Heidelberg New York Tokyo, pp 230–241

Behringer W, Kittler H, Sterz F et al (1998) Cumulative epinephrine dose during cardiopulmonary resuscitation and neurologic outcome. Ann Intern Med 129:450–456. Editorial (Cummins RO, Hazinski MF) (1998) 129:501–502

Beilman GJ, Groehler KE, Lazaron V, Ortner JP (1999) Near-infrared spectroscopy measurement of regional tissue oxyhemoglobin saturation during hemorrhagic shock. Shock 12:196–200

Berger PB, Holmes DR jr, Stebbins AL et al, for the GUSTO-I Investigators (1997) Impact of an aggressive invasive catheterization and revascularization strategy on mortality in patients with cardiogenic shock in the global utilization of streptokinase and tissue plasminogen activator for occluded coronary arteries (GUSTO-I) Trial – An observational study. Circulation 96:122–127

Berger PB, Tuttle RH, Holmes DR et al, for the GUSTO-I Investigators (1999) One-year survival among patients with acute myocardial infarction complicated by cardiogenic shock, and its relation to early revascularization – Results from the GUSTO-I Trial. Circulation 99:873–878

Bernard GR, Artigas A, Brigham KL et al and the Consensus Committee (1994) The American-European Consensus conference on ARDS. Am J Respir Crit Care Med 149:818–824

Bertel O, Straumann E, Balmelli N, Nägeli B (1998) Der kardiogene Schock. Schweiz Med Wochenschr 128:1428–1435

Bhakdi S, Muhly M, Mannhardt U, Arvand M, Hugo F (1989) Bakterielle Exotoxine und ihre Relevanz für die Pathogenese des septischen Schocks. Intensivmed 26 (Suppl 1):10–15

Bihari D, Smithies M, Ginson A et al (1987) The effects of vasodilation with prostacyclin on oxygen delivery and uptake in critically ill patients. N Engl J Med 317:397–403

Blumberg N, Heal JM (1998) Blood transfusion immunomodulation – The silent epidemic. Arch Pathol Lab Med 122:117–119

Boekstegers P, Weidenhöfer S, Kapsner T, Werdan K (1994) Skeletal muscle partial pressure of oxygen in patients with sepsis. Crit Care Med 22:640–650

Böker KHW, Manns MP (1998) Akutes Leberversagen. Internist 39:442–452

Bond RF (1993) Peripheral macro- and microcirculation. In: Schlag G, Redl H (eds) Pathophysiology of Shock, Sepsis and Organ Failure. Springer, Berlin Heidelberg New York Tokyo, pp 893–907

Bond RF, Johnson G III (1985) Vascular adrenergic interactions during hemorrhagic shock. Fed Proc 44:281–289

Bone RC (1994) Gram-positive organisms and sepsis. Arch Intern Med 154:26–34

Booth BH, Patterson R (1970) Electrocardiographic changes in human anaphylaxis. JAMA 211:627

Bower RH (1993) Nutrition during critical illness and sepsis. New Horiz 1:348–352

Bowers TR, O'Neill WW, Grines C et al (1998) Effect of reperfusion on biventricular function and survival after right ventricular infarction. N Engl J Med 338:933–940

Bowton DL, Bertels NH, Prough DS, Stump DA (1989) Cerebral blood flow is reduced in patients with sepsis syndrome. Crit Care Med 17:399–403

Braat SH, de Zwaan C, Brugada P, Coenegracht JM, Wellens HJ (1984) Right ventricular involvement with acute inferior wall myocardial infarction identifies high risk of developing atrioventricular nodal conduction disturbances. Am Heart J 107:1183–1187.

Briegel J, Forst H, Haller M et al (1999) Stress doses of hydrocortisone reverse hyperdynamic septic shock: A prospective, randomized, double-blind, single-center study. Crit Care Med 27:723–732

Calvo FE, Figueras J, Cortadellas J, Soler JS (1997) Severe mitral regurgitation complicating acute myocardial infarction. Clinical and angiographic differences between patients with and without papillary muscle rupture. Eur Heart J 18:1606–1610

Camhi SL, Lee P, Choi AMK (1995) The oxidative stress response. New Horiz 3:170–182

Campion HR, Sacco WJ, Copes WJ et al (1989) A revision of the trauma score. J Trauma 29:623–629

Carlson RW, Schaeffer RC, Puri VK et al (1981) Hypovolemia and permeability pulmonary edema associated with anaphylaxis. Crit Care Med 9:883

Cheifetz IM, Craig DM, Kern FH et al (1996) Nitric oxide improves transpulmonary vascular mechanics but does not change intrinsic right ventricular contractility in an acute respiratory distress syndrome model with permissive hypercapnia. Crit Care Med 24:1554–1561

Chernow B (1994) The pharmacologic approach to the critically ill patient, 3rd edn. Williams & Wilkins, Baltimore

Claussen MS, Landercasper J, Cogbill TH (1992) Acute adrenal insufficiency presenting as shock after trauma and surgery: three cases and review of the literature. J Trauma 32:94–100

Clemens MG, Bauer M, Pannen BHJ (1995) Heterogeneity of hepatic perfusion in shock. In: Vincent JL (ed) Yearbook of Intensive Care and Emergency Medicine 1995. Springer, Berlin Heidelberg New York Tokyo, pp 767–776

Cohen TJ, Goldner BG, Maccaro PC, Ardito AP, Trazzera S, Cohen B, Dibs SR (1993) A comparison of active compression-decompression cardiopulmonary resuscitation with standard cardiopulmonary resuscitation for cardiac arrests occurring in the hospital. N Engl J Med 329:1918–1921

Conrad SA, Finkelstein JL, Madden MR, Burk J, Goodwin CW (1990) Cardiovascular dysfunction in multiple organ failure. In: Deitch EA (ed) Multiple Organ Failure – Pathophysiology and Basic Concepts of Therapy. Thieme, New York, pp 172–191

Cooper DJ, Walley KR, Wiggs BR, Russell JA (1990) Bicarbonate does not improve hemodynamics in critically ill patients who have lactic acidosis: a prospective, controlled clinical study. Ann Intern Med 112:492–498

Cox FF, Morshuis WJ, Plokker HWT et al (1996) Early mortality after surgical repair of postinfarction ventricular septal rupture: importance of rupture location. Ann Thorac Surg 61:1752–1758

Cribier A, Letac B (1994) Percutaneous balloon aortic valvuloplasty: the European experience. In: Topol EJ (ed) Textbook of Interventional Cardiology. Saunders, Philadelphia, pp 1243–1252

Cummings RG, Califf R, Jones RN et al (1997) Correlates of survival in patients with postinfarction ventricular septal defect. Ann Thorac Surg 63:1508–1509

Cuthbertson BH, Dellinger P, Dyar OJ et al (1997) UK guidelines for the use of inhaled nitric oxide therapy in adult ICUs. Intensive Care Med 23:1212–1218

Davis JM, Stevens JM, Peitzman A et al (1983) Neutrophil migratory activity in severe hemorrhagic shock. Circ Shock 10:199

DeMaria EJ, Lilly MP, Gann DS (1987) Potentiated hormonal responses in a model of traumatic injury. J Surg Res 43:45–51

Deutsche Gesellschaft für Kardiologie – Herz- und Kreislaufforschung, bearbeitet von Erbel R et. al. (1997) Richtlinien der interventionellen Koronartherapie. Z Kardiol 86:1040–1063

Dhainaut JF, Dall'Ava J, Mira JP (1993) Coronary hemodynamics and myocardial metabolism in sepsis and septic shock. In: Schlag G, Redl H (eds) Pathophysiology of Shock, Sepsis and Organ Failure. Springer, Berlin Heidelberg New York Tokyo, pp 882–892

Druml W (1997) Prävention und Therapie des akuten Nierenversagens. In: Lasch HG, Lenz K, Seeger W (Hrsg) Lehrbuch der Internistischen Intensivtherapie. Schattauer, Stuttgart, S 511–521

Dunham C, Siegel J, Weireter L (1991) Oxygen debt and metabolic acidemia as quantitative predictors of mortality and the severity of the ischemia insult in hemorrhagic shock. Crit Care Med 19:231–234

Expertenforum Intensivmedizin 1995 (aus der Ständigen Kommission „Intensivmedizin" der DGaI) (1995) Kontinuierliche Nierenersatzverfahren: Indikationen, Anwendung, Nutzen und Grenzen. Intensivmed 32:580–617

Fang XM, Schröder S, Hoeft A, Stüber F (1999) Comparison of two polymorphisms of the interleukin-1 gene family: Interleukin-1 receptor antagonist polymorphism contributes to susceptibility to severe sepsis. Crit Care Med 27:1330–1334

Ferguson ND, Stewart TE, Etchells EE (1999) Human albumin administration in critically ill patients. Intensive Care Med 25:323–325

Ferrari M, Scholz KH, Figulla R (1996) PTCA with the use of cardiac assist devices: Risk stratification, short- and long-term results. Catheter Cardiovasc Diagn 38:242–248

Ferrari M, Wittmann G, Neumann S, Panzer W, Figulla HR (1998) Die perkutan implantierbare Herz-Lungen-Maschine erweitert die therapeutischen und diagnostischen Möglichkeiten bei therapierefraktärem Kreislaufstillstand – Fallpräsentation und Übersicht. Intensivmed 35:56–61

Fiddian-Green RG, Haglund U, Gutierrez G, Shoemaker WC (1993) Goals for the resuscitation of shock. Crit Care Med 21:S25–S31

Fullerton DA, Jaggers J, Wollmering MM et al (1997) Variable response to inhaled nitric oxide after cardiac surgery. Ann Thorac Surg 63:1251–1256

Gattinoni L, Brazzi L, Pelosi P, Latini R, Tognoni G, Pesenti A, Fumagalli R, for the $SVO_2$ Collaborative Group (1995) A trial of goal-oriented hemodynamic therapy in critically ill patients. N Engl J Med 333:1025–1032

Gawaz M, Fateh-Moghadam S, Pilz G, Gurland H-J, Werdan K (1995) Severity of multiple organ failure (MOF) but not of sepsis correlates with irreversible platelet degranulation. Infection 23:16–23

Gellerich FN, Trumbeckaite S, Hertel K et al (1999) Impaired energy metabolism in hearts of septic baboons: diminished activities of complex I and complex II of the mitochondrial respiratory chain. Shock 11:336–341

Genoni M, Segesser L von, Niederhäuser U et al (1996) Herzchirurgie beim akuten Herzinfarkt: Indikationen und Resultate. Schweiz Med Wschr 126:682–687

Godin PJ, Buchman TG (1996) Uncoupling of biological oscillators: A complementary hypothesis concerning the pathogenesis of multiple organ dysfunction syndrome. Crit Care Med 24:1107–1116

Goldberg RJ, Gore JM, Alpert JS et al (1991) Cardiogenic shock after acute myocardial infarction: incidence and mortality from a community-wide perspective. N Engl J Med 325:1117–1122

Goldberger M, Tabak StW, Shah PK (1986) Clinical experience with intraaortic balloon counterpulsation in 112 consecutive patients. Am Heart J 111:497–502

Gregory JS, Flancbaum L, Townsend MC et al (1991) Incidence and timing of hypothermia in trauma patients undergoing surgery. J Trauma 31:795–798

Groeneveld ABJ, Thijs LG (1995) Hypovolemic Shock. In: Parrillo JE, Bone RC (eds) Critical Care Medicine. Mosby-Year Book, St. Louis, MO, pp 387–418

Gueugniaud P-Y, Mols P, Goldstein P et al, for the European Epinephrine Study Group (1998) A comparison of repeated high doses and repeated standard doses of epinephrine for cardiac arrest outside the hospital. N Engl J Med 339;1595–601. 340:1763–1765 (Correspondence 1999)

GUSTO Investigators (1993) An international randomized trial comparing four thrombolytic strategies for acute myocardial infarction. N Engl J Med 329:673–682

Gutierrez G, Brown SD (1993) Response of the macrocirculation. In: Schlag G, Redl H (eds) Pathophysiology of Shock, Sepsis and Organ Failure. Springer, Berlin Heidelberg New York Tokyo, pp 215–229

Guyton K, Bond R, Romeo C, Southern R, Cochran J, Teti G, Cook JA (1999) Endotoxin-induced cross-tolerance to Gram-positive sepsis. J Endotoxin Res 5:119–126

Haglund U (1993) Hypoxic damage. In: Schlag G, Redl H (eds) Pathophysiology of Shock, Sepsis and Organ Failure. Springer, Berlin Heidelberg New York Tokyo, pp 314–321

Hallström S, Koidl B, Müller U et al (1993) Cardiodepressant factors. In: Schlag G, Redl H (eds) Pathophysiology of Shock, Sepsis and Organ Failure. Springer, Berlin Heidelberg New York Tokyo, pp 200–214

Hamberger B, Fredholm BB, Farnebo LO (1980) Anaphylaxis and plasma catecholamines. Life Sci 26:1465–1471

Hanashiro PK, Weil MH (1967) Anaphylactic shock in man: report of two cases with detailed hemodynamic and metabolic studies. Arch Intern Med 119:129–140

Haupt MT (1995) Anaphylaxis and anaphylactic shock. In: Parrillo JE, Bone RC (eds) Critical Care Medicine. Mosby-Year Book, St. Louis, MO, pp 433–447

Hayes MA, Timmins AC, Yau EHS, Palazzo M, Hinds CJ, Watson D (1994) Elevation of systemic oxygen delivery in the treatment of critically ill patients. N Engl J Med 330:1717–1722

Hearse DJ, Bolli R (1991) Reperfusion-induced injury – manifestations, mechanisms and clinical relevance. Trends Cardiovasc Med 1:233–240

Hebert P, Wells G, Blajchman MA et al (1999) A multicenter, randomized, controlled clinical trial of transfusion requirements in critical care. N Engl J Med 340:409–417

Heeg K, Miethke T, Wagner H (1995) Neue Perspektiven zur Pathophysiologie der grampositiven Sepsis. Dtsch Ärztebl 92:A-1177–1180

Heinroth KM, Kuhn C, Stache N et al (1999) Eingeschränkte Herzfrequenzvariabilität bei Patienten mit septischem und nichtseptischem Multiorgan-Dysfunktions-Syndrom. Intensivmed 36:436–445

Held AC, Cole PL, Lipton B et al (1988) Rupture of the interventricular septum complicating acute myocardial infarction: a multicenter analysis of clinical findings and outcome. Am Heart J 116:1330–1336

Hochman JS, Boland J, Sleeper LA et al (1995) Current spectrum of cardiogenic shock and effect of early revascularization on mortality. Results of an international registry. Circulation 91:873–881

Hochman JS, Sleeper LA, Webb JG et al, for the SHOCK Investigators (1999) Early revascularization in acute myocardial infarctions complicated by cardiogenic shock. N Engl J Med 341:625–634

Hochman JS, Talley JD, Webb JC et al (1997) Ventricular septal rupture causing cardiogenic shock: Clinical profile, timing and outcome. Circulation 96:I-749

Holmes DR, Detre KM, Williams DO, Kent KM, King SB III, Yeh W, Steenkiste A (1993) Long-term outcome of patients with depressed left ventricular function undergoing percutaneous transluminal coronary angioplasty. The NHLBI PTCA registry. Circulation 87:21–29

Hoogenberg K, Smit AJ, Girbes ARJ (1998) Effects of low-dose dopamine on renal and systemic hemodynamics during incremental norepinephrine infusion in healthy volunteers. Crit Care Med 26:260–265

Hotchkiss RS, Swanson PE, Freeman BD et al (1999) Apoptotic cell death in patients with sepsis, shock, and multiple organ dysfunction. Crit Care Med 27:1230–1251

Hudson LD (1998) Protective ventilation for patients with acute respiratory distress syndrome. N Engl J Med 338:385–387

Ibelgaufts H (1995) Dictionary of Cytokines. Editiones Roche, Basel

Johnson PC (1986) Autoregulation of blood flow. Circ Rev 59:483

Jörres A, Frei U (1995) Extrakorporale Behandlungsverfahren in der Intensivmedizin. Intensivmed 32:78–85

Juste RN, Panikkar K, Soni N (1998) The effects of low-dose dopamine infusions on haemodynamic and renal parameters in patients with septic shock requiring treatment with noradrenaline. Intensive Care Med 24:564–568

Kato S, Morimoto S-I, Hiramitsu S et al (1999) Use of percutaneous cardiopulmonary support of patients with fulminant myocarditis and cardiogenic shock for improving prognosis. Am J Cardiol 83:623–625

Katz ES, Tunik PA, Kronzon K (1992) Observations of coronary flow augmentation and balloon function during intraaortic balloon counterpulsation using transesophageal echocardiography. Am J Cardiol 69:1635–1639

Kern MJ, Aguirre F, Bach R, Donohue T, Siegel RT, Segal J (1993b) Augmentation of coronary blood flow by intra-aortic balloon pumping in patients after coronary angioplasty. Circulation 87:500–511

Kern MJ, Aguirre FV, Tatineni S, Penick D, Serota H, Donohue T, Walter K (1993a) Enhanced coronary blood flow velocity during intraaortic balloon counterpulsation in critically ill patients. J Am Coll Cardiol 21:359–368

Killen DA, Piehler JM, Borkon AM, Gorton ME, Reed WA (1997) Early repair of postinfarction ventricular septal rupture. Ann Thorac Surg 63:138–142

Kloeck W, Cummins RO, Chamberlain D et al (1997a) The Universal Advanced Life Support Algorithm. An Advisory Statement from the Advanced Life Support Working Group of the International Liaison Committee on Resusciation. Circulation 95:2180–2182

Kloeck W, Cummins RO, Chamberlain D et al (1997b) Early defibrillation. An Advisory Statement from the Advanced Life Support Working Group of the International Liaison Committee on Resusciation. Circulation 95:212183–2184

Kloeck W, Cummins RO, Chamberlain D et al (1997c) Special Resusciation Situations. An Advisory Statement from the Advanced Life Support Working Group of the International Liaison Committee on Resusciation. Circulation 95: 2196–2210

Knaus WA, Draper EA, Wagner DP, Zimmermann JE (1985) APACHE II: A severity of disease classification system. Crit Care Med 13:818–829

König G, Guggenberger M, Bommersbach B (1996) 40jähriger Patient ohne Vorerkrankung mit akuter Schocksymptomatik und schwerer Verbrauchskoagulopathie. Internist 37:74–77

Kovack PJ, Rasak MA, Bates ER, Ohman EM, Stomel RJ (1997) Thrombolysis plus aortic counterpulsation: Improved survival in patients who present to community hospitals with cardiogenic shock. J Am Coll Cardiol 29:1454–1458

Kreimeier U, Christ F, Frey L et al (1997) Small-volume Resuscitation beim hypovolämischen Schock – Konzeption, experimentelle und klinische Ergebnisse – eine Standortbestimmung. Anästhesist 46:309–328

Kreimeier U, Prückner St (1998) Volumentherapie bei Hypovolämie und Schock. Notfall Rettungsmed 1:119–129

Kuhlen R, Roissant R (1999) Entwöhnung von der Beatmung: Standardisierte Protokolle erfolgreicher als Ärzte? Intensivmed 36:415–416

Kumar A, Parrillo JE (1995a) Shock: Classification, Pathophysiology and Approach to Management. In: Parrillo JE, Bone RC (eds) Critical Care Medicine – Principles of Diagnosis and Management. Mosby, St. Louis MO, pp 291–339

Kumar A, Parrillo JE (1995b) Nitric oxide and the heart in sepsis. In: Fink MP, Payen D (eds) Role of Nitric Oxide in Sepsis and ARDS (Update in Intensive Care and Emergency Medicine 24). Springer, Berlin Heidelberg New York Tokyo, pp 73–99

Lasch HG, Heene DL, Huth K, Sandritter W (1967) Pathophysiology, clinical manifestations and therapy of consumption coagulopathy („Verbrauchskoagulopathie"). Am J Cardiol 20:381

Lee L, Erbel R, Brown TM et al (1991) Multicenter registry of angioplasty therapy of cardiogenic shock: initial and long-term survival. J Am Coll Cardiol 17:599–603

Lemery R, Smith HC, Fiuliani ER, Gersh BJ (1992) Prognosis in rupture of the ventricular septum after acute myocardial infarction and role of early surgical intervention. Am J Cardiol 70:147–151

Lindenfeld JA (1998) Safety and effectiveness of inhaled nitric oxide and tirofiban for acute coronary syndromes – A report from the Cardiovascular and Renal Advisory Panel of the Food and Drug Administration. Circulation 98:1829–1830

Lindner A, Kappen K, Zierz S (1998) Akute Enzephalopathie, Polyneuropathie und Myopathie des kritisch Kranken. Internist 39:485–492

Livingston DH, Mosenthal AC, Deitch EA (1995) Sepsis and multiple organ dysfunction syndrome: a clinical-mechanistic overview. New Horiz 3:257–266

Loebe M, Müller J, Hetzer R (1999) Ventricular assistance for recovery of cardiac failure. Curr Opin Cardiol 14:234–248

Loppnow H, Flad HD, Rietschel ET, Brade H (1993) The active principle of bacterial lipopolysaccharides (endotoxins) for cytokine induction. In: Schlag G, Redl H (eds) Pathophysiology of Shock, Sepsis and Organ Failure. Springer, Berlin Heidelberg New York Tokyo, pp 405–416

Lorente JA, Landin L, Renes E et al (1993) Role of nitric oxide in the hemodynamic changes on sepsis. Crit Care Med 21:759–767

Lu P-P, Shee J-J, Chen H-M, Lin C-C, Shyr M-H (1999) Spinal nitric oxide participates in the control of the blood pressure during graded hemorrhage in the conscious rat. Shock 12:222–226

Luce JM (1998) Acute lung injury and the acute respiratory distress syndrome. Crit Care Med 26:369–376

Madler C, Jauch K-W, Werdan K (1999) Das NAW Buch – Praktische Notfallmedizin, 2. Aufl. Urban & Schwarzenberg, München

Mailman D, Self A, Henry M (1999) Time- and surgery-dependent effects of lipopolysaccharide on gut, cardiovascular and nitric oxide functions. Shock 12:208–214

Maynard N, Bihari D, Beale R et al (1993) Assessment of splanchnic oxygenation by gastric tonometry in patients with acute circulatory failure. JAMA 270:1203–1210

McCord JM (1985) Oxygen-derived free radicals in postischemic injury. N Engl J Med 312:159-163

McDonough KH, Giaimo ME, Miller HI (1995) Effects of endotoxin on the guinea pig heart response to ischemia reperfusion injury. Shock 4:139–142

McInnes GT (1989) The value of therapeutic drug monitoring to the practising physician – a hypothesis in need of testing. Br J Clin Pharmacol 27:281–284

Meßmer K (1982) Rheologische Grundlagen der modernen Schocktherapie. Internist 23:445–449

Meßmer K, Zeintl H, Kreimeier U, Schoenberg M (1986) Neue Trends in der Schockforschung. In: Eigler FW, Peiper HJ, Schildberg FW, Witte J, Zumtobel V (Hrsg) Stand und Gegenstand chirurgischer Forschung. Springer, Berlin Heidelberg New York Tokyo, S 58

Meyer DM, Thal ER, Weigelt JA et al (1989) Evaluation of computed tomography and diagnostic peritoneal lavage in blunt abdominal trauma. J Trauma 29:1168–1170

Meyer J, Merx W, Dörr R, Lambertz H, Bethge C, Effert S (1982) Successful treatment of acute myocardial infarction shock by combined percutaneous transluminal coronary recanalization and percutaneous coronary angioplasty. Am Heart J 103:132–134

Michie HR, Manogue KR, Spriggs DR et al (1988) Detection of circulating tumor necrosis factor after endotoxin administration. N Engl J Med 318:1481–1486

Mohr E, Englisch L, Roth A, Burchardi H, Zielmann S (1997) Effects of early treatment with immunoglobulin on critical illness polyneuropathy following multiple organ failure and gram-negative sepsis. Intensive Care Med 23:1144–1149

Moldawer LL (1999) Organ apoptosis in the septic patient: A potential therapeutic target? Crit Care Med 27:1381–1382

Moss J, Fahmy NR, Sunder N, Beaven MA (1981) Hormonal and hemodynamic profile of an anaphylactic reaction in man. Circulation 63:210–213

Mullane K (1991) Neutrophil and endothelial changes in reperfusion injury. Trends Cardiovasc Med 1:282-289

Müller-Werdan U, Reithmann C, Werdan K (1996) Cytokines and the Heart – Molecular Mechanisms of Septic Cardiomyopathy. Landes, Austin USA

Müller-Werdan U, Schuster H-P (2000) Abriß der Pathophysiologie als Grundlage der Therapie. In: Schuster H-P, Werdan K (Hrsg) Intensivtherapie bei Sepsis und Multiorganversagen, 3. Aufl. Springer, Berlin Heidelberg New York Tokio, S. 27–72

Müller-Werdan U, Werdan K (1997) Der anaphylaktische Schock. Anästhesist 46:549–563

Müller-Werdan U, Werdan K (1999) Septic cardiomyopathy. Curr Opin Crit Care 5:415–420

Müller-Werdan U, Werdan K (2000) Prophylaxe und Therapie der akuten septischen Kardiomyopathie. In: Schuster H-P, Werdan K (Hrsg) Intensivtherapie bei Sepsis und Multiorganversagen, 3. Aufl. Springer, Berlin Heidelberg New York Tokio, S. 333–396

Müller-Werdan U, Werdan K, Schuster H-P (1999) Monitoring von kritisch Kranken mit Sepsis, Multiorgandysfunktionssyndrom und Herz-Kreislauf-Erkrankungen. Intensiv Notfallbeh 24:10–24

Myles PS, Buckland MR, Schenk NJ, Cannon GB, Langley M, Davis BB, Weeks AM (1993) Effect of „renal-dose" dopamine on renal function following cardiac surgery. Anaesth Intensive Care 21:56–61

Natanson C, Hoffman W, Parrillo JE (1995) Septic Shock and Multiple Organ Failure. In: Parrillo JE, Bone RC (eds) Critical Care Medicine – Principles of Diagnosis and Management. Mosby, St. Louis MO, pp 355–374

Nelson JB, Bresticker MA, Nahrwold DL (1992) Computer tomography in the initial evaluation of patients with blunt trauma. J Trauma 33:722–727

Overlie PA, Walter PD, Hurd HP II (1994) Emergency cardiopulmonary support with circulatory support devices. Cardiology 84:231–237

Packman MI, Rackow EC (1983) Optimum left heart filling pressure during fluid resuscitation of patients with hypovolemic and septic shock. Crit Care Med 11:465

Pannen BHJ, Robotham JL (1995) The acute-phase response. New Horiz 3:183–197

Pappert D, Roissant R (1996) Lungenersatzverfahren. Intensiv Notfallbeh 21:36–41

Park GR (1993) Pharmacokinetics and pharmacodynamics in the critically ill patient. Xenobiotica 23:1195–1230

Parker TG (1995) Molecular biology of myocardial hypertrophy and failure: gene expression and trophic signalling. New Horiz 3:288-300

Parratt JR, Stoclet JC (1995) Vascular smooth muscle function under conditions of sepsis and endotoxemia. In: Fink MP, Payen D (eds) Role of Nitric Oxide in Sepsis and ARDS (Update in Intensive Care and Emergency Medicine 24). Springer, Berlin Heidelberg New York Tokyo, pp 44–61

Patel JJ, Kopisyansky C, Boston B et al (1995) Prospective evaluation of complications associated with percutaneous intraaortic balloon counterpulsation. Am J Cardiol 76:1205–1207

Pellicane JV, DeMaria EJ, Abd-Elfattah A et al (1993) Interleukin-1 receptor antagonist improves survival and preserves organ ATP after hemorrhagic shock. Surgery 114:278–284

Pennington DD, Swartz MT (1992) Assisted circulation and mechanical hearts. In: Braunwald E (ed) Heart Disease – A Textbook of Cardiovascular Medicine. Saunders, Philadelphia, pp 535–550

Peter K, Lawin P, Bein T (Hrsg) Intensivmedizin 1992; Intensivmedizin Notfallmedizin Anästhesiologie Bd 81. Thieme Stuttgart New York, S 89–118

Petros A, Bennett D, Vallance P (1991) Effect of nitric oxide synthase inhibitors on hypotension in patients with septic shock. Lancet 338:1557–1558

Pilz G, McGinn P, Boekstegers P, Käb S, Weidenhöfer S, Werdan K (1994) Pseudomonas sepsis does not cause more severe cardiovascular dysfunction in patients than non-Pseudomonas sepsis. Circ Shock 42:174–182

Plaisance P, Lurie KG, Vicaut E et al. (1999) A comparison of standard cardiopulmonary resucitation and active compression-decompression resuscitation for out-of-hospital cardiac arrest. N Engl J Med 341:569–575

Poderoso JJ, Boversi A, Jorge MA et al (1978) Function mitochondrial et shock septico. Medicinal (Firenze) 38:171–377

Pokieser H (1995) Röntgendiagnostik, Ultraschall und Computertomographie. In: Benzer H, Burchardi H, Larsen R, Suter PM (Hrsg) Intensivmedizin. Springer, Berlin Heidelberg New York Tokyo, S 209–266

Prielipp RC, MacGregor DA, Butterworth JF et al (1996) Pharmacodynamics and pharmacokinetics of milrinone administration to increase oxygen delivery in critically ill patients. Chest 109:1291–1301

Pulmonary Artery Consensus Conference Participants (1997) Pulmonary artery consensus conference: Consensus statement. Crit Care Med 25:910–925

Putterman C (1989) The Swan-Ganz catheter: a decade of hemorrhagic monitoring. J Crit Care 4:127

Puybasset L, Rouby JJ (1996) Inhalation of nitric oxide in acute respiratory distress syndrome. Intensivmed 33:140–152

Rackow EC, Falk JL, Fein IA et al (1983) Fluid resuscitation in circulatory shock: A comparison of the cardiorespiratory effects of albumin, hetastarch and saline solutions in patients with hypovolemic and septic shock. Crit Care Med 11:839–850

Rao RH, Vagnucci AH, Amico JH (1989) Bilateral massive adrenal hemorrhage: early recognition and treatment. Ann Intern Med 110:227–235

Raper R, Sibbald WJ, Driedger AA, Gerow K (1989) Relative myocardial depression in normotensive sepsis. J Crit Care 4:9–18

Raper RF, Fisher MMD (1988) Profound reversible myocardial depression after anaphylaxis. Lancet I:386–388

Raper RF, Sibbald WJ (1988) The effects of coronary artery disease on cardiac function in nonhypotensive sepsis. Chest 94:507–511

Redl G, Germann P, Plattner H, Hammerle A (1993) Right ventricular function in early septic shock states. Intensive Care Med 19:3–7

Redling F, Neumann I, Zerkowski H-R (1998) Herzverletzungen. Intensiv Notfallbeh 23:85–95

Reines HD, DeMaria EJ (1995) Traumatic Shock: Nonsurgical Management. In: Parrillo JE, Bone RC (eds) Critical Care Medicine. Mosby-Year Book, St. Louis MO, pp 419–432

Reithmann C, Hallström S, Pilz G, Kapsner T, Schlag G, Werdan K (1993) Desensitization of rat cardiomyocyte adenylyl cyclase stimulation by plasma of noradrenaline-treated patients with septic shock. Circ Shock 41:48–59

Reithmann C, Werdan K (1995) Klinische Ergebnisse der einzelnen therapeutischen Prinzipien: Katecholamine. In: Griebenow R, Gülker H, Dominiak P, Piper HM (Hrsg) Autonomes Nervensystem und Herzinsuffizienz. Thieme, Stuttgart New York, S 214–229

Riecker G (1968) Störungen des Wasser- und Elektrolytstoffwechsels bei Nierenkrankheiten. In: Schwiegk H (Hrsg) Handbuch der Inneren Medizin, 5. Aufl, Bd 8/1. Springer, Berlin Heidelberg New York, S 760

Riess H (1998) Hämostasestörungen im Umfeld von Sepsis und SIRS. Internist 39:479–484

Roberts JS, Bratton SL (1998) Colloid volume expanders – Problems, pitfalls and possibilities. Drugs 55:621–630

Russell IA, Zwass MS, Fineman JR et al (1998) The effects of inhaled nitric oxide on congenital heart disease. Anesth Analg 87:46–51

Ryan TJ (1999) Early revascularization in cardiogenic shock – a positive view of a negative trial. N Engl J Med 341:687–688

Sack JB, Kesselbrenner MB, Bregman D (1992a) Survival from in hospital cardiac arrest with interposed abdominal counterpulsation during cardiopulmonary resuscitation. JAMA 267:379–385

Sack JB, Kesselbrenner MB, Jarrad A (1992b) Interposed abdominal compression: Cardiopulmonary resuscitation and resuscitation outcome during asystole and electromechanical dissociation. Circulation 86:1692–1700

Scheidt S, Ascheim R, Killip T (1970) Shock after acute myocardial infarction: a clinical and hemodynamic profile. Am J Cardiol 26:556–564

Schierhout G, Roberts I (1998) Fluid resusciation with colloid or crystalloid solutions in critically ill patients: a systematic review of randomized trials. BMJ 316:961–964

Schlag G, Redl H (eds) (1993) Pathophysiology of Shock, Sepsis and Organ-Failure. Springer, Berlin Heidelberg New York Tokyo

Schmidt H, Heinroth K, Werdan K (1999) Autonomic dysfunction in critically ill patients. In: Vincent J-L (ed) Yearbook of intensive care and emergency medicine 1999. Springer, Berlin Heidelberg New York Tokyo, pp 519–536

Schmidt W, Nottrott M, Desel H (1998) Lebensbedrohliche akute Intoxikationen durch kardio- und vasotoxisch wirkende Medikamente und Drogen. Intensiv Notfallbeh 23:27–49

Schölmerich J (1998) Akute Pankreatitis nach Schock, Ischämie, Reperfusion, Trauma und Sepsis. Internist 39:453–458

Scholz KH, Dubois-Rande J-L, Urban P et al (1998) Clinical experience with the percutaneous hemopump during high-risk coronary angioplasty. Am J Cardiol 82:1107–1110

Scholz KH, Figulla HR, Schröder T et al (1995) Pulmonary and left ventricular decompression by artificial pulmonary valve incompetence during percutaneous cardiopulmonary bypass support in cardiac arrest. Circulation 91:2664–2668

Scholz KH, Saathoff H, Tebbe U (1989) Intraaortale Ballongegenpulsation bei akutem Myokardinfarkt, ischämischer Linksherzinsuffizienz und therapierefraktärer Angina pectoris. Dtsch Med Wochenschr 114:1821–1827

Schroeder S, Reck M, Hoeft A, Stüber F (1999) Analysis of two human leukocyte antigen-linked polymorphic heat shock protein 70 genes in patients with severe sepsis. Crit Care Med 27:1265–1270

Schumann RR, Rietschel ET (1995) Endotoxin – structure, recognition, cellular response and septic shock. Antiinfective Drugs and Chemotherapy 13:115–124

Schuster H-P, Müller-Werdan U (2000) Systematik der Therapie bei Sepsis und Multiorganversagen. In: Schuster H-P, Werdan K (Hrsg) Intensivtherapie bei Sepsis und Multiorganversagen, 3. Aufl. Springer, Berlin Heidelberg New York Tokio, S. 87–104

Schuster H-P, Schuster FP, Ritschel P, Wilts S, Bodmann KF (1997) The ability of the Simplified Acute Physiology Score (SAPS II) to predict outcome in coronary care patients. Intens Care Med 23:381–384

Seeger W, Suttorp N, Grimminger F, Bhakdi S (1993) Bacterial exotoxins and vascular injury. In: Schlag G, Redl H (eds) Pathophysiology of Shock, Sepsis and Organ Failure. Springer Berlin Heidelberg New York Tokyo, pp 427–446

Seeger W, Walmrath D, Grimminger F (1995) ARDS – Intensivtherapie des akuten Lungenversagens. Internist 36:785–801

Seige M, Werdan K (1999) Allgemeine Intensivtherapie. In: Paumgartner G (Hrsg) Therapie innerer Krankheiten, 9. Aufl. Springer, Berlin Heidelberg New York Tokio, S. 1452–1508

Shawl FA, Quyyumi AA, Bajaj S, Hoff SB, Dougherty KG (1996) Percutaneous cardiopulmonary bypass-supported coronary angioplasty in patients with unstable angina pectoris or myocardial infarction and a left ventricular ejection fraction ≤ 25%. Am J Cardiol 77:14–19

Shears LL, Biliar TR (1995) Biochemistry and synthesis of NO in sepsis. In: Fink MP, Payen D (eds) Role of Nitric Oxide in Sepsis and ARDS (Update in Intensive Care and Emergency Medicine 24). Springer Berlin Heidelberg New York Tokyo, pp 14–28

Sherman JC, Dalaurier GA, Hawkins ML et al (1989) Percutaneous peritoneal lavage in blunt abdominal trauma: a safe and accurate diagnostic method. J Trauma 29:801–804

Shimamoto H, Kawazoe K, Kito Y, Ohara K, Kosakai Y, Kito H, Fujita T (1992) Effects of intraaortic balloon pumping on mitral flow dynamics in patients with coronary artery bypass operations. Am Heart J 123:1229–1236

Silverman HJ, Penaranda R, Orens JB, Lee NH (1993) Impaired β-adrenergic receptor stimulation of cyclic adenosine monophosphate in human septic shock: association with myocardial hyporesponsiveness to catecholamines. Crit Care Med 21:31–39

Silverman HJ, Van Hook C, Haponik EF (1984) Hemodynamic changes in human anaphylaxis. Am J Med 77:341–343

Simon TL, Alverson DC, AuBuchon J et al (1998) Practice Parameter for the Use of Red Blood Cell transfusions – Developed by the Red Blood Cell Administration Practice Guidelines Development Task Force fo the College of American Pathologists. Arch Pathol Lab Med 122:130–138
Simoons ML, Serruys PW, van der Brand M et al (1985) Improved survival after early thrombolysis in acute myocardial infarction. Lancet 2:578–582
Song W, Furman BL, Parratt JR (1994) Attenuation by dexamethasone of endotoxin protection against ischaemia-induced ventricular arrhythmias. Br J Pharmacol 113:1083–1084
Spiegel T, von (1999) Monitoring des kardiovaskulären Systems. Intensiv Notfallbeh 24:25–32
St. John J, Barbee RW, Sonin N, Clemens MG, Watts JA (1999) Inhibition of Poly(ADP-ribose) synthetase improves vascular contractile responses following trauma-hemorrhage and resuscitation. Shock 12:188–195
Stacpoole PW, Wright EC, Baumgartner TG et al (1992) A controlled trial of dichloroacetate for treatment of lactic acidosis in adults. N Engl J Med 327:1564–1569
Stallmach A, Zeitz M (1998) Der Darm als immunologisches Organ. Wien Klin Wochenschr 110:72–78
Stokkers P, Camoglio L, Deventer SJH van (1996) Cytokine gene polymorphism in infectious and inflammatory disease. In: Vincent J-L (ed) Yearbook of intensive care and emergency medicine 1996. Springer, Berlin Heidelberg New York Tokyo, pp 73–82
Stüber F, Petersen M, Bokelmann F, Schade U (1996) A genomic polymorphism within the tumor necrosis factor locus influences plasma tumor necrosis factor-α concentrations and outcome of patients with severe sepsis. Crit Care Med 24: 381–384
Suffredini AF, Fromm RE, Parker MM, Brenner M, Kovacs JA, Wesly RA, Parrillo JE (1989) The cardiovascular response of normal humans to the administration of endotoxin. N Engl J Med 321:280–287
Sullivan TJ (1982) Cardiac disorders in penicillin-induced anaphylaxis. JAMA 248:2161–2162
Szabo C, Thiemermann C (1994) Invited opinion: Role of nitric oxide in hemorrhagic, traumatic and anaphylactic shock and thermal injury. Shock 2:145–155
Taniguchi T, Koido y, Aiboshi J et al (1999) Change in the ratio of interleukin-6 to interleukin-10 predicts a poor outcome in patients with systemic inflammatory response syndrome. Crit Care Med 27:1262–1264
Task Force of the American College of Critical Care Medicine, Society of Critical Care Medicine (1999) Practice parameters for hemodynamic support of sepsis in adult patients in sepsis. Crit Care Med 27:639–660
Task Force on the Management of Acute Myocardial Infarction of the European Society of Cardiology (1996) Acute myocardial infarction: pre-hospital and in-hospital management. Eur Heart J 17:43–63
Tcheng JE, Jackman JD, Nelson CL et al (1992) Outcome of patients sustaining acute ischemic mitral regurgitation during myocardial infarction. Ann Intern Med 117:18–24
Tebbe U, Carlsson J (1998) Kardiopulmonale Reanimation – Darstellung und Kommentar aktueller Richtlinien. Internist 39:179–187
Teirstein PS, Vogel RA, Dorros G et al (1993) Prophylactic versus standby cardiopulmonary coronary angioplasty. J Am Coll Cardiol 21:590–596
Thiemermann C (1995) Inhibition of nitric oxide synthase activity in circulatory shock: friend or foe? In: Fink MP, Payen D (eds) Role of Nitric Oxide in Sepsis and ARDS (Update in Intensive Care and Emergency Medicine 24). Springer, Berlin Heidelberg New York Tokyo, pp 201–216
Thijs LG, Groeneveld ABJ (1988) Peripheral circulation in septic shock. Appl Cardiopulm Pathol 2:203
Thompson BT, Cockrill BA (1994) Renal-dose dopamine: a Siren song? Lancet 344:7–8
Tommaso CL (1998) Current status of percutaneously inserted cardiopulmonary bypass in the cardiac catheterization laboratory. Catheterization Cardiovascular Diagnosis 450:120–121
Tommaso CL, Vogel RA (1994) National registry for supported angioplasty; results and follow-up of three years of supported and standby supported angioplasty in high-risk patients. Cardiology 84:238-244
Tresadern JC, Threlfall CJ, Wilford K et al (1988) Muscle adenosine 5'triphosphate and creatine phosphate concentrations in relation to nutritional status and sepsis in man. Clin Sci 75:233-242
Villa LM, Salas E, Darley-Usmar VM, Radomski MW, Moncada S (1994) Peroxynitrite induces both vasodilation and impaired vascular relaxation in the isolated perfused rat heart. Proc Natl Acad Sci USA 91:12383–12387
Vincent J-L, Moreno R, Takala J et al, on behalf of the Working Group on Sepsis-Related Problems of the European Society of Intensive Care Medicine (1996) The SOFA (Sepsis-related Organ Failure Assessment) score to describe organ dysfunction. Intensive Care Med 22:707–710
Vincent JL, Thijs LG (eds) (1987) Septic Shock – European View; Update in Intensive Care and Emergency Medicine 4. Springer, Berlin Heidelberg New York Tokyo, S 186–196
Vogel RA (1994) Supported angioplasty. In: Topol EJ (ed) Textbook of Interventional Cardiology. Saunders, Philadelphia, pp 495–501
Wagenknecht B, Hug M, Hübner G, Werdan K (1989) Myokardiale Wirkungen von Mediatoren. Intensivmed 26 (Suppl 1) 32–40
Waldenberger FR, Borges A, Schubel J, Baumann G, Konertz W (1998) Haemodynamic changes in patients undergoing high-risk PTCA under protection of transfemoral heart-lung machine support with centrifugal pumps. Int J Artif Organs 21:809–813
Walmrath H-D, Grimminger F (1997) Lungenödem und akutes respiratorisches Distreß-Syndrom des Erwachsenen. In: Lasch HG, Lenz K, Seeger W (Hrsg) Lehrbuch der Internistischen Intensivtherapie. Schattauer, Stuttgart New York, S 366–391
Wampler RK, Baker BA, Wright WM (1994) Circulatory support of cardiac interventional procedures with the hemopump$^{TM}$ cardiac assist system. Cardiology 84:194–201
Wang P, Hauptman JG, Chaudry IH (1990) Hemorrhage produces depression in microvascular blood flow which persists despite fluid resuscitation. Circ Shock 32:307–318
Webb JB, Thompson CR, Abel JG et al (1997) Characteristics and outcome when severe mitral regurgitation causes post MI shock: Report from the SHOCK registry. Circulation 96:I–749
Weil MH, Nakagawa Y, Tang W et al (1999) Sublingual capnometry: A new noninvasive measurement for diagnosis and quantitation of severity of circulatory shock. Crit Care Med 27:1225–1229
Werdan K (1995a) Myocardial energy metabolism. In: Böhles H, Hofstetter R, Sewell AC (eds) Metabolic cardiomyopathy. Wissenschaftliche Verlagsgesellschaft, Stuttgart, pp 17–49
Werdan K (1999) Notfalltherapie der akuten Herzinsuffizienz. Dtsch Med Wochenschr 124:53–63
Werdan K, Boekstegers P, Müller U et al (1991) Akute septische Kardiomyopathie: Bestandteil des Multiorganversagens in der Sepsis? Med Klin 86:526–534
Werdan K, Kuhn C, Müller-Werdan U, Prondzinsky R (1999) Komplikationen: Sepsis. In: Zerkowski, Baumann (Hrsg) HerzAkut-Medizin. Steinkopff, Darmstadt, S. 555–604
Werner GS, Sold G, Andreas S, Wiegand V, Kreuzer H (1990) Dopplerechokardiographische Beurteilung der Ventrikelfunktion während intraaortaler Ballongegenpulsation. Z Kardiol 79:8–14
Williams G, Giroir BP (1995) Regulation of cytokine gene expression: tumor necrosis factor, interleukin-1 and the emerging biology of cytokine receptors. New Horiz 3:276–287
Witthaut R, Werdan K, Schuster H-P (1998) Multiorgandysfunktionssyndrom und Multiorganversagen – Diagnose, Prognose und Therapiekonzepte. Internist 39:493–501
Wollert KC, Drexler H (1998) Kardiogener Schock nach Myokardinfarkt – Aktuelle Therapieansätze. Intensivmed 35:535–542
Yao Z, Auchampach JA, Pieper GM, Gross GJ (1993) Cardioprotective effects of monophosphoryl lipid A, a novel endotoxin analogue in the dog. Cardiovasc Res 27:832–838
Zehender M, Kasper W, Kauder E et al (1993) Right ventricular infarction as an independent predictor of prognosis after acute inferior myocardial infarction. N Engl J Med 328:981–988

Zell R, Geck P, Werdan K, Boekstegers P (1997) TNF-α and IL-1α inhibit both pyruvate dehydrogenase activity and mitochondrial function in cardiomyocytes: evidence for primary impairment of mitochondrial function. Mol Cell Biochem 177:61–67

Zotz RJ, Dohmen G, Genth S, Erbel R, Meyer J (1993) Diagnosis of papillary muscle rupture after acute myocardial infarction by transthoracic and transesophageal echocardiography. Clin Cardiol 16:665–670

Zweier JL, Wang P, Samouilov A, Kuppusami P (1995) Enzyme-independent formation of nitric oxide in biological tissues. Nature Med 1:804–809; letter to the editor: 1103

# Sektion VII
# Weitere häufige Krankheitsbilder

D.J. Beuckelmann, W. von Scheidt, P.M. Suter, W. Vetter

# Arterielle Hypertonie

38

P.M. Suter, W. Vetter



Im Verlauf der letzten Jahre haben sich die Definitionskriterien für den normalen Blutdruck und den Bluthochdruck gewandelt. Nach den neusten Kriterien der Weltgesundheitsorganisation (WHO) sind als normaler Blutdruck systolische Werte von <140 mmHg und/oder diastolische Werte von <90 mmHg zu bezeichnen. Eine Hypertonie liegt vor, wenn der Blutdruck systolisch ≥140 mmHg und diastolisch ≥90 mmHg ist [1, 2].

## 38.1 Formen und Ätiologie der Hypertonie

### 38.1.1 Hypertonieformen

In Abhängigkeit von der Erhöhung des systolischen und/oder des diastolischen Blutdrucks unterscheidet man verschiedene Formen der Hypertonie (s. Tabelle 38-1).

Es gilt bereits hier festzuhalten, daß sowohl bei einer Erhöhung des systolischen als auch des diastolischen Blutdrucks ein erhöhtes Morbiditäts- und Mortalitätsrisiko besteht. In den 60er Jahren wurden verschiedene Studien publiziert, welche sich auf die Folgen eines erhöhten diastolischen Druckes konzentrierten und therapeutische Interventionen und deren Erfolg basierend auf den diastolischen Werten alleine propagierten [3]. Neuere Studien zeigen jedoch, daß *auch* die isolierte systolische Hypertonie mit einem erhöhten kardiovaskulären Risiko behaftet ist [4].

Die Beurteilung des Risikos durch eine Blutdruckerhöhung hängt jedoch von verschiedenen anderen Faktoren ab und sollte nie isoliert betrachtet werden. So zeigte sich in den letzten Jahren, daß der Bluthochdruck mit anderen charakteristischen Veränderungen assoziiert ist. Hierzu gehören insbesondere das Übergewicht, die Dyslipidämie, die gestörte Glukosetoleranz, und die Hyperurikämie [1, 5–7].

### 38.1.2 Ätiologische Einteilung

Allgemein gebräuchlich ist die Einteilung der Hypertonie basierend auf der Ätiologie. Grundsätzlich unterscheidet man zwischen einer primären (Ätiologie nicht bekannt) und einer sekundären Hypertonie. Die wichtigsten Formen der sekundären Hypertonie sind in der Übersicht zusammengefaßt.

Grundsätzlich kann der Bluthochdruck entweder durch eine Erhöhung des Herzschlagvolumens und/oder eine Erhöhung des peripheren Wiederstandes bedingt sein. Meistens ist die Erhöhung des peripheren Wiederstandes von größerer Bedeutung [8]. Die pathophysiologischen Grundlagen sollen im Rahmen dieses klinisch orientierten Kapitels nicht besprochen werden und es sei auf die entsprechende weiterführende Literatur verwiesen [8–11].

**Tabelle 38-1.** Formen des Bluthochdrucks

| Blutdruckformen | Systolisch [mmHg] | Diastolisch [mmHg] |
|---|---|---|
| Diastolische | Normal <140 | Erhöht >90 |
| Gemischte | Erhöht >140 | Erhöht >90 |
| Isolierte systolische | Erhöht >140 | Normal <90 |

### 38.1.3 Genetik

Genetische Komponenten spielen auch bei der Ätiologie der essentiellen Hypteronie eine Rolle [12]. So zeigen der systolische und der diastolische Blutdruck bei monozygoten Zwillingen eine recht gute Korrelation (Korrelationskoeffizient um 0,55). Dies deutet auf eine relativ starke genetische Komponente hin. Im Gegensatz dazu zeigt der Blutdruck z. B. bei nichteineiigen Zwillingen oder bei Ehepartnern keine signifikante Korrelation [13]. Vor kurzem wurde auch ein Zusammenhang zwischen dem Angiotensinogen und der essentiellen Hypertonie beschrieben [12, 14, 15]. Die phänotypische Expression des Blutdrucks wird jedoch durch verschiedene Lebensstilfaktoren moduliert [5, 16].

### 38.1.4 Häufigkeit

Die Prävalenz und Inzidenz des Bluthochdrucks variieren in Abhängigkeit von Alter, Geschlecht, Rasse, der geographischer Region sowie Begleitrisiken (z. B. Körpergewichtszustand). Bluthochdruck ist eine der häufigsten Konsultationsgründe in der ärztlichen Praxis [1, 11, 17, 18].

So variieren die Blutdruckprävalenz-Raten in Abhängigkeit vom Alter und Geschlecht zwischen 8–50% der erwachsenen Population [19–21]. In der Altersgruppe der 25- bis 34jährigen zeigen ca. 8% der Männer und 4% der Frauen eine Hypertonie. Für die Altersgruppe der 35- bis 44jährigen sind die entsprechenden Zahlen 12% und ca. 9%. In der Altersgruppe der 45- bis 54jährigen sind 26% der Männer und ca. 22% der Frauen hyperton.

**Sekundäre Hypertonieformen**

1 **Renale Hypertonie**
 1.1 *Renovaskuläre Hypertonie*
 - Nierenarterienstenose
 - Nierenarterienverschluß
 - Nierenarterienaneurysma
 - Nierenarterienfisteln
 - Obstruktion der Nierenarterien von außen (Bänder, Tumoren etc.)

 1.2 *Renal-parenchymatöse Hypertonie*
 - Chronische/akute Glomerulonephritis
 - Chronische Pyelonephritis
 - Zystennieren
 - Systemerkrankungen

2 **Kardiovaskuläre Hypertonie**
 - Situationen mit gesteigertem Schlagvolumen
 - Aortenisthmusstenose
 - Windkessellhypertonie

3 **Endokrine Hypertonie**
 - Primärer Hyperaldosteronismus
 - Cushing-Sydrom
 Phäochromozytom
 - Adrenogenitales Syndrom
 - Hyperthyreose
 Hyperkalzämie assoziierte Hypertonie

4 **Verschiedenes**
 - Neurogene Hypertonie
 - Medikamentös-toxische Hypertonie

### 38.1.5 Metabolisches Syndrom

Bis vor kurzem wurde der Bluthochdruck als ein isoliertes klinisches Symptom aufgefaßt und ätiologisch als „essentiel" klassifiziert. In den letzten Jahren zeigte sich jedoch, daß erhöhte Blutdruckwerte oft mit anderen Symptomen assoziiert sind. Hierzu gehört die Dyslipidämie (Hypercholesterolämie, Hypertriglyzeridämie, tiefe High-density-Lipoproteine), die gestörte Glukosetoleranz (mit Hyperinsulinämie und Insulinresistenz), die abdominale Adipositas, sowie die Hyperurikämie [1, 22, 23]. !

Das gemeinsame Vorkommen des Bluthochdrucks mit einem oder allen diesen Symptomen wird auch als metabolisches Syndrom zusammengefaßt.

Diese Abnormitäten zusammen mit typischen Veränderungen im Bereiche der Endothelzellen, der glatten Muskelzellen führen zu einer schnelleren Progression der Atherosklerose. Entsprechend sollte jegliche Hypertonietherapie nicht nur auf den Blutdruck alleine ausgerichtet sein, sondern diese assoziierten metabolischen Risikokonstellationen sollten ebenfalls identifiziert und wenn erforderlich therapeutisch angegangen werden [7]. Das Vorliegen von mehreren Risikofaktoren hat einen exponentiellen Effekt auf das Morbiditäts- und Mortalitätsrisiko.

### 38.1.6
### Endorganschäden

Eine Erhöhung des Blutdruckes kann akut oder chronisch zu typischen Endorganschäden führen. Folgerichtig ist die Vermeidung bzw. die Minimalisierung von Endorganschäden das wichtigste Ziel der Therapie [24]. Die wichtigsten Zielorgane und die mögliche Manifestation des hypertensiven Endorganschadens sind in der Übersicht zusammengefaßt.

Eine regelmäßige Kontrolle von bestehenden Endorganschäden gehört in die integrale Betreuung des Hypertoniepatienten. Dabei ist stets zu berücksichtigen, daß in Einzelfällen schon ein leicht erhöhter diastolischer Blutdruck, falls dieser über längere Zeit persistiert, zu ausgeprägten Endorganschäden führen kann [1, 11, 25, 26].

**Hypertonie assoziierte Endorganschäden**

1. *Kardiovaskuläre*
   - Koronare Herzkrankheit
     Angina pectoris/Myokardinfarkt
   - Herzinsuffizienz
   - Linksventrikuläre Hypertrophie (EKG-Zeichen, Echokardiographie, MRI)
2. *Zerebrale*
   - Hirninfarkte (durch Thrombose und/oder lakunäre Infarkte)
   - Symptome der hypertensiven Enzephalopathie
3. *Niere*
   - Mikroalbuminurie, Proteinurie
   - Niereninsuffizienz
4. *Große Gefäße*
   - Karotisstenose
   - Zeichen der peripheren arteriellen Verschlußkrankheit (Claudicatio)
   - Aortendissektion und/oder Aneurysma
5. *Auge*
   - Retinopathie

## 38.2
## Diagnostik

Die Abklärung eines Patienten mit dem Verdacht auf Bluthochdruck setzt eine adäquate Blutdruckmeßtechnik voraus.

### 38.2.1
### Blutdruckmeßtechnik

Da das gesamte diagnostische und therapeutische Vorgehen auf der korrekten Blutdruckmessung beruht, sollten kurz einige Aspekte dieser wichtigsten Untersuchung diskutiert werden.

Die genaueste, nichtinvasive Blutdruckmessung erfolgt mittels eines Quecksilbermanometers, bei welchem der Manschettendruck gleichmäßig mit einer Geschwindigkeit von ca. 2–3 mmHg pro Sekunde abgelassen wird. Richtet man sich nach dem Pulsschlag, so sollte die Ablaßgeschwindigkeit ca. 5 mmHg pro Pulsschlag betragen [1, 2, 27, 28]. Aufgrund der üblichen Praxissituation sollte der Blutdruck im Sitzen gemessen werden (für eine Messung im Liegen gelten jedoch dieselben Prinzipien) [29].

Die Messung sollte nach mindestens 2–3 min Ruheposition erfolgen. Im Rahmen der Erstuntersuchung sollte stets eine liegende und stehende Blutdruckmessung durchgeführt werden.

Bei Neigung zu orthostatischer Dysregulation müssen stehende Messungen durchgeführt werden (Blutdruckmessung nach 1–2 min Stehen). Hierzu gehören Patienten mit Diabetes mellitus, ältere Patienten und jene mit einer positiven Anamnese bezüglich Orthostase. Wird ein signifikanter Abfall des Blutdrucks im Stehen beobachtet (<20 mmHg), dann sollte dieser stehende Blutdruck als Richtwert zur Blutdruckeinstellung verwendet werden.

#### Fehlermöglichkeiten

Es gibt zahlreiche Fehlermöglichkeiten bei der Blutdruckmessung. Technische Fehler wie z. B.
- schlechtes Blutdruckmeßgerät,
- zu schmale Manschette,
- Blutdruckmessung nach körperlicher Anstrengung,
- ungünstige Untersuchungsposition

sind grundsätzlich leicht vermeidbar.

Eine wichtige Fehlerquelle bei der Blutdruckmessung ist die Mißachtung der Blutdruckvariabilität. Einerseits führt die Praxissituation zu einer Steigerung der Blutdruckvariabilität, andererseits zeigen ältere Menschen ebenfalls eine gesteigerte Blutdruckvariabilität. Entsprechend kann der „wahre" Blutdruckwert nur durch repetitives Messen im Rahmen mehrer Visiten ermittelt werden.

Wird eine Praxishypertonie vermutet, kann die Durchführung einer ambulanten 24-h-Blutdruckmessung oder aber auch von Selbstmessungen diagnostisch wegweisend sein [28].

### 38.2.2
### Klinische Untersuchungen

Die meisten Formen des Bluthochdrucks können durch relativ einfache klinische und laborchemische Abklärungen diagnostiziert werden. Die Abklärungen im Rahmen eines Bluthochdrucks beinhalten ein mehrstufiges Abklärungsschema, welches eine genaue Anamnese (Tabelle 38-2), eine klinische Untersuchung sowie als drittes die laborchemische Evaluation des Patienten umfaßt [56].

Die wichtigsten in der Anamnese zu erfassenden Punkte sind in der Tabelle 38-2 zusammengefaßt.

Die klinische Untersuchung umfaßt immer mehrfache Blutdruckmessungen an beiden Armen. Bei der Erstun-

**Tabelle 38-2.** Hypertonie spezifische anamnestische Evaluation des Patienten

| |
|---|
| **Familienanamnese:** |
| Bluthochdruck? |
| Myokardinfarkt? |
| Apoplexie? |
| Plötzlicher Herztod? |
| Nierenerkankungen (polyzystische Nieren)? |
| Diabetes mellitus |
| **Persönliche Anamnese:** |
| Wie lange ist die Hypertonie bekannt? |
| Schwangerschaftskomplikationen |
| Herzprobleme (Angina pectoris?) |
| Transient Ischämische Attacken? |
| Asthma? (β-Blocker-Kontraindikation) |
| Gicht? (Vorsicht mit Diuretika) |
| Claudicatio? |
| Diabetes mellitus? |
| **Medikamentenanamnese:** |
| Frage nach früheren antihypertensiven Medikamenten und deren Nebenwirkungen/Verträglichkeit |
| Orale Antikontrazeptiva |
| Nichtsteroidale Antirheumatika |
| **Aktuelle Symptomatik:** |
| Hinweise auf sekundäre Hypertonie? |
| Blutdruckkrisen? (z. B. Phäochromozytom) |
| Endorganschäden? |
| **Lebensstil:** |
| Alkoholkonsum |
| Rauchen (β-Blocker) |
| Ernährung |
| Körperliche Aktivität/Sport |
| Eustreß/Distreß |

tersuchung sind die Messungen im Sitzen und im Liegen durchzuführen (Meßtechnik s. oben). Erfassung des Körpergewichts, der Größe, sowie des Taillen-/Hüftumfangs gehören in die klinische Basisevaluation. Dabei ist insbesondere auch auf die Fettverteilung zu achten (Stammfettsucht bei M. Cushing). Die peripheren Pulse sind an allen Extremitäten zu prüfen (abgeschwächte oder fehlende Femoralis und Fußpulse bei der Aortenisthmusstenose). Ebenso gehört die Auskultation des Abdomens und der Nierenarterie (Strömungsgeräusche bei der Nierenarterienstenose) und der Karotiden zur klinischen Untersuchung. Eine genaue Untersuchung des Augenhintergrundes mit der Frage nach hypertensiver Retinopathie gehört auch zum Basisprogramm ebenso wie die klinische Untersuchung des Herzens.

### 38.2.3 Labor- und technisch gestützte Untersuchungen

Die Laboruntersuchungen des Basisprogramms im Rahmen der Hypertonieabklärung sind in der Übersicht zusammengefaßt.

**Basisabklärungsprogramm**

- *Blut*
  - Kreatinin
  - Kalium
  - Glukose
  - Cholesterin
  - Harnsäure (Diuretika, Gicht)
- *Urin*
  - Proteinurie, Hämaturie und/oder Glykosurie

Die Bestimmung der Urinausscheidung von Adrenalin und Noradrenalin sollte nur bei begründetem Verdacht auf ein Phäochromozytom durchgeführt werden.

Die Thoraxröntgenaufnahme gibt charakteristische Hinweise v. a. auf Herzgröße und Aorta, ggf. auf Kalkeinlagerungen. Auch wenn diagnostisch keine direkten Beziehungen zwischen dem EKG-Befund und einer Hypertonie bestehen, gilt das EKG im positiven Fall (Sokolov-Index, R in Extremitätenableitung 1 >1,5 mV) doch als wichtig im Hinblick auf die Linkshypertrophie. Rückbildungsveränderungen in $V_4$–$V_6$ erlauben Rückschlüsse auf die Dauer einer bestehenden Hypertonie. Wichtiger noch ist die Echokardiographie, die als sensitivste Methode zur Erfassung der linksventrikulären Hypertrophie gilt.

### 38.2.4 24-h-Blutdruckmessung

In den letzten Jahren hat sich die 24-h-Blutdruckmessung als wichtige diagnostische Untersuchungsmethode etabliert [57]. Bei der 24-h-Blutdruckmessung handelt es sich, wie auch durch die Bezeichnung *„ambulante Blutdruckmonitorisierung"* (ABPM) zum Ausdruck kommt, um eine nichtinvasive Blutdruckmeßtechnik mittels der mehrere Blutdruckmessungen in definierten Zeitabständen automatisch durchgeführt werden [58–60].

Hierfür werden verschiedene computerisierte, leichtgewichtige automatische Meßgeräte verwendet. Die Blutdruckmessungen der meisten Apparate beruhen auf der oszillometrischen Meßtechnik.

Durch eine 24-h-Blutdruckmessung kann eine Aussage über die Blutdruckvariabilität während eines Tages gemacht werden und so allenfalls „falsch"-hohe/-tiefe Blutdruckwerte korrekter interpretiert werden. So kann eine „Weißkittelhypertonie" (Praxishypertonie) einfach ausgeschlossen oder bestätigt werden.

Mittels dieser Langzeitmonitorisierung des Blutdrucks kann auch das Ansprechen einer antihypertensiven Therapie evaluiert werden.

Normalerweise ist bei einer 24-h-Blutdruckaufzeichnung der nächtliche Blutdruckmittelwert ca 8–10% unterhalb des Tagesmittelwertes. Ist diese sog. Tag-Nacht-Variabilität bzw. der Tag-Nacht-Rhythmus aufgehoben, so kann dies ein Hinweis auf eine sekundäre Hypertonieform sein. Das Hauptproblem bei der Messung des 24-h-Blutdruckes liegt darin, daß die meisten heute verfügbaren Meßapparate bei einem unregelmäßigen Herzrhythmus (wie z. B. Extrasystolie, Vorhofflimmern u. a. m.) falsch messen.

Welche Blutdruckwerte in einer 24-h-Blutdruckaufzeichnung noch als normal angesehen werden dürfen, ist ebenfalls noch nicht völlig geklärt. Gemäß der Deutschen Gesellschaft gegen den hohen Blutdruck sollte als Grenzwert 135/85 mmHg verwendet werden.

### 38.2.5
### Blutdruckselbstmessungen

Im Rahmen jeder Bluthochdruck-Abklärung und Therapiekontrolle, insbesondere aber auch wenn keine 24-h-Blutdruckmessung zur Verfügung steht, stellt die Blutdruckmessung (mit automatischen oder halbautomatischen Blutdruckmeßgeräten) durch den Patienten eine gute und kostengünstige diagnostische Zusatzuntersuchung dar [1, 61].

Durch eine genaue Instruktion des Patienten und mehrmalige Messung pro Tag kann die Präzision und auch die Sensitivität der Selbstmessungen in einen akzeptablen Bereich gebracht werden [62]. Werden letztere Aspekte beachtet, dann eignen sich für die Selbstmessungen sowohl Meßgeräte mittels einer Manschette am Oberarm, aber auch die neueren Handgelenks-Meßgeräte. Meßgeräte am Finger sind technisch ungenügend und die Messungen im allgemeinen sehr ungenau und nicht gut reproduzierbar.

Bei der Verwendung von Blutdruckmeßgeräten am Handgelenk kann nicht oft genug darauf hingewiesen werden, daß die Messung auf Herzhöhe durchgeführt werden muß. Intraarterielle Messungen zeigten, daß eine Veränderung der Armposition um 5 cm mit einer 3–4 mmHg Blutdruckänderung einhergeht [63]. Wird der Blutdruck am Handgelenk gemessen, sind Kontrollmessungen am Oberarm absolut notwenig, zumal Abweichungen bis zu 10–20 mmHg und mehr möglich sind. Neuere Arbeiten weisen darauf hin, daß die prognostische Wertigkeit von Blutdruck Selbstmessungen betreffs Morbidität und Mortalität den Praxismessungen überlegen waren [64, 65]. Für die Selbstmessung gelten nach den bisherigen Erfahrungen die gleichen Normen wie für die ABPM.

## 38.3
## Sekundäre Hypertonieformen

In der Übersicht (s. S. 800) sind die wichtigsten sekundären Hypertonieformen zusammengefaßt [30]. Im folgenden sollen nur die Nierenarterienstenose, der primärer Hyperaldosteronismus und das Phäochromozytom näher erläutert werden.

### 38.3.1
### Nierenarterienstenose

Bluthochdruck infolge Einengung der Nierengefäße ist eine der häufigsten sekundären Hypertonieformen. **!**

Die Prävalenz der Nierenarterienstenose bei Patienten mit Hypertonie ist sehr unterschiedlich, wobei die Veränderungen meist entweder durch eine fibromuskuläre Dysplasie oder durch atherosklerotische Gefäßwandveränderungen bedingt sind [31].

Ätiologisch muß zwischen einer atherosklerotischen Nierenarterienstenose und einer fibromuskulären Dysplasie unterschieden werden. Erstere findet sich vorallem bei älteren Männern, wohingegen letztgenannte eher bei jungen Frauen gefunden wird.

Typische biochemische Veränderungen der Nierenarterienstenose gibt es nicht. [39]. Die pathophysiologischen Mechanismen, welche zur Blutdrucksteigerung bei der Nierenarterienstenose führen, beruhen auf der verminderten arteriellen Perfusion der Niere und der damit verbundenen Freisetzung von Renin und der vermehrten Bildung von Angiotensin II [40].

#### Klinik

Das klinische Bild einer Nierenarterienstenose kann sehr vielfältig sein.

Unabhängig vom Alter muß in folgenden Situationen an eine Hypertonie infolge einer Nierenarterienveränderung gedacht werden:

1. plötzlich aufgetretene mittelschwere bis schwere Hypertonie bei negativer Familienanamnese bezüglich Bluthochdruck;
2. plötzliche Exazerbation einer bis anhin gut eingestellten Hypertonie;
3. Verschlechterung der Nierenfunktion ohne andere faßbare Ursache [32].

Bei der Nierenarterienstenose (aber auch bei anderen sekundären Hypertonieformen) kann die 24-h-Blutdruckmessung einen aufgehobenen Tag-Nacht-Rhythmus zeigen [33]. In der klinischen Untersuchung sind in 50% der Fälle die Strömungsgeräusche (insbesondere auch während der Diastole) im Bereich des Abdomens (paraumbilical) und im Flankenbereich von besonderer diagnostischer Relevanz.

#### Diagnostik

- *Ultraschall*
  Die einfachste Untersuchung beim Verdacht auf eine Nierenarterienstenose ist die Abdomenultraschalluntersuchung mit der Frage nach der Nierengröße. Ein Größenunterschied von >1,5 cm ist als signifikant zu werten.
- *Angiographie*
  Liegt aufgrund der Gesamtkonstellation der Verdacht einer Nierenarterienstenose vor, dann ist zur Sicherung der Diagnose die Arteriographie (evtl. in Form der venösen digitalen Substraktionsangiographie (IVDSA) oder auch der intraarteriellen digitalen Substraktionsangiographie (IADSA) durchzuführen.
- *MR-Angiographie*
  Aufgrund neuerer Arbeiten scheint jedoch die MR-Angiographie der konventionellen Angiographie gleichwertig oder sogar überlegen zu sein [34] und wird sich in den nächsten Jahren wahrscheinlich als Methode der ersten Wahl durchsetzen [35, 36]. Die MR-Angiographien haben nicht nur von der Bildverarbeitung verschiedentliche Vorteile, sondern auch bezüglich der fehlenden Nephrotoxizität der verwendeten Kontrastmittel [37]. Des weiteren können im Rahmen der MRI-Untersuchung der Nierenarterien Inzidentalome der Nebennieren erfaßt werden [34, 38].
- *Duplexuntersuchung*
  Nur wenigen Zentren vorbehalten bleibt die Duplexuntersuchung der Nierenarterien. Die Sensitivität und Spezifität der abdominalen Duplexuntersuchung ist jedoch sehr variabel und setzt eine große Erfahrung der Untersucher voraus. So kann z. B. bei Mehrfachversorgung, d. h. mehr als eine Arterie pro Niere, eine Stenose mit der Duplexuntersuchung oft nicht erfaßt werden.

#### Therapie

Die Vorstellungen über das ideale therapeutische Procedere bei der Nierenarterienstenose sind stetem Wandel unterworfen. Grundsätzlich stehen drei Möglichkeiten zur Verfügung: die medikamentöse Therapie, die perkutane transluminale renale Angioplastie mit oder ohne Stenteinlage [41] oder die chirurgische Intervention.

- *Medikation*
  Die Wahl des therapeutischen Prozederes hängt vom klinischen Zustand des Patienten (insbesondere der Nierenfunktion) sowie dem früheren Ansprechen auf eine medikamentöse Therapie ab. Aufgrund der pathophysiologischen Mechanismen wären eigentlich die ACE-Hemmer geeignete Antihypertensiva, jedoch ist Vorsicht geboten, v. a. bei einseitig funktionierenden Nieren und bei doppelseitigen Stenosen; Bedingungen unter denen die ACE-Hemmer nicht eingesetzt werden sollten [40]. Kommt es unter ACE-Hemmern zu einem Renin-Anstieg, sollte stets an eine bisher unerkannte Nierenarteriensteonse gedacht werden.
- *PTCA*
  Die perkutane transluminale Angioplastie (PTA) eignet sich besonders bei Patienten mit einer unkomplizierten, einseitigen atherosklerotisch bedingten Nierenarterienstenose und auch bei kurzstreckigen fibromuskulären Stenosen. Die Rezidivrate nach PTA ist sehr variabel und kann bis zu 30% und mehr betragen. Ob bei Nierenarterienstenosen die therapeutische Option der Stenteinlage den anderen therapeutischen Optionen überlegen ist, ist z. Z. noch kontrovers und hängt von der Lokalisation als auch der Pathogenese der Stenose ab [41–43].
- *Chirurgische Intervention*
  Obwohl die chirurgischen Intervention bei guter Auswahl und Screening der Patienten die größte Erfolgsrate zeigt, wird sie heute nur noch relativ selten angewendet [44].

### 38.3.2 Primärer Hyperaldosteronismus

#### Klinik

Ursächlich kommt der primäre Hyperaldosteronismus für weniger als 1% aller Hypertonien in Frage. Eine persistierende oder intermittierende Hypokaliämie (<3,5 mmol/l) ist der klinische Hinweis auf das mögliche Vorliegen eines Hyperaldosteronismus. Obwohl die Hypokaliämie typisch ist, zeigen bis zu 10% der Patienten normale Serumkaliumspiegel [45–49]. Klinisch präsentiert sich der Patient häufig mit allgemeiner Schwäche, Muskelkrämpfen, Polyurie und einer metabolischen Alkalose.

#### Pathogenese

Pathogenetisch ist dies mit gleicher Häufigkeit entweder durch ein Adenom der Nebennierenrinde (Conn-Syndrom) oder eine diffuse beidseitige Nebennierenrindenhyperplasie bedingt.

Ein Karzinom der Nebennierenrinde ist sehr selten (<0,1%).

Die Blutdruckerhöhung beim Aldosteronexzeß ist durch ein vermehrtes intravasales Volumen infolge der vermehrten renalen Natriumrückresorption bedingt, welches zu einer Suppression der renalen Reninsekretion führt. Demzufolge ist der primäre Aldosteronismus charakterisiert durch pathologisch erhöhte Aldosteronspiegel bei tiefer bzw. nicht meßbarer Plasma-Renin-Aktivität.

#### Diagnostik

Nach Stellung der laborchemischen Verdachtsdiagnose ist die computertomographische Untersuchung der Nebennieren der wichtigste Untersuchungsschritt. Mittels der computertomographischen Untersuchung läßt sich u. U. entweder ein Adenom (falls >1,0 cm) oder eine diffuse Vergrößerung der Nebennieren feststellen. Da ein relativ hoher Prozentsatz (30–40%) von bilateralen Hyperplasien einen computertomographisch unauffälligen Befund zeigt, sollte in diesen Fällen und bei Patienten mit negativem Computertomogram aufgrund sehr kleiner Adenome (<0,8–1 cm) zur Sicherung der Diagnose eine Nebennierenszintigraphie durchgeführt werden.

Ein Dexamethason-Hemmtest soll bei Verdacht (besonders bei Schwarzen und Patienten aus dem karibischen Raum) auf einen Dexamethason-supprimierbaren Hyperaldosteronismus durchgeführt werden [50]. Die Ultraschalluntersuchung der Nebennieren ist keine empfehlenswerte Untersuchungsmethode, zumal die meisten Adenome kleiner als 2 cm sind und sich entsprechend dem sonographischen Nachweis entziehen.

#### Therapie

Grundsätzlich gilt, daß Adenome immer operiert werden sollten, Hyperplasien nie. Zur medikamentösen Therapie der Hypertonie steht als Substanz der ersten Wahl Spironolacton zur Verfügung. Oft müssen zur besseren Blutdruckeinstellung Thiaziddiuretika zusätzlich verabreicht werden [46].

Kaliumsparende Diuretika (Triamteren oder Amilorid) sind dann zur Blutdrucksenkung indiziert, wenn Spironolacton wegen Nebenwirkungen (Gynäkomastie) nicht angewendet werden kann. Zur Blutdrucksenkung eigenen sich beim primären Hyperaldosteronismus auch Kalziumantagonisten, wobei jedoch zur Korrektur der Hypokaliämie andere Maßnahmen nötig sind.

### 38.3.3 Phäochromozytom

#### Ätiologie und Klinik

Das Phäochromozytom ist eine seltene Ursache für eine Blutdruckerhöhung (<1% der Hypertoniker). Die Diagnosestellung ist aus zwei Gründen von Bedeutung: einerseits kann durch Entfernung des Phäochromozytoms der Bluthochdruck geheilt werden und zum anderen zeigt das Phäochromozytom eine relativ hohe Entartungstendenz [45, 51, 52]. Beim Phäochromozytom handelt es sich um einen Tumor, welcher meist aus den chromaffinen Zellen des Nebennierenmarks entsteht. Der Tumor kann jedoch auch in anderen anatomischen Lokalisationen chromaffiner Zellverbände (z. B. Zuckerkandelsches Organ) entstehen, ist jedoch praktisch immer subdiaphragmal lokalisiert. Bei ca. 10% der Phäochromozytompatienten finden sich noch andere endokrine Tumoren, so daß dann vom sog. multiplen endokrinen Neoplasiesyndrom gesprochen wird [53].

Beim Phäochromozytom kommt es infolge einer vermehrten Freisetzung der Katecholamine zu einer Blutdruckerhöhung. Klinisch präsentieren sich die Patienten oft mit Kopfschmerzen, Palpitationen, Schwitzen und der Hypertonie. In ca 50% der Fälle treten die Symptome intermittierend auf, wobei die Intervalle der Phäochromozytom Attacken sehr variieren können (Minuten bis Tage oder sogar Wochen) [51].

An die Verdachtsdiagnose des Phäochromozytoms muß gedacht werden, wenn die oben erwähnte Symptomkonstellation vorliegt.

#### Diagnostik

Aufgrund der häufigen subdiaphragmalen Lokalisation sowie der meist beträchtlichen Größe des Tumors ist eine Abdomensonographie eine geeignete initiale Screeninguntersuchung. Biochemisch finden sich erhöhte Plasmaadrenalin- und Plasmanoradrenalinspiegel bzw. eine erhöhte Adrenalin-, Noradrenalin- und/oder Dopaminausscheidung im Urin. Die Bestimmung der Vanillinmandelsäure ist zu insensitiv und ist heute durch die vorgenannten Bestimmungsmethoden abgelöst worden.

Der Nachweis von erhöhten Plasmaadrenalin- und Noradrenalinspiegel ist sensitiv, doch aufwendige Entnahmekriterien müssen strikt beachtet werden und die Plasmabestimmungen sind technisch schwierig durchzuführen [53].

Bei nur mäßig erhöhten bzw. normalen Adrenalin- und Noradrenalinwerten sollten bei vorhandenem starken klinischen Verdacht die Plasmakatecholamine vor und unter Clonidinsuppression durchgeführt werden. In diesem Test wird durch die Verabreichung von Clonidin die Sympathikus-Aktivität blockiert. Dabei kommt es beim Gesunden zu einer Suppression bzw. Absinken der Noradrenalin-Ausscheidung, wohingegen sie beim Phäochromozytom nicht beeinflußt wird und unverändert hoch bleibt.

Hat sich biochemisch der Verdacht des Phäochromozytoms bestätigt, dann muß der Tumor mittels Computertomographie oder mit der MRI Darstellung im Bereiche der Nebennieren lokalisiert werden. Wird dort kein Tumor gefunden, so kann eine Szintigraphie mit $^{131}$Iod-Metaiodobenzylguanidine diagnostisch hilfreich sein [53].

#### Therapie

Therapie der Wahl ist die chirurgische Tumorentfernung. Pharmakologische Therapie der Wahl sind $\alpha$-Blokker. Aber auch mit tiefdosierten langwirksamen Kalziumantagonisten (s. oben), direkten Vasodilatatoren oder Natrium-Nitroprussid kann u. U. eine effiziente Blutdrucksenkung erreicht werden. Vor der alleinigen Gabe von $\beta$-Blockern ohne vorausgegangene $\alpha$-Blockade muß gewarnt werden, zumal durch die Blockade der $\beta_2$-Rezeptoren ohne gleichzeitige Blockade der $\alpha_1$-Rezeptoren eine massive paradoxe Blutdrucksteigerung auftreten kann. Bei malignen metastasierenden Phäochromozytomen sollte eine Therapie mit hohen Dosen $^{131}$Iod-Metaiodobenzylguanidine in Erwägung gezogen werden [54, 55].

## 38.4 Nichtmedikamentöse Therapie des Bluthochdrucks

Die nichtpharmakologischen Maßnahmen der Blutdrucksenkung stellen bei jedem hypertensiven Patienten die initiale therapeutische Strategie dar. Auch beim Bedarf einer pharmakologischen Therapie sollten diese nicht vernachläsigt werden. Nichtpharmakologische Maßnahmen sollen bei Patienten mit milder Hypertonie ohne Zeichen eines Endorganschadens für die Dauer von 3–4 Monaten versucht werden.

! Die wichtigsten nichtpharmakologischen Maßnahmen zur Blutdrucksenkung sind:

- Sistierung des Nikotinkonsums,
- Gewichtsreduktion,
- Reduktion des Alkoholkonsums,
- körperliche Aktivität,
- Reduktion des Salzkonsums,
- Streßabbau.

### 38.4.1 Nikotinkonsum

Rauchen ist nach wie vor der wichtigste und der häufigste vermeidbare kardiovaskuläre Risikofaktor. Nikotinkonsum führt zu einer Vielzahl von pathophysiologischen Veränderungen. So bewirkt Nikotin ein Ansteigen der Herzfrequenz, des Blutdrucks, der Blutdruckvariabilität, der myokardialen Kontraktilität sowie der peripheren Vasokonstriktion. Diese Veränderungen bewirken nebst einer chronischen Erhöhung des Blutdrucks auch eine vermehrte Ausbildung von Endorganschäden.

### 38.4.2 Körpergewicht

Bei Übergewicht ist das Anstreben eines normalen Gewichtes – nebst der Reduktion des exzessiven Alkoholkonsums – die wichtigste diätetische Maßnahme zur Kontrolle des Blutdrucks. Wie Übergewicht zu Bluthochdruck führen kann, ist nicht vollständig geklärt, doch Mechanismen wie z. B. Hypervolämie, Hyperinsulinismus, vermehrte sympathoadrenerge Aktivität, hormonelle Veränderungen und anderes mehr scheinen pathophysiologisch von Bedeutung zu sein [66].

Neuere Studien deuten darauf hin, daß das absolute Körpergewicht von geringerer pathophysiologischer Bedeutung ist als die Fettverteilung. So ist vor allem abdominales Fettgewebe mit verschiedenen Risiken wie dem Bluthochdruck assoziiert [22, 23]. Dabei spielt die Entwicklung der Insulinresistenz eine besondere Rolle.

Therapeutisch ist bei der Kombination von Übergewicht und Bluthochdruck die Reduktion des Körpergewichtes von großer Bedeutung, wobei oftmals jedoch bereits durch eine nur geringe Reduktion des Körpergewichtes eine ausgeprägte Blutdrucksenkung erzielt werden kann. Milde bis moderate Formen der Hypertonie scheinen auf eine Gewichtsreduktion besser anzusprechen als schwerere Hypertonieformen. Grundsätzlich kann von einer 5%-igen Reduktion des Ausgangsgewichtes bereits eine Verbesserung des Blutdrucks und des kardiovaskulären Risikoprofils erwartet werden.

### 38.4.3 Alkoholkonsum

Alkohol ist nach dem Übergewicht der zweitwichtigste vermeidbare diätetische Faktor in der Pathogenese des Bluthochdrucks. In vielen epidemiologischen, klinischen und Interventions-Studien zeigte sich ein ausgeprägter, jedoch schnell reversibler Pressoreffekt durch chronischen Alkoholkonsum. Die Beziehung zwischen Alkoholkonsum und Blutdruck sind unabhängig von Alter, Geschlecht, Körpergewicht, Rauchen, Salzkonsum, Kaffeekonsum u. a. mehr. Die genauen Mechanismen für die pressorische Wirkung von Alkohol sind nicht genau bekannt, umfassen jedoch direkte Effekte auf die Gefäße als auch indirekte Effekte (z. B. endokrine Faktoren, Veränderungen der zentralen Integration von exogenen Streßfaktoren).

Entgegen der weitverbreiteten Meinung gibt es keine Schwellendosis für die Alkohol-Blutdruck-Beziehung, sondern der Alkohol führt in einer linearen Weise zu einem Anstieg des Blutdrucks. Im Rahmen der Hypertonietherapie sollte durch ein absolutes Alkoholverbot nicht ein zusätzlicher „Stressor" geschaffen werden, sondern vielmehr sollte der Alkoholkonsum minimalisiert werden, wobei nach Möglichkeit nicht täglich Alkohol konsumiert werden sollte und die Tagesdosis 20–30 g (d. h. ein „Drink") nicht übersteigen sollte.

### 38.4.4 Körperliche Aktivität

Vermehrte körperliche Aktivität beieinflußt praktisch alle physiologischen Systeme des Körpers günstig. So hat sie sowohl in der Primärprävention als auch der Sekundärprävention einen wichtigen Stellenwert, zumal durch die vermehrte körperliche Aktivität die wichtigsten kardiovaskulären Risikofaktoren verbessert werden. So verbessern sich insbesondere der Lipidstoffwechsel und auch die Glukosetoleranz, was einer Verbesserung der sog. metabolischen Fitneß entspricht.

Körperliche Aktivität senkt den Blutdruck durch mehrere Mechanismen. Hierzu gehören hormonelle Phänomene, Volumeneffekte, kardiale sowie direkte Effekte im Bereiche der Widerstandsgefäße [67].

Die Verbesserung der Lebensqualität und die Streßreduktion durch körperliche Aktivität sind in der Betreuung von Hypertoniepatienten zwei ebenfalls nicht zu vernachlässigende günstige Wirkungen. Aerobe Ausdauerаktivitäten (Spazierengehen, Radfahren, Joggen, Bergwandern, Skilanglauf, Rudern) sind günstiger als anaerobe Aktivitäten (Krafttraining, Ballsportarten [68–70]).

### 38.4.5 Salzkonsum

In epidemiologischen, experimentellen und klinischen Studien konnte bei entsprechend prädisponierten Individuen ein Zusammenhang zwischen Bluthochdruck und Salzkonsum nachgewiesen werden. Die meisten Studien, welche einen ausgeprägten Zusammenhang zwischen Salz und dem Blutdruck nachweisen konnten, verglichen Populationen (Interpopulationsvergleiche) mit einem extrem hohen vs. extrem niedrigen Salzkonsum.

Bei Intrapopulationsstudien konnte kein oder nur ein schwacher Zusammenhang zwischen Salzkonsum und Blutdruck nachgewiesen werden [71]. In der Intersalzstudie zeigte sich zwischen der Salzeinnahme und dem Blutdruck nur eine schwache Beziehung, welche weitaus geringer war als der Effekt von Körpergewicht oder Alkoholkonsum [72]. Ebenso wie die epidemiologischen Studien zeigen auch Salzdepletionsstudien konträre Resultate.

Diese z. T. widersprüchlichen Resultate sind wohl auf die unterschiedliche Salzsensitivität der Studienpopulationen/-individuen zurückzuführen.

Die Salzsensitivität ist z. T. genetisch bedingt, und ein Teil der Hypertoniker scheint salzsensitiv zu sein, während andere salzresistent sein können. Hypertoniker mit einer tiefen Renin Konzentration scheinen mit einer größeren Blutdrucksenkung auf eine Salzdepletion zu reagieren als Individuuen mit normal-hohen Renin Werten [72, 73]. Aufgrund des aktuellen Wissensstandes kann eine Reduktion der Kochsalzeinnahme auf 5–7 g u. U. einen günstigen Blutdruckeffekt haben. Aufgrund der ausgeprägten individuellen Antwortmuster und der Rigidität einer Diät ist es ratsam, bei jedem Hypertoniker den therapeutische Erfolg einer salzarmen oder salzreduzierten Kost zu testen.

### 38.4.6 Streßmanagement

Daß durch Streßreduktion allein eine signifikante Blutdrucksenkung erzielt werden kann, ist nicht gesichert. Durch eine gezielte Streßreduktion kann u. U. in einer Untergruppe der Hypertoniker eine Blutdrucksenkung erzielt werden [74, 75].

Die Evaluation und eventuelle Verminderung von psychischem Streß gehört jedoch in jede Abklärung/Therapie der Hypertonie. Die regelmäßige Durchführung von Entspannungsübungen verhilft des weiteren u. U. zu einer Regularisierung des Lebensstils und kann mitunter auch einen günstigen Effekt auf die Medikamentencompliance haben.

### 38.4.7 Kaffeekonsum

Die Wirkung des Koffeins wird in akute und chronische Effekte eingeteilt. Die akute Verabreichung von Koffein führt zu verschiedensten Veränderungen der kardiovaskulären Funktion bei Nichtkonsumenten. Hierzu gehört ein Anstieg des Blutdrucks, das Herzschlagvolumen und die Herzfrequenz haben eher eine fallende Tendenz. Die klassischen Koffeineffekte auf den Blutdruck hängen größtenteils von der Koffeinmenge sowie dem Dosierungsintervall ab.

Koffeindosen (70–140 mg), wie sie in einer Tasse Kaffee gefunden werden, können zu einem kurzfristigen Anstieg des diastolischen und des systolischen Blutdrucks führen. Werden diese Dosen jedoch wiederholt eingenommen, so bleiben die Blutdruckeffekte infolge einer Toleranzentwicklung meist aus. So führt die akute Einnahme von Koffein bei gesunden Probanden zu einem Anstieg der Blutkatecholaminspiegel (begleitet von einem Blutdruckanstieg). Bei chronischer Einnahme von Koffein fehlen diese Effekte.

Generell entwickeln chronische Kaffeetrinker eine Toleranz gegenüber dem blutdrucksteigernden Effekt von Koffein. Entsprechend darf der Hypertoniker einen moderaten Koffeinkonsum weiter betreiben. Bei nur schwer therapierbaren Hypertonikern mit exzessiven Koffeinkonsum kann sich eine probeweise Abstinenz oder zumindest eine Reduktion des Konsums in bestimmten Fällen lohnen [76].

## 38.5 Medikamentöse Therapie des Bluthochdrucks

Falls nach Etablierung der nichtpharmakologischen Therapie des Bluthochdrucks keine genügende Blutdrucksenkung erzielt werden konnte, wird je nach Gesamtkonstellation (Alter des Patienten, Begleiterkrankungen, Begleitmedikationen) eine phramakologische Therapie des Bluthochdrucks initiiert.

Jede pharmakologische Therapie des Bluthochdrucks sollte individuell gestaltet werden [1].

**Faktoren, welche bei der Wahl des Antihypertensivums beachtet werden sollten (keine hierarchische Gliederung)**

- Wirksamkeit
- Nebenwirkungsmuster
- Pharmakologische Mechanismen
- Ätiologie/Pathogenese des Bluthochdrucks
- Begleiterkrankungen
- Potential für Medikamenteninteraktionen,
- Dosierung/Dosisintervall
- Kosten

Im folgenden sind die wichtigsten Stoffgruppen der Antihypertensiva, deren Indikation und Dosierung sowie auch allfällige Kontraindikationen kurz zusammengefaßt.

### 38.5.1 Diuretika

Diuretika senken den Blutdruck durch die Hemmung der NaCl-Rückresorption auf dem Niveau der Nieren- !

tubuli [77]. Die Diuretika werden als Monotherapeutika oder in Kombination mit anderen Antihypertensiva zur Therapie der milden Formen der Hypertonie eingesetzt.

Das beste Ansprechen der Hypertonie auf die Verabreichung von Diuretka finden sich bei Patienten mit einer „volumenabhängigen“ Form der Hypertonie, d. h. Patienten mit einer mehrheitlich normalen oder tiefen Plasmareninaktivität.

Die Hauptunterschiede der einzelnen Diuretika liegen lediglich in unterschiedlichen pharmakodynamischen und pharmakokinetischen Aspekten. In der initalen Phase der Hypertoniebehandlung mit Diuretika sollten diese möglichst tief dosiert werden (d. h. 12,5–25 mg Hydrochlorothiazid tgl. bzw. die äquivalente Dosis eines anderen Diuretikums). Ein Überschreiten von einer 50 mg Dosis bringt praktisch nie eine verbesserte Blutdrucksenkung. Bei Niereninsuffizienz (Serumkreatinin >180 µmol/l bzw. 2 mg%)sind Thiaziddiuretika weitgehend ohne Wirkung.

Entsprechend müssen bei Niereninsuffizienz Schleifendiuretika (z. B. Furosemid) eingesetzt werden.

CAVE

Diuretika sollten bei Patienten mit Glukoseintoleranz, Diabetes mellitus sowie positiver Gichtanamnese nur mit Vorsicht und entsprechender biochemischer Kontrolle eingesetzt werden. Die Verschlechterung des Lipidprofils bzw. der Glukosetoleranz zeigt eine ausgeprägte Dosisabhängigkeit.

Durch eine gleichzeitige Gewichtsabnahme und Vermeidung einer erneuten Gewichtszunahme können die meisten metabolischen Effekte der Diuretika ausgeglichen werden. Letzteres gilt auch für das „lipidneutrale“ Indapamid, welches jedoch in der üblicherweise eingesetzten Dosierung praktisch keine Lipideffekte zeigt. Bei einer durch Diuretika induzierten Hypokaliämie sollte der zusätzlichen Gabe eines kaliumsparenden Diuretikums gegenüber der Verabreichung von Kalium Supplementen der Vorzug gegeben werden [77].

### 38.5.2 β-Rezeptorenblocker

!

β-Blocker sind auch noch heute die Antihypertensiva der ersten Wahl. Dies ist einerseits durch die gute Wirksamkeit bedingt, aber auch durch den Umstand, daß β-Blocker die einzige Wirkstoffgruppe sind, welche auch eine nachgewiesene Wirksamkeit in der Primärprävention des Myokardinfarkts zeigt [78].

Obwohl alle Wirkstoffe dieser Gruppe die β-Rezeptoren blockieren, bestehen zwischen den einzelnen Substanzen ausgeprägte Unterschiede, was ihre Kardioselektivität, Fettlöslichkeit und instrinsische sympathikomimetische Wirkung betrifft [79].

Die antihypertensive Wirkung der β-Blocker hängt von verschiedenen Faktoren ab. So hängt die Wirksamkeit unter anderem auch vom Alter, der Rasse sowie der Hypertoniedauer ab. So sprechen vorallem junge Patienten mit einem hyperdynamen zirkulatorischen Profil und erhöhtem peripheren Widerstand gut an. β-Blokker sind bei Herzinsuffizienz, Sinusbradykardie, Reizleitungsstörungen (höher als AV-Block I. Grades), chronisch obstruktiver Lungenerkrankung, Asthma bronchiale, schwere periphere arterielle Verschlußkrankheit (PAVK) kontraindiziert.

Beim Vorliegen einer Niereninsuffizienz ist eine Dosisanpassung nötig. Eine sinnvolle Kombination ist jene mit Diuretika und Kaliziumantagonisten der Gruppe der Dihydropyridine (Nicardipin, Amlodipin). Da β-Blokker die renale Reninsekretion hemmen, sind sie in Kombination mit ACE-Hemmern, deren Wirkung mit der Höhe des Renins zunimmt, nicht anzuraten. Auch wenn durch einige wenige Autoren bezweifelt, sind die β-Blokker gerade für die Behandlung der Hypertonie im Alter von zentraler Bedeutung [80]. Den β-Blockern kommt zunehmend ein großer Stellenwert in der Therapie der Herzinsuffizienz zu, wenn auch in deutlich niedrigeren Dosierungen als bei der Hypertonie üblich [81, 82].

Aufgrund der pathophysiologischen Bedeutung eines erhöhten Sympathikotonus bei verschiedenen kardiovaskulären Erkrankungen, v. a. auch dem Bluthochdruck, kommt den β-Blockern ein hoher therapeutsischer Stellenwert bei und entsprechend werden auch neue Pharmaka entwickelt. Dazu gehört auch der kardioselektive β-Blocker Nebivolol, welcher nebst der β-adrenergen Blockierung zusätzlich ausgeprägte mittels Stickoxid (NO) vermittelte vasodilatatorische Eigenschaften aufweist [83, 84].

### 38.5.3 Kalziumantagonisten

Kalziumantagonisten senken den Blutdruck durch Hemmung des Kalzium-Einstroms in die glatten Muskelzellen und der daraus resultierenden Vasodilatation.

Die Kalziumantagonisten sind keine einheitliche Substanzgruppe, sondern umfassen 3 verschiedene Klassen von Substanzen:

1. *Dihydropyridine:*
   Nicardipin, Nifedipin, Nimodipin, Amlodipin, Isradipin,
2. *Benzothiazepine:*
   Diltiazem,
3. *Phenylalkylamine:*
   Verapamil.

Für die Blutdruckkontrolle sind die Dihydropyridine sowie die Klasse der Benzothiazepine von Bedeutung.

In den letzten Jahren zeigte sich jedoch, daß die Einnahme von kurzwirksamen Kalziumantagonisten mit einer erhöhten kardiovaskulären Mortalität verbunden waren [85–88]. Diese und andere Studien beschrieben z. T. unterschiedliche Effekte der verschiedenen Kalziumantagonisten auf das Risiko kardiovaskulärer Ereignisse, was einerseits durch die Heterogenität der verschiedenen Kalziumantagonisten, aber auch durch die Heterogenität der einzelnen Studienpopulationen (Alter, Begleiterkrankungen) bedingt war. Ein erhöhtes Mortalitätsrisiko zeigte sich lediglich bei kurzwirksamen Kalziumantagonisten und bei mittleren bis hohen Dosierungen.

Daß die ungünstigen Effekte vornehmlich bei den kurzwirksamen Kalziumantagonisten beobachtet wurde, ist durch mehrere Faktoren bedingt. Einerseits führt die Einnahme von kurzwirksamen Kalziumantagonisten zu einer schnellen Aufnahme und kurzfristig hohen Plasmaspiegeln und einer entsprechend schnellen (aber nur verhältnismäßig) kurzdauernden Blutdrucksenkung. Zusätzlich bewirken diese Substanzen eine ausgeprägte Stimulierung des sympathischen Nervensystems, welche durch den schnellen Blutdruckabfall zusätzlich gefördert werden kann.

Aufgrund des hier in Kürze angesprochenen Sachverhalts sollten kurzwirksame Kalziumantagonisten (Nifedipin) für die Behandlung der Hypertonie nicht mehr eingesetzt werden. Der Einsatz von tiefdosierten langwirksamen Kalziumantagonisten zur Behandlung der Hypertonie scheint jedoch (bei Berücksichtigung der gängigen Kontraindikationen) nach wie vor nicht mit einem erhöhten Risiko verbunden zu sein [89–92].

Die Indikationen anderer Kalziumantagonisten (Verapamil, Diltiazem) werden durch die negativen Wirkungen der kurzwirksamen Kalziumantagonisten wahrscheinlich nicht verändert, ebenso die Indikation der Dihydropyridine der neuen Generation (Amlodipin, Felodipin).

### 38.5.4 ACE-Hemmer

Seit ihrer Einführung haben sich die ACE-Hemmer als sichere, effiziente und nebenwirkungsarme Antihypertensiva etabliert. ACE-Hemmer hemmen durch Blockade des Angiotensin-converting-Enzyms (ACE) die Umwandlung von Angiotensin I ins Angiotensin II und führen so zu einer Blutdrucksenkung. Durch die fehlende Angiotensin-II-Synthese resultiert ein Abfall der Aldostronproduktion. ACE-Hemmer zeigen bei normalen bzw. hohen Plasma Reninspiegeln die beste Wirksamkeit.

Diese Stoffgruppe zeigt eine sehr gute Verträglichkeit; ein durch ACE-Hemmer induzierter Husten stellt eine der häufigsten Nebenwirkungen dar (in 2–4% der therapierten Patienten). Der Husten verschwindet wenige Tage nach Sistierung der Medikation. Durch die Verabreichung von ACE-Hemmern kann die Progression der Niereninsuffizienz günstig beeinflußt werden, insbesondere auch bei Patienten mit diabetischer Stoffwechsellage.

Die initiale Dosierung mit ACE-Hemmern sollte immer so tief wie möglich sein. Dabei ist auf eine überschießende Blutdrucksenkung mit einer hypotonen Reaktion zu achten. Diese kann insbesondere auch beim alten Menschen von Bedeutung sein.

Der Zeitpunkt dieses „First-dose-Effektes" hängt von der Halbwertszeit ($t_{1/2}$) der Wirkkomponente der verschiedenen ACE-Hemmer ab (Captopril: bis 8 h nach Einnahme möglich; Enalapril 3–24 h nach Einnahme). Dieser First-dose-Effekt kann durch die Vermeidung einer allfälligen Hypovolämie zu Therapiebeginn minimalisiert werden (Sistierung von Diuretika).

Die Kontraindikationen der ACE-Hemmer umfassen einen schweren Volumenmangel, eine schwere Niereninsuffizienz, renovaskuläre Hypertonie (besonders Nierenarterienstenose). Die Fixkombinationen eines ACE-Hemmers mit einem Diuretikum weisen ein sehr gutes Wirkspektrum auf [93]. Eine geringfügige Erhöhung der Kreatininwerte ist keine Kontraindikation für ACE-Hemmer. Bei Anstieg der Kreatininwerte unter ACE-Hemmern muß stets an eine bisher unerkannte Nierenarterienstenose gedacht werden.

### 38.5.5 Angiotensin-II-Rezeptorantagonisten

In den letzten Jahren sind verschiedene neue Angiotensin-II-Rezeptorantagonisten zur Behandlung der leichten bis milden Hypertonie entwickelt worden [94–96]. Die wichtigsten Vertreter und Charakteristika dieser sog. *Sartane* sind in der Tabelle 38-3 zusammengefaßt.

Die Angiotensin-II-Rezeptorantagonisten blockieren den sog. $AT_1$-Rezeptor, dabei handelt es sich um einen Subtyp der Angiotensin-II-Rezeptoren. Grundsätzlich lassen sich beim Menschen mindestens 2 verschiedene Rezeptortypen unterscheiden ($AT_1$- und $AT_2$-Rezeptor)

**Tabelle 38-3.** Übersicht der aktuellen Angiotensin-II-Rezeptorantagonisten

| | Losartan | Valsartan | Irbesartan | Eprosartan | Candesartan |
|---|---|---|---|---|---|
| **Aktiver Wirkstoff** | Metabolit | Muttersubstanz | Muttersubstanz | Muttersubstanz | Metabolit |
| **Bioverfügbarkeit [%]** | 30 | 25 | 70[a] | Etwa 10–15 | 40[a] |
| **Plasma-HWZ [h]** | 8 | 9 | 13 | 5–9 | 9 |
| **Eliminationsweg** | Mehrheitlich via Galle/Urin | | | | |
| **Übliche Dosen [mg]** | 50–100 | 80–160 | 150–300 | 600–800 | 4–16 |

[a] Kein Effekt der Nahrung auf die Bioverfügbarkeit.

[97]. Der $AT_1$-Rezeptor findet sich v. a. an den glatten Muskelzellen und sind entsprechend auch für die Vermittlung der Vasokonstriktion verantwortlich. Eine Aktivierung der $AT_1$-Rezeptoren führt jedoch auch zu anderen pressorischen Wirkungen wie z. B. einer Förderung der Aldosteronfreisetzung oder einer Aktivierung des Sympathischen Nervensystems.

Eine Stimulation der $AT_2$-Rezeptoren bewirkt u. a. eine Vasodilatation.

Die Blutdrucksenkung durch diese Substanzen ist auf die Blockierung der Angiotensin-II-Rezeptoren und der für die Blutdruckregulation zentralen Wirkungen des Angiotensin II (Vasokonstriktion, Förderung der Natriumrückresorption in den Nieren sowie der Aldosteronsekretion) zurückzuführen. Diese Pharmaka bewirken entsprechend einen meist deutlichen Anstieg des Plasmarenins und einen weniger ausgeprägten Abfall der Plasmaaldosteronspiegel. Im Vergleich zu den ACE-Hemmern erfolgt durch diese Substanzen eine direkte Antagonisierung der Angiotensin-II-Effekte.

Aufgrund der Wirkungsprinzipien sowie des Angriffsortes der Sartane sind diese aufgrund von theoretischen und pathophysiologischen Überlegungen den ACE-Hemmern, was die Blutdrucksenkung betrifft, überlegen. Durch ACE-Hemmer wird die Bildung von Angiotensin II nicht vollständig unterdrückt. Durch die Blokkade des vasokonstriktorisch wirkenden $AT_1$-Rezeptors und die mögliche gleichzeitige Stimulierung des potentiell vasodilatatorisch wirkenden $AT_2$-Rezeptors kann eine gute Blutdrucksenkung erzielt werden.

Das Nebenwirkungsprofil im Vergleich zu den ACE-Hemmern unterscheidet sich im wesentlichen durch das mehrheitliche Fehlen des für ACE-Hemmer typischen Reizhustens. Typische Sartannebenwirkungen sind Kopfschmerzen und Schwindel. Im Vergleich zu anderen Antihypertensiva sind die $AT_2$-Rezeptorantagonisten, bei allerdings erst kurzer Marktverfügbarkeit, bis jetzt relativ nebenwirkungsarm.

Alle Pharmaka dieser Substanzgruppe zeigen, wenn auch in unterschiedlichem Ausmaß, eine dosisabhängige Blutdrucksenkung, wobei das individuelle Ansprechen wie bei anderen Antihypertensiva sehr unterschiedlich sein kann. Für die meisten Vertreter dieser Substanzgruppe sind entsprechend auch Kombinationspräparate mit einer diuretischen Zweitkomponente auf dem Markt bzw. in Markteinführung, was aufgrund der vorliegenden Studien in einer ausgeprägteren Bluddrucksenkung resultiert.

Auch die linksventrikuläre Hypertrophie wird durch die blutdrucksenkende Wirkung der Sartane günstig beeinflußt. Inwiefern durch die gleichzeitige Gabe eines ACE-Hemmers und eines Sartans eine vorteilhaftere Blutdrucksenkung erzielt werden kann, läßt sich zum aktuellen Zeitpunkt noch nicht sagen. Inwiefern die Sartane generell den ACE-Hemmern überlegen sind, kann noch nicht abgeschätzt werden [98].

Die Differentialindikation der Sartane ist noch nicht zu Ende formuliert, allerdings scheinen gerade auch ältere Hypertoniker profitieren zu können. Studien in ausgewählten Subpopulationen werden diese Frage in der nahen Zukunft beantworten können [94].

In einigen Studien zeigte sich ein günstiger Effekt auf die Proteinurie bei essentiellen Hypertonikern bzw. Diabetikern. Ob diese Substanzen auch in der Therapie der Herzinsuffizienz ihren festen Platz haben werden/können ist noch nicht klar. Einige Sartane (z. B. Losartan) zeigen eine geringe urikosurische Wirkung, welche jedoch klinisch von relativ geringer Bedeutung ist. Aufgrund der möglichen Wirkungen des Angiotensin II auf die Apoptose und somit auch auf die myokardiale Funktion, aber auch auf die Aktivität des sympathischen Nervensystems, ist auch im Rahmen der Herzinsuffizienz ein möglicher therapeutischer Nutzen bestimmter Sartane vorstellbar [99, 100]. Andere Sartane (z. B. Telmisartan) stehen vor der Markteinführung.

### 38.5.6 Zentrale $\alpha_2$-Agonisten

Die wichtigsten Vertreter dieser Gruppe sind $\alpha$-Methyldopa oder Clonidin. Diese Substanzgruppe führt zu einer Blutdrucksenkung infolge der Stimulierung von postsynaptischen $\alpha_2$-Rezeptoren im Hirnstamms, was zu einer Verminderung der Sympathikusaktivität führt. Mittels dieser Pharmaka kann in der Regel eine gute Blutdrucksenkung erzielt werden, doch die potentiellen Nebenwirkungen sind oftmals ein limitierender Faktor für die Wahl dieser Stoffgruppe.

Das Nebenwirkungsmuster beinhaltet zentralnervöse Symtpome, Mundtrockenheit sowie mitunter eine ausgeprägte Orthostase. Entsprechend sind diese Medikamente nur bei schwerer, mit anderen Phramaka nichtkontrollierbarer Hypertonie indiziert.

### 38.5.7 $\alpha_1$-Blocker

Prazosin ist der wichtigste Vertreter dieser Gruppe von Antihypertensiva, welche auch als sog. indirekte Vasodilatatoren bezeichnet werden. Der pharmakologische Wirkmechanismus beinhaltet die Blockierung der peripheren postsynaptischen $\alpha_1$-adrenergen Rezeptoren. Dadurch tritt eine Vasodilatation auf und der periphere Widerstand wird vermindert. Im Gegensatz zu den direkten Vasodilatatoren (s. unten) führen die indirekten Vasodilatatoren in der Regel nur sehr selten zu einer Reflextachykardie. Ebenfalls sind das Herzschlagvolumen und das Plasmavolumen nicht verändert, so daß eine Kombinationstherapie mit anderen Substanzen meist nicht benötigt wird.

Mit diesen Substanzen kann eine gute Blutdrucksenkung mit nur minimalen metabolischen Nebenwirkungen erzielt werden. Die Glukoseintoleranz kann durch

Verbesserung der Insulinsensitivität u. U. günstig beeinflußt werden. Eine mögliche unerwünschte Nebenwirkung ist die Synkope im Rahmen der ersten Dosiseinnahme. Entsprechend sollte in allen Altersklassen jeweilen mit einer „Minidosis" (Initialdosis auf keinen Fall größer als 0,5 mg abends vor dem Schlafen) angefangen werden. Eine gleichzeitig vorhandene Diuretikatherapie kann die Synkopenneigung nach der Erstverabreichung fördern.

### 38.5.8 Direkte Vasodilatatoren

Hydralazin und Minoxidil sind die wichtigsten Vertreter dieser Gruppe von Antihypertensiva, welche allerdings kaum mehr angewendet werden. Diese Pharmaka führen zu einer Relaxation der glatten Gefäßmuskelzellen und Verminderung des peripheren Widerstandes und somit zu einer Blutdrucksenkung. Trotz der oftmals guten Wirkung dieser Pharmaka, haben sie als Monotherapeutika infolge eines charakteristischen Nebenwirkungsmusters (Reflextachykardie, arzneimittelinduzierter Lupus) eine nur limitierte Einsatzmöglichkeit. Ein weiterer Grund, diese Substanzgruppe nur mit Zurückhaltung einzusetzen, ist der fehlende Effekt auf die Rückbildung der linksventrikulären Hypertrophie.

### 38.5.9 Mögliche Therapiekombinationen

Im allgemeinen soll bei milden Formen der Hypertonie eine ausgewählte Monotherapie bis zur empfohlenen Maximaldosis ausgeschöpft werden. Dann kann gegebenenfalls die Pharmakagruppe gewechselt werden oder ein zweites Antihypertensivum einer anderen Gruppe zugegeben werden. Allgemein gültige Empfehlungen über die Wahl der initialen Therapie und der „idealen" Kombination gibt es nicht. Für die Wahl des initialen Pharmakons sowie der allfälligen Alternative und/oder Kombination gelten die oben erwähnten Indikationen bzw. Kontraindikationen.

Auch wenn in den letzten Jahren die Kombinationstherapie einen großen Aufschwung hatte, ist es wohl sinnvoll, die initiale Therapie mit einer Monosubstanz zu beginnen. Je nach Ansprechen kann im Verlaufe ein Kombinationspräparat eingesetzt werden. Als Grundregel gilt es, eine wirksame niedrig dosierte Kombination einer hochdosierten Monotherapie vorzuziehen. Grundsätzlich ist unter Berücksichtigung der gängigen Kontraindikationen jene Mono- und/oder Kombinationstherapie die „richtige", welche mit den geringsten Nebenwirkungen eine optimale Blutdruckkontrolle gewährleistet.

## 38.6 Therapie des Bluthochdrucknotfalls

Nicht allein die Höhe des Blutdruckwertes sondern das kombinierte Vorhandensein von hohen Blutdruckwerten mit bestimmten Symptomen und/oder Endorganschäden bestimmen die therapeutische Dringlichkeit sowie das therapeutische Procedere. Entsprechend muß zwischen einer schweren Hypertonie (ohne akute Symptomatik) und dem hypertensiven Notfall (akut aufgetretene Symptomatik infolge akuter Endorganschädigung) unterschieden werden.

In der ersten Situation genügt meist eine orale antihypertensive Therapie, während in der zweiten Situation eine sofortige parenterale Therapie nötig ist.

Die wichtigsten möglichen Situationen und Krankheitsbilder, welche zu einer hypertensiven Notfallsituation führen können, sind vielfälltig (s. Übersicht).

**Ursachen für hypertensive Notfallsituationen**

- Hypertensive Enzephalopathie
- Intrazerebrale Blutung
- Subarachnoidalblutung
- Akute Aortendissektion
- Akutes Linksherzversagen
- Akuter Myokardinfarkt
- Phäochromozytomkrise
- Eklampsie
- Kopfverletzungen

Der hypertensive Notfall ist eine lebensbedrohliche Situation, welche eine sofortige Senkung des Blutdrucks bedarf. Da bei einer zu starken Blutdrucksenkung das Risiko für Organschäden infolge Ischämie besteht, sollte der Druck initial schnell nur bis ca. 180/110 mmHg gesenkt werden und dann langsamer bis auf Werte unter 160/95 mmHg. Für die parenterale akute Therapie kommen Vasodilatatoren oder antiadrenerge Substanzen in Frage (Tabelle 38-4).

Zur akuten Blutdrucksenkung bei schweren Hypertonieformen, bei denen eine schnelle Blutdrucksenkung indiziert ist, jedoch keine parenterale Therapie nötig ist (z. B. atherothrombotischer Hirninfarkt, Reboundhypertonie nach Sistierung von Antihypertensiva) genügt eine orale Therapie. Hierzu eigenen sich besonders die Wirkstoffe Captopril und Clonidin. Die Gabe von Nifedi-

**Tabelle 38-4.** Auswahl parenteraler Pharmaka zur Therapie der hypertensiven Notfallsituation

| Pharmakon | Dosierung |
|---|---|
| **Vasodilatatoren** | |
| Nitroprussid | 0,25–10 µg/kg/min i.v.-Infusion |
| Nitroglycerin | 5–100 µg/min als i.v.-Infusion |
| Diazoxid | 50–100 µg/i.v.-Bolus wiederholt oder 15–30 mg/min als i.v.-Infusion |
| Hydralazin | 10–20 mg i.v. |
| **Antiadrenergika** | |
| Propranolol | 1–10 mg „loading dose"; 3 mg/h i.v.-Infusion |

**Tabelle 38-5.** Lipideffekte der wichtigsten Antihypertensiva

| Pharmakon | LDL | TG | HDL |
|---|---|---|---|
| ACE-Hemmer | 0 | 0 | 0 |
| $\alpha_1$-Antagonisten | – | – | + |
| β-Blocker | | | |
| – kardioselektive mit ISA | 0 | 0 | – |
| – kardioselektive | 0 | + | – |
| – nichtselektive mit ISA | 0 | 0 | 0 |
| – nichtselektive | 0 | +++ | — |
| Thiazide | + | ++ | 0 |
| Sartane | 0 | 0 | 0 |
| Ca-Antagonisten | 0 | o | 0 |
| Zentrale Antiadrenergika | – | – | – |

*0* kein Effekt (lipidneutral), +, ++, +++ Erhöhung der Lipide, –, —; Senkung der Lipide, *LDL/HDL* LDL- bzw. HDL-Cholesterin, *TG* Triglyceride, *ISA* intrinsische sympathomimetische Aktivität.

pin sollte nicht mehr praktiziert werden. Captopril ist der am schnellsten wirkende ACE-Hemmer und kann entweder geschluckt oder auch nur sublingual angewendet werden [101].

## 38.7 Antihypertensiva und Blutlipide

Oftmals werden ungünstige Lipideffekte durch bestimmte Antihypertensiva ausgelöst (Tabelle 38-5). Andere Risiken (wie z. B. ein erhöhtes Körpergewicht) sind allerdings von viel größerer pathophysiologischer Langzeitbedeutung.

Verschiedene Studien zeigten, daß die diuretikaassoziierten Lipidveränderungen bei chronischer Einnahme abnehmen oder sogar ganz verschwinden können. Selbstverständlich ist zusätzlich eine fettarme Kost, besonders auch bei vorhandenem Übergewicht, angezeigt. Kontrolle der anderen möglichen nichtpharmakologischen Maßnahmen der Hypertoniebehandlung sollten ebenfalls mitberücksitigt werden.

Sind eine ausgeprägte Dyslipidämie und andere kardiovaskuläre Risiken vor Beginn der antihypertensiven Therapie vorhanden, so sollte eher ein „lipidfreundliches" Antihypertensivum eingesetzt werden. Ein kritisches und klinisch sinnvolles Abwägen von Nutzen und Risiken muß auf individueller Basis erfolgen.

## 38.8 Bluthochdruck im Alter

Mit zunehmendem Alter nimmt die Prävalenz des Bluthochdrucks zu. Die Definitionskriterien des Bluthochdrucks im Alter entsprechen denjenigen junger Patienten (s. oben). Der Bluthochdruck im Alter zeigt verschiedene pathophysiologische Charakteristika. Hierzu gehören:

- erhöhter peripherer Widerstand,
- verminderter kardialer Output,
- verminderte Plasma-Renin-Aktivität,
- Expansion der Extrazellulärflüssigkeit,
- Verminderung der β-Rezeptorenanzahl,
- verminderte Sensibilität der Barorezeptoren,
- verminderte Nierendurchblutung,
- linksventrikuläre Hypertrophie,
- erhöhte Noradrenalinspiegel.

Oftmals findet sich eine alleinige Erhöhung des systolischen Blutdrucks (isolierte systolische Hypertonie; s. unten).

Auch beim alten Patienten muß differentialdiagnostisch an die oben erwähnten seltenen sekundären Hypertonieformen gedacht werden [30, 102].

Die Therapierichtlinien des Bluthochdrucks im Alter sind grundsätzlich dieselben wie bei jungen Patienten.

Das wichtigste Engramm für die Therapie des Bluthochdrucks im Alter ist: „*start low and go slow*"; d. h. man wähle die tiefstmögliche Dosis eines Antihypertensivums, und eine notwendige Dosiserhöhung sollte nur langsam etabliert werden.

Die antihypertensive Therapie beim alten Menschen sollte aufgrund der extremen physiologischen Heterogenität in vermehrtem Ausmaß individualisiert werden. Die Blutdrucksenkung soll behutsam erfolgen (außer in Notfallsituationen); d. h. daß die halbe Standarddosis sowie falls möglich Slow-release-Präparationen eingesetzt werden sollen.

Die wünschenswerte Blutdrucksenkung beträgt ca. 10 mmHg pro Monat, damit eine genügende Adaptationszeit für autoregulative Mechanismen zur Verfügung steht. Der Zielblutdruck sollte frühstens nach 2–6 Monaten erreicht werden. Das Therapieschema sollte möglichst einfach gehalten werden, d. h. nach Möglichkeit als Monotherapie und als einmalige Dosis. Die Kontrollen sollen zu Beginn einer antihypertensiven Therapie engmaschig erfolgen. 6 Wochen nach Therapiebeginn soll eine erste Laborkontrolle (Glukose, Elektrolyte und Kreatinin) durchgeführt werden. Bei der Therapiewahl und während der Therapie sollte eventuellen Veränderungen der Lebensqualität stets Beachtung geschenkt werden. !

Bei guter Einstellung und fehlenden Endorganschäden genügen auch beim alten Menschen 1-2 Kontrollen pro Jahr. Auch beim alten Menschen kann die Durchführung einer Selbstmessung zu einer besseren Blutdruckkontrolle und einer verbesserten Medikamentenkompliance führen.

In verschiedenen großen prospektiven Studien wurde die Effizienz einer antihypertensiven Therapie erfaßt.

Unter Berücksichtigung dieser sog. „trial evidence" sind die Diuretika die Medikamente der ersten Wahl für den alten Patienten. Die β-Blocker sind Antihypertensiva der zweiten Wahl im Alter. Unabhängig von der „trial evidence" können jedoch unter Berücksichtigung der üblichen Indikationen bzw. Kontraindikationen Antihypertensiva aller Substanzgruppen gleichwertig als Mittel der ersten Wahl eingesetzt werden. Inwiefern jedoch die Kalziumantagonisten ideale Antihypertensiva für den alten Menschen darstellen (s. oben), läßt sich im Moment nicht schlüssig beantworten. Sicherlich sollten kurzwirksame Kalziumantagonisten nicht mehr verschrieben werden.

## 38.9 Isolierte systolische Hypertonie im Alter

In den letzten Jahren zeigte sich in mehreren internationalen Studien, daß durch konsequente Behandlung der isolierten systolischen Hypertonie das Morbiditäts- und Mortalitätsmuster günstig beeinflußt werden kann [4, 103, 104]. Die isolierte systolische Hypertonie liegt dann vor, wenn der systolische Blutdruck >140 mmHg und der diastolische Blutdruck <90 mmHg beträgt. Im Praxisalltag muß bei einer derartigen Blutdruckkonstellation differentialdiagnostisch an das Vorliegen einer Aorteninsuffizienz, arteriovenöser Fisteln, renovaskulärer Hypertonie, Hyperthyreose, schwere Anämie oder einer Pseudohypertonie gedacht werden.

Üblicherweise steigt der Blutdruck mit dem Alter an. Der diastolische Blutdruck steigt jedoch nur bis etwa zum 5. Lebensjahrzehnt an, der systolische Blutdruck hingegen bis ins 8. Lebensjahrzehnt. Dieses unterschiedliche Verhalten des systolischen und diastolischen Blutdrucks resultiert in einer Zunahme der Prävalenz der isolierten systolischen Hypertonie mit dem Alter.

Die isolierte systolische Hypertonie ist mit einem mehrfach erhöhten Mortalitätsrisiko von Herzinfarkt, Apoplexie und Herzversagen assoziiert. Die Folgezustände der isolierten systolischen Hypertonie sind klinisch signifikanter und von größerer klinischer Relevanz als die Risiken, die mit der reinen diastolischen Blutdruckerhöhung assoziiert sind.

Das Morbiditäts- und das Mortalitätsrisiko infolge der isolierten systolischen Hypertonie kann durch eine adäquate Therapie deutlich gesenkt (SHEP-Studie) werden.

Die Pathogenese der isolierten systolischen Hypertonie im Alter ist nicht völlig geklärt, doch die verminderte Compliance der großen Gefäße ist einer der wichtigsten pathogenetischen Faktoren. Die Diagnostik der isolierten systolischen Hypertonie entspricht grundsätzlich den üblichen Richtlinien (s. oben). Beim alten Patienten ist jedoch auf fälschlicherweise erhöhte systolische Blutdruckwerte infolge einer überschießenden systolischen Blutdruckantwort auf verschiedene Pressorstimuli (z. B. Praxissituation) zu achten!

Die Therapie der isolierten systolischen Hypertonie beinhaltet einerseits die nichtpharmakologische Maßnahmen (s. oben) sowie eine gezielte Pharmakotherapie. Aufgrund der „trial evidence" sind die Diuretika Medikamente der ersten Wahl; bei ungenügender Einstellung können evtl. β-Blocker zugeben werden. Ohne Berücksichtigung der „trial evidence" sind alle Antihypertensiva als erste Wahl bei der ISH einsetzbar.

## 38.10 Therapieresistenz

Eine ungenügende Blutdrucksenkung trotz Ausschöpfung der pharmakologischen und auch nichtpharmakologischen Maßnahmen findet sich häufig im Praxisalltag, und entsprechend gehört die „Therapieresistenz" zum Routinealltag. Die Bezeichnung „Therapieresistenz" wird jedoch auch in der Literatur sehr unterschiedlich definiert.

Grundsätzlich hängt die Definition von der Höhe des Ausgangsblutdrucks sowie des nach Etablierung einer Therapie erreichten Blutdrucks ab. Für den Praxisalltag kann sinnvollerweise die Therapieresistenz wie folgt definiert werden: Eine Therapieresistenz liegt vor, falls normotone Blutdruckwerte nicht erreicht werden können trotz einer Dreifachtherapie (wobei ein Antihypertensivum ein Diuretikum sein sollte).

Aufgrund der fehlenden einheitlichen Definition sind die Daten über die Häufigkeit der Therapieresistenz sehr unterschiedlich und variieren je nach Studie zwischen 30 und 60%.

Ein möglicher differentialdiagnostischer Ansatz der Therapieresistenz ist in der Tabelle 38-6 zusammengefaßt. Liegen erhöhte Blutdruckwerte mit ausgeprägtem Endorganschaden vor, dann ist letzteres als Hinweis einer Therapieresistenz im Sinne einer „schlechten" Blutdruckkontrolle zu interpretieren. Die Abklärung eines therapieresistenten Patienten beginnt in der Bestätigung des erhöhten Blutdrucks durch eine 24-h-Blutdruckmessung sowie Erfassung des Ausmaßes der möglichen Endorganschäden (s. oben). Wird ein erhöhter Blutdruck bei adäquater Medikamentencompliance des Patienten nachgewiesen, sollten die in Tabelle 38-6 zusammengefaßten möglichen Ursachen in der für den betreffenden Patienten sinnvollen Reihenfolge abgeklärt werden.

Tabelle 38-6. Mögliche Ursachen der Therapieresistenz

| Mögliche Ursache | Abklärung |
|---|---|
| 1. Pseudoresistenz: | – Zu kleine Blutdruckmanschette<br>– Praxishypertonie<br>– Atherosklerose der A. brachialis (Osler-Manöver; s. oben) |
| 2. Noncompliance des Patienten: | – Messung der Konzentration von Antihypertensiva oder Metaboliten im Urin/ Plasma (aufwendig)<br>– Elektronische Hilfsmittel<br>– Blutdruckselbstmessung |
| 3. Lifestyle-Faktoren: | – Alkohol<br>– Nikotin<br>– Übergewicht/Adipositas<br>– Kokain und andere Freizeitdrogen<br>– Streß (?) |
| 4. Begleiterkrankungen und Pharmaka: | – Übergewicht/Adipositas (M. Cushing?)<br>– Chronische Schmerzzustände<br>– Chronische Skeletterkrankungen (nichtsteroidale Antirheumatika/Steroide)<br>– Orale Kontrazeptiva |
| 5. Sekundäre Hypertonieformen: | – Primärer Hyperaldosteronismus<br>– Nierenarterienstenose<br>– Phäochromozytom (s. oben) |
| 6. Volumenretention: | – Folge der Verabreichung anderer Antihypertensiva<br>– Niereninsuffizienz<br>– Exzessive Salzzufuhr<br>– Nichtsteroidale Antirheumatika |
| 7. „Noncompliance" des Arztes: | – Ungenügende Patientennachsorge<br>– Suboptimale Dosierung der Antihypertensiva |

## Literatur


1. Joint National Committee on Detection, E., and Treatment of High Blood Pressure (1997) The sixth report of the Joint National Committee on Prevention, Detection, Evaluation, and Treatment of High Blood Pressure (JNC VI). Arch Intern Med 157: 2413–2446
2. Guidelines Subcommittee of the WHO/ISH Mild Hypertension Liasison Committee (1993) Guidelines for the management of mild hyperension. Hypertension 22: 392–403
3. Veterans-Administration Cooperative Study Group on Antihypertensive Agents (1976) Effects of treatment and morbidity in hypertension. JAMA 202: 1028–1036
4. SHEP-Cooperative-Research-Group (1991) Prevention of stroke by antihypertensive drug treatment in older persons with isolated systolic hypertension. Final results of the systolic hypertension in the elderly program (SHEP). JAMA 265: 3255–3264
5. Schmidt MI et al. (1996) Clustering of dyslipidemia, hyperuricemia, diabetes, and hypertension and its association with fasting insulin and central and overall obesity in a general population. Atherosclerosis risk in Communities Study Investigators. Metabolism 45: 699–706
6. Houston MC (1991) Hypertension strategies for therapeutic intervention and prevention of end-organ damage. Prim Care Clin North Am 18: 713–753
7. Baba T, Neugebauer S (1994) The link between insulin resistance and hypertension. Effects of antihypertensive and antihyperlipidaemicdrugs on insulin sensitivity. Drugs 47: 383–404
8. Shepherd JT (1990) Increased systemic vascular resistance in primary hypertension: the expanding complexity. J Hypertens 8 (Suppl 7): S 15–S 19
9. Joint National Committee on Detection, E., and Treatment of High Blood Pressure (1993) The fifth report of the Joint National Committee on Detection, Evaluation, and Treatment of High Blood Pressure (JNC V). Arch Intern Med 153: 154–183
10. Laragh JH, Brenffner BM (1990) Hypertension. Pathophysiology, diagnosis and management, vols I & II. Raven, New York
11. Swales JD (ed) (1994) Textbook of hypertension. Blackwell, London, p 1328
12. Kurtz TW, Spence MA (1993) Genetics of essential hypertension. Am J Med 94: 77–84
13. Williams RR et al. (1990) Multigenic human hypertension: evidence for subtypes and hope for haplo-types. J Hypertens 8: S 39-S 45
14. Caulfield M et al. (1994) Linkage of the angiotensinogen gene to essential hypertension. N Engl J Med 330: 1629–1633
15. Lindpaintner K (1994) Genes, hypertension, and cardiac hypertrophy. N Engl J Med 330: 1678–1679
16. Kurokawa K, Okuda T (1998) Genetic and non-genetic basis of essential hypertension: maladaptation of human civilization to high salt intake. Hypertens Res 21: 67–71
17. Laakso M, Lehto S (1998) Epidemiology of risk factors for cardiovascular disease in diabetes and impaired glucose tolerance. Atherosclerosis 137 (Suppl): S 65–S 73
18. Whelton PK, He J, Klag MJ (1994) Blood pressure in westernized populations. In: Swales JD (ed) Textbook of hypertension. Blackwell, London, p 11–21
19. Gorey KM, Trevisan M (1998) Secular trends in the United States black/white hypertension prevalence ratio: potential impact of diminishing response rate. Am J Epidemiol 147: 95–102
20. Magrini F, Reggiani P (1992) Epidemiology of hypertension in Europe. Eur Heart J 13 (Suppl H): 27–34
21. Vokonas PS, Kannel WB, Cupples LA (1988) Epidemiology and risk of hypertension in the elderly: the Framingham Study. J Hypertens 6 (Suppl 1): S 3–S 9
22. Ferrannini E, Natali A (1991) The insulin resistance syndrome. Cardiovasc Risk Fac 1/6: 386–392
23. Ferrannini E et al. (1991) Hyperinsulinaemia: the key feature of a cardiovascular and metabolic syndrome. Diabetologica 34: 416–422

24. Salvetti A et al. (1993) What effect dies blood pressure control have on the progression toward renal disease. Am J Kidney Dis 21 (Suppl 3): 10–15
25. Fournier AM, Hoenig LJ, Sosenko JM (1993) The degree of blood pressure evaluation and end organ damageevere hypertension: A case-control study. Am J Med Sci 306: 367–370
26. Sideris DA (1993) High blood pressure and ventricular arrhythmias. Eur Heart J 14: 1548–1553
27. Kay LE (1998) Accuracy of blood pressure measurement in the family practice center. J Am Board Fam Pract 11: 252–258
28. Vetter H, Vetter W (1986) Praktische Hypertonie. Thieme, Stuttgart, S 119
29. Netea RT et al. (1998) Does it matter whether blood pressure measurements are taken with subjects sitting or supine? J Hypertens 16: 263–268
30. Akpunonu B, Mulrow P, Hoffman E (1996) Secondary hypertension: evaluation and treatment. Disease-A-Month Oct 96: 613–722
31. Wylie EJ, Perloff JS, Wellington JS (1962) Fibromuscuflar hyperplasia of the renal arteries. Ann Surg 156: 952–958
32. Krijnen P et al. (1998) A clinical prediction rule for renal artery stenosis. Ann Intern Med 129: 705–711
33. Hany S et al. (1987) Circadian blood pressure variability in secondary and essential hypertension. J Hypertension 5 (Suppl 5): S 487–S 489
34. Tello R et al. (1998) Detection of renal arteries with fast spinecho magnetic resonance imaging. Australas Radiol 42: 179–182
35. Olbricht CJ, Arlart IP (1998) Magnetic resonance angiography – the procedure of choice to diagnose renal artery stenosis? Nephrol Dial Transplant 13: 1620–1622
36. Hany TF et al. (1997) Evaluation of the aortoiliac and renal arteries: comparison of breath-hold, contrast-enhanced, three-dimensional MR angiography with conventional catheter angiography. Radiology 204: 357–362
37. Arsenault TM et al. (1996) Systemic gadolinium toxicity in patients with renal insufficiency and renal failure: retrospective analysis of an initial experience. Mayo Clin Proc 71: 1150–1154
38. Tello R et al. (1998) Standard dose Gd-DTPA dynamic MR of renal arteries. J Magn Reson Imag 8: 421–426
39. Mann SJ, Pickering TG (1992) Detection of renovscular hypertension: State of the art 1992. Ann Intern Med 117: 845–853
40. Textor SC (1994) Renovascular hypertension. Endocrin Metabol Clin North Am 23: 235–253
41. Tuttle KR et al. (1998) Treatment of atherosclerotic ostial renal artery stenosis with the intravascular stent. Am J Kidney Dis 32: 611–622
42. Sierre SD et al. (1998) Treatment of recurrent transplant renal artery stenosis with metallic stents. J Vasc Interv Radiol 9: 639–644
43. Fiala LA et al. (1998) Primary stenting of atherosclerotic renal artery ostial stenosis. Ann Vasc Surg 12: 128–133
44. Stanley JC (1997) Surgical treatment of renovascular hypertension. Am J Surg 174: 102–110
45. Cook DM (1997) Adrenal mass. Endocrinol Metabol Clin North Am 26: 829–852
46. Gartner F, Grotz W, Schollmeyer P (1998) Differenzierte Diagnostik und Therapie des primären Hyperaldosteronismus. Dtsch Med Wochenschr 123: 873–876
47. Gomez-Sanchez CE (1998) Primary aldosteronism and its variants. Cardiovasc Res 37: 8–3
48. Bravo EL (1994) Primary Hyperaldosteronism. Issues in diagnosis and management. Endocrinol Metabol Clinics North Am 23: 271–283
49. Bravo EL, Tarazi RC, Dustan HP (1983) The changing clinical sepctrum of primary aldosteronism. Am J Med 74: 641–648
50. Dluhy RG, Lifton RP (1994) Glucocorticoid-remediable aldosteronism. Endocrinol Metabol Clin North Am 23: 285–297
51. Gifford RW, Manger WM, Bravo EL (1994) Pheochromozytoma. Endocrinol Metabol Clin North Am 23: 387–405
52. Xiao XR et al. (1998) Diagnosis and treatment of adrenal tumours: a review of 35 years experience. Br J Urol 82: 199–205
53. Bravo EL (1994) Evolving concepts in the pathophysiology, diagnosis, and treatment of pheochromozytoma. Endocrine Rev 15: 356–368
54. Troncone L, Rufini V (1997) 131-I MIBG therapy of neural crest tumours (Review). Anticancer Res 17/3B: 1823–1831
55. Loh KC et al. (1997) The treatment of malignant pheochromozytoma with iodine-131-metaiodobenzylguanidine (131I-MIBG): a comprehensive review of 116 reported patients. J Endocrinol Invest 20: 648–658
56. Kaplan NM (1998) Clinical hypertension. Williams & Wilkins, Baltimore, pp 1–444
57. Vetter W, Feltkamp H (1991) Ambulante kontinuierliche Blutdruckselbstmessung (ABPM) vs. Blutdruckselbstmessung. Z Kardiol 80 (Suppl 1): 49–51
58. Taylor RS et al. (1998) Ambulatory blood pressure monitoring for hypertension in general practice. J R Soc Med 91: 301–304
59. Tochikubo O et al. (1998) Statistical base value of 24-hour blood pressure distribution in patients with essential hypertension. Hypertension 32: 430–436
60. Musso NR et al. (1997) Ambulatory blood pressure monitoring: how reproducible is it? Am J Hypertens 10: 936–939
61. World Hypertension League (1988) Self-measurement of blood pressure. J Hypertens 6: 257–261
62. Merrick RD et al. (1997) Factors influencing the accuracy of hom blood pressure measurement. South Med J 90: 1110–1114
63. Netea RT et al. (1998) Influence of the arm position on intraarterial blood pressure measurement. J Hum Hypertens 12: 157–160
64. de-Gaudemaris R et al. (1996) Comparison of home and clinical blood pressue measurements: clinical applications. Z Kardiol 85 (Suppl 3): 60–65
65. Ohkubo T et al. (1998) Home blood pressure measurement has a stronger predictive power for mortality than does screening blood pressure measurement: a population-based observation onOhasama, Japan. J Hypertens 16: 971–975
66. Hsueh WA, Buchanan TA (1994) Obesity and hypertension. Endocrin Metabol Clin North Am 23: 405–427
67. Arakawa K (1993) Antihypertensive mechanism of exercise. J Hypertens 11: 223–229
68. Levine GN, Balady GJ (1993) The benefits and risks of exercise training: the exercise prescription. Adv Int Med 38: 57–79
69. Shephard RJ, Astrand PO (1993) Ausdauer im Sport. Eine Veröffentlichung des IOC in Zusammenarbeit mit der FIMS. Dtsch Ärzte-Verlag, Köln
70. Shephard RJ (1994) Aerobic fitness and health. Champaign/Ill.: Human Kinetics 358
71. INTERSALT Cooperative Research Group (1988) INTERSALT: an international study of electrolyte excretion and blood pressure. Results for 24 hour urinary sodium and potassium excretion. Br Med J. 297: 319–328
72. Muntzel M, Drüeke T (1992) A comprehensive review of the salt and blood pressure relationship. Am J Hypertens 5: 1 S–42 S
73. Luft FC, Weinberger MH, Grim CE (1982) Sodium sensitivity and resistance in normotensive humans. Am J Med 72: 726–735
74. Freeman ZS (1990) Streß and hypertension – a critical review. Med J Aust 153: 621–625
75. Goldberger L, Breznitz S (1993) Handbook of stress. Theoretical and clincal aspects. Free Press, New York, pp 1–819
76. Suter PM, Vetter W (1993) Kaffee und Koffein. Einige ausgewählte Aspekte für den Praxisalltag. Schweiz Rundschau Med (PRAXIS) 82: 1122–1128
77. Brater DC (1998) Diuretic therapy. N Engl J Med 339: 387–395
78. Shinton RA, Beavers DG (1990) A meta-analysis of mortality and coronary prevention in hypertensive patients treated with β-receptor blockers. J Hum Hypertens 8 (Suppl 2): 31–36
79. Cruikshank JM, Prichard BNC (1988) Beta-blockers in clinical practice. Churchill-Livingstone, Edinburgh, p 388
80. Messerli FH, Grossman E, Goldbourt U (1998) Are beta-blokkers efficacious as first-line therapy for hypertension in the eldely? A systematic review. JAMA 279: 1903–1907
81. Aronow WS (1997) Treatment of congestive heart failure in older persons. J Am Geriatr Soc 45: 1252–1257
82. Constant J (1998) A review of why and how we may use betablockers in congestive heart failure. Chest 113: 800–808
83. van-Nueten LV et al. (1998) Nebivolol vs. nifedipine in the treatment of essential hypertension: A double-blind, randomized, comparative trial. Am J Ther 5: 237–243

84. van-Nueten L, Taylor FR,Robertson JIS (1998) Nebivolol vs atenolol and placebo in essential hypertension: a double-blind randomised trial. J Hum Hypertens 12: 135–140
85. Psaty BM et al. (1995) The risk of myocardial infarction associated with antihypertensive drug therapies. JAMA 274: 620–625
86. Furberg CD, Psaty BM, Meyer JV (1995) Nifedipine. Dose related increase in mortality in patients with coronary artery disease. Circulation 92: 1326–1331
87. Pahor M et al. (1995) Longterm survval and use of antihypertensive medications in older persons. J Am Geriatr Soc 43: 1191–1197
88. Held P, Yusuf S, Furberg CD (1989) Calcium channel blockers in acute myocardial infarction and unstable angina: an overview. Br Med J 299: 1187–1192
89. Opie LH (1997)Mechanisms whereby calcium channal antagonists may protect patients with coronary artery disease. Eur Heart J 18 (Suppl A): A92–104
90. Pepine CJ, Faich G, Makuch R (1998) Verapamil use in patients with cardiovascular disease: Am overview of randomized trials. Clin Cardiol 21: 633–641
91. Messerli FH, Grossman E (1998) The calcium antagonist controversy: A posthumous commentary. Am J Cardiol 82: 35R–39R
92. Alderman MH et al. (1997) Effect of long-acting and short acting calcium antagonists on cardiovascular outcomes in hypertensive patients. Lancet 349: 594–598
93. Rangoonwala B, Schulz W, Bauer B (1996) Fixed dose combinations of ACE inhibitors. Br J Clin Pract 50: 454–465
94. Grobecker H (1998) Angiotensin-II-Rezeptorantagonisten. Wiss. Verlagsges., Stuttgart, S 1–126
95. Goodfriend TL, Elliott ME, Catt KJ (1996) Angiotensin receptors and their antagonists. N Engl J Med 334: 1649–1654
96. Kang PM et al. (1994) Angiotensin II receptor antagonists: A new approach to blockade of the renin-angiotensin system. Am Heart J 127: 1388–1401
97. Csikos T, Chung O, Unger T (1998) Receptors and their classification: focus on angiotensin II and the $AT_2$ receptor. J Hum Hypertens 12: 311–318
98. Wber MA (1997) Comparison of type 1 angiotensin II receptor blockers and angiotensin converting enzyme inhibitors in the treatment of hypertension. J Hypertens (Suppl) 15: S 31–36
99. Rush JE, Rajfer SI (1993) Theoretical basis for the use of angiotensin II antagonists in the treatment of heart failure. J Hypertens 11 (Suppl 3): S 69–S 71
100. Pitt B et al. (1997) Randomised trial of losartan vs. captopril in patients over 65 with heart failure (Evaluation of Losartan in the Elderly Study, ELITE). Lancet 349: 747–752
101. Angeli P et al. (1991) Comparison of sublingual captopril and nifedipine in immediate treatment of hypertensive emergencies. A randomized, single-blind clinical trial. Arch Intern Med 151: 678–682
102. Dluhy RG (1998) Unvommon forms of secondary hypertension in older patients. Am J Hypertens 11: 52 S–56 S
103. Amery A et al. (1985) Mortality and morbidity results from the European Working Party on High Blood Pressure in the Elderly Trial. Lancet I: 1349–1359
104. Dahlöf B et al. (1992) Further analyses of STOP-Hypertension – focus on secondary endpoints, side-effects and possible sex differences. J Hypertens 20 (Suppl 4): S 121–122

# Kapitel 39

# Chronische arterielle Hypotension



W. von Scheidt



## 39.1 Definition

Im Gegensatz zur arteriellen Hypertonie ist die chronische arterielle Hypotonie unschärfer definiert, wobei im allgemeinen systolische Blutdruckwerte unter 100 mmHg als hypoton bezeichnet werden. Der chronischen Hypotonie kommt nur im Zusammenhang mit Symptomen der zerebralen Minderperfusion bzw. deutlicher Leistungsminderung ein Krankheitswert zu.

Abzugrenzen sind akute Hypotonieformen, wie z. B. Blutungsschock, kardiogener Schock, septischer Schock etc. (s. entsprechende Kapitel). Die arterielle Hypotonie kann differenziert werden in eine lageunabhängige Hypotonie sowie in die eigentliche orthostatische Hypotonie.

### 39.1.1 Lageunabhängige Hypotonien

Diese treten, häufig mit zusätzlicher orthostatischer Verstärkung, typischerweise auf bei chronischen Volumenmangelzuständen wie Diarrhö, vermindertem Durstgefühl älterer Menschen, Diabetes insipidus, primärer und sekundärer Nebennierenrindeninsuffizienz oder Hypothyreose. Kardiale Erkrankungen mit Hypotonie sind z. B. die höhergradige Herzinsuffizienz, fakultativ die Aortenstenose, die Mitralstenose, die pulmonale Hypertonie sowie Perikarderkrankungen.

### 39.1.2 Orthostatische Hypotonie

Sie ist definiert als Blutdruckabfall im Stehen mit konsekutiven Symptomen der zerebralen Minderperfusion wie Schwindel, Benommenheit, Sehstörungen, Kopf- und Schulterschmerzen, Synkope. Reaktiv zeigen sich bei intaktem autonomem Nervensystem infolge der Sympathikusaktivierung Tachykardie, Blässe, kalte Extremitäten, Schweißausbruch und Übelkeit.

Bei neurogener orthostatischer Hypotonie infolge autonomer Dysfunktion fehlen diese reaktiven Symptome. Bei Lageänderung vom Liegen zum Stehen sinkt beim Gesunden der systolische Blutdruck um ≤10 mmHg, der diastolische Blutdruck steigt um ca. 5 mmHg, die Herzfrequenz steigt um ca. 5–20 Schläge/min.

Bei der orthostatischen Hypotonie sinkt im Stehen der systolische Blutdruck üblicherweise um ≥20–30 mmHg, der diastolische Blutdruck um ≥10 mmHg. Bei den sympathikotonen Formen der orthostatischen Hypotonie kommt es zu einem deutlichen Frequenzanstieg, bei den asympathikotonen Formen bleibt die Frequenz unverändert (Freeman u. Miyawaki 1993; Hollister 1992; McLeod u. Tuck 1987a, b; Robertson 1993).

## 39.2 Kreislaufregulation im Stehen

Die Blutdruck- und Herzfrequenzregulation des Menschen unterliegt einer tonischen Baroreflexkontrolle mit Einfluß auf Gefäßwiderstand, Herzfrequenz und Schlagvolumen.

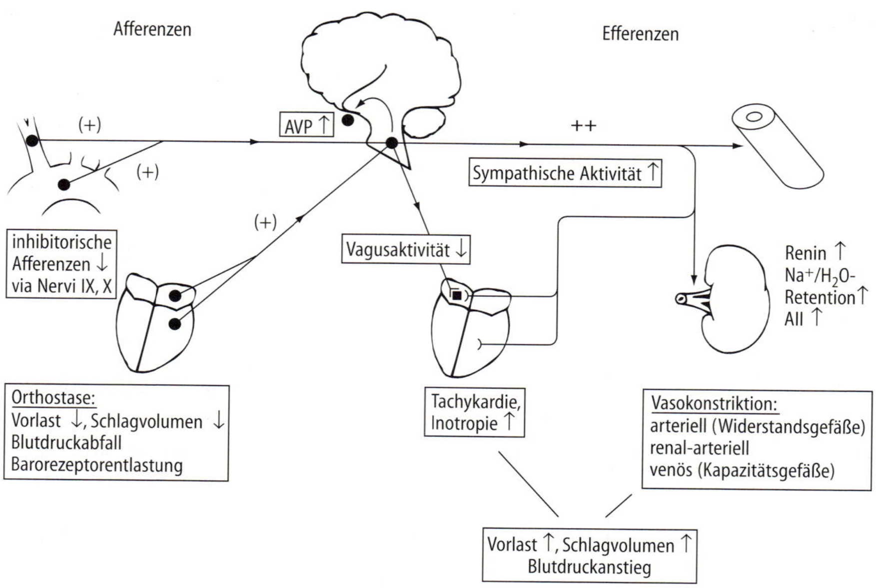


**Abb. 39-1.** Kreislaufregulation im Stehen. Erläuterungen s. Text. *AII* Angiotensin II; *AVP* Arginin-Vasopressin. Nervenimpulsrate: (+) = niedrig ++ = hoch

### 39.2.1 Parasympathische Afferenzen und Efferenzen

Parasympathische, nichtmyelinisierte Afferenzen der kardiopulmonalen, Aortenbogen- und Karotissinusbarorezeptoren ziehen im N. vagus und N. glossopharyngeus zum Nucleus tractus solitarii in der dorsomedialen Medulla. Parasympathische nichtmyelinisierte efferente Fasern ziehen über den N. vagus zum Vorhof.

### 39.2.2 Sympathische Efferenzen

Sympathische Efferenzen ziehen via intermediolaterale Säulen in Höhe Th1 bis L2 zu paravertebralen Ganglien. Das 2. sympathische Neuron zieht zum peripheren und renalen arteriellen sowie zum venösen Gefäßbett. Die sympathischen Efferenzen zum Herzen innervieren Vorhöfe und Ventrikel zur Frequenz- und Inotropieregulation. Die präganglionären sympathischen Neurone (1. Neuron) sind myelinisierte Fasern, die postganglionären 2. Neurone nichtmyelinisierte Fasern.

Das 1. Neuron ist cholinerg, das 2. noradrenerg mit Ausnahme der cholinergen Fasern zu den Schweißdrüsen sowie einer cholinergen, vasodilatierenden Innervation bestimmter Gefäßterritorien.

Alle Afferenzen und Efferenzen bestehen aus sog. „small fibers", so daß Neuropathien, die sich bevorzugt an autonomen Fasern dieser Größe manifestieren, mit einer orthostatischen Hypotonie einhergehen.

### 39.2.3 Aufrechte Körperhaltung

Die Einnahme der aufrechten Körperhaltung führt zu einem venösen Pooling von 500–1000 ml Blut in den unteren Extremitäten und in der Splanchnikuszirkulation. Die hierdurch verminderte kardiale Vorlast führt zur Abnahme des Schlagvolumens und konsekutiv des Blutdrucks. Infolge dieser Barorezeptorentlastung kommt es zu einer Abnahme der afferenten inhibitorischen Impulse zum Hirnstamm.

Als Folge wird die efferente Vagusaktivität zum Herzen vermindert (mit resultierendem Frequenzanstieg), die Aktivität der sympathischen Efferenzen steigt und führt zu arterieller Vasokonstriktion (Erhöhung des peripheren arteriellen Widerstands), renal-arterieller Vasokonstriktion mit konsekutiver Renin- and Angiotensin-II-Erhöhung sowie venöser Vasokonstriktion der Kapazitätsgefäße der Extremitäten und der Splanchnikuszirkulation.

Die Erhöhung der kardialen sympathischen Aktivität führt zur Tachykardie und zur gesteigerten Inotropie mit Zunahme des Schlagvolumens. Durch Zunahme des peripheren Widerstands, Zunahme des Schlagvolumens (infolge steigender Vorlast bei verbessertem venösen Rückstrom sowie positiv inotroper Stimulation) und Zunahme der Herzfrequenz kommt es zu einem Anstieg bzw. zu einem Konstanthalten des Blutdrucks (Abb. 39-1).

### 39.2.4 Determinanten der Kreislaufregulation

Es lassen sich somit insgesamt 4 Determinanten der Kreislaufregulation im Stehen erkennen:

- venöser Rückstrom;
- Blutvolumen (ausreichendes effektives Blutvolumen);
- normale Funktion der Reflexbögen, d. h. Intaktheit der Barorezeptoren, der parasympathischen Afferenzen, des Hirnstamms, der sympathischen und para-

sympathischen Efferenzen sowie der α- und β-Adrenorezeptoren der Effektororgane Herz und Gefäße;

- intakte kardiale Funktion (dies beinhaltet v. a. das Fehlen einer überschießenden Schlagvolumenabnahme bei Abnahme der Vorlast).

### 39.2.5 Nichtneurogene und neurogene Hypotonie

Zwei prinzipielle Formen der orthostatischen Hypotonie sind zu unterscheiden: die nichtneurogene oder sympathikotone sowie die neurogene oder asympathikotone orthostatische Hypotonie.

Bei der nichtneurogenen orthostatischen Hypotonie sind der Gefäßtonus, der venöse Rückstrom oder das Blutvolumen so stark vermindert, daß ein adäquater Ausgleich mit Blutdruckstabilisierung nicht möglich ist. Potentiell vorstellbar ist auch eine Dysfunktion der sympathischen Gefäß- und Niereninnervation oder ein vermindertes Ansprechen des Effektorgans trotz intakter Reflexbögen, z. B. durch eine reduzierte Anzahl oder eine verminderte Funktion der vaskulären α-Adrenozeptoren mit nur inadäquat vermittelbarer Vasokonstriktion.

Die neurogenen orthostatischen Hypotonie-Formen umfassen alle Erkrankungen des afferenten oder efferenten Anteils des Reflexbogens sowie der zentralen Regelkreise. Es können isolierte Erkrankungen des autonomen Nervensystems oder zusätzliche Störungen anderer zentraler Systeme bzw. des peripheren somatischen Nervensystems vorliegen.

## 39.3 Formen der orthostatischen Hypotonie

Die verschiedenen Formen der orthostatischen Hypotonie sind in der folgenden Übersicht dargestellt. Sie werden nachfolgend beschrieben.

**Formen der orthostatischen Hypotonie; ANS autonomes Nervensystem (nach Freeman u. Miyawaki 1993; McLeod u. Tuck 1987a)**

- *Nichtautonom-neurogene orthostatische Hypotonie*
  - Sympathikotone orthostatische Hypotonie
    - Konstitutionelle Hypotonie
    - Orthostatische Dysregulation („postural orthostatic tachycardia syndrome", POTS)
  - Medikamentös induzierte orthostatische Hypotonie
  - Vermindertes effektives Blutvolumen (venöses Pooling vergrößert, Volumenmangel)
    - Varikose, Schwangerschaft, lange Bettlägerigkeit
    - Volumendepletion bei Diarrhö, Erbrechen, vermindertem Durstgefühl, Hämodialyse, Diabetes mellitus, Anorexie, Dumpingsyndrom
    - Hormonelle Ursachen: Nebennierenrindeninsuffizienz, Hypophysenvorderlappeninsuffizienz, Diabetes insipidus, Hypothyreose, Bartter-Syndrom
    - Vasodilatierende Mediatoren: Karzinoid, Mastozytose, Hyperbradykininismus
  - Kardiogene orthostatische Hypotonie
    - Brady-, Tachyarrhythmie
    - Vorhofmyxom
    - diastolische Dysfunktion
- *Autonom-neurogene orthostatische Hypotonie* (*Synonyme*: asympathikotone orthostatische Hypotonie, autonome Dysfunktion)
  - Peripheres und zentrales ANS
    - Bradbury-Egglestone-Syndrom (Synonyme: „progressive autonomic failure", PAF; idiopathische orthostatische Hypotonie, „idiopathic postural hypotension")
    - Dopamin-β-Hydroxylasedefizienz
    - Barorezeptordysfunktion
  - Zentrales ANS:
    - Shy-Drager-Syndrom (multiple Systematrophie)
    - Autonome Dysfunktion bei M. Parkinson, zerebrovaskulären Erkrankungen, Hirnstammläsionen, Rückenmarkläsionen, Wernicke-Enzephalopathie, multipler Sklerose, Adie-Syndrom u. a.
  - Peripheres ANS ohne sensomotorische Polyneuropathie
    - Akute und subakute autonome Neuropathie (Pandysautonomie, cholinerge Dysautonomie)
  - Peripheres ANS mit sensomotorischer Polyneuropathie
  - Autonome Dysfunktion klinisch bedeutsam: Diabetes mellitus, Urämie, Amyloidose, akut entzündliche Neuropathie, akute intermittierende Porphyrie, Riley-Day-Syndrom (familiäre Dysautonomie), chronisch sensorische und autonome Neuropathie
  - Autonome Dysfunktion wenig bedeutsam: Alkoholpolyneuropathie, toxische Neuropathien (Schwermetalle, Vincristin, Tetanus), paraneoplastische Neuropathien, Vitamin-$B_{12}$- und -$B_6$-Mangel, Polyneuropathie bei Kollagenosen, M. Fabry, chronisch entzündliche Polyneuropathie, Tabes dorsalis
  - Postprandiale Hypotonie

### 39.3.1 Sympathikotone orthostatische Hypotonie

Als Synonyme der sympathikotonen orthostatischen Hypotonie werden z. T. verwendet: orthostatische Dysregulation oder „postural orthostatic tachycardiasyndrome" (POTS). Es handelt sich hierbei sicherlich nicht um eine einheitliche Erkrankung. Gemeinsames Merkmal ist der Blutdruckabfall im Stehen mit begleitender Tachykardie. Ursächlich ist von einer unzureichenden venösen und/oder arteriellen Vasokonstriktion sowie einer relativen Hypovolämie auszugehen.

#### Konstitutionelle Hypotonie

Die häufigste Form ist die konstitutionelle Hypotonie. !

Im angloamerikanischen Schrifttum wird sie als „postural orthostatic tachycardia syndrome" (POTS) bezeichnet (Schondorf 1993; Schondorf u. Low 1993; Grubb et al. 1997). Die Genese ist ungeklärt, jedoch sicherlich heterogen. Möglicherweise besteht eine partielle sympathische Denervation der Nieren und der unteren Extremität mit hierdurch bedingter Regulationsstörung des peripheren Gefäßwiderstands (Grubb et al. 1997; Jacob et al. 1997a).

Folgen sind eine inadäquat geringe Vasokonstriktion der Extremitäten sowie eine Hyporeninämie mit relativer Hypovolämie (Jacob et al. 1997b). Insbesondere für Patienten mit sympathikotoner orthostatischer Hypotonie und Synkope wird eine verminderte α-adrenerge Vasokonstriktion und Hypovolämie vermutet (Sandroni et al. 1996). Eine kürzlich beschriebene mögliche weitere Ursache einer sympathikotonen orthostatischen Hypotonie ist eine gestörte neuronale Noradrenalinwiederaufnahme infolge einer Mutation im Noradrenalin-Transporter-Gen (Shannon et al. 2000).

! Die konstitutionelle Hypotonie ist von geringem Krankheitswert, tritt üblicherweise bei jungen Menschen (überwiegend Frauen) mit leptosom-asthenischem Körperbau auf. Typische Symptome sind Blutdruckabfall mit Tachykardie (typischerweise Anstieg der Herzfrequenz ≥30 Schläge/min oder maximale Herzfrequenz >120 Schläge/min) im Stehen sowie Zeichen der zerebralen Minderperfusion wie Schwindel, Benommenheit, Schwarzwerden vor den Augen oder „Tunnelsehen", Kopfschmerzen, Ohrensausen und sekundär Zeichen der Sympathikusaktivierung mit Schwitzen, Blässe, kalten Extremitäten und Tachykardie.

Begleitende Symptome können Konzentrationsstörungen, Leistungsminderung, Müdigkeit, Schlafstörungen und Wetterfühligkeit umfassen.

#### Postinfektiöse orthostatische Hypotonie

Das Auftreten eines „postural orthostatic tachycardia syndrome" nach viralen Infekten wird diskutiert. Es ist ungeklärt, ob es sich bei dieser postinfektiösen orthostatischen Hypotonie um eine verminderte Sensitivität der vaskulären α-Adrenozeptoren oder um eine nicht näher definierte Maladaptation des Reflexbogens handelt.

Die Differentialdiagnose der postinfektiösen Hypotonie umfaßt die Baroreflexdekonditionierung bei langer Bettlägerigkeit oder Exsikkose sowie die akute autonome und sensorische Neuropathie, die aufgrund der Beteiligung nichtautonomer Nervenfasern im Sinne einer peripheren Polyneuropathie erfaßt werden kann. Bei Vorliegen einer postinfektiösen isolierten sympathischen Neuropathie bedarf es detaillierter autonomer Funktionstests bezüglich der Sympathikusfunktion (s. Tabelle 39-1). Bei isolierter sympathischer Neuropathie ist die Frequenzsteigerung im Stehen durch Abnahme des kardialen Vagotonus weiterhin möglich, weshalb die neurogen-autonome Genese der Störung häufig verkannt wird.

### 39.3.2 Medikamentös induzierte orthostatische Hypotonie

Insbesondere bei älteren Menschen ist die orthostatische Hypotonie häufig durch Medikamente ausgelöst. Eine exakte Medikamentenanamnese ist daher obligat. Neben Antihypertensiva (arterielle und venöse Vasodilatanzien, Diuretika) sind trizyklische Antidepressiva und Phenothiazinderivate am häufigsten zu finden. Wichtig ist die Beachtung des vasodilatierenden Effekts von Insulin bei Diabetikern. Bei Patienten mit M. Parkinson, die z. T. zusätzlich eine autonome Dysfunktion aufweisen, verstärken die dopaminergen Substanzen die orthostatische Hypotonie.

Der vasodilatierende Effekt von Alkohol ist insbesondere bei der postprandialen Hypotonie von Bedeutung. Diese Patienten sollten auf Alkoholeinnahme während des Essens vollständig verzichten.

Folgende Stoffe bzw. Stoffgruppen müssen also beachtet werden:

- arterielle Vasodilatanzien (z. B. ACE-Hemmer, $AT_1$-Rezeptorantagonisten, α-Rezeptorenblocker, Dihydralazin, Kalziumantagonisten);
- venöse Vasodilatanzien (z. B. Nitrate, Molsidomin, ACE-Hemmer);
- Diuretika;
- trizyklische Antidepressiva;
- Phenothiazinderivate;
- Insulin;
- Tranquilizer;
- dopaminerge Substanzen;
- Vincristin;
- Alkohol.

### 39.3.3 Vermindertes effektives Blutvolumen

Ein vermindertes effektives, zirkulierendes Blutvolumen kann durch verminderten venösen Rückstrom oder durch einen absoluten Mangel an Blutvolumen entstehen (s. Übersicht S. 819). Beispiele sind ausgeprägte Varikose, Schwangerschaft, lange Bettlägerigkeit, Volumenmangelzustände bei chronischer Diarrhö, Erbrechen, vermindertem Durstgefühl älterer Menschen, Anorexia nervosa, Diabetes insipidus, primärer und sekundärer Nebennierenrindeninsuffizienz, osmotischer Diurese, Diabetes mellitus oder Dumpingsyndrom. Eine inadäquate Vasodilatation findet sich infolge erhöhter Mediatoren beim Karzinoid, bei der Mastozytose sowie beim Hyperbradykininismus.

### 39.3.4 Kardiogene orthostatische Hypotonie

Die orthostatische Hypotonie ist kein führendes Symptom primär kardialer Erkrankungen. Aufgrund der neurohumoralen Aktivierung mit erhöhten Plasmanoradrenalinspiegeln weisen Patienten mit Herzinsuffizienz trotz häufig bestehender Hypotonie eine erhöhte Orthostasetoleranz auf. Eine Neigung zur orthostatischen Hypotonie können kardiale Erkrankungen besitzen, deren Schlagvolumenregulation überproportional vorlastabhängig ist. Hierbei liegt für eine gegebene Vorlastminderung eine größere Schlagvolumenabnahme vor als beim Gesunden (steiler Verlauf der Frank-Starling-Kurve).

**Tabelle 39-1.** Testverfahren der autonomen Funktion. (Auswahl nach Hollister 1992; McLoed u. Tuck 1987b; Wieling u. van Lieshout 1993)

| | Testverfahren | Normale Antwort | | Getesteter Teil des autonomen Nervensystems |
|---|---|---|---|---|
| *Nicht-invasiv* | Blutdruck in Orthostase | Abfall | $RR_{syst}$ ≤10 mmHg<br>$RR_{diast}$ gleichbleibend | Sympathische und parasympathische afferente, zentrale und efferente Neurone |
| | Herzfrequenz in Orthostase | Anstieg 10–20/min | | Sympathische und parasympathische afferente, zentrale und efferente Neurone |
| | Stehzeit | >10 min | | Sympathische und parasympathische afferente, zentrale und efferente Neurone |
| | Plasmanoradrenalin | Anstieg im Stehen >2fach | | Sympathische und parasympathische afferente, zentrale und efferente Neurone |
| | Plasmavasopressin | Anstieg im Stehen | | Parasympathische Afferenz und zentrale Neurone |
| | Valsalva-Quotient | >1,4 (längstes zu kürzestem QRS-Intervall) | | Sympathische und parasympathische afferente, zentrale und efferente Neurone |
| | Atemvariabilität der Herzfrequenz | QRS-Intervall Exspiration/Inspiration >1,2 | | Parasympathische Afferenzen und Efferenzen |
| | Herzfrequenzvariabilität | Spezielle Auswertung erforderlich | | Parasympathische Afferenzen und Efferenzen |
| | Handgrip-, Cold-pressure-, Mental-arithmetic-Tests | RR-Anstieg ≥10–15 mmHg | | Sympathische Efferenzen |
| | Schweißtest | Diffuses Schwitzen | | Sympathische cholinerge Efferenzen |
| | Pupillomotorik | In Abhängigkeit von Substanz | | Sympathische und parasympathische Innervation |
| *Invasiv* | Valsalva-Manöver mit intraarterieller RR-Messung | *Phase 1:* RR-Anstieg;<br>*Phase 2:* sinkender RR bis Plateau, Tachykardie;<br>*Phase 3:* RR-Abfall;<br>*Phase 4:* überschießender RR-Anstieg, Bradykardie | | Sympathische und parasympathische Afferenzen und Efferenzen, zentrale Neurone |
| | „Muscle sympathetic nerve activity“ (MSNA) | Aktivitätsanstieg bei Provokationsverfahren für sympathische Efferenzen | | (Parasympathische Afferenzen), zentrale Neurone, sympathische Efferenzen |
| | Baroreflexsensitivität | Bradykardie bei medikamenteninduziertem RR-Anstieg | | Parasympathische Afferenzen und Efferenzen |
| | Infusion von α-Sympathikomimetika | Nicht überschießender RR-Anstieg | | α-Adrenozeptorsensitivität, Afferenzen und Efferenzen |

Diese Situation findet sich v. a. bei diastolischer Dysfunktion infolge von Relaxationsstörungen (z. B. primäre oder sekundäre linksventrikuläre Hypertrophie) oder Compliancestörungen (z. B. strukturelle Myokarderkrankungen wie ischämisch bedingte interstitielle Fibrose, Speicherkrankheiten oder Pericarditis constrictiva).

Eine orthostatische Hypotonie wird bei diastolischer Dysfunktion aber selten beobachtet, da der hierfür kennzeichnende erhöhte Füllungsdruck im Stehen typischerweise nicht auf kritische, schlagvolumenreduzierende Ausmaße absinkt. Das pendelnde Vorhofmyxom kann bei partieller oder kompletter Verlegung des Mitralostiums im Stehen eine orthostatische Hypotonie bzw. Synkope induzieren. Die belastungsinduzierte Synkope der Aortenstenose ist nicht bedingt durch eine orthostatische Hypotonie, sondern durch eine paradoxe Vasodilatation der nichtarbeitenden Muskulatur infolge eines Barorezeptormismatch.

### 39.3.5 Asympathikotone orthostatische Hypotonie (neurogene orthostatische Hypotonie bei autonomer Dysfunktion)

Eine neurogene oder asympathikotone orthostatische Hypotonie findet sich bei Erkrankungen des peripheren und/oder zentralen autonomen Nervensystems mit oder ohne Beteiligung anderer zentralvenöser Systeme oder des peripheren somatischen Nervensystems (s. Übersicht S. 819). Das autonome Nervensystem innerviert die vaskuläre und viszerale glatte Muskulatur, exokrine und endokrine Drüsen sowie unterschiedliche Organe (z. B. Herz, Lunge, Darm, Niere).

Es garantiert die rasche und kontinuierliche Anpassung an Veränderungen der Homöostase durch Regulation des Blutdrucks, der regionalen Durchblutung, Volumenregulation, Regulation endokriner und exokriner Drüsen (z. B. Nebenniere, Schweißdrüsen), Regulation der Verdauung etc. Bei Störungen des autonomen Nervensystems ist somit die orthostatische Hypotonie zumeist nur das Leitsymptom. Sie ist häufig begleitet von einer Hypertonie im Liegen.

In enger Zusammenarbeit mit dem Neurologen ist daher eine detaillierte Erfassung sämtlicher anderer autonomer und nichtautonomer neurologischer Störungen notwendig.

Wenn auch die idiopathische orthostatische Hypotonie (Bradbury-Egglestone-Syndrom, „progressive autonomic failure"/PAF) und die multiple Systematrophie (Shy-Drager-Syndrom) klassische Ursachen einer neurogenen orthostatischen Hypotonie sind, so muß doch beachtet werden, daß zahlenmäßig häufiger eine autonome Dysfunktion im Rahmen zerebraler Erkrankungen (z. B. M. Parkinson, zerebrovaskuläre Insuffizienz, Hirnstammläsionen, multiple Sklerose) oder peripherer somatischer und autonomer Neuropathien (z. B. Diabetes mellitus, Urämie, Amyloidose, Toxine) auftritt.

#### Bradbury-Egglestone-Syndrom (idiopathische orthostatische Hypotonie, IOH; „progressive autonomic failure", PAF)

Bei dieser erstmals von Bradbury u. Egglestone 1925 beschriebenen Erkrankung handelt es sich um eine Degeneration des sympathischen und parasympathischen peripheren autonomen Nervensystems. Eine zusätzliche Beteiligung des zentralen autonomen Nervensystems wird vermutet (McLeod u. Tuck 1987a). Die Erkrankung befällt typischerweise Männer des mittleren und höheren Lebensalters (jenseits des 40. Lebensjahres), Frauen sind seltener betroffen.

Die Ätiopathogenese ist ungeklärt und wahrscheinlich heterogen (Robertson 1993). Es findet sich regelhaft eine Degeneration der postganglionären, 2. efferenten autonomen Neurone. Zusätzlich wurde jedoch auch ein präganglionärer Zellverlust im Bereich der intermediolateralen Säulen sowie der dorsalen vagalen Nuclei beschrieben (McLeod u. Tuck 1987a). Aufgrund der Degeneration des 2. Neurons findet sich in Ruhe ein stark erniedrigter Plasmanoradrenalinspiegel, der im Stehen nicht ansteigt. Eine tyramininduzierte Freisetzung von Noradrenalin aus dem sympathischen Neuron ist nicht möglich. Die Empfindlichkeit der Erfolgsorgane gegenüber exogen zugeführten α- und β-Sympathomimetika ist erhöht. Zur Differenzierung zwischen Bradbury-Egglestone-Syndrom und Shy-Drager-Syndrom s. Tabelle 39-2.

Als Zeichen intakter parasympathischer Afferenzen sowie zentraler autonomer Bahnen findet sich bei der idiopathischen orthostatischen Hypotonie typischerweise ein Anstieg des Vasopressinplasmaspiegels im Stehen. Hierdurch ist wahrscheinlich eine bessere Abgrenzung

**Tabelle 39-2.** Differenzierung zwischen Bradbury-Egglestone-Syndrom und Shy-Drager-Syndrom. (Nach Kaufmann et al. 1992; McLeod u. Tuck 1987a; Robertson 1993)

| | Bradbury-Egglestone-Syndrom | Shy-Drager-Syndrom |
|---|---|---|
| Pathophysiologie | Degeneration 2. Neuron | Degeneration zentrale Bahnen und 1. sympathisches Neuron, 2. Neuron intakt |
| Klinik | Isolierte autonome Dysfunktion | Autonome Dysfunktion + zerebelläre, extrapyramidale, pyramidale, bulbäre Symptome |
| Vasopressinplasmaspiegel im Stehen | ↑ | Kein Anstieg |
| Noradrenalinplasmaspiegel im Liegen | ↓ | Normal/(↓)[a] |
| Noradrenalinplasmaspiegel im Stehen | Kein Anstieg | Kein Anstieg |
| Tyramindinduzierter Noradrenalinplasmaspiegelanstieg | Nein | Ja |
| Empfindlichkeit gegenüber α- und β-Sympathikomimetika | Erhöht | Erhöht |
| Prognose quoad vitam | „Gut" | Ernst |

[a] Überlappungen möglich.

von der multiplen Systematrophie (MSA) möglich als durch die Bestimmung der Noradrenalinplasmaspiegel in Ruhe, die auch bei der MSA erniedrigt sein können (Kaufmann et al. 1992).

Die Symptome der idiopathischen orthostatischen Hypotonie umfassen neben Schwindel, Benommenheit, Schwarzwerden vor den Augen, Nacken- und Kopfschmerzen, Beinschwäche bis hin zur Synkope und Krampfanfällen typischerweise eine Hypertonie im Liegen.

Erstes Anzeichen eines Bradbury-Egglestone-Syndroms ist bei Männern zumeist eine einsetzende Impotenz. Als weitere Symptome der autonomen Dysfunktion finden sich eine Hypo- bis Anhidrose, neurogene Blasenentleerungsstörungen mit Nykturie und Neigung zu Harnwegsinfekten sowie Sphinkterinkontinenz mit Obstipation oder Diarrhö. Die Prognose der Erkrankung ist jedoch deutlich besser als die Prognose des Shy-Drager-Syndroms (Robertson 1993).

#### Shy-Drager-Syndrom (multiple Systematrophie, MSA)

Die multiple Systematrophie wurde erstmals von Shy u. Drager 1960 beschrieben. Es handelt sich um eine Degeneration autonomer und nichtautonomer Strukturen des zentralen Nervensystems. Infolge der Beteiligung zerebellärer, extrapyramidaler, kortikospinaler und kortikobulbärer Strukturen finden sich zusätzlich zu den Symptomen der autonomen Dysfunktion (s. Tab. 39-2) Zeichen eines M. Parkinson, einer Ataxie, Pyramidenbahnzeichen, Schluckbeschwerden, Laryngospasmus. Bisweilen ist jedoch die autonome Dysfunktion alleiniges Erstsymptom. Das postganglionäre autonome Nervensystem ist intakt, jedoch dezentralisiert.

Die Ätiopathogenese der Erkrankung ist ebenfalls ungeklärt. Es finden sich Degenerationen unterschiedlicher Zellsysteme (intermediolaterale Säulen, olivopontozerebelläre, striatonigrale, spinozerebelläre Bahnen, Pyramidenbahn). Die Plasmanoradrenalinspiegel sind typischerweise in Ruhe normal oder weniger vermindert als bei dem Bradbury-Egglestone-Syndrom (s. Tabelle 39-2).

Durch Gabe von Tyramin läßt sich der Plasmanoradrenalinspiegel anheben, da eine Noradrenalinfreisetzung aus dem intakten 2. sympathischen Neuron möglich ist. Aufgrund der defekten zentralen autonomen Bahnen ist im Stehen kein Anstieg des Vasopressinplasmaspiegels zu verzeichnen. Im Gegensatz zum Bradbury-Egglestone-Syndrom sind abnorme evozierte Potentiale des Hirnstamms beschrieben. Es besteht auch hier eine Hypersensitivität der Erfolgsorgane gegenüber α- und β-Sympathomimetika.

Die Erkrankung tritt typischerweise im mittleren und höheren Lebensalter gehäuft bei Männern auf. Der Verlauf ist langsam progredient mit sehr ernster Prognose. Die mittlere Überlebenszeit beträgt ca. 7–8 Jahre nach Diagnosestellung. Schwerwiegende, häufig zum Tode führende Komplikationen sind Laryngospasmus, Aspirationspneumonie infolge Schluckstörung, Störungen der Atemrhythmik (Cheyne-Stokes-Atmung, Schlafapnoe, Atemstillstand) bzw. Lungenembolie infolge Immobilisation.

Andere, häufigere Erkrankungen des zentralen Nervensystems können eine Mitbeteiligung des zentralen autonomen Nervensystems aufweisen und müssen von einem Shy-Drager-Syndrom abgegrenzt werden. Es sind dies z. B. der M. Parkinson, zerebrovaskuläre Insuffizienz mit Insulten, vaskuläre und nichtvaskuläre Hirnstammläsionen (s. Übersicht S. 819). Zum Teil werden auch unterschiedliche Formen der multiplen Systematrophie je nach schwerpunktmäßiger Beteiligung der entsprechenden Systeme voneinander abgegrenzt (McLeod u. Tuck 1987a).

#### Dopamin-β-Hydroxylasedefizienz

Diese Erkrankung wurde erstmals 1986 von Robertson et al. beschrieben (1986a). Es handelt sich um eine extrem seltene Störung mit inzwischen definiertem Gendefekt (Robertson et al. 1991). Aufgrund des Fehlens der Dopamin-β-Hydroxylase kann der Noradrenalinvorläufer Dopamin nicht zu Noradrenalin hydroxyliert werden. Kennzeichnend ist ein vollständiges Fehlen von Noradrenalin und Adrenalin im Körper.

Aus den sympathischen Nervenendigungen wird der Noradrenalinvorläufer Dopamin freigesetzt. Diagnostisch wegweisend ist ein Plasmanoradrenalin-Plasmadopamin-Quotient von <1:10. Alle sympathischen Reflexe sind extrem vermindert oder aufgehoben; aufgrund der intakten parasympathischen Efferenzen ist jedoch eine Herzfrequenzzunahme im Stehen durch Rücknahme des Vagotonus möglich. Ebenso ist Schwitzen möglich aufgrund der cholinergen Vermittlung. Die klinische Symptomatik der Betroffenen umfaßt eine extrem schwierige Perinatalzeit mit Hypoglykämie und Hypothermie. Es entwickelt sich eine in der Kindheit und im jugendlichen Erwachsenenalter zunehmende orthostatische Hypotonie. Die kognitiven Funktionen sind vollkommen normal.

Die Dopamin-β-Hydroxylasedefizienz zeichnet sich durch die Möglichkeit einer spezifischen, kausalen Therapie aus. Durch perorale Zufuhr von L-Dihydroxyphenylserin (L-DOPS) hat der Körper die Möglichkeit, durch Decarboxylierung mittels einer unspezifischen, ubiquitären L-Aminosäurendecarboxylase unter Umgehung des Dopamin-β-Hydroxylaseweges Noradrenalin zu bilden (Biaggioni u. Robertson 1987; Man et al. 1987). Die Umwandlung in Noradrenalin erfolgt ubiquitär, jedoch auch spezifisch in den sympathischen Nervenendigungen, die hierdurch ihre normale Funktion erhalten.

#### Baroreflexdysfunktion („baroreflex failure")

Bei der Baroreflexdysfunktion, die nicht mit der autonomen Dysfunktion verwechselt werden darf, handelt es sich um extreme, gleichsinnige Blutdruck- und Herzfrequenzschwankungen infolge einer ungedämpften efferenten sympathischen autonomen Aktivität (Robertson et al. 1993).

Pathogenetisch werden defekte inhibitorische Barorezeptorafferenzen sämtlicher Barorezeptoren bei völlig erhaltenen Baroreflexefferenzen angenommen. Krankheitsbilder, bei denen eine Baroreflexdysfunktion beobachtet wurde, umfassen eine beidseitige Halsradiatio bei Pharynxkarzinom, bilaterale Läsionen des Nucleus tractus solitarii im Hirnstamm (z. B. bei Insult, Trauma, Tumor) sowie beidseitige Glossopharyngeus- und Vagusläsionen. In einigen Fällen bleibt die Ursache unbekannt.

Führendes Symptom der Patienten sind simultane, schwerste, krisenhafte Blutdruck- und Frequenzanstiege im Wechsel mit simultaner Hypotonie und Bradykardie. Zusätzlich findet sich zumeist eine ausgeprägte emotionale Labilität.

Bei Patienten mit hypotonen und bradykarden Phasen einerseits, jedoch ausgeprägtesten Hochdruckkrisen mit Tachykardie andererseits, sollte unbedingt an die Baroreflexdysfunktion gedacht werden.

Diagnostisch wegweisend ist der Nachweis der defekten Baroreflexafferenzen. Auf eine pharmakologische Barorezeptorbelastung (z. B. Druckanstieg mit Phenylephrin) bzw. -entlastung (z. B. Druckabfall mit Nitroprussidnatrium) erfolgt aufgrund der fehlenden afferenten Signale zum Hirnstamm keine reflektorische Bradykardie bei Druckanstieg bzw. Tachykardie bei Druckabfall. Gleichzeitig läßt sich durch Prüfung des „central command“ und der sympathischen Efferenz mittels Cold-pressure- oder Mental-arithmetic-Test bzw. unspezifischem psychischen Streß ein ungezügelter, überschießender Blutdruck- und Pulsanstieg mit extrem hohen Plasmanoradrenalinspiegeln nachweisen (Robertson et al. 1993).

Durch pharmakologische Sedierung läßt sich ein überschießender Blutdruck- und Frequenzabfall induzieren. Als therapeutisch hilfreich gilt der zentrale $\alpha_2$-Adrenozeptoragonist Clonidin aufgrund seines dämpfenden Effektes auf die Sympathikusaktivität.

### Pandysautonomie (akute und subakute autonome Neuropathie)

Bei dieser Männer und Frauen gleichermaßen betreffenden Erkrankung entwickelt sich rasch oder über Wochen progredient eine Neuropathie des peripheren autonomen Nervensystems ohne zusätzliche sensomotorische Polyneuropathie. Ursächlich wird eine postinfektiöse autonome Polyneuritis nach Virusinfektion diskutiert (McLeod u. Tuck 1987a).

Die Symptomatologie umfaßt die Entwicklung einer asympathikotonen orthostatischen Hypotonie, fehlende Pupillenreaktionen, Verminderung von Schwitzen und Tränenfluß, Mundtrockenheit, Obstipation, Harnverhaltung und Impotenz. Zum Teil kann eine parasympathische Herzfrequenzkontrolle erhalten sein mit tachykarder orthostatischer Hypotonie infolge Rücknahme des kardialen Vagotonus (Wieling u. van Lishout 1993). Der Verlauf ist zumeist von einer spontanen Restitution nach Wochen bis Monaten gekennzeichnet.

### Erkrankungen mit autonomer und sensomotorischer Polyneuropathie

#### Riley-Day-Syndrom (familiäre Dysautonomie)

Die familiäre Dysautonomie ist eine autosomalrezessive autonome und sensomotorische Polyneuropathie, die mit einer Häufigkeit von 1:5000 bei Kindern von Ashkenazi-Juden auftritt.

Die Diagnosestellung erfolgt typischerweise kurz nach der Geburt infolge vielfältiger neurologischer Defizite wie verminderter Tränenfluß, Hyperhidrose, Blutdruckschwankungen, orthostatische Hypotonie, defekte Temperaturkontrolle, Störungen der motorischen Koordination, Schmerzunempfindlichkeit, emotionale Instabilität und mentale Retardierung sowie attackenhaftes Erbrechen. Die Lebenserwartung ist extrem vermindert, viele Kinder sterben im 1. Lebensjahr an einer Aspirationspneumonie. Die mittlere Lebenserwartung beträgt ca. 20 Jahre (Hollister 1992).

#### Diabetes mellitus

Die orthostatische Hypotonie ist nicht das führende Symptom der autonomen Neuropathie im Rahmen des Diabetes mellitus, sondern eine Spätmanifestation. Häufiger finden sich als Zeichen der autonomen Neuropathie die Gastroparese, Diarrhö, Hypohidrose, eine fehlende Herzfrequenzvariabilität, Impotenz und Blasenfunktionsstörungen. Zusätzlich besteht obligat eine sensomotorische Polyneuropathie.

Neben der neurogen verminderten venösen und arteriellen Vasokonstriktion ist die Induktion einer Vasodilatation durch Insulin beim Diabetiker besonders zu beachten. Die Entwicklung einer orthostatischen Hypotonie beim Diabetiker muß als prognostisch sehr ernst gewertet werden.

#### Amyloidose und Urämie

Bei der primären oder sekundären Amyloidose geht häufig der Entwicklung der sensomotorischen Polyneuropathie eine autonome Neuropathie mit entsprechender Symptomatik voraus. Amyloidablagerungen in den autonomen Neuronen mit Verlust v. a. der nichtmyelinisierten und kleinen myelinisierten Fasern sind nachweisbar.

Im Rahmen der chronischen Niereninsuffizienz kann neben der sensomotorischen eine autonome Neuropathie mit entsprechender Symptomatik in den Vordergrund treten. Klinisch weniger bedeutsam, da seltener oder geringer ausgeprägt, sind die autonomen Neuropathien im Rahmen der Alkoholpolyneuropathie, bei toxischen Neuropathien, bei paraneoplastischer Polyneuropathie, Vitaminmangelpolyneuropathien, Polyneuropathien bei Kollagenosen sowie chronisch entzündlichen Polyneuropathien (s. Übersicht S. 819).

### Postprandiale Hypotonie

Eine spezielle Manifestation der autonomen Dysfunktion stellt die postprandiale Hypotonie dar. Sie wird nicht durch Orthostase, sondern durch Nahrungsaufnahme, insbesondere kohlenhydratreiche Mahlzeiten, ausgelöst. Zugrundeliegend ist wahrscheinlich eine für das Ausmaß des venösen Poolings im Splanchnikusgebiet sowie für die durch Freisetzung vasoaktiver gastrointestinaler Peptide induzierte Vasodilatation inadäquat niedrige kompensatorische Sympathikusaktivierung im Sinne einer unzureichenden Vasokonstriktion.

Die postprandiale Hypotonie wird bei Patienten mit autonomer Dysfunktion beobachtet, hier zeigt sich ein Abfall des systemischen Gefäßwiderstands nach der Mahlzeit (Lipsitz et al. 1993). Jedoch auch gesunde ältere Menschen können zur postprandialen Hypotonie neigen, am ehesten infolge einer altersabhängigen Abnahme der Baroreflexfunktion, wobei insbesondere eine verminderte Herzfrequenzvariabilität, weniger eine Abnahme des systemischen Gefäßwiderstands beobachtet wird (Lipsitz et al. 1993; Robertson 1993).

Therapeutisch empfehlenswert sind kleine Mahlzeiten, das Vermeiden von Alkohol sowie die Einahme von 1–2 Tassen Kaffee nach dem Essen. Medikamentös können Indometazin oder Somatostatinanaloga verwendet werden (s. Tab. 39-3).

## 39.4 Diagnostik

### 39.4.1 Symptome

Patienten mit orthostatischer Hypotonie berichten über Symptome der zerebralen Minderperfusion im Stehen wie Schwindel, Sehstörungen (Schwarzwerden vor den Augen, „Tunnelsehen"), Kopf- und Nackenschmerzen, Präsynkope bis hin zur Synkope. Die Beschwerden sind aggraviert v. a. bei längerem Stehen, nach Mahlzeiten sowie bei heißer Umgebungstemperatur. Treten die Symptome im Liegen auf, ist eine orthostatische Hypotonie als Ursache ausgeschlossen. Tritt eine Synkope nach längerem Stehen auf und zeigt sich im Kipptischversuch das typische Bild einer vasovagalen Reaktion (s. Abb. 39-2), so handelt es sich nicht um eine orthostatische Hypotonie im engeren Sinne, sondern um eine neurokardiogene oder vasovagale Synkope (s. Kap. 40). Diese Abgrenzung ist von großer klinischer Bedeutung, da die Therapie beider Störungen unterschiedlich ist.

Patienten mit sympathikotoner orthostatischer Hypotonie weisen Symptome der sympathischen Gegenregulation auf. Diese umfassen neben der obligaten Ta-

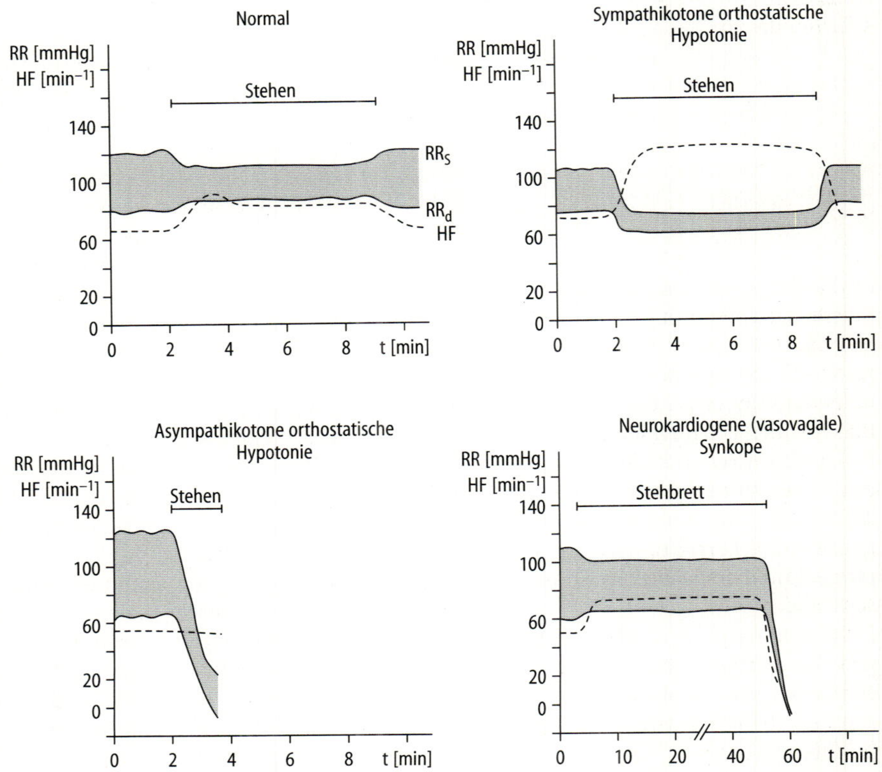


**Abb. 39-2.** Differentialdiagnostik der orthostatischen Hypotoniemittels Stehversuch. *HF* Herzfrequenz; $RR_s$ systolischer, $RR_d$ diastolischer Blutdruck

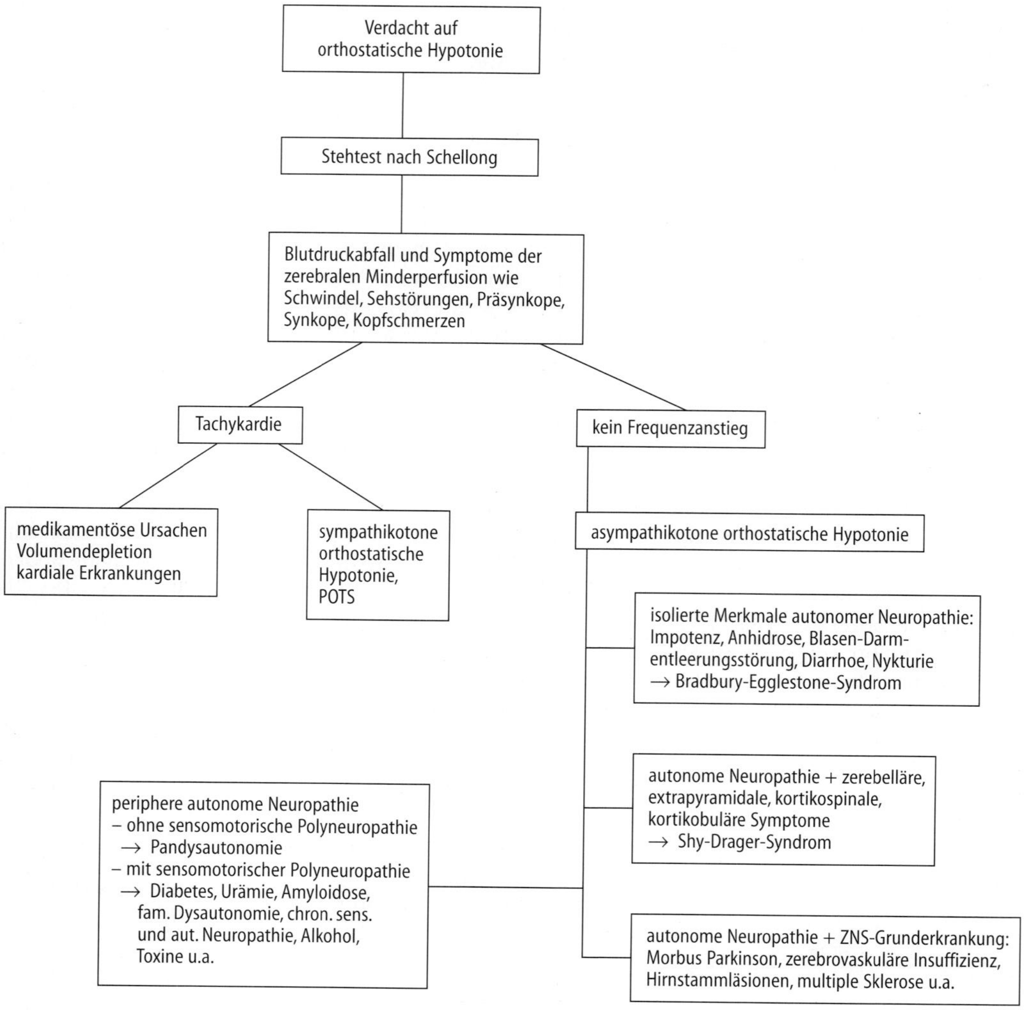


**Abb. 39-3.** Flußdiagramm zur Differentialdiagnostik der orthostatischen Hypotonie. *POTS* „postural orthostatic tachycardia syndrome"

chykardie Schwitzen, kalte Extremitäten, Übelkeit und Blässe. Patienten mit asympathikotoner orthostatischer Hypotonie zeigen typischerweise weitere autonom-neurologische Symptome. Wenn isoliert nur die Merkmale einer autonomen Neuropathie wie Impotenz, Anhidrose, Blasen- und Darmentleerungsstörungen, Diarrhö und Nykturie auftreten, ist die Verdachtsdiagnose eines Bradbury-Egglestone-Syndroms gegeben. Kommen zu den Zeichen der autonomen Neuropathie zerebelläre, extrapyramidale, kortikospinale oder kortikobulbäre Symptome hinzu, so ist ein Shy-Drager-Syndrom hochwahrscheinlich.

In Abhängigkeit von bestehenden Grunderkrankungen des zentralen Nervensystems einerseits oder Zeichen einer sensomotorischen Polyneuropathie andererseits ergeben sich entsprechende Verdachtsdiagnosen (s. Abb. 39-3).

Für die Formen der asympathikotonen orthostatischen Hypotonie sind typisch: eine maximale Ausprägung der Hypotonie in den frühen Morgenstunden, häufig eine Hypertonie im Liegen sowie eine inverse Tag-Nacht-Rhythmik der Blutdruckregulation mit nächtlicher Hypertonie und Hypotonie im Tagesverlauf. Bei Vorliegen einer asympathikotonen orthostatischen Hypotonie sollte zur weiteren Differenzierung eine eingehende neurologische Diagnostik inklusive zerebraler Computertomographie oder Magnetresonanztomographie, Bestimmung der Nervenleitgeschwindigkeit, evtl. Bestimmung evozierter Potentiale oder Liquorpunktion sowie die Durchführung autonomer Funktionstests erfolgen.

Durch anamnestische Angaben, die körperliche Untersuchung sowie entsprechende Diagnostik sollte das Vorliegen internistischer Erkrankungen wie Diabetes mellitus, Niereninsuffizienz, Hypovolämie unterschiedlicher Genese (z. B. M. Addison, Dialyse etc.), Varikose, Dumpingsyndrom nach Gastrektomie, Flushsymptomatik bei Karzinoid oder Mastozytose, kardiale Erkrankungen, Tachyarrhythmien oder Bradyarrhythmien geklärt werden.

Zu achten ist auf Hinweise für das Vorliegen einer Amyloidose, z. B. nach chronischen Entzündungen oder im Rahmen einer Paraproteinämie bzw. eines Plasmozytoms. Insbesondere bei Vorliegen einer Niereninsuffizienz mit autonomer Neuropathie und dopplerechokardiographischem Muster einer restriktiven Hämodynamik sollte an das Vorliegen einer Amyloidose gedacht werden. Begleitumstände wie Bettlägerigkeit, Exsikkose, durchgemachte Infekte oder Schwangerschaft müssen ebenso erfragt werden wie die Einnahme potentiell hypotonieinduzierender Medikamente. Die diagnostischen Maßnahmen umfassen die Durchführung eines EKG, eines Langzeit-EKG, einer Echokardiographie sowie entsprechender Laboruntersuchungen. Gegebenenfalls sind – je nach Verdachtsdiagnose – weiterführende diagnostische Verfahren anzuwenden.

### 39.4.2 Stehtest nach Schellong

Die wichtigste diagnostische Maßnahme bei Verdacht auf orthostatische Hypotonie ist die Durchführung des Stehversuches nach Schellong (Abb. 39-2). Nach 5- bis 10minütigem Liegen mit insgesamt 3maliger Blutdruck- und Frequenzmessung schließt sich ein 7- bis 10minütiges Stehen mit Blutdruck- und Frequenzmessung in 1minütigen Abständen, gefolgt von einem erneuten Liegen über 3 min mit jeweils Blutdruck- und Frequenzmessung in 1minütigen Abständen an.

Die normale Blutdruckantwort ist ein Absinken des systolischen Blutdrucks um weniger als 10 mmHg sowie ein Gleichbleiben oder leichtes Ansteigen des diastolischen Blutdrucks. Die Herzfrequenz steigt um mindestens 10–20 Schläge pro min an.

Eindeutig pathologisch ist ein Blutdruckabfall von mehr als 20–30 mmHg systolisch sowie mehr als 10–15 mmHg diastolisch. Bei pathologischem Blutdruckabfall ist je nach Frequenzverhalten in eine sympathikotone Form der orthostatischen Hypotonie mit Tachykardie und eine asympathikotone Form mit fehlendem Frequenzanstieg zu differenzieren. Die weitere Differentialdiagnostik ergibt sich aus dem Flußdiagramm in Abb. 39-3. Die neurokardiogene oder vasovagale Synkope zählt nicht zur orthostatischen Hypotonie im engeren Sinne. Ihre Diagnostik erfolgt mittels verlängertem Kipptischversuch über 45–60 min, s. hierzu Abschn. 40.1.

### 39.4.3 Testverfahren der autonomen Funktion

Bei Vorliegen einer asympathikotonen orthostatischen Hypotonie empfiehlt sich neben einer umfassenden neurologischen Diagnostik die Durchführung nichtinvasiver, ggf. invasiver autonomer Funktionstests, s. Tabelle 39-1. Hierbei werden Teile oder die Gesamtheit der Baroreflexfunktion und anderer autonomer Funktionen geprüft (Hollister 1992; McLeod u. Tuck 1987b; Robertson 1993; Wieling u. van Lishout 1993). Zielgrößen sind zumeist die Blutdruck- oder Frequenzregulation.

#### Stehzeit

Neben der Blutdruck- und Frequenzregulation im Stehen kann v. a. die sog. Stehzeit als einfaches Erfolgskriterium therapeutischer Maßnahmen erfaßt werden. Insbesondere unter Ausnutzung mechanischer Manöver (s. Übersicht S. 830) ist eine Verlängerung der Stehzeit häufig so weit möglich, daß die Patienten begrenzten Alltagsanforderungen wieder gerecht werden können.

#### Valsalva-Quotient

Die Bestimmung des Valsalva-Quotienten als nichtinvasiver Variante des Valsalva-Manövers mit isolierter Frequenzerfassung ist leicht möglich und aussagekräftig. Hierbei wird in einer EKG-Registrierung der Quotient des längsten RR-Intervalls (Phase 4) zum kürzesten RR-Intervall (Phase 2) bestimmt. Der Quotient sollte über 1,4 liegen.

Der Patient atmet über 10–15 s kraftvoll in ein Mundstück mit angeschlossenem Manometer. Ein Druck von 40 mmHg sollte aufgebracht werden. Alternativ kann gegen die geschlossene Epiglottis gepreßt werden, wobei jedoch keine standardisierten Bedingungen mit Druckkontrolle erzielt werden (McLeod u. Tuck 1987b).

#### Herzfrequenzvariabilität

Die Herzfrequenzvariabilität, gemessen entweder als „time-domain analysis“ oder „frequency-domain analysis“, kann diagnostisch eingesetzt werden und gibt Informationen über die sympathische/parasympathische Balance. Bei Formen der autonomen Dysfunktion kann die Analyse der Herzfrequenzvariabilität zur Differenzierung der sympathischen und parasympathischen Funktionseinschränkungen eingesetzt werden (Low 1993; van Ravenswaij-Arts et al. 1993).

#### Handgrip-, Cold pressure- und Mental-arithmetic-Test

Zur Prüfung zentraler Strukturen („central command“) und der sympathischen Efferenzen eignen sich isometrische Belastung (Handgrip-Test), Cold-pressure-Test und der Mental-arithmetic-Test. Bei isometrischer Belastung, z. B. 5 min Handgrip mit 30% der maximal möglichen Kraftentwicklung an einem Sphygmomanometer, wird normalerweise ein Anstieg des diastolischen Blutdrucks um 10–15 mmHg sowie ein Frequenzanstieg induziert. Durch den Cold-pressure-Test mit Auflage einer Eispackung in den Nacken oder Eintauchen beider Hände in Eiswasser wird ein Blutdruckanstieg von ebenfalls ≥10–15 mmHg induziert.

Der Reflex wird afferent über Schmerz- und Temperaturfasern, efferent über sympathische Fasern vermittelt.

Auch beim Mental-arithmetic-Test, z. B. durch serielle, schnellstmögliche Subtraktion der Zahl 7 von der Zahl 200 oder 17 von 1000, kommt es zu einem Blutdruckanstieg ≥10–15 mmHg. Dieser ist bedingt durch eine Zunahme des Herzzeitvolumens um bis zu 50%, wogegen der periphere Gefäßwiderstand wohl nicht beeinflußt wird. Zu beachten ist eine relativ große interindividuelle Schwankungsbreite, ein fehlender Blutdruckanstieg ist daher nicht eindeutig als pathologisch zu werten.

**Schweißtest**

Bezüglich der Durchführung des Schweißtests sowie der detaillierten Prüfung der Pupillomotorik sei auf entsprechende Übersichten verwiesen (Hollister 1992; McLeod u. Tuck 1987b; Robertson 1993; Schondorf 1993; Wieling u. van Lishout 1993).

**Valsalva-Manöver mit intraarterieller Blutdruckmessung**

Eine invasive Prüfung der autonomen Funktion stellt das Valsalva-Manöver mit intraarterieller Blutdruckmessung dar (Abb. 39-4).

In Phase 1 des Valsalva-Manövers wird der erhöhte intrathorakale Druck auf die Aorta übertragen und ein transienter Blutdruckanstieg ausgelöst. Bei fortdauerndem Pressen wird der venöse Rückstrom zum Herzen reduziert mit Abfall des Schlagvolumens und des Blutdrucks sowie konsekutiver Tachykardie durch reflektorische Erhöhung der kardialen Sympathikusaktivität (Phase 2). Bei Beendigung des Pressens fallen der intrathorakale Druck und der Blutdruck abrupt ab (Phase 3). Mit Anstieg des venösen Rückstroms und hierdurch steigendem Schlagvolumen wird in Verbindung mit der noch fortbestehenden erhöhten vaskulären Sympathikusaktivität (Vasokonstriktion) ein deutlicher Blutdruckanstieg ausgelöst, begleitet von einer reflektorischen, vagal vermittelten Bradykardie (Phase 4). Das Ausmaß des Blutdruckanstiegs in Phase 4 des Manövers nimmt altersabhängig ab.

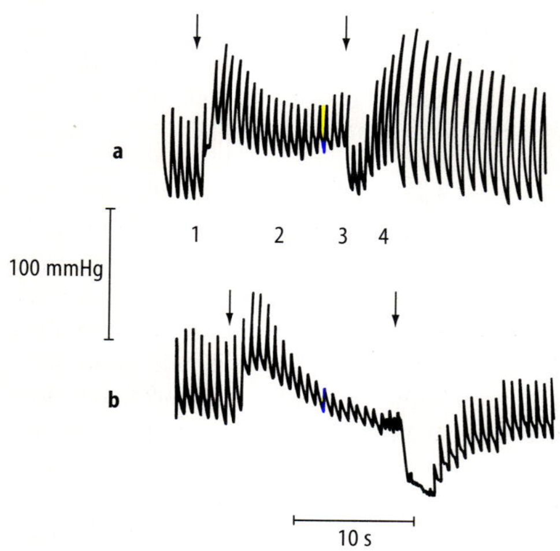


Abb. 39-4a, b. Valsalva-Manöver. a Intraarterielle Blutdruckregistrierung bei einem gesunden Probanden; b Patient mit autonomer Dysfunktion. Weitere Erläuterungen s. Text. (Aus McLeod u. Tuck 1987b)

Eine Störung der Baroreflexfunktion zeigt sich an einem Fehlen des systolischen Blutdruckanstiegs in Phase 4, einer geringeren Herzfrequenz in Phase 2 als in Phase 4 und einem Abfall des Blutdrucks in Phase 2 auf unter 50% des Ruhewertes. Bei Störung der efferenten sympathischen vasokonstriktorischen Aktivität fehlt der überschießende Blutdruckanstieg in Phase 4 und die konsekutive Bradykardie auch bei intakten Barorezeptoren, intakten vagalen Afferenzen und Efferenzen sowie intaktem Vasomotorenzentrum.

**Plasmanoradrenalin- und -vasopressinspiegel**

Die Bestimmung des Plasmanoradrenalin- und Plasmavasopressinspiegels im Liegen und Stehen ist hilfreich zur Differenzierung zwischen Bradbury-Egglestone- und Shy-Drager-Syndrom (s. Tabelle 39-2).

**Baroreflexsensitivität**

Die Baroreflexsensitivität wird typischerweise gemessen als Herzfrequenzabnahme bezogen auf einen pharmakologischen Blutdruckanstieg mittels Phenylephrin oder Angiotensin. Die hiermit bestimmbare Steigung der Korrelation Zunahme des RR-Intervalls vs. Blutdruckanstieg spiegelt die Funktion der parasympathischen Afferenzen und Efferenzen wider.

Durch Infusion von α-Adrenozeptoragonisten wie Phenylephrin oder Noradrenalin läßt sich neben der Testung der Baroreflexsensitivität die Frage einer denervationsbedingten Hypersensitivität der vaskulären α-Adrenozeptoren (überschießender Blutdruckanstieg infolge verstärkter Vasokonstriktion) klären.

**Bewertung der Tests**

Die Durchführung unterschiedlicher autonomer Funktionstests erlaubt die Differenzierung in überwiegend afferente, zentrale oder efferente Läsionen. Zum Beispiel läßt sich bei pathologischem Valsalva-Quotient, aber normalem Cold-pressure-Test eine afferente oder zentrale Störung bei normaler Efferenz vermuten. Umgekehrt ist ein Anstieg des Plasmavasopressinspiegels im Stehen und ein pathologischer Cold-pressure-Test Hinweis auf eine efferente Läsion. In der Wertung der autonomen Funktionstests ist ihre Abhängigkeit vom Lebensalter sowie von anderen Störgrößen zu berücksichtigen (Freeman u. Miyawaki 1993; Low 1993; McLeod u. Tuck 1987b).

## 39.5 Therapie

Eine spezifische Therapie der sympathikotonen Formen der orthostatischen Hypotonie ist häufig unnötig, eine Therapie der asympathikotonen Formen oft nur unzureichend möglich. Prinzipiell kann eine Besserung der Hypotonie durch Zunahme des effektiven Blut- !

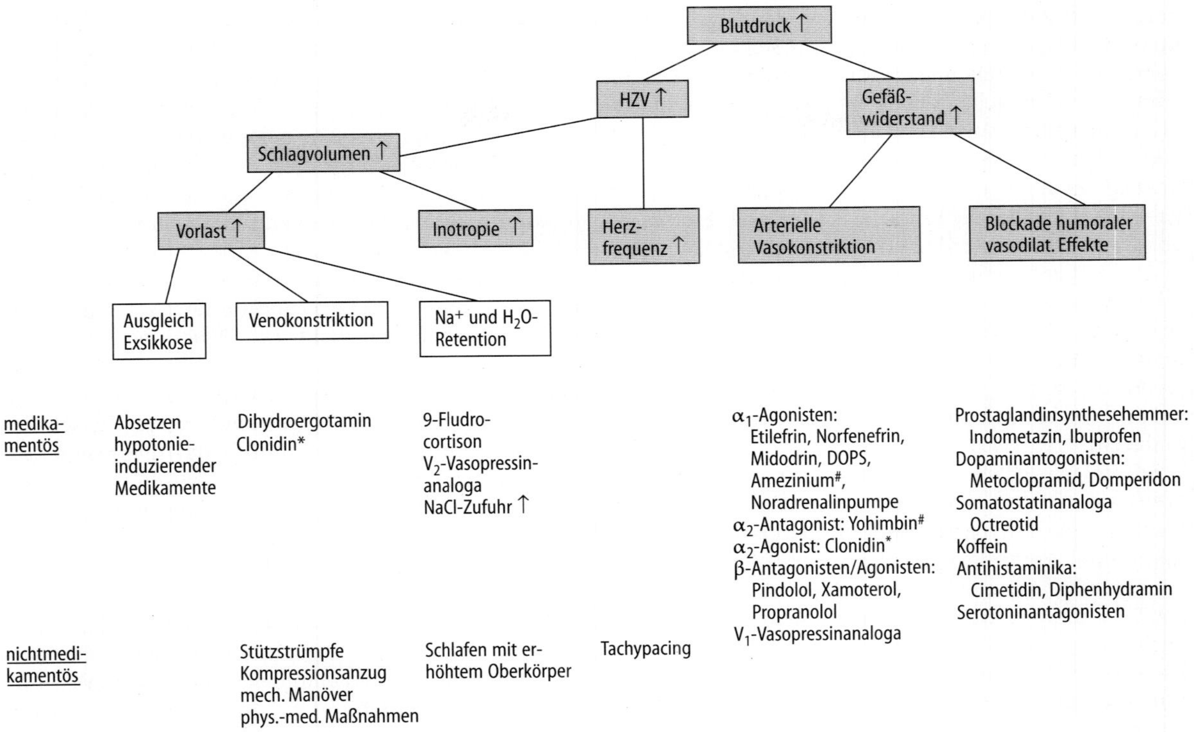


**Abb. 39-5.** Pathophysiologische Therapieansätze der orthostatischen Hypotonie. *DOPS* Dihydroxyphenylserin; * einsetzbar bei komplettem Funktionsverlust sympathischer Efferenzen; # einsetzbar bei erhaltener Restfunktion sympathischer Efferenzen

volumens mit konsekutiver Vorlasterhöhung infolge verbesserten venösen Rückstroms oder Volumenretention induziert werden, durch Erhöhung des peripheren Gefäßwiderstands infolge arterieller Vasokonstriktion oder Blockade vasodilatierender Effekte sowie durch positive Inotropie oder Chronotropie (Abb. 39-5).

## 39.5.1
## Nichtmedikamentöse Maßnahmen

Die Übersicht S. 830 gibt einen Überblick über die nichtmedikamentösen Therapiemaßnahmen. Patienten mit sympathikotoner orthostatischer Hypotonie sollten über die Harmlosigkeit der Blutdruckregulationsstörung informiert, zu hoher Flüssigkeitszufuhr und zu einem Training der Gefäßregulation durch körperliche Bewegung, Wechselduschen, Bürstenmassagen etc. angehalten werden.

Insbesondere Schwimmen erscheint hilfreich (wegen der Reduktion des venösen Poolings durch die Wasserimmersion). Isometrische Übungen mit Zunahme der Muskelmasse erhöhen die Orthostasetoleranz nicht (McCarthy et al. 1997). Die Bedeutung eines langsamen, nicht abrupten Aufstehens sollte ebenso besprochen werden wie die Vermeidung hypotonieverstärkender Situationen.

Insbesondere bei Patienten mit autonomer Dysfunktion, jedoch auch bei solchen mit sympathikotoner orthostatischer Hypotonie empfiehlt sich ein Schlafen in Schräglage, d. h. mit um 10–30° bzw. 10–20 cm erhöhtem Oberkörper (Freeman u. Miyawaki 1993; Ten Harkel et al. 1992; Wieling et al. 1993). Hierdurch wird das Renin-Angiotensin-Aldosteron-System aktiviert mit Abnahme der nächtlichen Diurese und Einsetzen einer Volumenretention. Zusätzlich wird die Hypertonie im Liegen bei autonomer Dysfunktion gemildert. Insbesondere in Kombination mit Fludrocortison läßt sich ein ausgeprägt positiver Effekt erzielen (Ten Harkel et al. 1992).

Bei Verwendung von Kompressionsstrumpfhosen sollte auf eine ausreichende abdominelle Kompression des Splanchnikusgebietes geachtet werden. Hierdurch kann das venöse Pooling im Stehen um ca. 400–700 ml gemindert werden. Nachteile der externen Kompression mittels Strumpfhosen oder Antigravitationsanzug sind die schwierige Handhabung durch die nicht selten behinderten Patienten, eine Beeinträchtigung der Lebensqualität sowie die Ausschaltung der aktiven Muskelpumpe mit konsekutiver Verschlechterung, wenn keine Kompressionsstrumpfhosen getragen werden.

Von außerordentlicher Bedeutung ist die Instruktion des Patienten über die Durchführung mechanischer Manöver zur Verbesserung des venösen Rückstroms aus den unteren Extremitäten und dem Splanchnikusgebiet sowie zur Verminderung der arteriellen Beindurchblutung (Wieling et al. 1993). Hier haben sich v. a. bei Patienten mit autonomer Dysfunktion das Überkreuzen und Aneinanderpressen der Beine im Stehen, das Vornüberbeugen im Stehen (z. B. Aufstützen auf eine Stuhllehne), das Hinhocken bei drohendem Bewußtseinsverlust („squatting") sowie das Hochstellen eines Fußes auf einen Stuhl als ausgesprochen hilfreich erwiesen. Durch Anstieg des Blutdrucks um nur 10–15 mmHg kann der Patient häufig über die kritische Schwelle des Blutdruckabfalls angehoben werden (Wieling et al. 1993).

Diese Manöver sind auch bei Patienten mit sympathikotoner orthostatischer Hypotonie hilfreich. Eine ausreichende Flüssigkeitszufuhr sowie ggf. eine salzreiche Kost sind anzuraten. Bei Vorliegen einer postprandialen Hypotonie sollten kleine Mahlzeiten ohne Alkohol eingenommen werden sowie 1–2 Tassen Kaffee nach der Mahlzeit.

In einigen Fällen einer therapierefraktären autonomen Dysfunktion hat sich die Implantation eines Schrittmachers mit „tachypacing" als hilfreich erwiesen (Weissmann et al. 1992). Die Schrittmacherimplantation mit „tachypacing" kann jedoch nicht als generelles, etabliertes Therapieverfahren bei asympathikotoner orthostatischer Hypertonie gelten (Freeman u. Miyawaki 1993). Die Patienten sollten detailliert instruiert werden, hypotonieverstärkende Situationen zu meiden, s. Übersicht S. 830.

**Nichtmedikamentöse Therapie der orthostatischen Hypotonie**

- Training der Gefäßregulation
  Radfahren, Schwimmen, Bewegungsbad, Wechselduschen, Bürstenmassagen, Kneipp-Anwendungen
- Langsames Aufstehen
- Schlafen mit erhöhtem Oberkörper
  10°–30° erhöhtes Kopfteil
- Kompressionsstrumpfhosen, Antigravitationsanzug
- Mechanische Manöver im Stehen
  Beine kreuzen, Vornüberbeugen (auf Stuhllehne aufstützen), Fuß auf Sitzfläche eines Stuhles stellen, Hinhocken („squatting")
- Salzreiche Kost
- Ausreichende Flüssigkeitszufuhr
- PostprandialeHypotonie
  kleine Mahlzeiten, kein Alkohol, Kaffee nach Mahlzeit
- „tachypacing" bei asympathikotoner orthostatischer Hypotonie
- Meiden hypotonieverstärkender Situationen:
  große Mahlzeiten, Alkohol, lange Bettlägerigkeit, isometrische Belastungen, bewegungsloses Stehen, Arbeiten mit erhobenen Armen, Pressen (z. B. Heben schwerer Gegenstände), Hitze, Fieber

## 39.5.2 Medikamentöse Therapie

Die medikamentöse Therapie zielt ab auf eine arterielle und venöse Vasokonstriktion sowie eine Volumenretention, s. Abb. 39-5 und Tabelle 39-3.

### Fludrocortison

Durch das Mineralokortikoid Fludrocortison wird eine Natrium- und Wasserretention induziert und zusätzlich durch Erhöhung des perivaskulären hydrostatischen Drucks in den unteren Extremitäten (Ödembildung) der venöse Rückstrom vergrößert. Darüber hinaus steigert Fludrocortison die vasokonstriktorischen Effekte von α-Adrenozeptoragonisten und führt zu einer Erhöhung der Noradrenalinfreisetzung.

Die Dosierung beträgt initial bis zu 0,5 mg/Tag (Tbl. à 0,1 mg), eine Dosissteigerung auf über 0,5 mg/Tag hat keinen zusätzlichen Effekt. Die Dauertherapie erfolgt mit 0,1–0,2 mg/Tag. Bei einer Dosierung über 0,1 mg täglich ist mit Nebenwirkungen wie Ödemen, Verstärkung einer Herzinsuffizienz, Hypertonie im Liegen, Schwindel, Alkalose oder substitutionsbedürftiger Hypokaliämie zu rechnen.

Es wurde vermutet, daß sich im längerfristigen Verlauf die Natrium- und Wasserretention unter Fludrocortison wieder normalisiert, die Erhöhung des peripheren Gefäßwiderstands jedoch bestehen bleibt (Freeman u. Miyawaki 1993). Fludrocortison gilt als Mittel der ersten Wahl zur Behandlung der asympathikotonen Formen der orthostatischen Hypotonie (Free u. Miyawaki 1993; McLeod u. Tuck 1987b).

Durch Kombination mit Schlafen in erhöhter Oberkörperposition konnte eine hohe Effektivität mit deutlicher Symptomlinderung oder -freiheit unter gleichzeitiger Begrenzung der Fludrocortisondosis auf 0,1–0,2 mg/Tag erzielt werden (Ten Harkel et al. 1992).

### Mutterkornalkaloide

Hydrierte Mutterkornalkaloide wie z. B. Dihydroergotamin sind je nach Ausgangstonus der Gefäßmuskulatur partielle α-Adrenozeptoragonisten oder -antagonisten. Ihr Wirkort ist praktisch ausschließlich begrenzt auf die venösen Kapazitätsgefäße, in hoher Dosis steigt jedoch auch der systemische Gefäßwiderstand an. Wesentliche Nachteile des Dihydroergotamin sind die extrem niedrige Bioverfügbarkeit nach peroraler Applikation von unter 2% sowie die kurze Halbwertszeit von 1,5–2 h.

Die Blutspiegel können bis zu einem Faktor 6 schwanken. Dies ist insbesondere von Nachteil wegen der geringen therapeutischen Breite der Mutterkornalkaloide mit der Gefahr ernsthafter Nebenwirkungen wie Herzinfarkt, Extremitätenverschluß, Mesenterialarterienverschluß. Weitere Nebenwirkungen sind Sehstörungen, Übelkeit, Erbrechen und Allergien. Dihydroergotamin kann unter Berücksichtigung der genannten Nachteile bei allen Formen der orthostatischen Hypotonie eingesetzt werden. Die Dosierung ist in Tabelle 39-3 aufgeführt.

### Direkte (α-Adrenozeptoragonisten) und indirekte Sympathomimetika

α-Adrenozeptoragonisten führen zu einer arteriellen Vasokonstriktion. Bei autonomer Dysfunktion besteht ei-

**Tabelle 39-3.** Medikamentöse Therapie der orthostatischen Hypotonie. FC 9-Fludrocortison

| Nichtautonom-neurogene orthostatische Hypotonie | Autonom-neurogene orthostatische Hypotonie |
| --- | --- |
| *Prädispositionen beseitigen,* z. B. Volumenmangel | *Prädispositionen beseitigen,* z. B. hypotonieinduzierende Medikamente |
| *Nichtmedikamentöse Therapie,* v. a. „Kreislauftraining“ | *Nichtmedikamentöse Therapie,* v. a. Schlafen mit erhöhtem Oberkörper |
| Medikamentöse Therapie | Medikamentöse Therapie |
| 1. Dihydroergotamin (z. B. 2mal 1 mg/Tag, retard 2mal 2,5 mg/Tag) | 1. 9-α-Fludrocortison (0,1–0,2 mg/Tag, Initialdosis bis 0,5 mg/Tag) |
| 2. Norfenefrin (z. B. 3mal 15–45 mg/Tag),<br>Midodrin (z. B. 2mal 1,25–2mal 2,5 mg/Tag),<br>Etilefrin[a] (z. B. 3mal 5–10 mg/Tag, retard 1–2mal 25 mg/Tag),<br>Amezinium[a] (z. B. 1–3mal 10–30 mg/Tag) | 2. FC + Etilefrin (3mal 5–10 mg/Tag, retard 1–2mal 25 mg/Tag) |
| 3. 9-α-Fludrocortison (z. B. 0,1–0,2, kurzfristig maximal 0,5 mg/Tag) | 3. FC + Dihydroergotamin (2mal 1 mg/Tag, retard 2mal 2,5 mg/Tag) |
| 4. Kombinationen von 1.+2. z. B. 2 mg Dihydroergotamin +20 mg Etilefrin: 2–3mal 1/Tag oder<br>2,5 mg Dihydroergotamin +25 mg Etilefrin: 1–2mal 1/Tag<br>1+3 oder 2+3 | 4. FC + Etilefrin + Dihydroergotamin |
| | Individueller Nutzen *möglich:*<br>– bei defektem postganglionärem sympathischem Neuron: Clonidin (z. B. 0,15–0,3–0,6 mg/Tag)<br>– bei (teil)intaktem postganglionärem sympathischem Neuron<br>Amezinium (z. B. 1–3mal 10–30 mg/Tag),<br>Yohimbin,<br>Midodrin (z. B. 2mal 1,25–2mal 2,5 mg/Tag),<br>Tyramin+MAO-Hemmer (z. B. Amezinium)<br>– L-Dihydroxyphenylserin[b] (L-DOPS, 800–1200mg/Tag)<br>– Prostaglandinsynthesehemmer[c]:<br>Indometazin (z. B. 2–3mal 50 mg/Tag)<br>– Vasopressinanaloga<br>$V_2$-Antagonist Desmopressin<br>$V_1$-Antagonist Lysinvasopressin<br>– Somatostatinanaloga[c]<br>Octreotid<br>– Dopaminantagonisten<br>Metoclopramid<br>Domperidon<br>– Antihistaminika (bei Mastozytose)<br>– Partielle β-Agonisten<br>Xamoterol 2mal 200 mg/Tag<br>– Noradrenalinpumpe |

[a] Wegen zusätzlicher β-Stimulation bei tachykarden Formen ungünstig.
[b] Kausaltherapie bei Dopamin-β-Hydroxylasedefizienz.
[c] Vor allem bei postprandialer Hypotonie.

ne erhöhte Empfindlichkeit gegenüber Sympathomimetika, so daß ein verstärkter Effekt zu erwarten ist. Bei sympathikotoner orthostatischer Hypotonie mit ausgeprägter Tachykardie erscheinen Sympathomimetika mit zusätzlicher β-Adrenozeptorstimulation, wie z. B. Etilefrin, ungünstig. Hier sollten reine α-Agonisten wie Norfenefrin oder Midodrin verwendet oder auf Sympathomimetika gänzlich verzichtet werden.

Sympathikomimetika (Etilefrin, Norfenefrin, Ephedrin) können in therapeutischen Dosierungen zu positiven Dopingtests führen und sollten daher bei Leistungssportlern nicht angewandt werden.

**Etilefrin**

Etilefrin stimuliert α- und β-Adrenozeptoren. Die Bioverfügbarkeit beträgt ca. 35%, die Halbwertszeit 2,5 h, die Wirkdauer bis zu 6 h in retardierter Form. Etilefrin ist nach oraler Applikation zuverlässig wirksam und wird deswegen als Standardpräparat angesehen. Die Nebenwirkungen umfassen neben allergischen Reaktionen Rhythmusstörungen, Auslösen von Angina pectoris, Nervosität und Ängstlichkeit. Bezüglich Darreichungsformen und üblicher Tagesdosis s. Tabelle 39-3.

**Norfenefrin**

Norfenefrin besitzt ausschließlich α-stimulierende Eigenschaften und ist somit nicht tachykardieverstärkend. Die Bioverfügbarkeit beträgt nur 20%, nach peroraler Gabe ist die Wirkung unzuverlässig. Die Halbwertszeit beträgt 3,5 h. Bezüglich Darreichungsformen und Tagesdosis s. Tabelle 39-3.

**Midodrin**

Midodrin ist ein selektiver peripherer α-Adrenozeptoragonist ohne zentrale Wirkung. Es wird gut resorbiert, die Halbwertszeit des aktiven Metaboliten beträgt 3 h. Darreichungsformen und Tagesdosis sind in Tabelle 39-3 aufgeführt.

Nebenwirkungen umfassen Hypertonie im Liegen, Juckreiz, gastrointestinale Beschwerden und Harndrang. Die Wirkung von Midodrin ist möglicherweise neben der arteriellen Vasokonstriktion eine Zunahme der Extrazellularflüssigkeit infolge Natrium- und Wasserresorption. Midodrin ist wirksam bei sympathikotoner orthostatischer Hypotonie (Jacob et al. 1997a). Midodrin soll nur bei leichten Formen einer autonomen Dysfunktion mit erhaltener Restaktivität wirksam sein. Bei dieser Patientengruppe wurde ein Gewichts- und Blutdruckanstieg durch Midodrin erzielt, wogegen bei Patienten mit schwerer Ausprägung der autonomen Dysfunktion ein Gewichtsverlust und Blutdruckabfall beobachtet wurden.

**Amezinium**

Amezinium ist in den sympathischen Nervenendigungen ein reversibler MAO-Hemmstoff und somit durch vermehrte Freisetzung von Noradrenalin ein indirekt wirkendes Sympathomimetikum. Sein Einsatz bei autonomer Dysfunktion setzt daher eine erhaltene Restfunktion des postganglionären sympathischen Neurons voraus (z. B. bei Shy-Drager-Syndrom, nicht jedoch bei Bradbury-Egglestone-Syndrom). Die Nebenwirkungen umfassen Kopfschmerzen, Nervosität, Tremor, Unruhe, Schwindel, Obstipation, Übelkeit und Harnverhaltung.

Der Einsatz von α-Adrenozeptoragonisten bzw. indirekten Sympathikomimetika als medikamentöse Monotherapie ist bei autonomer Dysfunktion wenig hilfreich, sie sollten immer in Kombination mit Fludrocortison eingesetzt werden (McLeod u. Tuck 1987b).

**Noradrenalinpumpe**

Als experimentelles Therapieverfahren muß die kontinuierliche subkutane Noradrenalinapplikation mit einer batteriebetriebenen Mikrodosispumpe angesehen werden (Lehmann et al. 1990). Durch eine kontinuierliche Zufuhr von z. B. 0,5 μg Noradrenalin/min läßt sich die Orthostasetoleranz deutlich verbessern. Aufgrund der bestehenden α-Supersensitivität bei autonomer Dysfunktion sind hohe Noradrenalindosen, die möglicherweise zu lokalen Gewebsnekrosen führen könnten, nicht erforderlich. Ein weiterer Vorteil ist die Flexibilität der Therapie mit Anpassung an die Erfordernisse, z. B. nächtliches Abschalten der Pumpe. Eine Weiterentwicklung stellt die Applikation von Noradrenalin über eine Insulinpumpe und Port-Kathetersystem dar (Oldenburg et al.).

### Dihydroxyphenylserin (DOPS)

Die nichtphysiologische Aminosäure L-threo-Dihydroxyphenylserin ist ein synthetischer Noradrenalinvorläufer, der durch die ubiquitäre L-Aminosäuredecarboxylase in Noradrenalin umgewandelt wird und oral applizierbar ist. Bei einer Tagesdosis von 800–1200 mg ist eine Verbesserung der Orthostasesymptomatik möglich.

L-DOPS ist eine kausale Therapie bei der Dopamin-β-Hydroxylasedefizienz. Darüber hinaus kann L-DOPS jedoch auch bei anderen, häufigeren Formen der autonomen Dysfunktion eingesetzt werden. Positive Berichte liegen vor über die autonome Neuropathie bei Amyloidose, bei M. Parkinson sowie bei Shy-Drager- und Bradbury-Egglestone-Syndrom (Freeman u. Miyawaki 1993).

In einer Langzeitstudie bei familiärer Amyloidose konnte eine ausgeprägte Verbesserung der Blutdrucksituation ohne Auslösen einer Hypertonie im Liegen durch L-DOPS gezeigt werden. Aufgrund des ubiquitären Vorhandenseins der Aminosäuredecarboxylase kommt es zu einem Ansteigen der Plasmanoradrenalinspiegel.

Zusätzlich wurde jedoch auch eine Erhöhung der nervalen Sympathikusaktivität bei erhaltener Restfunktion beschrieben (Robertson 1993). Bei der Dopamin-β-Hydroxylasedefizienz kommt es zu einer spezifischen Noradrenalinauffüllung im Bereich der sympathischen Nervenendigungen.

### Clonidin

Clonidin ist ein zentraler, prä- und postsynaptischer partieller $\alpha_2$-Adrenozeptoragonist. Bei intaktem sympathischen Nervensystem ist die Hauptwirkung des Clonidin eine Hemmung der Noradrenalinfreisetzung mit konsekutiver Vasodilatation durch Stimulation präsynaptischer und zentraler $\alpha_2$-Rezeptoren. Bei komplettem Funktionsverlust zentraler und efferenter sympathischer Strukturen wirkt Clonidin infolge der Stimulation postsynaptischer, vaskulärer $\alpha_2$-Rezeptoren vasokonstringierend.

Hierbei stimuliert Clonidin venöse $\alpha_2$-Rezeptoren deutlich mehr als arterielle, d. h. die Venokonstriktion überwiegt. Clonidin ist somit einsetzbar bei komplettem, d. h. prä- und postganglionärem Funktionsverlust sympathischer Efferenzen, wie er kennzeichnend ist für das Bradbury-Egglestone-Syndrom (s. Tabelle 39-2).

Bei erhaltener autonomer sympathischer Restfunktion ist mit einer Blutdrucksenkung unter Clonidin zu rechnen. Engmaschige Überwachungen sind somit erforderlich. Die Dosierungsempfehlungen liegen zwischen 0,15 mg und 0,8 mg/Tag (Robertson et al. 1983, 1986b).

#### Yohimbin

Yohimbin ist ein zentraler und peripherer $\alpha_2$-Adrenozeptorantagonist. Daher wird die durch präsynaptische und zentrale $\alpha_2$-Stimulation vermittelte Hemmung der Noradrenalinfreisetzung blockiert und somit indirekt eine Vasokonstriktion ausgelöst. Voraussetzung für diesen Effekt ist eine erhaltene Restfunktion sympathischer Efferenzen, wie z. B. beim Shy-Drager-Syndrom. Positive Effekte von Yohimbin wurden berichtet (Freeman u. Miyawaki 1993; Robertson et al. 1986b). Eine fehlende Effektivität bei Parkinson-Patienten mit orthostatischer Hypotonie wurde jedoch ebenfalls beschrieben (Senard et al. 1993). Nebenwirkungen der Therapie sind Ängstlichkeit, Tremor, Palpitationen und Hypertonie im Liegen.

#### β-Adrenozeptorblocker

Nichtselektive β-Adrenozeptorblocker können zu einer Erhöhung des peripheren Gefäßwiderstands infolge Blockade der eine Vasodilatation vermittelnden $\beta_2$-Adrenozeptoren führen. Trotz negativer chronotroper und inotroper Effekte wäre hierdurch möglicherweise bei autonomer Dysfunktion ein positiver Einfluß mit Milderung des Blutdruckabfalls zu erzielen. Für Propranolol wurde eine Effektivität nicht gesichert (McLeod u. Tuck 1987b).

Bei postprandialer Hypotonie kann Propranolol sogar verstärkend wirken. Pindolol als unselektiver β-Rezeptorenblocker mit partiellen agonistischen Eigenschaften hat sich ebenfalls nicht als hilfreich erwiesen. Der kardioselektive partielle $\beta_1$-Agonist Xamoterol wirkt bei niedrigem Sympathikustonus bzw. $\beta_1$-Hypersensitivität (z. B. bei autonomer Dysfunktion) als β-Agonist, bei hohem Sympathikustonus als β-Antagonist (z. B. bei Herzinsuffizienz). Über positive Effekte von Xamoterol (2mal 200 mg/Tag) wurde bei Patienten mit Shy-Drager-Syndrom berichtet (Obara et al. 1992). Der Effekt wird wahrscheinlich durch Frequenz- und Schlagvolumensteigerung erzielt.

Die β-Adrenozeptorblocker spielen eine große Rolle in der Therapie der vasovagalen Synkope, s. Abschn. 40.8.1.

#### Vasopressinanaloga

$V_2$-Vasopressinanaloga, wie z. B. Desmopressin, führen über eine Stimulation von $V_2$-Rezeptoren an renalen Tubulusepithelien zur Volumenretention (hypotone Hyperhydratation). $V_1$-Vasopressinanaloga, wie z. B. Lysinvasopressin, bewirken eine arterielle Vasokonstriktion. Bei autonomer Dysfunktion vom Typ der multiplen Systematrophie kommt es im Stehen nicht zu einem Anstieg des Vasopressinplasmaspiegels (s. Tabelle 39-2). Es besteht eine Supersensitivität gegenüber Vasopressinanaloga. Positive Effekte mit dieser Therapieform wurden berichtet (Freeman u. Miyawaki 1993).

#### Prostaglandinsynthesehemmer

Blutdrucksteigernde Effekte infolge Erhöhung des peripheren Gefäßwiderstands sind vorstellbar durch die Gabe von Indometazin, Ibuprofen oder anderer Prostaglandinsynthesehemmer. Der Effekt wird vermittelt durch Hemmung der vasodilatierenden Effekte von zirkulierendem Prostacyclin sowie durch eine Steigerung der Rezeptorsensitivität gegenüber Noradrenalin und Angiotensin II. Indometazin wurde bei Vorliegen einer postprandialen Hypotonie als hilfreich beschrieben (Freeman u. Miyawaki 1993).

Ein bleibender Effekt einer Therapie mit Indometazin ist nicht gesichert, es sollte probatorisch nur in Kombination mit Fludrocortison verwendet werden.

#### Dopaminantagonisten

Ein günstiger Effekt der Dopaminantagonisten Metoclopramid und Domperidon ist vorstellbar infolge Inhibition vasodilatierender und natriuretischer Effekte von Dopamin. Durch Blockade präsynaptischer inhibitorischer Dopaminrezeptoren kann Domperidon zu einer verstärkten Noradrenalinfreisetzung bei erhaltener Sympathikusrestfunktion führen. Als Nebenwirkung der Therapie sind Dyskinesien hervorzuheben. Insgesamt sind Dopaminantagonisten von zweifelhaftem Nutzen (Freeman u. Miyawaki 1993; McLeod u. Tuck 1987b).

#### Somatostatinanaloga

Octreotid ist ein langwirkendes Somatostatinanalogon. Es hat sich infolge Milderung der pankreatischen und gastrointestinalen vasodilatierenden Hormonantwort auf die Nahrungsaufnahme bei postprandialer Hypotonie als effektiv erwiesen (Freeman u. Miyawaki 1993). Es wird ein lokaler vasokonstringierender Effekt auf das Splanchnikusgefäßbett vermutet. Als Nebenwirkungen sind Übelkeit und abdominelle Krämpfe zu beachten.

Zusammengefaßt gibt es für die medikamentöse Therapie der orthostatischen Hypotonie keine sicher wirksame Therapieempfehlung. Aufgrund der oben dargestellten Ausführungen sind jedoch zumindest teilweise pathophysiologisch begründete Empfehlungen gemäß Tabelle 39-3 sinnvoll. !

### Literatur

Biaggioni I, Robertson D (1987) Endogenous restoration of noradrenaline by precursor therapy in dopamine-β-hydroxylase deficiency. Lancett II: 1170–1172

Freeman R, Miyawaki E (1993) The treatment of autonomic dysfunction. J Clin Neurophysiol 10: 61–82

Grubb BP, Kosinski DJ, Boehm K, Kip K (1997) The postural orthostatic tachycardia syndrome: a neurocardiogenic variant identified during head-up tilt table testing. PACE 20: 2205–2212

Hollister AS (1992) Orthostatic hypotension – Causes, evaluation, and management. West J Med 157: 652–657

Jacob G, Shannon JR, Black B, Biaggioni I, Mosqueda-Garcia R, Robertson RM, Robertson D (1997) Effects of volume loading and pressor agents in idiopathic orthostatic tachycardia. Circulation 96: 575–580

Jacob G, Robertson D, Mosqueda-Garcia R, Ertl AC, Robertson RM, Biaggioni I (1997) Hypovolemia in syncope and orthostatic intolerance role of the renin-angiotensin system. Am J Med 103: 128–133

Jacob G, Shannon JR, Black B et al. (1997) Effects of volume loading and pressor agents in idiopathic orthostatic tachycardia. Circulation 96: 575–580

Kaufmann H, Oribe E, Miller M et al. (1992) Hypotension-induced vasopressin release distinguishes between pure autonomic failure and multiple system atrophy with autonomic failure. Neurology 42: 590–593

Lehmann M, Petersen KG, Khalaf AN et al. (1990) Improvement of the exercise capacity of a patient with primary orthostatic hypotension (primary sympathetic insufficiency) by programmed subcutaneous noradrenaline administration via microdosing pump. Klin Wochenschr 68: 873

Lipsitz LA, Ryan SM, Parker A et al. (1993) Hemodynamic and autonomic nervous system responses to mixed meal ingestion in healthy young and old subjects and dysautonomic patients with postprandial hypotension. Circulation 87: 391–400

Low PA (1993) Autonomic nervous system function. J Clin Neurophysiol 10: 14–27

Man In TVeld AJ, Boomsma F, Van den Meiracker AH et al. (1987) Effect of unnatural noradrenaline precursor on sympathetic control and orthostatic hypotension in dop-amine-β-hydroxylase deficiency. Lancet II: 1172–1175

McCarthy JP, Bamman MM, Yelle JM et al. (1997) Resistance exercise training and the orthostatic response. Eur J Appl Physiol 76: 32–40

McLeod JG, Tuck RR (1987a) Disorders of the autonomic nervous system: Part 1. Pathophysiology and clinical features. Ann Neurol 21: 419–430

McLeod JG, Tuck RR (1987b) Disorders of the autonomic nervous system: Part 2. Investigation and treatment. Ann Neurol 21: 519–529

Obara A, Yamashita H, Onodera S et al. (1992) Effect of xamoterol in Shy-Drager-Syndrome. Circulation 85: 606–611

Oldenburg o, Karliova M, Koeppen S et al. (1999) Das Shy Dragen Syndrom. Seltene Ursache einer Orthostatischen Hypotonie Dtsch Med Wschr 124: 8–12

Ravenswaaij-Arts CMA van, Kollée LAA, Hopman JCW et al. (1993) Heart rate variability. Ann Int Med 118: 436–447

Robertson D (1993) Mechanisms of orthostatic hypotension. Curr Opin Cardiol 8: 737–745

Robertson D, Goldberg MR, Hollister AS et al. (1983) Clonidine raises blood pressure in severe idiopathic orthostatic hypotension. Am J Med 74: 193–200

Robertson D, Goldberg MR, Onrot J et al. (1986a) Isolated failure of autonomic noradrenergic neutrotransmission. N Engl J Med 314: 1494–1497

Robertson D, Goldberg MR, Tung CS et al. (1986b) Use of a2-adrenoreceptor agonists and -antagonists in the functional assessment of the sympathetic nervous system. J Clin Invest 78: 576–581

Robertson D, Haile V, Perry SE et al. (1991) Dopamine b-hydroxylase deficiency. Hypertension 18: 1–8

Robertson D, Hollister AS, Biaggioni I et al. (1993) The diagnosis and treatment of baroreflex failure. N Engl J Med 329: 1449–1455

Sandroni P, Opfer-Gehrking TL, Benarroch EE, Shen WK, Low PA (1996) Certain cardiovascular indices predict syncope in the postural tachycardia syndrome. Clin Auton Res 6: 225–231

Schondorf R (1993) New investigations of autonomic nervous system function. J Clin Neurophysiol 10: 28–38

Schondorf R, Low PA (1993) Idiopathic postural orthostatic tachycardia syndrome: an attenuated form of acute pandysautonomia? Neurology 43: 132–137

Senard JM, Rascol O, Rascol A, Montastruc JL (1993) Lack of yohimbine effect on ambulatory blood pressure recording: a double-blind cross-over trial in parkinsonians with orthostatic hypotension. Fundam Clin Pharmacol 7: 465–470

Shannon JR, Flattem NL, Jordan J et al. (2000) Orthostatic intolerance and tachycardia associated with norepinephrine-transporter deficiency N engl J Med 342: 541–549

Ten Harkel ADJ, Lieshout JJ van, Wieling W (1992) Treatment of orthostatic hypotension with sleeping in the head-up tilt position, alone and in combination with fludrocortisone. J Intern Med 232: 139–145

Weissmann P, Chin MT, Moss AJ (1992) Cardiac tachypacing for severe refractory idiopathic orthostatic hypotension. Ann Intern Med 116: 650–651

Wieling W, Lieshout JJ van (1993) Investigation and treatment of autonomic circulatory failure. Curr Opin Neurol Neurosurg 6: 537–543

Wieling W, Lieshout JJ van, Leeuwen AM van (1993) Physical manoeuvres that reduce postural hypotension in autonomic failure. Clin Auton Res 3: 57–65

# Synkope

40

W. von Scheidt



Synkope kann definiert werden als ein plötzlich oder rasch einsetzender, spontan reversibler Bewußtseins- und Tonusverlust infolge einer zerebralen Minderperfusion. Andere Ursachen eines kurzfristigen, spontan reversiblen Bewußtseinsverlustes, wie z. B. zerebrales Anfallsleiden oder passagere Hypoglykämie, sollten nicht als Synkope bezeichnet werden.

Bei zunächst fehlender diagnostischer Differenzierbarkeit ist jedoch eine vorläufige Arbeitsdiagnose „Synkope" für jeden anfänglich ungeklärten, spontan reversiblen Bewußtseinsverlust gerechtfertigt. Bewußtlosigkeit infolge zerebraler Minderperfusion tritt ca. 10 s nach Unterschreiten des für die zerebrale Autoregulation kritischen systolischen Perfusionsdruckes von 70 mmHg ein. Höheres Lebensalter sowie vorgeschädigter Hirnkreislauf bedingen eine geringere Toleranz gegenüber einer Perfusionsminderung.

Pathogenetisch können Synkopen differenziert werden in:

- unzureichende Vasokonstriktion (inadäquat niedriger systemischer Gefäßwiderstand) oder
- unzureichende kardiale Auswurfleistung infolge
  - Flußobstruktion,
  - exzessiv erniedrigter Vorlast oder durch
  - tachykarde bzw. bradykarde Rhythmusstörungen.

Die unzureichende Vasokonstriktion kennzeichnet, fakultativ begleitet von Bradykardie, die autonom-nerval vermittelten, vasovagalen Synkopen. Unzureichende Auswurfleistung infolge von Flußobstruktion oder von Rhythmusstörungen kennzeichnet die Synkope bei kardialer Grunderkrankung. Bedeutsam für die diagnostische Klärung sind die Kriterien der Positionsabhängigkeit (z.B. Synkope nur im Stehen), der Situationsabhängigkeit (z.B. Miktionssynkope), der Belastungsabhängigkeit (z.B. belastungsinduzierte Synkope bei obstruktiv kardialen Erkrankungen oder rhythmogen z.B. infolge einer belastungsinduzierten Ischämie) sowie die Frage, ob eine kardiale Grunderkrankung vorliegt oder nicht.

Synkopen können ohne Prodromi abrupt einsetzen (z.B. Adams-Stokes-Anfall) oder von Prodromi wie Blässe, Übelkeit, Kopfschmerzen, Schwäche, Benommenheit, kaltem Schweißausbruch, Gähnen, Sehstörungen, langsamer, tiefer Atmung begleitet sein. Diese vagalen Prodromi sind bei den autonom-nerval vermittelten Synkopen kennzeichnend, jedoch nicht obligat vorhanden.

Synkopen sind ein häufiges medizinisches Problem. In einem 26jährigen Beobachtungszeitraum trat bei knapp 4% der Allgemeinbevölkerung eine Synkope auf (Savage et al. 1985). In höherem Lebensalter muß mit einer jährlichen Synkopeninzidenz von 6–7% gerechnet werden. 1–6% aller stationären internistischen Krankenhauseinweisungen erfolgen zur Abklärung einer Synkope (Lewis et al. 1994; Linzer et al. 1997a).

Aufgrund der transienten Natur des Problems und eines fehlenden diagnostischen golden standard gestaltet sich die Diagnostik der Synkope nicht selten schwierig.

Ohne Durchführung des Kipptischtests und ohne invasive elektrophysiologische Untersuchung bleiben 40–50% aller Synkopen ungeklärt. Seit der Integration der Kipptischuntersuchung, der elektrophysiologischen Untersuchung sowie von Memory-loop-Rekordern in die Stufendiagnostik der Synkope hat jedoch der Anteil ungeklärter Synkopen deutlich abgenommen.

! Synkopen sind eine große diagnostische Herausforderung, da es sich sowohl um eine „banale Ohnmacht" wie auch um die Abortivform eines plötzlichen Herztodes handeln kann. Belastete Prognose bei kardialer Ursache der Synkope und hohes Verletzungspotential bei Eintreten der Synkope ohne Vorboten begründen die Notwendigkeit einer intensiven diagnostischen Abklärung.

Eine *Einteilung der Synkopen* gemäß der aufgeführten pathogenetischen Mechanismen ist in der folgenden Übersicht wiedergegeben. Für die Differentialdiagnose kommen u. a. in Betracht:

- Epilepsien;
- Hyperventilation;
- Panikattacken;
- Hysterie (psychogene Synkope);
- Hypoglykämie.

**Einteilung der Synkopen**

**Autonom-nerval vermittelte Synkopen (Reflexsynkopen, vasovagale Synkopen)**

- Neurokardiogene Synkope (vasovagale Synkope mit ventrikulärer Afferenz)
- Karotissinussynkope
- Viszerale Reflexsynkopen (situative Synkopen)
  - Miktionssynkope
  - Schlucksynkope
  - Postprandiale Synkope
  - Defäkationssynkope
  - Hustensynkope
  - Schmerzsynkopen (z. B. Glossopharyngeusneuralgie)
  - Synkopen bei endoskopischen Eingriffen
  - Synkopen bei anderen Manövern: Bulbuskompression, Niesen, Tauchen, übersteigerte Valsalva-Manöver (Gewichtheben, Trompete blasen etc.)
- Zentral induzierte Synkope (Emotionssynkopen)
  - Emotionale Synkope bei Schreck, Furcht etc.
  - Zentral induzierte vasovagale Synkope
- Reflexsynkope bei Aortenstenose
- Posthämorrhagiesynkope

**Orthostatische Hypotonie mit Synkope**

- Sympathikotone orthostatische Hypotonie
- Asympathikotone orthostatische Hypotonie
- Medikamentös induzierte orthostatische Hypotonie

**Kardiogene Synkope**

- Neurokardiogene Synkope (s. oben)
- Mechanische Obstruktion
  - Hypertrophisch obstruktive Kardiomyopathie
  - Aortenstenose
  - Mitralstenose
  - Kunstklappenobstruktion
  - Vorhofmyxom
  - Perikardtamponade
  - Lungenembolie
  - Pulmonale Hypertonie
  - Eisenmenger-Syndrom/-Reaktion
  - Fallot-Tetralogie
  - Pulmonalstenose
  - Aortendissektion
  - Aortokavale Kompression während Schwangerschaft (Synkope in Rückenlage)
- Rhythmogene Synkope
  - Sinusknotensyndrom
  - AV-Block II. oder III. Grades
  - Kammertachykardie
  - Torsade-de-pointes-Tachykardien bei Long-QT-Syndrom (angeboren, erworben)
  - Supraventrikuläre Tachykardie, Präexzitationssyndrome
  - Atriale Tachykardie
  - Schrittmacherassoziierte Synkopen
- Zerebrovaskuläre Synkopen
  - Vertebrobasiläre transitorische ischämische Attacke (TIA) (embolisch, mechanisch)
  - Basilarismigräne
  - Subclavian-steal-Syndrom
  - Takayasu-Arteriitis
- Medikamentös induzierte Synkopen (Auswahl)
  - Vasodilatation:
    arterielle oder venöse Vasodilatanzien
    trizyklische Antidepressiva
    Phenothiazinderivate
    Alkohol
    endogene vasoaktive Mediatoren (z. B. Histamin bei Mastozytose)
  - Bradykardie:
    β-Adrenozeptorenblocker, Verapamil, Digitalis u. a.
  - Torsade-de-pointes-Tachykardie:
    Klasse-I- und -III-Antiarrhythmika, Antidepressiva, Antibiotika, Antihistaminika, Elektrolytstörungen u. a.
- Ungeklärte Synkopen

## 40.1 Autonom-nerval vermittelte Synkopen (vasovagale Synkopen)

Autonom-nerval vermittelte, vasovagale Synkopen stellen bei Patienten mit fehlender kardialer Grunderkrankung die häufigste Synkopenform dar. Sie besitzen eine komplexe, autonome Reflexbögen einbeziehende Pathophysiologie. Gemeinsames Kennzeichen aller autonom-nerval vermittelten Synkopen ist die Aktivierung einer vasodepressorischen und einer kardioinhibitorischen Efferenz.

Bei den meisten autonom-nerval vermittelten Synkopen überwiegt die vasodilatierende Komponente die kar-

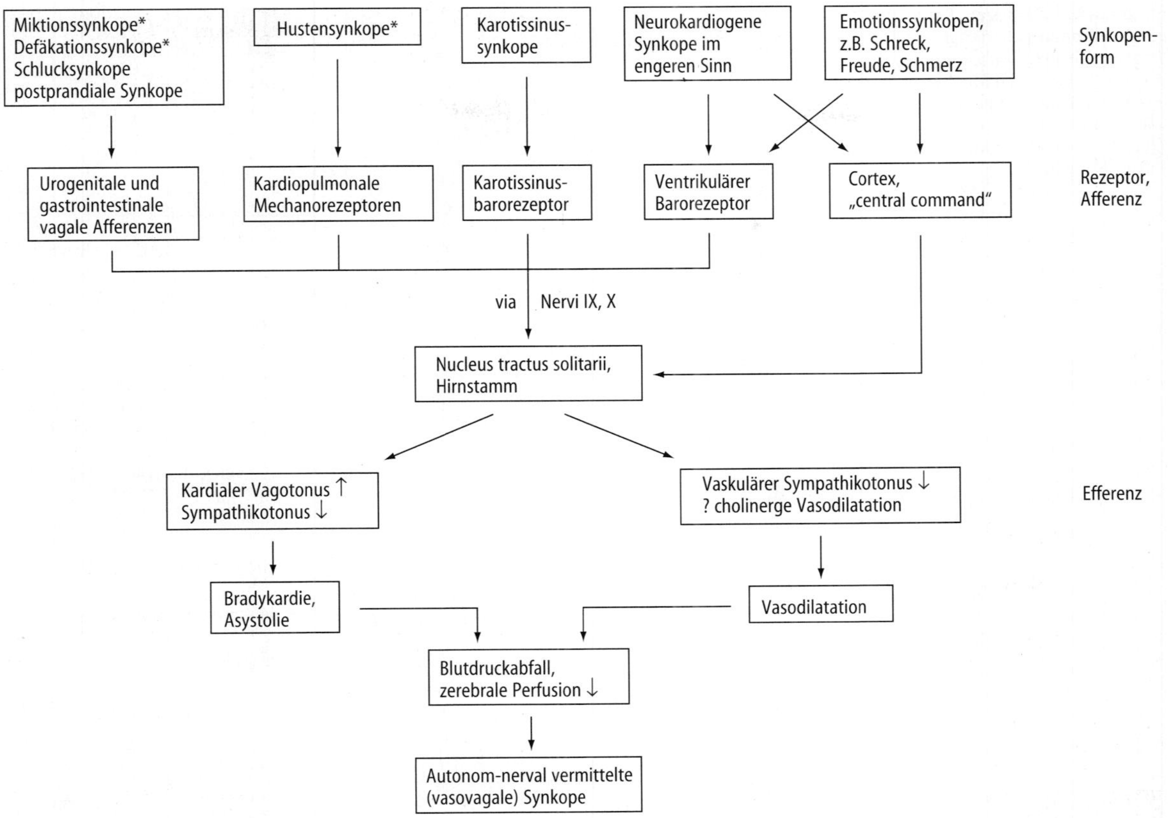


**Abb. 40-1.** Unterschiedliche Afferenzen und gemeinsame Efferenzen der autonom-nerval vermittelten Synkopen; *zusätzliche Valsalvakomponente wirksam

dioinhibitorische Komponente und geht ihr zeitlich voraus. Lediglich bei der Karotissinussynkope findet sich häufiger ein kardioinhibitorischer Typ. Die Afferenzen des Reflexbogens können unterschiedlicher Herkunft sein und kennzeichnen die verschiedenen Formen der autonom-nerval vermittelten Synkopen (Abb. 40-1).

Die wichtigste periphere Afferenz stellen die nichtmyelinisierten vagalen C-Fasern des ventrikulären Barorezeptors dar. Sie lösen die orthostatisch induzierte vasovagale Synkope (neurokardiogene Synkope) aus. Andere Afferenzen entstammen dem Karotissinusbarorezeptor, kardiopulmonalen Mechanorezeptoren, urogenitalen und gastrointestinalen Rezeptoren. Bei einigen der hierdurch vermittelten vasovagalen Synkopen sind Valsalva-Mechanismen als zusätzlich aggravierende Faktoren beteiligt.

Neben diesen peripheren Afferenzen vermögen kortikohypothalamische Zentren eine Aktivierung vagaler Hirnstammzentren (lokalisiert im Nucleus ambiguus sowie im dorsalen Motornucleus des N. vagus) zu induzieren sowie sympathische Efferenzen (lokalisiert in der rostralen ventromedialen oder ventrolateralen Medulla) zu inhibieren. Über diese Auslösemechanismen werden die sog. Emotionssynkopen bei Schreck, Angst, Schmerz etc. induziert oder zumindest mitinduziert. Eine autonome Imbalance wurde bei Patienten mit vasovagalen Synkopen beschrieben (Lagi et al. 1997; Ellenbogen 1997).

Der Begriff vasovagale Synkope wurde 1907 von Gowers sowie 1932 von Sir Thomas Lewis geprägt (Gowers 1907; Lewis 1932). Die Vermutung einer Vasodilatation durch eine plötzlich reduzierte sympathische Vasokonstriktion als wesentlicher Auslösemechanismus wurde bereits 1895 von Hill geäußert (Hill 1895).

Atropin verhinderte zwar die Bradykardie, nicht jedoch die Hypotension (Lewis 1932). Es bestand keine Abnahme des Herzzeitvolumens während der Synkope (Barcroft et al. 1944).

## 40.1.1 Neurokardiogene Synkopen

### Pathophysiologie

Die neurokardiogene Synkope ist eine orthostaseinduzierte vasovagale Synkope mit ventrikulärer Afferenz. Sie stellt die wichtigste und häufigste Form der Gruppe der vasovagalen Synkopen dar. Aufgrund ihres typischen Auftretens im Stehen muß sie von der orthostatischen Hypotonie differenziert werden, s. hierzu Abschn. 39.1.

**!** Der entscheidende Unterschied zwischen neurokardiogener Synkope und orthostatischer Hypotonie besteht darin, daß bei der orthostatischen Hypotonie eine primär insuffiziente Kreislaufregulation im Stehen vorliegt, wo-

**Abb. 40-2a,b.** Pathogenese der neurokardiogenen Synkope. **a** Physiologische Blutdruckregulation im Stehen. **b** Mechanismen der neurokardiogenen Synkope. Erläuterungen im Text. *AVP* Arginin-Vasopressin; *AII* Angiotensin II

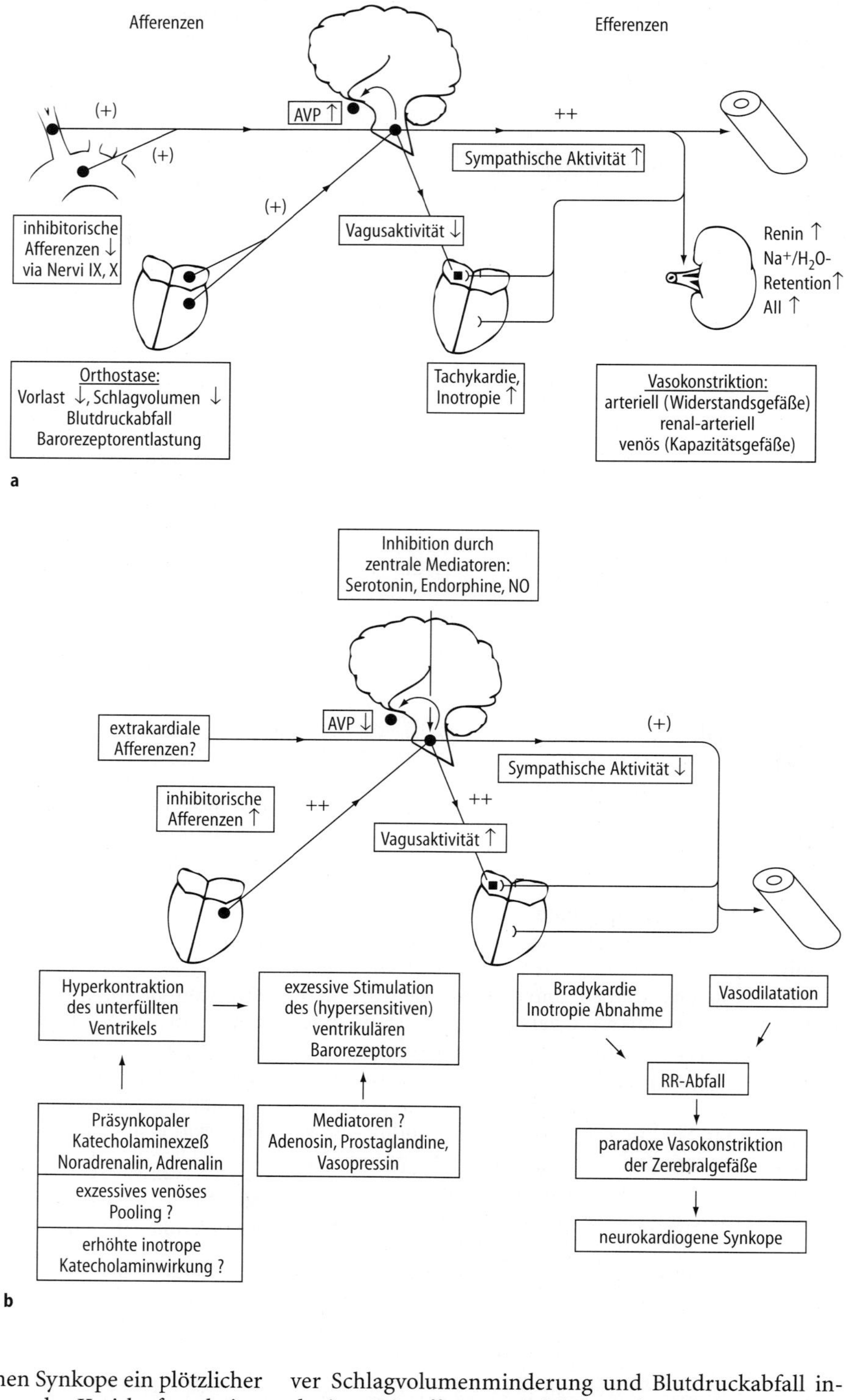


gegen bei der neurokardiogenen Synkope ein plötzlicher Ausfall einer zunächst völlig normalen Kreislaufregulation nach üblicherweise längerem Stehen auftritt.

Die Kreislaufregulation im Stehen und die Pathogenese der neurokardiogenen Synkope sind in Abb. 40-2 dargestellt. Durch venöses Pooling von 500–1000 ml Blut im Stehen wird eine Vorlastminderung mit konsekutiver Schlagvolumenminderung und Blutdruckabfall induziert. Die afferenten inhibitorischen Signale der ventrikulären, sonstigen kardiopulmonalen, Karotissinus- und Aortenbogenbarorezeptoren zum Nucleus tractus solitarii des Hirnstamms nehmen ab.

Eine hierdurch erhöhte Sympathikusaktivität führt zur arteriellen und venösen Vasokonstriktion inklusive

gungen oder Hyperextension des Kopfes (z. B. rückwärts Einparken, Hochschauen an einer Häuserfassade, Rasieren) sowie das Tragen enger Kragen.

Neben der häufigen degenerativ vaskulären Genese können Tumore (z. B. Glomustumore), Entzündungen, Lymphknotenvergrößerungen oder zervikale Radiatio zu einem hypersensitiven Karotissinusreflex führen.

Als möglicher weiterer Pathomechanismus wird ein Verlust von muskulären Afferenzen des Musculus sternocleidomastoideus vermutet. Im Fall einer Kopfdrehung ist üblicherweise eine mechanisch induzierte Afferenzsteigerung des Karotissinusrezeptors begleitet von einer aktivierten Afferenz des Musculus sternocleidomastoideus. Die Aktivitätserhöhung wird dann nicht als Ausdruck einer (zu zügelnden) Blutdrucksteigerung gewertet. Fehlt das muskuläre Begleitsignal, wird die mechanisch induzierte Karotissinusrezeptorreizung als hochdruckinduziert gewertet und mit Kardioinhibition und Vasodilatation beantwortet (Benditt 1997).

Bei Verdacht auf eine Karotissinussynkope ist ein positiver Karotisdruckversuch diagnostisch nicht beweisend, es bedarf einer hochwahrscheinlichen kausalen Verknüpfung zwischen einem spontanen Auslöser (z. B. Kopfdrehung) und dem Auftreten einer Synkope. Abweichend hiervon wird z. T. jedoch die Schrittmacherimplantation bei älteren Menschen mit Synkopen und/oder Stürzen und Nachweis eines hypersensitiven Karotissinusreflex ohne weitere Kausalitätsabklärung empfohlen (Culley et al. 1997).

Die Therapie der Karotissinussynkope umfaßt neben dem Vermeiden der o.g. Auslöser und dem zumeist ineffektiven Therapieversuch mit Anticholinergika als Therapie der Wahl die Schrittmacherimplantation beim kardioinhibitorischen Typ. Hierbei ist wiederum die sequentielle Schrittmachertherapie effektiver als ein alleiniges ventrikuläres Pacing. Bei zusätzlicher vasodepressorischer Komponente kann neben der Schrittmachertherapie eine medikamentöse Therapie, z. B. mit Serotoninantagonisten, Verwendung finden (Dan et al. 1997).

### 40.1.3 Situative Synkopen

Als situative Synkopen bezeichnet man autonom-nerval vermittelte Synkopen mit einer viszeralen Afferenz. Gemeinsames Kennzeichen ist ihr seltenes Auftreten sowie ihre sofortige diagnostische Klärung aufgrund der klaren Auslösesituation. Bei den meisten dieser autonom-nerval vermittelten Synkopen wird als Auslösemechanismus zusätzlich zu der Aktivierung einer viszeralen vagalen Afferenz eine exzessive Vorlastminderung durch Valsalva-Manöver (Pressor-Postpressor-Synkope) gefordert. Folgende situative Synkopen werden unterschieden:

#### Miktionssynkope

Die Miktionssynkope tritt üblicherweise bei älteren Männern im Anschluß an eine Miktion im Stehen nächtlich nach Aufstehen aus einem die Vasodilatation fördernden warmen Bett, oft unter dem vasodilatierenden Einfluß einer vorangegangenen Alkoholzufuhr auf. Sie ist häufig ohne Prodromi.

Ursächlich wird die Stimulation einer viszeralen Afferenz durch plötzliche Blasenentleerung in Kombination mit einer Vorlastminderung durch Stehen und Valsalva-Manöver angenommen. Eine andere Erklärungsmöglichkeit geht von einer Blutdrucksteigerung bei voller Harnblase aus, die via Barorezeptorsignale gegenreguliert wird. Bei plötzlichem Wegfall der Drucksteigerung nach Blasenentleerung wird durch eine nur verzögerte Inaktivierung der Barorezeptorsignale eine Vasodilatation und evtl. Bradykardie induziert (Benditt 1997). In ähnlicher Weise können Synkopen nach Punktion der Harnblase oder nach Aszitespunktion auftreten.

#### Schlucksynkope

Diese extrem seltene Synkopenform tritt überwiegend bei Vorliegen von Ösophaguserkrankungen wie Divertikel, Spasmen, Achalasie auf. Über vagale Afferenzen werden zumeist kardioinhibitorische Efferenzen mit Sinusarrest oder AV-Block aktiviert.

#### Postprandiale Synkope

Die postprandiale Hypotonie und Synkope ist in Abschn. 39.3.5 näher beschrieben. Ursächlich wird eine für das Ausmaß des venösen Poolings im Splanchnikusgebiet sowie für die durch Freisetzung vasoaktiver gastrointestinaler Peptide induzierte Vasodilatation inadäquat niedrige kompensatorische Vasokonstriktion angenommen.

#### Defäkationssynkope

Diese extrem seltene Synkopenform kann bei plötzlicher Dekompression des Rektums auftreten. Sie betrifft typischerweise ältere, häufig herzkranke oder zerebrovaskulär erkrankte Patienten. Ein ausgeprägter Valsalva-Anteil wird ursächlich angenommen. Differentialdiagnostisch muß an eine Lungenembolie nach ausgeprägtem Valsalva-Manöver gedacht werden.

#### Hustensynkope

Die Hustensynkope betrifft überwiegend Männer mit chronischer Bronchitis und starken, staccatoartigen Hustenanfällen. Neben einer Erhöhung des zerebrovaskulären Widerstands infolge Druckanstiegs im Liquorraum werden eine Aktivierung kardiopulmonaler Afferenzen sowie die ausgeprägte Minderung des venösen Rückflusses bei intrathorakaler Druckerhöhung als Ursachen angenommen. Therapeutisch stehen Maßnahmen zur Besserung der chronisch obstruktiven Bronchopneumopathie im Vordergrund.

#### Glossopharyngeusneuralgie

Hierbei handelt es sich um eine Synkope infolge extrem starker Schmerzen im Versorgungsgebiet des N. glossopharyngeus (Pharynx, Tonsillen, Zungengrund, äußerer Gehörgang). Therapeutisch werden neben Carbamazepin oder Phenytoin operative Nervendurchtrennungen angestrebt.

### Synkopen bei endoskopischen Eingriffen

Das Auftreten von Synkopen bei Bronchoskopien, Gastroskopien etc. wird auf eine Reizung vagaler Afferenzen mit konsekutiver Bradykardie/Asystolie und Vasodilatation zurückgeführt.

## 40.1.4 Zentral induzierte Synkopen (Emotionssynkopen)

Durch kortikohypothalamische Zentren kann im Sinne eines „central command" eine Aktivierung vagaler und eine Inhibition sympathischer Hirnstammzentren induziert werden. Typische Auslöser sind akute emotionale Belastungen wie Schreck, Angst, körperliche Bedrohung oder Schmerzen. Wie schon ausgeführt, kommt zentralen Mechanismen in der Auslösung einer neurokardiogenen Synkope möglicherweise Bedeutung zu.

## 40.1.5 Reflexsynkope bei Aortenklappenstenose

Die Synkope bei Aortenstenose tritt überwiegend belastungsinduziert, selten in Ruhe auf. Letztere ist üblicherweise rhythmogener Ursache. Zur Erklärung der belastungsinduzierten Synkope bei Aortenstenose wurden insgesamt 4 Theorien entwickelt.

Die mechanische Theorie geht von einem unzureichenden Herzzeitvolumenanstieg unter körperlicher Belastung aus. Eine bedarfsdeckende Steigerung des linksventrikulären Auswurfs durch eine fixierte Flußobstruktion sei nicht mehr möglich mit konsekutiver Minderung der zerebrovaskulären Perfusion und nachfolgender Synkope.

Gegen diese Annahme spricht das extrem seltene Auftreten einer belastungsinduzierten Synkope bei Mitralstenose (die medikamentöse Unterbindung einer Tachyarrhythmie vorausgesetzt). Das Mißverhältnis zwischen Herzzeitvolumenbedarf und -angebot manifestiert sich üblicherweise in einer Minderperfusion der Muskulatur, nicht in der zerebralen Perfusion. Daher wäre als typisches Symptom eine muskuläre Erschöpfung, nicht jedoch das Eintreten einer Synkope zu erwarten.

Als weitere Theorie wurde ein belastungsinduziertes, akutes Myokardversagen als Ursache der belastungsinduzierten Synkope bei Aortenstenose angenommen. Durch invasive Messungen des linksventrikulären Füllungsdrucks konnte jedoch gezeigt werden, daß Patienten mit Aortenstenose unter körperlicher Belastung kurz vor Eintreten der Synkope keinen Anstieg des pulmonal-kapillären Verschlußdrucks als Zeichen einer akuten Linksdekompensation aufweisen.

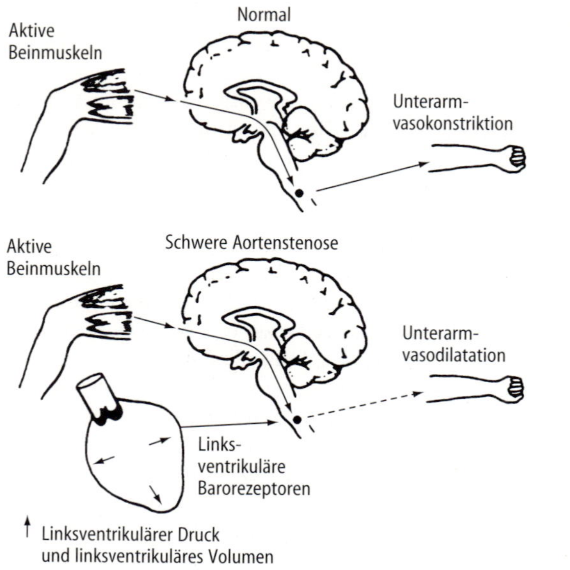


**Abb. 40-4.** Pathogenese der belastungsinduzierten Synkope bei Aortenstenose. Aufgrund eines Barorezeptormismatch zwischen dem unter hohem Druck stehenden ventrikulären Barorezeptor und den unter geringerem Druck stehenden sinuaortalen Barorezeptoren tritt eine paradoxe Vasodilatation in der nicht arbeitenden Muskulatur mit Blutdruckabfall und Synkope auf. (Aus Mark et al. 1973)

Als 3. Möglichkeit wurde eine belastungsinduzierte Rhythmusstörung infolge Myokardhypoxie bei relativer Koronarinsuffizienz angenommen. Diese Annahme ließ sich jedoch elektrokardiographisch nicht verifizieren.

Als Mechanismus der belastungsinduzierten Synkope bei Aortenstenose muß hingegen eine paradoxe Baroreflexvasodilatation angenommen werden. Hierbei tritt ein Barorezeptormismatch zwischen dem unter hohem Druck stehenden ventrikulären Barorezeptor und den unter geringerem Druck stehenden sinuaortalen Barorezeptoren auf. Aufgrund einer Steigerung afferenter inhibitorischer Signale des ventrikulären Barorezeptors resultiert eine paradoxe Vasodilatation der nicht arbeitenden Muskulatur unter körperlicher Belastung mit konsekutiver Hypotension und Synkope (Abb. 40-4; Mark et al. 1973).

Nach operativer Korrektur einer Aortenstenose kann das Wiedereinsetzen einer physiologischen Vasokonstriktion der nichtarbeitenden Muskulatur unter körperlicher Belastung nachgewiesen werden. Die belastungsinduzierte Synkope bei Aortenstenose stellt somit ebenfalls eine autonom-nerval vermittelte Synkopenform dar. Autonom-nerval vermittelte Hypotonien bzw. Synkopen infolge Mechano- oder Chemorezeptoraktivierung können ebenfalls auftreten bei akutem Myokardinfarkt, Koronarangiographie, Ischämie-Reperfusions-Schaden, akuter Lungenembolie, hypertropher obstruktiver Kardiomyopathie sowie Hämodialyse (Somers u. Abboud 1996).

### 40.1.6 Posthämorrhagische Synkopen

Nach akutem ausgeprägtem Blutverlust kann statt der zu erwartenden Tachykardie und Vasokonstriktion eine paradoxe Bradykardie und Vasodilatation mit konsekutiver Synkope eintreten. Ursächlich hierfür scheint die blutungsbedingte exzessive Vorlastminderung mit nachfolgender Aktivierung des ventrikulären Barorezeptors zu sein. Im Tierversuch konnte nach einer initialen Sympathikusaktivierung mit Tachykardie und Vasokonstriktion eine Aktivitätszunahme vagaler kardialer Afferenzen mit Induktion einer Bradykardie und peripheren und renalen Vasodilatation nachgewiesen werden (Hainsworth 1991; Ludbrook u. Evans 1989; Oberg u. Thorén 1972).

Neben dem mechanischen Effekt der exzessiven Vorlastsenkung wird eine zentrale Sympathikusinhibition durch endogene Opioide vermutet (Ludbrook u. Evans 1989).

## 40.2 Orthostatische Hypotonie mit Synkope

Siehe hierzu Kapitel 39. Die orthostatische Hypotonie mit ihren Unterformen kann im Rahmen eines Schellong-Tests bzw. eines Kipptischversuchs von der neurokardiogenen Synkope abgegrenzt werden. Zur Differentialdiagnostik und Therapie der orthostatischen Hypotonie s. auch Kapitel 38.

## 40.3 Medikamentös induzierte Synkopen

Medikamentös induzierte Synkopen können durch Vasodilatation (orthostatische Hypotonie mit Synkope) oder durch bradykarde bzw. tachykarde Rhythmusstörungen entstehen, s. Tabelle 40-1. Insbesondere im höheren Lebensalter sollte durch eine genaue Anamnese eine zumeist vasodilatierende Medikation erfragt werden. Neben vasodilatierenden Antihypertensiva bzw. Diuretika sind Antidepressiva häufigste Ursachen einer orthostatischen Synkope (Cherin et al. 1997).

Eine seltene, schwierig zu diagnostizierende Synkopenursache ist die intermittierende endogene Freisetzung vasoaktiver Mediatoren. Typisches Beispiel ist eine histamininduzierte Vasodilatation mit Synkope bei systemischer Mastozytose. Während bradykardieinduzierende Pharmaka allgemein bekannt sind (s. Tabelle 40-1), sind tachykardieinduzierende Synkopen häufig Folge von Torsade-de-pointes-Tachykardien bei erworbenem Long-QT-Syndrom. Eine Vielzahl gängiger Medikamente kann zu einer QT-Zeit-Verlängerung führen (s. Tabelle 40-2).

**Tabelle 40-1.** Medikamentös induzierte Synkopen (Auswahl)

| |
|---|
| **Vasodilatation:** |
| • Arterielle und/oder venöse Vasodilatanzien, z. B. ACE-Hemmer, AT-1-Antagonisten, α-Blocker, Ca-Antagonisten, Dihydralazin, Nitrate |
| • Diuretika |
| • Trizyklische Antidepressiva, Tranquilizer |
| • Phenothiazinderivate |
| • Insulin |
| • Dopaminerge Substanzen |
| • Vincristin |
| • Alkohol |
| • Endogene vasoaktive Mediatoren: z. B. Histamin bei Mastozytose |
| **Bradykardie:** |
| • Digitalis, β-Blocker, Sotalol, Verapamil, Amiodarone u. a. |
| **Tachykardie:** |
| • Diuretikainduzierte Elektrolytstörung mit sekundärer ventrikulärer Tachyarrhythmie |
| • Torsade-de-pointes-Tachykardien bei erworbenem Long-QT-Syndrom durch z.B. Klasse-I- und -III-Antiarrhythmika, Antidepressiva, Antihistaminika, Makrolidantibiotika, Elektrolytstörungen |

**Tabelle 40-2.** QT-Zeit-verlängernde Pharmaka und Prädispositionen als potentielle Auslöser von Torsade-de-pointes-Tachykardien

| | |
|---|---|
| Antiarrhythmika | Klasse Ia: Chinidin, Ajmalin, Disopyramid<br>Klasse Ic: Flecainid, Propatenon<br>Klasse III: Sotalol, Amiodarone |
| Antibiotika, Antimykotika, Virustatika | Erythromycin, Trimethoprim-Sulfametoxazol, Ketoconazol u. a., Amantadin, Pentamidin |
| Antihistaminika | |
| Cholinerge Agonisten | Cisaprid |
| Antidepressiva | Tri- und tetrazyklische Antidepressiva |
| Phenothiazine | |
| Neuroleptika | Haloperidol |
| Elektrolytstörungen | Hypokaliämie, -magnesiämie, -kalzämie |
| Bradyarrhythmien | |
| Myokardhypertrophie | |
| Myokardischämie | |

## 40.4 Kardiogene Synkopen

Als kardiogene Synkope kann eine inadäquat verminderte zerebrale Perfusion aufgrund einer Einschränkung der kardialen Pumpleistung verstanden werden. Bei normaler Frequenz ist die verminderte Pumpleistung auf ein zu niedriges Schlagvolumen, klassischerweise als Folge einer mechanischen Flußobstruktion (wie z. B. bei der hypertrophisch obstruktiven Kardiomyopathie, bei primär pulmonaler Hypertonie etc.) zurückzuführen.

Bei der rhythmogenen Synkope ist durch eine ausgeprägte bradykarde oder tachykarde Rhythmusstörung eine adäquate Auswurfleistung des linken Ventrikels nicht mehr gegeben. Eine Kombination beider Möglichkeiten ist nicht ungewöhnlich, z. B. bei hypertrophisch obstruktiver Kardiomyopathie. Die den mechanischen kardiogenen sowie rhythmogenen Synkopen zugrundeliegenden Krankheitsbilder sind in den entsprechenden Abschnitten näher beschrieben.

### 40.4.1 Mechanische kardiogene Synkopen

Diese Synkopenform tritt unter körperlicher Belastung auf und entsteht aus einem Mißverhältnis zwischen einer maximal möglichen kardialen Auswurfleistung und einer in Relation hierzu inadäquaten Vasodilatation im Bereich der arbeitenden Muskulatur oder reflektorisch in der nichtarbeitenden Muskulatur. Die belastungsinduzierte Minderung des systemischen Gefäßwiderstands kann nicht durch einen adäquaten Anstieg des Herzzeitvolumens ausgeglichen werden, es resultiert eine Hypotonie mit zerebraler Minderperfusion und nachfolgender Synkope.

#### Aortenstenose

Für die Aortenstenose gilt die paradoxe Baroreflexvasodilatation der nichtarbeitenden Muskulatur als Folge eines Barorezeptormismatches als wahrscheinlichste Synkopenursache, s. Abschn. 40.1.5. Weniger wahrscheinlich ist die mechanische Obstruktionskomponente ursächlich für das Eintreten der Synkope unter Belastung bei Aortenstenose verantwortlich.

#### Hypertrophische obstruktive Kardiomyopathie

Bei der hypertrophisch obstruktiven Kardiomyopathie können Synkopen sowohl belastungsinduziert infolge einer dynamischen Flußobstruktion als auch rhythmogen eintreten. Bei der dynamischen Flußobstruktion des linksventrikulären Ausflußtraktes handelt es sich insofern um eine Besonderheit, als ein belastungsinduziert steigender Perfusionsbedarf nicht nur auf eine gleichbleibende, sondern mit zunehmender Inotropie- und Frequenzsteigerung sogar sinkende Auswurfleistung des linken Ventrikels trifft.

Hierdurch tritt ein besonders krasses Bedarf-Angebot-Mißverhältnis auf. Akute Vorlast- oder Nachlastminderungen, z. B. medikamentös induziert, wie auch Inotropiesteigerungen, z. B. belastungs- oder medikamentös induziert, wirken sich verstärkend auf die Flußobstruktion aus und können zur Synkope führen. Ob bei der hypertrophisch obstruktiven Kardiomyopathie zusätzlich ein Baroreflexsignal in der Synkopengenese wirksam ist, vergleichbar der Aortenstenose, ist bislang nicht geklärt.

Als rhythmogene Synkopenursache bei der hypertrophisch obstruktiven Kardiomyopathie steht die hochfrequente ventrikuläre Tachyarrhythmie im Vordergrund. Bei Auftreten eines Vorhofflimmerns mit Tachyarrhythmie kann es ebenfalls zur Präsynkope oder Synkope kommen aufgrund des Verlustes des bei Hypertrophie überproportional gesteigerten Beitrags der atrialen Kontraktion bei Sinusrhythmus zur linksventrikulären Füllung.

Bis zu 30% der Patienten mit hypertrophisch obstruktiver Kardiomyopathie erleiden eine oder mehrere Synkopen. Bis zu 25% aller Patienten mit hypertrophisch obstruktiver Kardiomyopathie weisen ventrikuläre Tachykardien (mit oder ohne Synkopen) auf.

#### Myxom

Das pendelnde rechts-, häufiger linksatriale Myxom führt im Sitzen oder Stehen durch Okklusion des Atrioventrikularklappentrichters zur akuten Flußminderung mit Synkope.

#### Mitralstenose

Synkopen bei Patienten mit Mitralstenose sind selten und treten üblicherweise im Rahmen einer ausgeprägten Tachyarrhythmie mit hochgradiger Minderung der diastolischen Ventrikelfüllung auf. Die Flußobstruktion per se infolge hochgradig verminderter Mitralklappenöffnungsfläche, die sekundäre pulmonale Hypertonie oder zerebrale Embolien sind mögliche, aber seltenere Ursachen einer Synkope bei Mitralstenose.

#### Pulmonale Hypertonie

Bei ausgeprägter primärer pulmonaler Hypertonie oder sekundärer pulmonaler Hypertonie im Gefolge kongenitaler Vitien mit Eisenmenger-Reaktion kommt es infolge einer ausgeprägten Erhöhung des pulmonal-vaskulären Widerstands zu einer progredienten Minderung des Herzzeitvolumens. Die Synkope bei ausgeprägter pulmonaler Hypertonie ist wiederum typischerweise belastungsinduziert, da ein sinkender peripherer arterieller Widerstand nicht mit einer Zunahme des Herzzeitvolumens beantwortet werden kann.

Als zusätzliche Faktoren in der Genese der Synkope bei pulmonaler Hypertonie ist möglicherweise eine Reflexvasodilatation wirksam, die durch pulmonale oder rechtskardiale Barorezeptoren vermittelt werden könnte. Bei Shuntvitien muß an hypoxisch ausgelöste Arrhythmien bzw. an eine überschießende Abnahme der arteriellen $O_2$-Sättigung infolge belastungsinduziert zunehmenden Rechts-links-Shunt gedacht werden.

**Lungenembolie**
Bei massiver oder fulminanter Lungenembolie kann infolge der akut auftretenden Abnahme des Gefäßquerschnitts mit potentiell zusätzlichem rechtsventrikulären Versagen eine Synkope auftreten, mit der bei ca. 10–15% aller Patienten mit ausgeprägter Lungenembolie gerechnet werden muß. Möglicherweise sind zusätzlich Baroreflexmechanismen, wie schon angesprochen, wirksam.

**Perikardtamponade**
Bei akuter Perikardtamponade kann die kardiale Auswurfleistung bis an die Grenze der zerebralen Minderperfusion beeinträchtigt werden.

**Aortendissektion**
Bei akuter Aortendissektion stellt die Synkope ein sehr seltenes Symptom dar. Mögliche Ursachen sind neben der Perikardtamponade die Verlegung zerebraler Gefäße durch das Dissekat.

### 40.4.2 Rhythmogene kardiogene Synkopen

! Rhythmogene Synkopen müssen als potentielle Vorläufer bzw. Abortivform des plötzlichen Herztodes aufgefaßt werden. Sie treten zumeist bei Vorliegen einer organischen Herzerkrankung auf. Bei Herzgesunden ist eine rhythmogene Synkope selten.

Die hämodynamische Toleranz gegenüber bradykarden oder tachykarden Rhythmusstörungen ist abhängig vom Ausmaß einer bestehenden Pumpfunktionsstörung sowie der Körperhaltung.

Die rhythmogene Synkope zeichnet sich in der Regel aus durch ihr plötzliches, schlagartiges Einsetzen ohne Prodromi, ihre Positionsunabhängigkeit sowie zumeist ihre Unabhängigkeit von körperlicher Belastung. Auch bei Einsetzen einer hochfrequenten Kammertachykardie wird von den meisten Patienten vor Eintreten der Bewußtlosigkeit kein Herzrasen empfunden. Mit Eintreten der Synkope werden die Patienten blaß bzw. aschgrau, kurze tonisch-klonische Krämpfe treten zumeist auf, gefolgt von zyanotischem Hautkolorit, Pupillenstarre und Inkontinenz.

Die einzelnen Rhythmusstörungen sind im Detail in Sektion IV: „Rhythmusstörungen des Herzens" aufgeführt und werden hier nur kurz in ihrem Bezug zur Synkope besprochen.

**Bradykarde Rhythmusstörungen**
Das Sinusknotensyndrom ist gekennzeichnet durch eine persistierende oder intermittierende Sinusbradykardie, sinuatriale Blockierung sowie Auftreten von Ersatzrhythmen, atrialer Tachykardie oder Vorhofflimmern. Zumeist besteht ein nicht intakter Ersatzrhythmus, häufig eine Assoziation mit einer gestörten AV-Knotenfunktion im Sinne einer generalisierten Reizleitungssystemerkrankung. Sinusarreste über 3 s bzw. ungeklärte Sinusknotenfrequenzen unter 40/min können als Sinusknotensyndrom bezeichnet werden. Der Synkopeneintritt geschieht häufig in der posttachykarden Phase eines schnellen Rhythmus mit verzögertem Wiedereinsetzen der Sinusknotendepolarisation.

**AV-Blockierungen**
Höhergradige AV-Blockierungen können innerhalb des AV-Knotens mit zumeist intaktem junktionalem, schmalkomplexigem Ersatzrhythmus oder im His-Purkinje-System mit idioventrikulärem, breitkomplexigem, langsamem oder nicht vorhandenem Ersatzrhythmus auftreten. Der komplette AV-Block ohne Einsetzen eines Ersatzrhythmus stellt das klassische Adams-Stokes-Morgagni-Syndrom mit plötzlicher, positions- und belastungsunabhängiger Synkope dar. Bei fehlendem Einsetzen eines Ersatzrhythmus kann die Myokardhypoxie in Kammerflimmern mit plötzlichem Herztod münden.

Neben der idiopathischen Degeneration des Reizleitungssystems (Lenègre-Erkrankung) muß eine ischämische, toxische, medikamentös induzierte oder entzündliche Genese in Erwägung gezogen werden. AV-Blokkierungen nach Klappenersatz, bei kalzifizierender Aortenstenose, Mitralringverkalkung sowie bei infiltrativer Kardiomyopathie (z. B. Amyloidose) oder auch bei myokardialen Infektionen (z. B. Borreliose) sind möglich. Die Inzidenz des kompletten AV-Blocks wird in den USA auf 50.000 pro Jahr geschätzt, 50% der Patienten erleiden eine Synkope (Manolis et al. 1990).
Bei Vorliegen eines bifaszikulären Blocks mit normaler PQ-Zeit ist im weiteren Verlauf die Entwicklung eines kompletten AV-Blocks nicht zu erwarten, bei bifaszikulärem Block mit verlängerter PQ-Zeit oder Induktion einer AV-Blockierung unter pharmakologischer Provokation besteht jedoch ein deutlich erhöhtes Risiko der Entwicklung eines kompletten AV-Blocks (Englund et al. 1995).

Der Nachweis eines verlängerten Sinusarrestes oder eines kompletten AV-Blocks im Langzeit-EKG ist nicht gleichbedeutend mit dem Beweis eines Sinusknotensyndroms oder eines strukturellen Schadens im Bereich der AV-Überleitung. Es sollte immer die differentialdiagnostische Möglichkeit einer neurokardiogenen Synkope mit reflektorisch bedingter Bradykardie/kurzfristiger Asystolie bedacht werden (s. Abschn. 40.1.1).

#### Tachykarde Rhythmusstörungen

**Supraventrikuläre Tachykardien**
Atriale Tachykardien, supraventrikuläre Tachykardien (AV-Knoten-Reentrytachykardie oder AV-Reentrytachykardie bei verborgener akzessorischer Bahn) sowie Wolff-Parkinson-White(WPW)-Tachykardien führen eher sel-

ten zur Synkope. Als Ausnahme hiervon muß die Kombination Vorhofflimmern plus vorliegende akzessorische Bahn beachtet werden mit der Möglichkeit einer ungebremsten, hochfrequenten Impulsüberleitung auf die Kammern mit Einsetzen von Kammerflattern oder Kammerflimmern.

**Ventrikuläre Tachykardien**

Diese entstehen fast immer auf dem Boden einer organischen Herzerkrankung wie Koronarkrankheit mit regionaler (Aneurysma) oder globaler (ischämischer Kardiomyopathie) Kontraktionsstörung, instabilen Plaques bei akutem Koronarsyndrom, bei dilatativer Kardiomyopathie, hypertropher (obstruktiver) Kardiomyopathie, Vitien oder Cor pulmonale.

Seltene strukturelle Ursachen ventrikulärer Tachykardien sind u. a. akute Myokarditis, rechtsventrikuläre Dysplasie (Corrado et al. 1997), vasospastische Angina, evtl. mikrovaskuläre Angina, Koronaranomalien. Monomorphe und polymorphe ventrikuläre Tachyarrhythmien können jedoch auch ohne strukturelle Herzerkrankung vorkommen. Monomorphe Formen sind die belastungsunabhängige idiopathische ventrikuläre Tachykardie sowie die typischerweise belastungs- oder adrenerg-induzierte repetitive monomorphe Tachykardie (Gallavardin). Polymorphe ventrikuläre Tachyarrhythmien ohne strukturelle Herzerkrankung umfassen u. a. angeborene und erworbene Long-QT-Syndrome, die katecholaminsensitive polymorphe ventrikuläre Tachykardie im Kindesalter, idiopathisches Kammerflimmern und das Brugada-Syndrom (Rechtsschenkelblock mit rechspräkordialen ST-Hebungen; Viskin u. Belhassen 1998; Gussak et al. 1998).

**Long-QT-Syndrome**

Die sehr seltenen kongenitalen Long-QT-Syndrome umfassen das autosomal-rezessiv vererbte Jervell-Lange-Nielsen-Syndrom mit bestehender Taubheit sowie das autosomal-dominant vererbte Romano-Ward-Syndrom ohne Taubheit. Die häufigeren erworbenen Long-QT-Syndrome treten u. a. auf bei Verwendung von Klasse-I- und -III-Antiarrhythmika, Antidepressiva, Phenothiazinen, Antibiotika und -mykotika, bei Hypokalzämie, Hypokaliämie und Hypomagnesiämie. Ischämische oder entzündliche Herzmuskelerkrankungen sowie eine Myokardhypertrophie sind ebenso prädestinierend wie Bradyarrhythmien, s. Tabelle 40-2.

Eine frequenzkorrigierte QT-Zeit (Bazett-Formel: QTc = aktuelle QT-Zeit in Millisekunden dividiert durch Wurzel aus RR-Intervall in Sekunden, Normalwert 400 ms) über 440 ms gilt als pathologisch.

Gemeinsames Kennzeichen der Long-QT-Syndrome sind Ionenkanalstörungen mit verzögerter ventrikulärer Repolarisation, frühen Nachdepolarisationen und getriggerten ventrikulären Torsade-de-pointes-Tachykardien (s. Abb. 40-5 und 40-6).

Es sind mehrere Gendefekte bekannt mit vermindertem Kaliumauswärtsstrom (KVLQT1 auf dem LQT1-Locus des Chromosoms 11, HERG auf dem LQT2-Locus des Chromosoms 7) oder verlängertem Natriumeinwärtsstrom (SCN5 A auf dem LQT3-Locus des Chromosoms 3). Das Auftreten kardialer Ereignisse wie Tachykardie und Synkope und die Prognose sind für die verschiedenen Genotypen unterschiedlich (Zareba et al. 1998). Die Häufigkeit kardialer Ereignisse ist am größten beim LQTS1, am niedrigsten beim LQTS3, die Letalität ist jedoch für das LQTS3 am höchsten (Zareba et al. 1998).

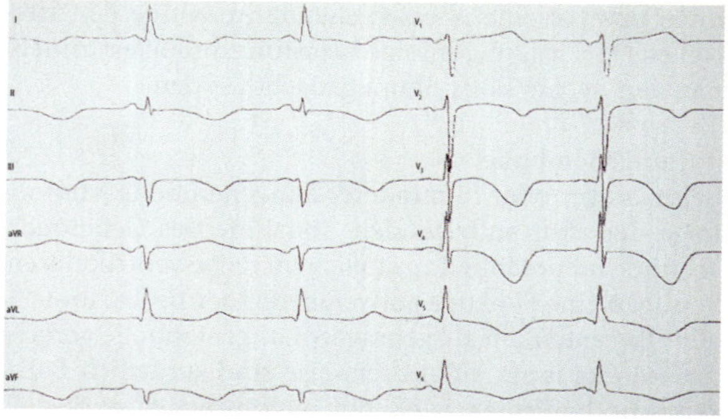

**Abb. 40-5.** Pathologische QT-Zeit-Verlängerung unter Sotaloltherapie. Frequenzkorrigierte QT-Zeit mit 540 ms deutlich verlängert

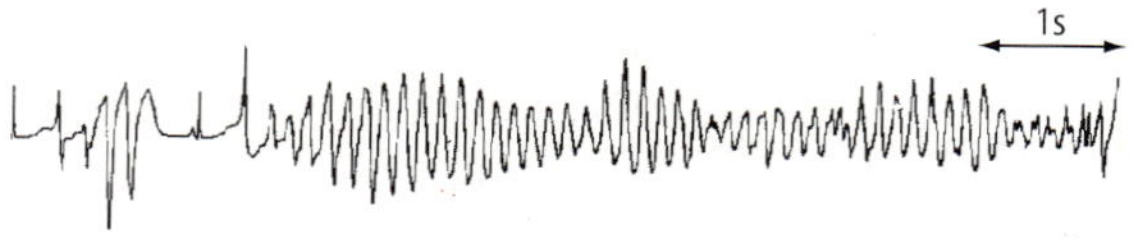


**Abb. 40-6.** Polymorphe ventrikuläre Tachykardie, Typ Torsade-de-pointes-Tachykardie, bei einem Patienten mit erworbenem Long-QT-Syndrom

Bei den angeborenen Long-QT-Syndromen treten Torsade-de-pointes-Tachykardien typischerweise aufregungs- oder belastungsabhängig auf, bei den erworbenen Long-QT-Syndromen zumeist nach langem RR-Intervall (Viskin u. Belhassen 1998).

Therapieoptionen sind β-Blocker, linkskardiale sympathische Denervation (Ganglion-Stellatum-Blockade), Tachypacing, ICD-Implantation. Genotyp-spezifische Therapieformen (z. B. Kaliumkanalöffner bei LQTS1 und 2, Natriumkanalblockade z. B. mittels Mexiletin bei LQTS3) sind noch experimentell (Priori et al. 1997; Viskin u. Belhassen 1998).

**Schrittmacherassoziierte Rhythmusstörungen**

Diese Arrhythmien umfassen eine Fehlfunktion des Schrittmachers mit Wiedereinsetzen der ursprünglichen, potentiell zur Synkope führenden Rhythmusstörung (z. B. kompletter AV-Block; Abb. 40-7). Bei sequentiellen Schrittmachersystemen kann bei Vorliegen einer retrograden ventrikuloatrialen Leitung eine Schrittmachertachykardie induziert werden.

Das Schrittmachersyndrom bei ventrikulärer Stimulation geht auf den Verlust der AV-Synchronizität mit feh-

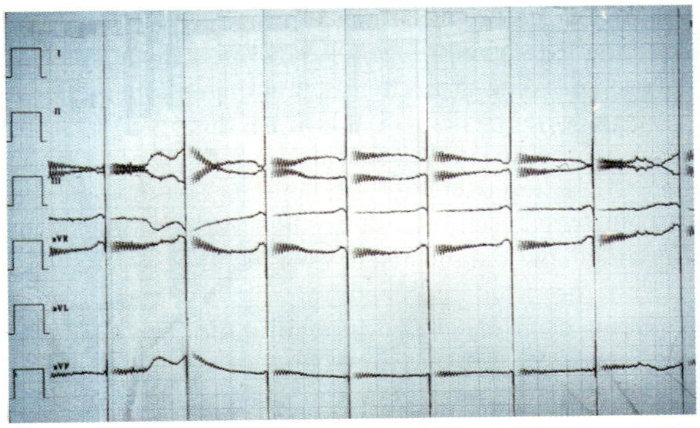

**Abb. 40-7.** Pacing-Defekt einer ventrikulären Schrittmachersonde als Synkopenursache bei persistierendem komplettem AV-Block. 45jährige Patientin nach Vorderwandinfarkt

lendem atrialen Beitrag zur Ventrikelfüllung zurück. Bei Vorliegen einer ventrikuloatrialen Leitung kommt es infolge konstanter Vorhofpfropfung zu einer atrialen Kontraktion bei geschlossenen AV-Klappen. Neben der ungünstigen Hämodynamik mit inadäquat niedriger Ventrikelfüllung kann über Baroreflexe eine periphere Vasodilatation bis hin zur Synkope induziert werden.

## 40.5
## Zerebrovaskuläre Synkopen

Synkopen sind ein seltenes und nahezu nie isoliert auftretendes Symptom einer zerebrovaskulären Erkrankung. Die vertebrobasiläre Insuffizienz ist gekennzeichnet durch Schwindel, Dysarthrie, Ataxie und Doppelbilder. „Drop attacks“ ohne Bewußtseinsverlust sind weitaus häufiger als Synkopen. Ein primärer Bewußtseinsverlust kann Zeichen einer Hirnstammembolie sein. Das Vorliegen einer zerebralen Arteriosklerose schränkt die autoregulative Toleranzbreite gegenüber passageren zerebralen Minderperfusionen unterschiedlicher Ursache generell ein.

Bei der Takayasu-Arteriitis sind aufgrund der hochgradigen multiplen Einengungen oder Verlegungen hirnzuführender Gefäße neben vielfältigen herdneurologischen Zeichen Synkopen nicht selten. Beim Subclavian-steal-Syndrom wird infolge eines Verschlusses der linken A. subclavia vor Abgabe der Vertebralarterie unter körperlicher Belastung des linken Arms im Bereich der Vertebralarterie ein umgekehrter Fluß mit zerebraler Minderperfusion induziert (s. Abb. 40-8).

Die Basilarismigräne weist typischerweise weitere Zeichen der Hirnstammischämie auf. Bei ausgeprägten Migräneattacken kann eine schmerzinduzierte vasovagale Synkope auftreten.

## 40.6
## Klinik der autonom-nerval vermittelten Synkopen

**!** Zu vasovagalen Reaktionen neigen schätzungsweise 20% der Allgemeinbevölkerung. 2/3 aller Patienten mit neurokardiogener Synkope sind jünger als 65 Jahre, sie sind überwiegend männlich und von schlankem Körperbau. Die neurokardiogene Synkope tritt klassischerweise im Stehen oder Gehen, seltener im Sitzen auf. Im Gegensatz zur sympathikotonen oder asympathikotonen Form der orthostatischen Hypotonie tritt die neurokardiogene Synkope eher nach längerem Stehen auf. Sie kann auch isoliert unter körperlicher Belastung auftreten infolge inotroper Reizung des ventrikulären Barorezeptors (Sneddon et al. 1994).

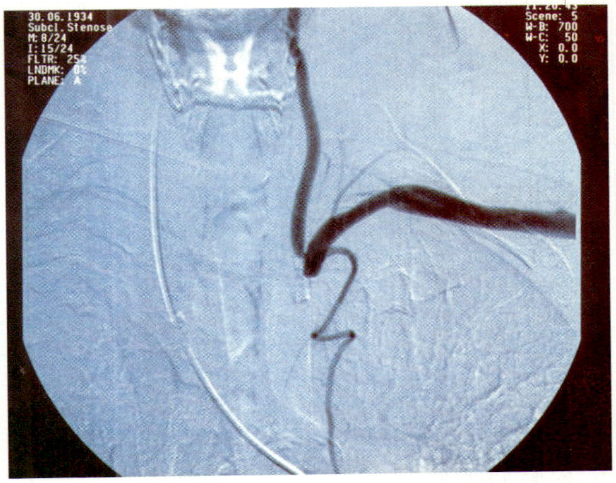

**Abb. 40-8.** Arterielle DSA bei Subclavian-steal-Syndrom infolge eines Verschlusses der Arteria subclavia links. Die arterielle Versorgung des linken Armes erfolgt retrograd über die linke Vertebralarterie. (Mit freundlicher Genehmigung des Instituts für Diagnostische Radiologie, Klinikum Großhadern der LMU München, Direktor Prof. Dr. M. Reiser)

Patienten mit vasovagaler Synkope weisen im Vergleich zu Gesunden unter Fahrradergometerbelastung oder Barorezeptorentlastung mittels „lower body negative pressure“ (LBNP) eine paradoxe, unphysiologische Vasodilatation der nicht arbeitenden Armmuskulatur auf als Hinweis auf eine inadäquat hohe Barorezeptoraktivität (Thomson et al. 1995; Thomson et al. 1997). Eine belastungsinduzierte Synkope oder belastungsinduzierte Hypotonie sind bei Patienten mit vasovagalen Synkopen daher nicht ungewöhnlich.

Als weitere Prädispositionen können beendete körperliche Belastung, Erschöpfung, Übermüdung, Aufenthalt in überfüllten, stickigen Räumen, Hitze, Infekte und die Einnahme vasodilatierender Medikamente gelten. Neben Stehen als Auslöser einer neurokardiogenen Synkope sind als Auslöser vasovagaler Synkopen durch kortikale Aktivierung (Emotionssynkopen) Angst, Schreck, akute körperliche Bedrohung oder Schmerz zu nennen.

Die präsynkopale Phase der vasovagalen Reaktion ist überwiegend gekennzeichnet durch das Auftreten klassischer Prodromi wie Blässe, Übelkeit, Kopfschmerzen, Schwäche, Benommenheit, kalter Schweißausbruch, Gähnen, Sehstörungen und langsame, tiefe Atmung. Hiervon sind Benommenheit, Schwächegefühl, Schwitzen und Sehstörungen die häufigsten Symptome. Schwindel ist kein typisches Prodromalsymptom.

Die Prodromalphase kann wenige Sekunden bis zu Minuten dauern, wodurch den Betroffenen häufig das Vermeiden des Synkopeneintritts durch Hinlegen ermöglicht wird. Alternativ hat sich die sofortige Durchführung eines isometrischen Handgrips bei Einsetzen der Prodromi als therapeutisch hilfreich erwiesen (infolge der Reaktivierung der nachlassenden adrenergen Vasokonstriktion).

Das Auftreten vagaler Prodromi ermöglicht die wichtige Abgrenzung von rhythmogenen Synkopen, die typischerweise ohne Prodromalphase einsetzen. Eine Minderheit der Patienten mit autonom-nerval vermittelten Synkopen erfährt jedoch keinerlei Prodromalphase und synkopiert plötzlich. Dies betrifft v. a. ältere Patienten.

Das Einsetzen einer vasovagalen Synkope ohne Vorboten wird im europäischen Schrifttum auch als maligne vasovagale Synkope bezeichnet. Im amerikanischen Schrifttum wird dieser Begriff überwiegend jedoch für die vasovagale Synkope mit prolongierter Asystolie verwendet (Sutton 1992).

Das Eintreten der Synkope ist durch den Bewußtseins- und Tonusverlust gekennzeichnet. Kurz anhaltende tonisch-klonische Krämpfe als Ausdruck der zerebralen Hypoxie mit passagerer kortikaler Desinhibition sind nicht ungewöhnlich. Ebenso ist Einnässen möglich, wogegen Stuhlabgang ungewöhnlich ist.

Die postsynkopale Phase im Liegen ist durch eine sofortige oder zumindest rasche Besserung mit Rückkehr des Bewußtseins und Wohlbefinden gekennzeichnet. Es besteht keine retrograde Amnesie und kein postiktaler Dämmerzustand. Häufig wird jedoch eine persistierende Blässe beobachtet, z. T. auch eine nur deutlich verzögerte Erholung mit persistierender Benommenheit, Übelkeit und Kopfschmerzen für Stunden. Für eine ausnahmsweise verbleibende prolongierte Hypotonie und Bradykardie wurde der Begriff „hibernation syndrome" geprägt (Sutton 1989).

Patienten mit autonom-nerval vermittelten Synkopen weisen eine überproportionale Häufigkeit neuropsychiatrischer Störungen wie Panikattacken, Depression oder unterschiedliche Somatisationen auf.

## 40.7 Diagnostik

! Die Diagnostik der Synkope wird durch die transiente Natur des Problems sowie durch das Fehlen eines diagnostischen „golden standard" erschwert. Sie erfolgt häufig ineffizient und kostenintensiv. Die 3 häufigsten Synkopenursachen sind autonom-nerval-vermittelte Synkopen, Arrhythmien bei struktureller Herzkrankheit und orthostatische Hypotonie (Linzer et al. 1997a).

Durch eine genaue Anamneseerhebung sowie eine internistische und neurologische Untersuchung können ca. 50% aller Synkopen geklärt werden (Linzer et al. 1997a). Da die Prognose der kardiogenen Synkope, insbesondere der rhythmogenen Synkope, sehr belastet ist, müssen die diagnostischen Bemühungen umso intensiver sein, je wahrscheinlicher eine rhythmogene Ursache der Synkope ist. Hierzu zählt als wesentliche erste Aufgabe die Klärung der Frage, ob bei dem Synkopenpatienten eine organische Herzkrankheit vorliegt oder nicht. Ein mögliches diagnostisches Vorgehen bei Synkope ist in Abb. 40-9 wiedergegeben.

Wenn nach erster Untersuchung die Synkopenursache ungeklärt bleibt, kommen in Abhängigkeit vom Fehlen oder Vorliegen einer zugrundeliegenden Herzerkrankung der Kipptischuntersuchung, der elektrophysiologischen Untersuchung bzw. der Memory-loop-EKG-Aufzeichnung die höchste diagnostische Bedeutung zu.

Ohne Berücksichtigung der Frage einer kardialen Grunderkrankung ist bei Patienten mit ungeklärter Synkope die Kipptischuntersuchung in ca. 40%, die elektrophysiologische Untersuchung in ca. 30%, die Memory-loop-EKG-Registrierung in ca. 20% diagnostisch weiterführend. Der Anteil ungeklärter Synkopen, der vor Verwendung der genannten drei diagnostischen Verfahren bei rund 50% liegt, wird auf weniger als 10% gesenkt.

Diagnostische Provokationsmanöver (wie z. B. Kipptisch oder elektrophysiologische Untersuchung) sollten jedoch nur dann als eindeutig positiv gewertet werden, wenn die spontane Symptomatik des Patienten auch exakt reproduziert werden konnte. Als diagnostisch wenig hilfreich in der Synkopenabklärung gelten Karotisdruckversuch, Thoraxröntgenuntersuchung, zerebrale Computertomographie oder Magnetresonanztomographie und EEG, letztere mit Ausnahme eines begründeten Verdachts auf das Vorliegen einer Epilepsie. Eine zerebrale Computertomographie bei Synkope ohne Herdneurologie oder dokumentierten epileptischen Anfall ist nahezu immer unauffällig (Linzer et al. 1997a). Die diagnostische Ausbeute einzelner Untersuchungsverfahren ist in Tabelle 40-3 wiedergegeben.

### 40.7.1 Anamnese

Die entscheidenden anamnestischen Angaben sind in der Übersicht (s. S. 850) wiedergegeben. Dies betrifft insbesondere die Fragen der Positionsabhängigkeit, der situativen Abhängigkeit, des zeitlichen Verlaufs der Synkope, der Induzierbarkeit durch körperliche Belastung, die Häufigkeit der Synkopen, das Vorhandensein assoziierter Symptome, die Frage nach vorbestehenden kardiovaskulären Erkrankungen, eine genaue Medikamentenanamnese sowie die Erhebung einer genauen Fremdanamnese. Hypotonie- oder synkopeninduzierende Medikamente sind in Tabelle 40-1 aufgeführt.

Positionsunabhängige, plötzlich einsetzende Synkopen sind klassischerweise rhythmogen, im Stehen nach einer Prodromalphase einsetzende Synkopen sind typischerweise vasovagale Synkopen. Belastungs-

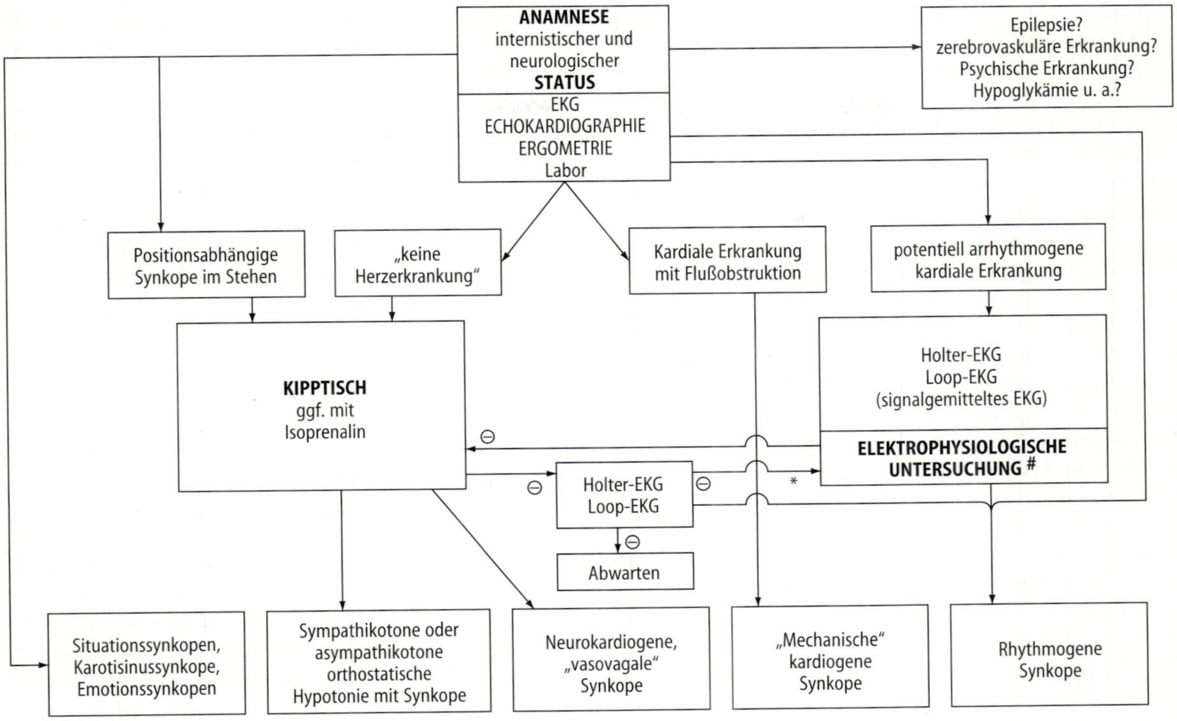


**Abb. 40-9.** Mögliches diagnostisches Vorgehen bei Synkope. * Synkope häufig oder mit Verletzung; # bei hoher Wahrscheinlichkeit einer malignen Rhythmusstörung primär indiziert

**Tabelle 40-3.** Diagnostische Ausbeute (Nachweis der Synkopenursache) unterschiedlicher Untersuchungsverfahren bei Patienten mit Synkope. (Mod. nach Linzer et al. 1997)

| | |
|---|---|
| Anamnese, körperliche Untersuchung | ca. 50% |
| EKG[a] | ca. 5% |
| Langzeit-EKG | <5% |
| Echokardiographie | <5% |
| Ergometrie | <2% |
| Laboruntersuchungen | <2% |
| Kipptischuntersuchung[b] | ca. 30–40% |
| Elektrophysiologische Untersuchung | ca. 20–30%<br>ca. 10% falls herzgesund<br>ca. 55% falls herzkrank |
| Memory-loop-EKG-Rekorder | ca. 10% |
| Psychiatrische Evaluation | ca. 10% |

[a] Höherer Anteil bei älteren Patienten.
[b] Höherer Anteil bei Herzgesunden.

**Tabelle 40-4.** Mechanismen und Ursachen belastungsinduzierter Synkopen (Beispiele)

| |
|---|
| **Mechanisch-obstruktiv (unzureichende Schlagvolumensteigerung):** |
| • Primäre pulmonale Hypertonie |
| • Fulminante Lungenembolie |
| • Hypertrophe obstruktive Kardiomyopathie HOCM |
| **Rhythmogen:** |
| • Koronarkrankheit mit belastungsinduzierter Ischämie |
| • HOCM |
| • (Angeborene) Long-QT-Syndrome |
| • Repetitive monomorphe ventrikuläre Tachykardie |
| • Katecholaminerge polymorphe ventrikuläre Tachykardie des Kindesalters |
| • Koronaranomalie |
| **Autonom-nerval vermittelt** |
| • Neurokardiogene Synkope |
| • Aortenstenose |
| • HOCM |

induzierte Synkopen können auftreten infolge einer Flußobstruktion, einer tachykarden Rhythmusstörung ischämischer oder nichtischämischer Genese, oder auch infolge autonom-nervaler Reflexaktivierung (s. Tabelle 40-4).

Die Frage nach situativen Auslösern umfaßt alle Formen der Emotionssynkopen (Schreck, Sehen von Blut, Schmerz etc.) sowie situativ klärbare Reflexsynkopen (Miktionssynkope, Schlucksynkope, Defäkationssynkope) inklusive der Karotissinussynkope mit typischer spontaner Auslösung bei Kopfdrehung, engem Kragen etc. Wichtig ist die genaue Abgrenzung von synkopenähnlichen Beschwerden wie Schwindel, Hyperventilation, Panikattacken, vertebrobasiläre Insuffizienz mit „drop attacks“ und Hypoglykämiephasen.

Bei Verdacht auf Hyperventilation sollte durch eine entsprechende Provokation die Reproduzierbarkeit der Symptomatik am Krankenbett geprüft werden. Panikattacken können ähnlich wie die Hyperventilation mit einem ausgeprägten Benommenheitsgefühl im Sinne einer Präsynkope einhergehen und bedürfen aufgrund ihrer effektiven Therapiemöglichkeit und -notwendigkeit einer exakten diagnostischen Abgrenzung.

Anamnestische Hinweise für die z. T. nur schwer abzugrenzende Epilepsie sind das Fehlen eines blassen Hautkolorits während des Anfalls, Zungenbiß, postiktaler Dämmerzustand, das mögliche Auftreten aus dem Schlaf heraus, das Vorliegen lang anhaltender tonisch-klonischer, rhythmischer Krämpfe mit asynchronem Ausklang (Lempert 1997). Eine Prolaktinerhöhung kann sowohl nach Grand-mal-Anfall als auch nach einer Synkope auftreten (Oribe et al. 1996). Die Abgrenzung vasovagaler Synkopen von epileptischen Anfällen ist durch die sofortige Besserung der ersteren durch Hinlegen gegeben.

**Anamnestische Fragen zur Synkope**

- Positionsabhängigkeit
- Situative Abhängigkeit
- Zeitlicher Verlauf und Häufigkeit
- Induzierbarkeit durch körperliche Belastung
- Assoziierte Symptome
  - Vagale Symptome:
    Blässe, Übelkeit, Kaltschweißigkeit, Benommenheit, Gähnen, Sehstörung
  - Kardiale Symptome:
    Palpitationen, Herzjagen, Blässe, Zyanose, Angina, Dyspnoe
  - Epilepsieassoziierte Symptome:
    Aura, postiktaler Dämmerzustand, Zungenbiß, nicht spezifisch: Krampfanfall, Urin- oder Stuhlabgang
- Vorbestehende kardiovaskuläre Erkrankungen
- Medikamenteneinnahme, Alkohol
- Fremdanamnese

### 40.7.2 Klinische Untersuchung

Eine internistische, kardiologische und neurologische Untersuchung ist bei Synkopenpatienten unabdingbar. Es sollte das Blutdruck- und Herzfrequenzverhalten im Liegen und Stehen im Rahmen eines Schellong-Tests geprüft werden. Kardiale Auskultationsphänomene sind hinweisend auf Synkopen infolge mechanischer Obstruktion.

Die Blutdruckmessung sollte zum Ausschluß eines Subclavian-steal-Syndroms an beiden Armen erfolgen. Die Durchführung eines routinemäßigen Karotisdruckversuchs in der Synkopendiagnostik ist aufgrund der extrem niedrigen Spezifität umstritten.

Der Karotisdruckversuch ist sinnvoll zur Bestätigung eines anamnestisch sehr begründeten Verdachts auf das Vorliegen einer Karotissinussynkope mit spontanem Auftreten bei entsprechenden Auslösern. Laboruntersuchungen sind üblicherweise nicht weiterführend in der Synkopenabklärung, sollten jedoch zum Ausschluß einer Anämie, einer Hypoglykämie sowie einer Hyonatriämie durchgeführt werden.

### 40.7.3 Kipptischdiagnostik

Die Kipptischuntersuchung ist die zentrale diagnostische Untersuchung für Patienten mit Synkopen ohne erkennbare kardiale Grunderkrankung. !

Bereits 1945 wurden von Allen Kipptischversuche in der Diagnostik der orthostatischen Hypotonie durchgeführt (Allen et al. 1945). Als integraler Bestandteil der Synkopendiagnostik wurde der Kipptischversuch 1986 von Kenny et al. (1986) eingeführt. Der Kipptischversuch hat seitdem weiteste Verbreitung gefunden und muß als diagnostische Methode der Wahl bei Verdacht auf autonom-nerval vermittelte Synkopen (bis dahin eine Ausschluß- oder klinische Verdachtsdiagnose) gelten (s. Abb. 40-10). Ein positiver Kipptischversuch mit Simulation der Prodromalsymptome und/oder Eintreten der Synkope wird als zuverlässiger Nachweis vasovagaler Synkopen betrachtet.

Die Durchführung des Kipptischversuchs sollte standardisiert erfolgen (Benditt et al. 1996). Sie umfaßt das Absetzen sämtlicher potentiell hypotonieinduzierender Medikamente, insbesondere α- und β-Adrenozeptorblocker, ACE-Hemmer etc. Üblicherweise wird der Test am nüchternen Patienten in den Morgenstunden vorgenommen. Bei geplanter Isoprenalinzufuhr sollte ein intravenöser Zugang mindestens 1/2 h vor Durchführung des Tests angelegt werden.

Der Patient liegt zunächst 15 min angeschnallt auf einem Kipptisch mit Fußbord. Eine Blutdruckmessung (nichtinvasiv intermittierend mittels Sphygmo-Manometrie oder mittels kontinuierlicher fingerplethysmographischer Blutdruckmesserung, alternativ invasive Druckmessung) sowie eine kontinuierliche Herzfrequenzregistrierung mittels Monitor, besser 3-Kanal- oder 12-Kanal-EKG werden während des gesamten Versuchsablaufs durchgeführt. Der Patient wird nach der Liegephase für eine vorbestimmte Dauer (üblicherweise 45 min) auf einen vorbestimmten Stehwinkel (üblicherweise 60°–80°) gekippt.

Während des gesamten Tests muß der Patient von ein bis zwei geschulten Mitarbeitern überwacht werden. Er sollte unter ständiger ärztlicher Aufsicht sein. Der Versuch wird abgebrochen bei Eintreten deutlicher vasovagaler Prodromalsymptome mit Hypotonie und/oder Bradykardie bzw. bei Einsetzen der Synkope (s. Abb. 40-11).

**Abb. 40-10a, b.** Reaktionsmuster bei pathologischem Kipptischversuch. **a** Rein vasodepressorischer Typ. Nach 10minütiger Kipptischuntersuchung treten sinkende Blutdruckwerte mit Synkope *(Pfeil)* bei unveränderter Herzfrequenz auf. **b** Gemischter Typ mit Vasodepression und Kardioinhibition. Nach ebenfalls ca. 10minütigem Kipptischversuch Blutdruck- und Herzfrequenzabfall mit Synkopeneintritt *(Pfeil)* bis hin zur kurzfristigen Asystolie nach etwas mehr als 11 min. (Aus van Lieshout et al. 1997)

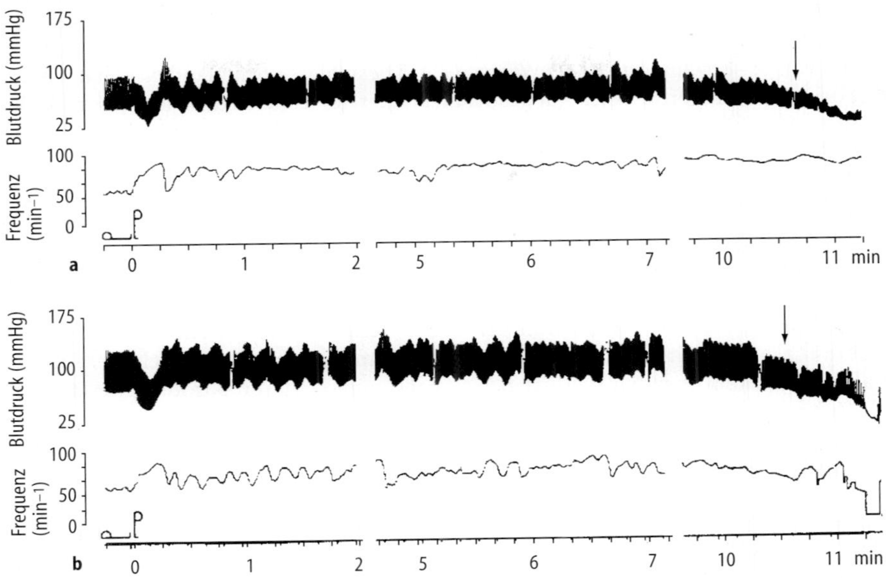


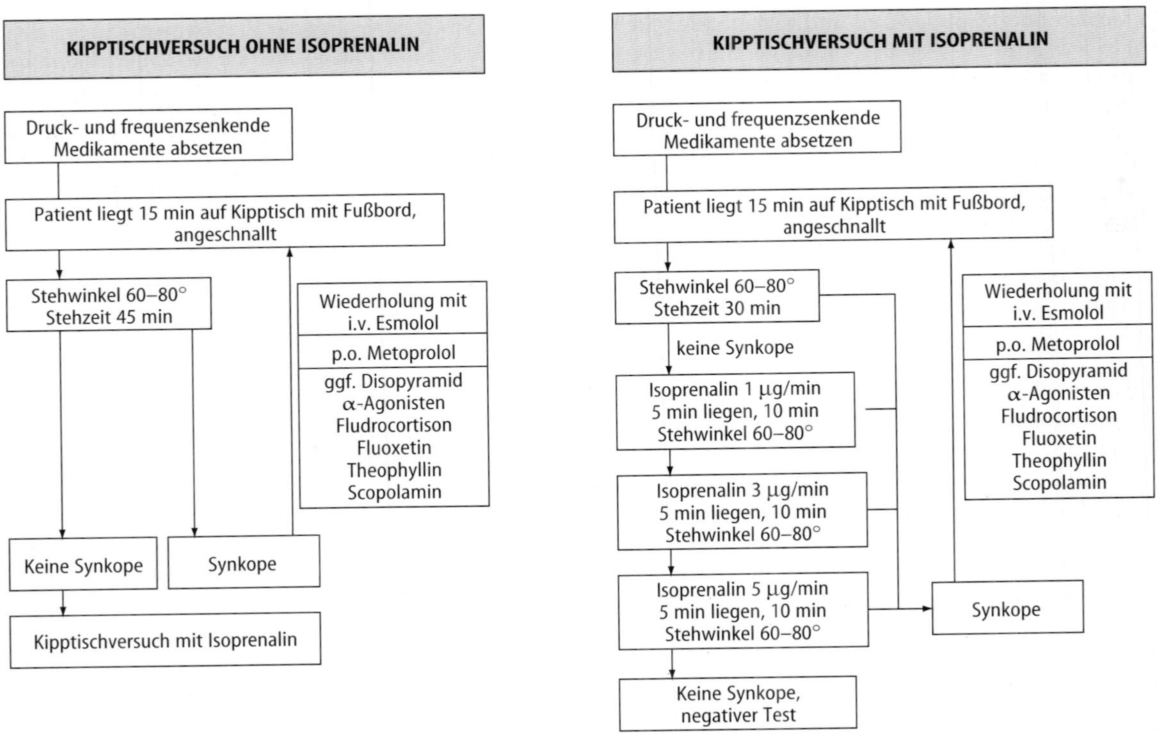


**Abb. 40-11.** Kipptischprotokolle

*Reaktionen.* Es können eine vasodepressorische, kardioinhibitorische bzw. gemischte vasovagale Reaktion auftreten (Parry und Kenny 1998). Das kombinierte Einsetzen von Hypotonie infolge Vasodilatation und kurz darauf folgender Bradykardie (gemischte Antwort) kann bei der Hälfte bis zu 2/3 der Patienten erwartet werden. Eine ausschließliche oder betonte vasodepressorische Antwort weisen ca. 20% der Patienten auf (Fitzpatrick et al. 1991b), eine betonte kardioinhibitorische Antwort mit Frequenzabfall unter 60 Schlägen/min oder z. T. prolongierter Asystolie zeigen ca. 20–30% der Patienten (Sra et al. 1993, Parry und Kenny 1998).

*Kippwinkel und -zeit.* Sowohl Winkel als auch Zeitdauer des Kipptischversuchs sind international nicht völlig standardisiert. Üblicherweise wird ein Winkel des Kipptisches von 60–80° eingestellt. Bei Winkeln <60° besteht eine deutlich geringere Sensitivität des Tests (Fitzpatrick u. Sutton 1989). Eine höhere Sensitivität mit steigendem Winkel jenseits von 60° ist nicht nachweisbar (Khurana et al. 1996). Bei Winkeln über 60° kann jedoch von einem umso früheren Synkopeneintritt ausgegangen werden, je steiler der Anstellwinkel ist.

So muß bei einem Winkel von 60° mit einer mittleren Dauer bis zum Synkopeneintritt von ca. 30 min, bei einem Winkel von 80° von 10 min gerechnet werden (Rubin et al. 1993). Mit höherem Anstellwinkel (bis maximal 80°) wird kein Spezifitätsverlust in Kauf genommen. Die Zeitdauer des Kipptischversuchs ohne Isoprenalinstimulation sollte 45 min betragen, 15–30 min gelten als zu kurz (Benditt et al. 1996).

*Sensitivität.* Die Sensitivität des Kipptischversuchs bezüglich der neurokardiogenen Synkope ist bei einem fehlenden „golden standard" schwierig zu definieren. In 8 Studien mit z. T. unterschiedlichen Einschlußkriterien, variierender Kipptischzeit und variierenden Stehwinkeln wurde in 20–75% der Patienten ein positives Testresultat erzielt (Kosinski u. Grubb 1994). Für Patienten mit ungeklärter Synkope nach neurologischer und kardiologischer Diagnostik inklusive elektrophysiologischer Untersuchung werden positive Testresultate eines 45minütigen Kipptischversuchs in bis zu 75% der Fälle berichtet (Fitzpatrick et al. 1991a; Sheldon u. Killam 1992). Bei Patienten mit klinisch hochgradigem Verdacht auf vasovagale Synkopen wird die Sensitivität des Kipptischs mit bis zu 83% angegeben (Linzer et al. 1997b).

*Spezifität.* Die Spezifität des Kipptischversuchs ohne Isoprenalinstimulation wird mit über 90% angegeben. In insgesamt 9 Studien mit Untersuchung eines Normalkollektivs wurde eine Rate falsch-positiver Reaktionen von im Schnitt 6–7% ermittelt bei Stehzeiten bis zu 60 min (Kosinski u. Grubb 1994, Oribe et al. 1997).

Falsch-positive Reaktionen können v. a. erwartet werden, wenn direkt vor Beginn des Kipptischversuchs ein intravenöser oder intraarterieller Zugang gelegt wird. Durch derartige irritierende, z. T. schmerzhafte Manipulationen kann ein bis zu 5fach höherer Anteil positiver Reaktionen eintreten (Waxman et al. 1993). In einem großen Kollektiv von 201 Patienten mit ungeklärter Synkope im Vergleich zu 102 Kontrollprobanden betrug die Anzahl falsch-positiver Kipptischtests 6%, der positive prädiktive Wert wurde mit 93%, der negative prädiktive Wert mit 43% angegeben (Oribe et al. 1997).

Da es sich bei dem Kipptischversuch um die Prüfung einer gesteigerten Empfindlichkeit eines physiologischen Reflexes handelt, überrascht es nicht, daß in Abhängigkeit der Stärke der Stimulation auch bei Menschen ohne Synkopenanamnese positive Reaktionen bis hin zur Synkope ausgelöst werden können. Möglicherweise spiegeln positive Kipptischresultate in einem Normalkollektiv jedoch auch die Neigung der Betroffenen zu (späteren) neurokardiogenen Synkopen wider (Grubb u. Kosinski 1997).

**Isoprenalinprovokation**

Zur Erhöhung der Sensitivität des Kipptischversuchs wurde 1989 von Almquist et al. die Isoprenalinprovokation eingeführt (Almquist et al. 1989). Durch die Isoprenalinzufuhr wird der für die neurokardiogene Synkope kennzeichnende präsynkopale Katecholaminanstieg simuliert. Durch diese Reizverstärkung für den ventrikulären Barorezeptor läßt sich die Sensitivität des Testverfahrens steigern.

Der Kipptischversuch mit Isoprenalinprovokation wird üblicherweise mit steigenden Dosen von 1–5 µg/min Isoprenalin über jeweils 10 min im Stehen durchgeführt (Benditt et al. 1996). Während der Dosiserhöhung sollte der Patient zunächst 5–10 min in die liegende Position gebracht werden (s. Abb. 40-11).

Alternativ kann die Isoprenalindosis titriert werden, um einen 25%igen Anstieg der Herzfrequenz zu erzielen (Morillo et al. 1992). Dazu sollte die Testdauer 20 min betragen. In jedem Falle ist eine vorangehende 30minütige Kipptischuntersuchung ohne Isoprenalinzufuhr ratsam. Die jeweils 10minütige Isoprenalinzufuhr erscheint ausreichend, da zumindest bei einer Dosierung von 5 µg/min bei 95% der Patienten die Synkope innerhalb von 5 min eintritt (Sheldon u. Killam 1992).

Als Abbruchkriterien der Isoprenalininfusion gelten:
- Eintreten ausgeprägter Prodromalsymptome mit Hypotonie und fakultativ Bradykardie;
- Eintreten der Synkope;
- Herzfrequenz über 150/min für mehr als 2 min Dauer;
- gehäufte ventrikuläre Extrasystolen;
- ausgeprägtes subjektives Unwohlsein des Probanden.

In insgesamt 10 Studien konnte der Anteil eines positiven Kipptischversuchs im Schnitt von 24% ohne Isoprenalin- auf 59% mit Isoprenalinprovokation erhöht werden (Kosinski u. Grubb 1994). Der niedrige Anteil positiver Kipptischtests ohne Isoprenalinprovokation erklärt sich aus der verkürzten Stehzeit von überwiegend nur 10–15 min in diesen Studien (Kosinski u. Grubb 1994). Über einen Anteil positiver Isoprenalinprovokationen von 76% der untersuchten Patienten mit ungeklärter Synkope wurde berichtet (Sheldon u. Killam 1992).

Es ist gegenwärtig unklar, ob die Sensitivität eines verlängerten Kipptischversuchs ohne Isoprenalin über 45–60 min durch eine Isoprenalinprovokation erhöht werden kann. Da es sich um die Prüfung eines physiologischen Reflexbogens handelt, wurde vermutet, daß mit

**Tabelle 40-5.** Indikationen zur Kipptischuntersuchung. (Nach Benditt et al. 1996)

| |
|---|
| **Indiziert:** |
| • Rezidivierende Synkopen oder einzelne, gefährdende Synkope bei fehlendem Nachweis einer strukturellen Herzerkrankung oder bestehender Herzerkrankung, aber adäquatem diagnostischem Ausschluß anderer Ursachen |
| • Weitere Diagnostik bei nachgewiesener anderer Ursache, aber geänderter Therapieplanung bei zusätzlichem Nachweis einer neurokardiogenen Synkope |
| • Teildiagnostik bei belastungsinduzierter Synkope |
| **Möglich:** |
| • Abgrenzung konvulsiver Synkopen von epileptischen Anfällen |
| • Abklärung älterer Patienten mit rezidivierenden Stürzen |
| • Rezidivierende Benommenheit oder Präsynkope |
| • Ungeklärte Synkope bei bestehender (autonomer) Neuropathie |
| • Therapiekontrolle bei neurokardiogener Synkope |
| **Nicht notwendig:** |
| • Einzelne Synkope ohne Verletzung mit eindeutigen vagalen Prodromi |
| • Synkope mit nachgewiesener anderer Ursache, bei der ein zusätzliches Vorliegen einer neurokardiogenen Synkope keine Therapieänderung verursachen würde |
| **Potentielle künftige Indikationen:** |
| • Rezidivierender idiopathischer Schwindel |
| • Rezidivierende ungeklärte TIAs |
| • „Chronic fatigue syndrome" |

**Tabelle 40-6.** Mögliche pathologische Reaktionsmuster im Kipptischversuch. (Nach Grubb u. Kosinski 1997)

| | |
|---|---|
| **Neurokardiogen:** | – Plötzliche Hypotension (üblicherweise nach längerem Stehen) mit oder ohne Bradykardie |
| **Asympathikotone orthostatische Hypotonie:** | – Sofortiges Absinken des systolischen und diastolischen Blutdruckes bis hin zur Synkope ohne Frequenzänderung |
| **Sympathikotone orthostatische Hypotonie:** | – Sofortiges Absinken des systolischen und diastolischen Blutdruckes mit Tachykardie, fast immer ohne Synkope |
| **Psychogen:** | – Blutdruck und Herzfrequenz normal, normaler transkranieller Blutfluß meßbar |
| **Zerebrale Vasokonstriktion:** | – Isolierte, aktive zerebrale Vasokonstriktion ohne systemische Hypotension |

zunehmender Aggressivität der Stimulation höhere Anteile falsch-positiver Ergebnisse erhalten werden.

Es hat sich jedoch herausgestellt, daß die Spezifität der Isoprenalinprovokation gut ist. Auch wenn mit einer Erhöhung falsch-positiver Reaktionen um den Faktor 2–3 gerechnet werden muß, so ist der Anteil falsch-positiver Reaktionen in vielfältigen Studien mit 11–20% vertretbar (Kosinski u. Grubb 1994).

Generell kann gelten, daß bei steilem Kipptischwinkel von 80° ein spätes Eintreten einer Synkope unter sehr hoher Isoprenalindosis mit Einschränkung bewertet werden sollte (Natale et al. 1995).

Alternativ zu der am besten standardisierten Isoprenalinprovokation kann eine pharmakologische Provokation während Kipptisch auch mit Nitroglycerin, Natriumnitroprussid, Adenosin oder Edrophonium mit allerdings geringerer Sensitivität durchgeführt werden (Benditt et al. 1996; Shen et al. 1996; Aerts et al. 1997; Grubb u. Kosinski 1997).

Die Reproduzierbarkeit des Kipptischversuchs gilt als gut. Konkordante Ergebnisse ließen sich bei wiederholten Testungen nach einem kurzen Zeitintervall von 30 min bis hin zu einem langen Zeitintervall von mehreren Wochen in 70–90% erzielen (Chen et al. 1988; Grubb et al. 1992b; Kosinski u. Grubb 1994; Sheldon et al. 1992; Morillo et al. 1995).

Ob dem Kipptischversuch über die hohe diagnostische Treffsicherheit in der Erkennung der neurokardiogenen Synkope hinaus eine vergleichbar hohe diagnostische Bedeutung in der Erkennung anderer autonom-nerval vermittelter Synkopen zukommt, ist unklar. Neben ungeklärten Synkopen, Synkopen mit Auftreten nur im Stehen gilt jedoch auch das Vorliegen vagaler Prodromalsymptome unabhängig von der Körperhaltung als Indikation für die Durchführung einer Kipptischuntersuchung im Sinne einer Prüfung einer allgemeinen Empfänglichkeit gegenüber autonom-nerval vermittelten Synkopen.

Die Indikationen zur Kipptischuntersuchung sind in Tabelle 40-5 zusammengefaßt. Eine Kipptischuntersuchung sollte nicht durchgeführt werden bei Stenosevitien, hochgradiger koronarer Herzkrankheit bzw. hochgradigen Stenosen der Zerebralgefäße (Block et al. 1999). Mögliche pathologische Reaktionsmuster der Kipptischuntersuchung sind in Tabelle 40-6 aufgeführt.

### 40.7.4 Echokardiographie

Mittels Echokardiographie und Dopplerechokardiographie können praktisch alle Ursachen einer mechanisch bedingten kardiogenen Synkope sensitiv erfaßt werden. Die typischen echokardiographischen Kennzeichen der einzelnen Erkrankungen sind im entsprechenden Kapitel aufgeführt. Beispielhaft sei der Nachweis einer hypertrophischen obstruktiven Kardiomyopathie in Abb. 40-12 gezeigt.

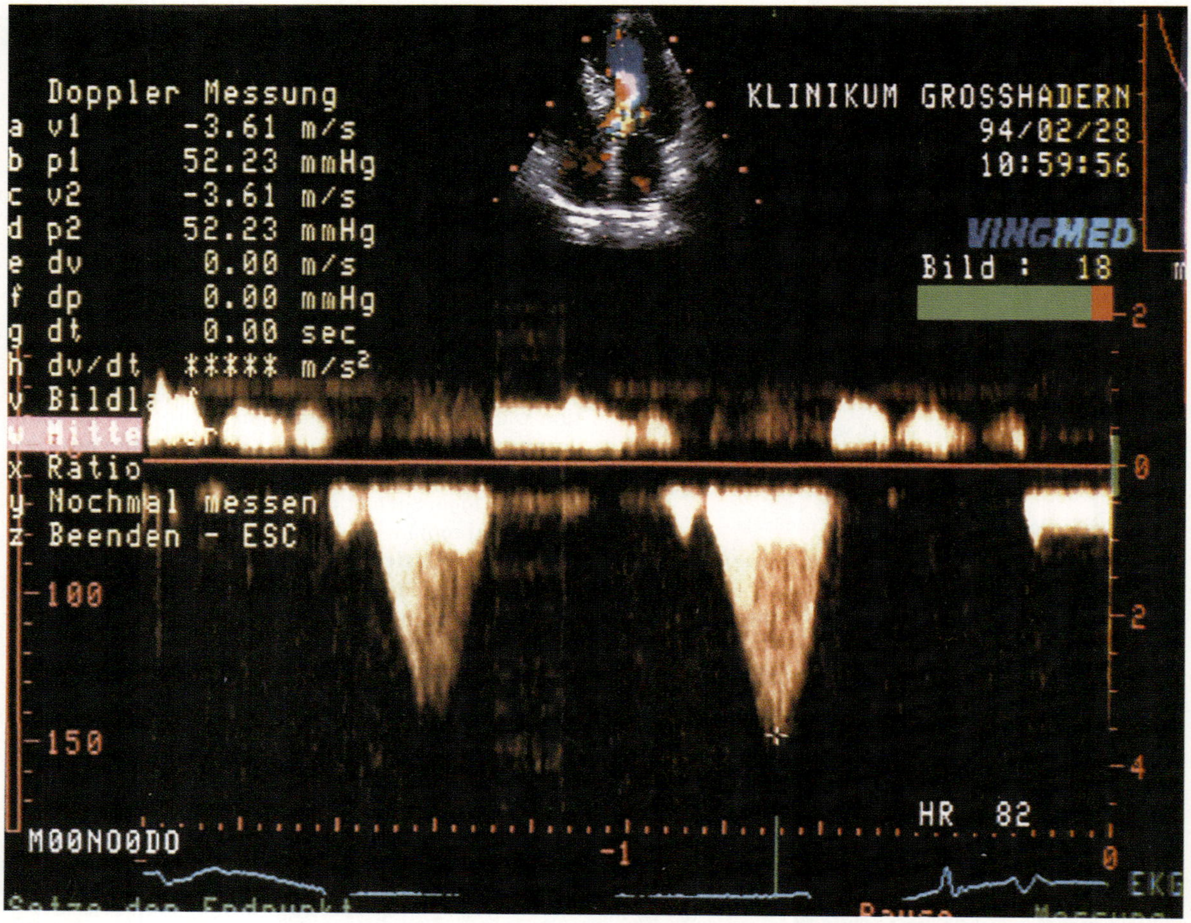


Abb. 40-12. Farbdopplerechokardiographie (*kleiner Bildausschnitt oben*) und CW-Dopplerechokardiographie bei hypertropher obstruktiver Kardiomyopathie. Die Farbdopplerechokardiographie zeigt eine systolische Turbulenz im Bereich des durch einen septalen Muskelwulst eingeengten linksventrikulären Ausflußtrakts. Die CW-Dopplerechokardiographie zeigt ein typisches konkaves, dynamisches Flußobstruktionsmuster mit einem maximalen instanten Druckgradient in Ruhe von 52 mmHg

## 40.7.5 EKG-Untersuchungen

### Ruhe-EKG

Das EKG kann eine rhythmogene Synkopenursache entweder direkt nachweisen (z. B. kompletter AV-Block) oder eine synkopenassoziierte Anomalie zeigen (z. B. Long-QT-Syndrom). Neben auf rhythmogene Ursachen hinweisenden Veränderungen wie Sinusknotensyndrom, AV-Blockierungen, WPW-Syndrom, ventrikuläre Tachykardie, Long-QT-Syndrom sind Zeichen einer bestehenden Ischämie, eines alten Infarktes, einer linksventrikulären Hypertrophie oder das Vorliegen eines Linksschenkelblocks als Hinweis auf eine organische Herzerkrankung hilfreich. Ein 12-Kanal-EKG ist bei ca. 5% aller Patienten mit Synkopen pathologisch, in 1/4 dieser Fälle gelingt der direkte Nachweis der Synkopenursache (Linzer et al. 1997a).

Etwa 30% aller rhythmogenen Synkopen werden durch ein EKG alleine diagnostiziert. Das Vorliegen eines völlig normalen EKG kann als Prädiktor einer guten Prognose sowie einer geringen Wahrscheinlichkeit einer rhythmogenen Synkope gelten.

### Belastungs-EKG

Die Ergometrie dient im wesentlichen zum Nachweis einer Koronarkrankheit als potentielles Substrat einer ischämisch induzierten Rhythmusstörung. In Abhängigkeit hiervon sollte über eine weiterführende invasive Diagnostik mittels Koronarangiographie entschieden werden.

### Signalgemitteltes EKG

Der Nachweis von Spätpotentialen wird als Prädiktor einer anhaltenden ventrikulären Tachykardie angesehen. Für Patienten mit bekannter Koronarkrankheit wird eine Sensitivität zwischen 73 und 89% sowie eine Spezifität zwischen 89 und 100% für die Vorhersage einer anhaltenden ventrikulären Tachykardie angegeben (Manolis et al. 1990).

Der Stellenwert des signalgemittelten EKG in der Synkopendiagnostik ist noch offen. Dies betrifft insbesondere die Frage, ob ein signalgemitteltes EKG als Screening vor Durchführung einer elektrophysiologischen Untersuchung erfolgen sollte. Bei Fehlen von Spätpotentialen könnte zumindest mit hoher Wahrscheinlichkeit das Vorliegen einer ventrikulären Tachykardie als Synkopenursache bei koronarkranken Patienten ausgeschlossen werden.

### Langzeit-EKG

Die Durchführung eines Langzeit-EKG ist zwar üblich, zumeist jedoch diagnostisch nicht weiterführend. Es kann mit einer diagnostischen Ausbeute von lediglich ca. 4% gerechnet werden (Kapoor 1991). Der diagnostische Wert des Langzeit-EKG wird zusätzlich limitiert durch eine begrenzte Spezifität. So weisen Gesunde in bis zu 25% der Fälle Sinusbradykardien unter 40/min auf, in 50% der Fälle supraventrikuläre Extrasystolen, in 50% ventrikuläre Extrasystolen, in 15% polymorphe ventrikuläre Extrasystolen, in 4% kurze ventrikuläre Salven ≤5 Schläge und in 2% der Fälle Sinusarreste >2 s (Kapoor 1991).

Es muß daher unbedingt eine eindeutige Korrelation zwischen erfaßter Rhythmusstörung und Synkope bzw. präsynkopalen Symptomen herstellbar sein. In 8 Studien mit insgesamt über 2600 Patienten mit Synkopen waren mittels Langzeit-EKG in 4% der Fälle Symptome und erfaßte Rhythmusstörung zu korrelieren. 15% der Patienten wiesen Symptome auf, die aber nicht rhythmusassoziierbar waren, 14% hatten asymptomatische Arrhythmien und 65% der Patienten wiesen weder Symptome noch Arrhythmien auf (Linzer et al. 1997b).

### Memory-loop-EKG

Bei hochgradigem Verdacht auf eine rhythmogene Synkope, aber aufgrund der Seltenheit des Ereignisses fehlender Erfaßbarkeit im Langzeit-EKG ist eine länger anhaltende Rhythmuskontrolle mittels Telemetrie, Eventrekorder oder Memory-loop-EKG sinnvoll. Zur Synkopenabklärung ist der patientenaktivierbare Memory-loop-Rekorder sinnvoll aufgrund der retrograden Rhythmusabfragemöglichkeit. Dies ermöglicht die Erfassung der synkopeninduzierenden Rhythmusstörung, obwohl der Patient den Rekorder erst nach Wiedereinsetzen des Bewußtseins aktiviert.

Eventrekorder ohne Memoryfunktion sind lediglich zur Abklärung von Rhythmusstörungen ohne Bewußtseinsverlust geeignet, da sie die Aktivierung seitens des Patienten zu Beginn oder während der Rhythmusstörung voraussetzen.

Ein kleiner (61 · 19 · 8 mm), subkutan implantierbarer Memory-loop-Rekorder mit einer Batterielebensdauer von 14–18 Monaten ist inzwischen kommerziell verfügbar. Er ermöglicht ein retrogrades Einfrieren einer EKG-Schleife (z. B. 3malig 6–12 min retrograd, 1 min antegrad oder einmalig 20–40 min retrograd, 2 min antegrad) nach stattgehabter Synkope durch externe Aktivierung seitens des Patienten.

**Abb. 40-13.** Einkanalige Memory-loop-EKG-Aufzeichnung bei einem Patienten mit neurokardiogener Synkope und Sinusarrest über 6,8 s. Die Aktivierung des Geräts erfolgte durch den Patienten nach dem stattgehabten Sinusarrest

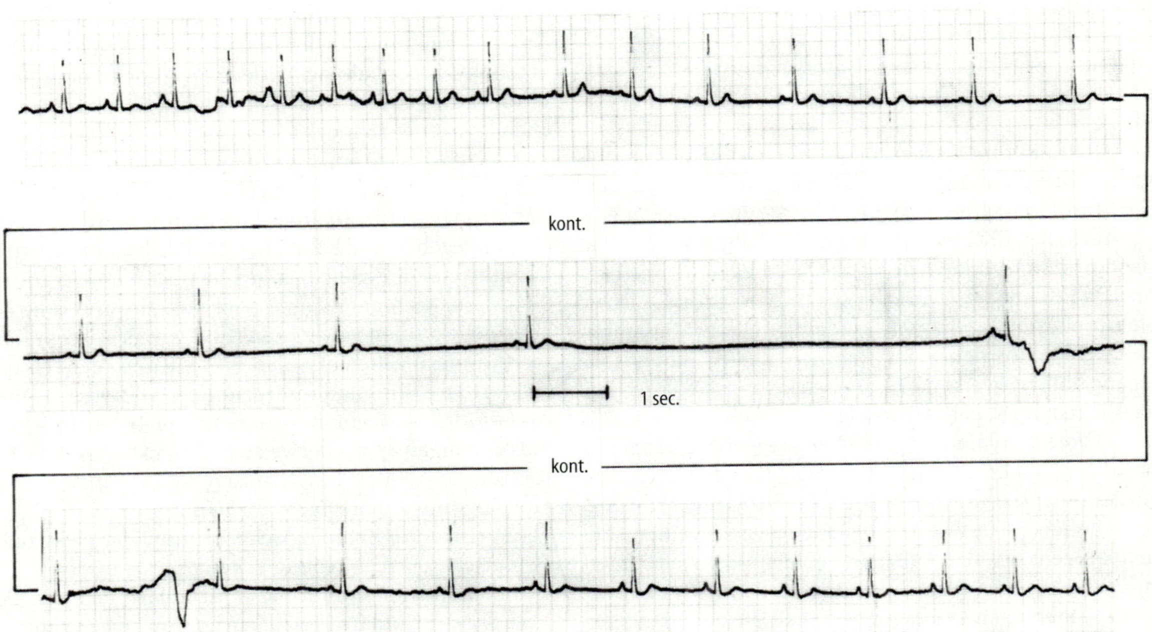

In einer aktuellen Studie, die 85 Patienten mit rezidivierenden, ungeklärten Synkopen umfaßte, wiesen 58 Patienten (68%) in einem mittleren Beobachtungszeitraum von 10,5 ± 4 Monaten ein Synkopenrezidiv im Mittel 71 Tage nach Rekorderimplantation auf. 16 Patienten (entsprechend 28% der symptomatischen bzw. 19% aller Patienten) zeigten eine primäre rhythmogene Synkopenursache, in 13 Fällen eine Bradykardie, in 3 Fällen eine Tachykardie. Bei weiteren 7 Patienten wurde eine im Beobachtungszeitraum auftretende Synkope als vasovagal gewertet, davon in 5 Fällen mit Bradykardie (Krahn et al. 1999).

Abbildung 40-13 zeigt einen mittels Memory-loop-EKG dokumentierten Sinusarrest als Synkopenursache. Patienten mit Verdacht auf rhythmogene Synkope bei ausgeprägter struktureller Herzkrankheit (z.B. ischämische oder dilatative Kardiomyopathie) sollten aufgrund der ernsten Prognose und der direkten Therapierelevanz primär mittels elektrophysiologischer Untersuchung, und nicht mittels längerem Loop-Rekorder-Monitoring untersucht werden.

### 40.7.6 Elektrophysiologische Untersuchung

Die elektrophysiologische Untersuchung dient der Prüfung des Reizbildungs- und Leitungssystems sowie der Frage der Induzierbarkeit supraventrikulärer oder ventrikulärer Tachyarrhythmien. Üblicherweise werden die Sinusknotenerholungszeit, die sinuatriale Leitungszeit, die AV-Knotenleitung (AH-Intervall) sowie die His-Purkinje-Leitung (HV-Intervall) bestimmt. Durch vorzeitige atriale Stimuli bzw. vorzeitige ventrikuläre Stimuli wird mit unterschiedlich aggressiven Stimulationsprotokollen versucht, eine supraventrikuläre oder ventrikuläre Tachyarrhythmie auszulösen. Die Sensitivität und Spezifität dieser Untersuchung ist hochgradig abhängig vom Untersuchungskollektiv (Klein et al. 1995).

Als Prädiktoren einer negativen elektrophysiologischen Untersuchung gelten das Fehlen einer organischen Herzkrankheit, eine Auswurffraktion über 40% sowie ein normales EKG und ein normales Langzeit-EKG. Patienten ohne strukturelle Herzkrankheit und mit normalem EKG haben nur sehr selten eine pathologische elektrophysiologische Untersuchung. Dieses Patientenkollektiv sollte daher im Rahmen der Synkopenabklärung üblicherweise nicht einer elektrophysiologischen Untersuchung zugeführt werden.

Bei Vorliegen einer organischen Herzerkrankung, insbesondere einer Koronarkrankheit, sowie bei bereits vordokumentierter v. a. tachykarder Rhythmusstörung, d. h. hoher Vortestwahrscheinlichkeit, ist in einem hohen Prozentsatz der Fälle mit einem positiven Untersuchungsergebnis zu rechnen. Dieses Patientenkollektiv sollte daher nach stattgehabter positionsunabhängiger, d. h. mutmaßlich nicht vasovagaler Synkope einer elektrophysiologischen Untersuchung zugeführt werden (Klein et al. 1995).

In einer Übersicht über 10 Studien, die Patienten mit ungeklärten Synkopen (jedoch ohne Durchführung eines Kipptischversuchs) umfaßten, wurde ein positives Ergebnis der elektrophysiologischen Untersuchung in 58% der Fälle erzielt (Kapoor 1991). 1/3 der Patienten zeigte eine anhaltende Kammertachykardie, 1/3 Reizleitungsstörungen. Andere Studien weisen eine pathologische elektrophysiologische Untersuchung bei 25–30% der Patienten mit ungeklärter Synkope auf (Haissaguerre et al. 1989; Muller et al. 1991). In einer Metaanalyse (8 Studien, 625 Patienten) wurde bei Patienten mit nachweisbarer struktureller Herzkrankheit in 55% ein pathologisches Ergebnis der elektrophysiologischen Untersuchung erzielt (34% Bradykardie, 21% ventrikuläre Tachykardie), bei als herzgesund geltenden Patienten in 11% (10% Bradykardie, 1% ventrikuläre Tachykardie, Linzer et al. 1997b). In einem im Mittel 24monatigen Verlauf beträgt bei Patienten mit positiver elektrophysiologischer Untersuchung die Mortalität 7%, die Rezidivhäufigkeit trotz Therapie 15%. Bei normaler elektrophysiologischer Untersuchung lag die Mortalität bei 3%, die Rezidivhäufigkeit bei 35% (Kapoor 1991). Bei Auslösung maligner ventrikulärer Tachyarrhythmien muß mit einer hohen Mortalität im weiteren Verlauf gerechnet werden.

Die Sensitivität der elektrophysiologischen Untersuchung bei bradykarden Rhythmusstörungen ist begrenzt. In einer Studie von Fujimura et al. (1989) wurden 21 Patienten mit elektrokardiographisch dokumentiertem intermittierendem AV-Block oder Sinusarrest und assoziierter Synkope elektrophysiologisch untersucht. Lediglich 38% der Patienten mit dokumentiertem Sinusarrest und 15% der Patienten mit dokumentiertem AV-Block wiesen eine pathologische elektrophysiologische Untersuchung auf. Insbesondere ältere Synkopen-Patienten mit Schenkelblockbildern, AV-Block I oder Sinusbradykardie haben zumeist bradykarde Synkopenursachen (Linzer et al. 1997b).

Die Sensitivität und Spezifität einer durch vorzeitige ventrikuläre Stimulation auslösbaren anhaltenden monomorphen ventrikulären Tachykardie wird mit über 90% angegeben und kann als guter Prädiktor einer spontan auftretenden gleichartigen ventrikulären Tachykardie gelten. Nichtanhaltende oder polymorphe ventrikuläre Tachykardien sowie Induktion von primärem Kammerflimmern gelten als unspezifische und nicht eindeutig wertbare Stimulationsergebnisse. Andererseits sind bestimmte, synkopeninduzierende tachykarde Rhythmusstörungen typischerweise nicht auslösbar, wie z. B. Torsade-de-pointes-Tachykardien oder repetitive monomorphe ventrikuläre Tachykardien.

Als eindeutig pathologische Befunde der elektrophysiologischen Untersuchung gelten:
- anhaltende monomorphe ventrikuläre Tachykardie,
- supraventrikuläre Tachykardie mit präsynkopaler Symptomatik,

- eine Sinusknotenerholungszeit über 3 s,
- ein pacing-induzierter Block im His-Purkinje-System,
- HV-Intervall >100 ms.

Bezüglich der jeweiligen antiarrhythmischen Therapie in Abhängigkeit von der dokumentierten Rhythmusstörung s. die entsprechenden Kapitel.

## 40.8 Therapie der neurokardiogenen Synkope

Die Therapie der neurokardiogenen Synkope umfaßt nichtmedikamentöse und medikamentöse Maßnahmen (Tabelle 40-7). Der Patient sollte nach Aufklärung über den Mechanismus des Krankheitsbildes angehalten werden, potentielle Auslöser wie Dehydratation, längeres Stehen, große Mahlzeiten, Miktion im Stehen etc. zu meiden. Bei Auftreten typischer Prodromalsymptome sollte unverzüglich eine liegende Körperhaltung eingenommen werden.

Isometrische Übungen, insbesondere eine Handgripbelastung, können infolge ihres sympathikoexzitatorischen Effektes hilfreich sein. Über positive Effekte einer Biofeedbacktherapie bei typischen Auslösesituationen wurde berichtet. Die genaue Patientenaufklärung über die Ursache dieser Synkopenform und das Verhalten zu Beginn der Prodromalphase führt bereits ohne medikamentöse Therapie zu einem deutlichen Rückgang der Anfallshäufigkeit (Sheldon et al. 1996; Natale et al. 1996; Morillo et al. 1994; Ruiz et al. 1994).

**Tabelle 40-7.** Therapie der neurokardiogenen Synkope

| |
|---|
| **Nichtmedikamentös:** |
| – Auslöser meiden, Handgrip in Prodromalphase, Hinlegen in Prodromalphase, Biofeedback |
| – Kipptisch- bzw. Stehtraining |
| **Medikamentös:** |
| – β-Adrenozeptorenblocker (z. B. Metoprolol 50–200 mg/Tag) |
| – Disopyramid 3mal 100 mg bis 2mal 250 mg/Tag |
| – Fludrocortison 0,1–0,3 mg/Tag initial |
| – α-Adrenozeptoragonisten (z. B. Midodrin 5–10 mg/Tag) |
| – Fluoxetin 20 mg/Tag |
| – Theophyllin 2mal 200 mg bis 2mal 300 mg/Tag |
| – Scopolamin transdermal 1,5 mg Pflaster/48–72 h |
| **Schrittmachertherapie:** |
| – Schrittmachertherapie (Zweikammersystem) bei ausgeprägter Bradykardie oder prolongierter Asystolie, üblicherweise erst nach ineffektivem medikamentösem Therapieversuch (inklusive β-Rezeptorenblocker!) und bewiesenem Nutzen (passageres AV-Pacing während Kipptischversuch) vor Implantation eines endgültigen Systems |

Mit Rezidiven ohne medikamentöse Therapie muß jedoch in 30–60% innerhalb von 1–2 Jahren gerechnet werden (Cox et al. 1995). Prädiktoren eines Synkopenrezidivs sind der Logarithmus der Anzahl vorangehender Synkopen, Gesamtdauer der Synkopenanamnese sowie pathologischer Kipptischtest (Sheldon et al. 1996).

Aufgrund einer hohen individuellen Rezidiv- bzw. Remissionsvariabilität ist eine einmalige neurokardiogene Synkope, insbesondere bei warnenden Prodromi, noch keine unbedingte Indikation zu einer medikamentösen Therapie. Kipptischtraining bzw. häusliches Stehtraining (bis 2 × 40 min/Tag) erweist sich als hocheffektiv in der Minderung oder sogar Verhütung von Rezidiven (Ector et al. 1998, Di Girolamo et al. 1999). In einem 18monatigen Verlauf bei 47 Patienten betrug die Synkopenrezidivrate in der Trainingsgruppe 0%, in der Kontrollgruppe 56,5% (Di Girolamo et al. 1999).

Die medikamentösen Therapiemöglichkeiten umfassen u. a. β-Adrenozeptorenblocker, Disopyramid, Fludrocortison, α-Adrenozeptoragonisten, Fluoxetin, Theophyllin, Scopolamin. Vorschläge zur medikamentösen Therapie basieren überwiegend auf nichtplazebokontrollierten, nichtrandomisierten Studien an kleinen Patientenkollektiven (Benditt et al. 1999). Große, plazebokontrollierte randomisierte Studien sind bislang nicht verfügbar.

### 40.8.1 β-Rezeptorenblocker

Durch die Gabe eines β-Adrenozeptorenblockers soll die initiale präsynkopale Sympathikusexzitation, die zur Aktivierung des linksventrikulären Barorezeptors führt, unterbunden werden. Neben dieser Verhütung des positiv-inotropen Effekts des präsynkopalen Katecholaminexzesses wird für β-Adrenozeptorenblocker eine zusätzliche Barorezeptordesensibilisierung angenommen (Somers u. Abboud 1996).

Die Effizienz einer β-Rezeptorenblockade kann im Rahmen eines erneuten Kipptischversuchs getestet werden. Nach intravenöser Metoprolol-Gabe werden 50–80%, nach intravenöser Propranololgabe 90% initial pathologischer Kipptischversuche unauffällig (Cox et al. 1995; Kluger et al. 1998). Das Ergebnis eines Kipptischversuches unter intravenöser Esmololgabe (500 μg/min für 3 min, nachfolgend 300 μg/min) hat sich als hochprädiktiv für den Effekt einer peroralen Metoprolol-Langzeittherapie erwiesen (Kosinski und Grubb 1994, Sra et al. 1992). Nach mehrtägiger peroraler β-Blockade steigt der Anteil unauffälliger Kipptischversuche auf 72–94% (Rubin et al. 1993, Cox et al. 1995). Ein nicht nachweisbarer Akuteffekt schließt jedoch einen positiven Langzeiteffekt nicht aus. Die langfristige Erfolgsrate einer β-Blockertherapie liegt bei bis zu 90–94%, ist jedoch niedriger, wenn ein positiver Kipptischtest ohne Isoprenalin erzielt wurde (Rubin et al. 1993, Cox et al. 1995, Lazarus und Mauro 1996).

**Abb. 40-14a–c.** Kipptischuntersuchung bei einem 69jährigen Patienten mit rezidivierenden Synkopen im Stehen. **a** Blutdruck- und Frequenzverhalten über 15 min bei der Kipptischuntersuchung ohne Isoprenalin; **b** Unter Isoprenalin 4 μg/min Einsetzen der Synkope nach 5 min mit systolischem Blutdruckabfall auf 60 mmHg, bei diesem Patienten jedoch keine Bradykardie, somit isolierter vasodepressorischer Typ; **c** 6 Tage nach Beginn einer Therapie mit Metoprolol 2mal 100 mg p.o. unauffällige Kipptischuntersuchung unter Isoprenalin 4 μg/min. (Aus Stäblein et al. 1990)

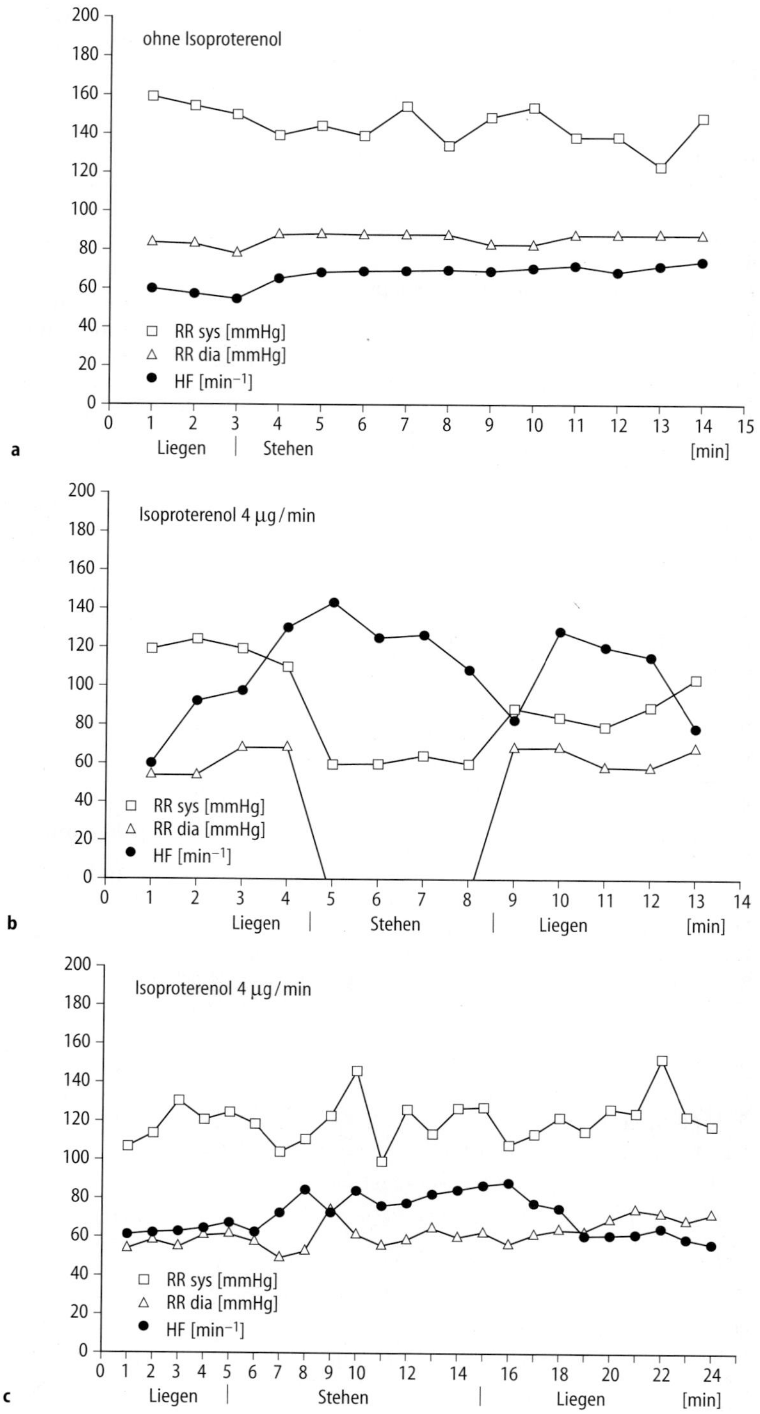


Bei unter β-Rezeptorenblockade unauffälligem Kipptischversuch kann von einer langfristigen Effizienz dieser Therapieform ausgegangen werden (Kosinski u. Grubb 1994; Rubin et al. 1993; Stäblein et al. 1990; s. Abb. 40-14).

Die β-Blockertherapie ist effektiver bei Patienten, deren Synkope im Kipptischversuch unter zusätzlicher Isoprenalinprovokation auftritt, bei Patienten mit höherem Ausgangsblutdruck, mit präsynkopaler Tachykardie bzw. präsynkopalem Adrenalinanstieg, d. h. generellen Zeichen einer höheren Sympathikusaktivierung (Sra et al. 1992; Kosinski u. Grubb 1994; Cox et al. 1995; Klingenheben et al. 1996; Lewis et al. 1997).

Über einen sehr selten auftretenden verschlimmernden, prosynkopalen Effekt der β-Rezeptorenblockertherapie wurde berichtet (Davgovian et al. 1992).

*Dosierung.* Als Standardpräparate können Metoprolol in einer Dosierung von 50–200 mg/Tag oder Atenolol in einer Dosierung von 25–100 mg/Tag gelten (Kosinski u. Grubb 1994; Sra et al. 1992, 1993). Vergleichbare Effizienz ist für Metoprolol, Atenolol, Propranolol und Nadolol anzunehmen (Cox et al. 1995). In doppelblinden Studien war Metoprolol einer Therapie mit Clonidin, Atenolol einer Therapie mit Placebo deutlich überlegen (Mahanonda et al. 1995; Biffi et al. 1997).

β-Blocker gelten als medikamentöse Therapie der Wahl der neurokardiogenen Synkope. Die notwendige Zeitdauer einer medikamentösen Therapie ist unbekannt. In einem 28monatigen Beobachtungszeitraum bei Patienten mit positivem Kipptischtest lag die Rezidivrate unter β-Blockade mit hierunter nachgewiesen negativem Kipptisch bei 10%, unter empirischer β-Blokkertherapie bei 23%, nach Absetzen einer als effektiv belegten β-Blockertherapie bei 42% und unbehandelt bei 58% (Cox et al. 1995). Da es sich bei der neurokardiogenen Synkope jedoch nicht selten um ein transient betontes Problem handelt, sind Auslaßversuche nach mehrmonatiger Therapie bei Patienten ohne Verletzungspotential möglich.

### 40.8.2 Weitere Medikamente

#### Verapamil

Der Wirkmechanismus von Verapamil wird in Analogie zur β-Rezeptorenblockertherapie in einer Minderung der linksventrikulären Barorezeptoraktivierung infolge Dämpfung der präsynkopalen Hyperkontraktion gesehen. Ansprechraten bis zu 70% wurden berichtet (Wolfe et al. 1992).

#### Disopyramid

Der Wirkmechanismus von Disopyramid bei der neurokardiogenen Synkope wird auf seine negativ-inotropen, anticholinergen und vasokonstriktiven Eigenschaften zurückgeführt. Als initiale medikamentöse Therapieform erwies sich Disopyramid in einem kleinen Patientenkollektiv als langfristig effektiv und sicher (Milstein et al. 1990). Nach nicht effektiver β-Rezeptorenblockertherapie wurde über eine Ansprechrate unter Disopyramid von bis zu 71% berichtet (Rubin et al. 1993).

Die tägliche Dosis beträgt üblicherweise 3mal 100 bis 2mal 250 mg, ist in Einzelfällen höher. Wegen potentieller arrhythmogener Nebenwirkungen sollte Disopyramid vorsichtig und unter EKG-Kontrollen eingesetzt werden. Disopyramid ist wahrscheinlich sinnvoll einsetzbar bei Patienten mit positivem Kipptischtest ohne Isoprenalin und ineffektiver β-Blockertherapie.

#### Fludrocortison

Durch akute intravenöse Volumenzufuhr von 500–1000 ml direkt vor Beginn eines Kipptischversuchs läßt sich in den allermeisten Fällen das Auftreten einer Synkope verhüten. Dieser Nutzen der Vorlasterhöhung kann medikamentös durch Volumenretention unter Verwendung von Fludrocortison erreicht werden. Hierdurch wird ein Kofaktor in der Pathogenese der neurokardiogenen Synkope ausgeschaltet. Als alleinige Therapieform ist Fludrocortison jedoch nicht etabliert. Nichtmedikamtöse, ggf. medikamentöse hydrierende Maßnahmen sollten jedoch genutzt werden.

#### α-Adrenozeptoragonisten

Über positive Effekte wurde unter Verwendung von Ephedrin bzw. Etilefrin berichtet (Raviele et al. 1990). In einer aktuellen randomisierten placebokontrollierten Studie erwies sich Etilefrin allerdings als ineffektiv (Raviele et al. 1999). Für Midodrin wurde ein therapeutischer Nutzen an einem kleinen, medikamentös therapierefraktären Patientenkollektiv berichtet (Sra 1997; Benditt 1997).

#### Fluoxetin

Fluoxetin ist ein Serotonin-uptake-Hemmer, der zu einer Erhöhung der zentralnervösen, intrasynaptischen Serotoninspiegel führt. Durch eine nachfolgende Serotoninrezeptor-down-regulation kommt es zu einem Verlust der zentralen Serotoninwirkung. Durch Fluoxetin kann somit eine Blockade zentraler serotoninerger sympathikoinhibitorischer Mechanismen, die in der Pathogenese der neurokardiogenen Synkope eine Rolle spielen dürften, erzielt werden. In einer kleinen medikamentös therapierefraktären Patientengruppe zeigte sich unter Fluoxetin in der Hälfte der Patienten ein unauffälliger Kipptischversuch und eine langfristige Rezidivfreiheit (Grubb et al. 1993).

Mit einer Unverträglichkeit des Medikaments muß allerdings häufig gerechnet werden. Über einen selten möglichen prosynkopalen Effekt wurde berichtet (Ellison et al. 1990).

Die übliche Dosierung beträgt 20 mg/Tag; aufgrund der sehr langen Halbwertszeit des Präparates ist mit einem Steady state des Plasmaspiegels und damit der Effizienz der Therapie erst nach 4 Wochen zu rechnen.

#### Theophyllin

Als Wirkmechanismus des Theophyllins bei der neurokardiogenen Synkope wird eine Blockade einer peripher vasodilatierenden Adenosinwirkung vermutet (Nelson et al. 1991). Möglicherweise bestehen zusätzliche adenosinantagonisierende Wirkungen auf das autonome Nervensystem. Eine initial hohe Ansprechrate wird im längerfristigen Verlauf durch eine hohe Rate an Rezidiven bzw. Unverträglichkeit limitiert (Nelson et al. 1991; Sra et al. 1993). Als übliche Dosis werden 2mal 200 bis 2mal 300 mg/Tag angegeben.

■ **Scopolamin**

Als Wirkmechanismus wird neben einem peripher vagolytischen Effekt eine Modulation der zentralen autonomen Aktivität vermutet (Kosinski u. Grubb 1994). Unter einer transdermalen Scopolaminapplikation zeigte in einem kleinen Patientenkollektiv die Mehrzahl einen negativen Kipptischversuch und Rezidivfreiheit über einen längeren Zeitraum (Abi-Samra et al. 1987). Nebenwirkungen sind relativ häufig (Lazarus u. Mauro 1996).

■ **Opioidantagonisten**

Der Stellenwert von Opioidantagonisten ist gegenwärtig ungeklärt. Im Tierversuch läßt sich eine hämorrhagieinduzierte vasovagale Synkope durch Naloxon verhüten. Ein positiver Effekt von Naloxon am Menschen konnte jedoch nicht gezeigt werden (Wallbridge et al. 1996, van Lieshout 1997).

### 40.8.3 Therapie von Extremfällen

Darunter fallen insbesondere die neurokardiogenen Synkopen mit extremer Bradykardie oder prolongierter Asystolie. Etwa 35% der Patienten mit neurokardiogener Synkope zeigen eine Betonung der kardioinhibitorischen Komponente mit Abfall der Herzfrequenz auf <60/min oder prolongierter Asystolie bis zu 20 s (Sra et al. 1993). Es wurde vermutet, daß diese Patienten häufigere und stärkere, d. h. verletzungsträchtigere Synkopen erleiden (Grubb et al. 1992a).

Von anderen Autoren wird jedoch über eine nicht erhöhte Rezidivhäufigkeit und identische Prognose bei diesem Subkollektiv berichtet (Brignole et al. 1992; Folino et al. 1992; Milstein et al. 1989a). Die Patienten mit betonter Kardioinhibition weisen jedoch häufiger vorbestehende EKG-Anomalien auf (Brignole et al. 1992). Das Auftreten einer ausgeprägten Bradykardie oder Asystolie ist unabhängig vom Vorliegen eines Sinusrhythmus oder Vorhofflimmerns als Grundrhythmus.

Als Mechanismus der Bradykardie oder Asystolie ist eine Sinusbradykardie bzw. Sinusarrest häufiger als eine AV-Blockierung. Wichtig erscheint es zu betonen, daß bei EKG-dokumentierter ungeklärter Asystolie neben der Möglichkeit eines überlebten plötzlichen Herztodes bei organischer kardialer Grunderkrankung an die Möglichkeit einer ausgeprägten reflexvermittelten Kardioinhibition im Rahmen einer neurokardiogenen Synkope gedacht wird. Bei Patienten mit vermutet überlebtem plötzlichen Herztod infolge einer dokumentierten Asystolie sollte daher bei nicht weiterführender elektrophysiologischer Diagnostik oder bei fehlender kardialer Grunderkrankung unbedingt ein Kipptischversuch durchgeführt werden.

### 40.8.4 Schrittmacher- und/oder medikamentöse Therapie

Als Therapieverfahren der neurokardiogenen Synkope mit Bradykardie oder Asystolie erscheint die Schrittmacherimplantation zwar naheliegend, kann nach vorlie-

**Abb. 40-15a–g.** Effektivität einer Schrittmacherstimulation bzw. einer β-Adrenorezeptorblockertherapie bei neurokardiogener Synkope mit prolongierter Asystolie. **a, b** Herzfrequenz und Blutdruck im Liegen bzw. zu Beginn der Kipptischuntersuchung; **c** nach 5minütiger Kipptischuntersuchung ausgeprägter Blutdruckabfall und nachfolgende Asystolie über 10,5 s mit Synkope; **d, e** nach Normalisierung von Herzfrequenz und Blutdruck Wiederholung der Kipptischuntersuchung während ventrikulärem Pacing; **f** 6,5 min nach Beginn der Kipptischuntersuchung unter ventrikulärem Pacing Einsetzen eines Blutdruckabfalls bis hin zur Synkope; **g** die Kipptischuntersuchung unter 2mal 50 mg Metoprolol p.o. tgl. ist unauffällig. (Nach Sra et al. 1993)

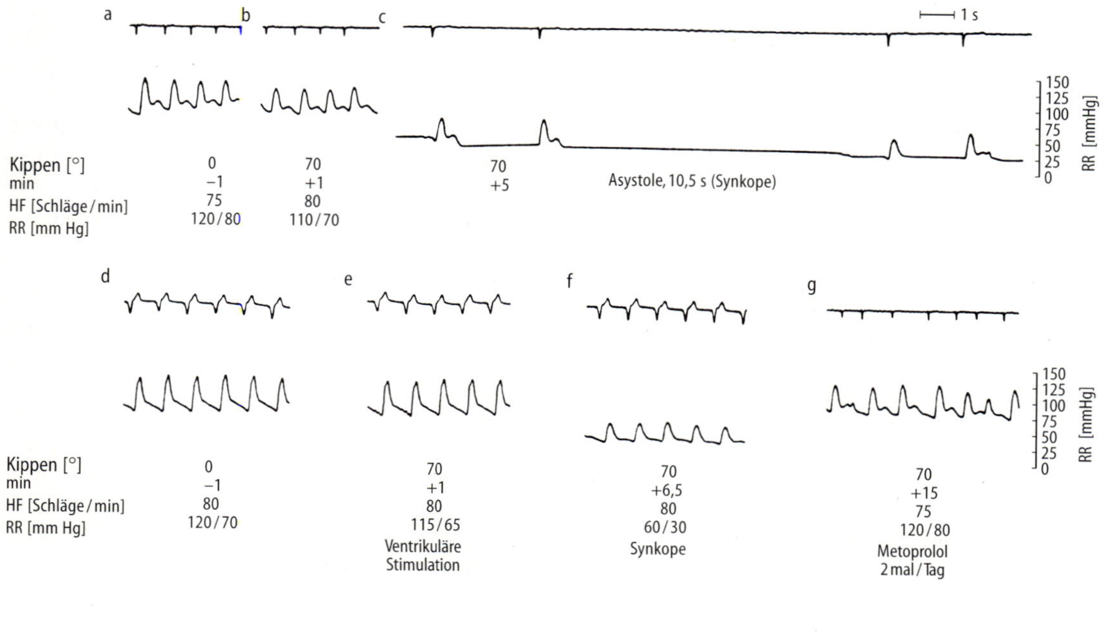

genden Untersuchungen bisher jedoch nicht als effektiv gelten. Bei 20 von 22 Patienten mit positivem Kipptischversuch und Bradykardie unter 60 Schlägen/min oder prolongierter Asystolie bis zu 22 s erwies sich ein passageres sequentielles Pacing als nicht effektiv, s. Abb. 40-15 (Sra et al. 1993).

5 von 20 Patienten erlitten im Kipptischversuch unter sequentiellem Pacing wiederum eine Synkope,15 von 20 Patienten erlitten ausgeprägte präsynkopale Symptome. 19 dieser Patienten wurden medikamentös therapiert (Metoprolol, Disopyramid oder Theophyllin). Unter alleiniger medikamentöser Therapie blieben in einem mittleren Beobachtungszeitraum von 16 Monaten 94% der Patienten rezidivfrei. 2 Patienten mit ineffizienter medikamentöser Therapie wurden durch zusätzliche Schrittmacherimplantation asymptomatisch, 1 Patient mit ineffizienter Schrittmachertherapie wurde durch zusätzliche medikamentöse Therapie asymptomatisch (Sra et al. 1993).

In einer anderen Studie wurde bei 7 Patienten mit reproduzierbar positivem Kipptischversuch (6 Patienten mit Synkope, 1 Patient mit Präsynkope) eine Wiederholung des Versuchs unter passagerem sequentiellem Pacing durchgeführt.1 Patient erlitt wiederum eine Synkope, die 6 restlichen Patienten zeigten deutliche präsynkopale Symptome. Die mittlere Stehzeit konnte von 0,9 auf 3,2 min verlängert werden (Fitzpatrick et al. 1991b).

Eine Schrittmachertherapie führt somit überwiegend nicht zu einer Beseitigung der Symptomatik, kann jedoch in der Mehrheit der Fälle eine Symptomverbesserung mit verlängerter Prodromalphase erzielen. Hierdurch können die Patienten möglicherweise in die Lage versetzt werden, durch sofortiges Hinlegen das Eintreten einer Synkope zu verhindern. Andererseits scheint auch bei diesem Patientenkollektiv eine medikamentöse Therapie mit hoher Erfolgsrate zur Rezidivfreiheit zu führen. Selbst wenn sich ein sequentielles Pacing im Akutversuch als erfolgreich erwiesen hat, muß im längeren Verlauf mit 35% Rezidiven gerechnet werden (Samoil et al. 1993).

Als Pacingverfahren sollte unbedingt ein AV-sequentielles Pacing durchgeführt werden (Samoil et al. 1993). Bei alleiniger ventrikulärer Stimulation kann durch die fehlende Synchronizität der atrialen Kontraktion keine adäquate antegrade Volumenentleerung des Vorhofes erfolgen. Durch gleichzeitige atriale und ventrikuläre Kontraktionen können selbst Synkopen ausgelöst werden (Fitzpatrick et al. 1991b). Unter Verwendung einer speziellen, sog. Rate-drop-response-Programmierung wird gegenwärtig im Rahmen einer multizentrischen Studie der potentielle Nutzen einer derartigen Schrittmacherstimulation bei Patienten mit neurokardiogener Synkope und betonter kardioinhibitorischer Komponente geprüft (Sheldon et al. 1997).

Eine abnehmende Häufigkeit und Schwere von (Prä-) Synkopen bzw. eine Verlängerung der präsynkopalen Phase wurde für eine erste Patientengruppe beschrieben (Benditt 1997). Die Wertigkeit spezieller, mittels Schrittmachersonden erkennbarer präsynkopaler hämodynamischer Veränderungen zur Optimierung der Schrittmacherstimulationsalgorithmen wird geprüft (Petersen et al. 1997; Benditt 1997).

**Beurteilung**

Zusammenfassend wird bislang auch bei Patienten mit ausgeprägter kardioinhibitorischer Betonung der neurokardiogenen Synkope zunächst eine medikamentöse Therapie, beginnend mit β-Adrenozeptorenblockern (sic!) oder Disopyramid durchgeführt. Lediglich bei Ineffektivität der medikamentösen Therapie sollte die Implantation eines sequentiellen Schrittmachersystems erwogen werden (Sra et al. 1993; Dahla et al. 1995; Pentousis et al. 1997). **!**

Vor Implantation sollte möglichst der Nutzen durch eine passagere sequentielle Schrittmacherstimulation im Rahmen eines Kipptischversuchs nachgewiesen werden. Möglicherweise kann eine durch intravenöse Injektion von 20 mg Adenosintriphosphat-induzierte Asystolie von mehr als 10 s als Entscheidungshilfe zur Schrittmacherimplantation bei Patienten mit kardioinhibitorischem Typ vasovagaler Synkopen angesehen werden (Flammang et al. 1997).

Die fehlende hohe Effektivität der Schrittmachertherapie bei vermeintlich kardioinhibitorisch betonter neurokardiogener Synkope ist zurückzuführen auf eine auch bei diesem Subtyp bestehende ausgeprägte vasodepressive Efferenz, die durch die Frequenzstabilisierung nicht beeinflußt wird. Durch eine medikamentöse Unterbindung der Aktivierung der ventrikulären Afferenz hingegen (gemäß der oben ausgeführten Pathophysiologie) kommt es weder zur Aktivierung der kardioinhibitorischen noch zur Aktivierung der vasodepressorischen efferenten Komponente.

### 40.8.5 Therapieerfolgskontrolle

Ein negativer Kipptischversuch unter medikamentöser Therapie nach einem (reproduzierbar) positiven Kipptischversuch ohne Therapie kann als exzellenter Prädiktor einer langfristigen Rezidivfreiheit gelten (Gamache et al. 1991; Grubb et al. 1991b; Samoil u. Grubb 1992; Sra et al. 1991b). Dies führt zu dem Konzept der „kipptischgesteuerten Therapie“. Hierdurch kann die Rezidivhäufigkeit der Synkopen von 40% auf 10% in einem knapp einjährigen Verlauf reduziert werden (Gamache et al. 1991).

## 40.9 Prognose

Die Prognose der Synkope variiert je nach Ursache. Eine Synkope per se ist kein Risikofaktor einer erhöhten Letalität, sondern Art und Ausmaß einer zugrundeliegenden Herzkrankheit sind prognosebestimmend. Syn- **!**

kopen infolge einer strukturellen Herzerkrankung, z. B. ventrikuläre Tachykardie bei ischämischer Kardiomyopathie, sind verbunden mit einer Einjahresletalität von 20–30%. Synkopen ohne kardiale Grunderkrankung weisen eine jährliche Letalität von 0–10% auf (Lewis et al. 1994; Manolis et al. 1990; Linzer et al. 1997a).

Insbesondere vasovagale Synkopen haben eine exzellente Prognose. Synkopen ungeklärter Ursache sind mit einer Einjahresletalität von 5 bis 10% verbunden, am ehesten bedingt durch diagnostisch nicht erkannte Rhythmusstörungen. Selbstverständlich können auch prognostisch eigentlich harmlose Synkopen bei plötzlichem Eintritt ohne Prodromi schwerwiegende oder gar lebensbedrohliche Folgen haben.

Eine initiale Risikostratifizierung unter Verwendung von Anamnese und EKG erscheint möglich. In einer prospektiven Studie an 374 Synkopenpatienten war ein pathologisches EKG (definiert als fehlender Sinusrhythmus, ventrikuläre Extrasystolen, Leitungsstörungen, Hypertrophie, Infarktnarbe, verkürztes oder verlängertes PQ-Intervall, höhergradiger AV-Block) mit einem 3,2fach erhöhten Risiko für das Auftreten einer lebensbedrohlichen Arrhythmie oder Versterben in einem Einjahreszeitraum verbunden. Eine positive Anamnese bezüglich ventrikulärer Arrhythmien war mit einem 4,8fach, eine Herzinsuffizienz-Anamnese mit einem 3,2fach, Lebensalter über 45 Jahre mit einem 3,2fach erhöhten Risiko verbunden. Arrhythmie oder Tod traten bei 4,4% der Patienten ohne einen der 4 Prädiktoren auf, jedoch bei 58% der Patienten mit 3 oder 4 Prädiktoren (Martin et al. 1997).

! Gemäß einer Konsensus-Empfehlung gelten als eindeutige Indikationen zur stationären Aufnahme eines Patienten mit stattgehabter Synkope anamnestische Hinweise für koronare Herzkrankheit, Herzinsuffizienz oder ventrikuläre Arrhythmien, bestehende Thoraxschmerzen, Untersuchungsbefunde eines Vitiums, einer Herzinsuffizienz oder eines neurologischen Defizits, bzw. ein pathologisches EKG (z. B. Ischämiezeichen, Arrhythmien, verlängerte QT-Zeit, Schenkelblock).

Sinnvolle Indikationen zur stationären Aufnahme sind Synkopeneintritt ohne Prodromi, belastungsinduzierte Synkope, Synkope verbunden mit erfaßter Tachykardie, häufiges Auftreten der Synkopen, Synkopen unter Einnahme von potentiell QT-Zeit-verlängernden Medikamenten, ausgeprägte orthostatische Hypotonie und Synkopen bei Patienten über 70 Jahren (Linzer et al. 1997b).

## Literatur


Abboud FM (1993) Neurocardiogenic syncope. N Engl J Med 328: 1117–1120

Abi-Samra F, Maloney J, Fouad FM, Castle L (1987) The usefulness of head-up tilt table testing and hemodynamic investigations in the workup of syncope of unknown origin. Pacing Clin Electrophysiol 10: 406–410

Allen SC, Taylor CL, Hall VE (1945) A study of orthostatic insufficiency by the tiltboard method. Am J Physiol 143: 11–20

Almquist A, Goldenberg IF, Milstein S et al. (1989) Provocation of bradycardia and hypotension by isoproterenol and upright posture in patients with unexplained syncope. N Engl J Med 320: 346–351

Banner NR, Williams M, Patel N, Chalmers J, Lightman SL, Yacoub MH (1990) Altered cardiovascular and neurohumoral response to head-up tilt after heart-lung transplantation. Circulation 82: 863–871

Benditt DG (1997) Neurally mediated syncopal syndromes: pathophysiological concepts and clinical evaluation. PACE 20: 572–584

Benditt DG, Asso A, Remole S, Lurie K (1992) Tilt-table testingand syncope. Curr Opin Cardiol 7: 37–45

Benditt DG, Erickson M, Gammage MD, Markowitz T, Sutton R (1997) A synopsis: neurocardiogenic syncope, an international symposium 1996. PACE 20: 851–860

Benditt DG, Ferguson DW, Grubb BP et al. (1996) Tilt table testing for assessing syncope. J Am Coll Cardiol 28: 263–275

Benditt DG, Remole S, Bailin S, Dunnigan A, Asso A, Milstein S (1991) Tilt-table testing for evaluation of neurally mediated (cardioneurogenic) syncope: rationale and proposed protocols. Pacing Clin Electrophysiol 14: 1–10

Benditt DG, Sutton R, Gammage MD et al. (1997) Clinical experience with thera DR rate-drop response pacing algorithm in carotid sinus syndrome and vasovagal syncope. PACE 20: 832–839

Benditt DG, Fahy GJ, Lurie KG et al. (1999) Pharmacotherapy of neutrally mediated syncope. Circulation 100: 1242–1248

Block M, Borggrefe M, Goedel-Meinen L et al. (1999) Richtlinien für die Durchführung der nichtinvasiven Diagnostik von Rhythmusstörungen. Z Kardiol 88: 51–60

Brignole M, Menozzi C, Gianfranchi L et al. (1992) The clinical and prognostic significance of the asystolic response during the head-up tilt test. Eur J Cardiac Pacing Electrophysiol 2: 109–113

Chen XC, Milstein S, Dunnigan A et al. (1988) Reproducibility of upright tilt testing for eliciting neurally mediated syncope (abstract). Circulation 78: 239

Corrado D, Basso C, Thiene G et al. (1997) Spectrum of clinicopathologic manifestations of arrhythmogenic right ventricular cardiomyopathy/dysplasia: a multicenter study. J Am Coll Cardiol 30: 1512–1520

Cox MM, Perlman BA, Mayor MR et al. (1995) Acute and long-term beta-adrenergic blockade for patients with neurocardiogenic syncope. J Am Coll Cardiol 26: 1293–1298

Cumbee SR, Pryor RE, Linzer M (1990) Cardiac loop ECG recording: a new noninvasive diagnostic test in recurrent syncope. South Med J 83: 39–43

Davgovian M, Jarardilla R, Frumin H (1992) Prolonged asystole during head upright tilt table testing after beta blockage. Pacing Clin Electrophysiol 15: 14–16

Dietz NM, Joyner MJ, Shepherd JT (1997) Vasovagal syncope and skeletal muscle vasodilatation: the continuing conundrum. PACE 20: 775–780

Ector HE, Reybrouck T, Heidbuchel H, van de Werf F (1998) Tilt training in malignant neurocardiogenic syncope. Circulation 98: I-366

Ellison J, Milofsky J, Eli E (1990) Fluoxetine-induced bradycardia and syncope in two patients. J Clin Psychiatry 51: 385–386

Englund A, Bergfeldt L, Rosenqvist M (1995) Disopyramide stress test: a sensitive and specific tool for predicting impending high degree atrioventricular block in patients with bifascicular block. Br Heart J 74: 650–655

Fitzpatrick A, Sutton R (1989) Tilting toward a diagnosis of unexplained syncope. Lancet I: 658–660

Fitzpatrick AP, Theodorakis G, Ahmed R, Vardas P, Sutton R (1991a) Methodology of head-up tilt in the investigation of unexplained syncope. J Am Coll Cardiol 17: 125–130

Fitzpatrick AP, Theodorakis G, Ahmed R, Williams T, Sutton R (1991b) Dual chamber pacing aborts vasovagal syncope induced by head-up 60° tilt. Pacing Clin Electrophysiol 14: 13–19

Fitzpatrick AP, Theodorakis G, Vardas P, Sutton R (1991c) Methodology of head-up tilt testing in patients with unexplained syncope. J Am Coll Cardiol 17: 125–130

Fitzpatrick A, Williams T, Ahmed R et al. (1992) Echocardiographic and endocrine changes during vasovagal syncope induced by prolonged head-up tilt. Eur J Cardiac Pacing Electrophysiol 2: 121–128

Fitzpatrick AP, Banner N, Cheng A, Yacoub M, Sutton R (1993) Vasovagal reactions may occur after orthotopic hearttransplantation. J Am Coll Cardiol 21: 1132–1137

Flammang D, Church T, Waynberger M, Chassing A, Antiel M (1997) Can adenosine 5'-triphosphate be used to select treatment in severe vasovagal syndrome? Circulation 96: 1201–1208

Folino AF, Buja GF, Martini B, Miorelli M, Nava A (1992) Prolonged cardiac arrest and complete AV-block during upright tilt test in young patients with syncope of unknown origin – prognostic and therapeutic implications. Eur Heart J 13: 1416–1421

Fujimura O, Yee R, Klein GJ, Sharma AD, Boahene KA (1989) The diagnostic sensitivity of electrophysiologic testing in patients with syncope caused by bradycardia. N Engl J Med 321: 1703–1707

Gamache C, Janosik D, Redd R et al. (1991) Long-term outcome of head-up tilt guided therapy in patients with neurally mediated syncope (abstract). Pacing Clin Electrophysiol 14: 663

Girolamo Di E, Iorio Di C, Leonzio L et al. (1999) Usefulness of a tilt training program for the prevention of refractory neurocardiogenic syncope in adolescents. Circulation 100: 1798–1801

Grubb BP, Gerard G, Roush K et al. (1991a) Cerebral vasoconstriction during head upright tilt induced syncope: a paradoxic and unexpected response. Circulation 84: 1157–1164

Grubb BP, Kosinski D (1997) Tilt table testing: concepts and limitations. PACE 20: 781–787

Grubb BP, Temesy-Armos P, Hahn H, Elliott L (1991b) Utility of upright tilt table testing in the evaluation and management of syncope of unknown origin. Am J Med 90: 6–10

Grubb BP, Temesy-Armos P, Moore J et al. (1992a) Head-upright tilt table testing in the evaluation and management of the malignant vasovagal syndrome. Am J Cardiol 69: 904–908

Grubb BP, Wolfe D, Temesy-Armos P, Hahn H, Elliott L (1992b) Reproducibility of head upright tilt table results in patients with syncope. Pacing Clin Electrophysiol 15: 1477–1481

Grubb BP, Wolfe DA, Samoil D et al. (1993) Usefulness of fluoxetine hydrochloride for prevention of resistant upright tilt induced syncope. Pacing Clin Electrophysiol 16: 458–464

Gussak I, Antzelevitch C, Bjerregaard P, Towbin JA, Chaitman BR (1999) The Brugada syndrome: clinical, electrophysiologic and genetic aspects. J Am Coll Cardiol 33: 5–15

Hackel A, Linzer M, Anderson N, Williams R (1991) Cardiovascular and catecholamine responses to head-up tilt in the diagnosis of recurrent unexplained syncope in elderly patients. J Am Geriatr Soc 39: 663–669

Hainsworth R (1991) Reflexes from the heart. Physiol Rev 71: 617–658

Haissaguerre M, Commenges D, Mathio JO et al. (1989) Étude electrophysiologique des syncopes: prevision du resultat. Presse Méd 5: 212–220

Hill L (1895) The influence of the force of gravity on the circulation of the blood. J Physiol (Lond) 18: 15–53

Kapoor WN (1991) Diagnostic evaluation of syncope. Am J Med 90: 91–106

Kapoor WN, Brant N (1992) Evaluation of syncope by upright tilt testing with isoproterenol. Ann Int Med 116: 358–363

Kenny RA, Ingram A, Bayliss J, Sutton R (1986) Head-up tilt: a useful test for investigating unexplained syncope. Lancet: 1352–1354

Klein GJ, Gersh BJ, Yee R (1995) Electrophysiological testing. Circulation 92: 1332–1335

Kluger J, Bazunga M, Goldman R, ORangers E, Azar P, Chow MSS (1998) Usefulness of intravenous metoprolol to prevent syncope induced by head-up tilt. Am J Cardiol 82: 820–823

Kosinski DJ, Grubb BP (1994) Neurally mediated syncope with an update on indications and usefulness of head-upright tilt table testing and pharmacologic therapy. Curr Opin Cardiol 9: 53–64

Krahn AD, Klein GJ, Yee R, Takle-Newhouse T, Norris C (1999) Use of an extended monitoring strategy in patients with problematic syncope. Circulation 99: 406–410

Lazarus JC, Mauro VF (1996) Syncope: pathophysiology, diagnosis, and pharmacotherapy. Ann Pharmacother 30: 994–1005

Lempert Th (1997) Synkopen – Phänomenologie und Differenzierung von epileptischen Anfällen. Nervenarzt 68: 620–624

Lewis RP, Budoulas H, Schaal SF, Weissler AM (1994) Diagnosis and management of syncope. In: Schlant RC, Alexander RW (eds) The Heart, 8th edn. McGraw-Hill, New York, pp 927–945

Lewis T (1932) Vasovagal syncope and the carotid sinus mechanism. Br Med J 2: 873–876

Lewis WR, Carlson Md (1997) Systolic blood pressure at rest, not the degree of beta blockade, predicts the result of follow-up tilt-table testing for vasovagal syncope. Am J Cardiol 80: 351–353

Lieshout JJ van, Wieling W, Karemaker JM (1997) Neural circulatory control in vasovagal syncope. PACE 20: 753–763

Lieshout JJ van, Wieling W, Karemaker JM, Eckberg DL (1991) The vasovagal response. Clin Sci 81: 575–586

Linzer M, Pritchett ELC, Pontinen M et al. (1989) Diagnosing the undiagnosable: use of continuous loop electrocardiographic recorders in unexplained syncope. Circulation 80 (Suppl II): 35

Linzer M, Yang EH, Estes M, Wang P, Vorperian VR, Kapoor WN (1997) Diagnosing syncope: Part 1: Value of history, physical examination, and electrocardiography. Ann Intern Med 126: 989–996

Linzer M, Yang EH, Estes M, Wang P, Vorperian VR, Kapoor WN (1997) Diagnosing syncope: Part 2: Unexplained syncope. Ann Intern Med 127: 76–86

Ludbrook J, Evans R (1989) Posthemorrhagic syncope. News Physiol Sci 4: 120–123

Mahanonda N, Bhuripanyo K, Kangkagate C et al. (1995) Randomized double-blind placebo-controlled trial of oral atenolol in patients with unexplained syncope and positive upright tilt table results. *Am Heart J. 130: 1250–1253*

Manolis AS, Linzer M, Salem D, Estes NAM (1990) Syncope: current diagnostic evaluation and management. Ann Int Med 112: 850–863

Mark AL, Kioschos JM, Abboud FM, Heistad DD, Schmid PG (1973) Abnormal vascular responses to exercise in patients with aortic stenosis. J Clin Invest 52: 1138–1146

Martin TP, Hanusa BH, Kapoor WN (1997) Risk stratification of patients with syncope. Ann Emerg Med 29: 459–466

Milstein S, Buetikofer J, Dunnigan A et al. (1990) Usefulness of disopyramide for prevention of upright tilt-induced hypotension-bradycardia. Am J Cardiol 65: 1339–1344

Milstein S, Buetikofer J, Lesser J et al. (1989a) Cardiac asystole: a manifestation of neurally mediated hypotension-bradycardia. J Am Coll Cardiol 14: 1626–1632

Milstein S, Reyes WJ, Benditt DG (1989b) Upright body tilt for evaluation of patients with recurrent, unexplained syncope. Pacing Clin Electrophysiol 12: 117–124

Morillo C, Klein G, Yee R, Odlum-Blair J, Norris C (1992) Specificity of a head up tilt protocol with „low dose" isoproterenol (abstract). Circulation 86: 1–583

Morillo CA, Klein GJ, Gersh BJ (1996) Can serial tilt testing be used to evaluate therapy in neurally mediated syncope? Am J Cardiol 77: 521–523

Muller T, Roy D, Talajic M, Lemery R, Mattel S, Cassidy D (1991) Electrophysiologic evaluation and outcome of patients with syncope of unknown origin. Eur Heart J 12: 1390–1430

Natale A, Akhtar M, Jazayeri M et al. (1995) Provocation of hypotension during head-up tilt testing in subjects with no history of syncope or presyncope. Circulation 92: 54–58

Nelson SD, Stanley M, Love CJ, Coyne KS, Schaal SF (1991) The autonomic and hemodynamic effects of oral theophylline in patients with vasodepressor syncope. Arch Intern Med 151: 2425–2429

Oberg B, Thorén P (1972) Increased activity in left ventricular receptors during hemorrhage or occlusion of caval veins in the cat – a possible cause of the vasovagal reaction. Acta Physiol Scand 85: 164–173

Oribe E, Caro S, Perera R, Winters SL, Gomes JA, Kaufmann H (1997) Syncope: the diagnostic value of head-up tilt testing. PACE 20: 874–879

Pentousis D, Cooper JP, Cobbe SM (1997) Prolonged asystole induced by head up tilt test. Report of four cases and brief review of the prognostic significance and medical management. Heart 77: 273–275

Perna GP, Ficola U, Salvatori MP et al. (1990) Increase of plasma endorphins in vasodepressor syncope. Am J Cardiol 65: 929–930

Perry JC, Garson A Jr (1991) The child with recurrent syncope: autonomic function testing and beta-adrenergic hypersensitivity. J Am Coll Cardiol 17: 1168–1171

Petersen MEV, Williams TR, Erickson M, Sutton R (1997) Right ventricular pressure, dP/dt, and preejection interval during tilt induced vasovagal syncope. PACE 20: 806–809

Priori SG, Napolitano C, Paganini V, Cantu F, Schwartz PJ (1997) Molecular biology of the long QT syndrome: impact on management. PACE 20: 2052–2057

Quan KJ, Carlson MD, Thames MD (1997) Mechanisms of heart rate and arterial blood pressure control: implications for the pathophysiology of neurocardiogenic syncope. PACE 20: 764–774

Raviele A, Brignole M, Sutton R et al. (1999) Effect of etilefrine in preventing syncopal recurrance in patients with vasovagal syncope. Circulation 99: 1452–1457

Raviele A, Gasparini G, Di Pede F, Delise P, Bonso A, Piccolo E (1990) Usefulness of head-up tilt test in evaluating patients with syncope of unknown origin and negative electrophysiologic study. Am J Cardiol 65: 1322–1327

Rubin AM, Rials SJ, Marinchak RA, Kowey PR (1993) The head-up tilt table test and cardiovascular neurogenic syncope. Am Heart J 125: 476–482

Ruiz GA, Peralta A, Gonzales-Zuelgaray J, Duce E (1995) Evolution of patients with clinical neurocardiogenic (vasovagal) syncope not subjected to specific treatment. Am Heart J 130: 345–350

Samoil D, Grubb BP (1992) Vasovagal (neurally-mediated) syncope: pathophysiology, diagnosis and therapeutic approach. Eur J C P E 4: 234–241

Samoil D, Grubb BP, Brewster P, Moore J, Temesy-Armos P (1993) Comparison of single and dual chamber pacing techniques in prevention of upright tilt induced vasovagal syncope. Eur J C P E 1: 36–41

Sander-Jensen K, Secher NH, Astrup A et al. (1986) Hypotension induced by passive head-up tilt: endocrine and circulatory mechanisms. Am J Physiol 251: R742–748

Savage DD, Corwin L, McGee DL, Kannel WB, Wolf PA (1985) Epidemiologic features of isolated syncope: the Framingham study. Stroke 16: 626–629

Schobel HP, Oren RM, Mark AL, Ferguson DW (1992) Naloxone potentiates cardiopulmonary baroreflex sympathetic control in normal humans. Circ Res 70: 172–183

Shalev Y, Gal R, Tchou PJ et al. (1991) Echocardiographic demonstration of decreased left ventricular dimensions and vigorous myocardial contraction during syncope induced by head-up tilt. J Am Coll Cardiol 18: 746–751

Sheldon R, Killam S (1992) Methodology of isoproterenol-tilt table testing in patients with syncope. J Am Coll Cardiol 19: 773–779

Sheldon R, Rose S, Flanagan P, Koshman ML, Killam S (1996) Risk factors for syncope recurrence after a positive tilt-table test in patients with syncope. Circulation 93: 973–981

Sheldon R, Splawinski J, Killam S (1992) Reproducibility of isoproterenol tilt table tests in patients with syncope. Am J Cardiol 69: 1300–1305

Sheldon RS, Gent M, Roberts RS, Connolly SJ (1997) North American vasovagal pacemaker study: study design and organization. PACE 20: 844–848

Sneddon JF, Counihan PJ, Bashir Y et al. (1993) Assessment of autonomic function in patients with neurally mediated syncope: augmented cardiopulmonary baroreceptor responses to graded orthostatic stress. J Am Coll Cardiol 21: 1193–1198

Somers VK, Abboud FM (1996) Neurocardiogenic syncope. Adv Int Med 41: 399–435

Sra JS, Anderson AJ, Sheikh SH (1991a) Unexplained syncope evaluated by electrophysiologic studies and head-up tilt testing. Ann Int Med 114: 1013–1019

Sra JS, Anderson AJ, Sheikh SH et al. (1991b) Unexplained syncope evaluation by electrophysiologic studies and head-up tilt testing. Ann Int Med 114: 1013–1019

Sra JS, Jazayeri MR, Avitall B et al. (1993) Comparison of cardiac pacing with drug therapy in the treatment of neurocardiogenic (vasovagal) syncope with bradycardia or asystole. N Engl J Med 328: 1085–1090

Sra JS, Murthy VS, Jazayeri MR et al. (1992) Use of intravenous esmolol to predict efficacy of oral b-adrenergic blocker therapy in patients with neurocardiogenic syncope. J Am Coll Cardiol 19: 402–408

Stäblein A, Huber I, von Scheidt W (1990) Lebensbedrohliche Synkopen bei einem 69jährigen Mann: Syndrom der überschießenden parasympathischen Gegenregulation. Internist 31: 672–675

Streeten D, Anderson G, Richardson R, Thomas D (1988) Abnormal orthostatic changes in blood pressure and heartrate in subjects with intact sympathetic nervous function: evidence for excessive venous pooling. J Lab Clin Med 111: 326–335

Sutton R (1989) Syncope. In: Julian DG, Camm AJ, Fox KM, Hall RJC, Poole-Wilson PA (eds) Diseases of the heart. Baillière Tindall, London, pp 1431–1439

Sutton R (1992) Vasovagal syndrome – could it be malignant? Eur J C P E 2: 89

Thomson HL, Lele SS, Atherton JJ et al. (1995) Abnormal forearm vascular responses during dynamic leg exercised in patients with vasovagal syncope. Circulation 92: 2204–2209

Thomson HL, Wright K, Frenneaux M (1997) Baroreflex sensitivity in patients with vasovagal syncope. Circulation 95: 395–400

Viskin S, Belhassen B (1998) Polymorphic ventricular tachyarrhythmias in the absence of organic heart disease: classification, differential diagnosis, and implications for therapy. Progress Cardiovasc Dis 41: 17–34

Wallbridge DR, MacIntyre HE, Gray CE et al. (1996) Role of endogenous opioids and catecholamines in vasovagal syncope. Eur Heart J 17: 1729–1736

Waxman MB, Cameron DA, Wald RW (1993) Role of ventricular vagal afferents in the vasovagal reaction. J Am Coll Cardiol 21: 1138–1141

Weiss S, Baker JP (1933) The carotid sinus reflex in health and disease: Its role in the causation of fainting and convulsions. Medicine (Baltimore) 12: 297–354

Wolfe D, Grubb BP, Temesy-Armos P et al. (1992) Usefulness of verapamil in preventing tilt induced (vagally mediated) hypotension and bradycardia (Abstr). Clin Res 40: 737 (A)

# Kapitel 41

# Akutes Cor pulmonale und Lungenembolie

41

D. J. Beuckelmann



Das akute Cor pulmonale ist definiert als akute Druckbelastung des rechten Ventrikels durch Anstieg des systolischen Drucks in der A. pulmonalis auf über 30 mmHg oder des Mitteldrucks auf über 20 mmHg. In den meisten Fällen liegt dem akutem Cor pulmonale eine Lungenembolie zugrunde.

Es handelt sich dabei in der Regel um eine Thromboembolie, bestehend aus Fibrin und Thrombozyten, die aus den tiefen Beinvenen bei tiefer Beinvenenthrombose abgeschwemmt wurden. In seltenen Fällen kann es zur De-novo-Thrombose im Zusammenhang mit schweren Thoraxtraumen oder einer Sichelzellenanämie kommen.

Seltene Ursachen von Lungenembolien sind Fettembolien im Rahmen ausgedehnter Frakturen der langen Röhrenknochen. Fruchtwasserembolien stellen eine seltene Komplikation der Geburt oder vorgebutlichen Wehenphase dar. Weitere seltene Ursache ist die Luftembolie, meist iatrogen bedingt im Zusammenhang mit diskonnektierten zentralen Venenkathetern.

Selten liegt einem akuten Cor pulmonale eine Druckerhöhungen im rechten Kreislauf im Rahmen eines Status asthmaticus, eines Spannungspneumothorax oder schwerer hypoxischer Zustände anderer Genese zugrunde. In über 95% aller Fälle von akutem Cor pulmonale ist jedoch eine Thrombembolie hierfür verantwortlich.

## 41.1 Epidemiologie

Die Lungenembolie ist nach dem Myokardinfarkt und dem Schlaganfall die dritthäufigste kardiovaskuläre Todesursache. !

In den Vereinigten Staaten betrug die jährliche Letalität in den 70er Jahren mehr als 200.000 pro Jahr (Dalen et al. 1975). Bei etwa 1/3 dieser Patienten war die Lungenembolie sofort tödlich. In dieser Gruppe ist also die Zeit für eine definitive Diagnose und Therapie zu kurz. Die anderen 130.000 Patienten verstarben trotz bzw. während medizinischer Behandlung, da die Diagnose noch nicht gestellt und die Therapie somit zu spät oder insuffizient eingeleitet wurde.

Nur 13.000 Patienten sterben pro Jahr an einer Lungenembolie nach Einleitung einer adäquaten Therapie. Hieraus ergibt sich die Bedeutung der raschen und präzisen Diagnose des Krankheitsbildes, um neue und möglicherweise tödliche Rezidive einer Lungenembolie zu verhindern. Die medikamentöse oder mechanische Entfernung obstruierender pulmonaler Embolien ist dem gegenüber nur bei einer kleinen Zahl von Patienten notwendig.

Mehrere epidemiologische Studien zeigen, daß die Zahl der Lungenembolien seit den 70er Jahren um fast

45% abgenommen hat (Silverstein et al. 1998). Die Inzidenz im höheren Lebensalter beträgt heutzutage etwa 1–2 Erkrankungen pro 1.000 Patientenjahre (Kniffen et al. 1994).

## 41.2
## Risikofaktoren

Die Risikofaktoren zur Entwicklung einer Lungenembolie entsprechen denen zur Entwicklung einer tiefen Beinvenenthrombose. Unterschieden werden muß zwischen Risikofaktoren internistischer Patienten und solchen Faktoren, die mit einem erhöhten Risiko zur Entwicklung einer Lungenembolie bei chirurgischen Patienten einhergehen.

### 41.2.1
### Beinvenenthrombose

Die Beinvenenthrombose entsteht auf dem Boden der vor fast 150 Jahren beschriebenen Virchow-Trias:

- Endothelschädigung der Vene,
- Stase des Blutes,
- Hyperkoagulabilität des Blutes.

#### Endothelschädigung der Vene

Die Schädigung des Endothels legt das Kollagen frei, wodurch es zur Plättchenaggregation über Vermittlung von Faktor VIII und Von-Willebrand-Faktor kommt. Durch die Plättchenaggregation werden Adenosinphosphat und Thromboxan $A_2$ freigesetzt, die selbst wiederum eine Plättchenaggregation und Aktivierung des extrinsischen Gerinnungssystems initiieren bzw. perpetuieren. Hierdurch kommt es zur Bildung und Vernetzung von Fibrin. Die kontinuierlich fortschreitende Koagulation des Blutes wird durch Fibrinabbau mit Hilfe von Plasmin, Antithrombin III und Protein C verhindert.

Die Freisetzung vasoaktiver Mediatoren aus verletztem Gewebe verursacht eine Vasodilatation, die zur intimalen Lazeration und Freilegung von Kollagen führen kann, wodurch es wiederum zur Thrombusformation kommen kann. Die wichtigsten dieser Mediatoren sind Serotonin und Bradykinin, aber auch Anästhetika (Merli u. Martinez 1987).

Wenngleich traumabedingte Verletzungen des Gefäßendothels bei manchen Formen der tiefen Beinvenenthrombose, insbesondere nach Hüftfrakturen oder Hüftoperationen, Bedeutung haben können, entstehen Thromben in der Regel jedoch im tiefen Venensystem ohne endotheliale Verletzung.

#### Verlangsamter Blutfluß

Die Verlangsamung des Blutflusses wurde bereits seit langem als wesentlicher Faktor einer venösen Thrombusentstehung erkannt. Normalerweise sind immer kleine Mengen aktivierter Gerinnungsfaktoren im Blut vorhanden, werden aber durch die Leber abgebaut. In Gebieten eines verlangsamten Blutflusses können diese Faktoren wie Adenosintriphosphat, Faktor X, Thrombin und Fibrin über längere Zeitperioden mit Blutplättchen in Kontakt treten und so eine Plättchenaggregation und Thrombusbildung initiieren.

Bettlägerigkeit ist schon seit langem als eine der wesentlichen prädisponierenden Faktoren für eine tiefe Beinvenenthrombose und Lungenembolie bekannt (Virchow 1862; Dunmire 1989). Die Immobilisation in liegender Position führt zu einer verminderten Drainage aus den Venen des Unterschenkels und somit zu einer Stase von Blut in diesem Bereich. Diese bedingt eine Verlängerung der Clearance-Rate aktivierter Gerinnungsfaktoren aus dem Blut von 1 min bei Normalpersonen auf über 9 min bei bettlägerigen Patienten. Hierdurch wird die Thrombusformation initiiert, in aller Regel im Waden- und Kniekehlenbereich und hier insbesondere um die Venenklappen herum.

Eine Vollnarkose führt zur venösen Dilatation durch Erschlaffung der glatten Muskulatur und fördert die Stase des Blutes in den Extremitäten weiter.

#### Hyperkoagulabilität

Der 3. Risikofaktor der Virchow-Trias, die Hyperkoagulabilität, wird in der Regel durch die Freisetzung von Thromboplasmin aus verletztem Gewebe und Aktivierung gerinnungsfördernder Faktoren durch Trauma, Schock, Geburt oder chirurgische Eingriffe vermittelt. Daneben kann es durch eine verminderte Fähigkeit der Leber zur Inaktivierung von Gerinnungsfaktoren ebenfalls zu einer Hyperkoagulabilität kommen.

Eine ganze Reihe weiterer Erkrankungen wirken im wesentlichen über eine Erhöhung der Gerinnbarkeit des Blutes, so z. B. die Einnahme von Östrogenen.

#### ■ APC-Resistenz

Klassische hereditäre Defekte, die mit einer Thrombophilie einhergehen, sind selten. Gesichert ist der Zusammenhang mit einem Mangel an Antithrombin III, Protein C oder Protein S. Die Prävalenz dieser Defekte ist relativ gering. So wird lediglich bei 2–3% aller Patienten mit venösen Thrombosen ein Protein-C-Mangel, bei etwa 2% ein Protein-S-Mangel und lediglich bei 1% ein Antithrombin-III-Mangel gefunden. Damit konnte lediglich für 10–15% ungeklärter Thrombosen eine hereditäre Ursache gefunden werden.

1993 wurde nun erstmals ein genetischer Defekt beschrieben, der ebenfalls mit einer Thrombophilie einhergeht – die Resistenz gegen aktiviertes Protein C (APC-Resistenz; Koster et al. 1993). Es handelt sich um einen autosomal-dominant vererbten Defekt, der eine Prävalenz von etwa 5% in der Normalpopulation aufweist. Die Häufigkeit dieses Defektes bei Patienten mit sonst nicht erklärbaren venösen Thrombosen und Lungenembolien beträgt 20–30% (Svensson et al. 1994; Koster et al. 1993)

Die APC-Resistenz ist dadurch charakterisiert, daß es bei Zusatz von aktiviertem Protein C in vitro bei die-

**Tabelle 41-1.** Prophylaxe thrombembolischer Komplikationen bei APC-Resistenz

| Thromboselokalisation und Häufigkeit | Dauer der oralen Antikoagulation | |
|---|---|---|
| | Heterozygote Mutation | Homozygote Mutation |
| Kein thrombembolisches Ereignis | Keine orale Antikoagulation | Keine orale Antikoagulation |
| Erstmals isolierte Beinvenenthrombose | 1 Jahr Antikoagulation | Dauerhafte Antikoagulation |
| Bein- und Beckenvenenthrombose | 5 Jahre Antikoagulation | Dauerhafte Antikoagulation |
| Lungenembolie | 5 Jahre Antikoagulation | Dauerhafte Antikoagulation |
| Zweitthrombose | Dauerhafte Antikoagulation | Dauerhafte Antikoagulation |

sen Patienten nicht zu einer adäquaten Verlängerung der Gerinnungszeit kommt. Als Ursache der Resistenz konnten Dartina et al. (1994) nachweisen, daß dem Defekt eine Punktmutation im Faktor-V-Gen zugrunde liegt, und zwar ein Austausch von Guanin gegen Arginin in Exon 10 in Position 1.691. Im Faktor-V-Protein führt die Mutation dann zu einem Austausch von Arginin durch Glutamin in der Aminosäureposition 506. Nach dem Ort der Entdeckung wird die Mutation Faktor-V-Leiden genannt.

Die Funktion von APC ist die Inaktivierung der Faktoren V und VIII in ihrer aktivierten Form durch proteolytische Spaltung. Bei Vorliegen der Mutation läuft diese Spaltung etwa 10mal langsamer ab, woraus eine nicht ausreichende Inaktivierung des Faktors Va und eine erhöhte Gerinnungsneigung des Blutes resultiert.

Die Mutation findet sich weder in der asiatischen noch in der schwarzafrikanischen oder uramerikanischen Bevölkerung. Diskutiert wird als Ursache für die Häufung der Mutation in der weißen Bevölkerung ein Selektionsvorteil in der Evolution mit einer durch die Mutation verbundenen Schutzwirkung vor Blutverlusten. Diese Interpretation ist aber spekulativ.

Heterozygote Defektträger haben ein 5- bis 10mal höheres Thromboserisiko gegenüber Personen ohne den Defekt, Homozygote ein 50- bis 100mal größeres Risiko. Im Alter von 50 Jahren haben etwa 30% der heterozygoten Defektträger ein thromboembolisches Ereignis erlitten.

Der Nachweis einer APC-Resistenz kann durch einen funktionellen Test im Plasma oder durch den direkten Nachweis der die APC-Resistenz verusachenden Mutation auf DNA-Ebene erfolgen.

Die Empfehlungen zur Prophylaxe thrombembolischer Ereignisse bei Patienten mit Faktor-V-Mutation ist in Tabelle 41-1 zusammengefaßt.

## 41.2.2 Risikofaktoren internistischer Patienten

### Bettlägerigkeit

Internistische Patienten mit hohem Lungenembolierisiko sind solche mit langer Bettlägerigkeit, z. B. bei Paraplegie, Guillain-Barré-Syndrom, schwerer Herzinsuffizienz usw. Der venöse Blutfluß erreicht ab dem 7. Tag der Bettlägerigkeit ein Minimum. Entsprechend muß mit einer kontinuierlichen Zunahme der Thrombose- und Embolieinzidenz innerhalb der ersten 7 Tage einer Bettruhe gerechnet werden. In einer großen Autopsiestudie hatten Patienten mit Querschnittslähmung eine Lungenembolieinzidenz von bis zu 30%. Übergewicht war ebenfalls ein Risikofaktor.

### Herzinsuffizienz

Die Herzinsuffizienz ist ein wesentlicher Risikofaktor für die Entwicklung einer Lungenembolie. Bei dieser Erkrankung zeigte sich ein deutlicher Altersunterschied. In einer Studie hatten Patienten mit Herzerkrankungen, die jünger als 30 Jahre alt waren, eine ca. 5%ige Inzidenz von Lungenembolien, vergleichbar mit gleich alten, nicht herzinsuffizienten Patienten.

Kranke über 30 Jahre wiesen dagegen eine Thrombembolieinzidenz von 18,6% auf. Einen zusätzlichen wesentlichen Risikofaktor stellte das Vorhofflimmern dar. Ältere Patienten mit Herzinsuffizienz und Vorhofflimmern hatten eine 36%ige Inzidenz einer Lungenembolie (Schafer 1985).

### Hohes Alter

Fortgeschrittenes Alter muß als auch unabhängiger Risikofaktor angesehen werden. Eine Differenzierung von Begleiterkrankungen ist zwar schwierig durch die erhöhte Inzidenz derartiger Erkrankungen im höheren Lebensalter. Dennoch scheint es auch ohne Begleiterkrankungen zu einer erhöhten Inzidenz tödlicher Lungenembolien im Alter über 50 Jahren zu kommen.

### Maligne Erkrankungen

Patienten mit bösartigen Erkrankungen weisen ebenfalls ein erhöhtes Risiko zur Entwicklung einer Lungenembolie auf. Hier ergeben sich jedoch Unterschiede zwischen den einzelnen Tumorformen. Das höchste Risiko haben Patienten mit Pankreaskarzinomen (35%), Patienten mit Lungen- oder Urogenitaltumoren haben ein Risiko von ca. 20%, Patienten mit Mamma-, Magen- oder Prostatakarzinomen ca. 16%. Dagegen weisen Patienten mit Tumoren des Kopfes oder Halses kaum eine erhöhte Inzidenz thrombembolischer Komplikationen auf (Schafer 1985).

**Diabetes mellitus**
Diabetes mellitus ist ein weiterer Risikofaktor für die Entwicklung einer Lungenembolie, wenngleich das exakte Risiko der Zuckerkrankheit schwer von dem etwaiger Begleiterkrankungen zu trennen ist. Autopsiestudien zeigen eine ca. 20%ige Lungenembolieinzidenz.

**Schwangerschaft**
Die Schwangerschaft führt aus einer Reihe von Gründen zu einer erhöhten Prädisposition thromboembolischer Komplikationen. Alle Gerinnungsfaktoren außer Faktor XI und XIII sind in der Schwangerschaft erhöht. Darüber hinaus kommt es durch den lokalen Druck auf die Beckenvenen, insbesondere während der Geburt, zu einer lokalen Schädigung der venösen Blutgefäße in diesem Bereich. Der venöse Blutfluß aus den unteren Extremitäten ist durch Kompression der V. cava inferior vermindert, die erhöhten Östrogenspiegel führen zu einer zusätzlichen glattmuskulären Relaxation, Dilatation und somit venösen Stase.

All diese Faktoren führen zu einer deutlich erhöhten Inzidenz tiefer Beinvenenthrombosen und pulmonaler Embolien während Spätschwangerschaft und in zeitlichem Zusammenhang mit der Geburt.

### 41.2.3 Risikofaktoren chirurgischer Patienten

Abhängig vom Eingriff lassen sich chirurgische Patienten präoperativ durch eine Risikostratifikation einteilen in solche mit hohem, mittlerem und geringerem Risiko einer Lungenembolie. Entsprechend können prophylaktische Maßnahmen an diesem Risiko orientiert werden.

**Niedriges Risiko**
Patienten haben ein niedriges Thromboembolierisiko, wenn sie jünger als 40 Jahre sind und sich einer unkomplizierten Operation unterziehen müssen. Patienten über 40 Jahre mit unkomplizierter Operation und ohne zusätzliche Risikofaktoren haben ebenfalls ein geringes Thromboembolierisiko, wenn die Operationsdauer <30 min beträgt. Das Risiko dieser Patientengruppe ist <10%, eine Unterschenkelthrombose zu entwickeln, und <1% für eine ileofemorale Thrombose. Weniger als 0,01% aller Patienten mit niedrigem Risiko erleiden ohne Prophylaxe eine tödliche Lungenembolie.

**Mittleres Risiko**
Ein mittleres Risiko weisen Patienten über 40 Jahre auf, die sich einer Operation über 30 min unterziehen müssen. Dieses Risiko wird ebenfalls erhöht durch Adipositas, Operationen am Dickdarm, ausgedehnte Dissektionen, Operationen wegen eines malignen Tumors, durch fortgeschrittenes Lebensalter sowie lange Phasen einer postoperativen Bettruhe. Diese Gruppe von Patienten hat ein 10- bis 40%iges Risiko zur Entwicklung einer Unterschenkelthrombose, ein 2- bis 10%iges Risiko zur Ent-

**Tabelle 41-2.** Risikofaktoren zur Entwicklung einer Lungenembolie

| Internistische Patienten |
|---|
| Über 7tägige Immobilisation |
| Paraplegie und Paraparese |
| Herzinsuffizienz NYHA III-IV |
| Adipositas |
| Fortgeschrittenes Lebensalter |
| Bösartige Erkrankungen |
| – Pankreaskarzinom |
| – Kolonkarzinom |
| – Karzinome des Urogenitaltrakts |
| – Bronchialkarzinom |
| – Mammakarzinom |
| – Magenkarzinom |
| – Prostatakarzinom |
| Schwangerschaft und Geburt |
| Kritische Allgemeinerkrankungen |
| – Schock |
| – Lungenversagen (ARDS) |
| Pankreatitis |
| Gerinnungsstörungen |
| – APC-Resistenz |
| – AT-III-Mangel |
| – Protein-C-/Protein-S-Mangel |
| – Cardiolipin-Antikörper |
| – Heparininduzierte Thrombozytopenie (HIT-II) |
| **Chirurgische Patienten** |
| Niedriges Risiko: |
| – Alter <40 Jahre |
| – unkomplizierte chirurgische Eingriffe |
| – Alter >40 Jahre mit chirurgischem Eingriff <30 min und fehlenden Begleitrisiken |
| Mittleres Risiko: |
| – Alter >40 Jahre mit chirurgischem Eingriff >30 min |
| – Adipositas |
| – Colonchirurgie |
| – ausgedehnte Dissektionen |
| – fortgeschrittenes Lebensalter |
| – Operation bösartiger Tumoren |
| – Varizenoperationen |
| Hochrisiko: |
| – Patienten >40 Jahre bei Zustand nach tiefer Beinvenenthrombose/Lungenembolie |
| – ausgedehnte Tumorchirurgie im Bereich des Beckens oder des Abdomens |
| – orthopädisch-chirurgische Eingriff an der unteren Extremität |

wicklung einer proximalen Venenthrombose. 0,1–0,7% aller Patienten in dieser Gruppe erleiden eine tödliche Lungenembolie, falls keine Prophylaxe durchgeführt wird.

### Hohes Risiko

Die Hochrisikogruppe umfaßt die Patienten über 40 Jahre, die bereits eine tiefe Beinvenenthrombose oder Lungenembolie erlitten haben. In diese Hochrisikogruppe fallen ebenfalls Patienten, bei denen ausgedehnte Bekken- oder Abdominaleingriffe wegen bösartiger Erkrankungen oder orthopädische Operationen an der unteren Extremität durchgeführt werden müssen.

!

Diese Patienten entwickeln in 40–80% der Fälle eine Thrombose des Unterschenkels, in 10–20% eine proximale Venenthrombose. 1–5% von ihnen erleiden eine tödliche Lungenembolie (Merli u. Martinez 1987).

Die Inzidenz thrombembolischer Komplikationen bei Patienten mit tiefer Beinvenenthrombose beträgt etwa 50%. So konnte in einem Patientenkollektiv mit dokumentierter tiefer Beinvenenthrombose meist ohne klinische Symptome in Perfusionsszintigrammen eine 51%ige Embolierate nachgewiesen werden. Patienten mit tiefer Beinvenenthrombose der Oberschenkel oder Beckenvenen wiesen sogar in 73% Zeichen einer abgelaufenen Lungenembolie auf (Huisman et al. 1989).

Tabelle 41-2 faßt die Risikofaktoren zur Entwicklung einer tiefen Beinvenenthrombose und einer Lungenembolie bei internistischen und chirurgischen Patienten zusammen.

## 41.3 Pathophysiologie

Die patholophysiologischen Veränderungen nach einer Lungenembolie lassen sich im wesentlichen zwei Grundmechanismen zuordnen, die sich gegenseitig verstärken. Einerseits kommt es zu Störungen der Hämodynamik durch akute Belastung des rechten Herzens bis hin zum kardiogenen Schock. Andererseits führt die Thrombembolie zu einer akut einsetzenden Gasaustauschstörung mit Hypoxämie bis hin zur Beatmungspflichtigkeit.

### 41.3.1 Hämodynamik

Das Ausmaß der pulmonalvaskulären Obstruktion ist die wesentliche Determinante einer rechtsventrikulären Dysfunktion. Mit zunehmender Obstruktion kommt es einerseits zur Erhöhung des pulmonalarteriellen Drucks. Darüber hinaus werden aber vasokonstriktorische Substanzen, insbesondere Serotonin freigesetzt, die reflektorisch zu einer weiteren pulmonalarteriellen Vasokonstriktion führen. Diese Vasokonstriktion, in Verbindung mit der shuntbebedingten Hypoxämie (s. unten) führt zu einer weiteren Erhöhung des pulmonalvaskulären

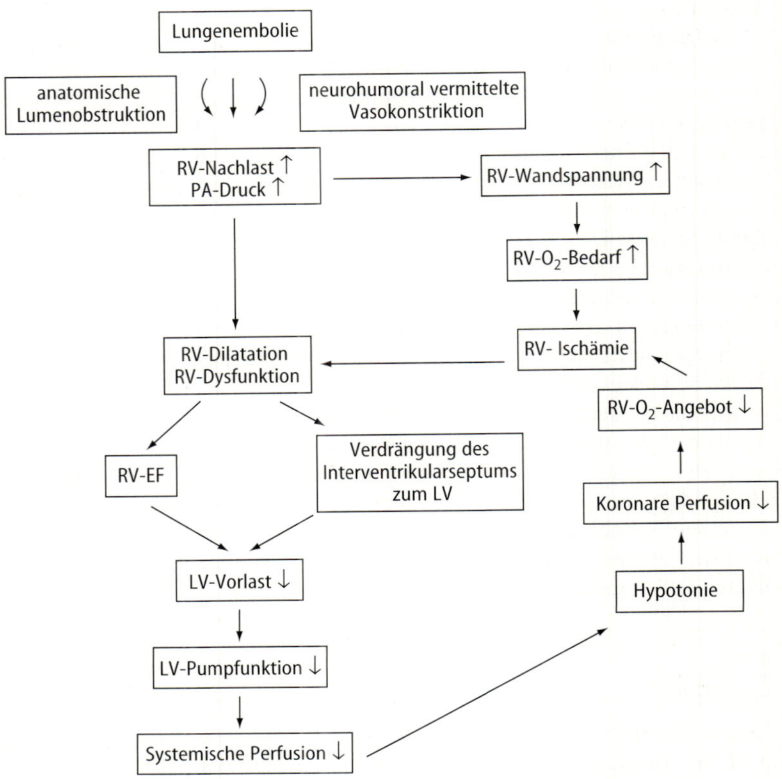


**Abb. 41-1.** Pathophysiologie der rechts- und linksventrikulären Dysfunktion bei akuter rechtsventrikulärer Druckbelastung

**Tabelle 41-3.** Schweregradeinteilung der Lungenembolie

| Ausmaß der Lungengefäßbettverlegung [%] | Schweregrad |
|---|---|
| <25% | – geringgradig |
| 25–50% | – mittelgradig |
| 50–60% | – massiv |
| >60% | – fulminant |

Widerstandes und hat so erheblichen Anteil an der Entstehung der akuten pulmonalen Druckerhöhung.

Die akute, druckanstiegsbedingte rechtsventrikuläre Dilatation führt zu einer deutlichen Beeinflussung des linken Ventrikels mit Veränderung der Druck-Volumenkurve des linken Herzens. Durch die Dilatation des rechten Ventrikels im Perikardsack kann es zu einem Pulsus paradoxus, also zu einem inspiratoriscen Abfall des systolischen Blutdrucks um mindestens 15 mmHg kommen.

Diesem Phänomen liegt eine erhöhte Füllung des rechten Ventrikels während Inspiration durch den vermehrten venösen Rückstrom zum rechten Herzen zugrunde. Durch diese erhöhte Füllung kommt es zu einer weiteren Dilatation des bereits vergrößerten rechten Ventrikels mit Verschiebung des Interventrikularseptums nach links und konsekutiver verminderter Füllung des linken Ventrikels. Durch diese verminderte linksventrikuläre Füllung erklärt sich der inspiratorische Blutdruckabfall.

Die Bedeutung einer linksventrikulären Funktionsstörung, bedingt durch Kompression der linken durch die dilatierte rechte Herzkammer konnte in einer tierexperimentellen Studie dokumentiert werden (Brookes et al. 1999) Die Interaktion zwischen linkem und rechtem Ventrikel ist in Abb. 41-1 schematisch dargestellt.

Aus tierexperimentellen Untersuchungen ist bekannt, daß eine akute Druckerhöhung im pulmonalarteriellen Kreislauf lediglich bis maximal 40 mmHg erfolgen kann. Weitere Widerstandserhöhungen führen dann nicht zu einer weiteren Druckerhöhung, sondern zum akuten rechtsventrikulären Versagen, das schließlich im kardiogenen Schock endet.

Das akute, dekompensierte Cor pulmonale, die dramatischste Form der akuten Lungenembolie tritt auf, wenn der pulmonale Embolus groß genug ist, um mehr als 60–65% der pulmonalen Zirkulationsbahn zu verschließen. Tabelle 41-3 gibt den Schweregrad der Einteilung der Lungenembolie nach dem Ausmaß der pulmonalarteriellen Gefäßbetteinengung wieder.

### 41.3.2 Gasaustausch

Ursache für die Diskrepanz zwischen verlegtem Lungengefäßbett und kardiopulmonalen Veränderungen bei der Lungenembolie ist die Freisetzung neurohumoraler Faktoren, die eine pulmonale Vasokonstriktion und Bronchospasmen verursachen können. Experimentelle Untersuchungen haben gezeigt, daß die beiden wichtigsten vasoaktiven humoralen Faktoren Serotonin und Thromboxan $A_2$ sind (Moser 1990; Manny u. Hechtman 1985).

Serotonin ist ein potenter Agonist der glatten Gefäßmuskulatur, der in den Thrombozyten gespeichert wird und gleichzeitig durch direkte Stimulation einen Bronchospasmus verursachen kann. Aktivierte Thrombozyten setzen aber auch Thromboxan $A_2$ frei, ebenfalls ein potenter Vasokonstriktor und Mediator einer Bronchospastik.

Darüber hinaus konnte nachgewiesen werden, daß es im Rahmen der Lungenembolie zur Abnahme des Surfactant-Faktors mit konsekutivem alveolärem Kollaps und Ausbildung von Mikroatelektasen kommt. Dies führt zu einer Verminderung der Gasaustauschfläche für Sauerstoff und zur Öffnung intrapulmonaler Shunts. Daraus resultiert in Kombination mit Vasokonstriktion und Bronchokonstriktion und der hieraus entstehenden Totraumventilation mit „Perfusions-Ventilations-Mismatch" eine Hypoxämie, wie sie im Rahmen der Lungenembolie typisch ist. Zusätzlich kommt es im Rahmen dieser Hypoxämie und der Stimulation pulmonaler Barorezeptoren zur Hyperventilation mit konsekutiver Hypokapnie. Abbildung 41-2 stellt die Pathophysiologie der Gasaustauschstörung dar.

#### Offenes Foramen ovale

Bei 17% aller Erwachsenen besteht ein offenes Foramen ovale. Insbesondere bei bereits vorbestehender pulmonaler Hypertonie, jedoch auch bei akuten größeren Lungenembolien kann es zum Anstieg des rechtsatrialen über den linksatrialen Druck kommen. Bei Patienten mit offenem Foramen ovale kann es hierdurch zu einem zusätzlichen Rechts-links-Shunt und somit systemischer $O_2$-Entsättigung über das offene Foramen ovale kommen.

Zusammengefaßt führt die Lungenembolie somit zu den in Tabelle 41-4 aufgeführten pathophysiologischen Veränderungen.

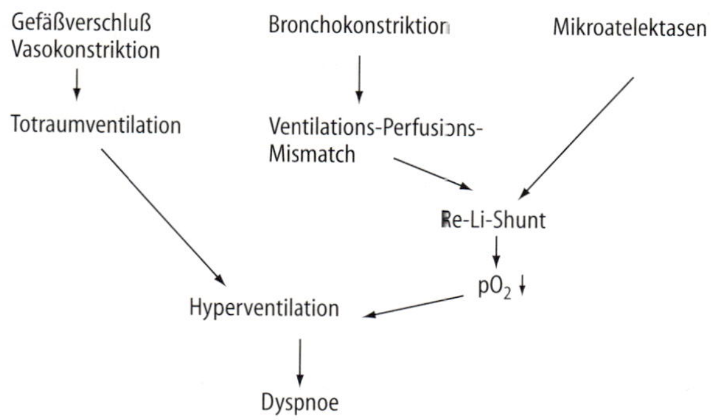


**Abb. 41-2.** Pathophysiologie der Gasaustauschstörung bei akuter Lungenembolie

Tabelle 41-4. Pathophysiologie der Lungenembolie

| Erhöhung des pulmonal-vaskulären Widerstands |
|---|
| – vaskuläre Obstruktion |
| – neurohumoral-vermittelte Vasokonstriktion |
| – Hypoxie-vermittelte Vasokontriktion |
| **Verschlechterung des Gasaustausches durch** |
| – erhöhte alveoläre Totraumventilation durch vaskuläre Obstruktion |
| – Hypoxämie durch alveoläre Hypoventilation |
| – Rechts-links-Shunt durch neurohumoral vermittelte Shunteröffnung |
| – Diffusionsstörung durch Verminderung der Gasaustauschfläche |
| **Erhöhter Atemwegswiderstand durch** |
| – neurohumoral vermittelte Bronchialkonstriktion |
| **Verminderte Lungendehnbarkeit durch** |
| – Surfactant-Verminderung |
| – intestitielles Ödem |

Tabelle 41-5. Klinische Symptome bei Verdacht auf Lungenembolie

| Symptom/Befund | Lungenembolie nachgewiesen ($n = 117$) | Lungenembolie ausgeschlossen ($n = 248$) |
|---|---|---|
| Dyspnoe | 73% | 72% |
| Pleuraschmerz | 66% | 59% |
| Husten | 37% | 36% |
| Beinschwellungen | 28% | 22% |
| Beinschmerzen | 26% | 24% |
| Hämoptysen | 13% | 8% |
| Palpitationen | 10% | 18% |
| Angina pectoris | 4% | 6% |
| Tachypnoe | 70% | 68% |
| Rasselgeräusche | 51% | 40% * |
| Tachykardie über 100/min | 30% | 24% |
| Betonter 2. Herzton | 23% | 13% * |
| Thrombosezeichen | 11% | 11% |
| Fieber über 38,5 °C | 7% | 12% |
| Pleurareiben | 3% | 2% |
| 3. Herzton | 3% | 4% |
| Zyanose | 1% | 2% |

* $p<0{,}05$

## 41.4 Klinik

### 41.4.1 Symptomatik

Die Diagnose einer Lungenembolie ist häufig schwierig, da klassische Zeichen und Symptome bei der Mehrzahl der Patienten nicht auftreten. Die klassischen Zeichen einer Lungenembolie sind:

- plötzlich auftretender pleuritischer Brustschmerz,
- Hämoptysen,
- Dyspnoe.

In einer größeren Studie fand sich, daß nur 75% aller Patienten pleuritische Brustschmerzen aufwiesen, 84% hatten Dyspnoe, jedoch nur 30% hatten Hämoptysen (Hoellerick u. Wigton 1986).

Weitere wegweisende klinische Zeichen können Husten, assoziierte Beinschwellungen oder Beinschmerzen, Palpitationen und pektanginöse Beschwerden sein. Bei der klinischen Untersuchung lassen sich am häufigsten Tachykardie, Tachypnoe, basale Rasselgeräusche über den Lungen, ein betonter 2. Herzton, aber auch Fieber nachweisen.

### 41.4.2 Differentialdiagnose

Eine umfangreiche Untersuchung an 365 Patienten mit Verdacht auf Lungenembolie zeigte, daß sich die klinischen Symptome nur unwesentlich zwischen den Gruppen mit schließlich bewiesener oder ausgeschlossener Lungenembolie unterscheiden. Diese Ergebnisse sind in Tabelle 41-5 zusammengestellt (nach Stein et al. 1991).

Aus diesen unspezifischen Krankheitssymptomen ergibt sich, daß bei der Lungenembolie eine Vielzahl anderer Erkrankungen in die Differentialdiagnose einbezogen werden muß. Die wesentlichen Differentialdiagnosen sind der Übersicht zusammengestellt.

**Differentialdiagnose der Lungenembolie**

- Myokardinfarkt
- Pneumonie
- Akute Herzinsuffizienz
- Asthma bronchiale
- Chronisch obstruktive Bronchopneumopathie
- Pneumothorax
- Perikarditis
- Rippenfrakturen
- Lungentumore
- Muskuloskelettale Schmerzen
- Hyperventilationstetanie

Der Myokardinfarkt ist hierbei eine der wesentlichen Differentialdiagnosen, da die Symptomenkonstellation von akutem Thoraxschmerz, Dyspnoe und hämodyna- !

mischer Instabilität auf beide Krankheitsbilder zutreffen kann.

Wenn Patienten mit einer fraglichen Pneumonie, einer Herzinsuffizienz oder einem Myokardinfarkt nicht auf die übliche Therapie ansprechen, sollte immer an eine gleichzeitig bestehende Lungenembolie gedacht werden.

## 41.5 Diagnostik

Bei Verdacht auf das Vorliegen einer Lungenembolie richtet sich der diagnostische Ablauf nach dem klinischen Schweregrad. Bei instabilen Patienten, die aus dem ambulanten Bereich oder von peripheren Stationen auf die Intensivstation eingewiesen werden, liegt meist ein klinischer oder hämodynamischer Befund hohen Schweregrades (massive oder fulminante Lungenembolie) vor. Aufgrund der hohen Letalität ist hier eine rasche Diagnosesicherung von essentieller Bedeutung. Die häufig fatalen Konsequenzen können nur durch schnelle Wiedereröffnung der verlegten Lungenstrombahn abgewendet werden.

Apparative Untersuchungen, die bei der Diagnostik einer Lungenembolie ohne ausgeprägte hämodynamische oder respiratorische Beeinträchtigung wichtig sind, z. B. szintigraphische Verfahren oder Diagnostik einer tiefen Beinvenenthrombose, treten bei Patienten mit der Notwendigkeit einer intensivmedizinischen Therapie aus Zeitgründen in den Hintergrund. Demgegenüber wird man bei Patienten mit stabilen Kreislaufverhältnissen zunächst nichtinvasive Verfahren zur Anwendung bringen, da ein Zeitdruck in diesem Fall in geringerem Maße vorliegt.

### 41.5.1 Stufendiagnostik

Die Diagnostik läßt sich in 4 Stufen einteilen, wobei der Wert der verschiedenen Verfahren nicht allein im Beweis einer Lungenembolie, sondern auch im Ausschluß wichtiger differentialdiagnostischer Erkrankungen liegt:

- *Stufe I – Basisdiagnostik*
  - Klinische Untersuchung
  - EKG
  - Blutgasanalyse
  - D-Dimer-Bestimmung
- *Stufe II*
  - Transthorakale Echokardiographie
  - Lungenszintigraphie
- *Stufe III*
  - Transösophageale Echokardiographie
  - Computertomographie
  - MR-Tomographie
- *Stufe IV*
  - Pulmonalisangiographie
  - Pulmonalisdruckmessung

Je schwerer das klinische Krankheitsbild, um so eher wird man die Diagnostik bei Stufe III oder IV beginnen. Im Fall einer hämodynamischen Stabilität oder eines Verdachts werden die nichtinvasiven und weniger belastenden diagnostischen Verfahren der Stufe I und II zunächst im Vordergrund stehen.

### 41.5.2 Elektrokardiogramm

Das EKG hat seine größte Bedeutung bei Patienten mit großen Lungenembolien im Ausschluß eines akuten Myokardinfarkts. Typische EKG-Veränderungen einer Embolie sind bedingt durch Dehnung und Druckbelastung des rechten Vorhofs und Ventrikels mit entsprechenden Änderungen der Herzachse, der Erregungsausbreitung und Rückbildung sowie einer Tachykardie. **!** Beim akuten Cor pulmonale finden sich im klassischen Fall eine S-Zacke in Ableitung I und eine Q-Zacke in Ableitung III ($S_I/Q_{III}$-Typ), ein neu auftretender inkompletter Rechtsschenkelblock oder die Zeichen der rechtsventrikulären Ischämie. Zusätzlich weisen Patienten mit ausgedehnten Lungenembolien in der Regel ein P pulmonale und eine Abweichung der Herzachse nach rechts auf.

Intermittierendes Vorhofflimmern oder -flattern ist weniger die Folge, sondern kann vielmehr Ursache rezidivierender Lungenembolien sein.

Die EKG-Zeichen einer Lungenembolie sind häufig transient, die klassischen Veränderungen treten in der Regel nur bei massiven oder fulminanten Embolien auf. Abbildung 41-3 zeigt ein derartiges, typisches EKG eines Patienten mit akuter Lungenembolie und Verschluß von ca. 50% des Lungengefäßquerschnitts. Wertvoll können die EKG-Veränderungen v. a. dann sein, wenn vorausgegangene EKG vorliegen und in Zusammenhang mit einer klinischen Symptomatik einzelne typische Veränderungen im EKG nachweisbar sind.

Wenngleich die EKG-Veränderungen in der Regel nicht spezifisch sind, so haben dennoch lediglich 30% aller Patienten mit gesicherter Lungenembolie ein völlig unauffälliges EKG.

Die Übersicht faßt die typischen EKG-Veränderungen einer Lungenembolie zusammen (mod. nach Sreeran et al. 1994).

**EKG-Veränderungen einer Lungenembolie**

- Inkompletter oder kompletter Rechtsschenkelblock
- $S_I/Q_{III}$-Typ
- Q in III und aVF, nicht jedoch in II
- S in Ableitung I und aVL>0,15 mV
- RS-Übergang linksverschoben
- Altersabweichender Steiltyp oder Rechtstyp
- T-Negativierung in Ableitungen III und aVF oder in Ableitungen $V_1$–$V_4$

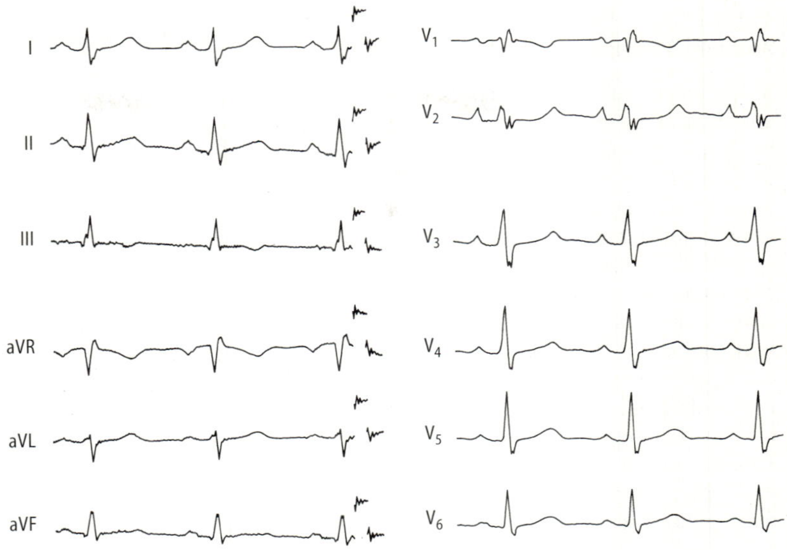


**Abb. 41-3.** EKG bei akuter Lungenembolie. Typische S-Zacke in I und Q-Zacke in III ($S_I/Q_{III}$-Typ), ferner inkompletter Rechtsschenkelblock

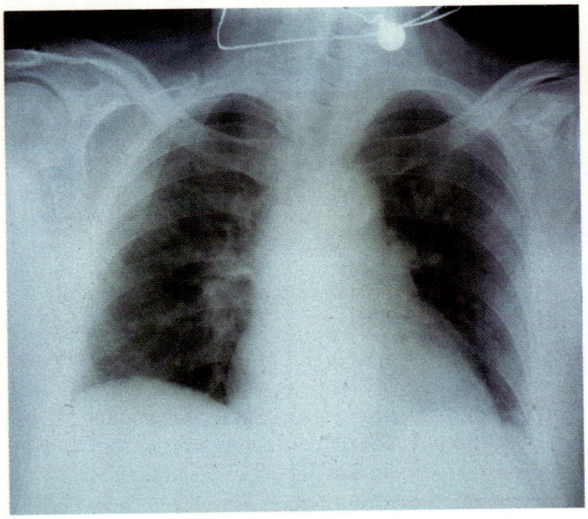

**Abb. 41-4.** Thoraxübersichtsaufnahme einer Patientin mit massiver linksseitiger Lungenembolie. Typische Gefäßrarefizierung links (Westermark-Zeichen)

**Tabelle 41-6.** Zeichen der Lungenembolie im Thoraxröntgenbild

| Zeichen | Häufigkeit [%] |
|---|---|
| Atelektase | 20 |
| Infiltrate | 40–50 |
| Pleuraerguß | 30–40 |
| Gefäßrarefizierung | 15 |
| Prominente zentrale Pulmonalarterien | 25–40 |
| Zwerchfellhochstand | 40–60 |
| Rechtsherzvergrößerung | 5–10 |

### 41.5.3 Thoraxröntgen

Die Thoraxröntgenübersichtsaufnahme ist in der Regel eines der ersten bildgebenden Verfahren bei Patienten mit Lungenembolie. Die röntgenologischen Hinweise auf eine Lungenembolie sind spärlich. Überdurchschnittlich häufig finden sich Atelektasen oder Infiltrate, Pleuraergüsse, pleuranahe Verschattungen und Gefäßrarifizierungen. Andere Hinweise auf das Vorliegen einer Lungenembolie wie Zwerchfellhochstand, prominente zentrale Pulmonalarterien und Gefäßkalibersprünge finden sich auch häufig bei Patienten, bei denen sich schließlich eine Lungenembolie nicht verifizieren ließ.

Nur in Fällen massiver Lungenembolie ist das typische röntgenologische Zeichen der regionalen Minderperfusion mit Hyperperfusion der nichtbetroffenen Areale (Westermark-Zeichen) zu erwarten (Abb. 41-4).

Das klassische keilförmige Lungeninfiltrat mit begleitendem Pleuraerguß als Ausdruck des Lungeninfarkts ist ebenfalls selten nachweisbar, darüber hinaus wenig spezifisch. Zeichen der rechtsventrikulären Belastung wie Vergrößerung des rechten Ventrikels und rechten Vorhofs im Röntgenbild sind ebenfalls unspezifisch und diagnostisch nicht wegweisend.

Die Thoraxröntgenaufnahme hat ihren besonderen Wert in den differentialdiagnostischen Abgrenzung anderer Erkrankungen, die Symptome einer Lungenembolie zeigen können, wie des Pneumothorax oder einer ausgedehnten Pneumonie. Tabelle 41-6 faßt die radiologisch wichtigsten Zeichen einer Lungenembolie im Thoraxröntgenbild zusammen.

### 41.5.4
### Arterielle Blutgasanalyse

In der arteriellen Blutgasanalyse wird die Kombination aus Hypoxämie und Hypokapnie als typisch für die akute Lungenembolie angesehen. Allerdings zeigte die Untersuchung der Patienten im Rahmen der PIOPED-Studie, daß der Sauerstoffpartialdruck Patienten mit und ohne Lungenembolie nicht zu diskrimieren vermochte. So hatten in dieser Untersuchung Patienten mit Lungenembolie ein durchschnittliches $pO_2$ von 70 mmHg, Patienten ohne Lungenembolie von 72 mmHg (Stein et al. 1991, 1995).

Die Blutgasanalyse hat also keinen wesentlichen differentialdiagnostischen Wert in der diagnostischen Evaluation derartiger Patienten und steht im diagnostischen Ablauf somit im Hintergrund. Technisch zu beachten ist, daß dann, wenn eine derartige Untersuchung dennoch durchgeführt wird, die Punktion des arteriellen Gefäßes an gut komprimierbarer Stelle erfolgt, um eine evtl. notwendige Thrombolysetherapie nicht durch ein unstillbare Blutung zu komplizieren. Vorzugsweise sollte somit die A. radialis Verwendung finden.

Eine schwere Hypoxämie mit $O_2$-Partialdruck unter 50 mmHg ist bei fehlenden Vorerkrankungen jedoch nur bei massiven oder fulminanten Lungenembolien zu erwarten. Häufig finden sich vollkommen normale Blutgasanalysewerte. Diese schließen eine Lungenembolie also nicht aus. Findet sich in der Blutgasanalyse jedoch eine Hypoxämie bei Hypokapnie und lassen sich im Thoraxübersichtsbild sowie in den anderen klinischen Untersuchungsmethoden keine Hinweise für andere Ursachen nachweisen, so sollte immer an eine Lungenembolie gedacht werden.

### 41.5.5
### Zentrale Venendruckmessung

Der zentrale Venendruck ist durch die Rechtsherzbelastung bei der akuten Lungenembolie in der Regel über die Norm erhöht. Aufgrund der Fülle anderer Ursachen für eine Erhöhung des zentralen Venendrucks und der bei einer massiven oder fulminanten Lungenembolie meist nicht möglichen flachen Ruheposition des Patienten mit flacher Atmung ist eine korrekte Bestimmung häufig nicht möglich.

Der zentralen Venendruckmessung kommt aus diesem Grunde nur eine untergeordnete Bedeutung im diagnostischen Ablauf zu.

### 41.5.6
### Labordiagnostik

Laborparameter sind in der Regel zur Diagnose einer Lungenembolie nur eingeschränkt hilfreich. Einen die Lungenembolie beweisenden klinisch-chemischen Befund gibt es nicht. Wichtig sind Laborparameter zur Differentialdiagnose, z. B. der Troponin-T-Test zum Ausschluß einer Myokardnekrose.

Die Bedeutung des D-Dimers im Plasma bei Patienten mit Verdacht auf Lungenembolie wurde in mehreren Studien untersucht. So konnten Goldhaber et al. (1993) zeigen, daß Patienten mit einer D-Dimer-Konzentration <500 ng/ml nahezu immer normale Pulmonalisangiogramme aufwiesen (negativ prädiktiver Wert 91,4%). In einer Metaanalyse von Bounaneaux et al. (1994) konnte ebenfalls eine hohe Spezifität einer D-Dimer-Konzentration <500 ng/ml gezeigt werden.

Erhöhte D-Dimer-Konzentrationen sind zwar ein sensitiver, jedoch nicht spezifischer Parameter für das Vorliegen einer Lungenembolie. So sind D-Dimere erhöht bei Patienten, die innerhalb der letzten 7 Tage operiert wurden, einen Myokardinfarkt, eine Sepsis oder andere mit einer systemischen Entzündungsreaktion einhergehende Erkrankungen aufweisen. Eine normale D-Dimer-Konzentration schließt jedoch eine Lungenembolie mit großer Wahrscheinlichkeit aus.

### 41.5.7
### Perfusions- und Ventilationsszintigraphie

#### Perfusionsszintigraphie

Die Perfusionsszintigraphie ist die häufigste Maßnahme zur nichtinvasiven Diagnostik einer Lungenembolie. Hierbei werden intravenös $^{99}$Tc-markierte Mikrosphären mit einem Durchmesser von 20–50 µm injiziert. Die Mikrosphären haben etwa den 5fachen Durchmesser eines Erythrozyten. Sie verschließen etwa jede 1000.–10.000. Kapillare.

In dem durch die Gammakamera dargestellten Bild zeigt sich im positiven Fall ein segmenttypischer Ausfall der Lungenperfusion, der anatomisch einer Lungenarterie oder Arteriole entspricht. Perfusionsdefekte mit einer minimalen Größe von 2 mm können durch diese Methode erfaßt werden. Üblicherweise werden 6 Registrierungen vorgenommen. Je eine Kameradarstellung erfolgt von anterior, posterior, von beiden lateralen Seiten sowie schräg-anterior und schräg-posterior.

Typischerweise zeigt sich in der Szintigraphie bei Vorliegen einer Lungenembolie ein dreieckiger Perfusionsdefekt mit einer medialen Spitze dieses Dreiecks und lateraler, zeltförmiger Ausbreitung entsprechend der anatomischen Versorgung der Lunge durch Segmentarterien. Ohne ein zusätzliches Ventilationsszintigramm kann eine Lungenembolie nur dann ausgeschlossen werden, wenn bei einem Patienten mit hoher klinischer Wahrscheinlichkeit einer Embolie ein normales Röntgenbild und ein normaler Auskultationsbefund vorliegen.

Verschiedene Faktoren können Ursache eines pathologischen Perfusionsszintigramms ohne Lungenembolie sein. Hierzu gehören v. a. Erkrankungen, bei denen es zu einer Minderventilation einzelner Lungenareale kommt. Insbesondere sind hierbei Patienten mit Emphysem, Asthma bronchiale, Atelektasen und chronisch obstruktiver Bronchopneumopathie zu nennen. Durch die regionale, hypoxämiebedingte Vasokonstriktion (Euler-Liljestrand-Mechanismus) wird in den minderventilierten Arealen auch die Perfusion gedrosselt, was szintigraphisch als Perfusionsausfall imponieren kann.

**Sensitivität und Spezifität**

In der PIOPED-Studie (PIOPED Investigators 1990) wurden die Sensitivität und Spezifität der Lungenperfusionsszintigraphie in Abhängigkeit von der klinischen Wahrscheinlichkeit für das Vorliegen einer Thrombembolie untersucht. Es zeigte sich, daß nur 41% aller Patienten mit angiographisch nachweisbarer Lungenembolie in der Szintigraphie einen hochwahrscheinlichen Untersuchungsbefund aufwiesen.

Daraus ist zu schließen, daß die Lungenperfusionsszintigraphie eine relativ niedrige Sensitivität aufweist und somit die Mehrzahl der Patienten einer Diagnose entgehen würden, wenn sich die Diagnostik lediglich auf die hochwahrscheinliche Lungenperfusionsszintigraphie beziehen würde. Tabelle 41-7 zeigt die Wahrscheinlichkeit des Vorliegens einer angiographisch nachgewiesenen Lungenembolie in Abhängigkeit von der klinischen Wahrscheinlichkeit und szintigraphischen Wahrscheinlichkeit.

Aus diesen Ergebnissen läßt sich schließen, daß eine weitere Diagnostik bei Patienten mit klinisch hochwahrscheinlichem Vorliegen und hochwahrscheinlichem Szintigramm nicht notwendig ist, weil eine Lungenembolie in diesem Fall mit 96%iger Wahrscheinlichkeit tatsächlich vorliegt. Andererseits ist eine weitere Diagnostik bezüglich des Vorliegens einer Lungenembolie nicht sinnvoll, wenn die klinische Wahrscheinlichkeit unter 20% liegt und die Szintigraphie einen Normalbefund aufweist. Die Wahrscheinlichkeit, daß dennoch eine Lungenembolie vorliegt, ist lediglich 2%. Selbst wenn sich vage Hinweise im Szintigramm finden, ist die Wahrscheinlichkeit lediglich 4%.

Auch die Revision der PIOPED-Kriterien (Gottschalk et al. 1993) ändert an dieser Beurteilung nichts.

### Ventilationsszintigraphie

Die klinische Wertigkeit einer Perfusionsszintigraphie wird durch eine zusätzliche Ventilationsszintigraphie bezüglich ihrer Spezifität signifikant erhöht. Bei der Lungenventilationsszintigraphie wird durch Inhalation eines radioaktiven Gases wie $^{127}$Xe oder $^{133}$Xe die Distribution des Gases bestimmt. Patienten mit massiver Dyspnoe können diese Untersuchung jedoch nicht durchführen. Darüber hinaus ist diese Methodik technisch aufwendig, da das radioaktive Gas mittels einer Xenonfalle rückgewonnen werden muß.

Durch neuere und strahlenhygienisch einfacher durchzuführende Verfahren, wie z. B. Inhalationsszintigraphien mit $^{99}$Tc-markierten DTPA-Aerosolpartikeln, die in der Lunge deponiert bleiben, ist es aber inzwischen möglich, auch weniger kooperative Patienten entsprechend zu untersuchen.

**Tabelle 41-7.** Nachweis einer Lungenembolie in Abhängigkeit von klinischer und szintigraphischer Wahrscheinlichkeit. (Nach PIOPED-Investigators 1990)

| Szintigraphische Wahrscheinlichkeit [%] | Klinische Wahrscheinlichkeit [%] | | | |
|---|---|---|---|---|
| | 80–100 | 20–79 | 0–19 | Alle |
| – hoch | 96 | 88 | 56 | 97 |
| – mittel | 66 | 28 | 16 | 30 |
| – niedrig | 40 | 16 | 4 | 14 |
| – nahezu normal/normal | 0 | 6 | 2 | 4 |
| – alle | 68 | 30 | 9 | 28 |

**Kombinierte Ventilations- und Perfusionsszintigraphie**

Die Kombination von Ventilations- und Perfusionsszintigramm ergibt eine ausreichende Sensitivität und Spezifität, um sie als Routinemethode im Screening bei Patienten mit Verdacht auf dieses Krankheitsbild einzusetzen. Die Sensitivität für den Ausschluß einer Lungenembolie liegt bei nahezu 100%.

Aus diesem Grund kann gefolgert werden, daß eine normale Perfusionsszintigraphie in 6 Ebenen eine Lungenembolie weitgehend ausschließt. Patienten, die in der Lungenszintigraphie einen pathologischen Befund mit hoher Wahrscheinlichkeit aufweisen, haben in der Regel angiographisch tatsächlich eine Lungenembolie. Allerdings zeigen weniger als die Hälfte aller untersuchten Patienten derartig klare Befunde. Die meisten Untersuchungen fallen zwischen diese Extreme des Untersuchungsspektrums, haben mithin eine mittlere Wahrscheinlichkeit für das Vorliegen einer Lungenembolie.

### Bewertung

Möglicherweise sind die Ergebnisse der Szintigraphie in erfahrenen Zentren besser, da eine große monozentrische Studie aus jüngerer Zeit nachweisen konnte, daß allein die Perfusionsszintigraphie bei klinisch wahrscheinlicher oder möglicher Lungenembolie einen positiv prädiktiven Wert von 92–99% hat. Ein negatives Perfusionsszintigramm bei Patienten mit klinisch unwahrscheinlicher Lungenembolie hatte einen negativ prädiktiven Wert von 97% (Miniati et al., 1996). Die Kombination der Lungenperfusionsszintigraphie mit klinischer Wahrscheinlichkeitseinschätzung reduzierte die Notwendigkeit zur Durchführung einer Pulmonalisangiographie für die Diagnose einer Lungenembolie auf eine kleine Subgruppe aller Patienten (Postolesi et al. 1996).

## 41.5.8 Echokardiographie

### Transthorakale Echokardiographie

Die Echokardiographie ist eine schnelle, praktische und relativ sensitive Methode zur Diagnose einer rechtsven- !

trikulären Druckbelastung. So konnten Kasper et al. (1993) zeigen, daß bei Patienten mit pulmonaler Hypertonie im Rahmen einer Lungenembolie eine rechtsventrikuläre Dilatation in über 90% der Patienten, eine rechtsventrikuläre Asynergie der Kontraktionen in über 80% der Patienten nachweisbar war. Somit können vor allen Dingen die indirekten Zeichen der Lungenembolie erkannt werden.

Bei Anstieg des systolischen Drucks im rechten Kreislauf kommt es in der Regel zu einer, wenn auch kleinen Trikuspidalklappeninsuffizienz. Durch diese Trikuspidalklappeninsuffizienz ist der systolische Druckgradient an der Trikuspidalklappe meßbar und somit durch Addition des rechtsatrialen Drucks der systolische Pulmonalarteriendruck abschätzbar. Zusätzlich bietet die transthorakale Echokardiographie die Möglichkeit zum Ausschluß anderer differentialdiagnostisch wichtiger Erkrankungen, wie des akuten Myokardinfarktes oder eines Perikardergusses.

Patienten mit rechtsventrikulärer Dysfunktion nach Lungenembolie haben eine schlechtere Prognose und eine erhöhte Letalität gegenüber solchen mit normaler RV-Funktion. Die Untersuchung ist somit auch für die Risikostratifikation eines Emboliepatienten wichtig.

#### Transösophageale Echokardiographie

Durch die transösophageale Echokardiographie ist es in der Regel möglich, die zentralen Abschnitte der A. pulmonalis gut darzustellen. Ein Thrombembolus in diesem Bereich läßt sich als echoreiche Struktur im echoarmen Gefäßlumen nachweisen. Abbildung 41-5 zeigt das Beispiel eines zentralen Embolus in der A. pulmonalis. Es können jedoch nur die zentralen Abschnitte eingesehen werden, periphere Embolien, selbst wenn sie zu einer Verlegung größerer Querschnittsareale führen, lassen sich nicht nachweisen.

Die Echokardiographie, insbesondere in transösophagealer Darstellung, hat sich somit besonders bei hämodynamisch instabilen Patienten als eine der primären Untersuchungsmethoden etablieren können, da sie schnell und mit wenig Aufwand bei weiter Verfügbarkeit eine zentrale Lungenembolie nachzuweisen in der Lage ist und so eine wichtige Hilfestellung zur Indikation für eine Lysetherapie oder operative Intervention darstellt. Darüber hinaus lassen sich andere wichtige Differentialdiagnosen einschließlich der akuten Aortendissektion mit hoher Sicherheit nachweisen bzw. ausschließen.

### 41.5.9 Spiral-CT

Die Computertomographie mit Kontrastmittel in Spiraltechnik ist eine Methodik, mit der Thromboembolien sowohl in den zentralen als auch peripheren Abschnitten der Pulmonalarterien als Kontrastmittelaussparungen gut nachweisbar sind. Eingesetzt wird die Methode bei Verfügbarkeit dann, wenn die klinische Symptomatik eine Pulmonalisangiographie nicht rechtfertigt oder wenn die invasive Darstellung als inadäquates Risiko erscheint. In zwei jüngeren Arbeiten konnte gezeigt werden, daß Spezifität und Sensitivität der Methode bei Patienten mit Verdacht auf Lungenembolie sehr gut sind. Van Rossum et al. (1996) konnten in einer prospektiven Untersuchung an 249 Patienten zeigen, daß die Sensitivität der Computertomographie in Spiraltechnik 95%, die Spezifität 97% beträgt.

Auch Remy-Jardin et al. (1992) zeigten, daß aufgrund der guten Sensitivität und Spezifität das Spiral-CT eine gute Alternative zum Szintigramm sein kann. Große Be-

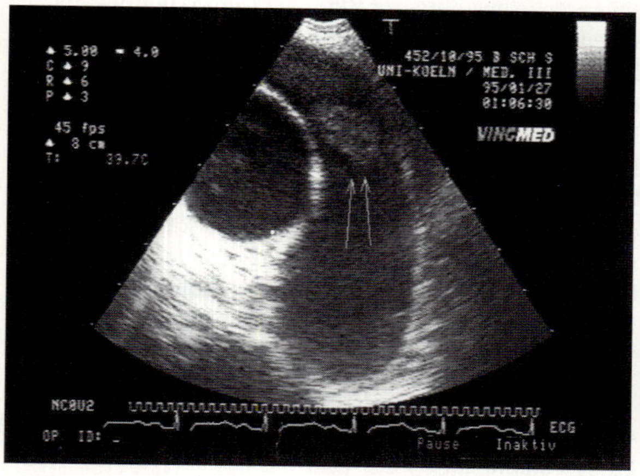


**Abb. 41-5.** Transösophageale Echokardiographie mit Darstellung des Pulmonalishaupstamms (*PA*). Deutlich sichtbare echoreiche Thrombusstruktur in der A. pulmonalis vor Aufzweigung in deren rechten und linken Hauptast (Ao. Aorta ascendens)

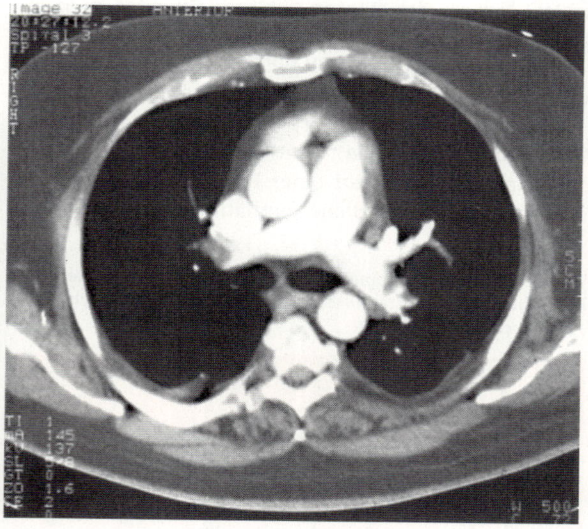

**Abb. 41-6.** Computertomographie mit Kontrastmittel, Schnittebene in Höhe der Aufzweigung der rechten und linken Pulmonalarterie aus dem Pulmonalishauptstamm. Nachweis deutlicher Kontrastmittelaussparungen in beiden Pulmonalarterien. Dorsal der rechten A. pulmonalis zentrale Anteile beider Hauptbronchien

deutung hat die Methode u. a. dann, wenn nach Sicherung der Diagnose serielle Untersuchungen im Rahmen einer Lysetherapie notwendig werden. Computertomographisch lassen sich Füllungsdefekte in der A. pulmonalis in der Regel sehr gut nachweisen. Auch bei Darstellung im Subsegmentbereich können noch gute Ergebnisse erzielt werden. Abbildung 41-6 zeigt das Beispiel eines Spiral-CT mit ausgedehnten Thromben im rechten Pulmonalishauptstamm.

### 41.5.10 Magnetresonanztomographie (MRT)

In mehreren Arbeiten konnte gezeigt werden, daß als weiteres Schichtbildverfahren die MRT mit Gadolinium als Kontrastmittel in der Lage ist, mit hoher Sensitivität und Spezifität Lungenembolien nachzuweisen. Die Korrelation zur Pulmonalisangiographie war bei Verschluß der Lobärarterien 100%, bei Embolien im Bereich der Segmentarterien 94% (Meaney et al. 1997).

Allerdings handelte es sich um eine Untersuchung an einer relativ kleinen Patientenzahl, so daß die Bedeutung der Magnetresonanztomographie zum jetzigen Zeitpunkt noch nicht endgültig abzuschätzen ist.

Nachteil der Untersuchungstechnik ist, daß hämodynamisch instabile Patienten in der Regel nicht untersucht werden können, da in der engen MRT-Röhre der Zugang für notfallmäßige Akutmaßnahmen nur unzureichend möglich ist. Auch beatmete Patienten können zur Zeit noch nicht untersucht werden.

### 41.5.11 Pulmonalisangiographie

! Die Pulmonalisangiographie ist der Goldstandard, um das Vorliegen einer Lungenembolie nachzuweisen oder auszuschließen. Die Untersuchung ist invasiv und birgt in der akuten Situation ein Letalitätsrisiko von 0,2–0,7% in sich (Piers et al. 1987).

Die Untersuchung erfolgt entweder als klassische Platten- oder Cineangiographie oder in DSA-Technik.

Als gesichert wird eine Lungenembolie dann angesehen, wenn ein intraluminaler Füllungsdefekt in mindestens 2 Ebenen nachweisbar ist oder wenn ein abrupter Verschluß eines Gefäßes mit einem mehr als 2,5 mm messenden Durchmesser sichtbar wird. Die Pulmonalisangiographie in Standardtechnik kann Embolien bis zu einer Größe von 1–2 mm nachweisen. Indirekte Zeichen sind darüber hinaus eine verminderte Perfusion durch plötzlichen Verschluß eines Gefäßes.

Sie hat ihre Bedeutung heutzutage v. a. bei den Patienten, bei denen eine hohe klinische Wahrscheinlichkeit einer Lungenembolie stark von den nicht invasiven Untersuchungsverfahren abweicht, insbesondere bei intermediärer Wahrscheinlichkeit der Lungenperfusionsszintigraphie oder bei denen eine operative Therapie erwogen wird. Die Angiographie wird in der Regel immer mit einer Druckmessung verbunden sein, durch die eine Abschätzung der hämodynamischen Situation erfolgen kann. Der prädiktive Wert einer negativen Pulmonalisangiographie ist sehr gut. Abbildung 41-7 zeigt eine Pulmonalisangiographie in DSA-Technik mit kompletter Verlegung der rechten A. pulmonalis.

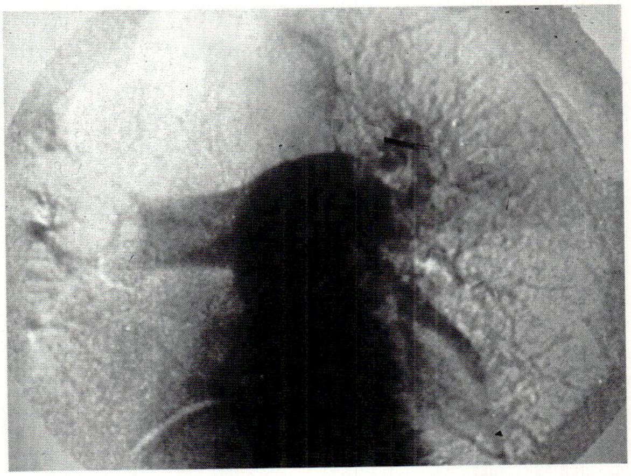

**Abb. 41-7.** Pulmonalisangiographie in DSA-Technik. Nachweis einer kompletten Verlegung der rechten A. pulmonalis mit Abbruch des Gefäßes und fehlender Perfusion der gesamten rechten Lunge

Die angiographischen Methoden zur Quantifizierung des Ausmaßes einer Lungenembolie (Walsh-Score; Miller-Index) sind häufig wenig hilfreich, da sie zwischen Thrombusgröße und Ausmaß der vaskulären Obstruktion nicht differenzieren.

**Indikationen für die Durchführung einer Pulmonalisangiographie**

- Unsichere oder widersprüchliche Diagnostik in nichtinvasiven Untersuchungsverfahren
- Erwägung einer chirurgischen Thrombektomie
- Relative Kontraindikation gegen eine Antikoagulation

Eine Pulmonalisangiographie in DSA-Technik nach Injektion von Kontrastmittel in eine periphere Vene entspricht nicht mehr dem aktuellen Stand der Diagnostik, da Sensitivität und Spezifität der Untersuchung zu schlecht sind.

### 41.5.12 Pulmonalisdruckmessung

Bei hämodynamisch instabilen Patienten auf der Intensivstation vermag die Pulmonalisdruckmessung im Rahmen einer Rechtsherzkatheteruntersuchung mit Bestimmung von kapillärem Verschlußdruck, Pulmonalisdruck und Herzzeitvolumen wichtige differentialdiagnostische Hinweise zu liefern. Das Ausmaß einer pulmonalen Hypertonie kann hierdurch verifiziert und in Zusammenhang mit dem Herzzeitvolumen der hämodynamische Schweregrad abgeschätzt werden.

Die Messung der pulmonal-kapillären Verschlußdrücke erlaubt es, sekundäre pulmonalarterielle Hypertonieformen im Rahmen einer Linksherzinsuffizienz abzugrenzen. Mitteldrücke unter 20 mmHg machen eine signifikante Verlegung der pulmonalen Strombahn unwahrscheinlich. Druckwerte zwischen 30 und 40 mmHg weisen dann, wenn sie akut auftreten auf ein akutes Cor pulmonale hin. Druckwerte über 40 mmHg sind in der Regel nur bei vorbestehenden kardialen oder pulmonalen Erkrankungen und bei chronisch rezidivierenden Lungenembolien nachweisbar. Typischerweise findet sich ein Drucksprung zwischen pulmonalkapillärem Verschlußdruck und diastolischem Druck in der A. pulmonalis.

Zusätzlich zur Erhöhung des mittleren Pulmonalisdrucks kommt es zu einem Anstieg der systolisch-diastolischen Druckdifferenz. Diagnostisch wegweisend sind die Daten jedoch nur dann, wenn eine signifikante Änderung zu Vorbefunden nachgewiesen oder wahrscheinlich gemacht werden kann. Eine einmalige Messung erlaubt eine Differenzierung zwischen einer akuten Lungenembolie und einer chronischen Druckerhöhung im rechten Kreislauf allein aufgrund der Hämodynamik nicht.

## 41.5.13 Beurteilung diagnostischer Verfahren

Die verschiedenen diagnostischen Verfahren zeigen, daß ein großes Arsenal unterschiedlich sensitiver und spezifischer diagnostischer Methoden zur Verfügung steht. Der diagnostische Ablauf wird sich im wesentlichen am Schweregrad der Lungenembolie orientieren. Entscheidend ist die hämodynamische Stabilität bzw. Instabilität des Patienten. Je instabiler und dramatischer die klinische Situation ist, um so eher werden die nichtinvasiven Untersuchungsmethoden zugunsten einer definitiven diagnostischen Methodik wie der Pulmonalisangiographie zurück treten.

Im MAPPET-Register wurde bei Patienten mit großen Lungenarterienembolien als wesentliche Diagnostik die Echokardiographie (74% aller Fälle) eingesetzt. Auch die Zahl der diagnostischen Methoden war mit zunehmender Schwere des Krankheitsbildes geringer. So wurden 79% der kreislaufstabilen Patienten, aber lediglich 32% der Patienten im Schock nach Reanimation angiographiert oder (meist) szintigraphisch untersucht (Kasper et al. 1997). Darüber hinaus wird sich das diagnostische Vorgehen an der Verfügbarkeit technischer Methoden, wie der Szintigraphie orientieren müssen.

Eine Kosten-/Nutzenanalyse verschiedener Strategien des diagnostischen Vorgehens bei Lungenembolie wurde von Oudkerk et al. (1993) durchgeführt. Auf Basis publizierter Daten wurden Letalität, Morbidität und Sicherheit einer notwendigen Antikoagulationstherapie im Verhältnis zu diagnostischen und therapeutischen Kosten gesetzt.

Diese Analyse konnte 3 Kategorien diagnostischen Vorgehens charakterisieren:

- Behandlung aller Patienten oder derjenigen mit anomalen Lungenperfusionsszintigraphien führte zur niedrigsten Letalität und Morbidität, hatte jedoch die höchsten Kosten wegen unnötiger Behandlung von 55–70% aller Patienten.
- Eine Strategie der Durchführung einer Pulmonalisangiographie mit oder ohne vorherige Perfusions-/

Abb. 41-8. Flußdiagramm des diagnostischen Ablaufs bei Verdacht auf Lungenembolie

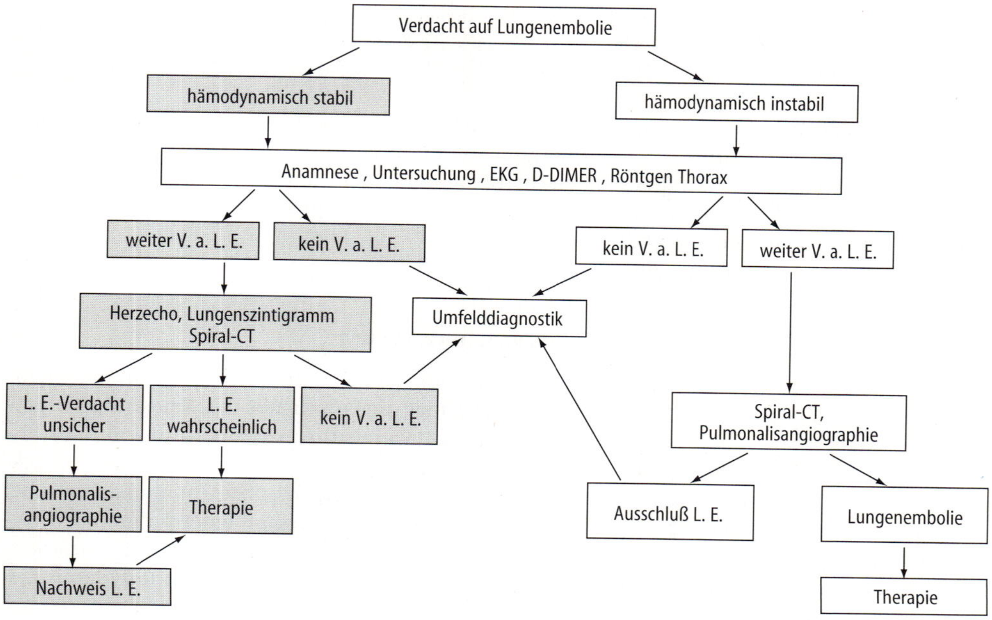

Ventilationsszintigraphie und Duplexsonographie der Beinvenen hatte eine vergleichbar niedrige Letalität und Morbitität, die Kostenersparnis gegenüber dem ersten Vorgehen lag bei etwa 40%, und unnötige Behandlung erfolgte bei weniger als 5% aller Patienten.

- Der alleinige Einsatz der Perfusions-/ Ventilationsszintigraphie mit oder ohne Dopplersonographie der Beinvenen führte zu einer inakzeptabel hohen Letalitätsrate.

Die Autoren schlossen aus ihrer Analyse, daß die optimale diagnostische Strategie die Pulmonalisangiographie einschließen sollte. Die zusätzliche Perfusions-/ Ventilationsszintigraphie führte zu einer 40- bis 50%igen Verminderung der Zahl von Patienten, die eine Pulmonalisangiographie benötigten, und zu einer erheblichen Kostenreduktion. Eine alleinige szintigraphische Untersuchung war in der Regel nicht adäquat. Neuere Untersuchungsmethoden, wie Echokardiographie und Spiral-CT, waren in dieser Analyse allerdings nicht berücksichtigt.

Ein Flußdiagramm des diagnostischen Vorgehens bei Verdacht auf Lungenembolie ist in Abb. 41-8 zusammenfassend dargestellt.

## 41.6 Therapie

### 41.6.1 Therapieprinzipien

Die therapeutischen Maßnahmen müssen sich wie die Diagnostik an der Schwere der Erkrankung orientieren und werden unterschieden in allgemeine und spezifische Maßnahmen.

#### Allgemeine Therapiemaßnahmen

Allgemeine Therapiemaßnahmen beinhalten die Analgesie, Zufuhr von Sauerstoff und schnellstmögliche Einweisung bzw. Verlegung auf eine Intensivstation. Zeitweilig muß eine künstliche Ventilation schwer hypoxischer Patienten initiiert werden. Bei Patienten mit offenem Foramen ovale und pulmonaler Hypertonie vermag die Inhalation von NO oder Iloprost die Oxygenation durch Verminderung des Rechts-links-Shunts zu verbessern.

Ist eine kreislaufunterstützende Katecholamintherapie bei Rechtsherzversagen mit kardiogenem Schock notwendig, sollte vorzugsweise Dobutamin eingesetzt werden, da Dopamin und andere β-Sympathomimetika den Druck im Lungenkreislauf weiter erhöhen können.

Eine Volumengabe sollte nur sehr vorsichtig erfolgen, da aufgrund der Verschiebung des Interventrikularseptums und Kompression des linken Ventrikels eine Volumenbelastung des rechten Herzens zu einer zusätzlichen Verminderung des linksventrikulären Schlagvolumens führen kann.

#### Spezifische Therapiemaßnahmen

Die spezifisch-therapeutischen Maßnahmen bei Patienten mit nachgewiesener Lungenembolie lassen in prophylaktische und definitive Therapieformen einteilen.

##### Prophylaxe

Die prophylaktische Therapie basiert auf dem Konzept, daß das intrinsische fibronolytische System des Körpers das thromboembolische Material auflösen wird. Eine derartige Auflösung erfordert in der Regel einen Zeitraum von 7–10 Tagen. Die prophylaktische Therapie zielt daher auf die Prävention zusätzlicher thrombembolischer Episoden, um dem körpereigenen fibrinolytischen System ausreichend Zeit zu gewähren, den Embolus aufzulösen. Beispiele einer derartigen prophylaktischen Therapie sind Antikoagulation mit Heparin, niedermolekularen Heparinen und oralen Antikoagulanzien sowie die Ligatur der V. cava inferior bzw. das Plazieren eines V.-cava-Schirms.

##### Defintive Therapie

Die definitive Therapie hat zum Ziel, die Auswirkung einer Thromboembolie auf das pulmonalvaskuläre Gefäßbett zu beseitigen oder zu bessern. Beispiele einer derartig definitiven Therapie sind die Thrombolyse sowie die Pulmonalisthrombembolektomie oder katheterinterventionelle Verfahren zur Thrombusentfernung.

### 41.6.2 Antikoagulation

#### Heparintherapie (unfraktioniertes Heparin)

Bereits der Verdacht auf das Vorliegen einer Lungenembolie sollte bei Fehlen von Kontraindikationen zur Gabe von Heparin führen. Wenn die weiteren diagnostischen Untersuchungsmethoden diesen Verdacht nicht bestätigen können, wird die Antikoagulation beendet.

Der Sinn einer frühzeitigen Heparintherapie liegt in der signifikanten Abnahme von Embolierezidiven. Darüber hinaus führt die Antikoagulation zur Verhütung von Appositionsthromben. Die Verbesserung der Prognose von Patienten mit Lungenembolie durch die Gabe von Heparin ist durch viele Studien gut belegt. Wenn die Thromboembolie diagnostiziert wurde, sollte Heparin für einen Zeitraum von mindestens 4–7 Tagen gegeben werden und überlappend eine Antikoagulation mit einem Vitamin-K-Antagonisten (Phenprocoumon, Warfarin) eingeleitet werden.

##### Dosierung

Die Dosierung der Heparintherapie sollte gewichtsadaptiert erfolgen. Nach einem initialen Bolus von 5.000–10.000 IE sollten mindestens 30.000 IE pro Tag infundiert werden. Niedrigere Dosierungen führen zu einer höheren Rezidivrate (Raschke et al. 1993). Die Dosierung sollte dann entsprechend der PTT angepaßt werden. Angestrebt wird eine Erhöhung des PTT-Wertes auf mindestens das 1,5-, besser das 2,0- bis 2,5fache der Norm.

In einer Kohortenstudie konnte gezeigt werden, daß bei PTT-Werten unterhalb des 1,5fachen Normwertes die Rezidivrate höher ist (Basu et al. 1972).

Patienten unter Heparintherapie mit subtherapeutischen PTT-Werten innerhalb der ersten 24 h haben bis zu 15fach höhere Rezidivraten als Patienten, die adäqaut antikoaguliert werden.

#### Blutungsrisiko

Andererseits führt eine Verlängerung der PTT auf das mehr als das 3fache der Norm zu einem deutlich erhöhten Blutungsrisiko auf das 8fache (Hull et al. 1982).

Andere Faktoren eines erhöhten Blutungsrisikos sind:

- akute Rechtsherzdekompensation mit RR-Werten <90 mmHg,
- Niereninsuffizienz,
- Leberinsuffizienz,
- maligne Grunderkrankungen.

Zur praktischen Handhabung der Antikoagulation mit Heparin hat sich die gewichtsadaptierte Dosierung nach Raschke et al. (1993; Tabelle 41-8) bewährt.

In mehreren Studien konnte inzwischen nachgewiesen werden, daß die subkutane Gabe von Heparin bei der Therapie der tiefen Beinvenenthrombose vergleichbare Erfolge wie die intravenöse Therapie zeigt. Wenngleich anzunehmen ist, daß eine Übertragbarkeit dieser Ergebnisse auf Patienten mit Lungenembolie wahrscheinlich ist, so ist dies jedoch zum jetzigen Zeitpunkt noch nicht definitiv nachgewiesen. Aus diesem Grund sollte dann, wenn eine Therapie mit unfraktioniertem Heparin durchgeführt wird, die intravenöse Gabe als Standard angesehen werden.

### Heparintherapie (niedermolekulare Heparine)

! Niedermolekulares Heparin hat verschiedene Vorteile gegenüber unfraktioniertem Heparin. Die Halbwertszeit ist länger und die dosisbezogene Wirkung ist besser voraussehbar, so daß die Gabe in definierter Dosierung ohne Laborüberwachung erfolgen darf.

Niedermolekulares Heparin hat eine höhere Aktivität, den Gerinnungsfaktor Xa zu hemmen. Grundlage für die Entwicklung war die Überlegung, daß die Faktor-Xa-Hemmung möglicherweise eher als die Thrombininhibition mit der thrombosehemmenden Wirkung des Heparins korreliert. Deshalb wurden niedermolekulare Heparine mit einem mittleren Molekulargewicht zwischen 2.000 und 4.000 entwickelt, die kaum Thrombin, aber relativ stark Faktor Xa hemmen.

Die verschiedenen niedermolekularen Heparine besitzen unterschiedliche Strukturen und sind somit als jeweils eigenständiges Medikament zu charakterisieren und klinisch zu prüfen. Vorteilhaft scheint zusätzlich zu sein, daß eine geringere Blutungsneigung besteht und die zwar seltene, aber gefährliche Komplikation einer heparininduzierten Thrombozytopenie, mit arteriellen und venösen Thrombosen („White-clot-Syndrom“) unter niedermolekularem Heparin seltener auftritt.

#### Studienergebnisse

Mehrere randomisierte Studien, die die subkutane, gewichtsadaptierte Gabe von niedermolekularem Heparin mit unfraktioniertem Heparin bei Patienten mit tiefer Beinvenenthrombose verglichen haben, konnten zeigen, daß die niedermolekularen Heparine mindestens so effektiv und sicher wie das unfraktionierte Heparin waren. Thery et al. (1992) zeigten, daß auch bei Patienten mit submassiver Lungenembolie die Gabe niedermolekularen Heparins (Nadroparin) in einer Dosierung von 400 Anti Xa EI/kg Körpergewicht ebenso effektiv und sicher wie unfraktioniertes Heparin war. Eine Studie mit

**Tabelle 41-9.** Niedermolekulare Heparine

| Arzneistoff | Handelsname |
|---|---|
| Inoxaparin | Clexane |
| Reviparin | Clivaretin |
| Dalteparin | Fragmin |
| Nadroparin | Fraxiparin |
| Tinsaparin | Inohep |
| Certoparin | Mono-Embolex |

**Tabelle 41-8.** Gewichtsadaptierte Heparindosierung. (Nach Raschke et al. 1993)

| aPTT | Heparindosierung |
|---|---|
| Initialer Bolus | 80 IE/kg, anschließend 18 IE/kg/h |
| aPTT <35 s (<1,2faches der Norm) | 80 IE/kg Bolus, dann Infusionssteigerung um 4 IE/h |
| aPTT 35–45 s (1,2- bis 5faches der Norm) | 40 IE/kg Bolus, dann Infusionssteigerung um 2 IE/kg/h |
| aPTT 46–70 s (1,5- bis 2,3faches der Norm) | Keine Änderung |
| aPTT 71–90 s (2,3- bis 3faches der Norm) | Verminderung der Infusion um 2 IE/kg/h |
| aPTT >90 s (>3faches der Norm) | Infusionspause 1. Stunde, dann Verminderung der Infusionsrate um 3 IE/kg/h |

Dalteparin kam zu einem ähnlichen Ergebnis (Monreal et al. 1994).

Eine Metaanalyse bisheriger Studien mit niedermolekularem Heparin bei Lungenembolie zeigte sogar einen besseren Schutz vor Rezidivembolien und eine geringe Letalität, insbesondere bei Tumorpatienten als unfraktioniertes Heparin (Siragusa et al. 1996). Eine Zulassung niedermolekularer Heparine zur Therapie der Thromboembolie für einzelne Präparate in naher Zukunft in Deutschland zu erwarten. Die z. Z. in Deutschland verfügbaren niedermolekularen Heparine sind in Tabelle 41-9 aufgeführt.

#### Orale Antikoagulanzien

Vitamin-K-Antagonisten vom Typ des Phenprocoumon (Marcumar) oder Warfarin (Coumarin) werden für die Langzeittherapie von Patienten mit Thrombembolien eingesetzt. Nach Beginn der Antikoagulation mit Heparin oder niedermolekularem Heparin und Diagnosesicherung sollte dann, wenn eine Thrombolyse oder chirurgische Therapie nicht in Frage kommt, bereits nach 1–2 Tagen mit der Einleitung einer oralen Antikoagulation begonnen werden.

!

Angestrebt wird eine Blutverdünnung entsprechend eines INR-Wertes von 2,5–3,0. Eine aggressivere Blutverdünnung ist mit höheren Blutungskomplikationen, nicht jedoch mit höherer Wirksamheit assoziiert (Früh et al. 1992). Ausnahmen hiervon sind möglicherweise Patienten mit Antiphospholipidantikörpersyndrom, die eine scharfe Antikoagulation (INR > 3,0) benötigen.

Durch Vitamin-K-Antagonisten fallen die Plasmakonzentrationen des Gerinnungsfaktors VII und von Protein C sehr rasch ab, während die anderen Gerinnungsfaktoren erst nach 1–2 Tagen absinken. Die Quick-Wertbestimmung bzw. die Veränderung des INR-Wertes ist vor allem vom Faktor VII abhängig, der antithrombotische Effekt jedoch von der Verminderung der Prothrombinkonzentration. Zu diesem Zeitpunkt befindet sich der Patient somit in einer Übergangsphase, während der bereits eine Antikoagulation angezeigt wird (INR erhöht). Durch die kombinierte Verminderung des Protein C und noch nicht ausreichender Verminderung von Prothrombin befindet sich der Patient jedoch in einem Zustand erhöhter Gerinnungsneigung des Blutes.

Aus diesem Grund sollte die Antikoagulation mit Heparin überlappend erfolgen und erst frühestens 2 Tage nach Erreichen des angestrebten INR-Wertes abgesetzt werden.

#### Dauer einer Antikoagulation

In mehreren Studien wurde die Dauer der Antikoagulation nach Lungenembolie untersucht. So fanden Schulmann et al. (1995), daß bei Patienten unter oraler Antikoagulation mit INR-Werten zwischen 2,0 und 2,85 die Patientengruppe, die lediglich 6 Wochen behandelt wurde ein 2,1fach höheres Risiko für eine erneute Embolie hatte als die Patienten, die über 6 Monate therapiert wurden. Eine 6monatige Therapie sollte daher als Standard eingehalten werden.

Eine dauerhafte Antikoagulationstherapie sollte dann erwogen werden, wenn Tumorpatienten eine Chemotherapie erhalten, da diese häufig zu einer Hyperkoagulabilität führt. Darüber hinaus besteht eine Indikation zur Dauertherapie bei angeborenen Störungen des Gerinnungssystems (Protein-C-Mangel, Protein-S-Mangel, AT-III-Mangel, homozygote Mutation der APC-Resistenz).

Die Empfehlung bezüglich der Dauer einer Therapie bei Rezidivthrombosen oder Thromboembolien sind widersprüchlich, einige Zentren empfehlen bereits nach dem ersten, andere nach dem zweiten Rezidiv eine dauerhafte Antikoagulation.

#### Kontraindikationen gegen eine Heparintherapie

Einige absolute Kontraindikationen müssen beachtet werden, hierzu zählen:

- unkontrollierte Blutungen, insbesondere gastrointestinal,
- intrakranielle Blutungen,
- heparininduzierte Thrombosen (White-clot-Syndrom).

!

Bei bekannten gastrointestinalen Ulzera ohne Blutung wird das Risiko einer Antikoagulation gegen das Risiko einer Rezidivembolie im individuellen Fall abzuwägen sein.

#### Heparininduzierte Thrombozytopenie (HIT-II)

Die heparininduzierte Thrombozytopenie ist neben der Blutung eine der gefährlichsten Komplikationen einer Heparintherapie.

!

Bei der heparininduzierten Thrombozytopenie Typ II handelt es sich um eine immunologisch vermittelte Zerstörung von Thrombozyten, die mit einem ausgeprägten Thrombozytenabfall auf häufig bis unter 60.000/mm$^3$ einhergeht. Die Thrombozytopenie beginnt 5–14 Tage nach Exposition und ist unabhängig von Dosierung und Art der Applikation. Sie tritt bei unfraktoniertem als auch bei niedermolekularem Heparin auf, ist bei letzteren Präparaten jedoch seltener. Die Ursache liegt in einem Verbrauch antikörperaktivierter Thrombozyten, wobei das Antigen in Komplexen von Plättchenfaktor IV mit Heparin liegt. Die Labortests auf Heparinantikörper sind spezifisch, aber relativ insensitiv.

Gefährlich ist das Krankheitsbild v. a. dadurch, daß es in Assoziation mit der Thrombozytopenie zum Auftreten sowohl venöser als auch arterieller Thromben kommen kann (White-clot-Syndrom), die zu multiplen Ischämien führen. Spät erkannt hat die Erkrankung eine hohe Letalität.

Therapeutischerseits besteht die wichtigste Maßnahme im Absetzen der Heparintherapie. Alternativ muß dann eine Antikoagulation mit Danaparoid (Orgaran) in einer Dosierung von 2mal tgl. 750 Antifaktor-Xa-Einheiten gegeben werden. Kreuzreaktionen mit Heparin kommen vor, sind aber selten.

Besser ist die Antikoagulation in diesem Fall mit Hirudin (Refludan), das für diese spezifische Indikation zugelassen ist. Die Dosierung beträgt 0,4 mg/kg als Bolus, gefolgt von 0,15 mg/kg/h als Dauerinfusion. Die Antikoagulationskontrolle erfolgt wiederum durch die PTT, die auf das 1,5 bis 3 fache der Norm erhöht werden sollte. Wichtig ist eine strikte Dosisanpassung bei Niereninsuffizienz. Nachteil der Alternativtherapien ist ihr sehr hoher Preis.

## 41.6.3 Thrombolyse

! Bei der massiven oder fulminanten Lungenembolie mit ihrer hohen Letalität ist die rasche Wiederherstellung des Gefäßstrombettes primäres Ziel, um den belasteten rechten Ventrikel zu entlasten. Ansonsten kann es innerhalb weniger Stunden zum Tod durch ein akutes oder subakutes Rechtsherzversagen kommen. Um dieses Ziel zu erreichen, ist eine komplette Wiederherstellung der Lungengefäßbahn nicht notwendig, vielmehr ist eine partielle Thrombolyse ausreichend.

### Thrombusauflösung

Die Thrombolyse mit Urokinase und Streptokinase wird seit mehr als 20 Jahren zur Therapie der akuten massiven oder fulminanten Lungenembolie eingesetzt. Mehrere randomisierte Studien konnten zeigen, daß eine thrombolytische Therapie im Vergleich zu einer alleinigen Heparininfusion günstige Auswirkungen bezüglich der Thrombusauflösung in der Frühphase hat.

Bei der submassiven Lungenembolie wurde in den letzten Jahren nachgewiesen, daß Patienten, die trotz ausgeprägter klinischer Symptomatik stabile Kreislaufverhältnisse aufwiesen, eine raschere Senkung des Drucks in der A. pulmonalis erreichten als solche, die lediglich antikoaguliert wurden. Auch die angiographisch oder szintigraphisch nachgewiesene Gefäßokklusion wurde schneller gebessert.

### Einfluß auf Letalität

Eine Verminderung der Letalität in diesen Kollektiven konnte hingegen nicht gezeigt werden. Vielmehr kam es im weiteren Verlauf zu einer zeitabhängigen Angleichung der Befunde zwischen Thrombolyse- und Antikoagulationsgruppe (PIOPED-Studie 1990; UPET-Studie 1990).

In neurer Zeit konnten verschiedene Autoren jedoch Hinweise dafür finden, daß auch die Letalität in bestimmten Kolletiven in der Thrombolysegruppe verbessert wird. Jerjes-Sanchez et al. (1995) konnten nachweisen, daß die Letalität in der Thrombolysegruppe bei Patienten mit massiver Lungenembolie signifikant geringer war als bei einer alleinigen Antikoagulation. Die Studie mußte wegen des ausgeprägten Vorteils zugunsten der Thrombolyse vorzeitig abgebrochen werden.

Die Indikation zur thrombolytischen Therapie bei Patienten mit submassiver Lungenembolie, d. h. einer Einschränkung der rechtsventrikulären Funktion ohne systemische Schocksymptome, ist bisher noch nicht randomisiert überprüft worden. Konstantinidis et al. (1997) haben jedoch in einer retrospektiven Studie die Prognose derartiger Patienten untersucht. Hierbei zeigte sich, daß die Letalität in der Gruppe, die mit einem Thrombolytikum behandelt wurde 4,7%, die Sterblichkeit in der Gruppe, die alleine mit Heparin antikoaguliert wurde jedoch 11,1% betrug. Auch die Rezidivrate war nach Thrombolyse mit 7,7.% deutlich geringer als unter alleiniger Heparintherapie (18,7%). Die Inzidenz zerebraler Blutungen war jedoch leicht erhöht (1,2 vs. 0,5%).

Hieraus läßt sich schließen, daß die echokarkardiographisch nachgewiesene rechtsventrikuläre Dysfunkti-

**Tabelle 41-10.** Kontraindikation gegen eine Thrombolysetherapie

| Absolute Kontraindikation |
|---|
| – hämorharrgische Diatese |
| – manifeste oder zurückliegende schwere Blutungen |
| – zerebrale Blutungen |
| – intrazerebrale bzw. intraspinale Operation innerhalb der letzten 3–6 Monate |
| – ischämischer Hirninfarkt innerhalb der letzten 3–6 Monate |
| – intrakranielle Neoplasie |
| – hämorharrgische diabetische Retinopathie |
| – <10 Tage zurückliegendes schweres Trauma |
| – Entbindung oder größere Operationen in den vergangenen Tagen |
| – bakterielle Endokarditis |
| – akute Pankreatitis |
| – nachgewiesenes Ulcus duodeni oder Ulcus ventriculi |
| – Neoplasie mit erhöhtem Blutungsrisiko |
| – schwere Lebererkrankung und Ösophagusvarizen |
| – unkontrollierte arterielle Hypertonie |
| – kurz zurückliegende Punktion eines nicht komprimierbaren Gefäßes |
| **Relative Kontraindikation** |
| – kleine, frische Traumen wie Biopsien oder intramuskuläre Injektionen |
| – frühere Erkrankungen mit erhöhtem Blutungsrisiko |
| – vorausgegangene Gabe von Antikoagulanzien |
| – Schwangerschaft und Stillzeit |
| – Lebensalter >70 Jahre |
| – Ulcus duodeni oder Ulcus ventriculi in der Anamnese nach Therapie ohne endoskopische Kontrolle |

on eine differentialtherapeutische Hilfe für oder gegen den Einsatz einer Thrombolyse sein kann. Bei Nachweis einer neu aufgetretenen rechtsventrikulären Dysfunktion ist eine Thrombolyse sinnvoll, bei einer normalen Kontraktilität des rechten Ventrikels reicht die alleinige Antikoagulation aus.

Ob bei unveränderter Kurzzeitletalität durch eine Thrombolysetherapie die längerfristige Prognose von Patienten mit mittelschweren Thromboembolien durch Verhinderung einer chronisch pulmonalen Hypertonie nicht doch beeinflusst wird, muß zum jetzigen Zeitpunkt offen bleiben. Aufgrund der relativ guten Spontanprognose in diesem Kollektiv müssen die Kontraindikationen gegen eine Thrombolysetherapie jedoch besoners streng beachtet werden. Diese sind in Tabelle 41-10 zusammengefaßt.

**Risikoabwägung**

Bei den relativen Kontraindikationen muß sorgfältig eine Abwägung des Nutzens und potentiellen Risikos einer Thrombolysetherapie im Vergleich zu einer alleinigen Antikoagulation oder Operation vorgenommen werden. Hierbei ist auch zu berücksichtigen, daß Modifikationen der Dosierungen und Anwendungsschemata verschiedener Thrombolytika das Risiko einer intrazerebralen Blutung von etwa 1% nicht wesentlich senken konnten.

**Praktische Durchführung der thrombolytischen Therapie**

Zur Therapie zugelassen sind Streptokinase, Urokinase und Gewebeplasminogenaktivator (rtPA). Zwar fanden sich in verschiedenen Untersuchungen meßtechnische Vorteile für das rascher wirksame Thrombolytikum rtPA (Goldhaber et al. 1988; Goldhaber 1993; Meier et. al., 1992), insbesondere in der Schnelligkeit der Verbesserung der rechtsventrikulären Auswurffraktion und der Verminderung des Lungengefäßwiderstandes. Unterschiede in der Überlebensrate zwischen verschiedenen Präparaten konnten jedoch nicht nachgewiesen werden. Die Dosierungsempfehlungen der verschiedenen Thrombolytika sind in Tabelle 41-11 zusammengefaßt.

**Tabelle 41-11.** Dosierung verschiedener Thrombolytika

| Thrombolytikum | Dosierung |
|---|---|
| 1) Streptokinase | Initial 250.000 IE über 30 min. i.v., dann 100.000 IE/h über 24 h |
| 2) Streptokinase Kurzzeitlyse | 1,5 Mio. IE i.v. über 30 min |
| 3) Urokinase | 4400 IE/kgKG über 10 min i.v., dann 4400 IE/kgKG/h über 24 h |
| 4) Urokinase Kurzzeitlyse | 1,5 Mio. E i.v. über 1 h |
| 5) Gewebeplasminogenaktivator (rtPA) | 100 mg über 2 h |

Während Urokinase und rtPA-Therapie und nach Ende einer Streptokinaseinfusion sollte eine begleitende Antikoagulation mit Heparin durchgeführt werden. Die Schemata 1, 3 und 5 sind von der amerikanischen Zulassungsbehörde FDA zur Therapie der Lungenembolie zugelassen.

Im Gegensatz zu Patienten mit akutem Myokardinfarkt ist das therapeutische Zeitfenster für einen effektiven Einsatz der Thrombolyse wesentlich länger. So kann bis zu einer Woche nach dem Auftreten von Symptomen mit einer thrombolytischen Aktivität und somit von einem sinnvollen Einsatz ausgegangen werden. Die regionale Applikation des Thrombolytikums über einen liegenden Katheter in der A. pulmonalis scheint gegenüber der systemischen Gabe, außer in Kombination mit einer Katheterfragmentation (s. unten), keinen wesentlichen Vorteil aufzuweisen.

### 41.6.4 Chirurgische Therapiemaßnahmen

Die pulmonale Embolektomie (Trendelenburg-Operation) wurde bereits vor Jahrzehnten zur Therapie der fulminanten Lungenembolie eingesetzt. Sie hat eine hohe Operationsletalität, die jedoch durch die Einführung der Herz-Lungen-Maschine gesenkt werden konnte. Die meisten Patienten, bei denen eine Embolektomie erwogen wird, sterben jedoch, bevor diese durchgeführt werden kann.

Zur Durchführung der Trendelenburg-Operation ohne Herz-Lungen-Maschine wird nach kurzzeitiger Unterbrechung der Blutzufuhr durch Abklemmen der Vv. cava superior und inferior der Truncus pulmonalis eröffnet und die Thromben so weit wie möglich ausgeräumt. Nach tangentialem Abklemmen des Pulmonalarterienschnitts wird die Blutzufuhr zum rechten Ventrikel dann wieder frei gegeben. Auch in geübten Händen hat der Eingriff eine Letalität bis zu 30–50%. Die Embolektomie unter Verwendung der Herz-Lungen-Maschine ermöglicht dagegen, die Pulmonalarterie während der extrakorporalen Zirkulation in Ruhe von allen erreichbaren Thromben zu befreien. Ein entsprechendes Präparat zeigt Abb. 41-9.

Der chirurgische Eingriff ist dann indiziert, wenn Patienten mit fulminanter Lungenembolie, die aufgrund ihrer hämodynamischen Auswirkung hohe Dosen von Katecholaminen zur Aufrechterhaltung des Blutdrucks benöten und bei denen durch ein bildgebendes Verfahren ein oder mehrere Thromben im Pulmonalishauptstamm oder den beiden proximalen Pulmonalarterienästen nachweisbar sind.

Bei hämodynamischer Stabilität ist eine chirurgische Thrombektomie nicht indiziert, selbst wenn angiographisch ausgedehnte Embolien nachweisbar sind. Diese Patienten überleben ohne Embolektomie unter einer suffizienten Antikoagulation bzw. Thrombolyse. !

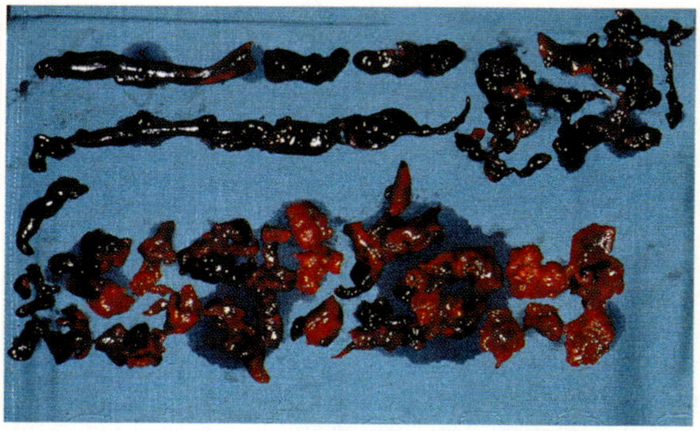

**Abb. 41-9.** Thrombektomiepräparat nach Trendelenburg-Operation einer massiven Lungenembolie mit Entnahme großer Thrombusmengen aus beiden Pulmonalishauptstämmen

## 41.6.5 Katheterinterventionelle Therapieverfahren

Eine Reihe von interventionellen Verfahren sind versucht und beschrieben worden. So werden Aspirationskatheter wie das Greenfield-Embolektomiegerät, mit dem der Thrombus angesaugt werden kann, ebenso verwendet wie andere Thrombektomiegeräte, die z. B. über einen Flüssigkeitsjet und gleichzeitigen Sog eine Auflösung und das Absaugen des thrombotischen Materials ermöglichen.

Als einfaches Therapieverfahren konnten Horstkotte et al. (1990) zeigen, das die mechanische Fragmentierung des Thrombus, z. B. mit Hilfe eines Pigtail-Katheters in Verbindung mit einer lokalen Thrombolysetherapie zu einer deutlich rascheren Thrombolyse führt. In diesem Kollektiv konnte durch dieses Verfahren bei Patienten im kardiogenen Schock bei Lungenembolie die Letalität von 72 auf 29% gesenkt werden.

### Vena-cava-inferior-Sperrung

Bei Patienten, die Kontraindikationen gegen eine Antikoagulation aufweisen, ist in Einzelfällen die chirurgische Sperrung der V. cava inferior unterhalb der Nierenvenen indiziert. Diese Maßnahme ist hocheffektiv zur Verhinderung weiterer Embolien. Allerdings beträgt das Operationsrisiko 2–5%, bei Patienten mit Herzinsuffizienz sogar über 20%. Dagegen ist die Ligatur beider Femoralvenen, die in Lokalänasthesie durchgeführt werden kann, deutlich risikoärmer. Hierbei kann es jedoch in bis zu 10% aller Fälle zu einem Rezidiv kommen.

### Vena-cava-Filter

Der Einsatz von V.-cava-Filtern, die perkutan über die V. jugularis in die V. cava inferior eingeführt werden, weist in einem hohen Prozentsatz Komplikationen auf, insbesondere durch Mobilisation und Verschleppung des V.-cava-Schirms. Decousus et al. (1998) untersuchten die Wirksamkeit von V.-cava-Filtern zur Prävention einer Lungenembolie bei Patienten mit tiefer Beinvenenthrombose. Es fand sich hierbei, daß der initiale Vorteil bezüglich der Prävention einer Lungenembolie durch ein übermäßiges Auftreten rezidivierender tiefer Beinvenenthrombosen aufgewogen wurde.

So ist der Einsatz eines V.-cava-Filters lediglich bei den Patienten indiziert, die eine absolute Kontraindikation gegen eine Antikoagulation haben oder bei denen es unter korrekter und suffizienter Antikoagulation zu einer Rezidivembolie gekommen ist.

**Abb. 41-10.** Flußdiagramm des therapeutischen Vorgehens bei gesicherter Lungenembolie (NMH – niedermolekulare Heparine)

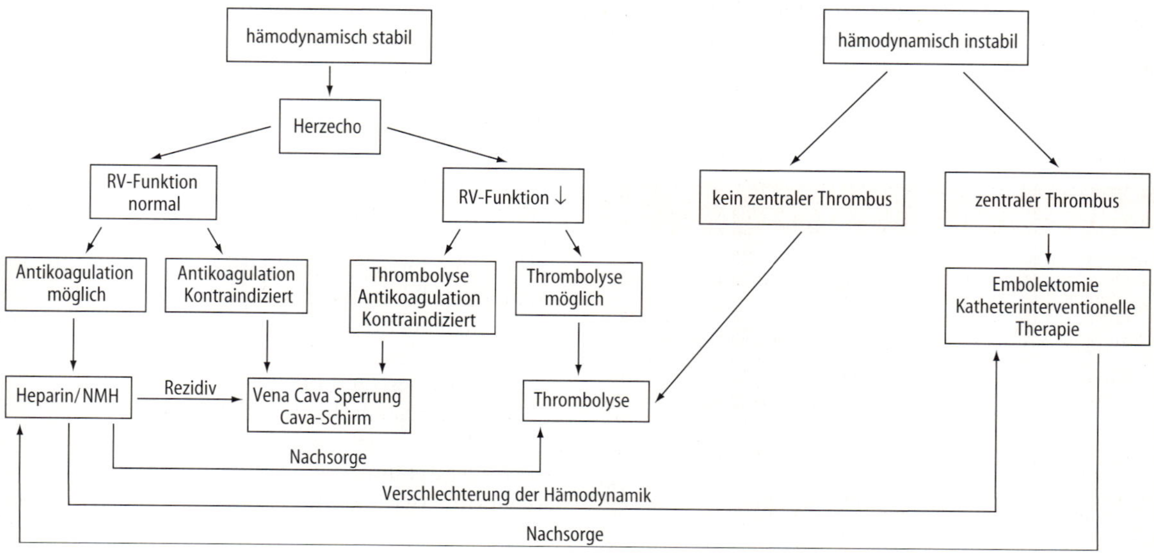

## 41.7 Differentialtherapie

Das differentialtherapeutische Vorgehen bei der akuten Lungenembolie ist in Abb. 41-10 schematisch dargestellt. Wesentlich zur Entscheidungsfindung ist, ob der Patient hämodynamisch stabil oder instabil ist. Bei hämodynamisch instabilen Patienten gelten in Abhängigkeit vom Ausmaß der Instabilität solche Kontraindikationen, die bei elektivem Einsatz streng beachtet werden müssen, nur relativ.

## 41.8 Lungeninfarkt

Bei mehr als 50% aller Patienten mit akuter Lungenembolie lassen sich radiologisch Zeichen eines Lungeninfarktes, d. h. eine dem verschlossenen Gefäß entsprechende Verschattung nachweisen. Das klassische Zeichen des Lungeninfarktes ist der plötzlich auftretende pleuritische Schmerz mit oder ohne Dyspnoe. Hämoptysen treten jedoch nur selten auf. Pulmonale Blutungen entstehen durch Versorgung des okkludierten Lungengewebes über kollateralisierende Bronchialarterien. Das gleichzeitige Vorliegen einer Linksherzinsuffizienz mit Erhöhung des pulmonal-venösen Drucks fördert das Auftreten von Hämoptysen.

Wesentliche Differentialdiagnose eines Lungeninfarktes ist eine virale oder bakterielle Pneumonie. Da Lungeninfarkte in der Regel nur bei Patienten mit kleineren Lungenembolien auftreten, bei denen eine Kollateralversorgung des Lungengefäßareals möglich ist, ist der $O_2$-Partialdruck meist nicht erniedrigt und kann zur Differentialdiagnose nicht herangezogen werden. Letztlich hilft nur die Beurteilung weiterer Parameter wie Leukozytose, Sputumkultur bzw. das assoziierte Vorliegen einer tiefen Beinvenenthrombose.

## 41.9 Besondere Formen der Lungenembolie

### 41.9.1 Fettembolien

Fettembolien treten im Zusammenhang mit ausgedehnten Frakturen, v. a. der langen Röhrenknochen auf. Klassischerweise sind sie charakterisiert durch respiratorische Insuffizienz mit Dyspnoe, Verwirrung durch ZNS-Beteiligung und Nachweis von petechialen Blutungen. Ein Teil der Pathophysiologie wird sicher durch die mechanische Obstruktion der Lungenstrombahn verursacht, daneben kommt es jedoch durch Freisetzung von Gerinnungsfaktoren zur Plättchenaggregation, und toxische freie Fettsäuren in der Lunge führen zur Ausbildung von Kapillarlecks bis hin zum ARDS. Durch die ausgedehnte Plättchenaggregation und Sequestration in den Fetttröpfchen in der Lungen entwickelt sich häufig eine begleitende Thrombozytopenie.

Die Prognose dieser Patienten ist schlecht. Therapeutisch werden neben symptomatischen Maßnahmen eine hochdosierte Gabe von Kortikosteroiden und niedrig dosierte Heparintherapie empfohlen.

### 41.9.2 Luftembolie

Luftembolien sind in der Regel iatrogen bedingte Komplikationen nach Eingriffen im Hals- und Hirnbereich, Herz-Lungen-Bypass, Komplikation eines Pneumoperitoneums oder Diskonnektion eines zentralen Venenkatheters. Die letale Luftmenge ist abhängig von Alter, Vorerkrankungen und Schnelligkeit des Lufteintritts, beträgt jedoch zwischen 5 und 15 ml pro kg Körpergewicht. Der Tod tritt durch Luftverschluß des rechten Ventrikels und Obstruktion des pulmonalen Gefäßbettes durch sekundäre pulmonale Vasokonstriktion ein.

Klinisch ist die Luftembolie charakterisiert durch das Auftreten von Dyspnoe, Schock und Zyanose. Darüber hinaus ist in der Regel ein lautes systolisch-diastolisches Rauschen und Brummen über dem Herzen auskultierbar. Bei überlebter Luftembolie kann es zur Entwicklung eines ARDS kommen.

Behandelt wird ein Patient mit Luftembolie durch Drehen auf seine linke Seite in Kopftieflage, um den Luftembolus vom rechtsventrikulären Ausflußtrakt in den rechtsventrikulären Apex und das rechte Atrium zu leiten. Daneben sollte versucht werden, mittels eines Katheters die Luft soweit wie möglich zu aspirieren.

Kommt es im Rahmen der Luftembolie zu zentralnervösen Symptomen wie Verwirrung bis hin zu Krampfanfällen und Koma, so scheint eine $O_2$-Überdruckbeatmung in einer Überdruckkammer sinnvoll zu sein.

### 41.9.3 Fruchtwasserembolie

Die Inzidenz einer Fruchtwasserembolie wird mit 1:8.000 bis 1:80.000 Lebendgeburten angegeben. Durch die moderne Geburtshilfe hat sich die Inzidenz deutlich vermindern lassen.

Prädisponierende Faktoren sind:

- erhöhtes Alter,
- Pluripara,
- Plazentaseparation,
- intrauteriner Fruchttod,
- sehr lange Wehenperioden,
- Mekoniumkontamination der Amnionflüssigkeit.

Die Amnionflüssigkeit mit ihren Inhaltsstoffen Mekonium, epithelialen Abscheidungen, Muzinen, Lipiden und Pigmenten tritt in die mütterliche Zirkulation über die venösen Sinus auf der uteroplazentalen Seite oder über endozervikale Venen ein.

Die Manifestation einer Fruchtwasserembolie ist bedingt durch die zellulären Bestandteile der Amnionflüssigkeit, da experimentelle Untersuchungen zeigen konnten, daß filtrierte Amnionflüssigkeit kaum eine Reaktion auf das pulmonale Gefäßbett verursacht. Die meisten Patienten entwickeln eine ausgeprägte disseminierte intravasale Gerinnung mit Verbrauchskoagulopathie und deren Folgen. Daneben kommt es zum plötzlichen Auftreten hochgradiger Dyspnoe, Schocksymptomatik, Zyanose und Zeichen des akuten Cor pulmonale oder Lun genödems. Zusätzlich führen die zentralen Auswirkungen zu Koma, Krämpfen und schließlich Herzstillstand. Laborchemisch finden sich in der Regel die Zeichen einer Verbrauchskoagulopathie.

Therapeutischerseits wird neben allgemeinen intensivmedizinischen Maßnahmen zur Aufrechterhaltung des Kreislaufs und ausreichender Oxygenation die möglichst rasche Hysterektomie durchgeführt, um die Ursache der diffusen intravaskulären Gerinnung zu entfernen. Daneben werden entsprechend des Ausmaßes der Verbrauchkoagulopathie Plasma- und Gerinnungsfaktoren substituiert.

## 41.10 Prophylaxe der Lungenembolie

! Die perioperative Thrombose und- Thromboembolieprophylaxe hat in den chirurgischen Disziplinen eine besondere Bedeutung, da ein erheblicher Teil der Hospitalletalität und -morbidität nicht durch den operativen Eingriff selbst, sondern durch eine perioperativ auftretende tiefe Beinvenenthrombose und Lungenembolie bedingt ist. Die übliche Prophylaxe besteht heute in der täglich dreimaligen Gabe von 5.000 IE Heparin s.c.

Viele Studien konnten nachweisen, daß eine derartige Prophylaxe einer Placebotherapie signifikant überlegen ist, wenngleich die partielle Thromboplastinzeit hierdurch nicht beeinflußt wird.

Ebenso wirksam wie die dreimal tägliche Gabe unfraktionierten Heparins ist die täglich einmalige Gabe eines niedermolekularen Heparins. Der Vorteil liegt in der einfachen, nur einmaligen Anwendung pro Tag. Dem steht jedoch der Nachteil des höheren Preises gegenüber. Ausnahmen hiervon sind orthopädische Operationen an der unteren Extremität. Hier wird empfohlen, niedermolekulares Heparin 2mal täglich zu geben.

Azetylsalizylsäure (ASS) ist zur perioperativen Thrombose- und Thromboembolieprophylaxe ungeeignet.

Die prophylaktische Wirkung einer Low dose Heparinprophylaxe bei nicht-chirurgischen Patienten, z. B. bettlägrigen Patienten auf internistischen oder neurologischen Stationen, ist weniger gut etabliert. Neben angepaßten Kompressionsstrümpfen wird dennoch die 2- bis 3mal tägliche Gabe von 5000 IE Heparin s.c. empfohlen. Die insbesondere im amerikanischen Schrifttum empfohlene intermittierende pneumatische Kompression der Beine hochgefährdeter Patienten (Paraplegie, Hüftgelenksfraktur) ist zwar effektiv, wegen des hohen apparativen Aufwandes jedoch in der Regel nur im Einzelfall praktikabel und indiziert.

## Literatur


Albador J, Niewenhaus HK, Sixma JJ (1989) Treatment of acute venous thromboembolism with low molecular weight heparin (fragmin). Circulation 80: 935–940

Basu D, Gallus A, Hirsh J, Cade J (1992) A prospective study of the value of monitoring heparin treatment with the activated partial thromboplastin time. N Engl J Med 287: 324–327

Bell WR, Simon TL (1982) Current status of pulmonary thromboembolic disease: Pathophysiology, diagnosis, prevention and treatment. Am Heart J 103: 239–262

Bertina RM, Koeleman BPC, Koster T et al. (1994) Mutation in blood coagulation factor V associated with resistance to activated protein C. Nature 369: 64

Blum AG, Delfau F, Grignon B et al. (1994) Sprial-computed tomography vs. pulmonary angiography in the diagnosis of acute massive pulmonary embolism. Am J Cardiol 74: 96

Bouneameaux H, de Moerloose P, Perrier A, Reber G (1994) Plasma measurement of D-dimer as diagnostic aid in suspected venous thromboembolism. An overview. Thromb Haemost 71: 1

Brady AJB, Crake T, Oakley CM (1991) Precutanwous catheter fragmentation and distal dispersion of proximal pulmonary embolus. Lancet 338: 1186

Brandfonbrener M, Turino GM, Himmelstein A (1958) Effects of occlusion of one pulmonary artery on circulation in man. Fed Proc 17: 19

Collins R, Scrimgeour A, Yusuf S, Peto R (1988) Reduction in fatal pulmonary embolism and venous thrombosis by perioperative administration of subcutaneous heparin: Overview of resells of randomized trials in general, orthopaedic and urologic surgery. N Engl J Med 318: 1162

Dalen JE, Alper JS (1975) Natural history of pulmonary embolism. Prog Cardiovasc Disease 17: 259–270

Decousus H, Leizorovic A, Parent F et al. (1998) A clinical trial of vena caval filters in the prevention of pulmonary embolism in patients with proximal deep vein thrombosis. N Engl J Med 338: 409–415

Dunmire SM (1989) Pulmonary embolism. Emerg Med Clin North Am 7: 339–354

Goldhaber SZ, Haire WD, Feldstein ML et al. (1993) Alteplase vs. heparin in acute pulmonary embolism: randomized trial assessing right-ventricular function and pulmonary perfusion. Lancet 270: 2819–2822

Goldhaber SZ, Kessler CM, Heit J et al. (1988) Randomised controlled trial of recombinant tissue plasminogen activator vs. urokinase in the treatment of acute pulmonary embolism. Lancet II: 293–298

Goldhaber SZ, Kessler CM, Heit JA et al. (1992) Recombinant tissue-type plasminogen activator vs. a novel dosing regimen of urokinase in acute pulmonary embolism: A randomized controlled multicenter trial. J Am Coll Cardiol 20: 24–30

Goldhaber SZ, Simons GR, Elliott CG et al. (1993) Quantitative plasma D-dimer levels among patients undergoing pulmonary angiography for suspected pulmonary embolism. JAMA 270: 2819–2822

Gottschalk A, Sostmann HD, Coleman RE (1993) Ventilation -perfusion scintigraphy in the PIOPED study. Part II. Evaluation of the scintigraphic criteria and interpretations. J Nucl Med 34: 1119

Grosser KD (1988) Akute Lungenembolie. Behandlung nach Schweregraden. Dtsch Ärztebl 85: 587–594

Gulba DC, Schmid C, Borst HG (1994) Medical compared with surgical treatment for massive pulmonary embolism. Lancet 343: 565

Hirsch DR, Lee TH, Morrison RB et al. (1996) Shortened hospitalization by means of adjusted-dose subcutaneous heparin for deep venous thrombosis. Am Heart J 131: 276

Hirsch J (1995) The optimal duration of anticoagulant therapy for venous thrombosis. N Engl J Med 25: 1710–1711

Hoellerick VL, Wigton RS (1986) Diagnosing pulmonary embolism using clinical findings. Arch Intern Med 146: 1699–1704
Horstkotte D, Heintzen MP, Strauer BE (1989) Kombinierte mechanische und thrombolytische Wiedereröffnung der Lungenstrombahn bei massiver Lungenartereinembolie mit kardiogenem Schock. Intensivmedizin 27: 124–132
Huisman MV, Buller HR, tenCate JW et al. (1989) Unexpected high prevalence of pulmonary embolism in patients with deep venous thrombosis. Chest 95: 498–502
Hull R, Hirsh J, Jay R et al. (1982) Different intensities of oral anticoagulant therapy in the treatment of proximal-vein thrombosis. N Engl J Med 307: 1676–1681
Jerjes-Sasnchez C, Ramirez-Rivera A, Garcia ML (1995) Streptokinase and heparin vs. heparin alone in massive pulmonary embolism: a randomized controlled trial. J Thromb Thrombolys 2: 227–9
Kasper W, Geibel A, Tiede N et al. (1993) Distinguishing between acute and subacute massive pulmonary embolism by conventional and Doppler echocardiography. Br Heart J 70: 352
Kasper W, Konstantinidis S, Geibel A et al. (1997) Management strategies and determinants of outcome in acute major pulmonary embolism: results of a multicenter registry. J Am Coll Cardiol 30: 1165–1171
Kniffin WD, Baron JA, BarettJ, Brikmeyer JD, Anderson FA (1994) The epidemiology of diagnosed pulmonary embolism and deep venous thrombosis is the elderly. Arch Intern Med 154: 861–866
Konstantinidis S, Geibel A, Olschewski M et al. (1997) Association between thrombolytic therapy and the prognosis of hemodynamically stable patients with major pulmonary embolism. Circulation 9: 882–888
Koster T, Rosendaal FR, de Ronde H et al. (1993) Venous thrombosis thrombophilia study. Lancet 342: 1503
Landefeld CS, Cook EF, Flatley M et al.(1990) Identification and preliminary validation of predictors of major bleedings in hospitalized patients staring anticoagulant therapy. Am J Med 82: 703
Leizorovicz A, Haugh MC, Chapuis FR et al. (1992) Low molecular weight heparin in prevention of perioperative thrombosis. BMJ 305: 913
Meaney JF, Weg JP, Chenevert TL et al. (1997) Diagnosis of pulmonary embolism with magnetic resonance angiography. N Engl J Med 336: 1422–1427
Meneveau N, Schiele F, Vuillemenot A et al. (1997) Streptokinase vs.alteplase in massive pulmonary embolism. A randomized trial assessing right heart hemodynamics and pulmonary vascular obstruction. Eur Heart J 18: 1141–1148
Merli GJ, Martinez J (1987) Prophylaxis for deep vein thrombosis and pulmonary embolism in surgical patients. Med Clin North Am 71: 377–397
Meyer G, Sors H, Charbonnier B et al. (1992) Effect of intravenous urokinase vs. alteplase on total pulmonary resistance in acute massive pulmonary embolism: a European multicenter double-blind trial. J Am Coll Cardiol 19: 239–245
Miniati M, Pistolesi M, Marini C et al. (1996) Value of perfusion lung scan in the diagnosis of pulmonary embolism: Results of the Prospective Investigative Study of acute Pulmonary Embolism Diagnosis (PISA-PES). Am J Respir Crit Care Med 154: 1397–1393
Monreal M, Lafoz E, Olive A, del Rio L, Vedia C (1994) Comparison of subcutaneous unfractionated heparin with a low molecular weight heparin (fragmin) in patients with venous thromboembolism and contraindications to coumarin. Thromb Haemost 71: 7–11
Moser KM (1990) Venous Thromboembolism – State of the art. Am Rev Respir Dis 141: 235–249
Musset D, Rosso J, Petitpretz P et al. (1988) Acute pulmonary embolism: diagnostic value of digital subtraction angiography. Radiology 166(2): 455–459
Myers TM, Hull RD, Wega JC (1986) Antithrombotic therapy for venous thromboembolic disease. Chest 89 (Suppl 2): 26S–35 S
Novellini RA, Baltarowich OH, Athanasoulis CA et al. (1978) The clinical course of patients with suspected pulmonary embolism and a negative arteriogram. Radiology 126: 561–567
Oudkerk M, Beek EJ van, Putten WL van, Buller HR (1993) Cost-effectiveness analysis of varous strategies in the diagnostic management of pulmonary embolism. Arch Intern Med 153(8): 947–954
Piers DB, Verziglberger F, Westerman CJ et al. (1987) A comparative study of intravenous digital subtraction angiography and ventilation-perfusion scans in suspected pulmonary embolism. Chest 91: 837–843
Piers DB, Verziglberger F, Westerman CJ, Ludwig JW (1987) A comparative study of intravenous digital subtraction angiography and ventilation-perfusion scans in suspected pulmonary embolism. Chest 91/6: 837–43
PIOPED Investigators (1990) Value of the Ventilation/Perfusion Scan in acute pulmonary embolism. JAMA 263: 2753–2759
PIOPED Study Group (1990) Tissue-type plasminogen activator for the treatment of acute pulmonary embolism. Chest 97: 528–533
Raschke RA, Reilly BM, Guidry JR et al. (1993) The weight-based heparin dosing nomogram compared with a „standard care" nomogram: A randomized controlled trial . Ann Intern Med 119: 874–881
Remy-Jardin M, Remy J, Artaud D et al. (1996) A Diagnosis of pulmonary embolism with spiral CT: comparison with pulmonary angiography and scintigraphy. Radiology 200: 699–706
Remy-Jardin M, Remy J, Wattinne L, Giraud F (1992) Central pulmonary thromboembolism: Diagnosis with spiral volumentric CT with the single-breath-hold technique – comparison with pulmonary angiography. Radiology 185: 381–387
Rosso J, Musset D, Petitpretz P et al. (1989) Intravenous digital subtraction angiography and lung imaging compared value in the diagnosis of pulmonary embolism. Clin Nucl Med 14(3): 183–186
Schafer AI (1985) The hypercoagulable states. Ann Intern Med 102: 814–828
Schulman S, Rhedin AS, Lindmarker P et al. (1995) A comparison of 6 weeks with 6 month of oral anticoagulant therapy after a first episode of venous thromboembolism. N Engl J Med 332: 1661–1665
Silverstein MD, Heit JA, Mohr DN et al. (1998) Trends in the incidence of deep vein thrombosis and pulmonary embolism: a 25-year population-based study. Arch Inn Med 158: 585–593
Simioni G, Prandoni P, Lensing AW et al. (1997) The risk of recurrent venous thromboembolism in patients with an Arg 506 Gin mutation in the gene for factor V (factor V Leiden). N Engl J Med 336: 399–403
Simonneau G, Sors H, Charbonnier B et al. (1997) A comparison of low-molecular-weight heparin with unfractionated heparin for acute pulmonary embolism. N Engl J Med 62: 663–669
Siragusa S, Cosmi B, Peovella F, Hirsh J, Ginsberg JS (1995) Low-molecular-weight heparins and unfractionated heparin in the treatment of patients with acute venous thromboembolism: Results of a meta-analysis. Am J Med 100: 269–277
Stein PD, Goldhaber SZ, Henry JW (1995) Alveolar-arterial oxygen gradient in the assessment of acute pulmonary embolism. Chest 107: 139
Stein PD, Terrin ML, Hales CA, Palevsky HI, Saltzman HA, Thompson BTG, Weg JG (1991) Clinical, laboratory roentgenographic and electrocardiographic findings in patients with acute pulmonary embolism and no pre-existing cardiac or pulmonary disease. Chest 100: 598–603
Svensson PJ, Dahlbäck B (1994) Resistance to activated protein C as a basis for venous thrombosis. N Engl J Med 330: 517
Thery C, Simonneau G, Meyer G et al. (1992) Randomized trial of subcutanous low-molecular-weight heparin CY 216 (fraxiparine) compared with intravenous unfractionated heparin in the curative treatment of submasive pulmonary embolism. Circulation 85: 1380–1389
UPET Study Group (1970) Urokinase pulmonary embolism trial: phase I: a cooperative study (UPET). JAMA 214: 2163–2168
Van Rossum AB, Treurniet FEE, Kieft GJ, Smith R, Schepers-Bok R (1996) Role of spiral volumetric computed tomographic scanning in the assessment of patients with clinical suspicion of pulmonary embolism and an abnormal ventilation/perfusion lung scan. Thorax 51: 23–28

Virchow R (1862) Gesammelte Abhandlungen zur Wissenschaftlichen Medizin Vol IV: Thrombose und Embolie. G-Hamm-Grotesche Buchhandlung, Berlin, S 219

Warkentien TE, Levine MN, Hirsh J et al. (1995) Heparin-induced thrombocytopenia in patients treated with low molecular weight heparin or unfractionated heparin. N Engl J Med 332: 1330–1335

# Chronisches Cor pulmonale

42

D.J. Beuckelmann



Der Begriff chronisches Cor pulmonale wurde durch Stuart-Harris (1957) in die Literatur eingeführt und bezeichnet die infolge einer Lungenerkrankung aufgetretene Rechtsherzbelastung bis hin zur Rechtsherzinsuffizienz. Die WHO hat das chronische Cor pulmonale 1961 pathologisch-anatomisch als „rechtsventrikuläre Hypertrophie, verursacht durch Erkrankungen, die entweder die Funktion oder die Struktur der Lunge betreffen" definiert (1961). Linksventrikuläre Krankheiten und kongenitale Anomalien sind hierbei ausgeschlossen.

Zwar erlaubt es diese Formulierung, auch reversible Frühstadien mit einzuschließen, sie ist jedoch wegen der schwierigen Meßbarkeit der rechtsventrikulären Funktion und Struktur (Hypertrophie!) gerade bei den weniger fortgeschrittenen Stadien des Cor pulmonale nicht ganz befriedigend.

Die funktionelle Verbindung zwischen Lunge und rechtsventrikulärer Dysfunktion ist die pulmonale Hypertonie. Da die pulmonale Hypertonie auf dem Boden einer Lungenerkrankung erwächst, handelt es sich beim Cor pulmonale um eine sekundäre Form einer Herzerkrankung. Das Vorliegen einer manifesten Rechsherzinsuffizienz ist nicht Voraussetzung für die Diagnose eines Cor pulmonale, liegt bei dessen Diagnose jedoch bereits häufig vor. Von einem Cor pulmonale ist somit nur dann zu sprechen, wenn die Ursache in einer Erkrankung zwischen Beginn des Pulmonalishauptstamms und Einmündung der Pulmonalvenen in den linken Vorhof liegt.

Bei einem Rechtsherzversagen, das sekundär auf dem Boden einer Linksherzinsuffizienz, einer valvulären Dysfunktion oder anderen angeborenen oder erworbenen Herzerkrankungen entsteht, wird dieses somit definitionsgemäß vom Cor pulmonale abgegrenzt.

## 42.1 Hämodynamik des Lungenkreislaufs

### 42.1.1 Vasokonstriktion und Dilatation

Das pulmonale Gefäßbett weist eine grundsätzliche andere Physiologie der Widerstandsregulation als die Gefäßprovinzen des systemischen Kreislaufs auf. Im Gegensatz zur hypoxisch vermittelten Vasodilation arterieller Gefäße kommt es im Rahmen einer Hypoxie im Lungenkreislauf zur Vasokonstriktion der pulmonalen Gefäßstrombahn (Euler-Liljestrand-Reflex).

Darüber hinaus wird im Gegensatz zu anderen Organen in der Lunge bei steigendem Blutfluß durch eine aktive Gefäßerweiterung der Druck in der A. pulmonalis weitgehend konstant gehalten. Dies setzt bei Anstieg des Herzzeitvolumens eine Rekrutierung bislang nicht perfundierter Gefäßareale, kombiniert mit einer regulatorischen Vasodilatation voraus. Die Mediatoren dieser aktiven Vasodilatation wirken in der gemeinsamen Endstrecke über eine Erhöhung oder Erniedrigung des intrazellulären cGMP und cAMP. Die hierbei wichtigen vasokonstriktorisch oder vasodilatierend wirkende Mechanismen sind in der Übersicht zusammengefaßt.

**Mechanismen der Vasokonstriktion/-dilatation**

- *Vasokonstriktion*
  - $\alpha_1$-Adrenozeptoraktivierung
  - Serotoninrezeptoraktivierung
  - Thromboxan-$A_2$-Rezeptoraktivierung
  - Angiotensinrezeptoraktivierung
  - $D_2$-Dopaminrezeptoraktivierung
- *Vasodilatation*
  - $\beta_2$-Adrenozeptoraktivierung
  - $D_1$-Dopaminrezeptoraktivierung
  - Stickstoffmonoxid
  - PGI-II-Prostaglandinrezeptoraktivierung

Die wichtigsten Mediatoren einer aktiven Vasodilatation in der Lungengefäßbahn sind wahrscheinlich vom Endothel produziertes NO sowie Prostazyklyn PGI-II. Weitere, bisher noch nicht bekannte Mediatoren sind wahrscheinlich.

### 42.1.2 Pulmonaler Perfusionswiderstand

Der pulmonale Perfusionswiderstand ergibt sich aus dem Druckabfall über sämtliche Gefäßwiderstände der pulmonalen Gefäßbahn (arterielle, kapilläre und venöse Strecke). Er berechnet sich nach der Formel

$$PVR = 80 \times \frac{(PAP - PC)}{HZV}$$

*PAP* pulmonalarterieller Mitteldruck, *PC* pulmonaler kapillärer Verschlußdruck, *HZV* Herzzeitvolumen

Der Normwert des pulmonalen Gefäßwiderstands beträgt $70 \pm 30$ dyn·s·cm$^{-5}$.

Präkapillärer (60%) und postkapillärer (40%) Widerstand sind etwa gleich, während das Kapillarbett der wesentlichen Volumenspeicher der pulmonalen Gefäßstrombahn ist. Aufgrund der unterschiedlichen hydrostatischen Druckverteilung in den verschiedenen Lungenabschnitten werden in der Regel die Oberfelder beider Lungen unter Ruhebedingungen nur wenig perfundiert. Erst mit einer Steigerung des pulmonalarteriellen Drucks, entweder durch Belastung oder auf dem Boden anderer Ursachen, kommt es zu einer Umverteilung mit „Recruitment" der Oberfelder. Somit kann durch Abnahme des Lungengefäßwiderstands der Pulmonalisfluß ansteigen, ohne daß es zum Anstieg des pulmonalarteriellen Druckes kommt.

In der Lungenspitze (West-Zone I) wird der Fluß nach dem „Wasserfallprinzip" bestimmt. Dies bedeutet, daß ein Fluß nur dann stattfindet, wenn der intravasale Druck den transpulmonalen Gradienten zwischen alveolärem Druck und Pleuradruck überschreitet. In den basalen Abschnitten der Lunge (West-Zonen III und IV) findet dauerhaft eine Perfusion statt, die West-Zone II bildet das Übegangsstadium zwischen Zone I und Zone III. Abbildung 42-1 zeigt schematisch die verschiedenen West-Zonen mit der unterschiedlichen regionalen Durchblutung der Lunge aufgrund der verschiedenen hydrostatischen Drücke.

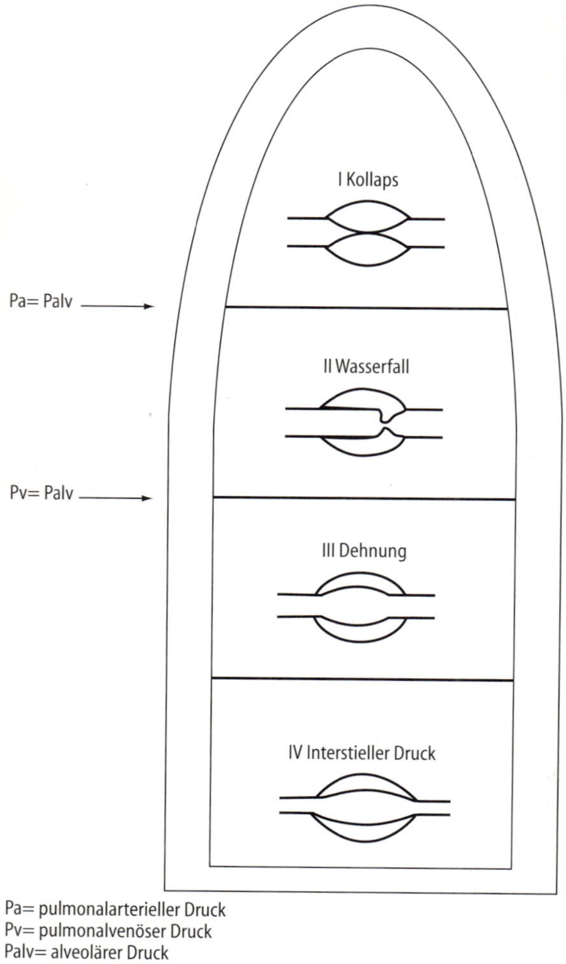


**Abb. 42-1.** West-Zonen I–IV beim stehenden Menschen

### 42.1.3 Alveoläre Hypoxie

Der potenteste Stimulus für eine pulmonale Vasokonstriktion ist eine alveoläre Hypoxie. Erstmals 1942 von Beyne beschrieben, führt der nach Euler und Liljestrand benannte Reflex sowohl durch eine arterielle Hypoxämie als auch durch eine alveoläre Hypoxie zu einer akuten oder chronischen Erhöhung des pulmonal-vaskulären Widerstands. Sinn dieses Reflexes ist es, die Durchblutung schlecht belüfteter Areale, z. B. im Bereich von Atelektasen, zu drosseln, um pulmonale Shuntflüsse und eine systemische $O_2$-Entsättigung des Blutes zu verhindern.

Durch diesen Reflex kommt es somit zu einer Verbesserung des Ventilations-Perfusions-Verhältnisses und einer Ökonomisierung des Gasaustausches. Die Mediatoren dieses Reflexes sind noch nicht geklärt, der Reflex läßt sich jedoch auch an isolierten Organen nachweisen und scheint mit einer NADPH-Oxidase in Zusammenhang zu stehen.

Darüber hinaus wurde ein nicht durch 4-Aminopyridin blockierbarer, $O_2$-abhängiger Kaliumkanal beschrieben, der über hypoxiebedingte Blockade zu einer pulmonalen Vasokonstriktion führen kann.

Im Falle einer generellen Hypoxie in den Alveolen kommt es jedoch so zu einer generellen Vasokonstriktion der Lungengefäßstrombahn mit konsekutiver Erhöhung des Drucks in der A. pulmonalis. Bei Abfall des alveolären $pO_2$ unter 55 mmHg kommt es zu einem steilen Anstieg des pulmonalarteriellen Drucks. Diese vasokonstriktorische Reaktion wird durch Azidose verstärkt und durch Alkalose abgeschwächt.

### 42.1.4 Remodeling

Bei chronischer Hypoxämie kommt es neben der Vasokonstriktion schließlich auch zu einer Hyperplasie der glatten Gefäßmuskulatur sowie zu einer Zunahme des Bindegewebes. Die hierdurch bedingte weitere Einengung des Gefäßlumens wird als „Remodeling" bezeichnet und umfaßt die strukturellen Gefäßwandveränderungen, die schließlich zur Querschnittsverminderung und zum Elastizitätsverlust führen. Verändert sind hier nicht nur die glatten Gefäßmuskelzellen, vielmehr betrifft das Remodeling alle Schichten der Gefäßwand.

## 42.2 Definition der pulmonalen Hypertonie

Der normale Druck in der A. pulmonalis beträgt systolisch 15–25 mmHg, enddiastolisch 6–10 mmHg, der Mitteldruck liegt in der Regel zwischen 12–16 mmHg.

! Die pulmonale Hypertonie ist definiert als chronische Erhöhung des pulmonalarteriellen Mitteldruckes über 20 mmHg in Ruhe und über 30 mmHg unter Belastung. Grundsätzlich lassen sich 3 Schweregrade der pulmonalarteriellen Hypertonie unterscheiden.

### 42.2.1 Latente pulmonale Hypertonie

Bei der latenten pulmonalen Hypertonie liegt der Mitteldruck in der A. pulmonalis im Normbereich (kleiner 20 mmHg), steigt jedoch unter Belastung auf Werte über 30 mmHg an. Dies ist bedingt durch eine Verminderung der rekrutierbaren Gefäßabschnitte. Seltener ist eine Einschränkung der aktiven Vasodilationsmechanismen.

### 42.2.2 Manifeste pulmonale Hypertonie

Bei der manifesten pulmonalen Hypertonie ist der Pulmonalisdruck nicht nur unter Belastung sondern auch in Ruhe über 20 mmHg erhöht. Zusätzlich kommt es bei körperlicher Belastung zu einem deutlich steileren Anstieg des pulmonalen Drucks.

### 42.2.3 Schwere pulmonale Hypertonie

Die schwere pulmonalarterielle Hypertonie ist dadurch gekennzeichnet, daß neben einer Erhöhung des Druckes in der A. pulmonalis das Herzzeitvolumen erniedrigt ist.

## 42.3 Epidemiologie

Angaben zur Prävalenz des Cor pulmonale variieren in der Literatur stark. Die Häufigkeit des chronischen Cor pulmonale beträgt 5–10% aller Erkrankungen des Herzens. Neben der koronaren Herzerkrankung ist das Cor pulmonale eine der häufigen Herzerkrankungen bei Patienten im höheren Lebensalter. !

Bei Patienten mit chronisch obstruktiver Atemwegserkrankung findet sich autoptisch in bis zur Hälfte aller Patienten ein Cor pulmonale (Elsässer et al. 1993). Andererseits liegt bei etwa 3/4 aller Patienten mit chronischem Cor pulmonale eine chronisch obstruktive Bronchopneumopathie als Ursache vor.

## 42.4 Ätiologie

Die Ätiologie der pulmonalen Hypertonie läßt sich einteilen in präkapilläre, kapilläre und postkapilläre Ursachen.

### 42.4.1 Präkapilläre Ursachen

#### Chronisch-obstruktive Bronchopneumopathie (COPD)

Die häufigste Ursache der pulmonalen Hypertonie ist die chronisch-obstruktive Bronchopneumopathie (COPD). Die COPD ist keine spezifische Krankheitsentität, sondern umfaßt eine Gruppe von Erkrankungen mit obstruktiver oder restriktiver oder kombiniert obstruktiv-restriktiver Komponente. Die pulmonale Hypertonie ist die primäre kardiovaskuläre Komplikation der COPD. !

Neben der Bronchokonstriktion ist sie charakterisiert durch eine chronische Bronchitis und in fortgeschrittenem Stadium Ausbildung von Emphysemblasen. Neben dem wichtigsten pathogenetischen Mechanismus, der alveolären Hypoxie, läßt sich bei der COPD eine primär extravasale Entzündung nachweisen. Hierdurch kommt es zur Bildung zahlreicher vasoaktiver Mediatoren die weiterhin vasokonstriktorisch wirken.

Die chronisch perivasale Inflammation greift schließlich auch auf die Gefäße wieder, so daß es über diese Peribronchitis zu einer Perivaskulitis mit Bindegewebsvermehrung und weiterer Einengung des Gefäßlumens kommt. Ein erheblicher Anteil von Patienten mit chronisch obstruktiver Bronchopneumopathie weist wahrscheinlich aufgrund dieser perivaskulitischen Komponente eine latente pulmonale Hypertonie auf.

**Pulmonale Hypertonie**

Die pulmonale Hypertonie bei Lungenparenchymerkrankungen wie Lungenfibrose, Sarkoidose und Mukoviszidose ist ebenfalls durch die Kombination aus krankheitsbedingter Hypoxämie in Verbindung mit perivaskulärer Inflammation bedingt. Die Ausbildung einer pulmonalen Hypertonie bei Autoimmunerkrankungen ist selten. So findet sich beim Lupus erythematodes lediglich in 5–10% aller Patienten eine pulmonale Hypertonie.

Als Ausnahme muß hier jedoch die Sklerodermie und das CREST-Syndrom genannt werden. Bei diesen Patienten ist eine pulmonale Hypertonie häufig (Asherson et al. 1989; Dickey u. Myers 1988).

**Alveoläre Hypoxie**

Auch eine alveoläre Hypoxie alleine kann zur Ausbildung einer chronischen pulmonalen Hypertonie führen. Beispielhaft ist hier der langfristige Aufenthalt in extremen Höhenlagen oder die extrapulmonale Restriktion durch Thoraxdeformitäten bzw. Atemstörungen durch neuromuskuläre Erkrankungen zu nennen.

**Gefäßobstruktion**

Eine weitere wichtige Ursache ist die Obstruktion des Lungengefäßbetts durch Lungenembolien. Die akute Lungenembolie kann in der Regel lediglich zu einem Anstieg des pulmonalen Drucks auf max. 40 mmHg führen, da der nicht adaptierte rechte Ventrikel bei größerer Drucksteigerung versagt. Kleinere, rezidivierende Lungenembolien können jedoch zu einer progredienten Einengung des pulmonalen Gefäßquerschnitts führen.

Neben dieser direkten Verminderung verfügbaren Gefäßlumens kommt es durch die Freisetzung vasoaktiver Mediatoren aus dem thrombotischen Material zur Öffnung pulmonaler Shunts und so zur Hypoxämie. Die hierdurch bedingte Vasokonstriktion (s. oben) führt zu einer zusätzlichen Erhöhung des Gefäßwiderstands. Obwohl chronisch rezidivierende Lungenembolien früher als seltene Ursache einer pulmonalen Hypertonie angesehen wurden, hat die erhöhte Verfügbarkeit diagnostischer Mittel (Ventilations-, Perfusionsszintigraphie) und eine erhöhte Aufmerksamkeit zu einer häufigeren Diagnose geführt.

Allerdings entwickeln lediglich 2% aller Patienten mit nicht vollständig lysierten Lungenembolien eine schwere Form der pulmonalen Hypertonie (Parrakos et al. 1973).

**Primär pulmonale Hypertonie**

Eine wichtige präkapilläre Ursache ist die seltene primär pulmonale Hypertonie. Die Inzidenz beträgt etwa 2 Erkrankungsfälle pro 1 Mio. Einwohner und Jahr. Die Lebenserwartung beträgt im Mittel unter 3 Jahren (D'Alonzo et al. 1991). Die Auslöser der Erkrankung sind unklar, es besieht jedoch eine familiäre Häufung bei einigen Patienten. Pathogentisch findet sich bei dieser Erkrankung eine Vasokonstriktion verbunden mit einem pulmonalvaskulären Remodeling. Daneben lassen sich histologische Zeichen einer primär vaskulären Entzündung nachweisen.

**Appetitzügler**

Ein sehr ähnliches Bild findet sich bei Patienten, die den inzwischen nicht mehr zugelassenen Appetitzügler Aminorex einnahmen. Derivate des Appetitzüglers Fenfluramin waren in einer neuen Arbeit mit über 6facher Steigerung des Risikos zur Entwicklung einer primär pulmonalen Hypertonie assoziiert. Bei Einnahme über einen Zeitraum von mehr als 3 Monaten kam es sogar zu einem 23fach erhöhtem Risiko (Abenhaim et al. 1996).

Tierexperimentelle Untersuchungen haben zeigen können, daß Fenfluramin, Dexfenfluramin und Aminorex repolarisierende Kaliumkanäle in glatten Muskelzellen der pulmonalen Gefäßstrombahn inhibieren und so zur pulmonalen Vasokonstriktion führen (Weir et al. 1996). Dies führte dazu, daß die Hersteller der genannten Appetitzügler die meisten derartigen Präparate im vergangenen Jahr in den USA vom Markt zurückgezogen haben. Die Frage nach Einnahme derartiger Medikamente sollte bei Patienten mit unklarer pulmonaler Hypertonie daher niemals vergessen werden.

## 42.4.2 Kapilläre pulmonale Hypertonie

Die kapillär verursachte pulmonale Hypertonie ist selten, weil das Pulmonalbett an der Regulation des Widerstandes nicht teilnimmt. Bei schwerer chronisch-obstruktiver Bronchopneumopathie mit massiver Überblähung kann der alveoläre Druckanstieg jedoch zu einer Kompression dieses Gefäßanteils führen. Ähnliche Auswirkungen hat eine längerfristige maschinelle Atmung mit erhöhtem positiv-endexspiratorischem Druck (PEEP-Beatmung).

Da es sich hierbei jedoch in der Regel nicht um ein chronisches Problem handelt, entwickelt sich eine chronische pulmonale Hypertonie auf diesem Boden lediglich als Rarität.

## 42.4.3 Postkapilläre pulmonale Hypertonie

Häufig und wichtig ist die postkapilläre pulmonale Hypertonie auf dem Boden eines erhöhten linksventrikulären Füllungsdrucks bzw. linksatrialen Drucks. Der linksventrikuläre Füllungsdruck addiert sich zu dem durch den pulmonalen Widerstand bedingten Druck. Somit führt jede kardiale Erkrankung mit signifikant erhöhten linksventrikulären Füllungsdrücken zur sekundären pulmonalen Hypertonie. Diese ist häufig nach Besserung der kardialen Funktionsstörung wieder reversibel. Der chronisch erhöhte Druck v. a. der postkapillären Strombahn führt jedoch auch zu einem Gefäßwandremodeling.

Neben den durch mechanischen Streß bedingten Gefäßumbauprozessen kommt es durch Exsudation proteinreicher Flüssigkeit in das Lungeninterstitium bei chronischer Lungenstauung zur Induktion von Entzündungsprozessen im Perivaskulärraum, die schließlich zur chronischen und anatomischen Einengung des Gefäßquerschnitts und so zur Fixierung der pulmonalen Hypertonie führen.

### Pulmonale venookklusive Erkrankung

Die pulmonale venookklusive Erkrankung ist eine seltene Krankheit unklarer Ätiologie, die durch Okklusion der postkapillären Venen und Venolen histologisch charakterisiert werden kann. Sie ist für etwa 10% aller Fälle von pulmonaler Hypertonie unklarer Ätiologie verantwortlich. Diese idiopathische Erkrankung tritt vor allen Dingen bei Kindern und jungen Erwachsenen auf.

Histologisch ist die Erkrankung charakterisiert durch organisierte und rekanalisierte Thromben in den Pulmonalvenen und Venolen mit exzentrischer Fibrose der Intima sowie einer deutlichen Mediahypertrophie und Arterialisation der Venen. Die alveolären Kapillaren sind deutlich mit Blut gefüllt. Darüber hinaus finden sich Zeichen der lymphatischen Dilatation und des interstitiellen Ödems. Da die präkapillären Arteriolen jedoch ebenfalls eine intimale Fibrose und fibrinoide Nekrose der Media aufweisen, handelt es sich möglicherweise um eine generalisierte, obstruktive Gefäßerkrankung. Charakteristischerweise findet sich bei der pulmonalen venookklussiven Erkrankung ein Röntgenbild, das die Zeichen der kardialen Lungenstauung mit interstitiellem und alveolärem Ödem im Röntgenbild ohne Nachweis einer Vergrößerung der linksseitigen Herzhöhlen aufweist. Bei vielen Patienten ist der kapilläre Verschlußdruck bei erhöhtem pulmonalem Mitteldruck normal. Die Erkrankung hat eine sehr schlechte Prognose.

Die wichtigsten Ursachen der pulmonalen Hypertonie sind in der Übersicht zusammengefaßt.

**Ursachen der pulmonalen Hypertonie**

- *Cor pulmonale parenchymale (ausgedehnter Lungenparenchymschaden bzw. -parenchymverlust)*
  - Chronische Bronchitis
  - Granulomatosen, Tbc, Pneumokoniosen, Fibrosen
  - Bronchiektasen
  - Zystenlunge
  - Kollagenosen
  - Allergische Alveolitiden
  - Asthma bronchiale
  - Emphysem (obstruktive und nichtobstruktive Formen)
  - Medikamente (Bleomycin, Busulfan, Methotrexat, Amiodarone, D-Penicillamin, Sulfasalazin)
- *Cor pulmonale vasculare (multiple Obstruktionen der Lungengefäße)*
  - Rezidivierende Mikroembolien (z. B. postoperativ)
  - Angiitiden (z. B. Periarteriitis, SLE etc.)
  - Primäre Pulmonalsklerose
  - Primär vaskuläre pulmonale Hypertonie
  - Chronische Höhenexposition
  - Medikamente (Fenfluramin und andere Appetitzügler)
- *Cor pulmonale bei funktionseinschränkenden extrapulmonalen Erkrankungen*
  - Thoraxdeformitäten (z. B. extreme Kyphoskoliose, Trichterbrust)
  - Pickwick-Syndrom
  - Pleuraschwarte
  - Thorakoplastik
  - Zustand nach Lungenresektion
  - Primäre alveoläre Hypoventilation
  - Neuromuskuläre Erkrankungen (z. B. Poliomyelitis, progressive Muskeldystrophie)

## 42.5 Klinik

Die klinische Symptomatik des chronischen Cor pulmonale wird in seinem Anfangsstadium weitgehend von der zugrunde liegenden Lungenerkrankung bestimmt. Entsprechend der unterschiedlichen Ätiologie gibt es eine Fülle von klinischen Symptomen, die auf das Vorliegen eines chronischen Cor pulmonale hinweisen können. Chronischer Husten mit Sputumproduktion, rezidivierende bronchitische Infekte, atypische Thoraxschmerzen, mäßige Atemnot unter Belastung und in Ruhe, Episoden von Beinödemen oder Schlafneigung während des Tages sind die typischen Symptome eine „Blue-Bloater-Typs“ der chronisch obstruktiven Bronchopneumopathie.

Starke Dyspnoe, nichtproduktiver Husten und deutliche Emphysemzeichen charakterisieren den „Pink-Puffer-Typ“ des Emphysems. Rezidivierende thorakale Schmerzen können hinweisend auf rezidivierende Lungenembolien sein. Bei Patienten mit primär pulmonaler Hypertonie wiederum zeigen sich klinisch erst die Zeichen des Cor pulmonale selbst, die Erkrankung per se weist keine typische Symptomatik auf.

Im weiteren tritt die Symptomatik der pulmonalen Hypertonie und des Cor pulmonale hinzu. Sie ist charakterisiert durch rasche Erschöpfbarkeit und verminderte Leistungsfähigkeit, Belastungsdyspnoe sowie im fortgeschrittenen Stadium Tachykardien bis hin zu Symptomen der Rechtsherzinsuffizienz, die in der Übersicht zusammengefaßt ist.

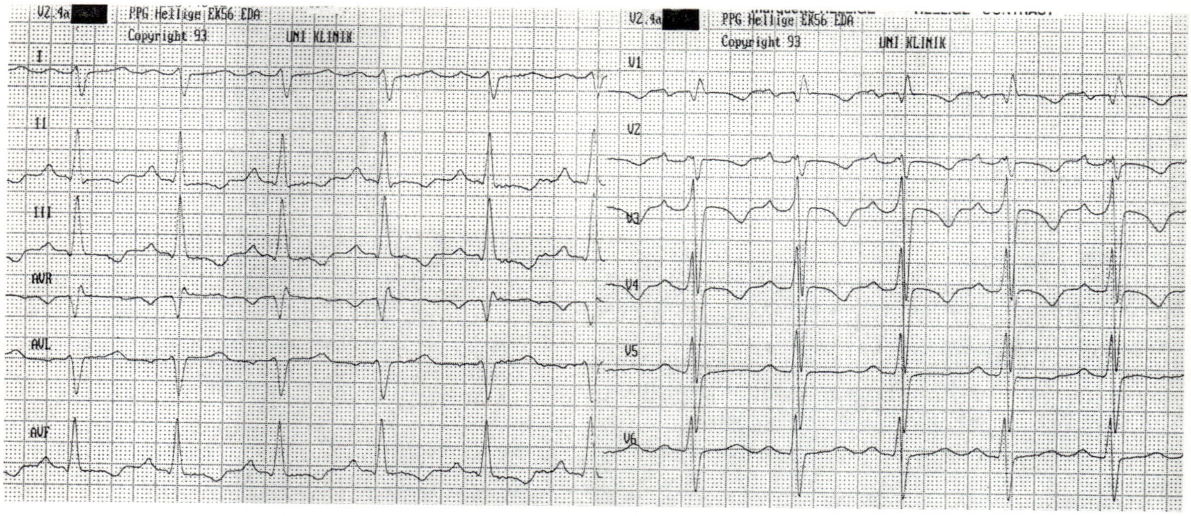


**Abb. 42-2.** EKG eines Patienten mit chronischem Cor pulmonale bei schwerer COPD. In den Extremitätenableitungen Nachweis eines Rechtstyps, deutliches P pulmonale, inkompletter Rechtsschenkelblock und diffuse Erregungsrückbildungsstörungen

**Klinische Symptomatik der Rechtsherzinsuffizienz bei Cor pulmonale**

- Rasche Erschöpfbarkeit
- Abnehmende Leistungsfähigkeit
- Belastungsdyspnoe
- Tachykardie
- Akzentuierter 2. Herzton
- Ödeme
- Epigastrische Schmerzen
- gestaute Halsvenen

Da die langsame Erhöhung des pulmonalen Gefäßwiderstands zunächst zu einer angepaßten Hypertrophie des rechten Ventrikels mit normalen Füllungsdrucken führt, sind viele Patienten zunächst über lange Zeit kardial ohne Symptome. Häufig wird erst dann die Diagnose eines Cor pulmonale gestellt, wenn manifeste Zeichen der Rechtsherzinsuffizienz auftreten.

Wenn die pulmonale Hypertonie einen mittleren Schweregrad erreicht hat, führen die Symptome dieser Erkrankung; die Grundkrankheit tritt dann meist in den Hintergrund. Im weit fortgeschrittenen Stadien mit schwerem Cor pulmonale kann es zusätzlich zu Präsynkopen und Synkopen, insbesondere bei körperlicher Belastung oder im Rahmen von Hustenattacken kommen. Ein holosystolisches Geräusch rechtsparasternal kann hinweisend auf das Vorliegen einer Trikspidalklappeninsuffizienz sein.

## 42.6 Diagnostik

Die Diagnostik dient einerseits zur Verifizierung der klinischen Vermutungsdiagnose eines Cor pulmonale, andererseits zur Klassifikation des Schweregrades sowie zur Quantifizierung der pulmonalen Hypertonie als wesentlichem prognosebestimmendem Faktor.

### 42.6.1 EKG

Das EKG ist eine insensitive diagnostische Methode, 50% aller Patienten mit manifester pulmonaler Hypertonie weisen ein unauffälliges Ruhe-EKG auf.

In fortgeschrittenen Stadien der Rechtsherzhypertrophie kommt es jedoch zu den in der Übersicht zusammengefaßten typischen EKG-Kriterien einer rechtsventrikulären Hypertrophie.

**EKG-Kriterien einer rechtsventrikulären Hypertrophie**

- Steil- bis Rechtstyp
- SI/SII/SIII-Typ
- Positiver Sokolow-Index ($RV_1 + SV_5 \geq 1{,}05$ mV)
- QRS $\geq 0{,}11$ s, OUP $>0{,}03$ s ($V_1$–$V_2$)
- Konvexbogige ST-Streckensenkung
- Biphasisches bis präterminal negatives T ($V_1$–$V_3$)
- P dextroatriale
- OUP: oberer Umschlagspunkt

Das EKG ist geeignet, im positiven Fall den Verdacht auf das Vorliegen einer pulmonalen Hypertonie zu lenken. Aufgrund der ungenügenden Sensitivität hat es für die frühzeitige Diagnose keine Bedeutung, auch der weitere Verlauf läßt sich mit Hilfe dieser Methode nicht prognostizieren. Abbildung 42-2 zeigt das EKG einer Patientin mit schwerer pulmonaler Hypertonie bei chronisch obstruktiver Bronchopneumopathie.

### 42.6.2 Thoraxröntgen

Das typische Zeichen der pulmonalarteriellen Hypertonie in der Thoraxröntgenübersichtsaufnahme ist die Vergrößerung des Durchmessers der rechts absteigenden Pulmonalarterie in Höhe des Zwischenbronchus.

| | |
|---|---|
| <16 mm | Keine pulmonale Hypertonie |
| 16–18 mm | Pulmonale Hypertonie möglich |
| >18 mm | Pulmonale Hypertonie wahrscheinlich |

Neben diesem Kriterium finden sich durch „Recruitment" der apikalen Gefäßprovinzen verstärkte vaskuläre Zeichnungen in den oberen Lungenzonen. Pleuraergüsse weisen bereits auf das Vorliegen eines dekompensierten Cor pulmonale hin.

Weitere Charakteristika der pulmonalen Hypertonie sind eine Verbreiterung der transhilären Distanz (über 13 cm) sowie Kalibersprünge verbreiterer Lungenarterien zur Peripherie hin.

Amputierte Hili gelten als typisch für abgelaufene Lungenembolien (Westermark-Zeichen).

### 42.6.3 Echokardiographie

Echokardiographische Kriterien einer pulmonalen Hypertonie sind die im M-Mode und im 4-Kammerblick nachweisbare Dilatation des rechten Ventrikels und rechten Vorhofs. Der echokardiographischen Größenbeurteilung des rechten Ventrikels aus einzelnen Durchmessern sind wegen dessen komplexer Geometrie deutliche Grenzen gesetzt.

Standardmäßig werden die Tiefe der Ausflußbahn des rechten Ventrikels zwischen Vorderwand und Aortenwurzel sowie zwischen Vorderwand und Septum dargestellt. Beim Gesunden entspricht die Größe des präaortalen Durchmessers etwa dem Durchmesser der Aortenwurzel. Die Dicke des rechten Ventrikels kann an der Vorderwand und am Ventrikelseptum gemessen werden, eine saubere Abgrenzung der normal dicken Vorderwand (3–5 mm) ist jedoch schwierig, da häufig Störechos eine Abgrenzung unmöglich machen. Die Dicke des Ventrikelseptums kann nur dann als Zeichen einer Rechtsherzinsuffizienz interpretiert werden, wenn eine Druckbelastung des linken Ventrikels sicher ausgeschlossen ist. Die echokardiographische Bestimmung der rechtsventrikulären Auswurffraktion ist aufgrund der Asymmetrie des rechten Ventrikels nicht standardisiert.

#### Druckmessung

Ausgezeichnet geeignet ist die Echokardiographie zur Druckmessung im rechten Kreislauf, wenn eine auch geringe Trikuspidalinsuffizienz vorliegt. Dopplerechokardiographisch läßt sich mit dem cw-Doppler oder gepulsten Doppler der Druckgradient an der Trikuspidalklappe mit sehr guter Reproduzierbarkeit bestimmen. Durch Addition des abgeschätzten rechtsatrialen Drucks anhand klinischer Parameter (z. B. gestaute Halsvenen) läßt sich der systolische Druck in der A. pulmonalis abschätzen.

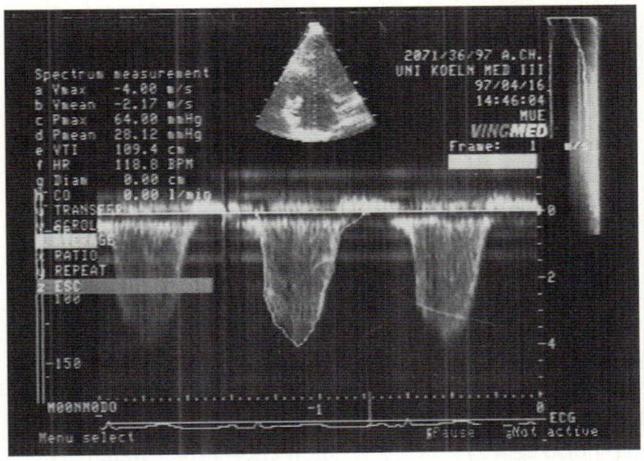


**Abb. 42-3.** Dopplerechokardiographie der pulmonalen Hypertonie. Nachweis einer Trikuspidalklappeninsuffizienz mittels cw-Doppler. Maximale Flußgeschwindigkeit 4,0 m/s entsprechend eines Druckgradientens von 64 mmHg an der Trikuspidalklappe. Bei deutlich gestauten Halsvenen ergibt sich ein geschätzter systolischer Druck in der A. pulmonalis von 75–80 mmHg

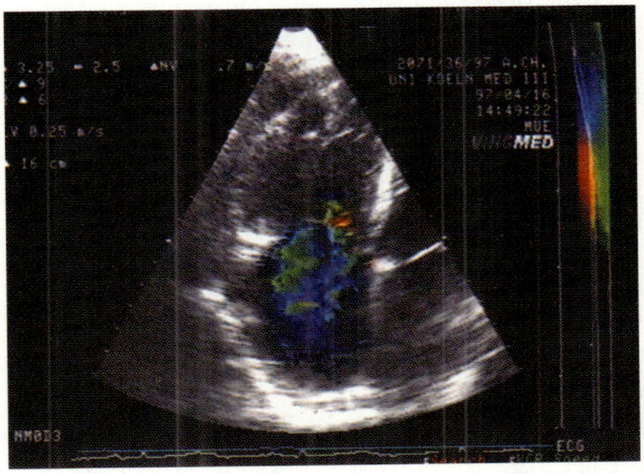

**Abb. 42-4.** Zweidimensionale Echokardiographie und Farbdopplerechokardiographie. Nachweis einer deutlichen Dilatation des rechten Ventrikels und rechten Vorhofs bei derselben Patientin wie in Abb. 42-2. Nachweis einer massiven Trikuspidalinsuffizenz mit breitem Regurgitations-Jet in den rechten Vorhof, zusätzlich Nachweis eines 1 cm großen Perikardergusses vor dem rechten Ventrikel

Vergleichende Untersuchungen haben eine sehr gute Korrelation des so bestimmten Drucks mit invasiv gemessenen Werten ergeben. Abbildung 42-3 zeigt ein Beispiel eines Patienten mit hochgradiger pulmonaler Hypertonie und einem Druckgradienten von 64 mmHg an der Trikuspidalklappe. Zugrunde lag eine pulmonale Beteiligung bei Sklerodermie.

Ergänzend erlaubt die Farbdopplerechokardiographie die semiquantitative Abschätzung des Ausmaßes einer begleitenden Trikuspidalklappeninsuffizienz sowie den Größenvergleich zwischen rechten und linksseitigen Herzhöhlen. Abbildung 42-4 demonstriert die hochgradige Trikuspidalklappeninsuffizienz und Dilatation des rechten Ventrikels bei demselben Patienten mit schwerer pulmonaler Hypertonie wie in Abb. 42-3.

Sollte sich in der Dopplerechokardiographie auch bei subtiler Untersuchungsdurchführung keine Trikuspidalklappeninsuffizienz nachweisen lassen, so ist eine höhergradige pulmonale Hypertonie praktisch ausgeschlossen.

### 42.6.4
### Lungenfunktionsuntersuchung

Die Lungenfunktionsuntersuchung dient der Diagnostik und Therapiekontrolle der zugrunde liegenden Lungenerkrankung. Eine Blutgasanalyse erlaubt hierbei die Differenzierung zwischen einer respiratorischen Partialinsuffizienz ($pO_2$ erniedrigt, $pCO_2$ normal oder erniedrigt) und einer respiratorischen Globalinsuffizienz ($pO_2$ erniedrigt, $pCO_2$ erhöht).

Die Spirometrie und Bodyplethysmographie geben Hinweise auf das Vorliegen einer restriktiven oder obstruktiven Ventilationsstörung. Die Bodyplethysmographie hilft weiterhin, ein Empyhsem mit typischem keulenartig verformten Druck-Fluß-Diagramm zu diagnostizieren.

Typischerweise ist bei einem Emphysem auch das Residualvolumen deutlich erhöht. Eine Einschränkung der Diffusionskapazität, gemessen als CO-Transferfaktor, vermag Hinweise für eine interstitielle Lungenerkrankung oder abgelaufene Lungenembolien zu geben. Die Bedeutung der Lungenfunktion liegt somit nicht in der Diagnostik und Stadieneinteilung der pulmonalen Hypertonie, sondern vielmehr in der Klassifikation und Beurteilung der pulmonalen Grunderkrankung.

### 42.6.5
### Lungenperfusionsszintigraphie

Die Lungenperfusionsszintigraphie dient bei fehlenden Hinweisen für eine Lungen- oder Herzerkrankung und nachgewiesener pulmonaler Hypertonie dem Ausschluß rezidivierender, chronischer Lungenembolien. In diesem Fall finden sich segmenttypische Perfusionsausfälle. Im Zweifelsfall ist die zusätzliche Ventilationsszintigraphie hilfreich, um minderbelüftete Areale der Lunge, die selbst zu einer Minderperfusion in diesem Bereich führen können (Euler-Liljestrand-Reflex), zu diagnostizieren. Dies ist insbesondere bei Patienten mit Emphysem, Atelektasen und chronisch obstruktiver Bronchopneumopathie der Fall.

### 42.6.6
### Rechtsherzkatheteruntersuchung

Die Rechtsherzkatheteruntersuchung ist die einzige Untersuchungsmethode, mit der direkt der Druck in der A. pulmonalis sowie der pulmonale Verschlußdruck (PC-Druck) gemessen werden können. Dies kann dann wichtig sein, wenn in Zweifelsfällen die Differenzierung einer primären von einer sekundären pulmonalen Hypertonie auf dem Boden eines erhöhten linksventrikulären Füllungsdrucks notwendig erscheint.

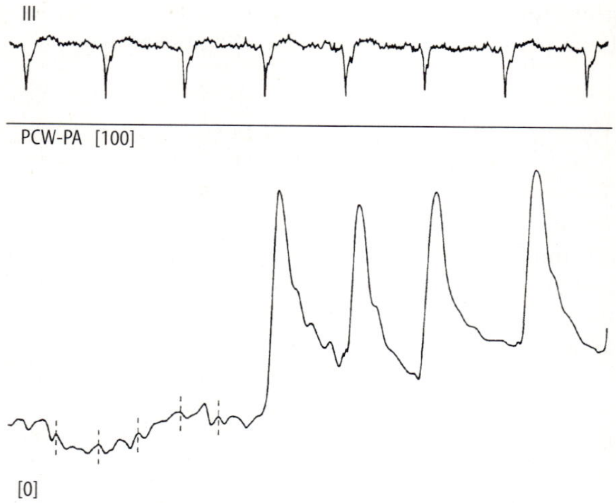


**Abb. 42-5.** Druckkurve bei pulmonaler Hypertonie. Deutlicher Drucksprung zwischen pulmonalem Verschlußdruck und diastolischem Pulmonalarteriendruck

Insbesondere bei primär pulmonaler Hypertonie und chronisch rezidivierenden Lungenembolien, wenn die Lungenfunktion und das Thoraxröntgenbild normal sind, vermag die Rechtsherzkatheteruntersuchung wichtige Hinweise zu geben. Die invasive Messung erlaubt auch eine Diagnostik einer latenten pulmonalen Hypertonie durch die Rechtsherzkatheteruntersuchung unter Belastung. In diesem Fall finden sich normale Drucke im rechten Kreislauf, unter einer Ergometerbelastung kommt es jedoch zu einem abnormen Anstieg des Mitteldrucks in der A. pulmonalis auf >30 mmHg.

Zeitweilige Anstiege des Pulmonalarteriendruckes können passagere hypoxische Zustände, Hypokapnien und eine respiratorische Insuffizienz begleiten. Die Diagnose einer pulmonalen Hypertonie darf in akuten Situationen somit nur sehr vorsichtig gestellt werden.

Die Rechtsherzkatheteruntersuchung ist bei Patienten mit höheren Schweregraden einer pulmonalen Hypertonie mit einem erheblichen Risiko belastet. Wegen der schlechten Prognose der Erkrankung ist sie zur Einleitung einer Vasodilatanzientherapie (s. unten) dennoch unverzichtbar.

Abbildung 42-5 zeigt eine Druckregistrierung mit Drucksprung zwischen PC-Verschlußdruck und diastolischem Pulmonalarteriendruck bei einem Patienten mit primär pulmonaler Hypertonie.

### 42.6.7
### Magnetresonanz- und Computertomographie (MRT/CT)

Radiologische Schnittbildverfahren haben für die Diagnostik des chronischen Cor pulmonale nur sehr eingeschränkte Bedeutung. Mit Hilfe der EKG-getriggerten Magnetresonanztomographie kann bei chronischem

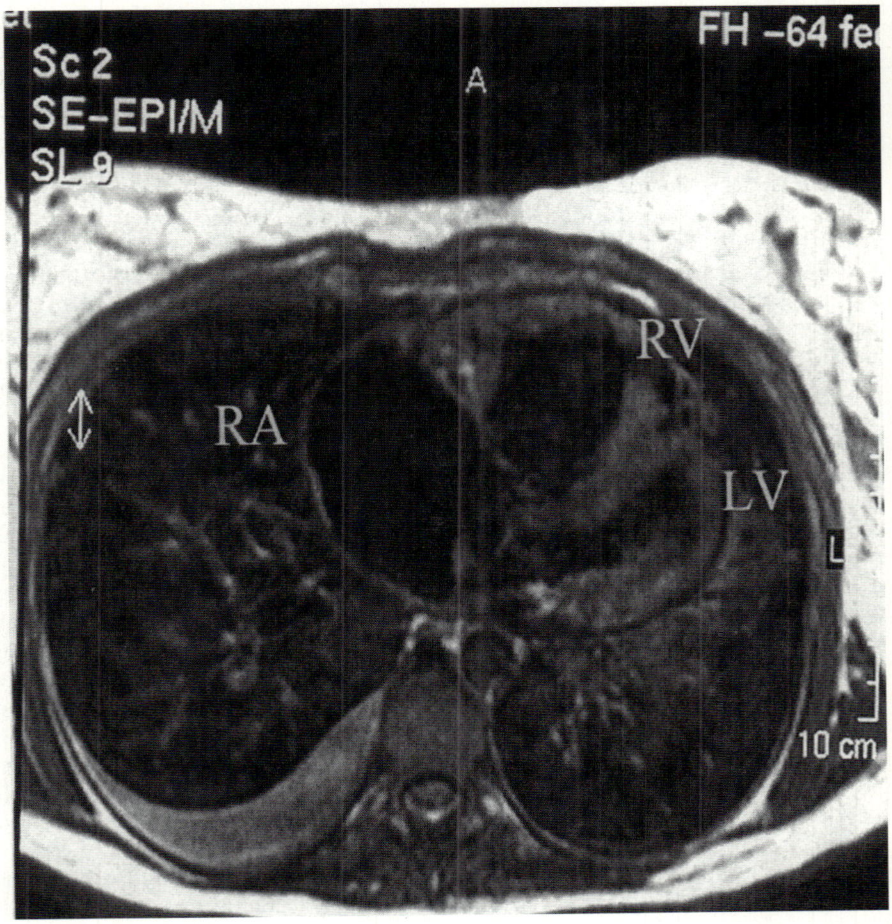


**Abb. 42-6.** MRT einer Patientin mit Cor pulmonale bei venookklusiver Erkrankung. Deutliche Hypertrophie des rechten Ventrikels (*RV*) sowie Dilatation des RV und insbesondere des rechten Vorhofs (*RA*). Das Interventrikularseptum ist nach links verdrängt mit der Folge einer Kompression des linken Ventrikelkavums (*LV*)

Cor pulmonale mit rechtsventrikulärer Hypertrophie die rechtsventrikuläre Wanddicke bestimmt werden (MacNee 1994).

Darüber hinaus ist es nur mit der Magnetresonanztomographie und deren zeitlicher Auflösung möglich, die rechtsventrikulären enddiastolischen und endsystolischen Volumina und so die rechtsventrikuläre Auswurffraktion zu bestimmen (Pattynama et al. 1994). Abbildung 42-6 zeigt eine MRT bei Cor pulmonale mit massiver rechtsventrikulärer Hypertrophie und Dilatation.

Die Computertomographie erlaubt den Nachweis chronischer thrombembolischer Verschlüsse der Pulmonalisstrombahn und hat insoweit vor einer evtl. Thrombendarteriektomie chronischer thrombembolischer Pulmonalisverschlüsse eine Bedeutung in der Therapieplanung (s. unten).

### 42.6.8 Pulmonalisangiographie

Die Pulmonalisangiographie ist bei pulmonaler Hypertonie und chronischem Cor pulmonale nur selten indiziert. Über einen Pigtail-Katheter wird Kontrastmittel in den Hauptstamm der A. pulmonalis gegeben. Somit lassen sich Verschlüsse auch kleiner Arterien bis <1 mm nachweisen. Eine Pulmonalisangiographie bei chronischem Cor pulmonale sollte in der Regel nur dann durchgeführt werden, wenn eine Thrombendarteriektomie erwogen wird.

### 42.6.9 Offene Lungenbiopsie

Die transbronchiale Biopsie hat in der Regel ihren Platz lediglich in der Diagnostik einer zugrunde liegenden interstitiellen Lungenerkrankung (z. B. Sarkoidose). In seltenen Fällen ist zur endgültigen Diagnostik einer pulmonalen Hypertonie mit konsekutivem Cor pulmonale die offene Lungenbiopsie, in der Regel in Form der Lingulabiopsie notwendig. Nur die histologische Untersuchung des Lungengewebes erlaubt z. B. die Diagnostik der chronischen venookklusiven Lungenerkrankung.

## 42.7 Therapie

### 42.7.1 Therapieprinzipien

#### Allgemeiner Behandlungsplan

An erster Stelle der therapeutischen Überlegungen muß die Behandlung der Grunderkrankung stehen, da es hierdurch häufig möglich ist, die pulmonale Hypertonie zu bessern, zumindest einer Verschlechterung entgegenzuwirken. Hierzu zählt die antiobstruktive Therapie bei COPD, die Kortikosteroid-Therapie bei interstitiellen Lungenerkrankungen sowie die Antikoagulation bei rezidivierenden Lungenembolien.

Bei allergischen Alveolitiden sollte das Antigen soweit wie möglich vermieden werden. Nach medikamentös-induzierter pulmonaler Hypertonie (Appetitzügler, z. B. Fenfluramin aber auch Busulfan, Methotrexat und Amiodarone) muß gefahndet werden.

#### Spezielle Therapie

Vor Einleitung einer Therapie, die die Senkung des pulmonalen Drucks zum Ziel hat, sollte eine Reversibilitätsprüfung im Akutversuch durchgeführt werden.
Diese Prüfung dient zur Klärung der Fragen:

- Liegt ein fixierter oder reversibler pulmonaler Hypertonus vor?
- Führt Sauerstoff zu einer signifikanten Drucksenkung?
- Führen Pharmaka zu einer signifikanten Drucksenkung?

Da die Variabilität des mittleren Pulmonalarteriendrucks relativ groß ist, ist eine Diagnosestellung und Prognoseabschätzung für den Einzelpatienten aus einer einzigen Messung problematisch. Bei guter Beschallbarkeit ist die echokardiographische Untersuchung als Screeningmethode im Zusammenhang mit der unblutigen Messung des arteriellen Blutdrucks akzeptabel.

Der Nachteil gegenüber einer invasiven Messung ist, daß das Herzzeitvolumen nicht mitbestimmt werden kann. In Zweifelsfällen ist daher angesichts der schlechten Prognose des Cor pulmonale die invasive Messung mittels Rechtsherzkatheter und Herzzeitvolumenbestimmung mit Medikamententestung gerechtfertigt.

### 42.7.2 Sauerstofftherapie

! Nach der krankheitsspezifischen Therapie steht die Beseitigung oder Besserung der Hypoxämie durch $O_2$-Gabe an zweiter Stelle. Die Gabe von Sauerstoff führt nicht nur zu einer Besserung des Befindens der Patienten, sondern vermag auch die Prognose bei Patienten mit COPD nachhaltig zu verbessern. Die Langzeit-$O_2$-Therapie ist die bisher einzige therapeutische Maßnahme, bei der in kontrollierten Studien eine Senkung der Letalität bei Patienten mit chronisch-obstruktiver Bronchopneumopathie und pulmonaler Hypertonie nachgewiesen werden konnte.

#### Studien

2 große kontrollierte Studien konnten zeigen, daß bei Patienten mit COPD und Hypoxämie ($pO_2$<50 mmHg) die Gabe von Sauerstoff die Überlebensrate bessern kann. Die MRC-Studie demonstrierte, daß die tägliche, über 15 h durchgeführte $O_2$-Gabe im Vergleich zur Kontrollgruppe zu einer Besserung der Vierjahresüberlebensrate von 25 auf 45% führte.

Die NIH-Studie zur gleichen Fragestellung konnte zeigen, daß diesbezüglich eine 24stündige $O_2$-Dauertherapie einen besseren Effekt als eine 12stündige, nur nächtliche Gabe hat. Die Zweijahresüberlebensraten wurden in der Dauertherapiegruppe im Vergleich zur nächtlichen Applikation von 50 auf 75% gebessert. Diese Studien (Stuart-Harris et al. 1981; Nocturnal Oxygen Therapie Trial Group 1980) haben somit klar belegen können, daß in dieser Patienten-Gruppe eine $O_2$-Gabe über möglichst lange Zeit während des Tages und der Nacht vorteilhaft ist. Weitere Untersuchungen ergaben, daß ein positiver Effekt insbesondere dann zu erwarten ist, wenn erst eine mittelgradige pulmonale Hypertonie (pA-Mitteldruck <35 mmHg) vorliegt.

#### Drucksenkung in der A. pulmonalis

Multivarianzanalysen größerer Patientenkollektive haben gezeigt, daß durch eine derartige $O_2$-Therapie der Druck in der A. pulmonalis zwischen 5 und 6 mmHg gesenkt werden kann. Erstaunlicherweise zeigte sich jedoch auch, daß der $O_2$-Partialdruck nach Initiierung der $O_2$-Therapie mit der Letalität der Patienten kaum korreliert. (Dubuis et al. 1994; Gorecka et al. 1997; Keller et al. 1985; Oswald-Mammosser et al. 1995).

#### Langzeittest

Wenn eine chronische $O_2$-Therapie erwogen wird, ist ein Langzeittest notwendig, in dem gezeigt werden muß, daß es durch eine derartige $O_2$-Supplimentation nicht zu einem kritischen Anstieg des $pCO_2$ kommt. Der Mechanismus des $CO_2$-Anstieg wurde traditionell einer Verminderung des hypoxiebedingten Atemantriebs zugeschrieben. Es zeigt sich jedoch in den meisten Fällen, daß die Verminderung des Atemminutenvolumens bei diesen nur minimal ist.

Wahrscheinlichste Ursache für die Erhöhung des $pCO_2$ ist eine Verschlechterung des pulmonalen Ventilations-Perfusions-Verhältnisses mit einer Erhöhung der Totraumventilation. Allerdings gibt es Hinweise darauf, daß ein moderater $CO_2$-Anstieg unter $O_2$-Therapie mit einer günstigen Prognose korreliert (Aida et al. 1998; Chailleux et al. 1996).

**Anstieg des $pO_2$**

Angestrebt wird durch die $O_2$-Gabe ein Anstieg des $pO_2$ auf über 60 mmHg. Indikation und Entscheidungskriterien zu Anwendung der $O_2$-Langzeittherapie sind in den Empfehlungen der Deutschen Gesellschaft für Pneumologie zusammengefaßt (Petro et al. 1980).

**Empfehlungen der Deutschen Gesellschaft für Pneumologie zur $O_2$-Langzeittherapie**

- Mehrfacher Nachweis eines $pO_2$ <50–55 mmHg trotz optimierter Therapie der Grunderkrankung.
- Sichere Anhebung des $pO_2$ >60 mmHg unter $O_2$-Substitution.
- Kooperationsfähigkeit und Motivation des Patienten, die $O_2$-Therapie mindestens 16 h täglich durchführen.

Wenngleich der prognostisch positive Effekt bisher nur bei Patienten mit COPD gezeigt wurde, ist doch ratsam, in Analogie auch bei anderen pulmonalen Erkrankungen die zur Erhöhung des Pulmonalisdruckes bei Hypoxämie <50–55 mmHg geführt haben, die $O_2$-Langzeittherapie einzuleiten.

**Technik**

Die Langzeitsauerstofftherapie kann in Form von $O_2$-Konzentratoren, flüssigem Sauerstoff und komprimiertem Gas erfolgen. Komprimiertes Gas in entsprechenden Flaschen hat in der Regel lediglich eine Kapazität für wenige Stunden. Diese Therapie bietet sich somit für die Therapie außerhalb der häuslichen Umgebung an. Container mit flüssigem Sauerstoff haben sich aufgrund des technischen Aufwandes und der damit verbundenen Kosten in der ambulanten Therapie nicht durchgesetzt. In der Regel wird die $O_2$-Therapie durch $O_2$-Konzentratoren durchgeführt, die den Sauerstoff aus dem Umgebungsluft extrahieren.

### 42.7.3 Antikoagulation

Eine chronische Antikoagulation, in der Regel mit Phenprocumon (Marcumar), ist bei Patienten mit chronisch rezidivierenden Lungenembolien immer indiziert. Da die Ätiologie der primär pulmonalen Hypertonie immer noch unklar ist, stützen sich die bisherigen Behandlungskonzepte weitgehend auf die histologisch nachweisbaren Veränderungen der Lungenarterien. So finden sich in einem beträchtlichen Anteil dieser Patienten Gerinnsel der kleinen Pulmonalarterienäste (Wagenvoort 1970; Pietra et al. 1989).

Es ist unklar, ob es sich um kleine Embolien oder lokal entstandene Thrombosen handelt. Dieses war die Basis für den Einsatz der Antikoagulation bei Patienten mit primär pulmonaler Hypertonie. Inzwischen ließ sich nachweisen, daß durch eine derartige Antikoagulation wahrscheinlich auch die Prognose der Patienten gebessert wird (Fuster et al. 1984; Rich et al. 1992). Allerdings handelt es sich hierbei nicht um prospektive und kontrollierte Studien.

Dennoch sollte bei Patienten mit primär pulmonaler Hypertonie mangels anderer langfristiger Therapieoptionen eine Antikoagulation immer durchgeführt werden. **!**

Eine Antikoagulation im vaskulären Niederdruckgebiet muß grundsätzlich mit Antikoagulanzien erfolgen. Es existieren keine Untersuchungen über die Wirksamkeit von Azetylsalizylsäure (ASS) bei Patienten mit chronischem Cor pulmonale, insbesondere bei der primär pulmonalen Hypertonie und bei chronisch rezidivierenden Lungenembolien. Bei rezidivierenden Lungenembolien wäre eine Antiaggregation mit ASS im Hinblick auf ein Thromboembolierezidiv also nicht indiziert.

### 42.7.4 Vasodilatanzien

Eine Vielzahl vasodilatierender Pharmaka ist in der Behandlung der primären und sekundären pulmonalen Hypertonie getestet worden. Die theoretischen Überlegungen zur Behandlung der pulmonalen Hypertonie mit Vasodilatanzien haben die Erwartungen jedoch nicht erfüllt. Das Anforderungsprofil an einen Vasodilatator zur Behandlung der pulmonalen Hypertonie umfaßt eine möglichst selektive vasodilatierende Wirkung am Pulmonalarteriensystem, geringe Wirkungen am systemischen Gefäßsystem sowie anhaltende Wirksamkeit in der Langzeittherapie.

**Kalziumantagonisten**

Bei der chronischen pulmonalen Hypertonie wurden Kalziumantagonisten, insbesondere Nifedipin getestet (Saadjian et al. 1998). So konnte gezeigt werden, daß bei Patienten mit chronisch obstruktiver Lungenerkrankung durch die Gabe von 10–40 mg Nifedipin im Akutversuch der pulmonale Gefäßwiderstand signifikant gesenkt werden kann. Der Effekt war jedoch nach wenigen Tagen bereits nicht mehr nachweisbar. Langzeitstudien über mehr als 12 Monate konnten einen dauerhaften Effekt von Nifedipin auf Hämodynamik oder Letalität bei Patienten mit COPD nicht dokumentieren.

Nachteile von Nifedipin sind diesbezüglich die mangelnde intrapulmonale Selektivität mit möglicher Zunahme des Ventilations- Perfusions-Mismatch.

Bei Patienten mit primär pulmonaler Hypertonie zeigte sich, daß sehr hohe Dosierungen von Kalziumantagonisten bei manchen Patienten in der Lage sind, den pulmonalvaskulären Widerstand zu vermindern und den pulmonalarteriellen Druck abzusenken (Rich et al. 1992). Insgesamt kann bei etwa 1/4 der Patienten mit primär pulmonaler Hypertonie damit gerechnet werden, daß Nifedipin oder Diltiazem den pulmonalarteriellen Druck sowie den pulmonalvaskulären Widerstand senken. In dieser Patientengruppe wurde auch eine Verbesserung der Letalität dokumentiert. Allerdings mußte die Kalziumantagonistendosierung 3- bis 4mal täglich gegeben werden.

Diejenigen Patienten, die nach Gabe des Kalziumantagonisten einen Abfall des pulmonalvaskulären Widerstands von <20% aufwiesen, profitierten in der Langzeittherapie von der Gabe des Medikaments nicht.

Andere Untersuchungen ergaben jedoch keinen Vorteil dieser Behandlung, so daß ein abschließendes Urteil aussteht. Ob die Behandlungseffekte allein auf die Vasodilatation oder möglicherweise auf eine Beeinflussung des Gefäßwand-Remodeling zurückzuführen sind, ist zur Zeit nicht klar (Butt et al. 1993).

#### ACE-Hemmer und andere Vasodilatatoren

Andere Vasodilatatoren wie ACE-Hemmer, direkte Vasodilatanzien (Hydralazin, Nitrate, α-Blocker (Prazosin, Phentolamin), $\beta_2$-Sympatikomimetika (Salbutamol u. a.) wurden ebenfalls geprüft und wiesen in der Langzeittherapie keine positiven Effekte auf.

#### Beurteilung

Zusammengefaßt ist es somit zulässig, bei Patienten mit pulmonaler Hypertonie den Effekt einer Kalziumantagonistentherapie akut und chronisch zu überprüfen. Vorsicht ist hier jedoch angezeigt, da bei schwerer pulmonaler Hypertonie durch raschen Blutdruckabfall Todesfälle beschrieben sind. Wenn man sich zu einem Therapieversuch entschließt, sollte die Wirkung eines Kalziumantagonisten invasiv überprüft werden.

### 42.7.5 Prostacyclin und Prostacyclinderivate

Prostacyclin PGI-II ist ein Abkömmling der Arachidonsäure, das eine stark vasodilatierende Wirkung im Bereich der Pulmonalisstrombahn hat. Neben seiner vasodilatierenden Wirkung inhibiert PGI-II auch die Thrombozytenaggregation. Im Gegensatz zu anderen Vasodilatatoren weist Prostacyclin keine negativ inotropen Effekte auf.

Kürzlich wurden die Ergebnisse einer prospektiven und randomisierten Studie an 81 Patienten mit pulmonaler Hypertonie publiziert (Barst et al. 1996), wobei die Hälfte der Patienten zusätzlich zur konventionellen Behandlung eine Prostacyclin-Dauertherapie (Epoprostenol) erhielt. Es zeigte sich, daß über einen Zeitraum von 12 Wochen die Gruppe der Patienten, die zusätzlich mit Prostacyclin Infusion in einer Dosierung von durchschnittlich 9,2 μg/kgKG/min behandelt wurden, eine signifikant bessere Prognose aufwies.

Diese positiven Ergebnisse bestätigten sich auch im längeren Verlauf.

Das Medikament muß mit Hilfe einer Infusionspumpe über einen implantierten Port infundiert werden. In der Regel wird die ambulante intravenöse Prostazylclintherapie als Überbrückungsmaßnahme zur Transplantation bei schwerer pulmonaler Hypertonie angewendet. Die Substanz wird einschleichend dosiert, bis die maximale Wirkung auch den Lungengefäßwiderstand bei adäquatem systemischem Blutdruck erreicht wird.

### 42.7.6 Inhalative Prostanoidtherapie

Ein neuerer therapeutischer Ansatzpunkt ist die Inhalation von Prostacyclin oder seines stabilen Derivates Iloprost (Ilomedin). Durch seine lange Halbwertszeit ist erstmals eine intermittierende und so auch ambulante Behandlung der chronischen pulmonalen Hypertonie möglich. Durch den inhalativen Applikationsweg ist eine selektive Vasodilatation der Pulmonalisstrombahn zu erreichen, systemische Wirkungen werden minimiert. Die maximale Effektivität einer inhalativen Therapie ist nur gewährleistet, wenn die inhalierte Partikelgröße einen Durchmesser von 3–5 μm aufweist. Nur bei derartigen Partikelgrößen ist eine Deponierung in den Alveolen und nicht auf der Mund- und Trachealschleimhaut gewährleistet.

Erste Erfahrungen mit dieser Therapie zeigen eine Verminderung des pulmonalarteriellen Druckes sowie eine Abnahme des pulmonalen Gefäßwiderstands bei Anstieg des HZV (Olschewski et al. 1996). Gleichzeitig hat inhalatives Iloprost kaum systemischen Nebenwirkungen und führte nicht zu einer Verschlechterung des Ventilations- Perfusionsmismatch.

#### Dosierung

Therapeutisch wird zunächst die Gefäßansprechbarkeit auf Prostanoide im Rahmen einer Rechtsherzkatheteruntersuchung mit Prostacyclin (Flolan) in einer Dosierung von 100–150 μg, vernebelt und über 15 min inhaliert geprüft. Patienten, die für eine Langzeittherapie in Frage kommen, müssen hierunter einen Abfall des pulmonalen Gefäßwiderstands um mindestens 20% aufweisen. Die Patienten werden dann auf eine Langzeittherapie mit Iloprost eingestellt.

Eine Tagesdosis von 100–150 μg wird in 4stündigen Therapieabständen und jeweils 15minütigen Inhalationen angewendet. Ob die Behandlung auch initial nicht ansprechender Patienten langfristig sinnvoll ist, ist zur Zeit noch umstritten. Ob Iloprost auch in der Langzeittherapie über Jahresfrist hinaus therapeutisch wirksam ist, wird im Rahmen verschiedener Studien zur Zeit überprüft.

### 42.7.7 Diuretika

Die Diuretika haben ihren Platz in der Therapie des dekompensierten Cor pulmonale mit Flüssigkeitsretention. Bei Belastungsherzinsuffizienz, ist ein therapeutischer Versuch mit Diuretika gerechtfertigt, z. B. Hydrochlorothiazid 25 mg per os/Tag. In der Regel sollte eine

Kombination mit einem kaliumsparenden Diuretikum erfolgen (z. B. Dytide H, Moduretik).

Bei Patienten mit dekompensiertem Cor pulmonale und hydropischer Rechtsherzinsuffizienz ist die Gabe eines Schleifendiuretikums (z. B. Furosemid 40–80 mg oder Torasemid 10–20 mg) meist unumgänglich.

### 42.7.8 Digitalis

Digitalisglykoside sind bei isolierter Rechtsherzinsuffizienz meist ohne großen therapeutischen Nutzen. Liegt aber gleichzeitig eine Linksherzinsuffizienz vor, können deren Symptome durch Digitalis oft gebessert werden. Darüber hinaus treten Arrhythmien durch Digitalis bei der Rechtsherzinsuffizienz häufiger auf. Das tachyarrhythmische Vorhofflimmern oder- flattern ist jedoch auch beim Cor pulmonale eine Indikation zur Digitalistherapie mit Ziel der Frequenzreduktion.

### 42.7.9 Therapie des dekompensierten Cor pulmonale

Bei dekompensiertem Cor pulmonale werden in der Regel Diuretika zur Ausschwemmung der Ödeme und zur Senkung des pulmonalarteriellen Widerstands intravenös gegeben. Bei Polyglobulie mit einem Hämatokrit >60% können Aderlässe hilfreich sein, wenngleich kontrollierte Studien hierzu nicht vorliegen. Daneben sinkt der Hämatokrit unter einer kontinuierlichen $O_2$-Therapie in der Regel von selbst ab. Der Hämatokritwert sollte jedoch nicht wesentlich unter 50% gesenkt werden.

### 42.7.10 Chirurgische Therapieverfahren

3 chirurgische Therapieverfahren haben sich in den letzten Jahren in der Behandlung der chronischen pulmonalen Hypertonie mit Cor pulmonale etablieren können:
- pulmonale Thrombendarteriektomie,
- Lungentransplantation,
- Herz-Lungen-Transplantation.

Die elektive pulmonale Thrombendarteriektomie chronischer, nicht lysierter pulmonaler Thrombembolien hat eine wesentlich geringere Letalität als die akute Thrombembolektomie im Rahmen einer fulminanten Lungenembolie. Die Operation wird an wenigen spezialisierten Zentren in der Welt mit gutem Erfolg durchgeführt. Bei fehlender Auflösung eines oder mehrerer großer Thrombembolie kommt es zur Org anisation mit Einwanderung von Fibroblasten und Ausbildung fibröser Verbindungenen zwischen Thrombus und Intima der Pulmonalarterienwand. Meist findet sich darüber hinaus eine partielle Rekanalisation. 1–2% aller Patienten mit akuter Lungenembolie weisen ein derartiges, chronisches Stadium auf (Jamieson et al. 1993).

Entscheidend für den Erfolg einer derartigen Operation ist die genaue Lokalisationsdiagnostik. Zu diesem Zweck werden sowohl Spiral-CT als auch konventionelle, digitale pulmonale Subtraktionsangiographien durchgeführt. Die morphologische Abgrenzung zentraler von allein segmental-peripheren Verschlüssen ist insofern wichtig, als diese eine deutlich schlechtere Prognose als zentral gelegene Thromben in der Pulmonalstrombahn aufweisen (Daily 1990; Iversen 1994).

Die Operation wird im Rahmen einer extrakorporalen Zirkulation meist in hypothermem Herz-Kreislauf-Stillstand durchgeführt. Nach medianer Sternotomie werden die Pulmonalishauptstämme sequentiell links und rechts eröffnet und thrombendarteriektomiert. Wichtig hierbei ist, daß nicht nur der intraluminale Thrombus sondern auch eine subintimale Endarteriektomie durchgeführt wird (Daily et al. 1987; Jamieson 1998).

Bei gut selektierten Patienten ist mit einer perioperativen Letalität von 10–15% zu rechnen (Jamieson 1998). Diese liegt damit deutlich unter dem Risiko einer Herz-Lungen-Transplantation. Durch die Desobliteration der Lungenstrombahn kommt es zu einer Absenkung des pulmonalarteriellen Drucks und deutlichen Anstieg des Herzindex. Patienten, die im Stadium NYHA IV einer manifesten Rechtsherzinsuffizienz operiert werden, weisen jedoch eine perioperative Letalität von bis zu 40% auf (Daily et al. 1990).

Entscheidend für den Erfolg der Operation ist die signifikante Senkung des Pulmonalmitteldrucks. Hierdurch kann die befürchtete postoperative Komplikation des Reperfusionsödems weitgehend verhindert werden. Die Übersicht führt die Indikationen zur Thrombendarteriektomie auf:

**Indikationen zur Thrombendarteriektomie**

- Pulmonale Hypertonie mit Cor pulmonale im Stadium NYHA III–IV
- Pulmonaler Gefäßwiderstand >400 dyn · s · $cm^{-5}$.
- Nachweis einer chronischen, nicht lysierten Thrombembolie in der Angiographie oder im Spiral-CT
- Befall der zentralen Pulmonalisstrombahn

Abbildung 42-7 zeigt ein derartiges Thrombendarteriektomiepräparat.

#### Lungentransplantation

Die erste Lungentransplantation erfolgte 1963 durch Hardy et al. (1963). Obwohl der Empfänger lediglich 18 Tage überlebte, wurde die Methode in den folgenden Jahren weiterhin verfolgt. Durch die Einführung von Cyclosporin A als Immunsuppressivum sowie durch neue chirurgische Techniken der Bronchialanastomosierung konnten die Ergebnisse in den letzten 10 Jahren deutlich verbessert werden.

Als Indikation für die Lungentransplantation gilt ein irrversibles Lungenleiden aufgrund einer restriktiven oder obstruktiven Lungenerkrankung sowie die pulmo-

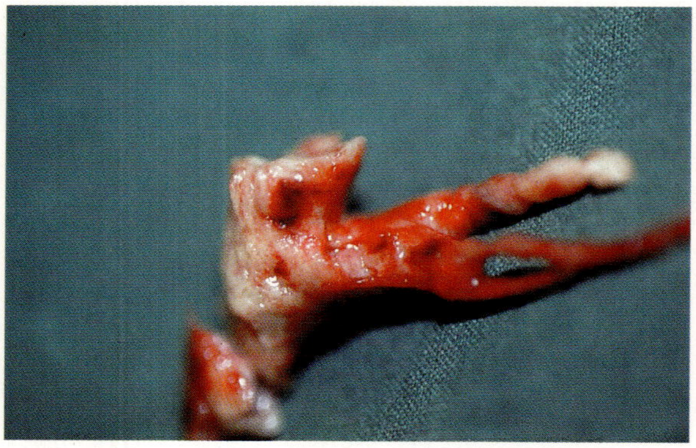

**Abb. 42-7.** Operationspräparat nach ausgedehnter Thrombendarteriektomie einer chronischen Lungenembolie mit schwerem pulmonalem Hypertonus. Postoperativ Absinken des Pulmonalismitteldrucks von 52 auf 29 mmHg und Abfall des pulmonalen Gefäßwiderstands von 1100 auf 370 dyn·s·cm$^{-5}$

**Voraussetzungen für die Lungentransplantation**

- Terminale Lungenerkrankungen mit Zeichen der Krankheitsprogression und einer Lebenserwartung <12–18 Monate
- Keine anderen systemischen Erkrankungen
- Keine signifikante koronare Herzerkrankung
- Keine Kontraindikation gegen eine Immunsuppression
- Psychologische Stabilität, keine Zeichen einer Alkohol- oder Tablettenabhängigkeit
- Ambulanter Patient, ggf. unter $O_2$-Gabe
- Keine systemische Kortikosteroidtherapie
- Einseitige Lungentransplantation:
  - Alter <60 Jahre
  - keine chronisch infektiösen Lungenerkrankungen (chronische Bronchitis, Bronchiektasen, zystische Lungenfibrose)
- Bilaterale Lungentransplantation:
  - Alter <50 Jahre

nale Hypertonie im Endstadium mit einer durchschnittlichen Lebenserwartung von nicht mehr als etwa 12 Monaten (Kaiser et al. 1992).

3 verschiedene Arten der Lungentransplantation werden durchgeführt:
- einseitige Lungentransplantation,
- doppelseitige Lungentransplantation,
- die Herz-Lungen-Transplantation.

In früheren Jahren wurde der Herz-Lungen-Transplantation zur Therapie des chronischen Cor pulmonale im Endstadium auf dem Boden unterschiedlicher Lungenerkrankungen Vorrang eingeräumt. Die wesentliche Schwierigkeit für die isolierte Lungentransplantation besteht darin, die myokardiale Funktion des rechten Ventrikels präzise abzuschätzen sowie seine Fähigkeit zur postoperativen Erholung und Rekompensation vorherzusagen.

Trotz nichtinvasiver Methoden zur Abschätzung der rechtsventrikulären Auswurffraktion (s. oben) ist es bis heute nicht möglich, eine sichere Vorhersage über die myokardiale Kontraktilitätsreserve und Erholungsfähigkeit des schwer vorgeschädigten rechten Ventrikels nach Transplantation zu treffen. Die Herz-Lungen-Transplantation aus dieser Indikation wurde daher von den meisten Arbeitsgruppen bevorzugt eingesetzt.

Die neueren Erfahrungen mehrerer Zentren haben jedoch gezeigt, daß die rechtsventrikuläre Dysfunktion, auch ausgeprägten Ausmaßes, potentiell reversibel ist, sobald die erhöhte Nachlast durch Insertion eines neuen pulmonalen Kreislaufs, d. h. einer neuen Lunge, vermindert wird. Die Selektionskriterien für Transplantatempfänger sind in der Übersicht aufgeführt.

Die Zurückhaltung vergangener Jahre bezüglich einer einseitigen Lungentransplantation bei chronischem Cor pulmonale mit pulmonaler Hypertonie fußte auf dem Phänomen des Hyperperfusionsschadens der transplantierten Lunge. Diese wird dadurch hervorgerufen, daß der überwiegende Teil des Herzzeitvolumens unmittelbar postoperativ durch die transplantierte Lunge ausgeworfen wird und es hierdurch einerseits zu einem Lungenödem, andererseits zu einem Ventilations-Perfusions-Mismatch kommt (Reitz et al. 1982).
In den letzten Jahren haben sich jedoch zunehmend Hinweise dafür ergeben, daß auch bei Patienten mit schweren pulmonalen Hypertonien die einseitige Lungentransplantation ohne bleibenden Schaden durchgeführt werden kann (Calhoon et al. 1991; Levine et al. 1990).

Im deutschen Schrifttum wird die Indikation zur einseitigen Lungentransplantation bei Cor pulmonale wegen pulmonaler Hypertonie eher kritisch gesehen (Haverich et al. 1991; Reichenspurner et al. 1992). Die Autoren empfehlen die Durchführung einer einseitigen Lungentransplantation bei Cor pulmonale lediglich dann, wenn nachgewiesenermaßen eine noch ausreichende rechtsventrikuläre Pumpfunktion vorliegt. Diese Abschätzung ist jedoch, wie oben ausgeführt, schwierig.

Aus diesem Grund wird die Indikation zur einseitigen Lungentransplantation oder Herz-Lungen-Transplantation im Bereich der Grenzindikationen oft schwer zu stellen sein. Erheblichen Einfluß auf die Entscheidungsfindung hat jedoch die Tatsache, daß wegen des Mangels an Spenderorganen eine Herz-Lungen-Transplantation kaum noch durchführbar ist, so daß zunehmend auf Einzelorgantransplantationen ausgewichen werden muß.

Die einseitige Lungentransplantation hat sich somit in zunehmendem Maß zur Therapie auch des Cor pulmonale entwickelt. Die Entscheidung zu einem derartigen Eingriff sollte dann erfolgen, wenn die Kriterien, die in der Übersicht (s. oben) aufgeführt sind, erfüllt sind. Patienten nach einseitiger Lungentransplantation haben eine deutlich bessere Prognose, als es dem natürlichen Krankheitsverlauf entspricht. So werden in größeren Zentren Einjahresüberlebensraten von 70% und Zweijahresüberlebensraten um 60% berichtet. Aufgrund

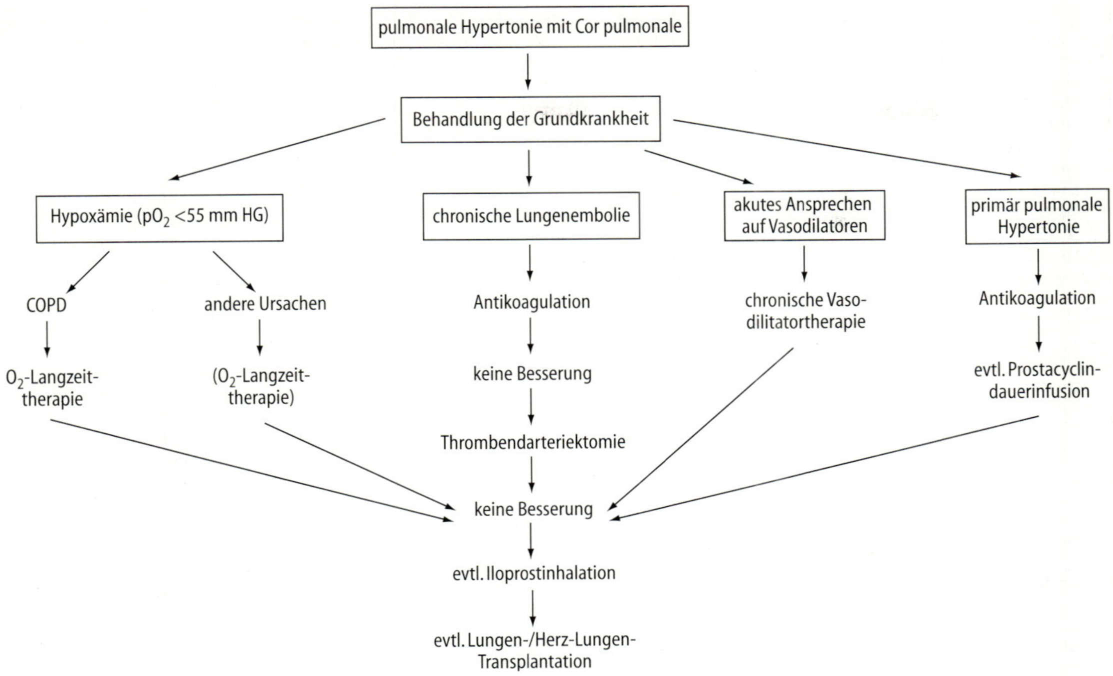


**Abb. 42-8.** Schema der therapeutischen Möglichkeiten bei pulmonaler Hypertonie

der kürzeren Erfahrung als mit der Herztransplantation kann über die langfristige Prognose und langfristige Komplikationen, z. B. die Bedeutung der Bronchiolitis obliterans, zum jetzigen Zeitpunkt noch keine Aussage getroffen werden.

Ob die immunologisch hochaktive und mit der Außenwelt in Verbindung stehende transplantierte Lunge auf Dauer eine ebenso gute Langzeitprognose aufweisen wird wie das transplantierte Herz, muß zum jetzigen Zeitpunkt daher noch offen bleiben.

Die therapeutischen Möglichkeiten beim chromischen Cor pulmonale sind in Abb. 42-8 schematisch zusammengefaßt.

## Literatur


Abenhaim L, Moride Y, Brenot F et al. (1996) Appetite-suppressant drugs and the risk of primary pulmonary hypertension. N Engl J Med 335: 609–616

Aida A, Miyamoto K, Nishimura M et al. (1998) Prognostic value of hypercapnia in patients with chronic respiratory failure during long-term oxygen therapy. Am J Respir Crit Care Med 158: 188–193

Asherson RA, Khammashta MA, Ordi-Ros J (1989) The primary antiphospholipid syndrome: major clinical and serological features. Medicine (Baltimore) 68: 366–374

Barst RJ, Rubin LJ, Long WA (1996) A comparison of continuous intravenous epoprostenol (prostacyclin) with conventional therapy for primary pulmonary hypertension. N Engl J Med 334: 296–30l

Barst RJ, Rubin LJ, McGoon MD et al. (1994) Survival in primary pulmonary hypertension with long-term continuous Intravenous prostacyclin. Ann Intern Med 121: 409–415

Beyne J (1942) Influence de l`anoxemie sur la grande circulation et sur la circulation pulonaire. C R Soc Biol 136: 399–400

Burke-Wolin T, Wolin MS (1989) $H_2O_2$ and cGMP may function as an $O_2$ sensor in the pulmonary artery. J Appl Physiol 66: 167–170

Butt AY, Higenbottam TW, Cremona G et al. (1993) Lack of acute pulmonary vasodilatation does not preclude successful clinical response to prostacyclin (Pg12) in severe pulmonary hypertension (Abstract). Br Heart J zz: 77–zz

Calhoon JH, Grover FL, Gibbons WJ et al. (1991) Single lung transplantation: alternative indications and technique. J Thorac Cardiovasc Surg 101: 816–825

Chailleux E, Fauroux B, Binet F, Dautzenberg B, Polu JM (1996) Predictors of survival in patients receiving domiciliary oxygen therapy or mechanical ventilation. A 10-year analysis of ANTADIR Observatory. Chest 109: 741–749

D'Alonzo GA, Barst RJ, Ayres SM et al. (1991) Survival in patients with primary pulmonary hypertension: results from a National Prospective Registry. Ann Intern Med 115: 343–349

Daily PO, Demditsky WP, Iversen S, Moser KM (1990) Risk factors for pulmonary thromboendarterectomy. J Thorac Cardiovasc Surg 99: 670–678

Daily PO, Demditsky WP, Peterson KL, Moser KM (1987) Modification of techniques and early results of pulmonary thrombendarterectomy for chronic pulmonary embolism. J Thorac Cardiovasc Surg 93: 221–223

Dickey BF, Myers AR (1988) Pulmonary manifestations of collagen-vascular diseases. In: Fishman AP (ed) Pulmonary diseases and disorders, vol 2, part 6, chapt 43, pp 645–663. McGraw-Hill, New York

Duboie P, Jamart J, Machiels J, Smeets F, Lulling J (1994) Prognosis of severely hypoxemic patients receiving long-term oxygen therapy. Chest 105: 469–474

Elsasser S, Perruchoud AP (1993) Pathophysiologie des Cor pulmonale. Schweiz Rundschau Med (Praxis) 82:95–98

Fuster V, Steele PM, Edwards WD et al. (1984) Primary pulmonary hypertension: natural history and the importance of thrombosis. Circulation 70/4: 580-587

Gorecka D, Gorzelak K, Sliwinski P, Tobiasz M, Zielinski J (1997) Effect of long-term oxygen therapy on survival in patients with chronic obstructive pulmonary disease with moderate hypoxaemia. Thorax 52: 674–679

Hardy JD, Webb WR, Dalton ML et al. (1963) Lung homotransplantation in man. JAMA 186: 1065–1074

Hashida H, Hamada M, Shigematsu Y et al. (1998) Beneficial hemodynamic effects of oral prostacyclin (PGI2) analogue, beraprost sodium, on a patient with primary pulmonary hypertension – a case report. Angiology 49/2: 161–164

Iversen S (1994) Zur Behandlung der thromboembolisch bedingten pulmonalen Hypertonie. Z Kardiol (Suppl 6): 193–199

Jamieson SW (1998) Pulmonary thrombendarterectomy. Heart 79: 118–120

Jamieson SW, Auger WR, Fedullo PF et al. (1993) Eyperience and results with 150 pulmonary thromboendarterectomy operations over a 29-month period. J Thorac Cardiovasc Surg 106:116–127

Kaiser LR, Cooper JD (1991) The current status of lung transplantation. Mosby, St. Louis (Advances in surgery, vol 25)

Keller R, Ragaz A, Borer P (1985) Predictors for early mortality in patients with long-term oxygen home therapy. Respiration 48:216–221

Levine SM, Gibbons WJ, Bryan CL et al. (1990) Exercise breathing patterns after single lung transplantation for interstitial and obstructive lung disease. Am Rev Respir Dis 141: A 763

Long W, Rubin LJ, Barst R et al. (1993) Randomized trial of conventional therapy alone vs conventional therapy + continuous infusions of prostacyclin in primary pulmonary hypertension: a 12 week study (abstract). Am Rev Respir Dis 147: A 538

MacNee W (1994) Pathophysiologie of Cor pulmonale in chronic obstructive pulmonary disease (part I). Am J Respri Crit Care Med 150: 833–852

McLaughlin VV, Genthner DE, Panella MM, Rich S (1998) Reduction in pulmonary vascular resistance with long-term epoprostenol (prostacyclin) therapy in primary pulmonary hypertension (see comments). N Engl J Med 29; 338/5: 273–277

Moser KM, Auger WR, Fedullo PF (1990) Chronic major-vessel thromboembolic pulmonary hypertension. Circulation 81: 1735–1743

Nocturnal Oxygen Therapy Trial Group (1980) Continuous or nocturnal oxygen therapy in hypoxemic chronic obstructive lung disease: a clinical trial. Ann Intern Med 93/3: 391–398

Olschewski H, Walmrath D, Schermuly R et al. (1996) Aerosolized Prostacyclin and Iloprost in Severe Pulmonary Hypertension. Ann Intern Med 124: 820-824

Orchard CH, de Leon RS, Sykes MK (1983) the relationship between hypoxic pulmonary vasoconstriction and arterial oxygen tension in intect dog. J Physiol 338: 61–74

Osipenko ON, Evans AM, Gurney AM (1997) Regulation of the resting potential of rabbit pulmonary artery myocytes by a low threshold O2-sensing potassium. Br J Pharmacol 120:1461–1470

Oswald-Mammosser M, Weitzenblum E, Quoix E et al. (1995) Prognostic factors in COPD patients receiving long-term oxygen therapy. Importance of pulmonary artery pressure. Chest 107: 1193–1198

Ourednik A, Susa Z (1977) Prognose von Patienten mit pulmonaler Hypertension bei chronisch obstruktiven Lungenerkrankungen. Atemwegs Lungenkrankh 4: 124

Palmer SM, Robinson LJ, Wang A et al. (1998) Massive pulmonary edema and death after prostacyclin infusion in a patient with pulmonary veno-occlusive disease. Chest 113/1: 237–240

Parrakos J.A., Aldestein S.J., Smith R.E et al.: Late prognosis of acute pulmonary embolism. N Engl J Med 1973; 289: 55–58

Pattynama PMT, De Roos A, Van der Wall EE (1994) Evaluation of cardiac function with magnetic resonance imaging. Am Heart J 128: 595–607

Petro W (1989) Sauerstoff-Langzeittherapie. Thieme, Stuttgart

Pietra GG, Edwards WD, Kay JM et al. (1989) Histopathology of primary pulmonary hypertension. A qualitative and quantitative study of pulmonary blood vessels from 58 patients in the National Heart, Blood and Lung Institute, Primary Pulmonary Hypertension Registry. Circulation 80: 1198–1206

Reichenspurner H, Dienermann H, Vetter HO et al. (1992) Lungen- und Herz-Lungen-Transplantation. MMW 134/15: 243–248

Reitz BA, Wallwork JI, Hunt SA et al. (1982) Heart-lung transplantation. N Engl J Med 306: 557–564

Rich S, Dantzker DR, Ayres SM et al. (1987) Primary pulmonary hypertension: a national prospective study. Ann Intern Med 107: 216–223

Rich S, Kaufmann E, Levy PS (1992) The effect of high doses of calcium-channel blockers on survival in primary pulmonary hypertension. N Engl J Med 327: 76–81

Saadijn AY, Philip-Joet FF, Vestri P, Arnaud AG (1998) Long-term treatment of chronic obstructive lung disease by nifedipine: an 18-month haemodynamic study. Eur Respir J 1: 716

Stuart-Harris SC, Flenley DC, Bishof JM et al. (1981) Long term domiciliary oxygen therapy in chronic hypoxic cor pulmonale complicating chronic bronchitis and emphysema: report of the Medical Research Council Working Party. Lancet I (8222): 681–686

Stuart-Harris SH, Hanley T (1957) Chronic bronchitis, emphysema and cor pulmonale. John Wright, Bristol

Wagenvoort CA, Wagenvoort N (1970) Primary pulmonary hypertension: A pathologic study of the lung vessels in 156 clinically diagnosed cases. Circulation 42: 1163–1183

Weir EK, Reeve HL, Huang JM et al. (1996) Anorexic agents aminorex, fenfluramine and dexfenfluramine inhibit potassium current in rat pulmonary vascular smooth muscle and cause pulmonary vasoconstriction. Circulation 94/9: 2216–2220

WHO (1961) Chronic cor pulmonale. Report of an expert committee. WHO-Geneva Wld Hlth Org Tech Rep Scr: 213

WHO (1963) Chronic cor pulmonale. Report of an expert committee. Circulation 27: 594–615

# Sektion VIII
# Entzündliche Herzerkrankungen und Kardiomyopathie

M. Böhm, P. Schnabel, D.J. Beuckelmann, R.H.G. Schwinger, J. Crnac, F.M. Baer

# Klassifikation



M. Böhm



Kardiomyopathien sind Erkrankungen des Herzmuskels, die zu Veränderungen der einzelnen Hermuskelzellen, der gesamten Muskulatur und der geometrischen Struktur des Herzmuskels führen. Die tiefgreifenden morphologischen Veränderungen gehen mit veränderten kontraktilen Eigenschaften des Herzmuskels einher. Dies hat charakteristische pathophysiologische und letztlich auch klinische Konsequenzen.

Ob im Krankheitsverlauf von Kardiomyopathien morphologische Veränderungen schließlich funktionelle Störungen bedingen oder umgekehrt, bleibt vielfach ungeklärt.

## 43.1 Morphologische und ätiologische Klassifizierung

Weder morphologisch noch funktionell oder ätiologisch stellen Kardiomyopathien Krankheitsentitäten dar. Sie sind vielmehr eine Sammelbezeichnung für Herzmuskelerkrankungen, die nicht durch koronare Herzkrankheit und deren Folgen, Perikarderkrankungen, Hypertonie im großen oder kleinen Kreislauf sowie angeborene oder erworbene Herzfehler hervorgerufen werden. Letztere werden von der WHO als spezifische Kardiomyopathien bezeichnet. Begriffe wie „latente", „primäre" oder „sekundäre" Kardiomyopathien wurden in einigen früheren Klassifikationen verwendet. Im folgenden soll auf diese Begriffe zugunsten der WHO-Klassifikation (Richardson et al. 1996) verzichtet werden (Tabelle 43-1).

Jede Klassifizierung bleibt ein Kompromiß. Die verschiedenen Definitionen spiegeln die Schwierigkeiten einer Einleitung der verschiedenen Formen der Kardiomyopathie wider.

### Morphologische Klassifizierung

In den 4 Klassen der WHO-Klassifikation von 1995 (Richardson et al. 1996) werden überwiegend morphologische Gesichtspunkte berücksichtigt:

**Tabelle 43-1.** WHO-Definition der Kardiomyopathien. (Nach Richardson et al., 1996)

| Erkrankungen des Myokards, die mit myokardialer Dysfunktion einhergehen |
|---|
| • Klassifikation der Kardiomyopathien: |
| – hypertroph |
| – restriktiv |
| – dilatativ |
| – arrhythmogene rechtsventrikuläre Erkrankung |
| – Hiervon sind abzugrenzen: |
| • Spezifische Kardiomyopathien: |
| – ischämisch |
| – valvulär |
| – hypertensiv |
| – entzündlich |
| – metabolisch |
| – toxisch |
| – peripartal |
| – neuromuskulär |

- hypertrophe Kardiomyopathie,
- restriktive Kardiomyopathie,
- dilatative Kardiomyopathie und
- arrhythmogene rechtsventrikuläre Erkrankung.

### Ätiologische Klassifizierung

Eine andere WHO-Klassifikation erfolgt unter ätiologischen Gesichtspunkten in
- primäre oder idiopathische Kardiomyopathien und
- sekundäre oder spezifische Kardiomyopathien.

Die primären sind unspezifischer (z. T. genetischer) und unbekannter Natur, die spezifischen lassen sich auf verschiedene Herz-, Gefäß-, entzündliche, metabolische, toxische, infektiöse und andere Erkrankungen zurückführen.

Die WHO-Definition der hypertrophen Kardiomyopathie besagt, daß eine morphologisch faßbare Hypertrophie des linken und/oder rechten Ventrikels vorliegen muß. Diese kann asymmetrisch oder septal betont sein. Die Ventrikelvolumina sind in der Phase, in der noch keine systolische Funktionseinschränkung hinzugetreten ist, eher normal oder vermindert. Ursächlich sind häufig genetische Veränderungen, die eine familiäre Häufung bedingen (s. Kap. 44). Arrhythmien sind häufig Ursache für einen frühen Tod (Abb. 43-1).

Die vergleichsweise seltene restriktive Kardiomyopathie ist durch zunehmende Steifigkeit des Herzens charakterisiert, die durch eine Beteiligung des Myokards, des Interstitiums und des Endokards bedingt ist. Daraus resultiert eine diastolische Dysfunktion mit eingeschränkter Compliance (Dehnbarkeit) des linken Ventrikels.

Die dilatative Kardiomyopathie zeichnet sich durch eine Dilatation und Kontraktionsstörung des linken oder beider Ventrikel aus. Die Vorhöfe sind in der Regel ebenfalls dilatiert. Die Genese ist oft unklar. Hieraus erklärt sich das Synonym idiopathische Kardiomyopathie. Ein gewisser Anteil dürfte genetisch bedingt sein, da eine familiäre Häufung beobachtet wird. Weiterhin kommen virale, immunologische und toxische Ursachen in Frage (Abb. 43-2; Richardson et al. 1996).

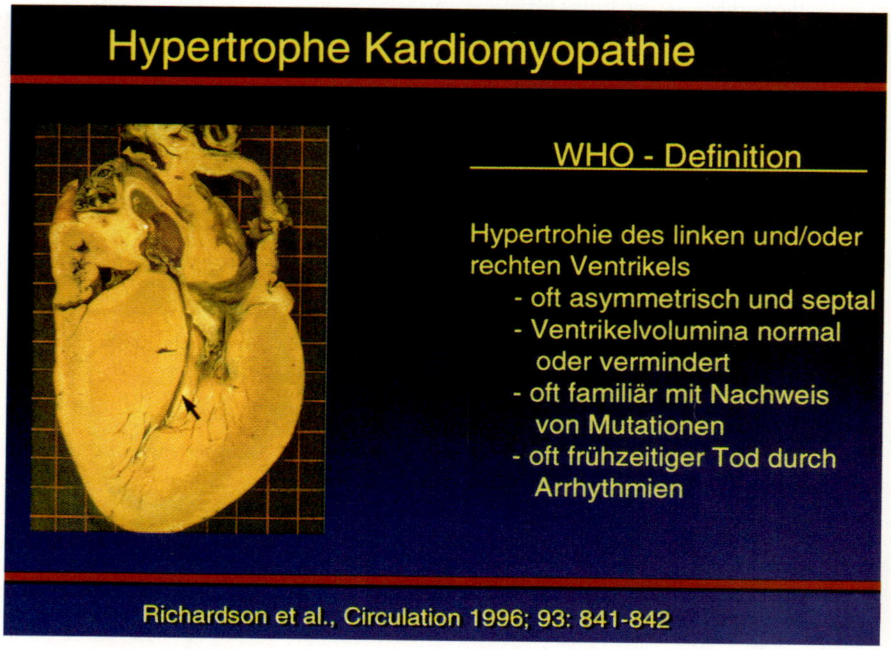


**Abb. 43-1.** WHO-Definition der hypertrophen Kardiomyopathie mit einem linksseitig dargestellten repräsentativen Querschnitt durch ein Herz mit hypertropher obstruktiver Kardiomyopathie. Der *Pfeil* weist auf einen atypisch inserierenden Papillarmuskel an der Ventrikelspitze. Das Ventrikelkavum ist verkleinert, und im aortalen Ausflußtrakt besteht bei entleertem Herzen eine deutliche Einengung. (Nach Richardson et al. 1996)

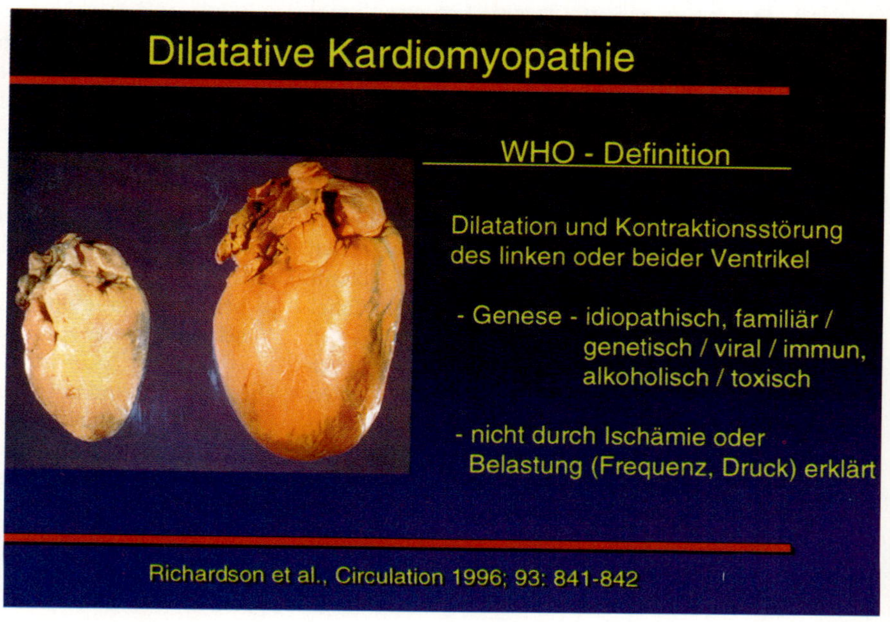


**Abb. 43-2.** WHO-Definition der dilatativen Kardiomyopathie und exemplarische Darstellung eines Herzens mit dilatativer Kardiomyopathie (*rechts*) und im Vergleich zu einem normalen autoptisch gewonnenen linken Ventrikel (*links*). Man sieht die deutliche Vergrößerung des Herzens. (Nach Richardson et al. 1996)

Von der dilatativen Kardiomyopathie sollten nach der WHO-Definition Erkrankungen des Herzens abgegrenzt werden, die durch eine Ischämie sowie durch eine pathologische Druck- oder Frequenzbelastung erklärt werden können. Zur Klassifikation dieser ätiologisch unterschiedlichen Herzmuskelerkrankungen hat die WHO den Begriff der spezifischen Kardiomyopathie eingeführt. Unter Berücksichtigung der Pathogenese können diese Kardiomyopathien als ischämisch, valvulär, hypertensiv, entzündlich, metabolisch, toxisch, peripartal oder neuromuskulär bezeichnet werden.

Die arrhythmogene rechtsventrikuläre Erkrankung zeigt histopathologisch eine fibröse und fettige Degeneration des rechtsventrikulären Myokards. Sie tritt zunächst fokal, dann generalisiert im rechtsventrikulären Myokard auf. Die Folge ist ein Verlust der rechtsventrikulären Kontraktilität und ein häufiges Auftreten von tödlichen Rhythmusstörungen besonders bei jungen Patienten. Ein familiäres Vorkommen ist häufig, und ein rezessiver Vererbungsmodus mit inkompletter Penetranz wurde beschrieben.

## 43.2 Pathomorphologie und Pathophysiologie

Je nach Einschränkung der systolischen Pumpfunktion sowie der Relaxations- und Dehnungseigenschaften des Herzens entstehen typische morphologische Konstellationen. Bei der dilatativen Kardiomyopathie kommt es im wesentlichen zur Dilatation aller Herzhöhlen insbesondere denen des Vorhofes. Bei der hypertrophen und restriktiven Kardiomyopathie sind die Relaxationseigenschaften sowie die Dehnbarkeit des Myokards deutlich vermindert. Hierbei sind die Ventrikelvolumina eher klein. Die Wände können verdickt oder normal dimensioniert sein. Die Vorhöfe sind allerdings durch die erschwerte Füllung der Ventrikel in aller Regel dilatiert (Abb. 43-3).

Die typischen morphologischen Eigenschaften führen zu charakteristischen Veränderungen der Myokardfunktion. Abb. 43-4 zeigt exemplarisch Druck-Volumen-Kurven bei dilatativer, restriktiver und hypertropher Kardiomyopathie. Bei der dilatativen Kardiomyopathie kommt es primär zu einer systolischen Kontraktionsstörung. Dementsprechend ist die Druck-Volumen-Kurve zu höheren Volumina hin verschoben.

Bei restriktiver Kardiomyopathie findet sich eine komplette frühdiastolische Relaxation, die bei kleinem Volumen von einem raschen Druckanstieg begleitet ist, da die spätdiastolische Dehnbarkeit des Herzens (z. B. bei Myokardfibrose, interstitieller Fibrose, perimyokardialer Restriktion) deutlich eingeschränkt ist. Dies führt zu extrem hohen enddiastolischen Druckwerten. Bei der hypertrophen Kardiomyopathie ist die frühdiastolische Relaxation durch zelluläre Veränderungen der hypertrophen Kardiomyozyten beeinträchtigt. In der Spätdiastole kann der Druck sogar noch ein klein wenig mehr abfallen.

Erwähnenswert ist, daß bei restriktiver und hypertropher Kardiomyopathie sowohl die Relaxation als auch die Compliance des Herzens eingeschränkt sein können. Letztendlich kann auch eine dilatative Kardiomyopathie über interstitielle Umbauprozesse ein restriktives Füllungsmuster bei höheren Volumina mit deutlichen Erhöhungen der enddiastolischen Drücke aufweisen. Dies führt dazu, daß auch das dilatierte Herz erhöhte enddia-

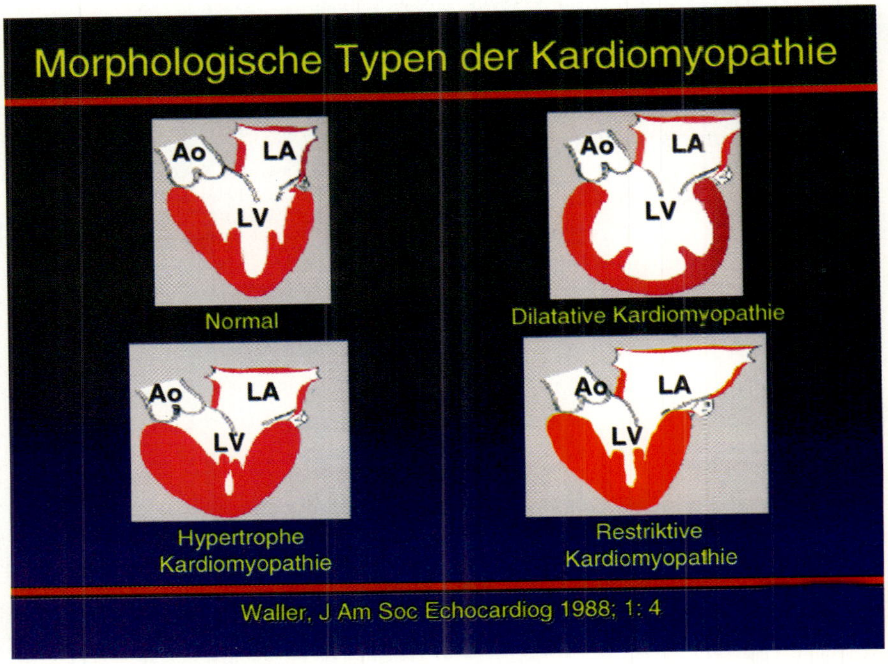


**Abb. 43-3.** Schemata der Ventrikelkonfiguration bei dilatativer Kardiomyopathie *(rechts oben)*, hypertropher Kardiomyopathie *(links unten)* und restriktiver Kardiomyopathie *(rechts unten)* im Vergleich zu einem normalen Herzen *(links oben)*. Bei der dilatativen Kardiomyopathie kommt es zu einer Dilatation aller Herzhöhlen (*LV* und *LA*). Bei der hypertrophen und restriktiven Kardiomyopathie sind die Ventrikelvolumina meist klein, die linken Vorhöfe sind durch die Füllungsbehinderung der linken Ventrikel meist dilatiert. (Nach Waller 1988)

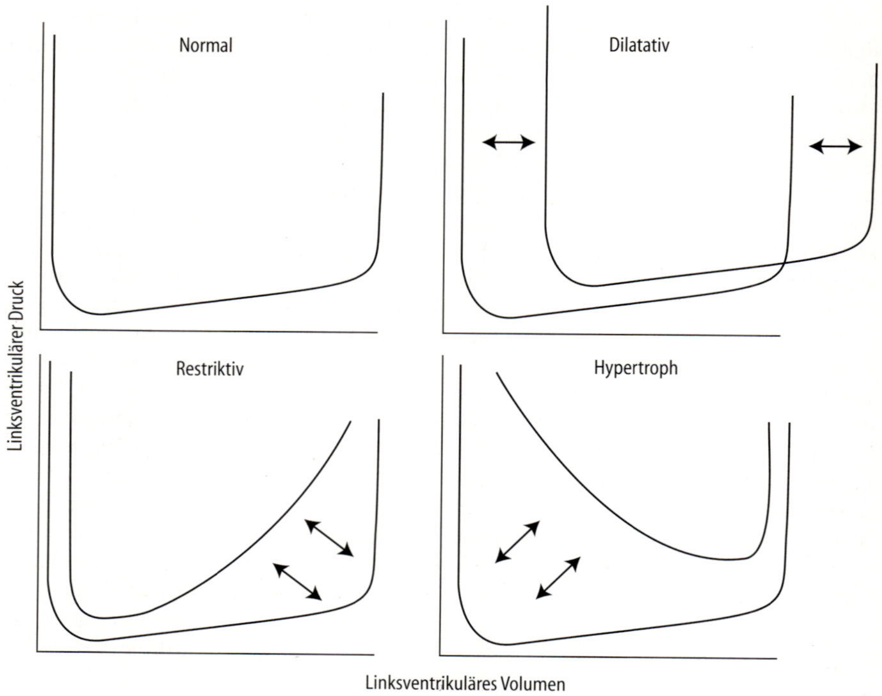


**Abb. 43-4.** Typische Druck-Volumen-Kurve des normalen Herzens, des Herzens mit dilatativer Kardiomyopathie, bei Restriktion und hypertrophem Phänotyp. Bei der dilatativen Kardiomyopathie kommt es zu einer zunehmenden Ventrikeldilatation, d. h. die Druck-Volumen-Kurve ist nach rechts deplaziert, und das Herz arbeitet mit großen systolischen und enddiastolischen Volumina. Bei der Restriktion kommt es zu einem raschen frühdiastolischen Druckabfall, der von einem schnellen Wiederanstieg des intraventrikulären Druckes in der späten Diastole begleitet ist. Bei der hypertrophen Kardiomyopathie ist die Relaxation verlangsamt, was zu einer erschwerten Füllung des Ventrikels durch den linken Vorhof kommt und frühdiastolisch die Drücke eher erhöht. Beachtenswert ist, daß bei schweren Kardiomyopathien alle Formen der linksventrikulären Kontraktionsstörung vorkommen können

stolische Drücke bei vermindertem Schlagvolumen hat. Dies geschieht durch interstitielle Umbauprozesse und durch eine Hypertrophie von einzelnen Kardiomyozyten.

Die relativ genaue Klassifikation von Kardiomyopathien sollte eine klare Festlegung der Begriffe in der Diagnose von Herzmuskelerkrankungen erlauben. Erwähnenswert ist allerdings, daß die Ätiopathogenese bei Kardiomyopathien sehr unterschiedlich sein kann und gleiche Pathogenesen auch zu verschiedensten Formen der Kardiomyopathie führen können. Tabelle 43-2 zeigt pathogenetische Gesichtspunkte von Kontraktionsstörungen, die zu unterschiedlichen morphologischen und funktionellen Störungen führen können. Endokarditiden infektöser Ursache und Perikarderkrankungen können sekundär zu myokardialen Schädigungen führen oder funktionell diastolische Störungen hervorrufen. Deshalb werden diese Krankheitsbilder ebenfalls in dieser Sektion abgehandelt.

## Literatur

Richardson P, McKenna W, Bristow M et al. (1996) Report of the 1995 World Health Organization/International Society and Federation of Cardiology Task Force on the Definition and Classification of Cardiomyopathies. Circulation 93: 841

Waller BF (1988) Pathology of the cardiomyopathies. J Am Soc Echocardiog 1: 4

WHO/ISFC (1980) Report of the WHO/ISFC Task Force on the definition and classification of cardiomyopathies. Br Heart J 44: 672–673

**Tabelle 43-2.** Nosologie der spezifischen Kardiomyopathie (spezifische Herzmuskelerkrankungen)

- ***Erregerbedingt***
  - Viren
  - Rickettsien
  - Protozoen
  - Metazoen
- Endokrin
  - Hyperthyreose
  - Hypothyreose
  - Somatotropismus
  - Karzinoid
  - Diabetes mellitus
  - Schwangerschaft, Puerperium
  - Phäochromozytom

Allergisch-rheumatisch
  - Anaphylaxie, postvakzinal (Serumkrankheit, Nahrungsmittel- und Pollenallergien)
  - Rheumatische Karditis (Endo-, Myo-, Perikarditis)
  - Immunkardiomyopathien
  - a) bei Kollagenosen:
    - Dermatomyositis
    - Sklerodermie
    - Periarteriitis nodosa

    b) bei Dressler Syndrom

    c) bei Postkardiotomiesyndrom
- Herzerkrankungen bei neuromuskulären Störungen
  - progressive Muskeldystrophie
  - myotonische Dystrophie
  - paroxysmale hypokaliämische Lähmung
  - Friedreich-Ataxie
- Physikalische Einwirkungen
  - Thoraxkontusion
  - Elektroschock
  - bei Strahlentherapie
- ***Toxisch***
  - Pharmaka (Anästhetika, Isoproterenol, Anthrazykline)
  - Vergiftungen (z. B. Kobalt, Cadmium, Arsen)
  - Alkoholbedingte Herzerkrankung

Metabolisch
  - Anämie
  - Chronische und akute Hypokaliämie
  - Glykogenspeicherkrankheiten
  - Hämochromatose
  - Xanthomatose
  - Amyloidose
  - Malnutrition
  - Urämie
  - Oxalose
  - Hypovitaminose (z. B.Thiaminmangel)
  - Morbus Fabry
- Infiltrativ
  - Infiltrative Metastasen maligner Tumoren
  - Hämoblastose
  - Sarkoidose
- Herz- und Gefäßerkrankungen
  - ischämisch
  - valvulär
  - hypertensiv

Die manchmal seltenen Nosologien sind in den Kapiteln nicht immer gesondert behandelt. Es kann zu unterschiedlicher Symptomatik je nach Ausprägung der Noxe oder darauf erfolgende Reaktion kommen. Systolische oder diastolische Kontraktionsstörungen sowie Rhythmusstörungen liegen oft gemeinsam vor oder – bei gleicher Nosologie – isoliert in unterschiedlicher Ausprägung.

# Kapitel 44

# Genetische und molekularbiologische Aspekte primärer Kardiomyopathien

44

P. Schnabel, M. Böhm



## 44.1 Grundlagen

Die großen Fortschritte der Molekularbiologie haben einen zunehmend genauen Einblick in die Struktur und Organisation des menschlichen Genoms ermöglicht und so entscheidend zur Entwicklung einer neuen Disziplin, der molekularen Genetik, beigetragen. In den letzten Jahren konnten bei vielen Erbkrankheiten die krankheitsauslösenden Gene identifiziert und charakterisiert werden. Dies ist z.B. der Fall bei Stoffwechselerkrankungen, bei hämatologischen Erkrankungen wie Thalassämie oder Sichelzellenanämie, bei der zystischen Fibrose, bei den Muskeldystrophien vom Typ Duchenne und Becker und Mit diesen neuen Methoden können über die im allgemeinen deskriptiven Krankheitsdefinitionen hinaus ein verbessertes Verständnis der molekularen Pathomechanismen gewonnen und neue diagnostische Verfahren entwickelt werden. Als ein langfristiges Ziel ist die Verbesserung der therapeutischen Konzepte, auch im Hinblick auf zukünftige Möglichkeiten einer Gentherapie anzusehen.

### 44.1.1 Gendefekte bei Kardiomyopathien

Auch im Bereich der Kardiologie, besonders auf dem Gebiet der Kardiomyopathien, konnten genetische Defekte zunächst lokalisiert und dann identifiziert werden. !

Für die primäre hypertrophe Kardiomyopathie zeigten Paré et al. (1961) erstmals anhand einer großen kanadischen Familie den autosomal-dominanten Vererbungsmodus. Tatsächlich haben DNA-Analysen der Mitglieder dieser Familie 30 Jahre später zur Identifikation des ersten Gendefekts bei der hypertrophen Kardiomyopathie geführt, der sich im Gen der schweren Kette des β-Myosins befindet (Jarcho et al. 1989; Geisterfer-Lowrance et al. 1990).

Die familiäre hypertrophe Kardiomyopathie (FHC) zählt heute zu den molekulargenetisch am besten untersuchten kardiologischen Erkrankungen. Auch für die Genese der idiopathischen dilatativen Kardiomyopathie wird die Rolle genetischer Faktoren zunehmend deutlich; in ca. 20–30% der Fälle handelt es sich epidemiologischen Studien zufolge um eine familiäre Erkrankung (Dansky u. Buttrick 1994; Keeling et al. 1995).

Darüber hinaus existieren noch zahlreiche hereditäre Erkrankungen (Übersicht in Kelly u. Strauss 1994; Towbin 1993), die mit einer kardialen Beteiligung im Sinne einer sekundären hypertrophen oder dilatativen Kardiomyopathie einhergehen können, wie z.B. verschiedene erbliche Stoffwechseldefekte (Glykogenspeicherkrankheiten, Mukopolysaccharidosen, Fettstoffwechselkrankheiten) und einige neuromuskuläre Syndrome (Friedreich-Ataxie, Duchenne-Muskeldystrophie, Emery-Dreifuss-Muskeldystrophie, myotonische Dystrophie Steinert u. v. a.). Nach der WHO-Definition handelt es sich hier um spezifische Kardiomyopathien, deren zugrundeliegende Erkrankungen einen genetischen Hintergrund haben. Auf die ausführliche Darstellung dieser Erkrankungen wird hier verzichtet.

### 44.1.2
### Mitochondriale Kardiomyopathien

Eine weitere Gruppe der Kardiomyopathien stellen die sog. mitochondrialen Kardiomyopathien dar (Übersicht in Kelly u. Strauss 1994; Ozawa 1994). Hierbei finden sich Mutationen der mitochondrialen DNA, die zu einer gestörten Funktion der Enzyme der Atmungskette führen. In der Mehrzahl der Fälle handelt es sich dabei nach der WHO-Klassifikation um hypertrophe Kardiomyopathien, seltener aber auch um dilatative Kardiomyopathien. Der Mechanismus, wie Veränderungen der Atmungskettenenzyme das klinische Bild einer Kardiomyopathie verursachen, ist jedoch noch unklar.

Diese Defekte können maternell über die Mitochondrien der Oozyten vererbt werden. In der Regel ist dabei aber nicht nur das Herz isoliert betroffen, sondern auch das Skelettmuskelgewebe und das Gehirn, wie z. B. beim MELAS-Syndrom (mitochondriale *M*yopathie, *E*nzephalopathie mit *L*aktatazidose, *S*chlaganfall).

Mutationen der mitochondrialen DNA finden sich aber regelmäßig auch bei herzgesunden älteren Probanden sowie bei Patienten mit sporadischer, d. h. nicht ererbter Kardiomyopathie. Es ist zum jetzigen Zeitpunkt nicht mit Sicherheit geklärt, ob es sich bei den mitochondrialen Kardiomyopathien um eine eigene Gruppe erblicher Kardiomyopathien handelt oder ob die Veränderungen der mitochondrialen DNA überwiegend bei verschiedenen nicht erblichen primären Kardiomyopathien und dem normalen Alterungsprozeß auftreten.

In diesem Kapitel sollen allgemein die methodischen Grundlagen der Molekulargenetik und der Stand der molekulargenetischen Forschung beispielhaft für die familiären hypertrophen und dilatativen Kardiomyopathien dargestellt werden. Ferner wird versucht, den Zusammenhang zwischen den molekulargenetischen Defekten und dem Krankheitsbild der Kardiomyopathie sowie die zukünftige Bedeutung der molekulargenetischen Befunde für Diagnostik und Therapie aufzuzeigen.

## 44.2
## Methoden der molekularen Genetik

Zur Lokalisation und Identifikation von Gendefekten bei erblichen Erkrankungen können zwei verschiedene Strategien, nämlich die Kopplungsanalyse und die Analyse von Kandidatengenen, angewendet werden. Die Kopplungsanalyse („positional cloning“) führt zur Lokalisation des Gendefekts innerhalb des Genoms, ohne pathophysiologische oder pathobiochemische Aspekte der jeweiligen Erkrankung zu berücksichtigen.

!

Im Gegensatz dazu wird bei der Kandidatengenanalyse („functional cloning“) von krankheitsspezifischen Beobachtungen (z. B. einem bestimmten Enzymdefekt) auf bestimmte Gene als Krankheitsursachen rückgeschlossen. Diese können dann gezielt untersucht werden.

Da solches Wissen aber für den überwiegenden Teil vererbter Erkrankungen fehlt, ist die direkte Anwendung der Kandidatengenanalyse häufig begrenzt. Es werden daher beide Ansätze kombiniert. Zunächst wird eine möglichst genaue Bestimmung der Lokalisation des Gendefekts versucht, um dann in diesem Bereich lokalisierte Gene näher zu untersuchen, deren Beteiligung anhand der Pathomechanismen der Erkrankung möglich erscheint.

### 44.2.1
### Lokalisation von Krankheitsgenen durch Kopplungsanalyse mit Hilfe genetischer Marker

#### Menschliches Genom

Das menschliche Genom besteht aus $3 \times 10^9$ Nukleotidbasenpaaren (bp). Die doppelsträngige DNA ist in jedem Zellkern auf 22 autosomalen Chromosomenpaaren und einem Geschlechtschromosomenpaar angeordnet. Aufgrund des diploiden Chromosomensatzes ergibt sich, daß jeder Genlocus im Genom 2mal repräsentiert ist, man spricht von 2 homologen Allelen. Sind diese beiden Allele identisch, liegen sie in homozygoter Form vor, sind sie es nicht, so handelt es sich um Heterozygotie.

Gene, die für essentielle strukturelle oder funktionelle Proteine kodieren (beispielsweise die kontraktilen Proteine des Muskels), sind in der Regel homozygot. Andererseits existieren viele Gene (z. B. für die Blutgruppenantigene) und auch Genomabschnitte zwischen den Genen in sehr variabler Form; für derartige Sequenzen finden sich also im diploiden Genom häufig 2 homologe Allele in heterozygoter Form. Dadurch wird eine große phänotypische Variabilität innerhalb einer Spezies ermöglicht.

#### Vererbung der genetischen Information

Bei der Vererbung der genetischen Information auf die nächste Generation kommt es aus 2 Gründen zu einer Neuanordnung der Allele:

- Jeder Elternteil gibt nur eines seiner beiden homologen Chromosomen mit den haploiden Keimzellen an das Kind weiter.
- Während der Keimzellenreifung findet regelmäßig ein sog. Crossing-over zwischen den homologen väterlichen und mütterlichen Chromosomen statt. Es kommt zum Austausch homologer Chromosomenabschnitte, wodurch zuvor getrennte väterliche und mütterliche Allele auf einem Chromosom zusammenkommen, die Tochterchromosomen also nie exakt den elterlichen gleichen (Übersicht in Hentze et al. 1990).

Diese beiden Mechanismen sind von entscheidender Bedeutung für die molekulargenetische Kopplungsanalyse.

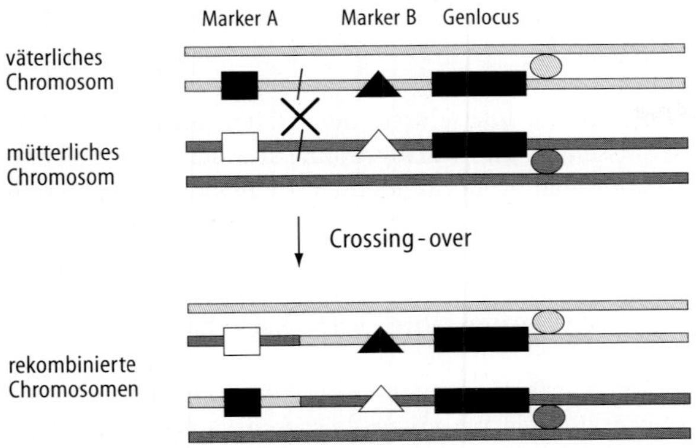


**Abb. 44-1.** Rekombination durch Crossing-over während der Keimzellreifung und Nutzen dieses Phänomens für die genetische Kopplungsanalyse. Marker A (■ und □) und B (▲ und △) bezeichnen 2 genetische Marker mit bekannter Lokalisation, für die hier je zwei Allele dargestellt sind. Aufgrund der räumlichen Nähe zwischen Markerlocus B und dem Genlocus kommt es zu keiner Trennung des jeweiligen Markerallels und des Genlocus durch Crossing-over, sie kosegregieren. Für Markerlocus A findet dagegen ein Austausch der Allele zwischen mütterlichem und väterlichem Chromosom statt. Marker A ist daher für die Lokalisierung des Genlocus durch Kopplungsanalyse weniger gut geeignet, weil sich das väterliche Markerallel (□) nach Crossing-over nicht mehr auf demselben Chromosom wie das väterliche Gen befindet

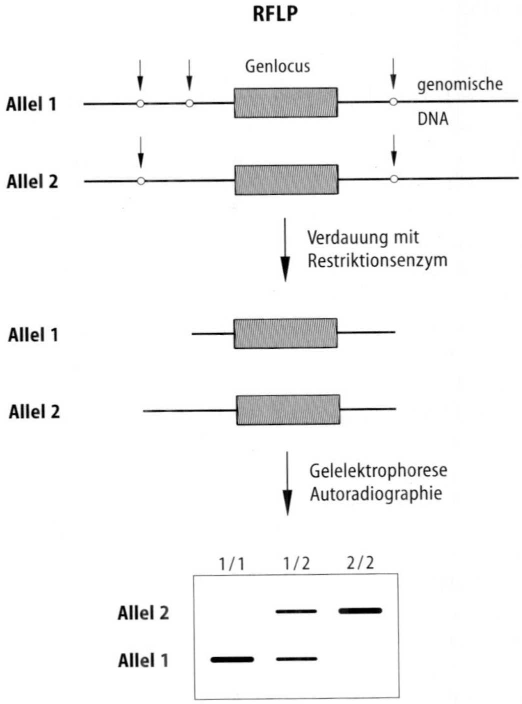


**Abb. 44-2.** Prinzip der Restriktionsfragmentlängenpolymorphismen (RFLP) als genetische Marker. Allel 1 und 2 des schematisch dargestellten RFLP unterscheiden sich in der Anzahl von Schnittstellen (*Pfeile*) für ein bestimmtes Restriktionsenzym. Verdauung der genomischen DNA mit diesem Enzym führt für beide Allele zu unterschiedlich langen Fragmenten, die durch Gelelektrophorese und Autoradiographie sichtbar gemacht werden können. Mit *Genlocus* ist ein Gen mit bekannter Lokalisation bezeichnet, das die genomische Lokalisation des jeweiligen RFLP definiert. Somit können RFLP als genetische Marker für unbekannte Defektgene dienen

Je näher zusammen 2 Genloci auf einem Chromosom liegen, desto geringer ist die Wahrscheinlichkeit, daß sie durch ein solches Crossing-over bei der Keimzellenbildung voneinander getrennt werden, d. h. eine Rekombination stattfindet (Abb. 44-1).

Das Prinzip der molekulargenetischen Kopplungsanalyse besteht darin, die gemeinsame Vererbung (Kosegregation) eines zunächst unbekannten Defektgens mit einer sog. Markersequenz nachzuweisen, deren Lokalisation innerhalb des Genoms genau bekannt ist. Vereinfacht lautet die praktische Fragestellung: Findet sich ein Marker, für den sich anhand des Stammbaums einer betroffenen Familie die Vererbung eines seiner Allele immer zusammen mit dem phänotypischen Zustand „erkrankt" aufzeigen läßt, woraus man auf eine räumliche Nähe zwischen der Markersequenz und dem Defektgen schließen kann? Da auf die Anwesenheit eines Defektgens indirekt durch den Nachweis der Erkrankung geschlossen wird, ist eine äußerst exakte klinische Diagnose möglichst aller Familienmitglieder zur eindeutigen Identifikation der erkrankten Individuen Voraussetzung für die Qualität der Kopplungsanalyse.

### Genetische Marker

Als genetische Marker werden sog. Restriktionsfragmentlängenpolymorphismen (RFLP) und Mikrosatellitenmarker verwendet. RFLP sind nichtkodierende Nukleotidsequenzen im Randbereich bekannter Gene, deren homologe Allele sich durch Vorhandensein oder Fehlen einer Schnittstelle für ein DNA-Restriktionsenzym unterscheiden (Abb. 44-2; Restriktionsenzyme sind Enzyme, die DNA am Ort ihrer jeweils spezifischen Erkennungssequenz zerschneiden; einige hundert solcher Enzyme sind bekannt).

Ursache dafür ist ein Sequenzpolymorphismus in diesem Bereich. Verdaut man nun die DNA mit dem entsprechenden Restriktionsenzym, so erhält man für beide Allele verschieden lange Fragmente, die sich radioaktiv markieren und elektrophoretisch auftrennen lassen. So kann für jedes Individuum einer Familie der Genotyp für einen RFLP bestimmt werden.

Nachteil der RFLP für die Kopplungsanalyse ist, daß maximal 2 verschiedene Allele vorliegen können, weshalb der Informationsgehalt dieser genetischen Marker gering ist. Dies trifft v. a. bei kleineren Familien zu, bei denen sich oft keine Konstellationen ermitteln lassen, die den eindeutigen Schluß auf eine gemeinsame Vererbung mit einem Defektgen zulassen. Um eindeutige statistische Ergebnisse zu erhalten, müssen daher sehr viele RFLP untersucht werden (Übersicht in Hentze et al. 1990). Daher wurden die RFLP zur Lokalisationsanalyse unbekannter Defektgene von informativeren genetischen Markern, den Mikrosatellitenmarkern, weitgehend verdrängt.

**Mikrosatelliten**

Mikrosatelliten sind ohne erkennbare genetische Funktion in großer Zahl im gesamten Genom verstreut und befinden sich dort in nichtkodierenden Bereichen. Sie bestehen aus kurzen repetitiven Motiven, die in unterschiedlicher Zahl wiederholt und von spezifischen Sequenzen mit bekannter Lokalisation flankiert werden. Zumeist handelt es sich um Dinukleotidmotive $(CA)_n$ oder $(GT)_n$, seltener um Tri- oder Tetranukleotide. Die einzelnen Allele eines Mikrosatellitenmarkers unterscheiden sich in der Länge der repetitiven Sequenz, wobei $n$ in der Regel 10–20 beträgt. Die flankierenden Sequenzen sind jedoch bei allen Allelen gleich (Abb. 44-3a).

Für die meisten Mikrosatellitenmarker existieren in der Gesamtbevölkerung viele verschiedene Allele, sie werden nach den Mendel-Regeln der Vererbungslehre vererbt. Aus der Multiallelität folgt, daß die meisten Menschen genotypisch heterozygot für einen solchen Marker sind. Damit ist sein Informationsgehalt für eine Kopplungsanalyse wesentlich höher als der von RFLP (homozygote Konstellationen sind nicht informativ, da ein auf beiden Chromosomen gleiches Markerallel immer weitervererbt wird, unabhängig davon, welches der beiden homologen Chromosomen an die Nachkommen weitergegeben wird).

Grundsätzlich lassen sich 3 Bedingungen aufstellen, die ein Mikrosatellitenmarker erfüllen muß:

- Kenntnis der Lokalisation im Genom (d.h. wo auf welchem Chromosom);
- hohe Spezifität, d.h. die flankierenden Sequenzen dürfen sich nur an einer Stelle des Genoms befinden;
- große allelische Variabilität in der Gesamtbevölkerung.

Die rasanten Fortschritte der letzten Jahre in der Entschlüsselung und Kartographierung des menschlichen Genoms haben entscheidend dazu beigetragen, daß sich die Anzahl der verfügbaren Mikrosatellitenmarker, die diese Bedingungen erfüllen und sozusagen als genomische Ortskoordinaten für die Kopplungsanalyse dienen, in den letzten Jahren vervielfacht hat (Übersicht in Weber 1994).

Der Nachweis der genotypischen Konstellation eines Mikrosatelliten bei einem bestimmten Individuum ist einfach und erfolgt mittels Amplifikation genomischer DNA aus peripheren Lymphozyten durch die Polymerasekettenreaktion (PCR). Durch Verwendung von Oligonukleotiden der spezifischen flankierenden Sequenz des Mikrosatelliten als Primer wird seine repetitive Sequenz amplifiziert. Die Längenunterschiede der PCR-Produkte können durch Polyacrylamidgelelektrophorese und anschließende Autoradiographie ermittelt werden, da verschiedene Fragmentlängen eine unterschiedliche Migrationsgeschwindigkeit im Gel bedingen. Die Technik ist in Abb. 44-3a, b schematisch dargestellt. Auf diese Weise wird für möglichst alle Mitglieder einer betroffenen Familie der Genotyp für verschiedene Marker ermittelt, um durch Vergleich mit der Vererbung der Erkrankung anhand des Stammbaums diejenigen Marker zu identifizieren, die mit der Erkrankung kosegregieren. In Abb. 44-4 ist dies für einen stark vereinfachten Modellstammbaum gezeigt.

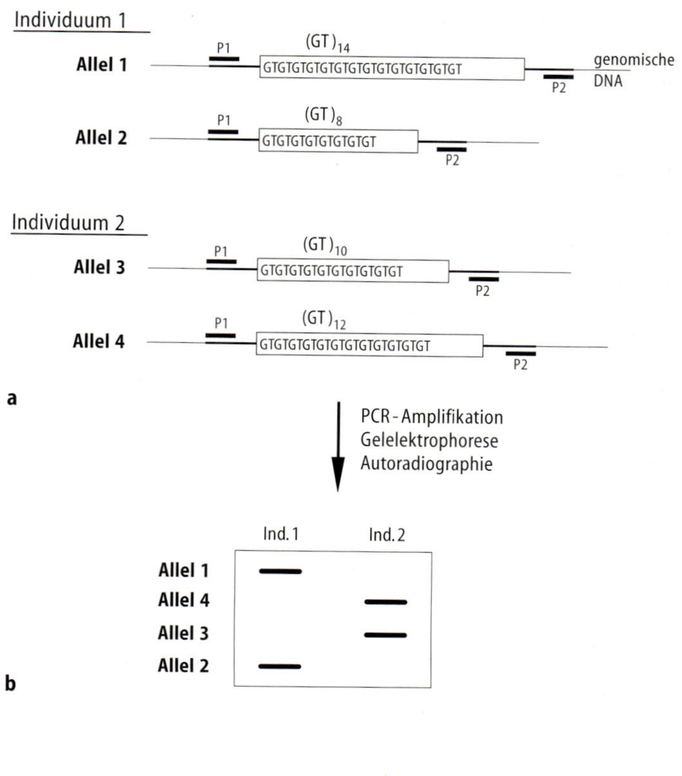


**Abb. 44-3a, b.** Mikrosatelliten als genetische Marker: **a** zeigt 4 Allele einer polymorphen Dinukleotidrepetition (*GT*), die als Mikrosatellitenmarker verwendet werden kann. Die Allele unterscheiden sich nur in der Anzahl der (GT)-Wiederholungen, nicht aber in den flankierenden Sequenzen. Die flankierenden Sequenzen legen die bekannte Lokalisation des Markers im Genom fest. Individuum 1 und 2 sind für den dargestellten Mikrosatellitenmarker jeweils heterozygot. Der Nachweis der Längenunterschiede der verschiedenen Allele erfolgt durch PCR genomischer DNA mit Hilfe der Primeroligonukleotide P1 und P2; **b** zeigt schematisch die 4 verschiedenen Amplifikationsprodukte nach gelelektrophoretischer Auftrennung und Autoradiographie, die Länge der Fragmente nimmt von oben nach unten ab. Individuum 1 besitzt den Genotyp 1/2, Individuum 2 den Genotyp 3/4 für diesen Marker

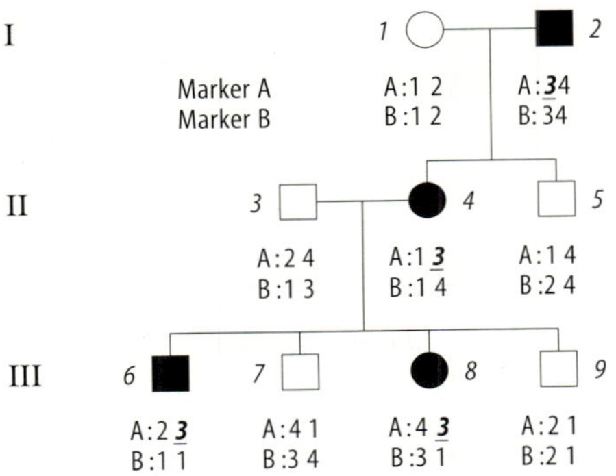


**Abb. 44-4.** Schema einer Kopplungsanalyse anhand eines vereinfachten Familienstammbaums für eine autosomal-dominante Erkrankung. Die *gefüllten Symbole* stellen kranke, die *offenen Symbole* gesunde Personen dar. Die *römischen Ziffern* numerieren die Generationen, die *Ziffern neben den Symbolen* die einzelnen Individuen der Familie. *Unterhalb* der Symbole ist jeweils der durch PCR bestimmte Genotyp für zwei Mikrosatellitenmarker, A und B, angegeben. Man erkennt, daß sich das Allel 3 von Marker A (A3) nur bei erkrankten Personen findet, es kosegregiert mit der Erkrankung. Somit wird auf eine räumliche Nähe von Markerlocus A und Defektgen geschlossen. Dagegen findet sich für keines der Allele von Marker B eine solche Beziehung

### Auswertung genetischer Marker

Die Auswertung der genetischen Marker basiert auf einer komplexen statistischen Wahrscheinlichkeitsberechnung. Es wird die Wahrscheinlichkeit einer gekoppelten Vererbung des Krankheitsgens mit dem Marker der Wahrscheinlichkeit keiner Kopplung gegenübergestellt und daraus der sog. LOD-Score („logarithm of the odds") berechnet. Ein LOD-Score >3 wird als signifikant für Kopplung von Marker und Erkrankungsgen angesehen. Für diesen Wert ist die Wahrscheinlichkeit <0,001, daß die gemeinsame Vererbung von Marker und Erkrankungsgen rein zufällig und nicht aufgrund benachbarter Lokalisation auf dem Chromosom erfolgt.

Umgekehrt schließt ein LOD-Score <–2 eine Kopplung mit einer Irrtumswahrscheinlichkeit von <0,01 aus, wenn beispielsweise Marker und Erkrankungsgen auf verschiedenen Chromosomen liegen. LOD-Scores zwischen –2 und 3 erlauben keine sichere Aussage über eine genetische Kopplung, der Marker wird als nicht informativ bezeichnet. Die LOD-Scores werden durch Familiengröße, Vererbungsmodus der Erkrankung, geschätzte Häufigkeit des Erkrankungsgens, Zahl und Häufigkeit der Markerallele und Penetranz einer Erkrankung beeinflußt. Für ihre Berechnungen stehen Computerprogramme (z. B. LINKAGE) zur Verfügung, die diese Parameter berücksichtigen (Übersicht in Ott 1986).

### Zusammenfassung

Zusammenfassend kann gesagt werden, daß die molekulargenetische Kopplungsanalyse die Lokalisation eines vermuteten Erkrankungsgens in einem bestimmten Bereich eines Chromosoms ermöglicht. Allerdings ist meist die Testung einer großen Anzahl von verschiedenen Mikrosatellitenmarkern notwendig, um ein eindeutiges Ergebnis zu erzielen. Die Anwendbarkeit bei kleinen Familien ist oft begrenzt.

Zu betonen ist ferner, daß die Kopplungsanalyse bei jeder Familie, selbst bei gleichem Phänotyp der Erkrankung, individuell durchgeführt werden muß. Eine gekoppelte Vererbung eines bestimmten Markers mit dem Erkrankungsgen bei einer Familie bedeutet nicht automatisch, daß dies auch bei einer anderen Familie der Fall ist, z. B. dann, wenn wie im Falle heterogener Erkrankungen Mutationen verschiedener Gene den gleichen Phänotyp verursachen.

Gezielte Testung von Markern, für die bei einer Erkrankung eine Kopplung bereits gesichert ist, kann die Untersuchungen jedoch erheblich vereinfachen.

Derzeit noch größtes Problem der Methode ist die Ausdehnung der lokalisierten Chromosomenregion. Sie beträgt häufig mehrere Zentimorgan (1 cM=$10^6$ bp), so daß bei einer Schätzung von durchschnittlich 43 Genen pro Zentimorgan (Fields et al. 1994) theoretisch einige hundert Gene als Kandidatengene in Frage kommen können.

Selbst wenn aufgrund der Pathophysiologie der Erkrankung bestimmte Kandidatengene naheliegender erscheinen als andere, muß deren Lokalisation im betreffenden Bereich erst nachgewiesen werden, bevor die ebenso aufwendige gezielte Analyse des Gens gerechtfertigt ist. Dazu stehen einige spezielle Methoden zur Verfügung, die hier nicht näher besprochen werden.

Der Schritt von der Lokalisation zur Analyse eines Kandidatengenes ist oft der schwierigste und zeitraubendste auf dem Weg der genauen Identifikation eines krankheitsverursachenden Gendefekts. Die stetig wachsende Zahl an Mikrosatellitenmarkern und Genen mit vollständig bekannter Nukleotidsequenz läßt jedoch für die Zukunft hoffen, daß die durch Kopplungsanalyse charakterisierten chromosomalen Abschnitte immer kleiner werden und Defektgene schneller identifiziert werden können.

### 44.2.2 Direkte Analyse von Kandidatengenen

Mit Hilfe dieses Verfahrens ist es möglich, bestimmte Gene zu untersuchen und Mutationen zu lokalisieren. Bei einigen Erbkrankheiten, wie beispielsweise bei Stoffwechseldefekten oder bei hämatologischen Erkrankungen, kann direkt mit diesem Schritt unter Umgehung aufwendiger Kopplungsanalysen begonnen werden, wenn das betroffene Gen bekannt ist. Voraussetzung für die Kandidatenanalyse ist jedoch immer, daß die genomische Nukleotidsequenz des jeweiligen Gens bekannt ist. Ein Gen besteht grundsätzlich aus einer variablen Zahl von Exons und den zwischen den Exons liegenden In-

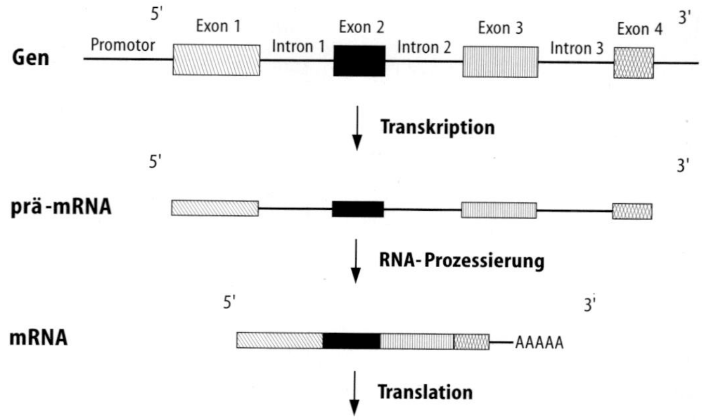


**Abb. 44-5.** Darstellung eines Gens und seiner Transkription in mRNA. Die prä-mRNA ist eine exakte Kopie aller Introns und Exons des Gens. Während der RNA-Prozessierung im Zellkern werden die Introns herausgeschnitten, und an das 3'-Ende der mRNA wird ein Polyadenosinschwanz angehängt. In der mRNA, die den Zellkern verläßt, verbleiben somit nur die Exons des Gens, in denen die Aminosäuresequenz des kodierten Proteins verschlüsselt ist. 5' und 3' geben die Orientation der DNA- und RNA-Stränge wieder

trons. Nur die Nukleotide der Exons werden im Laufe der Proteinbiosynthese in Aminosäuresequenzen übersetzt, wobei jeweils 3 Nukleotide ein Kodon für eine Aminosäure bilden.

Bei der Transkription im Zellkern wird zunächst die einzelsträngige Prä-messenger-RNA (prä-mRNA) gebildet, die exakt komplementär zum kodierenden Strang der doppelsträngigen DNA ist. Diese prä-mRNA enthält sowohl exonische als auch intronische Sequenzen, und erst im nächsten Schritt, der RNA-Prozessierung, werden die intronischen Abschnitte durch den sehr komplexen Vorgang des Spleißens herausgeschnitten und die mRNA zur Translation in das Zytosol transportiert. Dieses Spleißen erfolgt durch spezielle RNA-Proteinkomplexe, die sog. Spleißosomen.

Wichtig an dieser Stelle ist, daß sich am Rande der Introns spezifische Erkennungssequenzen für die Spleißosomen befinden, die für den korrekten Ablauf dieses Vorgangs essentiell sind (Übersicht in Hentze et al. 1990).

Abbildung 44-5 stellt schematisch den Aufbau eines Gens und die mRNA-Synthese dar. Die Suche nach Mutationen oder Nukleotiddeletionen konzentriert sich also auf die exonischen Bereiche eines Gens, weil nur solche Mutationen unmittelbar eine Änderung der Aminosäuresequenz eines Proteins zur Folge haben. Nur selten kommt es vor, daß eine intronische Mutation eine Spleißsequenz zerstört oder durch sie eine neue entsteht. Dann haben auch Intronmutationen eine Konsequenz für das kodierte Protein, da durch fehlerhaftes Spleißen die mRNA verändert wird, was zu einer fehlerhaften Translation und einem funktionslosen Protein führt.

### PCR-Amplifikation

Die Standardtechnik (Dausse et al. 1993) zum Aufspüren von Exonmutationen besteht in der PCR-Amplifikation aller Exons des Kandidatengens auf der Basis genomischer DNA peripherer Lymphozyten mindestens jeweils eines phänotypisch kranken (genotypisch heterozygoten) und eines gesunden Individuums der Familie. Die Primeroligonukleotide entsprechen den unmittelbar benachbarten intronischen Sequenzen, so daß jeweils das gesamte Exon amplifiziert wird. Die genomische DNA eines heterozygoten erkrankten Individuums enthält sowohl das mutierte als auch das normale Exon.

Dies macht man sich bei der weiteren Analyse zunutze: Die doppelsträngigen PCR-Produkte werden durch Hitze denaturiert; durch langsames Abkühlen wird anschließend eine Renaturation, also die Anordnung wieder in doppelsträngige DNA ermöglicht. Liegen Mutationen vor, so formen sich dabei teilweise Heteroduplexe, d. h. Doppelstränge aus mutierter und normaler DNA-Sequenz.

Derartige Heteroduplexe lassen sich unter bestimmten gelelektrophoretischen Bedingungen („mutation detection enhancement gels“) aufgrund eines anderen Migrationsverhaltens von Homoduplexen unterscheiden. Auf diese Weise kann das Exon, welches eine Mutation enthält, ermittelt und durch anschließendes Sequenzieren dieses Exons die genaue Art der Mutation festgestellt werden (Abb. 44-6).

Für die genetische Untersuchung der weiteren Individuen dieser Familie ist die gezielte Untersuchung dieses Exons ausreichend. Dazu stehen zwei technisch relativ einfache Methoden zur Verfügung: verändert die Mutation die spezifische Erkennungssequenz eines Restriktionsenzyms, läßt sie sich durch den Einsatz des jeweiligen Restriktionsenzyms nachweisen (Abb. 44-7).

### Allelspezifische Oligonukleotidhybridisierung

Die 2. Methode ist die sog. allelspezifische Oligonukleotidhybridisierung (Übersicht in Hentze et al. 1990). Die PCR-amplifizierte DNA des betreffenden Exons wird gelelektrophoretisch aufgetrennt, vom Gel auf eine Nylonmembran übertragen und denaturiert, so daß sie in einzelsträngiger Form vorliegt. Die Membran wird mit einem radioaktiv markierten Oligonukleotid hybridisiert, dessen Sequenz den Bereich der Mutation überspannt. Aufgrund seiner Sequenz geht dieses Oligonukleotid aber nur mit dem nicht mutierten Exon eine zu 100% homologe Bindung ein. Bereits ein einziges unterschiedliches Nukleotid im Vergleich zur normalen Sequenz verursacht eine weniger stabile Bindung, die sich durch stringentes Waschen lösen läßt. In der Autoradio-

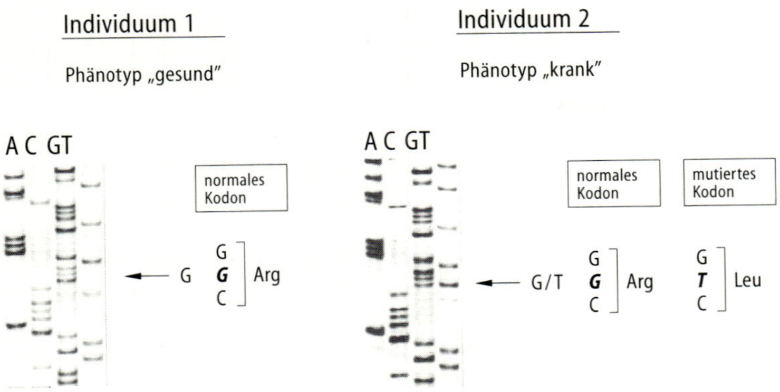


**Abb. 44-6.** Nachweis einer Punktmutation durch direktes Sequenzieren von PCR-Produkten. *Links* das Ergebnis bei einer phänotypisch gesunden, *rechts* bei einer phänotypisch erkrankten Person. Gezeigt ist jeweils der gleiche Abschnitt eines Sequenzierungsgels, die einzelnen Nukleotide sind mit *A* (Adenosin), *C* (Cytosin), *G* (Guanosin) und *T* (Thymidin) gekennzeichnet. In der mit *Pfeil* gekennzeichneten Position erkennt man bei Individuum 1 (gesund) lediglich ein Signal für G, während sich bei Individuum 2 (krank) an derselben Position sowohl ein Signal für G als auch für T zeigt. Somit wurde bei Individuum 2 eine Mutation G zu T in dieser Position nachgewiesen. Da Individuum 2 genetisch heterozygot für die Mutation ist, erklärt sich die gleichzeitige Präsenz beider Signale (G und T). Konsequenz der Mutation ist im gezeigten Beispiel eine Änderung eines Kodons für Arginin in ein Kodon für Leucin

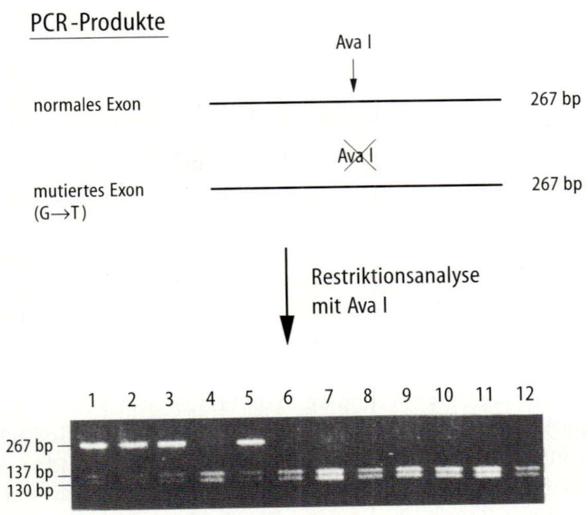


**Abb. 44-7.** Nachweis einer Mutation durch Restriktionsanalyse. Es handelt sich um dieselbe Mutation (G zu T) wie in Abb. 44-6 gezeigt. Die Mutation führt zur Zerstörung einer Schnittstelle für das Enzym Ava I, das betroffene Exon wurde durch PCR amplifiziert. Verdauung der PCR-Produkte von in diesem Fall 267 bp Länge mit Ava I resultiert normalerweise in zwei Fragmenten von 130 bzw. 137 bp Länge. Fehlt die Ava-I-Schnittstelle, bleibt das Fragment von 267 bp erhalten. Die verschiedenen Fragmente werden gelelektrophoretisch der Länge nach getrennt. Im vorliegenden Fall wurden 12 Individuen einer Familie auf diese Weise untersucht, das Ergebnis der Gelelektrophorese ist gezeigt. Während sich bei den Individuen 4 sowie 6–12 lediglich zwei Signale bei 130 und 137 bp zeigen, zeigt sich bei 1, 2, 3 und 5 auch ein Signal bei 267 bp. Bei den Individuen 1, 2, 3 und 5 wurde also die Mutation nachgewiesen. Da sich daneben immer auch die normalen Banden von 130 und 137 bp finden, sind sie genetisch heterozygot

graphie zeigt sich folglich für das mutierte Exon kein Signal. Diese Methode findet allgemein in der Molekulargenetik, z. B. bei der pränatalen Diagnostik erblicher Erkrankungen, breite Anwendung.

Darüber hinaus existieren zahlreiche weitere Techniken, deren Kombination eine nahezu 100%ige Sicherheit zum Nachweis einer Mutation bietet. Die fortlaufende Entwicklung von neuen, schnelleren und billigeren Methoden ist eine der Grundvoraussetzungen zur Entwicklung einfacher diagnostischer Tests zur Identifikation von Trägern des Gendefekts im präklinischen Stadium und somit der eventuellen Möglichkeit einer genetischen Beratung oder präventiven Therapie.

## 44.3 Hypertrophe Kardiomyopathie

### 44.3.1 Definition und Epidemiologie

Die hypertrophe Kardiomyopathie wurde erstmals 1868 von A. Vulpian als „subaortale Herzverengung" beschrieben. Das wesentliche Kennzeichen ist eine links- und/oder rechtsventrikuläre Hypertrophie, die meist asymmetrisch ausgeprägt ist und das interventrikuläre Septum einschließt (WHO/ISFC 1995). **!**

### 44.3.2 Vererbung

Etwa 50% der an hypertropher Kardiomyopathie erkrankten Patienten haben Verwandte 1. Grades, die ebenfalls erkrankt sind. Damit handelt es sich bei der hypertrophen Kardiomyopathie in mindestens der Hälfte der Fälle um eine erbliche Erkrankung, die als „familiäre hypertrophe Kardiomyopathie" (FHC) bezeichnet wird und einheitlich einen autosomal-dominanten Vererbungsmodus zeigt (Maron et al. 1987; Maron 1997). Die Penetranz ist bei jungen Patienten inkomplett, erreicht aber mit zunehmendem Alter der Patienten nahezu 100%.

Der klinische Schweregrad der Erkrankung ist sehr variabel, sowohl beim Vergleich verschiedener Familien als auch beim Vergleich betroffener Patienten derselben Familie. Dies kann einerseits als Hinweis für eine genetische Heterogenität der Erkrankung im Sinne verschiedener Gendefekte gewertet werden, andererseits spricht es für den Einfluß zusätzlicher Faktoren bei der Ausprägung der Erkrankung.

Bei der anderen Hälfte der Patienten mit hypertropher Kardiomyopathie handelt es sich um sog. „sporadische" Fälle. In welchem Maße spontane Neumutationen, ein rezessiver Erbgang oder völlig andere, nichtgenetische Ursachen verantwortlich sind, kann z. Z. noch nicht entschieden werden, wahrscheinlich sind alle 3 Faktoren zutreffend (Kelly u. Strauss 1994; Maron et al. 1987; Maron 1997).

### 44.3.3
### Pathologie

Die anatomischen und apparativen Befunde sowie die klinischen Symptome der Erkrankung sollen hier nur kurz zusammengefaßt werden; ansonsten sei auf die Kapitel 45–48 verwiesen.

### 44.3.4
### Klinik

Die klinischen Symptome der hypertrophen Kardiomyopathie sind selbst bei Betroffenen innerhalb einer Familie sehr variabel. Mehr als die Hälfte der Patienten zeigen keine oder nur milde kardiovaskuläre Symptome wie gelegentliche Dyspnoe, retrosternale Schmerzen, Belastungsangina und Synkopenneigung. Eine typische Komplikation bei schwereren Verläufen ist die Entwicklung einer Herzinsuffizienz.

### 44.3.5
### Genetische Diagnostik

#### Technisch gestützte Diagnostik

Eine möglichst präzise klinische Diagnostik ist die Grundlage für molekulargenetische Kopplungsanalysen. Die Echokardiographie (zweidimensional, M-mode und Dopplersonographie; Übersicht in Maron et al. 1987; Maron 1997) spielt diagnostisch heute bei erwachsenen Patienten mit der Nachweismöglichkeit einer linksventrikulären Myokardhypertrophie auch an atypischer Stelle die wichtigste Rolle.

Das Elektrokardiogramm ist bei über 85% der Patienten, allerdings unspezifisch, pathologisch verändert. Die EKG-Diagnose spielt besonders bei Kindern eine Rolle, da die Interpretation des Echokardiogramms aufgrund starker wachstumsbedingter Schwankungen oft problematisch ist. Im Langzeit-EKG finden sich bei fast 3/4 der Patienten Episoden ventrikulärer Arrhythmien verschiedener Art.

#### Genetische Kriterien

Bei den genetischen Untersuchungen werden folgende diagnostische Kriterien zugrundegelegt (Hengstenberg u. Schwartz 1994; Jarcho et al. 1989; Thierfelder et al. 1994): Ein Familienmitglied wird als erkrankt eingestuft, wenn (bei Fehlen von anderen erkennbaren Hypertrophieursachen) echokardiographisch eine Hypertrophie mit mehr als 13 mm enddiastolischer linksventrikulärer Wanddicke (normal <11 mm) vorliegt und/oder im EKG pathologische Q-Zacken, eindeutige linksventrikuläre Hypertrophiezeichen oder ausgeprägte Repolarisationsstörungen (bei Fehlen anderer offensichtlicher Ursachen) zu beobachten sind.

Kann eine Diagnose nicht zweifelsfrei gestellt werden (z. B. bei grenzwertigem Echokardiographiebefund und nur geringen, unspezifischen EKG-Veränderungen), so wird der Krankheitsstatus als „unbekannt" eingestuft. Ebenso wird bei Personen verfahren, die jünger als 16 Jahre sind und Normalbefunde zeigen, da sich eine Hypertrophie häufig erst nach dem 20. Lebensjahr entwickelt und sich die Einstufung „gesund" als falsch herausstellen kann.

### 44.3.6
### Molekulargenetische Befunde – die familiäre hypertrophe Kardiomyopathie als genetisch heterogene Erkrankung des Sarkomers

#### Aufbau des Sarkomers

Die bis jetzt identifizierten genetischen Ursachen der FHC betreffen sämtlich den kontraktilen Apparat der Myokardzelle. Daher sollen die wesentlichen Komponenten des kontraktilen Apparates hier kurz dargestellt werden.

Abbildung 44-8 zeigt den vereinfachten Aufbau eines Sarkomers. Die dicken Filamente bestehen aus Bündeln von Myosinmolekülen, die Hexamere, bestehend aus 2 identischen schweren und 4 paarweise identischen leichten Ketten, den essentiellen leichten Ketten (ELC) und regulatorischen leichten Ketten (RLC), sind. Jede schwere Myosinkette besitzt einen N-terminalen globulären „Kopf" und einen C-terminalen filamentösen „Schwanz". Die schweren Ketten des Myosins sind neben ELC und RLC mit dem Myosinbindungsprotein C (MYBPC) assoziiert. Die N-terminale Region der schweren Myosinkette bildet den Myosinkopf. Im elektronenmikroskopischen Bild erscheint der Myosinkopf als Querbrücke, die dicke mit dünnen Filamenten zu verbinden scheint.

Aktinmoleküle sind globulär und lagern sich zu Ketten zusammen, wovon jeweils zwei umeinander gewunden sind und ein dünnes Filament bilden. Aktinmoleküle sind an Troponin I, Troponin C und Troponin T gekoppelt. Das Troponintrimer ist zusammen mit Tropomyosin an der kalziumabhängigen Regulation des Querbrückenzyklus zwischen dicken und dünnen Filamenten beteiligt.

Die Funktion des Myosinbindungsproteins C ist noch nicht vollständig geklärt, wahrscheinlich trägt es zur Stabilisierung der Myosinfilamente bei. ELC und RLC bilden am Übergang zwischen Kopf und Schwanzbereich einen Komplex mit den schweren Ketten des Myosins und stabilisieren somit den „Hals" des Myosinfilaments. Außerdem wurde eine Interaktion mit Aktin beschrieben (Morano et al. 1995).

Mit Ausnahme von Troponin C wurden an allen erwähnten Proteinen schon Mutationen in Zusammenhang mit der FHC identifiziert (Tabelle 44-1). Somit handelt es sich um eine genetisch heterogene Erkrankung. Bis jetzt sind 8 Genloci für die hypertrophe Kardiomyopathie auf 8 verschiedenen Chromosomen (Chromosom 1, 3, 7, 11, 12, 14, 15 und 19) bekannt (Übersicht in Vosberg 1998; Bonne et al. 1998). Davon sind 7 Genprodukte identifiziert, deren Mutationen im folgenden dargestellt werden. Das Krankheitsgen auf Chromosom 7 ist noch nicht identifiziert.

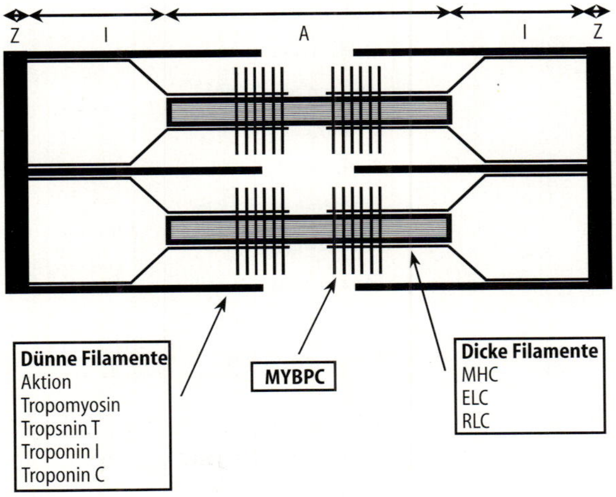


**Abb. 44-8.** Vereinfachter Aufbau eines Sarkomers. Die dicken Myosinfilamente sind aus Hexameren aufgebaut, die aus zwei identischen schweren *(MHC)* und vier paarweise identischen leichten Ketten, den essentiellen leichten Ketten *(ELC)* und regulatorischen leichten Ketten *(RLC)*, bestehen. Die schweren Ketten des Myosins sind neben ELC und RLC mit dem Myosinbindungsprotein C *(MYBPC)* assoziiert. Aktinmoleküle lagern sich zu Ketten zusammen, wovon jeweils zwei umeinander gewunden sind und ein dünnes Filament bilden. Aktinmoleküle sind an Troponin I, Troponin C und Troponin T gekoppelt. Das Troponintrimer ist zusammen mit Tropomyosin an der kalziumabhängigen Regulation des Querbrückenzyklus zwischen dicken und dünnen Filamenten beteiligt. Oberhalb des Schemas ist die Nomenklatur der mikroskopisch sichtbaren Banden angegeben. (Mod. nach Bonne et al. 1998)

### Mutationen im Gen der schweren Kette des β-Myosins

Durch Kopplungsanalyse mit Hilfe von Restriktionsfragmentlängenpolymorphismen (RFLP) konnte 1989 für eine große Familie erstmals der genetische Defekt auf dem langen Arm des Chromosoms 14 im Bereich q11-q12 lokalisiert werden (Jarcho et al. 1989). In diesem Abschnitt von Chromosom 14 befinden sich die Gene für die schweren Ketten des α-Myosins („α-myosin heavy chain", α-MHC) und β-Myosins („β-myosin heavy chain", β-MHC). Während α-MHC vorwiegend in den Vorhöfen exprimiert wird, bildet β-MHC den Hauptbestandteil der dicken Filamente im Ventrikelmyokard. Daher vermutete man hier das mögliche Defektgen und begann mit der gezielten Suche nach Mutationen.

Das β-MHC-Gen (MYH7) besteht aus 40 Exons, von denen 38 ein Polypeptid von 1935 Aminosäuren kodieren. Tatsächlich konnte bei den erkrankten Mitgliedern der oben erwähnten Familie eine Punktmutation Guanosin zu Adenosin in Exon 13 des β-MHC-Gens identifiziert werden, die den Ersatz der positiv geladenen Aminosäure Arginin durch das neutrale Glutamin in Position 403 des β-Myosin nach sich zieht (Geisterfer-Lowrance et al. 1990).

Dieser Austausch betrifft die Kopfregion des Myosins, die die Interaktion mit den Aktinfilamenten bewerkstelligt. Die gleiche Mutation wurde auch bei einigen anderen Familien mit FHC nachgewiesen, bei denen der klinische Verlauf der Erkrankung ausnahms-

**Tabelle 44-1.** Genetische Heterogenität bei hypertropher Kardiomyopathie. Es wurden 8 verschiedene Genloci auf 8 verschiedenen Chromosomen identifiziert. Für sieben dieser Loci sind die Gene bekannt. Sie kodieren sämtlich Proteine des kontraktilen Apparats. Innerhalb der genannten Gene wurden bis heute die angegebene Zahl verschiedener Mutationen nachgewiesen, von denen manche in mehreren Familien beobachtet wurden

| Chromosom | Lokalisation | Gen | Genprodukt | Zahl der Mutationen |
|---|---|---|---|---|
| 1 | 1q31 | TNNT2 | Troponin T | 11 |
| 3 | 3p21.2–21.3 | MYL3 | Essentielle leichte Myosinkette | 2 |
| 7 | 7q3 | ? | ? | ? |
| 11 | 11p11.2 | MYBPC3 | Myosinbindungsprotein C | 27 |
| 12 | 12q23–q24.3 | MYL2 | Regulatorische leichte Myosinkette | 5 |
| 14 | 14q11.2–q12 | MYH7 | Schwere β-Myosinkette | ca. 50 |
| 15 | 15q22 | TPM1 | α-Tropomyosin | 4 |
| 19 | 19p13.2–q13.2 | TNNI3 | Troponin I | 6 |

**Tabelle 44-2.** Mutationen im Gen der schweren Kette des β-Myosins (MYH7) bei hypertropher Kardiomyopathie

| Nr. | Exon | Kodon | Art der Mutation | Veränderung des Proteins | Literatur |
|---|---|---|---|---|---|
| 1 | 3 | 10 | Deletion 3 bp | ΔGly10 | Nakajima-Taniguchi et al. 1995 |
| 2 | 3 | 26 | Missense | Ala:Val | Marian et al. 1992 |
| 3 | 3 | 54 | Missense | Arg:Stop | Nishi et al. 1995 |
| 4 | 3 | 59 | Missense | Val:Ile | Harada et al. 1992 |
| 5 | 5 | 124 | Missense | Thr:Ile | Fananapazir et al. 1992 |
| 6 | 5 | 143 | Missense | Arg:Gln | Weist u. Vosberg 1995 |
| 7 | 5 | 162 | Missense | Tyr:Cys | Cuda et al. 1993 |
| 8 | 7 | 187 | Missense | Asn:Lys | Marian et al. 1995 |
| 9 | 8 | 222 | Missense | Gln:Lys | Rayment et al. 1995 |
| 10 | 8 | 232 | Missense | Asn:Ser | Dufour et al. 1994 |
| 11 | 8 | 244 | Missense | Phe:Leu | Rayment et al. 1995 |
| 12 | 9 | 246 | Missense | Lys:Gln | Rottbauer et al. 1996 |
| 13 | 9 | 249 | Missense | Arg:Gln | Rosenzweig et al. 1991 |
| 14 | 9 | 256 | Missense | Gly:Glu | Fananapazir et al. 1993 |
| 15 | 9 | 259 | Missense | Ala:Glu | Vosberg et al. 1998 |
| 16 | 9 | 263 | Missense | Ile:Thr | Bonne et al. 1998 |
| 17 | 12 | 349 | Missense | Met:Thr | Jeschke et al. 1998 |
| 18 | 13 | 383 | Missense | Lys:Asn | Kuang et al. 1996 |
| 19 | 13 | 395/404 | Ins/Del | [395–404] | Cuda et al. 1996 |
| 20 | 13 | 403 | Missense | Arg:Gln | Geisterfer-Lowrance et al. 1990 |
| 21 | 13 | 403 | Missense | Arg:Leu | Dausse et al. 1993 |
| 22 | 13 | 403 | Missense | Arg:Trp | Dausse et al. 1993 |
| 23 | 14 | 453 | Missense | Arg:Cys | Watkins et al. 1992 |
| 24 | 15 | 513 | Missense | Phe:Cys | Anan et al. 1994 |
| 25 | 16 | 584 | Missense | Gly:Arg | Watkins et al. 1992 |
| 26 | 16 | 587 | Missense | Asp:Val | Marian und Roberts 1995 |
| 27 | 16 | 602 | Missense | Asn:Ser | Marian et al. 1995 |
| 28 | 16 | 606 | Missense | Val:Met | Watkins et al. 1992 |
| 29 | 16 | 615 | Missense | Lys:Asn | Nishi et al. 1992 |
| 30 | 16 | 624 | Missense | Tyr:Asp | Ohsuzu et al. 1997 |
| 31 | 18 | 663 | Missense | Arg:His | Rayment et al. 1995 |
| 32 | 19 | 716 | Missense | Gly:Arg | Anan et al. 1994 |
| 33 | 19 | 719 | Missense | Arg:Trp | Anan et al. 1994 |
| 34 | 19 | 719 | Missense | Arg:Gln | Consevage et al. 1994 |
| 35 | 20 | 723 | Missense | Arg:Cys | Watkins et al. 1992 |
| 36 | 20 | 731 | Missense | Pro:Leu | Toyo-oka et al. 1994 |
| 37 | 20 | 736 | Missense | Ile:Met | Harada et al. 1992 |
| 38 | 20 | 741 | Missense | Gly:Arg | Fananapazir et al. 1993 |
| 39 | 20 | 741 | Missense | Gly:Arg | Fananapazir et al. 1993 |
| 40 | 20 | 741 | Missense | Gly:Trp | Arai et al. 1995 |
| 41 | 21 | 778 | Missense | Asp:Gly | Harada et al. 1993 |
| 42 | 21 | 782 | Missense | Ser:Asn | Bonne et al. 1998 |

**Tabelle 44-2.** (Fortsetzung)

| Nr. | Exon | Kodon | Art der Mutation | Veränderung des Proteins | Literatur |
|---|---|---|---|---|---|
| 43 | 21 | 797 | Missense | Ala:Thr | Schwartz et al. 1995 |
| 44 | 22 | 870 | Missense | Arg:His | Nishi et al. 1993 |
| 45 | 23 | 908 | Missense | Leu:Val | Epstein et al. 1992 |
| 46 | 23 | 924 | Missense | Glu:Lys | Watkins et al. 1992 |
| 47 | 23 | 930 | Missense | Glu:Lys | Mares et al. 1993 |
| 48 | 23 | 935 | Missense | Glu:Lys | Nishi et al. 1994 |
| 49 | 23 | 949 | Missense | Glu:Lys | Watkins et al. 1992 |
| 50 | 27 | 1205 | Missense | Glu:Lys | Weist et al. 1996 |
| 51 | 40 | 1931–1935 | Deletion 2,4 kb | ΔGly1931–Glu1935 | Marian et al. 1995 |

**Tabelle 44-3.** Mutationen im α-Tropomyosin-Gen (TPM1) bei hypertropher Kardiomyopathie

| Nr. | Exon | Kodon | Art der Mutation | Veränderung des Proteins | Literatur |
|---|---|---|---|---|---|
| 1 | 2b | 63 | Missense | Ala:Val | Nakajima-Taniguchi et al 1995 |
| 2 | 2b | 70 | Missense | Lys:Thr | Yamauchi-Takihara et al. 1996 |
| 3 | 5 | 175 | Missense | Asp:Asn | Thierfelder et al. 1994 |
| 4 | 5 | 180 | Missense | Glu:Gly | Thierfelder et al. 1994 |

los ungünstig war. Außerdem wurden andere Mutationen an der gleichen Stelle identifiziert (Tabelle 44-2), die einem sog. „hot spot“ des Gens für Mutationen entspricht. Weitere „hot spots“ finden sich an den Positionen 719 und 741.

Insgesamt wurden bisher ca. 50 verschiedene Mutationen des β-MHC-Gens bei hypertropher Kardiomyopathie beschrieben (Übersicht in Vosberg 1998 und Bonne et al. 1998). Bis auf 3 sind alle beschriebenen Mutationen Missense-Mutationen, die zu einem Aminosäureaustausch führen, nicht aber das Leseraster verändern. Die 3 Ausnahmen bilden 2 Deletionen von jeweils 3 Basenpaaren (bp) bei Kodon 10 (Nakajima-Taniguchi et al. 1995) bzw. 930 (Charron et al. 1997), die ebenfalls das Leseraster nicht verändern und eine Deletion von 2,4 kb am 3′-Ende, die zum Verlust der C-terminalen 5 Aminosäuren und eines Teils der 3′-untranslatierten Region führt (Marian et al. 1992).

Fast alle Mutationen betreffen die N-terminale Kopfregion oder den Übergang zwischen Kopf und Schwanz des Moleküls und damit die Interaktionsstelle mit Aktinfilamenten. Eine Ausnahme bildet eine von Weist et al. (1996) beschriebene Missense-Mutationen im Kodon 1205, die in der Schwanzregion liegt. Der klinische Verlauf ist bei den betroffenen Patienten nicht so schwer wie bei Familien mit Mutationen in der β-MHC-Kopfregion. Kürzlich wurde bei einem Jungen, der schon im Alter von 6 Jahren schwer erkrankt war, eine Kombination aus einer mütterlich vererbten Missense-Mutation des Kodons 349 und einer De-novo-Mutation des väterlichen Allels im Kodon 719 beschrieben, so daß bei dem Patienten kein gesundes β-MHC-Allel vorlag, was den besonders schweren klinischen Verlauf erklärt (Jeschke et al. 1998).

Insgesamt gehören Mutationen des β-MHC-Gens zu den häufigsten Ursachen der FHC und sind schätzungsweise für 1/3 der Fälle verantwortlich.

### Mutationen im α-Tropomyosingen

Mit Hilfe von Mikrosatelliten wurden ein weiterer FHC-Locus auf Chromosom 15 in der Region q22 identifiziert (Thierfelder et al. 1993). Die direkte Untersuchung des 14 Exons enthaltenden kardialen α-Tropomyosingens (TPM1) als Kandidatengen führte bis heute zur Identifizierung von 4 Missense-Mutationen (Tabelle 44-3).

Zwei dieser Punktmutationen betreffen die Positionen 175 bzw. 180 der 284 Aminosäuren enthaltenden Proteinsequenz, die sich beide im Exon 5 befinden (Thierfelder et al. 1994). Exon 5 kodiert einen Bereich des Proteins, der mit Troponin T interagiert.

Zwei weitere Mutationen, die mit der FHC kosegregieren, wurden im Exon 2b gefunden, einem Bereich des Gens, das einen Teil des Moleküls kodiert, der mit Aktinfilamenten interagiert (Nakajima-Taniguchi et al. 1995; Yamauchi et al. 1996). Mutationen des α-Tropomyosingens sind seltene Ursachen der FHC und für höchstens 5% der Fälle verantwortlich.

### Mutationen im Troponin-T-Gen

Die oben erwähnten Mutationen des α-Tropomyosingens (TNNT2) in der mit Troponin T interagierenden Region führte zur systematischen Untersuchung des Tro-

**Tabelle 44-4.** Mutationen im Troponin T-Gen (TNNT2) bei hypertropher Kardiomyopathie

| Nr. | Lokalisation im Gen | Art der Mutation | Veränderung des Proteins | Literatur |
|---|---|---|---|---|
| 1 | Exon 8 | Missense Kodon 79 | Ile:Asn | Thierfelder et al. 1994 |
| 2 | Exon 9 | Missense Kodon 92 | Arg:Gln | Thierfelder et al. 1994 |
| 3 | Exon 9 | Missense Kodon 92 | Arg:Trp | Moolman et al. 1997 |
| 4 | Exon 9 | Missense Kodon 102 | Arg:Leu | Forissier et al. 1996 |
| 5 | Exon 9 | Missense Kodon 102 | Ala:Val | Nakajima-Taniguchi et al. 1997 |
| 6 | Exon 9 | Missense Kodon 110 | Phe:Ile | Watkins et al. 1995 |
| 7 | Exon 11 | Deletion 3 bp | ΔGlu | Watkins et al. 1995 |
| 8 | Exon 11 | Missense Kodon 163 | Glu:Lys | Watkins et al. 1995 |
| 9 | Exon 14 | Missense Kodon 244 | Glu:Asp | Watkins et al. 1995 |
| 10 | Intron 15 | Spleißdonorstelle | ΔExon 15 | Thierfelder et al. 1994 |
| 11 | Exon 16 | Missense Kodon 278 | Arg:Cys | Watkins et al. 1995 |

**Tabelle 44-5.** Mutationen im Troponin-I-Gen (TNNI3) bei hypertropher Kardiomyopathie

| Nr. | Exon | Kodon | Mutation | Veränderung des Proteins | Literatur |
|---|---|---|---|---|---|
| 1 | 7 | 145 | C:G | Arg:Gly | Kimura et al. 1997 |
| 2 | 7 | 145 | G:A | Arg:Gln | Kimura et al. 1997 |
| 3 | 7 | 162 | C:T | Arg:Trp | Kimura et al. 1997 |
| 4 | 7 | 183 | Deletion 3 bp | ΔLys | Kimura et al. 1997 |
| 5 | 8 | 203 | G:A | Gly:Ser | Kimura et al. 1997 |
| 6 | 8 | 206 | A:C | Lys:Gln | Kimura et al. 1997 |

ponin-T-Gens. Es gibt mehrere kardiale Isoformen, die durch alternatives Spleißen aus einem 17 Exons enthaltenden Gen hervorgehen. Dieses befindet sich auf Chromosom 1 in der Region q31.

Bis heute wurden 11 verschiedene Mutationen identifiziert, einige in voneinander unabhängigen Familien (Tabelle 44-4). Das Kodon 92 entspricht einem „hot spot" (Thierfelder et al. 1994; Moolmann et al. 1997). Bei 9 der 11 verschiedenen Mutationen handelt es sich um Missense-Mutationen, in einem Fall um die Deletion eines Basentripletts (Kodon 160; Watkins et al. 1995) und in einem Fall um die Mutation einer Spleißstelle (Thierfelder et al. 1994), die zur Deletion des gesamten Exons 15 führt.

Patienten mit Mutationen des Troponin-T-Gens haben häufig keine oder eine nur gering ausgeprägte Myokardhypertrophie, erleiden aber relativ häufig schon im frühen Lebensalter einen plötzlichen Herztod. Allerdings scheint eine Missense-Mutation im Kodon 110 (Austausch von Phenylalanin gegen Isoleucin) mit einer günstigeren Prognose verknüpft zu sein (Anan et al. 1998).

Mutationen des Troponin-T-Gens gehören zu den häufigeren Ursachen der hypertrophen Kardiomyopathie und betreffen ca. 15% der Patienten mit FHC.

### Mutationen im Troponin-I-Gen

Das kardiale Troponin-I-Gen (TNNI3) befindet sich auf Chromosom 19 und besteht aus 8 Exons, die ein Polypeptid von 210 Aminosäuren kodieren. Bei der gezielten Suche nach Mutationen dieses Gens bei FHC-Familien wurden insgesamt 6 krankheitsrelevante Veränderungen und mehrere Polymorphismen, die nicht mit der Krankheit kosegregieren, nachgewiesen (Kimura et al. 1997).

Die beschriebenen 5 verschiedenen Punktmutationen betreffen die beiden C-terminalen Exone 7 und 8. Bei einer Familie wurde die Deletion des Kodons 183, das sich ebenfalls im Exon 7 befindet, nachgewiesen (Tabelle 44-5). Der C-Terminus des Proteins ist an der Regulation der Kalziumsensitivität des Troponinkomplexes beteiligt (Übersicht in Bonne et al. 1998). Mutationen im Troponin-I-Gen sind für schätzungsweise 7% der FHC-Fälle verantwortlich.

### Mutationen im Gen des Myosinbindungsproteins C

Das Gen des kardialen Myosinbindungsproteins C (MYBPC3) befindet sich auf Chromosom 11 in der Region p11.2 und besteht aus 35 Exons, von denen 34 ein Polypeptid von 1173 Aminosäuren kodieren (Übersicht in Bonne et al. 1998). Das MYBPC ähnelt in seinem modularen Aufbau der Familie der Immunglobuline. Der C-

**Tabelle 44-6.** Mutationen im Gen des Myosinbindungsproteins C (MYBPC3).

| Nr. | Lokalisation im Gen | Art der Mutation | Veränderung des Proteins | Literatur |
|---|---|---|---|---|
| 1 | Exon 6 | Missense Kodon 258 | Glu:Lys | Niimura et al. 1998 |
| 2 | Intron 7 | Spleißdonorstelle | Trunkierung | Carrier et al. 1997 |
| 3 | Intron 11 | Spleißakzeptorstelle | Trunkierung | Niimura et al. 1998 |
| 4 | Exon 15 | Missense Kodon 451 | Glu:Gln | Niimura et al. 1998 |
| 5 | Exon 17 | Missense Kodon 495 | Arg:Gln | Niimura et al. 1998 |
| 6 | Exon 17 | Missense Kodon 502 | Arg:Gln | Niimura et al. 1998 |
| 7 | Exon 17 | Missense Kodon 542 | Glu:Gln | Carrier et al. 1997 |
| 8 | Exon 18 | Deletion 1 bp Kodon 593 | Trunkierung | Kimura et al. 1997 |
| 9 | Intron 20 | Spleißakzeptorstelle | Trunkierung | Bonne et al. 1995 |
| 10 | Exon 21 | Missense Kodon 654 | Arg:His | Moolman-Smook et al. 1998 |
| 11 | Intron 23 | Spleißdonorstelle | Trunkierung | Carrier et al. 1997 |
| 12 | Exon 22 | Deletion 1 bp Kodon 698 | Trunkierung | Niimura et al. 1998 |
| 13 | Exon 23 | Missense Kodon 755 | Asn: Lys | Yu et al. 1998 |
| 14 | Intron 23 | Spleißdonorstelle | Trunkierung | Niimura et al. 1998 |
| 15 | Intron 23 | Branch-point-Mutation | Trunkierung | Carrier et al. 1997 |
| 16 | Exon 24 | Insertion 1 bp Kodon 791 | Trunkierung | Niimura et al. 1998 |
| 17 | Exon 24 | Insertion 1 bp Kodon 792 | Trunkierung | Vosberg et al. 1998 |
| 18 | Exon 25 | Deletion 5 bp Kodon 845 | Trunkierung | Carrier et al. 1997 |
| 19 | Exon 27 | Deletion 2 bp Kodon 955 | Trunkierung | Niimura et al. 1998 |
| 20 | Exon 27 | Punktmutation Kodon 969 | Trunkierung (Gln:Stop) | Yu et al. 1998 |
| 21 | Intron 27 | Spleißdonorstelle | Trunkierung | Rottbauer et al. 1997 |
| 22 | Exon 29 | Insertion 2 bp Kodon 1042 | Trunkierung | Niimura et al. 1998 |
| 23 | Intron 30 | Spleißdonorstelle | Trunkierung | Watkins et al. 1995 |
| 24 | Intron 30 | Spleißdonorstelle | Trunkierung | Rottbauer et al. 1997 |
| 25 | Intron 32 | Spleißdonorstelle | Trunkierung | Niimura et al. 1998 |
| 26 | Exon 33 | Interne Duplikation 18 bp | Interne Duplikation 6 AS | Watkins et al. 1995 |
| 27 | Exon 33 | Interne Duplikation 12 bp | Interne Duplikation 4 AS | Carrier et al. 1997 |

Terminus des Proteins ist für die Interaktion mit Myosin zuständig, durch die die Querbrückenbindung und damit die kardiale Kontraktionskraft moduliert werden kann (Übersicht in Vosberg 1998 und Bonne et al. 1998).

Kombinierte Kopplungs- (Carrier et al. 1993) und Kandidatengenanalysen führten bis heute zum Nachweis von 27 verschiedenen Mutationen, von denen nur 8 zu einem Aminosäureaustausch führen. Die übrigen Mutationen führen zu verkürzten, „trunkierten", Proteinen, denen mindestens die Interaktionsstelle mit Myosin fehlt. Diese Trunkierung des Moleküls entsteht durch intronische Mutationen im Bereich von Spleißstellen oder durch exonische Insertionen oder Deletionen, die zu einer Verschiebung des Leserasters (Frameshift) und damit zu einem vorzeitigen Kettenabbruch der Proteinbiosynthese führen (Tabelle 44-6).

Insgesamt erkranken Patienten mit Mutationen des MYBPC3-Gens häufig erst im mittleren oder höheren Lebensalter, und der klinische Verlauf ist meistens milder als bei Patienten mit Mutationen der oben beschriebenen Gene (Niimura et al. 1998). Mutationen des MYBPC3-Gens gehören zu den häufigeren Ursachen der hypertrophen Kardiomyopathie und liegen bei schätzungsweise 15% der Patienten mit FHC vor.

#### Mutationen im Gen der essentiellen leichten Myosinketten

Das Gen der essentiellen leichten Myosinkette (MYL3) ist auf Chromosom 3 in der Region p21.2-p21.3 lokalisiert und besteht aus 7 Exons, von denen 6 ein Polypeptid von 195 Aminosäuren kodieren. Durch gezielte Kandidatengenanalyse wurden bis heute 2 Punktmutationen bei Familien mit FHC nachgewiesen (Poetter et al. 1996; Tabelle 44-7).

#### Mutationen im Gen der regulatorischen leichten Myosinketten

Das Gen der regulatorischen leichten Myosinkette (MYL2) befindet sich auf Chromosom 12 in der Region q23-q24.3. Es besteht aus 7 Exons, die eine Polypeptidkette von 166 Aminosäuren kodieren. Bisher wurden durch Kandidatengenanalyse 5 verschiedene Punktmutationen des MYL2-Gens bei Patienten mit FHC identifiziert (Flavigny et al. 1998).

Manche Patienten mit FHC und Mutationen im MYL2- oder MYL3-Gen zeigen einen auffälligen Phänotyp mit einer Hypertrophie, die in der Mitte des linken Ventrikels ringförmig betont ist und zu einem intraventrikulären Druckgradienten führt (Poetter et al. 1996; Tabelle 44-8). Insgesamt sind Mutationen des ELC-oder RLC-Gens selten und nur für weniger als 1% der FHC-Fälle verantwortlich.

#### Genlocus auf Chromosom 7

Auf Chromosom 7 in der Region q3 befindet sich ein weiterer Genlocus für FHC. Das korrespondierende Gen ist noch nicht identifiziert. Die Kopplungsanalysen wurden bei einer irischen Familie durchgeführt. Die erkrankten Familienmitglieder wiesen zusätzlich zu den typischen Symptomen der hypertrophen Kardiomyopathie ein Wolf-Parkinson-White-Syndrom auf (MacRae et al. 1995).

Nicht zuletzt gibt es Familien, die keine der oben besprochenen genetischen Veränderungen aufweisen.

### 44.3.7 Pathogenetische Bedeutung der Genmutationen

Die Vielzahl der oben beschriebenen Mutationen impliziert eine beträchtliche genetische Heterogeneität der hypertrophen Kardiomyopathie. Diese korreliert mit unterschiedlichen Schweregraden der Erkrankung bei verschiedenen Familien.

7 der 8 Gene, in denen Mutationen in Zusammenhang mit der FHC nachgewiesen wurden, sind Herzmuskelproteine des kontraktilen Apparats. Für einen kausalen Zusammenhang zwischen Mutation und Erkrankung sprechen einen Reihe von Beobachtungen:

- Die jeweilige Mutation findet sich bei allen erkrankten Mitgliedern der jeweiligen Familie.
- Es handelt sich bei allen phänotypischen Betroffenen einer Familie um dieselbe Mutation.
- In der Normalbevölkerung treten die beschriebenen Mutationen nicht auf.
- Es wurden De-novo-Mutationen des β-MHC-Gens bei Patienten mit sporadischer hypertropher Kardiomyopathie (negative Familienanamnese) beschrieben, die an ebenfalls erkrankte Kinder vererbt wurden.
- Häufig bewirken die Aminosäurenaustausche eine Ladungsänderung, die Konformations- und Funktionsänderungen der betroffenen Proteine wahrscheinlich machen.
- An Muskelfasern der Skelett- oder Herzmuskulatur von Patienten mit FHC werden in vitro veränderte Kontraktionseigenschaften beschrieben (Übersicht in Hengstenberg u. Schwartz 1994; Vosberg 1998; Bonne et al. 1998).
- Eine kürzlich generierte transgene Maus mit einer Missense-Mutation des MYH7-Gens zeigte einen der hypertrophen Kardiomyopathie ähnlichen Phänotyp (Geisterfer-Lowrance et al. 1996).

Diese Beobachtungen lassen ein zufälliges Auftreten dieser Mutationen ohne pathogenetische Bedeutung als extrem unwahrscheinlich erscheinen. Allerdings ist für viele der oben erwähnten Mutationen noch nicht gezeigt worden, ob das entsprechende Protein tatsächlich synthetisiert wird. Außerdem erklären auch die in vitro veränderten mechanischen Eigenschaften der Genprodukte mutierter Gene letztlich nicht die Pathogenese der Erkrankung.

**Tabelle 44-7.** Mutationen im Gen der regulatorischen leichten Myosinketten (MYL2) bei hypertropher Kardiomyopathie

| Nr. | Exon | Kodon | Mutation | Veränderung des Proteins | Literatur |
|---|---|---|---|---|---|
| 1 | 4 | 149 | A:G | Met:Val | Poetter et al. 1996 |
| 2 | 4 | 154 | G:A | Arg:His | Poetter et al. 1996 |

**Tabelle 44-8.** Mutationen im Gen der regulatorischen leichten Myosinketten (MYL2) bei hypertropher Kardiomyopathie

| Nr. | Exon | Kodon | Mutation | Veränderung des Proteins | Literatur |
|---|---|---|---|---|---|
| 1 | 2 | 13 | G:A | Ala:Thr | Poetter et al. 1996 |
| 2 | 2 | 18 | T:C | Phe:Leu | Flavigny et al. 1998 |
| 3 | 2 | 22 | G:A | Glu:Lys | Poetter et al. 1996 |
| 4 | 4 | 58 | G:A | Arg:Gln | Flavigny et al. 1998 |
| 5 | 5 | 94 | C:G | Pro:Arg | Poetter et al. 1996 |

Denkbar ist, daß eine eingeschränkte kontraktile Funktion der betroffenen Myozyten zu kompensatorischer myokardialer Hypertrophie und Fibrosierung führt, was wiederum regionale Minderperfusion mit Mikroinfarkten und Narbenbildung als Ursprung ventrikulärer Arrhythmien zur Folge hat. Darüber hinaus wird die Existenz von sekundären genetischen („modifier genes") und exogenen Faktoren angenommen, die die unterschiedlich schwere klinische Manifestation selbst bei erkrankten Individuen innerhalb einer Familie mit derselben Mutation erklären würden. Zur Erforschung derartiger Fragen sind sicher zusätzliche transgene Tiermodelle hilfreich.

### 44.3.8 Beteiligung der Slelettmuskulatur

β-MHC und α-Tropomyosin werden nicht ausschließlich im Myokard synthetisiert, sondern sind auch maßgeblicher Bestandteil des Sarkomers der „langsamen" Skelettmuskelfasern. Für diese beiden Proteine erwartet man bei den erkrankten Personen eine Synthese des funktionsgestörten Proteins auch im Skelettmuskel, was tatsächlich experimentell nachgewiesen werden konnte. Trotzdem klagen Patienten mit hypertropher Kardiomyopathie in der Regel nicht über Skelettmuskelprobleme.

Dafür gibt es bislang nur Erklärungen spekulativer Natur, die im einzelnen noch des experimentellen Belegs bedürfen: erstens besitzt der Skelettmuskel auch sog. „schnelle" Fasern, die zur Kompensation der Funktionsstörung der langsamen Fasern beitragen können; zweitens ist denkbar, daß bei genotypisch heterozygoten Patienten zu einem gewissen Teil auch das normale Protein synthetisiert wird.

Da der Herzmuskel wesentlich höheren Dauerbelastungen ausgesetzt ist als der Skelettmuskel, nimmt man an, daß die Funktionsstörung des Sarkomers dort eine kritische Schwelle überschreitet und zur (sekundär kompensatorischen?) Myokardhypertrophie führt. Indirekt spricht die Tatsache dafür, daß bei der hypertrophen Kardiomyopathie der linke Ventrikel mit höherer Belastung in wesentlich stärkerem Maße von der Hypertrophie betroffen ist als der rechte. Die regionale Variabilität der Hypertrophie könnte sich durch eine regional unterschiedliche Quantität von normalem und defektem Protein erklären.

## 44.4 Dilatative Kardiomyopathie

### 44.4.1 Definition und Epidemiologie

! Die dilatative Kardiomyopathie (DCM) ist charakterisiert durch eine Vergrößerung des linken Ventrikels oder beider Ventrikel, verbunden mit einer eingeschränkten systolischen Pumpfunktion (WHO/ISFC 1995).

### 44.4.2 Vererbung

Während lange Zeit erbliche Formen der idiopathischen dilatativen Kardiomyopathie als eine Rarität angesehen wurden, haben in den letzten Jahren systematische echokardiographische Familienuntersuchungen und prospektive Studien gezeigt, daß in ca. 20–30% der Fälle eine familiäre Häufung vorliegt (Keeling et al. 1995; Dansky u. Buttrick 1994; Michels et al. 1992). Bei der Mehrzahl der untersuchten Familien wird ein autosomal-dominanter Erbgang mit unvollständiger Penetranz beobachtet. Allerdings finden sich auch Familien mit wahrscheinlich autosomal-rezessivem Vererbungsmodus (Übersicht in Thierfelder, 1998; Dansky u. Buttrick 1994; Michels 1993).

Ein X-chromosomal-dominanter Vererbungsmodus wird relativ selten beobachtet. Während es bei den männlichen Betroffenen dieser Familien zu früher und schwerer Manifestation der Erkrankung mit Tod oder Herztransplantation innerhalb von 1–2 Jahren kommt, zeigen die weiblichen Betroffenen wesentlich mildere Symptome von Herzinsuffizienz üblicherweise nicht vor dem 5. Lebensjahrzehnt (Towbin et al. 1993; Thierfelder 1998).

### 44.4.3 Pathologie

Auch hier sei bezüglich einer detaillierteren Darstellung auf die Kapitel 45–48 verwiesen.

#### Makroskopische Veränderungen

Makroskopisch findet sich bei der dilatativen Kardiomyopathie eine Dilatation aller 4 Herzhöhlen mit Betonung des linken Ventrikels und eine im Vergleich zur Herzgröße inadäquat gering ausgeprägte Hypertrophie. Kardiale Thromben sind manchmal zu beobachten, die Koronargefäße und die Herzklappen sind in der Regel unverändert.

#### Mikroskopische Veränderungen

Mikroskopische Zeichen sind eine interstitielle und perivaskuläre Fibrose, gelegentliche zelluläre Infiltrate und vereinzelt Myozytennekrosen. Ein typischer histochemischer, immunologischer oder morphologischer Marker für die idiopathische dilatative Kardiomyopathie konnte jedoch bisher nicht identifiziert werden.

Die genannten mikroskopischen Befunde finden sich nahezu immer an Herzen von Patienten mit chronischer Herzinsuffizienz und verminderter systolischer Pumpfunktion.

### 44.4.4 Klinik

Die Befunde und klinischen Symptome der familiären dilatativen Kardiomyopathien unterscheiden sich nicht von denen der sporadischen idiopathischen oder sekundären dilatativen Kardiomyopathie (Michels 1993). Die Diagnose der primären dilatativen Kardiomyopathie ist wesentlich schwieriger als die der hypertrophen Kardiomyopathie, da spezifische diagnostische Merkmale fehlen und zahlreiche Herzerkrankungen in das Bild einer dilatativen Kardiomyopathie münden sowie viele Erkrankungen zu einer sekundären dilatativen Kardiomyopathie führen. Im wesentlichen handelt es sich daher um eine Ausschlußdiagnose.

Die klinischen Symptome der dilatativen Kardiomyopathie sind v. a. die einer partiellen linksventrikulären oder, in fortgeschrittenem Stadium, die einer globalen Herzinsuffizienz. Auffälligerweise findet sich keine gute Korrelation zwischen der linksventrikulären Funktionseinschränkung und den klinischen Symptomen.

Viele Patienten haben trotz bereits deutlicher linksventrikulärer Dilatation keine Symptome. Sobald Patienten jedoch Symptome im Sinne einer globalen Herzinsuffizienz zeigen, ist der Verlauf wesentlich schwerer als etwa bei der hypertrophen Kardiomyopathie, die Fünfjahresüberlebensrate beträgt dann nur ca. 40%. Die dilatative Kardiomyopathie ist eine häufige Ursache der Herztransplantation. Tachyarrhythmien und v. a. ventrikuläre Tachykardien sind eine typische Komplikation und führen oft zu einer akuten Verschlimmerung der klinischen Symptomatik, da sie bei der bereits bestehenden linksventrikulären Funktionseinschränkung hämodynamisch sehr schlecht toleriert werden.

### 44.4.5
### Diagnostik

Die Echokardiographie ist das diagnostische Mittel der Wahl. Da die Befunde und Symptome der dilatativen Kardiomyopathie alle auch im Rahmen einer schweren koronaren Herzerkrankung auftreten können, sollte zum Ausschluß derselben immer auch eine Koronarangiographie durchgeführt werden, bevor die Diagnose einer dilatativen Kardiomyopathie gestellt wird.

Für die epidemiologisch-genetischen Untersuchungen werden folgende diagnostische Kriterien angewandt (Michels et al. 1992):

- eine echokardiographische linksventrikuläre Auswurffraktion unter 50% bei einem Ventrikeldurchmesser oberhalb der alters- und größenspezifischen 95%-Perzentile;
- anamnestisch und diagnostisch Ausschluß der Möglichkeit einer sekundären Kardiomyopathie im Rahmen einer Grunderkrankung;
- Normalbefund in der Koronarangiographie (d. h. keine sichtbaren Stenosen), die bei Patienten über 40 Jahren immer und bei Patienten unter 40 Jahren bei Angina-pectoris-Beschwerden durchgeführt werden sollte.

Eine detaillierte Darstellung der Diagnostik und Klinik findet sich in Kap. 47.

### 44.4.6
### Molekulargenetische Befunde

Im Gegensatz zur familiären hypertrophen Kardiomyopathie ist bei der familiären dilatativen Kardiomyopathie über Genloci und Erkrankungsgene noch wenig bekannt, die molekulargenetische Erforschung dieser Erkrankung steht erst am Anfang. Die Kopplungsanalyse zur Lokalisation von Erkrankungsgenen wird durch eine Reihe von Faktoren erschwert.

Anhand der Analyse von Familienstammbäumen wurde eine variable unvollständige Penetranz der Erkrankung beobachtet, und aufgrund des häufig schweren klinischen Verlaufs der dilatativen Kardiomyopathie fehlt es bisher zumeist an ausreichend großen Familien. Beides verringert den Informationsgehalt statistischer LOD-Scoreberechnungen und schränkt die Anwendung von Kopplungsanalysen ein (Dansky u. Buttrick 1994).

Wegen der variablen Penetranz kann die Bestimmung des Vererbungsmodus bei einer betroffenen Familie schwierig sein, zumal eine Heterogenität des Vererbungsmodus bei der familiären dilatativen Kardiomyopathie bereits dokumentiert ist (Dansky u. Buttrick 1994).

Daneben kann es als gesichert angesehen werden, daß außer einem eventuellen Defektgen noch andere genetisch disponierende Faktoren für die familiäre dilatative Kardiomyopathie eine Rolle spielen. So fand sich beispielsweise für die idiopathische dilatative Kardiomyopathie eine Assoziation der HLA-Antigene DR4 und DQw4 mit der Erkrankung (Carlquist et al. 1991).

### 44.4.7
### Autosomal-dominant vererbte dilatative Kardiomyopathie

Für die autosomal-dominante Form der dilatativen Kardiomyopathie wurden bis heute 6 Genloci identifiziert (1p1-q1, 1q32, 3p22-p25, 6q23, 9q13, 10q21-q23; zur Übersicht Thierfelder 1998). Einige der untersuchten Familien (entsprechend den Genloci 1p1-q1, 3p22-p25 und 6q23) weisen zusätzlich zur dilatativen Kardiomyopathie supraventrikuläre Rhythmusstörungen, meist Vorhofflimmern, atrioventrikuläre Überleitungsstörungen oder Sinusknotenerkrankungen auf (Tabelle 44-9).

Kürzlich wurde ein Krankheitsgenlocus für isoliertes Vorhofflimmern auf dem langen Arm des Chromosoms 10, in der Nähe des Genorts für die dilatative Kardiomyopathie, identifiziert (10q22–24; Brugada et al. 1997). Dies erlaubt die Spekulation, daß es sich um ein einziges noch zu identifizierendes Krankheitsgen handeln könnte, zumal einige der untersuchten Familienmitglieder mit Vorhofflimmern zusätzlich eine Pumpfunktionsstörung im Sinne einer dilatativen Kardiomyopathie aufwiesen. Einige Patienten mit der an Chromosom 10 gekoppelten Form der DCM wiesen zusätzlich einen Mitralklappenprolaps auf. Die molekulargenetische Gundlage dieser Variation ist noch nicht geklärt.

**Tabelle 44-9.** Genorte und Phänotypen der autosomal vererbten dilatativen Kardiomyopathie. Es wurden 7 verschiedene Genloci auf 6 verschiedenen Chromosomen identifiziert. Lediglich für zwei Loci ist des Gen identifiziert. Die verschiedenen analysierten Familien wiesen unterschiedliche Phänotypen auf

| Genlocus | Gen | Genprodukt | Phänotyp | Literatur |
|---|---|---|---|---|
| 1p–q1 | CMD 1 A | ? | Rhythmusstörungen/DCM | Kass et al. 1994 |
| 1q32 | CMPD2 | ? | DCM | Durand et al. 1995 |
| 3p22–p25 | CDCD2 | ? | Rhythmusstörungen/DCM | Olson und Keating 1996 |
| 6q23 | FDC-CDM | ? | Rhythmusstörungen/DCM | Messina et al. 1997 |
| 9q13 | CMPD1 | ? | DCM | Krajinovic et al. 1995 |
| 10q2–q23 | CMPD3 | Metavinculin | Mitralklappenprolaps/DCM | Bowles et al. 1996 |
| 15q14 | ACTC | Kardiales Aktin | DCM | Olson et al. 1998 |

#### Metavinculin

Andererseits liegt auch das mögliche Kandidatengen von Vinculin und Metavinculin in der Region 10q22. Vinculin und seine Spleißvariante Metavinculin sind Proteine, die an der „Befestigung“ des kontraktilen Apparates am Sarkolemm beteiligt sind (Übersicht in Towbin 1998). Bei einem einzigen Patienten mit dilatativer Kardiomyopathie wurde das Fehlen der Metavinculin-mRNA und des entsprechenden Proteins beschrieben (Maeda et al. 1997). Der Verlust von Metavinculin beruht wahrscheinlich auf einem Defekt des alternativen Spleißmechanismus.

#### Aktin

Gezielte Kandidatengenanalyse führte zum Nachweis von 2 Missense-Mutationen im Gen der kardialen Isoform von Aktin (Olson et al. 1998) in zwei unabhängigen Familien. Es handelt sich um einen Aminosäureaustausch in Position 312 (Arg:His) sowie in Position 361 (Glu:Gly). Aktin ist der Hauptbestandteil der dünnen Filamente des Sarkomers. Während ein Pol des Proteins Querbrücken mit Myosin bildet, ist der andere im Bereich der Z-Scheibe immobilisiert. Somit wirkt Aktin als Kraftüberträger zwischen benachbarten Sarkomeren und ermöglicht so eine koordinierte Kontraktion.

Das Aktinmonomer ist aus 4 Domänen aufgebaut, wovon die Domänen 1 und 3 das immobilisierte Ende des Moleküls bilden. Die beiden Missense-Mutationen betreffen eben diese Domänen 1 (Glu361Gly) und 3 (Arg312His).

### 44.4.8 X-chromosomal vererbte dilatative Kardiomyopathie

Es gibt Hinweise für die Beteiligung mehrerer Proteindefekte des Zytoskeletts an der Pathogenese des XLCM (Übersicht in Towbin 1998).

#### Dystrophin

Dystrophin ist ein großes filamentöses Protein an der Innenseite des Sarkolemms, das wahrscheinlich an der mechanischen Stabilisierung des Sarkolemms, der Kraftübertragung in die extrazelluläre Umgebung und an der räumlichen Organisation von Zell- und Membrankompartimenten beteiligt ist (Übersicht in Towbin 1998). Es steht in enger räumlicher Verbindung mit den Proteinen β-Spektrin und Vinculin. Am N-Terminus befindet sich eine aktinbindende Domäne, der C-Terminus ist mit einem großen transmembranären Glykoproteinkomplex, dem DAG (Dystrophin-assoziiertes Glykoprotein)-Komplex, assoziiert, der wahrscheinlich mit der extrazellulären Matrix interagiert.

Das Dystrophingen ist auf dem X-Chromosom in der Region p21.2 lokalisiert und besteht aus 79 Exons. Die Kopplung der XLCM an diese Region wurde bei mehreren Familien nachgewiesen (Towbin et al. 1993). Bis jetzt wurden mehrere Mutationen des Dystrophingens bei Patienten mit XLCM beschrieben (Tabelle 44-10). Diese betreffen den muskelspezifischen Promotor (Muntoni et al. 1993), die Spleißstelle im Intron 1 (Milasin et al. 1996) oder das Exon 1. Für einige dieser am 5'-Ende des Gens lokalisierten Mutationen wurde gezeigt, daß Dystrophinprotein deutlich reduziert oder nicht vorhanden ist (Bies et al. 1997).

Eine weitere Mutation (Ortiz-Lopez et al. 1997) bewirkt einen Aminosäureaustausch an Position 279 (Thr:Ala). Diese Aminosäure befindet sich am Übergang vom aktinbindenden N-Terminus zur mittleren filamentösen Region des Proteins, die außerdem eine Homologie zu einer Domäne des Troponin-I-Proteins aufweist, die mit Kalzium bindenden Proteinen interagiert. Die beschriebene Mutation könnte somit entweder durch die Zerstörung des Zytoskeletts oder eine gestörte Interaktion von Dystrophin mit regulatorischen Proteinen zur Erkrankung führen.

Eine mutationsbedingte Verminderung des Dystrophins im Skelettmuskel ist für die Skelettmuskeldystrophie vom Typ Duchenne-Becker verantwortlich. Der Dystrophingehalt im Skelettmuskel war dagegen bei allen Patienten mit XLCM, die auch klinisch keinerlei Anzeichen einer skelettmuskulären Beteiligung der Erkrankung aufwiesen, normal. Als Erklärung für die aus-

**Tabelle 44-10.** Mutationen im Dystrophingen bei dilatativer Kardiomyopathie

| Nr. | Art der Mutation | Veränderung des Proteins | Literatur |
|---|---|---|---|
| 1 | Muskelspezifischer Promotor | Reduzierte Proteinmenge | Muntoni et al. 1993 |
| 2 | Intron 1, Punktmutation Spleißstelle | Verlust des Proteins | Milasin et al. 1996 |
| 3 | Deletion in Exon 1 | Verlust des Proteins | Yoshida et al. 1993 |
| 4 | Duplikation Exon 2–7 | Reduzierte Proteinmenge; Membranbindung des DAG-Komplexes | Bies et al. 1997 |
| 5 | Missense Kodon 279 | Thr:Ala | Ortiz-Lopez et al. 1997 |

schließlich kardiale Manifestation werden eine Mutation, die in einem nur für die kardiale Expression des Gens essentiellen Abschnitt der Promotorregion liegt, oder eine Veränderung des Dystrophinproteins, die nur im Herzmuskel von Relevanz ist, diskutiert.

#### Dystrophinassoziiertes Glykoprotein

Der dystrophinassoziierte Glykoprotein (DAG)-Komplex trägt zur mechanischen Stabilisierung des Sarkolemms durch die Verbindung des intrazellulären Zytoskeletts und der extrazellulären Matrix bei (Übersicht in Towbin 1998).

Darüber hinaus wird seine Beteiligung an Signaltransduktions- und Regulationsvorgängen bezüglich der Kontraktion angenommen. Der DAG-Komplex ist aus dem Dystroglykankomplex (α- und β-Dystroglykan), dem Sarkoglykankomplex (α-, β-, γ-, δ-Sarkoglykan und dystrophinassoziiertes Protein; DAP) sowie dem zytoplasmatischen Komplex (Syntrophin und Dystrobrevin) aufgebaut. Bei einigen Patienten mit Dystrophinmutationen am 5'-Ende des Gens und XLCM wurde ein Verlust der Membranbindungsfunktion des DAG-Komplexes und der Verlust von Dystroglykan beobachtet (Bies et al. 1997).

Die Kopplung von Muskeldystrophien an Mutationen verschiedener Module des DAG-Komplexes sind schon länger bekannt (Übersicht in Towbin 1998). Bei Patienten mit Gliedergürtelmuskeldystrophie und schwerer dilatativer Kardiomyopathie wurden Mutationen des α- und γ-Sarkoglykans nachgewiesen (Fadic et al. 1997; McNally et al. 1997). Interessanterweise ist eine Deletion im Exon 1 des δ-Sarkoglykangens und damit der Verlust des Proteins auch die Krankheitsursache im Modell des Kardiomyopathischen Syrischen Hamsters (Nigro et al. 1997).

Im Gegensatz zur hypertrophen Kardiomyopathie, bei der es sich um einen Defekt der Kraftentwicklung im Bereich des Sarkomers handelt, scheint die dilatative Kardiomyopathie eher auf einen Defekt der Kraftübertragung durch Veränderungen des Zytoskeletts zurückzuführen zu sein. Diese betrifft im Fall von Aktin die Kraftübertragung von Sarkomer zu Sarkomer und im Fall von Dystrophin und Metavinculin die Kraftübertragung zum Extrazellulärraum.

Im Hinblick auf die laufend fortschreitende Entwicklung molekulargenetischer Techniken sowie die Untersuchung weiterer Familien mit familiärer dilatativer Kardiomyopathie ist im Laufe der nächsten Jahre auf diesem Gebiet mit der Identifikation weiterer Gendefekte zu rechnen, die ein genaueres Verständnis der Pathomechanismen dieser komplexen Erkrankung ermöglichen.

## 44.5 Bedeutung der Molekulargenetik bei primären Kardiomyopathien

Das heutige Wissen über die Bedeutung konkreter genetischer Veränderungen bei den familiären primären Kardiomyopathien eröffnet neue diagnostische Möglichkeiten. Diese haben gegenüber der oft schwierigen klinischen Diagnosestellung den Vorteil der Anwendbarkeit bereits vor der phänotypischen Manifestation der Erkrankung. So konnten in vielen der untersuchten Familien mit hypertropher Kardiomyopathie phänotypisch noch gesunde Träger der entsprechenden Mutation gefunden werden. Aufgrund der mit dem Alter nahezu vollständigen Penetranz der Erkrankung haben diese, im Unterschied zu den anderen gesunden Familienmitgliedern, ein sehr hohes Risiko, die Erkrankung noch zu entwickeln.

Die anfängliche Hoffnung auf einen einzigen, breit anwendbaren genetischen Schnelltest für die familiäre hypertrophe Kardiomyopathie wurde zwar durch die Entdeckung der genetischen Heterogenität der Erkrankung gebremst, dennoch ermöglicht das beobachtete gehäufte Auftreten von Mutationen an bestimmten Stellen des betroffenen Gens eine rasche genetische Durchuntersuchung weiterer betroffener Familien (Rosenzweig et al. 1991). Auf diese Weise wurden beispielsweise viele der β-MHC-Mutationen entdeckt (Hengstenberg u. Schwartz 1994). Des weiteren ist für die Entwicklung von neuen, präventiven therapeutischen Strategien eine präklinische Diagnosestellung essentiell.

### 44.5.1 Charakterisierung genotypischer Prognosekriterien

Eine große Bedeutung kann der Charakterisierung genotypischer Prognosekriterien zukommen, da sich zumindest bei der hypertrophen Kardiomyopathie keine eindeutigen klinischen Kriterien finden ließen, die eine gute Korrelation mit der Prognose, besonders mit dem Risiko des plötzlichen Herztodes, aufweisen. So manifestiert sich die Erkrankung bei Patienten mit Mutationen des Myosinbindungsprotein-C-Gens meist erst später und verläuft gutartiger als bei Patienten mit Mutationen anderer Gene.

Darüber hinaus ist die Prognose auch bei verschiedenen Mutationen eines Gens, z. B. des β-MHC-Gens, unterschiedlich. Zusätzlich spielen weitere genetische („modifier genes") und exogene Einflüsse eine nicht unwesentliche Rolle für die Krankheitsausprägung (Fananapazir u. Epstein 1994; Hengstenberg u. Schwartz 1994; Kelly u. Strauss 1994).

Die zukünftige Erforschung dieser Faktoren in Verbindung mit vertieften Genotyp-Phänotyp-Vergleichsstudien und die Möglichkeit präklinischer Diagnosestellung können langfristig zur deutlichen Verbesserung der individuellen Risikoeinschätzung beitragen. Dadurch ist eine gezielte und exaktere genetische Beratung von Patienten mit familiären Kardiomyopathien möglich.

### 44.5.2 Wichtigkeit der Familienanamnese

Abschließend sei darauf hingewiesen, daß wegen der familiären Häufung primärer Kardiomyopathien stets eine sorgfältige Familienanamnese der betroffenen Patienten erhoben werden sollte. Insbesondere bei der hypertrophen Kardiomyopathie, die in der Hälfte der Fälle eine erbliche Erkrankung mit autosomal-dominantem Erbgang ist, sollte immer eine möglichst vollständige Familienuntersuchung erfolgen, um evtl- weitere, u. U. symptomfreie betroffene Familienmitglieder früh zu erfassen. Falls sich eine familiäre Häufung der hypertrophen oder dilatativen Kardiomyopathie zeigt, ist immer eine genetische Beratung mit Erstellung eines Familienstammbaums angezeigt.

## Literatur


Anan R, Greve G, Thierfelder L, Watkins H et al. (1994) Prognostic implications of novel β myosin heavy chain gene mutations that cause familial hypertrophic cardiomyopathy. J Clin Invest 93: 280–285

Anan R, Shono H, Kisanuki A, Arima S, Nakao S, Tanaka H (1998) Patients with familial hypertrophic cardiomyopathy caused by a Phe110Ile missense mutation in the cardiac troponin T gene have variable cardiac morphologies and a favourable prognosis. Circulation 98: 391–397

Arai S, Matsuoka R, Hirayama K et al. (1995) Missense mutation of the beta-cardiac myosin heavy chain gene in hypertrophic cardiomyopathy. Am J Med Genet 58: 267–276

Becker AE, Caruso G (1982) Myocardial disarray: A critical review. Br Heart J 69: 361–363

Bies RD, Maeda M, Roberts SL et al. (1997) A 5 dystrophin duplication mutation causes membrane deficiency of α-dystroglycan in a family with X-linked cardiomyopathy. J Mol Cell Cardiol 29: 3175–3188

Bonne G, Carrier L, Bercivici J et al. (1995) Cardiac myosin binding protein-C gene splice acceptor site mutation is associated with familial hypertrophic cardiomyopathy. Nat Genet 11: 438–440

Bonne G, Carrier L, Richard P, Hainque P, Schwartz K (1998) Famiilial hypertrophic cardiomyopathy. From mutations to functional defects. Circ Res 83: 580–593

Bowles KR, Gajarski R, Porter P, Goytia V, Bachinski L (1996) Gene mapping of familial autosomal-dominant dilated cardiomyopathy to chromosome 10q21–23. J Clin Invest 98: 1355–1360

Brugada R, Tapscott C, Czernuszewicz GZ et al. (1997) Identification of a genetic locus for familial atrial fibrillation. N Engl J Med 336: 905–911

Carlquist JF, Menlove RL, Murray MB, OConnel JB, Anderson JL (1991) HLA class II (DR and DQ) antigen associations in idiopathic dilated cardiomyopathy. Validation study and meta-analysis of published HLA association studies. Circulation 83: 515–522

Carrier L, Hengstenberg C, Beckmann JS et al. (1993) Mapping of a novel gene for familial hypertrophic cardiomyopathy to chromosome 11. Nat Genet 4: 311–313

Carrier L, Bonne G, Bährend E et al. (1997) Organization and sequence of human cardiac myosin binding protein C gene (MYBPC 3) and identification of mutations predicted to produce truncated proteins in familial hypertrophic cardiomyopathy. Circ Res 80: 427–434

Charron P, Carrier L, Dubourg O et al. (1997) Penetrance of familial hypertrophic cardiomyopathy. Genet Couns 8: 107–114

Clark CE, Henry WL, Epstein SE (1973) Familiar prevalence and genetic transmission of idiopathic hypertrophic subaortic stenosis. N Engl J Med 289: 709–714

Consevage M, Salada GC, Baylen BG, Ladda RL, Rogan PK (1994) A new missense mutation, Arg719Gln, in the β-cardiac heavy chain myosin gene of patients with familial hypertrophic cardiomyopathy. Hum Mol Genet 3: 1025–1026

Cuda G, Fananapazir L, Zhu WS et al. (1993) Skeletal muscle expression and abnormal function of β-myosin in hypertrophic cardiomyopathy. J Clin Invest 91: 2861–2865

Cuda G, Perrotti N, Perticone F, Mattioli PL (1996) A previously undescribed de novo insertion/deletion mutation in the β-myosin heavy chain gene in a kindred with familial hypertrophic cardiomyopathy. Heart 76: 451–452

Dansky HM, Buttrick PM (1994) Unravelling the genetic basis of dilated cardiomyopathy. Heart Failure 10: 5–10

Dausse E, Komajda M, Fetler L et al. (1993) Familial hypertrophic cardiomyopathy. Microsatellite haplotyping and identification of a hot spot for mutations in the β-myosin heavy chain gene. J Clin Invest 92: 2807–2813

Dufour C, Dausse E, Fetler L et al. (1994) Identification of a mutation near a functional site of the a cardiac myosin heavy chain gene in a family with hypertrophic cardiomyopathy. J Mol Cell Cardiol 26: 1241–1247

Durand JB, Bachinski LL, Bieling LC, et al. (1995) Localization of a gene responsible for familial dilated cardiomyopathy to chromosome 1q32. Circulation 92: 3387–3389

Epstein ND, Cohn GM, Cyran F et al. (1992) Differences in clinical expression with two distinct mutations in the β-myosin heavy chain gene. A 908Leu>Val mutation and a 403Arg>Gln mutation. Circulation 86: 345–352

Epstein ND, Fananapazir L, Lin HJ et al. (1992) Evidence of genetic heterogeneity in five kindreds with familial hypertrophic cardiomyopathy. Circulation 85: 635–647

Fadic R, Sunada J, Waclawik AJ et al. (1996) N Engl J Med 334: 362–366

Fananapazir L, Dalakas M, Cyran F, Cohn G, Epstein N (1992) Central core disease is present in hypertrophic cardiomyopathy patients with distinct mutations in the beta myosin heavy chain gene. Circulation 86 (Suppl 1): 1–229 (Abstract)

Fananapazir L, Dalakas MC, Cyran F et al. (1993) Missense mutations in the β-myosin heavy chain gene cause central core disease in hypertrophic cardiomyopathy. Proc Natl Acad Sci USA 90: 3993–3997

Fananapazir L, Epstein ND (1994) Genotype-phenotype correlations in hypertrophic cardiomyopathy. Insights provided by comparisons of kindreds with distinct and identical β-myosin heavy chain gene mutations. Circulation 89: 22–32

Fields C, Adams MD, White O et al. (1994) How many genes in the human genome? Nat Genet 7: 345–346

Flavigny J, Richard P, Isnard R et al. (1998) Identification of two novel mutations in the ventricular regulatory myosin light chain gene (MYL2) associated with familial and classical forms of hypertrophic cardiomyopathy. J Mol Med 76: 208–214

Forissier JF, Carrier L, Farza H et al. (1996) Codon 102 of the cardiac troponin T gene is a putative hot spot for mutations in fa,ilial hypertrophic cardiomyopathy. Circulation 94: 3069–3073

Geisterfer-Lowrance AA, Kass S, Tanigawa G et al. (1990) A molecular basis for familial hypertrophic cardiomyopathy: a beta cardiac myosin heavy chain gene missense mutation. Cell 62: 999–1006

Geisterfer-Lowrance AA, Christe M, ConnerD et al. (1996) A mouse model of familial hypertrophic cardiomyopathy. Science 272: 731–734

Harada H, Kimura A, Nishi H, Koga Y, Sasazuki Y, Toshima H (1992) Genetic analysis of hypertrophic cardiomyopathy. Circulation 86 (Suppl 1): 1–591

Harada H, Kimura A, Nishi H, Sasazuki J, Toshima H (1993) A missense mutation of cardiac β-myosin heavy chain gene linked to familial hypertrophic cardiomyopathy in affected Japanese families. Biochem Biophys Res Commun 194: 791–798

Hasenmaier B, Döhlemann C, Meitinger T, Vosberg HP (1997) De novo mutations in the β-myosin gene causes hypertrophic cardiomyopathy. J Mol Cell Cardiol 29: A46 (abstract)

Hengstenberg C, Schwartz K (1994) Molecular genetics of familial hypertrophic cardiomyopathy. J Mol Cell Cardiol 26: 3–10

Hentze MW, Kuzolik AE, Bartram CR (1990) Einführung in die Medizinische Molekularbiologie. Grundlagen, Klinik, Perspektiven. Springer, Berlin Heidelberg New York Tokio

Jarcho JA, McKenna W, Pare JAP (1989) Mapping a gene for familial hypertrophic cardiomyopathy to chromosome 14q1. N Engl J Med 321: 1372–1378

Jeschke B, Uhl K, Weist B et al. (1998) A high risk phenotype of hypertrophic cardiomyopathy associated with a compound genotype of two mutated beta-myosin heavy chain genes. Hum Genet 102: 299–304

Kass S, MacRae C, Graber HL, et al. (1994) A gene defect that causes conduction system disease and dilated cardiomyopathy maps to chromosome 1p1–1q1. Nat Genet 7: 546–551

Keeling PJ, Gang Y, Smith G et al. (1995) Familial dilated cardiomyopathy in the United Kingdom. Br Heart J 73: 417–421

Kelly DP, Strauss AW (1994) Inherited cardiomyopathies. N Engl J Med 330: 930–932

Kimura A, Harada H, Park JE et al. (1997) Mutations in the cardiac troponin I gene associated with hypertrophic cardiomyopathy. Nat Genet 16: 379–382

Krajinovic M, Pinamonti B, Sinagra B et al. (1995) Linkage of familial dilated cardiomyopathy to chromosome 9. Heart Muscle Disease Study Group. Am J Hum Genet 57: 846–852

Kuang SQ, Yu JD, Lu L, He LM, Gong LS, Chen SJ, Chen Z (1996) Identification of a novel missense mutation in the cardiac β myosin heavy chain gene in a Chinese patient with sporadic hypertrophic cardiomyopathy. J Mol Cell Cardiol 28: 1879–1883

MacRae C, Ghaisas N, Kass S et al. (1995) Familial hypertrophic cardiomyopathy with Wof-Parkinson-White syndrome maps to a locus on chromosome 7q3. J Clin Invest 96: 1216–1220

Maeda M, Holder E, Lowes B, Valent S, Bies RD (1997) Dilated cardiomyopathy associated with deficiency of the cytoskeletal protein metavinculin. Circulation 95: 17–20

Manolio TA, Baughman KL, Rodeheffer R et al. (1992) Prevalence and etiology of idiopathic dilated cardiomyopathy (summary of a National Heart, Lund and Blood Institute workshop). Am J Cardiol 69: 1458–1466

Mares A, Greve G, Tapscott T, Roberts R (1993) Screening and identification of known and novel mutations in hypertrophic cardiomyopathies based on molecular scanning with chemical cleavage. Circulation 88 (Suppl 1): I-572

Marian AJ, Yu QT, Mares A, Hill R, Roberts R, Perryman MB (1992) Detection of a new mutation in the β-myosin heavy chain gene in an individual with hypertrophic cardiomyopathy. J Clin Invest 90: 2156–2165

Maron BJ, Wolfson JK, Epstein SE et al. (1986) Intramural („small vessel“) coronary artery disease in hypertrophic cardiomyopathy. J Am Coll Cardiol 8: 545–557

Maron BJ, Bonow RO, Cannon III RO et al. (1987) Hypertrophic cardiomyopathy. Interrelations of clinical manifestations, pathophysiology and therapy (first and second part). N Engl J Med 316: 780–789, 844–852

Maron BJ (1997) Hypertrophic cardiomyopathy. Lancet 350: 127–133

McNally EM, Bonnemann CG, Kunkel LM, Bhattacharya SK (1996) Deficiency of adhalin in a patient with muscular dystrophy and cardiomyopathy. N Engl J Med 334: 1610–1611

Messina DN; Speer MC,Pericak Vance MA, et al. (1997) Linkage of familial dilated cardiomyopathy with conduction defect and muscular dystrophy to chromosome 6q23. Am J Hum Genet 61: 909–917

Michels VV (1993) Genetics of idopathic dilated cardiomyopathy. Heart Failure 9: 87–94

Michels VV, Moll PP, Miller FA et al. (1992) The frequency of familial dilated cardiomyopathy in a series of patiens with idiopathic dilated cardiomyopathy. N Engl J Med 326: 77–82

Milasin J, Muntoni F, Severini GM et al. (1996) Hum Mol Genet 5: 73–79

Moolman JC, Corfield VA, Posen B, Ngumbela K, Seidman CE, Brink PA, Watkins H (1997) Sudden death due to troponin T mutations. J Am Coll Cardiol 29: 549–555

Moolman-Smook JC, Mayosi B, Brink P, Corfield VA (1998) Identification of a new missense mutation in MyBP-C associated with hypertrophic cardiomyopathy. J Med Genet 35: 253–254

Morano I, Ritter O, Bonz A, Timek T, Vahl CF, Michel G (1995) Myosin light chain-actin interaction regulates cardiac contractility. Circ Res 76: 720–725

Muntoni F, Cau M, Ganau A et al. (1993) Deletion of the dystrophin muscle promoter region associated with X-linked dilated cardiomyopathy. N Engl J Med 329: 921–925

Nakajima-Taniguchi C, Matsui H, Eguchi N et al. (1995) A novel deletion mutation in the β-myosin heavy chain gene in hypertrophic cardiomyopathy. J Mol Cell Cardiol 27: 2607–2612

Nakajima-Taniguchi C, Matsui H, Nagata S et al. (1995) Novel missense mutation in alpha-tropomyosin gene found in Japanese patients with hypertrophic cardiomyopathy. J Mol Cell Cardiol 27: 2053–2058

Nakajima-Taniguchi C, Matsui H, Fujio Y et al. (1997) Novel missense mutation in cardiac troponin T gene found in a Japanese patient with hypertrophic cardiomyopathy. J Mol Cell Cardiol 29: 839–843

Nigro V, Okazaki Y, Belsito A et al. (1997) Identification of the Syrian Hamster cardiomyopathy gene. Hum Mol Genet 6: 601–607

Niimura H, Bachinski LL, Sangwatanaroj S et al. (1998) Mutations in the gene for cardiac myosin-bindin protein C and late-onset familial hypertrophic cardiomyopathy. N Engl J Med 338: 1248–1257

Nishi H, Kimura A, Harada H, Toshima H, Sasazuki T (1992) Novel missense mutation in cardiac β-myosin heavy chain gene found in a Japanese patient with hypertrophic cardiomyopathy. Biochem Biophys Res Commun 188: 379–387

Nishi H, Kimura A, Harada H et al. (1993) Two distinct mutations of cardiac β-myosin heavy chain found in a Japanese patient with hypertrophic cardiomyopathy. Circulation 88 (Suppl 1): 1–343

Nishi H, Kimura A, Harada H et al. (1994) Possible gene dose effect of a mutant cardiac β-myosin heavy chain gene on the clinical expression of familial hypertrophic cardiomyopathy. Biochem Biophys Res Commun 200: 549–556

Nishi H, Kimura A, Harada H et al. (1995) Myosin missense mutation, not a nullallele, causes familial hypertrophic cardiomyopathy. Circulation 91: 2911–2915

Ohsuzu F, Katsushika S, Akanuma M et al. (1997) Hypertrophic obstructive cardiomyopathy due to a novel T-to-A transition at codon 624 in the beta-myosin heavy chain (beta-MHC) gene possibly related to sudden death. Int J Cardiol 62: 202–209

Olson TM, Keating MT (1996) Mapping a cardiomyopathy locus on chromosome 3p22-p25. J Clin Invest 97: 528–532

Olson TM, Michels VV, Thibodeau SN, Tai YS, Keating MT (1998) Actin mutations in dilated cardiomyopathy, a heritable form of heart failure. Science 280: 750–752

Ortiz-Lopez R, Li H, Su J, Goytia V, Towbin JA (1997) Evidence for a dystrophin missense mutation as a cause of X-linked dilated cardiomyopathy. Circulation 95: 2434–2440
Ott J (1986) A short guide to linkage analysis. In: Davies KE (ed) Human genetic diseases. A practical approach. IRL, Oxford, chap 2: 19–32
Ozawa T (1994) Mitochondrial cardiomyopathy. Herz 19: 105–118
Paré JAP, Fraser RG, Pirozynski WJ et al. (1961) Hereditary cardiovascular dysplasia. A form of familial cardiomyopathy. Am J Med 31: 37–62
Perloff JK (1988) Neurological disorders and heart disease. In: Braunwald ED (ed) Heart disease. Saunders, London, pp 1782–1799
Perryman MB, Yu QT, Marian AJ et al. (1992) Expression of a missense mutation in the messenger RNA for β-myosin heavy chain in myocardial tissue in hypertrophic cardiomyopathy. J Clin Invest 90: 271–277
Poetter K, Jiang H, Hassanzadeh S et al. (1996) Mutations in either the essential or regulatory light chains of myosin are associated with a rare myopathy in human heart and skeletal muscle. Nat Genet 13: 63–69
Rayment I, Holden HM, Whittaker M et al. (1993) Structure of the actin-myosin complex and its implications for muscle contraction. Science 261: 58–65
Rayment I, Rypniewski WR, Schmidt-Bäse K et al. (1993) Three-dimensional structure of myosin subfragment-1: A molecular motor. Science 261: 50–58
Rayment I, Holden HM, Sellers JR, Fananapazir L, Epstein ND (1995) Structural interpretatation of the mutations in the β-cardiac myosin that have been implicated in familial hypertrophic cardiomyopathy. Proc Natl Acad Sci USA 92: 3864–3868
Rosenzweig A, Watkins H, Hwang DS et al. (1991) Preclinical diagnosis of familial hypertrophic cardiomyopathy by genetic analysis of blood lymphocytes. N Engl J Med 325: 1753–1760
Rottbauer W, Grünig E, Brown B, Zehelein J, Schelfold T (1996) A novel β-myosin mutation in a large family suffering from dilated and hypertrophic cardiomyopathy. Circulation 94 (Suppl 1) I-162 (abstract)
Schwartz K, Beckmann J, Dufour C et al. (1992) Exclusion of myosin heavy chain and cardiac actin gene involvement in hypertrophic cardiomyopathies of several French families. Circ Res 71: 3–8
Thierfelder L (1998) Genetics of dilated cardiomyopathy. Med Klin 93: 210–214
Thierfelder L, MacRae C, Watkins H et al. (1993) A familial hypertrophic cardiomyopathy locus maps to chromosome 15q2. Proc Natl Acad Sci USA 90: 6270–6274
Thierfelder L, Watkins H, MacRae C et al. (1994) a-Tropomyosin and cardiac troponin-T mutations cause familial hypertrophic cardiomyopathy: A disease of the sarcomere. Cell 77: 701–712
Towbin JA (1993) Molecular genetic aspects of cardiomyopathy. Biochem Med Metabol Biol 49: 285–320
Towbin JA (1998) The role of cytoskeletal proteins in cardiomyopathies. Curr Opin Cell Biol 10: 131–139
Towbin JA, Hejtmancik JF, Brink P et al. (1993) X-linked dilated cardiomyopathy. Molecular genetic evidence of linkage to the Duchenne muscular dystrophy (dystrophin) gene at the Xp21 locus. Circulation 87: 1854–1865
Toyo-oka T, Takazawa K, Kimura N, Inukai M, Wang YP (1994) A novel mutation of myosin heavy chain gene from cardiac β to foetel skeletal type in a family with HCM, DCM and sudden death: a report and discussion. Eur Heart J 15 (Suppl): 34 (abstract)
Vosberg HP (1998) Genetic causes of hypertrophic cardiomyopathy. Med Klin 93: 252–259
Vosberg HP, Uhl K, Mehl S, Moolman J (1998) A newly created splice donor site in the MYBP-C gene is responsible for inherited hypertrophic cardiomyopathy. J Muscle Res Cell Motil (im Druck)
Vosberg HP, Weist B, Uhl K et al. (1998) Molecular diagnosis of causes of domonantly inherited hypertrophic cardiomyopathy. In: Schumacher G, Sauer U (Hrsg.) Herzfehler und Genetik. Genetics of cardiomyopathies. Wiss. Verlagsges., Stuttgart
Vulpian A (1868) Contribution à létude des rétrécissements de lorifice ventriculo-aortique. Arch Physiol 3: 456–457
Watkins H, Thierfelder L, Hwang D-S et al. (1992) Sporadic hypertrophic cardiomyopathy due to de novo myosin mutations. J Clin Invest 90: 1666–1671
Watkins H, Rosenzweig T, Hwang D-S et al. (1992) Characteristics and prognostic implications of myosin missense mutations in familial hypertrophic cardiomyopathy. N Engl J Med 326: 1106–1114
Watkins H, MacRae C, Thierfelder L et al. (1993) A disease locus for familial hypertrophic cardiomyopathy maps to chromosome 1q3. Nat Genet 3: 333–337
Watkins H, McKenna WJ, Thierfelder et al (1995) Mutations in the genes for cardiac troponin T and α-tropomyosin iin hypertrophic cardiomyopathy. N Engl J Med 332: 1058–1064
Weber JL (1994) Know thy genome. Nat Genet 7: 343–344
Weist B, Vosberg HP (1995) Identification of a new FHC mutation in the human βMHC gene. J Mol Cell Cardiol 26: 119
Weist B, McKeown P, Trojani A, Krämer M, Hartmann A, Vosberg HP (1996) Identifikation einer Mutation im α-helikalen Schwanzbereich des menschlichen βMHC-Gens. Z Kardiol 85: 101 (abstract)
WHO/ISFC Report of the 1995 World Health Organization/International Society and Federation of Cardiology Task Force on the definition and classification of cardiomyopathies (1996). Circulation 93: 841–842
Yamauchi-Takihara K, Nakajima-Taniguchi C, Matsui H et al. (1996) Clinical implications of hypertrophic cardiomyopathy associated with mutations in the a-tropomyosin gene. Heart 76: 63–65
Yoshida K, Ikeda S, Nakamura A et al. (1993) Molecular analysis of the Duchenne muscular dystrophy gene in patients with Bekker muscular dystrophy presenting with dilated cardiomyopathy. Muscle Nerve 16: 1161–1166
Yu B, Frech JA, Carrier L et al. (1998) Molecular pathology of familial hypertrophic cardiomyopathy caused by mutations in the cardiac myosin binding protein C gene. J Med Genet 35: 205–210
Yu QT, Ifegwu J, Marian AJ et al. (1993) Hypertrophic cardiomyopathy mutation in expressed in messenger RNA of skeletal as well as cardiac muscle. Circulation 87: 406–412

# Hypertrophe Kardiomyopathie

45

M. Böhm



Die hypertrophe Kardiomyopathie (HOCM) ist als eine Kardiomyopathie mit ungeklärter Genese der Hypertrophie definiert (WHO 1996). Die Häufung in Familien, bei denen der plötzliche Herztod vermehrt auftritt, hat rasch den Weg zu der Annahme gewiesen, daß eine genetische Prädisposition für diese Erkrankung besteht.

## 45.1 Ätiologie und Pathogenese

Mittlerweile sind viele Mutationen beschrieben, die mit dem Auftreten einer HOCM assoziiert sind. Bei etwa 30–50% der Patienten kommt es zu einer familiären Häufung. Ein Großteil der Fälle bleibt jedoch sporadisch (Emanuel et al. 1971). Der genetische Hintergrund sowie die einzelnen Mutationen, die insbesondere in Genen lokalisiert sind, die Proteine des kontraktilen Apparates kodieren, wird in Kapitel 44 eingehend dargestellt.

Pathogenetisch ist bekannt, daß die familiäre hypertrophe Kardiomyopathie autosomal-dominant nach den Mendel-Gesetzen vererbt wird. Ungeklärt ist der Pathomechanismus der Myokardhypertrophie. Angenommen wurde, daß es zu einer Veränderung von Kalziumkanälen kommt, daß die sympathische bzw. die Ansprechbarkeit auf Katecholamine bzw. dessen Aufnahme und Abbau verändert ist (Kawai et al. 1983; Brush et al. 1989). Weiterhin wurde vermutet, daß eine veränderte Konfiguration des Septums eine vermehrte Scherbelastung ausübt und so zur Myokardhypertrophie und zur histologisch typischen Veränderung der Myokardtextur führt.

## 45.2 Pathomorphologie

### 45.2.1 Makroskopischer Befund

Makroskopisch zeigt sich eine Verdickung der Wandwände und eine Verminderung des interventrikulären Septums. Eine septal betonte Hypertrophie findet sich bei etwa 2/3 der Patienten (Davies u. Mc Kenna 1995; Maron u. Roberts 1979).

Eine mittventrikuläre Hypertrophie kann vorkommen. Bei Japanern findet sich gelegentlich eine spitzenbetonte Hypertrophie. Hierbei handelt es sich um einen seltenen Befund (Yamaguchi et al. 1979). Bei länger bestehender hypertropher obstruktiver Kardiomyopathie kann der linke Ventrikel durch die Ausflußbahnobstruktion mit konsekutiver Drucküberlastung sekundär dilatieren.

Dieser Zustand zeichnet sich durch eine sehr schlechte Prognose aus.

Von der hypertrophen Kardiomyopathie werden die hypertensive Myokardhypertrophie insbesondere des Älteren und manche Formen der belastungsinduzierten Hypertrophie abgegrenzt, die auch bei Sportlern vorkommen können (Lever et al. 1989; Lewis u. Maron 1989). Weiterhin ist eine hypertrophe Kardiomyopathie, die sekundär zu anderen Erkrankungen vorliegt, abzugrenzen. Hierzu zählen Hyperparathyreodismus, Neurofibromatose, Lipodystrophie, Lentiginose, Phäochromozytom, Friedreich-Ataxie und Noonan-Syndrom. Makroskopisch können ähnliche Bilder bei Glykogenspeicherkrankheiten oder tumorösen Infiltrationen des Septums auftreten.

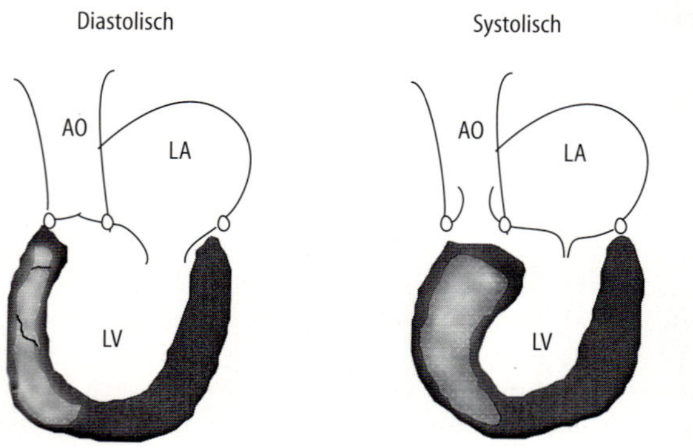


**Abb. 45-1.** Schematische Darstellung des linken Ventrikels während der Diastole und der Systole bei hypertropher Kardiomyopathie mit Obstruktion. Es ist zu erkennen, daß es während der Systole durch das hypertrophierte Septum zu einer Verlegung der aortalen Ausflußbahn kommt. Im Zentrum des Septums kommt es außerdem zu einer pathologischen Anordnung von einzelnen Myofibrillen („fiber disarray")

### 45.2.2 Mikroskopischer Befund

Mikroskopisch finden sich typische Zeichen der hypertrophen Kardiomyopathie. Eine Desorganisierung von Myokardfibrillen führt zum sog. „fiber disarray". Die Kardiomyozyten sind z. T. nicht in Bündeln sondern sternförmig angeordnet. Sie haben einen stark variierenden Quer- und Längsdurchmesser und große Variabilitäten in unterschiedlichen Bereichen der Ventrikel. Es kommt zu einer Vermehrung der interstitiellen Masse im Sinne einer Fibrose und zu einer Veränderung der interzellulären Kontakte (Maron et al. 1986, Factor et al. 1991).

Die intramyokardialen Arterien weisen eine verminderte Dichte auf und sind gelegentlich hyalinisiert. Diese Veränderungen sollen gelegentlich auftretende pektanginöse Beschwerden durch eine intramyokardiale Ischämie erklären.

Interessanterweise kommt die ausgeprägteste Veränderung in der Anordnung von Kardiomyozyten im Zentrum des Septums vor. In den äußeren Septumschichten findet man meistens eine Myokardhypertrophie ohne besondere Auffälligkeiten. Dementsprechend kann der sog. Fiber-disarray-Phänotyp in endomyokardialen Myokardbiopsien vom Septum verborgen bleiben.

## 45.3 Pathophysiologie

### 45.3.1 Systolische Dysfunktion

Systolisch kommt es bei der hypertrophen obstruktiven Kardiomyopathie zu einem dynamischen Ausflußtraktgradienten. Während der Systole und der Kontraktion des basisnahen Septums wird der aortale Ausflußtrakt eingeengt. Es erfolgt die Ausbildung eines systolischen Druckgradienten (Abb. 45-1). Variationen der Ventrikelgröße (durch physiologische Manöver wie Hocken oder Valsalva) verändern die linksventrikuläre Füllung, den Inotropiezustand des Myokards und somit den Druckgradienten.

### 45.3.2 Diastolische Dysfunktion

Durch die Myokardhypertrophie und eine Versteifung des linken Ventrikels kommt es zu einer diastolischen Funktionsstörung. Die Myozytenhypertrophie bewirkt, daß die Relaxation verlangsamt ist. Dies führt zu einer frühdiastolischen Relaxationsstörung. Die Vermehrung der interstitiellen Substanz (im wesentlichen Kollagen) resultiert in einer Compliancestörung. Eine Ischämie durch Veränderung kleinerer Myokardarterien sowie durch den gesteigerten Sauerstoffverbrauch bei hohen Druckgradienten mündet über eine hauptsächlich subendokardiale Ischämie in einer Relaxationsstörung.

## 45.4 Klinik

### 45.4.1 Epidemiologie

Die Häufigkeit der hypertrophen Kardiomyopathie beträgt etwa 0,02–0,2% in der Normalbevölkerung (Codd et al. 1989). Die Häufigkeit in medizinischen Zentren, die eine Echokardiographie besitzen und in Verdachtsfällen Zuweisungen erhalten, ist deutlich höher (Maron et al. 1994). Da der plötzliche Herztod häufig eine Erstmanifestation der hypertroph obstruktiven Kardiomyopathie ist, existiert natürlich eine hohe Dunkelziffer.

### 45.4.2 Letalität

Die Sterblichkeit der hypertrophen Kardiomyopathie wird auf etwa 2% pro Jahr bei Erwachsenen geschätzt. Bei Kindern kann die Sterblichkeit 4–6% erreichen. Insbesondere wenn eine linksventrikuläre Dilatation vorliegt, ist die Prognose schlecht (McKenna et al. 1981; Spirito et al. 1989; Cannan et al. 1995).

### 45.4.3 Symptomatik

Häufig handelt es sich bei der Diagnose der hypertrophen Kardiomyopathie um einen Zufallsbefund, da ein Großteil der Patienten ohne Symptome bleibt oder nur eine milde Symptomatik aufweist. Wird die Diagnose bei älteren Patienten gestellt ist, eine diastolische Herzinsuffizienz mit Belastungsluftnot und belastungsabhängigen Tachykardien am häufigsten. Bei jüngeren Patienten kann insbesondere bei sportlicher Betätigung eine Rhythmusstörung vorliegen.

Typische bzw. atypische Angina pectoris, besonders bei jungen Leuten, kann zur Diagnose führen. 15–25% der Patienten erleben eine Synkope oder Präsynkope. Treten die Synkopen in jungen Jahren auf, ist die Form der hypertrophen Kardiomyopathie mit einer gesteigerten Inzidenz des plötzlichen Herztodes assoziiert (Spirito et al. 1997). Herzrhythmusstörungen können auch durch harmlosere supraventrikuläre Rhythmusstörungen hervorgeworfen werden.

Die Risikoprädiktoren, an einem plötzlichen Herztod bei hypertropher Kardiomyopathie zu sterben, sind nach Maron et al. (1994):

- junge Patientin,
- positive Familienanamnese,
- überlebtes plötzliches Herz-Kreislaufversagen,
- anhaltende ventrikuläre oder supraventrikuläre Tachykardien,
- Synkopen in der Jugend,
- ventrikläre Arrhythmien und Bradyarrhythmien,
- Vererbung mit hohem Risiko.

### 45.4.4 Befund

Die körperliche Untersuchung ist meist unergiebig. Ein verstärkter Herzspitzenstoß kann gelegentlich getastet werden. Ein 4. Herzton kann vorkommen, da die atriale Systole durch die erschwerte Füllung des steifen linken Ventrikels vermehrt ist. Ein systolisches Austreibungsgeräusch wird in der Regel über dem Aortenareal gehört. Da häufig eine Mitralinsuffizienz vorliegt, kommt es in diesen Fällen zu einem Holosystolikum mit Ausstrahlung in die Axilla.

Plötzliches Aufstehen (d. h. orthostatische Belastung) und das Valsalva-Manöver reduzieren Vorlast bzw. Nachlast. Dies führt zu einer relativen Verkleinerung des Ventrikels und zu einer Zunahme des Ausflußtraktgradienten, was in einer Intensivierung des systolischen Geräusches hörbar werden kann. Positiv inotrope Substanzen, wie Isoprenalin, erhöhen den Druckgradienten durch eine gesteigerte Kontraktilität und eine relative Verminderung der enddiastolischen Volumina. Veränderungen der Vor- und Nachlast können ebenfalls hinzutreten. Auch hier wird das Geräusch lauter.

Nitrate bzw. Amylnitrit (**Cave:** Blutdruckabfälle) können den Geräuschcharakter im Sinne einer Verstärkung variieren. Eine Tachykardie sowie eine Hypovolämie führen zu einer Abnahme der Ventrikelgröße und damit zu einer Zunahme der Intensität des Geräusches. Eine Nachtlasterhöhung z. B. durch ein Hockmanöver oder durch vasokonstriktive Substanzen ($\alpha$-Adrenozeptoragonisten) reduzieren das Geräusch. Ebenso führt eine Verminderung der Inotropie durch negativ-inotrope Substanzen ($\beta$-Blocker, Inhalationsanästhetika, Antiarrhythmika) zu einer Abnahme des Geräusches.

## 45.5 Technisch gestützte Diagnostik

### 45.5.1 Elektrokardiogramm

Elektrokardiographisch sind typische Hypertrophiezeichen hinweisend auf eine hypertrophe obstruktive Kardiomyopathie. Der Sokolow-Index ist in der Regel positiv. Repolarisationsstörungen können vorkommen. Pathologische Q-Zacken treten bei 25–50% der Patienten auf. Man spricht in diesem Fall von einem sog. Pseudoinfarkt-EKG.

Das Auftreten von pathologischen Q-Zacken in den Vorderwandableitungen ist mit einer besonders ausgeprägten septalen Hypertrophie assoziiert. Hohe T-Wellen können bei allen Formen der hypertrophen Kardiomyopathie auftreten. Besonders häufig sind sie bei der japanischen Form der spitzenbetonten hypertrophen Kardiomyopathie.

### 45.5.2 Langzeit-EKG

Häufig sind bedrohliche Rhythmusstörungen zu erkennen. 25% der erkrankten Erwachsenen haben nichtanhaltende ventrikuläre Tachykardien (McKenna et al. 19981; Maron et al. 1981). Vorhofrhythmusstörungen treten bei bis zu 50% der Patienten auf. Bei Diagnosestellung ist die Häufigkeit eines Vorhofflimmerns 5%, wobei weitere 10% in den weiteren nachfolgenden 5 Jahren hinzukommen (Robinson et al. 1990). Bei höhergradigen Formen der hypertrophen Kardiomyopathie kann das Auftreten eines Vorhofflimmerns durch das Wegfallen der atrialen Systole akut zu hämodynamischen Dekompensationen bis hin zur Reanimationspflichtigkeit führen (Stafford et al. 1986).

### 45.5.3 Echokardiographie

Echokardiographische Kriterien zur Diagnose einer hypertrophen Kardiomyopathie sind die ausgeprägte und gelegentlich isolierte Septumhypertrophie, die systolische Vorwärtsbewegung des anterioren Mitralsegels (SAM, „slow anterior movement") mittsystolischer Schluß der Aortenklappe, die häufig vorliegende Mitralinsuffizienz sowie eine Hypokontraktilität des steifen und wandstarken Septums. Die Ventrikeldimensionen sind häufig verkleinert.

In der 2D-Echokardiographie kann das Septum im Längsschnitt dargestellt werden. Eine Ausflußtraktobstruktion kann hierdurch direkt gezeigt werden. Die systolische Vorwärtsbewegung des Septums kommt durch ein Ansaugen des vorderen Mitralsegels durch den scharfen Jet im Ausflußtrakt zustande. Man spricht auch vom Venturi-Effekt (Spirito et al. 1984; Abb. 45-2). Der das vordere Mitralsegel haltende Papillarmuskel kann einen pathologischen Ansatz in der Ventrikelspitze aufweisen.

Dopplerechokardiographisch ist es möglich, den Druckgradient zu bestimmen. Die Berechnung des Druckgradienten erfolgt nach der Bernoulli-Gleichung, wonach der Druckgradient = $4 \times V_{max}^2$ beträgt. $V_{max}$ ist die maximale dopplerechokardiographisch bestimmte Flußgeschwindigkeit im Ausflußtrakt.

Die meisten Patienten mit hypertropher Kardiomyopathie weisen einen Ruhegradienten im Ausflußtrakt auf. Der Gradient kann entsprechend dem Auskultationsphänomen durch positiv-inotrope Substanzen (β-Adrenozeptoragonisten, Phosphodiesterasehemmstoffe) durch Vasodilatatoren (Nitrate) oder durch das Valsalva-Manöver verstärkt werden. Hieraus wird ersichtlich, daß der variable Ausflußtraktgradient nicht nur durch die Obstruktion, sondern auch den Kontraktionszustand und die Größe des linken Ventrikels zustande kommt.

Der Ruhedruckgradient kann außerdem die Gefährdung und Beeinträchtigung des Patienten im täglichen Leben (z. B. bei körperlicher Belastung) oft nur ungenau widerspiegeln.

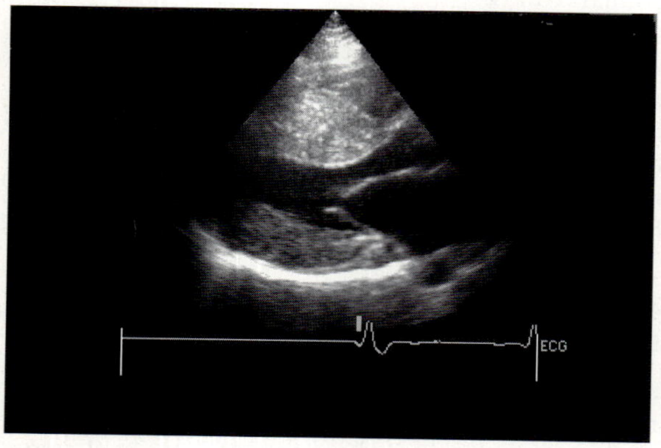


**Abb. 45-2.** Echokardiographische Darstellung (M-Mode-Echokardiographie, kurze Achse) eines Herzens mit hypertropher Kardiomyopathie. Es besteht eine Septumhypertrophie und eine langsame Vorwärtsbewegung *(SAM)* des vorderen Mitralsegels

### 45.5.4
### Herzkatheteruntersuchung

Die Herzkatheteruntersuchung dient der genauen Messung der Hämodynamik und der Operationsplanung. Hierbei ist es manchmal notwendig (insbesondere beim Vorliegen von pektangiformen Beschwerden), eine Koronarangiographie durchzuführen. Bei einem Ausflußtraktgradienten läßt sich durch Zurückziehen eines Katheters von den Ventrikelspitze in den Ausflußtrakt häufig ein Druckgradient darstellen (Abb. 45-3). Der Druckgradient kann durch Provokationsmanöver (Katecholamine, Valsalva-Manöver) variiert werden. Ein typisches Beispiel ist in Abb. 45-4 gezeigt.

Die Gabe von Orciprenalin führte zu einer Zunahme des in Ruhe bestehenden (22 mmHg) Druckgradienten um das knapp 5fache auf 102 mmHg.

Bei Auftreten von Extrasystolen kommt es zu einem Anstieg des Druckgradienten. Dieser entsteht durch eine postextrasystolische Potenzierung der linksventrikulären Kontraktion mit einem deutlichen Anstieg des intraventrikulären Druckes proximal der Ausflußbahnobstruktion. Die aortale Druckkurve zeigt einen Abfall des Druckes, was durch die Zunahme der Obstruktion bei gesteigerter Kontraktilität des linken Ventrikels zustande kommt. Dieses Phänomen wird auch Brockenbrough-Zeichen genannt (Abb. 45-4).

Aufgrund der starken Hypertrophie und der Relaxations- und Compliancestörung kommt es häufig zu einer diastolischen Druckerhöhung im linken Ventrikel bis hin

**Abb. 45-3.** Rückzug eines druckregistrierenden Herzkatheters aus der Herzspitze in den linksventrikulären Ausflußtrakt (distal der Obstruktion). Es ist zu sehen, daß es zu einem Drucksprung mit Angleich an die simultan registrierten aortalen Drücke kommt

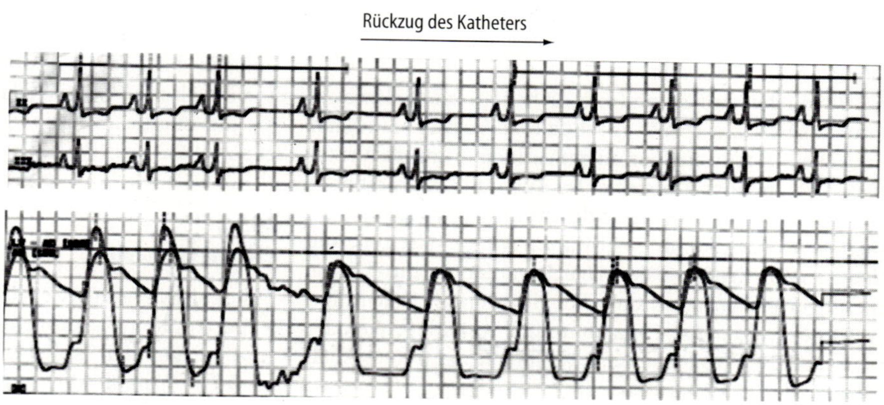

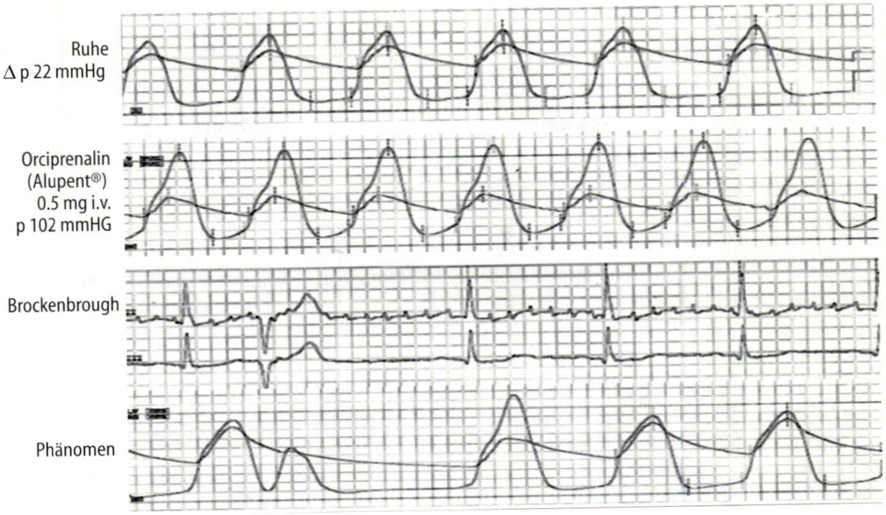


**Abb. 45-4.** Druckgradient zwischen der Ventrikelspitze und der Aorta in Ruhe *(oben)* und während Gabe von 0,5 mg i.v. Orciprenalin (Alupent). Es kommt zu einem Anstieg des Druckgradienten von 22 mmHg auf 102 mmHg. Bei Auslösung einer Extrasystole steigt beim postextrasystolischen Schlag der Druckgradient signifikant an (Brockenbrough-Phänomen)

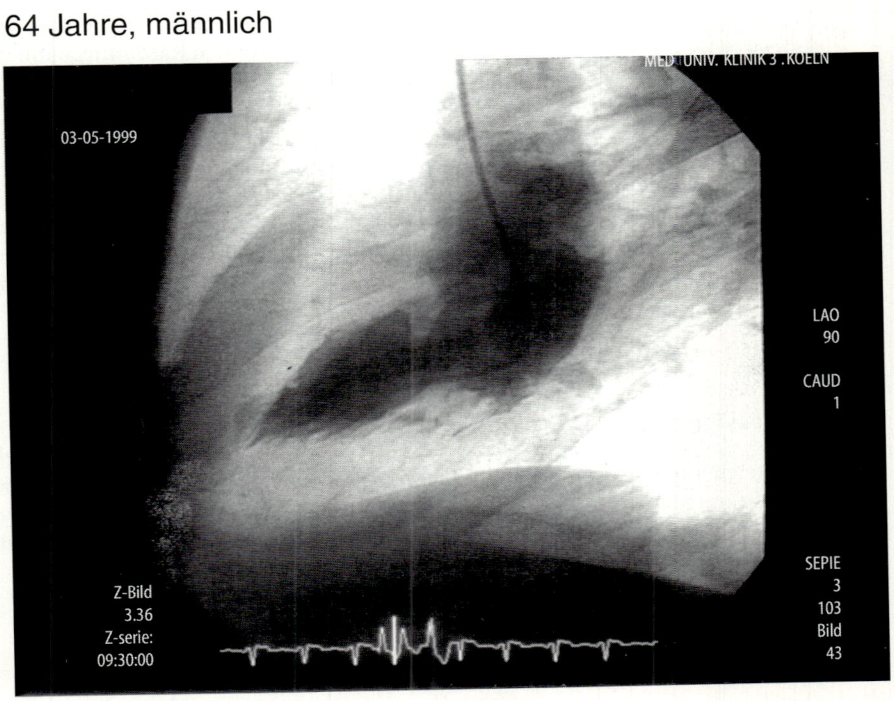


**Abb. 45-5.** LV-Angiographie (90°-LAO) bei einem Patienten mit hypertropher obstruktiver Kardiomyopathie. Unterhalb des Ausflußtraktes ist eine systolische Einschnürung des Ventrikels zu beobachten

zu einem diastolischen Druckangleich im Sinne einer restriktiven Füllungssstörung. Der pulmonale Kapillardruck kann erhöht sein. Bei Vorliegen einer höhergradigen Mitralinsuffizienz kann eine prominente V-Welle der pulmonalkapillären Druckkurve registriert werden.

In der LV-Angiographie zeigt sich in der 90°-LAO-Darstellung (Abb. 45-5) eine subvalvuläre Einschnürung des Ventrikels. Mittventrikuläre Obstruktionen können am besten in der 30°-RAO-Projektion dargestellt werden.

In der Koronarangiographie zeigen sich häufig normal große Arterien. Die intrakoronare Dopplerflußmessung belegt häufig eine eingeschränkte Koronarreserve.

In schweren Fälen kann eine systolischen Flußsistierung beobachtet werden (Akasaka et al. 1994).

### 45.5.5 Thoraxröntgenaufnahme

Die Thoraxröntgenuntersuchung eignet sich nicht für die primäre Diagnostik. Das Herz kann normal groß sein. Gelegentlich findet sich eine rechts- bzw. linksventrikuläre oder auch biventrikuläre Vergrößerung des Herzschattens. Eine zentralvenöse oder pulmonalvenöse Stauung kann in Abhängigkeit vom Kompensationsgrad auftreten.

### 45.5.6 Thallium-Myokardszintigraphie

25% der Patienten besitzen Anreicherungsdefekte in der Thalliummyokardszintigraphie, auch wenn die Herzkranzgefäße als unauffällig dargestellt werden können. Möglicherweise hat die koronare Mikroangiopathie für diesen Befund eine Bedeutung.

In der Radionuklidventrikulographie zeigt sich eine verzögerte diastolische Füllung und möglicherweise reduzierte Ventrikelvolumina. Bei Vorliegen eines Sinusrhythmus ist die atriale Kontraktion vermehrt und an der ventrikulären Füllung signifikant beteiligt. Über die Bedeutung der Positronemmissionstomographie liegen wenig Befunde vor. Die Fluor-18-Desoxyglukose-Aufnahme kann reduziert sein. Die Bedeutung dieses Befundes ist bisher nicht bekannt.

### 45.5.7 Magnetresonanztomographie

In der Regel reicht eine Echokardiographie zur Diagnosestellung aus. Bei komplexeren Fällen (z. B. Beteiligung der Herzspitze) kann eine magnetresonanztomographische Studie dazu geeignet sein, eine genauere morphologische Darstellung der Kardiomyopathie durchzuführen.

Die entscheidenden diagnostischen Befunde und Untersuchungstechniken sind in Tabelle 45-1 dargestellt.

## 45.6 Therapie

### 45.6.1 Medikamentöse Therapie

Die β-Blockertherapie vermindert über ihre negativinotropen Wirkungen den Ausflußtraktgradienten. Die Symptome bessern sich bei etwa 70% der Patienten. Bei Kontraindikationen können Kalziumantagonisten mit frequenzverlangsamender und negativ-inotroper Wirkung (typischerweise Verapamil) gegeben werden. Bei beiden Substanzklassen führt die Verminderung der Herzfrequenz zu einer Verlängerung der Diastole und kann somit die durch die diastolische Dysfunktion entstehende Symptomatik mildern.

Die Nachlastsenkung im Falle der Kalziumantagonisten ist bei fixierter Ausflußtraktbahnobstruktion möglicherweise gefährlich, da sie zu unvorhersehbaren Blutdruckabfällen führen kann. Klare Hinweise für eine prognostisch günstige Wirkung dieser Therapien existieren nicht (McKenna et al. 1980).

Durch die negativ-inotrope Wirkung kann außerdem eine Therapie mit Disopyramid versucht werden.

### 45.6.2 Operative Therapie

Die operative Therapie bleibt den Formen der hypertrophen Kardiomyopathie vorbehalten, die einen hohen Ausflußtraktgradienten mit ausgeprägter Obstruktion bei hochsymptomatischen Patienten aufweisen. Die Myektomie-Myotomieprozedur führt in 95% der Fälle zu einer signifikanten Reduktion des Ausflußtraktgradienten. Die Mitralinsuffizienz verbessert sich bei 70% der Patienten. Häufig wird allerdings eine Mitralklappenersatzoperation notwendig. Die operative Mortalität ist hoch und wird mit 2–5% in erfahrenen operativen Zentren beziffert.

### 45.6.3 Schrittmachertherapie

Die Implantation eines DDD-Schrittmachers kann über eine Optimierung der atrialen Füllung und über eine Veränderung der Erregung des linken Ventrikels (von apikal nach basal) eine deutliche Abnahme des linksven-

**Tabelle 45-1.** Diagnostik der hypertrophen Kardiomyopathie

| | | |
|---|---|---|
| **Auskultation:** | Systolisches Geräusch | – Valsalva ↑ |
| | | – Stehen ↑ |
| | | – Vasodilatation ↑ |
| | | – Hocken ↓ |
| | | – Vasokonstriktion ↓ |
| **Echokardiographie:** | Hypertrophie, Obstruktion | |
| | Mitralinsuffizienz, sekundäre LV-Dilatation | |
| **Katheteruntersuchung:** | Obstruktion | |
| | Druckgradient | – Valsalva |
| | | – inotrope Stimulation |
| | | – Brockenbrough-Phänomen |

**Abb. 45-6.** Schrittmachertherapie bei hypertropher obstruktiver Kardiomyopathie. Bei Umstellen des Schrittmachers auf AV-sequenzielle Stimulation ausgehend von einer Vorhofstimulation mit identischer Frequenz (120 Schläge/min) kommt es zu einem signifikanten Abfall des Druckgradienten

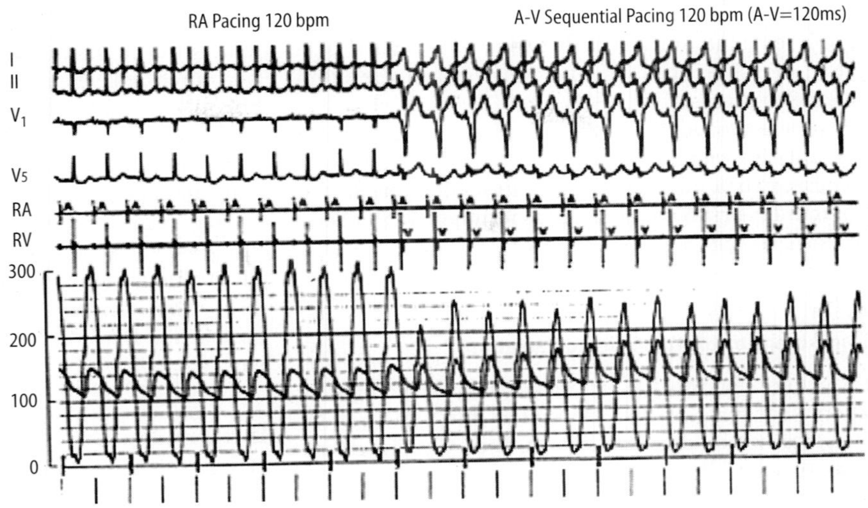


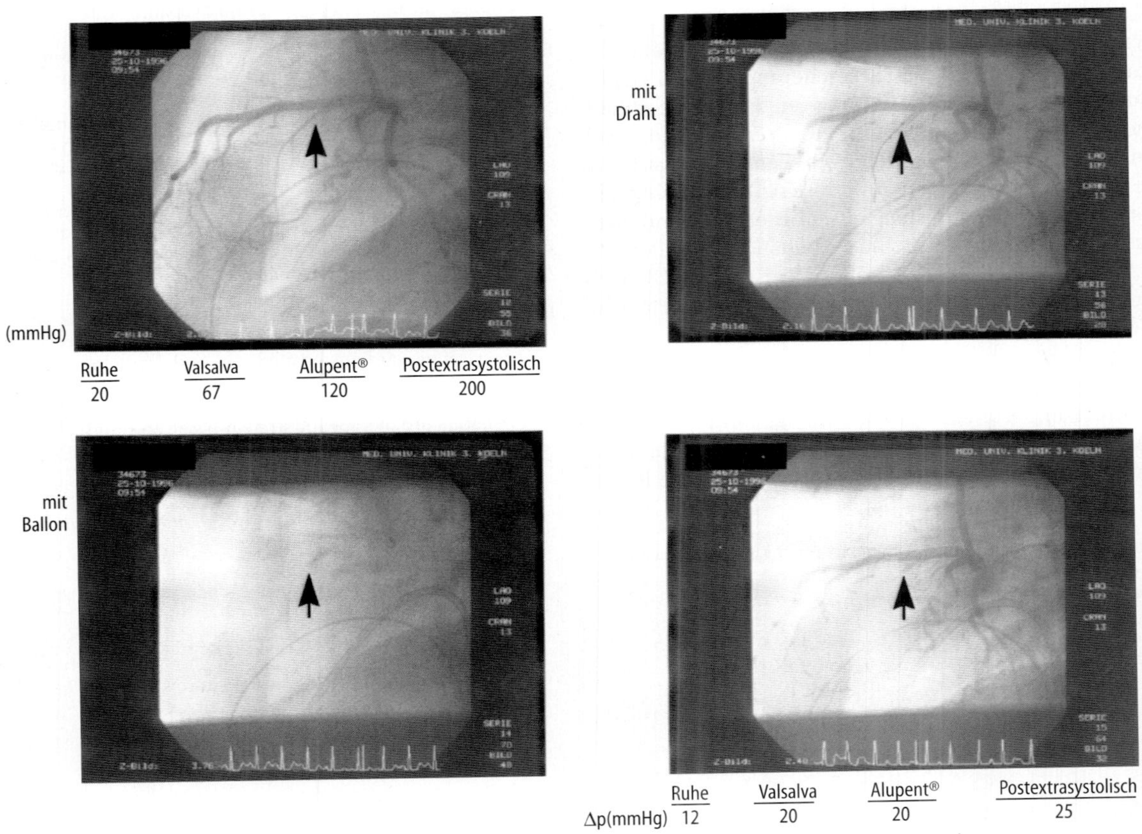


**Abb. 45-7.** Septalastokklussion mit Alkohol bei HOCM. Es ist zu sehen, daß mit einem Draht ein kräftiger Septalast sondiert wird. Nach Inflation eines kleinen Ballons wird Alkohol injiziert. Nach Zurückziehen des Katheters und des Ballons bleibt der Septalast verschlossen. Es kommt zu einer signifikanten Verminderung der unter Valsalva und Orciprenalin (Alupent) sowie der postextrasystolisch verstärkten Druckgradienten

trikulären Druckgradienten herbeiführen. Diese Effekte können akut auftreten (Abb. 45-6; Fananapazir et al. 1994); sie führen auch zu einer Verbesserung der klinischen Symptomatik.

Weitere prospektive Studien sind allerdings notwendig, um die eigentliche Bedeutung dieser Therapieform sicherzustellen, da neuere Studien die Bedeutung der früheren oder primären Schrittmacherimplantation stark in Frage stellen (Maron et al. 1999).

### 45.6.4 Transkutane myokardiale Septumablation

In letzter Zeit wurden interventionell kardiologische Therapien durchgeführt, bei denen durch die Sondierung des ersten oder von nachgeordneten kräftigen Septalästen diese durch Injektion von hochprozentigem Alkohol verschlossen werden. Akut und insbesondere auch im Verlauf konnten deutliche Reduktionen des Aortenklappenausflußtraktgradienten beobachtet werden (Sigwart 1995; Gleichmann et al. 1996).

Diese Prozedur führt in bis zu 20% der Fälle zur Notwendigkeit einer Schrittmacherapplikation. Deutliche symptomatische Verbesserungen durch eine Abnahme des Druckgradienten und eine Verminderung des linksventrikulären Remodelling im Langzeitverlauf wurden berichtet. Daten zur prognostischen Wirkung dieser Prozedur stehen bislang aus. Mittlerweile sind viele Patienten mit dieser Methode behandelt worden. In Deutschland besteht ein großes Register zur Überwachung der Patienten und zur endgültigen Beurteilung dieser Methode.

Abbildung 45-7 zeigt eine hypertrophe Kardiomyopathie vor und nach septaler Ablation. Der Ruhedruckgradient änderte sich um 8 mmHg, wohingegen die stimulierten Druckgradienten durch Valsalva-Manöver, Katecholamininjektion und postextrasystolische Potentierung wesentlich deutlicher reduziert waren. Idealerweise wird die Durchblutung der subvalvulären Obstruktion durch den entsprechenden Septalast echokardiographisch vor Einbringen von Alkohol kontrolliert, indem Echokontrastmittel in den Septalast selektiv injiziert wird. Möglicherweise handelt es sich hierbei um eine sinnvolle Therapie der Zukunft.

Weitere groß angelegte Studien, die insbesondere die Prognose einzelner Therapieverfahren bearbeiten, sind für die Zukunft notwendig. Eine Zusammenfassung der bisher angewandten Methoden zur Behandlung der hypertrophen Kardiomyopathie ist in Tabelle 45-2 aufgelistet.

## Literatur

Akasaka T, Yoshikawa J, Yoshida K (1994) Phasic coronary flow characteristics in patients with hypertrophic cardiomyopathy: A study by coronary doppler catheter. J Am Soc Echocardiogr 7: 9–19

Brush JE, Eisenhofer G, Garty M (1989) Cardiac norepinephrine kinetics in hypertrophic cardiomyopathy. Circulation 79: 836–844

Cannan CR, Reeder GS, Bailey KR (1995) Natural history of hypertrophic cardiomyopathy: A population based study, 1976 through 1990. Circulation 92: 2488–2495

Codd MB, Sugrue DD, Gersh BJ, Melton LJ (1989) Epidemiology of idiopathic dilated and hypertrophic cardiomyopathy: A population based study in Olmsted County, Minnesota. Circulation 80: 564–572

Davies MJ, McKenna WJ (1995) Hypertrophic cardiomyopathy; Pathology and pathogenesis. Histopathology 26: 493–500

Emanuel R, Withers R, OBrien K (1971) Dominant and recessive modes of inheritance in idiopathic cardiomyopathy. Lancet II: 1065–1067

Factor SM, Butany J, Sole MJ (1991) Pathological fibrosis and matric connective tissue in the subaortic myocardium of patients with hypertrophic cardiomyopathy. J Am Coll Cardiol 17: 1343–1351

Fananapazir L, Chang AC, Epstein Se, MCAreavey D (1992) Prognostic determinants in hypertrophic cardiomyopathy: Prognostic evaluation of a therapeutic strategy based on clinical, holter, hemodynamic and electrophysiological findings. Circulation 86: 730–740

**Tabelle 45-2.** Behandlung der hypertrophen Kardiomyopathie

| | | |
|---|---|---|
| **Medikamentös:** | • β-Blocker | – Frequenzverlangsamung |
| | | – Reduktion des Belastungsgradienten |
| | | – antiischämisch, negativ-inotrop |
| | • Ca-Antagonisten (Verapamil) | – Relaxationsverbesserung |
| | | – Frequenzverlangsamung |
| | | – negativ-inotrop |
| | • Amidaron | – bei Arrhythmien |
| **DDD-Schrittmacher:** | • Hochgradig symptomatisch (<10%) | |
| | • Gradientenreduktion bis 50% | |
| | • Symptomatisch, Effekte auf Prognose unsicher | |
| Chirurgisch: | • Myotomie/Myektomie | |
| Katheter interventionell: | • Alkoholokklusion von Septalästen | |
| Herztransplantation: | • bei Therapierefraktärität | |

Fananapazir L, Epstein ND, Curiel RV (1994) Long-term results of dual chamber (DDD) pacing in obstructive hypertrophic cardiomyopathy: Evidence for progressive symptomatic and hemodynamic improvement and reduction of left ventricular hypertrophy. Circulation 90: 2731–2742

Gleichmann U, Seggewiss H, Faber L (1996) Catheter treatment of hypertrophic cardiomyopathy. Dtsch Med Wochenschr 121: 679–685

Kawai C, Yui Y, Hoshino T (1983) Myocardial catecholamines in hypertrophic and dilated (congestive) cardiomyopathy: A biopsy study. J Am Coll Cardiol 2: 834–840

Lever HM, Karam RF, Currie PJ, Healy BP (1989) Hypertrophic cardiomyopathy in the elderly. Distinctions from the young based on cardiac shape. Circulation 79: 580–588

Lewis JF, Maron BJ (1989) Elderly patients with hypertrophic cardiomyopathy: A subset with distinctive left ventricular morphology and progressive clinical course late in life. J Am Coll Cardiol 13: 36–42

Maron BJ, Roberts WC (1979) Quantitative analysis of cardiac muscle cell disorganisation in the ventricular septum of patients with hypertrophic cardimyopathy. Circulation 59: 689–706

Maron BJ, Savage DD, Wolfson JK, Epstein SE (1981) Prognosis significance of 24 hour ambulatory electrocardiographic monitoring in patients with hypertrophic cardiomyopathy: A prospective study. Am J Cardiol 48: 252–257

Maron BJ, Wolfson JK, Epstein SE, Roberts WC (1986) Intramural („small vessel“) coronary artery disease in hypertrophic cardiomyopathy. I Am Coll Cardiol 8: 545

Maron BJ, Cecchi F, McKenna WJ (1994) Risk factors and stratification vor sudden death in patients with hypertrophic cardiomyopathy. Br Heart J 72: 13–18

Maron BJ, Peterson EE, Maron MS, Peterson JE (1994) Prevalence of hypertrphic cardiomyopathy in an outpatient referred for echocardiographic study. Am J Cardiol 73: 577–580

Maron BJ, Nishimura RA, McKenna WJ, Rakowski H, Josephson ME, Kieval RS (1999) Assessment of permanent dual-chamber pacing as a treatment for drug-refractory symptomatic patients with obstructive hypertrophic cardiomyopathy. Circulation 99: 2927–2933

McKenna WJ, Chetty S, Oakley CM, Goodwin JF (1980) Arrhythmia in hypertrophic cardiomyopathy: Exercise and 48 hour ambulatory electrocardiographic assessment with and without beta adrenergic blocking therapy. Am J Cardiol 45: 1–5

McKenna WJ, England D, Doi Y (1981) Arrhythmia in hypertrophic cardiomyopathy: 1. Influenza on prognosis. Br Heart J 46: 168–172

McKenna WJ, Deanfield J, Faruqui A (1981) Prognosis in hypertrophic cardiomyopathy: Role of age and clinical, electrocardiographic and haemodynamic features. Am J Cardiol 47: 532–538

Robinson K, Frenneaux MP, Stockins B (1990) Atrial fibrillation in hypertrophic cardiomyopathy: A longitudinal study. J Am Coll Cardiol 15: 1279–1285

Sigwart U (1995) Non-surgical myocardial reduction for hypertrophic obstructive cardiomyopathy. Lancet 346: 211–214

Spirito P, Maron BJ (1984) Patterns of systolic anterior motion of the mitral valve in hypertrophic cardiomyopathy: Assessment by two-dimensional echocardiography. Am J Cardiol 54: 1039–1046

Spirito P, Chiarella F, Carratino L (1989) Clinical course and prognosis of hypertrophic cardiomyopathy in an outpatients population. N Engl J Med 320: 749–755

Stafford WJ, Trohman RG, Bilsker M (1986) Cardiac arrest in an adolescent with atrial fibrillation and hypertrophic cardiomyopathy. J Am Coll Cardiol 7: 701–704

WHO (1996) Report of the 1995 World Health Organization/ International Society and Federation of Cardiology task force on the definition and classification of cardiomyopathies. Circulation 93: 841–842

Yamaguchi H, Ishimura T, Nishiyam S (1979) Hypertrophic nonobstructive cardiomyopathy with giant negative T-waves (apical hypertrophy): Ventriculographic and echocardiographic features in 30 patients. Am J Cardiol 44: 401–423

# Restriktive Kardiomyopathie

46

M. Böhm



Die restriktive Kardiomyopathie ist eher selten und zeichnet sich durch eine zunehmende Steifigkeit des Herzens mit Beteiligung des Myokards, des Intertitiums und des Endokards aus (Kushawa et al. 1997). Die Steifigkeit kann durch eine vermehrte endomyokardiale Fibrosierung, aber auch durch Einlagerung von Proteinen (z. B. Amyloid) bedingt sein. Das Ausmaß der hämodynamischen Beeinträchtigung korreliert nicht zwingend mit den histopathologisch beobachteten Veränderungen (Keren u. Popp 1992).

## 46.1 Funktionelle Charakteristika

Die funktionellen Charakteristika sind eine diastolische Dysfunktion, was auf einer eingeschränkten Compliance (Dehnbarkeit) des linken Ventrikels beruht. Die Folge ist ein rascher frühdiastolischer Druckabfall (Dip), der von einem schnellen mitt- bis enddiastolischen Druckanstieg (diastolisches Plateau) gefolgt ist. Hieraus ergibt sich in den Druckkurven aller Herzhöhlen ein diastolischer Druckangleich und ein charakteristischer Druckkurvenverlauf im Ventrikel, den man auch als „Dip-Plateauphänomen" oder „Square-root-Zeichen" bezeichnet (Abelmann u. Lorell 1989; Shabetai 1992).

Im Sinusrhythmus muß eine vermehrte Vorhoftätigkeit die eingeschränkte ventrikuläre Füllung kompensieren. Dementsprechend entwickelt sich rasch eine Dilatation der Vorhöfe (Child u. Perloff 1988). Bei Auftreten von Tachykardien ist die Diastole verkürzt. Somit kommt es wegen der mechanischen Beanspruchung der Vorhöfe bei körperlicher Belastung oder Auftreten von tachysystolischem Vorhofflimmern rasch zu einer Erhöhung der diastolischen Füllungsdrücke mit einem unmittelbaren Rückstau in die Lunge. Bei fortgeschrittenen Fällen tritt daher eine ausgeprägte Belastungsdyspnoe auf.

Tritt Vorhofflimmern auf, fehlt die Ventrikelfüllung durch die atriale Systole. Dies führt klinisch häufig zu einem Leistungsknick oder sogar zu einem akuten Lungenödem bei den betroffenen Patienten.

Da ohne Sinusrhythmus die ventrikuläre Füllung vom intrathorakalen Druck, d. h. Füllungsdruck des rechten Ventrikels, abhängt, kommt es häufig zu einem Pulsus paradoxus oder dem sog. Kussmaul-Zeichen; d. h. die Pulsamplitude variiert in Abhängigkeit von Inspirations- und Exspirationstiefe.

## 46.2 Basisdiagnostik

Durch technische Untersuchungen kann man die Diagnose am eindrücklichsten durch die Echokardiographie mit transmitralem Dopplerfluß stellen. Ein typisches Zeichen sind dilatierte Vorhöfe bei normal großen oder im Volumen verkleinerten Ventrikeln. Der transmitrale Fluß zeigt im Sinusrhythmus eine Aufhebung der a-Welle, d. h. der atrialen Füllung in der Spätdiastole. Neue Gewebsdopplertechniken werden zur Untersuchung der Myokardtextur erprobt.

Darüber hinaus kann über die Cine-Magnetresonanztomographie die Füllungseigenschaften des Ventrikels genau diagnostiziert werden. Die Dilatation der Vorhöfe bei normal großen Ventrikeln kann besonders eindrücklich sein. Ein typisches Beispiel für ein hochgradige idiopathische restriktive Kardiomyopathie zeigt die computertomographische Abb. 46-1.

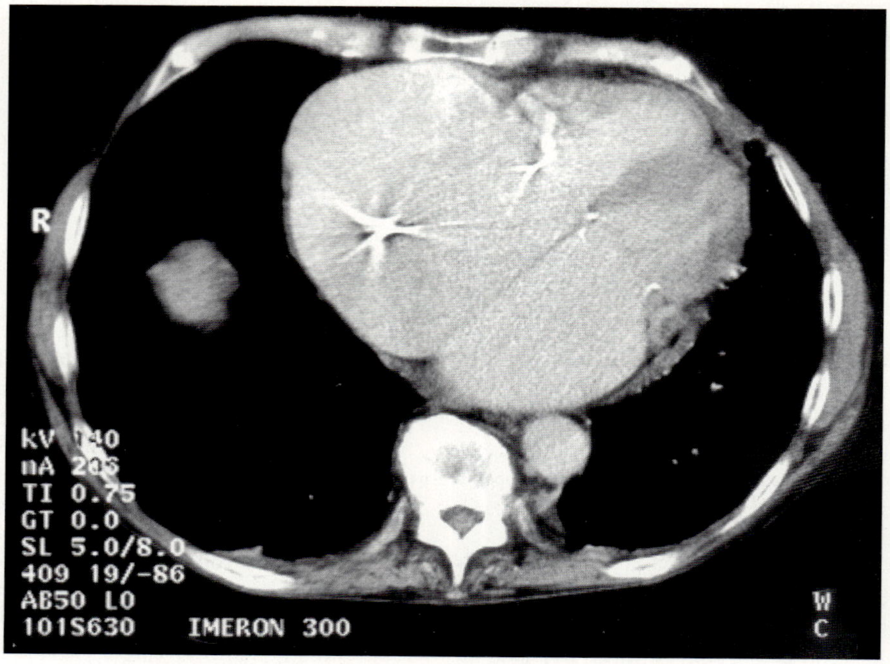


**Abb. 46-1.** Sagittalschnitt einer Computertomographie bei restriktiver Kardiomyopathie. Bemerkenswert sind die kleinen rechten und linken Ventrikel bei deutlich dilatierten linken und rechten Vorhöfen. Das Perikard ist nicht verdickt

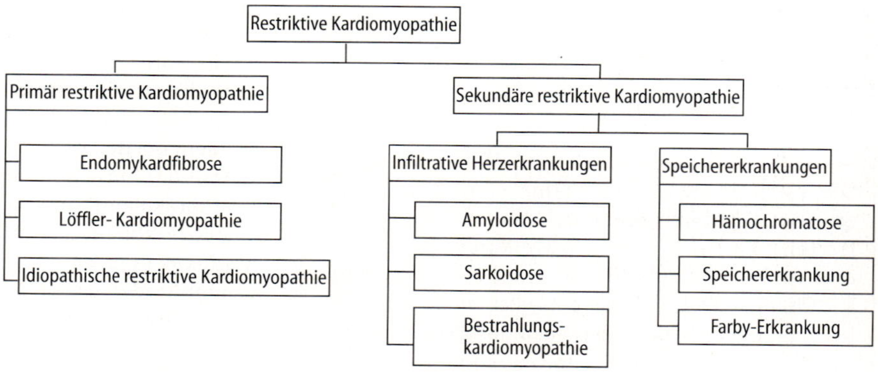


**Abb. 46-2.** Systematik der restriktiven Kardiomyopathien. Diese zeichnen sich v.a. durch die ventrikuläre Compliancestörung aus. Die Wanddicken können unverändert oder aber auch verdickt oder ausgedünnt sein. Eine systolische Pumpfunktionsstörung kann sekundär hinzutreten

## 46.3 Einteilungskriterien

Eine Gliederung verschiedener Typen der restriktiven Kardiomyopathie kann pathogenetisch erfolgen. Zu den primären restriktiven Kardiomyopathien zählen die idiopathische restriktive Kardiomyopathie, die Löffler-Kardiomyopathie, die Endomyokardfibrose sowie das hypereosinophile Syndrom. Bei den sekundären Formen unterscheidet man infiltrative Herzerkrankungen sowie Speichererkrankungen des Herzens.

Zu den infiltrativen Herzerkrankungen zählen die Amyloidose, die Sarkoidose und die Bestrahlungskardiomyopathie. Letztere ist der Folgezustand nach einer Strahlenperimyokarditis durch hohe Strahlendosen, wie sie früher in den Onkologie verwandt wurden. Zu den Speichererkrankungen zählen die Hämochromatose, Glykogenspeichererkrankung und der M. Fabry (Abb. 46-2).

## 46.4 Primäre restriktive Kardiomyopathien

### 46.4.1 Idiopathische restriktive Kardiomyopathie

Die primäre, idiopathische restriktive Kardiomyopathie ist durch eine normale systolische Pumpfunktion mit normaler Größe der Herzhöhlen, eine Dilatation der Vorhöfe und ein restriktives Füllungsverhalten charakterisiert. In der Lichtmikroskopie zeigt sich eine ausgeprägte interstitielle Fibrose (McManus et al. 1981). Diese Befunde können allerdings variieren. Die Fibrose kann ubiquitär im Myokard sowie auch fokal auftreten. !

**Vorkommen**

In der Regel handelt es sich bei der idiopathischen restriktiven Kardiomyopathie um eine sporadische Erkrankung. Es ist allerdings auch eine familiäre Häufung beschrieben worden. Eine Assoziation zu einer distalen Myopathie mit AV-Blockierung wurde in 5 Generationen einer italienischen Familie beschrieben (Kushawa et al. 1997; Katritsis et al. 1991; Fitzpatrick et al. 1990).

Bei Kindern ist die Prognose schlechter als bei Erwachsenen. Die Erkrankung ist häufiger bei Mädchen als bei Jungen (Lewis 1992; Cetta et al. 1995).

**Diagnostik**

Die Diagnose wird durch die Dopplerechokardiographie und die Herzkatheterisierung gestellt. Die Dopplerechokardiographie ergibt ein restriktives Füllungsmuster im transmitralen Dopplerflußprofil. Die Herzkatheteruntersuchung ist gekennzeichnet druch einen diastolischen Druckangleich in allen Herzhöhlen mit einem typischen Dip-Plateauphänomen. Die Myokardbiopsie zeigt eine Myokardhypertrophie und eine interstitielle Fibrose. Dieser Befund kann variabel sein. Dementsprechend dient die Myokardbiopsie eher dem Ausschluß anderer Erkrankungen, insbesondere dem von Speichererkrankungen, als daß sie in der primären Diagnostik der restriktiven Kardiomyopathie hilfreich wäre.

### 46.4.2 Löffler-Endomyokardfibrose

Die Löffler-Endomyokardfibrose (Endocarditis parietalis fibroplastica) ist durch eine ausgedehnte Verdickung und Fibrosierung des linksventrikulären Endokards charakterisiert. Oft tritt sie mit einer Prädilektionsstelle an der Herzspitze auf. Sie wird als eine Untergruppe des hypereosinophilen Syndroms angesehen.

**Symptomatik**

Die klinische Symptomatik zeichnet sich durch die einer Stauungsherzinsuffizienz aus. Das klinische Bild weist große Überschneidungen zu anderen Formen der restriktiven Kardiomyopathie bzw. der konstriktiven Perikarditis mit Tachykardie und Stauung der Leber inklusive Milzvergrößerung sowie serösen Pleuraergüssen und peripheren Ödemen auf. Charakteristisch ist eine konstante Erhöhung der Eosinophilen im Blut (1500 Eosinophile/mm$^3$). Andere Ursachen der Eosinophilie müssen ausgeschlossen werden.

**Pathogenese**

Pathogenetisch wird die Eosinophilie mit einer Protozoen- oder Parasiteninfektion, mit Malignomen (insbesondere Leukämien) oder allergischen Erkrankungen und Autoimmunprozessen in Verbindung gebracht. Das eosinophile Myalgiesyndrom ist durch eine Eosinophilie sowie eine restriktive Kardiomyopathie gekennzeichnet. Dies spricht für eine pathogenetische Rolle der Eosinophilen und den aus ihnen freigesetzten Mediatoren bei der Entstehung dieser Erkrankung.

**Vorkommen**

Die Löffler-Endokarditis tritt auf der ganzen Welt auf. Sie ist häufig bei Männern, auch bei unter 50jährigen.

**Therapie**

Die Therapie beschränkt sich auf eine symptomatische Behandlung der diastolischen Herzinsuffizienz. Steroide können wirksam sein. Eine chirurgische Therapie ist den späteren Stadien vorbehalten, die mit schweren fibrotischen Veränderungen einhergehen. Weitere Therapieversuche mit Sulfonylharnstoff und Interferon wurden bei geringen Patientenzahlen durchgeführt (Berger et al. 1994; Weller u. Bubley 1994; Felice et al. 1993).

### 46.4.3 Hypereosinophiles Syndrom

Neben der Löffler-Endokarditis gibt es ein hypereosinophiles Syndrom, das insbesondere in Afrika und äquatorialen Ländern verbreitet ist. Dies ist möglicherweise ein mit der Löffler-Endokarditis verwandtes Krankheitsbild und zeichnet sich ebenfalls durch eine persistierende Eosinophilie, durch den myokardialen Endorganschaden sowie den Ausschluß einer anderen die Eosinophilie verursachenden Erkrankung (z. B. Aspergillose, Churg-Strauss-Syndrom) aus.

**Pathogenese**

Sowohl die Endomyokarderkrankung beim eosinophilen Syndrom wie auch die Löffler-Endokarditis sind wahrscheinlich Unterformen einer gleichen oder sehr ähnlichen Erkrankung. Eosinophile setzen toxische Produkte frei, die möglicherweise einen Endothelschaden am Endokard hervorrufen. Ein Kandidat, der als auslösendes Agens in Frage kommt, ist ein basisches Protein. Dieses verursacht sowohl die Fibrose sowie auch oft thrombotische Auflagerungen (Parillo 1990; Spyrou u. Fouale 1994).

**Vorkommen**

Die Erkrankung ist bei Männern häufiger als bei Frauen (9:1). Sie kommt bei Kindern vor und ist am häufigsten im 5. Lebensjahrzehnt.

**Klinik**

Beim hypereosinophilen Syndromen sind die Organe in der in Tabelle 46-1 genannten Häufigkeit betroffen.

In etwa 75% der Fälle kommt es zum Bild einer restriktiven Kardiomyopathie. Klappeninsuffizienz wie Mitralinsuffizienzen und gelegentlich eine Trikuspidalinsuffizienz sind häufig. Neben der Endokardfibrose liegen häufig thrombotische Auflagerungen an den Herzinnenwänden vor. Diese betreffen sowohl den Vorhof als auch den Ventrikel.

**Tabelle 46-1.** Häufigkeit des beim hypereosinophilen Syndromen Organbefalls

| Organ | Häufigkeit [%] |
|---|---|
| Herz | 93 |
| Haut, Muskulatur | 64 |
| Nervensystem | 54 |
| Leber, Lunge, Magen-Darm-Trakt | 43 |
| Nieren | 36 |

## 46.5 Sekundäre restriktive Kardiomyopathien – infiltrative Formen

### 46.5.1 Amyloidose

! Bei der kardialen Amyloidose handelt es sich um die restriktive Erkrankung des Herzens, die in Kliniken mit immunologisch-onkologischem Schwerpunkt häufig vorkommen können.

#### ■ Ätiologie und Pathogenese

Bei den systemischen Amyloidosen ist das Herz in der pathologischen Untersuchung fast immer betroffen gewesen, obwohl eine klinisch manifeste Kardiomyopathie nur bei 1/3 der Patienten auftritt (Gertz u. Kyle 1991). Andere Manifestationen finden sich an der Niere im Sinne eines nephrotischen Syndroms, einer peripheren Neuropathie sowie einer Hypotension. Die primäre kardiale Amyloidose (AL-Typ) bildet Fibrillen, die aus κ- oder λ-Immunoglobulinleichtketten zusammengesetzt sind. Die sekundäre Amyloidose (AA-Typ) am Herzen ist eher selten.

Bei der familiären Amyloidose kommt es zu einer Mutation eines Präalbuminproteins (Transthyretin). Es sind zahlreiche Mutationen beschrieben (Saraiva 1995). Bei der primär kardialen Beteiligung kommt es in 50% der Fälle zum Tod durch Herzinsuffizienz oder Arrhythmien.

#### ■ Klinik

Am häufigsten ist als Erstmanifestation eine diastolische Herzinsuffizienz mit dem sog. Syndrom des „steifen Herzens“ beobachtet worden. Diese rührt von den Amyloideinlagerungen her. Die Diagnose wird durch das restriktive Füllungsmuster des linken Ventrikels bei der Dopplerechokardiographie gestellt. In der Herzkatheteruntersuchung zeigt sich ein Dip-Plateauphänomen oder ein Square-root-Zeichen.

Pektangiforme Beschwerden können durch eine Verlegung distaler Koronararterien durch Amyloid betroffen sein. Die orthostatische Hypotonie, die in 10–15% der Fälle beobachtet wird, entsteht einerseits durch die Unfähigkeit des Herzens, bei Abnahme von Vor- und Nachlast das Schlagvolumen zu steigern und andererseits durch eine oft vorliegende autonome Neuropathie.

#### ■ Diagnostik

Neben der Primärdiagnostik kann die Dopplerechokardiographie Hinweise auf die Prognose liefern. Bei einer frühdiastolischen Füllungszeit, ermittelt durch den transmitralen Dopplerfluß von <150 ms, ist die Prognose schlechter als bei einem Wert von >150 ms (Einjahresüberlebenswahrscheinlichkeit 49% gegenüber 92%, p<0,01; Klein et al. 1991). Diese Werte spiegeln möglicherweise die Erhöhung des Füllungsdruckes und somit die Steifigkeit des Ventrikels wider.

Durch die Myokardbiopsie kann der Amyloidtyp genau klassifiziert werden und die Diagnose morphologisch objektiviert werden. Die Magnetresonanztomographie erlaubt die Beurteilung und den Verlauf der Wanddicken und die Differentialdiagnose zur Endomyokardfibrose mit fehlender Verdickung des Endokards.

#### ■ Therapie

Die Therapie beinhaltet die optimale Behandlung der diastolischen Herzinsuffizienz. Weitere Therapieversuche wurden mit Melphalan, Prednison und Colchicin durchgeführt (Skinner et al. 1996; Kyle et al. 1997). Die Ergebnisse mit den Substanzen waren besser als die mit Colchicin. Interferon zeigte keine Wirkung (Kyle et al. 1993). Die Hochdosistherapie mit Dexamethason zusammen mit Interferon α wird z. Z. in großen Studien untersucht (Chidiac et al. 1996).

Die Transplantation ist generell nicht empfohlen, da eine Amyloidose eine Systemerkrankung ist, die selbst bei Herztransplantation in anderen Organen fortschreiten kann. Einige kasuistische Berichte mit gutem klinischem Erfolg liegen allerdings vor.

Klinisch interessant ist die erhöhte Sensitivität des Herzens mit Amyloidose für Digoxin. Es wurde angenommen, daß die Digoxinbindung an Amyloidfibrillen verstärkt ist. Ebenso wird eine ausgeprägte negativ-inotrope Wirkung von Kalziumkanalblockern (Verapamil, Nifedipin) beobachtet. Auch wurde eine verstärkte Bindung an das Amyloid im Herzen angeschuldigt.

Zu beachten ist allerdings, daß eine Nachlastsenkung oft zu Blutdruckabfällen führen kann, da durch die Füllungsbehinderung der versteiften Ventrikel in der Situation der peripheren Vasodilatation das Schlagvolumen nicht adäquat gesteigert werden kann. Eine Schrittmacherimplantation muß beim Auftreten des AV-Blocks überdacht werden. Der Erhalt des Sinusrhythmus ist wichtig, um eine optimale Füllung des versteiften linken Ventrikels durch die Vorhofkontraktion zu ermöglichen.

### 46.5.2 Kardiale Sarkoidose

! Beim M. Boeck finden sich in etwa 20% der Fälle epitheloidzellige Granulome im Herzen. Die klinische Manifestation ist abhängig vom Ausmaß des granulomatösen Umbaus des Herzens.

Eine Herzinsuffizienz ist eher in seltenen Fällen die Todesursache. Häufiger sind dagegen akute Rhythmusstörungen wie Ventrikeltachykardien oder AV-Blockierungen. Bei ausgeprägter Myokardbeteiligung kann es in etwa 17% der Fälle zu einem akuten Herztod durch ein Rhythmusereignis kommen.

**Diagnostik**

Dementsprechend zeigen sich im EKG:

- Verlängerung des AV-Intervalls,
- variable AV-Blockierungen und Schenkelblöcke,
- T-Negativierungen (oft mit einem Myokardinfarkt im Übergangsstadium zu verwechseln),
- Vorhofflimmern oder pathologische Q-Zacken (Sharma et al. 1993).

Neben dem EKG kann die Echokardiographie Hinweise auf das Vorliegen einer kardialen Beteiligung beim M. Boeck liefern. Es kommt zu einer Einschränkung der systolischen oder diastolischen Funktion sowie zu regionalen Wandbewegungsstörungen. Perikardergüsse können auftreten. Bei ausgedehnter pulmonaler Sarkoidose mit interstitieller Fibrose und Rechtsherzbelastung ist der rechte Ventrikel meist dilatiert.

Durch die Magnetresonanztomographie können gelegentlich Myokardareale mit größerer Dichte (granulomatöser Umbau) diagnostiziert werden. In der Thallium-Myokardszintigraphie zeigt sich ein fleckhaftes Aufnahmemuster des Radiopharmazeutikums.

Die endgültige Diagnose kann durch die Endomyokardbiopsie gestellt werden. Ist diese negativ, schließt der Befund allerdings eine kardiale Sarkoidose nicht aus, da die Biopsie in einem nicht betroffenen Myokardareal entnommen sein könnte.

Der Nachweis einer kardialen Amyloidose sollte die aggressive Therapie der Grunderkrankung nach sich ziehen. Bei Herzinsuffizienz sind die üblichen Herzinsuffizienztherapeutika angebracht. Die Implantation eines Defibrillators kann zur Verhinderung des plötzlichen Herztodes sinnvoll sein.

## 46.6 Sekundäre restriktive Kardiomyopathien – Speichererkrankungen

### 46.6.1 Hämochromatose

Die Eisenspeichererkrankung betrifft Herz, Pankreas, Leber, Keimzellen und Haut. Die primäre idiopathische Hämochromatose ist eine autosomal-rezessiv vererbte Erkrankung mit einer Mutation des menschlichen Leukozytenantigens auf Chromoson 6. Sekundäre Hämochromatoseformen entstehen durch eine exogene Eisenüberlastung, z. B. durch multiple Bluttransfusionen mit erheblich gesteigerten Umsatz von Erythrozyten (z. B. bei Thalassämie), eine ineffektive Erythropoese und seltene Hämoglobinsynthesestörungen. Eisen wird im gesamten Herzen inklusive der Vorhöfe gespeichert.

Diese Eisenspeichererkrankung führt neben einer restriktiven Füllungsstörung häufig zu einer dilatativen Kardiomyopathie mit verdickten Wänden. Das Ausmaß der kardialen Beteiligung korreliert unmittelbar mit der Menge des eingelagerten Eisens (Cecchetti et al. 1991).

Das klinische Bild der Myokardbeteiligung bei Hämochromatose beinhaltet die Symptome einer Kardiomyopathie mit den typischen Veränderungen in der Echokardiographie und im EKG.

Bei Auftreten einer ausgeprägten systolischen Dysfunktion ist die Prognose meist schlecht. Im Labor fällt ein erhöhtes Ferritin sowie ein erhöhtes Verhältnis zwischen den Plasmaeisenkonzentrationen und der Gesamteisenbindungskapazität auf. Die Ausscheidung von Eisen im Urin ist erhöht.

Therapie der Wahl ist die Gabe von Desferrioxamin. Die Eisenausscheidung kann im Urin gemessen werden. Interessanterweise kann die Pumpfunktionsstörung partiell und manchmal auch komplett durch eine negative Eisenbilanz verbessert werden (Ruvers et al. 1997).

Eine Herztransplantation oder auch eine kombinierte Herz-Leber-Transplantation ist bei verzweifelten Fällen unternommen worden. Bei Vorliegen einer Herzinsuffizienz ist selbstverständlich die übliche medikamentöse Therapie nicht zu vernachlässigen.

### 46.6.2 Glykogenspeichererkrankungen

Glykogenspeichererkrankungen sind seltene Erkrankungen, die in der Regel autosomal-rezessiv vererbt werden und bei denen es zu einer Ablagerung von Glykogen im Herzen und im Skelettmuskel kommt. Bei der Pompe-Erkrankung (Glykogenose Typ II) und der Cori-Erkrankung (Glykogenose Typ III) kommt es zu einer kardialen Beteiligung mit einer Ablagerung von Glykogen im Herzen. Die Echokardiographie zeigt verdickte Wände, die einer hypertrophen Kardiomyopathie sehr ähnlich sein können. Eine linksventrikuläre Hypertrophie wird elektrokardiographisch beobachtet. Eine Myokardbiopsie mit Bestimmung von Enzymaktivitäten kann die Diagnose sichern, insofern sie nicht bereits aus der quergestreiften Muskulatur bzw. der Skelettmuskulatur gestellt wird. Die Therapie ist die symptomatische Therapie der diastolischen Herzinsuffizienz.

### 46.6.3 Fabry-Erkrankung

Der M. Fabry ist eine Glykolipidspeicherkrankheit, die auf dem Mangel des Enzyms $\alpha$-Galaktosidase beruht. Es handelt sich um eine X-chromosomal-rezessiv vererbte

Erkrankung. Dementsprechend ist die Erkrankung besonders häufig und stark ausgeprägt bei Männern, wohingegen Frauen nur mildere Symptome erleiden oder klinische unauffällige Träger der Mutation sind.

Die Ursache ist die Speicherung des in Zellmenbranen vorkommenden Strukturlipoides (Ceramidtrihexoid) zunächst in Lysosomen und später im Zytoplasma. Diese Substanz kann als pathologische Glykolipoidablagerung im Herzen, der Haut, der Niere sowie in glatten Muskelzellen anderer Organe nachgewiesen werden. An der Haut zeigt sich ein sog. Angiokeratoma chronicum diffusum. Am Auge kann mittels Spaltlampe eine Cornea verticilata diagnostiziert werden. Isolierte Beteiligungen des Herzens sind beschrieben.

Die Myokardbiopsie beweist die kardiale Beteiligung. Eine verminderte Aktivität der Plasma-α-Galaktosidase-A-Aktivität kann insbesondere bei den Formen mit ausschließlicher Beteiligung des Herzens gemessen werden (von Scheidt et al. 1991).

### 46.6.4 Gaucher-Erkrankung

Es handelt sich um eine seltene Erkrankung mit einer Defizienz der β-Glykosidase. Folge ist eine Speicherung von Zerebrosiden im Herzen, der Leber, der Milz, des Knochenmarks, der Lymphknoten und des Gehirns. Myokardiale interstitielle Ablagerung des Zerebrosids führen zu einer diastolischen Dysfunktion. Auch Herzklappen können beteiligt sein.

### 46.6.5 Hoyer-Erkrankung

Bei Hoyer-Erkrankung liegt eine autosomal-rezessiv vererbte Erkrankung des Mukopolysaccharidstoffwechsels vor. Das Enzym α-Idoronidase in den Lysosomen verschiedener Zellen ist nur in verminderter Aktivität vorhanden. Dementsprechend füllen sich diese Zellen mit Mukopolysacchariden. Das typische Hoyer-Syndrom zeigt Kleinwüchsigkeit, Korneatrübungen, eine typische Gesichtsstruktur sowie eine kardiale Beteiligung. Letztere besteht in Klappeninsuffizienzen insbesondere der Mitral- und Aortenklappe, einer eingeschränkten systolischen Pumpfunktion, einer niedrigen Voltage im EKG bei echokardiographisch zu diagnostizierenden verdickten Wänden. Eine vorzeitige Neigung zu einer koronaren Herzkrankung wurde beschrieben (Gross et al. 1988).

## Literatur


Abelmann WH, Lorell BH (1989) The challenge of cardiomyopathy. J Am Coll Cardiol 13: 1219–1239

Arnold M, McGuire L, Lee JC (1988) Loefflers fibroplastic endocarditis. Pathology 20: 79–82

Berger PB, Duffy J, Reeder GS et al. (1994) Restrictive cardiomyopathy associated with the eosinophilia-myalgia syndrome. Mayo Clin Proc 69: 162–165

Cecchetti G, Binda A, Piperno A et al. (1991) Cardiac alterations in 36 consecutive patients with idiopathic hemochromatosis: polygraphic and echocardiographic evaluation. Eur Heart J 12: 224–230

Cetta F, OLeary PW, Seward JB, Driscoll DJ (1995) Idiopathic restrictive cardiomyopathy in childhood: diagnostic features and clinical course. Mayo Clin Proc 70: 634–640

Chidiac TA, Bukowski RM, Klein AL et al. (1997) High dose intensive dexamethasone and interferon-alpha in primary amyloidosis: clinical resulta. Am Soc Clin Oncol: V16–12a

Child JS, Perloff JK (1988) The restrictive cardiomyopathies. Cardiol Clin 6: 289–316

Fausi AS, Harley JB, Roberts WC et al. (1982) The hypereosinophilic syndrome: clinical pathophysiologic, and therapeutic considerations. Ann Intern Med 97: 78–92

Felice PV, Sawicki J, Anto J (1993) Endomyocardial disease and eosinophilia. Angiology 44: 869–874

Fitzpatrick AP, Shapiro LM, Richards AF, Poole-Wilson PA (1990) Familial restrictive cardiomyopathy with atrioventricular block and skeletal myopathy. Br Heart J 63: 114–118

Gertz MA, Kyle RA (1991) Secondary systemic amyloidosis: Response and survival in 64 patients. Medicine (Baltimore) 70: 246–252

Gross DM, Williams JC, Caapriolo C et al. (1988) Echocardiographic abnormalities in the mucopolysaccharide storage diseases. Am J Cardiol 61: 170–176

Katritsis D, Wilmshurst PT, Wendon JA et al. (1991) Primary restrictive cardiomyopathy: clinical and pathologie characteristics. J Am Coll Cardiol 18: 1230–1235

Keren A, Popp RL (1992) Assignment of patients into the classification of cardiomyopathies. Circulation 86: 1622–1633

Klein AL, Hatle LK, Taliercio CP et al. (1991) Prognostic significance of doppler measures of diastolic function in cardiac amyloidosis. A doppler echocardiography study. Circulation 83: 808–816

Kushawa SS, Fallon JT, Fuster V (1997) Restrictive Cardiomyopathy. N Engl J Med 336: 267–276

Kyle RA, Gertz MA, Greipp PR et al. (1997) A trial of three regimens for primary amyloidosis: colchicine alone, melphalan and prednisone, and melphalan, prednisone and colchicine. N Engl J Med 336: 1202–1207

Kyle RA, Gertz MA, Greipp PR et al. (1993) Phase II trial of recombinant interferon alfa-2 in the treatment of primary systemic amyloidosis. Am J Hematol 44: 125–128

Leung DY, Klein AL (1997) Restrictive cardiomyopathy. Diagnosis and progrostic implications. In: Otto CM (ed) Practice of clinical echocardiography. Saunders, Philadelphia

Lewis AB (1992) Clinical profile and outcome of restrictive cardiomyopathy in children. Am Heart J 123: 1589–1593

Mc Manus BM, Bren GB, Robertson EA (1981) Hemodynamic cardiac constriction without anatomic myocardial restriction or pericardial constriction. Am Heart J 102: 134–136

Olsen EGJ, Spry CFJ (1985) Relation between eosinophilia and endomyocardial disease. Prog Cardiovasc Dis 27: 241–254

Parillo JE (1990) Heart disease and the eosinophil. N Engl J Med 323: 1560–1561

Ruvers H, Garrahy P, Robinson W, Murphy A (1987) Reversible cardiac dysfunction in hemochromatosis. Am Heart J 113: 216–217

Saraiva MJ (1995) Transthyretin mutations in health and disease. Hum Mutat 5: 191–196

Shabetai R (1992)Controversial issues in restrictive cardiomyopathy. Postgrad Med J 68: 47–51

Sharma OP (1994) Myocardial sarcoidosis. A wolf in sheeps clothing (editorial; comment). Chest 106: 988–990

Skinner M, Anderson JJ, Simms R et al. (1996) Treatment of 100 patients with primary amyloidisis; a randomized trial of melphalan, prednisone, and colchicine vs. colchicine alone. Am J Med 100: 290–298

Spyrou N, Foale R (1994) Restrictive cardiomyopathies. Curr Opin Cardiol 9: 344–348

von Scheidt W, Eng CM, Fitzmaurice TF et al. (1991) An atypical variant of Fabrys disease with manifestation confined to the myocardium N Engl J Med 324: 395–399

Weller PF, Bubley GJ (1994) The idiopathic hypereosinophilic syndrome. Blood 83: 2759–2779

# Dilatative Kardiomyopathie

47

M. Böhm



Die dilatative Kardiomyopathie ist durch eine Dilatation und eingeschränkte systolische Funktion eines oder beider Ventrikel gekennzeichnet. Meistens finden sich auch dilatierte Vorhöfe. Nach der WHO-Klassifikation (Richardson et al. 1996) handelt es sich um eine eigene Klasse der Kardiomyopathien, die von den spezifischen Kardiomyopathien unterschiedlicher Genese sowie den phänotypisch anderen Kardiomyopathieformen wie hypertropher und restriktiver Kardiomyopathie abgegrenzt wird.

In fortgeschrittenen Stadien kann es zu einer Verdünnung der Herzwände kommen. Die gesamte Herzmuskelmasse ist allerdings oft erhöht. Bei Zunahme der Herzmuskelmasse und nicht veränderter, nur gering verdickter oder sogar verminderter Wanddicke spricht man von einer exzentrischen Myokardhypertrophie. Die letztere ist nicht spezifisch für die dilatative Kardiomyopathie, sondern kann auch bei spezifischen Kardiomyopathien mit sekundär entstandener Dilatation auftreten wie z. B. ischämischer Kardiomyopathie als Folge einer koronaren Herzkrankheit.

## 47.1 Epidemiologie

Das typische Alter, in dem sich die dilatative Kardiomyopathie manifestiert, liegt zwischen 20 und 50 Jahren. Es können allerdings auch ältere Menschen und sogar Kinder betroffen sein. Die Inzidenz liegt zwischen und 5 und 10 Erkrankungen pro 100.000 Einwohner. Aufgrund der zunächst milden Symptomatik bei morphologisch bereits vorliegender dilatativer Kardiomyopathie ist die Dunkelziffer allerdings sehr hoch, und man muß von höheren Erkrankungszahlen ausgehen.

## 47.2 Ätiologie

Zu den Faktoren, die die Progression der linksventrikulären Dilatation begünstigen können, zählen ein schlecht eingestellter Blutdruck, Alkoholabusus und andere infektiöse oder immunologische Mechanismen, die in ihrer Bedeutung noch nicht vollständig aufgeklärt sind. Die eigentliche Ursache der dilatativen Kardiomyopathie ist oft nicht geklärt. Man muß allerdings davon ausgehen, daß sich zahlreiche z. T. genetische (s. auch Kapitel 44: Genetische und molekularbiologische Aspekte primärer Kardiomyopathien) oder exogene Kofaktoren beim Entstehen und Voranschreiten der Erkrankung zusammenwirken können.

## 47.3 Pathomorphologie

Die makroskopische Pathologie zeigt in der Regel eine Dilatation aller 4 Herzkammern. Hiervon sind insbesondere die Ventrikel zuerst und ausgeprägter betroffen als die Vorhöfe. Die ventrikuläre Wanddicke kann mild hypertrophiert, normal oder sogar reduziert sein. Dies entspricht einer Erhöhung des Volumen-Wand-Indexes. Hinweise für eine bedeutsame Beteiligung von Klappenläsionen einer koronaren Herzkrankheit oder von Perikarderkrankungen finden sich nicht.

Histologisch zeigt sich eine ausgeprägte interstitielle und perivaskuläre Fibrose. Vereinzelt können entzündliche Zellen vorhanden sein. Dies kann auf eine pathogenetische Rolle einer persistierenden Virusmyokarditis hinweisen (s. auch Kapitel 49 und 52). Alles in allem sind die histologischen Veränderungen eher unspezifisch und können sich auch bei ischämischer Kardiomyopathie mit langjährigen Minderperfusionen und diffuser Koronarsklerose finden. Eine spezifische morphologische Diagnose ist aufgrund einer Myokardbiopsie deshalb nur selten zu stellen.

## 47.4 Klinik

Auf dem Boden einer systolischen Funktionsstörung bei dilatiertem linkem Ventrikel findet sich in der Regel eine chronische Herzinsuffizienz. Die Erstmanifestation zeigt sich dementsprechend häufig an einer links-, rechts- oder biventrikulären Dekompensation mit Lungenödem oder peripheren Ödemen.

Der plötzliche Herztod kann das Erstsymptom einer dilatativen Kardiomyopathie mit höhergradiger Einschränkung der Pumpfunktion sein. Auch thromboembolische Komplikationen sind häufig. Diese entstehen durch ventrikuläre Thromben oder durch das häufige Auftreten eines intermittierenden Vorhofflimmerns.

Nach Rekompensation ist die typische Therapie der chronischen Herzinsuffizienz stadiengerecht einzusetzen (s. Sektion V, Chronische Herzinsuffizienz, Kapitel 28–31). Akute Dekompensationen bei bekannter dilatativer Kardiomyopathie und chronischer Herzinsuffizienz kommen häufig durch eine nicht zuverlässige Medikamenteneinnahme oder durch andere Komorbiditätsfaktoren wie Hyperthyreose, Anämie, Infektionen und nutritiv-toxische Faktoren wie Alkoholabusus zustande.

Da eine interstitielle Myokardfibrose vorliegt, ist nicht nur die systolische Funktionsstörung sondern auch die Compliancestörung (restriktive Komponente) bei der klinischen Symptomatik, insbesondere im Falle eines Rückwärtsversagens mit Ödemen, bedeutsam (s. Sektion V, Chronische Herzinsuffizienz, Kap. 28–31).

## 47.5 Diagnostik

! Die Diagnostik der dilatativen Kardiomyopathie ist im wesentlichen eine Ausschlußdiagnostik. Grundsätzlich wird nach akuter Dekompensation die Ausschluß- und Nachweisdiagnostik der chronischen Herzinsuffizienz angewandt (s. Sektion V, Chronische Herzinsuffizienz, Kapitel 28–31).

### 47.5.1 Echokardiographie

Die Echokardiographie hat einen besonders hohen Stellenwert, da die Ventrikeldilatation sowie die Dilatation der Vorhöfe direkt nachgewiesen werden kann. Relative Klappeninsuffizienzen (insbesondere relative Mitralinsuffizienz) können leicht und schnell dopplerechokardiographisch diagnostiziert werden.

### 47.5.2 Herzkatheteruntersuchung

Diese Untersuchung schließt insbesondere bei Patienten mit typischen oder untypischen Thoraxschmerzen eine koronare Herzerkrankung aus. Die meisten Patienten mit eingeschränkter Pumpfunktion und Verdacht auf dilatative Kardiomyopathie sollten sich dementsprechend einer Koronarangiographie unterziehen, um die Möglichkeit, durch eine Revaskularisierung eine Verbesserung der systolischen Pumpfunktion zu schaffen, nicht zu verpassen.

### 47.5.3 Myokardbiopsie

Eine Myokardbiopsie hat insbesondere dann Sinn, wenn Speichererkrankungen oder entzündliche Erkrankungen vermutet werden. Wie bereits beschrieben trägt die klassische histomorphologische Untersuchung der Myokardbiopsie zur spezifischen Diagnose der dilatativen Kardiomyopathie nicht bei.

Neuere morphologische Methoden (In-situ-Hybridisierung, Immunhistochemie) konnten in Zukunft zur Entdeckung von Viruspersistenz und akuten entzündlichen Infiltraten nütztlich sein. Ob aus diesen Befunden therapeutische Konsequenzen erwachsen, wird derzeit in einer multizentrischen europäischen Studie untersucht (ESETCID).

## 47.6 Therapie

! Bei der dilatativen Kardiomyopathie muß eine medikamentöse Therapie durchgeführt werden, die der der chronischen Herzinsuffizienz entspricht.

Die Basistherapie besteht heutzutage aus einer Therapie mit

- ACE-Hemmstoffen,
- Diuretika (bei Überwässerung),
- β-Blockern (bei Fehlen von Kontraindikationen),
- Digitalis (bei ausgeprägter systolischer Pumpfunktion insbesondere mit ausgeprägter Jugularvenenstauung und Vorliegen eines 3. Herztones).

Maligne Arrhythmien können mit Amiodaron behandelt werden. Die Anwendung eines implantierbaren Defibrillators kann bei malignen, therapieresistenten Rhythmusstörungen sinnvoll sein (s. Sektion V, Chronische Herzinsuffizienz, Kapitel 28–31). Kalziumantagonisten sind nicht indiziert. Bei Vorliegen von Vorhofflimmern ist eine Antikoagulation indiziert. Ob eine dilatative Kardiomyopathie im Sinusrhythmus medikamentös vollständig antikoaguliert werden sollte, ist Gegenstand laufender prospektiver Studien.

Sowohl die Diagnostik und die Therapie der dilatativen Kardiomyopathie entsprechen der bei der chronischen Herzinsuffizienz. Dort sind auch die spezifischen molekularen Veränderungen beim hochgradig dilatierten Ventrikel detailliert beschrieben (s. Sektion V, Chronische Herzinsuffizienz, Kapitel 28–31).

## Literatur

Grunig E, Tasman JA, Kucherer H, Franz W, Kübler W, Katus HA (1998) Frequency and phenotypes of familial dilated cardiomyopathy. J Am Coll Cardiol Oct 32: 1135–1136

Richardson P, McKenna W, Bristow W et al. (1996) Report of the 1995 World Health Organization/International Society and Feration of Cardiology Task Force on the Definition and Classification of Cardiomyopathies. Circulation 93: 841–842

# Kapitel 48

# Arrhythmogene rechtsventrikuläre Erkrankung

48

M. Böhm



Die arrhythmogene rechtsventrikuläre Erkrankung (früher: „rechtsventrikuläre Dysplasie") ist ein seltenes Syndrom, das in der Adoleszenz oder im frühen Erwachsenenalter auftritt (Marcus et al. 1982). Erstmals wurde das Syndrom 1905 von Osler beschrieben.

## 48.1 Ätiologie

Ätiologie und Inzidenz der arrhythmogenen rechtsventrikulären Erkrankung sind z. Z. nicht genau bekannt. Hinweise für eine spezifische genetische Ursache des in vielen Fällen autosomal-dominant vererbten Syndroms (Marcus et al. 1982; Ruder et al. 1985) finden sich auch in neueren Untersuchungen. Durch die Kopplungsanalyse wurden 2 autosomale Loci entdeckt, und die arrhythmogene rechtsventrikuläre Erkrankung in den Typ I und Typ II (ARV C1 und 2) klassifiziert.

Die identifizierten Genloci sind 14q23-q23 (Rampazzo et al. 1994) und 1q42-q43 (Rampazzo et al. 1995). Die am Krankheitsprozeß beteiligten Gene sind nicht bekannt. In der Veneto-Region in Italien scheint die arrhythmogene rechtsventrikuläre Erkrankung mit einer lokalen Häufung vorzukommen (Thiene et al. 1997).

## 48.2 Pathomorphologie und Pathophysiologie

Makroskopisch kommt es zu einer Dilatation des rechten Ventrikels. Die rechtsventrikuläre Wand kann verdünnt sein. Histopathologisch finden sich charakteristische fokale und nichtentzündliche Zelluntergänge. Die Kardiomyozyten sind durch Binde- und Fettgewebe ersetzt (Thiene et al. 1990).

Der bindegewebige Ersatz und die fettige Dysplasie des rechten Ventrikels kann die gesamte Ventrikelmuskulatur umfassen. In einer histopathologischen Untersuchung wurden in Myokardproben bei 6 von 8 Patienten Hinweise für einen gesteigerten apoptotischen Zelluntergang gefunden. Dies spricht gegen eine entzündliche oder direkte kardiotoxische Genese der Erkrankung (Mallat et al. 1996).

## 48.3 Klinik

Eine wichtige Rolle spielt die Anamnese; hier kann oft eine familiäre Häufung des plötzlichen Herztodes erfragt werden (McKenna et al. 1994).

Rhythmusstörungen können ein Erstsymptom der arrhythmogenen rechtsventrikulären Erkrankung sein. Auch der famliär gehäufte plötzliche Herztod in jugendlichen Jahren oder im jungen Erwachsenenalter sind ein Hinweis.

Neben den schweren ventrikulären Rhythmusstörungen kommen seltener supraventrikuläre Rhythmusstörungen vor. Diese Patienten werden durch Herzstolpern, aber auch durch Synkopen auffällig. Die oft beträchtliche Einschränkung der rechtsventrikulären Pumpfunktion kann zur Rechtsherzinsuffizienz führen. Häufiger ist allerdings eine milde und klinisch inapparente Vergrößerung und Kontraktilitätsstörung des rechten Ventrikels.

Die Prognose der rechtsventrikulären Erkrankung ist aufgrund der hohen Dunkelziffer nicht genau bekannt. Es sind auch Fälle der rechtsventrikulären Erkrankung bei älteren Patienten beschrieben worden.

## 48.4 Diagnostik

### 48.4.1 Elektrokardiogramm

Im EKG zeigt sich häufig ein Rechts- oder Linksschenkelblock sowie eine Abweichung der Herzachse nach rechts, negative T-Wellen und ventrikuläre und supraventrikuläre Rhythmusstörungen (Fontaine et al. 1994). Reentry-Mechanismen können anhaltende ventrikuläre Arrhythmien auslösen (Yamabe et al. 1994). Bei klinischen Verdacht sind deshalb Langzeit-EKG-Registrierungen sinnvoll.

### 48.4.2 Bildgebende Verfahren

Die rechtsventrikuläre Vergrößerung kann durch die üblichen Verfahren wie Computertomographie, rechtsventrikuläre Angiographie, Magnetresonanztomographie objektiviert werden.

Die rechtsventrikuläre Biopsie kann die fettige Degeneration und Fibrose der rechtsventrikulären Wand belegen. Da die Erkrankung allerdings häufig fokal auftritt, ist die Sensitivität dieser Methode eingeschränkt.

## 48.5 Therapie

Bei der positiven Familienanamnese für plötzliche Herztode oder dem Nachweis maligner ventrikulärer Arrhythmien kann die Implantation eines Kardioverterdefibrillators erwogen werden. Es gibt Berichte über erfolgreiche Radiofrequenzablationsbehandlungen der Rhythmusstörungen. Ansonsten sind antiarrhythmisch wirksame Medikamente wie Amiodaron eingesetzt worden. Bei der rechtsventrikulären Herzinsuffizienz besteht bei Vorliegen von Stauungszeichen natürlich die Diuretikabehandlung im Vordergrund.

## 48.6 Uhl-Erkrankung

1972 wurde diese Erkrankung erstmalig beschrieben. Sie ist wahrscheinlich von einer arrhythmogenen rechtsventrikulären Erkrankung (Uhl 1972) abzugrenzen. Die Erkrankung tritt bei Männern und Frauen ähnlich häufig auf. Anders als bei der arrhythmogenen rechtsventrikulären Erkrankung kommt es zu keiner fokalen Degeneration, sondern zu einer vollständigen fettigen Degeneration der gesamten rechtsventrikulären Wand. Diese Wand kann sich papierdünn darstellen. Auch hier gibt es Hinweise für eine gesteigerte apoptotische Aktivität, die sich nicht unbedingt auf das Herz beschränken muß, sondern auch am Knochenmark und anderen Organen vorkommen kann (James 1994, 1996; Gerlis et al. 1993).

Die klinische Symptomatik der Uhl-Erkrankung ähnelt der der arrhythmogenen rechtsventrikulären Erkrankung. Die Rechtsherzinsuffizienz kann allerdings ausgeprägter sein und ist häufig therapieresistent. Dementsprechend sind erfolgreiche Herztransplantationen unternommen worden. Obwohl die klinische Symptomatik sehr ähnlich sein kann, handelt es sich um verschiedene Erkrankungen (Marcus 1997).

## Literatur


Fontaine G, Fontaliran F, Lascault G et al (1994) Arrhythmogenic right ventricular dysplasia. In: Zipes DP, Jalife J (eds) Cardiac electrophysiology: From cell to bedside. Saunders, Philadelphia, p 754

Gerlis LM, Schmit-Ott SC, Ho SY, Anderson RH (1993) Dysplastic conditions of the right ventricular myocardium: Uhls anomaly vs. arrhythmogenic right ventricular dysplasia. Br Heart J 69: 142–150

James TN (1994) Normal and abnormal consequences of apoptosis as a possible cause of gradual development of complete heart block and fatal arrhythmias associated with absence of the AV mode, the sinus node and the internodal pathways. Circulation 90: 556–573

Mallat Z, Tedgui A, Fontaliran F et al. (1996) Evidence of apoptosis in arrhythmogenic right ventricular dysplasia. N Engl J Med 335: 1190–1196

Marcus Fi (1997) Is arrhythmogenic right ventricular dysplasia, Uhls anomaly, and right ventricular outflow tract tachycardia a spectrum of the same disease? Cardiol Rev 5: 25–29

Marcus FI, Fontaine GH, Guiraudon G (1982) Right ventricular dysplasia: A report of 24 adult cases. Circulation 65: 384–398

McKenna WJ, Thiene G, Nava A et al. (1994) Diagnosis of arrhythmogenic right ventricular dysplasia/cardiomyopathy. Br Heart J 71: 215–218

Osler WM (1905) The principles and practice of medicine, 6th edn. Appleton & Lange, Norwalk/CN, pp 820

Rampazzo A, Nava A, Danieli GA et al. (1994) The gene for arrhythmogenic right ventricular cardiomyopathy maps to chromosome 14q23-q24. Hum Mol Genet 3: 959–964

Rampazzo A, Nava A, Erne P et al. (1995) A new locus for arrhythmogenic right ventricular cardiomyopathy (ARVD2) maps to chromosome 1q42-q43. Hum Mol Genet 4: 2.151–157

Ruder MA, Winston SA, Davis JC et al. (1985) Arrhythmogenic right ventricular dysplasia in a family. Am J Cardiol 59: 799–803

Thiene G, Nava Am Abgekubu A et ak (1990) Anatomoclinical aspects of arrhythmogenic right ventricular cardiomyopathy. In: Baroldi G, Camerini F, Goodwin FJ (eds) Advances in cardiomyopathies. Springer, Berlin Heidelberg New York Tokio, pp 397–408

Thiene G, Basso C, Danieli GA, Rampazzo A, Corrado D, Nava A (1997) Arrhythmogenic right ventricular cardiomyopathy. A still uncrecognized clinic entity. Trends Cardiovasc Med 7: 8492

Uhl HSM (1972) A previously undescribed congenital malformation of the heart: Almost total absence of the myocardium of the right ventricle. Bull Johns Hopkins Hos 91: 197–209

Yamabe H, Okumura K, Tsuchiya T (1994) Demonstration of entrainment and presence of slow conduction during ventricular tachycardia in arrhythmogenic right ventricular dysplasia. PACE 17: 172–178

# Kapitel 49

# Rheumatisches Fieber und rheumatische Karditis

49

D.J. Beuckelmann



Trotz des dramatischen Rückgangs in der Prävalenz des rheumatischen Fiebers und der rheumatischen Herzerkrankung in entwickelten Ländern, wie den USA, Europa, Japan und Hongkong innerhalb der letzten 25–30 Jahre, ist dieser Krankheitskomplex immer noch die häufigste Form erworbener Herzerkrankungen von Kindern und jungen Erwachsenen.

Sie stellen noch immer eine häufige kardiovaskuläre Todesursache während der ersten Lebensjahrzehnte dar. In den vergangenen Jahren kam es darüber hinaus zu einer erneuten Zunahme der Inzidenz des rheumatischen Fiebers in entwickelten Nationen, insbesondere in ärmeren und sozial benachteiligten Gesellschaftsschichten; teilweise werden jedoch auch wieder Ausbrüche in Mittelschichtfamilien berichtet. Die genauen Gründe für die Fluktuation der Inzidenz der Erkrankung bleiben jedoch zum großen Teil unverstanden.

Obwohl das rheumatische Fieber in den vergangenen Jahrzehnten sehr ausführlich untersucht wurde, ist die Pathogenese der Erkrankung noch immer nur ungenügend geklärt.

## 49.1 Epidemiologie

Die Inzidenz des rheumatischen Fiebers und die Prävalenz der rheumatischen Herzerkrankung variieren zwischen den einzelnen Ländern erheblich. Während der Jahrhundertwende betrug die Inzidenz in den USA etwa 100:100.000 Einwohner, sank während der 1940er und 50er Jahre auf 40–60:100.000 Einwohner und wird z. Z. mit weniger als 2:100.000 Personen angenommen. Diese deutliche Abnahme der Inzidenz des rheumatischen Fiebers in den industrialisierten Ländern steht in scharfem Kontrast zu der persistierend hohen Rate der Erkrankung in Entwicklungsländern. In manchen dieser Länder beträgt die Inzidenz über 100:100.000 Einwohner.

Im Zusammenhang mit der deutlichen Abnahme der Inzidenz des rheumatischen Fiebers in den industrialisierten Nationen die Prävalenz der rheumatischen Herzerkrankung drastisch gesunken. Epidemiologisch interessant ist hierbei, daß diese Abnahme vor Einführung der antibiotischen Therapie der Streptokokkenpharyngitis einsetzte. Als Begründung wird vermutet, daß bessere Wohnverhältnisse, geringere Massenansammlungen in Schulen und anderen Institutionen sowie eine verbesserte medizinische Versorgung hierfür ursächlich sind.

Epidemiologische Beobachtungen in den USA und in Großbritannien zeigen periodische Fluktuationen im Auftreten und Verschwinden spezifischer Streptokokkentypen in definierten geographischen Gebieten. Diese Veränderungen mögen eine zusätzliche Rolle für die Abnahme und zeitweilige Ausbrüche des rheumatischen Fiebers in manchen Teilen der Welt sein.

Wegen der kausalen Verknüpfung zwischen rheumatischem Fieber und bakterieller Pharyngitis ist die Epidemiologie beider Erkrankungen ähnlich. Sie hat einen Häufigkeitsgipfel zwischen dem 6. und 15. Lebensjahr und wird im Alter unter 5 Jahren nur in Ausnahmefällen beobachtet.

Das Risiko des rheumatischen Fiebers ist in Population mit hohem Risiko für eine Streptokokkenpharyngitis deutlich erhöht. Hierzu gehören Soldaten, Personen, die unter beengten Verhältnissen leben und solche, die engen Kontakt mit schulpflichtigen Kindern haben. Die Inzidenz ist bei Frauen ebenso hoch wie bei Männern, eine Krankheitshäufung findet sich im Frühjahr, die Erkrankung kann bei allen Rassen auftreten.

## 49.2 Ätiologie und Pathogenese

Die Evidenz, daß Streptokokken der Gruppe A die Ursache für initiale und rekurrierende Episoden des rheumatischen Fiebers sind, ist zwar indirekt, aber hochwahrscheinlich.

Eine unbehandelte Tonsillitis oder Pharyngitis durch Gruppe-A-Streptokokken geht einem rheumatischem Fieber in aller Regel voraus. Die Erkrankung wird aber nicht durch eine Hautinfektion mit Streptokokken (Impetigo) verursacht. Obwohl der Ort der vorangegangenen Infektion im Pharynx liegt, führen nicht alle Infektionen mit Streptokokken der Gruppe A zum rheumatischen Fieber.

Eine Studie an einer unbehandelten Kohorte von Militärrekruten Ende der 1940er Jahre zeigte, daß nahezu 3% aller Patienten mit unbehandelter Streptokokkenpharyngitis ein rheumatisches Fieber entwickeln können. Diese hohe Inzidenz wird offenbar durch besonders virulente Stämme verursacht, die zu verschiedenen M-Protein-Serotypen gehören. Etwa 1/3 aller Patienten mit akutem rheumatischem Fieber hatten in der Anamnese milde bis nahezu asymptomatische Pharyngitiden.

Die Serotypen M2, 4 und 28 sind niemals mit einem rheumatischen Fieber assoziiert. Dagegen gibt es eine klare Assoziation mit den Serotypen M3, 5, 6, 14, 18, 19 und 24.

Ein wesentlicher Faktor, der das Risiko für die Entwicklung eines rheumatischen Fiebers erhöht, ist das Ausmaß der Immunantwort auf die Streptokokkeninfektion sowie die Keimpersistenz wärend der Abheilung der Erkrankung. M-Proteine der Streptokokken, die mit rheumatischem Fieber assoziiert sind, haben spezifische Strukturcharakteristika. Sie alle haben eine lange terminale antigene Domäne und Epitope, die Ähnlichkeiten mit menschlichem Herzgewebe, insbesondere sarkolemmalen Proteinen und kardialem Myosin haben (Krisher et al. 1985; Dale et al. 1986).

Neben dem infektiösen Agens scheint eine individuelle Empfindlichkeit für die Erkrankung vorliegen zu müssen. Verschiedene epidemiologische Studien haben eine familiäre Prädisposition zeigen können. So scheinen Patienten, die HLA-DR3-, -DR4-, -DR7-, -DRW53- oder -DQW2-Antigene aufweisen, ein erhöhtes Risiko zur Entwicklung eines rheumatischen Fiebers nach Streptokokkeninfektion zu haben (Haffejee 1992).

Bestimme Alloantigene auf der Oberfläche humaner B-Lymphozyten scheinen ebenfalls eine Assoziation mit dem Risiko zur Entwicklung eines rheumatischen Fiebers aufzuweisen. Diese Alloantigene (8,3 und D8/17) wurden bei 70% aller Patienten mit rheumatischer Herzerkrankung in Nordamerika nachgewiesen, jedoch nur bei 15% in der allgemeinen Population (Zabriskie et al. 1985; Khanna et al. 1989).

### 49.2.1 Pathomorphologie

Die akute Phase des rheumatischen Fiebers ist durch exsudative und proliferative Entzündungsreaktion des Bindegewebes und Kollagens charakterisiert. Obwohl es sich um eine generalisierte Erkrankung handelt, werden primär das Herz, die Gelenke, das Gehirn sowie die Haut und das subkutane Gewebe betroffen. Eine generalisierte Vaskulitis der kleinen Gefäße ist häufig, thrombotische Läsionen finden sich in der Regel jedoch nicht.

Histologisch findet sich eine ödematöse Verquellung des intestitiellen Bindegewebes mit eosinophiler Infiltration. Daneben lassen sich Fragmentationen und Desintegrationen der kollagenen Fasern nachweisen. Diese Veränderungen sind mit einer Infiltration mononukleärer und großer fibrohistiozytärer Zellen vergesellschaftet.

Manche der Histiozyten sind mehrkernig und bilden Aschoff-Riesenzellen. Der Aschoff-Knoten wird als pathogmonisch für die rheumatische Karditis angesehen. Diese Knoten werden bei praktisch allen Patienten nachgewiesen, die an einer rheumatischen Karditis sterben, bei primärer oder rekurrierender Episode eines rheumatischen Fiebers finden sich diese typischen histologischen Zeichen in 30–40% aller Biopsien (Narula et al. 1993). Aschoff-Knötchen finden sich im Myokard, nicht jedoch in anderen betroffenen Organen wie den Gelenken oder dem Gehirn. Sie können für viele Jahre nach klinischer Heilung der rheumatischen Herzerkrankung persistieren.

Die Entzündung des Herzklappengewebes ist die typische klinische Manifestation der rheumatischen Karditis. Die initiale Entzündung führt zur Klappeninsuffizienz. Histologisch finden sich im Bereich des Endokards neben einem Ödem zelluläre Infiltrationen des Klappengewebes und der Chordae tendineae. Schließlich entwikkeln sich Verrucae an den Klappengrenzen, die die korrekte Approximation der Klappensegel verhindern.

Wenn die Entzündung persistiert, kommt es zur Fibrose und Kalzifizierung der Klappe und hierdurch schließlich zur Ausbildung von Klappenstenosierungen. Die exsudative Phase dauert in der Regel 2–3 Wochen, Proliferation und Heilung dauern Monate, teilweise bis über 1 Jahr.

## 49.3 Diagnostik

Ein spezifischer klinischer laborchemischer oder anderer Test, der die Diagnose eines rheumatischen Fiebers sichern könnte, existiert nicht.

1944 definierte T.D. Jones erstmals seine Kriterien zur Diagnostik des rheumatischen Fiebers. Diese Kriterien wurden in den Folgejahren mehrfach überarbeitet. Die aktuellen Richtlinien wurden zuletzt 1992 von der American Heart Association zusammengefaßt (Dajani et al.

**Tabelle 49-1.** Haupt- und Nebenmanifestationen des rheumatischen Fiebers (überarbeitete Jones-Kriterien)

| Hauptmanifestationen | Nebenmanifestationen |
|---|---|
| Karditis | Klinische Befunde |
| Polyarthritis | – Arthralgien |
| Chorea | – Fieber |
| Erythema marginatum | Laborbefunde |
| Subkutane Knötchen | – erhöhte Akutphasenproteine |
| | – BSG-Beschleunigung |
| | – Erhöhung des C-reaktiven Proteins |
| | – Verlängerte PQ-Zeit |
| **Diagnostische Kriterien:** | |
| • Evidenz für eine vorausgegangene Infektion mit Streptokokken der Gruppe A | |
| • Positiver Rachenabstrich oder Streptokokkenantigenschnelltest | |
| • Erhöhter oder steigender Streptokokkenantikörpertiter | |

1992). Sie unterscheiden Hauptmanifestationen und Nebenmanifestationen der Erkrankung.

Bei Hinweisen für das Vorliegen einer abgelaufenen Racheninfektion mit Streptokokken der Gruppe A liegt ein akutes rheumatisches Fieber mit hoher Wahrscheinlichkeit dann vor, wenn zwei Hauptmanifestationen oder eine Hauptmanifestation und zwei Nebenmanifestationen bei einem Patienten nachweisbar sind. Tabelle 49-1 faßt Haupt- und Nebenmanifestationen des rheumatischen Fiebers zusammen.

### 49.3.1 Laborbefunde

Die Diagnose des rheumatischen Fiebers kann nicht durch einzelne Laborbefunde gesichert werden. In der Regel sind die Akute-Phase-Proteine erhöht. Dieses ist ein typisches, aber unspezifisches Zeichen. Das C-reaktive Protein und die Blutsenkungsgeschwindigkeit (BSG) sind praktisch immer während des aktiven rheumatischen Prozesses erhöht, wenn keine antiinflammatorischen Medikamente gegeben werden. Sie können jedoch normal sein, während der Patient eine Chorea minor hat bzw. bei persistierendem Erythema marginatum.

Nach Beendigung der Therapie deutet ein erneuter Anstieg von CRP oder BSG ein Rezidiv der rheumatischen Entzündung an oder zeigt, daß der rheumatische Prozeß weiterhin aktiv ist. Wenn andererseits BSG und CRP einige Wochen nach Beendigung der antirheumatischen Therapie normal sind, kann die Krankheitsepisode als ausgeheilt angesehen werden, falls nicht eine Chorea auftritt. Doch selbst dann kommt es meist nicht zu einer Exazerbation der systemischen Entzündung

### 49.3.2 Zeichen der abgelaufenen Streptokokkeninfektion

Die Jones-Kriterien zur Diagnose des akuten rheumatischen Fiebers fordern Hinweise für eine vergangene Infektion mit Streptokokken der Gruppe A. **!**

Rachenkulturen sind in der Regel dann, wenn das rheumatische Fieber auftritt bei lediglich 10–15% aller Patienten positiv. Es sollte versucht werden, 3 Rachenabstrichkulturen während der ersten 24 h vor Beginn einer antibiotischen Therapie abzunehmen. Alternativ kann ein Streptokokkenantigentest eingesetzt werden. Der Nachweis einer positiven Rachenabstrichkultur oder ein positiver Antigenschnelltest können jedoch nicht zwischen einer kürzlich abgelaufenen Infektion und einer chronischen Besiedelung des Pharynx mit Keimen unterscheiden.

Wegen der Möglichkeit, daß der Nachweis von Streptokokken der Gruppe A im Rachenabstrich keine pathogene Relevanz haben, sollte versucht werden, Antikörper gegen Streptokokkenantigen nachzuweisen. Die meist verwendeten Antikörpertests sind der Antistreptolysin-O- und der Anti-DNAse-B-Test. Meist wird zunächst der Antistreptolysin-O-Titer bestimmt. Nur wenn dieser negativ ist, wird der Anti-DNAse-B-Test an zweiter Stelle durchgeführt.

Erhöhte Antikörpertiter sind in der Regel über Wochen bis Monate nach einer vorangegangenen Streptokokkeninfektion nachweisbar. Der Antistreptolysin-O-Test ist bei 85% aller Patienten nach vorangegangener Streptokokkeninfektion positiv, während der Anti-DNA-se-B-Test eine diagnostische Sensitivität von nahezu 100% aufweist. Die Spezifität des Antistreptolysintiters ist allerdings dadurch eingeschränkt, daß er auch bei Infektion mit Gruppe-C- und Gruppe-G-Streptokokken, die kein rheumatisches Fieber verursachen, positiv wird und 15–69% gesunder Kinder ebenfalls Antikörper gegen Streptolysin O aufweisen (WHO 1980).

### 49.3.3 Endomyokardbiopsie

Wenn charakteristische Herzgeräusche bei rheumatischer Karditis während der Frühphase einer rheumatischen Attacke in Assoziation mit anderen Haupt- oder Nebensymptomen des rheumatischen Fiebers nachweisbar sind, wird die Diagnose der rheumatische Karditis gestellt. In diesen Fällen ist die klinische Information durch eine rechtsventrikuläre Endomyokardbiopsie gering.

Ruhler et al. (1996) fanden in einer großen Studie eine diagnostische Sensitivität von lediglich 27%.

Allerdings vermag die Endomyokardbiopsie dann eine differentialdiagnostische Hilfe zu geben, wenn ein Patient mit bekannter Karditis eine plötzliche Herzinsuffizienz bei vorbestehender rheumatischer Herzerkrankung und hohem Streptolysin-O-Titer ausbildet. In diesem Fall kann sie als eine Hilfestellung zur Diagnose eines rheumatischen Rezidivs dienen.

Bei Patienten mit chronischer, inaktiver rheumatischer Herzerkrankung und rheumatischem Fieber, die keine klinischen Zeichen einer Karditis aufweisen, zeigen sich die charakteristischen histologischen Merkmale der rheumatischen Entzündung, wie histiozytäre Aggregate, Myozytendegeneration und interstitielle Degeneration, in der Regel nicht.

Die pathognomonischen Aschoff-Knötchen sind häufiger bei Patienten mit schwerer rheumatischer Karditis und selten während weniger gravierender akuter rheumatischer Episoden. Aus diesem Grunde werden Aschoff-Knötchen meist nur im Rahmen von Autopsien bei schwerer Herzinsuffizienz wegen rheumatischer Karditis gefunden. Daher sollte die Endomyokardbiopsie bei rheumatischer Karditis klinischen Studien vorbehalten sein. Einen Platz in der Routinediagnostik hat sie nicht.

## 49.4 Klinische Hauptmanifestationen

### 49.4.1 Karditis

! Die rheumatische Karditis ist eine Erkrankung des gesamten Herzens, die in abnehmender Häufigkeit das Endokard, das Myokard und das Perikard befällt. Die Karditis ist die wichtigste Manifestation des rheumatischen Fiebers. Sie ist nach älteren Untersuchungen bei etwa 55% der initialen Erkrankung führend und im Gegensatz zur Polyarthritis bei jungen Patienten häufiger.

Ausbrüche rheumatischen Fiebers in der jüngeren Vergangenheit weisen wahrscheinlich aufgrund der besseren diagnostischen Möglichkeiten inzwischen jedoch darauf hin, daß eine Karditis bei bis zu 90% aller Patienten vorliegt.

#### Valvulitis

Die Valvulitis als Ausdruck der Entzündung des Myokards befällt v. a. die Mitral- und Aortenklappe sowie die Chordae tendineae der Mitralklappe. Eine Mitralklappeninsuffizienz ist das häufigste Zeichen einer rheumatischen Karditis. Eine Aorteninsuffizienz ist weniger häufig und in der Regel mit einer Mitralinsuffizienz kombiniert. Pulmonal- und Trikuspidalklappe sind nur selten betroffen.

#### Myokarditis

Eine isolierte Myokarditis oder Perimyokarditis ohne Endokarditis spricht gegen ein akutes rheumatisches Fieber als Ursache. Wesentlich häufiger ist der Befall des Myokards und Endokards. Die Myokarditis äußert sich manchmal in Arrhythmien. Eine schwere Myokarditis oder Klappeninsuffizienz führen zur Herzinsuffizienz. Die Entzündung der viszeralen parientalen Perikardblätter ist ursächlich für die Perikarditis mit Ausbildung eines Perikardergusses.

Eine Perikarditis tritt in etwa 10% aller Fälle auf und ist ein Indikator für eine schlechte Prognose.

#### Herzinsuffizienz

Eine Herzinsuffizienz ist die seltenste, aber bedrohlichste Manifestation der Karditis. Sie tritt in etwa 5–10% aller Fälle auf. Eine schwere Herzinsuffizienz ist während eines Rezidivanfalls im Vergleich zur Erstmanifestation häufiger. Wenn bei einem jüngeren Patienten mit vorher gut kompensiertem rheumatischem Klappenvitium plötzlich eine Herzinsuffizienz auftritt, sollte immer an ein Rezidiv einer rheumatischen Karditis gedacht werden. Ein AV-Block I. Grades ist häufig, höhergradige AV-Blockierungen oder gefährliche Arrhythmien sind jedoch sehr selten.

### 49.4.2 Polyarthritis

Die Polyarthritis ist die häufigste Hauptmanifestation des rheumatischen Fiebers. Sie tritt in etwa 75% aller Fälle auf und wird mit zunehmendem Alter häufiger. Sie ist charakterisiert durch eine hohe Schmerzhaftigkeit, Schwellung, Hitze und Rötung sowie eingeschränkte Beweglichkeit und Berührungsempfindlichkeit. In der Regel sind zuerst die großen Gelenke der Beine, später der Arme betroffen. Meist sind mehr als 5 Gelenke befallen. !

Bei Patienten, die nicht antiinflammatorisch behandelt werden, wurden bis zu 16 befallene Gelenke beschrieben. Die rheumatische Polyarthritis ist trotz ihrer extremen Schmerzhaftigkeit nahezu immer reversibel, und es kommt nicht zu Dauerschäden. Radiologisch findet sich lediglich ein leichter Gelenkerguß, ansonsten jedoch keine Auffälligkeiten. Die Analyse der Synovialflüssigkeit ist steril mit Nachweis von Immunkomplexen.

Charakteristisch ist ein schnelles Ansprechen der Arthritis auf Salicylate und andere nichtsteroidale Antirheumatika. Meist kommt es innerhalb von 1–2 Tagen zu einer dramatischen Besserung der klinischen Symptomatik.

Manche Patienten entwickeln nach einer Streptokokkenpharyngitis eine Polyarthritis, ohne jedoch die Kriterien zur Diagnose eines rheumatischen Fiebers zu erfüllen. Wenngleich es in der Mehrzahl der Fälle zu einem Ausheilen kommt, so sollten diese Patienten dennoch über mehrere Monate beobachtet werden, da sich in seltenen Fällen in der Folgezeit eine oligosymptomatische Karditis manifestieren kann.

### 49.4.3 Chorea minor

Die Chorea minor (Sydenham) ist eine Spätmanifestation des rheumatischen Fiebers und tritt bei etwa 20% aller Patienten auf. !

Der rheumatische Entzündungsprozeß im Bereich des zentralen Nervensystems betrifft v. a. die Basalganglien und kaudalen Nuclei. In der Regel liegt eine zeitliche Latenz von mindestens 3 Monaten zwischen Streptokokkeninfektion und Auftreten des Symptoms. Wenn eine Chorea einziges Symptom des rheumatischen Fiebers ist, kann die Diagnose häufig nur mit Wahrscheinlichkeit gestellt werden, da die Zeichen der abgelaufenen Gruppe-A-Streptokokkeninfektion nur noch selten nachweisbar sind.

Die Chorea minor ist charakterisiert durch plötzlich einschießende unwillkürlich und häufig asymmetrische Bewegungen, die evtl. im Schlaf verschwinden, v. a. an den distalen Extremitäten auftreten, aber auch die Gesichtsmuskulatur betreffen können. Die Handschrift verschlechtert sich, und die Sprache kann betroffen sein. Die Symptomatik dauert häufig nur etwa 2 Wochen an und sistiert auch ohne Behandlung.

In jüngster Zeit konnte nachgewiesen werden, daß häufig Antikörper gegen Hirngewebe im Serum von Patienten mit Chorea minor nachweisbar sind. Neue Untersuchungen finden eine Assoziation des Syndroms mit D8/17B-Zellmarkern, wie sie auch manchmal bei Kindern mit Verhaltensstörungen nachweisbar sind (Murphy et al. 1997; Swedo et al. 1997).

Diese Untersuchungen deuten an, daß Streptokokken und möglicherweise auch andere Erreger eine Antikörperbildung initiieren können, die funktionell zur Unterbrechung der Leitungswege der Basalganglien führt und so nicht nur die klassische Chorea, sondern auch andere Verhaltensstörungen bei Kindern hervorrufen kann.

### 49.4.4 Erythema marginatum

Das Erythema marginatum ist eine nicht juckende, leicht rötliche Hauteffloreszenz, die den Stamm, manchmal auch die Extremitäten, nicht jedoch das Gesicht befällt. Die Läsion breitet sich zentrifugal aus, während die Rötung im Zentrum erblaßt. Die äußere Begrenzung der Läsion ist scharf, während der innere Teil diffus erblaßt. Da die Läsion häufig ringförmig aussieht, wird sie auch Erythema anulare genannt.

Die individuelle Läsion kann innerhalb von Stunden auftreten und wieder abblassen. Ein heißes Bad bringt sie deutlicher hervor.

Das Erythema marginatum tritt in der Regel in der frühen Phase des akuten rheumatischen Fiebers auf kann aber auch persistieren oder rekurrieren.

### 49.4.5 Subkutane Knoten

Die subkutanen Knötchen des rheumatischen Fiebers sind fest und schmerzlos. Die darüber liegende Haut ist nicht entzündet und verschieblich. Der Durchmesser dieser runden Läsionen variiert von einigen mm bis zu 2 cm. Sie sind über knöchernen Vorsprüngen oder in der Nähe von Sehnen lokalisiert. Ihre Zahl variiert von einem einzelnen Knoten bis hin zu mehreren Duzend, im Schnitt 3 oder 4. Wenn sie häufiger auftreten, sind sie in der Regel symmetrisch.

Die Knoten bleiben mindestens eine Woche, selten jedoch länger als einen Monat nachweisbar. Subkutane Knötchen sind in der Regel erst nach einigen Wochen der Erkrankung nachweisbar und treten häufig assoziiert mit einer Karditis auf.

### 49.4.6 Nebenmanifestationen

#### Arthralgien

Arthralgien sind nichtspezifische, häufig auftretende Symptome bei Patienten mit akutem rheumatischem Fieber. Der diagnostische Wert ist begrenzt, da Gelenkschmerzen auch bei einer Fülle anderer Erkrankungen nachweisbar sind. Es handelt sich um Schmerzen eines oder mehrerer großer Gelenke ohne objektive Veränderungen bei der Untersuchung.

#### Fieber

Die Temperatur während einer rheumatischen Attacke ist in der Regel auf 38,5–40,0°C erhöht. Das Fieber fällt nach einer Woche auch ohne antirheumatische Therapie langsam wieder ab, und subfebrile Temperaturen persistieren in der Regel für weitere 1–2 Wochen, d. h. daß Fieber selten länger als 3 Wochen anhält.

#### Weitere Nebenmanifestationen

Häufige weitere Befunde, die jedoch nicht Eingang in die Jones-Kriterien gefunden haben, sind Bauchschmerzen und Nasenbluten (bis zu 50% aller Patienten).

Eine seltene Komplikation ist die rheumatische Pneumonitis, meistens assoziiert mit rheumatischer Karditis.

## 49.5 Therapie

### 49.5.1 Allgemeinmaßnahmen, antibiotische Therapie

! Bei Verdacht auf rheumatisches Fieber oder nach Sicherung der Diagnose sollte der Patient stationär eingewiesen werden.

Bettruhe wird in der Regel insbesondere bei Herzinsuffizienz und schweren Gelenkschmerzen empfohlen. Deren Dauer sollte jedoch individuell bestimmt werden. Die Entlassung aus der stationären Therapie kann nach Fieberende und Abfall von BSG und c-reaktivem Protein erfolgen. Falls eine Karditis vorliegt, sollte starke physische Anstrengung jedoch vermieden werden.

! Nach Diagnosestellung sollte eine Penicillintherapie zur Eradikation verbliebener Streptokokken durchgeführt werden, obwohl der Nachweis einer derartigen Infektion häufig nicht gelingt. Die Therapie sollte über mindestens 10 Tage erfolgen.

Bei Kontaktpersonen, insbesondere Familiemitgliedern, sollte ein Rachenabstrich zur Abklärung einer Ansteckung durchgeführt werden. Bei Patienten mit Penicillinallergie empfiehlt sich eine Therapie mit Macrolid-Antibiotikum, z. B. Azithromycin.

### 49.5.2 Antirheumatische Therapie

Die antiinflammatorischen Therapie des rheumatischen Fiebers einschließlich der rheumatischen Karditis hat sich seit den kontrollierten Studien zur Frage der Wirksamkeit einer Kortikosteroidmedikation in den 1950er Jahren nicht wesentlich geändert. Die Therapie wurde vor kurzem von Alwardt et al. in einer Metaanalyse untersucht (Alwardt et al. 1995). Diese zeigte, daß sich die Symptome des rheumatischen Fiebers nach Beginn einer antiinflammatorischen Therapie dramatisch bessern.

! Patienten mit milden Formen ohne Karditis sind in der Regel ausreichend mit hochdosierten Salicylaten zu behandeln.

Diese sind insbesondere zur Besserung der Gelenkschmerzen wirksam. Innerhalb von 24 h kommt es meist zu einer dramatischen Besserung der Beschwerden.

Um eine optimale antiinflammatorische Effizienz zu gewährleisten, sollten die Salicylatspiegel etwa 20 mg/% betragen. Dies wird in der Regel durch Dosierungen von Acetylsalicylsäure in einer Höhe von 50–100 mg/kgKG und Tag, verteilt auf 4–6 Einnahmeintervalle erreicht. Derart hohe Dosen sind jedoch häufig mit Zeichen der Intoxikation wie Tinnitus, Übelkeit und Erbrechen sowie Inappetenz verbunden. Bei Kindern kann es zu einer Flüssigkeitsüberladung kommen. Die Dauer der antiinflammatorischen, nichtsteroidaler Therapie variiert, sollte jedoch solange aufrecht erhalten werden, bis alle Symptome abgeklungen sind und sich die Entzündungsparameter nahezu normalisiert haben.

Studien bezüglich des Einsatzes nichtsteroidaler Antirheumatika existieren kaum. Es gibt kein Hinweise dafür, daß diese effektiver als eine Therapie mit Acetylsalicylsäure sind. Andererseits kann bei den Patienten, die derartig hohe Dosen Acetylsalicylsäure nicht tolerieren können, die Gabe nichtsteroidaler Antirheumatika versucht werden.

! Patienten mit signifikanter Herzbeteiligung eines rheumatischen Fiebers, also insbesondere Patienten mit Pankarditis und/oder Herzinsuffizienz, sollten mit Kortikosteroiden behandelt werden.

Die Dosierung beträgt 1–2 mg Prednisolon/kgKG und Tag über 1–2 Wochen. In Abhängigkeit von den klinischen und laborchemischen Befunden wird die Dosierung dann innerhalb der nächsten 2 Wochen langsam reduziert. In sehr schweren Fällen kann es notwendig sein, die Kortikosteroidtherapie über 2–3 Monate fortzuführen. Selbst unter derartig prolongierter Therapie haben bis zu 5% der Patienten Hinweise für eine weiterbestehende rheumatische Aktivität.

Während des Ausschleichens der Kortikosteroidmedikation wird von vielen Autoren eine überlappende Behandlung mit Acetylsalicylsäure in der o. g. Dosierung empfohlen.

Zweifel bezüglich des Langzeiterfolgs einer Kortikosteroidtherapie im Vergleich zu Salicylaten bleiben bestehen, insbesondere bei milden Formen der rheumatischen Karditis mit minimaler Mitralinsuffizienz. Da bei diesen Patienten in bis zu 80% eine Spontanheilung eintritt und die diagnostischen Kriterien derartig milder Formen schwierig zu standardisieren sind, läßt sich über den Wert der Kortikosteroidtherapie bei diesen Kranken kein abschließendes Urteil fällen.

## 49.6 Prognose

Die typische Dauer einer rheumatischen Attacke beträgt etwa 3 Monate. Wenn eine schwere Karditis vorliegt, kann die Dauer bis zu 6 Monaten betragen. Patienten, bei denen die Symptome über diesen Zeitraum hinaus bestehen bleiben, haben eine chronische Form des rheumatischen Fiebers (>5%). !

Während lediglich maximal 3% aller Patienten im Rahmen epidemischer Streptokokkenpharyngitiden ein rheumatisches Fieber entwickeln, kommt es bei den Patienten, die bereits eine derartige Episode hatten, in 65% aller Fälle zu einem Rezidiv. Das Risiko eines Rezidivs nimmt mit der Zeit zwischen den Attacken ab. Ein Rezidiv ist grundsätzlich durch eine Re-Infektion bedingt und kann nahezu immer durch prophylaktische Gabe von Antibiotika mit Antistreptokokkenaktivität verhindert werden.

Rezidive einer rheumatischen Karditis haben ein höheres Risiko zur Entwicklung einer Herzinsuffizienz und eine höhere Letalität als die Erstmanifestation.

Wenn in der ersten Episode allerdings keine Karditis vorgelegen hat, ist die Wahrscheinlichkeit für eine solche auch während des Rezidivs gering. Die Prognose ist dann exzellent.

Im United Kingdom-United States Joint Report waren 94% aller Patienten, die während der Initialphase kein Herzgeräusch aufwiesen, nach 10 Jahren noch immer herzgesund. Die Patienten, die jedoch in der initialen Erkrankung eine Herzinsuffizienz entwickelten, waren lediglich in 40% nach 10 Jahren herzgesund (United Kingdom-United States Joint Report 1960).

## 49.7 Prävention

In den vergangenen Jahren sind auch die Prinzipien der Prävention des rheumatischen Fiebers in wesentlichen Teilen unverändert geblieben (Djani 1995). !

1988 wurde eine umfassende Prophylaxe einer kompletten amerikanischen Militärbasis durch intramuskuläre Injektion von 1,2 Mio. IE Benzathine-Penicillin G durchgeführt. Hierdurch konnte eine Epidemie des rheumatischen Fiebers akut gestoppt werden. Dies heißt, die dauerhafte Behandlung von Streptokokkenpharyngitiden mit langwirksamem Depotpenicillin führt in derartigen Populationen praktisch zur Beseitung des rheumatischen Fiebers, jedoch nicht zur vollständigen Eradikation von Streptokokken aus dem Pharynx.

### 49.7.1 Primärprävention

! In Populationen mit hoher Prävalenz eines rheumatischen Fiebers muß eine bakterizide Therapie einer Gruppe-A-Streptokokkenpharyngitis durchgeführt werden.

Dies geschieht entweder durch intramuskuläre Injektion von Benzathine-Penicillin G oder durch eine Zehntagestherapie mit oralem Penicillin. Die Dosierung von Benzathine-Penicillin G beträgt 600.000 IE für Patienten <27 kgKG und 1,2 Mio. IE für Patienten >27 kgKG. Alternativ werden 500 mg Penicillin 3mal täglich über 10 Tage eingenommen.

Bei Patienten mit Penicillinallergie werden 3mal 250 mg Erythroycin empfohlen. Die 2mal tägliche Gabe ist hierbei bisher nicht ausreichend validiert. Azythromycin ist aufgrund seiner langen Halbwertzeit einfacher anzuwenden.

Eine 5tägige Therapie mit 500 mg am 1. und 250 mg an den 4 folgenden Tagen ist von der FDA für die Primärprävention zugelassen. Wenngleich eine Kurzzeittherapie (5 Tage) mit Cefalexin wahrscheinlich ebenso effektiv ist, hat die FDA diese Therapie bisher noch nicht für diese Indikation zugelassen.

### 49.7.2 Sekundärprävention

! Patienten, die ein rheumatisches Fieber überstanden haben und erneut an Streptokokkenpharyngitis erkranken, haben ein sehr hohes Risiko für ein Rezidiv der rheumatischen Attacke.

Die Infektion mit Gruppe-A-Streptokokken, die ein Rezidiv triggert, muß nicht mit Symptomen, sondern kann ohne Symptome oder sogar nach regelrechter antibiotischer Therapie auftreten. Aus diesen Gründen muß die Prävention einer erneuten Streptokokkenpharyngitis im Vordergrund der therapeutischen Anstrengungen stehen. Dies erfordert jedoch eine kontinuierliche antibiotische Dauertherapie mit Penicillin.

Die Penicillinprophylaxe sollte bis zum Ende des 21. Lebensjahres bei Patienten mit rheumatischem Fieber ohne Herzbeteiligung, mindestens jedoch 5 Jahre durchgeführt werden. Patienten mit Herzbeteiligung, jedoch ohne Residualschaden im Bereich der Herzklappen, sollten bis zum 30. Lebensjahr, mindestens jedoch 10 Jahre behandelt werden. Patienten nach rheumatischem Fieber und Klappenfehler als Residuum sollten bis zum 40. Lebensjahr, mindestens jedoch 10 Jahre therapiert werden. Manche Autoren empfehlen eine lebenslange Prophylaxe (Tabelle 49-2).

**Tabelle 49-2.** Dauer einer Sekundärprophylaxe bei Patienten mit rheumatischem Fieber

| Krankheitsausprägung | Dauertherapie |
|---|---|
| Rheumatisches Fieber ohne Karditis | Bis zum 21. Lebensjahr, mindestens 5 Jahre |
| Rheumatisches Fieber mit Karditis, keine residuelle Klappenerkrankung | Bis zum 30. Lebensjahr, mindestens 10 Jahre |
| Rheumatisches Fieber mit Karditis und residuellem Klappenfehler | Bis zum 40. Lebensjahr, mindestens 10 Jahre, bei Hochrisikokollektiven lebenslang |

Die Prophylaxe besteht in der Gabe von Benzathin-Penicillin 1,2 Mio. IE alle 3–4 Wochen (Padmavati et al. 1987). Wenngleich die orale Therapie mit Penicillin V (2mal 250 mg tgl.) eine anerkannte Alternative ist, so hat sich gezeigt, daß auch bei guter Compliance die prophylaktische Wirksamkeit geringer als bei Therapie mit intramuskulärem Depotpenicillin ist (Dillon 1984).

Eine derartige Therapie ist nicht völlig ungefährlich. Eine prospektive internationale Studie an 1790 Patienten mit rheumatischem Fieber in 11 Ländern fand, daß bei 3,2% der Patienten, die eine monatliche Penicillininjektion bekamen, eine allergische Reaktion auftrat. 0,2% der Patienten erlitten eine anaphylaktische Reaktion, ein Patient (0,05%) starb an den Folgen der Anaphylaxie (International Rheumatic Fever Study Group 1991). An derselben Studie zeigte sich jedoch eine Rezidivrate von 11,5% bei Patienten, die nicht compliant waren.

Dennoch kommt es auch bei Patienten, die optimal entweder oral oder parenteral prophylaktisch behandelt werden, zu vereinzelten Rezidiven. Aus diesem Grund wird Hoffnung in die Entwicklung einer Streptokokkenvakzine gesetzt. Es hat sich gezeigt, daß M-Protein rekombinante Vakzinen bei Mäusen einen Schutz gegen Streptokokkeninfektion geben und extrahiertes M-Protein die spezifische Bildung protektiver Antikörper beim Menschen initiieren können. Aufgrund der großen Zahl von rheumatogenen Streptokokkenserotypen wird wahrscheinlich eine multivalente M-Proteinvakzine in Zukunft zur Prophylaxe des rheumatischen Fiebers entwikkelt werden.

Unberührt hierbei ist natürlich die Indikation zur Endokarditisprophylaxe bei Patienten mit rheumatischem Vitium vor einem entsprechenden Eingriff (s. Kapitel 51).

## Literatur


Albert DA, Harel L, Karrison T (1995) The treatment of rheumatic carditis: A review and metaanalysis. Medicine 74: 1–12

WHO (1980) Community control of rheumatic heart disease in developing countries: 1. A major public health problem. WHO Chron 34: 336–345

Dajani AS, Ayoub EM, Bierman FZ. et al. (1992) Guidelines for the diagnosis of rheumatic fever: Jones criteria, updated. JAMA 268: 2069

Dajani A, and the Committee on Rheumatic Fever, Endocarditis, and Kawasaki Disease of the American Heart Association (1995) Treatment of acute streptococcal pharyngitis and prevention of rheumatic fever. Pediatrics 96: 758–764

Dillon HC (1984) Antibiotic therapy: Influence of duration, frequence, route of administration and compliance. In: Shulman ST (ed) Management of pharyngitis in an era of declining rheumatic fever. Ross Laboratories, Columbus/Ohio, pp 72–83

Hooton TM (1991) A comparison of azithromycin and penicillin V for the treatment of streptococcal phaaryngitis. Am J Med 91: 23 S

International Rheumatic Fever Study Group (1991) Allergic reactions to long-term benzathine penicillin prophylaxis for rheumatic fever. Lancet 337: 1308–1310

Jones TD (1944) Diagnosis of rheumatic fever. JAMA 126: 481

Khann AK, Buskirk DR,Williams RC et al. (1989) Presence of non-HLA B cell antigen in rheumatic fever patients and their families as defined by a monoclonal antibody. J Clin Invest 83: 1710

Murphy TK, Goodman WK, Fudge MW et al. (1997) B lymphocyte antigen D8/17: A peripheral marker for childhood-onset obsessive-compulsive disorder and Tourettes syndrome? Am J Psychiatry 154: 402–407

Narula J, Chopra P, Talwar KK et al. (1993) Does endomyocardial biopsy aid in the diagnosis of active rheumatic carditis? Circulation 88: 2198

Narula J, Chopra P, Talwar KK et al. (1996) Does endomyocardial biopsy aid in the diagnosis of active myocarditis? Circulation 88: 2198–2205

Padmavati S, Gupta V, Prakash K et al. (1987) Penicillin for rheumatic fever prophylaxis: 3-weekly or 4-weekly schedule? J Assoc Phys Ind 35: 753–755

Swedo SE, Leonard HL, Mittleman BB et al. (1997) Children with PANDAS (pediatric autoimmune neuropsychiatric disorders associated with strep. infections) are identified by a marker associated with rheumatic fever. Am J Psychiatry 154: 110-112

United Kingdom-United States (1960) Joint Report on rheumatic heart disease. The evolution of rheumatic heart disease 5 year report of a co-operative clinical trial of ACTH. Cortison and aspirin. Circulation 22: 503–515

Zabriskie JB, Lavenchy D, Fu SM et al. (1985) The use of monoclonal antibodies to detect the presence of zwo B cell alloantigens in rheumatic fever patients. Arthritis Rheum 28: 1047–1051

# Kapitel 50

# Kardiale Manifestationen bei immunbedingten Erkrankungen

50

R. H. G. Schwinger



Von erregerbedingten entzündlichen oder von genetisch determinierten Herzerkrankungen, zu denen auch bestimmte Formen der Kardiomyopathie gehören, werden solche abgegrenzt, die vorherrschend auf immunologische Störungen im engeren Sinne zurückzuführen sind (Tabelle 50-1, Abb. 50-1).

## 50.1 Ätiologie und Pathophysiologie

Die Erkrankungen aus dem allergischen/rheumatischen Formenkreis gehen mit einer Vielzahl von faßbaren immunologischen Störungen einher, meist erkennbar durch serologische Untersuchungen. Die systemischen Erkrankungen des rheumatischen Formenkreises können aber auch kardiale Manifestationen aufweisen. Im weiteren Sinne werden immunologische Prozesse für Herzerkrankungen bei rheumatischen Erkrankungen (z. B. Kollagenosen), bei restriktiven und infiltrativen Kardiomyopathieformen (z. B. Amyloidose) sowie bei reaktiven Herzerkrankungen (z. B. Postkardiotomiesyndrom, Postmyokardinfarktsyndrom) diskutiert (Abb. 50-2).

Reaktive Herzerkrankungen können hierbei im weitesten Sinne auch chronische Verlaufsformen nach Virusmyokarditiden mit chronisch erhöhten immunologischen Aktivitätsmarkern darstellen.

Im Erscheinungsbild rheumatischer Erkrankungen überwiegen Veränderungen im Bereich der Knochen, Gelenke und des Bindegewebes, welche die klinische Symptomatik dieser Patienten prägen. Häufig kommt es aber auch bei diesen systemischen Erkrankungen zur

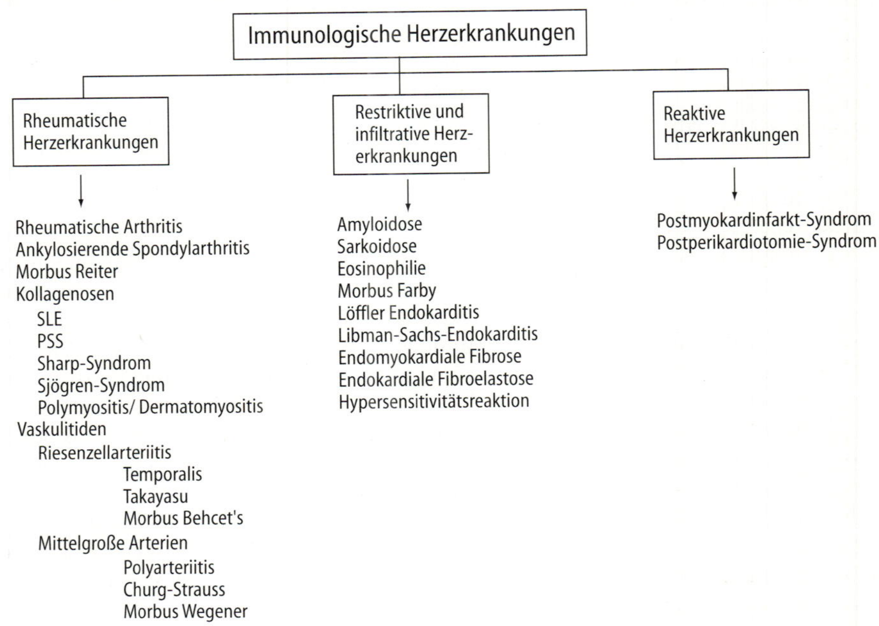


**Abb. 50-1.** Immunologische Herzerkrankungen

**Tabelle 50-1.** Ursachen von Herzmuskelerkrankungen

| | |
|---|---|
| Entzündlich: | Viren, Bakterien, Rikettsien, Mykobakterien, Spirochäten, Pilze, Parasiten. Nichtinfektiös: Kollagenosen, Granulomatosen, Kawasaki-Syndrom |
| Metabolisch: | Mangel an Thiamin, Selen, Caritin, Hypo-/Hyperkalzämie, Hypophosphatämie, Hypervitaminose D; Akromegalie, Thyreotoxikose, Hypothyreose, Urämie, Cushing-Syndrom, Phäochromozytom, Diabetes mellitus; Gicht, Oxalose, Porphyrie, Elektrolytstörung |
| Toxisch: | Alkohol, Kobalt, Zytostatika, Blei, CO, Lithium; Katecholamine, Quecksilber, Schlangengift, Paracetamol, Steroide, Kokain, Methysergid |
| Infiltrativ: | Amyloidose, Hämochromatose, Glykogenspeicherkrankheiten, Sarkoidose, M. Fabry, M. Whipple, M. Gaucher |
| Fibroplastisch: | Endomyokardfibrose, Löffler-Syndrom, Karzinoid |
| Hämatologisch: | Sichelzellenanämie, Polyzythämie, thrombotische thrombozytopenische Purpura, Leukämien |
| Hypersensitivität bei: | Antibiotika, Sulfonamide, Antikonvulsiva, Tuberkulostatika, Antiphlogistika, Diuretika, Methyldopa, Tetanusoxid, Amitriptylin, kardiale Abstoßung, Riesenzellmyokarditis |
| Genetisch: | Hypertrophe dilatative, restriktive und hypertrophe rechtsventrikuläre Kardiomyopathie |
| Idiopathisch: | Idiopathische dilatative, restriktive und hypertrophe rechtsventrikuläre Kardiomyopathie |
| Andere: | Postpartale/peripartale Kardiomyopathie; abnorme Hitzeeinwirkung, Hypothermie, Röntgenbestrahlung, Tachykardie, Vasospasmen der Mikrozirkulation, Einschränkung der Koronarreserve, Degeneration kardialer Ganglien, Alteration des kardialen Zytoskeletts |

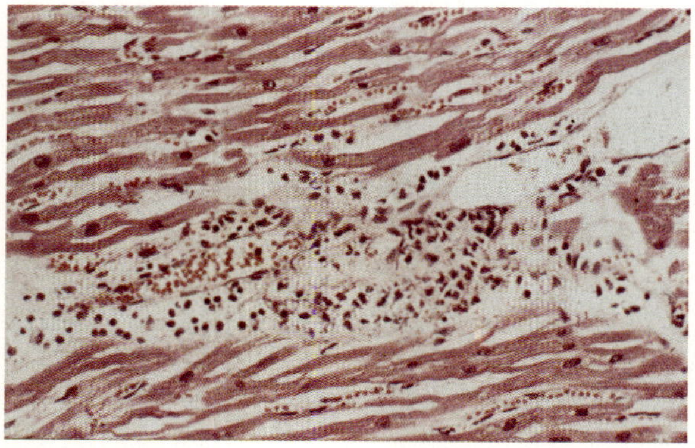

**Abb. 50-2.** Lupus erythematodes disseminatus. Myokarditis bei SLE. Herdförmige dichte interstitielle Infiltration durch eine lymphozytäre, perivaskulär betonte Entzündung. 44jährige Frau; Tod nach biventrikulärem Herzversagen. (Mit freundlicher Genehmigung von Dr. J.W.U. Fries, Institut für Pathologie, Universität Köln)

Mitbeteiligung des Herzmuskels, des Endokards und des Perikards.

Pathologisch-anatomisch imponieren bei diesen Erkrankungen entzündliche Veränderungen, die systemisch auftreten und häufig von einer Vaskulitis begleitet werden. Die pathophysiologischen Grundlagen dieser systemischen Erkrankungen werden zunehmend besser verstanden, und es zeigt sich, daß häufig eine Fehlfunktion immunologischer Reaktionsvorgänge mit für das Krankheitsgeschehen verantwortlich ist; bei einigen Erkrankungen ist eine genetische Prädisposition wahrscheinlich. Das klinisch oft sehr variabel erscheinende Krankheitsbild rheumatischer wie auch immunologischer Erkrankungen geht häufig einher mit einer kardialen Manifestation.

Das rheumatische Fieber ist eine systemische Erkrankung mit gesicherter infektiöser Primärursache durch hämolysierende Streptokokken der serologischen Gruppe A mit Manifestationen am Herzen (Karditis), an Gelenken (Polyarthritis), der seltenen Chorea minor, rheumatischen Granulomen, erythematösen Veränderungen und einer allgemeinen Entzündungsreaktion. Ganz wesentlich in der Pathogenese dieser Erkrankung ist die Immunantwort auf die vorausgehende Streptokokkeninfektion.

! Obwohl diese Erkrankungen in den Formenkreis systemisch entzündlicher Erkrankungen mit Beteiligung der Bindegewebe wie auch einer begleitenden Vaskulitis gehört, wird sie wegen ihrer herausragenden klinischen Bedeutung in einem separaten Kapitel behandelt (Kap. 49).

War es doch Charcot (1881), der als erster davon überzeugt war, daß das rheumatische Fieber und die rheumatoide Arthritis mit kardialer Beteiligung separate Krankheitsentitäten darstellen.

Ein verändertes Zusammenspiel der Antigen-Antikörper-Reaktion im Rahmen der Immunregulation wird nicht nur als eine der Ursachen für verschiedene Erkrankungen aus dem rheumatoiden Formenkreis, sondern auch als pathologischer Faktor für die Entwicklung restriktiver und infiltrativer Kardiomyopathien diskutiert. Dies wird besonders ersichtlich in der Pathogenese der Löffler-Endokarditis oder der Endomyokardfibrose.

Immunologische Reaktionen sind aber auch beteiligt bei kardialen Manifestationen im Rahmen der Amyloidose, der Sarkoidose oder seltener Erkrankungen, die zu infiltrativen Kardiomyopathien führen.

Auch eine Verletzung oder Schädigung des Myokards, z. B. nach Myokardinfarkt oder nach kardiochirurgischen Eingriffen, kann zu chronisch entzündlichen Veränderungen im Bereich des Myokards oder Perikards führen. Auch hier wird ein immunpathologischer Prozeß diskutiert. Die Einteilung der hier besprochenen Krankheitsbilder ist in Abb. 50-1 wiedergegeben.

### 50.1.1 Zelluläre und humorale Immunreaktion

Um die Mechanismen krankmachender Immunreaktionen besser verständlich zu machen, ist im folgenden eine komprimierte Darstellung der zellulären und humoralen Immunreaktion vorangestellt. Träger der Immunreaktion sind die ca. $10^{12}$ Lymphozyten. Das Antigen – oder ein Hapten nach Bindung an ein Trägerprotein – wird über eine antigenpräsentierende Zelle (z. B. Makrophage) von einem Lymphozyten erkannt, der daraufhin die Information zur Bildung von Komplementärstrukturen (= antigenbindende Determinanten) im Zuge einer Proliferation einer Lymphozytenfamilie (= Klon) entwickelt. Dabei stellt diese antigenbindende Determinante eine spezifische Eigenschaft des Antikörpers oder der antigenerkennenden Zelle dar.

#### T- und B-Zellaktivierung

Es werden sowohl T- als auch B-Lymphozyten aktiviert. Die Reifung der T-Zellen erfolgt im Thymus; sie sind die Träger der sog. zellulären Immunantwort über zytotoxische Lymphozyten oder die Effektorzellen, deren „delayed type hypersensitivity" die Lymphokine bilden. Die B-Zellreifung erfolgt im Knochenmark bzw. den lymphoiden Organen entlang des Gastrointestinaltraktes, entsprechend der Bursa fabricii bei den Vögeln. B-Zellen entwickeln sich zu antikörpersezernierenden Plasmazellen und vermitteln die humorale Immunantwort.

Beide Zellsysteme kooperieren, wobei die Aktivierung von B-Lymphozyten durch Proliferation zur Ausreifung von Plasmazellen führt, die große Mengen spezifischer Antikörper sezernieren. Die sensibilisierten T-Lymphozyten entwickeln spezifisch geprägte T-Zellen, die zytotoxische Effektorzellen (Killerzellen) darstellen können.

B- und T-Zellsystem interagieren in vielfältiger Weise. So können sog. T-Helferzellen die Antikörperbildung fördern oder erst ermöglichen; im Gegensatz hierzu werden durch sog. Supressor-T-Zellen immunhemmende Reaktionen vermittelt. Bestimmte Antigenfamilien können auch ohne Hilfe der T-zellvermittelten Wirkung B-Zellen zur Differenzierung in Richtung auf Antikörperbildung anregen.

#### Immunantwort

Eine Immunantwort kann somit auf 2 grundsätzlich unterschiedliche Weisen erfolgen:

- Ein Antigen, mit dem sich der Organismus auseinandersetzen muß, führt zur Bildung von Proteinen, die in spezifischer Weise mit dem Antigen reagieren. Diese Globuline werden als Antikörper bezeichnet. Antikörper werden in Körperflüssigkeiten abgegeben, so z. B. Blut, Lymphe etc. Ihre Wirkung entfalten sie unter Zuhilfenahme von ebenfalls in den Körperflüssigkeiten gelösten Effektorsystemen, wie z. B. dem Komplementsystem. Diese immunologische Reaktionsform wird als humorale Immunität bezeichnet.
- Eine zweite Möglichkeit ist die antigenvermittelte Vermehrung von Zellen, die sich dann gegen das Antigen richten. Diese immunologische Reaktionsform ist nicht an das Vorhandensein von Antikörpern oder spezifischen humoralen Effektorsystemen gebunden und wird als zelluläre oder zellvermittelte Immunreaktion bezeichnet.

Reife T-Lymphozyten besitzen zwei Spezifitäten, eine für das fremde Antigen und eine weitere für die Oberflächeneigenschaften des eigenen Organismus, die sog. Selbsterkennung; diese ist vom „major histocompatibility complex" (MHC) genetisch kodiert. Wird die humorale Immunantwort durch antikörpersezernierende B-Lymphozyten, ausgereift auch als Plasmazellen bezeichnet, bewerkstelligt, so ist für die zelluläre Immunreaktion eine T-lymphozytenvermittelte Antwort nötig. T-Lymphozyten können sich zu sensibilisierten T-Lymphozyten differenzieren, die andere Zellen abtöten und so zytotoxisch wirksam werden.

Eine zweite Funktionsvariante der zellulären Immunantwort besteht in der Sekretion von Mediatorsubstanzen (Lymphokine), die zelluläre Effektorreaktionen induzieren. Die bei der Degranulation freigesetzten Entzündungsmediatoren, vasoaktive Substanzen und chemotaktische Faktoren, locken Immun- und Entzündungszellen an den Ort des Geschehens. Bestimmte Mediatoren, Migrationsinhibitoren, halten Makrophagen im Entzündungsgebiet fest und induzieren eine erhöhte Aktivität. Makrophagen und bestimmte Lymphozyten kooperieren und können eine spezifische zytotoxische Wirkung entfalten.

#### Komplementsystem

In dieses System greift verstärkend, aber auch überschießend das Komplementsystem ein. Das effektive Zusammenspiel dieser Systeme führt zur immunologischen Abwehr, z. B. durch Abtötung von Zellen, Keimen oder Viren, sowie zur Elimination oder Neutralisation von Toxinen. Antikörper aktivieren nach Bindung an das Antigenkomplement und führen direkt oder indirekt zur Exozytose lysosomalen Inhalts aus Mastzellen, basophilen, neutrophilen und auch eosinophilen Granulozyten.

Die freigesetzten lysosomalen Substanzen fördern direkt oder indirekt Entzündungsreaktionen durch weitere Aktivierung des Kininsystems, des Gerinnungssystems und des Komplementsystems.

Zu den wesentlichen Mediatorsubstanzen gehören Histamin, Prostaglandine, Leukotriene, plättchenaktivierender Faktor und Serotonin. Kommt es zu einem Fortbestehen der immunologischen Antwort, resultieren daraus pathophysiologische Veränderungen.

## 50.2 Rheumatische Herzerkrankungen

### 50.2.1 Rheumatoide Arthritis

Die rheumatoide Arthritis ist eine chronisch entzündliche Systemerkrankung, die durch Synovialitis zu Arthritis, Bursitis und Tendovaginitis führen kann. Bei dieser Erkrankung kann es auch zu extraartikulären Organmanifestationen kommen. Typisch ist der schubweise progrediente Verlauf der Erkrankung, die zu Gelenkdestruktionen und Invalidität führt. Der Erkrankung wird eine genetische Prädisposition zugeschrieben und als krankheitserhaltende Reaktion eine Autoimmunerkrankung, induziert durch entzündliche Infiltrationen mit autoreaktiven T-Helferlymphozyten, diskutiert.

#### Pathogenese

Im Mittelpunkt der diskutierten immunologischen Reaktionsformen steht die Interaktion von Lymphozyten und Monozyten mit Produktion von proinflammatorischen Zytotoxinen (z. B. IL-1, IL-6, TNF-$\alpha$ u. a.), Immunglobulinen und Autoantikörpern gegen das Fc-Fragment des IgG (= Rheumafaktoren). Die Patienten zeigen unspezifische Entzündungszeichen wie Fieber, BSG- und CRP-Erhöhung, Anämie und in 70–80% der Fälle positive Rheumafaktoren.

#### Klinik

Die rheumatoide Arthritis ist eine der häufigsten Erkrankungen aus dem rheumatischen Formenkreis und kann in ihrer kardialen Manifestation zu einer Perikarditis, zu Klappenveränderungen, zur koronaren Arteriitis, zu Myokarditis, zu verschiedenen Formen der intraventrikulären Leitungsstörungen, zu Erkrankungen des Aortenbogens und zur pulmonalarteriellen Hypertension führen.

Patienten mit Perikarditis zeigen häufig thorakale Schmerzen, gelegentlich Perikarderguß. Das klinische Erscheinungsbild ist nicht different von dem anderer Perikarditisformen. Die Veränderungen im Bereich der Perikardblätter bzw. des Perikardergusses ähneln den Veränderungen, wie sie auch bei rheumatoider Synoviitis und rheumatoider Granulombildung zu sehen sind. Entzündliche Veränderungen des Myokards können auch das Reizleitungssystem beeinträchtigen. Häufig kommt es zu AV-Blockierungen und faszikulären Blockbildern. Die granulomatöse Entzündung kann auch die großen Gefäße, insbesondere im Sinne einer Aortitis, betreffen.

#### Therapie

Die Therapie der Myokardbeteiligung im Rahmen einer rheumatoiden Arthritis fordert eine aggressive Therapie der zugrundeliegenden Erkrankung. Sie wird mit nichtsteroidalen Antiphlogistika, Kortikosteroiden sowie in ausgeprägteren Formen mit Gold oder Methotrexat behandelt. Dabei besteht die täglich zu verabreichende Kortikosteroidmedikation zur Behandlung einer Serositis (Pleuritis, Perikarditis etc.) aus ca. 0,5 mg/kgKG Prednison. Bei lebensbedrohenden Zuständen ist eine hochdosierte Kortikosteroidmedikation von 1–2 mg/kgKG Prednison induziert.

Chloroquin- oder Hydroxychloroquintherapie der rheumatoiden Arthritis kann in sehr seltenen Fällen medikamenteninduziert zu einer Kardiomyopathie führen. Hierbei ist die Endomyokardbiopsie wegweisend.

#### Komplikationen

Entwickeln sich Zeichen der kardialen Tamponade, so ist das klinische Bild gekennzeichnet durch Ödeme, Dyspnoe, Pulsus paradoxus und ggf. durch Perikardreiben. Die Echokardiographie ist hier wegweisend. Häufiger kommt es zur Pericarditis constructiva im Rahmen der Perikarditis bei rheumatischer Arthritis, nur selten zur Tamponade. Die Prävalenz der konstriktiven Perikarditis liegt dabei unter 1% (Thould 1986).

#### Immunologische Befunde

Immunologische Befunde der rheumatoiden Arthritis zeigen in 70–80% der Fälle einen Nachweis von Rheumafaktoren (Autoantikörper verschiedener Immunglobulinklassen, die gegen das Fc-Fragment des IgG gerichtet sind). In 30–40% der Fälle sind die ANA sowie die zirkulierenden Immunkomplexe positiv.

#### Pathomorphologie

Aufgrund von autoptischen Untersuchungen liegt die Prävalenz der rheumatoiden Arthritis bei 3–5% (Leibowitz 1963). Histopathologisch entsprechen die Veränderungen den Veränderungen, wie sie bei Rheumaknötchen gefunden werden. Auch entzündliche Veränderungen ohne Granulomnachweis mit v. a. Fibrosierungen und Verdickungen der Segel wurden berichtet.

Die verschiedenen Herzklappen sind mit etwa vergleichbarer Häufigkeit dabei befallen. Auch entzündliche Veränderungen im Bereich der Koronararterien, vornehmlich im Bereich der kleineren intramyokardial verlaufenden Arterien, wurden beschrieben; allerdings handelt es sich hierbei um Fallberichte.

### 50.2.2 Spondylitis ankylosans

Die Spondylitis ankylosans, synonym auch als ankylosierende Spondylarthritis, Spondilitis ankylopoetica als M. Bechterew bezeichnet, ist eine Erkrankung mit genetischer Disposition; ca. 90% der Patienten sind Träger des HLA-B27-Antigens.

Neben der zunehmenden Versteifung der Wirbelsäule und des Thorax kommt es häufig zur fixierten Kyphose und selten zur Amyloidose (ca. 1%). Laborchemisch dominieren unspezifische Entzündungsparameter, je nach Aktivität der oft schubweise verlaufenden Erkrankung (z. B. BSG, CRP erhöht).

**Klinik und Diagnostik**

Nur sehr selten ist das kardiovaskuläre System beteiligt. Häufig betroffen sind dabei die Aorta sowie die Aortenklappe. Bei Herzbefall treten Rhythmusstörungen und Blockbilder auf. Histologisch zeigen sich eine Intimaproliferation sowie narbige Veränderungen im Bereich der Adventitia und Media. Das Lumen der Vasa vasorum ist häufig verkleinert und umgeben von Lymphozyten- und Plasmazellinfiltraten.

Häufig kommt es zu einer Aorteninsuffizienz aufgrund einer Verdickung und Verkürzung der Aortenklappenränder. Zudem treten neben der Aorteninsuffizienz (bis zu 10%) intraventrikuläre Leitungsstörungen (12%) und Perikarderguß (4%) auf (ONeill et al. 1992). Ob neben fibrotischen Veränderungen auch inflammatorische Infiltrate zu Blockbildern und ventrikulären Leitungsstörungen beitragen, ist nicht bekannt.

**Therapie**

Unklar ist daher auch, inwieweit eine aggressive entzündungshemmende Medikation erfolgversprechend ist. Kurzfristig erscheint bei schweren entzündlichen Schüben eine Kortikosteroidtherapie sinnvoll. Die kardiale oder vaskuläre Beteiligung führt oft zu einer symptomatischen medikamentösen Therapie bzw. zum Klappenersatz.

### 50.2.3 Reiter-Syndrom

Hierbei finden sich ähnliche kardiale Beteiligungsformen wie bei der ankylosierenden Spondylarthritis. Allerdings findet sich nur sehr selten ein Befall der großen Gefäße bzw. des Herzens.

### 50.2.4 Morbus Still

Der M. Still ist die systemische Manifestation der juvenilen rheumatoiden Arthritis oder der juvenilen chronischen Arthritis oder Polyarthritis. Es kommt hierbei zu Allgemeinsymptomen wie Fieber, Polyarthritis, Exanthemen und Polyserositis von Perikard und Pleura. Die Erkrankung ist rheumafaktornegativ. Bei Erwachsenen entwickeln sich häufig kardialen Manifestationen mit Perikarditis und Tamponade.

### 50.2.5 Kollagenosen

**Lupus erythematodes disseminatus (SLE)**

Der Lupus erythematodes disseminatus bezeichnet eine Systemerkrankung der Haut und des Gefäßbindegewebes sowie zahlreicher Organe mit Vaskulitis, Perivaskulitis der kleinen Arterien und Arteriolen, verbunden mit Ablagerungen von Immunkomplexen, die aus DNS, anti-DNS, Komplement und Fibrin bestehen.

Pathogenetisch wird eine virusinduzierte Aktivierung einer Immunreaktion gegen DNS sowie eine aufgrund einer defekten Suppressorfunktion der T-Lymphozyten persistierenden Autoimmunantwort angenommen.

Krankheitsspezifische immunologische Befunde beinhalten den Nachweis von antinukleären Antikörpern (ANA) mit hohem Titer (95%) sowie Antikörpernachweis gegen doppelsträngige DNS (auch anti-dsDNS-AK; 60–90%).

**Kardiale Manifestation**

Kardiale Manifestationsformen einer SLE-Erkrankung sind meist klinisch stumm und finden sich in autoptischen Untersuchungen. Im Vordergrund stehen die systemischen Manifestationen des Lupus erythematodes mit Fieber, Abgeschlagenheit, Arthritis, Hautsymptomen, Nierensymptomen, hämatologischen Befunden und ggf. psychischen Veränderungen.

Die Zeichen der Herzbeteiligung sind als akute, subakute oder chronische Perikarditis oder Perimyokarditis mit Ergußbildung, Kardiomegalie und den Zeichen der Rechtsherzinsuffizienz faßbar. In 10% der Fälle tritt hierbei eine Rechtsherzinsuffizienz mit auf. Dabei können entzündliche Veränderungen das Myokard, Endokard und die Koronararterien betreffen. Funktionell kann sich dies in einer Beeinträchtigung der Pumpfunktion, in einer Endokarditis mit Klappenfehlfunktion sowie in einer Koronararterienverkalkung zeigen.

Die kardialen Manifestationsformen werden pathologisch oder immunpathologisch als Immunkomplexablagerungen im Bereich der Gefäßwände des Myokards oder des Perikards (Bidani et al. 1980) angenommen (Abb. 50-1).

Die fibrinoiden Nekrosen im Rahmen der Lupus-erythematodes-Erkrankung können prinzipiell in allen Regionen des Herzens vorkommen. Meist findet sich im Bereich der Klappen eine Endothelschädigung. An den Nekrosen, meist an den Unterseiten der Klappen lokalisiert, lagern sich Thromben an, die durch Granulationsgewebe organisiert werden.

In diesem Bereich kommt es zu einer Verdickung des Endokards; diese kann an einzelnen Klappen oder multipel an verschiedenen Klappen gleichzeitig auftreten und mehrere Millimeter groß werden. Diese Verdickungen werden auch als Wärzchen (Verrucae) bezeichnet und finden sich an den Unterseiten der AV-Klappen als Prädilektionsstellen. Diese bei einer Libman-Sacks-Endokarditis häufig post mortem gefundenen Wärzchen haben hämodynamisch meist keine Bedeutung.

Im Myokard finden sich Infiltrate aus Histiozyten, Lymphozyten und Plasmazellen. Sind Sinus- oder AV-Knoten bzw. Anteile des Reizleitungssystems befallen, kommt es zu Blockbildern. Die Diagnose des Endokardbefalls kann mit standardechokardiographischen Untersuchungen bei ca. 18% der Patienten, mit der TEE-Untersuchung bei 74% gestellt werden (Galve et al. 1988; Roldan et al. 1992).

Fehlende Anti-ds-DNS-Antikörper schließen eine Lupuserkrankung mit sehr hoher Wahrscheinlichkeit aus.

### Peri- und Myokarditis

Die häufigste Manifestationsform des systemischen Lupus ist die Perikarditis und die Myokarditis. Die Symptome sind meist unspezifischer Natur und gehen einher mit Thoraxschmerzen, Perikardreiben, Tachykardie sowie elektrokardiographischen Veränderungen mit diffuser ST-Streckenerhöhung, vereinzelt Sinustachykardie oder Rhythmusstörungen. Zur exudativen Perikarditis mit Perikarderguß kommt es meist bei Patienten mit immunologisch aktiver Lupuserkrankung.

Das Auftreten einer Myokarditis wird in autoptischen Untersuchungen bis zu 40% angegeben (Doherty et al. 1985; Ansari et al. 1985). In den Myokardbiopsien können lymphozytäre Infiltrate im Interstitium und Fibrosierungen im Bereich der Blutgefäße nachgewiesen werden. Die Therapie besteht aus der Anwendung nichtsteroidaler Antiphlogistika sowie aus symptomatischer Behandlung der Serositis mit 10–20 mg Prednison/Tag.

Bei Vorliegen einer progressiven Pumpfunktionsbeeinträchtigung richtet sich die Therapie nach den allgemeinen Therapierichtlinien der Kardiomyopathie. Intensive immunsuppressive Therapie ist bei aktiven Verlaufsormen angezeigt.

### Endokarditis

1924 waren es Libman und Sacks, die erstmals eine Beteiligung des Endokards bei Patienten mit SLE nachwiesen (Libman u. Sacks 1924). In autoptischen Untersuchungen findet sich diese Beteiligung in einer hohen Anzahl; dies widerspricht der nur seltenen klinischen Manifestation einer Endokarditis bei SLE-Patienten. Es resultiert eine atypischen Endokarditis mit knotigen Vegetationen, die sowohl Ober- wie auch Unterseite der verschiedenen Klappen befallen.

Am häufigsten kommt es zum Befall des hinteren Segels der Mitralklappe. Charakteristisch ist auch der Befall mehrerer Klappen und häufig die Beteiligung des rechten Herzens. Selten imponiert eine hämodynamisch bedeutende Insuffizienz, hier vornehmlich der Mitral- und Aortenklappe, oder eine Stenosenkomponente.

Embolische Ereignisse ins Gehirn oder die Koronararterien bleiben eine Rarität. Mikroskopisch finden sich in den Klappen ein herdförmiges Ödem, fibrinoid degenerierte kollagene Fasern sowie Ansammlungen von Histiozyten, Lymphozyten und Plasmazellen. Charakteristische „purple bodies“ entsprechen Einschlüssen in LE-Zellen aus Kernresten. Die knotigen oder warzenartigen Veränderungen auf den Klappen oder im Bereich des Endokards, der Klappenränder und des Halteapparates bestehen aus Fibrin, Blutplättchen und nekrotisierenden Klappenanteilen. Auch sie können Hämatoxylinkörperchen, sog. „purple bodies“, enthalten.

### Therapie und Komplikationen

Die Therapie der Endokarditis richtet sich nach den hämodynamischen Veränderungen. Für Steroide besteht bei Klappenbefall des SLE keine Indikation. Durch die Steroidmedikation bei Patienten mit SLE haben sich zum einen das Alter und zum anderen die Häufigkeit des Auftretens von Veränderungen im Bereich des Klappenapparates und der Koronararterien geändert. So zeigten Bulkley und Roberts, daß in der Poststeroidära das Auftreten einer Libman-Sacks-typischen endokarditischen Läsion signifikant geringer war und die meisten Fälle ausheilen (Roberts et al. 1975).

Vielmehr kam es nach Einführung der Steroidmedikation zu einer Zunahme von arteriosklerotischen Plaques bei Patienten, die länger als 1 Jahr mit Steroiden behandelt worden waren (Roberts et al. 1975). Dies ist vermutlich weniger Folge einer Kortikosteroidmedikation als viel mehr eine indirekte Wirkung über den Blutdruck und den Fettstoffwechsel.

Neben dem Plaquenachweis kann es bei SLE-Patienten zur Beteiligung der Arterien und Arteriolen im Sinne einer Arteriitis kommen. Zudem ist eine Beteiligung der Koronararterien infolge von Koronarspasmen oder Hyperkoagulabilität als Folge von Antiphospholipidantikörpern denkbar (Wilson et al. 1992).

Neben der symptomatischen Therapie, z. B. der LV-Funktionsstörung sowie der Rhythmusstörungen, ggf. Schrittmachertherapie, ist eine zusätzliche Therapie mit Kortikoiden indiziert.

Besteht bei Schwangeren eine Lupus-erythematodes-Erkrankung mit anti-Ro/La-Antikörpern (= SSA, Gruppe ENA), so können bei dem Neugeborenen postpartal AV-Blockierungen höheren Grades auftreten; cave: Schrittmacher.

## Antiphospholipidsyndrom

Dieses Syndrom kann auch unabhängig von der klinischen Symptomatik eines Lupus erythematodes auftreten und beinhaltet thrombotische Verschlüsse der venösen sowie auch der arteriellen Gefäße, eine Thrombozytopenie, eine hohe Abortrate und häufig einen falschpositiven Luestest (VDRL). Antiphospholipidantikörper finden sich bei 20–50% der Patienten mit SLE und können durch zwei Testmethoden differenziert werden: zum einen mit dem Anti-Cardiolipin-Antikörper (ACLA) und zum anderen mit dem Lupus-Antikoagulans (LA).

Bei diesen Patienten entwickeln sich häufig tiefe Beinvenenthrombosen, pulmonalarterielle Thrombosen und Schlaganfall. Im Bereich des Herzens kommt es bei Patienten mit Antiphospholipidsyndrom häufig zu Klappenerkrankungen. Diese beinhalten warzenähnliche Läsionen und Auflagerungen im Bereich der Klappen, die Klappen sind meist verdickt und zeigen einen fibrokalzifizierenden Umbau.

Die Frequenz des Auftretens wie auch das Ausmaß der Klappenveränderungen und der einhergehenden Insuffizienzkomponente korreliert mit der Dauer und der Aktivität der Lupuserkrankung. Auch treten bei Patienten mit Antiphospholipidsyndrom koronararterielle Verschlüsse wie auch Bypassverschlüsse auf. Es kann daher auch zu Zeichen der Rechtsherzbelastung wie auch zu kardiomyopathieähnlicher Herzvergrößerung kommen.

Bei diesen Patienten sollte eine Antikoagulation mit dem Ziel INR um 3,0 durchgefüht werden. Zudem ist eine symptomatische Therapie (Klappeninsuffizienz ) indiziert. Inwieweit eine Steroidmedikation das Auftreten der Antikörper beeinflussen kann, wurde bisher weder prospektiv noch retrospektiv untersucht.

**Progressive systemische Sklerose (PSS)**

Die PSS wird auch als systemische Sklerodermie oder systemische Sklerose bezeichnet. Hierbei handelt es sich um eine Systemerkrankung des Bindegewebes mit Kollagenanhäufung und Fibrose von Haut und inneren Organen, einhergehend mit einer obliterierenden Angiopathie.

Histologisch findet sich eine Zwiebelschalenangiopathie mit Intimaproliferation; diese führen zu Haut- und Organinfarkten. Die Ätiologie ist unbekannt. Pathogenetisch handelt es sich um eine Regulationsstörung der Fibroblasten, die übermäßig Kollagene produzieren, woraus eine obliterierende Angiopathie resultiert.

Bei PSS bestimmen Hautveränderungen das äußere klinische Bild (90% Sklerodermie, 78% Raynaud-Phänomen).

Immunpathologisch besteht eine Vaskulitis. Diagnostische Marker sind Antikörper gegen extrahierbare antinukleäre Antigene (ENA). Antiknukleäre Antikörper (ANA) sind bis zu 95% positiv.

Es werden im wesentlichen zwei Verlaufsformen unterschieden:

- eine diffuse Verlaufsform mit generalisierten Ödemen und Sklerose sowie Beteiligung der inneren Organe mit Nachweis von anti-SCL70 (= anti-Tropoisomerase 1; 40% der Fälle);
- die zweite Verlaufsform ist eine akrale, limitierte Verlaufsform als sog. CREST-Syndrom mit Nachweis von *C*alcinosis cutis, *R*aynaud-Syndrom, Ösophagusmotilitätsstörung (engl. „*e*sophagus"), *S*klerodaktylie, *T*eleangiektasie. Hierbei werden Antizentromerantikörper (ACA) in 70% der Fälle, nicht jedoch SCL-70 nachgewiesen.

Neben den Hautveränderungen entwickeln sich Organmanifestationen. Bei Sklerodermie ist das Herz in etwa 1/3 der Fälle miterkrankt. Es werden interstitielle Infiltrate im Herzmuskel beobachtet, die fibrös umgewandelt werden und verkalken können. Koronararterien sind nicht befallen. Klinisch imponieren Herzrhythmusstörungen, insbesondere Überleitungsstörungen sowie uncharakteristische elektrokardiographische Befunde. Auch die Zeichen einer muskulären Herzinsuffizienz sind beobachtet worden.

Bei der Sklerodermie kann sich ein Cor pulmonale auf dem Boden einer Lungenfibrose entwickeln; außerdem ist im Myokard die Entstehung einer schweren Fibrose möglich.

Wesentlich sind hier die Veränderungen im Bereich der Lunge, die zu Lungenfibrose und restriktiven Ventilationsstörungen, einhergehend mit einer verminderten $CO_2$-Diffusionskapazität, führen können. In der Folge kann es zu Cor pulmonale und interkurrenten Pneumonien kommen. Es können sich eine Beteiligung des Perikards (fibrinoide Entzündung), des Myokards und des Reizleitungssystems zeigen. Auch eine Herzbeteiligung mit diffuser Vernarbung kommt vor.

Die Therapie entspricht der Behandlung der Herzinsuffizienz. Steroide, Immunsuppressiva und D-Penicillin sind bei schwerem Verlauf indiziert. Die konsequente antihypertensive Therapie mit ACE-Hemmstoffen hat das Auftreten kardialer Funktionsstörungen reduziert.

**Sharp-Syndrom („Mixed Connective Tissue Disease", MCTD)**

Hierbei handelt es sich um eine Kollagenose, die als klinisches Bild eine Überlappungssymptomatik aus SLE, Sklerodermie, Polymyositis und rheumatoider Arthritis zeigt. Eine Beteiligung von Nieren, Herz bzw. ZNS ist eher selten. Obligat wird eine Raynaud-Symptomatik in Verbindung mit sklerodermieartigen Hautveränderungen. Diagnostisch wegweisend ist der Nachweis von ANA.

Allein die klinisch häufige Überlappung mit sklerodermieartigen Hautveränderungen und entsprechenden Veränderungen der inneren Organe zeigt, daß hier auch bei Herzbefall diese Erkrankung ähnlich verläuft wie eine Beteiligung des Myokards bei Sklerodermie. Häufig kommt es aufgrund der Gefäßveränderungen zu einer deutlichen pulmonalarteriellen Hypertonie als Folge der Vaskulopathie mit einhergehender Intimaproliferation und vermindertem Gefäßlumen der pulmonalen Arteriolen (Suzuki et al. 1992).

In Einzelfällen wurden auch perikarditistypische Erkrankungsformen, Pleuritis, Perikarderguß, Myokarditis und Rhythmusstörungen berichtet. Insgesamt zeigt diese Erkrankung eine günstige Prognose, so daß oft keine Immunsuppressiva notwendig werden, sondern nichtsteroidale Antiphlogistika und Steroide in niedriger Dosierung ausreichen.

**Sjögren-Syndrom**

Dieses Syndrom besteht aus der Trias Keratoconjunctivitis sicca mit Xerophthalmie (Augenaustrocknung) sowie Xerostomie (Mundaustrocknung) und lymphozytärer Infiltration der Speicheldrüse („dry eye", „dry mouth"). Man unterscheidet eine primäre und eine sekundäre Form; diese tritt bei rheumatoider Arthritis, anderen Kollagenosen oder bei chronischer Hepatitis C auf. Nur sehr selten kommt es im Rahmen des Sjögren-Syndroms zu einer myokardialen oder perikardialen Beteiligung. Dabei können sich histopathologisch im Bereich des Perikards warzenähnliche Verknotungen zeigen ähnlich denen bei SLE.

#### Dermatomyositis

Bei einer Dermatomyositis kommt es in etwa 30% der Fälle zu einer kardialen Begleiterkrankung. Das pathologisch-anatomische Substrat besteht in einer interstitiellen Myositis. Die Symptomatologie ist gekennzeichnet durch Tachykardie, Arrhythmie und Dilatation des Herzens.

### 50.2.6 Vaskulitiden

Vaskulitiden bezeichnen immunoreaktiv ausgelöste Gefäßentzündungen mit Schädigung der betroffenen Organe (Tabelle 50-2, Abb. 50-3). Das Ausmaß und Spektrum der klinischen Symptome hängt ganz entscheidend von der Lokalisation der entsprechenden Gefäßveränderungen bzw. deren Veränderungen in den Zielorganen ab.

Es werden sekundäre Vaskulitiden z. B. infolge eines Befalls bei rheumatoider Arthritis, verschiedenen Formen der Kollagenosen und Autoimmunerkrankungen sowie Infektionserkrankungen (z. B. HIV-Infektion) von primären Vaskulitiden unterschieden. Zu diesen gehören zum einen die systemische nekrotisierende Vaskulitis (klassische Panarteriitis nodosa, Churg-Strauss-Syndrom), verschiedene Formen der Hypersensitivitätsvaskulitiden, die Wegener-Granulomatose, die Riesenzellarteriitis (Polymyalgia rheumatica und Arteriitis temporalis Horton, Takayasu-Arteriitis) sowie nicht näher klassifizierbare Vaskulitisformen wie z. B. die Thrombangiitis obliterans (*Synonyme:* M. Winiwater-Buerger, Kawasaki Syndrom).

#### Riesenzellarteriitiden

Die Riesenzellarteriitis ist eine der häufigsten Formen der Vaskulitiden, die vornehmlich bei älteren Patienten zu finden ist. Sie befällt gehäuft die mittelgroßen und großen Arterien. Die Aorta und ihre abgehenden Gefäße sind bei ca. 15% der Patienten betroffen. Etwa 50% der Patienten leiden auch an Polymyalgia rheumatica.

Die Ätiologie der Erkrankung ist weitgehend unklar; eine Häufung der Erkrankung findet sich nach viralen Infekten oder Immunisierung. Dies gilt als Hinweis für eine mögliche infektiöse oder autoimmuninduzierte Genese. Ebenfalls wird eine genetische Prädisposition diskutiert.

Histopathologisch zeigt sich eine granulomatöse Infiltration der Media mittelgroßer und großer Arterien. Vornehmlich befallen von der Erkrankung sind die proximalen Abgänge der Aorta, besonders die extrakraniellen Gefäße sowie Gefäße der oberen Extremitäten. Ist die Aorta selbst befallen, kann es infolge der entzündlichen Prozesse zu einer Aufweichung der Aortenwand

**Tabelle 50-2.** Kardiale Beteiligung bei Vaskulitis

| Art der Vaskulitis | Perikarditis | Arteriitis | Myokarditis | Endokarditis | Klappenbeteiligung[a] | Reizleitungssystem | Aortitis |
|---|---|---|---|---|---|---|---|
| Polyarteriitis nodosa | + | ++ | + | – | – | + | – |
| M. Kawasaki | + | ++ | + | ++ | – | + | – |
| Churg-Strauss-Syndrom | + | +++ | + | + | ++ | + | ++ |
| Wegener-Granulomatose | ++ | + | + | – | + | + | – |
| Riesenzellarteriitis | + | + | + | – | + | – | +++ |
| M. Takayasu | – | + | – | – | + | – | +++ |
| M Behçet | – | + | + | – | + | – | ++ |

[a] Klappenbeteiligung aufgrund eines Befalls der Klappen oder nach Dilatation der Aorta ascendens; Vorkommen: + <1%, ++ 1–5%, +++ >5%.

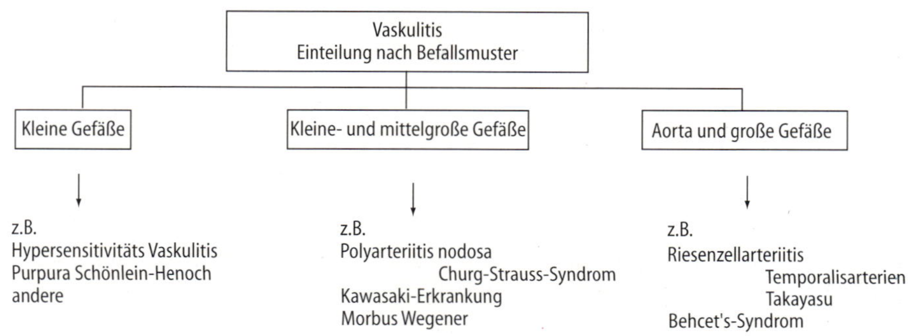


**Abb. 50-3.** Einteilung der Vaskulitis nach Befallmuster

und in deren Folge zu lokalisierten Aneurysmata, zu ringförmigen Dilatationen und zu Aorteninsuffizienz kommen.
Es erkranken überwiegend Frauen. Symptomatisch wird die Krankheit häufig durch klopfende, temporal betonte Kopfschmerzen. Die befallene Region ist dabei hochempfindlich auf Druck; manchmal zeigen sich auch Schmerzen bei heftigen Kaubewegungen. Die körperliche Untersuchung zeigt häufig Patienten mit fieberhafter Erkrankung, mit Abgeschlagenheit, Gewichtsverlust und depressiver Verstimmung.

Einher gehen diese klinischen Symptome mit unspezifischen Entzündungsreaktionen wie ein erhöhter BSG, CRP-Erhöhung sowie leichte Leukozytose und Anämie (CK normal, meist keine Autoantikörper). Die Sicherung der Diagnose kann mit Hilfe einer Biopsie befallener Areale geschehen (meist Biopsie der Temporalarterien). Diese ist in ca. 14% der Fälle falsch-negativ (Procter et al. 1992).

Nach bereits durchgeführter Therapie (Kortikosteroide) findet sich meist kein positiver bioptischer Nachweis mehr. Daher sollte bei Verdacht der Erkrankung umgehend eine Biopsie entnommen werden. Die Angiographie kann zur Differentialdiagnose von Arteriitis und arteriosklerotischen Wandveränderungen des Gefäßes beitragen.

Ist die A. centralis retinae betroffen, besteht Erblindungsgefahr. Sehstörungen, Amaurosis fugax und Störungen des Farbsehens sind häufige Symptome. Kommt es zum Verschluß großer, von der Aorta abgehender Gefäße, zeigt sich meist, ähnlich wie bei Takayasu-Arteriitis, ein verminderter Puls und ein verminderter Blutdruck im Bereich der oberen Extremitäten. Das klinische Erscheinungsbild kann durch den Befall unterschiedlicher Gefäßsysteme sehr mannigfaltig sein. Im Gegensatz zur Takayasu-Arteriitis ist fast nie ein Befall der Nierenarterien zu verzeichnen.

Therapeutisch werden hochdosiert Glykokortikoide eingesetzt (20–50 mg/Tag), nach klinischer Besserung kann eine stufenweise Reduktion auf 5–10 mg/Tag Erhaltungstherapie über mindestens 2 Jahre durchgeführt werden. Die BSG dient dabei als guter Parameter für das Ansprechen der Therapie.

In steroidrefraktären Fällen kann eine Methotrexatbehandlung versucht werden. Bei Patienten mit thorakalem Aortenaneurysma kann eine chirurgische Therapie indiziert sein; diese sollte, wenn möglich, nach erfolgter Therapie und ohne Steroidmedikation durchgeführt werden.

### Takayasu-Arteriitis

Diese Form der Riesenzellarteriitis führt meist zum Verschluß der vom Aortenbogen ausgehenden großen Arterien – meist im Bifurkationsbereich – und wird auch als entzündliche Form des Aortenbogensyndroms bezeichnet.

Auch hier ist die Ätiologie weitgehend unklar, und meist sind jüngere Frauen betroffen. Während die Riesenzellarteriitis im Versorgungsbereich der A. carotis bzw. A. temporalis vorwiegend in den USA und Europa beobachtet wird, findet sich die Takayasu-Erkrankung meist bei Patientinnen in Asien und Afrika.

Histopathologisch besteht häufig während der aktiven Phase der Erkrankung eine granulomatöse Entzündung der Aorta und ihrer Äste mit Einbeziehung der Media und Adventitia. In späteren Phasen findet sich eine Sklerose sowie eine Intimahyperplasie sowie eine Mediadegeneration.

Diese entzündliche Erkrankung führt letzten Endes zu einem Verschluß des Gefäßlumens. Neben entzündlich veränderten Segmenten können sich auch nicht befallene Abschnitte präsentieren. Die Pulmonalgefäße können ebenfalls betroffen sein. Außer der Aorta ascendens und dem Aortenbogen können auch Abgänge im Bereich der abdominellen Aorta befallen sein.

Der Erkrankungsbeginn liegt meist um das 30. Lebensjahr. Die Patienten zeigen meist Allgemeinsymptome mit generalisiertem Krankheitsgefühl, ggf. Fieber, Gewichtsverlust sowie gelegentlich Schwindel und Sehstörungen. Entsprechend dem Befallmuster kann es zu Claudicatio-intermittens-Beschwerden im Bereich der Extremitäten, zu Puls- bzw. Blutdruckdifferenzen zwischen oberer und unterer Extremität kommen.

Die BSG ist meist deutlich erhöht. Neben einer Anämie findet sich eine diskrete Leukozytose. Oft zeigen die Patienten eine arterielle Hypertension, v. a. bei Befall der Nierenarterien. Diese kann bei Fortbestehen häufige Ursache einer sekundären Herzinsuffizienz sein.

Wie bei der Riesenzellarteriitis vom Temporalistyp besteht die Therapie aus hochdosierten Glykokortikoiden (Prednisolon 1 mg/kgKG/Tag). Alternativ kann Cyclophosphamid (2 mg/kgKG/Tag) oder Methotrexat (0,3 mg/kgKG/Woche) versucht werden. Bei fortgeschrittenen Stadien kann durch Bypass-chirurgische Eingriffe oder PTA eine Besserung der Symptome erreicht werden.

#### Vaskulitiden mit Befall der mittelgroßen Arterien und Arteriolen

Der Befall mittelgroßer Arterien findet sich bei der Polyarteriitis nodosa, dem Churg-Strauss-Syndrom und der Wegener-Granulomatose.

### Panarteriitis nodosa

Sie wird auch als Periarteriitis nodosa oder als Polyarteriitis nodosa bezeichnet. Die Erkrankung imponiert durch eine nekrotisierende Entzündung der mittelgroßen und kleinen Arterien im Bereich der inneren Organe wie auch der Waden und Unterarmmuskeln. Makroskopisch zeigen sich kleine knötchenförmige Verdickungen in perlschnurartiger Anordnung.

Histologisch entspricht die knötchenförmige Verdikkung einer fibrinoiden Verquellung aller Wandschichten der Gefäße mit Medianekrose und Intimaproliferation.

Insgesamt handelt es sich um eine seltene Erkrankung, die häufig eine Nierenbeteiligung, aber auch eine Beteiligung der Koronararterien zeigt. Auf der entzündeten Intima können sich Thromben entwickeln, die bei einer kritischen Einengung oder bei Verschluß der Lichtung zu einer Ischämie führen.

Die Beteiligung umfaßt dabei meist nicht die Hauptstämme der Koronararterien, so daß es häufig nur zu fleckförmigen und kleineren Nekrosearealen kommt. Als Rarität wurden entzündliche Wandveränderungen mit der Ausbildung von Koronararterienaneurysmata und Perforation berichtet. Insgesamt wird die Beteiligung der Koronararterien mit ca. 50% angegeben (Schrader et al. 1985). Wie bei allen Vaskulitiden finden sich auch bei dieser Form unspezifische Entzündungszeichen, Nachweis von ANA, cANCA und HBS Antigen (30%).

Die Therapie wird mit Steroiden und Cyclophosphamid durchgeführt und führt zu einer langfristigen Remission bei ca. 90% der Erkrankten. Die Einführung der Kortikosteroidtherapie und der immunsuppressiven Therapieformen sowie die Behandlung der Herzinsuffizienz, der arteriellen Hypertonie und der beeinträchtigten Nierenfunktion haben die Prognose dieser Patienten deutlich verbessert.

Die Unterscheidung einer Periarteriitis nodosa von einer Hypersensitivitätsangiitis kann sich prämortal nur auf Vermutungen stützen. Als Hinweis kann lediglich dienen, daß bei der letzteren pulmonale pathologische Befunde im Röntgenbild verhältnismäßig häufig sind. Für die Therapie ist die Unterscheidung aber ohne Bedeutung, da bei beiden Erkrankungen eine hochdosierte Steroidbehandlung die Behandlung der Wahl ist.

### Churg-Strauss-Syndrom

Bei dieser histopathologisch der Panarteriitis nodosa sehr ähnlichen Form der Vaskulitis überwiegen Beteiligungen im Bereich der Lunge von Allergikern mit bestehendem Bronchialasthma oder allergischer Rhinitis. Überwiegend sind kleine Arterien, aber auch Venolen befallen. Die entzündlichen Granulome der Gefäße enthalten meist reichlich eosinophile Granulozyten.

Gelegentlich sind auch die Koronararterien mitbetroffen. Die kardiale Manifestation kann sich dabei in einer akuten Perikarditis, Perimyokarditis, chronisch konstriktiven Perkarditis, Herztamponade, Herzinsuffizienz und Rhythmusstörungen zeigen.

Neben eosinophilen Infiltraten sind auchFibrosierungen perivaskulär beschrieben worden. Eine Endomyokardbiopsie kann dabei für die Zuordnung zu mehr entzündlichem oder fibrosierendem Prozeß hilfreich sein.

Die Therapie besteht aus Steroiden und Immunsuppressiva (Cyclophosphamid) und führt zu einer Verbesserung der Herzfunktion (Renaldini et al. 1993).

### Wegener-Granulomatose

Hierbei handelt es sich um eine Vaskulitis mit ulzerierenden Granulomen, meist im Bereich des Kopfes, z. B. der Nasennebenhöhlen, der Lunge und einer begleitenden Glomerulonephritis. Neben unspezifischen Entzündungszeichen wie Fieber und BSG-Erhöhung kommt es häufig zu einem Anstieg des Serumkreatinins. Die Krankheitsaktivität bei M. Wegener korreliert mit dem cANCA-Spiegel.

Eine Beteiligung des Herzens kommt selten vor. In ca. 6% der Fälle kommt es zu einer Perikarditis; eine Perikardiozenthese oder Perikardpunktion ist aber nur selten nötig (Hoffman et al. 1992). Es sind aber auch Entzündungsreaktionen im Sinne einer Koronararteriitis, einer Myokarditis, einer Valvulitis mit der Folge von Angina-pectoris-ähnlichen Symptomen, einer Beeinträchtigung der LV-Funktion, Klappenfunktionsstörungen sowie im Gefolge der entzündlichen Zellinfiltrate Rhythmusstörungen denkbar.

### Morbus Behçet

Bei einer Beteiligung des kardiovaskulären Systems bei M. Behçet kommt es klassischerweise zu einem Verschluss der A. subclavia, zu aneurysmatischen Aussakkungen der Carotis communis sowie Befall des Aortenbogens wie auch der abdominalen Aorta. Entzündliche Veränderungen, v. a. im Bereich der Aorta ascendens, können hierbei zu einer Dilatation der Aorta, einhergehend mit bedeutsamer Aortenklappeninsuffizienz, führen. Im Rahmen der Erkrankung kann es aber auch zu einer Perikarditis, Myokarditis, Beeinträchtigung des Reizleitungssystems, selten zur Ausbildung arterieller Aneurysmata, auch der Koronararterien, kommen. Wie häufig es bei M. Behçet auch zu kardialen Manifestationsformen kommt, ist derzeit nicht eindeutig geklärt.

## 50.3 Restriktive und infiltrative Kardiomyopathien

Von den immunologisch bedingten Herzerkrankungen des rheumatischen Formenkreises sind restriktive und infiltrative Kardiomyopathien zu trennen. Zu ihnen gehören die Amyloidose, die Sarkoidose sowie die Speichererkrankungen M. Fabry, Glykogenspeichererkrankungen und die Hämochromatose. Die Veränderungen im Rahmen der Amyloidose, Sarkoidose und der infiltrativen Kardiomyopathie (M. Fabry, M. Gaucher, Hämochromatose) werden in Abschn. 46.6 („Restriktiv-obliterative Kardiomyopathie") besprochen.

Unter den verschiedenen Formen der Kardiomyopathie (dilatative, restriktive, hyperthrophe) ist die restriktive am seltensten. Wesentlichstes Zeichen der restriktiven Kardiomyopathie ist die abnorme diastolische Funktion. Häufig findet sich bei normaler systolischer Funktion eine deutlich eingeschränkte diastolische Funktion. Dies kann z. B. mit der Echokardiographie oder mit Hilfe der Ventrikulographie nachgewiesen werden. Wesentlich ist dabei die funktionelle Unterscheidung zwischen restriktiver Kardiomyopathie und konstriktiver Perikarditis. Dies v. a. deshalb, weil die konstriktive Perikarditis einer chirurgischen Therapie zugeführt werden kann, womit ein kausaler Therapieansatz besteht. (Zur Klinik und Diagnostik der restriktiven Funktionsstörungen bei restriktiver Kardiomyopathie s. Kapitel 46).

### 50.3.1 Löffler-Endokarditis

Hierbei handelt es sich um eine parietale fibroblastische Endokarditis bei schwerer chronischer Eosinophilie verschiedener Ursachen.

Eine ausgeprägte Eosinophilie verschiedener Ursache kann mit einer Endomyokardbeteiligung einhergehen. Unter Hypereosinophiliesyndrom versteht man das Vorliegen einer persistierenden Eosinophilie mit Eosinophilenzahlen >1500/mm³ für wenigstens 6 Monate mit Hinweis auf Organbeteiligung. Häufig ist das Herz mitbetroffen. Eine Hypereosinophilie mit kardialer Beteiligung findet sich auch beim Churg-Strauss-Syndrom, welches sich durch zusätzliche asthmoide Symptome oder Symptome einer allergischen Rhinitis oder nekrotisierenden Vaskulitis auszeichnet.

Die Ursache der Eosinophilie bei den meisten Patienten, die eine Löffler-Endokarditis zeigen, ist weitgehend unbekannt. Als ursächlich hierfür könnten systemische Erkrankungen z. B. Leukämien, allergisch-reaktive Erkrankungen (Parasitenbefall, Hypersensitivitätsyndrome, neoplastische Erkrankungen) in Frage kommen.

Neben einem Befall des Herzens zeigt sich häufig auch ein solcher der Lunge, des Knochenmarks und des Gehirns. Der Herzbefall betrifft meist sowohl die rechts- wie auch linksseitigen Herzkammern.

Histologisch findet sich ein sehr variables Bild verschiedener entzündlicher Veränderungen, Thrombosen, Fibrinablagerungen. Entsprechend dem Befallmuster und dem Ausmaß des Befalls kann es zu Störungen der Herzfunktion bis hin zur Herzinsuffizienz kommen. Ist das Herz beteiligt, so liegt meist eine biventrikuläre Endokardverdickung mit ausgeprägter parietaler Thrombosierung vor. Zudem kann neben einer Endokarditis eine Myo- und Perikarditis, einhergehend mit einer Vaskulitis, entstehen (Abb. 50-4).

Neben der Allgemeinsymptomatik bei Eosinophilie (Asthma, Flush-Syndrom) kann es im Gefolge der möglichen Beteiligung des Herzens (Endokard, Myokard, Koronararterien) zu entprechenden Symptomen kommen.

Das klinische Bild ist meist durch multiple kardiogene Embolien, z. B. apoplektische Insulte, gekennzeichnet. Die hämodynamischen Auswirkungen entsprechen denen einer restriktiven Kardiomyopathie mit abnormer diastolischer Füllung aufgrund einer zunehmenden Steifigkeit der Ventrikel und Verkleinerung der ventrikulären Kammern (z. B. aufgrund von organisierten Thromben; Parrillo 1990; Weller et al. 1994).

In der klinischen und nichtinvasiven wie auch invasiven Untersuchung finden sich die Zeichen einer restriktiven Kardiomyopathie. Die Diagnose kann durch Myokardbiopsie gesichert werden.

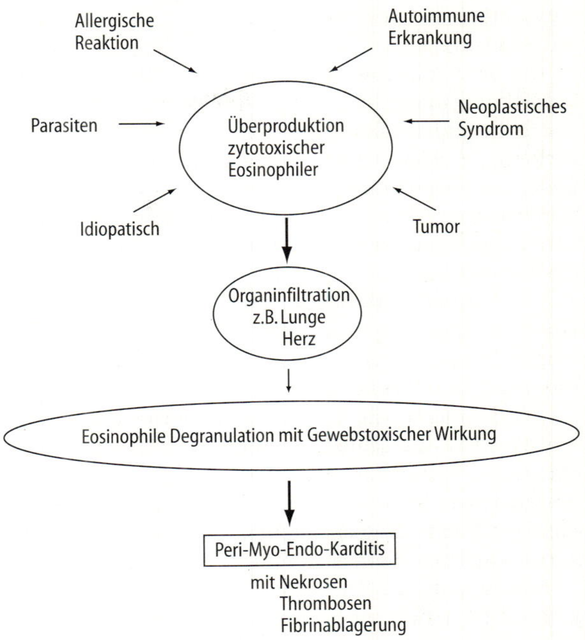


**Abb. 50-4.** Zur Überproduktion zytotoxisch wirksamer Eosinophiler kann es aufgrund verschiedener allergischer, autoimmuninduzierter oder reaktiver Prozesse kommen. Die Ablagerung verschiedener Proteine kann im Myokard zu Zell- und Gewebeschädigung führen. Entsprechend dem Befallmuster der entzündlichen, nekrotisierenden, fibrotischen Reaktion kann es zu endomyokardialer Fibrose, dem klinischen Bild einer Kardiomyopathie, unterschiedlichen Blockbildern und Funktionsbeeinträchtigungen der Herzklappen kommen

Zur Therapie ist meist eine Therapie der Herzinsuffizienzsymptome sowie eine Vorbeugung weiterer thrombembolischer Ereignisse (z. B. Vitamin-K-Antagonisten) anzustreben. Während der akuten Verlaufsform kann eine Therapie mit Kortikosteroiden (Prednisolon) bzw. eine Chemotherapie mit Hydroxyharnstoff (z.B. Litalir) durchgefürt werden. Auch Interferontherapie wurde in einigen Fällen erfolgreich eingesetzt (Butterfield et al. 1994).

### 50.3.2 Endomyokardfibrose

Die Endomyokardfibrose ist eine Erkrankung vornehmlich des tropischen Afrikas (Nähe Uganda und Nigeria) und der subtropischen Regionen – in Europa selten. Es kommt hierbei per definitionem zu einer fibrinösen Umwandlung des Endokards, meist im Bereich der Einflusstrakte des rechten und linken oder beider Ventrikel. Sind die Klappen betroffen, kann es zu Insuffizienz der Klappen kommen. Meist liegt ein sehr ausgeprägter Perikarderguß vor.

Die Erkrankung ist in den oben angegebenen Regionen eine häufige Ursache für das Auftreten von Herzinsuffizienz. Die Genese der Erkrankung ist unbekannt;

sie ist möglicherweise genetisch bedingt. Betroffen sind alle Altersgruppen.

Die pathologischen Veränderungen führen zu einer Verdickung und Verkürzung der Chordae im Bereich der Trikuspidal- oder Mitralklappe sowie zu einer Verdickung der Segel, wobei meist das vordere Mitralsegel ausgespart bleibt. Aufgrund der Fibrinablagerungen im Bereich der rechts- sowie auch der linksventrikulären Wand kommt es nur gelegentlich zu einer Vergrößerung des Myokards.

Das klinische Erscheinungsbild wird durch den Befall der Erkrankung rechts-, links- bzw. biventrikulär bestimmt. Das EKG zeigt meist eine verminderte Amplitude, häufig aufgrund des begleitenden Perikardergusses, ST-Segmente und T-Wellenveränderungen. Diagnoseweisend ist die echokardiographische Untersuchung wie auch die Herzkatheteruntersuchung und die Zugehörigkeit zu einem der oben angegebenen Lebensräume. Durch eine Myokardbiopsie ist eine Löffler-Endokarditis auszuschließen.

Eine spezifische Therapie der Erkrankung gibt es nicht. Die Letalität der Erkrankung innerhalb von 2 Jahren liegt zwischen 35 und 50% (Gupka et al. 1989; Barretto et al. 1989). Die Therapie der Wahl ist eine chirurgische Entfernung der befallenen Endomyokardteile. Allerdings ist die perioperative Letalität mit 15–25% hoch.

## 50.3.3 Endokardiale Fibroelastose (EFE)

Es handelt sich hierbei um eine meist in den ersten beiden Lebensjahren auftretende Erkrankung mit fleckförmiger knorpelartiger Endokardverdickung; vornehmlich des linken Ventrikels (Abb. 50-5). Neben der Bezeichnung endokardiale Fibroelastose sind auch die Bezeichnungen Endokardsklerose, fetale Endokarditis, fetale endomyokardiale Fibrose und elastische Gewebshyperplasie verwendet worden.

Die Ätiologie der Erkrankung ist nicht geklärt. Vermutet werden eine verminderte subendokardiale Blutversorgung oder eine postinfektiöse Reaktion mit einer eigenständigen immunologischen Reaktionsform. Angenommen wird eine Auslösung z. B. durch Mumpsmyokarditis; dies wird dadurch gestärkt, daß durch die vermehrte Impfung gegen Mumps die Inzidenz in den meisten Ländern zurückgeht.

Klinisch wird zwischen einer primären und einer sekundären Form unterschieden. Bei der sekundären Form finden sich zusätzlich kongenitale Mißbildungen des Herzens. Die sekundäre Form der Erkrankung tritt v. a. bei Patienten mit angeborener Aortenstenose oder Ausflußtraktbehinderungen auf. Diese Erkrankung führt zu einer ausgeprägten kardialen Hypertrophie mit einem Mißverhältnis zwischen $O_2$-Angebot und $O_2$-Bedarf in den subendokardialen Schichten.

Bei den primären Formen imponiert eine ausgeprägte Dilatation vornehmlich des linken Ventrikels. Infolge der Erkrankung kommt es zu einer diffusen endokardialen Hyperplasie mit einer Verdickung des Endokards bis auf mehrere Millimeter. Die Aorten- wie auch die Mitralsegel sind verdickt und nicht mehr in symmetrischer Position. Es kommt häufig zu Klappeninsuffizienzen.

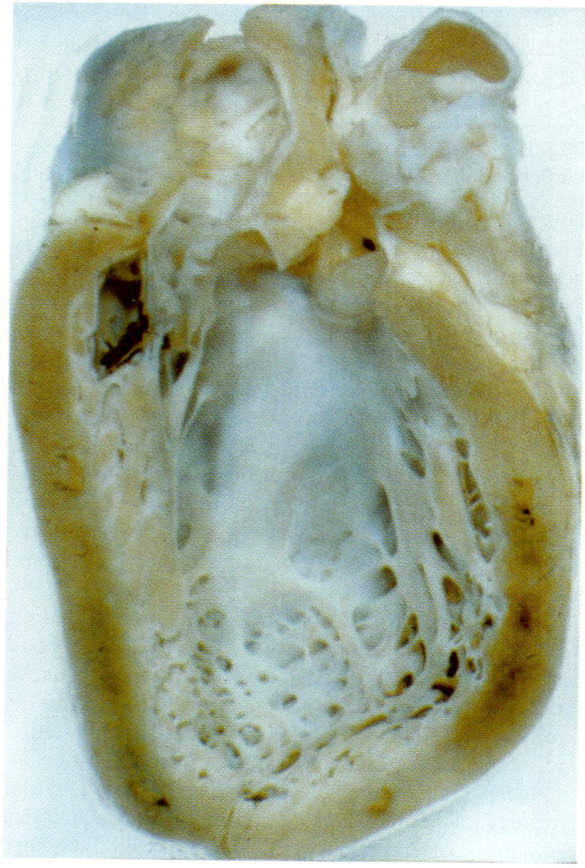

**Abb. 50-5.** Endokardiale Fibroelastose *(EFE)* des Herzens. Blick in den eröffneten linken Herzventrikel in Richtung auf das Septum und die aortale Ausflußbahn. Ausgeprägte, weißlich-derbe Verdickung des auskleidenden Endokards. Autopsiebefund bei unklarer Hypertrophie und Kontraktionsstarre des linken Herzens. (Mit freundlicher Genehmigung von Dr. J.W.U. Fries, Institut für Pathologie, Universität Köln).

Die Therapie der Erkrankung ist symptomatisch. Der Versuch der Perikardektomie und des chirurgischen Klappenersatzes ist in den meisten Fällen wenig erfolgreich. Häufig ist eine Herztransplantation nötig.

## 50.3.4 Hypersensitivitätssyndrom

Eine Hypersensitivität mit einer allergischen Reaktion unter Einbeziehung des Myokards kann bei zahlreichen Medikamenten auftreten. Häufigste Substanzgruppen mit kardialer Manifestation nach allergischer Reaktion sind die Sulfonamide, Penicilline, Methyldopa, Dihydrochlorothiazide, Spironolacton und Indometacin.

Klinisch kommt es zum Auftreten einer allergisch induzierten Myokarditis, vergesellschaftet mit einer peripheren Eosinophilie und einer perivaskulären Infiltration des Myokards durch eosinophile Zellen, Lymphozyten, Histiozyten; manchmal einhergehend mit auftretenden Nekrosen. Die Erkrankung wird meist nicht klinisch, sondern erst post mortem diagnostiziert. Todesfälle infolge einer allergischen Myokardbeteiligung haben meist Rhythmusstörungen als Ursache.

Die Therapie besteht aus Absetzen der allergieauslösenden Substanz, Therapie mit Kortikosteroiden, ggf. immunsuppressive Therapie.

## 50.4 Reaktive Herzerkrankungen

### 50.4.1 Postmyokardinfarktsyndrom (Dressler-Syndrom)

Unter Dressler-Syndrom wird eine Perikarditis, ggf. Pleuritis, Wochen bis Monate nach Auftreten eines akuten Myokardinfarktes beschrieben. Hierbei kann auch eine generelle Entzündungsreaktion des Körpers, einhergehend mit Fieber, bestehen. Risikofaktoren für das Auftreten eines Postmyokardinfarktsyndroms sind ein großer Myokardinfarkt und Therapie mit oralen Antikoagulanzien.

Meist wird zwischen dem Auftreten einer akuten Postinfarktperikarditis unmittelbar während oder im Anschluß an das Infarktgeschehen und dem Dressler-Syndrom, welches meist 2–3 Wochen bis Monate nach dem Infarkt auftritt, unterschieden.

Das Dressler-Syndrom findet sich bei ca. 4% der Patienten mit akutem Myokardinfarkt (Dressler 1959). Durch die Einführung einer effektiven Reperfusionsstrategie, z. B. durch thrombolytische Therapie oder akute Revaskularisationsmaßnahmen, scheint das Dressler-Syndrom in den letzten Jahren rückläufig zu sein.

Die Ätiologie der Erkrankung ist nicht gänzlich geklärt. Aufgrund des Nachweises von Antimyokardantikörpern wird eine autoimmuninduzierte Erkrankung möglicherweise auch infolge einer latenten viralen Infektion angenommen. Da auch orale Antikoagulanzien beim Postinfarktsyndrom zunehmend weniger eingesetzt werden und dies mit einer veminderten Inzidenz des Dressler-Syndroms einhergeht, könnte dies die Hypothese stützen, die eine Blutung im perikardialen Raum als Ursache annimmt.

Histologisch zeigt die Entzündung im Bereich des Perikards meistens unspezifische Reaktionen mit Fibrinablagerungen. Im Gegensatz zu der akut, unmittelbar im Infarktgeschehen, auftretenden Perikarditis ist die Beteiligung im Rahmen des Dressler-Syndroms eher diffus im Myokard verteilt.

Klinisch imponieren die Patienten meist durch eine akute, oft auch fieberhafte Erkrankung, einhergehend mit Abgeschlagenheit, typischen Allgemeinsymptomen und dem Auftreten einer Perikarditis. Brustschmerz mit bzw. ohne Perikardreiben kann auftreten. Häufig kommt es zu einer Mitbeteiligung der Pleura als Pleuritis und damit einhergehendem Pleuraerguß (Differentialdiagnose: Pleuropneumonie).

Echokardiographisch zeigen die meisten Patienten einen Perikarderguß. Elektrokardiographisch finden sich die typischen Veränderungen, die der akuten Perikarditis entsprechen. Die EKG-Bewegungen sind aufgrund der Repolarisationsstörungen nach Myokardinfarkt oft schwer zu deuten. Laborchemisch finden sich unspezifische Entzündungszeichen wie eine erhöhte CRP, Leukozytose und ggf. anti-myokardiale Antikörper.

Zur Unterscheidung zwischen Reinfarkt bei Zustand nach Myokardinfarkt und Dressler-Syndrom können verschiedene Charakteristika dienen:
- keine gebesserte thorakale Schmerzsymptomatik beim Dressler-Syndrom nach Nitrogabe,
- keine neu aufgetretenen Q-Wellen im EKG,
- keine CK-MB-Reaktion.

Meist tritt eine Spontanheilung ohne weitere Therapienotwendigkeit ein. Es kann aber auch, v. a. bei größeren Perikardergüssen, zur Perikardtamponade mit notwendig werdender Punktion kommen. Wenn immer möglich, sollten orale Antikoagulanzien vermieden werden, um das Risiko einer hämorrhagischen Perikarditis zu vermindern.

Zur Vermeidung der Schmerzen haben sich Aspirin und nichtsteroidale Antiphlogistika bewährt (Diclofenac 2- bis 4mal 50 mg/Tag; Magenschutz!).

Wenn hierdurch nur unzureichende Besserung eintritt, ist ein Therapieversuch mit Kortikosteroiden (Prednisolon 1 mg/Kg KG/Tag über 2–3 Wochen) angezeigt. Nur selten ist eine Perikardfensterung bei rekurrentem Perikarderguß nötig.

### 50.4.2 Postperikardiotomiesyndrom

Ähnlich dem Dressler-Syndrom kann es nach ca. einer Woche nach operativer Eröffnung des Perikards zu allgemeinen Krankheitssymptomen, einhergehend mit Fieber, Perikarditis und Pleuritis, kommen. Die Häufigkeit liegt bei ca. 10%. Ähnlich dem Dressler-Syndrom wird eine autoimmune Reaktion gegen das Epikard, möglicherweise auch im Zusammenhang mit einer viralen Infektion, angenommen. Die Perikardflüssigkeit ist dabei häufig serös oder leicht hämorrhagisch mit einem Proteingehalt von meist über 4,5/10 ml und hat einen Leukozytengehalt von 3000–8000 Zellen/$mm^3$.

Echokardiographisch kann meist ein Perikarderguß primär nachgewiesen werden; die echokardiographische Untersuchung ist auch zur Verlaufsbeurteilung wesentlich.

Nicht jeder Perikarderguß ist einem Postperikardiotomiesyndrom zuzuschreiben, da in >50% der Fälle in-

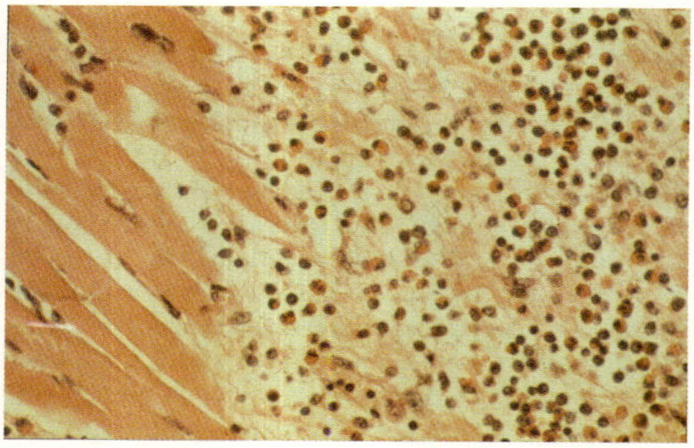

**Abb. 50-6.** Hypereosinophiles Syndrom. Myokardiale Biopsie eines 40jährigen Patienten. Typisches myokardiales, interstielles Infiltrat, bestehend aus eosinophilen Granulozyten. (Mit freundlicher Genehmigung von Dr. J.W.U. Fries, Institut für Pathologie, Universität Köln)

nerhalb der ersten 10 Tage nach Herzoperationen ein Perikarderguß auftritt (Weitzman et al. 1984).

Das Postperikardiotomiesyndrom ist meist eine selbstlimitierende Erkrankung. Fieber und unspezifische Thoraxschmerzen können meist durch Aspirin und nichtsteroidale Antiphlogistika behandelt werden. Bei ca. 1% der Fälle kommt es zur Perikardtamponade. Orale Antikoagulanzien scheinen das Auftreten einer Perikardtamponade nicht zu begünstigen.

## Literatur


Ansari A, Larson PH, Bates BD (1985) Cardiovascular manifestations of systemic lupus erythematosus. Prog Cardiovasc Dis 27: 421–434

Barretto AC, da Luz PL, de Oliveira SA et al. (1989) Determinants of survival in endomyocardial fibrosis. Circulation 80 (I): 177–182

Bidani AK, Roberts JL, Schwartz MM, Lewis EJ (1980) Immunopathology of cardiac lesions in fatal systemic lupus erythematosus. Am J Med 69: 849–858.

Butterfield JH, Gleich GJ (1994) Interferon-alpha treatment of six patients with the idiopathic hypereosinophilic syndrome. Ann Intern Med 121: 648–653

Charcot JM (1881) Clinical lectures on senile and chronic diseases. Translated into English by W.S. Tuke. New Syndenham Society, London, pp 172–175

Doherty NE, Siegel RJ (1985) Cardiovascular manifestations of systemic lupus erythematosus. Am Heart J 110: 1257–1265

Dressler W (1959) The post-myocardial infarction syndrome. A report of fourty-four cases. Arch Intern Med 103: 28 ff.

Galve E, Condill-Riera J, Pigrau C et al. (1988) Prevalence, morphologic types, and evolution of cardiac valvular disease in systemic lupus erythematosus. N England J Med 319: 817–823

Gupta PN, Valiathan MS, Balakrishnan KG et al. (1989) Clinical course of endomyocardial fibrosis. Br Heart J 62: 450-454

Libman E, Sacks B (1924) A hitherto undescribed form of valvular and mural endocarditis. Arch Intern Med 33: 701 ff.

Leibowitz WB (1963) The heart in rheumatiod arthritis. Ann Intern Med 58: 102 ff.

ONeill TW, King G, Graham JM et al. (1992) Echocardiographic abnormalities in ankylosing spondylitis. Ann Rheum Dis 5: 652 ff.

Parrilo JE (1990) Heart disease and the eosinophil. N Engl J Med 323: 1560 ff.

Procter CD, Hollier LH (1992) Takayasu's arteritis and temporal arteritis. Ann Vasc Surg 6: 195–198

Renaldini E, Spandrio S, Cerudilli B et al. (1993) Cardiac involvement in Churg-Strauss syndrome: A follow-up of three cases. Eur Heart J 14: 1712–1716

Roberts WC, Bulkley BH (1975) The heart in systemic lupus erythematosus and the changes induced in it by corticosteroid therapy: A study of 36 necropsy patients. Am J Med 35: 305–308

Roldan C, Shirley B, Lau C et al. (1992) Systemic lupus erythematosus valve disease by transesophageal echocardiography and the role of antiphospholipid antibodies. J Am Coll Cardiol 20: 1127–1134.

Schrader ML, Hochman JS, Bulkley BH (1985) The heart in polyarteritis nodosa: A clinicopathologic study. Am Heart J 109: 1353–1359

Suzuki M, Homada M, Semkiya M et al. (1992) Fatal pulmonary hypertension in a patient with mixed connective tissue disease: Report of an autopsy case. Intern Med 31: 74–77

Thould AK (1986) Constrictive perikarditis in rheumatoid arthritis. Ann Rheum Dis 45: 89–94

Weitzman LB, Tinkler WP, Kronzon I et al. (1984) The incidence and natural history of pericardial effusion after cardiac surgery – an echocardiographic study. Circulation 69: 506–511

Weller PF, Bubley GJ (1994) The idiopathic hypereosinophilic syndrome. Blood 83: 2759–2779

Wilson VE, Eck SL, Bates ER (1992) Evaluation and treatment of acute myocardial infarction complicating systemic lupus erythematosus. Chest 101: 420–424

# Kapitel 51

# Erregerbedingte Endokarditiden

51

R.H.G. Schwinger



Die erregerbedingte oder infektiöse Endokarditis ist eine Erkrankung der Herzklappen und des muralen Endokards durch eine Infektion mit Bakterien, Pilzen, Rickettsien, Protozoen, Metazoen oder anderen Erregern. Voraussetzungen für eine bakterielle Endokarditis (häufigste Form der erregerbedingten Endokarditis) sind eine Bakteriämie und eine Ansiedelung der Erreger im Bereich der Klappen oder auch an Klappenprothesen. Pathogenese, Verlauf und Therapie der infektiösen Endokarditis werden in großem Umfang von der Art der Erreger beeinflußt.

Bis weit in das 20. Jahrhundert hinein kam die Diagnose einer infektiösen Endokarditis einem Todesurteil gleich. Erst Anfang der 1940er Jahre, nachdem das Penicillin in breitem Maße therapeutisch eingesetzt werden konnte, gelang es Patienten mit subakuter Endokarditis das Leben zu retten. In der Folgezeit ist ein deutlicher Wandel in der Epidemiologie des Krankheitsbildes eingetreten: Das Lebensalter der Patienten ist von durchschnittlich 30 Jahren auf über 50 Jahre angestiegen. Dabei ist eine relative Zunahme der akuten Verlaufsformen zu verzeichnen.

Klassische Zeichen der subakuten bakteriellen Endokarditis wie Trommelschlegelfinger oder Osler-Knötchen werden nur noch selten beobachtet. Zudem haben die durch Streptokokken induzierten Endokarditisfälle abgenommen, wohingegen die Erkrankungen hervorgerufen durch gramnegative Bakterien, Pilze und atypische Erreger, zugenommen haben. Die klinischen Manifestationsformen unterlagen im Laufe der Zeit ebenfalls einem deutlichen Wandel: so ist das rechte Herz zunehmend häufiger betroffen; dort v. a. die Trikuspidalklappe infolge von i.v.-Medikamentenabusus oder venösen Dauerkathetern.

Die medizinischen Fortschritte in der Therapie verursachten einen kontinuierlichen Abfall der Letalität der Erkrankung von ursprünglich 100% vor ca. 50 Jahren auf jetzt 10–15% (Horstkotte et al. 1986). Neben der Antibiotikatherapie dürften v. a. die erweiterten diagnostischen Möglichkeiten der Echokardiographie hier Bahnbrechendes geleistet haben. Zudem können durch gezielte kardiochirurgische Intervention oft Komplikationen verhindert werden.

Trotz dieser Fortschritte in der Therapie ist die infektiöse Endokarditis immer noch ein gefürchtetes Krankheitsbild, das bei Pilzbefall mit einer Letalität von über 50% behaftet ist.

## 51.1 Epidemiologie

Die Inzidenz der infektiösen Endokarditis lag in den Jahren zwischen 1970 und 1987 bei 4,2 Fälle pro 100.000 Patienten pro Jahr (Griffin et al. 1985). In England betrug die jährliche Inzidenz 2,0 Fälle pro 100.000 Einwohner und in Holland 1,9. Dabei sind Männer mit einem Faktor von 1,6–2,5 mal häufiger von der Endokarditis betroffen. Mit zunehmendem Lebensalter nimmt die Wahrscheinlichkeit, an infektiöser Endokarditis zu erkranken, zu. Die Inzidenz der infektiösen Endokarditis wird heute mit 2–7 Fälle pro 100.000 Patienten pro Jahr angenommen (McKinsey et al. 1987; Horstkotte et al. 1991; French Registry 1992).

Berücksichtigt man, daß nach pathologisch-anatomischen Berichten mehr als die Hälfte der autoptisch gesicherten Endokarditiden zu Lebzeiten nicht diagnostiziert wurden, so kann in Anbetracht der Dunkelziffer von bis zu 10 Erkrankungsfällen pro 100.000 Einwohner ausgegangen werden (Horstkotte et al. 1991).

Glücklicherweise nahmen infolge verbesserter Diagnostik und v. a. infolge des Einsatzes neuerer Antibiotika die Erkrankungsfälle an infektiöser Endokarditis von 1945–1965 deutlich ab. Zahlreiche Beobachtungen legen allerdings nahe, daß es während der vergangenen 3 Jahrzehnte wieder zu einem fast ebenso großen Anstieg der Erkrankungshäufigkeit gekommen ist (Horstkotte 1996).

Die Ursache dürfte in der modernen Medizin zu suchen sein, die mit Entwicklung und zunehmender Anwendung interventioneller Verfahren, Einbringung von künstlichen Implantaten, Herzklappen, Verweilkathetern als Manifestationsherde, zusammenhängt. Aber auch die Langzeitbehandlung schwerkranker Intensivpatienten, die aufgrund ihrer reduzierten Abwehrlage besonders anfällig sind, hat sicherlich mit zu dem Anstieg der Endokarditis heutzutage beigetragen.

## 51.2 Ätiologie

### 51.2.1 Erregerspektrum und Verlaufsformen

Hochpathogene Keime wie Staphylococcus aureus, Streptococcus pneumoniae oder Streptococcus pyogenes führen meist zu einer akuten („septischen") Endokarditis. Hingegen sind bei den subakuten Verlaufsformen meistens Erreger geringerer Pathogenität nachzuweisen, wie α-hämolysierende Streptokokken (z. B. Streptococcus viridans) oder Staphylococcus epidermidis, der in der normalen Mund- bzw. Hautflora vorkommt. !

Eine strenge Zuordnung bestimmter Erreger zu der einen oder anderen Verlaufsform der Endokarditis ist jedoch im einzelnen Fall nicht sicher möglich, zumal die strenge Unterscheidung zwischen akuten und subakuten Formen einer Endokarditis im klinischen Alltag sehr problematisch sein kann.

### 51.2.2 Prädisponierende Faktoren

Entscheidend ist auch das Vorliegen prädisponierender Faktoren und das Alter der Patienten. Koagulasenegative Staphylokokken sind die Hauptursache für Kunstklappenendokarditiden und nosokomiale Endokarditisformen. Staphylococcus aureus findet sich häufig als Endokarditiserreger, v. a. im Bereich der Trikuspidalklappe meistens bei Drogenabhängigen. Pseudomonas aeruginosa und andere gramnegative Bakterien sowie Candidaspezies sind Erreger von Kunstklappenendokarditiden.

Vor allem ältere Patienten weisen nach Manipulationen im Bereich der ableitenden harnwegeinfektiöse Endokarditiden auf, meist durch Enterokokken als Keime verursacht (Tabelle 51-1). Bei Patienten mit gastrointestinalen Malignomen und/oder Kolonpolypen erzeugt Streptococcus bovis häufig eine Endokarditis.

### 51.2.3 Kunstklappenendokarditis

Ein zunehmendes Problem stellen die Endokarditisfälle künstlicher Klappen oder anderer kardialer Implantate – in seltenen Fällen auch des Schrittmacherkabels – dar.

**Tabelle 51-1.** Erregernachweis bei Endokarditis und intravenöser Drogenabhängigkeit. (Nach Karchmer 1997)

| Erreger | Rechtsseitig [%] (n = 346) | Linksseitig [%] (n = 204) | Beidseitig [%] (n = 550) |
|---|---|---|---|
| Staphylococcus aureus | 77 | 23 | 57 |
| Streptokokken | 5 | 15 | 9 |
| Enterokokken | 2 | 24 | 10 |
| Gramnegative Bakterien | 5 | 12 | 7 |
| Pilze (vorwiegend Candida-Spezies) | 0 | 12 | 5 |
| Kulturnegativ | 3 | 3 | 3 |
| Vermischt | 2 | 3 | 3 |

Tabelle 51-2. Anamnestische Hinweise für vorzugsweise vorkommende Erreger bei bakterieller Endokarditis

- **Zahnextraktion**
  - Streptococcus viridans
  - Enterococcus faecalis
- **Intestinale Eingriffe**
  - Enterococcus faecalis
  - Escherichia coli
- **Urologische Eingriffe**
  - Enterococcus faecalis
  - Gramnegative Bakterien
- **Abort**
  - Enterococcus faecalis
  - Staphylococcus aureus
  - Corynebakterien
  - Anaerobe Streptokokken
- **Furunkel, Nagelbeißen**
  - Staphylokokken
- **Epidermophytose**
  - Staphylokokken
  - Streptococcus haemolyticus
- **Drogensüchtige**
  - Staphylokokken
  - Hefebakterien
- **Kontakt mit Ratten**
  - Spirillum
  - Streptobacillus monilifommis
- **Katzenbiß**
  - Pasteurella

Tabelle 51-3. Erregerspektrum der Nativklappenendokarditis. (Nach Karchmer 1997)

| Erreger | Erwachsene [%] 15–60 Jahre |
|---|---|
| Streptococcus | 45–65 |
| Enterococcus | 5–8 |
| Staph. aureus | 30–40 |
| Koagulasenegative Staphylokokken | 3–5 |
| Gramnegative Bakterien | 4–8 |
| Pilze | 1 |
| Andere | 1 |
| Kulturnegative | 3–10 |

10–20% aller auftretenden Endokarditisfälle betreffen Kunstklappen. Dabei ist das Endokarditisrisiko am größten innerhalb der ersten 6 Monate nach Klappenersatz, ganz besonders innerhalb der ersten Wochen; danach vermindert es sich kontinuierlich.

Die Tabellen 51-2 und 51-3 geben das Erregerspektrum nativer und künstlicher Herzklappenendokarditis wieder (Karchmer et al. 1994; Tornos et al. 1992; Grover et al. 1994; Keys 1993; Chen et al. 1990).

Die in etwa 0,5% der Fälle zu beobachtende Frühform mit Manifestation 3–6 Wochen nach der Operation ist meist durch Staphylokokken – v. a. Staphylococcus epidermidis –, aber auch gramnegative Bakterien, Pilze und seltene Erreger bedingt. Eine andere, frühestens nach 2 Monaten auftretende Form, betrifft häufiger die Aortenklappe (1–1,5% pro Jahr) als die Mitralklappe (0,4% pro Jahr) und ist in der Regel durch Streptokokken, Staphylokokken und seltene Keime verursacht.

Besondere Bedeutung haben gerade bei diesen Patienten nosokomial erworbene Erreger. In der Literatur ist ihre Häufigkeit mit bis zu 28% angegeben. Ursachen dieser deutlich zunehmenden Häufigkeit durch nosokomiale Keime sind venöse Verweilkatheter, zunehmende Frequenz und Dauer interventioneller Eingriffe, Wundinfektion und die zunehmende Anzahl immungeschwächter Patienten.

Therapeutisch ist wie bei jeder anderen Endokarditis der Erregernachweis für die Behandlung der Prothesenendokarditis von ausschlaggebender Bedeutung. Aus diesem Grund ist im postoperativen Verlauf selbst bei erneutem Auftreten von Fieber Zurückhaltung bei der Anwendung von Antibiotika angezeigt. Vor Einleiten einer solchen Therapie sind Blutkulturen durchzuführen. Im Falle einer antibiotischen Therapie sollte die Behandlungsdauer auf wenigstens 6 Wochen ausgedehnt werden. Nach Absetzen der Antibiotika müssen erneut Blutkulturen durchgeführt und engmaschig die vollständige Normalisierung sämtlicher Entzündungszeichen (auch der BSG) kontrolliert werden.

### 51.2.4 Nosokomial erworbene Endokarditis

Im Krankenhaus erworbene Endokarditisfälle betreffen, in einer Vielzahl von Untersuchungen, nur ca. 5–29% aller Endokarditisfälle (Watanakunakorn et al. 1993; Terpenning et al. 1988; Fernandez-Guerrero et al. 1995; Sobel 1992). Das gesamte Spektrum möglicher Endokarditisdestruktionen der nativen Klappen, aber auch besonders der Trikuspidalklappen bei Patienten mit zentralem Venenkatheter, kann hier auftreten. Häufig sind sie Folge einer Bakteriämie nach Eingriffen im Genitouretralbereich oder im Gastrointestinalbereich. Auch ein Langzeitmonitoring mit Rechtsherzkatheter scheint eine potentielle Infektionsquelle für infektiöse Endokarditiden darzustellen.

In der überwiegenden Mehrzahl liegen grampositive Kokken (Staphylococcus aureus, koagulasenegative Staphylokokken, Streptokokken) und Candidaspezies vor; gramnegative Bakterien dagegen nur in 4% (Terpenning et al. 1988; Fernandez-Guerrero et al. 1995).

### 51.2.5 Häufige Erreger

#### Streptcoccus viridans

Streptococcus viridans ist für 30–65% aller Fälle der Nativklappenendokarditis verantwortlich. Das Bakterium findet sich als normaler Bewohner des Oropharynx. Streptococcus viridans ist hochempfindlich gegenüber Penicillin. Eine Kombination von Penicillin und Gentamicin zeigt eine ausgeprägtere bakterizide Wirkung.

Streptococcus adjacens und Streptococcus defectivus scheinen dabei eine größere Penicillinresistenz zu zeigen. Die Effektivität der Vancomycintherapie entspricht dabei der Kombination aus Penicillin und Aminoglykosid.

### Streptococcus bovis

Streptococcus bovis ist physiologischer Bewohner des Gastrointestinaltraktes und scheint für ca. 27% der streptokokkeninduzierten Nativklappenendokarditiden verantwortlich zu sein (Roberts et al. 1979). Streptococcus bovis ist hochgradig penicillinempfindlich. Häufig findet sich eine Streptococcus-bovis-Endokarditis bei Patienten mit Kolonpolypen bzw. intestinalem Malignom.

### Streptococcus pneumoniae

Obwohl Infektionen mit Pneumokokken häufig auftreten, werden nur ca. 1–3% der Fälle einer Nativklappenendokarditis durch Streptococcus pneumoniae hervorgerufen. Oft befällt der Erreger die Aortenklappe und führt sehr schnell zur Destruktion der Klappenränder und bildet intramyokardiale Abszesse.

Die Mortalität der Pneumokokkenendokarditis liegt bei 30–50% (Ugolini et al. 1986; Powderly et al. 1986; Finley et al. 1992). Bevorzugt sind Alkoholiker sowie Patienten mit begleitender Pneumonie oder Meningitis betroffen.

Die meisten Pneumokokkenformen sind sehr penicillinempfindlich; einige Formen weisen aber auch eine erhöhte Penicillinresistenz auf. Dabei sind die penicillinresistenten Stämme auch wenig oder nicht empfindlich auf Erythromycin, Trimethoprim-Sulfomethoxazol und Cephalosporine einschließlich Ceftriaxon. Diese Erreger sind dann oft empfindlich auf Vancomycin.

### Enterokokken

Zu 85% sind Enterococcus faecalis bzw. zu 10% Enterococcus faecium verantwortlich für enterokokkeninduzierte infektiöse Endokarditisformen. Enterokokken sind normale Bewohner des Gastrointestinaltraktes und führen häufig zu Infektionen des Genitouretraltraktes. Von allen Endokarditisfällen betreffen ca. 5–50% enterokokkeninduzierte Nativklappenendokarditiden. Die überwiegende Mehrzahl dieser Endokarditisfälle betrifft ältere männliche Patienten, ausgehend von Infektionen des Urogenitaltraktes. Als Verlaufsform kann sowohl eine akute wie auch subakute Endokarditis auftreten.

Enterokokken sind häufig gegen Cephalosporine, Penicillinasehemmer und therapeutische Konzentrationen von Aminoglykosiden resistent, wohingegen sie oft gegen hohe Konzentrationen von Penicillin, Ampicillin, Vancomycin und Teicoplanin empfindlich sind.

In vielen Fällen läßt sich die Effektivität der antibiotischen Therapie durch eine Kombination aus zellwandaktiven Substanzen und Aminoglykosid steigern. Diese Kombinationstherapie ist wesentlich für die effektive Therapie der Enterokokkenendokarditiden. Einige Fälle der nosokomial erworbenen Enterokokkenendokarditiden zeigen hochgradige Resistenz gegen Penicillin, Ampicillin und Vancomycin sowie die meisten Aminoglykoside.

### Staphylokokken

Staphylococcus aureus ist der häufigste Erreger einer Endokarditis durch koagulasepositive Keime. Etwa 13 verschiedene Unterformen koagulasepositiver Staphylokokken können unterschieden werden, unter ihnen Staphylococcus epidermidis. Staphylococcus aureus wie auch Staphylococcus epidermidis zeigen Oberflächenrezeptoren, die mit humanen Proteinen binden, unter ihnen Fibronektin und Fibrinogen. Diese Rezeptorinteraktion wird als wesentlicher Faktor für die Pathogenität dieser Bakterien diskutiert. Koagulasenegative Staphylokokken besitzen eine Ummantelung ähnlich einer Glykokalyx, die ihr Überleben an körperfremdem „Material“ begünstigt.

Mehr als 90% von Staphylococcus-aureus Infektionen, sowohl im wie auch außerhalb des Krankenhauses erworben, produzieren β-Laktamase und sind somit resistent gegen die meisten Penicilline, Ampicilline und Ureidopenicilline. Diese Staphylokokken sind aber meistens empfindlich gegen penicillaseresistente β-Laktamantibiotika wie Oxacillin, Nafcillin, Cetalozin sowie andere Cephalosporine der 1. Generation.

Methicillinresistente Untergruppen finden sich häufig bei nosokomialen Infektionen sowie bei Drogenabhängigen. Die im angelsächsischen gebräuchliche Testung auf Methicillinresistenz entspricht der Testung auf Oxacillinempfindlichkeit. Viele Staphylokokkenformen, auch die methicillinresistenten Untergruppen, sind gegen Rifampicine empfindlich. Zu beachten ist, daß eine Monotherapie sehr rasch zu einem Wirksamkeitsverlust von Rifampicin führt. Die meisten Staphylokokkenformen sind gegen Vancomycin und Teicoplanin empfindlich. !

Die Staphylokokkenendokarditis findet sich bei allen Altersgruppen, zeigt ein hochfieberhaftes Krankheitsbild sowie häufige Fernmetastasen und in 30–50% aller Fälle ZNS-Embolien (Karchmer 1992).

Koagulasenegative Staphylokokken finden sich v.a. als Erreger von Kunstklappenendokarditis. Dabei kommt in den meisten Fällen Staphylococcus epidermidis vor.

### Gramnegative Bakterien

Zu ihnen gehören die Vertreter der sog. HACEK-Gruppe (Haemophilus parainfluenzae, Haemophilus aphrophilus, Actinobacillus actinomycetescomitans, Cardiobacterium hominis, Eikenella corrodens und Kingella kingae). HACEK-Bakterien kommen im oberen Respirationstrakt und im Mundbereich vor. Sie sind häufig Erreger subakuter Endokarditiden der Nativklappen. Mit einer ausgeprägten zeitlichen Verzögerung von mehr als einem Jahr treten sie bei prothetischen Klappen nach Klappenersatz auf (Grace et al. 1988; Meyer et al. 1988; Hessen et al. 1992).

Durch Erreger der HACEK-Gruppe hervorgerufene Endokarditiden zeigen häufig große Vegetationen und oftmals systemische Embolien (Grace et al. 1988). Auf Nährboden zeigen sie ein geringes Wachstum, weshalb oft eine Inkubation bis zu 3 Wochen nötig wird. Hämophilusspezies, v. a. Haemophilus aphrophilus sowie Haemophilus parainfluenzae und Haemophilus influenzae, sind für 0,5–1% aller Endokarditisfälle verantwortlich.

Die Keime sind hochempfindlich gegen Penicillin, Ampicillin, Aminoglykoside, Quinolone und Cephalosporine der 3. Generation. Vereinzelt können Bakterien der HACEK-Gruppe auch β-Laktamase produzieren.

### 51.2.6 Weitere Erreger

#### Corynebakterien

Corynebakterien, die häufig bei Hautabstrichen sowie im Bereich von mukösen Membranen gefunden werden, sind weitere wichtige Erreger einer infektiösen Endokarditis. Ist der Nachweis von Corynebakterien häufig als Kontamination zu betrachten, so sind multiple positive Blutkulturen mit dem Nachweis von Corynebakterien als Hinweis einer corynebakterieninduzierten infektiösen Endokarditis zu werten. Dies trifft insbesondere bei Befall von künstlichen Herzklappen zu.

Durch eine Kombinationstherapie aus Penicillin und Aminoglykosid wie auch mit Vancomycin können diese infektiösen Endokarditiden effektiv behandelt werden.

#### Listerien

Listeria monocytogenes (grampositiv) findet sich selten als Nachweis einer infektiösen Endokarditis bei bereits vorgeschädigten Klappen oder bei Kunstklappen.

#### Bartonellen

Einige Untergruppen von Bartonella (frühere Bezeichnung Rochalimaea) wie Bartonella quintana, Bartonella elizabethae und Bartonella henselae sind als Erreger subakuter Endokarditiden beschrieben worden. Da spezielle Isolationsverfahren zu deren Nachweis benötigt werden (z.B. Langzeitinkubation in Blutkulturen und Anzüchtung z.B.in Schafsblutagar etc.), sind diese Formen häufig als kulturnegative Endokarditisformen beschrieben worden (Drancourt et al.1995; Spach et al. 1995).

#### Rickettsien

Die Rickettsie Coxiella burnetti, ein gramnegativer obligat intrazellulär wachsender Organismus, infiziert Menschen per inhalationem z. B. über infektiöse Tierexkremente. Nach einem sehr variablen Inkubationsintervall kann eine Infektion mit Coxiella burnetti (Q-Fieber) zu einer subakuten infektösen Endokarditis mit typischen Manifestationszeichen führen; meist werden bereits vorgeschädigte Klappen (Mitral- und Aortenklappe) befallen, und es kommt rasch zu einer progredienten Herzinsuffizienz (Stein u. Raoult1995; Brouqui et al. 1995).

Die Diagnose kann nur mit Hilfe spezifischer Antikörpertiter (signifikante Titerbewegung) gestellt werden.

#### Chlamydien

Auch Chlamydia psittaci, der Erreger der Psittaciose, ist als Erreger einer subakuten infektiösen Endokarditis beschrieben worden. Begleitend findet sich hierbei oft eine Pneumonie sowie in der Anamnese ein Kontakt mit Vögeln. Routinemäßig entnommene und angefertigte Blutkulturen sind meist negativ. Der Erreger kann in Blutzellmonolayers („buffy coat") isoliert werden.

#### Proto- und Metazoen

Sehr selten werden auch Protozoen oder Metazoen als Ereger einer Endokarditis nachgewiesen. Dies gelingt meist erst nach histologischer und mikrobiologischer Aufarbeitung des entnommenen Klappenmaterials.

### 51.2.7 Pilze

Candida albicans und verwandte Candidaspezies wie Torulopsis glabrata und Aspergillusspezies sind die häufigsten Pilze, die eine erregerbedingte Endokarditis verursachen. Diese finden sich als Erreger nach kardiochirurgischen Eingriffen und bei i.v.-Drogenabhängigen sowie bei Patienten mit konsumierenden Erkrankungen oder nach Langzeittherapie mit Antibiotika. Als Erreger ist auch Candida parapsiolosis nachgewiesen worden (Rubinstein u. Lang 1995; Moyer u. Edward 1992). Auch andere opportunistische, myzelartige Pilze kommen selten als Erreger vor.

Häufig zeigen die pilzbefallenen Klappen ausgeprägte Vegetationen. Der mikrobiologische Nachweis gelingt meist in entnommenem Klappenmaterial oder nach sorgfältiger Aufarbeitung embolischer Vegetationen.

## 51.3 Pathogenese

### 51.3.1 Pathomorphologie

Wir unterscheiden eine erregerbedingte (früher: infektiöse) und eine nichtinfektiöse (z. B. bei immunologischen bzw. systemischen Erkrankungen) Endokarditis. Die erregerbedingte oder infektiöse Endokarditis ist die Folge eines Befalls mit Bakterien, Pilzen oder anderen Mikroorganismen als Endokarditiserreger.

Streptokokken, Staphylokokken, Enterokokken und gramnegative Keime, die in der Mundhöhle und im oberen Respirationstrakt lokalisiert sind, werden am häufigsten als Erreger nachgewiesen.

Die infektiöse Endokarditis ist eine Erkrankung mit einer hohen Morbidität und Letalität. Rasche Diagnose, effektive Therapie und konsequente Überwachung evtl. auftretender Komplikationen sind für die Prognose des Patienten entscheidend (Abb. 51-1).

#### Nativklappenendokarditis

Die infektiöse Endokarditis ist eine Infektion des Endokards, vorwiegend im Bereich des Klappenapparates. Der charakteristische pathologische Befund sind hierbei

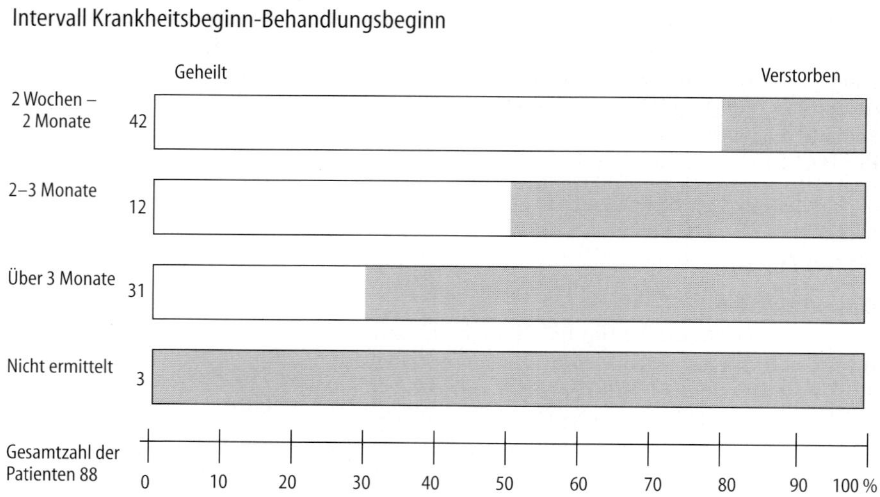


**Abb. 51-1.** Abhängigkeit der Prognose quoad vitam bei Patienten mit bakterieller Karditis vom Intervall zwischen Krankheitsbeginn und Behandlungsbeginn. Mit zunehmender Dauer dieses Intervalls wird die Prognose schlechter. (Nach Schölmerich et al. 1970)

Vegetationen, die aus einem Konglomerat vonThrombozyten, Fibrin und Mikroorganismen (Bakterienrasen) bestehen. In der überwiegenden Zahl der Fälle sind die Herzklappen selbst betroffen, es kann aber auch zu einer Endokarditis bei Septumdefekten oder im Bereich der Chordae tendineae kommen.

Bei 55–75% der Patienten mit einer infektiösen Endokarditis der nativen Klappe liegen prädisponierende Faktoren vor wie Sturkturanomalien des Klappenapparates, eine rheumatische Herzerkrankung, kongenitale Herzerkrankung, Mitralklappenprolaps, degenerative Herzerkrankung, eine Septumhypertrophie oder Drogenabusus. Bei Patienten mit Mitralklappenprolaps und gleichzeitiger Mitralinsuffizienz liegt die Endokarditishäufigkeit zwischen 3,5 und 8,2 pro 100.000 Einwohner (Clemens et al. 1982; Hickey et al. 1985; MacMahon et al. 1987; Danchin et al. 1989).

Neben dem Mitralklappenprolaps scheint auch eine strukturelle Veränderung der Mitralklappen, z. B. besonders dicke Klappenränder, prädisponierend zu sein. Neben der Mitralklappe ist die zweithäufigste Klappe, die bei Erwachsenen befallen ist, die Aortenklappe.

### Akute und subakute Endokarditis

Wir unterscheiden eine akute und eine subakute Endokarditis. Eine akute infektiöse Endokarditis geht meist auf makroskopisch unveränderten, nativen Klappen einher mit oberflächlichen Nekrosen im Klappengewebe selbst. Über Tage bis Wochen kann es zur Destruktion des Klappenapparates und metastatischen Abszessen kommen.

Im Gegensatz hierzu entwickelt sich die subakute Endokarditis langsam über Wochen bis Monate und zeigt nur selten metastatische Komplikationen. Die subakute bakterielle Endokarditis (Endokarditis lenta) ist durch den Rückgang der rheumatischen Endokarditiden wesentlich seltener als früher. Sie tritt v. a. auf bereitsdeformierten Klappen auf, aber auch bei erworbenen oder angeborenen Vitien. Es entwickelt sich u. a. eine ulzerös-thrombotische Entzündung, bei der die Thromben meist größer sind als bei der akuten bakteriellen Endokarditis.

Die akute Endokarditis wird vornehmlich durch Staphylococcus aureus hervorgerufen, wohingegen die subakute durch Streptococcus viridans, Enterokokken, koagulasenegative Staphylokokken oder gramnegative Kokken verursacht wird.

### Rechts- oder linksseitiger Herzklappenbefall

Wir unterscheiden einen Befall vornehmlich der rechts- bzw. linksseitigen Herzklappen. An den Klappen des rechten Herzens siedeln sich v. a. hochvirulente und resistente Erreger an, die direkt in das venöse System eingebracht worden sind. Als häufigste Quelle stellen sich unsterile Injektionen bei Drogensüchtigen (Tabelle 51-4) oder venöse Verweilkatheter heraus. Nach dem Abtöten der Erreger kommt es meist zu einer Defektheilung mit Klappendeformierungen bzw. Klappenperforation und infolge dessen zur Klappeninsuffizienz. Die Endokarditis kann auch eine getrennte Entzündung des parietalen Endokards darstellen.

### Sterile Thromben

Neben der eigentlichen bakteriellen Endokarditis sind Auflagerungen in den Klappen, meist als sterile Thromben, auch ohne vorhergehende antibiotische Therapie bei etwa 1% aller Obduktionen beschrieben worden (Lopez et al. 1987).

Diese finden sich v. a. bei auszehrenden Erkrankungen wie Leukosen und Tumorerkrankungen. Sie werden daher auch als marantische oder terminale Endokarditis bezeichnet. Diese Auflagerungen finden sich häufig bei Patienten mit dissiminierter intravaskulärer Gerinnungsstörung (DIC) z. B. bei Schock. Eine Sonder-

**Tabelle 51-4.** Erregernachweis bei Prothesenendokarditis. (Nach Karchmer 1997)

| | Beginn der Infektion nach einem kardiochirurgischen Eingriff [%] | | |
|---|---|---|---|
| | < 2 Monate (n = 73) | 2–12 Monate (n = 38) | > 12 Monate (n = 94) |
| Koagulasenegative Staphylokokken | 38 | 50 | 15 |
| Staphylococcus aureus | 14 | 11 | 13 |
| Gramnegative Bakterien | 11 | 5 | 1 |
| Streptokokken | 0 | 3 | 33 |
| Enterokokken | 7 | 5 | 11 |
| Corynebakterien | 12 | 3 | 2 |
| Pilze | 10 | 5 | 3 |
| Kulturnegative | 8 | 16 | 11 |

form ist die sog. Libmann-Sacks-Endokarditis bei systemischem Lupus erythematodes.

### Kunstklappenendokarditis

Die pathologischen Veränderungen einer Kunstklappenendokarditis unterscheiden sich wesentlich von der Endokarditis einer Nativklappe. Die Infektion umfaßt meistens die angrenzenden Regionen des Klappenringes bis hin zum Anulus fibrolaris, sowie die an die Mitral- bzw. Aortenklappe angrenzenden Herzregionen. Häufig tritt ein Ringabszeß, eine septale Abszedierung sowie ein Dehiszenz der Klappe, oft verbunden mit Undichtigkeiten und paravalvulären Regurgitationen, auf.

Die Destruktionen nach bioprothetischem Klappenersatz zeigen ebenso ein breiteres Spektrum an pathologischen Veränderungen; hierzu gehören Veränderungen des Klappenapparates selbst durch bakterielle Destruktion.

## 51.3.2 Pathophysiologie

### Fibrinablagerung

Häufiger Ausgangspunkt einer infektiösen Endokarditis ist eine durch Blutplättchen induzierte Fibrinablagerung auf vorgeschädigten Klappen, die dann das Anhaften von Bakterien begünstigt. Diesen initialen nichtbakteriellen Auflagerungen im Bereich der Klappe folgen Endothelverletzungen im Bereich des Klappenapparates sowie eine Hyperkoagulabilität bei verschiedenen Kranheitsformen als prädisponierende Faktoren. Diese abakteriellen Klappenveränderungen finden sich häufig bei Patienten mit Malignomen, DIC, Urämie, systemischem Lupus erythematodes, primären Klappenveränderungen und intrakardialen Kathetern.

Verschiedene hämodynamische Faktoren sind bisher aufgedeckt worden:
1. ein Hochgeschwindigkeitsjet, gerichtet gegen Endothelstrukturen,
2. Flußrichtungen von hoch zu niedrig,
3. Fluß über eine sehr kleine Klappenöffnung mit hoher Geschwindigkeit.

### Lokale Keimeinschwemmung

Ausgehend von einer lokalen Keimeinschwemmung kann es zur Ablagerung von Bakterien im Bereich der prädisponierten, oberflächenveränderten Stellen im Bereich des Endokards kommen. Hier sind v. a. Manipulationen im Genitouretralbereich sowie im Gastrointestinalbereich, aber auch Verletzungen im Bereich der Gingiva nach zahnchirurgischen Eingriffen zu nennen. Ein Mißverhältnis zwischen „Bakterienangebot“ und Abwehrstrategien kann dabei auch zur Keimbesiedelung der Klappen führen. Das betrifft insbesondere Fehlfunktionen der Granulozyten.

### Klappendestruktion

Neben der bakterieneigenen Aktivierung verschiedener Zytokine resultieren die pathophysiologischen Veränderungen bei Patienten mit Klappenendokarditis:
1. aus dem Ausmaß der lokalen Klappendestruktionen,
2. aus dem Ausmaß der Emboliestationen septischer Fragmente,
3. aus Blutbild- und Blutzusammensetzungsveränderungen infolge der chronischen Infektion,
4. aus Antigen-Antikörperreaktionen als Folge der bakteriellen Infektion, die zur Deposition prädisponierender Immunkomplexe oder Antikörper-Komplement-Interaktionen führen kann.

Hierbei ist das gesamte Ausmaß möglicher Veränderungen von diskreten, vegetativen Auflagerungen über ausgeprägte Klappendestruktionen, eine Destruktion der klappenangrenzenden Regionen bis hin zur Perforation der Ventrikelwand denkbar.

Häufig finden sich Abszeßbildungen bei Aortenklappenendokarditis sowie bei Kunstklappenendokarditiden; dabei kann es zum Auftreten eines Schenkelblockbildes kommen (s. EKG). Das klinische Erscheinungsbild wird meist sehr eindrucksvoll von den septischen Embolien geprägt, die zu ausgeprägten neurologischen Manifestationen, schlaganfallähnlichen Bildern, hämorrhagischen Einblutungen etc. führen können. Dieses ist dann meist auch diagnoseweisend.

Werden der Halteapparat- oder Papillarmuskel befallen, kann es zum Ausriß von Sehnenfäden und somit zum Auftreten einer plötzlichen hämodynamisch bedeutenden Klappeninsuffizienz kommen. Eher selten treten Mikroembolien im Bereich der Koronarien selbst auf, dies kann zu Myokardinfarkten führen. Eine Immunkomplexglomerulonephritis als parainfektiöse Erkrankung zeigt sich bei 15% der Patienten mit infektiöser Endokarditis.

### Embolien

Periphere Embolien als Fernmetastasen der Klappenvegetationen finden sich bei 11–43% der Patienten (Weinstein et al. 1974; Mansur et al. 1992; Steckelberg et al. 1992). Die hierzu vorliegenden Studien zeigen auf, daß Vegetationen mit einer Größe über 10 mm auf den Klappen mit einer höheren Emboliefrequenz vergesellschaftet sind als z. B. hypermobile kleinere Vegetationen (Mugge et al. 1989; Aragam et al. 1994; Sanfilippo et al. 1991).

Vor allem bei Patienten mit i.v.-Drogenabusus kommt es häufig zu septischen Embolien im Bereich der Pulmonalgefäße. Die Embolien können dabei hochvirulente Erreger oder aber nur sterile thrombotische Auflagerungen enthalten. Das klinische Erscheinungsbild ist zudem abhängig vom Ort der Embolie. Dabei kann im Prinzip jedes Organ betroffen sein. Hämatogene Metastasierungen finden sich z. B. in der Milz, in den Nieren, im ZNS, im Perikard, im Knochenmark etc.

### Aktivierung des Immunsystems

Die generelle Entzündungsreaktion führt auch zur Aktivierung des Immunsystems mit der Erhöhung aller drei Antikörperklassen IgM, IgG und IgA. Auch die zirkulierenden Immunkomplexe insgesamt sind häufig erhöht. Ihr Titer korreliert mit der Effektivität der durchgeführten Therapie.

Die Immunkomplexe sind dabei v. a. dann von klinischer Bedeutung, wenn sie mit Komplement reagieren und subepithelial abgelagert werden, z. B. im Bereich der glomerulären Basalmembran und somit eine diffuse oder fokale Glomerulonephritis bewirken. Eine periphere Ansammlung von Immunkomplexen v. a. im Bereich der Zehen und Fingerspitzen liegt den sog. Osler-Knötchen zugrunde. Es wurden aber auch septische Herde mit Staphylococcus aureus in Osler-Knötchen nachgewiesen. Auch Rheumafaktoren können aktiviert und nachgewiesen werden. Auch hier korreliert der Titer mit der effektiven antimikrobiellen Therapie.

## 51.4 Diagnostik und Therapie

! Die Diagnose einer infektiösen Endokarditis wird auch heute oftmals erst verzögert gestellt (Abb. 51-1), wobei im Mittel 4–8 Wochen bis zur endgültigen Diagnosestellung vergehen. Die transösophageale Echokardiographie als wesentliches Diagnostikum weist eine hohe Sensitivität bei allerdings nur geringer Spezifität zur Diagnose der infektiösen Endokarditis auf.

### 51.4.1 Klinische Kriterien

Die Diagnose der infektiösen Endokarditis wird meistens von ihren Komplikationen z. B. der infektiösen oder septischen Embolie geführt.

An eine infektiöse Endokarditis sollte bei Patienten mit persistierendem Fieber und einer oder mehreren der folgenden kardialen Beteiligungen gedacht werden:

- Vorliegen eines Vitium cordis,
- Bakteriämie,
- embolische Läsionen.

Bei allen Patienten mit Fieber und neu aufgetretenem oder sich veränderndem Herzgeräusch oder Fieber unklarer Genese ist an eine infektiöse Endokarditis zu denken. Bei i.v.-drogenabhängigen Patienten ist insbesondere bei persistierendem Husten, pleuritischen, meist atemabhängigen Schmerzen oder bei jungen Patienten mit unerwartetem Schlaganfall oder Subarachnoidalblutung eine Endokarditis als Ursache möglich. Bei Patienten nach Klappenersatz sollte generell ein nicht geklärtes Fieber oder eine länger bestehende Temperaturerhöhung an das Vorliegen einer Endokarditis denken lassen.

Die Diagnose Endokarditis kann v. a. bei älteren Patienten, die ein ähnliches klinisches Erscheinungsbild bei einer Reihe ganz unterschiedlicher Erkrankungen aufweisen können, erschwert werden. So kann bei einem Patienten ein vorliegendes Herzgeräusch zusätzlich bestehen zu Fieber, Gewichtsabnahme, Muskelschmerzen, Arthralgien und einer erhöhten BSG; hier kann ein unspezifisches Krankheitsgeschehen, aber auch eine Endokarditis vorliegen. Zudem ist es häufig schwer, einen definitiven Keimnachweis in Blutkulturen zu führen.

Bei Verdacht auf bakterielle Endokarditis sollte neben der sorgsamen klinischen Untersuchung, insbesondere der Herzauskultation (im Verlauf), eine wiederholte Abnahme von Blutkulturen, eine allgemeine Laboruntersuchung sowie eine Echokardiographie durchgeführt werden (Abb. 51-2).

Die entsprechenden klinischen Richtlinien, um die Diagnose infektiöse Endokarditis zu sichern, sind in den Tabellen 51-5 und 51-6 zusammengefaßt. Besteht Unklarheit, ob definitiv von infektiöser Endokarditis gesprochen werden kann oder nicht, so sind die Patienten zu behandeln, als wenn sie eine infektiöse Endokarditis hätten. !

### Leitbefunde

Die Diagnose der infektiösen Endokarditis kann bei Patienten mit Herzgeräusch und mit klassischen Osler-Manifestationen, bakteriellen Streuherden, peripheren embolischen Herden oder immunvaskulären Phänomenen klinisch rasch und oft eindeutig gestellt werden. Allerdings weisen eine Vielzahl von Patienten, v. a. in der initialen Krankheitsphase, diese klassischen Zeichen der Erkrankung entweder gar nicht oder nur gering ausgeprägt auf. Dies betrifft v. a. die Frühstadien der Erkrankungen im subakuten Verlauf oder Patienten mit Drogenabusus. In beiden Fällen werden häufig Staphylococcus aureus als infektiöser Erreger nachgewiesen. Dabei entwickelt sich das Krankheitsbild der infektiösen Endokarditis im akuten Verlaufsstadium so schnell, daß es

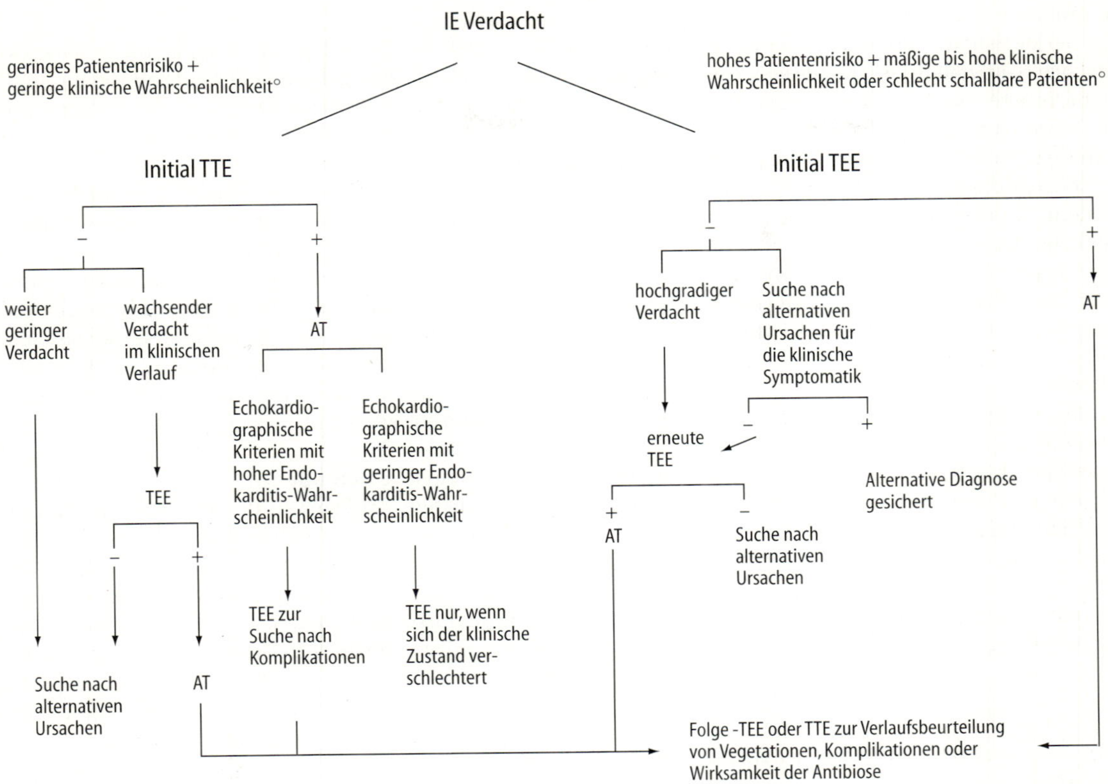


**Abb. 51-2.** Hinweise zum diagnostischen Gebrauch der Echokardiographie. * Hochrisikobefunde in der Echokardiographie: große und/oder mobile Vegetationen, Klappeninsuffizienz, Hinweis auf perivalvuläre Ausdehnung oder sekundäre LV-Dysfunktion; ° z.B. Patienten mit Fieber, vorbekanntem Herzgeräusch und fehlenden andere Kennzeichen für das Vorliegen einer IE; °° initial hohes Patientenrisiko z.B. Klappenersatz, Vorliegen eines kongenitalen Herzfehlers, vorangegangene Endokarditis, neu aufgetretenes Herzgeräusch, Herzversagen oder andere Kennzeichen der Endokarditis (AT Antibiotische Endokarditistherapie). (Nach Bayer et al. 1998)

**Tabelle 51-5.** Anamnestische Hinweise für eine subaktuelle bakterielle Endokarditis. (Nach Anschütz 1968)

| Symptom | Häufigkeit [%] |
|---|---|
| Fieber | 92 |
| Appetitlosigkeit | 68 |
| Schweißausbruch | 62 |
| Schüttelfrost | 49 |
| Gewichtsverlust | 49 |
| Herzbeschwerden | 31 |
| Arthralgie | 29 |
| Hautembolien | 20 |
| Arterielle Embolien | 15 |
| Nasenbluten | 8 |
| Hämaturie | 4 |

**Tabelle 51-6.** Duke-Kriterien für die klinische Diagnose der infektiösen Endokarditis. (Nach Durack et al. 1994)

**Gesicherte Endokarditis**
- Pathologische Kriterien
  - Mikroorganismen: nachgewiesen in Blutkultur oder in einem histologischen Präparat (Vegetation, Embolus, intrakardialer Abszeß)
  - Pathologische Läsionen: Vegetation oder ein intrakardialer Abszeß nachweisbar und durch Histologie aktive Endokarditis bestätigt
- Klinische Kriterien entsprechen den Haupt-/Nebenkriterien aus Tabelle 51-7
  - 2 Hauptkriterien oder
  - 1 Hauptkriterium und 3 Nebenkriterien oder
  - 5 Nebenkriterien

**Endokarditis möglich**
- Wenn Befunde einer Endokarditis vorliegen, die nahe der Kategorie „Gesichert" liegen, aber nicht die „Ausschlußkriterien" erfüllen

**Ausschluß Endokarditis**
- Gesicherte andere Diagnose. Rückgang der Manifestationen unter einer Antibiose von weniger als 4 Tagen oder fehlender pathologischer Hinweis auf Vorliegen einer infektiösen Endokarditis nach Operation/Autopsie unter Antibiose $\leq$ 4 Tagen

nicht zu immunvaskulären Phänomenen kommt. Diese sind v. a. bei der subakuten Endokarditis vorzufinden. So finden sich bei Befall der rechtsseitigen Herzklappen weniger periphere Embolien, und wenn, dann betrifft dies v. a. Patienten mit Drogenabusus.

Die unterschiedlichen Manifestationsformen im klinischen Erscheinungsbild der infektiösen Endokarditis machen dem Kliniker eine diagnostische Strategie, die mit ausreichender Sensitivität für die Erkrankung und Spezifität für den Ausschluß der Erkrankungskriterien, schwer. Erstmals führte von Reyn et. al (1981) Kriterien zur Diagnose einer infektiösen Endokarditis ein.

### Duke-Kriterien

1994 wurden in der Duke University klinische Kriterien entworfen (Tabellen 51-6 und 51-7). Diese als Duke-Kriterien eingeführten Richtlinien zur Diagnose verbinden klinische Kriterien wie persistierende Bakteriämie, neu aufgetretenes Herzgeräusch und vaskuläre Komplikationen mit echokardiographischen Erscheinungsformen.

Die Patienten werden im Rahmen einer Risikostratifizierung in 3 Kategorien eingeteilt (Tabelle 51-6):

1. Kategorie:
   Aufgrund von klinischen Kriterien definitiv als infektiöse Endokarditis geklärte oder aufgrund pathologischer Befunde gesicherte Endokarditis (nach operativer Klappenentnahme oder autoptisch).
2. Kategorie:
   Patienten mit möglichem Vorliegen einer infektiösen Endokarditis, die aber noch nicht die Kriterien erfüllen.
3. Kategorie:
   Patienten mit Ausschluß einer Endokarditis z. B. nach Klappenentnahme und pathologischer/histologischer Untersuchung, bei rascher Besserung der klinischen Symptomatik ohne adäquate endokarditisch typische antibiotische Therapie oder definitive Zuweisung zu einer Alternativdiagnose.

### Morphologische Befunde

Die wesentlichen Kriterien in der Duke-Klassifikation beinhalten histologische/pathologische Daten nach Entnahme der Herzklappen – operativ oder autoptisch – oder beziehen sich auf den Nachweis mikrobiologischer Ergebnisse nach Blutentnahme sowie auf echokardiographische Kriterien. Dabei wird bei bestimm-

**Tabelle 51-7.** Definition der Begriffe Haupt und Nebenkriterien zur klinischen Diagnose Endokarditis nach den Duke-Kriterien. (Nach Durack et al. 1994)

| Hauptkriterien |
|---|
| **1. positive Blutkultur für IE** |
| A. Typische IE verursachende Mikroorganismen aus zwei getrennten Blutkulturen<br>I. St. viridans, St. bovis oder HACEK-Gruppe oder<br>II. nicht im Krankenhaus erworbener St. aureus oder Enterokokken, bei Fehlen eines primären Focus oder |
| B. Mikroorganismen passend zur IE aus wiederholten positiven Blutkulturen<br>I. mindestens 2 positive Blutkulturen, abgenommen im Abstand von mindestens 12 h oder<br>II. 3 positive Blutkulturen oder mehr als 4 positive Blutkulturen (erste und letzte Probe im Abstand von mehr als 1 h abgenommen) |
| **2. Hinweis auf eine endokardiale Beteiligung** |
| A. positives Echokardiogramm für eine IE definiert als<br>I. flottierende intrakardiale Masse auf einer Herzklappe oder ihrem Halteapparat innerhalb einer regurgierenden Strömung oder auf einem Implantat, bei Fehlen anderer anatomischer Erklärungen oder<br>II. Abszeß oder<br>III. neue Dehiszenz der Klappenprothese oder |
| B. neue Klappeninsuffizienz (Verschlechterung oder Veränderung eines bereits existierenden Herzgeräusches erfüllt diese Kriterien nicht) |
| **Nebenkriterien** |
| 1. Prädisposition: prädisponierende Herzfehler oder intravenöser Medikamenten-/Drogengebrauch<br>2. Fieber: Temperatur ≥ 38.0 °C<br>3. Gefäßphänomene: größere arterielle Emboli, septische Lungeninfarkte, mykotisches Aneurysma, intrakraniale Blutung, konjunktivale Blutung und Janeway-Läsionen<br>4. Immunologische Phänomene: Glomerulonephritis, Osler-Knötchen, Roth-Flecken, Nachweis von Rheumafaktoren<br>5. Mikrobiologische Hinweise: positive Blutkultur (ohne die Hauptkriterien zu erfüllen[a]) oder serologischer Hinweis für eine Infektion mit zur IE passenden Organismen<br>6. Echokardiographische Befunde: passend zur IE, ohne den Hauptkriterien zu genügen |

[a] Gilt nicht für den Nachweis einzelner positiver Blutkulturen für koagulasenegative Staphylokokken und Organismen, die nicht als Endokarditiserreger auftreten

tem Keimnachweis das Vorliegen zusätzlicher Kriterien gefordert.

### Echokardiographische Befunde

Drei typische echokardiographische Befunde stützen die Diagnosestrategie im Rahmen der Duke-Klassifikation:

1. mobile, echodichte Strukturen mit unmittelbarer Anheftung im Bereich der Klappen oder im Bereich der muralen Endokardwand,
2. perianuläre Abszesse oder
3. neu aufgetretene Dehiszenz einer prothetischen Klappe (Abb. 51-3 und 51-4).

### Nebenkriterien

Die Duke-Kriterien für infektiöse Endokarditis führen im Bereich der Nebenkriterien Befunde auf, die weniger spezifisch sind, zu ihnen gehören intermittierende Bakteriämie oder Fungiämie, Fieber, bedeutende embolische Ereignisse, nichtembolische vaskuläre Phänomene, bestehende Klappenerkrankungen, das Bestehen einer i.v.-Drogenabhängigkeit sowie echokardiographische Veränderungen, welche nicht den obigen Kriterien zuzuordnen sind.

Das Vorliegen einer infektiösen Endokarditis ist nach den Duke-Kriterien dann anzunehmen, wenn

- 2 Hauptkriterien
  oder
- 1 Hauptkriterium und 3 Nebenkriterien
  oder
- 5 Nebenkriterien vorliegen (Tabelle 51-7).

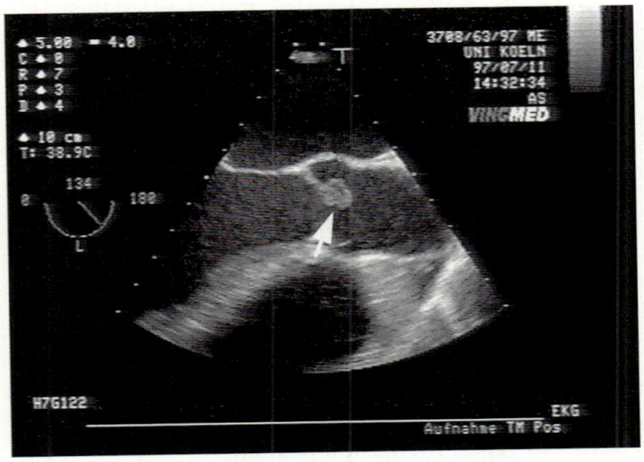


**Abb. 51-3.** Echokardiographisches Bild (2D TEE), einer Aortenklappenendokarditis mit Auflagerungen (ca. 10–15 mm) im Bereich der Klappenränder

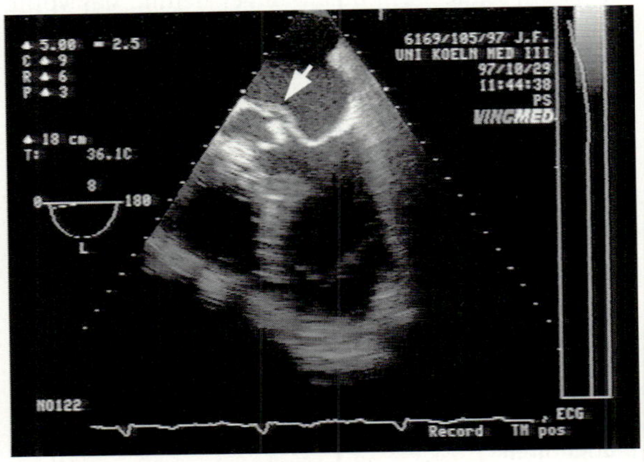


**Abb. 51-4.** Echokardiographisches Bild (2D TEE), einer Aortenklappenendokarditis mit Destruktion der angrenzenden Aortenwand; hier ist eine Aussackung erkennbar; in der farbkodierten Echokardiegraphie zeigt sich dieser Bereich durchströmt. Eine der Hauptkomplikationen bei dieser Befundkonstellation kann eine Penetration zu angrenzenden Herzabschnitten mit Shuntbildung sein

### Duke-Kriterien und Studien

Die 1994 eingeführten Duke-Kriterien wurden mit den Kriterien von Reyn et al. (1981) in 11 größeren Studien an über 1700 Patienten vergleichend angewandt, und es zeigte sich ein deutlicher Gewinn an Spezifität und Sensitivität durch die Duke-Kriterien. Dabei lag der errechnete negativ prädiktive Wert, d. h. die Anzahl der richtig-negativen Befunde, in Relation zur Anzahl von richtig- und falsch-negativen Befunden über 98% (Dodds et al. 1996).

In einer weiteren Studie wurde an 100 Patienten die Spezifität für den Ausschluß einer infektiösen Endokarditis untersucht. Bei diesen Patienten lag Fieber unklarer Genese vor, es wurden multiple Blutkulturen entnommen sowie eine echokardiographische Untersuchung durchgeführt. Die Spezifität zur Diagnose infektiöser Endokarditis unter Anwendung der Duke-Kriterien lag hier bei 99% (Hoen et al. 1996).

Trotz dieser guten Daten für Spezifität und Sensitivität sind einige Erweiterungen nötig, um insbesondere die Definition der kulturnegativen Endokarditis z. B. durch zusätzliche serologische Marker näher einzugrenzen. Dies betrifft insbesondere infektiöse Endokarditiden, die als Erreger nur schwer nachweisbare oder schwer kultivierbare Keime haben wie z. B. Brucella oder Coxiella burnetti, Bartonella quintana etc. Denkbar ist auch eine Erweiterung der Nebenkriterien, um z. B. eine erhöhte Erythrozyten-Sedimentationsgeschwindigkeit (BKS), erhöhte Werte für C-reaktives Protein, Splenomegalie oder eine Hämaturie aufzunehmen.

## 51.4.2 Echokardiographie

### Transthorakale vs. transösophageale Echokardiographie

Die Echokardiographie, transthorakal sowie transösophageal angewendet, erlaubt häufig die morphologische Sicherung von Klappenauflagerungen bzw. Vegetationen (Abb. 51-2). Dabei ist zu beachten, daß die Echokardiographie kein geeigneter Screening-Test zum Nachweis einer infektiösen Endokarditis bei unselektionierten Patienten mit positiver Blutkultur oder bei Patienten mit Fieber unklarer Genese ist (Mugge et al. 1993; Stratton et al. 1982).

Obwohl bei einer großen Anzahl von Patienten die transthorakale Echokardiographie ausreichend Information zur Beurteilung der Klappenmorphologie wie der Klappenfunktion gibt, ist durch die Einführung der transösophagealen Echokardiographie, besonders in der biplanen Untersuchungstechnik, ein deutlicher Informationszugewinn zu verzeichnen gewesen; dies betrifft insbesondere die Untersuchung von Patienten mit Zustand nach Klappenersatz.

Dabei ist zu beachten, daß der Nachweis von Auflagerungen auf den Klappenrändern nicht zu einer spezifischen Diagnose führen kann. Auflagerungen können nämlich auch postentzündlich oder thrombotisch sein. Insbesondere die Unterscheidung zwischen frischen und alten Auflagerungen kann sich schwierig gestalten.

Trotz dieser Einschränkungen spielt die transthorakale wie auch die transösophageale Echokardiographie für die Sicherung der Diagnose sowie für die Therapiebeurteilung eine entscheidende Rolle. Besondere Bedeutung haben hierbei charakteristische echodichte Vegetationen, Abszeßbildungen, neu aufgetretene Dehiszenzen im Bereich prothetischer Klappen oder neu aufgetretene Klappeninsuffizienz.

Im Verlauf des diagnostischen Vorgehens ist die Durchführung einer Echokardiographie, transthorakal bzw. transösophageal, gefordert; dies schon um die Bedingungen für die Duke-Kriterien zu erfüllen. Dabei ist zu betonen, daß auch die transthorakale Echokardiographie, zügig, nichtinvasiv und schnell verfügbar, eine hervorragende Spezifität für das Aufdecken von Vegetationen mit Werten bis zu 98% aufweist. Die Sensitivität allerdings liegt nur bei unter 60% (Shively et al. 1991; Mugge et al. 1989; Shapiro et al. 1994).

### Transthorakale Echokardiographie

Die transthorakale Echokardiographie (TTE) ist in ca. 40% der Fälle nicht in der Lage, Vegetationen bei erwachsenen Patienten zu erkennen, v. a. aufgrund technischer Schwierigkeiten, dies betrifft insbesondere Patienten mit Übergewicht, chronischer obstruktiver Lungenerkrankung oder Thoraxverformungen. Dabei ist zu betonen, daß v. a. die transthorakale Echokardiographie nicht geeignet ist, um bestimmte Fragen, so z. B. das Vorliegen eines Befalls einer künstlichen Klappe, das Vorliegen oder das Ausmaß perianulärer Abszesse, die Perforation von Klappen oder die Fistelbildung, beantworten zu können.

Bei Patienten mit insgesamt geringem Risiko für das Vorliegen einer infektiösen Endokarditis kann eine gut durchgeführte transthorakale Echokardiographie bei guter Aufzeichnungsqualität akzeptiert werden, um das Vorliegen von Vegetationen oder strukturellen Veränderungen, vereinbar mit einer infektiösen Endokarditis, auszuschließen. Kann keine Alternativdiagnose bestätigt werden oder führt das klinische Bild weiter in Richtung einer Endokarditis, so ist im Anschluß daran auch bei negativer transthorakaler Echokardiographie eine transösophageale Echokardiographie anzuschließen.

### Transösophageale Echokardiographie

Die transösophageale Echokardiographie (TEE) ist in geübten Händen eine sichere und nur mit einer geringen Komplikationsrate behaftete Untersuchung mit einer sehr hohen Sensitivität zur Aufdeckung von kardialen Vegetationen. Besonders zur Aufdeckung perivalvulärer Infektionen ist die TEE-Untersuchung wesentlich besser geeignet als die TTE-Untersuchung.

Die Abklärung einer möglichen Endokarditis im Bereich künstlicher Klappen macht dringend eine TEE-Untersuchung erforderlich. Insbesondere durch die Möglichkeit einer multiplen Anlotung kann die Sensitivität der TEE-Untersuchung deutlich gesteigert werden.

Trotz dieser diagnostischen Fortschritte kann bei dem Vorliegen einer negativen TEE-Untersuchung eine infektiöse Endokarditis, auch mit Vegetationen, nicht 100%ig ausgeschlossen werden. Fehlerquellen stellen z. B. eine ungenügende Anlotung der entsprechenden Schichten, stattgefundene Embolisation der Auflagerung oder die diagnostisch schwer abschätzbare Unterscheidung, von z. B. abgerissenen Sehnenfädenstrukturen ohne Vegetationen, dar.

Der negative prädiktive Wert einer unauffälligen transthorakalen und transösophagealen Untersuchung liegt bei 95% (Bayer 1993; Ali et al. 1994). Bleibt der hochgradige klinische Verdacht auf Vorliegen einer infektiösen Endokarditis bestehen, so sollte die Untersuchung nach 7–10 Tagen wiederholt werden.

Obwohl in der transösophagealen Echokardiographie eine hohe Sensitivität zum Nachweis von endokarditischen Auflagerungen auf den Klappen besteht (82–94%), schließt ein unauffälliger Befund das Vorliegen einer Endokarditis nicht aus (Shively et al. 1991; Sochowski et al. 1993). So lag die falsch-negative Beurteilung einer transösophagealen Echokardiographie in einer Größenordnung von 6–18%.

Eine erhebliche Klappendehiszenz kann auch bereits durch den Durchleuchtungsbefund deutlich werden, wobei eine zunehmende auffällige Kippbewegung des Klappenrings in Erscheinung tritt. Eine später auftretende Prothesenendokarditis unterscheidet sich in ihrem klinischen Bild weniger von der Endokarditis an nativen Klappen.

## 51.4.3 Blutkulturen

### Positiver Blutkulturnachweis

Ein positiver Blutkulturnachweis bei neu aufgetretenem oder persistierendem Herzvitium macht die Diagnose einer Endokarditis wahrscheinlich. Gelingt ein Keimnachweis, so können die nachgewiesenen Organismen eingeteilt werden in Erreger, die häufig, manchmal oder selten eine Endokarditis verursachen.

Meist liegt bei Patienten mit infektiöser Endokarditis eine kontinuierliche Bakteriämie vor. Es bringt also keinen diagnostischen Zugewinn, Blutkulturen während der Fieberperioden zu sammeln. Zudem ist die Häufigkeit des Keimnachweises in arteriell sowie venös entnommenen Blutkulturen gleich hoch.

Haben die Patienten keine antibiotische Vortherapie, so kann bei streptokokkenbedingten Erkrankungen in ca. 96% der Fälle in der ersten Blutkultur der Keimnachweis geführt werden (Werner et al. 1967). Vorliegende antibiotische Vortherapie ist einer der häufigsten Gründe für den fehlenden Keimnachweis.

Bei Verdacht auf eine infektiöse Endokarditis sollten 3 unabhängige Blutkulturen, jeweils durch eine separate Venenpunktion, innerhalb von 24 h entnommen werden. Jeweils sollte eine aerobe sowie eine anaerobe Kulturflasche bebrütet werden. Ist die klinische Situation stabil und hat der Patient innerhalb der letzten Wochen antibiotische Therapie bekommen, so sollten wiederholt Blutkulturen abgenommen werden, bevor mit der antibiotischen Therapie erneut begonnen wird.

Die Diagnose der Prothesenendokarditis ist besonders in den ersten Wochen nach einer Klappenoperation häufig erschwert, da andere postoperative Komplikationen mit erhöhten Temperaturen und Veränderungen des Blutbildes eine Prothesenendokarditis maskieren können. Gelegentlich ist auch bereits eine antibiotische Therapie vorausgegangen, so daß der Erregernachweis in der Blutkultur negativ ausfallen kann. Andererseits wird eine Bakteriämie während der ersten 2 postoperativen Wochen nur ausnahmsweise durch eine Prothesenendokarditis verursacht, obwohl eine nicht unerhebliche Zahl dieser Patienten an septischen Komplikationen stirbt.

**Negativer Blutkulturnachweis**

! Die positive Blutkultur ist eine der wesentlichen diagnostischen Kriterien der infektiösen Endokarditis und stellt zum einen den Schlüsselbefund für das verursachende Agens und zum zweiten die Grundlage für die zu planende antibiotische Therapie dar. Die infektiöse Endokarditis ist durch eine über einen langen Zeitraum bestehende Bakteriämie und einen hohen Prozentsatz positiver Blutkulturen charakterisiert. Dabei ist die Intensität der Bakteriämie meist gering.

In ca. 5% der Fälle findet sich bei infektiösen Endokarditiden kein Keimnachweis (Hoen et al. 1995; Tunkel et al. 1992). Häufige Gründe hierfür sind z. B. eine geringere Bakteriendichte, empfindliche Keime (schwer anzüchtbar) oder eine bereits eingeleitete Antibiotikatherapie.

Bei Verdacht auf Vorliegen einer Endokarditis sollten Blutkulturen 3fach (s. oben), jeweils mit aerobem und anaerobem Kulturmedium, abgenommen werden. Dabei sollte eine wenigstens 5fache Verdünnung mit dem umgebenden Medium erfolgen. Bleiben diese Kulturen bis zu 48 bzw. 72 h negativ, sind sie weitere 2–3 Wochen zu bebrüten.

Eine vorzeitige Antibiotikatherapie vor Abnahme von entsprechender Anzahl von Blutkulturen ist der häufigste Grund für den fehlenden Keimnachweis in den Blutkulturen. Hierbei ist zu beachten, daß ein Absetzen der antibiotischen Therapie für einige Tage danach erneut den Keimnachweis in Blutkulturen ermöglicht. Sind die initialen Blutkulturen negativ, so sollten für weitere 2–4 Tage zusätzlich Blutkulturen gesammelt werden – ohne antibiotische Therapie und ohne daß hierdurch die Mortalität gesteigert wird. Allerdings ist bei Vorliegen einer ausgeprägten Insuffizienz befallener Klappen oder bei Auftreten einer symptomatischen Herzinsuffizienz eine empirische antibiotische Therapie nach initialer Blutkulturentnahme einzuleiten.

Häufig gelingt kein mikrobiologischer Nachweis der Erreger. Dies betrifft insbesondere Organismen der HACEK-Gruppe. Schwierigkeiten im Keimnachweis gibt es bei Bartonellaspezies, verschiedenen Untergruppen der Streptokokken, Legionellen, Aspergillen, Coxiella burnetti u. a. Die Verdachtsdiagnose einer Endokarditis mit Infektion durch Brucella, Bartonella oder Chlamydien kann auch serologisch gestellt werden (Raoult et al. 1996; Shapiro et al. 1992).

Neben der Abnahme von Blutkulturen ist es auch mehr und mehr üblich, Klappengewebe oder periphere Embolien chirurgisch zu entnehmen und zu kultivieren. Hier dürften möglicherweise auch neue molekulare Techniken wie die Einführung der PCR zur Detektion von Tropherema whipelli oder Bartonellaspezies ein Beispiel sein.

### 51.4.4 Weitere Labordiagnostik

Der wegweisende Labortest ist der Keimnachweis in Blutkulturen (s. oben). Zusätzlich sollten Laboruntersuchungen zum Nachweis genereller Entzündungsaktivität nachgewiesen werden z. B.: Anämie, niedriges Serumeisen, niedrige Eisenbindungskapazität, Leukozytose, Thrombozytopenie.

Die Blutsenkungsgeschwindigkeit ist bei fast allen Patienten signifikant erhöht. Ausnahmen sind lange bestehende Herzinsuffizienz, Niereninsuffizienz oder disseminierte intravaskuläre Gerinnungsstörung. Obwohl dieser Test sehr unspezifisch ist, liegt häufig bei unauffälliger BKS keine Endokarditis vor.

Eine Proteinurie oder eine mikroskopische Hämaturie sind häufige Begleiterscheinungen. Serologische Untersuchungen sind v. a. bei blutkulturnegativen Endokarditisformen angezeigt.

## 51.5 Klinik

Nach einem Befall der Nativklappen mit Erregern (Bakterien, Pilze etc) kommt es meist nach 2 Wochen zu den !

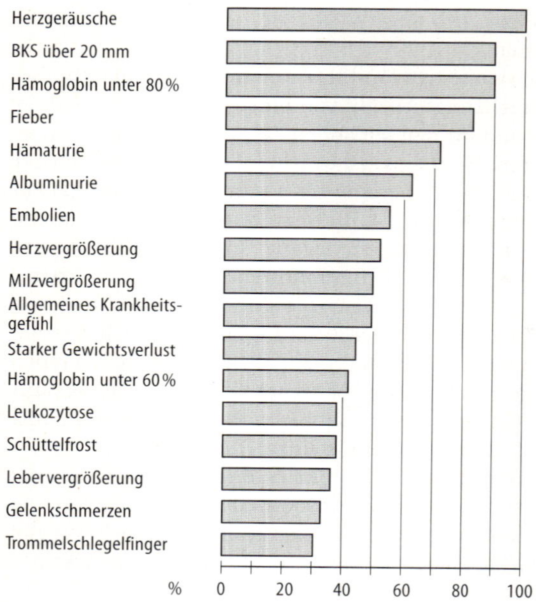


**Abb. 51-5.** Klinische Symptome bei bakterieller Endokarditis mit prozentualen Angaben über die Häufigkeit der Einzelsymptome. (Nach Schölmerich et al. 1960, 1970)

ersten klinischen Symptomen (Tabelle 51-5, Abb. 51-5). Die Inkubationszeit bei Patienten mit Kunstklappenendokarditis ist beträchtlich länger; bis zu Jahren nach dem Operationstermin.

### 51.5.1 Fieber

Das häufigste Symptom ist das Auftreten von Fieber. Bei einer subakuten Endokarditis liegt dabei die Temperatur eher niedrig, nur gering über 39°C. Besonders bei Patienten mit unvollständiger Immunantwort oder bei älteren Patienten kann das Fieber als Diagnosezeichen auch fehlen. Ein weiteres Kardinalsymptom der Endokarditis ist ein neu auftretendes Herzgeräusch, welches ein Vorzeichen einer sich entwickelnden Herzinsuffizienzsymptomatik sein kann. Dies betrifft v. a. Endokarditisfälle mit Befall der Aorten- und der Mitralklappe.

### 51.5.2 Embolien

Klinisch führend sind auch die Folgen der systemischen Embolien, die mit einer Häufigkeit von bis zu 40% auftreten. Ihr Auftreten wird oft vor der eigentlichen Diagnosestellung der infektiösen Endokarditis dokumentiert. Embolien im Bereich der Milz können zu linksseitigen Flankenschmerzen bis hin zu linksseitigen Schulterschmerzen und zu einer tastbaren Vergrößerung des Organes führen. Auch im Bereich der Nieren kommt es gehäuft zu embolischen Abszedierungen, auch hier findet sich ein rechts- oder linksseitiger Flankenschmerz, manchmal mikroskopische Hämaturie, aber nur selten kommt es zu einer bedeutsamen Beeinträchtigung der Nierenfunktion.

Zentrale Embolien finden sich vornehmlich im A.-cerebri-media-Gebiet. Vor allem bei Staphylococcus-aureus-Infektionen sind systemische Embolien in einer Vielzahl der Fälle anzutreffen. Intrakoronare Embolien mit resultierender Myokardischämie oder gar transmuralem Infarkt sind selten.

Klinisch führend im Bereich der Embolien sind neurologische Manifestationen, die zu Schlaganfallsbildern, intrazerebralen Blutungen oder Subarachnoidalblutungen führen können. Diese können Folge des embolischen Geschehens, Folge einer mit einbezogenen Entzündung im Bereich der Gefäßwand oder ggf. vorbestehender Aneurysmen sein.

### 51.5.3 Petechien und hämorrhagische Veränderungen

Weitere klinische Zeichen sind das Auftreten von Petechien oder hämorrhagischen Veränderungen. Osler-Knötchen sind kleine subkutane Verhärtungen v. a. im Bereich der Fingerkuppen und der Zehen. Ihr Auftreten ist nicht pathognomonisch für die Erkrankung. Osler-Knötchen gibt es auch bei Patienten mit systemischem Lupus erythematodes, disseminierender Gonokokkeninfektion oder Embolie bei septischem Katheter. Häufig klagen die Patienten auch über Gelenkbeschwerden.

Janeway-Läsionen sind häufig bei der akuten Endokarditis und bezeichnen schmerzlose, hämorrhagisch tingierte Efflorenzensen, die vorzugsweise an den Handinnenflächen und Fußsohlen vorkommen können; pathogenetisch werden sie auf bakterielle Mikroembolien zurückgeführt.

### 51.5.4 Klappendestruktionen

Erst in späteren Stadien des Krankheitsverlaufs kann es aufgrund der Klappendestruktionen und der auftretenden mittel- bis hochgradigen Klappeninsuffizienz zu Herzinsuffizienzzeichen kommen. Das Auftreten zusätzlicher Rhythmusstörungen, wie z. B. neu auftretendes Vorhofflimmern, begünstigen dies. Besonders im Gefolge einer destruierten Aortenklappe kann es aufgrund der plötzlichen Volumenbelastung zu einer akuten Herzinsuffizienz kommen; diese ist mit einer hohen Mortalitätsrate verbunden. (Croft et al. 1983; Griffin et al. 1972).

### 51.5.5 Glomerulonephritis

Eine Niereninsuffizienz als Folge einer immunkomplexvermittelten Glomerulonephritis tritt bei weniger als 15% der Patienten mit infektiöser Endokarditis auf.

## 51.6 Komplikationen

### 51.6.1 Herzinsuffizienz

Unter den verschiedenen Komplikationen (Tabellen 51-8, 51-9), die im Laufe einer infektiösen Endokarditis auftreten können (septische Embolien, s. Abb. 51-5, Klappendestruktion etc.), hat die Herzinsuffizienzsymptomatik die wesentlichste Bedeutung für die weitere Prognose des Patienten. Dabei entwickeln Patienten mit Befall der Aortenklappe (29%) im Vergleich zu Patienten mit Mitral- (20%) oder Trikuspidalklappenbefall (8%) häufiger eine Herzinsuffizienz (Mills et al. 1974).

Ursächlich kann hierfür eine Perforation der Klappentaschen oder -segel selbst sein, ein Abriß der Sehnenfäden, ein sich entwickelnder Kranz aus entstehenden Fisteln oder Dehiszenzen der Kunstklappen. Dabei kann sich trotz suffizienter antimikrobiell wirksamer Antibiotikatherapie eine Herzinsuffizienz im weiteren Verlauf bei zunehmender Klappeninsuffizienz ausbilden.

Bei Patienten, die bei Diagnosestellung der infektiösen Endokarditis eine normale oder nur gering eingeschränkte linksventrikuläre Pumpfunktion aufweisen, kann sich im weiteren Verlauf eine schwere Herzinsuffizienzsymptomatik entwickeln; bei ca. 2/3 der Patienten tritt diese innerhalb des ersten Monats unter der Therapie auf (Mills et al. 1974).

Entwickelt sich eine Herzinsuffizienzsymptomatik, so ist dies ein ungünstiger Faktor für den weiteren Verlauf der Erkrankung und kennzeichnet auch Patienten mit einer schlechten Prognose unter chirurgischer Therapie.

Wesentlichstes diagnostisches Kriterium, auch zur Verlaufsbeurteilung, ist die echokardiographische Untersuchung. Die Ventrikelgröße, die Wandbewegung und das Ausmaß der Insuffizienz kann im Verlauf begutachtet werden. Dabei kann die Beurteilung für das weitere Vorgehen, medikamentös oder chirurgisch, durch die Verlaufsechokardiographie erleichtert werden. Sie klärt auch die Frage nach Abszessen, Fistelbildungen, prothetischer Dehiszenz, obstruktiven Vegetationen oder der zunehmenden Insuffizienz der Segel.

Entsprechend den Richtlinien der „Writing Group of the Committee on Rheumatic Fever, Endocarditis and Kawasaki Disease" der American Heart Association wurden 1998 echokardiographische Kriterien angegeben, die ein chirurgisches Eingreifen wahrscheinlich machen. Wesentlichstes Kriterium, welches zu einem operativen Eingriff drängt, ist die sich entwickelnde Herzinsuffizienz. Ein hohes Operationsrisiko zeigen Patienten mit NYHA-Stadium 3 oder 4 mit sich entwickelnder Niereninsuffizienz sowie ältere Patienten. Dabei wird angenommen, daß die Reinfektionsrate der neu implantierten Klappe in der Größenordnung von 2–3% liegt (Karchmer et al. 1980; Jung et al. 1975).

Somit ist die Wahrscheinlichkeit der Reinfektion deutlich niedriger einzuschätzen als das Operations- oder Mortalitätsrisiko bei einer sich entwickelnden Herzinsuffizienz.

**Tabelle 51-8.** Häufigkeit von Komplikationen bei nachgewiesener Klappenvegetationen. Man beachte, daß Klappenvegetationen wesentlich häufiger von ernsten Komplikationen begleitet sind. (Stewart et al. 1980)

| Komplikationen | Mit Vegetationen (Echokardiographie) 54% | Ohne Vegetationen (Echokardiographie) 46% |
|---|---|---|
| Embolie | 30% | 10% |
| Herzinsuffizienz | 32% | 2% |
| Klappenersatz | 26% | 5% |
| Todesfälle | 11% | 5% |

**Tabelle 51-9.** Klinische Kriterien mit hohem Risiko für das Auftreten von Komplikationen bei infektiöser Endokarditis (IE). Nach Bayer et al. 1998)

- Herzklappenprothesen
- Linksseitige IE
- Staphylococcus-aureus-IE
- Pilzbedingte IE
- Vorangegangene IE
- Verlängerte klinische Symptomatik (≥ 3 Monate)
- Angeborener Herzfehler mit Zyanose
- Patienten mit systemisch ⟶ pulmonalem Shunt
- Ungenügendes klinisches Ansprechen auf antibiotische Therapie

### 51.6.2 Embolierisiko

Systemische Embolien treten in 22–50% aller berichteten Fälle mit infektiöser Endokarditis auf. Dies betrifft häufig größere Gefäße, unter ihnen Lungenarterien, Koronararterien, Milz und Extremitätenarterien.

Dabei sind bis zu 65% zentrale Embolien, von denen sich mehr als 90% im Bereich der mittleren Zerebralarterie (Abb. 51-6) befinden.

Zerebrale Embolien führen meist zu einer hohen Mortalitätsrate (Pruitt et al. 1978). Die Häufigkeit peripherer Embolien hängt u. a. vom verursachenden Keim ab und ist besonders hoch bei Staphylococcus aureus (relatives Risiko: 6,4), Candida oder HACEK-Mikroorganismen (Abb. 51-7). Dabei kann die Diagnose einer peripheren Embolie der zusätzlichen Diagnose der infektiösen Endokarditis vorangehen.

Die höchste Wahrscheinlichkeit für das Auftreten einer infektiösen Embolie liegt in den ersten Wochen der Erkrankung bis zu Woche 4 der antibiotischen The-

**Abb. 51-6.** Kaplan-Meier-Kurve für Patienten mit NVE (Nativklappenendokarditis) und PVE (Kunstklappenendokarditis) in Abhängigkeit vom Vorhandensein embolischer Komplikationen. (Nach Schünemann et al. 1997)

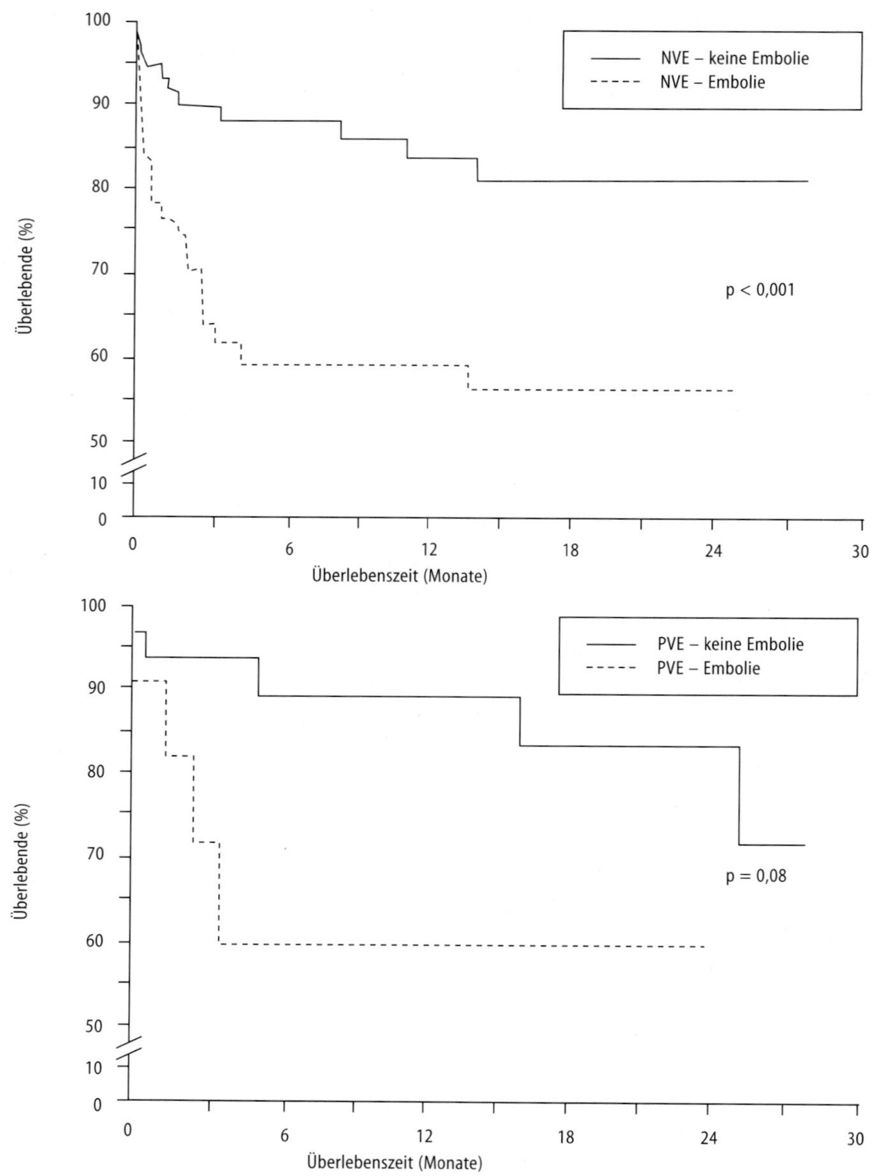


rapie. Unter effektiver antibiotischer Therapie verringert sich die Wahrscheinlichkeit einer peripheren Embolie innerhalb von 2 Wochen signifikant von 13 auf unter 1,2 septische Embolien pro 1000 behandelte Patienten (Steckelberg et al. 1991). Dabei ist es sehr schwer, das individuelle Risiko eines Patienten für das Auftreten einer peripheren Embolie vorauszusagen. Dies ist v. a. deshalb von Bedeutung, um Patienten herauszufinden, die von einer frühen chirurgischen Intervention profitieren.

Höhere Embolieraten, zumindest tendenziell, wurden aufgrund transthorakaler, aber auch transösophagealer Untersuchungen nachgewiesen bei Patienten mit Befall der linksseitigen Herzklappen, Aorten- oder Mitralklappen, mit Vegetationen größer als 1 cm im Durchmesser (Sanfilippo et al. 1991).

Trotz widersprüchlicher Untersuchungsergebnisse zeigen die verschiedenen Studien, daß generell eine höhere Emboliewahrscheinlichkeit bei Befall der Mitralklappe – dabei wohl unabhängig von der Größe der Vegetation – mit 25% vorliegt, im Vergleich zu 10% bei Befall der Aortenklappe (Abb. 51-8). In 2 Untersuchungen wurde zudem darauf hingewiesen, daß eine höhere Embolierate vorzuliegen scheint, wenn das vordere Mitralsegel befallen ist (Rohmann et al. 1991, 1992).

Das Risiko einer septischen Embolisation nimmt bei streptokokkenbedingten Erkrankungen mit zunehmender Größe der Vegetation zu, wohingegen bei Staphylokokken- oder Pilzendokarditiden die Emboliewahrscheinlichkeit unabhängig von der Größe der Vegetation ist (Steckelberg et al. 1991). Auch nimmt die Wahr-

**Abb. 51-7.** Erregernachweis bei NVE und PVE mit und ohne embolische Komplikationen. (Nach Schünemann et al. 1997)

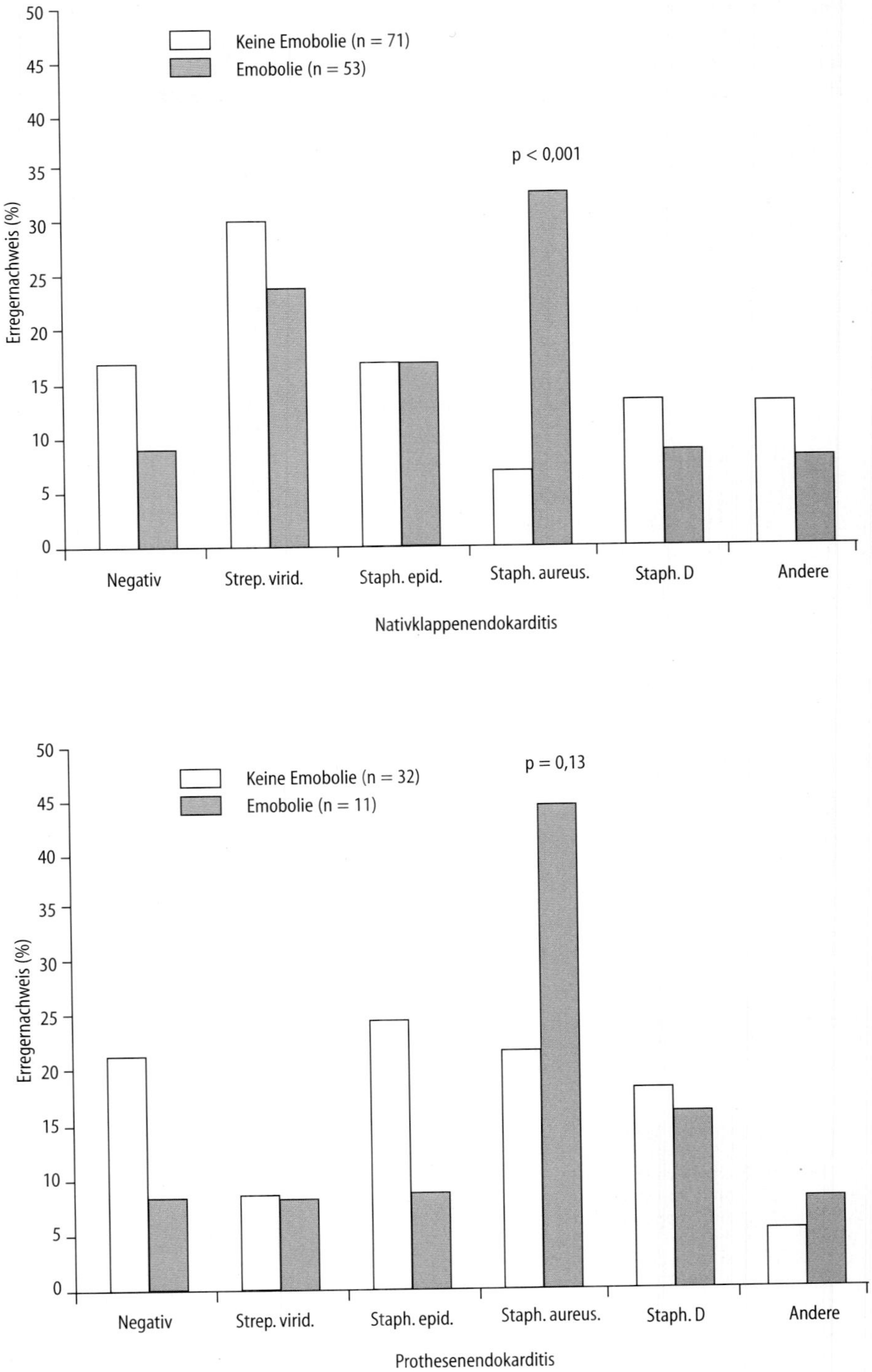


scheinlichkeit septischer Embolien mit der Anzahl der nachgewiesenen Vegetationen, der Anzahl der befallenen Klappen oder Klappenränder zu. Nicht die Mobilität, sondern die Größe wurde als unabhängiger, begünstigender Faktor definiert; dies wahrscheinlich auch deshalb, weil das Ausmaß der Vegetationsmobilität mit der Größe der Vegetation korreliert (Abb. 51-9).

**!** Um weitere Embolisationen zu vermeiden, wurde bisher ein chirurgisches Vorgehen bei Vorliegen von mehr als zwei bedeutenden peripheren Emboliereignissen empfohlen (Durack et al. 1984). Diese Richtlinien sind eher unscharf definiert und beziehen sich nicht auf Hautembolien und auch nicht auf die Anzahl der Embolien vor effektiver antibiotischer Therapie. Da es innerhalb von 2 Wochen nach effektiver antibiotischer Therapie zu einem ausgeprägten Abfall der Emboliewahrscheinlichkeit kommt, ist diese ein Entscheidungskriterium für eine vorzeitige Operation, um die Emboliefrequenz in den ersten 2 Wochen durch ein solches Eingreifen zu senken.

Patienten, die eine hohe Emboliewahrscheinlichkeit und zudem zusätzliche Prädiktoren für einen ungünstigen Verlauf der infektiösen Endokarditis aufweisen (z. B. Entwicklung einer Herzinsuffizienz, aggressive antibiotikaresistente Organismen oder Kunstklappenendokarditis), sollten im frühen Krankheitsverlauf operiert werden.

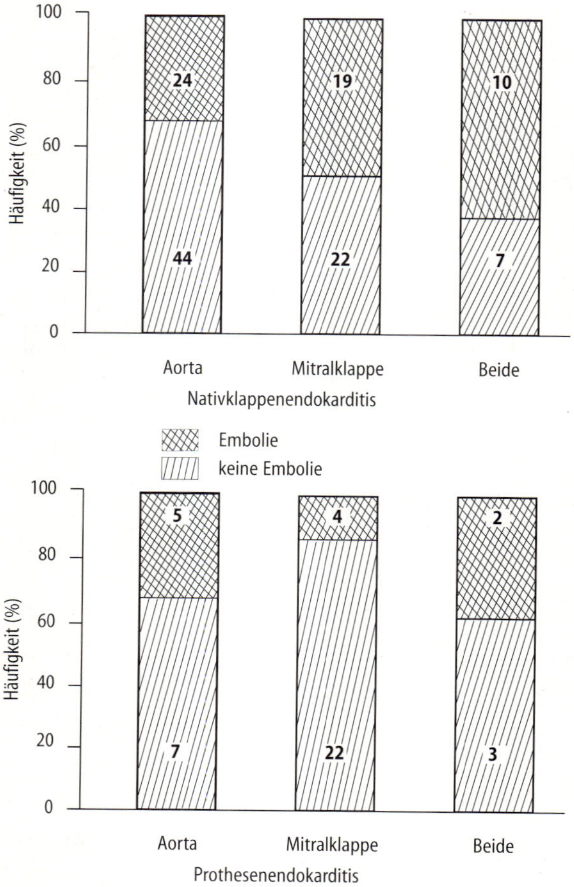


Abb. 51-8. Klappenlokalisation der bakteriellen Endokarditis bei NVE und PVE und Embolierate in Abhängigkeit von der befallenen Klappe. (Nach Schünemann et al. 1997)

## 51.6.3 Perianulärer Abszeß

Breitet sich das Krankheitsgeschehen über den Klappenbereich hinaus aus, ist dies mit einer höheren Mortalität, einer häufigeren Herzinsuffizienz sowie der Notwendigkeit einer operativen Therapie verbunden. Diese Ausbreitung geschieht am ehesten im Bereich des Locus minoris resistentiae im Bereich der nativen Aortenklappen nahe des membranösen Septums und des AV-Knotens (Abb. 51-3). Eine Beteiligung des perianulären Raums tritt bei Nativklappen bei ca. 10–40% aller Aortenklappenendokarditiden auf, bei Kunstklappen in einer Häufigkeit von 56–100% (Blumberg et al. 1995).

Kommt es zu einer Perforation sich ausbildender Abszeßhöhlen, so ist eine dringende chirurgische Sanierung angezeigt. Prädiktive Werte oder Befunde für das Auftreten eines Abszesses oder gar einer Perforation gibt es nicht. Hinweise hierauf sind:

- persistierende Bakteriämie,
- wiederholte embolische Abszesse,
- Auftreten eines Schenkelblocks,
- zunehmende Herzinsuffizienzsymptomatik,
- Veränderung des Herzgeräusches.

Unabhängige Variablen sind dabei der Befall der Aortenklappe und die i.v.-Drogenabhängigkeit. Ein neu aufgetretener AV-Block hat einen prädiktiven Wert von 88% für das Vorliegen oder die Ausbildung eines Abszesses;

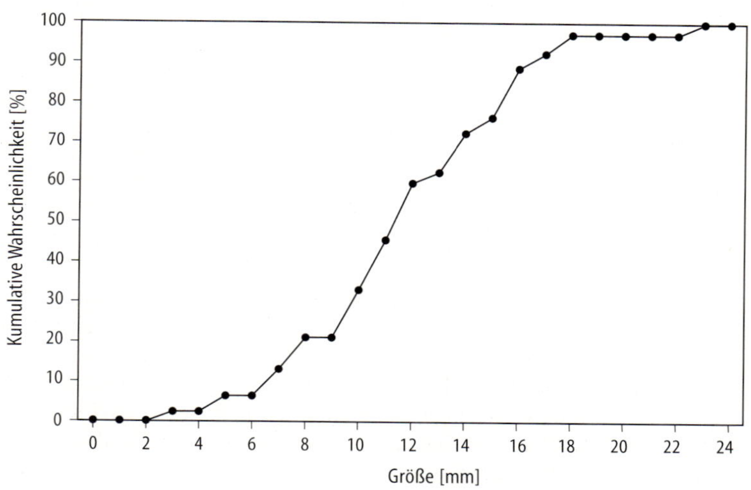


Abb. 51-9. Kumulative Wahrscheinlichkeit des Auftretens von Komplikationen bezogen auf die Größe von Klappenvegetationen. (Nach Sanfilippo et al. 1991)

dabei liegt die Sensitivität nur bei ca. 45% (Blumberg et al. 1995).

Zum Nachweis sowie zur Verlaufsbeurteilung eines perianulären Abszesses ist die transthorakale Echokardiographie ungeeignet. In diesem Fall kann durch die transösophageale Echokardiographie eine Sensitivitätssteigerung bis auf 76% oder höher erreicht werden. Positiver und negativer prädiktiver Wert liegen sehr gut mit ebenfalls 87 und 89% (Rohmann et al. 1991; Daniel et al. 1991; Erbel et al. 1988).

### 51.6.4 Milzabszeß

Milzabszesse sind eine gut dokumentierte Komplikation. Häufig kommt es zur Infarzierung im Bereich der Milzarterien (ca. 40%); dabei liegt aber die Rate der Patienten, die einen Milzabseß entwickeln, bei nur ca. 5% (Johnson et al. 1983; Mansur et al. 1992; Ting et al. 1990). Milzabszesse sind eine häufige Folge einer Staphylococcus-aureus-Infektion. Die alleinige Vergrößerung der Milz ist dabei nicht unbedingt ein Hinweis auf das Vorliegen eine Abszesses, sondern kann als generelle Entzündungsreaktion gedeutet werden. Sehr selten kommt es zur Milzruptur.

Liegen Milzabszesse vor, so sind diese nur schwer antibiotisch zu sanieren. Eine definitive Sanierung kann letztlich nur durch die Splenektomie erreicht werden. Diese sollte dabei vor der operativen Klappensanierung erfolgen, um eine Reinfektion aus Streuherden des Milzabszesses zu vermeiden.

### 51.6.5 Intrakranielle Blutungen

Etwa 20–40% der Patienten mit symptomatischer infektiöser Endokarditis entwickeln neurologische Komplikationen. Mykotische Aneurysmen als Folge septischer Embolisationen, auch im Bereich der Vasa vasorum, treten selten auf, sind aber sehr gefährlich. Die Gesamtmortalität dieser Komplikation liegt bei 60%. Kommt es sogar zur Ruptur, steigt die Mortalität auf 80% an. Insgesamt treten intrakranielle mykotische Aneurysmen nur in einer Häufigkeit von 1,2–5% aller Endokarditisfälle auf (Wilson et al. 1982; Houspian et al. 1958; Camarata et al. 1993; Lerner 1985; Clare et al. 1992).

Diese Komplikation tritt überzufällig oft bei Patienten mit Streptococcus- und Staphylococcus-aureus-Endokarditis mit einer Häufigkeit von 50% bzw. 10% auf. Besonders gefährdet sind i.v.-drogenabhängige Personen.

Die Ablagerungen finden sich v. a. im Bereich der Gabelstellen der intrakraniellen Arterien, wobei in ca. 20% mehr als ein Herd zu finden ist. Die neurologische Symptomatik kann sehr variabel sein und reicht von Kopfschmerzen bis zu seitendifferenten neurologischen Defiziten. In der kontrastverstärkten CCT-Untersuchung können diese Herde mit hoher Sensitivität nachgewiesen werden. Unter adäquater antibiotischer Therapie haben auch diese mykotischen Aneurysmen eine gute Heilungschance. Kommt es jedoch zur Ruptur und Einblutungen, ist die Prognose ungünstig.

Daten für den Zeitpunkt des neurochirurgischen Eingreifens liegen nicht ausreichend vor. Vergrößert sich im Verlauf mehr als eine der Aneurysmamanifestationen, so ist eine prompte chirurgische Intervention angezeigt.

Nicht selten ist neben der zerebralen Sanierung auch eine Klappenersatzoperation angezeigt. Obwohl die neurologischen Komplikationen die Mortalität der Endokarditis deutlich, etwa um das 2-fache, erhöhen, wurde die Indikation zum kardiochirurgischen Eingriff in der Vergangenheit nur verzögert gestellt, da v. a. bei embolisch bedingtem zerebralem Insult die Einblutung während der Operation unter Einsatz der Herz-Lungen-Maschine befürchtet wurde. Diese Sorge hat sich nicht bewahrheitet. Einzelfallbeobachtungen legen vielmehr nahe, daß ein operativer Eingriff innerhalb weniger Tage nach zerebraler Embolie zu einem günstigeren Ergebnis führt als eine verzögerte Operation nach 14 Tagen. Auch von Neurologen wird bei Operationsindikation und erfolgter zerebraler Embolie empfohlen, den Eingriff so früh wie möglich durchzuführen, da nach 8–10 Tagen regelmäßig eine Störung der Blut-Hirn-Schranke einsetzt, die eine höhere neurologische Komplikationsrate erwarten läßt (Arendt et al. 1996).

## 51.7 Medikamentöse Therapie

### 51.7.1 Therapiegrundsätze

**Einige Richtlinien aus den bisher vorliegenden Empfehlungen verschiedener Fachgesellschaften zur Behandlung der bakteriellen Endokarditis**

- Wenn immer möglich, sollte eine bakterizide Antibiotikakombinationstherapie eingesetzt werden; die Therapie ist grundsätzlich intravenös zu verabreichen.
- Die antibiotische Therapie sollte genügend lang durchgeführt werden, um Rezidive zu vermeiden.
- Im allgemeinen sind Therapiezeiten von wenigstens 4 Wochen einzuhalten. Generell sollte bis zur Normalisierung der erhöhten Entzündungsparameter (als Verlaufsparameter BSG und CRP) therapiert werden.
- Aufgrund der permanenten Gefahr der Bakteriämie ist von intravenösen Dauerkathetern abzusehen. Hier kommt es häufig zur Keimabsiedelung im Bereich des eingebrachten Materials. Wie bei jeder schweren Infektion, ist auch bei der Therapie der infektiösen Endokarditis Bettruhe indiziert.
- Die Frage der Antikoagulanzientherapie zur Prophylaxe thromboembolischer Komplikationen kann derzeit aufgrund der vorliegenden Studienlage nicht definitiv beantwortet werden. Aufgrund der bestehenden Gefahr zerebraler Einblutungen nach Antikoagulation und nach vorausgegangenen Embolien ist bei Patienten mit infektiöser Endokarditis hier eher Zurückhaltung angesagt. Immer sollten einer antibiotischen Therapie mehrfache Blutkulturabnahmen vorausgehen.

Die Therapie der infektiösen Endokarditis hat zwei wesentliche Ziele: zum einen die Eradikation des infizierenden Mikroorgansimus und zum zweiten die Behandlung oder Vermeidung von Komplikationen als Folge der Klappendestruktion, die meist über eine akute Verschlechterung der LV-Funktion die hohe Letalitätsrate der Erkrankung bedingt. Das zweite Ziel kann dabei häufig nur durch eine chirurgische Sanierung erreicht werden.

### 51.7.2 Therapieempfehlungen bei infektiöser Endokarditis mit Nachweis von Streptokokken, Enterokokken, Staphylokokken und HACEK-Mikroorganismen

Das Komitee zur Behandlung des rheumatischen Fiebers, der Endokarditis und der Kawasaki-Erkrankung der American Heart Association hat Richtlinien zur antibiotischen Therapie der infektiösen Endokarditis, hervorgerufen durch Streptokokken, Enterokokken, Staphylokokken und HACEK-Mikroorganismen, erarbeitet (Wilson et al. 1995).

Hintergrund dieser Richtlinien sind dabei die bereits veröffentlichten Studien zur Therapieoptimierung bei Patienten mit Endokarditis (s. entsprechende Tabellen).

Zu den häufigsten Erregern einer infektiösen Endokarditis gehören die grampositiven Keime St. viridans, Enterokokken, St. bovis, Staphylokokken und Organismen der HACEK-Gruppe (Haemophilus parainfluenzae, Haemophilus aphrophilus, Actinobacillus actinomycetescomitans, Cardiobacterium hominis, Eikenella corrodens und Kingella kingae).

### 51.7.3 Therapie bei Streptococcus viridans und Streptococcus bovis

Zur St.-viridans-Gruppe gehören unter anderem St. sanguis, St. oralis (mitis), St. salivarius, St. mutans und andere Untergruppen. Viridansstreptokokken sind die häufigsten Erreger subakuter Verlaufsformen der infektiösen Endokarditis im Bereich der nativen Klappen. St. bovis ist ein penicillinempfindlicher Gruppe-D-Streptococcus-Typ.

Die antimikrobakterielle Therapie einiger Streptokokkengruppen wird durch nutritive Eigenschaften der Untergruppen, die ein Wachsen in Kulturmedien erschweren, wie durch eine gewisse Penicillintoleranz kompliziert. Dabei ist die minimale bakterizide Konzentration von Penicillin in diesen Gruppen deutlich höher, teilweise größer als 32fach erhöht im Vergleich zur minimal inhibierenden Konzentration. Diese Untersuchungen beziehen sich meist auf tierexperimentelle Beobachtungen (Wilson et al. 1985; Wilson et al. 1995).

Zur Behandlung von penicillinempfindlichen Viridansstreptokokken sowie St. bovis werden Therapiezeiten von 4 Wochen parenteral in einer Dosierung von 12–18 Mio. IE/24 h oder 2 g Ceftriaxon-Natrium in einer einzigen Dosis empfohlen (Wilson et al. 1995). Die zusätzliche Therapie mit Gentamicin zur Medikation mit Penicillin zeigt dabei einen synergistischen Effekt auf Viridansstreptokokken. Dies konnte in Experimenten in vitro, aber auch im Tiermodell nachgewiesen werden. Andererseits zeigte sich diese Kombination einer Monotherapie mit Penicillin oder Ceftriaxon-Natrium im Heilungserfolg nicht überlegen (Wilson et al. 1981).

**Tabelle 51-10.** Empfohlene Vorgehensweise bei Nativklappenendokarditis induziert durch penicillinempfindliche Streptokokken der Viridansgruppe und Streptococcus bovis (minimale Hemmkonzentration < 0,1 μg/ml).[a] (Nach Wilson et al. 1995)

| Antibiotika | Dosierung | Dauer (Wochen) | Kommentar |
|---|---|---|---|
| Penicillin G | 12–18 Mio. IE/24 h i.v. oder 6 gleich große Dosierungen | 4 | Empfohlen bei Patienten > 65 Jahre und solche mit einer Vestibularisschädigung oder eingeschränkter Nierenfunktion |
| Mit Ceftriaxon | 2 g jeden Tag i.v. oder i.m. [b] | 4 | |
| Penicillin G | 12–18 Mio. IE/24 h i.v. oder 6 gleich große Dosierungen | 2 | 1 h nach einer 20- bis 30minütigen i.v.-Infusion oder i.m.-Injektion sollte eine Serumkonzentration von Gentamicin von 3 μg/ml erreicht werden; Talwerte sollten bei < 1 mg/ml liegen |
| Mit Gentamicin[c] | 1 mg/kg i.m. oder 8 h i.v. | 2 | |
| Vancomycin[d] | 30 mg/kg KG über 24 h i.v. in 2 gleich großen Dosierungen, wobei 2 g/24 h nicht ohne Serumkontrolle überschritten werden sollten | 4 | Vancomycintherapie (2mal tgl.) wird bei Patienten mit einer β-Laktamallergie empfohlen. Die höchste Serumkonzentration von Vancomycin sollte 1 h nach Infusionsgabe erreicht werden und bei 30–45 μg/ml liegen |

[a] Empfohlene Dosierung für Patienten mit normaler Nierenfunktion
[b] Patienten sollten informiert werden, daß eine intramuskuläre Injektion von Ceftriaxon schmerzhaft sein kann
[c] Die Dosierung von Gentamycin auf einer mg/kg KG-Basis führt zu einer höheren Gentamycinserumkonzentration bei adipösen Patienten als bei normalgewichtigen Patienten (Idealgewicht). Relativ kontrainduziert ist die Gabe von Gentamycin bei Patienten über 65 Jahren, bei Niereninsuffizienz oder bei einer Vestibularisschädigung. Bei bestehender Gentamycintherapie sollten nephrotisch wirkende Medikamente zurückhaltend gegeben werden
[d] Die Vancomycindosierung sollte bei Patienten mit einer Niereninsuffizienz reduziert werden. Die Vancomycindosierung mg/kg KG führt zu einer höheren Serumkonzentration bei adipösen Patienten als bei normalgewichtigen Patienten. Das Risiko der Histaminfreisetzung (Red-Man-Syndrom) trat v.a. in älteren Zubereitungen aufgrund von Verunreinigungen auf.

**Tabelle 51-11.** Therapie bei Nativklappenendokarditis induziert durch Viridansstreptokokken und Streptococcus bovis, mit relativer Resistenz gegenüber Penicillin G (minimale Hemmkonzentration > 0,1 µg/ml und < 0,5 µg/ml).[a] (Nach Wilson et al. 1995)

| Antibiotika | Dosierung | Dauer (Wochen) | Kommentar |
|---|---|---|---|
| Penicillin G | 18 Mio. IE/24 h i.v. oder in 6 gleich großen Dosierungen | 4 | Cefazolin oder andere Cephalosporine der 1. Generation können stellvertretend für Penicillin eingesetzt werden |
| Mit Gentamycin | 1 mg/kg KG i.m. oder i.v. alle 8 h | 2 | |
| Vancomycin | 30 mg/kg KG über 24 h i.v. in 2 gleich großen Dosierungen, wobei 2 g/24 h nicht ohne Serumkontrolle überschritten werden sollten | 4 | Vancomycintherapie wird für Patienten mit einer β-Laktamallergie empfohlen |

[a] Empfohlene Dosierung für Patienten mit normaler Nierenfunktion

Besonders in Europa wurden Studien mit einem 2wöchigen Therapieregime, bestehend aus der Kombination Penicillin und Aminoglykosid oder Ceftriaxon, durchgeführt. Empfohlen werden kann dieses 2wöchige Regime nur bei unkomplizierten Verlaufsformen und bei hochgradig penicillinempfindlichen Erregern. Liegt eine Kunstklappenendokarditis vor, wird eine wenigstens 6wöchige Therapiezeit empfohlen. Dabei ist in der Kombinationstherapie sowohl für Streptomycin wie auch für Gentamicin ein additiver Effekt zur Penicillintherapie nachgewiesen. Tabelle 51-10 (nach Wilson et al. 1995) gibt Therapierichtlinien für penicillinempfindliche Streptokokken wieder. Bei Penicillinallergie kann Vancomycin angewendet werden.

Wird die Endokarditis durch Viridansstreptokokken mit einer minimal inhibitorischen Konzentration von über 0,1 µg/ml hervorgerufen, so wird generell eine Kombinationstherapie aus Penicillin und Gentamicin empfohlen (Tabelle 51-11). Gentamicin sollte dabei wenigstens für 2 Wochen des 4wöchigen Therapiezyklus eingesetzt werden. Wird Vancomycin anstelle von Penicillin verwendet, ist keine zusätzliche Gentamicinmedikation nötig.

### 51.7.4 Therapie bei Streptococcus pneumoniae, Streptococcus pyogenes und Gruppe B-, C- und G-Streptokokken

St. pneumoniae, St. pyogenes und Gruppe-B-, -C- und -G-Streptokokken sind eher seltene Erreger für infektiöse Endokarditiden. Es liegen keine größeren publizierten Serien zum therapeutischen Regime dieser Endokarditisformen vor. Wird St. pneumoniae isoliert, so sollte eine Antibiotikatestung auf Penicillin durchgeführt werden. In einigen Ländern (USA, Ungarn und Südeuropa) ist eine nicht unerhebliche Anzahl der St.-pneumoniae-Stämme resistent auf Penicillin und auch Cephalosporine, Makrolid-Antibiotika und Trimethoprim-Sulfomethoxazol.

In enger Absprache mit der Mikrobiologie und deren Befunden sollte aufgrund der Testergebnisse die antibiotische Therapie durchgeführt werden.

St. pyogenes sollte mit Penicillin G i.v., einem Erstgenerations-Cephalosporin (Cefazolin oder Cephalotin), durchgeführt werden. Gruppe-A-Streptokokken sind in aller Regel gut empfindlich auf Penicillin.

### 51.7.5 Therapie bei Enterokokken

Enterokokken sind grampositive Keime, die vorwiegend im Gastrointestinaltrakt zu finden sind. Diese der Lancefield-Serumgruppe D zugeordneten Organismen werden als eigenständige Gruppe mit wenigstens zwei verschiedenen Unterformen, unter ihnen Enterococcus faecalis und Enterococcus faecium, eingeteilt. Im Unterschied zu St. bovis ist die überwiegende Anzahl der Enterokokken erst auf höhere Penicillinkonzentrationen empfindlich.

Penicillin, Breitspektrumpenicilline und Vancomycin sind in der klinischen Situation meist nur in der Lage, das Wachstum zu verzögern, aber wirken nicht bakterizid. Zudem sind Enterokokken meist generell resistent gegenüber Cephalosporinen und Aminoglykosiden. Die Kombination aus einem Penicillin (Penicillin, Ampicillin, oder Vancomycin) mit Aminoglykosidantibiotika zeigt aber einen synergistischen bakteriziden Effekt (Eliopoulos 1992; 1993).

Die Kombination aus Penicillin und Gentamicin wurde lange Zeit als bevorzugte Therapie zur Behandlung der Enterokokkenendokarditis eingesetzt. Dabei zeigen die verschiedenen Enterokokkentypen eine sehr unterschiedlich ausgeprägte Resistenz gegenüber Aminoglykosiden. Man unterscheidet Enterokokkenstämme mit geringradiger und hochgradiger Resistenz gegenüber Aminoglykosiden: Eine minimale Hemmkonzentration > 2000 µg/ml für Streptomycin oder 500–2000 µg/ml für Gentamicin sind die Richtgrößen.

Enterokokken mit hoher Resistenz können auch in der Kombinationstherapie aus Aminoglykosiden mit Penicillin oder Vancomycin nicht eradiziert werden. Da diese Resistenz wahrscheinlich über zwei verschiedene Gene iniziiert wird, sollte generell eine Testung sowohl auf Streptomycin wie auch auf Gentamicin durchgeführt werden. **!**

Liegt eine hohe Resistenz sowohl gegen Streptomycin als auch gegen Gentamicin vor, scheint die zusätzliche Therapie mit einem Aminoglykosid zu einem zellwandangreifenden Antibiotikum nicht erfolgversprechend.

Im Gegensatz hierzu zeigen Enterokokkenstämme mit einer Streptomycin- oder Gentamicinresistenz unter den angegebenen Richtwerten ein Ansprechen auf die synergistische Therapie aus Aminoglykosid mit Penicillin oder Vancomycin. Dabei sollte als Aminoglykosid entweder Streptomycin oder Gentamicin angewendet werden. Gentamicin und Streptomycin sind dabei nicht gegen andere Aminoglykoside austauschbar, da deren minimale Hemmkonzentrationen keine weiteren Rückschlüsse auf die Empfindlichkeit der Enterokokken in Einzel- oder Kombinationstherapie zu lassen. So zeigt beispielsweise die Kombination aus Penicillin und Tobramycin keinen synergistischen Effekt auf Enterococcus faecium, und dies auch nicht, wenn keine Resistenz gegen Tobramycin vorliegt (Eliopoulos 1992, 1993).

Insgesamt hat sich die Kombinationstherapie aus Penicillin und Gentamicin zur Behandlung der Enterokokkenendokarditis bewährt; dies gilt auch für Situationen, in denen die minimale Hemmkonzentration für Streptomycin bzw. Gentamicin nicht bestimmt wurde oder werden konnte. 10–25% von Enterococcus faecalis und 45–50% von Enterococcus faecium zeigen eine hohe Resistenz gegen Gentamicin (Eliopoulos 1993; Tabelle 51-12).

In einigen Regionen wurden zunehmend Enterokokkenstämme mit Resistenz gegen Penicillin, Vancomycin oder gegen beides nachgewiesen. Diese Häufigkeit nimmt seit 1983 zu, ebenso wie der Nachweis α-laktamaseproduzierender Enterococcus-faecalis-Stämme (Murray et al. 1983).

Auch Vancomycinresistenzen bei Enterococcus faecalis und Enterococcus faecium wurden berichtet. Bei einigen dieser Stämme liegt die minimale Hemmkonzentration bei 16–32 μg/ml, sie ist also gering ausgeprägt; diese Stämme können mit Teicoplanin therapiert werden. Im Gegensatz hierzu zeigen andere Stämme sehr hohe Hemmkonzentrationen gegenüber Vancomycin >256μg/ml; hier liegt meist auch eine Resistenz gegenüber Teicoplanin vor. Bei diesen Enterokokkenstämmen – mit Resistenz gegen Penicillin, Vancomycin oder beides – kann auch in der Kombinationstherapie mit einem Aminoglykosid keine effektive Therapie durchgeführt werden.

Aus diesen Ausführungen ist ersichtlich, daß, aufgrund der zunehmenden Resistenz verschiedener Enterokokkenstämme gegen Aminoglykoside, aber auch gegen Penicilline, eine generelle Therapieempfehlung immer schwieriger wird. Eine Testung der isolierten Stämme auf ihre Antbiotikaempfindlichkeit wird immer wichtiger. Generell ist zu beachten, daß v. a. Enterokokkenstämme mit hoher Resistenz gegen Penicillin oder Vancomycin nicht oder nur ungenügend auf eine synergistische Therapiekombination mit Aminoglykosiden ansprechen. Organismen mit hoher intrinsischer Penicillinresistenz (mittlere inhibierende Konzentration >16 μg/ml) sollten mit Vancomycin, Organismen, die β-laktamaseresistent sind, entweder mit Ampicillin-Sulbactam oder mit Vancomycin, immer in Kombination mit Aminoglykosiden, behandelt werden.

Bei Bakterien mit Resistenz gegen Penicillin oder bei vancomycinresistenten Enterokokkenstämmen kann Teicoplanin als Therapiealternative versucht werden. In Zukunft können hier neue Substanzgruppen wie Streptogramine oder Lincolizide gegebenenfalls eine Rolle spielen.

Unter der Therapie mit Aminoglykosiden ist v. a. auf die ototoxische und nephrotoxische Nebenwirkung zu

**Tabelle 51-12.** Standardtherapie bei enterokokkeninduzierter Endokarditisa (Nach Wilson et al. 1995)

| Antibiotika | Dosierung | Dauer (Wochen) | Kommentar |
|---|---|---|---|
| Penicillin G | 18–30 Mio. IE/24 h i.v. oder in 6 gleich großen Dosierungen | 4–6 | Bei Patienten mit Symptomen ≤ 3 Monate wird eine 4wöchige Therapie empfohlen, bei Symptomen > 3 Monate eine 6wöchige Therapie |
| Mit Gentamicin | 1 mg/kg KG i.m. oder i.v. alle 8 h | 4–6 | |
| Ampicillin | 12 g/24 h i.v. oder in 6 gleich großen Dosierungen | 4–6 | |
| Mit Gentamicin | 1 mg/kg KG i.m. oder i.v. alle 8 h | 4–6 | |
| Vancomycin | 30 mg/kg KG über 24 h i.v. in 2 gleich großen Dosierungen, wobei 2 g/24 h ohne Serumkontrolle nicht überschritten werden dürfen | 4–6 | Vancomycintherapie wird bei Patienten mit einer β-Laktamallergie empfohlen. Cephalosporin ist keine Alternative für Patienten mit Penicillinallergie |
| Mit Gentamicin | 1 mg/kg KG i.m. oder i.v. alle 8 h | 4–6 | |

[a] Alle Enterokokken, die eine Endokarditis verursachen, müssen auf ihre Antibiotikaempfindlichkeit getestet werden, um eine optimale Therapie zu gewährleisten (s. Text). Diese Tabelle gilt für gentamycin- oder vancomycinempfindliche Enterokokken, St. viridans mit einer minimalen Hemmkonzentration von > 0,5 μg/ml sowie für eine Klappenprothesenendokarditis durch St. viridans oder St. bovis. Die angegebenen Antibiotikadosierungen gelten für Patienten mit normaler Nierenfunktion

achten; diese ist weniger häufig bei Kindern vorhanden. Streptomycin ist v. a. ototoxisch und Gentamicin in erster Linie nephrotoxisch. Die Nephrotoxizität ist meist reversibel, weniger hingegen die Ototoxizität.

Um die Nebenwirkungsrate möglichst gering zu halten, ist eine Serumbestimmung der Aminoglykoside unter Therapie nötig. Der Gentamicinserumspiegel sollte 1 h nach Infusion (20- bis 30minütige Infusionsdauer) oder i.m.-Injektion bei 3 μg/ml liegen mit einem Talwert bei weniger als 1 μg/ml (Wilson et al. 1984).

Es bleibt zu beachten, daß neben dieser niedrigen Dosierung von Gentamicin (1 mg/kgKG) von einigen Autoren eine höhere Dosierung bis zu 1,5 mg/kgKG alle 8 h empfohlen wird. Diese höhere Dosierung zielt auf einen Serumspiegel von 5 μg/ml hin (Tabelle 51-13). Die Therapiedauer sollte wenigstens 4–6 Wochen betragen. Bei Patienten mit nachgewiesener Penicillinallergie sollte Vancomycin eingesetzt werden.

**Tabelle 51-13.** Überwachung der Therapie mit Aminoglykosiden und Vancomycin (Bolte et al. 1996)

| | Spitzenspiegel[a] [mg/l] | Talspiegel [mg/l] |
|---|---|---|
| Streptomycin | 20–30 | 5–10 |
| Gentamicin | 5 | < 1 |
| Vancomycin | 40–45 | < 10 |

[a] Gemessen am Ende einer 60-min-Infusion

## 51.7.6 Therapie bei Staphylokokken

Koagulasepositive Staphylokokken (S. aureus) wie auch koagulasenegative Staphylokokkenformen (S. epidermidis) sind als Erreger einer infektiösen Endokarditis nachgewiesen worden. Bei nicht drogenabhängigen Patienten sind v. a. die linksseitigen Herzklappen befallen. Die Mortalität der Staphylokokkenendokarditis wird in der Literatur zwischen 25–40% angegeben.

Obwohl koagulasenegative Staphylokokken Nativ- wie auch Kunstklappen befallen können, kommen sie als Erreger v. a. bei Prothesenendokarditiden vor. Bei Drogenabhängigen ist v. a. die Trikuspidalklappe befallen. Die meisten Staphylokokkentypen, entweder im Krankenhaus oder außerhalb erworben, produzieren β-Laktamase und sind Penicillin-G-resistent.

Therapie der Wahl sind Antibiotika mit hoher Penicillinaseresistenz, dazu gehören Penicilline wie Oxacillin oder Flucloxacillin. Dabei ist zu beachten, daß das Therapieregime bei Befall von Nativklappen und Befall von künstlichen Klappen variiert (s. auch Tabellen 51-14 und 51-15; Wilson et al. 1995).

**Tabelle 51-14.** Therapie einer durch Staphylokokken induzierten Endokarditis (Nativklappen).a (Nach Wilson et al. 1995)

| Antibiotika | Dosierung | Dauer | Kommentar |
|---|---|---|---|
| | **Methicillinempfindliche Staphylokokken** | | |
| Bei Patienten ohne β-Laktamallergie: | | | |
| Oxacillin | 2 g i.v. alle 4 h | 4–6 Wochen | Der Nutzen zusätzlicher Aminoglykoside wurde nicht nachgewiesen |
| mögliche Ergänzung mit Gentamycin | 1 mg/kg KG i.m. oder i.v. alle 8 h | 3–5 Tage | |
| Bei Patienten mit β-Laktamallergie: | | | |
| Cefazolin (oder andere Cephalosporine der 1. Generation in gleicher Dosierung) | 2 g i.v. alle 8 h | 4–6 Wochen | Cephalosporine sollten möglichst nicht bei Patienten angewendet werden mit einer Hypersensitivität auf Penicillin |
| mögliche Ergänzung mit Gentamycin | 1 mg/kg KG i.m. oder i.v. alle 8 h | 3–5 Tage | |
| Vancomycin | 30 mg/kg KG über 24 h i.v. in 2 gleich großen Dosierungen, wobei 2 g/24 h nicht ohne Serumkontrolle überschritten werden sollten | 4–6 Wochen | Empfohlen für Patienten mit einer Penicillinallergie |
| | **Methicillinresistente Staphylokokken** | | |
| Vancomycin | 30 mg/kg KG über 24 h i.v. in 2 gleich großen Dosierungen, wobei 2 g/24 h nicht ohne Serumkontrolle überschritten werden sollten | 4–6 Wochen | |

[a] Für die Behandlung einer durch penicillinempfindliche Staphylokokken induzierten Endokarditis (minimale Hemmkonzentration ≤ 0,1 μg/ml). Penicillin kann für 4–6 Wochen anstelle von Oxacillin verabreicht werden. Kürzere Antibiotikagaben haben sich bei einigen Fällen von rechtsseitiger Endokarditis bei Drogenabhängigen, hervorgerufen durch Staphylococcus aureus, als effektiv erwiesen.
i.v. intravenös, i.m. intramuskulär

**Tabelle 51-15.** Therapie einer durch Staphylokokken induzierten Endokarditis bei Klappenprothesen.a (Nach Wilson et al. 1995)

| Antibiotika | Dosierung | Dauer (Wochen) | Kommentar |
|---|---|---|---|
| | **Methicillinresistente Staphylokokken** | | |
| Vancomycin | 30 mg/kg KG über 24 h i.v. in 2 oder 4 gleich großen Dosierungen, wobei 2 g/24 h nicht ohne Serumkontrolle überschritten werden sollten | ≥ 6 | |
| mit Rifampicin[b] | 300 mg p.o. alle 8 h | ≥ 6 | Rifampicin erhöht die für eine antithrombotische Therapie benötigte Dosis von Marcumar |
| und mit Gentamycin | 1,0 mg/kg KG i.m. oder i.v. alle 8 h | 2 | |
| | **Methicillinempfindliche Staphylokokken** | | |
| Oxacillin | 2 g i.v. alle 4 h | ≥ 6 | Bei Patienten mit einer β-Laktamallergie sollten Cephalosporine der 1. Generation oder Vancomycin verwendet werden. Bei Patienten mit einer Penicillinallergie vom Typ I oder mit einer Staphylokokkeninfektion eines methicillinresistenten Stammes sollte eine Therapie mit Cephalosporinen vermieden werden |
| mit Rifampicin[b] | 300 mg oral alle 8 h | ≥ 6 | |
| und mit Gentamycin | 1,0 mg/kg KG i.m. oder i.v. alle 8 h | 2 | |

[a] Empfohlene Dosierung für Patienten mit normaler Nierenfunktion
[b] Rifampicin spielt eine entscheidende Rolle bei einer wirksamen Bekämpfung einer Staphylokokkeninfektion mit Beteiligung von Prothesematerial. Die kombinierte Therapie ist unverzichtbar für die Verhinderung einer Rifampicinresistenz

**Stapylokokkenendokarditis bei Befall der Nativklappe**

Methicillinempfindliche (oxacillinempfindliche) Staphylokokkentypen zeigen ein rascheres Ansprechen auf eine Kombinationstherapie aus Gentamicin zusätzlich zu Oxacillin. Obwohl in einer Untersuchung keine rascheren Heilungsraten durch die Kombination aus Gentamicin und Oxacillin erreicht werden konnten, verschwand die Bakteriämie schneller. Daher sollte in den ersten 5 Therapietagen eine zusätzliche Gentamicinmedikation durchgeführt werden.

Patienten mit einer Infektion durch penicillinempfindliche Staphylokokken können mit Penicillin G in Kombination mit einem Aminoglykosid behandelt werden. Patienten, die auf β-Laktamantibiotika allergisch reagieren und mit methicillinempfindlichen Staphylokokkentypen infiziert sind, können mit Cephalosporinen der 1. Generation oder mit Vancomycin therapiert werden. Die klinische Erfahrung wie auch In-vitro-Untersuchungen legen dabei die Vermutung nahe, daß Vancomycin weniger antistaphylokokkenwirksam ist als Oxacillin.

Auch scheint eine Monotherapie der Staphylococcus-aureus-Endokarditis nur mit Vancomycin nicht ausreichend. Zudem ist zu beachten, daß eine zunehmende Anzahl von Staphylokokken gegen Oxacillin resistent ist (methicillinresistenter S. aureus, MRSA). Diese Stämme sind auch gegenüber Cephalosporinen, Carbapeneme und Clindamycin unempfindlich. In diesem Fall sollte mit Vancomycin i.v. therapiert werden (s. Tabellen 51-14 und 51-15).

Da häufig noch eine Empfindlichkeit gegen Rifampicin oder Cotrimoxazol vorliegt, ist eine Kombination von Vancomycin mit diesen Substanzen zu erwägen. Die Behandlungsoptionen für Patienten, die auch Vancomycin nicht tolerieren, sind sehr eingeschränkt. In dieser Situation können als Alternativen neue Substanzgruppen wie Streptogramine, Liveolizide eingesetzt werden. Teicoplanin zeigt in der Behandlung der Staphylokokkenendokarditis nicht den gewünschten Erfolg. Ob eine zusätzliche Medikation mit Aminoglykosiden Vorteile bringt, kann derzeit nicht als gesichert angesehen werden. Zudem sind v. a. viele Untergruppen von S. aureus, die methicillinunempfindlich (oxacillinunempfindlich) sind, auch unempfindlich gegen Aminoglykoside.

Zusammenfassend kann festgestellt werden, daß eine zusätzliche Aminoglykosidtherapie dann durchgeführt werden sollte, wenn nachweisbar eine Empfindlichkeit darauf vorliegt. Diese Therapie sollte auf einen Zeitraum von 5 Tagen begrenzt werden. Zeigen viele Staphylokokkenformen zwar primär eine Rifampicinempfindlichkeit, so entwickeln diese eine rasche Resistenz gegen dieses Antibiotikum. Daher kann der routinemäßige Einsatz von Rifampicin zur Behandlung der Nativklappenendokarditis bei Staphylokokkennachweis nicht empfohlen werden. Allerdings kann bei Patienten, die nach den konventionellen oben angegebenen Richtlinien therapiert werden, eine zusätzliche Rifampicinmedikation sinnvoll sein.

**Staphylokokkeninfektion bei Patienten mit Kunstklappen**

### Koagulasenegative Staphylokokken

Obwohl koagulasenegative Staphylokokkentypen häufig bei künstlichen Klappen als Erreger der infektiösen Endokarditis nachgewiesen werden, sind sie nicht selten auch als Erreger bei der Nativklappenendokarditis zu finden. Dies betrifft meistens Patienten mit Veränderungen des Klappenapparates, besonders der Mitralklappe. Dabei neigen v. a. Patienten mit Mitralklappenprolaps zur Endokarditis, bedingt durch koagulasenegative Staphylokokken.

Häufig findet sich S. lugdunensis als Erreger. Dieser Keim ist virulenter als die meisten anderen Vertreter der koagulasenegativen Staphylokokken. Metastatische Absiedelungen in periphere Organe sind gehäuft bei einer Infektion mit diesem Bakterium anzutreffen. Die meisten koagulasenegativen Staphylokokkengruppen, die als Erreger einer Klappenendokarditis bei prothetischen Klappen nachgewiesen werden, sind methicillinresistent (oxacillinresistent), besonders dann, wenn die Endokarditis im 1. Jahr nach Operation auftritt.

Diese Form sollte durch eine Kombinationstherapie mit Vancomycin und Rifampicin sowie Gentamicin behandelt werden (Karchmer et al. 1994; Whitener et al. 1993; s. Tabelle 51-15). Dabei sollte Vancomycin und Rifampicin wenigstens 6 Wochen sowie Gentamicin wenigstens über 2 Wochen appliziert werden. Bei oxacillinempfindlichen Stämmen ist der zusätzliche Einsatz von Oxacillin erfolgversprechender. Liegt eine Gentamicinresistenz vor, kann auf ein empfindliches Aminoglykosid ausgewichen werden.

Bei einer generellen Resistenz gegen Aminoglykoside können alternativ Fluorochinolone angewendet werden. Zumindest in tierexperimentellen Untersuchungen zeigte sich hier eine Wirksamkeit. Obwohl die Datenlage für eine Kombinationstherapie nicht umfangreich ist, empfiehlt die Kommission zur Behandlung der infektiösen Endokarditis der American Heart Association zur Behandlung der Prothesenendokarditis mit methicillinempfindlichen, koagulasenegativen Staphylokokken als Erreger eine Kombinationstherapie aus Oxacillin, Rifampicin und Gentamicin.

Bei Penicillinresistenz wird ein Cephalosporin der 1. Generation oder Vancomycin bei der Therapie eingesetzt. Kompliziert wird die Verlaufsform einer prothetischen Klappenendokarditis durch zusätzliche endomyokardiale oder perivalvuläre Abszesse, so daß häufig eine erneute Operation nötig wird.

#### Koagulasepositive Staphylokokken

##### Staphylococcus aureus

Bei bekannter hoher Letalität einer Prothesenendokarditis mit Keimnachweis von koagulasepositiven Staphylokokken ist eine Kombinationstherapie durchzuführen. In tierexperimentellen Untersuchungen konnte Rifampicin zu einer Sterilisation körperfremder S.-aureus-infizierter Herde führen (Chuard et al. 1991). Bei methicillinempfindlichen Erregern sollte nach Testung Oxacillin angewendet werden; im anderen Fall kann mit Vancomycin therapiert werden.

Gentamicin sollte dabei ebenfalls über wenigstens 2 Wochen Teil der Therapie sein. Bei Resistenz gegen Gentamicin ist ein anderes Aminoglykosid auszuwählen. Die Prothesenendokarditis, hervorgerufen durch S. aureus, zeigt eine hohe Frequenz zur intrakardialen Komplikationen und weist eine hohe Mortalität auf. Diese Patienten sollten rechtzeitig einer chirurgischen Intervention zugeführt werden, falls die antimikrobielle Therapie sich verzögert oder als unwirksam zeigt.

### 51.7.7 Therapie bei HACEK-Mikroorganismen

5–10% der Endokarditiden werden durch gramnegative, langsam wachsende Bakterienstämme der HACEK-Gruppe verursacht. Diese Bakterien wachsen sehr langsam, und häufig kann nur in einem kleinen Anteil der entnommenen Blutkulturen überhaupt ein Wachstum nachgewiesen werden. Bisher galten die meisten Stämme der HACEK-Gruppe als ampicillinempfindlich. Allerdings wurden auch β-Laktamase-bildende Stämme nachgewiesen. Da der Empfindlichkeits- oder Resistenznachweis nur schwer geführt werden kann, sollten generell diese Keime als ampicillinresistent angesehen werden.

Sowohl die β-Laktamase-produzierenden wie auch die nichtproduzierenden Stämme der HACEK-Gruppe sind empfindlich gegen Cephalosporine der 3. Generation. Die Therapie der Wahl ist eine Kombination aus Cefotaxim oder Ceftriaxon. Bei Befall einer nativen Klappe ist eine Therapiezeit von 3–4 Wochen angesetzt, die bei prothetischen Klappen 6 Wochen nicht unterschritten werden sollte. Als Alternativen bieten sich Trimethoprim-Sulfomethoxazol, Fluorochinolon und Aztreonam an (Tabelle 51-16).

### 51.7.8 Therapie bei Coxiella burnetii

Coxiella burnetii besitzt eine dem gramnegativen Zelltyp ähnliche Zellwand und ist streng intrazellulär pathogen. Q-Fieber ist eine nicht unübliche Ursache einer Endokarditis in Gegenden mit ländlicher Struktur und Schaf- oder Viehzucht. Die Infektion wird meistens über Inhalation infektiösen Aerosols vermittelt, kann aber auch Folge einer Nahrungsaufnahme z. B. durch verseuchte Milch sein. Meist sind künstliche oder bereits vorgeschädigte Klappen betroffen. Coxiella burnetii führt eher zu diskreten Auflagerungen am Klappenapparat, die häufig der echokardiographischen Diagnostik entgehen.

Zur Zeit gibt es kein optimales Therapieregime. Doxycyclin mit Trimethoprim-Sulfamethoxazol, Rifampicin oder Fluorochinolon sind die am häufigsten eingesetzten Therapieoptionen (Levy et al. 1991). Häufig gelingt durch alleinige medikamentöse Therapie keine Eradikation des Erregers. Dies kann auch Folge der aziden Bedingungen sein, in denen der Keim sich aufhält und sich somit einer antibiotischen Therapie entzieht. Wird ein Klappenersatz durchgeführt, so sollte eine langjährige

**Tabelle 51-16.** Therapie einer durch HACEK-Erreger (Haemophilus parainfluenzae, Haemophilus aphrophilus, Actinobacillus actinomycetemcomitans, Cardiobacterium hominis, Eikenella corrodens und Kingella kingae) induzierten Endokarditis.[a] (Nach Wilson et al. 1995)

| Antibiotika | Dosierung | Dauer (Wochen) | Kommentar |
|---|---|---|---|
| Ceftriaxon[b] | 1mal 2 g i.v. oder i.m.[b] | 4 | Kann durch Cefotaxim oder andere 3.-Generation-Cephalosporine ersetzt werden |
| Ampicillin[c] | 1mal 12 g/24 h i.v. oder in 6 gleichen Dosierungen | 4 | |
| mit Gentamicin | 1 mg/kg KG i.m. oder i.v. alle 8 h | 4 | |

[a] Antibiotikadosierung für Patienten mit normaler Nierenfunktion
[b] Patienten sollten darüber informiert sein, daß eine i.m.-Injektion von Ceftriaxon schmerzhaft sein kann
[c] Ampicillin sollte keine Anwendung finden, wenn laborchemisch β-Laktamaseproduktion nachgewiesen wurde

Antibiotikatherapie angeschlossen werden. Manche Autoren sprechen von bis zu 3 Jahren.

### 51.7.9 Therapie bei Brucella

Brucella sind fakultativ intrazellulär wachsende gramnegative Bakterien, die meist auf dem Infektionsweg einer Nahrungsaufnahme, z. B. unpasteurisierte Milch oder Inhalation infektiösen Aerosols oder als Folge eines direkten Kontaktes, auftreten. Auch hier ist die Therapieempfehlung nicht eindeutig. Die meisten Fälle wurden mit Doxycyclin entweder zusätzlich zu Streptomycin oder Gentamicin oder Doxycyclin zusammen mit Trimethoprim-Sulfomethoxazol oder Rifampicin therapiert. Als Therapiezeit werden mehr als 8 Wochen, bei Zustand nach Klappenersatz bis zu 10 Monate vorgeschlagen. Häufig kann eine alleinige antibiotische Therapie nicht zu einer Sanierung des Herdes führen.

### 51.7.10 Therapie bei Legionellaspezies

Patienten mit Legionellenendokarditis zeigen einen Fieberverlauf über Wochen bis Monate mit hoch positiven Titern von Legionella-Antikörpern. Legionella befällt dabei häufig Kunstklappen. Der Keimnachweis gelingt meistens nur in speziellen Nährmedien. Im Gegensatz zu der kulturnegativen Endokarditis bei Q-Fieber oder Pilznachweis finden sich hier nur selten embolische Absiedelungen. Therapie der Wahl ist Doxycyclin oder Erythromycin. Die Therapiedauer sollte dabei 6–7 Monate betragen.

### 51.7.11 Therapie bei Pseudomonasspezies

Häufigster Vertreter aus der Pseudomonasgruppe als Erreger der infektiösen Endokarditis ist Pseudomonas aeruginosa. Pseudomonas aeruginosa findet sich als Erreger der infektiösen Endokarditis v. a. bei Patienten mit intravenösem Drogenkonsum. Therapie der Wahl sind Breitspektrumpenicilline (z. B. Piperacillin + Tazobactam), Ceftazidim oder Chinolone in Kombination mit Aminoglykosiden (z. B. Tobramycin 5–8 mg/kgKG/Tag). Kann die Pseudomonas-aeruginosa-Endokarditis im Bereich der rechtsseitigen Herzklappen häufig durch alleinige Antibiotikatherapie geheilt werden, so ist bei Befall der linksseitigen Klappen meistens ein Klappenersatz notwendig (Reyes et al. 1978; Wieland et al. 1986).

### 51.7.12 Therapie bei Candida und Aspergillen

Candida- und Aspergillusspezies sind die häufigsten Pilzerreger der Endokarditis. Besonders gefährdetes Kollektiv sind intravenös drogenabhängige Patienten, Patienten nach Klappenersatz und Patienten mit lang liegendem, zentralem Venenkatheter. Amphotericin B besitzt nur geringe Penetranz durch die vegetativen Auflagerungen der Klappe, so ist häufig eine zusätzliche chirurgische Sanierung nötig (Moyer et al. 1992; Melgar et al. 1997). Eine Candidaendokarditis kann ggf. auch mit Fluconazol behandelt werden.

### 51.7.13 Therapie bei unbekannten Erregern

Bei den Patienten mit bakterieller Endokarditis, bei denen die Diagnose klinisch sicher, aber vom Ergebnis der Blutkultur bakteriologisch negativ ist, sollte die Therapie mit tgl. 30 Mio. IE Penicillin G in 4 Kurzinfusionen begonnen werden, zusätzlich 3mal 1–1,5 mg/kgKG/Tag Gentamicin i.v. Läßt sich das Zustandsbild innerhalb von 2–3 Tagen durch die Behandlung nicht beeinflussen, ist die tägliche Penicillindosis zu verdoppeln. Versagt auch diese Therapie, so sollte Cefalotin (oder Cefardin oder anderes Cephalosporin der 1. Generation) in einer Dosis von 3mal 4 bis 3mal 6 g/Tag jeweils als Kurzinfusion angewendet werden.

Als weitere Kombinationen bieten sich an: Penicillin + Oxacillin oder Cefalotin + Gentamicin oder Azlocillin + Gentamicin.

Vor Abschluß der Antibiotikatherapie, die i. allg. einen Zeitraum von 4–6 Wochen nach Fieberfreiheit umfaßt, ist es erforderlich, daß die Ausgangsherde für eine bakterielle Besiedlung (Tonsillen, Zähne, Nebenhöhlen, Urogenitalsystem u. a.) saniert werden. Bei operablen kongenitalen Herzfehlern ist die Ausheilung einer bakteriellen Endokarditis eine dringliche Indikation zur operativen Korrektur. Zur Vermeidung von Rezidiven ist eine Antibiotikaprophylaxe bei allen Bedingungen zu empfehlen, unter denen mit einer Bakteriämie zu rechnen ist, insbesondere bei Zahnextraktionen, Tonsillektomien und Operationen.

Die im nächsten Abschnitt zusammengefaßten allgemeinen Richtlinien für die antibiotische Therapie der bakteriellen Endokarditis sollen beachtet werden.

Problematisch bleiben diejenigen Formen von Endokarditis, bei denen trotz wiederholter Versuche ein positiver Keimnachweis nicht gelingt. In solchen Fällen ist eine nichtbakterielle thrombotische Endokarditis in Betracht zu ziehen, die wahrscheinlich in enger pathogenetischer Verknüpfung mit einer disseminierten intravaskulären Gerinnung abläuft.

Nach pathologisch-anatomischen Untersuchungen fand sich eine nichtbakterielle thrombotische Endokarditis bei 0,75% der meist älteren Patienten aus einem Gesamtkrankengut von 4783 Fällen beiderlei Geschlechts. Vorzugsweise Mitral- und Aortenklappen waren dabei betroffen. Bei 18 der 36 Fälle gelang die histologische Diagnose einer disseminierten intravaskulären Gerinnung in Form von Fibrinthromben in kleinkalibrigen Blutgefäßen mehrerer Organe (Nieren, Nebennieren, Lungen, Leber, Herz und Milz mit abnehmender Häufigkeit). Die Untersucher rechnen damit, daß bei etwa 12% aller gestorbenen Patienten mit einer disseminierten intravaskulären Gerinnung eine nichtbakterielle thrombotische Endokarditis vermutet werden kann (Kim 1977).

### 51.7.14 Zusammenfassende Richtlinien der antimikrobiellen Therapie

Aus dem bisher Gesagten lassen sich folgende allgemeine Richtlinien für die antibiotische Therapie bei bakterieller Endokarditis zusammenfassen:

- Bakterizide Antibiotika sollten gegenüber bakteriostatischen bevorzugt werden, weil bei letzteren die Rezidivrate höher ist. Allerdings kann sogar, wenn in vitro eine Bakterizidie nachgewiesen ist, in vivo während der Medikation die Infektion latent sein und nach Absetzen des Antibiotikums wieder aufflammen.
- Die parenterale Applikationsform von Antibiotika ist der oralen vorzuziehen, um die individuelle Streubreite von Absorption und Medikamenteneinnahme zu vermindern und sicherzugehen, daß die Serumspiegel auch dann noch bakterizid sind, wenn das Serum 1:8 verdünnt worden ist. Kontrollierte Studien, die beweisen, daß die Verdünnung von mehr als 1:8 einen optimalen Bakterizidiespiegel darstellt, sind allerdings nicht vorhanden.
- Die antibiotische Therapie sollte genügend lang durchgeführt werden, um Rezidive zu vermeiden. Im allgemeinen sind wenigstens 4 Wochen notwendig, aber auch 6 Wochen und länger sind für bestimmte Bakterien, z. B. S. aureus und Enterokokken, zu empfehlen. Grundsätzlich muß solange behandelt werden, bis die Entzündungsparameter, z. B. BSG, C-RP, normal sind.
- Die antibiotische Empfindlichkeit der Bakterien in vitro sollte durch eine Bestimmung der minimalen Hemmkonzentration oder der minimalen Bakterizidiekonzentration erfaßt werden. Die Hemmkonzentration kann beträchtlich niedriger liegen als die bakterizide Konzentration. Erstrebenswert ist natürlich eine Korrelation zu den Plasmaspiegeln. Bisher sind derartige Messungen unter praktischen Bedingungen nur für Aminoglykoside und Vancomycin verfügbar.
- In der Initialphase der antibiotischen Therapie der Endokarditis ist Bettruhe indiziert wie bei jeder anderen ernsten Infektion. Das Risiko von thromboembolischen Komplikationen wirft die Frage einer prophylaktischen Antikoagulanzientherapie auf. Diesbezüglich sind kontrollierte Studien nicht bekannt. Es besteht die Gefahr insbesondere von zerebralen Einblutungen nach Antikoagulation und stattgehabten Embolien.
- Die Antibiotika sollten Fibrin penetrieren können. Die Effizienz von Penicillin ist wahrscheinlich teilweise auf diese Fähigkeit zurückzuführen. Die Nebenwirkungen der antibiotischen Therapie sind zu beachten und ggf. Wirkspiegelbestimmungen durchzuführen (Tabelle 51-13).
- Eine antibiotische Therapie, die vor Bekanntsein der verursachenden Keime begonnen werden muß, sollte gegen solche Bakterien gerichtet sein, die mit größter Wahrscheinlichkeit in Betracht kommen: Hämolysierende Streptokokken sind nach wie vor die häufigsten Keime bei Endokarditis.
- Zentralvenöse Dauerkatheter sollten möglichst vermieden werden wegen der Gefahr der Katheterinfektion.

### 51.7.15 Begleittherapie

Die Anwendung von Antikoagulanzien bei Patienten mit infektiöser Endokarditis wird immer noch kontrovers diskutiert. Die überwiegende Mehrzahl der Autoren sieht eine Antikoagulanzientherapie als kontraindiziert an, da sie das Risiko einer intrazerebralen Blutung erhöht (Hart et al. 1987; Kanter et al. 1991). Bei Patienten mit Prothesenklappenendokarditis, die unter Antikoagulation stehen, sollte diese weitergeführt werden, vorausgesetzt, es liegen keine intrazerebralen Blutungen vor.

Über den Einsatz unspezifischer IgG-, IgA-, IgM-Konzentrate bei Patienten mit Sepsis wurden positive Ergebnisse berichtet (Fateh-Moghadam et al. 1989). Gesicherte Erkenntnisse über den Nutzen bei Endokarditis mit persistierender Bakteriämie liegen allerdings nicht vor. Auch die Gabe von Glukokortikoiden oder Humanalbumin ist umstritten, derzeit empfiehlt sich eher eine Zurückhaltung in Ermangelung positiver Studien und der potentiellen Gefahr einer Exazerbierung der Infektion (Glukokortikoide) bzw. der nicht unbeträchtlichen Kosten (Albumin). Eine Substitution von ATIII ist nur bei sepsisbedingtem Abfall der ATIII-Plasmawerte sinnvoll. In der Regel sollten Patienten mit Endokarditis und persistierender Sepsis oder einem septischen Schock unverzüglich einer chirurgischen Intervention zugeführt werden.

## 51.8 Operative Therapie

### 51.8.1 Indikationen

! Führt die endokarditische Klappendestruktion zu einer bedeutenden Beeinträchtigung der kardialen Funktion, so daß eine weitere hämodynamische Verschlechterung bevorsteht, wird eine operative Sanierung, unabhängig von der Zeitdauer einer durchgeführten Antibiotikatherapie empfohlen. Dabei korreliert die postoperative Mortalität mit der präoperativ hämodynamischen Situation.

Bei Patienten mit persistierenden Kopfschmerzen oder Verdacht auf embolischen Infarkt ist ein CT-Untersuchung vor der Herzoperation angezeigt. Erlaubt es die kardiale Situation, sollte bei Patienten mit Zustand nach zerebralem Infarkt die Operation 4–10 Tage nach Infarktereignis durchgeführt werden (Maruyama et al. 1989; Ting et al. 1991; Zisbrod et al. 1987; Matsushita et al. 1993), bei Patienten mit nachgewiesener intrakranieller Blutung nach wenigstens 21 Tagen.

Die Indikation zur Anwendung einer kombinierten antibiotischen und kardiochirurgischen Behandlung stellt einen entscheidenden therapeutischen Fortschritt dar. Sowohl bei nativer Klappenendokarditis als auch bei Prothesenendokarditis ist bei hämodynamischer Verschlechterung, bei myokardialer Beteiligung oder Abszessen und bei Rückfall oder fehlendem Ansprechen auf die Therapie nach 48–72 h die Indikation zum kardiochirurgischen Eingriff in der Regel unverzüglich zu stellen. Dasselbe gilt für eine Pilzinfektion einer Klappenprothese.

Auch bei großen (>10 mm) Vegetationen an den Klappen – besonders an der Mitralklappe – ist ein operativer Eingriff wegen der Rezidivgefahr zu empfehlen, sofern keine Kontraindikationen vorliegen. Die absoluten und relativen Indikationen für das chirurgische Vorgehen sind in den Tabellen 51-17 und 51-18 zusammengefaßt.

Folgende Umstände unterstützen die Indikation zur frühzeitigen Prothesenersatzoperation:

**Tabelle 51-17.** Indikation zum operativen Vorgehen bei Patienten mit infektiöser Endokarditis

| Absolute Indikation |
|---|
| • Mäßige bis schwere Herzinsuffizienz durch Klappendysfunktion<br>• Unstabile Prothesen<br>• Unkontrollierte Infektionen: persistierende Bakteriämie, ineffektive Antibiotikatherapie, mykotische Endokarditis<br>• Rückfall nach einer testgerechten Antibiotikatherapie (Klappenprothesen) |
| **Relative Indikation** |
| • Perivalvuläre Ausbreitung der Infektion, intrakardiale Abszeßbildung<br>• Endokarditis induziert durch St. aureus (Aorten-/Mitralklappe, Klappenprothese)<br>• Rückfall nach testgerechter Antibiotikatherapie (native Klappen)<br>• Kulturnegative Endokarditis mit persistierendem unklarem Fieber (≥ 10 Tage)<br>• Größe der Vegetation (> 10 mm) |

**Tabelle 51-18.** Echokardiographische Befunde, die eine chirurgische Intervention notwendig erscheinen lassen. (Nach Bayer et al. 1998)

| | |
|---|---|
| **Vegetation** | Persistierende Vegetation nach systemischer Embolisation:<br>• Vegetationen des vorderen Mitralsegels, insbesondere bei einer Größe > 10 mm [a]<br>• Ein oder mehrere embolische Ereignisse innerhalb der ersten 2 Wochen der antibiotischen Therapie [a]<br>• 2 oder mehr embolische Ereignisse während oder nach antibiotischer Therapie [a]<br>Zunahme der Vegetationen nach 4 Wochen antibiotischer Therapie [b] |
| **Klappendysfunktion** | Akute Aorten- oder Mitralklappeninsuffizienz mit Zeichen der LV-Dysfunktion<br>LV-Funktionsstörung trotz antibiotischer Therapie<br>Klappenperforation oder Ruptur |
| **Perivalvuläre Ausbreitung** | Klappendehiszenz, Ruptur oder Fistel [b]<br>Neu aufgetretener Schenkelblock<br>Großer Abszeß oder zunehmende Ausdehnung eines Abszesses trotz testgerechter antibiotischer Therapie [b] |

[a] Chirurgischer Eingriff aufgrund des Embolierisikos
[b] Chirurgischer Eingriff aufgrund der Gefahr der LV-Dysfunktion oder des Versagens der antibiotischen Therapie

- Herzinsuffizienzsymptomatik, hervorgerufen durch die Funktionsstörung der Prothese,
- Änderung des Auskultationsbefundes in Verbindung mit dem Auftreten einer Herzinsuffizienzsymptomatik,
- rezidivierende, von Klappenvegetationen ausgehende (Echokardiogramm!) embolische Komplikationen;
- positive Blutkulturen trotz adäquater 3tägiger antibiotischer Therapie,
- Persistenz des septischen Zustandsbildes nach einer einwöchigen antibiotischen Therapie,
- Auftreten eines AV-Blockes, einer intraventrikulären Fistel oder einer purulenten Perikarditis.

### 51.8.2 Operationserfolg

Die Quoad-vitam-Prognose ist allerdings auch nach völliger Ausheilung der Prothesenendokarditis deutlich ungünstiger als im Vergleich zu Klappenersatz ohne Endokarditis.

! Die Hälfte der Patienten mit Prothesenendokarditis bedarf einer erneuten Klappenoperation. Auch bei der Prothesenendokarditis hat sich eine relativ frühzeitige chirurgische Intervention für die Prognose vorteilhaft erwiesen.

### 51.8.3 Antibiotische Therapie nach chirurgischer Sanierung

! Die Dauer einer postoperativen antibiotischen Therapie hängt ab von der Länge der präoperativen Antibiotikatherapie, der Antibiotikaempfindlichkeit des nachgewiesenen Keimes, vom Vorliegen und vom Ausmaß perivalvulärer Infektionsherde bzw. Abszesse und vom Keimnachweise im Bereich der Vegetationen. Generell sollte bei relativ resistenten Keimen die präoperative wie auch die postoperative Therapie den Zeiten der angegebenen Therapiezyklen entsprechen.

## 51.9 Therapieverlauf

### 51.9.1 Therapiemonitoring

An erster Stelle steht die sorgfältige und kritische klinische Verlaufsbeobachtung der Patienten im Hinblick auf embolische Streuherde, verändertes Herzgeräusch, erneutes Fieber etc. Vor allem das persistierende Fieber kann hierbei Probleme in der Beurteilung hervorrufen, ! da es zum einen ein Therapieversagen der durchgeführten Antibiotikatherapie bedeuten kann, zum zweiten eine Übersensitivitätsreaktion auf die Substanz selbst oder Folge einer Thrombophlebitis oder steriler Embolisationen darstellen kann. Auch während der antibiotischen Therapie sollten 1- bis 2mal pro Woche eine Blutkulturtestung durchgeführt werden.

Eine operative Sanierung des Herdes ist dann in Erwägung zu ziehen, wenn der nachgewiesene Keim auf antibiotische Therapie nicht anspricht. Somit bleiben die Blutkulturen positiv trotz testgerechter und zeitgerechter Therapie. Finden sich perivalvuläre Abszesse oder metastatische Absiedelungen sowie bei Vorliegen einer zunehmenden Herzinsuffizienzsymptomatik meist als Folge einer sekundären Destruktion des Klappenapparates, ist ebenfalls die chirurgische Intervention in Erwägung zu ziehen.

### 51.9.2 Therapieerfolg

Innerhalb einer Woche nach Initiierung einer testgerechten antibiotischen Therapie normalisiert sich die Temperatur bei Patienten mit Kunstklappen- oder Nativklappenendokarditis. Besteht das Fieber fort, ist häufig S. aureus oder Pseudomonas aeruginosa der ursächliche Erreger. In dieser Situation sollten dann weitere Blutkulturen gewonnen werden; zudem ist eine weitere antimikrobiologische Testung der verursachenden Keime nötig.

Die meisten Blutveränderungen im Rahmen der infektiösen Endokarditis kehren unter antibiotischer Therapie nur langsam auf Normalwertniveau zurück, so z. B. die BKS oder andere Entzündungsparameter. Ein Rezidiv der infektiösen Endokarditis tritt meist innerhalb von 2 Monaten nach Absetzen der antibiotischen Therapie auf. Bei Patienten mit Nativklappenendokarditis, hervorgerufen durch penicillinempfindliche Viridansstreptokokken, ist dies in weniger als 2% aller Fälle der Fall. Die entsprechenden Zahlen für Enterokokkenendokarditiden liegen bei 28% (Rice et al. 1991; Santoro et al. 1992), für S. aureus bei 4%.

### 51.9.3 Endokarditis bei HIV-positiven Patienten

Zwei wesentliche Mechanismen führen zu einer Endokarditisinfektion bei HIV-positiven Patienten:
1. als Komplikation einer i.v.-Drogenapplikation und
2. komplizierend bei länger bestehender Anlage eines zentralen Venenkatheters.

Am häufigsten finden sich dabei bei beiden Infektionsquellen S. aureus als Erreger der Endokarditis. Liegt eine HIV-Infektion, aber kein i.v.-Drogenabusus vor, so ist ein Befall der rechts- bzw. linksseitigen Herzklappen gleich wahrscheinlich (Nahass et al. 1990).

Vergleicht man i.v.-drogenabhängige Patienten, die HIV-positiv sind, mit HIV-negativen Drogenabhängigen, so zeigt sich, daß die Frequenz der transösophageal nachweisbaren Vegetationen mit ungefähr 60% gleich hoch ist; der Anteil der S.-aureus-verursachten Endokarditiden ist mit 80% ebenfalls vergleichbar; die Letalität der Kranken ist bei HIV-negativen Drogenabhängigen vergleichbar mit HIV-positiven ohne Aids-definierenden Krankheitsstatus; liegt ein Aidssyndrom vor, ist die Letalität der Erkrankung deutlich höher als bei HIV-positiven Patienten, aber ohne Aids-definiernde Erkrankung.

## 51.10 Prophylaxe

Seit langem ist bekannt, daß bei Patienten mit angeborenen und erworbenen Herzklappenfehlern ein erhöhtes Risiko besteht (Tabelle 51-19), an einer Klappenendokarditis oder auch an einem Rezidiv einer früheren Endokarditis zu erkranken, sofern es zu ausgeprägten Bakteriämien kommt, beispielsweise bei Zahnbehandlungen oder nach Tonsillektomie.

Genaue Zahlen anhand von Studien, die die Vorhersagbarkeit in einem quantitativ genauen Verhältnis zur Zahl von bakteriämischen Zuständen bei Patienten mit Herzklappenfehlern ausweisen würden, liegen aber aus begreiflichen Gründen nicht vor. Gleichfalls fehlen Daten über die exakte Effizienz prophylaktischer Maßnahmen mittels einer Periode der Verabfolgung von Antibiotika im Zusammenhang mit einem etwaigen operativen Eingriff oder einer operativen Behandlung im Nasen-Rachen-Raum.

In dieser Situation hat es sich als erfolgsversprechend erwiesen, den Konsens von mehr als 20 Experten in der Erarbeitung von Empfehlungen darzulegen.

Solche Empfehlungen wurden kürzlich in einem Merkblatt der Arbeitsgemeinschaft Endokarditis der

**Tabelle 51-19.** Endokarditisrisikogruppen

| | |
|---|---|
| Endokarditisrisiko | 1. Angeborene Herzfehler (außer Vorhofseptumdefekt vom Sekundumtyp)<br>2. Erworbene Herzklappenfehler (inkl. degenerative Veränderung, z.B. verkalkte Aortenklappe)<br>3. Operierte Herzfehler mit Restbefund; ohne Restbefund nur für 1 Jahr<br>4. Mitralklappenprolaps mit Mitralinsuffizienz<br>5. Hypertrophe obstruktive Kardiomyopathie |
| Besonders hohes Endokarditisrisiko | 1. Herzklappenprothesen inkl. Conduits/Grafts<br>2. Zustand nach bakterieller Endokarditis<br>3. Kongenital-zyanotische Vitien |
| Keine Endokarditisprophylaxe bei | 1. Mitralklappenprolaps ohne Mitralinsuffizienz<br>2. Zustand nach aortokoronarem Bypass<br>3. Zustand nach Schrittmacher- oder Kardioverterimplantation (ICD)<br>4. Zustand nach Verschluß eines Ductus Botalli<br>5. Operierte Herzfehler ohne Restbefund nach dem 1. postoperativen Jahr |

**Tabelle 51-20.** Eingriffe, die einer Prophylaxe bedürfen

| | |
|---|---|
| a) Oropharynx, Respirations- und oberer Verdauungstrakt | zahnärztliche Eingriffe mit Blutungsgefahr (Zahnsteinentfernung, Paradontalkürettage, Paradontalchirurgie, Wurzelbehandlungen, zahnchirurgische Eingriffe)<br>Tonsillektomie, Adenotomie<br>Bronchoskopie mit starrem Instrument, Sklerosierung von Ösophagusvarizen, Ösophagus- und Bronchusdilatation und/oder Stentimplantation<br>Prophylaxe nur bei besonders hohem Risiko<br>Gastroskopie mit und ohne Biopsie, ERCP, TEE, nasotracheale Intubation, flexible Bronchoskopie (keine Prophylaxe bei orotrachealer Intubation) |
| b) Intestinaltrakt | Chirurgische Eingriffe inkl. mikroinvasiver Technik am Gastrointestinaltrakt und den Gallenwegen<br>Lithotrypsie im Bereich der Gallen-Pankreas Wege<br>Prophylaxe nur bei besonders hohem Risiko<br>Rekto-Sigmoido-Koloskopie (keine Prophylaxe bei Kontrasteinlauf) |
| Urogenitaltrakt | Zystoskopie, Lithotripsie, chirurgische Eingriffe<br>Prophylaxe nur bei besonders hohem Risiko<br>Geburt, Dilatation und Kürettage, Hysterektomie (keine Prophylaxe bei Blasenkatheterisierung, IUD-Einlage/-Entfernung; IUD = „intra uterine device“) |
| c) Eingriffe an infizierten Herden (Abszesse, Phlegmone u.a.) | |
| d) langdauernde Herzkatheterisierung wie Valvuloplastie (keine Prophylaxe bei Routinekatheter, PTCA oder Stentimplantation) | |

Kommentar:
1. Wichtigster Erreger der Endokarditis sind im Oropharynx Streptokokken der Viridansgruppe, im Intestinal- und Urogenitaltrakt Enterokokken, an der Haut Staphylokokken.
2. Hämodialyse, Hämofiltration und Peritonealdialyse bedürfen keiner Prophylaxe. Gleiches gilt für Patienten mit ventrikuloperitonealem oder ventrikuloatrialem Shunt
3. Auch bei Mehrfacheingriffen wie Zahnextraktionen an verschiedenen Tagen ist eine Prophylaxe notwendig. Eine Änderung der Prophylaxeschemas ist nicht erforderlich

**Tabelle 51-21.** Prophylaxeschema bei Kindern mit Endokarditisrisiko

| **Einmalige Antibiotikagabe Oropharynx, Respirations-, Gastrointestinal-, Urogenitaltrakt (Viridansstreptokokken, Enterokokken)** | |
|---|---|
| Amoxicillin | 50 mg/kg KG maximal 3 g oral, 1 h vor Eingriff |
| **bei Penicillinunverträglichkeit:** | |
| Clindamycin [a] | 15 mg/kg KG (maximal 600 mg) oral, 1 h vor Eingriff |
| oder Vancomycin | 20 mg/kg KG (maximal 1 g i.v.) als Infusion über 1 h, spätester Beginn 1 h vor Eingriff |
| oder Teicoplanin | 10 mg/kg KG (maximal 800 mg i.v.), 1 h vor Eingriff |
| **Infizierte Herde der Haut und langdauernder Herzkatheter (Staphylokokken)** | |
| Clindamycin | 15 mg/kg KG (maximal 600 mg) oral, 1 h vor Eingriff |
| oder Vancomycin | 20 mg/kg KG (maximal 1 g i.v.) als Infusion über 1 h, spätester Beginn 1 h vor Eingriff |
| oder Teicoplanin | 10 mg/kg KG (maximal 800 mg i.v.), 1 h vor Eingriff |

[a] Nur bei Eingriffen im Oropharynx

**Tabelle 51-22.** Prophylaxeschema bei Kindern mit besonders hohem Endokarditisrisiko

| **Ein- bis zweimalige Antibiotikagabe Oropharynx, Respirations-, Gastrointestinal-, Urogenitaltrakt (Viridansstreptokokken, Enterokokken)** | |
|---|---|
| Amoxicillin | 50 mg/kg KG (maximal 3 g) oral, 1 h vor Eingriff, gefolgt von 15 mg/kg KG (maximal 1 g) oral, 6 h nach Eingriff |
| **bei Penicillinunverträglichkeit** | |
| Clindamycin[a] | 15 mg/kg KG (maximal 600 mg) oral, 1 h vor Eingriff, gefolgt von 7,5 mg/kg KG (maximal 300 mg) 6 h nach Eingriff |
| oder Vancomycin | 20 mg/kg KG (maximal 1 g i.v.) als Infusion über 1 h, mindestens 1 h vor Eingriff |
| oder Teicoplanin | 10 mg/kg KG (maximal 800 mg i.v.), 1 h vor Eingriff |
| **Infizierte Herde der Haut und langdauernder Herzkatheter (Staphylokokken)** | |
| Clindamycin | 15 mg/kg KG (maximal 600 mg) oral, 1 h vor Eingriff, gefolgt von 7,5 mg/kg KG (maximal 300 mg i.v.) 6 h nach Eingriff |
| oder Vancomycin | 20 mg/kg KG (maximal 1 g i.v.) als Infusion über 1 h, mindestens 1 h vor Eingriff |
| oder Teicoplanin | 10 mg/kg KG (maximal 800 mg i.v.), 1 h vor Eingriff |

[a] Nur bei Eingriffen im Oropharynx

Paul-Ehrlich-Gesellschaft für Chemotherapie publiziert (1998), die auch weitgehend den Empfehlungen der American Heart Association entsprechen. Die darin enthaltenen Richtlinien, die unter Mitarbeit der Deutschen Gesellschaft für Herz- und Kreislaufforschung, der Deutschen Gesellschaft für Pädiatrische Kardiologie, der Deutschen Gesellschaft für Herz- und Gefäßchirurgie und in Zusammenarbeit mit der Schweizerischen Arbeitsgruppe für Endokarditisprophylaxe erarbeitet wurden, sollen im folgenden wiedergegeben werden (Tabellen 51-20 bis 51-24).

Aus Gründen einer zu erwartenden unterschiedlichen Keimspezies bei bestimmten Eingriffen (z. B. am Intestinaltrakt oder an der Haut) wird ein entsprechendes prophylaktisches Regime vorgesehen. Die Empfehlungen enthalten auch eine Modifikation des Regimes für den Fall des besonders hohem Endokarditisrisiko und für Kinder.

Im Prinzip wird das jeweils geeignet erscheinende Antibiotikum, bei zu erwartenden Streptokokkenbakteriämien Amoxicillin, 1 h vor dem Eingriff verabreicht, um zum Zeitpunkt des Eingriffs einen maximalen Blutspiegel zu erreichen. Eine Weiterführung über einen Zeitraum von mehr als 16 h nach dem Eingriff hinaus wird als nicht sinnvoll angesehen.

## 51.11 Prognose

Die Prognose der Patienten mit bakterieller Endokarditis wird bestimmt durch Art, Menge und Virulenz der Erreger, die Dauer der Erkrankung, Art und Schweregrad der Klappendefekte und durch das Lebensalter.

Die Heilungsziffern bei Endocarditis lenta (St. viridans) liegen zwischen 60 und 90%. Dabei sind die höheren Zahlen für die Patienten gültig, bei denen das In-

**Tabelle 51-23.** Prophylaxeschema bei Erwachsenen mit besonders hohem Endokarditisrisiko

| **Ein- bis zweimalige Antibiotikagabe<br>Oropharynx, Respirations-, Gastrointestinal-, Urogenitaltrakt (Viridansstreptokokken, Enterokokken)** | |
|---|---|
| Amoxicillin | 3 g oral, 1 h vor Eingriff, gefolgt von 1 g oral, 6 h nach Eingriff bei Gewicht < 70 kg, Reduktion der Initialdosis auf 2 g Amoxicillin |
| **bei Penicillinunverträglichkeit:** | |
| Clindamycin[a] | 600 mg oral, 1 h vor Eingriff,<br>gefolgt von 300 mg, 6 h nach Eingriff |
| oder Vancomycin | 1 g i.v. als Infusion über 1 h, mindestens 1 h vor Eingriff , spätester Beginn 1 h vor Eingriff |
| oder Teicoplanin | 800 mg i.v., 1 h vor Eingriff |
| **Infizierte Herde der Haut und langdauernder Herzkatheter (Staphylokokken)** | |
| Clindamycin | 600 mg oral, 1 h vor Eingriff,<br>gefolgt von 300 mg, 6 h nach Eingriff |
| oder Vancomycin | 1 g i.v. als Infusion über 1 h, mindestens 1 h vor Eingriff, spätester Beginn 1 h vor Eingriff |
| oder Teicoplanin | 800 mg i.v., 1 h vor Eingriff |

[a] Nur bei Eingriffen im Oropharynx

**Tabelle 51-24.** Prophylaxeschema bei Erwachsenen mit Endokarditisrisiko

| **Einmalige Antibiotikagabe<br>Oropharynx, Respirations-, Gastrointestinal-, Urogenitaltrakt (Viridansstreptokokken, Enterokokken)** | |
|---|---|
| Amoxicillin | 3 g oral (> 70 kg), 1 h vor Eingriff<br>2 g oral (< 70 kg), 1 h vor Eingriff |
| ***bei Penicillinunverträglichkeit*:** | |
| Clindamycin [a] | 600 mg oral, 1 h vor Eingriff, |
| oder Vancomycin | 1 g i.v. als Infusion über mindestens 1 h, spätester Beginn 1 h vor Eingriff |
| oder Teicoplanin | 800 mg i.v., 1 h vor Eingriff |
| **Infizierte Herde der Haut und langdauernder Herzkatheter (Staphylokokken)** | |
| Clindamycin | 600 mg oral, 1 h vor Eingriff |
| oder Vancomycin | 1 g i.v. als Infusion über mindestens 1 h, spätester Beginn 1 h vor Eingriff |
| oder Teicoplanin | 800 mg i.v., 1 h vor Eingriff |

[a] Nur bei Eingriffen im Oropharynx

tervall zwischen Diagnosestellung und Behandlungsbeginn verhältnismäßig kurz ist.

Akut verlaufende Endokarditiden, meist durch S. aureus verursacht, haben hingegen eine wesentlich schlechtere Prognose. Hier liegen die Überlebenszahlen nur bei 20–50%. Verschlechternd auf die Prognose der Endokarditis wirkt sich eine Infektion mit Pilzen sowie bestimmten gramnegativen Bakterien, hiervon besonders Pseudomonas aeruginosa, aus. Die ungünstige Prognose erklärt sich durch die schlechte therapeutische Zugänglichkeit mit Antibiotika.

Wegen der fehlenden Spezifität der klinischen Symptome einer Endokarditis sind Fehldiagnosen häufig. Nur eine genaue Kenntnis prädisponierender Faktoren und damit die Berücksichtigung der Vorgeschichte sowie die genaue Kenntnis der möglichen Fehldiagnosen setzt den Arzt in den Stand, die Diagnose zu einem möglichst frühen Zeitpunkt zu stellen und die Koinzidenz von Klappenfehlerbefund, Fieber sowie Keimnachweis zu erkennen und richtig zu deuten.

Der Nachweis von Vegetationen auf den Klappen mittels transösophagealer Echokardiographie gestattet Aussagen über die Prognose und erhärtet die Diagnose, beweist sie aber nicht.

Endokarditiden nach prothetischem Klappenersatz unterscheiden sich in ihrer Symptomatologie von nativen Endokarditiden und haben außerdem eine abweichende Quoad-vitam-Prognose innerhalb des 2. und 4. Jahres nach der Erkrankung.

Die Prognose einer Endokarditis wird heute wesentlich vom Auftreten einer Herzinsuffizienz bestimmt. Folglich ist neben einer möglichst frühzeitig einsetzenden antibiotischen Therapie der prothetische Klappenersatz in Erwägung zu ziehen, bevor sich eine Herzinsuffizienz höheren Schweregrades unter der Endokarditis manifestiert.

## Literatur


Ali AS, Trivedi V, Lesch M (1994) Culture-negative endocarditis: a historical review and 1990 s update. Prog Cardiovasc Dis 37: 149–160

Anschütz J (1968) Endokarditis. Thieme, Stuttgart

Aragam JR, Weyman AE (eds) (1994) Echocardiographic findings in infective endocarditis. Principles and Practice of Echodcardiography. Lea & Febiger, Philadelphia, pp 1178

Arbeitsgemeinschaft Endokarditis der Paul-Ehrlich-Gesellschaft (1988) Empfehlungen zur Prophylaxe der bakteriellen Endokarditis. Z Antimikr Antineopl Chemother 6: 9–12

Arendt G, Horstkotte D (Hrsg) (1996) Bakterielle Endokarditis SMV. Materia Medica, Gräfelfing, S 95 ff.

Bayer AS, Bolger AF, Taubert KA et al (1998) Diagnosis and management of infective endocarditis and its complications. Circulation 98: 2936–2948

Bayer AS (1993) Infective endocarditis. Clin Infect Dis 17: 313–320

Blumberg EA, Karalis DA, Chandrasekaran K et al. (1995) Endocarditis-associated paravalvular abscesses: do clinical parameters predict the presence of abscess? Chest 107: 898–903

Bolte HD, Autenrieth G, Böhm M et al. (Hrsg) (1996) Entzündliche Herzerkrankungen und Kardiomyopathien. Klinische Kardiologie. Springer, Berlin Heidelberg New York Tokio, S 203–222

Brouqui P, Dumler JS, Raoult D (1994) Immunohistologic demonstration of Coxiella burnetii in the valves of patients with Q fever endocarditis. Am J Med 97: 451

Camarata PJ, Latchaw RE, Rufenacht DA, Heros RC (1993) Intracranial aneurysms. Invest Radiol 28: 373–382

Chen SC, Sorrell TC, Dwyer DE et al. (1990) Endocarditis associated with prostetic cardiac valves. Med J Aust 152: 458–463

Chuard C, Herrmenn M, Vaudaux P, Waldvogel FA, Lew DP (1991) Succesful therapy of experimental chronic foreign body infection due to methicillin-resistant Staphylococcus aureus by antimicrobial combinations. Antimicrob Agents Chemother 35: 2611–2616

Clare CE, Barrow DL (1992) Infectious intracranial aneurysms. Neurosurg Clin North Am 3: 551–566

Clemens JD, Horwitz RI, Jaffe CC et al. (1982) A controlled evaluation of the risk of bacterial endocarditis in persons with mitral-valve prolapse. N Engl J Med 307: 776–781

Croft CH, Woodward W, Elliott A et al. (1983) Analysis of surgical vs. medical therapy in active complicated native valve infective endocarditis. Am J Cardiol 51: 1650–1655

Danchin N, Briancon S, Mathieu P et al. (1989) Mitral valve prolapse as a risk factor for infective endocarditis. Lancet I: 743–745

Daniel WG, Mugge A, Martin RP et al. (1991) Improvement in the diagnosis of abscesses associated with endocarditis by transesophageal echocardiography. N Engl J Med 324: 795–800

Dodds GA, Sexton DJ, Durack DT et al. (1996) Negative predictive value of the Duke criteria for infective endocarditis. Ann J Cardiol 77: 403–407

Drancourt M, Mainardi JL, Brouqui P et al. (1995) Bartonella (Rochalimaea) quintana endocarditis in three homeless men. N Engl J Med 332: 419

Durack DT, Petersdorf RG (eds) (1984) Nine controversies in the management of endocarditis. Update V: Harrison's principles of internal medicine. McGraw-Hill, New York: pp 35

Durack DT, Lukes AS, Bright DK (1994) New criteria for diagnosis of infective endocarditis: utilization of specific echocadiographic findings: Duke Endocarditis Service: Ann J Med 96: 200–209

Eliopoulos GM, Kaye D (eds) (1992) Enterococcal endocarditis. Infective endocarditis. Raven, New York : 209–223

Eliopoulos GM (1993) Aminoglycoside resistant enterococcal endocarditis. Med Clin North Am 17: 117–172

Erbel R, Rohmann S, Drexler M et al. (1988) Improved diagnostic value of echocardiography in patients with infective endocarditis by transesophageal approach: a prospective study. Eur Heart J 9: 43–53

Fateh-Moghadam A, Wick M (1989) Therapie mit polyvalenten Immunglobulinpräparaten, Auswahlkriterien und Anwendungsbereiche. Intensivmedizin 26 (Suppl 1): 81–89

Fernandez-Guerrero ML, Verdejo C, Azofra J, de Gorgolas M (1995) Hospital-aquired infectious endocarditis not associated with cardiac surgery: An emerging problem. Clin Infect Dis 20: 16–23

Finley JC, Davidson M, Parkinson AJ, Sullivan RW (1992) Pneumococcal endocarditis in Alaska natives: A population-based experience, 1978 through 1990. Arch Intern Med 152: 1641–1645

Grace CJ, Levitz RE, Katz-Pollak H, Brettmann LR (1988) Actinobacillus actinomycetemcomitans prosthetic valve endocarditis. Rev Infect Dis 10: 922–929

Griffin FM, Jones G, Cobbs GG (1972) Aortic insufficiency in bacterial endocarditis. Ann Intern Med 76: 23–28

Griffin MR, Wilson WR, Edwards WD et al. (1985) Infective endocarditis: Olmstead County, Minnesota, 1950 through 1981. JAMA 254: 1199–1202

Grover FL, Cohen, DJ, Oprian C et al. (1994) Determinants of the occurrance and survival from prosthetic valve endocarditis. J Thorac Cardiovasc Surg 108: 207–214

Hart RG, Kagan-Hallet K, Joerns SE (1987) Mechanisms of intracranial hemorrhage in infective endocarditis. Stroke 18: 1048–1056

Hessen MT, Abrutyn E, Kaye D (eds) (1992) Gram-negative bacterial endocarditis. Infective Endocarditis. Raven, New York, p 251

Hickey AJ, MacMahon SW, Wilcken DEL (1985) Mitral valve prolapse and bacterial endocarditis.: When is antibiotic prophylaxis necessary? Am Heart J 109: 431–435

Hoen B, Beguinot I, Rabaud C et al. (1996) The Duke criteria for diagnosing infective endocarditis are specific: analysis of 100 patients with acute fever or fever of unknown origin. Clin Infect Dis 23: 298–302

Hoen B, Selton-Suty C, Lacassin F et al. (1995) Infective endocarditis in patients with negative blood cultures: analysis of 88 cases from a one-year nationwide survey in France. Clin Infect Dis 20: 501–506

Horstkotte D, Schulte HD, Bircks W, Bodnar E (eds) (1991) Infective Endocarditis. ICR Publishers, London : pp 171

Horstkotte D (ed) (1996) Bakterielle Endokarditis. SMV, Edition Materia Medica, Gräfelfing, S 6 ff.

Horstkotte D, Bircks W, Loogen F (1986) Infective endocarditis of native and prosthetic valves – the case for prompt surgical intervention? Z Kardiol 75 (Suppl 2): 168–182

Houspian EM, Pool JL (1958) A systematic analysis of intracranial aneurysms from the autopsy file of Presbyterian Hospital, 1914–1956. J Neuropathol Exp Neurol 17: 409–423

Johnson JD, Raff MJ, Barnwell PA, Chun CH (1983) Splenic abscess complicating infectious endocarditis. Arch Intern Med 143: 906–912

Jung JY, Saab SB, Almond CH (1975) The case for early surgical treatment of left-sided primary infective endocarditis: a collective review. J Thorac Cardiovasc Surg 70: 509–518

Kanter MC, Hart RG (1991) Neurologic complications of infective endocarditis. Neurology 41: 1015–1020

Karchmer AW, Braunwald E (eds) (1997) Infective Endocarditis. Heart Disease. Saunders, Philadelphia : pp1077

Karchmer AW, Gibbons GW, Bisno AL, Waldvogel FA (eds) (1994) Infections of prosthetic heart valves and vascular grafts. Infections associated with indwelling medical devices. American Society for Microbiology, Washington, pp 213–249

Karchmer AW, Kaye D (eds) (1992) Staphylococcal endocarditis. Infective Endocarditis. Raven, New York, p 225

Karchmer AW, Stinson EB, Remington JS, Schwartz MN (eds) (1980) The role of surgery in infective endocarditis. Current clinical topics in infectious diseases. McGraw-Hill, New York, pp 124–157

Keys TF (1993) Early-onset prosthetic valve endocarditis. Cleve. Clin J Med 60: 455–459

Kim HS (1977) Nonbacterial, thrombotic endocarditis and disseminated intravascular coagulation: autopsy study of 36 patients. Arch Pathol Lab Med 101: 65

Lerner P (1985) Neurologic complications of infective endocarditis. Med Clin North Am 69: 385–398

Levy PY, Drancourt M, Etienne J et al. (1991) Comparison of different antibiotic regimes for therapy of 32 cases of Q fever endocarditis. Antimicrob Agents Chemother 35: 533–537

Lopez JA, Ross RS, Siegel RJ (1987) Nonbacterial thrombotic endocarditis: A review. Am Heart J 113: 773–784

MacMahon SW, Hickey AJ, Wilcken DEL (1987) Risk of infective endocarditis in mitral valve prolapse with and without precordial systolic murmurs. Am J Cardiol 59: 105–108

MacMahon SW, Roberts JK, Kramer-Fox R et al. (1987) Mitral valve prolapse and infective endocarditis. Am Heart J 113: 1291–1298

Maisch B (Hrsg) (1987) Immunologische Parameter in der Diagnostik und Verlaufsbeobachtung der Endokarditis. Infektiöse Endokarditis. Perimed, Erlangen, S 1067–1077

Maisch B et al.: (1983) Immune complexes, serum factors and cytotoxicity in endocarditis. Am Heart J 106: 338–344

Mansur AJ, Grinberg M, Lemos da Luz P, Bellotti G (1992) The complications of infective endocarditis: A reappraisal in the 1980's. Arch Intern Med 152: 2428–2432

Maruyama M, Kuriyama Y, Sawada T et al. (1989) Brain damage after open heart surgery in patients with acute cardioembolic stroke. Stroke 20: 1305–1310

Matsushita K, Kuriyama Y, Sawada T et al. (1993) Hemorrhagic and ischemic cerebrovascular complications of active infective endocarditis of native valve. Euro Neurol 33: 267–274

McKinsey DS, Ratts TE, Bisno AL (1987) Underlying cardiac lesions in adults with infective endocarditis. Am J Med 82: 681–688
Melgar GR, Nasser RM, Gordon SM et al. (1997) Fungal prosthetic valve endocarditis: an 11-year experience in a tertiary care hospital. Medicine 76: 94–103
Meyer DJ, Gerding DN (1988) Favorable prognosis of patients with prosthetic valve endocarditis caused by gram-negative bacilli of the HACEK group. Am J Med 85: 104–107
Mills J, Utley J, Abbott J (1974) Heart failure in infective endocarditis: predisposing factors, course and treatment. Chest 66: 151–157
Moyer D, Edwards, JE, Kaye D (eds) (1992) Fungal endocarditis. Infective endocarditis. Raven, New York
Moyer DV, Edwards JE jr (1992) Fungal endocarditis. In: Kaye D (ed) Infective endocarditis. 2nd edn. Raven, New York, p 299
Mugge A, Daniel WC, Frank G, Lichtlen PR (1989) Echocardiography in infective endocarditis: Reassessment of prognostic implications of vegetation size determined by the transthoracic transesophageal approach. J Am Coll Cardiol 14: 631–638
Mugge A (1993) Echocardiographic detection of cardiac valve vegetations and prognostic implications. Infect Dis Clin North Am 7: 877–898
Murray BE, Mederski-Samoraj B (1983) Transferable beta-lactamase: a new mechanism for in vitro penicillin resistance in Streptococcus faecalis. J Clin Invest 72: 1168–1171
Nahass RG, Weinstein MP, Bartels J, Gocke BJ (1990) Infectious endocarditis in intravenous drug users: a comparison of human immunodeficiency virus type 1-negative and -positive. J Infect Dis 162: 967–970
Powderly WG, Stanley SL, Medoff G (1986) Pneumococcal endocarditis: Report of a series and review of the literature. Rev Infect dis 8: 786–791
Pruitt AA, Rubin RH, Karchmer AW, Duncan GW (1978) Neurologic complications of bacterial endocarditis. Medicine 57: pp 329
Rauolt D, Fournier PE, Drancourt M et al. (1996) Diagnosis of 22 new cases of Bartonella endocarditis. Ann Intern Med 125: 646–652
Reyes MP, Brown WJ, Lerner AM (1978) Treatment of patients with pseudomonas endocarditis with high dose aminoglycoside and carbenicillin therapy. Medicine 57: 57–67
Rice LB, Calderwood SB, Eliopoulos GM et al. (1991) Enterococcal endocarditis: a comparison of prosthetic and native valve disease. Rev Infect Dis 13: 1248–1249
Roberts RB, Krieger AG, Schiller NL, Gross KC (1979) Viridans streptococcal endocarditis: the role of various species, including pyridoxal-dependent streptococci. Rev Infect Dis 1: 955–966
Rohmann S, Erbel R, Darius H et al. (1991) Prediction of rapid vs. prolonged healing of infective endocarditis by monitoring vegetation size. J Am Soc Echocardiogr 4: 465–474
Rohmann S, Erbel R, George G et al. (1992) Clinical relevance of vegetation localization by transösophageal echocardiography in infective endocarditis. Eur Heart J 13: 446–452
Rohmann S, Seifert T, Erbel R et al. (1991) Identification of abscess formation in native-valve infective endocarditis using transesophageal echocardiography: implications for surgical treatment. Thorac Cardiovasc Surg 39: 273–280
Rubinstein E, Lang R (1995) Fungal endocarditis. Eur Heart J 16 (Suppl B): 84
Sanfillippo AJ, Picard MH, Newell JB et al. (1991) Echocardiographic assessment of patients with infectious endocarditis: prediction of risk for complications. J Am Coll Cardiol 18: 1191–1199
Santoro J, Ingerman M, Kaye D (eds) (1992) Response to therapy: relapses and reinfections. Infective endocarditis. Raven, New York, p 423
Schölmerich P, Schwiegk H (Hrsg) (1960) Erkrankungen des Endokard. Springer, Berlin Göttingen Heidelberg (Handbuch der inneren Medizin IX/II, S 543 ff.)
Schölmerich P, Gross R, Jahn D (Hrsg) (1970) Bakterielle Endokarditis. Lehrbuch der Inneren Medizin. Schattauer, Stuttgart, S 285 ff.
Schünemann S, Werner GS, Schulz R, Bitsch A, Prange HW, Kreuzer H (1997) Embolische Komplikationen bei bakterieller Endokarditis. Z Kardiol 86: 1017–1025
Schwinger RHG, Erdmann E (1997) Therapie der Herzinsuffizienz. Fortschritte der Medizin 16: 30–34
Shapiro DS, Kenney SC, Johnson M, Davis CH, Knight ST, Wyrick PB (1992) Brief report: Chlamydia psitacci endocarditis diagnosed by blood culture. N Engl J Med 326: 1192–1195
Shapiro SM, Young E, De Guzman S et al. (1994) Transesophageal echocardiography in diagnosis of infective endocarditis. Chest 105: 377–382
Shively BK, Gurule FT, Roldan CA, Legget JH, Schiller NB (1991) Diagnostic value of transesophageal compared with transthoratic echocardiography in infective endocarditis. J Am Coll Cardiol 18: 391–397
Sobel JD, Kaye D (eds) (1992) Nosocomial infective endocarditis. Infective Endocarditis. Raven, New York, pp 361
Sochowski RA, Chan KL (1993) Implication of negative results on a monoplane transesophageal echocardiographic study in patients with suspected infective endocarditis. J Am Coll Cardiol 21: 222–224
Spach DH, Kanter AS, Daniels NA et al. (1995) Bartonella (Rochalimaea) species as a cause of apparent „culture-negative" endocarditis. Clin Infect Dis 20: 1044
Steckelberg JM, Murphy JG, Ballard D et al. (1991) Emboli in infective endocarditis: the prognostic value of echocardiography. Ann Intern Med 114: 635–640
Steckelberg JM, Murphy JG, Wilson WR, Kaye D (eds) (1992) Management of complications of infective endocarditis. Infective endocarditis. Raven, New York, pp 435
Stein A, Raoult D (1995) Q fever endocarditis. Eur Heart J 16 (Suppl B): 19
Stewart JA, Silimperi D, Harris PJ, Wise NK, Fraker TD, Kisslo TA (1980) Echocardiographic documentation of vegetative lesions in infective endocarditis: clinical implications. Circulation 63: 374–380
Stratton JR, Werner JA, Pearlman AS et al. (1982) Bacteremia and the heart: serial echocardiographic findings in 80 patients with documented or suspected bacteremia. Am J Med 73: 851–858
Terpenning MS, Buggy BP, Kauffmann CA (1988) Hospital-acquired infective endocarditis. Arch Intern Med 148: 1601–1603
Ting W, Silverman NA, Arzouman DA, Levitsky S (1990) Splenic septic emboli in endocarditis. Circulation 82: IV-105–IV-109
Ting W, Silverman NA, Levitsky S (1991) Valve replacement in patients with endocarditis and cerebral septic emboli. Ann Thorac Surg 51: 18–21
Tornos P, Sanz E, Permanyer-Miralda G et al. (1992) Late prosthetic valve endocarditis: Immediate and long-term prognosis. Chest 101: 37–41
Tunkel AR, Kaye D (1992) Endocarditis with negative bloode cultures. N Engl J Med 326: 1215–1217
Ugolini V, Pacifico A, Smitherman TC, Mackowiak PA (1986) Pneumococcal endocarditis update: Analysis of 10 cases diagnosed between 1974 and 1984. Am Heart J 112: 813–819
Von Reyn CF, Levy BS, Arbeit RD, Friedland G, Crumpacker CS (1981) Infective endocarditis: an analysis based on strict case definitions. Ann Intern Med 94: 505–518
Watanakunakorn C, Burkert T (1993) Infective endocarditis at a large community teaching hospital, 1980–1990: A review of 210 episodes. Medicine 72: 90–102
Weinstein L, Schlesinger JJ (1974) Pathoanatomic, pathophysiologic and clinical correlations in endocarditis (first of two parts). N Engl J Med 291: 832–837
Weinstein L, Schlesinger JJ (1974) Pathoanatomic, pathophysiologic and clinical correlations in endocarditis (second of two parts). N Engl J Med 291: 1122–1126
Werner AS, Cobbs CG, Kaye D, Hook EW (1967) Studies on the bacteremia of bacterial endocarditis. JAMA 202: 199–203
Whitener C, Caputo GM, Weitekamp MR et al. (1993) Endocarditis due to coagulasenegative staphylococci: micrbiologic, epidemiologic and clinical considerations. Med Clin North Am 7: 81–96
Wieland M, Ledermann MM, Kline-King C et al. (1986) Left-sided endocarditis due to pseudomonas aeruginosa: a report of 10 cases and review of the literature. Medicine 65: 180–189
Wilson WR, Giuliani ER, Danielson GK, Geraci JE (1982) Management of complications of infective endocarditis. Mayo Clin Proc 57: 162–170

Wilson WR, Karchmer AW, Dajani AS et al. (1995) Antibiotic treatment of adults with infective endocarditis due to streptococci, enterococci, staphylococci and HACEK-organisms. JAMA 274: 1706–1713

Wilson WR, Thompson RL, Wilkowske CJ et al. (1981) Short-term therapy for streptococcal infective endocarditis: combined intramuscular administration of penicillin and streptomycin. JAMA 245: 360–363

Wilson WR, Wilkowske CJ, Wright AJ et al. (1984) Treatment of streptomycin-susceptible and streptomycin-resistant enterococcal endocarditis. Ann Intern Med 100: 816–823

Wilson WR, Zak O, Sande MA (1985) Penicillin therapy for treatment of experimental endocarditis caused by viridans streptococci in animals. J Infect Dis 151: 1028–1033

Zisbrod Z, Rose DM, Jacobowitz IJ et al. (1987) Results of open heart surgery in patients with recent cardiogenic embolic stroke and central nervoussystem dysfunction. Circulation 76: V-109–12

# Kapitel 52

# Virale Herzerkrankungen

52

R.H.G. Schwinger



## 52.1 Myokarditis

Infektiöse Erkrankungen des Herzmuskels können in jedem Lebensalter auftreten. Ursächlich als Erreger kommen vor allem verschiedene Virusarten in Betracht, am häufigsten Coxsackie-Viren.

Die systemische Erkrankung mit diesen Infektionserregern kann zu einer Mitbeteiligung des Herzmuskels in Form einer Myokarditis, häufig auch unter Einbeziehung des Perikards zu einer Perimyokarditis führen. Diagnostisch gelingt der histologische Nachweis einer Myokarditis in Herzmuskelbiopsien nur selten.

### 52.1.1 Ätiologie

Myokarditiden sind Entzündungsprozesse im Herzen, die durch eine Vielzahl von Erregern hervorgerufen werden können. Überwiegend kommen Enteroviren als Erreger der Virusmyokarditiden in Betracht.

Etwa 1/3 aller akuten Myokarditisfälle werden durch diese Erreger verursacht. Nach einer Virusinfektion (Tabelle 52-1) kann es zu einer Mitbeteiligung des Myokards, Perikards oder beidem als Myokarditis, Perikarditis oder Perimyokarditis kommen. Dies gilt vor allem für Influenza, Polymyositis, Masern, Varizellen, Virushepatitiden, Mumps, Röteln, infektiöse Mononukleose und Psittakose. Bezüglich anderer erregerbedingter Herzerkrankungen wird auf Kapitel 51 verwiesen.

Die Infiltrate sind dabei bevorzugt im Bereich der Herzhinterwände, der Vorhöfe, im Septum sowie in der Apexregion nachweisbar. Hier findet sich ein buntes inflammatorisches Bild mit Lymphozyten, Monozyten und Plasmazellen. Im Bereich der Einzelfasern kommt es gehäuft zu Nekrosen bzw. zu Gruppennekrosen.

In der überwiegenden Anzahl der Fälle verlaufen diese Infektionen des Myokards als unauffällige, gutartige Myokarditiden, die meist nur zufällig, z.B. im Rahmen einer EKG-Registrierung, oder aufgrund von Rhythmusstörungen diagnostiziert werden. Diese Symptome klingen meist innerhalb weniger Tage oder Wochen ab. Im Säuglingsalter sind Todesfälle bei Coxsackie-B-Myokarditis berichtet worden.

Als Ursache für das Entstehen einer dilatativen Kardiomyopathie werden eine chronische Infektion

**Tabelle 52-1.** Virale Myokarditiserreger

| | |
|---|---|
| Viren, deren ätiologische Bedeutung erwiesen ist: | Coxsackie-Viren B1–B5<br>Einige Serotypen der Coxsackie-A-Viren<br>Einige Serotypen der Echoviren |
| Viren, bei denen gut belegte Einzelfälle mit Virusisolierung aus dem Herz oder andere Hinweise auf eine ätiologische Beteiligung existieren: | Mumpsvirus<br>Influenza-A-Virus<br>Adenoviren<br>Zytomegalievirus (bei immunsupprimierten Patienten)<br>Varizella-Zoster-Virus<br>Epstein-Barr-Virus<br>Respiratory-syncytial-Virus (RSV)<br>Flaviviren<br>Influenza-B-Viren<br>Masernvirus<br>Polioviren<br>Tollwutvirus<br>Togaviren (z.B. Rötelnvirus)<br>Vakzinia- und Variolavirus |

mit Virus-mRNA oder eine Begleitmyokarditis diskutiert. Zudem hat die zunehmende Zahl immunsuppressiv behandelter Patienten wie auch die steigende Anzahl immuninkompetenter Patienten (z.B. nach HIV-Infektion) zu einem vermehrten Auftreten viraler Herzerkrankungen, besonders der CMV-Karditis, geführt.

### 52.1.2 Pathogenese

Im wesentlichen kann eine Myokarditis durch 3 Pathomechanismen erzeugt werden:

!

1. Invasion der entsprechenden Erreger in das Myokard,
2. Produktion von herzmuskelschädigenden Agenzien, wie z. B. bei der Diphterie,
3. immunologisch vermittelte myokardiale Schädigung.

Dabei kann zum einen die direkte zellzerstörende Wirkung mancher Virusinfektionen zu einer Schädigung des Herzmuskels und damit zur Herzmuskelfehlfunktion führen (Abb. 52-1), und zum anderen wird durch eine vorangegangene Virusinfektion, z. B. durch ein Antigenmimikri, eine Induktion eines Antigenprozesses diskutiert. Somit ist auch ohne Viruspersistenz eine weitergehende Schädigung des Myokards – zumindest theoretisch – denkbar.

Aus diesem Grund sind Kriterien zur virologischen Diagnostik einer Virusmyokarditis erstellt worden (vgl. Tabelle 52-2 und 52-3). Auf der Grundlage dieser Kriterien kann nur für Coxsackie-B1–B5, einige Serotypen der Coxsackie-A-Viren sowie einige Serotypen der Echoviren die Virusätiologie einer Myokarditis als gesichert angesehen werden (Tabelle 52-1).

Die humanpathogenen Enteroviren, zu ihnen gehören auch die Polioviren, zählen aus molekularbiologischer Sicht zu den am besten untersuchten Virussystemen. Durch molekulare Klonierung und Sequenzierung infektiöser rekombinanter viraler cDNA sowie ergänzender Röntgenstrukturanalysen kristalliner viraler Partikel ist die genetische Organisation und die Raumstruktur kardiotroper Coxsackie-Viren bekannt (Muckelbauer et al. 1995).

Coxsackie-Viren bilden 28–30 nm große ikosaederförmige Partikel ohne Lipidhülle. Eine spezifische Bindung des Virus an ein zelluläres Rezeptorprotein wird angenommen. Diskutiert werden u. a. ein 46-kDa-Transmembranprotein mit der Spezifität für Coxsackie-Viren der Gruppe B sowie Adenoviren, welches auch als CAR-Protein bezeichnet wird, des weiteren das Protein „decay accelerating factor“ (DAF) sowie ein 100-kDa-Membranprotein und für den Menschen ein 120-kDa-Bindeprotein (Selinka et al. 1998; Shafren et al. 1995).

#### „Uncoating“

Nach Eintritt in die Zielzelle wird durch das sog. „uncoating“ die virale RNA in das Zytoplasma geschleust (Rueckert et al. 1996). Die Abb. 52-2 stellt die genetische Organisation des enteroviralen Genoms schemahaft dar. Das Translationsprodukt des 6,8 Kilobasen langen offenen Leserahmens wird in 11 virale Proteine gespalten. Hierzu zählen 4 Strukturproteine (VP1–VP4), die zusammen mit zwei Proteinasen (2 A, 3 C) das VPg (3B) und der viralen Polymerase 3D das virale Kapsid bilden (Rueckert et al. 1996; Kandolf 1998).

Im Rahmen der Virusreplikation kommt es zur Wechselwirkung mit zellulären Stoffwechselschritten der infizierten Zelle. Es findet eine Hemmung der zelleigenen RNA-Synthese im Rahmen der Virusreplikation statt. Dabei ist denkbar, daß die Synthese zellulärer Proteine durch Aktivierung zellulärer Proteinkinasen sowie durch Spaltung des Initiationsfaktors P220 durch die viruskodierte Proteinase 2 A gehemmt wird (Kandolf 1998).

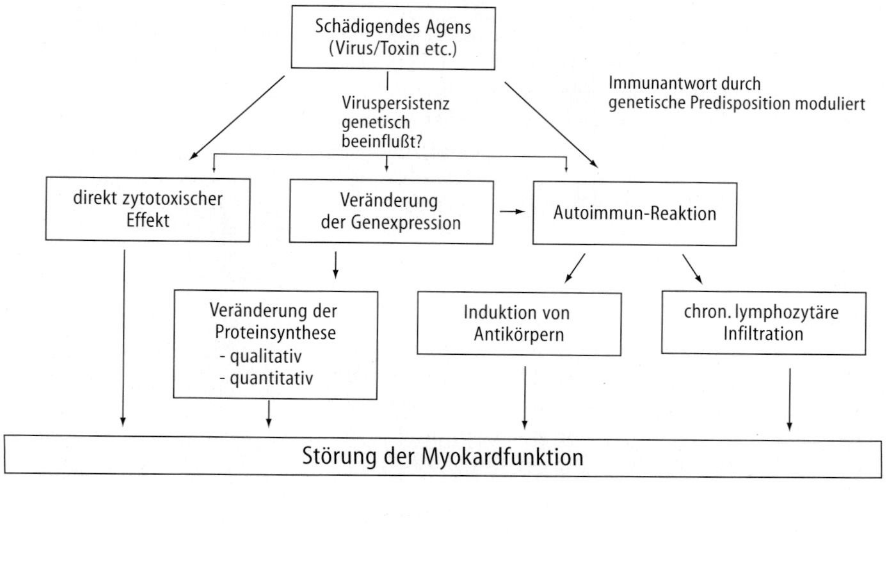


**Abb. 52-1.** Mechanismen einer Störung der Myokardfunktion

**Tabelle 52-2.** Diagnostisch relevante allgemeine Charakteristika einiger Viren des Menschen

| | Üblicherweise nicht persistierende Virusinfektionen | | | Immer oder gelegentlich persistierende Virusinfektionen | | |
|---|---|---|---|---|---|---|
| | Hepatitis A | Entero V. | Influenza | Hepatitis B | HIV | CMV |
| Akute Primärinfektion mit Virusproduktion | ja | ja | ja | ja | ja | ja |
| Chronische Virusproduktion | nein | nein? | nein | ja | ja | nein?[a] |
| Latente Infektion | nein | ja? | nein | ja? | ja? | ja |
| Genomintegration | nein | nein | nein | ja[b] | ja (Provirus) | nein |
| Endogene Reaktion | nein | nein? | nein | ja? | ja? | ja |
| Exogene Zweitinfektion | ja? | ja? | ja? | ja[c] | ja | ja |
| Zweiterkrankung | nein | ja? | ja[c] | ja | ja | ja |
| Serotyp | 1 | 71 | 3 | 1 | 2 | 1 |
| Klinisch bedeutsame Varianten | nein? | ja? | ja | ja | ja | ja? |

? Aus experimentellen Gründen nicht vollständig gesichert
[a] Bei Immunkompetenten
[b] In Leberkarzinomen
[c] Durch abweichenden Subtyp

**Tabelle 52-3.** Instrumentarium der virologischen Diagnostik

| Methoden | Anwendungsbeispiele |
|---|---|
| **A. Virusnachweis** | |
| Virusisolierung (Zellkultur, Versuchstier) | Picornaviren, Herpes-simplex-Virus |
| Virusantigennachweis (Enzymtest, RIA) | Adenoviren, Hepatitis-B-Virus |
| Antigennachweis in situ (Enzymtest, Immunfluoreszenz) | Zytomegalievirus |
| Virusgenomnachweis (PCR, Hybridisierung) | Hepatitis-C-Virus, Röteln etc. |
| Virusgenomnachweis in situ (In-situ-Hybridisierung) | Papillomviren, Picornaviren |
| **B. Antikörpernachweis** | |
| Neutralisationstest | Picornaviren |
| Komplementbindungstest, Hämagglutinationshemmtest | Varizellen-Zoster-Virus, Rötelnvirus |
| ELISA, Immunfluoreszenz (IFT)<br>– mit Ig-Subklassendifferenzierung (IgG, IgM, IgA)<br>– mit Einsatz verschiedener viraler Antigene (Westernblot, IFT)<br>– mit Nachweis autochthoner Liquorantikörper | HIV stc. (ELISA häufigster Test)<br>Epstein-Barr-Virus<br>HIV, Epstein-Barr-Virus<br>Masernvirus (SSPE) |

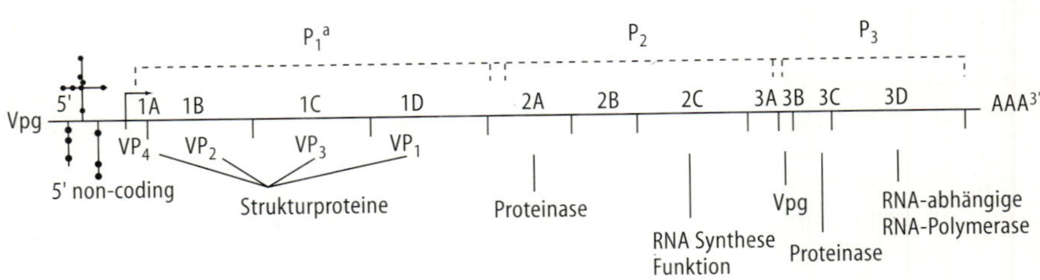


**Abb. 52-2.** Schematische Darstellung der Organisation des enteroviralen Genoms. Nach Rueckert et al. 1990 aus Kandolf (1998)

### Virusinduzierte zelluläre Veränderungen

Die virale Genese der Myokarditis ist in tierexperimentellen Untersuchungen gut belegt. Es kommt hierbei in den ersten Tagen der akuten Virusmyokarditis zu Zelluntergängen (Klingel et al. 1993; McManus et al. 1993; Maisch et al. 1993; Martino et al. 1994) sowie in der Folge zur Eliminierung des viralen Materials, verbunden mit dem Auftreten zellulärer Infiltrate und weiteren Myozytolysen (McManus et al. 1993; Raubach-Starz et al. 1990).

Interstitiell, myozytär und/oder endozytär finden sich Immunglobulinablagerungen, Zytolysen sowie T-Lymphozyten, Makrophagen und eine vermehrte HLA-Klasse-I- und -II-Expression. In der Folge heilt die Mehrzahl der infizierten Myokarditiden aus. Nur bei einem geringen Teil kommt es zu einer autoreaktiven Aktivierung mit einer zellulären und humoralen Immunantwort gegen kardiale Autoantigene (Ainger 1964; Barry 1994).

Zudem weisen experimentelle und klinische Untersuchungen, neben der Beteiligung der zellulären Immunantwort, auf eine Aktivierung des humoralen Immunsystems bei fortbestehender Krankheit hin. Dabei wurden membrangebundene Antikörper gegen kardiale Autoantigene, wie z. B. gegen das Sarkolemm, das Myolemm, den Adenosinnukleotid-Transporter, gegen β-Adenorezeptoren sowie gegen kontraktile Proteinanteile mit z. T. direkter kardiodepressiver Wirkung nachgewiesen (Barry 1994; Maisch et al. 1983; Schultheiß 1988; Strauer et al. 1994).

In Tierexperimenten wie auch in humanem Untersuchungsmaterial ist nach der akuten Myokarditisphase eine Viruspersistenz über 3 Wochen beschrieben worden (Bowles et al. 1986; Lindner et al. 1985; McManus et al. 1993); diese kann einen zytoplasmatischen Defekt oder eine gestörte Zellfunktion auslösen. Dabei kann eine genetische Prädisposition die Viruspersistenz möglicherweise weiter begünstigen.

Ausschlaggebend für das weitere Fortschreiten der Erkrankung könnte diese genetische Prädispostion für oder gegen eine Viruspersistenz sein, da sie zum einen bei der Mehrzahl der Patienten nur Grippesymptome erscheinen läßt, bei anderen Patienten zur dilatativen Kardiomyopathie führt und bei wieder anderen Patienten mit für den plötzlichen Herztod verantwortlich zu sein scheint. Dies wird auch durch die Verteilung der Myokarditishäufigkeit unterstützt; diese ist bei Neugeborenen, Jugendlichen und jungen Männern sowie in der Schwangerschaft signifikant erhöht.

#### Triggermechanismus

Der Triggermechanismus für die Initiierung einer akuten Myokarditis oder einer kardiotropen Virusinfektion mit myokardialer und potentiell vaskulärer Gewebeschädigung ist das Fehlen oder Vorhandensein effektiver Reparationsmechanismen, die eine Ausheilung ermöglichen. Bei einer geringen Anzahl von Patienten kommt es zur Viruspersistenz oder zur persistierenden Aktivierung immunologischer autoreaktiver Vorgänge, die dann zur Entwicklung einer dilatativen Kardiomyopathie beitragen können. Dies wird unterstützt durch Untersuchungen, in denen bei 17% (8 von 47) von Patienten mit idiopathischer dilatativer Kardiomyopathie durch In-situ-Hybridisierung an Endomyokardbiopsien ein Virusnachweis gelang.

Bei 53 Kontrollpatienten mit anderer myokardialer Grunderkrankung war diese Untersuchung negativ (Kandolf et al. 1988; Tracy et al. 1990).

#### Immunmechanismen

Neben der direkten virustoxischen Wirkung sind humorale und zelluläre Immunmechanismen in der Langzeiteinflußnahme pathogenetisch bedeutsamer für die Entwicklung einer dilatativen Kardiomyopathie (Abb. 52-1). Diskutiert werden als ätiologische Möglichkeiten kardiale Antikörper gegen mitochondriale ADP/ATP-carrier-Proteine, gegen Myosinschwerketten, gegen Laminin oder Antikörper gegen β-Adrenorezeptoren, die zu einem besonders hohen Prozentsatz sowohl bei dilatativer Kardiomyopathie als auch bei Myokarditis vorkommen (Schultheiß 1993), jedoch bei ischämischen Herzerkrankungen fehlen.

Zusammenfassend bleibt festzustellen, daß sowohl direkte virustoxische wie auch virusinduzierte Immunphänomene in der Langzeitwirkung neben dem akuten Erscheinungsbild der Myokarditis auch zur dilatativen Kardiomyopathie bei wenigen, möglicherweise genetisch determinierten Patienten führen können. Eine Vielzahl von Antikörpern wurde nachgewiesen. Der Beweis der virusinduzierten Genese im Einzelfall gestaltet sich auch aufgrund des „sampling errors“ häufig als schwierig.

## 52.1.3 Diagnostik

#### Nachweis im Myokard durch Myokardbiopsie

Post mortem kann im Obduktionsgut eine Myokarditisdiagnose in etwa 5% der Fälle gestellt werden. Oft handelt es sich hierbei um entzündliche Veränderungen im Rahmen einer Begleitmyokarditis bei einer systemischen oder von einem anderen Herd ausgehenden Infektion. Ausschließlich auf das Herz beschränkte Infektionen sind sehr selten und finden sich im Obduktionsgut nur in 0,1–0,2% der Fälle (Kunkel et al. 1985; Rahlf et al. 1981). !

Entgegen der häufigen Verdachtsdiagnose Myokarditis kann in Myokardbiopsien, rechtsventrikulär entnommen, nur selten der Nachweis einer entzündlichen Herzerkrankung gestellt werden. Dies liegt v. a. daran, daß sich die Entzündung häufig herdförmig ausbreitet und dies zu falsch-negativen Diagnosen aufgrund lokaler Biopsien führen kann („sampling error“). So kann zwar der Nachweis einer Myokarditis in Endomyokardbiopsien geführt werden, aber nicht dessen Ausschluß.

#### Indikation

Eine Myokardbiopsie ist dann indiziert, wenn eine links- bzw. rechtsventrikuläre Funktionsstörung vorliegt, ohne daß hierfür eine Ursache, z. B. koronare Herzerkrankung, Klappenvitium, systemische Erkrankung, gefunden wird (Tabelle 52-4 und 52-5).

Ziel der Biopsie sollte sein, spezifische Herzmuskelerkrankungen zu identifizieren bzw. auszuschließen. Zu ihnen gehören neben der infektiösen Myokarditis

Systemerkrankungen, die auch das Herz befallen können, wie die Amyloidose, Sarkoidose, Hämochromatose, M. Wilson und andere Speichererkrankungen. Die Myokardbiopsie ist in den Händen eines erfahrenen Untersuchers eine sichere Methode mit einer Komplikationsrate zwischen 1,0 und 1,7% (Biopsie und Todesfolge 0,03%, Ventrikelperforation mit Perikardtamponade zwischen 0,1 und 0,4%; Strauer 1995).

Voraussetzung für die histologische Sicherung der Myokarditisdiagnose ist eine Biopsie, die eine Auswertung von 3 Partikeln mit einem Maximaldurchmesser von 2–3 mm zuläßt. Wünschenswert wäre eine Anzahl von bis zu 6 auswertbaren Biopsien. Indiziert ist eine Myokardbiopsie immer dann, wenn eine links- bzw. rechtsventrikuläre Funktionsstörung vorliegt ohne auffindbare Ursache , wie z. B. eine koronare Herzerkrankung, ein Klappenvitium oder eine andere systemische Erkrankung (Tabellen 52-4 und 52-5).

### Dallas-Kriterien

Im konventionell gefärbten histologischen Präparat finden sich dabei häufig entzündliche Infiltrate und Zelluntergänge, die an eine Myokarditis denken lassen. Zur Klärung der Diagnose Myokarditis sind histologische Kriterien, die sog. Dallas-Kriterien (Tabelle 52-6) erarbeitet worden. Danach setzt die histologische Diagnose „Myokarditis" entzündliche Infiltrate und Schädigungen an benachbarten Herzmuskelzellen voraus, die von degenerativen Veränderungen mit einer veränderten Anfärbbarkeit und Vakuolenbildung bis hin zum Zelluntergang (Nekrose) reichen.

Die Diagnose entzündlicher Infiltrate ist nicht sicher, wenn nur ein oder zwei Lymphozyten vorhanden sind. Das Ausmaß der entzündlichen Infiltrate sollte semiquantitaiv abgeschätzt und das Verteilungsmuster entsprechend den Kriterien herdförmig, konfluierend oder diffus angegeben werden. (Abb. 52-3). Dabei gibt der Ausdruck „Borderlinemyokarditis" nur die Schwierigkeit wider, bei spärlichen oder fast fehlenden entzündlichen Infiltraten eine entzündliche Myokarditis nachweisen bzw. ausschließen zu können.

Zur Beurteilung einer persistierenden, abheilenden oder abgeheilten Myokarditis ist eine zweite Biopsie nötig.

### Quantitative histologische Diagnostik

Die Ungenauigkeit der histologischen, semiquantitativen Bewertung wird neuerdings zum einen durch quan-

**Tabelle 52-4.** Klinische Indikation für Herzmuskelbiopsie

| | |
|---|---|
| Gesichert | – Monitoring bei Zustand nach Herztransplantation<br>– Monitoring bei Verdacht auf Anthrazyklintoxizität |
| Möglich | – Diagnose und Monitoring bei Verdacht auf Myokarditis<br>– Diagnose sekundäre Kardiomyopathie<br>– Diagnose restriktive vs. konstriktive Kardiomyopathie |
| Unklar | – Aids?<br>– Prognostisch bei DCM? |

**Tabelle 52-5.** Kriterien zur virologischen Diagnose einer Virusmyokarditis

1. Gesicherte Myokarditis mit Virusnachweis (Virusisolierung, Virusgenomnachweis, Virusantigennachweis) in Zellen aus pathologisch verändertem Gewebe (Ausschluß einer Kontamination durch infiziertes Blut). Kein entsprechender Virusnachweis bei gleichermaßen untersuchten Kontrollpersonen ohne Myokarditis (vergleichbare Immunkompetenz, gleicher Serostatus bei latenten Infektionen)

2. Klinisch gesicherte Myokarditis mit Virusnachweis im Organ (Virusisolierung, Virusgenomnachweis, Virusantigennachweis – Ausschluß einer Kontamination durch infiziertes Blut). Kein entsprechender Virusnachweis bei gleichermaßen untersuchten Kontrollpersonen ohne klinisch gesicherte Myokarditis (vergleichbare Immunkompetenz, gleicher Serostatus bei latenten Infektionen)

3. Klinisch gesicherte Myokarditis mit gleichzeitig eindeutigem virologischem Beweis einer akuten systemischen Viruserkrankung

4. Epidemisches Auftreten von Symptomen einer Myokarditis bei gesicherter Infektion mit demselben Virus oder gehäuftes Auftreten von Myokarditisfällen im Rahmen einer Virusepidemie, ohne virologischen Infektionsbeweis in allen Fällen

**Tabelle 52-6.** Dallas-Kriterien zur Diagnose der Myokarditis

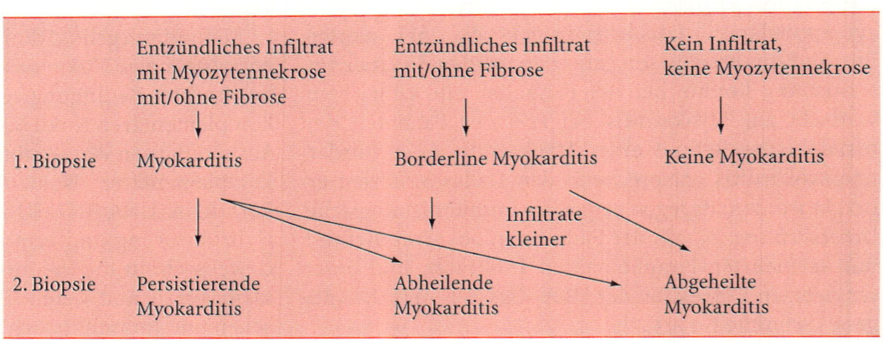

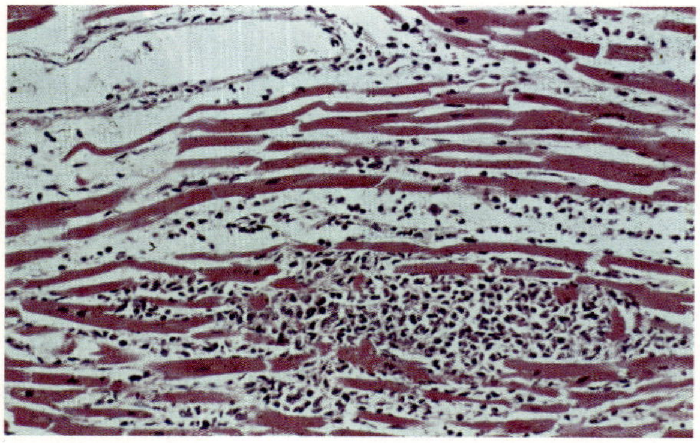

Abb. 52-3. Virale Myokarditis. Diffuse interstitielle Infiltration durch eine lymphozytäre Entzündung. 49jährige Frau; Tod im progredienten Linksherzversagen. (Mit freundlicher Genehmigung von Dr. J.W.U. Fries, Institut für Pathologie, Universität Köln)

titative Untersuchungsmethoden, die die Anzahl der Lymphozyten pro Gesichtsfeld angeben, und zum anderen durch histochemische Untersuchungen verbessert. Dabei werden immunhistochemische Darstellungen von Immunglobulinen, CD3-Komplementen oder von HLA-Klasse-I- und -II-Antigenen im Gewebe durchgeführt. Auch der Nachweis von spezifischen Antikörpern gegen Myolemm oder Sarkolemm der Herzmuskelzelle korreliert mit der Diagnose der Myokarditis.

Immunhistologische Untersuchungen konnten durch den Nachweis der Bindung von Immunglobulinen (insbesondere IgM, IgG und IgA), durch Komplementfixation an kardiale Strukturen in der Myokardbiopsie, besonders durch die Verwendung monoklonaler, gegen Lymphozytenoberflächenantigene gerichtete Antikörper (z. B. CD3, CD4, CD8), sowie durch den Nachweis einer Expression der HLA-Klasse-I- und -II-Antigene eine bessere Beurteilung erreichen.

Im gesunden Myokard liegt weniger als ein T-Lymphozyt pro Gesichtsfeld bei einer 400fachen Vergrößerung vor; hingegen werden bei 42% der Patienten mit Verdacht auf Myokarditis erhöhte Zellzahlen mit über 2 Zellen pro Gesichtsfeld gefunden (Kühl et al. 1988; 1993).

Eine weitere Klassifizierung in mehr akut entzündliche bzw. chronische Verlaufsformen erlaubt die Unterteilung in CD8-positive T-Lymphozyten (zytotoxisch/Suppressor), die eher in der chronischen Phase überwiegen, im Vergleich zur CD4-positiven T-Lymphozytenpopulation (Helfer/Inducer), die bei akuten Entzündungsereignissen gefunden werden. In einer Untersuchung konnte bei 188 Patienten mit klinischem Verdacht auf Myokarditis bei 12% der Patienten der histologische Befund einer Myokarditis oder Borderlinemyokarditis entsprechend den Dallas-Kriterien erbracht werden; dagegen zeigte die immunhistologische Untersuchung in 42% der Fälle einen positiven Befund mit vermehrten lymphozytären Infiltraten und einer vermehrten Expression der HLA-Klasse-I- und -II-Antigene (Schultheiß 1993).

### Borderlinemyokarditis

Die gleichen Autoren fanden bei Patienten im klinischen Stadium einer dilatativen Kardiomyopathie bei 5% den histologischen Befund einer Borderlinemyokarditis, so daß von einigen Autoren zumindest bei einigen wenigen Fällen die dilatative Kardiomyopathie als Spät- oder chronisches Stadium einer chronischen Myokarditis angesehen wird.

### Gensonden

Wesentliche neue Erkenntnisse brachte die Einführung molekularbiologischer Untersuchungstechniken in die Analyse der Myokardbiopsien (PCR, RT-PCR). Unter Verwendung spezifischer Gensonden konnte die Persistenz enteroviraler RNA, der DNA von Zytomegalievirus, EBV und/oder Herpesviren bei 10–15% der Patienten mit klinisch vermuteter Myokarditis sowie bei 8–28% der Patienten mit dilatativer Kardiomyopathie und bei 0–5% der Patienten mit anderen myokardialen Grunderkrankungen gezeigt werden (Archard et al. 1987; Bowles et al. 1986, 1989; Giacca et al. 1994; Kandolf et al. 1985, 1987; Maisch et al. 1993).

Heute sollten also bei Verdacht auf Myokarditis/Kardiomyopathie entnommene Myokardbiopsien nach folgenden Aufarbeitungskriterien beurteilt werden:

- histologisch,
- elektronenmikroskopisch,
- immunhistologisch/immunhistochemisch,
- molekularbiologisch.

### In-situ-Hybridisierung

Wesentliche Voraussetzung für die Einführung der In-situ-Hybridisierung zum Nachweis enteroviraler Genome war die molekulare Klonierung und vollständige Sequenzierung des Coxsackie-Virus B3 (CVB3), einem typischen Vertreter der kardiotropen Enteroviren. Da eine hochgradige genetische Verwandtschaft verschiedener Enterovirusserotypen besteht, kann es unter Verwendung der klonierten viralen cDNA als Gensonde gelingen, wichtige Erreger der viralen Myokarditis, nämlich Coxsackie-Viren und Echoviren, in einem einzigen diagnostischen Ansatz spezifisch nachzuweisen.

Die Sensitivität der In-situ-Hybridisierung unter Verwendung radioaktiv markierter Gensonden kann hierbei durchschnittlich bei 10–20 viralen Kopien pro Zelle gelingen.

Methodisch gelingt die In-situ-Hybridisierung, indem einzelsträngige Nukleinsäuren (DNA sowie RNA) unter bestimmten Bedingungen stabile Duplexstrukturen mit komplementären Nukleinsäuresequenzen aufgrund der Ausbildung von Wasserstoffbrückenbindungen zwischen komplementärer Nukleinsäure bilden (cDNA:DNA; RNA:RNA; DNA:RNA; RNA:DNA). Diese Reaktion heißt Hybridisierung und ermöglicht bei Durchführung am Gewebsschnitt die In-situ-Lokalisation spezifischer Nukleinsäuren und deren Zuordnung zu histopathologischen und immunhistochemischen Befunden.

#### Polymerasekettenreaktion

Diese molekularbiologische Technik hat eine hohe Spezifität und Sensitivität, und zwar durch enzymatische Amplifikation einer DNA-Sequenz unter Verwendung spezifischer viraler Oligonukleotide und einer hitzestabilen DNA-Polymerase. Liegt Virus-RNA vor, muß hierzu nach Extraktion der Nukleinsäuren virale cDNA synthetisiert werden, da nur DNA amplifiziert werden kann. Die Sensitivität ist zum Nachweis einer Enterovireninfektion vergleichbar mit den Ergebnissen der In-situ-Hybridisierung.

Da durch die Amplifizierung auch nichtspezifische Sequenzen vermehrt werden können, bedarf die PCR-Reaktion einer sorgfältigen Kontrolle, dies kann nur in wenigen Labors erreicht werden. Wesentlicher Nachteil der PCR-Reaktion ist, daß nur das virale Genom nachgewiesen wird und keine Aussage über deren Lokalisation möglich ist.

Aus methodischer Sicht ist anzustreben, PCR-Ergebnisse durch In-situ-Hybridisierungen hinsichtlich ihrer Spezifität zu bestätigen und zudem diagnostisch zu erweitern, da sich verschiedene enterovirale Serotypen aufgrund bislang unbekannter viraler Sequenzen einer Detektion durch eine PCR entziehen.

Eine große Anzahl von Viren kommt als Myokarditiserreger in Betracht, worunter die ätiologische Bedeutung nur für eine Reihe von Enteroviren (Coxsackie-Viren B1-B5, einige Serotypen von Coxsackie-A-Viren und Echoviren) gesichert ist (Tabelle 52-1).

Bei vielen Viren gilt die ätiologische Zuordnung zur Myokarditis nur für gut belegte Einzelfälle wie z.B. Mumps, Adenoviren, Zytomegalie, Influenza A und B, Masern, Varizellen, Zoster und anderen Viren. Dies belegt einmal mehr das Dilemma der Diagnostik mit Hilfe des Virusnachweises, da eine große Anzahl von Viren eine Myokarditis auslösen kann, aber es keine Myokarditisviren im eigentlichen Sinne gibt.

#### Laborbefunde

Eine typische diagnosesichernde Laborwertekonstellation für die Myokarditis gibt es nicht. Bei allen viralen Infektionen kann es zum Auftreten einer Leukopenie kommen. Zudem werden unspezifische Entzündungszeichen gefunden wie erhöhte Blutsenkungsgeschwindigkeit und Anstieg des CRP.

Ein Anstieg der Kreatininkinase und des Troponins deuten auf eine Myozytolyse hin und sind spezifische Zeichen einer Mykoardbeteiligung bei vielleicht generell vorliegender grippaler Infektion. Bei Verdacht auf Virusmyokarditis sind virologische Untersuchungen zum Nachweis einer Antikörperbewegung durchzuführen. Die jeweiligen Antikörper haben einen Titeranstieg um den Faktor 2.

! Diese Antikörperuntersuchungen sind gegen Influenza-, Parainfluenza-, Zytomegalie-, Hepatitisviren, Coxsackie B1–B5, Echoviren, Rotaviren, HIV, Herpesviren sowie gegen EBV durchführbar.

! Sind nichtvirale Infektionserreger in Betracht zu ziehen, so sollten zudem serologische Untersuchungen auf Chlamydien, Rickettsien, Borrelien, Brucellen, Korynebakterien und Toxoplasmose durchgeführt werden. Einen Sonderfall stellt die Diphterie dar, da hier das Bakterientoxin das eigentliche schädigende Agens darstellt.

Liegen keine Hinweise auf infektiöse Ursachen vor, so sollte die kardiale Symptomatik (Rhythmusstörungen, ggf. Pumpfunktionsstörungen) Anlaß geben, auch die Diagnostik einer Kollagenose und einer Sarkoidose zu berücksichtigen.

Die serologischen Untersuchungen können nur Verdachtsdiagnosen erhärten, sie können weder den Ausschluß noch den Beweis einer virusbedingten Myokarditis führen. Dies kann nur durch den Virusnachweis in Myokardbiopsien geschehen.

Die konventionellen histologischen Kriterien einer Myokarditis nach den Dallas-Kriterien umfassen ein Infiltrat, eine Myozytolyse benachbarter Myozyten und ein interstitielles Ödem für eine „aktive" Myokarditis, während bei der Borderlinemyokarditis die beiden letzten Kriterien fehlen können (s. oben). Die sog. abheilende Myokarditis („healing myocarditis") setzt eine erste Biopsie bei aktiver Myokarditis voraus und zeigt reparative Vorgänge und eine Reduktion des Infiltrates, während eine abgeheilte Myokarditis („healed myocarditis") nur noch das Narbenstadium als fokale Fibrose beschreibt (Tabelle 52-6). Dieses Bild ist nicht oder nur schwer von dem Befund einer dilatativen Kardiomyopathie histologisch zu unterscheiden.

Zum spezifischen Virusnachweis/zur Immunologie der Myokardbiopsien s. oben.

#### Apparative Diagnostik

##### Elektrokardiogramm

Das EKG zeigt neben den oben beschriebenen Rhythmusstörungen häufig klassische Zeichen einer akuten Perikarditis oder unspezifische negative T-Wellen sowie Anomalien der ST-Strecke. Charakteristisch sind v.a. die ST-Streckenhebungen, die ohne regionale Zuordnung im Vorderwand- wie Hinterwandbereich zu finden sind.

##### Echokardiographie

Auch die echokardiographischen Befunde der akuten oder aktiven Myokarditis sind meist unspezifischer Natur. Es zeigt sich häufig ein normaler echokardiographischer Befund. Vereinzelt können Vergrößerungen oder Wandbewegungsstörungen der Ventrikel nachweisbar sein. Im Rahmen einer Begleitperikarditis ist häufig ein Perikarderguß nachweisbar. Bei fulminanten Verlaufsformen ist oft eine ausgeprägte Veränderung der Kontraktionsamplitude in allen Wandbereichen dokumentierbar. Frühzeitig kann eine diastolische Dysfunktion mit einem doppler-echokardiographisch nachweisbaren verminderten E/A-Verhältnis festgestellt werden.

Oft zeigen sich bei Patienten mit akuter Myokarditis wandadhärente Strukturen, die meist Thromben entsprechen (Edwards et al. 1982; Fenoglio et al. 1983; Strauer et al. 1994). 20–25% der Patienten weisen einen Perikarderguß auf. Hierbei ist insbesondere ein gekammerter Perikarderguß vor dem rechten Ventrikel gefährlich, da er dort häufig einer diagnostischen/therapeutischen Punktion nicht zugänglich ist und dieser rasch zu einer hämodynamischen Beeinträchtigung führen kann (Cave: Verlaufsuntersuchungen!).

**Thoraxröntgenaufnahme**

Bei den meisten Formen der Myokarditis finden sich keine oder nur diskrete Veränderungen der Herzgröße, und eine pulmonale Stauung fehlt meist. Liegt ein Perikarderguß vor, so besteht gelegentlich röntgendiagnostisch eine Abrundung des Herzschattens im Sinne eines Boxbeutels (Perimyokarditis exsudativa). Besteht eine chronische Myokarditis mit Übergang zur dilatativen Kardiomyopathie, sind alle Formen der linksventrikulären Herzvergrößerung zusammen mit pulmonalen Stauungszeichen denkbar.

**Nuklearmedizinische Verfahren**

Mit Hilfe von nuklearmedizinischen Untersuchungsverfahren sind die regionalen Pumpfunktionsstörungen wie auch Perfusionsstörungen und Nekrosezeichen zu erkennen und zu quantifizieren. Hier bietet sich die $^{201}$Thallium-Szintigraphie in Ruhe und, wenn zumutbar, unter körperlicher Belastung zur Erkennung der Perfusionsstörungen sowie Scans mit $^{67}$Gallium und Antimyosinantikörper (fast 100%ige Trefferquote) bei bioptisch gesicherter akuter Myokarditis an. Die Wertigkeit von neueren Techniken wie PET und NMR ist nicht eindeutig definiert.

Insgesamt ist die Indikation zur nuklearmedizinischen Untersuchung fakultativ zu sehen. Vor allem die Wertigkeit zur Verlaufsbeurteilung beim Nachweis von Nekrosezeichen unterliegt dem Ermessen des jeweiligen Untersuchers. Diagnostisch weiterführend ist der Thallium-szintigraphische Nachweis eines fleckförmigen Verteilungsmusters, das sog. „spackeled type", welches dem fokalen Verteilungsmuster der Entzündungsinfiltrate entspricht. Dieses Verteilungsmuster wird auch bei dilatativer Kardiomyopathie sowie bei irregulär und exzentrisch hypertrophierten Hochdruckherzen gefunden.

Die meisten Aussagen zur Beurteilung der regionalen Wandbewegungsstörung oder der globalen Funktionsbeeinträchtigung können weniger invasiv mit der Echokardiographie durchgeführt werden.

### Invasive Diagnostik

**Rechts- und Linksherzkatheteruntersuchung:**

Eine invasive Diagnostik mit Links- bzw. Links- und Rechtsherzkatheteruntersuchung sowie Koronarangiographie ist immer dann indiziert, wenn es sich um eine neu aufgetretene ungeklärte Herzinsuffizienz oder lebensbedrohliche Herzrhythmusstörungen mit dokumentierten ventrikulären Tachykardien, Kammerflimmern oder auch AV-Block höheren Grades handelt; aber auch bei Zustand nach reanimationspflichtigem Herz-Kreislauf-Versagen.

Meist finden sich bei der akuten Myokarditis die lävokardiographischen Befunde einer normalen links- und rechtsventrikulären Wandkinetik; gelegentlich sind regionale Wandkontraktionsstörungen sowie frühdiastolische Relaxationsstörungen nachweisbar. Bestehen Zeichen einer akuten Linksherzdekompensation, so finden sich auch die entsprechenden Befunde in der Rechts- und Linksherzkatheteruntersuchung mit beeinträchtigter Wandkinetik und erhöhten enddiastolischen Drücken.

Liegt bei Viruspersistenz das Bild einer dilatativen Kardiomyopathie vor, so können auch hier die bekannten rechts- und linksventrikulär zu erhebenden Befunde wie erhöhte Füllungsdrücke, Zunahme der enddiastolischen und endsystolischen Ventrikeldurchmesser, Einschränkung der Ventrikelfunktion, pulmonale Hypertonie, Mitral- und Trikuspidalklappeninsuffizienz nachgewiesen werden.

Bei ausgeprägten Akutformen der Myokarditis kann in der Koronarangiographie ein sog. Slow-flow-Phänomen, am ehesten verursacht durch koronare Vaskulitiden und Störungen der Mikrozirkulation, beobachtet werden. Bei dilatativer Kardiomyopathie finden sich häufig gestreckte, epikardiale Koronararterienverläufe.

### Elektrophysiologische Untersuchung

Bei einem geringen Prozentsatz der Patienten mit Myokarditis zeigen sich maligne Herzrhythmusstörungen, die zum Auftreten von Synkopen oder gar reanimationspflichtigen Zuständen geführt haben. Dabei kann das rhythmogene Ereignis auch Erstmanifestation der Erkrankung selbst sein – oft beobachtet bei Hochleistungssportlern.

Patienten mit dokumentierten malignen Herzrhythmusstörungen und einer klinischen Symptomatik mit Synkope oder sogar Reanimationssituation sollten einer programmierten Vorhof- und Ventrikelstimulation zugeführt werden. In Abhängigkeit hiervon ist eine adäquate antiarrhythmische Therapie durchzuführen bzw. eine AICD-Implantation vorzunehmen.

### Koronare Hämodynamik

Wie die Echokardiographie und die Rechts-/Linkskatheteruntersuchung einschließlich Koronarangiographie zeigt auch die koronare Hämodynamik bei den meisten Myokarditisfällen einen Normalbefund. Bei dilatativer Kardiomyopathie ist der Koronarwiderstand gegenüber der Norm signifikant erhöht (Strauer 1977). Dies kann mit ein Grund für die gesteigerte Ischämieanfälligkeit des ohnehin strukturell geschädigten Myokards sein.

### 52.1.4 Klinik

Die Diagnose einer viral bedingten Herzerkrankung (Myokarditis, Perikarditis, Perimyokarditis) beim Menschen basiert gewöhnlich auf klinischen Kriterien (Abb. 52-4, Tabelle 52-7). Wesentlich sind des weiteren Untersuchungen bzw. Isolation von Viren aus Stuhl, Rachenspülwasser und anderen Körperflüssigkeiten sowie eine Änderung von spezifischen Antikörpertitern.

Häufig berichten Patienten über vorausgegangene uncharakteristische fieberhafte Erkrankungen mit Beteiligung der oberen Luftwege. Bei einer Vielzahl von Virusinfektionen sind die klinischen Zeichen so typisch, daß die Diagnose einer virusbedingten Nasopharyngitis, Tonsillitis, Sinusitis oder einer Mumpsinfektion gestellt werden kann. Oft werden bakterielle Infektionen im oberen Respirationstrakt angenommen, dies auch deshalb, weil bakterielle Keimnachweise leichter zu erbringen sind als der Nachweis von Viren.

Der kulturelle Nachweis von Bakterien bedeutet aber nicht, daß eine virusinduzierte Infektion, möglicherweise bakteriell superinfiziert, ausgeschlossen werden kann. Meist gehen diese uncharakteristischen virusbedingten Entzündungszeichen den eigentlichen kardialen voraus. Oft läßt sich nach einer Latenzperiode von mehreren

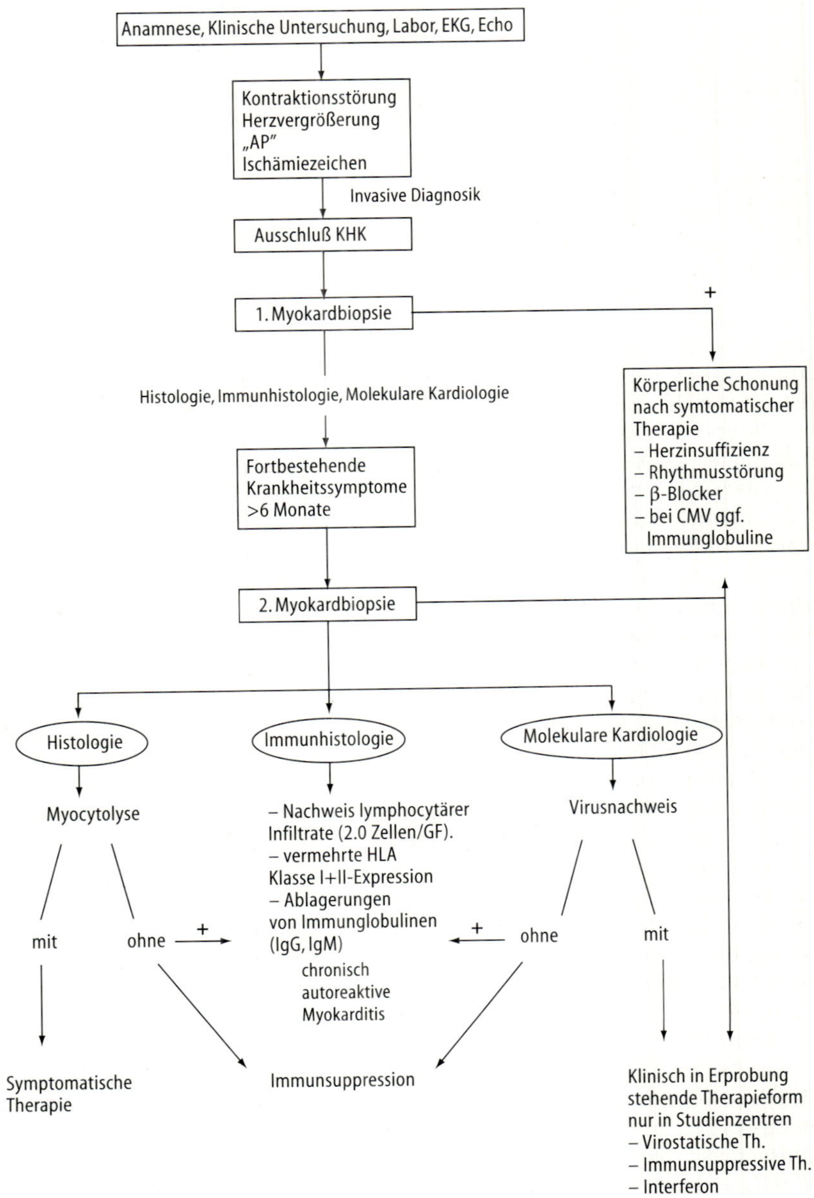


**Abb. 52-4.** Diagnostik und Therapie der Myokarditis

**Tabelle 52-7.** Klinisches Bild der Myokarditis

| | |
|---|---|
| Symptome | Belastbarkeit ↓, Müdigkeit, Dyspnoe, atypische AP, Tachykardie, Bradykardie |
| Körperliche Untersuchung | Rhythmusstörung, „Perikardreiben", Herzvergrößerung, akzidentelle Herzgeräusche (Tachykardie), Ödem, Herzinsuffizienzzeichen |
| Thoraxröntgenaufnahme | Herzgröße meist normal, Lungenstauung und Herzvergrößerung bei fulminantem Verlauf |
| EKG | ST-T-Alteration, AV-Blockierung (I. und II. Grades), intraventrikuläre Erregungsausbreitungsstörungen (QRS), gelegentlich AV-Block III. Grades, supraventrikuläre und ventrikuläre Arrhythmien (VT), selten Q-Zacken |
| Echokardiographie | Meist normal, regionale Kontraktions- und Relaxationsstörungen, Zeichen der diastolischen Dysfunktion |
| Nuklearmedizin | Perfusionsstörungen und Nekrosezeichen (Thallium 201, Gallium 67, Indium 111, Antimyosinszintigraphie u.a.) |
| RV-/LV-Herzkatether | Meist normal, selten erhöhte links- und rechtskardiale Füllungsdrücke, in schweren Fällen Ventrikelvergrößerung |

Tagen nach Abklingen der allgemeinen Zeichen einer Virusinfektion, während denen der Patient symptomfrei ist, eine kardiale Beteiligung nachweisen.

Die Mehrzahl der Myokarditisfälle wird entweder zufällig oder gar nicht diagnostiziert, weil die Patienten entweder beschwerdefrei und/oder ohne kardiale klinische Befunde sind. Nur bei einer ganz geringen Zahl von Patienten kommt es zu einem fulminanten Verlauf mit einem innerhalb von Stunden bis Tagen auftretenden progressiven Pumpversagen. Vor allem bei jugendlichen Patienten kann sich die virusbedingte Myokarditis zu einem akuten Krankheitsbild mit rascher Verschlechterung der linksventrikulären Pumpfunktion, klinisch und röntgendiagnostisch feststellbarer Größenzunahme des Herzens bis hin zum Pumpversagen ausbilden.

Oftmals kommt es zum Auftreten von enterovirusinduzierter Myokarditis oder Perimyokarditis bei Neugeborenen oder Jugendlichen. Dabei sind in über 2/3 der Fälle Männer betroffen. Die meisten Patienten klagen im Akutstadium über Müdigkeit, Schwäche, Muskelschmerzen und Temperatur. Kardiale Leitsymptome sind dabei häufig Rhythmusstörungen, die in Form von Tachykardien und vereinzelt auch als Tachyarrhythmia absoluta imponieren. Auch Angina-pectoris-ähnliche Symptome kommen vor.

Bei der klinischen Untersuchung dominieren neben Rhythmusstörungen meist Herzgeräusche. Bei Beteiligung des Perikards kann es zusätzlich zu einem Perikarditisgeräusch kommen; bei ausgeprägtem Perikarderguß kann dieses fehlen. Prinzipiell sind alle Rhythmusstörungen denkbar, sowohl tachykarder wie auch bradykarder Natur, bis zum Auftreten von Blockbildern.

Bei wenigen Patienten kommt es zu einer Viruspersistenz, klinisch auffällig durch das Fortbestehen z. B. der Rhythmusstörungen und einer fehlenden Verbesserung der eingeschränkten Pumpfunktion im Zeitraum von mehr als 6 Monaten. In welcher Häufigkeit sich die Persistenz dieser Symptome einer Viruskarditis nach Abklingen der humoralen Entzündungszeichen schließlich als chronische Myokarditis oder dilatative Kardiomyopathie manifestiert und dann auch diagnostizieren läßt, ist z. Z. noch unklar.

## 52.1.5 Spezielle klinische Verlaufsformen

### Coxsackie-Virusmyokarditis

Coxsackie A und B können eine Myokarditis hervorrufen, wobei Coxsackie B der weitaus häufigste Erreger in mehr als 50% aller Fälle ist. Ursächlich hierfür dürfte die erhöhte Affinität des Virus zu myokardialen Membranrezeptoroberflächen sein. Häufig kommt es zu einer Perimyokarditis, zu einer Vergrößerung der Herzhöhlen, einer vornehmlich mononukleären Entzündungsreaktion sowie Nekrosen im Vorhof und im ventrikulären Myokard. Beim unauffälligen Koronarsystem können sogar fokale Myokardnekrosen ähnlich einer regionalen Infarzierung entstehen.

Vor allem bei Frühgeborenen und bei Kindern kann es durch Coxsackie zu akuten Verlaufsformen kommen, bei denen die linksventrikuläre Herzfunktionsbeeinträchtigung ganz im Vordergrund steht.

Im Gegensatz hierzu überwiegen bei erwachsenen Patienten mit Coxsackie-B-Virusmyokarditis die begleitenden Virusmanifestationen, d.h. im Vordergrund steht generelle Abgeschlagenheit, eine Pleurodynie, Myalgien, unspezifische Entzündungsreaktionen im oberen Respirationstrakt, Gliederschmerzen.

Schwerere Verlaufsformen finden sich bei Patienten mit Palpitationen, Tachykardie, Perikardreiben und Fieber. Bei diesen Patienten kommt es häufig zu einer kongestiven Herzinsuffizienzsymptomatik mit Kardiomegalie und pulmonalen Ödemen (Gowrishankar et al. 1994; Joy et al. 1990). Findet sich eine Virusmyokarditis bei Coxsackie-Befall, ist fast immer mit einer Veränderung des Elektrokardiogramms zu rechnen; es bestehen unspezifische ST-Segment- und T-Wellenveränderungen, Rhythmusstörungen aller Art. Laborchemisch können bei Zelluntergängen erhöhte Transaminasen und Enzyme (CK-MB, positiver Troponin-T-Test) nachweisbar sein.

Im Erwachsenenalter heilt die Coxsackie-B-Virusmyokarditis meistens komplett aus. Bei einem kleinen Anteil der Patienten, hier v.a. bei Patienten mit deutlicher Herzvergrößerung und Kongestionszeichen während der akuten Phase, kann es im Spätstadium zur Entwicklung einer dilatativen Kardiomyopathie kommen (Remes et al. 1990).

Wie oben beschrieben, muß sich die Therapie auf eine symptomatische Therapie zur Behandlung der Herzinsuffizienzsymptomatik, der Rhythmusstörungen beschränken. Eine Antikoagulation sollte möglichst vermieden werden, da ein erhöhtes Risiko einer hämorrhagischen Perikarditis besteht.

#### Zytomegalievirus- (CMV-)Myokarditis

Die meisten Patienten machen während der Jugendzeit eine unbemerkte Infektion mit CMV durch, so daß die überwiegende Anzahl im Erwachsenenalter Antikörper gegen CMV besitzt. Eine Primärinfektion mit CMV im Erwachsenenalter, d. h. jenseits des 35. Lebensjahres, ist sehr ungewöhnlich, außer es liegen prädisponierende Faktoren für eine generalisierte Infektion mit CMV vor, z. B. bei immsupprimierten Patienten, bei Patienten nach Transplantation und bei HIV-positiven Patienten.

Die kardiale Beteiligung einer CMV-Infektion verläuft meist benigne mit EKG-Veränderungen ohne wesentliche Beeinträchtigung der linksventrikulären Funktion. Allerdings kann sowohl eine hämorrhagische Perimyokarditis wie auch eine Beeinträchtigung der linksventrikulären Funktion in Einzelfällen auftreten.

#### HIV-Myokarditis

Bei einer Vielzahl von Patienten mit HIV kommt es zu einer Beteiligung des Herzens durch metastatische Absiedelung des Kaposi-Sarkoms, durch infektiöse und nichtinfektiöse Formen der Myokarditis, Perikarditis oder Endokarditis (meist nichtbakteriell induzierte thrombotische Endokarditis) oder durch die Entwicklung einer dilatativen Kardiomyopathie. Oft ist hierbei die spezifische Ursache einer Myokarditis schwer zu erruieren, da sie Folge der HIV-Beteiligung selbst sein kann, der Therapie mit Virustatika im Rahmen der HIV-Behandlung oder auch Folge einer Sekundärinfektion mit opportunistischen Keimen.

Aufgrund von echokardiographischen, endomyokardbioptischen Untersuchungen und aufgrund von Autopsieuntersuchungen kann angenommen werden, daß es bei ca. 25–50% aller Patienten mit HIV zur Herzbeteiligung kommt. Klinisch auffällig werden nur ca. 10% der Patienten (Akhras 1993; Grody et al. 1990; Acierno 1989; Blanchard et al. 1991; Levy et al. 1989; Himelman et al. 1989).

Meist kommt es zum Auftreten einer kongestiven Herzinsuffizienz aufgrund einer progessiven linksventrikulären Vergrößerung und Funktionseinschränkung ähnlich einer dilatativen Kardiomyopathie. Da bei HIV-Patienten häufig pulmonale Infektionen mit opportunistischen Keimen gefunden werden, ist das Frühsymptom der Dyspnoe nicht primär auf eine Beeinträchtigung der Myokardfunktion zurückzuführen; hier kann eine echokardiographische Untersuchung schnell weiterhelfen.

Die Therapie der Aids-assoziierten Myokarditis ist symptomatisch. In der Literatur finden sich Hinweise, daß Patienten mit Herzinsuffizienzsymptomatik und Aids aufgrund eines sehr niedrigen peripheren vaskulären Widerstandes ACE-Hemmer meist nur ungenügend tolerieren (Milei et al. 1998).

#### Rötelnvirusmyokarditis

Eine Schädigung des Fetus kann eintreten bei antigennegativen Müttern, die während des 1. Trimenons der Schwangerschaft Kontakt mit Röteln haben. Rubeolainduzierte Myokarditisfälle sind im späteren Alter sehr selten.

#### Diphteriemyokarditis

Die Diphteriemyokarditis ist nicht Folge einer Virusinfektion der Myozyten, sondern einer endotoxinvermittelten Schädigung durch veränderten Fettstoffwechsel. Diphterietoxin führt zu einer Verminderung des myokardialen Carnitins, einem Kofaktor, der nötig ist für die β-Oxidation von Fettsäuren (Challoner et al. 1972).

Es kommt zur intrazellulären Fettvakuolenbildung und Glykogenverminderung. Etwa 10% der Patienten mit Diphterie entwickeln kardiale Symptome; die die häufigste Todesursache darstellen.

Die Herzbeteiligung kann mit hoher Senisitivität mit Veränderungen im Elektrokardiogramm mit ST- und T-Veränderungen nachgewiesen werden. Das Auftreten eines AV-Blocks oder Links- bzw. Rechtsschenkelblockbildes ist mit einer erhöhten Letalität der Erkrankung bis 80% verbunden.

Die symptomatische Therapie der Diphteriekardiomyopathie ist wenig erfolgreich. Alle Patienten sollten Diphterieantitoxin und entsprechende Penicillinmedikation erhalten. Kortikosteroide sind nicht effektiv. Digitalis sollte zurückhaltend verabreicht werden wegen der Gefahr der AV-Blockierung. Eine parenterale Gabe von Carnitin (100 mg/kgKG/Tag) wurde vereinzelt als günstig zur Beeinflussung der linksventrikulären Dysfunktion und zur Verminderung der Letalität beschrieben (Ramos et al. 1984).

#### Andere virale Erreger

Selten kommt es zur kardialen Beeinträchtigung bei Patienten mit Dengue-Fieber bzw. bei Patienten mit akuter Hepatitis. Eine kardiale Beteiligung findet sich selten auch bei infektiöser Mononukleose, Influenza (5–10% der infizierten Patienten), Lassa-Fieber, Mumps, Polymyositis (5–10% bei Epidemien), RSV, Varizellen.

## 52.1.6 Therapie

#### Therapieziele

Eine kausale Therapie ist anzustreben, dies ist aber meist nur dann möglich, wenn die infektiöse, toxische oder immunologische Ursache der Myokarditis bekannt ist. Eine kausale Therapie mit dem Ziel der Viruselimination gibt es für die „Virusmyokarditis" nicht. **!**

In der überwiegenden Zahl der Fälle wird es sich um eine symptomatische Therapie handeln mit den Zielen, eine Verbesserung der Herzfunktion (Herzinsuffizienztherapie), eine Einstellung der Arrhythmie (Abb. 52-5) sowie möglicherweise eine Überbrückung der Reizleitungsstörungen (antiarrhythmische Therapie, Schrittmachertherapie) zu erreichen. Weitere kardiotoxische Noxen (Nikotin, Alkohol, Medikamente etc.) sollten dabei konsequent vermieden werden. Im Vordergrund steht die körperliche Schonung (Tabelle 52-8). Da die Myokarditis häufig eine Erkrankung des Heranwachsenden oder jungen Erwachsenen ist, die körperlich aktiv sind, ist ausdrücklich auf eine körperliche Schonungszeit (Sportverbot) von wenigstens 6 Monaten hinzuweisen.

**Tabelle 52-8.** Therapie der Myokarditis

| |
|---|
| – Körperliche Schonung |
| – Salz- und Wasserrestriktion |
| – β-Adrenorezeptorantagonisten |
| – Herzinsuffizienztherapie: Digitalis/ACE-Hemmer/Diuretika |
| – Antikoagulation: **Cave** bei Perimyokarditis |
| – Antiarrhythmische Therapie: ggf. Schrittmachertherapie |

## ACE-Hemmer, Nitrate

Aufgrund der Aktivierung verschiedener neurohumoraler Kompensationsmechanismen kann es bereits im

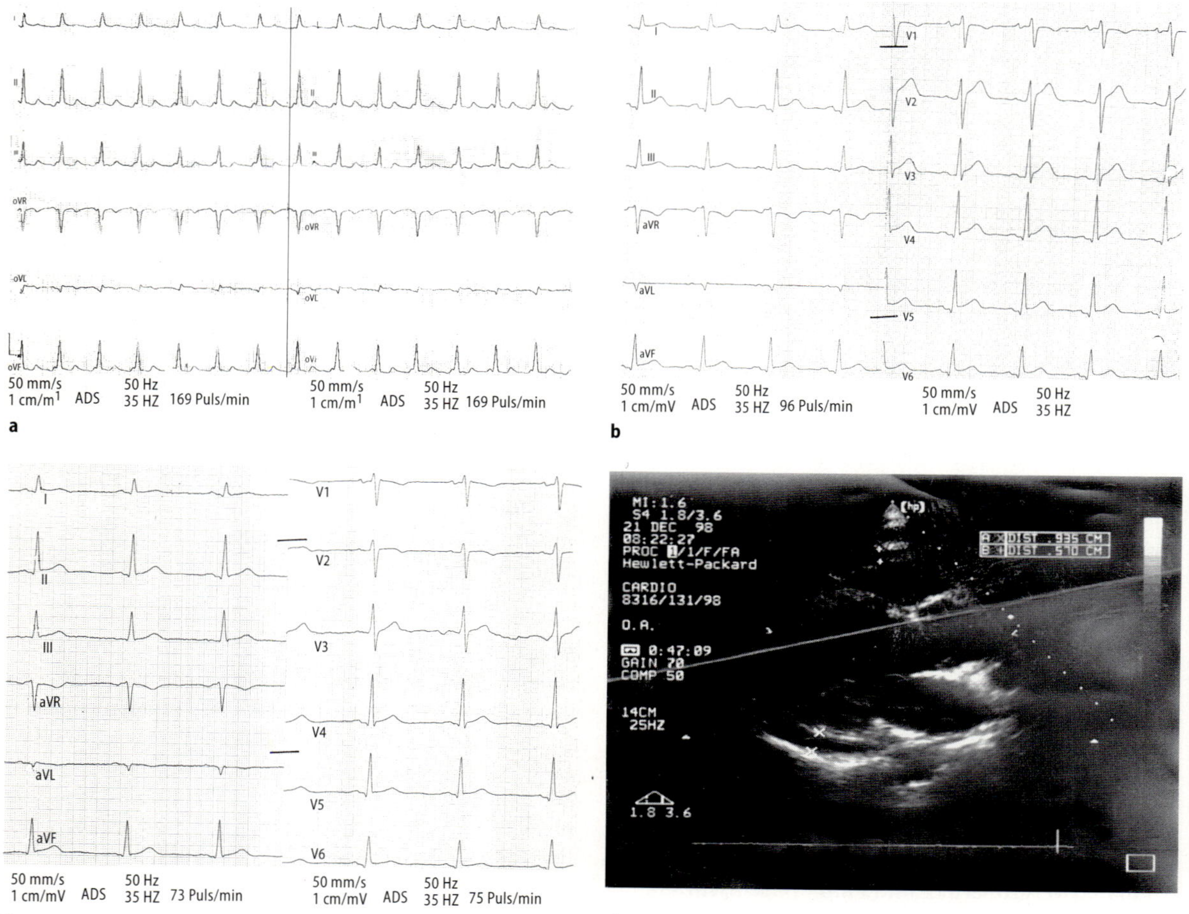


**Abb. 52-5a–d.** EKG eines 47jährigen Patienten, der sich wegen uncharakteristischer thorakaler Beklemmungsgefühle und zunehmender Dyspnoesymptomatik vorstellte. In der EKG-Aufzeichnung findet sich ein Wechsel zwischen tachyarrhythmischen Phasen bei Vorhofflimmern mit Frequenzen bis 170 Schlägen/min (**a**) und Sinusrhythmus (**b**). Während der Sinusphasen zeigt sich eine ST-Streckenhebung mit positiven T in I, II, III, AVF, $V_2$–$V_6$. Die ST-Hebung beginnt dabei vom aufsteigenden Schenkel von S, sehr gut sichtbar in $V_3$. Im peripheren Blut zeigte sich eine Lymphozytopenie bei normaler Gesamtleukozytenzahl. γ-GT, AP und CRP (183, Norm bis 8 mg/l) waren erhöht. **c** Unter Therapie mit β-Adrenozeptorantagonisten und Bettruhe zeigt sich eine Rückbildung der ST-Streckenhebung; hier ist die echokardiographische Untersuchung im Längsachsenschnitt wiedergegeben und zeigt sowohl im Bereich der vorderen wie auch der hinteren Herzabschnitte einen diskreten Perikarderguß, hämodynamisch nicht relevant. **d** Ultraschallaufnahme

Frühstadium günstig sein, mit ACE-Hemmern zu therapieren. Besonders bei eingeschränkter linksventrikulärer Pumpfunktion ist eine Verbesserung der Morbidität und Letalität bei Herzinsuffizienz berichtet worden (SOLVD Investigators 1992).

Zeigte sich bei chronisch symptomatisch herzinsuffizienten Patienten die ACE-Hemmermedikation der Kombinationstherapie aus Hydralazin und Isosorbiddinitrat überlegen (Cohn et al. 1991), so ist der frühzeitige Einsatz einer zusätzlichen Nitratmedikation im Hinblick sowohl auf die Senkung der Vorlast wie auch im Hinblick auf eine mögliche Verbesserung der gestörten Endothelfunktion sinnvoll.

#### Diuretika

Bei hydrophischen Erscheinungen ist selbstverständlich die Gabe eines Diuretikums zur Verbesserung der Beschwerdesymptomatik und Belastbarkeit angezeigt.

#### β-Rezeptorenblocker

Sowohl im Hinblick auf eine Besserung der Rhythmusstörungen (bei tachykarden Rhythmusstörungen) als auch im Hinblick auf die Prognoseverbesserung ist bei eingeschränkter linksventrikulärer Pumpfunktion die Gabe eines β-Adrenozeptorantagonisten sinnvoll. So konnte bei Patienten mit fortgeschrittener Herzinsuffizienzsymptomatik in der CIBIS-II-Studie und in der MERIT-HF-Studie eindrucksvoll eine Verbesserung des Überlebens dieser Patienten gezeigt werden. Wird die Therapie mit β-Adrenozeptorantagonisten bei Patienten mit eingeschränkter linksventrikulärer Pumpfunktion eingeleitet, so ist initial eine niedrige Dosierung zu wählen und diese dann langsam titriert zu steigern (z.B. Bisoprolol 1,25 mg oder Metoprolol 5 mg oder Carvedilol 6,125 mg). Nur bei Patienten mit fortschreitender Herzinsuffizienzsymptomatik und Ventrikeldilatation sind weitere medizinische Maßnahmen, auch unter Einsatz positiv-inotroper Substanzen, angezeigt.

#### Herztransplantation

Im Einzelfall kann auch bei foudroyant verlaufendem Krankheitsverlauf eine Herztransplantation nötig werden.

Zusammenfassend kann festgehalten werden, daß die medikamentöse Therapie der Myokarditis eine symptomatische Therapie der Herzinsuffizienzsymptome sowie der Rhythmusstörungen darstellt. Da das Bild der Myokarditis einer ausgeprägten Variabilität unterliegt, sind hier symptomlindernde Therapien bei normaler linksventrikulärer Pumpfunktion und subjektiv beeinträchtigenden Rhythmusstörungen z. B. mit β-Adrenozeptorantagonisten, verschiedenen Stadien der Herzinsuffizienztherapien bis hin zur Transplantation entsprechend dem klinischen Schweregrad der Erkrankung einzusetzen (Abb. 52-6).

#### Nichtsteroidale Antiphlogistika

Die Wirkung von nichtsteroidalen Antiphlogistika wie Salicylate, Indometacin oder Ibuprofen zur Myokarditistherapie wurde in Tiermodellen untersucht. Es zeigte sich, daß, z. B. nach Ibuprofengabe, bei Coxsackie-B3-virusinduzierten Myokarditiden sowohl die im Myokard

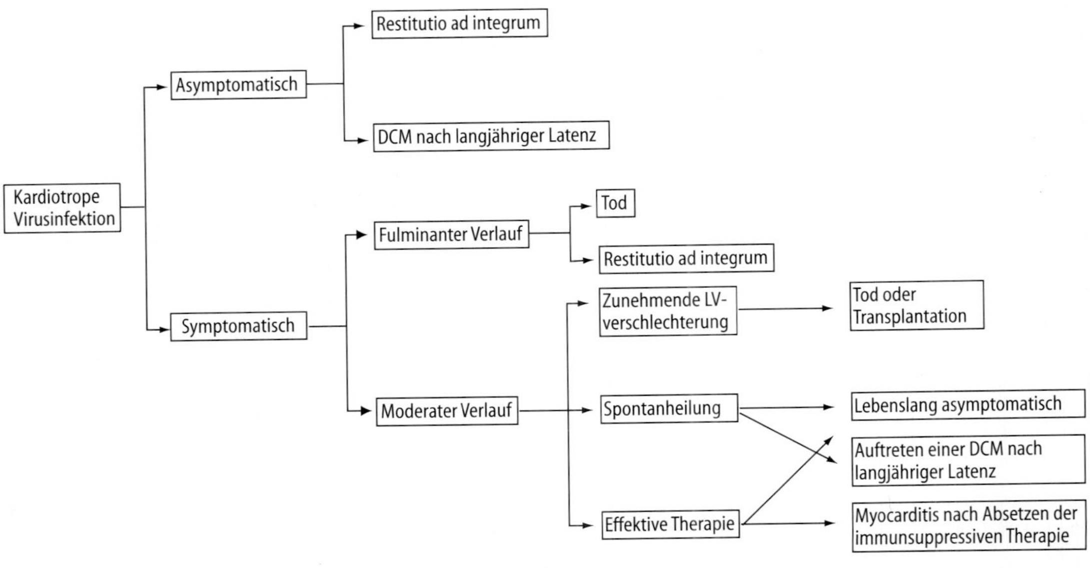


**Abb. 52-6.** Der natürliche Verlauf bei viral induzierter Myokarditis zeigt in der überwiegenden Zahl der Fälle eine asymptomatische Beteiligung des Herzens und in der Folgezeit eine „restitutio ad integrum". Wenige Patienten, die aufgrund einer symptomatischen Herzbeteiligung dem Kardiologen vorgestellt werden, entwickeln Herzinsuffizienzsymptome. Bei den Patienten mit symptomatischer Herzbeteiligung ist somit in der überwiegenden Mehrzahl der Fälle eine Ausheilung der Erkrankung zu verzeichnen; nur sehr wenige Patienten zeigen eine foudroyante Verschlechterung der Pumpfunktion, nur bei wenigen ist eine Herztransplantation nötig (*DCM* dilatative Kardiomyopathie)

nachgewiesene Entzündungsreaktion wie auch die Nekrosen deutlich ausgeprägter waren. In einer tierexperimentellen Untersuchung an Ratten hatte Aspirin weder einen günstigen noch einen ungünstigen Einfluß auf die Symptomatik und Prognose von autoimmuninduzierter Myokarditis. Aus diesem Grund sind nichtsteroidale, antiinflammatorische Substanzen wie Indometacin, Salicylate und Ibuprofen ebenso wie Cyclosporine während der Akutphase einer viralen Myokarditis (in den ersten 2 Wochen) kontraindiziert, da sie die myokardiale Zellschädigung begünstigen können (Peters et al. 1991; Olinde et al. 1994).

#### Immunglobuline

Zumindest bei Kindern ist eine hochdosierte intravenöse Gabe von $\gamma$-Immunglobulinen günstig für den Krankheitsverlauf und das Überleben (Drucker et al. 1994). In einigen Zentren wird intravenös hochdosiert $\gamma$-Globulin verabreicht bei allen Kindern, die mit dem Verdacht einer akuten Myokarditis aufgenommen werden. Zumindest vorläufige Ergebnisse geben Hinweise auf bessere Überlebens- und Heilungsraten im bezug auf die linksventrikuläre Funktion (Drucker et al. 1994).

Allerdings scheint eine passive Immunisierung mit hochdosierten menschlichen Immunglobulinen nur in der virämischen Phase der Infektion sinnvoll zu sein. Die kardiale Beschwerdesymptomatik bei Virusmyokarditiden tritt aber häufig erst nach einer bestimmten Latenz zur eigentlichen Infektion auf! Bereits persistent infizierte Myozyten sind einer passiven Immunisierung nicht zugänglich.

#### Immunsuppressivtherapie

Immunsuppressive Therapien im Stadium der akuten Virusmyokarditis können derzeit nicht generell empfohlen werden (Tabelle 52-9), da sowohl die experimentellen als auch klinische Untersuchungen keine eindeutig positiven Ergebnisse während der Akutphase zeigten. Dies gilt sinngemäß auch für alternative Therapieverfahren wie die Therapie mit Interferon, OKT3-monoklonalen Antikörpern, Immunadsorptionstechniken, Hyperimmunseren und antiviralen Substanzen. Eine effektive antivirale Therapie der Virusmyokarditis ist bislang nicht etabliert. Interessant ist dabei die Beobachtung, daß die hohe antivirale Aktivität von Interferon $\beta$ vollständig durch Gabe von 10 µmol Prednisolon antagonisiert werden kann. Im Gegensatz hierzu zeigen Azathioprin und Cyclosporin keine Interferenz mit der antiviralen In-vitro-Aktivität (Kandolf et al. 1987, 1993).

**Tabelle 52-9.** Therapieoptionen der Myokarditis (in klinischen Studien)

| |
|---|
| Immunsuppression: Steroide, Cyclosporin, Azathioprin |
| Immunglobuline |
| Interferon $\alpha$ |
| Tumornekrosefaktor (TNF-$\alpha$) |
| Antivirale Therapie |

Da besonders für die chronische Verlaufsform immunpathogenetische Mechanismen mit bzw. ohne Viruspersistenz diskutiert werden, wird die immunsuppressive Therapie als mögliche kausale Therapieoption bei dieser Form besonders diskutiert. Voraussetzung zur Durchführung einer immunsuppressiven Therapie ist dabei eine eingeschränkte körperliche Belastbarkeit sowie eine objektivierbare regionale bzw. globale Funktionseinschränkung des linken Ventrikels.

Zudem ist eine immunhistologische Aufarbeitung von Myokardbiopsien mit eindeutigem Hinweis für das Vorliegen eines chronisch immunologischen Prozesses im Myokard zu fordern. Dies kann durch den Nachweis lymphozytärer Infiltrate im Myokard, einer verstärkten HLA-Expression im Gewebe, einer verstärkten Expression von Adhäsionsmolekülen auf dem Endothel und im Interstitium sowie durch eine vermehrte Bindung von IgG, IgA und IgM erbracht werden (Strauer 1995).

Des weiteren ist vor einer immunsuppressiven Therapie in der Myokardbiopsie das Fehlen einer Myozytolyse zu fordern. Inwieweit das Vorliegen einer Viruspersistenz eine mögliche Kontraindikation für eine immunsuppressive Therapie darstellt, kann aufgrund der fehlenden Daten derzeit nicht sicher beantwortet werden. Da, wie bei einer Vielzahl viraler Infektionen, auch bei der Virusmyokarditis von einer hohen Rate der Spontanheilung auszugehen ist, ist vor einer immunsuppressiven Therapie ein positiver immunhistologischer Befund in wenigstens zwei aufeinanderfolgenden Biopsien (Zeitabstand 3–6 Monate) wünschenswert, um nur Patienten mit permanent aktivierter Immunantwort zu behandeln.

Die immunsuppressive Therapie kann mit Steroiden (1 mg/kgKG, Prednisolon wenigstens 18 mg/Tag) begonnen und dann stufenweise reduziert werden. Denkbar ist auch eine zusätzliche Gabe von Azathioprin bzw. Cyclosporin A bei fehlender Effektivität von Kortison. Da in der Literatur bisher keine kontrollierten Studien bezüglich der immunsuppressiven Therapie mit günstigem Erfolg bei chronischer Myokarditis vorliegen, muß derzeit von einer allgemeinen Anwendung dieser Therapie abgeraten werden. Sie ist derzeit nur im Rahmen kontrollierter Studien in speziell hierfür ausgebildeten Zentren sinnvoll. !

#### Prognose

Die lymphozytäre Myokarditis ist ein ungenügend charakterisiertes Krankheitsbild, welches mit allen Schweregraden der linksventrikulären Dysfunktion einhergehen kann. Diese kann persistieren, sich verschlechtern oder sogar vollständig reversibel erscheinen. Bisher existieren keine oder nur ungenügende klinische Kriterien, die vorhersagen lassen, welche Patienten eine Verbesserung ihrer linksventrikulären Pumpfunktion oder gar eine restitutio ad integrum erreichen können. Obwohl seit 1987 histopathologische Kriterien (Dallas-Kriterien) zur Diagnosestellung der Myokarditis erarbeitet wurden, sind diese nicht oder nur unzureichend geeignet, um die Prognose der betroffenen Patienten vorhersagen zu können.

In der Studie von McCarthy et al. wurden 147 Patienten eingeschlossen, die entsprechend den Dallas-Kriterien in einer endomyokardialen Biopsie entweder die Zeichen einer „Borderline-Myokarditis" oder eine „aktive Myokarditis" zeigten. Die Patienten hatten eine linksventrikuläre Dysfunktion mit einer Auswurffraktion unter 40% (Echokardiographie, Radionuklidventrikulographie oder Kontrastventrikulographie). Kinder unter 15 Jahren wurden ausgeschlossen. Die Patienten zeigten die klinischen Zeichen einer Kardiomyopathie; diese war weniger als 12 Monate symptomatisch; oder die Patienten boten ventrikuläre Rhythmusstörungen unklarer Genese. Entsprechend den Kriterien von Liebermann und Kollegen (Liebermann EB, Hutchins GM, Herskowitz A, Rose NR, Baughman KL. Clinopathologic description of myocarditis. J Am Coll Cardiol 1991; 18: 16-17-1626) wurden nach klinischen Gesichtspunkten die Patienten eingeteilt als Fulminant-Myokarditis- oder Akut-Myokarditis-Patienten. Patienten mit fulminanter Myokarditis zeigten eine deutlich eingeschränkte linksventrikuläre Pumpfunktion und eine hämodynamische Instabilität, die nur durch hohe Katecholamindosen (mehr als 5μg Dopamin oder Dobutamin pro kg Körpergewicht pro Min.) und /oder mit Hilfe eines linksventrikulären Assist-Systems stabilisiert werden konnte. Zudem mußten zwei der folgenden klinischen Zeichen vorliegen: Fieber, Zeichen einer Herzinsuffizienz (neu aufgetreten innerhalb von zwei Tagen mit den Zeichen Schwäche, Dyspnoe, Ödeme), Hinweise auf eine virale Erkrankung innerhalb der letzten zwei Wochen vor Krankenhauseinweisung. Die Patienten wurden als akute Myokarditispatienten charakterisiert, wenn keine klare zeitliche Zuordnung zum Auftreten der Symptome einer Herzinsuffizienz (mehr als Wochen) möglich war; zudem waren die Patienten hämodynamisch stabiler und benötigten nur geringe Dosen an Katecholaminen, um die Nierenperfusion zu verbessern; diese Patienten hatten zudem kein Fieber. Als Endpunkte der Studie wurden Tod oder Herztransplantation erfaßt. Die mittlere follow up-Periode betrug 5,6 Jahre.

Von den 147 eingeschlossenen Patienten erfüllten 15 Patienten die Kriterien einer fulminaten Myokarditis und 132 Patienten die Kriterien einer akuten Myokarditis. 92% der Patienten mit fulminanter Myokarditis waren nach 11 Jahren am Leben ohne Herztransplantation; der vergleichbare Wert für die Patientengruppe mit akuter Myokarditis war 45% (p=0,05 log-rank-test). Das Auftreten einer fulminanten Myokarditis konnte als unabhängiger Prädiktor einer verbesserten Überlebenswahrscheinlichkeit dieser Patientengruppe dokumentiert werden. Das transplantationsfreie Überleben war dabei identisch bei Patienten, die histologisch eine Borderline-Myokarditis bzw. eine aktive Myokarditis entsprechend den Dallas-Kriterien zeigten.

Patienten mit fulminater Myokarditis sollten aggressiv pharmakologisch, aber auch mit mechanischen Assist-Systemen behandelt werden. Die hier dargestellte Patientengruppe mit fulminanter Myokarditis profitiert von einer aggressiven pharmakologischen und interventionellen Therapie mehr im Langzeitverlauf als durch eine Herztransplantation. Eine interessante Beobachtung der Untersucher ist die Tatsache, daß die Inzidenz der akuten Myokarditisfälle im Beobachtungszeitraum (1984–1997) abnahm, nicht aber die Inzidenz der fulminanten Myokarditisfälle. Dies darf als weiterer Hinweis darauf gewertet werden, daß in der Tat die fulminante Myokarditis eine eigenständige oder zumindest differente Krankheitentität darstellt.

#### Prophylaxe

Eine wichtige prohpylaktische Maßnahme, wie bei allen viralen Infektionen, ist hier die Schutzimpfung. Allerdings ist eine aktive Schutzimpfung gegen Coxsackie-Viren aufgrund der Vielzahl viraler Serotypen derzeit nicht praktikabel.

#### Behandlung chronischer Verlaufsformen

Im wesentlichen gelten für das therapeutische Vorgehen bei chronischer Myokarditis ähnliche Überlegungen, wie sie für die Akutform angeführt wurden. Einige Patienten behalten als Residuum einer durchgemachten Myokarditis einen Leitungsdefekt oder eine geringe Vergrößerung der linksventrikulären Herzhöhle.

### 52.1.7 Zusammenfassende Myokarditiskriterien und Therapieempfehlungen

Die Ergebnisse der „Konsensuskonferenz Myokarditis/dilatative Kardiomyopathie" der deutschen Gesellschaft für Innere Medizin und Kardiologie (Strauer 1995) können wie folgt stichpunktartig zusammengefaßt werden:

1. Die Myokarditis ist in unseren Breitengraden eine fast ausschließlich virusinduzierte Infektion des Herzmuskels.
2. Die Myokarditisdiagnose basiert im wesentlichen auf der klinischen Symptomatik und verdachtsdiagnostischen Hinweisen aus durchgemachter Virusinfektion, EKG-Veränderungen, perikardialen Schmerzen, und Herzinsuffizienzsymptomatik.
3. Histologisch kann in Myopkardbiopsien der Nachweis von Zellnekrosen und weiteren Indikatoren entsprechend den Dallas-Kriterien, die die Myokarditisdiagnose wahrscheinlich machen, aber nicht beweisen, gestellt werden; diese Kriterien werden einer exakten Myokarditisdiagnostik nicht gerecht.
4. Molekularbiologische Techniken haben den Nachweis des Virusgenoms im Myokard möglich gemacht;

ihre diagnostische Wertigkeit ist derzeit noch nicht klar beurteilbar. Neben der histologischen Beurteilung der Myokardbiopsien muß heute auch eine molekularbiologische, immunologische Diagnostik gefordert werden, da die alleinige histologische Aufarbeitung oft nur eine Myokarditisdiagnose bei schweren und oft immunologisch nicht mehr aktiven Formen erlaubt.

5. Die Indikation zur Myokardbiopsie besteht bei Verdacht auf Myokarditis zum Nachweis eines infektiösen Geschehens bzw. zum Ausschluß anderer Ursachen und sollte immer neben der histologischen auch die immunhistologischen und molekularbiologischen Techniken mit einbeziehen.
6. Die Therapie der Myokarditis orientiert sich an der Symptomatik (Herzinsuffizienz, Rhythmusstörungen); immunmodulierende Therapieformen mit dem Ziel der Unterbrechung der virusinduzierten Immunpathogenese der Myokarditis können derzeit nicht als Standard oder gesicherte Therapieoption angesehen werden.

Obwohl innerhalb der letzten Jahre ganz wesentliche Fortschritte im Verständnis der virusinduzierten Myokarditis und der virusinduzierten Kardiomyopathie entstanden sind, haben diese noch nicht oder nur ungenügend Eingang in neue therapeutische Konzepte geführt. An erster Stelle muß hier an eine schnellere und exaktere Diagnosestellung bei kardialen Erkrankungen mit Verdacht auf Virusgenese erinnert werden. Dabei ist die große Variationsbreite der virusinduzierten Erkrankungsformen, die zum einen selbst Folge der virusinduzierten Zelltoxizität oder Folge von virusinduzierten Immunphänomenen darstellen können, gedacht werden.

So wird es in der Zukunft nötig sein, Test- bzw. Meßmethoden zu entwickeln, um autoimmun- und virusinduzierte Myokarditiden unterscheiden zu können und eine zielgerichtetere Therapie einzuleiten. Ätiologische Kriterien allein sind hier nicht ausreichend. Eine genauere Klassifizierung ist aber v. a. eben auch vor einer weiteren Therapieentscheidung z. B. mit Immunsuppressiva nötig. Diese sind bei Patienten mit akuten viralen Verlaufsformen der Myokarditis weniger geeignet als bei Patienten mit autoimmuninduzierten oder immunvermittelten Formen.

Inwieweit die ermutigenden Ergebnisse in der Therapie mit Immunglobulinen und TNF-α in generelle Therapieempfehlungen Eingang halten können, müssen kontrollierte Studien zeigen.

## 52.2 Virusinduzierte Perikarditis

! Die virusinduzierte Perikarditis unterscheidet sich im klinischen Bild nicht von einer idiopathischen Perikarditis; oftmals ist diese durch eine nicht detektierte Virusinfektion hervorgerufen. Die häufigsten Erreger einer Perikarditis sind Coxsackie-Virus-Serotyp B und Echovirus Typ 8. Die saisonale Häufigkeit hat ihren Gipfel im Frühjahr und Herbst, im Gegensatz hierzu finden sich akute Myokarditiden, auch mit schwereren Verlaufsformen, v. a. im Winter.

### 52.2.1 Ätiologie

Neben Coxsackie-B- und Echoviren können eine ganze Vielzahl von verschiedenen Viren eine Myokarditis wie auch eine Perikarditis sowie eine Perimyokarditis induzieren. Zu ihnen gehören Mumps, Influenza, infektiöse Mononukleose, Polymyositis, Varizella, Rubeola und Hepatitis B. Die infektiöse Mononukleose kann dabei zu einer akuten Perimyokarditis mit kardialer Tamponade, konstruktiver Perikarditis und Thoraxschmerzen führen. Dies ist leicht durch den Schnelltest verifizierbar.

Die Zytomegalievirus- (CMV-)Myokarditis wird zunehmend bei Patienten mit erworbenem Immunmangelsyndrom (Aids) festgestellt.

### 52.2.2 Pathogenese

Die Mechanismen der Zellschädigung entsprechen den in Abschn. 52.1.2 dargestellten Abläufen. Neben einer direkten virusinduzierten Schädigung sind autoimmunologische Reaktionen sowie virusinduzierte Veränderungen der Gen-Expression anzunehmen. Die histologisch nachweisbare Entzündungsreaktion ist dabei sehr uniform, unabhängig von der auslösenden spezifischen Infektion.

Die virale Perikarditis zeigt ein inflammatorisches Bild der viszeralen und parietalen Perikardmembran mit Infiltrationen von polymorphkernigen Leukozyten und Lymphozyten. Es kann dabei zu Fibrinabsonderung, aber auch zu hämorrhagischen Ergußformen kommen. In Spätstadien ist sowohl bei Echo- wie auch Coxsackievirusinduzierten Perikarditisformen die Entwicklung einer Kalzifizierung mit dem Bild einer Pericarditis constructiva möglich (Cooper et al. 1976).

### 52.2.3 Diagnostik

#### Klinische Leitbefunde

Das klinische Erscheinungsbild des Patienten mit akuter Perikarditis oder Perimyokarditis ist diagnoseweisend. Pathognomonisch findet sich bei der akuten Form der Perikarditis ein Perikardreiben. Hierbei handelt es sich um ein mittel- bis hochfrequentes, atemunabhängiges Geräusch, welches manchmal auch als „Lederknarren" bezeichnet wird. Findet sich infolge der Perikarditis ein Perikarderguß mit hämodynamischer Relevanz, so können auch klinische Zeichen der gestauten zuführenden Venen diagnostiziert werden.

**EKG-Veränderungen**

Neben der klinischen Untersuchung sind typische EKG-Veränderungen bei akuter Peri- bzw. Perimyokarditis nachweisbar. Im akuten Entzündungsstadium findet sich eine ST-Segmenterhöhung; diese zeigt sich nach oben gerichtet konkav und meist in allen Ableitungen. Im Gegensatz hierzu zeigt sich im akuten Stadium des Myokardinfarktes eine konvexe ST-Segmenterhöhung; diese ist als direktes Infarktzeichen nur regional begrenzt darstellbar.

Im weiteren Verlauf kommt es, nach ein bis mehreren Tagen, zu einer Abflachung der vorher beschriebenen ST-Segmenterhöhung, und es zeigt sich eine T-Wellenabflachung, in späteren Stadien eine negative T-Welle. Die perikarditische T-Wellennegativierung ist dabei nicht begleitet von einem R-Verlust oder pathologischen Q-Zacken – beides Zeichen eines abgelaufenen Infarktes. Wochen bis Monate später kommt es dann zu einem erneuten Aufrichten der T-Welle und zu einer Normalisierung des EKG-Befundes.

Bei Patienten mit tuberkulöser oder urämischer Perikarditis bzw. neoplastischer perikardialer Mitbeteiligung kann aufgrund einer Chronifizierung der entzündlichen Reaktionen im Perikard eine persistierende T-Wellennegativierung auftreten. Diese typischen EKG-Veränderungen finden sich bei ca. 90% der Patienten mit akuter Perikarditis. Neben dieser veränderten Repolarisation ist als allgemeines Zeichen einer Entzündung eine Sinustachykardie, trotz normaler Körpertemperatur, vorzufinden.

AV-Blockierungen, Schenkelblockbilder oder ventrikuläre Tachykardien sind nicht typische EKG-Veränderungen der akuten Perikarditis, sondern zeigen meist eine myokardiale Mitbeteiligung der Entzündungsreaktion an. Echokardiographisch findet sich häufig ein Perikarderguß. Im Rahmen einer myokardialen Mitbeteiligung kann es zu regionalen Kontraktionsstörungen kommen.

**Thoraxröntgenaufnahme**

Die Thoraxröntgenübersichtsaufnahme ist zur Diagnose der akuten Perikarditis oder Perimyokarditis wenig hilfreich; sie ist aber gut geeignet, um einen Perikarderguss (Zeltform) oder einen begleitenden Pleuraerguß zu erkennen.

**Laborparameter**

Labordiagnostisch zeigt eine IgM-Titerbewegung (mehr als 4fach) eine Virusinfektion an. Zum Nachweis einer Virusgenese sind entsprechende Proben (Blut, Rachenspülwassser, Sputum, Stuhl etc.) virologisch zu untersuchen. Nur selten gelingt der direkte Virusnachweis in dem den Perikarderguß begleitenden Pleuraerguß oder im Blut. Zudem können verschiedene Entzündungsmarker positiv sein z. B. die Blutsenkungsgeschwindigkeit, CRP oder ein verändertes Differentialblutbild. Findet sich ein erhöhtes Isoenzymserummuster (CK-MB), liegt meist eine Mitbeteiligung des Myokards als Perimyokarditis oder Myokarditis vor.

**Differentialdiagnostische Überlegungen**

Ein hämorrhagischer Perikarderguß sollte immer an die Möglichkeit einer tuberkulösen Genese denken lassen und entsprechende Spezialuntersuchungen nach sich ziehen. Da neben einer viralen Genese – diese ist die häufigste – zahlreiche Erreger eine Perikarditis oder Perimyokarditis hervorrufen können, sind bei Fortbestehen der Beschwerden Blutkulturen zum Ausschluß einer begleitenden infektiösen Endokarditis oder Bakteriämie durchzuführen; bei Patienten, die einer Risikogruppe angehören, ist an eine begleitende HIV-Infektion zu denken.

Mit Hilfe serologischer Untersuchungen kann auf Pilzbefall (z.B. Candida) getestet werden; bei Kindern ist eine ASL/DNAse-Titerbestimmung bei Verdacht auf rheumatisches Fieber durchzuführen. Spezialuntersuchungen sind zum Nachweis von Toxoplasmose bzw. Mononukleose einzusetzen. Bei klinischem Verdacht auf Hypothyreose ist eine Abklärung der Schilddrüsenstoffwechselsituation notwendig.

## 52.2.4 Klinik

! Wie bei der Myokarditis und der Perikarditis werden auch bei der Perimyokarditis häufig kardiale Manifestationen gefunden, nachdem vorher Infektionszeichen des oberen Respirationstraktes aufgetreten waren. Klinisches Erscheinungsbild und Verlaufsform unterscheiden sich dabei nicht von der Perikarditis anderer Genese.

Vor allem bei jüngeren Patienten im urbanen Bereich mit ausgeprägter Perikardflüssigkeit ist immer an die Infektion mit HIV zu denken. Die Regeln der Virussicherung wie auch des Antikörpernachweises entsprechen den oben aufgeführten Bedingungen für die Myokarditis.

Die akute virale oder idiopathische Perikarditis ist gewöhnlich eine Erkrankung mit zwar dramatischem, aber selbstheilendem Krankheitsverlauf innerhalb von 1–3 Wochen.

Die akute Perikarditis ist ein Syndrom infolge der inflammatorischen Veränderungen im Bereich des Perikards, charakterisiert durch die Leitbefunde Thoraxschmerz, Perikardreiben sowie elektrokardiographische Veränderungen.

**Perikarditis vs. Myokardischämie**

Das akute Bild der Peri- oder Perimyokarditis kann auch dramatisch verlaufen und in der Differentialdiagnose zur akuten Myokardischämie Probleme bereiten. Die Lokalisation des perikarditisinduzierten Thoraxschmerzes ist meist auf das Präkordium im Bereich der linken Thoraxwand begrenzt (der Ischämieschmerz zeigt eine Ausstrahlung in die linke Schulter- und Armregion), und die Schmerzqualität wird als scharf, hell und pleuritisähnlich angegeben (Ischämieschmerzen sind brennend und drückend im Charakter). Ein wesentliches differentialdiagnostisches Kriterium der Perikarditis im Vergleich zum Ischämieschmerz ist die Verstärkung des ersteren während der Atemexkursionen bzw. Thoraxbewegungen. Die Perikarditisschmerzen zeigen keine eindeutige Beziehung zur Belastungssituation, sie treten auch in Ruhe auf und halten dann für mehrere Stunden oder gar Tage an.

#### Komplikationen

Wesentliche Komplikationen der akuten viralen oder idiopathischen Perikarditis beinhalten das meist zusätzliche Übergreifen auf das Myokard als Perimyokarditis, rezidivierende Formen der Perikarditis, die Perikardtamponade und im Spätstadium v. a. Kalzifikation, z. B. bei Echovirus-, Coxsackie-Virusmyokarditis, und konstriktive Perikarditis (Abb. 52-7).

### 52.2.5 Therapie

Die Therapie ist symptomatisch. Wesentlich sind echokardiographische Kontrolluntersuchungen zur Erkennung bzw. Verlaufsbeobachtung eines Perikardergusses. Die nichtspezifische Therapie sollte mit körperlicher Schonung, symptomatischer Schmerzmedikation mit nichtsteroidalen Antiphlogistika (ASS oder Indometa-

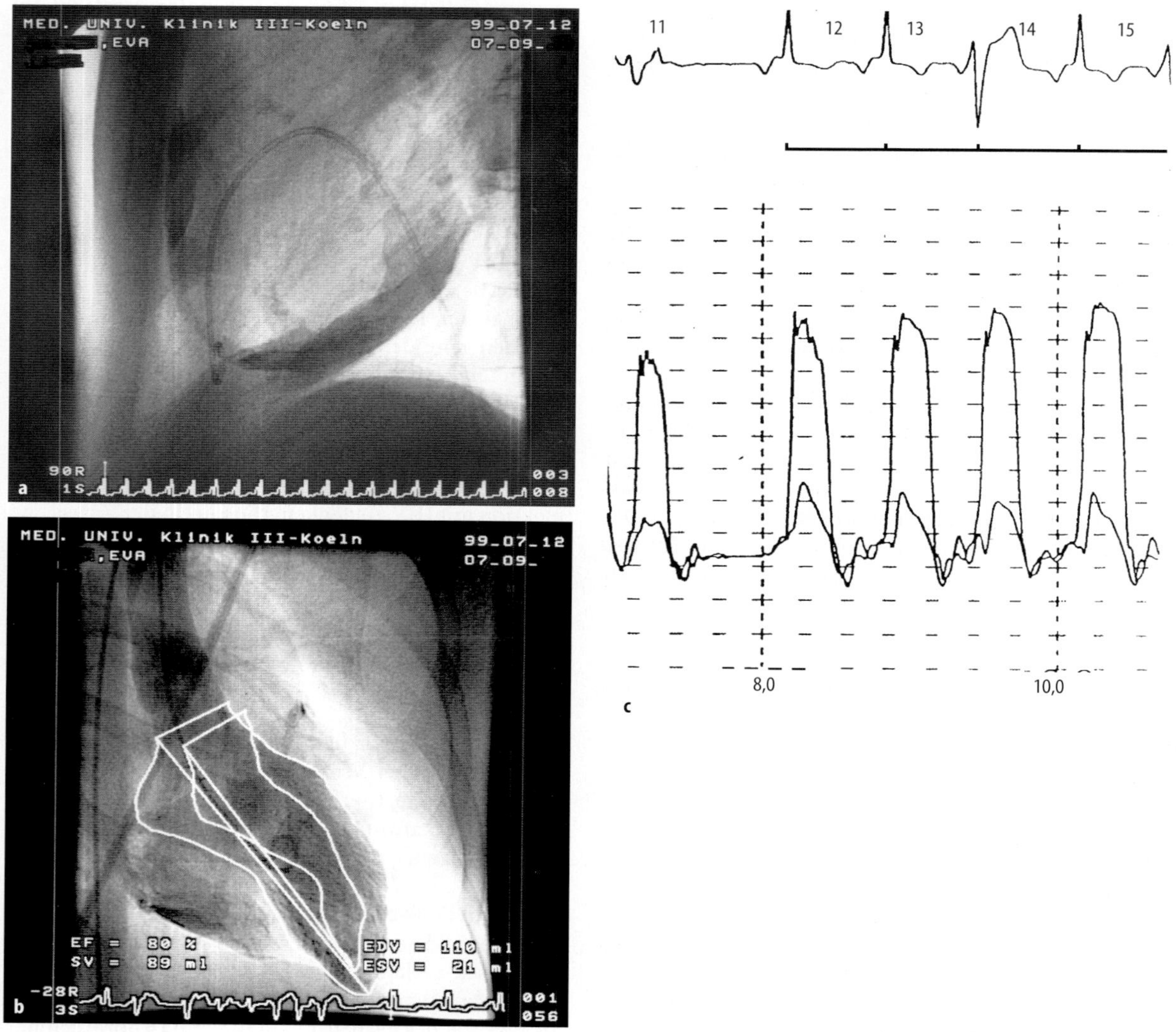


Abb. 52-7a-c. 42jährige Patientin mit zunehmender Dyspnoesymptomatik und eingeschränkter Belastbarkeit bei z. n. am ehesten viraler Perimyokarditis im Alter von 13 Jahren. **a** Perikardiale Kalkspange sowohl im Bereich des rechten als auch des linken Herzens; **b** klein dimensionierter, gut kontrahierender linker Ventrikel. Beeinträchtigung der diastolischen Füllung; **c** Verlauf der rechtsventrikulären und linksventrikulären Druckkurven, simultan gemessen; es zeigt sich eine rechts- wie linksventrikuläre Druckangleichung und ein DIP-Plateauphänomen cin) sowie bei fortbestehender Schmerzsymptomatik mit Kortikosteroiden durchgeführt werden. Eine Antikoagulationstherapie sollte, wenn möglich, während der Akutphase nicht stattfinden.

## 52.3 Kardiomyopathie

Mit zunehmendem Verständnis der Ätiologie und Pathogenese der Myokarditis sowie der unterschiedlichen Kardiomyopathieformen ist die Abgrenzung zu spezifischen Herzmuskelerkrankungen zunehmend unschärfer geworden. Die verschiedenen Kardiomyopathieformen werden derzeit nach der vorherrschenden pathophysiologischen Ursache oder der zugrundeliegenden Ätiologie/pathogenetischen Faktoren unterschieden.

Kardiomyopathien sind definiert als eine Erkrankung des Herzmuskels, verbunden mit einer beeinträchtigten Herzmuskelfunktion. Sie werden unterteilt in dilatative Kardiomyopathie, hypertrophe Kardiomyopathie, restriktive Kardiomyopathie und arrhythmogene rechtsventrikuläre Kardiomyopathie (Abb. 52-8; Richardson et al. 1996).

### 52.3.1 Dilatative Kardiomyopathie

Ursächlich für die dilatative Kardiomyopathie mit beeinträchtigter linksventrikulärer Kontraktionskraft und zunehmender LV-Dilatation sind idiopathische Formen, familiäre/genetische Ursachen, virale Genese und/oder immunologische Ursachen sowie alkoholtoxische Folgen. Die Histologie ist hier nicht spezifisch. Eine der Ursachen der dilatativen Kardiomyopathie bei einer geringen Anzahl von childviruspositiven Patienten scheint eine Virusgenese zu sein.

Die Herzvergrößerung kann dabei sowohl den rechten wie auch den linken Ventrikel oder beide betreffen, verbunden mit einer beeinträchtigten linksventrikulären Pumpfunktion. Die frühere Bezeichnung kongestive Herzinsuffizienz wurde durch den Terminus dilatative Kardiomyopathie ersetzt, da die Vergrößerung der Herzhöhlen das erste objektivierbare Zeichen bei dieser Erkrankung darstellt.

Die Inzidenz der dilatativen Kardiomyopathie wird mit 5–8 Fälle/100.000 Einwohner/Jahr angenommen und scheint derzeit zuzunehmen (Manolio et al. 1992; Dec et al. 1994). Dabei ist sowohl die Häufigkeit als auch die Prognose der Patienten unter der schwarzen Bevölkerung in Amerika ungünstiger; auch dies kann als genetische Prädisposition gewertet werden.

Werden Patienten mit dilatativer Kardiomyopathie effektiv symptomatisch behandelt, so ist die Prognose im Langzeitverlauf weitgehend ungünstig geblieben. Eine Vielzahl klinischer Prädiktoren zur Abschätzung des individuellen Risikos herzinsuffizienter Patienten mit dilatativer Kardiomyopathie wurde erarbeitet (Plasmanoradrenalin, ANF-Spiegel, Serum-$Na^+$, N-BNP etc. (Troughton et al. 2000)). Diese sind für die Risikostratifizierung des Individuums oft wenig hilfreich. In einer neuesten Untersuchung konnte nachgewiesen werden, daß Patienten mit einer homozygoten $\beta_2$-Adrenozeptornormvariante eine ungünstigere Prognose haben und eher von einer frühzeitigen Herztransplantation profitieren (Liggett et al. 1998).

Selbstverständlich ist auch eine zunehmende Herzvergrößerung, verbunden mit einer Verschlechterung der linksventrikulären Pumpfunktion, ein ungünstiger prädiktiver Wert. Auch die verminderte Belastbarkeit aufgrund einer verminderten $O_2$-Aufnahmekapazität (bei Werten unter 10–12 ml/kgKG/min) ist ein für Prognose und Mortalität ungünstiger pradiktiver Wert (Dec et al. 1994).

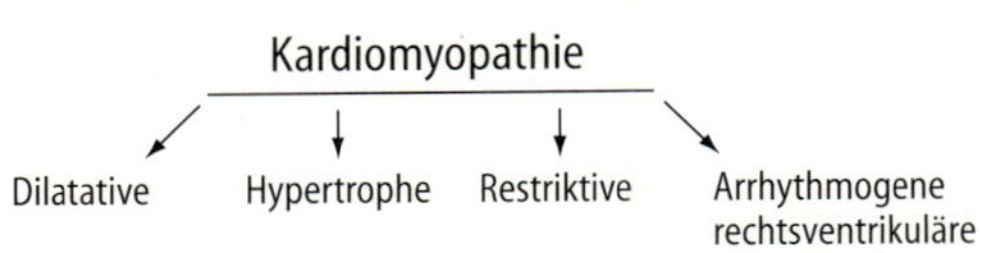


**Abb. 52-8.** Klassifizierung der Kardiomyopathien

### 52.3.2 Ätiologie

**Mögliche Ursachen für das Auftreten der dilatativen Kardiomyopathie**

1. familiäre, genetische Faktoren
2. virale Genese infolge einer akuten oder chronisch persistierenden viralen Myokarditis
3. toxische Schädigungen des Herzens
4. immunologische Ursachen

Hierbei kann die familiäre/genetische Belastung auch zu Viruspersistenz bei bestimmten Individuen beitragen, so daß eine strenge Separation verschiedener ätiologischer Faktoren schwer möglich scheint. Die virale Genese der dilatativen Kardiomyopathie ist bei einem kleinen Teil der Patienten durch Viruspersistenz möglich oder wahrscheinlich, kann aber derzeit nicht als gesichert gelten. Insgesamt wird angenommen, daß ca. 15% der Patienten mit Myokarditis eine dilatative Kardiomyopathie entwickeln (O'Connell 1989).

### 52.3.3 Pathogenese

Führt eine chronische Myokarditis zu Kardiomyopathie (Kawae 1999)?

Einen als Hinweis für die virale Genese sowohl der Myokarditis als auch der Kardiomyopathie könnte der Nachweis von Myozytenantigenen in Zusammenhang mit einer abnormen Expression der Histokompa-

**Tabelle 52-10.** Viruspersistenz bei Myokarditis und dilativer Kardiomyopathie (DCM) (% positiv; außerdem liegen PCR-Untersuchungen einzelner Arbeitsgruppen vor, die Häufigkeiten von < 10%, z.T. 0% ergaben)

| Virus | Aktive Myokarditis | DCM | Kontrolle | Literaturhinweis |
|---|---|---|---|---|
| Enterovirus | 31 | 18–33 | 0 | Kandolf et al. (1987) |
| Enterovirus | 52 | 55 | 0 | Archard et al. (1987) Bowles et al. (1986) |
| Enterovirus | 7 | 9 | 0 | Schönian u. Maisch (1994) |
| Zytomegalie | 10 | 8 | < 3 | Schönian u. Maisch (1994) |
| Adenovirus (Kinder) | ca. 30 | n.b. | n.b. | Martin et al. (1994) |

tibilitätskomplex (MHC-Klasse)-Antigene darstellen, so daß beide Erkrankungen möglicherweise Teilmanifestationen eines unterschiedlichen Spektrums immunmediierter entzündungsunterhaltender Mechanismen darstellen (Strauer 1995).

Eine der Besonderheiten der Myokarditis besteht darin, daß nur eine sehr geringe Anzahl der Patienten einen chronischen Verlauf zeigen und wiederum nur sehr wenige progressive Beeinträchtigung der linksventrikulären Pumpfunktion mit dem Bild einer dilatativen Kardiomyopathie aufweisen.

Nur wenig gesicherte Hinweise lassen den Verlauf in die eine oder die andere Richtung vorhersagen. Hinweise auf die virusinduzierte Genese einer Kardiomyopathie geben Untersuchungen, die bei positivem Biopsienachweis für Virus-RNA eine deutlich erhöhte Mortalität im Vergleich zu virusnegativen Probanden nachgewiesen haben (Why et al. 1994; Tabelle 52-10).

Die Vielzahl der Myokarditismodelle und die verschiedenen Ansätze der pathogenetischen Mechanismen, die möglicherweise zur Entwicklung einer Kardiomyopathie führen, zeigen, daß neben der Virusschädigung und den diversen immunpathologischen Prozessen möglicherweise auch genetische Determinanten vorliegen. So dürfte keine einheitliche Krankheitsentität vorliegen. Hinweise für die genetische Prädisposition bei Patienten mit dilatativer Kardiomyopathie sind häufig Expressionsmuster der früheren embryonalen Entwicklung im adulten Ventrikel (Chien et al. 1991).

Zudem fand sich bei Mäusen, die eine CD8- und T-zellabhängigie Erkrankung hatten, eine CVB3-induzierte Myokarditis mit dem klinischen Bild einer dilatativen Kardiomyopathie mit eingeschränkter linksventrikulärer Pumpfunktion und erhöhten ANF-Spiegeln sowie einem signifikanten Myosinisoenzym-Shift (Huber 1997). Bei anderen Tieren konnte die Infektion zwar Entzündungszeichen hervorrufen, aber nicht das klinische Bild einer Kardiomyopathie auslösen. Aufgrund dieser und anderer Studien wurde vermutet, daß die Entwicklung einer virusinduzierten Kardiomyopathie abhängig sein könnte von einem CD8-T-zellvermittelten apoptoseinduzierenden Faktor.

Zusammenfassend kann festgehalten werden, daß eine virusinduzierte Myokarditis mit Virusgenomnachweis bei Patienten mit entwickelter Kardiomyopathie eine der Ursachen für die Entwicklung einer dilatativen Kardiomyopathie darstellen kann.

Insbesondere kommt es dabei zum Nachweis von Enteroviren, die auch die häufigste Ursache der klinisch manifesten Myokarditis darstellen. Die virusassoziierte Genese der Kardiomyopathien zeigt sich insbesondere bei der schlechten Prognose für Patienten mit Virusgenomnachweis in Myokardbiopsien. Der genaue Pathomechanismus, der bei bestimmten Individuen neben der entwickelten Myokarditis über eine chronische Entzündung, möglicherweise auch über Autoimmunprozesse zur Entwicklung einer Kardiomyopathie führt, ist derzeit unklar.

### 52.3.4 Diagnostik

Zu den nichtinvasiven Untersuchungen gehören neben der akkuraten körperlichen Untersuchung die Durchführung einer Echokardiographie, einer Thoraxröntgenaufnahme, ggf. eine Radionuklidventrikulographie zur Beurteilung der Herzfunktion (Tabelle 52-11). Des weiteren sollte eine Rechts- und Linksherzkatheteruntersuchung zur Beurteilung der Herzfunktion, aber auch zum Ausschluß einer koronaren Herzerkrankung durchgeführt werden.

### 52.3.5 Klinik

Die Diagnostik und Klinik entspricht den im Kapitel 47 Dilatative Kardiomyopathie dargestellten Richtlinien (Tabelle 52-11).

### 52.3.6 Therapie

Die Therapie der Kardiomyopathie entspricht den Richtlinien, wie sie zur Therapie der chronischen Herzinsuffi-

**Tabelle 52-11.** Klinisches Bild der Kardiomyopathie

| | |
|---|---|
| Symptome | Belastbarkeit ↓, Dyspnoe Ruhetachykardie |
| Körperliche Untersuchung | Physiologische Untersuchungsbefunde der Herzinsuffizienz |
| Thoraxröntgenaufnahme | Herzvergrößerung (besonders linker Ventrikel), pulmonale Stauung |
| EKG | Tachykardie (Sinustachykardie), Linksschenkelblock, Rhythmusstörungen |
| Echokardiographie | Dilatation des linken Ventrikels |
| Nuklearmedizin | Herzvergrößerung, LV-Funktion ↓, typisches Belegungsmuster |
| RV-/LV-Herzkatether | Größenzunahme des linken Ventrikels (enddiastolisch, endsystolisch), Einschränkung der Auswurffraktion, erhöhte Füllungsdrücke, Abnahme des Herzminutenvolumens, pulmonale Hypertonie, Mitral-Trikuspidalklappeninsuffizienz, Zunahme der Ventrikelmasse, „gestreckte" Koronararterien |

zienz gelten. Ziel der Therapie ist es zum einen, eine Verbesserung der Symptomatik der Patienten, zum zweiten ein Fortschreiten der Pumpfunktionsbeeinträchtigung zu verhindern und zum dritten, die Prognose der Patienten zu verbessern. Dies geschieht aufgrund der vorliegenden Datenlage aus prospektiven, klinisch-kontrollierten Studien mit Hilfe einer Kombinationstherapie aus Diuretika, Digitalis, ACE-Hemmern, Aldosteronantagonisten und β-Blockern.

Wesentlicher Ansatzpunkt der Therapie ist die Modulation der neurohumoralen Aktivität; dies gilt zum einen für die sympathoadrenerge Stimulation durch Hemmung mittels β-Adrenorezeptorantagonisten sowie für die Hemmung des Renin-Angiotensin-Aldosteronsystems durch ACE-Hemmer, ggf. ATI-Rezeptorantagonisten. Aufgrund der neueren Studienlage kann als gesichert gelten, daß auch die zusätzliche Kombination mit β-Adrenozeptorantagonisten sowohl die Symptomatik wie auch die Prognose der Patienten signifikant bessert. Dies wurde nachgewiesen für die β-Blocker Bisoprolol, Metoprolol und in eingeschränktem Maße auch für Carvedilol.

#### Kausale Therapie

Auch bei Nachweis von Virus-mRNA,der nur in ca. 17% der Patienten mit dilatativer Kardiomyopathie gelingt (Kandolf et al. 1988; Tracy et al. 1990), ist ein kausaler Therapieansatz zur Beeinflussung der Entwicklung einer dilatativen Kardiomyopathie oder zu deren Behandlung derzeit nicht gegeben. Begünstigende Faktoren, die zum einen zu einer myokardialen Schädigung führen können und zum anderen eine bereits bestehende Schädigung unterhalten und verschlimmern können, sollten ausgeschlossen werden. Körperliche Schonung, eine Alkoholabstinenz und eine Flüssigkeits- und Kochsalzrestriktion werden empfohlen.

#### Kontraktionssteigernde Medikamente

Bei der Therapie der Herzinsuffizienz im Rahmen der dilatativen Kardiomyopathie kann es nötig werden, intravenös mit cAMP-abhängigen, kontraktionskraftsteigernden Medikamenten die Symptomatik zu bessern. In der Langzeittherapie haben sich cAMP-abhängige Substanzen als deletär erwiesen. Zudem existieren Fallberichte, die durch Immunadsorption zirkulierende Antikörper bei Patienten mit dilatativer Kardiomyopathie extrahieren konnten. In einer Fallstudie stieg nach Immunadsorptionsbehandlung und damit effektiver Reduktion zirkulierender Anti-$\beta_1$-Adrenozeptorantikörper das Herzzeitvolumen signifikant an (Dörffel et al. 1997).

#### Antivirale Therapie

Schwierigkeiten bereitet neben der rein symptomatischen Therapie Anwendung einer kausalen antiviralen Therapie. Eine Einflußnahme auf die Immunantwort beeinflußt auch die für die Viruskontrolle nötige Immunreaktionen und kann so das Krankheitsgeschehen mit unterhalten. So könnte eine immunsuppressive Therapie zum einen autoimmuninduzierte Reaktionsabläufe behindern, aber zum anderen die Viruspersistenz möglicherweise begünstigen, so daß die klassische immunsuppressive Therapie derzeit weder für die Myokarditis noch für die dilatative Kardiomyopathie in ihrer Wirksamkeit als gesichert angesehen werden kann (Mason et al. 1995).

#### Interferon-α

Vorläufige Ergebnisse mit Interferon-α geben ermutigende Hinweise, daß die Einflußnahme auf die Virusinfektion direkt therapeutisch nutzbar sein könnte. Derzeit wird dieses in einer multizentrischen Studie bei Patienten mit bioptisch nachgewiesener kardialer Infektion geprüft (Maisch et al. 1996). Da allerdings die Interferontherapie selbst auch die kardiale Funktion beeinflussen und sogar eine akute Perimyokarditis induzieren kann, werden die erwarteten Ergebnisse erschwert zu interpretieren sein (Teragawa et al. 1996).

Zusammenfassend: Die therapeutische Zielsetzung entspricht denen zur Behandlung der chronischen und symptomatischen Herzinsuffizienz.

### 52.3.7 HIV und Kardiomyopathie

Die dilatative Kardiomyopathie bei HIV-infizierten Patienten ist mit einer schlechten Prognose vergesellschaftet; die mittlere Überlebenszeit beträgt 101 Tage im Vergleich zu 172 Tagen bei Patienten mit vergleichbarer Herzfunktion in vergleichbarem Alter (Currie et al. 1994). Dabei zeigte sich in einer prospektiven Studie bei HIV-infizierten Erwachsenen wie auch Kindern, daß eine eingeschränkte linksventrikuläre Verkürzungsfraktion ein Prädiktor für eine insgesamt schlechte Überlebenswahrscheinlichkeit darstellt und dies auch dann, wenn die entsprechenden Werte für Alter, CD4-Zellcount und neurologische Symptomatik ausgeglichen worden waren (Lipshultz 1998). Dabei konnte eine Infektion mit HIV-Viren aufgrund mRNA-Nachweises bei Patienten mit Myokarditis, Perikarditis und Aids gezeigt werden (Lipshultz et al. 1990).

### Viruspersistenz und Koinfektion

Die Viruspersistenz zeigte sich als gering, dies kann als Hinweis darauf gelten, daß die eigentliche HIV-Infektion nur eine indirekte Rolle in der LV-Funktionsbeeinträchtigung bei HIV-Patienten spielt. Zudem ist eine Koinfektion mit anderen Virustypen, wie Epstein-Barr-Virus und Zytomegalievirus, ebenfalls ein unabhängiger Prädiktor für Morbidität und Letalität der HIV-Infektion.

Mit Hilfe der PCR konnten Bowles und Mitarbeiter bei Patienten mit HIV-Infektion in 42% der Biopsien mit nachgewiesener inflammatorischer Aktivität im Myokard andere als HIV-Viren dokumentieren, am häufigsten CMV und Adenoviren.

### Antiretrovirale Therapie

Auch die antiretrovirale Therapie bei Patienten mit HIV-Infektion kann selbst kardiotoxisch wirken und zudem ihr Einsatz ein Prädiktor für eine fortgeschrittene Infektion selbst darstellen. So konnte nachgewiesen werden, daß in einer Kombinationstherapie mit hochwirksamen antiretroviralen Substanzen, die aus 2 Nukleosid-reverse-Transkriptaseinhibitoren und einem Proteaseinhibitor bestand, sich eine erhöhte kardiovaskuläre Mortalität in Abhängigkeit der Therapiedauer zeigte (SoRelle 1998).

### Verlaufsbeobachtungen

In einer prospektiven multizentrischen Studie an 952 HIV-positiven Patienten ohne Symptome wurde eine Verlaufsbeobachtung im Zeitraum von 60 ±3 Monaten durchgeführt.

Echokardiographisch konnte eine dilatative Kardiomyopathie bei 76 Patienten (8%) nachgewiesen werden, dies entspricht einer jährlichen Inzidenzrate von 15,9 Fälle/1000 Patienten. Die Inzidenz der dilatativen Kardiomyopathie war höher bei Patienten mit CD4-Zellzahlen unter 400 sowie bei Patienten mit zusätzlicher Zitovidintherapie.

Bei 63 Patienten zeigte die histologische Diagnose eine Myokarditis mit Zellinfiltraten, bestehend vornehmlich aus CD3- und CD8-Lymphozyten. Bei 58 Patienten konnte Virusgenom des HIV-Virus nachgewiesen werden. Bei 36 Patienten entwickelte sich eine Myokarditis; 6 dieser Patienten waren zusätzlich mit Coxsackie-Virus B, 2 mit CMV und 1 mit EBV infiziert.

Diese Untersuchung von Bowles und Mitarbeitern belegt, daß neben der HIV-induzierten Myokarditis und der damit möglicherweise unterhaltenen Immunantwort auch eine Suprainfektion mit anderen kardiotropen Viren bei dem Krankheitsbild beteiligt ist.

## Literatur


Acierno L (1989) Cardiac complications in acquired immunodeficiency syndrome (AIDS) a review. J Am Coll Cardiol 13: 1144 ff.

Ainger WH, Lorell BH (1989) Challenge of cardiomyopathy. J Am Coll Cardiol 13: 1219–1239

Akhras F (1993) HIV and opportunistic infections: which makes the heart vulnerable? Br J Clin Pract 47: 232 ff.

Archard LC, Bowles NE, Olsen EGJ, Richardson PJ (1987) Detection of persistent coxsackie-B-virus RNA in dilated cardiomyopathy and myocarditis. Eur Heart J 8 (Suppl J9): 437–440

Archard LC, Freeke CA, Richardson PJ, Schultheiß HP (Hrsg) (1987) Persistence of enterovirus RNA in dilated cardiomyopathy: a progression of myocarditis. New concepts in viral heart disease. Springer, Berlin Heidelberg New York Tokio, pp 347–362

Barry WH (1994) Mechanisms of immune-mediated myocyte injury. Circulation 89: 2421–2432

Blanchard DG, Hagenhoff C, Chow LC et al. (1991) Reversibility of cardiac abnomalities in human immunodeficiency virus (HIV)-infected individuals: a serial echocardiographic study. J Am Coll Cardiol 17: 1270 ff.

Bowles NE, Ni J, Kearny D et al. (1997) Identification of viral causes of cardiac complications associated with HIV infection in children. Pediatrics 100: 429–430 (Abstract)

Bowles NE, Richardson PJ, Olsen EGJ, Archard LC (1986) Detection of coxsackie-B-virus-specific RNA sequences in myocardial biopsy samples from patients with myocarditis and dilated cardiomyopathy. Lancet I: 1120–1123

Bowles NE, Rose ML, Taylor P et al. (1989) Endstage dilated cardiomyopathy persistence of enterovirus RNA in myocardium at cardiac transplantation and lack of immune response. Circulation 80: 1128–1136

Challoner DR, Prols HG (1972) Free fatty acid oxidation and carnitine levels in diphteritic guinea pig myocardium. J Clin Invest 51: 2071 ff.

Chien KR, Knowlton KU, Zu H, Chien S (1991) Regulation of cardiac gene expression during myocardial growth and hypertrophy: molecular studies of an adaptive physiological response. FASEB J 5: 3037–3046

CIBIS study group (1999) The Cardiac Insufficiency Bisoprolol Study II: a randomised trial. Lancet 353: 9–13

Cohn JN, Johnson G, Ziesche S et al. (1991) A comparison of enalapril with hydrolazine-isosorbide dinitrate in the treatment of chronic congestive heart failure. N Engl J Med 325: 303–310

Cooper DKC, Sturridge MF (1976) Constrictive pericarditis following coxsackie virus infection. Thorax 31: 472 ff.

Currie PF, Jacob AJ, Foreman AR, Elton RA, Brettle RP, Boon NA (1994) Heart muscle disease related to HIV infection: prognostic implications. MBJ 309: 1605–1607

Dec GW, Fuster V (1994) Medical progress: idiopathic dilated cardiomyopathy. N Engl J Med 331: 1564 ff.

Dörffel WV, Felix SB, Wallukat G et al. (1997) Short-term hemodynamic effects of immunoadsorption in dilated cardiomyopathy. Circulation 95: 1994–1997

Drucker NA, Colan SD, Lewis AB et al. (1994) Gamma-globulin treatment of acute myocarditis in the pediatric population. Circulation 89: 252 ff.

Edwards WD, Holmes DR, Reeder GS (1982) Diagnosis of active lymphocytic myocarditis by endomyocardial biopsiy. Quantitative criteria for light microscopy. Mayo Clin Proc 57: 419–425

Fenoglio JF, Cersell PC, Kellogg CF, Drusin RE, Weiss MB (1983) Diagnosis and classification of myocarditis by endomyocardial biopsy. N Engl J Med 308: 12–18.

Giacca U, Severnici GM, Mestroni L et al. (1994) Low frequency of detection by nested polymerase chain reaction of enterovirus ribonucleic acid in endomyocardial tissue of patients with idiopathic dilated cardiomyopathy. J Am Coll Cardiol 24: 1033–1040

Gowrishankar K, Rajajee S (1994) Varied manifestations of viral myocarditis. Indian J Pediatr 61: 75 ff.

Grody WW, Cheng L, Lewis W (1990) Infection of the heart by the human immunodeficiency virus. Am J Cardiol 66: 203 ff.

Himelman RB, Chung WS, Chernoff DN et al. (1989) Cardiac manifestations of human immunodeficiency virus infection: a two-dimensional echocardiographic study. J Am Coll Cardiol 13: 1030 ff.

Huber S (1997) Coxsackie-Virus-induced myocarditis is dependent on distinct immunopathogenic response in different strains of mice. Lab Invest 76: 691–701

Joy J, Rao YY, Raveendranath M et al. (1990) Coxsackie viral myocarditis: a clinical and echocardiographic study. Indian Heart J 42: 441 ff.

Kandolf R, Ameis D, Kirchner P, Canu A, Hofschneider PH (1987) In situ detection of enteroviral genomes in myocardial cells by nucliec acid hybridization: an approach to the diagnosis viral heart disease. Proc Natl Acad Sci USA 84: 6272–6276

Kandolf R, Canu A, Hofschneider PH (1985) Coxsackie B3 virus can replicate in cultured human fetal heart cells and is inhibited by interferon. J Mol Cardiol 17: 167–181

Kandolf R, Kirschner P, Ameis D et al. (eds) (1988) Enteroviral heart disease: diagnosis by in situ hybridization. New concepts in viral heart disease. Springer, Berlin Heidelberg New York Tokio, S 337–348

Kandolf R, Kirschner P, Ameis D, Canu A, Hofschneider PH (1987) Cultured humam heart cells: a model system for the study of the antiviral activity of interferons. Eur Heart J 8 (Suppl J): 453–456

Kandolf R, Klingel K, Zell R, Selinka HC, Schneider-Brachert W, Bültmann B (1993) Molecular pathogenesis of enterovirus-induced myocarditis: virus persistance and chronic inflammation. Intervirolgy 35: 140–151

Kandolf R (1998) Enterovirale Myokarditis und dilatative Kardiomyopathie. Med Klin 93: 215–222

Klingel K, Kandolf R (1993) The role of enterovirus replication in the development of acute and chronic heart muscle disease in different immunocompetent mouse strains. Scand J Infect Dis 88: 79–85

Kühl U, Noutsias M, Seeberg B et al. (1993) Chronic inflammation in dilated cardiomyopathy. Heart Failure 231–245.

Kühl U, Toussaint U, Ulrich G, Wagner D, Wolff P, Schultheiß HP (eds) (1988) Evaluation of immunohistochemicalf data for the diagnosis of myocarditis. New concepts in viral heart disease. Springer, Berlin Heidelberg New York Tokio, pp 325–336

Kunkel B, Schneider M, Hübner K, Kaltenbach M (1985) Bioptische und autoptische Häufigkeit der Myokarditis. Z Kardiol 74: 360–368

Levy WS, Simon GL, Rios JC, Ross AM (1989) Prevalence of cardiac abnormalities in human immunodeficiency virus infection. Am J Cardiol 63: 86 ff.

Liggett SB, Wagoner LE, Craft LL et al. (1998) The Ile 164 b2-adrenergic receptor Polymorphism adversely affects the outcome of congestive heart failure. J Clin Invest 102: 1534–1539)

Lindner J, Cassling RS, Rogler WC et al. (1985) Immunohistochemical characterisation of lymphocytes in inflamed ventricular myocardium: Implications for myocarditis. Arch Pathol Lab Med 109: 917–920

Lipshultz SE und die Mitglieder der (P2C2 HIV) Study Group (1998) Left ventricular structure and function in children infected with human immunodeficiency virus. The prospective P2C2 HIV multicenter study. Circulation 97: 1246–1256

Lipshultz SE, Fox CH, Perez-Atayde AR et al. (1990) Identification of human immunodeficiency virus-1 RNA and DNA in the heart of a child with cardiovascular abnormalities and congenital acquired immune deficiency syndrome. Am J Cardiol 66: 246–250

Maisch B, Deeg P, Liebau G, Kochsiek K (1983) Diagnostic relevance of humoral and cytotoxic immune reactions in primary and secondary dilated cardiomyopathy. Am J Cardiol 52: 1072–1078

Maisch B, Herzum M, Hufnagel G, Schonian U (1996) Immunosuppressive and immunomodulatory treatment for myocarditis. Curr Opin Cardiol 11: 310–324

Maisch B, Herzum M, Schonian U (1993) Immunomodulating factors and immunosuppression drugs in the therapy of myocarditis. Scand J Infect Dis 88: 149–162

Manolio TA, Baughman KL, Rodeheffer R et al. (1992) Prevalence and etiology of idiopathic dilated cardiomyopathy (summary of a National Heart, Lung and Blood Institute workshop). Am J Cardiol 59: 1458 ff.

Martin AB, Webber S, Fricker FJ et al. (1994) Acute myocarditis – Rapid diagnostic in children. Circulation 90: 330–339

Martino TA, Liu P, Sole MJ (1994) Viral infection and the pathogenesis of dilated cardiomyopathy. Circ Res 74: 182–188

Mason J, Al E (1995) A clinical trial of immunosuppressive therapy for myocarditis: the myocarditis treatment trial investigators. N Engl J Med 333: 269–275

McManus BM, Chow LH, Wilson JE et al. (1993) Direct myocardial injury by enterovirus: a central role in the evolution of murine myocarditis. Clin Immunol Immunopathol 68: 159–169

MERIT-HF Study Group (1999) Effect of metoprolol CR/XL in chronic heart failure: Metoprolol CR/XL Randomised Intervention Trial in congestive Heart Failure (MERIT-HF). Lancet 353: 2001–2007

Milei J, Grana D, Fernandez G, Matturr L (1998) Cardiac involvement in acquired immunodeficiency syndrome – a review to push action. The committee for the study of cardiac involvement in Aids. Clin Cardiol 21/7: 465–472

Muckelbauer JK, Kremer M, Minor I et al. (1995) The structure of coxsackievirus B3 at 3.5 A resolution. Structure 3: 653–667

O'Connell JB (1989) Immunosuppression for dilated cardiomyopathy. N Engl J Med 321: 1119 ff.

Olinde KD, O'Connell JB (1994) Inflammatory heart disease: pathogenesis, clinical manifestations and treatment of myocarditis. Annu Rev Med 45: 481 ff.

Peters NS, Poole-Wilson PA (1991) Myocarditis – a controversial disease. J R Soc Med 84: 1 ff.

Peters NS, Poole-Wilson PA (1991) Myocarditis – continuing clinical and pathologic confusion. Am Heart J 121: 942 ff.

Rahlf G, Bandlow O, Wiegand K, Tebbe U, Kreuzer H (1981) Investigations on the viral aetiology of congestive cardiomyopathy. Verh Dtsch Ges Pathol 65: 240–250

Ramos A, Elias P, Barrucand L, DaSilva J (1984) The protective effect of carnitine in human diphteritic myocarditis. Pediatr Res 18: 815 ff.

Raubach-Starz B, Neu N, Müller-Hermelink HK (1990) Virusnachweis und pathologische Veränderungen in verschiedenen Phasen der Coxsackie-Virus-B-Myokarditis bei Mäusen. Verh Dtsch Ges Pathol 74: 398–403

Remes J, Helin M, Vaino P, Rautio P (1990) Clinical outcome and left ventricular function 23 years after acute coxsackie virus myopericarditis. Eur Heart J 11: 182 ff.

Richardson P, McKenna W und die Mitglieder des Kommittees (1996) Report of the 1995 World Health Organization/ International Society and Federation of Cardiology Task Force on the Definition and Classification of Cardiomyopathies. Circulation 93: 841–842

Rueckert RR, Fields BN, Minor I (eds) (1990) Picornaviridae: The viruses and their replication. Virology. Lippincott-Raven, Philadelphia, pp 609–654

Schönian U, Hufnagel G, Maisch B, Doerr HW (1994) Detection of enterovirus nucleic acids in endomyocardial biopsies of patients with myocarditis and dilated cardiomyopathy. Eur Heart J 15 (Suppl): 463

Schönian U, Maisch B (1992) Zytomegalievirusassoziierte Erkrankungen des Herzens. Herz 17: 85–90

Schultheiß HP (1988) The mitchondrium as antigen in inflammatory heart disease. Eur Heart J 8: 203–210

Schultheiß HP (1993) Die dilatative Kardiomyopathie – eine chronische Myokarditis? Neue Aspekte zur Diagnostik und Therapie. Z Kardiol 83 (Suppl 4): 25–33

Schultheiß HP (1993) The significance of autoantibodies against the ADP/ATP carrier for the pathogenesis of myocarditis and dilated cardiomyopathy – clinical and experimental data. Semin Immunopathol 68: 229–233

Selinka HC, Huber M, Pasch A et al. (1998) Coxsackie B virus and its interaction with permissive host cells. Clin Diagn Virol 9: 115–123

Shafren D, Bates RC, Agrez MV et al. (1995) Coxsackie virus B1, B3 and B5 use decay accelerating factor as a receptor for cell attachment. J Virol 69: 3873–3877

SoRelle R (1998) Vascular and lipid syndromes in selected HIV-infected patients. Circulation 9: 829–830

Strauer BE (1977) Die quantitative Bestimmung der Koronarreserve zur Diagnostik koronarer Durchblutungsstörungen. Internist 18: 579–587

Strauer BE und die Mitglieder der Konsensus-Konferenz (1995) Myokarditis – dilatative Kardiomyopathie. Internist 36: 484–502

Strauer BE, Kandolf R, Mall G et al. (1994) Konsensus-Bericht: Myokarditis – Kardiomyopathie. Med Klin 89 (Suppl 1): 23–38

Teragawa H, Hondo T, Amano H et al. (1996) Cardiogenic shock following recombinant alpha-2b interferon therapy for chronic hepatitis C: a case report. Jpn Heart J 37: 137–142

SOLVD Investigators (1992) Effect of enalapril on mortality and the development of heart failure in asymptomatic patients with reduced left ventricular ejection fractions. N Engl J Med 327: 685–691

Tracy SM, Chapman NM, McManus BM et al. (1990) A molecular and serologic evaluation of enteroviral involvement in human myocarditis. J Mol Cell Cardiol 22: 403–414

Why H, Meany T, Richardson P et al. (1994) Clinical and prognostic significance of detectionof enteroviral RNA in the myocardium of patients with myocarditis or dilated cardiomyopathy. Circulation 89: 2582–2589

# Kapitel 53

# Perikarderkrankungen



J. Crnac, F.M. Baer



## 53.1 Anatomie und Physiologie des Perikards

> Das Perikard umschließt das Herz und die Ursprünge der großen Gefäße und ist mit straffen Ligamenten an Zwerchfell, Wirbelsäule und Sternum fixiert. Die nervöse Versorgung erfolgt durch den N. Vagus, Plexus oesophageus, den kardialen, diaphragmalen und aortalen Nervengeflechten sowie über Fasern aus den Ganglion stellatum. Die Blutversorgung wird durch Äste der A. mammaria interna, Aorta und der das Zwerchfell versorgenden Arterien übernommen.

Das Perikard besteht aus 2 Schichten: dem serösen viszeralen und fibrösen parietalen Anteil. Die viszerale Schicht liegt dem Herzen und dem epikardialen Fett direkt auf und besteht aus einer einzelnen Schicht mesothelialer Zellen. Diese sorgen für die Produktion perikardialer Flüssigkeit, die beim Gesunden bis zu 50 ml betragen kann. Aufgrund der Elektrolyt- und Eiweißkonzentrationen in der Perikardflüssigkeit ähnelt diese am ehesten einem Ultrafiltrat. Die darin vorhandenen Phospholipide führen wahrscheinlich zu einer Reibungsminderung beider Schichten.

Das Perikard hält durch seine feste Fixation das Herz in einer konstanten Position und verhindert dadurch Funktionseinschränkungen z.B. bei plötzlichen Lageänderungen des Körpers. Auch wird ein direkter Kontakt des sich kontinuierlich bewegenden Herzens mit benachbarten Organen verhindert. Der vorhandene Flüssigkeitsfilm minimiert Reibungsverluste.

Das Perikard erfüllt nicht nur eine mechanischen Schutzfunktion; es dient auch als eine immunologische Barriere. So erschwert es ein direktes Übergreifen von Infektionen oder Tumoren auf das Myokard.

Der Einfluß des Perikards auf die Hämodynamik wird kontrovers diskutiert. Es bestehen Hinweise, daß das Perikard in der diastolischen Druckbeziehung beider Ventrikel, bei der Prävention einer akuten Myokarddilatation und bei der Verteilung kardialer hydrostatischer Drücke eine wichtige Rolle spielt. Andererseits ist in diesem Zusammenhang zu erwähnen, daß bei einem angeborenen Fehlen des Perikards keine wesentlichen hämodynamischen Störungen zu beobachten sind.

Der normale intraperikardiale Druck beträgt 0 cm Wassersäule bis hin zu leicht negativen Werten. Dieser Druck bleibt konstant, solange die intraperikardiale Flüssigkeitsmenge nicht den gesamten intraperikardialen Raum ausfüllt. Steigt die Flüssigkeitsmenge über das normale Maß hinaus an, so steigt der intraperikardiale Druck steil an. Der Grund hierfür ist eine ausgeprägte Steifheit und fehlende Elastizität des parietalen Perikards.

Physiologischerweise beeinflußt der normale intraperikardiale Druck nicht die Hämodynamik des Herzens. Diese Situation ändert sich bei der Zunahme des kardialen Volumens über ein bestimmtes Maß hinaus und bei der somit verbundenen Verringerung des intraperikardialen Raumes oder bei Zunahme des intraperikardialen Flüssigkeitsgehaltes. Dabei kommt es zu einem Anstieg des intraperikardialen Druckes auf hohe Werte und konsekutiv zu einer Abnahme des transmuralen Druckes, welcher durch die Differenz des intraventrikulären und des intraperikardialen Druckes gebildet wird. Im Extremfall der kardialen Tamponade kommt es zu einem Verlust des transmuralen Druckgradienten, der zu einer Verminderung der Vorlast und der diastolischen Ventrikelvolumina führt.

## 53.2 Akute Perikarditis

! Die akute Perikarditis ist charakterisiert durch thorakale Schmerzen, elektrokardiographische Veränderungen und einen typischen Auskultationsbefund.

### 53.2.1 Epidemiologie

! Die tatsächliche Inzidenz dieser Erkrankung liegt aufgrund von inapparent verlaufenden Fällen weitaus höher als die klinisch erfaßte von ca. 1:1000 Patienten.

### 53.2.2 Ätiologie und Pathogenese

Ursächlich für die akute Perikarditis ist eine Entzündung des Perikards. Die häufigsten bekannten Ursachen (Übersicht 1) sind akuter Myokardinfarkt, Urämie, infektiöse Genese (viral, bakteriell, tuberkulös), Traumata (u. a. chirurgische Eingriffe am Perikard) oder idiopathisch. Die Entzündungsreaktion kann zu einer vermehrten Exsudation von Perikardflüssigkeit und somit zu einer Perikardtamponade führen.

**Übersicht 1: Einteilung der entzündlichen Perikarderkrankungen**

**a Einteilung nach ätiologischen Gesichtspunkten**

- Infektiöse Perikarditis
  1. Bakteriell
  2. Viral
  3. Tuberkulös
  4. Andere Erreger (Pilze, Parasiten, usw.)
- Nichtinfektiöse Perikarditis
  1. Idiopathisch
  2. Akuter Myokardinfarkt
  3. Neoplasie (Primärtumor oder Metastasen)
  4. Trauma (Penetration, Perforation, stumpfe Traumata, ionisierende Strahlung)
  5. Aortenaneurysma (mit Herzbeutelbeteiligung)
- Perikarditis bei Stoffwechselerkrankungen
  1. Urämie
  2. Myxödem
  3. Addison-Krise
  4. Diabetische Ketoazidose
- Perikarditis mit einer Autoimmunkomponente oder aufgrund einer Überempfindlichkeitsreaktion
  1. Rheumatisches Fieber
  2. Medikamente
  3. Kollagenosen (Systemischer Lupus erythematodes, Dermatomyositis, Sklerodermie, Spondylarthritis ankylpoetica, Panarteriitis)
  4. Dressler-Syndrom
  5. Serumkrankheit
  6. Postoperativ

**b Einteilung nach klinischen Gesichtspunkten**

- Akute Perikarditis (bis 6 Wochen)
  1. Fibrinöser Erguß
  2. Hämorrhagischer oder exsudativer Erguß
- Subakute Perikarditis (6 Wochen bis 6 Monate)
  1. Konstriktiv
  2. Exsudativ-konstriktiv
- Chronische Perikarditis
  1. Konstriktiv
  2. Exsudativ
  3. Adhäsiv

### 53.2.3 Klinik

Das klinischen Bild ist charakterisiert durch die meist retrosternal oder linksthorakal lokalisierten Schmerzen, die häufig in liegender Stellung ausgeprägter sind als in der sitzenden oder vornübergebeugten Stellung. Die Schmerzsymptomatik kann leicht die Klinik einer Angina pectoris, einer Lungenembolie oder Oberbauchbeschwerden vortäuschen. Pathognomonisch für die akute Perikarditis ist das Perikardreiben. Es ist ein lederartiges herzschlagsynchrones Geräusch, welches durch die Reibung der beiden in ihrer Oberflächenstruktur veränderten Perikardblätter entsteht.

### 53.2.4 Diagnostik

**EKG**

Stunden bis Tage nach Beginn der akuten Perikarditis kommt es bei einem Großteil (90%) der Patienten zu typischen EKG-Veränderungen (Tabelle 53-1 und 53-2). Nur 50% der Fälle zeigen alle 4 Phasen der EKG-Veränderungen während der Erkrankung. PQ-Streckensenkungen sind in 80% der Fälle nachweisbar. Das Auftreten von EKG-Veränderungen der 1. Phase oder der typischen 4 „EKG-Phasen“ kann auch bei sonst negativen Untersuchungsergebnissen ein deutlicher Hinweis für die akute Perikarditis sein.

**Tabelle 53-1.** EKG-Veränderungen bei der akuten Perikarditis in den Ableitungen I, II, aVL, aVF, V3–V6

| Phase | J-ST | T-Wellen | PQ-Strecke |
|---|---|---|---|
| I: | Erhöht | Aufrecht | Senkung bis isoelektrisch |
| II: | Unverändert | Flach bis negativ | Senkung bis isoelektrisch |
| III: | Unverändert | Negativ | Isoelektrisch |
| IV: | Unverändert | Aufrecht | Isoelektrisch |

**Tabelle 53-2.** EKG-Veränderungen bei der akuten Perikarditis in den Ableitungen aVR, V1, V2 (seltener)

| Phase | J-ST | T-Wellen | PQ-Strecke |
|---|---|---|---|
| I: | – Senkung | Negativ | Hebung bis isoelektrisch |
| II: | Unverändert | Flach bis positiv | Hebung bis isoelektrisch |
| III: | Unverändert | Positiv | Isoelektrisch |
| IV: | Unverändert | Negativ | Isoelektrisch |

#### Echokardiographie

Die Echokardiographie kann bei Vorliegen eines begleitenden Perikardergusses diagnostisch wertvoll sein, ist aber bei der unkomplizierten Perikarditis unspezifisch in der Darstellung dieses Krankheitsbildes. Gelegentlich läßt sich ein verdicktes Perikard nachweisen.

#### Thoraxröntgenaufnahme

Eine Thoraxröntgenaufnahme ist wenig aufschlußreich bei einer unkomplizierten akuten Perikarditis. Bei Vorliegen eines großen Perikardergusses kann sich der Herzschatten vergrößert darstellen. Ein zusätzlicher linksseitiger Pleuraerguß läßt sich bei 25% aller Patienten nachweisen. Die Thoraxröntgenaufnahme ist sinnvoll als Suchverfahren bei der Abklärung thorakaler Ursachen eines Perikardergusses wie z. B. Tuberkulose, Tumoren usw.

#### Computertomographie und Magnetresonanztomographie

Diese bildgebenden Verfahren können ein verdicktes Perikard als morphologisches Korrelat einer Perikarditis zeigen. Bei einer unkomplizierten Perikarditis sind jedoch beide Verfahren für eine Diagnosestellung nicht notwendig.

#### Laborparameter

Unspezifische Entzündungsparameter wie C-reaktives Protein, BSG, Fibrinogen und Leukozytenzahl können erhöht sein. Die Kreatininkinase und deren Isoenzyme sind zumeist normal, können jedoch bei einem Übergreifen der Entzündungsreaktion auf das Myokard ansteigen. Andere laborchemische Untersuchungen können, abhängig von dem klinischen Gesamtbild des Patienten notwendig werden (Sepsis-, Tuberkulose-, Tumordiagnostik und Suche nach einer Autoimmunerkrankung).

#### Perikardpunktion und Perikardbiopsie

Eine Perikardpunktion und -biopsie ist nicht notwendig bei einer unkompliziert verlaufenden akuten Perikarditis. Werden Grunderkrankungen vermutet, die eine weitergehende Therapie erfordern, wie z. B. infektiöse Perikarditis, Neoplasien, Tuberkulose, etc., ist die Klärung der Ätiologie durch eine invasive Diagnostik, wie z. B. eine Perikardpunktion durchaus sinnvoll.

In einer prospektiven Studie zeigte sich ein diagnostischer Nutzen der Perikardpunktion (39%) und Perikardbiopsie (54%), wenn diese auch therapeutisch zur Entlastung einer Perikardtamponade erfolgten.

Demgegenüber steht ein diagnostischer Erfolg von nur 14% bei Patienten, deren Erkrankung mit einem Perikarderguß und einer Mindestdauer von 1 Woche einhergingen (Permanyer-Miralda 1985).

### 53.2.5 Therapie

Die Therapie der akuten Perikarditis besteht aus unspezifischen und spezifischen Maßnahmen. Bettruhe und Meiden von körperlicher Anstrengung sollten an erster Stelle stehen. Bei Schmerzen haben sich nichtsteroidale Antiphlogistika (NSAID) wie Acetylsalicylsäure oder Indomethacin bewährt. Abhängig von der Grunderkrankung muß eine spezifische Therapie (wie z. B. Antibiose bei infektiöser Perikarditis) durchgeführt werden. Eine stationäre Überwachung des Patienten ist notwendig, da ca. 15% der akuten Perikarditiden in eine Perikardtamponade übergehen können (Permanyer-Miralda 1985). Eine Antikoagulation sollte bei zwingender Indikation (z. B. künstlicher Herzklappenersatz) nur mit Heparin durchgeführt werden, da dieses eine kurze Halbwertszeit hat und schnell antagonisierbar ist.

### 53.2.6 Komplikationen

Typische Komplikationen sind die Perikardtamponade, rezidivierende Episoden (20%–30%) einer Perikarditis (Sagrista-Sauleda 1987) und langfristig eine Fibrosierung oder Kalzifizierung des Perikards mit konstriktiver Symptomatik.

### 53.2.7 Verlauf und Prognose

Die idiopathischen, Post-Infarkt-, viralen und Post-Perikardiotomie-Perikarditiden sind üblicherweise selbstlimitierend im zeitlichen Verlauf.

## 53.3 Perikarderguß

Der Gehalt an perikardialer Flüssigkeit beträgt beim gesunden Menschen 15–50 ml. Durch eine Verletzung oder Entzündung des Perikards kann es zu einer Zunahme der perikardialen Flüssigkeit, dem Perikarderguß kommen. Bei ausreichend großer Ergußmenge und abhängig vom zeitlichen Verlauf der Ergußbildung, kommt es zur Kompression aller Herzhöhlen und zur Beeinträchtigung der normalen Hämodynamik. !

### 53.3.1 Ätiologie und Pathogenese

Eine Erhöhung des intraperikardialen Drucks und eine korrelative kardiale Kompression manifestieren sich in Abhängigkeit von folgenden Faktoren:

1. Menge an zusätzlich erzeugter Flüssigkeit,
2. Geschwindigkeit, mit der ein Perikarderguß entsteht,
3. Dehnungsfähigkeit des Perikards.

Bei langsamer Entstehung eines Perikardergusses können bis zu 2 l Flüssigkeit in den intraperikardialen Raum eingelagert werden. Es reichen aber schon 80–200 ml an zusätzlicher Flüssigkeit aus, die bei einem schnell entstehenden Perikarderguß zu ausgeprägten hämodynamischen Konsequenzen führen können. Bei Überschreiten dieser Ergußmenge steigt der intraperikardiale Druck steil an, und es entwickelt sich eine Perikardtamponade. Nach echokardiographischen Untersuchungen beträgt die Inzidenz asymptomatischer kleiner Perikardergüsse zwischen 10 und 15% (Berger 1978).

### 53.3.2 Klinik

Besteht ein Perikarderguß ohne Erhöhung des intraperikardialen Drucks, können klinische Symptome ganz fehlen oder unspezifisch in Erscheinung treten. Durch Kompression der umgebenden Strukturen können Dysphagie (Ösophagus), Schluckauf (N. phrenicus), Heiserkeit (N. laryngeus recurrens) und Husten (Trachea, Bronchien) auftreten. Ohne Erhöhung des intraperikardialen Druckes sind die typischen Zeichen eines hämodynamisch bedeutsamen Perikardergusses wie Pulsus paradoxus, Jugularvenenpuls und erniedrigter systemischer Blutdruck nicht vorhanden. Es können jedoch unspezifische Zeichen, bedingt durch Kompression der benachbarten Organe und Strukturen, auftreten.

### 53.3.3 Diagnostik

! Eine rasche bildgebende Diagnostik ist bei klinischem Verdacht auf einen Perikarderguß dringend notwendig. Diagnostik der ersten Wahl ist die Echokardiographie. Eine Thoraxröntgenaufnahme und ein CT des Thorax können zur weiteren Abklärung notwendig werden.

#### EKG

Das EKG ist in der diagnostischen Kette das schwächste Glied, kann jedoch durch Hinweise, wie z.B. eine Niedervoltage, die weiteren diagnostischen Bemühungen in die richtige Richtung lenken. Hinweisend auf eine sich entwickelnde oder manifeste kardiale Tamponade ist ein elektrischer Alternans, der vorwiegend durch eine Pendelbewegung des Herzens mit halber Herzfrequenz und damit durch eine periodische Änderung der elektrischen Herzachse entsteht (Abb. 53-1).

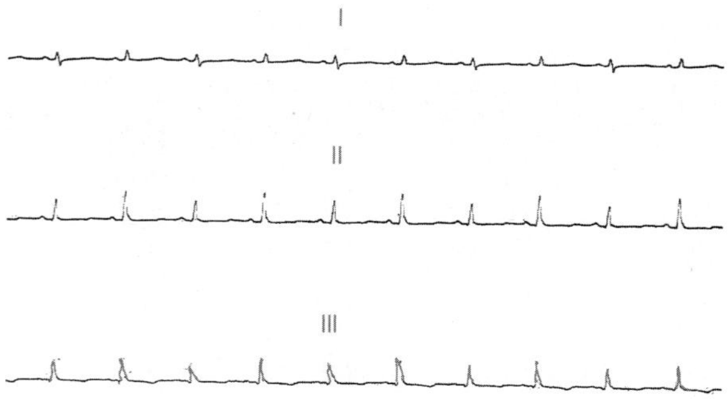


**Abb. 53-1.** Elektrischer Alternans mit wechselnder Amplitude der R-Zacke im EKG bei einem „swinging heart" als Folge eines zirkulären Perikardergusses

#### Echokardiographie

Die Echokardiographie ist das diagnostische Verfahren der Wahl für die Erkennung und Verlaufskontrolle eines Perikardergusses. Nicht nur die Ausdehnung und die Menge eines Ergusses, sondern auch die Myokard- und Klappenfunktion sowie deren Beeinträchtigung können mit dem Ultraschall erfaßt werden. Perikardiale Flüssigkeit kann aufgrund ihrer akustischen Eigenschaften vom Peri- und Myokard unterschieden werden. So kann jeweils ein echoarmer Saum zwischen dem rechten Ventrikel und dem davorliegendem Perikard bzw. zwischen der posterioren Wand des linken Ventrikels und dem posterioren Anteil des parietalen Perikards gesehen werden.

Kleine Perikardergüsse lassen sich am ehesten im posterioren Bereich, meist in der Systole, darstellen. Normalerweise trennen sich Epi- und Perikard endsystolisch beim Gesunden um 1–2 mm. Während der Diastole erfolgt eine kurzfristige Anlagerung des Perikards an das Epikard. Bleibt diese Berührung aus, so besteht der Verdacht auf einen Perikarderguß. Mit zunehmender Ergußmenge erfolgt primär eine Trennung von Epi- und Perikard der posterolateralen Wand, danach auch in den anderen Bereichen. Größere Ergüsse weisen über den gesamten Herzzyklus eine Separation des Peri- und Epikard auf. Ab einer Ergußmenge von ca. 300 ml ist der Erguß sowohl im anterioren als auch im posterioren Bereich darstellbar.

Große intraperikardiale Flüssigkeitsmengen können eine anteriore Bewegungsrichtung des Septums und eine schwingende Bewegung des Herzens verursachen sowie einen Mitralklappenprolaps vortäuschen. Mit dem M-Mode ist man in der Lage, perikardiale Flüssigkeit ab 20 ml nachzuweisen (Horowitz 1974). Neben der Lokalisation und Quantifizierung des Perikardergusses mit der Echokardiographie ist es auch möglich, ein Hämoperikard (mit und ohne Thrombosierung) von einem serösen Erguß zu unterscheiden.

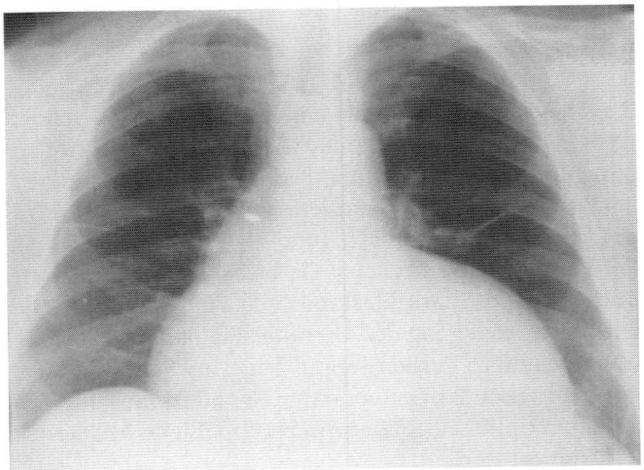

Abb. 53-2. Thoraxröntgenaufnahme eines Patienten mit ausgedehntem Perikarderguß. Charakteristische Befunde sind die verstrichene Herztaille und die Verbreiterung des Herzschattens

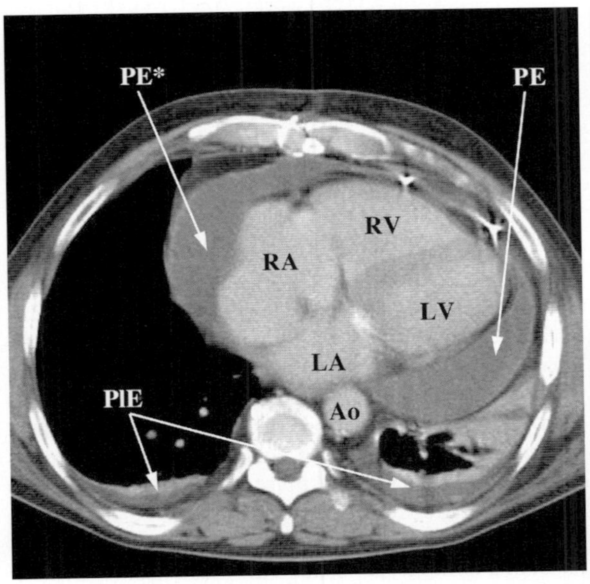


Abb. 53-3. CT-Thoraxaufnahme eines Patienten mit einem zirkulären hämorrhagischen Perikarderguß der vom Myokard deutlich abgrenzbar ist. Der rechte Vorhof *(RA)* zeigt eine beginnende, hämodynamisch noch nicht bedeutsame Impression *(PE*)*. Als Nebenbefund fällt ein begleitender beidseitiger Pleuraerguß *(PlE)* auf. (*LA* linker Vorhof, *RV* rechter Ventrikel, *LV* linker Ventrikel, *Ao* Aorta, *PE* Pleuraerguß)

Verschiedene anatomische Besonderheiten und andere pathologische Zustände können in der Echokardiographie einen Perikarderguß vortäuschen: Durch subepikardiales Fett vor dem Herzen und durch das Erfassen der Aorta descendens hinter dem Herzen kann der Eindruck eines Perikardergusses entstehen. So ist der Befund eines präkordialen echofreien Raumes nicht mit einem Perikarderguß gleichzusetzen, wenn retrokardial kein echofreier Raum darstellbar ist.

Einen falsch-positiven Befund kann auch ein Pleuraerguß verursachen. Er stellt sich direkt hinter dem linken Ventrikel und Vorhof dar. Im Gegensatz dazu zeigt sich aufgrund der anatomischen Verhältnisse bei einem Perikarderguß keine größere Flüssigkeitsmenge hinter dem linken Vorhof.

### Thoraxröntgenaufnahme

In der Thoraxröntgenaufnahme ist eine Vergrößerung des Herzschattens erst ab einem Perikarderguß von ca. 250 ml und mehr zu erwarten, so daß ein unauffälliger Herzschatten einen hämodynamisch relevanten Perikarderguß nicht ausschließt (Abb. 53-2).

### Computertomographie

Im Gegensatz zur herkömmlichen Röntgenaufnahme kann die Computertomographie (CT) mit einer hohen Auflösung Perikardergüsse und sie umgebende benachbarte Prozesse darstellen. Eine Differenzierung hämorrhagisch/serös ist durch die Messung der Hounsfield-Einheiten möglich (Abb. 53-3).

### Magnetresonanztomographie

Die Magnetresonanztomographie (MRT) ist hervorragend geeignet, einen Perikarderguß abzuklären (Abb. 53-4a–c). Mit einer hohen räumlichen Auflösung und hervorragendem Weichteilkontrast können sowohl ein Perikarderguß mit Ausdehnung und Qualität (hämorrhagisch/serös) als auch alle benachbarten Struk-

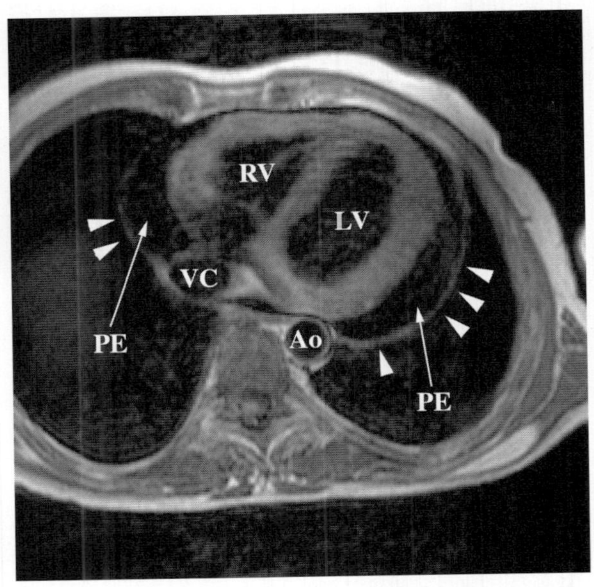


Abb. 53-4a. Transversale Spin-Echo (ε;SE-EPI) Aufnahme eines Patienten mit einem serösen Perikarderguß. Die flüssigkeitsgefüllten Räume [linker *(LV)* und rechter Ventrikel *(RV)*, große Gefäße *(Ao,*=Aorta, *VC* V. cava) und der intraperikardiale Raum] sind *dunkel* (signalarm) dargestellt. Deutlich sichtbar ist die ausgeprägte Aufweitung (25 mm) des intraperikardialen Raumes *(PE)* zirkulär um beide Ventrikel. Das parietale Perikardblatt *(kleine Pfeile)* ist mit ca. 2 mm nicht verdickt

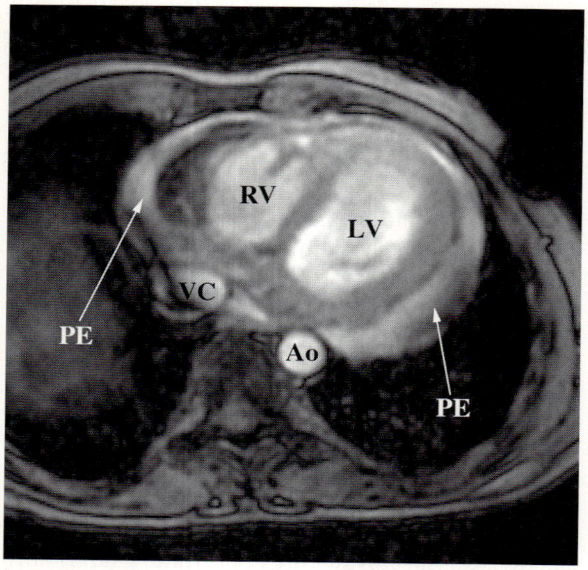


b

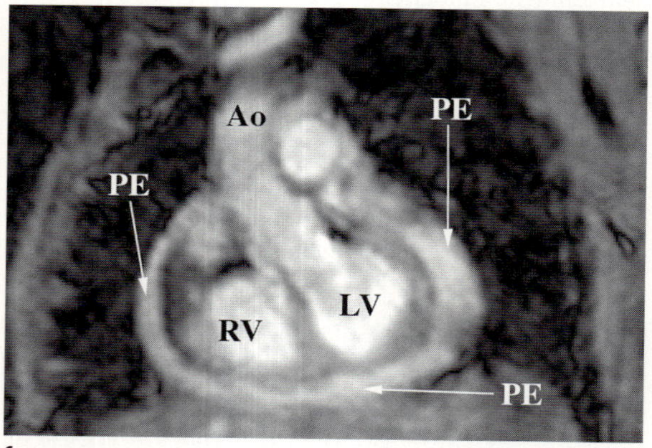


c

**Abb. 53-4b, c** Transversale und sagittale Turbo-Field-Echo-(TFE)Aufnahmen des Patienten. Bei dieser Bildakquisitionstechnik stellen sich der seröse Erguß, die Herzbinnenräume und die großen Gefäße hell dar (*PE* Perikarderguß)

turen auf der Suche nach der Genese des Perikardergusses in allen 3 Raumebenen dargestellt werden. Dabei entfällt die Gabe von Kontrastmitteln, die für eine CT-Untersuchung notwendig sind.

Die diagnostischen Kriterien für die MRT und die CT sind in Übersicht 2 aufgeführt.

**Übersicht 2: Diagnostische Kriterien eines Perikardergusses/-tamponade im CT und in der MRT**

- Verdickung des Perikards mit oder ohne eine Verkalkung
- Einengung eines einzelnen oder beider Ventrikel
- Einengung einer oder beider AV-Gruben
- Dilatation einer oder beider Vorhöfe
- Verhältnis der V. cava superior oder inferior zum entsprechenden Abschnitt der Aorta descendens über 1:4 (VCS) bzw. 2:1 (VCI)

### 53.3.4 Therapie

Die Therapie eines Perikardergusses richtet sich primär nach dem Grad der hämodynamischen Beeinträchtigung und sekundär bei stabilen hämodynamischen Verhältnissen nach der Grunderkrankung. Eine Perikardpunktion ist indiziert bei hämodynamisch bedeutsamen Perikardergüssen und bei Verdacht auf eine maligne oder infektiöse Grunderkrankung zur Diagnosesicherung und Festlegung der Therapie. Ein hämodynamisch unbedeutender Perikarderguß bei fehlendem Verdacht auf eine behandlungsbedürftige Grunderkrankung sollte nicht punktiert, sondern in regelmäßigen Abständen kontrolliert werden.

## 53.4 Perikardtamponade

Eine Perikardtamponade ist charakterisiert durch einen zunehmenden Perikarderguß, der zu einer Erhöhung des intraperikardialen Druckes, Beeinträchtigung der diastolischen Kammerfüllung und schließlich zu einer Verminderung des Schlagvolumens und des Herzzeitvolumens trotz kompensatorischer Tachykardie führt. !

### 53.4.1 Ätiologie und Pathogenese

Zu den häufigsten Ursachen der Perikardtamponade gehören Neoplasien, urämische Perikarditis, idiopathische Perikarditis, akuter Herzinfarkt (bei gleichzeitiger Heparingabe) und iatrogene Maßnahmen.

Der normale intraperikardiale Druck ist deutlich niedriger als der diastolische Füllungsdruck des linken und rechten Ventrikels und entspricht in etwa dem intrapleuralen Druck. Bei Zunahme eines Perikardergusses über die Grenzen der Dehnbarkeit des Perikards hinweg kommt es zu einem raschen Anstieg des intraperikardialen Druckes, der schnell die diastolischen Drücke beider Ventrikel überschreiten kann.

Der dabei enstehende transmyokardiale Druck komprimiert fortschreitend den rechten Vorhof und Ventrikel und führt zur Tamponade, wenn der intraperikardiale sich dem diastolischen intraventrikulären Druck angleicht. Die Folgen sind eine zunehmende Füllungsbehinderung der Ventrikel und eine Abnahme des Schlagvolumens. Die Interaktionen beider Ventrikel sind in diesem Zustand erheblich verstärkt: Die Zunahme des intraventrikulären Volumens und Drucks führt zu einer ausgesprochenen Druckzunahme und Volumenreduktion des jeweils anderen Ventrikels.

Der Abnahme des Schlagvolumens folgt eine adrenerge Gegenregulation in Form eines Herzfrequenzanstieges und Erhöhung der Ejektionsfraktion. Der peripher-arterielle Widerstand steigt, so daß auf Kosten der kardialen Auswurfleistung der systemische Blutdruck zunächst stabil bleibt. Bei fortschreitender Tamponade kommt es zu einem Versagen der Kompensationsmechanismen und zu ischämischen Schädigungen minderperfundierter vitaler Organe.

## 53.4.2 Klinik

Steigt die intraperikardiale Flüssigkeitsmenge über Stunden oder wenige Tage auf 200 ml und mehr an, so manifestiert sich die entstehende Perikardtamponade mit einem erhöhten zentralvenösen Druck, erniedrigten systemarteriellen Druck, Tachykardie, Tachypnoe und Pulsus paradoxus. Ist der Verlauf chronisch, so ist eines der führenden Symptome die Dyspnoe.

Tierexperimentell konnte ein interstitielles Lungenödem als Ursache für die Dyspnoe nachgewiesen werden. Der Patient bietet den Eindruck eines Schwerkranken, der jedoch nicht unbedingt vital bedroht wirkt. Zusätzliche Allgemeinsymptome wie z. B. Gewichtsverlust, allgemeine Schwäche usw. können ebenfalls vorhanden sein.

Bei der körperlichen Untersuchung fallen (nach Häufigkeit geordnet) folgende Symptome auf: Halsvenenstauung, Pulsus paradoxus, Tachypnoe und Tachykardie. Nicht hörbare Herztöne oder ein Perikardreiben sind nur in ca. 20% der Fälle festzustellen. Bei hypovolämischen Patienten mit einer Perikardtamponade kann das wichtige Zeichen einer Venenstauung auch fehlen.

## 53.4.3 Differentialdiagnostik

Differentialdiagnostisch ist bei den Symptomen Pulsus paradoxus, Halsvenenstauung und auskultatorisch unauffälliger Lunge eine konstriktive Perikarditis, restriktive Kardiomyopathie und obstruktive Lungenerkrankung zu bedenken. Die Perikardtamponade kann auch der Symptomatik eines rechtsventrikulären Myokardinfarktes mit nachfolgendem kardiogenen Schock ähneln. Eine ähnliche schwerwiegende Beeinträchtigung des Kreislaufes kann ein Spannungspneumoperikard verursachen. Dies kann bei Thoraxtraumata, bei Rupturen von Ösophagus oder Magen, bronchoperikardialen Fisteln und iatrogen (z. B. Sternalmarkpunktion) entstehen.

Charakterstischerweise ist eine Bradykardie mit gedämpften Herztönen vorhanden. Auskultatorisch fällt der sog. „bruit de moulin“ auf, der dadurch entsteht, daß sich im Perikard ein Gemisch aus Flüssigkeit und Luft befindet.

## 53.4.4 Diagnostik

### Elektrokardiographie

Die EKG-Veränderungen im Zustand einer Herzbeuteltamponade entsprechen zunächst denen einer Perikarditis und eines Perikardergusses (Tabellen 53-1 und 53-2). Zusätzlich kommt es zu einem elektrischen Alternans des Kammerkomplexes, welcher durch die Schwingungsbewegung des Herzens in der Perikardflüssigkeit oder durch Füllungsunterschiede der Ventrikel verursacht wird (Abb. 53-1). Nach Entlastung des Ergusses ist der elektrische Alternans nicht mehr nachzuweisen.

### Echokardiographie

Die Echokardiographie ist die Diagnostik der Wahl zur Dokumentation einer Perikardtamponade sowie zur Unterstützung bei einem therapeutischen Eingriff, denn ein Perikarderguß und dessen beeinträchtigende Wirkung auf die Herzfunktion können schnell und einfach nachgewiesen werden. Ist ein Erguß bei sonst typischer Klinik nicht vorhanden, so kann man mit Sicherheit eine Herzbeuteltamponade ausschließen. Auch die verschiedenen Ursachen – Herzbeuteltamponade, konstriktive Perikarditis, restriktive Kardiomyopathie, Herzmuskeldysfunktion und Myokardinfarkt (Rechtsherzinfarkt) – für die Koinzidenz eines erhöhten zentralvenösen Druckes bei erniedrigtem systemisch-arteriellen Blutdruck können mit der Echokardiographie differenziert werden

Die Kriterien einer Herzbeuteltamponade sind in Übersicht 3 aufgeführt.

**Übersicht 3: Echokardiographische Kriterien für eine Perikardtamponade**

- Diastolisches Kollabieren des rechten Vorhofes und des rechten Ventrikels
- Kollabieren des linken Vorhofes
- Anomale rechtsventrikuläre Vergrößerung mit gleichzeitiger linksventrikulärer Verkleinerung während der Inspiration
- Inspiratorischer Anstieg des Trikuspidalisflusses bei gleichzeitigem Abfall des Mitralisflusses
- Inspiratorische Flußzunahme in der Pulmonalarterie (>50%), gleichzeitige Abnahme in der Aorta
- Nicht vorhandene inspiratorische Verkleinerung des V.-cava-inferior-Durchmessers
- „Swinging heart“

Echodichte Strukturen im perikardialen Raum sind, insbesondere nach herzchirurgischen Operationen, ein Hinweis auf Thrombenbildung. Diese können ebenso wie komprimierende extrakardiale Tumoren eine Perikardtamponade verursachen.

Eine linksventrikulär gerichtete Septumbewegung mit einer rapiden Vergrößerung des rechten Ventrikels während der Inspiration ist ein deutlicher Hinweis auf eine Herzbeuteltamponade bei Vorhandensein eines Pulsus paradoxus. Diese inspiratorische Besonderheit der ventrikulären Füllungsdrücke kann in der Dopplerechokardiographie mit erhöhten Pulmonalis- und Trikuspidalisflußraten bei einem erniedrigten Maximalfluß über der Mitralklappe nachgewiesen werden.

Während der Exspiration erfolgt eine gegensätzliche Änderung der beschriebenen Flußgeschwindigkeiten.

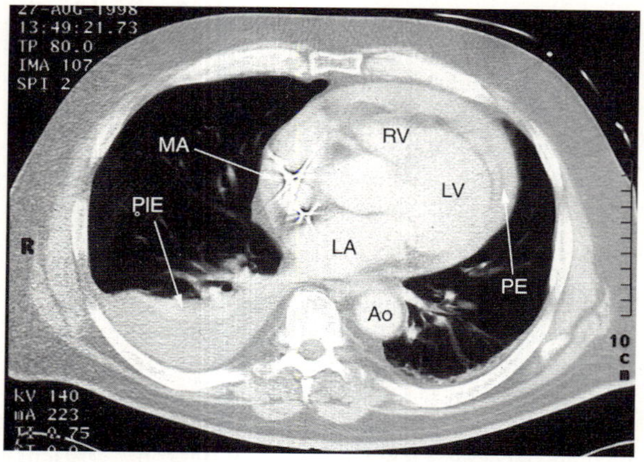


a

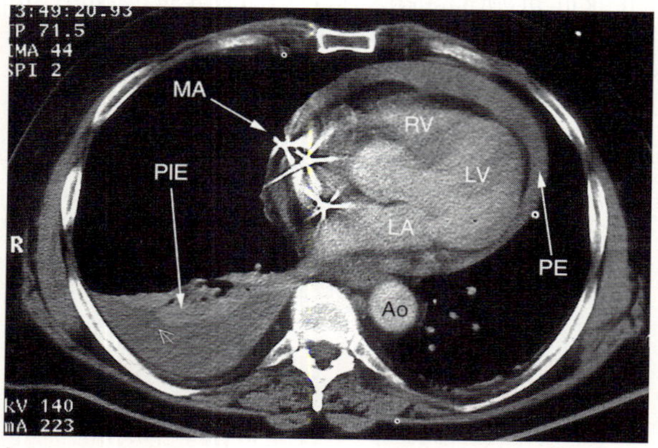


b

**Abb. 53-5a, b.** CT-Thoraxaufnahmen eines Patienten mit einem ausgedehnten hämorrhagischen Perikard- und Pleuraerguß. Als Ursache konnte eine perforierende Vorhofsonde nach Implantation eines DDD-Schrittmachers identifiziert werden, die operativ revidiert werden mußte. In der „Knochenausspielung" sind die durch die Schrittmachersonden verursachten Metallartefakte deutlicher erkennbar (*LA* linker Vorhof, *RV* rechter Ventrikel, *LV* linker Ventrikel, *Ao* Aorta, *PlE* Pleuraerguß, *PE* Perikarderguß, *MA* Metallartefakt)

Eine Kompression und der Kollaps des rechten Vorhofes und der rechten Kammer erfolgen früh im zeitlich Ablauf einer Perikardtamponade. Dabei hat der Kollaps der rechten Kammer einen höheren prädiktiven Wert bezüglich der Existenz einer Herzbeuteltamponade als jeder andere diagnostische Parameter.

**Thoraxröntgenaufnahme**

Eine Röntgenaufnahme des Thorax kann bei einer akut verlaufenden Perikardtamponade völlig unauffällig sein. Bei chronischen Verläufen fällt ein vergrößerter Herzschatten auf, von dem man keine Informationen über die hämodynamische Relevanz ableiten kann. Ist die Herztamponade durch ein Pneumoperikard verursacht, so ist es möglich, Luft im Herzbeutel abzugrenzen.

**Computer- und Magnetresonanztomographie**

Eine computer- oder magnetresonanztomographische Untersuchung ist bei einem akut hämodynamisch beeinträchtigten Patienten aufgrund der instabilen klinischen Situation in den seltensten Fällen indiziert. Zusätzlich zu dem schon beschriebenen Punkten in Abschn. 53.3 („Perikarderguß") kann evtl. eine Impression der Herzhöhlen dargestellt werden (Abb. 53-3 und 53-5a, b).

**Links- und Rechtsherzkatheter**

Die Links- und Rechtsherzkatheteruntersuchung kann bei chronischem Perikarderguß mit Verdacht auf Perikardtamponade zur Sicherung der Diagnose eingesetzt werden. Eine absolute Indikation für diese invasive Maßnahme gibt es nicht. Prinzipiell ist es aber möglich, das Ausmaß der hämodynamischen Beeinträchtigung und die Änderung während und nach der Perikardpunktion und -drainage zu dokumentieren.

## 53.4.5 Therapie

Bei einer Perikardtamponade stehen an erster Stelle supportive Maßnahmen, bis die definitive Therapie in Form einer Perikardpunktion und -drainage erfolgen kann. Dabei ist das zeitliche Vorgehen vom klinischen Zustand des Patienten abhängig. Je kritischer dessen Zustand ist, um so dringender und schneller sollte die Entlastung des Perikardergusses erfolgen.

Zu den supportiven Maßnahmen gehört z. B. die intravenöse Gabe von Flüssigkeit (Klopfenstein 1985). Katecholamine können die Herzleistung bis zur definitiven Therapie steigern, während Vasodilatatoren und negativ inotrope Substanzen (wie z. B. β-Blocker) nicht eingesetzt werden sollten (Nishikawa 1994; Pegram 1975).

Die definitive Therapie stellt die Perikardpunktion oder die chirurgische Perikardiotomie dar, jeweils mit Drainage der Perikardflüssigkeit. Die Perikardpunktion sollte nach echokardiographischer Lokalisation des Ergusses und unter deren Kontrolle erfolgen, um Komplikationen, wie z. B. Verletzungen des Myokards oder einen Pneumothorax, zu vermeiden. Selbst unter kontrollierten Bedingungen (Durchleuchtung, EKG-Kontrolle, Echokardiographie) ist das Risiko der Perikardpunktion (bis zu 5% lebensbedrohliche Komplikationen) nicht gering (Levine 1991).

Der Erfolg der Perikardpunktion hängt – außer von der technisch korrekten Durchführung – direkt von der Größe des Ergusses ab. So ist die Erfolgsquote bei einem Erguß, der sowohl anterior als auch posterior lokalisiert ist, deutlich höher als bei einem Erguß mit einer posterioren Lokalisation. Dabei wird eine Ergußdicke im anterioren Bereich von 10 mm und mehr als erfolgversprechend für eine Punktion angesehen. Deutlich ungünstigere Erfolgsquoten und höhere Komplikationsraten weisen hämorrhagische Ergüsse nach einem Thoraxtrauma, kleine (<200 ml), thrombosierte, stark fibrinhaltige oder lokalisierte Ergüsse auf. Purulente Perikardergüsse sollten – bis auf eventuelle diagnostische Punktionen – der chirurgischen Sanierung mit der

Möglichkeit der extensiven intraoperativen Spülung zugeführt werden.

#### Technik der Perikardpunktion

Die Durchführung der Perikardpunktion und -drainage sollte bei einem aufrecht, bzw. bei einem um ca. 45° nach dorsal gekippten, sitzenden Patienten unter sterilen Voraussetzungen durchgeführt werden. Dabei wird nach Lokalanästhesie unter sonographischer Kontrolle eine geeignete Punktionsnadel subxiphoidal entlang der Dorsalseite des Sternums in Richtung des vorher mit der Echokardiographie visualisierten Ergusses vorgeschoben.

Es hat sich bewährt, die Punktionsnadel an einen EKG-Monitor anzuschließen, da es zu einer deutlichen Änderung des Kammerkomplexes (Verletzungspotential) bei Berührung der Nadel mit dem Myokard kommt. Unter Aspiration wird die Nadel im Erguß plaziert und mittels eines Führungsdrahtes gegen einen Drainageschlauch ausgetauscht. Zur ätiologischen Abklärung sollte die aspirierte Flüssigkeit in ein hämatologisches Labor zur Bestimmung des Hämatokrits, der Leukozytenzahl usw. in ein mikrobiologisches Labor zur Erregerdiagnostik und in die Pathologie zum Nachweis einer malignen Erkrankung verschickt werden.

## 53.5 Pericarditis constrictiva

! Bei der Pericarditis constrictiva handelt es sich um einen chronischen Krankheitsprozeß, der mit einer akuten Perikarditis beginnt, die initial oftmals okkult verläuft. Charakteristisch für diese Erkrankung ist die oft schwierige differentialdiagnostische Abgrenzung z.B. zur restriktiven Kardiomyopathie.

### 53.5.1 Ätiologie und Pathogenese

Im Verlauf der Pericarditis constrictiva kommt es zu einer symmetrischen Fibrosierung, Verdickung und Versteifung des Perikards. Die beiden Anteile des Perikards verkleben in der Regel miteinander. Die häufigste Ursache für eine konstriktive Perikarditis vor der antimikrobiellen Therapie war die Tuberkulose (Paul 1948). Heute gilt als Hauptursache subklinisch abgelaufene Virusentzündungen des Perikards (Cameron 1987). Jedoch bleibt meistens die Ätiologie der Pericarditis constrictiva ungeklärt. Die wichtigsten Ursachen für die konstriktive Perikarditis sind in Übersicht 4 aufgeführt.

**Übersicht 4: Ursachen der konstriktiven Perikarditis**

- Unbekannte Genese (40–45%)
- Tuberkulose (10–15%)
- Strahlentherapie (ca. 5%)
- Rheumatoide Arthritis
- Systemischer Lupus Erythematodes
- Neoplasien/Metastasen

Die Verklebung und Versteifung beider Perikardblätter führen zu einer diastolischen Füllungsbeeinträchtigung aller Herzkammern. Die diastolischen Drücke aller 4 Herzkammern gleichen sich auf einem hohen Niveau an. Die frühdiastolische Füllung der Ventrikel ist zunächst nicht beeinträchtigt. Sie erfolgt schneller als normal durch den erhöhten zentralvenösen Druck. Ist das durch die Konstriktion des Perikards vorgegebene Ventrikelvolumen erreicht, so endet der Füllungsprozeß abrupt.

Im Gegensatz zu den normalen Druckverläufen in den Ventrikeln und Vorhöfen kommt es bei der konstriktiven Perikarditis zu keiner Übertragung respiratorisch bedingter intrathorakaler Druckschwankungen in den perikardialen Raum oder die Ventrikel. Der bei Gesunden bekannte inspiratorische Druckabfall in den zentralen Venen und im rechten Vorhof erfolgt nicht mehr. Es kann sogar zu einer zentralvenösen Druckerhöhung kommen, die sich klinisch im Kussmaul-Zeichen manifestiert (Meyer 1989).

Aufgrund der begrenzten diastolischen Füllung ist das Schlagvolumen relativ konstant. Deshalb kann bei Pericarditis constrictiva die Herzleistung im wesentlichen nur über die Frequenz reguliert werden.

Eine kompensatorische Tachykardie zur Aufrechterhaltung eines ausreichenden Herzzeitvolumens ist häufig schon unter Ruhebedingungen nachweisbar. Während initial die systolische Pumpfunktion des Myokards noch unverändert erscheint, kommt es bei ausgeprägten Verläufen zu einer zunehmenden Myokardatrophie mit Beeinträchtigung der Pumpfunktion.

### 53.5.2 Klinik

Die klinische Manifestation ist abhängig von der Höhe der rechtsatrialen und rechtsventrikulären Drücke. Bei einer nur mäßigen Drucksteigerung (10–15 mmHg) sind Ödembildung mit abdominellem Aszites und Leberstauung die vorrangigen Symptome. Orthopnoe, Husten, Ruhe- und Belastungsdyspnoe treten bei höheren Drücken (15–30 mmHg) auf. Kardiale Kachexie und ausgeprägte Müdigkeit weisen auf eine erniedrigte Herzauswurfleistung hin. Durch Kompression von Koronararterien kann es zu pektanginösen Beschwerden kommen.

Bei der klinischen Untersuchung sind gestaute Halsvenen das Leitsymptom. Differentialdiagnostisch ist an eine Rechtsherzinsuffizienz zu denken. Der arterielle Blutdruck kann erniedrigt sein und weist selten einen Pulsus paradoxus auf. Auskultatorisch ist entlang des Sternums ein klopfähnliches diastolisches Geräusch wahrzunehmen.

Aufgrund der venösen Leberstauung ist häufig eine Hepatomegalie vorhanden. Die Zeichen der Leberschädigung sind die gleichen wie bei der chronischen Rechtsherzinsuffizienz.

### 53.5.3 Differentialdiagnostik

Differentialdiagnosen, die aufgrund der oben genannten Symptome in Betracht kommen:

- Lebererkrankungen,
- Neoplasien des Abdomens und Thorax,
- Myxom des rechten Vorhofes,
- restriktive Kardiomyopathie,
- pulmonaler Hypertonus,
- hypertroph-obstruktive Kardiomyopathie,
- Krankheiten mit restriktiver Komponente, die sowohl das Myokard als auch das Perikard erfassen können, wie z. B. Sarkoidose, Amyloidose, Hämochromatose und die Folgen einer Strahlentherapie.

Andere Ursachen für das Kussmaul-Zeichen sind die restriktive Kardiomyopathie und die chronische Rechtsherzinsuffizienz.

### 53.5.4 Diagnostik

#### Elektrokardiographie

Häufige EKG-Zeichen sind ein „low voltage", P-mitrale und Vorhofflimmern als Ausdruck einer rechtsatrialen Druckerhöhung und -dilatation sowie eine generalisierte T-Welleninversion. Eine Tachykardie ist ein unspezifischer Hinweis.

#### Echokardiographie

Der Nachweis eines verdickten und steifen Perikards ist mit der Echokardiographie schwierig. Die Perikarddicke wird methodenbedingt generell überschätzt. Einen deutlichen Hinweis auf die konstriktive Perikarditis liefern zwei mindestens 1 mm voneinander getrennte Linien im M-Mode, die die beiden Perikardblätter repräsentieren.

Zahlreiche dichte Echos, verminderte Wandbewegungen der linksventrikulären posterioren Wand, ruckartige Bewegungen des Septums nach posterior in der Frühdiastole und verfrühte Pulmonalklappenöffnung aufgrund der hohen diastolischen Füllungsdrücke sind weitere Zeichen der konstriktiven Perikarditis, die jedoch auch bei Trikuspidal- und Pulmonalklappeninsuffizienz auftreten können.

Zu beobachten ist die verfrühte Füllung des Ventrikels. Die V. cava inferior zeigt sich im Durchmesser vergrößert mit respiratorischen Fluktuationen. Eine wichtige echokardiographische Differentialdiagnose zur konstriktiven Perikarditis ist die restriktive Kardiomyopathie (Tabelle 53-3).

**Tabelle 53-3.** Echokardiographische Parameter in der Differentialdiagnose restriktive Kardiomyopathie vs. konstriktive Perikarditis

| Restriktive Kardiomyopathie | Konstriktive Perikarditis |
|---|---|
| Erhöhter linksatrialer Druck | Inspiratorische Steigerung des Trikuspidal- und Lebervenenflusses um mehr als 40% |
| Keine respiratorische Abhängigkeit der Mitral- und Trikuspidalklappenflüsse | Inspiratorische Verminderung um mehr als 25% in der mitralen E- und pulmonal venösen D-Maximalgeschwindigkeit |
| Inspiratorische Umkehr des Lebervenenflusses | Exspiratorische Umkehr des Lebervenenflusses in der Diastole |
| Ausgeprägtes, atemvariables D der Venendruckkurve gemessen in Lebervenen | – |

Die Unterscheidung ist klinisch oftmals nicht möglich, so daß die Echokardiographie einen wichtigen Beitrag leisten kann: bei Vorliegen eines restriktiven Musters im Mitralflußprofil (hohe spitze E-Welle, $E/A>2$, Dezelerationszeit <160 ms) ist eine Atemvariabilität von mehr als 10% pathologisch und hinweisend auf eine Konstriktion. Dabei kommt es zu einem inspiratorischen Absinken der maximalen mitralen E- und pulmonalvenösen D-Geschwindigkeit bzw. zu einem exspiratorischen Anstieg.

An der Trikuspidalklappe sind die Verhältnisse umgekehrt: Es kommt zu einem inspiratorischen Anstieg der (E-)Maximalgeschwindigkeit und einem exspiratorischen Abfall. Das klinische Korrelat dazu ist der schon beschriebene „Pulsus paradoxus".

#### Thoraxröntgenaufnahme

Der Herzschatten kann in einer Röntgenaufnahme klein, normal groß oder vergrößert sein. Eine Vergrößerung der Herzsilhouette ist möglich durch eine Perikardverdickung oder einen zusätzlich vorhandenen Erguß. Eine Kalzifizierung des Perikards ist bei ca. 50% der Patienten sichtbar und lenkt den Verdacht auf eine tuberkulöse Genese. Dabei ist überwiegend das Perikard über dem rechten Herzen und den AV-Gruben betroffen. Das rechte obere Mediastinum kann aufgrund einer Stauung der V. cava superior betont zur Darstellung kommen. In 60% der Fälle bestehen begleitende Pleuraergüsse.

#### Computertomographie

Die Computertomographie (CT) ist in der Lage, schnell und mit einer hohen räumlichen Auflösung Perikarddicke, -kalzifizierungen, Myokarddicke und Ventrikelgröße darzustellen (Oren 1993). Der Weichteilkontrast ist jedoch schlechter als bei der Magnetresonanztomographie (MRT).

## Magnetresonanztomographie

Die Magnetresonanztomographie (MRT) bietet neben dem guten Weichteilkontrast die Möglichkeit, in hoher Auflösung beliebige Schnittebenen im dreidimensionalen Raum darzustellen. Seit der Einführung der MR-Cine-Sequenzen, die es erlauben, die Herztätigkeit im bewegten Bild darzustellen, können die oben erwähnten Besonderheiten in der mechanischen Herzarbeit auch mit hoher zeitlicher Auflösung abgebildet werden. Das große Gesichtsfeld der MRT bietet darüber hinaus die Möglichkeit, parakardiale Strukturen, die umgebenden Organe und Gefäße sowie deren Beziehungen zueinander zu beurteilen (Abb. 53-6a, b).

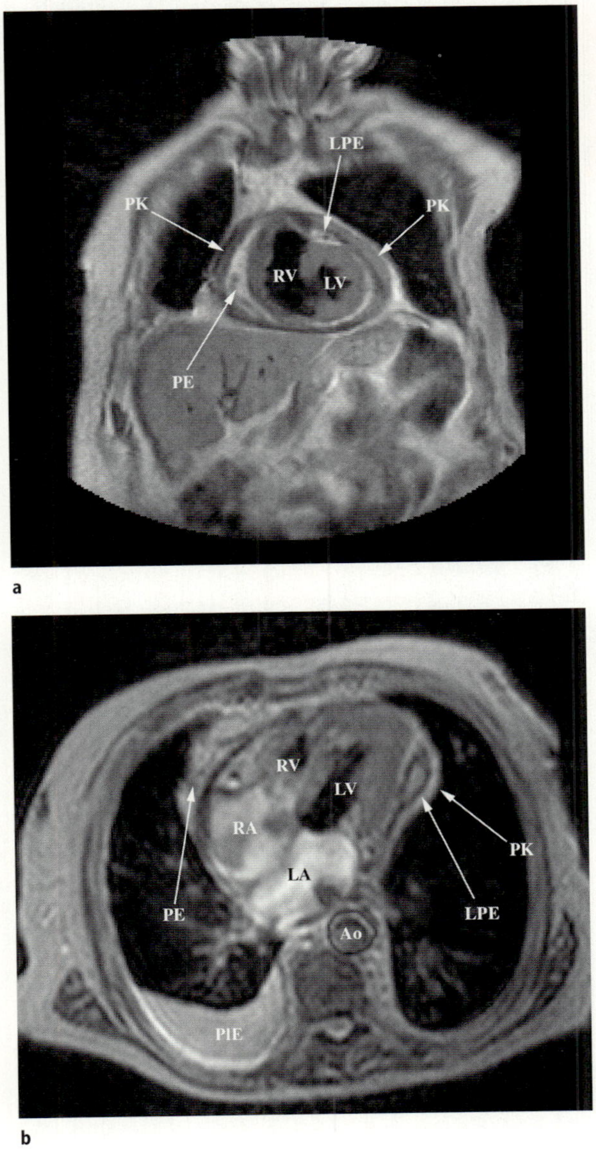


**Abb. 53-6a, b.** Koronare Spinecho (SE-EPI)-Aufnahme eines Patienten mit einer konstriktiven Perikarditis (**a**). Der muskelstarke linke Ventrikel (*LV*) ist deutlich vom rechten (*RV*) abgrenzbar. Im intraperikardialen Raum stellt sich seröse Flüssigkeit (überwiegend neben dem rechten Ventrikel) dar (*PE*). Das Perikard (*PK*) kommt verdickt zur Darstellung. Ein lokalisierter Perikarderguß (*LPE*) scheint den Übergang zwischen linken und rechten Ventrikel zu imprimieren. **b** Transversale SE-EPI-Aufnahme des Patienten. Beide Ventrikel kommen tubulär zur Darstellung. In bezug zur Lateralwand des linken Ventrikel ist ein lokalisierter Erguß (*LPE*) als „Ausbeulung" zu erkennen. Nach Gabe von Gadolinium-DTPA läßt sich eine Aufhellung des mit ca. 5 mm verdickten Perikards um den umschriebenen Erguß nachweisen – ein Zeichen für eine bestehende entzündliche Aktivität. Weiterhin findet sich ein großer rechtsseitiger Pleuraerguß

**Tabelle 53-4.** Zeichen der konstriktiven Perikarditis in der MRT und in der CT

| Zeichen | CT | MRT |
|---|---|---|
| Perikardverdickung | +++ | +++ |
| Perikardkalzifizierung | +++ | + |
| Verformung des rechten Ventrikels und Atrium | + | +++ |
| Dilatation der Lebervenen | + | +++ |
| Dilatation der Vv. cavae | +++ | +++ |

Sowohl die CT als auch die MRT sind in der Lage, Zeichen der konstriktiven Perikarditis (Tabelle 53-4) wie die Verdickung des Perikards, Kalzifizierungen, die Dilatation der Vv. cavae und die Verformung des rechten Ventrikels zu erfassen (Rienmüller 1993). Zudem zeigt die MRT eine Dilatation der Lebervenen und des rechten Vorhofes.

Beide Techniken sind auch gut geeignet, eine Myokardatrophie bei verdicktem Perikard darzustellen. Es gibt jedoch keine direkte Korrelation zwischen Perikarddicke und dem Ausmaß der hämodynamischen Beeinträchtigung. Eine ausgeprägte konstriktive Symptomatik kann auch bei einem minimal verdicktem Perikard bestehen. Im Gegensatz dazu ist der Nachweis eines verdickten, kalzifizierten Perikards nicht beweisend für eine hämodynamische Relevanz des Befundes. Die Hämodynamik kann in diesen Fällen völlig unbeeinträchtigt sein.

Ein Beispiel für die häufig schwierige Differenzierung zwischen der restriktiven Kardiomyopathie und der konstriktiven Perikarditis ist in Abb. 53-7 bis 53-9 dargestellt: Bei einem Patienten mit einer für beide Erkrankungen typischen Klinik konnte erst mit Hilfe der Echokardiographie eine nicht verkalkende Pericarditis constrictiva diagnostiziert werden, nachdem die Diagnose in der CT oder MRT nicht mit Sicherheit zu stellen war. Echokardiographisch stellte sich eine Atemabhängigkeit des frühdiastolischen Einstroms über der Mitral- und Trikuspidalklappe als ein Zeichen der hämodynamischen Beeinträchtigung dar.

Die echokardiographisch gestellte Diagnose konnte intraoperativ bestätigt werden. Es kam noch während des operativen Eingriffs (Perikardektomie) zu einer Besserung der hämodynamischen Parameter.

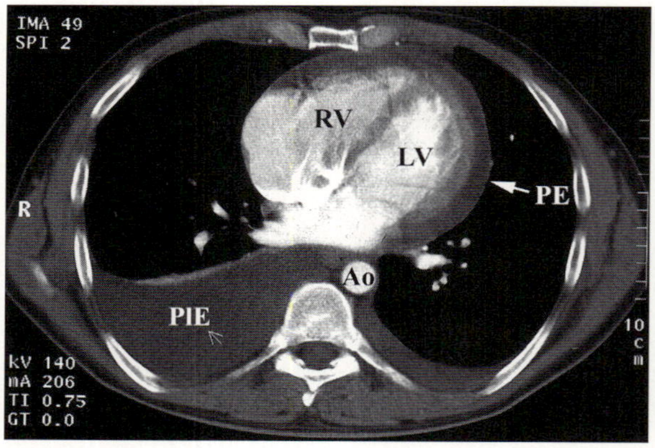


**Abb. 53-7.** Computertomographischer Befund einer intraoperativ gesicherten nichtverkalkenden Pericarditis constrictiva. Das CT zeigte bei diesem Patienten weder Verkalkungen noch typische Verdickungen des Perikards. Auffällig war neben dem begleitenden Perikarderguß (PE) nur eine verzögerte Kontrastmittelverteilung im venösen Schenkel bei massiv erweiterter V. cava

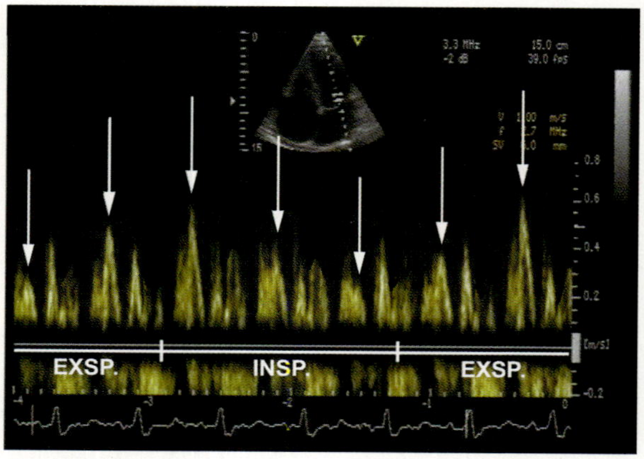


**Abb. 53-8.** Diagnostisch weiterführend bei nichtverkalkender Pericarditis constrictiva ist der echokardiographische Nachweis einer Atemabhängigkeit im atrioventrikulären Geschwindigkeitsprofil über der Mitral- und Trikuspidalklappe (Doppleruntersuchung des Patienten aus Abb. 53-7). Die maximale E-Geschwindigkeit (frühdiastolischer Einstrom über der Mitralklappe) sinkt inspiratorisch *(INSP)* und steigt exspiratorisch *(EXSP)*. Die gemessene Dezelerationszeit ist in dem hier gezeigten Beispiel mit 105 ms im Sinne einer schweren Compliancestörung deutlich verkürzt

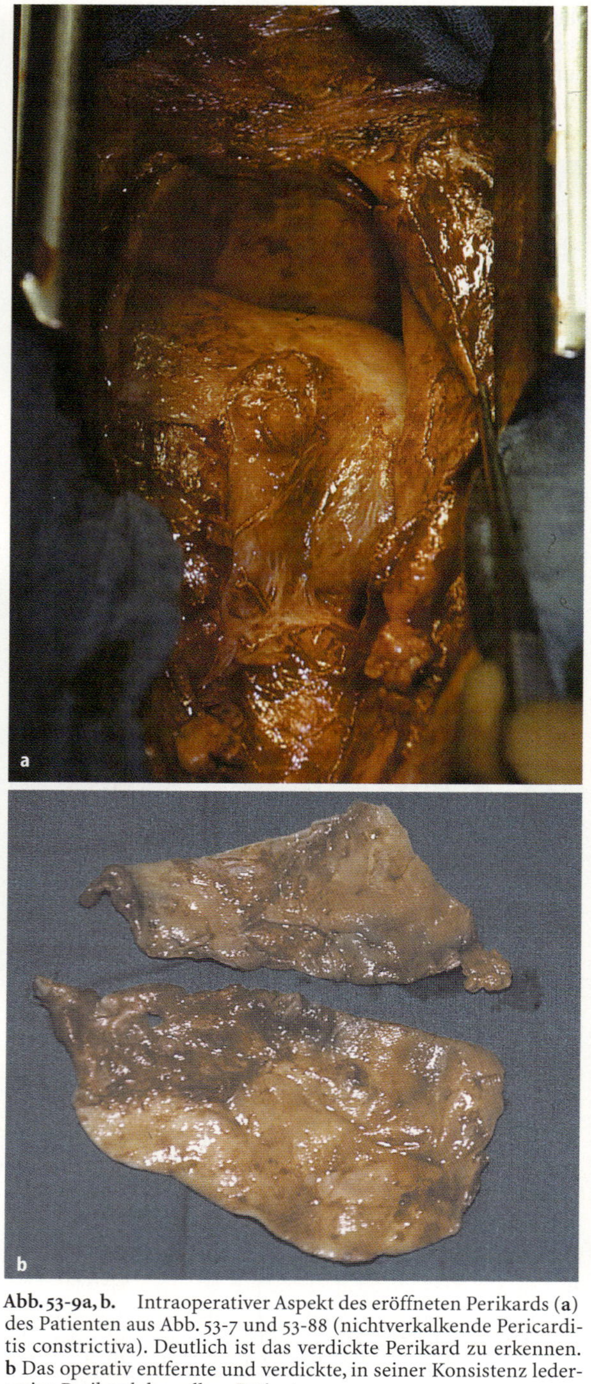


**Abb. 53-9a, b.** Intraoperativer Aspekt des eröffneten Perikards (**a**) des Patienten aus Abb. 53-7 und 53-88 (nichtverkalkende Pericarditis constrictiva). Deutlich ist das verdickte Perikard zu erkennen. **b** Das operativ entfernte und verdickte, in seiner Konsistenz lederartige Perikard des selben Patienten

### Links- und Rechtsherzkatheter

Die Herzkatheteruntersuchung ist hilfreich bei der Diagnosestellung und in der Einschätzung des Schweregrades einer konstriktiven Perikarditis. Die erhöhten und angeglichenen diastolischen Füllungsdrücke lassen sich genauso nachweisen wie der hämodynamische Effekt auf das Schlagvolumen und den „cardiac output" (Tabelle 53-5).

Charakteristisch für eine Pericarditis constrictiva ist ein frühdiastolisches Absinken des Druckes („Dip-Phänomen", Abb. 53-10) mit nachfolgendem hohem diastolischem Plateau (rechter Ventrikel). Die systolisch-diastolische Druckamplitude ist insgesamt verkleinert, wobei der enddiastolische Druck mehr als 30% vom systolischen Druck beträgt. Die Mitteldrücke im rechten und linken Vorhof gleichen sich an, wohingegen der Mitteldruck des linken Vorhofes bei einer Kardiomyopathie größer ist als der des rechten Vorhofes. Die für den rechten Ventrikel beschriebenen Druckphänomene gelten in einer weniger ausgeprägten Form auch für den linken Ventrikel.

**Tabelle 53-5.** Hämodynamik der konstriktiven Perikarditis im Vergleich zur restriktiven Kardiomyopathie

| Drücke | Konstriktive Perikarditis | Kardiomyopathie |
|---|---|---|
| Rechter Vorhof (RAP) | >15 mmHg, y-Tal betont | <15 mmHg |
| Linker Vorhof (LAP) | Angleichung an rechten Vorhof | 10–20 mmHg, >RAP |
| Rechte Kammer (RVP) | Frühdiastolischer Druckabfall obligat | Frühdiastolischer Druckabfall möglich |
| Rechte Kammer diastolisch | >30% des systolischen Druckes | >30% des systolischen Druckes |
| Pulmonalarterie | <40 mmHg | >50 mmHg systolisch |
| | systolisch | |
| Atemabhängigkeit | Meist nicht vorhanden | Meist vorhanden |

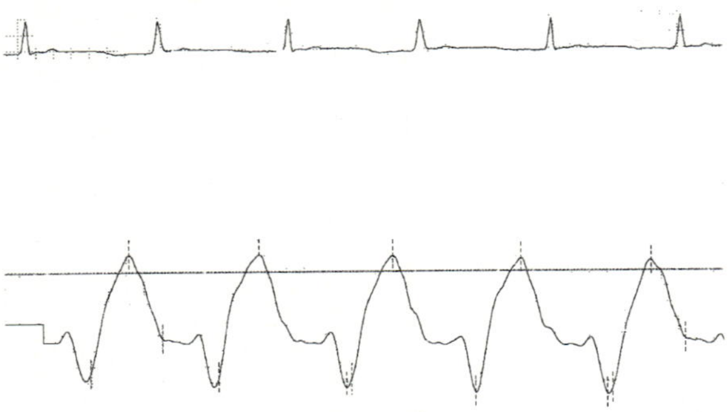

**Abb. 53-10.** Typischer Befund einer Pericarditis constrictiva mit einem „DIP-Phänomen“

Mit dem Nachweis einer Myokardatrophie und der Bestimmung der systolischen Funktion werden zusätzliche Folgen einer konstriktiven Perikarderkrankung dokumentiert. Mit einer Koronarangiographie lassen sich darüber hinaus Stenosierungen der Herzkranzgefäße aufgrund externer Kompression ausschließen bzw. nachweisen.

## 53.5.5 Therapie

Die unbehandelte konstriktive Perikarditis ist eine progrediente Erkrankung. Nur ein kleiner Teil der Patienten lebt jahrelang ohne eine höhergradige Einschränkung der körperlichen Leistungsfähigkeit und ohne größere stauungsbedingte sekundäre Organschäden. Die typischen Folgen der zentralvenösen Stauung manifestieren sich als Stauungshepatitis, Aszites und periphere Ödeme. Viele Patienten leiden unter den Folgen der verminderten Herzleistung bis hin zur kardialen Kachexie und zum kompletten Verlust jeglicher körperlicher Leistungsfähigkeit.

Die Therapie der Wahl ist die Perikardektomie, bei der eine möglichst vollständige chirurgische Abtragung des Perikards angestrebt wird. Die postoperative Letalität beträgt zwischen 5 und 20% (Culliford 1980). Bei 15–30% der Patienten kommt es zu einem „low output syndrome“ nach dem Eingriff (Tirilomis 1994). Prädiktive Faktoren für eine hohe Letalität oder ein „low output syndrome“ sind der Grad an körperlicher Belastbarkeit und das Ausmaß der Konstriktion, gemessen am rechtsatrialen Druck bzw. rechtsventrikulären enddiastolischen Druck.

Nach erfolgter operativer Therapie erfahren 90% der Patienten eine Besserung der klinischen Symptomatik, von denen 50% sogar beschwerdefrei werden (Tirilomis 1994). Abhängig von den sekundären Organschäden erfolgt die Rekonvaleszenz mit unterschiedlicher Geschwindigkeit. Rezidive der konstriktiven Symptomatik sind häufig auf eine unzureichende Resektion des Perikards zurückzuführen und erfordern zumeist eine risikoreiche erneute operative Therapie.

## Literatur


Berger M, Bobak K, Jelveh M, Goldberg E (1978) Pericardial effusion diagnosed by echocardiography. Clinical and electrocardiographic findings. Chest 74: 174–179

Cameron J, Oesterle SN, Baldwin JC, Hancock EW (1987) The ethiologic spectrum of constrictive pericarditis.Am Heart J 113: 354–360

Culliford AT, Lipton M, Spencer FC (1980) Operation for chronic constrictive pericarditis: Do the surgical approach and degree of pericardial resection influence the outcome significantly? Ann Thorac Surg 29: 146–512

Eisenberg MJ, Oken K, Guerrero S, Saniei MA, Schiller NB (1992) Prognostic value of echocardiography in hospitalized patients with pericardial effusion. Am J Cardiol 70: 934–939

Horowitz MS, Schultz CS, Stinson EB (1974) Sensitivity and specifity of echocardiographic diagnosis of pericardial effusion. Circulation 50: 239–247

Klopfenstein HS, Cogswell TL, Bernath GA, Wann LS, Tipton RK, Hoffmann RG, Brooks HL (1985) Alterations in intravascular volume affect the relation between right ventricular diastolic collapse and the hemodynamic severity of cardiac tamponade. J Am Coll Cardiol 6: 1057–1063

Meyer TE, Sarelli P, Marcus RH, Pocock W, Berk MR, McGregor M (1989) Mechanism underlying Kussmauls sign in chronic constrictive pericarditis. Am J Cardiol 64: 1069–1072

Nishikawa Y, Roberts JP, Talcott MR, Dysko RC, Tan P, Klopfenstein HS (1994) Accelerated myocardial relaxation in conscious dogs during acute tamponade. Am J Physiol 266: H 1935–1943

Oren RM, Grover-McKay M, Stanford W, Weiss RM (1993) Accurate preoperative diagnosis of pericardial constrictionusing cine computed tomography. J Am Coll Cardiol 22: 832–838

Permanyer-Miralda G, Sagrista-Sauleda J, Soler-Soler J (1985) Primary acute pericardial disease: A prospective series of 231 consecutive patients. Am J Cardiol 56: 623–630

Rienmuller R, Gurgan M, Erdmann E, Kemkes BM, Kreutzer E, Weinhold C (1993) CT and MR evaluation of pericardial constriction: A new diagnostic and therapeutic concept. J Thorac Imag 8: 108

Sagrista-Sauleda J, Permanyer-Miralda G, Candell-Riera J (1987) Transient cardiac constriction: An unrecognized pattern of evolution in effusive acute idiopathic pericarditis. Am J Cardiol 59: 961–966

Tirilomis T, Unverdorben S, von der Emde J (1994) Pericardiectomy for chronic constrictive pericarditis: Risks and outcome. Eur J Cardiothorac Surg 8: 487–492

# Kapitel 54

# Toxische Kardiomyopathien

54

M. Böhm



## 54.1 Kardiomyopathie durch Kokain

Die Wirkungen des Alkaloids Kokain sind seit 5000 Jahren bekannt. Kokain wird aus den Blättern des Busches Erythroxylon Coca gewonnen. Positiv-inotrope Wirkungen von Kokain sind seit 1980 bekannt (Übersicht bei van Dyke u. Byck 1982).

Zuerst fand es als Lokalanästhetikum in der Zahnheilkunde Verwendung. Es konnte gezeigt werden, daß es die Signaltransduktion von Nervenfasern blockieren kann. 1898 wurde Kokain erstmals als Wirksubstanz im Getränk Coca Cola vertrieben. Seit Beginn des 20. Jahrhunderts wurde Kokain zunehmend als Rauschmittel verwendet, und die Zahl Abhängiger stieg ständig. Seit dieser Zeit hat es mehrere Berichte über Todesfälle und über die Induktion einer Abhängigkeit gegeben.

### 54.1.1 Applikationswege

Mittlerweile ist der Kokainabusus ein weltweites gesellschaftliches Problem geworden. Mit der Verbreitung der Droge stiegen in den letzten Jahren auch die Zahlen von Notfallaufnahmen in Ambulanzen und Kliniken. Von Todesfällen nach Kokaingenuß bzw. Überdosierung ist berichtet worden. Die gebräuchlichsten Applikationswege zeigt Abb. 54-1. Etwa 90% der zur Sucht führenden Kokainmenge wird nasal aufgenommen (sog. Snorting). Alle anderen Applikationswege sind eher seltener. Kokain erreicht bei der respiratorischen Aufnahme innerhalb von 10–15 s die Zirkulation. Das Wirkmaximum liegt bei etwa 30–60 min.

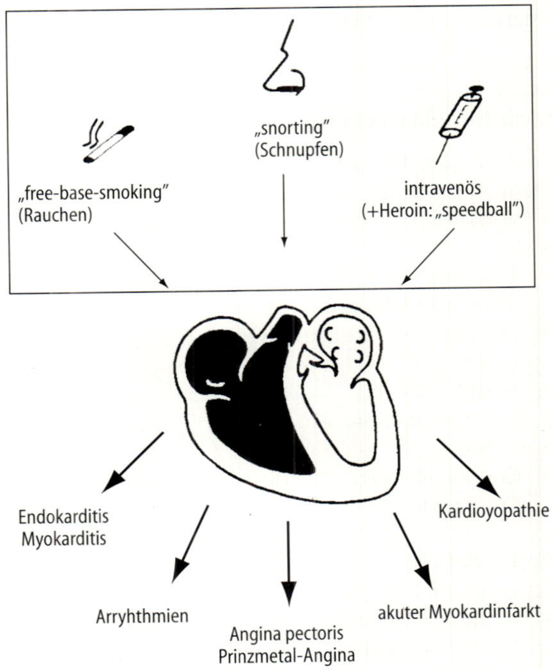


**Abb. 54-1.** Übersicht über die gebräuchlisten Applikationswege und kardialen Komplikationen von Kokain. (Nach LaRosée 1994)

### 54.1.2 Pathogenese

Im Vordergrund der medizinischen Komplikation des Kokainmißbrauchs sowie auch bei Nebenwirkungen im Bereich der Anwendung als Lokalanästhetikum steht die kardiovaskuläre Toxizität. Als die der Kardiotoxizität zugrunde liegenden Wirkungsmechanismen sind die lokalanästhetische Wirkung sowie die Hemmung der Wiederaufnahme von Katecholaminen (Noradrenalin und

Dopamin) in präsynaptische Speicher im zentralen sowie im peripheren Nervensystem bekannt.

Durch die lokalanästhetische Wirkung werden außerdem Natrium- und Kaliumkanäle gehemmt. Dadurch wird die Fortleitung und Initiierung von Nervenimpulsen beeinträchtigt. Derselbe Mechanismus kann zu proarrhythmischen Effekten führen (Bauman et al. 1994). Die Zunahme der Herzfrequenz kommt durch eine parasympathikolytische Wirkung zustande. Die ausgeprägte Vasokonstriktion resultiert von einer Aktivierung vaskulärer α-Rezeptoren (Das et al. 1993). Ausgeprägte kardiodepressorische Wirkungen von Kokain wurden beschrieben.

## 54.1.3 Klinische Verlaufsformen

Folgende kardiovaskuläre Wirkungen von Kokain am Menschen wurden beobachtet:

- Myokardinfarkt und Myokardischämie,
- Myokarditis,
- dilatative oder hypertrophe Kardiomyopathie bei chronischer Anwendung,
- Arrhythmien (Tachyarrhythmien und Bradyarrhythmien),
- Bluthochdruck,
- Aortendissektion,
- Endokarditis.
- Eine akzelerierte Arteriosklerose wurde diskutiert, ihre Bedeutung ist allerdings fraglich.

### Myokardinfarkt

Bei Jugendlichen ohne kardiovaskuläre Risikofaktoren ist bei akuter Aufnahme wegen eines Myokardinfarktes dringend eine Anamnese bezüglich einer Kokaineinnahme zu erheben.

Die Mechanismen des akuten Myokardinfarktes bei Kokainintoxikation sind:

- Koronararterienspasmus durch exzessive α-Adrenozeptorstimulation,
- Thrombusbildung, ggf. auch vorliegende Koronarspasmen.

Der Koronarspasmus kann außerdem noch eine Plaqueruptur mit kompletter Verlegung des Gefäßes und nachfolgendem Infarkt nach sich ziehen. Die Infarkte werden eher groß, da sich bei Kokaineinnahme der $O_2$-Verbrauch erhöht. Der durch chronischen Kokainabusus entstehende Bluthochdruck, aber vielleicht auch direkte Wirkungen von Kokain können zu einer Akzelleration der Arteriosklerose mit einem frühzeitigen Auftreten von Herzinfarkten führen.

Das Auftreten des Myokardinfarktes im zeitlichen Verlauf nach einer Applikation von Kokain kann zwischen Minuten und Stunden variieren. Bei intravenöser Gabe tritt der Infarkt in der Regel 60–90 min nach Applikation auf. Es können die üblichen Komplikationen wie kardiogener Schock oder Rhythmusstörungen bis hin zum Rhythmustod vorhanden sein.

### Kokaininduzierte Kardiomyopathie und Myokarditis

Einschränkungen der Pumpfunktion bis hin zum Bild einer dilatativen Kardiomyopathie, die reversibel sein kann, sind beschrieben. Bei chronischen Kokainkonsumenten liegt eine signfikante linksventrikuläre Dysfunktion in bis zu 7% der Fälle vor (Bertolet et al. 1990).

Bei rezidivierenden Kokainexzessen sind schwankende Veränderungen der Pumpfunktion beschrieben worden. Bei Autopsien fanden sich z. T. zelluläre Infiltrate im Sinne einer Myokarditis (Karch u. Billingham 1995). Auch bei der kokaininduzierten Herzinsuffizienz gibt es keine kontrollierten Studien, die eine besondere Überlegenheit einer speziellen Therapie belegen würden. Am wichtigsten erscheint die Unterbrechung des Kokainabusus zu sein. Die Veränderungen, die makroskopisch beobachtet werden können, können sich innerhalb von 2–7 Monaten zurückbilden.

Eine vollständige Herzinsuffizienztherapie insbesondere mit Diuretika, ACE-Hemmstoffen und ggf. β-Blokkern (in der chronischen Phase) wäre sinnvoll. In der akuten Phase kann die Gabe von Kalziumantagonisten zur Hemmung der Vasokonstriktion sinnvoll sein. Bei chronischem Kokainabusus besteht häufig eine linksventrikuläre Hypertrophie, die durch direkte Kokainwirkungen oder aber auch durch eine kokaininduzierte Hypertonie erklärt werden kann (Brigner et al. 1991).

### Kokaininduzierte Hypertonie

Ein Hochdruck wird häufig durch chronische Gabe von Kokain induziert. Da es sich am ehesten um adrenerge Wirkungen des Kokains handelt, sind Adrenozeptoragonisten (α- und β-Agonisten oder eine Kombination von beiden) sinnvoll.

### Kokaininduzierte Arrhythmien

Das Spektrum der beobachteten Arrhythmien nach Gabe von Kokain reicht von supraventrikulären und ventrikulären Extrasystolen bis zum Vorhofflimmern oder ventrikulären Tachykardien bis hin zum plötzlichen Herztod (Benchimol et al. 1978; Kloner et al. 1992). Besondere Formen wie Spitzentorsaden oder auch ausgeprägte Verlängerung des QT-Intervalls wurden bei einer exzessiven Aufnahme von Kokain beobachtet.

Wiederum liegen keine kontrollierten Studien zu einer besonderen Wirksamkeit einer speziellen Therapieform vor. Dementsprechend sind alle Substanzen, inklusive β-Blocker und Antiarrhythmika (insbesondere Lidocain) einzusetzen.

### Akzelerierung einer Arteriosklerose

Bei Patienten mit Kokainabusus, die an einer kardiologischen Komplikation starben, ist sehr häufig eine schwere Arteriosklerose beobachtet worden. Das Durchschnittsalter, in dem ein kardialer Thrombus auf dem

Boden eines abgelaufenen Myokardinfarktes bei Vorliegen einer koronaren Arteriosklerose aufgetreten war, lag in einer Untersuchung bei 29 Jahren.

Es ist allerdings zu beachten, daß die meisten Drogenabhängigen bzw. Kokainabhängigen neben ihrer Drogensucht zur Einnahme anderer Medikamente und insbesondere zu einem heftigen Nikotinabusus neigten. Außerdem besteht die Möglichkeit, daß es über eine Freisetzung von zellulären Mediatoren zu einer akzelerierten Arteriosklerose kommen kann. Es gibt experimentelle Hinweise dafür, daß direkte toxische Effekte auf das Endothel von Kokain ausgeübt werden (Jones u. Tackett 1990). Weitere Untersuchungen zur Klärung dieser Frage sind allerdings notwendig.

**Aortenaneurysmen und -rupturen**
Einzelne Fälle von Aortenrupturen und disseziierten Aortenaneurysmen sind beobachtet worden. Man schuldigt in diesen Fällen exzessive Blutdruckanstiege an, die bei vorbestehender Arteriosklerose nach Einnahme von Kokain Einrisse in der Intima hervorrufen können. Bei Kokainabusus kommt es außerdem wohl häufiger zu Endokarditiden. Beachtenswert ist auch hier, daß Drogensüchtige generell ein besonders hohes Risiko tragen, hieran zu erkranken.

### 54.1.4
### Therapie

Es gibt keine kontrollierten Studien, die ein besonderes Vorgehen beim kokaininduzierten Myokardinfarkt belegen. Angewandt wurden Nitrate sowie die Gabe von Sauerstoff, Aspirin und $\alpha$- sowie $\beta$-Blockern als auch von Diazepinen, um die zentralvenösen stimulatorischen Wirkungen zu hemmen. Bei Vorliegen eines Vasospasmus hat sich die Gabe von Verapamil oder eines anderen Kalziumblockers aber auch von Phentolamin bewährt.

Die Gabe von $\beta$-Blockern ist etwas problematisch, da es durch die nicht gehemmte $\alpha$-Adrenozeptorstimulation zu einer sog. „Adrenalinumkehr" mit exzessiver Vasokonstriktion kommen kann. Ist die akute Phase überstanden und das Vorliegen toxischer Plasmakonzentrationen von Kokain unwahrscheinlich, sollte insbesondere bei vorbestehender Koronarkrankheit natürlich ein $\beta$-Blocker verabreicht werden. Vasodilatierende $\beta$-Blocker könnten theoretisch von besonderer Bedeutung sein.

## 54.2
## Kardiomyopathie durch Zytostatika

Einige Chemotherapeutika, insbesondere die Gruppe der Antrazykline – Daunorubicin und Adriamycin (Doxorubicin) – sowie die Substanz Mitoxantron sind wertvolle Medikamente in der Therapie hämatologischer Neoplasien. Es handelt sich um interkalierende Substanzen, die mit der DNA-Replikation sowie auch mit der RNA-Polymeraseaktivität interferieren.

### 54.2.1
### Verlaufsformen

Man unterscheidet eine Reaktion vom Sofort- und vom Spättyp. Bei Gabe hoher Dosen von Antrazyklinen kann es akut zu elektrophysiologischen Veränderungen wie Vorhofflimmern, ventrikulären Extrasystolen und ST-T-Veränderungen kommen. **!**

Diese Veränderungen können in 10–30% der Fälle auftreten. Es handelt sich um reversible Veränderungen, die bei längerer Therapie u. U. auch wieder verschwinden können. Die akuten Veränderung haben oft keine Beziehung zum wirklichen Manifestieren einer Kardiomyopathie in der chronischen Therapie. Die Reaktion vom Spättyp ist durch die Ausbildung einer Kardiomyopathie mit deutlicher Einschränkung der systolischen Pumpfunktion charakterisiert.

### 54.2.2
### Risikofaktoren

Risikofaktoren für die Entwicklung einer Kardiomyopathie sind:
- Gesamtmenge der Substanz, die appliziert wurde,
- hohe Serumkonzentrationen,
- vorbestehende Pumpfunktionsstörung,
- vorbestehende mediastinale oder kardiale Bestrahlung,
- zusätzliche Gabe anderer kardiotoxischer Substanzen (z. B. Cyclophosphamid),
- sehr hohes und sehr junges Alter,
- Vorliegen einer anderen kardialen Grunderkrankung (Vitium, koronare Herzerkrankung).

Weiterhin können andere Ursachen einer Kardiomyopathie selbstverständlich zur Manifestation einer Antrazyklinkardiomyopathie beitragen. Hierzu zählt eine durchgemachte Myokarditis, eine schlecht eingestellte arterielle Hypertonie und ein ausgeprägter Alkoholabusus.

### 54.2.3
### Pathogenese

Es existiert eine ganze Reihe von Studien, die versucht haben, die Kardiomyopathiegenese bei Gabe von Antrazyklinen genau zu charakterisieren. Zur Zeit ist es immer noch nicht ganz gelungen, den Schlüsselmechanismus zu identifizieren. Nach vorliegenden Erkenntnissen kommt der Freisetzung von Radikalen mit nachfolgenden Zellschädigungen die entscheidende Bedeutung zu. Die Gabe von Adriamycin führt experimentell zu einer Überladung des Herzens mit Radikalen. Zusätzlich kommt es zu einer Abnahme der Glutathionperoxidaseaktivität.

Wird mit dem Radikalfänger Probenecid behandelt, nimmt die Glutathionperoxidaseaktivität wieder zu und der Lipidperoxidationsschaden gemessen an Malondial-

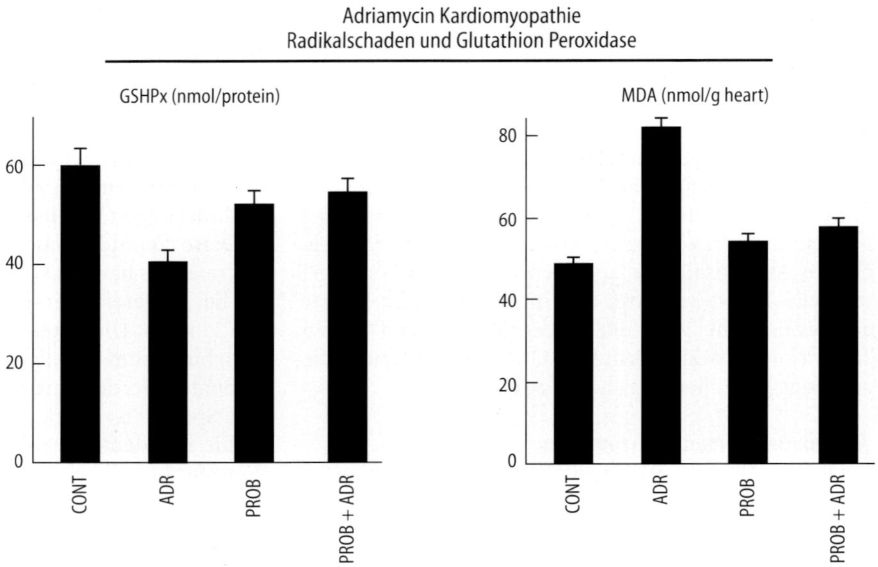


**Abb. 54-2.** Experimentelle Induktion einer Adriamycin-Kardiomyopathie. Adriamycin zeichnet sich durch eine Abnahme der Glutathion Peroxidaseaktivität *(links)* und eine Zunahme der Malondialdehydkonzentrationen (MDA, *rechts*) aus. Die Effekte sind durch Probenecid vollständig oder teilweise aufhebbar. (Mod. nach Siveski-Iliskovic et al. 1994)

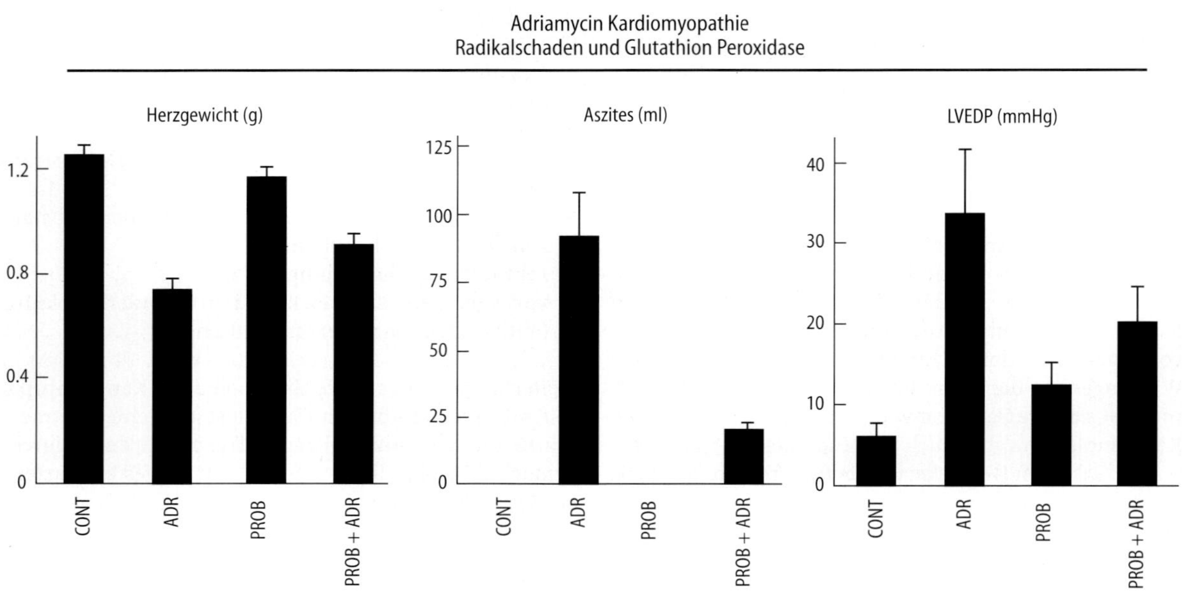


**Abb. 54-3.** Adriamycin Kardiomyopathie. Die Gabe von Adriamycin tierexperimentell führte zu einer Abnahme des Herzgewichtes (*links*), bei Ausbildung eines Aszites (*Mitte*) und dem deutlichen Anstieg der linksventrikulären Füllungsdrücke anhand des linksventrikulären enddiastolischen Druckes (LVEDP, *rechts*). Die Veränderungen waren durch den Radikalfänger Probenecid partiell oder vollständig aufzuheben. (Mod. nach Siveski-Iliskovic et al. 1994)

dehydkonzentrationen im Herzen wieder ab (Abb. 54-2; Siveski-Iliskovic et al. 1994).

Weiterhin kommt es zu einer Abnahme der Herzgewichte unter Adriamycin (Zelluntergang) und dem Auftreten eines Aszites und dem Anstieg der Füllungsdrücke. Alle Veränderungen sind durch die Gabe des Radikalfängers Probenecid rückgängig zu machen (Abb. 54-3). Weitere Effekte auf Natrium-Kalium-Pumpe wurden beschrieben. Außerdem gibt es direkte Effekte auf den mitochondrialen Elektronentransport.

Ausweislich des Mechanismus ist natürlich eine radikalfangende Therapie mit Vitamin E und anderen Substanzen diskutiert werden. Dies wird allerdings kritisch beurteilt (Doroshow et al. 1991), da nicht genau bekannt ist, ob ein Wegfallen freier Radikale auch die therapeutische Wirkung von Antrazyklinen beeinträchtigen kann.

In Tabelle 54-1 sind Chemotherapeutika genannt, die kardiopulmonale Nebenwirkungen hervorrufen können und in der Lage sind, eine Kardiomyopathie zu induzieren. Es sind nicht nur Antrazykline, obwohl deren

Tabelle 54-1. Chemotherapeutika und ihre möglichen Nebenwirkungen. (Nach Schulman et al. 1993)

| Therapeutikum | Kardiale Komplikationen |
|---|---|
| Amsacrin | Arrhythmien, Kardiomyopathie |
| Busulfan | Pulmonale Fibrose, pulmonale Hypertonie, Endomyokardfibrose |
| Cysplatin | EKG-Veränderungen, Vasospasmen und Gefäßverschlüsse |
| Cyclophosphamid | Kardiale Nekrosen, Kardiomyopathie |
| Zytosinarabinosid | Herzinsuffizienz, Perikarditis |
| Diäthylstilbestrol | Kardiovaskuläre Todesfälle |
| Doxorubincin (Adriamycin) | EKG-Veränderungen; Kardiomyopathie und ggf. Herzinsuffizienz |
| Ethoprusid | Myokardinfarkte |
| 5-Flurouracil | Gefäßverschlüsse, Myokarditis |
| Methotrexat | EKG-Veränderungen |
| Mitromycin | Myokardschäden |
| Mitoxanthrome | Kardiomyopathie |
| Vincristin | Hypertension |

Bedeutung durch die weite Verbreitung dieser Zytostatika und durch ihre toxischen Wirkungen am besten bekannt sind.

### 54.2.4 Diagnostik

- Nichtinvasive Untersuchungen:
  - elektrokardiographische R-Reduktion,
  - Veränderung der systolischen Zeitintervalle,
  - veränderte Durchmesserverkürzung echokardiographisch,
  - radionuklidventrikulographisch reduzierte Auswurffraktion.
- Nichtinvasive Untersuchungen:
  - Abnahme der Ejektionsfraktion in der Ventrikulographie,
  - vermindertes Herzzeitvolumen,
  - Myokardbiopsie: Es zeigt sich eine Schwellung der Zellen. In typischer Weise bilden sich Vakuolen aus. Das sarkoplasmatische Retikulum kann geschwollen sein und die Myofibrillen sind im chronischen Zustand rarefiziert.

### 54.2.5 Prognose

Aufgrund der schlechten Prognose der Antrazyklinkardiomyopathie muß eine toxische Nebenwirkung möglichst früh erkannt werden. Anamnestisch ist wichtig zu wissen, daß eine Gesamtdosis von weniger als 400 mg/m$^2$ Körperoberfläche sehr selten mit einer kardialen Toxizität assoziiert ist. Häufig sind kardiodepressorische Wirkungen bei einer Grenzdosis von 600 mg/m$^2$ Körperoberfläche zu beobachten.

In der Untersuchung von Gottdiener et al. (1981) zeigte sich, daß bei einer mittleren Gabe von 500 mg/m$^2$ Doxorubicin die meisten Patienten eine asymptomatische ventrikuläre Dysfunktion aufwiesen. Das bedeutet, daß nicht jede antrazyklininduzierte Kardiomyopathie zu einer klinischen Herzinsuffizienz führen muß.

## 54.3 Kardiomyopathie durch chronischen Alkoholismus

Zunehmender Alkoholkonsum in westlichen Ländern hat zahlreiche gesundheitliche Probleme zur Folge. Neben Problemen der Sucht, der gesteigerten Rate von Verkehrsunfällen sind auch kardiovaskuläre Komplikationen mittlerweile zu einer zunehmende Belastung für das Gesundheitssystem geworden.

**!** Es steht außer Zweifel, das Alkohol direkte Wirkungen auf das Myokard hat. Wenn auch allein durch Alkohol oft keine Kardiomyopathie induziert wird, ist es doch so, daß Alkohol zusätzlich zu anderen Noxen wie Myokarditis, vorbestehende Pumpfunktionsstörung, Hypertonieherz oder Diabetes mellitus nachhaltige Wirkungen auf die Kontraktilität haben kann.

### 54.3.1 Epidemiologie

Epidemiologisch ist anzumerken, daß die alkoholische Kardiomyopathie häufiger bei Männern als bei Frauen auftritt. Man geht jedoch davon aus, daß Frauen empfindlicher auf Alkohol reagieren sowohl durch Leber- als auch Myokardschädigungen (Urbano-Marquez et al. 1995a, b).

Die ersten kardiotoxischen Wirkungen durch gesteigerten Alkoholkonsum wurden 1884 in der Deutschen Medizinischen Wochenschrift publiziert (Abb. 54-4). In München wurde autoptisch eine extrem hohe Rate von hydropischer Herzinsuffizienz gefunden. So war das Herzgewicht bei Männern 370 g/61 kgKG (damaliges Durchschnittsgewicht von Männern). Dieses war zwar eng assoziiert mit einer 5fach höheren Rate des Alkoholkonsums in München verglichen mit anderen Reichsgebieten, insbesondere des Deutschen Zollgebietes (Abb. 54-4; Bollinger 1884).

Die Frage blieb, ob ursächlich direkte Wirkungen des Alkohols, eine exzessive Flüssigkeitsbelastung oder Inhaltsstoffe des Bieres, die beim Brauen entstanden, verantwortlich waren.

II. Aus dem ärztlichen Verein zu München.
Sitzung vom 6. Februar 1884

1. Ueber die Häufigkeit und Ursachen der Idiopathischen Herzhypertrophie in München.

Von
Prof. Bollinger.
(Autorreferat.)

Was das Quantum des Bierconsums in München betrifft, so beträgt derselbe pro Kopf der Bevölkerung circa 432 Liter pro Jahr. 1884 betrug der Bierconsum in Deutschland auf den Kopf der Bevölkerung:

| | |
|---|---|
| Im Deutschen Zollgebiet | = 88 Liter |
| Im Elsass-Lothringen | = 54 " |
| Im Reichssteuergebiet | = 62 " |
| In Württemberg | = 186 " |
| In Bayern | = 233 " |
| In München (ab Ausfuhr) | = 432 " |

Gegenüber dem Einwand, dass an dem übermässigen Bierconsum in München auch die zahlreichen Fremden sich tapfer betheiligen, ist zu bemerken, dass dieser Ausfall zum mindesten ausgeglichen wird durch die Biermengen, die die einheimische, sehr ausflugslustige Bevölkerung ausserhalb Münchens consumiert.

Idiopathische Hypertrophie und Dilatation

46/1000 Todesursache
33/1000 Nebenbefundlich (alle Bierkonsum)
– durchschnittliches Herzgewicht in München größer
360 g/51 kg
370 g/61 kg (Männer)

Mechanismen: 1. Alkohol 2. Flüssigkeit 3. Inhaltsstoffe

**Abb. 54-4.** Auszug aus der Originalarbeit über das „Münchener Bierherz" von 1884

### 54.3.2 Toxizität

Die Determinanten der alkoholischen Kardiomyopathie sind:

- 80–120 g Alkohol pro Tag oder in Exzessen,
- mehr als 10 Jahre,
- Kofaktoren:
  - männliches Geschlecht,
  - Hypertonus,
  - Rauchen,
  - Alter.

Alles in allem muß man davon ausgehen, daß bei gesunden chronischen Alkoholikern die Prävalenz der reinen alkoholischen Kardiomyopathie im Alter von 40 Jahren sehr selten ist. Komorbiditätsfaktoren treten hinzu und induzieren eine Kardiomyopathie (Cerqueira et al. 1991).

### 54.3.3 Pathogenese

Die Mechanismen der Kardiomyopathie bei Alkoholismus sind vielfältig (Abb. 54-5). Es zeigt sich oft eine gesteigerte Prävalenz von Arrhythmien. Die β-Adrenozeptorendichte nimmt ab. Weiterhin kommt es zu Fehlernährungen (z. B. Beriberi-Herz) und neuroendokrinen Aktivierungsmechanismen mit einer Zunahme der lokalen Freisetzung von Noradrenalin und einer vermehrten Ausschüttung von Aldosteron.

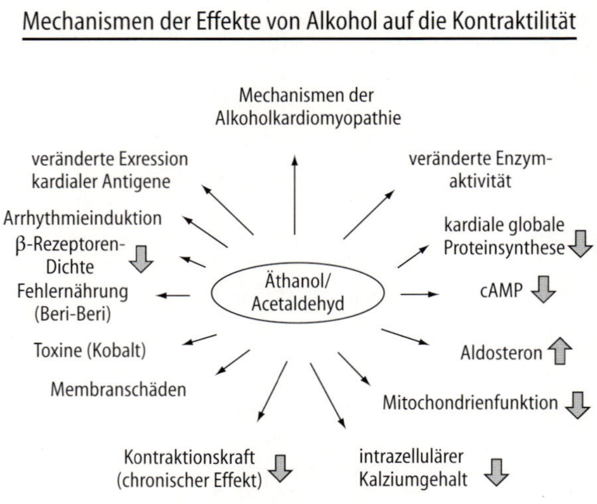


**Abb. 54-5.** Effekte von Alkohol auf die kontraktile Funktion. (Mod. nach Piano u. Schwertz 1994)

Direkte Effekte auf die Myokardzelle äußern sich in einer Abnahme der β-Adrenozeptoren, in Membranschädigungen und einer Verminderung der Mitochondrienfunktion sowie der kardialen Proteinsynthese. Die Bedeutung einzelner Faktoren kann schwer herausgefunden werden, da es sich im wesentlichen um Einzelbeobachtungen, die häufig auch experimentell sind, handelt (Abb. 54-5; Piano u. Schwertz et al. 1995).

### 54.3.4 Klinische Verlaufsformen

#### Wirkungen auf die Kontraktilität

Akut führt Alkohol zu einer Zunahme der echokardiographisch gemessenen Ejektionsfraktion. Wahrscheinlich ist die Vasodilatation mit Nachlastsenkung, aber auch die direkte Freisetzung von Katecholaminen im Herzen selber für diese Zunahme verantwortlich. Im langen Verlauf über Jahre kommt es dann zu einer Abnahme der Ejektionsfraktion (Abb. 54-6). Im Vordergrund bei chronischem Alkoholismus zeigt sich allerdings eine oft asymptomatische Kontraktionsstörung.

An Patienten der psychiatrischen Anstalten in Baltimore, die unter einem schweren Alkoholismus litten, wurde die Ejektionsfraktion sowie die diastolischen Eigenschaften gemessen. Eine der 50 weiblichen und 100 männlichen Patienten hatte eine manifeste Herzinsuffizienz (Urbano-Marquez et al. 1995). Es kam in Abhängigkeit von der im gesamten Leben eingenommenen Alkoholmenge zu einer deutlichen Abnahme der Ejektionsfraktion (Abb. 54-7).

Das beste Diagnostikum für die Pumpfunktionsstörung ist die Echokardiographie. Die Dopplerechokardiographie kann bereits früh ohne Einschränkung der

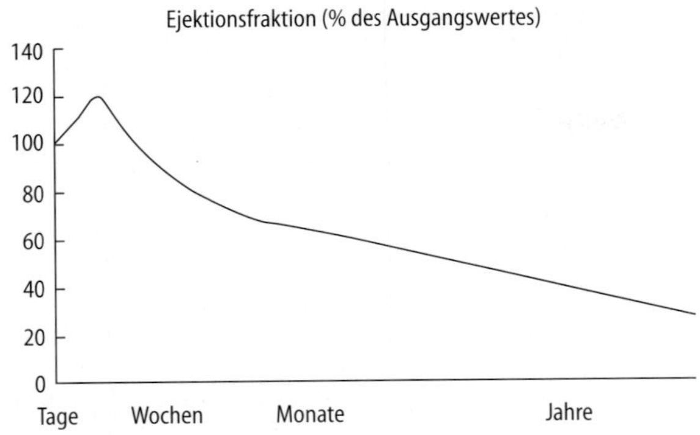


**Abb. 54-6.** Schematische Darstellung der Effekte von Alkohol auf die Kontraktilität. Früh kommt es zu einer Zunahme der Ejektionsfraktion, was möglicherweise durch eine Freisetzung von Katecholaminen und eine Nachlastsenkung durch Vasodilatation bedingt ist. In der Folge ist die Kontraktilität kompromitiert. Dies ist korreliert zur Gesamtmenge des eingenommenen Alkohols, zur kardialen Begleiterkrankung und zum Alter

systolischen Funktion eine Abnahme der diastolischen Funktion objektivieren (Kupari et al. 1990).

### Bluthochdruck

Seit langem ist bekannt, daß Alkohol zu einer Erhöhung des systolischen Blutdrucks führt. Hierbei scheint die Menge der eingenommenen alkoholischen Getränke streng mit dem Blutdruck assoziiert zu sein (Manolio et al. 1991; Regan et al. 1990). Diese Blutdruckerhöhung scheint die z. T. günstigen Effekte, die durch einen mäßigen Alkoholgenuß auf die Entwicklung einer koronaren Herzerkrankung beobachtet wurden, wieder zu antagonisieren. !

Die Folge ist außerdem eine Erhöhung der linksventrikulären Masse im Sinne einer Myokardhypertrophie. Die Myokardhypertrophie ist anerkannterweise ein Risikofaktor, eine kardiale Komplikation wie Myokardinfarkt und insbesondere eine Herzinsuffizienz zu erleiden. Selbst bei noch normotensiven Alkoholikern wurde eine Myokardhypertrophie beobachtet (Abb. 54-8; Kupari et al. 1990).

**Abb. 54-7.** Effekte von Alkohol auf die Kontraktion gemessen an der linksventrikulären Ejektionsfraktion bei symptomfreien Männern und Frauen mit schwerem Alkoholabusus in bezug auf die Gesamtmenge von Alkohol, die im Leben bis zur Messung eingenommen wurde. (Mod. nach Urbano-Marquez et al. 1995)

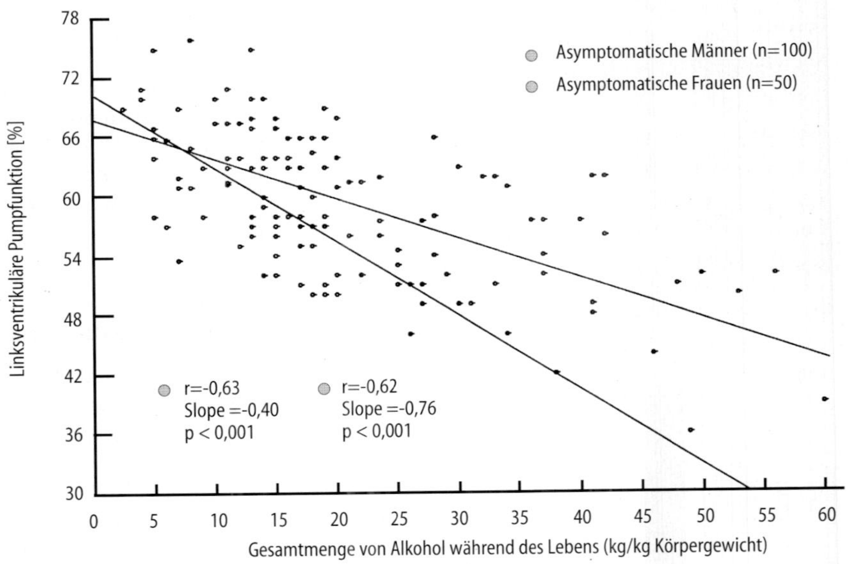


**Abb. 54-8.** Echokardiographisch bestimmte Hinterwanddicke (*links*) und Myokardmassenindex (*rechts*) bei symptomfreien chronischen Alkoholikern. Sowohl der Myokardmassenindex als auch die Hinterwanddicke nehmen signifikant zu. (Mod. nach Kupari et al. 1990)

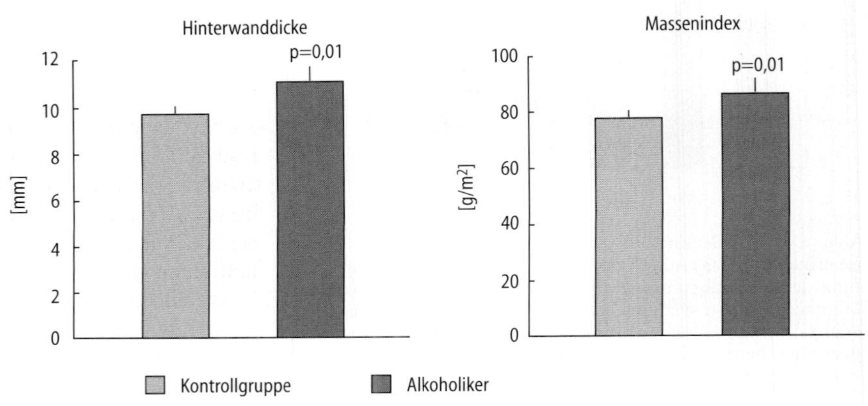

### Arrhythmien

Die Wirkung des Alkohols auf die Katecholaminbalance des Herzens und möglicherweise alkoholbedingte Elektrolytstörungen können zur Entwicklung von Herzrhythmusstörungen beitragen. Interessanterweise findet sich bei chronischen Alkoholikern mit Leberzirrhose eine hohe Rate des plötzlichen Herztodes (Tabelle 54-1; Kramer et al. 1968). Weiterhin kann selbst die Katecholaminausschüttung beim Entzug, d. h. in den eher „trockenen Phasen", schwere Herzrhythmusstörungen hervorrufen (Koskinen u. Kupari 1992).

Am häufigsten bei Alkoholexzessen ist das Vorhofflimmern. Tabelle 54-2 zeigt die Häufigkeit von Rhythmusstörungen, die bei Patienten beobachtet wurden, die sich nach Alkoholexzessen in der Nothilfe eines amerikanischen Krankenhauses vorstellten (Ettinger et al. 1978).

**Tabelle 54-2.** Alkoholinduzierte Arrhythmien. (Nach Ettinger et al. 1978)

| Rhythmusstörung | Anzahl |
|---|---|
| Supraventrikuläre Extrasystolen (isoliert) | 4 |
| Vorhofflimmern | 12 |
| Vorhofflattern | 6 |
| Paroxysmale Vorhoftachykardie | 3 |
| AV-Knotentachykardie | 4 (3 bei einem Patienten) |
| Ventrikuläre Extrasystolen (isoliert) | 6 |
| Ventrikuläre Tachykardie | 1 (nach Belastungsuntersuchung) |

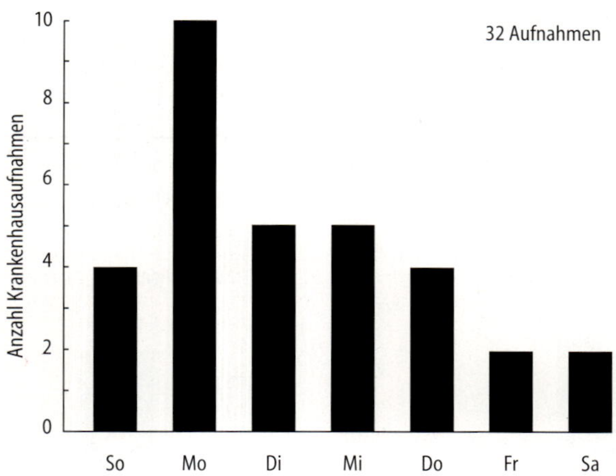


**Abb. 54-9.** Inzidenz alkoholisch bedingter Arrhythmien in einem amerikanischen Krankenhaus. Es zeigt sich eine deutliche Häufung der alkoholbedingten Aufnahmen wegen Arrhythmien am Montag. 25 von 32 weiteren Aufnahmen während dieses Untersuchungszeitraumes fanden unmittelbar nach den Ferien oder in engem zeitlichem Zusammenhang zu Urlaub und Ferien statt. (Mod. nach Ettinger et al. 1978)

#### „Holiday Heart" („Ferienherz")

Bei Betrachtung der Aufnahmezeitpunkte zeigte sich, daß meist nach einem Wochenende oder nach den Ferien (25 von 32 Aufnahmen waren unmittelbar nach den Ferien) diese Komplikation auftrat. In allen Fällen wurde von einem exzessiven Alkoholabusus berichtet. Dieser Zusammenhang hat den Begriff des „holiday heart" geprägt. Das heißt, in den Ferien oder am Wochenende wird vermehrt Alkohol eingenommen, wobei es dann am Beginn der Arbeitswoche zu hospitalisierungspflichtigen Rhythmusstörungen kommen kann (Abb. 54-9).

Alkoholabusus ist außerdem ein unabhängiger Prädiktor für die Rezidive bei Vorhofflimmern und erhöht die Vulnerabilität insbesondere der Vorhofmuskulatur für Vorhofflimmern und Vorhofflattern (Koskinen et al. 1990; Engel et al. 1983; Lowenstein 1983).

Die potentiell günstigen Wirkungen des Alkohols werden an anderer Stelle diskutiert (Sektion II, Kap. 16).

## 54.4 Kardiomyopathie durch anabole Steroide

### 54.4.1 Epidemiologie

Anabole Steroide werden zunehmend in sog. Fitnesscentern eingenommen. Es handelt sich hierbei häufig sogar um einen Abusus, der sehr junge Leute betrifft. Über die Hälfte der etwa 1 Mio. wirklich Anabolika einnehmenden Amerikaner sind High-School-Kinder (Buckley 1988).

### 54.4.2 Toxizität und Pathogenese

Die schädigende Wirkung auf das Leben und das reproduktive System durch anabole und androgene Steroide ist gesichert (Narducci et al. 1990). Die Substanzen erhöhen das LDL-Cholesterin und senken das HDL-Cholesterin.

Hierbei kann es zu einer beschleunigten Atherosklerose mit dem Ausbilden von Myokardinfarkten kommen (Narducci et al. 1990, Glazer et al. 1990).

### 54.4.3 Klinik

Es wurden Myokardinfarkte und plötzlicher Herztod bei Bodybuildern beobachtet (Bowman et al. 1989; Mc Nut et al. 1988). Zusätzlich werden myokarditisähnliche Krankheitsbilder und Kardiomyopathien beobachtet (Ferenschick et al. 1991; Kennedy u. Lawrence 1993; Mochizuki u. Richter 1988).

Weiterhin kommt es zu einer Blutdruckerhöhung mit nachfolgender Ausbildung einer Myokardhypertrophie (Luke et al. 1990; Urhausen et al. 1989). Bei äußerlichen Zeichen des Bodybuildings und besonders bei morphologisch sichtbaren Zeichen einer Hormonüberdosierung ist heutzutage ausweislich der steigenden Prävalenz des Anabolikamißbrauches bei kardialen Komplikationen an diese toxische Kardiomyopathie zu denken (The Steroid Trafficking Act of 1990).

Dies ist insbesondere wichtig, da in Sportzentren illegale Anwendungsanleitungen und Substanzen zur Unterstützung des Muskelaufbaus mit überdosierten Anabolika in großer Auflage verbreitet wurden. So berichteten La Rosée et al. 1997 über einen Fall mit kardialer Dekompensation.

## Literatur


Bauman JL, Grawe JJ, Winecoff AP, Hariman RJ (1994) Cocaine-related sudden cardiac death: A hypothesis correlating basic science and clinical observations. J Clin Pharmacol 34: 902–911

Benchimol A, Bantell H, Dressen KB (1978) Accelaterated ventricular rhythm and cocaine abuse. Ann Intern Med 88: 519–520

Bertolet BD, Freud G, Martin CA (1990) Unrecognized left ventricular dysfunction in an apparent healthy cocaine abuse population. Clin Cardiol 13: 323–328

Bowmann SJ, Tanna S, Fernando S, Ayodeji A, Weatherstone RM (1989) Anabolic steroids and infarction. BMJ 299: 632–634

Brickner ME, Willard JE, Eichhorn EJ (1991) Left ventricular rhythm and cocaine abuse. Circulation 84: 1130–1135

Buckley WE, Yesalis CE, Friedl KE, Anderson WA, Streit AL, Wright JE (1988) Estimated prevalence of anabolic steroid use among male high school seniors. JAMA 260: 3441–3445

Cerqueira MD, Harp GD, Ritchie JL, Stratton JR, Walker RD (1991) Rarity of preclinical alcoholic cardiomyopathy in chronic alcoholics <40 years of age. Am J Cardiol 67: 183–187

Das G (1993) Cardiovascular effects of cocaine abuse. Int J Clin Pharmacol Ther Tox 31: 521–528

Doroshow JH, Locker GY, Myers CE (1980) Enzymatic defenses of the mouse heart against reactive oxygen metabolites: Alterations produced by doxorubicin. J Clin Invest 65: 128–136

Engel TR, Luck JC (1983) Effect of whiskey on atrial vulnerability and holiday heart. J Am Coll Cardiol 1: 816–818

Ettinger PO, Wu CF, De La Cruz C (1978) Arrhythmics and the holiday heart: alcohol-associated cardiac rhythm disorders. Am Heart J 95: 555–562

Ferenchick GS, Kirlin P, Potts R (1991) Steroids and cardiomyopathy. How strong a connection? Phys Sportsmed 19: 107–140

Glazer G (1991) Atherogenic effects of anabolic steroids on serum lipid levels. A literature review. Arch Intern Med 151: 1925–1933

Gottdiener JS, Mathisen DJ, Barer JS (1981) Doxorubicin cardiotoxicity: Assessment of late left ventricular dysfunction by radionuclide cineangiography. Ann Intern Med 94: 430–436

Johnson CC, Myers L, Webber LS (1995b) Alcohol consumption among adolescent and young adults: The Bogalusa Heart Study, 1981–1991. Am J Public Health 85: 979–982

Jones LF, Tackett RL (1990) Chronic cocaine treatment enhances the responsiveness of the left anterior descending coronary artery an the femoral artery to vasoactive substances. J Pharmacol Exp Ther 255: 1366–1370

Karch SB, Billingham ME (1995) Coronary artery and peripheral vascular disease in cocaine users. Coron Artery Dis 6: 220–225

Kennedy MC, Lawrence C (1993) Anabolic steroid abuse and cardiac death. Med J Aust 158: 346–348

Kleber HD (1988) Cocaine abuse – historical, epidemiological and psychiological perspectives. J Clin Psychiatry 49: 3–6

Kloner RA, Hale S, Alker K, Rezkalla S (1992) The effects of acute und chronic cocaine use on the heart. Circulation 85: 407–419

Koskinen P, Kupari M (1992) Alcohol and cardiac arrhythmicas. BMJ 304: 1394–1395

Koskinen P, Kupari M, Leinonen H (1990) Role of alcohol in recurrences of atrial fibrillation in persons less than 65 years of age. Am J Cardiol 66: 954–958

Kramer K, Kuller L, Fisker R (1968) The increasing mortality attributed to cirrhosis and fatty liver, in Baltimore (1957–1966). Ann Int Med 69: 273–282

Kupari M, Koskinen P, Suokas A, Ventila M (1990) Left ventricular filling impairment in asymptomatic chronic alcoholics. Am J Cardiol 66: 1473–1477

LaRosée K (1994) Funktionelle und biochemische Untersuchungen zur Wirkung von Cocain auf das menschliche Myokard. Med. Dissertation, Universität München

LaRoseé K, Schulz A, Böhm M, Erdmann E (1997) Kardiale Dekompensation eines Bodybuilders. Dtsch Med Wochenschr 122: 1586–1590

Löwenstein SR, Gabow PA, Cramer J (1983) The role of alcohol in new-onset atrial fibrillation. Arch Intern Med 143: 1882–1885

Luke JL, Farb A, Virmani R, Sample RHB (1990) Sudden cardiac death during exercise in a weight lifter using anabolic androgenic steroides. Pathological and toxicological findings. J Forens Sci 35: 1441–1447

Manolio TA, Levy D, Garrison RJ (1991) Relation of alcohol intake to left ventricular mass: The Framingham study. J Am Coll Cardiol 17: 717–721

McNutt RA, Ferenchick GS, Kirlin PC, Hamlin NJ (1988) Acute myocardial infarction in a 22-year-old world class weight lifter using anabolic steroids. Am J Cardiol 62: 164

Mochizuki RM, Richter KJ (1988) Cardiomyopathy and cerebrovascular accident associated with anabolic-androgenic steroid use. Phys Sportsmed 16: 109–114

Narducci WA, Wagner IC, Hendrickson TP, Jeffrey TP (1990) Anabolic steroids. A review of the clinical toxicology and diagnostic screening. Clin Toxicol 28: 287–310

Piano MR, Schwertz DW (1994) Alcoholic heart disease: A review. Heart Lung 23: 3–17

Regan TJ (1990) Alcohol and the cardiovascular system. JAMA 264: 377–381

Schulman LN, Braunwald E (1997) Hematological-oncological disorders and heart disease. In: Braunwald; (ed) Heart disease. A textbook of cardiovascular medicine., pp 1786–1808

Siveski-Iliskovic N, Kaul N, Singal PK (1994) Probucol promotes endogenous antioxidants and provides against adriamycin-induced cardiomyopathy in rats. Circulation 89: 2829–2835

Urbano-Marquez A, Estruch R, Fernandez Sola J (1995) The greater risk of alcoholic cardiomyopathy and myopathy in women compared to men. J Am Coll Cardiol 274: 149–154

Urhausen A, Hölpes R, Kindermann W (1989) One-and two-dimensional echocardiography in bodybuilders using anabolic steroids. Eur J Appl Physiol 58: 633–640

Van Dyke C, Byck R (1982) Cocaine. Sci Am 246: 128–141=

# Kapitel 55

# Endokrin bedingte Kardiomyopathien 55

M. Böhm



## 55.1 Schilddrüsenhormone

Die Schilddrüsenhormone Thyroxin (T4) und Trijodthyronin (T3) üben wichtige regulatorische Funktionen auf die Kontraktilität des Herzens auf. Dementsprechend ist seit langem bekannt, daß Veränderungen im Schilddrüsenstoffwechsel im Sinne einer Hypo- oder Hyperthyreose ausgeprägte und z. T. lebensbedrohliche Veränderungen des Herzrhythmus und der Kontraktilität hervorrufen können.

### 55.1.1 Physiologie

Das aktive Hormon T3 bindet an einen zytosolischen Rezeptor, der nach Translokation in den Zellkern über die Aktivierung eines nukleären T3-Rezeptors eine Veränderung der spezifischen Genexpression am Herzen bewirkt. Insbesonders werden zelluläre Komponenten moduliert, die wesentlich an der Relaxation und Kontraktion der Herzmuskulatur beteiligt sind. Hierzu zählen die Kalzium-ATPase des sarkoplasmatischen Retikulums, der humane atriale natriuretische Faktor und die kontraktilen Proteine selbst (Myosinleichtketten, Myosinschwerketten).

Umfangreiche Untersuchungen liegen in zahlreichen Tiermodellen vor. Der im Tiermodell veränderte Phänotyp deckt sich allerdings gut mit den funktionellen Veränderungen, wie sie auch an menschlichen Herzen beobachtet werden. Schilddrüsenhormone führen zu einer Verstärkung der β-adrenergen Aktivität, d. h. die Wirkungen von Schilddrüsenhormonen imitieren im wesentlichen die Effekte einer gesteigerten Aktivität des sympathischen Nervensystems.

### 55.1.2 Pathophysiologie

#### Hyperthyreose

Als Störungen der Hämodynamik der myokardialen Muskelmechanik bei Hyperthyreose sind bekannt:

- Myokardhypertrophie mit Anstieg der linksventrikulären myozytären Masse,
- Erhöhung der Blutdruckamplitude bis hin zu einer systolischen arteriellen Hypertonie,
- Erhöhung des Herzminutenvolumens im Sinne einer Hyperzirkulation,
- Zunahme der kardialen Kontraktilität.

Ein typisches Beispiel für die Veränderungen der Kontraktilität bei Veränderungen des Schilddrüsenhaushalts an Tiermodellen ist in Abb. 55-1 gezeigt. Die Kraft-Geschwindigkeits-Relation für Papillarmuskeln von hyperthyreoten Kaninchen liegt deutlich über der Kraftgeschwindigkeitsbeziehung der euthyreoten Kontrolltiere.

#### Hypothyreose

Typische Störungen der Hämodynamik bei Hypothyreose sind:

- arterielle Hypotension,
- Abnahme der kardialen Pumpfunktion bis hin zu einer Verminderung der systolischen Kontraktion mit Herzinsuffizienz,
- systemische Hypozirkulation.

Bei Hypothyreose ist die Geschwindigkeit der Kontraktion korrigiert zur Muskelfaserlänge und zur entwickelten Kraft vermindert. Dies bedeutet, daß bei gleicher

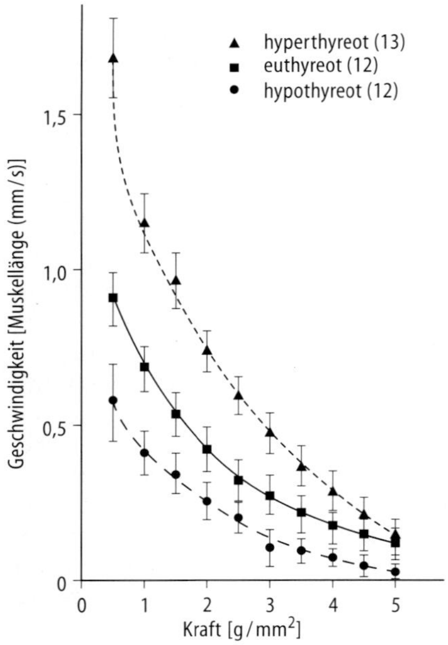


**Abb. 55-1.** Kraft-Geschwindigkeits-Relation für Papillarmuskeln des Herzens von hyperthyreoten, euthyreoten und hypothyreoten Katzen; *in Klammern* Anzahl der Tiere. Man beachte die Verschiebung der Kraft-Geschwindigkeits-Kurve nach oben im Sinne einer gesteigerten Kontraktilität bei Hyperthyreose sowie eine Verschiebung der Kraft-Geschwindigkeits-Beziehung nach unten im Sinne einer verminderten Kontraktilität bei Hypothyreose. (Aus Buccino et al. 1967)

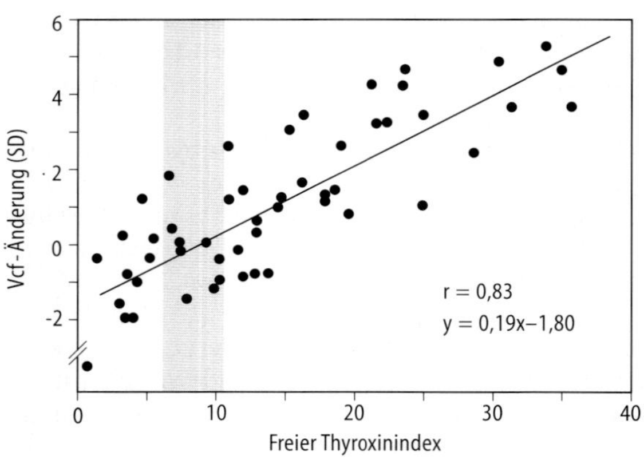


**Abb. 55-2.** Geschwindigkeitskorrigierte Verkürzungsgeschwindigkeit (*Vcf*), aufgetragen als Änderung im Vergleich zur normalen mittleren Regressionslinie, beobachtet bei 11 Patienten mit unterschiedlichem Spiegel des freien Thyroxinindex. Man beachte die positive Korrelation zwischen dem Spiegel des Schilddrüsenhormons und der Änderung des Kontraktilitätsindex. Der schaffierte Bezirk entspricht dem Normalbereich des freien Serumthyroxinindex (*SD* Standardabweichung). (Nach Feldman et al. 1986)

Vordehnung der Herzmuskulatur weniger Kraft bei Hypothyreose und mehr Kraft durch eine gesteigerte Aktivität von Schilddrüsenhormonen im Falle einer Hyperthyreose entwickelt wird. Ähnliche Befunde finden sich am menschlichen Herzen.

In Abb. 55-2 wird die zirkumferentielle Faserverkürzungsgeschwindigkeit gegen den Index des freien Thyroxins aufgetragen. Die zirkumferentielle Faserverkürzungsgeschwindigkeit steigt proportional in guter Korrelation mit dem freien Thyroxinspiegel. Dementsprechend führt auch hier die gesteigerte Aktivität des Schilddrüsenhormons zu einer deutlichen Zunahme der Kontraktilität.

## 55.1.3 Klinik

### Hyperthyreose

Typische Symptome der Hyperthyreose sind Tremor, Tachykardie, Gewichtsabnahme und Ängstlichkeit. Insbesondere die Tachykardie und das vom Patienten geschilderte subjektive „Herzklopfen" könnte durch eine gesteigerte Aktivität der Kontraktilität aber auch durch eine gesteigerte Ansprechbarkeit des Herzens auf Katecholamine bedingt sein. In der Tat haben Experimente darauf hingewiesen, daß die Dichte kardialer β-Rezeptoren bei Hyperthyreose erhöht sind, obgleich es nicht zu einer Erhöhung zirkulierender Katecholaminen kommt (Polikar et al. 1993; Fagius et al. 1990). In einer Untersuchung am Menschen konnte eine gesteigerte Ansprechbarkeit auf Isoprenalin nachgewiesen werden (Martin et al. 1993).

Die Bedeutung einer erhöhten Ansprechbarkeit auf Katecholamine zeigt sich eindeutig am klinischen Zustand dieser Patienten. Herzklopfen, Luftnot, Angina-pectoris-Anfälle, muskuläre Schwäche, Hyperaktivität, Hitzeintoleranz, vermehrter Appetit assoziiert mit Gewichtsverlust, Durchfälle, Tremor, gesteigerte psychische Erregbarkeit sowie eine von einer Tachykardie begleitete erhöhte Blutdruckamplitude bis hin zu einem systolischen Hochdruck sind charakteristisch.

Bei vorbestehender aber kompensierter Herzinsuffizienz oder signifikanter Verminderung der Kontraktilität kann es zu einer dekompensierten Herzinsuffizienz mit Stauungszeichen kommen. Diese kann sogar auftreten, wenn keine kardiale Grunderkrankung vorbesteht. In dieser Situation kann ein 3. Herzton sowie eine deutliche pulmonale Stauung und ein funktionelles Systolikum (mittsystolisch) vorkommen.

Wegen der hohen Sensitivität des Kreislaufsystems auf Schilddrüsenhormone können die kardialen Symptome als Erstmanifestation einer Hyperthyreose auftreten. Besonders erwähnenswert ist ein Vorhofflimmern (insbesondere bei fehlender kardialer Grunderkrankung und normaler Vorhofgröße) sowie eine ungeklärte Tachykardie (im Sinusrhythmus). Die Labordiagnostik mit Bestimmung niedriger TSH-Konzentrationen und einer Erhöhung des freien T4-Index oder der freien T4-Plasmakonzentration ist wegweisend für die Diagnose.

### Hypothyreose

Die Hypothyreose ist durch die klinischen Zeichen einer adrenergen Subsensitivität charakterisiert. Die klinischen Zeichen sind Schwäche, Energiemangel, Kälteintoleranz, Gewichtszunahme, Bradykardie, trockene Haut, Veränderungen der Stimme und das typische Myxödem. Am Tiermodell wird die Kontraktionsgeschwindigkeit langsamer (Abb. 55-1).

Im Thoraxröntgenbild kann die Herzsilhouette breiter werden, was Ausdruck einer myogenen Dilatation oder aber auch eines Perikardergusses sein kann. Eine chronische Hyperthyreose führt dazu, daß die Patienten eine gesteigerte Neigung entwickeln, eine Arteriosklerose mit einer koronaren Herzerkrankung zu erleiden.

## 55.1.4 Therapie

### Hyperthyreose

Die Therapie der Herzinsuffizienz und der oft bedrohlichen Tachykardie sollte akut durch die Gabe von β-Rezeptorenblockern erfolgen. Durch die Gabe des nichtselektiven β-Rezeptorenblockers Propranolol wird nicht nur die kardiale, durch $\beta_1$-Adrenozeptoren vermittelte Symptomatik, sondern auch der durch $\beta_2$-Adrenozeptoren bedingte Tremor behandelt. Möglicherweise kommt es auch über das biologisch inaktive Reverse T3 zu einem direkten Effekt von Propranolol auf die Konversion von T3 in T4. Thyreostatika sollten sofort angewandt werden, um die Stoffwechselsituation zu normalisieren.

Im Fall einer β-Blockerunverträglichkeit (chronisch obstruktive Lungenerkrankung) können frequenzwirksame Kalziumantagonisten die Symptome lindern. Eine Kardioversion kann bei persistierender Thyreotoxikose mit Vorhofflimmern versucht werden. Sie ist allerdings von geringen Erfolgsaussichten begleitet. Eine Rückführung in den Sinusrhythmus gelingt insbesondere beim jüngeren Patienten meist erst nach Normalisierung der Stoffwechselsituation.

Auf thromboembolische Komplikationen ist zu achten. Dies ist insbesondere bei der thyreotoxischen Krise der Fall, wo es durch eine Veränderung der Proteinbiosynthese auch zu einer Dysregulation der Synthese von Gerinnungsfaktoren kommt. Problematisch kann möglicherweise die notwendige medikamentöse Antikoagulation sein, da es auch durch einen schnellen Abbau von Gerinnungsfaktoren sehr leicht zu Blutungskomplikationen kommen kann.

Die zugrundeliegende Ursache der Schilddrüsenfunktionsstörung muß erkannt und therapiert werden (z. B. Radiojodtherapie beim dekompensierten autonomen Adenom).

### Hypothyreose

In der Therapie ist die langsame einschleichende Substitution mit T3 und T4 zu beachten. Eine zu schnelle Therapie kann Komplikationen auslösen, die einer Hyperthyreose ähnlich sind und sogar Myokardinfarkte induzieren können. Deshalb sollte die Substitutionstherapie nur mit 25 μg/Tag begonnen werden.

## 55.1.5 Effekte von Amiodaron auf die Schilddrüsenfunktion

Amiodaron ist eine stark jodhaltige Substanz, die ausgeprägte Effekte auf die Funktion der Schilddrüse haben kann. !

Es sind 2 Mechanismen charakterisiert worden:

- Amiodaron hemmt die Umwandlung von T4 zu T3. Dementsprechend findet man eine Reduktion der Serum-T3-Spiegel mit einem vorübergehenden Anstieg von TSH. Innerhalb einiger Tage oder Wochen wird ein Anstieg des T4-Spiegels beobachtet, gefolgt von einer Rückbildung des TSH-Wertes zur Norm. Diese Patienten sind euthyreot, obwohl die T4-Spiegel erhöht sind.
- Amiodaron kann als Molekül mit einem Anteil von 25 Gewichtsprozent Jod zu einer jodinduzierten Hyperthyreose führen. Bei einer akuten Erhöhung des anorganischen Jods kann auch über die Inhibition der Schilddrüsenhormonbildung eine Hypothyreose entstehen. Somit sind die Wirkungen von Amiodaron auf den Schilddrüsenhormonhaushalt bekannt, aber die Art die Nebenwirkung kann nicht vorhergesehen werden. Die lange Halbwertszeit von Amiodaron führt zu einem längeren Persistieren der Wirkungen von jodinduzierten Schilddrüsenfunktionsstörungen bei Gabe dieser Substanz.

# 55.2 Wachstumshormon

Das Wachstumshormon (GH) ist ein physiologischer Regulator des Körperwachstums und des Metabolismus. Klinische Beobachtungen bei Patienten mit Akromegalie haben eine erhöhte kardiovaskuläre Letalität aufgewiesen (Courville u. Mason 1938). Patienten mit einem Hypopituitarismus und daraus resultierenden Wachstumshormonstörungen zeigen häufig Symptome einer Herzinsuffizienz (Merola 1993). Dies verdeutlicht, daß Wachstumshormone regulatorische Funktionen auf die Myokardfunktion ausüben. !

## 55.2.1 Physiologie

Die Sekretion von Wachstumshormon erfolgt pulsatil mit einem Maximum in den frühen Morgenstunden. Es handelt sich um ein Peptidhormon mit einem Molekulargewicht von 22.000, das aus 191 Aminosäuren besteht. Die Sekretion von GH steht unter hypotholamischer Kontrolle. Somatrotopin releasing hormone hat einen stimulatorischen Effekt und Somatostatin einen inhibitorischen Effekt auf die Sekretion. Die meisten physiologischen Wirkungen werden von GH über „insulin like growth factor I" (IGF-1) vermittelt. IGF-1 wird in der Leber, aber auch in anderen Organen, wie z. B. im Herzen, direkt synthetisiert und zeigt konstantere, nicht der Zirkadianen Rhythmik unterworfene Werte.

Das Synonym ist Somatomiden C. Es ist ein auf 70 Aminosäuren bestehendes Peptidhormon mit einem Molekulargewicht von 7.100. Im Bereich der Organe werden die Wirkungen von GH und IGF-1 durch sog. Bindungsproteine antagonisiert (IGF-BP, GH-BP).

#### Kardiale Rezeptoren

Am Herzen wurden GH und IGF-Rezeptoren identifiziert (Engelmann et al. 1989; Guse et al. 1992; Foncea et al. 1997). Der GH-Rezeptor gehört zur Familie der strukturell verwandten Zytokinrezeptoren (Moutoussamy et al. 1998; Kelly et al. 1994). Ein Polypeptid, das dem intrazellulären Anteil des GH-Rezeptors entspricht, liegt im Serum als GH-bindendes Protein (GH-BP) vor. Die Bindung von GH in den Rezeptor aktiviert die GH-rezeptorassoziierte JAK 2 (Janus-Kinase).

Diese Kinase phosphoryliert Effektoren wie z. B. die Phospholipase $C_\gamma$, welche die Synthese von Diacylglycerol und somit die Proteinkinase C aktiviert.

Weitere Partner in der Signaltransduktion werden beschrieben. Der IGF-1-Rezeptor gehört zur Familie der Thyrosinkinaserezeptoren und weist eine ausgeprägte Homologie zum Insulinrezeptor auf. An Kardiomyozyten konnte gezeigt werden, daß IGF-1 eine ganze Reihe von Effektoren wie die PI3-Kinase, P70-S6-Kinase, ERK1 und ERK2-Isoform der MAP-Kinasefamilie unter Beteiligung kleiner G-Proteine aktivieren kann.

Welcher Signaltransduktionsweg für die kardiomyozäre Funktion und die Entwicklung von Kardiomyopathien ausschlaggebend ist, ist noch nicht bekannt. IGF-1 und GH führen zu einem hypertrophen Phänotyp an isolierten Kardiomyozyten, an transgenen Tieren und

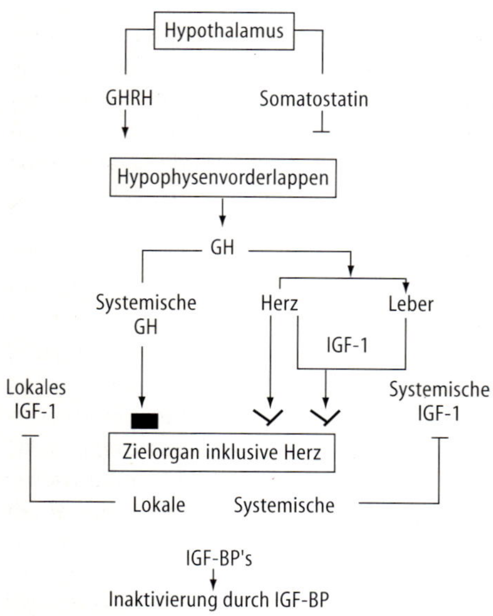


**Abb. 55-3.** GH-Regulation und IGF-1-Synthese; *BP* Bindungsproteine

an GH- bzw. IGF-1 behandelten Versuchstieren. Regulation der GH und IGF-1-Synthese und deren Freisetzung sind in Abb. 55-3 gezeigt.

### 55.2.2
### Klinik und Therapie

#### Überproduktion: Akromegalie

Die Akromegalie ist entsprechend der Wirkung von GH und IGF-1 mit ausgeprägten Veränderungen des Herz-Kreislauf-Systems assoziiert. Zunächst entsteht eine arterielle Hypertonie, die 25–30% der Patienten betrifft. Die Druckbelastung des Herzens führt neben der durch GH und IGF-1 bedingten Hypertrophie zu einer deutlichen Zunahme der Myokardmasse.

Ob GH selbst an den Pathomechanismen der Hypertrophie beteiligt ist, ist zur Zeit nicht klar. Es findet sich nämlich zusätzlich eine Erhöhung des Plasmavolumens und der Herzauswurfleistung. Weitere Veränderungen bestehen in einer Fettsucht und einem Diabetes mellitus. Aus diesen beiden Risikofaktoren entwickelt sich eine akzellerierte Atherosklerose.

Die akromegale Kardiomyopathie ist durch eine ausgeprägte, echokardiographisch zu diagnostizierende Myokardhypertrophie gekennzeichnet, die beide Ventrikel betrifft und in 50% der Patienten vorliegt. Eine asymmetrische Septumhypertrophie kann vorkommen. Bemerkenswert ist außerdem das Auftreten von ventrikulären Arrhythmien. Nahezu die Hälfte aller Patienten mit akromegaler Kardiomyopathie weisen EKG-Veränderungen im Sinne von Erregungsrückbildungsstörungen auf. Diese sind z. T. durch Hypertrophie bedingt, denn die Herzgewichte können bei über 1000 g liegen (Jonkman et al. 1997).

Bei Vorliegen einer Kardiomyopathie und dem klinischen Verdacht auf eine Akromegalie sind Spiegelmessungen von GH und IGF-1 hilfreich. Glukoseexposition führt zu keiner Supression der Plasmakonzentrationen.

#### ■ Therapie

Bei hypophysären Ursachen ist eine chirurgischen Therapie angezeigt. Der Dopaminagonist Bromokryptin ist in der Lage, die GH-Konzentrationen zu senken bzw. bei etwa 70% der Patienten zu einer symptomatischen Linderung zu führen (Kahaly et al. 1992; Maugans u. Coates 1995).

#### Unterproduktion: Wachstumshormondefizienz

Das Auftreten von Wachstumshormonmangel kann zum Bild einer Hypoperfusion mit Bradykardie führen. Eine Kardiomyopathie kann auftreten. Die auch zugrundeliegende systolische Myokardinsuffizienz konnte durch Gabe von GH verbessert werden (Sacca et al. 1994)

#### ■ Therapie

In pathologischen Situationen, in denen die Wandspannung durch eine adäquate Hypertrophiereaktion nicht adäquat gesenkt werden kann, sind Therapieversuche mit GH vorgenommen worden. Klassischerweise handelt es sich hier um die dilatative Kardiomyopathie, bei der die Wandspannung inadäquat ansteigt und zu einer Progression der linksventrikulären Dilatation führt. Die vorliegenden Daten sind in Sektion V dargestellt.

## 55.3 Nebennierenhormone

### 55.3.1 Hyperaldosteronismus

Aldosteron wird in der Zona glomerulosa der Nierennierenrinde synthetisiert. Die primäre Funktion ist die Aufrechterhaltung der Elektrolytbalance mit einer Sekretion von Kalium und einer Reabsorption von Natrium im distalen Tubulus.

Eine Erhöhung der Aldosteronkonzentration führt zunächst zu einer deutlichen Erhöhung des Blutdrucks. Dieser ist von einer Hypokaliämie und einer metabolischen Alkalose begleitet. Die Hypokaliämie führt zu körperlicher Schwäche, Obstipation, Polydipsie, Kopfschmerzen bis hin zu Krampfanfällen. Die Hypernatriämie führt zu einer Expansion der extrazellulären Volumina. Dementsprechend können im EKG eine linksventrikuläre Hypertrophie als Folge der Blutdruckerhöhung, T-Wellenabflachungen bzw. prominente U-Wellen als Ausdruck der Hypokaliämie beobachtet werden (White 1994).

Neuerdings wurde gezeigt, daß Aldosteron selbst ausgeprägte Wirkungen auf das Herz und dessen morphologische Beschaffenheit hat. Aldosteron aktiviert in Tiermodellen das Wachstum von Fibroblasten. Dies führt zu einer Versteifung der linksventrikulären Wände. Der Hyperaldosteronismus bei Herzinsuffizienz ist ein prognostischer Marker und wurde erfolgreich durch Spironolacton in der RALES-Studie behandelt (s. Sektion V).

Es zeigte sich in einer kürzlichen Untersuchung, daß bei vergleichbaren Blutdruckwerten die Wanddicken, d. h. die Myokardhypertrophie deutlich ausgeprägter bei Patienten mit Conn-Syndrom ist als bei vergleichbaren Kontrollpatienten mit ähnlichen Blutdruckwerten und einer essentiellen Hypertonie (Lombes et al. 1995; Rossi et al. 1997). Diese Veränderungen gingen mit einer deutlichen diastolischen Dysfunktion einher (Rossi et al. 1997).

#### ■ Therapie

Die Therapie konzentriert sich auf eine Behandlung der Grunderkrankung. Elektrolytstörungen sollten ausgeglichen werden. Die Gabe von Spironolactonantagonisten ist sinnvoll. Zusätzlich muß bei nicht ausreichender Blutdruckeinstellung mit Spironolacton mit anderen antihypertensiven Substanzen der Blutdruck optimal eingestellt werden.

### 55.3.2 Nebenniereninsuffizienz

Man unterscheidet die primäre Nebenniereninsuffizienz (M. Addison) von sekundären Formen (Addison-Syndrom). Die der Symptomatologie zugrundeliegende pathophysiologische Veränderung ist ein Mangel an Mineralokortikoiden und Glukokortikoiden.

Die häufigsten Erscheinungen sind orthostatische Hypotonie, Schwäche, Depression, Gewichtsverlust, Brechen, Hyponatriämie, Hyperkaliämie, Hypoglykämie sowie bei Erhöhung der ACTH-Konzentrationen eine bräunliche Verfärbung der Haut. Bei chronischem Bestehen kann eine kardiale Atrophie beobachtet werden, die möglicherweise auf einer verminderten intravaskulären Volumenbeladung zurückzuführen ist. Im EKG sieht man AV-Überleitungsstörungen sowie eine Verlängerung des $QT_c$-Intervalls und gelegentlich eine Niedervoltage (Hellerstein et al. 1959).

### 55.3.3 Morbus Cushing

Dem M. Cushing bzw. dem Cushing-Syndrom liegt eine Überproduktion von Glukokortikoiden und Androgenen zugrunde. Diese kann aufgrund einer bilateralen Nebennierenrindenhyperplasie oder anderen Ursachen (hypophysärer Cushing, M. Cushing) eine ektope Kortikotropinproduktion (paraneoplastisch) oder bei einer primären Nebennierenrindenhyperplasie entstehen.

Klinische Zeichen bestehen in abdominalen Striae, einer Stammfettsucht, Osteoporose, Bluthochdruck, Ödemen, proximaler Muskelschwäche, Abgeschlagenheit und Diabetes mellitus mit Glukosurie und Hyperglykämie. Eine Amenorrhö und ein Hirsutismus kann bestehen. Eine Hypokaliämie kann durch mineralokortikoide Effekte des Kortisols entstehen.

Die pathophysiologischen Veränderungen insbesondere das Auftreten von Bluthochdruck, Hyperglykämie oder Diabetes mellitus und einer Hyperlipoproteinämie führen zu einer akzellerierten Arteriosklerose. Dementsprechend findet man am Herzen häufig Myokardinfarkte oder Myokardischämien. Eine linksventrikuläre Myokardhypertrophie entsteht durch die bekannte Aktivierung des Fibroblastenwachstums und die myozytäre Hypertrophie durch eine gesteigerte Druckbelastung des Herzens.

#### ■ Therapie

Die Therapie besteht in einer Behandlung der zugrundeliegenden Ursache und symptomatisch in einer Einstellung des Diabetes mellitus bzw. einer medikamentösen Normalisierung des Blutdruckes.

### 55.3.4 Phäochromozytom

Das Phäochromozytom ist eine Tumorerkrankung der chromafinen Zellen des Nebennierenmarks. Diese Zellen synthetisieren Katecholamine. Dementsprechend kommt es bei der Tumorerkrankung zu einer vermehrten Sektion von Adrenalin oder Noradrenalin.

Die meisten Phäochromozytome sind im Nebennierenmark lokalisiert. Diese Tumoren finden sich in 5–15% der Fälle auch in extramedullären Geweben (Werbel u. Ober 1995). 10% aller Phäochromozytome sind maligne und neigen zur Metastasierung.

#### Klinik

Leitsymptom ist eine schwere Hypertonie, die anfallsartig auftreten kann, sich allerdings ebenso häufig durch eine konstante Blutdruckerhöhung auszeichnet. Paroxysmale Symptome sind häufig und durch die akute Ausschüttung von Katecholaminen bedingt. Die Symptome sind Tachykardie, plötzliches Erblassen, Schmerzen oder auch maligne Rhythmusstörungen bis hin zu Synkopen. Ein Gewichtsverlust kann insbesondere bei großen Tumoren auftreten. Ein Diabetes mellitus kann manifest werden, oder es kommt zur Hypoglykämie. In schweren Fällen können Schocksymptomatiken auftreten mit einer disseminierten intravaskulären Gerinnungen, Krampfanfällen, Nierenversagen und plötzlichem Herztod.

Im Herzen selbst üben Katecholamine ausgeprägte stimulatorische Wirkungen aus. Eine positive Chronotropie und eine positive Inotropie sind die physiologischen Veränderungen bei akuter Exposition des Herzens. Bei chronischer Aktivierung oder exzessiv höheren Katecholaminkonzentrationen können Myokardnekrosen auftreten, die durch eine intrazelluläre Kalziumüberladung bedingt sind. Dementsprechend können die Symptome eines Phäochromozytoms am Herzen von milden EKG-Veränderungen bis zur schweren Kardiomyopathie mit Pumpversagen reichen.

#### Diagnostik

Zu den EKG-Veränderungen gehören T-Negativierungen, verlängerte QT-Intervalle, Tachykardien, Spitzentorsaden, ventrikuläre Tachykardien oder Kammerflimmern. Veränderungen, die auf eine Ischämie hindeuten, sind typisch, da Katecholamine sehr ausgeprägt den myokardialen $O_2$-Verbrauch erhöhen (Werbel u. Ober 1995; Cheng 1997).

Die Herzfrequenzvariabilität ist vermindert. Begleitend zu der Erhöhung der Katecholaminkonzentration kommt es zu einer Steigerung des vagalen Tonus (Dabrowska et al. 1995). Eine dilatative Kardiomyopathie, die potentiell reversibel ist, kann auftreten. Akute Myokardinfarkte können sie begleiten (McManus et al. 1995; Scott et al. 1988).

Diagnostisch ist die Diagnosestellung und die Operationsplanung durch bildgebende Verfahren wegweisend. Angewandt werden die Computertomographie, die Magnetresonanztomographie oder szintigraphische Verfahren [$^{131}$J-Methyl-Jodobenzylguanidin (MIBG)-Szintigraphie]. Eine Erhöhung der renalen Ausscheidung von Katecholaminen bzw. seinen Metaboliten Metanephrin und Normetanephrin sowie Vanillinmandelsäure kann häufig beobachtet werden.

#### Therapie

In der medikamentöse Therapie kann mit $\alpha$-Rezeptorblockern (z. B. Phenoxybenzamin, irreversibel) die krisenhafte Blutdrucksteigerung beherrscht werden. $\beta$-Blocker oder Kalziumantagonisten können ebenfalls Blutdruck und Tachyarrhythmien beherrschen. Eine alleinige Gabe von $\beta$-Blockern führt zur sog. Adrenalinumkehr und zu hypertensiven Krisen durch eine exzessive Aktivierung von $\alpha$-Rezeptoren.

## 55.4 Serotonin

### 55.4.1 Karzinoiderkrankung

Das metastasierte Karzinoid führt zu einer Erhöhung der zirkulierenden Konzentrationen von Serotonin und Peptidmediatoren. Bei nicht metastasierenden Karzinoidformen kommt es über den hohen First-pass-Effekt in der Leber zu einer geringen Wirksamkeit dieser Mediatoren auf die generelle Zirkulation und das rechte Herz. Ist die Tumorerkrankung metastasiert, kommt es bei etwa 2/3 der Patienten zu einer Induktion von Endomyokardfibrosen im Bereich des rechten Vorhofes und des rechten Ventrikels.

Die Fibrosierungsvorgänge können die Klappen mitbetreffen, was sich in einer Pulmonal- und Trikuspidalinsuffizienz bzw. -stenose äußern kann. Liegt ein Bronchialkarzinoid vor, können auch Strukturen des linken Herzens betroffen sein. Bei kardialer Beteiligung ist die Prognose des Karzinoides deutlich reduziert.

## 55.5 Insulin

### 55.5.1 Diabetes mellitus

Der Diabetes mellitus ist ein Risikofaktor zur Entwicklung einer Arteriosklerose. Durch rezidivierende Myokardinfarkte kann das Auftreten einer Kardiomyopathie im Sinne einer ischämischen Kardiomyopathie beeinflußt werden. Zusätzlich kann die Myokardfunktion durch eine autonome Dysfunktion im Sinne einer Neuropathie parasympathischer und sympathischer Nerven beeinflußt werden.

Typische Veränderungen, die bei Diabetes mellitus gefunden werden, sind

- eingeschränkte Herzfrequenzvariabilität,
- relative Tachykardie,
- eingeschränkte Frequenzantwort auf Valsalva-Manöver, tiefe Inspiration oder i.v.-Gabe von Atropin.

Dementsprechend können diese Herzen ein pathophysiologisches Verhalten wie Erscheinungsformen von denervierten Herzen aufweisen.

Die Prävalenz, eine Herzinsuffizienz zu erleiden, ist bei Diabetes mellitus erhöht. Die Ursache ist nicht nur auf eine koronare Herzerkrankung zurückzuführen, denn auch Patienten ohne koronare Makroangiopathie können eine Kardiomyopathie u. U. auch mit Herzinsuffizienz entwickeln. Die Befunde, die bei diesen Formen der diabetischen Kardiomyopathie erhoben werden können, sind eine arterioläre Hyalinisierung und eine interstitielle Fibrose.

Die Kontrolle der Stoffwechselfunktion korreliert mit den kardialen Veränderungen (Hausdorf et al. 1988). Die kardialen Veränderungen können von einer diastolischen Funktionsstörung bis zu einer verminderten Zunahme der Ejektionsfraktion unter Belastung reichen. Hinsichtlich des Diabetes mellitus als Risikofaktor kardialer Erkrankungen wird auf Sektion II, Kapitel 16 verwiesen.

## Literatur


Buccino RA, Spann JF, Poole PE, Braunwald E (1967) Influence of the thyroid state on the intrinsic contractile properties and the energy stores of the myocardium. J Clin Invest 46: 1669

Cheng TO (1997) Another cause for deep T-wave inversion. ACC Curr J Rev 6: 116

Courville C, Mason VR (1938) The heart in acromegaly. Arch Intern Med 61: 704–713

Dabrowska B, Dabrowski A, Pruszczy KP (1995) Heart rate variability in pheochromocytoma. Am J Cardiol 76: 1202–1204

Engelmann GL, Boehm KD, Haskell JF, Khairallah PA, Ilan J (1989) Insulin-like growth factors and neonatal cardiomyocyte development: ventricular gene expression and membrane receptor variations in normotensive and hypertensive rats. Mol Cell Endocrinol 63: 1–14

Fagius J, Westermark K, Karlsson A (1990) Baroreflex-governed sympathetic outflow to muscle vasculature is increased in hypothyroidism. Clin Endocrinol 33: 177–185

Feldman T, Borow KM, Sarne DM, Neumann A, Lang RM (1986) Myocardial mechanics in hyperthyroidism: importance of left ventricular loading conditions, heart rate and contractile state. J Am Coll Cardiol 7: 972–979

Guse AH, Kiess W, Funk B, Kessler U, Berg I, Gercken G (1992) Identification and characterization of insulin-like growth factor receptors on adult rat myocytes: linkage to inositol- 1,4, 5-trisohosphate formation. Endocrinology 130: 145–151

Hausdorf G, Rieger U, Koepp P (1988) Cardiomyopathy in childhood diabetes mellitus: Incidence, time of onset, and relation to metabolic control. Int J Cardiol 19: 225–333

Hellerstein HK, Ssantiago-Stevenson D (1959) Atrophy of the heart: A correlative study of eighy five proved cases. Circulation 1: 93–126

Jonkman FAM, De Jong G, Fioretti PM (1997) Growth hormone in the treatment of heart failure: a new tool for the future? Eur Heart J 18: 181–184

Kahaly G, Stover C, Beyer J, Mohr-Kahaly S (1992) Relation of endocrine and cardiac findings in acromegalics. J Endocrinol Invest 15: 13–18

Lombes M, Alfaidy N, Eugene E (1995) Prerequisite for cardiac aldosterone action. Mineralocorticoid receptor and 11 beta-hydroxysteroid dehydrogenase in the human heart. Circulation 92: 175–182

Martin WH, III, Spina RJ, Korte E (1993) Effect of hyperthyroidism of short duration on cardiac sensitivity to beta-adrenergic stimulation. J Am Coll Cardiol 19: 1185–1191

Maugans TA, Coates ML (1995) Diagnosis and treatment of acromegaly. Am Fam Physician 52: 207–214

McManus BM, Fleury TA, Roberts WC (1981) Fatal catecholamine crisis in pheochromocytoma. Am Heart J 102: 930

Merola B, Cittadini A, Colao A, Longobardi S, Fazio S, Sabatini D, Sacca L, Lombardi G (1993) Cardiac structural and functional abnormalities in adult patients with growth hormone deficiencies. J Clin Endocrinol Metab 77: 1658–1661

Moutoussamy S, Kelly PA, Finidori J (1998) Growth-hormone-receptor and cytokine-receptor-family signaling. Eur J Biochem 255: 1–11

Polikar R, Burger AG, Scherrer U, Nicod P (1993) The thyroid and the heart. Circulation 87: 1435–1441

Rossi GP, Sacchetto A, Pavan E (1997) Remodeling of the left ventricle in primary aldosteronism due to Conns adenoma. Circulation 95: 1471–1478

Sacca L, Cittadini A, Fazio S (1994) Growth hormone and the heart. Endocrin Rev 15: 555–573

Schnabel P, Mies F, Böhm M (1999) Hormontherapie bei Herzinsuffizienz. Wachstumshormon und Insulin-like growth factor-I. Z Kardiol 88: 1–9

Scott I, Parkes R, Cameron DP (1988) Pheochromocytoma and cardiomyopathy. Med J Aust 148: 94–99

Werbel SS, Ober KP (1995) Pheochromocytoma: Update on diagnosis, localization, and management. Med Clin North Am 79: 131–153

White PC (1994) Disorders of aldosterone biosynthesis and action. N Engl J Med 331: 250–258

# Sektion IX
# Angeborene Herzfehler

G. Schumacher, M. Vogt

# Die wichtigsten Abkürzungen in Sektion IX

| | |
|---|---|
| AoVS | Aortenklappenstenose |
| APSD | aortopulmonaler Septumdefekt |
| ASD | Vorhofseptumdefekt |
| ASO | Arterial-switch-Operation |
| AVSD | atrioventrikulärer Septumdefekt |
| CCTGA | angeborene korrigierte Transposition der großen Arterien |
| CoA | Aortenisthmusstenose |
| KOF | Körperoberfläche |
| KÖF | Klappenöffnungsfläche |
| IAA | unterbrochener Aortenbogen |
| LCA | linke Koronararterie |
| LPA | linke Pulmonalarterie |
| LRS | Links-rechts-Shunt |
| LA | linker Vorhof |
| LV | linker Ventrikel |
| LVOT | linksventrikulärer Ausflußtrakt |
| LVOTO | linksventrikuläre Ausflußtraktobstruktion |
| MiVS | Mitralklappenstenose |
| MiV | Mitralklappe |
| OTO | Ausflußtraktobstruktion |
| PA | Pulmonalarterienstamm |
| PaVS | Pulmonalklappenstenose |
| PDA | persistierender Ductus arteriosus |
| P. m. | Punctum maximum |
| PS | zentrale und periphere Pulmonalstenosen |
| RA | rechter Vorhof |
| RCA | rechte Koronararterie |
| RLS | Rechts-links-Shunt |
| RPA | rechte Pulmonalarterie |
| RV | rechter Ventrikel |
| RVOT | rechtsventrikulärer Ausflußtrakt |
| RVOTO | rechtsventrikuläre Ausflußtraktobstruktion |
| TAC | Truncus arteriosus communis |
| TGA | Transposition der großen Arterien |
| TrA | Trikuspidalatresie |
| TrV | Trikuspidalklappe |
| VCI | untere Hohlvene |
| VCS | obere Hohlvene |
| VSD | Ventrikelseptumdefekt |

# Kapitel 56

# Valvuläre und subvalvuläre membranöse Aortenstenose

56

G. Schumacher, M. Vogt



Von 1000 lebend geborenen Kindern haben etwa 8–10 einen angeborenen Herzfehler. Deren Häufigkeitsverteilung ist in Tabelle 56-1 aufgeführt. Bei etwa 90% dieser Betroffenen kann durch Fortschritte in der Diagnostik und der medizinischen und herzchirurgischen Therapie die Lebensqualität und Lebenserwartung verbessert und bei einem großen Teil sogar die Voraussetzungen für eine normale Lebenserwartung geschaffen werden.

Im folgenden werden die wichtigsten diagnostischen und therapeutischen Kriterien der häufigeren Herz- und Gefäßfehler zusammenfassend dargestellt. Detailliertere Angaben dazu finden sich in G. Schumacher, J. Hess, K. Bühlmeyer (Hrsg.) (2000) Klinische Diagnostik und Therapie der angeborenen Herzfehler, 3. Aufl., Springer-Verlag, Berlin/Heidelberg.

In der Übersicht auf S. 1075 finden sich die wichtigsten Abkürzungen.

**Tabelle 56-1.** Häufigkeitsverteilung der wichtigsten angeborenen Herzfehler im Krankengut des Deutschen Herzzentrums München

| Herzfehler | Häufigkeit [%] |
|---|---|
| *Linksobstruktionen* | |
| Aortenstenose | 7,2 |
| Aortenisthmusstenose | 5,3 |
| Hypoplastisches Linksherz | 0,8 |
| *Rechtsobstruktionen* | |
| Pulmonalstenose | 10,6 |
| Fallot'sche Tetralogie | 5,3 |
| Pulmonalatresie | 1,0 |
| Trikuspidalatresie | 1,0 |
| Ebstein'sche Anomalie | 0,5 |
| *Septumdefekte* | |
| Ventrikelseptumdefekt | 31,8 |
| Persistierender Ductus arteriosus | 8,0 |
| Vorhofseptumdefekt | 7,5 |
| AV-Septumdefekt | 2,9 |
| *Ursprungsanomalien der großen Arterien* | |
| Komplette Transposition | 3,8 |
| Singulärer Ventrikel bzw. univentrikuläres Herz | 0,7 |
| Angeboren korrigierte Transposition | 1,0 |
| Double outlet rechter Ventrikel | 0,5 |

## 56.1 Pathologische Anatomie und Pathophysiologie

Durch verschmolzene Kommissuren der trikuspid oder bikuspid angelegten Semilunarklappe oder aber durch fehlgebildete sowie teils fibrös verdickte Klappensegel und einen zu kleinen Klappenring wird die Entleerung des linken Ventrikels behindert. Die Folge dieser Obstruktion ist – in Abhängigkeit von deren Schweregrad – eine u.U. massive Wandverdickung des linken Ventrikels mit erhöhtem intramyokardialen Druck, verlängerter Austreibungsphase und verkürzter Diastole. Bei gleichzeitig poststenotisch eher niedrigem Mitteldruck ist der Koronarfluß, besonders unter Belastung, reduziert mit der Folge einer relativen Koronarinsuffizienz und einer subendokardialen Ischämie. So können bei höhergradiger Aortenklappenstenose Synkopen unter Belastung und ventrikuläre Arrhythmien bis zum plötzlichen Herztod auftreten.

Die subvalvuläre membranöse Aortenstenose (Abb. 56-1) wird durch eine direkt unterhalb des Aortenklappenrings gelegene zirkuläre oder auch halbkreisförmige Endokardleiste oder Membran verursacht und ist häufig mit einer meist geringgradigen Aorteninsuffizienz assoziiert. Die klinische Symptomatik entspricht im wesentlichen der einer Aortenklappenstenose.

## 56.2 Klinik und Diagnostik

Entsprechend dem unterschiedlichen Schweregrad einer kongenitalen Aortenklappenstenose (Tabelle 56-2) ergibt sich auch ein vielfältiges Krankheitsbild von

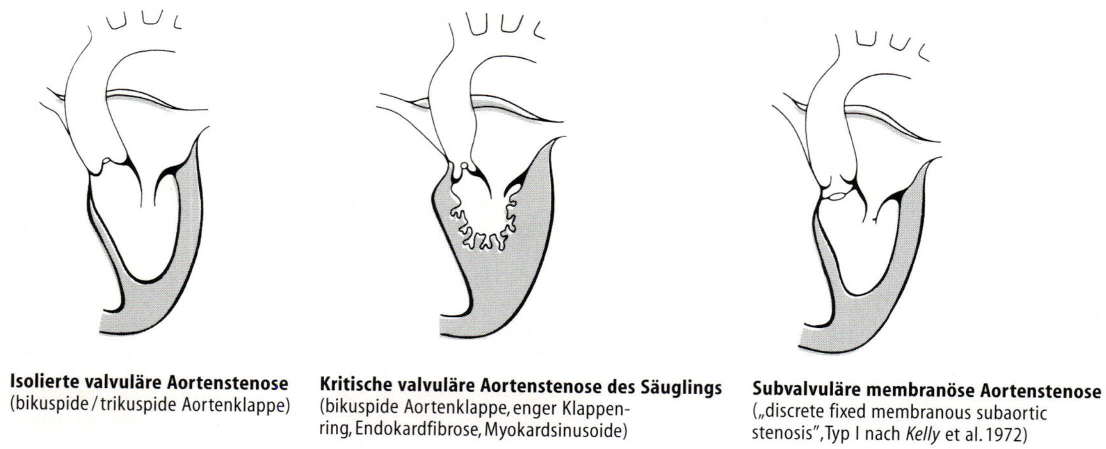


**Abb. 56-1.** Valvuläre und subvalvuläre Aortenstenose

schwerstkranken Neugeborenen und jungen Säuglingen, die ohne sofortige Therapie keine Überlebenschancen haben, bis zu beschwerdefreien Kindern, die nur durch ein charakteristisches Herzgeräusch auffallen und völlig normal belastbar sind. Bei mäßigen Stenosen (Druckgradient um 50–80 mmHg) ist allerdings mit frühzeitiger Ermüdbarkeit nach körperlicher Belastung ab dem Schulalter zu rechnen.

Charakteristisch ist ein fühlbares Schwirren im Jugulum bei Pulsus parvus et tardus und ein verbreiteter, hebender Herzspitzenstoß an regelgerechter Stelle.

### 56.2.1 Auskultation

Das systolische Austreibungsgeräusch mit p.m. im 2. ICR rechts sowie im 3. ICR links parasternal ist meist sehr laut (Grad 3–4/6), rauh und hochfrequent und folgt bei mittleren Schweregraden einem systolischen Click als Aortendehnungston unmittelbar nach dem I. Herzton. Bei höchstgradiger Stenose ist der Aortenanteil des II. Herztons abgeschwächt, das Geräusch leiser und sein Maximum in die späte Systole verlagert. Gleichzeitig kann der II. Herzton paradox gespalten sein.

**Tabelle 56-2.** Einteilung der valvulären Aortenstenose nach ihrem Stenosegrad bzw. nach der Klappenöffnungsfläche (Wagner et al. 1977)

| Schweregrad | Systolischer Druckgradient zwischen linkem Ventrikel und Aorta (Δp in mmHg) | Klappenöffnungsfläche [cm²/m² KOF] |
|---|---|---|
| I: unbedeutend („trivial") | < 25 | < 2,0 |
| II: leicht („mild") | 25–49 | > 0,8 |
| III: mäßig („moderate") | 50–75 | 0,5–0,8 |
| IV: ausgeprägt („severe" oder „critical") | > 75 | < 0,5 |

### 56.2.2 Elektrokardiogramm

Häufig finden sich keine verwertbaren Hinweise, insbesondere zeigen die R-Amplituden keine Korrelation mit der linksventrikulären Hypertrophie bzw. dem systolischen Druckgradienten. Nur bei höhergradigen Stenosen sind Linkshypertrophiezeichen mit hohen R-Zacken linkspräkordial und tiefen S-Zacken rechtspräkordial und zusätzlich Störungen der Erregungsrückbildung über dem linken Ventrikel mit ST-Senkungen und T-Abflachungen oder T-Inversionen in $V_5$ und $V_6$ nachweisbar (Abb. 56-2).

**Abb. 56-2.** EKG eines 13jährigen Patienten mit höhergradiger Aortenklappenstenose und -insuffizienz

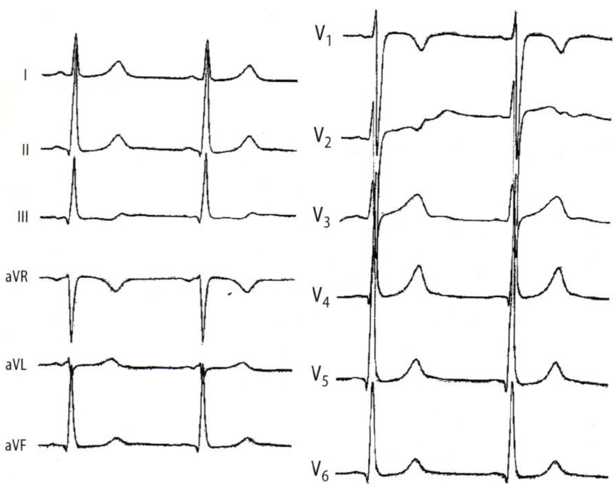

### 56.2.3
### Echokardiographie

M. Vogt

**■ M-Mode**
Mit dem eindimensionalen Verfahren können die Dicke des interventrikulären Septums und der linksventrikulären Hinterwand sowie eine Reduktion des linksventrikulären Durchmessers bestimmt werden. Gleichzeitig können die systolischen linksventrikulären Zeitintervalle in Abhängigkeit vom Schweregrad der Obstruktion verändert sein.

**■ 2D-Echokardiographie**
Sie erlaubt eine direkte Darstellung der pathologisch veränderten, bikuspiden oder trikuspiden Klappe und deren eingeschränkte Beweglichkeit sowie der reduzierten Klappenöffnung (Abb. 56-3).

**■ Dopplerechokardiographie**
Die mit Hilfe des CW-Dopplers gemessene Blutflußgeschwindigkeit im poststenotischen Jet ergibt in der Regel eine gute Korrelation mit dem invasiv gemessenen Druckgradienten.

### 56.2.4
### Thoraxröntgenaufnahme

Bei geringer bis mittelgradiger Aortensklappenstenose normal großer Herzschatten und lediglich poststenotisch erweiterte Aorta ascendens am rechten oberen Herzrand. Nur bei zusätzlicher Aortenklappeninsuffizienz ist der konzentrisch hypertrophierte linke Ventrikel auch dilatiert und damit der Herzschatten nach links verbreitert mit tief eintauchender Herzspitze und verlängertem Kammerbogen. Bei kritischer Aortenklappenstenose im Neugeborenen- oder frühen Säuglingsalter zeigen sich im Stadium der Dekompensation eine deutliche Kardiomegalie und gleichzeitig Lungenvenenstauungszeichen bei vergrößertem linken Vorhof.

### 56.2.5
### Herzkatheteruntersuchung und Angiokardiographie

Sie ist nur noch im Rahmen der interventionellen Therapie zur Bestimmung des systolischen Druckgradienten über die Aortenklappe sowie des enddiastolischen Druckes im linken Ventrikel und zur angiographischen Darstellung der Größe des linken Ventrikels, des Aortenklappenrings sowie der Aorta ascendens und schließlich bei kritischer Aortenklappenstenose im Säuglingsalter zum Ausschluß von Koronarfisteln, Myokardsinusoiden sowie einer Endokardfibroelastose erforderlich.

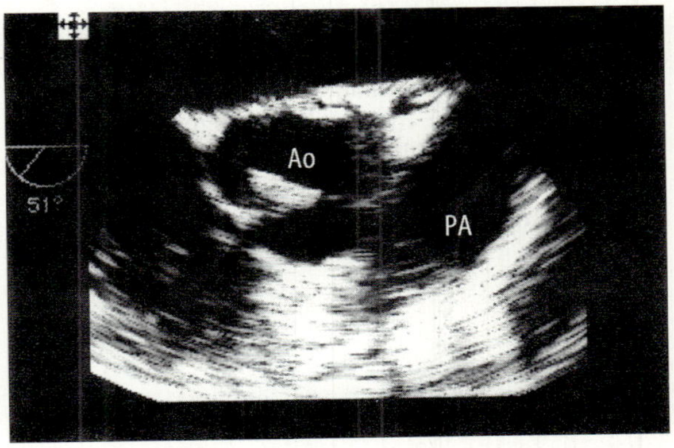


**Abb. 56-3.** Aortenklappenstenose im transösophagealen Echokardiogramm (51°): inkomplette Öffnung der originär trikuspiden Klappe. Das rechts- und akoronare Segel sind fusioniert (*Ao* Aorta, *PA* Pulmonalarterie)

## 56.3
## Verlauf und Therapie

### 56.3.1
### Natürlicher Verlauf

Bei symptomatischer Aortenklappenstenose sterben ohne Intervention 10% der Säuglinge und Kleinkinder und 60% der Patienten bis zum 40. Lebensjahr. Plötzliche Todesfälle ereignen sich bei hochgradiger Stenose im Säuglingsalter und bei mittleren Druckgradienten im Schul- und Jugendalter während oder direkt nach einer übermäßigen körperlichen Belastung. Bei geringgradigen Aortenstenosen mit einem Gradienten um 25 mmHg ist die Lebenserwartung nahezu normal, es muß jedoch mit einer Progredienz der Stenose gerechnet werden.

### 56.3.2
### Verlauf nach Operation

Therapie der Wahl ist heute die Ballonvalvuloplastie (BVP), eingeführt von Z. Lababidi et al. (1983). Sie ist indiziert bei einem invasiv gemessenen systolischen Druckgradienten von über 60 mmHg bzw. einer Klappenöffnungsfläche unter 0,5 $cm^2/m^2$ KOF, auch bei asymptomatischen Patienten, in der Regel im Vorschulalter, spätestens jedoch im Schulalter, um irreversible Schäden des linksventrikulären Myokards zu verhindern. Bei symptomatischen Patienten mit Zeichen der Herzinsuffizienz, anamestisch nachweisbaren Synkopen bzw. Angina pectoris-Anfällen und/oder ausgeprägten ST-T-Veränderungen im Ruhe- bzw. Belastungs-EKG sollte auch bei einem geringeren systolischen Druckgradienten die BVP zum Zeitpunkt der Diagnostik erfolgen.

Auch nach erfolgreicher BVP bzw. operativer Kommissurotomie kann zum einen die Stenose im weiteren Verlauf wieder zunehmen oder sich eine höhergradige Aortenklappeninsuffizienz entwickeln, so daß in 10–18%

innerhalb der ersten 15 Jahre weitere Eingriffe, meist als Aortenklappenersatz erforderlich werden.

Da nach der Ballondilatation bzw. der Kommissurotomie bei angeboren mißgebildeter Klappe eine Reststenose und u. U. auch eine mehr oder weniger ausgeprägte Insuffizienz bestehen bleiben, ist bei diesen Patienten lebenslang eine sorgfältigste Endokarditisprophylaxe angezeigt.

Das letale Risiko liegt sowohl bei BVP als auch bei einer Kommissurotomie in Abhängigkeit vom Schweregrad der Stenose, dem Zustand des Patienten und seines Myokards zum Zeitpunkt der Intervention bei aktuell 2–5%. Mit einer Reoperation muß mit 10–18% innerhalb der ersten 15 Jahre nach dem Primäreingriff gerechnet werden.

# Kapitel 57

# Aortenisthmusstenose

57

G. Schumacher, M. Vogt



## 57.1 Pathologische Anatomie und Pathophysiologie

Als Isthmus der Aorta wird der im Neugeborenenalter physiologisch um etwa 25–30% des Aortendurchmessers eingeengte Abschnitt zwischen dem Ursprung der linken A. subclavia und den Übergang des transversen Aortenbogens in die Aorta descendens in Höhe der Einmündung des Ductus arteriosus bezeichnet. Durch eine zunehmende Einstülpung der Hinterwand der Aorta gegenüber der Duktusmündung und eine zusätzliche Verdickung der Media und Intima, die sich zu einer membranartigen Falte entwickeln können, entsteht eine umschriebene Stenose.

Sie hat während der Fetalzeit bei weit offenem Ductus hämodynamisch keine wesentliche Auswirkungen, führt aber bei postnatal zunehmendem Verschluß des Ductus zu einer fortschreitenden Einengung des Aortenlumens und somit zu einer „juxtaduktalen" Aortenisthmusstenose (Abb. 57-1).

Persistiert der Ductus arteriosus, so führt dies zu einer abnormalen, meist höchstgradigen, kritischen Aortenisthmusstenose unmittelbar proximal der Duktuseinmündung („präduktal") und mit häufig zusätzlicher prästenotischer tubulärer Hypoplasie des transversen Aortenbogens (Abb. 57–1) sowie häufig weiteren schwerwiegenden kardiovaskulären Fehlbildungen, v. a. einem Vorhof- und Ventrikelseptumdefekt sowie linksventrikulärer Obstruktionen, beispielsweise einer valvulären oder subvalvulären Aortenstenose. Im Gegensatz zur isolierten, meist asymptomatischen Aortenisthmusstenose des Kindesalters sind diese Patienten bereits im Neugeborenen- und jungen Säuglingsalter schwer krank und haben ohne operative Therapie keine Überlebenschance.

Bei der isolierten höhergradigen Aortenisthmusstenose entwickelt sich im Bereich der oberen Körperhälfte ein arterieller Hypertonus bei meist gering ausgeprägter arterieller Hypotonie im poststenotischen Bereich und damit eine Blutdruck- und Pulsdifferenz zwischen der oberen und unteren Körperhälfte mit mehr oder weniger deutlicher Abschwächung der arteriellen Pulse an den unteren Extremitäten. Gleichzeitig kommt es bei ausgeprägter Stenose und normalem linksventrikulärem Minutenvolumen mit zunehmendem Alter zur Entwicklung eines Kollateralkreislaufes, der von den Brachiozephalgefäßen ausgeht und mit umgekehrter Strömungsrichtung über die Aathoracicae und die Interkostalarterien zur Aorta descendens fließt (Abb. 57-2).

Die Pathogenese dieser arteriellen Hypertonie ist bisher nicht vollständig geklärt. So werden ein direkter hy-

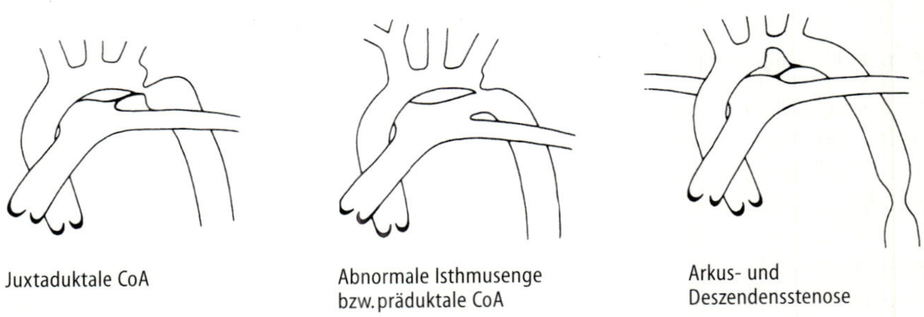


**Abb. 57-1.** Einteilung der Stenosen der Aorta. *CoA* = coarctatio aortae

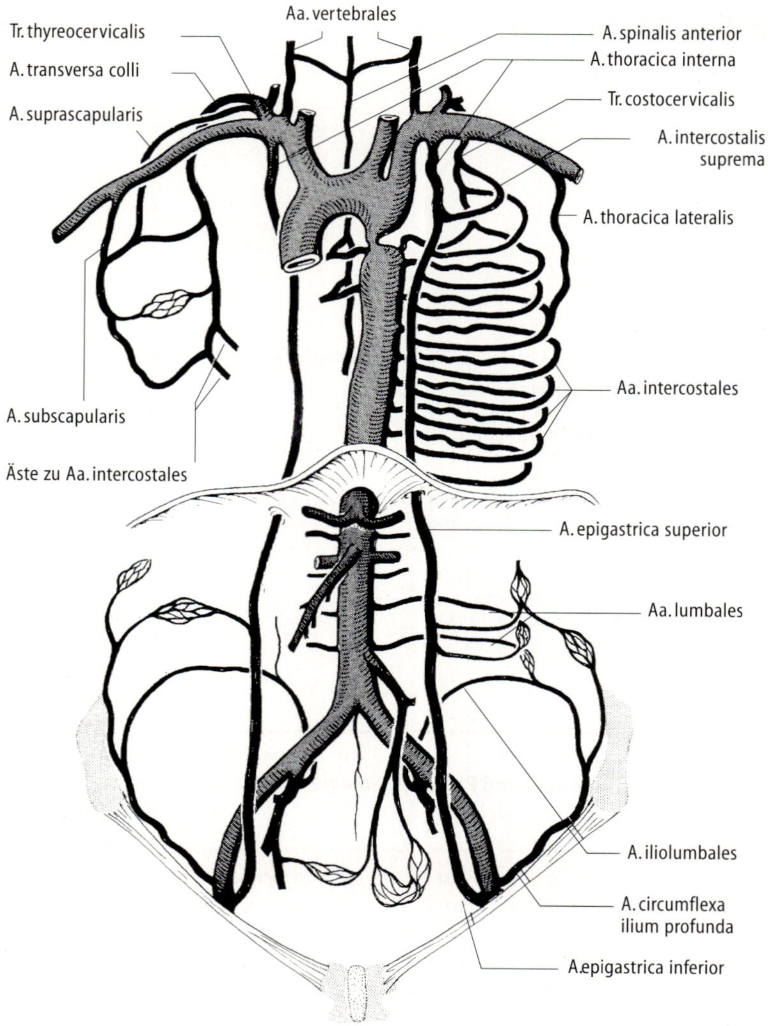


**Abb. 57-2.** Kollateralkreislauf bei isolierter Aortenisthmusstenose

dromechanischer Faktor, bedingt durch das Strömungshindernis im Isthmusbereich und verstärkt durch die eingeschränkte Kapazität und die herabgesetzte Windkesselfunktion der präisthmischen Aorta, eine neurale Genese mit Fehladaptation der Barorezeptoren und schließlich eine durch eine renale Minderperfusion gesteigerte Renin-Angiotensin-Aldosteron-Aktivität diskutiert (Schumacher 1988).

## 57.2 Klinik und Diagnostik

Der Zeitpunkt des Auftretens klinischer Symptome ist abhängig vom Schweregrad der Stenose sowie gegebenenfalls von weiteren assoziierten kardiovaskulären Fehlbildungen.

Die sogenannte „kritische Aortenisthmusstenose“ manifestiert sich bereits in den ersten Lebenswochen durch eine massive kardiale Insuffizienz. Die isolierte und nicht so ausgeprägte Koarktation bleibt dagegen meist bis zur Pubertät asymptomatisch und die Patienten entwikkeln erst dann typische Beschwerden wie Kopfschmerzen, Schwindel, Druckgefühl, Neigung zu Nasenbluten und Zeichen der Minderdurchblutung an der unteren Körperhälfte, z. B. rasche Ermüdbarkeit der Beine und kalte Füße.

Aber bereits ab dem Säuglingsalter ist bei diesen Patienten bei sorgfältiger Blutdruckmessung an beiden Armen und an mindestens einem Bein sowie durch sorgfältige Palpation der arteriellen Pulse die für diese Erkrankung typische Blutdruck- und Pulsdifferenz zwischen der oberen und unteren Körperhälfte nachweisbar. Durch den möglichen Ursprung der linken oder rechten A. subclavia als A. lusoria im Stenosebereich oder aber distal der Stenose kann der arterielle Hypertonus allerdings nur an einem der beiden Arme meßbar sein (s. Abb. 57-3), so daß als Basisuntersuchung unbedingt eine Blutdruckmessung an beiden Armen erforderlich ist.

# Kapitel 58

# Pulmonalstenosen

58

G. Schumacher, M. Vogt



## 58.1 Pathologische Anatomie und Pathophysiologie

> Je nach Lage einer Obstruktion im Ausflußtrakt des rechten Ventrikels oder im Bereich der Pulmonalarterie und ihrer Seitenäste unterscheidet man zwischen valvulärer, subvalvulärer infundibulärer oder subinfundibulärer sowie supravalvulärer zentraler und peripherer Stenose (Abb. 58-1).

Alle diese Pulmonalstenosen kommen isoliert oder bei 25–30% aller angeborenen Herzfehler kombiniert vor, so mit einem Vorhof- oder Ventrikelseptumdefekt oder aber als Bestandteil komplexer Herzfehlbildungen, z. B. der Fallot'schen Tetralogie.

### 58.1.1 Valvuläre Pulmonalstenose

Die valvuläre Pulmonalstenose (Abb. 58-1) stellt die häufigste Form der rechtsventrikulären Ausflußtraktobstruktion (RVOTO) dar. Die Klappe kann normal trikuspid, aber auch bikuspid angelegt und die Segel verdickt und dysplastisch sowie die Kommissuren verklebt sein. Der Grad der Verengung variiert zwischen einer unbedeutenden bis zu einer höchstgradigen sog. Knopflochstenose mit dann meist asymmetrischen Restostium, verdickten Klappensegeln und einem oft zu engen Klappenring (Tabelle 58-1).

Diese sog. „kritische Pulmonalklappenstenose“ wird bereits im frühen Säuglingsalter symptomatisch und erfordert einen frühzeitigen interventionellen oder operativen Eingriff, damit die Kinder überleben können. Bei leichter bis mäßiggradiger Stenose oder bei der selteneren dysplastischen Form mit verdickten Klappensegeln und engem Klappenring sind die Kinder meist bis zum Vorschulalter weitgehend unauffällig und bei Fehlen eines zusätzlichen Vorhof- oder Ventrikelseptumdefekts auch azyanotisch.

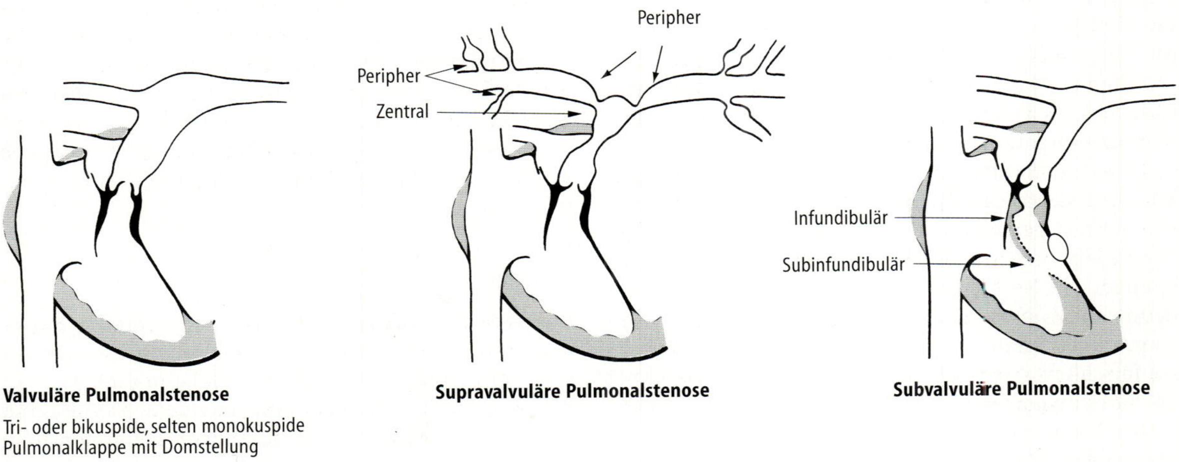


**Abb. 58-1.** Valvuläre, subvalvuläre und supravalvuläre Pulmonalstenosen

Tabelle 58-1. Einteilung der valvulären Pulmonalstenose nach ihrem Stenosegrad (Nugent et al. 1977)

| Schweregrad | Systolischer Druckgradient (Δp in mmHg) zwischen rechtem Ventrikel und Pulmonalstenose | Klappenöffnungsfläche [$cm^2/m^2$ KOF] |
|---|---|---|
| I: unbedeutend („trivial") | < 25 | 1,0–2,0 |
| II: leicht („mild") | 25–49 | < 1,0 |
| III: mäßig („moderate") | 50–79 | < 0,5 |
| IV: ausgeprägt („severe") | > 80 | < 0,25 |

Als Folge der Obstruktion kann sich im Rahmen der konsekutiven Rechtshypertrophie eine systolische muskuläre Einengung des Ausflußtraktes des rechten Ventrikels, ein sogenanntes „kontraktiles Infundibulum" entwickeln, das jedoch nach Beseitigung der Klappenstenose in der Regel reversibel ist.

### 58.1.2 Subvalvuläre infundibuläre Stenose

Eine subvalvuläre infundibuläre Stenose (Abb. 58-1) kann kurz, fibrös, ringförmig oder auch langstreckig mehr muskulär sein und findet sich selten isoliert, dagegen meist in Kombination mit einem Ventrikelseptumdefekt (VSD) und entwickelt dann die klinische Symptomatik einer Fallot'schen Tetralogie.

### 58.1.3 Subinfundibuläre Stenose

Eine subinfundibuläre Stenose (Abb. 58-1) liegt zwischen dem rechtsventrikulären Sinus und dem pulmonalen Konus, also zwischen Ein- und Ausflußtrakt des rechten Ventrikels und entspricht meist einem anormalen Muskelbündel. Die Folge ist eine Zweiteilung des Ventrikellumens („two-chambered right ventricle"). Häufig besteht zusätzlich ein vorzugsweise mit der Hochdruckkammer kommunizierender VSD.

In bis zu 75% bleibt bei valvulärer und infundibulärer Pulmonalstenose ein Defekt im Vorhofseptum, meist in Form eines persistierenden Foramen ovale und seltener als Vorhofseptumdefekt vom Sekundumtyp. Da hier häufiger ein Rechts-links-Shunt auf Vorhofebene und damit eine Zyanose gefunden wird, wurde diese Herzfehlerkombination in Anlehnung an die Fallot'sche Tetralogie fälschlicherweise als Fallot'sche Trilogie bezeichnet, obwohl sie weder von E.-L.A. Fallot beschrieben noch in ihrer Pathogenese, Hämodynamik, Klinik, Verlauf und Therapie mit der Fallot'schen Tetralogie Gemeinsamkeiten aufweist.

Daher sollte die zyanotische Form der „Pulmonalstenose mit Vorhofseptumdefekt" künftig nicht mehr als „Fallot-Trilogie" bezeichnet werden.

### 58.1.4 Supravalvuläre und periphere Stenosen

Supravalvuläre und periphere Stenosen können vereinzelt oder multipel auftreten, und zwar als zentrale Stenosen direkt oberhalb der Pulmonalklappe bis zur Bifurkation der Pulmonalarterie und als periphere Stenosen meist bilateral im Bereich der Aufzweigungen der Pulmonalgefäße. Sie sind extrem selten isoliert, sondern meist kombiniert mit weiteren Fehlern aus dem Bereich der rechtsventrikulären Ausflußtraktobstruktionen, v. a. der Fallot'schen Tetralogie sowie der Pulmonalatresie mit VSD.

### 58.1.5 Hämodynamik

Die Hämodynamik einer Pulmonalstenose wird zum einen von ihrem Schweregrad, zum anderen vom Fehlen oder aber vom Vorhandensein einer zusätzlichen Querverbindung auf Vorhof- und v. a. auf Ventrikelebene bestimmt. So kann sich nur bei intaktem Ventrikelseptum und höhergradiger Stenose ein suprasystemischer Druck im rechten Ventrikel entwickeln mit der Folge einer u. U. exzessiven rechtsventrikulären Hypertrophie sowie Myokard- und Endokardfibrose mit Einengung des Ventrikelkavums.

## 58.2 Klinik und Diagnostik

Abgesehen von den isolierten höchstgradigen kritischen Stenosen (Tabelle 58-1), die bereits im Säuglingsalter dekompensieren, bleiben leichte bis mittelgradige Stenosen lange beschwerdefrei. Bei Schweregrad III (Druckgradient 50–80 mmHg) kommt es im Kindesalter zur Belastungsdyspnoe und durch vermehrte Ausschöpfung in der Peripherie zu einer „peripheren" Zyanose. Die Wangen der Kinder sind typischerweise hochrot bis blau-rot verfärbt. Nur bei gleichzeitigem Vorhof- oder Ventrikelseptumdefekt stellt sich bei höhergradiger Stenose eine zentrale Zyanose durch einen Rechts-links-Shunt ein.

### 58.2.1 Auskultation

Das typische systolische Austreibungsgeräusch mit einem p.m. über dem 2.-3. ICR linksparasternal ist v. a. bei mäßiggradigen Pulmonalklappenstenosen zu hören, während es bei zunehmendem Stenosegrad immer leiser wird. Dem unauffälligen I. Herzton folgt ein frühsystolischer Pulmonaldehnungston („ejection click"), der v. a. bei mäßiggradigen Stenosen hörbar ist.

Der Pulmonalanteil des II. Herztons, der Pulmonalklappenschluß (P II) ist verspätet und abgeschwächt und damit ein wichtiger differentialdiagnostischer Befund zum Vorhofseptumdefekt mit breit gespaltenem II. Herzton und eher betontem P II. Bei isolierter infundibulärer Stenose ist dagegen der II. Herzton und dessen Pulmonalanteil unauffällig, und ein Pulmonaldehnungston bei Fehlen der poststenotischen Dilatation nicht hörbar.

### 58.2.2 Elektrokardiogramm

Das Ausmaß der Rechtshypertrophie korreliert bei den isolierten Formen gut mit dem Schweregrad der Obstruktion (Abb. 58-2). Zusätzlich findet sich häufig ein P-dextrocardiale, das ebenfalls gut mit dem systolischen Druck im rechten Ventrikel übereinstimmt.

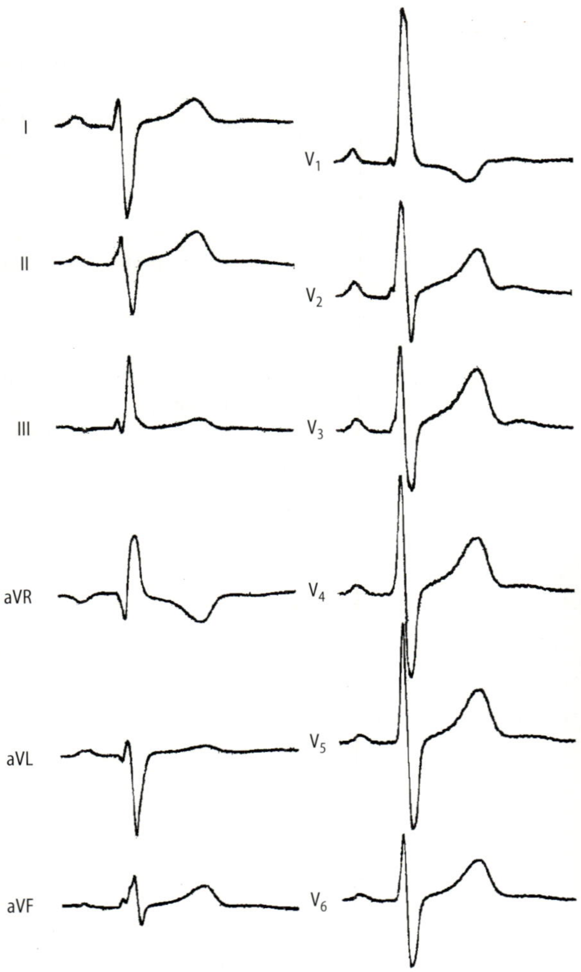


**Abb. 58-2.** Höhergradige valvuläre Pulmonalstenose (systolischer Druckgradient 125 mmHg) bei einem 5jährigen Patienten

### 58.2.3 Echokardiographie

M. Vogt

Das M-Mode-Echokardiogramm zeigt das Ausmaß der rechtsventrikulären Hypertrophie, während mit Hilfe des 2D-Schnittbildechos die Pulmonalklappe mit ihrer Domstellung in der Systole (Abb. 58-3) sowie der poststenotisch dilatierte Pulmonalishauptstamm von präkordial, apikal und subkostal darstellbar sind. Im gepulsten Dopplerecho zeigen sich Turbulenzen an der Pulmonalklappe und im Pulmonalarterienstamm, womit ebenso wie mit Hilfe des CW-Dopplers die Blutflußgeschwindigkeit sowie der systolische Druckgradient gut abgeschätzt werden können.

### 58.2.4 Thoraxröntgenaufnahme

Bei kritischer Pulmonalstenose im Säuglingsalter ist das Herz meist stark vergrößert, ansonsten aber bei mittelgradigen Stenosen im Kindesalter unauffällig bis auf eine deutliche Prominenz des Pulmonalissegmentes als Korrelat der poststenotischen Dilatation. Zusätzlich kann bei höhergradigen Stenosen der rechte Vorhofbogen betont sein. Die Lungengefäßzeichnung ist in der Regel unauffällig und nur bei zusätzlichem VSD und überwiegendem Rechts-links-Shunt vermindert.

### 58.2.5 Herzkatheteruntersuchung und Angiokardiographie

Sie erfolgt im Rahmen der interventionellen Therapie zur Beurteilung des Schweregrades der Stenose sowie angiographisch zur Differenzierung der verschiedenen Stenoseformen und der Morphologie der Pulmonalklappe

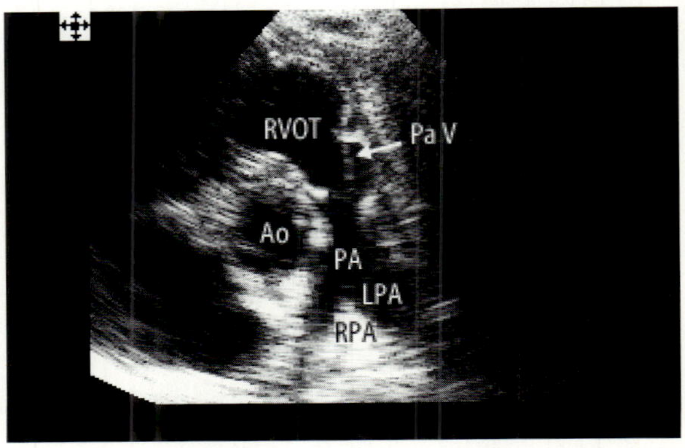


**Abb. 58-3.** Darstellung einer domenden, verdickten Pulmonalklappe *(PaV)* mit zentraler Öffnung bei weitem rechtsventrikulärem Ausflußtrakt *(RVOT)* in der kurzen Achse von rechtsparasternal (*Ao* Aorta, *RA/RV* rechter Vorhof/Ventrikel, *PA* Pulmonalarterienstamm, *RPA/LPA* rechte/linke Pulmonalarterie)

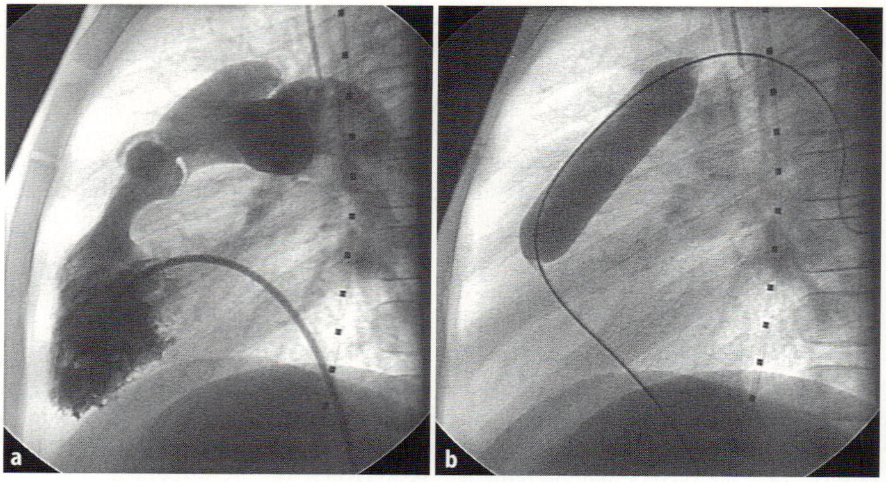


**Abb. 58-4a, b.** Angiographische Darstellung einer valvulären Pulmonalstenose (dp 50 mmHg; (**a**) und Ballon in der Pulmonalklappe zur Dilatation (**b**)

und der Größe des Pulmonalklappenrings (Abb. 58-4a), weiterhin zum Ausschluß assoziierter kardiovaskulärer Fehlbildungen.

## 58.3 Verlauf und Therapie

### 58.3.1 Natürlicher Verlauf

Die durchschnittliche Lebenserwartung ohne Therapie beträgt 21 Jahre, wobei die Myokardschädigung des rechten Ventrikels ursächlich für akute Todesfälle und Herzrhythmusstörungen verantwortlich ist. Bei kritischer Pulmonalstenose sterben über 50% der Patienten in den ersten beiden Lebensjahren. Unbedeutende und leichte Stenosen bis zu einem systolischen Druckgradienten von 50 mmHg zeigen ab dem 2. Lebensjahr im weiteren Verlauf meist keine Progredienz, sondern eher eine Tendenz zur Abnahme des Druckgradienten durch physiologische Zunahme der Klappenöffnungsfläche. Bei älteren Kindern mit mäßiggradiger Stenose kann dagegen der Druckgradient zunehmen.

### 58.3.2 Verlauf nach Operation

Ab einem invasiv gemessenen systolischen Druckgradienten in Ruhe von 50 mmHg ist als Therapie der Wahl heute eine Ballonvalvuloplastie indiziert (Abb. 58-4b). Sie führt in der Regel zu einer deutlichen Reduktion der Stenose bzw. des systolischen Druckgradienten. Nur bei höhergradigen und vor allem dysplastischen Stenosen kann eine operative Therapie erforderlich werden.

Als günstigstes Interventionsalter gilt – mit Ausnahme der kritischen Pulmonalstenosen im frühen Säuglingsalter – das Vorschulalter.

Die Langzeitergebnisse sind sehr günstig, und in der Regel ist eine Wiederholung der Intervention nicht erforderlich. Allerdings sollte sowohl vor als auch nach der Therapie bei diesen Patienten eine sorgfältigste Endokarditisprophylaxe durchgeführt werden, da die Pulmonalklappe mißgestaltet ist und geringere Reststenosen in der Regel bestehen bleiben.

# Kapitel 59

# Fallot'sche Tetralogie

59

G. Schumacher, M. Vogt



## 59.1 Pathologische Anatomie und Pathophysiologie

1888 beschrieb E.-L.A. Fallot die Kombination einer Pulmonalstenose mit konsekutiver rechtsventrikulärer Hypertrophie, Ventrikelseptumdefekt (VSD) und einer das Ventrikelseptum überreitenden Aorta.

Pathogenetisch liegt diesem Herzfehler eine Fehlentwicklung des distalen Bulbus zugrunde mit Abweichen des Infundibulumseptums nach anterior in den rechtsventrikulären Ausflußtrakt (RVOT). Das Ausmaß dieser Deviation bestimmt den Schweregrad der rechtsventrikulären Ausflußtraktobstruktion (RVOTO), die sich sowohl auf das Infundibulum als auch auf die häufig dysplastische und bikuspide Pulmonalklappe und den Pulmonalklappenring erstrecken kann. Bei Kombination einer infundibulären mit einer valvulären Stenose bildet sich eine sogenannte dritte Kammer im Bereich des Infundibulums. Eine Hypoplasie des Pulmonalgefäßsystems korreliert in der Regel mit dem Schweregrad der RVOTO. Als extreme Form dieser Herzfehlerkombination gilt die Pulmonalatresie mit VSD (Abkürzungen s. Übersicht S. 1075).

Durch die mangelhafte Rotation des pulmonalen Konus bleibt die Aortenwurzel in ihrer Position vorne rechts in Beziehung zum rechten Ventrikel, woraus das Überreiten der Aorta über dem Ventrikelseptum resultiert. Da das nach anterior abweichende Infundibulumseptum keine Verbindung mit dem Sinusseptum aufnehmen kann, entsteht ein sog. „malalignment-VSD", der im Gegensatz zum isolierten VSD nicht aus einem Mangel an septaler Substanz, sondern aus einer mangelhaften Anheftung resultiert. Als zusätzliche kardiovaskuläre Fehlbildung findet sich am häufigsten ein Vorhofseptumdefekt (17%). Sehr selten ist eine Aplasie der Pulmonalklappensegel bei engem Pulmonalklappenring sowie aneurysmatisch erweitertem Pulmonalishauptstamm und ausgeprägter Pulmonalinsuffizienz.

Der Schweregrad der Fallot'schen Tetralogie wird durch die Obstruktionen im RVOT bestimmt, wobei allerdings der systolische Druck im rechten Ventrikel nie höher als der Systemdruck ist, da der in der Regel große, nicht drucktrennende VSD von Aortendurchmesser einen Druckausgleich zwischen beiden Ventrikeln ermöglicht.

## 59.2 Klinik und Diagnostik

Die klinische Symptomatik wird bestimmt durch das Ausmaß der Verminderung der Lungendurchblutung und damit der Größe des Rechts-links-Shunts (RLS). Entsprechend entwickelt sich in der Regel im Verlauf des 1. Lebensjahres als Ausdruck der Hypoxie eine generalisierte zentrale Zyanose mit Polyglobulie sowie im Verlauf des Vorschulalters mit Ausbildung von Trommelschlegelfingern und Uhrglasnägeln. Oft schon vor einer ausgeprägten Zyanose zeigen die Kinder, v. a. bei höhergradiger infundibulärer Pulmonalstenose bzw. kontraktilem Infundibulum, mit dem Laufenlernen eine Hockstellung, v. a. nach körperlicher Belastung, während die körperliche Entwicklung zunächst im wesentlichen normal verläuft.

Eine Zunahme der muskulären Infundibulumstenose führt, meist ab der 2. Hälfte des 1. Lebensjahres, zu lebensbedrohlichen hypoxämischen Anfällen. Sie werden auf eine überschießende Konstriktion des muskulären Infundibulums zurückgeführt, treten v. a. bei Belastung und bei Aufregung, aber auch aus dem Schlaf heraus auf und stellen in jedem Fall eine ernsthafte Komplikation und eine dringende Indikation zur operativen Therapie dar. Als Sofortmaßnahme kann durch Halten des Kindes mit gebeugten Knien auf dem Arm eine Hockstellung simuliert werden, die durch Erhöhung des intrathorakalen Druckes vorübergehend zur Verbesserung der arteriellen $O_2$-Sättigung führt.

### 59.2.1
### Auskultation

Als typischer Befund der Pulmonalstenose fällt ein lautes, rauhes, spindelförmiges Systolikum auf mit p.m. im 3. ICR links parasternal und nur wenig abgeschwächt fortgeleitet über dem gesamten Präkordium. Es wird begleitet durch ein systolisches Schwirren über dem Auskultationsmaximum. Der II. Herzton imponiert meist laut und singulär bei abgeschwächtem Pulmonalklappenschluß und gut hörbaren Schluß der nach vorne verlagerten Aortenklappe.

### 59.2.2
### Elektrokardiogramm

Die Rechtshypertrophie vom Typ der Druckbelastung ist in der Regel nicht so ausgeprägt wie die bei isolierter höhergradiger Pulmonalstenose, da der große VSD eine suprasystemische Druckerhöhung im rechten Ventrikel nicht zuläßt, sondern zum Druckangleich mit dem linken Ventrikel bzw. dem systemischen Druck führt.

### 59.2.3
### Echokardiographie

M. Vogt

Durch die 2D-Echokardiographie kann in der parasternalen langen Achse der VSD und seine Beziehung zur überreitenden Aorta dargestellt werden. In der parasternal kurzen Achse erkennt man die infundibuläre Pulmonalstenose, den RVOT, die Pulmonalklappe sowie die zentralen Pulmonalarterien. Beim Neugeborenen gelingt die Darstellung der Anatomie des VSD und der infundibulären Pulmonalstenose auch von subkostal. Mittels CW-Doppler kann wie bei der valvulären Pulmonalstenose der Druckgradient über den rechtsventrikulären Ausflußtrakt bestimmt werden.

### 59.2.4
### Thoraxröntgenaufnahme

Der Herzschatten ist nicht vergrößert, aber in typischer Weise konfiguriert mit angehobener und gerundeter Herzspitze sowie ausgeprägter Herztaille bei breitem Gefäßband („coeur en sabot", „Holzschuhherz"), v. a. bei einem in 25% nachweisbarem rechten Aortenbogen (Abb. 59-1). Die Lunge ist vermehrt strahlendurchlässig als Ausdruck der verminderten Lungendurchblutung.

### 59.2.5
### Herzkatheteruntersuchung und Angiokardiographie

Sie erlauben die Darstellung der zugrunde liegenden Fehlbildungen, insbesondere die Lokalisation und Ausprägung der RVOTO, die Darstellung des Pulmonalarteriensystems, des Verlaufes der Koronararterien im Hinblick auf zusätzliche Koronaranomalien sowie der Größe und Funktion beider Ventrikel und schließlich den Ausschluß zusätzlicher kardiovaskulärer Fehlbildungen.

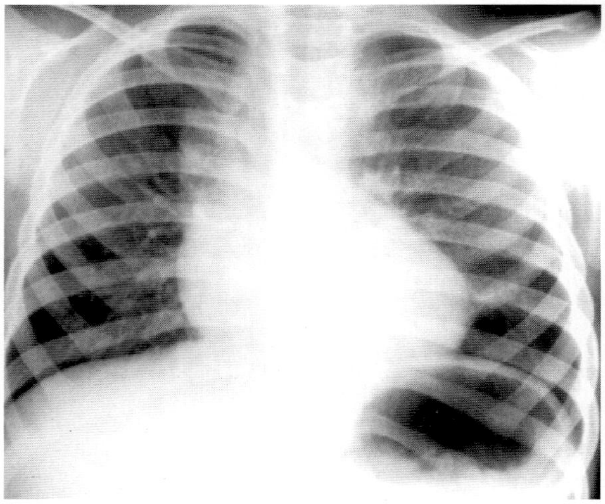

**Abb. 59-1.** Thoraxröntgenaufnahme eines 2jährigen Patienten mit Fallot'scher Tetralogie und rechtem Aortenbogen

Dabei hat sich bei der Darstellung der infundibulären und valvulären Stenose zur Vermeidung von Überlagerungen eine extrem selektive Kontrastmittelinjektion in den RVOT bewährt, wobei allerdings zur Vermeidung intramuraler Injektionen besondere Sorgfalt hinsichtlich der Katheterlage erforderlich ist.

## 59.3
## Verlauf und Therapie

### 59.3.1
### Natürlicher Verlauf

Die mittlere Lebenserwartung ohne Therapie beträgt 12 Jahre und nur in Ausnahmefällen wird das Erwachsenenalter erreicht. Akut gefährdet sind die Patienten durch die Hypoxie bzw. das Auftreten hypoxämischer Anfälle mit der Folge zerebraler und thromboembolischer Komplikationen.

### 59.3.2
### Verlauf nach Operation

In Abhängigkeit vom Ausmaß der Zyanose und dem Auftreten hypoxämischer Anfälle sowie den anatomischen Gegebenheiten, insbesondere der Entwicklung des RVOT und der Pulmonalgefäße, sollte daher ab Mitte des Säuglingsalters, bei asymptomatischen Patienten ab dem frühen Vorschulalter eine korrigierende Operation mit Beseitigung der Pulmonalstenosen und Verschluß des VSD durchgeführt werden.

Nur bei ungünstiger Anatomie bzw. hypoplastischen Pulmonalgefäßen ist heute noch eine aortopulmonale Shuntoperation als Palliativmaßnahme gerechtfertigt. Eine medikamentöse Dauerprophylaxe der hypoxämischen Anfälle mit Betarezeptorenblocker ist nur noch bis zum Erreichen des nächstmöglichen Operationstermins gerechtfertigt. Eine Digitalistherapie ist kontraindiziert, da keine Neigung zur Herzinsuffizienz besteht und durch Förderung der Myokardkontraktion und damit auch der muskulären Infundibulumstenose hypoxämische Anfälle provoziert werden können.

Zur Prophylaxe von Thrombose und Embolie kann eine hypochrome Anämie durch Eisenzufuhr ausgeglichen werden, da hypochrome Erythrozyten eine erhöhte Viskosität besitzen. Jede Form von Flüssigkeitsverlust, beispielsweise durch interkurrente Erkrankungen oder großer Hitze, sind zu vermeiden.

Eine primäre Korrekturoperation kann heute mit sehr gutem Ergebnis und einem geringen Operationsrisiko unter 5% durchgeführt werden. Da allerdings im postoperativen Langzeitverlauf mit Auftreten von Herzrhythmusstörungen gerechnet werden muß, ist eine lebenslange, regelmäßige und sorgfältige Kontrolle dieser Patienten und darüber hinaus eine sorgfältigste Endokarditisprophylaxe erforderlich.

# Kapitel 60

# Trikuspidalatresie

60

G. Schumacher, M. Vogt



## 60.1 Pathologische Anatomie und Pathophysiologie

Beim Fehlbildungskomplex der „Trikuspidalatresie“ fehlt durch rudimentäre Anlage oder Aplasie der Trikuspidalklappe sowie des rechtsventrikulären Einflußtraktes eine direkte Verbindung zwischen rechtem Vorhof und rechtem Ventrikel.

Das venöse Blut aus dem Körperkreislauf gelangt damit ausschließlich über eine interatriale Verbindung in den linken Vorhof und von hier nach Zumischung von lungenvenösem Blut in den linken Ventrikel.

Bei normalem Ursprung der großen Arterien (ventrikuloarterielle Konkordanz, Typ I nach der Einteilung von Edwards und Burchell 1949; s. Abb. 60-1) erreicht es dann einmal direkt die Aorta, zum anderen über einen VSD den rechtsventrikulären Ausflußtrakt (RVOT) und über die Pulmonalklappe die Pulmonalarterie. Bei Transpositionsstellung der großen Arterien (ventrikuloarterielle Diskordanz, Typ II) strömt es dagegen vom linken Ventrikel aus direkt in die Pulmonalarterie und über einen VSD und über den RVOT in die Aorta.

Die Größe des VSD sowie des RVOT und damit der Schweregrad einer RVOTO bzw. einer valvulären und subvalvulären infundibulären Pulmonalstenose bestimmen den Schweregrad und die Prognose dieses Herzfehlers.

### 60.1.1 Typ I und II

So wird bei Typ Ia mit intaktem Ventrikelseptum und Pulmonalklappenatresie die Lungendurchblutung nur über einen persistierenden Ductus arteriosus gewährleistet, während bei Typ Ib die Größe des VSD sowie der Schweregrad der Pulmonalstenose das Ausmaß der Lungendurchblutung bestimmen. Bei Typ Ic mit großem VSD und Fehlen einer Pulmonalstenose ist dagegen die Lunge überdurchblutet und die Patienten in der Regel wenig zyanotisch. Entsprechend ist die Situation bei Typ II mit Transpositionsstellung der großen Arterien: auch hier bestimmt der Grad der Pulmonalstenose das Ausmaß der Lungendurchblutung, während durch einen restriktiven VSD die aortale Perfusion behindert sein kann. In der Regel ist jedoch dieser VSD groß und der aortale Fluß normal.

### 60.1.2 Rechts-links-Shunt

Der obligate Rechts-links-Shunt/RLS auf Vorhofebene erfolgt über ein persistierendes Foramen ovale oder über einen größeren Vorhofseptumdefekt vom Sekundumtyp. Der linke Ventrikel als einzige vollständige Kammer übernimmt die Pumpfunktion für den gesamten System- und Lungenkreislauf. Assoziierte kardiovaskuläre Fehlbildungen wie eine links persistierende obere Hohlvene, ein persistierender Ductus arteriosus, eine Aortenisthmusstenose oder eine Lungenvenenfehlkonnektion werden in etwa 20% angetroffen.

## 60.2 Klinik und Diagnostik

Die klinische Symptomatik wird bestimmt durch das Ausmaß der Lungendurchblutung sowie die Beziehung der großen Gefäße zu den Ventrikel. Meist besteht ab der 1. Lebenswoche eine generalisierte zentrale Zyanose und im weiteren Verlauf als Folge der Hypoxie eine Polyglobulie sowie Trommelschlegelfinger und Uhrglasnägel.

Da die Pulmonalstenose zunehmen oder aber der VSD sich spontan verkleinern kann, beispielsweise bei

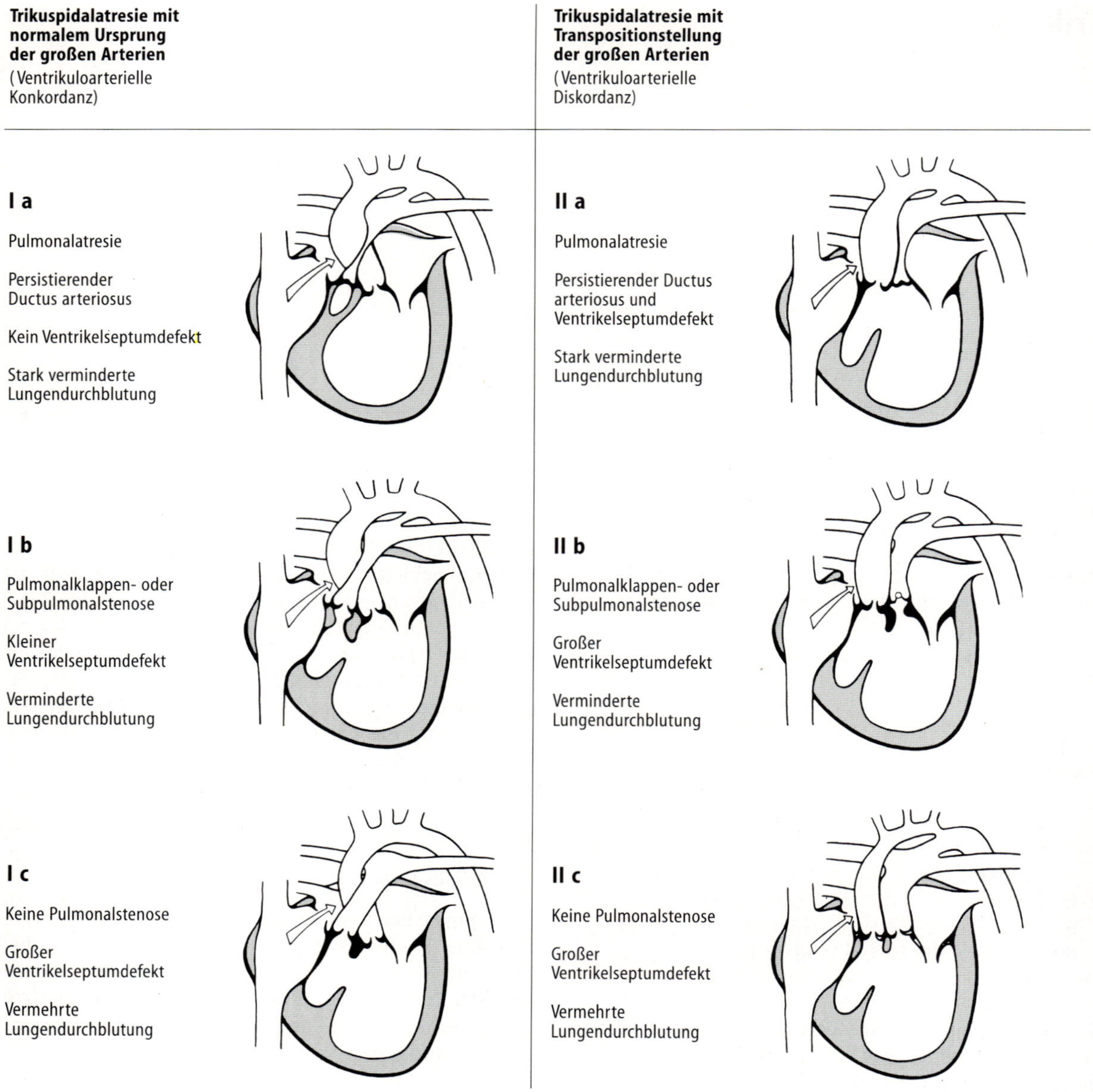


**Abb. 60-1.** Einteilung der verschiedenen Formen der Trikuspidalatresie in Anlehnung an Edwards u. Burchell (1949)

Typ Ib, kann sich die Zyanose bereits im Säuglings- und frühen Kindesalter deutlich verstärken. Darüber hinaus kommt es zur zunehmenden Belastungsdyspnoe und v. a. bei Typ Ib zu hypoxämischen Anfällen. Bei vermehrter Lungendurchblutung (Typ Ic und IIc ) entwickelt sich dagegen bei geringer Zyanose eine zunehmende Herzinsuffizienz.

### 60.2.1 Auskultation

Diese ist wenig charakteristisch, da sich meist das Geräusch der Pulmonalstenose und des VSD überlagern. Bei Transpositionsstellung findet sich ein lauter II. Herzton durch den betonten Aortenklappenschlußton bei nach anterior verlagerter Aorta.

### 60.2.2 Elektrokardiogramm

Im EKG zeigt sich neben einem ausgeprägten P-dextrocardiale ein für einen zyanotischen Herzfehler sehr sel-

Abb. 60-2. EKG eines 1jährigen Kindes mit Trikuspidalatresie Typ IIc

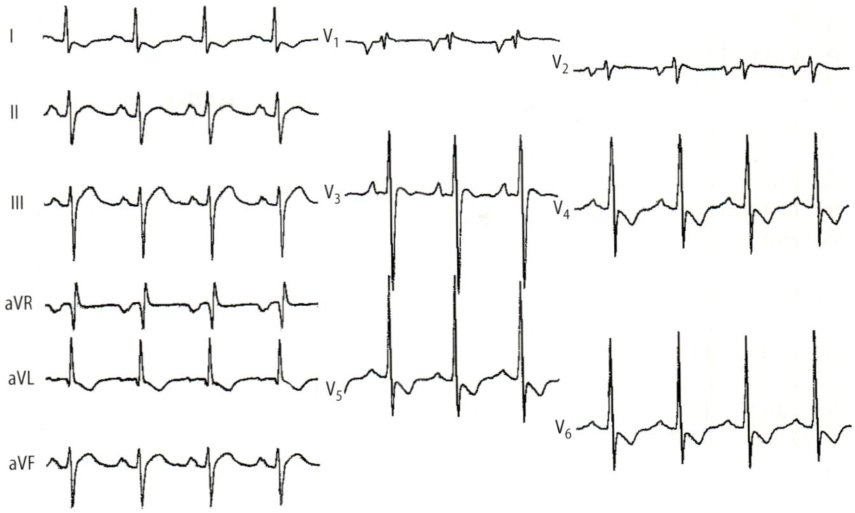


tener Linkslagetyp und eine linksventrikuläre Hypertrophie mit Erregungsrückbildungsstörungen links, v. a. bei Typ I (Abb. 60-2), so daß bei der Kombination Zyanose, Linkslagetyp und linksventrikuläre Hypertrophie im Säuglingsalter die Diagnose einer Trikuspidalatresie fast sicher ist.

### 60.2.3 Echokardiographie

M. Vogt

Mit Hilfe des 2D-Verfahrens kann die fehlende Verbindung zwischen rechtem Vorhof und rechtem Ventrikel, die Vorhofgrößen sowie die interatriale Verbindung und schließlich die Größe des linken Ventrikels und des rechtsventrikulären Ausflußtraktes, mit Hilfe der Dopplerechokardiographie die Größe der interventrikulären Verbindung sowie der Schweregrad der Obstruktion im Bereich des rechtsventrikulären Ausflußtraktes dargestellt werden.

### 60.2.4 Thoraxröntgenaufnahme

In der Regel ist der Herzschatten normal groß und zeigt in typischer Weise, v. a. bei Typ I, eine gradlinig abfallende rechte Herzkontur, die den rechten Wirbelsäulenrand nur wenig überschreitet, da der rechtsventrikuläre Einflußtrakt fehlt und somit der rechte Vorhof mehr nach medial verlagert ist (Abb. 60-3). Bei verminderter Lungendurchblutung ist die Herztaille durch Fehlen des Pulmonalissegments ausgeprägt.

Bei vermehrter Lungendurchblutung stellt sich dagegen ein vergrößerter Herzschatten in einer für eine Trikuspidalatresie nicht typischen Form dar, so daß die differentialdiagnostische Abklärung gegenüber anderen zyanotischen Fehlern, beispielsweise einem singulären Ventrikel bzw. univentrikulären Herzen oder einer Transpostion der großen Arterien mit VSD erschwert ist, zumal bei Typ II die Herzform eher der einer kompletten Transposition mit schmalem Gefäßband und vermehrter Lungendurchblutung entspricht.

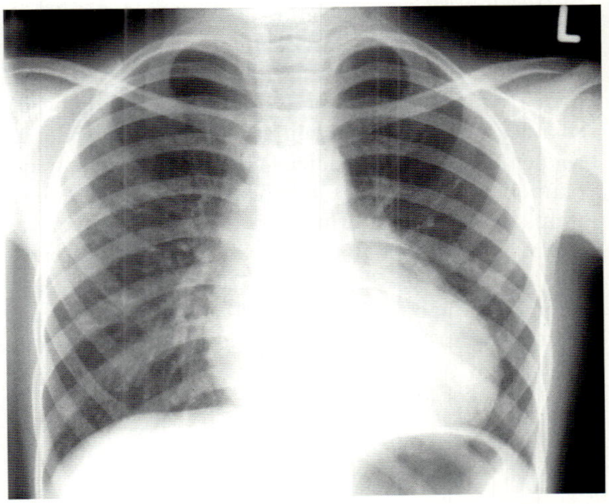


Abb. 60-3. Thoraxröntgenaufnahme eines 6jährigen Kindes mit Trikuspidalatresie Typ Ib

### 60.2.5 Herzkatheteruntersuchung und Angiokardiographie

Sie erfaßt die Hämodynamik, insbesondere die Druck- und Widerstandsverhältnisse im Pulmonalkreislauf sowie die anatomischen Gegebenheiten im Hinblick auf eine operative Therapie.

## 60.3 Verlauf und Therapie

### 60.3.1 Natürlicher Verlauf

Als Folge der meist ausgeprägten Hypoxie sterben in den ersten Lebensmonaten etwa die Hälfte der Patienten und 90% bis zum Ende des 10. Lebensjahres. Im Vordergrund stehen thromboembolische Komplikationen im Rahmen der Polyglobulie. Bei vermehrter Lungendurchblutung ist die Prognose zunächst günstiger, allerdings kommt es frühzeitig zur Entwicklung einer Druck- und Widerstandserhöhung im Lungenkreislauf mit pulmonalvaskulärer Erkrankung, so daß den Patienten dann auch durch eine operative Therapie nicht mehr geholfen werden kann.

### 60.3.2 Verlauf nach Operation

Da eine 2-Kammer-Operation bei Fehlen einer funktionsfähigen zweiten Herzkammer nicht möglich ist, bleibt nur eine dauerhafte Palliation mit dem Ziel einer Trennung des systemischen und pulmonalvenösen Rückflußes zum Herzen zur Verbesserung der arteriellen $O_2$-Sättigung sowie einer Verringerung der Volumenüberlastung des linken Ventrikels als alleiniger Pumpkammer. Diese erfolgt nach dem Vorschlag von Fontan als „physiologische" bzw. „funktionelle Korrektur" durch direkte Zuleitung des zentralvenösen Blutes in den Pulmonalkreislauf, in der Regel unter Umgehung des rechtsventrikulären Ausflußtraktes, und des pulmonalvenösen Blutes in den linken Ventrikel und Verwendung dieses einzigen funktionsfähigen Ventrikels als Druck-Saugpumpe für den Systemkreislauf.

Unter der Voraussetzung bestimmter hämodynamischer und anatomischer Kriterien wird als günstigstes Operationsalter das 4.–10. Lebensjahr angesehen. Daher muß in zahlreichen Fällen, v. a bei zu ausgeprägter Zyanose zunächst eine aortopulmonale Shuntoperation bzw. bei vermehrter Lungendurchblutung eine Drosselung des Lungenflußes durch Anlage einer künstlichen Pulmonalstenose (Banding der Pulmonalarterie) vorausgehen.

Das Operationsrisiko ist abhängig von den präoperativen anatomischen bzw. pathophysiologischen Gegebenheiten und damit von zahlreichen Risikofaktoren und liegt aktuell bei perioperativ 7–10% und einer Spätletalität je nach Zeitraum der postoperativen Nachbeobachtung von 5%.

Der postoperative Verlauf wird von vielfältigen Komplikationen begleitet, insbesondere von schwerwiegenden Herzrhythmusstörungen sowie von sich entwickelnden Stenosen zwischen den Hohlvenen und dem Lungenkreislauf. Auch die körperliche Belastbarkeit der Patienten ist besonders spätpostoperativ im Erwachsenenalter durch eine reduzierte Funktion der systemischen Pumpkammer mehr oder weniger deutlich eingeschränkt, v. a. bei einer Operation nach dem 10. Lebensjahr.

Dennoch liegen die Überlebensraten bei optimalen präoperativen Voraussetzungen bei 89% nach 6 Monaten, 86% nach 5 Jahren und 81 bzw. 79% nach 10 bzw. 15 Jahren und etwa 90% der Patienten befinden sich, auch bei einer längeren Beobachtungszeit von bis zu 13 Jahren, in der Funktionsklasse NYHA I–II.

# Kapitel 61

# Ebstein'sche Anomalie

61

G. Schumacher, M. Vogt



## 61.1 Pathologische Anatomie und Pathophysiologie

W. Ebstein beschrieb 1866 eine Fehlbildung der Trikuspidalklappe, bei der die Segel vergrößert und distal des Klappenrings in unterschiedlichem Ausmaß mit dem Endokard des rechten Ventrikels verwachsen sind, so daß der Eindruck einer in den rechten Ventrikel hinein verlagerten Klappe entsteht (Abb. 58-1).

Ein Teil des rechten Ventrikels ist durch diese Verlagerung „atrialisiert", d. h. funktionell dem rechten Vorhof zugeordnet. Der Grad der „Klappenverlagerung" kann stark variieren (Abb. 61-1) und die Segel können unterschiedlich dysplastisch und damit in ihrer Funktion eingeschränkt sein.

Die Folge ist ein Rückstrom des Blutes während der Ventrikelsystole aus dem funktionellen, oft sehr kleinen rechten Ventrikel in den atrialisierten Anteil sowie in den rechten Vorhof und so eine entsprechend dem Schweregrad der Fehlverlagerung mehr oder weniger ausgeprägte Trikuspidalinsuffizienz. Vor allem bei höhergradiger Fehlbildung liegt meist zusätzlich ein Vorhofseptumdefekt vor, so daß es mit Anstieg des rechtsatrialen Druckes zu einem Rechts-links-Shunt in den linken Vorhof kommt.

## 61.2 Klinik und Diagnostik

Je nach Ausprägung der Anomalie der Trikuspidalklappe können die Patienten einerseits über längere Zeit symptomlos sein, andererseits bereits im Säuglingsalter durch eine höhergradige Zyanose auffallen.

Häufig weisen auch erst begleitende Rhythmusstörungen auf das Vorliegen einer Ebstein'schen Anomalie hin, v. a. bei leichteren Formen im jungen Erwachsenenalter. Seltener kommt es zum Rückgang einer zunächst im Neugeborenenalter ausgeprägten Zyanose durch Abnahme des neonatalen pulmonalen Gefäßwiderstands und damit besserem antegraden pulmonalen Fluß und

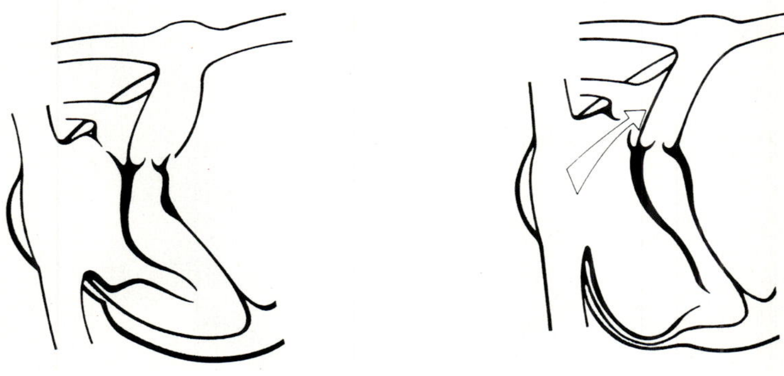

**Abb. 61-1.** Ebstein'sche Anomalie

**I. Leichte Form**
Geringe Verlagerung der Trikuspidalklappe
Geringe Trikuspidalinsuffizienz.
Links-rechts-Shunt oder intaktes interatriales Septum

**II. Schwere Form**
Ausgeprägte Verlagerung der Trikuspidalklappe
Deutliche Trikuspidalinsuffizienz.
Rechts-links-Shunt auf Vorhofebene (PFO/ASD)

dann zu einer erneuten Verschlechterung im höheren Lebensalter durch eine progrediente Rechtsherzinsuffizienz.

### 61.2.1 Auskultation

Meist fällt bei Fehlen eines Herzgeräusches ein Galopprhythmus auf. Nur bei höhergradiger Trikuspidalinsuffizienz ist ein Systolikum nachweisbar mit einem p.m. im 3.–4. ICR links und auch rechts parasternal, das bei Inspiration lauter wird.

### 61.2.2 Elektrokardiogramm

Charakteristischer Befund im EKG ist eine rechtsschenkelbockartige Deformierung und Verbreiterung des QRS-Komplexes mit W-förmiger Konfiguration und niedrigen RS-Amplituden in den Standardableitungen sowie rechts präkordial (Abb. 61-2) und nicht selten zusätzlich ein WPW-Syndrom.

### 61.2.3 Echokardiographie

M. Vogt

Im 2D-Echokardiogramm sind im subkostalen und apikalen 4-Kammer-Blick das zur Herzspitze hin verlagerte septale Trikuspidalklappensegel (Abb. 61-3) sowie überschießende Exkursionen des anterioren Segels zu erkennen. Mittels Doppler läßt sich der Schweregrad der Trikuspidalklappeninsuffizienz quantifizieren.

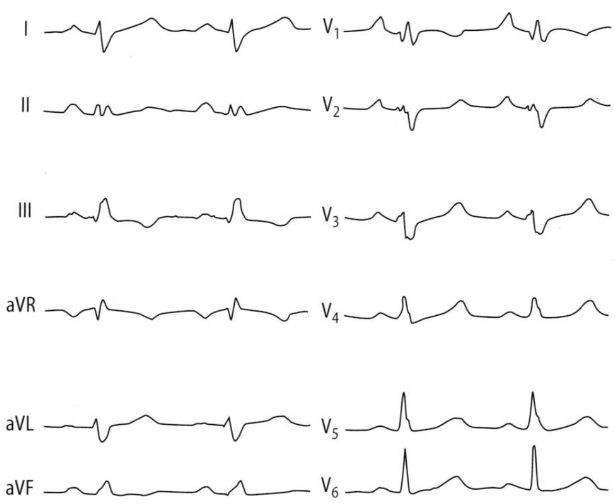


**Abb. 61-2.** EKG eines 5jährigen Kindes mit einer schweren Form einer Ebstein'schen Anomalie

### 61.2.4 Thoraxröntgenaufnahme

Bei den ausgeprägten Formen findet sich in charakteristischer Weise ein „Bocksbeutel"-artig umgeformter und vergrößerter Herzschatten mit deutlich betontem Vorhofbogen rechts, schmalem Gefäßband und zarter Lungengefäßzeichnung (Abb. 61-4). Die Herzgröße korreliert in etwa mit dem Schweregrad der Trikuspidalklappenfehlbildung.

### 61.2.5 Herzkatheteruntersuchung und Angiokardiographie

Charakteristische angiographische Befunde, typische Druckkurven im Bereich des rechten Herzens sowie die

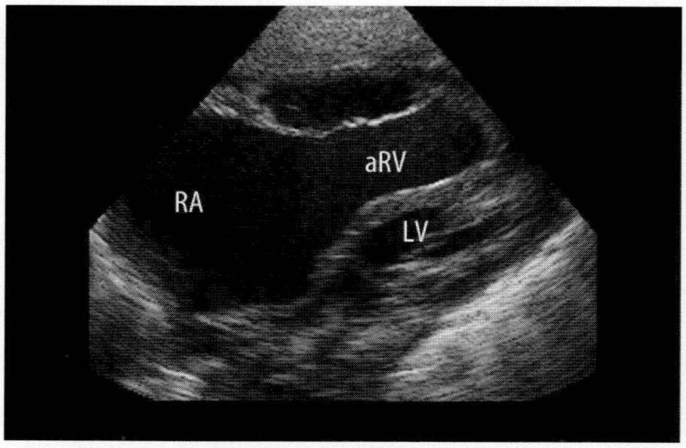


**Abb. 61-3.** Schwere Form einer Ebstein'schen Anomalie mit großem atrialisiertem Anteil des rechten Ventrikels *(aRV)* und weit nach apikal verlagertem Schluß der Trikuspidalklappe *(TrV)* sowie ausgedehnter muraler Verklebung des septalen Segels, dargestellt in einer modifizierten kurzen Achse von parasternal (*RA/RV* rechter Vorhof/Ventrikel, *LV* linker Ventrikel)

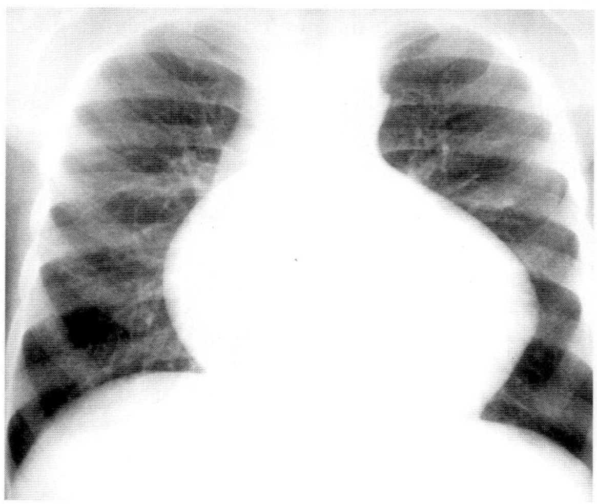

**Abb. 61-4.** Thoraxröntgenaufnahme eines 6jährigen Jungen mit schwerer Form einer Ebstein'schen Anomalie

Katheterführung zur Pulmonalarterie bestätigen die klinische Diagnose und demonstrieren den atrialisierten Anteil des rechten Ventrikels sowie die erhöhten rechtsatrialen Drücke. Zusätzlich können weitere Anomalien, z. B. ein Vorhofseptumdefekt und eine Pulmonalstenose nachgewiesen werden.

## 61.3 Verlauf und Therapie

### 61.3.1 Natürlicher Verlauf

Die mittlere Lebenserwartung liegt bei 13–15 Jahren, bei zyanotischen Patienten mit ausgeprägter Trikuspidalklappenfehlbildung bei 12 Jahren, bei azyanotischen Patienten bei 28 Jahren. Die schweren Formen manifestieren sich bereits im Neugeborenenalter als sogenannte „neonatale Ebstein'sche Anomalie" oder aber noch vor dem 10. Lebensjahr mit ausgeprägter Zyanose und Rechtsherzinsuffizienz, während die leichteren Formen oft erst in der Pubertät durch Herzrhythmusstörungen auffallen.

### 61.3.1 Verlauf nach Operation

Der Zeitpunkt einer operativen Therapie richtet sich nach der klinischen Symptomatik bzw. v. a. nach dem Schweregrad der Zyanose und besteht in einer Rekonstruktion der Trikuspidalklappe mit Rückverlagerung der Segel auf die ursprüngliche Klappenebene. Nur in Ausnahmefällen muß als primärer Eingriff ein Trikuspidalklappenersatz durchgeführt werden. Das günstigste Operationsalter liegt zwischem dem 12. und 20. Lebensjahr, das Operationsrisiko aktuell unter 10%. Mit Reoperationen wegen erneuter höhergradiger Trikuspidalklappeninsuffizienz oder degenerativer Veränderungen der Klappe wird aber in bis zu 14% gerechnet.

Nach einer primären Operation, die als Palliation angesehen werden muß, da die strukturellen und funkionellen Anomalien des rechten Ventrikels bestehen bleiben, kommt es dennoch zu einer weitgehenden Normalisierung der körperlichen Belastbarkeit der Patienten, so daß etwa 95% nach dem 1. Jahr, 87% nach 5 Jahren und 83% nach 21 Jahren in einem klinischen Stadium NYHA I–II leben können. Allerdings treten auch postoperativ plötzliche Todesfälle auf, da die Herzrhythmusstörungen weitgehend persistieren. Deshalb ist eine lebenslange Betreuung dieser Patienten und selbstverständlich auch postoperativ eine sorgfältige Endokarditisprophylaxe erforderlich.

# Vorhofseptumdefekte

62

G. Schumacher, M. Vogt



**Abb. 62-1.** Verschiedene Formen einer interatrialen Verbindung (*RA/LA* rechter/linker Vorhof, *TV* Trikuspidalklappe, *MV* Mitralklappe, *PV* Pulmonalvene, *VCS/VCI* obere/ untere Hohlvene, *RV/LV* rechter/linker Ventrikel, *PAPVC* partielle Lungenvenenfehlmündung)

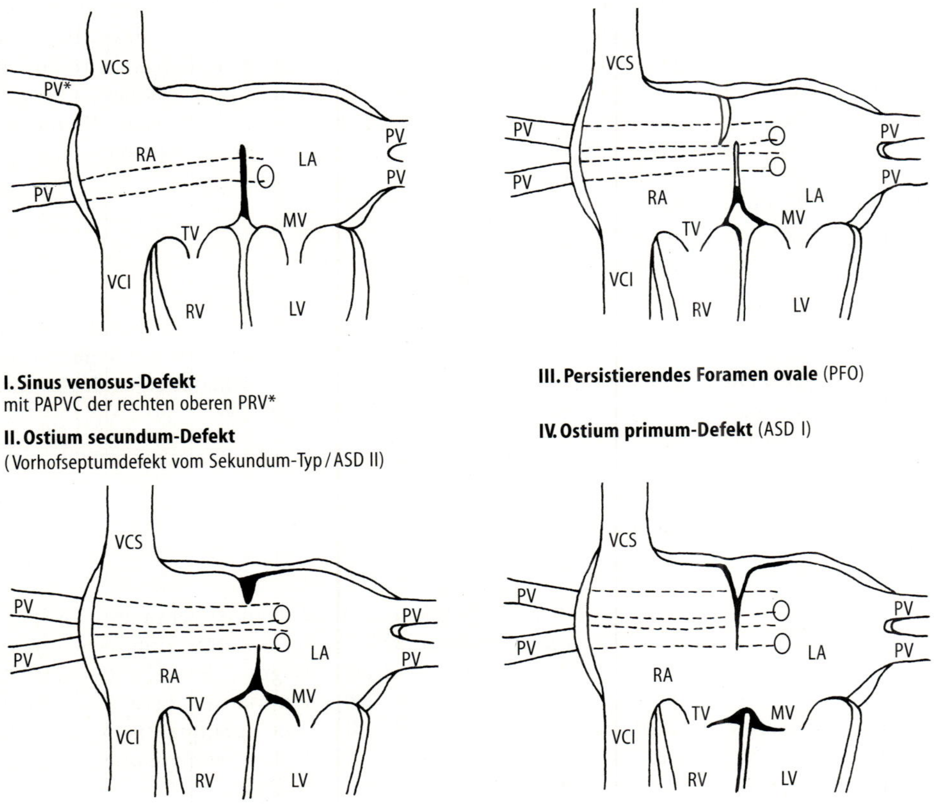


## 62.1 Pathologische Anatomie und Pathophysiologie

Die häufigste Form einer isolierten interatrialen Verbindung stellt der Vorhofseptumdefekt vom Sekundumtyp dar. Er resultiert aus einer Entwicklungshemmung des Septum secundum und liegt im mittleren Septumanteil im Bereich des Foramen ovale.

Der seltenere Sinus-venosus-Defekt (Abb. 62-1) ist dagegen im oberen Anteil des Vorhofseptums nahe der Einmündung der V. cava superior lokalisiert und fast regelmäßig mit einer partiellen Lungenvenenfehlmündung kombiniert. Der Ostium-primum-Defekt im unteren, AV-Klappen nahen Anteil des Vorhofseptums wird entsprechend seiner Pathogenese und Morphologie den atrioventrikulären Septumdefekten (Kapitel 63) zugeordnet.

### 62.1.1
### Foramen ovale

Das Foramen ovale bleibt anatomisch bei ca. 25% der Menschen ohne hämodynamische Auswirkungen offen. Nur bei assoziierten kardiovaskulären Fehlbildungen, die entweder das rechte oder das linke Herz in Form einer Obstruktion, einer AV-Klappenatresie oder eines Fehlursprungs der großen Arterien belasten, bekommt es durch die Möglichkeit eines Rechts-links- bzw. Links-rechts-Shunts (RLS/LRS) eine lebenswichtige Bedeutung, so beispielsweise bei Trikuspidalatresie (Kapitel 60), kritischer Pulmonalstenose oder Pulmonalatresie mit intaktem Ventrikelseptum (Kapitel 58) oder auch bei der totalen Lungenvenenfehlmündung als obligater RLS, bei Mitralstenose oder -atresie bzw. kritischer Aortenstenose oder -atresie als LRS und bei kompletter Transposition der großen Gefäße mit intaktem Ventrikelseptum zur Mischungsmöglichkeit der beiden getrennten Kreisläufe auf Vorhofebene.

### 62.1.2
### Shuntgröße und Shuntrichtung

Shuntgröße und Shuntrichtung sind beim isolierten Vorhofseptumdefekt weniger von der Defektgröße als vielmehr von der Compliance der beiden Ventrikel abhängig. Da diese sich im Säuglingsalter wenig unterscheiden, kommt es zunächst meist nur zu einem geringen LRS und sehr selten zu einer Herzinsuffizienz. Die klinische Symptomatik manifestiert sich dagegen in der Regel erst im späteren Kindesalter und die Diagnose wird häufig erst nach der Pubertät gestellt, so daß der Vorhofseptumdefekt vom Sekundumtyp zum häufigsten angeborenen Herzfehler des Erwachsenen wird. Sein spontaner Verschluß ist im Vergleich zum Spontanverschluß bei VSD sehr selten.

Der LRS führt zu einer Volumenbelastung des rechten Herzens mit der Folge einer Dilatation des rechten Vorhofes und rechten Ventrikels sowie einer vermehrten Lungendurchblutung. Aber auch bei größerem pulmonalen Minutenvolumen bleibt der Druck im Pulmonalkreislauf lange normal und es kommt – seltener als beim VSD – meist erst im Erwachsenenalter zu einer pulmonalen Hypertonie bzw. einer pulmonalvaskulären Erkrankung.

Abkürzungen s. Übersicht S. 1075.

## 62.2
## Klinik und Diagnostik

Die Patienten bleiben lange beschwerdefrei und körperlich normal belastbar, so daß der Herzfehler häufig erst bei einer Routineuntersuchung aufgrund eines Herzgeräusches oder rezidivierender pulmonaler Infektionen entdeckt wird. Nur sehr große Defekte können auch bereits im Säuglingsalter zur kardialen Dekompensation und im Kindesalter zur Einschränkung der körperlichen Leistungsfähigkeit führen.

Während eine zentrale Zynose fehlt, kann sich bei sehr großem LRS eine periphere Zyanose mit rötlicher Verfärbung der Fingerendglieder und der Wangen als Ausdruck einer vermehrten peripheren $O_2$-Ausschöpfung bei kleinem systemischen Minutenvolumen ausbilden. Und nur dann entwickelt sich ein Herzbuckel aufgrund der starken Vergrößerung des rechten Ventrikels.

### 62.2.1
### Auskultation

Das allerdings nicht sehr laute systolische Spindelgeräusch im 2.–3. ICR links parasternal ist Ausdruck einer relativen Pulmonalstenose bei vermehrtem Durchfluß eines vermehrten pulmonalen Minutenvolumens durch eine normal große Pulmonalklappe. Der II. Herzton ist fixiert und breit gespalten mit deutlich hörbaren Pulmonalklappenschluß (P II) im Gegensatz zur echten Pulmonalklappenstenose mit abgeschwächtem P II.

Ein tieffrequentes mesodiastolisches bis präsystolisches Geräusch über der Trikuspidalklappe am linken unteren Sternalrand, ein sogenanntes „Trikuspidalströmungsgeräusch", ist nur bei größerem Shuntvolumen hörbar. Bei Zunahme des Pulmonalisdruckes bzw. bei pulmonaler Hypertonie verschwinden die Strömungsgeräusche über der Pulmonal- und Trikuspidalklappe, statt dessen entwickelt sich ein diastolisches Pulmonalinsuffizienzgeräusch bei einem an Lautstärke zunehmenden P II.

### 62.2.2
### Elektrokardiogramm

Typisch sind ein Rechtslagetyp sowie Zeichen der rechtsventrikulären Hypertrophie vom Typ der Volumenbelastung mit inkomplettem Rechtsschenkelblock und Rechtsverspätung (Abb. 62-2).

### 62.2.3
### Echokardiographie

M. Vogt

Im transthorakalen und noch günstiger im transösophagealen 2D-Schnittbild ist der Vorhofseptumdefekt direkt darstellbar und seine Größe gut abschätzbar (Abb. 62-3). Im farbkodierten Dopplerverfahren kann der Shunt sichtbar und in der Regel auch gut quantifizierbar sein. Darüber hinaus korreliert das Shuntvolumen gut mit der Größe des rechten Ventrikels.

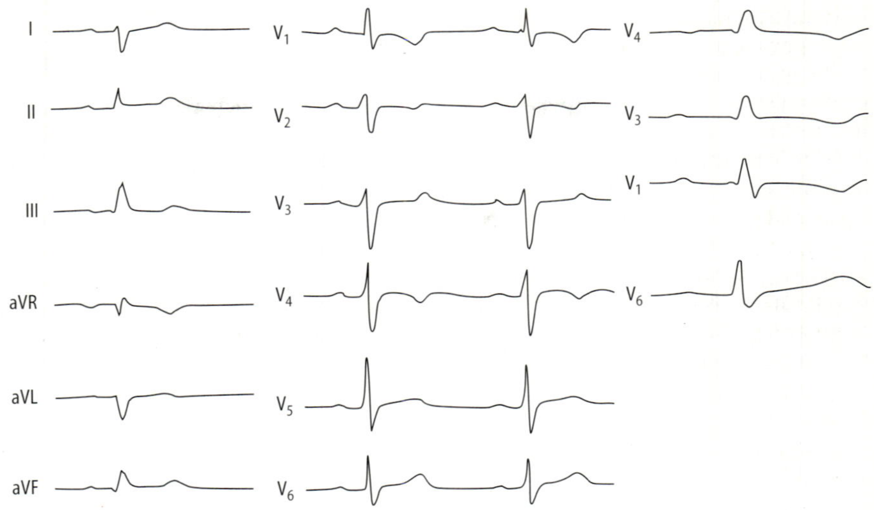


**Abb. 62-2.** EKG eines 12jährigen Mädchens mit kleinerem Vorhofseptumdefekt vom Sekundumtyp (LRS 30% von Qp)

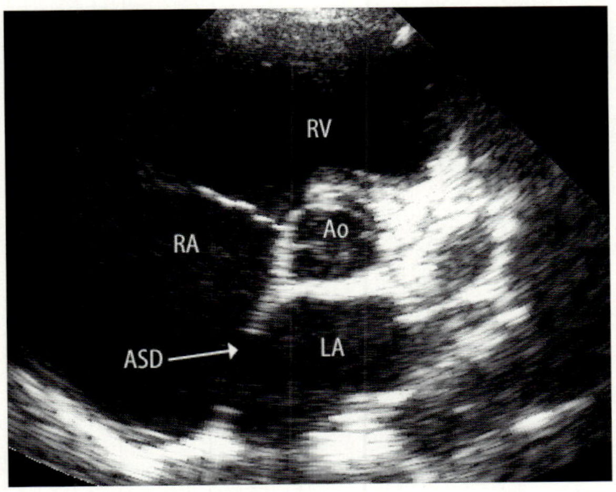


**Abb. 62-3.** Darstellung eines mehr nach posterior reichenden Vorhofseptumdefekts vom Sekundumtyp in der parasternalen kurzen Achse mit typischem T-Phänomen als Randbegrenzung, großem rechten Vorhof und rechten Ventrikel (RA/RV) und kleinem linken Vorhof (LA) bei großem LRS (*Ao* Aorta)

### 62.2.4 Thoraxröntgenaufnahme

Erst ab einem größeren LRS kommt es zu einer Vergrößerung des Herzschattens durch eine Dilatation des rechten Vorhofs und rechten Ventrikels, der links randbildend wird. Auch die erweiterte Pulmonalarterie zeigt sich am linken hilusnahen Herzrand durch ein betontes Pulmonalissegment. Dagegen ist die Aorta in ihrem gesamten Verlauf klein. Die Lungengefäßzeichnung ist je nach Shuntgröße deutlich vermehrt mit erweiterten zentralen und meist auch peripheren Lungenarterien.

### 62.2.5 Herzkatheteruntersuchung und Angiokardiographie

Grundsätzlich ist eine invasive Diagnostik bei eindeutigen klinischen und echokardiographischen Befunden vor einer operativen Therapie nicht mehr erforderlich. Wird jedoch ein interventioneller Verschluß geplant, so müssen durch eine angiographische Untersuchung die Voraussetzungen dazu geklärt werden. Hierzu erfolgt eine Kontrastmittelinjektion in die rechte obere Lungenvene bei links-anterior schräger (LAO) und kraniokaudaler Aufnahmerichtung (CC). Zusätzlich können durch die invasive Diagnostik weitere assoziierte Fehler ausgeschlossen werden.

## 62.3 Verlauf und Therapie

### 62.3.1 Natürlicher Verlauf

Ohne Therapie beträgt die durchschnittliche Lebenserwartung 37–40 Jahre. Bis zum 40. Lebensjahr entwikkeln sich bei etwa 40% der Patienten eine pulmonale Gefäßerkrankung, seltener eine Rechtsherzdekompensation und in 10–40% Herzrhythmusstörungen.

Bei einem persistierenden Foramen ovale und natürlich auch bei einem Vorhofseptumdefekt besteht im Erwachsenenalter die Gefahr der paradoxen zerebralen Embolie durch einen durch Druckerhöhung im rechten Vorhof bedingten RLS, beispielsweise bei einem Valsalva-Manöver oder im Rahmen von Herzrhythmusstörungen mit der Folge eines ischämischen Hirninfarkts.

Das Risiko einer infektiösen Endokarditis wird bei isoliertem Vorhofseptumdefekt als sehr gering eingeschätzt, so daß nur bei assoziiertem Mitralklappenprolaps mit zusätzlicher Mitralinsuffizienz eine Endokarditisprophylaxe indiziert ist.

Bei günstigen Voraussetzungen, d. h. einem nicht zu großen Defekt sowie einem ausreichend breiten oberen und unteren septalen Rand ist bei einem Körpergewicht über 20 kg ein interventioneller Verschluß des Defekts mit Hilfe eines Doppelschirmsystems unter angiographischer und transösophagealer Echo-Kontrolle möglich.

Bei zu großem Defekt oder ungünstigen anatomischen Gegebenheiten erfolgt ein operativer Verschluß durch direkte Naht oder Patch. Das günstigste Operationsalter liegt Ende des Vorschulalters, das Operationsrisiko ist sehr gering.

### 62.3.2
### Verlauf nach Operation

Nach einem Verschluß im Vorschulalter kommt es fast ausnahmslos zur raschen Normalisierung der Hämodynamik und zur völligen Beschwerdefreiheit der Patienten. Ihre Lebenserwartung ist durch eine chronische Rechtsherzinsuffizienz sowie zunehmend häufigen Herzrhythmusstörungen gegenüber einer gesunden Population signifikant reduziert. Dies belegt die Bedeutung einer rechtzeitigen klinischen Diagnostik trotz geringer Symptomatik und einer rechtzeitigen interventionellen oder operativen Therapie.

# Kapitel 63

# Atrioventrikulärer Septumdefekt 63

G. Schumacher, M. Vogt



## 63.1 Pathologische Anatomie und Pathophysiologie

> Eine genaue pathologisch-anatomische Analyse ergab, daß den bisher als „Endokardkissendefekte“ bzw. als „AV-Kanaldefekte“ bezeichneten Septumdefekten eine Fehlbildung der Atrioventrikularklappen sowie eine mangelhafte Ausbildung oder ein komplettes Fehlen des atrioventrikulären Septums gemeinsam ist, so daß sie jetzt korrekterweise als „atrioventrikuläre Septumdefekte“ (AVSD) bezeichnet werden.

Normalerweise trennt das atrioventrikuläre Septum bei unterschiedlich hohem Ansatz des Trikuspidal- und Mitralklappenringes den rechten Vorhof vom Inletteil des linken Ventrikels (Abb. 63-1). Persistiert dagegen eine gemeinsame Atrioventrikularklappe sowie ein unterschiedlich großer Defekt im Bereich des atrioventrikulären Septums, so bedingt dies einen Ansatz der septalen Segel der gemeinsamen Klappe in gleicher Höhe (Abb. 63-4) und durch die Verlagerung des Klappenringes ventrikelwärts eine Verkürzung des Einflußtraktes sowie eine Verschmälerung des Ausflußtraktes des linken Ventrikels.

Je nach Morphologie der gemeinsamen AV-Klappe bzw. der Beziehung des anterioren und posterioren gemeinsamen Segels zueinander können die AV-Septumdefekte in 3 Formen unterteilt werden (Abb. 63-2):

- partieller AVSD und Vorhofseptumdefekt vom Ostium primum-Typ (ASD I) mit zwei getrennten AV-Klappenöffnungen und einer Gewebsbrücke zwischen dem anterioren und posterioren gemeinsamen Segel in der Ebene des Septums, so daß kein VSD vorliegt (Abb. 63-2a),
- Intermediärer AVSD entsprechend einem partiellen AVSD mit zusätzlichem Defekt am Oberrand des Ventrikelseptums (Abb. 63-2b) und schließlich ein
- kompletter AVSD mit Fehlen der septumnahen Verbindung zwischen den beiden gemeinsamen Segeln und gleichzeitig einem großen interventrikulären Defekt bei gemeinsamer AV-Klappenöffnung (Abb. 63-2c). Hier werden wiederum, v. a. aus chirurgischer Sicht, drei weitere Formen nach Rastelli differenziert, die sich v. a. durch die Morphologie des gemeinsamen überbrückenden Segels und dessen Beziehung zum VSD unterscheiden.

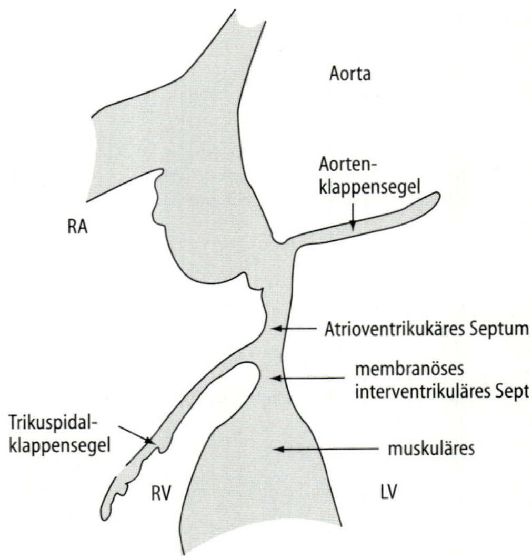


**Abb. 63-1.** Atrioventrikuläres und interventrikuläres membranöses und muskuläres Septum (*RA* rechter Vorhof, *RV/LV* rechter/linker Ventrikel)

Zusätzlich besteht durch das Fehlen des atrioventrikulären Septums eine Lageanomalie des AV-Knotens und des atrioventrikulären Reizleitungssystems mit besonderer Bedeutung im Hinblick auf die operative Therapie.

Die Größe des interatrialen und interventrikulären Links-rechts-Shuntes hängt neben der Defektgröße v. a.

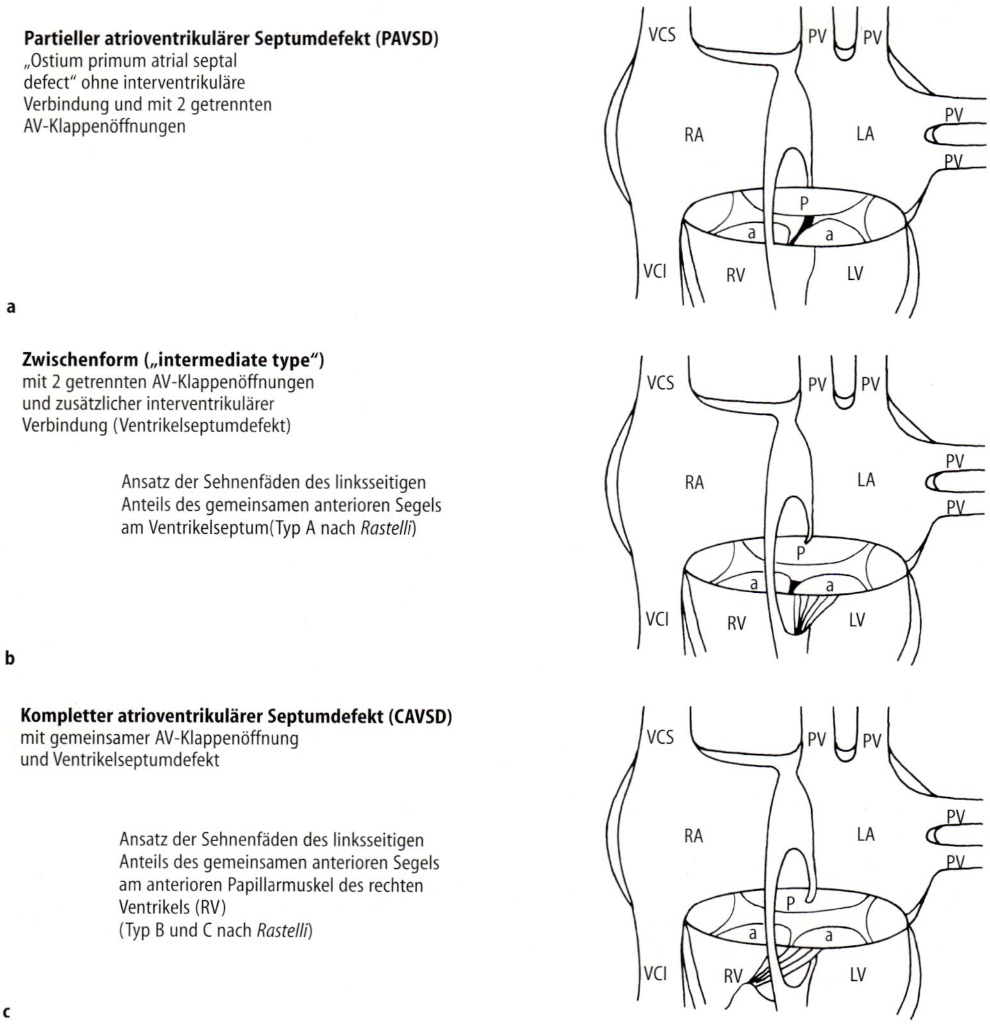


**Abb. 63-2a–c.** Einteilung der atrioventrikulären Septumdefekte *(AVSD).* RA/LA rechter/linker Vorhof, *TV* Trikuspidalklappe, *MV* Mitralklappe, *PV* Pulmonalvene, *VCS/VCI* obere/untere Hohlvene, *RV/LV* rechter/linker Ventrikel, *a/p* anteriores/posteriores AV-Klappensegel

von den Druck- und Widerstandsverhältnissen im Pulmonalkreislauf ab, wobei frühzeitig eine Tendenz zur pulmonalvaskulären Erkrankung und damit zur Eisenmenger-Reaktion besteht. Bei häufig zusätzlicher „Kommissur" – früher als „cleft" bezeichnet – im Bereich der linksseitigen AV-Klappe und damit ausgeprägterer „Mitralinsuffizienz" kommt es darüber hinaus zu einem teils erheblichen linksventrikulär-rechtsatrialen Shunt mit der Folge einer weiteren Verschlechterung der hämodynamischen Situation. Bei partiellen AV-Septumdefekt dagegen entspricht die Hämodynamik eher dem eines Vorhofseptumdefektes vom Sekundumtyp, die allerdings durch eine mehr oder weniger ausgeprägte „Mitralinsuffizienz" als Folge der AV-Klappenfehlbildung kompliziert sein kann.

## 63.2 Klinik und Diagnostik

Der Zeitpunkt der Manifestation der klinischen Symptomatik bzw. einer kardialen Dekompensation ist abhängig vom Typ des AVSD, der interatrialen und interventrikulären Defektgröße, dem Ausmaß einer „Mitralinsuffizienz" sowie den Druck- und Widerstandsverhältnissen im Pulmonalkreislauf. So erkranken in der Regel Kinder mit einem kompletten AVSD bereits im frühen Säuglingsalter unter den Zeichen der kardialen Insuffizienz mit Gedeihstörung und Neigung zu gehäuften pulmonalen Erkrankungen, bei partiellem AVSD dagegen erst nach dem Säuglingsalter.

### 63.2.1 Auskultation

Bei ASD I bzw. partiellem AVSD entspricht der Auskultationsbefund eher dem eines Vorhofseptumdefektes vom

Sekundumtyp mit einem Pulmonalklappen- und Trikuspidalklappenströmungsgeräusch (s. Kap. 62), dagegen bei komplettem AVSD eher dem eines großen VSD mit häufig zusätzlichem Holosystolikum über der Herzspitze durch die „Mitralinsuffizienz". Der II. Herzton ist breit gespalten und der Pulmonalklappenschlußton bereits sehr früh betont als Hinweis auf eine pulmonale Hypertonie. Diastolische AV-Klappenströmungsgeräusche weisen auf einen großen LRS hin und werden bei zunehmender pulmonaler Hypertonie immer leiser.

### 63.2.2 Elektrokardiogramm

Als Folge der Lageanomalie des Reizleitungssystems besteht fast ausschließlich ein pathologischer, überdrehter Linkslagetyp (Abb. 63-3) sowie Zeichen der Links- und Rechtshypertrophie bei Druck- und Volumenbelastung beider Ventrikel und schließlich ein P-sinistro- oder -dextrocardiale bzw. ein P-mitrale als Hinweis auf die Volumenbelastung der Vorhöfe.

### 63.2.3 Echokardiographie

M. Vogt

Mit dem 2D-Schnittbildverfahren sind die anatomischen Veränderungen, insbesondere die Klappenverlagerungen und die Defektgrößen im Vorhof- und Ventrikelseptumbereich zu erkennen (Abb. 63-4). Durch das Dopplerverfahren kann die Funktion der fehlgebildeten rechten und linken bzw. der gemeinsamen AV-Klappe dargestellt werden.

### 63.2.4 Thoraxröntgenaufnahme

In der Regel zeigt sich eine mehr oder weniger ausgeprägte Vergrößerung des Herzschattens mit uncharakteristischer Herzform durch die Volumenbelastung aller vier Herzhöhlen und eine meist erhebliche Vermehrung der Lungendurchblutung mit ensprechend erweiterten zentralen und zunächst auch peripheren Pulmonalgefäßen. Bei zunehmender pulmonaler Hypertonie kann die Herzgröße durch die Verringerung des LRS abnehmen unter gleichzeitigem Rückgang der Zeichen der Lungenüberdurchblutung bzw. durch eine Engstellung der peripheren Lungenarterien bei zentral weiterhin weitgestellten Gefäßen.

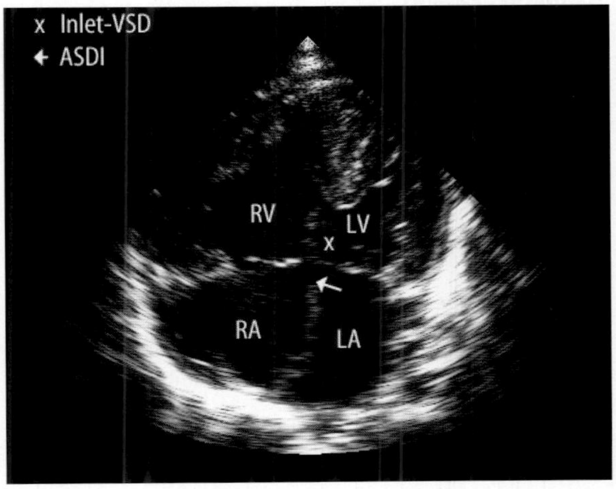


**Abb. 63-4.** Kompletter AVSD im 4-Kammer-Blick von apikal mit einer gemeinsamen AV-Klappe für beide Ventrikel, einem ASD I sowie einem Inlet-VSD. Der rechte Ventrikel *(RV)* ist aufgrund des großen LRS größer als der linke Ventrikel *(LV)*

**Abb. 63-3.** EKG eines 6 Monate alten Säuglings mit komplettem AVSD und pulmonaler Hypertonie

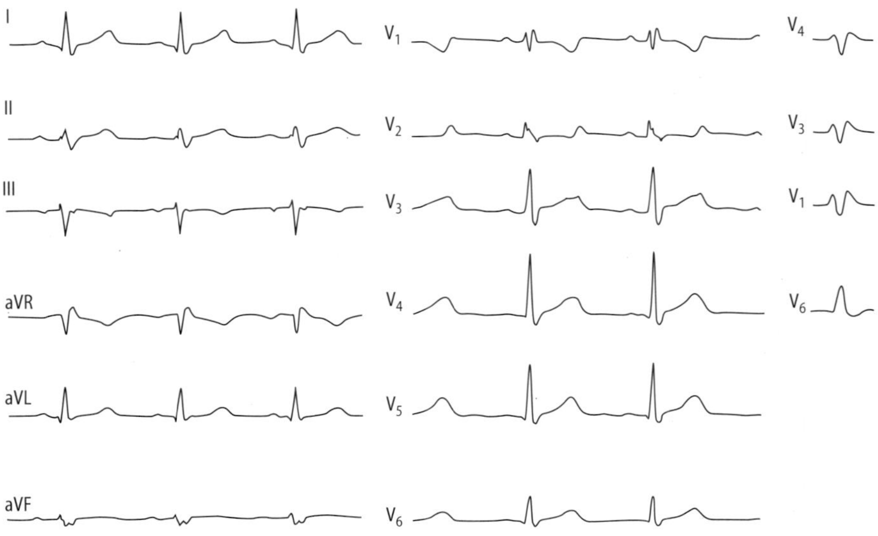

### 63.2.5
### Herzkatheteruntersuchung und Angiokardiographie

Die Herzkatheteruntersuchung dient in erster Linie der Berechnung der Shuntgröße sowie der Kalkulation der Widerstände im Pulmonal- und Systemkreislauf. Angiographisch können die typischen Veränderungen im Bereich des interatrialen und interventrikulären Septums sowie die Morphologie der AV-Klappen mit ihren typischen Verlagerungen sowie die Größe beider Ventrikel dargestellt werden.

## 63.3
## Verlauf und Therapie

### 63.3.1
### Natürlicher Verlauf

Bei partiellem AVSD liegt die Lebenserwartung ohne Therapie zwischen 3 und 30 Jahren, bei kompletten AVSD dagegen zwischen 8 Monaten und 2 Jahren. Todesursachen im frühen Kindesalter sind v. a. ein Herzversagen oder schwere bronchopulmonale Infektionen, später die pulmonalvaskuläre Erkrankung.

### 63.3.2
### Verlauf nach Operation

Eine operative Therapie muß je nach Schweregrad der klinischen Symptomatik und dem Zeitpunkt der Entwicklung einer pulmonalen Hypertonie v. a. bei komplettem AVSD bereits in der ersten Hälfte des Säuglingsalters durchgeführt werden, während bei partiellem AVSD die korrigierende Operation in der Regel im Vorschulalter erfolgen kann. Sie besteht in einem Verschluß der intrakardialen Defekte, meist mit Hilfe von 2 Patchen sowie einer Rekonstruktion v. a. der linken AV-Klappe bei höhergradiger Mitralinsuffizienz. Gelingt dies bei besonders ausgeprägter Deformierung nicht, ist u. U. in einem zweiten Eingriff ein Ersatz dieser linken AV-Klappe erforderlich.

Das Risiko einer korrigierenden Operation liegt bei partiellem AVSD und einer Operation im Vorschulalter bei 1–4%, bei komplettem AVSD und einer Operation meist im frühen Säuglingsalter bei 5–15%. Die weitere Prognose dieser Patienten ist abhängig vom Stadium der pulmonal-vaskulären Erkrankung zum Zeitpunkt der Operation, darüber hinaus vom Schweregrad einer fortbestehenden Mitralinsuffizienz und evtl. erforderlicher Reoperationen und schließlich durch die zunehmende Neigung von Herzrhythmusstörungen spätpostoperativ.

So wird die Überlebensrate nach Korrektur eines kompletten AVSD nach 10 Jahren mit 83% angegeben. Auch postoperativ ist bei diesen Patienten aufgrund der weiterhin bestehenden Fehlbildungen der AV-Klappen und v. a. bei postoperativ persistierender Mitralinsuffizienz eine sorgfältigste Endokarditisprophylaxe indiziert.

# Kapitel 64

# Ventrikelseptumdefekte



G. Schumacher, M. Vogt



## 64.1 Pathologische Anatomie und Pathophysiologie

Je nach Lokalisation im atrio- und interventrikulären Septum (Abb. 64-1) unterscheidet man verschiedene Ventrikelseptumdefekte (VSD). Die Mehrzahl (70%) liegen im membranösen Septum und greifen meist auf das angrenzende muskuläre Septum über, so daß sie als „perimembranöse" VSD bezeichnet werden.

Abb. 64-1. Einteilung der Ventrikelseptumdefekte (VSD) nach ihrer Lage in den verschiedenen Anteilen des interventrikulären bzw. atrioventrikulären Septums

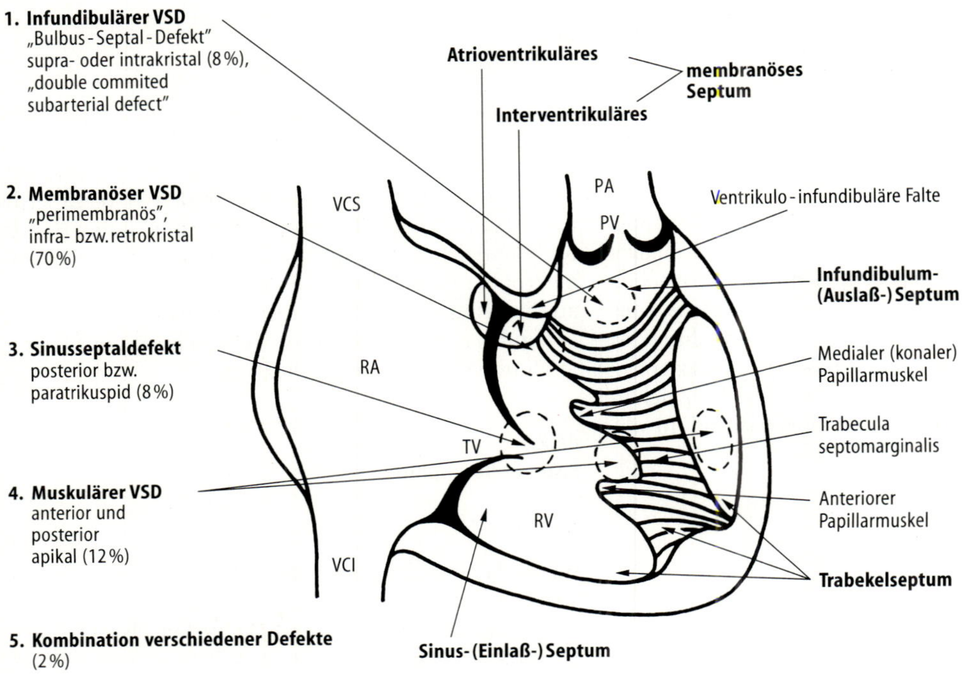


Sehr viel seltener sind muskuläre VSD (12%) im muskulären Septum anterior oder posterior apikal, infundibuläre Septumdefekte (8%) im Infundibulum- bzw. Auslaßseptum supra- oder infrakristal, Sinusseptaldefekte (8%) im Inlet- oder Einlaßseptum posterior bzw. paratrikuspid und schließlich die Kombination dieser verschiedenen Defekte (2%). Die Bedeutung der anatomischen Lage der Defekte liegt v. a. im unterschiedlichen Verlauf des Reizleitungssystems und den daraus sich ergebenden wichtigen Konsequenzen für die operative Therapie.

In Kombination mit anderen angeborenen Herz- und Gefäßfehlern ist ein VSD als häufigster Herzfehler bei 30–50% aller Patienten anzutreffen. Bei persistierendem Ductus arteriosus oder Vorhofseptumdefekt sowie bei Aortenklappen- oder Aortenisthmusstenose und bei den verschiedenen Formen der Transposition der großen Arterien führt er durch die zusätzliche hämodynamische Belastung zu einer Verstärkung der klinischen Symptomatik.

Bei komplexen Herz- und Gefäßfehlbildungen kann durch einen VSD die Hämodynamik und der klinische Verlauf aber auch positiv beeinflußt werden, so z. B. bei Trikuspidalatresie, bei Fallot'scher Tetralogie oder Pulmonalatresie. In diesen Fällen ist der Defekt nicht Folge eines Defizits an Septumgewebe, sondern resultiert aus einem mangelhaften Anschluß („malalignment") des Infundibulumseptums an das interventrikuläre Septum, im Extremfall mit einem Ursprung beider großer Gefäße aus dem rechten Ventrikel. Bei einem Abweichen des Infundibulumseptums nach links in die Ausflußbahn des linken Ventrikels resultiert ein VSD mit subaortaler Obstruktion und meist zusätzlicher Aortenisthmusstenose. Abkürzungen s. Übersicht S. 1075.

### 64.1.1 Hämodynamik

Für die Hämodynamik eines isolierten VSD ist aber nicht die anatomische Lage, sondern allein dessen Größe und bei großen Defekten das Verhältnis der Gefäßwiderstände im kleinen und großen Kreislauf ausschlaggebend. Unter hämodynamischen Gesichtspunkten unterscheidet man deshalb zwischen

- kleinen, drucktrennenden VSD mit einem nur geringen LRS und entsprechend wenig ausgeprägten klinischen Symptomen bis auf ein sehr lautes Herzgeräusch,
- mittelgroßen Defekten mit großem LRS-Volumen und Druckanstieg im rechten Ventrikel und schließlich
- großen Defekten von meist Aortendurchmesser mit Druckangleich zwischen den beiden Kreislaufsystemen.

### 64.1.2 Shuntrichtung und -umkehr

Solange bei großen Defekten der Lungengefäßwiderstand in Relation zum Systemgefäßwiderstand niedrig bleibt, besteht ein sehr großer LRS mit der klinischen Symptomatik einer Herzinsuffizienz. Mit Anstieg des Lungengefäßwiderstandes kommt es zur Abnahme des LRSs und schließlich zur Shuntumkehr (Eisenmenger-Reaktion) mit Zyanose. Jetzt überwiegen die Zeichen der Druckbelastung des rechten Ventrikels und im weiteren Verlauf die eines Cor pulmonale.

## 64.2 Klinik und Diagnostik

### 64.2.1 Auskultation

Die klinische Symptomatik wird bestimmt durch die Größe und Richtung des Shuntvolumens. Bei einem LRS von maximal 30% des pulmonalen Minutenvolumens sind die Patienten bis auf ein scharfes ohrnahes Holosystolikum mit p.m. über dem 3.–4. ICR links parasternal sowie fühlbarem Schwirren über dem Auskultationsmaximum unauffällig.

Bei einem LRS bis 50% führt die Volumenbelastung des Herzens und des Lungengefäßsystems ab dem Vorschulalter zu einer deutlichen Einschränkung der Belastbarkeit bei noch normaler körperlicher Entwicklung und zu rezidivierenden pulmonalen Erkrankungen, bei einem LRS über 50% bereits im frühen Säuglingsalter zu einem schweren Krankheitsbild mit v. a. ausgeprägter Herzinsuffizienz sowie Neigung zu bronchopulmonalen Infektionen und einer verzögerten körperlichen Entwicklung. Das Herzgeräusch ist jetzt nicht mehr so hochfrequent, scharf und lokalisiert, sondern mehr als diffuses Holosystolikum hörbar und als zusätzlicher Hinweis auf einen großen LRS ein präsystolisches Mitralströmungsgeräusch über der Herzspitze und dem 4. ICR links nachweisbar. Der Pulmonalklappenschlußton ist betont. Ein Verschwinden dieses Mitralströmungsgeräusches im weiteren Vorlauf sowie eine zunehmende Betonung des II. Herztones sind dringende Alarmzeichen für die Entwicklung einer pulmonalen Hypertonie bzw. einer pulmonalvaskulären Erkrankung.

### 64.2.2 Elektrokardiogramm

Bei zunächst noch überwiegendem Linkslagetyp zeigen sich Zeichen der Volumenbelastung des linken Ventrikels mit tiefen Q-Zacken und überhöhten positiven R-Zacken sowie positiven T-Wellen in den linkspräkordialen Ableitungen. Mit Zunahme der pulmonalen Hypertonie entwickelt sich dann eine rechtsventrikuläre Hypertrophie unter Abnahme der Linkshypertrophie bis zu einem ausschließlichen Rechtshypertrophie-EKG mit Erregungsrückbildungsstörungen rechtspräkordial im Stadium der Eisenmenger-Reaktion.

### 64.2.3 Echokardiographie

M. Vogt

Im 2D-Echokardiogramm gelingt in der Regel die Darstellung des VSD, wobei v. a. das farbkodierte Dopplersystem das Auffinden und Darstellen kleinerer bzw. multipler, v. a. muskulärer bzw. apikal gelegener Defekte erleichtert. Mit Hilfe des CW-Dopplersystems kann ein Druckgradient zwischen beiden Ventrikel bzw. bei Druckangleich und zusätzlicher Trikuspidalklappeninsuffizienz der systolische Druck im rechten Ventrikel und damit das Ausmaß der pulmonalen Hypertonie abgeschätzt werden.

### 64.2.4 Thoraxröntgenaufnahme

Der Herzschatten ist zunächst in Abhängigkeit vom LRS-Volumen in uncharakteristischer Form vergrößert mit v. a. großem linken Vorhof und großem, den linken Herzrand begrenzenden und tief hinter die Zwerchfellkuppe eintauchendem linken Ventrikel. Das Pulmonalissegment ist betont entsprechend der Dilatation der Pulmonalarterie und die Lungengefäßzeichnung vermehrt. Mit zunehmender Entwicklung einer pulmonalen Hypertonie bzw. einer pulmonalen Gefäßerkrankung nehmen die Herzgröße und die Lungengefäßzeichnung dann wieder ab.

Im Stadium der Eisenmenger-Reaktion sind die peripheren Gefäße enggestellt mit teilweise erkennbaren Gefäßabbrüchen bei zentral noch weitgestellten Pulmonalarterien und der Herzschatten ist nur noch unwesentlich vergrößert mit einem jetzt allerdings durch die Druckbelastung linksrandbildendem rechten Ventrikel, einer Vergrößerung des rechten Vorhofes sowie einem weiterhin deutlich prominenten Pulmonalissegment (Abb. 64-2).

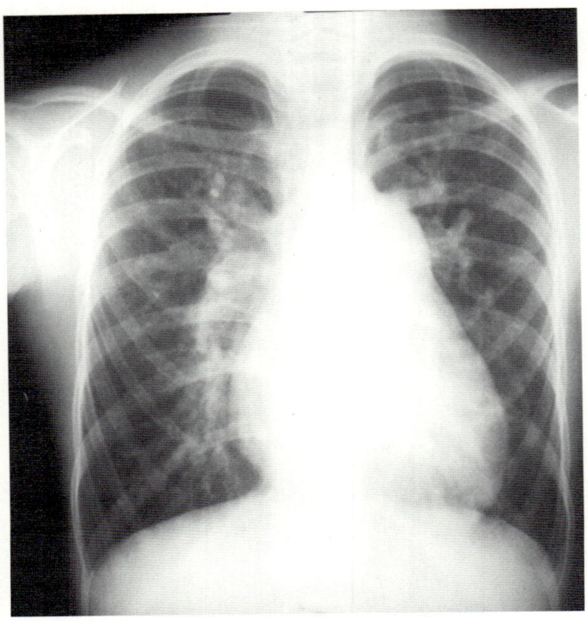

**Abb. 64-2.** Thoraxröntgenaufnahme einer 11jährigen Patientin mit VSD und fixierter pulmonaler Hypertonie (Eisenmenger-Reaktion)

### 64.2.5 Herzkatheteruntersuchung und Angiokardiographie

Ziel der invasiven Diagnostik ist zum einen die Abklärung der Hämodynamik mit Quantifizierung der Shunt- und Widerstandsverhältnisse im Pulmonalkreislauf sowie angiographisch die Lokalisation und Größendarstellung des oder der Ventrikelseptumdefekte(s). Dies gelingt nach selektiver Kontrastmittelinjektion in den linken Ventrikel am besten in links-anterior schräger (LAO) sowie kraniokaudaler (CC) Aufnahmerichtung und damit orthograd getroffenem Ventrikelseptum.

## 64.3 Verlauf und Therapie

### 64.3.1 Natürlicher Verlauf

Die durchschnittliche Lebenserwartung bei großem VSD beträgt 40 Jahre. 90% der Patienten haben jedoch bei isoliertem kleinerem oder mittelgroßem Defekt eine günstigere Prognose, da je nach Zeitpunkt der klinischen Erfassung und je nach Untersuchungsmethode in etwa 30% mit einer spontanen Verkleinerung bzw. nach echokardiographischen Kriterien in bis zu 75% und zwar überwiegend in den ersten 3 Lebensjahren, aber auch noch in 10% bzw. 0,8% pro Jahr im Erwachsenenalter mit einem Spontanverschluß gerechnet werden kann. Nur bei etwa 40% der Defekte wird letztendlich eine operative Therapie erfolgreich.

Mit der Entwicklung einer pulmonalvaskulären Erkrankung muß bei großem VSD in etwa 25% gerechnet werden. Deren Beginn liegt in der Regel im 2. Lebenshalbjahr und bereits bis Ende des Säuglingsalters, in jedem Fall aber nach dem 2. Lebenjahr hat sich ein irreversibles Stadium mit Shuntumkehr und Zyanose, eine sog. Eisenmenger-Reaktion eingestellt. Im Stadium der fixierten pulmonalen Hypertonie liegt die Lebenserwartung dann bei 20–30 Jahren und der pulmonale Widerstand steigt in dieser Phase pro Jahr um 1,8 $E/m^2$ an.

### 64.3.2 Verlauf nach Operation

Ein operativer Verschluß sollte deshalb, v. a. bei großem VSD, spätestens in der 2. Hälfte des Säuglingsalters durchgeführt werden. Das perioperative Risiko beträgt dann, allerdings in Abhängigkeit von der Lage des VSD und vom Stadium der pulmonalen Hypertonie bzw. einer pulmonalvaskulären Erkrankung, 2–5% und steigt bei pulmonaler Widerstandserhöhung über 3,5 $E/m^2$ auf bis zu 20% an.

Bei günstigen präoperativen Voraussetzungen und Verschluß vor Beginn einer pulmonalvaskulären Erkrankung sind die Patienten postoperativ normal belastbar und ihre Lebenserwartung ist nicht eingeschränkt. Bei einer Erhöhung des pulmonalen Gefäßwiderstandes zum Zeitpunkt der Operation bzw. bei schon fortgeschrittener Pulmonalgefäßerkrankung kann dagegen diese trotz Verschluß des Defektes fortschreiten und damit die Prognose der Patienten erheblich beeinträchtigen.

Eine Endokarditisprophylaxe ist 1 Jahr nach Patchverschluß des VSD nicht mehr erforderlich. Allerdings sollten die Patienten weiterhin kardiologisch betreut werden, um evtl. spätauftretende Herzrhythmusstörungen erfassen und ggf. behandeln zu können.

# Kapitel 65

# Persistierender Ductus arteriosus

65

G. Schumacher, M. Vogt



## 65.1 Pathologische Anatomie und Pathophysiologie

Der Ductus arteriosus stellt während des fetalen Lebens eine Kurzschlußverbindung zwischen Arteria pulmonalis und Aorta descendens dar, über die etwa 60% des Auswurfvolumens des rechten Ventrikels unter Umgehung des Lungenkreislaufes in die Plazenta zurückgefördert werden.

Nach der Geburt kommt es unter normalen Bedingungen, stimuliert durch den Anstieg des $O_2$-Partialdrucks und durch die Ausschüttung vasoaktiver Substanzen, zu einem funktionellen und nach Tagen bis Wochen, spätestens bis zum Ende des 3. Lebensmonats, zu einem endgültigen Verschluß.

Bleibt der Ductus aufgrund eines Defektes der Tunica elastica interna als kurze muskuläre Arterie offen („persistierender Ductus arteriosus"/PDA), so variieren seine Form, seine Länge und Weite erheblich. Mit dem physiologischen Absinken des pulmonalen Gefäßwiderstands nach der Geburt kommt es dann zur Umkehr des ursprünglich fetalen Rechts-links-Shunts von der Pulmonalarterie zur deszendierenden Aorta in einen LRS. Das Shuntvolumen ist dabei abhängig von der Weite des Ductus sowie vom Verhältnis der Widerstände im System- und Pulmonalkreislauf und nimmt bei großem PDA innerhalb der ersten 6–8 Lebenswochen kontinuierlich zu und belastet den linken Vorhof und linken Ventrikel (Tabelle 65-1).

In etwa 15% stellt der PDA eine zusätzliche komplizierende Anomalie im Rahmen weiterer kardiovaskulärer Fehlbildungen mit LRS dar, beispielsweise mit einem Vorhof-, AV-Septumdefekt oder VSD (Tab. 65-1, Gruppe III A) oder aber mit einer links- oder rechtsventrikulären Ausflußtraktobstruktion (LVOTO/RVOTO), v.a einer Aortenisthmus- oder Aortenklappenstenose bzw. einer höhergradigen Pulmonalstenose (Tab. 65-1, Gruppe III B).

Er kann aber auch ein kompensierender, lebenswichtiger Bestandteil komplexer Herz-Gefäß-Fehlbildungen sein, insbesondere bei Herzfehlern mit verminderter Lungendurchblutung infolge einer ausgeprägten oder

**Tabelle 65-1.** Formen des persistierenden Ductus arteriosus in Anlehnung an Ziegler 1968 und Goor und Lillehei 1975. (Abkürzungen siehe Übersicht S. 1075)

| | |
|---|---|
| **I.** | **Isolierter persistierender Ductus arteriosus (PDA)** |
| **II.** | **Ductus-Aneurysma** |
| **III.** | **Komplizierender PDA** |
| A. | Assoziiert mit einem weiteren LRS:<br>1. Vorhofseptumdefekt (ASD)<br>2. AV-Septumdefekt (AVSD)<br>3. Ventrikelseptumdefekt (VSD)<br>4. Aortopulmonaler Septumdefekt (APSD)<br>5. Truncus arteriosus communis (TAC) |
| B. | Assoziiert mit einer Ein- oder Ausflußtraktstenose:<br>1. Aortenisthmusstenose (CoA)<br>2. Aortenklappenstenose (AoVS)<br>3. Mitralklappenstenose (MiVS)<br>4. Pulmonalklappenstenose (PaVS)<br>5. Zentrale und periphere Pulmonalstenosen (PS) |
| C. | PDA als Bestandteil eines Gefäßrings |
| **IV.** | **Kompensierender PDA** |
| A. | Bei verminderter Lungendurchblutung:<br>1. Kritische PaVS oder PaVA mit intaktem VS<br>2. PaVAS oder Pulmonalatresie (PA) mit VSD<br>3. Transposition der großen Arterien (TGA) mit LVTO (PS oder PA)<br>4. TAC Typ A3<br>5. Trikuspidalatresie (TrA) mit verminderter Lungendurchblutung |
| B. | Bei LVOTO mit vermindertem ante- oder retrogradem Aortenflow:<br>1. Mitralatresie und/oder Aortenatresie mit intaktem VS<br>2. Unterbrochener Aortenbogen (IAA)<br>3. IAA bei TAC (TAC A4)<br>4. Präduktale CoA mit und ohne TGA |

kompletten Obstruktion des rechtsventrikulären Ausflußtraktes und damit Ductus-abhängiger Lungendurchblutung (Gruppe IV A) sowie mit vermindertem ante- oder retrogradem Aortenfluß aufgrund einer höhergradigen linksventrikulären Ausflußtraktobstruktion (LVOTO) und damit Ductus-abhängiger systemischer Durchblutung, v. a. der Nieren, beispielsweise bei höhergradiger Aortenisthmusstenose bzw. unterbrochenem Aortenbogen, Aortenatresie oder Mitralatresie bei intaktem Ventrikelseptum (Gruppe IV B).

Schließlich kann ein PDA auch Teil eines Gefäßringes sein mit Einengung der Trachea und des Ösophagus (Gruppe III C).

## 65.2 Klinik und Diagnostik

Bei isoliertem PDA hängt der Zeitpunkt des Auftretens klinischer Symptome und deren Ausprägung ab von der Weite des Ductus und von den Druck- und Widerstandsverhältnissen in Pulmonalkreislauf. Während beim kleinen PDA lediglich der typische Auskultationsbefund feststellbar und der Patient beschwerdefrei ist, kommt es bei mittelgroßem und großem PDA zunehmend zu einer Herzinsuffizienz und entsprechend zu einer Abnahme der körperlichen Leistungsfähigkeit und zu rezidivierenden pulmonalen Erkrankungen. Nur ein sehr großer PDA manifestiert sich bereits im Säuglingsalter mit Trinkschwäche, vermehrtem Schwitzen und Dyspnoe sowie Hepatomegalie.

### 65.2.1 Auskultation

Charakteristisch ist ein kontinuierliches systolisch-diastolisches „Maschinen-“ oder „Lokomotivgeräusch“ mit einem p. m. und einem deutlichen Schwirren über dem 2.–3. ICR parasternal und wenig abgeschwächt auch über dem Rücken hörbar und ein kaum hörbarer II. Herzton.

Bei Zunahme des pulmonalen Druckes bzw. beginnender Widerstandserhöhung verschwindet zunächst der diastolische Anteil mit Lauterwerden des Pulmonalklappenschlußtones (P II), so daß jetzt eine Differenzierung gegenüber einem VSD schwierig sein kann. Auch ein evtl. primär nachweisbares Mitralströmungsgeräusch ist nicht mehr hörbar. Schließlich kann das Geräusch bei pulmonaler Widerstandserhöhung völlig verschwinden oder aber in Form eines Diastolikums als Ausdruck einer zunehmenden Pulmonalinsuffizienz wieder nachweisbar sein.

Abkürzungen s. Übersicht S. 1075.

### 65.2.2 Elektrokardiogramm

Bei kleinem, drucktrennendem PDA findet sich meist ein normaler EKG-Befund und nur bei größerem LRS eine linksventrikuläre Hypertrophie vom Typ der Volumenbelastung. Mit Auftreten einer pulmonalen Hypertonie wechselt der Befund dann über eine biventrikuläre zu einer ausschließlich rechtsventrikulären Hypertrophie mit Erregungsrückbildungsstörungen rechtspräkordial im Stadium der Eisenmenger-Reaktion.

### 65.2.3 Echokardiographie

M. Vogt

Mit der 2D-Echokardiographie läßt sich der Ductus oder zumindest sein pulmonales Ende in der parasternalen kurzen Achse oder von suprasternal am besten darstellen und mittels Doppler der diastolische Fluß messen. Zur Identifizierung der Flussrichtung ist die farbkodierte Dopplerechokardiographie hilfreich. Bei Adoleszenten und im Erwachsenenalter ist meist eine bessere Darstellung mittels transösophagealer Echokardiographie oder Kernspintomographie möglich.

### 65.2.4 Thoraxröntgenaufnahme

Die Herzgröße ist bei kleinem PDA normal und zeigt erst bei größerem Shuntvolumen die typischen Veränderungen mit einem dilatierten bzw. volumenbelasteten, die linke Herzkontur begrenzenden linken Ventrikel und linken Vorhof sowie einer deutlichen Prominenz des Pulmonalissegmentes durch die erweiterte Pulmonalarterie.

Die Lungendurchblutung ist in Abhängigkeit von der Größe des LRS vermehrt mit zentral und auch peripher weit gestellten Lungenarterien. Nach Entwicklung einer pulmonalen Hypertonie nimmt die Herzgröße dann wieder ab bei fortbestehender Erweiterung der Pulmonalis und der zentralen hilusnahen Pulmonalarterien, während in der Peripherie eine Verringerung der röntgenologisch faßbaren Lungengefäßstrukturen auffällt.

### 65.2.5 Herzkatheteruntersuchung und Angiokardiographie

Sie ist bei typischen klinischen und echokardiographischen Befunden grundsätzlich nicht oder nur zur Quantifizierung der Hämodynamik, d. h. der Shuntvolumina sowie der Druck- und Widerstandsverhältnisse im Pulmonalkreislauf im Hinblick auf einen Verschluß indiziert. Im Rahmen einer interventionellen Therapie ist sie jedoch zur Darstellung der Größe und des Verlaufs des Ductus (Abb. 65-1, links) und zur Überprüfung der korrekten Position des Schirmes bzw. der zum Verschluß verwendeten Coils (Abb. 65-1, rechts) erforderlich.

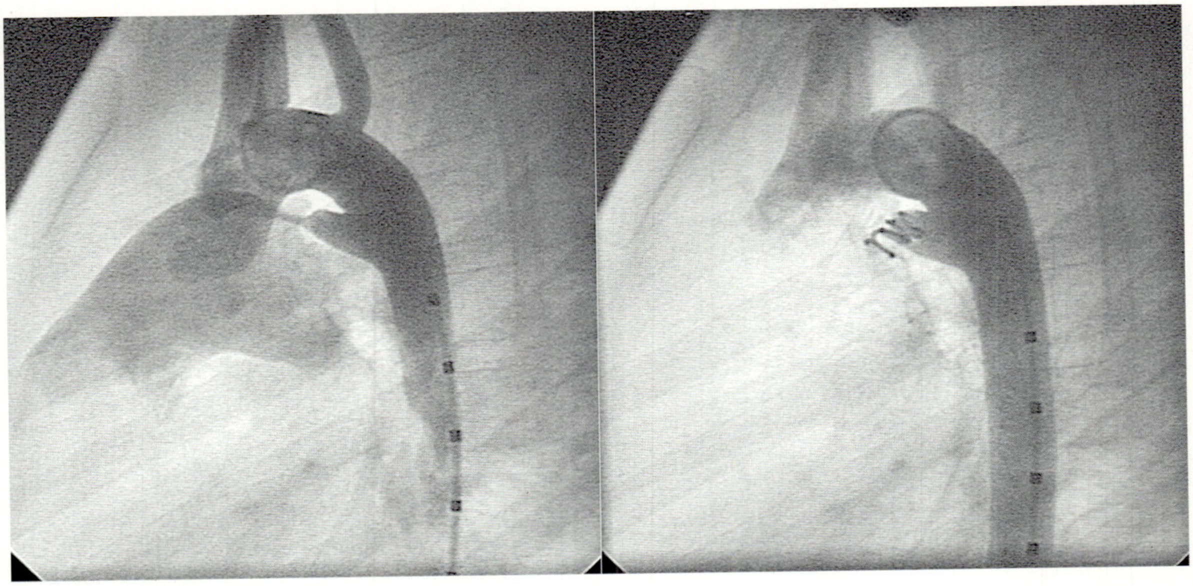

Abb. 65-1. Angiographische Darstellung eines persistierenden Ductus arteriosus *(PDA, links)* und dessen Coilverschluß *(rechts)*

## 65.3 Verlauf und Therapie

### 65.3.1 Natürlicher Verlauf

Die mittlere Lebenserwartung beträgt 24–36 Jahre, und unbehandelt sterben bei sehr großem PDA etwa 30% der Patienten bereits im Säuglingsalter an einer Herzinsuffizienz.

Die Gefahr der Entwicklung einer pulmonalen Hypertonie mit Shuntumkehr und Eisenmenger-Reaktion nach dem 2. Lebensjahr ist relativ gering, das Risiko eine subakuten infektiösen Endokarditis bzw. Endarteriitis dagegen v. a. bei kleinem PDA mit turbulentem Fluß deutlich erhöht.

### 65.3.2 Verlauf nach Operation

Therapie der Wahl ist heute der interventionelle Verschluß des Ductus entweder mit einem Doppelschirm-Occluder oder aber bei kleinerem Lumen mit Hilfe von Coils (Abb. 65-1, rechts) oder Spiralen. Die Verschlußrate liegt bei ca. 25–80% unmittelbar nach dem Eingriff und 80–92% nach 6 Monaten. Das Risiko dieses Eingriffes ist gering, und die Patienten sind bei einem Verschluß spätestens im Vorschulalter asymptomatisch und normal belastbar und in ihrer Lebenserwartung nicht eingeschränkt. Eine Endokarditisprophylaxe ist nach komplettem Verschluß nicht mehr erforderlich.

# Kapitel 66

# Transposition der großen Arterien

66

G. Schumacher, M. Vogt



## 66.1 Pathologische Anatomie und Pathophysiologie

Beim Fehlbildungskomplex der kompletten Transposition der großen Arterien entspringt die Aorta anterior aus dem morphologisch rechten Ventrikel, die Pulmonalarterie posterior aus dem morphologisch linken Ventrikel.

Es besteht also eine ventrikuloarterielle Diskordanz bei regelrechter atrioventrikulärer Konkordanz. Pulmonal- und Systemkreislauf sind damit nicht hintereinander, sondern parallel geschaltet, so daß das zentralvenöse Blut über den rechten Vorhof und rechten Ventrikel zur Aorta zurückfließt und das pulmonalvenöse Blut über den linken Vorhof und linken Ventrikel zur Pulmonalarterie abströmt und damit im Pulmonalkreislauf zirkuliert.

Ohne eine zusätzliche Querverbindung zwischen diesen beiden getrennten und parallel geschalteten Kreisläufen, beispielsweise durch ein persistierendes Foramen ovale oder einen persistierenden Ductus arteriosus, besteht keine Möglichkeit, daß sich das venöse und arterielle Blut zwischen den beiden Kreisläufen mischt, und somit sind die Kinder bei fehlender Oxygenierung nicht lebensfähig.

Da diese Querverbindungen aber im Fetalleben regelmäßig offen sind, kommen diese Kinder meist kräftig entwickelt und anscheinend gesund zur Welt. Erst mit dem postpartalen Verschluß verschlechtert sich die Situation innerhalb weniger Stunden bis Tage, wenn nicht der Ductus mit Prostaglandin offengehalten und ein Foramen ovale durch eine interventionelle Ballonsprengung nach Rashkind in den ersten Tagen im Rahmen der invasiven Diagnostik erweitert bzw. vergrößert wird.

Weitere assoziierte Fehlbildungen wie eine Linksobstruktion, meist in Form einer Aortenisthmusstenose, können den Krankheitsverlauf entscheidend komplizieren (Abb. 66-1).

## 66.2 Klinik und Diagnostik

Die klinische Symptomatik ist im wesentlichen abhängig von den Mischungsmöglichkeiten auf Vorhof-, Ventrikel- oder Gefäßebene. Sind diese gering, so entwikkelt sich in den ersten Lebensstunden eine ausgeprägte zentrale Zyanose und eine rasch zunehmende Azidose. Nach Durchführung der Ballonatrioseptostomie verbessert sich die Oxygenierung und der Zustand der Kinder stabilisiert sich, so daß sie einer operativen Therapie zugeführt werden können.

### 66.2.1 Auskultation

Ein Herzgeräusch kann in diesem frühen Stadium fehlen, v. a. bei intaktem Ventrikelseptum. Auffällig ist lediglich ein singulärer und betonter II. Herzton, der bei nach anterior verlagertem Aortenostium dem Aortenklappenschlußton (A II) entspricht. Bei zusätzlichem VSD ist ein mehr spindelförmiges Systolikum im 3.–4. ICR links parasternal, bei zusätzlicher Ausflußtraktobstruktion bzw. „Pulmonalstenose" ein rauhes spindelförmiges Systolikum über dem 2.–3. ICR links parasternal nachweisbar.

Abkürzungen s. S. 1075

### 66.2.2 Elektrokardiogramm

Es zeigt in den ersten Lebenstagen außer der für dieses Alter physiologischen Rechtshypertrophie keine Besonderheiten. Erst im weiteren Verlauf kann sich, v. a. bei zusätzlichem VSD und/oder „Pulmonalstenose" eine biventrikuläre Hypertrophie entwickeln.

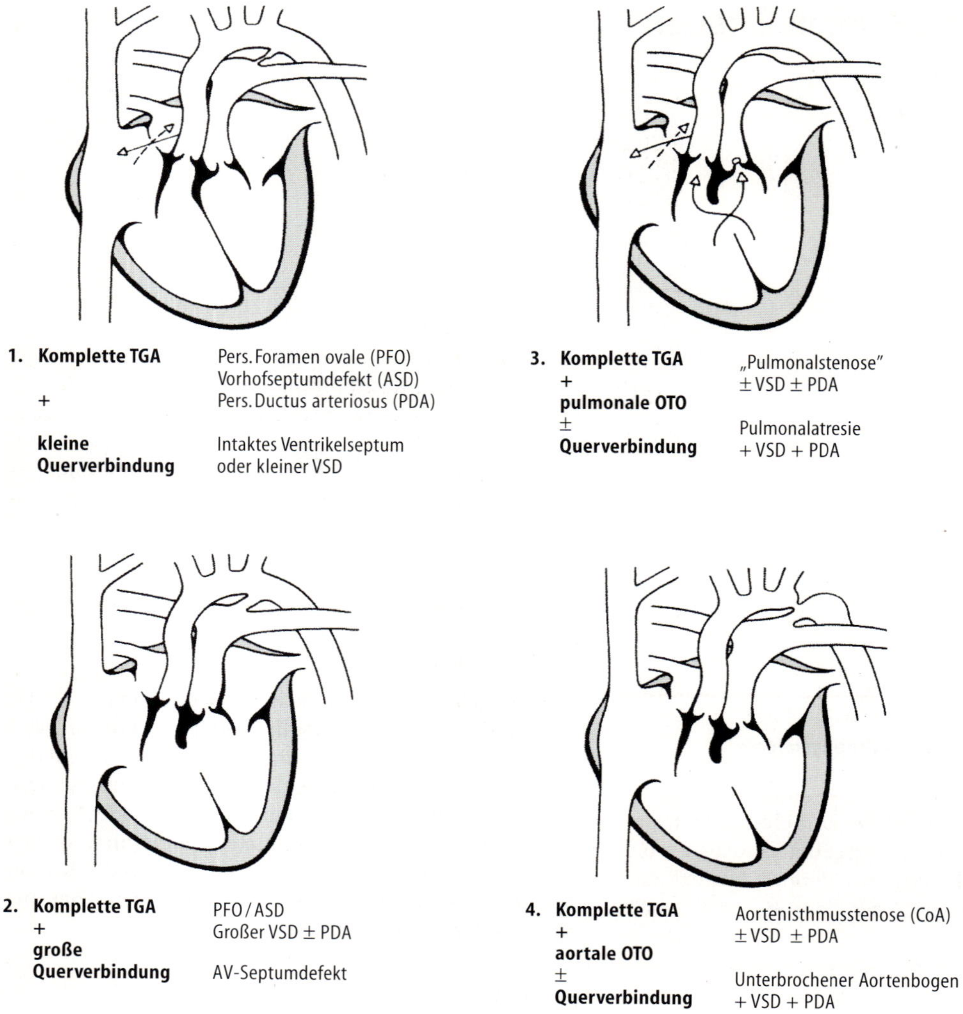


**Abb. 66-1.** Verschiedene Formen der kompletten Transposition der großen Arterien (*TGA* große Arterien, *ASD* Vorhofseptumdefekt, *VSD* Ventrikelseptumdefekt, *PDA* persistierender Ductus arteriosus, *OTO* Ausflußtraktobstruktion)

### 66.2.3
### Echokardiographie

M. Vogt

Mittels der 2D-Echokardiographie kann in der parasternalen langen Achse das aus dem linken Ventrikel entspringende große Gefäß durch seine frühzeitige Aufzweigung in 2 Hauptäste und deren Verlauf als Pulmonalarterie identifiziert werden. Im Vierkammerblick erkennt man anterior die Aorta mit ihren Gefäßabgängen und ihrem Ursprung aus dem rechten Ventrikel.

### 66.2.1
### Thoraxröntgenaufnahme

Sie zeigt ab dem Neugeborenenalter, aber auch postoperativ nach Vorhofumlagerung (Abb. 66-2), ein nur wenig vergrößertes, jedoch sehr typisch eiförmig konfiguriertes Herz mit schmalem Gefäßband durch die hintereinander sich projezierenden großen Arterien. Die Lungengefäßzeichnung ist in der Regel, v. a. bei Fehlen eines VSD, unauffällig. Im weiteren Verlauf bestimmen die assoziierten Fehlbildungen die röntgenologischen Veränderungen.

### 66.2.5
### Herzkatheteruntersuchung und Angiokardiographie

Sie erfolgt in der Regel zur Sicherung der klinischen Diagnose, v. a. aber zur Darstellung bzw. zum Ausschluß assoziierter kardialer Fehlbildungen, zur Darstellung

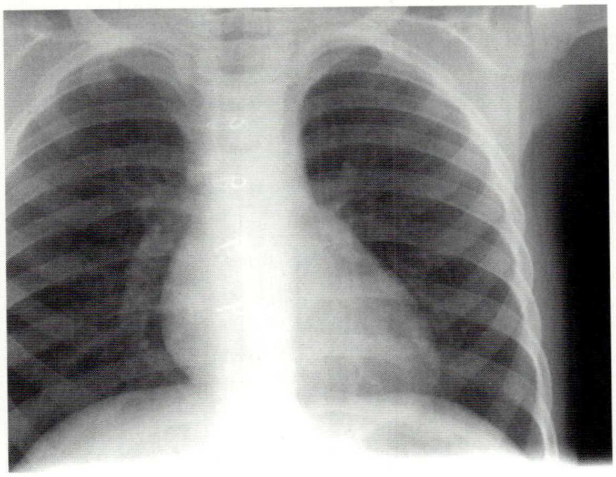

Abb. 66-2. Thoraxröntgenaufnahme eines 4jährigen Jungen mit kompletter Transposition der großen Arterien und Zustand nach Vorhofumlagerung nach Senning-Brom

der Koronar-Anatomie und schließlich bei restriktivem persistierendem Foramen ovale zur Ballonatrioseptostomie nach Rashkind.

## 66.3 Verlauf und Therapie

### 66.3.1 Natürlicher Verlauf

Ohne Therapie sterben 90% der Kinder bis zum Ende des 6. Lebensmonats. Nur bei günstiger Hämodynamik, d. h. zusätzlichem VSD und mäßiggradiger „Pulmonalstenose“ zur Drosselung des pulmonalen Flusses, leben die Patienten bis ins Kindesalter und extrem selten auch bis zum jungen Erwachsenenalter.

### 66.3.2 Verlauf nach Operation

Durch Einführung der Ballonatrioseptostomie (BAS) nach Rashkind und Miller (1966) konnte diese extrem hohe Mortalität erheblich verringert werden. Eine weitere Verbesserung der Mischungsmöglichkeiten zwischen den beiden Kreisläufen wird durch Infusion von Prostaglandin E zur Stabilisierung bzw. Erweiterung des persistierenden Ductus arteriosus erreicht. Zusätzlich wird durch die vermehrte Volumenbelastung des linken Ventrikels die Rückbildung seiner Muskelmasse verzögert, so daß er bei einer Umsetzung der großen Arterien „arterial switch“ in den ersten 2–4 Lebenswochen in der Lage ist, den Systemkreislauf zu versorgen.

**Arterial switch-Operation**

Die sog. „Arterial switch“-Operation (ASO) als anatomische Korrektur gilt heute als Methode der Wahl, sofern die Koronar-Anatomie nicht zu kompliziert ist. Sie hat den Vorteil, daß der morphologisch linke Ventrikel an den Systemkreislauf und der morphologisch rechte Ventrikel an den Pulmonalkreislauf angeschlossen und damit wieder normale anatomische Verhältnisse geschaffen werden.

Der günstigste Zeitraum für diese Operation ist die 1. oder 2. Lebenswoche, da dann der linke Ventrikel noch ausreichend Muskelmasse besitzt, um den Systemkreislauf zu pumpen. Zu späterem Zeitpunkt muß nach Rückbildung seiner Muskelmasse durch den physiologischen Abfall des fetal erhöhten Drucks und des Widerstands im Pulmonalkreislauf u. U. eine Banding-Operation zwischengeschaltet werden, um ihn wieder zu „trainieren“, bevor eine ASO durchgeführt werden kann.

**Atrial switch-Operation (Vorhohumlagerung)**

Eine alternative Operation ist die Vorhofumlagerung nach Mustard oder Senning-Brom (Atrial switch-Operation). Diese bis zur Einführung der Arterial switch-Operation durch Jatene et al. (1976) einzige Möglichkeit einer hämodynamischen, funktionellen Korrektur hat den großen Nachteil, daß der morphologisch rechte Ventrikel auch postoperativ den Systemkreislauf versorgen muß und dies nach den bisherigen Erfahrungen bei der Mehrzahl der Patienten nur über einige Jahre hin bewerkstelligen kann.

Außerdem kommt es durch die extensive Vorhofrekonstruktion mit umfangreichen Patchmaterial zu häufigen und schwerwiegenden und im postoperativen Langzeitverlauf zunehmenden Herzrhythmusstörungen, die das Allgemeinbefinden der Patienten und ihre Prognose z. T. erheblich beeinträchtigen. Diese Herzrhythmusstörungen sind wiederum bei einer Arterial switch-Operation deutlich seltener und unkomplizierter, so daß diese Patienten – nach einer allerdings bisher noch relativ kurzen Nachbeobachtungszeit – wohl postoperativ eine bessere Lebensqualität und eine günstigere Lebenserwartung haben.

Das Operationsrisiko liegt bei beiden Operationsmethoden und einfacher Transposition, also ohne Ventrikelseptumdefekt, bei 5%, steigt allerdings bei assoziierten kardiovaskulären Fehlbildungen oder einer komplizierten Koronaranatomie u. U. deutlich an.

# Kapitel 67

# Angeboren korrigierte Transposition der großen Arterien

67

G. Schumacher, M. Vogt



## 67.1 Pathologische Anatomie und Pathophysiologie

> Bei diesem Fehlbildungskomplex besteht eine atrioventrikuläre sowie eine ventrikuloarterielle Diskordanz, d. h. der rechte Vorhof ist mit dem morphologisch linken Ventrikel und dieser wiederum mit der Pulmonalarterie und der linke Vorhof mit dem morphologisch rechten Ventrikel und dieser wiederum mit der Aorta verbunden (Abb. 67-1).

Die Hämodynamik ist damit korrigiert. Meist jedoch bestehen zusätzliche kardiovaskuläre Fehlbildungen, beispielsweise ein VSD und eine subvalvuläre oder valvuläre „Pulmonalstenose". Von Bedeutung ist zusätzlich, daß der morphologisch rechte Ventrikel den Systemdruck aufbringen muß und daß die linksseitig gelegene AV-Klappe, die morphologisch der Trikuspidalklappe entspricht, ebenfalls dem hohen systemischen Druck ausgesetzt ist und häufiger aufgrund dieser Belastung oder aber durch Strukturanomalien insuffizient wird.

Nicht selten sind darüber hinaus Anomalien des Reizleitungssystems, vor allem ein überproportional häufiges Auftreten eines Wolff-Parkinson-White-Syndroms (WPW-Syndrom) sowie eines angeboren oder im Verlauf der Erkrankung sich entwickelnden kompletten AV-Blocks. Schließlich bestehen nicht selten Lageanomalien des Herzens, v. a. einer Dextroversio cordis bzw. Dextrokardie oder aber auch ein Situs inversus thoracalis und abdominalis.

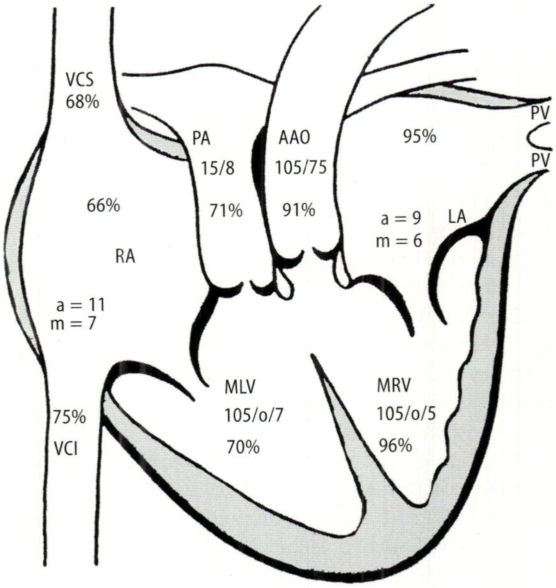


**Abb. 67-1.** Druck- und $O_2$-Sättigungswerte bei einer 6jährigen Patientin mit angeboren korrigierter Transposition der großen Arterien *(CCTgA)*, großem VSD sowie valvulärer Pulmonalstenose (systolischer Druckgradient = 90 mmHg), *MLV/MRV* morphologisch linker/rechter Ventrikel

## 67.2 Klinik und Diagnostik

Die begleitenden kardiovaskulären Fehlbildungen, v. a. ein VSD und der Schweregrad einer „Pulmonalstenose" bzw. die Druck- und Widerstandsverhältnisse im Pulmonalkreislauf, der Funktionszustand der linksseitigen AV-Klappe sowie schließlich begleitende Herzrhythmusstörungen bestimmen die klinische Symptomatik und den Krankheitsverlauf.

### 67.2.1 Klassifikation

Entsprechend deren hämodynamischen Auswirkungen lassen sich 4 klinische Gruppen unterscheiden:

*Gruppe I:*
Asymptomatische Patienten ohne assoziierte Fehlbildungen mit meist geringer Insuffizienz der linken AV-Klappe (11%)
*Gruppe II:*
Patienten mit „Pulmonalstenose" bei intaktem Ventrikelseptum bzw. mit Vorhofseptumdefekt (5,5%)
*Gruppe III:*
Patienten mit isoliertem VSD und begleitender Herzinsuffizienz bzw. Entwicklung einer pulmonalen Hypertonie in Abhängigkeit von der Defektgröße (41%) und
*Gruppe IV:*
Patienten mit VSD und hämodynamisch bedeutsamer „Pulmonalstenose" und damit dem klinischen Bild einer Fallot'schen Tetralogie (42,5%)

### 67.2.2 Auskultation

Allen 4 Formen gemeinsam ist ein betonter II. Herzton im 2. ICR links parasternal, bei Situs inversus rechts parasternal, der bei links anterior liegendem Aortenostium dem Aortenklappenschluß (A II) entspricht und zur Fehlinterpretation einer pulmonalen Hypertonie führen kann. Der Pulmonalklappenschlußton (P II) ist dagegen besser im 3. ICR rechts parasternal, jedoch meist nur leise hörbar, er kann aber auch ganz fehlen.

Ein Herzgeräusch kann bei Insuffizienz der linksseitigen AV-Klappe in Form eines Holosystolikums mit p.m. über dem 4. ICR links parasternal oder bei Dextroversio oder Dextrokardie auch mehr medial bzw. rechts parasternal, bei VSD als typisches Holosystolikum mit p.m. über dem 4. ICR links parasternal sowie bei „Pulmonalstenose" als systolisches Austreibungsgeräusch über dem 3.–4. ICR rechts- oder links parasternal auskultierbar sein.

### 67.2.3 Elektrokardiogramm

Lagetyp sowie das Ausmaß der ventrikulären Hypertrophien sind abhängig von den assoziierten Fehlbildungen. Typisch ist jedoch eine sogenannte Q-Umkehr, d. h. die Ausbildung von Q-Zacken rechts präkordial ($V_1$/$Vr_3$) so wie in III und aVF bei fehlenden Q-Zacken links präkordial ($V_5$/$V_6$) durch eine abnorme Richtung der initialen Ventrikeldepolarisation im interventrikulären Septum von rechts nach links anstatt von links nach rechts.

Allerdings können die Q-Zacken rechts als auch links präkordial auch ganz fehlen, andererseits nur rechts oder links nachweisbar sein. In über 50% besteht ein partieller oder kompletter AV-Block sowie zusätzlich Vorhofdysrhythmien, paroxysmale Tachykardien, meist im Rahmen des WPW-Syndroms, Vorhofflattern und -flimmern sowie supraventrikuläre und ventrikuläre Extrasystolen.

### 67.2.4 Echokardiographie

M. Vogt

Im 4-Kammer-Blick kann man die Ventrikelinversion an der Aufhängung der AV-Klappen erkennen, wobei die morphologische Mitralklappe im rechts gelegenen morphologisch linken Ventrikel apexferner angelagert ist als die linksseitige Trikuspidalklappe des morphologisch rechten Systemventrikels. Die großen Arterien verlaufen zunächst parallel statt sich – wie bei normaler Anatomie – zu überkreuzen. Mittels Doppler kann der Schweregrad einer Pulmonalstenose oder einer AV-Klappeninsuffizienz beurteilt werden.

### 67.2.5 Thoraxröntgenaufnahme

Die Herzgröße und -form ist abhängig von den assoziierten kardiovaskulären Fehlbildungen und dem Funktionszustand der linken AV-Klappe. In der Regel nachweisbar ist jedoch bei L-Loop und L-TGA eine konvexe Begrenzung des linken oberen Mediastinums durch die am linken oberen Herzrand aszendierende Aorta, bei Dextrokardie bzw. Mesokardie und D-Loop und D-TGA dagegen im rechten oberen Mediastinum. Dagegen ist der Pulmonalishauptstamm durch seine mediale Lage in der Regel weder am rechten noch am linken oberen Herzrand erkennbar.

### 67.2.6 Herzkatheteruntersuchung und Angiokardiographie

Da der Kreislauf funktionell korrigiert ist, wird die Hämodynamik durch einen evtl. begleitenden Ventrikelseptumdefekt und/oder eine Pulmonalstenose bestimmt. Angiokardiographisch ergeben sich durch die Ventrikelinversion charakteristische Befunde, die die klinische Verdachtsdiagnose bestätigen und gleichzeitig im Hinblick auf eine operative Therapie von besonderer Bedeutung sind.

## 67.3 Verlauf und Therapie

### 67.3.1 Natürlicher Verlauf

Auch bei zunächst ungestörter Hämodynamik kann es durch das spätere Auftreten einer linksseitigen AV-Klappeninsuffizienz sowie durch Funktionseinschränkungen des morphologisch rechten Systemventrikels und durch evtl. zusätzlich auftretende Rhythmusstörungen zu einer verminderten Belastbarkeit und einer deutlichen Einschränkung der Lebenserwartung kommen. Ansonsten wird der Verlauf und die Prognose der Patienten durch die begleitenden Fehlbildungen bestimmt.

### 67.3.2 Verlauf nach Operation

Ein zusätzlicher VSD kann operativ verschlossen werden, wobei das Risiko eines operativ bedingten kompletten AV-Blocks durch das atypisch verlaufende Reizleitungssystem erhöht ist. Aus diesem Grunde muß auch eine ausgeprägtere subpulmonale Stenose durch Implantation eines extrakardialen Conduits überbrückt werden. Alternativ wird über eine Double switch-Operation, d. h. eine Vorhofumlagerung (atrial switch-Operation) und gleichzeitig eine Arterial switch-Operation diskutiert, um den morphologisch linken Ventrikel dem Systemkreislauf und den morphologisch rechten Ventrikel mit seiner AV-Klappe dem Pulmonalkreislauf zuzuordnen.

Das Operationsrisiko ist in Abhängigkeit von den assoziierten Fehlbildungen u. U. recht hoch bzw. bei einer Double switch-Operation noch nicht abschätzbar, die Lebenserwartung der Patienten durch die zu erwartende Dysfunktion des morphologisch rechten Systemventrikels sowie auch postoperativ auftretenden vielgestaltigen Herzrhythmusstörungen mit der Gefahr plötzlicher Spättodesfälle eingeschränkt.

# Kapitel 68

# Singulärer Ventrikel/univentrikuläres Herz 68

G. Schumacher, M. Vogt



## 68.1 Pathologische Anatomie und Pathophysiologie

Beim Fehlbildungskomplex des singulären Ventrikels fließt das Blut aus zwei getrennten oder einem gemeinsamen Vorhof über zwei getrennte oder eine gemeinsame Atrioventrikularklappe in eine Kammer.

Diese Hauptkammer fördert das Blut dann – bei Vorhandensein einer zusätzlichen rudimentären Kammer, deren Einlaßteil fehlt, einer sog. Auslaßkammer – einmal direkt in eine der beiden großen Arterien und zum anderen indirekt über eine Verbindung zwischen der Hauptkammer und der Auslaßkammer, einem Ventrikelseptumdefekt (VSD) in die zweite, aus der Auslaßkammer entspringende große Arterie, bei Fehlen einer Auslaßkammer direkt in die beiden großen Arterien (Abb. 68-1).

Die Morphologie der Hauptkammer entspricht in der Mehrzahl der Fälle einem linken Ventrikel (Typ A nach Van Praagh bzw. Typ I nach Anderson) mit einer meist subaortalen Auslaßkammer vom rechtsventrikulären Typ (RV-OC), seltener einem rechten Ventrikel und dann meist ohne Auslaßkammer (Typ B nach Van Praagh bzw. Typ II nach Anderson) und schließlich einer Kammer mit rechts- und linksventrikulärem Myokard und

**Abb. 68-1.** Einteilung des „singulären Ventrikels“ nach Van Praagh (Typ A–D) bzw. des „univentrikulären Herzens“ nach Anderson (Typ I, II und D als III)

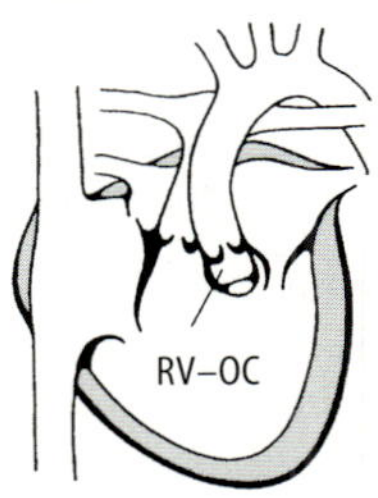


A Singulärer Ventrikel vom LV-Typ (Van Praagh)

I Univentrikuläres Herz bzw. DILV (Anderson) mit rechtsventrikulärer Auslaßkammer (RV-OC)

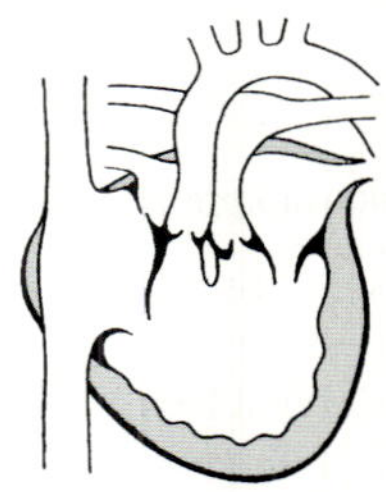

B Singulärer Ventrikel vom RV-Typ

II Univentrikuläres Herz bzw. DIRV mit linksventrikulärer Auslaßkammer oder Trabekeltasche

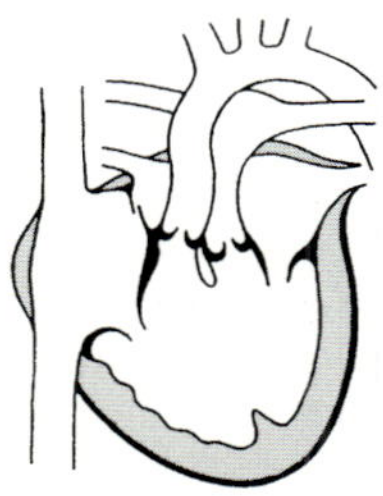

C Common ventricle (Van Praagh, Lev et al. 1969) mit rechts- und linksventrikulärem Myokard und rudimentärem oder fehlendem Ventrikseptum

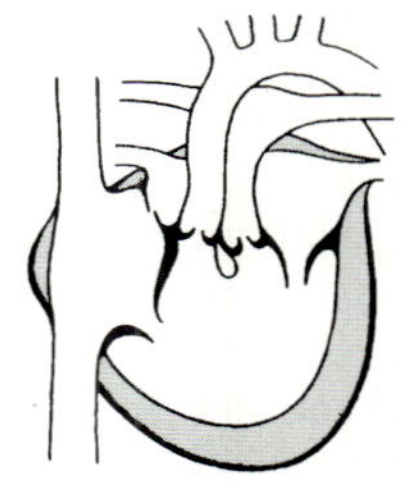

D Singulärer Ventrikel bzw.
III Univentrikuläres Herz vom unbestimmtbaren Typ ohne infundibuläre Auslaßkammer

evtl. rudimentärem Ventrikelseptum (Typ C nach Van Praagh) bzw. einer Hauptkammer vom unbestimmbaren Typ ohne Auslaßkammer (Typ III nach Anderson).

Im Hinblick auf die Verbindung der großen Arterien mit der Hauptkammer bzw. der Auslaßkammer besteht bei viszeroatrialem Situs solitus in 90% eine ventrikuloarterielle Diskordanz mit Ursprung der Aorta aus der links vorne liegenden rechtsventrikulären Auslaßkammer. Bei nahezu der Hälfte der Patienten findet sich eine wirksame valvuläre, subvalvuläre oder kombinierte „Pulmonalstenose" („PS"), meist als Folge einer Abweichung des infundibulären Septums. Als weitere hämodynamisch bedeutsame kardiovaskuläre Fehlbildung persistiert eine interatriale Verbindung (Vorhofseptumdefekt oder persistierendes Foramen ovale).

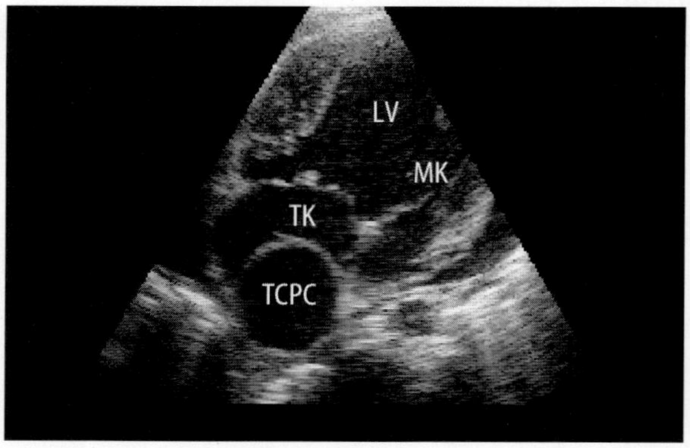


**Abb. 68-2.** Darstellung eines singulären Ventrikels bzw. „double inlet ventricle" im apikalen 4-Kammer-Blick: Beide getrennten AV-Klappen (TK, MK) gehen in einen morphologisch linken Ventrikel (MLV). Im Vorhofbereich ist der Tunnel nach totaler kavopulmonaler Anastomose (TCPC) zu erkennen (↑)

## 68.2 Klinik und Diagnostik

### 68.2.1 Klinischer Befund

Der klinische Befund präsentiert sich sehr vielgestaltig und wird entscheidend beeinflußt vom Ausmaß der Lungendurchblutung: Bei zusätzlicher PS entspricht sie am ehesten der einer Fallot'schen Tetralogie, bei vermehrter Lungendurchblutung der eines großen VSD bzw. einer Transposition der großen Arterien mit großem VSD und pulmonaler Hypertonie. Abkürzungen s. Übersicht S. 1075.

### 68.2.2 Elektrokardiogramm

Es ist sehr uncharakteristisch und zeigt sehr variable, oft unbestimmbare Hypertrophiemuster mit Kriterien für eine rechtsventrikuläre oder biventrikuläre Hypertrophie und gleichzeitig Zeichen einer linksventrikulären Hypertrophie. Am häufigsten sind noch gleichförmige QRS-Komplexe in allen Ableitungen bei Fehlen von Q-Zacken in den Brustwandableitungen linkspräkordial in etwa 40–50%.

### 68.2.3 Echokardiographie

M. Vogt

Typisch sind im M-Mode-Echokardiogramm die simultane Registrierung zweier oder einer gemeinsamen AV-Klappe, die in einen singulären, mehr posterior gelegenen Ventrikel einmünden, und die Darstellung einer Auslaßkammer ohne zuführende AV-Klappe. Weiterhin bewegt sich das posteriore Segel der vorderen AV-Klappe frei nach posterior durch die fehlende Anlagerung an das nicht vorhandene interventrikuläre Septum, außerdem treffen die septalen Segel beider AV-Klappen in der Diastole zusammen und zeigen Kontinuität zur posterior gelegenen großen Arterie.

Im zweidimensionalen Schnittbild-Echokardiogramm lassen sich Ursprung und Verlauf der großen Arterien von subkostal oder von rechts parasternal ebenso wie die Morphologie und gegebenenfalls Anomalien der AV-Klappen sowie die Anatomie des Ventrikels und der Auslaßkammer leichter identifizieren (Abb. 68-2). Mit Hilfe des Dopplerverfahrens können Insuffizienzen und Stenosen der AV-Klappen und mit dem CW-Doppler subaortale und subpulmonale Stenosen quantifiziert werden.

### 68.2.4 Thoraxröntgenaufnahme

Auch der radiologische Befund ist außerordentlich variabel und in der Regel uncharakteristisch. 2/3 der Patienten ohne „PS" fallen durch eine deutliche Vergrößerung des Herzschattens mit großem linken Vorhof auf. Ihre Lungengefäßzeichnung ist zunächst vermehrt, mit fortschreitender pulmonaler Hypertonie nehmen dann die peripheren Gefäßkaliber deutlich ab.

Bei zusätzlicher „PS" ist der Herzschatten normal groß oder nur gering vergrößert und die Lungengefäßzeichnung insgesamt eher vermindert. Bei L-Transposition der großen Arterien zeigt sich eine doppelte Konvexität am linken oberen Herzrand durch die aszendierende Aorta und die Infundibulumkammer bei nicht identifizierbarem Pulmonalissegment.

Bei D-Transposition der großen Arterien ähnelt der Herzschatten dem einer kompletten Transposition der großen Arterien.

### 68.2.5 Herzkatheteruntersuchung und Angiokardiographie

Sie sind zur Darstellung der Anatomie und Funktion der Hauptkammer und der AV-Klappen, der Größe des

VSD und der Auslaßkammer, des Ursprungs und Verlaufs der großen Arterien, der Lage und Konnektion der Vorhöfe, zur Bestimmung der Drücke und des Widerstands im Pulmonalkreislauf und evtl. Gradienten über die Ausflußbahn zur Aorta und zur Pulmonalarterie und schließlich zum Ausschluß weiterer assoziierter Fehler im Hinblick auf eine operative Therapie erforderlich.

Die Blutströme fließen, bei 2 AV-Klappen aus beiden Vorhöfen mit differenten Vorhofdrücken, in die Hauptkammer, in der in allen Abschnitten ein identischer Druckverlauf nachweisbar ist. Es kommt aber nur in etwa 50% zu einer vollständigen Durchmischung des Blutes, ansonsten bestehen unterschiedliche $O_2$-Sättigungswerte in der Aorta und in der Pulmonalarterie mit arteriellen Werten um 85%, bei höhergradiger PS oder aber erhöhtem Pulmonalgefäßwiderstand unter 80%. Aus der Hauptkammer gelangt das Blut dann – je nach Typ des univentrikulären Herzens, je nach Vorhandensein einer Auslaßkammer und je nach ventrikuloarterieller Konnektion, direkt oder über die Auslaßkammer in die Aorta bzw. die Pulmonalarterie (Abb. 68-1).

Zwischen Hauptkammer und Auslaßkammer ist bei restriktivem VSD ein systolischer Druckgradient zu registrieren, bei „PS" und bei ventrikuloarterieller Konkordanz zwischen Auslaßkammer und Pulmonalarterie, bei Transpositionsstellung zwischen Hauptkammer und Pulmonalarterie.

## 68.3 Verlauf und Therapie

### 68.3.1 Natürlicher Verlauf

Die Lebenserwartung ist am günstigsten bei mäßiggradiger PS mit normalen Druck- und Widerstandsverhältnissen im Pulmonalkreislauf und gleichzeitigem Fehlen einer subaortalen Obstruktion sowie weitgehend normaler Funktion zweier getrennter AV-Klappen. Bei ausgeprägter „PS" beeinträchtigen die Risiken der Hypoxie, bei vermehrter Lungendurchblutung die frühzeitige Entwicklung einer Herzinsuffizienz und einer pulmonalen Hypertonie bzw. pulmonalvaskulären Erkrankung die Prognose.

### 68.3.2 Verlauf nach Operation

Durch eine operative Palliation in Form einer atriopulmonalen Anastomose in Anlehnung an das Operationsverfahren bei Trikuspidalatresie nach Fontan und Baudet (1971) wird der pulmonalvenöse und systemvenöse Rückstrom zum Herzen durch direkte Zuleitung des systemvenösen Blutes zum Lungenkreislauf und Zuordnung der Hauptkammer als singuläre Pumpkammer für den Systemkreislauf getrennt, um zum einen die Hauptkammer dauerhaft von zusätzlichen systemvenösen Volumen zu entlasten, andererseits die Oxygenierung zu verbessern. Zwischenzeitlich sind zahlreiche Modifikationen dieses Vorgehens nach Fontan-Kreutzer entwikkelt worden.

Alternativ kommt in wenigen, anatomisch geeigneten Fällen eine Septierung der Hauptkammer durch Einziehen einer Trennwand aus Kunststoff in Frage.

Das günstigste Operationsalter für eine modifizierte Fontan-Operation liegt erst im späten Vorschulalter bzw. im Schulalter, so daß bei diesen Patienten häufig weitere palliative Eingriffe wie ein Banding der Pulmonalarterie bei Fehlen einer PS, eine aortopulmonale Shuntoperation bei höhergradiger PS oder aber partielle kavopulmonale Anastomosen (klassische Glenn-Operation oder bidirektionale kavopulmonale Anastomose) vorausgehen müssen.

Das Risiko einer modifizierten Fontan-Operation liegt bei konsequenter prospektiver Palliation zwischen 5–10% und ohne vorausgehende Palliationen bei etwa 23%. Die Lebenserwartung wird durch zahlreiche Komplikationen, v. a. durch vielfältige und schwerwiegende postoperative Herzrhythmusstörungen getrübt.

So betragen die Überlebensraten dieser Patienten nach einem Jahr 77–86%, nach 5 Jahren 66–71% und nach 10 Jahren 49–60%, wobei die Spätprognose bei singulären linken Ventrikel deutlich günstiger ist als die bei singulärem rechtem Ventrikel. Als chronisch kranke Patienten bedürfen sie sorgfältigster kardiologischer Kontrollen einschließlich einer Endokarditisprophylaxe.

# Kapitel 69

# Fehlursprung einer Koronararterie aus der Pulmonalarterie 69

G. Schumacher, M. Vogt



## 69.1 Pathologische Anatomie und Pathophysiologie

Die häufigste angeborene Anomalie der Koronararterien ist der Fehlabgang der linken Koronararterie aus der Arteria pulmonalis (Abb. 69-1), nach den Erstbeschreibern im deutschen Schrifttum auch als Bland-White-Garland-Syndrom bezeichnet. Seltener ist ein Fehlursprung der rechten Koronararterie aus der Pulmonalarterie oder aus dem rechten Pulmonalishauptast.

Mit Abfall des fetalen pulmonalen Drucks und Widerstands in den ersten Lebenstagen kommt es zu einer Minderperfusion des von der fehlabgehenden Koronararterie versorgten Myokards und in Abhängigkeit vom Ausmaß der Kollateralbildung zwischen dem rechten und linken Koronararteriensystem zu einem Steal des Blutflusses aus der fehlabgehenden Koronararterie in die Pulmonalarterie mit Umkehr des normalen Blutflußes (Abb. 69-1).

Die Ausdehnung des entstehenden Myokardinfarktes hängt neben der Kollateralbildung aber auch von der Anatomie des Koronararteriensystems ab, d.h. vom Vorliegen eines Rechts- oder Linksversorgungstypes. Je nach Infarktgröße resultiert eine Funktionseinschränkung und Dilatation des linken Ventrikels sowie eine unterschiedlich ausgeprägte Mitralklappeninsuffizienz als Folge einer Papillarmuskelinfarzierung oder einer Dilatation des Klappenrings.

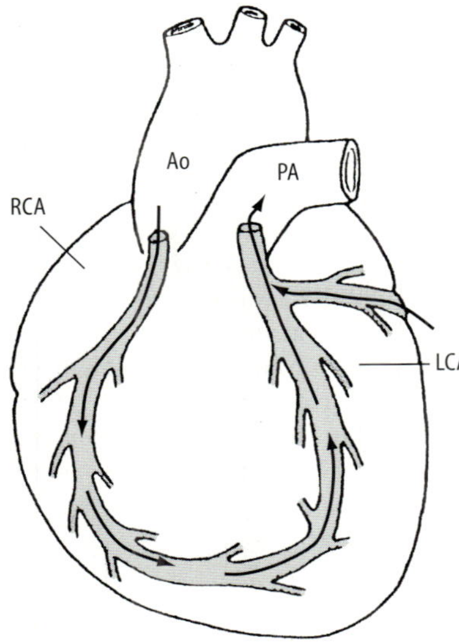


**Abb. 69-1.** Fehlursprung der linken Koronararterie *(LCA)* aus der Pulmonalarterie (*PA*, Bland-White-Garland-Syndrom) mit Abstrom des Blutes aus der rechten Koronararterie *(RCA)* über Kollateralgefäße in die LCA und dann in die PA (Stealphänomen)

## 69.2 Klinik und Diagnostik

Meist manifestiert sich die klinische Symptomatik in den ersten Lebensmonaten und seltener erst im Kindes- oder frühen Erwachsenenalter. Säuglinge werden auffällig durch eine wiederkehrende Unruhe, durch starkes Schwitzen im Schlaf, durch Übererregbarkeit, Dyspnoe und grau-fahles Aussehen, was als Angina-pectoris-Äquivalent gedeutet werden kann, durch Zeichen einer Herzinsuffizienz und Hinweise für eine Lungenvenenstauung bzw. für ein Lungenödem.

### 69.2.1 Auskultation

Bei in der Regel ausgeprägtem Galopprhythmus ist ein Mitralklappeninsuffizienzgeräusch bei älteren Patienten mit ausgedehntem Kollateralkreislauf und gelegentlich ein kontinuierliches systolisch-diastolisches Geräusch hörbar.

### 69.2.2
### Elektrokardiogramm

Die Veränderungen sind abhängig vom Ausmaß der Kollateralbildung und dem koronaren Versorgungstyp. Das klassische Bild eines anterioren Infarkts mit einem QRS-Muster in Ableitung I und aVL zusammen mit negativen T-Wellen, tiefen pathologischen Q-Zacken links präkordial und pathologisch hohen ST-Segmentabgängen sowie schließlich negativen T-Wellen ist nicht immer zu sehen.

### 69.2.3
### Echokardiographie

M. Vogt

Neben den unspezifischen Zeichen einer dilatierten und funktionseingeschränkten linken Herzkammer sowie einer durch Doppler nachweisbaren begleitenden Mitralinsuffizienz kann als wichtiger Hinweis auf eine anormal abgehende linke Koronararterie, deren Ursprung aus der Pulmonalarterie nicht immer sicher gesehen werden kann, eine deutliche Vergrößerung der rechten Koronararterie beobachtet werden. Mittels Farbdoppler ist in einigen Fällen bei größerem retrogradem Fluß von Koronararterienblut ein pathologischer diastolischer Fluß in der Pulmonalis nachweisbar.

### 69.2.4
### Thoraxröntgenaufnahme

Meist besteht eine unspezifische Vergrößerung des Herzschattens durch den insuffizienten linken Ventrikel und den durch die Mitralinsuffizienz vergrößerten linken Vorhof.

### 69.2.5
### Herzkatheteruntersuchung und Angiokardiographie

Sie dient dem Nachweis des Fehlabgangs einer Koronararterie aus der Pulmonalarterie und stellt das Koronararteriensystem und den kompensatorischen Blutfluß dar.

## 69.3
## Verlauf und Therapie

### 69.3.1
### Natürlicher Verlauf

Der natürliche Verlauf ist sehr variabel und abhängig vom Zeitpunkt der klinischen Manifestation, der Ausbildung des Kollateralkreislaufs von der regelrecht entspringenden, also meist rechten Koronararterie und evtl. einem Rechtsversorgungstyp sowie dem Ausmaß der Infarzierungen des linken Ventrikels und dem Schweregrad der Mitralinsuffizienz.

### 69.3.2
### Verlauf nach Operation

Eine operative Therapie ist zum Zeitpunkt der Diagnosestellung indiziert und besteht nach Möglichkeit in einer direkten Implantation der fehlabgehenden Koronararterie in die Aorta oder aber in einer Anastomose der Koronararterie mit der linken A. subclavia bzw. der A. mammaria. Das Operationsrisiko ist v. a. in Abhängigkeit vom klinischen Zustand der Patienten zum Zeitpunkt der operativen Therapie u. U. recht hoch und die Lebenserwartung auch bei erfolgreicher Bypassoperation bzw. Umimplantation der Koronararterie ungewiß.

## Weiterführende Literatur zu Sektion IX (Kap. 56–69)

Deutsche Gesellschaft für pädiatrische Kardiologie (Hrsg) (1998) Leitlinien zur rationalen Diagnostik und Therapie von Erkrankungen des Herzens und des Kreislaufs bei Kindern und Jugendlichen. Steinkopff, Darmstadt

Emmanouilides GC, Riemenschneider TA, Allen HD, Gutgesell HP (1995) (eds) Moss and Adams heart disease in infants, children, and adolescents, 5th edn, vol I and II. Williams & Wilkins, Baltimore

Fontan F, Baudet E (1971) Surgical repair of tricuspid atresia. Thorax 26:240

Goor DA, Lillehei CW (1975) Congenital malformations of the heart. Embryology, anatomy and operative considerations. Grune & Stratton, New York

Jatene AD, Fontes VE, Paulista PP, Souza LBC, Neger F, Galantier M, Souza JEMR (1976) Anatomical correction of transposition of the great vessels. J Thorac Cardiovasc Surg 72:364

Kirklin JW, Barrat-Boyes BG (eds) (1993) Cardiac surgery, 2nd ed,. vol I and II. Churchill Livingstone, Edinburgh

Labadibi Z, Wu J, Walls JT (1984) Percutaneous balloon aortic valvuloplasty: Results in 23 patients. Am J Cardiol 53:194

Rashkind WJ, Miller WM (1966) Creation of an atrial septal defect without thoracotomy: A palliative approach to complete transposition of the great arteries. J Am Med Ass 196:991Schmaltz AA, Singer H (Hrsg) (1994) Herzoperierte Kinder und Jugendliche. Wiss. Verlagsges., Stuttgart

Schumacher G (1988) Arterielle Hypertonie bei Aortenisthmusstenose: Pathogenetische Vorstellungen und prognostische Bedeutung. Thieme, Stuttgart

Schumacher G, Hess J, Bühlmeyer K (Hrsg) (2000) Klinische Kinderkardiologie, Diagnostik und Therapie angeborener Herzfehler, 3. Aufl. Springer, Berlin Heidelberg New York Tokio

# Sektion X
# Erworbene Herzklappenfehler

J. vom Dahl, F.A. Flachskampf, A. Franke, P. Hanrath, R. Hoffmann, C. Stellbrink

Unter den erworbenen Herzklappenfehlern stehen eindeutig die Erkrankungen der Aorten- und Mitralklappe im Vordergrund. Isolierte hämodynamisch relevante Trikuspidalklappenfehler sind außerordentlich selten und machen lediglich ca. 4–5% der erworbenen Herzklappenfehler aus. Die Pulmonalstenose ist in der Regel ein angeborener Herzfehler, der häufig in Kombination mit anderen angeborenen Anomalien auftritt.

### Ätiologie

Was das ätiologische Spektrum erworbener Herzklappenfehler anbetrifft, so hat sich in den Industrieländern innerhalb der letzten Jahrzehnte eine deutliche Verschiebung ergeben. Dank der Antibiotikaprophylaxe und -therapie sind rheumatische Mitral- und Aortenklappenfehler rückläufig. Dagegen kommen degenerative Klappenerkrankungen infolge der höheren mittleren Lebenserwartung, wie z. B. die degenerative kalzifizierende Aortenklappenstenose beim älteren Patienten, wesentlich häufiger vor.

Valvuläre Herzfehler, bei denen primär der Klappenapparat verändert ist, machen die Mehrzahl der erworbenen Herzklappenfehler aus. Ihre Genese ist vielfältig. Sie reicht von immunologischen, infektiösen bis hin zu ischämischen, degenerativen oder traumatischen Ursachen. Herzklappenfehler, die durch Tumoren (Karzinoid-Syndrom) und Speicherkrankheiten bedingt sind oder im Rahmen einer rheumatoiden Arthritis, ankylosierenden Spondylitis (Aorteninsuffizienz bei M. Bechterew) bzw. bei Kollagenerkrankungen (systemischer Lupus erythematodes, Sklerodermie) auftreten, sind selten. Unter den hereditären Bindegewebskrankheiten ist das Marfan-Syndrom am häufigsten mit einer Klappenläsion assoziiert.

#### Pathophysiologie

Während die erworbene Stenosierung einer Klappe stets die Folge einer organischen Veränderung des Klappengewebes darstellt, können Insuffizienzen, z. B. der Atrioventrikularklappen, sekundäre Folge einer Dilatation des linken oder rechten Ventrikels bei links- und/oder rechtsventrikulärer Volumenbelastung sein. Sie können aber auch durch entzündliche oder ischämisch bedingte pathomorphologische Veränderungen des Halteapparates (Sehnenfaden- oder Papillarmuskelabriß) der AV-Klappen hervorgerufen werden.

Zur Beschreibung der subjektiven Leistungseinschränkung von Patienten mit erworbenen Herzklappenfehlern hat sich die Einteilung nach der NYHA-Klassifikation (s. Kap. 30.5) durchgesetzt. Allerdings besteht zwischen dem hämodynamischen Befund und dem sog. klinischen Schweregrad nicht immer eine gute Übereinstimmung. Dies trifft v. a. für die leichten Fälle zu.

#### Diagnostik

Hinsichtlich der apparativen Diagnostik der erworbenen Herzklappenfehler hat sich historisch gesehen in den letzten 10. Jahren ein Wandel zugunsten der auf Ultraschallbasis operierenden nichtinvasiven Verfahren, v. a. der 2D-Dopplerechokardiographie, gezeigt.

Im Gegensatz zur Angiographie als Schattentechnik erlaubt die zweidimensionale Echokardiographie eine tomographische Darstellung aller Strukturen des Herzens (Myokard, Klappen, Halteapparat etc.) hinsichtlich ihrer morphologischen Beschaffenheit und Funktion. In Kombination mit einer Doppleranalyse in ihren verschiedenen Anwendungsformen (gepulste, kontinuierliche, farbkodierte Doppleranalyse) ist zusätzlich eine nichtinvasive hämodynamische Beurteilung möglich.

Die kombinierte Anwendung von 2D- und Dopplerechokardiographie sowohl bei transthorakaler oder transösophagealer Anschallung hat die Diagnostik, die prä- und postoperative Verlaufsbeobachtung und damit die Behandlung von Patienten mit erworbenen Herzklappenfehlern oder Prothesenträgern entscheidend verändert. Diagnose, Ätiologie und hämodynamischer Schweregrad der Klappenvitien können auf diese Art und Weise zuverlässig beurteilt werden. Die Indikation zu einer präoperativen Herzkatheteruntersuchung beim Vitium cordis des Erwachsenen besteht heutzutage primär, um eine begleitende KHK auszuschließen bzw. zu beweisen, oder seltener in Grenzfällen, wenn eine Diskrepanz zwischen Klinik und dopplerechokardiographischen Befunden besteht.

Darüber hinaus liefert die Echokardiographie dem Chirurgen präoperativ und intraoperativ wichtige Informationen, v. a. wenn klappenerhaltende, rekonstruktive chirurgische Maßnahmen anstehen. Dies gilt insbesondere für die Mitralinsuffizienz, für die in den letzten 10 Jahren rekonstruktive Maßnahmen eine immer größere Bedeutung erlangt haben.

#### Indikation zur Operation oder Katheterintervention

Für die Indikationsstellung zu einer Herzklappenoperation oder Katheterintervention ist die Gesamtbeurteilung, bestehend aus dem klinischen Befund, den subjektiven Beschwerden und den Informationen und Meßgrößen, die mittels nichtinvasiver und invasiver Verfahren gewonnen werden, von entscheidender Bedeutung. Aus der Gesamtheit dieser Daten ist dann unter Berücksichtigung der Kenntnisse zum Spontanverlauf, der Prognose des erworbenen Herzklappenfehlers und der peri- und postoperativen Komplikationen eine individuell abgestimmte Entscheidung im Sinne einer Nutzen-Risiko-Abwägung zu treffen.

# Kapitel 70

# Mitralstenose

70

A. Franke, P. Hanrath



## 70.1 Ätiologie und pathologische Anatomie

Mehr als die Hälfte aller Patienten mit erworbener Mitralstenose hat ein rheumatisches Fieber in der Vorgeschichte; 2/3 dieser Patienten sind weiblich. Eine Mitralstenose tritt isoliert bei rund 25% der Patienten mit rheumatischen Herzfehlern auf. In 40% der Fälle liegt zusätzlich eine relevante Mitralklappeninsuffizienz vor, bei den restlichen Patienten finden sich multivalvuläre Vitien (Kumar et al. 1982), wobei die Kombination mit einer Aorteninsuffizienz besonders häufig beobachtet wird.

Sehr selten sind Mitralstenosen bei systemischem Lupus erythematodes, rheumatoider Arthritis, Karzinoidsyndrom, Amyloidose oder bei einer Mukopolysaccharidose vom Typ Hunter-Hurley (Bortolotti et al. 1984; Johnson et al. 1981; Ladgefoged u. Rohr 1984). Das gleichzeitige Auftreten einer angeborenen, meist geringgradigen Mitralstenose mit einem Vorhofseptumdefekt vom Sekundumtyp wird als Lutembacher-Syndrom bezeichnet. Linksatriale Tumoren, meist Myxome, oder linksatriale Thromben können funktionell eine Mitralstenose vortäuschen, sofern sie die Mitralklappenöffnung verlegen.

Morphologisch liegt der rheumatischen Mitralstenose meist eine Fusion der Kommissuren oder der Klappensegel selbst zugrunde. Die stenosierte Klappe verändert sich trichterförmig und erscheint an ihrem Ostium oft fischmaulartig deformiert. Fibrosierung und Verkalkung können dabei sowohl auf den Klappenring als auch auf die Chordae tendineae übergreifen. Fusionieren die verkalkten und fibrosierten Sehnenfäden, so resultiert daraus eine zusätzliche subvalvuläre Stenose.

In Ländern mit sporadischem Auftreten der Mitralstenose (Mitteleuropa) ist der Krankheitsverlauf erheblich länger (15–20 Jahre) als in Ländern mit endemischem Auftreten (z. B. Indien oder westliche Nationen mit starker Zuwanderung aus Dritte-Welt-Ländern), wo die sog. „juvenile Mitralstenose“ mit interventionsbedürftigem Befund bereits 5–10 Jahre nach einem rheumatischen Fieber beobachtet wird. Wiederholte Episoden des rheumatischen Fiebers akzelerieren zudem den Krankheitsprozeß deutlich (United Kingdom and United States Joint Report on Rheumatic Heart Disease 1965; Waller 1986).

## 70.2 Pathophysiologie

### 70.2.1 Klappenöffnungsfläche und Klassifikation

Die Zirkumferenz des normalen Mitralringes beträgt etwa 10 cm, die eigentliche Mitralöffnungsfläche mißt in Höhe der freien Klappenränder 5–6 $cm^2$ (Reichek et al. 1971; Wood et al. 1954). Fällt die Klappenöffnungsfläche (KÖF) unter 2,5 $cm^2$, so spricht man von einer leichten Mitralstenose. Bei mittelschweren Stenosen reduziert sich die KÖF auf Werte zwischen 1,5 und 1 $cm^2$, bei schweren Stenosen liegt sie unter 1 $cm^2$. Mit abnehmender KÖF entsteht ein Druckgradient zwischen dem linken Vorhof und dem linken Ventrikel. Kompensatorisch nimmt die Vorhofkontraktion bei Sinusrhythmus zu, so daß der transmitrale Blutfluß gleichbleibt und damit einem Rückstau des Blutes in den Pulmonalkreislauf entgegengewirkt wird (Abb. 70-1).

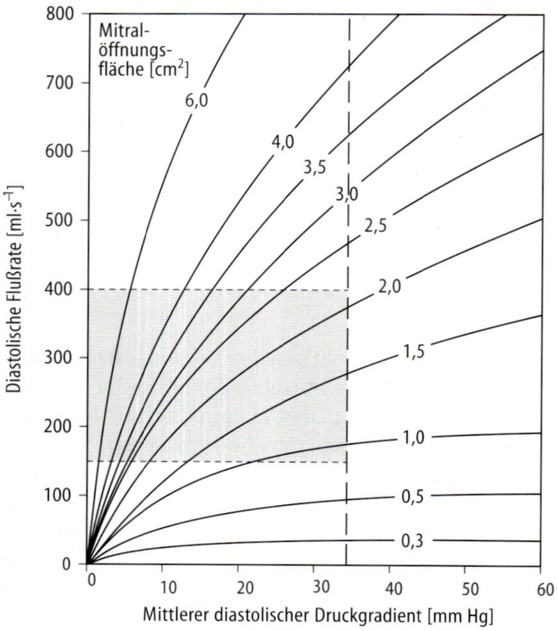


**Abb. 70-1.** Beziehung zwischen Mitralfluß und mittlerem diastolischem Druckgradienten (entsprechend der Gorlin-Formel). Es wird deutlich, daß bei Reduktion der KÖF auf Werte $\leq 1$ cm² durch eine Zunahme des Druckgradienten nur noch eine sehr geringe Flußbeschleunigung erreicht werden kann. Die Transsudation von Flüssigkeit aus den pulmonalen Kapillaren beginnt, wenn der pulmonal-kapilläre Druck den onkotischen Druck (etwa 25–35 mmHg) überschreitet. Das graue *Feld* zeigt den Bereich normaler diastolischer Flußraten in Ruhe und unter leichter bis mittelschwerer körperlicher Belastung. Patienten mit hochgradiger Mitralstenose benötigen zur Gewährleistung dieser Flüsse bereits Gradienten, die die Ödemschwelle errreichen (*gestrichelte vertikale Linie*)

### 70.2.2
### Pulmonale Druckerhöhung

Weitere wichtige Einflußgrößen auf den Gradienten sind Herzfrequenz, Schlagvolumen und Mitralregurgitation. Während bei leichten bis mittelschweren Mitralstenosen lediglich Belastungssituationen zu einer pulmonalen Druckerhöhung führen, sind bei Stenosen mit einer KÖF unter 1,0 cm² die Drücke im Lungenkreislauf und das intrapulmonale Blutvolumen (Rapaport 1975) bereits in Ruhe erhöht. Dies führt primär über eine Zunahme der Lungensteifigkeit und konsekutiv der Atemarbeit zu einer weiteren Abnahme der Belastbarkeit bis hin zur Ruhedyspnoe. Mit zunehmender Verengung der Klappe sind höhere transmitrale Gradienten zur Überwindung des Stenosehindernisses erforderlich.

Dies führt zu massiven Druckerhöhungen im kleinen Kreislauf, die in Extremfällen die systemischen Drücke übersteigen können. Das Schlagvolumen des linken Ventrikels in Ruhe ist unterhalb einer KÖF von 1 cm² durch den verminderten Einstrom reduziert. Die Folge ist eine stärkere $O_2$-Extraktion in der Peripherie mit daraus resultierender Zyanose.

### 70.2.3
### Pulmonalvaskuläre Erkrankung

Im Verlauf der Erkrankung kommt es zu einer Erhöhung des pulmonalvaskulären Widerstandes sowie zu einem morphologischen Umbau der Pulmonalgefäße mit Mediahypertrophie und Intimafibrose. Hierdurch steigt die Ödemschwelle; dies schützt den Patienten bis zu einem gewissen Maße vor einem Lungenödem. Charakteristischerweise übersteigt der diastolische Pulmonalarteriendruck zu diesem Zeitpunkt den linksatrialen Druck.

Zeitpunkt und Ausmaß der Entwicklung dieser sog. pulmonalvaskulären Erkrankung sind allerdings sehr variabel und korrelieren nicht immer mit dem klinischen Beschwerdebild. Wichtig ist, daß auch die schwerste Form der pulmonalen Hypertonie bei der Mitralstenose niemals als Kontraindikation sondern vielmehr als dringliche Indikation für eine interventionelle Therapieentscheidung gewertet werden sollte.

### 70.2.4
### Lungenödem und Tachykardie

Ein Lungenödem kann gelegentlich in früheren Stadien der Mitralstenose, besonders nach akuten Belastungssituationen mit Tachykardien oder bei Tachyarrhythmien beobachtet werden. Eine akut aufgetretende Tachyarrhythmia absoluta kann eine bedrohliche Situation darstellen, da zusätzlich zu der tachykardiebedingten Verkürzung der Diastolendauer plötzlich auch die kompensatorische Leistung einer verstärkten Vorhofkontraktion verlorengeht.

### 70.2.5
### Linksventrikuläre Funktion

Die linksventrikuläre Funktion ist bei Patienten mit isolierter Mitralstenose normal. Nur bei kombinierten Mitralvitien oder bei zusätzlichen Erkrankungen (Aortenvitien, koronare Herzerkrankung, arterielle Hypertonie, Kardiomyopathie) wird eine Erhöhung des linksventrikulären enddiastolischen Druckes beobachtet. Die in einem geringen Prozentsatz der Patienten beobachtete reduzierte Auswurffraktion der linken Kammer bei Mitralstenose ist nur selten Ausdruck einer primären myokardialen Schädigung, sondern erklärt sich hämodynamisch durch eine Senkung der linksventrikulären Vorlast und durch eine kompensatorische Erhöhung der Nachlast infolge peripherer Vasokonstriktion (Wisenbaugh et al. 1992, 1993; Wisenbaugh 1994; Marzo et al. 1993).

### 70.2.6
### Rechtsventrikuläre Funktion

Eine Abnahme der rechtsventrikulären Ejektionsfraktion wird erst bei hochgradigen Stenosen in Korrelation zur Zunahme des Lungengefäßwiderstandes beobachtet. Die chronische Erhöhung der Drücke im kleinen Kreislauf führt zur Rechtsherzhypertrophie und letztlich zur Dilatation mit konsekutiver Trikuspidalinsuffizienz. Eine interventionelle Korrektur des Vitiums bewirkt eine weitgehende Erholung der rechtsventrikulären Funktion (Burger et al. 1993).

## 70.3 Klinik

Viele Patienten erinnern sich in ihrer Vorgeschichte nicht an ein rheumatisches Fieber. Häufig stellt der akute Verlust der Vorhofkontraktion in Phasen mit paroxysmalem Vorhofflimmern durch subjektiv empfundenes Herzklopfen das erste erkennbare Symptom der Erkrankung für den Patienten dar. Als führende Symptome finden sich meist eine Minderung der allgemeinen Leistungsfähigkeit sowie eine Belastungsdyspnoe.

Die Orthopnoe ist Ausdruck einer akuten oder akut exazerbierten chronischen Lungenstauung. Sie kann durch Phasen tachykarden Vorhofflimmerns oder andere Ursachen begünstigt werden, die mit einer Steigerung des transmitralen Blutflusses einhergehen (körperliche Belastung, Fieber, Schwangerschaft etc.). Husten tritt gehäuft nachts auf, da sich die pulmonale Hypertension durch die horizontale Körperlage verstärkt. Blutig tingierter Auswurf findet sich gelegentlich bei Patienten mit höhergradiger Mitralstenose als Folge einer durch die pulmonalarterielle Hypertonie bedingten Extravasation von Erythrozyten in die Alveolen. Selten kommt es zu einer Ruptur variköser Bronchialvenenäste mit Blutungskomplikationen.

Etwa 25% aller Patienten mit Mitralstenose klagen über typisch geschilderte pektanginöse Beschwerden. Allerdings findet sich nur in etwa 50% der Fälle angiographisch eine koronare Herzkrankheit (Ramsdale et al. 1984).

Etwa 20% aller Patienten erleiden im Krankheitsverlauf systemische Embolien (z. B. ischämische zerebrale Insulte, Nieren-, Milz- oder Mesenterialinfarkte, periphere Embolien), die in 10–15% der Fälle letal verlaufen. Bei 80% der Patienten mit thrombembolischen Komplikationen besteht zum Zeitpunkt der Embolie bereits permanentes Vorhofflimmern. Bei Patienten im Sinusrhythmus kommen als Emboliеursachen v. a. intermittierendes Vorhofflimmern oder eine Endokarditis in Betracht.

## 70.4 Diagnostik

### 70.4.1 Körperliche Untersuchung

Bei der Inspektion des Patienten mit fortgeschrittener Mitralstenose fällt häufig eine typische, rötlich-livide Verfärbung der Wangen, die sog. „Facies mitralis" auf. Zusätzlich liegt dabei oft auch eine Zyanose vor. Diese wird sowohl durch einen gestörten pulmonalen Gasaustausch als auch durch eine vermehrte $O_2$-Ausschöpfung in der Peripherie verursacht. Weiter können die typischen Zeichen der Linksherzinsuffizienz (Lungenstauung) und der Rechtsherzinsuffizienz (obere Einflußstauung, Hepatomegalie, Pleuraergüsse, Aszites, Anasarka, Unterschenkelödeme) beobachtet werden.

Der typische Auskultationsbefund der Mitralstenose ist am besten in Linksseitenlage zu erheben (Abb. 70-2). Er wird charakterisiert durch einen lauten, paukenden 1. Herzton. Dieser entsteht unmittelbar bei Beginn der Kammersystole durch den abrupten Klappenschluß der am Ende der langandauernden diastolischen Füllungsphase noch weit offenen Klappensegel. Sofern keine begleitende Mitral- oder relative Trikuspidalinsuffizienz vorliegt, ist die Systole geräuschfrei.

Das Pulmonalsegment des 2. Herztones wird erst bei Manifestation einer pulmonalen Hypertonie akzentuiert. Der Mitralöffnungston (MÖT) ist als hochfrequenter Ton 0,08–0,11 s nach dem 2. Herzton auskultierbar. Er entsteht durch die plötzliche Anspannung der durch den erhöhten Druckgradienten rasch aufschlagenden Klappensegel. Daraus erklärt sich, daß der Druckgradient und somit die Schwere der Stenose um so höher sein muß, je früher der Mitralöffnungston hörbar wird. Unmittelbar nach dem Mitralöffnungston beginnt ein niederfrequentes Mesodiastolikum mit Decrescendocharakter. Es wird durch Turbulenzen des durch das verengte Ostium strömenden Blutes erzeugt. Je länger dieses Diastolikum anhält, desto schwerer ist die Stenose.

Bei Patienten mit leichter Mitralstenose kann das Diastolikum sogar fehlen. Ein crescendoartiges Präsystolikum findet sich nur bei Sinusrhythmus und entsteht durch die zur Überwindung des transmitralen Gradienten verstärkte Vorhofkontraktion.

Bei Mitralstenose mit pulmonaler Hypertonie kann infolge einer relativen Pulmonalinsuffizienz im 3. ICR linksparasternal ein weiches, hochfrequentes Diastolikum auftreten (Graham-Steell-Geräusch). Dies läßt sich differentialdiagnostisch nur schwer vom Geräusch einer Aorteninsuffizienz unterscheiden, die nicht selten mit einer Mitralstenose assoziiert ist. Nur in etwa 10% dieser Fälle liegt allerdings eine hämodynamisch relevante Aorteninsuffizienz vor.

Ein linksatriales Myxom, das diastolisch in die Mitralklappe prolabiert, hat einen der Mitralstenose täuschend ähnlichen Auskultationsbefund. Mit Hilfe der 2D-Echokardiographie können beide Krankheitsbilder allerdings eindeutig differenziert werden.

### 70.4.2 Elektrokardiogramm

Das elektrokardiographische Korrelat der kompensatorischen Hypertrophie des linken Vorhofes ist das P sini-

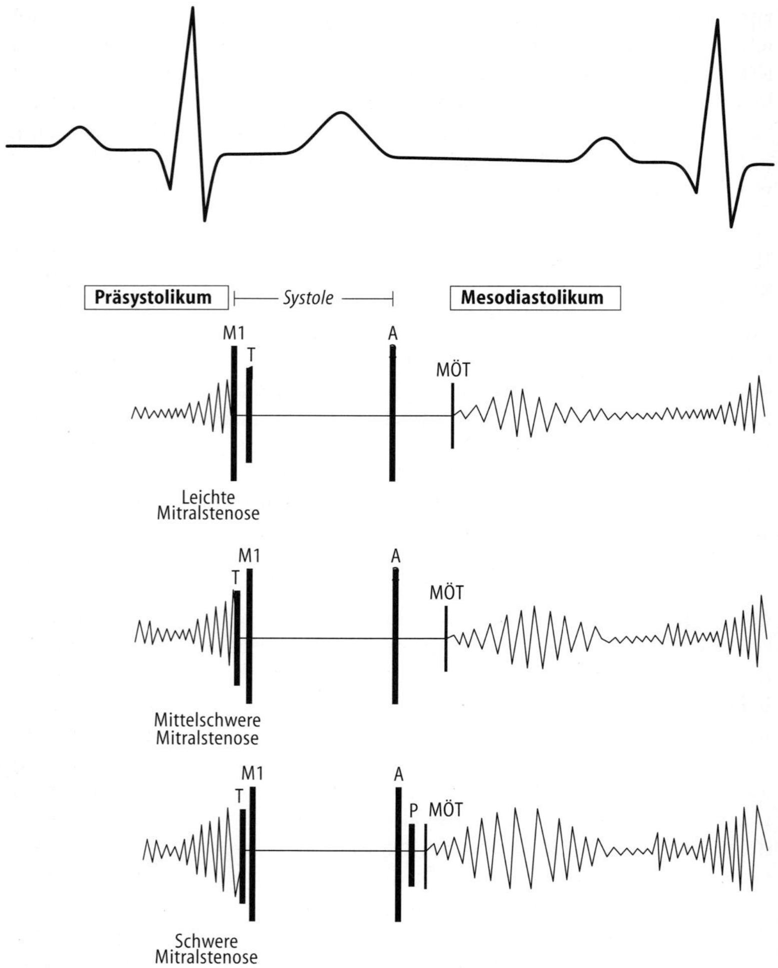


**Abb. 70-2.** Schematische Darstellung des Auskultationsbefunds bei der Mitralstenose. Mit zunehmendem Schweregrad der Mitralstenose wird das Intervall zwischen A2 und dem Mitralöffnungston (*MÖT*) immer kürzer. Mit zunehmender pulmonaler Hypertonie wird ein Pulmonalton hörbar (*P2*)

stroatriale (doppelgipfelige P-Welle in Ableitung II und prominente, spätnegative Deflektion in Ableitung $V_1$; Abb. 70-3). Im weiteren Verlauf tritt meist Vorhofflimmern auf. Erst bei fortgeschrittener Erkrankung verursacht die vermehrte Belastung des rechten Ventrikels eine Veränderung des Lagetypes in Richtung Steil- und schließlich Rechtstyp sowie die allmähliche Entwicklung von Rechtsherzhypertrophiezeichen.

### 70.4.3 Thoraxröntgenaufnahme

Das Thoraxröntgenbild zeigt eine Vergrößerung des linken Vorhofes, erkennbar an einer Spreizung der Trachealbifurkation sowie einer posterioren Verlagerung des Ösophagus bei Bariumkontrastfüllung (Abb. 70-4). Im p.-a.-Strahlengang ist das Pulmonalarteriensegment prominent. Auffällig ist meist auch eine basoapikale Umverteilung der Lungengefäßzeichnung. Typisch für die chronische Lungenstauung sind die phrenikokostal erkennbaren Kerley-B-Linien. Die fortgeschrittene pulmonale Hypertonie zeichnet sich durch verbreiterte zentrale Pulmonalarterien mit einem Kalibersprung zur Peripherie hin aus. Erst bei manifester Rechtsherzhypertrophie erscheint die Herzsilhouette insgesamt vergrößert.

### 70.4.4 Echokardiographie

Die Echokardiographie ermöglicht aufgrund gut reproduzierbarer morphologischer, funktioneller und hämodynamischer Parameter einen direkten Nachweis und eine zuverlässige Graduierung der Mitralstenose (Henry 1975; Henry u. Kastl 1977; Nichol et al. 1977; Wann 1978; Martin 1979).

Mit dem M-Mode-Verfahren läßt sich die Segelverdickung, die Minderung der früh-diastolischen Schlußbewegung des anterioren Segels (sog. EF-Slope) sowie die Parallelbewegung des posterioren Segels und die Dilatation des linken Vorhofs nachweisen. Eine Graduierung des Schweregrades einer Mitralstenose aufgrund

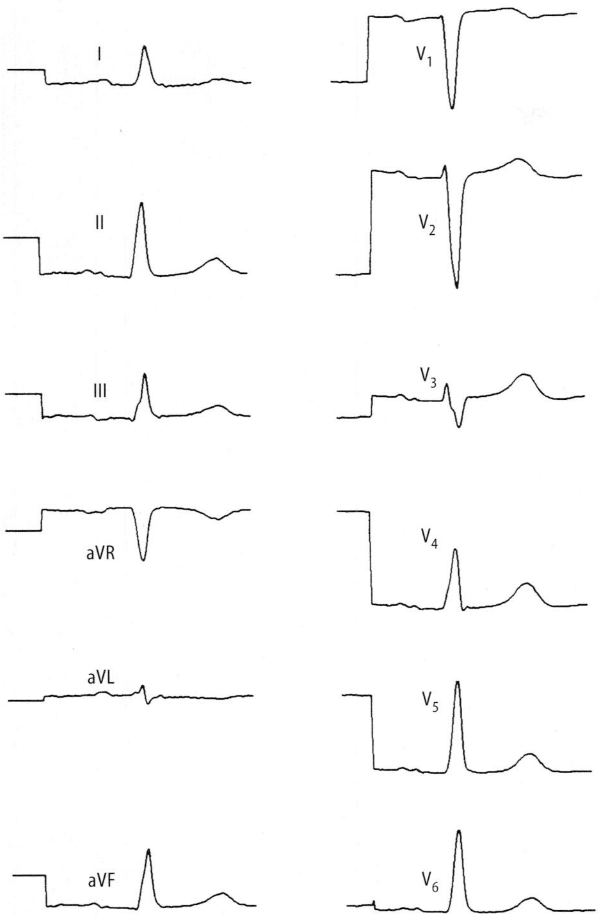


**Abb. 70-3.** EKG-Registrierung (I, II, III, aVR, aVL, aVF; V1–V6). Typisch ist das doppelgipfelige P in II und die prominente, spätnegative Deflektion des P in Ableitung V1

des verminderten EF-Slopes ist jedoch nicht möglich (Nichol et al. 1977; Wann 1978; Cope et al. 1975).

In der 2D-Echokardiographie ist die Mitralstenose durch die Dilatation des linken Vorhofes zusammen mit einer veränderten Klappenmorphologie charakterisiert. Hierzu gehören eine vermehrte Echogenität der verdickten und deformierten Mitralsegel, eine Fusion der Kommissuren sowie eine Reduktion der Klappenöffnungsfläche. Typisches Bewegungsmerkmal der stenosierten Mitralklappe ist eine eingeschränkte Exkursion der Segelspitzen mit diastolischer Vorwölbung des anterioren Segels in den linksventrikulären Ausflußtrakt. Dieses Phänomen wird in Anlehnung an die gotische Bogenform als „doming" der Klappe bezeichnet (Abb. 70-5a).

In der Mehrzahl der Fälle läßt sich die Klappenöffnungsfläche mit Hilfe der 2D-Echokardiographie planimetrisch im angepaßten parasternalen Kurzachsenschnitt zuverlässig bestimmen (Abb. 70-5b). Zur besseren Konturabgrenzung kann ggf. der Farbdoppler oder die Technik des „second harmonic imaging" eingesetzt werden. Bei stark verkalkten Klappen wird die Klappenöffnungsfläche allerdings unterschätzt, bei inkorrekter Wahl der Schnittebene aber möglicherweise auch überschätzt. Die dreidimensionale Rekonstruktion echokardiographischer transthorakaler oder transösophagealer Schnittbilder erlaubt eine noch genauere morphologische Vermessung der Klappenöffnungsfläche (Chen et al. 1997). Diese derzeit noch sehr aufwendige Technik ermöglicht eine beliebige, der Mitralöffnung angepaßte Schnittführung in dem einmal aufgenommenen dreidimensionalen Datensatz.

Neben der 2D-Echokardiographie ermöglichen auch Dopplermessungen eine Analyse des hämodynamischen Schweregrades einer Mitralstenose. Durch die Abnahme der KÖF erfolgt eine Zunahme des transmitralen Druckgradienten und damit eine Flußbeschleunigung über der Mitralklappe.

Der transvalvuläre diastolische Gradient läßt sich aus dem momentanen Geschwindigkeitsprofil über der Klap-

**Abb. 70-4a–b** Thoraxröntgen in 2 Ebenen mit Breischluck. Bei der Herzkonfiguration fällt im wesentlichen die Vergrößerung des linken Vorhofs bzw. des linken Vorhofohrs mit Dorsalverlagerung des bariumgefüllten Ösophagus im Seitbild auf. Der linke Ventrikel ist normal groß. Im Bereich der Lunge erkennt man eine basoapikale Umverteilung der Gefäßzeichnung und im Vergleich zu den zentral erweiterten Hilusarterien die deutliche Kaliberabnahme zur Gefäßperipherie hin

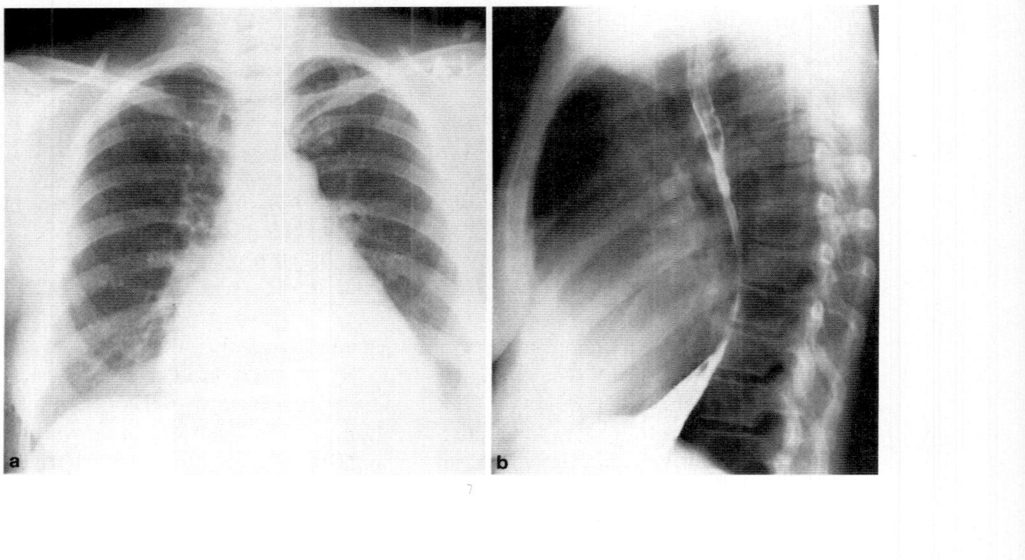

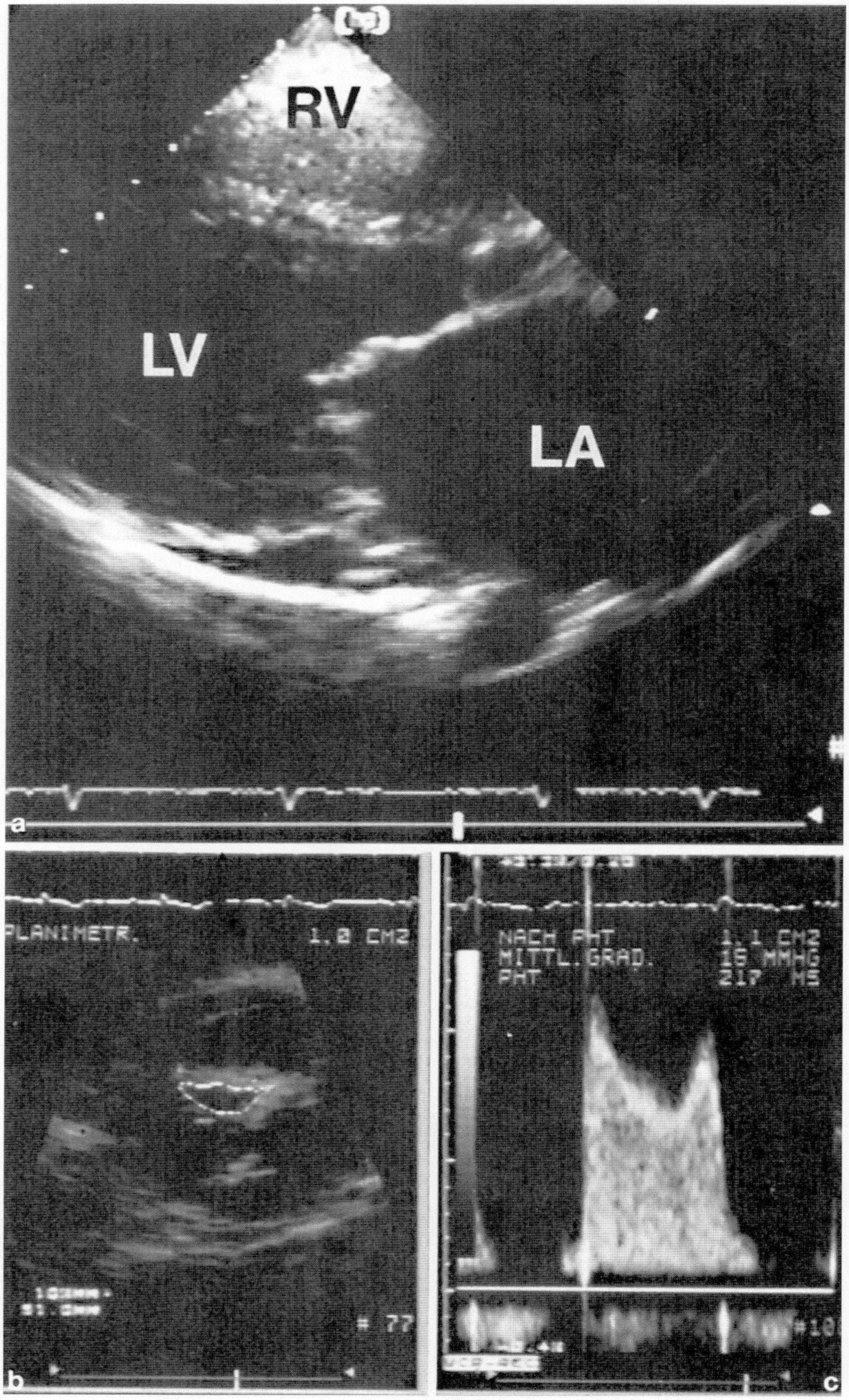


**Abb. 70-5a–c** 2D-Echokardiographie und kontinuierlicher Doppler bei Mitralstenose: **a** typisches „doming" der Mitralklappe (parasternale lange Achse: *LA* linker Vorhof; *LV* linker Ventrikel; *RV* rechter Ventrikel); **b** planimetrische Ermittlung der Mitralöffnungsfläche (KÖF = 1,0 $cm^2$): **c** Berechnung der Mitralöffnungsfläche über die Druckhalbwertszeit (KÖF = 1,1 $cm^2$)

pe als maximaler initialer oder mittlerer Gradient gemäß der modifizierten Bernoulli-Gleichung $\Delta p$ [mmHg] = $4 v^2$ $[m \cdot s^{-1}]$ ermitteln.

Besonders der mittlere Gradient korreliert gut zu invasiv ermittelten Werten (Hatle et al. 1978). Je geringer die Öffnungsfläche, desto langsamer nimmt das Geschwindigkeitsprofil nach dem frühdiastolischen Maximum ab (verlangsamte Dezeleration; Abb. 70-5c).

Aus der Geschwindigkeit des Druckausgleichs zwischen linkem Vorhof und linkem Ventrikel läßt sich die Klappenöffnungsfläche mittels der sog. „Druckhalbwertszeit" (DHZ)nach der empirisch gefundenen Formel KÖF [cm²] = 220/DHZ [ms] abschätzen (Hatle et al. 1979). Diese kalkulierte Meßgröße wird allerdings durch eine gleichzeitig vorhandene Aorteninsuffizienz, durch die Dehnbarkeit des linken Vorhofes und Ventrikels sowie durch die Höhe des initialen Druckgradienten beeinflußt (Flachskampf et al. 1990).

Bei eingeschränkter transthorakaler Beschallbarkeit, zur Thrombensuche im Vorhof oder im transthorakal nicht darstellbaren linken Herzohr ist die transösophageale Untersuchung das diagnostische Verfahren der Wahl.

### 70.4.5 Herzkatheteruntersuchung

Die direkte Registrierung des linksatrialen Druckes nach transseptaler Punktion oder indirekt des pulmonalkapillären Verschlußdruckes mit simultaner Messung des linksventrikulären diastolischen Druckes ermöglicht die Berechnung des transmitralen Gradienten. Unter Berücksichtigung des Herzzeitvolumens kann anhand der Gorlin-Formel die Klappenöffnungsfläche kalkuliert werden (Abb. 70-6). Als Folge der Mitralstenose sind der linke Vorhofdruck und je nach Schwere des Vitiums die Drücke im Lungenkreislauf erhöht.

Bei Sinusrhythmus kann die a-Welle der Vorhof- bzw. Lungenkapillardruckkurve sogar deutlich höher als die v-Welle sein. Übersteigt der diastolische pulmonalarterielle Druck den mittleren pulmonalkapillären Verschlußdruck um mindestens 5 mmHg, so kann von der Manifestation einer pulmonalen Widerstandserhöhung („pulmonalvaskuläre Erkrankung") ausgegangen werden.

Ein Anstieg der rechtsventrikulären enddiastolischen und der rechtsatrialen Drücke charakterisiert eine Rechtsherzinsuffizienz, häufig mit begleitender Trikuspidalinsuffizienz. Findet sich eine Diskrepanz zwischen der klinischen Symptomatik und den in Ruhe gemessenen Druckgradienten, so ist eine Rechtsherzkatheteruntersuchung unter Belastung hilfreich, um die hämodynamische Relevanz des Vitiums zu demaskieren.

Die im Rahmen der Herzkatheteruntersuchung routinemäßig durchgeführte Laevokardiographie ermöglicht neben der linksventrikulären Funktionsanalyse auch eine Beurteilung der Beweglichkeit der Mitralsegel.

## 70.5 Prognose

Kardiale Symptome einer Mitralstenose auf dem Boden eines rheumatischen Fiebers, das meist in jugendlichem Alter auftritt, manifestieren sich schleichend 20–30 Jahre später. Dabei ist die Prognose der Patienten mit Mitralstenose eng mit dem Grad der Beschwerdesymptomatik korreliert (Abb. 70-7; Rapaport 1975).

Patienten mit schwerer pulmonaler Hypertonie haben eine spontane mittlere Überlebensdauer von nur 3 Jah-

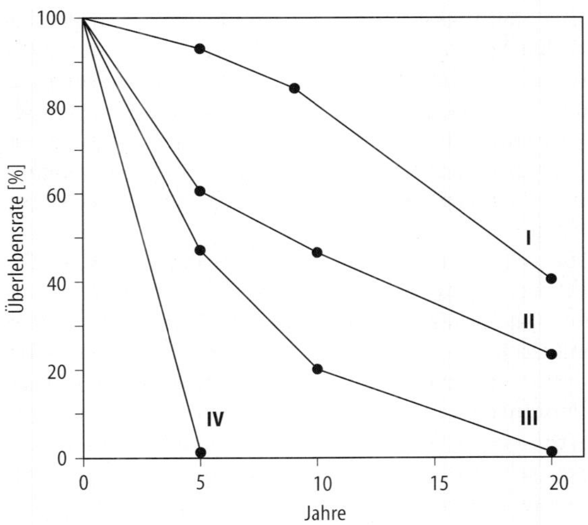


**Abb. 70-7** Überlebensraten (%) bei Patienten mit natürlichem Verlauf einer Mitralstenose in Abhängigkeit von der Beschwerdesymptomatik entsprechend der NYHA-Klassifikation (I–IV). (Nach Carabello 1991)

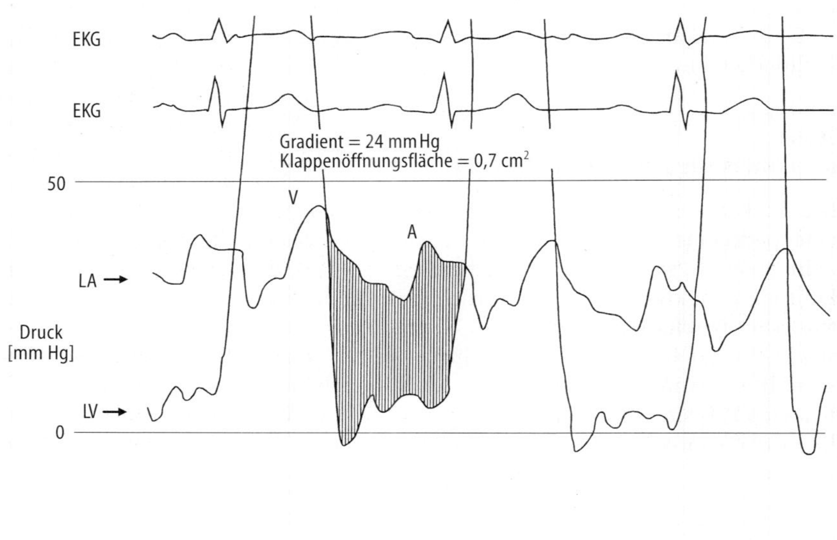


**Abb. 70-6** Befund bei schwerer Mitralstenose. Simultane Registrierung des linken Vorhofdrucks (*LA*) und des linksventrikulären Drucks (*LV*). Der Gradient errechnet sich durch Planimetrie aus der *schraffierten Fläche*

ren. Die Sterblichkeit unbehandelter Patienten ist in 60–70% der Fälle durch eine fortschreitende Herzinsuffizienz, in 20–30% durch systemische Embolien, in etwa 10% durch Lungenembolien und in 1–5% der Fälle durch Infektionen inklusive Endokarditis bedingt. Vorhofflimmern als hämodynamische Komplikation tritt bei etwa 50% der Patienten mit Mitralstenose auf und führt in etwa 20% der Fälle zu thrombembolischen Komplikationen.

## 70.6 Therapie

### 70.6.1 Medikamentöse Therapie

Eine medikamentöse Therapie kann die hämodynamischen Auswirkungen einer Mitralstenose nur teilweise kompensieren.

Bei Stauungssymptomatik haben sich v. a. Diuretika bewährt. Während Digitalis bei Patienten im Sinusrhythmus nicht indiziert ist (Rahimtoola 1986; Beiser et al. 1968), ist die Gabe bei Vorhofflimmern mit tachykarder Überleitung sinnvoll. Bei unzureichender Frequenzsenkung kann die zusätzliche Gabe eines Kalziumantagonisten vom Verapamiltyp oder eines β-Blockers erwogen werden.

Bei Vorhofflimmern ist ein medikamentöser oder elektrischer Kardioversionsversuch in den ersten 12 Monaten unter effektiver Antikoagulation und nach Thrombenausschluß mittels transösophagealer Echokardiographie erfolgversprechend, vorausgesetzt, der linke Vorhofdurchmesser beträgt weniger als 50 mm. Eine Rhythmisierung kann entweder medikamentös oder elektrisch erfolgen. Zur Stabilisierung des Sinusrhythmus bieten sich am ehesten Klasse-III-Antiarrhythmika wie Sotalol oder Amiodaron an. Die Antikoagulation sollte nach Reetablierung des Sinusrhythmus für mindestens weitere 4 Wochen aufrecht erhalten werden. Bei permanentem oder intermittierendem Vorhofflimmern besteht die Indikation zur dauerhaften Antikoagulation.

Eine Endokarditisprophylaxe ist nach den üblichen Richtlinien durchzuführen.

### 70.6.2 Interventionelle und operative Therapie

Die Indikation zur interventionellen Therapie im Sinne einer perkutanen Valvuloplastie oder chirurgischer Maßnahmen ergibt sich bei der Mitralstenose in aller erster Linie aus dem klinischen Beschwerdebild des Patienten. Klinische Beschwerden der NYHA-Klasse III oder IV sowie eine KÖF unter 1,5 $cm^2$ bedürfen in der Regel einer Intervention. Wegen der hohen Rezidivgefahr sollten auch Patienten nach stattgehabter arterieller Embolie einer operativen Behandlung zugeführt werden.

#### Perkutane Ballonvalvuloplastie

Die perkutane Ballonvalvuloplastie der Mitralstenose nach transseptaler Punktion wurde erstmals 1984 von Inoue et al (Inoue 1984; Inoue u. Feldman 1993) beschrieben und ist heute die am weitesten verbreitete interventionelle Technik der Valvuloplastie. Sie ist v. a. bei Patienten mit nicht oder nur gering verkalkter Klappe sowie fehlender signifikanter Mitralinsuffizienz indiziert. Eine Metaanalyse hinsichtlich der Akutkomplikationen bei über 3000 Mitralklappen-Ballonvalvuloplastien ergab eine Mortalität von 0,4% bei einer Rate schwerer Mitralinsuffizienzen von 2,7% und einer Embolierate von 1,7%. Herzbeuteltamponaden traten in 1% der Fälle auf (Palacios et al. 1989; Palacios 1995). Vorhofseptumdefekte mit meßbarem Links-rechts-Shunt nach transseptaler Punktion im Rahmen der Intervention wurden in 12% beobachtet, wobei sich diese meistens innerhalb von 6 Monaten spontan wieder verschlossen.

Die morphologische Beschaffenheit der Klappe und der initiale Zugewinn an Klappenöffnungsfläche sind die Hauptdeterminanten für den Langzeitverlauf der Valvuloplastie. Die genaue echokardiographische Erfassung entscheidender Parameter wie Verkalkungsgrad, Verdickung der valvulären und subvalvulären Strukturen (Chordae) sowie die Mobilität der Segel ermöglicht heute eine bessere Selektion geeigneter Patienten und eine gute Abschätzung des mittel- und längerfristigen Erfolges der Valvuloplastie (Abascal et al. 1988, 1990).

#### Prognose

Bedingt durch den mit steigendem Alter zunehmenden Verkalkungsgrad der Klappe ist bei Patienten über 65 Jahre nur in 50% der Fälle 3 Jahre nach dem Eingriff noch mit einem guten hämodynamischen Resultat zu rechnen (Tuzcu et al. 1992). Bei sorgfältiger Selektion der Patienten ergeben sich hingegen bessere hämodynamische Langzeitresultate, die mit der offenen chirurgischen Kommissurotomie durchaus vergleichbar sind (Reyes et al. 1994).

Die Vierjahresüberlebensrate nach Ballonvalvuloplastie beträgt 91%. Innerhalb dieses Zeitraumes wird bei 13% der Patienten ein operativer Klappenersatz notwendig, 17% klagen 4 Jahre nach dem Eingriff erneut über Beschwerden der NYHA-Klasse III oder IV (Block et al. 1994). Eine Kontraindikation zur Ballonvalvuloplastie besteht bei Vorliegen von linksatrialen Thromben, die mittels transösophagealer Echokardiographie präinterventionell ausgeschlossen werden müssen.

Unter den chirurgischen Therapiemaßnahmen hat die geschlossene Mitralklappenvalvulotomie heutzutage, v. a. vor dem Hintergrund der Ballonvalvuloplastie, praktisch keine Bedeutung mehr.

#### Offene Mitralklappenkommissurotomie

Bei der offenen Mitralklappenkommissurotomie erfolgt unter Sicht eine Inzision der Kommissuren, nötigenfalls eine Separation verklebter Chordaefäden und ein Debridement des Klappenkalks. Dieser Eingriff erfolgt an der Herz-Lungen-Maschine, ermöglicht eine direkte Inspektion der Klappe und des linken Vorhofes sowie die Ausräumung evtl. vorhandener Thromben. Um eine potentielle postoperative Emboliequelle auszuschalten, wird von vielen Chirurgen gleichzeitig das linke Vorhofohr reseziert.

### ■ Prognose

Die Letalität des Eingriffes beträgt 1–3%, die Zehnjahresüberlebensrate bis zu 95%, die jährliche Restenoserate 1,7% (Cohn et al. 1985, 1990; Karp et al. 1981; Reyes et al. 1994).

### Mitralklappenersatz

Der mechanische und bioprothetische Mitralklappenersatz wird seit Jahrzehnten erfolgreich durchgeführt. Er führt durch einen Kontinuitätsverlust zwischen Papillarmuskeln, Chordae tendineae und Mitralring jedoch häufig zu einer Verschlechterung der Ventrikelfunktion, die den früh-postoperativen Verlauf komplizieren kann.

Thrombembolien einerseits und antikoagulationsbedingte Blutungen andererseits können die Patienten nach mechanischem Klappenersatz gefährden. So traten in einem Beobachtungszeitraum von 12 Jahren bei 17% der Patienten Blutungskomplikationen und bei 32% embolische Komplikationen auf. Beim Einsatz von Bioprothesen muß auf eine deutlich kürzere Haltbarkeit hingewiesen werden. Das Endokarditisrisiko ist nach Mitralklappenersatz generell höher als bei nativen Klappen. So erkrankten innerhalb von 12 Jahren 2% der Patienten nach mechanischem und 7% nach biologischem Ersatz an einer Endokarditis.

### ■ Prognose

Die Akutmortalität des Klappenersatzes liegt zwischen 3 und 12%, die Fünfjahresüberlebensrate zwischen 70 und 80%, wobei die mittelfristige und die Langzeitprognose wesentlich vom Alter des Patienten und von der präoperativen NYHA-Klasse abhängen (Cohn et al. 1985, 1990). Die Vierjahresüberlebensrate nach mechanischem Klappenersatz beträgt bei Patienten im präoperativem Stadium NYHA II 89%, im Stadium NYHA III 84% und im Stadium NYHA IV lediglich 65% (Karp et al. 1981; Abb. 70-8).

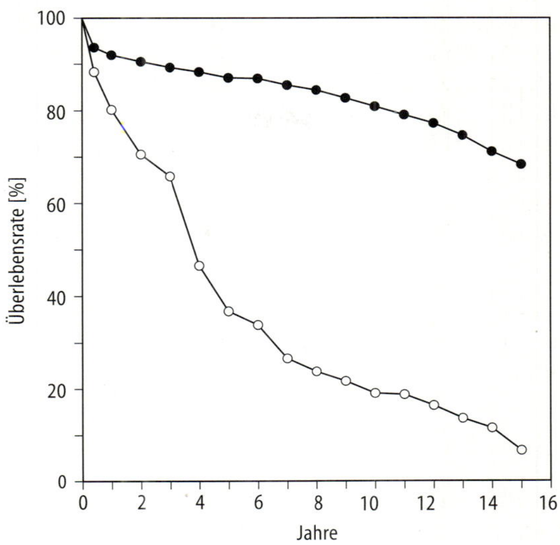


**Abb. 70-8** Natürlicher Verlauf (o-o-o) im Vergleich zum Verlauf nach Klappenersatzoperation (●-●-●) bei Patienten mit schwerer Mitralstenose. (Nach Horstkotte et al. 1991)

Die Rate der Reoperationen betrug 12 Jahre nach einem Mitralklappenersatz in einer schwedischen Studie an 183 Patienten mit reiner Mitralstenose nach primär mechanischem Klappenersatz 10%, nach primär bioprothetischem Klappenersatz 43% (Bloomfield et al. 1991).

### Literatur

Siehe nach Kap. 78 (am Ende von Sektion X).

# Kapitel 71

# Mitralinsuffizienz

71

F.A. Flachskampf, P. Hanrath



## 71.1 Ätiologie und pathologische Anatomie

### 71.1.1 Akute Mitralinsuffizienz

Die Schlußunfähigkeit der Mitralklappe mit systolischer Regurgitation von Blut aus dem linken Ventrikel in den linken Vorhof entsteht akut bei der bakteriellen Endokarditis durch Destruktion von Segelteilen oder durch ischämische, degenerative, endokarditische oder traumatische Läsionen des subvalvulären Halteapparats (Chordafäden, Papillarmuskelkopf oder ganzer Papillarmuskel). Die Ruptur des gesamten (meist posteromedialen) Papillarmuskels oder eines seiner Köpfe ist die schwerste Form der ischämischen Mitralinsuffizienz; da jeder Papillarmuskel beide Mitralsegel in Position hält, führt dies zu schwerster Mitralinsuffizienz, die ohne schnelle Operation nicht überlebt wird.

Bei Mitralklappenprothesen kann eine paravalvuläre Leckage bis hin zum Teilausriß des Prothesennahtrings (Dehiszenz) oder der Verlust des Verschlußmechanismus ursächlich sein (Kippscheibenembolie, Thrombose mit Fixierung des Ventilmechanismus in halbgeöffneter Position, Ausriß oder Einriß eines Bioprothesensegels). Der akuten Mitralinsuffizienz liegen somit immer gravierende morphologische Veränderungen zugrunde.

Linker Ventrikel und Vorhof sind (abgesehen von den Verhältnissen bei Mitralprothesenträgern) nicht oder wenig vergrößert.

### 71.1.2 Chronische Mitralinsuffizienz

Das ätiologische Spektrum ist breit (s. Tabelle 71-1). Primäre Erkrankungen des Mitralapparats mit Insuffizienzfolge umfassen die rheumatische Endokarditis, infektiöse Endokarditiden sowie die Libman-Sacks-Endokarditis beim systemischen Lupus erythematodes. Bei der rheumatischen Endokarditis kommt es durch Schrumpfung und Deformation der Segel sowie durch Schrumpfung, Fusion und seltener Abriß von Chordafäden zur Schlußunfähigkeit; bei der infektiösen, meist bakteriellen Endokarditis werden die Segel direkt zerstört.

Bei der Löffler-Endokarditis kommt es zu einer restriktiven Kardiomyopathie mit Mitral- und Trikuspidalinsuffizienz. Weiter führt der ausgeprägte Mitralklappenprolaps, insbesondere im Rahmen des Marfan-Syndroms, zur Mitralinsuffizienz. Bei der hypertrophen obstruktiven Kardiomyopathie ist der Mitralklappenapparat bereits primär verändert; die Vergrößerung der Segel und Veränderung der Papillarmuskelkonfigura-

**Tabelle 71-1.** Ursachen der chronischen Mitralinsuffizienz

| |
|---|
| **primär, anlagebedingt** |
| – kongenital (z.B. AV-Kanal) |
| – hypertrophische obstruktive Kardiomyopathie |
| **primär, degenerativ** |
| – Mitralprolaps |
| – Mitralringverkalkung |
| **primär, entzündlich** |
| – rheumatische Endokarditis |
| – infektiöse, v.a. bakterielle Endokarditis |
| – Libman-Sacks-Endokarditis (Lupus erythematodes) |
| – Löffler-Endokarditis (hypereosinophiles Syndrom) |
| **sekundär** |
| – bei allen dilatativen Erkrankungen des linken Ventrikels (KHK, dilatative Kardiomyopathie, Aortenvitien) |

tion sowie die Vorwärtsbewegung der Segel in der Systole können zur Undichtigkeit der Mitralklappe führen.

**Relative Mitralinsuffizienz**

Bei einer Reihe von Krankheiten kommt es im Gefolge einer primären Dilatation des linken Ventrikels zu einer sekundären Mitralringdilatation mit „relativer" (oder „funktioneller") Schlußunfähigkeit der für den Ventrikel zu klein gewordenen, morphologisch intakten Mitralklappensegel. Alle Erkrankungen, die zu einer Dilatation des linken Ventrikels führen (koronare Herzkrankheit, dilatative Kardiomyopathie, Myokarditis, chronische Druck- oder Volumenbelastung z. B. bei Aortenvitien), können auf diesem Wege zu einer sekundären Mitralinsuffizienz führen.

Die Frage, ob bei dilatiertem linkem Ventrikel und Mitralinsuffizienz das Vitium zuerst auftrat, ist manchmal klinisch schwer zu beantworten. Die primäre Mitralinsuffizienz ist jedoch in der Regel aufgrund der morphologischen Klappenveränderungen schwerer als die sekundäre.

Die koronare Herzkrankheit (KHK) kann über mehrere Mechanismen zur Mitralinsuffizienz führen. Der wichtigste ist die chronische globale Dilatation des linken Ventrikels mit „relativer" Mitralinsuffizienz. Bei Ischämien oder Infarkten, insbesondere im Hinterwand- und Posterolateralwandbereich, kommt es häufig zur passageren oder dauerhaften ischämischen Mitralinsuffizienz. Der posteromediale Papillarmuskel wird meist ausschließlich vom Ramus interventricularis posterior der rechten oder vom Ramus circumflexus der linken Kranzarterie versorgten. Ob allein eine Ischämie dieses Papillarmuskels („Papillarmuskeldysfunktion") ohne gleichzeitige globale Vergrößerung des linken Ventrikels zu einer wesentlichen ischämischen Mitralinsuffizienz führen kann, ist umstritten (Kaul et al. 1991; Sabbah et al. 1993). Die Papillarmuskelruptur wurde bereits bei der akuten Mitralinsuffizienz erwähnt.

Die degenerative Verkalkung des Mitralrings, deren Vorkommen mit steigendem Alter, Hypertonie und weiblichem Geschlecht assoziiert ist, führt in der Regel nur zu leichteren Formen der Mitralinsuffizienz.

In einer großen pathologischen Serie von 1010 Autopsien bei primärer Klappenerkrankung fand sich eine reine Mitralinsuffizienz ohne Stenose in 16%. Diese Fälle waren fast zur Hälfte rheumatisch (begleitendes Aortenvitium), zur anderen Hälfte lagen Chordafadenabrisse aufgrund bakterieller Infektionen oder bei primärem Mitralprolapssyndrom vor (Roberts 1983).

In einer Serie von 97 operativ exzidierten Klappen mit reiner Mitralinsuffizienz ohne begleitendes Aortenvitium waren die Ursachen wie folgt verteilt: 62% Mitralprolaps, 30% KHK, 5% bakterielle Endokarditis, 3% rheumatisch (Waller et al. 1982). Kombinierte Mitralvitien sind dagegen durchweg rheumatischer Genese.

## 71.2 Pathophysiologie

Die systolische Regurgitation von Blut in den linken Vorhof zieht 2 Folgen nach sich:

1. Das Regurgitationsvolumen geht dem systemischen Kreislauf verloren, d. h. der linke Ventrikel muß eine entsprechend erhöhte Auswurfleistung erbringen.
2. Das systolisch unter hohem Druck in den linken Vorhof gepreßte Blut steigert das Druckniveau in dieser Niederdruckkammer.

Der erhöhte Vorhofdruck pflanzt sich über die klappenlosen Pulmonalvenen retrograd in den kleinen Kreislauf fort. Die Regurgitation beginnt unmittelbar nach Mitralklappenschluß und damit früher als die Ejektion in die Aorta. Sie hält bis zur Mitralklappenöffnung an. Wegen der zusätzlichen Ejektion in den linken Vorhof wird die Ejektionsphase früh beendet (früher Aortenklappenschluß, weit gespaltener 2. Herzton). Das Regurgitationsvolumen ist, physikalisch gesprochen, abhängig von der effektiven Leckgröße sowie der ventrikuloatrialen Druckdifferenz. Nachlastsenkung durch arterielle Vasodilatation, z. B. ACE-Hemmer, führt sowohl zu einer Verkleinerung des linken Ventrikels, mit konsekutiver Verkleinerung des Mitralrings und damit der Leckgröße, als auch zu einer Senkung des systolischen Druckgradienten über der Mitralklappe. Über beide Mechanismen wird das Regurgitationsvolumen verkleinert. Besonders ungünstig wirkt sich umgekehrt ein Hypertonus aus, indem durch höhere ventrikuloatriale Druckdifferenz und Vergrößerung des linken Ventrikels die Mitralinsuffizienz verstärkt und ein Circulus vitiosus in Gang gesetzt wird.

Bei akuter Mitralinsuffizienz führt die plötzliche Regurgitation zu einer abrupten Druckerhöhung im linken Vorhof und im pulmonalen Kapillarbett. Bei Überschreitung des kolloidosmotischen Drucks von etwa 25 mmHg kommt es zum Lungenödem, ohne daß eine Funktionsstörung des linken Ventrikels vorliegt. Durch das zusätzliche Pendelvolumen und die fehlende kurzfristige Dehnbarkeit des Perikards kann bei schwerer akuter Mitralinsuffizienz ein „restriktives" diastolisches linksventrikuläres Druckprofil mit „Dip-und-Plateau"-Phänomen entstehen. Der linke Ventrikel wirft bei akuter Mitralinsuffizienz bei erhöhter Vorlast (erhöhter linksventrikulärer Füllungsdruck) gegen eine erniedrigte Nachlast aus (wegen des „Ventils" in die Niederdruckkammer linker Vorhof). Er kann deshalb das vermehrte Auswurfvolumen durch eine erhöhte Ejektionsfraktion kompensieren.

Während bei der akuten Mitralinsuffizienz die pulmonale Druckerhöhung kritisch ist, entscheidet bei der chronischen Mitralinsuffizienz die Adaptationsfähigkeit des linken Ventrikels über den Verlauf. Die chronische Mitralinsuffizienz führt zu einer Dilatation und Hypertrophie von linkem Ventrikel und Vorhof mit exzentrische Hypertrophie; das Verhältnis von Myokardmasse

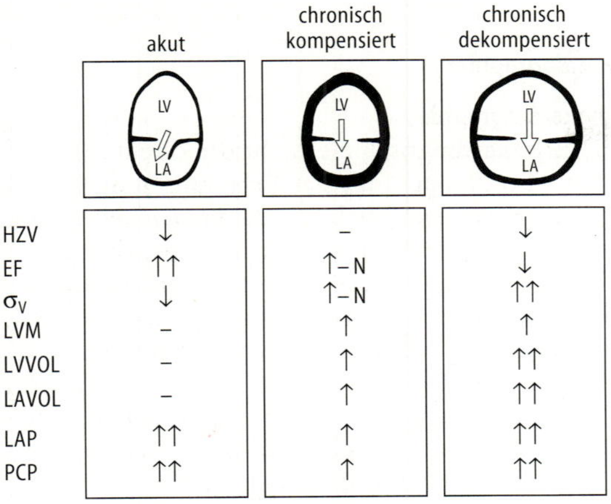


**Abb. 71-1.** Schematische Darstellung der Pathophysiologie bei akuter (*links*), chronischer kompensierter (*Mitte*) und chronischer dekompensierter Mitralinsuffizienz (*rechts*). *HZV* Herzzeitvolumen, *EF* Ejektionsfraktion, $\sigma_V$ systolische Wandspannung des linksventrikulären Myokards, *LVVOL* linksventrikuläres Volumen, *LAVOL* linksatriales Volumen, *LAP* linksatrialer Druck, *PCP* pulmonalkapillärer Druck

zu Volumen bleibt im kompensierten Zustand normal. Die Ejektionsfraktion bleibt lange im hochnormalen oder normalen Bereich, da sie sowohl durch die erhöhte Vorlast als auch durch die anfangs verminderte Nachlast gesteigert wird.

Allerdings liegt bei schwerer chronischer Mitralinsuffizienz wegen der Dilatation des linken Ventrikels (nach dem Laplace-Gesetz) die systolische Wandspannung (d. h. die Nachlast) trotz des zusätzlichen „Ventils" in den linken Vorhof nicht niedriger, sondern höher als bei Herzgesunden. Dies trifft sowohl für den kompensierten Zustand als auch bei bereits reduzierter Ejektionsfraktion zu (Corin et al. 1987; Abb. 71-1).

Mit vorlast- und nachlastunabhängigen Meßmethoden kann bei schwerer chronischer Mitralinsuffizienz aus den genannten Gründen auch bei normaler Ejektionsfraktion häufig bereits eine Einschränkung der Myokardkontraktilität nachweisbar sein. Dem entsprechen experimentelle Untersuchungen an Muskelfasern und Myozyten, die eine myokardiale Funktionseinschränkung bei chronischer Mitralinsuffizienz belegen (Spinale et al. 1993; Mulieri et al. 1993).

Die diastolische Dehnbarkeit des linken Ventrikels nimmt zu (Zile et al. 1984). Schließlich sinkt bei der Dekompensation die Ejektionsfraktion trotz weiterer Dilatation des linken Ventrikels, so daß das diastolische Druckniveau zunimmt und das Schlagvolumen abnimmt, mit der Folge des kombinierten Vorwärts- und Rückwärtsversagens (Abb. 71-1).

## 71.3 Klinik

Führendes Symptom ist die Belastungsdyspnoe sowie verringerte Leistungsfähigkeit. Das Einsetzen tachykarden Vorhofflimmerns kann diese Symptome plötzlich verschlimmern und zu Palpitationen führen. Angina pectoris gehört nicht zum klinischen Bild. Beim dekompensierten Vitium kommt es zu allen Zeichen der Links- und Rechtsherzinsuffizienz, bei akutem Verlauf zum schweren Lungenödem.

## 71.4 Diagnostik

### 71.4.1 Körperliche Untersuchung

Der Herzspitzenstoß ist hebend und nach links und unten verlagert. Bei schwerer Insuffizienz kann links parasternal eine Pulsation (die dem vergrößerten linken Vorhof entspricht) palpabel werden. Die Pulsamplitude ist klein, mit einem steilen Pulsanstieg (differentialdiagnostisch zum Aortenvitium wichtig!). Auskultatorisch dominiert ein hochfrequentes, unmittelbar an den 1. Herzton anschließendes holosystolisches, „bandförmiges" Geräusch. Der 1. Herzton ist daher oft nicht abgrenzbar (Abb. 71-2).

Das Geräusch ist mit Punctum maximum über dem Apex und Ausstrahlung in die linke Axilla zu auskultieren. Stehversuch, Valsalva-Versuch und Amylnitrit als nachlastsenkende Manöver machen das Geräusch leiser (im Gegensatz zur Zunahme des Systolikums bei hypertropher obstruktiver Kardiomyopathie). Eine feste Beziehung zwischen der Lautstärke des Geräusches und dem Schweregrad der Insuffizienz besteht nicht.

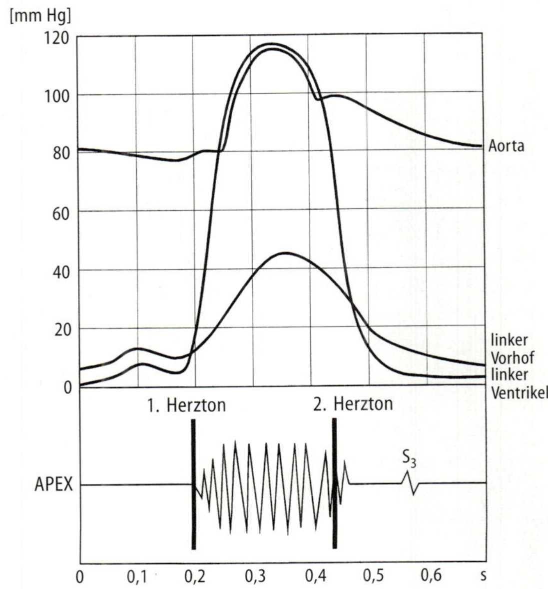


**Abb. 71-2.** Auskultationsbefunde bei Mitralinsuffizienz (bandförmiges Systolikum und 3. Herzton) mit zeitlicher Zuordnung zu EKG und Druckkurven des linken Ventrikels und Vorhofs. Man beachte die überhöhte v-Welle der Vorhofdruckkurve

Der 2. Herzton ist weit gespalten (wegen des verfrühten Aortenklappenschlusses). Häufig ist ein 3. Herzton (>120 ms nach dem 2. Herzton; Galoppton) vorhanden. Bei schwerer, v. a. akut entstandener Mitralinsuffizienz (z. B. Papillarmuskelabriß) kann ein apikales Schwirren auftreten. Bei Dekompensation können alle Zeichen der Links- und Rechtsherzinsuffizienz bis hin zum Lungenödem auftreten.

### 71.4.2 Elektrokardiogramm

Die leichte Mitralinsuffizienz hat häufig keine Auswirkung auf das EKG. Frühestes Zeichen ist ein P sinistro atriale (über 0,11 s in I,II, $V_{1,5,6}$). Mit fortschreitendem Schweregrad kommt es zu positivem Sokolow-Lyon-Index als Ausdruck der Linksherzhypertrophie. Erst spät entwickeln sich Schädigungszeichen sowie eine absolute Arrhythmie bei Vorhofflimmern. Häufig ist auch eine ventrikuläre Extrasystolie. In Spätstadien können Rechtsherzbelastungszeichen hinzutreten.

### 71.4.3 Thoraxröntgenaufnahme

Das Thoraxröntgenbild (Abb. 71-3) zeigt eine Vergrößerung des linken Vorhofs mit Einengung des Holzknechtschen Raums, Aufspreizung der Trachealbifurkation und verstrichener Herztaille. Später kommt es zu einer Vergrößerung des linken Ventrikels und schließlich zur Lungenstauung bis hin zum Lungenödem. Vor allem bei rheumatischen Vitien ist oft Kalk in Projektion auf die Mitralklappe zu erkennen.

### 71.4.4 Echokardiographie

#### 2D-Echokardiographie

Die 2D-Echokardiographie erlaubt die direkte Darstellung der Mitralklappe mit der Erfassung morphologischer Veränderungen wie beim rheumatischen kombinierten Mitralvitium, Vegetationen, Prolaps, Kardiomyopathie, Sehnenfäden- oder Papillarmuskelabrissen usw. Bei der ischämischen Mitralinsuffizienz und bei anderen Krankheitsbildern mit dilatiertem linken Ventrikel ist häufig eine systolische Verlagerung der Mitralsegel nach apikal und ein unvollständiger systolischer Schluß der Segel darstellbar, da der subvalvuläre Halteapparat die Segel nach apikal und auseinander zieht, so daß keine vollständige Apposition mehr möglich ist (Weyman 1994). Hierdurch wird ein Circulus vitiosus initiiert, der die Mitralinsuffizienz weiter verstärkt.

Die indirekte Beurteilung des Schweregrads anhand der systolischen und diastolischen Durchmesservermehrung von linkem Ventrikel und Vorhof ist aus dem 2D-gesteuerten M-Mode möglich.

Darüber hinaus kann die systolische Funktion des linken Ventrikels abgeschätzt werden. Im Dopplerverfahren kann die Mitralinsuffizienz selbst anhand des systolischen Blutflusses vom Ventrikel in den Vorhof mit sehr hoher Sensitivität und Spezifität erfaßt werden. Die außerordentliche Empfindlichkeit dieser Technik führt allerdings zur häufigen (ca. 19%; Weyman 1994) Registrierung minimaler oder leichter Mitralinsuffizienzen auch bei Patienten ohne klinischen Anhalt für eine organische Herzerkrankung.

Die Darstellung der Fläche des turbulenten Regurgitationsjets im linken Vorhof in mindestens 2 Schnittebenen

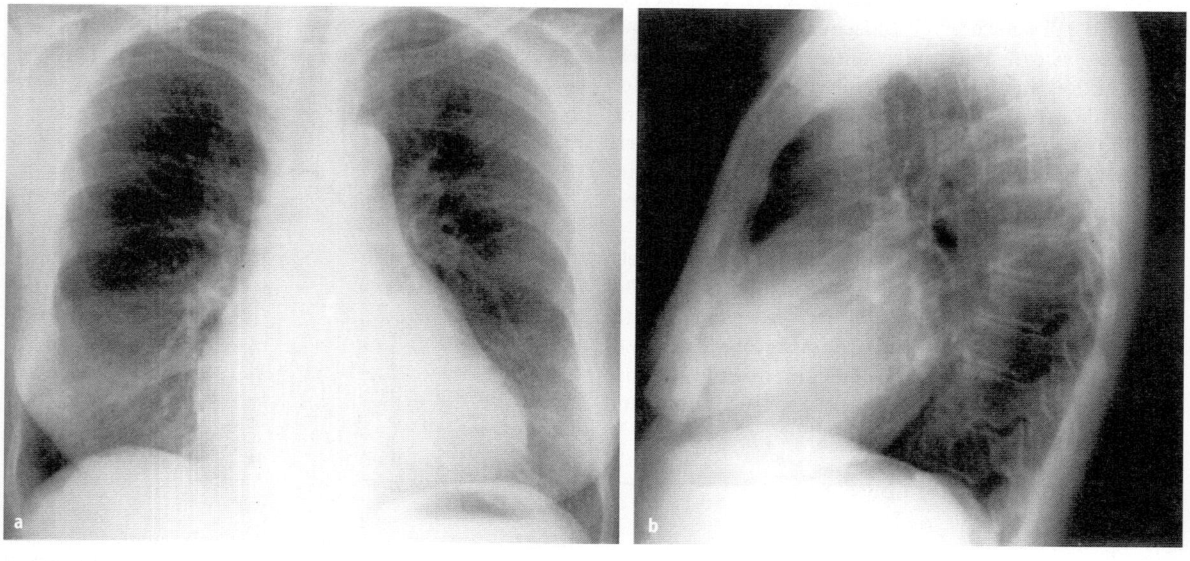


**Abb. 71-3a,b.** Röntgenbild des Thorax p.-a. (*links*) und seitlich (*rechts*) bei chronischer Mitralinsuffizienz. Vergrößerung des Herzens zugunsten des linken Ventrikels, Vergrößerung des linken Vorhofs und prominenten Hili

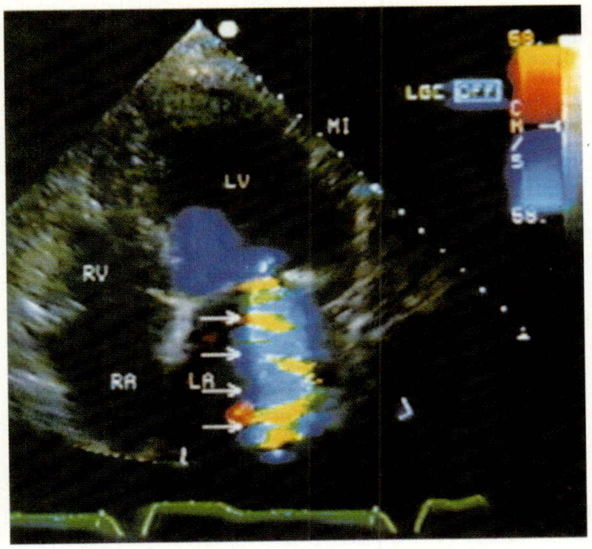


**Abb. 71-4.** Farbdopplerechokardiogramm eines Patienten mit mittelschwerer Mitralinsuffizienz. Apikaler Vierkammerblick in Systole mit Darstellung des vergrößerten linken Vorhofs (*LA*) mit dem trubulenten Farbdopplersignal des Regurgitationsjets (*Pfeile*). *LV* linker Ventrikel, *RV* rechter Ventrikel, *RA* rechter Vorhof

(Abb. 71-4) liefert Anhaltspunkte für den Schweregrad der Mitralinsuffizienz (maximale Jetfläche $<4$ cm$^2$ oder $<20\%$ Vorhoffläche leichte Mitralinsuffizienz, $>8$ cm$^2$ oder $>40\%$ Vorhoffläche schwere Mitralinsuffizienz; Helmcke et al. 1987).

Die Unterscheidung von mittel- und höhergradigen Insuffizienzen ist jedoch unsicher. Insbesondere werden exzentrische, wandadhärente Jets unterschätzt.

#### Transösophageale Echokardiographie

Eine weitere Differenzierung erlaubt die transösophageale Darstellung des pulmonalvenösen Einstromprofils in den linken Vorhof: eine deutliche Verminderung oder Umkehr des systolischen Einstroms spricht dabei für eine schwere Insuffizienz (Castello et al. 1991). Weiterhin kann der Durchmesser des Regurgitationsjets an seiner schmalsten Stelle unmittelbar nach seinem Durchtritt durch die Mitralklappe zur Schweregradbestimmung herangezogen werden (Fehske et al. 1994; Mele et al. 1995). Schließlich erlaubt die Analyse der proximalen Konvergenzzone eine recht zuverlässige Beurteilung des Schweregrades der Mitralinsuffizienz (Schwammenthal et al. 1994; Giesler et al. 1994). Für die letztgenannten Verfahren ist jedoch eine exzellente, vorzugsweise transösophageal erzielbare Bildqualität Voraussetzung (Flachskampf et al. 1998).

Transösophageal läßt sich auch besonders gut der Mechanismus einer Mitralinsuffizienz sowie die räumliche Zuordnung pathologischer Veränderungen zu bestimmten Segelarealen („scallops") erfassen. Schließlich erlaubt die intraoperative transösophageale Echokardiographie die unmittelbare Erfolgskontrolle klappenrekonstruktiver Eingriffe (Stewart et al. 1992).

### 71.4.5 Herzkatheteruntersuchung

Die Druckmessung im kleinen Kreislauf weist bei hämodynamisch relevanter Mitralinsuffizienz eine Erhöhung des pulmonalkapillären und pulmonalarteriellen Drucks nach. Die pulmonalkapilläre v-Welle ist bei mittelschwerer oder schwerer Mitralinsuffizienz meist deutlich überhöht, d. h. sie erreicht mehr als das Doppelte des pulmonalkapillären Mitteldrucks. Dieses Zeichen ist sensitiv, aber nicht spezifisch, da ein akut versagender linker Ventrikel durch Druckerhöhung im linken Vorhof ebenfalls zu überhöhten v-Wellen führen kann (Grossman 1991; Snyder et al. 1994).

Umgekehrt kann bei einem sehr dehnbaren Vorhof bei chronischer Mitralinsuffizienz die prominente v-Welle fehlen. Die Rechtsherzkatheteruntersuchung unter Belastung zeigt bei erheblicher Mitralinsuffizienz einen inadäquaten Anstieg des Herzzeitvolumens und einen massiven Anstieg der pulmonalkapillären v-Welle und des Mitteldrucks.

Die linksventrikuläre Angiographie (Abb. 71-5) erlaubt die visuelle Graduierung der Mitralinsuffizienz (Tabelle 71-2) und gleichzeitig die Beurteilung der Austreibungsfraktion und Volumina des linken Ventrikels. Angiographisch kann das Regurgitationsvolumen als Differenz aus tatsächlichem (angiographischen) und effektivem (Thermodilutions)volumen berechnet werden.

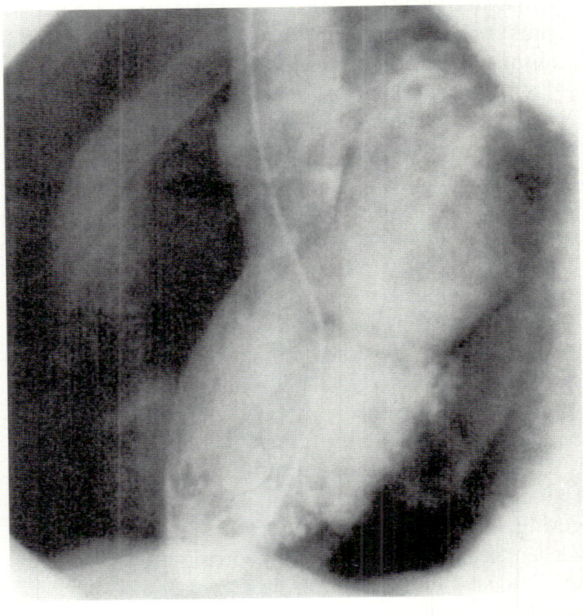

**Abb. 71-5.** Mitralinsuffizienz Sellers III im Lävokardiogramm (LAO 60°-Schrägposition). Der Pigtail-Katheder liegt im linken Ventrikel, Kontrastmittel regurgitiert in den dilatierten linken Vorhof. Der linke Ventrikel ist nicht vergrößert

**Tabelle 71-2.** Angiographische Einteilung der Mitralinsuffizienz nach Sellers

| Grad | Merkmale |
|---|---|
| 1 | Keine vollständige Anfärbung des linken Vorhofs |
| 2 | Schwache Anfärbung des gesamten linken Vorhofs nach mehreren Schlägen |
| 3 | Anfärbung des gesamten linken Vorhofs, die die gleiche Intensität wie die Anfärbung des linken Ventrikels erreicht |
| 4 | Sofortige Anfärbung des gesamten linken Vorhofs nach einem Schlag mit sichtbarem Reflux in die Pulmonalvenen |

Die Linksherzkatheteruntersuchung umfaßt in der Regel auch die Angiographie der Herzkranzgefäße und linksventrikuläre Druckmessungen.

## 71.5 Therapie

### 71.5.1 Medikamentöse Therapie

Die medikamentöse Therapie richtet sich auf die Entwässerung der Lunge, Verbesserung der systolischen Funktion des linken Ventrikels und auf die systemische Nachlastsenkung, um das vom linken Ventrikel ausgeworfene Blut zugunsten des systemischen Kreislaufs umzuverteilen und die Regurgitationsfraktion zu minimieren.

An erster Stelle steht die Nachlastsenkung durch ACE-Hemmer oder Hydralazin, im akuten Fall auch durch Natriumnitroprussid. ACE-Hemmer und Natriumnitroprussid senken zusätzlich die Vorlast. Bei Patienten mit schwerer akuter Mitralinsuffizienz im kardiogenen Schock sollte zur Überbrückung bis zur Operation die intraaortale Ballongegenpulsation eingesetzt werden. Weiterhin werden Digitalis und Diuretika zur Verbesserung der linksventrikulären Funktion und Beseitigung der Lungenstauung eingesetzt. Wenn eine dauerhafte Überführung von Vorhofflimmern in den Sinusrhythmus erfolgversprechend erscheint, sollte diese angestrebt werden.

Die Therapie der asymptomatischen, schweren Mitralinsuffizienz bei erhaltener linksventrikulärer Funktion mit Nachlastsenkern erscheint sinnvoll, obwohl bislang größere Längsschnittuntersuchungen fehlen.

Die Embolierate bei Vorhofflimmern auf der Grundlage einer reinen Mitralinsuffizienz ist vergleichsweise gering; eine niedrig dosierte Antikoagulation mit dem Ziel einer INR zwischen 2 und 3 wird empfohlen (Bonow et al. 1998; Gohlke-Bärwolf et al. 1995), was dem Zielkorridor für die Antikoagulation bei nichtvalvulärem Vorhofflimmern entspricht. Die Mitralinsuffizienz ohne Vorhofflimmern stellt keine Indikation zur Antikoagulation dar.

### 71.5.2 Operative Therapie

Bei akuter schwerer Mitralinsuffizienz, etwa durch Papillarmuskelabriß, ist eine dringliche oder Notfalloperation angezeigt.

Bei der chronischen Mitralinsuffizienz ist eine chirurgische Therapie (Klappenersatz oder Rekonstruktion) angezeigt, wenn sowohl Symptome (Dyspnoe – NYHA II–IV) als auch angiographisch eine schwere Mitralinsuffizienz vorliegen (Sellers III oder IV; Regurgitationsfraktion 50% oder mehr).

Schwieriger ist die Wahl des Operationszeitpunkts bei chronischer Mitralinsuffizienz und Beschwerden der NYHA-Klassen I–II. Sie sollte erfolgen, bevor die systolische Ventrikelfunktion (echokardiographisch oder angiographisch) eingeschränkt ist. Dabei ist zu berücksichtigen, daß die Ejektionsfraktion nur näherungsweise über die Kontraktilität des Myokards Auskunft gibt (s. oben). Wegen der erhöhten Vorlast und anfangs erniedrigten Nachlast muß als Zeichen einer erhaltenen Myokardkontraktilität eine mindestens hochnormale Ejektionsfraktion (>60%) gefordert werden. Ein besserer Prädiktor des Operationserfolges als die Ejektionsfraktion scheint der vorlastunabhängige endsystolische Volumenindex oder der endsystolische Durchmesser zu sein. So wurde für einen präoperativen endsystolischen Volumenindex über 90 ml/m² eine extrem hohe Operationsletalität (80%) gezeigt (Borow et al. 1980).

Ebenso belegte eine neuere Studie an 278 Patienten jüngeren Alters mit symptomatischer rheumatischer Mitralinsuffizienz, daß ein präoperativer systolischer linksventrikulärer Durchmesser über 50 mm mit einer hohen postoperativen Mortalität oder schweren Herzinsuffizienz einherging (Wisenbaugh et al. 1994).

Im Zuge niedrigerer Operationsletalitäten und zunehmender Verbreitung rekonstruktiver Eingriffe hat sich die Indikation zur chirurgischen Korrektur des Vitiums in den letzten Jahren in Richtung auf einen früheren Eingriff verschoben. So forderten Arbeiten aus den 80er Jahren noch, der echokardiographische linksventrikuläre Durchmesser solle diastolisch 70 und systolisch 50 mm unterschreiten (Zile et al. 1984) bzw. der endsystolische Volumenindex solle unter 60 ml/m² liegen (Borow et al. 1980). Neuere Arbeiten, die teilweise durch rekonstruktive Eingriffe behandelte Kollektive überblicken, zeigen, daß schon ab 30 ml/m² endsystolischem Volumen und über 45 mm endsystolischem Durchmesser mit einer Verschlechterung der postoperativen Ejektionsfraktion zu rechnen ist (Leung et al. 1996; Enriquez-Sarano et al. 1994). Das Fehlen einer „kontraktilen Reserve", d. h. ein fehlender Anstieg der Ejektionsfraktion ohne Rückgang des endsystolischen Volumens unter ergometrischer Belastung, kann dabei als zusätzliches Argument für eine beginnende Einschränkung der myokardialen Kontraktilität auch bei erhaltener Ruheejektionsfraktion hinzugezogen werden (Leung et al. 1996).

Zusammenfassend wird empfohlen, bei Patienten ohne Symptome mit schwerer Mitralinsuffizienz eine operative Korrektur spätestens dann anzustreben, wenn die Ejektionsfraktion unter 60% fällt oder der endsystolische linksventrikuläre Durchmesser über 45 mm steigt; zusätzliche Gesichtspunkte, die für eine frühere Operation sprechen, sind die Möglichkeit der Rekonstruktion und die Erhaltung oder Wiederherstellung des Sinusrhythmus (Bonow et al. 1998).

Patienten ohne Symptome mit erhaltener hochnormaler Ventrikelfunktion sind mindestens jährlich, im Grenzbereich der Ventrikelfunktion auch häufiger klinisch und echokardiographisch zu untersuchen.

Sehr problematisch ist die Operation von Patienten mit bereits präoperativ schwer eingeschränkter Ventrikelfunktion, da sich diese nach chirurgischer Korrektur, insbesondere Klappenersatz, in der Regel weiter verschlechtert. Der Grund wird im Sinken der Vorlast sowie in der Verschlechterung der Längskontraktion des linken Ventrikels durch die unterbrochene Kontinuität von Papillarmuskeln und Mitralapparat gesehen. Symptomatische Patienten mit morphologisch rekonstruierbarer Mitralklappe und Ejektionsfraktion >30% kommen jedoch für eine Operation in Betracht (Bonow et al. 1998); das Vorgehen muß mehr als in den vorgenannten Situationen im Einzelfall mit dem Chirurgen diskutiert werden, so etwa bei ischämischer Mitralinsuffizienz hinsichtlich der Aussichten auf eine Verbesserung der linksventrikulären Funktion nach gleichzeitiger Revaskularisation.

### 71.5.3 Rekonstruktive Chirurgie

Die Rekonstruktion (Anuloplastie, Valvuloplastie) mit oder ohne Einnähung eines künstlichen Klappenrings ist chirurgisch anspruchsvoll und nur möglich, wenn keine extensive Deformation, Kalzifizierung oder Zerstörung des Klappenapparats vorliegt; ihre klassische Indikation ist die Prolaps-bedingte Mitralinsuffizienz, gefolgt von der Mitralinsuffizienz auf dem Boden einer KHK. 1997 wurden in Deutschland 1003 Mitralklappenrekonstruktionen mit einer Operationsmortalität von 2,2% durchgeführt (gegenüber 2158 Mitralklappenersatzoperationen mit einer Mortalität von 4,9%).

Für die intraoperative Erfolgskontrolle hat sich die transösophageale Echokardiographie bewährt (Stewart et al. 1992). Die Reoperationsfrequenz beträgt an großen Zentren unter 3% pro Patient und Jahr. Das operative Risiko rekonstruktiver Eingriffe ist niedriger als das des Klappenersatzes. Postoperativ ist die Überlebensrate höher und die Thrombembolierate geringer (allerdings z. T. durch die Selektion der Patienten bedingt).

## 71.6 Prognose

Die Fünfjahresüberlebensrate bei medikamentös behandelter schwerer rheumatischer Mitralinsuffizienz beträgt etwa 46% (Muñoz et al. 1975). Bei Patienten, die sich nach Indikationsstellung einer Operation nicht unterzogen, betrug sie 27% (Rapaport 1975; Haerten et al. 1980). Die Letalität des isolierten Mitralklappenersatzes liegt bei 4,9%. Dabei hat sich ein Vorteil für Operationsverfahren gezeigt, die die „subvalvuläre Kontinuität" zum Mitralanulus erhalten, d. h. Chordafäden und Papillarmuskeln belassen bzw. am Ring der Prothese wiederanheften, da hierdurch die apikobasale Kontraktion des Ventrikels unterstützt wird.

## Literatur

Siehe nach Kap. 78 (am Ende von Sektion X).

# Kapitel 72

# Mitralklappenprolapssyndrom



P. Hanrath



## 72.1 Ätiologie und pathologische Anatomie

Der Mitralklappenprolaps ist eine funktionelle Störung bei der ein oder beide Segel der Mitralklappe ventrikelsystolisch in den linken Vorhof prolabieren.

Der Mitralklappenprolaps ist in der Literatur mit einer Vielzahl von Namen belegt, wie z. B. „Barlow-Syndrom", „Mid-systolic-click-/Late-systolic-murmur-Syndrom", „Floppy-valve-Syndrom", „ballooning of the mitral valve leaflets", etc.

Mit einer Prävalenz von 2–6% (Savage et al. 1983; Procacci et al. 1976; Markiewicz et al. 1976) ist er eine der häufigsten Klappenanomalien. Es ist jedoch zu berücksichtigen, daß dieses Krankheitsbild in den letzten Jahren zu häufig diagnostiziert worden ist. Gründe für die diagnostische Unsicherheit in der Vergangenheit waren einerseits v. a. unscharfe echokardiographische Kriterien und andererseits ein mangelnder Konsensus zwischen Kardiologen, Kardiochirurgen und Pathologen über die Definition des Mitralklappenprolaps.

Aufgrund der komplexen anatomischen Struktur des Mitralklappenapparates – bestehend aus dem Mitralklappenring, den beiden Segeln, Sehnenfäden und Papillarmuskeln sowie den benachbarten Hohlräumen (linker Ventrikel und Vorhof) – kann eine Vielzahl ätiologisch unterschiedlicher Erkrankungen dieser Strukturen letztendlich eine Dysfunktion des Mitralklappenapparates bewirken, die sich in einem Prolaps manifestiert.

Nach einem Vorschlag von Shah (1994) ist der Mitralklappenprolaps dadurch definiert, daß unterschiedliche Anteile eines oder beider Mitralsegel ventrikelsystolisch über die Mitralklappenringebene in den linken Vorhof prolabieren. Dies kann entweder bedingt sein durch eine primäre anlagemäßige Redundanz des abnormalen Mitralklappengewebes im Vergleich zur Klappenringgröße bzw. zum Kammervolumen oder durch eine sekundäre Redundanz eines morphologisch normalen Klappengewebes, bedingt durch bestimmte hämodynamische Situationen.

Beim primären Mitralklappenprolaps mit zu groß angelegten Mitralsegeln kommt es durch eine vermehrte Einlagerung saurer Mukopolysaccharide zu einer sekundären Zerstörung der Kollagenfaserstruktur des Halteapparates, zur Verdickung der Segel und zu einer verminderten Stabilität, die unter dem Begriff myxomatöse Klappendegeneration subsumiert wird (Lucas u. Edwards 1982).

Die Ursache dieser primären Klappendegeneration ist unbekannt, sie tritt mit einer gewissen familiären Häufung auf. Sie kann auch Ausdruck einer Systemerkrankung mit vorwiegender Beteiligung des Bindegewebsapparates sein (z.B. Marfan- und Ehlers-Danlos-Syndrom) oder eine postinfektiöse Genese haben (rheumatische Valvulitis).

Im Gegensatz dazu ist beim sekundären oder hämodynamisch bedingten Mitralklappenprolaps das Segelgewebe pathomorphologisch unauffällig.

## 72.2 Pathophysiologie

Die Folge ist ein systolisches Prolabieren in den Vorhof. Falls dabei die freien Ränder nicht mehr vollständig aneinander liegen oder zusätzlich eine Erweiterung des Klappenringes vorliegt, resultiert daraus eine begleitende Mitralinsuffizienz. Eine solche myxomatöse Klappendegeneration kann zusätzlich auch die Aorten- und Trikuspidalklappe befallen.

Durch eine Geometrieänderung bzw. Volumenreduktion des linken Ventrikels prolabiert das für diese Ventrikelgröße redundante, aber normal große und dicke Segelgewebe in den linken Vorhof (z.B. Hypovolämie, ASD mit großem Links-rechts-Shunt, schwere isolierte rechtsventrikuläre Dilatation bei Trikuspidalklappeninsuffizienz etc.).

## 72.3 Klinik

Die überwiegende Anzahl der Patienten mit Mitralklappenprolaps ist – wie epidemiologische Studien zeigen (Savage et al. 1983) – weitestgehend ohne Symptome. Von einem Teil der Patienten werden anamnestisch Palpitationen, uncharakteristische, nicht belastungsabhängige Herzschmerzen oder -stiche, leichte Ermüdbarkeit und Luftnot angegeben, ohne daß eine signifikante Mitralinsuffizienz vorliegt. Die Symptome sind wenig spezifisch und von funktionellen Beschwerden nur schwer abgrenzbar.

Als Ursache dieses Beschwerdenkomplexes wird eine autonome Dysfunktion angenommen (Davies et al. 1987; Gaffney et al. 1983; Puddu et al. 1983; Boudoulas et al. 1989). Den geklagten Palpitationen liegen häufig triviale, intermittierend auftretende Herzrhythmusstörungen zugrunde, die meist keiner Therapie bedürfen. Maligne ventrikuläre Arrhythmien mit Synkopen oder gar plötzlichem Herztod sind eine Rarität.

Obwohl die Mehrheit der Patienten mit primärem Mitralklappenprolaps bei der Inspektion unauffällig ist, wird immer wieder die Assoziation mit bestimmten muskuloskelettären Anomalien in Form von Trichterbrust, Flachthorax oder asthenischem Habitus als einer „forme fruste“ eines Marfan-Syndroms herausgestellt (Schritz et al. 1981). Inwieweit es sich hier um den gemeinsamen Ausdruck einer Bindegewebsstörung im Sinne einer Kollagensynthesestörung handelt, ist zur Zeit unklar.

## 72.4 Diagnostik

### 72.4.1 Körperliche Untersuchung

Typischer Auskultationsbefund des Mitralklappenprolaps ohne hämodynamisch relevante Mitralinsuffizienz ist das Auftreten eines mesosystolischen Klicks (hochfrequenter Extraton) mit Punctum maximum über der Herzspitze. Er koinzidiert mit dem Beginn des Prolabierens der Mitralsegel im Echokardiogramm. Mit Hilfe einer synchron registrierten Karotispulskurve oder des Phonokardiogramms kann er vom Austreibungsklick des Aorten- oder Pulmonalissegments des 1. Herztons sicher abgegrenzt werden.

Lange glaubte man, daß der mesosystolische Klick extrakardialen Ursprungs sei. Es ist das Verdienst von Barlow, (1968) nachgewiesen zu haben, daß der mesosystolische Klick mit dem Auftreten eines Prolaps der Mitralsegel assoziiert ist, wie auch durch intrakardiale Phonographie bestätigt wurde (Abb. 72-1; Ronan et al. 1965).

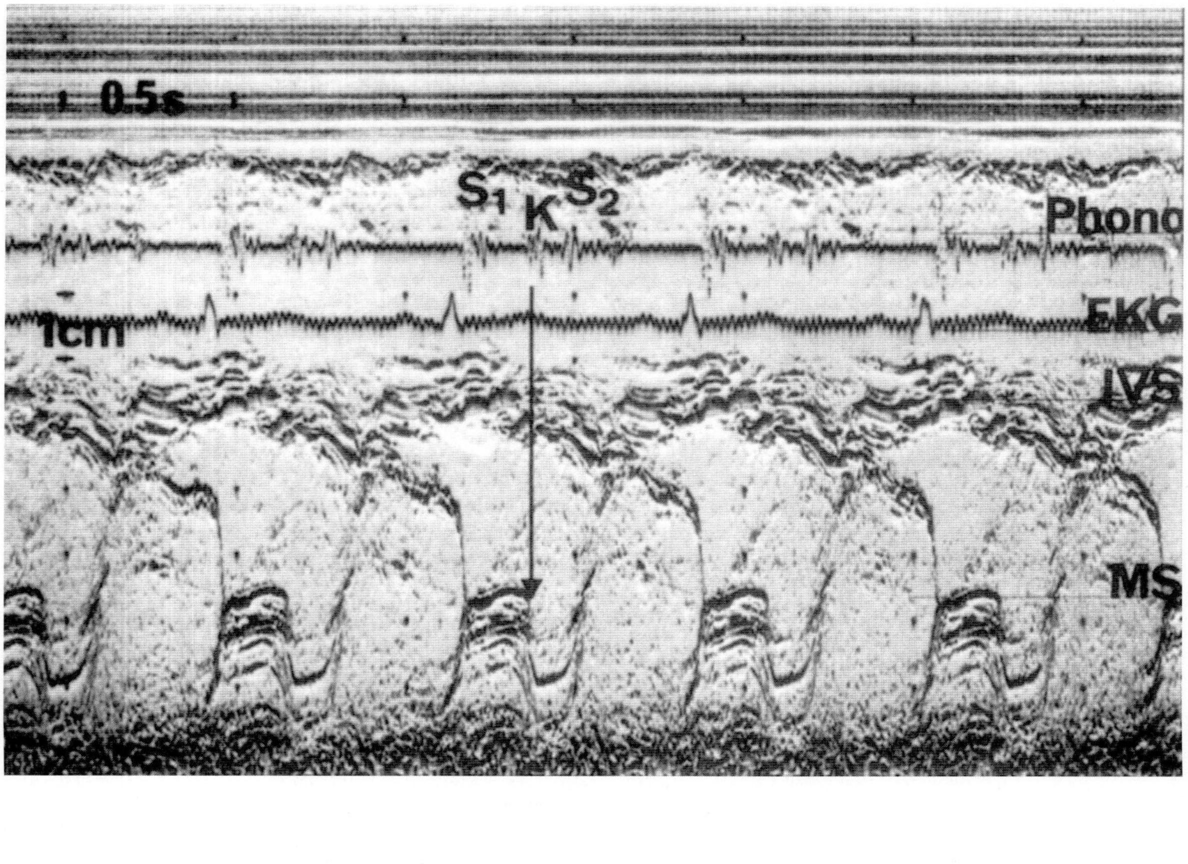


**Abb. 72-1.** M-mode-Echokardiogramm eines spätsystolischen Prolapses. Der Beginn des Prolapses geht mit einem Extraton *(Klick)* einher, wie die simultane phonokardiographische Registrierung verdeutlicht

Das zeitliche Auftreten des Klicks innerhalb der Systole ist sehr abhängig von Volumenschwankungen des linken Ventrikels. Jede Abnahme des linksventrikulären systolischen Volumens (Valsalva-Manöver, Amylnitrit-Applikation, Stehversuch) geht mit einer zeitlichen Verschiebung des Klicks in Richtung Beginn der Systole einher und wird als Provokationstest zur sicheren Erkennung des charakteristischen Auskultationsbefundes klinisch genutzt.

Häufig ist der mesosystolische Klick von einem spätsystolischem Geräusch als Ausdruck einer minimalen Mitralinsuffizienz begleitet (Abb. 72-2). Mit zunehmender Regurgitation wandert der Klick in den frühen Beginn der Systole, und es folgt ihm ein längeres und lauteres Insuffizienzgeräusch. Liegt eine schwere Insuffizienz vor, besteht in der Regel ausschließlich ein pansystolisches Geräusch mit Punctum maximum über der Herzspitze und Fortleitung in die Axilla.

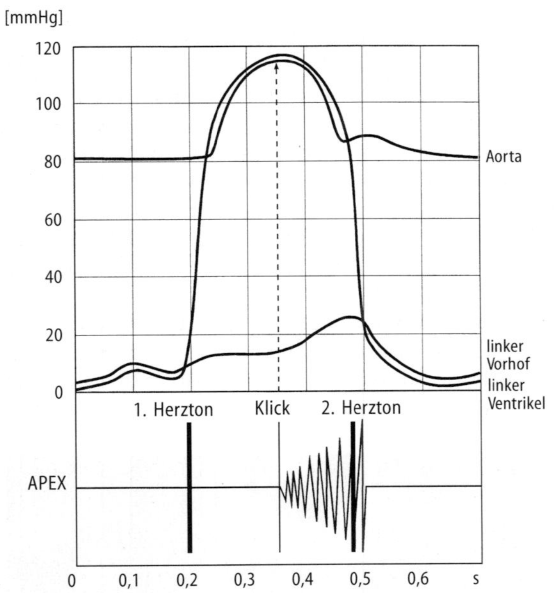


**Abb. 72-2.** Auskultation: Zum Zeitpunkt des maximalen Druckes im linken Ventrikel setzt der Prolaps ein. Dies ist charakterisiert durch einen Extraton *(Klick)* mit anschließendem crescendoartigem Spätsystolikum

## 72.4.2 Elektrokardiogramm

Bei den meisten Patienten mit asymptomatischem Mitralklappenprolaps ist das Ruhe-Elektrokardiogramm unauffällig. Bei einem geringen Anteil von Patienten ohne Symptome oder häufiger bei solchen mit Symptomen finden sich unspezifische ST-Streckenveränderungen sowie T-Wellennegativierungen in den Standardableitungen II, III, aVF und in den linkslateralen Brustwandableitungen (Procacci et al. 1976; Markiewicz et al. 1976).

Pathogenetisch werden sie entweder als Ausdruck einer Kardiomyopathie oder einer fokalen Ischämie, bedingt durch die Zugbelastung des posteromedialen Papillarmuskels, angesehen. Ein weites Spektrum bradykarder und tachykarder supraventrikulärer wie ventrikulärer Arrhythmien findet sich häufiger bei Patienten mit symptomatischem Mitralklappenprolaps (Abb. 72-3). Die Pathogenese dieser Arrhythmien ist unklar. Sie erklären einen Teil der Beschwerden (Palpitationen, Herzstolpern, Herzrasen), stehen aber meist nicht in einem zeitlichen Zusammenhang mit den atypischen linksthorakalen Schmerzen.

Patienten mit Wolff-Parkinson-White-Syndrom sowie Patienten mit verlängertem QT-Intervall sollen nicht selten echokardiographisch einen Mitralklappenprolaps aufweisen (Josephson et al. 1977) In diesen Fällen erklärt sich die Pathogenese der Arrhythmien durch die zugrundeliegende Rhythmuserkrankung.

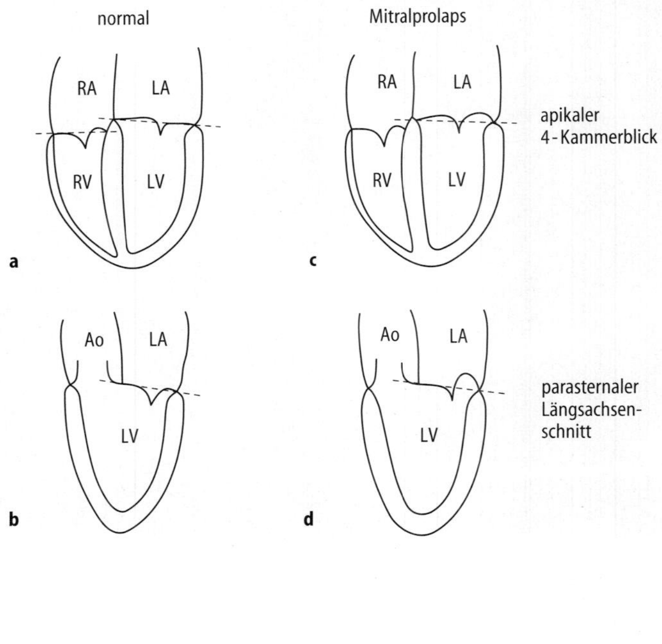


**Abb. 72-3a,b.** Systolische Mitralklappenposition bei einer Normalperson im optimalen 4-Kammerblick sowie im parasternalen Längenachsenschnitt. **c, d** Das prolabierende hintere Mitralsegel überschreitet die Ebene des Mitralklappenrings *(gestrichelte Linie)* in Richtung des linken Vorhofs um mehr als 1 mm bei Vorliegen eines Prolapses. (nach Shah 1994)

Patienten mit Mitralklappenprolaps und angiographisch ausgeschlossenener koronarer Herzkrankheit weisen oft ein pathologisches Belastungs-EKG auf. Die Inzidenz dieser falsch-positiven Ergometrien wird mit über 50% angegeben und ist sogar noch höher, wenn Repolarisationsstörungen bereits in Ruhe vorliegen. Aus diesem Grunde ist die Ergometrie nicht das diagnostische Verfahren der Wahl zum Ausschluß bzw. Nachweis einer koronaren Herzkrankheit bei Mitralprolapssyndrom. Daher ist die Myokardszintigraphie beim Mitralklappenprolaps beim Ischämienachweis zuverlässiger (Massu et al. 1978).

## 72.4.3 Thoraxröntgenaufnahme

Beim Mitralklappenprolaps zeigt das Thoraxröntgenbild normalerweise keine kardiopulmonalen Auffälligkeiten. Deformierungen des knöchernen Thorax (z.B. Trichterbrust) – wie vorab erwähnt – werden häufig beobachtet. Ist der Prolaps mit einer relevanten Mitralinsuffizienz assoziiert, lassen sich neben den typischen radiologischen Zeichen einer pulmonal-venösen Lungenstauung auch eine Vergrößerung des linken Ventrikels und des Vorhofs ausmachen.

## 72.4.4 Echokardiographie

Der Echokardiographie kommt eine Schlüsselrolle in der Diagnostik des Mitralklappenprolaps zu. Für mehr als ein Jahrzehnt wurde die M-Mode-Echokardiographie nach der Erstbeschreibung durch Gramiak 1970 als das nichtinvasive diagnostische Verfahren der Wahl angesehen (Shah u. Gramiak 1970; Kerber et al. 1971; Dillon et al. 1971; Popp et al. 1974; De Maria et al. 1974).

Bedingt durch die ihr eigene methodeninhärente mangelnde räumliche Zuordnung benachbarter Strukturen sind in der Vergangenheit in einem hohen Prozentsatz bei Normalpersonen (bis zu 20%) echokardiographisch falsch-positive Befunde eines Mitralklappenprolaps erhoben worden (Markiewicz et al. 1976). Insbesondere das holosystolisch posteriore Durchhängen der Mitralsegel hat sich als unspezifischer Befund herauskristallisiert.

Diagnostisches Verfahren der Wahl ist heutzutage die zweidimensionale Echokardiographie (Kisslo et al. 1976; Morgenroth et al. 1981; Ormiston et al. 1981, 1982). Auf-

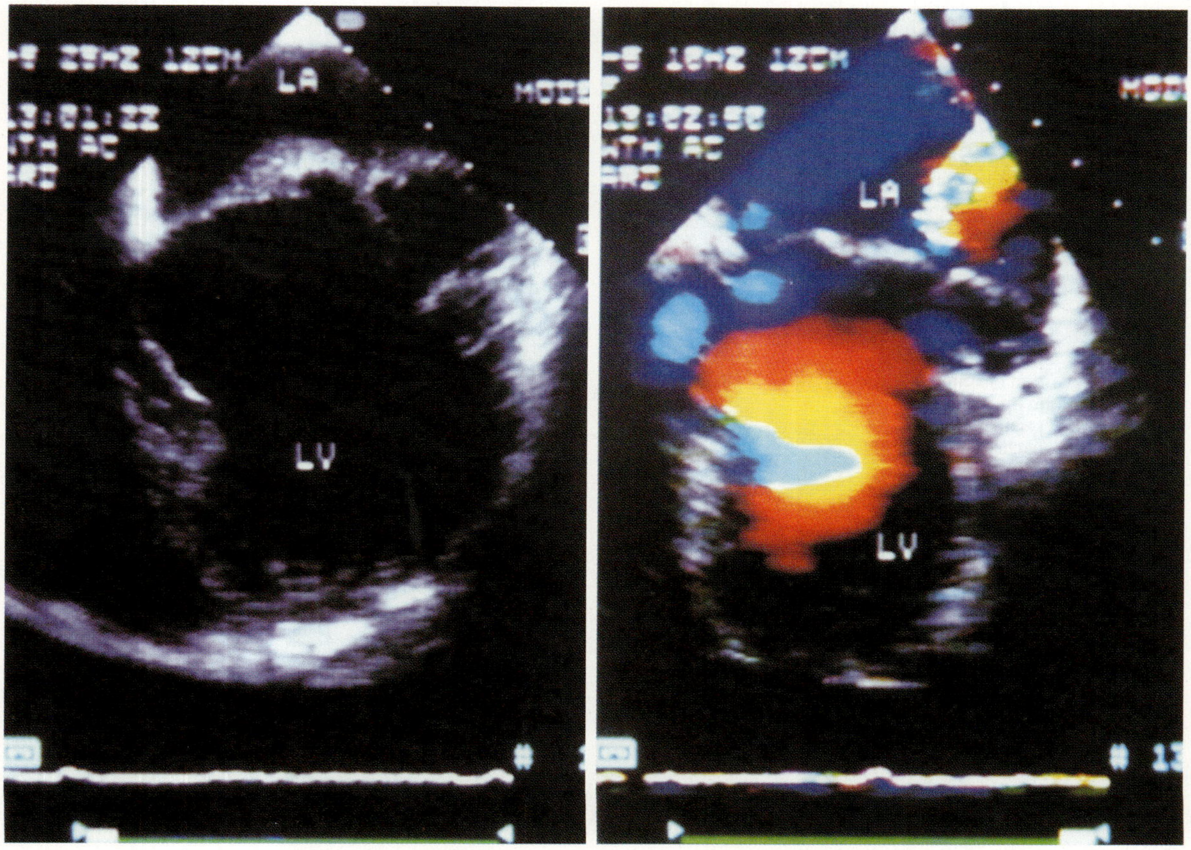


**Abb 72-4.** Transösophageales Echokardiogramm: Verdickte prolabierende Mitralklappensegel mit resultierender Mitralinsuffizienz *(turbulenter Farbjet im rechten Bild)* bei einem Patienten mit Marfan-Syndrom. *LA* linker Vorhof, *LV* linker Ventrikel

grund der guten räumlichen Auflösung läßt sich das systolische Prolabieren eines oder beider Segel bzw. von Segelanteilen über die Ebene des Mitralklappenringes hinaus in den linken Vorhof eindeutig erfassen. Aufgrund der Tatsache, daß der Mitralklappenring keine planare, sondern eine sattelförmig konfigurierte (Levine et al. 1987) Struktur hat, sind die Ränder des Klappenringes im 4-Kammerblick normalerweise mehr apikal verlagert, als die senkrecht daraufstehenden Klappenränder im parasternalen oder apikalen Längsschnitt (Abb. 72-3). Daraus leitet sich ab, daß ein Prolaps eines oder mehrerer Segel über die Ringebene hinaus nur im parasternalen oder apikalen Längsachsenschnitt sicher diagnostiziert werden kann.

Der primäre oder myxomatös degenerierte Mitralklappenprolaps ist echokardiographisch charakterisiert durch eine Verdickung eines oder beider Segel bzw. von Segelanteilen (Abb. 72-4). Da die echokardiographische Bildgebung insbesondere von der Einstellung der Verstärkung des Ultraschallgebers abhängig ist, kann eine vergleichende Dickenbeurteilung mit anderen anatomischen Strukturen in gleicher Gewebetiefe (z.B. Aortenklappe, Endokarddicke) manchmal diagnostisch hilfreich sein. In Zweifelsfällen oder zur Erfassung umschriebener morphologischer Veränderungen an den Klappensegeln, empfiehlt sich daher aufgrund der besseren Bildqualität eine transösophageale multiplane Anlotung (Zamorano et al 1992).

Ist der Prolaps mit einer Mitralinsuffizienz vergesellschaftet, ist typischerweise in der späten Systole Farbdoppler-echokardiographisch ein minimaler Reflux faßbar (Abb. 72-4). Eine schwere Mitralinsuffizienz findet sich nicht selten beim primären oder myxomatösen Prolaps. Generell ist diese die häufigste Ursache für eine valvulär bedingte Mitralklappeninsuffizienz. Die Wahrscheinlichkeit der Entwicklung einer signifikanten Mitralinsuffizienz nimmt mit dem Alter zu; dabei ist vorwiegend das männliche Geschlecht betroffen (Zuppiroli et al. 1995).

Im Gegensatz dazu weist der sog. „sekundäre oder hämodynamische Prolaps" echokardiographisch keine Veränderungen der Segel auf. Die relativ zur Ringgröße zu großen Segel prolabieren über die Ringebene in den Vorhof.

Davon ist echokardiographisch der Sehnenfadenabriß, im Englischen als „Flail-mitral-valve-Prolaps" bezeichnet, abzugrenzen. Durch den Abriß eines Sehnenfadens ist die normale Koaptation der Segelränder in der Systole nicht mehr gegeben. Dies kann entweder degenerativ, wie häufig beim primären Prolaps, traumatisch oder entzündlich bedingt sein.

Die Anzahl der abgerissenen Sehnenfäden bestimmt das Ausmaß des prolabierenden Segelanteils mit resultierendem exzentrischen Insuffizienzjet. Die in den linken Vorhof durchschlagenden Sehnenfäden beschreiben ventrikelsystolisch ein „peitschenschnurartiges" Bewegungsmuster. Sowohl Insuffizienzjet als auch Sehnenfäden sind am besten mit Hilfe der transösophagealen Echokardiographie erkennbar (Schlüter et al. 1984).

### 72.4.5 Herzkatheteruntersuchung

Zur Diagnostik eines Mitralklappenprolaps wird die Linksherzkatheterdiagnostik inklusive Angiokardiographie nicht routinemäßig eingesetzt. Sie kann nur erforderlich werden zur besseren Beurteilung des Schweregrades einer begleitenden Mitralinsuffizienz und zum präoperativen Ausschluß bzw. Nachweis einer begleitenden koronaren Herzerkrankung. Im linksventrikulären Angiogramm manifestiert sich ein Prolaps des posterioren Mitralsegels am besten in der RAO-Projektion (Abb. 72-5) und ein Prolabieren des vorderen Segels in der LAO-Projektion (Criley et al. 1966). Besteht aufgrund der Symptome und evtl. eines szintigraphischen Befundes der Verdacht auf eine begleitende KHK, ist die Koronarangiographie indiziert.

## 72.5 Therapie

Symptomfreie Mitralklappenprolapspatienten ohne Mitralinsuffizienz bedürfen keiner Therapie. Kontrolluntersuchungen inklusive Echokardiographie in großen Zeitabständen sind empfehlenswert. Eine ausführliche

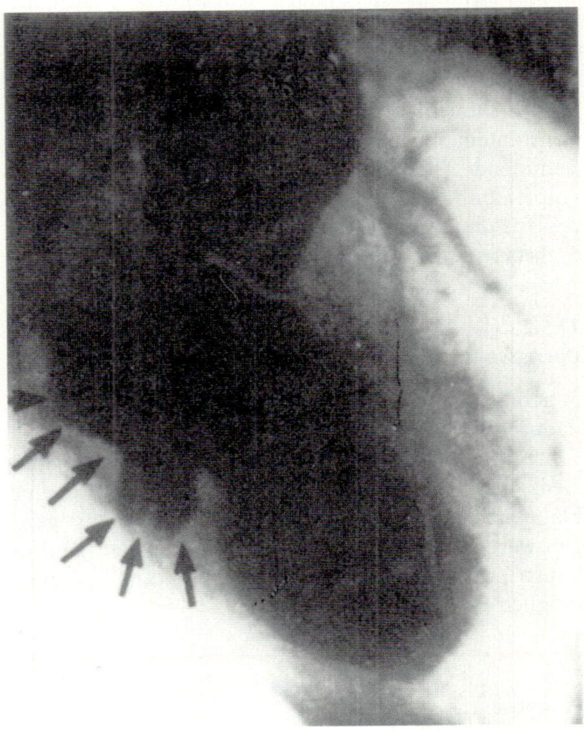

**Abb. 72-5.** Angiographische Darstellung des Prolapses des posterioren Mitralsegels in der 30°-RAO-Projektion

Aufklärung über die günstige Prognose und Harmlosigkeit der erhobenen Befunde ist in aller Regel angebracht.

Die Therapie beim Mitralklappenprolaps zielt überwiegend auf eine Behandlung möglicher Komplikationen ab. In dem ärztlich-therapeutischen Bemühen sollte stets berücksichtigt werden, daß die Mehrzahl der Patienten mit Mitralklappenprolaps eine gute Prognose hat und daß diese Patienten während ihres Lebens meist ohne Symptome bleiben.

### 72.5.1
### Medikamentöse Therapie

Bei Patienten mit deutlicher Mitralinsuffizienz systolischen Geräusch empfehlen sich wegen der Endokarditisgefahr regelmäßige Kontrolluntersuchungen in kürzeren Zeitabständen von 1–2 Jahren. Eine Endokarditisprophylaxe ist obligatorisch.

Bei symptomatischen Patienten mit untypischen linksthorakalen Schmerzen und Palpitationen oder im Langzeit-EKG verifizierten supraventrikulären bzw. ventrikulären Arrhythmien, ist ein Therapieversuch mit β-Blockern vielfach hilfreich.

Eine Low-dose-Langzeitantikoagulationstherapie mit Kumarinderivaten (INR 2–3) ist indiziert

a) bei Patienten mit Mitralklappenprolaps und rezidivierenden neurologischen Ereignissen trotz einer thrombozytenaggregationshemmenden Therapie,
b) bei Vorhofflimmern und einem Alter >65 Jahre mit gleichzeitiger Mitralinsuffizienz.

Bei Patienten mit Mitralklappenprolaps und stattgehabtem flüchtigem fokal-neurologischem Ereignis ist bei konstantem Sinusrhythmus eine plättchenaggregationshemmende Therapie ausreichend. Die gleiche Therapieempfehlung gilt auch für Patienten mit Mitralklappenprolaps ohne signifikante Mitralinsuffizienz unter dem 65. Lebensjahr.

### 72.5.2
### Operative Therapie

Patienten mit symptomatischer Mitralinsuffizienz und dadurch bedingter eingeschränkter Leistungsfähigkeit sollten, wie bei jeder anderen Form einer Mitralinsuffizienz, medikamentös behandelt werden; ggf. muß eine klappenchirurgische Intervention in Erwägung gezogen werden. Bei den meisten dieser Patienten sind rekonstruktiv-chirurgische Eingriffe ohne Klappenersatz möglich (Cohn et al. 1989).

## 72.6
## Prognose

Im allgemeinen hat der Prolaps eine gute Prognose mit einer Sterblichkeitsrate, die sich nicht wesentlich von der einer alters- und geschlechtsgleichen Kontrollpopulation unterscheidet (Nishimura et al. 1985). In der Population von Mitralklappenprolapspatienten gibt es allerdings Untergruppen, die ein erhöhtes Risiko für bestimmte Komplikationen wie eine progressive Mitralinsuffizienz oder eine bakterielle Endokarditis haben.

Das Fortschreiten einer bestehenden Mitralinsuffizienz bei Mitralklappenprolaps entwickelt sich in ungefähr 15% dieser Patienten über eine Zeitspanne von 10–15 Jahren. Diese Progression wird dabei häufiger bei Patienten mit Klick und Systolikum beobachtet als bei Patienten mit isolierten Klicks. Bei vielen Patienten ist eine Endokarditis oder ein Sehnenfadenabriß die zugrundeliegende Ursache der Verschlimmerung. Die Notwendigkeit eines chirurgischen Klappenersatzes trifft insbesondere männliche Patienten über 50 Jahre (Wilkken u. Hickey 1988). Es sind meist Patienten mit verdickten Mitralsegeln im Sinne eines primären Mitralklappenprolaps, v. a. solche mit isoliertem Befall des posterioren Segels.

Das Risiko von Mitralklappenprolapspatienten, an einer infektiösen Endokarditis zu erkranken, wird in Verlaufsuntersuchungen mit 1–10% angegeben (Nishimura et al. 1985; Allen et al. 1974; Mills et al. 1977; Bisset et al. 1980). Auch dabei sind Patienten mit isoliertem Klick weniger gefährdet als solche mit einem systolischen Geräusch (Danchin et al. 1989; Clemens et al. 1982; Hickey et al. 1985; Devereux et al. 1986).

Andere Komplikationen, die ätiologisch in einen Zusammenhang mit einem Mitralklappenprolaps gebracht worden sind, sind die Neigung zu systemischen Embolien sowie Herzrhythmusstörungen bis hin zum plötzlichen Herztod (Ritchie et al. 1976; Jeresaty et al. 1976). Vielen dieser Untersuchungsergebnisse liegt allerdings die nur wenig spezifische M-Mode-echokardiographische Prolapsdiagnostik zugrunde, so daß diese Befunde heutzutage mit Skepsis betrachtet werden müssen.

Supraventrikuläre Arrhythmien in Form einer anhaltenden Tachykardie stellen die häufigsten Rhythmusstörungen beim Prolaps dar. Ihnen liegt meist eine AV-Knotentachykardie oder eine akzessorische Leitungsbahn als pathomorphologisches Korrelat zugrunde, wie elektrophysiologische Untersuchungen belegt haben (Josephson et al. 1977; Drake et al. 1985). Langzeit-EKG-Analysen zeigten, daß in bis zu 30–50% dieser Patienten komplexe ventrikuläre Rhythmusstörungen beobachtet werden können. Kurze spontan endende Phasen von Kammerflimmern und Torsade-de-pointes-Arrhythmien sind ebenfalls berichtet worden (Ritchie et al. 1976; Jeresaty 1976).

Die Genese dieser Arrhythmien und der Zusammenhang mit einem Mitralklappenprolaps ist unklar. Ob hier eine autonome Dysfunktion mit erhöhtem Katecholaminspiegel eine Rolle spielt, ist bisher nicht bewiesen (Bouderulas et al. 1980).

In der Literatur ist häufig über eine Assoziation zwischen Mitralklappenprolaps und systemisch-embolischen Komplikationen wie ischämischem Hirninfarkt und TIA, v. a. bei jüngeren Prolapspatienten unter 40 Jahren, berichtet worden (Schnee u. Bucal 1983; Vared et al. 1985; Barletta et al. 1985). Eine gesteigerte Thrombozytenaggregationsneigung in Kombination mit der morphologisch rauhen Klappenoberfläche des Segels bei primärem Prolaps wird als prädisponierende Ursache für eine Embolieneigung angesehen (Steele et al. 1979).

## Literatur

Siehe nach Kap. 78 (am Ende von Sektion X).

# Aortenstenose



R. Hoffmann



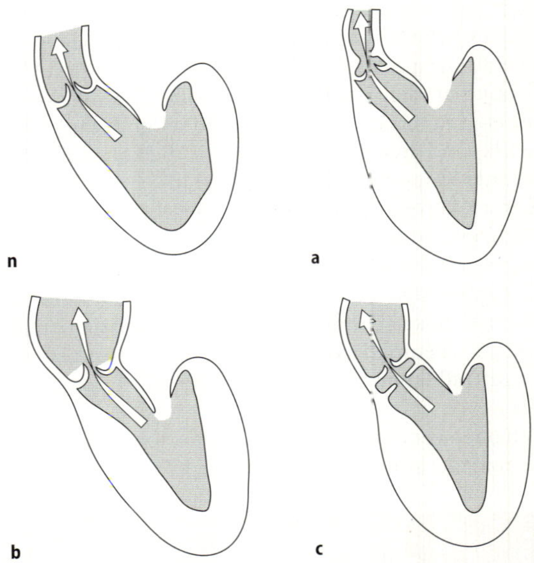


**Abb. 73-1a–c.** Schematische Darstellung von 3 Typen der Aortenstenose. *n* Normale Verhältnisse; **a** supravalvuläre Aortenstenose; **b** valvuläre verkalkende Aortenstenose; **c** subvalvuläre membranöse Aortenstenose. (Mod. nach Braunwald 1980)

## 73.1 Ätiologie und pathologische Anatomie

Die Aortenstenose ist in Mitteleuropa heute die häufigste primäre Klappenläsion beim Erwachsenen.

Man unterscheidet 3 Lokalisationstypen (Abb. 73-1): die valvuläre, supra- und subvalvuläre Stenose.

### 73.1.1 Valvuläre Stenose

Sie ist die häufigste Lokalisation und entweder kongenitalen oder erworbenen Ursprungs. Es werden 4 Ätiologien der valvulären Stenosierung differenziert:

- *Kongenitaler Ursprung:*
  Manifestiert sich die Stenosierung im Kindes- oder frühen Erwachsenenalter, ist sie im allgemeinen kongenitalen Ursprungs. Dem angeborenen valvulären Aortenklappenfehler liegt meistens eine bikuspide, selten eine unikuspide Klappenanlage zugrunde.
- *Die sekundär verkalkende bikuspide Aortenklappe:*
  Die bikuspide Aortenklappe ist nach dem primären Mitralklappenprolaps die häufigste kongenitale Klappenanomalie (Roberts 1970) und kommt bei 1–2% der Bevölkerung vor, betrifft Männer häufiger als Frauen und ist gegenüber einer infektiösen Endokarditis anfälliger. Die abnorme Klappenanlage verursacht einen turbulenten Fluß, der die Segel schädigt und reaktiv zur Fibrosierung mit vermehrter Rigidität führt. Letztlich kann eine Kalzifizierung mit Stenosierung der Klappe die Folge sein. Obwohl eine bikuspide Klappe bereits im Kindesalter stenosieren kann, vergehen meist 4–5. Jahrzehnte, bis eine sekundäre Kalzifizierung der Klappe zur signifikanten Verengung führt. Zudem ist die abnorme Klappenanlage häufig mit einer Schlußunfähigkeit assoziiert, die im weiteren Verlauf zu einer Aorteninsuffizienz unterschiedlichen Schweregrades führen kann.
- *Degenerative Veränderungen:*
  Bei Patienten, die älter als 70 Jahre sind, dominieren heutzutage eindeutig Stenosen auf der Grundlage de-

generativ veränderter, trikuspid angelegter Klappen (Roberts 1973). Bei der senil degenerativ-kalzifizierenden Aortenstenose sind die Klappensegel durch Kalkablagerungen, insbesondere an der Basis der Taschenklappen, immobilisiert. Zur Kommissurenverklebung kommt es nicht. Als prädisponierende Faktoren ihrer Entstehung werden Diabetes mellitus, arterieller Hypertonus und Hyperlipidämie angesehen (Schlant 1993).

- *Postinflammatorische Aortenstenose*
  Bei der postinflammatorischen Aortenstenose, meist Folge eines rheumatischen Fiebers, kommt es durch entzündliche Veränderungen an den freien Klappensegelrändern zur Fibrosierung, Verkürzung und Verklebung an den Kommissuren (Abb. 73-2). Verklebt nur eine Kommissur, entsteht eine sekundär bikuspide Klappe. Diese prädisponiert wie die kongenital bikuspide Klappe zur Kalzifizierung, die bei Patienten über 40 Jahre eigentlich immer gegeben ist. Häufig verkleben jedoch 2 oder 3 Kommissuren, so daß eine eingeschränkte Öffnungsfläche mit hämodynamisch relevanter Stenosierung resultiert. Die rheumatische Aortenstenose geht meist mit einer Insuffizienz und ggf. mit rheumatisch bedingten Veränderungen an der Mitralklappe einher (Roberts 1970).

Bei den oben genannten Formen der Aortenstenose können Kalzifizierungen der Klappensegel und des Klappenringes benachbarte Strukturen, insbesondere das His-Bündel und das vordere Mitralklappensegel, einbeziehen und so zu funktionellen Störungen führen. Gelegentlich entwickelt sich bei Patienten mit schwerster valvulärer Aortenstenose zusätzlich eine wulstförmig-muskuläre, subvalvuläre Obstruktion.

### 73.1.2
### Supravalvuläre Stenose

Sie ist eine sehr seltene angeborene Anomalie, die zwischen Aortenklappe und Abgang des Truncus brachiocephalicus lokalisiert ist. Es werden 3 Typen unterschieden:

- Uhrglastyp,
- membranöser Typ,
- Hypoplasie

der Aorta ascendens. Oft ist sie mit multiplen Stenosen der Pulmonalarterien, zerebralen Entwicklungsstörungen und charakteristischen Gesichtsveränderungen kombiniert (Williams-Beuren-Syndrom; Williams et al. 1961).

### 73.1.3
### Subvalvuläre Aortenstenose

Ihr Anteil beträgt 9% aller angeborenen Aortenstenosen. Man unterscheidet 2 Formen:

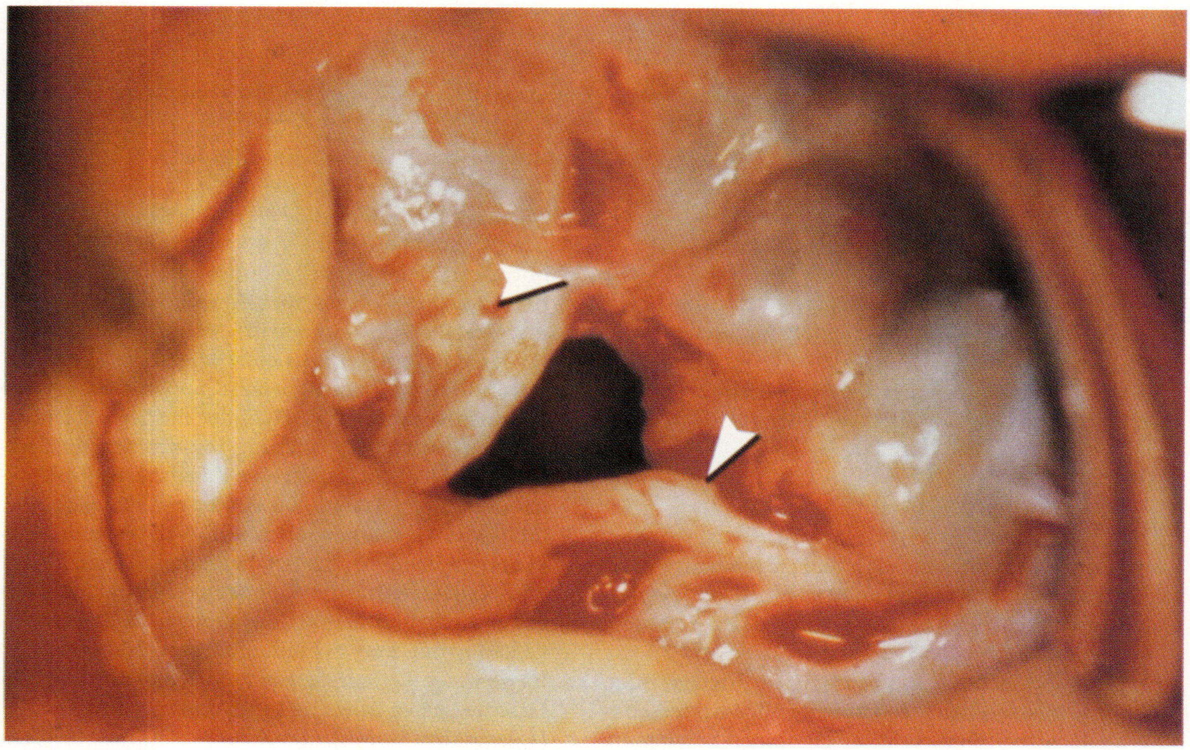

**Abb. 73-2.** Intraoperativer Befund einer stenosierten trikuspiden Aortenklappe mit Verkalkung der Klappensegel, Verdickung der Klappensegelränder sowie Verklebung zweier Kommisuren (*Pfeile*)

- die membranöse Form, bei der bindegewebige Züge zwischen basalem Septum und vorderem Mitralsegel die linksventrikuläre Ausflußbahn einengen,
- die fibromuskuläre Form oder Tunnelstenosierung, bei der die Einengung längerstreckig ist.

## 73.2 Pathophysiologie

### 73.2.1 Klappenöffnungsfläche und Klassifikation

Die normale Öffnungsfläche der Aortenklappe beträgt 2,6–3,5 $cm^2$ (McMillan 1955). Eine Reduktion dieser Fläche hat einen Anstieg des Druckgradienten über der Klappe zur Folge. Der Druckgradient wird aber nicht nur von der absoluten Größe der Klappenöffnungsfläche, sondern auch entscheidend von Herzfrequenz, Schlagvolumen und damit der linksventrikulären Funktion bestimmt. Beim Erwachsenen spricht man von einer leichten Stenosierung bei einer Klappenöffnungsfläche von 1,0–1,5 $cm^2$, von einer mittelschweren Obstruktion bei einer Öffnungsfläche von 0,75–1,0 $cm^2$ und von einer schweren Aortenstenose, wenn die Klappenöffnungsfläche (KÖF) weniger als 0,75 $cm^2$ beträgt.

### 73.2.2 Linksventrukuläre Hypertrophie

Folge der erhöhten Druckbelastung ist eine konzentrische Hypertrophie des linken Ventrikels ohne Kammervergrößerung. Nach dem Laplace-Gesetz normalisiert die konzentrische Hypertrophie die systolische Wandspannung. Durch diesen Kompensationsmechanismus kann die systolische linksventrikuläre Funktion, gemessen als Herzminutenvolumen und Ejektionsfraktion, in Ruhe normal gehalten werden (Hood et al. 1968). Während körperlicher Belastung sind Patienten mit schwerer Aortenstenose jedoch nicht in der Lage, das Herzminutenvolumen adäquat zu steigern (Bache et al. 1971).

### 73.2.3 Störung der Complicance

Obwohl die linksventrikuläre Hypertrophie zunächst in Ruhe ein normales Herzminutenvolumen mit normalen systolischen Funktionsparametern zu erhalten vermag, hat sie bereits relativ frühzeitig negative Auswirkungen auf die diastolische Funktion. Diese Veränderungen der diastolischen Funktion beinhalten eine Abnahme der Relaxationsgeschwindigkeit und der linksventrikulären Dehnbarkeit (Compliance) mit konsekutiv erhöhtem linksventrikulären Füllungsdruck (Murakami 1986).

Diese primär hypertrophiebedingte Dehnbarkeitsstörung wird mit zunehmender Dauer durch eine fortschreitende Fibrosierung des Myokards infolge relativer Koronarinsuffizienz verstärkt.

Als relative Koronarinsuffizienz bezeichnet man das Unvermögen des hypertrophierten Herzens, die Koronarperfusion entsprechend den Bedürfnissen der vermehrten Muskelmasse bei normaler Koronarmorphologie zu steigern. Mit der diastolischen Druckerhöhung im linken Ventrikel steigt auch der Druck im linken Vorhof. Dies zeigt sich insbesondere in einem Anstieg der präsystolischen A-Welle der Vorhofdruckkurve, die Ausdruck einer verstärkten Vorhofkontraktion bei herabgesetzter Dehnbarkeit des linken Ventrikels ist.

### 73.2.4 Störung der Vorhofkontraktion

Die Vorhofkontraktion spielt für die linksventrikuläre Füllung bei der Aortenstenose eine entscheidende Rolle. Sie erhöht den enddiastolischen Druck und sorgt damit für eine ausreichende linksventrikuläre Vordehnung, um ein adäquates Schlagvolumen zu erreichen. Der Verlust der Vorhofkontraktion bei Vorhofflimmern kann daher zu einer klinischen Verschlechterung des Patienten führen. Wenn die linksventrikuläre Hypertrophie die chronische Druckbelastung nicht mehr kompensieren kann, entwickelt sich eine linksventrikuläre Dilatation und Abnahme der systolischen Funktion (Schlant u. Nutter 1971). In einem Circulus vitiosus kommt es zu erhöhter Wandspannung, Anstieg des enddiastolischen Druckes und letztlich zur Linksherzdekompensation.

## 73.3 Klinik

Patienten mit Aortenstenose bleiben meist so lange ohne Symptome, bis die Klappenöffnungsfläche um 60–75% reduziert ist, entsprechend einer Öffnungsfläche von 1,0 $cm^2$ oder weniger (Schlant 1993).

Die klassischen klinischen Manifestationen einer hämodynamisch relevanten Aortenstenose sind Angina pectoris, Linksherzinsuffizienz und Synkope. Das Auftreten dieser Leitsymptome hat eine wichtige prognostische Bedeutung.

### 73.3.1 Angina pectoris

Angina pectoris tritt bei 50–70% der Patienten mit schwerer Stenosierung auf, von denen etwa die Hälfte eine begleitende signifikante koronare Herzkrankheit hat (Hakki et al. 1980). Bei fehlender koronarer Herzkrankheit erklärt sich die Angina-pectoris-Symptomatik durch den erhöhten $O_2$-Bedarfs bei Anstieg der linksventrikulären Wandspannung und ausgeprägter Myokardhypertrophie (Johnson et al. 1978).

### 73.3.2 Linksherzinsuffizienz

Symptome der Linksherzinsuffizienz stellen eine weitere wesentliche klinische Manifestationsform der Aortenstenose dar. Hierzu zählen die Belastungsdyspnoe, die aufgrund der diastolischen Funktionsstörung frühzeitig auftreten kann. Im Verlauf kann die körperliche Belastbarkeit weiter erheblich abnehmen durch eine sich zusätzlich verschlechternde systolische Funktion. Die weitere Verschlechterung führt zu paroxysmaler nächtlicher Dyspnoe, Hämoptysen und Orthopnoe.

### 73.3.3 Synkope

Etwa 25% der Patienten mit Symptomen erleiden eine Synkope, gewöhnlich während oder direkt nach körperlicher Belastung (Hall 1989). Häufigste Ursache dieser Synkope ist eine verminderte zerebrale Durchblutung bei Blutdrucksenkung infolge belastungsinduzierter peripherer Vasodilatation und gleichzeitig fixiertem Herzminutenvolumen. Aktuelle tierexperimentelle und klinische Untersuchungen sprechen für eine systemische Blutdrucksenkung infolge akuter Aktivierung linksventrikulärer Barorezeptoren durch den Druckanstieg bei körperlicher Belastung. Die daraus sich ergebende reduzierte Koronarperfusion kann als Ursache der begleitenden Angina pectoris, ischämietypischer ST-Strecken-Veränderungen im Elektrokardiogramm sowie sekundärer Arrhythmien bis zum Kammerflimmern angesehen werden (Hoppe et al. 1994).

### 73.3.4 Plötzlicher Herztod

Mit einem plötzlichen Herztod ist bei 15–20% der Patienten mit Symptomen zu rechnen (Frank et al. 1973). Bei Patienten mit asymptomatischer Aortenstenose ist der plötzliche Herztod selten und wird in 3–4% als Todesursache bei erworbener Aortenstenose angesehen.

Vorhofflimmern verschlechtert oft abrupt die hämodynamische Situation bis hin zum Auftreten von Synkopen. Dies ist bedingt durch die unzureichende Füllung des linken Ventrikels bei fehlender Vorhofkontraktion bzw. Verkürzung der Diastole bei tachykarder Überleitung.

### 73.3.5 Mikroembolisation

Als Komplikationen einer schweren Aortenstenose sind Mikroembolisationen ausgehend von verkalkten Aortenklappensegeln zu nennen. Klinisch manifest werden sie meist als zentrale Ausfallerscheinungen bzw. Gesichtsfeldausfälle. Weiterhin sollen gastrointestinale Blutungen, meist Folge einer Angiodysplasie im Bereich des rechten Kolons, bei Patienten mit Aortenstenose vermehrt auftreten.

## 73.4 Diagnostik

### 73.4.1 Körperliche Untersuchung

Patienten mit signifikanter Aortenstenose haben eine geringe Pulsamplitude und einen langsamen Pulsanstieg (Pulsus parvus et tardus) (Chun u. Dunn 1982). Der Herzspitzenstoß ist meist kräftig. Erst im fortgeschrittenen Krankheitsstadium mit linksventrikulärer Dilatation tritt eine Verlagerung des Herzspitzenstoßes auf. Charakteristischerweise findet sich ferner ein systolisches Schwirren über dem Jugulum bei Vorliegen einer hämodynamisch signifikanten Stenose. Es ist am besten in sitzender Position des Patienten und bei voller Exspiration zu tasten.

Der klassische Auskultationsbefund bei der Aortenstenose ist ein lautes nieder- bis mittelfrequentes, spindelförmiges Systolikum mit Punctum maximum typischerweise über der Herzbasis lokalisiert, zuweilen jedoch auch am linken Sternalrand oder über der Herzspitze auskultierbar. Das Geräusch wird in die Karotiden fortgeleitet.

Es besteht kein enger Zusammenhang zwischen der Lautstärke des Systolikums und der Schwere der Aortenstenose. Vielmehr kann eine Verminderung des Herzminutenvolumens bei kritischer Aortenstenose sogar zur deutlichen Abnahme der Lautstärke des Geräusches führen. Der Beginn des Geräusches ist meist deutlich vom 1. Herzton abgesetzt (Abb. 73-3), wobei der Zeitpunkt des Geräuschmaximums mit zunehmendem Druckgradienten später eintritt und damit einen Hinweis auf die Schwere der Stenosierung darstellt (Nakamura et al. 1984).

Beim älteren Patienten mit degenerativ verkalkten Aortensegeln hat das systolische Austreibungsgeräusch vielfach auch einen musikalischen Klangcharakter mit Punctum maximum über Erb und Apex. Als sog. Gallavardin-Phänomen können hochfrequente Geräuschkomponenten zur Herzspitze ausstrahlen, wo sie gelegentlich als Mitralinsuffizienzgeräusch verkannt werden.

Der 1. Herzton ist normal laut, bei mobilen Klappensegeln folgt ihm ein Aortendehnungston 0,04–0,08 s nach dem 1. Herzton mit Maximum über der Herzspitze.

Typische Veränderungen betreffen den 2. Herzton. Die physiologische Spaltung des 2. Herztones bleibt bei leichter Aortenstenose erhalten. Mit zunehmender Schwere der Aortenstenose verlängert sich die linksventrikuläre Auswurfzeit, und die aortale Komponente des 2. Herztones verspätet sich, was zu einer paradoxen Spaltung führen kann. Bei 90% der Patienten mit schwerer Aortenstenose ist die aortale Komponente nicht mehr

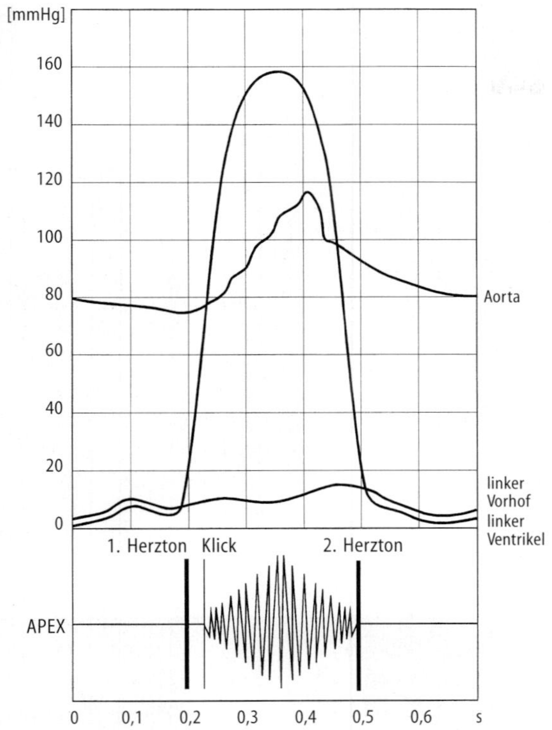


**Abb. 73-3.** Auskultationsbefund bei reiner Aortenstenose. Dargestellt ist der zeitliche Zusammenhang zwischen der Entwicklung des Druckgradienten über die Aortenklappe und dem mit einem Öffnungsklick beginnenden spindelförmigen systolischen

zu hören, da die Aortenklappe durch Kalzifikation an Mobilität verliert.

Die pulmonale Komponente des 2. Herztones kann durch das laute, langandauernde systolische Geräusch überdeckt sein. Der auskultatorische Befund zweier getrennter Komponenten ist damit im allgemeinen ein Zeichen dafür, daß keine schwere Aortenstenose vorliegt. Ein 4. Herzton (atrialer Galopp) tritt erst bei schwerer Aortenstenose auf und weist auf eine ausgeprägte Vorhofkontraktion als Ausdruck eines erhöhten linksventrikulären Füllungsdrucks hin.

In der Regel weisen Patienten mit signifikanter Aortenstenose keinen arteriellen Hochdruck auf. Allerdings beobachtet man nicht selten bei älteren Patienten mit verminderter peripherer arterieller Elastizität der Gefäße erhöhte systolische Blutdruckwerte trotz Vorliegens eines signifikanten Druckgradienten über der Aortenklappe.

### 73.4.2 Elektrokardiogramm

Die elektrokardiographischen Veränderungen bei der Aortenstenose sind Ausdruck der linksventrikulären Hypertrophie. Sie finden sich bei etwa 85% der Patienten mit schwerer Aortenstenose. Dabei können die Zeichen der Linkshypertrophie (positiver Sokolow-Lyon-Index, linkstypische Herzachse) bereits bei leichten Stenosen vorhanden sein. Schädigungszeichen finden sich jedoch erst bei schwerer Aortenstenose. Insbesondere weisen T-Wellen-Negativierungen auf eine mittelschwere bzw. schwere Stenosierung hin. So haben Patienten mit einem maximalen Druckgradienten von mehr als 100 mmHg über der Aortenklappe meist präterminal negative T-Wellen in den linkspräkordialen Brustwandableitungen.

Bei Sinusrhythmus besteht gelegentlich ein P-sinistroatriale als Zeichen der linksatrialen Belastung. Seltener finden sich Reizleitungsstörungen in Form einer AV-Blockierung oder eines Linksschenkelblockes (5–10%), insbesondere bei von der Aortenklappe ausgehenden Kalkinfiltrationen des Leitungssystems (Thompson et al. 1979). Ventrikuläre Arrhythmien treten bei zunehmender Einschränkung der linksventrikulären Funktion gehäuft auf.

### 73.4.3 Thoraxröntgenaufnahme

Radiologisch erscheint das Herz oft von normaler Größe, da es zunächst nur zur konzentrischen Hypertrophie des linken Ventrikels ohne Dilatation des Ventrikelkavums kommt. Erst bei linksventrikulärer Dilatation tritt eine Vergrößerung der Herzsilhouette auf. Die poststenotische Dilatation der aszendierenden Aorta ist ein häufiger Befund bei signifikanter Aortenstenose.

Das wichtigste Röntgenzeichen ist jedoch die Kalzifikation der Aortenklappe, die am besten im Thoraxseitenbild oder unter Durchleuchtung erkennbar ist (Abb. 73-4). Sie findet sich bei fast allen über 40 Jahre alten Patienten mit einer schweren Aortenstenose (Siegel et al. 1983), allerdings läßt das Ausmaß der Kalzifikation nicht immer auf den Schweregrad der Aortenstenose schließen.

### 73.4.4 Echokardiographie

Der zweidimensionalen und Dopplerechokardiographie kommt eine Schlüsselfunktion in der nichtinvasiven Diagnostik der Aortenstenose zu. Heute hat die M-Mode-Echokardiographie keine praktische Bedeutung in der Schweregradbeurteilung der Aortenstenose mehr. Die 2D-Echokardiographie erlaubt die morphologische Beurteilung von Verdickung, Kalzifikation und Mobilität der Klappensegel (De Maria et al. 1980), eine Analyse des Hypertrophiegrades, der systolischen Funktion sowie der Volumina des linken Ventrikels.

Mit Hilfe der transthorakalen oder ggf. transösophagealen Echokardiographie kann zwischen bi- und trikuspider Klappenanlage sicher differenziert werden. Im Gegensatz zur Mitralstenose ist eine planimetrische Bestimmung der Klappenöffnungsfläche mittels transtho-

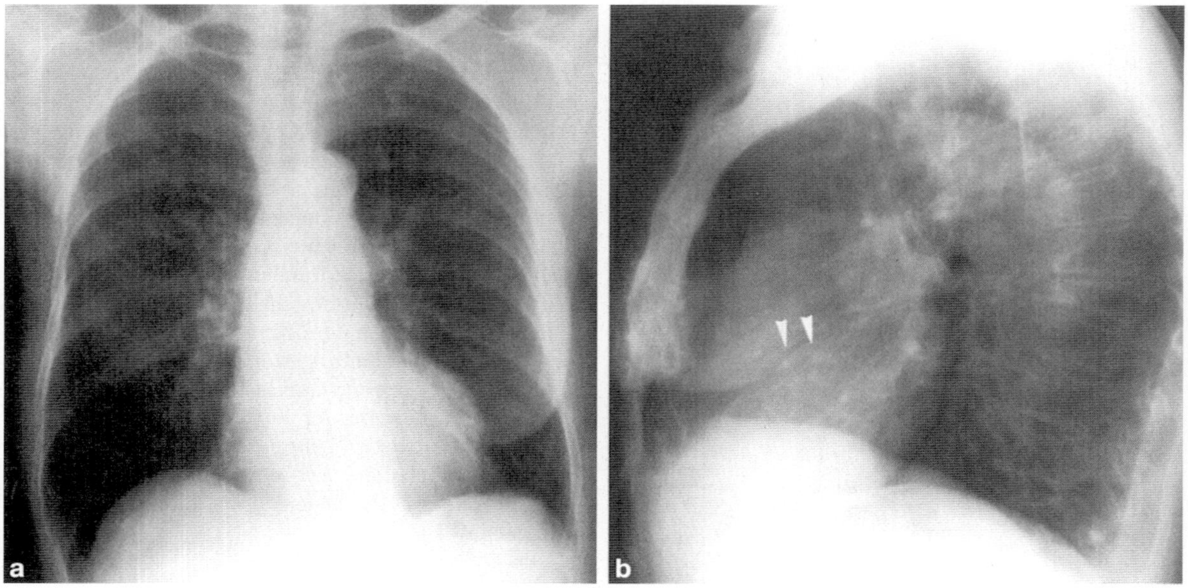


**Abb. 73-4a–b.** Röntgenbefund einer schweren Aortenstenose mit Betonung des linken Ventrikels. Im seitlichen Strahlengang ist die Verkalkung der Aortenklappe stets besser zu erkennen (*Pfeilspitzen*)

rakaler Echokardiographie fast nie möglich. Aufgrund des höheren Auflösungsvermögens und der besseren Bildqualität erlaubt die transösophageale Untersuchung in den meisten Fällen eine direkte Bestimmung der Klappenöffnungsfläche. Dies kann insbesondere bei Patienten mit verminderter linksventrikulärer Funktion und grenzwertigem Druckgradienten von entscheidender praktischer Bedeutung sein (Hoffmann et al. 1987; Hofmann et al. 1993; Abb. 73-5).

Die CW-Doppleranalyse gestattet mittels der Bernoulli-Gleichung aus dem Flußgeschwindigkeitsprofil den mittleren und maximalen momentanen Klappengradienten in den meisten Fällen zuverlässig zu errechnen (Teinen u. Eriksson 1995). Der mittlere Druckgradient korreliert besser als der Spitzengradient mit den invasiv gemessenen Werten (Currie et al. 1986; Curtius et al. 1987).

Zu beachten ist, daß der dopplerechokardiographisch bestimmte Spitzengradient und der mittels invasiver Messung registrierte Peak-to-peak-Gradient nicht identisch sind. Voraussetzung für eine korrekte dopplerechokardiographische Gradientenbestimmung ist allerdings, daß die gemessene maximale Flußgeschwindigkeit der wahren maximalen Blutflußgeschwindigkeit entspricht. Ist der Dopplerstrahl nicht koaxial mit der Richtung des maximalen Blutflusses, resultiert daraus eine Unterschätzung des wahren Druckgradienten. Deshalb soll bei mittleren Gradienten im Grenzbereich von 30–50 mmHg und klinischem Verdacht auf eine höhergradige Stenose eine Herzkatheteruntersuchung durchgeführt werden.

Die Höhe des Druckgradienten ist von der linksventrikulären Funktion, einer evtl. gleichzeitig bestehenden

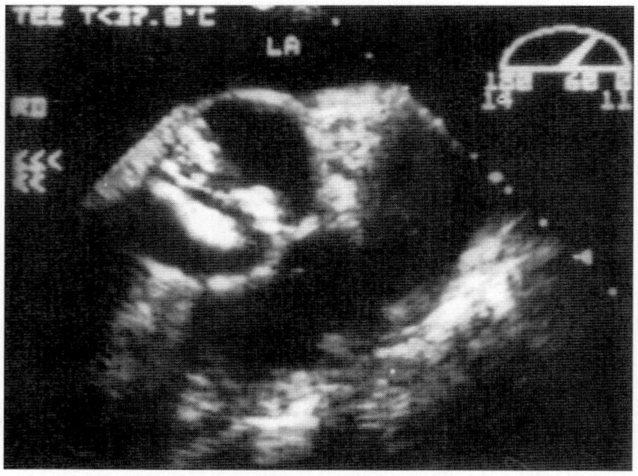


**Abb. 73-5.** Darstellung einer bikuspiden, stark verkalkten Aortenklappenstenose mittels multiplaner transösophagealer Echokardiographie. Die Klappenöffnungsfläche beträgt 0,3 cm². *LA* linker Vorhof. (Nach Hoffmann et al. 1993)

Aorteninsuffizienz und dem Herzminutenvolumen abhängig. Trotz schwerer Aortenstenose kann ein niedriger Gradient gemessen werden, wenn das Herzzeitvolumen infolge myokardialer Insuffizienz niedrig ist.

Aus diesem Grunde ist bei grenzwertigem Druckgradienten stets eine Bestimmung der Klappenöffnungsfläche erforderlich. Diese kann mittels transösophagealer Echokardiographie (s. oben) oder unter Nutzung der Kontinuitätsgleichung (Richards et al. 1986) bei transthorakaler Anschallung erfolgen. Mit Hilfe der Kontinuitätsgleichung berechnet sich die Aortenöffnungsfläche aus der Kenntnis der maximalen Strömungsgeschwindigkeit in der Stenose und im linksventrikulären Ausflußtrakt sowie der Fläche des Ausflußtraktes unmittelbar unterhalb der Aortenklappe (Abb. 73-6).

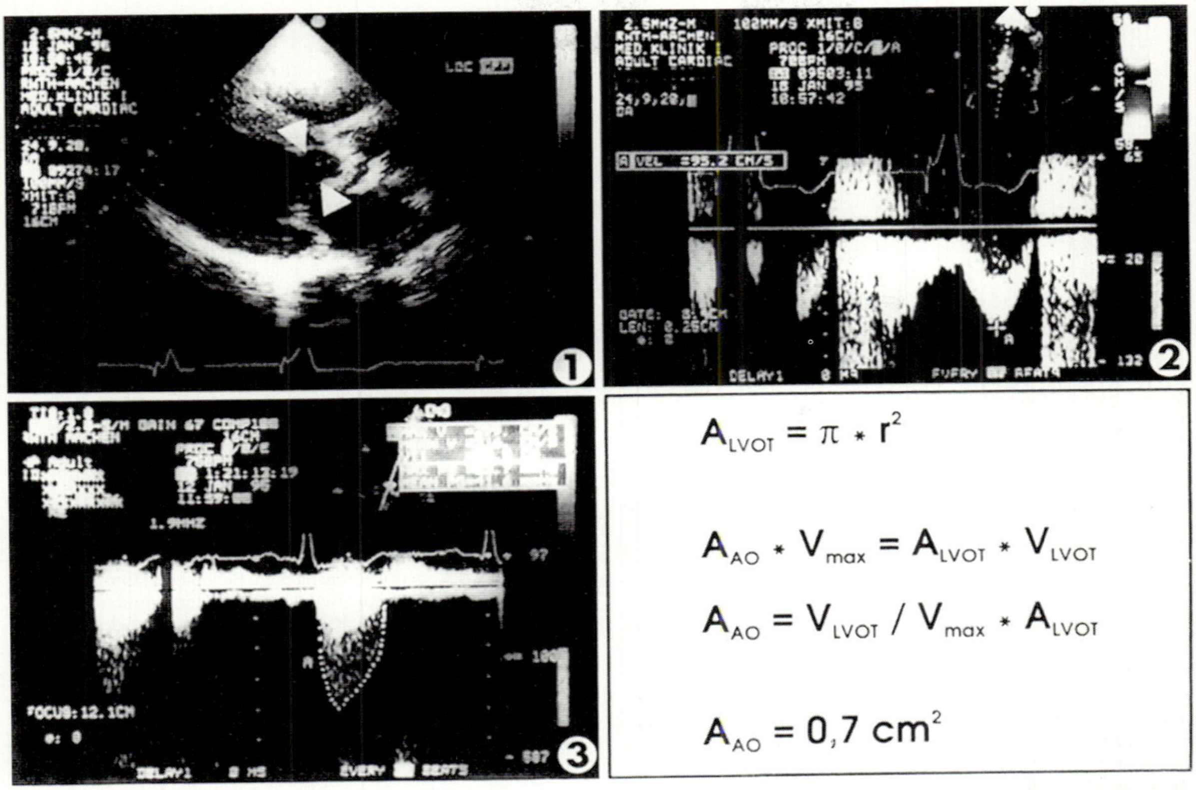


**Abb. 73-6.** Bestimmung der Klappenöffnungsfläche mit Hilfe der Kontinuitätsgleichung. Die Aortenöffnungsfläche ($A_{Ao}$) berechnet sich aus der Fläche des Ausflußtrakts unmittelbar unterhalb der Aortenklappe ($A_{LVOT}$; *1*), der maximalen Strömungsgeschwindigkeit im linksventrikulären Ausflußtrakt ($V_{LVOT}$; *2*) und der maximalen Strömungsgeschwindigkeit in der Stenose ($V_{max}$; *3*)

Für diese nichtinvasiv bestimmte Aortenöffnungsfläche besteht eine gute Korrelation mit der auf invasivem Wege bestimmten Öffnungsfläche (Zogbhi et al. 1986). Allerdings muß berücksichtigt werden, daß über die Kontinuitätsgleichung eine „effektive" Klappenöffnungsfläche berechnet wird, die aus strömungsdynamischen Gründen stets kleiner als die planimetrisch bestimmte „anatomische" Öffnungsfläche ist.

Weitere Limitationen der Kontinuitätsgleichung liegen in den Fehlern bei der Bestimmung der Weite des linksventrikulären Ausflußtraktes sowie der Plazierung der Meßzelle des gepulsten Dopplers unterhalb der stenosierten Klappe.

Eventuell begleitende Aorten- und Mitralinsuffizienzen können mit der Farbdoppler-Echokardiographie leicht erfaßt werden.

### 73.4.5 Herzkatheteruntersuchung

Patienten mit signifikanter Aortenstenose sollten stets einer invasiven Herzkatheterdiagnostik zugeführt werden, sobald sich erste klinische Symptome einstellen. Die invasive Diagnostik bei Aortenstenose dient heutzutage primär der Erkennung bzw. dem Ausschluß einer begleitenden koronaren Herzkrankheit (Ross et al. 1987).

Sie ermöglicht darüber hinaus die Registrierung des Klappengradienten, die angiographische Bestimmung der Austreibungsfraktion, die Ermittlung der Klappenöffnungsfläche sowie die Erkennung von begleitenden Klappenvitien. Der Zugang zum linken Ventrikel gelingt in mehr als 95% der Fälle durch retrograde Sondierung über die Aortenklappe.

Ist in Ausnahmefällen (zweifelhafter Dopplerechobefund) die direkte Registrierung des Klappengradienten über einer nicht passierbaren nativen Klappe oder einer mechanischen Prothese unumgänglich, so ist eine transseptale Sondierung für die Operationsindikationsstellung erforderlich (s. Abschn. 73.5.2).

Zur Beurteilung der hämodynamischen Relevanz einer Klappenstenose sind 3 Druckgradienten gebräuchlich:

- *Spitzengradient:*
  maximaler momentaner Druckunterschied zwischen linkem Ventrikel und Aortenwurzel,
- *Peak-to-Peak-Gradient:*
  Differenz zwischen maximalem systolischem Druck im linken Ventrikel und in der Aorta,
- *mittlerer Druckgradient:*
  Flächenintegral zwischen linksventrikulärem Druck und Aortendruck (Abb. 73-7), der den wichtigsten hämodynamischen Parameter darstellt.

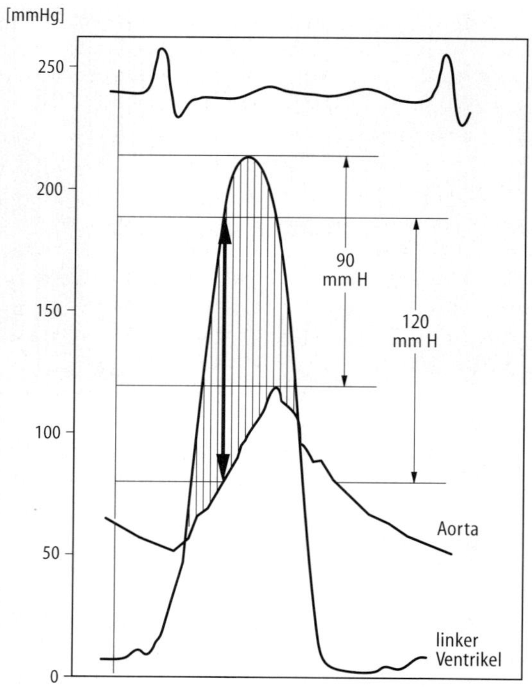


Abb. 73-7. Simultane Registrierung von Aortendruck und linksventrikulärem Druck. Dargestellt sind der Spitzengradient (120 mmHg; maximaler momentaner Druckunterschied zwischen linkem Ventrikel und Aortenwurzel; *betonte Linie*) und der Peak-to-peak-Gradient (90 mmHg; Differenz zwischen maximalem systolischem Druck im linken Ventrikel und in der Aorta). Der mittlere Druckgradient errechnet sich aus dem Flächenintegral zwischen linksventrikulärem Druck und Aortendruck

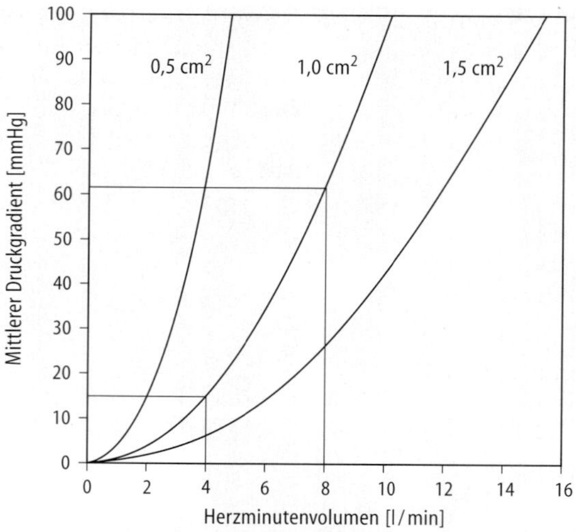


Abb. 73-8. Abhängigkeit des mittleren transvalvulären Gradienten von Änderungen des Herzminutenvolumens bei drei unterschiedlichen Klappenöffnungsflächen. Bei einer Klappenöffnungsfläche von 1 $cm^2$ führt eine Reduktion des Herzminutenvolumens von 8 auf 4 l/min zur Erniedrigung des mittleren Druckgradienten von 60 auf 15 mmHg. (Nach Grayburn 1992)

Bei normaler Ventrikelfunktion ist bei einem mittleren Druckgradienten von 50 mmHg und mehr von einer hämodynamisch relevanten Aortenstenose auszugehen. Es ist jedoch wichtig nochmals zu betonen, daß eine deutliche Einschränkung der linksventrikulären Funktion den Gradienten über der Klappe reduziert (Abb. 73-8).

Zusätzlich zum Druckgradienten sollte daher das Schlagvolumen und die Herzfrequenz angegeben werden. Die mittels der Gorlin-Formel berechnete Klappenöffnungsfläche ergibt einen von der linksventrikulären Funktion weitgehend unabhängigen Parameter für die Schwere der Klappenobstruktion. In der Gorlin-Formel finden der mittlere Druckgradient, die Systolendauer pro Minute und das Herzminutenvolumen Berücksichtigung (Gorlin u. Gorlin 1951).

Zu beachten ist, daß das mittels Thermodilution bestimmte Schlagvolumen bei gleichzeitig vorliegender Aorteninsuffizienz das tatsächlich die Aortenklappe passierende Blutvolumen um den Betrag des Regurgitationsvolumens unterschätzt.

Der diastolische Druck im linken Ventrikel kann auch bei normaler systolischer Funktion infolge der Dehnbarkeitsstörung erhöht sein.

Die Angiographie erlaubt die Vermessung der linksventrikulären Volumina und der Austreibungsfraktion. Sie ermöglicht ferner die Lokalisation der Stenose, die Beurteilung der Klappenmorphologie (bi-/trikuspide) und -mobilität sowie die Erfassung einer begleitenden Aorten- bzw. Mitralinsuffizienz.

## 73.5 Therapie

### 73.5.1 Medikamentöse Therapie

Abgesehen von der Endokarditisprophylaxe ist bei Patienten ohne Symptome keine medikamentös-kardiale Therapie erforderlich. Diuretika und Digitalis sind bei eingeschränkter systolischer Funktion mit den Zeichen des Linksherzversagens indiziert. Bei Auftreten von Vorhofflimmern ist zur Wiederherstellung des hämodynamisch günstigeren Sinusrhythmus stets eine medikamentöse oder elektrische Kardioversion angezeigt. Wegen des erhöhten Synkopenrisikos sollten sich Patienten mit mäßig- bis hochgradiger Aortenstenose keinen anstrengenden körperlichen oder sportlichen Belastungen unterziehen.

Bei Patienten ohne Symptome mit klinisch und echokardiographisch dokumentierter Aortenklappenstenose sind regelmäßige dopplerechokardiographische Kontrollen zur Erfassung der Progredienz der Stenose indiziert. Die Beobachtungsintervalle sollten von der Schwere des erreichten Stenosierungsgrades abhängig gemacht werden.

Bei einer dopplerechokardiographisch bestimmten Spitzengeschwindigkeit über der Klappe von unter 3 m/s werden jährliche Kontrollen empfohlen, bei >3 m/s halbjährliche Kontrollen. Erfaßt werden auf diese Weise Patienten, bei denen mit einer baldigen Notwendigkeit einer Klappenoperation zu rechnen ist (Carabello 1997).

Bei wenigen Patienten kommt es allerdings innerhalb kurzer Zeit zum Übergang von asymptomatischer zu symptomatischer Krankheitsphase und weiter zum plötzlichen Herztod. Die Identifikation dieser Patienten ist sehr schwierig. Um so wichtiger ist es, Patienten ohne Symptome dazu anzuhalten, sich sofort in ärztliche Betreuung zu begeben, sobald Belastungsangina, Dyspnoe, Schwindel oder Synkopen auftreten.

## 73.5.2 Operative Therapie

### Kommissurotomie

Bei Kindern oder jüngeren Erwachsenen mit kongenitaler Aortenstenose kommt vielfach eine Kommissurotomie der nichtkalzifizierten Klappe in Frage. Dieser klappenerhaltende Eingriff gewährleistet meist für 10–20 Jahre ein gutes funktionelles Ergebnis.

### Klappenersatz

Bei Erwachsenen mit kalzifizierender Aortenstenose, die Symptome zeigen, kommen meist rekonstruierende Maßnahmen kaum in Betracht, vielmehr besteht in der Regel die Indikation zum Aortenklappenersatz, sofern ein mittlerer Gradient von über 50 mmHg bei normalem Herzminutenvolumen oder eine Klappenöffnungsfläche von 0,75 cm² und weniger gegeben ist. Angesichts der vorab erwähnten ungünstigen Prognose ist bei Vorliegen einer Herzinsuffizienz, Angina-pectoris-Beschwerden oder einer Synkope auf dem Boden einer hämodynamisch signifikanten Aortenstenose ein rascher operativer Klappenersatz angezeigt.

#### ■ Eingeschränkte linksventrikuläre Funktion

Problematisch ist die Entscheidung zur Operation bei Patienten mit deutlich eingeschränkter linksventrikulärer Funktion und Dilatation sowie einem mittleren transvalvulären Druckgradienten von 20–30 mmHg. Ist die hochgradige linksventrikuläre Funktionseinschränkung bedingt durch eine kritische Minderung der Klappenöffnungsfläche (<0,75 cm²), so wird der Patient in aller Regel von einem Klappenersatz profitieren und sich die linksventrikuläre Funktion postoperativ erholen. Ist die linksventrikuläre Funktionsminderung allerdings primär myokardialer Genese (z. B. bei koronarer Herzkrankheit, nach Myokarditis etc.) bei nicht kritischer Einschränkung der Klappenöffnungsfläche, kommt ein operativer Eingriff nicht in Frage.

Bei grenzwertigem transvalvulärem Gradienten hat also die Bestimmung der Klappenöffnungsfläche eine wichtige Bedeutung in der therapeutischen Entscheidungsfindung. Allerdings hat sich auch die über die Gorlin-Formel bestimmte Aortenklappenöffnungsfläche als bedingt flußabhängig erwiesen (Cannon et al. 1985).

Eine als klein bestimmte Aortenklappenöffnungsfläche kann fixiert sein oder nur relativ als Folge der schweren linksventrikulären Funktionsstörung. Insofern kann auch bei kleiner Aortenklappenöffnungsfläche und schlechter linksventrikulärer Pumpfunktion die Entscheidungsfindung bezüglich des weiteren therapeutischen Vorgehens schwierig sein.

Die Bestimmung der Klappenöffnungsfläche unter Belastung (z. B. während Dobutaminbelastung) wurde zur Differenzierung zwischen Patienten mit fixierter Aortenstenose und solchen mit relativer Aortenstenose bei niedrigem Schlagvolumen und Möglichkeit zur Vergrößerung der Klappenöffungsfläche unter erhöhtem Schlagvolumen genutzt (deFilippi et al. 1995).

Der über der Aortenklappe bestimmte Widerstand als Quotient aus Gradienten und Herzminutenvolumen ($R=\Delta p/CO$) ist ein flußunabhängigerer Parameter, der ebenfalls bei der Differenzierung zwischen schweren und weniger schweren Aortenstenosen hilft (Cannon et al. 1992).

#### ■ Patienten ohne Symptome

Beim Patienten ohne Symptome mit schwerer Stenosierung der Aortenklappe ist die Indikation zur Operation trotz hämodynamisch signifikanter Stenosierung nicht gegeben. Nach den bisherigen Daten in der Literatur ist bei Patienten ohne Symptome das natürliche Letalitätsrisiko niedriger als das peri- und postoperative Risiko,. so daß engmaschige klinische und dopplerechokardiographische Kontrollen mit konsequenter Endokarditisprophylaxe gerechtfertigt erscheinen (Hoppe et al. 1994).

#### ■ Krankenhausletalität

Die Krankenhausletalität bei isoliertem Klappenersatz beträgt heute im Durchschnitt 1,5–5,6% (Lindblom et al. 1990; Magovern et al. 1987; Morris et al. 1993). Hohes Alter per se ist keine Kontraindikation gegen einen isolierten Klappenersatz, allerdings muß bei Patienten über 70 Jahre mit einer Krankenhaussterblichkeit von 4,3–8,8% (Magovern et al. 1987; Morris et al. 1993; Aranki 1993) gerechnet werden. Nach erfolgreichem Aortenklappenersatz ist generell die Lebenserwartung gut. 80% der Patienten leben noch nach 5 Jahren und 60% nach 10 Jahren (Cohn 1984).

### Aortenvalvuloplastie

Nach anfänglicher Euphorie über die in den 80er Jahre eingeführte Valvuloplastie steht man heute dieser Therapie als elektiver Maßnahme wegen der hohen Restenoserate skeptisch gegenüber. Der Gradient über der Klappe läßt sich zwar akut durch die Dilatation um 30–50% senken (McKay et al. 1991), diese hämodynamische Verbesserung geht auch mit einer deutlichen Verbesserung des subjektiven Befindens einher. Die 30-Tages-Mortalität liegt aber in einer Größenordnung von 14% (NHLBI 1991). Weiterhin beträgt die Restenoserate ca. 50% innerhalb eines Zeitraums von 6–12 Monaten. Eine Verbesserung der langfristigen Prognose gegenüber dem natürlichen Verlauf konnte nicht festgestellt werden (Geibel et al. 1991; Otto et al. 1994). Die Einjahresmortalität liegt bei annähernd 25%.

Aufgrund dieser enttäuschenden Ergebnisse werden daher heute folgende Indikationen für die Valuloplastie einer kritischen Aortenstenose gesehen:

1. Patienten mit kardiogenem Schock auf dem Boden einer Aortenstenose; hier kann die Valvuloplastie überbrückend bis zur elektiven Klappenoperation dienen;
2. zur Minimierung des perioperativen Risikos bei Patienten, die einer dringenden nichtkardialen Operation bedürfen;
3. Patienten, die wegen schlechten Allgemeinzustands und anderer Erkrankungen für eine Klappenersatzoperation nicht in Frage kommen;
4. Schwangere mit kritischer Aortenstenose zur Überbrückung bis zum postpartalen Klappenersatz.

Für junge Patienten mit kongenital oder rheumatisch bedingter Aortenstenose und nur geringer Klappenverkalkung haben sich bessere Langzeitergebnisse gezeigt.

## 73.6 Prognose

Patienten mit hämodynamisch signifikanter Aortenstenose können jahrelang ohne Symptome bleiben und haben in diesem Stadium eine gute Prognose (Chizner et al. 1980). Bekommt der Patient mit schwerer Aortenstenose jedoch Symptome, so ist die Lebenserwartung limitiert. Von der klassischen Symptomentrias, bestehend aus Linksherzversagen, Angina pectoris und Synkope, hat dabei das Linksherzversagen bei konservativer Therapie die schlechteste Prognose (Abb. 73-9).

Tritt eine Angina-pectoris-Symptomatik auf, beträgt die Lebenserwartung im Mittel 5 Jahre, nach erstmaliger Synkope im Mittel 3 Jahre und nach Manifestation einer Linksherzdekompensation nur noch 2 Jahre (Frank et al. 1973; Ross u. Braunwald 1968; Rapaport 1975). Während der asymptomatischen Krankheitsphase nimmt die Klappenöffnungsfläche bei verkalkter Aortenstenose im Durchschnitt um 0,12 $cm^2$ pro Jahr ab (Otto et al. 1997). Auch für Patienten ohne Symptome wurden Prädiktoren eines ereignisfreien Überlebens bestimmt, wobei als Endpunkte die Klappenoperation und der Tod genutzt wurden (Otto et al. 1997).

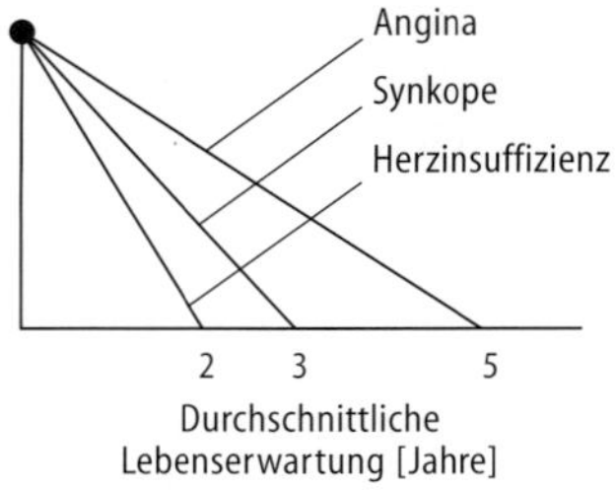


**Abb. 73-9.** Durchschnittliche Lebenserwartung der valvulären Aortenstenose nach Erstmanifestation der klassischen klinischen Symptome. Tritt eine Angina pectoris Symptomatik auf, beträgt die Lebenserwartung im Mittel 5 Jahre, nach erstmaliger Synkope im Mittel 3 Jahre und nach Manifestation einer Linksherzdekompensation noch 2 Jahre. (Mod. Nach Ross u. Braunwald 1968)

Als wichtigste Prädiktoren eines Ereignisses erwiesen sich die dopplerechokardiographisch bestimmte maximale Flußgeschwindigkeit über der Aortenklappe, die Rate der Zunahme der Flußgeschwindigkeit bei seriellen Kontrollen und der vom Patienten subjektiv empfundene funktionelle Status. Bei einer Flußgeschwindigkeit von >4 m/s betrug die Wahrscheinlichkeit des ereignisfreien Überlebens nach 2 Jahren 21%, verglichen mit 66% für eine Flußgeschwindigkeit von 3–4 m/s und 84% bei einer Flußgeschwindigkeit von <3 m/s (Otto et al. 1997).

## Literatur

Siehe nach Kap. 78 (am Ende von Sektion X).

# Kapitel 74

# Aorteninsuffizienz

74

C. Stellbrink, P. Hanrath



## 74.1 Ätiologie und pathologische Anatomie

Eine Aorteninsuffizienz kann entweder durch eine primäre Erkrankung der Klappensegel oder ihrer Fixation an der Aortenwand bzw. eine Dilatation der Aortenwurzel hervorgerufen werden (Waller et al. 1994; Tabelle 74-1).

Degenerative Veränderungen haben das rheumatische Fieber als Hauptursache einer klappenbedingten Aorteninsuffizienz abgelöst (Carabello et al. 1998), da dessen Inzidenz in den letzen Jahren abgenommen hat.

Eine kongenital bikuspid angelegte Aortenklappe ist ein häufiger, prädisponierender Faktor für einen degenerativen Klappenfehler im hohen Lebensalter; ein Teil der Patienten erkrankt jedoch bereits um das 40. Lebensjahr.

**Tabelle 74-1.** Ursachen einer Aorteninsuffizienz

| Mechanismus | Pathogenese | Beispiele |
|---|---|---|
| 1. Veränderung der Klappentaschen | Perforation<br>Verringerung der Taschenoberflächen | Bakterielle Endokarditis<br>Rheumatisches Fieber |
| 2. Aortenwurzeldilatation | | Arthritische Erkrankungen<br>– Spondylitis ankylosans<br>– M. Reiter<br>– Lues<br>– rheumatoide Arthritis<br>– Lupus erythematodes |
| | | Angeborene Herzfehler<br>– bikuspide Aortenklappe<br>– VSD bei Fallot-Tetralogie<br>– Sinus valsalva-Aneurysma |
| | | Bindegewebserkrankungen<br>– Marfan-Syndrom<br>– Ehlers-Danlos-Syndrom<br>– Pseudoxanthoma elasticum<br>– Osteogenesis imperfecta |
| | | Hypertonie |
| | | Takayasu-Aortitis |
| | | Annuloaortale Ektasie |
| 3. Verlust der Fixation an der Aortenwand | | Aortendissektion<br>Trauma |

Die Aorteninsuffizienz entsteht bei bikuspider Klappe zumeist auf dem Boden eines Segelprolaps, besonders wenn eines der beiden Segel größer angelegt ist.

Beim rheumatischen Fieber entsteht die Aorteninsuffizienz als Folge eines bindegewebigen Umbaus sowie einer Retraktion der Klappensegel. Dies führt zu einem diastolischen Rückstrom des Blutes in den linken Ventrikel. Zumeist ist auch die Klappenöffnung beeinträchtigt, so daß eine kombinierte Insuffizienz und Stenose resultiert. Ein gleichzeitiger Befall der Mitralklappe ist häufig.

Die bakterielle Endokarditis ist bei der Aorteninsuffizienz ursächlich relativ häufiger als bei anderen Klappenfehlern; sie ist die Hauptursache einer akuten Aorteninsuffizienz. Die Insuffizienz resultiert hierbei entweder aus einer Destruktion bzw. Perforation der Klappensegel oder, selten, einer Behinderung des Klappenschlusses durch eine große bakterielle Vegetation. Gelingt eine Ausheilung der Endokarditis ohne Klappenersatz, so kann eine chronische Insuffizenz entstehen.

Weitere Ursachen einer akuten Aorteninsuffizienz sind Aortendissektion oder Trauma; dabei kann es infolge eines Verlustes der Aufhängung der Klappensegel an der Aortenwand zum fehlenden Klappenschluß kommen. Traumata können selten auch zum Klappensegelabriß führen. Ein membranöser Ventrikelseptumdefekt prädisponierent zur späteren Entwicklung einer Aorteninsuffizienz. Andere mögliche Ursachen einer klappenbedingten Aorteninsuffizienz sind:

- Lupus erythematodes,
- rheumatoide Arthritis,
- Karzinoid,
- M. Reiter,
- M. Whipple,
- M. Crohn sowie
- eine gleichzeitig vorliegende fibromuskuläre Subaortenstenose.

Die Ursache einer Aorteninsuffizienz ist bei etwa 1/3 der Patienten eine Dilatation der Aortenwurzel (Olson et al. 1984). Diese kann auftreten bei: annuloaortaler Ektasie, arterieller Hypertonie, zystischer Medianekrose, Marfan-Syndrom, Ehlers-Danlos-Syndrom, Osteogenesis imperfecta, Mesaortitis luica, Spondylitis ankylosans, M. Behçet, Psoriasis, Colitis ulcerosa, M. Reiter, Pseudoxanthoma elasticum, Riesenzellarteriitis und Takayasu-Arteriitis.

## 74.2 Pathophysiologie

### 74.2.1 Chronische Aorteninsuffizienz

Die Aorteninsuffizienz ist gekennzeichnet durch eine Volumenüberlastung des linken Ventrikels. Hämodynamische Konsequenzen der chronischen Aorteninsuffizienz sind abhängig von der Größe der Leckage, vom peripheren Widerstand (Anstieg der Regurgitationsfraktion bei erhöhter Nachlast), der Dehnbarkeit des linken Ventrikels und der Diastolendauer, die im wesentlichen von der Herzfrequenz bestimmt wird. Während das linksventrikuläre, enddiastolische Volumen kompensatorisch zunimmt, bleiben effektives Schlagvolumen (tatsächliches Schlagvolumen – Regurgitationsvolumen) und Ejektionsfraktion zunächst konstant. Das tatsächliche Schlagvolumen ist jedoch deutlich erhöht, erkennbar an einer gesteigerten Blutdruckamplitude.

Aufgrund des erhöhten systolischen Aortendrucks kommt es zu einer erhöhten Nachlast. Es resultiert eine kombinierte Volumen- und Druckbelastung mit konzentrischer und exzentrischer Hypertrophie und Dilatation des linken Ventrikels (Wisenbaugh et al. 1984).

Nach dem Gesetz von Laplace ist die enddiastolische Wandspannung infolge der linksventrikulären Dilatation erhöht. Dies führt letztlich zu einer Elongation der Muskelfasern und kompensatorischer, exzentrischer Wandhypertrophie, wodurch sich die enddiastolische Wandspannung reduziert. Aufgrund der gesteigerten Volumendehnbarkeit (Compliance) des linken Ventrikels ist die Höhe des linksventrikulären enddiastolischen Druckes kein verläßlicher Parameter zur Abschätzung der Volumenbelastung des linken Ventrikels.

Bei großen Leckagen sind Regurgitationsfraktionen von bis zu 80% des Schlagvolumens möglich. So ist zur Aufrechterhaltung eines effektiven Herzzeitvolumens (HZV) von z.B. 5 l/min ein tatsächliches HZV von 25 l/min erforderlich. Eine solche Pumpleistung wird normalerweise nur von Ausdauertrainierten unter maximaler Belastung erreicht. Durch das Absinken des peripheren Widerstands unter Belastung und Steigerung der Herzfrequenz mit daraus resultierender Verkürzung der Diastolendauer kommt es zu einer Verringerung des Regurgitationsvolumens pro Herzzyklus.

Bei Überschreiten des kritischen Herzgewichts führt die linksventrikuläre Volumenbelastung zu einer Gefügedilatation und Zunahme der Herzgröße bis zum Cor bovinum (>500 g Herzgewicht). Wenn die andauernde Volumenbelastung nicht mehr durch eine ausreichende kompensatorische Wandhypertrophie beantwortet werden kann, steigt die systolische Wandspannung. Die resultierende, verminderte linksventrikuläre Kontraktilität läßt die Ejektionsfraktion zunächst unter Belastung, schließlich auch in Ruhe absinken.

Bei Verschlechterung der linksventrikulären Funktion kommt es zu einer Zunahme des enddiastolischen Volumens ohne weitere Zunahme des Regurgitationsvolumens. Bei fortgeschrittener Aorteninsuffizienz können die Drücke im kleinen Kreislauf in Ruhe ansteigen. Die Dilatation des linken Ventrikels kann zu einer Erweiterung des Mitralklappenrings mit sekundärer Mitralinsuffizienz führen.

Das endsystolische Volumen ist ein wichtiger Indikator der myokardialen Funktion. Es korreliert sowohl mit der perioperativen Mortalität als auch mit dem Ausmaß der postoperativen linksventrikulären Dysfunktion (Borow et al. 1980). Bei einem endsystolischen Volumenindex von <30 ml/m² ist die postoperative Prognose günstig, während Werte von >90 ml/m² eine schlechte Prognose anzeigen.

Hypertrophie und erhöhte gesteigerte systolische Wandspannung erhöhen den myokardialen $O_2$-Verbrauch. Gleichzeitig sinkt durch den niedrigen diastolischen Perfusionsdruck das $O_2$-Angebot. Diese beiden Effekte bewirken eine erniedrigte Koronarreserve und können zu myokardialer Ischämie führen.

### 74.2.2 Akute Aorteninsuffizienz

Die häufigsten Ursachen der akuten Aorteninsuffizienz sind Endokarditis, Aortendissektion und Traumata. Im Gegensatz zur chronischen Aorteninsuffizienz ist bei der akuten Aorteninsuffizienz der Ventrikel normal groß und hat keine Gelegenheit, sich an die schlagartig einsetzende Regurgitation zu adaptieren. Da das Schlagvolumen akut nicht wesentlich gesteigert werden kann, fällt das effektive Herzzeitvolumen („forward cardiac output"), und der linksventrikuläre enddiastolische Druck steigt stark an., während das linksventrikuläre Volumen während des gesamten Herzzyklus im Vergleich zur chronischen Aorteninsuffizienz geringer ist. Bedingt durch die akut einsetzende Regurgitation und die verminderte Compliance des linken Ventrikels kommt es zu einem pathologischen diastolischen Druckanstieg im linken Ventrikel, der zu einem vorzeitigen Schluß der Mitralklappe führt (Abb. 74-1).

Dieser verhindert zwar bis zu einem gewissen Grad eine Übertragung der hohen enddiastolischen Werte im linken Ventrikel auf den pulmonalkapillären Druck (Downes et al. 1989), dennoch ist die rasche Entwicklung eines Lungenödems häufig. Da der diastolische Druck in der Aorta nicht unter den stark erhöhten enddiastolischen Druck im linken Ventrikel fallen kann, ist die Blutdruckamplitude in der Aorta geringer als bei chronischer Aorteninsuffizienz.

## 74.3 Klinik

Typisch bei Patienten mit chronischer Aorteninsuffizienz ist die lange Zeit kardialer Beschwerdefreiheit (Spagnuolo et al. 1971). Symptome der eingeschränkten Pumpreserve treten meist erst bei bereits vorhandener myokardialer Dysfunktion auf. Das wichtigste Symptom ist Belastungsdyspnoe, später können paroxysmale nächtliche Dyspnoe oder Orthopnoe auftreten. Angina pectoris ist seltener als bei der Aortenstenose, kann jedoch besonders nachts auftreten, wenn die Herzfrequenz fällt und der diastolische Druck durch die verlängerte Diastolendauer besonders stark abfällt.

Bei akuter Aorteninsuffizienz stehen plötzlich eintretende Symptome wie starke Dyspnoe und Hypotension bis hin zum Kollaps im Vordergrund. Angina pectoris ist dagegen selten. Tachykardie, periphere Vasokonstriktion und Zyanose können auf das Vorliegen einer Lun-

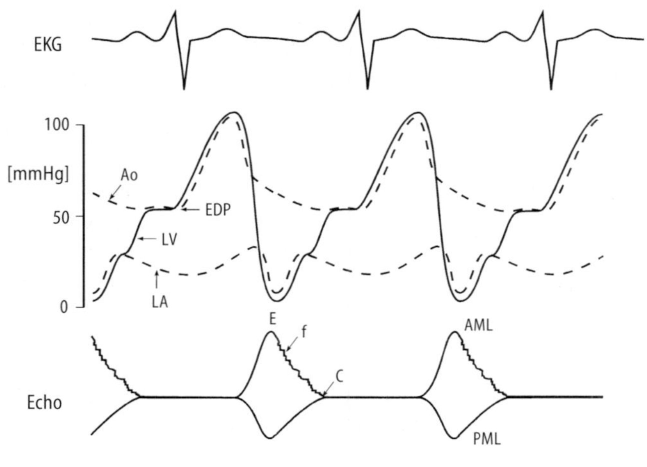


**Abb. 74-1.** Hämodynamik bei akuter Aorteninsuffizienz. Schematische Darstellung des EKG (*oben*), der Druckkurven in Aorta (*Ao*) und linkem Ventrikel (*Mitte*) sowie des Separationsmusters der Mitralsegel in der M-mode-Echokardiographie. Bei der akuten Aorteninsuffizienz ist aufgrund der akuten Volumenüberlastung mit fehlender Adaptation des linken Ventrikels der enddiastolische Druck im linken Ventrikel stark erhöht. Dadurch sinkt der diastolische Aortendruck nicht so stark wie bei chronischer Aorteninsuffizienz. Die Blutdruckamplitude in der Aorta ist daher oft normal. Durch den raschen diastolischen Druckanstieg im linken Ventrikel kommt es zum rascheren Druckausgleich mit dem linken Vorhof, erkennbar am steilen EF-Slope und der fehlenden A-Welle im M-mode-Echokardiogramm. Dies führt zu einem frühzeitigen Mitralklappenschluß. Der Druck im linken Vorhof kann ebenfalls erhöht sein. *LV* linkes Ventrikel, *LA* linker Vorhof, *EDP* enddiastolischer Druck, *AML/PML* anteriores/posteriores Mitralsegel, *E* maximale frühdiastolische Exkursion des anterioren Mitralsegels, *F* Ende der frühdiastolischen Exkursion, *C* Mitralklappenschluß

genstauung oder eines beginnenden Lungenödems hinweisen.

## 74.4 Diagnostik

### 74.4.1 Körperliche Untersuchung

Abgesehen vom Auskultationsbefund finden sich bei der leichten Aorteninsuffizienz bei der körperlichen Untersuchung keine pathologischen Befunde.

#### Chronische Aorteninsuffizienz

Bei chronischer mittelschwerer bis schwerer Aorteninsuffizienz ist die Blutdruckamplitude typischerweise hoch. Entscheidender für die klinische Einschätzung des Schweregrades einer Aorteninsuffizienz ist jedoch der diastolische Blutdruck (Judge et al. 1971).

Bei der nichtinvasiven Blutdruckmessung können dabei Korotkoff-Töne bis zum Nullwert auskultierbar sein, obwohl der diastolische Druck selten unter 30 mmHg fällt (Angleichung an den diastolischen linksventrikulären Druck). Daher sollte der Wert als diastolischer Aortendruck gewählt werden, bei dem die Korotkoff-Töne erstmals an Lautstärke abnehmen. Der Herzspitzenstoß ist oft hebend und häufig nach lateral und inferior verlagert. Ein systolisches Schwirren kann über der Herzbasis palpabel sein.

Typisch für die schwere Aorteninsuffizienz ist ein pulsus celer et altus, der gelegentlich als sog. Wasserhammer-Puls oder Corrigan-Puls (abrupte Arteriendistension und -kollaps) imponieren kann. Ein Pulsus bisferiens (doppelgipflige Pulskurve) kann ebenfalls nachweisbar sein.

Andere klinische Zeichen einer Aorteninsuffizienz sind: das Traube-Zeichen (systolisch/diastolisches Geräusch über der Arteria femoralis), das Duroziez-Zeichen (systolisches Geräusch über der Arteria femoralis bei proximaler Kompression, diastolisches Geräusch bei distaler Kompression), das Quincke-Zeichen (sichtbare Kapillarpulsationen) oder das Hill-Zeichen (hohe diastolische Druckdifferenz zwischen Armen und Beinen). Bei schwerer chronischer Aorteninsuffizienz ist gelegentlich ein pulssynchrones Kopfnicken (Musset-Zeichen) sichtbar.

#### Akute Aorteninsuffizienz

Bei der akuten Aorteninsuffizienz kann die Blutdruckamplitude normal sein, die oben genannten klinischen Zeichen fehlen häufig.

#### Auskultation

Auskultatorisch findet sich bei der Aorteninsuffizienz ein normaler bis leiser erster Herzton, der 2. Herzton ist abgeschwächt oder kann bei schwerer Aorteninsuffizienz nahezu fehlen. Selten findet sich auch ein gespaltener 2. Herzton (Sabbah et al. 1977). Ein frühsystolischer Ejektionsklick, hervorgerufen durch Distension der Aorta aufgrund des großen Auswurfvolumens, ist häufig auskultierbar. Der Nachweis eines 3. Herztones als Zeichen einer linksventrikulären Volumenbelastung ist ein prognostisch wichtiger Marker (Abdulla et al. 1981).

Das charakteristische Herzgeräusch der Aorteninsuffizienz ist ein hochfrequentes Diastolikum, welches direkt nach dem Aortenklappenschlußton beginnt und häufig einen Decrescendocharakter aufweist (Abb. 74-2): Das Geräusch ist am besten am sitzenden, vornübergebeugten Patienten in maximaler Exspiration auskultierbar. Die Schwere der Aorteninsuffizienz korreliert besser mit der Dauer des Geräuschs als mit seiner Intensität; bei mittelschwerer Aorteninsuffizienz ist das Geräusch zumeist holo-, bei leichter nur frühdiastolisch auskultierbar.

Ein „musikalisches“ Geräusch kann auf eine Perforation eines Klappensegels hinweisen. Schließlich kann bei schwerer Aorteninsuffizienz durch frühe Angleichung des Aorten- und Ventrikeldrucks die spätdiastolische Komponente des Geräusches wieder fehlen. Punctum maximum für die Auskultation ist der linke Sternalrand im 3. und 4. ICR.

Unter einem Austin-Flint-Geräusch versteht man ein spätdiastolisches, niederfrequentes Geräusch mit Punktum maximum über der Herzspitze. Glaubte man früher, dieses Geräusch sei hervorgerufen durch einen beschleunigten Fluß über die Mitralklappe im Sinne einer „relativen“ Mitralstenose (Laniado et al. 1982), so weisen neuere dopplerechokardiographische Untersuchungen darauf hin, daß die Geräuschphänomene unabhängig vom Mitraliseinstrom auftreten können und durch die Endokardberührung des Aorteninsuffizienzjets verursacht werden (Landzberg et al. 1992; Emi et al. 1993). Das Geräusch tritt nur bei schwerer Aorteninsuffizienz auf und ist von einer organischen Mitralstenose schwer zu unterscheiden.

Diagnostisch hinweisend ist das Fehlen eines lauten ersten Herztons und eines Mitralöffnungstons beim Austin-Flint-Geräusch. Häufig ist während der Systole ein spindelförmiges Geräusch auskultierbar, das zu Fehldeutungen Anlaß geben kann. Es entsteht durch den schnellen Blutfluß über die Aortenklappe bei gesteigertem Schlagvolumen („relative Aortenstenose“) und muß daher nicht Ausdruck einer gleichzeitig bestehenden organischen Stenosierung der Klappe sein.

#### Unterschiedliche Befunde bei der akuten und der chronischen Aorteninsuffizienz

Bei der akuten Aorteninsuffizienz ist das diastolische Geräusch oft niederfrequenter und kürzer als bei chronischem Vitium, da beim schnellen Anstieg des enddiastolischen Drucks im linken Ventrikel der diastolische Gradient zwischen Aorta und Ventrikel rasch abnimmt.

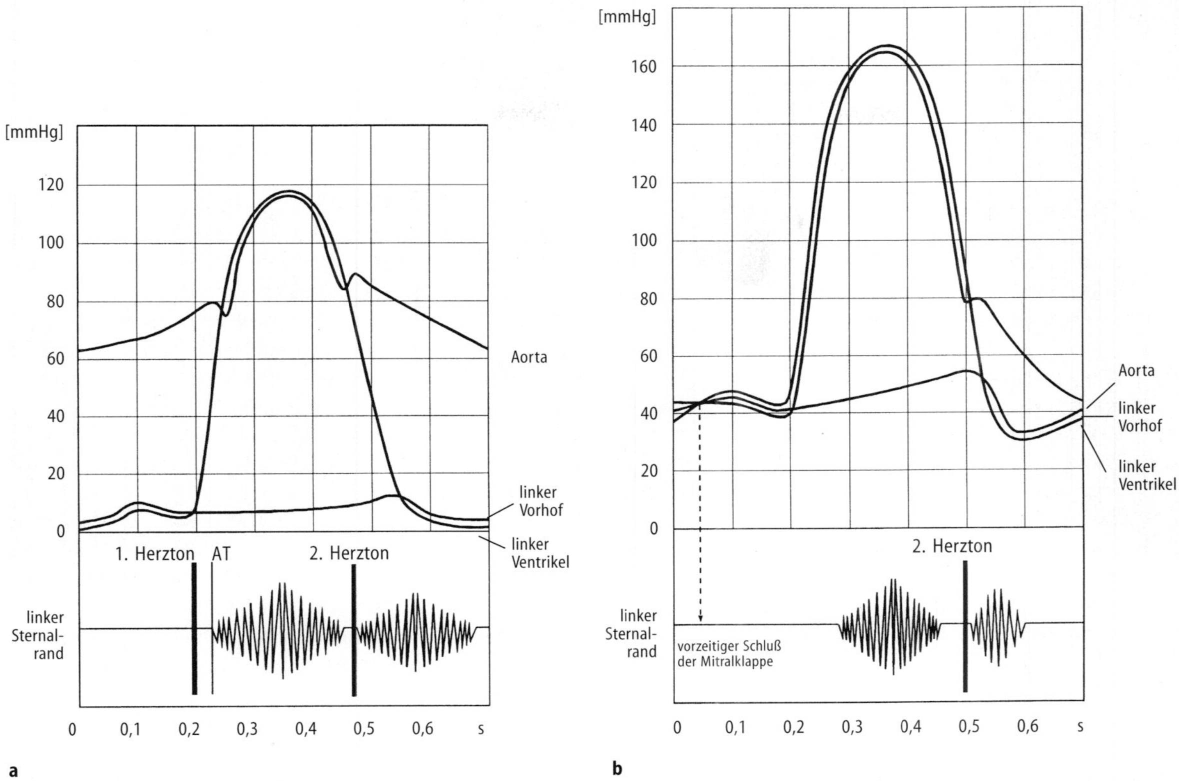


**Abb. 74-2a,b.** Auskultationsschema bei Aorteninsuffizienz. **a** Auskultationsbefund bei leichter Aorteninsuffizienz. Dargestellt sind der Druck in Aorta, linkem Vorhof und linkem Ventrikel (*oben*) sowie der Auskultationsbefund am linken Sternalrand (*unten*) über einen Herzzyklus. Der Druck im linken Ventrikel ist wegen der kompensatorischen Erweiterung der Kammer normal. Bei bikuspider Klappe oder (später in der Systole) durch den kräftigen Blutauswurf in die Aorta kann sich ein Auswurfton (*AT*) finden. Durch das erhöhte Auswurfvolumen, das die nicht stenosierte Klappe während der Systole passiert („relative Aortenstenose"), kann es zum Auftreten eines systolischen Zusatzgeräusches im Anschluß an den Auswurfton kommen. Da der diastolische Druck in der Aorta höher ist als im linken Ventrikel, kommt es zu einem diastolischen Rückstromgeräusch unmittelbar im Anschluß an den Aortenklappenschluß (2. Herzton). **b** Auskultationsbefund bei schwerer, chronischer Aorteninsuffizienz (Darstellung analog zu a). Der diastolische Druck im linken Ventrikel ist durch die Volumenbelastung jetzt deutlich erhöht, während der diastolische Druck in der Aorta bis hin zur Angleichung an den Ventrikeldruck erniedrigt ist. Die Blutdruckamplitude in der Aorta ist erhöht. Durch den frühzeitigen diastolischen Druckausgleich zwischen Aorta und Ventrikel kann das diastolische Geräusch kürzer werden. Durch diastolischen Druckanstieg im linken Ventrikel über den linksatrialen Druck kann es zum frühzeitigen Schluß der Mitralklappe kommen (*Pfeil*). Dadurch kann der Mitralanteil des 1. Herztons verschwinden

Differentialdiagnostisch ist das diastolische Geräusch der Aorteninsuffizienz abzugrenzen vom Diastolikum bei der Pulmonalisinsuffizienz, welches jedoch vom 2. Herzton abgesetzt ist. Weitere seltene Differentialdiagnosen sind: rupturiertes Sinus-valsalvae-Aneurysma, aortopulmonales Fenster, persistierender Ductus Botalli und arteriovenöse Koronarfisteln.

### 74.4.2 Elektrokardiogramm

Aufgrund der Volumenbelastung und Hypertrophie bei der chronischen Aorteninsuffizienz findet sich eine Verlagerung der elektrischen Herzachse nach links. Als Ausdruck einer relativen Koronarinsuffizienz können linkspräkordial gesenkte ST-Strecken mit präterminalen T-Negativierungen vorliegen. Im fortgeschrittenen Stadium treten Störungen des Reizleitungssystems (z.B. Linksschenkelblock) auf. Dennoch ist das EKG kein guter Prädiktor für die Schwere des Vitiums oder das Ausmaß der linksventrikulären Hypertrophie (Roberts u. Day 1985). Bei der akuten Aorteninsuffizienz fehlen Hypertrophiezeichen zumeist, unspezifische ST-Streckenveränderungen sind jedoch häufig.

### 74.4.3 Thoraxröntgenaufnahme

Als Ausdruck der chronischen Volumenbelastung kommt es zur Dilatation des linken Ventrikels, die bei akutem Auftreten fehlt. Eine Kalzifizierung der Aortenklappe ist bei isolierter Aorteninsuffizienz selten, findet sich

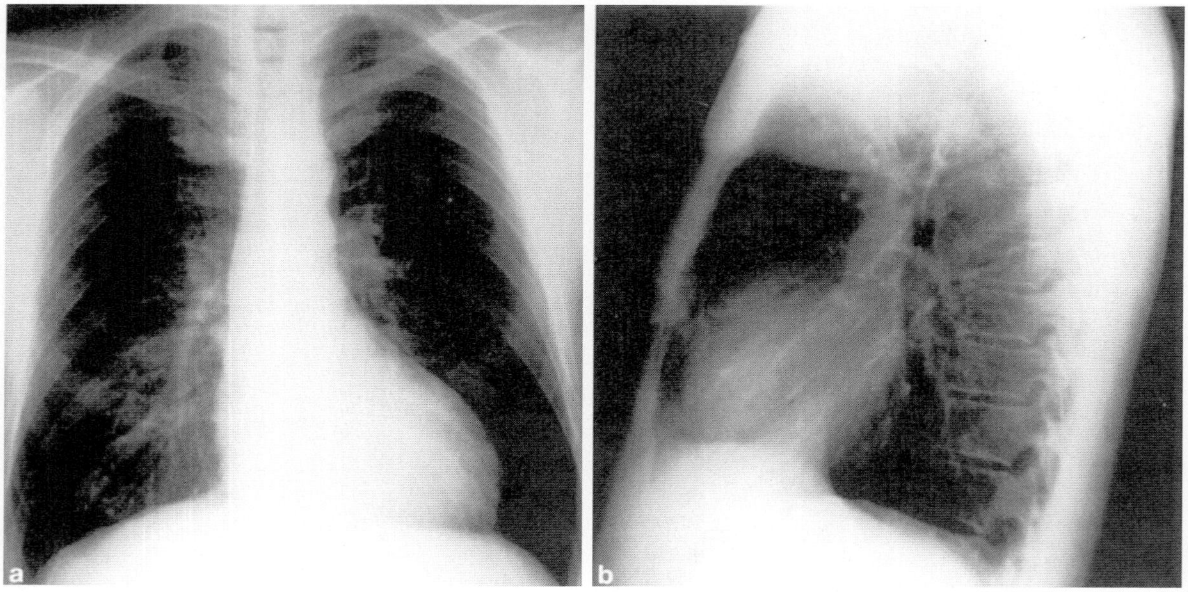

**Abb. 74-3a,b.** Röntgenbefund bei Aorteninsuffizienz. Typischerweise findet sich bei Aorteninsuffizienz eine linksventrikulär betonte, vergrößerte Herzsilhouette bei aortal konfiguriertem Herzen

jedoch häufig bei kombinierten Vitien. Die Dilatation der Aorta ascendens ist meist ausgeprägter als bei der Aortenstenose.

Streifenförmige Kalzifikationen in der aszendierenden Aorta weisen auf eine Mesaortitis luica hin, können jedoch auch bei degenerativen Veränderungen vorkommen. Bei fortgeschrittener Aorteninsuffizienz kann eine Mitralinsuffizienz mit Zeichen der Druckerhöhung im kleinen Kreislauf resultieren (Abb. 74-3).

## 74.4.4 Echokardiographie

Bei der akuten Aorteninsuffizienz kommt dem Nachweis eines vorzeitigen Mitralklappenschlusses mittels M-Mode-Echokardiographie eine diagnostisch und prognostisch wichtige Bedeutung zu (Meyer et al. 1987). Im übrigen ist jedoch die Kombination von 2D- und Dopplerechokardiographie heute das nichtinvasive Verfahren der Wahl zur Diagnostik und Verlaufsbeobachtung der Aorteninsuffizienz.

### 2D-Echokardiographie

Die 2D-Echokardiographie erlaubt die detaillierte morphologische Beurteilung der Aortenklappe sowie des Klappenringes und der Größe bzw. pathologischen Veränderungen der Aortenwurzel (z.B. Sinus valsalvae-Aneurysma). Außerdem können Größe, Durchmesser und Funktion des linken Ventrikels beurteilt werden. Endsystolische und enddiastolische Größe des linken Ventrikels sowie Verkürzungs- und Ejektionsfraktion sind wichtige Parameter in der Prognosebeurteilung.

Insbesondere zur Beurteilung derDiagnose einer Aortendissektion mit begleitender Aorteninsuffizienz sowie endokarditischer Läsionen verbessert die transösophageale Echokardiographie die diagnostische Aussagekraft.

### Dopplerechokardiographie

Dopplerechokardiographisch kann die Aorteninsuffizienz direkt im spektralen oder Farbdoppler mit hoher Sensitivität und Spezifität nachgewiesen werden (Pearlman u. Otto 1987; Masuyama et al. 1986).

Besonders mit dem farbkodierten Doppler können Ursprung und Größe des Regurgitationsjets bestimmt und so der Schweregrad der Insuffizienz semiquantitativ ermittelt werden (Abb. 74-4), während der CW-Doppler die Bestimmung der maximalen Flußgeschwindigkeit des Regurgitationsjets erlaubt.

Eine Reihe von Verfahren zur dopplerechokardiographischen Bestimmung des Schweregrades einer Aorteninsuffizienz sind vorgeschlagen worden. In der Routine haben sich 2 Verfahren durchgesetzt (Perr et al. 1987):

1. Bestimmung der Querschnittsfläche des Regurgitationsjets, bezogen auf die Fläche des linksventrikulären Ausflußtrakts, und
2. Messung der Jetfläche im Längsachsenschnitt.

Wegen der hohen Sensitivität in der Erfassung auch sehr geringer Insuffizienzjets lassen sich minimale Aorteninsuffizienzen ohne morphologische Klappenveränderungen („physiologische" Klappeninsuffizienz) mittels Doppler mit zunehmendem Alter in bis zu 13% der Normalpersonen nachweisen (Choong et al. 1989). Auf die besondere

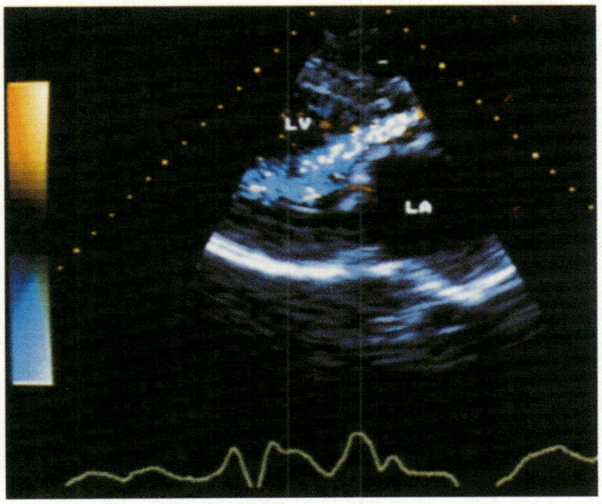


**Abb. 74-4.** Darstellung der Aorteninsuffizienz in der farbkodierten Doppler-Echokardiographie. Parasternaler Längsachsenschnitt von linkem Vorhof (*LA*) und linkem Ventrikel (*LV*). Mittels Farbdoppler kommt diastolisch ein deutlicher Regurgitationsjet zur Darstellung, der an der Aortenklappe entspringt und dem vorderen Mitralsegel folgt

Problematik der Beurteilung von Protheseninsuffizienzen wird im entsprechenden Kapitel hingewiesen.

Belastungsechokardiographische Untersuchungen sind generell nicht indiziert (Bonow et al. 1998), da Ruheuntersuchungen in aller Regel zur echokardiographischen Beurteilung der linksventrikulären Funktion ausreichen.

### 74.4.5 Radionuklidventrikulographie

Die Radionuklidventrikulographie ist eine Alternative zur Echokardiographie für eine nichtinvasive Bestimmung der linksventrikulären Ejektionsfraktion. In erster Linie kommt dieses Verfahren zur Bestimmung von linksventrikulärer Funktion bzw. Volumen in Ruhe zum Einsatz, z.B. bei schlechter Beschallbarkeit oder zur Klärung von Diskrepanzen zwischen klinischen und echokardiographischen Befunden.

Eine Abnahme der linksventrikulären Ejektionsfraktion unter Belastung wird als Zeichen der beginnenden myokardialen Dysfunktion interpretiert und kann wichtige Hinweise für die Wahl des Operationszeitpunktes liefern (Brandt et al. 1984; Klepzig et al. 1982; Schuler et al. 1982); ein eindeutiger prognostischer Wert ist jedoch nicht belegt.

Bei ausreichender echokardiographischer Beurteilbarkeit kann daher heute zumeist auf die Radionuklidventrikulographie verzichtet werden.

### 74.4.6 Herzkatheteruntersuchung

Die Indikation zur invasiven Diagnostik besteht zumeist, wenn ein Aortenklappenersatz erwogen wird, um eine begleitende koronare Herzerkrankung zu evaluieren, oder wenn aufgrund der nichtinvasiven Untersuchungen keine eindeutige Beurteilung des Schweregrads möglich ist. Bei der chronischen mittelschweren bis schweren Aorteninsuffizienz ist die Aortendruckamplitude typischerweise erhöht. Der diastolische Aortendruck ist erniedrigt und kann sich bei schwerer Aorteninsuffizienz dem enddiastolischen Druck im linken Ventrikel angleichen (Abb. 74-5).

Erhöhte Drücke im kleinen Kreislauf weisen auf eine fortgeschrittene Aorteninsuffizienz hin. Mittels der Angiographie ist eine semiquantitative Abschätzung des Schweregrads der Insuffizienz möglich (Tabelle 74-2; Abb. 74-6).

Die Ventrikulographie erlaubt eine Bestimmung des tatsächlichen Schlagvolumens aus der Differenz zwischen enddiastolischem und endsystolischem Volumen.

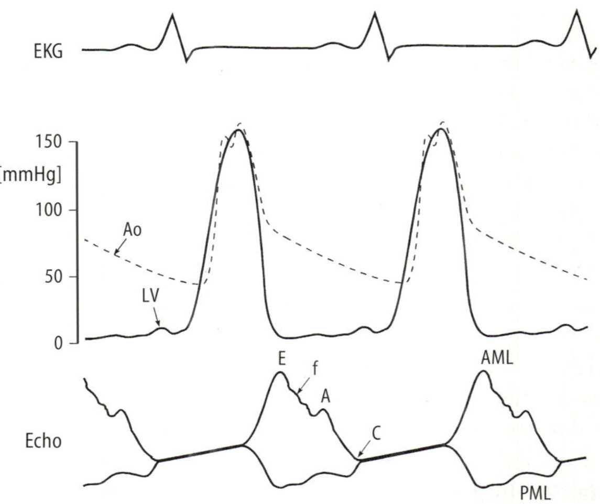


**Abb. 74-5.** Hämodynamik bei chronischer Aorteninsuffizienz. Schematisch dargestellt sind das EKG (*oben*), die Druckkurven in Aorta und linkem Ventrikel (*Mitte*) sowie das Separationsmuster der Mitralsegel in M-mode-Echokardiographie. Bei der chronischen Aorteninsuffizienz ist die Blutdruckamplitude in der Aorta erhöht, der enddiastolische Druck im linken Ventrikel ist nur gering erhöht. Das Separationsmuster der Mitralsegel ist unauffällig (Abkürzungen s. Abb. 74-1)

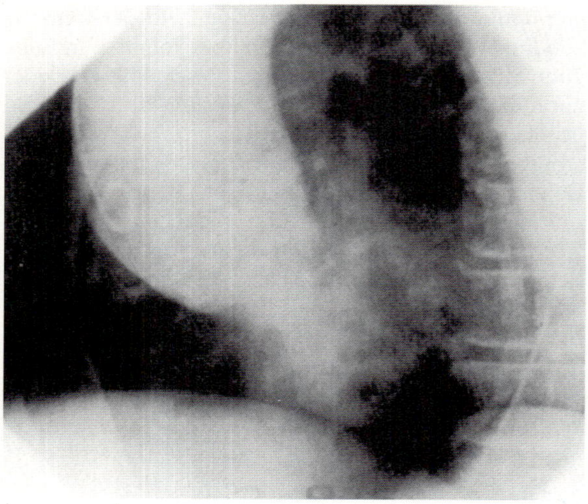

**Abb. 74-6.** Angiographische Darstellung einer Aorteninsuffizienz. Dargestellt sind der linke Ventrikel und die Aorta ascendens in der 60°-LAO-Projektion nach Injektion von Kontrastmittel in den Bulbus aortae. Es zeigt sich eine deutliche Erweiterung der Aorta ascendens sowie eine nahezu vollständige Kontrastierung der linken Kammer durch das über die insuffiziente Klappe regurgitierte Kontrastmittel (zur angiographischen Schweregradeinteilung der Aorteninsuffizienz, vgl. Tabelle 74-2)

**Tabelle 74-2.** Semiquantitative Beurteilung der Aorteninsuffizienz in der Angiographie (LV linker Ventrikel). (Nach Grossman 1991)

| Grad | Merkmale |
|---|---|
| 1+ | Bei jeder Diastole zeigt sich ein Rückstrom in den LV, der bei der nächsten Systole ausgewaschen wird |
| 2+ | Der Rückstrom kontrastiert den gesamten LV, jedoch schwächer als in der Aorta |
| 3+ | Das Kontrastmittel füllt den LV über mehrere Schläge |
| 4+ | Wie bei 3+, jedoch wird der LV über 1–2 Schläge stärker kontrastiert als die Aorta |

Das effektive Schlagvolumen ergibt sich aus der Division von Herzzeitvolumen, gemessen mittels Thermodilution oder der Fickschen Methode, und Herzfrequenz. Aus der Differenz zwischen effektivem und tatsächlichem Schlagvolumen läßt sich dann das Regurgitationsvolumen abschätzen.

Eine Regurgitationsfraktion (errechnet aus: tatsächliches Schlagvolumen minus effektives Schlagvolumen geteilt durch tatsächliches Schlagvolumen) von <30% wird als leichte, von >50% als schwere Aorteninsuffizienz bezeichnet.

Mittels der Angiographie können zudem die Morphologie der Aortenklappe (Mobilität, Kalzifikation, bikuspide Klappe), der aszendierenden Aorta (Ausmaß der Dilatation) und assoziierte Abnormalitäten (Sinusvalsalvae-Aneurysma, Dissektionen) beurteilt werden.

In aller Regel beinhaltet die Herzkatheteruntersuchung beim erwachsenen Patienten die Durchführung einer Koronarangiographie.

## 74.5 Therapie

### 74.5.1 Medikamentöse Therapie

#### Akute Aorteninsuffizienz

Die akute schwere Aorteninsuffizienz hat eine hohe Letalität von ca. 75% ohne und 25% mit operativer Therapie (Carabello et al. 1998). Daher besteht in diesen Fällen eine klare Indikation zum dringlichen Klappenersatz. Bis zur definitiven operativen Versorgung ist als Überbrückung eine medikamentöse Therapie mit Vasodilatatoren (Nitroprussidnatrium), positiv-inotropen Substanzen (Dopamin, Dobutamin) und Diuretika indiziert. Bei endokarditischer Ursache sollten Patienten, solange sie hämodynamisch stabil sind, präoperativ antibiotisch behandelt werden, um das Risiko einer späteren Prothesenendokarditis zu reduzieren.

#### Chronische Aorteninsuffizienz

Bei wenig Symptome zeigenden Patienten mit leicht- bis mittelgradiger Aorteninsuffizienz ohne nennenswerte linksventrikuläre Dilatation, ist eine Therapie nicht erforderlich. In diesem Stadium ist die Vermeidung starker körperlicher Belastungen (Cheitlin 1985) und eine Einhaltung der Endokarditisprophylaxe ausreichend. Bei Patienten ohne Symptome mit schwerer Aorteninsuffizienz, dilatiertem linken Ventrikel, aber normaler systolischer Funktion kann die Gabe von Nifedipin den Zeitpunkt einer Operation hinausschieben (Scognamiglio et al. 1994).

Daher ist die Gabe von Nifedipin oder anderen Vasodilatanzien (z.B. ACE-Hemmer, Hydralazin) in dieser Situation indiziert. Bei asymptomatischer mittelschwerer und schwerer Aorteninsuffizienz mit linksventrikulärer Dilatation sollten Vasodilatatoren (z.B. ACE-Hemmer, Kalziumantagonisten ohne bradykardisierende Wirkung, Hydralazin), bei eingeschränkter linksventrikulärer Funktion zusätzlich Digitalisglykoside zum Einsatz kommen.

Liegt ein Hypertonus vor, sollte v. a. eine Senkung des diastolischen Drucks angestrebt werden, um eine Verschlechterung der Aorteninsuffizienz über die Erhöhung der Nachlast zu vermeiden. Auch hierzu ist eine Therapie mit Vasodilatanzien zu bevorzugen. Der Einsatz von β-Blockern sollte wegen der Verlängerung der Diastolendauer und der damit verbundenen Zunahme der Regurgitation sowie der negativen Inotropie jedoch vermieden werden. Aus dem gleichen Grund sind Kalziumantagonisten vom Dihydropyridintyp (z.B. Nifedipin) günstiger als bradykardisierende Substanzen. Bei symptomatischer Aorteninsuffizienz bzw. Vorliegen einer systolischen Dysfunktion ist in aller Regel ein Klappenersatz indiziert.

**Kontrolluntersuchungen**
Zur Überwachung der Progredienz einer Aortenklappeninsuffizienz sind einfache, nichtinvasive Untersuchungen (Anamnese, Befund, Echokardiographie, EKG, Thoraxröntgenaufnahme) ausreichend. Die Nachuntersuchungsfrequenz ist abhängig vom Schweregrad der Insuffizienz, Grad der linksventrikulären Dysfunktion und Symptomatik.

Bei Patienten ohne Symptome mit leichter Insuffizienz und normaler linksventrikulärer Funktion sind jährliche klinische Kontrollen bzw. echokardiographische Kontrollen alle 2–3 Jahre ausreichend. Bei schwerer Insuffizienz und relevanter Dilatation des linken Ventrikels (linksventrikulärer enddiastolischer Durchmesser >60 mm) werden jedoch bereits 6monatliche klinische Kontrollen (Echokardiographie alle 6–12 Monate) empfohlen. Bei noch ausgeprägterer linksventrikulärer Dilatation oder Befundprogredienz sollten die Intervalle weiter verkürzt werden.

### 74.5.2 Operative Therapie

**Indikation zum Klappenersatz**
Auch die Indikation zum Klappenersatz wird wesentlich durch die klinische Symptomatik und die linksventrikuläre Funktion bestimmt:

1. Bei symptomatischen Patienten mit normaler linksventrikulärer Funktion besteht in aller Regel eine Operationsindikation. Bei Patienten mit nur milder Symptomatik (Dyspnoe der NYHA-Klasse II) kann die kausale Zuordnung der Beschwerden zum Vitium im Einzelfall schwierig sein. In dieser Situation können Belastungsuntersuchungen zur Indikationsstellung hilfreich sein. Ist der Patient durch die Symptomatik kaum beeinträchtigt, ist ein abwartendes Procedere gerechtfertigt; bei Zeichen der beginnenden linksventrikulären Dysfunktion sollte jedoch ein Klappenersatz nicht verzögert werden.
2. Bei Patienten mit symptomatischer Aorteninsuffizienz und bereits eingeschränkter linksventrikulärer Funktion ist eine Operation in jedem Fall indiziert. Bei diesen Patienten mit fortgeschrittener Herzinsuffizienz (NYHA-Klasse III–IV) ist trotz der Operation die Prognose eingeschränkt, da es wegen bereits eingetretener irreversibler Myokardschäden bei einem Teil der Patienten nicht zu einer postoperativen Verbesserung der linksventrikulären Funktion kommt (Bonow u. Epstein 1987). Es gibt keinen verläßlichen hämodynamischen Indikator, der anzeigt, bei welchem Patienten eine Erholung der Ventrikelfunktion zu erwarten ist (Smith et al. 1976; Bonow et al. 1985; Hess et al. 1986). Jedoch scheint die Dauer der präoperativen Funktionsstörung für die Wiedererholung der Ventrikelfunktion von Bedeutung zu sein (Stone et al. 1984).
3. Bei Patienten ohne Symptome hängt die Indikation zur Operation entscheidend vom Grad der systolischen Funktionseinschränkung des linken Ventrikels ab. Dabei ist in jedem Fall die frühzeitige Erfassung einer beginnenden Funktionseinschränkung des linken Ventrikels von entscheidender Bedeutung. Dies kann durch serielle echokardiographische oder radionuklidventrikulographische Bestimmung der linksventrikulären Größe und Funktion erfolgen.
   Echokardiographische Parameter mit prädiktivem Wert für eine ungünstige Prognose des Patienten sind eine Verkürzungsfraktion <27%, eine Ejektionsfraktion <55% und ein endsystolischer linksventrikulärer Durchmesser ≥55 mm (Henry et al. 1980; Bonow et al. 1991; Carabello et al. 1987). Dabei hat die Radionuklidventrikulographie den Vorteil, auch die linksventrikuläre Funktion unter Belastung zu erfassen. Ein Absinken der linksventrikulären Ejektionsfraktion unter Belastung zeigt eine beginnende myokardiale Funktionsstörung an.
   Andere hämodynamische Parameter, die Hinweise für den Operationszeitpunkt liefern können, sind eine Regurgitationsfraktion von >50%, ein Anstieg des enddiastolischen Volumenindex auf >260 ml/m$^2$ oder des endsystolischen Volumenindex auf >60 ml/m$^2$ (Borow et al. 1980). Es ist jedoch zu sagen, daß die invasiv gewonnenen hämodynamischen Parameter aufgrund der eingeschränkten Möglichkeit serieller Untersuchungen heute weniger verwendet werden.

Auch unter Zusammenschau aller invasiven und nichtinvasiven Meßwerte gibt es keinen einzelnen Parameter, mit dem der optimale Operationszeitpunkt bestimmt werden kann. Im individuellen Fall kann nur in Zusammenschau aller klinischen und hämodynamischen Befunde die Entscheidung zum operativen Klappenersatz gefällt werden.

**Technisches Vorgehen**
In der Regel ist ein Klappenersatz erforderlich, wenngleich in einzelnen Fällen (z.B. traumatischer Abriß eines einzelnen Klappensegels, aneurysmatische Erweiterung des Aortenklappenanulus) rekonstruktive Verfahren ausreichen. Zum minimal-invasiv-chirurgischen Vorgehen liegen noch keine ausreichenden Langzeitergebnisse vor.

Bei aneurysmatischer Erweiterung der Aorta ascendens muß häufig ein Graft eingesetzt werden, z.T. mit Reimplantation der Koronarien. Das operative Risiko eines solchen Eingriffs ist höher (8–10% Mortalität) als das eines alleinigen Klappenersatzes. Die einzelnen Klappenprothesen werden in Kap. 78 beschrieben.

Postoperativ kommt es bei den meisten Patienten zu einer deutlichen subjektiven Besserung, es resultiert

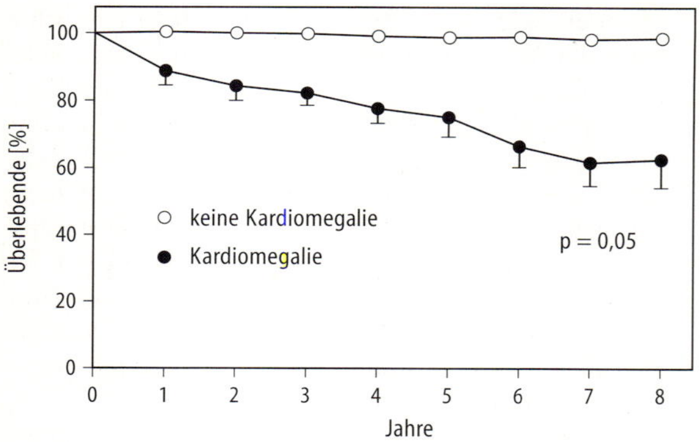


**Abb. 74-7.** Überlebensrate nach Aortenklappenersatz wegen Aorteninsuffizienz. Dargestellt ist die jährliche Überlebensrate nach Aortenklappenersatz über maximal 8 Jahre in Abhängigkeit vom präoperativen Vorliegen einer Kardiomegalie. Ohne Kardiomegalie ist die postoperative Prognose sehr gut, während bei Vorliegen einer Kardiomegalie nahezu 40% der Patienten nach 8 Jahren gestorben sind. (Nach Rapaport et al. 1994)

eine Abnahme der Herzgröße im Röntgenbild sowie des diastolischen Volumens und der Herzmasse (Carroll et al. 1982). Das Risiko der Operation ist abhängig von Begleiterkrankungen des Patienten und der linksventrikulären Funktion; die operative Mortalität bei alleinigem Klappenersatz liegt bei ca. 6% (Turina et al. 1984; Greves et al. 1981; Bonow et al. 1982; Dale et al. 1980; Macmanus et al. 1980; Kirklin u. Kouchoukos 1981) und wird durch eine zusätzliche Koronarrevaskularisation nicht weiter erhöht (Kirklin u. Kouchoukos 1981; Lytle et al. 1983).

Die Fünfjahresüberlebensrate nach Aortenklappenersatz wird in der Literatur mit ca. 75% angegeben (Turina et al. 1984; Greves et al. 1981; Bonow et al. 1982; Dale et al. 1980; Macmanus et al. 1980; Donaldson et al. 1982; Abb. 74-7).

## 74.6 Prognose

Die Prognose von Patienten mit chronischer Aorteninsuffizienz ist abhängig von der Symptomatik und dem Grad der linksventrikulären Dysfunktion. Die Daten mehrerer Studien sind kürzlich vom American College of Cardiology und der American Heart Association zusammengefaßt worden (Bonow et al. 1998):

1. Patienten ohne Symptome mit chronischer Aorteninsuffizienz und normaler linksventrikulärer Funktion haben eine sehr gute Prognose. Pro Jahr entwickeln 1,3% der Patienten Zeichen einer linksventrikulären Funktionsstörung ohne Symptome, bei 4,3% pro Jahr kommt es zur ventrikulären Funktionsstörung und/oder Symptomatik. Die Mortalität beträgt lediglich 0,2% pro Jahr.
2. Zur Prognose bei Patienten ohne Symptome mit linksventrikulärer Dysfunktion liegen nur wenige Daten vor. Jedoch entwickeln mehr als 25% pro Jahr Symptome, so daß bei den meisten Patienten binnen 2–3 Jahren ein operativer Klappenersatz erforderlich wird.
3. Beim Vorliegen pektanginöser Beschwerden beträgt die Mortalität >10% pro Jahr, bei Symptomen einer Herzinsuffizienz >20% pro Jahr. Da eine medikamentöse Therapie analog zur Aortenstenose meist keinen dauerhaften Erfolg zeigt, ist bei symptomatischer Aorteninsuffizienz daher in aller Regel ein Klappenersatz indiziert. Bei leichter chronischer Aorteninsuffizienz ist die Prognose ebenfalls gut, die Zehnjahresüberlebensrate beträgt 85–95%. Liegt eine mittelschwere bis schwere Aorteninsuffizienz vor, ist die Prognose bereits deutlich eingeschränkt, die Überlebensrate nach 5 Jahren beträgt 75%, nach 10 Jahren 50%. Bei zusätzlichem Vorliegen einer Herzinsuffizienz beträgt die Mortalität gar 90% in 2 Jahren.

### Literatur

Siehe nach Kap. 78 (am Ende von Sektion X).

# Kapitel 75

# Trikuspidalklappenstenose



J. vom Dahl, P. Hanrath



## 75.1 Ätiologie und pathologische Anatomie

Eine Trikuspidalstenose tritt selten als isoliertes erworbenes Vitium im Erwachsenenalter auf. In den meisten Fällen ist sie mit Mitral- und Aortenklappenfehlern, und hier vorwiegend post-rheumatisch mit einer Mitralstenose, vergesellschaftet (Hauck et al 1988; Kratz 1991; Prabhakar et al. 1993). Eine Trikuspidalklappenbeteiligung wurde autoptisch in 15% aller Patienten mit rheumatischen Herzklappenerkrankungen gefunden, was jedoch zuvor in nur 5% klinisch diagnostiziert worden war (Kitchin u. Turner 1964).

Pathologisch-anatomisch finden sich bei der Trikuspidalstenose Verkürzungen der Chordae tendineae mit Schrumpfung und Verklebung der Segelklappen und Kommissuren, die zu einer zentralen, oft sichel- oder schlitzförmigen, fixierten Klappenöffnung führen (Waller 1995). Klappenkalzifikationen sind die Ausnahme.

Die Erkrankung manifestiert sich am häufigsten im Alter zwischen 20 und 60 Jahren und ist bei Frauen häufiger als bei Männern (ca. 6:1). Entsprechend dem Rückgang des rheumatischen Fiebers in Mitteleuropa hat auch die Trikuspidalstenose in Kombination mit anderen Vitien an Häufigkeit abgenommen.

Weitere Ursachen organischer Trikuspidalstenosen sind in Tabelle 76-1 (s.S. 1181) aufgeführt. Isolierte Trikuspidalstenosen werden assoziiert mit dem Karzinoidsyndrom mit Beteiligung der Trikuspidalklappe (Pellikka et al. 1993) bei der rechtsventrikulären endomyokardialen Fibrose sowie beim systemischen Lupus erythematodes (Endokarditis Libman-Sacks) gesehen (Keefe et al. 1970). Eine endokarditisch bedingte isolierte Trikuspidalstenose stellt eine Rarität dar.

### Funktionelle Trikuspidalstenose

Eine funktionelle Trikuspidalstenose kann verursacht werden durch rechtsventrikuläre oder atriale Tumoren, insbesondere Myxome, Metastasen oder Thromben im rechten Vorhof mit konsekutiver Einengung des Trikuspidalostiums (Thomas et al. 1977). Ebenso kann eine Impression der rechtsseitigen Herzhöhlen mit Füllungsbehinderung durch einen Perikarderguß, eine Pericarditis constrictiva oder ein Mediastinalhämatom (nach herzchirurgischen Eingriffen) das klinische Bild einer Trikuspidalstenose hervorrufen (Vogt et al. 1992).

### Sekundäre oder relative Trikuspidalstenose

Sekundäre oder relative Trikuspidalstenosen im Erwachsenenalter sind meistens Folge eines kongenitalen Vitiums mit erhöhtem pulmonalen Zirkulationsvolumen; ihre Ursachen sind gemeinsam mit den wesentlich häufigeren sekundären Trikuspidalinsuffizienzen in Tabelle 76-2 (s. S. 1182) aufgeführt.

## 75.2 Pathophysiologie

Die normale Trikuspidalklappenöffnungsfläche beträgt 6–8 $cm^2$; ab einer Öffnungsfläche $<1{,}5$ $cm^2$ ist von einer hämodynamisch relevanten Trikuspidalstenose auszugehen. Die diastolische Entleerung des rechten Vorhofes ist aufgrund der verminderten Öffnungsfläche erschwert. Sie führt zu einer rechtsatrialen Druckerhöhung (Mitteldruck normal <5 mmHg) und einem diastolischen atrioventrikulären Druckgradienten, der unter Normalbedingungen <1 mmHg ist. Bereits bei einem mittleren Gradienten von 2 mmHg spricht man von einer Trikuspidalstenose. Ab einem mittleren Gradienten von ca. 5 mmHg (entsprechend einem mittleren rechtsatrialen Druck von >10 mmHg) liegt ein hämodynamisch relevantes Vitium vor. Insbesondere bei vermehrtem venösen Rückfluß kommt es zum Anstieg des rechtsatrialen

Druckes, während der enddiastolische rechtsventrikuläre Druck normal ist.

Bei leichten und mittelschweren Fällen, und solange noch Sinusrhythmus mit einer entsprechenden Vorhofkontraktion besteht, ist dieser Rückstau durch eine präsystolische Venenpulsation (betonte a-Welle) gekennzeichnet. Mit nachlassender Kontraktionskraft des zunehmend dilatierten rechten Vorhofs oder bei Auftreten von Vorhofflimmern verschwindet die präsystolische Venenpulsation.

Das Herzminutenvolumen ist in aller Regel selbst bei hämodynamisch relevanten Trikuspidalstenosen in Ruhe und auch unter Belastung normal. Bei hochgradigen Stenosen allerdings kann es bereits in Ruhe deutlich erniedrigt sein und auch unter Belastung nicht wesentlich ansteigen mit entsprechenden klinischen Symptomen.

## 75.3 Klinik

Da es aufgrund der normalen Druckverhältnisse im Pulmonalkreislauf zu keiner klinisch relevanten Dyspnoe in Ruhe oder unter Belastung kommt und Beschwerden als Folge des Blutrückstaus im venösen System oft uncharakteristisch sind sowie spät bemerkt werden, verläuft die alleinige Trikuspidalstenose oft über viele Jahre asymptomatisch. Sie imponiert klinisch durch Zeichen des rechtsseitigen Rückwärtsversagens mit oberer und unterer Einflußstauung. Subjektiv klagen die Patienten über Völle- und Druckgefühl im Oberbauch mit dyspeptischen Beschwerden und Meteorismus als Zeichen der Stauung im Mesenterialkreislauf. In schweren Fällen kann dies zur kardialen Anorexie und Kachexie führen.

Dyspnoe und Leistungsminderung treten hinzu, wenn das Herzzeitvolumen in Ruhe oder unter Belastung abfällt. In fortgeschrittenen Fällen mit erniedrigtem Herzminutenvolumen und peripherer Vasodilatation tritt eine periphere Zyanose auf.

Bei begleitenden Vitien stehen oft deren Symptome im Vordergrund. Andererseits kann eine schwere Trikuspidalstenose wiederum die klinischen Zeichen einer zusätzlichen Mitralstenose wie nächtliche Dyspnoeattacken, Lungenödem oder Hämoptysen maskieren, da durch die Trikuspidalstenose die pulmonale Hyperämie reduziert oder völlig verhindert wird.

## 75.4 Diagnostik

### 75.4.1 Körperliche Untersuchung

Aufgrund der oft nur blanden Symptomatik stellt die klinische Untersuchung oft die initiale und wichtigste Grundlage bei der Diagnosestellung von Trikuspidalklappenfehlern dar. Zu berücksichtigen ist, daß oft die vergesellschafteten Vitien des linken Herzens, und insbesondere die Mitralstenose, eindeutig im Vordergrund stehen und die Diagnose der Trikuspidalstenose erschweren.

Bei leichter Trikuspidalstenose ist die bei palpatorischem Druck auf die Leber in Inspiration resultierende Halsvenenstauung häufigstes Untersuchungsmerkmal (positiver hepatojugulärer Reflux bei um 45° erhöhtem Oberkörper). Bei fortgeschrittener Trikuspidalstenose und erhaltenem Sinusrhythmus finden sich in dieser Körperposition typische diastolische Jugularvenenpulsationen mit präsystolischem Pulsgipfel als Ausdruck der Vorhofkontraktion (a-Welle) (Lisa u. Tavel 1972). Mit zunehmender Schwere verschwinden die Venenpulsationen, sofern nicht eine begleitende Trikuspidalinsuffizienz vorliegt. Es imponieren die Zeichen des Rückwärtsversagens im venösen Kreislauf mit bereits im Sitzen deutlich sichtbarem Halsvenenstau. Eine druckschmerzhafte, vergrößerte Leber, rezidivierende periphere Ödeme (bei einem rechtsatrialen Mitteldruck >10 mmHg) sowie Ikterus, Aszites, Anasarka und Pleuraergüsse werden häufig im fortgeschrittenen Stadium beobachtet.

#### Auskultation

Die Auskultationsphänomene sind am besten im 4.–5. ICR sternal und links parasternal zu hören. Im Sinusrhythmus ist bei leicht- und mittelgradigen Trikuspidalstenosen, hervorgerufen durch die Vorhofkontraktion, ein präsystolisches Crescendo-/Decrescendogeräusch, das vor dem 1. Herzton endet, auskultierbar. Bei höhergradigen Vitien findet sich am linken unteren Sternalrand ein betonter 1. Herzton mit weiter Spaltung. Even-

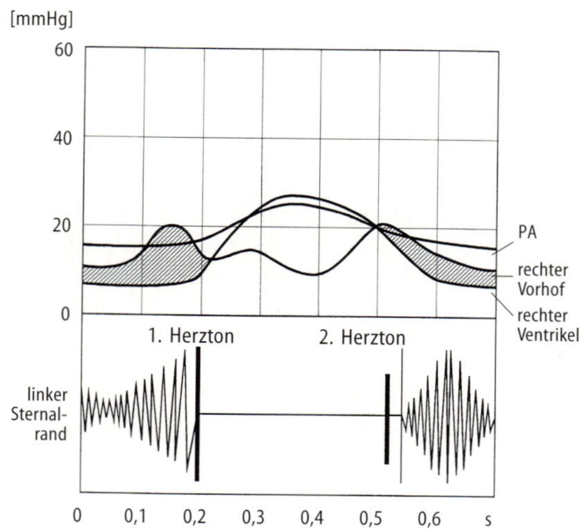


**Abb. 75-1.** Hämodynamische Befunde und Auskultationsphänomene bei der Trikuspidalstenose. Bemerkenswert sind der Trikuspidalklappenöffnungston (*TÖT*), der zweigipflige Verlauf des diastolischen Strömungsgeräuschs bei Sinusrhythmus sowie die enddiastolische Drucksteigerung im rechten Vorhof bei erhaltenem Sinusrhythmus als Ausdruck der aktiven Vorhofkontraktion

tuell ist ein Trikuspidalöffnungston, bei gleichzeitiger Mitralstenose nach dem Mitralöffnungston und v. a. parasternal links, zu auskultieren. Dem schließt sich als auskultatorischer Hauptbefund ein mesodiastolisches niederfrequentes Geräusch mit punctum maximum am linken unteren, gelegentlich auch am rechten unteren Sternalrand oder über dem Xiphoid an (Abb. 75-1).

Die Geräusche werden – im Unterschied zu den Geräuschen der oft begleitenden Mitralstenose – in Rechtsseitenlage, beim Anheben der Beine oder bei Inspiration lauter (diastolisches Rivero-Carvallo-Zeichen; Loogen u. Schaub 1959; Wooley et al. 1985). Häufig werden die Auskultationsmerkmale jedoch durch die begleitenden anderen Vitien, und hier insbesondere die Mitralstenose, maskiert.

### 75.4.2 Elektrokardiogramm

Bei erhaltenem Sinusrhythmus spricht ein P pulmonale oder dextroatriale mit erhöhter, nicht verbreiterter P-Welle (>0,25 mV) in II, III und aVF sowie einem betonten ersten Anteil der P-Welle in $V_1$ und $V_2$ bei gleichzeitig fehlenden Zeichen einer rechtsventrikulären Hypertrophie für eine isolierte Trikuspidalstenose. Gelegentlich tritt ein AV-Block I. Grades auf, während Vorhofflimmern bei isolierter Trikuspidalstenose ungewöhnlich ist.

### 75.4.3 Thoraxröntgenaufnahme

Die radiologischen Veränderungen im Thoraxbild sind oft nicht sehr eindrucksvoll und können selbst bei hämodynamisch bedeutsamer Trikuspidalstenose fehlen. Der rechte Vorhof erscheint im posterior-anterioren Strahlengang nach rechts verbreitert und führt bei schwerer Trikuspidalstenose zu dem Bild einer Kardiomegalie. Der Mediastinalschatten kann durch die erweiterte und pulsierende V. cava superior und V. azygos nach rechts verbreitert sein. Zeichen der pulmonalen Hypertonie fehlen bei isolierter Trikuspidalstenose. Sehr selten sieht man in der Durchleuchtung Verkalkungen des Trikuspidalklappenapparates. Im fortgeschrittenen Stadium kann sich ein Zwerchfellhochstand infolge von Hepatomegalie und Aszites finden.

### 75.4.4 Echokardiographie

Analog dem veränderten Bewegungsablauf der Mitralsegel bei Mitralstenose ist die mesodiastolische Rückstellbewegung des anterioren Trikuspidalsegels (EF-Slope) im M-Mode vermindert. Zu beachten ist, daß nichtvalvuläre rechtsventrikuläre Einflußbehinderungen (Perikarditis constrictiva, Perikarderguß oder -tamponade, restriktive Kardiomyopathien) ebenfalls zu einer Verminderung des EF-Slopes führen können, wodurch dieses Zeichen alleine in seiner diagnostischen Aussagekraft unspezifisch ist.

#### 2D-Echokardiographie

Die zweidimensionale Echokardiographie, insbesondere als transösophageale Untersuchung, ist dem M-Mode an diagnostischer Sicherheit weit überlegen und erlaubt in den meisten Fällen eine genaue Beurteilung der Klappenstrukturen. Im apikalen Vierkammerblick lassen sich fast immer verdickte und verplumpte Trikuspidalsegel mit teilweiser Fusion und konsekutiv verminderter Beweglichkeit nachweisen. Pathognomonisch ist ein diastolisches „doming" der Trikuspidalsegel mit verminderter Separationsbewegung der Segel.

Auffallend ist bei der isolierten Trikuspidalstenose die dysproportionale Vergrößerung des rechten Vorhofes bei normal großem rechten Ventrikel. Im Gegensatz zur rheumatischen Trikuspidalstenose bestehen die morphologischen Veränderungen beim Karzinoidsyndrom meist aus einer Fibrose und Verdickung der Klappe mit eingeschränkter Beweglichkeit, jedoch keiner Fusion der Segelränder (Fawzy et al. 1989; Ribeiro et al. 1989; Guyer et al. 1984; Pearlman 1991; San Roman et al. 1993)

Eine planimetrische Bestimmung der Klappenöffnungsfläche ist im zweidimensionalen Echokardiogramm im Gegensatz zur Mitralklappe nur schwer durchführbar, da sich die Trikuspidalklappe im Querschnitt aufgrund des eingeschränkten Echofensters kaum darstellen läßt.

#### Dopplerechokardiographie

Die CW-Dopplerechokardiographie ermöglicht den Nachweis einer erhöhten Flußgeschwindigkeit über der Trikuspidalklappe. Eine Gradientenbestimmung ist nach der modifizierten Bernoulli-Gleichung möglich (Perez et al. 1985). Die Berechnung der Trikuspidalklappenöffnungsfläche nach der für die Mitralstenose angegebenen Formel für die Druckhalbwertszeit ist problematisch, da die spezifische Konstante für die Trikuspidalklappe nicht bekannt ist. Im Farbdopplerechokardiogramm findet sich ein Alias-Phänomen als Hinweis auf die erhöhte Geschwindigkeit beim diastolischen Einstrom.

### 75.4.5 Herzkatheteruntersuchung

Die Diagnostik und präoperative Schweregradbestimmung der Trikuspidalstenose erfolgt heute üblicherweise durch die Echokardiographie. Im Rahmen einer invasiven Diagnostik erlaubt eine simultane diastolische Druckregistrierung in rechtem Vorhof und Ventrikel die Gradientenbestimmung über der Trikuspidalklappe. Im Vergleich zur Mitralstenose ist der gemessene Gradient mit 3–8 mmHg über der stenosierten Trikuspidalklappe meistens deutlich niedriger. Provokationsmanöver in Form von Flüssigkeitszufuhr in Verbindung mit einer

Frequenzanhebung, z.B. durch Atropininjektion, können in Zweifelsfällen die diagnostische Sicherheit erhöhen (Ribeiro 1988).

Eine angiographische Darstellung der Trikuspidalklappe erfolgt durch Kontrastmittelinjektion in den rechten Vorhof. Sie zeigt den vergrößerten Vorhof mit verzögerter Entleerung, verringerter Segelmotilität und den jetförmigen Kontrastmittelübertritt in den rechten Ventrikel.

## 75.5 Therapie

### 75.5.1 Medikamentöse Therapie

Die Symptome der Rechtsherzinsuffizienz werden durch Gabe von Diuretika unter gleichzeitiger Kochsalzrestriktion behandelt. Die häufig geklagten gastrointestinalen Beschwerden können dadurch oft gebessert und ggf. noch zusätzlich symptomatisch (z.B. Antazida bei Stauungsgastritis) behandelt werden. Für den Erfolg der Therapie, insbesondere bei begleitenden anderen Vitien, ist zu berücksichtigen, daß es aufgrund der Stauung im Mesenterialbereich zu erheblichen Resorptionsstörungen von Medikamenten kommen kann. Bei Dekompensationserscheinungen ist daher eine intravenöse Therapie bis zur Rekompensation empfehlenswert.

### 75.5.2 Operative Therapie

Eine chirurgische Therapie sollte bei Mehrklappenvitien, insbesondere bei der Kombination mit Mitralstenose, gleichzeitig mit deren chirurgischer Sanierung durchgeführt werden, wenn der mittlere transtrikuspidale Gradient 5 mmHg übersteigt oder die Klappenöffnungsfläche unter 2,0 $cm^2$ liegt. Die definitive Entscheidung zur chirurgischen Klappensanierung wird oft erst intraoperativ gefällt.

Während in den Anfängen der Herzchirurgie nur die mit oft unbefriedigenden Resultaten (postoperative Trikuspidalinsuffizienz) durchführbare manuelle Trikuspidalkommissurotomie zur Verfügung stand, können heute Kunst- oder Bioprothesen mit niedrigen transvalvulären Gradienten implantiert werden. Bei deren Auswahl ist zu beachten, daß mechanische Prothesen trotz effektiver Antikoagulation mit einem höheren Risiko der Thrombosierung als z.B. Prothesen in Mitralposition einhergehen, daß aber andererseits die Neigung zur Degeneration der biologischen Prothesen in Trikuspidalposition, am ehesten als Ausdruck der niedrigeren Druckbelastung, geringer ist (Prabhakar et al. 1993; Judgutt et al. 1977; Cobanoglu u. Starr 1986; Lambertz et al. 1989; Jegaden et al. 1992; McGrath et al. 1992; Holper et al. 1993). Daher wird vielfach einer Bioprothese der Vorzug gegeben.

Bei isolierter Trikuspidalklappenstenose oder Bioprothesenstenose besteht neben der chirurgischen Therapie die Möglichkeit einer perkutanen Ballonvalvuloplastie, deren langfristige Wertigkeit jedoch noch nicht geklärt ist (Goldenberg et al. 1989; Ribeiro et al. 1990; Slama et al. 1993).

Die Zunahme der Klappenöffnungsfläche durch die Dilatation ist vergleichbar den chirurgisch erzielten Ergebnissen mittels Kommissurotomie mit entsprechender Verbesserung von klinischer Symptomatik und Herzminutenvolumen in Ruhe und unter Belastung. Eine Kombination mit gleichzeitiger Mitralklappenvalvuloplastie bei kombiniertem Vitium ist beschrieben worden (Bahl et al. 1993).

## 75.6 Prognose

Die sekundären Organinsuffizienzen (Leber- und Nierenversagen) stehen bei isolierter Trikuspidalstenose klinisch im Vordergrund, führen allerdings zu keiner relevanten Einschränkung der Lebenserwartung. In der Praxis wird die Prognose bestimmt durch die begleitenden und klinisch oft im Vordergrund stehenden anderen Vitien wie z.B. eine gleichzeitige Mitralstenose.

## Literatur

Siehe nach Kap. 78 (am Ende von Sektion X).

# Kapitel 76

# Trikuspidalklappeninsuffizienz

76

J. vom Dahl, P. Hanrath



## 76.1 Ätiologie und pathologische Anatomie

Ähnlich wie die Mitralklappeninsuffizienz basiert die Trikuspidalinsuffizienz entweder auf einer primären Klappenläsion oder auf einer sekundären Dilatation des Klappenringes (Kratz 1991; Waller 1987; Waller et al. 1995).

Primäre Klappenläsionen finden sich insbesondere nach rheumatischem Fieber, bei bakterieller Endokarditis und beim Trikuspidalklappenprolaps. Dieser ist in ca. 20% der Patienten mit gleichzeitigem Vorliegen eines primären Mitralklappenprolaps und insbesondere mit einem Marfan-Syndrom assoziiert (Tabelle 76-1). In Mitteleuropa ist heute die bakterielle oder Pilzendokarditis die häufigste Ursache einer primären Trikuspidalinsuffizienz des Erwachsenenalters. Hier spielen zunehmend Endokarditiden, hervorgerufen durch intravaskuläre Verweilkatheter oder bei intravenös spritzenden Drogenabhängigen, eine Rolle. Eine ischämische Papillarmuskeldysfunktion oder ein -abriß bei koronarer Herzkrankheit können konsekutiv ebenfalls zur Trikuspidalklappeninsuffizienz führen.

Seltenere Ursachen sind kardiale Tumore (insbesondere rechtsatriale Myxome), Karzinoid, Endomyokardfibrose, der systemische Lupus erythematodes (Endokarditis Libman-Sacks), Methysergideinnahme, frühere Strahlentherapie oder ein thorakales Trauma (Kleikamp et al. 1992; Bernard et al. 1985). Operationsbedürftige Trikuspidalinsuffizienzen als Folge wiederholter endomyokardialer Biopsien nach orthotoper Herztransplantation sind mehrfach beschrieben worden (Huddleston et al. 1994; Hausen et al. 1995; Wahlers et al. 1996).

**Tabelle 76-1.** Ursachen isolierter organischer Trikuspidalstenosen und -insuffizienzen (E Einzelfallberichte). (Mod. nach Horstkotte et al. 1987)

| Ursache | Stenose | Insuffizienz |
|---|---|---|
| **Immunologisch** | | |
| – rheumatisches Fieber | Selten isoliert | Selten isoliert |
| – systemischer Lupus erythematodes | E | – |
| – Morbus Basedow | – | + |
| – Löffler-Endokarditis | E | E |
| **Infektiös** | | |
| – Endokarditis | Selten isoliert | + |
| **Degenerativ** | – | + |
| **Artefiziell (iatrogen)** | | |
| – nach herzchirurgischen Eingriffen | + | + |
| – Schrittmacher- oder Defibrillatorelektroden | – | + |
| **Ischämisch** | – | + |
| **Neoplastisch** | | |
| – Karzinoid | + | + |
| **Traumatisch** | – | + |
| **Andere Ursachen** | | |
| – Endomyokardfibrosen | + | + |
| – Marfan-Syndrom | – | + |
| – Thyreotoxikose | – | E |

### Sekundäre Trikuspidalinsuffizienz

Zur weitaus häufigeren Klappenringdilatation mit sekundärer (funktioneller) Trikuspidalinsuffizienz kann es im Verlauf einer pulmonalarteriellen Drucksteigerung bei Linksherzinsuffizienz gleich welcher Genese, bei primär pulmonalen Erkrankungen mit konsekutivem Cor pulmonale, auf dem Boden von Pulmonalklappenvitien oder auch als Folge eines Rechtsherzinfarktes kommen (Tabelle 76-2).

In diesen Fällen repräsentiert die Trikuspidalinsuffizienz letztlich das rechtsventrikuläre Versagen mit konsekutiver Ventrikeldilatation. In der Folge dilatiert der

Tabelle 76-2. Ursachen nichtkongenitaler sekundarer (relativer) Trikuspidalklappenfehler

| Trikuspidalinsuffizienz | Trikuspidalstenose |
|---|---|
| Rechtsventrikulare Dilatation | Volumenbelastung des rechten Vorhofs |
| Pulmonale Hypertonie<br>- Mitralklappenfehler<br>- Aortenklappenfehler<br>- Linksherzinsuffizienz bei KHK<br>- Kardiomyopathien<br>- hypertensive Herzkrankheit<br>- kongenitale Vitien mit erhöhtem pulmonalem Zirkulationsvolumen (Eisenmenger-Reaktion)<br>- primare pulmonale Hypertonie<br>- pulmonale Erkrankung<br>- Rezidivierende Lungenembolien | Vorhofseptumdefekt fehlmündende Lungenvenen |
| Koronare Herzkrankheit<br>- Rechtsherzinfarkt | |
| Sekundar bei Pulmonalklappenvitien | |

Trikuspidalklappenanulus, und die Segel kontrahieren während der systolischen Schlußbewegung nicht mehr ausreichend. Es kommt bei normaler Klappenbeweglichkeit zu einer relativen Trikuspidalinsuffizienz, die bei entsprechender Therapie (z. B. operative Sanierung eines Vitiums) reversibel sein kann.

## 76.2 Pathophysiologie

Die seltene isolierte Trikuspidalinsuffizienz zeichnet sich durch einen systolischen Blutrückfluß aus dem rechten Ventrikel in den rechten Vorhof aus. Sie führt aufgrund des niedrigen systolischen Druckgradienten zwischen rechtem Ventrikel und Vorhof zunächst nur zu geringen hämodynamischen Rückwirkungen, zumal das Blut in ein Gefäßsystem mit großer Volumenkapazität zurückströmt.

Pathophysiologisch besteht durch das Pendelblut eine Volumenbelastung sowohl des rechten Ventrikels als auch des rechten Vorhofs. Das in der Kammersystole aus dem rechten Ventrikel in den Vorhof zurückgeströmte Blut muß in der Diastole unter entsprechender Druckerhöhung auf Vorhofebene vorwärtsgepumpt werden. Adaptiv kommt es zur rechtsventrikulären und -atrialen Hypertrophie.

Hämodynamisch, und damit klinisch, werden diese Veränderungen erst relevant, wenn gleichzeitig auf dem Boden anderer Erkrankungen eine Druckerhöhung im Lungenkreislauf mit konsekutiver rechtsventrikulärer Druckbelastung besteht. Dann kann das Regurgitationsvolumen das „Nettoschlagvolumen" des rechten Ventrikels übersteigen. Besonders ungünstig ist eine plötzliche Druckbelastung (z.B. bei fulminanter Lungenembolie), die auf einen nicht durch kompensatorische Hypertrophie adaptierten rechten Ventrikel trifft. Dann summieren sich akute Druckbelastung und konsekutive Volumenbelastung durch eine Trikuspidalinsuffizienz, so daß daraus sehr rasch eine Rechtsherzdekompensation entsteht.

## 76.3 Klinik

Ähnlich wie bei der Trikuspidalstenose steht die Grunderkrankung, insbesondere bei zusätzlichem Mitralvitium, im Vordergrund. Ohne gleichzeitig bestehende pulmonale Hypertonie bleibt die Trikuspidalklappeninsuffizienz oft lange asymptomatisch. Meistens treten unspezifische subjektive Symptome (Leistungsabfall, Gewichtsverlust, Rhythmusstörungen, Ikterus) erst dann auf, wenn es zu einer Reduktion des Herzminutenvolumens, sei es unter Belastung oder in Ruhe, kommt. Die Stauungssymptome der Rechtsherzinsuffizienz ähneln denen der Trikuspidalstenose.

## 76.4 Diagnostik

### 76.4.1 Körperliche Untersuchung

Wie bei der Trikuspidalstenose imponieren die Zeichen der Rechtsherzinsuffizienz mit Halsvenenstauung, peripheren Ödemen, Leber- und Milzstauung mit Aszites sowie, in fortgeschrittenen Stadien, Ikterus und Anasarka. Bei erniedrigtem Herzminutenvolumen sind die Patienten aufgrund der kompensatorisch erhöhten peripheren $O_2$-Ausschöpfung zyanotisch.

Sichtbar sind oft systolische Pulsationen der Halsvenen als Ausdruck der erheblichen Regurgitation (v-Welle) in den rechten Vorhof und die V. cava. Gelegentlich finden sich rechts präkordiale Pulsationen sowie systolische Pulsationen der vergrößerten Leber, die allerdings in fortgeschrittenen Stadien mit dann einsetzendem Leberumbau (frz. „cirrhose cardiaque") wieder verschwinden können. Meist besteht ein hepatojugulärer Reflux.

Während bei der leichten Trikuspidalinsuffizienz eine tiefe Inspiration zu einem Abfall des Venendruckes bei gleichzeitiger Zunahme der Trikuspidalinsuffizienz (Erhöhung der v-Welle) führt, kommt es in fortgeschrittenen Stadien paradoxerweise zu einem Anstieg des Venendruckes, wenn der rechte Ventrikel an der Grenze seiner Leistungsfähigkeit arbeitet und das vermehrt angebotene Blut nicht mehr aufnehmen kann (Kussmaul-Phänomen).

**Auskultation**

Auskultatorisch imponiert ein hochfrequentes, holosystolisches und bandförmiges Geräusch mit punctum maximum über dem 4. ICR parasternal rechts und Fortleitung bis zur Herzspitze sowie, je nach Ausmaß der Rechtsherzhypertrophie und Rotation des Herzens, auch nach subxyphoidal (Abb. 76-1). Bei leichter Trikuspidalinsuffizienz kann dieses Geräusch auch nur früh- oder spätsystolisch auskultierbar sein. Typischerweise wird das Systolikum bei Inspiration lauter oder tritt erst bei Inspiration auf (systolisches Rivero-Carvallo-Zeichen = pathognomonisch, aber nicht obligat).

Andere Provokationsmanöver, die zu einer vermehrten Füllung der rechtsseitigen Herzhöhlen und somit einem höheren systolischen Rückfluß über die Trikuspidalklappe führen (z.B. Anheben der Beine), können ebenfalls diagnostisch genutzt werden.

Ein dritter, vom rechten Ventrikel ausgehender Herzton kann vorliegen. Durch den aufgrund des Pendelblutvolumens erhöhten diastolischen Fluß bei normaler Klappenöffnungsfläche können Auskultationsphänomene einer relativen Trikuspidalstenose (links parasternales frühdiastolisches Strömungsgeräusch) auskultierbar werden.

### 76.4.2 Elektrokardiogramm

Im EKG entwickeln sich Zeichen der Rechtsherzbelastung und -hypertrophie (Sokolow-Lyon-Index $RV_1$ + $SV_5$ >1,05 mV).

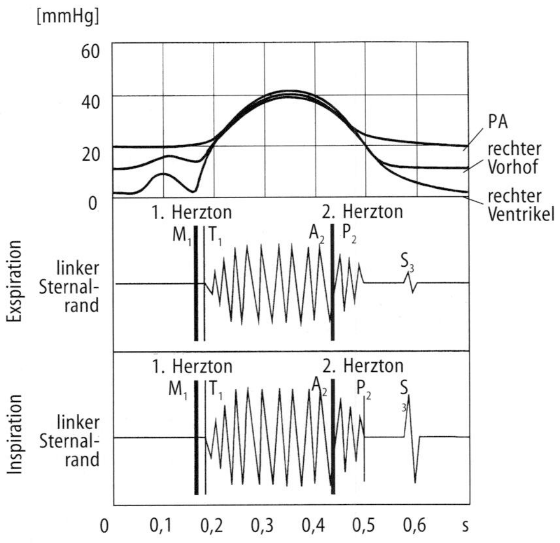


**Abb. 76-1.** Hämodynamische Befunde und Auskultationsphänomene bei der Trikuspidalinsuffizienz. Auffallend ist der deutliche systolische Druckanstieg im rechten Vorhof mit „Ventrikularisierung" der Druckkurve. Bei der Auskultation imponiert die Zunahme der Lautstärke während der Inspiration sowie die zunehmende Spaltung des 2. Herztons aufgrund der vermehrten Füllung der rechtsseitigen Herzhöhlen mit verlängerter Austreibungsphase des rechten Ventrikels

Bei zunehmender Schädigung können auch entsprechende Endstreckenveränderungen in $V_1$–$V_3$ auftreten. Meist besteht ein Rechtstyp und im Verlauf treten ein P-dextroatriale und ein inkompletter oder kompletter Rechtsschenkelblock auf. Vorhofflimmern ist nicht ungewöhnlich. Häufig überwiegen jedoch die elektrokardiographischen Veränderungen der anderen Grunderkrankungen, die sekundär zu einer Trikuspidalinsuffizienz geführt haben.

### 76.4.3 Thoraxröntgenaufnahme

Radiologisch imponieren die gleichzeitige Vergrößerung von rechtem Ventrikel (anders als bei der Trikuspidalstenose) und rechtem Vorhof. Der rechte Herzrand ist verstärkt vorgewölbt, es zeigt sich eine dreieckige Konfiguration des Herzens im posterior-anterioren Strahlengang. Im Seitbild wölbt sich die Ausflußbahn des rechten Ventrikels in den Retrosternalraum vor. Bei der primären Trikuspidalinsuffizienz findet sich eine relative Minderdurchblutung der Lunge, während sich bei der sekundären Trikuspidalinsuffizienz häufig auch Zeichen der pulmonalen Hyperämie und Hypertension nachweisen lassen. Eine Mediastinalverbreiterung wird durch die verbreiterte V. cava superior und V. azygos hervorgerufen. Aszites kann zu einer kranialen Verlagerung der Zwerchfelle führen.

### 76.4.4 Echokardiographie

Bei der primären Trikuspidalinsuffizienz finden sich in den meisten Fällen die für die jeweilige Erkrankung spezifischen pathomorphologischen Veränderungen. Ein Trikuspidalklappenprolaps auf dem Boden einer myxomatösen Segelverdickung wird im zweidimensionalen Echokardiogramm sicher diagnostiziert. Ebenso lassen sich ein Papillarmuskelabriß oder endokarditische Veränderungen der Klappe als Ursache einer Trikuspidalinsuffizienz nachweisen, wobei hier die transösophageale Echokardiographie der transthorakalen Anlotung überlegen ist (San Roman et al. 1993; Abb. 76-2).

Postrheumatisch zeigen sich oft verdickte Segel mit eingeschränkter Beweglichkeit. Differentialdiagnostisch sollte immer an einen M. Ebstein mit seinen typischen echokardiographischen Kriterien gedacht werden.

Bei Patienten mit sekundärer Trikuspidalinsuffizienz imponiert die Dilatation von rechtem Ventrikel, rechtem Vorhof und Trikuspidalring sowie meist auch der V. cava inferior mit fehlendem inspiratorischen Kollaps. Bei schwerer Trikuspidalinsuffizienz finden sich die Zeichen der rechtsventrikulären Volumenbelastung mit konsekutiver Verkleinerung des linksventrikulären Cavums sowie systolischer inverser (paradoxer) Septumbewegung. Die Trikuspidalsegel selbst erscheinen morphologisch unauffällig.

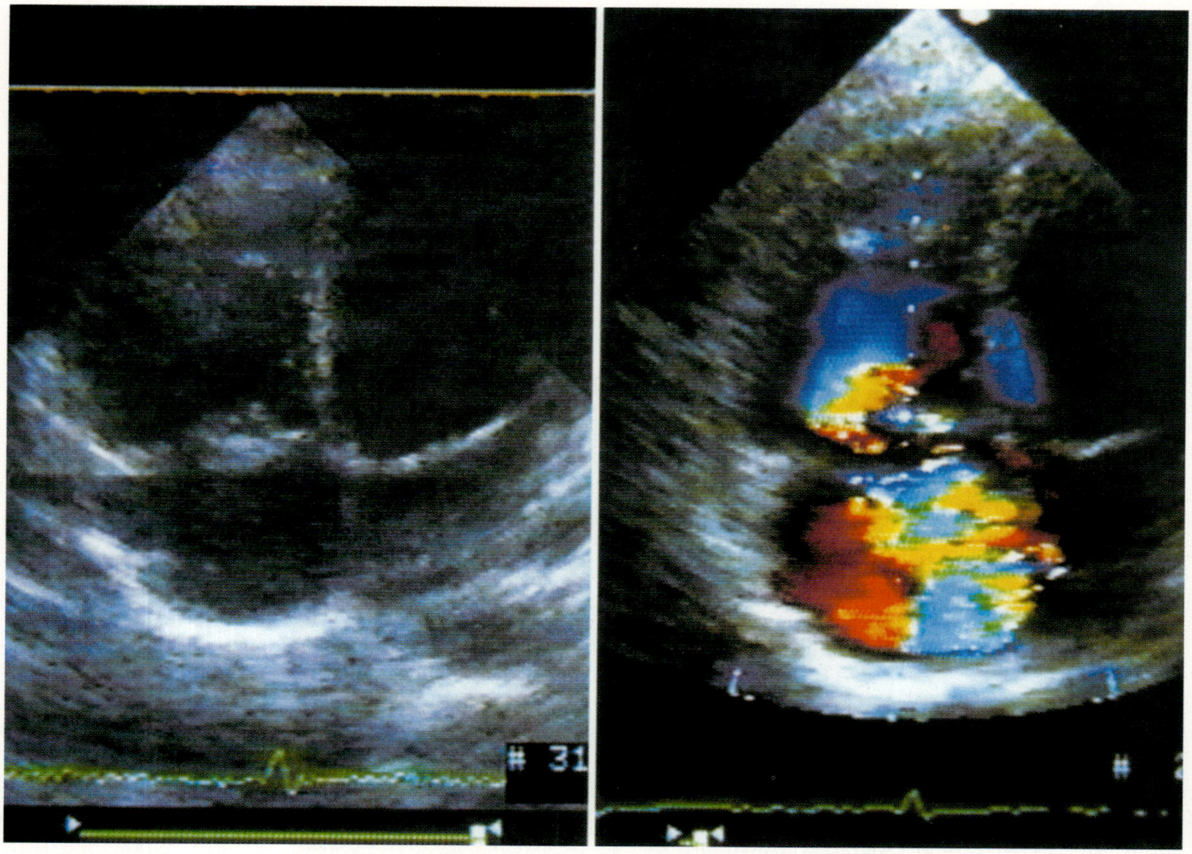


Abb. 76-2. 2D-Echokardiographie einer 28jährigen Patientin mit bakterieller Endokarditis der Trikuspidalklappe und konsekutiver Trikuspidalklappeninsuffizienz. Die *linke Bildhälfte* zeigt die Vegetationen auf den Trikuspidalklappensegeln (*Pfeil*). In der Farbdopplerechokardiographie auf der *rechten Bildhälfte* ist die systolische Regurgitation aus dem rechten Ventrikel in den rechten Vorhof deutlich sichtbar

**Farbdopplerechokardiographie**

Zur Schweregradbestimmung der Insuffizienz wird die Farbdopplerechokardiographie herangezogen (Curtius et al. 1985; Rivera et al. 1994; Vandenberg et al. 1995; Simpson et al. 1995). Die Fläche des systolischen Regurgitationsjets im rechten Vorhof zeigt eine gute Korrelation zur rechtsventrikulären Angiographie und intraoperativen Schweregradabschätzung (Suzuki et al. 1986; Farid 1992).

Die außerordentliche Empfindlichkeit der Methode führt allerdings zur häufigen (in ca. 75%) Registrierung minimaler sog. „physiologischer" Insuffizienzen auch bei Patienten ohne Anhalt für eine organischen Herzerkrankung (Cheitlin 1998). Dies sollte weder zur Veranlassung „routinemäßiger" Nachuntersuchungen noch zur Einleitung irgendwelcher therapeutischer Maßnahmen (z. B. Endokarditisprophylaxe) führen. Eine semiquantitative Abschätzung kann auch aus der Flußumkehr in der V. cava inferior oder den Lebervenen vorgenommen werden (Levine 1994).

Bei unzureichender Qualität der transthorakalen Farbdopplerechokardiographie kann eine Trikuspidalinsuffizienz auch mittels der Kontrastechokardiographie sichtbar gemacht werden (Curtius 1985). Die Messung der maximalen Flußgeschwindigkeit mittels kontinuierlichen Dopplerverfahren dient neben der Diagnose einer Trikuspidalinsuffizienz auch der Abschätzung des systolischen rechtsventrikulären bzw. pulmonalarteriellen Druckes (Skjaerpe u. Hatle 1986) (Abb. 76-3).

### 76.4.5 Herzkatheteruntersuchung

Die invasive Diagnostik spielt heute ähnlich wie bei der Trikuspidalstenose bei der Beurteilung der Trikuspidalinsuffizienz eine untergeordnete Rolle. Beide sind heutzutage eine Domäne der Echokardiographie und sollten daher nicht als primäre Indikation zur invasiven Diagnostik dienen. Unabhängig von der Genese kommt es mit zunehmender Trikuspidalinsuffizienz zum Anstieg des diastolischen Druckes im rechten Ventrikel sowie des Mitteldruckes im rechten Vorhof mit Betonung der v-Welle. Das x-Tal ist aufgehoben.

Diese hämodynamischen Veränderungen werden durch Inspiration verstärkt (positives Kussmaul-Zeichen). Mit zunehmender Trikuspidalinsuffizienz ähnelt

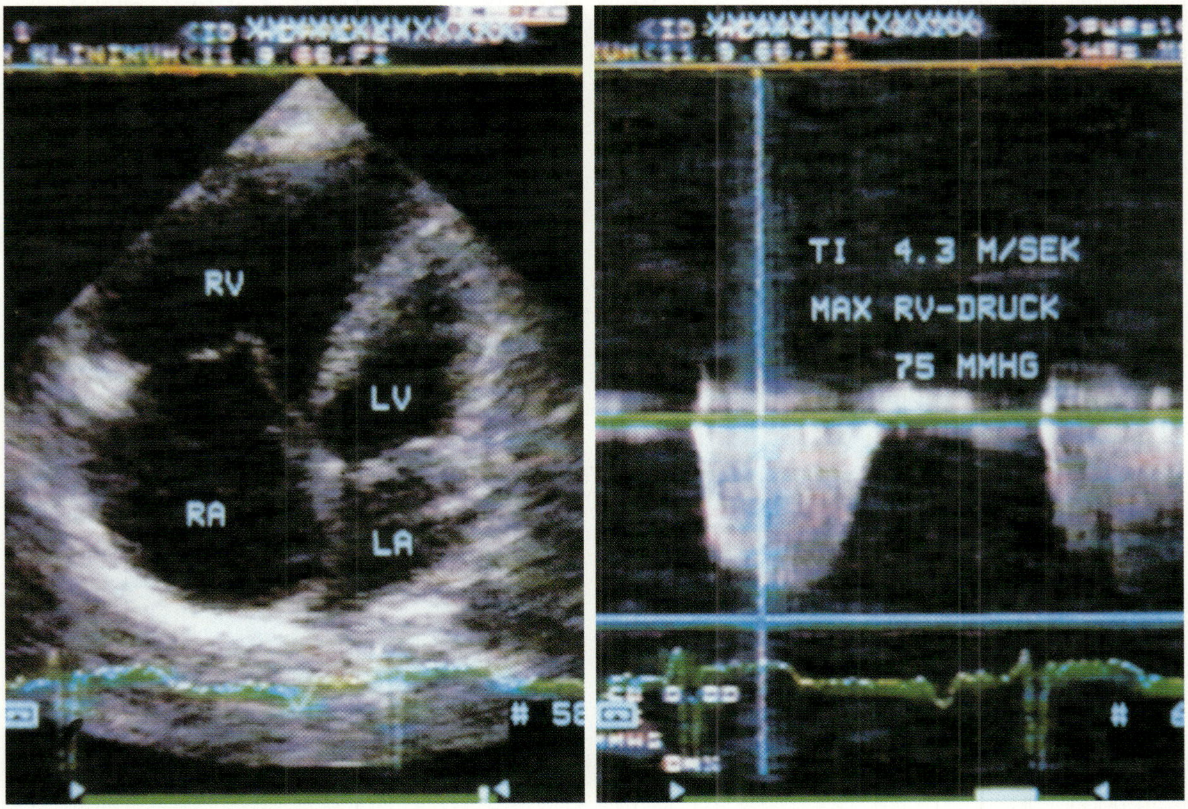


**Abb. 76-3.** 2D-Echokardiographie (4-Kammer-Blick) eines Patienten mit pulmonaler Hypertonie bei rezidivierenden Lungenembolien. Die *linke Bildhälfte* zeigt die deutliche Vergrößerung der rechtsseitigen Herzhöhlen der linken Seite (*RA*, *RV*) bei relativ kleinen linksseitigen Herzhöhlen der linken Seite (*LA*, *LV*). Mittels des CW-Dopplers (*rechte Bildhälfte*) kann aus der Regurgitationsgeschwindigkeit der Trikuspidalklappeninsuffizienz der Druck im rechten Ventrikel (hier 75 mmHg plus zentraler Venendruck) kalkuliert werden

die Druckkurve des Vorhofes immer mehr der des rechten Ventrikels (Abb. 76-1, s. oben).

Die gleichzeitige Messung des pulmonalarteriellen Druckes erlaubt eine Abschätzung, ob es sich um eine primäre oder sekundäre Trikuspidalklappeninsuffizienz handelt. Pulmonalarterielle Drücke <40 mmHg sprechen für eine primäre Trikuspidalinsuffizienz, während Drücke >60 mmHg eher auf eine sekundäre Schädigung hindeuten.

Die Beurteilung der Regurgitation und der rechtsventrikulären Funktion kann durch Kontrastmittelinjektion in den rechten Ventrikel erfolgen, wobei die Regurgitation allerdings durch den in der Klappe liegenden Katheter artifiziell verfälscht werden kann.

## 76.5 Therapie

### 76.5.1 Medikamentöse Therapie

Die klinischen Auswirkungen des Rechtsherzversagens und des konsekutiven Rückstaus können nur symptomatisch, wie bei der Trikuspidalstenose ausgeführt, therapiert werden. Im Vordergrund steht die Therapie der zugrundeliegenden Erkrankung.

### 76.5.2 Operative Therapie

Da die isolierte Trikuspidalklappeninsuffizienz, außer bei der Trikuspidalendokarditis, selten ist, handelt es sich bei der operativen Revision in der Regel um einen Mehrklappeneingriff. Vor oder während einer geplanten Operation der linksseitigen Klappen sollte stets eine Beteiligung der Trikuspidalis, die klinisch präoperativ nicht im Vordergrund steht, aber zu postoperativen Problemen führen kann, ausgeschlossen bzw. diagnostiziert werden, um einen späteren Zweiteingriff zu vermeiden (Farid et al. 1992; De Simone et al. 1993; Goldman et al. 1987).

Die Indikation zur operativen Trikuspidalrevision oder -rekonstruktion hängt neben der hämodynamischen Ausprägung der Trikuspidalinsuffizienz auch von Dauer und Schwere einer gleichzeitig bestehenden pulmonalen Hypertonie ab. Bei lange bestehender Trikuspidalinsuffizienz und gleichzeitiger pulmonaler Druckerhöhung auf dem Boden eines Mitralvitiums ist es unwahrscheinlich, daß sich die Trikuspidalinsuffizienz nach Mitralklappenersatz zurückbilden wird (Simon et al. 1980).

Wenn andererseits pulmonale Druckerhöhung und Trikuspidalinsuffizienz noch nicht lange bestehen, kann ggf. intraoperativ nach erfolgtem Mitralklappenersatz mit Hilfe der transösophagealen Echokardiographie entschieden werden, ob eine Trikuspidalrevision erfolgen soll.

Chirurgisch bestehen sowohl die Möglichkeiten der Trikuspidalklappenrekonstruktion und -raffung mit (Carpentier-Ring) und ohne prothetischen Ring (DeVega-Anuloplastie), ggf. unter intraoperativer echokardiographischer Kontrolle, als auch des kompletten prothetischen Ersatzes (Carpentier et al. 1971; Pellegrini et al 1992; Pasaoglu et al. 1990; Rabago et al. 1986; Rivera et al. 1985; Cohn 1994). In den meisten Fällen wird heute ein Anuloplastie vorgezogen (ASCS 1995; Bonow et al. 1998). Wie bereits bei der Trikuspidalstenose ausgeführt, weisen biologische Prothesen in Trikuspidalposition längere Überlebenszeiten auf als in Mitralposition, während andererseits Kunstklappen mit einer höheren Thrombosierungsgefahr assoziiert sind.

## 76.6 Prognose

Aufgrund der überwiegend sekundären Trikuspidalinsuffizienz wird die Prognose in den meisten Fällen durch die zugrundeliegende Erkrankung bestimmt. Wichtigste direkte prognostische Auswirkung der Trikuspidalinsuffizienz ist die systemische venöse Stauung mit Leberstauung und konsekutiver Funktionseinbuße, portaler Hypertension sowie Aszitesbildung.

## Literatur

Siehe nach Kap. 78 (am Ende von Sektion X).

# Kapitel 77

# Pulmonalklappenfehler

77

J. von Dahl, P. Hanrath



## 77.1 Ätiologie und pathologische Anatomie

> Während unter den kongenitalen Vitien Pulmonalklappenfehler, sei es isoliert oder in Kombination mit anderen Defekten, häufig vorkommen, sind erworbene Pulmonalklappenfehler selten.

Eine rheumatische Beteiligung der Pulmonalklappe ist ungewöhnlich (Altrichter et al. 1989; Waller et al. 1995). Pulmonalstenosen sind beim malignen Karzinoid, hervorgerufen durch Karzinoid-Plaques im rechtsseitigen Ausflußtrakt, die zu einer Konstriktion des Pulmonalklappenringes, Verkürzung und Fusion der Segel führen können, beschrieben worden (Altrichter et al. 1989). Ebenso kann es zu einer Pulmonalstenose bei externer Obstruktion des Klappenringes durch kardiale Tumoren oder Aneurysmen des Valsalva-Sinus kommen (Seymour et al. 1968).

Pulmonalinsuffizienzen des Erwachsenenalters sind wesentlich häufiger als Pulmonalstenosen und entstehen in der Mehrheit sekundär als Folge einer pulmonalen Hypertonie mit konsekutiver Dilatation des Pulmonalklappenringes. Die zweithäufigste Ursache ist die bakterielle Endokarditis mit Befall der Pulmonalklappe (zunehmend bei Drogenabhängigen; Cremieux et al. 1985). Eine weitere Ursache stellt die iatrogene Pulmonalinsuffizienz nach Valvulotomie oder Valvuloplastie bei kongenitaler Pulmonalstenose dar. Andere Grunderkrankungen wie das Karzinoid, Lues, Trauma oder eine postrheumatische Genese sind seltener (Braunwald 1997).

## 77.2 Pathophysiologie

Die isolierte Pulmonalklappenstenose führt zur Druckbelastung des rechten Ventrikels mit konsekutiver Hypertrophie. Poststenotisch tritt eine Pulmonalarteriendilatation auf. Die normale Pulmonalklappenöffnungsfläche beträgt 3–4 $cm^2$. Ist die Klappenöffnungsfläche auf ca. 40% reduziert, ist von einer signifikanten Obstruktion auszugehen. Die Signifikanz eines transvalvulären Gradienten muß immer unter Berücksichtigung des pulmonalen Blutflusses eingeschätzt werden. Bei normalem Fluß gilt ein Spitzengradient $\leq 40$ mmHg als geringgradige Stenose und erst ein maximaler Gradient $>100$ mmHg repräsentiert eine schwere Pulmonalstenose.

Bei abnehmenden Flüssen können deutlich geringere Gradienten gemessen werden, denen dennoch eine erhebliche hämodynamische Bedeutung beigemessen werden muß. In fortgeschrittenen Stadien tritt eine rechtsventrikuläre Dilatation mit relativer Trikuspidalklappeninsuffizienz ein.

Die isolierte Pulmonalklappeninsuffizienz führt – analog der Aortenklappeninsuffizienz – zu einer kombinierten Druck- und Volumenbelastung und exzentrischen Hypertrophie des rechten Ventrikels. Infolge der Regurgitation kommt es zur Dilatation der Ausflußbahn und später zur Dilatation der rechtsventrikulären Einflußbahn (mit konsekutiver Trikuspidalklappeninsuffizienz). Auch der Hauptstamm der Pulmonalarterie kann erheblich dilatieren.

## 77.3 Klinik

Patienten mit erworbenen Pulmonalklappenfehlern sind in aller Regel weitestgehend beschwerdefrei (Hayes et al. 1993; Driscoll et al. 1993). Bei schwerer Obstruktion tritt eine rasche Ermüdbarkeit und Belastungsdyspnoe in den Vordergrund. Klinisch überwiegen Symptome, die durch die Grunderkrankung (andere Klappenfehler mit sekundärer Pulmonalinsuffizienz, Endokarditis mit anderen Organkomplikationen, Karzinoid etc.) hervorgerufen werden. Ohne gleichzeitige pulmonale Hypertonie und Trikuspidalinsuffizienz machen sich Pulmonalklappenfehler daher oft gar nicht bemerkbar.

## 77.4 Diagnostik

### 77.4.1 Körperliche Untersuchung

Bei der körperlichen Untersuchung treten klinische Auffälligkeiten nur bei gleichzeitiger pulmonaler Hypertonie oder Rechtsherzversagen mit Trikuspidalklappeninsuffizienz auf.

**Auskultation**
Bei leichten Pulmonalstenosen läßt sich ein deutlich vom 1. Herzton abgesetzter Ejektionsklick sowie ein spindelförmiges Systolikum mit Punctum maximum über dem 2.–3. ICR links auskultieren (Abb. 77-1). Der 2. Herzton ist mäßig weit gespalten mit normaler inspiratorischer Schwankung. Mit zunehmender Schwere des Vitiums wird das Systolikum lauter, und es kann ein Schwirren über dem Pulmonalareal palpabel sein. Bei schweren valvulären Pulmonalstenosen ist kein Ejektionsklick mehr auskultierbar, das Geräusch wird bei abnehmendem Schlagvolumen leiser und oft ist als Ausdruck der Herzinsuffizienz ein 4. Herzton auskultierbar.

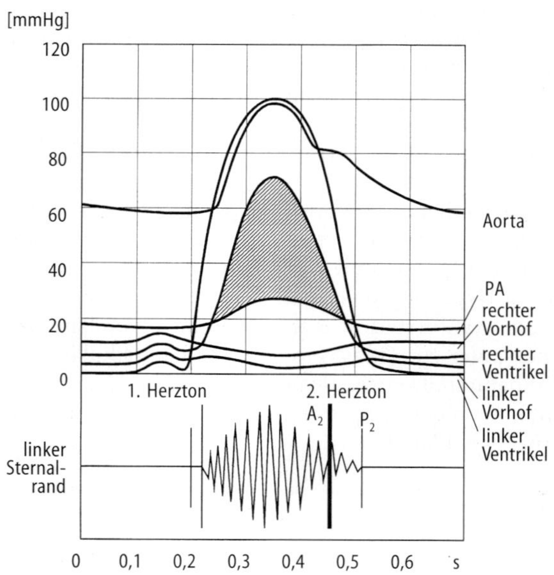


**Abb. 77-1.** Hämodynamische Befunde und Auskultationsphänomene bei mittelgradiger Pulmonalklappenstenose. Zu beachten ist der transvalvuläre systolische Druckgradient (Peak-to-peak-Gradient hier 45 mmHg), das spindelförmige systolische Strömungs-

Das diastolische Rückstromgeräusch der organischen Pulmonalinsuffizienz ohne pulmonale Hypertonie ist leise und niederfrequent. Es beginnt abgesetzt vom Pulmonalklappenschluß und ist am besten im 3. und 4. ICR parasternal links zu auskultieren. Das Geräusch nimmt, wie die Trikuspidalgeräusche, bei Inspiration zu. Bei einer relativen Pulmonalinsuffizienz infolge einer pulmonalen Hypertonie mit systolischen Drücken >60 mmHg tritt ein hochfrequentes, links parasternal hörbares Diastolikum auf, das durch einen Regurgitationsjet entsteht und unmittelbar nach dem Pulmonalklappenschlußton beginnt (Graham-Steell Geräusch).

### 77.4.2 Elektrokardiogramm

Im EKG finden sich Zeichen der Rechtsherzbelastung sowie ein kompletter oder inkompletter Rechtsschenkelblock. Bei pulmonaler Hypertonie und sekundärer Pulmonalinsuffizienz imponieren oft die elektrokardiographischen Veränderungen der zugrundeliegenden Erkrankungen.

### 77.4.3 Thoraxröntgenaufnahme

Der rechte Ventrikel und die Pulmonalarterie sind sowohl bei der Pulmonalstenose als auch bei der Pulmonalinsuffizienz erweitert (Abb. 77-2). Der volumenbelastete rechte Ventrikel nimmt bei der Pulmonalinsuffizienz die gesamte Herzvorderfläche ein, wodurch der linke Ventrikel nach lateral und dorsal verlagert wird. Das Pulmonalissegment ist in der Herztaille prominent. In der Durchleuchtung erkennt man verstärkte Pulsationen des dilatierten Pulmonalarterienhauptstammes, während die Lappen- und Segmentarterien normal weit sind.

### 77.4.4 Echokardiographie

Die zweidimensionale Echokardiographie zeigt bei der Pulmonalstenose die systolische Domstellung der Pulmonalklappe sowie Zeichen der rechtsventrikulären Druckbelastung. Ebenso läßt sich die poststenotische Dilatation der Pulmonalarterie nachweisen.

Bei der Pulmonalinsuffizienz kann man im M-Mode, analog zu den Veränderungen an der Mitralklappe bei der Aorteninsuffizienz, diastolische hochfrequente Flatterbewegungen des vorderen Trikuspidalsegels erkennen.

Im zweidimensionalen Echokardiogramm imponieren Zeichen der rechtsventrikulären Volumenbelastung. Vegetationen an der verdickten Pulmonalklappe können Hinweis auf eine Endokarditis sein.

Bei der Pulmonalstenose läßt sich CW-dopplerechokardiographisch der transvalvuläre Gradient berechnen. Im zweidimensionalen Bild kann eine Stenoselokalisati-

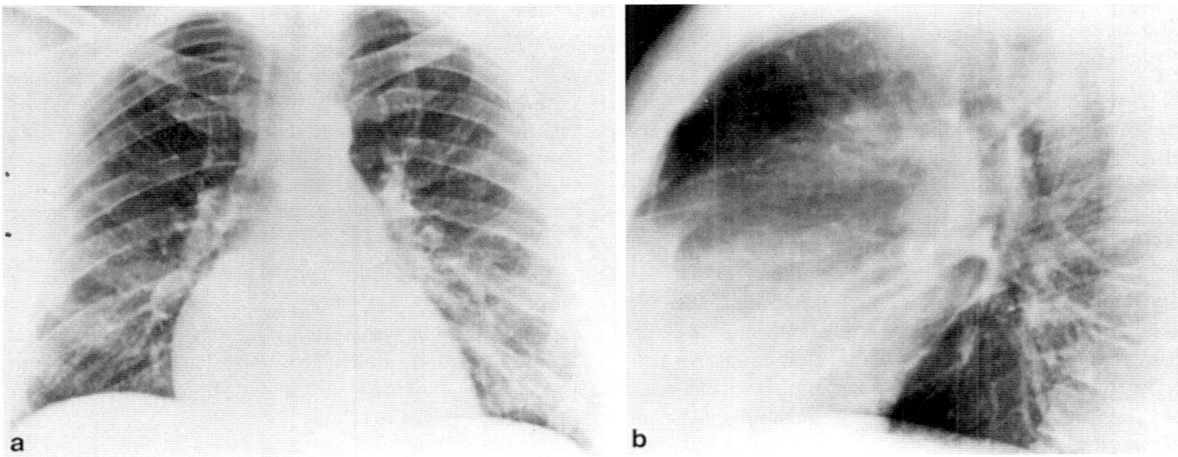


Abb. 77-2a,b. Röntgenbild des Thorax bei einem Patienten mit Pulmonalklappeninsuffizienz. Die rechtsseitigen Herzhöhlen sind im a.-p.-Strahlengang deutlich verbreitert. Das Pulmonalsegment ist betont. Im Seitbild (b) fällt die Vorwölbung der Herzsilhouette durch die Dilatation des rechten Ventrikels auf

on sicher vorgenommen werden (subvalvulär, valvulär, supravalvulär).

Mit Hilfe der verschiedenen Dopplerverfahren läßt sich eine Pulmonalklappeninsuffizienz mit hoher Sensitivität diagnostizieren, die in trivialer Form jedoch auch bei Normalpersonen häufig nachweisbar ist. Ein konstantes Rückflußsignal mit hohen Flußgeschwindigkeiten im rechtsventrikulären Ausflußtrakt während der gesamten Diastole weist auf eine sekundäre Pulmonalinsuffizienz bei pulmonaler Hypertonie hin. Eine diastolisch abnehmende Geschwindigkeit des Regurgitationssignales spricht für eine schwere valvuläre organische Pulmonalinsuffizienz.

Neben dem qualitativen und quantitativen Nachweis von Regurgitationsphänomenen lassen sich bei Patienten mit Pulmonal- und Trikuspidalklappeninsuffizienz auch nichtinvasive Druckmessungen im rechten Ventrikel und der Pulmonalarterie mit Hilfe der CW-Doppleranalyse durchführen (Ensing et al. 1994; Abramson et al. 1995).

### 77.4.5
### Herzkatheteruntersuchung

Die Diagnose der Pulmonalstenose erfolgt durch Messung des transvalvulären Gradienten. Die Pulmonalklappeninsuffizienz kann durch Kontrastmittelinjektion in die Pulmonalarterie mit entsprechender Regurgitation in den rechten Ventrikel angiographisch dargestellt werden, wobei der in der Klappe liegende Katheter eine minimale Insuffizienz vortäuschen kann. Bei der simultanen Druckmessung in der Pulmonalarterie und im rechten Ventrikel zeigt sich bei schweren Insuffizienzen der mittel- und enddiastolische Druckangleich als Ausdruck der retrograden Ventrikelfüllung (Abb. 77-3).

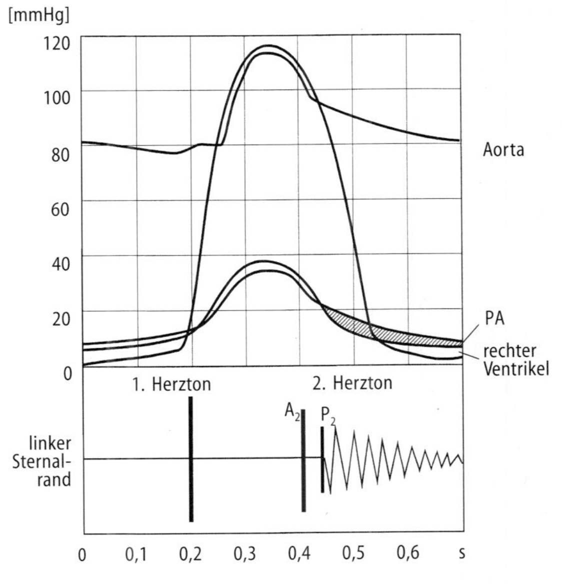


Abb. 77-3. Hämodynamische Befunde und Auskultationsphänomene bei mäßiger organischer Pulmonalinsuffizienz ohne pulmonale Hypertonie. Es findet sich eine „ventrikularisierte" Druckkurve während der Diastole mit nahezu vollständigem enddiastolischem Druckangleich zwischen rechtem Ventrikel und der Pulmonalarterie. Die *schraffierte Fläche* entspricht dem geringen diastolischen Druckunterschied, der das diastolische Dekrescendogeräusch hervorruft

## 77.5
## Therapie

### 77.5.1
### Medikamentöse Therapie

Bei Zeichen des Rechtsherzversagens mit rechtsventrikulärer Dilatation sind Glykoside und Diuretika indiziert.

### 77.5.2 Katheterintervention und operative Therapie

Ab einem Spitzengradienten >40 mmHg bei normalem Herzminutenvolumen sollte bei klinischen Symptomen eine Intervention angestrebt werden.

Während im Kindesalter die perkutane Ballonvalvuloplastie von Pulmonalstenosen einen festen Platz in der Therapie hat, ist die Wertigkeit im Erwachsenenalter, v. a. aufgrund der kleinen Fallzahlen und der Rezidivfrage im Langzeitverlauf, zwar noch nicht endgültig geklärt, aber insgesamt sehr vielversprechend (Lau u. Hung 1993; Chen et al. 1996; Teupe et al. 1997).

Einschränkend ist allerdings anzumerken, daß es sich bei den meisten dilatierten Pulmonalstenosen bei den genannten Patientenkohorten um angeborene Vitien handelte, die erst im Erwachsenenalter behandlungsbedürftig wurden. Eine gepoolte Analyse von Patienten mit einem Lebensalter über 21 Jahre ergab eine akute Gradientenreduktion von 103±45 mmHg auf 36±22 mmHg. Bei Follow-up-Untersuchungen über 2 Jahre bestanden keine Restenosen (Beckman u. Lloyd 1994).

Nur bei fehlender Möglichkeit einer perkutanen Intervention wird eine operative Revision der Pulmonalstenose, meist durch eine Bioprothese, erfolgen. Falls eine Pulmonalklappeninsuffizienz einer operativen Revision bedarf, wird dies in den meisten Fällen ein bioprothetischer Klappenersatz sein.

## 77.6 Prognose

Ohne gleichzeitige pulmonale Hypertonie ist die Lebenserwartung nicht wesentlich eingeschränkt (Gersony et al. 1993). Besteht gleichzeitig eine pulmonale Hypertonie, ist die Prognose durch die zugrundeliegende Erkrankung bestimmt.

## Literatur

Siehe nach Kap. 78 (am Ende von Sektion X).

# Kapitel 78

# Prothetischer Herzklappenersatz

78

F.A. Flachskampf, P. Hanrath



Seit dem ersten Ersatz einer Aortenklappe durch Dwight Harken sowie einer Mitralklappe durch Albert Starr im Jahr 1960 ist der prothetische Klappenersatz zum Routineeingriff geworden. In Deutschland wurden 1997 13.482 Klappenoperationen durchgeführt (64% Aortenklappenersatz, 11,2% Mehrklappenersatz).

Die durchschnittliche Operationsletalität in den deutschen herzchirurgischen Zentren lag 1993 bei 3,8% für den isolierten Aorten-, 4,0% für den Mitral- und 7,6% für den Doppelklappenersatz (Kalmar u. Irrgang 1998).

Obwohl durch den prothetischen Ersatz erkrankter Herzklappen die schlechte Prognose schwerer Herzklappenerkrankungen bei konservativer Therapie grundlegend verbessert worden ist, bleiben die verfügbaren Herzklappenprothesen nach wie vor ein unvollkommenes Substitut der nativen Klappen. Dies hat im wesentlichen zwei Gründe:

1. Die hämodynamischen Eigenschaften von Prothesen sind durchweg schlechter als die natürlicher Klappen. Alle Prothesen gehen mit einer Einschränkung der normalen Öffnungsfläche (beim Erwachsenen ca. 3 $cm^2$ für die Aortenklappe und 4–6 $cm^2$ für die Mitralklappe) einher. Sie weisen also eine relative Stenose auf. Dies ist besonders bei kleinen Ringgrößen, v. a. in Aortenposition, relevant. Außerdem weisen nahezu alle Prothesen eine gewisse Insuffizienz auf.
2. Patienten mit Klappenprothese haben eine deutlich erhöhte Morbidität, bedingt durch Klappenthrombosen, Thrombembolien, Blutungen unter Antikoagulation, antibiotisch schwer sanierbare bakterielle Endokarditiden und degeneratives Versagen, v.a. bei Bioprothesen, mit der Notwendigkeit des erneuten Austauschs.

## 78.1 Klappenprothesentypen

### 78.1.1 Mechanische Klappenprothesen

Diese Prothesen sind aus nichtbiologischen Materialien (Metall, Kohlenstoff oder Kunststoff) und unterscheiden sich im wesentlichen durch ihren Ventilmechanismus. Alle mechanischen Prothesen erfordern eine lebenslange Antikoagulation. Die Thrombosegefahr ist dabei am höchsten in Trikuspidalposition, gefolgt von Mitral- und Aortenposition.

#### Starr-Edwards-Prothese

Der älteste, 1960 eingeführte Typ ist die Starr-Edwards-Kugel-Käfig-Prothese. Diese Prothesen sind außerordentlich langlebig und zuverlässig; ihr Nachteil liegt in der hohen Thrombembolierate sowie ihrer Größe, die in Mitralposition zu einer Ausflußbahnobstruktion führen kann und insbesondere die Implantation in kleine Herzen erschwert. Darüber hinaus besitzen sie von allen mechanischen Prothesen den höchsten Stenosegrad. Bei normaler Funktion entsteht während des Klappenschlusses keine Leckage. Radiologisch ist sowohl der Metallkäfig als auch der röntgendicht imprägnierte Kautschukball sichtbar, so daß die Funktion unter Durchleuchtung geprüft werden kann.

#### Kippscheibenprothese

Der zweite, 1969 eingeführte mechanische Prothesentyp ist die Kippscheibenprothese (Abb. 78-1). Diese Klappen besitzen eine Scheibe, die von einer nach Modell unterschiedlichen Bügel- oder Stiftkonstruktion so gelagert wird, daß sie sich bis zu einem bestimmten Öffnungswinkel öffnen kann (z. B. 60–70° bei Björk-Shiley-Prothesen) und in ihrer Lagerung frei beweglich ist.

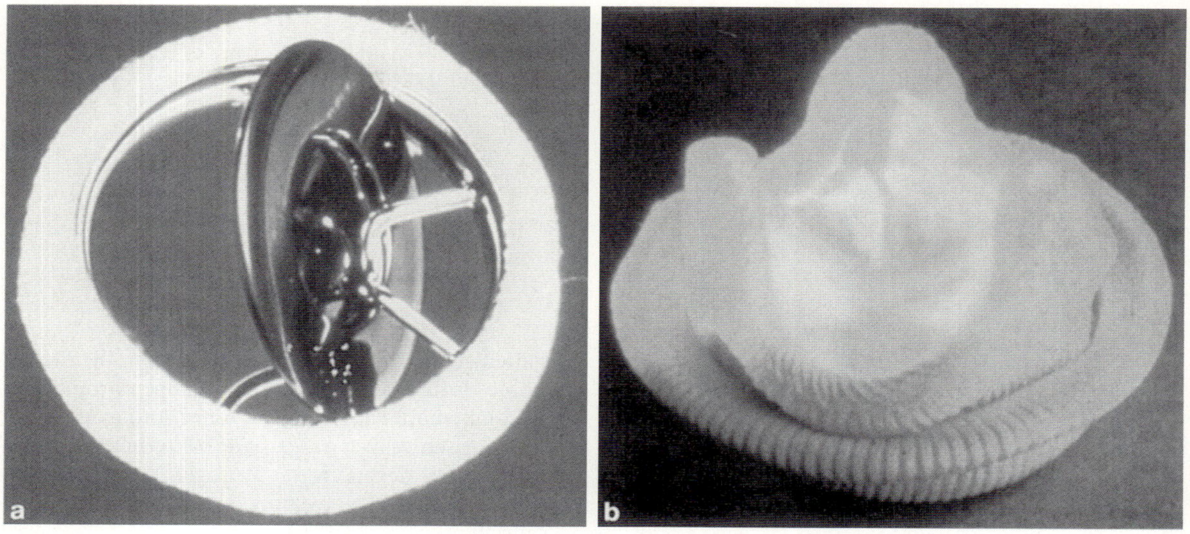


**Abb. 78-1a,b.** **a** Kippscheibenprothese (Björk-Shiley); **b** Bioprothese (Hancock)

Nach diesem Prinzip funktionieren auch die Medtronic-Hall-, Lillehei-Kaster, Omniscience- sowie Omnicarbon-Kippscheibenprothesen. Diese Prothesen sind deutlich weniger stenotisch als die Kugel-Käfig-Prothesen. Zwischen Kippscheibe und Klappenring besteht auch im geschlossenen Zustand ein zirkulärer Leckagespalt, der nach Klappenschluß zu einer geringen, als Auswaschvorgang erwünschten Leckage führt. Die Medtronic-Hall-Prothese weist darüber hinaus einen Leckstrom um ihren zentralen Bügel auf.

Die Kippscheibenprothesen gehören zu den am häufigsten implantierten Klappenprothesen. Bei bestimmten Serien von Björk-Shiley-Prothesen (60–70° konvex-konkave Mitralklappe ab 29 mm aus den Jahren 1979–1986) kam es in der Vergangenheit zu Brüchen eines der Bügel mit Embolisation der Kippscheibe. Eine den prophylaktischen Austausch rechtfertigende Voraussage dieser insgesamt seltenen Materialbrüche ist jedoch bislang nicht möglich, obwohl in Einzelfällen solche Klappen elektiv ausgetauscht worden sind (de Mol et al. 1994; van der Graaf et al. 1992; Orszulak et al. 1993; Schöndube et al. 1994). Kippscheibenexkursion, Bügel sowie Klappenring sind unter Durchleuchtung gut beurteilbar.

**Zweiflügelprothese**

Der weit verbreitete 3. Typus mechanischer Prothesen ist die Zweiflügelprothese. Die meistverwendete Prothese dieses Typs ist die St.-Jude-Medical-Klappe (Abb. 78-2); Hersteller ähnlicher Prothesen sind Sorin, Carbomedics, Edwards (Duromedics), ATS und Medtronic. Diese Prothesen haben ein besonders günstiges Strömungsverhalten, da sich die beiden Flügel fast völlig parallel (bis etwa 85° zur Ringebene) zur Strömung öffnen können (Reul et al. 1993).

Sie haben die niedrigsten Gradienten aller mechanischen Prothesen. Im geschlossenen Zustand entsteht an den Scharnieren eine typische, im Farbdoppler gut darstellbare Leckage. Die Flügel und der Ring dieser Prothesen sind wenig röntgenkontrastgebend, so daß sie am besten seitlich (Strahlengang parallel zur Klappenebene) bei Durchleuchtung erkennbar sind. Die Beobachtung des Winkels zwischen den beiden Flügeln (in geöffnetem Zustand: 11±1°, in geschlossenem Zustand: 120±2°) kann zur Diagnose einer Fehlfunktion, etwa bei Thrombose, verwertet werden (Silber et al. 1993). 1977 eingeführt und über 600.000fach implantiert, hat sich die St.-Jude-Prothese als sehr zuverlässig und komplikationsarm bewährt (Fernandez et al. 1994; Horstkotte et al. 1994; Abb. 78-3).

### 78.1.2
### Biologische Klappenprothesen

Hierunter faßt man sowohl die seit 1965 verwendeten, aus denaturierten Schweineaortenklappen hergestellten Prothesen (z. B. Carpentier-Edwards, Hancock) als auch die erstmals 1962 eingesetzten Homografts (frische oder konservierte humane Aortenklappen von Leichen, ohne Nahtring oder Haltegerüst) sowie die seltener benutzten Perikardklappen aus bovinem denaturiertem Perikard zusammen. Radiologisch ist bei nicht kalzifizierten Bioprothesen nur das metallische Haltegerüst erkennbar (nicht bei Homografts).

**■ Degeneration**

Bioprothesen sind weniger thrombogen als mechanische Prothesen. Alle verfügbaren Bioprothesen unterliegen jedoch einer relativ raschen Degeneration durch Kalzifizierung; dadurch werden die Segel spröde und unbeweglich. Die Folge ist eine progrediente Stenose und Insuffizienz der Klappe, die sich durch zusätzliche Ein- und Abrisse von Segelteilen plötzlich verschlimmern

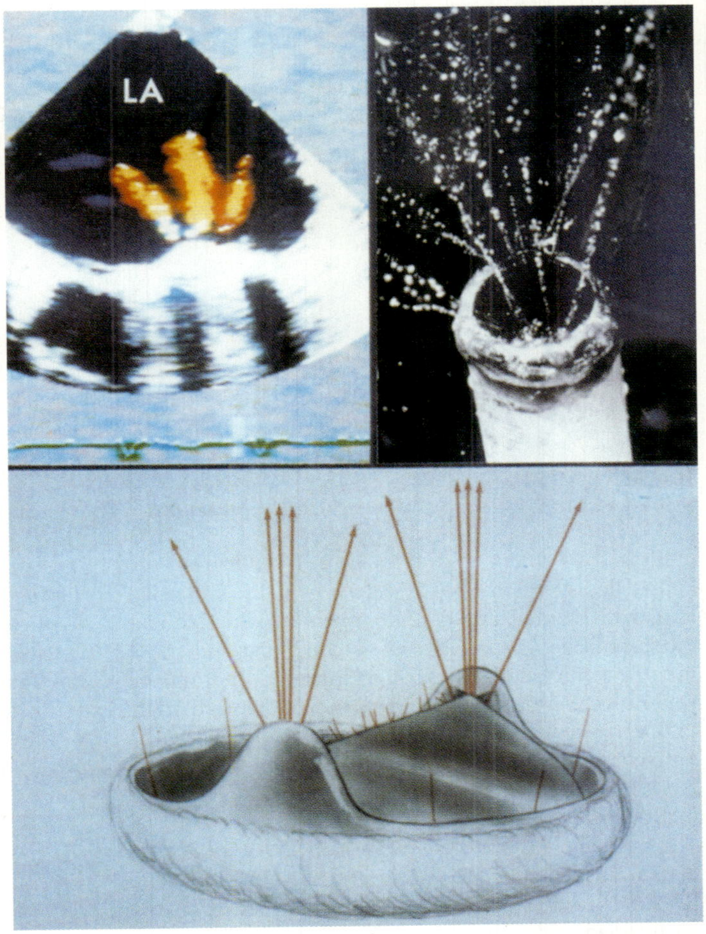


**Abb. 78-2.** Normale Regurgitation an einer St.-Jude-Medical-Zweiflügelprothese. *Links oben*: Transösophageale Echokardiographie mit Farbdopplerdarstellung der normalen Regurgitation an einer St.-Jude-Medical-Prothese in Mitralposition (*LA* linker Vorhof). *Rechts oben*: Aufnahme einer auf eine Infusionsspritze montierten, retrograd mit Wasser perfundierten Prothese. *Unten*: Schema der normalen Leckage bei geschlossener Klappe. (Nach Flachskampf et al. 1991)

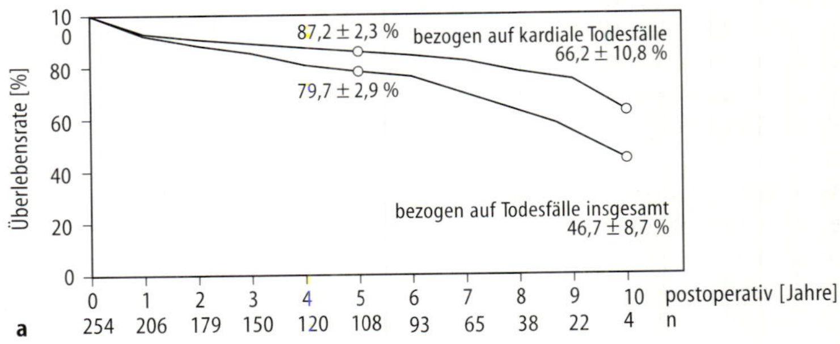


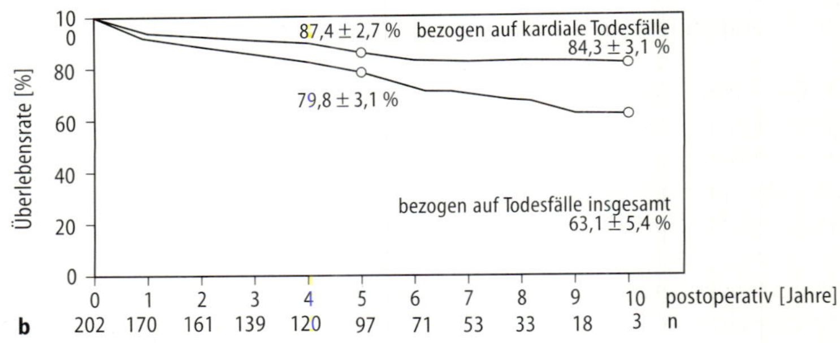


**Abb. 78-3a,b.** Aktuarielle Zehnjahresüberlebenskurven **a** nach Aortenklappenersatz (*oben*) **b** nach Mitralklappenersatz (*unten*) mit (mechanischen) St.-Jude-Medical-Zweiflügelprothesen. (Nach Kratz et al. 1993)

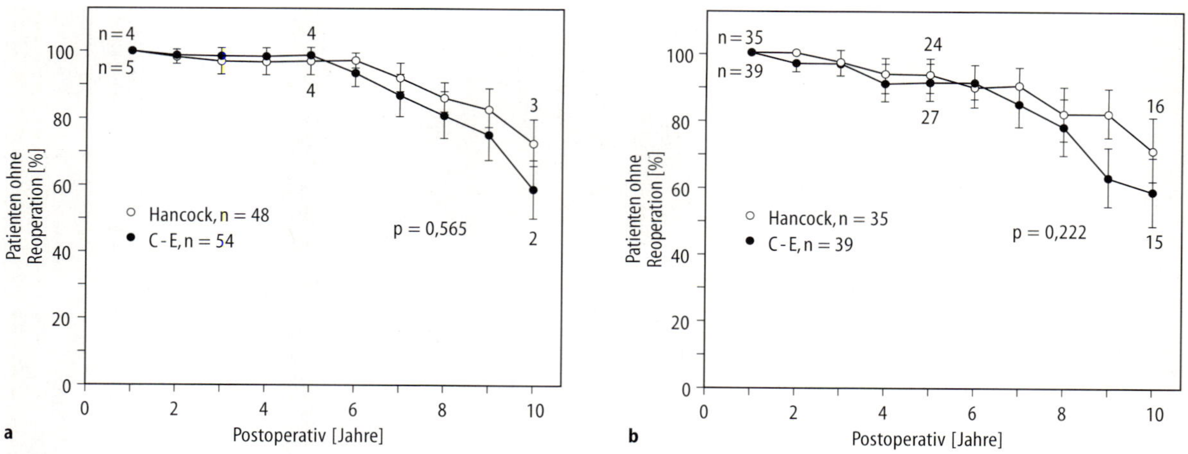


**Abb. 78-4a,b.** Aktuarielle Zehnjahresfreiheit von Klappenreoperation bei Patienten mit bioprothetischem (Carpentier-Edwards und Hancock) Aortenklappenersatz (**a**) oder Mitralklappenersatz (**b**). (Nach Sarris et al. 1993)

kann. Diese Vorgänge begünstigen ebenfalls die Ansiedlung von Keimen auf den Klappen. Für die echokardiographische Diagnostik ist wichtig, daß bei degenerativ veränderten Klappen endokarditische und degenerative Veränderungen rein morphologisch nicht differenziert werden können. Auch ist das plötzliche Auftreten einer schweren Dysfunktion aufgrund eines (Teil-)Segelausrisses klinisch und echokardiographisch nicht vorhersehbar.

Das Ausmaß der Degeneration korreliert mit der Implantationsdauer und ist stärker in Mitralposition und bei jungen Patienten. Nach 5 Jahren ist bei etwa 10%, nach 10 Jahren bei 20–30% und nach 15 Jahren bei über 60% der Patienten eine Reoperation erforderlich (Grunkemeier u. Rahimtoola 1993; Abb. 78-4). Bemerkenswert ist die hohe Mortalität der Reoperation (ca.10–15%) mit extremem Risiko bei Notoperationen (Turina et al. 1993).Neuere Verarbeitungstechniken werden die Lebensdauer von Bioprothesen jedoch wahrscheinlich steigern.

### Kryokonservierte Homografts

Eine attraktive Alternative stellen kryokonservierte Homografts für den Aortenklappenersatz dar, die sich insbesondere bei jungen Patienten sowie beim Klappenersatz infolge Endokarditis bewährt haben. Die Verfügbarkeit ist jedoch limitiert und die Implantation technisch anspruchsvoll. Nach 10 Jahren bleiben 85% der Patienten frei von Reoperationen (Doty et al. 1996).

### Ross-Prozedur

Eine Variante dieses Verfahrens stellt die Ross-Prozedur dar, bei der die erkrankte Aortenklappe durch die Pulmonalklappe desselben Patienten ersetzt wird sowie anstelle der Pulmonalklappe ein aortaler oder pulmonaler Homograft oder eine Bioprothese tritt. Dieses Verfahren hat insbesondere bei Kindern und Jugendlichen sehr gute Ergebnisse gezeitigt, da die in Aortenposition implantierte Pulmonalklappe kindlicher Patienten offensichtlich mitwachsen kann.

Entscheidend für Prognose und Reoperationsnotwendigkeit ist das Schicksal des Pulmonalklappenersatzes. In der größten veröffentlichten Serie betrugen die 20-Jahres-Überlebensrate 80% und die Freiheit von Reoperationen 85% (Ross et al. 1992).

## 78.2 Auswahl des Prothesentyps

Die Notwendigkeit einer lebenslangen Antikoagulation bei mechanischen Klappen und die begrenzte Lebensdauer biologischer Prothesen sind die Hauptgesichtspunkte bei der Wahl des zu implantierenden Klappentyps.

Ausgeprägte berufliche oder private Verletzungsrisiken, Blutungsneigungen (z. B. blutende gastrointestinale Ulzera) sowie mangelnde Compliance bei der Antikoagulation sprechen gegen die Versorgung mit einer mechanischen Klappe. Bei Patienten über 70 Jahren ist wegen der bekannten verlangsamten Degeneration der Klappe und ohnehin kürzeren Lebenserwartung des Patienten besonders beim Aortenklappenersatz die Implantation einer Bioprothese erwägenswert. !

Umgekehrt spricht bei jüngeren oder mittelalten Patienten die Degenerationsneigung gegen die Implantation einer Bioprothese (Turina et al. 1993), ebenso eine bereits bestehende Indikation zur Antikoagulation (z. B. Mitralklappenersatz bei vergrößertem linkem Vorhof mit Vorhofflimmern) sowie der erhöhte Kalziumstoffwechsel bei Kindern und Jugendlichen, Hyperparathyreoidismus oder Niereninsuffizienz (Horstkotte et al. 1987; Turina et al. 1993). Bei kleinem Aortenanulus ist die Implantation einer mechanischen Prothese hinsichtlich des resultierenden Stenosegradienten günstiger.

Ein randomisierter Vergleich von mechanischen und Bioprothesen bei 575 Patienten mit Mitral- oder Aortenklappenersatz fand keine signifikanten Unterschiede in der Spätmortalität und Gesamtrate wesentlicher Komplikationen; mechanische Prothesenträger hatten doppelt so häufig schwere Blutungen wie Bioprothesenträger, und letztere mußten doppelt so häufig reoperiert werden wie Träger mechanischer Prothesen (Hammermeister et al. 1993).

## 78.3 Komplikationen

### 78.3.1 Thrombose, Thrombembolie und Antikoagulation

Biologische Prothesen sollten während der ersten 3 postoperativen Monate antikoaguliert werden (INR 2–3). Danach ist eine Antikoagulation nur bei Patienten mit Vorhofflimmern oder nach stattgefundener Embolie erforderlich, wobei die Ziel-INR mindestens 2–3 betragen sollte (Bonow et al. 1998). Mechanische Prothesen erfordern durchwegs die strikte Antikoagulation der Patienten (Israel et al. 1994).

Infolge der unterschiedlichen Blutflußgeschwindigkeiten sind die Thromboseraten in Aortenposition am niedrigsten, in Trikuspidalposition am höchsten. Unter den mechanischen Prothesen scheinen die Zweiflügelklappen das niedrigste Risiko zu bergen. Eine neuere Veröffentlichung belegt bei St.-Jude-Prothesen eine optimale Antikoagulation (Minimum von Blutungs- und Thrombemboliekomplikationen) bei einer INR von nur 2,7–2,8 in Aortenposition und von 2,9–3,1 in Mitralposition (Horstkotte 1987, 1994). Die Empfehlungen der Europäischen Kardiologischen Gesellschaft sehen für mechanische Prothesen der 2. Generation (St. Jude, Medtronic, neuere Björk-Shiley-Typen) eine INR von 2,5–3,0 in Aortenposition und von 3,0–3,5 in Mitralposition vor (Gohlke-Bärwolf et al. 1995).

Metaanalysen veröffentlichter größerer Serien von Langzeitbeobachtungen an Patienten mit Aorten- oder Mitralklappenersatz zeigten, daß hinsichtlich der Klappenthromboserate mechanische Prothesen mit 0,1–0,6 Thrombosen pro 100 Klappenjahren (je nach Typ und Position) deutlich schlechter abschneiden als Bioprothesen (unter 0,1). Hingegen fanden sich keine signifikanten Unterschiede bei den Thrombembolieraten, die mit 1–2 Ereignissen pro 100 Klappenjahren für Aortenprothesen und von 2–4 pro 100 Klappenjahren für Mitralprothesen beziffert wurden.

Das Risiko klinisch relevanter Blutungen unter Kumarinantikoagulation wird einheitlich mit 1–2% pro Patient und Jahr angegeben (Grunkemeier et al. 1993; Cannegieter et al. 1994).

In einer doppelblinden, plazebokontrollierten Studie bei 370 Hochrisikopatienten (mechanischer oder biologischer Klappenersatz plus Vorhofflimmern oder präoperative Embolie) fand sich ein günstiger Effekt einer zusätzlichen Medikation mit 100 mg Azetylsalizylsäure bei bestehender voller Antikoagulation; einem mäßig erhöhten Blutungsrisiko stand ein deutlich niedrigeres Embolie- und Mortalitätsrisiko dieser Patientengruppe gegenüber (Turpie et al. 1993). Dieses Regime wird insbesondere für Patienten empfohlen, die unter Antikoagulation ein embolisches Ereignis erlitten oder eine thrombotische Diathese haben (Bonow et al. 1998).

Die noch begrenzten Erfahrungen mit der Eigenbestimmung der INR durch Patienten sind, entsprechende Schulung vorausgesetzt, ermutigend.

### 78.3.2 Endokarditis

Herzklappenprothesen sind besonders anfällig für infektiöse Endokarditiden. Das Spektrum der Erreger hat sich dabei in den letzten Jahrzehnten zugunsten von Staphylokokken verschoben. Die Häufigkeit zeigt einen frühen postoperativen Gipfel und dann eine konstante Rate später Infektionen. Das kumulative Risiko beträgt etwa 1–3% im ersten postoperativen Jahr, und 3–6% nach 5 Jahren (Rutledge et al. 1985; Calderwood et al. 1985).

Bei mechanischen Prothesen spielen sich die Entzündungsvorgänge v. a. im Bereich des Nahtrings ab, während bei Bioprothesen auch die Klappensegel befallen sein können. Abszeßbildungen sind häufig, Komplikations- und Mortalitätsraten hoch, und die Infektion ist konservativ nur schwer beherrschbar; sehr häufig ist ein erneuter Klappenersatz notwendig.

### 78.3.3 Schwangerschaft

Kumarinderivate sind v. a. bis zum Ende des 1. Schwangerschaftstrimenons als potentiell teratogen anzusehen, mit einer Embryopathieinzidenz von mehr als 5%. Bei Eintritt einer Schwangerschaft und prothesenbedingter Indikation zur Antikoagulation sollte diese daher auf Heparin umgestellt werden (mindestens Verdopplung der partiellen Thromboplastinzeit). Die subkutane Gabe von Heparin oder niedermolekularen Heparinen ist allerdings mit erhöhten Schwankungen der partiellen Thromboplastinzeit und entsprechend erhöhten thrombotischen und Blutungskomplikationsraten verbunden.

Im 2. und 3. Trimenon erscheint die Behandlung von Schwangeren mit Kumarinderivaten vertretbar. In der 36. Woche sollte wieder auf Heparin umgestellt werden, das nach der Geburt durch orale Kumarinderivate ersetzt werden kann.

Bei Weheneintritt unter Kumarin sollte eine Sectio durchgeführt werden. Mütter können sowohl unter Kumarin- als auch Heparintherapie stillen (Gohlke-Bärwolf et al. 1995; Bonow et al. 1998). Bei Frauen mit Kinderwunsch im schwangerschaftsfähigen Alter ist beim Klappenersatz die Implantation einer Bioprothese zu favorisieren.

### 78.3.4
### Hohes Alter

Hohes Alter ist per se keine Kontraindikation gegen den Ersatz einer Herzklappe. Übereinstimmend zeigen verschiedene Studien, daß v.a. der Aortenklappenersatz auch bei sehr alten Patienten mit vertretbarem Risiko durchgeführt werden kann [30-Tages-Letalität bei isoliertem Aortenklappenersatz 5,2% bei über Achtzigjährigen (Elayda et al. 1993)] und 4,2% im 8. Lebensjahrzehnt (Aranki et al. 1993). Das Operationsrisiko steigt allerdings deutlich bei Begleiterkrankungen und eingeschränkter linksventrikulärer Funktion an.

## 78.4
## Nachsorgeuntersuchungen

### 78.4.1
### Verlaufskontrolle

Die Nachsorgeuntersuchung von Patienten mit prothetischem Klappenersatz stellt eine immer häufigere und immer komplexere ärztliche Aufgabe dar. Wegen der unterschiedlichen Ausgangssituationen (präoperativer Status, implantierte Prothese, Begleiterkrankungen) fällt dabei der Beobachtung des Verlaufs besondere Bedeutung zu. Dies gilt sowohl für den klinischen Zustand des Patienten als auch für die Beurteilung diagnostischer Techniken wie EKG, Echokardiogramm und Röntgen.

Der Vergleich mit früheren, möglichst frühzeitig postoperativ erhobenen Untersuchungsbefunden erlaubt am besten, neu aufgetretene pathologische Veränderungen zu identifizieren. Ein typisches Beispiel ist die Beurteilung paravalvulärer Lecks (Abb. 78-5). Solche Lecks sind, wie man seit Einsatz der (insbesondere transösophagealen) Farbdopplerechokardiographie weiß, relativ häufig. Die auskultatorische oder echokardiographische Erfassung der Zunahme oder des erstmaligen Auftretens eines solchen Lecks wird durch Vergleich mit früheren Untersuchungen wesentlich erleichtert.

### 78.4.2
### Körperliche Untersuchung

Bei der körperlichen Untersuchung fallen bei mechanischen Klappen laute, hochfrequente, metallische Schließungsklicks (lauter bei Kippscheiben- als bei Zweiflügelprothesen) auf. Die Öffnungsklicks sind häufig nicht zu auskultieren. Die Abwesenheit des Schließungsklicks bei einer mechanischen Prothese sollte an eine Thrombosierung denken lassen. Unspezifische systolische Geräusche sind häufig; diastolische Herzgeräusche gehören dagegen bei mechanischen Prothesen (auch in Mitralposition) nicht zum normalen klinischen Bild. Bioprothesen erzeugen keine Klappenklicks; ohne Dysfunktion kann sowohl bei Aorten- als auch Mitralbioprothesen ein leises Systolikum sowie bei Bioprothesen in Mitralposition gelegentlich ein leises apikales Diastolikum auftreten.

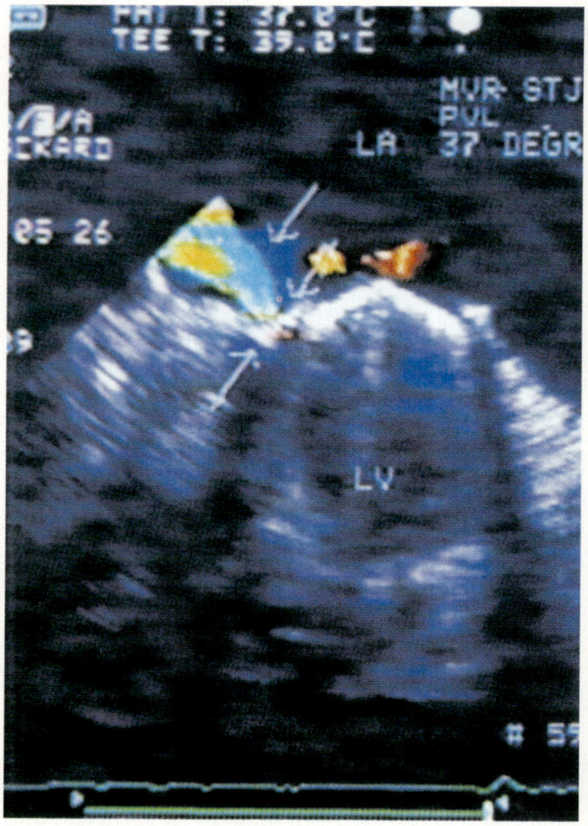


**Abb. 78-5.** Paravalvuläres Leck an einer St.-Jude-Medical-Zweiflügelprothese in der multiplanen transösophagealen Farbdopplerechokardiographie (*Pfeile*; *LA* linker Vorhof, *LV* linker Ventrikel). Die in dieser Schnittebene (37°) giebelförmige geschlossene Prothese ist gut erkennbar

### 78.4.3
### Echokardiographie

Die Echokardiographie einschließlich der Doppleruntersuchung ist die aussagekräftigste technische Untersuchung beim Patienten mit Klappenersatz. Stenosierung, Insuffizienz, paravalvuläre Lecks, strukturelle Integrität und endokarditische Läsionen können echokardiographisch erfaßt und beurteilt werden. Die normalen Druckgradienten über Klappenprothesen hängen von Klappentyp, Ringgröße, Implantationsort, Schlagvolumen, Herzfrequenz u. a. Faktoren ab, so daß auch hier der Vergleich mit frühen postoperativen Befunden die Beurteilung wesentlich erleichtert (Bech-Hanssen et al. 1998).

Bei Thrombosierung kommt es zu einem erheblichen Anstieg des im Doppler gemessenen Druckgradienten. Wegen der materialbedingten Artefakte bei Kunstklappen sollte bei nicht diagnostischer transthorakaler Bildqualität und klinischen Verdachtsmomenten auf eine Fehlfunktion (insbesondere Mitralinsuffizienz) oder Endokarditis der transösophageale Zugangsweg zu Hilfe genommen werden (Daniel et al. 1993).

### 78.4.4 Laboruntersuchungen

Laborchemisch bestehen insbesondere bei mechanischem Klappenersatz auch ohne Dysfunktion meist Zeichen einer mäßigen Hämolyse mit leicht erniedrigtem Hämoglobin (über 110 g/l), erhöhter Laktatdehydrogenase (unter 800 U/l) und erniedrigtem oder nicht nachweisbarem Haptoglobin. Eine Eisen- und Folsäuresubstitution kann sinnvoll sein. Eine ausgeprägte Anämie gehört jedoch nicht zum normalen Bild und legt den Verdacht auf ein größeres paravalvuläres Leck oder eine sonstige mechanische Dysfunktion nahe (Horstkotte et al. 1987).

Besonderes Augenmerk sollte auf die Einstellung der Antikoagulation und die Information des Patienten über die Endokarditisprophylaxe (s. Abschn. 78.3.2) gerichtet werden, möglichst mit einem Merkblatt, das der Patient zu ärztlichen oder zahnärztlichen Eingriffen vorweisen kann.

### 78.4.5 Magnetresonanztomographie

Die Implantation einer biologischen oder mechanischen Klappenprothese stellt keine Kontraindikation für magnetresonanztomographische Untersuchungen dar (Shellock et al. 1991).

### Literatur zu Sektion X (Kap. 70–78)


Abascal VM et al. (1988) Mitral regurgitation after percutaneous ballon mitral valvuloplasty in adults: Evaluation by pulsed Doppler echocardiography. J Am Coll Cardiol 11: 257

Abascal VM et al. (1990) Prediction of successful outcome in 130 patients undergoing percutaneous balloon mitral valvulotomy. Circulation 82: 448

Abdulla AM, Frank MJ, Erdin RA jr, Canedo MJ (1981) Clinical significance and hemodynamic correlates of the third heart sound gallop in aortic regurgitation. A guide to optimal timing of cardiac catheterization. Circulation 64: 464–471

Abramson SV, Burke JB, Pauletto FJ, Kelly JJ jr (1995) Use of multiple views in the echocardiographic assessment of pulmonary artery systolic pressure. J Am Soc Echocardiogr 8: 55–60

Allen H, Harris A, Leatham A (1974) Significance and prognosis of an isolated late systolic murmur: A 9–22 year follow-up. Br Heart J 36: 525

Altrichter PM, Olson LJ, Edwards WD, Puga FJ, Danielson GK (1989) Surgical pathology of the pulmonary valve: a study of 116 cases spanning 15 years [see comments] Mayo Clin Proc 64: 1352–1360

Aranki SF, Rizzo RJ Couper, GS Adams, DH Collins, JJ Gildea, JS Kinchla, NM Cohn, LH (1993) Aortic valve replacement in the elderly. Circulation 88, part 2: 17–23

Aranki SF, Rizzo RJ Couper, GS Adams, DH Collins, JJ jr, Gildea JS, Kinchla NM, Cohn LH (1993) Aortic valve replacement in the elderly: Effect of gender and coronary artery disease on operative mortality. Circulation 88: II 17–23

ASCS (1995) Practice guidelines in cardiothoracic surgery. Valvular heart disease. Ad Hoc Committee for Cardiothoracic Surgical Practice Guidelines. Ann Thorac Surg 59: 1264–1271

Bache RJ, Wang Y, Jorgensen CR (1971) Hemodynamic effects of exercise in isolated valvular aortic stenosis. Circulation 44: 1003

Bahl VK, Chandra S, Sharma S (1993) Combined dilatation of rheumatic mitral and tricuspid stenosis with Inoue balloon catheter. Int J Cardiol 42: 178–381

Barletta GA, Gagliardi R, Benvenuti L, Fantini F (1985) Cerebral ischemic attacks as a complication of aortic and mitral valve prolapse. Stroke 16: 219

Barlow JB, Bosman CK, Pocock WA et al. (1968) Late systolic murmur and non ejective (mid-late) systolic clicks: Br Heart J 30: 203

Bech-Hanssen O, Wallentin I, Larsson S, Caidahl K (1998) Reference Doppler echocardiographic values for St. Jude Medical, Omnicarbon, and Biocor prosthetic valves in the aortic position. J Am Soc Echocardiogr 11: 466–477

Beckman RH, Lloyd TR (1999) Balloon valvuloplasty and stenting for congenital heart disease. In: Topol EJ, ed. Textbook of interventional cardiology. 3. rd ed. Philadelphia: Saunders 850–868

Beiser GD, Epsetin SE, Stampfer M (1968) Studies on digitalis. XVIII. Effects of ouabain on the hemodynamic response to exercise in patients with mitral stenosis in normal sinus rhythm. N Engl J Med 278: 131

Bernard M, Martin P, Cornuau C, Poirot G, Valois M (1985) Traumatic tricuspid insufficiency. Review of the literature, apropos of a case. Ann Cardiol Angeiol 34: 551–555

Bisset GS III et al. (1980) Clinical spectrum and long term follow-up of isolated mitral valve prolapse in 119 children. Circulation 62: 423

Block PC, Palacios IF (1994) Valvuloplasty, Congenital and Pericardial Heart Disease, in: Topol, E. J. [editor] Textbook of interventional cardiology. Saunders, Philadelphia

Bloomfield P et al. (1991) Twelve-years comparison of a Bjork-Shiley mechanical heart valve with porcine bioprotheses. N Engl J Med 324: 573

Bonow RO, Epstein SE (1987) Is preoperative left ventricular function predictive of survival and functional results after aortic valve replacement for chronic aortic regurgitation? J Am Coll Cardiol 10: 713–716

Bonow RO, Rosing DR, Kent KM, Epstein SE (1982) Timing of operation for chronic aortic regurgitation. Am J Cardiol 50: 325–336

Bonow RO, Picone AL, McIntosh CL et al. (1985) Survival and functional results after valve replacement for aortic regurgitation from 1976 to 1983: impact of preoperative left ventricular function. Circulation 72: 1244–1256

Bonow RO, Lakatos E, Maron BJ, Epstein SE (1991) Serial long-term assessment of the natural history of asymptomatic patients with chronic aortic regurgitation and normal left ventricular systolic function. Circulation 84: 1625

Bonow RO, Carabello B, de Leon AC Jr et al. (1998) ACC/AHA guidelines for the management of patients with valvular heart disease: a report of the American College of Cardiology/American Heart Association Task Force on practice guidelines (committee on management of patients with valvular heart disease). J Am Coll Cardiol 32: 1486–588

Bonow RO, Carabello B, de Leon AC Jr et al. (1998) ACC/AHA guidelines for the management of patients with valvular heart disease: exectuive summary. A report of the American College of Cardiology/American Heart Association Task Force on Practice Guidelines (Committee on Management of Patients With Valvular Heart Disease). Circulation 98: 1949–1984

Borow KM, Green LH, Mann T et al. (1980) End-systolic volume as a predictor of postoperative left ventricular performance in volume overload from valvular regurgitation. Am J Med 68: 655–663

Bortolotti U, Valente M, Agozzini L (1984) Rheumatoid valve stenosis requiring valve replacement. Am Heart J 107: 1049

Bouderulas H, Reynolds I, Mazzaferri E et al. (1980) Metabolic studies in mitral valve prolapse syndrome. A neuroendocrine cardiovascular process. Circulation 61: 1250

Boudoulas H, Kolibash AJ, Baher et al. (1989) Mitral valve prolapse and the mitral valve prolapse syndrome: A diagnostic classification and pathogenesis of symptoms. Am Heart J 118: 796

Brandt D, Nicoletti R, Klein W et al. (1984) Nichtinvasive Quantifizierung der Regurgitation bei insuffizienten Herzklappen mit Hilfe von Radionukliden. Herz Kreisl 16: 3–8

Braunwald E (1997). Valvular heart disease. In: Braunwald E (ed) Heart disease: A textbook of cardiovascular medicine, 4th edn. Saunders, Philadelphia, pp 1007–1076

Brocacci PM, Savran SV, Schneter SL et al. (1976) Prevalence of clinical mitral valve prolapse in 1169 young women. N Engl J Med 294. 1086–1088

Burger W, Illert S, Teupe C, Kneissl GD, Kober G, Schräder R (1993) Rechtsventrikuläre Funktion bei Patienten mit rheumatischer Mitralstenose. Effekt der Ballon-Mitralvalvuloplastie. Z Kardiol 82: 545–451

Calderwood SB, Swinski LA, Waternaux CM, Karchmer AW, Buckley MJ (1985) Risk factors for the development of prosthetic valve endocarditis. Circulation 72: 31–37

Cannegieter SC, Rosendaal FR, Briet E (1994) Thromboembolic and bleeding complications in patients with mechanical heart valve prostheses. Circulation 89: 635–641

Cannon JD, Zile MR, Crawford FA, Carabello BA (1992) Aortic valve resistance as an adjunct to the Gorlin formula in assessing the severity of aortic stenosis in symptomatic patients. J Am Coll Cardiol 20: 1517

Cannon SR, Richards KL, Crawford M (1985) Hydraulic estimation of stenotic orifice area: A correction of the Gorlin formula. Circulation 71: 1170–1178

Carabello B. A (1991) Timing of surgery in mitral and aortic stenosis. Cardiol Clin 9: 229

Carabello BA (1997) Timing of valve replacement in aortic stenosis. Circulation 95: 2241–2243

Carabello BA, Crawford FA (1997) Valvular heart disease. N Engl J Med 337: 32–41

Carabello BA, Stewart WJ, Crawford FA jr (1998) Aortic valve disease. In: Topol EJ (ed) Textbook of cardiovascular medicine, 1st edn. Lipincott-Raven, Philadelphia, pp 533–556

Carabello BA, Usher BW, Hendrix GH et al. (1987) Predictors of outcome in patients with aortic regurgitation and left ventricular dysfunction: A change in the measuring stick. J Am Coll Cardiol 10: 991

Carpentier A, Deloche A, Dauptain (1971) J A new reconstructive operation for correction of mitral and tricuspid insufficiency. J Thorac Cardiovasc Surg 61: 1

Carroll JD, Gaasch WH, Naimi S, Levine HJ (1982) Regression of myocardial hypertrophy: Electrocardiographic-echocardiographic correlations after aortic valve replacement in patients with chronic aortic regurgitation. Circulation 65: 980–987

Castello R, Pearson AC, Lenzen P, Labovitz AJ (1991) Effect of mitral regurgitation on pulmonary venous velocities derived from transesophageal echocardiography color-guided pulsed Doppler imaging. J Am Coll Cardiol 17: 1499–506

Cheitlin MD, Bonow RO, Parmley WW et al. (1985) Task force II: Acquired valvular heart disease. J Am Coll Cardiol 6: 1209–1214

Cheitlin MD, MacGregor JS (1998) Acquired tricuspid and pulmonary valve disease. In: Topol EJ (ed) Textbook of cardiovascular medicine. Lippincott-Raven, Philadelphia, pp 557–578

Chen CR, Cheng TO, Huang T et al. (1996) Percutaneous balloon valvuloplasty for pulmonic stenosis in adolescents and adults. N Engl J Med 335: 21–25

Chen Q, Nosir YF, Vletter WB, Kint PP, Salustri A, Roelandt JR (1997) Accurate assessment of mitral valve area in patients with mitral stenosis by three-dimensional echocardiography. J Am Soc Echocardiogr 10: 2, 133–140

Chizner MA, Pearle DL, deLeon AC jr (1980) The natural history of aortic stenosis in adults. Am Heart J 99: 419

Choong CY et al. (1989) Prevalence of valvular regurgitation by Doppler echocardiography in patients with structurally normal hearts by two-dimensional echocardiography. Am Heart J 117: 636–642

Chun PKC, Dunn BE (1982) Clinical clue of severe aortic stenosis. Simultaneous palpation of the carotid and apical impulses. Arch Intern Med 142: 2284

Clemens JD et al. (1982) A controlled evaluation of the risk of bacterial endocarditis in persons with mitral valve prolapse. N Engl J Med 307: 776

Cobanoglu A, Starr A (1986) Tricuspid valve surgery: indications, methods, and results. In: Frankl BW, Best WN, eds. Cardiovascular Clinics. Valvular Heart Disease. Comprehensive Evaluation and Management. Davis, Philadelphia, pp 375–387

Cohn LH (1984) The long-term results of aortic valve replacement. Chest 85: 387

Cohn LH (1994) Tricuspid regurgitation secondary to mitral valve disease: When and how to repair. J Card Surg 9: 237–241

Cohn LH, Allred EN, Cohn LA (1985) Long term results on open mitral valve reconstruction for mitral stenosis. Am J Cardiol 55: 731

Cohn LH, Couper GS, Kinchla NM, Collins JJ jr (1990) Decreased operative risk of surgical treatment of mitral regurgitation with or without coronary artery disease. J Am Coll Cardiol 16: 1575–1578

Cohn LH, DiSesa VJ, Couper GS et al. (1989) Mitral valve repair for myxomatous degeneration and prolapse of the mitral valve. J Thorac Cardiovasc Surg. 98: 987

Cope GD, Kisslo JA, Johnson ML, Behan VS (1975) A reassessment of the echocardiogram in mitral stenosis. Circulation 52: 664

Corin WJ, Monrad ES, Murakami T, Nonogi H, Hess OM, Krayenbühl HP (1987) The relationship of afterload to ejection performance in chronic mitral regurgitation. Circulation 76: 59–67

Cremieux AC, Witchitz S, Malergue MC et al. (1985) Clinical and echocardiographic observations in pulmonary valve endocarditis. Am J Cardiol 56: 610–613

Criley JM, Lewis KB, Humphries JO, Ross RS (1966) Prolapse of the mitral valve: Clinical and cine-angiographic findings. Br Heart J 28: 488–496

Currie PJ, Hagler DJ, Seward JB, Reeder GS, Fyfe DA, Bove AA, Tajik AJ (1986) Instantaneous pressure gradient: A simultaneous Doppler and dual catheter correlative study. J Am Coll Cardiol 7: 800

Curtius JM, Opgenorth R, Loogen F (1987) Klinische Bedeutung der doppler-echokardiographischen Bestimmung des Schweregrades von Aortenklappenstenosen. Z Kardiol 76: 269

Curtius JM, Thyssen M, Breuer HW, Loogen F (1985) Doppler versus contrast echocardiography for diagnosis of tricuspid regurgitation. Am J Cardiol 56: 333–336

Dale J, Levang O, Enge I (1980) Long-term results after aortic valve replacement with four different prostheses. Am Heart J 99: 155–162

Danchin N, Briancon S, Mathieu P et al. (1989) Mitral valve prolapse as a risk factor for infective endocarditis. Lancet I: 743

Daniel WG, Mügge A, Grote J, Hausmann D, Nikutta P, Laas J, Lichtlen PR, Martin RP (1993) Comparison of transthoracic and transesophageal echocardiography for detection of abnormalities of prosthetic and bioprosthetic valves in the mitral and aortic positions. Am J Cardiol 71: 210–215

Davies AO, Mares A, Pool JL, Taylor AA (1987) Mitral valve prolapse with symptoms of beta-adrenergic hypersensitivity. Beta2-adrenergic receptor supercoupling with desensitization on isoproterenol exposure. Am J Med 82: 193

De Maria AN, King JF, Bogren JG et al. (1974) The variable spectrum of echocardiographic manifestations of the mitral valve prolapse syndrome. Circulation 50: 33–41

De Mol BA, Kallewaard M, McLellan RB, van Herwerden LA, Defauw JJ, van der Graaf Y (1994) Single-leg strut fractures in explanted Björk-Shiley valves. Lancet 343: 9–12

De Simone R, Lange R, Tanzeem A, Gams E, Hagl S (1993) Adjustable tricuspid valve annuloplasty assisted by intraoperative transesophageal color Doppler echocardiography. Am J Cardiol 71: 926–931

deFilippi CR, Willet DL, Brickner E et al. (1995) Usefulness of dobutamine echocardiography in distinguishing severe from nonsevere valvular aortic stenosis in patients with depressed left ventricular function and low transvalvular gradients. Am J Cardiol 75: 191–194

DeMaria AN, Bommer W, Joye J et al. (1980) Value and limitations of cross-sectional echocardiography of the aortic valve in the diagnosis and quantification of valvular aortic stenosis. Circulation 62: 304

Devereux RB et al. (1986) Complications of mitral valve prolapse. Disproportionate occurrence in men and older patients. Am J Med 81: 751

Dillon JC, Haine CL, Chang S et al. (1971) Use of echocardiography in patients with prolapsed mitral valve. Circulation 43: 503-507
Donaldson RM, Florio R, Rickards AF et al. (1982) Irreversible morphological changes contributing to depressed cardiac function after surgery for chronic aortic regurgitation. Br Heart J 48: 589–597
Doty DB (1996) Aortic valve replacement with homograft and autograft. Sem Thor Cardiovasc Surg 8: 249–258
Downes TR, Nomeir A-M, Hackshaw BT et al. (1989) Diastolic mitral regurgitation in acute but not chronic aortic regurgitation: Implications regarding the mechanism of mitral closure. Am Heart J 117: 1106–1112
Drake CE, Hodroten JE, Sridharan MR et al. (1985) Evaluation of the association of mitral valve prolapse in patientes with Wolff-Parkinson-White type ECG and its relationship to the ventricular activation pattern. Am Heart J 109 (1): 83–87
Driscoll DJ, Wolfe RR, Gersony WM et al. (1993) Cardiorespiratory responses to exercise of patients with aortic stenosis, pulmonary stenosis, and ventricular septal defect. Circulation 87: I 102–113
Elayda MA, Hall RJ, Reul RM et al. (1993) Aortic valve replacement in patients 80 years or older. Circulation 88 (part 2): 11–16
Emi S, Fukuda N, Oki T et al. (1993) Genesis of the Austin-Flint murmur: relation to mitral inflow and aortic regurgitant flow dynamics. J Am Coll Cardiol 21: 1399–1405
Enriquez-Sarano M, Tajik AJ, Schaff HV et al. (1994) Echocardiographic prediction of left ventricular function after correction of mitral regurgitation: results and clinical implications. J Am Coll Cardiol 24: 1536–1543
Ensing G, Seward J, Darragh R, Caldwell R (1994) Feasibility of generating hemodynamic pressure curves from noninvasive Doppler echocardiographic signals. J Am Coll Cardiol 23: 434–442
Farid L, Dayem MK, Guindy R, Shabetai R, Dittrich HC (1992) The importance of tricuspid valve structure and function in the surgical treatment of rheumatic mitral and aortic disease. Eur Heart J 13: 366–372
Fawzy ME, Mercer EN, Dunn B, al AM, Andaya W (1989) Doppler echocardiography in the evaluation of tricuspid stenosis. Eur Heart J 10: 985–990
Fehske W, Omran H, Manz M, Köhler J, Hagendorff A, Lüderitz B (1994) Color-coded Doppler imaging of the vena contracta as a basis for quantification of pure mitral regurgitation. Am J Cardiol 73: 268–274
Fernandez J, Laub GW, Adkins MS et al. (1994) Early and late-phase events after valve replacement with the St. Jude Medical prosthesis in 1200 patients. J Thorac Cardiovasc Surg 107: 394–407
Flachskampf FA, Frieske R, Engelhard B et al. (1998) Comparison of transesophageal Doppler methods with angiography for evaluation of the severity of mitral regurgitation. J Am Soc Echocardiogr 11: 882–892
Flachskampf FA, Weyman AE, Gillam L et al. (1990) Aortic regurgitation shortens Doppler pressure half-time in mitral stenosis: clinical evidence, in vitro simulation and theoretic analysis. J Am Coll Cardiol 16: 2, 396–404
Frank S, Johnson A, Ross J JR (1973) Natural history of valvular aortic stenosis. B Heart J 35: 41
Fujita N, Chazouilleres AF, Hartiala JJ et al. (1994) Quantification of mitral regurgitation by velocity-encoded cine nuclear magnetic resonance imaging. J Am Coll Cardiol 23: 951–958
Gaffney FA, Bastian BC, Lane LB et al. (1983) Abnormal cardiovascular regulation in the mitral valve prolapse syndrome. Am J Cardiol. 52: 316
Geibel A, Kasper W, Reifart N, Faber T, Just H (1991) Clinical and Doppler echocardiographic follow-up after percutaneous balloon valvuloplasty for aortic valve stenosis. Am J Cardiol 67: 616
Gersony WM, Hayes CJ, Driscoll DJ et al. (1993) Second natural history study of congenital heart defects. Quality of life of patients with aortic stenosis, pulmonary stenosis, or ventricular septal defect. Circulation 87: I 52–65
Giesler M, Grossmann G, Schmidt A et al. (1994) Color Doppler echocardiographic determinaation of mitral regurgitant flow from the proximal velocity profile of the flow convergence region. Am J Cardiol 71: 217–224
Gohlke-Bärwolf C, Acar J, Oakley C et al. (1995) Empfehlungen zur Thromboembolieprophylaxe bei Herzklappenerkrankungen der Working Group on Valvular Heart Disease, European Society of Cardiology. Z Kardiol 84: 1018–1032
Goldenberg IF, Pedersen W, Olson J et al. (1989) Percutaneous double balloon valvuloplasty for severe tricuspid stenosis. Am Heart J 118: 417–419
Goldman ME, Guarino T, Fuster V, Mindich B (1987) The necessity for tricuspid valve repair can be determined intraoperatively by two-dimensional echocardiography. J Thorac Cardiovasc Surg 94: 542–550
Gorlin R, Gorlin SG (1951) Hydraulic formula for calculation of the area of the stenotic mitral valve, other cardiac valves, and central circulatory shunts. Am Heart J 41: 1
Greves J, Rahimtoola SH, McAnulty JH et al. (1981) Preoperative criteria predictive of late survival following valve replacement for severe aortic regurgitation. Am Heart J 101: 300–308
Grossman W (1991) Cardiac catheterization and angiography, 4th edn. Lea & Felbiger, Philadelphia
Grunkemeier GL, Rahimtoola SH (1990) Artificial heart valves. Annu Rev Med 41: 251–263
Guyer DE, Gillam LD, Foale RA et al. (1984) Comparison of the echocardiographic and hemodynamic diagnosis of rheumatic tricuspid stenosis. J Am Coll Cardiol 3: 1135–1144
Haerten K, Dohn V, Dohn G (1980) Natürlicher Verlauf operationswürdiger Mitral- und Mehrfachklappenvitien bei konservativer Therapie. Z Kardiol 69: 611–617
Hakki AH, Kimbiris D, Iskandrian AS, Segal BL, Mintz GS, Bemis CE (1980) Angina pectoris and coronary artery disease in patients with severe aortic valvular disease. Am Heart J: 100: 441
Hall R (1989) Aortic stenosis. In: Julian PG et al. Diseases of the heart. Baillière Tindall, Chapter 26, pp 707–730
Hammermeister KE, Sethi G, Henderson WG et al., for the Veterans Affairs Cooperative Study on Valvular Heart Disease (1993) A comparison of outcomes in men 11 years after heart-valve replacement with a mechanical valve or bioprosthesis. N Engl J Med 328: 1289–1296
Hatle L, Angelsen B, Tromsdal A (1979) Non-invasive assessment of atrioventricular pressure half-time by Doppler ultrasound. Circulation 60: 1096–1104
Hatle L, Brubakk A, Tromsdal A, Angelsen B (1978) Noninvasive assessment of pressure drop in mitral stenosis by Doppler ultrasound. Br Heart J 40: 131–140
Hauck AJ, Freeman DP, Ackermann DM, Danielson GK, Edwards WD (1988) Surgical pathology of the tricuspid valve: a study of 363 cases spanning 25 years. Mayo Clin Proc 63: 851–863
Hausen B, Albes JM, Rohde R, Demertzis S, Mugge A, Schafers HJ (1995) Tricuspid valve regurgitation attributable to endomyocardial biopsies and rejection in heart transplantation. Ann Thorac Surg 59: 1134–1140
Hayes CJ, Gersony WM, Driscoll DJ et al. (1993) Second natural history study of congenital heart defects. Results of treatment of patients with pulmonary valvar stenosis. Circulation 87: I 28–37
Helmcke F, Nanda NC, Hsiung MC, Soto B, Adey CK, Goyal RG, Gatewood RP (1987) Color Doppler assessment of mitral regurgitation with orthogonal planes. Circulation 75: 175–183
Henry WL (1975) Measurements of mitral orifice area in patients with mitral valve disease by real-time two dimensional echocardiography. Circulation 51: 827
Henry WL, Bonow RO, Borer JS et al. (1980) Observations on the optimum time for operative intervention for aortic regurgitation: I. Evaluation of the results of aortic valve replacement in symptomatic patients. Circulation; 61: 471
Henry WL, Kastl DJ (1977) Echocardiographic evaluation of patients with mitral stenosis. Am J Med 62: 813
Hess OM, Turina J, Turina M, Krayenbühl P (1986) There are no reliable preoperative markers of postoperative persistent left ventricular dysfunction. Z Kardiol 75 (Suppl 2): 95–99
Hickey AJ, MacMahon SW, Wilcken DEL (1985) Mitral valve prolapse and bacterial endocarditis: When is antibiotic prophylaxis necessary? Am Heart J 109: 431
Hickey MS, Smith LR, Muhlbaier LH et al. (1988) Current prognosis of ischemic mitral regurgitation: implications for future mangement. Circulation78 (Suppl I): 51–59

Hoffmann R, Flachskampf FA, Hanrath P (1993) Planimetry of orifice area in aortic stenosis using multiplane transesophageal echocardiography. J Am Coll Cardiol 22: 529
Hofmann T, Kasper W, Meinertz T, Spillner G, Schlosser V, Just H (1987) Determination of aortic valve orifice area in aortic valve stenosis by two-dimensional transesophageal echocardiography. Am J Cardiol 59: 330
Holper K, Haehnel JC, Augustin N, Sebening F (1993) Surgery for tricuspid insufficiency: long-term follow-up after De Vega annuloplasty. Thorac Cardiovasc Surg 41: 1–8
Hood WP, Rackley CE, Rolett EL (1968) Wall stress in the normal and hypertrophied human left ventricle. Am J Cardiol 22: 550–558
Hoppe U, Sechtem U, Erdmann E (1994) Operationsindikation bei asymptomatischer hochgradiger Aortenklappenstenose. Dtsch med Wschr 119: 1630
Horstkotte D, Loogen F, Bircks W (1987) Klinik und natürlicher Verlauf chronischer Herzklappenerkrankungen. In: Horstkotte D, Loogen F, Bircks W (Hrsg) Erworbene Herzklappenfehler. Urban & Schwarzenberg, München, S 112–117
Horstkotte D, Schulte HD, Bircks W, Strauer BE (1994) Lower intensity anticoagulation therapy results in lower complication rates with the St. Jude Medical prosthesis. J Thorac Cardiovasc Surg 107: 1136–1145
Horstkotte et al. (1991) Pathomorphological aspects, etiology and natural history of aquired mitral valve stenosis. Eur Heart J 12 (Suppl B): 55
Huddleston CB, Rosenbloom M, Goldstein JA, Pasque MK (1994) Biopsy-induced tricuspid regurgitation after cardiac transplantation. Ann Thorac Surg 57: 832–836
Inoue K, Feldman T (1993)Percutaneous transvenous mitral commissurotomy using the Inoue balloon catheter. Cathet Cardiovasc Diagn 28: 119–125
Inoue K, Owaki T, Nakamura T, Kitamura F, Miyamoto N (1984) Clinical application of transvenous mitral commissurotomy by a new balloon catheter. J Thorac Cardiovasc Surg 87: 394–402
Israel DH, Sharma SK, Fuster V (1994) Antithrombotic therapy in prosthetic heart valve replacement. Am Heart J 127: 400–411
Jegaden O, Perinetti M, Barthelet M et al. (1992) Long-term results of porcine bioprostheses in the tricuspid position. Eur J Cardiothorac Surg 6: 256–260
Jeresaty RM (1976) Sudden death in the mitral valve prolapse syndrome. Am J Cardiol 37: 317–318
Johnson GL, Vine DL, Cottrill CM, Noonan JA (1981) Echocardiographic mitral valve deformity in the mucopolysaccharidoses. Pediatrics 67: 401
Johnson LI, Sciacca RR, Ellis K (1978) Reduced left ventricular myocardial blood flow per unit mass in aortic stenosis. Circulation 57: 582
Josephson ME, Horowitz LN, Kastor JA (1977) Paroxysmal supraventricular tachycardia in patients with mitral valve prolapse. Circulation 57: 111
Judge TP, Kennedy JW, Bennett LJ (1971) Quantitative hemodynamic effects of heart rate in aortic regurgitation. Circulation 44: 355–367
Judgutt BJ, Fraser SJ, Lee JK (1977) Long-term results after tricuspid valve replacement – results with seven different prostheses. J Thorac Cardiovasc Surg 74: 20
Kalmar P, Irrgang E (1998) Cardiac surgery in Germany during 1997. A report by the German society for thoracic and cardiovascular surgery. Thorac Cardiovasc Surg 46:307–310
Kaminaga T, Naito H, Takamiya M, Nishimura T (1994) Quantitative evaluation of mitral regurgitation with ultrafast CT. J Comp Ass Tomogr 18/2: 239–242
Karp RB, Cyrus RJ, Blackstone EH, Kirklin JW, Kouchoukos NT, Pacifico AD (1981) The Björk – Shiley valve. J Thorac Cardiovasc Surg 81: 602–614
Kaul S, Spotnitz WD, Glasheen WP, Touchstone DA (1991) Mechanism of ischemic mitral regurgitation. An experimental evaluation. Circulation 84: 2167–2180
Keefe JF, Wolk MJ, Levine HJ (1970) Isolated tricuspid valvular stenosis. Am J Cardiol 25: 252
Kerber RE, Isaeff PM, Hancock EW (1971) Echocardiographic patterns in patients with the syndrome of systolic click and late systolic murmur. N Engl J Med 284: 691–693
Kirklin JW, Kouchoukos NT (1981) Aortic valve replacement without myocardial revascularization. Circulation 63: 252–253
Kisslo J, von Ramm OT, Thurstone FL (1976) Cardiac imaging using a phased-array ultrasound system. II. Clinical technique and application. Circulation 53: 262–267
Kitchin A, Turner R (1964). Diagnosis and treatment of tricuspid stenosis. Br Heart J 26: 354
Kleikamp G, Schnepper U, Kortke H, Breymann T, Korfer R (1992) Tricuspid valve regurgitation following blunt thoracic trauma. Chest 102: 1294–1296
Klepzig H, Stanke R Kunkel B et al. (1982) Kombinierte First-Pass-Äquilibrium-Radionuklidventrikulographie zur nichtinvasiven Beurteilung der Schwere einer Aorteninsuffizienz. Z Kardiol 71: 661–664
Klues HG , Maron BJ, Dollar AL, Roberts WC. Diversity of structural mitral valve alterations in hypertrophie cardiomyopathy. Circulation. 1992 May; 85(5): 1651–1660
Kratz J (1991). Evaluation and management of tricuspid valve disease. Cardiol Clin 9: 397–407
Kratz J, Crawford FA Jr., Sade RM et al. (1993) St. Jude prothesis for aortic and mitral valve replacement: a ten-year experience Ann Thorac Surg 56: 462–468
Kumar A, Sinha M, Sinha DNP (1982) Chronic rheumatic heart disease. Angiology 33: 141
Ladgefoged C, Rohr N (1984) Amyloid deposits in aortic and mitral valves. Virchows Arch (A) 404: 301
Lambertz H, Minale C, Flachskampf FA et al. (1989) Long-term follow-up after Carpentier tricuspid valvuloplasty. Am Heart J 117: 615–622
Landzberg JS, Pflugfelder PW, Cassidy MM et al. (1992) Etiology of the Austin-Flint murmur. J Am Coll Cardiol 20: 408–413
Laniado S, Yellin EL, Yoran C et al. (1982) Physiologic mechanism in aortic insufficiency. I: The effect of changing heart rate on flow dynamics. II: Determinants of the Austin Flint murmur. Circulation 66: 226–235
Lau KW, Hung JS (1993) Controversies in percutaneous balloon pulmonary valvuloplasty: timing, patient selection and technique. J Heart Valve Dis 2: 321–325
Leor J, Feinberg MS, Vered Z et al. (1993) Effect of thrombolytic therapy on the evolution of significant mitral regurgitation in patients with a first inferior myocardial infarction. J Am Coll Cardiol 21: 1661–1666
Leung DY, Griffin BP, Stewart WJ et al. (1996) Left ventricular function after valve repair for chronic mitral regurgitation: Predictive value of preoperative assessment of contractile reserve by exercise echocardiography. J Am Coll Cardiol 28: 1198–205
Levine RA (1994) Right ventricular inflow tract. In: Weyman AE (ed) Principles and practice of echocardiography. Lea & Felbiger, Philadelphia, pp 824–862
Levine RA, Triulzi MO, Harrigan P, Weyman AE (1987) The relationship of mitral annular shape to the diagnosis of mitral valve prolapse. Circulation 75: 756–767
Lindblom D, Lindblom U, Qvist J, Lundstrom J (1990) Long-term relative survival rates after heart valve replacement. J Am Coll Cardiol 15: 566
Lisa CP, Tavel ME (1972) Tricuspid stenosis: Graphic features which help in its diagnosis. Chest 61: 291
Loogen F, Schaub W (1959) Zur Klinik und Hämodynamik der Trikuspidalstenose. Dtsch Med Wochenschr 84: 409
Lucas RVJ, Edwards JE (1982) The floppy mitral valve. Curr Proth Cardiol 7: 1
Lytle BW, Cosgrove DM, Loop FD et al. (1983) Replacement of aortic valve combined with myocardial revascularization: Determinants of early and late risk for 500 patients, 1967–1981. Circulation 68: 1149–1162
Macmanus Q, Grunkemeier GL, Lambert LE et al. (1980) Year of operation as a risk factor in the late results of valve replacement. J Thorac Cardiovasc Surg 80: 834–841
Magovern JA, Pennock JL, Campbell DB, Pae WE, Bartholomew M, Pierce WS, Waldhausen JA (1987) Aortic valve replacement and combined aortic valve replacement and coronary artery bypass grafting: Predicting high risk groups. J Am Coll Cardiol 9: 38

Markiewicz W, Stoner J, London E et al. (1976) Mitral valve prolapse in one hundred presumably healthy young females. Circulation 53: 464–473
Martin RP (1979) Reliability and reproducibility of 2D echocardiographic measurement of the stenotic mitral valve orifice area. J Am Coll Cardiol 43: 560
Marzo KP, Herrmann HC, Mancini DM (1993) Effect of balloon mitral valvuloplasty on exercise capacity, ventilation and skeletal muscle oxygenation. J Am Coll Cardiol 21: 856–865
Massu B, Botviniek EH, Shames D et al. (1978) Myocardial perfusion scintigraphy in patients with mitral valve prolapse. Circulation 57: 19–26
Masuyama T, Kodama K, Kitabatake A et al. (1986) Noninvasive evaluation of aortic regurgitation by continuous wave Doppler echocardiography. Circulation 73: 460–466
McGrath LB, Chen C, Bailey BM, Fernandez J, Laub GW, Adkins MS (1992) Early and late phase events following bioprosthetic tricuspid valve replacement. J Card Surg 7: 245–253
McKay RG (1991) The Mansfield Scientific Aortic Valvuloplasty Registry: Overview of acute hemodynamic results and procedural complications. J Am Coll Cardiol 17: 485
McMillan IKR (1955) Aortic stenosis: A postmortem cinephotographic study of valve action. Br Heart J 17: 56
Mele D, Vandervoort P, Palacios I et al. (1995) Proximal jet size by Doppler color flow mapping predicts severity of mitral regurgitation. Clinical studies. Circulation 91: 746–754
Meyer T, Sareli P, Pocock WA et al. (1987) Echocardiographic and hemodynamic correlates of diastolic closure of mitral valve and diastolic opening of aortic valve in severe aortic regurgitation. Am J Cardiol 59: 1144–1448
Mills P et al. (1977) Long-term prognosis of mitral-valve prolapse. N Engl J Med 297: 13
Morganroth J, Mardelli TJ, Naito M et al. (1981) Apical cross-sectional echocardiography: standard for the diagnosis of idiopathic mitral valve prolapse syndrome. Chest 79: 23–28
Morris JJ, Schaff HV, Mullany CJ et al. (1993) Determinants of survival and recovery of left ventricular function after aortic valve replacement. Ann Thorac Surg 56: 22
Mulieri LA, Leavitt BJ, Martinn BJ, Haeberle JR, Alpert NR (1993) Myocardial force-frequency defect in mitral regurgitation heart failure is reversed by forskolin. Circulation 88: 2700–2704
Muñoz S, Gallardo J, Diaz-Gorrin JR, Medina O (1975). Influence of surgery on the natural history rheumatic mitral and aortic valve disease. Am J Cardiol 35: 234–242
Murakami T, Hess OM, Gage JE, Grimm J, Krayenbuehl HP (1986) Diastolic filling dynamics in patients with aortic stenosis. Circulation 73: 1162
Nakamura T, Hultgren HN, Shettigar UR, Fowles RE (1984) Noninvasive evaluation of the severity of aortic stenosis in adult patients. Am Heart J 107: 959
NHLBI Balloon Valvuloplasty Registry Participants (1991) Percutaneous balloon aortic valvuloplasty: acute and 30-day follow-up results in 674 patients from the NHLBI Balloon Valvuloplasty Registry. Circulation 84: 2383
Nichol PM, Gilbert GW, Kisslo JA (1977) 2D echocardiographic assessment of mitral stenosis. Circulation 55: 120
Nishimura RA et al. (1985) Echocardiographically documented mitral valve prolapse: long term follow up of 232 patients. N Engl J Med 313: 1305
Olson LJ, Subramanian R, Edwards WD (1984) Surgical pathology of pure aortic insufficiency: A study of 225 cases. Mayo Clin Proc 59: 835–841
Ormiston JA, Shah PM, Tei C, Wong M (1981) Size and motion of the mitral valve annulus in man. I. A two-dimensional echocardiographic method and findings in normal subjects. Circulation 64: 113–120
Ormiston JA, Shah PM, Tei C, Wong M (1982) Size and motion of the mitral valve annulus in man. II. Abnormalities in mitral valve prolapse. Circulation 65: 713–719
Orszulak TA, Schaff HV, DeSmet JM et al. (1993) Late results of valve replacement with the Björk-Shiley valve (1973 to 1982). J Thorac Cardiovasc Surg 105: 302–212
Otto CM, Burwash IG, Legget ME et al. (1997) Prospective study of asymptomatic valvular aortic stenosis. Circulation 95: 2262–2270
Otto CM, Mickel MC, Kennedy JW et al. (1994) Three-Year outcome after balloon aortic valvuloplasty. Circulation 89: 642
Palacios IF, Block PC, Wilkins GT, Weyman AE (1989) Follow up of patients undergoing percutaneous mitral balloon valvulotomy: analysis of factors determining restenosis. Circulation 79: 573–579
Palacios IF, Tuzcu ME, Weyman AE et al. (1995) Clinical follow-up of patients undergoing percutaneous mitral balloon valvotomy. Circulation 91: 671
Pasaoglu I, Demiricin M, Dogan R et al. (1990) De Vega‘s tricuspid annuloplasty: analysis of 195 patients. Thorac Cardiovasc Surg 38: 365–369
Pearlman AS (1991) Role of echocardiography in the diagnosis and evaluation of severity of mitral and tricuspid stenosis. Circulation 84 (3 Suppl): 1193–1197
Pearlman AS, Otto CM (1987) The use of Doppler techniques for quantitative evaluation of valvular regurgitation. Eur Heart J 8 (Suppl C): 35–43
Pellegrini A, Colombo T, Donatelli F et al. (1992) Evaluation and treatment of secondary tricuspid insufficiency. Eur J Cardiothorac Surg 6: 288–296
Pellikka PA, Tajik AJ, Khandheria BK et al. (1993) Carcinoid heart disease. Clinical and echocardiographic spectrum in 74 patients. Circulation 87: 1188–1196
Perez JE, Ludbrook PA, Ahumada GG (1985). Usefulness of Doppler echocardiography in detecting tricuspid valve stenosis. Am J Cardiol 55: 601–603
Perr GJ et al. (1987) Evaluation of aortic insufficiency by Doppler color flow mapping. J Am Coll Cardiol 9: 952
Popp RL, Brown OR, Silverman JF et al. (1974) Echocardiographic abnormalities in the mitral valve prolapse syndrome. Circulation 49: 428–433
Prabhakar G, Kumar N, Gometza B, Al Halees Z, Duran CM (1993) Surgery for organic rheumatic disease of the tricuspid valve. J Heart Valve Dis 2: 561–266
Procacci PM, Savran SV, Schreiter SL, Bryson AL (1976) Prevalence of clinical mitral valve prolapse in 1,169 young women. N Engl J Med 294: 1086
Puddu PE, Pasternac A, Tubau JF et al. (1983) QT interval prolongation and increased plasma catecholamine levels in patients with mitral valve prolapse. Am Heart J 105: 422
Rabago G, Fraile J, Martinell J, Artiz V (1986) Technique and results of tricuspid annuloplasty. J Card Surg 1: 247–253
Rahimtoola SH (1986) Perspective on valvular heart disease: An update. J Am Coll Cardiol 14: 1
Ramsdale DR, Bennett DH, Bray CL (1984) Angina, coronary risk factors and coronary artery disease in patients with valvular heart disease. A prospective study. Eur Heart J 5: 716–726
Rapaport E (1975) Natural history of aortic and mitral valve disease. Am J Cardiol 35: 221–227
Rapaport E, Rackley CE, Cohn LH (1994) Aortic valve disease. In: Schlant RC, Alexander RW (eds) Hursts The Heart. McGraw-Hill, New York, chap 79, pp 1457–1481
Reichek N (1994) Mitral regurgitation: Is this the gold standard? J Am Coll Cardiol 23: 959–960
Reichek N, Shelburne JD, Perloff JR (1971) Clinical aspects of rheumatic valvular disease. Prog Cardiovasc Dis 15: 491
Reul H, Son JAM van, Steinseifer U et al. (1993) In vitro comparison of bileaflet aortic heart valve prostheses. J Thorac Cardiovasc Surg 106: 412–420
Reyes VP, Raju BS, Wynne J et al. (1994) Percutaneous balloon valvuloplasty compared with open surgical commissurotomy for mitral stenosis. N Engl J Med 331: 961–967
Ribeiro PA, Al Zaibag M, Al Kasab S et al. (1988) Provocation and amplification of the transvalvular pressure gradient in rheumatic tricuspid stenosis. Am J Cardiol 61: 1307–1311
Ribeiro PA, Al Zaibag M, Idris MT (1990) Percutaneous double balloon tricuspid valvotomy for severe tricuspid stenosis: 3-year follow-up study. Eur Heart J 11: 1109–1112
Ribeiro PA, Al Zaibag M, Sawyer W (1989) A prospective study comparing the haemodynamic with the cross-sectional echocardiographic diagnosis of rheumatic tricuspid stenosis. Eur Heart J 10: 120–126

Richards KL, Cannon SR, Miller JF, Crawford MH (1986) Calculation of aortic valve area by Doppler echocardiography: A direct application of the continuity equation. Circulation 73: 964
Ritchie JL, Hammermaster KE, Kennedy JW (1976) Refractory ventricular tachycardia and fibrillation in a patient with prolapsing mitral leaflet syndrome-successful control with over-driving pacing. Am J Cardiol 37: 314–316
Rivera JM, Vandervoort PM, Morris E, Weyman AE, Thomas JD (1994) Visual assessment of valvular regurgitation: comparison with quantitative Doppler measurements. J Am Soc Echocardiogr 7: 480–487
Rivera R, Duran E, Ajuria M (1985) Carpentiers flexible ring versus De Vegas annuloplasty. A prospective randomized study. J Thorac Cardiovasc Surg 89: 196–203
Roberts WC (1970) Anatomically isolated aortic disease. Am J Cardiol 49: 151
Roberts WC (1970) The congenitally bicuspid aortic valve: A study of 85 autopsy cases. Am J Cardiol 26: 72
Roberts WC (1973) Valvular, subvalvular and supravalvular aortic stenosis. Morphologic features. Cardiovasc Clin 5: 97
Roberts WC (1983) Morphologic features of the normal and abnormal mitral valve. Am J Cardiol 51: 1005–1028
Roberts WC, Day PJ (1985) Electrocardiographic observations in clinically isolated, pure and chronic, severe aortic regurgitation: Analysis of 30 necropsy patients aged 19 to 65 years. Am J Cardiol 55: 432–438
Ronan JA, Perloff JK, Harrey WP (1965) Systolic clicks and late systolic murmur. Intracardiac phonocardiographic evidence of their mitral valve origin. Am Heart J 70: 319–325
Ross D, Jackson M, Davies J (1992) The pulmonary autograft – a permanent aortic valve. Eur J Cardiothorac Surg 6: 113–116
Ross J jr, Brandenburg RO, Dinsmore RE, Friesinger GC II, Hultgren HH, Pepine CJ et al. (1987) Guidelines for coronary angiography. A report of the American College of Cardiology/American Heart Association Task Force on Assessment of Diagnostic and Therapeutic Cardiovascular Procedures (Subcommittee on Coronary Angiography). J Am Coll Cardiol 10: 935
Ross J jr, Braunwald E (1968) Aortic stenosis. Circulation (Suppl V) 38: 61
Rutledge R, Kim J, Applebaum RE (1985) Actuarial analysis of the risk of prosthetic valve endocarditis in 1,598 patients with mechanical and bioprosthetic valves. Arch Surg 120: 469–472
Sabbah HN, Khaja F, Anbe DT, Stein PD (1977) The aortic closure sound in pure aortic insufficiency. Circulation 56: 859–863
Sabbah HN, Rosman H, Kono T, Alam M, Khaja F, Goldstein S (1993) On the mechanism of functional mitral regurgitation. Am J Cardiol 72: 1074–1076
San Roman JA, Vilacosta I, Zamorano JL et al. (1993) Transesophageal echocardiography in right-sided endocarditis. J Am Coll Cardiol 21: 1226–1230
Savage DD, Devereux RB, Garrison RJ et al. (1983) Mitral valve prolapse in the general population. II: Clinical features: The Framingham Study. Am Heart J 106: 577
Savage DD, Garrison RJ, Devereux RB et al. (1983) Mitral valve prolapse in the general population. I: Epidemiologic features: The Framingham Study. Am Heart J 106: 571
Schlant RC (1993) Aortic stenosis. Chapter 37 in Chatterjee and Parmley. Cardiology (Vol. 2). Lippincott. Chapter 37, pp. 1–13
Schlant RC, Nutter D (1971) Heart failure in valvular heart disease. Medicine: 50: 421
Schlüter M, Kremer P, Hanrath P (1984) Transesophageal 2D echocardiographic feature of flail mitral leaflet due to ruptured chordae tendineae. Am Heart J 108/3: 609–610
Schnee MA, Bucal AA (1983) Fatal embolism in mitral valve prolapse. Chest 83: 285
Schöndube FA, Althoff W, Dörge HC et al. (1994) Prophylactic reoperation for strut fractures of the Bjjörk-Shiley convexo-concave heart valve. J Heart Valve Dis 3: 247–253
Schritz JE, Gaffney FA, Beend L et al. (1981) Distinctive anthropometric characteristics of women with mitral valve prolapse. Am J Med 71: 533
Schuler S, Ohlshausen K, Schwartz F et al. (1982) Non-invasive assessment of myocardial contractility in asymptomatic patients with severe aortic regurgitation and normal left ventricular ejection fraction at rest. Am J Cardiol 50: 45–57
Schwammenthal E, Chen C, Benning F et al. (1994) Dynamics of mitral regurgitant flow and orifice area. Physiologic application of the proximal flow convergence method: Clinical data and experimental testing. Circulation 90: 307–322
Scognamiglio R, Rahimtoola SH, Fasoli G et al. (1994) Nifedipine in asymptomatic patients with severe aortic regurgitation and normal left ventricular function. N Engl J Med 331: 689
Sellers RD, Levy MJ, Amplatz K, Lillehei CW (1964) Retrograde cardioangiography in acquired cardiac disease: technic, indications, and interpretation of 700 cases. Am J Cardiol 145: 437–347
Seymour J, Emanuel R, Patterson N (1968) Acquired pulmonary stenosis. Br Heart J 30: 776
Shah PM (1994) Echocardiographic diagnosis of mitral valve prolapse. J Am Soc Echocardiogr 7: 286–293
Shah PM, Gramiak R (1970) Echocardiographic recognition of mitral valve prolapse [Abstract]. Circulation 42 (Suppl 3): 45
Shellock FG, Curtis SC (1991) MR imaging and biomedical implants, materials, and devices: An updated review. Radiology 180: 541–550
Siegel RJ, Maurer G, Navatpumin T, Shah PK (1983) Accurate noninvasive assessment of critical aortic valve stenosis in the elderly. J Am Coll Cardiol 1: 639
Silber H, Khan SS, Matloff JM et al. (1993) The St. Jude valve. Thrombolysis as the first line of therapy for cardiac valve thrombosis. Circulation 87: 30–37
Simon R, Oelert H, Borst HG, Lichtlen P (1980) Influence of mitral valve surgery on tricuspid incompetence concomitant with mitral valve disease. Circulation 62: 1152–1157
Simpson IA, de Belder MA, Kenny A, Martin M, Nihoyannopoulos P (1995) How to quantitate valve regurgitation by echo Doppler techniques. British Society of Echocardiography. Br Heart J 73: 1–9
Skjaerpe T, Hatle L (1986). Noninvasive estimation of systolic pressure in the right ventricle in patients with tricuspid regurgitation. Eur Heart J 7: 704–710
Slama MS, Drieu LH, Malergue MC et al. (1993) Percutaneous double balloon valvuloplasty for stenosis of porcine bioprostheses in the tricuspid valve position: a report of 2 cases. Cathet Cardiovasc Diagn 28: 142–148
Smith HJ, Neutze JM, Roche AHG et al. (1976) The natural history of rheumatic aortic regurgitation and the indications for surgery. Br Heart J 38: 147–154
Snyder II RW, Glamann B, Lange RA et al. (1994) Predictive value of prominent pulmonary arterial wedge v waves in assessing the presence and severity of mitral regurgitation. Am J Cardiol 73: 568–570
Spagnuolo M, Kloth H, Taranta A et al. (1971) Natural history of rheumatic aortic regurgitation: Criteria predictive of death, congestive heart failure and angina in young patients. Circulation 44: 368–380
Spinale FG, Ishihra K, Zile M et al. (1993) Structural basis for changes in left ventricular function and geometry because of chronic mitral regurgitation and after correction of volume overload. J Thorac Cardiovasc Surg 106: 1147–1157
Steele P, Weiley H, Rainwater I et al. (1979) Platelet survival time and thrombembolism in patients with mitral valve prolapse. Circulation 60: 43
Stewart WJ, Currie PJ, Salcedo EE et al. (1992). Evaluation of mitral leaflet motion by echocardiography and jet direction by Doppler color flow mapping to determine the mechanism of mitral regurgitation. J Am Coll Cardiol 20: 1353–1361
Stone PH, Clark RD, Goldschlager N (1984) Determinants of prognosis in patients with aortic regurgitation who undergo aortic valve replacement. J Am Coll Cardiol 3: 1118–1126
Suzuki Y, Kambara H, Kadota K et al. (1986) Detection and evaluation of tricuspid regurgitation using real-time, two-dimensional, color-coded, Doppler flow imaging system: comparison with contrast two dimensional echocardiography and right ventriculography. Am J Cardiol 57: 811–815
Teinen D, Eriksson P (1985) Quantification of transvalvular pressure differences in aortic stenosis by Doppler ultrasound. Int J Cardiol 7: 121

Teupe C, Burger W, Schrader R, Zeiher AM (1997) Late (five to nine years) follow-up after balloon dilation of valvular pulmonary stenosis in adults. Am J Cardiol 80: 240–242
Thomas JH, Panoussopoulos DG, Jewell WR, Pierce GE (1977) Tricuspid stenosis secondary to metastatic melanoma. Cancer 39: 1732
Thompson R, Mitchell A, Ahmed M, Towers M, Yacoub M (1979) Conduction defects in aortic valve disease. Am Heart J 98: 3
Turina J, Hess OM, Turina M, Krayenbühl HP (1993) Cardiac bioprostheses in the 1990s. Circulation 88: 775–781
Turina J, Turina M. Rothlin M, Krayenbühl HP (1984) Improved late survival in patients with chronic aortic regurgitation by earlier operation. Circulation (Suppl) 70: I 147–152
Turpie AGG, Gent M, Laupacis A et al. (1993) A comparison of aspirin with placebo in patients treated with warfarin after heart-valve replacement. N Engl J Med 329: 524–529
Tuzcu EM, Block PC, Griffin BP, Weyman AE (1992) Immediate and long term outcome of percutaneous mitral valvotomy in patients 65 years or older. Circulation 85: 963–971
United Kingdom and United States (1965) Joint report on rheumatic heart disease. Circulation 32: 457–471
Van der Graaf Y, de Waard F, van Herwerden LA, Defauw JJ (1992) Risk of strut fracture of Björk-Shiley valves. Lancet 339: 257–2261
Vandenberg BF, Ayres RW, Lindower PD, Burns TL, Kerber RE (1995) Reproducibility and variability of the amount of tricuspid regurgitation with color Doppler echocardiography. Am J Cardiol 76: 198–199
Vared Z, Oren S, Rabinowitz B et al. (1985) Mitral valve prolapse. Quantitative analysis and long-term followup. Isr J Med Sci 21: 644
Vogt PR, Bauer EP, Carrel T, von Segesser L, Turina M (1992) Pericarditis constrictiva after aortic valve replacement simulating tricuspid stenosis. Eur J Cardiothorac Surg 6: 108–110
Wahlers T, Albes J, Pethig K et al. (1996) Valve reconstruction or replacement for long-term biopsy-induced tricuspid regurgitation following heart transplantation. Transpl Int 9: S 247–248
Waller BF (1986) Rheumatic and non-rheumatic conditions producing valvular heart disease. In: Frankl WS, Brest AN (eds) Cardiovascular clinics: Valvular heart disease: Comprehensive evaluation and management. Philadelphia/PA, pp 3–104
Waller BF (1987) Etiology of pure tricuspid regurgitation. Cardiovasc Clin 17: 53–95
Waller BF, Morrow AG, Maron BJ, Del Negro AA, Kent KM, McGrath FJ, Wallace RB, McIntosh CL, Roberts WC (1982) Etiology of clinically isolated, severe, chronic, pure mitral regurgitation: analysis of 97 patients over 30 years of age having mitral valve replacement. Am Heart J 104: 276–288
Waller BF, Howard J, Fess S (1994) Pathology of aortic valve stenosis and pure aortic regurgitation: II: A clinical morphologic assessment. Clin Cardiol: 17: 150
Waller BF, Howard J, Fess S (1995) Pathology of pulmonic valve stenosis and pure regurgitation. Clin Cardiol 18: 45–50
Waller BF, Howard J, Fess S (1995) Pathology of tricuspid valve stenosis and pure tricuspid regurgitation–part I, II, III. Clin Cardiol 18: 97–102;167–174; 225–230
Wann LS (1978) Determination of mitral valve area by cross sectional echocardiography. Ann Intern Med 88: 337
Wilcken DEL, Hickey AJ (1988) Lifetime risk for patients with mitral valve prolapse of developing severe valve regurgitation requiring surgery. Circulation 78: 10
Williams JCP, Barratt-Boyes BG, Lowe JB (1961) Supravalvular aortic stenosis. Circulation 24: 1311
Wisenbaugh T (1994) Mitral valve disease. Curr Opin Cardiol 9: 146–151
Wisenbaugh T, Essop R, Middlemost S et al. (1993) Pulmonary hypertension is a contraindication to beta-blockade in patients with severe mitral stenosis. Am Heart J 125: 786–790
Wisenbaugh T, Essop R, Middlemost S, Skoularogis J, Sareli P (1992) Excessive vasoconstriction in rheumatic mitral stenosis with modestly reduced ejection fraction J Am Coll Cardiol 20/6: 1339–1344
Wisenbaugh T, Skudicky D, Sareli P (1994) Prediction of outcome after valve preplacement for rheumatic mitral regurgitation in the era of chordal preservation. Circulation 89: 191–197
Wisenbaugh T, Spann JF, Carabello BA (1984) Differences in myocardial performance and load between patients with similar amounts of chronic aortic versus chronic mitral regurgitation. J Am Coll Cardiol 3: 916
Wood P (1954) An appreciation of mitral stenosis. BMJ 1: 1051, 1113
Wooley CF, Fontana ME, Kilman JW, Ryan JM (1985) Tricuspid stenosis. Atrial systolic murmur, tricuspid opening snap, and right atrial pressure pulse. Am J Med 78: 375–384
Zamorano J, Erbel R, Mackowski T, Alfonso F, Meyer J (1992) Usefulness of tranesophageal echocardiography for diagnosis of mitral valve prolapse. Am J Cardiol 69/4: 419–242
Zile MR; Gaasch WH, Carroll JD, Levine HJ (1984) Chronic mitral regurgitation: Predictive value of preoperative echocardiographic indexes of left ventricular function and wall stress. J Am Coll Cardiol 3: 235–242
Zippiroli A, Rinaldi M, Kramer-Fox R et al. (1995) Natural history of mitral valve prolapse. Am J Cardiol 75(15): 1028–1032
Zoghbi WA, Farmer KL, Soto JG, Nelson JG, Quinones MA (1986) Accurate noninvasive quantification of stenotic aortic valve area by Doppler echocardiography. Circulation 73: 452

# Sektion XI
# Spezielle Fragestellungen

D.J. Beuckelmann, M. Böhm, E. Erdmann, U.C. Hoppe, G. Nickenig, W. von Scheidt, R.H.G. Schwinger, P. Theissen

# Kapitel 79

# Erkrankungen der thorakalen Aorta



D.J. Beuckelmann, mit Beiträgen von P. Theissen



## 79.1 Die normale Aorta

Die Aorta ist ein elastisches Leitungsgefäß, das aus 3 Schichten besteht:
- einer dünnen, inneren Tunica intima,
- einer dicken mittleren Schicht (Tunica media) sowie
- einer relativ dünnen äußeren Schicht (Tunica adventitia).

Der effektive Widerstand des Aortenrohrs gegen den intraluminalen Blutdruck wird durch die Media aufrechterhalten, die aus einem Netzwerk elastischer Fasern sowie glatter Muskelzellen und Kollagen besteht. Der wesentliche Widerstand wird jedoch durch die elastischen Fasern vermittelt.

Dieser Aufbau aus elastischen Elementen bildet die Basis für das „Windkesselprinzip", d. h. das Abfangen systolischer Druckspitzen und die Aufrechterhaltung eines diastolischen Drucks, wobei die während der Systole aufgebaute elastische Energie während der Diastole abgegeben wird. Die Lamina intima ist eine dünne Schicht endothelialer Zellen. Die Adventitia besteht im wesentlichen aus kollagenen Fasern und ist über die Vasa vasorum wichtig für die Blutversorgung der aortalen Wand.

Der systolische Blutdruck, der sich in der Aorta aufbaut, ist abhängig vom Schlagvolumen des Herzens, vom Widerstand der Peripherie sowie von der Compliance der Aortenwand. Aufgrund der altersabhängigen Abnahme der Elastizität der Aortenwand kommt es bei gleichbleibendem Herzzeitvolumen und unverändertem Gefäßwiderstand zu einem Anstieg der Blutdruckamplitude im Alter, ohne daß dies als arterielle Hypertonie im engeren Sinne gedeutet werden kann. Darüber hinaus sind in der Aorta ascendens Druckrezeptoren lokalisiert, die analog zum Karotissinus bei Erregung Signale zum Vasomotorenzentrum des Hirnstamms senden. Dadurch kommt es bei plötzlichem Anstieg des Aortendrucks reflektorisch zu Bradykardie und Senkung des systemischen Gefäßwiderstands.

Die Aorta ascendens hat eine Weite von ca. 3–3,5 cm nach Abgang aus der Herzbasis und verjüngt sich in ihrem weiteren Verlauf, in Abhängigkeit von abgehenden Ästen. Im Bereich des Übergangs vom frei beweglichen Aortenbogen in die fixierte Aorta descendens ist der Lokalisationsbereich einer eventuellen Aortenisthmusstenose. Hier befindet sich eine der Prädilektionsstellen für den Intimaeinriß bei Aortendissektion sowie für traumatische Einrisse.

## 79.2 Thorakale Aortenaneurysmen

Thorakale Aortenaneurysmen sind lebensbedrohliche Erkrankungen der Hauptschlagader, die jedoch aufgrund unterschiedlicher Ätiologie, Pathogenese, Häufigkeit, Prognose und therapeutischer Beeinflußbarkeit nicht als Krankheitsentität aufzufassen sind, sondern vielmehr nach Typ, Akuität des Auftretens und Lokalisation ein unterschiedliches diagnostisches und therapeutisches Vorgehen erfordern. !

Traumatische Aortenrupturen, wie sie z.B. im Rahmen schwerer Thoraxtraumen auftreten können, mit anschließender Ausbildung eines Aneurysma spurium werden in diesem Rahmen nicht behandelt.

## 79.3 Akutes, disseziierendes Aortenaneurysma

Morgagni hat im Jahre 1761 eine Aortendissektion erstmals exakt pathologisch-anatomisch beschrieben. Der

Begriff des disseziierenden Aortenaneurysmas wurde erstmals 1826 von Laennec erwähnt.

! Das akute disseziierende Aortenaneurysma, Synonym: akute Aortendissektion, ist ein plötzliches Ereignis, bei dem das Blut, meist durch einen Einriß der Intima, das normale Lumen der Aorta verläßt und sich zwischen der inneren und äußeren Schicht der Lamina media der Aortenwand unter Dissektion dieser Schichten nach distal einen Weg bahnt.

Meist ist das Primärereignis tatsächlich eine Ruptur der Intima mit sekundärer Dissektion in die Media, manchmal liegt die Ursache jedoch in einer Hämorrhagie innerhalb der Media mit nachfolgender Ruptur dieses intraaortalen Hämatoms in das Lumen. Intraaortale Hämatome mit ausgedehnter aortaler Dissektion, jedoch ohne Intimaeinriß, wurden mehrfach beschrieben. Die zeitliche Abgrenzung zur chronischen Dissektion besteht, wenn das klinische Ereignis maximal 14 Tage zurückliegt (Kirklin u. Barrat-Boyes 1988).

## 79.3.1 Klassifikation

### De-Bakey-Klassifikation

Die Klassifikation De Bakey et al. (1965) teilt die disseziierenden Aortenaneurysmen in 3 Lokalisationen ein. Bei den Typen I und II ist der primäre Einriß meist im anterioren Wandanteil der aszendierenden Aorta lokalisiert:

- Beim Typ I umfaßt die Dissektion die Aorta ascendens und betrifft zusätzlich den Aortenbogen sowie in unterschiedlichem Ausmaß die deszendierende Aorta.
- Typ-II-Dissektionen umfassen lediglich die Aorta ascendens und enden somit definitionsgemäß vor Abgang des Truncus brachiocephalicus. Dieser Typ findet sich überdurchschnittlich häufig bei Patienten mit Marfan-Syndrom.
- Beim Typ III liegt der Ausgangspunkt der Dissektion in der deszendierenden Aorta, entweder nur in ihrem thorakalen Anteil (Typ IIIA) oder bis in den abdominellen Teil des Gefäßes reichend (Typ IIIB). Selten kommt es zur retrograden Ausdehnung einer Typ-III-Dissektion in den Aortenbogen und die A. ascendens.

### Stanford-Klassifikation

Die ebenfalls gebräuchliche Stanford-Klassifikation, die sich am Therapieansatz orientiert, unterscheidet lediglich 2 Typen:

- Beim Typ A ist die A. ascendens und fakultativ die A. descendens betroffen.
- Beim Typ B ist nur die A. descendens betroffen (Daily et al. 1970).

Die Lokalisation des Einrisses bleibt bei dieser Klassifikation unberücksichtigt. Die Typen De Bakey I und II können somit weitgehend dem Typ A der Stanford-Klassifikation gleichgesetzt werden, Typ III nach De Bakey entspricht dem Stanford-Typ B (Abb. 79-1).

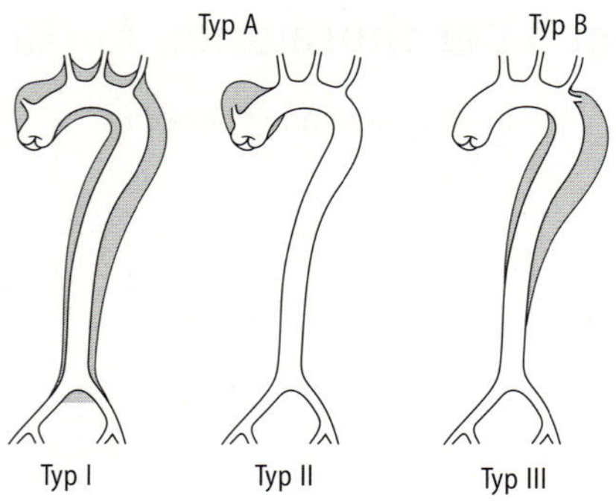


**Abb. 79-1.** Klassifikation der Aortenaneurysmen Typ I, II und III nach De Bakey et al. (1965); Standord-Klassifikation Typ A und B

Die Prävalenz von Typ-A- oder Typ-B-Dissektionen ist umstritten. Dissektionen des Typs A fanden sich in Obduktionsstudien deutlich häufiger (Larson u. Edwards 1984), während in klinischen Untersuchungen lediglich 1/3 aller Patienten einen Befall der A. ascendens aufwiesen (De Bakey et al. 1982).

Diese Differenzen beruhen wahrscheinlich auf der besonders hohen Letalität von Dissektionen der A. ascendens. Deshalb sind diese in klinischen Studien seltener als in Sektionsstatistiken nachweisbar.

### Intramurale Hämatome der thorakalen Aorta

Intramurale Hämatome der thorakalen Aorta sind dadurch charakterisiert, daß ein intramurales, in der Media lokalisiertes Hämatom sich in der Regel nicht weit nach distal oder proximal ausdehnt und definitionsgemäß ein intimaler Einriß fehlt. Die klinische Symptomatik entspricht der einer akuten Aortendissektion und Prognose und Therapie sind ähnlich wie beim akutem disseziierendem Aortenaneurysma einzuschätzen (Robbins et al. 1993).

## 79.3.2 Ätiologie und Pathogenese

### Prädilektionsstellen

Die Prädilektionsstellen für den initialen Einriß der Intima befinden sich in über 95% an 2 Lokalisationen: Einerseits ca. 2–3 cm distal der Aortenklappe im Bereich der A. ascendens, wahrscheinlich durch die an dieser Stelle großen Flexionskräfte während der Systole bedingt, andererseits am Übergang des frei beweglichen Aortenbogens in die fixierte A. descendens. Es wird postuliert, daß die hohe Inzidenz des Typs A möglicherweise auf den rascheren degenerativen Alterungsprozeß der aszendierenden Aorta zurückzuführen ist.

### Allgemeine Risikofaktoren

Die Risikofaktoren zur Entwicklung eines disseziierenden Aortenaneurysmas entsprechen denen für Gefäßerkrankungen in anderen Gefäßprovinzen, wobei sich jedoch eine unterschiedliche Gewichtung der einzelnen Faktoren ergibt (Beuckelmann et al. 1985). Das disseziierende Aortenaneurysma ist grundsätzlich eine Erkrankung des höheren Lebensalters. Etwa 80% aller Patienten leiden an einer arteriellen Hypertonie, wobei die Prävalenz dieser Erkrankung in der Gesamtbevölkerung mit etwa 14–18% angenommen wird. Patienten mit Typ-A-Dissektionen sind jedoch durchschnittlich 10 Jahre jünger (55±2 Jahre) als solche mit alleinigem Befall der A. descendens (63±2 Jahre). Die Altersverteilung bei Männern und Frauen ist ungefähr vergleichbar, das Geschlechtsverhältnis beträgt etwa 2:1. Weitere Risikofaktoren zu Gefäßerkrankungen, wie Nikotinkonsum oder Diabetes mellitus, waren im eigenen Kollektiv ebenfalls überdurchschnittlich häufig nachweisbar.

#### Spezifische Risikofaktoren/Marfan-Syndrom/Ehlers-Danlos-Syndrom

Ein spezifischer Risikofaktor für die akute Aortendissektion ist die zystische Medianekrose (Dalen et al. 1980). Hierbei handelt es sich um eine fokale Degeneration glatter Muskelzellen sowie um eine degenerative Desintegration der elastischen Fasern mit daraus resultierender Unterbrechung der glatten Muskelzellschichten. Die entstehenden Hohlräume werden mit Mukopolysacchariden aufgefüllt und führen zum Nachgeben der Gefäßwand gegenüber dem intraluminalen Druck.

Obwohl die Mediadegeneration Teil des natürlichen Alterungsprozesses der Aorta ist, findet sie sich quantitativ wesentlich ausgeprägter bei Patienten mit Aortendissektionen. Die zystische Medianekrose „Erdheim-Gsell“ ist typisch für bestimmte angeborene Bindegewebserkrankungen, insbesondere das Marfan-Syndrom und das Ehlers-Danlos-Syndrom.

Verschiedene Arbeitsgruppen haben in den vergangenen Jahren eine Mutation des Gens auf Chromosom 15 beschrieben, das für die Synthese von Fibrillin, einem großen Lipoprotein, kodiert und das essentiell für die strukturelle Integrität der Aortenwand ist. Diese Mutation auf Chromosom 15 ist vergesellschaftet mit einer Häufung aortaler Erkrankungen, Linsenschlottern und kann sowohl familiär gehäuft als auch sporadisch auftreten.

Eine weitere Mutation auf Chromosom 5 ist mit dem Auftreten einer Arachnodaktylie vergesellschaftet. Die Variabilität der Fibrillin-Genmutationen ist verantwortlich für das breite Spektrum klinischer Manifestationen bei Patienten mit Marfan-Syndrom Es ist bis heute jedoch nicht klar, ob diese Mutationen zu qualitativen oder quantitativen Defekten des Elastins führen.

Die Mehrzahl der Patienten mit akuter Aortendissektion haben jedoch kein Marfan-Syndrom, und die Pathogenese der Mediaerkrankung der Aorta ist in diesen Fällen häufig unklar. In manchen Familien konnte eine Typ-3-Prokollagenmutation diagnostiziert werden.

Die akute Aortendissektion stellt eine typische Komplikation des Marfan-Syndroms dar. Bis zu 5% aller Patienten mit Aortendissektion haben diese angeborene Bindegewebserkrankung. Weitere seltene Erkrankungen sind mit einem erhöhten Risiko für die Ausbildung eines akuten disseziierenden Aortenaneurysmas assoziiert. Hierzu gehören die Aortenisthmusstenose, die bikuspide Aortenklappe sowie die Schwangerschaft: Etwa die Hälfte aller Aortendissektionen bei Frauen unter 40 Jahren ohne Marfan-Syndrom ereignen sich während der Schwangerschaft.

### 79.3.3 Klinische Symptomatik

Obwohl Dissektionen völlig ohne Schmerzen auftreten können, ist das typische Symptom der reißende Thoraxschmerz, entweder in der Brust (A. ascendens) oder zwischen den Schulterblättern (A. descendens), meist verbunden mit dem Gefühl der Todesangst.

Differentialdiagnostisch muß daher in erster Linie an einen schweren Angina-pectoris-Anfall, an einen akuten Myokardinfarkt oder an eine akute Lungenembolie gedacht werden. Hinweisend für eine Aortendissektion ist, daß der Schmerz meist am intensivsten während des Schmerzbeginns empfunden wird, während es beim Myokardinfarkt oder Angina-pectoris-Anfall in der Regel zu einer progredienten Zunahme der Schmerzsymptomatik kommt.

Darüber hinaus ist eine typische anamnestische Angabe der wandernde Schmerz als Ausdruck der fortschreitenden Dissektion entlang des Verlaufs der Aorta.

Häufig geraten derartige Patienten rasch in einen Schockzustand. Ursächlich hierfür kommen in Frage:

- Blutverlust aus dem falschen Lumen in das paraaortale Gewebe bzw. freie Ruptur in die Pleurahöhle,
- akute Aorteninsuffizienz mit Überlastung des linken Ventrikels,
- akute Perikardtamponade.

Die Ruptur in den Perikardbeutel manifestiert sich in den Symptomen der akuten Perikardtamponade: Tachykardie, Blutdruckabfall, gestaute Halsvenen usw. Das typische Bild wird hierbei jedoch häufig durch eine begleitende Aorteninsuffizienz oder Hypovolämie maskiert (s. oben).

Ein kleinerer Anteil der Patienten kommt primär unter dem Bild eines Gefäßverschlusses zur stationären Aufnahme. So kann durch Verschluß des wahren Lumens eine Extremität (meist ein Bein, seltener ein Arm) pulslos sein. 10% aller Patienten mit Aortenbogenbefall erleiden ein ischämisches Defizit durch Minderdurchblutung der A. carotis, selten bildet sich eine Paraplegie durch Verschluß von Interkostalarterien aus.

### 79.3.4 Diagnostik

Bei Verdacht auf ein thorakales Aortenaneurysma stehen verschiedene diagnostische Untersuchungsmethoden zur Verfügung, die jeweils einen unterschiedlichen Stellenwert im diagnostischen Ablauf haben.

An ein diagnostisches Verfahren sind folgende Anforderungen zu stellen:

- Unterscheidung zwischen Dissektion und Fehlen einer Dissektion der Aorta;
- sichere Lokalisationsdiagnostik bezüglich des Vorliegens einer Dissektion im Bereich der A. ascendens;
- klare Lokalisationsdiagnostik einer einzelnen oder mehrerer Einrißstellen;
- Nachweis und Quantifizierung einer begleitenden Aorteninsuffizienz;
- Nachweis wesentlicher Komplikationen (Perikarderguß, gedeckte oder freie Ruptur);
- Nachweis einer Einbeziehung abgehender Aortenbogengefäße.

Darüber hinaus ist im Zeitalter der thrombolytischen Therapie des akuten Myokardinfarkts in Zweifelsfällen der Ausschluß einer Aortendissektion als Ursache eines heftigen thorakalen Schmerzes lebensnotwendig.

Folgende diagnostische Maßnahmen stehen heute zur Verfügung:

- Anamnese und körperliche Untersuchung,
- Röntgenübersichtsaufnahme des Thorax,
- Echokardiographie (transthorakal und transösophageal),
- Spiral-CT mit Kontrastmittel,
- Magnetresonanztomographie (MRT),
- Aortographie, Cine-Angiographie.

### Anamnese und körperliche Untersuchung

Anamnese und körperliche Untersuchung mit typischer Schmerzsymptomatik und assoziierten klinischen Untersuchungsbefunden, wie Aorteninsuffizienz, peripherem Gefäßverschluß und ähnlichem erlauben eine korrekte Verdachtsdiagnose lediglich in etwa 40–50%.

### Röntgenübersichtsaufnahme des Thorax

Die Thoraxübersichtsaufnahme im Stehen (p.-a. und seitlich) oder im Liegen (a.-p.) stellt bei Verdacht auf Vorliegen eines akuten disseziierenden Aortenaneurysmas die bildgebende Basisuntersuchung dar. Sie ist einfach und schnell angefertigt und wegen ihrer hohen Sensitivität bei jedoch schlechter Spezifität als diagnostisches Screeningverfahren geeignet. Die Darstellung der radiologischen Muster aortaler Lumenerweiterungen im Sinne einer Dilatation oder eines umschriebenen Aneurysmas mit oder ohne Dissektion ist abhängig von der jeweiligen Größe, Lage, Form und der Ausdehnung dieser Prozesse im Thoraxraum. Hieraus ergibt sich, daß sich kleinere pathologische Veränderungen einer radiologischen Diagnostik dem konventionellen Übersichtsbild entziehen können.

Die Röntgenübersichtsaufnahme des Thorax erlaubt eine Abgrenzung gegenüber anderen Erkrankungen, die eine ähnliche Symptomatik verursachen können, z.B. Pneumothorax oder ausgedehnte Lungenembolie mit „amputierten Hili". Je nach Lokalisation finden sich spezifische bildanalytische Gesichtspunkte, die hinweisend sein können auf das Vorliegen einer Aortendissektion.

Hilfreich in der Beurteilung ist eine getrennte Analyse der Aorta und ihres Umfeldes mit Gliederung in: Sinus valsalva, Aorta ascendens, Aortenbogen mit dessen proximalen, medialen und distalen Anteilen sowie Aorta descendens. Tabelle 79-1 führt die typischen Veränderungen des Thoraxübersichtsbildes im posterio-anterioren und seitlichen Strahlengang auf.

Hinweise für eine Dissektion bilden kantige Konturverläufe der Aorta, Verkalkungen der Intima, die mehr als 4–5 mm von der äußeren Aortenkontur liegen im Sinne einer Doppelkontur, sowie intraluminale Absorptionsunterschiede. Mediastinale Einblutungen aus dem Aortenbogen führen zu einer zunehmenden Verbreiterung des Mediastinums, einer Erweiterung der Paratracheallinie über 5 mm, zur fehlenden Abgrenzbarkeit des Aortenknopfes sowie zur Verschattung der linken Thoraxspitze durch Blutaustritt („apical pleural cap sign").

Bei Dissektionen der A. descendens kann es zu einer Verbreiterung insbesondere der linken Paraspinallinien kommen. Linksseitige retropleurale oder intrapleurale Flüssigkeitsansammlungen ergeben Hinweise für das Vorliegen einer gedeckten oder freien Ruptur des Gefässes.

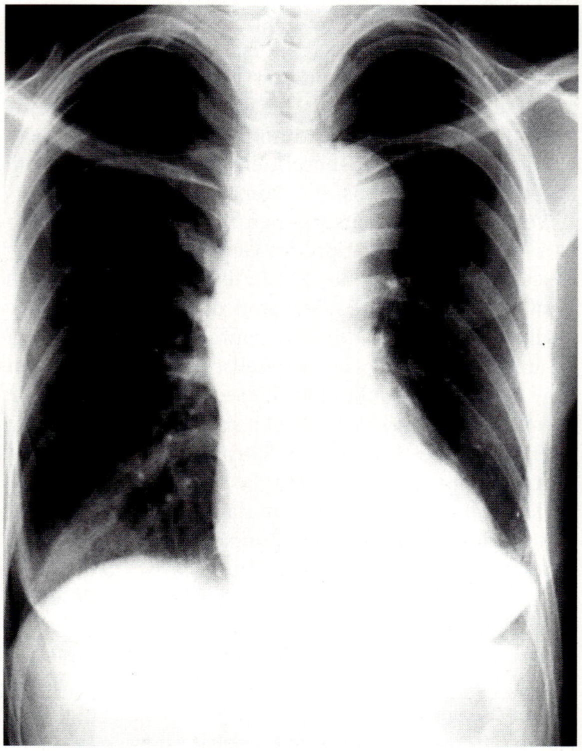

**Abb. 79-2.** Röntgenthoraxübersichtsbild bei Aortendissektion Stanford-Typ A mit deutlicher Dilatation der Aorta ascendens und Verbreiterung des Mediastinums zu beiden Seiten

**Tabelle 79-1.** Zeichen einer Aortendissektion im Thoraxröntgenbild

| | Thorax p.-a. (a.-p.) | Thorax seitlich |
|---|---|---|
| Sinus aortae | Verbreiterung des Herzschattens in Höhe des Sinus aortae nach rechts | Einengung des Retrokardialraumes in Höhe des Sinus aortae |
| Aorta ascendens | Verbreiterung des Mediastinums nach rechts (weniger nach links) | Einengung des Retrokardialraumes |
| | Aorta rechts randbildend | Aorta erweitert (teilweise meßbar) |
| | Links bogenförmiger Verlauf der Aorta weit über den rechten Wirbelsäulenrand reichend | Sternale Impression (bei chronischen Aneurysmen) |
| | Verlagerung der V. cava superior nach rechts | |
| | Verlagerung der Trachea nach rechts | |
| | Verlagerung des linken Hauptbronchus nach kaudal | |
| | Scheinbare Vergrößerung des rechten Vorhofs nach rechts, hervorgerufen durch kraniale Kompression durch aneurysmatische Aorta | |
| Proximaler Arcus aortae | Verbreiterung des oberen Mediastinums nach rechts (weniger nach links) | Einengung des Retrokardialraumes |
| | Verlagerung der V. cava superior nach rechts | Sternumimpression (bei chronischem Aneurysma) |
| | Verlagerung der Trachea meist nach rechts | |
| | Verlagerung des linken Hauptbronchus nach kaudal | |
| Medialer Arcus aortae | Meist nur geringe Verbreiterung des Mediastinums zu beiden Seiten | Verbreiterung des Aortenbogens nach kranial und/oder kaudal |
| | Verlagerung der Trachea vorwiegend nach rechts | |
| | Verlagerung des linken Hauptbronchus nach kaudal | |
| Distaler Arcus aortae | Verbreiterung des Mediastinums nach links | Verbreiterung des Mediastinums nach dorsal und/oder ventral |
| | Aortenkopf erweitert | Impression der Wirbelsäule (bei chronischem Aneurysma) |
| Aorta descendens | Verbreiterung des Mediastinums nach links | Einengung des hinteren Mediastinums durch diffuse oder umschriebene Verbreiterung der Aorta |
| | Verlagerung der Trachea nach rechts | Impression der Wirbelsäule (bei chronischem Aneurysma) |
| | Verlagerung des Ösophagus nach rechts | |

! Das Thoraxübersichtsbild kann jedoch lediglich einen Hinweis für das Vorliegen einer Aortendissektion liefern, ein normales Thoraxbild schließt das akute disseziierende Aortenaneurysma nicht aus (Abb. 79-2).

**Transthorakale und transösophageale Echokardiographie**

Die Echokardiographie ist eine nichtinvasive, verbreitete und somit nahezu überall verfügbare Untersuchungsmethode, die leicht durchzuführen ist und mittels derer man ohne intravenöse Kontrastmittelgabe eine Aortendissektion zu diagnostizieren vermag. Für die echokardiographische Untersuchung ist die thorakale Aorta von verschiedenen Zugängen her erreichbar.

Die A. ascendens ist vom parasternalen Zugang aus im Längs- und Querschnitt bis ca. 1 cm oberhalb des Sinus valsalvae nachweisbar. Der transösophageale Zugang erlaubt es, diesen Abschnitt mit größerer Bildqualität darzustellen. Die mittlere und distale A. ascendens ist sowohl vom transthorakalen Zugang her als auch durch transösophageale Registrierung wegen der Interposition der Trachea zwischen Ösophagus und Aortenrohr in diesem Bereich nicht darzustellen. Der Aortenbogen und insbesondere die A. descendens sind vom transösophagealen Zugang her ausgezeichnet darstellbar.

Wesentliches diagnostisches Kriterium ist eine bewegte Dissektionsmembran im Lumen der Aorta. Um Echoartefakte auszuschließen, sollte hierbei die Bewegung nicht strikt parallel zur Bewegung anderer Herz- oder Gefäßstrukturen erfolgen.

Mit Hilfe der farbkodierten Dopplerechokardiographie ist es möglich, den Fluß im „falschen“ und im „wahren“ Lumen darzustellen, die Einrißstelle der Intima zu lokalisieren sowie eine begleitende Aorteninsuffizienz oder einen Perikarderguß nachzuweisen. Diese beiden letztgenannten Komplikationen eines disseziierenden Aortenaneurysmas stellen wichtige Befunde zur Indikationsstellung zur operativen Therapie dar.

Die transthorakale Echokardiographie weist eine relativ schlechte Sensitivität und Spezifität zur Diagnostik des Krankheitsbildes auf. So wurden Sensitivitäten zwischen 59 und 85% und Spezifitäten zwischen 63 und 96% beschrieben (Nienaber et al. 1993; Illiceto et al. 1987; Granato et al. 1985). Dissektionen lassen sich in der Regel nur im Bereich der aszendierenden Aorta darstellen. Darüber hinaus verhindern Emphysem, Adipositas und künstliche Beatmung häufig eine ausreichende Beurteilbarkeit vom transthorakalen Zugang aus.

Der transösophageale Zugang erlaubt in den meisten Fällen jedoch eine hochauflösende und präzise Darstellung der proximalen A. ascendens, großer Teile des Aortenbogens sowie des wesentlichen Teils der supradiaphragmalen A. descendens.

Mit Hilfe multiplaner transösophagealer Echosonden ist es inzwischen möglich, den „toten Winkel" im Bereich der oberen A. ascendens zumindest teilweise zu verkleinern (Omoto et al. 1992). In der Literatur wird für die transösophageale Echokardiographie eine Sensitivität für die Diagnostik der akuten Aortendissektion von 97–100% angegeben (Ballal et al. 1991; Erbel et al. 1989; Hashimoto et al. 1989).

In den meisten Fällen kann die Einrißstelle ebenfalls lokalisiert werden. Dies ist für die operative Therapie von wesentlicher Bedeutung. Lediglich in einer Studie von Nienaber et al. (1992) ergab sich zwar eine hohe Sensitivität, jedoch eine mit 68% relativ schlechte Spezifität.

Die transösophageale Echokardiographie wird heute als bestes primäres Screeningverfahren für eine sichere und rasche Diagnostik eingesetzt. Sie erfordert keine intravenöse Kontrastmittelgabe und erlaubt eine Klassifikationseinteilung. Zusätzlich können wesentliche Komplikationen einer Dissektion, wie Aorteninsuffizienz, perikardiale Einblutungen und Perikardtamponade, gleichzeitig diagnostiziert werden.

Abbildung 79-3 zeigt eine Dissektion im Bereich des Aortenbogens und eine Dissektion der Aorta ascendens mit Nachweis zweier Lumina sowie die Einrißstelle mit Flußnachweis im Rupturbereich.

### Computertomographie und Spiral-CT

Harris et al. (1979) führten die Computertomographie (CT) in die Diagnostik der akuten Aortendissektion ein. Die Diagnose erfordert den Nachweis zweier Lumina und einer Dissektionsmembran. Im Gegensatz zur Thoraxröntgenaufnahme erlaubt die CT eine sichere Abgrenzung und Zuordnung aller mediastinalen und thorakalen anatomischen Strukturen. Die Differenzierung zwischen wahrem und falschem Lumen erfordert die Gabe von Kontrastmitteln. In den vergangenen 10 Jahren wurde in mehreren großen Studien nachgewiesen, daß die CT für die Diagnostik einer Aortendissektion eine Sensitivität von 83–100% und eine Spezifität von 87–100% aufweist (Erbel et al. 1989; Nienaber et al. 1993).

Durch die Fortentwicklung der Technologie, insbesondere der Volumenaufnahmeverfahren mit kontinuierlich rotierender Röntgenröhre (Spiral-CT) sowie der ultraschnellen CT lassen sich diese Werte weiter verbessern. Ein verläßlicher Nachweis einer Einbeziehung abgehender Aortenbogengefäße ist nicht immer möglich. Der Nachweis der Einrißstelle ist mit der CT auch nur in Ausnahmefällen möglich. Aus diesen Gründen ist die Methodik geeignet als Screeningmethode bei Patienten mit Verdacht auf Aortendissektion, muß häufig jedoch weiterführende diagnostische Maßnahmen nach sich ziehen.

Wesentlicher Vorteil der CT besteht in ihrer fehlenden Invasivität und breiten Verfügbarkeit. Sie ist somit ein geeignetes Verfahren für die Primärdiagnostik in Krankenhäusern, in denen keine Magnetresonanztomographie (MRT) oder transösophageale Echokardiographie zur Verfügung steht.

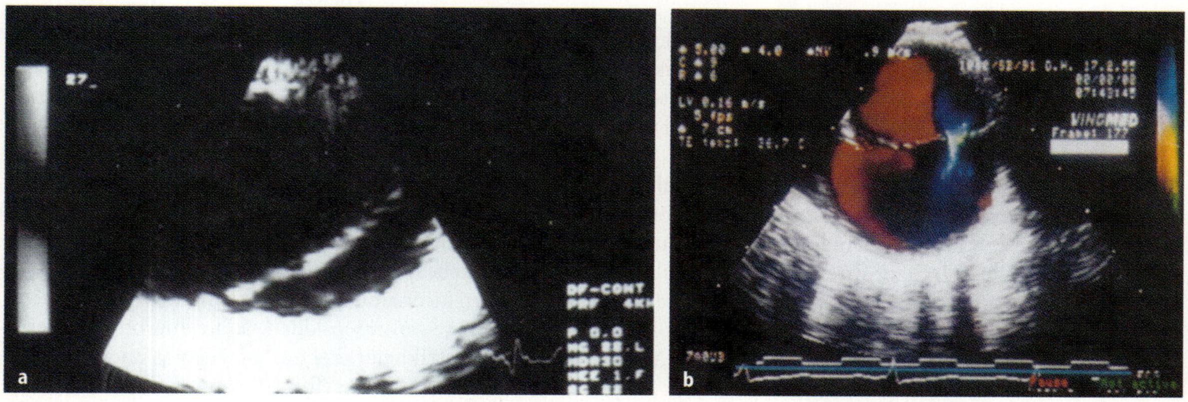


**Abb. 79-3a, b.** a Transösophageale Echokardiographie. Nachweis eines Dissektionsbeginns im distalen Aortenbogen. b Farbdopplerechokardiographische Darstellung der Flußverhältnisse in wahren und falschen Lumen bei Dissektion der Aorta ascendens. Beide Lumina sind durchströmt. Die Einrißstelle mit Flußnachweis im Rupturbereich liegt ca. 3 cm distal der Aortenklappe

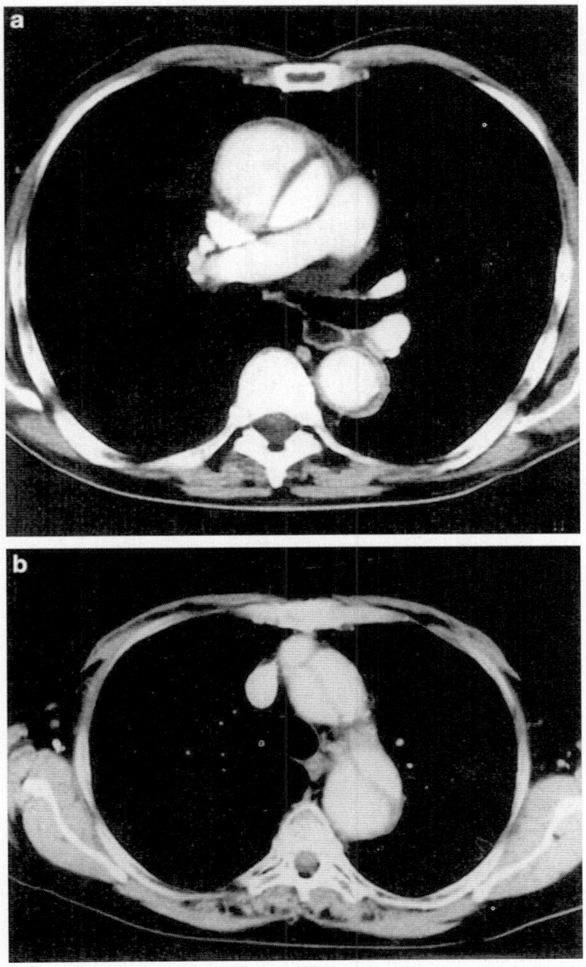


**Abb. 79-4a, b.** CT mit Kontrastmittel. **a** Dissektion der Aorta ascendens. Deutliche Dilatation, schmaler thormbotischer Randsaum. **b** Dissektion der Aorta ascendens und descendens, Typ A. 2 Lumina, sichtbare Dissektionsmembran

Abbildung 79-4a zeigt eine Dissektion der Aorta ascendens bei deutlicher Dilatation dieser Gefäßabschnitte. Die Aorta descendens weist lediglich einen schmalen thrombotischen Randsaum auf. In Abb. 79-4b zeigt die CT eine Typ-A-Dissektion mit je 2 Lumina im Bereich von A. ascendens und A. descendens; der Verlauf der Dissektionsmembran im unteren Bogenbereich ist deutlich sichtbar.

### Magnetresonanztomographie (MRT)

1983 wurde die Kernspintomographie (Magnetresonanztomographie, MRT) erstmals in der Diagnostik der Aortendissektion eingesetzt (Herfgens et al. 1983). Kriterien zur Diagnose einer Aortendissektion sind, ebenso wie bei der CT, der Nachweis eines doppelten Lumens sowie einer Dissektionsmembran.

! Ein deutlicher Vorteil der MRT ist die Möglichkeit, hochauflösende Bilder in jeder gewünschten Ebene darzustellen, in dem eine Bildrekonstruktion entsprechend des Gefäßverlaufes durchgeführt wird. Hierdurch kann die Aorta einschließlich des Aortenbogens und der abgehenden Halsgefäße in einem Bild dargestellt werden. Darüber hinaus erfordert die Kernspintomographie keine Kontrastmittelgabe.

Mit Hilfe der Spinechotechnik läßt sich fließendes Blut unterschiedlicher Geschwindigkeit von nicht bewegten Membranen, wie z.B. der Dissektionsmembran, gut abgrenzen. Alte MRT-Geräte konnten langsamen Fluß im falschen Lumen manchmal nicht von einem Thrombus unterscheiden, die hochauflösenden, neuen Kernspintomographen erlauben hier jedoch eine verläßliche Differenzierung. Mit Hilfe der Cine-MRT-Technik lassen sich unterschiedliche Flußgeschwindigkeiten im wahren und falschen Lumen unterscheiden.

Darüber hinaus erlaubt diese den Nachweis einer begleitenden Aortenklappeninsuffizienz. Angaben über die Sensitivität der Methode schwanken zwischen 83 und 100% (Sechtem et al. 1987; Nienaber et al. 1993). Eine neuere prospektive Studie ergab eine nahezu 100% Senitivität und Spezifität für die Diagnose einer Aortendissektion (Nienaber et al. 1992). Darüber hinaus erlaubt die Magnetresonanztomographie häufig die Lokalisation des Intima-Einrisses. Die Kernspintographie stellt prinzipiell somit eine sehr geeignete Methode dar, um mit hoher Spezifität und Sensitivität eine Aortendissektion nachzuweisen.

Die langen Untersuchungszeiten stellen noch immer einen wesentlichen Nachteil dar, so daß eine komplette Diagnostik hämodynamisch instabiler Patienten in der Regel nicht erfolgen kann, insbesondere da in der engen MRT-Röhre der Zugang für notfallmäßige Akutmaßnahmen und insbesondere die Untersuchung beatmeter Patienten nicht möglich ist.

Der technische Fortschritt mit verkürzten Untersuchungszeiten und räumlich verbesserten Untersuchungsbedingungen wird jedoch in Zukunft der MRT einen zunehmenden Platz in der Primärdiagnostik auch der akuten Aortendissektion einräumen.

Abbildung 79-5 zeigt eine transversales Gradientenechobild einer Dissektion der Aorta descendens mit kleinem, perfundiertem medialem Anteil und, durch eine Dissektionsmembran getrennt, einem größeren thrombosierten Anteil lateral.

Abbildung 79-6 zeigt ein transversales diastolisches Gradientenechobild einer Dissektion der Aorta ascendens auf Höhe der Aortenwurzel mit massiv dilatierter Aorta ascendens (80–90 mm) und deutlicher Dissektionsmembran bei gleich perfundiertem wahrem und falschem Lumen. Die hochgradige Aorteninsuffizienz ist am signalarmen Regurgitationsjet gut erkennbar.

### Aortographie

Die Aortographie, entweder klassischerweise in Form von Röntgenserien in DSA-Technik oder als Cine-Angiographie im Herzkatheterlabor durchgeführt, galt lan-

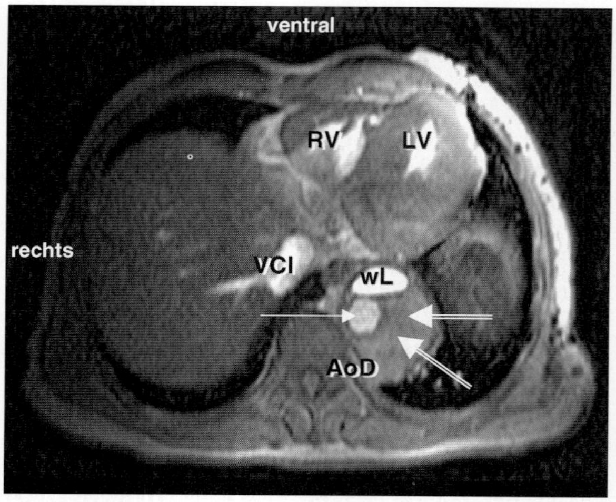


**Abb. 79-5.** MRT. Transversales Gradientenechobild einer Dissektion der Aorta descendens. Deutlich erweiterte Aorta descendens *(AoD)* mit dreigeteiltem Lumen. Ventral liegendes kleineres wahres Lumen *(wL)* mit normalen Flußverhältnissen, erkenntlich am hellen Signal des Blutes. Durch die Dissektionsmembran getrennt dorsal gelegenes falsches Lumen mit kleinerem, noch perfundiertem Anteil medial *(einfacher weißer Pfeil)* und größerem thrombosiertem Anteil lateral *(weiße Doppelpfeile)*. Der noch perfundierte Teil des falschen Lumens wird verlangsamt durchströmt, was an der nur mittleren Signalintensität in diesem Teil erkenntlich ist. Rechter/linker Ventrikel *(RV/LV)* und untere Hohlvene *(VCI)*

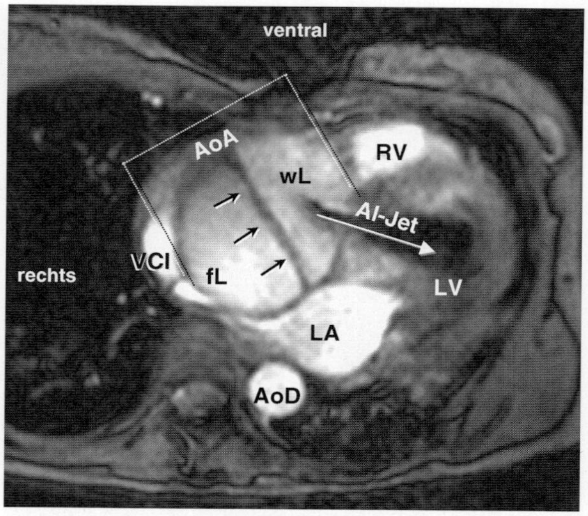


**Abb. 79-6.** MRT. Transversales diastolisches Gradientenechobild einer Dissektion der Aorta ascendens *(AoA)* auf Höhe der Aortenwurzel. Massiv dilatierte Aorta ascendens (80–90 mm) mit trotz schlechter Ventrikelfunktion sicher dargestellter Dissektionmembran *(kleine schwarze Pfeile)* und gleichschnell perfundiertem wahrem und falschem Lumen *(wL/fL)*. Die hochgradige Aortenklappeninsuffizienz ist am signalarmen Regurgitationjet erkennbar, der aus dem wahren Lumen in dem linken Ventrikel *(LV)* zurückreicht *(weißer Pfeil/AI-Jet)*. Durch die Aortendilataion werden untere Hohlvene *(VCI)* und linker Vorhof *(LA)* deutlich imprimiert. Rechter Ventrikel *(RV)*, Aorta descendens *(AoD)*

ge Zeit als „golden standard" in der Diagnostik von Patienten mit Verdacht auf Aortendissektion. Die direkte Diagnose ergibt sich aus dem angiographischen Nachweis zweier Lumina mit dazwischenliegender beweglicher Membran sowie dem Nachweis der Einrißstelle der Intima. Hinzu kommen indirekte Hinweise, wie Kompression des „wahren" Lumens durch das „falsche" Lumen, Aorteninsuffizienz, Veränderungen abgehender Aortenbogengefäße.

Earnest et al. (1979) fanden bei 87% aller Patienten den Nachweis des falschen Lumens, bei 70% den Nachweis der Dissektionsmembran, jedoch lediglich bei 56% die Lokalisation des Einrisses. Diese Einrißstelle läßt sich mit Hilfe der Cine-Angiographie im Vergleich zur klassischen Aortographie in Plattentechnik besser lokalisieren.

Die genannten Zahlen zeigen, daß die diagnostische Aussagefähigkeit der Angiographie für eine suffiziente Beurteilung und Beantwortung der eingangs aufgeführten Fragestellungen häufig nicht ausreichend ist. Probleme falsch-negativer Angiogramme ergeben sich aus thrombosierten „falschen" Lumina, gleicher Kontrastmittelanflutung im „wahren" und „falschen" Lumen. Darüber hinaus kann eine Dissektion dann übersehen werden, wenn die Angiographie lediglich in der Ebene durchgeführt wird, in der die Dissektionsmembran nicht orthograd getroffen wird.

Ein weiterer wesentlicher Nachteil der Angiographie liegt in der Invasivität, die einen arteriellen Zugang erfordert. Obwohl vermutet wurde, daß die retrograde Sondierung des Gefäßes durch mögliche Kontrastmittelinjektion in das „falsche" Lumen gefährlich sein könnte, ließ sich die Sicherheit eines derartigen Vorgehens jedoch inzwischen nachweisen. Die Gabe erheblicher Mengen eines Kontrastmittels ist in der Regel notwendig. Das ist insbesondere bei Patienten, die durch Hypotension oder Beeinträchtigung des arteriellen Blutzustroms zu den Nieren bereits eine Nierenfunktionsstörung aufweisen, von Bedeutung.

Aus den genannten Gründen ist die Aortographie als alleinige diagnostische Maßnahme häufig nicht ausreichend. Sie wird jedoch immer dann durchgeführt werden, wenn eine Herzkatheteruntersuchung zum Nachweis bzw. Ausschluß von Koronarstenosen präoperativ notwendig erscheint. Dies ist jedoch nur in Ausnahmefällen nötig.

Daneben läßt sich, abgesehen von der Kernspintomographie, lediglich mit dieser Methode die Einbeziehung abgehender Aortenbogengefäße in die Dissektion ausreichend sicher beurteilen. Wegen der genannten Nachteile gegenüber den neueren, nichtinvasiven Verfahren ist die Aortographie als diagnostische Maßnahme in der Primärdiagnostik der akuten Aortendissektion jedoch zunehmend in den Hintergrund getreten.

Die diagnostische Koronarangiogrphie vor Operation einer Aortendissektion auch älterer Patienten stellt in der Regel nur einen Zeitverzug dar, der zu erhöhter

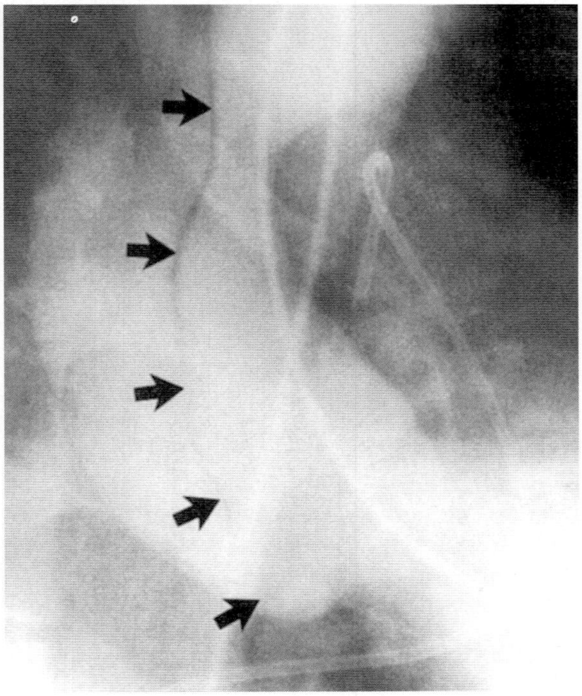

**Abb. 79-7.** Dissektion der Aorta ascendens, Aortographie. Sichtbare Dissektionsmembran und Aorteninsuffizienz

Letalität aufgrund von Dissektionsprogession oder -ruptur führt. Abbildung 79-7 zeigt eine angiographische Darstellung einer A.-ascendens-Dissektion. Die Dissektionsmembran ist deutlich sichtbar, ebenso die begleitende Aorteninsuffizienz.

### 79.3.5 Therapie

Jeder Patient mit akuter Aortendissektion bedarf der Überwachung auf einer Intensivstation. Grundsätzlich kommen für die Therapie medikamentöse und chirurgische Maßnahmen in Frage. Die Wahl der Therapie ergibt sich dabei aus dem natürlichen Krankheitsverlauf der verschiedenen Typen einerseits (s. oben) und aus der Letalität und Morbidität des operativen Eingriffs andererseits.

#### Medikamentöse Therapie

Die medikamentöse Therapie ist die Basis jeglicher Behandlung. In tierexperimentellen Untersuchungen an Hundeschlagadern ließ sich nachweisen, daß die Gefahr für das Fortschreiten der Dissektion von einer hohen maximalen Druckanstiegsgeschwindigkeit ($dp/dt_{max}$) ausgeht (Prokopp et al. 1970). Darüber hinaus konnte die Ruptur bei experimentellinduzierten Dissektionen im Tiermodell (Truthahn) durch Gabe von Propranolol verhindert werden. Basierend auf diesen Ergebnissen besteht daher die Basis der konservativen Therapie in der kontrollierten Blutdrucksenkung durch Medikamente, die die maximale Druckanstiegsgeschwindigkeit vermindern, vorzugsweise also β-Rezeptorenblocker.

Eine Monotherapie mit allein nachlastsenkenden Substanzen sollte vermieden werden, da diese Pharmaka, wie z.B. Nitroprussidnatrium die Druckanstiegsgeschwindigkeit zu steigern vermögen und hierdurch sogar zu einer Progression der Dissektion führen können (Wheat et al. 1965). Neuere Untersuchungen zeigen, daß bei Patienten mit Marfan-Syndrom die progrediente Dilatation der Aorta ascendens durch eine Therapie mit β-Rezeptorenblockern verlangsamt und das Auftreten von Komplikationen vermindert werden kann (Shores et al. 1994).

#### Chirurgische Therapie

Nach Blutdruckstabilisierung stellt die chirurgische Behandlung die Therapie der Wahl bei allen Patienten mit Typ-A-Dissektion dar. !

Darüber hinaus ist eine primäre Operationsindikation bei Typ-B-Aneurysmen dann gegeben, wenn Komplikationen eine alleinige medikamentöse Therapie nicht ausreichend erscheinen lassen. Hierzu gehören die Progression der Dissektion trotz adäquater medikamentöser Blutdrucksenkung, Ruptur oder drohende Ruptur, Auftreten eines Hämatothorax, progrediente retrograde Extension in die aszendierende Aorta, Organkomplikationen (Nieren, Darm etc.), Beeinträchtigung vitaler Organfunktionen sowie nicht beherrschbare Schmerzen.

Ziel der chirurgischen Therapie ist es, den Tod des Patienten durch Verbluten und andere Komplikationen (Aorteninsuffizienz und Perikardtamponade) zu verhindern und die Perfusion lebenswichtiger Gefäße (Koronararterien, A. carotis) zu erhalten. Den ersten Versuch einer chirurgischen Beeinflussung der Prognose führte De Bakey durch: Er nahm eine distale Fensterung des Dissektionssacks vor, mit dem Ziel, hierdurch ein Fortschreiten der Wandaufspaltung aufzuhalten.

Die Resektion der A. ascendens, mit oder ohne Ersatz der Aortenklappe, entweder getrennt oder heute bevorzugt durch eine Kombinationsprothese aus Aortenklappe und A. ascendens mit Neuimplantation der Koronararterien, stellt z. Z. die Therapie der Wahl bei Typ-A-Dissektionen dar. Die Implantation einer Kombinationsprothese sollte bei Patienten mit Marfan-Syndrom unbedingt angestrebt werden, da es durch die angeborene Bindegewebserkrankung sonst zumeist zum Rezidiv im Bereich des verbliebenen Originalgewebes im Sinus valsalvae kommt.

Bei Typ-I-Aneurysmen wird versucht, durch Interposition einer Dacron-Prothese und Wandadaptation ein Fortschreiten der Dissektion nach proximal und distal zu verhüten. Hierzu muß der resezierte Bereich jedoch den Einriß einschließen. Bei mehreren Einrissen, v. a. auch im Aortenbogen, wird dieser Teil der Hauptschlagader üblicherweise mit ersetzt und die Aortenbogenarterien neu implantiert – eine Operation mit wesentlich

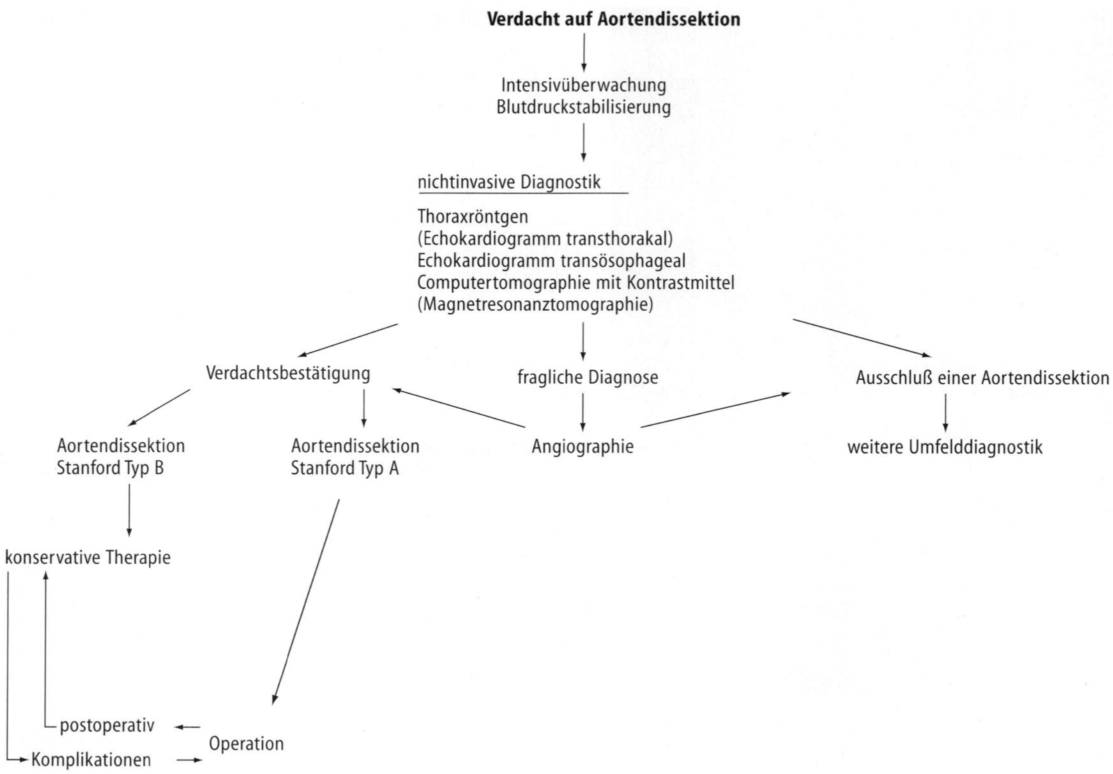


**Abb. 79-8.** Diagnostisches und therapeutisches Vorgehen bei Verdacht auf Aortendissektion

höherem Risiko. Die Krankenhausletalität des typischen Eingriffs bei Typ-A-Dissektion beträgt heute 5–10%.

Wenn wegen einer Typ-B-Dissektion ein chirurgischer Eingriff notwendig wird, muß der erkrankte Aortenabschnitt komplett reseziert werden. Die Morbidität dieses Eingriffs ist höher. Durch Abklemmen der Blutzufuhr zu den Spinalarterien während der Operation und häufig fehlender Anastomosemöglichkeit danach ist das Risiko einer Paraplegie deutlich erhöht. Angesichts der relativ günstigen Spontanprognose der Dissektion der A. descendens besteht bei diesen Patienten die Therapie der Wahl deshalb in einer kontrollierten Blutdrucksenkung unter Einschluß negativ-inotroper Pharmaka.

Das therapeutische Vorgehen richtet sich somit v. a. nach der Lokalisation der Läsion und setzt eine exakte Diagnostik voraus. Abbildung 79-8 faßt das diagnostische und therapeutische Vorgehen in Form eines Flußdiagrammes zusammen.

## 79.3.6 Prognose

Die Prognose des unbehandelten disseziierenden Aortenaneurysmas ist sehr schlecht. Die durchschnittliche Letalität beträgt 60% innerhalb von 24 h, 75% innerhalb 1 Woche und 90% innerhalb 3 Monaten . Die Prognose von Patienten mit Typ-A-Dissektion ist dabei deutlich schlechter als die von Patienten, bei denen lediglich die A. descendens betroffen ist. Bei Befall der A. ascendens sind innerhalb eines Monats 90%, innerhalb eines Jahres 99% aller Patienten gestorben. Patienten mit ausschließlichem A.-descendens-Befall haben eine Letalität von 25% innerhalb eines Monats und 40% innerhalb eines Jahres.

Aus der sehr schlechten Spontanprognose ergibt sich die Notwendigkeit einer raschen und effektiven Therapie, insbesondere bei Typ-A-Dissektionen.

## 79.4 Chronisches thorakales Aortenaneurysma

### 79.4.1 Ätiologie und Pathogenese

Wahre spindel- bzw. sackförmige Aortenaneurysmen sind umschriebene Erweiterungen der Hauptschlagader. Sie umfassen alle Schichten der Aortenwand und grenzen sich hierdurch vom Aneurysma spurium und Aneurysma dissecans ab. Sie umfassen entweder die gesamte Zirkumferenz des Gefäßes (spindelförmig) oder betreffen nur einen Teil des Aortenquerschnittes (sackförmig) und sind auf jeden Fall durch die umschriebene Lokalisation von der reinen Aortenektasie und -dilatation abgrenzbar.

Etwa 1/4 aller arteriosklerotischen Aneurysmen betrifft die thorakale Aorta. Arteriosklerotische Gefäßveränderungen sind der herausragende ätiologische Faktor für die Entwicklung eines Aneurysma verum. Der arteriosklerotische Prozeß bewirkt eine Mediadegeneration und in diesem Bereich eine lokalisierte Schwäche und Dilatation der Gefäßwand.

Wenn nach einer akuten Aortendissektion das falsche Lumen persistiert, wie es trotz Operation von Typ-A-Aneurysmen im Bereich der A. descendens ja meist der Fall ist, hat die (dünnere) äußere Schicht der Dissektion die Tendenz, sich auszuweiten, wobei sich dieser Prozeß wegen der zunehmenden Wandspannung bei größerem Durchmesser stark beschleunigt. Dieser kritische Durchmesser ist wiederum abhängig vom Blutdruck und von der Lokalisation (frei bewegliche A. ascendens oder fixierte A. descendens). Chronische Dissektionen mit persistierendem, falschem Lumen sind die zweithäufigste Ursache chronischer thorakaler Aortenaneurysmen.

### 79.4.2 Klinik

Im Gegensatz zur akuten Aortendissektion sind die meisten Patienten mit chronischen thorakalen Aneurysmen häufig völlig beschwerdefrei. Wenn Symptome auftreten, so steht dies meist in Zusammenhang mit einer plötzlichen Vergrößerung des Aneurysmas. Dumpfe Schmerzen, häufig in den Rücken oder Hals ausstrahlend, die teilweise über Monate bestehen, werden jedoch bei genauerem Befragen meist bestätigt.

Die häufigsten Symptome werden durch Kompression benachbarter Organe oder Strukturen verursacht. So können die Zeichen einer oberen Einflußstauung durch Hohlvenenkompression verursacht werden, durch Vergrößerung des Aortenbogens kann im Rahmen einer Läsion des N. recurrens Heiserkeit das führende Symptom sein. Manchmal findet sich bei der körperlichen Untersuchung eine pulsierende Raumforderung in der oberen Thoraxapertur. Selten finden sich bei Verselbständigung der Gerinnungsprozesse in großen Parietalthromben die Zeichen einer Verbrauchskoagulopathie mit verstärkter Blutungsneigung.

Zeichen der Ruptur sind in der Regel das Auftreten eines dramatischen Vernichtungsschmerzes, häufig in einem Bereich, der im Zeitraum vorher bereits als schmerzhaft empfunden wurde.

### 79.4.3 Diagnostik

Wegen der häufig fehlenden klinischen Symptomatik ergeben sich Hinweise auf die Existenz eines Aortenaneurysmas oft erst als Zufallsbefund einer aus anderen Gründen angefertigten Thoraxübersichtsaufnahme. Weiterhin muß die Diagnostik nicht unter Zeitdruck erfolgen. Die meisten Aneurysmen sind auf dem Röntgenübersichtsbild gut sichtbar; zur Differenzierung anderer mediastinaler Raumforderungen ist die Durchleuchtung hierbei häufig hilfreich. Allerdings sind manche Aneurysmen so klein, daß sie ruptieren können, ohne jemals auf dem Thoraxröntgenbild nachweisbar gewesen zu sein.

#### Computertomographie

Die Computertomographie mit Kontrastmittel hat wegen ihrer geringen Invasivität einen hohen Stellenwert in der Primärdiagnostik. Sie hat ihre größte Aussagefähigkeit im Bereich der deszendierenden und aszendierenden Aorta, methodenbedingt ist die Aussagefähigkeit im Bereich des Aortenbogens geringer (Abb. 79-9).

#### Echokardiographie

Die transösophageale Echokardiographie stellt, ebenso wie bei der Aortendissektion, eine ausgezeichnete Methode zur Darstellung insbesondere der proximalen aszendierenden Aorta, des Aortenbogens und der deszendierenden Aorta dar. Methodenbedingt sind die kranialen Anteile des Aortenbogens mit seinen abgehenden Halsgefäßen sowie die distale A. ascendens schlecht oder nicht darstellbar.

#### Magnetresonanztomographie

Auch die Magnetresonanztomographie ist ein ausgezeichnetes nichtinvasives Verfahren zur Diagnostik der chronischen Aortendissektion oder des chronischen Aortenaneurymas. Vorteilhaft hier ist insbesondere die Möglichkeit, die gesamte thorakale Aorta in einem Bild durch die frei wählbare Schichtführung darzustellen.

Abbildung 79-10 zeigt ein schräg-sagittales Gradientenechobild der gesamten thorakalen Aorta und von Teilen der abdominellen Aorta mit perstierender Dissektion der Aorta descendens nach Teilersatz *(Pfeil)* von

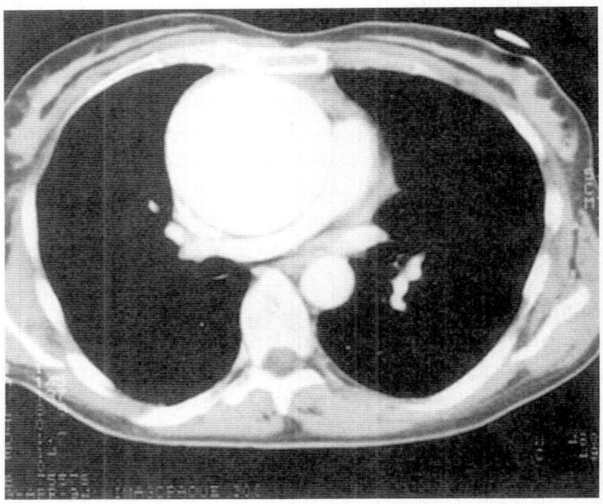

**Abb. 79-9.** Aortenaneurysma, Computertomographie mit Kontrastmittel, Nachweis einer aneurysmatischen Erweiterung der Aorta ascendens ohne Dissektion

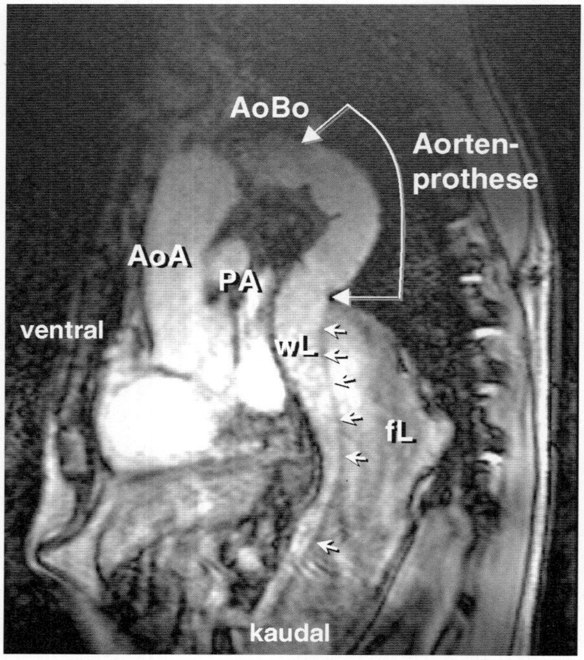


**Abb. 79-10.** MRT. Schräg sagittales Gradientenechobild der gesamten thorokalen Aorta und z. T. der abdominellen Aorta mit persistierender Dissektion der Aorta descendens nach Teilersatz *(kleiner Pfeil)* von Aortenbogen *(AoBo)* und proximaler Aorta descendens *(AoD)*. Deutlich sichtbar sind die Knicke der Aortenprothese an der engeren ventralen Kurve. Direkt unterhalb der distalen Anastomose der Prothese bzw. etwa ab der Ebene der Pulmonalaterie *(PA)* nach kaudal erweiterte und disseziierte Aorta descendens mit ventral gelegenem kleinem wahrem Lumen *(wL)* mit normalen Flußverhältnissen. Durch die Dissektionsmembran *(kleine weiße Pfeile)* davon getrenntes dorsal gelegenes falsches Lumen *(fL)* mit aufgrund von multiplen Entrys und Re-Entrys normal schnellem Blutfluß. Die Dissektion zieht bis weit nach abdominell. Unauffällige Aorta ascendens *(AoA)*

Aortenbogen und proximaler Aorta descendens direkt unterhalb der distalen Anastomose der Prothese Nachweis einer erweiterten und dissozierten Aorta descendens, unauffällige Aorta ascendens.

Abbildung 79-11 zeigt ein typisches Bild eines Patienten mit Marfan-Syndrom. Im schräg-sagittalen Spinechobild der Aorta ascendens und des Aortenbogens befindet sich eine Aneurysmabildung im Breich der proxymalen Aorta ascendens unter Einbeziehung des Sinus valsalvae.

**Angiographie**

Wie beim akuten disseziierenden Aortenaneurysma sollte eine Angiographie, evtl. in DSA-Technik, nur dann durchgeführt werden, wenn eine chirurgische Intervention erwogen wird. Dies dient insbesondere zur definitiven Abgrenzung von relativ normalem Aortengewebe proximal und distal des Aneurysmas.

Die Angiographie vermag jedoch allein häufig nicht den tatsächlichen Durchmesser des Aneurysmas adäquat wiederzugeben, da durch parietale Schichtthromben

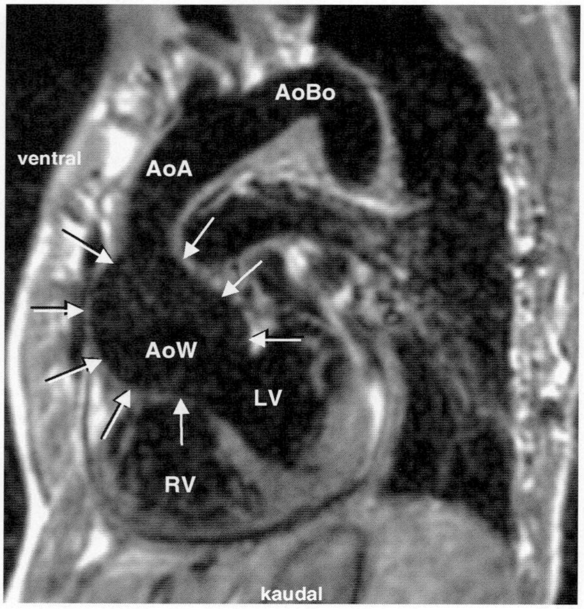


**Abb. 79-11.** Schrägsagittales Spinechobild von Aorta ascendens *(AoA)* und Aortenbogen *(AoBo)* bei einem Patienten mit Marfan-Syndrom. Für die Marfan-Erkrankung typisch konfiguriertes Ascendensaneurysma in Bereich von proximaler Aorta ascendens und Aortenwurzel *(AoW)* unter Einbeziehung auch der Sinus valsalvae *(weiße Pfeile)*. Rechter/linker Ventrikel *(RV/LV)*

der Querdurchmesser des Gefäßes meist unterschätzt wird. Operative Eingriffe an den in der Regel alten und multimorbiden Patienten erfordern die vorherige Durchführung einer Koronarangiographie.

## 79.4.4 Therapie

Die Therapie der Wahl besteht in der Resektion des erkrankten Gefäßabschnittes und Implantation einer Dacron-Prothese, je nach Lokalisation mit Reimplantation der abgehenden Gefäße. !

Eine Operationsindikation liegt insbesondere dann vor, wenn das Aneurysma symptomatisch ist oder einen Durchmesser von mindestens 5–6 cm aufweist. Manche Autoren sehen bei einem geringeren Durchmesser bereits die Indikation für eine operative Resektion gegeben. Kleine Aneurysmen werden insbesondere dann reseziert, wenn sie umschrieben und von relativ gesundem Aortengewebe deutlich abgrenzbar sind. Abbildung 79-12 zeigt einen intraoperativen Situs vor und nach Eröffnung eines Aneurysma verum bei Marfan-Syndrom.

Basierend auf den oben gemachten Angaben empfiehlt sich heute bei Patienten mit chronischen thorakalen Aneurysmen das in Abb. 79-13 skizzierte diagnostische und therapeutische Vorgehen.

Obwohl bei chronischen thorakalen Aortenaneurysmen aufgrund der fehlenden Akuität ihres Auftretens, im Gegensatz zum akuten disseziierenden Aortenaneurysma, das diagnostische Vorgehen unter einem geringeren Zeit- und Entscheidungsdruck erfolgen kann, ist die Entscheidung für oder gegen eine Operation von wesentlich mehr Faktoren abhängig. In dem Schema der Abb. 79-13 sind das Alter, Begleiterkrankungen sowie Umfang und Lokalisation von Zweitaneurysmen nicht berücksichtigt, die im Einzelfall bei der Entscheidungsfindung für oder gegen ein operatives Vorgehen bedeutend sein können.

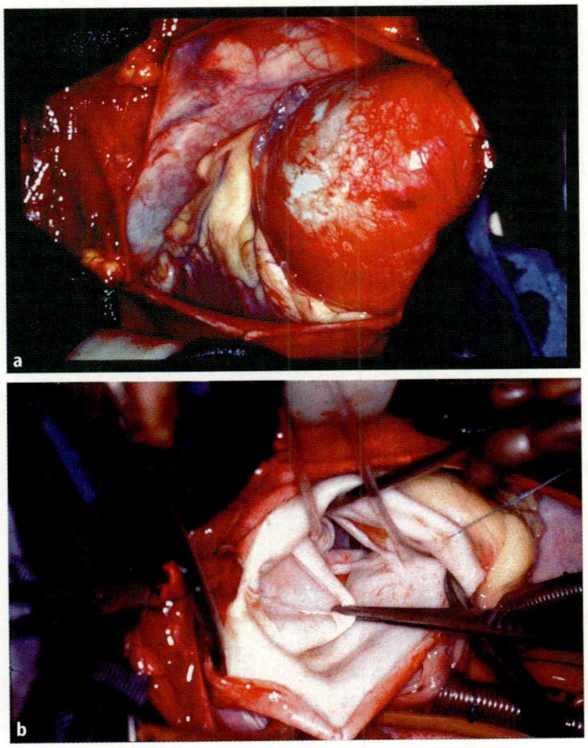


**Abb. 79-12a, b.** Intraoperativer Situs bei großem Aneurysma der Aorta ascendens ohne Dissektion, Patient mit Marfan-Syndrom; **a** demonstriert den Zustand vor, **b** nach Eröffnung des Aneurysmasacks mit Blick auf die Aortenklappe

### Letalität

Die Letalität des operativen Eingriffs ist, neben anderen Faktoren, von der Lokalisation und Größe des Aneurysmas abhängig. Kirklin u. Barrat-Boyes (1988) geben bei Befall der A. ascendens eine Letalität von 6–13%, bei A.-descendens-Befall von 12–24% an. Die Krankenhausletalität ist auch in spezialisierten Zentren bei Resektion des Aortenbogens immer noch sehr hoch.

Die Langzeitprognose der Patienten ist jedoch auch nach erfolgreicher Operation belastet. In der Serie von Crawford et al. (1989) ergab sich eine Fünfjahresletalität von etwa 35% aller operierten Patienten. Den überwiegenden Anteil an dieser Spätletalität tragen jedoch arteriosklerotische Komplikationen in anderen Gefäßprovinzen, insbesondere die Koronarkrankheit.

Obwohl es logisch erscheint, den Blutdruck derartiger Patienten und die Blutanstiegsgeschwindigkeit in der Aorta medikamentös zu senken, konnte ein positiver Langzeiteffekt einer derartigen Therapie auf Fortschreiten der Expansion oder Besserung der Überlebensrate bisher nicht nachgewiesen werden. Bei Patienten mit Marfan-Syndrom konnte in jüngster Zeit jedoch die Progression der Aortendilatation durch β-Rezeptorenblokker verlangsamt werden (Shores et al. 1994). Eine derartige Therapie sollte daher die Basismedikation von Patienten mit Aortendilatationen oder Aortenaneurysmen darstellen.

## 79.4.5 Prognose

Die Spontanprognose des chronischen thorakalen Aortenaneurysmas ist unmittelbar abhängig vom maxima-

**Abb. 79-13.** Diagnostisches und therapeutisches Vorgehen bei Verdacht auf chronisches thorakales Aortenaneurysma

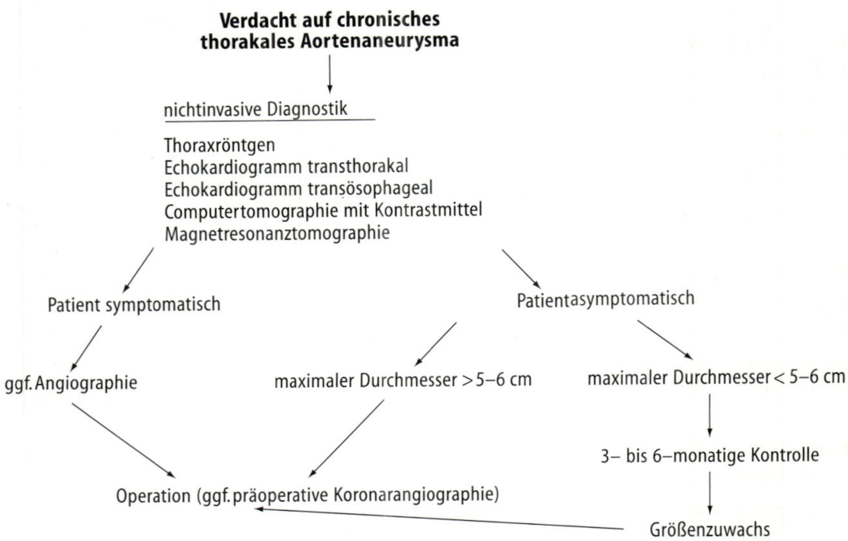

len Gefäßdurchmesser. So ist die Wahrscheinlichkeit der Ruptur thorakaler Aneurysmen mit mehr als 7 cm Durchmesser sehr groß. Die Spontanprognose ist auch insgesamt schlecht. Die Fünfjähresüberlebensrate beträgt etwa 20%–30%. Nach Auftreten von Symptomen beträgt die mittlere Zeit bis zur Ruptur 2 Jahre. Patienten ohne Symptome haben demgegenüber eine nahezu 60%ige Fünfjahresüberlebensrate.

Patienten mit chronischen Aneurysmen auf der Basis einer vorherigen akuten Aortendissektion haben hierbei eine etwas schlechtere Prognose als solche mit spindel- oder sackförmigen Aneurysmen. Bei rein arteriosklerotischen spindel- oder sackförmigen Aneurysmen sterben etwa 50% der Patienten an der Ruptur, die andere Hälfte stirbt an anderen arteriosklerotischen Erkrankungen, insbesondere der Koronarkrankheit.

## 79.5 Entzündliche Erkrankungen der Aorta

Entzündungen der Aortenwand sind seltene Erkrankungen unterschiedlicher Ätiologie. Häufiger finden sich die syphilitische Aortitis und das Takayasu-Syndrom.

### 79.5.1 Syphilitische Aortitis

Seit Einführung der Penicillintherapie ist die syphilitische Erkrankung der Aorta eine Rarität. Noch im vergangenen Jahrhundert war jedoch jeder 20. Herz-Kreislauf-Tod durch syphilitische Aneurysmen bedingt. Etwa 10% aller Patienten mit unbehandelter Lues entwickeln ein derartiges Aneurysma, wobei die Latenzperiode zwischen initialer Infektion und Auftreten von Symptomen in der Regel 10–25 Jahre beträgt. Durch zunehmende Einwanderung aus osteuropäischen und nichteuropäischen Ländern ist es in den vergangenen Jahren zu einer leichten Zunahme dieser Erkrankung gekommen.

#### Ätiologie und Pathogenese

Während der Sekundärphase der Lues kommt es zu einer Spirochäteninfektion der aortalen Media mit konsekutiver Entzündung und Vernarbung der Aortenwand. Die Prädilektionsstelle liegt hierbei im Bereich der A. ascendens. Die muskulären und elastischen Elemente der Media werden durch die Spirochäten zerstört. Die Aortenwand wird hierdurch zunehmend geschwächt, kann manchmal auch kalzifizieren. Die syphilitische Erkrankung kann hierbei bestehen in einer unkomplizierten Aortitis bis hin zum syphilitischen Aortenaneurysma, ggf. mit Aorteninsuffizienz und Koronarostienstenosen.

#### Klinik

Die Symptomatik dieser Patienten, die häufig besonders große Aneurysmen aufweisen, entspricht denen anderer sackförmiger Aneurysmen, ist somit meist durch Kompression benachbarter Strukturen oder Organe bedingt. Durch die aortitisbedingte Koronarostienstenose liegt das führende Symptom manchmal in einer Angina pectoris.

#### Diagnostik

Die diagnostischen Methoden entsprechen den in Abschn. 79.4 („Chronisches thorakales Aortenaneurysma“) genannten Grundsätzen. Die Diagnose eines luetischen Aortenaneurysmas ist dann wahrscheinlich, wenn bei Nachweis eines Aneurysmas im A.-ascendens-Bereich die Luesserologie positiv ist. Die Kernspintomographie erlaubt hierbei nicht nur die Diagnose des Gefäßerweiterung, sondern auch den indirekten Nachweis der Gefäßentzündung.

Abbildung 79-14 zeigt ein transversales Gradientenechobild im Bereich des Aortenbogens eines Patienten mit chronischer Aortitits. Deutlich stellt sich die erheblich verdickte Aortenwand dar, die Blutflußverhältnisse sind unauffällig.

#### Therapie

Die Behandlung erfordert die antibiotische Therapie der Syphilis bis zu deren Ausheilung, in der Regel durch Penicillin. Obwohl die antibiotische Therapie bei allen derartigen Patienten empfohlen wird, gibt es keine Hinweise dafür, daß eine derartige Behandlung das Fortschreiten der aneurysmatischen Erweiterung aufhalten könnte. Aus diesem Grund orientiert sich die Indikation für eine operative Therapie an den Grundsätzen, wie sie oben dargelegt sind. Generell wird bei luetischen Aortenaneurysmen jedoch eine frühzeitige operative Resektion empfohlen.

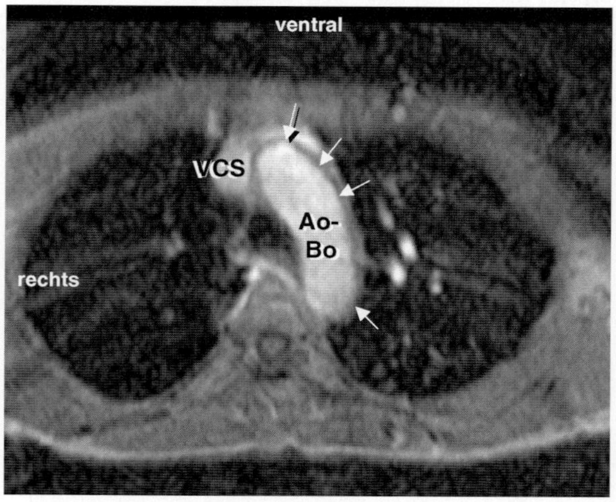


Abb. 79-14. MRT. Transversales Gradientenechobild im Bereich des Aortenbogens *(AoBo)* eines Patienten mit chronischer Aortitis im Rahmen einer chronischen Lues. Deutlich stellt sich die erheblich verdickte Aortenwand dar *(Pfeile)*. Nach dem hellen Signal des Blutes liegen normale Flußverhältnisse vor. Obere Hohlvene *(VCS)*

### 79.5.2
### Takayasu-Syndrom

Die Takayasu-Arteriitis wurde erstmals Anfang dieses Jahrhunderts vom japanischen Augenarzt Takayasu (1908) beschrieben. Obwohl die Krankheit weltweit auftritt, sind die meisten Fälle bei asiatischen Frauen beschrieben worden. Die Patienten sind in der Regel chronisch krank, haben Fieber, Gewichtsverlust, Nachtschweiß, Gelenkschmerzen und Müdigkeit und darüber hinaus die Symptome einer Stenosierung abgehender Aortenäste unterschiedlicher Lokalisation. Das Syndrom wurde daher mit einer Fülle synonymer Begriffe charakterisiert, insbesondere „Aortenbogensyndrom" und „pulseless disease", worin das wesentliche Symptom, nämlich die Durchblutungsstörung durch Stenosierung der Aortenbogengefäße, charakterisiert ist.

Die Einteilung erfolgt in 3 Typen:
- Typ I befällt den Aortenbogen,
- Typ II führt zu Stenosierungen der abgehenden Gefäße der Aorta descendens,
- Typ III stellt eine Kombination der Typen I und II dar.

Pathologisch-anatomisch findet sich bei derartigen Patienten eine massive Intimaverdickung mit fibröser Narbe und Degeneration der elastischen Fasern der Media in Verbindung mit Rundzellinfiltrationen unterschiedlicher Stärke. Die Fibrose steht jedoch ganz im Vordergrund. Hierdurch kommt es zum Verschluß der Vasa vasorum. Im Endstadium findet sich eine Obliteration des Aortenlumens und seiner abgehenden Gefäße.

Histologisch besteht eine klare Abgrenzung von der Riesenzellarteriitis. Darüber hinaus betrifft die Riesenzellarteriitis in der Regel Patienten über 50 Jahre, während das Takayasu-Syndrom eine Erkrankung des jungen Erwachsenenalters ist. Die Patienten sind nahezu immer jünger als 40 Jahre. Frauen sind wesentlich häufiger als Männer (Verhältnis 8:1) betroffen.

Weitere Symptome wie Herzinsuffizienz, Angina pectoris usw. sind in der Regel die Folge einer arteriellen Hypertonie bei Befall der Nierenarterien oder der Koronarinsuffizienz bei Befall der A. ascendens.

Die A. pulmonalis kann, wenn auch seltener, ebenso wie die Aorta betroffen sein. Die am häufigsten betroffenen abgehenden Gefäße sind: A. subclavia (90%), A. carotis (45%), A. vertebralis (25%), Nierenarterien (20%).

#### Diagnostik
Die Diagnose orientiert sich an den folgenden von Ishikawa (1988) beschriebenen Kriterien:
- Voraussetzung:
  - Alter <40 Jahre.
- Hauptkriterien:
  - Befall der linken A. subclavia,
  - Befall der rechten A. subclavia.
- Nebenkriterien:
  - BSG-Erhöhung,
  - Palpationsschmerz im Bereich der A. carotis,
  - arterielle Hypertonie,
  - Aorteninsuffizienz oder anuloaortale Ektasie,
  - Befall der A. pulmonalis,
  - Befall der linken A. carotis,
  - distaler Befall des Truncus brachiocephalicus,
  - Befall der deszendierenden A. thoracalis,
  - Befall der A. abdominalis.

Eine hohe Wahrscheinlichkeit für das Vorliegen der Erkrankung liegt dann vor, wenn Patienten unter40 Jahre 2 Hauptkriterien oder 1 Hauptkriterium und 2 oder mehr Nebenkriterien oder 4 oder mehr Nebenkriterien aufweisen.

#### Prognose
Die Prognose der Patienten ist abhängig von Fortschreiten oder Stabilität der Symptomatik. Ishikawa berichtete über eine Neunjahresüberlebensrate von 94% der Patienten mit stabiler Symptomatik, jedoch lediglich 60–70% der Patienten, die eine progrediente Beschwerdesymptomatik aufwiesen. Die kombinierte Therapie mit Kortikosteroiden, Zytostatika und chirurgischen Maßnahmen, falls notwendig, haben die Prognose in den letzten Jahren jedoch deutlich verbessert.

#### Therapie
Die systemischen Symptome werden durch Gabe von Kortikosteroiden häufig sehr rasch gebessert. Die erhöhte Blutkörperchensenkungsgeschwindigkeit gilt für die Dosisanpassung als wichtigster Parameter der Krankheitsaktivität. Die zusätzliche Gabe von Zytostatika, z. B. Cyclophosphamid, wird darüber hinaus häufig empfohlen.

Sowohl Antikoagulanzien als auch antiaggregatorische Substanzen wie Aspirin oder Dipyridamol werden zur Therapie transienter ischämischer Symptome empfohlen. Die antihypertensive Therapie entspricht den üblichen Empfehlungen.

Komplikationen erfordern darüber hinaus chirurgische Maßnahmen durch Endarteriektomie, Bypassoperationen, Exzisionen von verschlossen oder aneurysmatisch erweiterten Aortenabschnitten. Über die Langzeitprognose dilatierender Maßnahmen ist bisher wenig bekannt.

### 79.5.3
### Aortale Atherome

Der Alterungsprozeß der normalen Aorta umfaßt eine Desintegration elastischer Fasern mit Unterbrechung glatter Muskelzellschichten und Auffüllen der Hohlräumen mit Mukopolysacchariden. Im Rahmen intimaler Lipidablagerungen kommt es darüber hinaus zum Entstehen von Atheromen. Bei Aufbrechen dieser Atherome entstehen ulzeröse atheromatöse Plaques, die insbesondere im Bereich der Aorta abdominalis im höheren

Lebensalter nahezu regelhaft nachweisbar sind. Im Bereich derartiger Ulzerationen befinden sich darüber hinaus teilweise ausgedehnte parietale Thromben.

Die klinische Bedeutung derartiger atheromatöser und thrombotischer Areale der Aorta ergibt sich daraus, daß diese sich von der atherosklerotischen Plaques lösen können und zerebrale oder periphere Embolien verursachen können. Risikofaktoren sind:

- Alter,
- Hypertonie,
- Diabetes mellitus,
- Hyperlipoproteinämie,
- andere vaskuläre Erkrankungen.

In einer Autopsiestudie von Amarenco et al.(1992) zeigte sich, daß ulzerierte Plaques des Aortenbogens ein unabhängier Risikofaktor für die Entwicklung eines Schlaganfalls darstellen. Tunick et al. (1994) konnten zeigen, daß etwa 33% der Patienten mit Protrusionen im Bereich aortaler Atherome embolische vaskuläre Ereignisse innerhalb einer Zweijahresperiode erlitten. Wahrscheinlich werden bis zu 10% aller ischämischen Schlaganfälle durch thrombembolische Komplikationen atheromatöser aortaler Plaques verursacht.

### Diagnostik

Wenngleich in der Computertomographie und in der Kernspintomographie (Abb. 79-15) in seltenen Fällen atherosklerotische Plaques nachweisbar sind, so ist die diagnostische Methode mit der höchsten Sensitivität, insbesondere in Bereich des Aortenbogens, die transösophageale Echokardiographie. Abbildung 79-16 zeigt den Aortenbogen einer Patientin mit Zustand nach linkshirnigem ischämischem Insult und ausgedehnten atherosklerotischen Auflagerungen im Bereich des Aortenbogens.

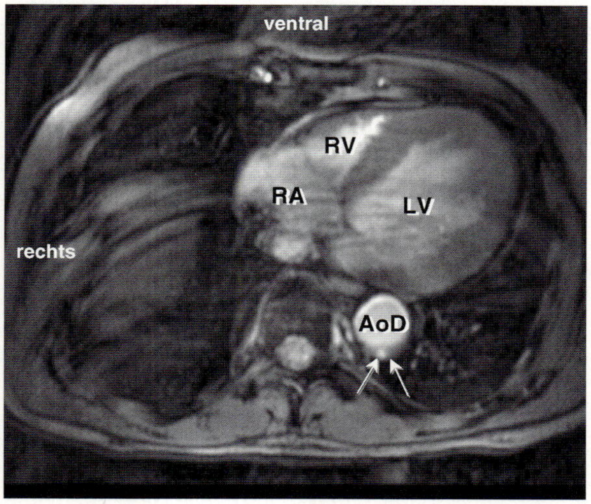


**Abb. 79-15.** MRT. Transversales Gradientenechobild einer rupturierten Plaque der Aorta descendens *(AoD)* bei einem Patienten mit Aortensklerose und leichtgradig erweiterter Aorta. Die dorsale Wand der Aorta descendens ist im Plaquebereich verdickt und weist innerhalb der Plaque eine deutliche Signalintensivierungszone auf, welche die Rupturstelle der Plaque *(weiße Pfeile)* anzeigt. Rechter/linker Ventrikel *(RV/LV)*, rechter Vorhof *(RA)*

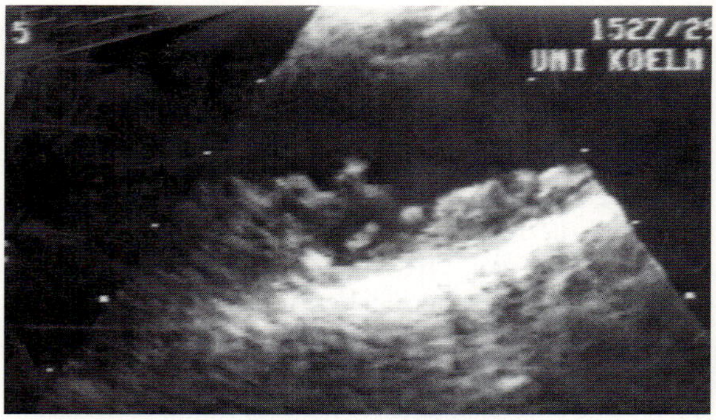


**Abb. 79-16.** Transösophageale Echokardiographie. Darstellung des Aortenbogens mit über 1 cm großen thrombotischen Auflagerungen unterschiedlicher Echogenität. Patient mit abgelaufenem linkshirnigem Apoplex

### Therapie

Die Therapie der atherosklerotischen aortalen Erkrankung ist umstritten, insbesondere da keine Studie den Spontanverlauf mit einer therapeutischen Intervention verglichen hat. Mögliche Therapien umfassen antiaggregatorische Maßnahmen mit Acetylsalecylsäure (100 mg tgl.), andere Autoren empfehlen eine Antikoagulation, z.B. mit Phenprocoumon (Marcumar).

Die chirurgische Entfernung insbesondere ausgedehnter atheromatöser Protrusionen wurde in Einzelfällen beschrieben, die perioperative Morbidität und Letalität war jedoch hoch, so das ein operatives Vorgehen in der Regel nicht empfohlen werden kann.

### Literatur

Amarenco P, Duyckaerts C, Tzourio C et al. (1992) The prevalence of ulcerated plaques in the aortic arch in patients with stroke. N Eng J Med 326: 221

Ballal RS, Nanda NC, Gatewood R et al. (1991) Usefulness of transesophageal echocardiography in assessment of aortic dissection. Circulation 84: 1903–1914

Beuckelmann D, Hacker H, Erdmann E (1985) Prognosis and diagnostics of aortic aneurysms. An analysis of 40 patients. Part 1: Symptomatology, risk factors and prognosis. Fortschr Med 103: 601

Crawford EF, Svensson LG, Coselli JS et al. (1989) Surgical treatment of aneurysm and/or dissection of the ascending aorta, transverse aortic arch, and ascending aorta and transverse aortic arch: Factors influencing survival in 717 patients. J Thorac Cardiovasc Surg 98: 659–674

Daily PO, Trueblood HW, Stinson EB et al. (1970) Management of acute aortic dissection. Ann Thorac Surg 10: 237–243

Dalen JR, Pape LA, Cohn LH et al. (1980) Dissection of the aorta: Pathogenesis, diagnosis, and treatment. Prog Cardiovasc Dis 23: 237–248

De Bakey ME, Henly WS, Colley DA, Morris GC, Crawford ES, Beall AC (1964) Surgical management of dissecting aneurysm involving the ascending aorta. J Cardiovasc Surg 5: 200–209

De Bakey ME, McCollum CH, Crawford ES, Morris GC, Howell J, Noon GP (1982) Dissection and dissecting aneurysm of the aorta: Twenty-year follow-up of five hundred twenty-seven patients treated surgically. Surgery 92: 1118–1129

Earnest F IV, Muhm JR, Sheedy PF II (1979) Roentgenographic findings in thoracic aorta dissection. Mayo Clin Proc 54: 43–50

Erbel R, Engberding R, Danile W et al. (1989) Echocardiography in diagnosis of aortic dissection. Lancet I: 457–461

Granato JE, Dee P, Gibson RS (1985) Utility of two-dimensional echocardiography in suspected ascending aortic dissection. Am J Cardiol 56: 123–129

Harris RD, Usselman JA, Vint VC, Warmath MA (1979) Computerized tomographic diagnosis of aneurysms of the thoracic aorta. J Comput Assist Tomogr 3: 81–91

Hashimoto S, Kumada T, Osakada G et al. (1989) Assessment of transesophageal Doppler-echography in dissecting aortic aneurysm. J Am Coll Cardiol 14: 1253–1262

Herfgens RJ, Higgins CG, Hricak H et al. (1983) Nuclear magneticresonance imaging of the cardiovascular system: normal and pathologic findings. Radiology 147: 749–759

Iliceto S, Nanda NC, Rizzon P et al. (1987) Color Doppler evaluation of aortic dissection. Circulation 75: 748–755

Ishikawa K (1988) Diagnostic approach and proposed criteria for the clinical diagnosis of Takayasu's arteriopathy. J Am Coll Cardiol 12: 964

Kirklin JW, Barrat-Boyes BG (1988) Acute aortic dissection. In: Kirklin JW, Barrat-Boyes BG (eds) Cardiac surgery. John Wiley & Sons, New York, pp 1471–1491

Kirklin JW, Barrat-Boyes BG (1988) Chronic thoracic and thoracoabdominal aortic aneurysms. In: Kirklin JW, Barrat-Boyes BG (eds) Cardiac surgery. John Wiley & Sons, New York, pp 1493–1524

Larson EW, Edwards WD (1984) Risk factors for aortic dissection: A necropsy study of 161 cases. Am J Cardiol 53: 849–855

Nienaber CA, Kodolitsch Y von, Nicolas V et al. (1993) The diagnosis of thoracic aortic dissection by noninvasive imaging procedures. N Engl J Med 328: 1–9

Nienaber CA, Spielmann RP, Kodolitsch von Y et al. (1992) Diagnosis of thoracic aortic dissection: magnetic resonance imaging vs. transesophageal echocardiography. Circulation 85: 434–447

Omoto R, Kyo S, Matsumura M et al. (1992) Evaluation of biplane color Doppler transesophageal echocardiography in 200 consecutive patients. Circulation 85: 1237–1247

Prokop EK, Palmer RF, Wheat WM (1970) Hydrodynamic force in dissecting aneurysms. Circ Res 27: 121–127

Robbins RC, Mc Manus RP, Mitchell S et al.(1993) Management of patients with intramural hematoma of the thoracic aorta. Circulation 88 (Part 2): 1–10

Sechtem U, Pflugfelder PW, White RD et al. (1987) Cine MR imaging: potential for the evaluation of cardiovascular function. AJR Am Roentgenol 148: 239–246

Shores J, Berger KR, Murphy EA, Pyeritz RE (1994) Progression of aortic dilatation and the benefit of long-term β-adrenergic blockade in Marfan's syndrome. N Engl J Med 330: 1335–1341

Takayasu M (1908) Case with unusual changes of the central vessels in the retina. Acta Soc Ophthalmol Jpn 12: 554–559

Tunic PA, Rosensweig BP, Katz ES et al. (1994) Higeh risk for vascular events in patients with protruding aortic atheromas: A prospective study. J Am Coll Cardiol 23: 1085

Wheat MW, Palmer RF, Bartley TD, Seelman RC (1965) Treatment of dissecting aneurysms of the aorta without surgery. J Thorac Cardiovasc Surg 50: 364–373

# KAPITEL 80

# Kardiale und perikardiale Tumoren

80

U.C. Hoppe, E. Erdmann



Die erste Beschreibung einer kardialen Neoplasie erfolgte durch Realdo Colombo und reicht in das Jahr 1559 zurück. Erfolgreiche chirurgische Tumorresektionen mit dem Ziel einer kurativen Therapie waren erst etwa 400 Jahre später möglich, zunächst ohne kardiopulmonalen Bypass und 1954 durch Crafoord erstmals unter extrakorporaler Zirkulation (Chitwood 1992).

Kardiale und perikardiale Tumoren werden pathologisch-anatomisch in primäre benigne, primäre maligne und sekundäre maligne Neoplasien eingeteilt (s. folgende Übersicht).

**Pathologie kardialer und periklaler Tumoren**

I. Primäre benigne Tumoren
  - Myxom
  - Lipom
  - Papilläres Fibroelastom
  - Rhabdomyom
  - Fibrom
  - Angiom
  - Teratom
  - Mesotheliom des AV-Knotens
  - Andere

II. Primäre maligne Tumoren
  - Angiosarkom
  - Rhabdomyosarkom
  - Malignes Mesotheliom
  - Fibrosarkom
  - Malignes Lymphom
  - Andere

III. Sekundäre maligne Tumoren
  - Metastasen
  - Kardiale/perikardiale per continuitatem Infiltration extrakardialer Tumoren

## 80.1 Primäre benigne Tumoren

Die Inzidenz primärer Herztumoren ist niedrig und wird in Obduktionsberichten mit 0,0017–0,28% angegeben. Der Anteil benigner Neoplasien liegt bei etwa 75% (McAllister u. Fenoglio 1978). **!**

### 80.1.1 Myxome

Mit 40% aller primären kardialen Tumoren und 50% benigner Neoplasien stellt das Myxom den häufigsten Herztumor beim Erwachsenen dar. **!**

Obwohl Myxome in jedem Lebensalter auftreten können, werden sie meistens zwischen dem 30. und 60. Lebensjahr beobachtet. Frauen sind 1,7- bis 3mal häufiger als Männer betroffen (Furlong u. Verdile 1995; Reynen 1995).

Myxome werden in 75% der Fälle im linken Vorhof gefunden und sitzen meist gestielt, selten breitbasig der Fossa ovalis auf. Bei einigen Patienten können Myxome der linken Vorhofhinterwand entspringen, was jedoch stets den Verdacht auf Malignität erwecken sollte. Mit einer Häufigkeit von 18–20% finden sich Myxome rechtsatrial, 5% verteilen sich auf die beiden Ventrikel. Selten werden Myxome auch auf den Herzklappen beobachtet. 90% der Tumoren sind solitär, in 10% muß mit multiplen Manifestationen (besonders beim familiären Myxom) gerechnet werden.

### Makroskopischer und histologischer Befund

Makroskopisch werden polyploid-zottenförmige und ovoid-rundliche Myxome unterschieden (Furlong u. Verdile 1995; Abb. 80-1). Histologisch zeigt sich ein zellarmes myxoides Stroma mit Hämorrhagien, Nekrosen, Fibrosen, Kalzifikationen und Gefäßproliferationen.

Aufgrund dieses Bildes wurde die Theorie aufgestellt, Myxome seien keine wirklichen Neoplasien, sondern Thromben in unterschiedlichen Organisationsstadien. Heutzutage ist die neoplastische Genese jedoch von den meisten Untersuchern akzeptiert und wird durch Beobachtungen chromosomaler Aberrationen, invasiven Wachstums und systemischer Begleiterscheinungen unterstützt. Es wird spekuliert, daß Myxome von subendokardialen primitiven Mesenchymalzellen abstammen, der genaue zelluläre Ursprung ist aber noch nicht abschließend geklärt (Basson et al. 1997; Dewald et al. 1987).

Obwohl Myxome in der Regel benigne sind, wurden vereinzelt maligne Charakteristika mit lokaler Infiltration und invasivem Wachstum von Tumorembolien beschrieben (Furlong und Verdile 1995). Inwieweit es sich hierbei um eine sekundäre maligne Entartung benigner Myxome oder um primäre Myxosarkome handelt, ist meistens schwierig zu differenzieren.

### Familiäres Myxom

Etwa 93% aller Myxome treten sporadisch auf. In den übrigen Fällen zeigt sich eine autosomal-dominante, genetisch heterogene Vererbung mit gleichmäßiger Geschlechtsverteilung (Basson et al. 1997; Reynen 1995). Familiäre Herzmyxome sind oft als „Myxomsyndrom“

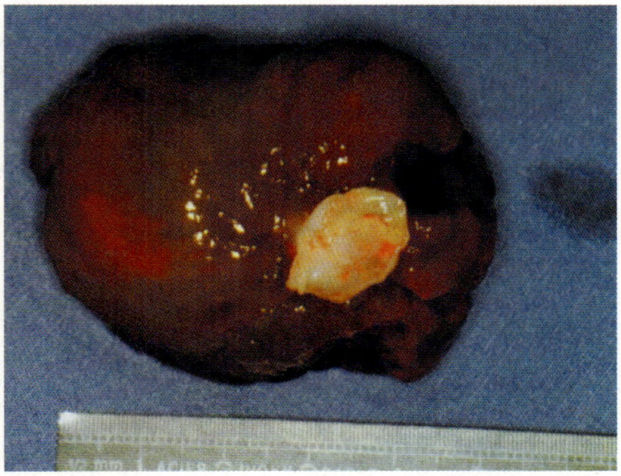

**Abb. 80-1.** Operationspräparat eines gestielten ovoiden Myxoms

oder „Carney-Syndrom“ mit kutanen Myxomen, mukokutanen Pigmentationen, myxoiden Mammafibroadenomen, adrenalen, testikulären oder Epiphysentumoren assoziiert (Casey et al. 1998).

Im Vergleich zu sporadischen Myxomen rezidivieren familiäre Tumoren häufiger, treten oft multipel und nicht im linken Vorhof auf. Zudem sind Patienten mit familiärem Myxom in der Regel jünger. Daher wird bei rechtsseitigem Myxom und/oder jungen Patienten die echokardiographische Untersuchung der Verwandten 1. Grades empfohlen (Farah 1994).

## 80.1.2 Nichtmyxomatöse Tumoren

Im Gegensatz zu Myxomen treten nichtmyxomatöse Tumoren häufiger ventrikulär, intramyokardial und multipel auf. Prinzipiell kann jedes mesenchymale Gewebe den Hauptanteil einer kardialen Neoplasie ausmachen (Roberts 1997b).

### Lipome

Lipome sind vorzugsweise subendo- bzw. subepikardial im Bereich des linken Ventrikels, des rechten Vorhofs oder des interatrialen Septums lokalisiert. Differentialdiagnostisch muß eine lipomatöse Hypertrophie des atrialen Septums abgegrenzt werden, die nicht zu den Neoplasien gezählt wird. Bei intraperikardialer Lage können Lipome Perikardergüsse verursachen.

### Papilläre Fibroelastome

Diese finden sich meist an den Herzklappen, besonders der Aorten- und Mitralklappe. In etwa 15% treten sie zudem im Bereich des linksventrikulären Endokards auf, vorzugsweise bei Patienten mit engem Ventrikelkavum oder hypertropher Kardiomyopathie. Die Semilunarklappen sind in der Regel von der ventrikulären, die AV-Klappen von der atrialen Seite am Klappenrand betroffen. Papilläre Fibroelastome scheinen durch den gegenseitigen Kontakt der Klappenränder oder ventrikulärer Endokardflächen zu entstehen.

Klinisch sind papilläre Fibroelastome meist asymptomatisch und stellen bei der Mehrzahl der Patienten einen echokardiographischen oder autoptischen Zufallsbefund dar. Bei einigen Patienten wurden jedoch auch zentrale Embolien oder Koronarostienobstruktionen mit konsekutiven neurologischen Defekten bzw. Myokardinfarkten und plötzlichen Todesfällen beschrieben (Roberts 1997a).

### Rhabdomyome

Das Rhabdomyom ist der häufigste Herztumor im Kindesalter und zeigt eine enge Assoziation zur tuberösen Sklerose. Histologisch handelt es sich wahrscheinlich um ein Hamartom und keine echte Neoplasie. Rhabdomyome treten oft multilokulär auf. Bei Erwachsenen wird der Tumor nur selten gefunden.

### Fibrome

Diese finden sich bevorzugt im Ventrikelmyokard der freien linksventrikulären Wand oder des Interventrikularseptums. Fibrome sind die zweithäufigsten Tumoren des Kindesalters. Die Neoplasien treten meist solitär auf. Bei Erwachsenen wurden Fibrome zudem an den Herzklappen, besonders der Aortenklappe gefunden.

### Kardiale Mesotheliome

Das kardiale Mesotheliom ist eine meist kleine Neoplasie, die vorzugsweise den AV-Knoten betrifft und bereits bei jungen Patienten zum kompletten AV-Block und plötzlichen Herztod führen kann. Ätiologisch wird ein Ursprung aus endodermalem Gewebe diskutiert.

### Angiome

Angiome sind im Erwachsenenalter selten. Sie finden sich meist intramural, besonders im Interventrikularseptum oder dem AV-Knoten, und können eine Perikardtamponade oder AV-Blockierung verursachen. Diese Tumoren werden am besten koronarangiographisch diagnostiziert.

### Paragangliome

Selten treten Paragangliome meist intraperikardial auf. Die Neoplasien können endokrin aktiv sein und u.a. dem klinischen Bild eines Phäochromozytoms zugrundeliegen. Intraperikardiale Tumoren müssen stets von Perikardzysten abgegrenzt werden, die nicht zu den Neoplasien gezählt werden (Roberts 1997b).

## 80.2 Primäre maligne Tumoren

! Etwa 25% aller primären Herztumoren sind maligne. Etwa 75% von diesen haben zum Zeitpunkt der Diagnosestellung bereits metastasiert, vorwiegend pulmonal, pleural, mediastinal oder hepatisch (Hoppe et al. 1997; Roberts 1997b).

### Angiosarkome

Histologisch handelt es sich bei primären Malignomen fast immer um Sarkome. Obwohl Anteile aller verschiedenen mesenchymalen Gewebe gefunden werden, treten bei weitem am häufigsten Angiosarkome auf. Angiosarkome finden sich bevorzugt bei Männern mittleren Lebensalters. Makroskopisch wachsen die Tumoren polypoid oder infiltrierend, haben z. T. intrakavitäre Tumoranteile und sind frühzeitig organübergreifend.

Histologisch dominieren mit atypischen Endothelzellen ausgekleidete Gefäßkanäle. Angiosarkome sind vorzugsweise rechtsseitig, besonders rechtsatrial lokalisiert (Hoppe et al. 1997; Janigan et al. 1986).

### Rhabdomyosarkom

Sarkome anderer mesenchymaler Ursprungsgewebe manifestieren sich ebenfalls meist zwischen dem 20. und 50. Lebensjahr, weisen jedoch keine Geschlechterpräferenz auf. In den meisten Autopsiestudien ist das Rhabdomyosarkom der zweithäufigste primäre maligne Herztumor. Rhabdomyosarkome entspringen meist vom Myokard und kommen in allen Herzhöhlen mit etwa gleicher Häufigkeit vor. Nicht selten werden multiple Tumoren gefunden.

### Maligne fibröse Histiosarkome, Osteo- und Chondrosarkome

Maligne fibröse Histiosarkome, Osteo- und Chondrosarkome finden sich wie Myxome vorzugsweise linksatrial, gehen jedoch im Gegensatz zu Myxomen oft breitbasig von der posterioren Vorhofwand aus. Die Tumoren können zu Mitralklappen- oder Lungenvenenobstruktionen mit pulmonaler Stauung und Linksherzinsuffizienz führen. Osteosarkome sind z. T. bereits in Thoraxübersichtsaufnahmen röntgenkontrastgebend.

### Fibrosarkome

Fibrosarkome haben ihre Primärlokalisation meist im rechten oder linken Ventrikelmyokard und werden oft multiple gefunden (Reynen u. Daniel 1997).

### Lymphome

Eine kardiale Beteiligung maligner Lymphome ist nicht selten und wird in Autopsien bei etwa 20% der Patienten beschrieben. Eine isolierte kardiale Lymphommanifestation stellt hingegen bei Immunkompetenten eine Rarität dar, wird jedoch in steigendem Maße bei Patienten mit Immundefektsyndrom beobachtet (Ceresoli et al. 1997).

### Maligne Mesotheliome und Teratome

Die häufigste primär maligne Perikardneoplasie ist das maligne Mesotheliom. Maligne Perikardmesotheliome können vom parietalen oder viszeralen Perikard ihren Ursprung nehmen und lokal oder diffus infiltrativ wachsen. Sekundär können meist hämorrhagische Perikardergüsse oder konstriktive Perikarditiden resultieren. Die Tumoren metastasieren in der Regel lokal thorakal bzw. mediastinal. Kasuistisch wurden Koronargefäßinfiltrationen mit konsekutivem Myokardinfarkt beschrieben.

Wesentlich seltener sind intraperikardiale maligne Teratome. Maligne Teratome kommen in der Regel im Säuglings- und Kleinkindalter vor.

## 80.3 Sekundäre maligne Tumoren

Extrakardiale Neoplasien können kardiale Symptome durch sekundäre Herztumoren bzw. externe Tumorkompression hervorrufen oder systemisch vermittelt kardiale Dysfunktionen (z. B. Embolien, Thrombosen bei Hyperkoagulopathie, Amyloidablagerung, Endokardfibrose) verursachen.

Sekundäre kardiale Tumoren sind 20- bis 40mal häufiger als primäre kardiale Neoplasien und werden in Autopsien bei 1,5–20,6% von Patienten mit malignen Grunderkrankungen gefunden.

### 80.3.1 Ätiologie

Extrakardiale Malignome können das Herz per continuitatem infiltrieren oder hämatogen bzw. lymphogen metastasieren. Zudem besteht die Möglichkeit einer typischerweise beim Hypernephrom, selten beim Endometriumsarkom oder Leberkarzinom, beobachteten endoluminalen Tumorausbreitung in den rechten Vorhof über die V. cava inferior (Roberts 1997b).

Prinzipiell kann jeder maligne Tumor sekundär das Herz befallen. Eine kardiale Beteiligung tritt aber am häufigsten bei malignen Melanomen auf, gefolgt von Keimzelltumoren, Leukämien, Lymphomen und Bronchialkarzinomen. Aufgrund der unterschiedlichen Inzidenz der Primärtumoren ist der Anteil autoptisch beobachteter kardialer Metastasen jedoch durch Bronchialkarzinome, Mammakarzinome und Lymphome absolut gesehen am höchsten. Bei Patienten mit Immundefektsyndrom werden in zunehmendem Maße kardiale Manifestationen von Kaposi-Sarkomen und hochmalignen Non-Hodgkin-Lymphomen beobachtet.

### 80.3.2 Klinik

Eine kardiale Beteiligung extrakardialer Neoplasien ist bei vielen Patienten asymptomatisch oder wird durch Symptome der Grunderkrankung überlagert. Die Herzmanifestation stellt oft einen Zufallsbefund im Rahmen von Staging-Untersuchungen oder Autopsien dar. Alle neu auftretenden kardialen Symptome bei Tumorpatienten sollten den Verdacht auf eine kardiale Beteiligung lenken.

### 80.3.3 Lokalisationen

#### Perikard

Das Perikard wird am häufigsten bei extrakardialen Neoplasien mitbefallen. Je nach Ausmaß der Perikardinfiltration resultiert ein meist hämorrhagischer Erguß (siehe folgende Übersicht) bis hin zur Tamponade oder eine konstriktive Perikarditis. Neoplastische Perikarditiden sind die häufigste Ursache akuter Perikardergüsse in westlichen Ländern. Hämorrhagische Perikardtamponaden wurden u. a. bei immundefekten Patienten mit Kaposi-Sarkom beschrieben.

**Befunde, die für Malignität eines Herztumors sprechen**

- Tumorlokalisation rechtsseitig oder im Bereich der freien Vorhofwand
- Intrakavitäre und intramurale Tumoranteile
- Rasche Tumorprogredienz
- Extrakardiale Infiltration
- Hämorrhagischer Perikarderguß
- Metastasen
- Thoraxschmerz

#### Myokard

Eine Myokardinfiltration oder -metastasierung stellt die zweithäufigste kardiale Manifestation extrakardialer Neoplasien dar. Funktionell wurden systolische Kontraktionsstörungen und restriktive Kardiomyopathien beschrieben. Je nach Lage eines Tumors können Ein- oder Ausflußtraktobstruktionen auftreten. Zudem können verschiedene Herzrhythmusstörungen von Vorhofflattern/-flimmern, AV-Blockierungen bis hin zu ventrikulären Arrhythmien resultieren.

#### Tumorassoziierte Myokardinfarkte

Myokardinfarkte werden am häufigsten bei Patienten mit Bronchialkarzinom, malignem Melanom und Leukämien beobachtet. Zumeist handelt es sich um die Manifestation einer koinzidentiellen Koronarsklerose. Tumorassoziierte Myokardinfarkte treten in etwa 60% durch externe Koronararterienkompression, in etwa 35% durch Embolien und selten durch Koronarthrombosen im Rahmen tumorbedingter Gerinnungsstörungen auf. Myokardinfarkte bei Patienten mit bereits fortgeschrittenem Tumorleiden sind Ausdruck einer besonders ungünstigen Prognose.

#### Tumorassoziierte Endokard- und Herzklappenbeteiligung

Wesentlich seltener als eine Perikard- und Myokardmetastasierung ist eine Endokard- bzw. Herzklappenbeteiligung extrakardialer Neoplasien. Es können intrakavitäre Tumormassen auftreten und daraus Klappendysfunktionen durch Tumorinvasion/-destruktion oder externe Klappenkompression resultieren.

Die häufigste Herzklappenveränderung bei extrakardialen Neoplasien ist jedoch die nichtbakterielle thrombotische Endokarditis, die vorzugsweise die Aorten- und Mitralklappe befällt und besonders bei Adenokarzinomen und hämatologischen Malignomen beobachtet wird. Die nichtbakterielle thrombotische Endokarditis ist nicht klappendestruierend und stellt keine neoplastische Veränderung dar, kann aber zu vorwiegend zentralen, seltener koronaren Embolien führen.

## 80.4 Symptomatik

### 80.4.1 Allgemeinsymptome

Nicht selten manifestieren sich kardiale Tumoren zuerst durch verschiedenste extrakardiale Allgemeinsymptome wie Fieber, Nachtschweiß, Appetitlosigkeit, Gewichtsverlust oder allgemeine Schwäche. In einer Studie über 61 Patienten mit primär malignen Herztumoren waren die häufigsten Beschwerden Dyspnoe und Thoraxschmerzen. Hämoptysen können Folge pulmonaler Embolien oder Metastasen sein (Hoppe et al. 1997).

Extrakardiale Allgemeinbeschwerden treten jedoch nicht nur als Folge maligner Herztumoren auf. Besonders häufig werden unspezifische Symptome beim Myxom beobachtet (65–90% der Patienten). Neben Fieber, Gewichtsverlust und allgemeiner Schwäche wurden Arthralgien, Myalgien und das Auftreten eines Raynaud-Syndroms beschrieben (Furlong u. Verdile 1995).

Bei einigen Patienten können die Begleiterscheinungen das klinische Bild dominieren, was zur Diagnose einer Infektionserkrankung oder Kollagenose führen kann.

Es wird angenommen, daß die Produktion von Interleukin-6 (IL-6) durch Myxomzellen diesen Begleitstörungen zugrunde liegt. IL-6-Serumspiegel korrelierten in einer Studie mit der immunologischen Symptomatik. Die Begleitbeschwerden und die Veränderung der IL-6-Spiegel sind nach Tumorresektion in der Regel reversibel (Parissis et al. 1996).

### 80.4.2 Embolien

Bei Tumoren mit intrakavitären Tumoranteilen können periphere oder zentrale Embolien durch Tumorfragmente oder dem Tumor aufgelagerte Thromben entstehen. Bei Myxomen werden Embolien mit einer Häufigkeit von 20–40% beobachtet, bei anderen Neoplasien sind Embolisationen seltener. Die Inzidenz embolischer Komplikationen ist abhängig von der Morphologie der Tumoroberfläche und liegt bei polypoiden Myxomen bei 55–75% im Vergleich zu 14–17% bei rundlich-ovoiden Neoplasien.

Der Anteil zentraler Embolien wird mit etwa 50% angegeben. Klinisch zeigen sich passagere oder persistierende neurologische Defekte, visuelle Ausfälle, periphere Gefäßverschlüsse und Petechien. Selten treten Koronarembolien mit konsekutiven myokardialen Ischämien oder plötzlichem Herztod auf.

Differentialdiagnostisch muß besonders bei multiplen Embolisationen eine Endokarditis oder Vaskulitis abgegrenzt werden (Furlong u. Verdile 1995; Reynen 1995).

Rechtsseitige kardiale Tumoren können zudem Ursache von Lungenembolien und embolisch bedingten akuten Pleurititiden sein. Bei rezidivierenden Embolien ist die Entstehung einer pulmonalen Hypertonie mit eventuell sekundärem Cor pulmonale möglich. Klinisch kann die differentialdiagnostische Abgrenzung pulmonaler Embolien auf dem Boden venöser Thrombosen schwierig sein. In Einzelfällen wurden, besonders bei Trikuspidalklappenobstruktion, paradoxe Embolien über ein offenes Foramen ovale beschrieben.

**Spätkomplikationen**

Als embolische Spätkomplikationen wurde über die Ausbildung von Gefäßaneurysmen mit der Gefahr einer sekundären Ruptur berichtet. Bei Myxomen fand sich zudem ein peripheres oder zentrales Wachstum tumoröser Fragmente ohne histologischen Malignitätsnachweis der Metastasen.

Klinisch relevant können diese Raumforderungen besonders bei intrakranieller Lage werden. Für die Zelladhäsion an der Gefäßwand und transendotheliale Migration soll von Tumorzellen produziertes Interleukin-6 verantwortlich sein. Der genaue Pathomechanismus ist jedoch noch unklar.

### 80.4.3 Kardiale Symptome

Durch einen Tumor verursachte kardiale Symptome hängen in der Regel von der Lokalisation und nicht von der Histologie der Neoplasie ab. Tumoren können fast alle kardiovaskulären Störungen, insbesondere Rhythmusstörungen imitieren (Hoppe et al. 1997).

**Linksatriale und Mitralklappentumoren**

Linksatriale Tumoren und Neoplasien der Mitralklappe können eine Obstruktion der linksventrikulären Einflußbahn und das klinische Bild einer Mitralstenose hervorrufen. Bei einer tumorösen Mitralklappeninfiltration oder einem Tumorprolaps kann eine Mitralinsuffizienz resultieren. Mobile, gestielte Neoplasien führen typischerweise zu einer paroxysmalen Herzinsuffizienz bzw. Dyspnoe in Abhängigkeit von einer bestimmten Körperhaltung.

Bei einer akuten Mitralklappenostiumverlegung können ein plötzlicher Blutdruckabfall und eine zerebrale Anoxie mit konsekutiver Synkope oder sogar einem plötzlichen Herztod auftreten. Zudem können atriale Tumoren verschiedenartige supraventrikuläre Herzrhythmusstörungen induzieren, die im Vergleich zu Arrhythmien nichttumoröser Genese nur schlecht auf eine medikamentöse Therapie ansprechen. Maligne Tumoren im Bereich der linksatrialen Hinterwand führen nicht selten zu Pulmonalveneninfiltrationen mit resultierender pulmonalen Hypertonie und Linksherzinsuffizienz.

**Rechtsatriale und Trikuspidalklappentumoren**

Tumoren des rechten Vorhofs und der Trikuspidalklappe können durch Trikuspidalklappenobstruktion eine Rechtsherzinsuffizienz, durch Einwachsen in die obere Hohlvene ein V.-cava-superior-Syndrom mit oberer Einflußstauung verursachen. Selten zeigen sich eine Trikuspidalklappeninsuffizienz oder bei rechtsatrialer Druckerhöhung ein Rechts-links-Shunt über ein offenes Foramen ovale mit sekundärer zentraler Zyanose, Trommelschlegelfingern und Polyglobulie.

Bei einer plötzlichen Trikuspidalklappenverlegung kann es zu einer – evtl. lageabhängigen – akuten Dekompensation kommen. Rechtsatriale Tumoren können die Ursache aller Arten supraventrikulärer Arrhythmien darstellen. Besonders gefürchtet ist das Auftreten eines kompletten AV-Blocks, der am häufigsten bei Mesotheliomen und Angiomen beobachtet wird und bereits bei jungen Patienten zum plötzlichen Herztod führen kann.

**Tumoren der Ventrikel und Semilunarklappen**
Tumoren im Bereich der Ventrikel, besonders Malignome, wachsen nicht selten wandinfiltrierend bzw. intramural und können zu dem Bild einer hypertrophen oder restriktiven Kardiomyopathie mit therapierefraktärer Herzinsuffizienz führen. Bei einer Beteiligung des perikardialen Raumes kann ein hämorrhagischer Erguß bis hin zu einer akuten Perikardtamponade auftreten. Besonders bei intramyokardialer Tumorausbreitung werden häufig verschiedenartige, z. T. maligne Herzrhythmusstörungen beobachtet.

Intrakavitäre Tumoranteile und Neoplasien der Semilunarklappen können eine Ausflußbahnobstruktion mit entsprechender Herzinsuffizienzsymptomatik verursachen. Seltener zeigt sich eine Behinderung der Ventrikelfüllung. Tritt eine Ausflußtraktobstruktion akut auf, so können daraus wie bei atrialen Tumoren eine plötzliche Dekompensation, Synkopen oder ein plötzlicher Herztod resultieren.

**Perikardtumoren**
Perikardtumoren können zu Reizperikarditiden mit Thoraxschmerz oder Ergußbildung führen. Bei primären oder sekundären perikardialen Malignomen kann bei geringer Infiltration oder Metastasierung die Elastizität des Perikards erhalten bleiben. Meist findet sich bei diesen Patienten ein hämorrhagischer Erguß. Maligne Perikardergüsse können akut auftreten und bis zur Tamponade führen.

Eine Perikardtamponade bei Tumorpatienten muß differentialdiagnostisch stets von einer oberen Einflußstauung durch V.-cava-superior-Kompression bzw. -Infiltration abgegrenzt werden. Bei progredienter tumoröser Perikardverdickung mit oder ohne Myokardinfiltration können Zeichen einer konstriktiven Perikarditis auftreten.

## 80.5 Klinik

### 80.5.1 Allgemeinbefund

Sowohl eine Linksherzinsuffizienz mit pulmonaler Stauung und Rasselgeräuschen über der Lunge als auch eine Rechtsherzinsuffizienz mit peripheren Ödemen, Aszites, oberer Einflußstauung und Hepatomegalie können Folge kardialer Tumoren sein. Bei einer Perikardtamponade können sich eine Jugularvenenstauung, das Zeichen nach Kussmaul und ein Pulsus paradoxus zeigen.

Durch embolische Komplikationen verursacht werden neurologische Defekte, periphere Gefäßverschlüsse und Petechien beobachtet. Bei Malignomen kann sich eine unspezifische Tumorkachexie finden.

### 80.5.2 Kardiale Auskultation

Auskultatorisch sind Herzgeräusche aller Klappenvitien oder ein Perikardreiben möglich. Gestielte, mobile Neoplasien können zu einer charakteristischen Änderung des Auskultationsbefundes mit wechselnder Position führen. Bei linksatrialen Myxomen zeigt sich bei einigen Patienten zudem ein niederfrequentes frühes Intervalldiastolikum, das auch als „tumor plop" bezeichnet wird und wahrscheinlich durch einen plötzlichen Tumorkontakt mit der endokardialen Wand entsteht. Selten tritt ein korrespondierendes Geräusch bei rechtsatrialen Myxomen auf.

## 80.6 Diagnostik

### 80.6.1 Laborbefunde

Verschiedene Laborparameter können bei kardialen Tumoren pathologisch sein. Nicht nur bei Malignomen, sondern besonders auch bei Myxomen wurden Veränderungen des Blutbildes (Anämie, Polyglobulie, Thrombozytose/-penie, Leukozytose) und Beschleunigungen der Blutkörperchensenkungsgeschwindigkeit nachgewiesen. Zudem fanden sich antimyokardiale Antikörper und Hypergammaglobulinämien.

Bei Myxompatienten korrelieren immunologische Begleitsymptome oft mit erhöhten Interleukin-6-Spiegeln. In-vitro-Studien deuten daraufhin, daß die Mediatoren direkt von den Tumorzellen sezerniert werden.

Die Laborveränderungen sind meist nach einer erfolgreichen Tumorresektion reversibel. Für die Diagnosesicherung sind die pathologischen Laborparameter allerdings meist wenig hilfreich (Parissis et al. 1996; Reynen 1995).

### 80.6.2 Elektrokardiogramm

Im EKG können sich uncharakteristische ST-Streckenveränderungen, Zeichen einer myokardialen Hypertrophie oder Volumenbelastung zeigen. Bei Koronarbeteiligungen, aber auch bei einigen Patienten mit myokardialer Infiltration wurden infarkttypische EKG-Bilder beschrieben.

Darüber hinaus können alle Arten ventrikulärer und supraventrikulärer Arrhythmien sowie Leitungsstörungen auftreten. Bei Perikardergüssen oder perikardialer Tumorverdickung kann eine Niedervoltage resultieren.

Die EKG-Veränderungen sind jedoch wie die Laborbefunde unspezifisch und können z. T. bei Tumorpatienten durch Anämien, Hypoxie oder Elektrolytstörungen hervorgerufen werden.

### 80.6.3 Thoraxröntgenaufnahmen

Auf Röntgenbildern kann durch kardiale Tumoren die Herzsilhouette entsprechend der Tumorlage vitiumtypisch konfiguriert sein, oder es können sich extrakardiale Primärmalignome bzw. Zeichen einer Metastasierung zeigen. Eine vermeintliche Kardiomegalie kann zudem Ausdruck eines Perikardergusses sein. Es fanden sich Pleuraergüsse, ein Zwerchfellhochstand und Tumorverkalkungen, die differentialdiagnostisch von Kalzifikationen anderer Strukturen wie z. B. Klappen- und Thrombusverkalkungen abgegrenzt werden müssen.

Als weiterer unspezifischer Befund sind Zeichen einer pulmonalen Stauung möglich. Die Thoraxröntgenaufnahme kann somit auf einen pathologischen kardialen Befund hindeuten, die Diagnose eines Herztumors in der Regel aber nicht sichern.

### 80.6.4 Echokardiographie

Als nichtinvasives, gut verfügbares Verfahren stellt die Echokardiographie die Methode der Wahl bei der Diagnostik kardialer Tumoren dar. Im M-Mode-Bild zeigen sich prolabierende linksatriale Tumoranteile als diastolischer Echokontrast hinter dem anterioren Mitralsegel, oft assoziiert mit einem verzögerten Mitralklappenschluß (Abb. 80-2). Seltener finden sich korrespondierende Befunde bei rechtsatrialen Neoplasien.

Die zweidimensionale Darstellung ermöglicht die Erfassung von Tumorgröße, -insertion, -kalzifikation und -mobilität, myokardialen Wandbewegungsstörungen sowie einem begleitenden Perikarderguß.

Häufig ist die transösophageale der transthorakalen Echokardiographie überlegen (Abb. 80-3). Dies gilt besonders für kleine Neoplasien, Tumoren im Bereich der Herzohren oder des interatrialen Septums und die Charakterisierung interner Tumoranteile. Bei Malignomen ist echokardiographisch bereits oft eine Infiltration parakardialer Strukturen nachweisbar. Eine differentialdiagnostische Abgrenzung von Thromben ist echokardiographisch meist anhand von Lokalisation und Morphologie möglich (Edwards u. Louie 1994).

### 80.6.5 Computer- und Magnetresonanztomographie

CT und MRT ermöglichen eine genaue topographische Tumordiagnostik und durch Signalintensitäts-/Dichtemessung häufig eine Charakterisierung interner Tumorkomponenten (Abb. 80-4). Aufgrund des größeren Bildausschnittes sind beide Methoden bei der Beurteilung einer Tumorinfiltration und ggf. der Infiltrationstiefe extrakardialer Strukturen der Echokardiographie häufig überlegen (Hoppe et al. 1997).

Zudem kann im Vergleich zur Echokardiographie z. T. eine bessere Differenzierung zwischen Myokard und intramuraler Neoplasie kernspintomographisch durch Gadolinium-DTPA-Anreicherung in Geweben mit vermehrter Vaskularisation bzw. größerem Interzellularraum oder computertomographisch durch Dichtemessung erzielt werden. Eine definitive Artdiagnose kardialer Tumoren ist wie mit der Echokardiographie jedoch nicht möglich.

Somit können die Computertomographie und Magnetresonanztomographie besonders bei echokardiographisch nicht schlüssigen Befunden oder bei Verdacht auf eine extrakardiale Tumorausbreitung einen

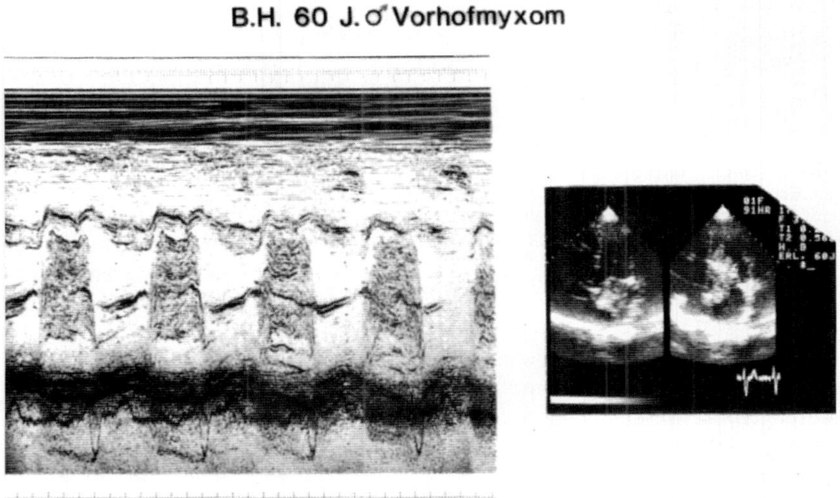


**Abb. 80-2.** M-Mode-Echokardiographie *(links)* und transthorakale 2D-Darstellung *(rechts)* eines diastolisch durch die Mitralklappe prolabierenden linksatrialen Myxoms

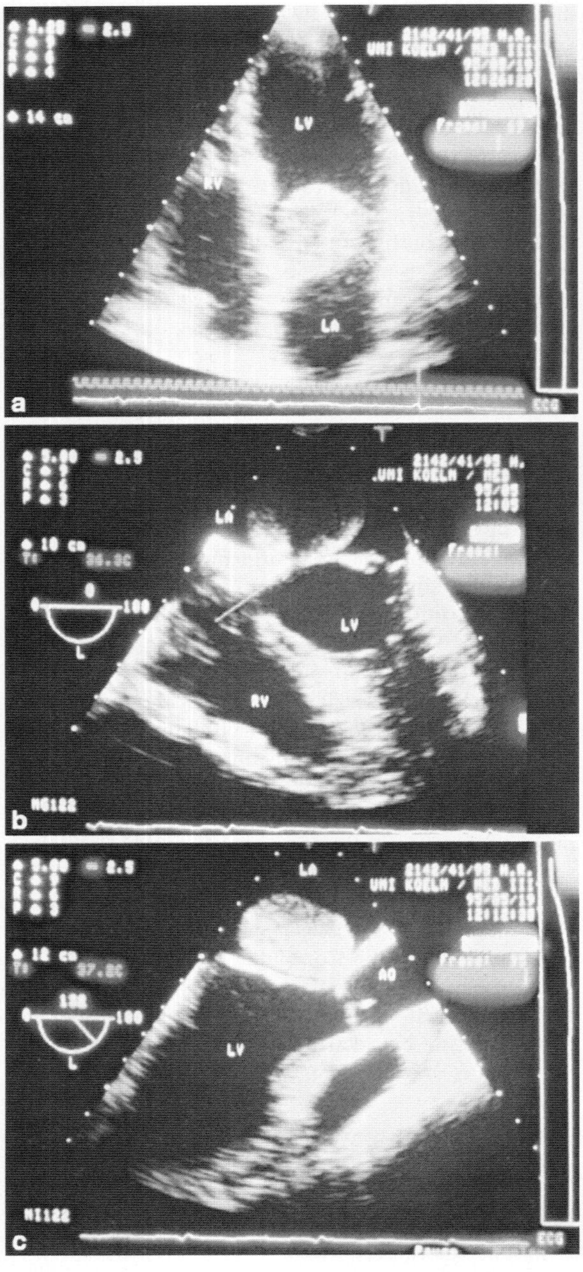


**Abb. 80-3a–c.** Transthorakale (**a**) und multiplane transösophageale Echokardiographie (**b** 0°; **c** 132°) eines linksatrialen Myxoms mit Insertion an der Aortenwurzelbasis und Basis des anterioren Mitralklappensegels. (*AO* Aorta; *LA* linker Vorhof; *LV* linker Ventrikel, *RV* rechter Ventrikel)

zusätzlichen Informationsgewinn erbringen. Diese Methoden sollten dann ergänzend zur Echokardiographie durchgeführt werden. Eine vergleichende Studie zwischen Computertomographie und Kernspintomographie bei der Diagnostik kardialer Neoplasien liegt derzeit nicht vor.

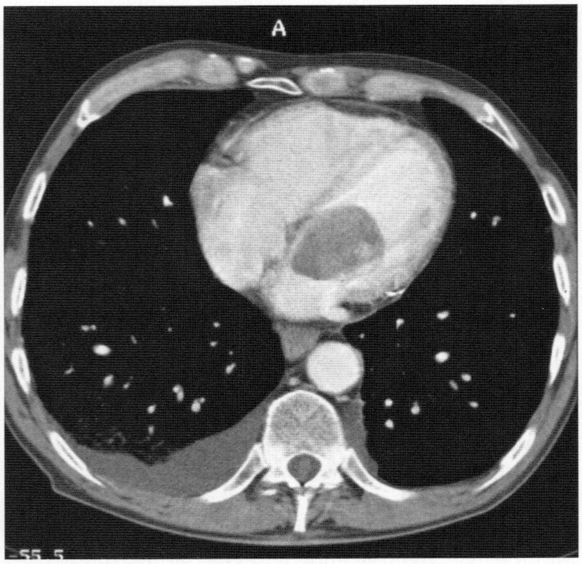


**Abb. 80-4.** Computertomographie eines linksatrialen Myxoms mit Insertion an der Fossa ovalis des interatrialen Septums und beidseitigen Pleuraergüssen auf dem Boden einer tumorbedingten funktionellen Mitralstenose

## 80.6.6 Herzkatheteruntersuchung

Vor einer geplanten Operation sollte in der Regel eine Herzkatheteruntersuchung zum Ausschluß begleitender Koronarveränderungen, Vitien oder einer pulmonalen Hypertonie erfolgen. Koronarangiographisch ist häufig die Tumorgefäßversorgung beurteilbar, was für die Operationsplanung von Bedeutung sein kann. Hieraus ergibt sich jedoch keine sichere Differenzierung hinsichtlich Tumormalignität oder -benignität. Zudem kann sich eine Verlagerung der Koronargefäße durch Tumormassen zeigen.

Tumorassoziierte Wandbewegungsstörungen bzw. -verdickungen, Füllungsdefekte und Kammerdeformierungen lassen sich lävokardiographisch darstellen. Bei intrakavitären Tumoranteilen muß jedoch stets bei einer Katheterpassage bzw. Kontrastmittelinjektion das mögliche Embolierisiko bedacht werden. Wesentliche Zusatzinformationen im Vergleich zu nichtinvasiven Befunden resultieren aus der Ventrikulographie meist nicht. Bei Patienten mit kardialen Tumoren sollte jede Herzkatheteruntersuchung mit größter Vorsicht durchgeführt werden, da zudem die Gefahr der Auslösung von Extrasystolen mit konsekutiver Embolisation besteht.

## 80.6.7 Histologische Tumorklassifikation

Ein besonderer Stellenwert kommt der histopathologischen Tumorklassifikation zu, die bei jedem Patienten wegen therapeutischer Konsequenzen angestrebt werden sollte. Es besteht die Möglichkeit der präoperativen Histologiegewinnung aus peripherem Tumormaterial. Bei einigen Patienten wurde durch Untersuchung peripherer Emboli zufällig die Diagnose eines kardialen Tumors gestellt. Daher sollte wenn möglich immer Emboliematerial asserviert und histologisch untersucht werden.

Die Zytologie eines Perikardpunktats oder Histologie einer Perikard- bzw. Metastasenbiopsie kann zum Nachweis und zur Differenzierung kardialer bzw. perikardialer Malignome dienen. Eng sollte jedoch die Indikation zu einer direkten transvenösen Herztumorbiopsie wegen der Emboliegefahr und der meist ohnehin bestehenden Operationsnotwendigkeit gefaßt werden. Ein benigner Biopsiebefund kann maligne Tumoranteile ohnehin nie mit Sicherheit ausschließen. Meist ist eine intra- oder postoperative Tumoraufbereitung bei fehlendem peripherem Histologiegewinn sinnvoller.

## 80.7 Therapie und Prognose

### 80.7.1 Benigne Herztumoren

! Benigne Herztumoren sind aufgrund lokaler Komplikationen und peripherer/zentraler Embolien potentiell lebensbedrohlich. Daher sollte immer eine Diagnose angestrebt werden und in der Regel eine unmittelbare operative Resektion erfolgen.

Bei verzögerter Operation fanden Symbas et al. (1976) eine signifikant erhöhte Letalität durch akute Klappenobstruktion oder massive Embolien. Das Operationsrisiko liegt unter 3% (Furlong u. Verdile 1995).

Wichtig ist eine komplette Tumorentfernung, da anderenfalls gehäuft Rezidive beobachtet werden. Bei ausgedehnten Neoplasien wurde in Einzelfällen eine Herztransplantation durchgeführt (Michler u. Goldstein 1997). Bei papillären Fibroelastomen ist eine Resektion bei neurologischen Komplikationen oder Koronarostienobstruktionen indiziert. Bei asymptomatischen Patienten wird eine Operationsindikation kontrovers beurteilt, von den meisten Autoren jedoch nicht befürwortet (Roberts 1997a).

Nach radikaler Resektion liegt bei sporadischen Myxomen und den meisten nichtmyxomatösen Tumoren die Rezidivrate bei etwa 1%, bei komplexen bzw. familiären Myxomen bei 10–21% (Bhan et al. 1998; Reynen 1995). Zur frühzeitigen Erfassung eventueller Rezidive sind regelmäßige echokardiographische Verlaufskontrollen erforderlich. Die Resektion benigner Herztumoren stellt somit für die Mehrzahl der Patienten eine kurative Therapie dar, die postoperative Prognose ist gut.

### 80.7.2 Maligne Herztumoren

Bei primären und sekundären malignen Herztumoren sind die Operationsmöglichkeiten durch ein fortgeschrittenes Tumorleiden mit ausgedehnter Metastasierung (75% primärer Herztumoren haben zum Zeitpunkt der Diagnosestellung bereits metastasiert), diffuser Infiltration kardialer Strukturen und Einbruch in benachbarte vitale Organe oft limitiert. Häufig kann nur eine Palliation zur Vermeidung einer akuten Dekompensation erfolgen. Die Therapie metastatischer Herztumoren wird meist durch den Primärtumor bestimmt.

Die Behandlung maligner Perikardergüsse ist abhängig von der Tumorhistologie und der bisher durchgeführten Therapie. Lymphomassoziierte Perikardergüsse können auf eine Chemotherapie und/oder Radiatio ansprechen. Symptomatisch kann ein maligner Perikarderguß vorübergehend durch Perikardiozentese ggf. mit Drainage entlastet werden. Zur langfristigen Perikarddrainge können chirurgisch Perikardfenster (thorakaler, subxiphoidaler oder thorakoskopischer Zugang) angelegt werden.

Aufgrund der geringeren Invasivität werden darüber hinaus in steigendem Maße Ballonperikardiotomien mit geringer Komplikationsrate und guter Effektivität durchgeführt. Zudem können zur Verhinderung häufiger Rezidivergüsse Tetracyclin, Doxycyclin, Bleomycin oder andere sklerosierende Substanzen intraperikardial mit einer Erfolgsrate von 80% instilliert werden. Über die Instillation von Chemotherapeutika liegen noch keine kontrollierten Studienergebnisse vor (Shepherd 1997).

Insgesamt ist die Prognose primärer maligner Herztumoren derzeit noch als sehr schlecht einzuschätzen (Janigan et al. 1986). Die mediane Überlebensdauer nach Diagnosestellung in einer Studie über 75 Patienten mit primären kardialen Malignomen betrug 6 Monate (<1 bis 51 Monate). Als prognostisch besonders ungünstig müssen wie bei extrakardialen Sarkomen Tumoren mit einer hohen Mitoserate und/oder Nekrosen angesehen werden. Trotzdem sollte wenn möglich stets histologisch die Diagnose gesichert werden.

Bei malignen Lymphomen wird die Prognose nach vorliegenden Ergebnissen durch eine Multichemotherapie mit oder ohne Radiatio verbessert. Eine Lymphomresektion hingegen hat keinen wesentlichen Einfluß auf die Überlebenszeit (Ceresoli et al. 1997). Bei primären Sarkomen konnte kasuistisch durch eine ausgedehnte Tumorresektion mit adjuvanter Zytostatika- und Strahlentherapie ein Überleben von bis zu 7 Jahren erzielt werden (Pessotto et al. 1997). Zudem wurde eine hyperfraktionierte Radiatio unter Radiosensitizergabe als neuer Therapieansatz gewählt. Kontrollierte Studien liegen jedoch nicht vor.

Die Indikation zu einer Herztransplantation bei malignen Herztumoren wird noch sehr kontrovers bewertet. Derzeit liegen nur geringe Fallzahlen vor. Meist wird eine adjuvante Chemotherapie empfohlen. Berichtete Überlebenszeiten reichen bis 5,5 Jahre. Einige Patienten starben jedoch an vor der Transplantation nicht diagnostizierbaren Fernmetastasen (Michler u. Goldstein 1997).

Gemeinsam zeichnen sich Langzeitüberlebende primärer kardialer Malignome durch eine radikale komplette chirurgische Tumorresektion mit meist adjuvanter Multichemo- und Strahlentherapie sowie durch das Fehlen von Fernmetastasen zum Zeitpunkt der Operation aus. Dies verdeutlicht den entscheidenden Wert einer frühzeitigen Diagnose.

## Literatur

Basson CT, MacRae CA, Korf B, Merliss A (1997) Genetic heterogeneity of familial atrial myxoma syndromes (Carney complex). Am J Cardiol 79: 994–995

Bhan A, Mehrotra R, Choudhary SK et al. (1998) Surgical experience with intracardiac myxomas: long-term follow-up. Ann Thorac Surg 66: 810–813

Ceresoli GL, Ferreri AJ, Bucci E, Ripa C, Ponzoni M, Villa E (1997) Primary cardiac lymphoma in immunocompetent patients: diagnostic and therapeutic management. Cancer 80: 1497–1506

Casey M, Mah C, Merliss AD et al. (1998) Identification of a novel genetic locus for familial cardiac myxomas and carney complex. Circulation 98: 2560–2566

Chitwood WR (1992) Clarence Crafoord and the first successful resection of a cardiac myxoma. Ann Thorac Surg 54: 997–998

Dewald GW, Dahl RJ, Spurbeck JL, Carney JA, Gordon H (1987) Chromosomally abnormal clones and nonrandom telomeric translocations in cardiac myxomas. Mayo Clin Proc 62: 558–567

Edwards LC, Louie EK (1994) Transthoracic and transesophageal echocardiography for the evaluation of cardiac tumors, thrombi, and valvular vegetations. Am J Cardiol Imag 8: 45–58

Farah MG (1994) Familial cardiac myxoma. A study of relatives of patients with myxoma. Chest 105: 65–68

Furlong BR, Verdile VP (1995) Myxomatous embolization resulting in unilateral amaurosis. Am J Emerg Med 13: 46–49

Hoppe UC, La Rosee K, Beuckelmann DJ, Erdmann E (1997). Herztumoren – Manifestation durch uncharakteristische Symptome. Dtsch Med Wochenschr 122: 551–557

Janigan DT, Husain A, Robinson NA (1986) Cardiac angiosarcomas. A review and a case report. Cancer 57: 852–859

McAllister HA, Fenoglio JJ (1978)Tumors of the cardiovascular system. Atlas of tumor pathology, Series 2. Armed Forces Institute of Pathology, Washington/DC

Michler RE, Goldstein DJ (1997) Treatment of cardiac tumors by orthotopic cardiac transplantation. Semin Oncol 24: 534–539

Parissis JT, Mentzikof D, Georgopoulou M et al. (1996) Correlation of interleukin-6 gene expression to immunologic features in patients with cardiac myxomas. J Interferon Cytokine Res 16: 589–593

Pessotto R, Silvestre G, Luciani GB et al. (1997) Primary cardiac leiomyosarcoma: seven-year survival with combined surgical and adjuvant therapy. Int J Cardiol 60: 91–94

Reynen K (1995) Cardiac myxomas. N Engl J Med 333: 1610–1617

Reynen K, Daniel WG (1997) Maligne primäre Tumoren des Herzens. Z Kardiol 86: 598–607

Roberts WC (1997a) Papillary fibroelastomas of the heart. Am J Cardiol 80: 973–975

Roberts WC (1997b) Primary and secondary neoplasms of the heart. Am J Cardiol 80: 671–82

Shepherd FA (1997) Malignant pericardial effusion. Curr Opin Oncol 9: 170–174

Symbas P, Hatcher CR, Gravanis MB (1976) Myxoma of the heart: Clinical and experimental observations. Ann Surg 183: 470–475

# Kapitel 81

# Schwangerschaft und Herzerkrankungen 81

M. Böhm



## 81.1 Gefährdung durch Herzerkrankungen während der Schwangerschaft

In westlichen Ländern hat die mütterliche Sterblichkeit während der Schwangerschaft und bei der Geburt in den letzten Jahren ständig abgenommen. Dies lag daran, daß nichtkardiale Ursachen des mütterlichen Todes, insbesondere die Eklampsie, Infektionen oder Blutungen beherrscht werden konnten. Am Beginn dieses Jahrhunderts wurden noch 1–4% der Schwangerschaften in westlichen Ländern durch kardiale Erkrankungen kompliziert (Szekely u. Snaith 1974).

Mittlerweile hat sich die Häufigkeit von Herz-Kreislauf-Erkrankungen etwas verringert. Das liegt daran, daß die Inzidenz der rheumatischen Herzklappenerkrankungen gesunken ist, während der relative Anteil der angeborenen Herzvitien bei Schwangeren ansteigt. Anästhesiologische und diagnostische Techniken haben es außerdem ermöglicht, Hochrisikoschwangerschaften mit vertretbarem Risiko zu Ende zu führen (zur Übersicht s. Sullivan u. Ramanathan 1985).

Bei Vorliegen von Herzerkrankungen in der Schwangerschaft ist sowohl das Leben der Mutter als auch das des Fetus gefährdet. Folgende Komplikationen können sich ergeben:

### 81.1.1 Manifestation einer Herzerkrankung durch Schwangerschaft

Eine Schwangerschaft bedeutet eine durch physiologische Umstellung des Herz-Kreislauf-Systems und durch Streß während der Geburt bedingte hämodynamische Belastung für das Herz der Mutter. Dementsprechend können sich vorher unbekannte Herz-Kreislauf-Erkrankungen während der Schwangerschaft manifestieren. !

Dies hat zur Folge, daß z. B. eine Eisenmenger-Reaktion, eine primär pulmonale Hypertonie, Komplikationen durch ein vorliegendes Marfan-Syndrom oder nicht erkannte Klappenvitien zu schwerwiegenden Komplikationen führen können.

### 81.1.2
### Verschlimmerung von Herzerkrankungen

Bei bereits vorbestehender ventrikulärer Dysfunktion kann eine Herzinsuffizienz manifest werden. Eine bakterielle Endokarditis kann als Folge komplizierter vaginaler Entbindungen auftreten. Dies ist besonders bei Patienten mit rheumatischen Herzklappenerkrankungen wichtig. Darüber hinaus gibt es Hinweise, daß eine Schwangerschaft das Risiko für ein erneutes Auftreten eines rheumatischen Fiebers erhöht.

### 81.1.3
### Durch Schwangerschaft verursachte Herz-Kreislauf-Erkrankungen

Es besteht die Möglichkeit, daß sich bei Schwangeren mit einer normalen linksventrikulären Pumpfunktion eine peripartale Kardiomyopathie entwickelt. Diese Form der Kardiomyopathie tritt vorwiegend im 3. Trimenon oder innerhalb von 6 Wochen postpartal auf. Deshalb wurde angenommen, daß es sich um eine schwangerschaftsbedingte Kardiomyopathie handelt. Die reduzierte Herzauswurfleistung der Mutter kann eine Entwicklungsschwäche des Fetus zur Folge haben. Die Mutter ist durch eine persistierende Herzinsuffizienz mit all ihren Komplikationen gefährdet.

### 81.1.4
### Vererbbarkeit angeborener Vitien

Eine angeborene Herzerkrankung findet sich bei etwa 0,8% aller Neugeborenen. Bei Vorliegen eines angeborenen Vitiums bei einem der Elternteile kann das Risiko im Mittel sogar bis zu 15% betragen, daß auch beim Kind eine ähnliche Läsion auftritt. Die Wahrscheinlichkeit liegt bei bis zu 50%, wenn es sich um eine autosomaldominante Erkrankung (Subaortenstenose oder Marfan-Syndrom) handelt (Tabelle 81-1; Whittemore 1983).

**Tabelle 81-1.** Vererbungsrisiko bei kongenitalen Herzerkrankungen eines Elternteils

| Erkrankung | Risiko [%] (bei Erkrankung eines Elternteils) |
|---|---|
| **Shunts** | |
| Vorhofseptumdefekt | 3–11 |
| Ventrikelseptumdefekt | 4–22 |
| Ductus Botalli | 4–1 |
| **Ausflußtraktobstruktionen** | |
| Linksventrikulär | 3–26 |
| Rechtsventrikulär | 3–22 |
| **Komplex** | |
| Fallot-Tetralogie | 4–15 |
| Ebstein-Anomalie | Unklar |
| Transposition der großen Arterien | Unklar |

Da die Umstellung des Herz-Kreislauf-Systems während der Schwangerschaft ausgeprägte hämodynamische Veränderungen bei Mutter und Kind bewirken kann, ist die Kenntnis der Pathophysiologie unumgänglich, um Komplikationen und ggf. auch Todesfälle vermeiden zu können.

## 81.2
## Physiologie des Herz-Kreislauf-Systems während Schwangerschaft und Geburt

Nahezu alle hämodynamischen Parameter ändern sich im Verlauf einer Schwangerschaft. Im folgenden soll im einzelnen auf die wesentlichen Veränderungen und deren Mechanismen eingegangen werden (Tabelle 81-2).

### 81.2.1
### Blutvolumen

Während der Schwangerschaft steigt das Blutvolumen graduell an (Elrad u. Gleicher 1985). Die Zunahme des zirkulierenden Blutvolumens beginnt 6 Wochen nach der Empfängnis und verlangsamt sich etwa in der Mitte der Schwangerschaft. Die Volumenzunahme ist stark variabel und kann 20–50% des Ausgangsblutvolumens ausmachen (Abb. 81-1). Sie kommt durch eine Vermehrung der extrazellulären Flüssigkeit und eine Zunahme der korpuskulären Blutbestandteile (v. a. Erythrozyten) zustande (Hytten u. Paitin 1963).

Da die Zunahme des Plasmas stärker ausgeprägt ist als die Zunahme der Erythrozytenzahl, tritt während der Schwangerschaft eine „physiologische Anämie“ ein. Im Mittel kommt es zu einem Absinken des Hämatokrits um 15%, er kann zwischen 33 und 38% liegen. Der Hb-Wert kann auf 11–12 g% abfallen (Rovinsky u. Jaffin 1965). Eine Eisensubstitution bis zur 32. Schwangerschaftswoche (SSW) ändert daran nicht viel.

**Tabelle 81-2.** Hämodynamische relevante Veränderungen im Verlauf einer Schwangerschaft. (Mod. nach Elrad u. Gleicher 1985).

| | 1. Trimenon | 2. Trimenon | 3. Trimenon |
|---|---|---|---|
| Blutvolumen | ↑ | ↑↑ | ↑↑↑ |
| Herzauswurfleistung | ↑ | ↑↑/↑↑↑ | ↑↑↑/↑↑ |
| Schlagvolumen | ↑ | ↑↑↑ | ↑/↑ |
| Herzfrequenz | ↑ | ↑↑ | ↑↑↑ |
| Systolischer Blutdruck | | ↓ | |
| Diastolischer Blutdruck | ↓ | ↓↓ | ↓ |
| Systemischer Widerstand | ↓ | ↓↓↓ | ↓↓ |

Als Mechanismus der Hypervolämie bei Schwangerschaft wird eine östrogenvermittelte Aktivierung des Renin-Angiotensin-Aldosteron-Systems angesehen. Diese führt über eine Natrium- und Wasserretention zu einer Erhöhung des extrazellulären Volumens. Prolaktin und humanes Choriosomatomammotropin aktivieren wahrscheinlich die Erythropoese und erhöhen so die Zahl der roten Blutkörperchen (Abb. 81-2).

Die Zunahme des extrazellulären Flüssigkeitsvolumens kann insbesondere in der Spätschwangerschaft zu Knöchelödemen führen. Dies ist so häufig, daß es wenig Besorgnis erregen muß. Begünstigend für eine Ödembildung wirkt auch eine progesteroninduzierte venöse Relaxation und ggf. eine Kompression der V. cava und der Beckenvenen durch den vergrößerten Uterus (Elrad u. Gleicher 1985).

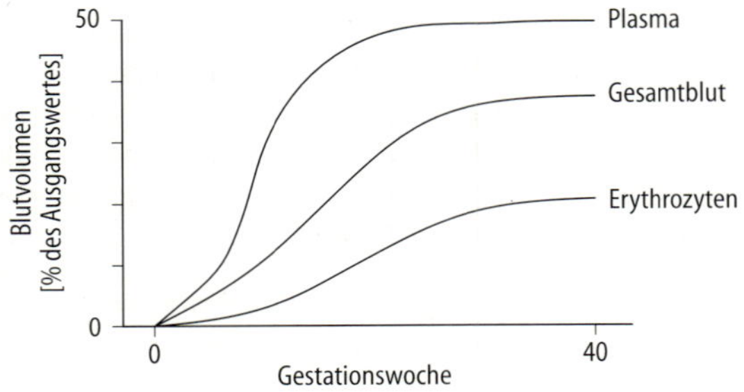


**Abb. 81-1.** Zunahme des Gesamtblutvolumens durch die Zunahme des Plasmavolumens und des Erythrozytenvolumens in % Zunahme vom Ausgangswert

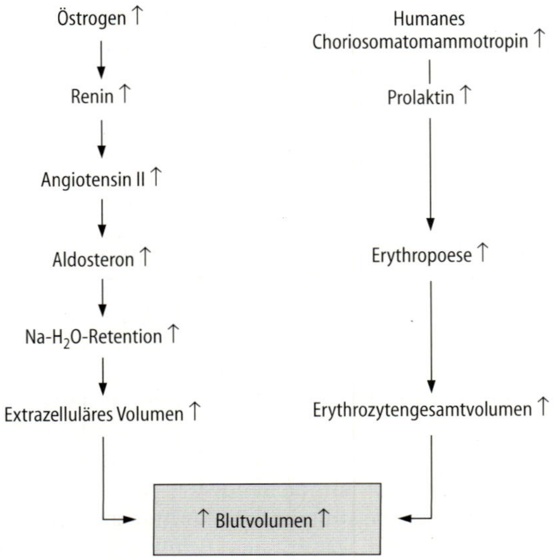


**Abb. 81-2.** Physiologische Mechanismen, die über eine Erhöhung des extrazellulären Flüssigkeitsvolumens und einer Erhöhung des Erythrozytenvolumens zu einer Zunahme des Blutvolumens führen

## 81.2.2 Herzauswurfleistung

Die ausgeprägteste Veränderung des Herz-Kreislauf-Systems während der Schwangerschaft ist eine Zunahme des Herzminutenvolumens. Sie beginnt bereits im 1. Trimenon und kann 30–50% über der Herzauswurfleistung von nicht schwangeren Frauen liegen. Nach der Hälfte der Schwangerschaft bleibt die Herzauswurfleistung erhöht und ändert sich dann nicht mehr (Lees et al. 1967).

Sie ist stark abhängig von der Körperhaltung, denn die Lage des Uterus kann über eine Kompression der V. cava die Rückflußverhältnisse zum rechten Ventrikel verändern und über eine veränderte Füllung des Herzens die Herzauswurfleistung beeinträchtigen. Die ausgeprägtesten Veränderungen während der Schwangerschaft lassen sich in der relativen Verteilung der Herzauswurfleistung feststellen. Die Durchblutung des Uterus nimmt um den Faktor 8 zu, die der Niere nimmt leicht ab (Tabelle 81-3).

## 81.2.3 Herzfrequenz und Schlagvolumen

Die Zunahme der Herzauswurfleistung wird am Beginn der Schwangerschaft in erster Linie durch eine Zunahme des Schlagvolumens determiniert. Später während des 3. Trimenons kommt es dann v. a. zu einer Frequenzzunahme. Hierdurch wird in erster Linie die erhöhte Herzauswurfleistung aufrechterhalten, da das Schlagvolumen wegen der V.-cava-Kompression vom venösen Zufluß abhängt und nicht weiter ansteigen kann (Elrad u. Gleicher 1985; Lees et al. 1967).

**Tabelle 81-3.** Das Herzminutenvolumen (HMV) im nichtschwangeren und im schwangeren Zustand am Ende der Tragzeit. Die Organdurchblutung ist in Prozent vom HMV angegeben. Ihr Anteil am HMV bleibt mit Ausnahme der Uterusdurchblutung mit Eintritt der Gravidität annähernd konstant, d. h. sie steigt in allen Fällen an. Striche (– ): keine Daten verfügbar. (Mod. nach Metcalfe et al. 1988)

| Parameter | Nichtgravide | Gravide |
|---|---|---|
| HMV [ml/min] | 4.500–5.000 | 6.000–7.000 |
| Organdurchblutung (% vom HMV) | | |
| – Uterus | 2 | 17 |
| – Niere | 20 | 18 |
| – Brustdrüse | 1 | 2 |
| – Gehirn | 10 | – |
| – Herz | – | – |
| – Skelett | 20 | – |
| – Splanchnikusgebiet | 25 | – |
| – Haut | 10 | 12 |
| – Rest | – | – |

### 81.2.4
### Blutdruck und peripherer Widerstand

Beim Beginn der Schwangerschaft und im 2. Trimenon kommt es zu einem geringen Abfall des systolischen Blutdrucks. Die Verminderung des diastolischen Blutdrucks ist deutlich stärker; dies führt zu einer erhöhten Blutdruckamplitude. Die Abnahme des diastolischen Blutdrucks ist Folge einer Senkung des peripheren Widerstandes durch die möglicherweise hormonell bedingte Vasodilatation (Redmann et al. 1976).

Weiterhin können der niedrige Widerstand des wachsenden und zunehmend perfundierten Uterus der Schwangeren sowie eine erhöhte Konzentration von zirkulierendem Prostaglandin oder eine gesteigerte Wärmeproduktion des Fetus eine Rolle bei diesem hämodynamischen Phänomen spielen. Alle hämodynamischen Veränderungen sind etwa zwischen der 16. und 24. SSW voll ausgeprägt (Abb. 81-3).

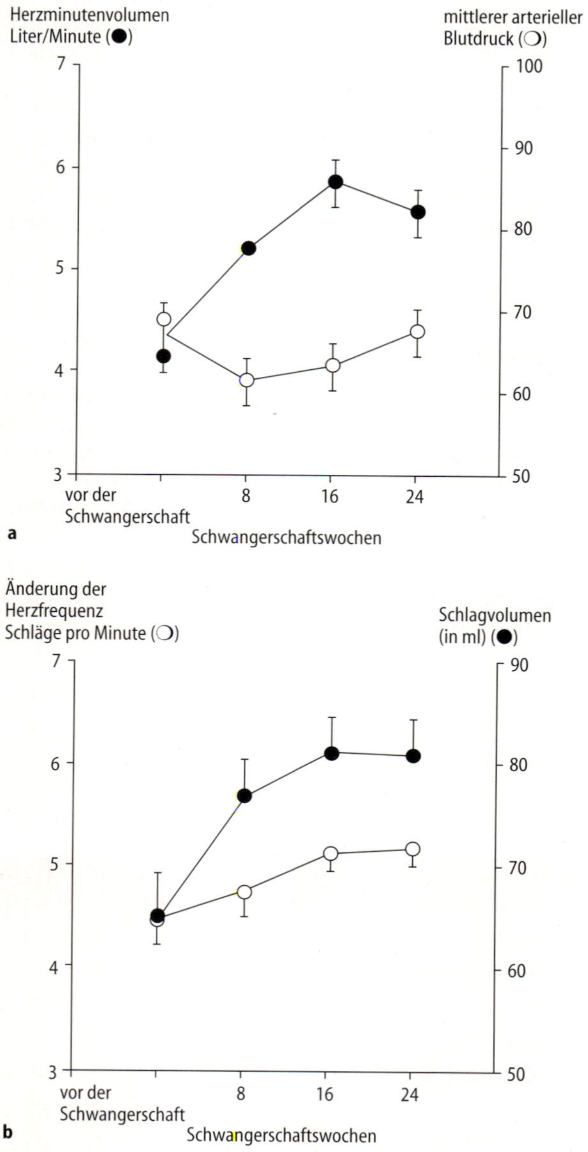


**Abb. 81-3a, b.** Herzminutenvolumen (**a**; *Punkte*) und mittlerer arterieller Blutdruck *(Kreise)* als Komponenten des systemischen vaskulären Widerstandes vor der Schwangerschaft bis zur 24. Woche der Gravidität. **b** Schlagvolumen *(Punkte)* und Änderung der Herzfrequenz *(Kreise)* als Komponenten des Herzminutenvolumens vor der Schwangerschaft und bis zur 24. Woche der Gravidität. (Nach Capeless u. Clapp 1989).

### 81.2.5
### Veränderungen während der Entbindung

Während der bei der Entbindung ausgelösten Uteruskontraktion kommt es zu einer deutlichen Zunahme der Herzauswurfleistung um 50%. Die Zunahme beruht v. a. auf einer Zunahme des Schlagvolumens, die in Seitenlage stärker ausgeprägt ist als in Rückenlage. Eine Rolle spielt wahrscheinlich auch der Wehenschmerz, der zu einer Aktivierung des sympathischen Nervensystems führt. Werden die Patientinnen ausreichend analgetisch behandelt, kann diese hämodynamische Reaktion zumindest partiell antagonisiert werden.

### 81.2.6
### Schnittentbindung

Früher wurde eine Schnittentbindung häufig als geeignete Maßnahme bei vorbestehenden Herz-Kreislauf-Erkrankungen angesehen, um den Streß einer vaginalen Entbindung zu mindern. Die Beanspruchung bei einer Schnittentbindung beinhaltet v. a. den Intubationsstreß und die Verabreichung von Anästhetika. Darüber hinaus kann es auch hier zu ausgeprägten Volumenverschiebungen kommen. Daher wird heutzutage die Indikation zur Sectio kritischer beurteilt und vorwiegend aus geburtshilflichen Gründen gestellt.

### 81.2.7
### Postpartale Phase

Die Herz-Kreislauf-Umstellung nach normaler oder nach einer Schnittentbindung wird besonders durch den Volumen- und Blutverlust bestimmt. Bei einer vaginalen Entbindung kann es zu einem Volumenverlust von 1000 ml kommen, bei einer Schnittentbindung kann er bis auf das Doppelte ansteigen. In der Regel werden diese Volumenverluste gut vertragen, da es sich um eine Reduktion der während der Schwangerschaft physiologischerweise erhöhten Blutvolumina handelt.

Die Herzauswurfleistung steigt unmittelbar nach der Entbindung etwas an, was auf eine Erhöhung des venösen Rückstroms durch Verminderung der V.-cava-Kompression zurückgeführt wird. Der Blutdruck ist postpartal unverändert. Es kann zu postpartalen Bradykardien kommen. 4–6 Wochen postpartal ist durch eine gesteigerte Diurese die Flüssigkeitszunahme, die während der Schwangerschaft entstanden ist, wieder rückgängig gemacht.

## 81.3 Diagnostik

Die Symptomatik einer Herz-Kreislauf-Erkrankung kann durch hämodynamische Veränderungen während der Schwangerschaft überdeckt werden. Leichte Ermüdbarkeit, Luftnot, Thoraxschmerzen, uncharakteristische Palpitationen und gelegentlich Synkopen können in einer normalen Schwangerschaft auftreten, obwohl es sich auch um Leitsymptome von Herz-Kreislauf-Erkrankungen handeln kann.

### 81.3.1 Körperliche Untersuchung

Periphere Ödeme können bei bis zu 80% der Schwangerschaften auftreten. Dies ist besonders häufig während des 3. Trimenons. Das gleiche gilt für Halsvenenstauung, einen 3. Herzton und systolische Geräusche. Systolische Geräusche werden bei fast allen schwangeren Frauen bemerkt. Sie sind durch die Erhöhung des Blutvolumens mit häufig vorliegender relativer Anämie und die hyperzirkulatorischen Zustände erklärt.

Einige Symptome allerdings sollten auf das mögliche Vorliegen einer relevanten Herz-Kreislauf-Erkrankung aufmerksam machen. Höhergradige, leistungsbehindernde Dyspnoe unter Belastung ist nicht normal. Ebenso gibt es während der Schwangerschaft keine Hämoptysen. Das gleiche gilt für eine echte Orthopnoe und eine nächtliche intermittierende Dyspnoe. Synkopen unter Belastung weisen auf Herzklappenerkrankungen oder Herzrhythmusstörungen hin.

Es gibt vereinzelte Berichte über Myokardinfarkte während der Schwangerschaft. Deshalb sollte eine typische Angina-pectoris-Symptomatik mit Thoraxschmerzen, die limitierend für die Belastbarkeit sind, Aufforderungscharakter für eine weitere Diagnostik besitzen. Eine Zyanose, bei der eine andere Ursache ausgeschlossen ist, oder Uhrglasnägel sollten nach Vitien fahnden lassen. Obwohl systolische Geräusche häufig sind, muß ein diastolisches Geräusch in jedem Fall abgeklärt werden.

### 81.3.2 Elektrokardiogramm

#### Ruhe-EKG

Bei der Schwangerschaft kommt es oft zu einer Abweichung des QRS-Vektors nach rechts oder nach links. In den inferioren Ableitungen ist häufig eine Q-Zacke und ein negatives P nachweisbar. Bei Inspiration können diese Veränderungen verschwinden. Ebenso können Erregungsrückbildungsstörungen beobachtet werden (Elkayam u. Gleicher 1990).

Während der Schwangerschaft beobachtet man häufig supraventrikuläre Extrasystolen oder eine Sinustachykardie. Unter der Wehentätigkeit oder postpartal finden sich häufig Sinusarreste mit AV-Ersatzrhythmen, Sinusbradykardien und auch supraventrikuläre Tachykardien. Diese Veränderungen sind durch Umstellungsmechanismen des autonomen Nervensystems bedingt (Hong u. Bandari 1990); sie lassen sich wie folgt zusammenfassen:

- Abweichungen der QRS-Achse,
- ST-Segment- und T-Wellenveränderungen,
- kleine Q-Zacke und negative P-Welle in Ableitung III (bei Inspiration verschwindend),
- Sinustachykardie (häufig),
- supraventrikuläre und ventrikuläre Rhythmusstörungen (während der Schwangerschaft zunehmend).

#### Belastungs-EKG

Bei Schwangeren ist unter submaximalen Belastungsbedingungen eine fetale Bradykardie beschrieben worden (Carpenter et al. 1988). Dementsprechend sollten Belastungstests nur bis zur submaximalen Belastungsstufe ausgeführt werden, und außerdem soll eine Überwachung der kindlichen Herzaktionen begleitend durchgeführt werden. Die Verwendung eines Tests auf niedrigen Belastungsstufen schränkt natürlich die Aussagekraft einer Ergometrie erheblich ein.

### 81.3.3 Echokardiographie

Echokardiographisch entwickelt sich bei der Schwangeren in Abhängigkeit vom Gestationsalter eine Zunahme der rechts- und linksventrikulären enddiastolischen Diameter. Dies ist durch die in der Schwangerschaft auftretende Volumenzunahme bedingt (Limacher et al. 1985). Diese Veränderungen sind reversibel. Durch die Vergrößerung der Ventrikelhöhlen kann es häufig zu einer geringgradigen relativen Trikuspidal- oder Mitralinsuffizienz kommen (Enein et al. 1987).

Perikardergüsse werden bei etwa 40% der Frauen in der Spätschwangerschaft beobachtet. Alles in allem kann allerdings wegen fehlender nachteiliger Wirkungen für den Fetus eine Ultraschalluntersuchung bei Schwangeren als unbedenklich angesehen werden.

### 81.3.4 Thoraxröntgenaufnnahme

Wegen der Strahlenbelastung sollte diese Untersuchung nur bei zwingenden Indikationen durchgeführt werden. Natürlich sollte, wenn eine Thoraxröntgenuntersuchung erforderlich ist, die Beckenregion der Schwangeren durch Bleischürzen abgedeckt werden. Durch die Volumenbelastung kann ein prominentes pulmonales Segment beobachtet werden. Dies kann mit einer Erweiterung des linken Vorhofs verwechselt werden.

Das Herz kann insgesamt durch den präpartal bestehenden Zwerchfellhochstand vergrößert erscheinen. Ein kleiner Pleuraerguß wird bei Schwangeren postpartal häufig beobachtet. Er verschwindet meist spontan (Hughson et al. 1982).

### 81.3.5 Herzkatheteruntersuchung

Eine Herzkatheteruntersuchung sollte nur dann durchgeführt werden, wenn echokardiographische oder andere Verfahren nicht die notwendigen Informationen ergeben. Möglicherweise können dopplerechokardiographische Verfahren mit einer Herzkatheteruntersuchung kombiniert werden, um die Strahlenexposition möglichst gering zu halten. Die Technik nach Sones (Zugang über die Arteria brachialis) kann die notwendige Applikation von Röntgenstrahlen vermindern. Auf eine ausreichende Bleiabschirmung des Abdomens ist zu achten. Trotzdem kann eine Linksherzkatheteruntersuchung insbesondere bei notwendigen interventionellen Eingriffen notwendig werden.

### 81.3.6 Radionuklidventrikulographie

Auf die nuklearmedizinischen Verfahren sollte generell verzichtet werden. Die zu applizierende Strahlenmenge ist relativ hoch. Die Herzbinnenraumszintigraphie ist ein Reserveverfahren zur Messung der ventrikulären Funktion. Hierzu kann die Echokardiographie herangezogen werden. Für szintigraphische Verfahren zum Ischämienachweis bietet sich heutzutage die Streßechokardiographie an.

## 81.4 Herzerkrankungen in der Schwangerschaft

### 81.4.1 Angeborene Herzklappenvitien

Die Kenntnis der möglichen Risiken für Mutter und Fetus bei bestehenden angeborenen Herzerkrankungen ist bereits in der präkonzeptionellen Beratung bei Kinderwunsch wichtig. Diese Aufklärung soll nicht nur das Risiko für Mutter und Kind, sondern auch die Möglichkeit einer Weitervererbung eines angeborenen Vitiums beinhalten. Die Prognose einer Risikoschwangerschaft ist nicht allein abhängig von der Art der zugrundeliegenden Schädigung, sondern von anderen Begleitumständen wie dem Vorliegen einer Herzinsuffizienz, einer schweren Zyanose oder einer Polyglobulie.

Eine Schnittentbindung ist nicht grundsätzlich bei Patientinnen mit angeborenen Herzvitien zu erwägen, sondern sollte primär nach gynäkologischen Gesichtspunkten gestellt werden. Bei bestehender Hypoxämie sollte während der Entbindung Sauerstoff verabreicht werden, und die Blutgase sowie die hämodynamischen Parameter sollten engmaschig kontrolliert werden. Dies betrifft insbesondere Patientinnen mit pulmonaler Hypertonie und zyanotischen Vitien.

Der kardiovaskuläre Belastungsgrad der Mutter bestimmt außerdem die Prognose des Kindes. Bei zyanotischen Müttern wird eine Fehlgeburtsrate von 45% beschrieben, die deutlich höher lag als diejenige azyanotischer Mütter mit angeborenen Herzfehlern (20%; Whittemore et al. 1982). !

Das Geburtsgewicht der Kinder korreliert umgekehrt mit dem Hämoglobinspiegel und dem Hämatokritwert der Mutter.

Eine Antibiotikaprophylaxe wird von der Paul-Ehrlich-Gesellschaft bei sog. „unkomplizierten Entbindungen" nicht empfohlen. Hier sind die Grenzen sicherlich fließend. Es gibt Hinweise dafür, daß eine manuelle Entfernung der Plazenta von einem erhöhten Risiko einer Endokarditis begleitet sein kann. Deshalb wird abweichend von dieser Empfehlung eine Antibiotikaprophylaxe häufig angewandt. Keine Indikationen für eine Antibiotikaprophylaxe sind der isolierte Vorhofseptumdefekt (ASD) vom Sekundumtyp und ein ligierter Ductus arteriosus Botalli.

#### Vorhofseptumdefekt (ASD)

Ein unkomplizierter ASD ist in der Regel kein Hindernis für eine Schwangerschaft. Eine pulmonale Hypertonie und höhergradige Herzrhythmusstörungen treten häufig erst nach dem 40. Lebensjahr auf. Somit kann ein Vorhofseptumdefekt auch mit großem Links-rechts-Shunt einer normalen Entbindung zugeführt werden. Bei Auftreten von arteriellen Embolien muß an eine paradoxe gekreuzte Embolisierung gedacht werden. In der Regel ist eine Antibiotikaprophylaxe zum Schutz vor einer Endokarditis beim ASD vom Sekundumtyp nicht indiziert.

#### Ventrikelseptumdefekt (VSD)

Ist ein VSD verschlossen worden, haben Mütter kein erhöhtes Risiko, während ihrer Schwangerschaft bedrohliche Komplikationen zu erleiden. Im allgemeinen wird ein isolierter VSD von werdenden Müttern gut vertragen. Blutdruckverminderungen durch Volumenverlust im Rahmen der Entbindung oder der Schnittentbindung können bei Patientinnen mit bereits vorliegender pulmonaler Hypertonie zu einer plötzlichen Shuntumkehr mit zentraler Zyanose führen. Hier sind die geeigneten Maßnahmen wie Volumengabe und Vasopression (z. B. $\alpha$-Adrenozeptoragonisten) zur Erhaltung des systemischen Blutdrucks mit dem Ziel einer Verminderung des Rechts-links-Shunts notwendig.

Bemerkenswert ist, daß ein VSD sich mit einer Inzidenz von bis zu 22–50% vererben kann. Eine konsequente antibiotische Endokarditisprophylaxe ist notwendig.

#### Offener Ductus arteriosus

Mittlerweile ist es gängige Praxis geworden, einen offenen Ductus arteriosus früh nach der Geburt oder später im Kindesalter zu verschließen, wenn ein signifikanter Shunt besteht. Dementsprechend finden sich heute relativ wenig werdende Mütter, bei denen ein offener Ductus arteriosus mit großem Shunt vorliegt. Es gibt Einzelfallbeispiele, bei denen eine Herzinsuffizienz beschrieben wurde, obwohl in der Regel der Links-rechts-Shunt gut toleriert wird. Wie beim VSD ist auch hier darauf zu achten, daß es postpartal nicht zu einem Blutdruckabfall und Volumenverlust kommt, da diese eine Shuntumkehr begünstigen können.

#### Angeborene Aortenvitien

- *Bikuspide Aortenklappe:*
  Eine bikuspide Aortenklappe ist der häufigste Befund in nichtselektierten Sektionsguten (1–2%). In selteneren Fällen resultiert aus diesem Befund eine signifikante Aortenstenose. Darüber hinaus gibt es supra- und subvalvuläre Konstriktionen des linksventrikulären Ausflußtrakts. In Abhängigkeit von der Hochgradigkeit und der Symptomatik der linksventrikulären Ausflußtraktobstruktion ist das Vorgehen peripartal zu entscheiden. Eine ausgewogene Anästhesie, wenn eine Schnittentbindung notwendig wird, und optimale Vorbereitung können das Risiko in Grenzen halten.
  Bei hochgradiger valvulärer Aortenstenose mit entsprechender Symptomatik ist an die Möglichkeit einer perkutanen Aortenvalvuloplastie zu denken. Eine Vererbungsbsrate von bis zu 20% wurde für linksventrikuläre Ausflußtraktobstruktionen beschrieben.
- *Aortenisthmusstenose:*
  Eine Aortenisthmusstenose, die nicht bereits in der Kindheit korrigiert wurde, ist heutzutage bei werdenden Müttern selten. Das Risiko liegt im Auftreten von zerebralen Blutungen, z.B. bei vorbestehenden Aneurysmata im Bereich des Circulus Willisii. Aorteninsuffizienzen werden bei normaler linksventrikulärer Pumpfunktion gut toleriert. Eine Abnahme der Regurgitationsfraktion durch die in der Schwangerschaft physiologische Vasodilatation könnte dabei bedeutsam sein. Weitere Bedrohungen bestehen in einer Aortenruptur bei akutem Aortenaneurysma.
- *Marfan-Syndrom:*
  Ein besonders hohes Risiko tragen werdende Mütter mit einem Marfan-Syndrom. Neben einer Vererbungshäufigkeit von etwa 50% des Syndroms besteht ein besonders hohes Risiko, an kardiovaskulären Komplikationen während der Schwangerschaft in der Peripartalphase zu sterben. In den vorliegenden Studien zeigte sich, daß die meisten gestorbenen Patientinnen vorbestehende Defekte am kardiovaskulären System wie Aortendilatation, Aorteninsuffizienz, Aortenisthmusstenose, Hypertonie, Herzvergrößerung oder einen offenen Ductus arteriosus Botalli hatten.
  Andererseits wurden bei 10 Frauen mit Marfan-Syndrom und einem Aortendurchmesser von weniger als 45 mm bei 12 durchgemachten Schwangerschaften keine Komplikation beobachtet. Hieraus ergibt sich die Empfehlung, Patientinnen mit einem Aortendurchmesser von mehr als 40 mm engmaschig echokardiographisch zu überwachen (Pyeritz 1981). Es gibt allerdings auch Fälle, bei denen eine Aortendissektion ohne vorbestehende Aortendilatation auftritt (Rosenblum et al. 1983).
  Da das Syndrom in 50% der Fälle vererbt ist und auch die Abortrate deutlich erhöht ist, sollte Frauen mit Marfan-Syndrom von einer Schwangerschaft abgeraten werden. Bei bereits bestehender Dilatation der Aorta sollte die übliche Therapie mit $\beta_1$-Blockern zur Prävention einer fortschreitenden Aortendilatation vorgenommen werden.

#### Pulmonalstenose

Die angeborene isolierte Pulmonalstenose wird in aller Regel auch bei hohem Stenosegrad bis ins Erwachsenenalter überlebt. Mittlere Druckgradienten stellen keine wesentliche Erhöhung des peripartalen Risikos dar. Eine Pulmonalinsuffizienz stellt kein wesentliches Problem dar. Auf eine Endokarditisprophylaxe ist zu achten.

#### Zyanotische Herzvitien

- *Fallot-Tetralogie:*
  Die Fallot-Tetralogie ist in den letzten Jahren zunehmend operativ korrigiert worden. Angesichts der erfolgreichen Operationstechniken ist eine korrigierte Fallot-Tetralogie von einem sehr geringen Risiko hinsichtlich einer peripartalen Komplikation begleitet. Nicht korrigierte Vitien können sich insbesondere durch eine Volumenzunahme und durch eine Steigerung des rechtsventrikulären Drucks in einer Vergrößerung des Rechts-links-Shunts bemerkbar machen. Andererseits liegen Erfahrungen vor, daß in speziellen Situationen (z.B. intraoperativ bei der Korrekturoperation) Volumengabe zu einer relativen Abnahme der rechtsventrikulären Obstruktion führen kann und daher die Lungenperfusion verbessert. Eine Abnahme des systemischen Widerstands durch eine Vasodilatation führt zu einer Zunahme des Shuntvolumens. Hier sind regelmäßige Kontrollen der $O_2$-Sättigung dringend notwendig.
  Es ist außerdem bemerkenswert, daß die Vererbungshäufigkeit bei 15–17% liegt und somit eher hoch ist. Da die Vorteile der rechtzeitigen Korrektur der Fallot-Tetralogie groß sind, sollte vor dem gebärfähigen Alter eine Korrektur angestrebt werden. Obwohl Frauen mit einer Tetralogie häufig ihre Schwangerschaft austragen können, unterliegen die Feten einem erhöhten Morbiditäts- und Letalitätsrisiko.
- *Komplexe zyanotische Vitien:*
  Das Vorliegen komplexerer zyanotischer Herzvitien (Transposition der großen Arterien, Trikuspidalatre-

sie, Truncus arteriosus oder „single ventricle") ist sehr risikoreich für die Schwangere. Sie sind insbesondere durch eine hohe Abortrate (bis 50%) und eine nicht zu unterschätzende mütterliche Morbidität und Letalität gekennzeichnet. Die Patientinnen sollten hierüber aufgeklärt werden.
Das gleiche gilt für Patientinnen mit einem Rechts-links-Shunt bei einer bereits stattgehabten Eisenmenger-Reaktion. Hier wurde eine Letalitätsrate von 52% peripartal berichtet (Sullivan u. Ramanathan 1985).

## 81.4.2 Erworbene Herzklappenvitien

### Mitralvitien

Bei kombinierten Mitralklappenerkrankungen ist die Stenosekomponente die hämodynamisch determinierende Schädigung. Dagegen werden Insuffizienzvitien relativ gut toleriert (durch die physiologische Vasodilatation). Bei der Schwangerschaft kommt es durch die Frequenzzunahme bei gleichzeitiger Steigerung der Herzauswurfleistung zu einer Verkürzung der füllungswirksamen Diastole. Dies kann die Symptomatik einer Mitralstenose während der Schwangerschaft deutlich verschlechtern.

Darüber hinaus kann es zu einer Volumenüberlastung mit Stauungssymptomatik bei Zunahme des zirkulierenden Blutvolumens kommen. Dies kann sich allerdings auch im Auftreten eines tachykarden Vorhofflimmerns, das zusätzlich über eine Verkürzung der Diastole die Hämodynamik beeinträchtigt, bemerkbar machen. Das Fehlen einer zur ventrikulären Füllung beitragenden Vorhofkontraktion und die venöse Vasodilatation mit der resultierenden Verminderung der ventrikulären Füllung in der Schwangerschaft können bei Schwangeren die Herzauswurfleistung zusätzlich verschlechtern.

Die therapeutischen Bemühungen zielen auf eine Reduktion der Herzfrequenz und den Erhalt des Sinusrhythmus. Die körperliche Aktivität sollte eingeschränkt werden. Möglicherweise ist die Gabe von β-Rezeptorenblockern sinnvoll. Digoxin kann bei Schwangeren angewendet werden, um zu einem normfrequenten Vorhofflimmern zu kommen. Bei Auftreten von Stauungssymptomatik ist darauf zu achten, daß die Verwendung von Diuretika in höheren Dosierungen den uteroplazentaren Blutfluß vermindern kann (Tamari et al. 1982).

Peripartal ist ein hämodynamisches Monitoring bei einer Mitralklappenöffnungsfläche von weniger als 1,5 $cm^2$ angezeigt. Die transkutane Mitralklappensprengung wurde erfolgreich bei höhergradigen Mitralstenosen mit einem vertretbaren Risiko für Mutter und Kind angewendet.

### Aortenklappenerkrankungen

Die rheumatische Aortenklappenstenose und die verkalkende Aortenklappenstenose sind eher Erkrankungen des älteren Lebensalters. Ihr Auftreten während der Schwangerschaft ist deshalb eher ungewöhnlich. Sollte sie höhergradig sein, ist auch eine engmaschige hämodynamische Überwachung notwendig. Eine transkutane Aortenvalvuloplastie kommt wie bei den angeborenen Aortenklappenstenosen in Frage.

Häufiger als die Aortenstenose ist eine Aorteninsuffizienz. Sie wird allerdings während der Schwangerschaft gut vertragen, was möglicherweise mit der Abnahme des peripheren Widerstands und einer Zunahme der Herzfrequenz, die zu einer Verminderung der Regurgitationsfraktion führen, zusammenhängt. Weiterhin können Diuretika und Vasodilatanzien verwendet werden, um die Nachlast weiter zu senken und eine sinnvolle Führung der Patientin während der Schwangerschaft zu gewährleisten.

## 81.4.3 Kardiomyopathie

> Bei einer vorbestehenden Kardiomyopathie sollte eine Schwangerschaft möglichst vermieden werden.

Zum einen ist eine Herzinsuffizienz mit einer erhöhten mütterlichen und fetalen Sterblichkeit vergesellschaftet, andererseits ist durch die schlechte Prognose der Herzinsuffizienz das Leben der Mutter stark gefährdet. Sollte bei herzinsuffizienten Patienten eine Schwangerschaft auftreten, so unterscheidet sich die Therapie nicht von der üblichen Herzinsuffizienztherapie unter der Beachtung und Vermeidung von potentiell fruchtschädigenden pharmakologischen Substanzen.

Sollte im Rahmen einer Schwangerschaftsbetreuung der Verdacht auf eine hypertrophe Kardiomyopathie geäußert werden, so ist die Echokardiographie die diagnostische Methode der Wahl. In der Literatur existieren Berichte über 82 Schwangerschaftsverläufe bei 35 Patientinnen mit hypertropher Kardiomyopathie. Insgesamt hat sich eine eher günstige Prognose ergeben.

Andererseits können vorbestehende kardiale Symptome erstmalig auftreten oder die Erkrankung eine symptomatische Verschlechterung erfahren. Bei 22% der Patientinnen wurde erstmalig eine Herzinsuffizienz diagnostiziert (Kumar u. Elkayam 1985).

Entsprechend der Symptomatik der Grunderkrankung können Rhythmusstörungen mit Todesfällen auftreten. Die Rate des plötzlichen Herztodes ist je nach vorliegender zugrundeliegender Mutation in den kodierenden Genen des kontraktilen Apparates hoch. Sie erreicht einen Gipfel im gebärfähigen Alter, ist allerdings durch die Schwangerschaft an sich nicht erhöht.

Die Therapie von Herzrhythmusstörungen muß unter Abwägung möglicher fruchtschädigender Wirkungen durch die gegebenen Medikamente versucht werden. Die Gabe von β-Blockern zur Frequenzsenkung und für eine mäßige negativ-inotrope Wirkung zur Reduktion des Ausflußtraktgradienten ist möglich. Bei hämodynamischer Intraktabilität ist in Ausnahmefällen an eine interventionelle Septumablation durch Verschluß eines Septalastes zu denken.

In der Regel sollte eine vaginale Entbindung angestrebt werden. Die Austreibungsphase kann durch Zangen- und Vakuumextraktion verkürzt werden. Tokolytische Substanzen wie β-Sympathomimetika sollten wegen der Möglichkeit der Erhöhung der Ausflußbahnobstruktion (positiv-inotroper Effekt) nicht verabreicht werden. Das gleiche gilt für die Gabe von Prostaglandinen zur Beeinflussung der Uteruskontraktion wegen der vasodilatierenden Wirkung bei fixierter Ausflußtraktobstruktion.

Beachtenswert ist außerdem, daß bei starken Blut- und Volumenverlusten die Herzauswurfleistung kritisch absinken kann. Auch eine ausreichende Blut- und Flüssigkeitszufuhr unter Berücksichtigung möglicherweise vorliegender pulmonaler Stauungszeichen ist wichtig.

#### Peripartale Kardiomyopathie

Eine eigene Entität stellt die sog. peripartale Kardiomyopathie dar. Es handelt sich um eine Kardiomyopathie, die unmittelbar vor Entbindung, also im 3. Trimenon, oder bis 6 Wochen nach Entbindung auftritt.

Als Ursache wurden eine Mikrovaskulopathie, Ernährungsstörungen, eine Myokarditis, hormonelle Effekte, toxische Effekte oder eine mütterliche Immunantwort gegenüber fetalen Antigenen diskutiert. In Myokardbiopsien finden sich Hinweise für entzündliche Veränderungen, so daß es sich möglicherweise in der Tat um eine myokarditische Genese handeln könnte.

Risikofaktoren für das Auftreten einer peripartalen Kardiomyopathie sind höheres Alter, Zwillingsschwangerschaften, Hypertonie in der Schwangerschaft und Multipara. Die Herzvergrößerung und die Pumpfunktionsstörungen können innerhalb von 6 Monaten nach der Schwangerschaft verschwinden. Bleibt das Herz dilatiert und bestehen die Symptome der Herzinsuffizienz fort, hat die Erkrankung eine schlechte Prognose.

Für weitere Schwangerschaften ist das vormalige Auftreten einer peripartalen Kardiomyopathie, wenn sie sich gebessert hat, keine absolute, aber eine relative Kontraindikation. Es finden sich Hinweise, die über eine günstige therapeutische Wirkung einer immunsuppressiven Therapie berichten (Midei et al. 1990). Wegen der hohen spontanen Remissionsrate und der geringen Fallzahl kann allerdings eine grundsätzliche Indikation zur immunsuppressiven Therapie bei der peripartalen Kardiomyopathie nicht als gegeben angesehen werden (Mason u. OConnell 1990).

! Eine Herzinsuffizienz auf dem Boden einer peripartalen Kardiomyopathie sollte mit Diuretika und u. U. mit Herzglykosiden unter Frequenzkontrolle des Fetus initiiert werden. Eine nachlastsenkende Therapie mit Hydralazin ist unbedenklich. Die Verabreichung von ACE-Hemmern in der Schwangerschaft ist problematisch, da schwere Störungen der Blutdruckregulation und der Nierenfunktion des Fetus beobachtet wurden (Rosa et al. 1980).

Eine Antikoagulation ist wegen der gesteigerten Thrombemboliebereitschaft bei Schwangeren insbesondere bei Vorhofflimmern und stark dilatiertem linkem Ventrikel zu erwägen.

### 81.4.4 Koronare Herzkrankheit

Es gibt Berichte über das Auftreten von akuten Myokardinfarkten während der Schwangerschaft. Häufig sind Koronarverengungen und Thromboembolien sowie Koronardissektionen und Koronarspasmen von ursächlicher Bedeutung. Die Therapien richten sich nach den üblichen Vorgehensweisen bei der koronaren Herzkrankheit.

Bemerkenswert ist, daß bei akuten peripartalen Myokardinfarkten häufig ein normaler Koronarstatus nachweisbar ist. Als Ursache wird eine Gefäßthrombose oder ein Gefäßspasmus angenommen (Goldman u. Meller 1990; Sonel et al. 1988). Es gibt mehrere kasuistische Berichte über Herzinfarkte nach der postpartalen Gabe von Bromocryptin zur Suppression der Milchbildung (Hopp et al. 1996, Hoppe et al. 1998; Coulson et al. 1995).

Zusammen mit einer aufgetretenen „Aufweichung“ der Interzellulärsubstanz während der Schwangerschaft (Movsesian u. Wray 1989) kann dann auf dem Boden eines bromocryptininduzierten Spasmus eine Dissektion auftreten. Interessanterweise waren bei allen Fällen die LAD betroffen (Elkayam 1990).

Da der Myokardinfarkt im Verlauf einer Schwangerschaft oder postpartal mit einer hohen Letalitätsrate belastet ist, sollte eine optimale Therapie insbesondere zur Erhaltung des Lebens der Mutter eingeleitet werden.

### 81.4.5 Arrhythmien

Es wurde vermutet, daß es bei Schwangeren zu einer erhöhten Inzidenz von Tachyarrhythmien kommt. Überzeugende Beweise hierfür fehlen jedoch. Es kommt gehäuft zu Vorhof-, aber auch zu ventrikulären Rhythmusstörungen während der Schwangerschaft. Sofern sie nicht bedrohlich und subjektiv tolerabel sind, sollte auf eine medikamentöse Therapie verzichtet werden. Eine Kardioversion kann in der Schwangerschaft durchgeführt werden. Sie wird von Mutter und Kind vertragen. !

Bei bedrohlichen Bradyarrhythmien oder atrioventrikulären Blockierungen ist eine Implantation eines Herzschrittmachers möglich. Die üblichen Indikationen hierfür werden von der Schwangerschaft nicht berührt.

Bei Patientinnen, bei denen ein langes QT-Syndrom vorbesteht, sollte die prophylaktische Behandlung mit β-Blockern fortgesetzt werden. Diese Empfehlung beruht auf einer neueren Studie, bei der 422 Frauen mit einem langen QT-Syndrom bezüglich des Auftretens von kardialen Zwischenfällen 40 Wochen vor, während der Schwangerschaft und 40 Wochen postpartal beobachtet wurden. Insbesondere postpartal ließ sich eine Erhöhung des Arrhythmie- und Sterblichkeitsrisikos feststellen, was durch β-Blocker behoben werden konnte (Rashba et al. 1998).

### 81.4.6 Primär pulmonale Hypertonie

Unabhängig davon, ob eine pulmonale Hypertonie primär oder sekundär infolge eines Shuntvitiums oder durch rezidivierende Lungenembolien auftritt, kann allgemein gesagt werden, daß es sich um eine Kontraindikation für eine Schwangerschaft handelt. Die mütterliche Sterblichkeit beträgt etwa 50% bei der primär pulmonalen Hypertonie. Andere Berichte bei sekundären Formen sprechen von 30–50% mütterlicher Letalität. Bei Überleben der Mutter ist die kindliche Letalität mit 40% ebenfalls hoch (Szekely und Snaith 1974).

Sollte trotzdem eine Schwangerschaft bei pulmonaler Hypertonie eintreten und sollte eine Interruptio abgelehnt werden, so ist zwingend darauf zu achten, daß keine Hypovolämien während und nach der Entbindung auftreten. Die Abnahme des venösen Rückflusses in den rechten Ventrikel kann dessen Auswurfleistung akut vermindern und zum rechtsventrikulären Pumpversagen bei fixiertem pulmonalem Hochdruck beitragen.

Da auch postpartale Komplikationen mit einer großen Häufigkeit auftreten, ist eine intensive postpartale Überwachung innerhalb der ersten 48 h nach der Entbindung zu empfehlen. Außerdem sollten die Patientinnen für einige Tage in stationärer Kontrolle verbleiben. Dies ist individuell anhand der Symptomatik und der Höhe der Pulmonalisdrücke zu entscheiden.

## 81.5 Medikamentöse Therapie

! Bei der Verwendung eines jeden Medikaments ist zwingend auf potentielle teratogene Wirkungen zu achten. Die Vorsicht sollte nicht nur die Verwendung dieser Substanzen während der Schwangerschaft beinhalten, sondern es ist auch darauf zu achten, daß zahlreiche Medikamente in die Muttermilch übertreten können und somit auch noch postpartal ihre Effekte am Säugling ausüben können.

Außerdem gibt es einige medizinische Probleme in der Schwangerschaft, die den differenzierten Gebrauch von Medikamenten notwendig machen.

### 81.5.1 Antikoagulation

Eine medikamentöse Antikoagulation kann während der Schwangerschaft durch das Vorliegen eines Kunstklappenersatzes (insbesondere Doppelklappenersatz) mit oder ohne Vorhofflimmern, rezidivierenden Lungenembolien oder Beinvenenthrombosen notwendig sein.

#### Cumarinembryopathie

Die meisten Patientinnen sind mit oralen Antikoagulanzien vom Cumarintyp vorbehandelt. Der Nachteil einer Cumarintherapie ist, daß es in den ersten 3 Monaten zu teratogenen Schäden kommen kann.

Diese Cumarinembryopathie tritt mit einer Häufigkeit von 5–30% bei Neugeborenen auf. Es kommt zu Veränderungen des Gesichtsschädels mit einer Hypoplasie der Nasenwurzel und einer Dysplasie der Epiphysen (Chondrodysplasia punctata).

Außerdem ist zu beachten, daß Cumarinderivate plazentagängig sind und somit eine volle Antikoagulation auch am Fetus und später beim Neugeborenen besteht. Dementsprechend ist die Gefahr von intrazerebralen Blutungen groß (Hall et al. 1980).

Heparin ist im Gegensatz dazu nicht plazentagängig. Das Auftreten von Bauchdecken- oder subkutanen Hämatomen ist eine mögliche Komplikation der subkutanen Injektion. Durch seine kurze Halbwertszeit ist ein antikoagulativer Schutz wohl möglich, häufig aber nicht sicher genug.

#### Schwangerschaft

Bei der notwendigen Antikoagulation einer Schwangeren wird folgendes Vorgehen vorgeschlagen:

Bei Kinderwunsch oder bei stattgehabter Konzeption sollte das Cumarinderivat sofort abgesetzt werden. Es sollte eine subkutane Heparintherapie bis zum Ende des 1. Trimenons durchgeführt werden. Ab dem 2. Trimenon kann eine Heparintherapie bis zum Ende der Schwangerschaft fortgesetzt werden; alternativ ist auch eine Verwendung von Cumarinderivaten vertretbar. Kurz vor der Geburt sollte dann wiederum auf Heparin umgestellt werden.

Durch die Wehentätigkeit und den Geburtsstreß ist es wegen der Gefahr von intrazerebralen Blutungen nicht sinnvoll, daß der Fetus durch die plazentagängigen Cumarinderivate antikoaguliert ist. Außerdem ist eine Antikoagulation der Mutter während der Entbindung mit einem erhöhten Blutungsrisiko verbunden. Sollte die Wehentätigkeit frühzeitig einsetzen, empfiehlt es sich, dann die Cumarinderivate abzusetzen und auf Heparin umzustellen.

#### Entbindung und postpartale Phase:

Während der Entbindung sollte kein Heparin injiziert werden.

Etwa 2 h nach der Entbindung kann wieder mit der Heparinisierung begonnen werden; 24 h nach der Entbindung kann unter Heparinisierung mit der medikamentösen Umstellung auf orale Antikoagulanzien begonnen werden.

Nach der Entbindung ist selbst bei stillenden Müttern die Gabe von Cumarinderivaten vertretbar. Während der Entbindung kann mit Substanzen, die die Uteruskontraktion erhöhen, einer Blutung vorgebeugt werden. Die lokale Blutstillung sollte hier besonders sorgfältig durchgeführt werden.

**Thromboembolische Komplikationen**

In der Schwangerschaft kommt es zu einem Anstieg der Gerinnungsfaktoren II, VII, VIII und VIIII sowie einer Hemmung der Fibrinolyse (Lee et al. 1986). Dies ist eine Ursache für die häufig bei Schwangerschaft beobachtete Thrombophilie. Bei Hinzutreten von Risikofaktoren für thromboembolische Komplikationen wie Beinvenenthrombosen, Lungenembolien, peripartale Kardiomyopathie, primär pulmonale Hypertonie, Vorhofflimmern bei Herzklappenvitien sowie bei angeborenen Gerinnungsdefekten ist selbstverständlich eine antikoagulatorische Therapie trotz aller Probleme der medikamentösen Behandlung unumgänglich.

! Bei neuaufgetretener Beinvenenthrombose ist eine Heparinisierung indiziert.

Unfraktioniertes Heparin muß 2mal täglich verabreicht werden und kann nachgewiesenermaßen die Plazentaschranke nicht passieren (Flessa et al. 1965). Ähnliches gilt für niedermolekulares Heparin (Omri et al. 1989).

Vorteile einer Therapie mit niedrigmolekularem Heparin besteht in der Einmalgabe und einer hierdurch verbesserten Compliance bei Langzeitanwendung. Die Nachteile ist die fehlende Kontrolle der Gerinnungssteuerung über den PTT-Wert, die Notwendigkeit der Therapiesteuerung über Anti-Xa-Bestimmungen und eine mangelhafte Antagonisierbarkeit durch Protaminsulfat.

Die Induktion einer Osteoporose bei Langzeitanwendung soll seltener als bei unfraktioniertem Heparin auftreten. Prospektive Untersuchungen gibt es hierzu nicht (Fahrquharson 1997). Vorliegende Befunde sprechen für eine sichere Anwendbarkeit niedermolekularen Heparins bei den meisten Indikationen (Wehrmacher et al 1998; Thomson et al 1998).

**Thromboseprävention bei künftigen Schwangerschaften**

Sollte in einer ersten Schwangerschaft eine Thrombose aufgetreten sein, so muß von einer deutlichen Erhöhung des thromboembolischen Risikos insbesondere bei thrombophiler Diathese in nachfolgenden Schwangerschaften ausgegangen werden. Einheitliche Empfehlungen zur Antikoagulation existieren hier nicht. Eine mögliche Empfehlung könnte eine prophylaktische Heparinisierung etwa 4–6 Wochen vor dem korrespondierenden Zeitpunkt des Auftretens der Thrombose in der Vorschwangerschaft sein. Unmittelbar vor der Entbindung sollte die Dosis bis auf 2mal 10000 IE pro Tag erhöht werden.

Bei Vorliegen einer objektivierbaren thrombophilen Diathese sollte eine Antikoagulation während der gesamten Schwangerschaft erfolgen (Ostermann 1989).

### 81.5.2 Antibiotikaprophylaxe

Die Antibiotikaprophylaxe bei Herzklappenerkrankungen sollte bei Schwangeren ähnlich wie bei Nichtschwangeren durchgeführt werden. Auch hier ist auf potentielle teratogene Nebenwirkungen der verabreichten Antibiotika zu achten. Penicillin und seine Derivate sind in der Schwangerschaft unbedenklich. Bei Penicillinallergie ist die Prophylaxe problematischer. Tobramycin und Gentamycin (hospitalisierte Patienten) sind nicht zu verwenden. Eine fruchtschädigende Wirkung von Erythromycin ist nicht bekannt. Über Vancomycin liegen wenig Erfahrungen vor. Clindamycin gilt als nichtteratogen, sollte aber unter strenger Risikoabwägung verordnet werden (membranöse Kolitis!).

In jedem Fall sollte sich je nach Eingriff die Antibiose nach dem zu erwartenden Erregerspektrum richten. Bei Cephalosporinen, von denen einige in der Schwangerschaft angewendet werden können, ist eine Kreuzallergie mit Penicillinderivaten zu beachten, die in etwa 10% der Fälle auftritt.

Die Richtlinien für die vaginale Entbindung bezüglich einer Endokarditisprophylaxe sind widersprüchlich. So wurde berichtet, daß eine normale unkomplizierte „vaginale Entbindung“ mit einer Inzidenz von 0–5% der Fälle zu einer Bakteriämie führt. Bei komplizierten Schwangerschaften, insbesondere bei der manuellen Entfernung der Plazenta, ist eine Antibiotikaprophylaxe allerdings zu vertreten.

### 81.5.3 Hypertoniebehandlung

**Hypertonie in der Schwangerschaft**

Erhöhte Blutdruckwerte bei Schwangeren können durch eine chronische, bereits vorbestehende arterielle Hypertonie oder durch eine sog. Schwangerschaftshypertonie oder Präeklampsie (Synonyme: Spätgestose, Toxikose, Schwangerschaftstoxikose, Nephropathia gravidarum) bedingt sein. Mögliche Differenzierungsmerkmale sind in Tabelle 81-4 aufgeführt.

Eine schematische Zusammenfassung gibt Abb. 81-4 (nach Davey u. MacGillivray 1988). Zu beachten ist aber, daß auch eine chronische Nierenerkrankung oder chronische arterielle Hypertonie zu einer Präeklampsie disponieren können.

**Ätiologie und Pathogenese**

Die Pathogenese der Präeklampsie besteht wahrscheinlich in einer generalisierten Endotheldysfunktion der Mutter (McCarthy et al. 1993). Dieser Endotheldysfunktion liegt eine reduzierte Prostacyclinsynthese der Gefäße und eine reduzierte Prostaglandin-$E_2$- ($PGE_2$-)Synthese im Uterus zugrunde (Fitzgerald et al. 1990). Ursächlich wird eine verminderte uteroplazentare Perfusion für die Pathogenese des Syndroms angeschuldigt.

**Abb. 81-4.** Terminologie des schwangerschaftsbedingten Hypertoniekomplexes. (Nach Davey u. MacGillivray 1988).

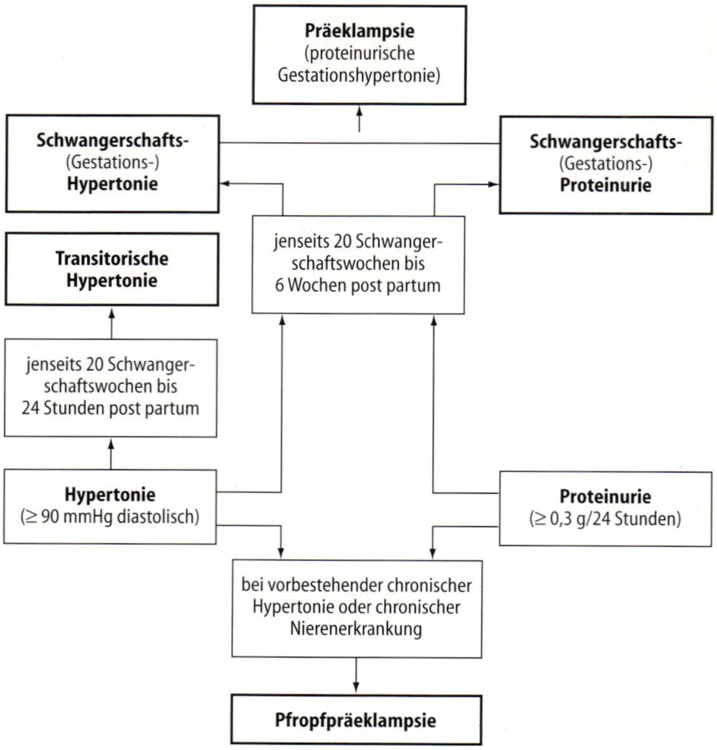


**Tabelle 81-4.** Differenzierungsmöglichkeiten zwischen Präeklampsie und chronischer arterieller Hypertonie

| | Präeklampsie | Chronische Hypertonie |
|---|---|---|
| Alter | Jung (< 20 Jahre) | Älter (> 30 Jahre) |
| Para | Primipara | Multipara |
| Beginn | Nach 20. SSW | Vor 20. SSW |
| Ödeme und Gewichtszunahme | Plötzlich | Langsam |
| Funduskopie | Spasmus, Ödem | Zeichen der chronischen Hypertonie |
| Proteinurie | Ja | Nein (oder bei bereits bestehender hypertensiver Nephropathie) |
| Harnsäure | Erhöht | Normal |
| Postpartaler Blutdruck | Normal | Erhöht |

In der Präeklampsie ist das zirkulierende Blutvolumen relativ reduziert (Gallery et al. 1979).

Abbildung 81-5 faßt die möglichen pathophysiologischen Zusammenhänge zusammen.

Charakteristisch ist, daß der erhöhte Blutdruck nach der 20. SSW auftritt. Einzelfälle mit früherem Auftreten einer Blutdruckerhöhung sind ebenfalls beschrieben (Redmann 1989). Nach Entbindung normalisiert sich der Blutdruck rasch. Zum Syndrom gehören weiterhin eine Proteinurie und generalisierte Ödeme (Chesley 1985).

## Symptomatik

Da eine normotensive junge Frau in der Regel nicht an einen hohen Blutdruck adaptiert ist, kann es sehr leicht zu Kopfschmerzen, Sehstörungen und Bewußtseinsstörungen kommen. Bei hirnorganischen Krampfanfällen mit Bewußtlosigkeit spricht man vom Vollbild der Eklampsie. Mögliche Komplikationen sind zerebrale Blutungen mit Rindenblindheit, Hirnödem, Netzhautablösung, Lungenödem, disseminierte intravaskulärer Gerinnung, HELLP-Syndrom („**h**aemolysis, **e**levated **l**iver function tests, **l**ow **p**latelet count") und eine Niereninsuffizienz. Die häufigste Todesursache bei der Eklampsie ist die Hirnblutung. Die Letalität der Eklampsie liegt bei 8–15%, bei Präeklampsien unter 1% (Naeye u. Friedman 1979).

### Auswirkung auf den Fetus

An Feten wird bei Präeklampsie häufig eine intrauterine Wachstumsverlangsamung und eine intrauterine Hypoxämie festgestellt (Marcoux et al. 1992). Das mag teilweise daran liegen, daß das Plasmavolumen, das ja physiologischerweise bei Schwangeren im 2. und 3. Trimenon ansteigt, in der Präeklampsie häufig vermindert ist (Rovinsky u. Jaffin 1965).

Risikofaktoren für eine Präeklampsie sind unten zusammengefaßt. Eine positive Familienanamnese sowie

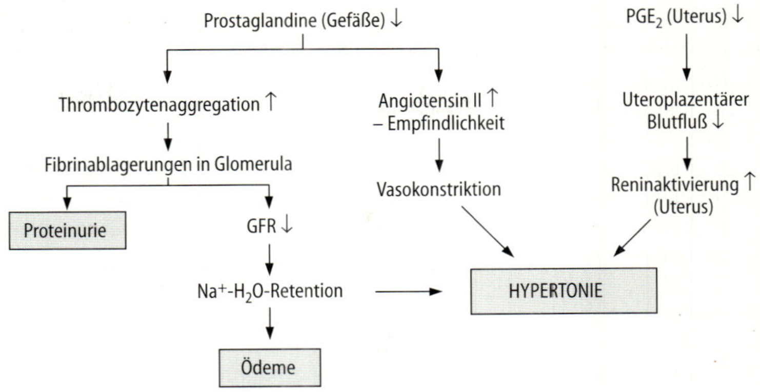


**Abb. 81-5.** Pathophysiologische Mechanismen bei der Präeklampsie

bereits durchgemachte Präeklampsien in vorangegangenen Schwangerschaften sind herauszuhebende Risikofaktoren.

Besonders junges Alter (weniger als 20 Jahre), die erste Schwangerschaft oder ein Alter höher als 35 Jahre prädisponieren zum Auftreten einer Präeklampsie. Patienten, die während ihrer Schwangerschaft eine Präeklampsie durchgemacht haben, unterliegen keiner erhöhten Letalität und Morbidität. Das Risiko, an einer fixierten Hypertonie im späteren Leben zu erkranken, ist ebenfalls nicht erhöht (Adams u. MacGillivray 1961).

**Risikofaktoren für die Präeklampsie**

- *Mütterlich*
  - erste Schwangerschaft,
  - bereits durchgemachte Präeklampsie
  - Alter <20 Jahre oder >35 Jahre
  - positive Familienanamnese
  - Untergewicht, kleine Körpergröße
  - Migräne
  - chronische arterielle Hypertonie
  - chronische Nierenerkrankung
- *Fruchtbedingt*
  - Blasenmole
  - Plazentahydrops

## Präeklampsietherapie während der Schwangerschaft

### Allgemeine Maßnahmen

Bei Präeklampsie ist Bettruhe in Seitenlage notwendig. Die Seitenlage verbessert die uteroplazentale Perfusion und ist deutlich blutdruckwirksam. In der Schwangerschaft ist jede medikamentöse Blutdrucksenkung unter engmaschiger Kontrolle durchzuführen. Drastische Blutdrucksenkungen sollen unbedingt vermieden werden, um die uteroplazentare Perfusion nicht zu vermindern. Ebenso sollte der diastolische Blutdruck nicht unter 80 mmHg gesenkt werden. Geeignet für die Blutdrucktherapie sind nur Medikamente, die eine Unbedenklichkeit für die Entwicklung des Fetus gezeigt haben.

### Magnesiumsulfat

Im Anfall bei Eklampsie hat sich eine Therapie mit Magnesiumsulfat bewährt. Initial werden 20 ml 20% $MgSO_4$ (4 g) langsam i.v. gegeben. Der Magnesiumspiegel sollte 3–4 mmol/l betragen. Eine Geburtseinleitung 4–6 h nach dem letzten eklamptischen Anfall wird empfohlen. Die prophylaktische Magnesiumgabe bei Risikopatientinnen mit einem normalen Serummagnesiumspiegel ist nicht gesichert. Bei erniedrigten Serummagnesiumkonzentrationen ist eine Substitution zu rechtfertigen.

In der Therapie etabliert hat sich Methyldopa in einer mittleren Tagesdosis zwischen 250 und 2000 mg. Der Therapiebeginn sollte nicht zwischen der 16. und 20. SSW erfolgen (Redmann et al. 1977). Es gibt einen Bericht darüber, daß dann der Kopfumfang des Neugeborenen vermindert sein kann.

### β-Rezeptorenblocker

Weiterhin möglich ist der Einsatz von β-Blockern. Um eine uterustonisierende Wirkung durch eine Blockade von $\beta_2$-Adrenozeptoren zu vermeiden, wäre die Gabe eines $\beta_1$-selektiven Antagonisten (Atenolol, Metoprolol) sinnvoll. Metoprolol wird in die Muttermilch sezerniert. Nachteilige Wirkungen auf gestillte Säuglinge konnten bisher nicht beobachtet werden.

Atenolol ist frei plazentagängig und deshalb auch beim Neugeborenen oder Fetus wirksam (Butters et al. 1990). Daher sollte die β-Blockertherapie 24–48 h vor der Entbindung abgesetzt werden, um eine Frequenzsenkung beim Neugeborenen zu vermeiden (Tamari et al. 1982). Auf Blutdruckspitzen bei der Mutter nach plötzlichem Absetzen der β-Blocker (β-Blocker-Absetzphänomen) muß geachtet werden.

### Acetylsalicylsäure (ASS)

Einige Untersuchungen erbrachten Hinweise, daß eine niedrigdosierte Aspirintherapie (60 mg p.o.) günstige Wirkungen auf eine Schwangerschaftshypertonie haben könnte. Dieses wurde allerdings in einer kontrollierten Studie (Italian Study of Aspirin in Pregnancy 1993) weder für die Entwicklung der Hypertonie noch hinsichtlich der Wachstumsretardierung des Säuglings bestätigt. Eine prophylaktische Gabe einer niedrig dosierten Aspirintherapie mit dem Ziel, eine Präeklamsie zu vermeiden, wird nicht empfohlen.

Eine große kontrollierte Untersuchung zeigte keinen Effekt, von Aspirin eine Präeklamsie bei Patientinnen mit einem Risiko für diese Erkrankung (Caritis et al. 1998) zu verhindern. Aus diesem Grund wird eine generelle Anwendung zur Prophylaxe oder frühen Therapie nicht empfohlen (Barth 1998; Roberts 1997).

#### Ketanserin

In einer Studie an 138 schwangeren Frauen konnten ermutigende Ergebnisse mit dem Serotoninantagonisten Ketanserin beobachtet werden (Steyn u. Odendal 1997). Eine endgültige Empfehlung hierzu läßt sich allerdings noch nicht aussprechen.

#### Kalzium

Eine Therapie mit Kalzium (1 g/Tag) reduzierte hingegen in einer Untersuchung an 1194 normotonen Erstgebärenden die Häufigkeit des Auftretens einer Schwangerschaftshypertonie (Belizán et al. 1991). Diese Befunde konnten in einer großen Studie an 4589 gesunden Primiparae nicht bestätigt werden. Die Kalziumsubstitution hatte keinen Einfluß auf die Entwicklung einer Präeklampsie oder eines Bluthochdrucks (Levine et al. 1987).

#### ACE-Hemmstoffe

Aus Tierexperimenten ist bekannt, daß ACE-Hemmstoffe fetale Hypotensionen, neonatale Niereninsuffizienz und Fruchttode verursachen können. Ossifikationsstörungen im Schädel von Neugeborenen, deren Mütter mit ACE-Hemmstoffen behandelt wurden, sind beschrieben. Obwohl kontrollierte Studien nicht vorliegen, ist die allgemeine Meinung, daß ACE-Hemmstoffe zur Therapie während der Schwangerschaft nicht geeignet sind (Szekely u. Snaith 1974).

#### Diuretika

Bei der Präeklampsie kommt es zu einer relativen Verminderung des Blutvolumens der Schwangeren (Gallery et al. 1979). Aus diesem Grund erscheinen Diuretika zur Blutdrucksenkung in dieser Situation nicht geeignet (Chesley 1985). Darüber hinaus ist berichtet worden, daß es zu neonatalen Thrombozytopenien, Gelbsucht, Hyponatriämien und Bradykardien nach Gabe von Thiaziddiuretika kommen kann. Dementsprechend ist der Gebrauch von Diuretika in der Schwangerschaft zur Hypertoniebehandlung nicht sinnvoll.

#### Kalziumantagonisten

Nifedipin wird bei Schwangeren häufig zur akuten Blutdrucksenkung bei hypertensiven Krisen verwendet. Außerdem wurde der Einsatz als tokolytische Substanz untersucht. Bei einer Dauertherapie hat sich gezeigt, daß es zu einer Zunahme der Notwendigkeit der Schnittentbindung, von Frühgeburten und Wachstumsretardationen des Fetus kommt. Deshalb hat es sich in der chronischen Therapie nicht durchgesetzt. Verapamil wurde vereinzelt bei supraventrikulären Arrhythmien eingesetzt. Umfangreiche Erfahrungen liegen jedoch nicht vor.

#### Antihypertensiva während der Stillperiode

Bei Diuretika wurde eine Abnahme der Milchsekretion beschrieben. Möglicherweise ist hierfür eine Verminderung des Flüssigkeitsvolumens bei der Mutter anzuschuldigen. Ebenso wurden einzelne Nebenwirkungen bei Säuglingen wie Hypokaliämie und Thrombozytopenie beobachtet.

Die *Kalziumantagonisten* Nifedipin, Nitrendipin, Verapamil erreichen nur in geringen Konzentrationen die Muttermilch. Kindliche Wirkungen sind somit sehr unwahrscheinlich.

Bei *ACE-Hemmstoffen* ist bekannt, daß Captopril und Enalapril nur minimal in die Muttermilch übergehen. Auch sind kindliche Wirkungen nicht zu erwarten.

Unterschiede bestehen bei den *β-Rezeptorenblockern*. Acetbutolol und Atenolol gehen in die Muttermilch über. Hierbei werden Konzentrationen beobachtet, die höher als die im mütterlichen Plasma sein können. Dementsprechend kann es zu Überdosierungserscheinungen (Abfall von Blutdruck und Herzfrequenz) sowie Kumulation der Substanzen bei Säuglingen kommen.

> Für den *β-Rezeptorenblocker Metoprolol* ist beschrieben, daß es in nur geringen Konzentrationen in die Muttermilch übertritt.

Dementsprechend ist Metoprolol am ehesten der β-Blocker der Wahl.

*Methyldopa* gelangt zwar in die Muttermilch, wird aber von den Säuglingen in geringen Mengen aufgenommen, so daß keine Organwirkungen zu erwarten ist.

Diese Angaben beziehen sich auf Mitteilung der Deutschen Hochdruckliga.

Alles in allem muß gesagt werden, daß es nur wenige Daten über die Wirkung von Antihypertensiva und auch andere Herz-Kreislauf-Präparate in der Stillperiode gibt. In Zweifelsfällen empfiehlt es sich, einen Spezialisten zu konsultieren. Eine geeignete Informationsquelle ist die Beratungsstelle für Vergiftungserscheinungen und Embryonaltoxikologie Berlin, Spandauer Damm 130, Haus 10, 14050 Berlin, Tel. 030-30686-719 oder -734 (s. unten).

### 81.5.4 Antiarrhythmische Therapie

Bei supraventrikulären oder ventrikulären Extrasystolen mit Symptomatik ist der Einsatz von $\beta_1$-selektiven Blockern gerechtfertigt (s. oben). Die Selektivität limitiert die Wirkung auf $\beta_2$-Adrenozeptoren des Uterus und wirkt einer uterustonisierenden Wirkung entgegen.

Unter den Klasse-I-Antiarrhythmika liegen die meisten Erfahrungen mit Chinidin vor, von dem keine teratogenen Nebenwirkungen bekannt sind. Die Erfahrungen mit anderen Antiarrhythmika sind limitiert. Ihr Einsatz sollte somit vermieden werden. Bei lebensbedrohlichen Herzrhythmusstörungen ist der Einsatz von Lidocain gerechtfertigt. Beim Einsatz von Amiodaron sind fetale Strumen mit Hypothyreodismus, Frühgeburten, Hypotonie, Bradykardie und Malformationen des Schädelskeletts beschrieben worden (Tamari et al. 1982). Dementsprechend sind Zweifel an der Sicherheit dieser Substanz in der Schwangerschaft zu hegen.

### 81.5.5 Herzglykoside

Der Einsatz von Herzglykosiden während der Schwangerschaft ist unbedenklich. Glykoside passieren die Plazenta und können im fetalen Kreislauf nachgewiesen werden. Obwohl das fetale Herz nicht so stark Herzglykoside bindet wie in den ersten Lebensjahren, ist die Anwendung von Digoxin allein oder in Kombination mit Verapamil und Chinidin zur Behandlung von Rhythmusstörungen beim Fetus verwendet worden.

Die Relation der Serumdigoxinkonzentrationen beim Fetus im Vergleich zum mütterliche Plasma liegen zwischen 0,5 und 1,0.

Die Indikation von Herzglykosiden bei einer Schwangeren beschränken sich auf die schwere Herzinsuffizienz mit systolischer Funktionsstörung. Herzglykoside üben einen positiv-inotropen Effekt am Uterus auf. Die Verkürzung der Wehendauer durch diese Digitaliswirkung ist umstritten. Selbstverständlich sind Überdosierungen bei der Mutter dringend zu vermeiden, da toxische Wirkungen beim Fetus bis hin zum intrauterinen Fruchttod auftreten können. Trotz dieser Einschränkungen kann bei Vorliegen einer gut überlegten Indikation die Anwendung als unbedenklich angesehen werden.

Während der Stillzeit wird Digoxin in die Muttermilch ausgeschieden. Die Muttermilchplasmarelation liegt bei 0,59–0,9. Die vom Neugeborenen aufgenommene Menge entspricht bei Digoxin etwa 1% der pädiatrischen Wirkdosis. Dementsprechend sind bisher keine klinischen Auswirkungen bei Neugeborenen nachgewiesen worden (Mitani et al. 1987).

### 81.5.6 Grundsätze zur kardiovaskulären Arzneimitteltherapie in Schwangerschaft und Stillzeit

! Mögliche fruchtschädigende Wirkungen von Arzneimittel hängen vom Stadium der Frucht sowie von den Eigenschaften des Arzneimittels ab.

Im frühen Blastozystenstadium (1 Woche zwischen Empfängnis und Einnistung) wird oft ein intrauteriner Fruchttod durch toxische Medikamentenwirkungen beobachtet (Alles-oder-nichts-Reaktion). Eine medikamentös induzierte kongenitale Mißbildung ist in diesem Stadium selten.

Im Embryonalstadium (17. Tag und insbesondere 25.–40. Tag) werden die Organanlagen gebildet. In Abhängigkeit vom Zeitpunkt der Medikamenteneinwirkung (Zeitplan der Organentwicklung) und der pharmakologischen Wirkung (Bindung und Affinität zu bestimmten Geweben) ist das teratogene Risiko hier besonders hoch.

Ab der 9. SSW beginnt die Fetalperiode. Grundsätzlich besteht ein geringeres Risiko, da die meisten Organentwicklungen weit vorangeschritten sind. Einige morphologische Entwicklungen und Organentwicklungen sind jedoch in dieser Phase noch empfindlich. Es entwickelt sich das endokrine System und das ZNS; der Verschluß der Gaumenspalte ist nicht abgeschlossen. Eine Wachstumsretardierung der Feten kann hier ebenfalls medikamentös-toxisch induziert werden.

Die Teratogenität eines Medikaments hängt von der Plazentapassage ab. Diese ist wesentlich durch chemisch-physikalische Eigenschaften bedingt. Eine Lipophilie begünstigt den Übertritt. Die Geschwindigkeit der Passage ist abhängig vom Molekulargewicht. Eine schnelle Passage tritt bei Substanzen mit einem relativ kleinen Molekulargewicht (<600) auf, wohingegen größere Substanzen (>1000) einer langsamen Passage unterliegen.

Das Maß der Plasmaproteinbindung eines Medikaments ist umgekehrt proportional zum Übertritt in die Plazenta. Weiterhin beeinflussen plazentare Mechanismen die teratogene Wirkung. In der Plazenta existieren Enzymsysteme, die einen Einfluß auf den Medikamentenstoffwechsel haben können. Außerdem ändert sich die Dicke und Oberfläche der Plazenta. Sogenannte „Plazentalücken" scheint es zu geben, deren Bedeutung ist allerdings ungewiß.

Gegen Ende der Schwangerschaft können insbesondere hämodynamisch wirksame Substanzen (z. B. Diuretika) die Plazentadurchblutung beeinflussen. Dies ist wichtig für die Bildung und Zirkulation des Fruchtwassers und die Versorgung des Fetus mit Sauerstoff und Substraten.

! Grundsätzlich gilt, daß bei Anwendung von Medikamenten in der Schwangerschaft der potentielle Nutzen für die Frau größer sein muß als das Risiko für den Fetus.

Die WHO hat 5 Klassen für ein potentielles teratogenes Risiko angegeben. Häufig verwendete Arzneimittel werden von der FDA gemäß ihrem teratogenen Risiko in 5 Risikoklassen eingeteilt (mod. nach nach Bethold 1998). Die Anwendung in der Schwangerschaft gilt als gerechtfertigt, wenn der potentielle Nutzen für die Frau das Risiko für den Fetus überwiegt (s. nächste Seite).

**Beratungsstellen**

In Tabelle 81-5 ist die teratogene Wirkung während einzelner Phasen der Schwangerschaft für kardiovaskulär relevante Arzneimittel zusammengefaßt.

**Klassifikation teratogener Risiken**

- *Risikoklasse A:*
  Kein erhöhtes Risiko für den Fetus (1. Trimenon) in kontrollierten Studien.
- *Risikoklasse B:*
  Hinweise auf Risiken liegen im Tierexperiment, aber nicht beim Menschen vor oder Tierexperimente sind negativ, und es wurden keine vergleichbaren Studien beim Menschen durchgeführt.
- *Risikoklasse C:*
  Risiken können nicht ausgeschlossen werden. Es liegen keine Studien an Menschen vor, und Tierexperimente sind entweder positiv oder fehlen ebenfalls. Die Verwendung kann durch den möglichen therapeutischen Nutzen gegenüber den möglichen Risiken gerechtfertigt werden.
- *Risikoklasse D:*
  Es liegen positive Hinweise auf Risiken vor. Die Verwendung kann durch den möglichen therapeutischen Nutzen die Risiken rechtfertigen (keine sicheren medikamentösen Alternativen vorhanden).
- *Risikoklasse X:*
  Kontraindiziert in der Schwangerschaft. Positive Hinweise auf Teratogenität. Die Anwendung in der Schwangerschaft ist nicht gerechtfertigt.

Es gibt einige Beratungsstellen, die im Zweifelsfall kontaktiert werden können:

- Giftnotruf der Beratungsstelle für Vergiftungserscheinungen und Embryonaltoxikologie Berlin, Tel. 030-19240,
- Beratungsstelle für Vergiftungserscheinungen und Embryonaltoxikologie, Spandauer Damm 130, Haus 10, 14050 Berlin, Tel. 030-30686-719 oder -734,
- Universitätsfrauenklinik Tübingen, Schleichstraße 4, 72076 Tübingen, Tel. 07071-2982-203 oder -681,
- Universitätsfrauenklinik Jena, Bachstraße 18, 07740 Jena, Tel. 03641-933074 oder 9300 (Zentrale), Fax: 03641-933986.

Bei Nachfragen müssen Informationen wie weitere Risikofaktoren, Alkohol, Drogen, Nikotin, Arzneimittelpräparat und dessen Inhaltsstoffe, Dosierung, Einnahmezeitraum, Zeitpunkt der letzten Einnahme, sowie die Schwangerschaftsdaten bereitliegen (mod. nach Berthold 1998).

## 81.6 Herzchirurgie

Operationen mit Hilfe der Herz-Lungen-Maschine während der Schwangerschaft sind nur in Notfallsituationen indiziert (z.B. dissezierendes Aortenaneurysma). Dementsprechend sollten alle konservativen und medikamentösen Therapieversuche vor der Entscheidung zu einem herzchirurgischen Eingriff ausgeschöpft werden. Bei Operabilität der Patientin und bei ausreichender Reife des Fetus kann eine Schnittentbindung vor dem geplanten herzchirurgischen Eingriff in Erwägung gezogen werden.

Die mütterliche Letalität bei herzchirurgischen Eingriffen erscheint nicht erhöht. Es kommt allerdings zu einer signifikanten Zunahme des intrauterinen Fruchttodes. Möglicherweise hat dies etwas mit dem kardiopulmonalen Bypass zu tun (Hypothermia, nichtpulsati-

**Tabelle 81-5.** Kardiovaskuläre Arzneimittel in Schwangerschaft und Stillzeit. (Mod. nach Berthold 1998)

| Arzneimittel | 1.-12. SSW (Embryonalperiode) | 13.-39. SSW (Fetalperiode) | 40. SSW bis Geburt (Peripartalperiode) | Stillzeit |
|---|---|---|---|---|
| **Analgetika** | | | | |
| ASS | (+) | (+) | – | (+) |
| **Antiarrhythmika** | | | | |
| Digoxin/Digitoxin | + | + | + | + |
| Lidocain | (–)min | (–)min | (–)min | (+) |
| **Antibiotika** | | | | |
| Aminoglykoside | – | – | – | + |
| Amoxicillin | + | + | + | + |
| Ampicillin | + | + | + | + |
| Cephalosporine | (+) | + | + | + |
| Clotrimazol | (+) | + | + | + |
| Cotrimoxazol | – | (+) | (+) | *** |
| Erythromycin | (+) | + | + | + |
| Penicilline | + | + | + | + |
| Rifampicin | – | – | – | + |
| Tetracycline | – | – | – | – |

**Tabelle 81-5.** (Fortsetzung)

| Arzneimittel | 1.-12. SSW (Embryonalperiode) | 13.-39. SSW (Fetalperiode) | 40. SSW bis Geburt (Peripartalperiode) | Stillzeit |
|---|---|---|---|---|
| **Antikoagulanzien** | | | | |
| Cumarine | – | (–) | – | **** |
| Heparin | (+) | + | + | + |
| Streptokinase | (–) | (–) | (–) | + |
| **Antihypertensiva** | | | | |
| ACE-Hemmer | – | – | – | (+) |
| $\beta$-Blocker (vorwiegend $\beta_1$) | (+) | + | + | (+)** |
| Dihydralazin | (+) | + | + | (+)** |
| $\alpha$-Methyldopa | – | + | + | + |
| Nifedipin | – | (+) | (+) | – |
| Prazosin | – | – | – | – |
| Reserpin | – | (–) | – | (+) |
| Verapamil | – | (+) | (+) | + |
| **Diuretika** | | | | |
| Furosemid | – | (–) | (–) | (+) |
| Hydrochlorothiazid | – | (–) | (–) | (+) |
| Spironolacton | – | – | – | (+) |
| **Sonstige Herz-Kreislauf-Mittel** | | | | |
| Atropin | (+) | (+) | (+) | (+) |
| Dextran | + | + | + | + |
| Dihydroergotamin | – | (+) | – | – |
| Glyceroltrinitrat | (+) | + | + | + |
| Thyroxin | (+) | + | + | + |
| Vasopressin | – | – | – | – |

– Nicht empfohlen oder kontraindiziert (ggf. Abstillen; entspricht Gruppe D und X).
(–) Verordnung nur im Ausnahmefall nach sorgfältiger Abwägung (entspricht Gruppe D und X).
(–) min Verordnung in Minimaldosis möglich.
(+) Bei strenger Indikationsstellung Anwendung möglich (entspricht Gruppe C).
+ Ohne Bedenken indikationsgerecht zu verordnen (entspricht Gruppe A und B).
** Nicht geben: Sotalol, Atenolol Acebutulol, Mepindolol.
*** Nicht in den ersten 4 Wochen.
**** Evtl. Warfarin, Acenocoumarol.

ler Blutfluß). Eingehende Untersuchungen hierzu, insbesondere über den uteroplazentaren Blutfluß, liegen bisher nicht vor.

Während der Eingriffe sollte eine Tokographie durchgeführt werden. Kommt es zu Bradykardien, spricht dies für eine signifikante Abnahme der uteroplazentaren Perfusion. Diese bradykarden Episoden können häufig durch eine Erhöhung der Flußrate der Herz-Lungen-Maschine aufgefangen werden.

## Literatur


Adams EM, MacGillivray I (1961) Long-term effect of pre-eclampsia on blood pressure. Lancet II: 1373–1375

Barth W (1998) Low-dose aspirin for preeclampsia – the unresolved question. N Engl J Med 338: 756–757

Belizán JM, Villar J, Gonzalez L, Campodonico L, Bergel E (1991) Calcium supplementation to prevent hypertensive disorders of pregnancy. N Engl J Med 325: 1399–1405

Berthold (1998) Problemfelder der Arzneimitteltherapie. In: Klinikleitfaden Arzneimitteltherapie. Fischer, Stuttgart, pp 117–193

Butters L, Kennedy S, Rubin PC (1990) Atenolol in essential hypertension during pregnancy. Br Med J 301: 587–589

Capeless EL, Clapp JF (1989) Cardiovascular changes in early phase of pregnancy. Am J Obstet Gynecol 161: 1449

Caritis S, Sibai B, Hauth J et al. (1998) Low-dose aspirin to prevent preeclampsia in women at high risk. N Engl J Med 338: 701–705

Carpenter MW, Sady SP, Hoegsberg (1988) Fetal heaart rate response to maternal exertion. J Am Med Assoc 259: 3006–3009

Chesley LC (1985) Hypertensive disorders of pregnancy. In: Gleicher N (ed) Principles of medical therapy in pregnancy. Plenum Medical, New York, p 751

Coulson CC, Kuller JA, Bowes WA (1989) Postpartum myocardial infarction. Am J Perinatol 12: 328–330

Davey DA, MacGillivray (1988) The classification and definition of the hypertensive disorders of pregnancy. Am J Obstet Gynecol 158: 892–898
Elkayam U, Gleicher N (1990) Changes in cardiac findings during normal pregnancy: Cardiovascular physiology of pregnancy. In: Elkayam U, Gleicher N (eds) Cardiac problems in pregnancy: Diagnosis and management of maternal and fetal disease, 2nd edn. Liss, New York, p 31
Elkayam U, Rose J, Jamison M (1990) Vascular aneurysms and dissections during pregnancy. In. Elkayam U, Gleicher N (eds) Cardiac problems in pregnancy, 2nd edn. Liss, New York, p 215
Elrad H, Gleicher KJ (1985) Physiologic changes in normal pregnancy. In: Gleicher N (ed) Principles of medical therapy in pregnancy. Plenum Medical, New York, p 33 ff.
Enein M, Aziz A, Zima A (1987) Echocardiography of the pericardium in pregnancy. Obstet Gynecol 69: 851–853
Farquhaarson RG (1997) Heparin, osteoporosis and pregnancy. Br J Hosp Med 58: 205–207
Fitzgerald DJ, Rocki W, Murray R, Mayo G, Fitzgerald GA (1990) Thromboxane A2 synthesis in pregnancy-induced hypertension. Lancet 335: 751–754
Flessa HC, Kopstrom AB, Glueck HI, Will JJ (1965) Placental transport of heparin. Am J Obstet Gynecolol 94: 570–573
Gallery ED, Hunyor SN, Gyory AZ (1979) Plasma volume contraction: A significant factor in both pregnancy-associated hypertension (preeclampsia) and chronic hypertension in pregnancy. Q J Med 48: 593–602
Goldman ME, Meller J (1990) Coronary artery disease in pregnancy. In: Elkayam U, Gleicher N (eds) Cardiac problems in pregnancy, 2nd edn. Liss, New York, p 189
Hall JG, Pauli RM, Wilson KM (1980) Maternal and fetal sequelae of anticoagulation during pregnancy. Am J Med 68: 122–140
Hong RA, Bhandari AK (1990) Cardiac arrhythmias and pregnancy. In: Elkayam U, Gleicher N (eds) Cardiac problems in pregnancy: diagnosis and management of maternal and feta diseas, 2nd edn. Liss, New York, p 167
Hopp L, Weise AB, Iffy L (1996) Acute myocardial infarction in a healthy mother using bromocriptine for milk suppression. Can J Cardiol 12: 415–418
Hoppe UC, Beuckelmann DJ, Böhm M, Erdmann E (1998) A young mother with severe chest pain. Heart 79: 205
Hughson WG, Friedmann PJ, Feigin DS (1982) Postpartum pleural effusion: a common radiologic finding. Ann Intern Med 97: 856–858
Hytten FE, Paitin DM (1963) Increase in plasma volume during normal pregnancy. J Obstet Gynaecol Br Communw 70: 402–407
Italian Study of Aspirin in Pregnancy (1993) Low-dose aspirin in prevention and treatment of intrauterine growth retardation and pregnancy-induced hypertension. Lancet 341: 396–400
Jorgensen MB, Aharonian V, Mansukhani P (1993) Spontaneous coronary dissection: a cluster of cases with this rare finding. Am Heart J 127: 1382–1387
Kumar A, Elkayam U (1985) Hypertrophic cardiomyopathy in pregnancy. In: Gleicher N (ed) Principles of medical therapy in pregnancy. Plenum, New York, p 695
Lee PK, Wang RYC, Chow JSF (1986) Combined use of warfarin and adjusted subcutaneous heparin during pregnancy in patient with an artificial heart valve. J Am Coll Cardiol 8: 221–224
Lees MM, Taylor S, Scott DB, Kerr MG (1967) A study of cardiac output at rest throughout pregnancy. J Obstet Gynaecol Br Commonw 74: 319–327
Levine RJ, Haut JC, Curet LB (1997) Trial of calcium to prevent preclampsia. N Engl J Med 337: 69–76
Limacher MC, Ware JA, OMeaara ME (1985) Tricuspid regurgitation during pregnancy. Am J Cardio 55: 1059–1062
Mansur LI, Minns GO, Steckley RA (1995) Postpartum myocardial infarction: association with primary coronary artery dissection. Cleve Clin J Med 62: 261–268
Marcoux S, Berube S, Brisson J, Fabia J (1992) History of migraine and risk of pregnancy-induced hypertension. Epidemiology 3: 53–56
Mason JW, OConnel JM (1990) A model of myocarditis in humans. Circulation 81: 1154–1156
McCarthy AL, Woolfson RG, Raju K, Poston L (1993) Abnormal endothelial cell function of resistance arteries from women with preclampsia. Am J Obstet Gynecolol 168: 1323–1330
Metcalfe J, Stock MK, Barron DH (1988) Maternal physiology during gestation. In: Knobil E, Neil J et al. (eds) The physiology of reproduction. Raven, New York, pp 2145–2176
Midei MC, DeMent SH, Feldman AM (1990) Peripartum myocarditis and cardiomyopathy. Circulation 81: 922–928
Mitani GM, Steinberg I, Lien E (1987) The pharmcokinetics of antiarrhythmic agents in pregnancy and lactation. Clin Pharmacokinet 12: 253–291
Movsesian MA, Wray RB (1989) Postpartum myocardial infarction. Br Heart J 62: 154–156
Naeye RL, Friedman ES (1979) Causes of perinatal death associated with gestational hypertension and proteinuria. Am J Obstet Gynecolol 133: 8–10
Omri A, Delaloye JF, Andersen H, Bachmann F (1989) Low molecular weight heparin Novo (LHN-1) does not cross the placenta during the second trimester of pregnancy. Thromb Haemost 61: 55–56
Ostermann (1998) Antithrombotische Therapie in der Schwangerschaft. Internist 12: 1303–1304
Pyeritz RE (1981) Laternal und fetal complications of pregnancy in the Marfan syndrome. Am J Med 71: 784–789
Rashba EJ, Zareba W, Moss AJ et al. (1998) Influence of pregnancy on the risk for cardiac events in patients with hereditary long QT-Syndrome. Circulation 97: 451–456
Redman CWG (1989) Hypertension in pregnancy. In: Swiet M de (ed) Medical disorders of pregnancy. Blackwell, London, pp 249–305
Redmann CWG, Beilin LJ, Bonnar J (1976) Variability of blood pressure in normal and abnormal pregnancy. Perspect Nephrol Hypertens 5: 53–60
Redman CWG, Beilin LJ, Bonnar J (1977) Treatment of hypertension in pregnancy with methyldopa: blood pressure control an side effects. Br J Obstet Gynaecol 84: 419–426
Roberts JM (1997) Prevention or early treatment of preeclampsia. N Engl J Med 337: 125–126
Rosa FW, Bosco LA, Graham CF (1989) Neonatal anuria with maternal angiotensin-converting enzyme inhibitors. Obstet Gynecol 74: 371–374
Rosenblum NG, Grossman AR, Gabbe SG, Mennutti MT, Cohen AW (1983) Failure of serial echocardiographic studies to predict aortic dissection in a pregrant patient with Marfans syndrome. Am J Obstet Gynecolol 146: 470–471
Rovinsky JJ, Jaffin H (1965) Cardiovascular hemodynamics in pregnancy. I. Blood and plasma volumes in multiple pregnancy. Am J Obstet Gynecolol 93: 1–15
Sonel A, Erol C, Oral D (1988) Acute myocardial infarction and normal coronary arteries in a pregnant woman. Cardiology 75: 281–220
Sullivan JM, Ramanathan KB (1985) Management of medical problems in the pregnancy-severe cardiac disease. N Engl J Med 313: 304
Szekely P, Snaith L (1974) Heart disease and pregnancy. Churchill Livingstone, Edinburgh London
Steyn DW, Odendahl JH (1997) Randomised controlled trial of ketanserin and aspirin in prevention of pre-eclampsia. Lancet 350: 1267–1271
Tamari I, Eldar M, Rabinowitz B, Neufeld HN (1982) Medical treatment of cardiovascular disorders during pregnancy. Am Heart J 104: 1357–1363
Thomson AJ, Walker ID, Greer IA (1998) Loe-molecular-weight heparin for immediate management of thromboembolic disease in pregnancy. Lancet 352: 1904
Wehrmacher WH, Karlmann RL, Scanlon P, Messmore HL JR. (1998) Anticoagulant therapy of thromboembolic disease during pregnancy. Comp Ther 24: 289–294
Whittemore R, Hobbins JC, Engle MA (1982) Pregnancy and its outcome in women with and without surgical treatment of congenital heart disease. Am J Cardiol 50: 641–651
Whittemore R (1983) Congenital heart disease: Its impact on pregnancy. Hosp Pract 18: 65–69

# KAPITEL 82

# Das Herz im Alter

82

M. Böhm



## 82.1 Alterungsprozeß und körperliche Belastbarkeit

Der Alterungsprozeß eines Organismus ist ein komplexer Vorgang, der von genetischen, metabolischen, hormonalen, immunologischen und strukturellen Gegebenheiten abhängt. Die Erkrankung eines älteren Menschen kann dementsprechend durch den physiologischen Alterungsprozeß, aber auch durch intermittierende Noxen, d.h. Erkrankungen im jüngeren Lebensalter, Lebensgewohnheiten oder exogen toxische Ursachen bedingt oder zumindest stark beeinflußt sein.

Da die exogenen Noxen, die auf einen alternden Organismus einwirken, im höheren Lebensalter additiv zunehmen, ist es ein grundsätzliches Problem, den physiologischen Alterungsprozeß von intermittierenden Erkrankungen und Noxen zu unterscheiden. Im folgenden soll versucht werden, die Veränderungen des alternden Herzens ohne den Einfluß von Erkrankungen oder Noxen zu diskutieren.

Eine Schwierigkeit hierbei ist, daß die Veränderungen am sog. physiologisch gealterten Herzen beim Menschen nur zu untersuchen sind, wenn man klinisch gesunde, also beschwerdefreie Kontrollgruppen im Vergleich zu jungen Kontrollgruppen betrachtet. Dementsprechend ist nicht auszuschließen, daß es sich bei den Veränderungen des alternden Herzens um beginnende Zustände einer Erkrankung handelt, die eben doch durch Umwelteinflüsse und Krankheitsnoxen bedingt sind. Die experimentelle Kardiogerontologie hat aus diesem Grund vielfach Tierexperimente herangezogen, um zelluläre Veränderungen zu charakterisieren. Hierbei sollte berücksichtigt werden, daß Unterschiede der untersuchten Spezies zum Menschen einen wichtigen Einfluß auf die Interpretation der Ergebnisse haben können.

Es ist unbestritten, daß erhöhtes Alter mit einer Zunahme notwendiger Arztbesuche und der Erkrankungshäufigkeit verbunden ist. An der Spitze der altersbedingten Erkrankungen stehen die Herz-Kreislauf-Erkrankungen.

Abbildung 82-1 zeigt, daß nach einer US-amerikanischen Lebensversicherungsstatistik Herz-Kreislauf-Erkrankungen vor dem Karzinom, der Apoplexie oder rheumatologischen Erkrankungen bei weitem die häufigste Ursache für Arztbesuche, Krankenhausaufenthalte, Immobilisationstage und Todesfälle sind. Dies wird

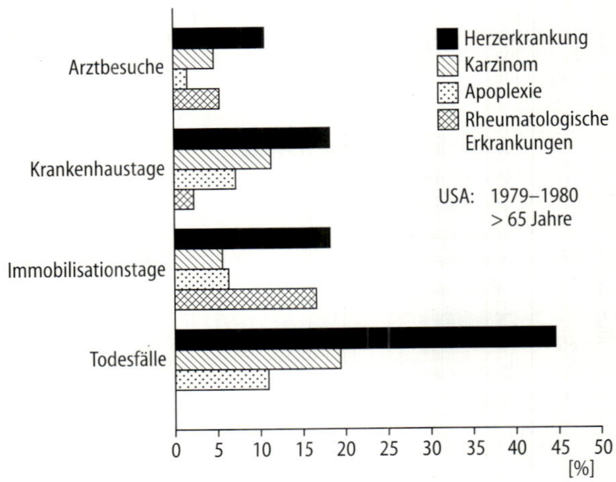


**Abb. 82-1.** Relative Häufigkeit von Herzerkrankungen, Karzinomleiden, Apoplexie und rheumatischen Erkrankungen als Ursache für Arztbesuche, Krankenhaustage, Immobilisationstage und Todesfälle (amerikanische Lebensversicherungsstatistik)

besonders deutlich, wenn man die Apoplexie, die häufig eine Erkrankungsfolge von Herz-Kreislauf-Erkrankungen ist (thromboembolische Komplikationen bei Vorhofflimmern, arterielle Hypertonie, Arteriosklerose), mitberücksichtigt.

Die körperliche Belastbarkeit im Alter nimmt deutlich ab. Abbildung 82-2 zeigt die Weltrekorde im 10.000-m-Lauf bei Männern und Frauen im Alter von weniger als 35 Jahren im Vergleich zu höheren Altersgruppen bis hin zum Alter von 85 Jahren und mehr (Morley u. Reese 1989). Es wird deutlich, daß die Zeit, in der 10.000 m bewältigt werden, gemessen an den Weltrekorden auf ca. das Doppelte ansteigt.

Neben der Abnahme der Ausdauerbelastbarkeit im Alter kommt es auch zu einer Abnahme der Leistungsbereitschaft, beschleunigende Muskelarbeit zu leisten (Abb. 82-2). Der Weltrekord im Speerwurf ist bei älteren gegenüber jüngeren Individuen ebenfalls deutlich vermindert (Abb. 82-3).

Die grundsätzliche Frage ist nun, ob die Leistungsabnahme im Alter durch eine spezifische Alterung der Organe bedingt ist oder ob Begleiterkrankungen die Belastbarkeit beeinträchtigen. Bei den Personen, die Rekorde leisten können, handelt es sich um subjektiv gesunde Menschen. Bemerkenswert ist außerdem, daß der 40jährige Autor der genannten Studie die gleiche Strecke (10.000 m) in etwa der selben Zeit bewältigte wie ein 80- bis 84jähriger trainierter Weltrekordinhaber (Morley u. Reese 1989).

Diese Betrachtung spricht dafür, daß es wohl eine altersspezifische Veränderung gibt, die eine Leistungsabnahme erklärt. Diese altersspezifischen Veränderungen der Herz-Kreislauf-Leistung sind allerdings durch Training so günstig zu beeinflussen, daß ein alternder Organismus eine größere Herz-Kreislauf-Leistung erbringen kann als ein junger untrainierter und subjektiv ebenfalls gesunder Mensch.

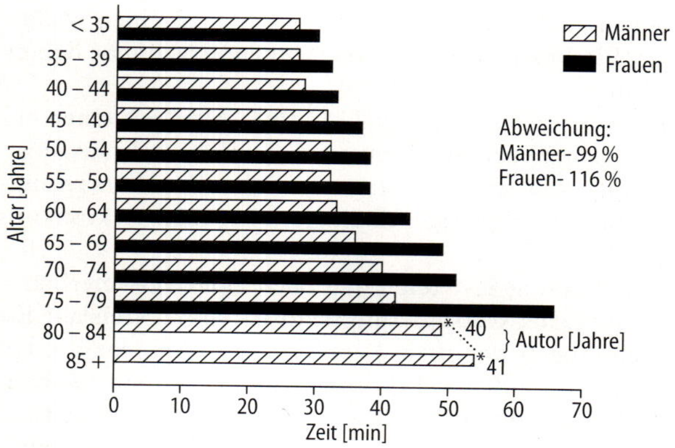


**Abb. 82-2.** Altersabhängigkeit des Weltrekords im 10.000-m-Lauf bei Männern und Frauen. Der 40- bzw. 41jährige Autor der Publikation absolvierte die 10.000 m in einer Zeit, die dem Weltrekord eines 80- bis 85jährigen Menschen entspricht. (Mod. nach Morley u. Reese 1989)

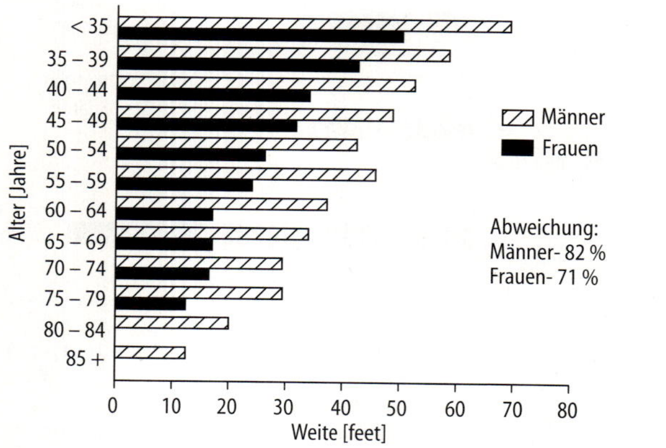


**Abb. 82-3.** Altersabhängigkeit des Weltrekords im Speerwurf bei Männern und Frauen. (Mod. nach Morley u. Reese 1989)

## 82.2 Morphologische Veränderungen

Das menschliche Herz ist ein sog. terminal differenziertes Organ. Das bedeutet, daß die Myozytenproliferation kurz nach der Geburt sistiert und sich die Zellzahl daher nicht mehr verändert (Olivetti et al. 1991). Neueste Untersuchungen haben gezeigt, daß insbesondere auch am insuffizienten menschlichen Herzen Kardiomyozyten im Stadium der Mitose nachgewiesen werden können. Bei der Herzinsuffizienz ist die Anzahl dieser Zellen sogar deutlich höher (Kajstura et al. 1998).

Das Wachstum des Herzens nach der Geburt kommt trotzdem wesentlich durch das Wachstum oder die Hypertrophie der einzelnen Kardiomyozyten, durch die Hyperplasie des Kapillarbetts mit seinen Endothelzellen und ein Wachstum von interstitiellen Fibroblasten zustande. Eine Veränderung der DNA-Synthese wurde am erwachsenen menschlichen Kardiomyozyten beschrieben. Dieses Phänomen ändert allerdings nicht die absolute Zahl der Zellkerne oder der Kardiomyozyten (Naranayan 1981).

Es ist bekannt, daß das Herz im Alter keiner Atrophie unterliegt. Ganz im Gegenteil kommt es zu einem Wachstum und einer Hypertrophie einzelner Herzmuskelzellen mit zunehmendem Alter (Hegglin 1934; Linzbach u. Akomoa-Boateng 1973; Olivetti et al. 1991). Feinstrukturelle Veränderungen des Herzens beinhalten außerdem das häufige Auftreten von Amyloidablagerungen im Herzen und eine Zunahme der Lipofuszineinlagerungen.

Olivetti et al. (1991) konnten zeigen, daß das Myozytenvolumen pro Zellkern im Verlauf des Alters proportional zunimmt (Abb. 82-4). Es wurde allerdings auch nachgewiesen, daß die Zunahme des Myozytenvolumens nicht proportional mit einer Zunahme des Herzgewichtes einhergeht (Olivetti et al. 1991). Dies spricht dafür, daß es zusätzliche interstitielle Veränderungen gibt, die die (verglichen mit der Zellzahl überproportionale) Zunahme des Herzgewichtes erklären können. Darüber

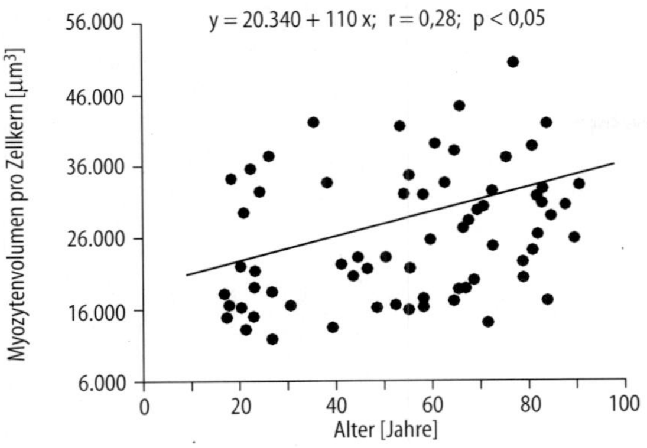


**Abb. 82-4.** Die Korrelation zwischen dem Alter und den mittleren Myozytenvolumen pro Kern im linken Ventrikel. (Mod. nach Olivetti et al. 1991)

hinaus ist eine Abnahme der absoluten Myozytenzahl im Verlauf des Lebens beschrieben worden.

In Studien, die an Autopsiematerial morphologisch und klinisch gesunder Menschen erhoben wurden, zeigte sich, daß 35 Mio. bzw. 14 Mio. Myozyten (gemessen an der Zahl der Zellkerne) im rechten bzw. linken Ventrikel jährlich untergehen (Anversa et al. 1986). Diese Verminderung der Kardiomyozytenzahl mit einer relativen Zunahme des interstitiellen Kompartiments ist ein hypothetischer Mechanismus für die Genese der Hypertrophie der einzelnen Zellen. Bei einer verminderten Zellzahl kommt es zu einer vermehrten Arbeitslast pro verbleibendem Myozyt, so daß über bislang nicht vollständig aufgeklärte biochemische Mechanismen die Einzelzellhypertrophie induziert werden könnte. Experimentelle Hinweise mehren sich, daß dieses Phänomen auch ohne den im Alter z. T. physiologischen Blutdruckanstieg auftreten kann. Dementsprechend kann man von einer normotensiven Myokardhypertrophie auf zellulärer Ebene sprechen.

Neben den myozytären Veränderungen zeigt sich eine deutliche Abnahme der Kapillardichte. An einzelnen Kapillaren kommt es zu einer Verdickung der Basalmembran, was Konsequenzen für die vaskuläre Permeabilität haben könnte. Diese Veränderung könnte eine Bedeutung für die eingeschränkte Autoregulation der Myokarddurchblutung im Alter, insbesondere unter Belastung, haben. Darüber hinaus entwickelt sich eine Zunahme des interstitiellen Kollagens. Dies führt zu einer erhöhten Steifigkeit des Herzens und kann für die diastolischen Eigenschaften des alternden Herzmuskels bedeutsam sein.

## 82.3 Funktionsveränderungen

### 82.3.1 Kontraktiler Apparat und elektromechanische Kopplung

In Abhängigkeit vom Alter kommt es in Tierexperimenten zu einer Zunahme der Kontraktionsdauer. Auch die Relaxationsdauer ist deutlich verlängert (Abb. 82-5). Die Zunahme der systolischen Kontraktionsdauer bei alternden Ratten ist möglicherweise durch Isoenzymveränderungen ($V_1$ vermindert, $V_3$ erhöht) des Myosins bedingt (Linzbach u. Akomoa-Boateng 1973). Das $V_3$-Isoenzym zeichnet sich durch eine langsamere Kontraktion bei geringerer Myosin-ATPase-Aktivität aus. Bei 24 Monate alten Ratten finden sich nur noch 20% $V_1$-, aber 80% $V_3$-Myosin.

Diese Phänome werden durch eine veränderte Genexpression der Myosinsubtypen bei diesen Versuchstieren hervorgerufen. Da am Menschen bereits vorwiegend sog. „langsames" Myosin ($V_3$) vorliegt, ist es allerdings eher unwahrscheinlich, daß dieser Mechanismus auch bei der Verlängerung der Kontraktionsdauer beim Menschen bedeutsam ist.

Am alternden Myokard wird eine deutliche Verlängerung der Aktionspotentialdauer (Abb. 82-6a) und der isometrischen Kontraktion (Abb. 82-6b) beobachtet (Port et al. 1980).

Bei normalem systolischen Anstieg der intrazellulären Kalziumkonzentration kommt es zu einem verlängerten intrazellulären Kalziumtransienten und zu einer

**Abb. 82-5a, b.** Die systolische Kontraktionsdauer (**a**) und Relaxationsdauer (**b**) an isolierten Herzmuskelpräparaten von Ratten verschiedenen Alters. Es ist zu sehen, daß sich sowohl die Kontraktionsdauer als auch die Relaxationsdauer mit zunehmendem Alter verlängern. (Mod. nach Capasso et al. 1983)

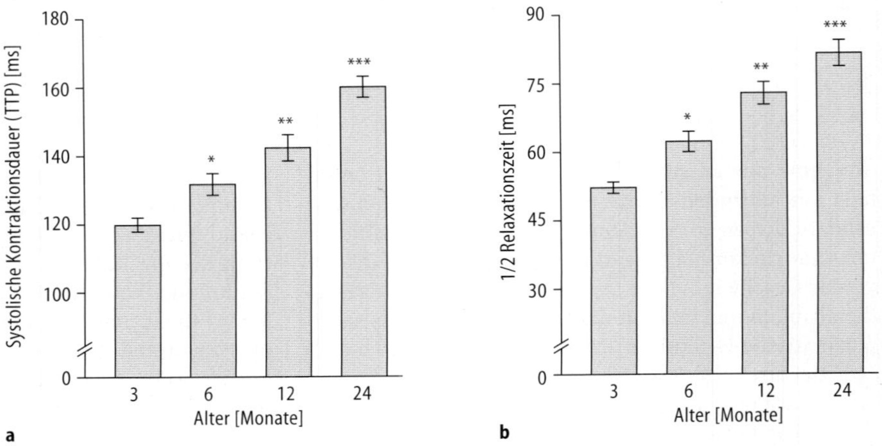

Abb. 82-6a–c. Monophasisches Aktionspotential (a), isometrische Kontraktion (b) und mit Äquorin-Lichtsignal ermittelte Kalziumtransienten an isolierten ventrikulären Präparaten von jungen und alten (*mo* Monate) Versuchstieren (c). Es ist zu sehen, daß es zu einer Verlängerung des monophasischen Aktionspotentials, zu einer Verlängerung der isometrischen Kontraktionsdauer und zu einer Verlängerung des Kalziumtransienten sowie zu einer Geschwindigkeitsverminderung der Abnahme der diastolischen Kalziumkonzentration im Alter kommt. (Mod. nach Orchard u. Lakatta 1985)

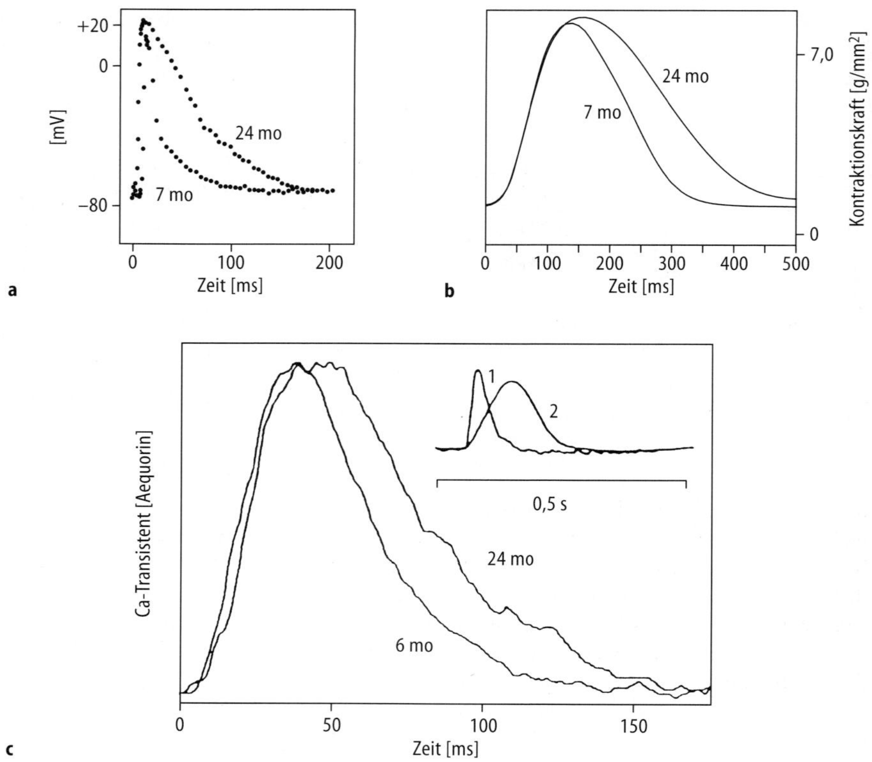


Abb. 82-7a, b. Geschwindigkeit der Kalziumaufnahme in das sarkoplasmatische Retikulum (a) und Gesamtkalziumaufnahme in das sarkoplasmatische Retikulum (b) an Herzen von alten und jungen Versuchstieren. Es ist zu sehen, daß die Geschwindigkeit der Kalziumaufnahme wie auch die absolute Kalziumaufnahme in das sarkoplasmatische Retikulum alter Tiere verlangsamt ist. (Mod. nach Narayanan 1981)

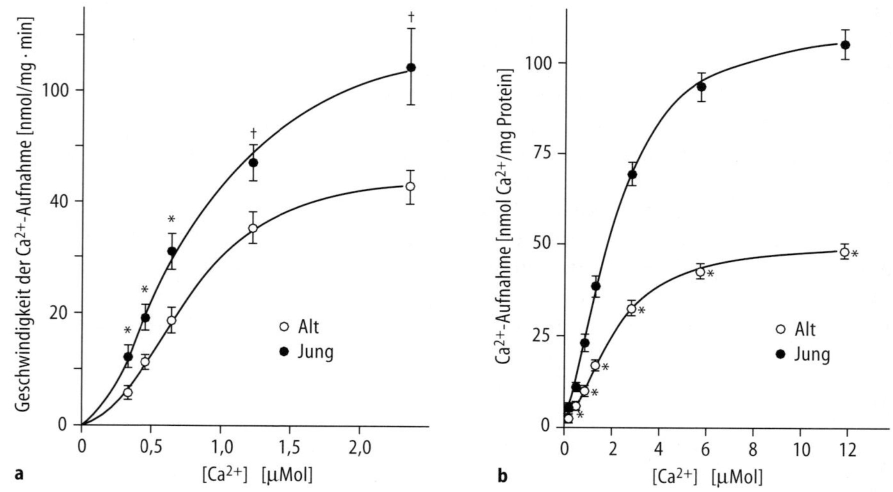


Abnahme des diastolischen Kalziumkonzentrationsabfalls am alternden Kardiomyozyten (Abb. 82-6c). Passend zu diesen Experimenten mit dem Kalziumindikator Äquorin konnte gezeigt werden, daß sowohl die maximale Geschwindigkeit der Kalziumaufnahme als auch die absolute maximale Kalziumaufnahme in das sarkoplasmatische Retikulum am alternden Herzen deutlich reduziert ist (Abb. 82-7; Naranayan 1981).

Dies könnte dafür sprechen, daß die Kalzium-ATPase des sarkoplasmatischen Retikulums, die energieabhängig zu einer Wiederaufnahme von Kalzium in die intrazellulären Speicher führt, vermindert ist. Dementsprechend fand sich am alternden Myokard eine Verminderung der die Kalzium-ATPase des sarkoplasmatischen Retikulums kodierenden m-RNA um 60% (Abb. 82-8; Maciel et al. 1990). Somit kann eine verminderte Expression und Aktivität der sarkoplasmatischen Kalzium-ATPase-Aktivität mit einer Verlängerung des Kalziumtransienten und einer Verlängerung der Kontraktion des alternden Herzens einhergehen.

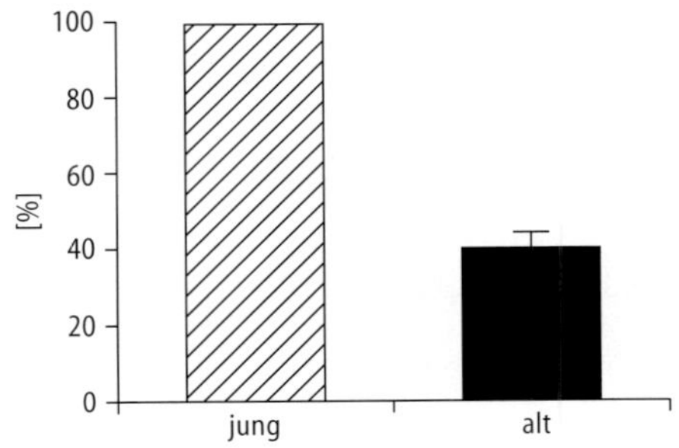


Abb. 82-8. m-RNA-Gehalt der $Ca^{2+}$-ATPase des sarkoplasmatischen Retikulums (SR) von jungen und alten Versuchstieren. Es ist zu sehen, daß der m-RNA-Gehalt bei alten Tieren um etwa 60% abnimmt. (Mod. nach Maciel et al. 1990)

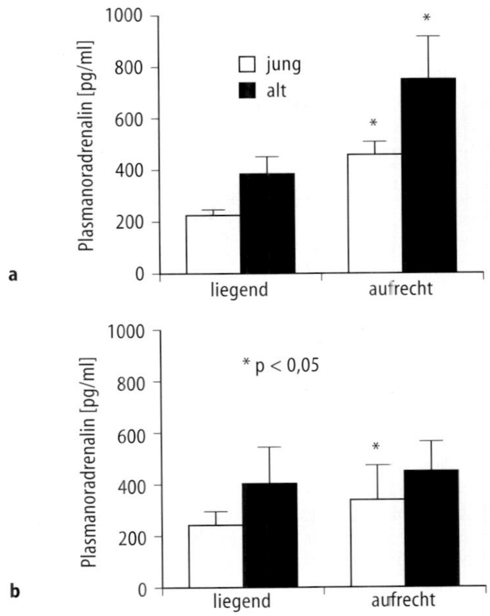


Abb. 82-9a, b. Plasmanoradrenalinkonzentrationen (a) und Plasmaadrenalinkonzentrationen (b) an jungen und alten Probanden nach orthostatischem Streß. (Mod. nach Feldman et al. 1984)

Die Verlängerung der Aktionspotentialdauer ist bislang nicht hinreichend geklärt. Eine mögliche Rolle könnte eine Beeinträchtigung repolarisierender Kaliumströme spielen. Auch eine vermehrte Aktivität des $Na^+$-$Ca^{2+}$-Austauschers könnte dieses Phänomen erklären. Ähnliche Veränderungen wurden am insuffizienten menschlichen Herzmuskel beobachtet. Eine experimentelle Klärung dieses Befundes am alternden Myokard steht jedoch aus.

## 82.3.2 Autonome Regulation der Kontraktilität

Seit langem ist bekannt, daß die Stimulierbarkeit der Myokardfunktion durch das sympathische Nervensystem im Alter abgeschwächt ist (Docherty 1990; Lakatta 1993). Grundsätzlich kommen eine verminderte Aktivierbarkeit des sympathischen Nervensystems oder Veränderungen am Zielorgan, in diesem Fall am Herzen, ursächlich in Frage.

Feldman et al. (1984) konnten zeigen, daß die Ruheplasmanoradrenalinkonzentration bei älteren im Vergleich zu jüngeren Individuen erhöht ist. Nach einer Sympathikusaktivierung durch orthostatischen Streß kommt es zu einem überproportionalen Anstieg der zirkulierenden Plasmanoradrenalinkonzentration. Bei Adrenalin war dieser Effekt im Alter (Thomas u. Marks 1978) deutlich geringer ausgeprägt (Abb. 82-9).

Für die Erhöhung der Katecholaminkonzentrationen könnte sowohl eine vermehrte Ausschüttung aus sympathischen Nervenfasern als auch eine verminderte Katecholaminwiederaufnahme in präsynaptische Speicher eine Rolle spielen. Esler et al. (1995) konnten zeigen, daß die synaptische Noradrenalinausschüttung, insbesondere am Herzen und besonders bei mentalem Streß, isometrischer Anstrengung, aber weniger bei dynamischer Anstrengung, bei Individuen im Alter zwischen 60 und 65 Jahren im Vergleich zu jüngeren Personen (20–30 Jahre) deutlich vermehrt ist (Isoyama et al. 1988).

Die lokale kardiale Noradrenalinausschüttung weist gegenüber den Veränderungen des Gesamtorganismus eine besonders starke Erhöhung auf (Abb. 82-10, 82-11; Esler et al. 1995). Dies spricht dafür, daß es im Alter zu einer vermehrten Aktivität von sympathischen Nervenfasern kommt. Eine Rolle könnten hierbei Veränderungen autonomer Reflexe spielen (Tabelle 82-1).

Darüber hinaus kommt es zu einer Verminderung der kardialen Noradrenalinextraktion bereits in Ruhe, aber insbesondere auch bei mentalem Streß und isometrischer Anstrengung (Abb. 82-11). Dies spricht dafür, daß neben der vermehrten Noradrenalinfreisetzung auch die verminderte Noradrenalinextraktion, d. h. die Wiederaufnahme in präsynaptische Speicher, im Alter eine Rolle spielt.

Aufgrund der durch die erhöhte Sympathikusaktivität und der verminderten Noradrenalinwiederaufnahme vorliegenden verstärkten Aktivierung von kardialen β-Adrenozeptoren ist naheliegend, daß im alternden Herzen Desensibilisierungsvorgänge der kardialen Adenylatcyclase vorkommen, wie sie auch bei der menschlichen Herzinsuffizienz beschrieben sind. Es konnte gezeigt werden, daß der positiv-inotrope Effekt von Noradrenalin, nicht aber die rezeptorunabhängige Kontraktilitätszunahme durch eine Erhöhung der extrazellulären Kalziumkonzentration beim alternden Myokard vermindert ist (Lakatta 1993).

Diese Befunde konnten an isolierten Kardiomyozyten bestätigt werden (Abb. 82-12; Sakai et al. 1992). Dieser Wirkverlust betrifft sowohl die Kontraktionsamplitude als auch die Kontraktionsgeschwindigkeit und die intrazellulären $Ca^{2+}$-Transienten (Abb. 82-13; Xiao et al. 1994).

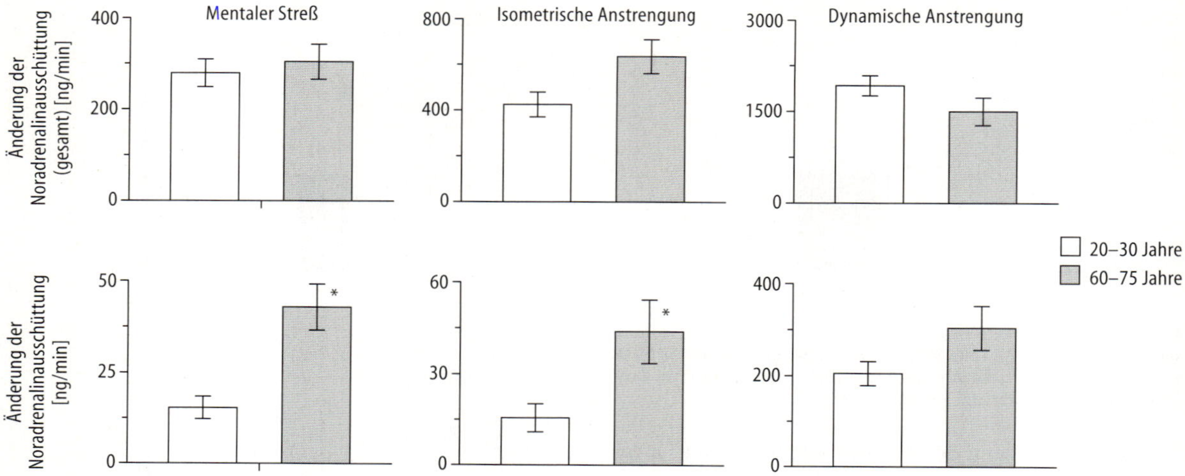


**Abb. 82-10.** Änderung der gesamten Noradrenalinfreisetzung *(obere Reihe)* und der kardialen Noradrenalinfreisetzung *(untere Reihe)* bei Probanden im Alter von 20–30 Jahren und im Alter von 60–75 Jahren. Die Provokation wurde durch einen mentalen Streß, eine isometrische Anstrengung und eine dynamische Anstrengung erreicht. (Mod. nach Esler et al. 1995)

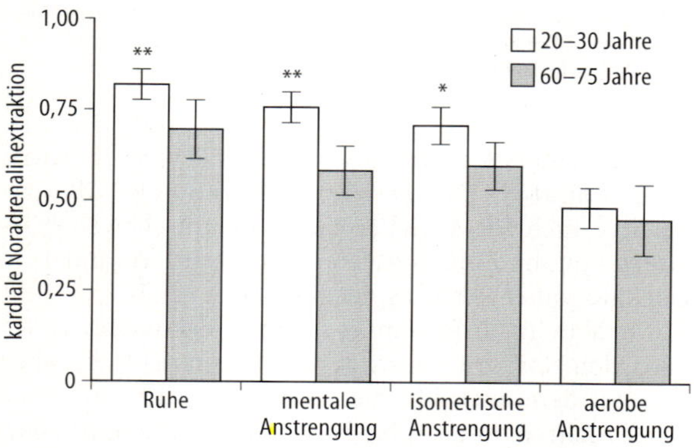


**Abb. 82-11.** Myokardiale Noradrenalinextraktion bei Probanden im Alter von 20–30 Jahren und im Alter von 60–75 Jahren in Ruhe, nach mentaler Anstrengung, nach isometrischer Anstrengung und bei aerober Belastung. Im Alter ist die Noradrenalinextraktion vermindert. (Mod. nach Esler et al. 1995)

**Tabelle 82-1.** Veränderungen autonomer Reflexe im Alter. (Mod. nach Docherty 1990)

| Test | Reaktion |
|---|---|
| Baroreflexsensitivität | Abnehmend |
| Orthostatische Anpassung | Abnehmend |
| Vasalva | Abnehmend |
| Kältestreßtest | Abnehmend |
| Zirkadiane Herzfrequenzvariabilität | Abnehmend |
| Respiratorische Sinusarrhythmie | Abnehmend |

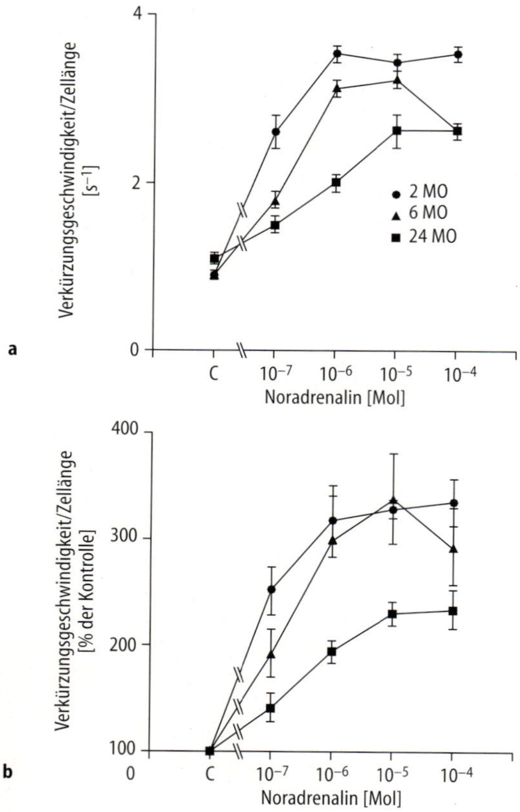


**Abb. 82-12a, b.** Konzentrations-Wirkungs-Kurven von Noradrenalin auf die absolute Verkürzungsgeschwindigkeit (**a**) und die relative Verkürzungsgeschwindigkeit (**b**) an isolierten Kardiomyozyten von jungen, adulten und alternden (*Mo* Monate) Versuchstieren. (Mod. nach Sakai et al. 1992)

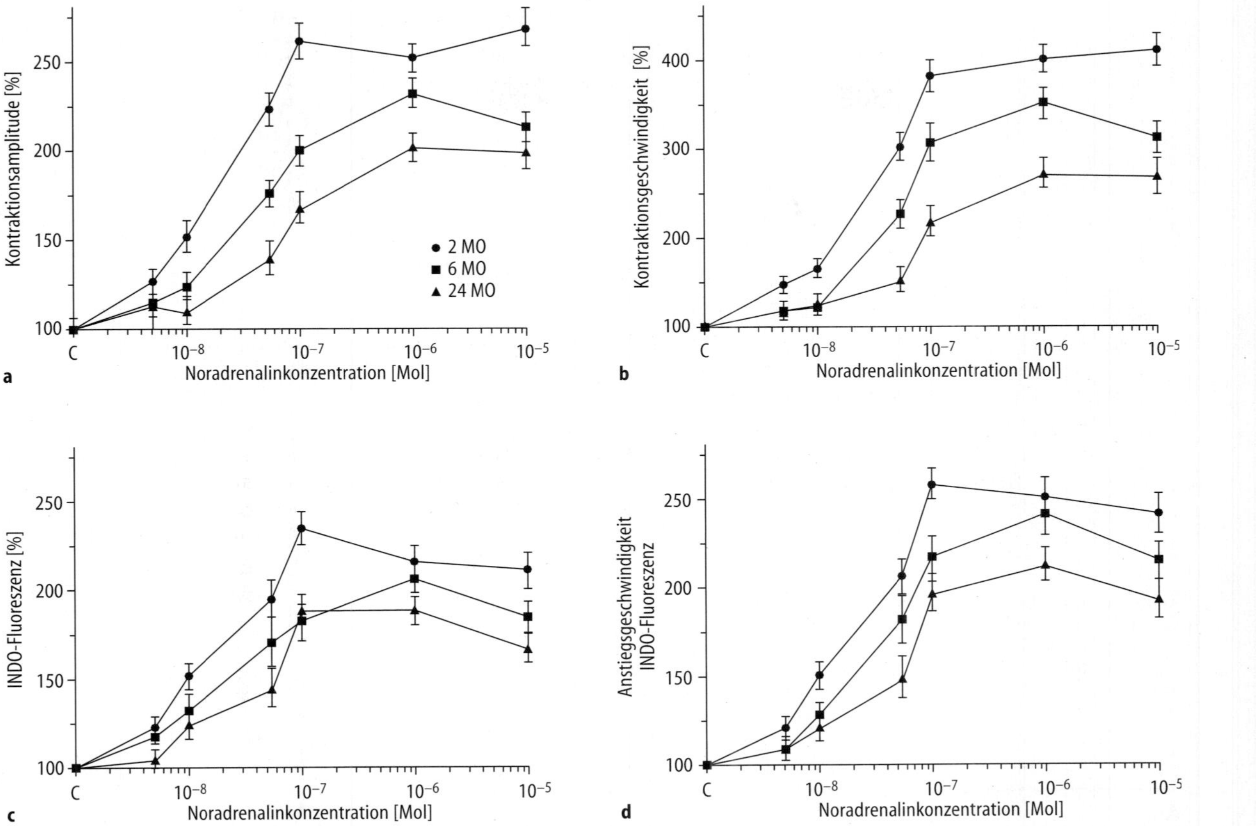


**Abb. 82-13a–d.** Konzentrations-Wirkungs-Kurven von Noradrenalin auf die Kontraktionsamplitude (**a**), die Kontraktionsgeschwindigkeit (**b**), die $Ca^{2+}$-Konzentration (INDO-Fluoreszenz, **c**) und die Anstiegssteilheit der $Ca^{2+}$-Transienten (**d**) in Abhängigkeit vom Alter. (Nach Xiao et al. 1994)

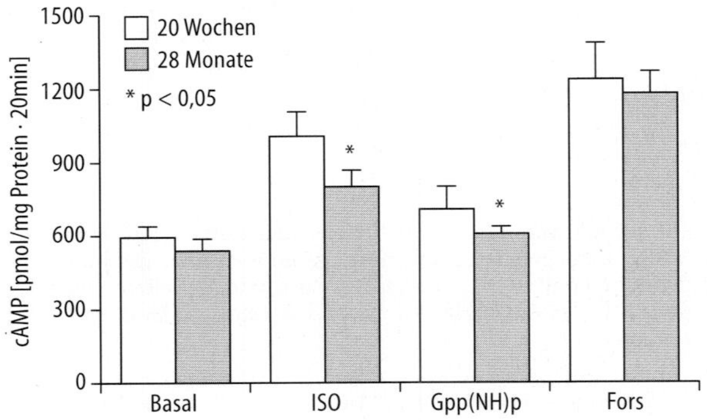


**Abb. 82-14.** Adenylatcyclaseaktivität an jungen und alternden Ratten unter basalen Bedingungen, nach Stimulation mit Isoprenalin *(Iso)*, Gpp(NH)p und Forskolin *(Fors)*. Die Daten zeigen, daß es neben einer Abnahme der β-adrenergen Stimulierbarkeit der Adenylatcyclase auch zu Veränderungen der guaninnukleotidstimulierten Adenylatcyclase kommt, was für Veränderungen im Bereich der G-Proteine spricht. (Mod. nach Böhm et al. 1994)

Veränderungen der β- Adrenozeptoren konnten nicht in allen Studien belegt werden. Eine Abnahme der Adenylatcyclaseaktivität (auch der guaninnukleotidstimulierten) spricht für einen Defekt im Bereich der signaltransduzierenden G-Proteine (Abb. 82-14). Es zeigte sich eine Abnahme der Expression der stimulatorischen G-Proteine und vermehrte Aktivität und Expression der inhibitorischen G-Proteins (Böhm et al. 1994). Wahrscheinlich tragen diese Veränderungen am alternden Herzen zu einer Wirkverminderung der β-adrenozeptoragonistischen Wirkung von Katecholaminen bei. Es handelt sich wohl um eine heterologe Desensibilisierung der Adenylatcyclase, die durch eine vermehrte Aktivität des sympathischen Nervensystems, aber auch durch eine verminderte Wiederaufnahme von Noradrenalin bedingt ist.

Diese Veränderungen wurden vorwiegend in tierexperimentellen Untersuchungen belegt (zur Übersicht s. Lakatta 1993). Am Menschen zeigte sich allerdings nach einer Stimulation mit Isoprenalin eine verminderte Zunahme der Auswurffraktion und der echokardiographisch gemessenen Faserverkürzungsgeschwindigkeit bei älteren (62–72 Jahre) im Vergleich zu jungen Menschen (Abb. 82-15; Kyriakides et al. 1986).

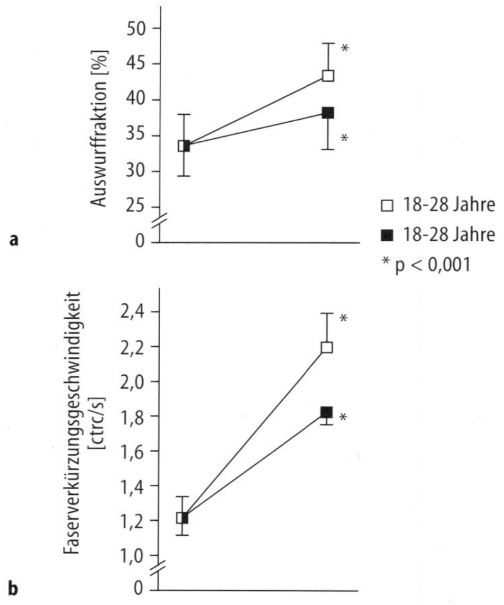


**Abb. 82-15,a,b.** Echokardiographisch bestimmte Auswurffraktion (**a**) und Faserverkürzungsgeschwindigkeit (**b**) bei Probanden im Alter von 18–28 Jahren und im Alter von 62–72 Jahren nach Stimulation mit Dobutamin. Die Zunahme der Auswurffraktion und der Faserverkürzungsgeschwindigkeit durch Dobutamin ist im Alter deutlich vermindert. (Mod. nach Kyriakides et al. 1986)

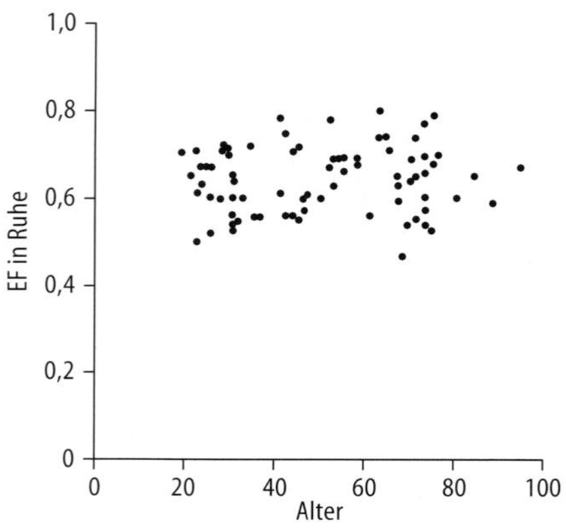


**Abb. 82-16.** Auswurffraktion in Ruhe in Abhängigkeit vom Alter in 77 gesunden Patienten. Es ist zu sehen, daß es altersabhängig zu keiner Veränderung der Ruheauswurffraktion kommt. (Mod. nach Port et al. 1980)

## 82.4 Herz-Kreislauf-Regulation im Alter unter Belastung

### 82.4.1 Sauerstoffaufnahme

Die ergospirometrisch bestimmte maximale $O_2$-Aufnahme wird als einer der besten Indizes zur Beurteilung der kardiopulmonalen Leistungsfähigkeit angesehen. Es zeigte sich, daß bei älteren Individuen die maximale $O_2$-Aufnahme vermindert ist. Andererseits wird dieser Wert stark durch die Muskelmasse beeinflußt (Ogawa et al. 1992). Es ist bekannt, daß es beim alternden Menschen zu einer Verminderung der Muskelmasse kommt. Dementsprechend fanden sich weniger oder keine Veränderungen der maximalen $O_2$-Aufnahme mehr, wenn bei älteren Individuen die $O_2$-Aufnahme auf die Muskelmasse bezogen wurde.

### 82.4.2 Herzauswurfleistung

Genauere Hinweise auf die veränderte Myokardfunktion im Alter unter Belastung lieferten radionuklidventrikulographische Methoden (Port et al. 1980). In Ruhe ist die Ejektionsfraktion bei gesunden älteren gegenüber jungen Menschen nicht verändert (Abb. 82-16). Unter Belastung kommt es bei jungen Menschen eher zu einer Zunahme, bei älteren Individuen eher zu einer Abnahme der Ejektionsfraktion (Abb. 82-17).

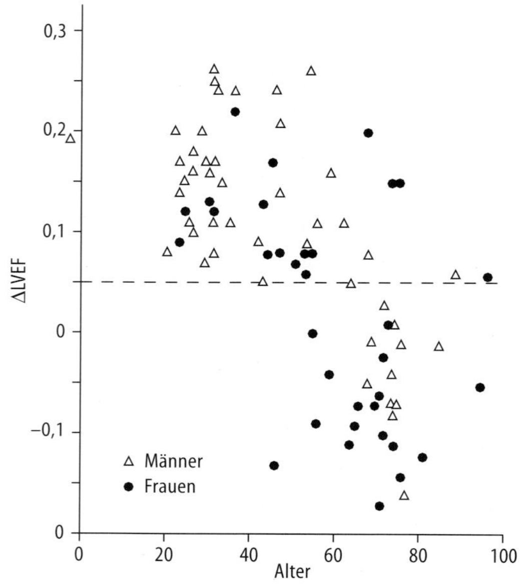


**Abb. 82-17.** Veränderung der linksventrikulären Auswurffraktion (LVEF) unter Belastung in Abhängigkeit vom Alter. Bei jungen Individuen kommt es eher zu einer Zunahme, bei älteren zu einer Abnahme der Auswurffraktion unter Belastung. (Mod. nach Port et al. 1980)

Dementsprechend steigt mit zunehmendem Alter die Häufigkeit der subjektiv gesunden Individuen, bei denen unter Belastung eine ventrikuläre Dysfunktion (gemessen an der Ejektionsfraktion oder der Wandbeweglichkeit) objektiviert werden kann (Abb. 82-18).

Neben dieser Zunahme der Inzidenz einer ventrikulären Kontraktionsstörung kommt es unter Belastung (wohl durch die adrenerge Subsensitivität des alternden Herzens) zu einem verminderten Frequenzanstieg bei alten gegenüber jungen Menschen, wenn man ihn auf eine vergleichbare Zunahme der Herzauswurfleistung bezieht (Abb. 82-19; Rodeheffer et al. 1984). Dieser Be-

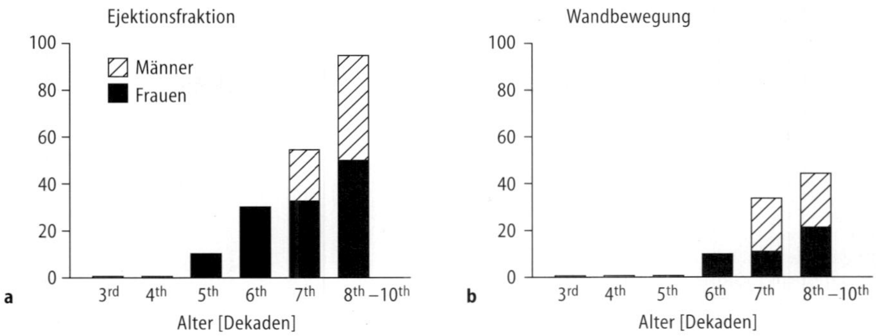


**Abb. 82-18a, b.** Inzidenz einer linksventrikulären Dysfunktion unter Belastung in Abhängigkeit vom Alter gemessen an der Ejektionsfraktion (**a**) und der regionalen Wandbewegung (**b**). Es ist zu sehen, daß es sowohl bei Männern als auch bei Frauen mit zunehmendem Alter zu einer Häufung der linksventrikulären Funktionseinschränkung kommt. (Mod. nach Port et al. 1980)

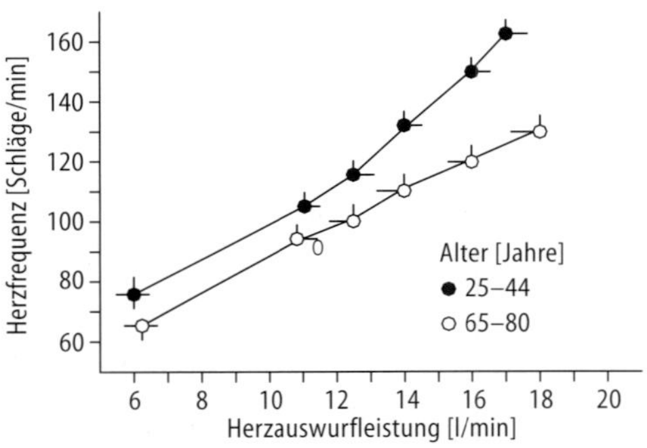


**Abb. 82-19.** Beziehung zwischen Herzfrequenz und Herzauswurfleistung bei Probanden im Alter von 25–44 Jahren und im Alter von 65–80 Jahren. Es ist zu sehen, daß es unter Belastung beim ähnlichen Anstieg der Herzauswurfleistung zu einer Verminderung der Frequenzanstiege bei älteren Probanden kommt. (Mod. nach Rodeheffer et al. 1984)

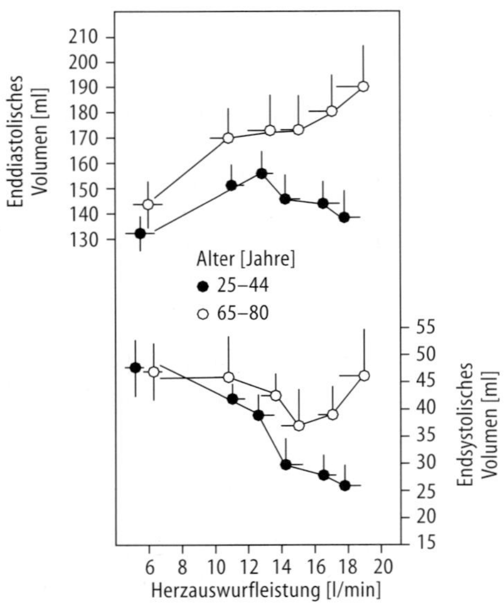


**Abb. 82-20.** Beziehung zwischen dem linksventrikulären enddiastolischen Volumen *(oben)* und dem endsystolischen Volumen *(unten)* bei Probanden im Alter von 25–44 Jahren und Probanden im Alter von 65–80 Jahren. Es ist zu sehen, daß es bei jungen Patienten zu einer geringen Zunahme des enddiastolischen Volumens bei einer größeren Abnahme des endsystolischen Volumens kommt, wogegen die enddiastolische Dilatation bei älteren Patienten von einer nur geringen Abnahme des endsystolischen Volumens begleitet war. (Mod. nach Rodeheffer et al. 1984)

fund impliziert, daß bei gleichem Herzauswurfvolumen bei einer geringeren Herzfrequenzzunahme das Schlagvolumen beim alternden Herzen steigen muß.

Bei jungen Individuen kommt es unter Belastung in Abhängigkeit von der Herzauswurfleistung zu einer geringen Zunahme des enddiastolischen Volumens, aber zu einer stärkeren Abnahme des endsystolischen Volumens. Bei älteren Menschen steigt das enddiastolische Volumen überproportional bei einer nur geringen Abnahme des endsystolischen Volumens. Dementsprechend kommt es am alternden Organismus offensichtlich zu einer stärkeren Nutzung des Frank-Starling-Mechanismus (Rodeheffer et al. 1984) und, wie bereits diskutiert, zu einer verminderten Zunahme der Herzfrequenz und der Kontraktilität unter Belastung (Abb. 82-20).

### 82.4.3 Frank-Starling-Mechanismus

Tierexperimentelle Befunde sprechen ebenfalls dafür, daß am alternden Herzen der Frank-Starling-Mechanismus vermehrt genutzt wird. Eine Zunahme des enddiastolischen Volumens ist am alternden Herzen der Versuchstiere von einer geringeren Zunahme des linksventrikulären enddiastolischen Druckes begleitet als an jungen Versuchstieren. Werden diese Tiere allerdings einer Volumenbelastung durch eine Aorteninsuffizienz ausgesetzt, so sind junge Tiere eher in der Lage, durch eine Zunahme des linksventrikulären enddiastolischen Volumens bei gleichem linksventrikulären enddiastolischen Druck diese Volumenzunahme zu kompensieren (Isoyama et al. 1988).

Bei älteren Tieren mit Volumenbelastung kommt es bei ähnlichen Volumenzunahmen zu einem überproportionalen Anstieg des linksventrikulären enddiastolischen Druckes. Bei zusätzlich auftretenden Noxen, wie in diesem Fall einer Volumenbelastung, ist die Kompensationsbreite des alternden Herzens also deutlich eingeschränkt (Abb. 82-21; Isoyama et al. 1988). Eine verminderte Hypertrophiereaktion findet man an allen Versuchstieren, wenn durch eine Aortenstenose experimentell eine Druckbelastung erzeugt wird (Isoyama et al. 1987).

Nach den vorliegenden Untersuchungen kommt als Ursache einer verminderten Leistungsbereitschaft des

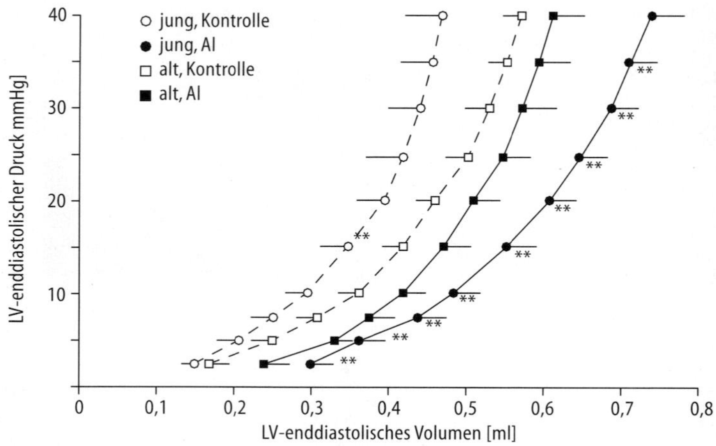


**Abb. 82-21.** Beziehung zwischen dem linksventrikulären enddiastolischen Druck und dem linksventrikulären enddiastolischen Volumen an jungen und alten Versuchstieren mit und ohne Volumenbelastung durch Aorteninsuffizienz *(AI)*. Ohne Volumenbelastung kommt es am alternden Myokard bei gleichen enddiastolischen Drücken zu vermehrten Volumenveränderungen gegenüber gesunden jungen Herzen. Bei Volumenbelastung durch Aorteninsuffizienz ist die Zunahme des enddiastolischen Volumens am alten Herzen durch einen stärkeren Anstieg des linksventrikulären enddiastolischen Drucks begleitet; es kommt also zu einer Einschränkung der Kompensationsbreite. (Mod. nach Isoyama et al. 1988)

alternden Organismus am ehesten eine Veränderung der sympathischen Aktivierung und der intrazellulären Kalziumhomöostase in Frage. Dies führt dazu, daß das Herz unter Belastungsbedingungen vorwiegend den Frank-Starling-Mechanismus nutzen muß, um eine adäquate Steigerung der Herzauswurfleistung zu erreichen.

Bemerkenswert ist allerdings, daß sowohl die Veränderungen der β-adrenergen Signaltransduktion (Böhm et al. 1994) als auch die der intrazellulären Kalziumhomöostase (Tate et al. 1990) durch chronisches körperliches Training günstig zu beeinflussen sind. Diese tierexperimentellen Untersuchungen decken sich mit Studien am Menschen, die belegen, daß die systolische linksventrikuläre Pumpfunktion durch körperliches Training verbessert werden kann.

## 82.5 Herz-Kreislauf-Erkrankungen im Alter

### 82.5.1 Koronare Herzkrankheit (KHK)

#### Prävalenz

Die Prävalenz der koronaren Herzkrankheit steigt im Alter naturgemäß mit der Zunahme der Häufigkeit der Arteriosklerose an. Eine Autopsiestudie berichtet von einer Koronarsklerose bei mehr als 50% von Individuen, die älter als 50 Jahre alt waren (Sugiura et al. 1976). 75% aller Todesfälle durch eine KHK betreffen ältere Personen.

#### Diagnostik

Die Diagnose kann bei älteren Patienten gelegentlich etwas schwerer zu stellen sein, zumal die Symptomatologie oft untypisch ist. Typische Angina-pectoris-Zeichen können fehlen, und statt dessen können uncharakteristische Thoraxschmerzen, Luftnot oder auch Herzinsuffizienzzeichen das Beschwerdebild prägen. Andererseits können diese Symptome auch durch eine Einschränkung der diastolischen Relaxation oder ebenso der Perikarddehnbarkeit bedingt sein. Die Ergometrie ist in ihrer Sensitivität beeinträchtigt.

Die meisten Patienten des höheren Alters erreichen nicht ihre Ausbelastungsgrenze (verminderte Sensitivität, z.B. durch einen nicht ausreichenden Frequenzanstieg bei der Ergometrie). Falsch-positive Ergebnisse (verminderte Spezifität) können durch eine Begleittherapie, z.B. mit Herzglykosiden, bedingt sein. In dieser Situation sind Thallium-Myokardszintigraphien mit Vitalitätsdiagnostik unter Belastungsbedingungen oder nach Gabe von Dipyridamol sinnvoll.

#### Therapie

Bezüglich der Behandlung einer koronaren Herzkrankheit beim alten Menschen gibt es keine großen Unterschiede zu jüngeren Patienten. Bei der Therapie der KHK sollte, wenn anatomisch möglich, eine Ballondilatation (PTCA) angestrebt werden. Es wurde zwar berichtet, daß die Letalität und Komplikationsrate bei älteren Patienten höher als bei jüngeren ist, diese Zahlen nivellieren sich allerdings zur Zeit; und auch beim älteren Patienten scheint die PTCA eine geeignete Technik zu sein, um Koronarstenosen zu beheben.

Sollte aus morphologischen Gründen eine PTCA nicht durchführbar sein, so kann eine koronare Bypassoperation angestrebt werden. Sie ist mit einer erhöhten perioperativen Letalität und Morbidität sowie mit einer längeren Verweildauer im Krankenhaus beim älteren Menschen behaftet. Die Langzeitprognose bezüglich der Beschwerdefreiheit und der Letalitätsverbesserung (insbesondere bei eingeschränkter linksventrikulärer Pumpfunktion) ist allerdings gut.

### 82.5.2 Akuter Myokardinfarkt

Beim akuten Myokardinfarkt sind die Letalität, das Auftreten einer Herzinsuffizienz mit Lungenödem sowie Rhythmusstörungen und die Ventrikelruptur beim älteren Menschen häufiger als bei jüngeren. Mittlerweile hat sich angesichts der Tatsache, daß den meisten Myokardinfarkten ein rupturierter Plaque mit einer Koronarthrombose zugrunde liegt, die Thrombolysetherapie des Infarktes durchgesetzt.

Früher hatte man aufgrund eines hohen Alters häufig von einer Thrombolysetherapie abgesehen. Neuerdings (GUSTO-Studie 1993) wurde allerdings gezeigt, daß selbst ältere Patienten in der Abwesenheit von Thrombolysekontraindikationen von diesem Verfahren profitieren können.

Dies liegt möglicherweise daran, daß ein nicht thrombolysierter Myokardinfarkt für den älteren Patienten auch ein höheres Risiko birgt als für einen jüngeren Patienten. Es ist allerdings zu beachten, daß objektive Kontraindikationen für eine thrombolytische Therapie (schlecht eingestellte Hypertonie, diabetische Retinopathie, Schlaganfallanamnese, gastrointestinale Blutung) mit zunehmendem Alter ebenfalls häufiger vorkommen.

## 82.5.3 Arrhythmien

Im Alter kommt es zu einer Zunahme der Inzidenz von ventrikulären und supraventrikulären Arrhythmien. Dies ist möglicherweise durch die zunehmende Prävalenz einer arteriellen Hypertonie und einer koronaren Herzkrankheit sowie von Herzklappenvitien bedingt. Es zeigte sich eine Häufigkeit von 26% von supraventrikulären Extrasystolen bei gesunden Personen zwischen 60 und 85 Jahren, von 17% mit ventrikulären Extrasystolen, aber von nur 4% von nicht anhaltenden ventrikulären Tachykardien. Diese Rhythmusstörungen sind im Alter häufig asymptomatisch.

Bislang konnte nicht gezeigt werden, daß diese Arrhythmien im Alter mit einer Zunahme des plötzlichen Herztodes oder mit Symptomen assoziiert waren. Das Auftreten von Rhythmusstörungen beim älteren Patienten sollte allerdings nach anderen Ursachen fahnden lassen. Hierzu zählen:

- Elektrolytstörungen,
- Digitalisüberdosierungen,
- Hyperthyreose,
- Anämie,
- Lungenembolie,
- Auftreten einer Herzinsuffizienz.

Die Behandlung richtet sich nach den auftretenden Symptomen. Schrittmacherpflichtige bradykarde Rhythmusstörungen finden sich sowohl in Abwesenheit als auch in Anwesenheit einer anderen objektivierbaren Herzerkrankung. Beim älteren Patienten gelten hier ebenfalls die üblichen Indikationen für eine Schrittmachertherapie.

## 82.5.4 Herzklappenerkrankungen

### Mitralklappenveränderungen

Aus Autopsiebefunden kennt man eine altersabhängige Zunahme von Klappenverkalkungen, insbesondere von Verkalkungen des Mitralklappenrings und der Aortenklappe. Weiterhin findet sich häufig ein Mitralklappenprolaps und eine mukoide Degeneration des Klappenrings und der Sehnenfäden bei älteren Patienten im Sektionsgut. Dementsprechend kann die Diagnose einer signifikanten Klappenerkrankung durch das häufige Auftreten von nicht relevanten Herzgeräuschen behindert sein (Prävalenz bis zu 60%).

Bei zweifelhaften klinischen Befunden ist selbstverständlich eine echokardiographische bzw. dopplerechokardiographische Untersuchung notwendig. Bei pathologischen Befunden sollte die diagnostische Katheteruntersuchung zur Abklärung von zusätzlich vorliegenden Koronarstenosen durchgeführt werden.

Die Indikation zum Klappenersatz richtet sich nach den üblichen Kriterien und hat auch bei älteren Patienten eine ausgeprägte Verbesserung der Lebensqualität bei eher niedriger Letalität erbracht.

### Kalzifizierende Aortenstenose

Einen besonderen Stellenwert nimmt die kalzifizierende Aortenstenose des alten Menschen ein. Die altersbedingte degenerative Veränderung der Aortenklappe beginnt mit einer Sklerose und Verdickung der Aortensegel. Zunächst tritt keine Stenose und funktionelle Bewegungsbehinderung ein (Sahasakal et al. 1988). In späteren Stadien kommt es zu einer Einlagerung von Makrophagen und T-Zellinfiltrationen mit Fetteinlagerung und Unterbrechung der Basalmembran (Otto et al. 1994). Bis zum 60. Lebensjahr ist die bikuspide Klappe die häufigste Ursache der kalzifizierenden Aortenstenose des Älteren. Ab dem 70. Lebensjahr ist die normale Degeneration mit Verkalkungen die häufigste Ursache für das Auftreten dieses Vitiums.

Die Diagnose der Aortenstenose des Älteren kann schwierig sein, da in den meisten Fällen eine signifikante Komorbidität besteht. Bei Symptomen wie Angina pectoris, Synkopen, Herzinsuffizienz und einem objektiven Befund (z.B. Einschränkung der Aortenklappenöffnungsfläche von weniger als 1 $cm^2$) sollte die Indikation zum Aortenklappenersatz gestellt werden. Das perioperative Risiko ist eher hoch und schwankt zwischen 7% für 70- bis 74jährige bis hin zu 20% ab dem Alter von über 80 Jahren (Parsonnet et al. 1989).

Die Aortenklappenvalvuloplastie war in einer Studie an Patienten mit einem mittleren Alter von 78 Jahren mit einer schlechten Prognose behaftet. Die Ein- und Dreijahresüberlebensrate war 55% bzw. 23%. Dieses Verfahren eignet sich somit nur als Bridging-Verfahren für die dekompensierte Aortenstenose bis zu einem operativen Eingriff (Otto et al. 1994b; Sprigings u. Forfar 1995; Murphy et al. 1981).

## 82.5.5 Arterielle Hypertonie

### Prävalenz

Aus den Daten der Framingham-Studie ist bekannt, daß die arterielle Hypertonie ein führender Risikofaktor in der Entwicklung einer koronaren Herzkrankheit ist. Dies betrifft sowohl den systolischen als auch den diastolischen Blutdruck. Die Inzidenz der KHK steigt mit zunehmendem Alter. Darüber hinaus ist das Vorliegen einer Hypertonie wie auch das einer koronaren Herzkrankheit mit der Entwicklung einer Herzinsuffizienz in überadditiver Weise vergesellschaftet. Daraus wird ersichtlich, daß eine effiziente Therapie der arteriellen Hypertonie notwendig ist, um kardiovaskuläre Komplikationen zu vermindern.

In der Tat findet sich in einer europäischen Studie (Amery et al. 1985) eine Abnahme der absoluten Letalität um 26%, eine Abnahme der Letalität infolge kardiovaskulären Todes um 38%, infolge eines zerebrovaskulären Insultes um 43% und infolge eines Myokardinfarkts um 60%, wenn bei älteren Menschen eine arterielle Hypertonie behandelt ist (Abb. 82-22). Dies unterstreicht den Wert einer genauen Blutdruckeinstellung auch beim älteren Menschen.

Neuere Studien untersuchten bei älteren Patienten den Effekt einer Blutdruckeinstellung auf das Risiko, an Folgestörungen zu erkranken oder zu versterben (STOP-Hypertension 1991: Swedisch Trial in Old Patients with Hypertension; SHEP 1991: Systolic Hypertension in the Elderly Program; MRC: Medical Research Council 1992).

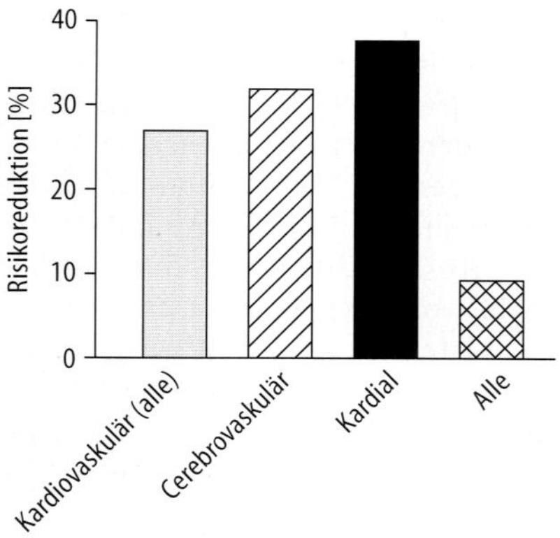


**Abb. 82-22.** Effekt einer blutdrucksenkenden Therapie bei älteren hypertensiven Patienten (Siebenjahresletalität). Es ist zu sehen, daß eine effiziente Blutdrucksenkung beim Älteren sowohl die Gesamtletalität als auch die Letalität von zerebrovaskulären Ereignissen, kardiovaskulären Todesfällen und des akuten Myokardinfarkts günstig beeinflußt. (Mod. nach Amery et al. 1985)

Sowohl die Behandlung des vorwiegend diastolischen (STOP, MRC) aber vor allem des isolierten systolischen Bluthochdrucks (SHEP) war von einer Reduktion der Schlaganfallhäufigkeit begleitet. Eine signifikante Abnahme von tödlichen Koronarereignissen findet sich auch bei der Einstellung des Hochdrucks.

Alle Studien belegen eine relativ hohe Nebenwirkungsrate der blutdrucksenkenden Therapie bei älteren Patienten. Besonders wichtig erscheint das Auftreten einer orthostatischen Hypotonie, die nach relativer Überdosierung von Medikamenten (veränderte Verteilungsvolumina, eingeschränkte renale Ausscheidung und hepatische Metabolisierung), bei vorliegender Verminderung der Herzauswurfleistung und bei der verminderten Wirksamkeit autonomer Reflexe (Tabelle 82-1) bedeutsam sein kann.

### Inadäquate Blutdruckeinstellung

Zu betonen ist, daß etwa nur 25% von Individuen >65 Jahre eine adäquate Blutdruckeinstellung erfahren. Interessant ist hierbei, daß 60–70% aller Individuen, die älter als 65 Jahre alt sind, eine Erhöhung des diastolischen Blutdrucks auf >90 mmHg und des systolischen Blutdruckes auf >140 mmHg aufweisen.

Eine systolische Blutdruckerhöhung wurde früher als „normal" angesehen. Heutzutage ist bekannt, daß insbesondere die Erhöhung des systolischen Blutdrukkes mit einer Erhöhung des kardiovaskulären Risikos assoziiert ist. Dies gilt unabhängig vom Alter der Patienten.

### Therapieziele

Folgende Punkte können zur Blutdrucktherapie des Älteren zusammengefaßt werden (mod. nach Moser et al. 1998):

1. Das absolute Risiko, eine kardiovaskuläre Komplikation durch einen hohen Blutdruck zu erleiden, ist beim älteren sogar größer als beim jüngeren oder mittelalten bis alten Menschen.
2. Alle Studien, die an Älteren durchgeführt wurden, haben gezeigt, daß die medikamentöse Blutdrucksenkung beim Alten die Inzidenz von Schlaganfällen, Todesfällen durch Schlaganfall, Herzinfarkten, tödlichen Herzinfarkten und Herzinsuffizienz senkt.
3. Bei adäquater Durchführung können die meisten älteren Patienten blutdrucksenkende Medikamente problemlos einnehmen.
4. Bemerkenswert ist der Mißstand, daß weniger als 25% älterer Patienten eine adäquate Blutdruckeinstellung erfahren. !

### Therapieempfehlungen

Folgende praktische Hinweise zur Blutdrucksenkung jenseits des 65. Lebensjahres können gegeben werden (Deutsche Liga zur Bekämpfung des hohen Blutdruckes e.V. 1997):

1. Therapiebeginn mit niedrigen Dosen. Langsame Dosissteigerung, ggf. Therapie mit niedrig dosierten Kombinationen.
2. Langsame Blutdrucksenkung innerhalb von Wochen und Monaten.
3. Einfache Therapieschemata.
4. Differentialtherapie unter Berücksichtigung von Komorbidität (koronare Herzkrankheit, Herzinsuffizienz, Diabetes mellitus etc.).
5. Blutdruckkontrollen im Stehen. Orthostasereaktionen sollten auf keinen Fall 30 mmHg überschreiten. Gegebenenfalls Therapieumstellung.
6. Regelmäßige Erhebung von subjektiv bemerkten Nebenwirkungen.
7. Laborkontrollen von Kalium, Kreatinin, Blutzucker etc., je nach Begleiterkrankungen.
8. Therapiewechsel bei subjektiv bemerkten Nebenwirkungen.

Die Therapie der hypertensiven Herzerkrankung beim Älteren entspricht in etwa einer Therapie der diastolischen Dysfunktion. In einer Gruppe von älteren Patienten mit einer hypertensiven hypertrophischen Kardiomyopathie war der Therapieerfolg eher durch Kalziumantagonisten vom Verapamiltyp und β-Rezeptorenblocker zu erreichen als durch eine Gabe von Vasodilatatoren (Topol et al. 1985).

### 82.5.6
### Risikofaktorenkontrolle

Ein wichtiger Risikofaktor zur Entwicklung einer koronaren Herzkrankheit ist eine Erhöhung der Cholesterin- und LDL-Cholesterinserumkonzentrationen. Es ist akzeptiert, daß eine Cholesterinsenkung bei Individuen unter 65 Jahren sinnvoll ist, um das Auftreten einer koronaren Herzkrankheit zu verhindern.

In der Praxis besteht eine größere Unsicherheit bei Patienten, die viel älter als 65 Jahre alt sind. Die Behandlung der Hypercholesterinämie ist außerdem abhängig von begleitenden Risikofaktoren wie Nikotinabusus, bekannte Koronarkrankheit, arterielle Hypertonie und Diabetes mellitus (CONSENSUS Panel Statement 1995).

Nach gesicherten Erkenntnissen profitieren auch Patienten zwischen 65 und 80 Jahren, die mit einem „hohen Risiko" gemessen an den Begleiterkrankungen behaftet sind, von einer Cholesterinsenkung bezüglich des Auftretens von Herzinfarkten oder anderen Komplikationen einer Koronarkrankheit. Bei Patienten, die älter als 80 Jahre sind, und insbesondere bei denen, die keine Begleiterkrankungen haben, liegen wenige Erkenntnisse vor. Dementsprechend können hier keine Empfehlungen für eine medikamentöse Therapie gegeben werden.

Grundsätzlich gilt:

! Diätetische Maßnahmen sind der erste Schritt, das Cholesterin zu senken. Eine Senkung des Blutdrucks, ein Einstellen des Nikotinabusus und eine Behandlung des Diabetes mellitus sind selbstverständlich notwendig.

Sollten diese Bemühungen ohne Erfolg sein, ist eine medikamentöse Therapie z. B. mit den relativ nebenwirkungsarmen Cholesterinsynthesehemmstoffen sinnvoll (Kannel et al. 1998).

### 82.6
### Das Altersherz als Krankheitsbegriff

Das Vorliegen eines hohen Alters ist mit einer erhöhten Prävalenz von Herz-Kreislauf-Erkrankungen korreliert. Darüber hinaus ist die Inzidenz der krankheitsbedingten Komplikationen im Alter deutlich erhöht. Diese Veränderungen müssen eindeutig von altersspezifischen Veränderungen des Myokards abgegrenzt werden. Am alternden Herzen kommt es zu einer Verminderung der sympathischen Stimulierbarkeit der Kontraktilität und zu Änderungen der intrazellulären Kalziumhomöostase. Diese Veränderungen sind denen am hypertrophierten und insuffizienten Herzen ähnlich.

Es ist allerdings bemerkenswert, daß die Leistungsbereitschaft des alternden Organismus trainierbar ist (Böhm et al. 1994; Ehsani et al. 1991; Tate et al. 1990) und die eines jungen untrainierten Menschen deutlich überschreiten kann (Morley u. Reese 1989).

Die Veränderungen am alten Organismus sind am ehesten dafür verantwortlich, daß es zu einer physiologischen Abnahme der Herz-Kreislauf-Belastbarkeit kommt. Andererseits sind diese Veränderungen wohl nicht ursächlich in der Pathogenese der Herzinsuffizienz im Alter beteiligt, da sie vorliegen, obwohl die Patienten subjektiv nicht erkrankt sind. Die Veränderungen des alternden Herzen führen am ehesten zu einer eingeschränkten Kompensationsfähigkeit des Myokards, wenn zusätzlich eine Myokarderkrankung entsteht (Isoyama et al. 1988). Als eine eigenständige Erkrankung kann das Altersherz aufgrund dieser Betrachtungen nicht gewertet werden.

In diesem Zusammenhang ist wichtig, daß krankheitsbedingte Veränderungen immer mit altersgleichen Sollwerten verglichen werden. Systematische Untersuchungen zu den pathobiochemischen und pathophysiologischen Veränderungen der Herzinsuffizienz streng in bezug auf altersgleiche Kontrollen sind nicht in ausreichendem Maße verfügbar.

## Literatur

Amery A, Brixco O, Clement D et al. (1985) Mortality and morbidity results from the european working party on high blood pressure in the elderly trial. Lancet I: 1349–1351

Böhm M, Dorner H, Htun P, Lensche H, Platt D, Erdmann E (1994) Effects of exercise on myocardial adenylate cyclase and Gi-expression in senescence. Am J Physiol 264: 805–814

Consensus Panel Statement (1995) Preventing heart attack and death in patients with coronary disease. Circulation 92: 2–4

Deutsche Liga zur Bekämpfung des hohen Blutdruckes e. V. (1997) Deutsche Hypertonie Gesellschaft. Empfehlungen zur Hochdruckbehandlung, 13. Aufl. (Stand: November 97)

Docherty JR (1990) Cardiovascular responses in ageing: A review. Pharmacol Rev 42: 103–125

Ehsani AA, Ogawa T, Miller TR, Spina RJ, Jilka SM (1991) Exercise training improves left ventricular systolic function in older men. Circulation 83: 96–103

Esler MD, Thompson JM, Kaye DM et al. (1995) Effects of aging on the responsiveness of the human cardiac sympathetic nerves to stressors. Circulation 91: 351–358

Feldman RD, Limbird LE, Nadeau J, Robertson D, Wood AJ (1984) Alterations in leukocyte β-receptor affinity with aging: A potential explantation for altered β-adrenergic sensitivity in the elderly. N Engl J Med 310: 815–819

GUSTO Angiographic Investigators (1993) The effects of tissue plasminogen activation, streptokinase or both on coronary artery, patency, ventricular function and survival of the acut myocardial infarction. N Engl J Med 329: 1615–1622

Hegglin R (1934) Über Organvolumen und Organgewicht: Nebst Bemerkungen über die Größenbestimmungsmethoden. Z Konstitutionslehre 18: 110–134

Isoyama S, Grossman W, Wei JY (1988) Effect of age on myocardial adaptation to volume overload in the rat. J Clin Invest 81: 1850–1857

Isoyama S, Wei JY, Izumo S, Fort P, Schoen FJ, Grossman W (1987) Effect of age on the development of cardiac hypertrophy produced by aortic constriction in the rat. Circ Res 61: 337–345

Kajstura J, Leri A, Finato N, DiLoreto C, Beltrami CA, Anversa P (1998) Myocyte proliferation in end-stage cardiac failure in humans. Proc Natl Acad Sci 95/15: 8801–8805

Kannel WB, Wilson PWF, Moser M, Rich MW (1998) What older adults should know about high cholesterol. Am J Ger Cardiol 7: 43–44

Kyriakides ZS, Kelesides K, Melanidis J, Kardaras F, Caralis DG, Voridis F (1986) Systolic functional response of normal older and younger adult left ventricles to dobutamine. Am J Cardiol 58: 816–819

Lakatta EG (1993) Deficient neuroendocrine regulation of the cardiovascular system with advancing in healthy humans. Circulation 87: 631–636

LaRosa JC (1997) Triglycerides and coronary risk in women and the elderly. Arch Intern Med 159: 961–968

LaRosa JC, Applegate W, Crouse JR et al. (1994) Cholesterol lowering in the elderly. Results of the cholesterol reduction in seniors program (CRISP) pilot study. Arch Intern Med 154: 529–539

Linzbach AJ (1956) Über das Längenwachstum der Herzmuskelfasern und ihrer Kerne in Beziehung zur Herzdilatation. Virchows Arch [Pathol Anat] 328: 165

Linzbach AJ, Akuomoa-Boateng E (1973) Die Altersveränderungen des menschlichen Herzens: I. Das Herzgewicht im Alter. Klin Wochenschr 51: 156–163

Morley JE, Reese S (1989) Clinical implications of the aging heart. Am J Med 86: 77–86

Moser M, Cheitlin MD, Gifford R (1998) Treatment of high blood pressure in the elderly. Am J Ger Cardiol 7: 41–42

MRC Working Party (1992) Medical Research Council trial of treatment of hypertension in older adults: principal results. BMI 304: 405–412

Murphy ES, Lawson RM, Starr A, Rahimtoola SH (1981) Severe aortic stenosis in patients 60 years of age or older: left ventricular function and 10-year survival after valve replacement. Circulation 62: II, 184–188

Narayanan N (1981) Differential alterations in ATP-supported calcium transport activities of sarcoplasmic reticulum and sarcolemma of aging myocardium. Biochim Biophys Acta 678: 442–459

Ogawa T, Spina RJ, Martin III WH et al. (1992) Effects of aging, sex, and physical training on cardiovascular responses to exercixe. Circulation 86: 494–503

Olivetti G, Melissari M, Capasso JM, Anversa P (1991) Cardiomyopathy of the aging human heart. Myocyte loss and reactice cellular hypertrophy. Circ Res 68: 1560–1568

Otto CM, Kuusisto J, Reichenbach DD, Gown AM, O'Brien KD (1994) Characterization of the early lesion of „degenerative" valvular aortic stenosis. Histological and immunohistochemical studies. Circulation 90: 844–853

Otto CM, Mickel MC, Kennedy JW et al. (1994) Three-year outcome after balloon aortic valvuloplasty. Insights into prognosis of valvular aortic stenosis. Circulation 89: 642–650

Parsonnet V, Dean D, Bernstein AD (1989) A method of uniform stratification of risk for evaluating the results of surgery in acquired adult heart disease. Circulation 79: I3–12

Port JD, Gilbert EM, Larrabee P (1990) Neurotransmitter depletion compromises the ability of indirect acting amines to provide inotropic support in the failing human heart. Circulation 81: 929–938

Port S, Cobb FR, Coleman RE, Jones RH (1980) Effect of age on the response of the left ventricular ejection fraction to exercise. N Engl J Med 303: 1133–1137

Rodeheffer RJ, Gerstenblith G, Becker LC et al. (1984) Exercise cardiac output is maintained with advancing age in healthy human subjects: Cardiac dilation in increased stroke volume compensate for a diminished heart rate. Circulation 69: 203–213

Sahasakul Y, Edwards WD, Naessens JM, Tajik AJ (1988) Age-related changes in aortic and mitral valve thickness: implications for two-dimensional echocardiography based on an autopsy study of 200 normal human hearts. Am J Cardiol 62: 424–430

SHEP Cooperative Research Group (1991) Prevention of stroke by antihypertensive drug treatment in older persons with isolated systolic hypertension. Final results of the Systolic Hypertension in Elderly Program (SHEP). JAMA 265: 3255–3264

Sprigings DC, Forfar JC (1995) How should we manage symptomatic aortic stenosis in the patient who is 80 or older? Br Heart J 74: 481–484

STOP-Hypertension: Dahlöf B, Lindholm LH, Hansson L, Schersten B, Ekborn T, Wester PO (1991) Morbidity and mortality in the swedish trial in older patients with hypertension. Lancet 338: 1281–1285

Sugiura M, Hiraoka K, Ohkawa S (1976) Severity of coronary sclerosis in the aged: a pathological study in 968 consecutive autopsy cases. Jpn Heart J 17: 471–478

Tate CA, Taffet GE, Hudson EK, Blaylock SL, McBride RP, Michael LH (1990) Enhanced calcium uptake of cardiac sarcoplasmic reticulum in exercise-trained old rats. Am J Physiol 258: H431–H435

Thomas JA, Marks BH (1978) Plasma norepinephrine in congestive heart failure. Am J Cardiol 41: 233–243

# Kapitel 83

# Kardiale perioperative Risikobeurteilung

83

M. Böhm



Die Aufgabe der präoperativen kardialen Risikoabschätzung und der daraufhin eingeleiteten Funktionsdiagnostik muß sein, die operative Morbidität und Letalität zu reduzieren. Es ist weniger die Aufgabe der präoperativen Risikoabschätzung, den Patienten ausschließlich als operabel oder inoperabel einzustufen, sondern vielmehr, ihn einer differenzierten Diagnostik zuzuführen, die es erlaubt, das Risiko der Begleiterkrankungen nach optimaler Therapie gegen den Nutzen der durchzuführenden Operation abzuwägen.

Die Entscheidung der Operabilität obliegt also nicht dem hinzugezogenen Internisten oder Kardiologen allein, sondern ist nur in der engen Zusammenarbeit mit den Anästhesisten, die das Risiko ihrer Anästhesieverfahren tragen, und den Chirurgen, die das Risiko des operativen Eingriffs verantworten, zu treffen.

## 83.1 Voraussetzungen

### 83.1.1 Morbidität und Mortalität

Das Fortschreiten der Entwicklungen im Bereich der Anästhesie hat es ermöglicht, durch differenzierte Narkoseverfahren den kardialen und auch nichtkardialen Begleiterkrankungen Rechnung zu tragen. Trotzdem kommt es bei Vorliegen kardiovaskulärer Risikofaktoren und den daraus entstandenen Erkrankungen unter dem Einfluß von Operations- und Anästhesieverfahren zu einer signifikanten Morbidität und Mortalität. Dementsprechend sind kardiovaskuläre Erkrankungen die häufigsten Ursachen perioperativer Zwischenfälle (Abb. 83-1).

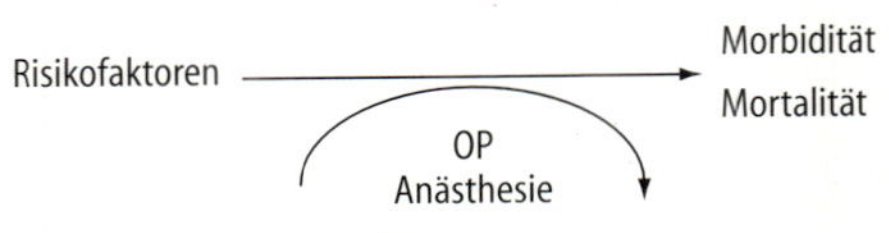


**Abb. 83-1.** Zusammenhang zwischen Risikofaktoren, operativem Eingriff und Anästhesie in der Beeinflussung der Morbidität und Mortalität

Es obliegt der Verantwortung des präoperativ hinzugezogenen internistischen Konsiliarius, die vorliegenden Begleiterkrankungen optimal zu behandeln und eine weitestgehende Risikoabklärung durchzuführen, die es dem perioperativ betreuenden Anästhesisten erlaubt, durch rasche therapeutische Maßnahmen und durch ein angemessenes intra- und perioperatives Monitoring die Risiken zu minimieren. Deshalb sollen unter den Einflußfaktoren, die eine Bedeutung für das perioperative Risiko haben, im folgenden insbesondere die patientenspezifischen und weniger die operationsspezifischen und anästhesiespezifischen Risikofaktoren diskutiert werden (Abb. 83-2).

Neuere Zahlen belegen, daß sich ca. 10% der amerikanischen Bevölkerung jedes Jahr einem nichtkardialen operativen Eingriff unterziehen (Mangano et al. 1990). Die perioperative Letalität bei Patienten ohne vorbestehende Herzerkrankung beträgt weniger als 0,5%. In den letzten Jahren haben eingehende retrospektive und auch prospektive Untersuchungen gezeigt, daß dieses perioperative Risiko bei Patienten mit begleitenden Herzerkrankungen wie koronarer Herzkrankheit (KHK), Herzinsuffizienz, Herzrhythmusstörung und Vitien (insbesondere Aortenklappenstenose) deutlich ansteigt.

So beträgt die perioperative Letalität bei Patienten mit bekannter KHK 2,4% gegenüber weniger als 0,5% bei Patienten ohne diese Erkrankung (Mangano et al. 1990). Tritt ein perioperativer Infarkt auf, muß von einer Letalität von bis zu 37–70% ausgegangen werden (London u. Mangano 1988; Mangano et al. 1990; Roberts u. Tinker 1988). Außerdem dürfte hier eine große Dunkelziffer vorliegen, da die klinischen Symptome des durchgemachten Herzinfarkts häufig in der perioperativen Phase schwierig einzuschätzen sind und große Probleme in der Diagnostik kleiner und nichttransmuraler Myokardinfarkte bestehen.

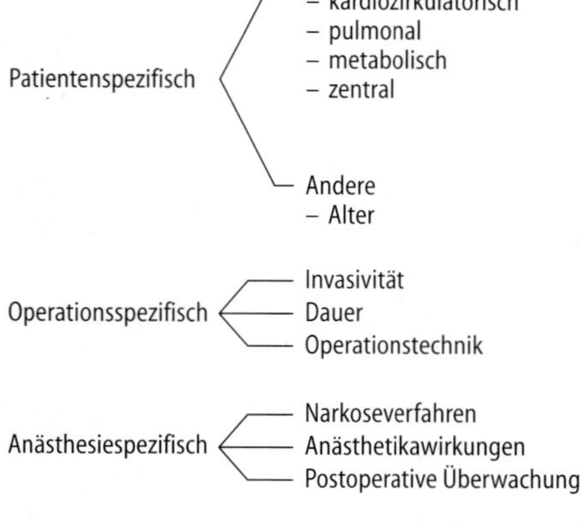


**Abb. 83-2.** Zusammenfassung aller Faktoren, die auf das perioperative Operationsrisiko einen Einfluß haben können

### 83.1.2 Ökonomische Gesichtspunkte

Neben der Erkennung von kardiovaskulären Erkrankungen durch die präoperative Diagnostik ist es notwendig, ökonomische Gesichtspunkte zu berücksichtigen. 10% der US-amerikanischen Bevölkerung unterziehen sich in jedem Jahr einem nichtkardialen Eingriff. Für die präoperative sog. „Routinediagnostik" werden etwa 4,4 Mrd. Dollar aufgebracht. Wenn spezielle diagnostische Verfahren mit in Rechnung gestellt werden, steigt dieser Betrag auf 113 Mrd. US-$.

Dieser Betrag ist doppelt so hoch wie die Ausgaben für die im gleichen Zeitraum durchgeführten koronaren Bypassoperationen (Tarnow 1996; Rolf u. van Aken 1996). Dies verdeutlicht, daß die präoperative Diagnostik nicht nur sorgfältig sondern auch rational begründet durchgeführt werden sollte.

Wichtig hierbei ist, daß der Wert eines diagnostischen Verfahrens, eine kardiale Komplikation zu erkennen, nicht nur von seiner Sensitivität und Spezifität abhängig ist. Besonders wichtig ist die häufig anamnestisch zu erhebene Vortestwahrscheinlichkeit für das Vorliegen einer kardiovaskulären Erkrankung (Abb. 83-3).

Ist die Vortestwahrscheinlichkeit hoch, sind der Erkenntnisgewinn durch eine diagnostische Untersuchung größer und somit die Kosten zur Vorhersage einer Komplikation geringer. Eine breite Anwendung diagnostischer Verfahren kann deshalb unter bestimmten Umständen nur die Kosten, nicht aber den Erkenntnisgewinn erhöhen (Abb. 83-3).

### 83.1.3 Risikobeurteilung

Ein weiteres Problem besteht in der Risikoabschätzung kardialer Komplikationen bei älteren Personen. Durch die Zunahme von älteren Patienten im operativen Krankengut erhöhen sich die altersbedingten Komplikationen. Darüber hinaus findet sich mit höherem Lebensalter eine erhöhte Häufigkeit von notwendigen nichtkardialen operativen Eingriffen (Abb. 83-4). Da im Alter auch

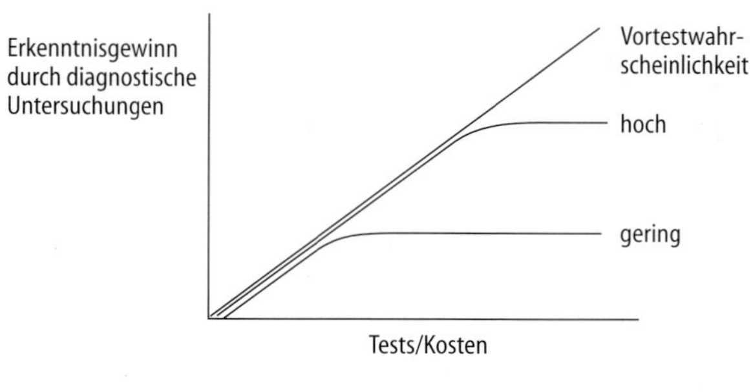


**Abb. 83-3.** Zusammenhang zwischen Vortestwahrscheinlichkeit und Erkenntnisgewinn in Abhängigkeit von den Kosten von präoperativ durchgeführten diagnostischen Untersuchungen

die Häufigkeit der KHK proportional ansteigt (Abb. 83-5), ist besonders bei den älteren Patienten eine sehr sorgfältige kardiale Risikoabklärung durchzuführen.

Die häufigsten Eingriffe im hohen Alter sind Kataraktextraktionen, transurethrale Prostataresektionen, Herniotomien, Cholezystektomien und Hüftoperationen. Diese Eingriffe sind z. T. mit einer erheblichen Belastung der Patienten verbunden. Nur die eingehende Diagnostik und die Fortschritte in Chirurgie und Anästhesie und dem perioperativen Management haben die erfolgreiche Durchführung dieser großen Operationen bis ins hohe Lebensalter ermöglicht.

Sicherlich hängt das perioperative Risiko von patienten- und operationsspezifischen Faktoren ab. Die American Society of Anaesthesiology hat eine Einteilung von Grad I–VI erstellt, um eine rasche klinische Klassifikation von Risikogruppen zu ermöglichen.Sie basiert auf der klinischen Ausprägung möglicherweise zugrundeliegender Gesundheitsstörungen (Tabelle 83-1). Symptome, die beim Patienten rasch erkannt werden können und zur Zuordnung in eine Gruppe mit hohem Risiko führen, sind in Tabelle 83-2 zusammengefaßt.

Zusätzlich haben Invasivität und Dauer des operativen Eingriffs sowie die Wahrscheinlichkeit von signifikanten Begleiterkrankungen einen wichtigen Einfluß auf die Häufigkeit perioperativ auftretender Komplikationen. Nach den Guidelines der American Heart Association wurden drei Gruppen operativer Eingriffe nach hohem, mittlerem und niedrigem Risiko eingeteilt (Tabelle 83-3). Ein besonders hohes Risiko haben Notfalloperationen und Operationen an den großen Gefäßen.

Die Risikoträchtigkeit von Eingriffen mit niedrigem und hohem Risiko bei Patienten in verschiedenen ASA-Klassen wurde in einer großen Studie von Mangano u. Goldman (1995) untersucht. Es zeigte sich, daß die operative Komplikationswahrscheinlichkeit bei sog. „großen" Eingriffen deutlich höher liegt als bei sog. „kleinen" Ein-

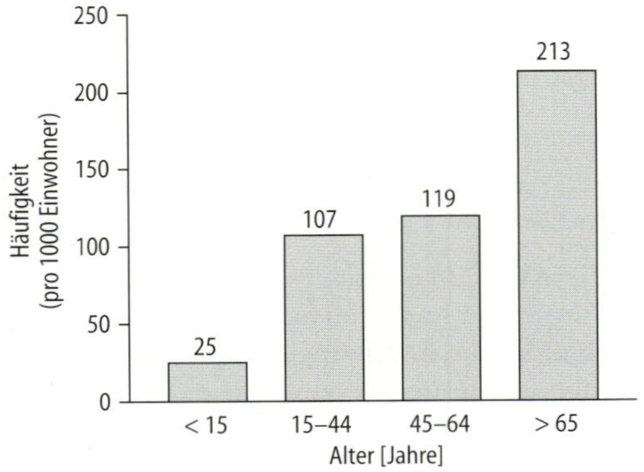


**Abb. 83-4.** Abhängigkeit der Operationshäufigkeit vom Patientenalter

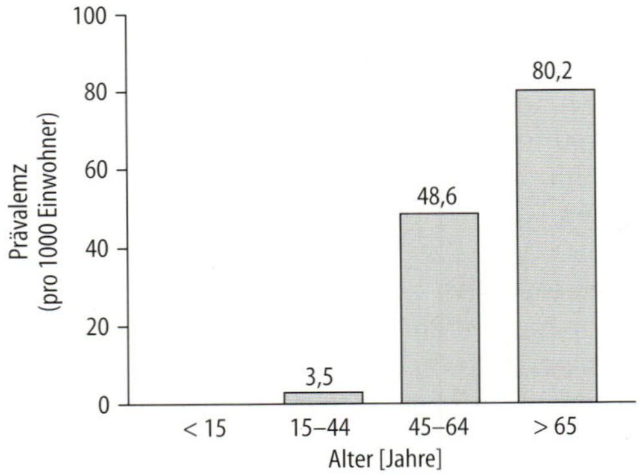


**Abb. 83-5.** Abhängigkeit der Prävalenz der KHK vom Patientenalter

**Tabelle 83-1.** Risikogruppen der American Society of Anesthesiology (ASA)

| Grad | |
|---|---|
| I | Gesund, keine Medikamenteneinnahme |
| II | Geringe Gesundheitsstörung ohne Einschränkung und Medikamentenpflichtigkeit |
| III | Medikamentenpflichtige Gesundheitsstörung, geringe Einschränkung der Aktivität |
| IV | schwere Gesundheitsstörung, dauerhafte schwere Beeinträchtigung der Leistungsfähigkeit |
| V | moribund, Lebenserwartung <24 h |
| VI | Notfalleingriffe unabhängig von I–V |

**Tabelle 83-2.** Klinische Prädiktoren für ein erhöhtes perioperatives kardiales Risiko nach Klassifikation der AHA/ACC Task Force

| „Major" | „Intermediate" | „Minor" |
|---|---|---|
| • Instabile koronare Syndrome (schwere Angina pectoris CCS III–IV, kürzlich abgelaufener Infarkt, Postinfarktangina)<br>• Höhergradige AV-Blockierungen<br>• Symptomatische ventrikuläre Arrhythmien bei einer Herzerkrankung<br>• Supraventrikuläre Arrhythmien bei einer Herzerkrankung<br>• Dekompensierte Herzinsuffizienz | • Milde Angina pectoris (CCS I–II)<br>• Zeichen eines abgelaufenen Myokardinfarktes im EKG (Q)<br>• Kompensierte oder frühere Herzinsuffizienz<br>• Diabetes mellitus<br>• Apoplex in der Anamnese | • Höheres Patientenalter<br>• Auffälliges EKG, LV-Hypertrophie, Linksschenkelblock, absolute Arrhythmie bei Vorhofflimmern mit kontrollierter ventrikulärer Schlagfolge<br>• Geringe Leistungsfähigkeit<br>• Unbehandelter arterieller Hypertonus |

**Tabelle 83-3.** Kardiales Risiko nichtkardialer chirurgischer Eingriffe. (Mod. nach AHA/ACC-Guidelines 1995)

| Hoch (> 5%) | Mittel (< 5 %) | Niedrig (< 1%) |
|---|---|---|
| - Notfalloperationen<br>- Aorten und große Gefäße<br>- periphere Gefäße<br>- lange Eingriffe, Volumenverschiebungen | - Carotis<br>- Hals<br>- Thorax<br>- Abdomen<br>- Orthopädie<br>- Prostata | - Endoskopien<br>- Katarakt<br>- Mamma<br>- oberflächliche Eingriffe |

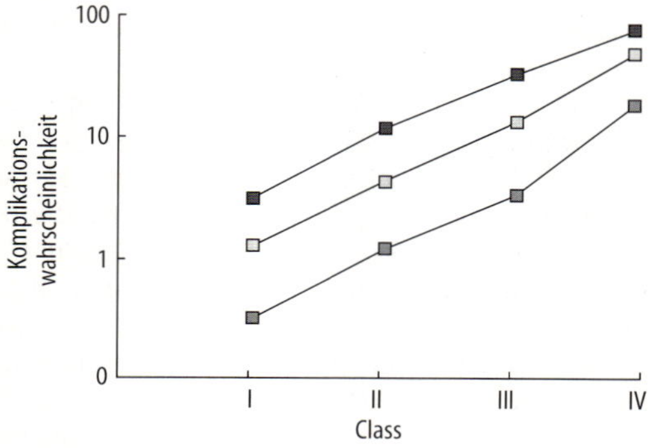


**Abb. 83-6.** Zusammenhang zwischen der erwarteten Komplikationshäufigkeit und der funktionellen Beeinträchtigung (Klassifizierung der American Society of Anaesthesiology) bei Patienten mit einem Eingriff mit „niedrigem“ Risiko, hohem Risiko und Patienten mit bekannter Koronarkrankheit, die sich einer Aortenoperation unterziehen müßten

griffen und bei bereits bekannter KHK sowie bei Eingriffen an der Aorta am höchsten ist.

Das Risiko nimmt erwartungsgemäß mit der Zunahme der ASA-Klasse zu. Je höhergradiger allerdings das Risiko des Patienten (gemessen an der Höhe der ASA-Klasse) ist, desto überproportionaler steigt das perioperative Risiko kleiner Eingriffe. Es kann also dementsprechend nicht davon ausgegangen werden, daß ein sog. „kleiner“ Eingriff grundsätzlich auch ein kleines und grundsätzlich vertretbares Risiko bei schweren Vorerkrankungen hat (Abb. 83-6).

## 83.1.4 Kardiale Komplikationen

Die kardialen Komplikationen vor, während und nach einer Allgemeinanästhesie treten durch die operations- und anästhesiebedingten Änderungen der Physiologie des Herz-Kreislauf-Systems ein. Eine wichtige Rolle spielen die hierbei verabreichten Medikamente wie Inhalationsanästhetika und Opiate sowie Lokalanästhetika in der Regionalanästhesie.

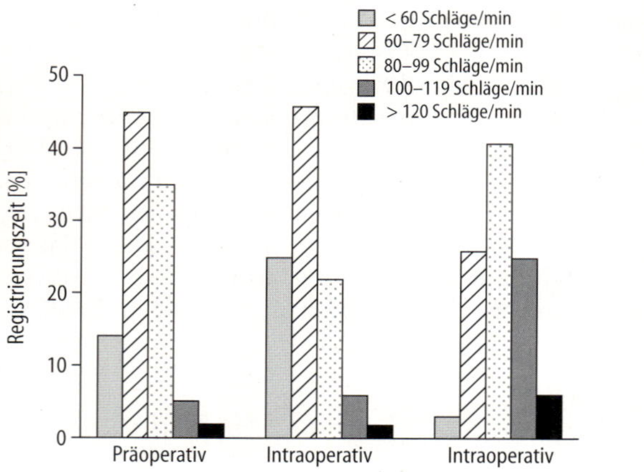


**Abb. 83-7.** Herzfrequenzen in unterschiedlichen perioperativen Phasen. Die Herzfrequenzen wurden kontinuierlich registriert. Es ist zu sehen, daß das Spektrum tachykarder Frequenzen in der postoperativen Phase erhöht ist.

Neben diesen Medikamentenwirkungen kann es in der Einleitungs- und Ausleitungsphase der Narkose zu deutlichen Blutdruckschwankungen u. a. durch Schmerzreize kommen, die in der Regel durch eine vermehrte oder verminderte Aktivität des sympathischen oder parasympathischen Nervensystems verursacht sind. Vor allem die vermehrte Aktivierung des Sympathikus führt zu kardiovaskulären Streßsituationen, die sich besonders nachteilig auf Patienten mit KHK auswirken können. Abbildung 83-7 zeigt die Herzfrequenz, wie sie durch eine kontinuierliche Registrierung in der prä-, intra- und postoperativen Phase bei Patienten gemessen wurde, die sich einem nichtkardialen chirurgischen Eingriff unterziehen mußten. Gegenüber der präoperativen Phase kommt es intraoperativ eher zu einer Häufung von Bradykardien.

### Postoperative Ischämien

In der postoperativen Phase verschiebt sich das Herzfrequenzspektrum zu tachykarden Herzfrequenzen (Mangano et al. 1991). Gleichzeitig steigt in der postoperativen Phase die Häufigkeit der in einer ST-Segmentanalyse objektivierten Ischämieperioden. Dieser Befund macht deutlich, daß Herz-Kreislauf-Veränderungen insbesondere in der postoperativen Phase eine Bedrohung für die Patienten mit KHK darstellen können.

Vergleicht man nun das relative Risiko, eine Komplikation zu erleiden, mit dem Auftreten nachgewiesener Ischämien sowie mit der Dauer der Ischämie, so zeigt sich, daß die postoperativen Ischämien der stärkste Prädiktor für das Auftreten einer Komplikation sind (Abb. 83-8). Dies ist natürlich speziell dann der Fall, wenn diese Patienten präoperativ nicht optimal medikamentös behandelt wurden. Dementsprechend ist es für den hinzugezogenen Kardiologen notwendig, mit den pathophysiologischen Herz-Kreislauf-Veränderungen während und nach einer Narkose, seien sie krankheits- oder medikamentös bedingt, vertraut zu sein.

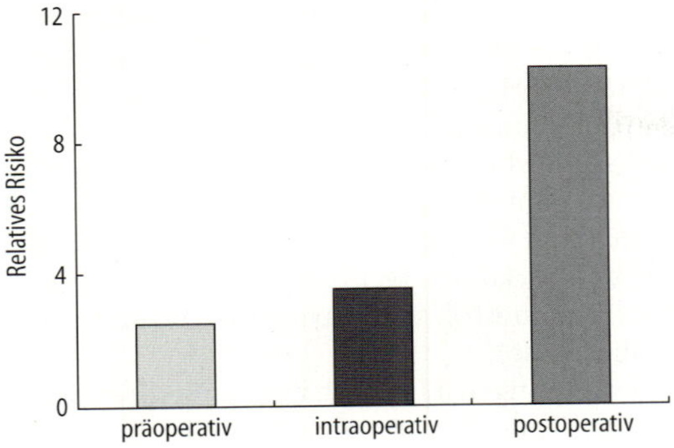


a

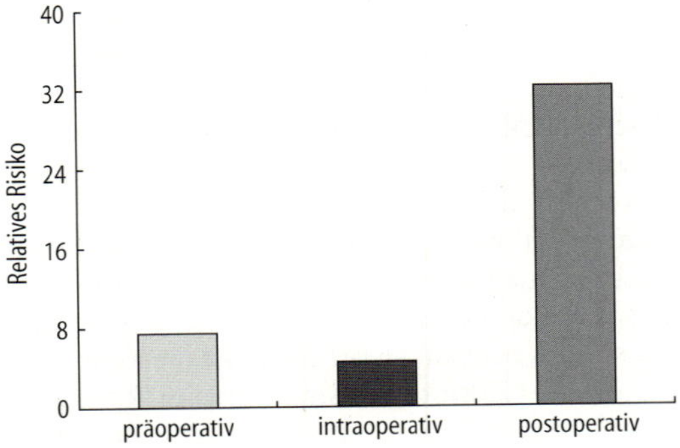


b

**Abb. 83-8a, b.** Relatives Risiko, eine perioperative Komplikation zu erleiden, je nach dem, ob die nachgewiesenen Ischämieperioden präoperativ, intraoperativ oder postoperativ auftraten (**a**), sowie deren Abhängigkeit von der Dauer der Ischämieperioden (**b**)

## 83.2 Pathophysiologie des operativen Eingriffs

### 83.2.1 Der operative Eingriff

! Aufgrund pathophysiologischer Überlegungen scheint es naheliegend, daß das perioperative Risiko entscheidend von der Art des chirurgischen Eingriffs (z.B. thorakaler oder abdomineller Eingriff vs. Extremitäteneingriff), von der Dauer des Eingriffs und der begleitenden Anästhesie sowie von den Begleitumständen (elektiver Eingriff gegenüber Notfalleingriff) abhängt.

#### Pathogenese von Komplikationen

Kontrollierte Untersuchungen haben aber gezeigt, daß die Situation unübersichtlicher ist, als es auf den ersten Blick erscheint. Bezüglich der Art des Eingriffs ist die abdominelle Aortenchirurgie mit der höchsten kardiovaskulären Risikorate verbunden (Crawford et al. 1981; Hertzer 1983). Offen ist allerdings, ob es sich hierbei um Komplikationen handelt, die durch akute Nachlasterhöhungen oder durch Hypotensionen bedingt sind, wie sie beim Abklemmen und Wiedereröffnen der Aorta entstehen, oder ob sie Folge einer erhöhten Inzidenz von Herz-Kreislauf-Erkrankungen bei dieser Gruppe von Patienten sind.

In diesem Zusammenhang beobachteten von Knorring et al. (1981), daß sich in Zusammenhang mit traumatologischen und orthopädischen operativen Eingriffen kein Unterschied bezüglich des perioperativen Risikos in Abhängigkeit von der Lokalisation und von der Dauer des Eingriffs fand. Im Gegensatz dazu waren Phasen von intraoperativen Hypotensionen positiv mit der Häufigkeit von Komplikationen vergesellschaftet (Hikkey et al. 1985; Kotter et al. 1987; Liebermann et al. 1983).

Bemerkenswerterweise können Myokardischämien bereits bei einer Abnahme des arteriellen Mitteldrucks um 6% auftreten (Liebermann et al. 1983). Diese und andere Untersuchungen zeigen, daß eher das Vorhandensein von kardialen Begleiterkrankungen und das Vorkommen von Hypotensionen wichtig sind, gleichgültig, ob letztere durch die Technik des operativen Eingriffs (z.B. Aortenchirurgie) oder die kardiale Begleiterkrankung bedingt sind.

Ähnliches gilt für die Dauer der Operation und der Anästhesie. Operationen, die länger als 3 h dauern, sind mit einem größeren kardiopulmonalen Risiko behaftet als kürzere (Goldman et al. 1977b; Mauney et al. 1970).

Natürlich handelt es sich in diesen Untersuchungen nur um größere chirurgische Eingriffe, die mit einer stärkeren kardiovaskulären Kompromittierung behaftet sind. Es muß hier offen bleiben, ob die Dauer der Anästhesie und der Chirurgie ein unabhängiger Risikofaktor für kardiovaskuläre Komplikationen sind oder ob die höhere Komplikationsrate durch die größere kardiopulmonale Belastung durch Hypotonien bedingt ist (Mangano et al. 1990).

#### Vitale Indikationen

Muß ein operativer Eingriff als Notfalleingriff durchgeführt werden, so kommt es zu einer Steigerung des perioperativen myokardialen Risikos um einen Faktor von ca. 2–5 gegenüber elektiven Eingriffen (Arkins et al. 1964; Larsen et al. 1987; Mangano et al. 1990). Dies mag z. T. durch die fehlende Möglichkeit bedingt sein, begleitende medizinische Probleme wie Wasser- und Elektrolytstörungen präoperativ auszugleichen. Werden die Kollektive der Patienten für elektive Eingriffe und die von Notfalleingriffen unter Berücksichtigung ihrer medizinischen Grunderkrankungen miteinander verglichen, so bleibt allerdings ein deutlich erhöhtes perioperatives Risiko bei Notfalleingriffen bestehen (Mangano et al. 1990).

Aus diesen Betrachtungen wird deutlich, daß es für den präoperativ hinzugezogenen Internisten nicht einfach ist, eine durchzuführende Operation bezüglich ihrer Belastung für den Patienten einzuschätzen. Das bedeutet, daß die Unterscheidung zwischen „kleinem" und „großem" operativen Eingriff häufig schwierig oder sogar unmöglich sein kann. Dementsprechend sollte sich der Umfang der präoperativen Diagnostik vordringlich nach den anamnestischen und klinischen Evidenzen für das Vorliegen einer kardiopulmonalen Erkran-

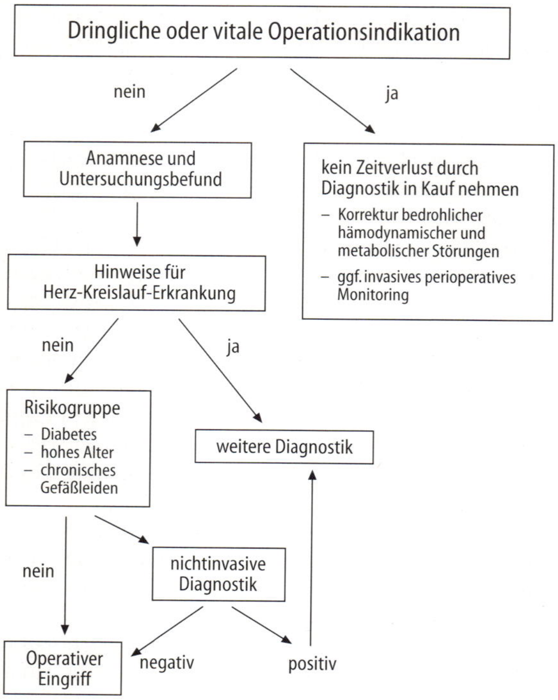


**Abb. 83-9.** Schema zum diagnostischen Vorgehen bei dringlichen oder vitalen Operationsindikationen

kung richten. Ein mögliches Flußdiagramm, wie man bei elektiven oder dringlichen bzw. vitalen Operationsindikationen vorgehen kann, ist in Abb. 83-9 dargestellt.

Zu bemerken ist, daß bei einer vitalen oder dringlichen Operationsindikation kein Zeitverlust durch zusätzliche Diagnostik in Kauf genommen werden kann. Deshalb sollte die zwingend notwendige Korrektur bedrohlicher hämodynamischer und metabolischer Störungen vorgenommen werden. Wegen der erhöhten Prävalenz perioperativer Komplikationen wäre hier ein postoperatives invasives Monitoring anzuraten, um postoperative kardiovaskuläre Komplikationen rechtzeitig zu erkennen und zu therapieren.

Bei nicht dringlichen oder nicht vitalen Operationsindikationen sollte natürlich eine ausführliche Erhebung der Anamnese und des Untersuchungsbefundes bezüglich der Hinweise auf das Vorliegen von Herz-Kreislauf-Erkrankungen oder deren Risikofaktoren erfolgen. Patienten mit der klinischen Evidenz einer kardialen Erkrankung oder Patienten, die ein hohes Risiko für relevante kardiovaskuläre Erkrankungen tragen, sollten zunächst nichtinvasiven und ggf. invasiven diagnostischen Verfahren zugeführt werden.

## 83.2.2 Herz-Kreislauf-Wirkungen der Narkose

Während einer Narkose, aber auch während regionalanästhetischer Verfahren, kommt es zu einem veränderten Funktionszustand des Herz-Kreislauf-Systems. Dies ist Folge von Veränderungen der Herzfrequenz, der Kontraktilität des Herzens, des Kontraktionszustandes der glatten Gefäßmuskulatur im venösen und arteriellen Gefäßbett sowie einer veränderten Aktivität des sympathischen und parasympathischen Nervensystems. Ursächlich dafür sind Wirkungen durch direkte oder indirekte Effekte der Narkotika oder der perioperativ verabreichten Medikamente (Muskelrelaxanzien, Lokalanästhetika, Benzodiazepine).

Einen wichtigen Einfluß haben außerdem Pharmaka, die den Patienten präoperativ zur Therapie kardiovaskulärer Erkrankungen verabreicht wurden und die mit Anästhetika interagieren. Hier sind insbesondere β-Adrenozeptorantagonisten und Kalziumantagonisten zu nennen.

Entscheidend für die Medikamentenwirkungen ist wiederum der Zustand des zu operierenden Patienten. Einer vorbestehenden Hypertonie, Hypotonie sowie einer eingeschränkten kardialen Auswurfleistung durch Herzinsuffizienz sollte somit durch die Wahl der geeigneten Narkotika bzw. des Narkoseverfahrens Rechnung getragen werden. Dementsprechend ist die Kenntnis der Wirkorte und Wirkmechanismen der im Rahmen der Anästhesie verabreichten Substanzen von entscheidender Bedeutung für den konsiliarisch tätigen Internisten und erhöht wesentlich die Qualität der präoperativen Beratung.

### Narkosetiefe

Mit zunehmender Narkosetiefe kommt es zu einer steigenden Kompromittierung von Herz-Kreislauf-Reflexen. Die Potenz, eine bestimmte Narkosetiefe zu erreichen, wird bei Inhalationsanästhetika anhand der minimalen alveolären Konzentration (MAK) gemessen. Die Konzentration von 1 MAK des Anästhetikums verhindert die Bewegung und Reaktion auf den chirurgischen Reiz einer Hautinzision bei 50% der Patienten.

Bei der Intubation mit dem Laryngoskop ist der Anästhetikabedarf auf das 1,3fache der MAK erhöht (Seagard et al. 1984). Eine ausreichende Narkosetiefe in dieser Situation verhindert beispielsweise den schmerzbedingten Blutdruck- und Frequenzanstieg. Das kann wichtig sein für Patienten mit einer arteriellen Hypertonie und/oder einer KHK, bei denen eine nicht ausreichende Narkosetiefe zu krisenhaften Blutdruckanstiegen und u. U. zu Myokardischämien führen kann.

Andererseits kann das Aufrechterhalten dieser Narkosetiefe mit entsprechenden Nebenwirkungen (Kardiodepression, Vasodilatation) der Anästhetika vergesellschaftet sein (Calverley et al. 1978; Eger et al. 1970) und eine kombinierte Gabe von Substanzen mit unterschiedlichen Wirkungsspektren notwendig machen.

Wichtig ist außerdem, daß nicht nur die sympathische Reaktion auf Schmerz blockiert ist, sondern daß auch die sympathische Kompensation von Volumenverschiebungen (z. B. bei Hypovolämien) nicht durch eine adäquate Stimulation des sympathischen Nervensystems erfolgen kann. Dies kann die Gabe von vasopressorischen Substanzen oder eine Volumenzufuhr notwendig machen.

Andererseits kann eine zu geringe Narkosetiefe mit der sympathikotonen Reaktion auf Schmerzreize kardiodepressive Wirkungen von Anästhetika maskieren. In Phasen der geringen chirurgischen Stimulation kann es dann durch die Rücknahme des Sympathikotonus zu einer Verringerung der sympathischen Kompensation kommen, die sich in Blutdruckabfällen und Bradykardien bemerkbar macht.

Neben einer Aktivitätsänderung des sympathischen Nervensystems kommt es zu einer Veränderung der Barorezeptoraktivität. So vermindern z.B. Inhalationsanästhetika die Aktivierung von Barozeptoren. Der Angriffsort sind die Barorezeptoren selbst sowie das zentrale Nervensystem und Efferenzen zu den Effektororganen. So ist beispielsweise für Halothan eine Blockade von peripheren Ganglien beschrieben (Liebermann et al. 1983). Die Barozeptoraktivität erholt sich schneller, als die Wiederkehr des Bewußtseins erfolgt.

### Anästhetikawirkung

Die Auswurfleistung des Herzens ist durch den Kontraktilitätszustand des Myokards und den Tonus der glatten Muskulatur im venösen und arteriellen Gefäßbett (Vor- und Nachlast) bedingt. Da alle Anästhetika Wirkungen sowohl auf die arterielle Strombahn und die venösen Kapazitätsgefäße als auch auf die Herzmuskulatur haben, sind die Effekte auf die Herzauswurfleistung und den Blutdruck häufig nicht auf einen Mechanismus an einem einzelnen Organ zurückzuführen. Individuelle Wirkungsunterschiede zwischen Anästhetika kommen durch ihre unterschiedliche Wirkstärke in den unterschiedlichen Geweben des Herz-Kreislauf-Systems zustande.

Abbildung 83-10 zeigt die Wirkung unterschiedlicher Inhalationsanästhetika auf das Herzzeitvolumen (Abb. 83-10a) und den peripheren Gefäßwiderstand (Abb. 83-10b). Es ist zu sehen, daß bei freiwilligen herzgesunden Probanden, die sich keiner Operation unterziehen mußten, die Herz-Kreislauf-Wirkungen der unterschiedlichen Anästhetika ein unterschiedliches Profil besitzen (Foex 1989). Dies läßt darauf schließen, daß die einzelnen Substanzen die kardiale Kontraktionskraft und die Vor- und Nachlast in unterschiedlicher Weise beeinflussen. Deshalb sollen im folgenden kurz die Wirkungen der verwendeten Substanzen an den einzelnen Organen diskutiert werden.

#### Inhalationsanästhetika

Mit der Ausnahme des Injektionsanästhetikums Ketamin wirken alle Kurzzeitanästhetika und v. a. die Inhalationsanästhetika depressiv auf die myokardiale Kontraktionskraft. Bei einer Konzentration von ca. 1 MAK (Abb. 83-11) vermindert sich die entwickelte Kontraktionskraft um etwa 30–40% (Lynch 1986). Diese Untersuchungen wurden für Enfluran, Isofluran und Halothan durchgeführt.

Als Ursache wurden verschiedene Mechanismen diskutiert. So reduzieren Inhalationsanästhetika die Sensibilität der kontraktilen Proteine für Kalzium (Lynch 1986), verändern die intrazelluläre Kalziumhomöostase (Housman u. Murat 1988; Lynch 1986) und vermindern über eine Wirkung an L-Typ-Kalziumkanälen die intrazelluläre Kalziumverfügbarkeit (Drenger et al. 1991; Schmidt et al. 1993).

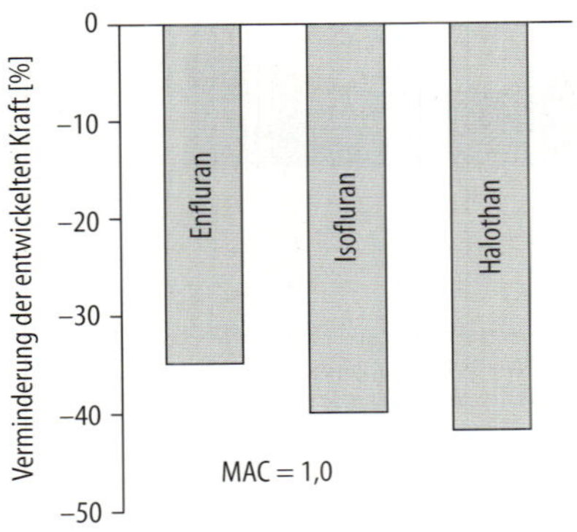


**Abb. 83-11.** Verminderung der entwickelten Kraft durch verschiedene Inhalationsanästhetika (Enfluran, Isofluran, Halothan) in Gegenwart der minimalen alveolären Konzentration (*MAC*). (Mod. nach Foex 1989)

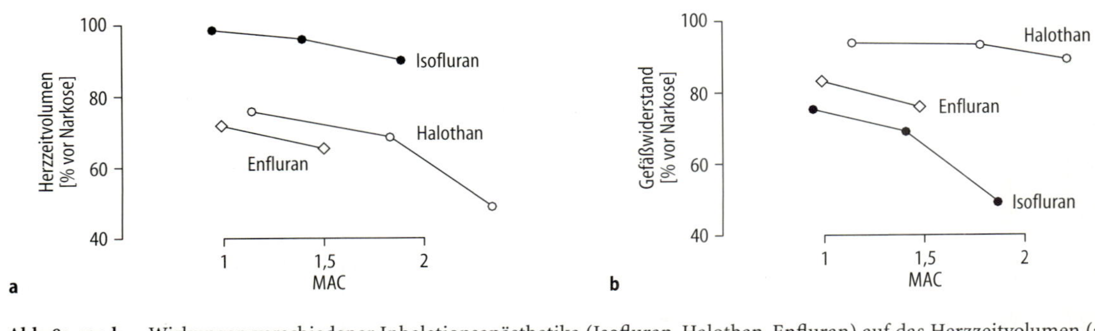


**Abb. 83-10a b.** Wirkungen verschiedener Inhalationsanästhetika (Isofluran, Halothan, Enfluran) auf das Herzzeitvolumen (**a**) und den peripheren Gefäßwiderstand (**b**). *MAC* minimale alveoläre Konzentration. (Mod. nach Foex 1989)

Abbildung 83-12 zeigt Originalregistrierungen der Kontraktionskraft an menschlichem Vorhof- und Ventrikelmyokard nach Applikation von Halothan. Der negativinotrope Effekt von Halothan ist rasch reversibel, was für eine gute Steuerbarkeit dieser Substanzen spricht (Böhm et al. 1993b).

Die kardiodepressive Wirkung der Inhalationsanästhetika spielt natürlich eine besondere Rolle bei Patienten mit Herzinsuffizienz und einer eingeschränkten kontraktilen Reserve des Myokards.

Abbildung 83-13 zeigt Konzentrations-Wirkungs-Kurven von Halothan an isolierter menschlicher Herzmuskulatur von Patienten mit einer schweren Herzinsuffizienz (dilatativer Kardiomyopathie) und von nichtinsuffizientem Kontrollmyokard. Es ist zu sehen, daß der negativ-inotrope Effekt von Halothan in beiden Gruppen ähnlich ausgeprägt war (Schmidt et al. 1993). Dies spricht dafür, daß sich der kardiodepressive Effekt bei Patienten mit eingeschränkter kardialer Pumpfunktion klinisch besonders auswirken kann. So ist die zusätzlich vorhandene Vasodilatation nach Gabe von Inhalationsanästhetika potentiell gefährlich, wenn die kardiale Auswurfleistung durch Herzinsuffizienz und die begleitende negativ-inotrope Wirkung der Inhalationsanästhetika nicht adäquat ansteigen kann, um den Blutdruck aufrechtzuerhalten.

Neben den direkten Effekten der Inhalationsanästhetika existieren allerdings auch Interaktionen mit Katecholaminen. Abbildung 83-14 zeigt die Induktion von ventrikulären Extrasystolen bei Patienten, die sich einer Inhalationsanästhetikanarkose unterzogen. Die adrenalininduzierte Extrasystolie war in Gegenwart von Halothan am stärksten ausgeprägt (Johnston et al. 1976). Der Effekt von Halothan war partiell reversibel durch die Gabe des Antiarrhythmikums Lidocain (Johnston et al. 1976).

Bemerkenswert ist allerdings, daß auch Isofluran und Enfluran, wenn auch in geringerem Umfang, diese Arrhythmien auslösen. Diese Befunde sprechen dafür, daß katecholamininduzierte Arrhythmien durch Inhalationsanästhetika verstärkt werden könnten. Als Mechanismus wurde hierfür eine Sensibilisierung der zellulären cAMP-Bildung am Herzen angenommen, die auch in einer veränderten Kontraktilität zum Ausdruck kommen kann (Abb. 83-15).

Es existieren experimentelle Hinweise, daß der Mechanismus auf einer Inaktivierung inhibitorischer G-Proteine beruht (Böhm et al. 1993a). Tierexperimentelle Ergebnisse zeigten, daß dieser katecholaminsensibilisie-

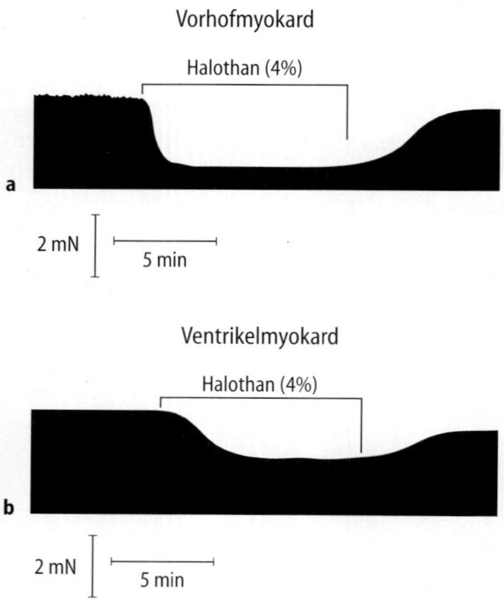


**Abb. 83-12a b.** Originalregistrierung eines isolierten elektrisch gereizten menschlichen Vorhofpräparates (**a**) und menschlichen Ventrikelpräparates (**b**) nach Applikation und Entfernung von Halothan aus dem Organbad. Der negativ-inotrope Effekt von Halothan setzt rasch ein und ist rasch reversibel. (Mod. nach Böhm et al. 1993b)

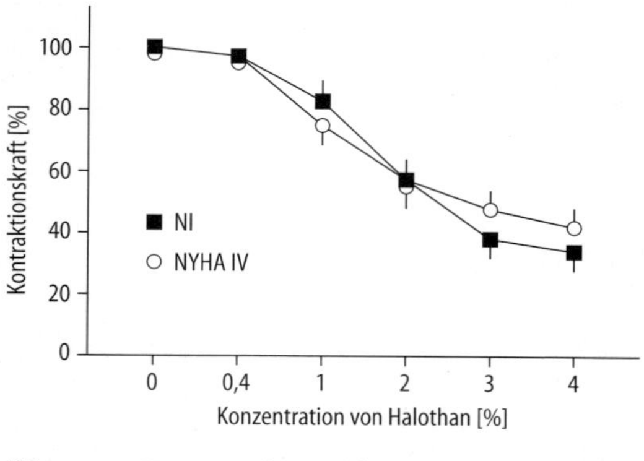


**Abb. 83-13.** Konzentrations-Wirkungs-Kurve für den Effekt von Halothan auf die Kontraktionskraft menschlicher ventrikulärer Herzmuskulatur von Patienten mit terminaler Herzinsuffizienz (*NYHA IV*) und von Patienten ohne Herzinsuffizienz (*NI*). (Mod. nach Schmidt et al. 1993)

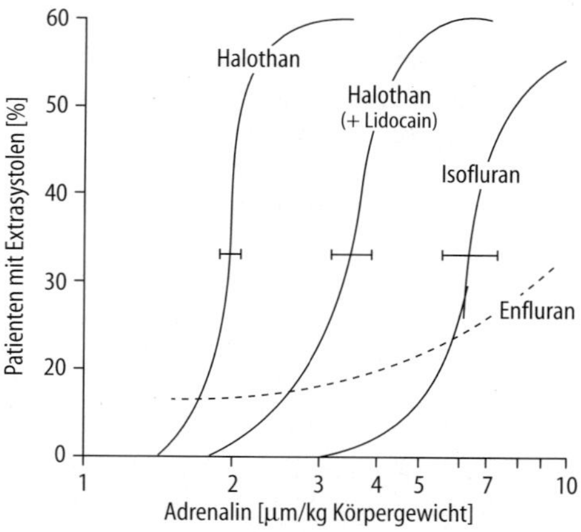


**Abb. 83-14.** Effekt von Adrenalin auf die Prävalenz von ventrikulären Extrasystolen bei Patienten, die sich einer Narkose mit Halothan, Isofluran oder Enfluran unterzogen. Es ist zu sehen, daß es in Gegenwart von Halothan zu signifikant mehr Extrasystolen kam; dieser Effekt war teilweise durch die zusätzliche Gabe von Lidocain antagonisierbar. (Mod. nach Johnston et al. 1976)

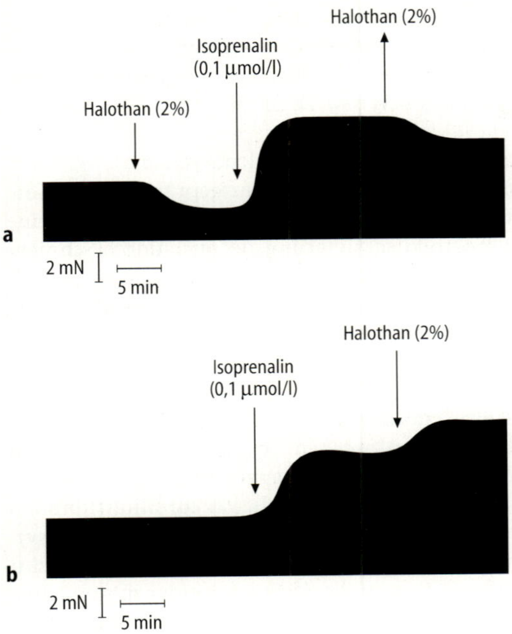


**Abb. 83-15a, b.** Originalregistrierung der Kontraktionskraft eines menschlichen ventrikulären Herzmuskelpräparates nach Applikation von Halothan allein und von Halothan in Gegenwart von Isoprenalin. Halothan allein bewirkt einen negativ-inotropen Effekt (**a**), wogegen es in Gegenwart des β-Adrenozeptoragonisten Isoprenalin positiv-inotrop wirkt (**a, b**). In Gegenwart von Isoprenalin führt der Entzug von Halothan zu einer Abnahme der Kontraktionskraft. (Mod. nach Böhm et al. 1993a)

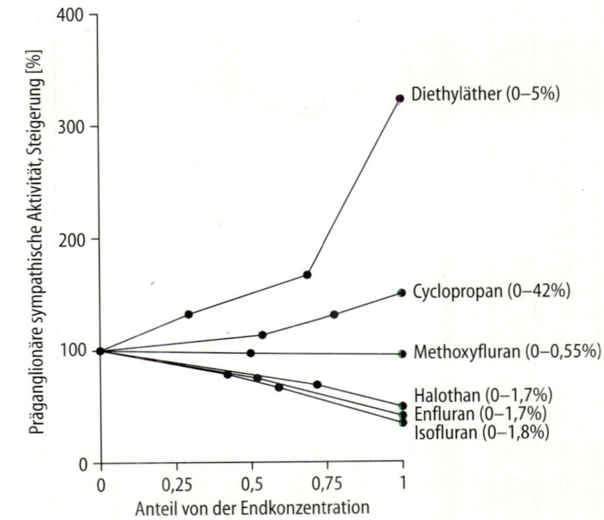


**Abb. 83-16.** Effekt verschiedener Inhalationsanästhetika (Diäthyläther, Cyclopropan, Methoxyfluran, Halothan, Enfluran, Isofluran) auf die präganglionäre sympathische Aktivität. (Mod. nach Foex 1989)

rende Effekt bereits in subanästhetischen Konzentrationen von Halothan auftritt (Hayashi et al. 1991). Interessanterweise findet sich allerdings nach Einleitung der Narkose mit diesen Substanzen keine bemerkenswerte Häufung von Arrhythmien. Dies könnte daran liegen, daß durch die Gabe von Inhalationsanästhetika die präganglionäre sympathische Aktivität vermindert wird (Abb. 83-16; Eger et al. 1970; Foex 1989). Somit ist der katecholaminsensibilisierende Effekt wahrscheinlich bei der Gabe exogener Katecholamine von besonderer Relevanz.

Die Induktion der Narkose mit Inhalationsanästhetika ist in der Regel mit einer Abnahme des peripheren Gefäßwiderstandes assoziiert. Die Mechanismen sind eine direkte vasodilatatorische Wirkung, aber auch eine Verminderung der sympathischen Aktivität und der Kreislaufreflexe durch die Narkose selbst. Nach Einleitung der Narkose findet sich keine weitere Vasodilatation mehr mit Halothan und Enfluran. Im Gegensatz dazu kommt es nach Gabe von Isofluran zu einer weiteren dosisabhängigen Reduktion des peripheren Widerstands. Die vasodilatatorischen Effekte haben eine Bedeutung bei der Regulation des koronaren Blutflusses. Es kommt zu einer leichten koronaren Vasodilatation mit Enfluran, während $N_2O$ offensichtlich keinen Effekt auf die Koronardurchblutung besitzt.

Eine signifikante koronare Vasodilatation ist mit Isofluran beschrieben. Sie wurde mit einem koronaren Steal-Phänomen in Beziehung gebracht (Hobbhahn et al. 1987). Die Wirkungen von Inhalationsanästhetika auf das Herz-Kreislauf-System sind in Tabelle 83-4 zusammengefaßt.

## Intravenöse Anästhetika

Wie auch die Inhalationsanästhetika bewirken die injizierbaren Narkotika und Tranquillanzien kardio- und vasodepressorische Effekte. Diese sind am Herzen und am Gefäß unterschiedlich ausgeprägt, so daß ein indivi-

**Tabelle 83-4.** Herz-Kreislauf-Wirkungen von Inhalationsanästhetika

| Wirkung auf | Enfluran | Halothan | Isofluran | Methoxyfluran | $N_2O$ |
|---|---|---|---|---|---|
| Herzfrequenz | ↑ | ↓ | ↑ | ↔ | ↔ |
| Herzauswurfleistung | ↓ | ↓ | ↔ | ↓ | ↑ |
| Arterieller Mitteldruck | ↓ | ↓ | ↓ | ↓ | ↔ |
| Peripherer Gefäßwiderstand | ↓ | ↔ | ↓ | ↔ | ↔ |

**Tabelle 83-5.** Herz-Kreislauf-Wirkungen von Benzodiazepinen

| Wirkung auf | Diazepam | Lorazepam | Midazolam |
|---|---|---|---|
| Herzfrequenz | ↑↓ | ↔ | ↑↓ |
| Arterieller Mitteldruck | ↓ | ↓ | ↓ |
| Peripherer Gefäßwiderstand | ↓ | ↓ | ↓ |
| Pulmonal-kapillärer Verschlußdruck | ↓ | ↓ | ↓ |

**Tabelle 83-6.** Herz-Kreislauf-Wirkungen von Benzodiazepinen in Gegenwart des Opiates Fentanyl

| Wirkung auf | Diazepam + Fentanyl | Lorazepam + Fentanyl | Midazolam + Fentanyl |
|---|---|---|---|
| Herzfrequenz | ↑↓ | ↔ | ↑↓ |
| Arterieller Mitteldruck | ↓↓ | ↓ | ↓↓ |
| Peripherer Gefäßwiderstand | ↓↓ | ↓ | ↓ |
| PC-Verschlußdruck | ↓ | ↓ | ↓ |

duelles Wirkspektrum entsteht. Tabelle 83-5 zeigt exemplarisch die Wirkung verschiedener Benzodiazepine auf die Herzfrequenz, den arteriellen Mitteldruck, den peripheren Gefäßwiderstand und den PC-Verschlußdruck. Die Substanzen senken den arteriellen Mitteldruck. Dies ist wie bei Inhalationsanästhetika durch Wirkungen auf die kardiale Kontraktilität und die Gefäßstrombahn bedingt. Es ist besonders darauf hinzuweisen, daß bei Injektionsanästhetika die Geschwindigkeit der Injektion eine wichtige Rolle spielen kann.

Da es sich z. B. in der Einleitungssituation einer Narkose häufig um eine kombinierte Gabe handelt, kann sich die Wirkung von Benzodiazepinen in Gegenwart von gleichzeitig injizierten Opiaten deutlich verstärken (Tabelle 83-6). Es wird deutlich, daß die Benzodiazepine auch in Gegenwart von Fentanyl prinzipiell ähnliche Wirkungen haben. Sie können sich allerdings bei den einzelnen Substanzen in ihrer Ausprägung unterscheiden.

Die hämodynamischen Effekte von Opioiden setzen sich aus komplexen Wirkungen auf das autonome Nervensystem, direkten Wirkungen auf das Gefäßbett und indirekten Wirkungen über eine induzierte Histaminausschüttung zusammen. Direkte kardiale Wirkungen scheinen mit Ausnahme der Substanz Pethidin von untergeordneter Bedeutung zu sein.

Die Mechanismen der Herz-Kreislauf-Wirkungen von Opioiden sind folgende:

- Histaminfreisetzung (Vasodilatation),
- antisympathikotone Wirkung (Bradykardie, Vasodilatation),
- vagomimetische Wirkungen (Bradykardie),
- direkte vasodepressorische Wirkung,
- direkte kardiodepressorische Wirkung (nur bei hohen Konzentrationen bzw. Pethidin).

Beachtenswert ist, daß die blutdrucksenkende Wirkung von Opioiden besonders dann ausgeprägt ist, wenn die Stabilität der hämodynamischen Verhältnisse durch eine hohe Sympathikusaktivierung, die auch durch Schmerz stimuliert sein kann, bedingt ist. Dann kommt es auch über die analgetische Wirkung zu einer Verminderung des Sympathikotonus und zu einer Abnahme des Blutdrucks.

### Muskelrelaxanzien

Muskelrelaxanzien werden in depolarisierende und nichtdepolarisierende Substanzen eingeteilt. Nichtdepolarisierende Substanzen (z.B. Pancuronium) binden kompetitiv an Acetylcholinrezeptoren auf der postsynaptischen Membran der quergestreiften Skelettmuskulatur und verhindern die Aktivierung der motorischen Endplatte durch axonal freigesetztes Acetylcholin. Depolarisierende Stoffe (z. B. Succinylcholin) haben agonistische Wirkungen mit nachfolgender Blockade der Acetylcholinrezeptoren, nachdem zunächst eine Depolarisation und Kontraktion ausgelöst wurde.

Die hämodynamischen Effekte der Muskelrelaxanzien beruhen auf einer fehlenden Spezifität dieser Substanzen für den Nikotinrezeptor. Dies führt sowohl zu einer Interaktion mit nikotinergen Rezeptoren in autonomen Ganglien als auch zu einer Interaktion mit Muskarinrezeptoren am Herzen.

Darüber hinaus kommt es auch bei Muskelrelaxanzien häufig zu einer Ausschüttung von vasoaktiven Substanzen. Es handelt sich hier insbesondere um Histamin, das aus Mastzellen freigesetzt wird. Aufgrund dieser Wirkmechanismen wird klar, daß es sich bei den hämodynamischen Wirkungen der Muskelrelaxanzien in erster Linie um eine Frequenzbeschleunigung und um eine Vasodilatation mit Blutdruckabfällen handelt. Auch hier gibt es Unterschiede in der Wahrscheinlichkeit und Stärke des Auftretens zwischen den einzelnen Substanzen (Stoelting 1988).

Tabelle 83-7 faßt die Wirkungen unterschiedlicher Muskelrelaxanzien zusammen. Die Wirkungen der Muskelrelaxanzien treten dosisabhängig auf. Dementsprechend besteht ein Zusammenhang zwischen der die neuromuskuläre Blockade hervorrufenden Konzentration und den Konzentrationen, die die kardiovaskulären Nebenwirkungen verursachen.

Nach Gabe von depolarisierenden Substanzen wie Succinylcholin können indirekte kardiale Wirkungen durch Hyperkaliämie entstehen. Die Hyperkaliämie ist durch eine Kaliumfreisetzung aus der quergestreiften Muskulatur bedingt und kann Ursache von Bradykardien und AV-Blockierungen sein.

**Tabelle 83-7.** Wirkungen verschiedener Muskelrelaxanzien. (Mod. Nach Stoelting 1988)

| Substanz | Nikotinrezeptoren autonomer Ganglien | Kardiale muskarinrezeptoren | Histaminfreisetzung |
|---|---|---|---|
| I-Tubocurarin | Mäßige Hemmung | Keine | Mäßig |
| Metocurin | Mäßige Hemmung | Keine | Mäßig |
| Pancuronium | Keine | Mäßige Blockade | Keine |
| Gallamin | Keine | Mäßige Blockade | Keine |
| Vecuronium | Keine | Keine | Keine |
| Atracurium | Keine | Keine | Leicht |
| Succinylcholin | Mäßige Stimulation | Mäßige Stimulation | Leicht |

**Regionalverfahren, Spinal- und Epiduralanästhesie**

Um die ausgeprägten hämodynamischen Wirkungen einer allgemeinen Anästhesie zu umgehen, sind bei Patienten, die wegen Herz-Kreislauf-Erkrankungen ein erhöhtes perioperatives Risiko tragen, regionale Verfahren sowie Spinal- und Epiduralanästhesie als alternative Verfahren vorgeschlagen worden. Entscheidend hierbei ist, ob durch das Alternativverfahren tatsächlich eine komplette Analgesie erzielt werden kann. Ist dies nicht der Fall, so kommt es durch die ausgeprägte chirurgische Stimulation mit dem dadurch induzierten Schmerzreiz zu einer ausgesprochen starken Aktivierung. Diese kann sich bei Patienten mit KHK und arterieller Hypertonie negativ auswirken.

Andererseits können Regionalverfahren auch Hypotonien durch Vasodilatationen auslösen. Deshalb sollte der hinzugezogene Kardiologe die Nebenwirkungen und Risiken eines Regionalverfahrens beziehungsweise einer Epidural- und Spinalanästhesie als nicht zu gering einschätzen. Vergleichende Untersuchungen zwischen Regionalverfahren und Allgemeinnarkosen an Patienten mit einem ähnlichen Risikoprofil und vergleichbaren invasiven operativen Eingriffen zeigten keine unterschiedliche Reinfarktrate und eine ähnliche Häufigkeit perioperativer Myokardischämien (Backer et al. 1980; Rao et al. 1983; Steen et al. 1978).

Die häufig erzielte postoperative Analgesie kann allerdings bei Patienten mit KHK die sympathische Hyperaktivität durch die anhaltende analgetische Wirkung dämpfen und so indirekt ischämischen Episoden vorbeugen. Darüber hinaus wird der postoperative Analgetikabedarf vermindert. Zu den akuten hämodynamischen Effekten einer Spinal- und Epiduralanästhesie zählt die akute sympathische Denervation. Diese führt zu einer Vasodilatation, was über akute Volumenverschiebungen zu Hypotensionen führen kann.

Eine thorakale Epiduralanästhesie könnte bei Risikopatienten sinnvoll sein. Hierzu gibt es eine Studie bei instabiler Angina pectoris. Der Effekt der Epiduralanästhesie war effizienter als die medikamentösen Therapieversuche zur Reduktion der Myokardischämie (Abb. 83-17) und wird auf eine Reduktion der sympathischen Aktivierung der Thoraxorgane zurückgeführt (Olausson et al. 1997).

Potentiell wichtig sind außerdem die kardiovaskulären Wirkungen der Lokalanästhetika. Von besonderer Bedeutung ist dieses Problem, wenn diese akzidentiell intravasal appliziert werden. Auch hier sind direkte Wirkungen von indirekten Wirkungen, die über Herz-Kreislauf-Reflexe im ZNS verursacht sind, zu unterscheiden. Initial kommt es zu einer Stimulation des ZNS mit Erregung. Dies führt zu Tachykardie und Hypertension. In späteren Stadien und insbesondere nach der Applikation von hohen Dosen kann es zur ZNS-Depression kommen, die neben der Abnahme des Sympathikotonus mit direkten Wirkungen auf Gefäße und Herz verbunden ist. Die Folgen sind ein negativ-inotroper Effekt mit einer Abnahme des Herzzeitvolumens, eine periphere Vasodilatation mit schweren Blutdruckabfällen und später Bradykardien und Asystolien.

Abbildung 83-18 zeigt, daß die negativ-inotropen Wirkungen unterschiedlicher Substanzen linear mit deren relativer lokalanästhetischer Potenz verknüpft sind (Covino 1989). Somit handelt es sich bei den kardialen Wirkungen ebenfalls um membrandepressive Effekte.

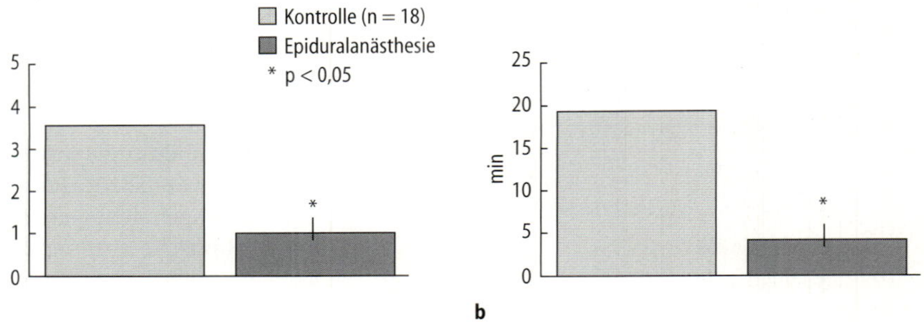


**Abb. 83-17a, b.** Wirkung einer Epiduralanästhesie bei instabiler Angina pectoris auf die Ischämieperioden (**a**) und die Episodendauer (**b**) pro Patient im Vergleich zu einer Kontrollgruppe. (Mod. nach Olausson et al. 1997)

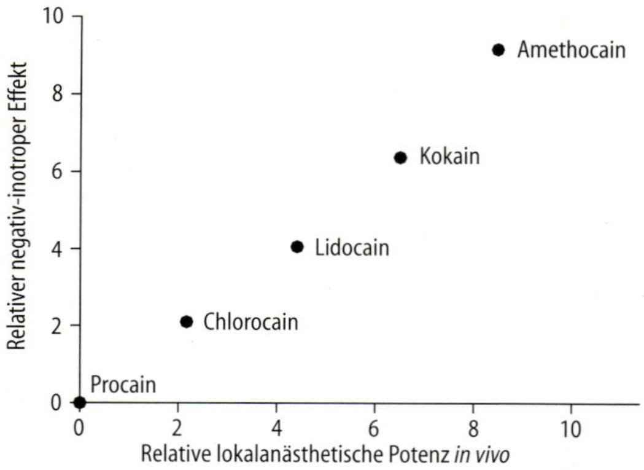


**Abb. 83-18.** Korrelation zwischen dem relativen negativ-inotropen Effekt und der relativen lokalanästhetischen Potenz von häufig verwendeten Lokalanästhetika. Es ist zu sehen, daß der relative negativ-inotrope Effekt proportional zur lokalanästhetischen Potenz zunimmt. (Mod. nach Covino 1989)

## 83.3 Perioperatives Risiko bei koronarer Herzkrankheit und Myokardinfarkt

Unter den Herz-Kreislauf-Erkrankungen spielt die KHK die wichtigste Rolle bei der Einschätzung des perioperativen Risikos. Tabelle 83-8 enthält die heute weitgehend akzeptierte Klassifizierung der Risikofaktoren, die die perioperative Letalität bestimmen. Das von Goldman entwickelte Punktesystem erlaubt es, eine grobe Risikoabschätzung bei Patienten mit Vorerkrankungen zu treffen (Goldman 1988).

**Tabelle 83-8.** Goldman-Klassifikation der präopoerativen Risikobeurteilung. (Mod. Nach Goldman 1988). VES ventrikuläre Extrasystolen

| | Erkrankungen | Punkte |
|---|---|---|
| A | Koronare Herzkrankheit | |
| | Myokardinfarkt <6 Monate | 10 |
| | Myokardinfarkt >6 monate | 5 |
| | Angina pectoris III | 10 |
| | Angina pectoris IV | 20 |
| | Instabile Angina pectoris in den letzten Monaten | 10 |
| B | Herzinsuffizienz | |
| | Lungenödem innerhalb 1 Woche vor OP | 10 |
| | Jemals zuvor | 5 |
| C | Verdacht auf Aortenstenose | 20 |
| D | Arrhythmien Nichtsinusrhythmus | 5 |
| | >5 VES pro min | |
| F | Schlechter Allgemeinzustand | 5 |
| G | Alter >70 Jahre | 5 |
| H | Notfalloperation | 10 |

Es ist zu sehen, daß innerhalb dieses Systems v. a. die KHK die größte Wertigkeit besitzt. Es gehen allerdings auch Faktoren wie schlechter Allgemeinzustand, Alter und die Tatsache einer Notfalloperation mit in die Bewertung ein. Die Operationsletalität bei 0–5 Punkten beträgt etwa 1% bei Patienten über 40 Jahren. Bei 6–12 Punkten ist mit einer 3%igen Operationsletalität zu rechnen, bei 13–25 Punkten mit 15% und bei über 26 Punkten mit ca. 30%.

Die Abschätzung des perioperativen Risikos, die anhand dieser Punkteeinteilung vorgenommen werden kann, und die Feststellung der daraus zu ziehenden diagnostischen und therapeutischen Konsequenzen ist eine der Hauptaufgaben des konsiliarisch hinzugezogenen Kardiologen.

Die KHK ist eine Hauptursache perioperativer Komplikationen. Es ist bekannt, daß bei Patienten, die einen Myokardinfarkt bereits durchgemacht haben, das perioperative Infarktrisiko um 10–50% steigt (Rao et al. 1983). Bei einem perioperativen Infarkt ist heute immer noch von einer Letalität von ca. 50% auszugehen (London u. Mangano 1988; Roberts u. Tinker 1988).

### 83.3.1 Pathophysiologie perioperativer Ischämien

Pathophysiologisch sind für perioperative Myokardinfarkte eine exzessive Sympathikusstimulation durch Schmerzreize in der perioperativen und in der postoperativen Phase sowie Blutdruckschwankungen v. a. bei großen abdominellen oder thorakalen Eingriffen zu diskutieren. Auch humorale Faktoren werden bei der perioperativen Infarktgenese angeschuldigt.

**Einige Mechanismen, von denen eine Beteiligung am perioperativen Infarktgeschehen angenommen wird (nach Mangano et al. 1990)**

- Veränderung koronarer Scherkräfte durch Änderung von
  - Inotropie
  - Blutdruck
  - Koronarfluß
  - Herzfrequenz
  - Koronarem Gefäßtonus
- Veränderte Plättchenaggregation durch Änderung von
  - Blutviskosität
  - Koronarfluß
  - Katecholaminen
  - Hämostase
- Vasospasmen durch humorale Substanzen und Mediatoren

Abbildung 83-19 zeigt, daß der koronare Blutfluß bei Perfusionsdrücken zwischen 50 und 140 mmHg konstant gehalten werden kann (Schwartz 1990). Durch metabolische autoregulatorische Vorgänge kann er weiter gesteigert werden. So ist in der perioperativen Phase durch eine verminderte Autoregulation des koronaren

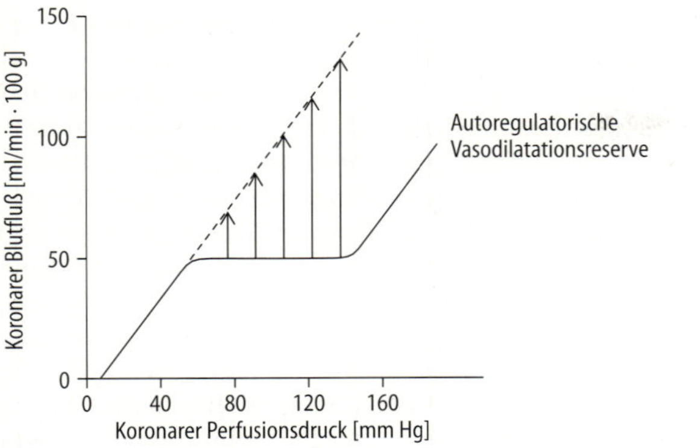


**Abb. 83-19.** Abhängigkeit des koronaren Blutflusses vom koronaren Perfusionsdruck. Zwischen Perfusionsdrücken von 50–140 mmHg ist der koronare Blutfluß konstant. Durch die autoregulatorische Vasodilatationsreserve (z. B. durch Stoffwechselmetaboliten) kann der koronare Blutfluß gesteigert werden. Unter einem Perfusionsdruck von ca. 50 mmHg hat diese autoregulatorische Vasodilatationsreserve keinen Effekt. (Mod. nach Schwartz 1990)

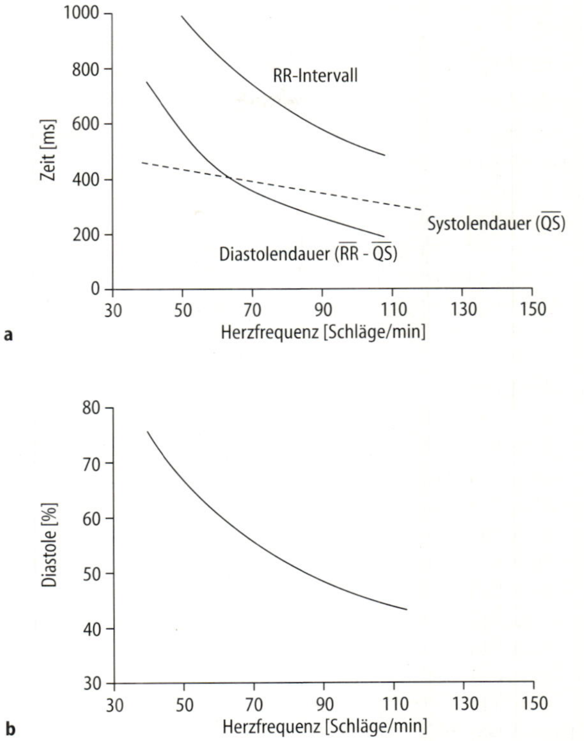


**Abb. 83-20a, b.** Abnahme der Diastolendauer, der Systolendauer und des gesamten Herzzyklus bei Zunahme der Herzfrequenz (**a**). **b** Es kommt bei kleinen Frequenzänderungen zu großen Abnahmen der Diastolendauer und damit der Koronardurchblutung. (Mod. nach Boudoulas 1979)

Blutflusses und durch Schwankungen des Perfusionsdrucks (unter 50 mmHg erfolgt die lineare Abnahme des koronaren Blutflusses) das Auftreten von Ischämien wahrscheinlich. Außerdem treten in der postoperativen Periode gehäuft tachykarde Phasen auf (Abb. 83-17).

Abbildung 83-20 zeigt, daß die Dauer der Diastole, in der der Koronarfluß erfolgt, verglichen mit der Systolendauer bei Tachykardien überproportional abnimmt (Boudoulas 1979).

Der Zusammenhang macht deutlich, daß kleine Steigerungen der Herzfrequenz von bedeutsamen Änderungen des Koronarflusses begleitet sein können. Hieraus wird ersichtlich, daß eine hämodynamisch wirksame KHK das perioperative Risiko relativ massiv erhöhen kann. Dies mag daran liegen, daß auch nach durchgemachtem Herzinfarkt häufig kritische Stenosen persistieren oder daß in der Phase der Konsolidierung von Infarktnarben das Myokard gegenüber dem perioperativen Streß besonders empfindlich ist. Die perioperative Letalität ist um das 6fache erhöht, wenn in den ersten 3 Monaten nach einem Infarkt eine in Vollnarkose durchzuführende Operation notwendig wird (Rao et al. 1983).

Mit einer perioperativen Reinfarktrate von 5,8% ist zu rechnen, wenn die Operation innerhalb der ersten 3 Monate nach dem Erstinfarkt durchgeführt wird. Im weiteren Verlauf sinkt diese Komplikationsrate auf 2,3 bzw. 1% ab, wenn das Operationsintervall zum ersten Infarkt 4–6 bzw. 7–12 Monate beträgt (Tabelle 83-9). Da die Ursache der perioperativen Infarktkomplikationen häufig durch das Vorliegen weiterer signifikanter Koronarstenosen bedingt ist, unterstreicht dies die Wertigkeit der perioperativen Ischämiediagnostik.

Trotzdem ist der perioperative Reinfarkt von einer besonders schlechten Prognose begleitet. Bei 275 Reinfarkten war die Letalität 23% (Shah et al. 1990). In 92% der Fälle traten in den ersten 48 h postoperativ auf, wobei Patienten mit intraoperativen Tachykardien oder extremen Blutdruckwerten besonders gefährdet waren (Tabelle 83-10)

**Tabelle 83-9.** Perioperativer Reinfarkt und Letalität in Abhängigkeit von Operationsintervall zum ersten Infarkt. (Mod. Nach Rao et al. 1983)

| Intervall [Monate] | 1973–1976 Letalität [%], (N = 364) | 1977–1982 Letalität [%], (N = 733) |
|---|---|---|
| 0–3 | 36 | 5,8 |
| 4–6 | 26 | 2,3 |
| 7–12 | 5 | 1 |

**Tabelle 83-10.** Charakteristika des perioperativen Reinfarktes (n = 275). (Nach Shah et al. 1990)

| | |
|---|---|
| Häufigkeit | 5% |
| Letalität | 23% |
| Auftreten | In 92% der Fälle in den ersten 48 h postoperativ |
| Risikofaktoren | Intraoperative Tachykardie, Hypotension, Hypertension, Bradykardie |
| Anästhesieverfahren | Kein Einfluß |

## 83.3.2 Diagnostik

### Anamnese

Diagnostisch ist es zunächst wichtig, Patienten mit einer manifesten KHK und auch Patienten, die an einem erhöhten Risiko einer koronaren Herzerkrankung leiden, zu identifizieren. Dementsprechend ist bei der präoperativen Anamnese auf die bekannten Risikokonstellationen wie Zigarettenrauchen, positive Familienanamnese, Hypertonie, Hypercholesterinämie und Diabetes mellitus zu achten.

### Ruhe-EKG

Auch bei nicht eindeutiger Anamnese ist präoperativ vor dem Durchführen einer Vollnarkose das Anfertigen eines EKG nach einer eingehenden körperlichen Untersuchung notwendig. Das Anfertigen eines Ruhe-EKG von einen beschwerdefreien Patienten ohne Risiko, der jünger als 40 Jahre ist, wird nicht mehr empfohlen. Die Wahrscheinlichkeit, auf einen pathologischen Befund zu stoßen, ist so extrem gering, daß das routinemäßige Durchführen dieser Methode unnötige Kosten in großer Höhe verursacht.

### Belastungs-EKG

Einen großen Stellenwert in der präoperativen Risikoabklärung hat nach wie vor die Ergometrie (Erdmann 1991). Sie erfaßt bei Patienten mit einer chronischen stabilen Angina pectoris den Schweregrad und die funktionelle Belastbarkeit. Da in der Regel auch stumme Myokardischämien erkannt werden können, sollte diese Untersuchung immer bei Patienten durchgeführt werden, die ein erhöhtes Risiko für eine KHK tragen. Neben der Diagnostik einer objektivierbaren Myokardischämie ist auch die Belastbarkeit ein wichtiges Kriterium zur perioperativen Risikoabklärung.

Erwartungsgemäß zeigt sich, daß positive Ischämiereaktionen bei niedrigen altersentsprechenden Wattstufen tatsächlich mit einem erhöhten perioperativen Risiko verknüpft sind. Allerdings war auch das Nichterreichen der altersentsprechenden Zielfrequenz (<85%) mit Komplikationsraten von 24,3% gegenüber 6,6% bei Patienten mit Erreichen der Zielfrequenz (>85%) verbunden (Tabelle 83-11). Das Nichterreichen der ergometrischen Zielfrequenz erschien in dieser Untersuchung sogar als stärkerer Prädiktor im Vergleich zum Auftreten von ST-Senkungen unter Belastung. Somit sollte in der präoperativen Risikoabklärung sowohl die Belastbarkeit gemessen (am Erreichen der maximalen Herzfrequenz) wie auch das Auftreten von objektiven Ischämiezeichen gewertet werden (McPhail et al. 1988).

Ein mögliches Problem in der ergometrischen Abklärung eines Verdachts auf eine KHK können Begleitfaktoren sein, die die Spezifität der EKG-Diagnostik unter Belastung beeinträchtigen. Hierzu zählen Schenkelblockbilder, eine Hypokaliämie, eine begleitende Herzglykosidtherapie und eine ausgeprägte Myokardhypertrophie. Außerdem finden sich bei Frauen häufiger nicht charakteristische EKG-Veränderungen, die die EKG-Diagnostik der belastungsinduzierten Myokardischämie schwierig gestalten können.

Einzelheiten zur Durchführung und zu den Komplikationen der Ergometrie sind in Tabelle 83-12 zusammengefaßt.

### Thoraxröntgenaufnahme

Ein präoperatives Röntgenbild hat in der Regel für die KHK keine diagnostische Bedeutung. Sollten sich in dieser Untersuchung allerdings eine Kardiomegalie oder

**Tabelle 83-11.** Ergometrie

| Solleistung | Sensitivität | Kontraindikationen | Komplikationen | Alternativen |
|---|---|---|---|---|
| **Männlich:**<br>(Gewicht (kg) × 3)<br>– 10% pro Jahrzehnt über 30<br><br>**weiblich:**<br>(Gewicht (kg) × 2,5)<br>– 10% pro Jahrzehnt über 30<br><br>**Beispiel:**<br>männlich, 70 kg, 60 Jahre<br>– 70 × 3–30%<br>– 210–63<br>– 150 Watt | 1 GE: 40–46% (50%)<br>2 GE: 66–74% (70%)<br>3 GE: 76–90% (80%)<br><br>• globale Sensitivität (EKG) 60–70%<br>• globale Sensitivität (EKG+AP): um 85% | • Ischämiezeichen im Ruhe-EKG<br>• akuter Myokardinfarkt < 6 Tage<br>• instabile Angina pectoris<br>• klinische Zeichen der Linskherzinsuffizienz<br>• höhergradige ventrikuläre Rhythmusstörungen<br>• Perikarditis, Myokarditis, Endokarditis<br>• höhergradige Aortenklappenstenose<br>• Aortenaneurysma<br>• Aortendissektion<br>• arterielle Hypertonie<br>• ($R_{syst}$ > 200 mmHg, $R_{diast}$ > 120 mmHg)<br>• Lungenembolie<br>• tiefe Beinvenenthrombose | Arrhythmie 0,009%<br>Infarkte 0,01%<br>Lungenödem 0,001%<br>Tod 0,001 % | Pharmakologische Belastungstests<br>• Szintigraphie<br>– Dipyridamol<br>• Streßechokardiographie<br>– Dipyridamol<br>– Dobutamin,<br>– Arbutamin<br>– Enoximon<br>– Adenosin<br>– Pacing |

**Tabelle 83-12.** Ergometrie zur Abschätzung perioperativer Komplikationen (Gefäßchirurgie)

| Maximale Zielherzfrequenz | Keine Komplikationen | Komplikationen | Komplikationen [%] | Alle | Signifikanz |
|---|---|---|---|---|---|
| <85 % | 53 | 17 | (24,3) | 70 | |
| >85 % | 28 | 2 | (6,6) | 30 | |
| | | | | | p<0,0396 |
| ST-Senkungen | | | | | |
| <1 mm | 58 | 12 | (17,1) | 70 | |
| 1–2 mm | 16 | 5 | (23,8) | 21 | |
| >2 mm | 7 | 2 | (22) | 9 | |
| | | | | | p = nicht signifikant |
| Maximale Zielherzfrequenz (bei ST-Senkung >1 mm) | | | | | |
| <85 % | 14 | 7 | (33,3) | 21 | |
| >85 % | 9 | 0 | (0) | 9 | |
| | | | | | p<0,048 |

kardiopulmonale Stauungszeichen finden, ist dies bezüglich der Entwicklung von perioperativen Komplikationen relevant und bedarf weiterer spezieller Untersuchungen. Der sog. „Routinethorax" bei jungen Patienten ist nicht mehr indiziert (Archer et al. 1993).

### Thallium-Myokardszintigraphie

In unklaren Fällen kann auf eine Thallium-Myokardszintigraphie zurückgegriffen werden. Sie erlaubt neben dem Erkennen des Vorliegens einer KHK auch eine Lokalisierung der Läsion und eine semiquantitative Einschätzung der belastungsinduzierten Myokardischämie. Sollten sich ergometrisch bereits deutliche Hinweise für das Vorliegen einer signifikanten Koronarkrankheit ergeben, ist dieses Verfahren aus Kostengründen und wegen der Strahlenbelastung für den Patienten nicht noch zusätzlich indiziert. Eine invasive kardiologische Diagnostik sollte dann unmittelbar angeschlossen werden (Goldman 1994).

### Dipyridamol-Thallium-Szintigraphie

Häufig ist es unmöglich, bei Patienten, die entweder gebrechlich sind oder sich z.B. orthopädischen Eingriffen unterziehen müssen, ein Belastungs-EKG durchzuführen. In dieser Situation hat sich das Thallium-Myokardszintigramm mit Dipyridamol zur Beurteilung der KHK als hilfreich erwiesen.

Mit gleicher Spezifität und Sensitivität ist auch die Streßechokardiographie und vielleicht auch die Langzeit-EKG-Registrierung mit ST-Segmentanalyse zur Erkennung stummer Myokardischämien sinnvoll. Eine Übersicht vorliegender Studien ergab, daß die Dipyridamol-Thallium-Szintigraphie eine wichtige Rolle in der Klassifizierung von Patienten mit einem erhöhten perioperativen Risiko in der Gefäßchirurgie spielen kann (Goldman 1994).

**Tabelle 83-13.** Alternativen zur Ergometrie: Thalliumszintigraphie; hier: Prädiktoren kardialer perioperativer Komplikationen. (Nach Baron et al. 1994)

| | n Relatives Risiko [%] n | Signifikanzniveau p |
|---|---|---|
| Thalliumredistribution | 1,1 (0,9–1,7) | n.s. |
| Thalliumdefekt | 1,5 (0,9–2,7) | n.s. |
| Alter > 65 Jahre | 2,3 (1,4–3,6) | < 0,001 |
| Vorangegangener Infarkt | 2,2 (1,2–3,9) | < 0,01 |
| Angina pectoris | 2,0 (1,2–3,5) | < 0,01 |
| Bewiesene KHK | 2,6 (1,6–4,3) | < 0,01 |

Es zeigte sich allerdings, daß als echter Prädiktor des Vorliegens einer höhergradigen KHK mit den entsprechenden perioperativen Komplikationen nur die wirklich klinische Evidenz für das Vorliegen einer KHK und ein hohes Alter der Patienten aussagekräftig war.

In einer großen Studien war ein Alter von >65 Jahre, ein vorangegangener Myokardinfarkt, Angina pectoris oder eine bereits nachgewiesene Koronarkrankheit mit einer mehr als Verdopplung des Risikos einer kardialen Komplikationen vergesellschaftet. Die alleinige Tatsache einer Thalliumredistribution oder des Vorliegens eines Thalliumdefektes hatte keinen signifikanten Voraussagewert (Baron et al. 1994; Tabelle 83-13).

An 1081 Patienten vor Gefäßchirurgie konnte gezeigt werden, daß durch die Anamnese und nichtinvasive kardiologische Untersuchungen etwa 80% der Patienten verläßlich in eine Hoch- und Niedrigrisikogruppe klassifiziert werden können. Patienten, bei denen die klinischen Parameter für die Zuordnung zu einer Risikogruppe nicht ausreichten, konnten mittels der Dypiramidol-Thallium-Szintigraphie in etwa 80% der Fälle erfolgreich einer Hoch- oder Risikogruppe zugewiesen werden (LItalien et al. 1996).

Zu bedenken bleibt allerdings der hohe Kostenaufwand und die Strahlenbelastung. Daher ist die routinemäßige Durchführung der Dipyridamol-Thallium-Szintigraphie und auch einer Radionuklidventrikulographie in der perioperativen Risikoabklärung bei Patienten, die sich belasten können, nicht gerechtfertigt. Sie sollte solchen Patienten vorbehalten bleiben, die sich aus verschiedenen Gründen nicht belasten können.

### Echokardiographie

Die Echokardiographie eignet sich besonders zur Erkennung einer regionalen oder globalen Pumpfunktionsstörung, Klappendysfunktionen, intrakavitären Thromben und mit den notwendigen Spezialtechniken auch zur Aufdeckung von Shuntvitien. Sie hat als Primäruntersuchung in der Erkennung eines erhöhten perioperativen Risikos durch eine ischämische Herzerkrankung keinen gesicherten Stellenwert.

In der Erstdiagnose kardialer Erkrankungen (insbesondere Vitien und eingeschränkte Pumpfunktion) hat die Echokardiographie eine herausragende Bedeutung. In der Therapie der Koronarkrankheit sind allenfalls regionale Wandbewegungsstörungen für das Vorliegen abgelaufener Myokardinfarkte hinweisend. Ein geeignetes Diagnostikum für die koronare Herzerkrankung ist die Echokardiographie nicht. Allenfalls in der transösophagealen Darstellung können proximale Gefäßabgänge (z. B. Hauptstamm der linken Herzkranzarterie) dargestellt werden.

Die Frage ist, ob präoperativ mit Hilfe der Echokardiographie eine perioperative Komplikation vorausgesagt werden kann. Neuere Untersuchungen haben gezeigt, daß das Vorliegen einer eingeschränkten linksventrikulären Pumpfunktion das Risiko vorhersagt, eine Dekompensation der Herzinsuffizienz perioperativ zu erleiden. Die Abnahme der Ejektionsfraktion korreliert signifikant mit dem Auftreten von Zwischenfällen (Tabelle 83-14).

In der Multivarianzanalyse sind diese Effekte hochsignifikant. Berücksichtigt man, daß bei den meisten Patienten eine positive Anamnese für eine Herzinsuffizienz und eine vorbekannte Einschränkung der Pumpfunktion vorlagen, dann sind diese klinischen Angaben ausreichend, um eine Komplikation vorauszusagen. In der multivariaten Analyse zeigte sich, daß die Echokardiographie keinen signifikanten zusätzlichen Beitrag zur Vorhersage dieser Zwischenfälle leisten kann (Tabelle 83-13; Halm et al. 1996).

### Streßechokardiographie

Das Verfahren der Streßechokardiographie nach körperlicher Belastung oder durch pharmakologische Belastungsuntersuchung steigert die Sensitivität bei der Eingefäßerkrankung von 36% (Ergometrie) auf 75%. Die Untersuchung kann bei körperlicher Belastung in halbliegender Position oder mit pharmakologischen Provokationen durchgeführt werden. Pharmakologische Belastungstests beruhen auf einer Induzierung von koronaren Steal-Syndromen (z.B. Dipyridamol, Adenosin) oder auf einer Steigerung des $O_2$-Verbrauchs durch positiv-inotrope Substanzen (Dobutamin, Arbutamin, Enoximon mit oder ohne Atropin zur Frequenzsteigerung) oder einer tachykarden Schrittmacherstimulation.

Ein Vorteil der Streßechokardiographie ist, daß in der Dobutaminprovokation auch noch vitales aber ischämisches („hibernating myocardium") diagnostiziert werden kann (Afridi et al. 1995).

In einer kontrollierten Untersuchung konnte gezeigt werden, daß das Vorliegen von ischämischen Wandbewegungsstörungen während der Dobutamininfusion das perioperative Risiko um den Faktor von bis zu 90 gegenüber einer Kontrollgruppe steigern kann (Poldermans et al. 1993) (Tabelle 83-15).

Alles in allem liegt die Sensitivität in Abhängigkeit von der Vortestwahrscheinlichkeit über 80%. Ein Nachteil sind die lange Untersuchungsdauer und der relativ hohe personelle und technische Aufwand. Darüber hinaus gibt es eine deutliche Lernkurve in Abhängigkeit von der Erfahrenheit des Untersuchers.

### Koronarangiographie

Die Indikation zur Koronarangiographie wird dann gestellt, wenn sich aufgrund der nichtinvasiven Untersu-

**Tabelle 83-14.** Fehlender additiver Effekt der Echokardiographie in der Vorhersage perioperativer Komplikationen. (Nach Halm et al., 1996)

| | Univariates relatives Risiko (95 %CI) | Signifikanzniveau p | Multivariates[a] relatives Risiko (95% CI) | Signifikanzniveau p |
|---|---|---|---|---|
| Ejektionsfraktion < 50% | 2,1 (0,9–4,6) | 0,07 | 1,8 (0,7–4,3) | 0,2 |
| Ejektionsfraktion < 40% | 3,0 (1,2–7,4) | 0,01 | 2,1 (0,7–6,0) | 0,17 |
| Ejektionsfraktion < 30% | 3,9 (1,0–15) | 0,03 | 1,9 (0,4–8,9) | < 0,2 |

[a] Nach Berücksichtigung der Anamnese für Herzinsuffizienz
CI Konfidenzintervall

**Tabelle 83-15.** Perioperative Komplikationen und Wandbewegungsstörungen in der Streßechokardiographie. (Nach Poldermans et al. 1993)

| | Zwischenfälle (n = 15) | Keine Zwischenfälle (n = 116) | Relatives Risiko |
|---|---|---|---|
| Alter > 70 Jahre | 9 | 46 | 6,0 |
| Wandbewegungsstörungen während Dopamininfusion | 15 | 20 | 95 |

**Tabelle 83-16.** Herzkatheteruntersuchung. (Nach Grossman 1991)

| | Diagnostik [%] | PTCA [%] |
|---|---|---|
| Tod | 0,07–0,12 | 0,3–1,0 |
| Infarkt | 0,06-0,6 | 1,0–4,0 |
| Neurologische Komplikationen | 0,07–0,2 | 0,1–0,2 |

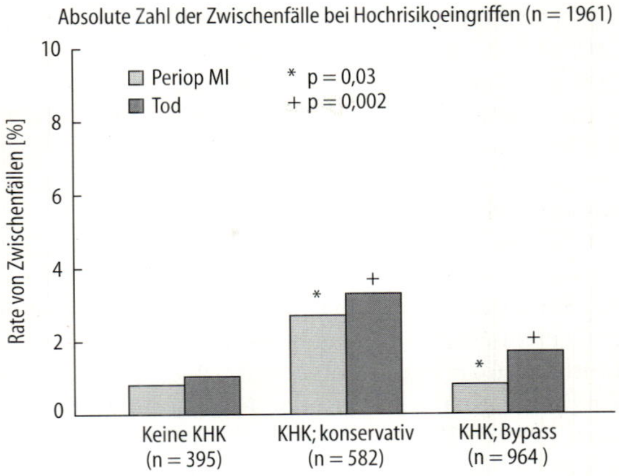


**Abb. 83-21.** Kardiales Risiko von Patienten ohne Hinweis auf KHK und von Patienten, die bei vorliegender koronarer Herzkrankheit konservativ medikamentös oder durch eine Bypassoperation behandelt wurden. (Mod. nach Eagle et al. 1997)

chungen Hinweise für das Vorliegen einer signifikanten KHK ergeben haben. Allgemein handelt es sich hier um dieselben Indikationen, die auch in der elektiven Abklärung eines Patienten mit KHK vorliegen. Hierzu zählen die instabile Angina pectoris, die Postinfarktangina und die stabile Angina pectoris mit pathologischer Ergometrie bei niedrigen Belastungsstufen (<75–100 W).

Wegen der deutlichen Erhöhung des perioperativen Risikos innerhalb der Drei- bis Sechsmonatsfrist nach durchgemachtem Infarkt ist hier die Indikation zur Koronarangiographie großzügiger zu stellen.

So könnte man einen Patienten mit Myokardinfarkt innerhalb der letzten 3–6 Monate vor dem geplanten operativen Eingriff primär koronarangiographieren. Besonders wichtig erscheint dieses Vorgehen bei Patienten mit einem nicht transmuralen Infarkt ohne die Ausbildung von Q-Zacken. Bei großen operativen Eingriffen ist dieses Verfahren – auch gestützt durch die geringe Komplikationsrate einer diagnostischen Herzkatheteruntersuchung (<0,5%) – zu rechtfertigen (s. Tabelle 83-16).

Da sich bei vielen ausgewählten Patienten eine Ballondilatation als revaskularisierendes Verfahren anbietet, kann der geplante operative Eingriff nach einer solchen Maßnahme ohne großen Zeitverlust in Angriff genommen werden.

### 83.3.3 Therapie

**Bypassoperation**

Die Indikation zur aortokoronaren Bypassoperation sollte dann gestellt werden, wenn eine symptomatische KHK vorliegt und dies objektiv durch eine Herzkatheteruntersuchung abgeklärt wurde, in der sich ein konservativ oder interventionell kardiologisch nicht therapierbarer Koronarbefund fand. Nach einer aortokoronaren Bypassoperation kann dann von niedrigen postoperativen Komplikationen ausgegangen werden, wenn eine erfolgreiche Revaskularisation gelungen ist.

In einer großen kontrollierten Studie konnte gezeigt werden, daß das Risiko von Patienten mit konservativ behandelter Koronarkrankheit etwa doppelt so hoch ist wie das von Patienten nach einer Bypassoperation. Bei der Patientengruppe, die vor einem Hochrisikoeingriff revaskularisiert wurde, liegt etwa ein Risiko wie bei den Patienten vor, die keinen Hinweis auf eine Koronarkrankheit hatten (Abb. 83-21; Eagle et al. 1997).

Bei einer stabilen Angina pectoris existieren allerdings keine Studien, die eindeutig einen Vorteil einer sog. prophylaktischen aortokoronaren Bypassoperation belegen. In diesem Zusammenhang sind die Zahlen der Coronary Artery Surgery Study Registry wichtig (CASS-Registry; Foster et al. 1986). Bei 458 Patienten, die eine signifikante KHK mit stabiler Angina pectoris hatten, kam es zu einer operativen Letalität von 2,4%. Die perioperative Letalität bei Patienten, die sich erst einer aortokoronaren Bypassoperation unterzogen, war 0,9%. Berücksichtigt man allerdings die Letalität des aortokoronaren Bypasseingriffs von 1,4%, so zeigt sich kein signifikanter Unterschied in der Gesamtletalität zwischen den beiden Gruppen (2,3% mit Bypassoperation gegen 2,4% ohne Bypassoperation).

Deshalb ist es wichtig, nicht allein das Risiko des operativen Eingriffs, sondern auch das Risiko des operativen Eingriffs plus invasive kardiologische Diagnostik plus aortokoronare Bypassoperation in die Analyse miteinzubeziehen. Alles in allem kann somit bei stabiler Angina pectoris ohne Aufforderungscharakter eine prophylaktische aortokoronare Bypassoperation nicht generell empfohlen werden. Es wird immer eine Einzelfallentscheidung bleiben, die sich am individuellen Risiko orientieren muß, welches therapeutische Verfahren zu wählen ist. Ohne genaue Kenntnis der Symptomatik und des exakten Koronarbefundes ist dieses differentierte Vorgehen aber unmöglich.

### Perkutane transluminale Angioplastie (PTCA)

Die Indikationen zur PTCA sind der Nachweis kritischer Stenosen (>70%), die Versorgung eines relevanten Myokardgebietes durch das stenosierte Gefäß, keine ausreichende medikamentöse Therapierbarkeit und natürlich die Situation der Akutintervention (Rescue-PTCA bei instabiler Angina pectoris oder Myokardinfarkt). Für die präoperative Risikoreduktion ist bedeutsam, daß die PTCA mit einem relativ geringen Zeitaufwand durchgeführt werden kann. Es ergeben sich für die PTCA dieselben Indikationen, die man auch ohne geplanten präoperativen Eingriff zugrunde legt.

Offen ist allerdings die Frage, ob die präoperative PTCA tatsächlich die perioperativen Komplikationen senkt. Kontrollierte Studien hierzu liegen nicht vor. Die Erfahrung der Mayo-Klinik zeigt (Tabelle 83-17), daß es wohl zu einer geringen Komplikationsrate bei revaskularisierten Patienten kommt. Eine PTCA wurde allerdings in dieser Untersuchung nur bei 14 Patienten durchgeführt, was den statistischen Aussagewert dieser Ergebnisse bezüglich der perioperativen Risikoreduktion stark einschränkt.

Grundsätzlich ist zu bemerken, daß die PTCA im wesentlichen symptomatische Besserung verschafft. Ein tatsächlich lebensverlängernder Effekt konnte bei Eingefäßerkrankung in keiner Studie gezeigt werden.

### Medikamentöse Therapie

Liegt eine diffuse Koronarerkrankung vor, ist eine PTCA technisch nicht durchführbar oder ist das Risiko einer operativen Myokardrevaskularisierung präoperativ nicht vertretbar, wird insbesondere bei Notfalleingriffen eine perioperativ optimierte antiischämische Therapie mit Pharmaka empfohlen. Die hierzu vorliegenden Studien sind in Tabelle 83-18 zusammengefaßt.

Tatsächlich findet sich nicht in jedem Fall ein Anhaltspunkt, daß eine antiischämische Therapie tatsächlich die Infarktrate oder die Häufigkeit postoperativer Ischämieepisoden reduzieren kann. Die einzigen signifikanten Effekte, die belegt werden konnten, fanden sich in Untersuchungen mit β-Blockern. Dies spricht dafür,

**Tabelle 83-17.** Präoperative PTCA (keine kontrollierten Studien): Operationen der abdominellen Aorta (n = 2452). (Nach Elmore et al. 1993)

| | Nicht revaskularisiert (2352) | ACVB (86) | PTCA (14) |
|---|---|---|---|
| Letalität | 2,9% | 0 | 0 |

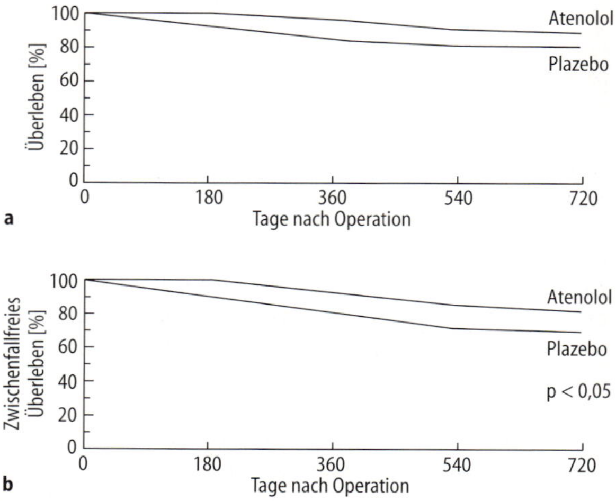


**Abb. 83-22a, b.** Überlebenswahrscheinlichkeit (**a**) und zwischenfallsfreie Überlebenszeit (**b**) bei Patienten, die mit Atenolol behandelt wurden, oder einer Kontrollgruppe nach einem elektiven operativen Eingriff. (Mod. nach Mangano et al. 1996)

**Tabelle 83-18.** Perioperative antiischämische Therapie. (Nach ACC/AHA-Guidelines 1996)

| Operation | Ischämie | | Infarkt | |
|---|---|---|---|---|
| | **Placebo** | **Nitro** | **Placebo** | **Nitro** |
| Karotis (n = 45) | 14/22 | 4/23 | 0/22 | 0/23 |
| Allgemeinchirurgie (n = 45) | 7/22 | 7/23 | 1/22 | 0/23 |
| | **Placebo** | **$Ca^{2+}$-Antagonisten** | **Placebo** | **$Ca^{2+}$-Antagonisten** |
| Gefäßchirurgie (n = 30) | 11/15 | 6/15 | 0/15 | 0/15 |
| | **Placebo** | **β-Blocker** | **Placebo** | **β-Blocker** |
| Abdominelles Aortenaneurysma (n = 83) | | – | 9/51 | 1/32[a] |
| Gefäßchirurgie (n = 200) | 1,8 ± 3,2 | 0,8 ± 1,6 | (17,6 %) | (3,1%) |
| Allgemeinchirurgie (n = 128) | 11/39 (28%) | 2/89[a] (2%) | 0/39 | 0/89 |

[a] $p < 0,05$

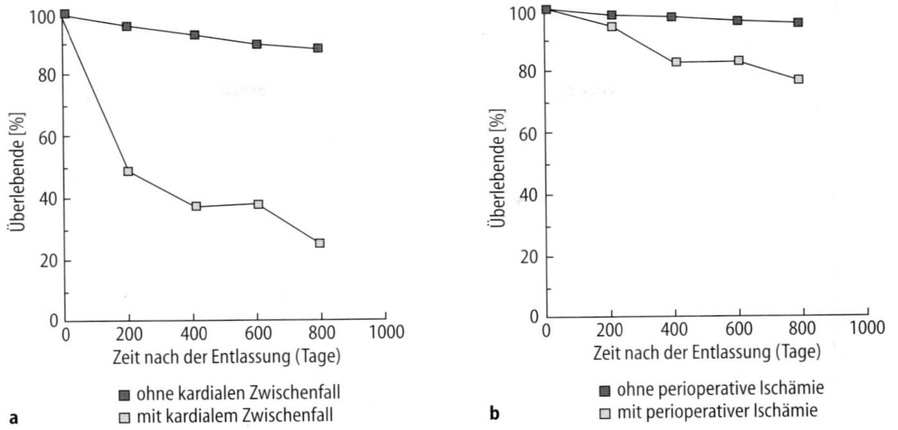


**Abb. 83-23a b.** Überlebende (in %) nach operativen Eingriff mit Myokardinfarkt oder instabiler Angina pectoris (**a**) oder perioperativer Ischämie (**b**) im Verlauf über 800 Tage. (Mod. nach Mangano 1992)

daß eine β-Blockertherapie perioperativ nicht abzusetzen ist. β-Blocker schützen das Herz vor einer exzessiven Katecholaminstimulation bei Schmerzreiz und Anpassungsreaktion des Herz-Kreislauf-Systems nach den vasodilatatorischen Wirkungen von Anästhetika.

In einer prospektiven Studie wurde die Wirkung von Atenolol auf die Überlebensraten und die Infarktraten nach einem nichtkardialen Eingriff untersucht (Mangano et al. 1996). Es zeigte sich auch im Langzeitverlauf durch die perioperative Therapie mit Atenolol (parenteral begonnen mit 5 mg, dann mit 50 mg oral weitergeführt) eine signifikante Abnahme der Sterblichkeit nach Krankenhausentlassung bei mit β-Blockern behandelten Patienten. Dieser Effekt ließ sich über 2 Jahre beobachten (Abb. 83-22).

In diesem Zusammenhang ist wichtig, daß eine nachgewiesene perioperative Ischämie und insbesondere ein perioperativer kardialer Zwischenfall ein Prädiktor für das Überleben nach einem nichtkardialen Eingriff darstellt (Abb. 83-23; Mangano et al. 1992).

### 83.3.4
### Risikobewertung

Obwohl die beschriebenen Zusammenhänge im Grunde ein relativ klares Vorgehen in der präoperativen Risikoabklärung bei KHK vorgeben, so ist es doch nicht ganz einfach, allgemeine Richtlinien zur präoperativen Risikoabklärung zu verfassen. Eine Schwierigkeit besteht insbesondere darin, den operativen Eingriff selbst einer Gruppe mit „hohem Risiko" oder einer Gruppe mit „geringem Risiko" zuzuordnen. Wie eingangs diskutiert, besteht keine klare Korrelation zwischen der Dauer und der Art des Eingriffs zum perioperativen Risiko (Mangano et al. 1990).

Ansonsten zeigte sich nur eine Korrelation zwischen hypotonen Phasen während Aorteneingriffen auf der einen Seite und einem erhöhten perioperativen Risiko auf der anderen Seite, nicht allerdings zu allen anderen Parametern (Hickey et al. 1985; Kotter et al. 1987; Liebermann et al. 1983). Deshalb sind die Unterschiede zwischen einem Eingriff mit hohem und einem Eingriff mit geringem Risiko individuell abzuwägen.

Grundsätzlich ist das perioperative Risiko durch das Vorliegen der Begleiterkrankung bestimmt. Diesem Faktor muß in der präoperativen Diagnostik ausreichend Rechnung getragen werden. Das bedeutet, daß ein Patient mit einer höhergradigen Hauptstammstenose auch bei einem minimal-invasiven chirurgischen Eingriff maximal gefährdet sein kann.

Ein mögliches Schema des diagnostischen Vorgehens ist in Abb. 83-24 anhand eines Patienten mit hohem Risiko dargestellt. Die Anamnese, der Untersuchungsbefund und das EKG liefern Hinweise für eine bekannte KHK oder klassifizieren den Patienten als zu einer Risikogruppe für koronare Herzerkrankung gehörig. Bei Patienten mit einer KHK muß zwischen Patienten, bei denen ein Myokardinfarkt bereits abgelaufen ist, und zwischen Patienten mit einer stabilen Angina pectoris ohne Myokardinfarkt unterschieden werden. Bei Patienten mit einem Infarkt innerhalb der letzten 6 Wochen oder einem nichttransmuralen Infarkt ohne Ausbildung von Q-Zacken innerhalb der letzten 6 Monate sollte die Indikation zur Koronarangiographie großzügig gestellt werden.

Bei Patienten, bei denen der Infarkt länger als 6 Monate her ist, sollte eine ergometrische Belastungsprobe durchgeführt werden. Sind diese Patienten gut belastbar, so kann bei Vorliegen eines klaren Verdachts auf eine KHK direkt eine Koronarangiographie durchgeführt werden. Bei unklarem Befund kann eine Myokardszintigraphie mit Belastung zwischengeschaltet werden. Bei Patienten, die aus Gründen der Begleiterkrankung schlecht belastbar sind, kann die Dipyridamol-Myokardszintigraphie Aufschluß über das Vorliegen einer KHK liefern.

Zu beachten ist, daß auch eine schlechte Belastbarkeit mit einem nicht signifikanten Herzfrequenzanstieg ein Äquivalent für eine Angina pectoris sein kann. Die Unfähigkeit, sich für mindestens 2 min mit einer Herz-

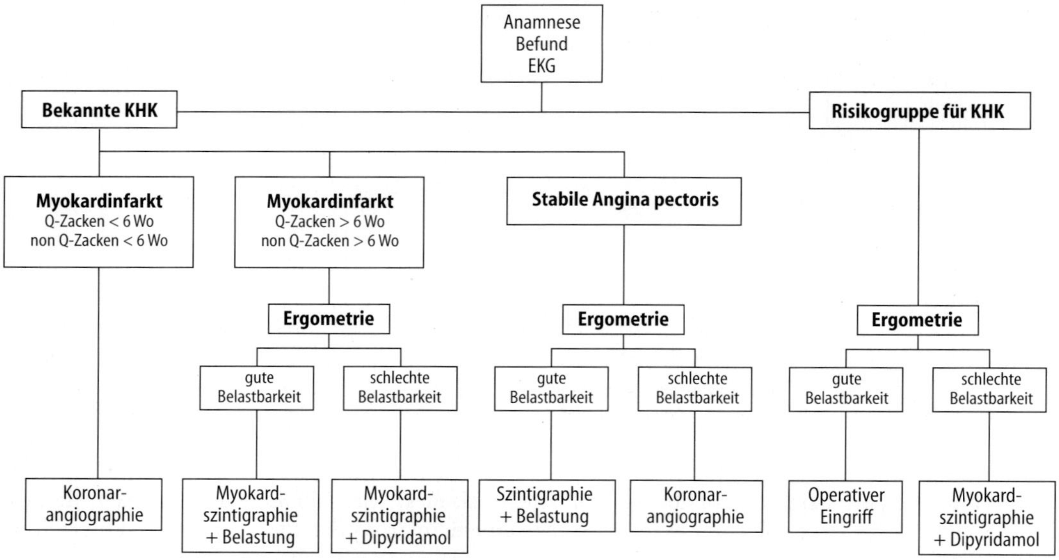


**Abb. 83-24.** Mögliches Flußschema der präoperativen kardialen Diagnostik bei einem Patienten, der sich einem operativen Eingriff mit *hohem* Risiko unterziehen muß

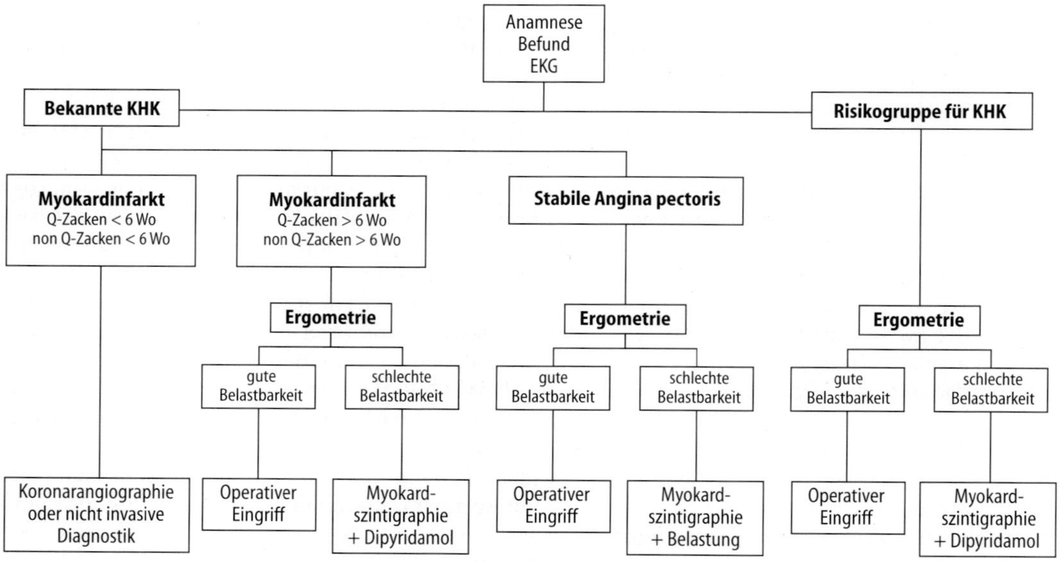


**Abb. 83-25.** Flußschema der kardialen Diagnostik beim Patienten, der sich einem operativen Eingriff mit *geringem* Risiko unterziehen muß. (Mod. nach Fleisher et al. 1992)

frequenz von mindestens 89/min zu belasten, gilt als unabhängiger Risikoindikator für perioperative Komplikationen (Gerson et al. 1985; Mangano et al. 1990).

Das Vorgehen bei Patienten mit einer stabilen Angina pectoris ist ähnlich. Hier dient die Ergometrie nicht nur zur Indikationsstellung einer revaskularisierenden Maßnahme, sondern es sollte mit ihr auch eine medikamentöse Therapieeinstellung überwacht werden. Patienten, die einer Risikogruppe für die KHK angehören, können bei einer guten ergometrischen Belastbarkeit und ohne Hinweise für das Vorliegen einer KHK direkt dem operativen Eingriff zugeführt werden, denn es ist bekannt, daß ihr perioperatives Risiko bei ca. 0,5% liegt (Mangano et al. 1990).

Abb. 83-25 zeigt, daß das Vorgehen sich bei sog. operativen Eingriffen mit „geringem" Risiko nur wenig von dem bei „hohem" Risiko unterscheidet. Bei guter ergometrischer Belastbarkeit können diese Patienten unmittelbar dem operativen Eingriff zugeführt werden. Eine Koronarangiographie wird nur dann durchgeführt, wenn sie tatsächlich operative oder invasiv kardiologische Konsequenzen hat. Besonders darauf hinzuweisen ist, daß dieses Vorgehen in Abhängigkeit von der individuellen Risikokonstellation des Patienten durch den konsiliarisch hinzugezogenen Kardiologen zu variieren ist.

## 83.4 Perioperatives Risiko bei Herzklappenvitien

Das Risiko für perioperative Komplikationen bei Patienten mit Herzklappenvitien hängt vom Typ des Vitiums und dem Schweregrad ab. Die Abschätzung des Beitrags des Vitiums selbst zum erhöhten perioperativen Risiko ist schwierig, da Herzklappenvitien häufig mit anderen myokardialen Manifestationen vergesellschaftet sind. Hierzu zählen eine eingeschränkte linksventrikuläre Pumpfunktion, Rhythmusstörungen (z.B. Vorhofflimmern) und die pulmonale Hypertonie.

### 83.4.1 Aortenstenose

Unter den Herzklappenvitien trägt die Aortenstenose am meisten zur Erhöhung des perioperativen Risikos bei. Liegt eine schwere und symptomatische Aortenstenose vor, sollte ein elektiver nichtkardialer operativer Eingriff verschoben werden oder auf ihn verzichtet werden.

#### Perioperative Letalität

Bei einer gesicherten symptomatischen Aortenstenose mit einem signifikanten Druckgradienten kommt es zu einer 14fachen Erhöhung der perioperativen Letalität (Goldman et al. 1977, Goldman et al. 1978). Liegt kein 3. Herzton als Zeichen einer Herzinsuffizienz vor, war in den Untersuchungen von Goldman et al (1977) nur das Vorliegen einer Aortenstenose signifikant mit einer Erhöhung der Letalität bei operativen Eingriffen verbunden.

Man unterscheidet 4 Typen der Aortenstenose:

1. Aortenklappenstenose im Kindesalter (kongenital, bikuspide Aortenklappe).
2. Sekundär verkalkte bikusbide Aortenklappe (kongenital, 1–2% der Bevölkerung, spätere Verkalkungen mit Insuffizienz oder Stenose im 4.–5. Lebensjahrzehnt.
3. Degenerative Stenose des alten Menschen (verkalkt, Patienten über 70 Jahre).
4. Postinflamatorische und rheumatische Aortenstenose.

Die normale Öffnung der Aortenklappe beträgt 2,6–3,5 $cm^2$. Man spricht von einer leichten bis mittleren Aortenstenose bei einer Reduktion der Öffnungsfläche auf 1,0–1,5 $cm^2$. Mittelschwere Obstruktionen sind Öffnungsflächenreduktionen auf 0,75–1 $cm^2$, und von einer schweren Aortenstenose spricht man, wenn die Klappenöffnungsfläche weniger als 0,75 $cm^2$ beträgt.

Leitsymptome der Aortenstenose sind Angina pectoris, Linksherzinsuffizienz und Synkopen. Bemerkenswert an der Aortenstenose ist, daß bei Auftreten von Symptomen die Lebenserwartung bereits deutlich reduziert ist (Goldman et al. 1994). Bei Vorliegen einer Herzinsuffizienz oder bei Synkopen ist die Lebenserwartung am deutlichsten eingeschränkt.

#### Diagnostik

Den wichtigsten Stellenwert in den operativen Diagnostik hat natürlich die Echokardiographie. Mit ihr wird der Schweregrad des Vitiums erkannt. Außerdem können Folgen eines chronisch bestehenden Herzklappenvitiums (wie die eingeschränkte Pumpfunktion, linksatriale Dilatation, pulmonale Hypertonie) durch die Echokardiographie und insbesondere die Dopplerechokardiographie erkannt werden. Durch die Dopplerechokardiographie ist außerdem die nichtinvasive Bestimmung der Aortenklappenöffnungsfläche möglich.

#### Therapie

Aufgrund der starken Gefährdung von Patienten sind elektive Eingriffe bei bestehender hochgradiger symptomatischer Aortenstenose kontraindiziert. Zuvor ist eine Aortenklappenersatzoperation anzustreben. Sollte bei dringlichen nichtkardialen Eingriffen und höhergradiger Aortenklappenstenose Eile geboten sein, kann das als Überbrückungsmaßnahme eine Aortenklappenvalvuloplastie erfolgen.

Bei der Aortenklappenvalvuloplastie läßt sich der Druckgradient an der Aortenklappe um 30–50% senken. Die hohe Restenoserate von 50% innerhalb des Zeitraums von 6–12 Monaten zeigt allerdings, daß es sich nur um einen überbrückenden Eingriff, nicht allerdings um die definitive Therapie der chronischen Aortenstenose handeln kann. Außerdem ist der Eingriff mit einer hohen Letalität (14% in 30 Tagen) belastet.

Die Indikation für die Aortenklappenvalvuloplastie sind:

1. Patienten im kardiogenen Schock („bridging" bis zum Aortenklappenersatz).
2. Risikoreduktion bei dringlich nichtkardialen Eingriffen.
3. Kontraindikation für Klappenersatz.
4. Schwangere als Überbrückung bis zu postpartalem Klappenersatz.

### 83.4.2 Aorteninsuffizienz

Eine Aorteninsuffizienz muß diagnostiziert werden, um perioperativ eine ausreichende Nachlastsenkung mit einer Abnahme des Regurgitationsvolumens sicherzustellen. Patienten mit Aorteninsuffizienz profitieren eher von einer relativen Tachykardie, da durch die Verkürzung der Diastolendauer das Refluxvolumen abnehmen kann.

### 83.4.3
### Mitralstenose

Eine Mitralstenose beim symptomatischen Patienten sollte ebenfalls abgeklärt werden. Handelt es sich um eine geringe Mitralstenose, kommt es perioperativ im wesentlichen auf die Frequenzkontrolle insbesondere bei Vorhofflimmern an. Tachykardien insbesondere bei einer begleitenden Volumenbelastung können bei einer Reduktion der Diastolendauer zu schweren pulmonalen Stauungssymptomen führen.

Ist die Mitralstenose hochgradig, sollte ein Mitralklappenersatz bei elektiven Eingriffen angestrebt werden. Eine Alternative bietet auch die perkutane Mitralklappenvalvuloplastie, wenn dringliche operative Eingriffe durchgeführt werden müssen.

### 83.4.4
### Mitralinsuffizienz

Patienten mit einer Mitralinsuffizienz sind gefährdet, nach größeren Volumengaben pulmonale Stauungssymptome bis hin zum Lungenödem zu entwickeln. Hier sollte durch die ausreichende Gabe von Diuretika rasch und wirksam behandelt werden. Ein Pulmonalarterienkatheter kann eine pulmonale Druckerhöhung und eine Druckerhöhung der linksventrikulären Füllungsdrücke (pulmonaler Kapillardruck) rechtzeitig diagnostizieren.

Ein grundsätzliches Problem bei Patienten mit Herzklappenerkrankungen, angeborenen Vitien, aber auch nach prothetischem Klappenersatz stellt die bakterielle Endokarditisprophylaxe dar. Hier sollen die Leitlinien der Paul-Ehrlich-Gesellschaft zur Endokarditisprophylaxe befolgt werden (s. unten).

## 83.5
## Perioperatives Risiko bei Herzinsuffizienz

Es ist bekannt, daß Patienten mit klinischen Zeichen einer Herzinsuffizienz auf dem Boden einer linksventrikulären Pumpfunktionsstörung ein erhöhtes perioperatives Risiko bei allgemeinchirurgischen Eingriffen haben. Die manifeste Herzinsuffizienz hat sogar, wenn ein 3. Herzton auskultierbar ist oder eine Halsvenenstauung vorliegt, ein etwa 20%iges Letalitätsrisiko bei größeren nichtkardialen Operationen (Gerson et al. 1985; Goldman et al. 1977a; Jakschik et al. 1989, Tabelle 83-19).

Bei nichtselektionierten chirurgischen Patienten über 40 Jahre kommt es in ca. 2% der Fälle zu einer gesteigerten Häufigkeit von perioperativen Lungenödemen, sogar dann, wenn keine Zeichen der Herzinsuffizienz manifest waren (Goldman et al. 1978). Dieses Risiko steigt um den Faktor 3 bei Patienten mit einer stabilen Herzinsuffizienz. Bei bis zu 16% der Patienten kommt es zu einem Lungenödem, wenn röntgenologisch Stauungszeichen präoperativ nachweisbar waren (Goldman et al. 1978). Dementsprechend sind das Vorliegen von pulmonalen Stauungszeichen, eines 3. Herztones und die Jugularvenenstauung unabhängige Prädiktoren für die postoperative Letalität (Goldman et al. 1977a).

**Tabelle 83-19.** Herzinsuffizienz – perioperatives Risiko. (Nach Gerson et al. 1985; Jakschik et al. 1989; Goldman et al. 1977)

- Manifeste Herzinsuffizienz: 3. Herzton, Ödeme, Halsvenenstauung → 20% Letalität
- Lungenödem
  → ~ 2% der Patienten > 40 Jahre
  16% bei röntgenologischen Stauungszeichen = Faktor 8!
- Diagnostik
  Thoraxröntgenaufnahme
  Echokardiographie
- Therapie (Herzglykoside, Diuretika, ACE-Hemmstoffe) postoperativ weiterführen

Bei Vorliegen einer Herzinsuffizienz ist es besonders wichtig, die zugrundeliegende Ursache abzuklären und zu therapieren. Hierzu zählt die Normalisierung eines möglicherweise erhöhten Blutdrucks, die Diagnostik einer eventuellen Hyperthyreose und die Abklärung von erworbenen und angeborenen Herzvitien. Bei einer stabilen Herzinsuffizienz ist darauf zu achten, daß die Narkoseführung dieser Vorerkrankung Rechnung trägt.

Insbesondere sind starke Volumenschwankungen und die Gabe von kardiodepressiven oder vasodilatatorischen Substanzen zu vermeiden. Patienten mit Herzinsuffizienz, die chronisch mit Diuretika behandelt werden, sind häufig anfällig für perioperative Elektrolytstörungen mit den daraus resultierenden Neigungen zu Herzrhythmusstörungen. Der hinzugezogene Kardiologe sollte darauf drängen, daß die chronische orale Kombinationstherapie der Herzinsuffizienz, mit denen diese Patienten zweckmäßigerweise behandelt werden, auch postoperativ fortgesetzt wird.

## 83.6
## Perioperatives Risiko bei Arrhythmien

Das perioperative Auftreten von Arrhythmien ist in zweierlei Hinsicht wichtig. Zum einen erhebt sich die Frage, ob die auftretenden Rhythmusstörungen über eine Bradykardie oder über eine Tachykardie hämodynamisch wirksam werden.

Bei Tachykardien erhöht sich der myokardiale $O_2$-Verbrauch, und es kommt zu einer überproportionalen Verminderung der diastolischen Füllungszeit und damit zu einer überproportionalen Abnahme der koronaren Durchblutung (Abb. 83-20).

In gleicher Weise kann die Abnahme des Blutdrucks durch Bradykardien oder hämodynamisch wirksame Tachykardien zu einer Verminderung der Koronardurchblutung führen. Für beide Mechanismen konnte gezeigt werden, daß sie mit der Entwicklung von intraoperativen Ischämien in einem engen Zusammenhang stehen. Dementsprechend konnten Studien belegen, daß intra-

**Tabelle 83-20.** Arrhythmien – perioperatives Risiko. (Nach Foster et al. 1986)

- Indikatoren einer kardialen Erkrankung
- Indikatoren eines erhöhten perioperativen Risikos

| *Tachyarrhythmie* | *Blockbilder* |
|---|---|
| – $\beta$-Blocker | – Schrittmacher |
| – Digitalisierung | |

*Ursachen*
- Medikamentenentzug, -überdosierung
- Elektrolytveränderungen
- Ischämie
- Katecholamine (Streß, Schmerz etc.)

operative Arrhythmien ein Indikator für die später auftretenden perioperativen Komplikationen sind (Foster et al. 1986; Goldman et al. 1977b, 1978; Tabelle 83-20).

Auch wenn Herzrhythmusstörungen nicht hämodynamisch wirksam sind, sind sie oft ein Indikator für andere kardiale Erkrankungen, deren Abklärung in der perioperativen Betreuung wichtig sein kann. Patienten mit chronisch manifester Herzinsuffizienz haben häufig Herzrhythmusstörungen, die durch eine Diuretikatherapie mit nachfolgender Elektrolytstörung oder im Rahmen von Medikamentenüberdosierungen (z. B. Digitalis, Antiarrhythmika) entstehen können. Ischämiebedingte Herzrhythmusstörungen können auf eine koronare Herzerkrankung hinweisen, und ein nicht ausreichend eingestellter Hypertonus kann sich durch ventrikuläre Arrhythmien oder durch ein plötzlich aufgetretenes Vorhofflimmern bemerkbar machen.

Aufgrund dieser Zusammenhänge erscheint es naheliegend, daß sich die kausale Therapie in erster Linie auf die Beseitigung der zugrundeliegenden Ursachen richten sollte und sich nicht auf die symptomatische Gabe eines Antiarrhythmikums beschränken sollte. Da diese Rhythmusstörungen intra- und perioperative Komplikationen hervorrufen können (selbst wenn die Grunderkrankung bestmöglich behandelt wurde), sollen einige Probleme detailliert besprochen werden.

### 83.6.1 Vorhofflimmern und -flattern

Stabiles Vorhofflimmern ist neben dem Vorhofflattern eine gesicherte Indikation für eine präoperative Digitalistherapie. Häufig bleibt trotz einer ausreichend hoch dosierten Glykosidtherapie und hohen Digitalisserumspiegeln eine Tachysystolie bestehen. Hier empfehlen sich z. B. initial kleine und dann nach Wirkung zu steigernde Dosen von $\beta$-Adrenozeptorantagonisten oder Kalziumantagonisten vom Verapamiltyp.

Die Akuttherapie des intra- und postoperativen tachysystolischen Vorhofflimmerns wird in der Regel mit Verapamil durchgeführt, da der Wirkeintritt und die Frequenzverlangsamung schneller und effektiver als die nach Gabe von Herzglykosiden sind. Die sofortige Defibrillation ist bei diesen Patienten oft besonders effektiv und leicht durchführbar.

Eine prophylaktische Therapie mit Herzglykosiden hat keinen Einfluß auf die Entwicklung eines Vorhofflimmerns, wie in einer Studie an Patienten mit einem gefäßchirurgischen Eingriff gezeigt werden konnte (Erdmann 1995; Abb. 83-26).

Kürzlich wurde bei herzchirurgischen Patienten berichtet, daß eine prophylaktische präoperative Therapie mit Amiodaron in der Lage ist, das perioperative und insbesondere postoperative Vorhofflimmern zu verhindern. Insbesondere ist wichtig, daß die Abnahme der Häufigkeit des Vorhofflimmerns mit einer signifikanten

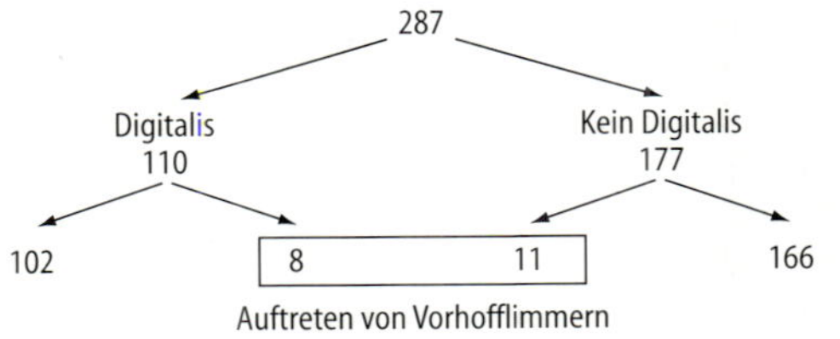


**Abb. 83-26.** Wirkung von Digitalis auf das Entwickeln einer postoperativen absoluten Arrhythmie (Gefäßchirurgie; Alter 67±11 Jahre). Herzglykoside haben keinen rhythmisierenden Effekt und wirken nicht prophylaktisch. (Mod. nach Erdmann 1995)

**Abb. 83-27.** Anteil der Patienten, die kein Vorhofflimmern entwickelten nach einer herzchirurgischen Operation mit oder ohne Vorbehandlung mit Amiodarone. Die Krankenhauskosten und die Krankenhausaufnahmedauer war ebenfalls signifikant reduziert. (Mod. nach Daoud et al. 1997)

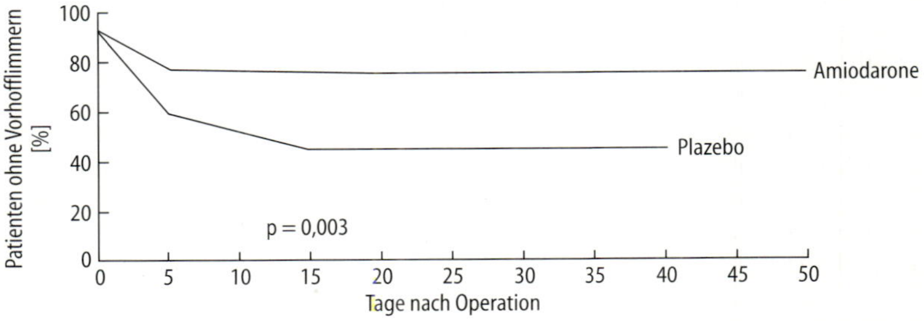


| | Stationäre Behandlungskosten [$] | Aufenthaltdauer [Tage] |
|---|---|---|
| Amiodarone | 18.375 ± 13.863 | 6,5 ± 2,6 |
| Plazebo | 26.456 ± 23.836 | 7,9 ± 4,3 |
| | p < 0,03 | p < 0,04 |

Abnahme der Krankenhausbehandlungskosten und der Hospitalisierungsdauer einherging. Ein solches Vorgehen sollte bei Risikopatienten sicherlich erwogen werden (Daoud et al. 1997; Abb. 83-27).

### 83.6.2 Tachykardien

Tachykarde, supraventrikuläre und ventrikuläre Herzrhythmusstörungen ohne kardiale Grunderkrankung und ohne hämodynamische Wirksamkeit bedürfen in der Regel keiner spezifischen Therapie. Für alle anhaltenden tachykarden Herzrhythmusstörungen ist die korrekte präoperative Diagnostik und die entsprechende konsequente medikamentöse Einstellung wichtig. Der Einfluß von proarrhythmischen Medikamentenwirkungen ist auszuschließen. Außerdem müssen natürlich die möglicherweise zugrundeliegenden Elektrolytstörungen therapiert werden.

### 83.6.3 Blockbilder

Bifaszikuläre Blöcke sollten präoperativ eine erhöhte Aufmerksamkeit erwecken. Tritt im präoperativen EKG z.B. ein linksanteriorer Hemiblock bei komplettem Rechtsschenkelblock oder ein kompletter Linksschenkelblock auf, ist besondere Vorsicht geboten.

Tritt ein zusätzlicher AV-Block I. Grades hinzu, so ist bei zu erwartenden Vagusstimulationen (z. B. durch Operationen am Hals oder am Auge) eine Indikation zur Applikation einer passageren Schrittmachersonde gegeben. Obwohl ein totaler AV-Block tatsächlich eher selten auftritt (0,6–4,5% der Fälle), schafft diese Maßnahme zusätzliche Sicherheit für den Patienten (Dhingra et al. 1981; Goldman et al. 1978).

Bei präoperativ bestehendem bifaszikulärem Block und anamnestischen Synkopen, Angina pectoris oder kürzlich zurückliegenden Myokardinfarkten sollte diese Maßnahme in jedem Fall überdacht werden. Bradykarde Herzrhythmusstörungen sind häufig auf Medikamentennebenwirkungen zurückzuführen (β-Rezeptorenblokker, Herzglykoside, Verapamil). Sind diese behebbaren Ursachen ausgeschlossen, sollten alle bradykarden Herzrhythmusstörungen, die mit Symptomen einer hämodynamischen Wirksamkeit einhergehen, mit einem Schrittmachersystem versorgt werden.

Medikamentöse Therapien durch chronische Gaben von Katecholaminen oder Parasympatholytika sind in der Regel ineffektiv und mit erheblichen Nebenwirkungen behaftet.

## 83.7 Perioperatives Risiko bei Hypertonie

**!** Die arterielle Hypertonie ist die Herz-Kreislauf-Erkrankung mit der höchsten Prävalenz in westlichen Industrieländern. Widersprüchliche Befunde gibt es darüber, ob die arterielle Hypertonie allein einen unabhängigen Risikofaktor für perioperative Komplikationen darstellt.

Einige Untersucher fanden, daß eine schlecht eingestellte oder labile präoperative Hypertension ein Risikofaktor für perioperative Blutdruckinstabilitäten, Arrhythmien, Myokardischämien und vorübergehende neurologische Defizite ist (Steen et al. 1978). Möglicherweise besagt die erhöhte perioperative Letalität bei Hypertonikern nur, daß eine Reihe von hypertoniebedingten Folgeerkrankungen wie KHK, Arteriosklerose, Herzinsuffizienz und eingeschränkte Nierenfunktion vorliegen.

Endorganschäden wie die linksventrikuläre Hypertrophie, kenntlich im EKG und im Herzecho, sowie die linksventrikuläre Dysfunktion waren mit einem deutlich erhöhten perioperativen Risiko behaftet. Neben den Wirkungen des erhöhten Blutdrucks auf die perioperative Morbidität muß auch mit einer veränderten hämodynamischen Ansprechbarkeit auf den Operationsstreß bei behandelten Hypertonikern gerechnet werden.

### 83.7.1 Risiko der Vorbehandlung

Mit Diuretika und ACE-Hemmstoffen vorbehandelte Patienten reagieren leichter mit Blutdruckabfällen auf die vasodilatatorische Wirkung der verabreichten Anästhetika. Ebenso können sich kardiodepressorische Wirkungen bei Patienten mit bereits eingeschränkter linksventrikulärer Funktion deletär auswirken. Werden zur Therapie dieser Blutdruckabfälle exogene Katecholamine verabreicht, ist mit einer erhöhten proarrhythmischen Wirkung dieser Substanzen in Gegenwart von Inhalationsanästhetika vom Typ der halogenierten Kohlenwasserstoffe (besonders Halothan, s. Abschn. 83.2.2) zu rechnen.

### 83.7.2 Perioperative Komplikationen

Mögliche perioperative Komplikationen bei Hypertonikern sind in der folgenden Übersicht zusammengefaßt. Beim unbehandelten oder nicht ausreichend behandelten Hypertoniker werden im Rahmen der Intubation oder anderer Schmerzreize bei nicht ausreichender Narkose häufig extrem hohe Plasmanoradrenalinkonzentrationen gemessen. Dementsprechend finden sich in diesen Situationen teilweise krisenhafte Blutdruckanstiege. Diese sympathisch induzierten hypertensiven Krisen lassen sich am besten durch die Gabe von β-Adrenozeptorblockern oder anderen antisympathikoton wirksamen Substanzen beheben (Stone et al. 1988).

Aus diesem Grund sollte die Akuttherapie dieser kausal zu behandelnden Situationen auch unmittelbar präoperativ und intraoperativ nicht außer acht gelassen werden.

**Häufige perioperative Komplikationen bei Hypertonikern durch intraoperative Blutdruckschwankungen**

- Blutdruckabfall → koronare Minderperfusion
  - Myokardischämie
  - Myokardinfarkt, Reinfarkt
  - Arrhythmien
  - Low-output-Syndrom
- Blutdruckanstieg → Blutungen
  - Myokardischämie
  - Myokardinfarkt, Reinfarkt
  - Arrhythmien
  - Herzinsuffizienz

## 83.8 Perioperatives Risiko bei Hypotonie

Bei einer vorbestehenden arteriellen Hypotonie entsteht durch die Gabe der zu verabreichenden Anästhetika eine weitere intraoperative Neigung zu Hypotensionen. Obwohl eine Hypotension die myokardiale Wandspannung und den myokardialen $O_2$-Verbrauch reduziert, kommt es bei einem Abfall des koronaren Perfusionsdrucks unter ca. 50 mmHg zu einer signifikanten Abnahme der koronaren Perfusion mit der Möglichkeit von Myokardischämien (Abb. 83-19).

!

Bekannt sind 13 Studien, die sich mit der kausalen Verknüpfung von Hypotensionen und Myokardischämien bei Patienten mit und ohne Herzerkrankung befaßten. Es zeigte sich, daß 5 dieser Studien eine kausale Beziehung zwischen Myokardischämie und arterieller Hypotension fanden (Mangano et al. 1990). Bereits bei einer Abnahme des arteriellen Mitteldrucks von 6% kann es zu einer Verminderung der Koronarperfusion kommen (Liebermann et al. 1983).

Die arterielle Hypotension ist ein wichtiger Prädiktor perioperativer Komplikationen und ist assoziiert mit einer höheren Reinfarktrate (Steen et al. 1978). Dementsprechend ist bei Patienten mit einer arteriellen Hypotension der tätig werdende Anästhesist vom Kardiologen darauf aufmerksam zu machen, daß durch eine adäquate Volumen- und Vasopressorgabe der Blutdruck intraoperativ stabilisiert werden sollte. Insbesondere bei Patienten mit KHK erscheint dies von Bedeutung. Eine präoperative chronische Therapie der arteriellen Hypotonie ist häufig nicht möglich oder nicht indiziert.

## 83.9 Präoperative Optimierung und Fortführung von Therapien

Ein generelles Problem ist, daß durch die orale Gabe der verwendeten Medikamente die kontinuierliche Fortführung der Therapie während der perioperativen Phase häufig nicht gewährleistet ist. Soweit möglich, sollte die Therapie allerdings oral oder auch parenteral fortgesetzt werden, da sich bei Herz-Kreislauf-Erkrankungen durch die abrupte Umstellung oder sogar das abrupte Auslassen Probleme ergeben können.

!

### 83.9.1 β-Rezeptorenblocker

Ein typisches Beispiel stellt die Therapie mit β-Rezeptorenblockern dar. Bei Patienten, die wegen einer arteriellen Hypertonie oder einer KHK mit diesen Substanzen behandelt werden, stellt das plötzliche Absetzen eine unmittelbare Gefährdung dar. Durch eine kompensatorische Zunahme von kardialen β-Adrenozeptoren führt die Stimulation der nun auf den Endorganen in größerer Zahl vorkommenden Rezeptoren häufig zu hypertensiven Krisen, tachykarden Herzrhythmusstörungen und sogar Reinfarkten (Werdan u. Müller 1989).

Bedingt ist dieses Phänomen durch die Zunahme der Rezeptorzahl, wird aber noch durch die erhöhten Katecholaminspiegel durch den operativen Streß (z. B. bei der endotrachealen Intubation) verstärkt.

Deshalb ist es wichtig, diese Therapie nicht nur intraoperativ sondern auch postoperativ fortzuführen (Tabelle 83-21). Sollte es zu kritischen Situationen (Blutdruckabfälle, Bradykardien, Herzinsuffizienz) kommen, so können diese Situationen durch die Gabe von Katecholaminen behoben werden. Da es sich in der Regel bei der Konkurrenz des Agonisten mit dem Antagonisten um den Rezeptor um einen kompetitiven Vorgang handelt, sind allerdings höhere Konzentrationen von Katecholaminen notwendig.

Zusammenfassend läßt sich sagen, daß diese Substanzen in der präoperativen Phase generell weitergegeben werden sollten. Zur Not muß eine intravenöse Applikationsform gewählt werden. Bei Patienten, die ein erhöhtes Risiko tragen (z. B. Neigung zu Bradykardien, eingeschränkte linksventrikuläre Pumpfunktion), kann die Verwendung einer kurzwirksamen Substanz (z. B. Esmolol) sinnvoll sein.

### 83.9.2 Nitrate und Kalziumantagonisten

Ähnliches gilt für die Verwendung von Nitraten und Kalziumantagonisten. Ist eine arterielle Hypertonie oder eine KHK stabil mit einem Kalziumantagonisten oder mit Nitraten eingestellt, so kann der plötzliche Entzug dieser Substanzen die Situation in einer nicht vorher-

**Tabelle 83-21.** Fortführung einer β-Blockertherapie sinnvoll

- Hemmung des perioperativ erhöhten Sympathikotonus
- Vermeidung des β-Blockerentzugssyndroms
  - Tachyarrhythmien
  - Ventrikuläre Rhythmusstörungen
  - Myokardinfarkt, instabile Angina pectoris
  - Hypertensive Krisen

sehbaren Weise ändern. Deshalb sollte auch in diesem Fall die Medikation möglichst fortgeführt werden.

Alternativ kann auch hier auf die parenterale oder die sublinguale Gabe (für Nifedipin mittlerweile umstritten bei hypertensiven Blutdruckspitzen) zurückgegriffen werden. Bei Nifedipin muß darauf geachtet werden, daß die Blutdrucksenkung nicht so stark und zu rasch erfolgt. Hierdurch können Myokardischämien provoziert werden. Bei instabilen Koronarsyndromen ist Nifedipin kontraindiziert.

### 83.9.3
### Trizyklische Antidepressiva und Monoaminooxidasehemmer

Eine Substanzgruppe, die möglicherweise in Rücksprache mit dem behandelnden Arzt abgesetzt oder umgestellt werden könnte, ist die Therapie mit antidepressiven Substanzen wie trizyklische Antidepressiva oder Monoaminooxidasehemmstoffen. Diese Substanzen führen bei einem Katecholaminexzeß (Einleitung der Narkose) und in Kombination mit anästhetischen Substanzen (besonders ausgeprägt bei Halothan und Pancuronium) zu Tachyarrhythmien.

Die Mechanismen beruhen auf einer Hemmung des Noradrenalinwiederaufnahmemechanismus in präsynaptische Speicher und einer Hemmung des enzymatischen Noradrenalinabbaus. Möglicherweise lassen sich hier alternative Substanzen finden, die diese kardiovaskulären Nebenwirkungen nicht befürchten lassen. Auf jeden Fall sollte der tätig werdende Anästhesist über diese Probleme rechtzeitig informiert werden.

### 83.9.4
### Herzglykoside

Für die präoperative Herzglykosidtherapie existieren dieselben Indikationen wie auch sonst bei der chronischen Herzinsuffizienz oder dem tachykarden Vorhofflimmern. Obwohl beim perioperativen Vorhofflimmern unter Digitalis deutlich geringere Kammerfrequenzen beobachtet werden, sollte die präoperative Digitalisgabe kritisch überdacht werden, denn sie verhindert nicht das Auftreten eines postoperativen Vorhofflimmerns (Erdmann 1995).

Dies erklärt sich vor allen Dingen durch die Häufung perioperativer Elektrolytstörungen, Hypoxämie, erhöhter Katecholaminspiegel und gelegentlich durch das Auftreten des postoperativen Nierenversagens. Dies sind Zustände, in denen die pharmakokinetischen und pharmakodynamischen Eigenschaften der Herzglykoside im Sinne einer erhöhten Digitalisempfindlichkeit beeinflußt sind.

Andererseits kann das Absetzen bei Patienten mit einer normofrequenten absoluten Arrhythmie bei Vorhofflimmern zu Tachyarrhythmien in der perioperativen Phase führen.

### 83.9.5
### ACE-Hemmer, Diuretika

Bei der chronischen Herzinsuffizienz hat sich mittlerweile die Therapie mit ACE-Hemmstoffen, Digitalis und Diuretika etabliert. Obwohl diese Therapie in der Regel gut vertragen wird, wenn sie mit geringen Dosen begonnen und engmaschig kontrolliert wird, kann es in Phasen des akuten Volumenentzugs zu ausgeprägten Hypotensionen kommen. Die hypotensiven Nebenwirkungen der ACE-Hemmertherapie sind besonders bei Hyponatriämien und vorbestehenden Hypovolämien durch eine begleitende Diuretikatherapie bedingt.

Aus diesen Gründen kann es beim eher volumendepletierten Patienten ratsam sein, die Diuretikatherapie präoperativ abzusetzen, um diesen Komplikationen entgegenzuwirken. Außerdem ist die lebensverlängernde Wirkung nach Gabe von ACE-Hemmstoffen bei der chronischen Herzinsuffizienz erst nach einer längeren Dauer zu beobachten. Dies spricht dafür, daß ACE-Hemmstoffe insbesondere in der chronischen Therapie wirksam sind. Ob deshalb die Therapie mit ihnen kurzfristig in der perioperativen Phase unterbrochen werden kann, ist z. Z. allerdings nicht systematisch untersucht.

Zusammenfassend läßt sich sagen, daß bei der chronischen Therapie von Herz-Kreislauf-Erkrankungen abrupte Änderungen primär erfolgreicher Therapieregimes vermieden werden sollten. Das plötzliche Absetzen von antianginös und antihypertensiv wirksamen Substanzen, insbesondere von β-Rezeptorenblockern, erscheint sogar gefährlich.

## 83.10
## Besondere Probleme

### 83.10.1
### Endokarditisprophylaxe

Ein oft in Vergessenheit geratenes Problem ist die erhöhte Inzidenz einer bakteriellen Endokarditis bei operativen Eingriffen, die häufig mit Bakteriämien einhergehen. Darauf ist besonders zu achten, wenn es sich um Patienten handelt, die nicht nur an einem vorbestehenden Klappenvitium leiden, sondern bei denen bereits eine Herzklappenersatzoperation durchgeführt wurde. Neben den Patienten mit vorbestehendem Vitium sollten auch Patienten mit einem Mitralklappenprolaps mit verdickter Klappe und/oder Herzgeräusch einer Endokarditisprophylaxe unterzogen werden.

Der Nutzen der präoperativen Antibiotikaprophylaxe bei Patienten mit Mitralklappenprolaps ohne signifikante Mitralinsuffizienz ist nicht belegt (Werdan u. Müller 1989). Die Prophylaxeschemata ergeben sich aus den zugrundeliegenden Herzklappenvitien, nach denen die Patienten in eine Gruppe mit normalem und eine mit hohem Endokarditisrisiko eingeteilt werden (Tabelle 83-22).

**Tabelle 83-22.** Endokarditisrisiko bei Herzvitien

| Mäßiges Risiko | Hohes Risiko |
|---|---|
| Angeborener Herzfehler (ohne Vorhofseptumdefekt) | Klappenprothese |
| Palliativ bzw. provisorisch operierte Vitien | Zustand nach bakterieller Endokarditis |
| Rheumatische Herzklappenfehler | |
| Mitralklappenprolaps mit Mitralinsuffizienz (Geräusch) | |
| Hypertrophische obstruktive Kardiomypathie | |

Bei folgenden Herzfehlern und kardialen Eingriffen ist der Nutzen einer Endokarditisprophylaxe nicht belegt:

- Vorhofseptumdefekt (Sekundumtyp),
- Mitralklappenprolaps ohne Geräusch,
- M. Ebstein,
- koronare Herzerkrankung,
- Zustand nach aortokoronarem Bypass,
- Zustand nach Schrittmacherimplantation,
- Zustand nach Vorhofseptumdefekt- (Primumtyp), Ventrikelseptumdefekt- oder Ductus-Botalli-apertus-Operationen,
- Zustand nach Operation einer Aortenisthmusstenose.

Die Therapieschemata berücksichtigen außerdem das Vorliegen einer Penicillinunverträglichkeit.

Jeder Patient, der einer dieser Risikogruppen zuzuordnen ist, sollte einen Endokarditispaß tragen. Diese Pässe sind bei der Paul-Ehrlich-Gesellschaft in München erhältlich. Abb. 83-28 (s. nächste Seite) zeigt die Endokarditispässe mit den darin enthaltenen Therapieregimen bei Patienten mit normalem und hohem Endokarditisrisiko. Tabelle 83-23 zeigt die operativen Eingriffe, bei denen Vorsicht geboten ist, und die häufigsten Erreger, die nach den Eingriffen zu erwarten sind.

## 83.10.2 Antikoagulation und Thrombozytenaggregationshemmung

### Antikoagulation

Eine Vielzahl von Patienten ist medikamentös antikoaguliert, beispielsweise um bei prothetischen Klappenersätzen thromboembolische Komplikationen zu vermeiden. Das perioperative Management steht vor der Aufgabe, perioperative Blutungen zu vermeiden und trotzdem das Risiko einer thromboembolischen Komplikation zu vermindern.

In der Praxis hat es sich gezeigt, daß es möglich ist, die orale Antikoagulation 2–4 Tage vor dem Eingriff zu unterbrechen und überlappend die partielle Thromboplastinzeit durch die parenterale Gabe von Heparin zu verlängern. Etwa 6 h vor der Operation sollte auch das Heparin abgesetzt und danach so früh wie möglich postoperativ wieder gegeben werden. Je nach operativem Eingriff kann dann am 2. postoperativen Tag erneut mit der oralen Antikoagulation begonnen werden, die wiederum überlappend mit der begleitenden Heparintherapie abgedeckt wird.

Unter diesem Vorgehen zeigte sich in einer Studie an 159 Patienten, daß dann keine thromboembolischen Komplikationen bei nichtkardialen operativen Eingriffen auftraten, wenn die orale Antikoagulation im Schnitt 2,9 Tage präoperativ abgesetzt und nach 2,7 Tagen postoperativ wieder aufgenommen wurde. Bei auftretenden Blutungskomplikationen muß dieses Schema allerdings der individuellen Situation entsprechend variiert werden.

**Tabelle 83-23.** Signifikante Bakteriämien bei diagnostischen und therapeutischen Eingriffen

| Organsystem | Erwartete Endokarditiserreger |
|---|---|
| • **Darmtrakt** | |
| Chirurgische Eingriffe an Kolon und Gallenwegen | Enterokokken |
| Anorektokoloskopie | [a] |
| • **Urogenitaltrakt** | [b] |
| Zystoskopie | [b] |
| Chirurgische Maßnahmen Blasenkatheterisierung, Geburt, Kürettagen IUP-Einlagen Entfernungen | Enterokokken |
| • Oropharynx | |
| Zahnärztliche Eingriffe mit Gingiva-Blutung (auch Zahnsteinentfernung) Tonsillektomie/Adenotomie | Streptococcus Viridans |
| • Atemwege | |
| Bronchoskopie mit starrrem Instrument | |
| Chirurgische Eingriffe an den Luftwegen | |
| Fiberoptische Bronchoskopie, Intubation | [a] |
| • Magen | |
| Gastroskopie | |
| Andere Eingriffe an infektiösen Herden (z.B. Emphyseme, Abzesse) Staphylococcus | z.B. Staphyloccus aureus oder Epidermidis |

[a] Prophylaxe nur bei hohem Endokarditisrisiko, empfohlen.
[b] Behandlung einer vorbestehenden Bakteriurie, erst Prophylaxe, wenn diese nicht zu sanieren ist.

### Thrombozytenaggregation durch Acetylsalicylsäure

Bei operativen Eingriffen mit hohem Blutungsrisiko ist zu beachten, daß auch Thrombozytenaggregationshemmer eine protrahierte Wirkung entfalten und zu einer

**a**

**Herzpaß**

**für Erwachsene mit Endokarditisrisiko**

Name: . . . . . . . . . . . . . . . . . . . . . . . . . .

Geburtsdatum: . . . . . . . . . . . . . . . . . . . .

Arzt:

Ausstellungsdatum: . . . . . . . . . . . . . . . . .

Penicillin-Unverträglichkeit bekannt ☐ ja ☐ nein

**Prophylaxe-Vorschlag**

ad a) + b) : **Amoxicillin** 3 g p.o. 1 h vor Eingriff

ad c) : **Di- oder Flucloxacillin** 2 g p.o. 1 h vor Eingriff

**Bei Penicillin-Unverträglichkeit:**

ad a) + c) : **Clindamycin** 600 mg p.o. 1 h vor Eingriff

ad b) : **Vancomycin** 1 g i.v. als Infusion über mindestens 1 h, Beginn spätestens 1 h vor Eingriff

**b**

**Herzpaß**

**für Erwachsene mit besonders hohem Endokarditisrisiko**

Herr/Frau/Frl. . . . . . . . . . . . . . . . . . . . .

Geburtsdatum: . . . . . . . . . . . . . . . . . . . .

Arzt:

Ausstellungsdatum: . . . . . . . . . . . . . . . . .

Penicillin-Unverträglichkeit bekannt ☐ ja ☐ nein

**Prophylaxe-Vorschlag**

ad a) + b) : **Amoxicillin** 3 g p.o. 1 h vor Eingriff, dann 1 g p.o. nach 8 und 16 h

oder

**Amoxicillin/Ampicillin** 2 g i.v. 1/2 h vor Eingriff, dann 1 g i.v. nach 8 und 16 h

ad c) : **Di- oder Flucloxacillin** 2 g p.o. 1 h vor Eingriff, dann 500 mg p.o. nach 8 und 16 h

oder

**Di- oder Flucloxacillin** 1 g i.v. 1/2 h vor Eingriff, dann 1 g i.v. nach 8 und 16 h

**Bei Penicillin-Unverträglichkeit:**

ad a) : **Clindamycin** 600 mg p.o. 1 h vor Eingriff, dann 300 mg p.o. nach 8 und 16 h

ad b) + c) : **Vancomycin** 1 g i.v. als Infusion über mindestens 1 h, Beginn spätestens 1 h vor Eingriff, dann 1 g i.v. nach 12 h

**Abb. 83-28a,b.** Endokarditisausweise für Patienten mit einem geringen (**a**) und einem hohen (**b**) Endokarditisrisiko. Zu beziehen von der Paul-Ehrlich-Gesellschaft, München

**Tabelle 83-24.** Perioperative Therapieempfehlungen für Patienten unter Antikoagulatia

| Herzklappenprothese: akute Blutungskomplikation oder Indikation zu Notfalloperation (intestinal, intrakraniell) | Herzklappenprothese und Indikation zu operativem Eingriff (elektive Operation) |
|---|---|
| *Kumarintherapie unterbrechen:*<br>– PPSB sofort bis zur totalen Kompensation des Hämostasepotentials (Thromboplastinzeitwert: 100%)<br>– Vitamin K i.v. 40 mg<br>*Postoperativ niedrigdosierte Heparintherapie:*<br>– 3mal 5000 IE/Tag s.c.,alternativ:<br>– 1mal LMW-Heparin s.c.,<br>– Heparin per Infusion in therapeutischer Dosierung nach 3–5 Tagen | *Kumarintherapie absetzen*<br><br>Am nächsten Tag Beginn mit niedrigdosierter Heparintherapie:<br>3mal 5000 IE/Tag s.c.,<br>alternativ:<br>1mal LMW-Heparin s.c.<br>Thromboplastinzeitwert = 70–50%:<br>Heparin 3mal 7500 IE/Tag s.c.<br>Thromboplastinzeitwert = < 50%:<br>Heparin in therapeutischer Dosierung bis zur Operation |

Verlängerung der Blutungszeit führen können. Nach Gabe von Acetylsalicylsäure ist mit einer Blutungszeitverlängerung innerhalb von weiteren 5–7 Tagen nach Absetzen zu rechnen. Dies liegt daran, daß die Cyclooxygenase der Thrombozyten irreversibel azetyliert wird. Eine Neusynthese des Cyclooxygenaseenzymmoleküls durch Neubildung von Thrombozyten ist daher notwendig, um zu einer vollständig normalen Plättchenaggregation zu kommen.

#### Angestrebte Quick-Werte

Außerdem ist es wichtig, daß nicht alle operativen Eingriffe einer vollständig normalisierten Gerinnungssituation bedürfen. Eine Anhebung des Quick-Wertes auf 50% ist z. B. bei manchen Herzoperationen oder bei kleineren operativen Eingriffen und Herzkatheteruntersuchungen ausreichend. Dies sollte in enger Zusammenarbeit mit den chirurgischen Kollegen, die die Blutungskomplikationen ihrer Eingriffe am besten kennen, abgeklärt werden. Der Versuch einer akuten Anhebung des Quick-Wertes durch orale Vitamin-K-Gabe ist insbesondere bei Notfällen unzureichend, da nur mit einem protrahierten Anstieg der Gerinnungswerte zu rechnen ist. Außerdem sind diese oral verabreichten Substanzen schlecht steuerbar.

#### Substitution von Gerinnungsfaktoren

Bei akut notwendigen Notfalleingriffen ist die parenterale Substitution von Gerinnungsfaktoren der geeignete Weg, um zu einer Normalisierung der Gerinnung zu gelangen. Die Abwägung der Thromboemboliegefährdung und des operativen Blutungsrisikos muß individuell erfolgen.

Tabelle 83-24 faßt spezielle Probleme der Antikoagulation bei operativen Eingriffen zusammen (Bruhn 1998).

### 83.10.3 Schrittmachertherapie

Bei Schrittmacherpatienten ist das perioperative kardiale Risiko in erster Linie durch die Grundkrankheit sowie das häufig sehr hohe Alter mit den entsprechenden Begleiterkrankungen maßgebend. Ein Patient hat

**Tabelle 83-25.** Programmierung von Herzschrittmachern bei der Anwendung von Elektrokautern

| Stimulationsart | Schrittmacher-abhängige Patienten | Schrittmacher-unabhängige Patienten |
|---|---|---|
| Fixfrequent | Belassen | – |
| „Demand" | Umprogrammieren auf fixfrequent | Belassen |
| Frequenzadaptiert („rate responsive") | Umprogrammieren auf fixfrequent | Umprogrammieren auf „demand" |
| Antiachykard | Abschalten | Abschalten |
| AICD | Abschalten | Abschalten |

durch die Tatsache, ein Schrittmacherträger zu sein, kein primär erhöhtes perioperatives Risiko. Präoperativ sollte aber die störungsfreie Schrittmacherfunktion sichergestellt werden.

Die häufigsten Ursachen für die perioperative Störung der Schrittmacherfunktion sind die Ausfälle des Schrittmacheraggregates durch elektrische oder elektromagnetische Interferenz. Im Operationssaal handelt es sich am häufigsten um die Verwendung eines Elektrokauters. Außerdem kann das Schrittmachersystem durch Kardioversion und Defibrillation beschädigt werden. Ein kompletter Funktionsausfall ist jedoch selten. In Notfällen erlaubt das Auflegen eines Magneten oder das Umschalten auf eine fixfrequente Stimulation, kritische Situationen zu beherrschen.

Präoperativ sollte auf jeden Fall die Schrittmacherfunktion überprüft werden. Das beinhaltet die Prüfung der Sensing- und Pacingfunktion sowie die Prüfung des Patienten auf einen ausreichenden Eigenrhythmus. Die Elektrokauterisierung sollte eher durch kurze „bursts" anstatt durch kontinuierliche Energieabgabe erfolgen. Außerdem sollten die Elektrokauterelektroden möglichst entfernt vom Schrittmachergenerator plaziert werden. Sollte intraoperativ eine Schrittmacherdysfunktion auftreten, empfiehlt sich postoperativ eine erneute Schrittmacherfunktionskontrolle. Gelegentlich kann eine Umprogrammierung des Schrittmachers nötig werden (Tabelle 83-25).

Bei Herzrhythmusstörungen, die präoperativ auftreten und mit Symptomen eines niedrigen Herzzeitvolumens assoziiert sind, sollte ein passagerer Schrittmacher appliziert werden. Die Indikationen für einen passageren Schrittmacher entsprechen im wesentlichen denen eines permanenten Schrittmachers bei einem Patienten ohne Operation. Die Operation sollte nicht durch die Applikation eines permanenten Schrittmachers verzögert werden. In den Fällen, in denen eine Schrittmacherindikation besteht, kann der permanente Schrittmacher auch postoperativ implantiert werden.

## 83.11 Schlußfolgerung

Die Konsiliartätigkeit des Internisten und Kardiologen in der präoperativen kardiovaskulären Risikobeurteilung soll in Kooperation mit dem Chirurgen und dem Anästhesisten Erkrankungen aufdecken, die in der perioperativen Phase die Prognose negativ beeinflussen.

Es ist klar belegt, daß Patienten mit einer bestimmten Risikokonstellation deutlich erhöhte Komplikationsraten und eine deutlich erhöhte Letalität aufweisen. Da Herz-Kreislauf-Erkrankungen für die perioperative Sterblichkeit die größte Bedeutung haben, kommt der präoperativen Diagnostik und kardiovaskulären Therapie auch die größte Bedeutung zu. Es konnte gezeigt werden, daß an erster Stelle in der Todesursachenstatistik nichtkardialer operativer Eingriffe eine inadäquate präoperative Diagnostik und Therapie steht (Holland 1987).

Insbesondere bei elektiven Eingriffen kann das Vorliegen von Erkrankungen wie Aortenstenose, Mitralstenose, Myokardinfarkt innerhalb der letzten Monate und nicht rekompensierte Herzinsuffizienz zu einer Verschiebung der Operation führen, bis eine adäquate Therapie eingeleitet ist. Bei elektiven Eingriffen ist es außerdem wichtig, durch die präoperative Diagnostik bislang unbekannte Risikofaktoren zu identifizieren, denn nur ein bekanntes Risiko bedeutet ein kleines Risiko.

**Tabelle 83-26.** Praktische Aspekte – perioperative Risikoabklärung. (Nach ACC/AHA 1996)

| | |
|---|---|
| 1. EKG | Bei klinischem Verdacht, Alter > 40 Jahre |
| 2. Ergometrie | Großzügig, bei Risikogruppe |
| 3. Thoraxröntgenaufnahme | Großzügig, Dekompensationsgrad |
| 4. Echokardiographie | Diagnosestellung (bei Klappenvitien) |
| 5. Langzeit-EKG | Überprüfung der medikamentösen Einstellung |
| 6. Langzeitblutdruckmessung | Überprüfung der medikamentösen Einstellung |
| Koronarangiographie und Revaskularisation | Spezielle Indikation |

Trotz der Sorgfältigkeit mit der die präoperative Risikoabklärung durchgeführt werden muß, ist das Veranlassen diagnostischer Maßnahmen nur angezeigt, wenn diese wirklich indiziert sind. Die American Heart Association hat hier zu Leitlinien publiziert (Tabelle 83-26). Nur die rationale Diagnostik kardiovaskulärer Begleiterkrankungen erlaubt es, durch eine Therapieoptimierung das perioperative Risiko günstig zu beeinflussen.

## Literatur


ACC/AHA (1996) Guidelines for perioperative cardiovascular evaluation for noncardiac surgery. Circulation 93: 1280–1317

Afridi I, Kleimann NS, Raizner AE, Zoghibi WA (1995) Dobutamine echocardiography in myocardial hibernation. Circulation 91: 663–670

Aken van R (1997) Präoperative Evaluierung und Vorbereitung. Die Sicht des Anästhesisten. Anästhesist (Suppl) 46: 80–84

Archer C, Levy AR, McGregor M (1993) Value of routine preoperative chest x-rays. A metaanalysis. Can J Anaesth 40: 1022–1927

Arkins R, Smessaert AA, Hicks RG (1964) Mortality and morbidity in surgical patients with coronary-artery disease. JAMA 190: 485–488

Backer CL, Tinker JH, Robertson DM, Vlietstra RE (1980) Myocardial reinfarction following local anesthesia for ophtalmic surgery. Anesth Analg 59: 257–262

Baron JF, Mundler O, Bertrand M et al (1994) Dipyridamole-thallium-scintigraphy and gated radionuclide angiography to assess cardiac risk before abdominal aortic surgery. N Engl J Med 330: 663–669

Böhm M, Schmidt U, Gierschik P, Schwinger RHG, Böhm S, Erdmann E (1993a) Sensitization of adenylate cyclase by halothane in human myocardium and S 49 lymphoma wild-type and cyccells. Evidence for an inactivation of the inhibitory guanine-nucleotide binding protein (Gi). Mol Pharmacol 45: 380–389

Böhm M, Schmidt U, Schwinger RHG, Böhm S, Erdmann E (1993b) Effects of halothane on β-adrenoceptors and m-cholinoceptors in human myocardium: radioligand binding and functional studies. J Cardiovasc Pharmacol 21: 296–304

Broudoulas H (1979) Changes in diastolic time with various pharmacological agents. Circulation 60: 165–172

Bruhn HD (1998) Antithrombotische Therapie bei Herzklappenvitien prä- und postoperativ. Internist 12: 1296

Calverley RK, Smith NT, Prys-Roberts C, Eger EI II, Jones CW (1978) Cardiovascular effects of enflurane during controlled ventilation in man. Anesth Analg 57: 619–628

Covino BJ (1989) Pharmacology of local anesthetic agents. In: Num FJ, Utting JE, Brozen BR Jr (eds) General anesthesia. Butterworth, London, pp 1036–1048

Crawford ES, Bomberger RA, Glaeser DH, Saleh AS, Russel WL (1981) Aortoiliac occlusive disease: Factors influencing survival and function following reconstructive operation over a twenty-five year period. Surgery 90: 1055–1067

Daoud EG, Strickberger SM, Ching-Man K et al. (1997) Preoperative amiodarone as prophylaxis against atrial fibrillation after heart surgery. N Engl J Med 337: 1785–1791

Dhingra R, Palilco E, Strasberg B, Swiryn S, Bauernfeind R (1981) Significance of the HV-interval in 517 patients with chronic bifascicular block. Circulation 64: 1265–1271

Drenger B, Quigg M, Blanck TJJ (1991) Volatile anesthetics depress calcium channel blocker binding to bovine cardiac sarcolemma. Anesthesiology 74: 155–165

Duke PC, Fownes D, Wade JG (1977) Halothane depresses baroreflex control of heart rate in man. Anesthesiology 46: 184–187

Eger EI II, Smith NT, Stoelting RK, Cullen DJ, Kadis LB, Whitcher CE (1970) Cardiovascular effects of halothane in man. Anesthesiology 32: 396–409

Elmore JR, Hallett JW jr, Fibbons RJ et al. (1993) Myocardial revascularization before abdominal aortic aneurys morphaphy: effect of coronary angioplasty. Mayo Clin Proc 6: 637–641

Erdmann E (1986) Der passagere Schrittmacher – Indikation, Komplikationen und Art der Stimulation. Anästh Intensivmed 27: 304–307
Erdmann E (1991) Die präoperative kardiovaskuläre Risikobeurteilung. Internist 32: 220–225
Erdmann E (1995) Digitalis – friend or foe? Eur Heart J 16 (Supll F): 16–19, 1995
Foex P (1989) Effects of anesthesia of the Circulation. In: Num FJ, Utting JE, Broon BR Jr (eds) General anesthesia, 5th edn. Butterworth, London, pp 210–226
Foster E, Davis K, Carpenter J, Abele S, Fray D (1986) Risk of noncardiac operation in patients with defined coronary artery disease: the coronary artery surgery study (CASS) registry experience. Ann Thorax Surg 41: 42–50
Gerson M, Hurst J, Hertzberg V et al (1985) Cardiac prognosis in noncardiac geriatric surgery. Ann Intern Med 103: 832–837
Goldman L (1988) Assessment of the patients with known or suspected ischemic heart disease for noncardiac surgery. Br J Anaesth 61: 38–83
Goldman L (1994) Assessment of perioperative cardiac risk. N Engl J Med 330: 707–709
Goldman L, Caldera D, Nussbaum S et al (1977a) Multifactorial index of cardiac risk in noncardiac surgical procedures. N Engl J Med 297: 845–851
Goldman L, Caldera DL, Nussbaum SR et al (1977b) Multifactorial index of cardiac risk in noncardiac surgical procedures. N Engl J Med 297: 845–850
Goldman L, Caldera DL, Southwick FS et al (1978) Cardiac risk factors and complications in non-cardiac surgery. Medicine 57: 357–370
Grossman W (1991) Complications of cardiac catheterization: Incidence, causes and prevention. In: Grossman W, Baim DS (eds) Cardiac catheterization, angiography and intervention. Lea & Febiger, Philadelphia, London, pp 28–43
Halm EA, Browner WS, Tubau JF, Tateo IM, Mangano DT (1996) Echocardiography for assessing cardiac risk in patients having noncardiac surgery. Ann Intern Med 125: 433–441
Hayashi Y, Sumikawa K, Yamatodani A et al. (1991) Myocardial epinephrine sensitization with subanesthetic concentrations of halothane in dogs. Anesthesiology 74: 134–137
Hertzer NR (1983) Myocardial ischemia. Surgery 93: 97–101
Hickey RF, Verrier ED, Baer RW, Vlahakes GJ, Fein G, Hoffman JIE (1985) A canine model of acute coronary artery stenosis: Effects of deliberate hypotension. Anesthesiology 59: 226–236
Hobbhahn J, Conzen P, Goetz A et al. (1987) Blood flow and oxygen supply of the myocardium under isoflurane and enflurane. In: Peter BR, Brown JR, Martin E, Norlander O (eds) Inhalation anesthetica: New aspects. Springer, Berlin Heidelberg New York Tokyo, pp 170–186
Holland R (1987) Anaesthetic mortality in New South Wales. Br J Anaesth 59: 834–841
Housman PR, Murat I (1988) Comparative effects of halothane, enflurane and isoflurane at equipotent anesthetic concentrations on isolated ventricular myocardium of the ferret. II: Relaxation. Anesthesiology 69: 464–471
Huber KC, Evans MA, Bresnahan JF, Gibbons RJ, Holmes DR jr (1992) Outcome of noncardiac operations in patients with severe coronary artery disease successfully treated preoperatively with coronary angioplasty. Mayo Clin Proc 67: 15–21
Jakschik J, Tung L, Germer C, Häring R (1989) Das operative Risiko für über 89jährige Patienten mit Verschlußikterus. Z Geriatric 2: 76–78
Johnston RR, Eger EI, Wilson C (1976) A comparative interaction of epinephrine with enflurane and halothane in man. Anesth Analg 55: 709–712
Knorring von J (1981) Postoperative myocardial infarction. A prospective study in a risk group of surgical patients. Surgery 90: 55–60
Kotter G, Kotrly K, Kalbfleisch J, Vucins E, Kampine J (1987) Myocardial ischemia during cardiovascular surgery as detected by an ST-segment trend monitoring system. J Cardiothorac Vasc Anesth 1: 190–199
Larsen SF, Olesen KH, Jacobsen E et al (1987) Prediction of cardiac risk in noncardiac surgery. Eur Heart J 179–185
LItalien G, Paul SD, Hendel RC et al. (1996) Development of validation of a bayesian model for perioperative cardiac risk assessment in a cohort of 1,081 vascular surgical candidates. J Am Coll Cardiol 27: 779–786
Liebermann RW, Orkin FK, Jobes DR, Schwartz AJ (1983) Hemodynamic predictors of myocardial ischemia during halothane anesthesia for coronary artery revascularization. Anesthesiology 59: 36–41
London MJ, Mangano DT (1988) Assessment of perioperative risk. In: Stoelting RK, Barash PG, Gallagher TJ (eds) Advances in Anesthesia, vol 5. Year Book Medical, Chicago, pp 53–87
Lynch C (1986) Differential depression of myocardial contractility by halothane and isoflurane in vitro. Anesthesiology 64: 620–631
Mangano DT, Biebuyck JF, Phil D (1990) Perioperative cardiac morbidity. Anesthesiology 72: 153–184
Mangano DT, Hollenberg M, Fegert G et al. (1991) Perioperative myocardial ischemia in patients undergoing noncardiac surgery-I. Incidence and severity during the 4 day perioperative period. J Am Coll Cardiol 17: 843–850
Mangano DT, Goldman L (1995) Preoperative assessment of patients with known or suspected coronary disease. N Engl J Med 331: 1750–1756
Mangano DT, Layug EL, Wallace A, Tateo I, for the Multicenter Study of Perioperative Ischemia Research Group (1996) Effect of atenolol on mortality and cardiovascular morbidity after noncardiac surgery. N Engl J Med 335: 1713–1720
Mauney MF jr, Ebert PA, Sabiston DC jr (1970) Postoperative myocardial infarction: A study of predisposing factors, diagnosis, and mortality in a high risk group of surgical patients. Ann Surg 172: 497–503
Meyer J (1996) Koronare Herzerkrankung und Herzinfarkt. In: Erdmann E, Riecker G (Hrsg) Klinische Kardiologie, 4. Aufl. Springer, Berlin Heidelberg New York Tokio, S 419–554
National Center for Health Statistics (1989) Health, United States 1988. DHHS Publication No. (PHS) 89–1232, Public Health Service, Washington, U.S. Government Printing Office, pp 10–17, 66, 67, 100, 101
McPhail N, Calvin JE, Shariatmadar A, Barber GG, Scobie TK (1988) The use of preoperative exercise testing to predict cardiac complications after arterial reconstruction. J Vasc Surg 7: 60–68
Olausson K, Magnusdottir H, Lurje L et al. (1997) Anti-ischemic and anti-anginal effect of thoracic epidural anesthesia vs. those of conventional medical therapy in the treatment of severe refractory. Circulation 96: 2178–2182
Rao TK, Jacobs KH, El-Etr AA (1983) Reinfarction following anesthesia in patients with myocardial infarction. Anesthesiology 59: 499–505
Roberts SL, Tinker JH (1988) In: Brown DL (ed) Cardiovascular disease, risk and outcome in anesthesia. Lippincott, Philadelphia, pp 33–49
Seagard JL, Hopp FA, Bosnjak ZJ, Osborn JL, Kapine JP (1984) Sympathetic efferent nerve activity in conscious and isoflurane anesthetized dogs. Anesthesiology 61: 266–270
Skovsted O, Price HL (1970) Central sympathetic excitation caused by diethyleter. Anesthesiology 32: 202–209
Schmidt U, Schwinger RHG, Böhm S et al. (1993) Evidence for an interaction of halothane with the L-type Ca2+-channel in human myocardium. Anesthesiology 79: 332–339
Schwartz MJ (1990) Anesthesia for myocardial revascularization. In: Di Nardo JA (ed) Anesthesia for cardiac surgery. Appleton & Lange, USA, pp 59–83
Steen PA, Tinker JH, Tarhan S (1978) Myocardial reinfarction after anesthesia and surgery. JAMA 239: 2566–2570
Stoelting R (1988) Hemodynamic effects of muscle relaxants. In: Estafanons FG (ed) Anesthesiology in the heart patient. Butterworth, USA, pp 27–35
Stone J, Foex P, Sear J, Johnson L, Khambatta H, Triner L (1988) Risk of myocardial ischemia during anesthesia in treated and untreated hypertensive patients. Br J Anaesth 61: 675–679
Tarnow J (1996) Nutzen und Kosten präoperativer „Screening“-Untersuchungen aus anästhesiologischer Sicht. Anästhesiol Intensivmed 37: 268–272
Werdan K, Müller U (1989) Mitralklappenprolaps und Mitralklappenprolapssyndrom. Internist 30: 475–482

# Kapitel 84

# Kardiales Trauma

84

U.C. Hoppe, E. Erdmann



## 84.1 Ätiologie und Pathogenese

Thoraxverletzungen sind für 25% aller traumatisch bedingten Todesfälle verantwortlich. Hiervon sind je nach Art der Gewalteinwirkung bis zu 95% auf kardiale Verletzungen zurückzuführen (Kulshrestha et al. 1990). Eine Herzbeteiligung kann sowohl bei penetrierenden als auch bei stumpfen Traumata auftreten.

**Pathomechanismen kardialer Traumata**

*I. Penetrierende Verletzungen*
- niedrige Geschwindigkeit (z. B. Messer, Pfähle)
- hohe Geschwindigkeit (z. B. Geschosse)

*II. Stumpfe Verletzungen*
- Dezelerations- oder Akzelerationstraumata (z. B. Verkehrsunfall)
- Thoraxkompression, evtl. mit Coup- und Contrecouptrauma (z. B. Steuerradverletzung, Sturz, Detonation, externe Herzmassage)
- plötzliche Kompression von Abdomen/unteren Extremitäten mit transdiaphragmaler Druckübertragung („hydraulic ram effect")

### 84.1.1 Penetrierende Verletzungen

Bei penetrierenden Verletzungen handelt es sich zumeist um Stich- oder in steigendem Maße Schußverletzungen. Neben Messern und Geschossen können jedoch auch Splitter, Nägel und Pfähle oder dislozierte Rippen- und Sternumfragmente zu penetrierenden kardialen Traumata führen (Asensio et al. 1998; Campbell et al. 1997). Als iatrogene Ursachen wurden Perforationen durch Schrittmachersonden, Katheter oder endomyokardiale Biopsien beschrieben.

Bei Stichverletzungn ist die Gewebetraumatisierung in der Regel auf den Stichkanal beschränkt.

Bei Schußverletzungen wird das Ausmaß der Gewebeschädigung u. a. durch die Geschwindigkeit des traumatisierenden Fremdkörpers beeinflußt. Geschosse mit niedriger Geschwindigkeit können durch schnellen Energieverlust intrakardial zum Liegen kommen, mit dem Blutstrom embolisieren oder durch Reflexion z.B. an knöchernen Strukturen die Richtung ändern. Hochgeschwindigkeitsgeschosse führen oft zu ausgedehnten zylinderförmigen Gewebeschäden um den eigentlichen Verletzungskanal und haben eine ungünstige Prognose.

### 84.1.2 Stumpfe Verletzungen

Herzverletzungen bei stumpfen Thoraxtraumata treten am häufigsten durch Verkehrsunfälle auf. !

Seltenere Ursachen sind Trittverletzungen, Stürze, Sport- und Berufsunfälle oder iatrogene Verletzungen im Rahmen einer Reanimation (Hoppe u. Erdmann 1997; Maron et al. 1995). Bereits Krafteinwirkungen mit Geschwindigkeiten unter 50 km/h können morphologische Myokardschäden hervorrufen. Die Inzidenz einer Myokardcontusio bei stumpfem Thoraxtrauma liegt zwischen 3 und 76% und stellt damit die häufigste Herzverletzung dar (Grech et al. 1992; Norton et al. 1990). Die große Streuung spiegelt die Schwierigkeit der Diagnose wider.

Eine kardiale Schädigung bei stumpfem Trauma kann auf verschiedenen Pathomechanismen beruhen (vgl. Übersicht oben). Durch schnelle Akzelerations- oder Dezelerationsbewegungen wird das an den großen Gefäßen hängende Herz kinetischer Energie ausgesetzt. Leichtere Kräfte werden abgefedert, während größere Gewalteinwirkungen zu kardialen Verletzungen bis hin zu einer Herzruptur führen können (Watkins et al. 1995).

Eine direkte Kompression des Herzens zwischen Sternum und Wirbelsäule kann Coup- und Contrecoupverletzungen verursachen. Dies ist ein häufiger Mechanismus bei Verkehrsunfällen durch Aufprall des Thorax auf das Steuerrad, stellt aber u. a. auch den zugrundeliegenden Pathomechanismus eventueller kardialer Verletzungen bei externer Herzmassage dar (Tenzer 1985). Durch Kompression des Abdomens und/oder der unteren Extremitäten z. B. bei Verschüttungen können über einen plötzlichen transdiaphragmal fortgeleiteten Anstieg des venösen Rückflusses bei gleichzeitiger Zunahme des systemvaskulären Widerstands („hydraulic ram effect") Atria, Ventrikel oder Herzklappen rupturieren.

## 84.2 Morphologie und Symptomatik

Bei penetrierenden und stumpfen Traumata sind Verletzungen aller kardialer Strukturen möglich (vgl. Übersicht).

**Folgen traumatischer Herzschädigungen**

1. *Perikard*
   - Perikarditis (evtl. rezidivierend)
   - Lazeration/Ruptur (evtl. kardiale Luxation/Herniation)
   - Tamponade
   - konstriktive Perikarditis/Verkalkung
2. *Myokard*
   - Contusio/Commotio
   - Lazeration/Ruptur
   - Septumdefekte
   - Aneurysma/Pseudoaneurysma
3. *Herzklappenapparat*
   - Klappenausriß/-perforation
   - Papillarmuskelausriß/-nekrose
   - Abriß der Chordae
4. *Koronargefäße*
   - Lazeration/Ruptur/Fisteln
   - Okklusion (Thrombose, Embolie, Spasmus)
   - Kompression (Ödem, Hämatom)

### 84.2.1 Perikard

#### Perikarditis

Nach stumpfen Traumata wird häufig eine Perikaditis unterschiedlichen Ausmaßes als alleinige Traumafolge oder als Begleitperikarditis bei Myokardcontusio beobachtet. Perikarditiden verursachen oft thorakale Schmerzen oder können zur Ergußbildung führen. Selten treten posttraumatisch rezidivierende Perikarditiden auf.

Bei einer kleinen Anzahl von Patienten zeigt sich Wochen oder Monate nach stumpfem Thoraxtrauma ein postkardiotomieähnliches Syndrom, dessen Ursache bislang noch nicht vollständig geklärt ist. Im Verlauf von Monaten bis Jahren können, besonders nach perikardialer Blutung, Perikardverkalkungen und eine konstriktive Perikarditis mit typischen Zeichen einer restriktiven Kardiomyopathie entstehen (Olsovsky et al. 1997).

#### Perikardtamponade

Eine Herztamponade wird meist durch eine Perikard- und/oder Myokardlazeration bzw. -ruptur verursacht, kann jedoch auch bei Verletzung der Koronarien oder der intraperikardialen Anteile der großen Gefäße auftreten. Bei akuter Ergußbildung können bereits 150–200 ml hämodynamisch relevant sein und zu einer Einflußbehinderung und akuten kardialen Dekompensation führen (Olsovsky et al. 1997).

#### Perikardlazeration/-ruptur

Eine Lazeration oder Ruptur des Perikards kann bei penetrierenden oder stumpfen Verletzungen auftreten. Perikardlazerationen nach penetrierenden Traumata sind selten isolierte Verletzungen. Auch bei einer Perikardruptur nach stumpfer Traumatisierung muß bei 25% der Patienten mit zusätzlichen anderen kardialen Schädigungen gerechnet werden. Besteht die Möglichkeit einer freien Flüssigkeitsdrainage aus dem Perikardbeutel, so kann es im Rahmen einer Perikardlazeration/-ruptur zu einem Hämatothorax mit klinischen Zeichen einer Hypovolämie, ggf. eines hypovolämischen Schocks, kommen.

Bei einer Perikardverklebung bzw. -deckung durch andere Strukturen wie Lungengewebe kann eine Herztamponade resultieren (s. oben). Vorübergehend kann eine Perikardtamponade vor einer akuten Verblutung schützen. Das protektive Zeitintervall ist jedoch durch eine oft rasch progrediente Einflußbehinderung und Abnahme der linksventrikulären Auswurffraktion limitiert.

Bei Perikardeinrissen wurden darüber hinaus meist links-pleuroperikardiale Herzluxationen oder -herniationen beschrieben, die z. T. bei asymptomatischen Patienten erst nach Monaten auffallen. Die Gefahr einer kardialen Inkarzeration ist bei mittelgroßen Perikardeinrissen von etwa 8–12 cm besonders hoch (Campbell et al. 1997; Watkins et al. 1995).

### 84.2.2
### Myokard

#### Myokardcontusio/-commotio

Die häufigste Myokardverletzung bei stumpfer Traumatisierung stellt die Contusio dar (Grech et al. 1992; Norton et al. 1990). Im Gegensatz zur Myokardcommotio, bei der Arrhythmien ohne nachweisbare strukturelle Myokardschäden auftreten, ist die Contusio durch morphologische Veränderungen vergleichbar mit einem Infarkt- oder Postinfarktbild gekennzeichnet (Allen u. Liedtke 1979).

Makroskopisch zeigen sich oft petechiale bis ekchymatöse Blutungen. Histologisch wird das Bild durch Zellödeme, Erythrozytenextravasate, sekundäre Granulozyteninfiltrate bis hin zu ausgedehnten Myozytennekrosen geprägt. Im Spätstadium kann ein narbiger Gewebeumbau, ggf. mit Aneurysmabildung, resultieren. Die häufigsten Symptome einer Myokardcontusio sind thorakale Schmerzen, die typischerweise wie bei einem Myokardinfarkt nicht auf Nitropräparate ansprechen.

Differentialdiagnostisch kann eine durch Hypotonie, Hypoxie und Tachykardie hervorgerufene Angina-pectoris-Symptomatik bei vorbestehender koronarer Herzerkrankung schwierig abgrenzbar sein.

Funktionelle Einschränkungen einer kardialen Contusio entsprechen dem Ausmaß der Gewebeschädigung und können bis zur Herzinsuffizienz führen. Sowohl bei einer Myokardcontusio als auch -commotio wurden verschiedenste Arrhythmien und sogar plötzliche Herztodesfälle beschrieben. Beobachtete Herzrhythmusstörungen reichen von Vorhofflimmern, atrioventrikulären und intraventrikulären Leitungsstörungen, ventrikulären Tachykardien bis hin zu Kammerflimmern (Hoppe u. Erdmann 1997; Maron et al. 1995).

#### Myokardlazeration/-ruptur

Myokardlazerationen bzw. -rupturen der freien Wand führen in der Mehrzahl zum akuten Tod durch Verblutung oder eine akute Herztamponade. Nur einzelne Verletzte überleben durch eine sofortige Notoperation. Eine besonders schlechte Prognose haben Schußverletzungen des linken Ventrikels. Bei sehr kleinen Defekten hingegen können Verletzungen dünnwandiger Strukturen wie z. B. der Vorhofwand, die sich nicht selbst verschließen können, z. T. einen ungünstigeren Verlauf nehmen als Verletzungen vergleichbarer Größe im Ventrikelmyokard.

Myokardrupturen können auch sekundär im Bereich von Nekrosen oder Narben nach einem variablen Zeitintervall auftreten. Entsprechend der intrathorakalen Lage sind sowohl bei penetrierenden als auch bei stumpfen Traumata in abnehmender Reihenfolge rechter Ventrikel, linker Ventrikel, rechter Vorhof und nur selten der linke Vorhof betroffen (Campbell et al. 1997; Olsovsky et al. 1997).

#### Septumdefekte

Septumdefekte werden nach penetrierenden und nichtpenetrierenden Verletzungen beobachtet und können auch erst nach Tagen oder Jahren durch Nekrosen- bzw. Narbenruptur entstehen. Aufgrund der sternumnahen Lage ist das ventrikuläre Septum häufiger als das atriale betroffen. Besonders gefährdet ist das apikale Interventrikularseptum.

Die Symptomatik wird entscheidend durch die Größe des Defektes und damit des Shuntvolumens beeinflußt. Große Defekte können zu einer akuten kardialen Dekompensation führen.

### 84.2.3
### Koronargefäße

#### Koronarien ohne Wandvorschädigung

Durch direkte Krafteinwirkung oder Scherkräfte können Verletzungen aller oder einzelner Wandstrukturen der Koronargefäße auftreten (Abb. 84-1), die häufig mit Wandeinblutungen assoziiert sind. Betrifft die Schädigung die gesamte Zirkumferenz, wie meistens bei penetrierenden, seltener auch bei stumpfen Verletzungen, so kommt es zur Gefäßruptur bzw. -lazeration mit der Folge einer Perikardtamponade und einer Letalität von ca. 80%. Ist nur ein Teil der Zirkumferenz beteiligt, können Koronarfisteln entstehen.

Bei inkompletten Wandeinrissen, die sich auf einzelne Schichten beschränken, resultieren Aneurysmen, Dissekationen oder Intimaläsionen mit evtl. nachfolgender Thrombose und Myokardinfarzierung. Myokardschäden ohne koronare Wandverletzung können durch einen Gefäßspasmus bzw. Thrombus als passageres endoluminales Hindernis oder durch ein Ödem bzw. Hämatom mit extraluminaler Kompression bedingt sein (Allen u. Liedtke 1979).

Differentialdiagnostisch ist eine Myokardcontusio schwer abgrenzbar. Eine Assoziation von Thoraxtrauma und Koronarspasmus konnte tierexperimentell nachgewiesen werden.

#### Vorgeschädigte Koronargefäße

Arteriosklerotisch veränderte Gefäße sind besonders durch Intimaeinrisse und konsekutive thrombotische Auflagerungen gefährdet. Zudem können traumatische Krafteinwirkungen Emboli aus arteriosklerotischen Plaques lösen und zu peripheren Gefäßokklusionen führen. Die koronare Herzerkrankung scheint eine Prädisposition, jedoch keine zwingende Voraussetzung für einen posttraumatischen Myokardinfarkt zu sein. Häufig wurden postinfarziell isolierte Stenosen oder Gefäßabbrüche auch ohne jegliche arteriosklerotische Veränderungen des übrigen Koronarsystems nachgewiesen (Allen u. Liedtke 1979; Tenzer 1985).

#### Lokalisation

Koronarverletzungen betreffen am häufigsten die linksanteriore deszendierende Koronararterie (LAD), und ein Anteroseptalinfarkt oder Ventrikelseptumdefekt ist oft die Folge. Am zweithäufigsten wird die rechte Koro-

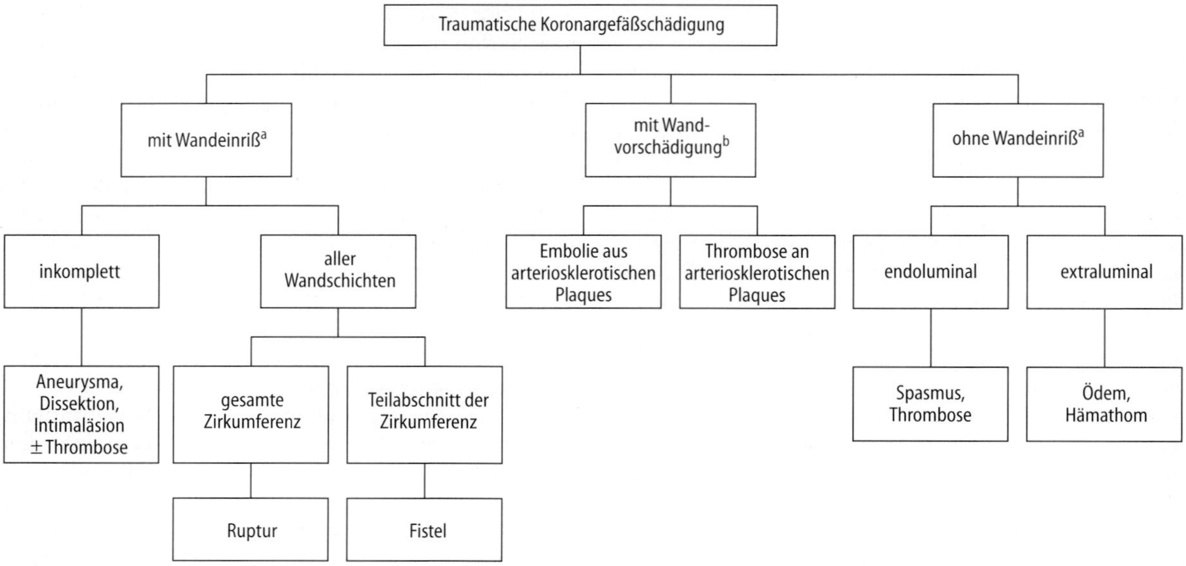


**Abb. 84-1.** Traumatische Koronargefäßschädigung ([a] ± Wandvorschädigung ± Wandeinblutung, [b] ± Wandeinriß)

nararterie (RCA) und nur selten die A. circumflexa (CX) verletzt (Allen u. Liedtke 1979; Fabian et al. 1988).

Aortokoronare Bypässe, die im Gegensatz zu Koronararterien nicht von Myokard und epikardialem Fettgewebe umschlossen werden, sind durch ihren ungeschützten freien Verlauf besonders gefährdet.

Koronarfisteln bilden sich vorzugsweise zwischen rechter Herzkranzarterie und rechtem Vorhof oder rechtem Ventrikel, können aber auch linksventrikulär oder im Bereich des Koronarsinus auftreten. Je nach resultierendem Shuntvolumen können Koronarfisteln zu einer Herzinsuffizienz führen.

### 84.2.4 Herzklappenapparat

Die Häufigkeit einer Beteiligung des Klappenapparates bei Thoraxtraumata beträgt etwa 0,05%. Besonders gefährdet sind vorgeschädigte Herzklappen. Hämodynamisch tritt meist eine akute Klappeninsuffizienz unterschiedlichen Schweregrades auf, die aufgrund der fehlenden ventrikulären Adaptationsmöglichkeit schnell zu einer kardialen Dekompensation führen kann.

#### Lokalisation

Wegen der höheren Druckbelastung werden bei stumpfem Trauma die linksventrikulären Klappen häufiger geschädigt, besonders die Aortenklappe, die bevorzugt am Anulus einreißt. Verletzungen der Atrioventrikularklappen sind an den Segeln oder öfter an den Papillarmuskeln und den Chordae lokalisiert. Sekundäre atrioventrikuläre Klappeninsuffizienzen können durch Papillarmuskelnekrosen auftreten. Die Pulmonalklappe ist bei stumpfen Traumata nur selten mitbetroffen, kann jedoch bei penetrierenden Verletzungen traumatisiert werden.

## 84.3 Klinik

### 84.3.1 Inspektion und Palpitation

Schwere kardiale Verletzungen führen zur akuten Herzinsuffizienz bis hin zum kardiogenen Schock. **!**

Differentialdiagnostisch müssen für eine Schocksymptomatik evtl. verantwortliche Begleitverletzungen wie z.B. eine Milzruptur oder Beckenfrakturen mit großem Blutverlust ausgeschlossen werden. Andererseits kann bei polytraumatisierten Patienten eine Herzbeteiligung durch extrakardiale Unfallfolgen überlagert werden (Tenzer 1985).

Bei penetrierenden Verletzungen kann die Lokalisation einer Eintritts- und ggf. Austrittspforte auf eine Herztraumatisierung hindeuten. Beim stumpfen Trauma sind häufig Frakturen und thorakale bzw. abdominelle Prellungen wegweisend. So fanden sich bei 75% von Patienten mit gesicherter Myokardcontusio Prellmarken. Ein besonderer Wert kommt daher einer genauen körperlichen Untersuchung mit Befunddokumentation zu. Das Fehlen von Frakturen oder externen Verletzungen schließt jedoch nie eine kardiale Schädigung aus (Tenzer 1985).

Eine Jugularvenenstauung und das Zeichen nach Kussmaul mit inspiratorischem Jugularvenendruckanstieg weisen auf eine Perikardtamponade hin. Differentialdiagnostisch muß an eine akute Rechtsherzdekompensation gedacht werden.

Mit zunehmender Herzinsuffizienz kommt es zur Tachykardie und Pulsabflachung bis hin zur Pulslosigkeit. Ein Pulsus paradoxus et alternans macht eine Herztamponade wahrscheinlich. Eine hohe Pulsamplitude kann Ausdruck einer Aortenklappenverletzung sein.

### 84.3.2 Auskultation

Bei der Auskultation weisen pathologische Strömungsgeräusche auf Klappenvitien oder eine Septumperforation, Perikardreiben auf eine Perikardläsion hin. Ein fixiert gespaltener 2. Herzton kann Ausdruck eines Vorhofseptumdefektes, ein 3. Herzton das erste Zeichen einer kardialen Dekompensation sein. Besonders leise, abgeschwächte Herztöne sind bei Perikardergüssen auskultierbar. Zudem ist auf feuchte Rasselgeräusche als Zeichen einer pulmonalen Stauung zu achten.

## 84.4 Diagnostik

Die Diagnose einer kardialen Beteiligung bei Traumapatienten kann schwierig sein, da zum einen die kardiale Schädigung oft durch extrakardiale Verletzungen überlagert wird und es andererseits keine diagnostische Methode gibt, die sich als „golden standard" eignet (Maenza et al. 1996; Olsovsky et al. 1997).

Nach penetrierenden Verletzungen sollte in der Regel auf dem Boden des klinischen Befundes eine sofortige explorative Thorakotomie ohne vorausgehende zeitaufwendige Diagnostik erfolgen. Nur in unklaren Fällen hat sich eine präoperative Echokardiographie als hilfreich erwiesen. Eine diagnostische Perikardpunktion hat nur bei positivem Befund einen Aussagewert und kann dann vorübergehend entlastend sein, ist jedoch in bis zu 25% falsch-negativ (Campbell et al. 1997; Olsovsky et al. 1997).

Bei allen akut vital gefährdeten Patienten mit sicherem kardialen Trauma sollte dann nach der operativen Primärversorgung, bei den übrigen Patienten mit Verdacht auf eine kardiale Verletzung direkt nach Erreichen des Krankenhauses eine genaue Abklärung durchgeführt werden.

### 84.4.1 Elektrokardiogramm

Bei jedem Patienten mit Thorax- oder Abdomentrauma sollte umgehend ein EKG registriert werden. Obwohl das EKG nur eine eingeschränkte Sensitivität und Spezifität besitzt, gilt es im positiven Fall trotzdem als der beste verfügbare Prädiktor für eine Myokardcontusio bzw. -commotio, welche in 40–83% der Fälle mit EKG-Veränderungen einhergehen (Norton et al. 1990).

Mit etwa 73% stellen Arrhythmien die häufigsten EKG-Veränderungen dar und umfassen alle Arten von Reizleitungs- und Reizbildungsstörungen sowie Extrasystolien bis hin zum Kammerflimmern (Hoppe u. Erdmann 1997; Maron et al. 1995). Bei 38% der Patienten werden unspezifische ST- und T-Veränderungen beobachtet. Es können sich jedoch auch typische Bilder einer Perikarditis oder eines Infarktes zeigen.

Eine Niedervoltage deutet auf eine perikardiale Ergußbildung hin. Da ein pathologisches EKG auch erst verzögert auftreten kann, sind wiederholte Registrierungen über 24–72 h bei klinischem Verdacht erforderlich. Unauffällige EKG-Ableitungen schließen aber nie eine kardiale Schädigung aus, zumal das Standard-EKG relativ insensitiv für rechtsventrikuläre Störungen ist (Tenzer 1985). Andererseits können falsch-positive EKG-Veränderungen durch zahlreiche Begleitstörungen bedingt sein, die differentialdiagnostisch berücksichtigt werden müssen:
- Hypotension,
- Elektrolytveränderungen,
- Hypoxämie/Hyperkapnie/Azidose,
- Katecholamine (z. B. iatrogen),
- zentralnervöse Schädigungen,
- Alkohol/Medikamente,
- kardiale Vorerkrankungen.

### 84.4.2 Laborparameter

Die Bestimmung der Gesamtkreatinkinase (CK) ist bei Traumapatienten unspezifisch und ohne Aussagewert. Eine signifikante Erhöhung der CK-MB-Fraktion macht eine Herzbeteiligung wahrscheinlich, ist jedoch als alleiniger Parameter ebenfalls unzuverlässig, da das MB-Isoenzym auch in anderen Geweben wie z. B. Dünndarm, Leber, Skelettmuskulatur, Blase und Diaphragma (bis zu 25% des Myokardgehaltes) vorkommt.

Andererseits kann sogar bei schwerer kardialer Schädigung die CK-MB-Fraktion im Normbereich liegen. Bei gleichzeitig pathologischem CK-MB-Wert und EKG liegt nach stumpfem Thoraxtrauma die Sensitivität für eine kardiale Beteiligung bei 100%, die Spezifität jedoch nur bei 54% (Hoppe u. Erdmann 1997; Maenza et al. 1996).

Der Wert einer Troponin-T- und/oder Troponin-I-Bestimmung wird derzeit noch sehr kontrovers beurteilt. Die Troponinbestimmung hat eine hohe Kardiospezifität, die Sensitivität zum Nachweis einer kardialen Contusio lag in einigen Untersuchungen jedoch unter 50% (Adams et al. 1996; Ferjani et al. 1997). Traumapatienten mit erhöhten Troponinwerten scheinen ein erhöhtes Risiko für kardiale Komplikationen zu haben. Da Troponintiter wie auch CK-Werte erst mit einer Latenz ansteigen können, sollten bei jedem Patienten nach stumpfem Abdomen- oder Thoraxtrauma mit initial normalen Serumwerten Verlaufskontrollen über 24–72 h erfolgen.

### 84.4.3 Thoraxröntgenaufnahme

Die Thoraxröntgenaufnahme hat meist nur bei schweren Herzverletzungen eine diagnostische Bedeutung. Eine kardiale Blutung kann zu einer Mediastinalverbreiterung und zu Pleuraergüssen führen. Eine pathologische Konfiguration bzw. Position der Herzsilhouette macht eine Herzluxation/-herniation oder eine Perikardtamponade wahrscheinlich (Watkins et al. 1995).

Ein Pneumoperikard kann ebenfalls Ausdruck eines Perikardeinrisses sein. Zudem können sich eine pulmonale Stauung, vitientypische kardiopulmonale Veränderungen oder auf eine Herzbeteiligung hindeutende Frakturen zeigen.

### 84.4.4 Echokardiographie

Die Echokardiographie stellt eine sehr gute nichtinvasive Methode zur Erfassung von Perikardergüssen, Klappenverletzungen, intrakardialen Shuntverbindungen und myokardialen Wandbewegungsstörungen dar. Auch der im EKG unterrepräsentierte rechte Ventrikel ist echokardiographisch meist gut beurteilbar.

Die transösophageale – besonders biplane und multiplane – Echokardiographie hat sich als deutlich sensitiver im Vergleich zur transthorakalen Echokardiographie erwiesen und ist zudem bei externen Thoraxverletzungen und intraoperativ einsetzbar (Weiss et al. 1996). Aber selbst eine Kombination aus transthorakaler und transösophagealer Echokardiographie führt bei einem Teil der Patienten zu falsch-negativen Befunden (Hoppe u. Erdmann 1997; Norton et al. 1990).

### 84.4.5 Herzkatheter

Die umfassendsten Befunde bei kardialen Verletzungen sind häufig durch eine Herzkatheteruntersuchung zu erheben, die eine Ventrikulographie, Koronarangiographie und Erfassung hämodynamischer Parameter ermöglicht. Bei Verdacht auf eine Koronarschädigung und bei pathologischem oder selten unschlüssigem Echokardiographiebefund ist die invasive Diagnostik indiziert. Lävokardiographisch können bei einigen Patienten Wandbewegungsstörungen besonders der Vorderwandspitzenregion aufgedeckt werden, die echokardiographisch nicht erfaßbar sind (Hoppe u. Erdmann 1997).

Zudem kann, falls erforderlich, eine akute Koronarintervention durchgeführt werden.

### 84.4.6 Szintigraphie

Technetium- und Thallium-Myokardszintigraphien wurden zum Nachweis myokardialer Schädigungen nach stumpfem Thoraxtrauma eingesetzt. Größere Perfusionsdefekte können szintigraphisch markiert werden. Bei kleineren, besonders nichttransmuralen Arealen hat die Methode jedoch nur eine geringe Sensitivität.

Radionuklidventrikulographisch wurden posttraumatische links- und rechtsventrikuläre Kontraktionsstörungen beurteilt. Der weitere Verlauf und die Prognose traumatisierter Patienten korrelierte jedoch nicht mit den radionuklidventrikulographischen Befunden (Maenza et al. 1996). Szintigraphische Methoden eignen sich in der Regel nicht zur akuten Notfalldiagnostik.

### 84.4.7 Computertomographie/Magnetresonanztomographie

Die Computertomographie und Magnetresonanztomographie sind komplexen Läsionen (z. B. bei Verdacht auf Begleittrauma der großen Gefäße) bzw. speziellen Fragestellungen, die mittels Echokardiographie und Herzkatheteruntersuchung nicht ausreichend geklärt werden können, vorbehalten.

## 84.5 Therapie

### 84.5.1 Penetrierende Verletzungen

Bei penetrierenden kardialen Verletzungen ist – wie oben ausgeführt – auf dem Boden des klinischen Befundes eine sofortige explorative Thorakotomie und chirurgische Versorgung ohne zeitaufwendige Diagnostik indiziert. !

Eine zweizeitig beim stabilen Patienten durchgeführte postoperative Abklärung ergibt in 5–6% eine begleitende, primär nicht erfaßte intrakardiale Verletzung, die einen elektiven Zweiteingriff erforderlich macht.

Bei fehlender Notoperationsmöglichkeit kann eine Perikardiozentese zur akuten Dekompression einer Herztamponade lebensrettend sein, ist jedoch in bis zu 25% wegen großer Blutkoagel im anterioren Perikard falsch-negativ. Zudem kommt es besonders bei rechtsatrialer und rechtsventrikulärer Traumatisierung häufig durch die Entlastung zur erneuten Blutung aus dem Niederdrucksystem, so daß die Perikardpunktion kein kuratives Verfahren darstellt (Asensio et al. 1998; Campbell et al. 1997; Olsovsky et al. 1997).

### 84.5.2 Stumpfe Verletzungen

Patienten mit unkompliziertem Perikarderguß werden bis zur Resorption des Ergusses symptomatisch behandelt. Ein hämodynamisch relevanter Perikarderguß sollte punktiert und ggf. drainiert werden. Bei einem Hämoperikard oder fehlender Stabilisierbarkeit des Patienten besteht eine Operationsindikation. Rezidivierende Perikardergüsse wurden bei einigen Patienten erfolgreich mit nichtsteroidalen Antiphlogistika therapiert.

Myokardkontusionen werden symptomatisch wie ein Myokardinfarkt behandelt. Eine Antikoagulation oder systemische Lyse ist jedoch nach kardialem Trauma auch bei einer Koronarbeteiligung kontraindiziert.

Durch stumpfe Gewalt verursachte perikardiale und myokardiale Rupturen müssen wie entsprechende penetrierende Verletzungen fast immer notfallmäßig operativ versorgt werden. Auch beim stabilen Patienten mit mittel bis großem Perikardeinriß (>8 mm) besteht wegen der Gefahr einer kardialen Inkarzeration oder Luxation die Indikation zum chirurgischen Verschluß (Olsovsky et al. 1997).

Die Therapie atrialer und ventrikulärer Septumdefekte richtet sich nach der Größe und dem Shuntvolumen. Eine konservativ nicht kompensierbare Herzinsuffizienz stellt eine Indikation zur sofortigen Operation dar. Bei kardiopulmonal stabilem Patienten hingegen ist zunächst für 3–6 Monate eine abwartende Haltung gerechtfertigt, da spontane Größenabnahmen und Verschlüsse septaler Defekte beschrieben wurden (Demetriades et al. 1990). Persistiert jedoch ein hämodynamisch relevanter Shunt, besteht die Notwendigkeit eines elektiven Verschlusses.

Herzrhythmusstörungen, eine Herzinsuffizienz, Koronarläsionen und Klappenverletzungen werden nach den Richtlinien entsprechender Störungen nichttraumatischer Genese behandelt.

## 84.6 Verlauf und Prognose

### 84.6.1 Letalität

Patienten mit kardialen Traumata erreichen nur zu etwa 10–35% ein Krankenhaus lebend. Die prähospitale Letalität und die weitere Prognose hängen entscheidend von der Latenz bis zur Primärversorgung, der Schnelligkeit des Transportes sowie vom Ausmaß der kardialen Verletzung und eventueller extrakardialer Begleitverletzungen ab (Campbell et al. 1997; Demetriades et al. 1990).

Patienten, die ein Krankenhaus mit vitalen Funktionen erreichen, haben bei penetrierenden Traumata je nach Verletzungsart eine Letalität von etwa 10% bei Stichverletzungen und >50% bei Schußverletzungen, bei stumpfen Traumata eine Letalität von etwa 5% (Asensio et al. 1998; Campbell et al. 1997).

### 84.6.2 Folgestörungen

Bei Überlebenden zeigen sich unmittelbar oder im Laufe von Tagen bis Jahren nach kardialem Trauma nicht selten Residuen (Demetriades et al. 1990). Nach einer Myokardcontusio werden mit einer Häufigkeit von 50–65% Pumpfunktionsstörungen beobachtet, die mit der prozentualen Schädigung des Myokards korrelieren (Tenzer 1985).

Die Langzeitprognose nach einer Contusio und/oder traumatischen Koronarläsion ist in der Regel jedoch bei den meist ehemals Herzgesunden günstiger als nach Infarkten auf dem Boden einer koronaren Herzerkrankung. Contusiobedingte Kontraktionsstörungen sind häufig im Laufe von Wochen bis Monaten vollständig reversibel (Hoppe u. Erdmann 1997). Bei einigen Patienten jedoch persistieren Hypo- bzw. Akinesien, oder es kommt zur Aneurysmabildung. Die Inzidenz von Arrhythmien, besonders vital bedrohlicher Herzrhythmusstörungen, nimmt mit zunehmendem zeitlichen Abstand vom Unfallereignis ab.

In routinemäßig 1,5 Monate bis 12 Jahre nach penetrierenden Herzverletzungen durchgeführten Echokardiographiekontrollen fanden sich bei 31% der Patienten morphologische oder funktionelle Störungen (Demetriades et al. 1990). Am meisten wurden Klappeninsuffizienzen und Ventrikelseptumdefekte (19% der Untersuchten) beobachtet. Daher werden nach operativer Primärversorgung einer penetrierenden kardialen Verletzung nichtinvasive Verlaufskontrollen für mindestens 3 Monate empfohlen. Nach stumpfem Trauma zeigte sich mit einer Latenz von bis zu 6,5 Jahren als häufigstes Vitium eine Mitralinsuffizienz, die auch erst sekundär durch Papillarmuskelnekrose entstehen kann.

Die Prognose von traumatisch bedingten Klappenvitien, einer Herzinsuffizienz, persistierender intrakardialer Shuntverbindungen oder einer Perikarditis ist mit der Prognose entsprechender Störungen nichttraumatischer Genese vergleichbar.

### 84.6.3 Gutachterliche Aspekte

Mäßiggradige kardiale Schädigungen können besonders von ehemals herzgesunden jungen Patienten oft monate- oder sogar jahrelang kompensiert werden. Dies gilt für Koronarverletzungen, Myokardnekrosen ohne koronarmorphologisches Korrelat, Klappenvitien, Septumdefekte sowie Perikardverletzungen bis hin zur Herzluxation.

Häufig ist es aufgrund eines beschwerdefreien Intervalls schwierig, einen Kausalzusammenhang mit dem Trauma herzustellen. Besonders wichtig sind eventuelle „Brückensymptome". Diese können jedoch auch fehlen. Aus Obduktionsbefunden ist bekannt, daß sogar ohne jegliche klinische Symptomatik zu Lebzeiten lange nach einem Thoraxtrauma Residuen einer schweren Herzcontusio vorhanden sein können (Allen u. Liedtke 1979).

Posttraumatisch muß daher eine möglichst exakte Diagnose gestellt werden. Zudem ist eine genaue und kontinuierliche Dokumentation aller Untersuchungsbefunde einschließlich Verlaufskontrollen unverzichtbar. Soweit rekonstruierbar sollte auch der Traumahergang schriftlich festgehalten werden.

## 84.7 Elektrotrauma

Elektrounfälle können im Haushalt und Beruf auftreten oder durch Blitzschlag verursacht werden. Das Ausmaß resultierender Verletzungen ist von der Stromspannung, der Stromart (Gleich- oder Wechselstrom), dem Gewebewiderstand und der Kontaktdauer abhängig. Da Gefäße und Nerven den niedrigsten Widerstand im Körper bieten, besteht eine besondere Gefahr für kardiale und neurologische Schädigungen. Das Risiko für ein kardiales Elektrotrauma wird zudem entscheidend von der Ein- und Austrittspforte und damit dem transthorakalen Stromfluß bestimmt und nimmt in der Reihenfolge Arm–Arm, Arm–Bein, Bein–Bein ab.

### 84.7.1 Blitzschlag

Bei einem Blitzschlag handelt es sich um einen sehr kurzen Kontakt mit Gleichstrom extrem hoher Spannung (bis zu 1.000.000 V). Die Letalität getroffener Personen liegt bei 20–30%.

! Am Unfallort ist ein Reanimationsversuch im Gegensatz zu üblichen Erste-Hilfe-Regeln zuerst bei Patienten ohne jegliche vitale Zeichen zu unternehmen, da Personen mit inital vitalen Zeichen in der Regel auch ohne Soforthilfe überleben und die Reanimationserfolgsrate nach Blitzschlag überdurchschnittlich hoch ist.

Akute Todesfälle nach Blitzschlag beruhen zumeist auf Asystolien oder Apnoe bei zentralnervöser Schädigung (Carleton 1995; Lichtenberg et al. 1993).

Ein Blitz kann eine Person direkt treffen, von einem anderen Gegenstand, z. B. Baum, überspringen oder über den Boden fortgeleitet werden. Bei einem direkten Blitzschlag treten neben oberflächlichen Verbrennungen häufig schwerwiegende tiefe Verbrennungen auf, die u. a. zu transmuralen Myokardnekrosen führen können. Außer direkten elektrischen Effekten auf erregbares Gewebe und hitzebedingten Schädigungen spielen pathophysiologisch für verschiedene Organverletzungen Barotraumata eine wesentliche Rolle, die durch Druckwellen im Rahmen der starken lokalen Luftüberhitzung entstehen.

Auf diesen Pathomechanismus werden auch contusioähnliche kardiale Verletzungen zurückgeführt, die sofort oder verzögert schwerste globale Kontraktionsstörungen und lebensbedrohliche Perikardergüsse verursachen können. Nach erfolgreicher initialer intensivmedizinischer Überbrückung dieser vitalbedrohlichen Funktionsstörungen ist die Langzeitprognose mit meist weitgehender oder sogar vollständiger Restitutio als günstig einzuschätzen (Lichtenberg et al. 1993).

Bei einigen Patienten traten nach Blitzschlag hypertensive Phasen und periphere Vasospasmen auf, die in der Regel jedoch selbstlimitierend sind und keiner spezifischen Therapie bedürfen.

Elektrokardiographisch wurden nach direktem Blitzschlag PQ-Verlängerungen und unspezifische ST-T-Veränderungen beschrieben, die z. T. über Wochen persistieren. Aufgrund der hohen Inzidenz einer kardialen Beteiligung und des z. T. verzögerten Auftretens schwerer kardialer Dysfunktionen, Arrhythmien und hämodynamisch relevanter Perikardergüsse sollten Personen nach direktem Blitzschlag monitorüberwacht werden.

Springt ein Blitz von einem anderen Gegenstand auf eine Person über, so resultieren typische oberflächliche Federzeichnungen. Als Hinweis auf eine eventuelle kardiale Beteiligung wurden CK-MB-Erhöhungen und unspezifische Repolarisationsstörungen jedoch ohne echokardiographischen Nachweis globaler oder segmentaler Kontraktionseinschränkungen beobachtet. Kardiale Residuen wurden nicht beschrieben.

Trifft ein über den Boden fortgeleiteter Blitz eine Person, können unspezifische ST-T-Veränderungen auftreten. Mit kardialen Komplikationen oder Folgestörungen muß in der Regel nicht gerechnet werden (Lichtenberg et al. 1993).

### 84.7.2 Elektrounfälle in Haushalt und Beruf

Die meisten Elektrounfälle in Haushalt und Beruf treten durch Wechselstrom auf. Der Kontakt mit Wechselstromquellen kann durch Muskeltetanien und eine dadurch resultierende Unfähigkeit, von der Stromquelle „loszulassen", prolongiert werden. Wechselstrom wird willkürlich bei 500 V in Hoch- und Niedrigspannungsstrom unterteilt. Der Kontakt mit Wechselstrom kann zu Myokardnekrosen führen, die meist fleckförmig verteilt sind und deren Ausmaß in der Regel mit höherer Spannung zunimmt. Funktionell können segmentale oder globale Kontraktionseinschränkungen resultieren.

Diagnostisch wurden Enzymanstiege (CK-MB-Anstiege) als Hinweis auf Myokardnekrosen herangezogen. Im Elektrokardiogramm können sich infarktähnliche Bilder zeigen, die z. T. erst nach einem variablen Intervall auftreten.

Angiographisch findet sich zu diesen EKG-Veränderungen und beobachteten Kontraktionsstörungen jedoch fast nie ein koronarmorphologisches Korrelat, was stets bei therapeutischen Überlegungen berücksichtigt werden muß (Carleton 1995). Eine thrombolytische Therapie ist bei Patienten nach Wechselstromkontakt in der Regel nicht indiziert. Kontraktionseinschränkungen werden wie entsprechende Funktionsstörungen nichttraumatischer Genese behandelt.

Bei Kontakt mit Hochspannungsstrom, aber auch bereits bei Kontakt mit niedriger Haushaltsspannung (120–220 V) besteht ein hohes plötzliches Herztodesrisiko, da die übliche Wechselstromfrequenz von 50–60 Hz die Induktion von Kammerflimmern begünstigt. Darüber hinaus wurden verschiedene supraventrikuläre und ventrikuläre Arrhythmien und Leitungsstörungen beobachtet, die pathophysiologisch auf fokale Myokardnekrosen, sekundäre Hypoxiefolgen oder eine direkte Schädigung des Reizleitungssystems zurückgeführt werden. Nach direktem Stromfluß durch den Thorax traten vereinzelt maligne ventrikuläre Tachykardien erst verspätet auf (Jensen et al. 1987). Daher ist nach transthorakalem Stromfluß eine Monitorüberwachung für mindestens 24 h zu empfehlen (Carleton 1995).

Gleichstromquellen in Haushalt und Beruf (z. B. Batterien, Trockenzellen) haben meist nur eine niedrige Spannung (3–24 V). Kontakt mit diesen Stromquellen verursacht in der Regel keine klinisch relevanten und speziell keine kardiologischen Störungen.

## Literatur


Adams JE IIIrd, Davila-Roman VG, Bessey PQ, Blake DP, Ladenson JH, Jaffe AS (1996) Improved detection of cardiac contusion ith cardiac troponin. Am Heart J 131: 308–312

Allen RP, Liedtke AJ (1979) The role of coronary artery injury and perfusion in the development of cardiac contusion secondary to nonpenetrating chest trauma. J Trauma 19: 153–156

Asensio JA, Berne JD, Demetriades D et al. (1998) One hundred five penetrating cardiac injuries: A 2-year prospective evaluation. J Trauma 44: 1073–1082

Campbell NC, Thomson SR, Muckart DJ et al. (1997) Review of 1198 cases of penetrating cardiac trauma. Br J Surg 84: 1737–1740

Carleton SC (1995) Cardiac problems associated with electrical injury. Cardiol Clin 13: 263–266

Demetriades D, Charalambides C, Sareli P, Pantanowitz D (1990) Late sequelae of penetrating cardiac injuries. Br J Surg 77: 813–814

Fabian TC, Mangiante EC, Patterson CR, Payne LW, Isaacson ML (1988) Myocardial contusion in blunt trauma. Clinical characteristics, means of diagnosis, and implications for patients management. J Trauma 28: 50–57

Ferjani M, Droc G, Dreux S, Arthaud M, Goarin JP, Riou B, Coriat P (1997) Circulating cardiac troponin T in myocardial contusion. Chest 111: 427–433

Grech ED, Dodds PA, Perry RA (1992) Delayed complications after myocardial contusion. Br Heart J 68: 529–530

Hoppe UC, Erdmann E (1997) Contusio cordis – zu selten diagnostiziert? Med Klin 92: 444–446

Jensen PJ, Thomsen PE, Bagger JP, Norgaard A, Baandrup U (1987) Electrical injury causing ventricular arrhythmias. Br Heart J 57: 279–283

Kulshrestha P, Das B, Iyer KS, Sampath KA, Sharma KL, Rao IM, Venugopal P (1990) Cardiac injuries-A clinical and autopsy profile. J Trauma 30: 203–207

Lichtenberg R, Dries D, Ward K, Marshall W, Scanlon P (1993) Cardiovascular effects of lightning strikes. J Am Coll Cardiol 21: 531–6

Maenza RL, Seaberg D, DAmico F (1996) A meta-analysis of blunt cardiac trauma: Ending myocardial confusion. Am J Emerg Med 14: 237–241

Maron BJ, Poliac LC, Kaplan JA, Mueller FO (1995) Blunt impact to the chest leading to sudden death from cardiac arrest during sports activities. N Engl J Med 333: 337–342

Norton MJ, Stanford GG, Weigelt JA (1990) Early detection of myocardial contusion and its complications in patients with blunt trauma. Am J Surg 160: 577–582

Olsovsky MR, Wechsler AS, Topaz O (1997) Cardiac trauma: diagnosis, management, and current therapy. Angiology 48: 423–432

Tenzer ML (1985) The spectrum of myocardial contusion: A review. J Trauma 25: 620–627

Watkins BM, Buckley DC, Peschiera JL (1995) Delayed presentation of pericardial rupture with luxation of the heart following blunt trauma: A case report. J Trauma 38: 368–369

Weiss RL, Brier JA, OConnor W, Ross S, Brathwaite CM (1996) The usefulness of transesophageal echocardiography in diagnosing cardiac contusions. Chest 109: 73–77

# Kapitel 85

# Funktionelle Herzbeschwerden

85

G. Nickenig, E. Erdmann



Kardiale Symptome zählen zu den häufigsten Beschwerden in der Bevölkerung. Thorakale Schmerzen, Palpitationen, Engegefühl, Dyspnoe oder andere herzbezogene Beschwerden wie ein retrosternales Druckgefühl treten mit einer Prävalenz zwischen 10 und 25% auf (Kroenke et al. 1990; Kroenke u. Price 1993).

Sehr häufig ist in diesen Fällen eine somatische Ursache nicht eruierbar, obwohl eine weiterführende und apparative Diagnostik eingeleitet wurde. Zudem ist die Therapie dieser „funktionellen Herzbeschwerden" sehr häufig nicht zufriedenstellend (Bass u. Sharpe 1995).

## 85.1 Definition

Aus historischer Sicht existieren eine Vielzahl von Definitionen funktioneller Herzbeschwerden, die sich oft auf die vermutete Genese beziehen und Ausdruck der ätiologischen und diagnostischen Unsicherheit sind.

Funktionelle Herzbeschwerden sind Symptome, die sich nach heutigem Kenntnisstand nicht durch eine somatische Grunderkrankung begründen lassen (Herrmann u. Rüger 1999; Clouse u. Lustman 1983).

Somit sind funktionelle Beschwerden am ehesten psychogener Natur. Es muß jedoch betont werden, daß diese Definition eine organische Ursache nicht vollständig ausschließt, sondern eine organische Ursache vielleicht nur zum jetzigen Zeitpunkt nicht erkennbar ist, weil entsprechende diagnostische Methoden fehlen. Die funktionellen Herzbeschwerden können auch zusätzlich zu einer vorliegenden somatischen Erkrankung oder bei organisch gesunden Patienten auftreten.

Bei der 1. Gruppe besteht oftmals ein enges Wechselspiel zwischen der Grunderkrankung und den nicht ausschließlich durch die Erkrankung zu erklärenden, also mehr oder weniger funktionellen Symptomen.

Die 2. Patientengruppe zeigt Herzbeschwerden, ohne daß organische Veränderungen nachgewiesen werden können, weshalb diese als primär psychogen eingestuft werden (Abb. 85-1).

## 85.2 Funktionelle Herzbeschwerden bei somatischer Grunderkrankung

Funktionelle Herzbeschwerden bei somatischer Grunderkrankung können auftreten bei:
- Mitralklappenprolaps,
- Syndrom X,
- koronarer Herzerkrankung (KHK)

und bei extrakardial bedingten Erkrankungen wie z. B.:
- gastrointestinalen Erkrankungen,
- thorakalen Wirbelsäulenalterationen,
- Lungenerkrankungen,
- zentralen und peripheren Nervenerkrankungen.

### 85.2.1 Mitralklappenprolaps

#### Definition

Der Mitralklappenprolaps ist definiert durch eine funktionelle Störung der Mitralklappe, welche mit dem systolischen Prolabieren der Mitralsegel in den linken Vorhof einhergeht (s. Kap. 72; Devereux et al. 1989).

#### Pathogenese

Die Prävalenz beträgt 5–10%, und der primäre Mitralklappenprolaps tritt häufig im Zuge vererbbarer Binde-

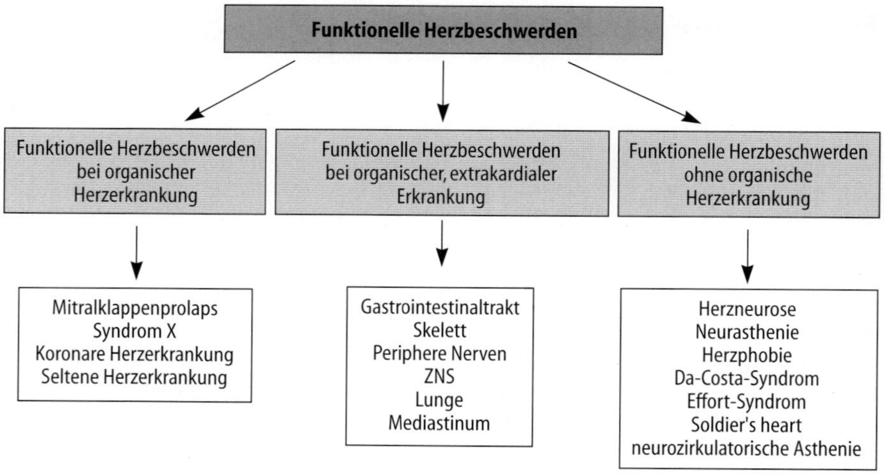


**Abb. 85-1.** Nosologische Einteilung der funktionellen Herzbeschwerden

gewebserkrankungen auf wie dem Marfan- oder dem Ehlers-Danlos-Syndrom, der Osteogenesis imperfecta, dem Pseudoxanthoma elasticum, der Panarteriitis nodosa, der myotonen Dystrophie, der von-Willebrand-Krankheit, der Hyperthyreose und auch im Rahmen kongenitaler Herzfehler, wie der Ebstein-Anomalie, sowie bei Vorhofseptumdefekten (Devereux 1995; Devereux et al. 1989; Fontana et al. 1991).

Asthenischer Körperbau korreliert mit der Inzidenz des Mitralklappenprolaps. Pathoanatomisch liegt dieser Klappenerkrankung eine myxomatöse Proliferation zugrunde (King et al. 1982). Eine genaue molekularbiologische Zuordnung zu einer bestimmten Genmutation konnte bislang nicht erfolgen.

### Symptomatik

Die meisten Patienten mit Mitralklappenprolaps haben keine Symptome. Bei einem geringeren Teil der Patienten bestehen Palpitationen, belastungsunabhängige Herzbeschwerden oder Stiche, Abgeschlagenheit, Luftnot oder leichte Ermüdbarkeit. Da die Symptome wenig spezifisch sind, sind sie oft nur schwer von funktionellen Herzbeschwerden abzugrenzen.

Außerdem sind die geklagten Beschwerden häufig nicht oder nicht vollständig durch die geringfügigen hämodynamischen Veränderungen zu erklären. Daher wird als Ursache dieses Beschwerdekomplexes eine zusätzliche autonome Dysfunktion angenommen. In diesem Zusammenhang kann es insbesondere bei Patienten mit erhöhter Angstbereitschaft zu Panikattacken kommen (Paar et al. 1988; Pariser et al. 1978).

### Diagnostik

Der charakteristische Auskultationsbefund ist der mesosystolische Klick mit Punctum maximum über der Herzspitze. Dieser ist Ausdruck des Prolabierens des Mitralsegels in der Systole. Bei begleitender Mitralinsuffizienz ist zusätzlich ein Systolikum zu auskultieren. Bei den meisten Patienten mit asymptomatischem Mitralklappenprolaps ist das EKG unauffällig. Nur selten bestehen T-Wellennegativierungen über der Hinterwand und links präkordial. Außerdem kann es zu bradykarden und tachykarden Rhythmusstörungen kommen.

Der Mitralklappenprolaps führt häufig zu falsch-positiven Ergebnissen im Belastungs-EKG. Die Echokardiographie ist der „golden standard" der Diagnostik des Mitralklappenprolapes. Hierbei kann das Prolabieren eines oder beider Mitralklappensegel in der eindimensionalen und insbesondere in der zweidimensionalen Echokardiographie nachvollzogen werden. Zudem ist der Schweregrad einer evtl. begleitenden Mitralinsuffizienz durch diese Methode zu diagnostizieren, ebenso wie eine schwerwiegendere Mitralklappenschädigung (z. B. Sehnenfadenabriß).

Eine Herzkatheteruntersuchung kommt nur dann zum Einsatz, wenn eine begleitende schwerwiegende Mitralinsuffizienz vorliegt oder ein berechtigter Verdacht für das Vorliegen einer koronaren Herzerkrankung besteht (Devereux et al. 1989; Perloff et al. 1986; Wann et al. 1983).

### Therapie

Patienten ohne Symptome werden nicht behandelt. Bei Patienten mit einem typischen systolischen Geräusch ist eine Endokarditisprophylaxe obligat. Gehäufte Extrasystolen oder supraventrikuläre Tachykardien oder Palpitationen können bei ausgeprägtem klinischen Schweregrad mit einem β-Blocker therapiert werden. Eine bestehende Mitralklappeninsuffizienz wird unabhängig von dem gleichzeitig bestehenden Mitralklappenprolaps, entsprechend dem Schweregrad der Mitralklappeninsuffizienz, behandelt (s. Kap. 71; Devereux 1995; Devereux et al. 1989; Fontana et al. 1991).

Bei vorliegendem Mitralklappenprolaps kommt es häufig zu Panikstörungen und funktionellen Herzbeschwerden. Diese als Palpitationen, Herzschmerzen, Herzrasen oder -stolpern empfundene Beschwerdesymptomatik ist häufig nicht durch den Schweregrad des Mitralklappenvitiums zu erklären. Daher liegt bei diesen

Patienten nicht selten eine erhöhte Angstbereitschaft mit entsprechenden psychosomatischen Veränderungen vor (Paar et al. 1998; Pariser et al. 1978).

Insbesondere bei Patienten ohne relevante Mitralklappeninsuffizienz kann eine Therapie versucht werden, die neben dem häufig verordnetem β-Blocker eine psychosomatisch orientierte Behandlung beinhaltet. Dies muß in enger Absprache mit dem Patienten geschehen und ist nur dann erfolgversprechend, wenn eine entsprechende Bereitschaft des Patienten vorliegt.

#### Prognose

Der Großteil der Patienten hat eine normale Lebenserwartung (Mills et al. 1977). Bei etwa 15% der Patienten kommt es nach 10–15 Jahren zu einer progredienten Mitralklappeninsuffizienz. Dies ist insbesondere durch eine Ruptur der Chordae tendineae bedingt, außerdem sind Patienten mit einem Mitralklappenprolaps durch eine infektiöse Endokarditis gefährdet (1–10%; Hickey et al. 1985; Danchin et al 1989).

Weiterhin besteht bei den Patienten mit Mitralklappenprolaps eine Neigung zu systemischen Embolien und nachfolgenden zentralnervösen Störungen. Schließlich sind bei diesen Patienten nicht zuletzt supraventrikuläre Arrhythmien wie z.B. AV-Knotentachykardien, aber auch ventrikuläre Rhythmusstörungen bis hin zum Kammerflimmern beschrieben worden (Kligfield et al. 1987). Ob hier ein direkter pathophysiologischer Zusammenhang zur veränderten Mitralklappe besteht, ist bislang ungeklärt.

### 85.2.2 Syndrom X

#### Definition

! Das Syndrom X (Synonym: Likoff-Syndrom, „small vessel disease“) ist charakterisiert durch eine typische Angina-pectoris-Symptomatik mit pathologischer Ergometrie und fehlendem Nachweis einer koronaren Makroangiopathie (Syndrome X, 1987). Die Herzklappen und das Myokard sind nicht krankhaft verändert, und es besteht keine arterielle Hypertonie.

Das Syndrom wurde erstmals 1910 durch W. Osler, Oxford, beschrieben, allerdings erst 1973 als Syndrom X definiert (Kemp 1973).

#### Epidemiologie

10–20% der Patienten, bei denen eine Koronarangiographie bei typischer Angina-pectoris-Symptomatik durchgeführt wurde, weisen ein normales Koronarogramm auf. Die Ursachen dieses Syndroms sind unklar. Überwiegend sind postmenopausale Frauen von dieser Erkrankung betroffen (Rosano et al. 1991).

#### Pathophysiologie

Die Genese des Syndrom X ist unklar. Einerseits wird angenommen, daß es sich um eine mikrovaskuläre Dysfunktion handelt (Rosano et al. 1991; Tousoulis et al. 1993). Andererseits gibt es Hinweise darauf, daß die Angina-pectoris-Symptomatik ohne fixierte Koronarstenose auf einer anomalen Schmerzperzeption beruht (Cannon et al. 1990; Shapiro et al. 1988; Kaski et al. 1995). Veränderungen der Kontraktilität und Herzfrequenz oder die Dehnung arterieller Gefäße könnten hierdurch als schmerzhaft empfunden werden.

In diesem Zusammenhang wurde von Patienten mit Syndrom X berichtet, die während einer Herzkatheteruntersuchung auf die intrakardiale Instrumentierung reproduzierbar mit typischen Angina-pectoris-Symptomen reagieren (Shapiro et al. 1988). Außerdem wurde eine Imbalance zwischen sympathischem und vagalem Nervensystem postuliert (Rosano et al. 1994).

Als zentraler pathogenetischer Mechanismus wird die verminderte koronare Flußreserve angenommen. Diese beruht auf einer verminderten Vasodilatation der kleinen Widerstandsgefäße auf Vasodilatatoren, wie z.B. Papaverin (Opherk et al. 1981; Legrand et al. 1985).

Außerdem kann es zu überschießender Vasokonstriktion im Bereich dieser kleinen Koronargefäße kommen (Montorsi et al. 1991). Hiervon sind nicht etwa die großen, in der Koronarographie sichtbaren Gefäße, sondern nur die kleinen Widerstandsgefäße betroffen. Die eingeschränkte Koronarflußreserve kann mit belastungsinduzierbaren Wandbewegungsstörungen und einer diastolischen Funktionsstörung der betroffenen Myokardanteile einhergehen (Kemp 1973).

Die genaueren molekularen Zusammenhänge dieser Phänomene sind ungeklärt. Es wird spekuliert, daß es sich hierbei um eine verminderte endothelzellabhängige Vasodilatation handelt. Dies wiederum könnte durch eine vermehrte Freisetzung freier Radikale oder einer verminderten Freisetzung von Stickstoffmonoxid (oder beidem) verursacht sein. Diese mikrovaskuläre Dysfunktion kann somit über eine verminderte Vasodilatation oder überschießende Vasokonstriktion zur Ischämiereaktion der abhängigen Myokardbezirke führen (Cannon et al. 1992; Rosano et al. 1991).

Ob jedoch diese eventuelle Ischämiereaktion für die Beschwerdesymptomatik oder/und eine erhöhte Schmerzempfindlichkeit oder/und psychodynamische Prozesse der erkrankten Patienten maßgeblich verantwortlich ist, kann derzeit nicht beantwortet werden.

#### Diagnostik

Die Patienten klagen über Angina-pectoris-Symptome, die belastungsabhängig wie auch belastungsunabhängig auftreten können. Allerdings haben nur etwa die Hälfte der Patienten mit Syndrom X typische Angina-pectoris-Symptome. Die Beschwerden können sehr schwerwiegend sein und führen nicht selten zur notfallmäßigen Aufnahme des Patienten. Die klinische Untersuchung zeigt in der Regel keine richtungweisenden Befunde.

Das Ruhe-EKG ist in der Regel normal, allerdings kann es zu nichtspezifischen Veränderungen der ST-

Strecke oder der T-Welle kommen (Tousoulis et al. 1993). Etwa 20% der Patienten mit Angina-pectoris-Symptomen und normaler Koronarographie haben ein pathologisches Belastungs-EKG.

Die linksventrikuläre Pumpfunktion ist nur selten eingeschränkt. Die Koronarographie zeigt den Ausschluß einer koronaren Makroangiographie. Die eingeschränkte koronare Flußreserve kann schließlich in der Koronardoppleruntersuchung diagnostiziert werden. Durch diese Technik kann der Blutfluß dopplersonographisch erfaßt werden, woraus dann Rückschlüsse auf die Dilatation und Konstriktion der kleinen Gefäße gezogen werden können.

Differentialdiagnostisch sind bei angiographisch normalen Koronargefäßen und retrosternalen Schmerzen Krankheiten der Lunge, des Gastrointestinaltraktes, des Nerven- und Skelettsystemes auszuschließen.

#### Therapie

Im Gegensatz zur klassischen koronaren Herzerkrankung bleiben Nitrate wie auch β-Blocker sehr häufig wirkungslos. Sowohl für Kalziumantagonisten als auch für ACE-Hemmer wurde, allerdings in kleineren Studien, eine Verringerung der Schwere und Häufigkeit der Ischämiereaktionen festgestellt (Chierchia u. Fragasso 1996). Über den positiven Effekt von Imipramin liegen vereinzelte Berichte vor (Cannon et al. 1994).

#### Prognose

Patienten mit Syndrom X haben eine normale, altersentsprechende Prognose (Kemp et al. 1986). Allerdings kann es durch die rezidivierende Beschwerdesymptomatik und daraus folgende Krankenhausaufenthalte und diagnostische Eingriffe zu einer erheblichen Einschränkung der Lebensqualität und zu vermehrten Krankheitskosten kommen.

### 85.2.3 Koronare Herzerkrankung (KHK)

! Bei vorliegender KHK können zusätzliche funktionelle Symptome bestehen. Nach einem Herzinfarkt kommt es häufig zu einer depressiven Verstimmung, die mit verstärkten subjektiv empfundenen Symptomen einhergehen kann (Freedland et al. 1996; Ladwig et al. 1994).

Eine Untersuchung an Patienten mit KHK konnte zeigen, daß die Symptomangaben möglicherweise mehr vom Ausmaß der Ängstlichkeit als vom objektiven kardialen Befund abhängen. Zudem gibt es Berichte, denen zufolge die Häufigkeit pektanginöser Beschwerden während einer Belastungsischämie durch psychische Variablen wesentlich beeinflußt werden (Herrmann et al. 1993; Herrmann et al. 1994). Daneben ist nicht auszuschließen, daß bei Koronarpatienten pektanginöse Beschwerden auftreten, ohne daß entsprechende Ischämienachweise geführt werden können.

Nicht zuletzt aufgrund der Schwere der Erkrankung ist bei Patienten mit koronarer Herzerkrankung eine enge Wechselbeziehung zwischen Psyche und organischem Befund erklärlich. Zudem ist es bei Patienten mit koronarer Herzerkrankung schwierig festzustellen, ob tatsächlich keine organisch bedingte Ischämie vorliegen kann und damit nur psychische Faktoren eine Rolle spielen. Daher kann gefolgert werden, daß Patienten mit koronarer Herzerkrankung einer engen und einfühlsamen Arzt-Patient-Beziehung, aber im Regelfall keiner psychosomatischen Diagnostik oder Therapie bedürfen.

Nichtsdestoweniger sollten die Patienten, für die eine funktionelle Symptomatik im Rahmen der kardiologischen Betreuung wahrscheinlich gemacht werden konnte, einer entsprechenden psychosomatischen Behandlung zugeführt werden. Wiederum ist auch hier nicht abschließend gesichert, ob eine solche Therapie zu einer Beschwerde- und Prognosebesserung führt.

## 85.3 Funktionelle Herzbeschwerden bei extrakardialen Erkrankungen

Neben kardial bedingten Erkrankungen können extrakardiale Erkrankungen zu thorakalen Beschwerden führen, die als Angina pectoris verkannt werden.

Hier sind pulmonale, gastrointestinale sowie Erkrankungen des Nervensystems und des Skeletts zu nennen. ! Die Differentialdiagnose der Angina pectoris ist detailliert in Abschn. 18.2 dargestellt.

## 85.4 Funktionelle Herzbeschwerden ohne somatische Grunderkrankung

### 85.4.1 Definition

Der Begriff der funktionellen Herzbeschwerden oder funktionellen Herzkreislaufbeschwerden hat viele Synonyme, wie z. B.

- Herzneurose,
- Neurasthenie,
- Herzphobie,
- Da-Costa-Syndrom,
- Effort-Syndrom,
- „soldiers heart",
- neurozirkulatorische Asthenie.

Die Vielzahl der Begriffe drückt bereits die Unsicherheit aus, die bezüglich der Definitionen, der Pathophysiologie und der daraus folgenden therapeutischen Konsequenzen besteht (s. auch Abb. 85-1). ! Gemeinsam ist diesen funktionellen Herzbeschwerden, daß nach heutigem Erkenntnisstand eine organische Herzerkrankung ausgeschlossen wurde und daß statt dessen vermutete psychische Kausalfaktoren das Auslösen und Fortschreiten dieser Erkrankungen maßgeblich beeinflussen (Cremerius 1968; Herrmann u. Rüger 1999).

### 85.4.2 Symptomatik

Patienten mit funktionellen Herzbeschwerden geben eine Vielzahl von Beschwerden an. Dies wiederum bedeutet, daß sich die Beschwerden der Patienten oft nicht nur dem Herz, sondern vielen weiteren Organen des Körpers zuordnen lassen. Es handelt sich somit häufig um ein generalisiertes Krankheitsbild, bei welchem mehr oder weniger eine Fokussierung auf ein Organ erfolgt.

Bei den funktionellen Herzbeschwerden stehen Symptome, die mit der Anatomie und Funktion des Herzens im Zusammenhang stehen, im Vordergrund. Die häufigsten Symptome sind in Tabelle 85-1 dargestellt (Richter u. Beckmann 1994; Gorlin 1962).

Patienten mit funktionellen Herzbeschwerden zeichnen sich zumeist durch eine allgemeine Ängstlichkeit aus. Diese bezieht sich insbesondere auf physiologische Abläufe des eigenen Körpers, wobei Herz und Kreislauf bei diesen Patienten im Vordergrund ihrer Aufmerksamkeit stehen. Häufig sind diese Patienten nur schwerlich von der Validität der als unauffällig erhobenen Untersuchungsbefunde zu überzeugen. Dies geht einher mit der Angst, daß etwas übersehen worden sei.

Die allgemeine Ängstlichkeit der Patienten kann dazu führen, daß Situationen, in denen Beschwerden aufgetreten sind, vermieden werden. Dies kann zu einer Einengung des Lebensraumes führen, wie dies auch bei der Agoraphobie vorkommt.

Hieraus ergeben sich Ähnlichkeiten zu phobischen Verhaltensweisen, woraus sich auch der Begriff der Herzphobie erklärt. Die Kombination aus erhöhter Angstbereitschaft und Einengung des Lebensraums führt bei einer Vielzahl dieser Patienten zur Schonungstendenz. Zudem entwickelt sich nicht selten ein übermäßiges Kontrollbedürfnis. Der Patient fällt dann durch ein zwanghaftes Beachten ärztlicher Vorschriften auf; Therapieempfehlungen werden genauestens eingehalten und dokumentiert.

Charakteristisch für diese Patienten ist, daß die starken Herzbeschwerden bei Anwesenheit eines Arztes entweder regelmäßig sistieren oder erst gar nicht auftreten. Aus Sicht der Patienten kommt es zu einer sehr engen Arzt-Patient-Beziehung, welche möglicherweise mit Trennungsängsten verbunden wird. Der Arzt gilt als wichtige und schützende Bezugsperson. Ein weiteres Merkmal besteht in der oft sehr ausgeprägten depressiven Grundstimmung, die sich in einem verminderten Antrieb, in vermehrtem Grübeln über die körperliche Befindlichkeit und durch eine verminderte Leistungsfähigkeit äußert (Herrmann u. Rüger 1999; Richter u. Beckmann 1994; Gorlin 1962).

### 85.4.3 Epidemiologie

Die Häufigkeit funktioneller Herzbeschwerden wird unterschiedlich angegeben. Eine Untersuchung an 2330 Fällen ergab, daß 8% dieser Patienten an funktionellen Herz-Kreislauf-Störungen litt. Im Rahmen der Framingham-Studie wurden an einer Untersuchung von 1000 Patienten bei 16% die Diagnose von funktionellen Herzbeschwerden gestellt.

In weiteren Untersuchungen schwanken die Häufigkeitsangaben zwischen 2 und 40% (Kroenke u. Price 1993; Kohle 1991; Herrmann et al. 1991). Diese Schwankungen sind zum einen durch Unschärfen in der Definition sowie durch Unterschiede in den untersuchten Kollektiven bedingt.

Man kann davon ausgehen, daß 10–25% der Patienten, die in einer allgemeinmedizinischen oder internistischen Praxis vorstellig werden, unter funktionellen Herzbeschwerden leiden (Ladwig 1989). Die Erkrankung tritt eher bei jüngeren Patienten, vor Erreichen des 40. Lebensjahres, auf. Trotzdem wurde diese Erkrankung auch im fortgeschrittenen Alter beschrieben.

**Tabelle 85-1.** Häufig auftretende Symptome bei funktionellen Herzbeschwerden

| Herzbezogene Beschwerden | Allgemeine Symptome | Respiratorische Beschwerden | Vegetative Beschwerden | Psychische Beschwerden |
|---|---|---|---|---|
| Herzklopfen | Abgeschlagenheit | Beklemmungsgefühl, Kloßgefühl | Schlaflosigkeit | Reizbarkeit |
| Extrasystolen | Schwarzwerden vor den Augen | Dyspnoe in Ruhe und unter Belastung | Parästhesien | Angst |
| Herzstolpern | Müdigkeit | | Zittern | Innere Unruhe |
| Herzjagen | Erschöpfung | | Nervöses Kältegefühl | Depressive Grundstimmung |
| Thorakale Schmerzen | | | Schwindelgefühl | |
| Engegefühl | | | Schwitzen | |
| Austrahlende Beschwerden in den Armen | | | Kopfschmerz | |

Die Untersuchungen zum sozioökonomischen Status der Erkrankung sind zumeist an kleinen Patientenpopulationen durchgeführt worden, so daß eine abschließende Beurteilung nicht möglich ist.

### 85.4.4 Ätiologie und Pathogenese

Zur Entstehung der funktionellen Herzbeschwerden gibt es verschiedene psychodynamische, psychosomatische und psychophysiologische Konzepte. Aus psychoanalytischer Sicht handelt es sich um neurotische Störungen, die zum einen in eine offen symbiontische und pseudounabhängige Form unterteilt werden können. Diese werden auch als Typ A und Typ B bezeichnet (Herrmann u. Rüger 1999; Delius 1972).

Die Patienten zeichnen sich insgesamt durch ihre depressive Grundhaltung aus, die möglicherweise auf eine überbeschützende Haltung der Mutter zurückgeht, so daß die im heranwachsenden Kind zur Geltung kommenden Selbständigkeitswünsche zur Aggression gegen die Mutter und sich selbst führen können. Während die Typ-A-Patienten diese Angstproblematik nicht verleugnen und dem Arzt auch hilfesuchend und anlehnend gegenübertreten, zeichnen sich die Typ-B-Patienten durch eine Angstabwehr im Sinne einer Verleugnung aus, was nach außen durch Stärke und Angstfreiheit suggeriert wird.

Das Konzept der Dysthymie wiederum geht von einer grundlegenden psychophysischen Regulationsschwäche aus, welche genetisch determiniert ist und in Abhängigkeit von der somatischen und seelischen Lebensgeschichte zur unterschiedlichen Ausprägung einer psychovegetativen Störung führen kann.

Neben der vegetativen Übererregbarkeit stehen bei diesen Patienten höhere Streßanfälligkeit, leichtere Konditionierbarkeit, Introversion, Ängstlichkeit und Sensitivität im Vordergrund. Es kommt somit zur Disposition einer Regulationslabilität vegetativer Funktionen, die sich z. B. in einer erhöhten Sympathikotonie äußern kann. Dies wiederum kann die bereits oben beschriebenen Symptome der funktionellen Herzbeschwerden nach sich ziehen (Richter u. Beckmann 1994).

Offensichtlich stehen die pathologische Angstverarbeitung oder die erhöhte Angstbereitschaft bei Patienten mit funktionellen Herzbeschwerden pathogenetisch im Vordergrund. Die erhöhte Angstbereitschaft führt zum Angstaffekt, Tachykardien, Herzschmerzen oder Dyspnoe. Unklar ist, ob Panikattacken oder Panikstörungen als eigenständige und abgrenzbare Angststörungen zu betrachten sind. Im Rahmen dieser Panikattacken kann es zu kurzzeitigen Anfällen mit ausgeprägter Symptomatik (z.B. Atemnot, Ohnmacht, Zittern) kommen. Möglicherweise handelt es sich hierbei jedoch nur um eine Spielart der gleichen Grunderkrankung.

Zusammenfassend kann festgestellt werden, daß die Ätiologie der funktionellen Herzbeschwerden keinesfalls geklärt ist. Es gibt verschiedene Theorien zur Entstehungsgeschichte dieser Erkrankung, die bislang jedoch nur mit Hilfe der Ergebnisse kleiner klinischer Studien formuliert wurden und der Validierung durch Interventionsstudien entbehren.

Trotzdem lassen sich folgende Grundprinzipien für den Patienten, der an einer funktionellen Symptomatik des Herzens leidet, zusammenstellen:

Eine wesentliche Rolle spielt die Angst und die auffällig veränderte Angstverarbeitung. Dem liegt eine psychophysische Disposition zugrunde, die möglicherweise genetisch determiniert ist. Aus psychoanalytischer Sicht wird diese psychische Disposition durch die spezifischen Bedingungen in der Entwicklung des Patienten beeinflußt. Außerdem besteht eine für diese Patienten charakteristische Körperwahrnehmung, die mit einer für das Symptom typischen Ursachenzuschreibung kombiniert ist. Das heißt, es wird in aller Regel angenommen, daß eine Krankheit (Herzerkrankung) für die empfundene Körperwahrnehmung verantwortlich ist (Beitman et al. 1989; Herrmann u. Rüger 1999).

Neben diesen psychodynamischen Theorien gibt es eine Reihe von Untersuchungen, die sich mit den physiologischen Bedingungen bei funktionellen Herz-Kreislauf-Störungen beschäftigt haben. Hierbei wurden erhöhte Blutlaktatkonzentrationen bei vorliegender neurozirkulatorischer Asthenie gefunden (Boudoulas et al. 1974; Greenberg et al. 1987). Des weiteren fand man bei diesen Patienten einen deutlich höheren Anstieg der Herzfrequenz unter körperlicher Belastung, eine geringere Fähigkeit zur $O_2$-Aufnahme sowie eine unter Ruhebedingungen schnellere Atmung bei flacherer Amplitude. Die Signifikanz dieser Befunde ist, ähnlich wie bei den psychodynamischen Theorien, bislang unklar.

### 85.4.5 Diagnostik

Im Mittelpunkt der Diagnostik bei Patienten mit funktionellen Herzbeschwerden steht die Anamnese. Anhand der Beschwerdesymptomatik läßt sich sehr häufig eine Zuordnung zu funktionellen oder organisch bedingten Herz-Kreislauf-Erkrankungen herstellen. Meistens sind jüngere Patienten betroffen, und das Auftreten der funktionellen Herzbeschwerden ist unabhängig von den klassischen koronaren Risikofaktoren. Außerdem kommt es zu den typischen funktionellen Herzbeschwerden in der Regel unabhängig von einer Belastung, nicht selten wird sogar von einer Beschwerdebesserung unter körperlicher Anstrengung gesprochen.

Die psychosomatische Basisanamnese sollte, wenn möglich, durch einen Allgemeinmediziner, Internisten oder Kardiologen erhoben werden. In den meisten Fällen wird zusätzlich eine genaue kardiologische Diagnostik erfolgen, die den Nachweis oder Ausschluß einer organischen Herzerkrankung zum Ziel hat. Sollten die Beschwerden auf extrakardiale organische Erkrankungen hinweisen, so sind die Untersuchungen entsprechend auszuweiten (z.B. Gastrointestinaltrakt, Lunge). Wenn die Anamnese einen für funktionelle Herzbeschwerden typischen Befund ergibt und die exakte Diagnostik zum Ausschluß einer erkennbaren, organisch bedingten Herzerkrankung führt, kann eine weiterführende psychosomatische Diagnostik erfolgen. Diese ist durch entsprechend ausgebildete Ärzte vorzunehmen.

### 85.4.6 Therapie

Wenn eine organisch bedingte Herzerkrankung ausgeschlossen werden konnte und durch psychosomatische Exploration die Diagnose eines funktionellen kardiovaskulären Syndroms gestellt wurde, sollte eine individuell abgestimmte Therapie eingeleitet werden.

#### Medikamentöse Therapie

Tranquilizer sind nur bei stark ausgeprägter Symptomatik mit psychischer Unruhe und hoher Angstintensität vorübergehend indiziert. Hierdurch kann die Symptomatik der funktionellen Herzbeschwerden wie auch die oft begleitenden Schlafstörungen sehr oft positiv beeinflußt werden. Eine Dauertherapie ist insbesondere aufgrund des Abhängigkeitspotentials nicht empfehlenswert. Bei subjektiv empfundenen Herzrhythmusstörungen und Tachykardien können β-Blocker eingesetzt werden, um den vegetativen Circulus vitiosus zu durchbrechen (Abb. 85-2; Fogari et al. 1992). Hierdurch wird das angstauslösende Körpersignal in seiner Häufigkeit und Intensität vermindert, so daß im zweiten Schritt auch die psychische Alteration des Patienten positiv beeinflußt werden kann.

Bei funktionellen Herzbeschwerden sollte diese Therapie aber nicht ohne begleitende psychosomatische Behandlung erfolgen, da es ohne entsprechende Aufklärung und Weiterbehandlung durch die medikamentöse

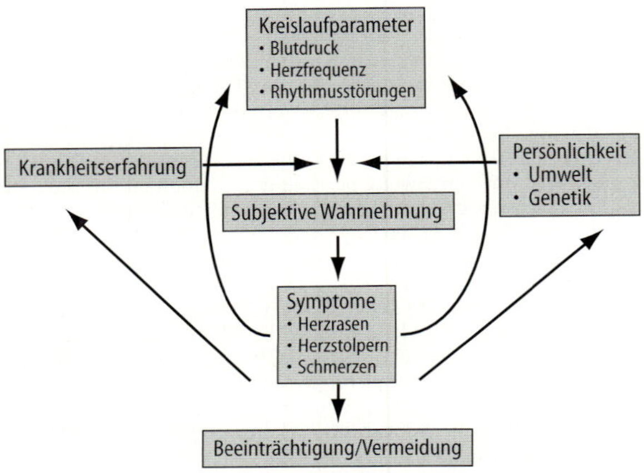


**Abb. 85-2.** Schema des Circulus vitiosus bei funktionellen Herzbeschwerden

Therapie zu einer weiteren Fixierung des Krankheitsbildes kommen kann. Dies bedeutet, der Patient empfindet die medikamentöse Therapie als Bestätigung seiner Annahme, daß er herzkrank sei.

Insbesondere im Zusammenhang mit phobischen Herzbeschwerden und Panikattacken wurden kursorische Therapieerfolge mit Imipramin berichtet (Cannon et al. 1994). Hierbei kam es zur Beschwerdebesserung, wobei die sehr geringe Anzahl an Patienten eine allgemeine Therapieempfehlung nicht zuläßt. Der Langzeiterfolg der medikamentösen Therapie ist nicht dokumentiert.

#### Psychosomatische Therapie

Die oben beschriebenen psychodynamischen Prozesse und Persönlichkeitsmerkmale bieten einen Ansatzpunkt zur psychosomatischen Therapie. In Deutschland gehört die psychodynamische Psychotherapie zur Standardbehandlung der jungen Herzneurotiker, wobei kontrollierte randomisierte Studien zur Einschätzung des Therapieerfolges fehlen. Die Ergebnisse aktueller Psychotherapiestudien bei funktionellen Herzbeschwerden sind uneinheitlich (Herrmann u. Rüger 1999).

Eine Studie zeigte, daß eine kurze Gesprächsintervention durch eine kardiologisch ausgebildete Krankenschwester keine Symptombesserung erbrachte (Sanders et al. 1997). Im Gegensatz dazu zeigte eine andere Studie, daß eine kognitiv-behaviorale Gruppentherapie zu einer signifikanten Beschwerdebesserung führte (Mayou et al. 1997). Im Rahmen dieser Therapie wurden ausgedehnte Informationen über die Art und Prognose der Beschwerden an die Patienten weitergegeben.

Die durchgeführte Gruppentherapie vermittelte alternative Verarbeitungskonzepte für die Patienten (im Gegensatz zu den katastrophisierenden Sichtweisen der Patienten), Entspannungs- und Atemübungen sollten den Umgang mit der kardialen Symptomatik verändern. Die körperliche Aktivität wurde allmählich gesteigert, um das Vorliegen des Vermeidungsverhaltens zu überwinden. Schließlich wurden die vorliegenden psychosozialen Belastungen lösungsorientiert bearbeitet.

Diese Therapie, die aus maximal 12 Sitzungen bestand, führte zu einer Verminderung der Symptomatik bei den teilnehmenden Patienten. Langzeitkontrollen liegen nicht vor.

Eine Differentialindikation, anhand derer durch eine bestimmte Symptomatik eine adäquate Therapie verordnet werden könnte, existiert nicht. Zudem gibt es keine kontrollierten vergleichenden Untersuchungen zwischen kognitiv-behavioralen und psychodynamischen Behandlungskonzepten bei Patienten mit funktionellen Herzbeschwerden. Andererseits haben sich beide Therapiekonzepte bei Depressionen und Angsterkrankungen als erfolgreich erwiesen.

Zusammenfassend kann also gesagt werden, daß sich die Diagnose der funktionellen Herzbeschwerden einerseits durch den Ausschluß einer organisch bedingten Grunderkrankung, andererseits durch die positiv gestellte psychosomatische Diagnostik ergibt. Wenn die Diagnose weitgehend zweifelsfrei ist und eine schwerwiegende Symptomatik vorliegt, sollte eine entsprechende Psychotherapie, die ggf. durch Medikamente begleitet werden kann, versucht werden. Hierzu ist allerdings die Krankheitseinsicht durch den Patienten sowie eine enge Patientenführung unbedingt erforderlich. Erfahrungsgemäß stehen gerade diese Patienten einer medikamentösen Therapie sehr kritisch gegenüber und lehnen auch psychosomatische Therapiebemühungen oft ab.

## 85.4.7 Prognose

Die Prognose quoad vitam ist bei Patienten mit funktionellen Herzbeschwerden normal und altersentsprechend. Allerdings bestehen bei über 50% der betroffenen Patienten unverändert starke Beschwerden fort (Potts u. Bass 1995; Herrmann et al. 1998; Latinga et al. 1988). In 50% der Fälle kommt es zur Einnahme verschiedener Medikamente, und nahezu 100% der Patienten sind in ihren täglichen Aktivitäten eingeschränkt und behindert. Subjektiv wird der eigene Krankheitsverlauf im Vergleich zu Koronarpatienten als signifikant schlechter eingeschätzt. Im Rahmen der geschilderten Herzbeschwerden kommt es zu häufigen Hospitalisierungen.

Außerdem kann es, bedingt durch die Persönlichkeitsstruktur, die psychosozialen Konflikte und die Beschwerdesymptomatik, zu einer Ausweitung der psychischen Symptomatik kommen. Insbesondere das zunehmende Vermeidungsverhalten kann in der täglichen Aktivität zur starken Beeinträchtigung des Patienten führen.

Die wesentliche Verlaufsprognose ergibt sich in erster Linie durch bestimmte Persönlichkeitsmerkmale. Insbesondere die Neigung zur Somatisierung zum Zeitpunkt der initialen Diagnostik gilt als Indikator für eine ungünstige Prognose. Nicht selten kommt es bei diesen Patienten im Krankheitsverlauf zur Änderung oder Ausweitung der Symptomatik. Ein Patient mit funktionellen Herzbeschwerden entwickelt häufig zusätzliche Befindlichkeitsstörungen, die anderen Organsystemen zuzuordnen sind (z. B. abdominelle Beschwerden/Gastrointestinaltrakt).

Ob die medikamentöse Behandlung oder Psychotherapie zu einer Besserung der Prognose im Sinne eines angstfreien Lebens und einer Wiedereingliederung in die Arbeitswelt führen, wurde bislang nicht in großen Interventionsstudien nachgewiesen.

## Literatur


Bass C, Sharpe M (eds) (1995) Treatment of functional somatic symptoms. Oxford Univ Press, Oxford, pp 144–160

Beitman BD, Mukerji V, Lamberti JW et al. (1989) Panic disorder in patients with chest pain and angiographically normal coronary arteries. Am J Cardiol 63: 1399–1403

Boudoulas H, Cobb TC, Leighton RF, Wilt SM (1974) Myocardial lactate production in patients with angina-like chest pain and angiographically normal coronary arteries and left ventricle. Am J Cardiol 34: 501–505

Cannon RO III, Camici P, Epstein SE (1992) Pathophysiological dilemma of syndrome X. Circulation 85: 883–892

Cannon RO III, Quyyumi AA, Mincemoyer R et al. (1994) Imipramine in patients with chest pain despite normal angiograms. N Engl J Med 330: 1411–1417

Cannon RO III, Quyyumi AA, Schenke WH et al. (1990) Abnormal cardiac sensitivity in patients with chest pain and normal coronary arteries. J Am Coll Cardiol 16: 1359–1366

Chiercha SL, Fragasso G (1996) Angina with normal coronary arteries: Diagnosis, pathophysiology and treatment. Eur Heart J 17: 14–19

Clouse RE, Lustman PJ (1983) Psychiatric illness and contraction abnormalities of the esophagus. N Engl J Med 309: 1337–1342

Cremerius J (1968) Zur Frage der nosologischen Einordnung funktioneller Syndrome. Med Welt 19: 689–692

Danchin N, Voiriot P, Briancon S et al. (1989) Mitral valve prolapse as a risk factor for infective endocarditis. Lancet I: 743–745

Delius L (1972) Funktionelle kardiovaskuläre Störungen. Internist 13: 1–6

Devereux RB (1995) Recent developments in the diagnosis and management of mitral valve prolapse. Curr Opin Cardiol 10: 107–116

Devereux RB, Kramer-Fox R, Kligfield P (1989) Mitral valve prolapse: Causes, clinical manifestations and management. Ann Intern Med 111: 305–317

Fogari R, Zoppi A, Corrade L et al. (1992) Comparison of bisoprolol and diazepam in the treatment of cardiac neurosis. Cardiovasc Drug Ther 249–253

Fontana ME, Sparks EA, Boudoulas H, Wooley CF (1991) Mitral valve prolaps and the mitral valve prolaps syndrome. Curr Probl Cardiol 16: 309–375

Freedland KE, Carney RM, Krone RJ, Case NB, Case RB (1996) Psychological determinants of anginal pain perception during exercise testing of stable patients after recovery from acute myocardial infarction or unstable angina pectoris. Am J Cardiol 77: 1–4

Gorlin R (1962) The hyperkinetic heart syndrome. JAMA 182: 823–829

Greenberg MA, Grose RM, Neuburger N et al. (1987) Impaired coronary vasodilator responsiveness as a cause of lactate production during pacing-induced ischemia in patients with angina pectoris and normal coronary arteries. J Am Coll Cardiol 9: 743–751

Herrmann C, Breuker A, Schmidt Th, Gonska BD, Kreuzer H (1993) Angina pectoris bei Myokardischämie: Bedeutung psychischer Distressfaktoren. Z Kardiol 82: 180–186

Herrmann C, Buss U, Breuker A, Gonska BD, Kreuzer H (1994) Beziehungen kardiologischer Befunde und standardisierter psychologischer Skalenwerte zur klinischen Symptomatik bei ergometrisch untersuchten Patienten. Z Kardiol 83: 264–272

Herrmann C, Buss U, Lingen R, Kreuzer H (1998) Persönlichkeitsfakoren und Beschwerdepersistenz bei Patienten mit thorakalen Beschwerden und angiographisch freien Koronarien. Z Psychosom Med 44: 37–53

Herrmann C, Buss U, Lingen R, Kreuzer H (1998) Persönlichkeitsfaktoren und Beschwerdepersistenz bei Patienten mit thorakalen Beschwerden und angiographisch freien Koronarien. Z Psychosom Med 44: 37–53

Herrmann C, Rüger U (1999) Funktionelle Herzbeschwerden. Dtsch Ärztebl 3: 39–43

Herrmann C, Scholz KH, Kreuzer (1991) Psychologisches Screening von Patienten einer kardiologischen Akutklinik mit der deutschen Fassung der „Hospital Anxiety and Depression" (HAD)-Skala. Psychother Psychosom Med Psychol 41: 83–92

Hickey AJ, MacMahon SW, Wilchen DEL (1985) Mitral valve prolapse and bacterial endocarditis: When is antibiotic prophylaxis necessary? Am Heart J 109: 431–435

Kaski JC, Rosano GMC, Collins P et al. (1995) Cardiac syndrome X: Clinical characteristics and left ventricular function. J Am Coll Cardiol 25: 807–814

Kemp HG jr (1973) Left ventricular function in patients with anginal syndrome and normal coronary arteriograms. Am J Cardiol 32: 375–376
Kemp HG, Kronmal RA, Vlietstra RE, Frye RL (1986) Seven year survival of patients with normal or near normal coronary arteriograms : a CASS registry study. J Am Coll Cardiol 7: 479–483
King BD, Clark MA, Baba N et al (1982) „Myxomatous" mitral valves: Collagen dissolution as the primary defect. Circulation 66: 288–296
Kligfield P, Hochreiter C, Niles N, Devereux RB, Borer JS (1987) Relation of sudden death in pure mitral regurgitation with and without mitral valve prolaps, to repetitive ventricular arrhythmias and right and left ventricular ejection fraction. Am J Cardiol 60: 397–399
Kohle K (1991) Funktionelle Syndrome in der inneren Medizin. Internist 32: 3–11
Kroenke K, Arrington ME, Mangelsdorff AD (1990) The prevalence of symptoms in medical outpatients and the adequacy of therapy. Arch Intern Med 150: 1685–1689
Kroenke K, Price RK (1993) Symptoms in the community; prevalence, classification, and psychiatric comorbidity. Arch Intern Med 153: 2474–2480
Ladwig KH (1989) 10-Jahres-Häufigkeit positiver Diagnosestellung funktioneller Herzerkrankung in der akutklinischen Behandlung. Psychother Med Psychol 39: 397–402
Ladwig KH, Röll G, Breihardt G, Budde T, Borggrefe M (1994) Post-infarction depression and incomplete recovery 6 months after acute myocardial infarction. Lancet 343: 20–23
Lantinga LJ, Sprafkin RP, McCroskery JH et al. (1988) One-year psychosocial follow-up of patients with chest pain and angiographically normal coronary arteries. Am J Cardiol 62: 209–213
Legrand V, Hodgon JM, Bates ER et al. (1985) Abnormal coronary flow reserve and abnormal radionuclide exercise test results in patients with normal coronary angiograms. J Am Coll Cardiol 6: 1245–1253
Mayou RA, Bryant BM, Sanders D, Bass C, Klimes I, Forfar C (1997) A controlled trial of cognitive behavioural therapy forn non-cardiac chest pain. Psychol Med 27: 1021–1031
Mills P, Rose J, Hollingsworth J, Amara I, Craige E (1977) Long-term prognosis of mitral valve prolapse. N Engl J Med 297: 13–18
Montorsi P, Fabbiocchi F, Loaldi A et al. (1991) Coronary adrenergic hyperreactivity in patients with syndrome X and abnormal electrocardiogram at rest. Am J Cardiol 68: 1698–1703
Opherk D, Zebe H, Weihe E, Mall G, Kubler W (1981) Reduced coronary dilatory capacity and ultrastructural changes of the myocardium in patients with angina pectoris but normal coronary arteriograms. Circulation 63: 817–825
Paar G, Schmid H, Schmidt C (1988) Mitralklappenprolapssyndrom und Herzneurose – eine Pseudokorrelation. In: Klapp BF, Dahme B (Hrsg.): Psychosoziale Kardiologie. Springer, Berlin Heidelberg New York Tokio, S 37–52
Pariser SF, Pinta ER, Jones BA (1978) Mitral valve prolapse syndrome and anxiety neurosis/panic disorder. Am J Psychiatry 135: 246–247
Perloff JK, Child JS, Edward JE (1986) New guidelines for the clinical diagnosis of mitral valve prolapse. Am J Cardiol 57: 1124–1129
Potts SG, Bass CM (1995) Psychosocial outcome and use of medical resources in patients with chest pain and normal or nearnormal coronary arteries: a long term follow-up study. Q J Med 85: 583–593
Richter HE, Beckmann D (1994) Herzneurose. Thieme, Stuttgart
Rosano GMC, Lindsay DC, Poole-Wilson PA (1991) Syndrome X: a hypothesis for cardiac pain without ischemia. Cardiologia 36: 855–895
Rosano GMC, Ponikowski P, Adamopoulos S et al. (1994) Abnormal autonomic control of the cardiovascular system in syndrome X. Am J Cardiol 73: 1174–1179
Sanders D, Bass C, Mayou RA, Goodwin S, Bryant BM, Tyndel S (1997) Non-cardiac chest pain: why was a brief intervention apparently ineffective? Psychol Med 27: 1033–1040
Shapiro LM, Crake T, Poole-Wilson PA (1988) Is altered cardiac sensation responible for chest pain in patients with normal coronary arteries? Clinical observation during cardiac catheterisation. BMJ 296: 171–171
Syndrome X (1987) Lancet II: 1247–1248
Tousoulis D, Crake T, Lefroy DC, Galassi AR, Maseri A (1993) Left ventricular hypercontractility and ST segment depression in patients with syndrome X. J Am Coll Cardiol 22: 1607–1613
Wann LS, Grove JR, Hess TR et al. (1983) Prevalence of mitral prolapse by two-dimensional echocardiography in healthy young women. Br Heart J 49: 334–340

# Seltene Herzerkrankungen

86

R.H.G. Schwinger



Seltene Herzerkrankungen finden sich als Folge einer perikardialen, myokardialen oder endokardialen Beteiligung bei verschiedenen seltenen Infektionserregern (z. B. Lyme-Karditis bei Borreliose, Herzbefall bei Echinokokkose, Pilzendomyokarditis), infolge toxischer Schädigungen, als kardiale Mitbeteiligung bei seltenen Formen der sekundären Kardiomyopathie (Speicherkrankheiten, Beriberi-Krankheit, M. Kawasaki, Karzinoidsyndrom etc.), im Rahmen einer Herzbeteiligung bei neuromuskulären Erkrankungen, als kardiale Manifestation bei verschiedenen endokrinologischen Erkrankungen (z.B. M. Cushing, Hyperthyreose, Phäochromozytom etc.) sowie im Rahmen verschiedener kongenitaler Syndrome mit kardialer Beteiligung (z.B. Holt-Oram-Syndrom, Kartagener-Syndrom, Laurence-Moon-Biedl-Bardet-Syndrom, Rubinstein-Taybi-Syndrom u. a.).

Zudem findet sich nur in seltenen Fällen eine primäre bzw. sekundäre Tumormanifestation im Bereich des Herzens (Abb. 86-1).

## 86.1 Seltene kardiale Mitbeteiligung bei Infektionserkrankungen

### 86.1.1 Morbus Weil

Bei den meisten Patienten verläuft die Infektion mit Leptospirosen subklinisch oder mit mildem Verlauf; hier zeigt sich nur selten eine Herzbeteiligung. Bei Patienten mit klinisch dramatischer Leptospiroseninfektion findet sich hingegen bei 50–100% auch eine Mitbeteiligung des Herzens als Myokarditis (Dixon 1991).

Meistens findet sich eine AV-Blockierung sowie transiente ST-Segment- und T-Wellenveränderungen im EKG. Trotz Fieber zeigen die Patienten häufig Bradykardien, ventrikuläre Extrasystolen und echokardiographisch Zeichen einer kongestiven Herzinsuffizienz. Auch Zeichen der Perikarditis mit Perikarderguß sind beschrieben.

In autoptischen Untersuchungen bei Patienten, die an einer Leptospirose verstorben waren, zeigen sich petechiale oder flächenhaft hämorrhagische Einblutungen im Bereich des Epikards sowie eine interstitielle myokardiale Infiltration (meist subendokardial). In seltenen Fällen können auch Zeichen einer Gefäßbeteiligung im Sinne einer Aortitis oder einer Koronariitis zu finden sein (Dixon 1991).

### 86.1.2 Lyme-Karditis

Die Erreger der Lyme-Karditis sind die Spirochäten vom Typ Borrelia burgdorferi. Der Erkrankungsgipfel liegt im Bereich der Sommermonate. Auffallend ist das typische Erythema chronicum migrans; im zeitlichen Abstand von Wochen bis Monaten stellen sich neurologische und auch kardiale Beteiligungen ein.

Die Lyme-Borreliose ist eine systemische Erkrankung mit allgemeinem Krankheitsgefühl, Erythema chronicum migrans, Fieber, Gelenkschmerzen und Muskelschmerzen. Bei ca. 10% der Patienten mit Lyme-Disea-

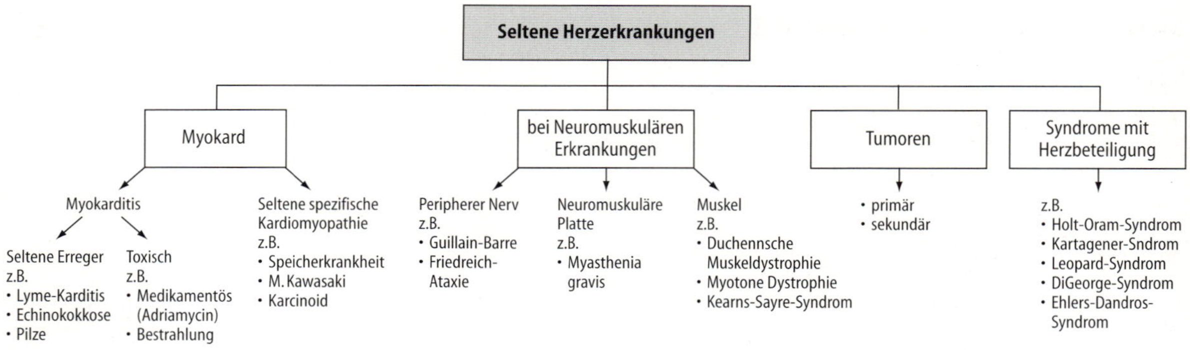


**Abb. 86-1.** Seltene Herzerkrankungen

se bestehen auch kardiale Manifestationen. Häufig finden sich AV-Blockierungen verschiedener Schweregrade (van der Linde 1990, 1991; Haywood 1993 et al.; Asch et al. 1994).

Im Rahmen der Leitungsstörungen, aber auch aufgrund myokardialer Infiltrationen mit Störungen der ventrikulären Erregung, kann es bei diesen Patienten zu Synkopen kommen. Nur selten finden sich tachykarde Rhythmusstörungen. Im EKG imponieren verschiedenste Formen der ST-Segment- und T-Wellenveränderungen, die meist transient anzutreffen sind. Nur selten kommt es zu einer linksventrikulären Vergrößerung oder Funktionsbeeinträchtigung.

Zeichen der myokardialen Infiltration mit Borrelia burgdorferi sind anhand einer positiven Thalliumszintigraphieuntersuchung darstellbar. Aus bioptischen Untersuchungen ist zum einen der direkte Keimnachweis in Myokardbiopsien gelungen und zum anderen eine immunmediierte Pathogenese im Krankheitsverlauf diskutiert worden (McAlister et al. 1989).

Die Diagnose der Lyme-Karditis wird aufgrund der Klinik sowie der Serologie und selten durch direkte Isolation der Spirochäten in Biopsien gestellt. Dabei ist wesentlich, daß die Serologie innerhalb der ersten 4–8 Wochen der Erkrankung negativ sein kann.

Selbst bei Patienten ohne spezifische antibiotische Therapie zeigt sich die Erkrankung meist selbstlimitierend. Nur selten ist eine temporäre transvenöse Schrittmacherversorgung notwendig. Obwohl keine gesicherten Untersuchungen zum Nutzen der antibiotischen Therapie bei kardialer Manifestation vorliegen, wird eine intravenöse Antibiose mit Ceftriaxon (2 g) oder Penicillin G (20 Mio. IE täglich für 14 Tage) empfohlen. Bei fehlender kardialer Beteiligung kann auch oral mit Doxycyclin (100 mg 2mal täglich) oder Amoxycyclin (500 mg 3mal täglich für 14–21 Tage) behandelt werden (Rahn et al. 1991; Tabelle 86-1).

Ob durch antiinflammatorische Therapie mit Salicylsäure oder Kortikosteroiden die Entwicklung einer Leitungsblockierung im Rahmen der Lyme-Disease beeinflußt werden kann, ist derzeit unklar.

**Tabelle 86-1.** Empfohlene antibiotische Therapie bei Lyme-Karditis

| Antibiotika | Tagesdosis | Behandlungsdauer (Tage) |
|---|---|---|
| Ceftriaxone | 2 g i.v. | 14 |
| Penicillin G | 20 Mio. IE i.v. | 14 |
| Doxycycline | 200 mg p.o. | 21 |
| Amoxicillin | 1500 mg p.o. | 21 |

## 86.1.3 Syphilis

Die kardiovaskuläre Beteiligung bei Syphilis ist in überwiegender Mehrzahl der Fälle eine Aortitis. Rund 30% der Patienten mit Treponema-pallidum-Infektion, die nicht therapiert werden, entwickeln späte Komplikationen, unter ihnen auch ca. 10% kardiovaskuläre Beteiligungen (Chapel 1986).Vorwiegende Manifestationen sind Verengungen der Koronarostien, aneurysmatische Formationen im Bereich der thorakalen Aorta und Aortenklappeninsuffizienz im Rahmen der Aortitis. Eine direkte myokardiale Beteiligung ist selten.

## 86.1.4 Morbus Whipple

Die intestinale Lipodystrophie, auch M. Whipple genannt, ist eine chronische, systemische, bakterielle Infektion, hervorgerufen durch Tropheryma whippelii. Häufig kommt es im Rahmen der Erkrankung zu einer Herzbeteiligung. Die klinische Manifestation der Erkrankung zeigt Diarrhö, Arthralgien und kontinuierlichen Gewichtsverlust.

In einer retrospektiv angelegten Untersuchung zeigten 11 von 19 Patienten (58%) Zeichen einer kardialen Beteiligung (EKG-Veränderungen, neu aufgetretenes Herzgeräusch, Zeichen der Herzinsuffizienz); allerdings war nur einer dieser Patienten klinisch symptomatisch (McAllister, Fenoglio 1975). Histologische Untersuchungen zeigten bei kardialer Manifestation Zeichen der Endokarditis, Myokarditis, Perikarditis oder Koronariitis.

Die Therapie kann mit Trimetoprim/Sulfamethoxazol oder einer Kombination aus Penicillin und Streptomycin durchgeführt werden. Die früher angewendete Monotherapie mit Penicillin oder Tetracyclin allein zeigte eine hohe Relapsrate (bis 43%; Keinath et al. 1985).

### 86.1.5 Pilzinfektionen

Pilzinfektionen des Myokards (Abb. 86-2) sind eine Rarität; sie treten v.a. bei Patienten unter langwieriger Chemotherapie oder bei chronisch immunsupprimierten Patienten auf. Zudem scheint eine manifeste HIV-Infektion und/oder langjähriger Drogenabusus ein Risikofaktor für die Erkrankung zu sein.

Eine Mitbeteiligung im Rahmen einer Infektion mit Actinomyces wird bei weniger als 2% der Patienten beobachtet. Auch eine Infektion des Myokards mit Aspergillen ist selten; tritt sie aber auf, so ist der Verlauf meist letal. Eine Mitbeteiligung des Herzens bei systemischer Candidose betrifft meist das Endokard. Durch Mikroabszesse im Bereich des Myokards können Leitungsblockierungen resultieren.

### 86.1.6 Chagas-Erkrankung

Die kardiale Mitbeteiligung im Rahmen der Chagas-Erkrankung ist die häufigste nichtvirale Form der Myokarditis in Amerika. Der Erreger der Erkrankung ist das Protozoon Trypanosoma cruzi. Die kardiovaskuläre Manifestation zeigt sich als Myokarditis häufig erst Jahre nach der initialen Infektion. Die Erkrankung findet sich mit hoher Prävalenz in Zentral- und Südamerika, Brasilien, Argentinien und Chile.

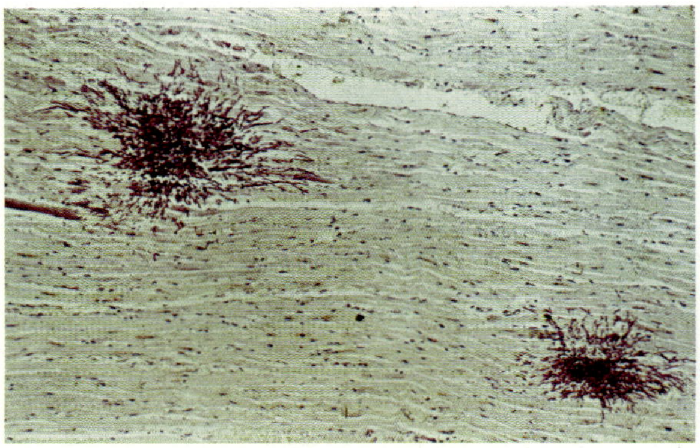

**Abb. 86-2.** Candidamyokarditis im Rahmen einer Candidasepsis bei akuter myeloischer Leukämie. Herdförmiger Befall mit Hyphen und Pseudohyphen. PAS-Färbung. (Foto von Dr. Jochen W.U. Fries, Institut für Pathologie, Universität Köln)

Die Diagnose kann serologisch oder durch Erregernachweis im Serum gestellt werden.

Die Erkrankung verläuft gewöhnlich in zwei Phasen, sie wird als akute, latente oder chronische Erkrankungsform bezeichnet. Klinisch manifestiert sich die Erkrankung in allgemeinem Krankheitsgefühl, Fieber, Muskelschmerzen, Hepatosplenomegalie, Myokarditis mit progredienter kongestiver Herzinsuffizienz und ggf. Meningoenzephalitis.

Die Behandlung ist symptomatisch; obwohl eine antiparasitäre Behandlung effektiv die Parasitenzahl reduzieren kann, ist deren Einfluß auf die kardiale Manifestation unklar (Hagar et al. 1991; Kirchhoff 1989).

### 86.1.7 Echinokokkosen

Echinokokkosen (Abb. 86-3) kommen häufig vor in Ländern mit ausgeprägter Schafzucht, so z. B. in Griechenland, Nordafrika. Der natürliche Wirt von Echinococcus granulosus ist der Hund, der Mensch kann allerdings als Zwischenwirt dienen. Kommt es zu einer kardialen Beteiligung, werden die Zysten meist intramyokardial im Bereich des interventrikulären Septums oder im Bereich der linksventrikulären freien Wand beobachtet. In den meisten Fällen findet sich hierbei nur eine singuläre Zyste (Russo et al. 1989; Oliver et al. 1988).

Diese Zysten degenerieren und kalzifizieren häufig. Kommt es zu einer Ruptur der Zyste in das Perikard, so kann eine akute Perikarditis entstehen. Bricht eine Zyste in die Herzkammer ein, so sind systemische oder pulmonale Embolien häufig.

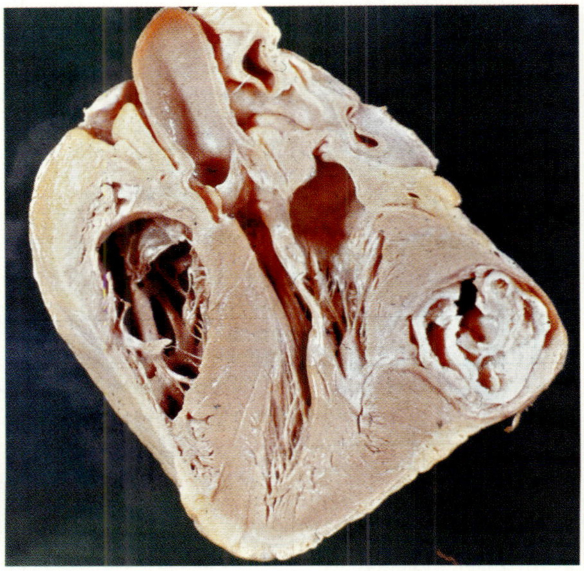

**Abb. 86-3.** Echinokokkuszyste der linken Vorderseitenwand. Klinisch symptomloser Autopsiebefund. (Foto von Dr. Jochen W.U. Fries, Institut für Pathologie, Universität Köln)

Neben der Druckerhöhung im pulmonalarteriellen Kreislauf mit den Folgen der Rechtsherzbelastung kann es auch zu anaphylaktischen Reaktionen kommen. Die Symptomatik ist abhängig von der Lokalisation der Zyste wie auch von deren Abgrenzung gegen das umliegende Gewebe bzw. deren Neigung zur Ruptur. So werden elektrokardiographisch die Zeichen unspezifischer ST-Wellenveränderungen bzw. Blockbildern bei Beeinträchtigung des Reizleitungssystems beobachtet. Finden sich Zysten im Bereich anderer solitärer Organe (Leber, Lunge) neben der Beteiligung des Herzens, so ist häufig durch die Röntgenübersichtsaufnahme bzw. CT oder NMR der Nachweis einer kardialen Zyste zu erbringen.

Die Therapie besteht in der operativen Entfernung der Zyste. Dies ist häufig mit gutem Erfolg möglich.

### 86.1.8
### Malaria

Zu einer kardialen Beteiligung bei Malaria kommt es sehr selten. Wenn, dann ist als Erreger meist Plasmodium falciparum zu finden. Meist finden sich unspezifische ST-/T-Segmentveränderungen, die in der Regel reversibel sind. In seltenen Fällen wurden in autoptischen Untersuchungen Koronarverschlüsse mit parasitenbefallenen Erythrozyten nachgewiesen (Merkel 1946). Im Rahmen der effektiven Malariatherapie ist auch die Ausheilung evtl. vorliegender kardialer Manifestationen die Regel.

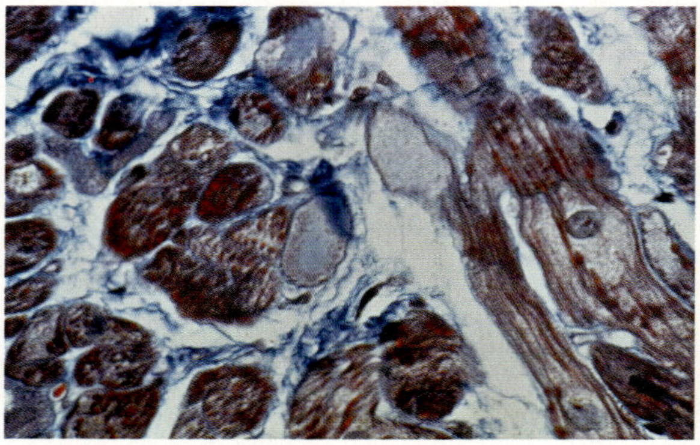

a

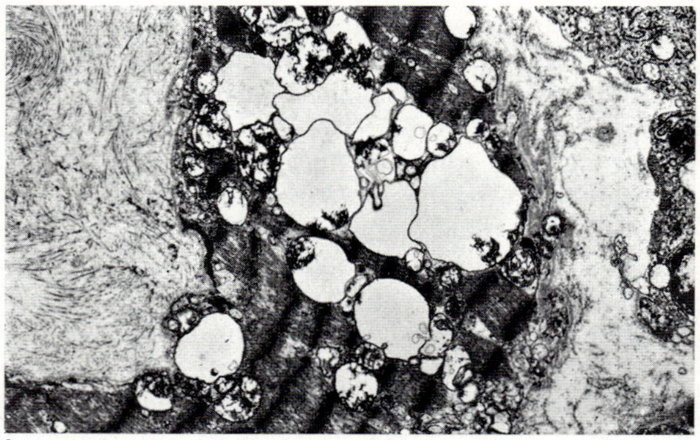

b

**Abb. 86-4a, b.** Adriamycintoxizität. **a** Toxischer Effekt an einzelnen Myozyten in Form von unterschiedlich großen, intrazytoplasmatischen Vakuolen. Masson-Trichromefärbung. **b** Das elektronenmikroskopische Korrelat der lichtmikroskopischen Vakuolisierung ist eine schwere, teilweise sackartige sarkotubuläre Dilatation, hier in einem individuellen Myozyten. (Fotos von Dr. Jochen W.U. Fries, Institut für Pathologie, Universität Köln)

## 86.2
## Toxische Myokard- bzw. Perikardbeteiligung

### 86.2.1
### Toxische Myokarditis

!

Neben einer infektiösen Genese können auch verschiedene Medikamente oder Therapieformen zu einer Beeinträchtigung der myokardialen Funktion führen. Hierbei kann es sich um klinische oder subklinische Verlaufsformen handeln.

Beschrieben sind inflammatorische Veränderungen mit Myozytennekrosen (z. B. Arsen oder Lithium) sowie Hypersensitivitätsreaktionen (z.B. bei Sulfonamiden). Auch können chronische Verlaufsformen zu Zeichen einer Myokardfibrose sowie dem Zeichen einer dilatierenden Kardiomyopathie führen.

Kardiotoxische Wirkungen sind beschrieben für Kokain, zahlreiche Chemotherapeutika, z. B. Daunorubicin, Doxorubicin, Adriamycin (Abb. 86-4a, b), Antracyclin; s. auch Abschn. 54.2.

Auch trizyklische Antidepressiva können zu kardialer Funktionsbeeinträchtigung, v. a. zu Rhythmusstörungen und AV-Blockierungen, führen. Nur selten tritt eine signifikante Beeinträchtigung der linksventrikulären Funktion auf. Vor allem bei Patienten mit Zustand nach Myokardinfarkt oder bereits vorliegenden Herzrhythmusstörungen ist die Therapie mit trizyklischen Antidepressiva kritisch zu bewerten, da diese auch eine Klasse-I-antiarrhythmische Wirkung und somit eine proarrhythmische Wirkung zeigen. Unter einer Langzeittherapie mit Lithium kann es zu Beeinträchtigung der myokardialen Funktion kommen.

Häufig finden sich im EKG T-Wellenänderungen (bei ca. 25% der behandelten Patienten; Brady et al. 1988). Im Rahmen sehr hoher Lithiumspiegel werden ventrikuläre Rhythmusstörungen, AV-Blockierungen und Zeichen einer Herzinsuffizienz beobachtet.

### 86.2.2
### Urämische Perikarditis

Die urämische Perikarditis (Abb. 86-5) ist eine häufige und ernste Komplikation bei Patienten mit chronischer Niereninsuffizienz. Vor Einführung der Hämodialysebehandlung trat eine urämische Perikarditis bei ca. 50% der Patienten mit chronischer Niereninsuffizienz auf. Heute findet sich eine urämische Perikarditis bei weni-

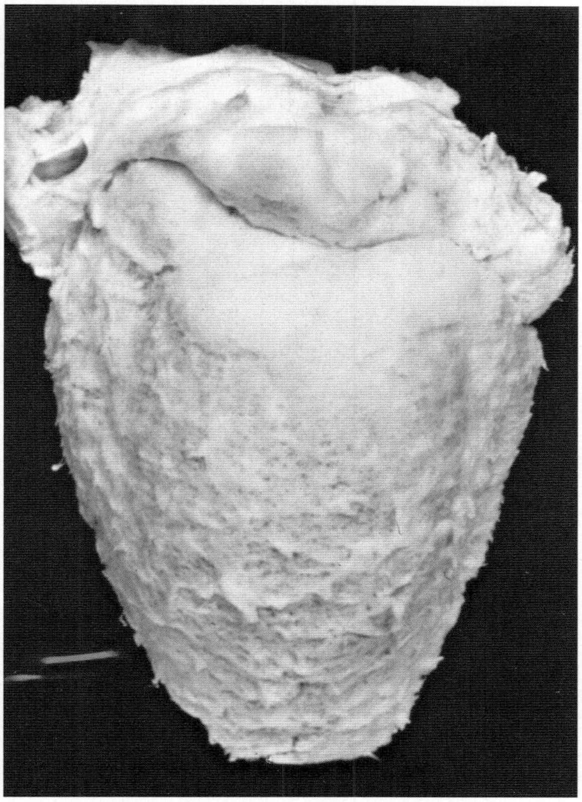

**Abb. 86-5.** Cor villosum oder Zottenherz. Ausgeprägte Perikarditis bei rezidivierender Fibrinexsudation mit schichtenartiger Ablagerung auf dem Epikard; hier bei chronischem Nierenversagen mit Urämie. (Foto von Dr. Jochen W.U. Fries, Institut für Pathologie, Universität Köln)

ger als 2% der behandelten Patienten, sie wird entweder vor Hämodialysebehandlung oder während der ersten Monate unter Therapie beobachtet.

Die Ätiologie der Erkrankung ist nicht vollständig aufgeklärt, eine virale oder immunmodulierte Genese wird vermutet. Auch bakterielle Koinfektionen wurden diskutiert.

Es gibt keine klare Beziehung zu den katabolen Stoffwechselprodukten und dem Auftreten der urämischen Perikarditis. Auch die Antikoagulation mit Heparin als Kofaktor oder begünstigender Faktor im Rahmen des immunologischen Geschehens ist als mitverantwortlich für die urämische Perikarditis mit meist hämorrhagischem, mit Fibrin belegtem Erguß diskutiert worden.

Die Patienten klagen häufig über Thoraxschmerzen; in den frühen Stadien ist häufig Perikardreiben auskultierbar. Zudem bestehen uncharakteristische Entzündungszeichen wie Fieber, Leukozytose, Tachykardie.

Ein geringer Perikarderguß findet sich häufig bei Patienten mit Urämie bzw. bei chronisch dialysepflichtigen Patienten.

Die Therapie der Wahl, v.a. bei Patienten, die noch nicht chronisch dialysepflichtig sind, ist eine konsequente Dialysebehandlung. Bei Patienten, die sich bereits im chronischen Dialyseprogramm befinden und bei denen innerhalb der ersten 3 Monate ein symptomatischer urämischer Perikarderguß auftritt, können durch eine Intensivierung der Hämodialyse behandelt werden.

Ist dies nicht erfolgreich, ist eine Drainage des Perikardergusses oft nötig. Dies v.a. dann, wenn die Patienten zudem hohes Fieber, Leukozytose mit Linksverschiebung und klinisch bereits Zeichen der Herztamponade aufweisen.

## 86.3 Seltene spezifische Kardiomyopathien

Nach den Richtlinien der WHO werden als spezifische Kardiomyopathien Herzmuskelerkrankungen im Rahmen spezifischer kardialer oder systemischer Erkrankungen bezeichnet (Report of the 1995 World Health Organization 1996).

Zu ihnen gehören u.a. ischämische, entzündliche, metabolische Kardiomyopathien oder solche bei systemischen Erkrankungen wie Lupus erythematodes, Polyarteriitis nodosa, Sklerodermie, Dermatomyositis, Muskeldystrophie oder neuromuskulären Erkrankungen.

Sekundäre Kardiomyopathien kommen bei einer Vielzahl internistischer Erkrankungen komplizierend hinzu, so z.B. bei Glykogenspeicherkrankheiten, der neonatalen Thyreotoxikose, Proteinmangelernährungen, im Rahmen der tropischen Endomyokardfibrose und der Kawasaki-Erkrankung sowie arzneimittelbedingt bei Antracyclintoxizität.

In Sektion VIII sind die häufigsten dieser sekundären Kardiomyopathieformen beschrieben. Dabei bezeichnet der Ausdruck „spezifische Kardiomyopathie" eine spezifische Herzmuskelerkrankung (z.B. entzündlicher Genese) oder eine Herzmuskelerkrankung, die vergesellschaftet ist mit einer systemischen Erkrankung oder im Zusammenhang mit einer Erkrankung anderer Organsysteme. In diese Gruppe fallen Kardiomyopathien bei Vaskulitiden, neuromuskulären Erkrankungen, im Rahmen einer Tumorerkrankung oder bei Thallasämie.

Im Kindesalter auftretende Erkrankungen betreffen hier insbesondere frühkindliche Störungen im Rahmen einer glykogenen Speichererkrankung, der neonatalen Thyreotoxikose, dem infantilen Beriberi, Proteinmangelerkrankungen oder bei Diabeteserkrankung der Mutter.

### 86.3.1 Kawasaki-Erkrankung

Die Kawasaki-Erkrankung wurde erstmals 1967 in Japan beschrieben. Sie bezeichnet eine generalisierte Vaskulitis unklarer Ätiologie und stellt eine der Hauptformen einer erworbenen Herzerkrankung dar.

Die überwiegende Mehrzahl der Erkrankten sind Kinder jünger als 5 Jahre. Hauptsymptome der Erkrankung sind hohes Fieber von mehr als 5tägiger Dauer, Vergrößerung der zervikalen Lymphknoten, Konjunktivitis, Gingivitis und Lacklippen sowie ein polymorphes stammbetontes Exanthem mit Palmar- und Plantarerythem und späterer Desquamation der Haut im Bereich der Fingerbeeren und Handrücken. Begleitsymptome sind häufig eine Beteiligung des ZNS (Meningitis, Liquorpleozytose), der Nieren (Leukozyturie, Proteinurie), Arthralgien, eine Enteritis sowie eine Hepatitis mit leichtem Ikterus.

Häufig kommt es zu einer Beteiligung des Myokards als Myokarditis, Perikarditis oder Koronariitis. Im Rahmen der Koronarbeteiligung kann es zu Thrombosen- und Aneurysmatabildung der Koronarien kommen. In Laborwerten zeigen sich allgemeine Entzündungszeichen.

Aufgrund der vaskulitidenähnlichen Veränderungen wird eine autoimmune Genese diskutiert. Vor allem wegen der koronaren Mitbeteiligung treten letale Verlaufsformen bei ca. 1–2% der Erkrankten auf, meist innerhalb der ersten 4 Erkrankungswochen (Nakamura et al. 1992).

Die Echokardiographie ist wesentliches diagnostisches Hilfsmittel, zum einen zur Beurteilung einer Begleitperikarditis mit Perikarderguß, aber zum anderen auch zur Beurteilung der Koronarmorphologie (Aneurysmen). Dabei zeigen ca. 50% der Kinder mit Koronaraneurysmata in invasiven Untersuchungen 1–2 Jahre später unauffällige Koronargefäße (Akagi et al. 1992; Kato et al. 1982; Suzuki et al. 1991).

Das größte Risiko thrombotischer Verschlüsse, einhergehend mit Myokardinfarkt und LV-Funktionsstörungen, haben Patienten mit Koronaraneurysmata >8 mm zu tragen (Kosuda et al. 1992).

Aufgrund der unbekannten Ätiologie ist derzeit keine spezifische Therapie möglich. In Fallberichten konnten Hinweise dafür erbracht werden, daß eine Kortikoidmedikation zumindest im akuten Krankheitsgeschehen ungünstig ist. Die Therapieempfehlungen bestehen derzeit aus intravenösen β-Globulinen in Kombination mit Azetylsalizylsäure. Die American Heart Association hat Richtlinien zur Behandlung der Kawasaki-Erkrankung veröffentlicht (Gardiner et al. 1994).

## 86.4 Kardiale Manifestation bei neurologischen Erkrankungen

! Kardiale Manifestationsformen bei verschiedenen neurologischen Erkrankungen (Tabelle 86-2) können zum einen unterschieden werden als kardiale Beteiligung bei primär im ZNS lokalisierten Störungen (z.B. Apoplex, intrakranielle Blutung, Epilepsie, Migräne etc.) sowie zum anderen als neuromuskuläre Erkrankungen mit kardialen Manifestationen. Letztere können unterschieden werden in Störungen des peripheren Nervensystems (Guillain-Barré-Syndrom, Friedreich-Ataxie), Störungen der neuromuskulären Übertragung (z.B. Myasthenia gravis ) sowie Erkrankungen der Muskulatur selbst.

**Tabelle 86-2.** Kardiale Manifestation von neuromuskulären Erkrankungen

- Neuromuskuläre Fehlfunktionen, einhergehend mit elektrokardiographischen Abnormalitäten
  - Guillain-Barré-Syndrom
  - Muskeldystrophie Typ Duchenne
  - Muskeldystrophie Typ Becker
  - Kearns-Sayre-Syndrom
  - Myotonische Dystrophie
  - Myasthenia gravis
  - Periodische Paralyse
  - Peroneusatrophie
- Neuromuskuläre Fehlfunktionen, einhergehend mit Kardiomyopathie
  - Muskeldystrophie Typ Duchenne
  - Muskeldystrophie Typ Becker
  - Myasthenia gravis

Im Rahmen dieser Erkrankungen kann es zu einer großen Vielfalt kardialer Manifestationsformen kommen. Dabei können lediglich asymptomatische Rhythmusstörungen imponieren oder eine progressive LV-Dysfunktion auftreten.

### 86.4.1 Guillain-Barré-Syndrom

! Das Guillain-Barré-Syndrom ist eine akut beginnende, entzündliche und demyelinisierende Polyradikuloneuritis, die in typischer Weise als aufsteigende Lähmung mit unterschiedlicher Progredienz, Intensität und Begleitsymptomatik verläuft, fast immer mit zytoalbuminärer Dissoziation im Liquor einhergeht und nach Erreichen des Höhepunktes vollständig oder mit Residuen remittiert.

Die Erkrankung tritt in der überwiegenden Mehrzahl der Fälle Tage bis Wochen nach einer meist viralen Erkrankung der oberen Luftwege oder des Magen-Darm-Trakts oder auch gelegentlich nach Streß oder Impfungen auf. Inital finden sich Parästhesien, Lumbalgie und Muskelschmerzen, oft symmetrisch und proximal betont. Die Ausprägung ist meist nach 4 Wochen maximal und bildet sich dann teilweise oder vollständig zurück.

Die Diagnose stützt sich auf das klinische Bild, komplementiert durch die Veränderungen in der Spinalflüssigkeit sowie der gestörten Nervenleitungsgeschwindigkeit.

Die Ätiologie der Erkrankung ist nicht geklärt. Es werden virusinduzierte neuroimmunologische Reaktionen diskutiert. Pathologisch findet sich eine Schädigung der Myelinschicht und entzündliche Rundzellinfiltrate vorwiegend in den Nervenwurzeln, Spinalganglien und distalen Nervenendigungen. Die kardiale Beteiligung zeigt häufig verschiedenste Formen der Rhythmusstörungen, hier bestehen sowohl tachykarde wie auch bradykarde Formen. Die mit der Guillain-Barré-Erkrankung einhergehende autonome Neuropathie kann auch zu kardialer Dysfunktion führen. Es finden sich sowohl Hyper- als auch Hypotonie sowie eine verminderte Baroreflexfunktion (Behling et al. 1988; Guillan und Barré 1916).

### 86.4.2 Friedreich-Ataxie

Die Friedreich-Ataxie ist eine autosomal-rezessive Erkrankung mit Ataxieformen aus der Gruppe der spinozerebellaren Heredoataxien. Es bestehen ausgeprägte Hinterstrangsymptome mit progredienter Ataxie besonders in Form einer schweren Gangstörung, die der tabischen stark ähnelt; Areflexie und in späteren Stadien Hyperreflexie. Zudem finden sich Kleinhirnseitenstrang- und Kleinhirnsymptome (Ataxie, Nystagmus, zerebellare Sprachstörung etc.) sowie Muskelschwäche. Die Inzidenz einer kardialen Beteiligung beträgt mehr als 90%; ihr Auftreten ist unabhängig vom Ausmaß der neurologischen Erkrankung.

Echokardiographisch kann häufig eine konzentrische symmetrische linksventrikuläre Hypertrophie festgestellt werden. Im Rahmen der hypertrophen Kardiomyopathie der Friedreich-Ataxie-Erkrankung ist die linksventrikuläre Funktion normal bei fehlender diastolischer Funktionsstörung, wie sie für die genetische hypertrophe Kardiomyopathie charakteristisch ist.

Maligne Rhythmusstörungen sind selten. Seltener finden sich Formen der dilatierenden Kardiomyopathie (Chamberlain et al. 1976).

### 86.4.3 Myasthenia gravis

Die Myasthenia gravis ist eine Autoimmunerkrankung mit gegen den Acetylcholinrezeptor als Antigen gerichteten polyklonalen IgG-Antikörpern. Eine exakte immunologische Grundlage des autoimmunologischen Prozesses, ebenso wie die Rolle des Thymus im Prozeß, ist derzeit noch unklar. Es findet sich v.a. bei jüngeren Patienten eine Assoziation mit HLA-B8 und HLA-DR3. Zudem imponiert eine Koinzidenz mit anderen Autoimmunerkrankungen wie rheumatoide Arthritis, Lupus erythematodes, Polymyositis und Thyreotoxikose.

In 10% der Fälle koinzidiert die Erkrankung mit malignen Thymomen. Es liegt eine postsynaptische Störung der neuromuskulären Übertragung mit abnormer Ermüdbarkeit der Skelettmuskulatur, v. a. mit tageszeitlich fluktuierenden, belastungsabhängigen Paresen, vor. Typische kardiale Manifestationen sind unspezifische EKG-Veränderungen, Rhythmusstörungen sowie Herzinsuffizienz. Die EKG-Veränderungen können durch Neostigminbehandlung beseitigt werden.

Vorsicht geboten ist bei der antiarrhythmischen Therapie mit Quinidin, Procainamid, Lidocain, da diese aufgrund ihrer anticholinergen Wirkungen Myasthenia-gravis-ähnliche Symptome verstärken können.

### 86.4.4 Duchenne-Muskeldystrophie

Bei der Muskeldystrophie Typ Duchenne handelt es sich um eine X-chromosal-rezessiv vererbte Form der progressiven Muskeldystrophie vom Beckengürteltyp. Hauptlokalisation ist in der Mitte des kurzen Armes (Xp21).

Erste Symptome der Muskelschwäche finden sich zwischen dem 3. und 4. Lebensjahr. Kardiale Beteiligung ist bei der Erkrankung die Regel. Es kommt zu EKG-Veränderungen, Auftreten einer linksventrikulären Funktionsstörung im Sinne einer dilatativen Kardiomyopathie und Rhythmusstörungen.

Es werden CK-Erhöhungen beobachtet. CK MB-Isoformveränderungen können nicht als Hinweis auf eine myokardiale Dystrophie gedeutet werden, da dieses Enzym von dystrophieveränderten Muskeln gebildet wird. Im EKG finden sich typischerweise ein Rechtstyp, hohe R-Zacken und negative T-Wellen über $V_1$–$V_3$ sowie tiefe Q-Zacken in $V_5$, fast $V_6$. Eine Verminderung oder gar das Fehlen der elektrischen Herzachse wird hervorgerufen durch die myokardiale Dystrophie im Bereich der posterobasalen linksventrikulären Wand (der QRS-Achse) und der angrenzenden lateralen Wand (tiefes Q in $V_1$, aVL, $V_5$, $V_6$).

Die kardiale Beteiligung der Duchenne-Muskeldystrophie ist also gekennzeichnet durch Prädilektionsstellen im Bereich des Myokards; besonders betroffen ist die posterobasale und die posterolaterale linksventrikuläre Wand (Cziner et al. 1993). In späteren Stadien kann die echokardiographische Untersuchung Hypomotilitäten des posterobasalen Abschnittes des linken Ventrikels und meist jenseits des 20. Lebensjahres eine dilatative Kardiomyopathie mit verminderter Auswurffraktion dokumentieren.

Die Thalliumszintigraphie zeigt übereinstimmend hierzu regionale Perfusionsdefekte; regionale metabolische Störungen können auch mit der PET-Untersuchung nachgewiesen werden. Außer Rhythmussstörungen treten Veränderungen der Reizleitung und verschiedene Formen der Ektopie auf. Häufig zeigen die Patienten persistierende Sinustachykardien mit Herzfrequenzen über 100 Schläge/min.

Procainamid und Phenytoine sind in der Behandlung nicht geeignet, da sie zu einer Verstärkung der Muskelschwäche führen; intravenöses Verapamil kann zu respiratorischer Arrhythmie führen (Zalman et al 1983; Ilan et al. 1990). Während einer Anästhesie mit Halothan, Isofluoran oder Succinylcholin traten bei einigen Kindern eine maligne Hyperthermie und Herzstillstand auf. Die Therapie entspricht der symptomatischen Therapie einer Linksherzinsuffizienz.

Bei der Becker-Muskeldystrophie kommt es zu einer kardialen Beteiligung, allerdings ist sie weniger ausgeprägt.

### 86.4.5
### Myotone Muskeldystrophie

! Es handelt sich hierbei um eine autosomal-dominant vererbte Systemerkrankung mit den Leitsymptomen einer degenerativen Myopathie und myotoner Reaktion.

Die Erkrankung beruht auf einer Mutation eines Gens auf dem langen Arm des Chromosoms 19 (19q13.2/13.3).

Die myotone Dystrophie wird hervorgerufen durch eine vermehrte Anzahl von Zytosin-Guanin-Nukleotid-Wiederholungen im untranslatierten Arm eines Proteinkinasegens, lokalisiert im Bereich q13.3 des Chromosoms 19. Die Krankheit hat eine hohe Penetranz, sie verläuft aber in den Familien sehr unterschiedlich. Häufig nimmt die Schwere der Erkrankung im Verlauf der Generationen zu (Antizipation). Bemerkenswerterweise wird die kongenitale und kindliche Form nahezu immer von der nur subklinisch oder sehr leicht betroffenen Mutter übertragen.

Pathogenetisch gibt es Hinweise dafür, daß der Erkrankung eine Membranstörung zugrundeliegt. So wurde ein Mangel an Insulinrezeptoren und ein auf Muskelfasern normalerweise nicht vorhandener Apaminrezeptor (ein Bienengiftrezeptor) nachgewiesen.

Die Membranflüssigkeit ist verändert. Die $Na^+/K^+$-ATPase-Aktivität der Erythrozytenmembran ist vermindert. Die Inzidenz liegt bei 3–5 Erkrankten pro 100.000 Geburten. Die myotone Muskeldystrophie ist die am häufigsten vorkommende Muskeldystrophie des Erwachsenen.

Die Diagnose stützt sich auf neuromuskuläre Untersuchungen, Elektromyographie, Muskelbiopsie und DNA-Analysen.

Frühe Zeichen der Erkrankung sind Schwäche der Flexoren im Nackenbereich, Atrophie der sternokleidomastoidalen Muskeln sowie Schwäche der mimischen Muskulatur mit geöffnetem, dreieckförmigem Mund und unvollständigem Lidschluß. Die klinische Erscheinungsform ist typisch. Zunächst kommt es meist zu myotonen Reaktionen, die vom Patienten meist als Verlangsamung oder Steifigkeit bei Bewegungen empfunden wird. Bei der klinischen Prüfung der myotonen Reaktion ist die Unfähigkeit zur raschen Muskelerschlaffung etwa nach kräftigem Faustschluß (Aktionsmyotonie) oder auch nach Beklopfen von Muskeln (Perkussionsmyotonie) mit Bildung eines idiomuskulären Wulstes oder langsamer tonischer Kontraktion bezeichnend.

Bei der myotonen Dystrophie handelt es sich um eine Systemerkrankung, bei der wesentliche nichtmyotone, nichtmuskuläre Erscheinungsformen zu finden sind wie Katarakt, Hodenatrophie, geistige Retardierung sowie Einbeziehung der glatten Muskulatur (Ösophagus, Uterus, Kolon; Harper 1989; Rudel et al. 1985).

Die kardiale Beteiligung ist wesentlich im myotonisch dystrophischen Erkrankungsbild und betrifft vornehmlich das infranodale Reizleitungssystem und geringer ausgeprägt Sinusknoten und die Arbeitsmuskulatur selbst. So zeigen diese Patienten Herzrhythmusstörungen, beispielsweise ventrikuläre und supraventrikuläre Arrhythmien einschließlich Sinusbradykardien, Vorhofextrasystolen sowie Vorhofflimmern, gelegentlich auch ventrikuläre Extrasystolen und ventrikuläre Tachykardien.

Bei etwa 80 % der Patienten zeigen sich Abnormitäten bei Funktionsprüfungen des His-Purkinje-Systems mit einer Verlängerung des AV-Intervalls und der effektiven Refraktärperiode des rechten Leitungsastes. So kommt es dann auch zu der Entwicklung eines Rechtsschenkelblockes bei den diagnostischen Vorhofstimulationsuntersuchungen. Der häufigste elektrokardiographische Befund ist eine Verlängerung des AV-Intervalls sowie ein linksanteriorer Hemiblock. Diese Leitungsstörungen können nach Angaben aus dem Schrifttum zu Adams-Stokes-Anfällen führen, woraus sich dann die Indikation einer Schrittmachertherapie herleitet.

Zudem zeigen ca. 25 % der Patienten einen Mitralklappenprolaps. 7 % der Patienten haben eine Herzinsuffizienz, und auch plötzliche Herztodesfälle sind berichtet worden (Sartori et al. 1995; Domanski et al. 1995).

### 86.4.6
### Kearns-Sayre-Syndrom

Die Erkrankung stellt eine klinische Sonderform der myopathischen Ophthalmoplegia externa mit Pigmentdegeneration der Netzhaut und Reizleitungsstörungen des Herzens dar. !

Ätiologisch liegt eine Deletion in der mitochondrialen DNS – Übertragung nur durch die Mutter möglich – vor.

Die Erkrankung besteht aus der Trias
- progressive externe Ophthalmoplegie (meist mit Ptosis beginnend),
- progressive tapetoretinale Degeneration (im fortgeschrittenen Stadium ist das Elektroretinogramm ausgelöst),
- progressive kardiale Reizleitungsstörung bis zum totalen AV-Block (teils Exitus nach Adams-Stokes-Anfällen).

Nichtobligate Begleitsymptome können Hyporeflexie, Sensibilitätsstörungen, generalisierte Myopathie, Ataxie, Dysphasie, Dysphagie, Liquoreiweißerhöhung, Kleinwuchs und Hypogonadismus sowie Diabetes mellitus sein.

Zwar sind morphologische Veränderungen im Myokard mit Hilfe des Elektronenmikroskops nachweisbar, eine Myokardkrankheit im engeren Sinne als muskuläre Pumpfunktionssstörung zählt aber nicht zum Erscheinungsbild der Erkrankung. Ganz im Vordergrund stehen Reizleitungsstörungen. In einigen Fällen kam es zum plötzlichen Herztod; eine Schrittmacherimplantation wird daher empfohlen (Herskowitz et al. 1989).

## 86.5 Seltene angeborene Syndrome mit kardialer Beteiligung

### 86.5.1 Holt-Oram-Syndrom

! Bei diesem Syndrom eine Kombination aus Herzfehlern und Reduktionsfehlbildungen der oberen Extremität, bedingt durch ein autosomal-dominantes Gen mit starker variabler Expressivität.

Als konstantere der beiden Kardinalbefunde zeigen sich Herzfehler, und zwar in abnehmender Häufigkeit und ggf. kombiniert:

- Vorhofseptumdefekt (Ostium secundum),
- Ventrikelseptumdefekt,
- Persistenz des Ductus Botalli,
- Transposition der großen Arterien.
- Zudem finden sich EKG-Veränderungen wie PQ-Verlängerungen.

Bei ausgeprägtem kardialen Befund kann es zu multiplen VSD im Sinne eines „Swiss-cheese-Septums" kommen. Zudem finden sich Reizleitungsstörungen (AV-Block).

Zweites Charakteristikum ist eine Reduktionsfehlbildung im Bereich Schultergürtel/obere Extremität; diese kann ein- wie auch zweiseitig vorkommen. Ist nur eine Seite betroffen, tritt in etwa doppelter Häufigkeit eine linksseitige im Vergleich zur rechtsseitigen Fehlbildung auf. Verschiedene Fehlbildungen können vorkommen, so z.B. Daumenhypoplasie oder -agenesie, triphalangeale Daumen, Doppeldaumen, reduzierte Opposition der Daumen, Radiushypoplasie oder -aplasie, Phokomelie. Selten Syndaktylien sowie Hypoplasie des Humerus, der Klavikula oder der Skapula.

Die Erkrankung ist die häufigste Kombination aus Reduktionsfehlbildungen und Herzfehlern und hat eine Inzidenz von 0,95 auf 100.000 Einwohner (Gladstone et al. 1982).

### 86.5.2 Ellis-van-Creveld-Syndrom

! Das Krankheitsbild, wird hervorgerufen durch einen pleotropen Gendefekt, der sich unter anderem in einer charakteristischen Skelettdysplasie, Herzfehlern und Polydaktylie äußert.

Ätiologisch liegt eine Genmutation, die sich im homozygoten Zustand manifestiert, zugrunde. Die Erkrankten zeigen bei Geburt einen dysportionierten Minderwuchs, eine postaxiale oder axiale Hexadaktylie der Hände, gelegentlich auch der Füße, sowie eine Nagelhypoplasie. Zudem werden eine verkürzte Oberlippe und verschiedene Zahnanomalien beobachtet. Diese Skelettenanomalien sind mit einem Vorhofseptumdefekt vergesellschaftet.

### 86.5.3 Kartagener-Syndrom

! Es liegt eine angeborene familiäre Fehlbildungskombination vor mit der Trias

- Bronchiektase,
- Situs inversus (Dextrokardie),
- Sinusitis.

Die Erkrankung wird autosomal-rezessiv vererbt und hat eine Inzidenz von ca. 1 auf 40.000 Einwohner. Pathogenetisch liegt der Erkrankung eine Strukturanomalie der Zilien zugrunde, diese verursachen Störungen der mukoziliären Transportsysteme und führen so zu rezidivierenden bronchopulmonalen Infekten und Bronchieektasen (Kartagener 1933).

### 86.5.4 Leopard-Syndrom

*Synonyme:* kardiokutanes Syndrom, Multiple-Lentigines-Syndrom.

Hier liegt eine seltene vererbliche Störung mit ausgeprägter Lentiginose in Assoziation mit diversen Entwicklungsdefekten vor. Das Akronym LEOPARD wurde von den Anfangsbuchstaben der Hauptstörungen abgeleitet:

- ausgeprägte Lentiginose mit 2–8 mm großen bräunlichen Flecken in sehr dichter Aussaht am Stamm und in geringerer Verteilung am restlichen Körper,
- EKG-Veränderungen (Überleitungsstörungen, Schenkelblockbilder, Erregungsausbreitungsstörungen)
- okulärer Hypertelorismus, seltener andere kraniofaziale Fehlbildungen,
- valvuläre Pulmonalstenose (manchmal kombiniert mit Aortenstenose ),
- Anomalien im Genitalbereich wie bilateraler Kryptorchismus, ferner bei Männern Hypoplasie des Genitals mit Hypospadie, bei Frauen hypoplastische Ovarien,
- Retardierung des Wachstums mit Kleinwuchs,
- sensoneurale Innenohrschwerhörigkeit oder Taubheit („deafness") (Capute et al. 1969).

### 86.5.5 TAR-Syndrom

Das TAR-Syndrom („thrombocytopenia-absent radius syndrome") kennzeichnet ein charakteristisches familiäres Fehlbildungssyndrom mit symmetrischer Radiusaplasie bei stets vorhandenem Daumen, Thrombozytopenie und weiteren Auffälligkeiten.

Es handelt sich um einen autosomal -rezessiven Erbgang, mit intra- und interfamiliärer Variabilität der Skelettsymptomatik, der hämatologischen Befunde sowie der Herzanomalien. In 30 % der Fälle findet sich der Herzfehler meist als Vorhofseptumdefekt oder Fallot-Tetralogie (Greenwald et al. 1929).

### 86.5.6 Rubinstein-Taybi-Syndrom

Es handelt sich um ein distinktes Dysmorphiesyndrom unbekannter Ätiologie mit den Hauptbefunden: scharfe Nase mit langem Septum und breite, abstehende distale Phalangen der ersten Strahlen. Die Patienten zeigen Kleinwuchs, Mikrozephalie, breite Daumen und Großzehen sowie verschiedene Anomalien im Gesichtsschädel. Organmanifestation sind fakultativ; hier finden sich insbesondere Herzfehler (Ventrikelseptumdefekt, persistierender Ductus arteriosus) und Nierenfehlbildungen (Berry et al. 1987).

### 86.5.7 DiGeorge-Syndrom

Das DiGeorge-Syndrom oder das Syndrom des 4. Kiemenbogens bezeichnet einen kongenitalen Defekt der Anlage der 3. und 4. Schlundtasche und des 4. Kiemenbogens mit konsekutiver Unterentwicklung bzw. Agenesie von Thymus, Parathyroidea, Aortenbogen und (fakultativ) anatomisch benachbarter Gebilde. Die Ätiologie der Erkrankung ist unbekannt. An kardiovaskulären Beteiligungen bestehen ein unterbrochener Aortenbogen bzw. eine hypoplastische Aorta, ein Truncus arteriosus communis sowie andere Herzfehler. Die Patienten sterben häufig an dem Herzfehler bzw. an komplizierten Infekten (Böttiger et al. 1922).

### 86.5.8 Ehlers-Danlos-Syndrom

Dieses Syndrom ist eine vererbbare Bindegewebsstörung, die Haut, Band- und Gelenkapparat, Augen, sowie Gefäße und innere Organe befallen kann. Es werden 10 Typen unterschieden.

Ätiologisch besteht bei diesen Krankheitsbildern eine autosomal-dominante (Typ 1–4, 7, 8), eine autosomal-rezessive (Typ 6, evtl. Typ 10) sowie eine X-chromosomal (Typ 5 und 9) vererbte Störung.

Bezüglich des Organbefalls, des Schweregrads der Symptome, der Genetik und der biochemischen Defekten liegt eine heterogene Erkrankung vor. Vor allem beim Typ 4 kann es zu spontanen Rupturen von großen Arterien mit oder ohne vorbestehende Aneurysmen kommen. Zudem wird häufig eine Mitralinsuffizienz beobachtet (Beighton et al. 1970).

## Literatur


Akagi T, Rose V, Beson LN et al. (1992) Outcome of coronary artery aneurysms after kawasaki disease. J Pediatr 121: 689

McAllister HA, Fenoglio JJ Jr (1975) Cardiac involvement in Whipples disease. Circulation 52: 152–156

McAlister HF, Klementovicz PT, Andrews C et al. (1989) Lyme carditis: An important cause of reversible heart block. Ann Intern Med 110: 339

Asch ES, Bujak DI, Weiss M et al. (1994) Lyme disease: An infectious and postinfectious syndrome. J Rheumatol 21: 454

Behling T, Furtwängler JP (1988) Die Landry-Guillan-Barré-Polyradiculitis. Nervenarzt 59: 1–7

Beighton P (1970) The Ehlers-Danlos-Syndrome. William Heinemann Medical Books, London

Berry AC (1987) Rubinstein-Taybi-Syndrome. J Med Genet 24: 562–566

Böttiger E, Wernstedt W (1922) Tödlich verlaufender Fall von Spasmophilie bei einem Brustkinde mit Anomalien des Thymus und der Parathyreoida. Acta Pediatr Scand 6: 373–382

Brady HR, Horgan JH (1988) Lithium and the heart: Unanswered questions. Chest 93: 166

Capute AJ, Rimoin DL, Königsmark BW, Esterly NB, Richardson F (1969) Congential deafness and multiple lentigines Arch Derm 100: 207–213

Chamberlain S, Shaw J, Roland A et al. (1988) Mapping of mutation causing Friedreichs Ataxia to human chromosome 9. Nature (London) 334: 248

Chapel TA (1986) Syphilis: review and update. Compr Ther 12: 63–71

Cziner DG, Levin RI (1993) The cardiomyopathy of Duchennes muscular dystrophy and the function of dystrophin. Med Hypothesis 40: 169

Dixon AC (1991) The cardiovascular manifestations of leptospirosis. West J Med 154: 331

Domanski MJ, Sloas MM, Follmann DA et al. (1995) Effect of zidovudine and didanosine treatment on heart function in children infected with human immundeficiency virus. J Pediatr 127: 137–146

Gardiner HM, Celermajer DS, Sorensen KE et al. (1994) Arterial reactivity is significantly impaired in normotensive young adults after successful repair of aortic coarctation in childhood. Circulation 89: 1745

Gladstone I Jr; Sybert VP (1982) Holt-Oram syndrome penetrance of the gene and lack of maternal effect. Clin Genet 21: 99–103

Greenwald HM Sherman, J (1929) Congential essential thrombocytopenia. Am J Dis Child 38: 1245–1251

Guillan G, Barré JA, Strohl A (1916) Sur un syndrome de radiculo-nephrité avec hyperalbuminose du liquide cephaloarchidien sans réaction cellulaire. Bull Soc Med Méd Hôp Paris 40: 1462–1470

Hagar JM, Rahimtoola SH (1991) Chagas heart disease in the United States. N Engl J Med 325: 763

Harper PS (1989) Myotonic dystrophy, 2nd edn. Saunders, Philadelphia

Haywood GA, O´Connell S, Gray HH (1993) Lyme carditis: A United Kingdom perspective. Br Heart J 70: 15

Herskowitz A, Ansari AA, Neumann DA et al. (1989) Cardiomyopathy in acquired immunodeficiency syndrome: evidence for autoimmunity. Circulation 80: 322 (Abstr)

Ilan Y, Hillman M, Oren R (1990) Intravenous verapamil for tachyarrhythmia in Duchenne´s muscular dystrophy. Pediatr Cardiol 11: 177

Kartagener M (1933) Zur Frage der Bronchiktasen. Familiäres Vorkommen von Bronchiktasen. Beitr Klin Tbk 84: 73

Kato H, Ichinose E, Matsunaga S et al. (1982) Fate of coronary aneurysms in Kawasaki disease: Serial coronary angiography and long-term follow-up study. Am J Cardiol 49: 1758

Keinath RD, Merrell DE, Vliestra R, Dobbins WO III (1985) Antibiotic treatment and relapse in Whipples disease. Long-term follow up of 88 patients. Gastroenterology 88: 1867–1873

Kirchhoff LV (1989) Is trypanosoma cruzi a new treat to our blood supply? Ann Intern Med 111: 773

Kosuda T, Sone K (1992) Assessment of left ventricular function in Kawasaki disease by dipyridamole-loading cineventriculography. Am J Cardiol 70: 863

Merkel WC (1946) Plasmodium falciparum malaria: the coronary and myocardial lesions observed at autopsy in two cases of acute fulminating P. falciparum infection. Arch Pathol 41: 290–298

Nakamura Y, Yanagawa H, Kawasaki T (1992) Mortality among children with Kawasaki disease in Japan. N Engl J Med 323: 1246

Oliver JM, Sotillo JF, Dominguez FJ et al. (1988) Two-dimensional echocardiographic features of echinococcosis of the heart and great blood vessels. Clinical and surgical implications. Circulation 78: 327

Rahn DW, Malawista SE (1991) Lyme disease: Recommendations for diagnosis and treatment. Ann Intern Med 114: 472–481

Rudel R, Lehmann-Horn F (1985) Membrane changes in cells from myotonic patients. Physiol Rev 65: 310

Russo G, Tamborino C, Cuscuna S et al. (1989) Cardiac hydatid cyst with clinical features resembling subaortic stenosis. Am Heart J 117: 1385

Sartori AM, Lopes MH, Caramelli B et al. (1995) Silmutaneus occurence of acute myocarditis and reactivated Chagas disease in a patient with AIDS. Clin Infect Dis 21: 1297–1299

Suzuki A, Kamiya T, Yasuo O, Kuroe K (1991) Extended long-term follow-up of study of coronary artrial lesions in Kawasaki disease. J Am Coll Cardiol 17: 33 A

Van der Linde MR (1991) Lyme carditis clinical characteristics of 105 cases. Scand J Infect Dis 77 (Suppl): 81

Van der Linde MR, Crijns HJ, De Koning J et al. (1990) Range of artrioventricular conduction disturbances in Lyme borreliosis: A report of four cases and review of other publish reports. Br Heart J 63: 162

Zalman F, Perloff JK, Durant NN, Campion DS (1983) Acute respiratory failure following intravenous verapamil in Duchenne's muscular dystrophy. Am Heart J 105: 510

# Kapitel 87

# Herztransplantation

# 87

W. von Scheidt



## 87.1 Entwicklung, Stellenwert, Indikation und Risiken

- Die medikamentöse Therapie der terminalen Herzinsuffizienz weist erhebliche Limitationen auf. Das Krankheitsbild bleibt unverändert, trotz pharmakologischer Fortschritte wie ACE-Hemmer- und β-Blockertherapie, verbunden mit einer deutlich eingeschränkten Lebensqualität und -erwartung.
- Die Einjahresletalität im Stadium NYHA IV beträgt 30–40% und ist der Prognose einer fortgeschrittenen malignen Erkrankung vergleichbar.
- Die begrenzte Wirksamkeit medikamentöser Therapieformen erforderte die Entwicklung und Etablierung alternativer Behandlungskonzepte.

Die erste orthotope Herztransplantation am Menschen wurde am 3. Dezember 1967 durchgeführt. In den 70er Jahren galt die Herztransplantation wegen einer nur äußerst begrenzten Überlebenszeit als experimentelles Verfahren. Seit der Einführung der Immunsuppression mit Cyclosporin A Anfang der 80er Jahre, der routinemäßigen Abstoßungsdiagnostik mittels Endomyokardbiopsie, der Lösung logistischer Probleme bei der Organgewinnung und einer verbesserten Organkonservierung entwickelte sich die Herztransplantation ab Mitte der 80er Jahre zum etablierten therapeutischen Verfahren der terminalen Herzinsuffizienz. Seit Ende der 80er Jahre finden die weltweit jährlich vorgenommenen 3.500–4.000 Transplantationen ihre zahlenmäßige Begrenzung in der Verfügbarkeit der Spenderorgane.

Die bleibende Diskrepanz zwischen Organbedarf und -verfügbarkeit stellt eines der größten Probleme der Transplantationsmedizin dar. Man kann davon ausgehen, daß der Bedarf an Herztransplantationen auch bei strenger Indikationsstellung die Organverfügbarkeit ständig um ca. das 2fache übersteigt. Hieraus entsteht das

Problem der Warteliste mit der Notwendigkeit von Prioritätsentscheidungen. Richtlinien zur Organtransplantation gemäß § 16 Transplantationsgesetz wurden von der Bundesärztekammer aktuell veröffentlicht (Schreiber und Haverich 2000, Hoppe und Schreiber 2000).

## 87.1.1
## Überlebensrate

Die Indikation zur Herztransplantation ist dann gegeben, wenn das Risiko des Eingriffs sowie das Langzeitrisiko nach Transplantation geringer sind als das individuell abgeschätzte Risiko der hochgradigen Herzinsuffizienz (Abb. 87-1). Die Einjahresüberlebensrate der orthotopen Transplantation liegt bei 80–85%, die Fünfjahresüberlebensrate bei 60–70%, die Zehnjahresüberlebensrate bei 40–50% (Abb. 87-2; Hosenpud et al. 1998).

Die Überlebensrate hat sich in den 90er Jahren im Vergleich zu den 80er Jahren signifikant verbessert. Die aktuelle mittlere Transplantüberlebenszeit beträgt 8,7 Jahre, nach Überleben des 1. Jahres beträgt sie 11,4 Jahre. Jenseits des 1. Jahres besteht eine weitgehend konstante jährliche Letalitätsrate von ca. 4%.

## 87.1.2
## Risiken

Risikoprädiktoren einer erhöhten Einjahresletalität nach Herztransplantation sind:

- präoperative Beatmungsnotwendigkeit (relatives Risiko, RR, 2,66) oder
- „assist device" (RR 1,49),
- Retransplantation (RR 2,33),
- weiblicher Spender (RR 1,22),
- Transplantation in einem Zentrum mit weniger als 9 Eingriffen pro Jahr (RR 1,3),
- Ischämiezeit über 4 h (RR ≥1,43),
- Empfängeralter über 65 Jahre (RR >1,2),
- Spenderalter über 50 Jahre (RR ≥1,48).

Günstige Prädiktoren sind:

- Blutgruppe A (RR 0,9),
- Koronarkrankheit (RR 0,79) oder
- dilatative Kardiomyopathie (RR 0,71) als Ursache der Herzinsuffizienz (Hosenpud et al. 1998).

**Todesursachen**

Führende Todesursachen im 1. Jahr nach Transplantation sind neben perioperativen Problemen akute Abstoßungen und Infektionen. Langfristig stellen die Transplantatvaskulopathie und Neoplasien die führenden Todesursachen dar.

## 87.1.3
## Indikation

Die Indikation zur Transplantation muß bei der Organknappheit mit dem Problem der Warteliste und der Notwendigkeit von Prioritätsentscheidungen sehr eng nach

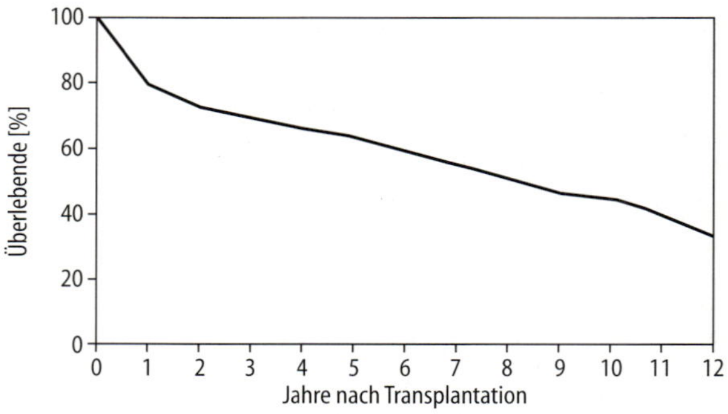


**Abb. 87-2.** Überlebenskurve nach orthotoper Herztransplantation. (Aus: Registry der International Society for Heart and Lung Transplantation, nach Hosenpud et al. 1998)

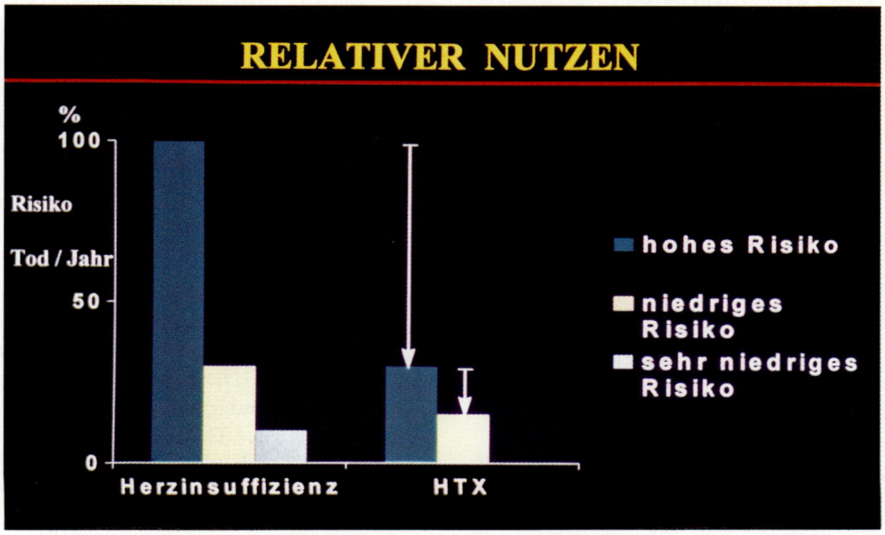


**Abb. 87-1.** Nutzen-Risiko-Abschätzung für unterschiedliche Schweregrade der Herzinsuffizienz im Vergleich zu unterschiedlichen individuellen Risiken der Herztransplantation. Bei extrem hohem Risko der Herzinsuffizienz besteht trotz erhöhtem Transplantationsrisiko der größte individuelle Nutzen

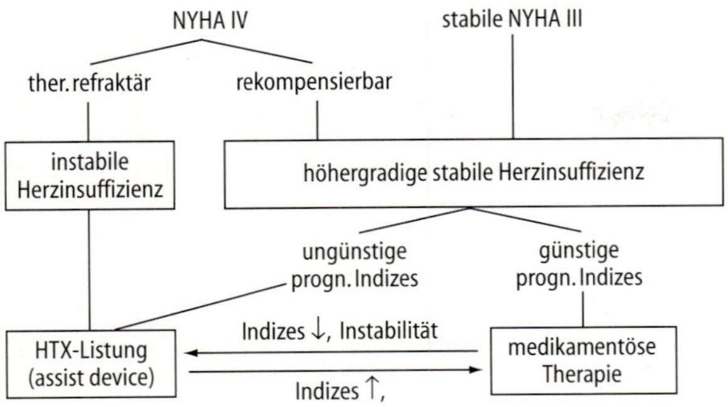


**Abb. 87-3.** Indikationsalgorithmus zur Herztransplantation. Erläuterungen s. Text

| | Parameter | ungünstig unter opt. Ther. |
|---|---|---|
| **Symptomatik** | NYHA<br>Stabilität | refraktär IV<br>rezid. Dekompensationen |
| **Hämodynamik** | AF<br>HI<br>PC<br>EDDI<br>RVAF<br>mitrale Dez. zeit | < 20 – 25%<br>< 2,0 l/min. · m²<br>> 20 mm/Hg<br>> 40 mm/m²<br>< 35%<br>< 120 – 140 ms |
| **Funktion** | $VO_2$ max | < 10 – 14 ml/kg · min (< 50% Soll) |
| **Neurohorm. Status** | Na+<br>Noradrenalin, Endothelin, BNP, TNF α, | < 134 mmol/l<br>„deutliche" Erhöhung |
| **Arrhythmien** | ventr. Ektopie | > 10 VES/h, NSVT, VT/VF |

**Abb. 87-4.** Prognoseprädiktoren bei hochgradiger Herzinsuffizienz (Auswahl). (Mod. nach Deng et al. 1996)

| $VO_2$ max (ml/kg · min) \ CI (l/min · m²) | 1,5 | 2,0 | 2,5 |
|---|---|---|---|
| 6 | 14 % | 40 % | 65 % |
| 10 | 41 % | 65 % | 82 % |
| 14 | 66 % | 82 % | 91 % |

**Abb. 87-5.** Beispiel einer Risikoprädiktion bei hochgradiger Herzinsuffizienz unter Verwendung der Parameter Herzindex *(CI)* und maximale Sauerstoffaufnahme *($VO_2max$)*. Einjahresüberlebensrate ohne dringliche Herztransplantation von 548 Transplantationskandidaten. (Vereinfacht nach Haywood et al. 1996)

objektiv festgelegten und allgemein gültigen Kriterien gestellt werden und im Verlauf der Wartezeit regelmäßig überprüft werden. Medikamentöse therapeutische Möglichkeiten sollten vollständig ausgeschöpft sein. Hierzu zählen u. a. die Optimierung der Flüssigkeitsbilanz mit gewichtsadaptierter Diuretikadosierung, optimale Dosierung der ACE-Hemmer- und β-Blockertherapie, Regularisierungsversuch bei Vorhofflimmern etc. Die Möglichkeiten eines koronarchirurgischen Eingriffs oder alternativer operativer Verfahren müssen sorgfältig geprüft werden.

Als eindeutige Indikation zur Transplantation wird die therapierefraktäre NYHA-IV-Herzinsuffizienz ohne längerfristige Stabilisierbarkeit angesehen. Bei rekompensierbarem NYHA-IV-Stadium sowie stabilem NYHA-III-Stadium ist die Indikation zur Transplantation dann gegeben, wenn eine prognostisch ungünstige Konstellation vorliegt (Abb. 87-3).

## 87.1.4 Prognose

Als Prognoseparameter werden klinische, hämodynamische, funktionelle, neurohumorale sowie rhythmologische Informationen verwendet (Abb. 87-4; Deng et al. 1996). Die Prognoseprädiktion sollte erst erfolgen, wenn sich der Patient in einer nach hämodynamischen Kriterien optimierten medikamentösen Therapie befindet.

### Hämodynamische Funktionsgrößen

Als ungünstige hämodynamische Prognoseprädiktoren gelten u.a. eine linksventrikuläre Auswurffraktion <20–25%, eine rechtsventrikuläre Auswurffraktion <35%, ein Herzindex <2,0 l/min/m², ein PC-Druck >20 mmHg, ein enddiastolischer Durchmesser >80 mm.

### Neurohumorale Parameter

Neurohumorale Parameter umfassen u. a. eine Hyponatriämie (ungünstig <134 mmol/l), erhöhte Plasmaspiegel für Noradrenalin (z. B. >800–1000 pg/ml), Endothelin-1 und Big-Endothelin, atriales natriuretisches Peptid, „brain natriuretic peptide", Tumornekrosefaktor α oder Interleukin 6.

### Prognosescore-Systeme

In den letzten Jahren sind vielfältige Risikoprädiktionsalgorithmen veröffentlicht worden (Abb. 87-5; Beniaminovitz u. Mancini 1999; Cowburn et al. 1998; Aaronson et al. 1997; De Marco 1997; Chomsky et al. 1996; Kao et al. 1994; DiSalvo 1995; Stevenson et al. 1996; Stevenson 1995; Juilliere et al 1997; Pousset 1997; Keogh et al. 1990; Lee et al. 1993; Saxon et al. 1993; Mancini et al. 1991).

Gemeinsam ist allen naturgemäß, daß die Prognose um so schlechter ist, je mehr einer bzw. mehrere der o.g. Parameter im ungünstigen Bereich liegen. So ist z.B. bei Fehlen einer Hyponatriämie, diastolischem Pulmonalisdruck <19 mmHg, enddiastolischem Durchmesserindex <44 mm/m², maximaler $O_2$-Aufnahme >11 ml/kgKG/min das Risiko einer progredienten Herzinsuffizienz oder der Notwendigkeit einer dringlichen Transplantation für die nächsten 12 Monate lediglich 2% (Saxon et al. 1993). Demgegenüber ist bei Vorliegen einer Hyponatriämie sowie dreier weiterer zuvor genannter Kriterien dieses Risiko auf 63% erhöht.

Ein nichtinvasiver und ein invasiver Prognosescore wurde kürzlich unter Verwendung von 7 bzw. 8 Variablen aus 80 getesteten Parametern entwickelt und prospektiv validiert. Es konnte eine Niedrigrisikogruppe

| Heart Failure Survival Score | |
|---|---|
| Ischämische CMP | – 0,6931 |
| Herzfrequenz | – 0,0216 |
| Auswurffraktion | 0,0464 |
| Mittlerer Blutdruck | 0,0255 |
| Blockbild | – 0,6083 |
| Maximale Sauerstoffaufnahme | 0,0546 |
| Natrium | 0,0470 |
| PC-Druck | – 0,0285 |

| | Score | Relatives Risiko Endpunkt/1 Jahr | Einjahrüberlebensrate |
|---|---|---|---|
| **Low risk** | > 8,1 | 1 | 88 % |
| **Medium risk** | 7,2 – 8,09 | 5 | 60 % |
| **High risk** | < 7,2 | 21 | 35 % |

**Abb. 87-6.** Heart Failure Survival Score. Multivariates Prädiktionsmodell (nichtinvasiv bzw. invasiv), das retrospektiv aus 80 Variablen erarbeitet und prospektiv validiert wurde. Der Score wird durch Multiplikation jedes Parameters mit seiner Konstanten und anschließende Addition berechnet. (Aus Aaronson et al. 1997)

von einer Mittelrisikogruppe und einer Hochrisikogruppe mit einer Einjahresüberlebensrate von 88%, 60% und 35% diskriminiert werden (Aaronson et al. 1997; Abb. 87-6).

Als Variablen wurden verwendet:

- ischämische Genese der Herzinsuffizienz,
- Ruheherzfrequenz,
- linksventrikuläre Auswurffraktion,
- mittlerer Blutdruck,
- intraventrikuläre Reizleitungsstörung,
- maximale $O_2$-Aufnahme,
- Serumnatrium
- der mittlere Pulmonalkapillarverschlußdruck (im invasiven Modell).

### Maximale $O_2$-Aufnahme

Eine Auswurffraktion <20–25% ist als alleiniges Kriterium zur Transplantation nicht ausreichend (Stevenson et. 1996; Deng et al. 1996). Wichtigster funktioneller Parameter ist die maximale $O_2$-Aufnahme. Hier gilt als prognostisch sehr ungünstig ein Wert unter 10 ml/kgKG/min bzw. weniger als 50% der Alterssolls (Stevenson et al. 1996; Mancini et al. 1991).

Von einer günstigen Prognose und somit fehlender dringlicher Notwendigkeit einer Transplantation bei höhergradiger Herzinsuffizienz kann bei folgenden Konstellationen ausgegangen werden:

- maximale $O_2$-Aufnahme >14–18 ml/kgKG/min bzw. >60% des altersentsprechenden Sollwertes,
- Herzindex >2,0 l/min/m² und maximale $O_2$-Aufnahme >12 ml/kgKG/min,
- Reversibilität hämodynamischer Parameter unter optimierter medikamentöser Therapie (akut und/oder im Verlauf),
- Zunahme der maximalen $O_2$-Aufnahme im Verlauf um ≥2 ml/kgKG/min,
- längerfristig (Minimum Sechsmonatszeitraum) fehlende klinische Dekompensationen (Stevenson et al. 1996; Stevenson 1995; Kao 1994; Rickenbacher et al. 1996).

Die von der International Society for Heart and Lung Transplantation vorgeschlagenen Indikationskonstellationen sind in Übersicht 1 aufgeführt (Stevenson et al. 1996).

**Übersicht 1. Selektionskriterien und Indikationskonstellationen zur Herztransplantation. (Nach Stevenson 1996)**

- *Akzeptierte Indikationen*
  - $VO_2max$ <10 ml/kgKG/min bei Erreichen der anaeroben Schwelle
  - Intraktable Angina/Ischämie ohne Revaskularisationsoption
  - Therapierefraktäre, rezidivierende symptomatische ventrikuläre Arrhythmien
- *Wahrscheinliche Indikationen*
  - $VO_2max$ <14 ml/kgKG/min und deutlich limitierter Alltagsaktivitätsgrad
  - Rezidivierende instabile Angina/Ischämie ohne Revaskularisationsoption
  - Instabilität der Flüssigkeitshomöostase und Nierenfunktion trotz Diuretikaanpassung, Salzrestriktion und Patientencompliance
- *Inadäquate alleinige Indikationen*
  - Auswurffraktion <20%
  - Anamnestische NYHA-III- oder -IV-Symptome einer Herzinsuffizienz
  - Frühere ventrikuläre Arrhythmien
  - $VO_2max$ >15 ml/kgKG/min ohne andere Indikationen
- *Kontinuierliche Evaluation*
  - Klinische Beurteilung mindestens alle 1–2 Monate durch Kardiologen/Kardiochirurgen des Transplantationszentrums
  - Reevaluation in Sechsmonatsintervallen inkl. Messung der maximalen $O_2$-Aufnahme
  - Patienten, die aufgrund eintretender Besserung von der aktiven Warteliste genommen werden können, sollten ihre angesammelte Wartezeit für mindestens 6 Monate, möglicherweise dauerhaft behalten (zur Förderung der Delistung)

Unabhängig von statistischer Risikoprädiktion ist das Risiko für einen Patienten individuell nur mit sehr begrenzter Sicherheit abzuschätzen. Die Indikation zur Transplantation bleibt somit eine individuelle, repetitiv zu überprüfende Entscheidung mit begrenzter Sicherheit, die in enger Kooperation zwischen transplantationserfahrenen Kardiologen und Herzchirurgen getroffen werden sollte.

Insbesondere muß repetitiv der mutmaßliche individuelle Nutzen abgewogen werden. So ist aufgrund der infausten Prognose bei einem Patienten mit intravenöser Katecholaminabhängigkeit der individuelle Nutzen trotz erhöhten Transplantationsrisikos sehr groß. Andererseits kann eine mit mutmaßlich niedrigem Risiko durchführbare Transplantation für einen Patienten mit stabiler NYHA-III-Herzinsuffizienz unter optimierter ACE-Hemmer- und β-Blockertherapie das größere Risiko im Vergleich zur bestehenden Erkrankung sein (Abb. 87-1).

Neben der prognostischen Abschätzung muß berücksichtigt werden, daß terminal herzinsuffiziente Patienten durch die Transplantation eine bleibende Verbesserung ihrer Leistungsfähigkeit und Lebensqualität erfahren.

### 87.1.5
### Kontraindikationen

Bezüglich der absoluten und relativen Kontraindikationen der orthotopen Herztransplantation s. Übersicht 2. Entscheidende Bedeutung kommt hier der Messung des Lungengefäßwiderstandes zu (Costard-Jäckle et al. 1992). Bei einem Lungengefäßwiderstand (PVR) über 5–6 Wood-Einheiten bzw. einem transpulmonalen Gradienten (TPG) über ca. 20 mmHg ohne Abnahme des PVR auf unter 2,5–4 Wood-Einheiten und des TPG unter 12–15 mmHg unter intravenöser pharmakologischer Testung gilt eine orthotope Transplantation wegen der Gefahr des intraoperativen Rechtsherzversagens des an die hohen Lungengefäßwiderstände nicht gewöhnten Spenderorgans als zu risikoreich und kontraindiziert.

Im Rahmen der pharmakologischen Testung der potentiellen Reversibilität eines erhöhten Lungengefäßwiderstandes über 2,5–3 Wood-Einheiten bzw. eines erhöhten transpulmonalen Gradienten über 12–15 mmHg sollten aufgrund ihrer im Vergleich zu anderen Pharmaka höheren Effektivität Prostaglandinderivate wie Prostaglandin $E_1$ oder Prostaglandin $I_2$ verwendet werden, da hierunter mit der niedrigsten Non-responder-Rate zu rechnen ist. Alternativ kann inhalatives NO mit gleicher Effektivität verwendet werden (Deng et al. 1996).

**Übersicht 2. Absolute und relative Kontraindikation der orthotopen Herztransplantation (*$PGE_1$* Prostaglandin $E_1$, *$PGI_2$* Prostacyclin, *NO* Stickstoffmonoxid, *WE* Wood-Einheiten). (Nach Kao et al. 1995; Miller et al. 1993)**

- *Absolute Kontraindikationen*
  - Lungengefäßwiderstand >4–6 WE in Ruhe ohne Abnahme auf <3–4 WE durch Vasodilatanzien (z. B. intravenös $PGE_1$ oder $PGI_2$, inhalativ NO)
  - Akute und chronische Infektionen
  - Akutes Magen- oder Duodenalulkus
  - Maligne Erkrankung oder Systemerkrankung mit schlechter Prognose
  - Ausgeprägte Lungenparenchymerkrankung
  - Leberinsuffizienz (Bilirubin >2,5 mg/dl)
  - Insulinpflichtiger Diabetes mellitus mit hochgradigen sekundären Organkomplikationen
  - Divertikulitis
  - Fehlende Patientencompliance
  - Bestehende Drogen- oder Alkoholabhängigkeit
- *Relative Kontraindikationen*
  - Akute Lungenembolie (≤1 Monat)
  - Schwer einstellbarer insulinpflichtiger Diabetes mellitus
  - Niereninsuffizienz
  - Ausgeprägte Osteoporose
  - Ausgeprägtes Übergewicht
  - Biologisches Alter über 65 Jahre
  - Psychosoziale Instabilität

## 87.2
## Vorbereitung und Wartezeit

### 87.2.1
### Voruntersuchungen

Die Aufnahme auf die Transplantationsliste erfordert die Durchführung einiger allgemeiner, kardiovaskulärer, immunologischer, mikrobiologischer und serologischer Untersuchungen, die in Übersicht 3 aufgeführt sind.

Die immunologischen Voruntersuchungen umfassen neben der Blutgruppenbestimmung die HLA-Typisierung, die Untersuchung auf präformierte Anti-HLA-An-

**Übersicht 3. Notwendige Untersuchungen vor Herztransplantation (*fakultativ, wünschenswert)**

- *Allgemeine Untersuchungen*
  - Anamnese
  - Körperliche Untersuchung, Größe, Gewicht
  - Klinisch-chemische Untersuchungen (inkl. Nieren-, Leberfunktion, Elektrolyte, Differentialblutbild, Gerinnungsstatus, Glukose, Lipidstatus, Schilddrüsenhormone, Eiweißelektrophorese, Urinsediment, Hämoccult-Test etc.)
  - Lungenfunktion
  - Doppler: extrakranielle Halsgefäße
  - Abdominalsonographie
  - Gastroskopie*
  - Koloskopie*
  - CT-Abdomen*
  - CT-Schädel*
  - Röntgen-NNH, Zähne, Kiefer
- *Konsile*
  - Zahnarzt, HNO-Arzt inkl. Audiogramm, Psychiatrie, Gastroenterologie, ggf. weitere
- *Kardiale Untersuchungen*
  - EKG
  - Thoraxröntgenaufnahme
  - Echokardiographie
  - Rechtsherzkatheter inkl. pharmakologischer Reversibilitätstestung eines erhöhten Lungengefäßwiderstandes
  - Linksherzkatheter inkl. Koronarangiographie
  - Maximale $O_2$-Aufnahme unter Belastung
- *Immunologische Untersuchungen*
  - Blutgruppenbestimmung
  - HLA-Typisierung
  - Bestimmung präformierter reaktiver Antikörper
- *Serologische und mikrobiologische Untersuchungen*
  - Serologien für Hepatitis A, B, C, Herpesviren, HIV, CMV, EBV, Toxoplasmose, Lues, Candida, Mycoplasmose, ggf. weitere
  - Urin- und Stuhlkulturen
  - Rachenabstrich, Nasenabstrich, Achselabstrich, Leistenabstrich

tikörper und ggf. das Lymphozyten-Crossmatch. Die HLA-Typisierung des Empfängers wird an einer Lymphozytenpräparation durchgeführt mit Hilfe definierter HLA-A-, -B- sowie HLA-DR-Antiseren.

Bei Reaktion des entsprechenden HLA-Antikörpers mit dem passenden Empfänger-Lymphozyten-Antigen resultiert eine Zellyse. Auf diese Weise kann das HLA-Profil des Empfängers bestimmt werden.

Beim Lymphozyten-Zytotoxizität-Test wird untersucht, ob der Empfänger präformierte Anti-HLA-Antikörper, erworben z. B. durch frühere Bluttransfusionen oder durch Schwangerschaft, besitzt. Hierbei wird das Empfängerserum getestet gegen 50–100 definierte HLA-Antigene. Das Testergebnis wird in % reaktiver Antikörper angegeben („panel reactive antibodies", PRA). Mit steigender Anzahl präformierter Antikörper steigt das Risiko einer hyperakuten Abstoßung des Transplantats. Bei Vorliegen von mehr als 10% präformierter Antikörper ist daher ein spenderspezifisches Lymphozyten-Crossmatch erforderlich. Hierbei wird Empfängerserum und eine Spenderlymphozytenpräparation bezüglich einer auftretenden Lymphozytotoxizität getestet. Bei positivem Crossmatch verbietet sich die Verwendung des Spenderorgans für den getesteten Empfänger.

Die Durchführung eines Crossmatches bei Herztransplantation kann aufgrund der Zeitlimitation große logistische Schwierigkeiten bereiten.

### 87.2.2 Patientenaufklärung

Neben der Durchführung der für die Transplantationslistung erforderlichen Untersuchungen ist die ausführliche Aufklärung des Patienten und seiner Angehörigen über das Risiko der Erkrankung, Nutzen und Risiko der geplanten Transplantation sowie über Langzeitprobleme nach erfolgreicher Transplantation unabdingbar. Aufgrund des Organmangels ist die Herztransplantation immer mit einer Wartezeit bis zur Operation verbunden. Gegenwärtig beträgt die mittlere Wartezeit ca. 3–9 Monate. 20–30% der wartenden Patienten sterben vor Durchführung der Transplantation (OConnell et al. 1993).

Die aktuelle Sechsmonatsletalität nach Listung betrug in Deutschland 1997 17% (Deng 1998). Etwa 5–10% der wartenden Patienten befinden sich in einem extrem kritischen Zustand mit der Notwendigkeit einer intravenösen Katecholaminzufuhr, maschineller Beatmung etc.

### 87.2.3 Organallokation

Die Transplantationskandidaten der deutschen Zentren sind bei Eurotransplant gemeldet, worüber die Organzuteilung erfolgt. Für Patienten mit akuter Verschlechterung und vitaler Gefährdung mit drohendem Tod innerhalb weniger Stunden bis Tage ist die Möglichkeit einer erhöhten Dringlichkeitseinstufung gegeben. Das 1997 verabschiedete Deutsche Transplantationgesetz verlangt eine einheitlich aufzufassende Warteliste nach den Kriterien medizinisch definierte Notwendigkeit, Dringlichkeit, Erfolgsaussicht sowie Verteilungsgerechtigkeit der Spenderorgane. Die Prioritätsentscheidung zur Transplantation wird im wesentlichen nach dem aktuellen Schweregrad der Herzinsuffizienz sowie nach der Wartelistenzeit getroffen.

### 87.2.4 Wartezeit

Während der Wartezeit bis zur Transplantation sollten regelmäßige Kontrolluntersuchungen des Patienten in der spezialisierten, alle Wartelistenpatienten überblickenden Herzinsuffizienz- /Transplantationsambulanz des Transplantationszentrums durchgeführt werden.

Unter engmaschiger therapeutischer Führung zeigten Patienten, die mehr als 6 Monate auf der Warteliste überlebt hatten, eine Überlebensrate für weitere 12 Monate von 83% (Stevenson et al. 1991). Dies bedeutet, daß der Nutzen bezüglich einer Verbesserung der Überlebensrate durch Transplantation sinkt, je länger ein potentieller Empfänger mit stabilisierter kardialer Funktion auf der Warteliste überlebt hat.

Hieraus folgt die Notwendigkeit, die potentiellen Empfänger in regelmäßigen Abständen bezüglich der Möglichkeit eines sog. „delisting" zu überprüfen. Patienten mit stabilem NYHA-III-Schweregrad und maximaler $O_2$-Aufnahme über 14 ml/kgKG/min kann ein weiteres Zuwarten unter medikamentöser Therapie risikoarm zugemutet werden, Patienten mit rezidivierenden Dekompensationen hingegen bedürfen aufgrund ihrer sehr schlechten Prognose einer möglichst kurzen Wartezeit.

Die flexible, individualisierte und differenzierte Einschätzung und Überprüfung der auf die Transplantation wartenden Patienten stellt eine große medizinische und psychologische Herausforderung an alle Beteiligten dar. Um bei gegebenem Organmangel mit zunehmender Wartelistenzeit das Paradoxon zu vermeiden, daß Patienten, die die Transplantation erleben, sie aufgrund ihrer relativ guten Prognose nicht benötigen, andererseits die Patienten, die aufgrund ihrer schlechten Prognose die Transplantation dringend benötigen, sie nicht erleben, bedarf es unbedingt einer Begrenzung und Gewichtung der für eine Transplantation gelisteten Patienten, wie im Transplantationsgesetz gefordert.

## 87.3 Organgewinnung, Spenderkriterien und Operationstechnik

### 87.3.1 Gesetzliche Voraussetzungen der Organgewinnung

Lediglich 25–40% der potentiell verwendbaren Spenderherzen werden zur Transplantation genutzt (OConnell et al. 1993). !

Neben der Art der gesetzlichen Regelung (in Deutschland Zustimmungslösung) spielen eine ungenügende Aufklärung der Bevölkerung über Sinn und Nutzen der Transplantation, Zurückhaltung der den potentiellen Spender betreuenden Ärzte sowie logistische Probleme eine Rolle. Wenn auch in Ländern mit gesetzlich geregelter Widerspruchslösung, wie z.B. Österreich, das Organspendeaufkommen höher liegt als in Ländern mit Zustimmungslösung, könnte allein durch gesetzliche Regelungen das Organangebot sicherlich nicht bedarfsdekkend werden.

Um dieses Mißverhältnis zu mildern, wird der potentielle Spenderpool vergrößert durch Optimierung des Spendermanagements, Akzeptanz älterer Spenderherzen oder Herzen mit geringgradiger Kontraktionsstörung. Die Ausweitung des Spenderpools darf allerdings das Risiko eines intra- oder postoperativen Transplantatversagens nicht erhöhen.

Die Transplantationsmedizin setzt die gesellschaftliche Akzeptanz des Hirntodes als Individualtod voraus. Der Hirntod wurde erstmals 1968, unabhängig von Transplantationsprogrammen, definiert (Report of the Ad Hoc Committee of the Harvard Medical School 1968).

Hirntod bedeutet den irreversiblen Verlust der Kortex- und Hirnstammfunktionen. Der Hirntod wird von einem vom Transplantationsprogramm unabhängigen Neurologen sowie einem weiteren Arzt festgestellt. Der Verlust der Kortexfunktion ist erkennbar am Vorliegen eines tiefen Komas, fehlenden spontanen motorischen Aktivitäten, fehlenden Reaktionen auf Schmerzreize.

Der Verlust der Hirnstammfunktionen ist erkennbar an fehlender Spontanatmung, fehlenden Pupillen- und Cornealreflexen, fehlendem Hustenreflex, fehlendem okulozephalem Reflex sowie einer fehlenden okulovestibulären Antwort bei Eiswasserspülung des äußeren Gehörgangs. Das Fehlen eines zerebralen Blutflusses ist dopplersonographisch oder angiographisch diagnostizierbar.

Die Feststellung des Hirntodes setzt eine definierte Ursache, Normothermie des Patienten sowie eine fehlende Intoxikation mit ZNS-dämpfenden Pharmaka voraus. Durch den Hirntod wird die Funktion neurohumoraler Regelkreise gestört bzw. unterbrochen. Folgen können u.a. Diabetes insipidus, Thermodysregulation, neurogenes Lungenödem, Verlust von Trijodthyronin, Kortisol und Insulin sowie myokardiale Depletion energiereicher Phosphate mit Abnahme der Kontraktilität sein. Entsprechende therapeutische Maßnahmen sind erforderlich, um eine möglichst optimale Organfunktion bis zur Explantation zu gewährleisten.

### 87.3.2 Spenderkriterien

Das Herz kann als Spenderorgan verwendet werden, wenn kein gravierendes Thoraxtrauma vorliegt und nach EKG, Echokardiographie, Thoraxröntgenaufnahme und Blutgasanalyse wesentliche kardiopulmonale Erkrankungen ausgeschlossen sind. Eine Koronarangiographie des Spenderorgans wird aus logistischen Gründen fast nie durchgeführt. Hohe Katecholamindosierungen, d.h. Dopamin >ca. 20 µg/kgKG/min bzw. eine vergleichbare Dosis anderer Katecholamine über mehr als 24 h, stellen eine Kontraindikation gegen die Transplantation dar. Dopamindosierungen über 10 µg/kgKG/min sollten beim Spender daher möglichst vermieden werden.

Weitere absolute Kontraindikationen sind bekannte höhergradige Koronarkrankheit bzw. früherer Myokardinfarkt, ventrikuläre Arrhythmien, Hypoxämie ($O_2$-Sättigung ≤ 80%), echokardiographisch erkennbare mittel- und höhergradige Pumpfunktionsstörungen sowie positive HIV-Serologie (Baldwin et al. 1993).

Relative Kontraindikationen stellen eine positive Hepatitis-B- oder -C-Serologie, Sepsis, Tumorerkrankung, Thoraxtrauma, prolongierte Hypotonie, Zustand nach Reanimation und ein Spenderalter über 50–55 Jahre dar. Eine ausgeprägte linksventrikuläre Hypertrophie bzw. echokardiographisch leichtere Kontraktonsstörungen sind ebenfalls relative Kontraindikationen.

Da ein Organversagen den Tod des Empfängers bzw. die Notwendigkeit einer akuten Retransplantation bedeutet, werden trotz des herrschenden Organmangels im Zweifelsfall möglicherweise vorgeschädigte Herzen nicht akzeptiert.

### 87.3.3 Operationstechnik

Die Organexplantation bedeutet einen sehr hohen logistischen und personellen Aufwand. Bezüglich der Technik der Organentnahme sei auf die entsprechende Literatur verwiesen (Kirklin u. Barrat-Boyes 1993). Das entnommene Herz wird in steriler, kalter Kardioplegielösung (z.B. University-of-Wisconsin-Lösung) präserviert und transportiert. Die Zeit zwischen Organentnahme und Wiederaufnahme der Kreislauffunktion im Empfängerorganismus, d.h. die sog. Ischämiezeit, sollte nicht über 3, maximal 4 h liegen.

Weitere Verbesserungen der Präservationslösungen sowie additive pharmakologische Strategien zur Minderung des Ischämie-Reperfusions-Schadens sind wünschenswert zur Verbesserung der direkt postoperativen Myokardfunktion (Abnahme des „myocardial stunning") sowie zur Minimierung der Koronarendothelschädigung, die mit großer Wahrscheinlichkeit einen bedeutsamen Initialmechanismus in der Genese der Transplantatvaskulopathie darstellt.

#### Organimplantation

Während der Organentnahme beim Spender wird der Empfänger vorbereitet bis hin zum Anschluß an die Herz-Lungen-Maschine und Explantation des insuffizienten Herzens bei Eintreffen des Spenderorgans.

Das Spenderherz wird üblicherweise nach der von Lower und Shumway beschriebenen Technik implantiert.

Hierbei werden die Hinterwände der Empfängervorhöfe belassen und das Spenderherz atrial anastomosiert. Zusätzlich werden die Aorta und die Arteria pulmonalis einige Zentimeter oberhalb der Klappenebene anastomosiert (Kirklin u. Barrat-Boyes 1993). Durch diese Operationstechnik entstehen vergrößerte, aus einem Spender- und einem Empfängeranteil bestehende Vorhöfe mit einer intraatrialen Naht.

Hierbei wird sorgfältig auf den Erhalt des Spendersinusknotens geachtet. Trotzdem benötigen zwischen 2 und 10% der transplantierten Patienten einen permanenten Schrittmacher aufgrund einer Sinusknotendysfunktion, seltener aufgrund einer AV-Überleitungsstörung.

Die atriale Anastomosierungstechnik führt zu einer geänderten Morphologie und Funktion der Vorhöfe mit 2 elektrisch und mechanisch getrennten Spender- und Empfängervorhofanteilen. Potentielle Folgen sind ein verminderter atrialer Beitrag zur Ventrikelfüllung, AV-Klappeninsuffizienzen sowie atriale Thrombusbildungen. Diese Probleme werden bei der sog. bikavalen Anastomosierungstechnik umgangen.

### 87.3.4 Primäres Transplantatversagen

Gefürchtete perioperative Komplikationen sind das primäre Transplantatversagen infolge einer unerkannten Schädigung des Spenderherzens, die hyperakute Abstoßung oder ein akutes Rechtsherzversagen durch einen zu hohen Lungengefäßwiderstand für den hieran nicht adaptierten neuen rechten Ventrikel. Zur Vermeidung des letztgenannten Problems wird ein präoperativer Lungengefäßwiderstand unter 3–4 Wood-Einheiten gefordert. Bei grenzwertig hohen Lungengefäßwiderständen muß auf die Implantation eines muskelstarken Herzens von einem größeren Spender geachtet werden.

Die perioperative Applikation von inhalativem NO oder intravenösem Prostaglandin $E_1$ oder Prostazyklin, ggf. die inotrope Unterstützung des rechten Ventrikels mittels PDE-Hemmern oder Katecholaminen können erforderlich sein.

## 87.4 Funktion des transplantierten Herzens

### 87.4.1 Physiologie der Denervation

#### Afferente Denervation

Das transplantierte Herz ist ein denerviertes Organ.

! Folgen der afferenten Denervation sind das Fehlen eines Angina-pectoris-Schmerzes, eine gestörte Volumenregulation infolge Verlustes der atrialen Osmo- und Mechanorezeptorafferenzen sowie eine Änderung der Baroreflexregulation des Gefäßtonus. Hierbei ist sowohl die reflektorische Vasokonstriktion als auch Vasodilatation betroffen.

Nach Herztransplantation wird eine isolierte Entlastung des ventrikulären Barorezeptors im Sinne einer reinen Vorlastsenkung bei noch unverändertem Aortendruck nicht durch eine physiologische Zunahme des Extremitätengefäßwiderstandes beantwortet (Young et al. 1993). Bei Barorezeptorbelastung, d. h. Blutdruckanstieg, fehlt bei intakter Funktion des Carotis- und Aortenbogenbarorezeptors die blutdruckzügelnde Komponente des ventrikulären Barorezeptors. Zwar kann eine reflektorische Minderung des $\alpha$-adrenergen Gefäßtonus durch die beiden vaskulären Barorezeptoren vermittelt werden, eine zusätzliche, durch den ventrikulären Barorezeptor vermittelte aktive cholinerge Reflexvasodilatation fehlt jedoch vollständig (von Scheidt et al. 1992).

Der Verlust des Beitrages des ventrikulären Barorezeptors zur tonischen Blutdruckzügelung, d. h. Inhibition des $\alpha$-adrenergen Gefäßtonus, erklärt die Augmentation der Cyclosporin-A-induzierten arteriellen Hypertonie nach Herztransplantation.

#### Efferente Denervation

Die efferente Denervation betrifft die Frequenz- und Inotropieregulation des Herzens. Durch Verlust des tonisch-inhibierenden parasympathischen Einflusses auf den Sinusknoten besteht nach Herztransplantation eine Ruhetachykardie, typischerweise mit Frequenzen um 90–100 Schläge/min. Frequenzmodulierende Medikamente, die eine Innervation voraussetzen, wie z. B. Atropin, sind wirkungslos.

Die Kontraktilität des linken Ventrikels ist in Ruhe nach Transplantation normal und somit unabhängig von der sympathischen Innervation (Borow et al. 1985; von Scheidt et al. 1991).

#### Katecholaminwirkung

Basierend auf Tierversuchen war eine chronotrope und inotrope Supersensitivität gegenüber intravenös applizierten Katecholaminen vermutet worden. Bei intravenöser Zufuhr steigender Dosen von Isoproterenol läßt sich am transplantierten menschlichen Ventrikel eine im Vergleich zum innervierten Herzen identische inotrope Antwort nachweisen. Dies schließt eine postsynaptische Supersensitivität im Bereich der $\beta$-Adrenozeptoren bzw. des nachgeschalteten Effektorsystems aus (von Scheidt et al. 1992).

In Übereinstimmung hiermit findet sich nach Transplantation eine unveränderte Anzahl von $\beta$-Adrenozeptoren, d.h. keine denervationsbedingte Hochregulation, bei jedoch steigendem $\beta_2$:$\beta_1$-Adrenozeptorverhältnis (Denniss et al. 1989; Farrukh et al. 1993; Port et al. 1990).

Bei intravenöser Gabe steigender Dosen von Adrenalin weisen transplantierte Herzen jedoch eine deutlich gesteigerte inotrope Antwort auf. Ursache hierfür ist der denervationsbedingte Verlust der neuronalen Katecholaminaufnahme. Adrenalin und Noradrenalin unterliegen im Gegensatz zu Isoproterenol dem neuronalen Uptake-1-Mechanismus. Zirkulierendes Adrenalin und Noradre-

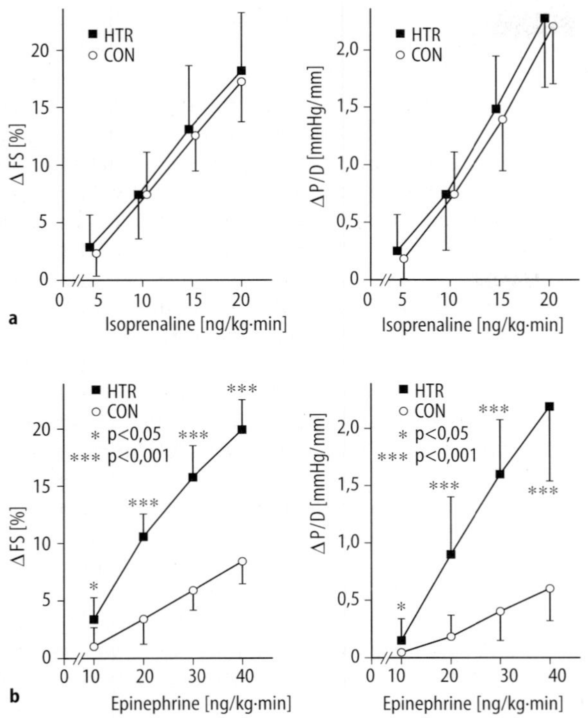


**Abb. 87-7a, b.** Inotrope Sensitivität des transplantierten Ventrikels in vivo gegenüber Isoprenalin und Adrenalin. Inotropiezunahme (Anstieg der echokardiographisch gemessenen Durchmesserverkürzung *ΔFS* und der systolischen Druck-Durchmesser-Relation *ΔP/D*) bei steigender Katecholamindosis. **a** Unter Isoprenalin (kein neuronaler Uptake-1, isolierte Prüfung des β-Rezeptoreffektorsystems) identische Inotropieantwort bei Transplantierten *(HTR)* und Normalprobanden *(CON)*. **b** Unter Adrenalin (Uptake-1-abhängig) deutlich gesteigerte Inotropieantwort nach Herztransplantation infolge Verlust des Uptake-1 im Sinne einer isolierten, präsynaptisch bedingten Supersensitivität. (Mod. nach von Scheidt et al. 1992b)

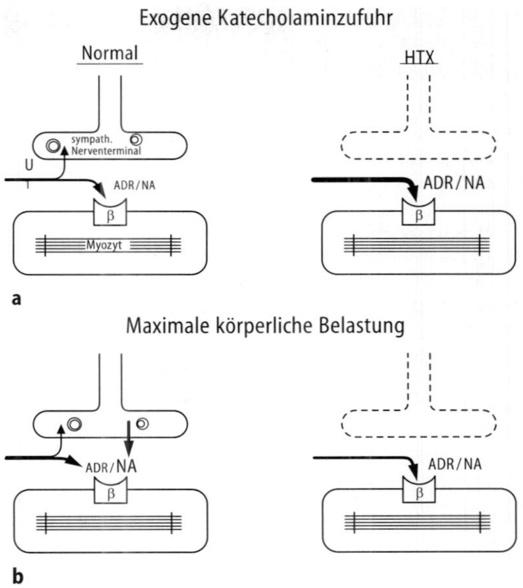


**Abb. 87-8a, b.** Inotropieregulation des denervierten Herzens (HTX). **a** Bei intravenöser Zufuhr von Adrenalin *(ADR)* oder Noradrenalin *(NA)* (Uptake-1-abhängig) besteht im Vergleich zum innervierten Herzen aufgrund des denervationsbedingten Verlustes der Uptake-1-Funktion *(U1)* des sympathischen Nerventerminals eine höhere lokale Konzentration mit gesteigerter inotroper Wirkung (präsynaptisch bedingte Supersensitivität). **b** Bei maximaler körperlicher Belastung ist am denervierten Herzen eine Inotropiesteigerung durch neuronale Noradrenalinfreisetzung zusätzlich zur Anflutung zirkulierender Katecholamine nicht möglich mit konsekutiv subnormalem Inotropieanstieg und subnormaler maximaler Leistungsfähigkeit

nalin werden am innervierten, jedoch nicht am denervierten, transplantierten Herzen neuronal aufgenommen. Am denervierten Herzen verbleibt somit eine lokal höhere Katecholaminkonzentration am β-Adrenozeptor mit konsekutiv gesteigertem inotropen Effekt (Abb. 87-7 und 87-8). Ebenso läßt sich eine negativ-chronotrope und -inotrope Supersensitivität gegenüber parasympathikomimetischer Stimulation nachweisen (Koglin et al. 1996).

## ■ Verlust der neuronalen Modulation

Der denervationsbedingte Verlust der neuronalen Katecholaminfreisetzung macht die Frequenz- und Inotropiesteigerung vollständig abhängig von zirkulierenden Katecholaminen. Eine akute Frequenz- und Inotropiesteigerung durch neuronale Noradrenalinfreisetzung ist nach Transplantation nicht möglich. Hierdurch erklärt sich der träge Frequenzanstieg bei Beginn einer körperlichen Belastung, da die Anflutung zirkulierender Katecholamine erst zeitversetzt beginnt.

Trotz der erhöhten, präsynaptisch bedingten Sensitivität gegenüber endogenen Katecholaminen und normalem, belastungsinduziertem Ansteigen der Plasmanoradrenalin- und Adrenalinspiegel weisen Herztransplantierte regelhaft geringere maximale Herzfrequenzen, Herzzeitvolumina und $O_2$-Aufnahmen im Vergleich zu Gesunden unter voller körperlicher Belastung auf (Kavanagh et al. 1988; Pflugfelder et al. 1987; Quigg et al. 1989). Es wird ca. 60–80% der maximalen Leistungsfähigkeit eines gleichaltrigen Gesunden erreicht (Banner et al. 1992; Young et al. 1993).

Wichtigste Ursache der submaximalen Frequenz- und Herzzeitvolumenanstiege ist wahrscheinlich der Verlust der neuronalen Modulation von Frequenz und Inotropie. Die maximale chronotrope und inotrope Stimulation wird ausschließlich durch zirkulierende Katecholamine induziert, eine darüber hinausgehende lokale, intramyokardiale Konzentrationserhöhung durch neuronale Noradrenalinfreisetzung ist nicht mehr möglich. Diese ist jedoch für das Erreichen einer maximalen Frequenz- und Inotropiesteigerung unerläßlich (Abb. 87-8).

Weitere, denervationsunabhängige Gründe für eine submaximale Leistungsfähigkeit nach Herztransplantation umfassen eine Myokarddysfunktion unterschiedlicher Genese, ein Spender-Empfänger-Mismatch im Sinne eines zu kleinen Organs sowie eine Skelettmuskeldysfunktion (s. hierzu Übersicht 4).

**Übersicht 4. Ursachen der submaximalen Leistungsfähigkeit nach Herztransplantation**

- *Kardial*
  - Fehlende neuronale, intrakardiale Noradrenalinfreisetzung
  - Myokarddysfunktion
  - Schädigung vor Implantation infolge Hirntod oder Organpräservation
  - Rezidivierende Abstoßungen
  - Transplantatvaskulopathie
  - Myokardhypertrophie
  - Spender-Empfänger-Mismatch (zu kleines Organ)
- *Extrakardial*
  - Skelettmuskeldysfunktion (gestörter präoperativer Metabolismus, Atrophie)
  - fehlende Reflexvasokonstriktion der nicht arbeitenden Muskulatur
  - Kortisonmyopathie
  - immunsuppressivaassoziierte Anämie
  - Schmerzbegrenzung durch Osteoporose

### Frank-Starling-Mechanismus am transplantierten Herz

Da aufgrund der fehlenden neuronalen Katecholaminfreisetzung eine sofortige und eine maximale Frequenz- und Inotropiesteigerung nicht möglich sind, wird der transplantierte Ventrikel zur Steigerung des Schlagvolumens abhängiger vom Frank-Starling-Mechanismus (Banner et al. 1992; Young et al. 1993). Während jüngere Gesunde ihr maximales Herzzeitvolumen überwiegend durch Frequenzsteigerung, weniger durch Inotropiesteigerung und praktisch überhaupt nicht durch eine Schlagvolumensteigerung in Folge Nutzung des Frank-Starling-Mechanismus erzielen, läßt sich bei Herztransplantierten unter körperlicher Belastung eine Zunahme des enddiastolischen Volumens als Zeichen der Nutzung des Frank-Starling-Mechanismus zur Schlagvolumensteigerung nachweisen (Pflugfelder et al. 1987; Verani et al. 1988).

Eine optimale Nutzung der Vordehnung ist jedoch nach Transplantation ebenfalls beeinträchtigt aufgrund eines deutlich reduzierten atrialen Beitrages zur Ventrikelfüllung. Dieser reduzierten, vorhofkontraktionsabhängigen enddiastolischen Ventrikelfüllung und damit nur unvollständig ausgenutzten Vordehnung liegt keine strukturell fixierte Complianceminderung des Myokards, z. B. im Sinne einer fixierten Restriktion infolge interstitieller Fibrose, zugrunde (Frist et al. 1987; Hosenpud et al. 1990; von Scheidt et al. 1993).

Die Ursache für den im Vergleich zum normalen reduzierten atrialen Beitrag zur Ventrikelfüllung des transplantierten Herzens scheint in funktionellen und morphologischen Veränderungen des aus Spender- und Empfängervorhof gebildeten gemeinsamen neuen Atriums oder in einer evtl. denervationsbedingt funktionell verminderten Dehnbarkeit des Ventrikels zu liegen (Hosenpud et al. 1990; von Scheidt et al. 1990; Uretsky et al. 1984; Verani et al. 1988).

## 87.4.2 Reinnervation

Im Langzeitverlauf nach Transplantation kann es zu einer atrialen und/oder ventrikulären sympathischen Reinnervation kommen. Zwar sprachen ultrastrukturelle Untersuchungen und Messungen der myokardialen Katecholaminkonzentration zunächst gegen eine ventrikuläre Reinnervation im Langzeitverlauf (Regitz et al. 1990; Rowan et al. 1988; Wharton et al. 1990). Inzwischen ist Reinnervation jedoch zweifelsfrei am Menschen nachgewiesen (Wilson et al. 1998).

Eine partielle neuronale Noradrenalinaufnahme läßt sich mittels Positronen-Emissions-Tomographie ab dem 2.–3. Jahr nach Transplantation bei einem Teil der herztransplantierten Patienten nachweisen (Überfuhr et al. 1995). Eine wiedereinsetzende, jedoch subnormale tyramininduzierte Noradrenalinfreisetzung aus myokardialen sympathischen Nervenendigungen läßt sich zeitabhängig im längeren Verlauf nach Transplantation nachweisen (Wilson et al. 1991; von Scheidt et al. 1996).

Die sympathische Reinnervation betrifft überwiegend basisnahe Septum- und Vorderwandareale (Abb. 87-9a–c). Getrennt hiervon wurde über eine sympathische und parasympathische atriale Reinnervation berichtet (Frey et al. 1997). Die Reinnvervation ist möglicherweise im Langzeitverlauf bedeutsam für die Inotropieregulation und die körperliche Leistungsfähigkeit. Eine Abnahme der inotropen Adrenalinsupersensitivität mit zunehmendem Zeitabstand von der Transplantation ist ebenso nachweisbar (Koglin et al. 1997) wie eine signifikant erhöhte maximale $O_2$-Aufnahme bei Transplantierten mit Nachweis einer sympathischen Reinnervation in der Positronen-Emissions-Tomographie (Schwaiblmair et al. 1999).

Als Zeichen einer afferenten partiellen Reinnervation kann das Wiederauftreten einer Angina pectoris bei einigen Patienten mit signifikanter Transplantatvaskulopathie gewertet werden (Stark et al. 1991).

## 87.4.3 Myokardfunktion nach Transplantation

### Systolische Funktion

Frühere Untersuchungen zur systolischen Funktion des transplantierten Herzens zeigten widersprüchliche Ergebnisse mit z. T. verminderter Auswurffraktion innerhalb des ersten Jahren (Gaudiani et al. 1981; Greenberg et al. 1985; Pope et al. 1980; Verani et al. 1988). Neuere, mehrjährige Verlaufsuntersuchungen mittels invasiver Bestimmung hämodynamischer Parameter belegen im Schnitt eine langfristig normale systolische Funktion des transplantierten Herzens (Frist et al. 1987; von Scheidt et al. 1993).

Kenngrößen der systolischen Funktion, wie Auswurffraktion, Schlagvolumen, Herzzeitvolumen, Schlagar-

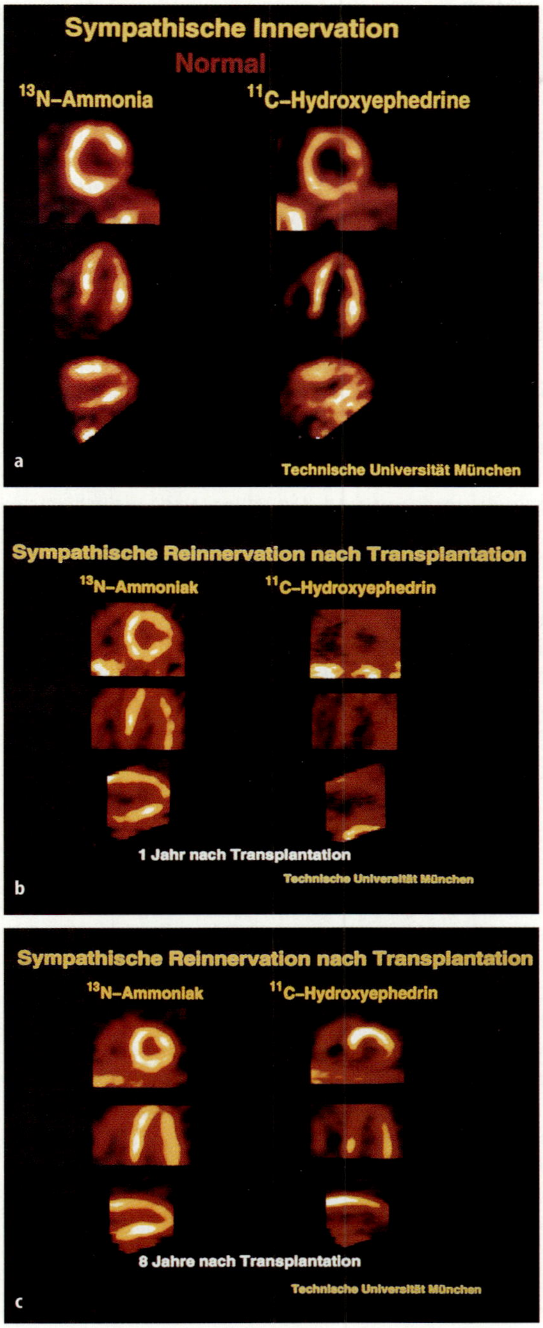


**Abb. 87-9a–c.** Reinnervationsnachweis mittels C-11-Hydroxyephedrin-Positronenemissionstomographie. **a** Normalproband. Nachweis einer homogenen Perfusion mittels N-13-Ammoniak. Nachweis einer homogenen ventrikulären sympathischen Innervation mittels C-11-HE. **b** Herztransplantierter Patient 1 Jahr nach Transplantation. Unauffällige Perfusion, keinerlei C-11-HE-Retention, somit vollständige sympathische Denervation des Myokards. **c** Herztransplantierter Patient 8 Jahre nach Transplantation. Unauffällige Perfusion. Nachweis einer teilweisen C-11-HE-Retention als Zeichen einer sympathischen Reinnervation von Anteilen der Vorderwand, des Septums und der Seitenwand. (Mit freundlicher Genehmigung von Prof. M. Schwaiger, Klinik für Nuklearmedizin, Klinikum Rechts der Isar der TU München)

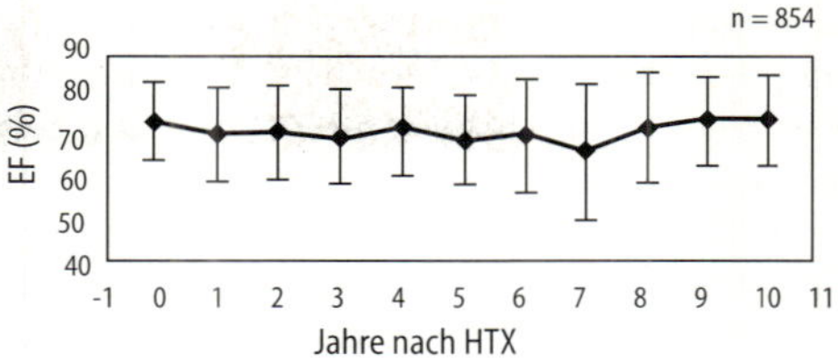


**Abb. 87-10.** Auswurffraktion im Langzeitverlauf nach Herztransplantation. Die Auswurffraktion bleibt im Schnitt langfristig normal

beitsindex oder maximaler linksventrikulärer isovolumetrischer Druckanstieg, bleiben im Langzeitverlauf nach Transplantation im Schnitt unverändert normal (von Scheidt et al. 1993).

Abbildung 87-10 zeigt jährliche Auswurffraktionen im Langzeitverlauf nach Herztransplantation. Trotz einer im mehrjährigen Verlauf rasch zunehmenden Inzidenz der Transplantatvaskulopathie läßt sich im Schnitt kein negativer Einfluß der Koronarangiopathie auf die systolische Myokardfunktion feststellen (von Scheidt et al. 1993). Eine verminderte Auswurffraktion aufgrund einer Transplantatvaskulopathie im Sinne einer ischämischen Kardiomyopathie wird jedoch in Einzelfällen gefunden.

Die Häufigkeit einer systolischen Dysfunktion liegt in großen Kollektiven bei ca. 5–10% der transplantierten Patienten (von Scheidt et al. 1993; Uretsky et al. 1990). Bei ungeklärter, akut aufgetretener systolischer Funktionsstörung muß an das Vorliegen einer humoralen Abstoßungsreaktion gedacht werden.

### Diastolische Funktion

Die diastolische Funktion des transplantierten Herzens ist im Sinne einer leicht erhöhten Kammersteifigkeit beeinträchtigt. Als führende Ursache hierfür ist die linksventrikuläre Hypertrophie bei cyclosporininduzierter arterieller Hypertonie mit erhöhtem systemischem Gefäßwiderstand anzusehen (Bennett et al. 1988; Frist et al. 1987; Greenberg et al. 1985; von Scheidt et al. 1993; Starling et al. 1990; Verani 1988).

Eine linksventrikuläre Hypertrophie findet sich regelhaft nach Herztransplantation (Borow et al. 1985; Pucci et al. 1990; Rowan et al. 1988; von Scheidt et al. 1991).

Die erhöhte Kammersteifigkeit ist erkennbar an leicht erhöhten mittleren Werten des linksventrikulär enddiastolischen Druckes bei normalen bzw. eher kleinen enddiastolischen Volumina. Hieraus ergibt sich eine Linksverschiebung der diastolischen Druck-Volumen-Kurve, d. h. eine erhöhte Steifigkeit. Die leicht erhöhte und im Verlauf nicht zunehmende Kammersteifigkeit wird im Schnitt nicht durch restriktive Veränderungen wie z. B. Vernarbungsprozesse nach Abstoßungsreaktion, cyclosporininduzierte interstitielle Fibrose oder Ischämie infolge Transplantatvaskulopathie verursacht (Hausdorf et al. 1989; Hosenpud et al. 1990; von Scheidt et al. 1993; Uretsky et al. 1987).

**Posttransplantationskardiomyopathie**
Nach orthotoper Herztransplantation besteht somit im Langzeitverlauf keine generelle Tendenz zu einer zeitabhängigen Transplantatfunktionsverschlechterung im Sinne einer dilatativen, ischämischen oder restriktiven Posttransplantationskardiomyopathie. Der Primärerfolg der Wiederherstellung einer normalen Herzfunktion bleibt somit trotz des zeitlich additiven Risikos von myokardialer und/oder koronarer Abstoßung unter Immunsuppression in der großen Mehrzahl der Patienten langfristig erhalten.

### 87.4.4 Lebensqualität nach Herztransplantation

Die Herztransplantation führt neben einer Verbesserung der Lebenserwartung zu einer deutlichen Verbesserung der Lebensqualität. Neben objektiven Parametern wie Überlebenskurven, Transplantatfunktion, Leistungsfähigkeit sowie Berufstätigkeit kann dies an der subjektiven Einschätzung allgemeinen Wohlbefindens sowie einer generellen Lebenszufriedenheit abgeschätzt werden.

! Ein Jahr nach Transplantation geben 90% aller Transplantierten keinerlei Aktivitätseinschränkung an, 3 Jahre nach Transplantation 93,5% (Hosenpud et al. 1998).

Lediglich ca. 1/3 der Patienten ist berufstätig, hiervon über 80% am früheren Arbeitsplatz. Gründe für eine fehlende Berufstätigkeit trotz Wiedererlangung der körperlichen Leistungsfähigkeit sind u.a. neben dem fehlenden Wunsch zur Berufstätigkeit eine Ablehnung seitens eines potentiellen Arbeitgebers sowie eine langdauernde präoperative Arbeitslosigkeit oder bereits Berentung infolge der hochgradigen Herzinsuffizienz. Eine volle Arbeitsfähigkeit im bisherigen Beruf dürfte bei über 50% der Herztransplantierten gegeben sein (Young et al. 1993).

90% aller Transplantierten fühlen sich normal oder nur minimal beeinträchtigt durch die Transplantation (Young et al. 1993). Während präoperativ lediglich 8% der Patienten eine subjektiv hohe Lebensqualität angeben, tun dies bereits 3 Monate postoperativ 67% der Transplantierten. Ein und zwei Jahre nach Transplantation zeigten sich keine Unterschiede im Vergleich zur Normalbevölkerung bezüglich subjektiver Einschätzung der Mobilität, Beeinträchtigung durch Schmerzen, Energie, sozialer Isolation oder emotionellen Reaktionen (Young et al. 1993).

Die subjektive Einschätzung der Lebensqualität wurde in einer großen amerikanischen Studie, die 85% aller Transplantationsprogramme erfaßte, erfragt. Auf einer Skala der allgemeinen Lebenszufriedenheit („life satisfaction") schätzten sich bei einer maximalen Punktzahl von 7 Herztransplantierte im Mittel bei 5,11 Punkten im Vergleich zu 5,55 Punkten bei der Normalbevölkerung ein. Auf einer Skala von 1–15 bezüglich des subjektiven Wohlbefindens („Well Being Score") lagen Herztransplantierte bei 11,1, die Normalbevölkerung bei 11,7 (Young et al. 1993). Trotzdem bestehen präoperative psychische Belastungen wie Depression und Lebensangst postoperativ fort, wenn auch in deutlich vermindertem Ausmaß.

Die psychische Situation des Transplantierten wird gekennzeichnet durch das Überstehen einer lebensbedrohlichen Erkrankung, die Auseinandersetzung mit einem Fremdorgan inkl. Schuldgefühlen über den für das eigene Überleben notwendigen Tod eines Spenders, die lebenslange Medikamentenabhängigkeit, häufige und engmaschige Kontrolluntersuchungen sowie die Furcht vor Komplikationen wie Abstoßung, Infektion und Transplantatvaskulopathie. Etwa 10% der Herztransplantierten befinden sich in einer depressiven Stimmungslage, ca. 25% haben variable Angstgefühle.

Eine zusätzliche psychische Belastung stellen die durch Erkrankung und Transplantation geänderte innerfamiliäre und soziale Rolle sowie veränderte Verantwortlichkeiten dar. Ein partieller Autonomieverlust kann sich als vermindertes Selbstwertgefühl manifestieren. Trotz leichter körperlicher Begrenzungen, fortbestehender psychischer Belastung und häufig fehlender Berufstätigkeit ist die Lebensqualität nach Herztransplantation im Vergleich zur behandelten Grunderkrankung stark verbessert und ähnelt der der Normalbevölkerung.

## 87.5 Immunsuppression

Die mit der Implantation des Spenderorgans einhergehende Alloantigenpräsentation führt zu einer Stimulation des Empfängerimmunsystems. Abstoßung ist die natürliche alloreaktive Immunantwort auf die Spenderantigene. Die direkte postoperative Phase stellt mit ihrer Erstpräsentation der Spenderalloantigene den Zeitraum der stärksten zu erwartenden Immunantwort dar. Im Zeitverlauf kommt es zu einer Adaptation des Empfängerimmunsystems mit Ausbildung einer partiellen Toleranz und Abnahme des Abstoßungsrisikos.

! Die Unterdrückung der Empfängerimmunantwort erfordert eine lebenslange immunsuppressive Therapie, die in der vulnerablen direkten postoperativen Phase am stärksten sein muß. Der gemeinsame Nachteil aller zur Verfügung stehenden Immunsuppressiva sind die begrenzte Spezifität und Effektivität, eine jeweils substanzspezifische Toxizität sowie das deutlich erhöhte Infektionsrisiko.

Ein völlig einheitliches, weltweit akzeptiertes Immunsuppressionsschema nach Herztransplantation gibt es nicht. Überwiegender Standard ist noch eine Dreifachtherapie mit Cyclosporin A, Azathioprin und Kortikoiden (Hosenpud et al. 1998). Bei Patienten mit einem unkomplizierten Verlauf wird ggf. eine sterioidfreie Zweifachtherapie angestrebt. Eine zusätzliche Induktionstherapie mit polyklonalem Antithymozytenglobulin (ATG vom Kaninchen) oder OKT 3 (von der Maus) wird von unterschiedlichen Transplantationszentren variabel gehandhabt.

Durch die Entwicklung neuerer, hochpotenter Immunsuppressiva erfährt gegenwärtig die Immunsuppression nach Herztransplantation tiefgreifende Änderungen mit dem erhofften Ziel, die Langzeitergebnisse bezüglich Senkung myokardialer Abstoßungen und der Inzidenz der Transplantatvaskulopathie weiter zu optimieren. Dies umfaßt bereits im klinischen Einsatz die Verwendung von Mycophenolat-Mofetil anstelle von Azathioprin in Kombination mit Cyclosporin, die Verwendung von Tacrolimus (FK 506) anstelle von Cyclosporin, oder die Verwendung der Kombination Tacrolimus und Mycophenolat-Mofetil anstelle von Cyclosporin, Azathioprin. Beispiele von Basisimmunsuppressionsschemata sind in Übersicht 5 aufgeführt.

Ein weiteres zum klinischen Einsatz bereitstehendes Immunsuppressivum ist das Rapamycin. Neuerungen im Bereich der Induktionstherapie umfassen CD4-Antikörper oder Antikörper gegen Interleukin-2-Rezeptoren (Meiser et al. 1997).

**Übersicht 5. Mögliche Immunsuppressionsschemata (ohne Verwendung einer Induktionstherapie)**

*Mögliche Basisimmunsuppression: Schema A*

- intraoperativ 2 mg/kgKG Azathioprin
  500 mg Methylprednisolon
  125 mg Methylprednisolon nach 8, 16 und 24 h
- postoperativ Initial 1 mg/kgKG Cyclosporin A i.v. Tag 1–7 (Dosisanpassung nach Spiegel)
  überlappend 3–5 mg/kgKG Cyclosporin A p.o. ab Tag 3 (Dosisanpassung nach Spiegel)
  0–2 mg/kgKG Azathioprin (nach Leukozytenzahl)
  1,0 mg/kgKG Prednison, im Zeitverlauf (über 1–3 Monate) Reduktion auf 0,1 mg/kgKG

*Mögliche Basisimmunsuppression: Schema B*

- intraoperativ 500 mg Methylprednisolon
  125 mg Methylprednisolon nach 8, 16 und 24 h
- postoperativ Tacrolimus initial 0,01–0,02 mg/kgKG/Tag i.v. über 24–48 h, dann 0,05–0,2 mg/kgKG/Tag oral (unter Spiegelkontrollen)
  Mycophenolat-Mofetil ca. 2–3 g/Tag initial i.v. über 24–48 h, danach oral (Dosisanpassung möglichst nach Spiegel)
  Prednison 1,0 mg/kgKG/Tag, im Zeitverlauf Reduktion auf 0,1 mg/kgKG/Tag, Absetzen nach 6 Monaten anzustreben, falls unkomplizierter Verlauf

### 87.5.1 Cyclosporin A

Die Einführung des Cyclosporin A in die klinische Transplantation 1983 stellte den wesentlichsten medikamentösen Fortschritt in der Transplantationsmedizin dar. Cyclosporin A besitzt eine spezifische Wirkung auf immunkompetente T-Lymphozyten. Die Bildung und Freisetzung von Interleukin-1 aus aktivierten Makrophagen und Interleukin-2 aus aktivierten T-Helferzellen wird inhibiert und damit die Bildung zytotoxischer T-Lymphozyten und T-Helferzellen verhindert. T-Suppressorzellen bleiben unbeeinflußt.

Durch Einnahme mit Kakaoprodukten wird eine gleichmäßigere Resorption erzielt. Durch eine verbesserte lipophile Galenik kann evtl. eine optimierte und konstantere Resorption erzielt werden (z. B. Sandimmun optoral).

#### Dosierung

Die Dosierung wird unter Blutspiegelkontrolle durchgeführt (Trough-Spiegel vor Medikamenteneinnahme). Hierbei wird ein polyklonaler Cyclosporinspiegel, der Cyclosporin inkl. Metabolite erfaßt, von 500–800 ng/ml angestrebt. Eindeutig besser ist jedoch die ausschließliche Cyclosporin-A-Bestimmung ohne Metabolite mittels monoklonalen Radioimmunoassays. In der Frühphase nach Transplantation werden Spiegel zwischen 200 und 400 ng/ml, später zwischen 100 und 400 ng/ml angestrebt. Die mittlere Dosis von Cyclosporin A liegt zwischen 2 und 6 mg/kgKG täglich, verteilt auf 2 Gaben. Es werden frühpostoperativ höhere Blutspiegel angestrebt, um die klonale Expansion zytotoxischer T-Zellen zu verhinderen.

#### Nebenwirkungen

Wichtigste Nebenwirkung ist in der frühpostoperativen Phase ein Nierenversagen durch arterioläre Medianekrosen und Tubulusschädigung. Auch im langfristigen Verlauf wirkt Cyclosporin A nephrotoxisch. Histologisch finden sich eine interstitielle Fibrose, Tubulusatrophien sowie eine fokale Glomerulusnekrose.

Durch geringere initiale Cyclosporindosierungen ist jedoch die Rate bleibender, ausgeprägter Nierenfunktionsbeeinträchtigungen deutlich geringer geworden. Es ist zu beachten, daß die Kreatininwerte aufgrund einer zusätzlichen tubulären Sekretion fälschlicherweise eine zu gute Nierenfunktion widerspiegeln.

Die Harnstoffwerte sind ein besserer Parameter für die Nierenfunktion unter Cyclosporintherapie. Cyclosporin führt prostaglandin- und endothelinvermittelt bzw. durch direkten Angriff an der glatten Gefäßmuskulatur zu einer renalen Vasokonstriktion, vorwiegend der afferenten Arteriolen mit konsekutiver deutlicher Zunahme des renalen Gefäßwiderstandes und Abnahme des renalen Blutflusses (Garr et al. 1990; Myers et al. 1986).

Weitere Nebenwirkungen von Cyclosporin bestehen in der Induktion einer arteriellen Hypertonie, einer Einschränkung der Leberfunktion, Hypertrichose, Tremor, Krampfanfällen, brennenden Parästhesien, Gingivahyperplasie, Anämie, Hyperkaliämie, Hypomagnesiämie und Hyperlipidämie. Cyclosporin kann lymphoproliferative Erkrankungen, insbesondere das PTLD-Syndrom („posttransplant lymphoproliferative disease"), induzieren.

#### Interaktionen

Cyclosporin besitzt pharmakologische Interaktionen mit einer Reihe von Medikamenten. Cyclosporinspiegelsteigerungen werden beobachtet unter der Gabe von Makrolidantibiotika (Erythromycin etc.), Doxicyclin, Ketokonazol, oralen Kontrazeptiva, Kalziumantagonisten und Propafenon. Cyclosporinspiegelsenkungen werden induziert durch Carbamazepin, Phenytoin, Barbiturate, Metamizol und Rifampicin aufgrund der Induktion des Cytochrom-P-450-Systems. Kombinationen mit anderen potentiellen nephrotoxischen Substanzen sollten vermieden werden.

### 87.5.2 Azathioprin

Azathioprin ist ein Imidazolderivat des 6-Merkaptopurin. Zur Minimimierung und Stratifizierung der Nebenwirkungen ist es ein fester Bestandteil einer üblichen Dreifachimmunsuppression.

Die Dosierung ist abhängig von der Leukozytenzahl. Bei Leukozytenwerten unter 4000 wird Azathioprin reduziert bzw. pausiert. Nebenwirkungen umfassen u. a. Myelosuppression, Schwindel, Cholestase, Pankreatitis, Alveolitis und Fieber. Bei Kombination mit Allopurinol ist unter Blutbildkontrolle eine Reduktion des Azathioprin auf 25% der Dosis nötig. Besser sollte die Kombination überhaupt vermieden werden.

### 87.5.3 Kortikoide

Kortikoide sind das dritte verwendete Standardimmunsuppressivum. Intraoperativ erfolgt die Gabe von 500 mg Methylprednisolon i.v., postoperativ 125 mg 3malig i.v. in 8stündigem Intervall. Ab dem 2. postoperativen Tag wird 1 mg/kgKG/Tag Prednison p.o. verabreicht. Im weiteren postoperativen Verlauf wird über mehrere Wochen eine kontinuierliche Reduktion auf zuletzt 0,1–0,15 mg/kgKG/Tag nach 3 Monaten vorgenommen (s. Übersicht 5).

Im längerfristigen Verlauf sollte bei Fehlen rezidivierender Abstoßungsreaktionen ein Versuch unternommen werden, Kortikoide vollständig abzusetzen. Gründe hierfür sind die ernsthaften Kortisonnebenwirkungen wie Osteoporose, Diabetes mellitus und das Infektionsrisiko. Darüber hinaus ist eine hohe kumulative Kortisongesamtdosis assoziiert mit einem erhöhten Risiko einer Transplantatvaskulopathie.

### 87.5.4 Tacrolimus

Tacrolimus wurde erstmals 1989 in der klinischen Herztransplantation eingesetzt. Die Effektivität ist 10- bis 100mal größer als die des Cyclosporin A (Taylor et al 1997). Tacrolimus bindet an ein anderes Rezeptoreiweiß („FK-binding-protein") als Cyclosporin A (Cyclophilin), der Wirkmechanismus ist jedoch ähnlich. Beide Substanzen binden Calcineurin und unterdrücken dessen Phosphataseaktivität. Dies hemmt die Expression von T-Zellaktivatorgenen für bestimmte Zytokine (v. a. Interleukin-2) und deren Rezeptoren.

Tacrolimus unterliegt einem hepatischen Abbau über Cytochrom-P450-Enzyme. Nebenwirkungen sind ähnlich denen des Cyclosporin A, mit Ausnahme einer Hypertrichose (eher Alopezie) oder einer Gingivahyperplasie. Tacrolimus führt im Vergleich zu Cyclosporin zu einer geringeren Häufigkeit behandlungsbedürftiger Abstoßungen (Pham et al. 1996; Meiser et al. 1998).

Von großer Bedeutung scheint die initiale intravenöse Gabe (0,01–0,02 mg/kgKG/Tag) über 24–48 h zu sein mit nachfolgender Umstellung auf die perorale Dosierung (0,05 bis 0,2 mg/kgKG/Tag). Grund ist eine unsichere Resorption mit dem Risiko subtherapeutischer Wirkspiegel aufgrund einer evtl. frühpostoperativen Darmatonie.

Alternativ zur initialen i.v.-Gabe kann unter dem Schutz einer Induktionstherapie mit Antikörperpräparationen verzögert (2–3 Tage nach Transplantation) mit der peroralen Tacrolimusgabe begonnen werden. Blutspiegelkontrollen sollten durchgeführt werden, Zielbereich ist 10–15 ng/ml. Tacrolimus führt evtl. zu einer leicht erhöhten Häufigkeit atypischer Infektionen.

### 87.5.5 Mycophenolat-Mofetil

Mycophenolat-Mofetil, ein Mycophenolsäureester, hemmt nicht kompetitiv die Inosin-Monophosphat-Dehydrogenase und damit die De-novo-Synthese von Purinen, die für T- und B-Lymphozyten essentiell sind. Hierdurch wird wahrscheinlich nicht nur die zelluläre, sondern auch die humorale Abstoßung inhibiert (Taylor et al. 1997).

Weitere Wirkungen sind die Hemmung der Adhäsionsmolekülglykosylierung und der Proliferation glatter Muskelzellen mit möglichem protektivem Nutzen bezüglich der Transplantatvaskulopathie.

Mycophenolat ersetzt in der Kombinationstherapie Azathioprin. Es besteht eine variable Resorption nach peroraler Gabe, weswegen die Bestimmung von Plasmaspiegeln ratsam ist (Meiser et al. 1998). Zielbereich ist 2,5–4,5 µg/ml. Zur Erlangung der Zielspiegel werden initial höhere Dosierungen benötigt (ca. 3,0–3,5 g/Tag), im weiteren Verlauf niedrigere (ca. 2,0–2,5 g/Tag) mit hoher interindividueller Schwankungsbreite.

Häufigste Nebenwirkungen von Myocophenolat-Mofetil sind Übelkeit/Erbrechen und Diarrhöen. Myelotoxizität mit Anämie und Leukopenie ist möglich. Im Gegensatz zu Cyclosporin A und Tacrolimus besteht jedoch keinerlei Nephrotoxizität. Die Kombination Cyclosporin und Mycophenolat-Mofetil in einer Dosis von 3 g/Tag zeigte in einer großen, randomisierten multizentrischen Studie im Vergleich zu Cyclosporin und Azathioprin eine etwas, aber signifikant geringere Häufigkeit behandlungsbedürftiger Abstoßungsepisoden und eine niedrigere Einjahresletalität (Kobashigawa et al. 1998).

Die Kombination Tacrolimus und Mycophenolat-Mofetil, beide spiegeldosiert, führt zu einer Abstoßungsfreiheit bei bis zu 90% der Patienten, verbunden mit der Möglichkeit, Steroide nach 6 Monaten vollständig abzusetzen (Meiser et al. 1998). Abstoßungen traten nur bei Patienten mit zeitweilig zu niedrigen Mycophenolatspiegeln auf.

### 87.5.6 Rapamycin

Rapamycin (Sirolimus) ist strukturell mit Tacrolimus verwandt und bindet ebenfalls an das FK-binding-Protein. Rapamycin inhibiert die Proliferation von T-Helferzellen, zytotoxischen T-Zellen und von B-Zellen. Der Einsatz von Rapamycin ist gegenwärtig im Rahmen klinischer Studien geplant. Möglicherweise besitzt es einen koronarprotektiven Effekt.

### 87.5.7 Induktionstherapie

Es wurde vermutet, durch eine postoperative mehrtägige prophylaktische Induktionstherapie mit zytolytischen Antikörpern, z.B. polyklonalem Antithymozyten-Globulin von Kaninchen (ATG) oder monoklonalen Anti-CD3-(OKT3-)Antikörpern von Mäusen, die Empfängerimmunantwort nachhaltiger unterdrücken zu können und eine frühere und ausgeprägtere Immuntoleranz zu induzieren. Tatsächlich läßt sich durch die Induktionstherapie eine zeitliche Verschiebung bis zum Auftreten der ersten Abstoßung errreichen, d. h. bis zu einem Zeitpunkt, an dem sich das Organ potentiell von seinem Ischämieschaden bereits erholt hat. Die Gesamthäufigkeit von Abstoßungsreaktionen läßt sich hierdurch jedoch nicht senken.

Ein potentieller Vorteil ist die Möglichkeit, mit der Basisimmunsuppression erst 2–3 Tage nach Transplantation zu beginnen mit der geringeren Gefahr der Nephrotoxizität und besseren intestinalen Resorptionsbedingungen. Gravierende Nachteile der Induktionstherapie sind das deutlich erhöhte Infektionsrisiko, v. a. bezüglich CMV- und EBV-Infektionen, anaphylaktische Reaktionen, Zytokinsyndrom, Arthralgien, Myalgien, Leuko- und Thrombopenie, hämodynamische Instabilität bis hin zum Schock bzw. Atem- oder Herz-Kreislauf-Stillstand. Bei Verwendung von zytolytischen Antikörpern ist mit einer erhöhten Inzidenz nachfolgender lymphoproliferativer Erkrankungen zu rechnen, zusätzlich kann die Sensibilisierung gegenüber OKT3-Mäuseantikörpern zu einem erhöhten Risiko humoraler Abstoßungsreaktionen führen.

Ein prognostischer Nutzen der kostenintensiven Induktionstherapie ist nicht gesichert (Barr et al. 1990; Kobashigawa et al. 1993; Miller et al. 1993; Renlund et al. 1989). Induktionstherapien mit spezifischeren Antikörpern werden in tierexperimentellen und klinischen Studien geprüft. Verwendet werden z. B. chimärische CD-4-Antikörper, Antikörper gegen Interleukin-2-Rezeptoren oder gegen Adhäsionsmoleküle, wie ICAM-1 (Costanzo 1996). Interleukin-2-Rezeptorantikörper führten bisher am Menschen nicht zur Senkung der Abstoßungshäufigkeit (van Gelder et al. 1998).

### 87.5.8 Weitere Formen der Immunsuppression

Weitere Neuentwicklungen oraler Immunsuppressiva umfassen u.a. Leflunomide (Hemmung der T-Zellproliferation und/oder der Pyrimidinbiosynthese), Mizoribin (Hemmung der Purinbiosynthese), 15-Deoxyspergualin und Brequinar (Nair u. Morris 1995). Ein spezielles Immunsuppressionsverfahren stellt die Photopherese dar. Patientenlymphozyten werden gewonnen und mit dem photosensiblen Medikament 8-Methoxypsoralen inkubiert. Durch UV-A-Bestrahlung erfolgt die Aktivierung des im Zellkern befindlichen Medikaments mit konsekutiven Brüchen der DNS. Die Reinfusion induziert die Bildung eines zytolytischen T-Zellklons gegen aktivierte Lymphozyten.

In einer randomisierten Studie wurde der additive Effekt der Photopherese (24 Behandlungen pro Patient in den ersten 6 Monaten nach Transplantation) im Vergleich zur alleinigen Dreifachimmunsuppression (Cyclosporin A, Azathioprin, Prednison) geprüft. Die Anzahl von Abstoßungsreaktionen wurde signifikant gesenkt. Abstoßungen mit hämodynamischer Beeinträchtigung sowie Infektionshäufigkeit, Sechs- und Zwölfmonatsletalität waren nicht unterschiedlich (Barr et al. 1998).

## 87.6 Abstoßungsreaktionen

! Der Langzeitverlauf nach Herztransplantation ist durch die Möglichkeit infektiöser, immunologischer und nicht-immunologischer Probleme gekennzeichnet.

Während im ersten Jahr nach Transplantation die Letalität im wesentlichen von akuten myokardialen Abstoßungen und Infektionen gekennzeichnet ist, muß jenseits des ersten Jahres als eine der führenden Todesursachen die Transplantatvaskulopathie, eine spezifische, immunologisch vermittelte Form einer akzelerierten Koronararteriosklerose angesehen werden (Hosenpud et al. 1992; Weis u. von Scheidt 1997). Weitere Probleme im Langzeitverlauf stellen u.a. die transplantationsassoziierte Hypertonie, die immunsuppressionsassoziierte Entwicklung von Neoplasien, Niereninsuffizienz, Osteoporose und Hyperlipoproteinämien dar (s. Übersicht 6).

**Übersicht 6. Probleme nach Herztransplantation (Auswahl)**

- Abstoßung (zellulär, humoral, hyperakut)
- Infektionen
- Transplantatvaskulopathie
- Neoplasien
- Transplantationsassoziierte Hypertonie
- Niereninsuffizienz
- Osteoporose
- Hyperlipoproteinämie
- Andere immunsuppressivaassoziierte Nebenwirkungen

### 87.6.1
### Zelluläre, myokardiale Abstoßung

Zu unterscheiden sind hier die häufigere zelluläre myokardiale Abstoßung sowie die seltenere vaskuläre, antikörpervermittelte Abstoßung. Extrem selten ist die hyperakute peri- bzw. direkt postoperative Abstoßung bei Vorliegen präformierter HLA-Antikörper. Abstoßung ist kein ständiges Phänomen, sondern je nach Aktivität des Empfängerimmunsystems wellenförmig und in unterschiedlicher Zeitdauer auftretend.

Aufgrund des immensen „antigenic challenge" besteht das höchste Abstoßungsrisiko innerhalb der ersten 4 Wochen postoperativ mit einem Maximum in der 2. Woche (Abb. 87-11). Im 1. Jahr nach Transplantation beträgt die mittlere Abstoßungshäufigkeit unter Standardimmunsuppression 1,3 ± 0,7 Abstoßungen pro Patient (Miller et al. 1993). 1/3 aller Patienten erleidet im 1. Jahr nach Transplantation keine akute Abstoßung, 15% innerhalb der ersten 5 Jahre nach Transplantation.

Als Risikofaktoren für das Auftreten der ersten Abstoßung bzw. für eine höhere Abstoßungsinzidenz im 1. Jahr gelten die Anzahl der HLA-Mismatches, weibliches Empfänger- oder Spendergeschlecht sowie junges Empfänger- oder Spenderalter (Opelz et al. 1994).

Histologisch ist die Abstoßung durch ein fokales oder diffuses mononukleäres Zellinfiltrat, überwiegend durch aktivierte T-Lymphozyten gekennzeichnet. Bei aggressiver Lymphozyteninfiltration sind Myozytenschädigungen bis hin zur Nekrose, bei sehr starker Ausprägung ein polymorphes Zellinfiltrat mit Ödem, Hämorrhagie, Zellnekrosen und Vaskulitis sichtbar. Seit 1990 besteht eine standardisierte internationale Klassifikation der zellulären myokardialen Abstoßung (Tabelle 87-1).

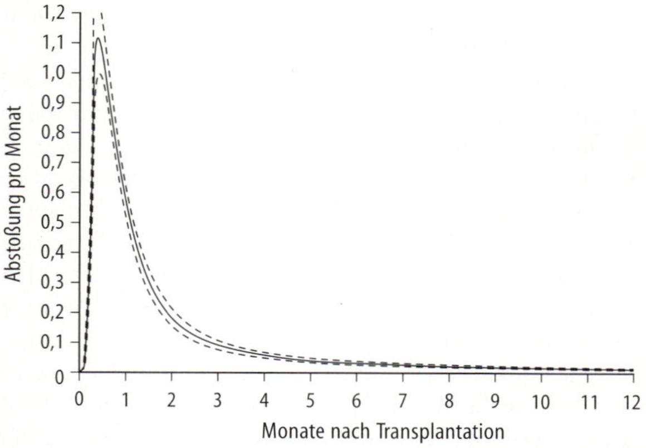


**Abb. 87-11.** Häufigkeitsverteilung der ersten Abstoßung im Zeitverlauf nach Herztransplantation. (Nach Kirklin u. Barrat-Boyes 1993)

Limitationen und Nachteile dieser Klassifikation werden kritisch diskutiert (Winters et al. 1998). Ein typisches histologisches Beispiel einer zellulären Abstoßungsreaktion ist in Abb. 87-12 dargestellt.

Die Diagnostik der akuten Abstoßung umfaßt die invasive Methode der Endomyokardbiopsie sowie eine Fülle nichtinvasiver Methoden, s. Übersicht 7. Keine der diagnostischen Methoden besitzt eine 100%ige Sensitivität und Spezifität.

**Übersicht 7. Diagnostik der akuten Abstoßung (Auswahl; *selten positiv, unzuverlässig)**

- *Invasiv*
  - Endomyokardbiopsie
- *Nichtinvasiv*
  - Klinische Zeichen*:
    Unwohlsein, Fieber, relativer Blutdruckabfall, Anstieg des zentralen Venendrucks, supraventrikuläre/ventrikuläre Arrhythmien
  - Fast-Fourier-transformiertes (FFT-)EKG
  - Intramyokardiales Elektrogramm (IMEG)
  - Echokardiographie:
    Änderungen LV-Durchmesser, Wanddicke, Durchmesserverkürzung
  - Dopplerparameter diastolische Funktion: isovolumetrische Relaxationszeit, Druckhalbwertszeit
  - Szintigraphie:
    Indium-111-Antimyosin-Antikörper-Szintigraphie
    Indium-111-Lymphozyten-Szintigraphie
  - Magnetresonanztomographie
  - Zytoimmunologisches Monitoring (CIM)
  - Zirkulierende Immunmarker:
    Interleukin-2-Rezeptor, ICAM-1, TNF, Neopterin, $\beta_2$-Mikroglobulin u. a.
  - Zirkulierende Myozytenintegritätsmarker:
    Troponin

**Tabelle 87-1.** Histologische Klassifikation der zellulären Abstoßung gemäß der „International Society for Heart Transplantation" (JSHT). (Aus Billingham et al. 1990)

| Grade | „Neue" Nomenklatur |
|---|---|
| 0 | Keine Abstoßung |
| 1 | A = Herdförmiges (perivaskuläres oder vinterstitielles) Infiltrat ohne Nekrose<br>B = Diffuses, aber spärliches Infiltrat ohne Nekrose |
| 2 | Nur ein Herd mit aggressiver Infiltration und/oder fokaler Myozytenzerstörung |
| 3 | A = Multifokales aggressives Infiltrat und/oder Myozytenzerstörung<br>B = Diffuser entzündlicher Prozeß mit Nekrose |
| 4 | Diffuses, aggressives, polymorphes ± Infiltrat ± Ödem ± Hämorrhagie |

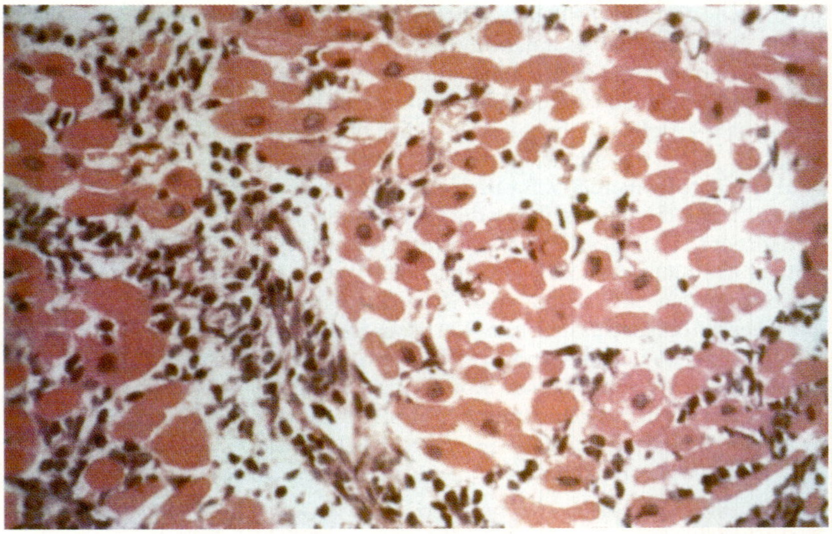

**Abb. 87-12.** Lichtmikroskopie bei akuter myokardialer Abstoßung. Diffuse, aggressive Infiltration mit mononukleären Zellen und Myozytenschädigung, entsprechend einem Schweregrad 3a nach ISHLT. HE-Färbung. (Mit freundlicher Genehmigung des Pathologischen Instituts der Universität München, Direktor Prof. Dr. U. Löhrs)

#### Endomyokardbiopsie

Da die meisten Abstoßungsreaktionen klinisch asymptomatisch verlaufen, müssen die diagnostischen Maßnahmen in regelmäßigen, mit zunehmendem Zeitabstand von der Transplantation seltener werdenden Abständen routinemäßig durchgeführt werden. Dies verursacht einen hohen logistischen und personellen Aufwand für die Erkennung eines statistisch gesehen seltenen Problems.

Weit über 90% aller routinemäßig durchgeführten Endomyokardbiopsien zeigen keine Abstoßungsreaktion und sind somit strenggenommen überflüssige Eingriffe. Manche Transplantationszentren verzichten jenseits einer bestimmten Zeitgrenze, z. B. ab dem 4. Jahr nach Transplantation, vollständig auf routinemäßige Myokardbiopsien.

Trotzdem gilt die Endomyokardbiopsie, die 1973 von Caves eingeführt wurde, unverändert als „golden standard" der Abstoßungsdiagnostik (Caves et al. 1973). Die technische Durchführung umfaßt die transvenöse Einführung einer Biopsiezange über die V. jugularis interna oder V. femoralis mit Entnahme von zumeist 4–6 1–2 mm großen Myokardpartikeln aus dem rechtsventrikulären Septum. Üblicherweise ist eine Abstoßung über beide Ventrikel gleichmäßig verteilt, so daß rechtsventrikuläre Biopsien als repräsentativ auch für das linksventrikuläre Myokard, von seltenen Ausnahmen abgesehen, gelten können (Rose et al. 1990).

Limitationen sind eine begrenzte Trefferwahrscheinlichkeit bei nichthomogener Verteilung der Abstoßung innerhalb des Myokards sowie nicht aussagekräftige Gewebeproben aus bereits durch frühere Biopsieentnahme vernarbten Myokardabschnitten.

Bei hochgradigem klinischem Verdacht auf das Vorliegen einer Abstoßungsreaktion, aber negativer Histologie, muß eine humorale Abstoßung vermutet werden.

Die Durchführung der Endomyokardbiopsie ist sehr komplikationsarm. Das Perforationsrisiko beträgt deutlich weniger als 0,5 ‰. Seltene Komplikationen sind das Auftreten einer Trikuspidalinsuffizienz durch versehentliche Chordae-tendineae- bzw. Papillarmuskelbiopsie sowie die biopsiebedingte Entwicklung einer Fistel, typischerweise zwischen Septalästen der linken Koronararterie und dem rechten Ventrikel.

#### Nichtinvasive Diagnostik

Die nichtinvasive Diagnostik zielt ab auf Veränderungen der Myokardfunktion, -struktur oder -integrität bzw. auf die Erkennung einer Aktivierung des Immunsystems. Sie umfaßt unzuverlässige klinische Zeichen (Unwohlsein, Fieber, relativer Blutdruckabfall, Arrhythmien), in der frühpostoperativen Phase das zytoimmunologische Monitoring, zeitunabhängig die Echokardiographie und Dopplerechokardiographie.

Weitere Möglichkeiten stellen, z. T. in einzelnen Transplantationszentren verwendet, das Fast-Fourier-transformierte Oberflächen-EKG, intramyokardiales Elektrogramm, Anti-Myosin-Antikörper-Szintigraphie, Magnetresonanztomographie sowie die Bestimmung zirkulierender Immunmarker (z.B. Interleukin-2-Rezeptor, ICAM-1, TNF) oder Myozytenschädigungsmarker (wie z. B. Troponin) dar.

### Therapie

Die Therapie einer Abstoßungsreaktion richtet sich nach dem histologischen Schweregrad bzw. nach dem Vorliegen einer hämodynamischen Beeinträchtigung. Konsens besteht über die Notwendigkeit einer Abstoßungstherapie bei ISHLT-Grad 3a, 3b oder 4. Wird bei geringen Abstoßungsreaktionen der Grade 1b und 2 keine Therapie durchgeführt, so sind zumindest im ersten Jahr nach Transplantation engmaschige Kontrollen angezeigt, um eine Progression zu einem höheren Schweregrad, der in ca. 20–30%, jenseits des ersten Jahres in ca. 5% der Fälle stattfindet, zu erfassen.

Milde Abstoßungsformen können durch eine passagere Erhöhung der Standardimmunsuppression behandelt werden. Bei Vorliegen behandlungsbedürftiger Abstoßungsepisoden ist eine Kortisonstoßtherapie mit 500–1000 mg Methylprednisolon i.v. täglich über 3 Tage Standard. Eine steroidrefraktäre Abstoßungsreaktion wird alternativ behandelt z. B. durch Umstellung von Cyclosporin auf Tacrolimus, durch die Gabe zytolytischer Antikörper (ATG) oder durch Methotrexat (unter gleichzeitiger Azathioprin-Pause); s. Übersicht 8.

Abstoßungen mit hämodynamischer Beeinträchtigung werden obligat zusätzlich zur Kortisonstoßtherapie mit z. B. einer Umstellung von Cyclosporin A auf Tacrolimus oder einer zytolytischen Antikörpertherapie behandelt. Bei hochgradigem klinischen Verdacht auf eine Abstoßung, jedoch negativer Biopsie, wird üblicherweise eine Therapie durchgeführt.

**Übersicht 8. Mögliche Therapie der akuten Abstoßung**

- *Tag 1–3*
  - 500 (bis 1000) mg/Tag Methylprednisolon i.v., ggf. einmal wiederholen (Rebiopsie 5–7 Tage nach Ende des Kortisonstoßes)
- *Alternativen bei Persistenz*
  - Umsetzen von Cyclosporin A auf Tacrolimus (evtl. initial i.v.)
  - ggf. Umstellung von Azathioprin auf Mycophenolat-Mofetil
  - polyklonales ATG (3–5 mg/kgKG) oder monoklonale OKT-III-Antikörper (5 mg/Tag) Tag 1–10
  - Methotrexat 0,1 mg/kgKG jeden 2. Tag, Tag 1–13

### 87.6.2 Humorale Abstoßung

Zielorgan der humoralen, antikörpervermittelten Abstoßung ist nicht primär das Myokard, sondern das Koronarendothel, v. a. im Kapillarbereich. Daher wird auch von einer sog. vaskulären Abstoßung gesprochen (Hammond et al. 1989).

#### Diagnostik

Die Diagnostik beruht auf dem Immunfluoreszenznachweis von IgG, IgM, Complement und Fibrin oder auch Immunkomplexen im Bereich der Koronararteriolen und Kapillaren. Ähnlich zur zellulären Abstoßungsreaktion kann eine spezielle Klassifikation vorgenommen werden (Olsen et al. 1993; Tabelle 87-2). Mischformen zwischen zellulärer und humoraler Abstoßung können vorliegen.

#### Abstoßungsursachen

Als Genese der humoralen Abstoßung werden zirkulierende Antikörper gegen MHC-Klasse-II- und/oder MHC-Klasse-I-Antigene des Endothels bzw. Nicht-HLA-Antigene des Endothels beschrieben (Cherry et al. 1992; Hammond et al. 1992; Miller et al. 1993; Olivari et al. 1994; Olsen et al. 1993).

**Tabelle 87-2.** Immunhistologische Klassifikation der humoralen Abstoßung. (Aus Olsen et al. 1993)

| Schweregrad | Histologische Kriterien |
|---|---|
| Geringe humorale Abstoßung | LM: Endothelzellaktivierung, Ödem, Hämorrhagie<br>IMF: Ig und K in Gefäßen mit oder ohne interstitiellem Fibrin |
| Mäßige humorale Abstoßung | LM: Endothelzellaktivierung, Ödem, Hämorrhagie, ± Vaskulitis<br>IMF: Ig und K in Gefäßen, interstitielles Fibrin deutlich |
| Schwere humorale Abstoßung | LM: Ausgedehnte Infiltrate mit Lymphozyten, Plasmazellen und polymorphkernigen Neutrophilen mit Myozytenverlagerung<br>IMF: Ig und K in Gefäßen, interstitielle Exsudation von Fibrin, Ig und K |

*LM* Lichtmikroskopie; *IMF* Immunfluoreszenz; *Ig* Immunglobulin; *K* Komplement

Als Risikofaktoren für das Auftreten einer vaskulären Abstoßung gelten das Vorliegen erhöhter panelreaktiver Antikörper (präformierte Antikörper), ein positives Spender-Crossmatch sowie eine Sensibilisierung gegenüber OKT 3, d.h. Situationen eines bereits aktivierten humoralen Immunsystems. Häufig ist der Nachweis positiver Anti-HLA-Antikörper zum Zeitpunkt einer vaskulären Abstoßung zu führen (Cherry et al. 1992).

Die vaskuläre Abstoßung ist seltener (Auftreten bei weniger als 10% der Patienten) als die zelluläre Abstoßung, tritt jedoch früher und stärker auf, ist therapieresistenter und prognostisch deutlich ungünstiger. Eine Transplantatdysfunktion, die bei zellulärer Abstoßung in weniger als 5% der Fälle auftritt, ist bei vaskulärer Abstoßung fast immer vorhanden. Ursächlich wird eine Myozytenschädigung infolge kapillarobstruktionsbedingter Ischämie angenommen.

Jede ungeklärte akute Transplantatdysfunktion ist hochgradig verdächtig auf das Vorliegen einer vaskulären Abstoßung. Aufgrund der therapeutischen Alternativen ist in diesen Fällen eine Immunfluoreszenzuntersuchung der Endomyokardbiopsie erforderlich.

#### Therapie

Als Therapieoptionen, die sich von der Behandlung der zellulären Abstoßung unterscheiden, werden Plasmapherese- bzw. IgG-Immunadsorptionstherapieverfahren, Cyclophosphamid (stärkerer B-Lymphozyten supprimierender Effekt) statt Azathioprin sowie eine Heparinisierung zum Erhalt der endothelialen Thromboresistenz favorisiert. (Miller et al. 1993; Olivari et al. 1994; Olsen et al. 1993). Hierdurch ist eine Normalisierung der Transplantatfunktion und ein Überleben des Patienten in den allermeisten Fällen zu erreichen.

Rezidivierende vaskuläre Abstoßungen scheinen selten zu sein (Miller et al 1993). Ob die akute vaskuläre Abstoßung zur Entwicklung einer Transplantatvaskulopathie prädisponiert, ist umstritten (Hammond et al 1992; Miller et al 1993; Olivari et al. 1994; Olsen et al 1993).

### 87.6.3
### Hyperakute Abstoßung

Die hyperakute Abstoßung ist eine extrem seltene, direkt perioperativ auftretende Form einer humoralen Abstoßung. Sie ist bedingt durch präformierte Antikörper des Empfängers gegen Spenderantigene aufgrund einer früheren Exposition gegenüber menschlichen Alloantigenen, z.B. im Rahmen von Bluttransfusionen oder Schwangerschaft.

Die hyperakute Abstoßung führt praktisch immer zum Transplantatversagen. Durch die präoperative Bestimmung präformierter lymphozytotoxischer HLA-Antikörper (panelreaktive Antikörper) beim Empfänger und durch die Durchführung eines spenderspezifischen Crossmatches im Falle erhöhter präformierter Antikörper ist die Inzidenz einer hyperaktuen Abstoßung extrem gering.

## 87.7
## Infektionen

! Infektionen sind eine der beiden führenden Todesursachen im ersten Jahr nach Transplantation. 37% aller Patienten erleiden im ersten Jahr eine Infektion, die Infektionshäufigkeit beträgt im Schnitt 0,6 Infektionen pro Patient im ersten Jahr (Miller et al. 1994).

### 87.7.1
### Infektionsrisiko und Letalität

Das Risiko, innerhalb des ersten Jahres nach Transplantation an einer Infektion zu sterben, beträgt 4%. Bei Vorliegen einer Infektion besteht eine Letalität von insgesamt 13%. Die infektionsbedingte Letalität beträgt bei Pilzinfektionen 36%, bei pulmonalem Pilzbefall 62%, bei CMV-Infektion 7%.

### 87.7.2
### Zeitpunkt der Infektion

Das zeitliche Auftreten der unterschiedlichen Infektionen ist in Abb. 87-13, die Genese in Abb. 87-14 dargestellt.

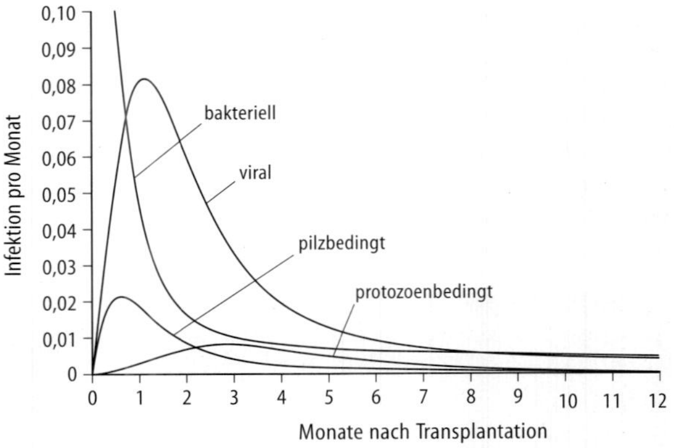


**Abb. 87-13.** Häufigkeitsverteilung der ersten Infektion nach Herztransplantation. (Nach Miller et al. 1994)

**Abb. 87-14.** Genese und zeitliches Auftreten von Infektionen nach Organtransplantation. PTLD = Posttransplant Lymphoproliferative Disease, HCV = Hepatitis C-Virus, CMV = Zytomegalievirus, RSV = respiratory synctial virus, VZV = Varizella Zoster Virus. (Aus Fishman u. Rubin 1998)

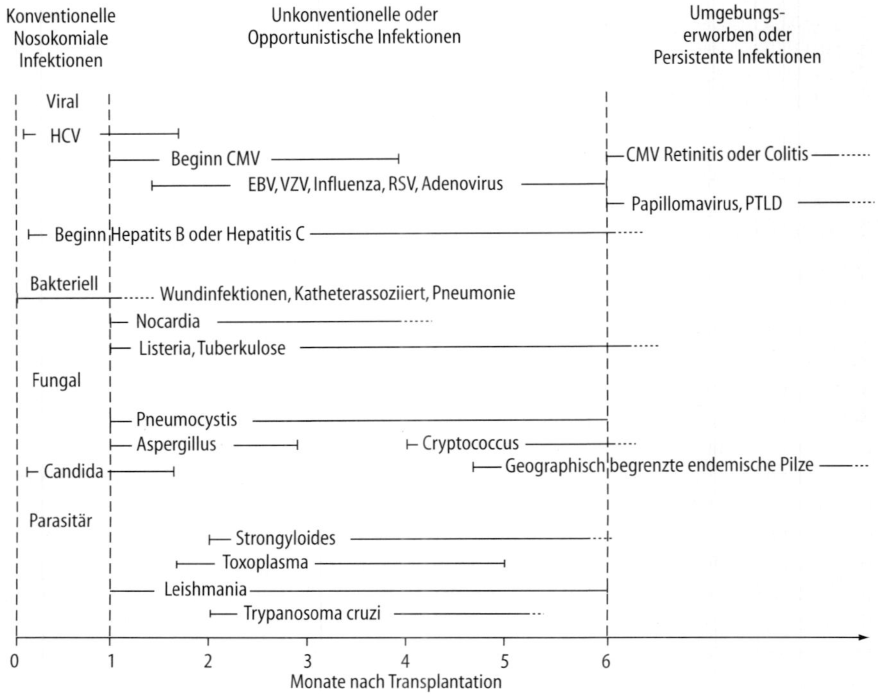

Das höchste Infektionsrisiko besteht innerhalb der ersten 8 Wochen nach der Transplantation, bedingt durch bakterielle und fungale Infektionen, virale Infektionen haben ihren Gipfel im 2. Monat, Protozoeninfektionen im 3. und 4. Monat nach Transplantation. Innerhalb des 1. Monats herrschen nosokomiale, häufig katheterassoziierte bakterielle Infektionen vor, im 2.–5. Monat nach Transplantation stehen opportunistische, nichtbakterielle Infektionen im Vordergrund.

### 87.7.3 Infektionsursachen

Am häufigsten ist eine Zytomegalievirus (CMV)-Infektion (25% aller Infektionen), das am meisten infizierte Organ ist die Lunge. Pulmonale Infektionen sind zu 48% bakteriell, 29% viral, 14% protozoenbedingt und 10% pilzbedingt (Miller et al. 1994). Eine erhöhte Infektionswahrscheinlichkeit besteht nach einer erfolgten Abstoßungstherapie, insbesondere bei Verwendung von zytolytischen Antikörperpräparationen (Thaler und Rubin 1996). Infektionsursachen sind in Übersicht 9, Infektionslokalisationen und -letalität in Tabelle 87-3 angegeben.

**Übersicht 9. Infektionen nach Herztranspantation (*meist venenkatheterassoziiert). (Aus Miller et al. 1994)**

- Bakterien 47%
  - Grampositiv:
    Staphylococcus aureus* > Staphylococcus epidermidis* > Streptokokken > Clostridien
  - Gramnegativ:
    E. coli, Pseudomonas, Enterobacter
- Viren 41%
  - Zytomegalie > Herpes simplex, Herpes zoster
- Pilze 7%, Protozoen 5%
  - Candida > Aspergillus
  - Pneumozystis > Toxoplasma

### 87.7.4 Zytomegalievirusinfektion

Der Zytomegalievirusinfektion (CMV-Infektion) kommt aufgrund ihrer Häufigkeit, ihrer Assoziation mit der Transplantatvaskulopathie sowie ihrer potentiellen Vorläuferfunktion für weitere Infektionen aufgrund der Minderung der zellulären Immunität eine sehr große Bedeutung zu. 13% aller Patienten entwickeln im Laufe der ersten beiden Jahre eine CMV-Infektion.

Die häufigsten Organlokalisationen sind das Blut, die Lunge sowie der Gastrointestinaltrakt. Das Risiko einer CMV-Infektion ist wesentlich abhängig vom serologischen Status des Spenders und des Empfängers mit höchstem Risiko bei positivem Spender und negativem Empfänger. Neben der Übertragung der Infektion durch ein CMV-positives Spenderorgan oder der Reaktivierung einer Infektion bei CMV-positivem Empfänger ist

**Tabelle 87-3.** Infektionslokalisation und -letalität. (Nach Miller et al. 1994)

| Lokalisation | Häufigkeit [%] | Letalität [%] |
|---|---|---|
| Lunge/Pleura | 28 | 23 |
| Blut | 26 | 19 |
| Gastrointestinaltrakt | 17 | 14 |
| Urogenitaltrakt | 12 | 16 |
| Haut | 8 | 3 |
| Wunde | 7 | 22 |
| Endokarditis | 2 | 43 |

die Möglichkeit einer CMV-Übertragung durch Blutprodukte zu beachten.

Die Diagnostik einer CMV-Infektion umfaßt neben den klinischen Zeichen Abgeschlagenheit, subfebrile Temperaturen und Leukopenie, den kulturellen Virusnachweis sowie serologisch eine neu aufgetretene Serokonversion oder neu auftretende IgM-Antikörper. Sehr hilfreich ist der Nachweis des CMV-Phosphoprotein-65-Antigens (pp 65, Clonab-Test), der als spezifischer Nachweis einer CMV-Replikation gilt. Neuerdings steht auch ein hochsensitiver PCR-Nachweis zur Verfügung. Die CMV-Infektion wird durch Gancyclovir i.v. therapiert.

### 87.7.5 Weitere Infektionen

Bezüglich weiterer Infektionen nach Herztransplantation, wie z. B. EBV, Toxoplasmose, Aspergillose, Candidose, Cryptokokkose, Tuberkulose, Pneumocystis carinii, Nokardiose (s. Abb. 87-15), sei auf entsprechende Übersichten verwiesen (Thaler u. Rubin 1996; Fishman u. Rubin 1998).

### 87.7.6 Infektionsprophylaxe

Allgemeine Infektionsprophylaxemaßnahmen, wie Händedesinfektion sowie Mundschutz des Patienten und der betreuenden Personen, gelten in der perioperativen Phase als ausreichend, eine Umkehrisolation ist entbehrlich. Perioperativ erfolgt eine kurzfristige intravenöse Antibiotikaprophylaxe. Eine orale lokale Pilzprophylaxe wird durchgeführt.

#### Antivirale Infektionsprophylaxe

Eine antivirale Infektionsprophylaxe wird unterschiedlich gehandhabt. Hierbei werden verschiedene Therapieverfahren (z. B. Hyperimmunglobulin als passive Immunisierung oder antivirale Chemotherapeutika) über einen variablen Zeitraum verwendet. Eine antivirale Prophylaxe mit Aciclovir wird teilweise durchgeführt. Eine Reaktivierung von Herpes-simplex-Viren sowie

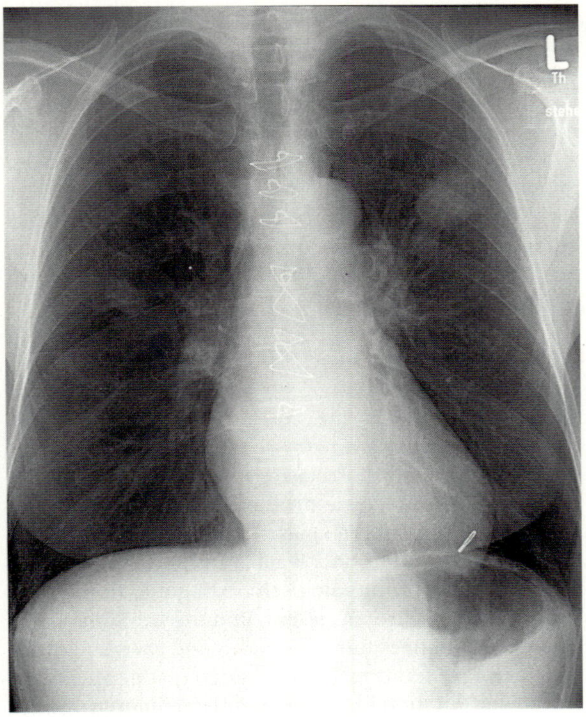


**Abb. 87-15.** Thoraxröntgenaufnahme p.-a. bei pulmonaler Nocardiose nach Herztransplantation. Mehrere als Rundherde imponierende Infiltrate in beiden Oberfeldern sowie im rechten Mittelfeld. Erregernachweis in der Bronchiallavage. (Mit freundlicher Genehmigung des Instituts für Radiologische Diagnostik, Klinikum Großhadern der Universität München, Direktor Prof. Dr. M. Reiser)

eine Reaktivierung einer CMV-Infektion bei positivem Empfängerstatus lassen sich verhüten, nicht jedoch eine CMV-Neuinfektion.

In vielen Transplantationszentren wird eine CMV-Hyperimmunglobulinprophylaxe im Sinne einer passiven Immunisierung durchgeführt. Eine Senkung der Infektionsinzidenz ist nicht eindeutig belegt, der Verlauf der CMV-Erkrankung soll jedoch milder sein.

Umstritten ist die prophylaktische Therapie mit Ganciclovir. Bei seropositivem Empfänger läßt sich durch die prophylaktische Ganciclovirgabe das Auftreten einer CMV-Erkrankung während des Behandlungszeitraums senken (Merigan et al. 1992). Die Nephrotoxizität und die Myelotoxizität sind zu beachten.

Als präventive Therapieform kann Ganciclovir eingesetzt werden, wenn das Vorliegen einer CMV-Infektion bzw. -reaktivierung durch Nachweis des Strukturproteins pp 65 (Clonab-Test), Virus-DNA-Nachweis mittels PCR oder durch direkten Virusnachweis belegt ist, bevor die CMV-Erkrankung klinisch manifest wird (Egan et al. 1998; Fishman u. Rubin 1998). Als Fortschritt kann hier evtl. gelten, daß eine orale Darreichungsform dieses Virustatikums verfügbar ist, die potentiell einen peroralen Einsatz dieses Medikaments über einen längeren Zeitraum ermöglicht. Hier muß allerdings das Risiko der Induktion einer Ganciclovirresistenz beachtet werden (Fishman und Rubin 1998).

#### Protozoenprophylaxe

Eine Toxoplasmoseprophylaxe mit Pyrimethamin-Folsäure erfolgt üblicherweise nicht, eine Pneumocystis-carinii-Prophylaxe mit Trimethoprim/Sulfametoxazol wird von einigen Zentren für mehrere Monate nach Transplantation bei Verwendung von Cyclosporin durchgeführt, bei Verwendung von Tacrolimus gilt diese Prophylaxe dauerhaft als obligat.

## 87.8 Transplantatvaskulopathie

### 87.8.1 Bedeutung und Häufigkeit

Die Transplantatvaskulopathie ist ein gleichermaßen prognostisch ungünstiges wie ungelöstes Langzeitproblem nach Herztransplantation. Sie ist eine führende Todesursache jenseits des ersten Jahres nach Transplantation (Frist et al. 1987; Jamieson 1992; Miller 1989, 1992; Weis u. von Scheidt 1997; Andersen 1999).

Die Inzidenz beträgt 5–10% pro Jahr, 5 Jahre nach Transplantation weisen ca. 40–50% aller Transplantierten angiographische Veränderungen auf, wobei kritische Koronarstenosen sich mit einer Häufigkeit von ca. 5–10% in diesem Zeitraum nachweisen lassen (von Scheidt et al. 1993; Costanzo et al. 1998).

#### Klinische Folgen

Aufgrund der kardialen Denervation fehlt, außer in Fällen einer späten Reinnervation, das Leitsymptom Angina pectoris. Die Transplantatvaskulopathie ist nichtinvasiv nur mit unzureichender Sicherheit diagnostizierbar, z.T. rasch progredient, und ihre Inzidenz beim Menschen ist bislang durch kein herkömmliches oder neueres Immunsuppressivum gesenkt worden. Klinische Folgen sind stumme Infarkte, meist im Sinne multipler kleinerer Infarkte, ischämische Kardiomyopathie sowie plötzlicher Herztod.

Hierbei stellt die Entwicklung einer chronischen ischämischen Kardiomyopathie jedoch eine Seltenheit dar (von Scheidt et al. 1993).

#### Risiko kardialer Ereignisse

Patienten mit pathologischem angiographischem Befund haben ein 2,4fach erhöhtes Risiko eines plötzlichen Todes sowie ein 4,6fach erhöhtes Risiko eines kardial bedingten Todes (Uretsky et al. 1992). Eine rasche angiographische Progression ist verbunden mit einer signifikant erhöhten Wahrscheinlichkeit kardialer Ereignisse im Vergleich zu Transplantierten mit langsamerer Progression (Gao et al. 1994).

Die Entwicklung von Tiermodellen (insbesondere Knock-out-Mäusen) der Transplantatvaskulopathie, die diagnostische Verwendung des intravaskulären Ultraschalls sowie des intrakoronaren Dopplers inkl. Testung der koronaren Vasomotorfunktion ermöglichen genauere Erkenntnisse bezüglich Pathogenese sowie funktioneller und morphologischer Veränderungen der Transplantatvaskulopathie.

## 87.8.2 Ätiopathogenese

### Antigenabhängige Mechanismen

Als initiale Veränderung bei der Transplantatvaskulopathie wird eine immunologisch vermittelte zelluläre und humorale Endothelschädigung (Grenzfläche zwischen Empfänger- und Spenderimmunsystem) in einem Milieu zusätzlicher nicht immunologischer Risikofaktoren angenommen (Weis u. von Scheidt 1997, 2000).

#### T-Zellaktivierung und Zytokine

Der Endothelzelle kommt hierbei neben der Antigenpräsentation und Stimulation von CD-4-Lymphozyten eine zentrale Bedeutung in der Expression von Adhäsionsmolekülen sowie prokoagulatorischen Molekülen und der Freisetzung von Vasomotionsmediatoren, Zytokinen und Wachstumsfaktoren zu.

CD-8-Lymphozyten detektieren MHC-Klasse-I-Antigene der Endothelzellen und induzieren die Neuexpression zunächst nicht vorhandener MHC-Klasse-II-Antigene (HLA-DR-Antigene) auf der Endothelzelle (Libby et al. 1992).

CD-4-Lymphozyten (T-Helferlymphozyten) erkennen nun die HLA-DR-Antigene auf den Endothelzellen, induzieren zytokinvermittelt deren weitere Expression und proliferieren selbst. Es kommt somit zu einer gegenseitigen Stimulation zwischen aktivierten Empfänger-T-Lymphozyten und dem aktivierten, HLA-DR-positiven Spenderendothel. Eine initiale Differenzierung von CD-4-Helferlymphozyten via Stat-4-vermittelter Signalwege in Th-1-Lymphozyten mit nachfolgender Freisetzung der Th-1-spezifischen inflammatorischen Zytokine Interferon $\gamma$ (IFN $\gamma$) und Interleukin 2 (IL-2) scheint essentiell zu sein für die Initiierung der Erkrankung (Koglin et al. 1999).

Nach Alloantigenerkennung durch den T-Zellrezeptor ist eine Kostimulation zur T-Zellaktivierung erforderlich, die u. a. den B7-CD28-Weg involviert (Sayegh und Turka 1998). Durch Gabe eines diesen Weg blockierenden CTLA-4-Immunglobulins läßt sich die Kostimulation inhibieren und die Entwicklung sowie auch die spätere Propagation einer Transplantatvaskulopathie abmildern (Russell et al. 1996; Glysing-Jensen et al. 1997; Chandraker et al. 1998).

#### Anti-Endothel-Antikörper

Neben zellulären Mechanismen wird auch die Produktion von Anti-Endothel-Antikörpern beobachtet. Diese Antikörper sind gerichtet gegen HLA-Antigene des Endothels, aber auch gegen Nicht-HLA-Antigene, wie z.B. die Adhäsionsmoleküle ICAM-1 oder VCAM-1 (Allen et al. 1992; Duquesnoy und Demetris 1995). Möglicherweise ist die Nicht-HLA-Antiendothelantikörperschädigung makrozirkulationsbetont (Dunn et al. 1992).

Die Rolle der HLA-Antigene in der Vermittlung der Transplantatvaskulopathie ist nicht vollständig geklärt. Das Vorliegen eines kompletten HLA-DR-Mismatches gilt jedoch als Risikofaktor (Costanzo 1992), ebenso die postoperative Neubildung von Anti-HLA-Antikörpern (Rose et al. 1992).

#### „Response to injury"

Subendothelial transmigrierte, aktivierte Monozyten/Makrophagen, denen eine zentrale Bedeutung in der Perpetuierung der inflammatorischen Kaskade zukommt, und T-Lymphozyten, Adhäsionsmoleküle exprimierende Endothelzellen sowie proliferierende glatte Muskelzellen generieren und reagieren auf eine Vielzahl stimulatorischer Zytokine und Wachstumsfaktoren und setzen die primär immunologisch bedingte Endothelschädigung in eine chronische Entzündung im Sinne eines „response to injury" um (Abb. 87-16 und 87-17).

Durch Proliferation und Migration glatter Muskelzellen sowie durch Bildung einer interzellulären Matrix wird eine fortschreitende Intimaproliferation induziert. Die Endotheldysfunktion bzw. -schädigung führt zu einer Imbalance vasodilatierender/antiproliferativer Mediatoren wie NO und Prostacyclin und vasokonstriktiver/proliferationsfördernden Mediatoren wie Endothelin, Thromboxan und Angiotensin II.

#### Stickstoffmonoxid (NO)

Die Rolle von NO könnte hierbei zwiespältig sein. Durch Aktivierung der induzierbaren NO-Synthase (insbesondere der Monozyten/Makrophagen) wäre eine durch sehr hohe lokale NO-Konzentrationen bedingte Zellschädigung inkl. Induktion von Apoptosemechanismen vorstellbar. Tierexperimentelle Befunde weisen auf eine schädigende Rolle der induzierbaren NO-Synthase bei akuter myokardialer Abstoßung, jedoch eine protektive Wirkung bezüglich der Transplantatvaskulopathie hin (Koglin et al. 1998).

Induzierbare NO-Synthase Knock-out-Mäuse zeigen eine deutliche stärkere Intimaproliferation, bedingt durch Migration und Proliferation glatter Muskelzellen (Abb. 87-18; Koglin et al. 1998).

#### Endothelin

Durch Endothelinantagonisten läßt sich im Tierversuch die Intimaproliferation inhibieren (Okada et al. 1998). Eine erhöhte Endothelin-mRNA-Expression und der immunhistochemische Nachweis von Endothelin im humanen Myokard (s. Abb. 87-19) korrelieren mit vasomotorischer Endotheldysfunktion und konsekutiver Intimaproliferation (Ravalli et al. 1996; Weis et al. 1999). Apoptosemechanismen sind involviert in die Entwick-

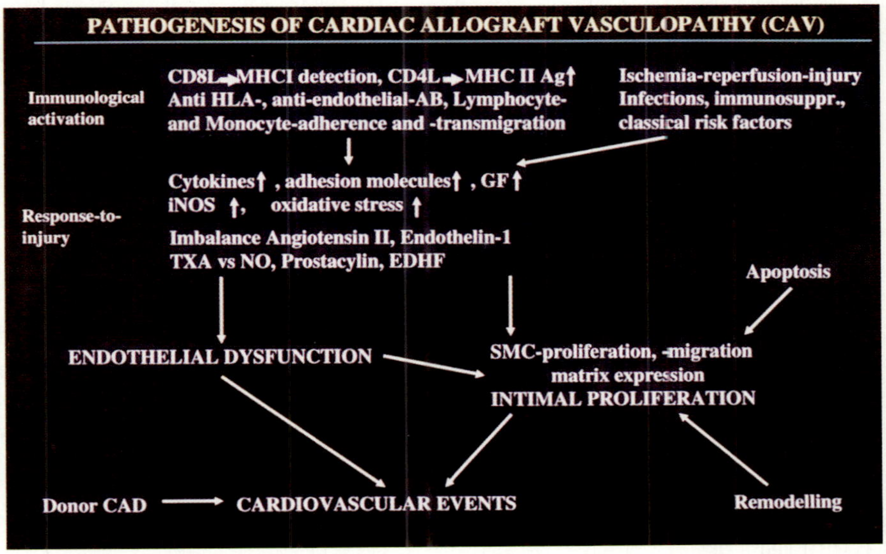


**Abb. 87-16.** Pathogenetische Mechanismen der Transplantatvaskulopathie. Erläuterungen s. Text

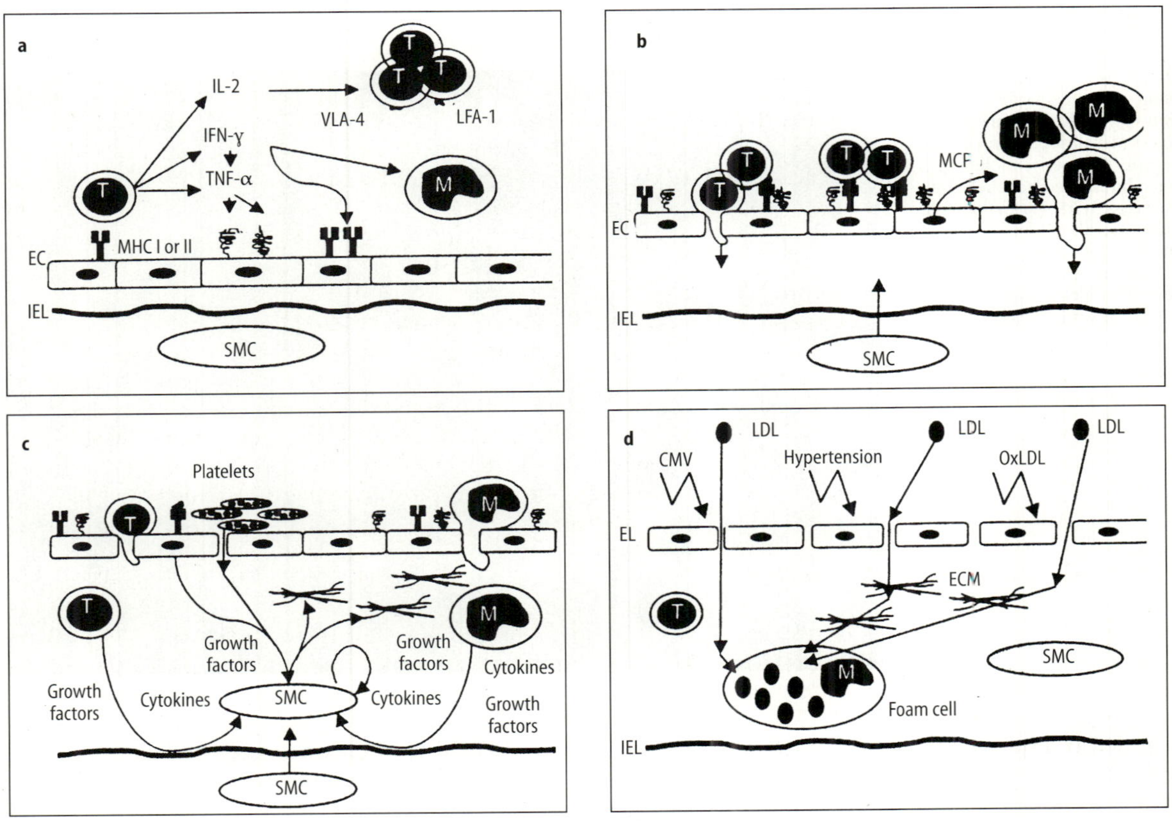


**Abb. 87-17a–d.** Pathogenese der Transplantatvaskulopathie. **a** Empfänger-T-Lymphozyten *(T)* erkennen Spenderendothelzellen *(EC)* mit fremder MHC-Molekülexpression. Dies aktiviert Empfänger-T-Lymphozyten und Makrophagen *(M)*, Adhäsionsproteine der EC *(ICAM, VCAM)* und der T-Lymphozyten *(VLA-4, LFA-1)*. Zusätzliche Störung der Endothelintegrität durch den Ischämiereperfusionsschaden. **b** Transendotheliale Migration von T-Lymphozyten und Makrophagen sowie Einwandern von glatten Muskelzellen *(SMC)* in die subendotheliale Intimaschicht. **c** M, EC, T-Ly, SMC und Thrombozyten mediieren mittels Zytokinen und Wachstumsfaktoren weitere SMC-Proliferation und die Bildung einer extrazellulären Matrix. **d** Nichtimmunologische Faktoren, z. B. Zytomegalievirus *(CMV)*, Hypertonie, Hypercholesterinämie und oxidativer Streß verstärken die Endotheldysfunktion und Intimaproliferation. (Nach Andersen 1999)

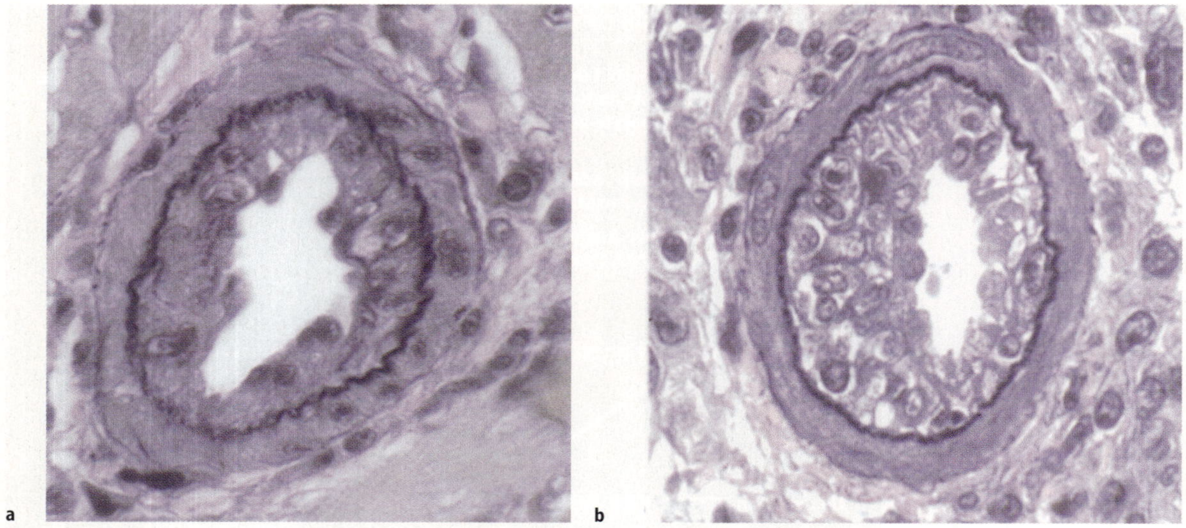

Abb. 87-18a, b. Transplantatarteriosklerose in einem heterotopen Mausmodell (CBA-Spender, C57BL/6Jx129 Sv Empfänger). Akzelerierte Arterioskleroseentstehung in iNOS-knock-out-Mäusen (b) verglichen mit immunogenetisch identischen Wildtypkontrollen (a). Verhoeff-Elastinfärbung der Lamina elastica interna zur Abgrenzung der Neointima. (Aus Koglin et al. 1998)

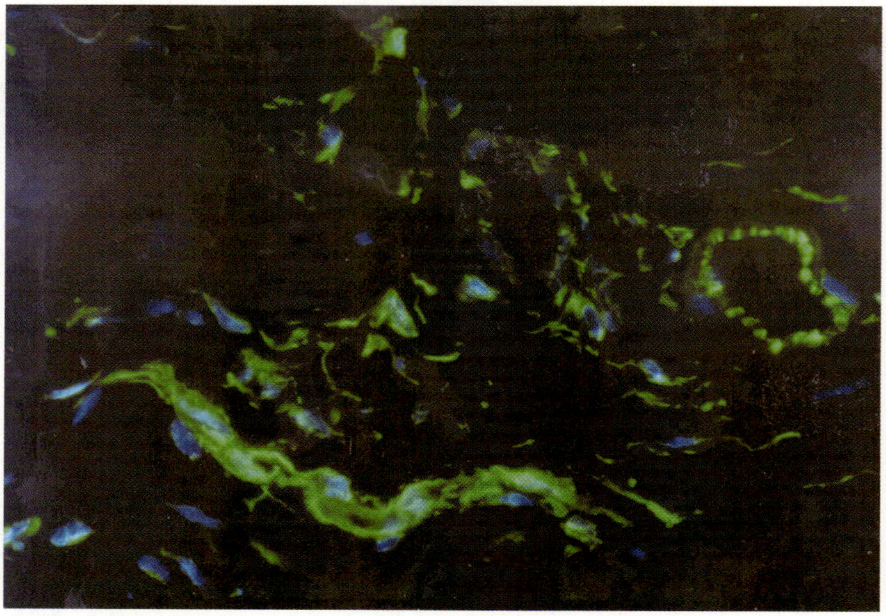

Abb. 87-19. Immunhistochemischer Nachweis und Lokalisation von Endothelin in einer Herzmuskelbiopsie eines transplantierten menschlichen Herzens. Intensive Endothelinimmunreaktivität (*grün*) wird in Endothelzellen und, in geringerem Ausmaß, auch in glatten Gefäßmuskelzellen gefunden. Zellkerne sind Mittels DAPI gefärbt (*blau*)

lung der Transplantatvaskulopathie (Deng et al. 1996; Szabolcs et al. 1998; Kabelitz 1998; Koglin et al. 1999). Variierende Effekte hängen ab von Ausmaß, zeitlichem Ablauf und Zielzelle der Apoptose.

**Intimaproliferation und vaskuläres Remodelling**

Die Entwicklung einer klinisch bedeutsamen Transplantatvaskulopathie hängt ab von dem Verhältnis zwischen Intimaproliferation einerseits und adaptivem, lumenerhaltendem vaskulärem Remodelling andererseits. Mögliche Mechanismen, die im Langzeitverlauf nach Transplantation trotz Intimaproliferation ein lumenerhaltendes Remodelling induzieren, sind bislang noch nicht ausreichend untersucht.

**Antigenunabhängige Mechanismen**

Vielfältige nichtimmunologische Faktoren tragen zur Entwicklung der Transplantatvaskulopathie bei. Spenderassoziierte (Alter, männliches Geschlecht, Hypertonie, Koronarkrankheit im Sinne „donor-transmitted disease", Ischämiezeit des Organs) und empfängerassoziierte Merkmale (Alter, männliches Geschlecht, Adipositas, Hypertonie, Hyperlipidämie, Insulinresistenz) wurden von einigen Autoren als mit einem erhöhten Risiko verbunden gefunden, von anderen nicht (Gao et al. 1996; Costanzo et al. 1998; Hauptmann et al. 1995; Rikkenbacher 1996; Hoang et al. 1998).

Die Hypercholesterinämie, die Hypertriglyceridämie und die Posttransplantationshypertonie sind von großer Bedeutung, da sie einer medikamentösen Therapie zugänglich sind. Hohe LDL- bzw. niedrige HDL-Cholesterinwerte gehen einher mit größerer Intimaproliferation in IVUS-Untersuchungen (Groß et al. 1997). Ein additiver Effekt einer insbesondere länger persistierenden CMV-Infektion auf die Entwicklung der Transplantatvaskulopathie gilt als hoch wahrscheinlich (Grattan et al. 1989). Eine chronische CMV-Infektion führt zur Zytokinaktivierung und Expression von Adhäsionsmolekülen (Fishman und Rubin 1998).

#### Ischämiereperfusionsschaden

Die wichtige Rolle des Ischämiereperfusionsschadens insbesondere in der Induktion einer frühen Endotheldysfunktion der epikardialen und mikrovaskulären Strombahn mit konsekutiver Vasomotionsstörung sowie Störung der antithrombotischen und antiproliferativen Endothelfunktion und nachfolgender Intimaproliferation findet zunehmende Beachtung. Hierbei scheint freien $O_2$-Radikalen sowie anderen aggressiven Mediatoren mit konsekutiver Aktivierung und Adhäsion zirkulierender Leukozyten eine zentrale Bedeutung zuzukommen (Ardehali et al. 1993; Day et al. 1995; Land et al. 1996).

#### Histopathologie

Die histologischen Veränderungen der Transplantatvaskulopathie sind heterogen und umfassen sowohl konzentrische, fibröse, homogene Intimaverdickungen wie auch fokale, exzentrische Stenosen wie bei nativer Atherosklerose. Nach Transplantation findet sich ein zeitabhängig variables Spektrum histopathologischer Veränderungen.

Früh nach Transplantation wird histopathologisch überwiegend eine diffuse, konzentrische Intimaverdikkung oder eine Vaskulitis gefunden. Im Langzeitverlauf nach Transplantation dominieren entweder fokale atherosklerotische Plaques oder eine diffuse Intimaverdikkung bzw. eine variable Mischung beider Veränderungen (Abb. 87-20; Johnson et al. 1989). Die arteriosklerotische Plaque der Transplantatvaskulopathie unterscheidet sich von der nativen Arteriosklerose durch praktisch fehlende Kalzifikation, hohen Zellreichtum an Lymphozyten, Makrophagen und glatten Muskelzellen und Erhalt der Lamina elastica interna.

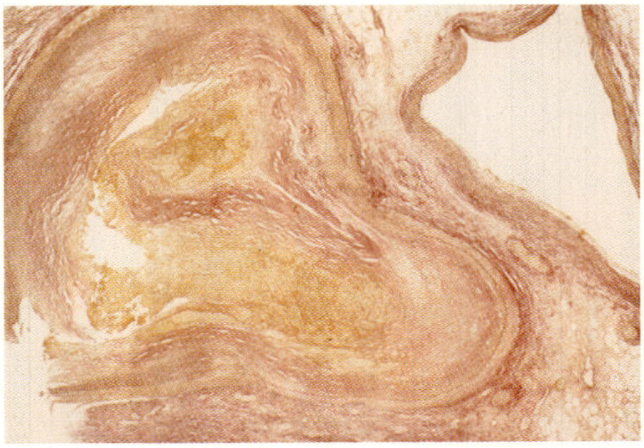

**Abb. 87-20.** Epikardiale Manifestation der Transplantatvaskulopathie eines 8 Jahre nach Transplantation gestorbenen Patienten. Der histologische Querschnitt der epikardialen Arterien zeigt einen okkludierten Ramus interventrikularis anterior. (Mit freundlicher Genehmigung des Instituts für Pathologie der Universität München, Direktor Prof. Dr. U. Löhrs)

### 87.8.3 Diagnostik

Die nichtinvasive Diagnostik der Transplantatvaskulopathie hat eine niedrige Sensitivität (Fang et al. 1998). Lediglich mittels Dobutamin-Streßechokardiographie scheint mit ausreichend hoher Spezifität der Ausschluß einer Transplantatvaskulopathie möglich zu sein (Spes et al. 1996; Fang et al. 1998; Akosah et al. 1998). Bei unauffälliger Streßechokardiographie wird in einigen Transplantationszentren auf die jährliche Koronarangiographie (zugunsten größerer Intervalle) verzichtet.

#### Koronarangiographie

Angiographisch können 3 Grundtypen der Transplantatvaskulopathie unterschieden werden:

- eine typische, da bei nativer Koronarkrankheit nicht vorkommende, üblicherweise früh auftretende diffuse Obliteration mit Seitenastrarefizierungen und Verdämmern bzw. Abbrüchen von Endästen aufgrund einer Lumenreduktion infolge homogener Intimaproliferation.
- Häufiger sind proximal betonte, fokale Stenosen, vergleichbar der nativen Koronarkrankheit (Abb. 87-21). Im längeren Verlauf ist eine Mischung von proximal fokaler und distal diffuser Transplantatvaskulopathie typisch (Abb. 87-22).
- Eine 3. Form stellt die nichtobliterierende, dilatierende Angiopathie mit Flußverzögerung dar.

Die Koronarangiographie als Luminogramm unterschätzt die Ausprägung der Erkrankung (im Sinne der Intimaproliferation) und ist somit begrenzt sensitiv. Signifikante Koronarstenosen gelten jedoch als mit hoher Sensitivität und guter Korrelation zu histologischen

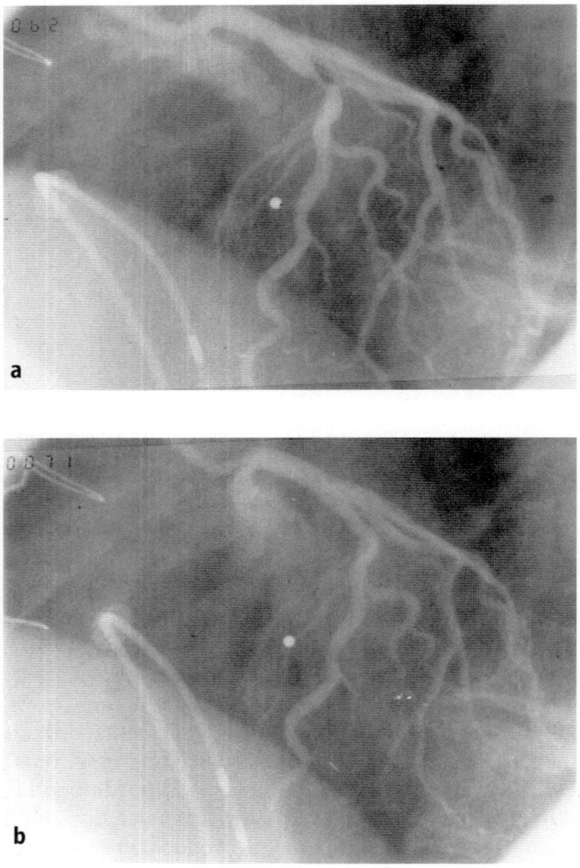

Abb. 87-21a, b. Fokale Form der Transplantatvaskulopathie in der Koronarangiographie. a: Isolierte proximale 95%ige Stenose des Ramus interventrikularis anterior 4 Jahre nach Transplantation. b: Beseitigung der Stenose mittels PTCA

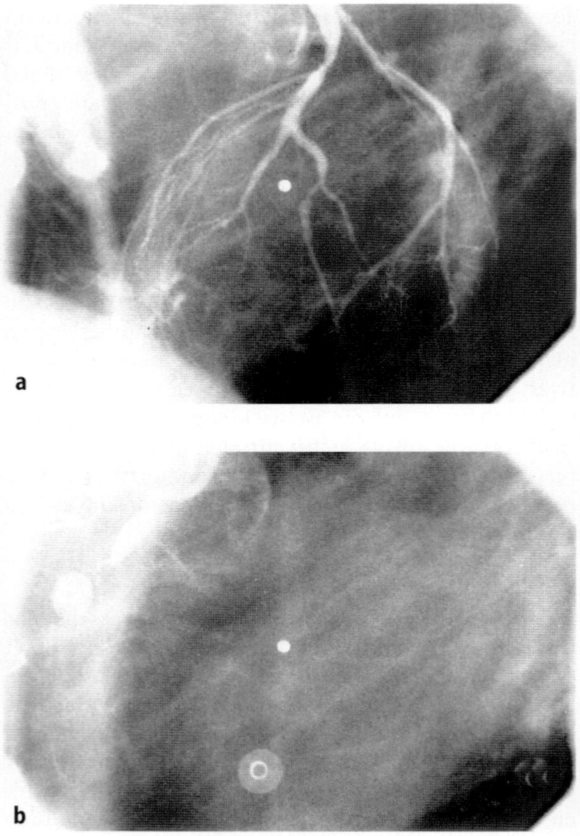

Abb. 87-22a, b. Gleicher Patient wie in Abb. 87-21 2 Jahre später. Fokale und diffus-obliterative Form der Transplantatvaskulopathie 6 Jahre nach Transplantation. a: Hochgradige proximale Restenose des Ramus interventricularis anterior, zusätzlich ausgeprägte diffuse distale Obliteration aller Gefäßabschnitte. b: Proximaler Abbruch der rechten Koronararterie

Untersuchungen angiographisch erfaßbar (Johnson et al. 1989). Die begrenzte Sensitivität der Angiographie mag begründet sein durch einen kompensatorischen Remodelling-Prozeß mit Lumenerhalt trotz deutlicher Intimaproliferation. Im seltenen Fall einer vollkommen homogenen Intimaproliferation liegt kein Vergleichssegment zur Stenosequantifizierung vor. Der angiographische Nachweis einer Transplantatvaskulopathie ist von immenser Prognoserelevanz, abhängig von Stenosegrad, Anzahl betroffener Gefäße und individueller Progression (Keogh et al. 1992).

#### Intravaskulärer Ultraschall (IVUS)

Mittels intravaskulärem Ultraschall läßt sich bei über 80% der Transplantierten in einem 1- bis 9jährigen Verlauf eine pathologische Intimaproliferation nachweisen (Tuzcu et al. 1996). Überwiegend sind proximale Segmente und diese zumeist mit fokaler Manifestation betroffen (Abb. 87-23).

Diffuse und konzentrische Veränderungen werden überwiegend in mittleren und distalen Segmenten gefunden. Eine Atherosklerose wird bereits innerhalb des ersten Monats nach Transplantation in bis zu der Hälfte der Patienten gefunden (Tuzcu et al. 1995), zumeist im Sinne einer spenderübertragenen Erkrankung. Mittels intravaskulärem Ultraschall läßt sich somit die morphologisch heterogene Manifestation der Transplantatvaskulopathie nachweisen. Die Progression der Intimaproliferation ist innerhalb des ersten Jahres nach Transplantation am größten und weist jenseits des 5. Jahres nach Transplantation ein Plateau auf (Abb. 87-24; Yeung et al. 1995; Rickenbacher et al. 1995).

Einer pathologischen Intimaproliferation nach Transplantation kommt, zusätzlich zu und früher als dem angiographischen Befund, eine prädiktive prognostische Bedeutung zu (Rickenbacher et al. 1995; Mehra et al. 1995). Andererseits bleiben viele Herztransplantierte trotz ausgeprägter Intimaproliferation im längeren Verlauf ereignisfrei. Hier muß die Bedeutung qualitativer, nicht nur quantitativer Intimaveränderungen und die Bedeutung des kompensatorischen Remodellings weiter untersucht werden.

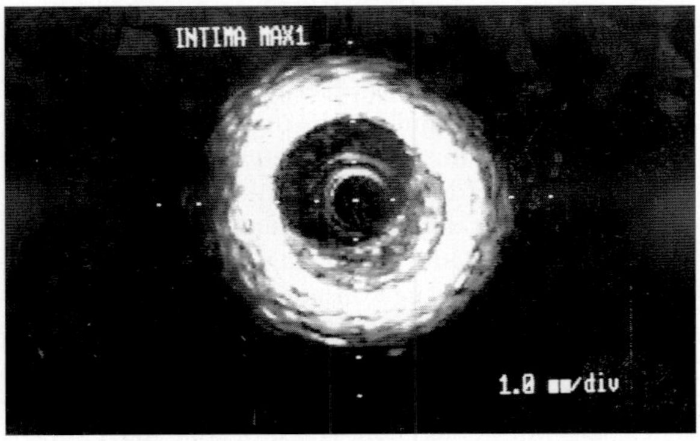


**Abb. 87-23.** Intrakoronarer Ultraschall des Ramus interventricularis anterior 2 Jahre nach Transplantation. Exzentrische Intimaverdickung auf maximal 1,25 mm

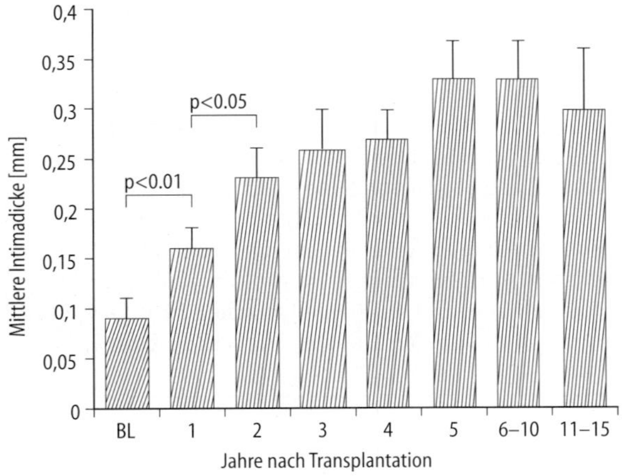


**Abb. 87-24.** Mittlere Intimadicke, gemessen mit intrakoronarem Ultraschall, direkt nach *(BL)* und im weiteren Zeitverlauf nach Transplantation. In den ersten beiden Jahren findet die ausgeprägteste Intimaproliferation statt. (Nach Rickenbacher et al. 1995)

Die Frage, ob der intravaskuläre Ultraschall der Angiographie überlegen ist bezüglich direkter therapeutischer Konsequenzen, ist offen. Die intravaskuläre Ultraschalluntersuchung muß als unerläßlich gelten, um den Effekt antiproliferativer Strategien in der Prävention der Transplantatvaskulopathie im Langzeitverlauf nach Transplantation zu beurteilen. Die Standardisierung der Quantifizierung der Intimaverdickung durch intravaskulären Ultraschall sowie die Frage der Definition einer pathologischen Intimaverdickung bleiben noch nicht vollständig gelöste Probleme.

## ■ Epikardiale Endothelfunktion

Die prognostische Bedeutung einer epikardialen Endotheldysfunktion nach Transplantation ist umstritten. Hypothetisch ist die Endotheldysfunktion der Vorläufer einer nachfolgenden morphologischen Manifestation der Erkrankung. Der Nachweis einer acetylcholininduzierten, paradoxen epikardialen Vasokonstriktion

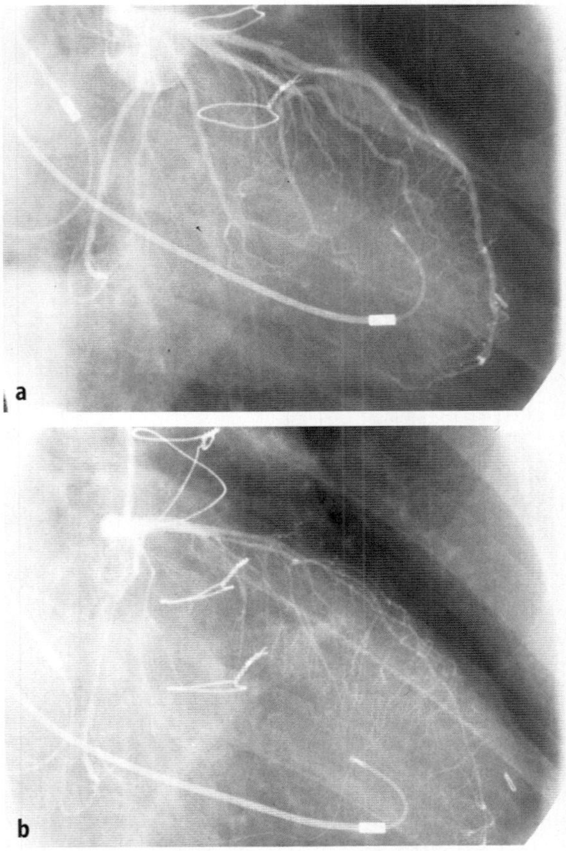


**Abb. 87-25a, b.** Epikardiale Endotheldysfunktion, Angiographie der linken Koronararterie ein Jahr nach Herztransplantation. **a:** Angiographie in Ruhe. **b:** Unter 30 μg Acetylcholin über 5 min intrakoronar diffuse ausgeprägte Vasokonstriktion als Zeichen einer ausgeprägten Endotheldysfunktion

(s. Abb. 87-25) wurde als prognostisch ungünstig gewertet (Kushwaha et al. 1991; Rowe et al. 1991; Yeung et al. 1992). Darüber hinaus war eine frühpostoperative Endotheldysfunktion prädiktiv für die Entwicklung einer IVUS-erfaßbaren, morphologischen Manifestation der Transplantatvaskulopathie ein Jahr nach Transplantation (Davis et al. 1996).

Andererseits wird eine frühpostoperative epikardiale Endotheldysfunktion häufig gefunden und als nicht prädiktiv für das Auftreten einer Transplantatvaskulopathie im weiteren Verlauf beschrieben (Nitenberg et al. 1993). Sie scheint im Zeitverlauf aufgrund einer multifunktionellen Genese variabel und kein spezifischer Vorläufer der Intimaproliferation zu sein.

Möglicherweise ist eine gehäufte frühpostoperative epikardiale Endotheldysfunktion durch den zusätzlichen Ischämiereperfusionsschaden bedingt, und ihre Prävalenz nimmt im weiteren Verlauf zunächst ab. Eine Abhängigkeit vom Zeitintervall seit Transplantation bzw. vom Vorliegen angiographischer Wandunregelmäßigkeiten wurde für eine acetylcholininduzierte paradoxe epi-

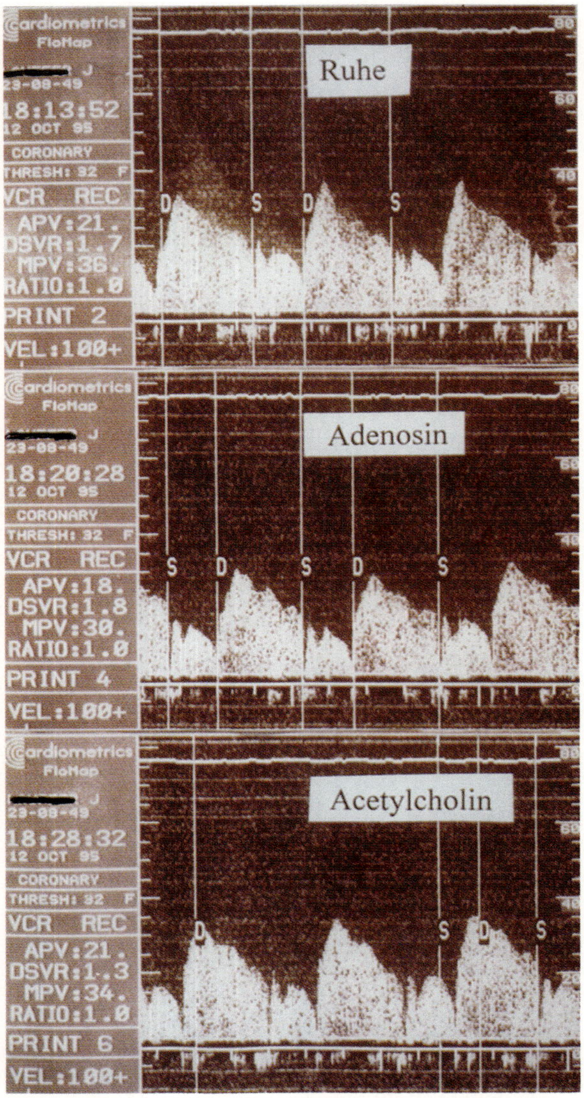


**Abb. 87-26.** Intrakoronare Dopplerflußmessung 14 Jahre nach Herztransplantation. Die mittlere Blutflußgeschwindigkeit *(APV)* steigt weder unter Adenosin 160 µg/min über 5 min intrakoronar noch unter Acetylcholin 30 µg/min über 5 min intrakoronar an im Vergleich zur Ruheuntersuchung als Nachweis einer defekten endothelunabhängigen und endothelabhängigen Vasodilatationskapazität der Mikrozirkulation

kardiale Vasokonstriktion überwiegend nicht gefunden (Anderson et al. 1993; Rowe et al. 1991).

Die Möglichkeit einer segmentalen epikardialen Endotheldysfunktion belegt, daß es sich hierbei nicht um eine diffuse oder irreversible Schädigung handelt (Weis 1997). Neben der Vasomotionsstörung kommt dem möglichen Verlust der antithrombotischen Endothelfunktion mit einer defizienten Fibrinolyse eine immense Bedeutung in der Entwicklung der Transplantatvaskulopathie und der Prognose zu (Labarrere et al. 1999).

**Intrakoronare Dopplerflußmessung und koronare Mikrozirkulation**

Mittels intrakoronarer Dopplerflußmessung kann die endothelabhängige und -unabhängige Vasomotion der Mikrozirkulation durch z. B. Acetylcholin und Adenosin bestimmt werden (Abb. 87-26). Gegenwärtig sind die Prävalenz, Art der Mikrozirkulationsstörung (endothelabhängig und/oder -unabhängig) sowie die funktionelle und prognostische Konsequenz einer mikrovaskulären Dysfunktion noch wenig bekannt. Sowohl der Erhalt einer normalen Koronarflußreserve wie auch eine Einschränkung im längerfristigen Verlauf wurden beschrieben (Mills et al. 1992; Treasure et al. 1992; Mügge et al. 1993; Weis et al. 1997).

Eine Einschränkung der endothelunabhängigen Koronarflußreserve führte in einer Studie zu einer nachfolgenden Abnahme der Auswurffraktion in einem 2jährigen Verlauf (Weis et al. 1995). Dies deutet auf die Möglichkeit einer Entwicklung einer linksventrikulären Funktionsstörung durch mikrovaskuläre Veränderungen hin. Mehrere neuere Untersuchungen belegen eine fehlende Korrelation zwischen mikrovaskulärer und epikardialer Manifestation der Transplantatvaskulopathie (Clausell et al. 1995; von Scheidt et al. 1997).

Unterschiede in der Pathobiologie, der Progressionsgeschwindigkeit wie auch eine Heterogenität der endothelialen Antigenstruktur in großen und mikrovaskulären Gefäßen sind mögliche Ursachen für die heterogene Manifestation der Transplantatvaskulopathie.

### 87.8.4 Prävention und Therapie

Präventive und therapeutische Maßnahmen umfassen immunsuppressive, antiproliferative und konventionell medikamentöse Ansätze, hier insbesondere zur Lipidsenkung, sowie Koronarinterventionen und die Retransplantation (Übersicht 10).

**Übersicht 10. Prävention und Therapie der Transplantatvaskulopathie (Auswahl)**

- *Gesicherte oder weitgehend gesicherte klinisch einsetzbare Optionen*
  - Statine
  - Diltiazem
  - ACE-Hemmer
  - Lipidaphereseverfahren bei suboptimaler Einstellung unter Statintherapie
  - Interventionelle (oder chirurgische) Revaskularisationsverfahren
  - Retransplantation
- *Potentielle künftige Optionen (positive Tierexperimente oder initiale Studien am Menschen)*
  - Nichtimmunologisch: Endothelinantagonisten, Angiopeptin, L-Arginin, Östrogene, Ω-3-Fettsäuren, Antioxidanzien, Heparin, Strategien zur Erhaltung der endothelialen Thromboresistenz

- Immunologisch:
  Depletionsverfahren bei erhöhten HLA- und Non-HLA-Antiendothel-Antikörpern
  neue Immunsuppressiva (z. B. Mycophenolat-Mofetil, Rapamycin)
  spezifische Blockade zellulärer und humoraler Immunmechanismen z. B. CTLA-4-Immunglobulin, Anti-CD4/CD8-Antikörper, IL-2-Rezeptorantikörper, Antikörper gegen Adhäsionsmoleküle (z. B. ICAM-1, P-Selectin)
- Gentherapie
  z. B. Expression von antioxidativen und antiapoptotischen Protektionsgenen (eNOS, Hämoxygenase, Bcl-xL)
  Toleranzinduktion

**Immunsuppressiva**

Für Cyclosporin läßt sich ein ähnlich günstiger Effekt wie für die Suppression myokardialer Abstoßungen in der Verhütung der Transplantatvaskulopathie nicht nachweisen. Allerdings sind höhere Cyclosporindosierungen verbunden mit weniger kardialen Ereignissen bei Transplantatvaskulopathie, wohingegen die Prednisondosis einen deutlichen ungünstigen Einfluß hat (Mehra et al. 1995).

Neuere Immunsuppressiva werden bezüglich ihres Einflusses auf die Transplantatvaskulopathie gegenwärtig untersucht. Für Tacrolimus sind widersprüchliche Ergebnisse aus Tierversuchen bekannt mit sowohl Förderung (Meiser et al. 1991; Arai et al. 1992) als auch Inhibition der Transplantatvaskulopathie (Wu et al. 1991). In einer prospektiven klinischen Studie wies Tacrolimus im Vergleich zu Cyclosporin in einem 4jährigen Verlauf angiographisch keine Differenz bezüglich Ausmaß der Transplantatvaskulopathie auf (Pham et al. 1996). Andererseits ist Tacrolimus möglicherweise assoziiert mit einer häufigeren frühpostoperativen Endotheldysfunktion (Weis et al. 1997).

Die Kombination von Tracrolimus und Mycophenolat-Mofetil scheint bezüglich des Erhalts der Endothelfunktion günstiger zu sein als Tacrolimus und Azathioprin (Weis et al. 1998). Unterschiedliche Ergebnisse werden ebenfalls berichtet für die Effekte von Mycophenolat-Mofetil auf die Intimaproliferation (Gregory et al. 1995; Hauser et al. 1996). Mycophenolat-Mofetil in Kombination mit Cyclosporin A zeigte in einer ersten Studie im Vergleich zur Kombination Cyclosporin A und Azathioprin eine niedrigere kardiovaskuläre Dreijahresletalität (Keogh et al. 1999).

In der klinischen Herztransplantation ist gegenwärtig jedoch noch kein Immunsuppressivum mit eindeutig bewiesenem Benefit bezüglich der Prävention der Transplantatvaskulopathie im Einsatz.

In Tiermodellen der Transplantatvaskulopathie wurden antiproliferative Effekte von 15-Deoxyspergualin, Rapamycin und Leflunomide nachgewiesen. In Zellkulturen lassen sich antiproliferative Effekte auf Endothelzellen und glatte Muskelzellen von Immunsuppressiva nachweisen, hierbei scheint Rapamycin die größte Potenz aufzuweisen (Mohacsi et al. 1997). Weitere immunsuppressive Therapieansätze umfassen spezifische Antikörper z.B. gegen den Interleukin-2-Rezeptor oder ICAM-1. Die kostimulatorische T-Zellaktivierung kann im Tierversuch mittels CTLA 4Ig blockiert werden mit nachfolgend geringerer Ausprägung der Transplantatvaskulopathie (Russell et al. 1996).

Ein inhibierender Einfluß auf die Intimaproliferation nach Herztransplantation konnte durch eine zeitlich limitierte peri- und frühpostoperative Gabe von Angiopeptin, einem Somatostatinanalogon, nachgewiesen werden (Meiser et al. 1995).

Weitere Optionen sind oben in Übersicht 10 aufgeführt. Präventive Fernziele sind gentherapeutische Ansätze sowie die Induktion einer Immuntoleranz.

**Vasodilatanzien**

Für den Kalziumantagonisten Diltiazem konnte in einer Studie in einem 2jährigen Verlauf angiographisch eine geringere koronare Lumendurchmesserabnahme nachgewiesen werden. Zusätzlich zeigte sich eine signifikant verbesserte Überlebensrate (Schröder et al. 1993). Ein vergleichbarer Effekt bezüglich der Intimaproliferationshemmung ist in einer sehr kleinen Studie für ACE-Hemmer nachweisbar gewesen (Mehra et al. 1995).

Mögliche Mechanismen sind die Inhibierung der lokalen Angiotensin II-Bildung und der Produktion von $O_2$-Radikalen sowie die lokale Erhöhung der Bradykininkonzentration mit Aktivierung des L-Arginin-NO-Weges. Ein weiterer Ansatz ist die lokale Erhöhung der NO-Konzentration, z.B. durch Gabe des NO-Vorläufers L-Arginin, oder durch Inhibition eines durch $O_2$-Radikale verstärkten NO-Abbaus (Drexler et al. 1994; Lou et al. 1996).

Hierdurch sind protektive Effekte bezüglich Erhalt der Endothelfunktion und Verhütung einer Intimaproliferation vorstellbar bzw. bereits nachweisbar. Der klinische präventive Einsatz von Kalziumantagonisten und ACE-Hemmern ist daher zu empfehlen. Möglicherweise ist als ACE-Hemmer Quinalapril aufgrund seiner hohen Affinität zum vaskulären RAA-System zu bevorzugen. Tierexperimentell wurde ein eindeutiger Nutzen des Endothelinantagonisten Bosentan gezeigt (Okada et al. 1998). Da der fördernde Effekt von Endothelin auf die menschliche Transplantatvaskulopathie belegt ist, ist der künftige klinische Einsatz eines Endothelinantagonisten sehr erfolgversprechend.

**Statine**

Durch das Statin Pravastatin konnte in einem einjährigen Verlauf nach Transplantation eine signifikant geringere Intimaproliferation im Vergleich zum Placebokollektiv mittels intravaskulärem Ultraschall nachgewiesen werden. Durch Pravastatin war eine Abnahme der Häufigkeit schwerer Abstoßungsepisoden sowie ein signifikant verbessertes Überleben im Einjahresverlauf zu erzielen (Kobashigawa et al. 1995). In einem Vierjahresverlauf konnte eine signifikante Reduktion der Letalität, der angiographischen Prävalenz der Transplantatvaskulopathie und der Häufigkeit von Abstoßungen ≥ 3b durch Simvastatin gezeigt werden (Wenke et al. 1997).

Die Überlebensrate betrug in der simvastatinbehandelten Gruppe 4 Jahre nach Transplantation 88%. Eine dauerhafte Statintherapie muß daher als wesentlicher und bislang in der klinischen Routine effektivster Ansatz zur Minderung der Transplantatvaskulopathie und Prognoseverbesserung angesehen werden. Eine Statintherapie sollte bei jedem herztransplantierten Patienten durchgeführt werden, beginnend unmittelbar postoperativ.

Nebenwirkungen, insbesondere die erhöhte Gefahr einer Myositis bei gleichzeitiger Cyclosporintherapie, müssen beachtet werden. Mittlere Dosierungen werden jedoch fast immer problemlos vertragen (Wenke et al. 1997).

Auch andere lipidsenkende Maßnahmen wie Gemfibrozil oder Aphereseverfahren können effektiv sein (Stapleton et al. 1997; Jäger et al. 1997). Die HMG-CoA-Reduktaseinhibitoren weisen neben der Cholesterinsenkung immunmodulatorische Effekte auf, die möglicherweise gerade bei der Transplantatvaskulopathie Bedeutung erlangen.

#### Revaskularisation

Perkutane interventionelle Therapieformen (PTCA inkl. Stentimplantation, Atherektomie) sind effektive, jedoch lediglich palliative Therapieoptionen von zeitlich begrenztem Nutzen. Koronarinterventionen sind bei Vorliegen fokaler Stenosen mit exzellenter Primärerfolgsrate ohne erhöhte Komplikationsrate möglich (von Scheidt et al. 1995; Halle et al. 1995; Jain et al. 1998). Es besteht jedoch eine hohe Restenoserate, die ebenso wie die Progression der Erkrankung in nicht dilatierten Gefäßabschnitten den Langzeitnutzen einer Intervention limitiert. In Einzelfällen kann bei Vorliegen höchstgradiger proximaler Stenosen aller 3 Äste eine Bypassoperation sinnvoll sein.

#### Retransplantation

Die Retransplantation ist verbunden mit einer im Vergleich zur Ersttransplantation schlechteren Prognose. Dies betrifft insbesondere Retransplantationen in den ersten 6 Monaten postoperativ bei (nicht koronar bedingtem) Organversagen. Aber auch die üblicherweise deutlich später erfolgende Retransplantation wegen Transplantatvaskulopathie hat eine eindeutig schlechtere Prognose als die Ersttransplantation (Hosenpud et al. 1998).

Angesichts der sehr limitierten Organverfügbarkeit bleibt eine Retransplantation aufgrund einer fortgeschrittenen Transplantatvaskulopathie somit eine nicht unproblematische Einzelfallentscheidung. Hierbei ist der adäquate Zeitpunkt für die Notwendigkeit einer Retransplantation nur sehr schwer abzuschätzen, da selbst gravierendste Formen einer Transplantatvaskulopathie nicht unbedingt mit einer Einschränkung der Ventrikelfunktion einhergehen.

## 87.9 Transplantationsassoziierte arterielle Hypertonie

### 87.9.1 Cyclosporin-A-Wirkung

Nach Herztransplantation entwickelt sich unter Verwendung von Cyclosporin A regelhaft eine arterielle Hypertonie, im wesentlichen bedingt durch einen erhöhten Gefäßwiderstand. Cyclosporin bewirkt sowohl eine arterielle Vasokonstriktion als auch eine Natriumretention. Eine Teilkomponente der Vasokonstriktion dürfte eine cyclosporininduzierte Erhöhung der neuronalen Sympathikusaktivität ohne zirkulierenden Noradrenalin-spillover sein (Scherrer et al. 1990).

Im Gegensatz hierzu wurde eine cyclosporininduzierte, nichtneuronal vermittelte renale Vasokonstriktion bei unveränderter Sympathikusaktivität nach Herztransplantation mitgeteilt (Kaye et al. 1993). Ebenso wurde über eine verminderte Vasodilatationskapazität bei unveränderter Sympathikusaktivität berichtet (Stein et al. 1995). Eine erhöhte Empfindlichkeit des renalen, nicht jedoch des peripheren arteriellen Gefäßbettes gegenüber Arginin-Vasopressin, Angiotensin II oder α-Adrenozeptoragonisten wird unter Cyclosporin A im Tierversuch gefunden (Garr et al. 1990; De Lima et al. 1988).

In vitro läßt sich eine Proteinkinase-C-vermittelte Erhöhung der zytosolischen Kalziumverfügbarkeit nachweisen (Meyer-Lehnert et al. 1989; Lo Rossu et al. 1996). Eine verminderte endothelabhängige und endothelunabhängige Vasodilatation unter Cyclosporin konnte in vitro, nicht jedoch in vivo nachgewiesen werden (Rego et al. 1991). Tierexperimentell zeigte sich eine cyclosporininduzierte Erhöhung der Endothelin-1-mRNA und des Endothelin-1 (Iwai et al. 1995).

#### Endothelinfreisetzung

Eine erhöhte Endothelinfreisetzung durch Cyclosporin A wurde berichtet (Haug et al. 1995). Die Endothelinplasmaspiegel bzw. die Endothelinurinausscheidung nach Herztransplantation wurden teils als normal, überwiegend jedoch als erhöht gefunden (Edwards et al. 1991; Johnson et al. 1995; Haas et al. 1995).

Tierexperimentell konnte eine Zunahme der Endothelin-A-Rezeptor-mRNA bei gleichzeitiger Abnahme der Endothelin-B-mRNA in der Aorta nachgewiesen werden. Dieses Mißverhältnis fördert mit hoher Wahrscheinlichkeit einen erhöhten vasokonstriktiven Effekt des Endothelin-1 (Iwai et al. 1995). Durch Gabe des unselektiven Endothelin-Rezeptor-Antagonisten Bosentan konnte die cyclosporiniinduzierte Hypertonie im Rattenmodell gemildert werden (Bartholomeusz et al. 1996).

**NO-vermittelte Vasodilatation**
Andererseits scheint Cyclosporin die endogene NO-vermittelte Vasodilatation zu stören. Der NO-Vorläufer L-Arginin ist in der Lage, eine cyclosporininduzierte renale Vasokonstriktion zu normalisieren (Bloom et al. 1995). Cyclosporin vermag die Expression der induzierbaren NO-Synthase mRNA zu inhibieren (Marumo et al. 1995). Neben der Einschränkung der NO-Synthese wird eine cyclosporininduzierte Produktion von $O_2$-Radikalen angenommen mit vermehrtem Abbau von NO und weiterer Verminderung der Vasodilatationskapazität (Diederich et al. 1994).

Andererseits wurde jedoch auch eine Erhöhung der NO-Aktivität und eine Verminderung der endothelialen Apoptose durch Cyclosporin A berichtet (Stoes et al. 1997; Walter et al. 1998).

### 87.9.2
### Kardiale Denervation

Die arterielle Hypertonie und die Erhöhung des arteriellen Gefäßwiderstandes sind bei Herztransplantierten unter Cyclosporin-A-Medikation ausgeprägter als bei Patienten, die aus anderen Gründen mit Cyclosporin A therapiert werden (Scherrer et al. 1990). Erhöhte Noradrenalinspiegel konnten als Ursache eines erhöhten Gefäßwiderstandes ausgeschlossen werden (Bennett et al. 1988). Die Frage einer Aktivierung des Renin-Angiotensin-Aldosteron-Systems wird unterschiedlich beantwortet (Bellet et al. 1985; Bennett et al. 1988; Johnson et al. 1995).

Als potentielle Ursache der weiteren Überhöhung der bereits cyclosporininduziert vermehrten neuronalen Sympathikusaktivität nach Herztransplantation wurde der Verlust eines zügelnden, afferenten ventrikulären Barorezeptorsignals aufgrund der kardialen Denervation vermutet. Der Defekt einer vom ventrikulären Barorezeptor vermittelten cholinergen Baroreflexvasodilatation konnte nach Herztransplantation nachgewiesen werden (von Scheidt et al. 1992). Die Funktion der arteriellen Barorezeptoren ist nach Herztransplantation ungestört. Die denervationsbedingte kardiorenale Reflexunterbrechung führt zum Verlust der reflexvermittelten Inhibition des RAA-Systems. Dies führt zu einer inadäquaten, überschießenden Reninsekretion unter körperlicher Belastung mit Störung der Flüssigkeitshomöostase (Braith et al. 1996).

### 87.9.3
### Therapie

70–90% aller herztransplantierten Patienten entwickeln eine behandlungsbedürftige arterielle Hypertonie (Schroeder et al. 1986; Uretsky et al. 1990; Scherrer et al. 1990; von Scheidt et al. 1993; Hosenpud et al. 1998). Sie ist im mehrjährigen Verlauf nicht progredient, bedarf allerdings einer intensiven antihypertensiven Dauertherapie. Es liegen nur sehr wenige kontrollierte Studien zur Effizienz unterschiedlicher Antihypertensiva vor (Johnson et al. 1995).

Eine adäquate Hochdruckeinstellung konnte in der Kombination Enalapril und Furosemid, z. T. additiv Verapamil belegt werden (Angermann et al. 1991). Dies konnte in einer weiteren Studie in einem 2jährigen Verlauf bestätigt werden (Elliot et al. 1991). Ein blutdrucksenkender Effekt von Ω-3-Fettsäuren konnte in einem 6monatigen Verlauf im Vergleich zu Placebo in einer prospektiven randomisierten Studie belegt werden (Andreassen et al. 1997). Erhöhte zirkulierende Prostaglandinspiegel sowie der Erhalt der mikrovaskulären Endothelfunktion wurden unter Ω-3-Fettsäuren gefunden.

Insgesamt gibt es bislang lediglich eine prospektive randomisierte Studie mit Verwendung von klassischen Antihypertensiva, die in Monotherapie mit Diltiazem oder Lisinopril nur eine unzureichende Blutdruckkontrolle ergab (Brozena et al. 1996). Es ist daher nicht geklärt, ob pathophysiologisch sinnvoll erscheinende Therapieprinzipien wie Antisympathikotonika, Endothelinantagonisten, α-Adrenozeptorantagonisten, ACE-Hemmer oder Angiotensin-II-Rezeptorantagonisten, Kalziumantagonisten und evtl. Diuretika gleich effektiv sind und welche Kombinationstherapie zu bevorzugen wäre. Die Mechanismen der arteriellen Hypertonie nach Herztransplantation sind in Übersicht 11 aufgeführt.

**Übersicht 11. Mechanismen der arteriellen Hypertonie nach Herztransplantation (NO Stickstoffmonoxid, SMC glatte Gefäßmuskelzelle)**

- *Cyclosporinassoziiert*
  - Erhöhte neuronale Sympathikusaktivität
  - Nichtneuronale renale Vasokonstriktion
  - Endothelin ↑, (? Thromboxan ↑)
  - NO ↓, (? Prostacyclin ↓)
  - Zytosolische Kalziumakkumulation in SMC mit erhöhter Gefäßreagibilität
  - Nephrotoxizität
- *Denervationsassoziiert*
  - Geringere Inhibition des α-adrenergen Gefäßtonus
  - Verlust cholinerge Reflexvasodilatation
  - Verlust kardiorenale Reflexinhibition des RAA-Systems

## 87.10
## Weitere immunsuppressionassoziierte Erkrankungen

### 19.10.1
### Neoplasien

Die Wahrscheinlichkeit für das Auftreten einer Neoplasie nach Herztransplantation wird mit 1–2% pro Jahr eingeschätzt. 3 Jahre nach Transplantation haben 7–8% der Patienten eine Tumormanifestation, v. a. Hauttumoren und Lymphome (Hosenpud et al. 1998).

Regelmäßige Screeninguntersuchungen sind angezeigt (insbesondere Hautinspektion, Thoraxröntgenaufnahme und Abdominalsonographie). Karzinomerkrankungen scheinen nicht gehäuft aufzutreten mit Ausnahme des Adenokarzinoms der Lunge, jedoch besteht eine erhöhte Inzidenz von Haut- und Schleimhautneoplasien (Johnson 1995).

Eine der häufigsten Neoplasien ist eine spezielle Lymphomform, die sog. „posttransplant lymphoproliferative disease" (Miller et al. 1993). Diese immunsuppressionsassoziierte Lymphommanifestation tritt typischerweise innerhalb der ersten Jahre nach Transplantation auf und ist vorzugsweise abdominell lokalisiert. Eine Assoziation mit der Verwendung einer zytolytischen Induktionstherapie bzw. mit einer EBV-Infektion wird diskutiert. Die Reduktion der Immunsuppression bietet die Möglichkeit einer Lymphomregression. Bei fehlender Regression sind übliche onkologische Therapiestrategien angezeigt.

### 87.10.2 Osteoporose

Eine Osteoporose unter Kortisontherapie mit Schmerzen, z. T. Frakturen oder Hüftkopfnekrosen, tritt in einem nicht geringen Prozentsatz der Patienten nach Herztransplantation auf. Prädisponierend neben der Kortisontherapie ist eine malnutritionsbedingte sowie durch fehlende körperliche Aktivität verursachte geringere Knochendichte vor Transplantation, die Cyclosporintherapie sowie möglicherweise eine längerfristige präoperative Heparintherapie. Der Knochensubstanzverlust ist innerhalb des ersten halben Jahres nach Transplantation am stärksten ausgeprägt (Johnson et al. 1995). Eine Osteoporoseprophylaxe und -therapie erscheint daher angezeigt und ist effektiv möglich (Stempfle et al. 1999; Shane et al. 1998).

### 87.10.3 Hyperlipoproteinämie

Überhöhte Cholesterin- und Triglyceridwerte sind nach Transplantation sehr häufig, am ehesten bedingt durch die Verwendung von Kortikosteroiden sowie durch Cyclosporin. Eine effektive Cholesterineinstellung ist bei den meisten transplantierten Patienten durch Statine möglich. Sie ist eindeutig morbiditäts- und letalitätssenkend und gilt daher als etablierte Routinetherapie (s. oben).

### 87.10.4 Niereninsuffizienz

Eine Nierenfunktionsstörung weisen ca. 20% der Patienten auf (Hosenpud et al. 1998). Ein Kreatininwert >2,5 mg/dl besteht bei 5–8% der Transplantierten, eine chronische Dialysepflichtigkeit bei ca. 1%. Mögliche Ursachen umfassen z. B. Cyclosporin-A- oder Tacrolimustoxizität, präoperative Niereninsuffizienz, Diabetes unter Kortisontherapie. Als nicht nephrotoxisches Immunsuppressivum ist Mycophenolat-Mofetil verfügbar.

### 87.10.5 Sonstige Erkrankungen

Unter Cyclosporin A ist eine erhöhte Inzidenz einer Cholezystolithiasis beschrieben. Gefürchtet sind postoperative oder azathioprininduzierte Pankreatitiden sowie Exazerbationen von Divertikulitiden unter Immunsuppression. Mäßige, selten ausgeprägte Anämien sind meist induziert durch Immunsuppressiva (z.B. Cyclosporin A, Tacrolimus, Mycophenolat-Mofetil). Weitere Ursachen können Niereninsuffizienz oder gastrointestinaler Blutverlust (z. B. kortisonassoziiertes Ulkus, gastrointestinaler Tumor) bzw. eine tumorassoziierte Anämie sein.

## Literatur


Aaronson K, Schwartz JS, Chen T, Mancini D (1997) Development and prospective validation of a clinical index to predict survival in ambulatory patients referred for cardiac transplant evaluation. Circulation 95: 2660–2667

A definition of irreversible coma (1968). Report of the ad hoc Committee of the Harvard Medical School to examine the definition of brain death. J Am Med Assoc 205: 337–340

Akosah KO, Mohanty PK, Funai JT et al. (1994) Noninvasive detection of transplant coronary artery disease by dobutamine stress echocardiography. J Heart Lung Transplant 13: 1024–1038

Akosah KO, Mohanty PK (1998) Role of dobutamine stress echocardiography in heart transplant patients. Chest 113: 809–815

Allen MD, McDonald TO, Carlos T (1992) Endothelial adhesion molecules in heart transplantation. J Heart Lung Transplant 11: S8–S13

Andersen HO (1999) Heart allograft vascular disease. An obliterative vascular disease in transplanted hearts. Atherosclerosis 142: 243–263

Anderson TJ, Meredith IT, Uehata A et al. (1993) Functional significance of intimal thickening as detected by intravascular ultrasound early and late after cardiac transplantation. Circulation 88: 1093–1100

Baldwin JC, Anderson JL, Boucek MM et al. (1993) Task force 2: Donor guidelines. J Am Coll Cardiol 22: 15–20

Banner NR (1992) Exercise physiology and rehabilitation after heart transplantation. J Heart Lung Transplant 11: S237–S240

Barnard CN (1967) The operation: a human cardiac transplant, an interim report of a successful operation at Groote Schuur Hospital, Cape Town. S Afr Med J 47: 1271–1274

Barr ML, Sanchez JA, Seche LA et al. (1990) Anti-CD3 monoclonal antibody induction therapy. Immunological equivalency with triple-drug therapy in heart transplantation. Circulation 82 (Suppl. V): 291–294

Bellet M, Cabrol C, Sassano P et al. (1985) Systemic hypertension after cardiac transplantation: effect of cyclosporine on the renin-angiotensin-aldosterone system. Am J Cardiol 56: 927–931

Beniaminovitz A, Mancini DM (1999) The role of exercise-based prognosticating algorithms in the selection of patients for heart transplantation. Curr Opin Cardiol 14: 114–120

Bennett WM, Porter GA (1988) Cyclosporine-associated hypertension. Am J Med 85: 131–133

Billingham ME, Cary NRB, Hammond ME et al. (1990) A working formulation for the standardization of nomenclature in the diagnosis of heart and lung rejection. Heart Rejection Study Group. J Heart Transplant 9: 587–593

Billingham ME (1992) Histopathology of graft coronary disease. J Heart Lung Transplant 11: S38–S44

Borow KM, Neumann A, Arensman FW et al. (1985) Left ventricular contractility and contractile reserve in humans after cardiac transplantation. Circulation 71: 866–872

Braith RW, Mills Jr-RM, Wilcox CS et al. (1996) Breakdown of blood pressure and body fluid homeostasis in heart transplant recipients J Am Coll Cardiol 27: 375–383

Cannon PJ, Yang X, Szaboles MJ et al. (1998) The role of inducible nitric oxide synthase in cardiac allograft rejection. Cardiovasc Res 38: 6–15

Caves P, Stinson E, Billingham M et al. (1973) Diagnosis of human cardiac allograft rejection by serial cardiac biopsy. J Thorac Cardiovasc Surg 66: 461–466

Chandraker A, Azuma H, Nadeau K et al. (1998) Late blockade of T cell costimulation interrupts progression of experimental chronic allograft rejection. J Clin Invest 101: 2309–2318

Cherry R, Nielsen H, Reed E et al. (1992) Vascular (humoral) rejection in human cardiac allograft biopsies: relation to circulating anti-HLA antibodies. J Heart Lung Transplant 11: 24–30

Chomsky DB, Lang CC, Rayos GH et al. (1996) Hemodynamic exercise testing. A valuable tool in the selection of cardiac transplantation candidates. Circulation 94: 3176–3183

Cohn JN, Levine TB, Olivari MT (1984) Plasma norepinephrine as a guide to prognosis in patients with chronic congestive heart failure. N Engl J Med 311: 819–823

CONSENSUS Trial Study Group (1987) Effects of enalapril on mortality in severe congestive heart failure. N Engl J Med 316: 1429–1435

Costanzo M, Augustine S, Bourge R, Bristow M, O'Connell J, Driscoll D, Rose E (1995) Selection and treatment of candidates for heart transplantation. Circulation 92: 3593–3612

Costanzo MR, Naftel DC, Pritzker MR et al. (1998) Heart transplant coronary artery disease detected by coronary angiography: a multi-institutional study of preoperative donor and recipient risk factors. J Heart Lung Transplant 17: 744–753

Costanzo-Nordin MR (1992) Cardiac allograft vasculopathy: relationship with acute cellular rejection and histocompatibility. J Heart Lung Transplant 11: S90–S103

Costanzo-Nordin MR, Cooper DK, Jessup M et al. (1993) Task force 6: Future developments. J Am Coll Cardiol 22: 54–64

De Marco T, Goldman L (1997) Predicting outcomes in severe heart failure. Circulation 95: 2597–2599

Deng MC, Bell S, Huie P et al. (1995) Cardiac allograft vascular disease. Circulation 91: 1647–1654

Deng M et al. (1996) Indikationen, Kontraindikationen und differentialtherapeutische Alternativen der Herztransplantation. Z Kardiol 85: 519–527

Denniss AR, Marsh JD, Quigg RJ et al. (1989) á-Adrenergic receptor number and adenylate cyclase function in denervated transplanted and cardiomyopathic human hearts. Circulation 79: 1028–1034

Dong C, Wilson JE, Winters GL, McManus BM (1996) Human transplant coronary artery disease: pathological evidence for Fas-mediated apoptotic cytotoxicity in allograft arteriopathy. Lab Invest 74: 921–931

Drexler H, Fischell TA, Pinto FJ et al. (1994) Effect of L-arginine on coronary endothelial function in cardiac transplant recipients. Circulation 89: 1615–1623

Dunn MJ, Crisp SJ, Rose ML et al. (1992) Anti-endothelial antibodies and coronary artery disease after cardiac transplantation. Lancet 339: 1566–1570

Duquesnoy RJ, Demetris AJ (1995) Immunopathology of cardiac transplant rejection. Curr Opin Cardiol 10: 193–206

Edwards BS, Hunt SA, Fowler MB et al. (1991) Effect of cyclosporine on plasma endothelin levels in humans after cardiac transplantation. Am J Cardiol 67: 782–784

Ensley RD, Hunt S, Taylor DO (1992) Predictors of survival after repeat heart transplantation. J Heart Lung Transplant 11: S142–S158

Fanciosa JA, Wilen M, Ziesche S et al. (1983) Survival in men with severe chronic left ventricular failure due to either coronary heart disease or idiopathic dilated cardiomyopathy. Am J Cardiol 51: 831–836

Fang JC, Rocco T, Jarcho J, Ganz P, Mudge GH (1998) Noninvasive assessment of transplant-associated arteriosclerosis. Am Heart J 135: 980–987

Farrukh HM, White M, Port JD et al. (1993) Up-regulation of beta2-adrenergic receptors in previously transplanted, denervated nonfalling human hearts. J Am Coll Cardiol 22: 1902–1908

Fish RD, Nabel EG, Selwyn AP et al. (1988) Responses of coronary arteries of cardiac transplant patients to acetylcholine. J Clin Invest 81: 21–31

Fishman JA, Rubin RH (1998) Infection in organ-transplant recipients. New Engl J Med 338: 1741–1751

Foegh ML (1992) Angiopeptin: a treatment for accelerated myointimal hyperplasia? J Heart Lung Transplant 11: S28–S31

Frey AW, Dambacher M, Achakri H et al. (1997) First evidence of parallel vagal and sympathetic reinnervation long term after heart transplantation (abstract). J Heart Lung Transplant 16: 88

Frist WH, Stinson EB, Oyer PE et al. (1987) Long-term hemodynamic results after cardiac transplantation. J Thorac Cardiovasc Surg 94: 685–693

Fuster V, Gersh BJ, Giuliani ER et al. (1981) Natural history of idiopathic dilated cardiomyopathy. Am J Cardiol 47: 525–531

Gao SZ, Alderman EL, Schroeder JS et al. (1988) Accelerated coronary vascular disease in the heart transplant patient: coronary arteriography findings. J Am Coll Cardiol 12: 334–340

Gao S, Alderman EL, Schroeder JS et al. (1990) Progressive coronary luminal narrowing after cardiac transplantation. Circulation 82 (Suppl. IV): 269–275

Gao SZ, Hunt SA, Schroeder JS et al. (1994) Does rapidity of development of transplant coronary artery disease portend a worse prognosis? J Heart Lung Transplant 13: 1119–1124

Garr MD, Paller MS (1990) Cyclosporine augments renal but not systemic vascular reactivity. Am J Physiol 258: 211–217

Garr MD, Paller MS (1990) Cyclosporine augments renal but not systemic vascular reactivity. Am J Physiol 258: F211-F217

Gaudiani VA, Stinson EB, Alderman E et al. (1981) Long-term survival and function after cardiac transplantation. Ann Surg 194: 381–390

Gelder T van, Baan CC, Balk AHMM et al. (1998) Blockade of the interleukin (IL)-2/IL-2 receptor pathway with a monoclonal anti-IL-2 receptor antibody (BT563) does not prevent the development of acute heart allograft rejection in humans. Transplantation 65: 405–410

Gibbons GH (1992) Preventive treatment of graft coronary vascular disease: the potential role of vasodilator therapy. J Heart Lung Transplant 11: S22–S27

Greenberg ML, Uretsky BF, Reddy PS et al. (1985) Long-term hemodynamic follow-up of cardiac transplant patients treated with cyclosporine and prednisone. Circulation 71: 487–494

Gregory CR, Huang X, Pratt RE et al. (1995) Treatment with Rapamycin and mycophenolic acid reduces arterial intimal thickening produced by mechanical injury and allows endothelial replacement. Transplantation 59: 655–661

Haas GJ, Wooding-Scott M, Binkley PF et al. (1995) Effects of successful cardiac transplantation on plasma endothelin. Am J Cardiol 71: 237–240

Haberl R, Weber M, Reichenspurner H et al. (1987) Frequency analysis of the surface electrogram for recognition of acute rejection after orthotopic cardiac transplantation in man. Circulation 76: 101–108

Halle AA, Wilson RF, Massin EK et al. (1992) Coronary angioplasty in cardiac transplant patients. Results of multicenter study. Circulation 86: 458–462

Halle AA, DiSciascio G, Massin EK et al. (1995) Coronary angioplasty, atherectomy and bypass surgery in cardiac transplant recipients. J Am Coll Cardiol 26: 120–128

Hammer C, Reichenspurner H, Ertel W et al. (1984) Cytological and immunological monitoring of cyclosporin-treated human heart recipients. J Heart Transplant 3: 228–231

Hammond EH, Yowell RL, Nunoda S et al. (1989) Vascular (humoral) rejection in heart transplantation: pathologic observations and clinical implications. J Heart Lung Transplant 8: 430–443

Hammond EH, Yowell RL, Price GD et al. (1992) Vascular rejection and its relationship to allograft coronary artery disease. J Heart Lung Transplant 11: S111–S119

Haug C, Duell T, Voisard R et al. (1995) Cyclosporine A stimulates endothelin release. J Cardiovasc Pharmacol 26: S239–S241

Hausdorf G, Banner NR, Mitchell A et al. (1989) Diastolic function after cardiac and heart-lung transplantation. Brit Heart J 62: 123–132

Herregods MC, Anastassiou I, Van Cleemput JV et al. (1994) Dobutamine stress echocardiography after heart transplantation. J Heart Lung Transplant 13: 1039–1044

Hoppe JD, Schreiber HL (2000) Richtlinien zur Organtransplantation gemäß § 16 Transplantationsgesetz. Dt Ärztebl 97: B 352–367

Hosenpud JD, Pantely GA, Morton MJ et al. (1990) Lack of progressive „restrictive" physiology after heart transplantation despite intervening episodes of allograft rejection: comparison of serial rest and exercise hemodynamics one and two years after transplantation. J Heart Transplant 9: 119–123

Hosenpud JD, Shiply GD, Wagner CR (1992) Cardiac allograft vasculopathy: current concepts, recent developments, and future directions. J Heart Lung Transplant 11: 9–23

Hosenpud JD, Novick RJ, Breen TJ et al. (1994) The registry of the International Society for Heart and Lung Transplantation: Eleventh official report 1994. J Heart Lung 13: 561–570

Hosenpud JD, Bennett LE, Keck BM, Fiol B, Novick RJ (1998) The Registry of the International Society for Heart and Lung Transplantation: Fifteenth Official Report. J Heart Lung Transplant 17: 691–712

Iwai J, Kanayama Y, Negoro N, Okamura M, Takeda T (1995) Gene expression of endothelin receptors in aortic cells from cyclosporine-induced hypertensive rats. Clin Exp Pharmacol Physiol 22: 404–409

Jaeger BR, Meiser B, Nagel D et al. (1997) Aggressive lowering of fibrinogen and cholesterol in the prevention of graft vessel disease after heart transplantation. Circulation 96 (Suppl): 154–158

Jain SP, Ramee SR, White CJ et al. (1998) Coronary stenting in cardiac allograft vasculopathy. J Am Coll Cardiol 32: 1636–1640

Jamieson SW (1992) Investigation of heart transplant coronary artheriosclerosis. Circulation 85: 1211–1213

Jarcho J, Naftel DC, Shroyer TW et al. (1994) Influence of HLA mismatch on rejection after heart transplantation: a multiinstitutional study. J Heart Lung 13: 583–596

Johnson DE, Gao SZ, Schroeder JS et al. (1989) The spectrum of coronary artery pathologic findings in human cardiac allografts. J Heart Transplant 88: 349–359

Johnson MR (1992) Transplant coronary disease: nonimmunologic risk factors. J Heart Lung Transplant 11: S124-S132

Johnson MR (1995) Clinical follow-up of the heart transplant recipient. Curr Opin Cardiol 10: 180–192

Kabelitz D (1998) Apoptosis, graft rejection, and transplantation tolerance. Transplantation 65: 869–875

Kao W, McGee D, Liao Y et al. (1994) Does heart transplantation confer additional benefit over medical therapy to patients who have waited >6 months for heart transplantation? J Am Coll Cardiol 24: 1547–1551

Kao W, Winkel E, Costanzo MR (1995) Candidate evaluation and selection for heart transplantation. Curr Opin Cardiol 10: 159–168

Kapadia SR, Nissen SE, Tuzcu EM (1999) Impact of intravascular ultrasound in understanding transplant coronary artery disease. Curr Opin Cardiol 14: 140–150

Kavanagh T, Yacoub MH, Mertens DJ et al. (1988) Cardiorespiratory responses to exercise training after orthotopic cardiac transplantation. Circulation 77: 162–171

Kaye MP (1984) The international heart transplantation registry. Heart Transplant 3: 278–279

Kaye DM, Thompson J, Jennings G et al. (1993) Cyclosporine therapy after cardiac transplantation causes hypertension and renal vasoconstriction without sympathetic activation. Circulation 88: 1101–1109

Kaye DM, Esler M, Kingwell B et al. (1993) Functional and neurochemical evidence for partial cardiac sympathetic reinnervation after cardiac transplantation in humans. Circulation 88: 1110–1118

Kaye MP (1993) The registry of the International Society for Heart and Lung Transplanation: Tenth official report 1993. J Heart Lung Transplant 12: 541–548

Kemkes BM, Schütz A, Engelhardt M et al. (1992) Noninvasive methods of rejection diagnosis after heart transplantation. J Heart Lung Transplant 11: S221-S231

Kirklin JK, Naftel DC, Levine TB et al. (1994) Cytomegalovirus after heart transplantation. Risk factors for infection and death: a multiinstitutional study. J Heart Lung Transplant 13: 394–404

Kirklin JW, Barrat-Boyes BG (1993) Cardiac surgery. Second Edition, Section 4: Cardiac transplantation. Churchill Livingstone New York, pp. 1658–1681

Kobashigawa JA, Stevenson LW, Brownfield E et al. (1993) Does short course induction with OKT 3 improve outcome after cardiac transplantation: a randomized trial. J Heart Lung Transplant 12: 205–208

Kobashigawa JA, Katznelson S, Laks H et al. (1995) Effects pf pravastatin on outcome after cardiac transplantation. N Engl J Med 333: 621–627

Kobashigawa J, Miller L, Renlund D et al. (1998) A randomized active-controlled trial of mycophenolate mofetil in heart transplant recipients. Mycophenolate Mofetil Investigators. Transplantation 66: 507–515

Koglin J, Überfuhr P, von Scheidt W (1996) Parasympathetic denervation supersensitivity of the transplanted human ventricle in vivo. Am J Physiol 271: H435-H439

Koglin J, Gross T, Überfuhr P, von Scheidt W (1997) Time-dependent decrease of presynaptic inotropic supersensitivity verifies the physiological relevance of sympathetic reinnervation after cardiac transplantation. J Heart Lung Transplant 16: 621–628

Koglin J, Russell ME (1999) Alloimmune-mediated apoptosis. Transplantation 67: 904–909

Koglin J, Granville DJ, Glysing-Jensen T et al. (1999) Attenuated acute cardiac rejection in NOS2 -/- recipients correlates with reduced apoptosis. Circulation 99: 836–842

Kushwaha S, Crossman DC, Bustami M et al. (1991) Substance P for evaluation of coronary endothelial function after cardiac transplantation. J Am Coll Cardiol 17: 1537–1544

Kushwaha S, Maseri LA, Mitchell A et al. (1991) Coronary reactivity to ergonovine – possible relationship to accelerated coronary arterial disease in cardiac transplant recipients. Eur Heart J 12: 520–525

Labarrere CA, Nelson DR, Faulk WP (1997) Endothelial activation and development of coronary artery disease in transplanted human hearts. JAMA 278: 1169–1175

Labarrere CA, Nelson DR, Faulk WP (1998) Myocardial fibrin deposits in the first month after transplantation predict subsequent coronary artery disease and graft failure in cardiac allograft recipients. Am J Med 105: 207–213

Labarrere CA (1999) Relationship of fibrin deposition in microvasculature to outcomes in cardiac transplantation. Curr Opin Cardiol 14: 133–139

Libby P, Swanson SJ, Tanaka H (1992) Immunopathology of coronary arteriosclerosis in transplanted hearts. J Heart Lung Transplant 11: S5-S6

Lim TT, Liang DH, Botas J, Schroeder JS, Oesterle SN, Yeung AC (1997) Role of compensatory enlargement and shrinkage in transplant coronary artery disease: serial intravascular ultrasound study. Circulation 95: 855–859

Lima de JJ, Bennet WM, Coghlan JP (1988) Cyclosporin A and pressor responsiveness in sheep. J Cardiovasc Pharmacol 11: 676–681

Mancini DM, Eisen H, Kussmaul W et al. (1991) Value of peak exercise oxygen consumption for optimal timing of cardiac transplantation in ambulatory patients with heart failure. Circulation 83: 778–786

Mancini DM, Eisen H, Kussmul W, Mull R, Edmunds LH, Wilso JR (1991) Value of peak exercise oxygen consumption for optimal timing of cardiac transplantation in ambulatory patients with heart failure. Circulation 83: 778–786

McGinn AL, Wilson RF, Olivari MT et al. (1988) Coronary vasodilator reserve after human orthotopic cardiac transplantation. Circulation 78: 1200–1209

Mehra MR, Ventura HO, Smart FW et al. (1995) An intravascular ultrasound study of the influence of angiotensin-converting enzyme inhibitors and calcium entry blockers on the development of cardiac allograft vasculopathy. Am J Cardiol 72: 853–854

Mehra MR, Ventura HO, Smart FW, Stapleton DD (1995) Impact of converting enyzme inhibitors and calcium entry blockers on cardiac allograft vasculopathy: from bench to bedside. J Heart Lung Transplant 14: S246–S249

Meiser BM, Billingham ME, Morris RE (1991) Effects of cyclosporin, FK506, and rapamycin on graft-vessel disease. Lancet 338: 1297–1298

Meiser BM, von Scheidt W, Mair H et al. (1995) Short-term angiopeptin treatment significantly reduces intimal proliferation after heart transplantation. J Heart Lung Transplant 14: S56 (abstract)

Meiser BM, Überfuhr P, Pfeiffer M et al. (1997) The immunosuppressive efficacy of the combination of tacrolimus, mycophenolate mofetil and corticosteroids after HTx is highly dependent on MMF through levels. J Heart Lung Transplant 16: 44

Meiser BM, Überfuhr P, Fuchs A et al. (1998) Single-center randomized trial comparing tacrolimus (FK506) and cyclosporine in the prevention of acute myocardial rejection. J Heart Lung Transplant 17: 782–788

Merigan TC, Renlund DG, Keay S et al. (1992) A controlled trial of ganciclovir to prevent cytomegalovirus disease after heart transplantation. N Engl J Med 326: 1182–1186

Meyer-Lehnert H, Schrier RW (1989) Potential mechanism of cyclosporin A-induced vascular smooth muscle contraction. Hypertension 13: 352–360

Miller LW (1989) Allograft coronary artery disease. Heart Failure 5: 253–259

Miller LW (1992) Transplant coronary artery disease: editorial. J Heart Lung Transplant 11: S1–S4

Miller LW, Schlant RC, Kobashigawa J et al. (1993) Task force 5: Complications. J Am Coll Cardiol 22: 41–54

Miller LW, Naftel DC, Bourge RC et al. (1994) Infection after heart transplantation: a multiinstitutional study. J Heart Lung Transplant 13: 381–393

Miller LW, Wesp A, Jennison SH et al. (1993) Vascular rejection in heart transplant recipients. J Heart Lung Transplant 12: S147–S152

Mills RM, Billett JM, Nichols WW (1992) Endothelial dysfunction early after heart transplantation. Circulation 86: 1171–1174

Mohacsi PJ, Tüller D, Hulliger B, Wijngaard PLJ (1997) Different inhibitory effects of immunsuppressive drugs on human and rat aortic smooth muscle and endothelial cell proliferation stimulated by platelet-derived growth factor or endothelial cell growth factor. J Heart Lung Transplant 16: 484–492

Mudge GH, Goldstein S, Addonizio LJ et al. (1993) Task force 3: Recipient guidelines/prioritization. J Am Coll Cardiol 22: 21–31

Mügge A, Heublein B, Kuhn M et al. (1993) Impaired coronary dilator responses to substance P and impaired flow-dependent dilator responses in heart transplant patients with graft vasculopathy. J Am Coll Cardiol 21: 163–170

Myers BD (1986) Cyclosporine nephrotoxicity. N Engl J Med 30: 964–974

Nellessen U, Lee TC, Fischell TA et al. (1988) Effects of acetylcholine in epicardial coronary arteries after cardiac transplantation without angiographic evidence of fixed graft narrowing. Am J Cardiol 62: 1093–1097

O'Connell JB, Gunnar RM, Evans RW et al. (1993) Task force 1: Organization of heart transplantation in the U.S. J Am Coll Cardiol 22: 8–14

Okada K, Nishida Y, Murakami H et al. (1998) Role of endogenous endothelin in the development of graft arteriosclerosis in rat cardiac allografts. Circulation 97: 2346–2351

Olivari MT, May CB, Johnson NA et al. (1994) Treatment of acute vascular rejection with immunoadsorption. Circulation 90 (part 2): 70–73

Olsen SL, Wagoner LE, Hammond EH et al. (1993) Vascular rejection in heart transplantation: clinical correlation, treatment options, and future considerations. J Heart Lung Transplant 12: S135–S142

Opelz G, Wujciak T for the Collaborative Transplant Study (1994) The influence of HLA compatibility on graft survival after heart transplantation. N Engl J Med 330: 816–819

Pethig K, Heublein B, Wahlers T, Haverich A (1998) Mechanisms of luminal narrowing in cardiac allograft vasculopathy: inadequate vascular remodelling rather than intimal hyperplasia is the major predictor of coronary artery stenosis. Working Group on Cardiac Allograft Vasculopathy. Am Heart J 135: 628–633

Petri WA jr (1994) Infections in heart transplant recipients. Clin Infect Dis 18: 141–146

Pflugfelder PW, Purves PD, McKenzie FN et al. (1987) Cardiac dynamics during supine exercise in cyclosporine-treated orthotopic heart transplant recipients: assessment by radionuclide angiography. J Am Coll Cardiol 10: 336–341

Pham SM, Kormos RL, Hattler BG et al. (1996) A prospective trial of tacrolimus (FK506) in clinical heart transplantation: intermediate-term results. J Thorac Cardiovasc Surg 11: 764–772

Pinto FJ, St. Goar FG, Fischell TA et al. (1992) Nitroglycerin-induced coronary vasodilation in cardiac transplant recipients. Circulation 85: 69–77

Pope SE, Stinson EB, Daughters II GT et al. (1980) Exercise response of the denervated heart in long-term cardiac transplant recipients. Am J Cardiol 46: 213–220

Port JD, Gilbert E, Larrabee P et al. (1990) Neurotransmitter depletion compromises the ability of indirect-acting amines to provide inotropic support in the failing human heart. Circulation 81: 929–938

Pucci AM, Forbes RDC, Billingham ME (1990) Pathologic features in long-term cardiac allografts. J Heart Transplant 9: 339–345

Quigg RJ, Rocco MB, Gauthier DF et al. (1989) Mechanism of the attenuated peak heart rate response to exercise after orthotopic cardiac transplantation. J Am Coll Cardiol 14: 338–344

Röisönen-Sokolowski A, Glysing-Jensen T, Mottram PL, Russell ME (1997) Sustained anti-CD4/CD8 treatment blocks inflammatory activation and intimal thickening in mouse heart allografts. Arterioscler Thromb Vasc Biol 17: 2115–2122

Ravalli S, Albala A, Ming M et al. (1998) Inducible nitric oxide synthase expression in smooth muscle cells and macrophages of human transplant coronary artery disease. Circulation 97: 2338–2345

Regitz V, Bossaller C, Strasser R et al. (1990) Myocardial catecholamine content after heart transplantation. Circulation 82: 620–623

Rego A, Vargas R, Cathapermal S et al. (1991) Systemic vascular effects of cyclosporin A treatment in normotensive rats. J Pharmacol Exp Ther 259: 905–915

Reid CJ, Yacoub MH (1988) Determinants of left ventricular function one year after cardiac transplantation. Brit Heart J 59: 397–402

Renlund DG, O'Connell JB, Bristow MR (1989) Early rejection prophylaxis in heart transplantation: is cytolytic therapy necessary? J Heart Transplant 8: 191–193

Rickenbacher PR, Pinto FJ, Chenzbraun A et al. (1995) Incidence and severity of transplant coronary artery disease early and up to 15 years after transplantation as detected by intravascular ultrasound. J Am Coll Cardiol 25: 171–177

Rickenbacher PR, Pinto FJ, Lewis NP, Hunt SA et al. (1995) Prognostic importance of intimal thickness as measured by intracoronary ultrasound after cardiac transplantation. Circulation 92: 3445–3452

Rickenbacher PR, Kemna MS, Pinto FJ et al. (1996) Coronary artery intimal thickening in the transplanted heart. Transplantation 61: 46–53

Rose AG, Uys CJ (1990) Pathology of acute rejection. In: Cooper DKC, Novitzky D (eds) The transplantation and replacement of thoracic organs. Kluwer Academic Publishers Dordrecht Boston London, pp. 115–138

Rose EA, Pepino P, Barr ML (1992) Relation of HLA antibodies and graft atherosclerosis in human cardiac allograft recipients. J Heart Lung Transplant 11: S120–S123

Rowan RA, Billingham ME (1988) Myocardial innervation in long-term heart transplant survivors: a quantitative ultrastructural survey. J Heart Transplant 7: 448–452

Rowe SK, Kleiman NS, Cocanougher B et al. (1991) Effects of intracoronary acetylcholine infusion early versus late after heart transplant. Transplant Proc 23: 1193–1197

Russell ME, Wallace AF, Wyner LR, Newell JB, Karnowsky M (1995) Upregulation and modulation of inducible nitric oxide synthase in rat cardiac allografts with chronic rejection and transplant arteriosclerosis. Circulation 92: 457–464

Russell ME, Hancock WH, Wallace AF, Glysing-Jensen T, Willett TA, Sayegh MH (1996) Chronic cardiac rejection in the Lew to F344 rat model. J Clin Invest 97: 833–838

Salomon RN, Hughes CCW, Schoen FJ et al. (1991) Human coronary transplantation-associated arteriosclerosis. Am J Pathol 138: 791–798

Saxon LA, Stevenson WG, Middlekauff HR et al. (1993) Predicting death from progressive heart failure secondary to ischemic or idiopathic dilated cardiomyopathy. Am J Cardiol 72: 62–65

Sayegh MH, Turka LA (1998) The role of T-cell costimulatory activation pathways in transplant rejection. N Engl J Med 338: 1813–1821

Scheidt von W, Neudert J, Kemkes BM et al. (1990) Restrictive ventricular filling after heart transplantation. Transplant Proc 22: 1446–1448

Scheidt von W, Böhm M, Schneider B et al. (1992) Cholinergic baroreflex vasodilatation: defect in heart transplant recipients due to denervation of the ventricular baroreceptor. Am J Cardiol 69: 247–252

Scheidt von W, Neudert J, Erdmann E et al. (1991) Contractility of the transplanted, denervated human heart. Am Heart J 121: 1480–1488

Scheidt von W, Böhm M, Schneider B et al. (1992) Isolated presynaptic inotropic á-adrenergic supersensitivity of the transplanted denervated human heart in vivo. Circulation 85: 1056–1063

Scheidt von W, Kemkes BM, Reichart B et al. (1993) Percutaneous transluminal coronary angioplasty of focal coronary lesions after cardiac transplantation. Clin Invest 71: 524–530

Scheidt von W, Ziegler U, Kemkes BM et al. (1993) Long-term myocardial function after heart transplantation. Thorac Cardiovasc Surg 41: 156–162

Scherrer U, Vissing SF, Morgan BJ (1990) Cyclosporine-induced sympathetic activation and hypertension after heart transplantation. N Engl J Med 322: 693–699

Schreiber HL, Haverich H (2000) Richtlinien für die Warteliste und für die Organvermittlung. Dt Ärztebl 97: B 342–343

Schroeder JS, Hunt SA (1986) Cardiac transplantation: where are we? N Engl J Med 315: 961–963

Schroeder JS, Gao SZ, Alderman EL et al. (1993) A preliminary study of diltiazem in the prevention of coronary artery disease in heart transplant recipients. N Engl J Med 328: 164–170

Schwaiblmair M, von Scheidt W, Uberfuhr P et al. (1999) Functional significance of cardiac reinnervation in heart transplant recipients. J Heart Lung Transplant 18: 838–845

Schwaiger M, Hutchins GD, Kalff V et al. (1991) Evidence for regional catecholamine uptake and storage sites in the transplanted human heart by positron emission tomography. J Clin Invest 87: 1681–1690

Shane E, Rodino MA, McMahon DJ et al. (1998) Prevention of bone loss after heart transplantation with antiresorptive therapy: a pilot study. J Heart Lung Transplant 17: 1089–1096

Smart FW, Ballantyne CM, Cocanoughter B et al. (1991) Insensitivity of noninvasive tests to detect coronary artery vasculopathy after heart transplant. Am J Cardiol 67: 243–247

Spes CH, Mudra H, Schnaack SD et al. (1996) Dobutamine stress echocardiography for noninvasive diagnosis of cardiac allograft vasculopathy: a comparison with angiography and intracoronary ultrasound. Am J Cardiol 78: 168–174

St. Goar FG, Pinto FJ, Alderman EL et al. (1992) Intracoronary ultrasound in cardiac transplant recipients. Circulation 85: 979–987

Stapleton DD, Mehra MR, Dumas D et al. (1997) Lipid-lowering therapy and long-term survival in heart transplantation. Am J Cardiol 80: 802–805

Stark RP, McGinn AL, Wilson RF (1991) Chest pain in cardiac-transplant recipients. N Engl J Med 324: 1791–1794

Starling RC, Cody RJ (1990) Cardiac transplant hypertension. Am J Cardiol 65: 106–111

Stempfle HU, Werner C, Echtler S et al. (1999) Prevention of osteoporosis after cardiac transplantation: a prospective, longitudinal, randomized, double-blind trial with calcitriol. Transplantation 68: 523–530

Stevenson LW, Sietsema K, Tillisch JH et al. (1990) Exercise capacity for survivors of cardiac transplantation or sustained medical therapy for stable heart failure. Circulation 81: 78–85

Stevenson LW, Tillisch JH, Hamilton M et al. (1990) Importance of hemodynamic response to therapy in predicting survival with ejection fraction <20% secondary to ischemic or non-ischemic dilated cardiomyopathy. Am J Cardiol 66: 1348–1354

Stevenson LW, Hamilton MA, Tillisch JH et al. (1991) Decreasing survival benefit from cardiac transplantation for outpatients as the waiting list lengthens. J Am Coll Cardiol 18: 919–925

Stevenson LW, Warner SL, Steimle AE et al. (1994) The impending crisis awaiting cardiac transplantation. Circulation 89: 450–457

Stevenson LW (1996) Selection and management of candidates for heart transplantation. Curr Opin Cardiol 11: 166–173

Stevenson WG, Stevenson LW, Middlekauff HR et al. (1995) Improving survival for patients with advanced heart failure: a study of 737 consecutive patients. J Am Coll Cardiol 26: 1417–1423

Szabolcs MJ, Ravalli S, Minanov O et al. (1998) Apoptosis and increased expression of inducible nitric oxide synthase in human allograft rejection. Transplantation 65: 804–812

Taylor DO (1997) The use of tacrolimus and mycophenolate mofetil after cardiac transplantation. Curr Opin Cardiol 12: 161–165

Treasure CB, Vita JA, Ganz P et al. (1992) Loss of the coronary microvascular response to acetylcholine in cardiac transplant patients. Circulation 86: 1156–1164

Tuzcu EM, Hobbs RE, Rincon G et al. (1995) Occult and frequent transmission of atherosclerotic coronary disease with cardiac transplantation. Circulation 91: 1706–1713

Tuzcu EM, DeFranco AC, Goormastic M et al. (1996) Dichotomous pattern of coronary atherosclerosis 1 to 9 years after transplantation: insights from systematic intravascular ultrasound imaging. J Am Coll Cardiol 27: 839–846

Uretsky BF, Bernardi L, Greenberg ML et al. (1984) Diastolic dysfunction in long-term survivors of cardiac transplant. Circulation 70 (Suppl II): 46

Uretsky BF, Murali S, Reddy PS et al. (1987) Development of coronary artery disease in cardiac transplant patients receiving immuno-suppressive therapy with cyclosporine and prednisone. Circulation 76: 827–834

Uretsky BF (1990) Physiology of the transplanted heart. In: Thompson ME (ed) Cardiac transplantation. Davis, Philadelphia, pp 23–56

Uretsky BF, Kormos RL, Zerbe TR (1992) Cardiac events after heart transplantation: incidence and predictive value of coronary arteriography. J Heart Lung Transplant 11: S45–S51

Vassalli G, Gallino A (1997) Endothelial dysfunction and accelerated coronary artery disease in cardiac transplant recipients. 18: 1712–1717

Verani MS, George SE, Leon CA et al. (1988) Systolic and diastolic ventricular performance at rest and during exercise in heart transplant recipients. J Heart Transplant 7: 145–151

Wahlers T, Haverich A, Schöfers JH et al. (1986) Changes of the intramyocardial electrogram after orthotopic heart transplantation. J Heart Transplant 5: 450–455

Weis M, von Scheidt W (1997) Cardiac allograft vasculopathy. Circulation 96: 2069–2077

Weis M, Wildhirt SM, Schulze C et al. (1999) Endothelin in coronary endothelial dysfunction early after human heart transplantation. J Heart Lung Transpl 18: 1071–1079

Weis M, von Scheidt W (2000) Coronary artery disease in the transplanted heart. Ann Rev Med 51: 81–100

Wenke K, Meiser B, Thiery J, Nagel D, von Scheidt W, Steinbeck G, Seidel D, Reichart B (1997) Simvastatin reduces graft vessel disease and mortality after heart transplantation. Circulation 96: 1398–1402

Wharton J, Polak JM, Gordon L et al. (1990) Immunohistochemical demonstration of human cardiac innervation before and after transplantation. Circulation 66: 900–912

Wilson RF, Christensen BV, Simon A et al. (1991) Evidence for structural sympathetic reinnervation after human orthotopic cardiac transplantation. Circulation 83: 1210–1220

Wilson RF, Laxson DD, Christensen BV et al. (1993) Regional differences in sympathetic reinnervation after human orthotopic cardiac transplantation. Circulation 88: 165–171

Wilson RF (1998) Reinnervation Reexamination. J Heart Lung Transplant 17: 137–139

Winters GL (1997) The challenge of endomyocardial biospy interpretation in assessing cardiac allograft rejection. Curr Opin Cardiol 12: 146–152

Winters GL, Marboe CC, Billingham ME (1998) The International Society for Heart and Lung Transplantation grading system for heart transplantation biopsy specimens: clarification and commentary. J Heart Lung Transplant 17: 754–760

Yeung AC, Davis SF, Hauptmann PJ et al. (1995) Incidence and progression of transplant coronary artery disease over 1 year: results of a multicenter trial with use of intravascular ultrasound. J Heart Lung Transplant 14: S215–S220

Young JB, Windsor NT, Kleiman NS (1992) The relationship of soluble interleukin-2 receptor levels to allograft arteriopathy after heart transplantation. J Heart Lung Transplant 11: S79–S82

Young JB, Winters WL, Bourge R et al. (1993) Task force 4: Function of the heart transplant recipient. J Am Coll Cardiol 22: 31–41

Zerbe T, Uretsky B, Kormos B et al. (1992) Graft atherosclerosis: effect of cellular rejection and human lymphocyte antigen. J Heart Lung Transplant 11: 104–110

# Sektion XII
# Begutachtung und ökonomische Aspekte in der Kardiologie

F.M. Baer, B. Hinzpeter, G. Klever-Deichert, K. Lauterbach, C.A. Schneider

# Begutachtung in der Kardiologie

88

C.A. Schneider, F.M. Baer



Die gutachtliche Beurteilung in der Medizin ist eine verantwortungsvolle Tätigkeit, die neben medizinischer Fachkompetenz, Berufserfahrung und sozialmedizinischen Kenntnissen die Fähigkeit und den Willen fordert, einen Sachverhalt unparteiisch und unvoreingenommen zu beurteilen. Der Gutachter ist dabei in seiner Beurteilung unabhängig und in seiner Entscheidung nur seinem Gewissen verpflichtet.

Aus dieser verantwortungsvollen Position erwächst die Verpflichtung des Gutachters zur selbständigen, gründlichen Erhebung von Anamnese und körperlichem Untersuchungsbefund, zur systematischen Analyse von Vorbefunden sowie zur kritischen Würdigung der Gesamtbefunde im Licht des aktuellen medizinischen Wissenstands.

## 88.1 Rechtsgrundlagen der gutachtlichen Tätigkeit

Eine Vielzahl von Sicherungssystemen bieten dem Individuum Schutz bei Krankheit und Behinderung und sollen die gesellschaftliche Integration der Betroffenen gewährleisten. Um diesen Zweck zu erfüllen, existieren in Deutschland neben der Privatversicherung die Sozialversicherungen, deren gesetzliche Grundlage im Sozialgesetzbuch Niederschlag findet.

Die Sozialversicherung umfaßt die

- Krankenversicherung im Sozialgesetzbuch, V. Buch, (SGB V),
- Rentenversicherung im Sozialgesetzbuch, VI. Buch (SGB VI),
- Unfallversicherung im Sozialgesetzbuch, VII. Buch (SGB VII), über die neben den Arbeitnehmern auch Kinder in Kindergärten, Schüler und Studenten versichert sind,
- Pflegeversicherung im Sozialgesetzbuch, XI. Buch (SGB XI).

Daneben regelt das Versorgungsrecht die Entschädigung von Körperschäden, für die der Staat im weitesten Sinne verantwortlich zu machen ist: Gemeinsame Rechtsgrundlage ist das Bundesversorgungsgesetz (BVG), das ursprünglich für Kriegsopfer geschaffen wurde. Analog zum BVG wird die Versorgung von Soldaten, Zivildienstleistenden, Häftlingen, Opfern der nationalsozialistischen Verfolgung, Opfern von Impfschäden und Opfern von Gewalttaten durch entsprechende Gesetze geregelt.

Es ist offensichtlich, daß bei der Vielzahl der Sicherungssysteme ein großer Bedarf an gutachtlichen Stellungnahmen besteht, die im Einzelfall bei der Entscheidung helfen sollen, ob und in welchem Umfang Rechtsansprüche auf Versicherungsleistungen (z. B. Renten) bestehen. Die Entscheidungsträger (Sozialleistungsträger oder Gerichte) sind nämlich von Amts wegen verpflichtet, einen Sachverhalt zu ermitteln (§ 20 SGB X), und bedienen sich dazu häufig gutachtlicher Stellungnahmen, die als Beweismittel gelten (§ 21 SGB X).

Gutachten stellen bei diesen Ermittlungen eine neutrale Informationsquelle dar, um dem Entscheidungsträger (z.B. dem Richter) eine gerechte Entscheidung zu ermöglichen. Der Gutachter ist also im besten Sinne Sachverständiger, mit dessen Fachkompetenz erst komplexe medizinische Sachverhalte transparent und entscheidungsreif werden. Die letzte Entscheidung obliegt ihm jedoch nicht!

Die Vielzahl der Versicherungssysteme bringt mit sich, daß derselbe Versicherungsnehmer Ansprüche an unterschiedliche Träger der Sozialleistungen geltend machen kann (z.B. Antrag auf Erwerbsunfähigkeit beim

Rentenversicherungsträger, Feststellung der Schwerbehinderung beim Versorgungsamt). Um zu verhindern, daß im Rahmen von Begutachtungen die gleichen Untersuchungen mehrfach in kurzen zeitlichen Abstand durchgeführt werden, müssen „die Leistungsträger sicherstellen, daß Untersuchungen unterbleiben, soweit bereits verwertbare Untersuchungsergebnisse vorliegen" (SGB X, § 96).

Für die Begutachtung bedeutet dies, daß im Einzelfall auf Befunde aus Vorgängen anderer Sozialleistungsträger zurückgegriffen werden kann und muß, was im Einzelfall von Vorteil sein kann (Vergleich von Ruhe-EKG oder Laborwerten aus früheren Untersuchungen).

Die Bildung einer Zentraldatei mehrerer Leistungsträger für Daten der ärztlich untersuchten Leistungsempfänger wäre vom ärztlichen Standpunkt betrachtet von Vorteil (Entwicklung von Befunden etc.) und würde häufig auch die Begutachtungsdauer verkürzen, ist aber vom Gesetzgeber ausdrücklich untersagt (SGB X, § 96,3).

## 88.2 Aufgaben und Pflichten des Gutachters

Der beauftragte Arzt ist generell verpflichtet, als Sachverständiger ein Gutachten zu erstellen (§ 407 Zivilprozeßordnung, ZPO), ausnahmsweise kann er wegen verwandtschaftlicher Beziehungen von dieser Verpflichtung entbunden werden (§ 383 ZPO). Nach Beauftragung als Sachverständiger hat der Gutachter sofort zu überprüfen, ob er die nötige Sachkunde zur Erstellung des Gutachtens besitzt und andernfalls das Gericht umgehend zu informieren. Der beauftragte Gutachter ist grundsätzlich verpflichtet, das Gutachten selbständig auszuführen. Bedient er sich der Dienste anderer Personen, so muß er diese namentlich nennen und dokumentieren, in welchem Umfang diese tätig waren. Wird als Gutachter ein leitender Arzt einer Klinik beauftragt, so kann dieser zwar Kollegen um Mithilfe bitten, er muß jedoch das Gutachten mit dem Vermerk „Einverstanden aufgrund persönlicher Untersuchung und eigener Urteilsbildung" unterschreiben. Unterläßt er dies, ist das Gutachten ungültig, wie das Bundessozialgericht entschieden hat (BSG, 1500 § 128, Nr. 24).

In diesem Zusammenhang muß auch darauf hingewiesen werden, daß die Hinzuziehung von Hilfssachverständigen (z.B. Begutachtung einer Thoraxröntgenaufnahme durch einen Radiologen im Rahmen eines kardiologischen Gutachtens) der ausdrücklichen Zustimmung durch den Auftraggeber (z.B. das Gericht) bedarf.

Daß die Durchführung der Begutachtung so rasch wie möglich durchgeführt wird, sollte eine Selbstverständlichkeit sein. In der täglichen Routine kommen aber erhebliche Verzögerungen vor. Hilfreich ist es z.B. bei unverschuldetem Verzögern der Begutachtung (Schwierigkeiten der Terminabsprache durch Urlaub des Leistungsberechtigten/Beschwerdeführers), dem Auftraggeber des Gutachtens dies und den geplanten Abgabetermin kurz mitzuteilen. Ein Formulargutachten sollte innerhalb von 3 Wochen vorliegen, ein umfangreiches, wissenschaftlich begründetes Gutachten nicht mehr als 2 Monate in Anspruch nehmen.

## 88.3 Mitwirkungspflicht des Leistungsberechtigten

Nach § 62 SGB I soll sich der Leistungsberechtigte auf Verlangen des Leistungsträgers ärztlichen Untersuchungsmaßnahmen unterziehen, soweit diese für die Entscheidung über die Leistung erforderlich sind. Grenzen der Mitwirkung bestehen dann, wenn im Einzelfall ein Schaden für Leben oder Gesundheit nicht mit hoher Wahrscheinlichkeit ausgeschlossen werden kann, bei Untersuchungen, die mit erheblichen Schmerzen verbunden sind oder einen erheblichen Eingriff in die körperliche Unversehrtheit darstellen (§ 65, SGB I).

Im kardiologischen Bereich stellen die transösophageale Echokardiographie, die Herzkatheteruntersuchung und elektrophysiologische Untersuchungen solche Eingriffe dar, wenngleich das Risiko dieser Eingriffe für das Leben sehr gering ist und diese Untersuchungen in der Regel nicht mit großen Schmerzen verbunden sind. Dennoch wird man sich erst nach Abschluß aller weniger invasiven Untersuchungen zu diesen Eingriffen entscheiden, um letzte Klarheit zu schaffen.

So ist denkbar, daß z. B. bei einer Patientin, die über starke pektangiforme Beschwerden bei leichter körperlicher Belastung klagt, bei der aber Belastungs-EKG, Langzeit-EKG und Streßechokardiographie unauffällig sind, erst die Linksherzkatheteruntersuchung letzte Klarheit schaffen kann. Sollte sich bei der Herzkatheteruntersuchung ein Normalbefund der Koronarien und der Pumpfunktion des Herzens herausstellen und ist auch die Koronarreserve normal und eine vasospastische Angina mittels Azetylcholintestung ausgeschlossen, so ist die kardiale Ursache der Beschwerden unwahrscheinlich, und andere Ursachen müssen abgeklärt werden.

Eine solch aufwendige Diagnostik ist nur im Einzelfall gerechtfertigt, kann aber gelegentlich die einzige Möglichkeit sein, Klarheit zu schaffen und eine jahrelange Begutachtungsspirale zu beenden.

Stellt die transösophageale Echokardiographie einen Eingriff dar, der im indizierten Fall zumutbar ist, so wird das für angiographische Eingriffe (Herzkatheter, elektrophysiologische Untersuchung mit Punktion eines Gefäßes) kontrovers diskutiert. In jedem Fall empfiehlt es sich, den Einzelfall mit dem zuständigen Auftraggeber (in der Regel ein Richter) zu besprechen, um insbesondere zu klären, ob die Mitwirkungspflicht des Leistungsberechtigten auch die geplante Untersuchung (z. B. eine Herzkatheteruntersuchung) umfaßt. Die Pflicht des untersuchenden Arztes zur umfassenden Aufklärung des Patienten über den Eingriff bleibt von der Tatsache der Begutachtung selbstverständlich unbeeinflußt.

## 88.4 Sozialversicherungsspezifische Grundbegriffe der gutachterlichen Tätigkeit

### 88.4.1 Arbeitsunfähigkeit

Nach einer Entscheidung des Bundesarbeitsgerichtes (BAGE Bd. 7, S. 144) gilt ein Arbeitgeber als arbeitsunfähig, „wenn er infolge einer Krankheit daran gehindert ist, die ihm nach dem Arbeitsvertrag obliegende Tätigkeit zu verrichten, oder wenn er die Tätigkeit nur unter Gefahr, seinen Zustand in absehbarer Zeit zu verschlimmern, fortsetzen kann und deshalb die Arbeit vorzeitig niederlegt.“

Die bei Arbeitsunfähigkeit entstehenden Sozialleistungen werden vom Arbeitgeber und der Krankenkasse getragen: der Arbeitgeber zahlt bis zu 6 Wochen das Arbeitsentgelt, darüber hinaus zahlen die Krankenkassen Krankengeld als Lohnersatzleistung (§ 44 des SGB V). Der Anspruch auf Krankengeld entsteht bei Krankenhausbehandlung oder Behandlung in einer Vorsorge- oder Rehabilitationseinrichtung von ihrem Beginn an oder von dem Tag an, der auf den Tag der ärztlichen Feststellung der Arbeitsfähigkeit folgt (§ 46 SGB V).

Die Höhe des Krankengeldes beträgt 70% des regelmäßig erzielten Arbeitsentgeltes und Arbeitseinkommens, jedoch maximal 90% des Nettoarbeitsentgeltes (§ 47, SGB V). Das Krankengeld wird zeitlich unbegrenzt gezahlt, für den Fall der Arbeitsunfähigkeit wegen derselben Krankheit jedoch für längstens 78 Wochen innerhalb von je 3 Jahren (§ 48 SGB V).

Arbeitsunfähigkeit besteht in diesem Zusammenhang für die Tätigkeit, die unmittelbar vor der Erkrankung durchgeführt wurde, und unterscheidet sich erheblich von der Berufsunfähigkeit der gesetzlichen Rentenversicherung (s. unten).

Die Krankenkassen sind bei Arbeitsunfähigkeit verpflichtet, eine gutachtliche Stellungnahme beim medizinischen Dienst der Krankenkassen zur Sicherung des Behandlungserfolges oder bei Zweifeln an der Arbeitsunfähigkeit einzuholen. Zweifel an der Arbeitsunfähigkeit bestehen, wenn Versicherte auffällig häufig, auffällig kurz oder häufig zu Beginn oder am Ende einer Woche arbeitsunfähig sind; außerdem, wenn die Arbeitsunfähigkeit von einem Arzt bescheinigt wurde, der durch die Häufigkeit dieser Bescheinigungen aufgefallen ist (§ 275, SGB V).

Obwohl keine teilweise Arbeitsunfähigkeit existiert, besteht nach § 74 SGB V die Möglichkeit, den Versicherungsnehmer stufenweise in einer Art Bewährung in das Erwerbsleben wieder einzugliedern, das Krankengeld wird während dieser Zeit weiter gezahlt.

### 88.4.2 Berufsunfähigkeit und Erwerbsunfähigkeit

Von der Arbeitsunfähigkeit klar zu trennen sind die Berufsunfähigkeit und die Erwerbsunfähigkeit, wie sie im SGB VI (Rentenversicherung) definiert werden.

**Berufsunfähigkeit**
Das Sozialgesetzbuch (§ 43, SGB VI) definiert die Berufsunfähigkeit folgendermaßen:

Berufsunfähig sind Versicherte, deren Erwerbsfähigkeit wegen Krankheit oder Behinderung auf weniger als die Hälfte derjenigen von körperlich, seelisch und geistig gesunden Versicherten mit ähnlicher Ausbildung und gleichwertigen Kenntnissen und Fähigkeiten gesunken ist.

Der Kreis der Tätigkeiten, nach denen die Erwerbsfähigkeit von Versicherten zu beurteilen ist, umfaßt alle Tätigkeiten, die ihren Kräften und Fähigkeiten entsprechen und ihnen unter Berücksichtigung der Dauer und des Umfangs ihres Ausbildung sowie ihres bisherigen Berufs und der besonderen Anforderungen ihrer bisherigen Berufstätigkeit zugemutet werden können. Zumutbar ist stets eine Tätigkeit, für die die Versicherten durch Leistungen zur beruflichen Rehabilitation mit Erfolg ausgebildet oder umgeschult worden sind. Berufsunfähig ist nicht, wer eine zumutbare Tätigkeit vollschichtig ausüben kann; dabei ist die jeweilige Arbeitsmarktlage nicht zu berücksichtigen.

**Erwerbsunfähigkeit**
In der Begutachtung der Erwerbsfähigkeit muß der Gutachter zunächst feststellen, welche Funktionsstörungen oder Behinderungen beim Versicherten vorliegen. Aus dieser Darstellung muß klar ersichtlich sein, welche Fähigkeiten der Versicherte verloren hat und welche Fähigkeiten ihm noch zur Verfügung stehen. Darüber hinaus ist zu klären, welche Wegstrecke der Versicherte zum Arbeitsplatz zurücklegen kann (Benutzung öffentlicher Verkehrsmittel, Gehen von maximal 4mal 500 m) und für wieviel Stunden er noch arbeiten kann.

In diesem Zusammenhang wird unter „vollschichtig“ die volle Arbeitszeit verstanden, unter „halbschichtig bis untervollschichtig“ mindestens die Hälfte der üblichen Arbeitszeit und unter „unterhalbschichtig“ weniger als die Hälfte der regulären Arbeitszeit. Dabei ist zu berücksichtigen, daß die Feststellung, der Versicherte könne eine Teilzeitarbeit (z.B. halbschichtig) noch verrichten, bei der gegenwärtigen Arbeitsmarktsituation häufig einer Erwerbsunfähigkeit gleichkommt. In diesem Fall ist es möglich, solange eine zeitlich befristete Rente zu gewähren, wie die Arbeitsmarktsituation dies erfordert.

Von der Berufsunfähigkeit zu unterscheiden ist die Erwerbsunfähigkeit. Unter Erwerbsunfähigkeit versteht das Sozialgesetzbuch folgendes (§ 44 SGB VI):

Erwerbsunfähig sind Versicherte, die wegen Erkrankung oder Behinderung auf nicht absehbare Zeit außerstande sind, eine Erwerbstätigkeit in gewisser

Regelmäßigkeit auszuüben oder Arbeitsentgelt oder Arbeitseinkommen zu erzielen, das 1/7 der monatlichen Bezugsgröße [z. Z. 620 DM bzw. 520 DM (neue Bundesländer), § 18 SGB IV] übersteigt; erwerbsunfähig sind auch Versicherte, die wegen Art und Schwere der Behinderung nicht auf dem allgemeinen Arbeitsmarkt tätig sein können.

Erwerbsunfähig ist nicht, wer

1. eine selbständige Arbeit ausübt oder
2. eine Tätigkeit vollschichtig ausüben kann; dabei ist die jeweilige Arbeitsmarktlage nicht zu berücksichtigen.

Im Unterschied zur Berufsunfähigkeit bezieht sich die Definition der Erwerbsunfähigkeit nicht auf die individuell ausgeübte Tätigkeit, sondern allgemein auf die noch verbliebene Leistungsfähigkeit, entgeltliche Arbeit welcher Art auch immer auszuüben.

### 88.4.3 Minderung der Erwerbsfähigkeit (MdE)

! Die Minderung der Erwerbsfähigkeit (MdE) beschreibt das Ausmaß eines Körperschadens in %, der zu einem Entschädigungsanspruch in der Unfallversicherung, nach dem sozialen Entschädigungsrecht oder nach dem Schwerbehindertengesetz führt.

Die MdE ist grundsätzlich unabhängig von dem ausgeübten Beruf zu bewerten und setzt stets eine Regelwidrigkeit gegenüber dem für das Lebensalter typischen Zustand voraus. Typische altersbedingte Veränderungen bleiben daher bei der MdE-Bewertung unberücksichtigt. Als alterstypische Veränderungen sind z. B. die allgemeine Verminderung der Kraft und des Leistungsvermögens, eine leichte Verminderung der Beweglichkeit der Wirbelsäule oder die alterstypische Verschlechterung von Seh- und Hörvermögen anzusehen.

Demgegenüber gelten z. B. Folgen arteriosklerotisch bedingter Organerkrankungen (Schlaganfall, Herzinfarkt, Herzinsuffizienz) nicht als alterstypische Veränderungen, die regelmäßig beobachtet werden können.

Um den Grad der MdE einschätzen zu können, wurden für das soziale Entschädigungsrecht und das Schwerbehindertengesetz Tabellen aus langjähriger Erfahrung zusammengefaßt (Bundesminister für Arbeit und Sozialordnung. 1996), die einen Anhalt für die individuelle Einschätzung des Ausmaßes einer Schädigung geben. Deren Kenntnis erleichtert die individuelle Einschätzung erheblich, und es sind deshalb hier die MdE-Grade für die in der Kardiologie relevanten Erkrankungen wiedergegeben (Tabelle 88-1). Für die Unfallversicherung wurden ebenfalls umfassende Tabellen erarbeitet, deren Benutzung die individuelle Einschätzung einer Schädigung erleichtert und standardisiert (Mollowitz 1993; Rompe 1992).

Die MdE stellt die Grundlage für die Berechnung der Rente dar. Sie wird gewährt, wenn die Erwerbsfähigkeit durch einen Versicherungsfall über die 26. Woche um mindestens 20% gemindert ist.

### 88.4.4 Grad der Behinderung (GdB)

Nach dem Schwerbehindertengesetz wird die Gesundheitsstörung nicht als Minderung der Erwerbsfähigkeit, sondern als Grad der Behinderung (GdB) bezeichnet. Sie unterscheidet sich von der MdE insofern, als der GdB final, d.h. auf alle Gesundheitsstörungen unabhängig von ihrer Ursache abgestellt ist, während die MdE kausal (also nur auf Schädigungsfolgen) sich bezieht. Dennoch gilt für GdB und MdE ein einheitlicher Maßstab (Tabelle 88-1).

Die in diesen Tabellen niedergelegten Sätze berücksichtigen bereits die üblichen seelischen Begleiterscheinungen und auch Schmerzen, weswegen nur besondere Umstände eine Höherstufung rechtfertigen. Zu berücksichtigen ist, daß erst nach Vollendung des 2. Lebensjahres die Erziehungsberechtigten für das behinderte Kind (z.B. Kind mit komplexem Vitium) einen Antrag auf Anerkennung eines Nachteilsausgleiches stellen können (Bundessozialgesetz vom 12.02.1997).

## 88.5 Gesamtminderung der Erwerbsfähigkeit/Grad der Behinderung

Liegen mehrere Funktionsbeeinträchtigungen vor, so sind zwar Einzel-GdB/MdE-Grade anzugeben, bei der Ermittlung der Gesamt-MdE/GdB ist eine einfache Addition der Grade jedoch nicht zulässig. Vielmehr muß die Auswirkungen der verschiedenen Gesundheitsstörungen aufeinander und in ihrer Gesamtheit beurteilt werden. Es sind Vergleiche mit Gesundheitsschäden anzustellen, für die Tabellenwerte (MdE/GdB) existieren. Dabei kann z.B. eine Gesamt-MdE von 50% nur dann angenommen werden, wenn die Gesamtheit der Gesundheitsstörungen insgesamt so schwer ist wie z.B. das Auftreten von Beschwerden bei niedriger Belastungsstufe (50 W).

Hilfreich für eine gerechte Einschätzung der Gesamt-MdE/GdB ist die höchste Einzel-MdE/GdB zugrunde zu legen und zu überlegen, inwieweit diese Beeinträchtigung durch weitere Gesundheitsstörungen weiter verschlimmert wird und deswegen weitere 10 oder 20 Punkte hinzugefügt werden müssen, um der Behinderung gerecht zu werden.

So wird z.B. bei einem Patienten mit einer schweren Herzinsuffizienz eine geringfügige Schädigung eines Fußes die Gesamt-MdE nicht erhöhen, da der Patient aufgrund der kardialen Erkrankung in seiner Mobilität bereits soweit eingeschränkt ist, daß die geringfügige Fußschädigung keine höhere MdE/GdB rechtfertigt. Bei leichten Funktionsbeeinträchtigungen mit einem MdE/

**Tabelle 88-1.** Anhaltspunkte für MdE/GdB für Erwachsene

| | | |
|---|---|---|
| **Herzklappenfehler, Koronare Herzkrankheit, Kardiomyopathien, angeborene Herzfehler etc.** | | |
| 1. | Ohne wesentliche Leistungsbeeinträchtigung (keine Insuffizienzerscheinungen wie Atemnot, anginöse Schmerzen, selbst bei gewohnter stärkerer Belastung (z. B. sehr schnelles Gehen [7–8 km/h], schwere körperliche Arbeit), keine Einschränkung der Solleistung bei Ergometerbelastung | 0–10 |
| 2. | Mit Leistungsbeeinträchtigung bei mittelschwerer Belastung (z. B. forsches Gehen [5–6 km/h], mittelschwere körperliche Arbeit), Beschwerden und Auftreten pathologischer Meßdaten bei Ergometerbelastung mit 75 W (wenigstens 2 min) | 20–40 |
| 3. | Mit Leistungsbeeinträchtigung bei alltäglicher Belastung (z. B. Spazierengehen [3–4 km/h], Treppensteigen bis zu einem Stockwerk, leichte körperliche Arbeit), Beschwerden und Auftreten pathologischer Meßdaten bei Ergometerbelastung mit 50 W (wenigstens 2 min) | 50–70 |
| | Mit gelegentlich auftretenden, vorübergehenden schweren Dekompensationszeichen | 80 |
| 4. | Mit Leistungsbeeinträchtigung bereits in Ruhe (Ruheinsuffizienz, z. B. auch bei fixierter pulmonaler Hypertonie) | 90–100 |
| | Nach operativen und anderen therapeutischen Eingriffen am Herzen (z. B. Ballondilatation) ist der GdB/MdE-Grad von der bleibenden Leistungsbeeinträchtigung abhängig. Bei Herzklappenprothesen ist der GdB/MdE-Grad nicht niedriger als 30 zu bewerten; dieser Wert schließt eine Dauerbehandlung mit Antikoagulanzien ein | |
| | Nach einem Herzinfarkt ist die GdB/MdE-Bewertung von der bleibenden Leistungsbeschränkung abhängig. Nach Herztransplantation ist eine Heilungsbewährung abzuwarten (i. allg. 2 Jahre); während dieser Zeit ist ein GdB/MdE-Grad von 100 anzusetzen. Danach ist der GdB/MdE-Grad selbst bei günstigem Heilungsverlauf unter Mitberücksichtigung der erforderlichen Immunsuppresion nicht niedriger als 70 zu bewerten | |
| | Fremdkörper im Herzmuskel oder Herzbeutel, reaktionslos eingeheilt | 0 |
| | Mit Beeinträchtigung der Herzleistung | s. oben |
| **Rhythmusstörungen** | | |
| Die Beurteilung des GdB/MdE-Grades richtet sich nach der Leistungsbeeinträchtigung des Herzens | | |
| | Anfallsweise auftretende, hämodynamisch relevante Rhythmusstörungen (z. B. paroxysmale Tachykardien) je nach Häufigkeit, Dauer und subjektiver Beeinträchtigung | un- |
| | – bei fehlender andauernder Leistungsbeeinträchtigung des Herzens | 10–30 |
| | – bei bestehender andauernder Lesitungsbeeinträchtigung des Herzens sind sie entsprechend zu bewerten | |
| | – nach Implantation eines Herzschrittmachers | 10 |
| | – nach Implantation eines Kardioverter-Defibrillators wenigstens | 50 |
| **Hypertonie** | | |
| | *Leichte Form*<br>– keine oder geringe Leistungsbeeinträchtigung (höchstens leichte Augenhintergrundsveränderungen) | 0–10 |
| | *Mittelschwere Form*<br>– mit Organbeteiligung leichten bis mittleren Grades (Augenhintergrundsveränderungen – Fundus hypertonicus I–II –, und/oder Linkshypertrophie des Herzens und/oder Proteinurie), diastolischer Blutdruck mehrfach über 100 mmHg trotz Behandlung, je nach Leistungsbeeinträchtigung | 20–40 |
| | *Schwere Form*<br>– mit Beteiligung mehrerer Organe (schwere Augenhintergrundsveränderungen und Beeinträchtigung der Herzfunktion, der Nierenfunktion, und/oder der Hirndurchblutung) je nach Art der und Ausmaß der Leistungsbeeinträchtigung | 50–100 |
| | Maligne Form<br>– diastolischer Blutdruck konstant über 130 mmHg; Fundus hypertonicus III–IV (Papillenödem, Venenstauung, Exsudate, Blutungen, schwerste arterielle Gefäßveränderungen); unter Einschluß der Organbeteiligung (Herz, Nieren, Gehirn) | 100 |

GdB-Grad von 10 oder 20 ist es in der Regel nicht gerechtfertigt, auf eine wesentliche Verschlechterung des Gesamtmaßes der Behinderung zu schließen.

## 88.6 Schwerbehinderung

Schwerbehinderte im Sinne des Schwerbehindertengesetzes (SchwbG) sind Personen mit einem Grad der Behinderung von mindestens 50%, wenn sie Wohnsitz, ihren gewöhnlichen Aufenthalt oder ihre Beschäftigung im Geltungsbereich des SchwbG haben. Personen mit einem GdB von mindestens 30%, aber weniger als 50%, sind dann Schwerbehinderten gleichzustellen, wenn sie infolge ihrer Behinderung ohne Gleichstellung keinen geeigneten Arbeitsplatz erhalten können.

Das SchwbG sieht für alle Behinderten einen Nachteilsausgleich unabhängig von der Ursache der Behinderung vor. Aufgrund der großzügigen gesetzlichen Regeln gibt es eine Vielzahl von Schwerbehinderten (nach Mitteilungen des statistischen Bundesamtes ca. 5 Mio. Personen in den alten Bundesländern) und eine Vielzahl von notwendigen gutachtlichen Stellungnahmen.

Beträgt der GdB mindestens 50%, stellt das zuständige Versorgungsamt auf Antrag einen Schwerbehindertenausweis aus, der z. B. den GdB, die Geltungsdauer und weitere Merkzeichen enthält (Tabelle 88-2). Die Nachteilsausgleiche umfassen z. B. einen besonderen Kündigungsschutz, steuerliche Erleichterungen, Parkerleichterungen, Befreiung von Rundfunkgebühren, Benutzung der 1. Wagenklasse der Bundesbahn u. a., wobei die einzelnen Vergünstigungen z. T. über die Anerkennung als Schwerbehinderter hinaus noch an andere Voraussetzungen gebunden sind (z. B. Befreiung von Rundfunkgebühren bei Blinden oder bei Schwerbehinderten mit einem Behinderungsgrad von mindestens 80%, die nicht an öffentlichen Veranstaltungen teilnehmen können).

**Tabelle 88-2.** Kürzel des Schwerbehindertenausweises und ihre Bedeutung

| | |
|---|---|
| VB | MdE mindestens 50% nach Bundesversorgungsgesetz, Notwendigkeit ständiger Begleitung |
| EB | MdE mindestens 50% nach Bundesentschädigungsgesetz, Notwendigkeit ständiger Begleitung |
| G | Erheblich beeinträchtigt in der Bewegungsfähigkeit im Straßenverkehr |
| | Das Merkzeichen erhält, wer infolge einer altersunabhängigen Einschränkung des Gehvermögens Wegstrecken bis zu 2 km bei einer Gehdauer von etwa 30 min nicht ohne erhebliche Schwierigkeiten oder Gefahren gehen kann. Die Gehbehinderung kann auch durch innere Leiden, durch Anfälle oder Orientierungsstörungen verursacht sein. |
| aG | Außergewöhnlich gehbehindert |
| | Das Merkzeichen erhält, wer sich wegen der Schwere seines Leidens dauernd nur mit fremder Hilfe oder nur mit großer Anstrengung außerhalb seines Kraftfahrzeuges bewegen kann. Hierzu zählen Querschnittsgelähmte, Doppeloberschenkelamputierte, Doppelunterschenkelamputierte usw. |
| H | Hilflos |
| | Als hilflos ist derjenige anzusehen, der infolge seiner Behinderung nicht nur vorübergehend (also mehr als 6 Monate) für häufig und regelmäßig wiederkehrende Verrichtungen zur Sicherung seiner persönlichen Existenz im Ablauf eines Tages fremder Hilfe dauernd bedarf (z. B. beim An- und Auskleiden, beim Essen und bei der Körperpflege). |
| Bl | Blind |
| | Blind ist der Behinderte, der nicht sehen kann. Als blind gelten auch Personen, deren Sehschärfe auf keinem Auge und auch nicht bei beidäugiger Prüfung mehr als 1/50 beträgt oder wenn andere Sehstörungen des Sehvermögens von einem solchen Schweregrad vorliegen, daß sie dieser Beeinträchtigung der Sehschärfe gleichzuachten sind. |
| RF | Gesundheitliche Voraussetzungen für die Befreiung von der Rundfunkgebührenpflicht liegen vor. |
| | Dieses Merkzeichen erhalten wesentlich Sehbehinderte, schwer Hörgeschädigte, und Behinderte, die eine GdB von wenigstens 80 haben und wegen ihres Leidens allgemein von öffentlichen Veranstaltungen ausgeschlossen sind. |
| 1. KL. | Gesundheitliche Voraussetzungen für die Benutzung der 1. Klasse mit einer Fahrkarte der 2. Klasse in der Bundesbahn liegen vor. |
| | Das Merkzeichen erhalten Schwerkriegsbeschädigte unter bestimmten Voraussetzungen. |

## 88.7 Kausalitätsbegriff in Unfallversicherung und sozialem Entschädigungsrecht

Die für die Begutachtung wichtige Frage der Kausalität von Ereignis und Schädigung wird in der Unfallversicherung und im sozialen Entschädigungsrecht nach dem Begriff der *wesentlichen Bedingung (Relevanztheorie)* beantwortet.

Darunter versteht man die Bedingung, die zum Eintritt z. B. eines Unfalls wesentlich mitgewirkt hat. Haben mehrere Umstände zu einem Ereignis beigetragen, so sind sie nur dann als nebeneinanderstehende Mitursachen (und damit wie Ursachen) zu beurteilen, wenn sie in ihrer Bedeutung für das Ereignis annähernd gleichwertig sind. Wenn eine Ursache in ihrer Bedeutung für das Ereignis die anderen Ursachen wesentlich überragt, so ist diese Ursache versorgungsrechtlich als die alleinige Ursache anzusehen. Dabei muß die Ursache, außer in der Unfallversicherung, nicht zeitlich begrenzt sein, auch wiederkehrende äußere Einwirkungen können in ihrer Gesamtheit die Gesundheit beeinträchtigen.

Gelegenheitsursachen sind keine wesentlichen Bedingungen und lösen damit keine Entschädigungspflicht aus. Eine Gelegenheitsursache kann dann angenommen werden, wenn der Gesundheitsschaden mit Wahrscheinlichkeit auch ohne das angeschuldigte Ereignis durch ein alltägliches Ereignis zu annähernd gleicher Zeit in annähernd gleichen Ausmaß eingetreten wäre.

Zur Sicherung eines ursächlichen Zusammenhanges bedarf es des Vollbeweises des schädigenden Vorgangs, der gesundheitlichen Schädigung und der zu beurteilenden Gesundheitsstörung. Dabei ist die gesundheitliche Schädigung die primäre Beeinträchtigung der Gesundheit durch den schädigenden Vorgang.

Die verbleibende Gesundheitsstörung ist die Schädigungsfolge. Zwischen dem schädigenden Ereignis und der Gesundheitsstörung muß eine ununterbrochene Kausalkette bestehen. Dabei spielen sog. Brückensymptome, d. h. Symptome, die ursächlich auf die Schädigung zurückzuführen sind, aber in gewissen zeitlichen Abstand zum Ereignis auftreten, für die Beweisführung eine wichtige Rolle. Bei Fehlen von Brückensymptomen ist die Zusammenhangsfrage besonders gründlich zu prüfen, insbesondere wenn das schädigende Ereignis und das Auftreten einer Gesundheitsstörung zeitlich weit auseinander liegen.

## 88.8 Form und Inhalt des kardiologischen Gutachtens

Je nach Einzelfall werden Zusammenhangsgutachten, Zustandsgutachten, Gutachten zur Beurteilung der Hilflosigkeit, der Berufsunfähigkeit, des Grades der Behinderung u. a. unterschieden.

In der Regel wird in den Gutachtenaufträgen eine Reihe von konkreten Fragen gestellt, deren Beantwortung zur Klärung eines Sachverhaltes nach Meinung des Auftraggebers notwendig ist. Die eindeutige Beantwortung dieser Fragen ist der Arbeitsauftrag, dem sich der Gutachter stellen muß. Während der Sichtung der Akten, der Untersuchung des Patienten und dem Abfassen des Gutachtens müssen diese Fragen dem Gutachter gegenwärtig sein. Insbesondere die Durchsicht der z. T. umfangreichen Akten sollte unter diesem Blickwinkel geschehen.

Ein Aktenauszug ist daher häufig entbehrlich, wenn er überwiegend die prozessuale Vorgeschichte dokumentiert. Dringend notwendig hingegen ist es, die vorhandenen Akten gründlich nach Befunden zu sichten, die zur Beantwortung der Fragen im Gutachtenauftrag notwendig sind. Diese Befunde sind detailliert mit Seitenzahl der betreffenden Akte und chronologisch zu dokumentieren.

Besonderes Augenmerk muß dabei auf bereits früher geäußerte Beschwerden und Symptome gerichtet werden und mit den aktuellen Klagen verglichen werden. Auch früher erhobene körperliche und technische Befunde (Blutdruckwerte, Laborwerte, EKG etc.) sowie Therapien müssen berücksichtigt werden.

Hintergrund dieses Vorgehens ist es, dem Auftraggeber des Gutachtens die medizinischen Fakten so transparent wie möglich zu präsentieren, damit er sich ein eigenes Bild von den medizinischen Fakten machen kann, auf denen ggf. dann die Entscheidungen basieren werden.

Außer bei einem einfachen Formulargutachten oder einem Aktengutachten wird für die zuverlässige gutachterliche Stellungnahme eine umfassende Untersuchung des Antragstellers erforderlich sein. Sie umfaßt die sorgfältige Anamnese, die ausführliche körperliche Untersuchung sowie aufwendigere, technische Untersuchungen (s. Übersicht).

**Methoden in der kardiologischen Diagnostik**

1. *Basisdiagnostik*
   - Ruhe-EKG
   - Belastungs-EKG,
   - Transthorakale Echokardiographie
   - Thoraxröntgenaufnahme
   - Ausgewählte Laborwerte
2. *Spezielle nichtinvasive Diagnostik*
   - Transösophageale Echokardiographie
   - Magnetresonanztomographie
   - Computertomographie
   - Myokardszintigraphie
   - Langzeit-EKG
3. *Spezielle invasive Diagnostik*
   - Linksherzkatheter
   - Rechtsherzkatheter
   - Elektrophysiologische Untersuchungen

## 88.9 Gutachterliche kardiologische Untersuchung

### 88.9.1 Anamnese

Die gründliche Anamnese ist die Grundlage jedes Gutachtens. Die aktuelle Anamnese wird sich zunächst auf die Beschwerden des Antragstellers, deren Häufigkeit, Schwere und eventuelle Auslöser richten. Um späteren Mißverständnissen vorzubeugen, hat es sich als hilfreich erwiesen, den Patienten zunächst frei berichten zu lassen und dann gezielt nach Symptomen zu fragen (s. Übersicht).

Besonders sorgfältig wird man versuchen, die körperliche Belastbarkeit des Patienten abzuschätzen. Zur anamnestischen Einschätzung der Belastbarkeit hat es sich bewährt, den Antragsteller zu fragen, welche Art der körperlichen Belastungen er gerade noch ohne Beschwerden bewältigen kann (z.B. 1 Etage Treppensteigen). Anhand dieser Angaben läßt sich die körperliche Belastbarkeit in Watt abschätzen (Abb. 88-1) und mit der ergometrisch objektivierten Belastbarkeit vergleichen.

In der erweiterten Anamnese wird man nach früheren Erkrankungen fragen, nach regelmäßig eingenommenen Medikamenten und nach kardiovaskulären Erkrankungen in der Familie, soweit diese Angaben für die Beantwortung der gutachtlichen Fragen relevant sind.

Am Ende der anamnestischen Erhebung wird man schließlich die Klagen und Symptome mündlich zusam-

**Kardiologisch orientierte Anamnese**

1. *Beschwerden*
   - Schmerzen
     Lokalisation (thorakal, abdominell, Unterkiefer, linker Arm, rechter Arm, Rücken)
     Ausstrahlung der Schmerzen
     Auslöser (Kälte, Essen, Aufregung, Belastung)
     Häufigkeit
     Besserung der Beschwerden durch Ruhe, Nitropräparate, Antazida, CCS-Stadium
   - Luftnot
     Ruhedyspnoe, Belastungsdyspnoe, anfallsweise Dyspnoe, NYHA-Klassifikation
   - Herzrhythmusstörungen
     (Herzstolpern, Schwindel, dokumentierte Bewußtlosigkeit)
   - Entwicklung der aktuellen Beschwerden
     Seit wann?
     Mögliche Auslöser?
2. *Eigenanamnese*
   - Krankheiten in der Kindheit (rheumatisches Fieber, Diphtherie, Kinderkrankheiten)
   - Ergebnisse von Schuluntersuchungen, Tauglichkeitsprüfungen etc. (Herzgeräusch bekannt, Blutdruck?)
   - Früher durchgemachte Erkrankungen (stationäre Behandlung?)
   - Frühere kardiologische Untersuchung (EKG, Echokardiographie, Herzkatheter?)
   - Risikoprofil
     (arterielle Hypertonie, Rauchen, Diabetes mellitus, Gesamtcholesterin, familiäre Belastung)
3. *Familienanamnese*
   - Kardiale Erkrankungen in der Familie
   - Infarkte in frühem Alter?
   - Plötzlicher Herztod?
4. *Sozialanamnese*
   - Welcher Beruf wird ausgeübt?
   - Beschwerden bei Ausübung des Berufes?
5. *Vegetative Anamnese*
   - Nykturie

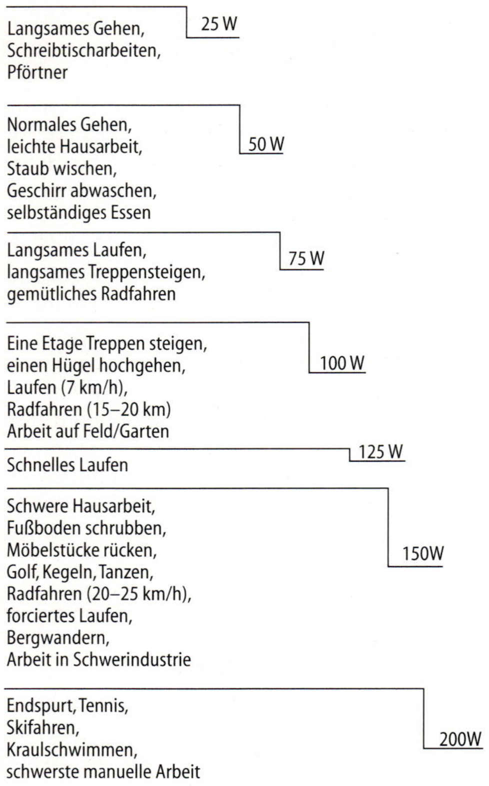


**Abb. 88-1.** Alltagsbelastungen und ihre korrespondierenden Belastungsstufen in Watt [W] zur raschen Abschätzung der körperlichen Belastbarkeit eines Individuums

menzufassen und den Antragsteller fragen, ob alle ihm wichtigen Punkte erfaßt sind. Eine genaue Dokumentation der Anamnese (Beschwerden auch im Wortlaut) ist unerläßlich. Im Einzelfall wird man prüfen, ob der Antragsteller die schriftliche Dokumentation der Anamnese gegenzeichnen soll, um späteren Mißverständnissen vorzubeugen. Bei Minderjährigen sind die Angaben der Eltern zu dokumentieren.

## 88.9.2 Klinische Befunderhebung

Im Regelfall schließt sich an die Anamnese die körperliche Untersuchung an. Grundsätzlich ist es ratsam, bei Gutachten mit kardiologischem Schwerpunkt einen Ganzkörperstatus am entkleideten Patienten zu erheben. Der Umfang der Untersuchung sollte sich jedoch an der konkreten gutachtlichen Fragestellung orientieren: Soll z.B. zum Zusammenhang zwischem einem Thoraxtrauma und der linksventrikulären Pumpfunktion Stellung genommen werden, sind detaillierte Untersuchungen des Sensoriums oder des Skelettsystems entbehrlich.

Bei der Beurteilung des Ausmaßes der Schädigung z.B. durch eine arterielle Hypertonie muß jedoch die Beurteilung des Augenhintergrundes zur genauen Einstufung (arterielle Hypertonie mit oder ohne Organschäden) zwingend durchgeführt werden.

Soll hingegen ein Gesamtgrad der Behinderung festgestellt werden, so wird eine wesentlich ausführlichere Untersuchung notwendig sein (orthopädische, neurologische Untersuchungen etc.), wenn im Gutachtenauftrag nicht anderes gefordert wurde (z. B. Beschränkung auf rein internistische Probleme, Zusatzgutachten durch Orthopäden).

Um sich einen raschen und in der Regel zuverlässigen ersten Eindruck über die körperliche Belastbarkeit des Antragstellers zu verschaffen, kann hilfreich sein, den Antragsteller beim Treppensteigen zu begleiten, oder einen sogenannten 6-min-Gehtest zu absolvieren. Auch indirekte Informationen während der Untersuchung (z.B. Entkleidungsdyspnoe) sollten beachtet und dokumentiert werden.

Die Dokumentation sollte möglichst detailliert erfolgen, um zukünftigen Gutachtern den Vergleich mit den Befunden zu erleichtern. „Herz und Lunge o.B." ist als Untersuchungsergebnis selbstverständlich unzureichend, da diesem kryptischen „Befund" nicht zu entnehmen ist, auf welche Phänomene im einzelnen geachtet wurde, die dann die Einschätzung „ohne Befund" rechtfertigen.

### 88.9.3 Apparative Befunderhebung

#### Ruhe-EKG

Die Anfertigung eines EKG ist in der kardiologisch orientierten Begutachtung eine Selbstverständlichkeit. Gelegentlich werden neben den 12 Standardableitungen weitere Ableitungen notwendig sein, um einen möglichst vollständigen Befund zu ermöglichen. Der Nachweis von pathologischen Q-Zacken in rechtspräkordialen Ableitungen wird bei Patienten nach Hinterwandinfarkt eine Beteiligung des rechten Ventrikels wahrscheinlich machen und besonderes Augenmerk auf die echokardiographische Beurteilung des rechten Ventrikels lenken.

Die EKG-Analyse umfaßt neben Lagetyp, exakter Erfassung der einzelnen Zeitwerte, deskriptiven Beschreibungen von Abnormalitäten auch die Berechnung der korrigierten QT-Zeit und der QT-Dispersion (Schneider 1997), insbesondere wenn Rhythmusstörungen oder Synkopen bekannt sind.

Wenn immer möglich, sollten frühere EKG's zum Vergleich herangezogen werden, um Befundveränderungen im Verlauf nachweisen zu können. Dies kann insbesondere bei Zusammenhangsgutachten wichtig sein.

#### Belastungs-EKG/Ergospirometrie

Häufig muß innerhalb einer Begutachtung die Belastbarkeit des Antragstellers untersucht werden. Das Belastungs-EKG ist für diese Frage gut geeignet, zumal es zusätzliche Informationen über myokardiale Minderdurchblutungen geben kann. Es ist jedoch zu berücksichtigen, daß die Sensitivität und Spezifität des Belastungs-EKG zum Nachweis einer koronaren Herzerkrankung (KHK) in Abhängigkeit von Geschlecht und Ausprägung der KHK zwischen 60% und 100% schwanken kann.

Im Einzelfall schließt also ein unauffälliges Belastungs-EKG eine signifikante KHK nicht aus, und es müssen daher alternative Techniken zum Nachweis einer myokardialen Minderdurchblutung herangezogen (Myokardszintigraphie, Echokardiographie) werden.

Unter diesen Techniken hat die Streßechokardiographie mittels Dobutamin oder Fahrradbelastung in den letzten Jahren aufgrund ihrer einfachen Anwendbarkeit und hoher Sensitivität und Spezifität in erfahrenen Händen eine festen Platz in der Diagnostik der KHK gewonnen.

Belastungsuntersuchungen werden in der Begutachtung aber nicht nur eingesetzt, um eine KHK wahrscheinlich zu machen, sondern auch, um die individuelle maximale Belastbarkeit des Patienten zu untersuchen. Der Anstieg der Herzfrequenz während der Belastung sowie das Verhalten des Blutdrucks spielen dabei eine wesentliche Rolle. Um im einzelnen zu beurteilen, ob die individuelle Belastbarkeit oder das Blutdruckverhalten sich normal verhalten, ist der Vergleich mit Normwerten (Nordenfelt 1985) nötig (Abb. 88-2).

Generell kann man sagen, daß eine Belastbarkeit von 3 W/kgKG für junge Männer (20–30 Jahre) und von 2,5 W/kgKG für junge Frauen erwartet werden kann. Für jedes Lebensjahrzehnt zusätzlich werden 10% von der errechneten Wattzahl abgezogen.

Für die Beurteilung der Belastbarkeit in spezifischen Berufen muß jedoch neben der Spitzenbelastbarkeit auch die Dauerbelastbarkeit des Individuums untersucht werden. Hierbei ist die anaerobe Schwelle, wie sie mittels der Ergospirometrie ermittelt werden kann, hilfreich. Die anaerobe Schwelle beschreibt die Dauerleistungsgrenze des Individuums, also die Belastbarkeit, bis zu der sich $O_2$-Aufnahme und $CO_2$-Abgabe die Waage halten.

Diese ergospirometrisch dokumentierte Schwelle kann zur Beurteilung der individuellen Dauerbelastbarkeit herangezogen werden. Die Dauerbelastbarkeit während eines 8stündigen Arbeitstages sollte deutlich unterhalb dieser Grenze liegen.

Zusätzlich kann mittels Ergospirometrie auch die individuelle Leistungsbereitschaft des Antragstellers überprüft werden.

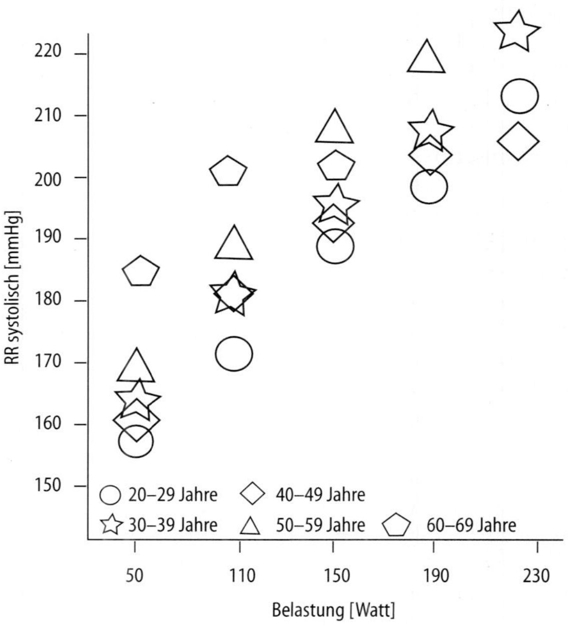


**Abb. 88-2.** Mittlere systolische Blutdruckwerte bei unterschiedlichen Belastungsstufen in Abhängigkeit vom Alter bei männlichen Probanden. Die Blutdruckwerte bei Frauen liegen ca. 5 mmHg unter diesen Werten. Der diastolische Blutdruckwert ändert sich während Belastungen nicht wesentlich. (Nach Nordenfelt et al. 1985)

Bis auf wenige Ausnahmen (schwere pulmonale Erkrankungen, schwere periphere arterielle Verschlußkrankheit) wird vor der körperlichen Erschöpfung die anaerobe Schwelle erreicht. Bei Abbruch der Belastung aus „Erschöpfungsgründen" muß bei Nichterreichen der anaeroben Schwelle an eine mangelnde Mitarbeitsbereitschaft gedacht werden.

Zusätzlich kann die Bestimmung des Blutlaktatwertes oder des Basenüberschusses hilfreich sein, um zu entscheiden, ob der Untersuchte ausbelastet war: Als Zeichen der Ausbelastung gelten der Anstieg des Laktatwertes auf mindestens 4–5 mmol/l bzw. des Basenüberschusses auf −4 mEq/l (Lehmann 1981).

### Langzeit-EKG

Die Durchführung eines Langzeit-EKG ist aufwendiger als die eines Ruhe-EKG oder eines Belastungs-EKG, zumal der Antragsteller in der Regel nach 24 h erneut erscheinen muß, um den EKG-Rekorder abzugeben. Dieser Aufwand wird jedoch gelegentlich notwendig sein, um spezielle gutachtliche Frage zu beantworten.

Als Indikation für das Langzeit-EKG gelten klassischerweise die Frage nach Vorhandensein und Art von Herzrhythmusstörungen. In den letzten Jahren hat sich jedoch auch der Einsatz des Langzeit-EKG zur Analyse von Ischämien bewährt. Insbesondere der Nachweis stiller Ischämien im Rahmen einer koronaren Herzerkrankung während täglicher Belastungen oder der Arbeit ist häufig nur mit einem solchen Rekorder möglich und rechtfertigt den Einsatz einer solchen aufwendigeren Technik.

Die Analyse der Herzfrequenzvariabilität gestattet zusätzlich eine Abschätzung der Prognose bei Patienten mit kardialen Erkrankungen.

### Echokardiographie

Neben dem EKG gilt die echokardiographische Untersuchung als zweite grundlegende Methode in der Begutachtung. Pumpfunktion, Größe und Dicke des Myokards, Klappenmorphologie und Klappenfunktion sowie die nichtinvasive Bestimmung von Druckwerten ermöglichen eine umfassende Einschätzung der Morphologie des Herzens. In Verbindung mit Belastungstechniken gestattet sie zusätzlich auch Antworten auf die Fragen nach Myokardischämie und Myokardvitalität nach Myokardinfarkten.

Die transösophageale Echokardiographie, insbesondere mit multiplanen Sonden, ist indiziert bei Patienten, die transthorakal nicht ausreichend beschallbar sind, oder wenn z. B. die Frage nach Shuntvitien beantwortet werden muß. In Kombination mit Belastungsverfahren (z. B. Dobutamin) erreicht sie eine hohe Sensitivität und Spezifität im Nachweis myokardialer Ischämien oder residualer Vitalität nach Myokardinfarkt (Baer 1998). Sie bedarf jedoch der Aufklärung und Zustimmung des Antragstellers, ist jedoch ähnlich wie eine Magenspiegelung vom Antragsteller zu dulden.

### Andere Verfahren

#### ■ Laboruntersuchungen

Eine Reihe anderer Verfahren können zur kardiologischen Begutachtung eingesetzt werden. Häufig werden im Rahmen der Begutachtung eine Vielzahl von Laborwerten bestimmt. Es sollte jedoch bedacht werden, daß diese in der Regel teuren Untersuchungen nur selten wesentlich zur Begutachtung beitragen, insbesondere, wenn kritiklos eine Fülle von Parametern bestimmt wird („Aufnahmestandard, große Laborroutine").

Die Bestimmung von Lipidparametern, Blutzuckerwerten und Eiweiß im Urin ist gelegentlich nötig, um das Risikoprofil des Antragstellers richtig einschätzen zu können. Nur ausnahmsweise wird es jedoch in der kardiologischen Begutachtung notwendig sein, Differentialblutbilder, differenzierte Leberparameter, Blutgerinnungswerte oder gar aufwendige Antikörperdiagnostik durchführen zu lassen. Auch hier sollte zunächst kritisch geprüft werden, welche Laborparameter zwingend erforderlich sind, um die Fragen des Gutachtenauftrages zu beantworten. Häufig wird der Antragsteller Laborwerte von seinem Hausarzt mitbringen, die selbstverständlich mitberücksichtigt werden sollten.

#### ■ 24-h-Blutdruckmessung

Ein relativ einfaches Verfahren ist die 24-h-Blutdruckmessung, die Aufschluß über Vorhandensein und Ausprägung einer arteriellen Hypertonie gibt. Insbesondere bei Antragstellern mit Myokardhypertrophie bietet sich diese Untersuchung an, um Vorhandensein und Ausprägung einer arteriellen Hypertonie zu dokumentieren. Eine 24-h-Blutdruckmessung am Arbeitsplatz bietet sich bei Patienten mit arterieller Hypertonie an, um das Ausmaß dieser Erkrankung richtig einschätzen zu können und den Auftraggeber des Gutachtens z.B. bezüglich einer Arbeitsunfähigkeit wegen arterieller Hypertonie richtig beraten zu können.

#### ■ Kernspintomographie

Wesentlich aufwendigere Untersuchungen in der kardiologischen Begutachtung umfassen die Kernspintomographie des Herzens, die Myokardszintigraphie und invasive Untersuchungsverfahren. Die Kernspintomographie findet insbesondere bei Antragstellern mit Vitien oder Anomalien der großen Gefäße Anwendung.

Die Vorteile dieser Methode sind offensichtlich: ohne größere Vorbereitung und ohne Strahlenbelastung lassen sich dreidimensionale Datensätze des Herzens erstellen, die die detaillierte Analyse der einzelnen Abschnitte des Herzens ermöglichen. In Verbindung mit pharmakologischen Belastungsuntersuchungen lassen sich außerdem analog zur Streßechokardiographie Fragen nach myokardialer Ischämie und Vitalität beantworten (Baer et al. 1998).

Nachteile dieser Methode umfassen den hohen maschinellen und personellen Aufwand sowie die dadurch verursachten Kosten.

**■ Myokardszintigraphie**
Auch die Myokardszintigraphie des Herzens unter der Fragestellung myokardiale Ischämie/Vitalität bietet sich als nichtinvasive Untersuchung an. Ähnlich wie bei der Kernspintomographie wird auch die Myokardszintigraphie nur in Einzelfällen zum Einsatz kommen, z.B. bei Patienten, die echokardiographisch nicht ausreichend untersuchbar sind, die eine transösophageale Untersuchung ablehnen, bei denen aber eine Ischämiediagnostik unabdingbar ist.

**■ Invasive Untersuchungen**
Nur im begründeten Einzelfall werden invasive Untersuchungen (Herzkatheter, elektrophysiologische Untersuchungen) im Rahmen der Begutachtung notwendig sein. Eine Duldungspflicht für diese Untersuchung besteht seitens des Antragstellers im Regelfall jedoch nicht.

## 88.10 Beurteilung

Nach den anamnestischen Angaben, den Befunden der körperlichen und apparativen Untersuchungen folgt als zentraler Abschnitt des Gutachtens die gutachterliche Stellungnahme zu den vom Auftraggeber gestellten Fragen. Unter dem Blickwinkel dieser Fragen werden die relevanten Befunde kurz dargestellt und kritisch gewürdigt. Dabei folgen die Befunde einer inneren Hierarchie: die objektiven Befunde (linksventrikuläre Ejektionsfraktion) sind gutachtlich die wichtigsten, da sie unabhängig von der Mitarbeit des Antragstellers erhoben werden; gefolgt werden sie von semi-objektiven (körperliche Belastbarkeit) und subjektiven (Dyspnoe, Angina pectoris) Befunden. Diese Befunde müssen dann zu aussagekräftigen Diagnosen zusammengefaßt werden. Die Diagnosen sollen hohen Ansprüchen genügen: sie müssen klar definiert sein, sie müssen auf eindeutigen Befunden beruhen und damit auch von dritter Seite nachprüfbar sein. Verdachtsdiagnosen sollten nach Möglichkeit vermieden werden (z.B. Verdacht auf KHK), da sie in der Bestimmung z.B. der MdE nicht berücksichtigt werden können.

Die Diagnosen sollten nach Möglichkeit eine Quantifizierung der individuellen Einschränkung beinhalten, mit Hilfe derer auch der Laie die Schwere der Einschränkung einschätzen kann. Auch ein Laie muß verstehen können, daß eine linksventrikulären Ejektionsfraktion von 26% hochgradig eingeschränkt ist, weshalb es sich anbietet, die Diagnose als „hochgradig eingeschränkte linksventrikuläre Pumpfunktion (Ejektionsfraktion 26%)" zu formulieren und nicht „eingeschränkte linksventrikuläre Ejektionsfraktion (26%)" oder gar „linksventrikuläre Ejektionsfraktion 26%".

Erst nachdem exakte Diagnosen gestellt wurden, können die weiterführenden Fragen nach ursächlichen Zusammenhängen oder Ausmaß der Minderung der Erwerbsfähigkeit diskutiert werden. Gelegentlich wird es nötig sein, spezielle Literatur hinzuzuziehen, um schwierige Sachverhalte zu erörtern. Die Literatur sollte aber dann so zitiert werden, daß der medizinische Laie nachvollziehen kann, warum diese Literaturstelle wichtig ist und was der spezielle Beitrag dieser Stelle für die konkrete Begutachtungssituation ist.

Da ein Gutachten jedoch keine wissenschaftliche Abhandlung ist, sollte mit Literaturzitaten sparsam umgegangen werden. Um dem Auftraggeber des Gutachtens die Möglichkeit zu geben, sich selbst ein Bild von einem Sachverhalt zu machen, sollten durchaus auch kontroverse Einschätzungen der Literatur dargestellt werden.

In der abschließenden Stellungnahme des Gutachters muß jedoch ersichtlich sein, welchen Standpunkt der Gutachter einnimmt und warum.

Das Gutachten endet in der Regel mit der Beantwortung der Fragen des Gutachtenauftrages. Das Gutachten wird vom Gutachter persönlich unterschrieben. Sind mehrere Personen am Gutachten beteiligt, müssen ihre Funktion dargelegt werden, der eigentliche Gutachter muß das Gutachten mit dem Zusatz „nach eigener Urteilsbildung und Untersuchung" unterschreiben.

## Literatur


1. Baer FM (1998) Vitalitätsdiagnostik bei koronarer Herzkrankheit. Med. Welt 49: 354–358
2. Bundesminister für Arbeit und Sozialordnung (1996) Anhaltspunkte für die ärztliche Gutachtertätigkeit im sozialen Entschädigungsrecht. Köllen Druck und Verlag, Bonn
3. Lehmann M, Keul J, Wybitul K (1981) Einfluß einer stufenweisen Laufband- und Fahrradergometrie auf die Plasmakatecholamine, energiereichen Substrate, aerobe und anaerobe Kapazität. Klin Wochenschr 59: 553–559
4. Mollowitz GG (1993) Der Unfallmann, 11. Aufl. Springer, Berlin Heidelberg New York Tokio
6. Nordenfelt I, Adolfson L, Nilsson JE, Olsson S (1985) Reference values for exercise tests with continuous increase in load. Clin Physiol 5: 161–172
6. Rompe G, Erlenkämper A (1992) Begutachtung der Haltungs- und Bewegungsorgane, 2. Aufl. Thieme, Stuttgart
7. Schneider CA, Voth E, Baer FM, Horst M, Wagner R, Sechtem U (1997) QT dispersion is determined by the extent of viable myocardium in patients with chronic Q-wave myocardial infarction. Circulation 96: 3913–3920

# Kapitel 89

# Ökonomische Aspekte in der Kardiologie

89

B. Hinzpeter, G. Klever-Deichert, K. Lauterbach



In den Industrienationen erlangt die koronare Herzkrankheit (KHK) aufgrund ihrer steigenden Prävalenz und ihren schwerwiegenden Begleit- und Folgeerkrankungen zunehmend gesundheitspolitische Bedeutung. Kardiovaskuläre Krankheiten sind in den westlichen Industrienationen nach wie vor eine der häufigsten Todesursachen. Hiervon sind ca. 43% der KHK zuzurechnen und 25% den Krankheiten des zerebrovaskulären Systems.

Angesichts eingeschränkter Finanzierungsspielräume im Gesundheitswesen gewinnt die Wirtschaftlichkeit verschiedener Interventionen bei der KHK an Bedeutung.

Im folgenden soll daher zunächst eine kurze Einführung in gesundheitsökonomische Verfahrensweisen gegeben werden. Anschließend werden zwei Evaluationsformen in der Anwendung beschrieben, nämlich eine Krankheitskostenstudie der KHK aus der Perspektive der Gesellschaft und eine Kosten-Nutzen Analyse der Sekundärprävention der KHK aus der Sicht der Sozialversicherung.

## 89.1 Gesundheitsökonomische Analysen – eine Einführung

Gesundheitsökonomische Analysen haben in Deutschland bislang nicht nur im Gesundheitswesen eine untergeordnete Rolle gespielt. Zwei Fakten stellen die Daseinsberechtigung jeder ökonomischen und jeder Kosten-Nutzen-Analyse dar: die Knappheit der Ressourcen und die nahezu unbegrenzte Anzahl menschlicher Bedürfnisse. Hiermit ist ein Entscheidungsproblem programmiert, daß unter gegebenen Bedingungen eine effiziente Allokation knapper Ressourcen gebietet.

Mit den Methoden der Gesundheitsökonomie ist es möglich, durch retro- und prospektive Analysen die Kosten alternativer Diagnose- und Behandlungsverfahren den Nutzen gegenüber zu stellen. Auf diese Weise lassen sich Aussagen zur Wirtschaftlichkeit der Interventionen treffen. Es werden sowohl aufzuwendende sachliche wie personelle Leistungen, die in Geldeinheiten bemessen werden, berücksichtigt, als auch Unterschiede verschiedener Nutzwert-Faktoren, wie z.B. medizinische Outcome-Parameter.

### 89.1.1 Grundtypen ökonomischer Evaluationsverfahren

Die Grundtypen von ökonomischen Evaluationsverfahren, welche die Kosten alternativer Maßnahmen den jeweils erzielten Gesundheitseffekten gegenüberstellen (Abb. 89-1), sind:

1. Kostenminimierungsanalyse,
2. Kosten-Wirksamkeit-Analyse,
3. Kosten-Nutzwert-Analyse,
4. Kosten-Nutzen-Analyse.

Ein Ziel bei der Durchführung von Wirtschaftlichkeitsanalysen sollte die Standardisierung und damit Vergleichbarkeit mit anderen, internationalen Studien sein. Bei gesundheitsökonomischen Evaluationen zeigt sich, daß es in vielen Bereichen Unklarheit über die „bestmögliche" Vorgehensweise bei der Bewertung von Kosten- und Nutzenkomponenten gibt.

#### Krankheitskostenstudien

Eine besondere Form gesundheitsökonomischer Studien stellen die Krankheitskostenstudien dar. Sie spiegeln sowohl die Kosten der Prävention, Behandlung und Behandlungsalternativen einer Erkrankung wider. Krankheitskostenstudien liefern somit grundlegende Informationen für Wirtschaftlichkeitsdiskussionen und Kosten-Nutzen-Analysen, beinhalten jedoch auch die Gefahr,

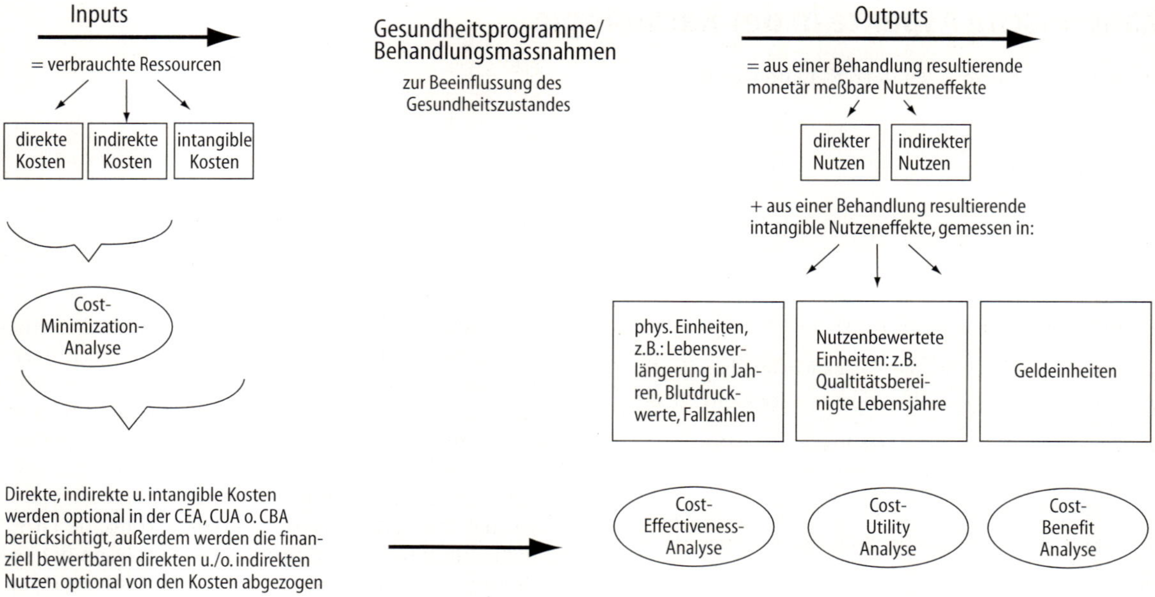


**Abb. 89-1.** Grundtypen ökonomischer Evaluationsverfahren und ihre Komponenten

daß gesundheitspolitische Entscheidungen nicht auf der Basis der Kosteneffektivität von Behandlungsalternativen getroffen werden, sondern aufgrund der gesamtwirtschaftlichen Kosten einer Krankheit (v. Ferber 1997; Rice 1994).

Ergebnisse einer ökonomische Analyse hängen unmittelbar von der Perspektive ab, da hieraus begründet wird, welche Kosten und welche Nutzen berücksichtigt werden. Die gesellschaftliche Perspektive stellt die umfassendste dar. Nur bei ihr kann erkannt werden, welche Konsequenzen z. B. die KHK für die Volkswirtschaft haben kann.

## 89.2 Ökonomische Aspekte der koronaren Herzkrankheit in Deutschland

### 89.2.1 Bedeutung der koronaren Herzkrankheit

Schon aufgrund der hohen Prävalenz und Inzidenz koronarer Herzkrankheiten sowie der KHK-Sterblichkeit ist die herausragende Bedeutung der KHK für Einnahmen und Ausgaben der Sozialversicherung plausibel. Denn trotz der seit ungefähr 1970 kontinuierlich sinkenden KHK-Sterblichkeit sind Herz-Kreislauf-Erkrankungen in der Bundesrepublik die häufigste Todesursache.

Wie auch in anderen europäischen Ländern steht der rückläufigen KHK-Mortalität eine steigende Zahl an koronaren Herzerkrankungen gegenüber. 6,6% aller Krankenhausfälle entfallen auf diese Erkrankungen; von den ambulanten Leistungen (inkl. Arzneimittel) sind der KHK 5,5% zuzurechnen. Zusätzlich zu diesen Krankheitskosten sind jährlich ca. 210.000 KHK-Todesfälle zu verzeichnen. Da Statistiken den mit zunehmendem Alter kontinuierlichen Anstieg der Herz-Kreislauf-Erkrankungen belegen (Krankheitsartenstatistik1998), wird vor dem Hintergrund der demographischen Entwicklung (Sommer 1994) die gesundheitspolitische Bedeutung dieser Krankheitsgruppe zunehmen.

Aber auch die Häufigkeit erhöhter Cholesterinwerte verdeutlicht die zunehmende Bedeutung der koronaren Herzerkrankungen. In Deutschland liegt nach Daten der DHP bei 33,8% der Frauen und bei 32,3% der Männer im Alter zwischen 25 und 69 Jahren eine Hypercholesterinämie vor (Kreuter 1995). Es wird daher in Zukunft ein zunehmender Bedarf an vergleichenden Kosten-Nutzen-Analysen für die KHK bestehen, denn mit den begrenzten Mitteln ist es bereits jetzt nicht mehr möglich, alle sinnvollen Interventionen in ihrem maximalen Umfang allen Patienten, die potentiell davon profitieren könnten, zur Verfügung zu stellen.

### 89.2.2 Krankheitskostenanalyse der koronaren Herzkrankheit

In der nachfolgenden Krankheitskostenanalyse werden direkte Kosten und indirekte Kosten in Form von Produktivitätsausfällen ermittelt. Die Ergebnisse stellen die Kosten dar, welche die im Basisjahr prävalenten KHK-Fälle (neue Fälle und alte Fälle) in den verbleibenden Lebensjahren der betroffenen Patienten insgesamt verursachen. Dabei wird u. a. berücksichtigt:

- Geschlechts-und Altersverteilung der KHK,
- Restlebenserwartung,
- geschlechtspezifische Erwerbsquoten der einzelnen Altersgruppen,
- Zahl der Berufsaussteiger aufgrund von KHK (Albrecht et al. 1995; Klever-Deichert et al. 1999; Hinzpeter et al. 1999).

Es ergibt sich eine Berufsaussteigerquote von insgesamt ca. 30%.

Unter die KHK werden bei den Berechnungen die folgenden ICD-9-Codes subsummiert:

410–414: Ischämische Herzkrankheiten.
428 zu 50%: Es ist davon auszugehen, daß etwa 50% der Herzinsuffizienz der KHK zuzurechnen ist.

Als Datenbasis dienen dabei amtliche Statistiken, sofern diese vorhanden sind und ergänzend realistische Annahmen und Schätzungen.

**Direkte Kosten**

Die direkten Kosten der KHK erklären sich wie folgt:

- *Ambulante Behandlung*
  Im Jahre 1995 beliefen sich die gesamten Ausgaben für ambulante Behandlung auf 86,51 Mrd. DM – ohne Berücksichtigung von Arznei-, Heil- und Hilfsmitteln (Statistisches Bundesamt 1997). Der Anteil, der durch die KHK bedingt ist, wurde näherungsweise auf der Basis der Verteilung der Arztkontakte bei niedergelassenen Ärzten geschätzt. Hochgerechnet auf 1996 ergeben sich unter Verwendung des Preisindex für die Dienstleistungen von Ärzten somit Kosten in Höhe von 4,13 Mrd. DM.
- *Arzneimittel*
  Neben den Kosten ambulanter Behandlungen werden auch Kosten des Arzneimittelverbrauchs berücksichtigt, im Jahr 1996 1,2 Mrd. DM ausmachen.
  Insgesamt erhält man durch ambulante Behandlung und Arzneimittelverbrauch der KHK Kosten in Höhe von 5,33 Mrd. DM im Basisjahr. Jeder Patient verursacht in den für seine Altersgruppe spezifischen, verbleibenden Lebensjahren bis zu seinem Tod die gleichen Kosten. Da diese Gesamtkosten erst über mehrere Jahre hinweg anfallen, muß eine Diskontierung vorgenommen werden; die zukünftigen, mit jährlich 4% diskontierten Kosten für ambulante Behandlungen (inklusive der Arzneimittel) belaufen sich auf 29,85 Mrd. DM.
- *Stationäre Behandlung*
  Auch zur Ermittlung der stationären Leistungsausgaben werden die Kosten im Basisjahr ermittelt. Die Gesamtkosten für stationäre Leistungen in 1996 betragen 6,56 Mrd. DM. Im Zeitablauf ergeben sich insgesamt 8,95 Mrd. DM an stationären Behandlungskosten.
- *Rehabilitation*
  Zu den direkten stationären Kosten zählen auch die Rehabilitationsleistungen. Im Basisjahr und im Zeitablauf entstehen Kosten für Rehabilitationsbehandlungen in Höhe von 0,40 Mrd. DM.

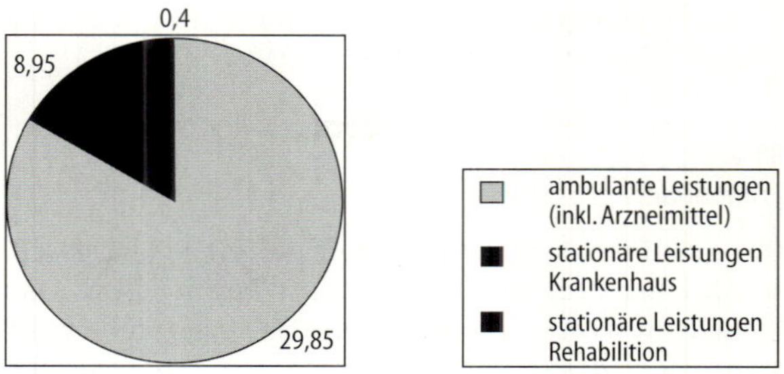


**Abb. 89-2.** Direkte Kosten der KHK in Mrd. DM

Die direkten Kosten aufgrund von KHK betragen somit insgesamt 39,2 Mrd. DM, von denen der größte Anteil durch die ambulanten Leistungen verursacht wird (Abb. 89-2).

**Indirekte Kosten**

Indirekte Kosten entstehen in Form von Produktivitätsausfällen. Zu unterscheiden sind kurzfristige und dauernde Arbeitsunfähigkeit. Bei der dauernden Arbeitsunfähigkeit (AU) wird darüber hinaus unterschieden nach AU aufgrund von Morbidität bzw. Mortalität.

- *Vorübergehende Arbeitsunfähigkeit*
  Kommt es infolge von koronaren Herzkrankheiten zu Krankschreibungen, entstehen durch diese vorübergehende Arbeitsunfähigkeit Produktivitätsausfälle. Diese werden in der Regel mit dem Humankapitalansatz berechnet, indem die Ausfallzeiten mit dem Bruttolohn zuzüglich Arbeitgeberbeiträge bewertet werden. Die Kosten der kurzfristigen Arbeitsunfähigkeit betragen für alle Erwerbstätigen 5,16 Mrd. DM im Basisjahr. Im Zeitablauf ergeben so Kosten vorübergehender Arbeitsunfähigkeit in Höhe von 35,31 Mrd. DM.
- *Andauernde Arbeitsunfähigkeit*
  Indirekte Kosten entstehen darüber hinaus dadurch, daß KHK-Patienten wegen ihrer Erkrankung vorzeitig aus dem Berufsleben ausscheiden (verlorene Erwerbsjahre wegen andauernde Arbeitsunfähigkeit).
- *Verlorene Erwerbsjahre*
  Verlorene Erwerbsjahre sind die Jahre, in denen ohne die KHK der Beruf hätte regulär bis zum 65. Lebensjahr ausgeübt werden können. Bei einer Diskontrate von 4% ergeben sich für Männer und Frauen indirekte Kosten (= Produktivitätsausfälle) infolge andauernder KHK-Arbeitsunfähigkeit in Höhe von 32,41 Mrd. DM. Davon entfallen 5,78 Mrd. DM auf Frauen und 26,63 Mrd. DM auf Männer. Auch die infolge der KHK-bezogenen Mortalität verlorenen Erwerbsjahre implizieren aus Sicht der Gesellschaft einen Produktivitätsverlust. Die gesamten diskontier-

ten Produktivitätsausfälle aufgrund von KHK-Mortalität belaufen sich auf 5,71 Mrd. DM.

### 89.2.3 Ergebnisse

Die gesamten Krankheitskosten der KHK aus gesellschaftlicher Perspektive betragen rund. 113 Mrd. DM (Tabelle 89-1). Die Besonderheit des vorliegenden Ansatzes liegt darin, daß die Kosten aller im Basisjahr prävalenten KHK-Fälle über die verbleibenden Lebensjahre ermittelt werden, d.h. es werden sowohl die alten Fälle als auch die Neuerkrankungen im Basisjahr berücksichtigt, so daß die gesamte ökonomische Bedeutung der koronaren Herzerkrankungen hervorgehoben wird.

Auch die Verteilung der Kosten ist von Bedeutung. Innerhalb der Gruppe der direkten Kosten dominiert die ambulante Versorgung, obwohl sich ein großer Anteil der Patienten z. T. wiederholt einer Revaskularisierungsmaßnahme im Krankenhaus unterziehen muß. Bei den indirekten Kosten zeigt sich, daß der Einfluß der andauernden Arbeitsunfähigkeit größer ist als der der Mortalität. Dies ist darauf zurückzuführen, daß in der Gruppe der Erwerbstätigen die Zahl der tödlichen Infarkte verhältnismäßig gering ist.

Die Berechnungen zeigen annähernd, welche Kosten einzusparen wären, wenn die Möglichkeit bestünde, die KHK für alle Betroffenen des Basisjahres (alte und neue Patienten) zu vermeiden.

Für Kosten-Nutzen- oder Kosten-Effektivitäts-Analysen empfiehlt es sich, statt der indirekten Kosten aus gesellschaftlicher Perspektive die Auswirkungen einer untersuchten Therapie auf die Einnahmen und Ausgaben der Sozial- bzw. Krankenversicherung zu berücksichtigen. Im folgenden Abschnitt wird daher der Einfluß der Sekundärprävention auf die Kosten aus der Perspektive der Sozialversicherung untersucht.

**Tabelle 89-1.** Übersicht über die gesamten Kosten koronarer Herzkrankheiten aus gesellschaftlicher Perspektive

| *Kostenart* | *Mrd. DM* |
|---|---|
| Ambulante Behandlung inkl. Arzneimittel | 29,85 |
| Stationäre Leistungen Krankenhaus | 8,95 |
| Stationäre Rehabilitationsleistungen | 0,40 |
| Direkte Kosten gesamt | 39,2 |
| Arbeitsunfähigkeit | 35,31 |
| Vorzeitiges Ausscheiden aus dem Erwerbsleben (Morbidität) | 32,41 |
| Vorzeitiges Ausscheiden aus dem Erwerbsleben (Mortalität) | 5,71 |
| Indirekte Kosten gesamt | 73,43 |
| Gesamtkosten | 112,6 |

## 89.3 Kosten-Nutzen Analyse der Sekundärprävention

### 89.3.1 Rolle der Prävention

#### 4-S-Studie

Zahlreiche Studien belegen, daß Patienten mit einer Hypercholesterinämie von einer Therapie mit Statinen erheblich profitieren. In der 4-S-Studie betrug die relative Risikoreduktion für schwere koronare Ereignisse 35% in der niedrigsten Quartile für den LDL-Ausgangswert und 36% in der höchsten Quartile. Unter der Simvastatintherapie sank das Risiko für schwere koronare Ereignisse in allen Quartilen für die Ausgangswerte von Gesamt-, HDL-, und LDL-Cholesterin in ungefähr der gleichen Größenordnung. Als Konsequenz verringerten sich die Kosten für Krankenhausaufenthalte im Vergleich zur Placebogruppe um 32% (Kjekshus 1995; Reckless 1996; Jönsson 1996, Scandinavian Simvastatin Survival Study Group 1993, 1994, 1995).

#### LCAS-Studie

In der LCAS-Studie wurde erstmals belegt, daß auch Patienten mit nur leicht erhöhten Cholesterinspiegeln von der Einnahme von Statinen profitieren: Die Häufigkeit kardialer und kardial tödlicher Ereignisse nahm unter Statintherapie um ca.33% ab ( Herd 1997; Hebert 1997).

#### LIPID-Studie

Auch die LIPID-Studie belegte eine Mortalitätssenkung um 23% bei Patienten mit stattgehabtem Myokardinfarkt, die Inzidenz tödlicher und nichttödlicher Myokardinfarkte nahm um 29% ab, die Notwendigkeit einer Bypassoperation ebenfalls um 24%.

Die LIPID-Studie wurde daraufhin vorzeitig beendet (Toukin 1997). Dieser Benefit ist zusätzlich begleitet von einer geringeren Anzahl von Revaskularisationsprozeduren und weniger Schlaganfällen (Crouse et al. 1997).

#### WOSCOP-Studie

In der WOSCOP-Studie wurde der Effekt einer Cholesterinsenkung auf die koronare Sterblichkeit und das Auftreten nichttödlicher Myokardinfarkte bei über 6.000 Patienten ohne Myokardinfarkt in der Vorgeschichte, also eine primärpräventive Intervention, untersucht. Auch hier zeigte sich eine Reduktion der nichtletalen Myokardinfarkte um 31%, die Gesamtmortalität wurde jedoch nicht signifikant gesenkt ( WOSCOP Study Group 1996; Shepherd 1995).

#### Bewertung der Studienergebnisse

Obwohl z.B. die Wirksamkeit der Prävention mit Statinen in bezug auf die Senkung der Krankheitsfolgen der KHK und für die Senkung der Sterblichkeit besonders gut belegt sind, wird die Prävention aus medizinischer Sicht nur in unzureichendem Maß betrieben. Hintergrund ist die Befürchtung, daß eine Verordnung bei allen Patienten, die von der Therapie profitieren würden, aufgrund einer möglichen schlechten Kosten-Nutzen Relation und der Auswirkungen auf das Arzneimittelbudget der verordnenden Ärzte nicht zu vertreten wäre.

Die folgende Kosten-Nutzen Analyse aus Sicht der Sozialversicherung untersucht die Auswirkungen der Sekundärprävention koronarer Herzkrankheiten auf die Einnahmen und Ausgaben der Sozialversicherung in Deutschland.

### 89.3.2 Methodische Grundlagen der Kosten-Nutzen-Analyse

Ausgehend von den genannten Kostendaten läßt sich ermitteln, inwieweit Präventionsprogramme durch Vermeidung von Krankheit auch zur Vermeidung dieser Krankheitskosten beitragen. Dazu werden in einer Kosten-Nutzen-Analyse die Präventionskosten den von der Prävention ausgehenden Nutzen (Einsparungen) aus Sicht der Sozialversicherung gegenübergestellt.

Hierzu interessieren die Beitragsverluste der Sozialversicherung, welche die Einnahmeseite der Sozialversicherung beeinflussen. Da von effektiven Beitragsverlusten, die den Finanzsaldo negativ beeinflussen, nur dann gesprochen werden kann, wenn die Leistungsausgaben nicht in gleichem Umfang zurückgehen, werden auch die Mehr- und Minderausgaben der Sozialversicherung berücksichtigt.

Die Herleitung des Gesamtbeitrages eines arbeitenden Mitgliedes (ohne gesetzliche Unfallversicherung) ist Tabelle 89-2 zu entnehmen. Da das Risiko einer KHK mit zunehmendem Alter steigt, werden in der Kosten-Nutzen-Analyse lediglich die Altersgruppen der 45- bis 65jährigen berücksichtigt; der geringe Anteil der Fälle unter 45 Jahren wird vernachlässigt. Um die Nettokosten der Prävention zu ermitteln, sind in der Kosten-Nutzen-Analyse die Kosten der Prävention um mögliche Einsparungen zu saldieren, die durch vermiedene koronare Herzkrankheiten zu realisieren sind. Es gilt, daß der Nutzen der Prävention zunimmt, je mehr Personen mit KHK- bzw. Infarktrisiko einbezogen werden. Da in der vorliegenden Analyse die Kosten-Nutzen-Relation der Sekundärprävention interessiert, werden alle Fälle, in denen eine KHK bereits vorliegt, in die Prävention einbezogen (ca. 340.000 Fälle).

Entscheidend für die Ermittlung der Nettokosten der Prävention ist die angenommene Risikoreduktion. In der Modellrechnung wird von einer Risikoreduktion von durchschnittlich 30% ausgegangen.

### 89.3.3 Berechnung der Beitragsverluste, Mehr- und Minderausgaben

Zunächst wird die Kostenanalyse (s. oben) aus der Sicht der Gesellschaft auf die entsprechende Subpopulation bezogen. Die auf die 45- bis 65jährigen entfallenden direkten Kosten betragen somit insgesamt 18,46 Mrd. DM.

#### Beitragsverluste der Sozialversicherung

Aus Sicht der gesamten Sozialversicherung interessieren darüber hinaus die Beitragsverluste. Während direkte Kosten bei allen KHK-Patienten entstehen, kommt es zu Beitragsverlusten der Sozialversicherung nur dann, wenn aufgrund der KHK Erwerbsjahre verlorengehen. Um die Beitragsverluste aufgrund von KHK-Morbidität und -Mortalität zu berechnen, werden die verlorenen Erwerbsjahre je Fall und Altersgruppe ermittelt (s. Abb. 89-3).

Schon die Achsenskalierung verdeutlicht, daß der weit größere Teil der verlorenen Erwerbsjahre auf die Morbiditätsfälle entfällt. Auch wird veranschaulicht, daß der deutlich größere Teil an verlorenen Erwerbsjahren auf Männer entfällt. Insgesamt gehen in der Altersgruppe der 45- bis 65jährigen aufgrund der Morbidität ca. 499.000 Erwerbsjahre verloren, aufgrund der Mortalität dagegen ca. 82.000. Die diskontierten Beitragsverluste aufgrund von andauernder Arbeitsunfähigkeit betragen ca. 4,1 Mrd. DM, aufgrund von Mortalität ca. 0,6 Mrd. DM. Insgesamt ergeben sich somit – unter Berücksichtigung von Neueinstellungen – Beitragsverluste in Höhe von 4,7 Mrd. DM.

**Tabelle 89-2.** Herleitung des durchschnittlichen Jahresbeitrages zur Sozialversicherung. (Nach Statistisches Jahrbuch 1997, S. 466 f., eigene Berechnungen)

| | Einnahmen aus Mitgliedsbeiträgen (ohne Rentner) (Mrd. DM) | Mitglieder (ohne Rentner) (Mio. Erwerbstätige) | Durchschnittlicher Jahresbeitrag je Mitglied (DM) |
|---|---|---|---|
| GKV | 186 | 36 | 5.125,00 |
| GPfV | 14 | 36 | 389,00 |
| GRV | 273 | 43 | 6.349,00 |
| Arbeitslosenversicherung | 85 | 35 | 2.428,00 |
| Gesamt | – | – | 14.291,00 |

**Abb. 89-3.** Folgen der KHK für Arbeitsfähigkeit

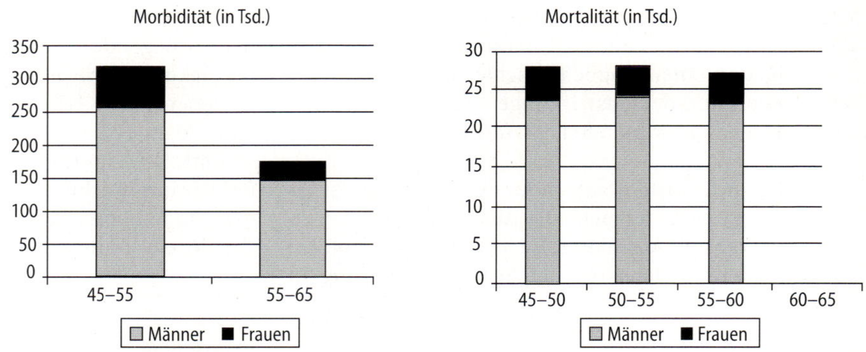


Beitragsverluste belasten die Sozialversicherung auf der Einnahmeseite. Die Effekte auf der Ausgabenseite werden durch die Mehr- und Minderausgaben berücksichtigt.

### Mehrausgaben der Sozialversicherung

Scheidet ein KHK-Patient wegen der KHK aus dem Erwerbsleben aus, werden Lohnersatzleistungen fällig. Bei einer Erwerbs- oder Berufsunfähigkeit sind von der Rentenversicherung Frührenten oder Arbeitslosengeld zu zahlen. Bezogen auf die Altersgruppe der 45- bis 65jährigen belaufen sich die Mehrausgaben der Sozialversicherung auf ca. 6,2 Mrd. DM.

### Minderausgaben der Sozialversicherung

Minderausgaben der Sozialversicherung entstehen sowohl durch KHK-Mortalität als auch durch KHK-Morbidität. Kommt es zu einem tödlichen Ereignis, bedeutet dies für die Renten- bzw. Arbeitslosenversicherung, daß die Leistungsansprüche der betreffenden Personen verfallen. Bezogen auf die Fälle der 45- bis 65jährigen belaufen sich die Minderausgaben auf ca. 14,3 Mrd. DM und die Nettobelastungen der Sozialversicherung durch KHK auf ca. 15,06 Mrd. DM. Im weiteren interessiert nun die Möglichkeit, inwieweit durch medikamentöse Prävention mit Statinen koronare Herzkrankheiten zu vermeiden und dadurch die Kosten der KHK zu senken sind.

## 89.3.4 Ergebnisse: Kosten-Nutzen-Analyse für die Altersgruppe der 45- bis 65jährigen

Aus den in die Prävention einbezogenen Fällen (340.000) und den ermittelten Preisen der Statine ergeben sich die (Brutto-)präventionskosten. In Abhängigkeit der zugrunde gelegten Preise (minimale Preise, Durchschnittspreise, maximale Preise) reichen die Bruttopräventionskosten über 5 Jahre von 0,82 Mrd. DM bis zu 2,09 Mrd. DM. Diesen Präventionskosten werden die Einsparungen aufgrund der vermiedenen KHK gegenübergestellt. Die Nettokosten der Sekundärprävention sind Tabelle 89-3 zu entnehmen.

**Tabelle 89-3.** Nettokosten der Sekundärprävention in Mrd. DM

| | Minimale Preise | Durchschnittliche Preise | Maximale Preise |
|---|---|---|---|
| **Kosten der Prävention** | | | |
| – pro Jahr | 0,18 | 0,31 | 0,45 |
| – für 5 Jahre (diskontinuierlich) | 0,82 | 1,43 | 2,09 |
| **Einsparungen** | | | |
| – direkte Kosten | | 1,11 | |
| – Beiträge SV | | 0,28 | |
| – Frührenten bei Morbidität | | 0,37 | |
| **Mehrausgaben** (Renten- und Lohnersatzleistungen) | | 0,86 | |
| **Nettokosten der Prävention** | –0,08 | 0,53 | 1,19 |

Bei zugrunde gelegten minimalen Kosten sind nicht nur die gesamten Präventionskosten aus den Einsparungen zu finanzieren; es kommt sogar zu Nettoentlastungen in Höhe von ca. 0,1 Mrd. DM (Abb. 89-4). Bei maximalen Präventionskosten betragen die Nettokosten der Prävention 1,19 Mrd. DM.

## 89.4 Zusammenfassende Bewertung ökonomischer Aspekte

Je nach Definition des in die Prävention einbezogenen Personenkreises und der zugrundegelegten Preise lassen sich große Teile der Präventionskosten aus den Entlastungen finanzieren, oder es entstehen sogar Nettoentlastungen für die Sozialversicherung. Im hier betrachteten Szenario der Sekundärprävention sind Einsparungen durch Statine möglich.

Aus gesundheitsökonomischer, medizinischer und politischer Sicht empfiehlt es sich, eine optimale Zielgruppe für die Prävention zu identifizieren. Es wird daher in Zukunft ein zunehmender Bedarf auch für verglei-

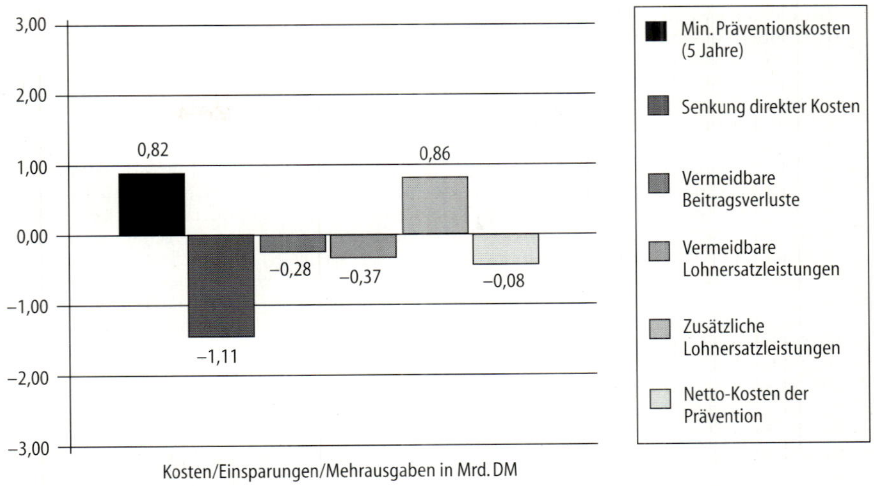


**Abb. 89-4.** Kosten-Nutzen-Analyse der Sekundärprävention

chende Kosten-Nutzen-Analysen für die KHK bestehen, denn mit den begrenzten Mitteln ist es bereits jetzt nicht mehr möglich, alle sinnvollen Interventionen in ihrem maximalen Umfang allen Patienten, die potentiell davon profitieren könnten, zur Verfügung zu stellen. Die zentrale Aussage der vorgestellten Analyse ist, daß im Fall der KHK eine Verbesserung der Volksgesundheit mit allenfalls geringen Mehrausgaben oder sogar mit Nettoeinsparungen der Sozialversicherung zu realisieren ist.

Da Angebot und Nachfrage im deutschen Gesundheitswesen nicht über Marktmechanismen koordiniert werden, bedarf es anderer Steuerungsmechanismen. Den Akteuren im Gesundheitswesen wird daher mehr und mehr auferlegt, ökonomische Aspekte in ihre Entscheidung einzubeziehen. Die vorgestellten Evaluationsformen bieten in diesem Zusammenhang die Möglichkeit, klare Aussagen zur Wirtschaftlichkeit bestimmter Therapien oder Interventionen zu treffen. Die Wirtschaftlichkeit wird zu einem weiteren Entscheidungskriterium, welches aber nicht ohne vorhergehende klinische Untersuchungen betrachtet werden kann.

In der Literatur wird eine Vielzahl von praktisch durchgeführten Wirtschaftlichkeitsanalysen vorgestellt, in denen die Wirtschaftlichkeit verschiedenster Therapien und Interventionen bei unterschiedlichen Krankheitsbildern analysiert wird. Neben den in bereits genannten Formen von Wirtschaftlichkeitsuntersuchungen werden zunehmend auch Kriterien der Lebensqualität in die Evaluation einbezogen (z. B. Euroquol). Je nach Fragestellung und der damit verbundenen unterschiedlichen Berücksichtigung der Kosten- und Nutzeneffekte ist die Auswahl der geeigneten Evaluationsform von Bedeutung.

Aber auch innerhalb der einzelnen Evaluationsformen ist die Voraussetzung für die Aussagefähigkeit der Untersuchung die Beachtung bestimmter Anforderungen, welche die jeweilige Fragestellung angemessen berücksichtigt. So ist beispielsweise der „Standpunkt der Analyse" für die Aussagefähigkeit der Ergebnisse von Bedeutung. Die vorgestellte Kosten-Nutzen-Analyse wäre aus gesellschaftlicher Perspektive für die Krankenkassen und andere Sozialversicherungsträger wenig aussagefähig, da Kostenträger und Nutznießer der Intervention nicht identisch wären.

Die relevanten Nutzen und Kosten sollten aus Sicht derjenigen definiert werden, die mit der Entscheidungsfindung beauftragt sind. Der Standpunkt der Analyse sei an dieser Stelle beispielhaft genannt; darüber hinaus sind auch weitere Aspekte wie Datenqualität (prospektiv/retrospektiv), Bewertungsprinzipien, Diskontierung, Sensititvitätsanalysen etc. von Relevanz.

Für einen sachgerechten Dialog im Rahmen gesundheitspolitischer Diskussionen ist die Analyse und Interpretation ökonomischer Evaluationen unverzichtbar. Dazu bedarf es – in Ergänzung zum medizinischen Fachwissen – eines gewissen ökonomischen Grundwissens.

Die Ergebnisse der Wirtschaftlichkeitsuntersuchungen haben den Charakter von Entscheidungshilfen für die in Politik und Gesundheitswesen Verantwortlichen. Wirtschaftliche Überlegungen stehen daher auch nicht im Gegensatz zu medizinischen oder ethischen Überlegungen.

## Literatur

AOK-Bundesverband (1998) Krankheitsartenstatistik 1995. Arbeitsunfähigkeitsfälle und Krankenhausfälle nach Krankheitsarten, Alter, Dauer. Bonn

Crouse JR, Byington RP, Hoen HM, Furberg CD (1997) Reductase inhibitor monotherapy and stroke prevention. Arch Intern Med 157: 1305–1310

Ferber L von, Köster I, Hauner H (1997) Methodische Strategien, Krankheitskostenstudie. In: Ferber L von, Behrens J (Hrsg) Public-Health-Forschung mit Gesundheits- und Sozialdaten – Stand und Perspektiven. Asgard, Sankt Augustin

Hebert PR, Gaziano M, Chan KS, Hennekens CH (1997) Cholesterol lowering with statin drugs, risk of stroke, and total mortality. JAMA 278/4: 313–321

Herd JA, Ballyntyne CM, farmer JA et al. (1997) Effects of fluvasta-

tin on coronary atherosclerosisin patients with mild to moderate cholesterol elevations Am J Cardiol 80: 278–286
Hinzpeter B, Klever-Deichert G, Lauterbach KW (1999) Cost effectiveness of treating high risk individuals age 45–65 with statins in Germany for primary and secondary prevention of coronary heart disease from the perspective of the social security system. Eur Heart J (1999) 1(Suppl. TI), TI13–18
Jönsson B, Johannesson M, Kiekshus J et al (1996) Cost-effectiveness of cholesterol lowering. Results from the Scandinavian simvastatin survival study (4 S) Eur Heart J 17: 1001–1007
Kiekhus J, Pedersen TR (1995) Reducing the risk of coronary events: evidence from the Scandinavian simvastatin survival study (4 S). Am J Cardiol 76: 64C–68C
Klever-Deichert G, Hinzpeter B, Hunsche E, Lauterbach K (1999) Kosten-Nutzen-Analyse der Sekundärprävention koronarer Herzkrankheiten durch Statine aus Sicht der Sozialversicherung Z Kardiol 88: 991–1000
Kreuter H, Klaes L, Hoffmeister H, Laaser U (1995) Prävention von Herz-Kreislauf-Krankheiten. Ergebnisse und Konsequenzen der Deutschen Herz-Kreislauf-Präventionsstudie. In: Badura B, Hurrelmann K, Krämer A, Laaser U (Hrsg) Gesundheitsforschung. Juventa, Weinheim München
Reckless JPD (1996) The 4 S study and ist pharmacoeconomic implications. PharmacoEconomics 9: 101–105
Rice DP (1994) Cost-of-illness-studies: Fact or fiction. Lancet 344/3: 1519–1520
Scandinavian Simvastatin Survival Study Group (1993) Design and baseline results of the Scandinavian simvastatin survival study of patients with stable angina and/or previous myocardial infarction. Am J Cardiol 71: 393–400
Scandinavian Simvastatin Survival Study Group (1994) Randomized trial of cholesterol lowering in 4444 patients with coronary heart disease: the Scandinavian Simvastatin Survival Study (4 S). Lancet 344: 1383–1389
Sheperd J, Cobbe SM, Ford I et al. (1995) Prevention of coronary heart disease with pravastatin in men with hypercholesterolemia. N Eng J Med 333: 1301–1307
Sommer B (1994) Entwicklung der Bevölkerung bis 2040, Ergebnisse der achten koordinierten Bevölkerungsvorausberechnung. Wirtschaft und Statistik 7: 501
Statistisches Bundesamt (Hrsg) (1997)Ausgaben für die Gesundheit nach Leistungsarten und Kostenträgern. Metzler-Poeschel, Stuttgart (Gesundheitswesen Fachserie 12, Reihe S2)
Szucs TD, Guggenberger G, Berger K, März W, Schäfer JR (1998) Pharmaökonomische Bewertung von Pravastatin in der Sekundärprävention der KHK bei Patienten mit durchschnittlichen Cholesterinwerten. Eine Analyse für Deutschland auf der Grundlage der CARE-Studie. Herz 23/5: 319–29
Tengs SO, Adams ME, Pliskin JS et al. (1995) Five hundred lifesaving interventions and their cost-effectiveness. Risk Analysis 15/3: 369–389
WOSCOPS Study Group ( 1996) West of Scotland coronary prevention study: implications for clinical practice. Eur Heart J 17: 163–164

# Anhang

# Zeittafel zur Geschichte der Kardiologie

1543 A. Vesal: De corporis humani fabrica
1628 W. Harvey: Exercitatio anatomica de motu cordis et sanguinis in animalibus
1752 A. v. Haller begründet die experimentelle physiologische Forschung
1761 G.B. Morgagni: De sedibus et causis morborum
1768 W. Heberden: Klassische Beschreibung der Angina pectoris
1785 W. Withering: Klinische Wirkung der Digitalis purpurea
1791 L. Galvani: De viribus electricitatis in motu mosculari commentarius
1822 L. Oken gründet die Versammlung deutscher Naturforscher und Ärzte
1843 E. du Bois-Reymont: Messung des Verletzungsstroms am Skelettmuskel mittels Galvanometer
1852 R. Virchow: Zellularpathologie
1867 T.L. Brunton: Erste Anwendung von Nitrit (Amylnitrit) bei Angina pectoris
1870 A. Fick: Berechnung des Herzminutenvolumens aus O2-Verbrauch und arteriovenöser $O_2$-Differenz
1871 H.P. Bowditch: Entdeckung der positiven Kraft-Frequenz-Beziehung der Herzmuskulatur
1877 A.D. Waller: Erste Registrierung einer Herzstromkurve am Menschen
1890 E. v. Behring und S. Kitasato: Bindungsreaktion zwischen Diphtherietoxin und spezifischem Antikörper
1895 W.C. Röntgen: „Über eine neue Art von Strahlen"
O. Frank: Druck-Volumen-Diagramm des Herzens
1897 G.N. Stewart: Bestimmung der Kreislaufzeiten
1898 R. Tigerstedt und P.C. Bergmann: Isolierung des Enzyms Renin aus normalen Kaninchennieren. Bedeutung der Niere für die Blutdruckregulation
1903 W. Einthoven: Saitengalvanometer
1906 F. Volhard postuliert die humorale Pathogenese des renalen Hochdrucks
A. Fraenkel führt die intravenöse Strophanthintherapie ein
1908 E.H. Starling: „The law of the heart"
1914 K.F. Wenckebach: „Die unregelmäßige Herztätigkeit"; therapeutische Anwendung von Chinin bei der Arrhythmia perpetua
1916 W. Howell entdeckt das Heparin
1918 V. Schmieden: Extrapleurale Perikardektomie
1919 P. Saxl und R. Heilig: Einführung von Merbaphen (Novasurol) als erstes synthetisches Quecksilberdiuretikum
1923 J.A. Sicard und G. Forestier: Kontrastmitteldarstellung des rechten Herzens und der Lungengefäße am Menschen
1925 H. Souttar: Erste digitale Mitralklappensprengung
1926 D.D. van Slyke: Säure-Basen-Gleichgewicht
V. Schmieden und H. Fischer: Perikardektomie
1928 J. Barcroft: $O_2$-Aufnahme durch die Lunge als Diffusionsvorgang
E. Wollheim: Bestimmung der zirkulierenden Blutmenge (Trypanrot)
Erste Tagung der Deutschen Gesellschaft für Kreislaufforschung in Köln (Vorsitz: Geheimrat Prof. Dr. H.E. Hering)
1929 W. Forssmann: Erste Katheterisierung des Herzens im Selbstversuch
1930 L. Wolff, J. Parkinson und P.D. White: WPW-Syndrom
Bestimmung des Herzminutenvolumens nach dem Fickschen Prinzip
1933 S. Dietrich und H. Schwiegk: Das EKG bei der Angina pectoris
1934 H. Goldblatt: Experimenteller Drosselungshochdruck
G. Domagk: Sulfonamidbehandlung bakterieller Infektionen
1935 P.S. Hensch und E.C. Kendall isolieren Kortison aus der Nebennierenrinde
1938 R.E. Gross und J.P. Hubbard: Erste erfolgreiche Durchtrennung eines Ductus arteriosus apertus Botalli
1941 A. Fleming: Einführung von Penicillin in die Therapie
A. Cournand: Klinische Anwendung der Rechtsherzkatheterisierung
1943 T. Avery: Das genetische Material von Zellen ist DNA
1944 A. Weber: Herzschallregistrierung
1947 C.S. Beck: Elektrische Defibrillation des menschlichen Herzens

R.J. Bing: Sondierung des Sinus coronarius zur Erforschung des myokardialen Substratstoffwechsels

1948 R.P. Ahlquist: Hypothese von $\alpha$- und $\beta$-Rezeptoren des adrenergen Systems

1949 W.B. Schwartz: Einführung von Acetazolamid als Diuretikum

1950 C.B. Deming und J.A. Luetscher: Sodium retaining factor (Aldosteron) bei generalisierten Ödemzuständen

W.D. Keidel: Erste Anwendung von Ultraschall zur Untersuchung des Herzens

1952 P.M. Zoll: Externe Elektrostimulation beim Herzstillstand

C. Hufnagel: Erste Kugelprothese (intraaortal) bei Aorteninsuffizienz

1953 J.H. Gibbon: Erster Einsatz einer Herz-Lungen-Maschine bei der Operation eines Vorhofseptumdefekts

F.H.C. Crick und J.D. Watson: Raumstruktut der DNA

O.H. Gaver und J.P. Henry: Volumenregulation des Kreislaufs

J.B. Watson und F. Crick: Doppelhelixstruktur der DNA

1957 C.M. Kagawa: Aldosteronantagonisten

R. Brock: Erste klinische Beschreibung der hypertrophischen und obstruktiven Kardiomyopathie

FC. Novello und J.M. Sprague führen Chlorothiazid als erstes Diuretikum der Benzothiadiazingruppe ein

1959 E.W. Sutherland: Zyklisches AMP als „second messenger" von Hormonwirkungen

M. Prinzmetal: Variante Form der Angina pectoris

A.L. Hodgkin und P. Horowicz: Einfluß von Natrium- und Kaliumionen auf das Membranpotential der Muskelzelle

R. Elmquist und A. Senning: Implantation eines internen künstlichen Herzschrittmachers

W.B. Kouwenhoven: Externe Herzmassage

1960 A. Starr: Erste kommerziell verfügbare Käfigkugelprothese bei Mitralvitien

S. Bergström: Prostaglandine

1961 F. Jacob und J. Monod: Entdeckung der Messenger-RNA

1962 F.M. Stones: Koronarangiographie

S. Sakakibara und S. Konno: Endokavitäre Myokardbiopsie

M. Nirenberg, J. Matthaei und S. Ochoa: Beschreibung des genetischen Codes

1964 J. Black: Synthese des ersten $\beta$-Rezeptorenblokkers (Propranolol)

C.T. Dotter: Perkutane transluminale Angioplastie

1965 J.C. Skou: Hemmung der $Na^+/K^+$-aktivierbaren Membran-ATPase durch Herzglykoside

1966 Framingham-Studie zur Erfassung koronarer Risikofaktoren

R. Zak: Myokardiale Ribosomen sind an Proteinsynthese beteiligt

1967 C. Barnard: Erste erfolgreiche Herztransplantation beim Menschen

1968 A. Fleckenstein: Kalziumantagonisten

R.G. Favalaro: Aortokoronarer Bypass

1969 B.J. Scherlag: His-Bündel-Elektrographie

1970 T.W. Smith: Radioimmunoassay zur Bestimmung von therapeutischen und toxischen Glykosidkonzentrationen im Serum

1971 W.G. Mangel: Bestimmung der Sinusknotenerholungszeit

1972 H.J. Wellens: Diagnostische programmierte Ventrikelstimulation

1973 J.L. Goldstein und M.S. Brown: LDL-Rezeptordefekt von Leberzellen bei familiärer Hypercholesterinämie

1974 J.M. Griffith und W.S. Henry: Schnittbildechokardiographie

1975 C. Milstein und G. Köhler: Entdeckung des Prinzips der Produktion von monoklonalen Antikörpern

1977 A. Grüntzig: Koronare Angioplastie

1978 H.A. Dewar: Intrakoronare Thrombolyse

1980 R. Furchgott: Entdeckung von EDRF/NO

1981 A. de Bold und W. Forssmann: Nachweis von ANF

R. Reitz: Erste erfolgreiche Herz-Lungen-Transplantation beim Menschen

M. Mirowski: Implantierter automatischer Kardioverter

1982 J.J. Gallagher: His-Bündel-Ablation (Kathetertechnik)

1986 J.B. Simpson: Perkutane Atherektomie

A. Cribier: Perkutane transluminale Valvuloplastie

N.E. Bowles, P.J. Richardson, E.G.J. Olsen, L.C. Archard: Nachweis von Coxsackie-B-spezifischen RNA-Sequenzen bei Myokarditis und dilatativer Kardiomyopathie

1987 CONSENSUS-Studie: ACE-Hemmer bei chronischer Herzinsuffizienz

1991 R.A. Schatz und J.C. Palmaz: Erfolgreiche Therapie von Koronarstenosen durch intrakoronare Stents

1992 The SOLVD-Investigators: Therapie der linksventrikulären Dysfunktion mit ACE-Hemmern

1993 The AIRE-Investigators: Therapie der Herzinsuffizienz im Rahmen des akuten Myokardinfarkts durch ACE-Hemmer

1994 The Scandinavian Simvastatin Survival Study (4-S-Studie): Verbesserte Prognose durch Cholesterinsenkung bei Patienten mit koronarer Herzerkrankung

1995 WOS-Studie: Nachweis der Primärprävention der koronaren Herzkrankheit mit Pravastatin

Gleichmann, Sigwart und Kuhn: Interventionelle Septumablation bei der hypertrophen obstruktiven Kardiomyopathie

1997 Digitalisstudie: Herzglykoside verbessern zwar nicht die Prognose, verhindern aber 205 der Krankenhauseinweisungen bei herzinsuffizienten Patienten

1999 CIBIS-II-Studie: b-Rezeptorenblocker vermindern die Letalität herzinsuffizienter Patienten um >30%

# Sachverzeichnis

## B

## E

## M

## U



## V